LEHRBUCH DER RÖNTGENDIAGNOSTIK
BAND II / TEIL 2

6., neubearbeitete Auflage

LEHRBUCH DER RÖNTGENDIAGNOSTIK

In fünf Bänden

HERAUSGEGEBEN VON
H. R. SCHINZ
W. E. BAENSCH
W. FROMMHOLD, Tübingen
R. GLAUNER
E. UEHLINGER, Zürich
J. WELLAUER

6., neubearbeitete Auflage

1981
GEORG THIEME VERLAG STUTTGART · NEW YORK

BAND II / TEIL 2

Skelett, Weichteile und Gefäße

BEARBEITET VON

L. Beltz, Bonn
A. Breit, Passau
E. Bücheler, Hamburg
W. Dihlmann, Hamburg
H. H. Ellegast, Salzburg
M. R. Francillon, Zürich
H. Frommhold, Bonn
A. Giedion, Zürich
W. Hoeffken, Köln
H. Jesserer, Wien
H. Keller, Ansbach

M. Lanyi, Gummersbach
W. Lenz, Münster
F. Majewski, Düsseldorf
E. Maranta, Uster
R. May, Innsbruck
J. Mulder, Leiden
R. Nissl, Innsbruck
H. Poppe, Göttingen
S. Rampini, Zürich
J. R. van Ronnen, Den Haag
E. Uehlinger, Zürich

1830 teils farbige Abbildungen
52 Tabellen

1981

Georg Thieme Verlag Stuttgart · New York

CIP-Kurztitelaufnahme der Deutschen Bibliothek

Lehrbuch der Röntgendiagnostik : in 5 Bd./
hrsg. von H. R. Schinz...
Stuttgart · New York: Thieme

NE: Schinz, Hans. R. [Hrsg.]

Bd. 2. Teil 2. Skelett, Weichteile und Gefäße
bearb. von L. Beltz...
6., neubearbeitete Aufl. – 1981.
NE: Beltz, L. [Mitverf.]

Wichtiger Hinweis:
Medizin als Wissenschaft ist ständig im Fluß. Forschung und klinische Erfahrung erweitern unsere Kenntnisse, insbesondere was Behandlung und medikamentöse Therapie anbelangt. Soweit in diesem Werk eine Dosierung oder eine Applikation erwähnt wird, darf der Leser zwar darauf vertrauen, daß Autoren, Herausgeber und Verlag größte Mühe darauf verwandt haben, daß diese Angabe genau dem Wissensstand bei Fertigstellung des Werkes entspricht. Dennoch ist jeder Benutzer aufgefordert, die Beipackzettel der verwendeten Präparate zu prüfen, um in eigener Verantwortung festzustellen, ob die dort gegebene Empfehlung für Dosierungen oder die Beachtung von Kontraindikationen gegenüber der Angabe in diesem Buch abweicht. Eine solche Prüfung ist besonders wichtig bei selten verwendeten Präparaten oder solchen, die neu auf den Markt gebracht worden sind.

1. Auflage 1928	1. italienische Auflage 1952
2. Auflage 1928	1. amerikanische Auflage 1952
3. Auflage 1932	1. spanische Auflage 1954
4. Auflage 1939	1. französische Auflage 1957
5. Auflage 1952	

Geschützte Warennamen (Warenzeichen) werden *nicht* besonders kenntlich gemacht. Aus dem Fehlen eines solchen Hinweises kann also nicht geschlossen werden, daß es sich um einen freien Warennamen handelt.

Alle Rechte, insbesondere das Recht der Vervielfältigung und Verbreitung sowie der Übersetzung, vorbehalten. Kein Teil des Werkes darf in irgendeiner Form (durch Photokopie, Mikrofilm oder ein anderes Verfahren) ohne schriftliche Genehmigung des Verlages reproduziert oder unter Verwendung elektronischer Systeme verarbeitet, vervielfältigt oder verbreitet werden.

© 1928, 1981 Georg Thieme Verlag, D-7000 Stuttgart 1, Herdweg 63, Postfach 732 – Printed in Germany
Satz: Konrad Triltsch, Würzburg (Fototronic) – Druck: Karl Grammlich, Pliezhausen
Einband: Heinrich Koch, Tübingen

ISBN 3-13-395306-0

Adressenverzeichnis

BELTZ, L., Prof. Dr. med.
 Chefarzt der Radiologischen Abteilung des Malteser-Krankenhauses
 von-Hompesch-Straße, 5300 Bonn-Hardtberg

BREIT, A., Prof. Dr. med.
 Chefarzt der Radiologischen Abteilung des Städtischen Krankenhauses
 Bischof-Pilgrim-Straße 1, 8390 Passau

BÜCHELER, E., Prof. Dr. med.
 Direktor der Abteilung Röntgendiagnostik der Radiologischen Klinik der Universität
 Martinistraße 52, 2000 Hamburg 20

DIHLMANN, W., Prof. Dr. med.
 Chefarzt des Röntgeninstituts am Allgemeinen Krankenhaus Barmbek
 Rübenkamp 148, 2000 Hamburg 60

ELLEGAST, H. H., Prof. Dr. med.
 Vorstand des Röntgendiagnostischen Zentralinstituts an den Landeskrankenanstalten
 Müllner Hauptstraße 48, A-5020 Salzburg, Österreich

FRANCILLON, M. R., Prof. Dr. med.
 Rütistraße 59, CH-8032 Zürich, Schweiz

FROMMHOLD, H., Prof. Dr. med.
 Oberarzt an der Radiologischen Klinik der Universität
 Venusberg, 5300 Bonn 1

FROMMHOLD, W., Prof. Dr. med.
 Direktor des Medizinischen Strahleninstituts der Universität
 Röntgenweg 11, 7400 Tübingen

GIEDION, A., Prof. Dr. med.
 Oberarzt und Leiter der Röntgenabteilung der Universitäts-Kinderklinik, Eleonorenstiftung
 Steinwiesstraße 75, CH-8032 Zürich, Schweiz

HOEFFKEN, W., Prof. Dr. med.
 Chefarzt des Strahleninstituts der Allgemeinen Ortskrankenkasse Köln
 Machabäerstraße 19–27, 5000 Köln

JESSERER, H., Prof. Dr. med.
 Vorstand der II. Medizinischen Abteilung des Kaiser-Franz-Joseph-Spitals der Stadt Wien
 Kundratstraße 3, A-1100 Wien, Österreich

KELLER, H. †, Prof. Dr. med.
 ehem. Chefarzt der Strahlenabteilung, Stadt- und Kreiskrankenhaus Ansbach

LANYI, M., Dr. med.
 Facharzt für Röntgenologie und Strahlenheilkunde
 Kaiserstraße 17/19, 5270 Gummersbach

Lenz, W., Prof. Dr. Dr. h.c.
  Direktor am Institut für Humangenetik der Universität Münster
  Vesaliusweg 12/14, 4400 Münster/Westfalen

Majewski, F., Prof. Dr. med., Wiss. Rat
  Institut für Humangenetik und Anthropologie der Universität
  Moorenstraße 5, Gebäude 23.12, 4000 Düsseldorf 1

Maranta, E., Dr.
  Rainstraße 29, CH-8610 Uster 1, Schweiz

May, R., Univ.-Doz. Dr. med.
  Facharzt für Chirurgie F.I.C.A.
  Bozner Platz 6, A-6020 Innsbruck, Österreich

Mulder, J., Prof. Dr. med.
  Academisch Ziekenhuis, Afdeling Radiologie
  Rijnsburger Weg 20, Leiden, Niederlande

Nissl, R., Dr. med.
  Neuhausstraße 2, A-6020 Innsbruck, Österreich

Poppe, H., Prof. Dr. med.
  Direktor der Radiologischen Klinik und Poliklinik der Universität, Bibliothek
  Robert-Koch-Straße 40, 3400 Göttingen

Rampini, S., Priv.-Doz. Dr. med.
  Chefarzt der Kinderklinik Stadtspital Triemli
  Birmensdorfer Straße 497, CH-8063 Zürich, Schweiz

van Ronnen, J. R., Prof. Dr. med.
  Jan Muschlaan 256, Den Haag, Niederlande

Uehlinger, E. †, Prof. Dr. med.
  Alte Landstraße 143, CH-8702 Zollikon, Schweiz

Wellauer, J., Prof. Dr. med.
  Direktor des Röntgendiagnostischen Zentralinstituts der Universität, Kantonsspital
  Rämistraße 100, CH-8091 Zürich, Schweiz

Inhaltsverzeichnis

I. Konstitutionelle Skeletterkrankungen

Einleitung von A. Giedion	1
Pariser Nomenklatur der konstitutionellen Knochenkrankheiten (Revision 1977)	3

1. Osteochondrodysplasien … 6
Von A. Giedion

Bei der Geburt manifeste Wachstums- und Entwicklungstörungen von Röhrenknochen und/oder Wirbelsäule … 6

- Die letalen Skelettdysplasien … 6
- Praktische Anweisungen zur radiologischen Differentialdiagnose der letalen Skelettdysplasien … 6
- Kurze Charakterisierung der letalen Knochendysplasien … 10
- Chondrodysplasia punctata … 27
- Achondroplasie … 33
- Diastrophische Dysplasie … 41
- Metatropische Dysplasie … 44
- Kongenitale spondyloepiphysäre Dysplasie … 47
- Kniestsche Dysplasie … 52
- Mesomele Minderwuchsformen … 53
- Dyschondrosteose … 53
- Nievergelt-Syndrom … 56
- Robinow-Syndrom … 60
- Akromesomele Dysplasie … 61
- Kleidokraniale Dysplasie … 64
- Larsen-Syndrom … 68
- Oto-palato-digitales Syndrom … 70

Im späteren Leben manifeste Wachstums- und Entwicklungstörungen von Röhrenknochen und/oder Wirbelsäule … 70

- Hypochondroplasie … 70
- Metaphysäre Chondrodysplasien … 74
- Die spondylometaphysären Dysplasien … 83
- Die spondylo-meta-epiphysären Dysplasien … 83
- Die multiplen epiphysären Dysplasien … 85
- Arthro-Ophthalmopathie … 89
- Pseudoachondroplasie … 89
- Die Tarda-Form der spondylo-epiphysären Dysplasie … 93
- Dyggve-Melchior-Clausen-(DMC-)Syndrom … 95
- Myotone Chondrodysplasie … 97
- Parastremmatische Dysplasie … 97
- Zapfenepiphysen, periphere Dysostosen und Thiemannsches Syndrom … 98

Anarchische Entwicklung von Knorpel und Fasergewebe … 104

- Dysplasia epiphysealis hemimelica … 104
- Multiple kartilaginäre Exostosen … 107
- Enchondromatose … 111
- Metachondromatose … 116
- Cherubismus … 118
- Skelettveränderungen bei der Neurofibromatose … 119
  1. Die schwere, anguläre Skoliose mit Dysplasie der Wirbelkörper … 119
  2. Veränderungen des Schädels … 120
  3. Wachstumsstörungen bei gleichzeitiger Elephantiasis … 122
  4. Angeborene Verbiegungen und Pseudoarthrosis … 122
  5. Usuren durch neurogene Tumoren … 123
  6. Intrathorakale Meningozelen … 123
  7. Intramedulläre, zystische Knochenveränderungen … 123
  8. Massive subperiostale Blutungen … 123

Anomalien der Knochendichte, kortikaler Struktur und/oder metaphysären Modellierungsdefekten … 128

- Osteogenesis imperfecta … 128
- Die mit Verdichtung der Knochenstruktur einhergehenden konstitutionell-genetischen Erkrankungen des Skelettsystems … 134
- Osteopetrose … 134
- Pyknodysostose … 139
- Osteopoikilie … 142
- Osteopathia striata … 144
- Melorheostose … 145
- Pachydermoperiostose … 148
- Osteodysplastie … 151
- Gardner-Syndrom … 151
- Die genetisch bedingten kraniotubulären Dysplasien und Hyperostosen … 154
  - Metaphysäre Dysplasie (Pyle-Syndrom) … 154
  - Die dominante Form der kraniometaphysären Dysplasie … 154
  - Die rezessive Form der kraniometaphysären Dysplasie … 157
  - Kraniodiaphysäre Dysplasie … 157
  - Frontometaphysäre Dysplasie … 159
  - Dysosteosklerose … 159
  - Kraniotubuläre Hyperostosen … 162
  - Diaphysäre Dysplasie … 162
  - Sklerosteose … 166
  - Osteoektasie mit Hyperphosphatasie … 168
  - Rezessive endostale Hyperostose … 169

Literatur eingeordnet am Schluß des jeweiligen Textes

2. Dysostosen ... 172

Kraniofaziale Dysostosen ... 172
    Basalzellnävus-Syndrom (Von W. LENZ) ... 172
Vorwiegender Befall des Achsenskelettes ... 173
    Osteo-Onycho-Dysostose (Von A. GIEDION) 173
    Myositis ossificans progressiva (Von A. GIEDION) 175
Literatur eingeordnet am Schluß des jeweiligen Textes

3. Die hereditären Osteolysen ... 179
Von A. GIEDION

    Die Akroosteolysen ... 179
    Neurogene ulzerierende Akropathie ... 179
        Literatur ... 183

4. Primäre Wachstumsstörungen ... 184

Primordialer Großwuchs (Von A. GIEDION) ... 184
    Marfan-Syndrom ... 184
Intrauteriner Minderwuchs (Von F. MAJEWSKI) 186
    Silver-Russell-Syndrom ... 186
    3-M-Syndrom ... 187
    Mulibrey-Minderwuchs ... 188
    Seckel-Syndrom ... 188
    Bloom-Syndrom ... 190
    Dubowitz-Syndrom ... 191
    Alkohol-Embryopathie ... 191
    C.-de-Lange-Syndrom ... 193
    Fanconi-Anämie ... 194
    Trisomie 18 ... 195
    Leprechaunismus ... 196
    De-Barsy-Syndrom ... 197
Literatur eingeordnet am Schluß des jeweiligen Textes

5. Skelettmanifestationen von Stoffwechselerkrankungen ... 198

Mukopolysaccharidosen (Von S. RAMPINI) ... 198
    Morbus Hurler (MPS I-H) ... 199
    Morbus Scheie (MPS I-S) ... 205
    Morbus Hunter (MPS II-A und MPS II-B) 207
    Morbus Sanfilippo (MPS III-A, III-B und III-C) 212
    Morbus Morquio (MPS IV) ... 216
    Morbus Maroteaux-Lamy (MPS VI-A und MPS VI-B) ... 219
    β-Glukuronidase-Mangel (MPS VII) ... 225

Mukolipidosen (Von S. RAMPINI) ... 231
    Mukolipidose I (Sialidose – Neuraminidase-Mangel) ... 231
    Mukolipidose II (I-cell disease) ... 233
    Mukolipidose III (Hurler-Pseudopolydystrophie) ... 238
    Mukolipidose IV ... 241
    β-Galaktosidase-Defekt Typ I (GM_1-Gangliosidose Typ I) ... 241
    β-Galaktosidase-Defekt Typ II und III (GM_1-Gangliosidose Typ II; andere β-Galaktosidase-Defekte) ... 242
    Fukosidose (Typ I und II) ... 243
    Mannosidose ... 245
    Mukosulfatidose (Multipler Sulfatase-Mangel) 246

Lipidosen (Von A. GIEDION) ... 251
    Die chronisch adulte Form (Typ I) der Gaucherschen Krankheit ... 251
    Niemann-Picksche-Krankheit ... 254

Homozystinurie (Von A. GIEDION) ... 255

Arthropathia ochronotica (Von M. R. FRANCILLON) 257

Literatur eingeordnet am Schluß des jeweiligen Textes

6. Fehlbildungen der Gliedmaßen ... 261
Von W. LENZ und F. MAJEWSKI

    Grundlagen der Klassifikation ... 261
Brachydaktylien ... 262
    Brachydaktylien ohne weitere Fehlbildungen 262
    Brachydaktylie als Teil von Syndromen ... 271
Syndaktylie ... 280
    Syndaktylie ohne weitere Fehlbildungen ... 280
    Syndrome mit Syndaktylie ... 284
Polydaktylie ... 297
    Polydaktylie ohne weitere Fehlbildungen ... 297
    Postaxiale Polydaktylie (A_1) ... 297
    Präaxiale Polydaktylie (B_1) ... 299
    Extremitätenverdoppelung höheren Grades . 306
    Syndrome mit postaxialer Polydaktylie ... 311
    Syndrome mit präaxialer Polydaktylie (Polysyndaktylie) ... 313
    Radiale und ulnare Strahldefekte (Oligodaktylien) ... 319
    Synostosen ... 340

Literatur eingeordnet am Schluß des jeweiligen Textes

II. Wachstums- und Reifestörungen des Skeletts
Von H. JESSERER

Allgemeine Vorbemerkungen ... 351
Minderwuchs (Kleinwuchs, Zwergwuchs) ... 352
Hoch- und Riesenwuchs ... 366
Pubertas praecox ... 367
Pubertas tarda ... 370
    Literatur ... 371

III. Deformitäten des Skeletts
Von M. R. Francillon

Einleitung	373	Kniegelenk	406
Angeborener Schulterblatthochstand	375	Beinachse	406
Humerus varus	376	Genu valgum	407
Processus supracondylicus humeri	378	Genu varum	408
Cubitus varus und Cubitus valgus	378	Genu recurvatum	409
Aplasie der Ellenbogengelenke	379	Luxatio genus congenita	409
Radioulnare Synostose	379	Dystopien der Patella	410
Luxatio capituli radii congenita	380	Unterschenkel	411
Aplasie des Radius; Klumphand	381	Fuß	416
Madelungsche Handgelenkdeformität	381	Pes equinovarus congenitus	416
Becken	382	Pes adductus congenitus	419
Deformitäten des Beckenringes	382	Pes plano-valgus congenitus	419
Protrusio acetabuli	384	Pes excavatus	419
Hüftgelenk und proximales Femurende	386	Pes calcaneus	420
Allgemeines	386	Pes equinus	420
Coxa valga	388	Pes planus	420
Coxa vara	388	Pes transversus und Hallux valgus	423
Dysplasia luxans coxae	398	Inconstantia et Coalitiones	423
Andere kongenital bedingte Hüftgelenksluxationen	403	Anhang: Arthrogrypose	425
		Literatur	426

IV. Aseptische Nekrosen in Epiphysen, Apophysen und kleinen Knochen. Osteochondrosis dissecans
Von H. H. Ellegast

Einleitung	429	Becken	443
Genuine aseptische Knochennekrosen	433	Untere Extremität	445
Obere Extremität	433	Beruflich bedingte Osteochondronekrosen	465
Knöcherner Thorax	439	Literatur	466
Wirbelsäule	440		

V. Die osteoartikuläre Amyloidose (dysproteinämische Osteoarthrose)
Von E. Uehlinger und W. Dihlmann

Die primäre und sekundäre osteo-artikuläre Amyloidose	470	Osteoartikuläre Amyloidose und Polyarthritis rheumatica	473
Osteoartikuläre Amyloidose und multiples Plasmozytom	472	Solitäre Amyloidgeschwülste	474
		Literatur	477

VI. Erkrankungen des retikulohistiozytären Systems (Speicherkrankheiten, Histiozytomatose X)
Von E. Uehlinger

Morbus Gaucher	478	Mastozytosen des Skelettes	493
Eosinophiles Knochengranulom	481	Literatur eingeordnet am Schluß des jeweiligen Textes	
Morbus Abt-Letterer-Siwe	490		
Hand-Schüller-Christiansche Krankheit	490		

VII. Knochenbefunde bei hämatologischen Erkrankungen

Einleitung (Von H. H. ELLEGAST) 498
Osteomyelosklerose (Von H. H. ELLEGAST) . . 499
    Knochenveränderungen bei Anämien . . . 505
Die hereditären Erythrozytopathien
(Von A. GIEDION) 505
    Unspezifische Skelettveränderungen als Folge
    der Knochenmarkshyperplasie 505
    Radiologische Besonderheiten der verschiedenen Einzelformen 505
Familiärer hämolytischer Ikterus
(Von H. H. ELLEGAST) 514
Weitere Anämieformen (Von H. H. ELLEGAST) 515
Knochenveränderungen bei Polyzythämie
(Von H. H. ELLEGAST) 515
Knochenveränderungen bei Leukosen
(Von H. H. ELLEGAST) 516
Knochenveränderungen bei Hämochromatose
(Eisenspeicherkrankheit) (Von E. UEHLINGER) 519
Knochenveränderungen bei paraproteinämischen Hämoblastosen (Von H. H. ELLEGAST) . 519
    Plasmozytom 519
    Morbus Waldenström 519
Hämophilie (Von M. R. FRANCILLON) 520
    Literatur eingeordnet am Schluß des
    jeweiligen Textes

VIII. Lymphogranulomatose des Knochens (S. 523)
Von A. BREIT und H. L. KELLER

Literatur 527

IX. Primäre Knochengeschwülste
Von J. D. MULDER, H. POPPE und J. R. VAN RONNEN

Einführung 529
Knorpel 545
    Gutartige Tumoren 545
    Bösartige Tumoren 561
Knochen 572
    Gutartige Tumoren 572
    Bösartige Tumoren 577
    Geschwulstähnliche Läsionen 598
Knochenmark und Fettzellen 603
    Gutartige Tumoren 603
    Bösartige Tumoren 603
Fibröses Gewebe 623
    Gutartige Tumoren 623
    Bösartige Tumoren 625
    Geschwulstähnliche Läsionen 632
Geschwülste des Knochens unbekannter
Herkunft 638
    Potentiell maligne bzw. bösartige Tumoren . 638
    Geschwulstähnliche Läsionen 644
Blutgefäße 650
    Gutartige Tumoren 650
    Bösartige Tumoren 655
    Geschwulstartige Läsionen 659
Bösartige Geschwülste notochordaler Herkunft 665

Literatur 669

X. Primäre und sekundäre Gelenkgeschwülste
Von E. UEHLINGER

Benigne primäre Gelenkgeschwülste 691
    Hämangiom der Gelenkkapsel 691
    Gelenkchondrom und Chondromatose . . . 691
    Gelenkosteom 695
    Synovitis villonodularis pigmentosa 695
Maligne primäre Gelenkgeschwülste
(Synovialom) 699
Sekundäre Gelenkgeschwülste 699

Literatur 700

XI. Sekundäre Knochengeschwülste
Von E. UEHLINGER

Allgemeine pathologische Anatomie	702
Häufigkeit	702
Verteilungsmuster	708
Die Klinik der Knochenmetastasen	714
Die Symptomatologie	714
Körpertemperatur	717
Blutbefunde	717
Intermediärer Stoffwechsel (Kalzium, Phosphate, Prolin, Hydroxyprolin) bei Skelettkarzinosen	718
Krankheitsverlauf	723
Spezielle Röntgenologie der Skelettmetastasen	726
Skelettmetastasen nach topographischen Gesichtspunkten geordnet	726
Skelettmetastasen nach Streuquellen geordnet	740
Diagnose und Differentialdiagnose	749
Prognose und Therapie	751
Literatur	752

XII. Erkrankungen des peripheren und abdominellen Blutgefäßsystems

Aorta und periphere Gefäße 759

Von H. FROMMHOLD und E. BÜCHELER

Aortenbogen	759
Akute Verschlüsse	759
Chronische Verschlüsse	761
Fehlbildungen des Aortenbogens und seiner Äste	763
Aneurysmen und Elongationen des Aortenbogens und der thorakalen Aorta	765
Nicht-dissezierende Aneurysmen	765
Dissezierende Aneurysmen der Aorta	767
Kurzschlußverbindungen	769
Hyperergische Arterienerkrankungen	769
Angioneuropathien	771
Abdominale Aorta	771
Akute Verschlüsse	771
Chronische Verschlüsse	774
Angeborene Arterienerkrankungen	778
Aneurysmen der Bauchaorta und ihrer Äste	779
Kurzschlußverbindungen	783
Hyperergische Arterienerkrankungen	785
Angioneuropathien	786
Periphere Gefäße	786
Akute Verschlüsse	786
Chronische Verschlüsse	794
Angeborene Arterienerkrankungen – Fehlbildungen peripherer Arterien	811
Kurzschlußverbindungen	813
Hyperergische Arterienerkrankungen	815
Angioneuropathien	816
Literatur	818

Periphere Venen 821

Von R. MAY und R. NISSL

Obere Extremität	821
Das Phlebogramm bei speziellen Krankheitsbildern	821
Untere Extremität	822
Das Phlebogramm bei speziellen Krankheitsbildern	822
Literatur	839

XIII. Lymphgefäße
Von L. BELTZ

Anatomie des Lymphgefäßsystems an den Extremitäten	841
Pathophysiologie	843
Technik der Lymphographie beim Lymphödem	844
Klinik des Lymphödems	844
Stadium I: Latentes Lymphödem	844
Stadium II: Reversibles Lymphödem	844
Stadium III: Irreversibles Lymphödem	845
Stadium IV: Elephantiasis	845
Komplikationen des Lymphödems	845
Einteilung der peripheren Lymphödeme	846
Primäre Lymphödeme	846
Hereditäres, kongenitales Lymphödem	846
Familiäres, nichtkongenitales Lymphödem	848
Kongenitales, nichthereditäres Lymphödem	848
Erworbenes primäres Lymphödem bei Hypoplasie	848
Extravasate und kutaner Reflux beim primären Lymphödem	856
Aplasie des Lymphgefäßsystems an den unteren Extremitäten	858
Erworbenes primäres Lymphödem bei Lymphangiektasien	860
Lymphödem und tiefes Lymphsystem	864
Primäre Lymphödeme bei gemischtförmigen, kongenitalen Angiodysplasien	865

Primäre Lymphödeme in Kombination mit
anderen Erkrankungen 867
Sekundäre Lymphödeme 868
    Tumoröses Lymphödem 870
    Entzündliches Lymphödem 873
    Parasitäres Lymphödem 874
    Traumatisches Lymphödem 875
    Postoperatives Ödem 877
Kombinierte Lymphphlebödeme 879
    Tumoröses Lymphphlebödem 879
    Kombinierte Lymphphlebödeme bei Venen-
    erkrankungen 883
    Kombinierte Lymphphlebödeme bei venöser
    Insuffizienz 887
Lymphographie an der oberen Extremität
(Ärmödem) 890
Säulen- oder Fettbein, sog. Lipödem 891
Zentrale Lymphangiopathien 892

Zentrale Lymphangiopathien mit Lymphblock
und chylösem Reflux 892
Zentrale Angiopathien bei primären Lymph-
gefäßerkrankungen 893
Zentrale Lymphgefäßanomalien bei primären
und sekundären Lymphknotenerkrankungen 897
Chylöse Ergüsse 901
    Chylothorax 902
    Chylaszites 908
Lymphzysten 914
    Primäre Lymphzysten 914
    Sekundäre Lymphzysten 916
Lymphangiome, Lymphangiomyome und
Lymphangiosarkom 921
    Lymphangiome 921
    Lymphangiomyome 923
    Lymphangiosarkom 923
    Literatur 924

XIV. Erkrankungen der Weichteile

Muskeln, Sehnen, Unterhautzellgewebe 933
Von E. MARANTA

Pathologische Aufhellungen in den Weichteilen 933
    Abnorme, durch Fettgewebe bedingte Auf-
    hellungen 933
    Luft- oder gasbedingte Aufhellungen . . . 935
Verdichtungen in den Weichteilen 938
    Das Ödem 938
    Hauterkrankungen 939
    Faszie, Sehnen, Muskulatur 943
    Gelenkkapsel und Bursae 944
    Tumoren 945
Verkalkungen in den Weichteilen 947
    Dystrophische Verkalkungen 947
    Verkalkungen bei Kollagenerkrankungen . . 950
    Verkalkungen bei Störungen des Kalzium-
    oder Phosphorstoffwechsels 953
Verknöcherungen im Weichteilschatten 957
    Myositis ossificans 957
    Sehnen- und Bänderverknöcherungen,
    Tendinitis ossificans, Ossidesmose 963
    Übrige Verknöcherungen im Weichteilschatten 965
Fremdkörper in den Weichteilen 965
    Fremdkörpernachweis 965
    Fremdkörperentfernung 966
    Literatur 967

Erkrankungen der Brustdrüse 969
Von W. HOEFFKEN und M. LANYI

Einleitung 969
Mammographietechnik 969
Röntgenanatomie 970
Abnorme Brustentwicklung 974
Mastopathie 974
    Adenose 980

    Risikomastopathie 983
Gutartige Geschwülste 988
    Fibroadenom 988
    Cystosarcoma phyllodes 990
    Gutartige papilläre Veränderungen 991
    Seltene gutartige Geschwülste 994
    Fettgewebsgeschwülste 995
Fettgewebsnekrosen 996
Entzündungen 999
    Akute Mastitis 999
    Mastitis tuberculosa 1000
    Mondor-Krankheit 1001
    Abakterielle chronische sog. Plasmazell-
    Mastitis 1001
Bösartige Erkrankungen der Brust 1004
    Einteilungsschema 1004
    Intraduktale und intrazystische Karzinome . 1004
    Karzinome mit knotiger Form 1011
    Milchgangskarzinom mit Mamillenbetei-
    ligung – Morbus Paget 1017
    Diffuses Karzinom und sog. inflammatorisches
    Karzinom 1019
    Seltene Mammakarzinomformen 1020
    Karzinomwachstum 1021
    Wachstumsformen des Minimal-Cancer . . 1022
    Präoperative Lokalisation nonpalpabler Prozesse 1024
    Sarkom 1027
    Primäres malignes Lymphom und Lympho-
    granulomatose 1029
    Leukämie 1031
    Metastasen 1031
    Brusterkrankungen beim Mann 1031
Plastische Operationen der Brust 1034
    Reduktionsplastik 1034
    Augmentationsplastik 1034
    Die Brust nach Strahlentherapie 1037
    Literatur 1039

Sachverzeichnis 1042

I. Konstitutionelle Skeletterkrankungen

Einleitung

Von A. Giedion

O'Brien u. McKusick (1969) unterscheiden (modifiziert) folgende 5 Stadien der Verfeinerung im Verständnis genetisch bedingter Störungen:
1. die Beschreibung des Phänotyps (Klinik, „Naturgeschichte", *Röntgenbefunde*, mikroskopisch und makroskopisch pathologisch-anatomische Befunde);
2. die möglichst *genaue* empirische Erfassung des Erbmodus;
3. die Klärung der allgemeinen biochemischen Natur des Leidens (Isolierung von quantitativ und/oder qualitativ abnormen Substanzen in Urin, Gewebe usw.);
4. die Identifizierung eines Defektes, welcher ein Enzym oder ein nicht enzymatisches Genprodukt betrifft;
5. die spezielle Analyse des Defektes auf der Stufe des DNA-Codes und der Kontrollmechanismen.

Das Gebiet der *konstitutionell-genetisch bedingten Skelettaffektionen* illustriert diesen Läuterungsprozeß recht anschaulich: Aus der amorphen Masse „ähnlicher", als Achondroplasie (Depaul 1851; Parrot 1878; Kaufmann 1892) bezeichneten Zwergwuchsformen zeigen sich nun zahlreiche profilierte, z. T. in ihrem Erbgang klar umschriebene, nosologische Einheiten. Es gelang jedoch bisher kaum, in der Analyse der Skelettdysplasien oder Dysostosen über die Stufe 2 hinaus vorzudringen, besonders wenn man die Hyper- und Hypophosphatasien, die genetisch bedingten „resistenten Rachitisformen", lysosomale Krankheiten (Mukopolysaccharidosen etc.) sowie die Lipidstoffwechselstörungen ausnimmt und den „allgemeinen" Stoffwechselstörungen zuordnet. Im Gegensatz dazu sind in dieser letzteren Gruppe mehrere hundert, z. T. bis zur Stufe 4, in einigen Fällen sogar bis zur Stufe 5 abgeklärte Krankheiten bekannt. Als Beispiel dazu mögen die verschiedenen, auf molekularer Stufe erfaßten Hämoglobinopathien dienen, die gelegentlich ebenfalls Auswirkungen auf das Skelett zeigen.

Eine Hauptursache für diesen „Erkenntnisrückstand" in der Erforschung von Knochendysplasien und Dysostosen liegt wohl darin, daß die organspezifischen Stoffwechselfunktionen des Skelettsystems z. Z. noch kaum erfolgreich in vitro untersucht werden können. Neue Entwicklungen auf dem Gebiete der Gewebe- und Organkultivierung lassen in dieser Hinsicht in nicht allzu ferner Zukunft Fortschritte erwarten. Endlich dürften bei vielen Skelettanomalien die entsprechenden, in der Frühentwicklung stattfindenden Induktionsvorgänge im postnatalen Organismus gar nicht mehr nachweisbar sein. Bei der Großzahl der generalisierten Skelettdysplasien liegt eine Störung des enchondralen Wachstums vor. Dabei trägt das pathohistologische Studium der entsprechenden Knochenabschnitte wenig zur Charakterisierung der einzelnen Untergruppen bei – im Gegensatz etwa zu den Dysplasien mit vermehrter oder verminderter Knochendichte.

Dagegen hat die systematische Anwendung konventioneller klinischer und genetischer Untersuchungsmethoden das Gebiet der Dysplasien in den letzten 20 Jahren gewaltig bereichert.

Hier war der Beitrag der diagnostischen Radiologie entscheidend, so daß wir heute bei verschiedenen Skelettdysplasien oder Dysostosen in der Lage sind, vom Röntgenbefund alleine aus eine weitgehend gesicherte Diagnose zu stellen (z. B. Achondroplasie, Tardaform der spondyloepiphysären Dysplasie usw.).

Recht häufig bedürfen wir jedoch zusätzlich klinischer Informationen. Bisweilen wird die (klinisch-)radiologische Longitudinalbetrachtung wichtige Hinweise geben. Zahlreiche diagnostische Röntgenbefunde sind nur in einer bestimmten Entwicklungsphase erkennbar (z. B. Beckenveränderung beim Ellis-van-Creveld-Syndrom, Zapfenepiphysen Typ 12 beim tricho-rhino-phalangealen Syndrom usw.). Oft kann eine sinnvolle Diagnose erst im Rahmen des klinischen Gesamtbildes gestellt werden, wobei Körperlänge bei der Geburt, aktuelle Körperlänge, Körperproportionen usw. von Bedeutung sind. Bisweilen bedürfen wir ganz spezieller klinischer Informationen, z. B. Dicke des Einzelhaares beim Knorpel-Haar-Syndrom, exokrine Pankreasfunktion und Blutbild beim entsprechenden Syndrom mit metaphysärer Dysplasie usw. Unter Umständen erhellt erst die Familienuntersuchung unseren Befund, und gar nicht selten vermag auch der Erfahrene den Einzelfall nicht zu klassifizieren.

Nach LENZ (1966) fehlen für die wohl definierten Skelettanomalien und Dysplasien stichhaltige Belege für 1. Übergangs- oder Mischformen, 2. unvollständige Penetranz, 3. Phänokopien, 4. Heterogenie (Genokopie) und 5. für eine Polygenie. Die Aufführung dieser etwas überspitzten, „negativen Dogmen" soll davor warnen, komplexe Fälle in eine diagnostische Zwangsjacke zu stecken. Die einzelnen Skelettdysplasien oder Dysostosetypen sind „prinzipiell exakt klassifizierbar" (2. „positives Dogma" von LENZ).

Das radiologische Erfahrungsgut im Gebiet der Sklettdysplasien ist in den letzten 20 Jahren enorm angewachsen. Erst die Detailkenntnis der sich mit erstaunlicher Treue wiederholenden morphologischen Merkmale, wie sie nach einer systematischen radiologischen Skelettübersicht mit unter Umständen wertvollen negativen Befunden erfaßt werden, ermöglicht ein fundiertes Urteil des Radiologen. Die praktische Bedeutung einer eindeutigen Diagnose ist sowohl für die genetische Beratung wie auch für die rechtzeitige Erfassung geeigneter Maßnahmen außerordentlich (z. B. Prophylaxe der Retinaablösung bei der Dysplasia spondylo-epiphysaria congenita!).

Die fehlenden Kenntnisse über die biochemischen Grundlagen der verschiedenen Skelettdysplasien verleihen jedem *Klassifizierungsversuch* einen provisorischen Charakter. Als wichtigstes Ordnungsprinzip der einzelnen Formen bewährt sich die ohne weiteres vom Röntgenbild ablesbare Lokalisierung der Hauptbefunde (metaphysär, epiphysär, diaphysär, spondylär usw.). Die von RUBIN auf „Modellierungsstörungen" (modelling errors) im Bereiche der Epiphysen, Physis (Knorpelfuge), Metaphyse und Diaphyse aufgebaute „dynamische Klassifizierung der Knochendysplasien" hat sich als außerordentlich stimulierend, jedoch praktisch nur teilweise verwendbar erwiesen. Immerhin hat das Studium der Mukopolysaccharidosen gezeigt, daß radiologisch sehr ähnliche Knochenveränderungen auch biochemisch eine gemeinsame Wurzel aufweisen können.

Wir legen den nachfolgenden Ausführungen die 1977 revidierte „Pariser" Nomenklatur der Europäischen Kinderradiologen-Gesellschaft (DORST u. Mitarb. 1978; RIMOIN 1979) zugrunde, deren vorläufiger Charakter unterstrichen werden muß. Folgende vier Schritte in der Diagnosestellung von Dysplasien und Dysostosen haben sich als nützlich erwiesen (GIEDION 1975):

1. Vorentscheid, ob überhaupt ein solches Leiden vorliegt: Eine therapieresistente Form der Rachitis, wie ein Phosphatdiabetes kann z. B. radiologisch einer metaphysären Dysplasie sehr gleichen.
2. Versuch einer Subklassifizierung nach führenden oder klinisch besonders eindrücklichen Einzelbefunden, z. B. Wachstumsstörung und Proportionsstörung bereits bei der Geburt manifest (s. S. 3), frühletale Zwergwuchsformen (s. S. 6), abnorme Frakturanfälligkeit (s. S. 32), zusätzliche Augenprobleme usw.
3. Radiologische Analyse nach topograpischem Muster, Struktur, Dichte sowie zeitlichem Auftreten der Abnormität.
4. „Horizontale" Analyse (RUBIN), d. h. Erfassung der speziellen Diagnose innerhalb einer Gruppe wie z. B. der spondylo-epiphysären Dysplasien, der kraniotubulären Dysplasien usw.

Die nachfolgenden Kapitel stellen in gestraffter Form das wesentliche der einzelnen Dysplasien usw., mit sinngemäßem Schwerpunkt auf den radiologischen und unter Vernachlässigung der pathologisch-anatomischen Befunde dar. Diesbezügliche moderne Hinweise findet der interessierte Leser bei STANESCU u. Mitarb. (1977) sowie SILLENCE u. Mitarb. (1979).

Das diagnostisch so wichtige longitudinale Verhalten der einzelnen Dysplasien, d. h. der Formwechsel im Laufe der Entwicklung von der Geburt bis zum Erwachsenenalter, konnte aus Platzgründen mit Abbildungen nicht ausreichend illustriert werden. Der interessierte Leser wird dafür auf das unentbehrliche Standardwerk von SPRANGER u. Mitarb. zurückgreifen.

Weitere, neue Monographien, die sich teilweise oder ausschließlich mit unserem Problemkreis befassen, sind alphabetisch im Literaturverzeichnis aufgeführt. Zur raschen Orientierung kann die ausgezeichnete klinisch-genetisch-radiologische Übersicht von BEIGHTON empfohlen werden.

Die „Birth Defects Original Article Series", von BERGSMA mehrfach jährlich als Sammelband herausgegeben, orientiert jeweils über den neuesten Stand des Wissens.

Es sei aber zum Schluß unterstrichen, daß auch sog. Experten der Materie häufig nicht in der

XI. Sekundäre Knochengeschwülste
Von E. UEHLINGER

Allgemeine pathologische Anatomie	702	Krankheitsverlauf	723
Häufigkeit	702	Spezielle Röntgenologie der Skelettmetastasen	726
Verteilungsmuster	708	Skelettmetastasen nach topographischen Gesichtspunkten geordnet	726
Die Klinik der Knochenmetastasen	714		
Die Symptomatologie	714	Skelettmetastasen nach Streuquellen geordnet	740
Körpertemperatur	717	Diagnose und Differentialdiagnose	749
Blutbefunde	717	Prognose und Therapie	751
Intermediärer Stoffwechsel (Kalzium, Phosphate, Prolin, Hydroxyprolin) bei Skelettkarzinosen	718	Literatur	752

XII. Erkrankungen des peripheren und abdominellen Blutgefäßsystems

Aorta und periphere Gefäße 759
Von H. FROMMHOLD und E. BÜCHELER

Aortenbogen 759
   Akute Verschlüsse 759
   Chronische Verschlüsse 761
   Fehlbildungen des Aortenbogens und seiner Äste 763
   Aneurysmen und Elongationen des Aortenbogens und der thorakalen Aorta 765
   Nicht-dissezierende Aneurysmen 765
   Dissezierende Aneurysmen der Aorta ... 767
   Kurzschlußverbindungen 769
   Hyperergische Arterienerkrankungen 769
   Angioneuropathien 771
Abdominale Aorta 771
   Akute Verschlüsse 771
   Chronische Verschlüsse 774
   Angeborene Arterienerkrankungen 778
   Aneurysmen der Bauchaorta und ihrer Äste 779
   Kurzschlußverbindungen 783
   Hyperergische Arterienerkrankungen 785

Angioneuropathien 786
Periphere Gefäße 786
   Akute Verschlüsse 786
   Chronische Verschlüsse 794
   Angeborene Arterienerkrankungen – Fehlbildungen peripherer Arterien 811
   Kurzschlußverbindungen 813
   Hyperergische Arterienerkrankungen 815
   Angioneuropathien 816
Literatur 818

Periphere Venen 821
Von R. MAY und R. NISSL

Obere Extremität 821
   Das Phlebogramm bei speziellen Krankheitsbildern 821
Untere Extremität 822
   Das Phlebogramm bei speziellen Krankheitsbildern 822
Literatur 839

XIII. Lymphgefäße
Von L. BELTZ

Anatomie des Lymphgefäßsystems an den Extremitäten	841	Familiäres, nichtkongenitales Lymphödem	848
Pathophysiologie	843	Kongenitales, nichthereditäres Lymphödem	848
Technik der Lymphographie beim Lymphödem	844	Erworbenes primäres Lymphödem bei Hypoplasie	848
Klinik des Lymphödems	844		
Stadium I: Latentes Lymphödem	844	Extravasate und kutaner Reflux beim primären Lymphödem	856
Stadium II: Reversibles Lymphödem	844		
Stadium III: Irreversibles Lymphödem	845	Aplasie des Lymphgefäßsystems an den unteren Extremitäten	858
Stadium IV: Elephantiasis	845		
Komplikationen des Lymphödems	845	Erworbenes primäres Lymphödem bei Lymphangiektasien	860
Einteilung der peripheren Lymphödeme	846		
Primäre Lymphödeme	846	Lymphödem und tiefes Lymphsystem	864
Hereditäres, kongenitales Lymphödem	846	Primäre Lymphödeme bei gemischtförmigen, kongenitalen Angiodysplasien	865

Primäre Lymphödeme in Kombination mit
anderen Erkrankungen 867
Sekundäre Lymphödeme 868
   Tumoröses Lymphödem 870
   Entzündliches Lymphödem 873
   Parasitäres Lymphödem 874
   Traumatisches Lymphödem 875
   Postoperatives Ödem 877
Kombinierte Lymphphlebödeme 879
   Tumoröses Lymphphlebödem 879
   Kombinierte Lymphphlebödeme bei Venen-
   erkrankungen 883
   Kombinierte Lymphphlebödeme bei venöser
   Insuffizienz 887
Lymphographie an der oberen Extremität
(Armödem) 890
Säulen- oder Fettbein, sog. Lipödem 891
Zentrale Lymphangiopathien 892
Zentrale Lymphangiopathien mit Lymphblock
und chylösem Reflux 892
Zentrale Angiopathien bei primären Lymph-
gefäßerkrankungen 893
Zentrale Lymphgefäßanomalien bei primären
und sekundären Lymphknotenerkrankungen 897
Chylöse Ergüsse 901
   Chylothorax 902
   Chylaszites 908
Lymphzysten 914
   Primäre Lymphzysten 914
   Sekundäre Lymphzysten 916
Lymphangiome, Lymphangiomyome und
Lymphangiosarkom 921
   Lymphangiome 921
   Lymphangiomyome 923
   Lymphangiosarkom 923
Literatur 924

XIV. Erkrankungen der Weichteile

Muskeln, Sehnen, Unterhautzellgewebe 933
Von E. MARANTA

Pathologische Aufhellungen in den Weichteilen 933
   Abnorme, durch Fettgewebe bedingte Auf-
   hellungen 933
   Luft- oder gasbedingte Aufhellungen . . . 935
Verdichtungen in den Weichteilen 938
   Das Ödem 938
   Hauterkrankungen 939
   Faszie, Sehnen, Muskulatur 943
   Gelenkkapsel und Bursae 944
   Tumoren 945
Verkalkungen in den Weichteilen 947
   Dystrophische Verkalkungen 947
   Verkalkungen bei Kollagenerkrankungen . . 950
   Verkalkungen bei Störungen des Kalzium-
   oder Phosphorstoffwechsels 953
Verknöcherungen im Weichteilschatten . . . 957
   Myositis ossificans 957
   Sehnen- und Bänderverknöcherungen,
   Tendinitis ossificans, Ossidesmose 963
   Übrige Verknöcherungen im Weichteilschatten 965
Fremdkörper in den Weichteilen 965
   Fremdkörpernachweis 965
   Fremdkörperentfernung 966
   Literatur 967

Erkrankungen der Brustdrüse 969
Von W. HOEFFKEN und M. LANYI

Einleitung 969
Mammographietechnik 969
Röntgenanatomie 970
Abnorme Brustentwicklung 974
Mastopathie 974
   Adenose 980
Risikomastopathie 983
Gutartige Geschwülste 988
   Fibroadenom 988
   Cystosarcoma phyllodes 990
   Gutartige papilläre Veränderungen 991
   Seltene gutartige Geschwülste 994
   Fettgewebsgeschwülste 995
Fettgewebsnekrosen 996
Entzündungen 999
   Akute Mastitis 999
   Mastitis tuberculosa 1000
   Mondor-Krankheit 1001
   Abakterielle chronische sog. Plasmazell-
   Mastitis 1001
Bösartige Erkrankungen der Brust 1004
   Einteilungsschema 1004
   Intraduktale und intrazystische Karzinome . 1004
   Karzinome mit knotiger Form 1011
   Milchgangkarzinom mit Mamillenbetei-
   ligung – Morbus Paget 1017
   Diffuses Karzinom und sog. inflammatorisches
   Karzinom 1019
   Seltene Mammakarzinomformen 1020
   Karzinomwachstum 1021
   Wachstumsformen des Minimal-Cancer . . 1022
   Präoperative Lokalisation nonpalpabler Prozesse 1024
   Sarkom 1027
   Primäres malignes Lymphom und Lympho-
   granulomatose 1029
   Leukämie 1031
   Metastasen 1031
Brusterkrankungen beim Mann 1031
Plastische Operationen der Brust 1034
   Reduktionsplastik 1034
   Augmentationsplastik 1034
   Die Brust nach Strahlentherapie 1037
Literatur 1039

Sachverzeichnis 1042

Inhaltsübersicht Band II, Teil 1
Skelett

Allgemeiner Teil

I. Radiologie des gesunden Skelettes
Von F. H. W. Heuck

II. Qualitative und quantitative radiologische Analyse des Knochens
Von F. H. W. Heuck

III. Allgemeine Röntgensymptomatik des pathologischen Skelettes
Von W. Bessler

IV. Skelettszintigraphie
Von W. Bessler

Spezieller Teil

I. Knochenbruch und Knochenbruchheilung
Von R. Maatz

II. Gelenkschäden
Von R. Maatz und W. Wirth

III. Entzündliche Knochenerkrankungen
Von H. Keller und A. Breit

IV. Entzündliche Gelenkerkrankungen
Von W. Dihlmann

V. Tuberkulose der Knochen und Gelenke
Von E. Uehlinger

VI. Sarkoidose der Knochen und Gelenke (Boecksche Erkrankung)
Von E. Uehlinger

VII. Degenerative Gelenkerkrankungen
Von W. Dihlmann

VIII. Metabolische Knochenerkrankungen
Von H. Jesserer

IX. Hypo- und hypervitaminotische Knochenerkrankungen
Von H. Jesserer

X. Hormonelle Knochenerkrankungen
Von H. Jesserer

XI. Fibröse Dysplasie (Jaffé-Lichtenstein); Osteofibrosis deformans juvenilis (Uehlinger); Albrightsches Syndrom
Von E. Uehlinger

XII. Ostitis deformans Paget
Von E. Uehlinger

XIII. Zirkulatorische Knochenveränderungen
Von H. H. Ellegast

XIV. Knochenveränderungen durch Nichtgebrauch und physikalische Schädigungen
Von H. H. Ellegast

XV. Osteoarthropathia hypertrophicans Pierre Marie-Bamberger
Von H.-J. Albrecht und H. H. Ellegast

XVI. Exogene toxische Osteopathien
Von H. H. Ellegast

Lage sind, eine Einzelbeobachtung überzeugend einzuordnen, was wesentlich zum Reiz dieses Fachgebietes beiträgt.

Pariser Nomenklatur der konstitutionellen Knochenkrankheiten (Revision 1977)
(Modifiziert nach DORST u. Mitarb.: Ann. Radiol. 21 [1978] 253–258)

I. Osteochondrodysplasien
(Wachstums- und Entwicklungsanomalien von Knorpel und/oder Knochen)

A. Wachstums- und Entwicklungsstörungen von Röhrenknochen und/oder Wirbelsäule

a) Bei der Geburt manifest
Die obligat oder häufig letalen Formen sind im Kapitel „Letale Skelettdysplasien", S. 6, zusammengefaßt und im Verzeichnis mit + oder (+) (=fakultativ letal) markiert.
 1. Achondrogenesis Typ I (Parenti-Fraccaro) +
 2. Achondrogenesis Typ II (Langer-Saldino) +
 3. Thanatophore Dysplasie +
 4. Thanatophore Dysplasie mit Kleeblattschädel +
 5. Syndrome der kurzen Rippen mit Polydaktylie +
   Typ   I Saldino-Noonan
   Typ II Majewski
   Typ III Verma-Naumoff
   sowie weitere Formen
 6. Chondrodysplasia punctata
   a) rhizomeler Typ (+)
   b) dominanter Typ
   c) andere Typen
   d) auszuschließen „symptomatische" punktförmige Verkalkungen beim Zellweger-Syndrom, Warfarin-Embryopathie und anderen
 7. Kampomele Dysplasie
 8. Andere Dysplasien mit angeborener Verbiegung der langen Röhrenknochen (verschiedene Typen)
 9. Achondroplasie
10. Diastrophische Dysplasie
11. Metatropische Dysplasie
12. Chondroektodermale Dysplasie (Ellis van Creveld) (+)
13. Asphyxierende Thoraxdysplasie (Jeune) (+)
14. Dysplasia spondyloepiphysaria congenita (Spranger-Wiedemann)
15. Andere bei der Geburt erkennbare Formen der spondyloepiphysären Dysplasie
16. Die Kniestsche Dysplasie
17. Die mesomelen Dysplasien
   a) Typ Nievergelt
   b) Typ Langer (wahrscheinlich homozygote Dyschondrosteose)
   c) typ Robinow
   d) Typ Reinhardt
   e) andere
18. Akromesomele Dysplasie
19. Kleidokraniale Dysplasie
20. Das Larsen-Syndrom
21. Das oto-palato-digitale Syndrom

b) Im späteren Leben manifest
 1. Hychondroplasie
 2. Dyschondrosteose
 3. Metaphysäre Chondrodysplasie Typ Jansen
 4. Metaphysäre Chondrodysplasie Typ Schmid
 5. Metaphysäre Chondrodysplasie Typ McKusick
 6. Metaphysäre Chondrodysplasie mit exokriner Pankreasinsuffizienz und zyklischer Neutropenie
 7. Spondylometaphysäre Dysplasie
   a) Typ Kozlowski
   b) andere Formen
 8. Multiple epiphysäre Dysplasie
   a) Typ Fairbanks
   b) andere Formen
 9. Arthro-ophthalmopathie (Stickler)
10. Pseudo-Achondroplasie
   a) dominant
   b) rezessiv
11. Dysplasia spondyloepiphysaria tarda
12. Andere Typen von spondyloepiphysärer Dysplasie
13. Die Dysplasie von Dyggvie-Melchior-Clausen
14. Spondylo-epi-metaphysäre Dysplasie (mehrere Formen)
15. Die myotone Chondrodysplasie (Schwartz-Jampel)
16. Die parastremmatische Dysplasie
17. Das tricho-rhino-phalangeale Syndrom *
18. Akrodysplasie mit Retinitis pigmentosa und Nephropathie (Saldino-Mainzer) *

B) Anarchische Entwicklung von Knorpel und Fasergewebe
 1. Dysplasia epiphysealis hemimelica
 2. Multiple kartilaginäre Exostosen
 3. Akrodysplasie mit Exostosen (Giedion) *
 4. Echondromatose (Ollier)
 5. Enchondromatose mit Hämangiomen (Maffucci)
 6. Metachondromatose
 7. Fibröse Dysplasie (Jaffé-Lichtenstein)

---
* Diese Formen sind im Kapitel „Zapfenepiphysen", S. 98, zusammengefaßt.

8. Fibröse Dysplasie mit Hautpigmentierung und Pubertas praecox (McCune-Albright)
9. Cherubismus
10. Neurofibromatose

C) Anomalien von Knochendichte, kortikaler Struktur und/oder metaphysären Modellierungsdefekten

1. Osteogenesis imperfecta congenita (mehrere Formen)
2. Osteogenesis imperfecta tarda (mehrere Formen)
3. Juvenile idiopathische Osteoporose
4. Osteoporose mit Pseudogliom
5. Osteopetrose, frühmanifest
6. Osteopetrose, spätmanifest (mehrere Formen)
7. Pyknodysostose
8. Ostepoikilose (punctata und striata)
9. Melorheostose
10. Diaphysäre Dysplasie
11. Kranio-diaphysäre Dysplasie
12. Endostale Hyperostose
    a) autosomal-dominant (Worth)
    b) autosomal-rezessiv (van Buchem)
13. Tubuläre Stenose
14. Pachydermoperiostose
15. Osteodysplastie (Melnick-Needles)
16. Fronto-metaphysäre Dysplasie
17. Kraniometaphysäre Dysplasie (mehrere Formen)
18. Metaphysäre Dysplasie (Pyle)
19. Sklerosteose
20. Dysosteosklerose
21. Osteoektasie mit Hyperphosphatasie

II. Dysostosen
(Fehlbildungen einzelner Knochen – isoliert oder kombiniert)

A) Kraniofaziale Dysostosen

1. Kraniosynostose (mehrere Formen)
2. Kraniofaziale Dysostose (Crouzon)
3. Akrozephalosyndaktylie (Apert)
4. Akrozephalo-polysyndaktylie (Carpenter u. andere)
5. Mandibulofaziale Dysostose
   a) Typ Treacher-Collins, Franceschetti
   b) andere Typen
6. Okulo-mandibulo-faziales Syndrom (Hallermann-Streiff-François)
7. Nevoides Basalzellkarzinom

B) Dysostosen mit vorwiegendem Befall des Achsenskeletts

1. Vertebrale Segmentationsdefekte (einschließlich Klippel-Feil-Syndrom)
2. Cervico-oculo-acusticus-Syndrom (Wildervanck)
3. Sprengelsche Deformität
4. Spondylo-kostale Dysostose
   a) dominante Formen
   b) rezessive Formen
5. Okulovertebrales Syndrom (Weyers)
6. Osteo-onycho-Dysostose (früher Nagel-Patella-Syndrom)
7. Zerebro-kosto-mandibuläres Syndrom

C) Dysostosen mit vorwiegendem Befall der Extremitäten

1. Acheirie
2. Apodie
3. Ektrodaktylie-Syndrom
4. Aglossie-Adaktylie-Syndrom
5. Congenital-bowing-Syndrom (mehrere Formen)
6. Familiäre radio-ulnare Synostose
7. Brachydaktylie (mehrere Formen)
8. Symphalangie
9. Polydaktylie (mehrere Formen)
10. Syndaktylie (mehrere Formen)
11. Polysyndaktylie (mehrere Formen)
12. Kamptodaktylie
13. Pektoralisaplasie-Dysdaktylie-Syndrom (Poland)
14. Rubinstein-Taybi-Syndrom
15. Panzytopenie-Dysmelie-Syndrom (Fanconi)
16. Thrombozytopenie-Radiusaplasie-Syndrom
17. Oro-digito-faziales Syndrom
    a) Typ Papillon-Leage
    b) Typ Mohr
18. Kardiomeles Syndrom (Holt-Oram u. a.)
19. Femoral-Fazial-Syndrom
20. Syndrom der multiplen Synostosen (einschließlich gewisse Formen von Symphalangismus)
21. Skapulo-iliakale Dysostose (Kosenow-Sinios)
22. Hand-Fuß-Genital-Syndrom
23. Fokale dermale Hypoplasie (Goltz)

III. Idiopathische Osteolysen

1. Phalangeal
   (verschiedene Formen)
2. Tarso-karpal
   a) einschließlich Typ François u. a.
   b) mit Nephropathie
3. Multizentrisch
   a) verschiedene Typen einschließlich Typ Winchester
   b) Typ Hajdu-Cheney

IV. Konstitutionelle Knochenkrankheiten mit bekannter Pathogenese

1. Chromosomale Aberrationen

2. Primäre Stoffwechselstörungen
   a) Kalzium-Phosphor
   b) Komplexe Glukide
   c) Lipide
   d) Aminosäuren
   e) Metalle

Literatur

Allgemeines

Depaul, 1851: zit. bei P. Maroteaux 1974

Dorst, J., C. Fauré, A. Giedion, J. Hall, H. J. Kaufmann, K. Kozlowski, L. Langer, L. Lenzi, P. Maroteaux, A. Murphy, A. K. Poznanski, D. Rimoin, J. Sauvegrain, F. Silverman, J. Spranger, R. Stanescu, V. Stanescu 1978: Nomenclature des maladies osseuses constitutionelles Révision Mai 1977. Ann. Radiol. 21, 253–258

Giedion, A. 1975: Steps in Differential Diagnosis of Bone Dysplasias. Diagnostic Radiology. University of California at San Francisco Extended Programs in Medical Education (S. 136–152)

Kaufmann, E. 1892: zit. bei P. Maroteaux 1974

Lenz, W. 1966: Morphologische und genetische Gesichtspunkte zur Nosologie generalisierter Skelet-Anomalien. In: Dysostosen. Verhandlungen der 9. Tagung der Gesellschaft für Konstitutionsforschung, Freiburg 1965. Fischer, Stuttgart (S. 4–14)

McKusick, V. A. 1969: The nosology of the mucopolysaccharidoses. Amer. J. Med. 47, 730–747

O'Brien, J. S.: zit. bei V. A. McKusick 1969

Parrot, J. 1878: zit. bei P. Maroteaux 1974

Rimoin, D. L. 1979: International nomenclature of constitutional diseases of bone with bibliography. Birth Defects: O.A.S. XV 10

Sillence, D. O., W. A. Horton, D. L. Rimoin 1979: Morphologic studies in the skeletal dysplasias. Amer. J. Pathol. 96, 813–870

Stanescu, V., R. Stanescu, P. Maroteaux 1977: Étude morphologique et biochimique du cartilage de croissance dans les osteochondrodysplasies. Arch. franç. Pédiat. 34, 1–80

Neuere Monographien und ergänzende klinische Publikationen aus dem Gebiete der konstitutionell-genetisch bedingten Knochenerkrankungen

Bailey, J. A. 1973: Disproportionate short stature. Saunders, Philadelphia

Beighton, P. 1978: Inherited Disorders of the Skeleton. Churchill-Livingstone, Edinburgh

Boni, M., L. Ceciliani, F. Ghisellini, L. Lenzi 1970: Le condro-osteodisplasie genotipiche. Gaggi, Bologna

Cremin, B. J., P. Beighton 1978: Bone Dysplasias of infancy. Springer, Berlin

Gorlin, R. J., J. J. Pindborg, M. M. Cohen 1976: Syndomes of the Head and Neck, 2. Aufl., McGraw-Hill, London

Kaufmann, H. J. (Editor) 1971: Intrinsic diseases of bones. Progress in Pediatric Radiology, Bd. IV., Karger, Basel

Kozlowski, K., E. Rupprecht 1972: Klinik und Röntgenbild der Osteochondrodysplasien und Mukopolysaccharidosen. Akademie-Verlag, Berlin

McKusick, V. A. 1972: Hereditable Disorders of Connective Tissue, 4. Aufl., Mosby, St. Louis

McKusick, V. A. 1975: Mendelian Inheritance in Man, 4. Aufl., John Hopkins Press, Baltimore

Maroteaux, P. 1974: Les maladies osseuses de l'enfant. Flammarion, Paris

Poznanski, A. 1974: The Hand in Radiologic Diagnosis. Saunders, Philadelphia

Reeder, M. M., B. Felson 1975: Gamuts in Radiology. Audivisual Radiology Cincinnati

Rimoin, D. L. 1976: Skeletal dysplasias. Clin. Orthop. Rel. Res. 114, 1–179

Rubin, Ph. 1964: Dynamic Classification of Bone Dysplasias. Year Book Med. Publ., Chicago

Smith, D. W. 1976: Recognisable Patterns of Human Malformation, 2. Aufl., Saunders, Philadelphia

Spranger, J. W., L. O. Langer, H. R. Wiedemann 1974: Bone Dysplasias. Fischer, Stuttgart

Swoboda, W. 1969: Das Skelett des Kindes, 2. Aufl., Thieme, Stuttgart

Vigliani, F., B. Martinelli, E. Campailla 1970: Le condro-osteodisplasie genotipiche. Gaggi, Bologna

Warkany, J. 1971: Congenital Malformations. Year Book Med. Publ., Chicago

Wynne-Davies, R., T. J. Fairbank 1976: Fairbank's Atlas of General Affections of the Skeleton, 2. Aufl., Churchill-Livingstone, Edinburgh

Es sei ausdrücklich darauf hingewiesen, daß in den folgenden Kapiteln nicht lückenlos sämtliche in der oben zitierten „Pariser Nomenklatur" erwähnten Dysplasien abgehandelt werden konnten. Radiologisch weniger wichtige Veränderungen wurden z. T. ausgelassen, andere nur in wenigen Worten erwähnt. Auch die Reihenfolge der Einzelkapitel entspricht aus klinisch-radiologischen Gesichtspunkten nicht immer jener der „Pariser Nomenklatur".

Schließlich sei bemerkt, daß manche Dysplasien in Kapiteln besprochen werden, in denen sie der klinisch ausgerichtete Radiologe eher sucht, so z. B. die wichtigen kranio-fazialen Dysostosen in Band III des Lehrbuches im Kapitel „Schädel".

1. Osteochondrodysplasien

Von A. Giedion

Bei der Geburt manifeste Wachstums- und Entwicklungsstörungen von Röhrenknochen und/oder Wirbelsäule

Die letalen Skelettdysplasien

Bei einer größeren Anzahl von Dysplasien führt die mangelhafte Entwicklung der Rippen und damit des Brustkorbes wegen Unterventilation der sekundär hypoplastischen Lungen, seltener wegen assoziierter Mißbildungen der Halswirbelsäule mit Rückenmarkskompression sowie Gaumenspalten, Larynx- und Tracheobronchialfehlbildungen zum Tod innerhalb der ersten Lebensstunden oder Tage. Häufig kommt es auch zur Totgeburt, wo die nun scheinbar völlig nutzlose radiologische Untersuchung besonders wichtig ist! Bei anderen Dysplasien, etwa der metatropischen Dysplasie, ist der frühkindliche Exitus fakultativ. Sind die einzelnen Dysplasien recht selten, so ist die gesamte Gruppe durchaus im Erlebnisbereich jedes in der Neonatologie oder Geburtshilfe tätigen Arztes.

Wie in fast keinem andern, die Radiologie interessierenden Gebiet stützt sich die zur *genetischen Beratung* so wichtige korrekte Diagnose fast ausschließlich auf den Röntgenbefund. Dabei genügt häufig eine Übersichtsaufnahme (Babygramm) des Neugeborenen.

Auch die *pränatale Diagnose* wurde bei verschiedenen letalen Dysplasien erfolgreich durchgeführt. Ihre Bedeutung ist für den Geburtshelfer, dem z. B. der Durchtritt des zu großen Kopfes bei der thanatophoren Dysplasie Sorge bereitet, offensichtlich.

Die Unterscheidung der verschiedenen Dysplasien sollte mit der Flow-chart (Tab. 2) und der großen Übersichtstabelle mit den zugehörigen Abbildungen möglich sein. Zudem muß der jeweilige Befund noch anhand der entsprechenden systematischen Abschnitte überprüft werden.

Zur Vervollständigung wurde die spondylo-thorakale Dysostose sowie der Formenkreis des zerebro-kosto-mandibulären Syndroms in dieses Kapitel aufgenommen.

Die z. T. ebenfalls frühletalen Zwergwuchsformen mit Immundefekten werden im Kapitel „Metaphysäre Chondrodysplasien" (S. 74) besprochen. Auf die zahlreichen, noch nicht klassifizierbaren Einzelfälle der Literatur konnte nicht eingegangen werden. Die Liste der definierten frühletalen Skelettdysplasien wird jedoch in den nächsten Jahren noch erheblich anwachsen.

Die pathologisch-anatomische, licht- und elektronenoptische sowie histiochemische Differenzierung der einzelnen letalen Skelettdysplasien hat in den letzten Jahren große Fortschritte gemacht (Literatur s. Stanescu u. Mitarb. 1977; Yang u. Mitarb. 1976). Die Befunde sind jedoch zu wenig gesichert, um sie im vorliegenden Rahmen zu berücksichtigen.

Literatur

Cremin, B. J., P. Beighton 1978: Bone Dysplasias of Infancy. Springer, Berlin

Dubs, M. 1978: Das Saldino-Noonan Syndrom im Rahmen der letalen Skelettdysplasien. Diss., Zürich

Maroteaux, P., V. Stanescu, R. Stanescu 1976: The lethal chondrodysplasias. Clin. Orthop. Rel. Res. 114, 31 – 45

Saldino, R. M. 1973: Radiographic diagnosis of neonatal short-limbed dwarfism. Med. Radiogr. Photogr. 49, 61 – 96

Spranger, J., B. Grimm, M. Weller, G. Weissenbacher, J. Herrmann, E. Gilbert, R. Krepler 1974: Short rib-polydactyly (SRP) syndromes, types Majewski and Saldino-Noonan. Z. Kinderheilk. 116, 73 – 95

Stanescu, V., R. Stanescu, P. Maroteaux 1977: Étude morphologique et biochimique du cartilage de croissance dans les osteochondrodysplasies. Arch. franç. Pédiat. 34, 1 – 80

Yang, S. S., K. P. Heidelberger, A. J. Brough, D. P. Corbett, J. Bernstein 1976: Lethal short-limbed chondrodysplasia in early infancy – thanatophoric dwarfism. Pediat. Pathol. 3, 12 – 17

Praktische Anweisungen zur radiologischen Differentialdiagnose der letalen Skelettdysplasien
(Tab. 1 – 3, Abb. 1)

Tab. 2 ermöglicht die problemlose Aufteilung der in Tab. 1 aufgeführten letalen Dysplasien und Dysostosen in 4 Hauptgruppen. Die Differentialdiagnose der Polydaktylie erfolgt nach Tab. 3. Die wesentlichen radiologischen Merkmale sind in Tab. 1 zusammengefaßt. Einzelheiten sind nach den entsprechenden Kapiteln zu überprüfen (gleiche Numerierung). Die differentialdiagnostisch wichtige Feststellung des „Beckentypus" (Tab. 1) wird durch Abb. 1 erleichtert.

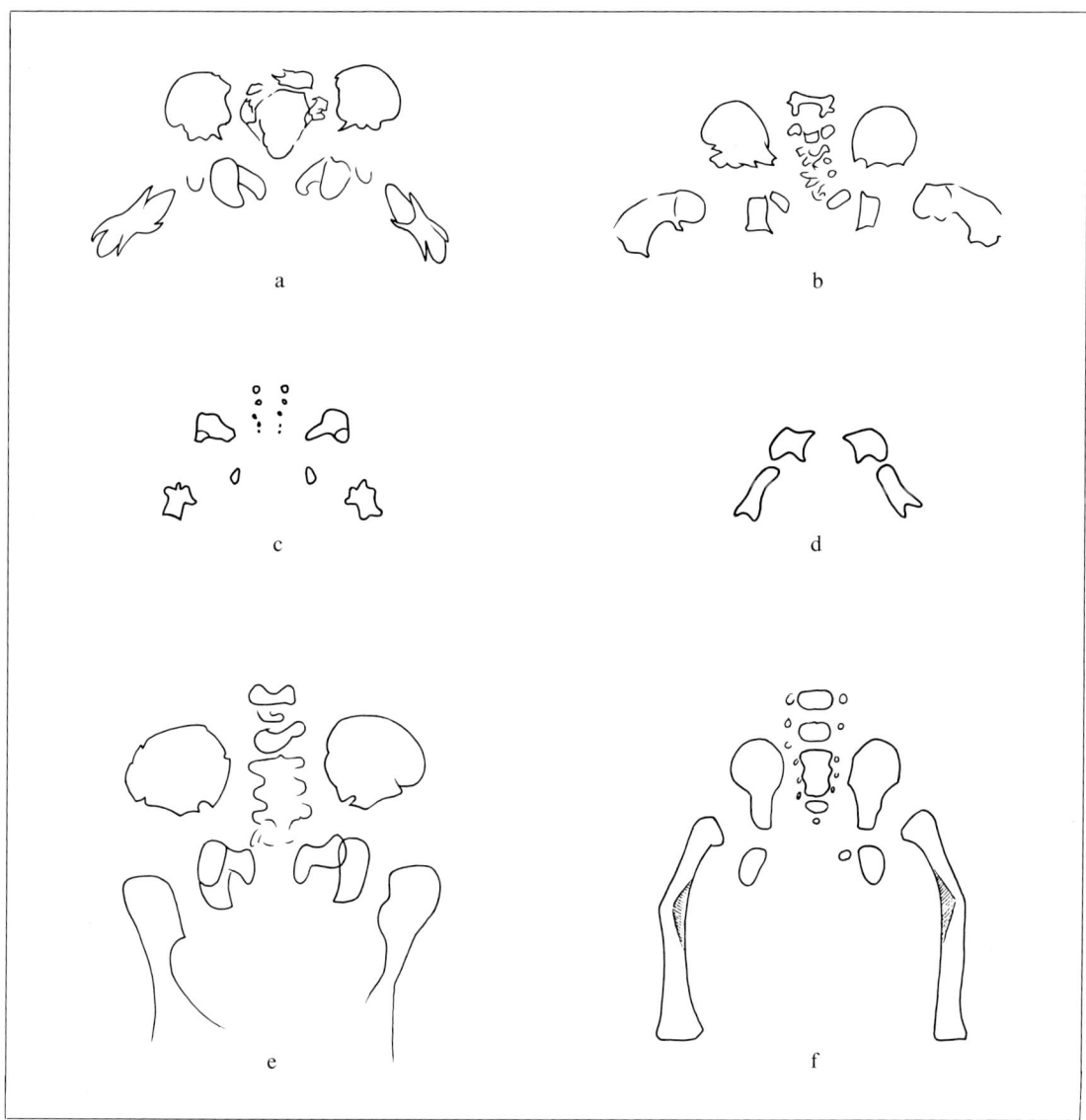

Abb. 1a–f Die Beckentypen der letalen Skelettdysplasien.

a) Typ A:
Konstant: Darmbeinschaufel breiter als hoch, schmale Incisura ischiadica major, Spina iliaca posterior inferior spornartig nach medial gerichtet, breites horizontales, z.T. gezacktes „Azetabulardach".
Typisch: ossifizierter Femurkopf.
Variabel: Ossifikationsgrad und spezielle Konfiguration von Sitz- und Schambein.
Vorkommen: SRP-Syndrom I, III, asphyxierende Thoraxdysplasie (3), chondro-ektodermale Dysplasie (Ellis-van-Creveld-Syndrom; 4).

b) Typ B:
Sehr ähnlich A, aber Femurköpfe nicht ossifiziert,- Darmbeinschaufeln noch kürzer. Wirbelsäule! Femur!
Vorkommen: Thanatophore Dysplasie, homozygote Form der Achondroplasie.

c) Typ C:
Zungenartige Darmbeinschaufeln, kaum ossifizierte Sitz-, nicht ossifizierte Schambeine. Femora! Wirbelsäule!
Vorkommen: Achondrogenesis I.

d) Typ D:
Wenig differenziertes Darmbein mit weiter Incisura ischiadica major. Scham-, Sitzbein und Sakrum nicht ossifiziert.
Vorkommen: Achondrogenesis II.

e) Typ E:
Hellebardenähnliches Darmbein mit sehr kleiner Incisura ischiadica major. Hammerform des Femurs!
Vorkommen: Metatorpische Dysplasie.

f) Typ F:
Birnenförmiges Darmbein, fehlendes Azetabulardach, mangelhafte Ossifikation von Sitz- und Schambein. Luxationsstellung der typisch abgewinkelten Femura.
Vorkommen: Kampomele Dysplasie.

Tabelle 1 Radiologische Differentialdiagnose der letalen Skelettdysplasien und Dysostosen

	Schädel	Thorax	Rippen	Wirbelsäule	Becken	Extremitäten	Polydaktylie	Varia
1. A. „Short-rib-polydactyly"-Syndrom I (Saldino-Noonan)	Dolichoceph.	schmal	verkürzt ++	z. T. „coronal clefts", hohe Bandscheiben, mäßige Platysp.	Typ A oder Tulpenform (Abb.)	Mi Me, Beine Me Me, Tibia Fib., Femur „Torpedoform"	postaxial	Femurkopf ev. ossifiz.
1. B. „Short-rib-polydactyly"-Syndrom III (Verma-Naumoff)	z. T. flaches Occiput	schmal	verkürzt ++	z. T. „coronal clefts", hohe Bandscheiben, mäßige Platysp.	Typ A	Mi Me, Beine Me Me, Fibula fehlend od. <<< Tibia. Femur „angeschälte Banane"	postaxial	Femurkopf häufig ossifiz.
2. „Short-rib-polydactyly"-Syndrom II (Majewski-S.)	N	schmal	verkürzt +	N	N	Me Me. Ovoide, sehr kurze Tibia	prä-postaxial	Femurkopf häufig ossifiz.
3. Asphykt. Thorax-Dysplasie	N	schmal	verkürzt +	N	Typ A	mikromel (+)	20% postaxial	Femurkopf häufig ossifiz.
4. Chondroektodermale Dysplasie	N	~3, aber weniger ausgeprägt		N	Typ A	mesomel, meist erst später ausgeprägt	postaxial	Herzvitium 60% der Fälle; bei engem Thorax, D. D. zu 3 klin.!
5. Achondrogenesis I	Makrozeph. Kalotte ungenügend ossifiziert	schmal	verkürzt +++ dünn, multiple pränat. Frakturen	nur teilweise ossifiziert	Typ C	mikromel, groteske Verkürzung, breiter als lang	–	–
6. Achondrogenesis II	Makrozephalie	axial zusammengestaucht	verkürzt +++	Ossifikation vermindert/fehlend	Typ D	mesomel, metaphysär aufgetrieben, gebechert, ausgefranst	–	–
7. Osteogenesis imperfecta (Vrolik)	Pergament-Landkarten-Schädel	evtl. deformiert	dünn, multiple Frakturen	evtl. Vertebra plana	deformiert	dünne Kortikalis, Deformation	–	allgemeine „Osteoporose" + Frakturen
8. Hypophosphatasie (letale Form)	hochgradige Ossifikationsdefekte und rachitisähnliche Veränderungen am ganzen Skelett							

Tabelle 1 Radiologische Differentialdiagnose der letalen Skelettdysplasien und Dysostosen

	Schädel	Thorax	Rippen	Wirbelsäule	Becken	Extremitäten	Polydaktylie	Varia
9. Thanatophore Dysplasie	Makrozeph. evtl. Kleeblatt *	schmal	verkürzt +	Platyspondylie, Wirbelkörper „H"- oder „∩"-förmig	Typ B	mikromel, verbogen, Femur „Telefonhörer", dornartige Fortsätze	–	–
10. Achondroplasie, homozygot	radiologisch Zwischenform Achondroplasie/thanatophorer Zwergwuchs							
11. Chondrodysplasia punctata, rhizomeler Typ	N	eher schmal	ventral aufgetrieben	„coronal clefts"	Kalkspritzer, rhizomel, Metaphysen aufgetrieben		–	–
12. Kampomele Dysplasie	Makrodolicho-K.	hypoplastische Skapulae, schmal	dünn, oft nur 11	Cervical hypoplasia	Typ F	mesomel, typische Inkurvation des Femurs	–	–
13. Diastrophische Dysplasie	N	N	N	Progr. Kyphoskoliose, Hypoplasie cervical	N	mikromel, Hitch-Hiker-Daumen, Dislokation	–	–
14. Metatropische Dysplasie	N	lang, schmal	kurz +	Platyspondylie „Diamant"-Wirbelkörper	Typ E	mikromel, „Knorpel-Hyperplasie", Metaphysen „Trompeten"	–	–
15. Spondylothorak. Dysostose	N	kurz, gestaucht	Fusionen usw.	multiple, schwere Mißbildungen	N (Wirbelsäule!)	N	–	–
16. Zerebrokostomandibulares Syndrom	Mikrognathie	evtl. glockenförmig	„Spalten" dorsal, evtl. fehlend!	Abnorme kostovertebrale Fusionen	N	N	–	–

* siehe Text S. 23.

10 Osteochondrodysplasien

Tabelle 2 Differentialdiagnose:
Letale Skelettdysplasien und Dysostosen

I. Polydaktylie

1. A. „Short-rib-polydactyly"-Syndrom I (Fe)
1. B. „Short-rib-polydactyly"-Syndrom III (Fe)
2. „Short-rib-polydactyly"-Syndrom II (Ti)
3. Asphyktische Thoraxdysplasie
   (Polydaktylie in 20% der Fälle)
4. Chondro-ektodermale Dysplasie
   (Ellis-v.-Creveld-Syndrom)

Ohne Polydaktylie

II. Hochgradiger allgemeiner Ossifikationsrückstand oder strukturelle Abnormität der Knochen

5. *Achondrogenesis I* (LRK)
6. *Achondrogenesis II* (WS)
7. Osteogenesis imp. Vrolik
8. Hypophosphatasie cong.

III. Weitgehend vollständige Ossifikation, aber besondere Formmuster

9. *Thanatophore* Dysplasie (WK/RK)
10. *Achondroplasie (homozygot)* (FA)
11. Chondrodysplasia punctata
    (rhizomeler Typ) (Kalkspritzer)
12. Kampomele Dysplasie
13. Asphyktische Thoraxdysplasie
13. Diastrophische Dysplasie
14. Metatropische Dysplasie

IV. Fusion, Ausfall dorsaler Rippenabschnitte oder ganzer Rippen, Wirbelkörpermißbildungen

15. Spondylothorakales Syndrom
16. Zerebro-kosto-mandibulares Syndrom

Zeichenerklärungen für die bes. typischen Befunde (s. Tab. 1):

FA: Familienanamnese
Fe: Femur
LRK: Lange Röhrenknochen
RK: Röhrenknochen
Ti: Tibia
WS: Wirbelsäule

Kurze Charakterisierung der letalen Knochendysplasien

Die Numerierung erfolgt gemäß Tabelle 1.

1. „Short-rib-polydactyly"-Syndrom (SRPS) I und III
(Saldino-Noonan- und Verma-Naumoff-Syndrom)

Das von SALDINO und NOONAN 1972 erstbeschriebene autosomal-rezessiv vererbte, zum perinatalen Tode führende SRPS I wurde bisher in ganz wenigen Fällen beobachtet. Neben den diagnostischen Skelettveränderungen (s. unten),

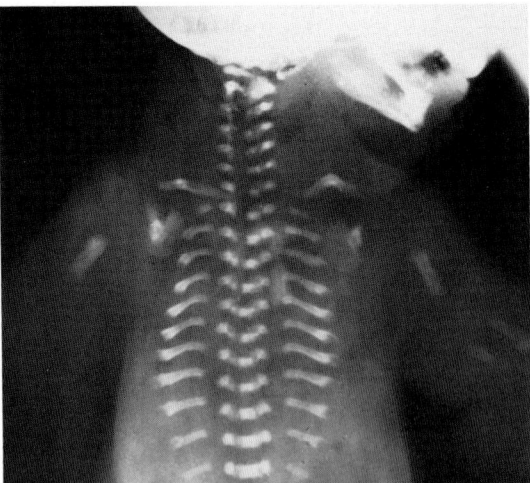

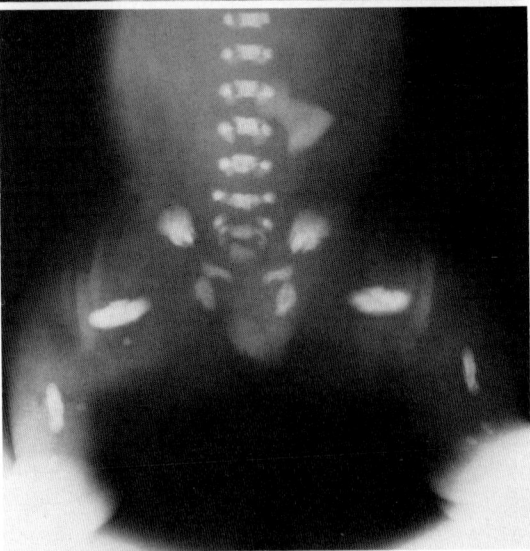

Abb. 2 SRP-Syndrom I (Saldino-Noonan). ♂, 29. SSW, Gewicht 1,030 kg, Länge 29 cm. Exitus 60 Min. nach Geburt wegen schwerster Dyspnoe.

dem hochgradigen, mikromelen Zwergwuchs und der Polydaktylie finden sich regelmäßig schwerste Mißbildungen von Herz und Urogenitalorganen, sowie eine ausgesprochene Lungenhypoplasie.

Radiologisch sind die extrem kurzen, an den unteren Extremitäten mesomele Gliedmaßen, die wurst- oder torpedoförmigen, unvollständig von kortikalem Knochen umfaßten Oberschenkelknochen, die fehlenden oder hypoplastischen Fibulae, die meist postaxiale Polydaktylie der Hände und Füße sowie die kurzen, meist gegabelten oder gebecherten Rippen charakteristisch. Das Becken entspricht dem Typ A, kann aber auch tulpenförmig sein (Abb. 1a).

Die von VERMA 1975 und NAUMOFF 1977 als separate, ebenfalls autosomal-rezessiv vererbte, wesentlich häufigere, als SRPS III isolierte Dysplasie unterscheidet sich vom SRPS I vor allem durch die an eine von beiden Seiten angeschälte Banane erinnernde Femurform. Dieses Merkmal kann nicht durch den verschiedenen Ausreifungsgrad der Neugeborenen erklärt werden.

Differentialdiagnostisch sind die verschiedenen, mit Polydaktylie einhergehenden Syndrome der Tab. 3 in Betracht zu ziehen.

Daneben finden sich noch weitere, vorläufig nicht klassifizierbare kurzrippige, letale Polydaktylieformen, deren Genetik noch unbekannt ist (GIEDION).

Tabelle 3 Differentialdiagnose der frühletalen Syndrome und Dysplasien mit Polydaktylie

	„Short-rib-polydact."-Syndrom			Meckel-Syndr.	Trisomie-13-Syndr.	CED	ATD
	I Sald.-N.	III Verma-N.	II Majewski				
Perinatale Mortalität	+++	+++	+++	+++	+	+	+
schmaler Thorax	++	++	++	–	–	(+)	+
kurze Extremitäten	+++	++	(+)	–	–	(+)	(+)
Lippen/Gaumenspalte	(+)	(+)	+	+	++	–	–
Kardiovaskuläre Mißbildungen	++	(+)	((+))	+	+	+	–
Urolog. Mißbildungen	(+)	(+)	(+)	++	+	–	– a)
Genitalmißbildungen	+	(+)	(+)	+	+	–	–
Analtresien	(+)	–	–	+	–	–	–
Exenzephalozele	–	–	–	+	–	– b)	–
Arhinenzephalie	–	–	–	+	–	–	–
Mikrozephalie	–	–	–	+	+	–	–
Mikrophthalmie	–	–	–	+	+	–	–
Zusätzliche radiologische Befunde							
Tibia ≪ Fibula	–	–	+	–	–	–	–
Tibia ≫ Fibula	+	(+)	–	–	–	–	–
Femur „beidseitig geschälte Banane"	–	+	–	–	–	–	–
Femur Torpedo-Form	+	–	–	–	–	–	–
WS-Veränderungen	(+)	(+)	–	–	–	–	–
Abnormes Becken, Typ A	(+)	+	–	–	–	+	+
Tulpen-Becken	(+)	–	–	–	–	–	–
Prämature Ossifikation einzelner Epiphysen	(+)	(+)	(+)	–	–	+	+

CED: Chondroektodermale Dysplasie, ATD: Asphyktische Thorax-Dysplasie, a) später Nephronophthise, b) Fall von KEMPERDICK u. Mitarb. wies Exenzephalozele auf.

☐ : zur Diagnose besonders wichtige Befunde.

Osteochondrodysplasien

Literatur

Cremin, B. J., P. Beighton 1978: Bone Dysplasias of Infancy. Springer, Berlin

Dubs, M. 1978: Das Saldino-Noonan Syndrom im Rahmen der letalen Skeletdysplasien. Diss., Zürich

Giedion, A.: Heterogeneity of the Lethal Short Rib-Polydactyly Syndromes – the Value of body Length and of body Proportions for their Classification. 17th Congress ESPR The Hague 1980

Gordon, I. R. S., N. J. Brown 1976: The syndrome of micromelic dwarfism and multiple anomalies. Ann. Radiol. 19, 161 – 165

Krepler, R., G. Weissenbacher, S. Leodolter, E. Mullertyl 1976: Unviable micromelic dwarfism – syndrome with dystrophy of thorax and polydaktyly type Saldino-Noonan. Mschr. Kinderheilk. 124, 167 – 173

Naumoff, P., L. W. Young, J. Mazer, A. J. Amortegui 1977: Short rib-polydactyly syndrome type 3. Radiology 122, 443 – 447

Richardson, M. M., A. L. Beaudet, M. L. Wagner, S. Malini, H. S. Rosenberg, J. A. Lucci 1977: Prenatal diagnosis of recurrence of Saldino-Noonan dwarfism. J. Pediat. 91, 467 – 471

Saldino, R. M., C. D. Noonan 1972: Severe thoracic dystrophy with striking micromelia, abnormal osseous development, including the spine, and multiple visceral anomalies. Amer. J. Roentgenol. 114, 257 – 263

Spranger, J., B. Grimm, M. Weller, G. Weissenbacher, J. Herrmann, E. Gilbert, R. Krepler 1973: Short rib-polydactyly (SRP) syndromes, Types Majewski and Saldino-Noonan. Z. Kinderheilk. 116, 73 – 95

Verma, I. C., S. Bhargava, S. Agarwal 1975: An autosomal recessive form of lethal chondrodystrophy with severe thoracic narrowing, rhizoacromelic type of micromelia, polydactyly and genital anomalies. Birth Defects, Orig. XI/6, 167 – 174

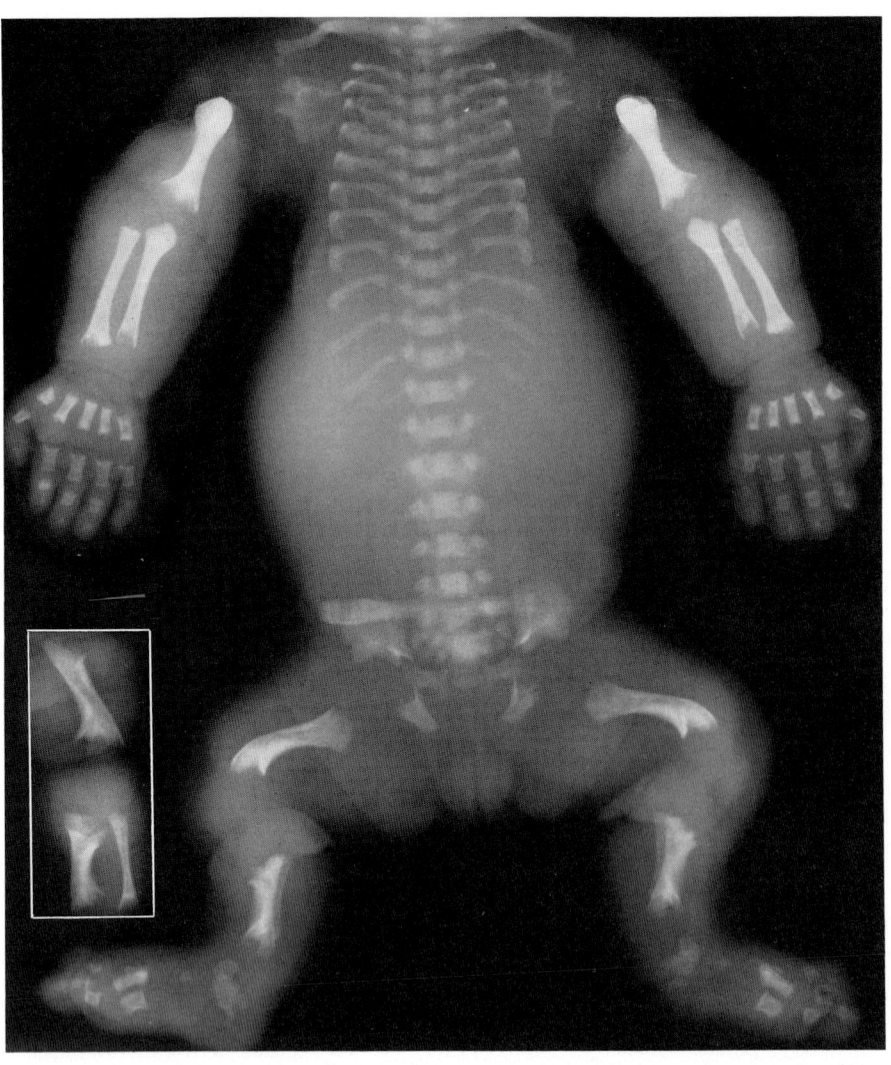

Abb. 3 SRP-Syndrom III (Verma-Naumoff). ♀, 37 SSW, Gew. 2,8 kg, Länge 43 cm. Nr. 152 090. † kurz nach Geburt. Die „angeschälte Banane" kommt hier erst in der a.-p. Aufnahme des Femurs (Einschub) zur Darstellung.

2. „Short-rib-polydactyly"-Syndrom (SRPS) II
(Majewski-Syndrom)

MAJEWSKI u. Mitarb. beschrieben 1971 eine bisher nur in wenigen Fällen beobachtete mesomele, autosomal-rezessiv vererbte letale Extremitätenzwergwuchsform mit schmalem Thorax und prä- oder postaxialer Polydaktylie sowie assoziierten weiteren Mißbildungen (siehe Tab. 1 und Tab. 3). In mancher Hinsicht ähnlich dem SRPS-III-Syndrom, ist die Unterscheidung schon radiologisch anhand des normalen Beckens, der normal konfigurierten Femora und der selektiv gegenüber der Fibula verkürzten und ovoiden Tibia leicht möglich, und von praktischer Bedeutung.

Literatur

Bergström K., K.-H. Gustavson, H. Jorulf, C. Sundström 1979: A case of Majewski syndrome with pathoanatomic examination. Skeletal Radiol. 4, 134 – 140.

Majewski, F., R. A. Pfeiffer, W. Lenz 1971: Polysyndaktylie, verkürzte Gliedmaßen und Genitalfehlbildungen: Kennzeichen eines selbständigen Syndroms? Z. Kinderheilk. 111, 118 – 138

Martinez Martinez, M. C., A. Lopez Barrio, A. Cortada Ruiz-Azcarraga, G. Calderon Leal, V. Perez Candela 1977: Sindrome de costilla corta-polidactilia, tipo Majewski. Radiologia 19, 169 – 172

Motegi, T., M. Kusunoki, T. Nishi, T. Hamada, N. Sato, T. Imamura, N. Mohri 1979: Short rib-polydactyly syndrome, Majewski type, in two male siblings. Hum. Genet. 49, 269 – 275

Spranger, J., B. Grimm, M. Weller, C. Weissenbacher, J. Herrmann, E. Gilbert, R. Krepler 1974: Short rib-polydactyly (SRP) syndromes, types Majewski and Saldino-Noonan. Z. Kinderheilk. 116, 73 – 95

3. Asphyxierende Thoraxdysplasie (JEUNE, ATD)

Synonyma: Asphyxiating thoracic dystrophy of the newborn,
Dystrophie thoracique asphyxiante,
Incomplete regional achondroplasia,
Thoracic dystrophy,
Thoracic-pelvic-phalangeal dystrophy,
Infantile thoracic dystrophy.

Die von JEUNE u. Mitarb. 1954 erstmals beschriebene ATD beschränkt sich vorwiegend auf das Thorax- und Gürtelskelett sowie die Hände und Füße. Bis 1975 (FRIEDMAN u. Mitarb.) sind mehr als 60 Fälle mit ATD bei Säuglingen und Kindern veröffentlicht worden. Der *Erbgang* ist autosomal-rezessiv. *Klinisch* steht beim Neugeborenen der enge Thorax mit unter Umständen letaler Atembehinderung im Vordergrunde. Ein Überleben bei weniger als 28 cm Thoraxumfang ist nicht bekannt. Später können sich die Befunde funktionell, aber auch anatomisch, weitgehend normalisieren. Bei vereinzelten Fällen macht sich die ATD überhaupt erst im Kindesalter durch die Nierenerkrankung (s. unten) bemerkbar. Auch bei der Anwendung von strikten radiologischen Kriterien ist das klinische Spektrum der ATD offenbar recht breit (CORTINA u. Mitarb.). Beim älteren, deutlich minderwüchsigen Kinde sind die Extremitäten, insbesondere die Akren, kurz. Offenbar erkrankt die Mehrzahl der Überlebenden im Kindesalter an einem Nierenleiden, das später, eventuell erst im Erwachsenenalter, zu Urämie führt. Histologisch wurden Glomerulussklerose (GRUSKIN u. Mitarb.), tubuläre Atrophie und Dilatation sowie interstitielle Fibrose mit Rundzellinfiltraten beobachtet (HERDMAN u. LANGER). Definitionsgemäß zählen wir die ATD zu den kono-renalen Syndromen (s. S. 102). Klinisch stumme zystisch-fibrotische Leberveränderungen sind wahrscheinlich ein weiterer konstanter Befund (OBERKLAID u. Mitarb.). Über Erwachsene mit ATD wurde nur ganz vereinzelt berichtet (FRIEDMAN u. Mitarb.).

Röntgenbefunde. Die typischen Befunde, sehr verschieden stark ausgeprägt, sind schon bei der Geburt zu erheben: Der Brustkorb ist im Vergleich zum aufgetriebenen Abdomen viel zu eng. Die zu kurzen Rippen ruhen in Inspirationsstellung. An den vorderen Rippenenden werden Auftreibungen ähnlich dem behandelten rachitischen Rosenkranz angetroffen. Die Claviculae projizieren sich im a.-p. Bild auf den 6. – 7. Halswirbel statt auf den 2. Thorakalwirbel (SACREZ u. Mitarb.). Das Becken des Neugeborenen entspricht dem Typ A (Abb. 4, Tab. 1), den es mit dem Saldino-Noonan-Syndrom und dem Ellis-van-Creveld-Syndrom gemeinsam hat. Bei den Fällen von KAUFMANN und KIRKPATRICK ist das Becken normal, und im Kindesalter fehlen die typischen Zapfenepiphysen (s. unten). Die Extremitäten weisen häufig einen mit dem Alter zunehmenden mesomelen Minderwuchs auf. Es kommt auch, besonders an den unteren Extremitäten, zu Metaphysenverbreiterungen.

Osteochondrodysplasien

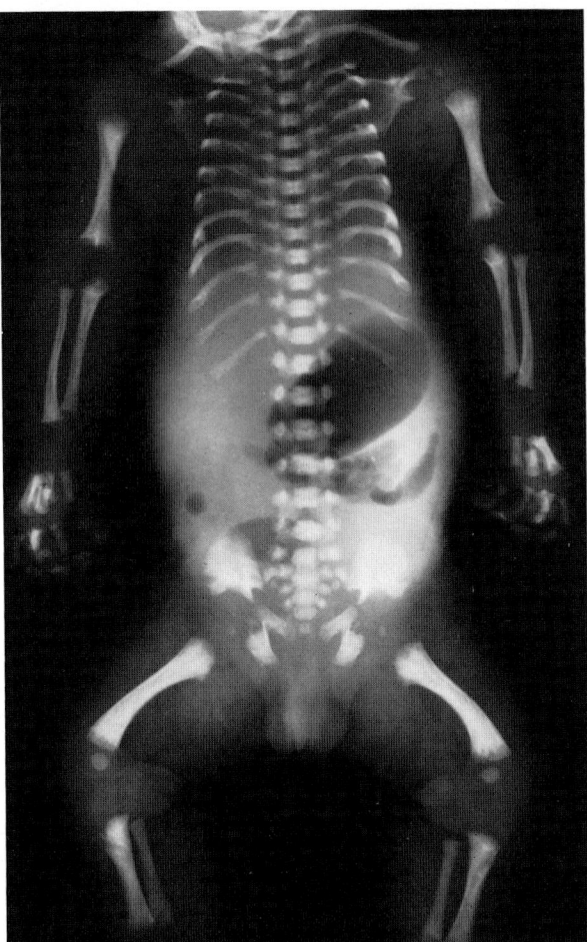

Abb. 4 Asphyxierende Thoraxdysplasie (Jeune). ♀, 3 Tage alt. No. 20 382. Hochprojizierte „Fahrradstangen"-Claviculae. Enger Thorax mit kurzen, verbreiterten vorderen Rippenenden. Normale Wirbelsäule, aber typische Beckenkonfiguration (Typ A). Ossifizierte Femurköpfe. Lange Röhrenknochen verkürzt mit verbreiterten, teilweise aufgesplitterten Metaphysen (Beobachtung Prof. H. WILLI).

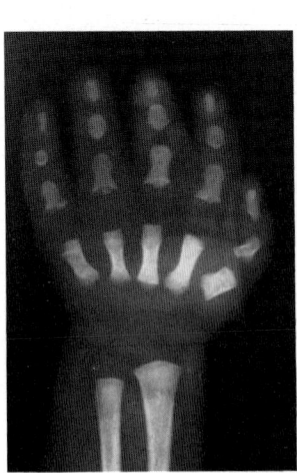 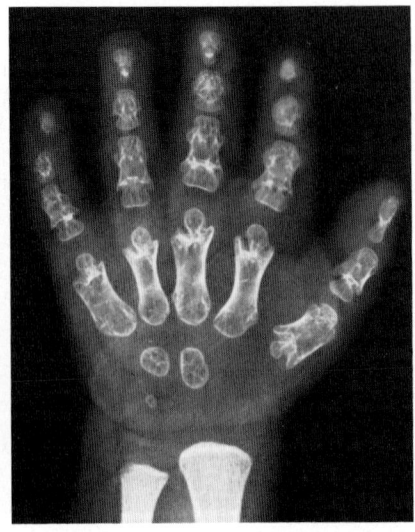

a b

Abb. 5 Asphyxierende Thoraxdysplasie (Jeune). ♂, † mit 4 Jahren an Urämie bei „interstitieller Nephritis".
a) 3 Wochen alt, phalangeale Epiphysen großteils schon sichtbar (!) und bereits mit Metaphysen verwachsen. Ausgesprochene Brachyphalangie und Brachymetakarpie.
b) 3 Jahre alt. Multiple Zapfenepiphysen an Phalangen und Metakarpalia. Akromikrie. Karpales Knochenalter stark zurück (Beobachtung Dr. R. TOBLER, Kant. Bernisches Säuglings- und Mütterheim, Elfenau).

Beim älteren Kinde wird der Thorax relativ breiter. Besonders auffällig sind hier die multiplen Zapfenepiphysen an den distalen und mittleren, weniger ausgeprägt basalen Phalangen mit vorzeitigem Epiphysenschluß und entsprechender resultierender Brachyphalangie. In 20% der Fälle wird eine Polydaktylie an Händen und Füßen angetroffen (LANGER).
Radiologische Diagnose und Differentialdiagnose.
Die Differentialdiagnose der verschiedenen Dysplasien und Syndrome mit Atemnot im Neugeborenenalter ist in Tab. 1 aufgeführt. Beim Ellis-van-Creveld-Syndrom sind die ektodermalen Befunde wegleitend. Eine Kombination einer ATD mit exokriner Pankreasinsuffizienz und zyklischer Neutropenie, aber normalem Becken (KARJOO u. Mitarb., gleiche Fälle wie Fall 1 und 2 von KAUFMANN u. KIRKPATRICK, DANKS u. Mitarb.), ist klinisch wie radiologisch von der klassischen ATD abgrenzbar. Eine autosomal-dominant vererbte „isolierte thorakale Dysostose" mit glockenförmigem Thorax, kurzen, deformierten Rippen und Pectus escavatum wurde von RABUSHKA u. Mitarb. beschrieben. Die übrigen Vertreter der konorenalen Syndrome sind beim älteren Kinde in Betracht zu ziehen.

Literatur

Cortina, H., J. Beltran, R. Olague, L. Ceres, A. Alonso, A. Lanuza 1979: The Wide Spectrum of the Asphyxiating Thoracic Dysplasia. Pediatr. Radiol. 8, 93–99

Danks, D. M., R. Haslam, V. Mayne, H. J. Kaufmann, P. G. Holtzapple 1976: Metaphyseal chondrodysplasia, neutropenia, and pancreatic insufficiency presenting with respiratory distress in the neonatal period. Arch. Dis. Childh. 51, 697–702

Friedman, J. M., H. G. Kaplan, J. G. Hall 1975: The Jeune syndrome (asphyxiating thoracic dystrophy) in an adult. Amer. J. Med. 59, 857–862

Gallet, J.-P., C. Olivier, S. Sarrut 1973: Dystrophie thoracique, malformation oculaire et néphropathie tubulo-interstitielle chez deux frères. Ann. Pédiat. 20, 813–822

Gruskin, A. B., H. J. Baluarte, M. L. Cote, I. B. Elfenbein 1974: The renal disease of thoracic asphyxiant dystrophy. Skeletal dysplasias. Birth Defects, Orig. X/4, 44–50

Herdman, R. L., L. O. Langer 1968: The thoracic asphyxiant dystrophy and renal disease. Amer. J. Dis. Child. 116, 192–201

Jéquier, J.-C., M. Favreau-Ethier, H. Grégoire 1970: Asphyxiating thoracic dysplasia. Progr. pediat. Radiol. 4, 184–210

Jeune, M., R. Carron, Cl. Beraud, Y. Loaec 1954: Polychondrodystrophie avec blocage thoracique d'évolution fatale. Pédiatrie 9, 390–392

Karjoo, M., C. E. Koop, D. Cornfeld, P. G. Holtzapple 1973: Pancreatic exocrine enzyme deficiency associated with asphyxiating thoracic dystrophy. Arch. Dis. Childh. 48, 143–146

Kaufmann, H. J., J. A. Kirkpatrick 1974: Jeune thoracic dysplasia – a spectrum of disorders? In: Skeletal dysplasias. Birth Defects, Orig. X/9, 101–116

Kozlowski, K., J. Masel 1976: Asphyxiating thoracic dystrophy without respiratory disease – report of two cases of the latent form. Pediat. Radiol. 5, 30–33

Langer, L. O. 1968: Thoracic-pelvic phalangeal dystrophy of the newborn, infantile thoracic dystrophy. Radiology 91, 447–456

Mainzer, F., R. M. Saldino, M. B. Ozonoff, H. Minagi 1970: Familial nephropathy associated with retinitis pigmentosa, cerebellar ataxia and skeletal abnormalities. Amer. J. Med. 49, 556–562

Oberklaid, F., D. M. Danks, V. Mayne, P. Campbell 1977: Asphyxiating thoracic dysplasia: clinical, radiological and pathological information on 10 patients. Arch. Dis. Childh. 52, 758–765

Rabushka, S. E., L. Love, H. I. Kadison 1973: Isolated thoracic dysostosis. Radiology 106, 161–165

Sacrez, R., J. M. Levy, A. Halb, R. Korn, Stoebner, F. Klein, P. Beauvais 1966: La dystrophie thoracique asphyxiante. Pédiatrie 21, 631–644

4. Chondro-ektodermale Dysplasie
(Ellis-van-Creveld-Syndrom)

Das von ELLIS VAN CREVELD 1940 erstmals beschriebene, von CAFFEY 1952 radiologisch erfaßte, autosomal-rezessiv vererbte, relativ seltene (1 Fall auf 4×10^6 Menschen (LENZ), bei der Amish-Sekte in den USA jedoch bei 5/1000 Geburten (MCKUSICK)), *chondro-ektodermale Kleinwuchssyndrom* weist folgende obligate *klinische* Merkmale auf: Polydaktylie der Hände, seltener der Füße, mesomeler, d. h. vor allem die Abschnitte distal von Knie und Ellenbeugen betreffender, bereits bei der Geburt erkennbarer Extremitätenminderwuchs, „ektodermale" Störungen mit Zahn- und Nageldystrophie (Zahndurchbruch schon bei der Geburt oder in den ersten 2 Lebensmonaten, zu kurze Oberlippe mit multiplen Frenula). Angeborene Herzvitien (in ca. 60% der Fälle) und ein schütterer Haarwuchs gehören zu den fakultativen Merkmalen. Die Prognose quoad vitam ist im Einzelfall durch schwere angeborene Herzfehler sowie Ateminsuffizienz durch zu engen Thorax im Säuglingesalter beeinflußt: Von MCKUSICKs 52 Fällen starben 30 vor dem 6. Lebensmonat. Die ossären Veränderungen können zu Früharthrosen führen. Die Erwachsenenlänge bei den Amish beträgt zwischen 110 und 150 cm (MCKUSICK). Auch *radiologisch* sind die langen Röhrenknochen gegenüber dem Rumpf mit zylindrisch engem Thorax und normaler Wirbelsäule verkürzt und an den Metaphysen aufgetrieben. Diese Veränderungen sind an den Unterschenkeln besonders ausgeprägt. Die Tibia weist oft an der proximalen Metaphyse eine „Giebelung" auf, wobei nur der mediale Abschnitt von einer abgeflachten Epiphyse überdeckt ist. Die Hände zeigen häufig eine Fusion von Kapitatum und Hamatum, eine Y-förmige Synostose der Metakarpalia V–VI sowie eine ausgesprochene Brachymetakarpie. Während das karpale Knochenalter gegenüber dem chronologischen Alter zurückbleibt, führen die Zapfenepiphysen (Typ 37 und andere, GIEDION) der Phalangen zum vorzeitigen Epiphysenschluß mit hochgradiger Brachyphalangie. Der obligate postaxiale 6. Finger kann 2 oder 3 Phalangen aufweisen, während eine entsprechende 6. Zehe fakultativ ist. Die charakteristischen Beckenveränderungen (Typ A, Abb. 1 a) können im Neugeborenenalter von denen, wie sie bei der asphyxierenden thorakalen Dysplasie (ATD), beim „Short-rib-polydactyly"-Syndrom I und III sowie bei der thanatophoren Dysplasie beobachtet werden (Abb. 9), nicht unterschieden werden. Im Gegensatz zur Achondroplasie normalisiert sich jedoch das Becken im Laufe der Jahre. Der Abstand zwischen den Bogenwurzeln nimmt von L 1 zu L 5 in normaler Weise zu. Für Einzelheiten verweisen wir auf JÉQUIER u. DUNBAR sowie BÜTZLER u. Mitarb.

Obschon viele Elemente (Becken, enger Thorax, Zapfenepiphysen der Hände) auch bei der ATD vorkommen, handelt es sich um verschiedene, genetisch eigenständige Syndrome (ZUNIN u. VALLARINO, LANGER). Dafür spricht das Vorhandensein der Polydaktylie in nur etwa 20% der Fälle von ATD, während McKUSICK unter 52 EvC-Fällen einer großen Sippe von Amish-Leuten keinen solchen ohne Polydaktylie fand.

Die praktisch wichtige Differentialdiagnose im Rahmen der frühletalen Polydaktylie-Syndrome ist in Tab. 1 aufgeführt.

Für weitere seltene, das Skelett und Ektoderm betreffende Dysplasien und Syndrome wie das tricho-dento-ossäre Syndrom (TDO-S), das Ektrodaktylie, ektodermale Dysplasie und Gaumenspaltensyndrom (EEC-S.) sowie die kranioektodermale Dysplasie s. LEVIN u. Mitarb. Das tricho-rhino-phalangeale Syndrom (S. 100) und die Knorpel-Haar-Hypoplasie (S. 76) werden später besprochen.

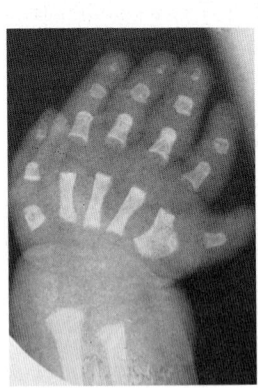 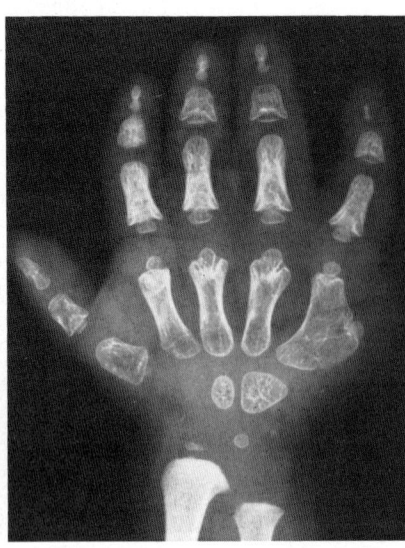 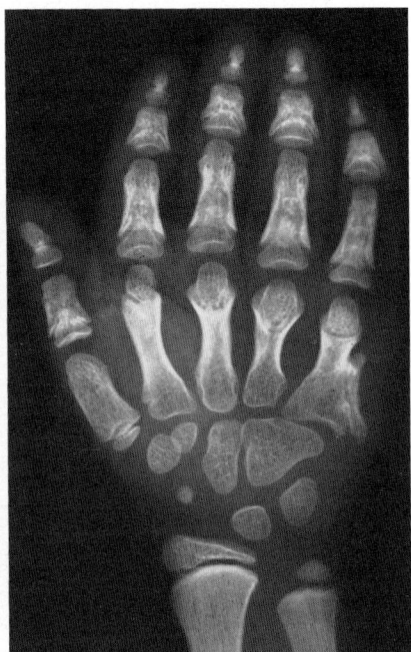

Abb. 6a   b   c

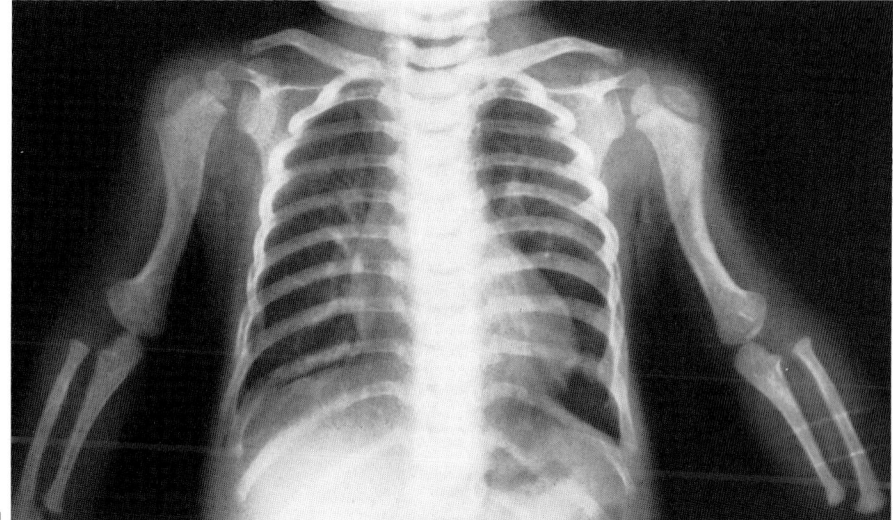

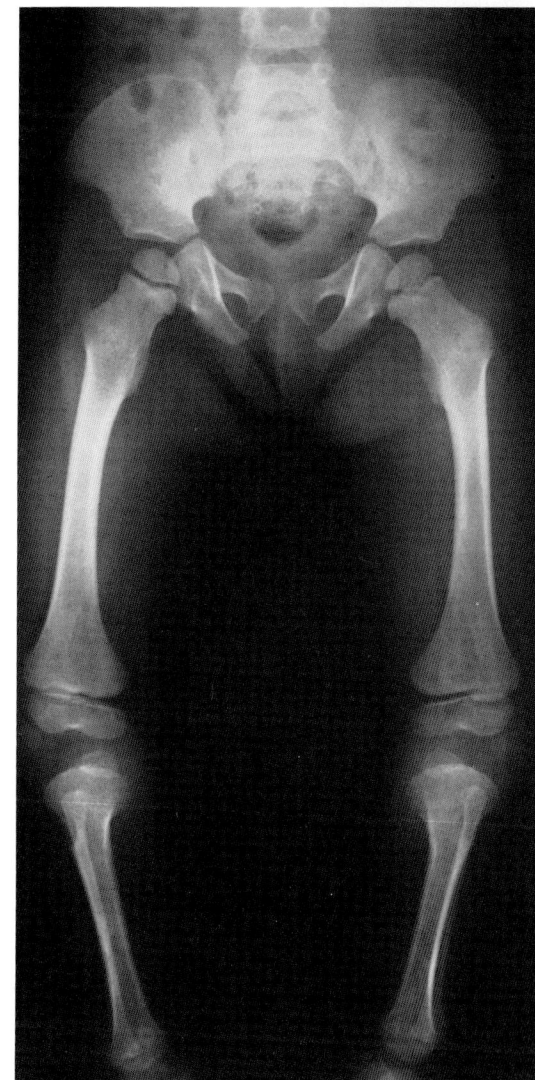

Abb. 6 a–e Chondro-ektodermale Dysplasie.
a) ♀, 1 Tag alt. Nr. 95 702. Postaxiale Polydaktylie. Quadratische Phalangen, Fehlen der Endphalangen V, VI. Y-förmiges Metakarpale V.
b) gleiche Patientin wie a). 3 Jahre alt. Multiple Zapfenepiphysen sowie Brachyphalangie der End- und Mittelphalangen (6. Finger amputiert).
c) Schwester von a). 6 Jahre alt. Nr. 106 116. Vorzeitiger phalangealer Epiphysenschluß (6. Finger amputiert).
d) Gleiche Patientin wie a), 1 Jahr alt. Verkrümmte Humeri, Mesomelie, Herz relativ groß.
e) Gleiche Patientin wie 6a, 3 Jahre alt. Horizontales Azetabulardach, ausladende Beckenschaufeln. Varusdeformität der Knie. Exzentrische Abflachung der proximalen Tibiaepiphysen. Laterale Subluxation der Patella. Unterschenkel gegenüber Oberschenkel zu kurz (Mesomelie). Im Neugeborenenalter Becken Typ A (Abb. 1).

Literatur

Bützler, O. H., L. Henscher, U. Mennicken, Chr.-F. Hiller 1973: Die Röntgendiagnose der Skelettveränderungen des Ellis-van-Creveld-Syndroms im Wachstumsalter. Fortschr. Röntgenstr. 118, 537–553

Caffey, J. 1952: Chondroectodermal dysplasia (Ellis-van-Creveld disease) report of 3 cases. Amer. J. Roentgenol. 68, 875–886

Ellis, R. W. B., S. Van Creveld 1940: A syndrome characterized by ectodermal dysplasia, polydactyly, Chondro-dysplasia and congenital Morbus Cordis. Report of 3 cases. Arch. Dis. Child. 15, 65–84

Giedion, A. 1968: Zapfenepiphysen. Naturgeschichte und diagnostische Bedeutung einer Störung des enchondralen Wachstums. Ergebn. med. Radiol. 1, 59–124

Jéquier, S., J. S. Dunbar 1973: The Ellis van Creveld syndrome. Progr. pediat. Radiol. 4, 167–183

Kemperdick, H., M. Ammermann, F. Janssen, H. Lange, P. Moubayed 1975: Zur Differentialdiagnose des Meckel-Syndroms und des Ellis van Creveld-Syndroms mit Enzephalozele. Klin. Pädiat. 187, 87–93

Kozlowski, K., C. Szmigiel, A. Barylak, M. Stopyrowa 1972: Difficulties in differentiation between chondroectodermal dysplasia (Ellis-van Creveld syndrome) and asphyxiating thoracic dystrophy. Aust. Radiol. 16, 401–410

Lenz, W. 1964: Anomalien des Wachstums und der Körperform. In: Humangenetik, Bd. 2, hrsg. von P. E. Becker. Thieme, Stuttgart (S. 90–92)

Levin, L. S., C. S. Perrin, L. Ose, J. P. Dorst, J. D. Miller, V. McKusick 1977: A heritable syndrome of craniosynostosis short thin hair, dental abnormalities, and short limbs: cranioectodermal dysplasie. Pediatrics 90, 55–61

Mahoney, M. J., J. C. Hobbins 1977: Prenatal diagnosis of chondroectodermal dysplasia. New Engl. J. Med. 297, 258–260

McKusick, V. A., J. A. Egeland, R. Eldrige, D. E. Krusen 1964: Dwarfism in the Amish. I. The Ellis-van Creveld syndrome. Bull. Johns Hopk. Hosp. 115, 306–336

Zunin, C., G. Vallarino 1965: Rapporti tra la sindrome di Ellis e van Creveld e la distrofia asfissiante di Jeune. Minerva med. 56, 2358–2360

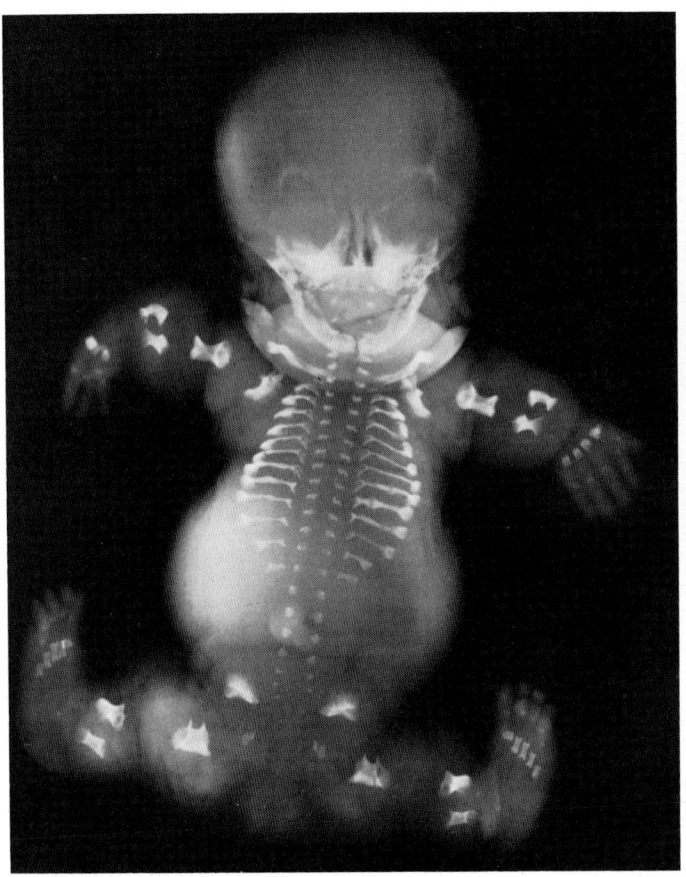
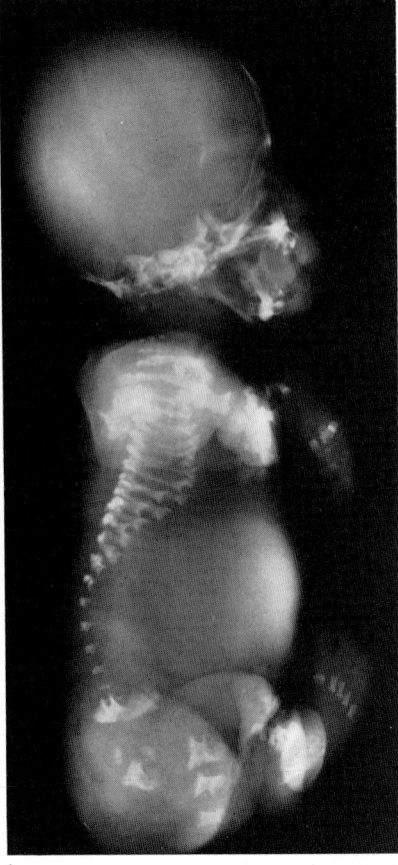

a   b

Abb. 7 Achondrogenese Typ I. ♀, Frühgeborenes, 35. Schwangerschaftswoche. No. 136 076. Großer, nur ungenügend ossifizierter Hirnschädel. Fehlende Ossifikation der Wirbelkörper. Sehr feine kurze Rippen mit alten Frakturen. Groteske Kurzgliedrigkeit. Im übrigen s. Text (Tab. 1).

4a. Meckel-Syndrom

Mikrozephalie, meist mit hinterer Exenzephalozele, Gaumenspalte, Polydaktylie, polyzystischer Niere und intersexuellem äußerem Genitale bei männlichen Patienten sind die diagnostischen Mindestanforderungen dieses wahrscheinlich rezessiv vererbten frühletalen (Niereninsuffizienz!) Syndroms.

Zur Abgrenzung von den übrigen Polydaktyliesyndromen, besonders dem Ellis-van-Creveld-Syndrom ist die Röntgenaufnahme entscheidend (KEMPDERDICK u. Mitarb.).
Seit der Entdeckung durch MECKEL 1822 anhand von 2 Geschwistern sind etwa 70 Fälle bekannt geworden (LAURAS u. Mitarb.).

Literatur

Kemperdick, H., M. Ammermann, F. Janssen, H. Lange, P. Moubayed 1975: Zur Differentialdiagnose des Meckel-Syndroms und des Ellis-van-Creveld-Syndroms mit Enzephalozele. Klin. Pädiat. 187, 87–93

Lauras, B., J. Fraisse, F. Faugeroux, A. La Selve, J.-M. Freycon 1976: Syndrome de Meckel. Pédiatrie 31, 435–445
Opitz, J. M., J. J. Howe 1969: The Meckel syndrome (dysencephalia splanchnocystica, the Gruber syndrome). Birth Defects, Orig. Bd. V2, 167–179

5./6. Achondrogenese I und II

In der Gruppe II (Tab. 1) der frühletalen Skelettdysplasien werden zwei gut unterscheidbare kurzgliedrige Zwergwuchsformen mit massivem Ossifikationsrückstand als Achondrogenese I und II bezeichnet (YANG u. Mitarb.).
Der Typ I, nach verschiedenen Autoren auch Typ Parenti-Houston-Harris oder auch „Saskatoon"-Form benannt, weist einerseits bei sehr mangelhafter Ossifikation der Kalotte eine wenigstens teilweise Ossifikation der Wirbelsäule auf. Andererseits sind die langen Röhrenknochen bis zur Quadratform grotesk verkürzt und gezackt, und die feinen Rippen zeigen regelmäßig Frakturen mit Kallusbildung.
Beim Typ II (auch Typ Fraccaro-Langer-Saldino oder thanatophorer Zwergwuchs II genannt), fehlt die Ossifikation vorwiegend der lumbalen Wirbelkörper fast völlig, und der extrem kurze Thorax erscheint wie zusammengestaucht. Dagegen sind die langen Röhrenknochen nicht so hochgradig verkürzt wie beim Typ I. Becken- und Röhrenknochenbefunde des Typ II gleichen weitgehend denjenigen der „letalen" kongenitalen spondyloepiphysären Dysplasie (MACPHERSON und WOOD). Für die weiteren Einzelheiten verweisen wir auf Tab. 1.
Eine nicht letale, heterogene Form der Phokomelie mit normalem Kopf und Rumpf hat mit den erwähnten Typen I und II nur den Namen der Achondrogenese (GREBE) gemeinsam. Für die in mindestens 55 Fällen erfaßte, autosomal-rezessiv vererbte Spielart wird deshalb die Bezeichnung „Grebesche Chondrodysplasie" vorgeschlagen (ROMEO u. Mitarb., Lit. siehe daselbst).

Literatur

Beluffi, G. 1977: Achondrogenesis, Type I. Fortschr. Röntgenstr. 127, 341–344
Fraccaro, M. 1952: Contributo allo studio della malattie del mesenchima osteopoietico, l'acondrogenesi. Folia hered. path. (Pavia) 1, 190–208
Golbus, M. S., B. D. Hall, R. A. Filly, L. B. Poskanzer 1977: Prenatal diagnosis of achondrogenesis. J. Pediat. 91, 464–466
Grebe, H. 1955: Chondrodysplasie. Istituto Gregorio Mendel, Roma (S. 303–307)
Macpherson, R. I., B. P. Wood 1980: Spondyloepiphyseal dysplasia congenita. Pediatr. Radiol. 9, 217–224

Molz, G., M. A. Spycher 1980: Achondrogenesis type I: light and electron-microscopic studies. Eur. J. Pediatr. 134, 69–74
Parenti, G. C. 1936: La Anosteogenesi: una varieta della osteogenesi imperfetta. Pathologica 28, 447–462
Romeo, G., J. Zonana, D. L. Rimoin, R. S. Lachman, C. I. Scott, E. G. Kaveggia, J. W. Spranger, J. M. Opitz 1977: Heterogeneity of nonlethal severe short-limbed dwarfism. J. Pediat. 91, 918–923
Schulte, M. J., W. Lenz, M. Vogel 1978: Letale Achondrogenesis: eine Übersicht über 56 Fälle. Klin. Pädiat. 191, 327–340
Yang, S.-S., J. Brough, G. S. Garewal, J. Bernstein 1974: Two types of heritable lethal achondrogenesis. J. Pediat. 85, 796–801

7. Osteogenesis imperfecta congenita (Vrolik)

Siehe S. 128.

20 Osteochondrodysplasien

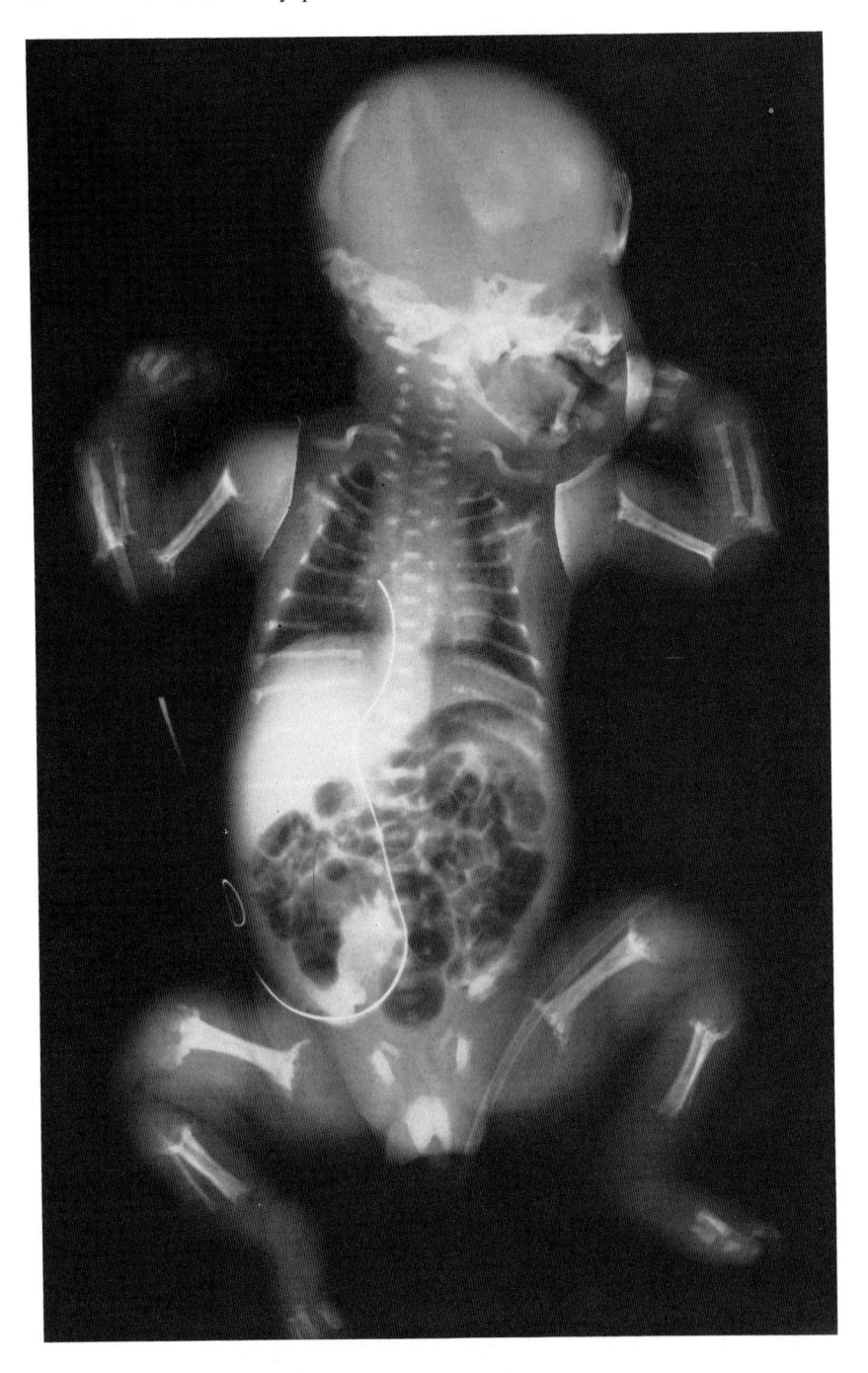

Abb. 8 Letale Form der Hypophosphatasie. ♂, 1 Tag alt. Siehe Text (aus BESSLER und FANCONI).

8. Neonatale, letale Form der Hypophosphatasie (NLHP)

Obschon die Störungen des Kalzium-Phosphor-Stoffwechsels anderweitig (Band II/1, S. 228) besprochen werden, soll hier die frühletale Form im Zusammenhang mit dem vorliegenden Kapitel kurz dargestellt werden.

Die *autosomal-rezessiv vererbte* Hypophosphatasie, eine von RATHBUN 1948 erstmals beschriebene seltene Stoffwechselkrankheit, zeigt klinisch-radiologisch, nach Altersklassen gegliedert, ein sehr weites Spektrum von der fast knochenlosen Totgeburt bis zum klinisch unauffälligen Erwachsenen. Eine umfassende Darstellung findet sich bei CURRARINO sowie bei KOZLOWSKI u. Mitarb. Die NLHP kann mit Sicherheit bereits nach der 16. Schwangerschaftswoche pränatal diagnostiziert werden (MULIVOR u. Mitarb.; massiv verminderte alkalische Phosphatase der Amnionfibroblastenkulturen, sonographisches Fehlen des fetalen Schädels bei normalem Alphafetoprotein der Amnionflüssigkeit). Sie weist *radiologisch* bei der Geburt eine hochgradige Untermineralisation des gesamten Skelettes auf. Die Kalotte ist kaum ossifiziert. Die dünnen, verkürzten, oft frakturierten Rippen sind an den ventralen Enden gebechert und aufgefranst. Auch die Röhrenknochen erscheinen verkürzt und verbogen, eventuell mit diaphysären Knochenspornen, die auf Hauteinziehungen hinweisen, und metaphysärer Becherung sowie Auffransung. Offenbar gibt es jedoch auch wesentlich weniger ausgeprägte Fälle (CURRARINO). Spranger zählt die Hypophosphatasie zu den metaphysären Chondrodysplasien.

Die meisten dieser Patienten sterben kurz nach der Geburt wegen der durch die weichen Knochen bedingten mangelhaften Ventilation.
Die Diagnose wird durch die tiefen Werte oder das Fehlen der alkalischen Phosphatase im Serum sowie durch den Nachweis des abnormen Phosphoaethanolamin in Serum und Urin gesichert.
Differentialdiagnostisch muß die Gruppe II von Tab. 2 (Nr. 5 – 8) berücksichtigt werden, sowie wegen der oft ähnlichen Verbiegung der langen Röhrenknochen, die kampomele Dysplasie. Die Auflockerung der Knochenstruktur und die metaphysären Veränderungen sind auch bei der sog. I-Cell-Krankheit (Mukolipidosis II), dem kongenitalen Hyperparathyreoidismus sowie eventuell bei der kongenitalen Lues anzutreffen (PATRIQUIN u. Mitarb.).

Literatur

Bessler, W., A. Fanconi 1972: Die Röntgensymptome der Hypophosphatasie – Beobachtungen bei 2 Brüdern mit maligner neonataler Verlaufsform. Fortschr. Röntgenstr. 117, 58 – 65
Currarino, G. 1973: Hypophosphatasia. Progr. pediat. Radiol. 4, 469 – 494
Kozlowski, K., J. Sutcliffe, A. Barylak, G. Harrington, H. Kemperdick, K. Nolte, H. Rheinwein, P. S. Thomas, W. Uniecka 1976: Hypophosphatasia. Pediat. Radiol. 5, 103 – 117

Mulivor, R. A., M. Mennuti, E. H. Zackai, H. Harris 1978: Prenatal diagnosis of hypophosphatasia: genetic, biochemical and clinical studies. Hum. Genet. 30, 271 – 282
Patriquin, H. B., P. Kaplan, H. P. Kind, A. Giedion 1977: Neonatal mucolipidosis II (I-cell disease): clinical and radiologic features in three cases. Amer. J. Roentgenol. 129, 37 – 43
Rathbun, J. C. 1948: Hypophosphatasia: a new developmental anomaly. Amer. J. Dis. Child. 75, 822 – 831
Spranger, J. W. 1976: Metaphyseal chondrodysplasias. Birth Defects, Orig. XII/6, 33 – 46

9. Thanatophore Dysplasie

Diese von den Erstbeschreibern MAROTEAUX u. Mitarb. 1967 für die wohl häufigste frühletale Dysplasie (bis 1976 ca. 50 Fälle publiziert, STAALMAN) gewählte Bezeichnung würde natürlich auch zu den übrigen Vertretern des vorliegenden Kapitels passen. ($\vartheta\alpha\nu\alpha\tau o\sigma$ = Tod, $\varphi o\varrho\varepsilon'\omega$ = ich bringe.)
Klinisch imponiert das groteske Mißverhältnis zwischen dem normal langen Rumpf mit zu schmalem Thorax und den extrem kurzen, oft durch zahlreiche Hautfalten segmentierten Extremitäten mit hochgradiger Akromikrie. Der Kopf ist relativ zu groß, das Vorhaupt prominent, die Nasenwurzel eingezogen. Anamestisch liegt häufig ein Hydramnion vor. Die meisten Kinder erliegen bereits in den ersten Lebensstunden oder Tagen der mechanisch bedingten Atemnot, wobei die längste Überlebenszeit 156 Tage beträgt (MC KUSICK, zitiert durch SCOTT).

Die *Röntgenbefunde* sind diagnostisch. Die hochgradig mikromelen langen Röhrenknochen erscheinen plump mit dornartigen metaphysären Vorsprüngen. Die typisch gekrümmten Femora haben die Form eines Telefonhörers (YANG u. Mitarb.). Die Knochenkerne der Knie sind nicht ossifiziert. Die Metakarpalia, Metatarsalia und Phalangen sind oft breiter als lang. Die zu kurzen, aber breiten Rippen sind am Ventralende gebechert. Obschon eine generalisierte Vertebra plana besteht, ist der Rumpf wegen der verbreiterten Zwischenwirbelscheiben normal lang. Die Bogenwurzelabstände nehmen von Th 12 nach kaudal ab. Die abgeplatteten Wirbelkörper bilden zusammen mit den besser ossifizierten dorsalen Wirbelabschnitten eine H- oder umgekehrte U-Figur (LANGER u. Mitarb.). Besonders typisch sind die Lumbalwirbelkörper im Seitenbild mit zentraler, kranialer und kaudaler Einschnürung, kugeliger vorderer Hälfte und bisweilen mit einer ventralen Zungenbildung.

22 Osteochondrodysplasien

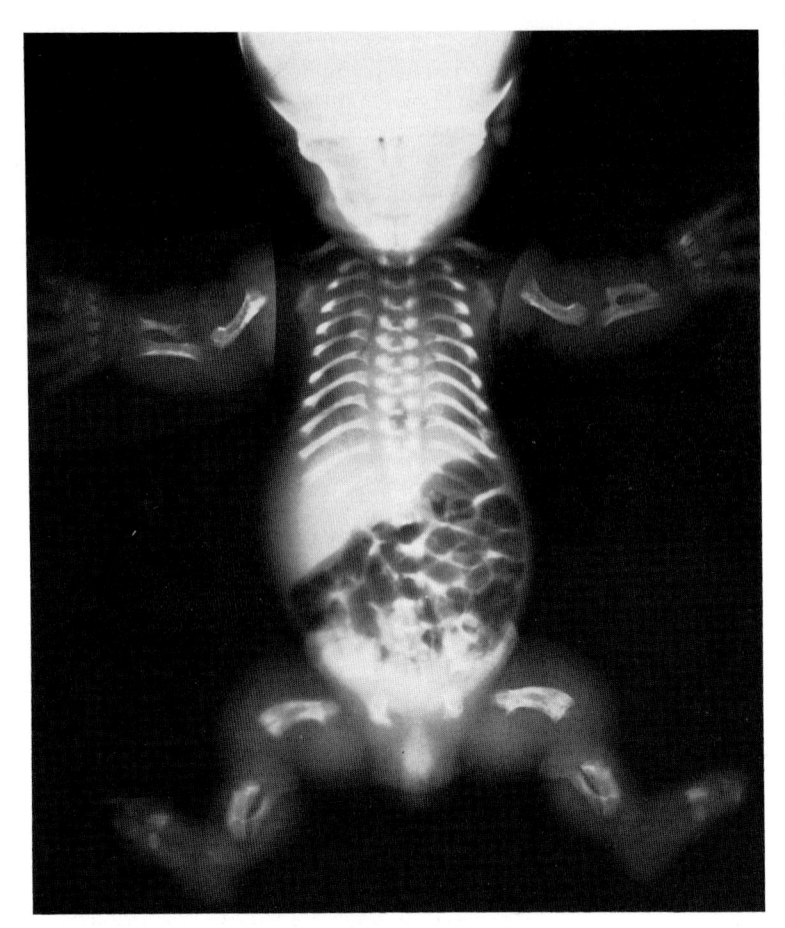

Abb. 9 Thanatophore Dysplasie.
♂, 2 Tage alt, No. 79 110.
Als Besonderheit: radioulnare Synostose rechts, vgl. Text.

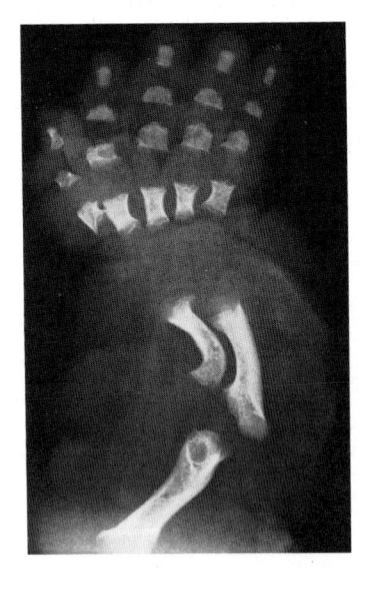

◀ Abb. 10 Thanatophore Dysplasie.
♂, Neugeborenes: extreme Akromikrie (Beobachtung Dr. E. WERDER, Ostschweiz. Kinderspital, St. Gallen).

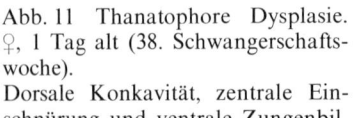

Abb. 11 Thanatophore Dysplasie.
♀, 1 Tag alt (38. Schwangerschaftswoche).
Dorsale Konkavität, zentrale Einschnürung und ventrale Zungenbildung der Lumbalwirbelkörper (Beobachtung Dr. I. GREINACHER, Universitätskinderklinik, Mainz). ▶

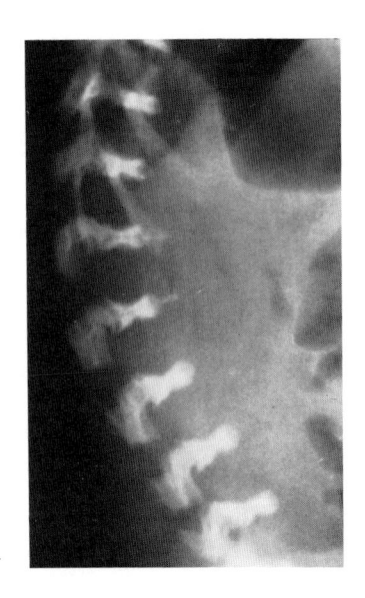

Das charakteristische Becken entspricht dem Typ B (Abb. 1 b). Die radiologische Diagnose kann bereits intrauterin gestellt werden (CAMPBELL, BERGSTROM und Mitarb.).
Die Kombination des Kleeblattschädel-Syndroms mit einer dem thanatophoren Zwergwuchs sehr ähnlichen Dysplasie wurde mehrfach beobachtet. Allerdings soll es sich dabei um eine sowohl radiologisch wie auch histologisch eigenständige Form (Typ 2) handeln (YANG u. Mitarb.).
Für die *radiologische Differentialdiagnose* verweisen wir auf Tab. 2 (Gruppe III), sowie Tab. 1, wobei die morphologische Ähnlichkeit zur homozygoten Form der Achondroplasie eindrücklich ist (Telefonhörer-Femora!).

HORTON u. Mitarb. fassen die thanatophore Dysplasie mit 2 weiteren, durch extreme generalisierte Platyspondylie und sehr kurze, gedrungene lange Röhrenknochen charakterisierte Spielarten als die „kurzgliederigen, letalen Zwergwuchsformen mit Platyspondylie" zusammen.
Genetik: Während die Kombination mit Kleeblattschädel einwandfrei bei Geschwistern beobachtet wurde (PARTINGTON u. Mitarb.), und entsprechend ein rezessiver Erbgang in Frage kommt, sind sämtliche radiologisch gut dokumentierte Fälle des thanatophoren Zwergwuchses als spontan aufgetretene Einzelfälle beschrieben. Bei der Beratung der Eltern kann entsprechend ein Wiederholungsrisiko vernachlässigt werden.

Literatur

Bergstrom, K., K.-H. Gustavson, H. Jorulf 1972: Thanatophoric dwarfism: roentgen diagnosis in utero. Aust. Radiol. 16, 155–158

Campbell, R. E. 1971: Thannatophoric dwarfism in utero – a case report. Amer. J. Roentgenol. 112, 198–200

Farag, R. A., J. Ananth 1978: Thanatophoric dwarfism. N. Y. St. J. Med. 78, 279–282

Giedion, A. 1968: Thanatophoric dwarfism. Helv. paediat. Acta 23, 175–183

Horton, W. A., D. L. Rimoin, D. W. Hollister, and R. S. Lachman 1979: Further heterogeneity within lethal neonatal short-limbed dwarfism: The platyspondylic types. Journ. Pediat. 94, 736–742.

Langer, L. O., J. W. Spranger, I. Greinacher, R. C. Herdman 1968: Thanatophoric dwarfism. Radiology 92, 285–294

Maroteaux, P., M. Lamy, J.-M. Robert 1967: Le nanisme Thanatophore. Presse med. 75, 2519–2524

Moir, D. H., K. Kozlowski 1976: Long survival in thanatophoric dwarfism. Pediat. Radiol. 5, 123–125

Partington, M. W., F. Gonzales-Crussi, S. G. Khakee, D. G. Wollin 1971: Cloverleaf skull and thanatophoric dwarfism: report of four cases, two in the same sibship. Arch. Dis. Childh. 46, 656–664

Reinken, L., H. Frisch, I. Hopfel 1978: Thanatophorer Zwergwuchs. Pädiat. Pädol. 13, 271–283

Scott, C. I. 1972: The genetics of short stature. In: Progress in Medical Genetics, Bd. VIII, hrsg. von A. G. Steinberg, A. G. Bearn. Grune & Stratton, New York (S. 254)

Yang, S. S., K. P. Heidelberger, A. J. Brough, D. P. Corbett, J. Bernstein 1976: Lethal short-limbed chondrodysplasia in early infancy – thanatophoric dwarfism. Pediat. Pathol. 3, 12–17

10. Homozygote Form der Achondroplasie

Die radiologisch dem thanatophoren Zwergwuchs ähnliche, letale Form der Achondroplasie kann aufgrund der Familienanamnese leicht diagnostiziert werden (s. S. 33).

11. Chondrodysplasia punctata (rhizomeler Typ)
Siehe S. 27.

12. Kampomele Dysplasie

Die Bezeichnung „Syndrom campomélique" resp. „Campomelic dwarfism" wurde gleichzeitig 1971 von MAROTEAUX u. Mitarb. sowie BIANCHINE u. Mitarb. vorgeschlagen. Diese Autoren nahmen damit Bezug auf die typische Verbiegung der Ober- und Unterschenkelknochen.
Die führenden Röntgenbefunde erfassen ein heterogenes Patientengut. Inzwischen hat sich jedoch ein scharf definiertes „klassisches" kampomeles Syndrom mit nur mäßig verkürzten langen Röhrenknochen und zahlreichen weiteren typischen Befunden neben anderen Formen herauskristallisiert (KHAJAVI u. Mitarb., HALL u. Mitarb.).
Die *klinischen Befunde* dieser *klassischen Form*, die meist sporadisch, aber auch autosomal-rezessiv vererbt auftritt, sind: großer Hirnschädel, kleiner Gesichtsschädel, flaches Gesicht, eingezogene Nasenwurzel, Mikrognathie, Gaumenspalte, Equino-varus-Stellung der Füße, thorakolumbale Skoliose, abduzierte, meist im Hüftgelenk luxierte Oberschenkel, sowie die besonders typische Antekurvation von Ober- und Unterschenkel mit Hautgrübchen über der Konvexität.
Die auffällige Mädchenwendigkeit (8 Knaben, 21 Mädchen, BECKER u. Mitarb.) wird vielleicht durch die mehrfach beobachtete, gleichzeitig bestehende XY-Gonadendysgenesie erklärt (HOEFNAGEL u. Mitarb.).

24 Osteochondrodysplasien

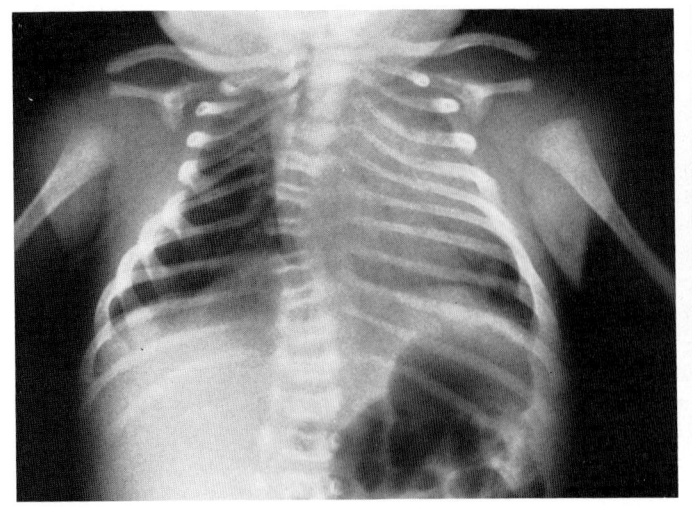

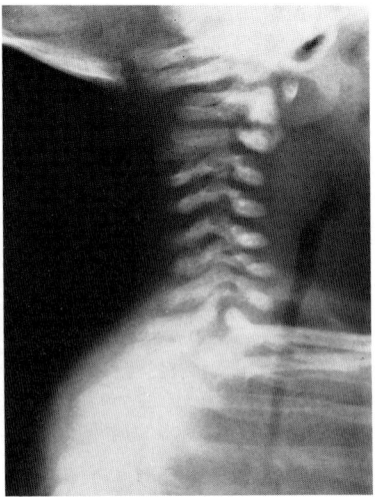

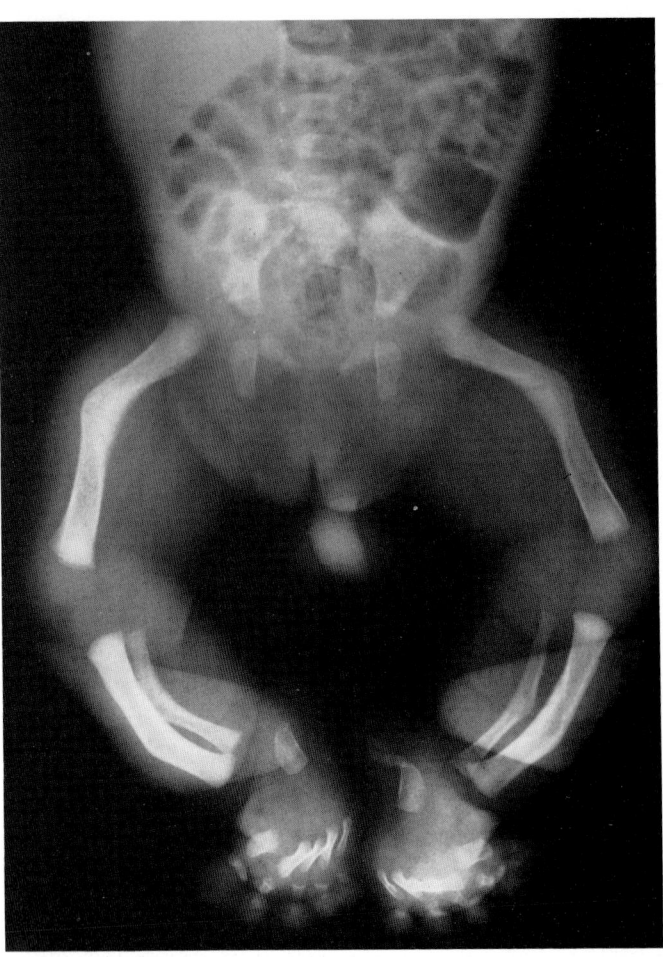

Abb. 12 a–c Kampomele Dysplasie. ♂, 1 Tag alt, Nr. 144 878.
a) Glockenförmiger Thorax, dünne Rippen, hypoplastische Scapulae. Skoliose, Platyspondylie. Thorakale Bogenwurzel nicht ossifiziert.
b) Seitliche HWS mit vermehrter Halskyphose, Platyspondylie, abnorm schmale Trachea (Stridor!).
c) Typ H-Becken (Fig. 1). Femur links in Subluxationsstellung. Kampomelie der langen Röhrenknochen. Distale Femurepiphysen und Talus nicht ossifiziert. Extreme Equino-Varus-Stellung der Füße.

Schwere Atemnot als Folge des zu schmalen Thorax, der Hypoplasie des Larynx und der Trachealringe führt meist in den ersten Lebenswochen ad exitum.

Die *radiologisch typischen Befunde* sind: anguläre Ante- und Laterokurvation der Femora mit „Knick" am Übergang proximales/mittleres Drittel, ähnliche Verbiegung von Tibia und Fibula, wobei letztere hypoplastisch ist. Fehlende oder hypoplastische Scapulae. Schmale „vertikale" Darmbeinschaufeln mit steilem Azetabulum und Hüftgelenksluxation, unterentwickelte, weit auseinanderliegende Schambeinäste. Schmaler Thorax mit hypoplastischer Skapula. Fehlende Mineralisation der thorakalen Bogenwurzeln. Großer Kopf, jedoch mit hypoplastischem Gesichtsschädel und Mikrognathie.

Die Röntgenbefunde an Skapula, Bogenwurzeln und Darmbeinschaufeln ermöglichen eine Abgrenzung gegenüber ähnlichen Dysplasien und Mißbildungen (HALL und SPRANGER).

Differentialdiagnostisch müssen neben den übrigen letalen Zwergwuchsformen (Tab. 1) die weiteren Typen der Kampomelie bei generalisierter Knochenaffektion (kurzgliedrige Form mit oder ohne Kraniostenose (KHAJAVI u. Mitarb.), die „familiäre Verbiegung der langen Röhrenknochen" nach HALL u. SPRANGER, die letale, kampomele hochgradige Mikromelie mit triangulärem Radius und Fibula (DE LA CHAPELLE u. Mitarb.), das kampomele Syndrom mit Polydaktylie (FUHRMANN u. Mitarb.) (s. S. 55), die Osteogenesis imperfecta, und die Hypophosphatasie von den nicht systematischen, eventuell durch intrauterine Fehlstellung bedingten Formen (CAFFEY) unterschieden werden.

Literatur

Becker, M. H., M. Finegold, N. B. Genieser, D. Darling, M. Feingold 1975: Campomelic dwarfism. Birth Defects, Orig., XI/6, 113–118

Bianchine, J. W., H. M. Risemberg, S. S. Kanderain 1971: Campomelic dwarfism. Lancet 1971/I, 1017–1018

Caffey, J. 1947: Prenatal bowing and thickening of tubular bones with multiple cutaneous dimples in arms and legs. A congenital syndrome of mechanical origin. Amer. J. Dis. Child. 74, 543–562

De la Chapelle, A., P. Maroteaux, N. Havu, G. Granroth 1972: Une rare dysplasie osseuse lethale de transmission recessive autosomique. Arch. franç. Pédiat. 29, 759–770

Fuhrmann, W., A. Fuhrmann-Rieger, F. de Sousa 1980: Poly-, syn- and oligodactyly, aplasia or hypoplasia of fibula, hypoplasia of pelvis and bowing of femora in three sibs. A New Autosomal Recessive Syndrome. Eur. J. Pediatr. 133, 123–129

Hall, B. D., J. W. Spranger 1979: Familial congenital bowing with short bones. Radiology 132, 611–614

Hall, B. D., J. W. Spranger 1980: Congenital bowing of the long bones. Eur. J. Pediatr. 133, 131–138

Hall, B. D., J. W. Spranger 1980: Campomelic dysplasia. Further elucidation of a distinct entity. Am. J. Dis. Child 134, 285–289

Hoefnagel, D., D. H. Wurster-Hill, W. B. Dupree, K. Benirschke, G. L. Fuld 1978: Camptomelic dwarfism associated with XY-gonadal dysgenesis and chromosome anomalies. Clin. Genet. 13, 489–499

Khajavi, A., R. Lachman, D. Rimoin, R. N. Schimke, J. Dorst, S. Handmaker, A. Ebbin, G. Perreault 1976: Heterogeneity in the campomelic syndromes. Radiology 120, 641–647

Kozlowski, K., H. O. Bützler, F. Galatius-Jensen, A. Tulloch 1978: Syndromes of congenital bowing of the long bones. Pediat. Radiol. 7, 40–48

Maroteaux, P., J. Spranger, J. M. Opitz, J. Kucera, R. B. Lowry, R. N. Schimke, S. M. Kagan 1971: Le syndrome campomélique. Presse méd. 79, 1157–1162

Rupprecht, E., U. Manitz 1973: Beitrag zum Krankheitsbild der angeborenen Verbiegung langer Röhrenknochen. Helv. paediat. Acta 28, 467–477

Storer, J., H. Grossman 1974: The cympomelic syndrome/congenital bowing of limbs and other skeletal and extraskeletal anomalies. Radiology 111, 673–681

13. Diastrophische Dysplasie Siehe S. 41.

14. Metatropische Dysplasie Siehe S. 44.

15. Spondylokostale Dysostose

Synonyma: Spondylothorakale Dysostose, spondylokostale Dysostose; kostovertebrale Dysplasie. Hochgradige Segmentationsstörung der gesamten Wirbelsäule (Hemivertebrae, Keilwirbel, Schmetterlingswirbel, Spina bifida, Blockbildungen usw.), mit massiver Verkürzung der Rumpflänge und einem Zusammenrücken der vertebralen Ansatzstellen der Rippen, die fächerförmig nach ventral sich ausbreiten; oft auch noch zusätzliche Rippenmißbildungen (Fusion, Fehlen von Rippen usw.) charakterisieren die recht heterogene *spondylokostale Dysostose*.

Die Analyse von 42 Fällen durch BONAIME u. Mitarb. läßt eine häufigere, autosomal-rezessiv vererbte, mit zahlreichen Rippenfusionen, d. h. gestörter Atemmechanik und schlechter Prognose einhergehende Form (Typ I) von der milderen dominanten Form (Typ II) unterscheiden.

Der letale dyssegmentale Zwergwuchs (GRUHN u. Mitarb.) ist durch zahlreiche weitere Mißbildungen charakterisiert (Gaumenspalte, Verkürzung und Verbiegung der langen Röhrenknochen, Hydronephrose usw.).

Die diagnostischen *Röntgenbefunde* wurden bereits erwähnt.

Literatur

Bonaime, J.-L., B. Bonne, A. Joannard, L. Guéraud, J. Guilhot, B. Cotton, J. Butel, R. Gilly, M. Bost 1978: Le syndrome de dysostose spondylo-thoracique ou spondylo-costale. Pédiatrie 33, 173 – 188

Devos, E. A., J. G. Leroy, J. J. Braeckman, L. J. Vanden Bulcke, L. O. Langer 1978: Spondylocostal Dysostosis and Urinary Tract Anomaly: Definition and Review of an Entity. Europ. J. Pediat. 128, 7 – 15

Gruhn, J. G., R. J. Gorlin, L. O. Langer 1978: Dyssegmental dwarfism. Amer. J. Dis. Child. 132, 382 – 386

Moseley, J. E., R. J. Bonforte 1969: Spondylothoracic dysplasia – a syndrome of congenital anomalies. Amer. J. Roentgenol. 106, 166 – 169

Pochaczevsky, R., H. Ratner, D. Perles, G. Kassner, P. Naysan 1971: Spondylothoracic dysplasia. Radiology 98, 53 – 58

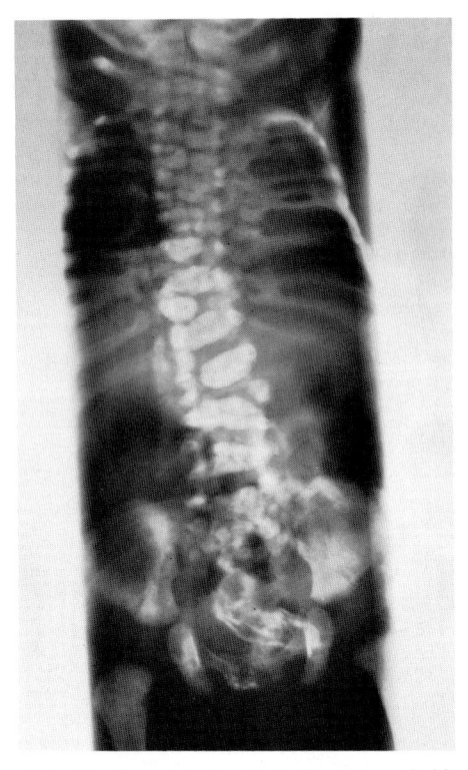

Abb. 13 Spondylothorakale Dysostose. ♀, Neugeborenes. Vom Halse bis zum Steißbein zahlreiche Segmentationsstörungen der Wirbelkörper mit Keil- und Blockwirbeln sowie Fusion zahlreicher Rippen. Mit 2 Jahren bei hochgradigem Zwergwuchs guter Allgemeinzustand (Beobachtung Dr. F. Egert, Mels).

16. Zerebro-kosto-mandibuläres Syndrom

Synonyma: „Rib-gap"-Defekt mit assoziierten Mißbildungen.

Radiologisch wird dieses seltene, autosomal-rezessiv vererbte Syndrom (12 Fälle bis 1978) durch eine Mikrognathie und eigenartige Unterbrüche („gaps") in den dorsalen Rippenabschnitten erfaßt. Im Extremfall (Smith u. Mitarb.) ist die kostale Atmung des Neugeborenen (Abb. 14) verunmöglicht. Von den übrigen 11 Kindern starben

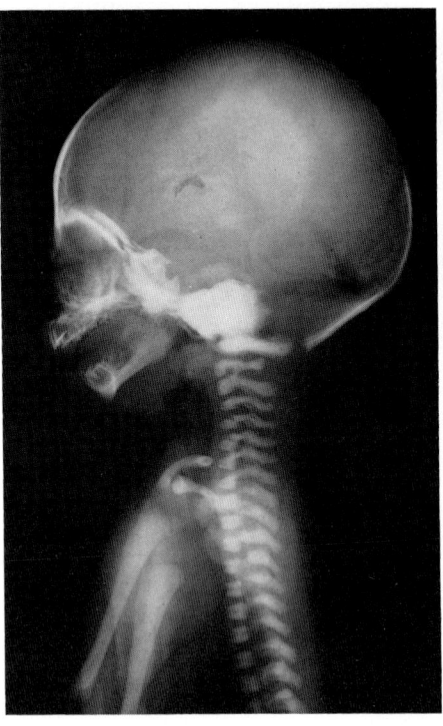

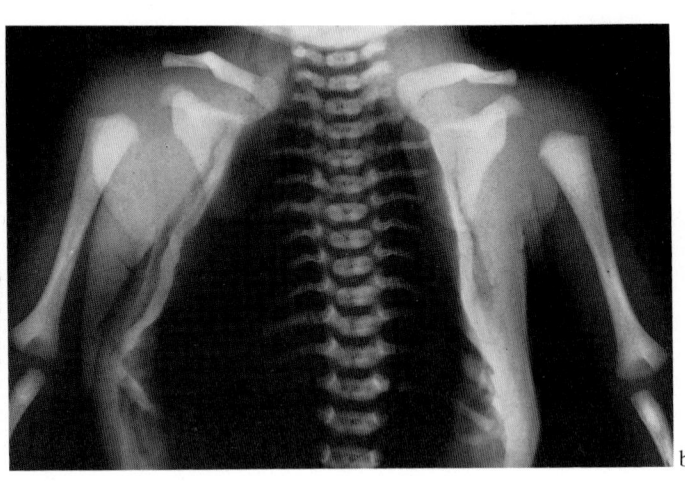

Abb. 14 Zerebro-kosto-mandibuläres Syndrom. Aufnahmen eines ♂ Neugeborenen, Nr. 81 898 (Autopsie) (gleicher Patient wie Smith u. Mitarb.).
a) Hypognathie, Unterentwicklung des Ramus mandibulae, fehlende „Rippen".
b) Nur dorsale „Stummel" der Rippen ossifiziert. Bei der Dissektion folgt auf die ossifizierten Abschnitte ein 0,5–2 cm langer „Spalt" („Gap"), gefolgt von rein kartilaginären, bis zum Sternum reichenden Rippen.

8 innerhalb der ersten Lebenswochen oder -monate (FAURÉ u. Mitarb.).

Literatur

Fauré, C., D. Valleur, J.-L. Vital 1978: Le syndrome cérébro-costo-mandibulaire. Nouv. Presse méd. 7, 445–448
McNicholl, B., B. Egan-Mitchell, J. P. Murray, J. F. Doyle, J. D. Kennedy, L. Crome 1970: Cerebro-costo-mandibular syndrome. Arch. Dis. Childh. 45, 421–424
Miller, K. E., R. P. Allen, W. S. Davis 1972: Rib gap defects with micrognathia. The cerebro-costo-mandibular syndrome – a Pierre Robin-like syndrome with rib dysplasia. Amer. J. Roentgenol. 114, 253–256
Smith, D. W., K. Theiler, G. Schachenmann 1966: Rib-gap defect with micrognathia, malformed tracheal cartilages, and redundant skin: a new pattern of defective development. J. Pediat. 69, 799–803

Chondrodysplasia punctata

Das augenfällige radiologische Leitsymptom von spritzerähnlichen Verkalkungen um das Achsen- und Extremitätenskelett galt noch vor kurzem als Kennzeichen für ein einziges Krankheitsbild. Erst die Arbeit von SPRANGER u. Mitarb. (1970) ermöglichte die Unterscheidung von zwei verschiedenen, gut definierten Dysplasien. Daneben finden sich ähnliche Verkalkungen bei einer ganzen Reihe von weiteren Syndromen und Krankheiten (Tab. 5).

Chondrodysplasia punctata, rhizomeler Typ

Synonyma: rezessiver Typ.
Für Historisches und Einzelheiten verweisen wir auf die Arbeiten von SPRANGER u. Mitarb. (1970, 1971) sowie von GILBERT u. Mitarb. (1976).
Die *autosomal-rezessiv vererbte* seltene Dysplasie wird bei der Geburt am rhizomelen Zwergwuchs (besonders Humeri), dem oft typisch kleinen bis mikrozephalen Kopf mit „Chipmunk"-ähnlichem (= kleines, hamsterartiges Nagetier mit vollen Backen, USA) Gesichtsausdruck sowie einer ganzen Reihe von zusätzlichen Mißbildungen erkannt (s. Tab. 4). Die definitive Diagnose wird jedoch *radiologisch gestellt*. Die meisten Patienten sterben im ersten Lebensjahr an Infekten, möglicherweise im Zusammenhang mit einem Immundefekt (SUGARMAN 1974).
Die *Röntgenbefunde* dieser spondylo-epi-metaphysären Dysplasie sind im Neugeborenen- und frühen Säuglingsalter diagnostisch: symmetrische Rhizomelie mit ebenfalls weitgehend symmetrischen punktförmigen Verkalkungen meist in knorpeligen Skelettabschnitten sowie eine Zweiteilung aller oder der meisten Wirbelkörper durch eine Knorpelscheibe („Spalt" oder „coronal cleft" mit seitlichem Strahlengang). Diese „Spalten" verschwinden allmählich, bleiben aber noch bis ins Kindesalter als schartenförmige Einziehungen auf Grund- und Deckplatten erkennbar (SPRANGER u. Mitarb.). Die Humeri, mehr als die Femora, sind verkürzt und metaphysär aufgetrieben, die Abschlußplatten oft unregelmäßig. Diese „metaphysären" Aspekte sind später noch ausgeprägter. Die Epiphysen verknöchern unregelmäßig und verspätet.
Die punktförmigen, symmetrisch verteilten Verkalkungen an den Enden (besonders proximal) von Humerus und Femur, aber auch an Pubis und Ischium, bisweilen in Karpus und Tarsus, sowie Hyoid, Larynx und Sternum, in wechselndem Ausmaße verschwinden im Laufe der ersten Lebensjahre.
Die für die Conradi-Hünermannsche Form typischen paravertebralen Verkalkungen werden kaum beobachtet.
Die Kombination von körperlichen und geistigem Entwicklungsrückstand, Katarakten, Kon-

Tabelle 4 Chondrodysplasia punctata, rhizomeler Typ. Klinische Befunde bei 40 Fällen (aus GILBERT u. Mitarb.: Europ. J. Pediat. 123 [1976] 89)

Klinische Befunde	% der Fälle
Typisches Gesicht	50
Katarakte	75
Kontrakturen	60
Hautveränderungen (Ichthyosisform und ähnliches)	25
Fußmißbildungen	12,5
Gaumenspalten	5
Angeborene Herzvitien	2,5
Optikusatrophie	2,5
Fazialisparese	2,5
Konsanguinität der Eltern	10
Mittleres Geburtsgewicht	2,7 kg
Mittlere Geburtslänge	45 cm

Tabelle 5 Weitere Krankheiten, die mit radiologisch erfaßbaren „Kalkspritzern" einhergehen (nach GILBERT u. Mitarb.)

Arthritis und Chondritis nach Bakteriämie
Zellweger Syndrom
Generalisierte GM_1 Gangliosidose
Smith-Lemli-Opitz-(RSH-)Syndrom
Trisomie-18-Syndrom
Mongolismus
D-B-Translokation
Anenzephalie
Warfarin-Embryopathie
Phenacetin-Embryopathie
Mütterliche fieberhafte Erkrankung
Mütterliche Schilddrüsenerkrankung
Mütterliche Salpingitis

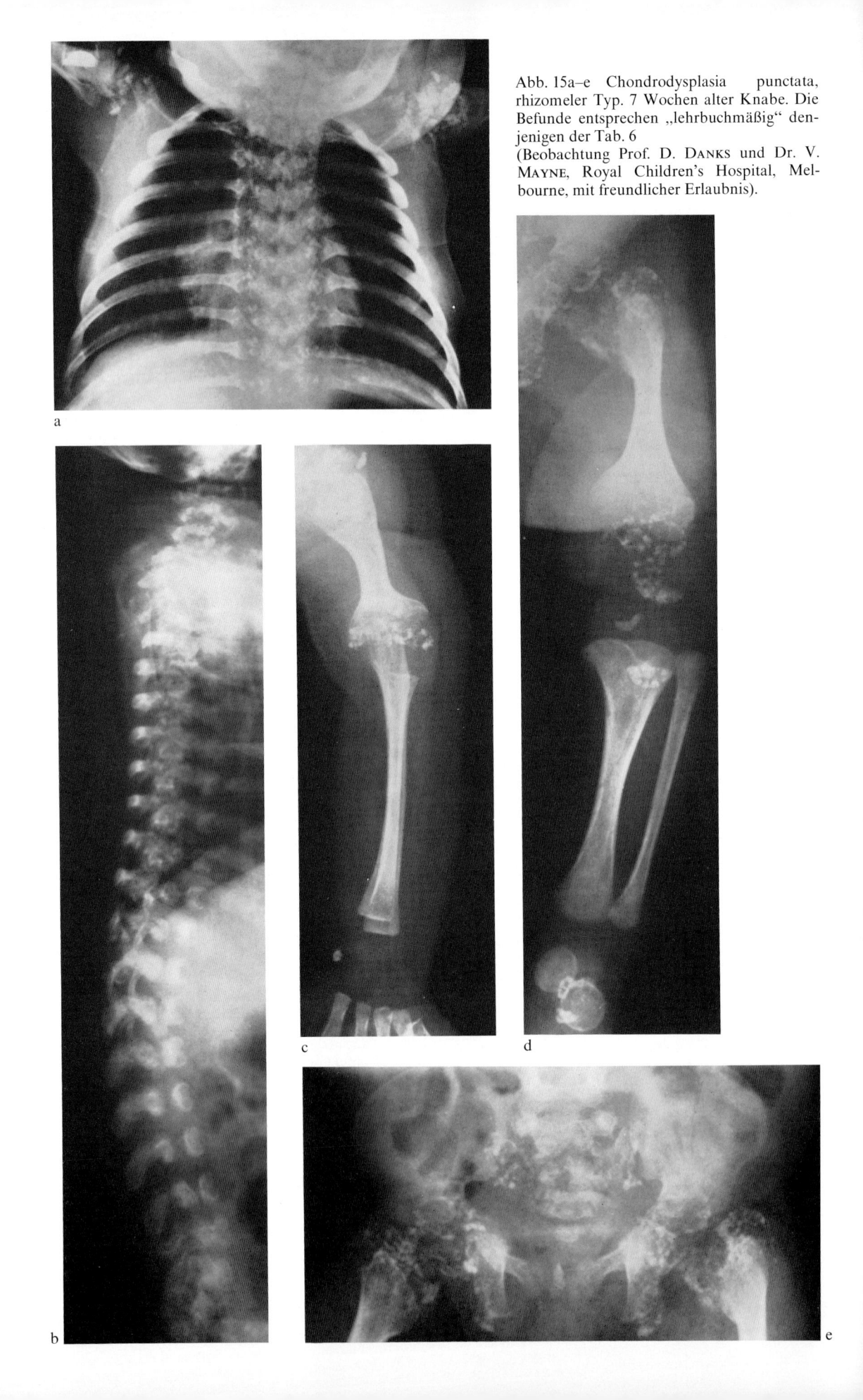

Abb. 15a–e Chondrodysplasia punctata, rhizomeler Typ. 7 Wochen alter Knabe. Die Befunde entsprechen „lehrbuchmäßig" denjenigen der Tab. 6
(Beobachtung Prof. D. Danks und Dr. V. Mayne, Royal Children's Hospital, Melbourne, mit freundlicher Erlaubnis).

trakturen und Mikrozephalie erlauben, gemeinsam mit den weniger spezifischen Röntgenbefunden, die positive Diagnose auch beim älteren Kinde.
Differentialdiagnostisch müssen im Neugeborenen- und frühen Säuglingsalter sämtliche durch ähnliche „Kalkspitzer" charakterisierte Krankheiten berücksichtigt werden (Tab. 5).
Der rhizomelen Form der Chondrodystrophia punctata relativ ähnlich ist dabei die durch orale antikoagulierende Therapie (Vitamin-K-Antagonisten, Cumarinderivate) ausgelöste „Warfarin-Embryopathie". Das führende klinische Symptom ist dabei die in charakteristischer Weise zusammengekniffene Nasenspitze des Säuglings (Lit. siehe SHAUL u. HALL).

Chondrodysplasia punctata, dominanter Typ

Synonyma: Typ Conradi-Hünermann.
Für Historisches und Einzelheiten verweisen wir auf die Arbeiten von SPRANGER u. Mitarb. (1970, 1971).
Die *autosomal-dominant*, aber auch X-chromosomal dominant und letal für das männliche Geschlecht (HAPPLE u. Mitarb., MANZKE u. Mitarb.) *vererbte* Dysplasie weist eine ausgesprochen variable Expressivität auf: das *klinische Spektrum* erstreckt sich vom perinatalen Tod bis zur kaum bemerkbaren Extremitätenasymmetrie. Die Überlebenschancen sind jedoch nach dem 1. Lebensmonat normal.
Der typische Gesichtsausdruck mit prominenter Stirn, Sattelnase und „mongoloider" Augenstellung, sowie die asymmetrische Verkürzung der Extremitäten, oft mit Kontrakturen verbunden, lassen die Diagnose *klinisch* vermuten. Katarakte (s. Tab. 6) sind wesentlich seltener als bei der rhizomelen Form, während atrophische Hautveränderungen und/oder Alopezie in ca. 30% der Fälle beobachtet werden. Bei Mädchen muß hier die X-chromosomal vererbte Form in Betracht gezogen werden (MANZKE u. Mitarb.). Unter Umständen zeigen die verkalkten Ringknorpel der Luftröhre ein ungenügendes Wachstum, was später zur Dyspnoe führen kann (KAUFMANN). Die Erwachsenenlänge variiert zwischen 130 cm und Normalgröße (SPRANGER u. Mitarb., 1970, 1971).
Die Röntgenbefunde unterscheiden sich wesentlich von denjenigen der rhizomelen Form (s. Tab. 6): im *Säuglingsalter* sind Verkalkungen um

Tabelle 6 Differentialdiagnostische Merkmale der 2 Typen von Chondrodysplasia punctata (nach SPRANGER u. Mitarb.)

	Rhizomele Form	Typ Conradi-Hünermann
Wesentliches Charakteristikum	spondylo-meta-epiphysäre Dysplasie mit rhizomeler Brachymelie	(spondylo-)epiphysäre Dysplasie
Verkalkungsherde	symmetrisch; kaum um Brust- und Lendenwirbelsäule	asymmetrisch oder symmetrisch; zahlreich um Brust- und Lendenwirbelsäule
Lange Röhrenknochen: Diaphysen	stark verkürzt und verplumpt, besonders rhizomel, Humeri mehr als Femora betreffend, die Veränderungen sind seitengleich.	normal modelliert; häufig seitenunterschiedliche Verkürzung bei Geburt oder später
Metaphysen	schwere metaphysäre Dysplasie mit aufgeworfenen Rändern, zerrissenen Abschlußlinien, rachitiformer Kehlung	scharf begrenzt; nur selten seitenunterschiedliche, leichte Ossifikationsanomalien
Epiphysen	seitengleiche schwere Ossifikationsverzögerung und Dysplasie; Kalkhaufen im 1. Lebensjahr (nicht obligat)	(meist seitenunterschiedliche) Dysplasie; Kalkherde im 1. Lebensjahr
Wirbelkörper	einförmig dysplastisch mit vertikaler Ossifikationsspalte (bei seitlichem Strahlengang; „coronal cleft") in allen oder den meisten Thorakal- und Lendenwirbelkörpern	vielgestaltig deformiert
Katarakte	72% der Fälle	17% der Fälle
Prognose	letal	allgemein gut
Ätiologie	autosomal-rezessive Genopathie	wahrscheinlich dominant erbliche Genopathie, heterogen

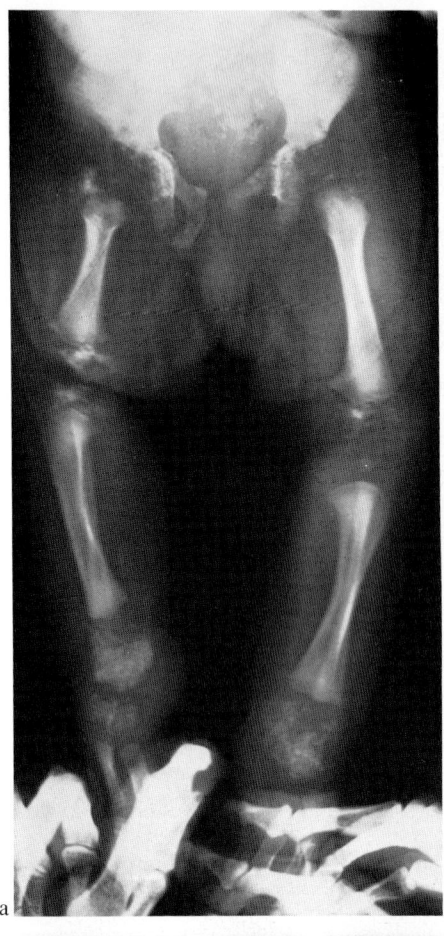

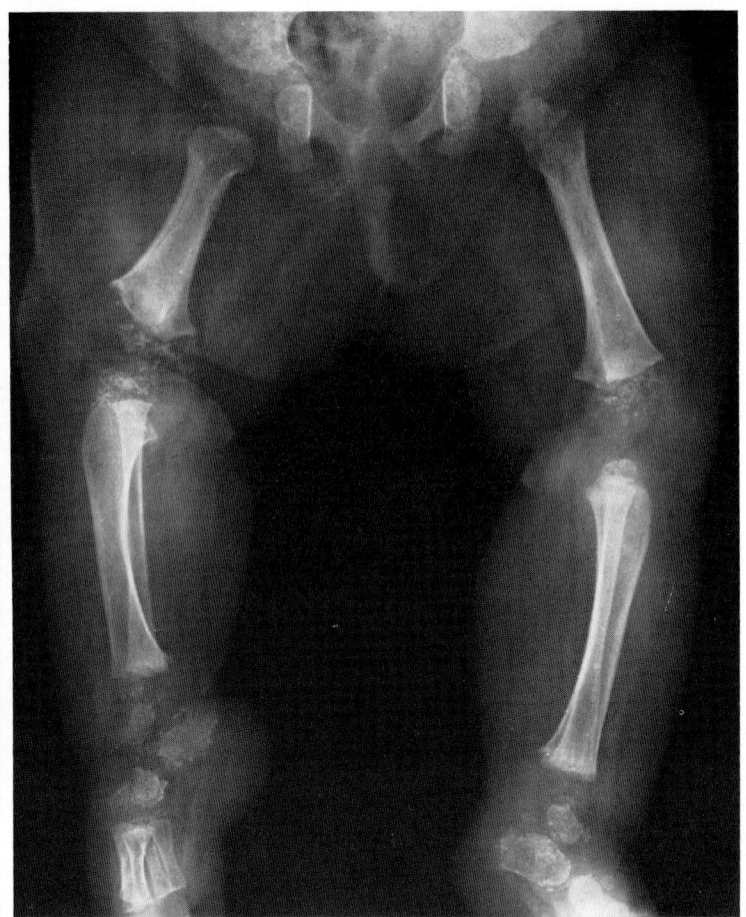

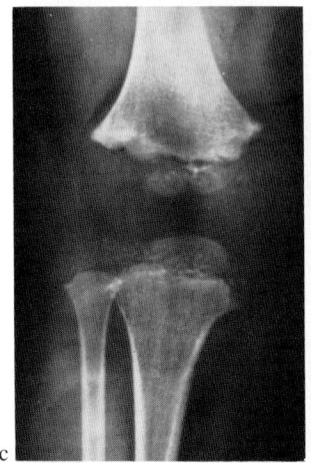

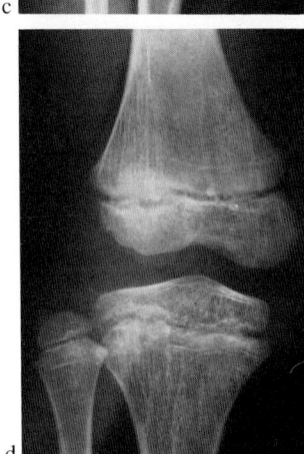

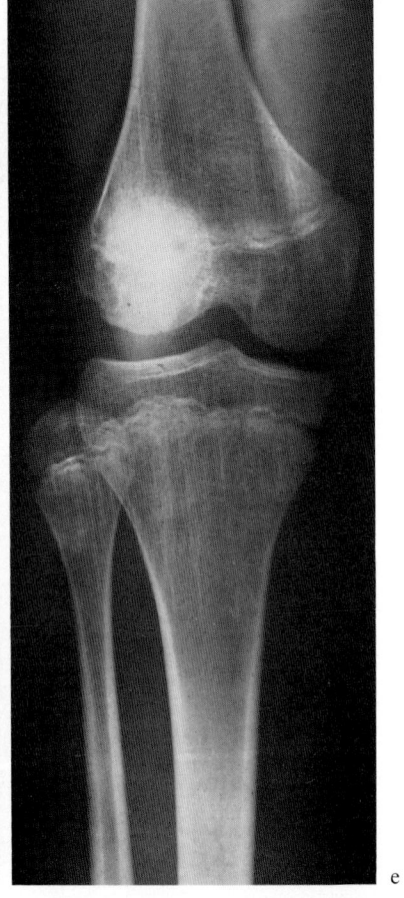

Abb. 16 Chondrodystrophia punctata, dominanter Typ. Longitudinalbeobachtung bei einem Mädchen (Fall Burkhardt 1938, Fanconi 1947 und Weber 1958).
a) 11 Tage, b) 5½ Monate, c) 26 Monate, d) 7 Jahre, e) 13½ Jahre.
Während die „Kalkspritzer" bereits in d) verschwunden sind und die Epiphysen sich weitgehend normalisieren, bleibt der schon bei der Geburt und 5½ Monaten massive Wachstumsrückstand besonders am rechten Femur bestehen. Dort entwickelt sich eine schwere Hüftgelenksdeformation.
Abb. a–e Nr. 31 584. Orthopädische Universitätsklinik Balgrist/Zürich.

Abb. 17 Chondrodystrophia punctata, dominanter Typ. Gleicher Fall wie Abb. 16 (Orthopädische Universitätsklinik Balgrist/Zürich).
a) 11 Tage, b) 13 Monate, c) 7 Jahre, d) 21 Jahre.
Progressive Skoliose, die durch Hemivertrebrabildungen und Hemihypotrophie der rechten unteren Extremität mitbedingt ist. Paravertebrale Kalkspritzer sind mit 13 Monaten noch knapp erkennbar.

Abb. 17c u. d siehe S. 32

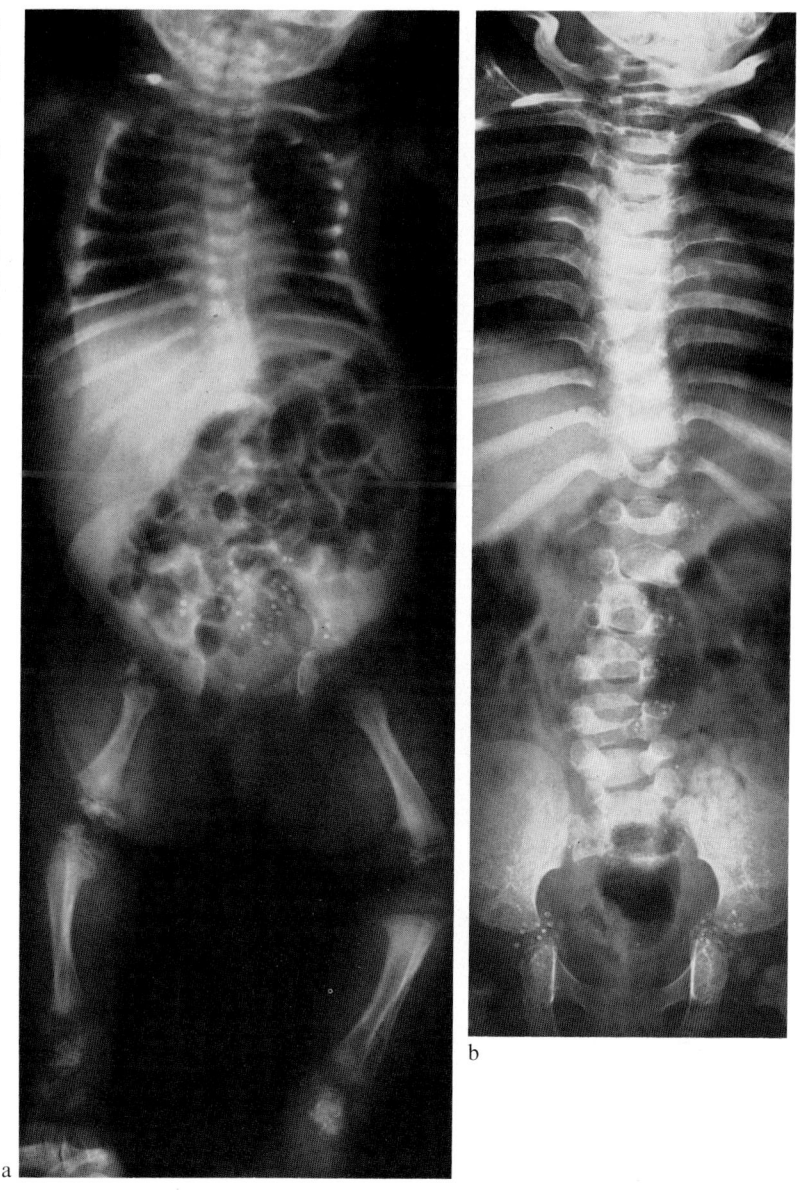

das Achsenskelett und Becken (Sitzbein, Schambein) neben denjenigen der Röhrenknochen sowie von Karpus und Tarsus besonders typisch: sie verschwinden nach dem 1. Lebensjahr. Daneben ist die meist asymmetrische Verkürzung der langen Röhrenknochen sowie die vielgestaltige Deformation der Wirbelkörper charakteristisch. Im *Kindes- und Erwachsenenalter* wird die asymmetrische Verkürzung der langen Röhrenknochen, besonders von Humerus und Femur, mit gleichseitiger epiphysärer Dysplasie, an der Stelle der vorgängigen Kalkspritzer sowie eine Skoliose und Wirbelkörperdeformierung beobachtet. Die radiologische Dynamik dieser Veränderungen wurde anhand von sorgfältigen longitudinalen Studien durch THEANDER u. PETTERSON festgehalten.

Differentialdiagnose: s. Tab. 5 und Tab. 6.

Andere Typen der Chondrodysplasia punctata

Einzelne Fälle mit radiologischer Chondrodysplasia punctata lassen sich nicht den beiden erwähnten Typen, noch den symptomatischen Formen (Tab. 5) zuordnen (SPRANGER u. Mitarb. 1971). Für den vorliegenden Rahmen sind sie jedoch nosologisch noch ungenügend erforscht.

Abb. 17 c u. d

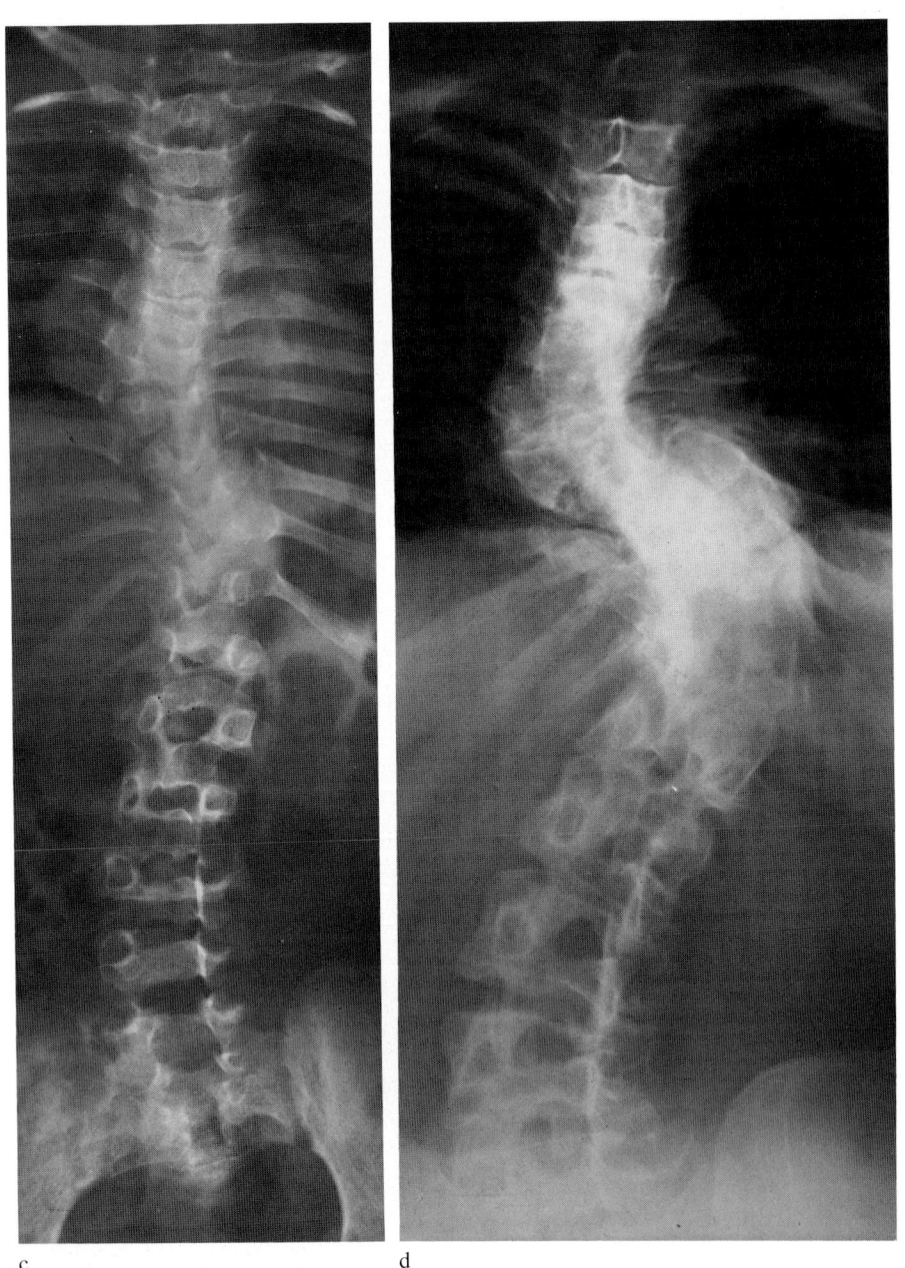

Sheffield u. Mitarb. berichten über 23 Fälle einer „milden" knabenwendigen Spielart mit normalen Körperproportionen. Radiologisch sind die Kalkspritzer am zweikernigen Kalkaneus sowie paravertebral und die Spaltbildung der Wirbelkörper (s. S. 27) charakteristisch.

Literatur

Gilbert, E. F., J. M. Opitz, J. W. Spranger, L. O. Langer, J. J. Wolfson, Ch. Viseskul 1976: Chondrodysplasia punctata – rhizomelic form pathologic and radiologic studies of three infants. Europ. J. Pediat. 123, 89 – 109

Happle, R., H.-H. Matthiass, E. Macher 1977: Sex-linked chondrodysplasia punctata? Clin. Genet. 11, 73 – 76

Heselson, N. G., B. J. Cremin, P. Beighton 1978: Lethal Chondrodysplasia Punctata. Clin. Radiol. 29, 679 – 684

Kaufmann, H. J., S. Mahboubi, T. J. Spackman, M. A. Capitanio, J. Kirkpatrick 1976: Tracheal stenosis as a complication of chondrodysplasia punctata. Ann. Radiol. 19, 203 – 209

Manzke, H., E. Christophers, H.-R. Wiedemann 1980: Dominant sex-linked inherited chondrodysplasia punctata: a distinct type of chondrodysplasia punctata. Clinical Genetics 17, 97 – 107

Mason, R. C., K. Kozlowski 1973: Chondrodysplasia punctata. A report of 10 cases. Radiology 109, 145 – 151

Shaul, W. L., J. G. Hall 1977: Multiple congenital anomalies associated with oral anticoagulants. Amer. J. Obstet. Gynec. 127, 191 – 198

Sheffield, L. J., D. M. Danks, V. Mayne, L. A. Hutchinson 1976: Chondrodysplasia punctata – 23 cases of a mild and relatively common variety. J. Pediat. 89, 916 – 923

Spranger, J. W., U. Bidder, C. Voelz 1970: Chondrodysplasia punctata (Chondrodystrophia calcificans) Typ Conradi-Hünermann. Fortschr. Röntgenstr. 113, 717 – 726

Spranger, J. W., U. Bidder, C. Voelz 1971: Chondrodysplasia punctata (Chondrodystrophia calcificans). II. Der rhizomele Typ. Fortschr. Röntgenstr. 114, 327 – 335

Spranger, J. W., J. M. Opitz, U. Bidder 1971: Heterogeneity of chondrodysplasia punctata. Hum. Genet. 11, 190 – 212

Sugarman, G. I. 1974: Chondrodysplasia punctata (rhizomelic type): case report and pathologic findings. Skeletal dysplasias. Birth Defects, Orig., X/12, 334 – 340

Theander, G., H. Pettersson 1978: Calcification in chondrodysplasia punctata – relation to ossification and skeletal growth. Acta radiol. 19, 205 – 222

Weber, A. 1958: Zur Frage der Chondrodysplasia calcificans congenita. Helv. paediat. Acta 13, 228 – 238

Achondroplasie

Synonyma: Achondroplasie congenita, Chondrodystrophie, Chondrodysplasie, Dyschondroplasie. Diese häufigste aller kurzgliedrigen Zwergwuchsformen war bereits im Altertum bekannt. Sie wurde von SOEMMERING (zitiert bei SILVERMAN) 1791 erstmals „anatomisch" beschrieben und erhielt den heute gebräuchlichen, wenn auch irreführenden Namen „Achondroplasie" von PARROT (1878).

Die diagnostisch entscheidenden radiologischen Befunde wurden von CAFFEY u. Mitarb. 1958 eingehend beschrieben, und ihr Wandel mit fortschreitendem Alter von LANGER u. Mitarb. 1967 umfassend dargestellt. Für Einzelheiten verweisen wir auf die Monographien von SILVERMAN und von SCOTT.

Heute ist die Achondroplasie wohl die bestbekannte und am gründlichsten radiologisch untersuchte Skelettdysplasie.

Ätiologie und Pathogenese: Eine primäre, noch unerklärte Hemmung der Knorpelproliferation in der Physis oder Epiphysenfuge führt zu einem entsprechend verminderten Knochenanbau in der Metaphyse. Auch die Ausfräsung („Funnelisation", „Konstriktion" der Metaphyse) ist gebremst, nicht aber das appositionelle Knorpelwachstum in der Peripherie der Physis.

Pathologische Anatomie: Die histologischen Befunde sind im Gegensatz zum thanatophoren Zwergwuchs und der Achondrogenese wenig spektakulär, eher quantitativ als qualitativ abnorm (RIMOIN 1970). Für Einzelheiten siehe RIMOIN und PONSETI.

Über die *Häufigkeit* sind keine modernen statistischen Angaben bekannt. Unter 242 257 Geburten fand GARDNER 7 durch Neumutation entstandene Fälle (Mutationsrate $1{,}4 \times 10^{-5}$).

Genetik: Obschon der *autosomal-dominante Erbgang* sichergestellt ist, treten ca. 90% der Fälle spontan auf. Die Mutationsrate soll mit dem zunehmenden Alter des Vaters korrelieren (LENZ; BOUVET u. Mitarb.). Die extrem seltenen homozygoten Fälle sind radiologisch dem thanatophoren Zwergwuchs (s. S. 21) ähnlicher als der heterozygoten Form (HALL u. Mitarb.).

Klinik: Bereits im Neugeborenenalter sind sämtliche typischen Befunde, insbesondere der *rhizomele Minderwuchs* und der große Schädel mit prominenter Stirn und eingezogener Nasenwurzel nachweisbar. Fast alle Körpermerkmale lassen sich anhand der Röntgenbefunde schildern (s. unten). Die Wachstumskurve verläuft bei normaler Sitzhöhe von der Geburt an bis ca. zum 14. Altersjahr ungefähr – 5 SD unter den Normwerten, um dann noch etwas weiter abzusinken

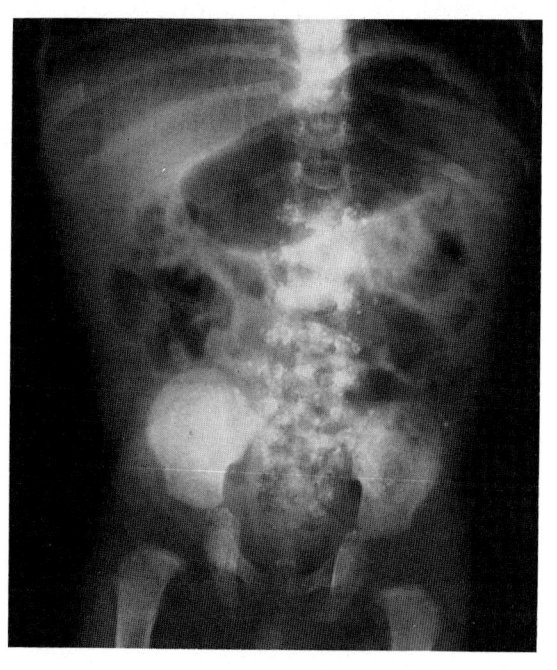

Abb. 18 Chondrodystrophia punctata, dominanter Typ. ♂, 5 Monate alt, Nr. 93 450. Paravertebrale und pelvine Kalkspritzer sehr deutlich.

34 Osteochondrodysplasien

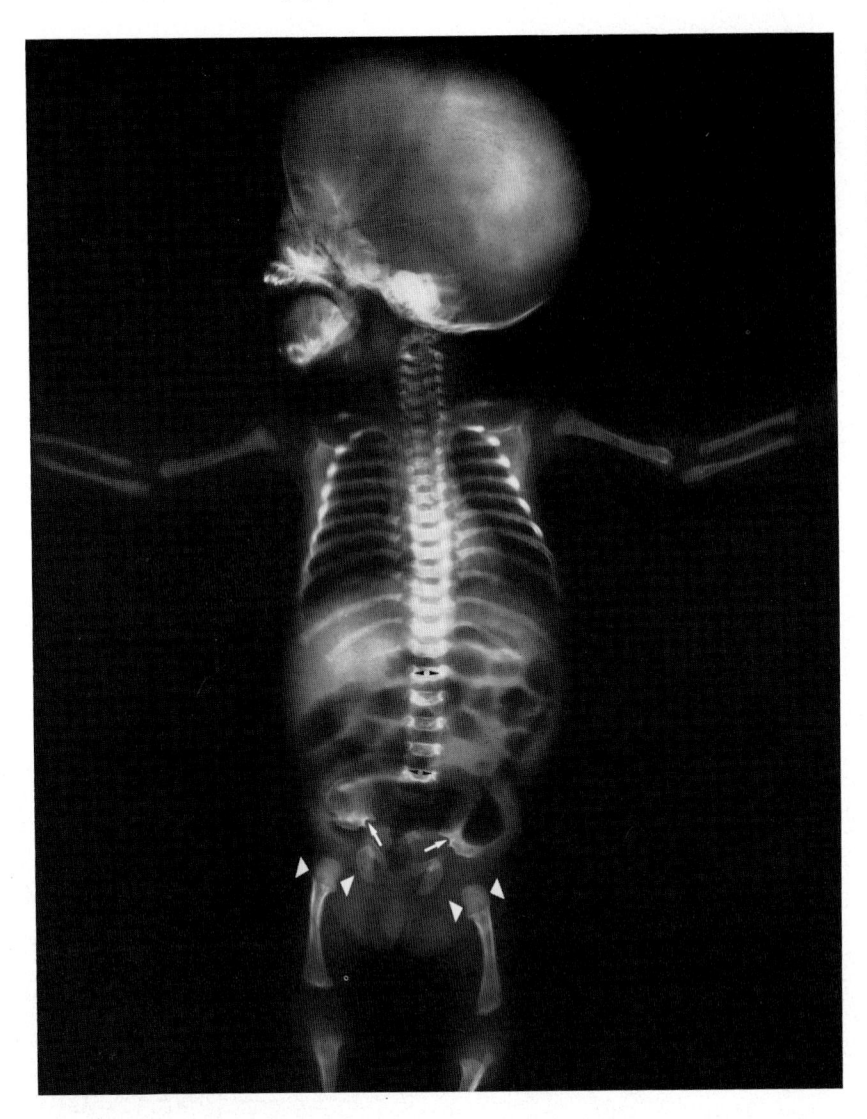

Abb. 19 Achondroplasie. ♀, 2 Monate, Nr. 63 437. Große Kalotte bei relativ kurzer Schädelbasis. Extremitäten gegenüber Rumpf verkürzt. Abstand zwischen Bogenwurzeln von L 1–L 5 konstant, aber nicht abnehmend. ◄► Incisura ischiadica major verkleinert ►. Beckenschaufel quadratisch. Typische bandförmige Aufhellung des Femurhalses ►◄.

(NEHME u. Mitarb.). Mittelwerte, getrennt für Knaben und Mädchen normaler Mütter betragen bei der Geburt 48 cm (1 SD = 3,5 cm), 47 cm (1 SD = 2,6 cm), für die Erwachsenenlänge 131,4 cm (1 SD = 5,4 cm) und 123,5 cm (1 SD = 6 cm) (MURDOCH u. Mitarb.).

Verlauf: Die früher häufig erwähnte, abnorm hohe Neugeborenen- und Säuglingssterblichkeit kann heute den ähnlichen, aber separaten Formen wie thanatophorem Zwergwuchs, asphyxierende thorakale Dysplasie usw. angelastet werden. Neben den verschiedenen orthopädischen Problemen sind es vorwiegend die neurologischen Komplikationen, besonders hervorgerufen durch die Einengung des Spinalkanales im unteren Thorakolumbalbereich, seltener hervorgerufen durch einen kommunizierenden Hydrozephalus (meist handelt es sich nur um eine Megalenzephalie!), die diesen Patienten Schwierigkeiten bereiten.

Typische Laboratoriumsbefunde sind nicht bekannt.

Röntgenbefunde: „Sämtliche Knochen sind bei der Achondroplasie betroffen. Die Röntgenbefunde zeigen nur eine geringe (meist altersabhängige) Variabilität, die Diagnose kann in jedem Falle auch bei Neugeborenen gestellt werden" (LANGER u. Mitarb. 1967).

Bereits bei der Geburt fällt der *rhizomele Minderwuchs* bei relativ normalem Rumpf und großem Kopf auf. Besonders der Humerus ist gegenüber dem Unterarm verkürzt, während die Proportionsverschiebung zwischen Femur und Unterschenkel nicht so ausgeprägt ist (LANGER u. Mit-

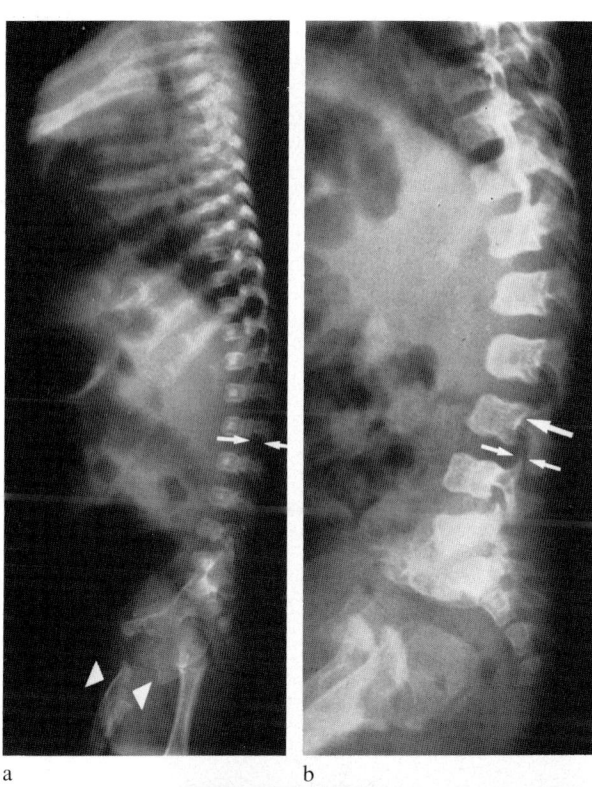

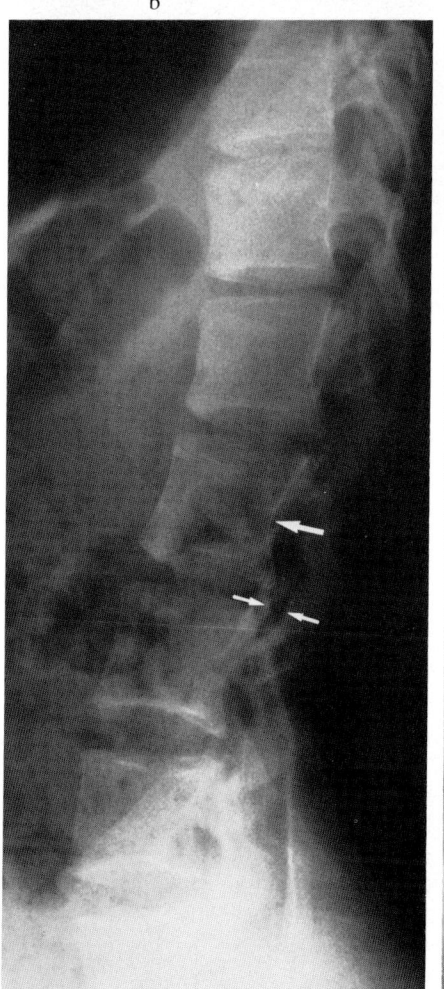

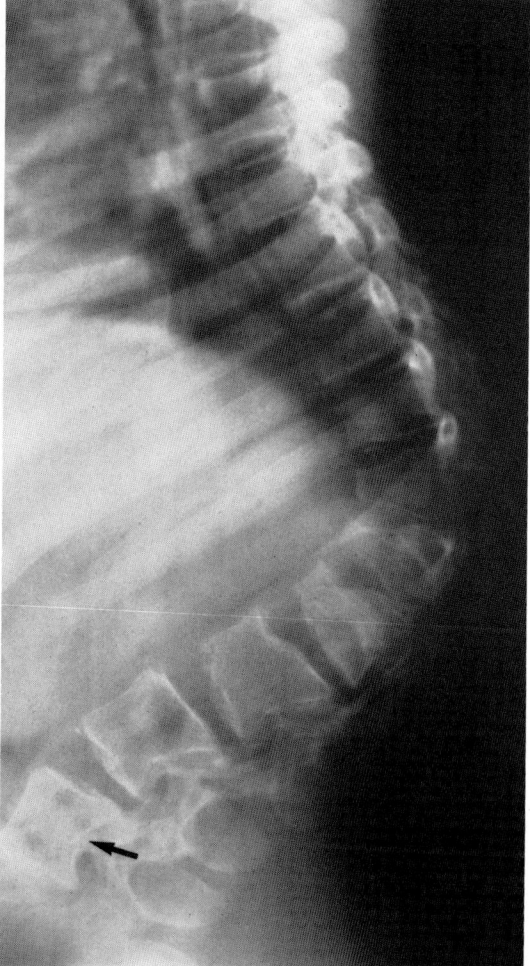

Abb. 20 Achondroplasie.
a) ♀, 2½ Monate, Nr. 63 437;
b) ♂, 1 Jahr, Nr. 95 091;
c) ♀, 27 Jahre, Mutter von b), Nr. 95 167;
d) ♂, 14 Jahre, Nr. 94 457.
Mit dem Alter zunehmende Einengung des lumbalen Wirbelkanales, dorsale „Ausfräsung" der Wirbelkörper, fakultative Gibbusbildung (d) und keilförmige Verformung des Schenkelhalses ▶◀, was zur „Aufhellung" in Abb. 19 und 22 a führt.

36 Osteochondrodysplasien

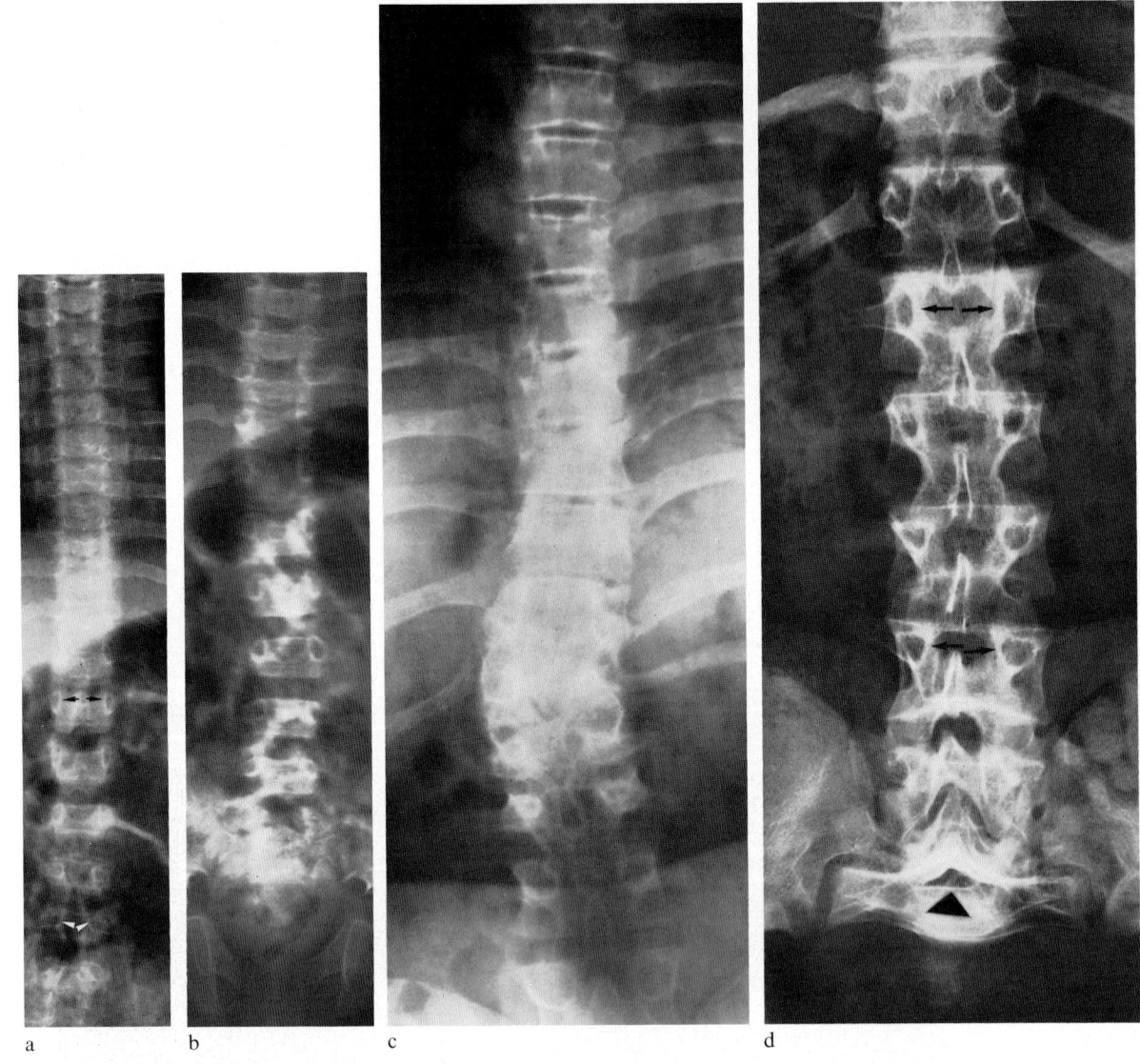

Abb. 21 Achondroplasie.
a) ♀, 10 Monate, Nr. 64 472;
b) ♂, 1 Jahr, Nr. 95 091 (= Abb. 20b);
c) ♂, 14 Jahre, Nr. 94 475 (= Abb. 20d);
d) ♀, 15 Jahre, Nr. 78 637.
Typische, mit fortschreitendem Alter stärker betonte Abnahme des Bogenwurzelabstandes L 1–L 5 ←—→. Fakultative Skoliose bei Keilwirbel (c). Extreme Lordose des Sakrums mit „Einsicht" in den Wirbelkanal ▶.

arb. 1967). Von den zahlreichen typischen Befunden soll in der Folge nach LANGER u. Mitarb. (1967) nur auf die diagnostisch wesentlichen genauer eingegangen werden.
Wirbelsäule (CAFFEY): Schon beim Neugeborenen nimmt in der a.-p. Aufnahme der *Bogenwurzelabstand* von L 1 bis L 5, im Gegensatz zum Gesunden, nicht zu, sondern meist ab. Dieser Befund wird mit fortschreitendem Alter immer aus-

Abb. 22 Achondroplasie. ▶
a) ♂, 1 Jahr, Nr. 95 091 (= Abb. 20b);
b) ♂, 7¹⁰⁄₁₂ Jahre, Nr. 63 263;
c) ♀, 15 Jahre, Nr. 78 637.
Typische, enge Incisura ischiadica major ↗, besonders eindrücklich im Säuglingsalter mit dornartigem, ventralem Ende ↙. Horizontales Azetabulardach und quadratisches, unterentwickeltes Darmbein. Rückstand in der Femurkopfossifikation (a) und Aufhellungsband des Femurhalses ▶. Rhizomele Mikromelie mit verbreiterten Metaphysen am Knie. Sakrallordose (vgl. Abb. 21c).

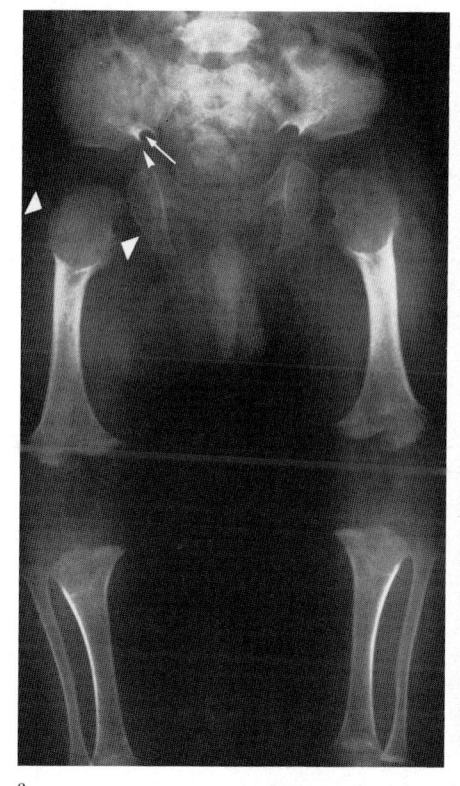

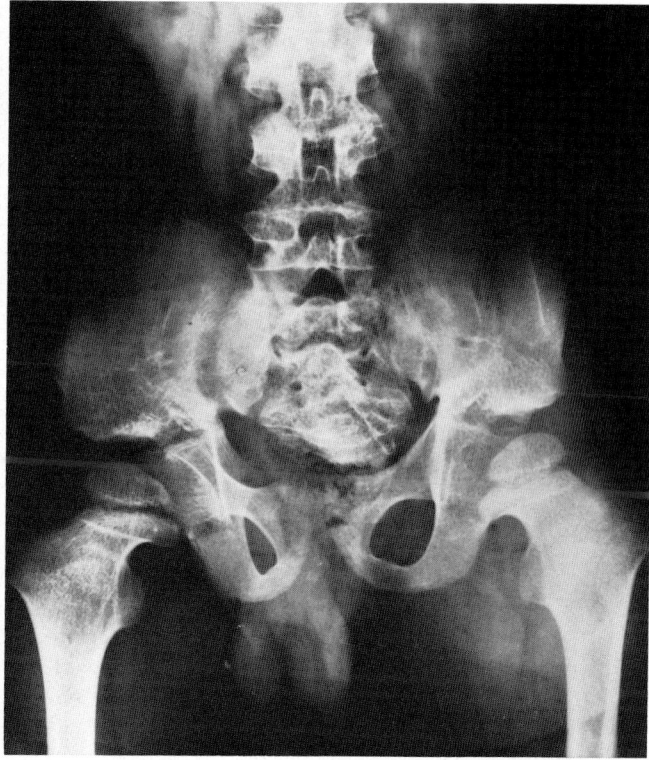

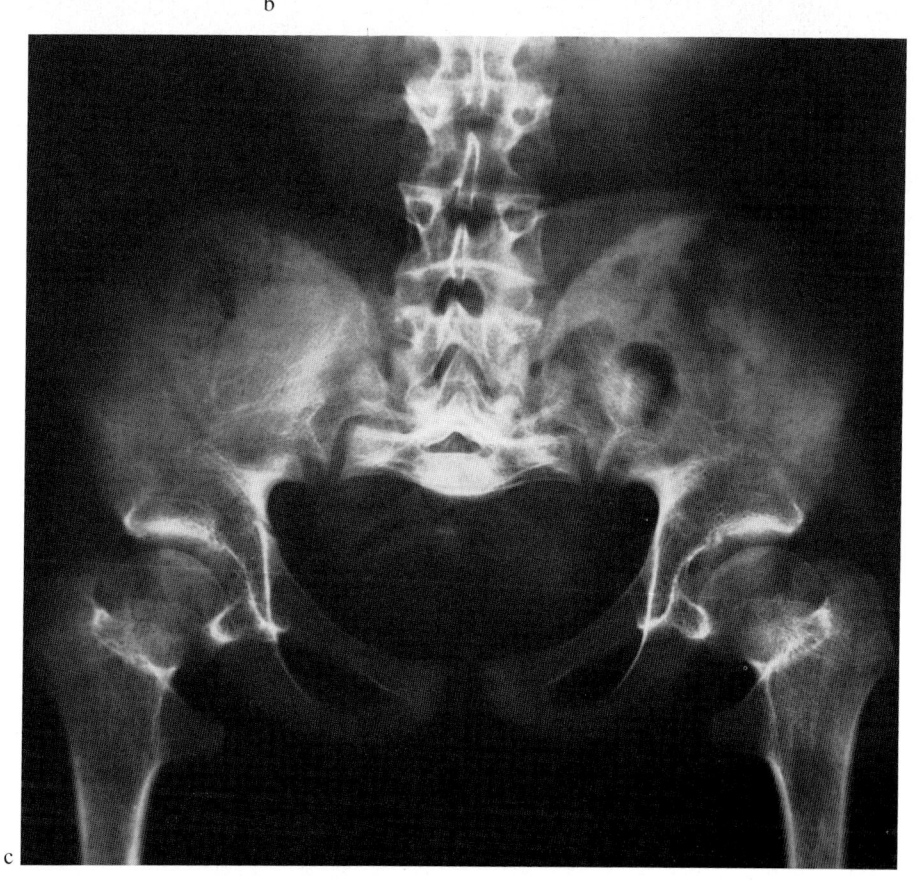

Abb. 22

geprägter und erreicht sein Maximum beim Erwachsenen. Die resultierende Einengung des lumbalen Wirbelkanals ist auch im Seitenbild erfaßbar, wo die beim Neugeborenen am deutlichsten erkennbare, später weniger eindrückliche *Konkavität der dorsalen Wirbelkörperbegrenzung* festzustellen ist. Beim jungen Säugling erscheinen die Wirbelkörper oft abgeflacht mit verbreitertem Intervertebralraum. In diesem Alter zeigt sich eine *thorakolumbale Kyphose,* die im Geh-Alter durch eine besonders gestreckte Wirbelsäule mit *ausgesprochener Beckenlordose* – bis zum horizontalen Sakralwirbelkanal – abgelöst wird. In der thorako-lumbalen Übergangszone werden oft schon im Säuglings- und Kleinkindesalter kugelförmige oder hypoplastische Wirbelkörper, beim älteren Kind und Erwachsenen eigentliche Keilwirbel, angetroffen. Letztere können im Erwachsenenalter, zusammen mit der allgemeinen Einengung des Wirbelkanals und den Bandscheibendegenerationen zu neurologischen Komplikationen führen.

Becken: Beim Neugeborenen zeigt das Darmbein in der a.-p. Aufnahme eine quadratische Form. Seine besonders geringe Kaudalentwicklung führt zu einer Incisura ischiadica major mit extrem kleinem Radius und einem spornartigen, nach medial gerichteten ventralen Ende. Dies im Gegensatz zum sonst ähnlichen Becken beim Ellis-van-Creveld-Syndrom und der „asphyxierenden Thoraxdysplasie" (s. S. 14), wo der Sporn nach kaudal gerichtet ist (KAUFMANN).

Mit zunehmendem Alter sind die Beckenveränderungen, besonders der kleine Radius der Incisura ischiadica major, weniger ausgeprägt, jedoch immer noch erkennbar.

Extremitäten: Neben den schon erwähnten Proportionsverschiebungen zeigt der *Schenkelhals* beim Neugeborenen in der a.-p. Aufnahme eine typische breite quere Aufhellungszone, hervorgerufen durch einen dort verminderten a.-p. Durchmesser. Dieser Befund, der im 2. Lebensjahr meist verschwindet, soll ebenfalls pathognomonisch für die Achondroplasie sein (LANGER u. Mitarb. 1967).

Die distalen Femurmetaphysen sind oft ausladend, besonders nach medial, die Epiphysen bei der Geburt noch unverknöchert, und später relativ klein, oft in die Metaphyse „eingesunken" und nach distal V-förmig eingefaltet. Die Fibula ist relativ, mit dem Alter in zunehmendem Maße, zur Tibia verlängert (NEHME u. Mitarb.). Die Hände und Füße weisen deutlich verkürzte und plumpe Phalangen sowie Metakarpalia und Tarsalia auf. Die im Erwachsenenalter nicht mehr deutliche Dreizackhand beruht auf Schrägstellung der proximalen Gelenkebene der 2. Grundphalanx nach radial, der 4. Grundphalanx nach ulnar, wodurch der 3. Strahl „isoliert" wird. Extreme Verkürzungen der Röhrenknochen der Hand und Füße müssen jedoch an andere Dysostosen denken lassen, z. B. an das Ellis-van-Creveld-Syndrom, die asphyxierende thorakale Dysplasie, den akromesomelen Zwergwuchs usw.

Schädel: Schon das Neugeborene zeigt in der Regel das typische Mißverhältnis zwischen vergrößerter Kalotte und verkürzter Schädelbasis. Die vergrößerten Fontanellen schließen sich erst mit 4–5 Jahren. Die Sella kann normal oder flach und langgestreckt erscheinen. Der Schädelbasiswinkel liegt zwischen 85 und 120 Grad, gegenüber 110 bis 145 Grad beim Normalen (LEFEBRE zit. in RUBIN 1964). Das Foramen magnum ist verkleinert. Prominentes Frontale, unterentwickelter Gesichtsschädel mit Sattelnase bei kräftigem Unterkiefer bedingen die charakteristische Physiognomie dieser Patienten.

Thorax: Obschon der a.-p. Durchmesser deutlich verkleinert ist, gehören Fälle mit extremer und allgemeiner Verkleinerung des Brustkorbes wohl meist zur Gruppe der „Dystrophie asphyxiante" (vgl. S. 13).

Das *Knochenalter* ist bei der Geburt normal, mit 3 Jahren ca. 2 Jahre im Rückstand und in der Pubertät wieder dem chronologischen Alter voraus, was zum vorzeitigen Epiphysenschluß und einer zusätzlichen Wachstumsverminderung führt (NEHME u. Mitarb.).

Radiologische Diagnose und Differentialdiagnose: Seitdem, nach neuerer Auffassung, die sog. „Übergangsformen" sowie die Hypochondroplasie nicht mehr zur Achondroplasie gezählt werden, kann die Diagnose radiologisch durch die pathognomonische Kombination von Schädel-, Wirbelsäulen- und Beckenveränderungen bei rhizomelem Minderwuchs gestellt werden. Allerdings überschneiden sich die Röntgenbefunde bei A- und Hypochondroplasie weitgehend (OBERKLAID u. Mitarb.). Die nur dem Namen nach verwandte „Pseudoachondroplasie" mit normaler Geburtsgröße, später jedoch viel stärkerem Wachstumsrückstand, normalem Schädel, abnorm strukturierten Epiphysen usw. wird anderweitig besprochen (S. 89).

Abb. 23 Achondroplasie.
a) ♀, 1 Jahr, Nr. 63 437 (= Abb. 19);
b) ♀, 1³/₁₂ Jahre, Nr. 64 472 (= Abb. 21a).
Mäßige Erweiterung des Ventrikelsystems, vergrößerte Fontanelle, bombierte Stirne, langgestreckte Sella, relativ schmale Schädelbasis. Der verkleinerte Schädelbasiswinkel kommt wegen Überlagerung mit dem Felsenbein nicht zur Darstellung.

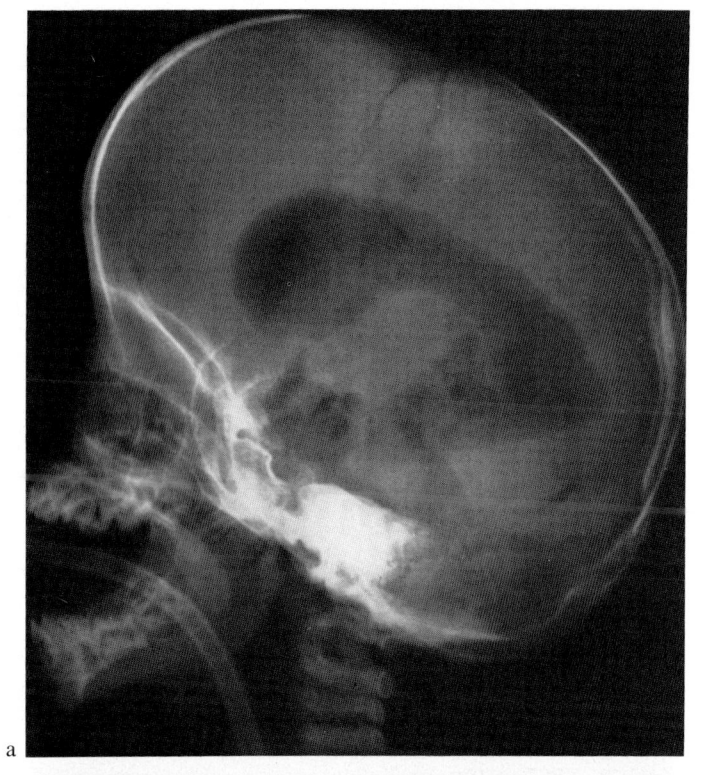

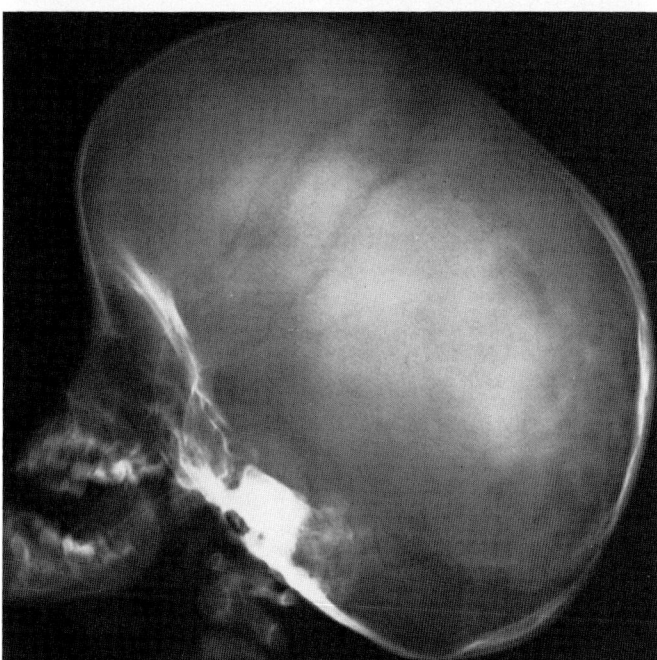

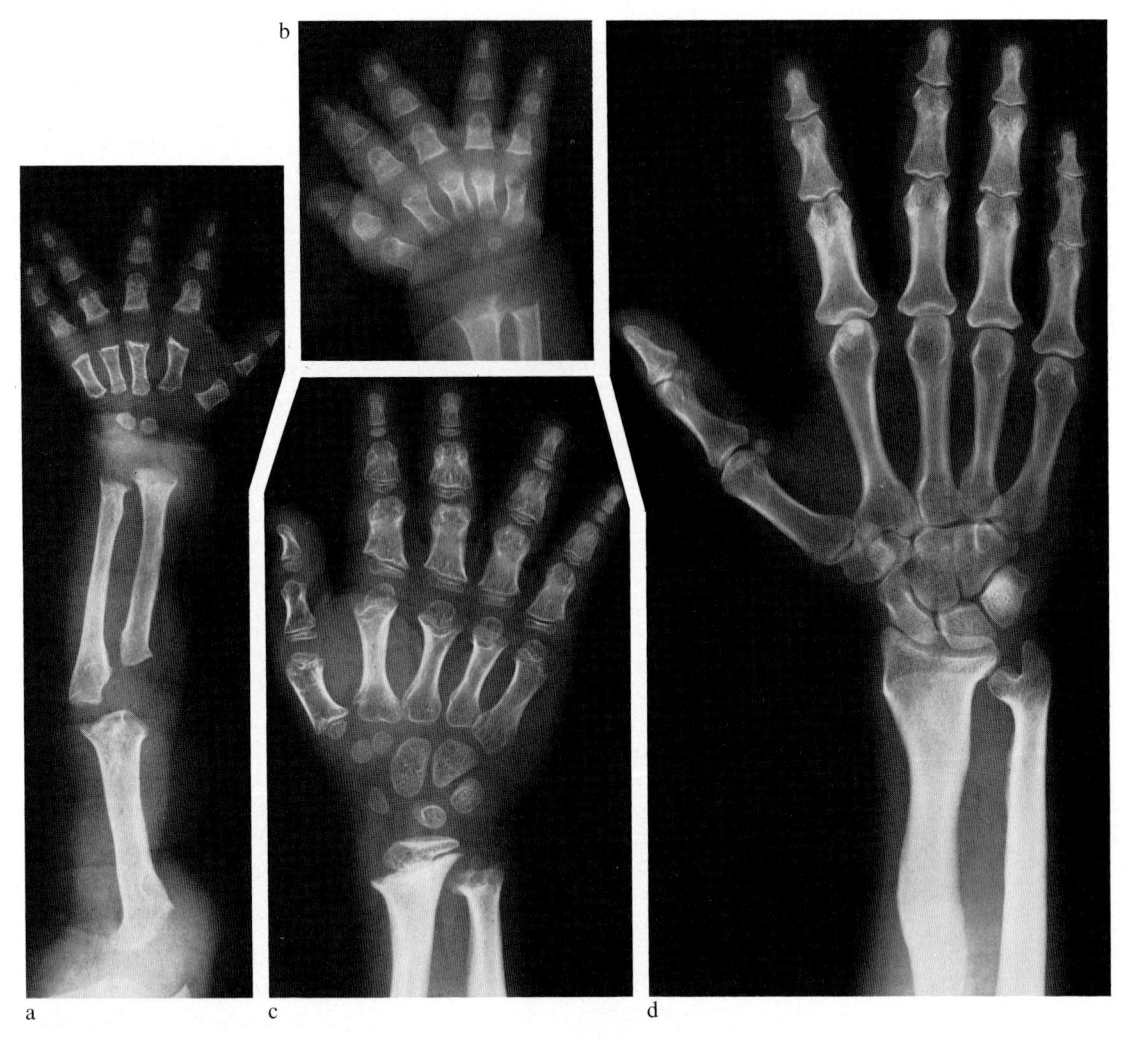

Abb. 24 Achondroplasie.
a) ♀, 6 Monate, Nr. 64 472 (= Abb. 21a, 23b);
b) ♂, 9 Monate, Nr. 85 924;
c) ♂, 9 Jahre, Nr. 63 263 (= Abb. 22b);
d) ♀, 27 Jahre, Nr. 95 167.

Brachymetakarpie und Brachyphalangie sind sehr verschieden ausgesprochen. Das Handröntgenbild in d) läßt die Diagnose kaum vermuten. Typische Dreizackstellung der Finger 2–5 in a–c, nicht mehr in d.

Literatur

Bailey, J. A. 1970: Orthopaedic aspects of achondroplasia. J. Bone Jt. Surg. 52 A, 1285 – 1301

Bouvet, J. P., P. Maroteaux, J. Feingold 1971: Etude génétique de l'achondroplasie. Ann. Génét. 14, 127 – 131

Caffey, J. 1958: Achondroplasia of pelvis and lumbosacral spine: some roentgenographic features. Amer. J. Roentgenol. 80, 449 – 457

Cohen, M. E., A. D. Rosenthal, D. D. Matson 1967: Neurological abnormalities in achondroplastic children. J. Pediat. 71, 367 – 376

Gardner, R. J. M. 1977: A new estimate of the achondroplasia mutation rate. Clin. Genet. 11, 31 – 38

Hall, J. G., J. P. Dorst, H. Taybi, C. I. Scott, L. O. Langer, V. A. McKusik 1969: Two probable cases of homozygosity for the achondroplasia gene. Birth Defects, Orig. 4, 24 – 34

Horton, W. A., J. I. Rotter, D. L. Rimoin, C. I. Scott, J. G. Hall 1978: Standard growth curves for achondroplasia. J. Pediat. 93, 435 – 438

James, A. E., J. P. Dorst, E. S. Mathews, V. A. McKusick 1972: Hydrocephalus in achondroplasia studied by cisternography. Pediatrics 49, 46 – 49

Kaufmann, H. J. 1964: Röntgenbefunde am kindlichen Becken bei angeborenen Skelettaffektionen und chromosomalen Aberrationen. Thieme, Stuttgart 1964

Langer, L. O., P. A. Baumann, R. J. Gorlin 1967: Achondroplasia. Amer. J. Roentgenol. 100, 12 – 26

Lefebvre, J.: zit. bei P.. rubi 1964 (7)

Lenz, W. 1964: Anomalien des Wachstums und der Körperform. In: Humangenetik, Bd. II, hrsg. von P. E. Becker. Thieme, Stuttgart (S. 63 – 112)

Morgan, B. D., J. M. Aase, C. B. Graham 1970: Homozygosity for achondroplasia? Report of a possible case with congenital heart disease and severe mental deficit. Pediatrics 45, 112–115
Murdoch, J. L., B. A. Walker, J. G. Hall, H. Abbey, K. K. Smith, V. A. McKusick 1970: Achondroplasia – a genetic and statistical survey. Ann. hum. Gen. 33, 227–244
Nehme, A. M. E., E. J. Riseborough, S. J. Tredwell 1976: Skeletal growth and development of achondroplastic dwarf. Clin. Orthop. 116, 8–23
Oberklaid, F., D. M. Danks, F. Jensen, L. Stace, S. Rosshandler 1979: Achondroplasia and hypochondroplasia. (Comments on frequency, mutation rate, and radiological features in skull and spone). J. Med. Genet. 16, 140–146
Parrot, J. 1878: zit. bei F. N. Silverman 1973
Ponseti, I. V. 1970: Skeletal growth in achondroplasia. J. Bone Jt. Surg. 52 A, 701–716
Rimoin, D. L., G. N. Hughes, R. L. Kaufmann, R. E. Rosenthal, W. H. McAlister, R. Silberberg 1970: Enchondral ossification in achondroplastic dwarfism. New Engl. J. Med. 283, 728–734
Rogovits, N., G. Weissenbacher, E. Zweymüller 1972: Homozygote Achondroplasie und thanatophorer Zwergwuchs – pränatal diagnostizierbare Skeletstörungen. Geburtsh. u. Frauenheilk. 32, 184–191
Rubin, P. 1964: Dynamic Classification of Bone Dysplasias. Year Book Med. Publ., Chicago
Siebens, A. A., D. S. Hungerford, N. A. Kirby 1978: Curves of the achondroplastic spine: a new hypothesis. Johns Hopk. med. J. 142, 205–210
Silverman, F. N. 1973: Achondroplasia. Progr. pediat. Radiol. 4, 94–124
von Soemmering, S. T. 1791: zit. bei F. N. Silverman 1973
Wise, B. L., F. Sondheimer, S. Kaufmann 1971: Achondroplasia and hydrocephalus. Neuropädiat. 3, 106–113

Diastrophische Dysplasie

Synonyma: Der diastrophische Zwergwuchs (diastrophique = verdreht, torquiert).
Erstbeschreibung: LAMY u. MAROTEAUX 1960.
Häufigkeit: Bis 1974 wurden mehr als 120 Fälle veröffentlicht (FREEDMAN u. Mitarb.).
Klinik: Die Kombination von angeborenem mikromelem Zwergwuchs und Klumpfüßen ermöglicht die Diagnose schon im Neugeborenenalter. Die typische, anfänglich „entzündliche" Schwellung an den Ohrmuscheln tritt erst nach Tagen oder Wochen auf und kann verkalken (Röntgenbild!). Extremitätenmißbildungen und Gelenke s. unten. Die obligaten Klumpfüße sind ausgesprochen therapieresistent.
Die häufigen Gaumenspalten (ca. ein Drittel der Fälle) mit der Gefahr der Aspiration sowie die Knorpelweichheit der Luftwege („letale Form des diastrophischen Zwergwuchses" (FREEDMAN u. Mitarb.)), selten die hochgradige Kyphose der Halswirbelsäule (BRANDNER u. BRINER; KASH u. Mitarb.) erhöhen die Säuglingssterblichkeit. Die mittlere Länge bei der Geburt beträgt 43 cm, die des Erwachsenen 112 cm (86–127 cm) (WALKER u. Mitarb.). *Laborbefunde:* ⌀. *Genetik:* autosomal-rezessiv. *Pathogenese und pathologische Anatomie:* Generalisiertes degeneratives Knorpelleiden mit charakteristischem histologischem Bild. Enzymdefekt im Mukopolysaccharidstoffwechsel der Chondrocyten (RIMOIN u. Mitarb.).

Röntgenbefunde:
Altersabhängigkeit: Zum Teil schon bei der Geburt erkennbar, jedoch in den ersten Lebensjahren zunehmend (Skoliose! Epiphysenveränderungen!).
Allgemeine Befunde: Mikromeler Minderwuchs mit polyepiphysärer Dysplasie und generalisierter Tendenz zu Gelenkskontrakturen (Knie, Hüften, Ellenbogen) sowie zu Subluxation und Luxation (Ellenbogen, Hüften, Patella usw.).
Lokale Befunde:
Schädel: Bisweilen sind Verkalkungen in den Ohrmuscheln sichtbar. *Wirbelsäule:* Progressive, primär nicht strukturell bedingte Skoliose (Lordose, Kyphose). Im Zervikalbereich selten hochgradige Kyphose (Hypoplasie einzelner Wirbelkörper, eventuell Spondylolisthesis mit neurologischen Folgen [s. oben]). Im Lumbalbereich Bogenwurzelabstände nach kaudal abnehmend. Sonst nur mäßige Formveränderungen der Wirbelkörper. *Extremitäten:* Die in der Literatur meist erwähnte Rhizomelie (WALKER u. Mitarb. u. a.) wird wahrscheinlich oft durch den äußeren Aspekt vorgetäuscht. Unsere eigenen zwei sowie weitere, aus der Literatur überprüften Fälle, waren besonders an den Armen ausgesprochen mesomel verkürzt. Die plumpen, oft metaphysär stark verbreiterten *langen Röhrenknochen* weisen kleine, abgeflachte und besonders am Femurkopf abnorm spät ossifizierte Epiphysen auf. Die variierten Femurhälse sind oft hammerkopfartig deformiert. Häufig entwickelt sich eine Hüftgelenksdysplasie mit Luxation oder Subluxation. Zapfenepiphysen werden am distalen Femur und distalen Radius beobachtet. Das *nahezu pathognomonische Röntgenbild der patschigen Hände* wird beherrscht durch die unregelmäßige, dank bizarren Fragmenten (Δ-Phalangen) und Kontrakturen noch verstärkte Verkürzung der Röhrenknochen. Das oft besonders kurze, meist ovoide Metakarpale I verlagert den Ansatz des hypermobilen Daumens nach proximal: In Subluxationsstellung ergibt dies den typischen „Autostopper" *(Hitch-Hiker-)Daumen*. Die Skelettveränderungen der sehr therapieresistenten *Klumpfüße* gleichen denjenigen der Hände.

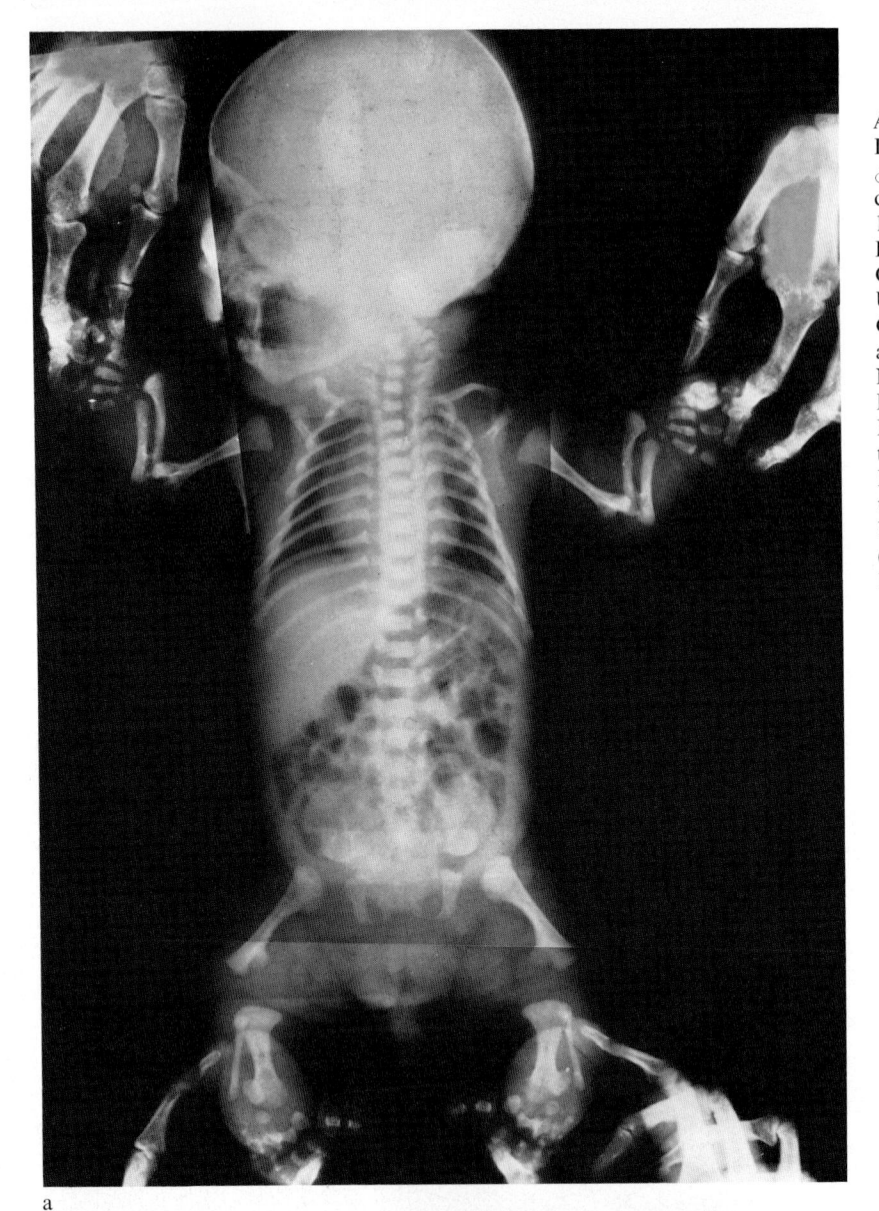

Abb. 25 Diastrophische Dysplasie.
♂, a) Neugeborenes. b) u. c) 3 Monate alt, d) 1½ Monate alt (alles Beobachtungen Prof. M. Corsi, Ospedale Civile, Udine, mit freundlicher Genehmigung).
a) „Babygramm" des Neugeborenen ermöglicht Diagnose: Mikromeler Minderwuchs mit aufgetriebenen Metaphysen, Kontrakturen und Luxationen, Klumpfüße und bereits typische Hände (Ulnarabduktion, „Hitch-Hiker-Daumen" usw.).

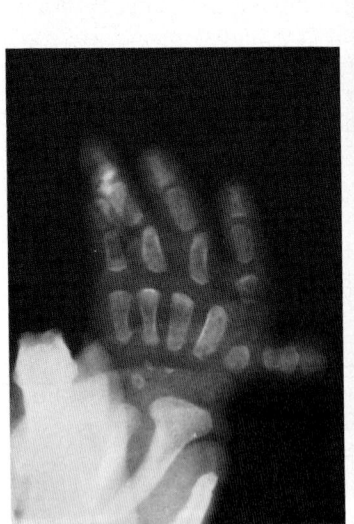

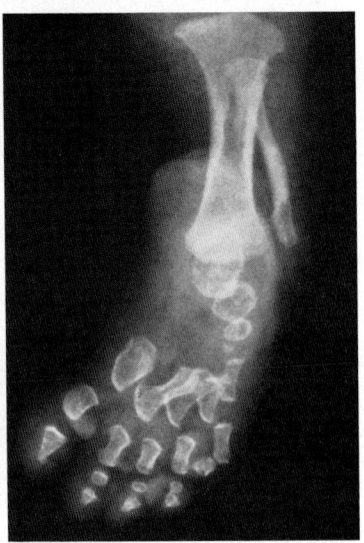

Abb. 25
b) Bizarre Deformierung und Subluxation der Phalangen. Ovaläres Metakarpale I. „Hitch-Hiker-Daumen". Vorauseilendes Knochenalter.
c) Klumpfuß, luxierte Fibula. Fußwurzeln ähnlich d).
d) Wirbelsäule schon (ungewöhnlich ausgeprägte) Platyspondylie mit Hypoplasie der Wirbelkörper C 4 bis C 6 und ausgeprägter Halskyphose. ▶

Radiologische Differentialdiagnose und besondere Bemerkungen

Neben den zahlreichen, im Neugeborenenalter erkennbaren Zwergwuchsformen (s. S. 3) müssen die Kontrakturen auch an die Arthrogrypose (keine typischen Skelettveränderungen) denken lassen.
Eine klinisch und radiologisch weniger ausgeprägte, histologisch offenbar jedoch identische Form der diastropischen Dysplasie (RIMOIN u. Mitarb.) wurde als diastrophische Variante bezeichnet (WALKER u. Mitarb.). Offensichtlich liegt eine wechselnde Expressivität des selben Gens vor (HORTON u. Mitarb.). Endlich beschrieben BURGIO u. Mitarb. 2 Geschwister mit einem „pseudo-diastrophischen Zwergwuchs", die neben dem klassischen Befund eine ausgeprägte Platyspondylie und eine vom klassischen Typ verschiedene Histologie aufwiesen.

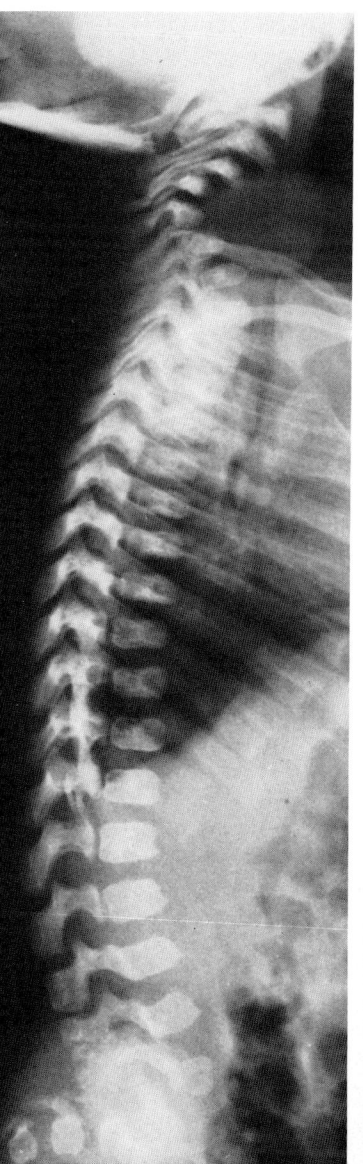

Abb. 25 e u. f ♀, Nr. 96 879, 6 Jahre alt.
e) ähnlich wie b) mit Δ-Phalangen.
f) Becken mit plumpen Femurhälsen und kleinen, abgeflachten Epiphysen. Verminderter Bogenwurzelabstand der LWK.

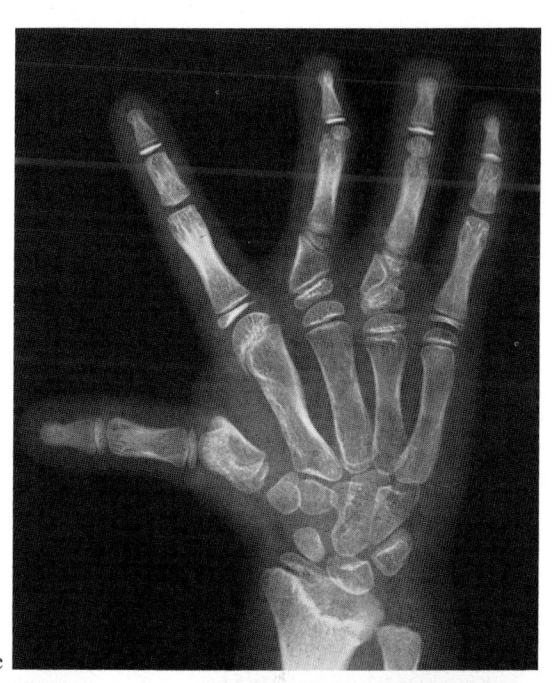

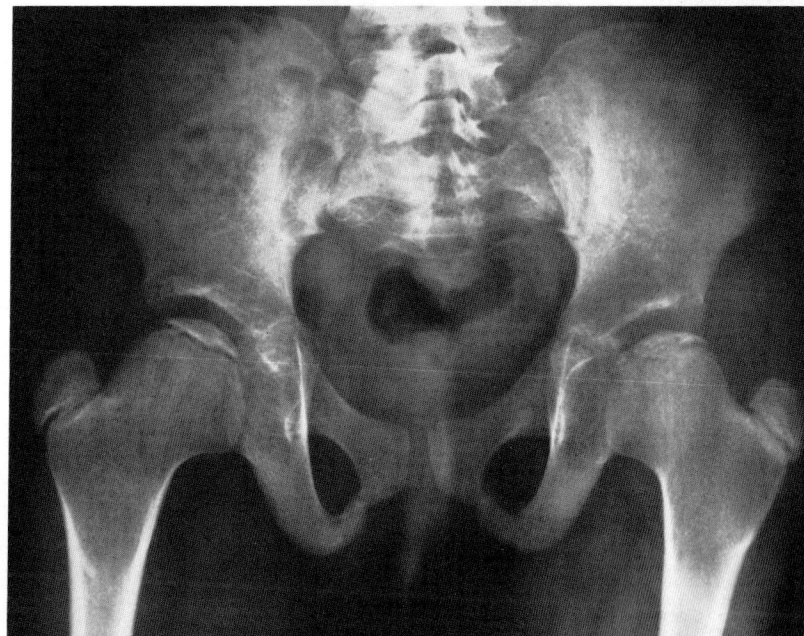

Literatur

Brandner, M., J. Briner 1973: Neugeborene mit diastrophem, thanatophorem Zwergwuchs und pränataler Verbiegung der langen Röhrenknochen. Fortschr. Röntgenstr. 119, 451–456

Briner, J., M. Brandner 1974: Pathologisch-anatomische und radiologische Untersuchungen bei zwei frühgeborenen Geschwistern mit diatrophischem Zwergwuchs und ausgeprägten Wirbelsäulenveränderungen. Virchows Arch. path. Anat. 364, 165–177

Burgio, G. R., C. Belloni, G. Beluffi 1974: Nanisme Pseudodiastrophique: étude de deux sœurs nouveau-nées. Arch. franç. Pédiat. 31, 681–696

Freedman, S. I., P. Taber, D. W. Hollister, D. L. Rimoin 1974: A lethal form of diastrophic dwarfism. Birth Defects, Orig. 10/12, 43–49

Hollister, D. W., R. S. Lachman 1976: Diastrophic dwarfism. Clin. Orthop. 114, 61–82

Horton, W. A., D. L. Rimoin, R. S. Lachman, F. Skovby, D. W. Hollister, J. Spranger, C. I. Scott, J. G. Hall 1978: The phenotypic variability of diastrophic dysplasia. J. Pediat. 93, 609–613

Kash, I. J., S. M. Sane, F. J. Samaha, J. Briner 1974: Cervical cord compression in diastrophic dwarfism. J. Pediat. 84, 862–865

Lamy, M., P. Maroteaux 1960: Le nanisme diastrophique. Presse med. 68, 1977–1980

Langer, L. O. 1965: Diastrophic dwarfism in early infancy. Amer. J. Roentgenol. 93, 399–404

Mortensson, W. 1969: Die Entwicklung der Skeletveränderungen beim diastrophischen Zwergwuchs. Radiologe 9, 307–310

Rimoin, D. L., D. W. Hollister, R. S. Lachman, R. L. Kaufman, W. H. McAlister, R. E. Rosenthal, G. N. F. Hughes 1974: Histologic studies in the chondrodystrophies. Birth Defects, Orig. 10/12, 283–286

Spranger, J., H. Gerken 1967: Diastrophischer Zwergwuchs. Z. Kinderheilk. 98, 227–234

Taber, P., S. Freedman, D. A. Lackey 1973: Diastrophic dwarfism. Progr. pediat. Radiol. 4, 152–166

Walker, B. A., C. I. Scott, J. G. Hall, J. L. Murdoch, V. A. McKusick 1972: Diastrophic dwarfism. Medicine 51, 41–59

Walter, H. 1970: Der diastrophische Zwergwuchs. Fortschr. allg. klin. Humangenet. 2, 31–106

Metatropische Dysplasie

Synonyma: metatropischer Zwergwuchs, Hyperchondrogenese. ($\mu\varepsilon\tau\alpha'\tau\rho o\pi o\sigma$ = vielgestaltig.)

Der Gestaltwandel vom Extremitätenzwergwuchs des Neugeborenen zum Rumpfzwergwuchs des älteren Säuglings und Kleinkindes kennzeichnet die von MAROTEAUX u. Mitarb. 1966 beschriebene, früher als hyperplastische Form der Achondroplasie oder, im späteren Alter, als Morquiosche Krankheit verkannt, seltene Osteochondrodysplasie. Das Vorliegen von *autosomal-rezessivem* und *autosomal-dominantem Erbgang* weist auf eine Heterogenität hin. Es werden verschiedene Typen unterschieden. *Klinisch* wird meist schon bei der Geburt die auffällige Kürze der Extremitäten im Gegensatz zum relativ langen Rumpfe mit schmalem Thorax und normalem Schädel, nicht selten auch ein schwanzartiger Fortsatz über dem Sakrum festgestellt. Die Hände und Füße sind auffällig langfingrig. Die an den Gelenken in ihren Bewegungen eingeschränkten aufgetriebenen Extremitäten erscheinen im Laufe der Zeit relativ weniger verkürzt (Gestaltwandel!). Wird das frühe Säuglingsalter, wo vermindertes Respirationsvolumen, aber auch die Hyperplasie der Trachealknorpel (HOUSTON) zum perinatalen Tod führen können, überstanden, so ist die Prognose quoad vitam gut. Die Erwachsenenlänge beträgt ca. 120 cm (SPRANGER). *Abnorme Laboratoriumsbefunde* sind nicht bekannt.

Radiologisch steht *bei der Geburt* ein hochgradiger Ossifikationsrückstand der schmalen, zungen- oder diamantenförmigen Wirbelkörper mit um ein Mehrfaches höheren Zwischenwirbelscheiben im Vordergrunde. Die hellebardenförmige Beckenschaufel mit schmaler Incisura ischiadica major und kerbenartiger Einziehung kaudal der Spina iliaca ventralis sowie dem horizontalen Azetabulardach erinnert etwas an die Befunde der Achondroplasie. Die Hypertrophie des Trochanter minor gibt dem Schenkelhals eine typische Hammerform. Die distale Femurmetaphyse ist trompetenartig aufgetrieben, der zugehörige Epiphysenkern nicht verknöchert. Dies führt zur Hantelform des Femurs. Die übermäßige Knorpelproliferation („Hyperchondrogenese") der nicht ossifizierten Extremitätenabschnitte bewirkt eine eigenartig transparente Verlängerung von Karpus und Röhrenknochen. Im *späten Kindesalter* bleibt die Platyspondylie der Brustwirbel bestehen, während die meißelförmig verunstalteten Lendenwirbelkörper sich kräftig entwickeln. Die Ossifikation der Epiphysen, besonders des Femurkopfes sowie der Handwurzelknochen, ist gestört, so daß sich eine besondere Form der spondylo-epi(meta)physären Dysplasie entwickelt.

Abweichungen vom klassischen metatropischen Zwergwuchs wurden als „Variants" (KOZLOWSKI u. Mitarb.) sowie „Pseudometatropischer Zwergwuchs" (BAILEY) bezeichnet. Zur endgültigen Klassifizierung müssen weitere, mehr in die Einzelheiten gehende Beobachtungen abgewartet werden.

Differentialdiagnostisch müssen wegen der ähn-

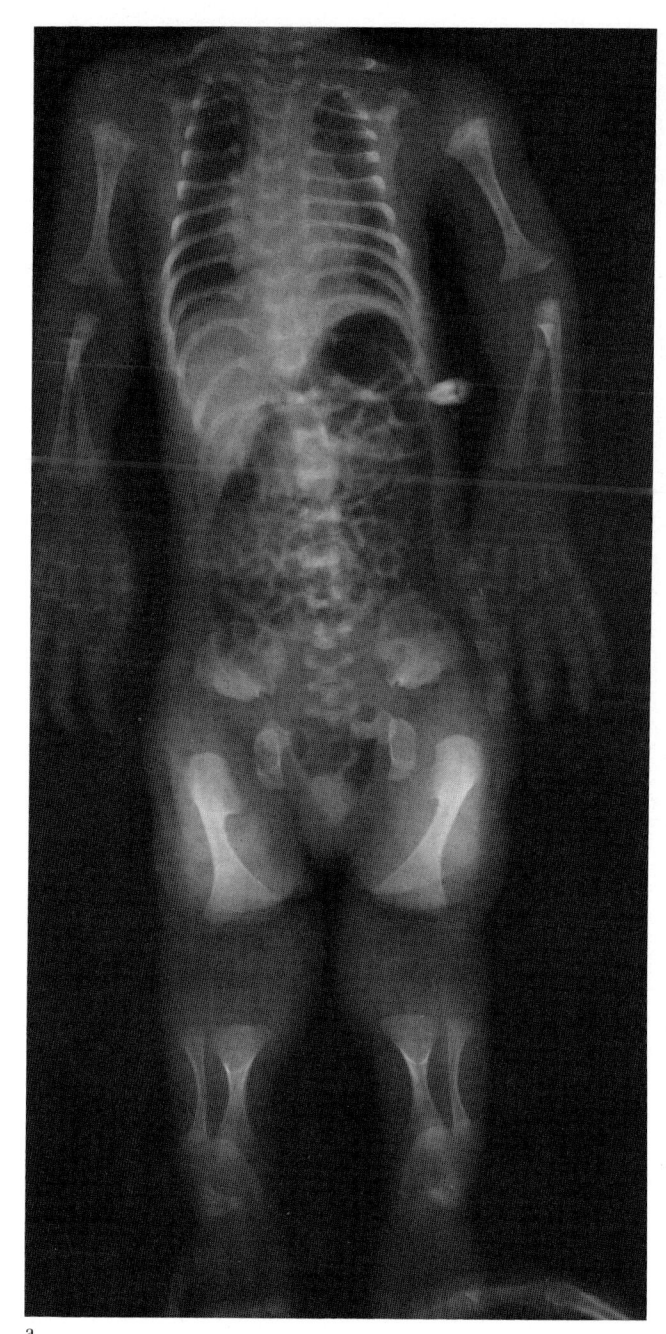

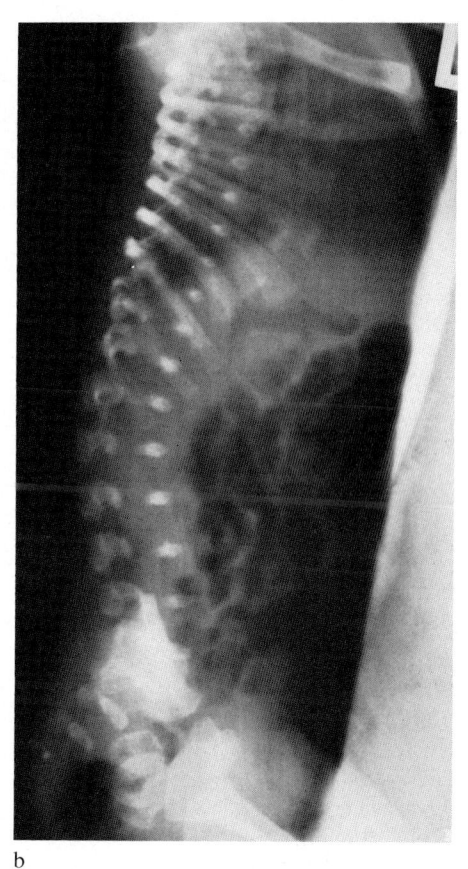

Bei der Geburt manifeste Wachstums- und Entwicklungsstörungen 45

Abb. 26 Metatropische Dysplasie, ♂ Nr. 100 533.
a) „Babygramm", Neugeborenes. Verkürzte Extremitäten, relativ zu langer Rumpf mit schmalem Thorax. Fehlende distale Femurepiphysen. Abnorm lange Hände. Hellebardenartige Beckenschaufeln. Femurhälse hammerkopfartig abgewinkelt, distale Femur- und proximale Tibiametaphysen trompetenartig aufgetrieben.
b) Seitliche Wirbelsäule: Ossifikationsrückstand der Wirbelbögen und abgeflachte, z. T. „diamantförmige" Wirbelkörper. Zu hohe Zwischenwirbelräume.
Abb. 26 c–g siehe S. 46 u. 47

lichen Hantelform der Röhrenknochen im Säuglingsalter das Kniest-Syndrom (breiter, kurzer Thorax, Wirbelkörperdefekte, große Knieepiphysen, S. 52), das Weißenbacher-Zweymüller-Syndrom (Mikrognathie, später normales Wachstum), sowie das Kniest-ähnliche Syndrom von LANGER u. Mitarb. (Verbiegung der langen Röhrenknochen, massive Wirbelkörpermißbildungen) in Betracht gezogen werden. Die Platyspondylie ist weiteren zahlreichen Dysplasien gemeinsam, wobei besonders die Mukopolysaccharidose IV (Morquio), sowie die spondylometaphysäre Dysplasie Typ Kozlowski (s. S. 216 und S. 83) zu Verwechslungen Anlaß geben können.

Osteochondrodysplasien

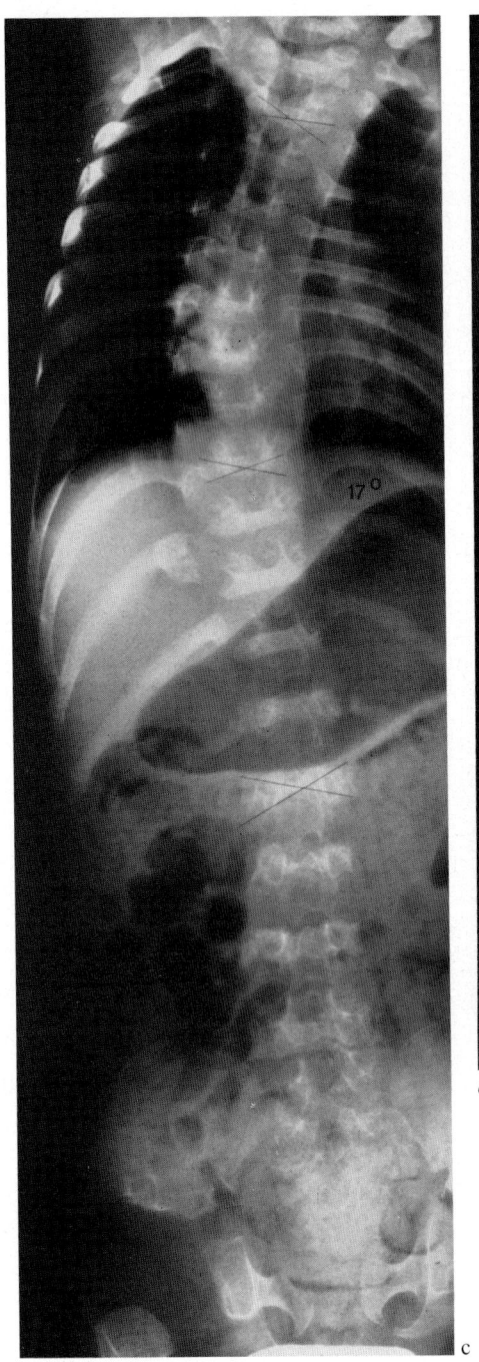

Abb. 26
c) u. d) 13 Monate,
2 9/12 Jahre: Beginnende Skoliose, Platyspondylie, enge Bogenwurzelabstände.

Literatur

Bailey, J. A. 1973: Disproportionate short stature. Saunders, Philadelphia

Crowle, P., R. Astley, J. Insley 1976: A form of metatropic dwarfism in two brothers. Pediat. Radiol. 4, 172 – 174

Gefferth, K. 1973: Metatropic Dwarfism. Progr. pediat. Radiol. 4, 137 – 151

Haller, J. O., W. E. Berdon, M. Robinow, T. L. Slovis, D. H. Baker, G. F. Johnson 1975: The Weissenbacher-Zweymuller syndrome of micrognathia and rhizomelic chondrodysplasia at birth with subsequent normal growth. Amer. J. Roentgenol. 125, 936 – 943

Houston, C. S., C. F. Aween, H. P. Kent 1972: Fatal neonatal dwarfism. J. Canad. Ass. Radiol. 23, 45 – 61

Kozlowski, K., L. Morris, H. Reinwein, P. Sprague, L. A. Tamaela 1976: Metatropic dwarfism and its variants. Aust. Radiol. 20, 367 – 385

Langer, L. O., M. Gonzales-Ramos, H. Chen, C. E. Espiritu, N. W. Courtney, J. M. Opitz 1976: A severe infantile micromelic chondrodysplasia which resembles Kniest disease. Pediatrics 123, 29 – 38

Maroteaux, P., J. Spranger, H. R. Wiedemann 1966: Der metatropische Zwergwuchs. Arch. Kinderheilk. 173, 211 – 226

Miething, R., B. Stöver, H. Noeske 1980: Metatropher Zwergwuchs. Eine seltene Form der Skelettdysplasie. Mschr. Kinderh. 128, 153 – 156

Perri, G. 1978: A severe form of metatropic dwarfism. Pediat. Radiol. 7, 183 – 185

Spranger, J. 1967: Der metatropische Zwergwuchs. Radiologe 12, 385 – 387

Abb. 26
e) 2¹¹/₁₂ Jahre. Hellebardenartige Darmbeinschaufel, hammerkopfartiger Trochanter minor. Femurköpfe nicht ossifiziert.
f) 2½jährig. Röhrenknochen verkürzt, fehlende Ossifikation von Epiphysen und Karpus, aber vergrößerter „Knorpelraum".
g) 4⁵/₁₂ Jahre. Trompetenform der Metaphysen, abgeflachte Epiphysen.
(Abb. a) u. b) verdanken wir Dr. JUCKER, Kantonsspital Schaffhausen; Abb. d) u. g) Prof. SCHEIER, Klinik Wilhelm Schulthess, Zürich).

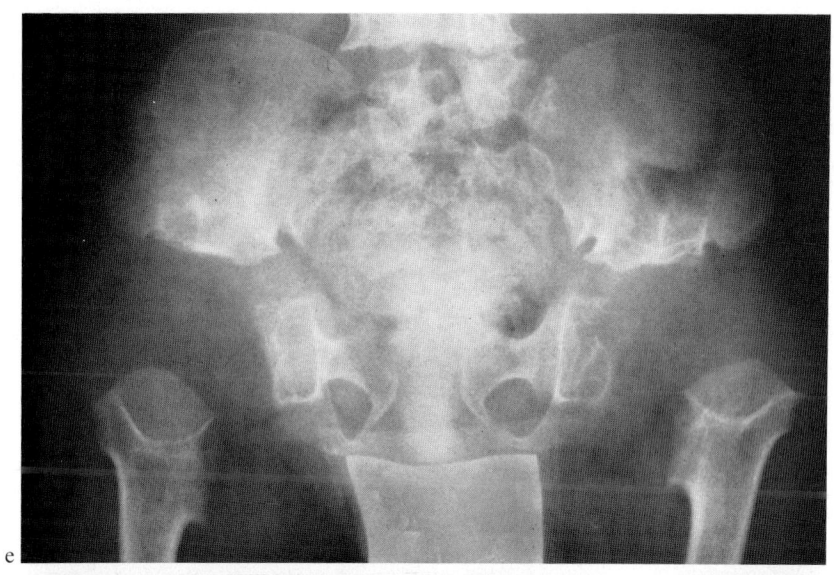

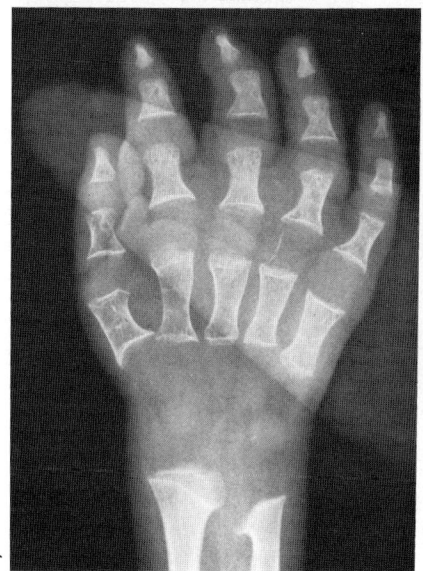

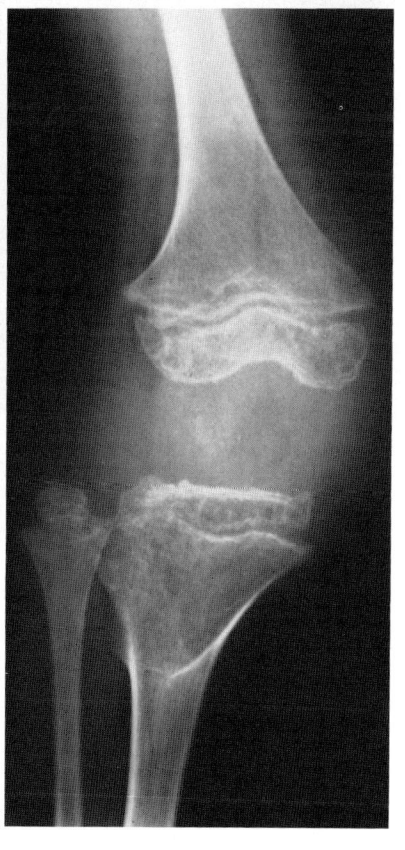

Kongenitale spondyloepiphysäre Dysplasie

Mit der gewählten Bezeichnung stellten die Erstbeschreiber SPRANGER u. WIEDEMANN (1966) den frühen Beginn dieser Dysplasie dem etwas späteren der Morquioschen Krankheit und dem noch späteren der sog. „Tarda-Form" gegenüber. Bis 1970 konnten SPRANGER u. LANGER 48 gesicherte Fälle überblicken. Der *Erbgang* ist autosomal-dominant, mit wechselnder Expressivität (SPRANGER u. Mitarb. 1974).

Klinisch steht neben dem schon bei der Geburt auffälligen Rumpfzwergwuchs, der im Kindesalter mit kurzem Hals und kielartig vorspringender Brust an langbeinige Wasservögel erinnert (Reihertyp), der häufige Befall der Augen (Myopie und Netzhautablösungen) im Vordergrund. Ent-

48   Osteochondrodysplasien

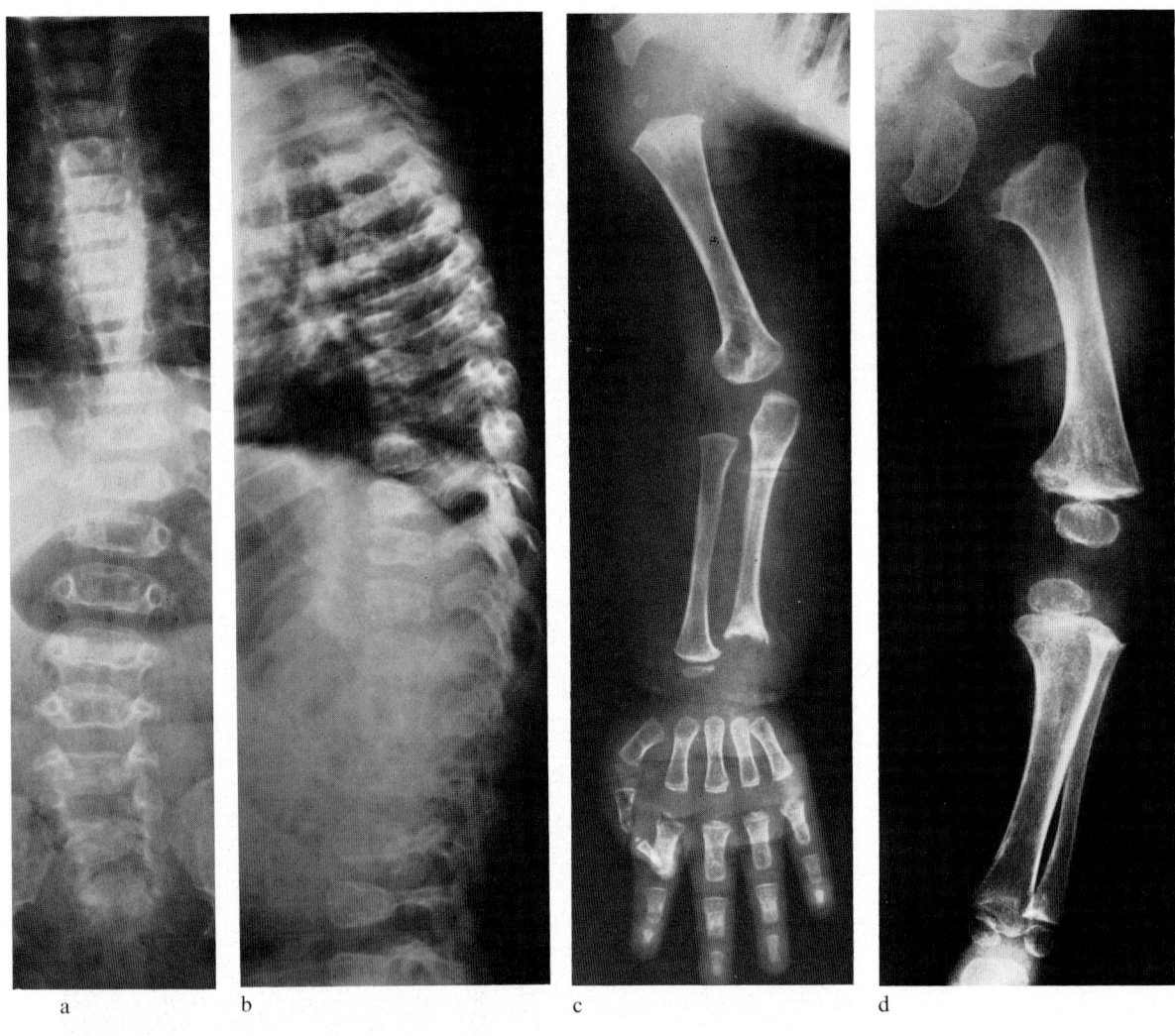

Abb. 27   Kongenitale spondylo-epiphysäre Dysplasie. a) – e) ♂, 1 Jahr alt, f) u. g) gleicher Patient, 3 Jahre alt.
Die Wirbelkörper (a, b) zeigen mit 1 Jahr die charakteristische „Birnenform", mit vorwiegend *dorsaler* Abflachung. Im Lumbalbereich noch Reste einer Längsspaltung („coronal cleft"). Die Dens (g) ist nicht ossifiziert, und Halswirbelkörper sind ovoid.
Schambein und Femurkopf sind mit 1 Jahr (e) und 3 Jahren (f) nicht erkennbar, wohl aber die Varusdeformität (f). Die plumpen, kurzen „langen" Röhrenknochen zeigen zunehmend auch metaphysäre Unregelmäßigkeiten, während das Handskelet unauffällig ist.
(Beobachtungen Prof. D. DANKS und Dr. V. MAYNE, Royal Children's Hospital, Melbourne, mit freundlicher Erlaubnis).

sprechende spezialärztliche Untersuchungen müssen zur allfälligen Frühbehandlung unbedingt durchgeführt werden. Neuerdings wurde auch eine thorakal bedingte, evtl. letale neonatale Atemnot beobachtet (HOLTHUSEN, MACPHERSON u. WOOD, NAUMOFF). Die Erwachsenenlänge variiert zwischen 84 und 128 cm (SPRANGER u. Mitarb. 1977).
Röntgenbefunde: Diese sind ausgesprochen altersabhängig: Im Neugeborenen- und Säuglingsalter steht der typische Ossifikationsrückstand, besonders der Schambeine, der distalen Femurepiphysen sowie eine Platyspondylie mit birnenförmigen Wirbelkörpern im Vordergrunde. Im *Kindesalter* ist die Abflachung, der Entwicklungsrückstand und die unregelmäßige Ossifikation der Wirbelkörper sowie die Hypoplasie der Dens des Epistropheus ausgeprägt. Besonders gürtelnahe sind die Epiphysen unterentwickelt, aber auch die Metaphysen dysplastisch: Unter dem abnorm horizontalen Azetabulardach entwickelt sich eine hochgradige Coxa vara. Die rhizomele Kurzglie-

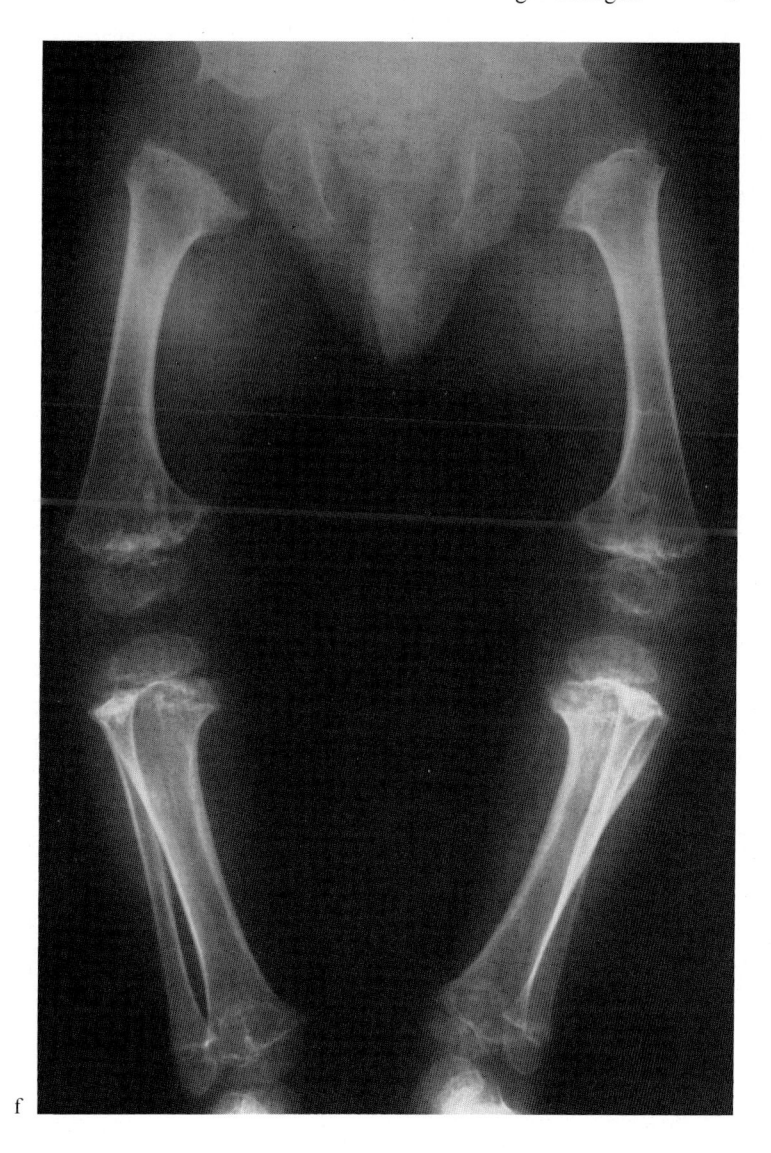

Bei der Geburt manifeste Wachstums- und Entwicklungsstörungen 49

Abb 27 e–g   f

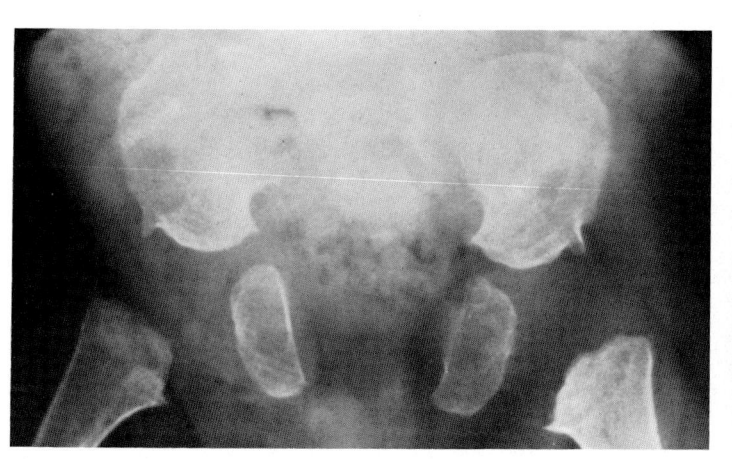

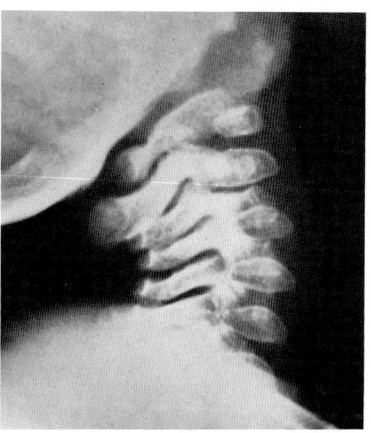

g

derigkeit ist deutlich. Im Gegensatz dazu ist das Handröntgenbild weitgehend normal. Man könnte nun auch von einer spondylo-epi-metaphysären Dysplasie sprechen.

Beim *Erwachsenen* entwickelt sich eine mäßige Kyphoskoliose mit ausgeprägter lumbaler Lordose. Die Coxa vara wird hochgradig. Die übrigen Befunde entsprechen einem Endzustand der vorausgegangenen Veränderungen.

Differentialdiagnose: Während die klinisch-radiologische Differentialdiagnose zur Mukopolysaccharidose IV (Morquio, S. 216) und zur Tardaform der spondylo-epiphysären Dysplasie (spätes Auftreten, vorwiegend spondylär, typische Wirbelkörperform) keine Schwierigkeiten bereitet, ermöglichen Becken- und Femurveränderungen bei normalem Handskelett meist eine Abgrenzung gegenüber der Kniestschen Dysplasie (s. S. 52), der metatropischen Dysplasie und den noch ungenügend charakterisierten spondylo-epi-metaphysären Dysplasien.

Literatur

Holthusen, W. 1976: Dysplasia spondyloepiphysaria congenita. Radiologe 16, 286 – 287

Kelly, T. E., J. R. Lichtenstein, J. P. Dorst 1977: An unusual familial spondyloepiphyseal dysplasia: "Spondyloperipheral Dysplasia". Birth Defects, Orig. 13/3 B, 149 – 165

Macpherson, R. I., B. P. Wood 1980: Spondyloepiphyseal dysplasia congenita. Pediatr. Radiol. 9, 217 – 224

Michaelis, E., H. Kemperdick, J. W. Spranger 1973: Dysplasia spondyloepiphysaria congenita. Fortschr. Röntgenstr. 119, 429 – 438

Naumoff, P. 1977: Thoracic dysplasia in spondyloepiphyseal dysplasia congenita. Amer. J. Dis. Child. 131, 653 – 654

Spranger, J. W., L. O. Langer 1970: Spondyloepiphyseal dysplasia congenita. Radiology 94, 313 – 322

Spranger, J. W., L. O. Langer, H.-R. Wiedemann 1974: Bone Dysplasias. Fischer, Stuttgart

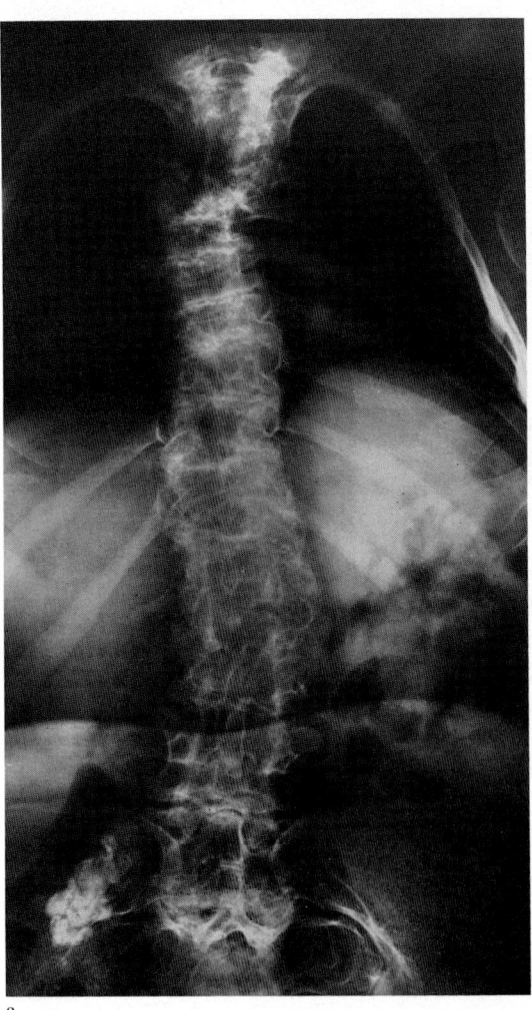

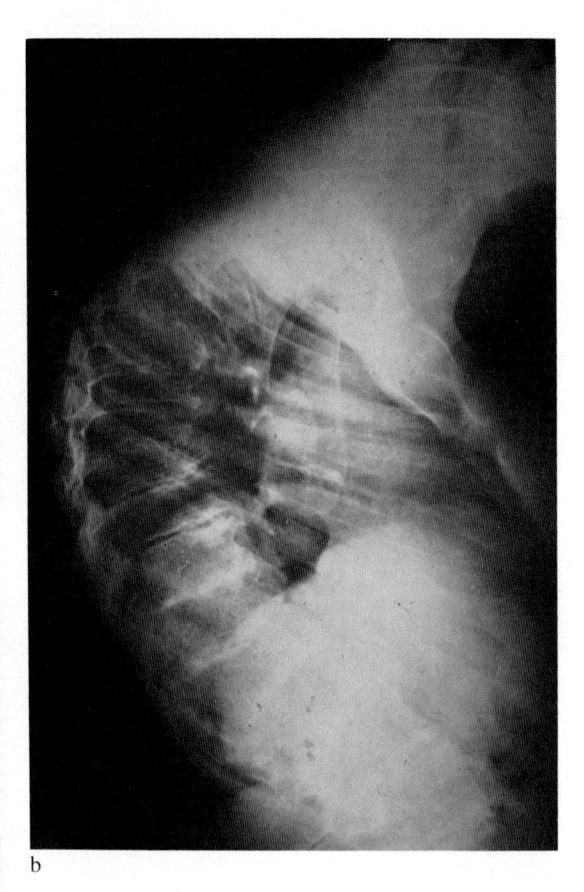

Abb. 28 Kniestsche Dysplasie.
♀, 3½ Jahre (c) und 30 Jahre (a, b, d, e). Allgemeine Osteoporose.
a) u. b) Platyspondylie, Kyphoskoliose.

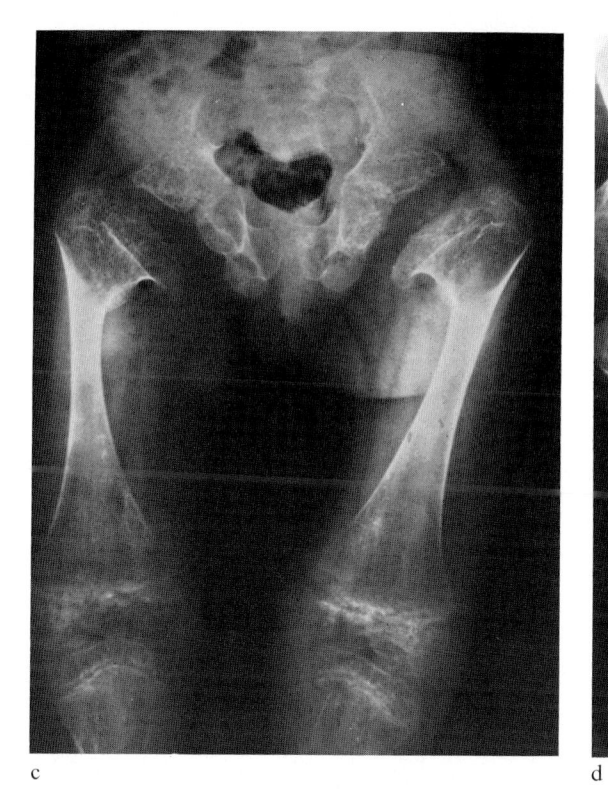

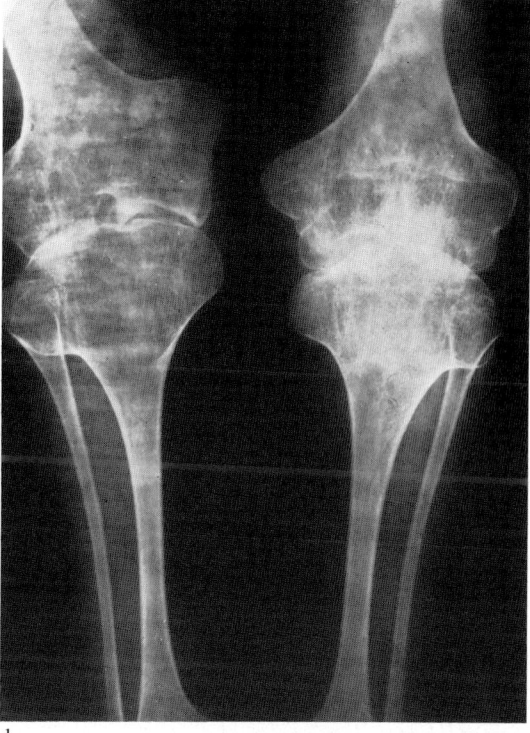

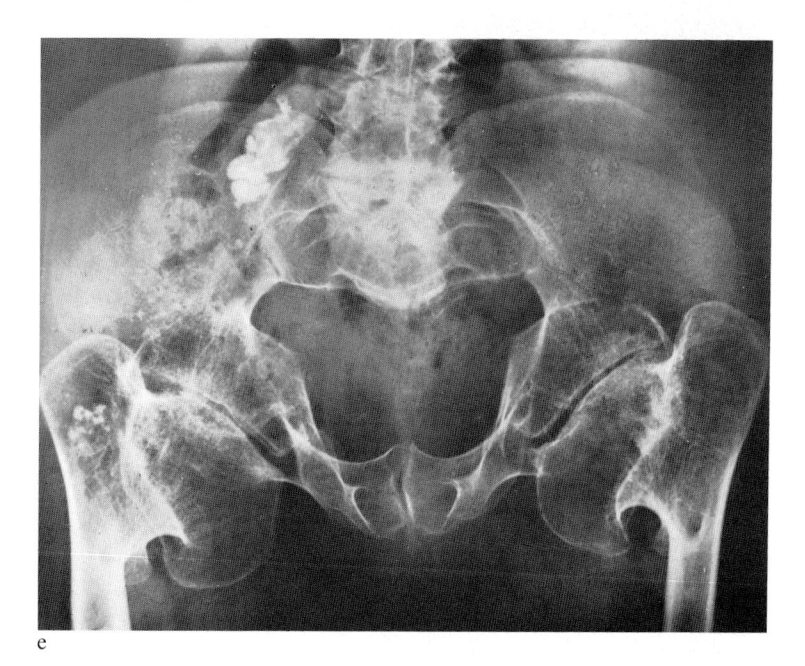

c) – e) Verminderte Höhe der Darmbeinschaufeln, steiles Azetabulardach, „Dessert-Schalen"-Form des Beckeneinganges. Minimale Ossifikation der Femurköpfe (c), die in (d) schlachtbeilartig deformiert und vergrößert sind. Fleckige Verdichtung im Trochanter major (d). Die langen Röhrenknochen sind hantelförmig deformiert, die aufgetriebene meta-epiphysäre Region zum Teil unregelmäßig mineralisiert (c).
d) u. e) Nachkontrolle des Princeps-Falles (mit freundlicher Erlaubnis von Medizinalrat Dr. W. Kniest, Naumburg, DDR).

Kniestsche Dysplasie

Die seltene, 1952 von KNIEST als eigenständig erkannte Dysplasie wurde bis 1975 in ca. 25 Fällen beobachtet. Trotz fast ausschließlich sporadischem Auftreten wird ein *autosomal-dominanter Erbgang* vermutet (MAROTEAUX u. SPRANGER, GNAMEY u. Mitarb.).
Der ruhende Knorpel mit den eigenartigen „Löchern" in den großen Chondrocyten („Swiss cheese" – es handelt sich um die erweiterten Zisternen des endoplasmatischen Retikulums mit rauher Oberfläche, ein Hinweis auf einen Defekt in Synthese, Struktur oder Sekretion einer Komponente der Knorpelmatrix [HORTON u. RIMOIN]) wird *pathologisch anatomisch* bei keiner anderen Dysplasie angetroffen.
Klinisch steht der mit dem Alter zunehmende spondylogene, aber auch rhizomele Minderwuchs (Erwachsenenlänge 106 – 145 cm, SPRANGER u. Mitarb.), die Auftreibung der großen Gelenke mit Bewegungseinschränkung, und das flache Gesicht mit eingesunkener Nasenwurzel im Vordergrunde. Gaumenspalten in ca. 50% der Fälle (SPRANGER u. Mitarb.), hochgradige Myopie, eventuell mit Netzhautablösung sowie Schwerhörigkeit sind weitere typische Komplikationen.
Das Verteilungsmuster der einzelnen *Röntgenbefunde*, die ausgesprochen altersabhängig und durch eine allgemeine Osteoporose gekennzeichnet sind, ordnet die Kniestsche Krankheit den spondylo-epi-metaphysären Dysplasien zu.
Im *Neugeborenenalter* zeigt sich schon eine deutliche Platyspondylie mit „Spaltbildung" der Wirbelkörper in der Längsachse (seitliche Ansicht), die sich im Laufe der Monate und Jahre zurückbildet. Auch das Becken ist in diesem Alter schon relativ typisch, mit verminderter Höhe der Darmbeinschaufeln und verkleinerter Incisura ischiadica major, ebenso wie die Veränderung der Oberschenkelknochen (s. unten).
Die *langen Röhrenknochen*, besonders die Femora, sind an den Metaphysen hantelförmig aufgetrieben, mit dickem kurzem Femurhals. Während der stark deformierte Femurkopf erst mit einigen Jahren, eventuell sogar erst in der Adoleszenz ossifiziert, sind die Epiphysen am Knie im Kindesalter oft deutlich vergrößert (megalo-epiphysär) und, im Kontrast zur allgemeinen Osteoporose, mit wolkigen Verdichtungen durchsetzt. Ähnliche Veränderungen finden sich in den angrenzenden Metaphysenabschnitten und in analoger Weise auch im proximalen Humerusende. Die *Weichteilauftreibung* am Knie ist auch radiologisch erfaßbar, und im *sehr typischen Handröntgenbild* besonders an den spindelförmigen proximalen Interphalangealgelenken. Hier finden sich an den Grundphalangen eigenartige fragmentierte zusätzliche Epiphysen, die später mit der Metaphyse verschmelzen. Die Epiphysen der Metakarpalia sind auffällig groß und quadratisch. Das Knochenalter bleibt zurück. Ein typisches Profil-Pattern wurde von POZNANSKI beschrieben (siehe LACHMAN u. Mitarb.). Die *Wirbelsäule* zeigt auch im späteren Kindes- und Erwachsenenalter eine allgemeine Platyspondylie, wobei die Wirbelkörper in der seitlichen Ansicht verlängert und besonders in den ventralen Abschnitten keilförmig zugespitzt sind, mit lumbaler Lordose und Kyphoskoliose. Der Wirbelkörper von C 2 kann massiv vergrößert sein (LACHMAN u. Mitarb.).
Differentialdiagnostisch werden heute zusätzlich drei weitere „Kniest-ähnliche" Spielarten unterschieden (FARRIAUX u. Mitarb.), denen allen die Rhizomelie, die Platyspondylie und Spaltbildung

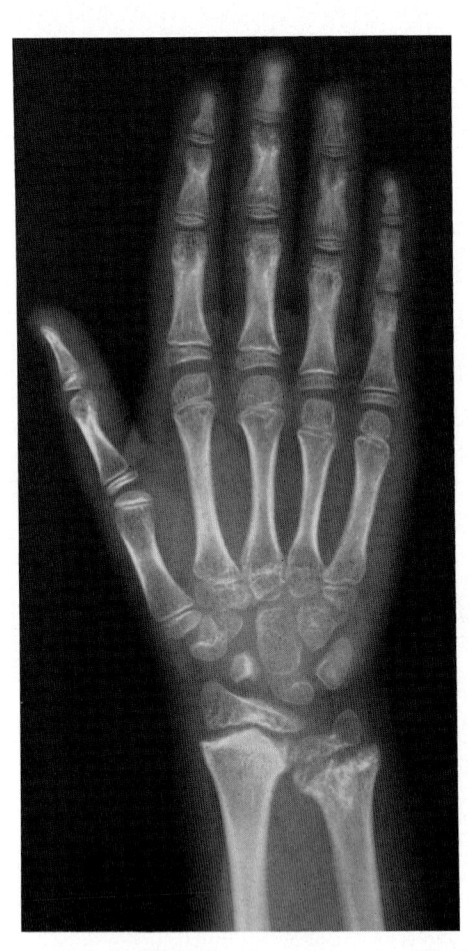

Abb. 29 Kniestsche Dysplasie. ♂, 10 Jahre alt, Nr. 85 293. Typische Pseudoepiphysen an Metakarpalia und Grundphalangen. Auflockerung der distalen Ulnametaphyse.

der Wirbelkörper (Coronal Cleft) und teilweise die Hantelform der Röhrenknochen gemeinsam ist:
- das Weißenbacher-Zweymüller-Syndrom (Befunde weniger ausgeprägt, allmählich völlige Normalisierung, auch der Körpergröße, Hypognathie, Literatur siehe HALLER u. Mitarb.);
- der dyssegmentale Zwergwuchs (GRUHN u. Mitarb.) (Rolland-Langer-Dinno-Syndrom), eine letale anisospondyle kampomikromele Zwergwuchsform;
- die von FARRIAUX u. Mitarb. beschriebene letale (?) Zwergwuchsform mit metaphysärer Konkavität und „gefüllten gewehrpatronenähnlichen" Phalangen.

Im übrigen ist im Neugeborenenalter vor allem die Abgrenzung gegenüber der metatropischen Dysplasie (diamantenförmige Wirbelkörper, schmaler Thorax, Hellebardenform des Darmbeins) und der Kongenitalform der spondylo-epiphysären Dysplasie (Ossifikationsstörung am Scham- und Sitzbein, proximaler Femur kaum deformiert) notwendig. Im weiteren Kindesalter ermöglichen die erwähnten Röntgenbefunde eine klare Unterscheidung von den übrigen spondyloepimetaphysären Dysplasien.

Literatur

Castroviejo, P. I., C. Casas, J. Laurrauri, A. Martinez Bermejo 1977: Sindrome de Kniest. An. esp. Pediat. 10, 761–768

Cortina, H., R. Aparici, J. Beltran, C. Alberto 1977: The Weissenbacher-Zweymuller Syndrome. Pediat. Radiol. 6, 109–111

Farriaux, J. P., J. Remy, G. B. C. Harris, J. Spranger, P. Maroteaux 1977: Severe neonatal dwarfism resembling the Kniest and Rolland types of chondrodysplasia. Acta paediat. belg. 30, 77–84

Gnamey, D., J.-P. Farriaux, G. Fontaine 1976: La maladie de Kniest – observation famiale. Arch franç. Pédiat. 33, 143–151

Gruhn, J. G., R. J. Gorlin, L. O. Langer 1978: Dyssegmental Dwarfism. Amer. J. Dis. Child. 132, 382–386

Haller, J. O., W. E. Berdon, M. Robinow, T. L. Slovis, D. H. Baker, G. F. Johnson 1975: The Weissenbacher-Zweymuller syndrome of micrognathia and rhizomelic chondrodysplasia at birth with subsequent normal growth. Amer. J. Roentgenol. 125, 936–943

Horton, W. A., D. L. Rimoin 1979: Kniest dysplasia. A histochemical study of the growth plate. Pediat. Res. 13, 1266–1270 (1979)

Kniest, W., B. Leiber 1977: Kniest-Syndrom. Mschr. Kinderheilk. 125, 970–973

Kozlowski, K., A. Barylak, Kobielowa, Z. 1977: Kniest syndrome. Aust. Radiology 21, 60–67

Lachman, R. S., D. L. Rimoin, D. W. Hollister, J. P. Dorst, D C. Siggers, W. McAllister, R. L. Kaufman, L. O. Langer 1975: The Kniest syndrome. Amer. J. Roentgenol. 123, 805–814

Langer, L. O., M. Gonzales-Ramos, H. Chen, C. E. Espiritu, N. W. Courtney, J. M. Opitz 1976: A severe infantile micromelic chondrodysplasia which resembles Kniest disease. Pediatrics 123, 29–38

Maroteaux, P., J. Spranger 1973: La maladie de Kniest. Arch. franç. Pédiat. 30, 735–751

Spranger, J. W., L. O. Langer, H. R. Wiedemann 1974: Bone dysplasias: Kniest disease. Fischer; Stuttgart (S. 114–119)

Mesomele Minderwuchsformen

Im Gegensatz zur Rhizomelie ist die Mesomelie, d. h. Verkürzung des mittleren Extremitätenabschnittes, klinisch und radiologisch meist eindrücklich. Sie eignet sich deshalb als *differentialdiagnostisches „Leitsymptom"*.

Obere und untere Extremitäten sind in den verschiedenen Dysplasien und Syndromen oft sehr unterschiedlich betroffen.

Tabelle 7 und Abb. 30 unterteilen die zahlreichen Spielformen der Mesomelie nach weiteren, meist radiologisch leicht erfaßbaren Skelettabnormitäten. Mit Ausnahme der Dyschondrosteose, des Robinow- und Ellis-van-Creveld-Syndroms, das anderweitig besprochen wird, handelt es sich um sehr seltene Krankheitsbilder. Für Einzelheiten sei deshalb auf die entsprechende Originalliteratur sowie die ausgezeichneten Übersichten von KAITILA u. Mitarb., SILVERMAN sowie MAROTEAUX u. SPRANGER verwiesen.

Zur radiologischen Objektivierung der Mesomelie

Das Fehlen von statistisch gesicherten Standardverhältnissen („Ratios") der distalen zu den proximalen Extremitätenabschnitten (z. B. Tibia/Femur, Ulna/Humerus usw.) verunmöglicht, die Abweichung von der Norm zahlenmäßig vergleichend festzuhalten. Viele Autoren vergleichen den Meßwert mit dem P-50-Wert (separate Tabellen für Knaben und Mädchen!) nach MARESH. Um die relative Abweichung von der Norm zwischen oberen und unteren Extremitäten besser darzustellen, kann auch ein Quotient gebildet durch den P-50-Wert nach MARESH und dem festgestellten Wert errechnet werden.

Dyschondrosteose

Synonyma: Léri-Weillsche Krankheit
Erstbeschreibung: BERTOLOTTI 1913, LÉRI u. WEILL 1929.
Häufigkeit: Ziemlich selten. Bis 1964 zitiert MOREL-PESCAROLO neben 13 eigenen 14 Fälle der Literatur, BECKER 1965 22 Fälle. Im Kinderspital

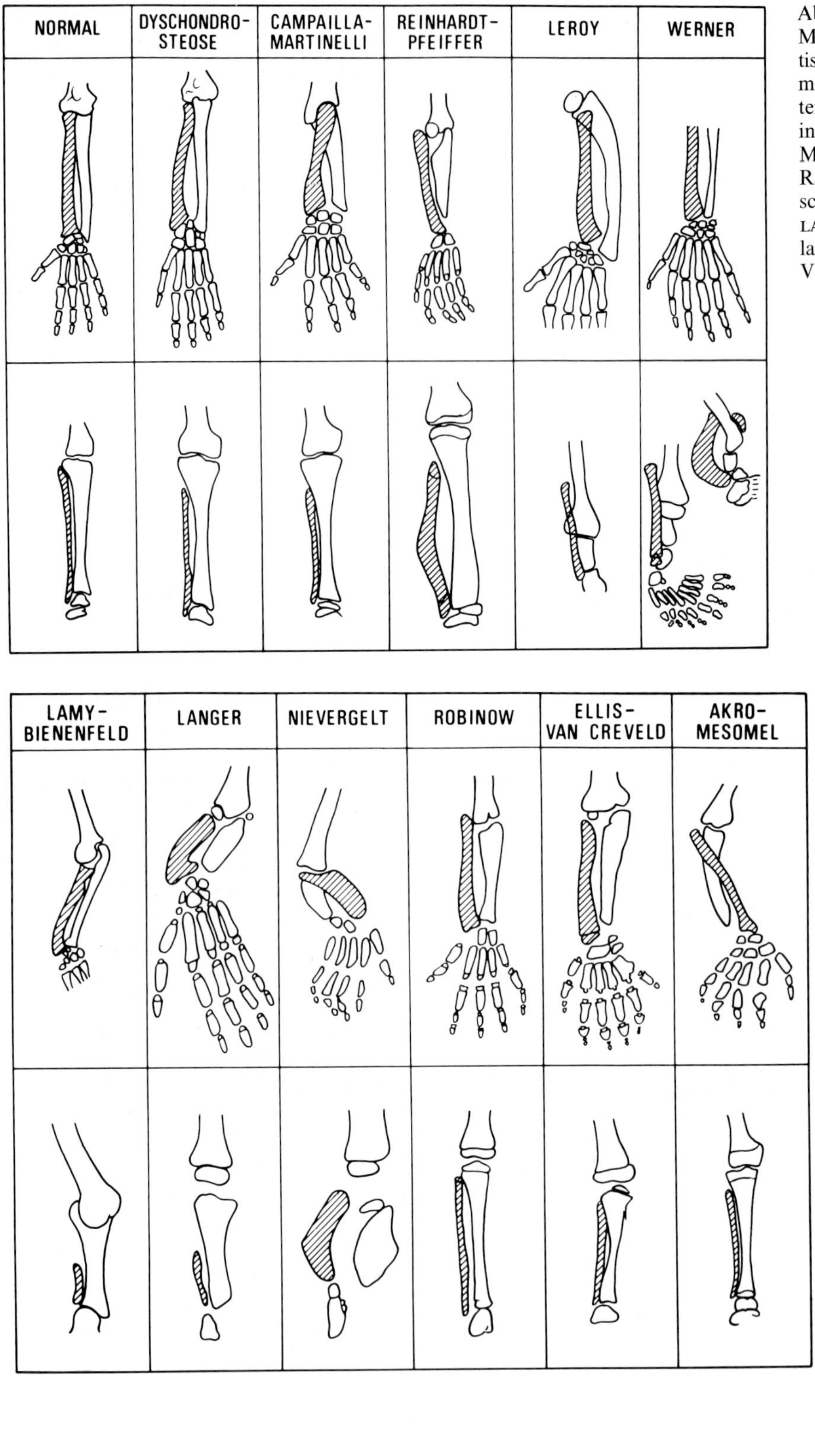

54 Osteochondrodysplasien

Abb. 30 Mesomeler Minderwuchs. Schematische Darstellung der mesomelen Extremitätenabschnitte bei den in Tab. 7 aufgeführten Minderwuchsformen. Radius und Fibula schraffiert (nach KAITILA u. Mitarb., mit Erlaubnis von Autor und Verlag).

Tabelle 7 Die radiologisch unterscheidbaren Typen von mesomelem Minderwuchs

A. *Mit isolierter Madelungscher Deformität*
Dyschondrosteose
B. *Mit speziellem Verteilungsmuster der Mesomelie und zusätzlichen Formveränderungen und Mißbildungen* (Große Buchstaben, z. B. UL = Ulna mäßig verkürzt, kleine Buchstaben, z. B. fi = Fibula hochgradig verkürzt. Unterstrichen, z. B. ti = besonders eindrücklich. TI = TIBIA, RA = Radius)
  a) Typ Campailla/Marinelli: RA/UL/fi
     Madelung-ähnlich, evtl. Wirbelsäulenbeteiligung. AR
  b) Typ Reinhardt-Pfeiffer: RA/UL/fi AD
     Mäßige Dreieckform der Fibula – Extremform „Boomerang-Knochen-Krankheit" (Reeves).
  c) Typ Leroy: RA/UL/ti AD
     Relativ zu lange Fibula!
  d) Typ Werner: ti AD
     Triphalangealer Daumen und Polydaktylie der Füße
  e) Typ Lamy-Bienenfeld: RA/UL/TI/fi AD
     Luxation im Knie (Hüfte).
  f) Typ Langer: ra/ul/TI/fi AR/AD
     = ? homozygote Dyschondrosteose (Esperitu)
  g) Typ Nievergelt: ra/ul/ti/fi AD
     Massive blockförmige, trianguläre oder rhomboide Tibia. Fußdeformitäten.
C. *Mit Kampomelie*
DE LA CHAPELLE, FUHRMANN, s. S. 25
D. *Mit Phokomelie („Achondrogenese")*
S. ROMEO u. Mitarb. s. S. 19
E. *Mit zusätzlichen Wirbelsäulenmißbildungen*
  a) Robinow's (Fetalgesicht) Syndrom AD
  b) Evtl. Typ Campailla/Marinelli (s. oben)
  c) Spondyloperiphere Dysplasie
     (KELLY u. Mitarb.) AD (AR?)
     Akromesomeler Minderwuchs ul/RA generalisierte Platyspondylie
  d) Einzelbeobachtungen von WEGMANN, GEINDRE, BURCK u. Mitarb. u. a.
F. *Mit ausgesprochener Akrodysplasie*
  a) *Akromesomele Dysplasie* (MAROTEAUX u. Mitarb.) AR
  b) Ellis-van-Creveld-Syndrom AR'(s. S. 15)
  c) Grebes „Achondrogenese". AR (s. S. 19)
  d) Spondyloperiphere Dysplasie (siehe E)

AD = autosomal-dominante } Vererbung
AR = autosomal-rezessive

Zürich wurden 1961 bis 1974 5 Fälle beobachtet.
Klinik: Bei Familienuntersuchungen (MOREL-PESCAROLO) wurden diskrete Röntgenbefunde bereits mit 9 Monaten, Minderwuchs (< P 3) mit 20 Monaten beobachtet. Im allgemeinen wird die Diagnose frühestens mit 7 bis 8 Jahren, meist erst in der Pubertät gestellt, wobei der mesomele Minderwuchs und die symmetrischen Vorderarmdeformitäten (s. unten) mit dorsal Subluxation der distalen Ulna im Vordergrund stehen. Die Erwachsenenlänge für Frauen beträgt ca. 140 cm, für Männer 150 cm (MOREL-PESCAROLO).
Laborbefunde: ∅
Genetik: Autosomal-dominante Übertragung, jedoch beim weiblichen Geschlecht stärkere Expressivität des Gens. Extrem seltene homozygote Form (ESPIRITU u. Mitarb.; FRYNS u. VAN DEN BERGHE) s. Tab. 7.
Pathogenese: Generalisierte, jedoch ungleich verteilte Wachstumshemmung. Verkrümmung des Radius durch partiellen vorzeitigen Epiphysenschluß, s. unten.
Röntgenbefunde:
Alters- und Geschlechtsabhängigkeit: Beim Säugling und Kleinkind erst angedeutet, in der Adoleszenz voll ausgebildet. In der gleichen Familie kann bei den männlichen Merkmalsträgern die Madelungsche Deformität fehlen (LICHTENSTEIN u. Mitarb.).
Allgemeine Befunde: Symmetrischer, mesomeler Minderwuchs.
Lokalbefunde: Madelungsche Deformität des Vorderarms mit folgenden radiologischen Kriterien (nach DANNENBERG, LANGER, FELMAN und KIRKPATRICK): Doppelte, besonders distal ausgeprägte Inkurvation des verkürzten Radius mit Konvexität nach lateral und distal, und entsprechender Verbreiterung des interossären Raumes sowie häufigem „flossenartigem" (LÉRI) Hervortreten der Crista interossea radii. Durch vorzeitigen Verschluß der ulnaren Hälfte der distalen Radiusepiphysenfuge wird die Radiusepiphyse dreieckförmig deformiert, die zugehörige Gelenkfläche nach ulnar abgedreht. Unmittelbar proximal der Zone der vorzeitigen Synostose ist die Radiusmetaphyse vermehrt strahlendurchlässig, zeitweise auch mit exostoseähnlichen Vorsprüngen ausgestattet. Die distale Ulna ist nach dorsal luxiert oder subluxiert. Die Handwurzel wird durch den Keil der Gelenkflächen von Ulna und Radius dreieckförmig deformiert („Pyramidalisierung", BENNECKE), wobei das Lunatum in die Spitze des Keils zu liegen kommt.
Wenig ausgeprägte oder inkonstante Skelettveränderungen sind Varusstellung des Humeruskopfes, zu weit distales Ansetzen der medialen „Taille" der proximalen Tibiametaphyse, manchmal mit eigentlichen Exostosen daselbst.

Radiologische Differentialdiagnose (s. Tab. 7) und besondere Bemerkungen
Das gemeinsame Auftreten einer generalisierten Mesomelie mit Madelungscher Deformität ist

56 Osteochondrodysplasien

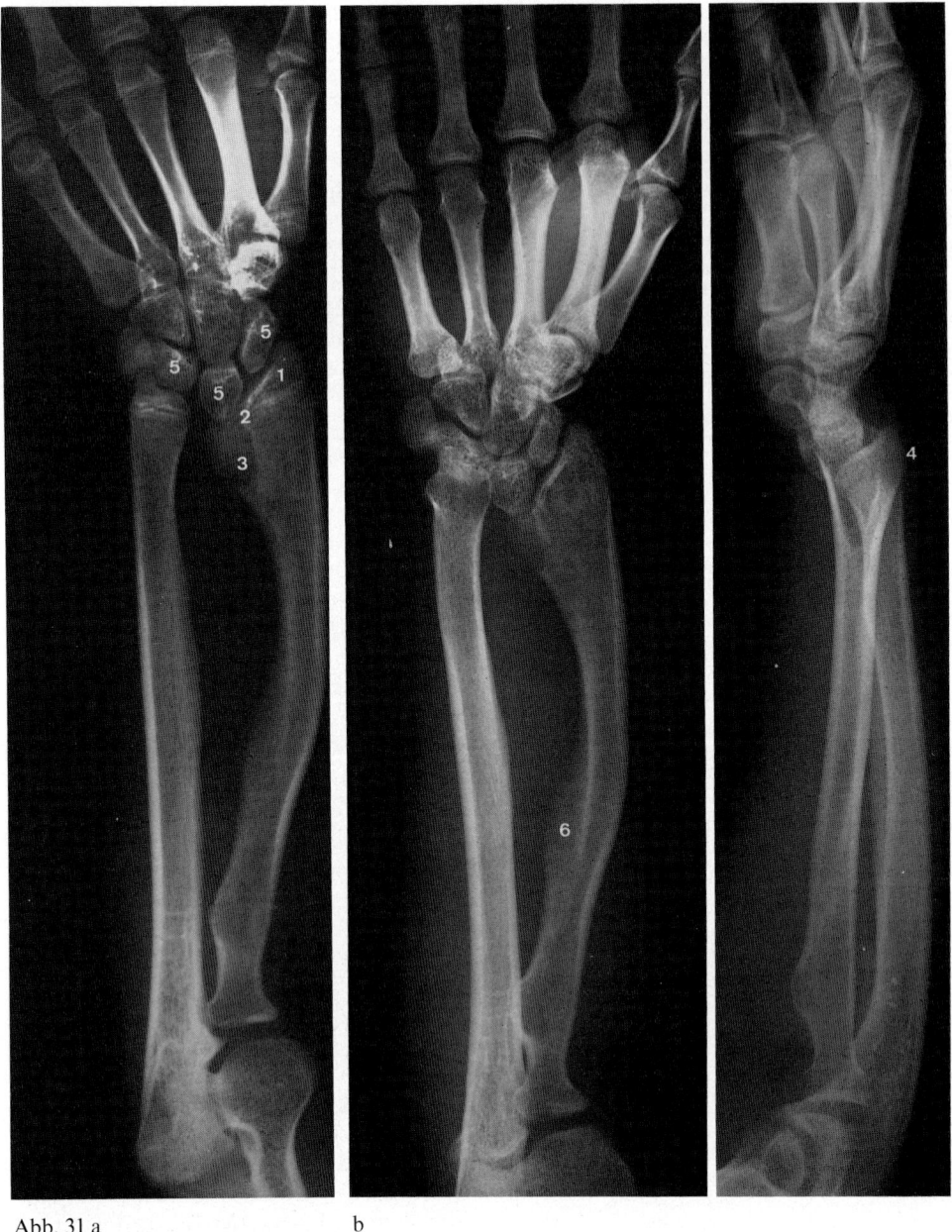

Abb. 31 a b

diagnostisch. Einzelne Elemente der Vorderarm- und Tibiadeformität werden auch beim Turner-Syndrom angetroffen, das allerdings auch kombiniert mit der Dyschondrosteose beobachtet wurde (CASTROVIEJO u. Mitarb., MARTINEZ u. Mitarb.). Nach FELMAN u. KIRKPATRICK berechtigt die Feststellung einer insbesondere einseitigen Madelungschen Deformität bei normaler Körpergröße nicht zur Diagnose einer Dyschondrosteose, was auch durch die Familienuntersuchungen von 26 Fällen von isolierter Madelungscher Deformität durch GOLDING u. BLACKBURNE bestätigt wurde.

Nievergelt-Syndrom

Das Nievergelt-Syndrom mag als Prototyp der „mit speziellem Verteilungsmuster der Mesomelie der langen Röhrenknochen" (Tab. 7, B) einhergehenden Formen des mesomelen Zwergwuchses gelten.

Abb. 31 a) – e) Mesomeler Minderwuchs: Dyschondrosteose. Nr. 67 840
c) u. d) Vater (162 cm); a) Tochter mit 14 Jahren 139,5 cm (< P 3); b) u. d) – e) mit 20 Jahren.
Typische Madelungsche Deformität mit folgenden auffälligen Entwicklungsstörungen des Radius: S-förmige Verbiegung und Verkürzung gegenüber der Ulna, Abwinkelung der distalen Gelenkfläche ulnarwärts, mit dreieckförmiger Epiphyse (1), die medial vorzeitig mit der Metaphyse verwächst (2), metaphysäre Aufhellungszone (3). Dorsalluxation der distalen Ulna (4) und V-förmige Abwinkelung der proximalen Reihe der Handwurzelknochen (5). „Flossenartige" Crista interossea (6). Beim Vater sind diese Veränderungen erwartungsgemäß weniger ausgeprägt.

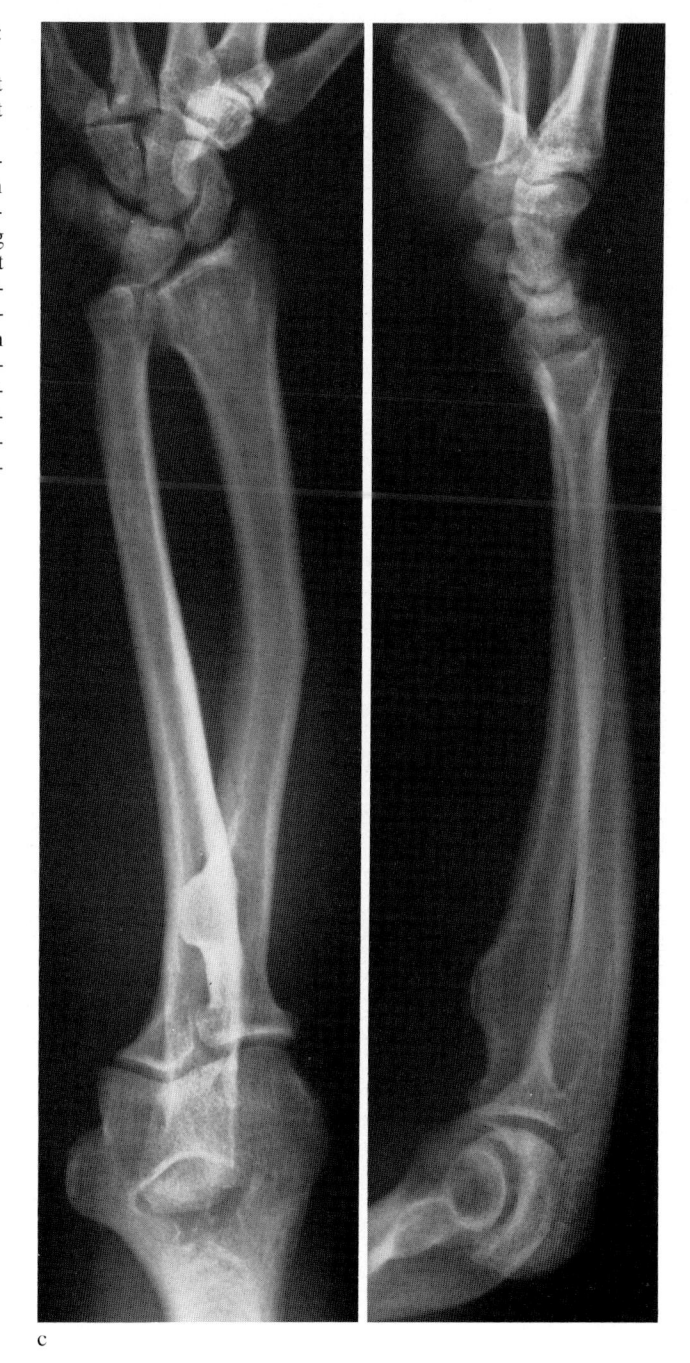

c

Historisch stellt die umfassende klinische, genetische und radiologische Originalbeschreibung eines der ersten gerichtlich-medizinischen Gutachten (1941) in der schweizerischen Rechtsprechung dar, in dem ein weitgehend radiologisch erfaßtes Mißbildungs-Syndrom erfolgreich zum positiven Vaterschaftsnachweis verwendet wurde.
Die wechselnde Expressivität des an sich voll penetranten *dominanten Erbleidens* wird in der gleichen Arbeit – handelt es sich doch um den betroffenen Vater mit 3 Söhnen von 3 verschiedenen Müttern (Abb. 32) – besonders eindrücklich dargestellt.
Endlich illustriert das Nievergelt-Syndrom den *altersbedingten morphologischen Wandel* der grotesken Mißbildungen mit Tendenz zur Normali-

58 Osteochondrodysplasien

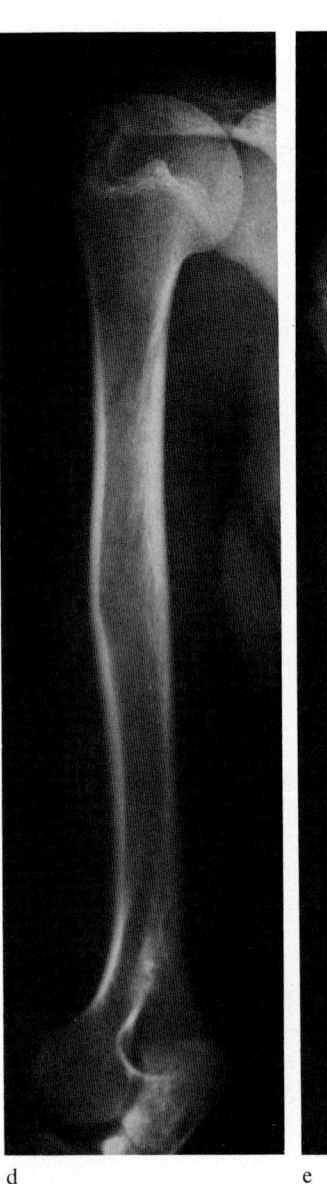

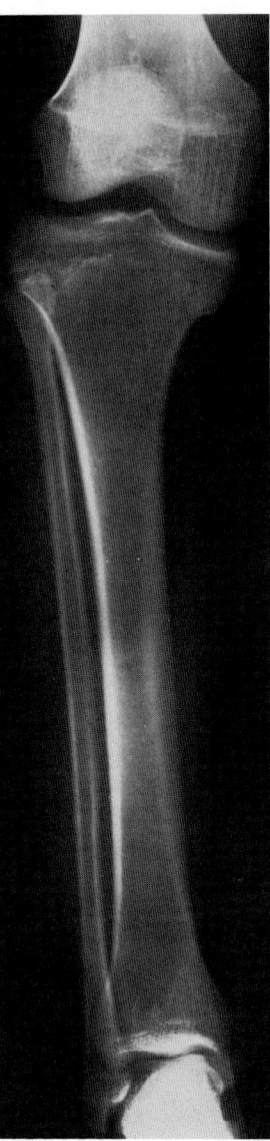

◄ Abb. 31 d) u. e) Varusstellung des Humeruskopfes, kurze, plumpe Tibia.

d   e

sierung beim älteren Merkmalsträger (Abb. 32) und der allmählichen Verwischung der charakteristischen Formabweichungen.
Die, abgesehen von den Skelettmißbildungen klinisch gesunden, aber mäßig zwergwüchsigen (Indexfall 147 cm Erwachsenenlänge) Merkmalsträger zeigen folgende *typischen Röntgenbefunde:*
- Dysplasien der Ellenbogengelenke mit radioulnarer Synostose, Subluxation der Radiusköpfchen, seltener der Ulna, mit funktioneller Supinations- und Streckbehinderung;
- Dysplasie der sehr stark verkürzten Unterschenkel, vor allem der Tibiae, die besonders im Kleinkindesalter grotesk dreieckig, rhomboid oder später mehr rechteckig deformiert sind; ähnliche, meist weniger ausgesprochene Veränderungen an den Fibulae;
- atypische Klumpfüße mit ausgedehnter Synostose der tarsalen, partiell auch der metatarsalen Fußknochen. Diese Befunde grenzen das Nievergelt-Syndrom von den übrigen Dysplasien der Gruppe B ab. Die partielle Trisomie 5q13 → q31 zeigt radiologisch sehr ähnliche Veränderungen wie das Nievergelt-Syndrom (HELD u. Mitarb.).

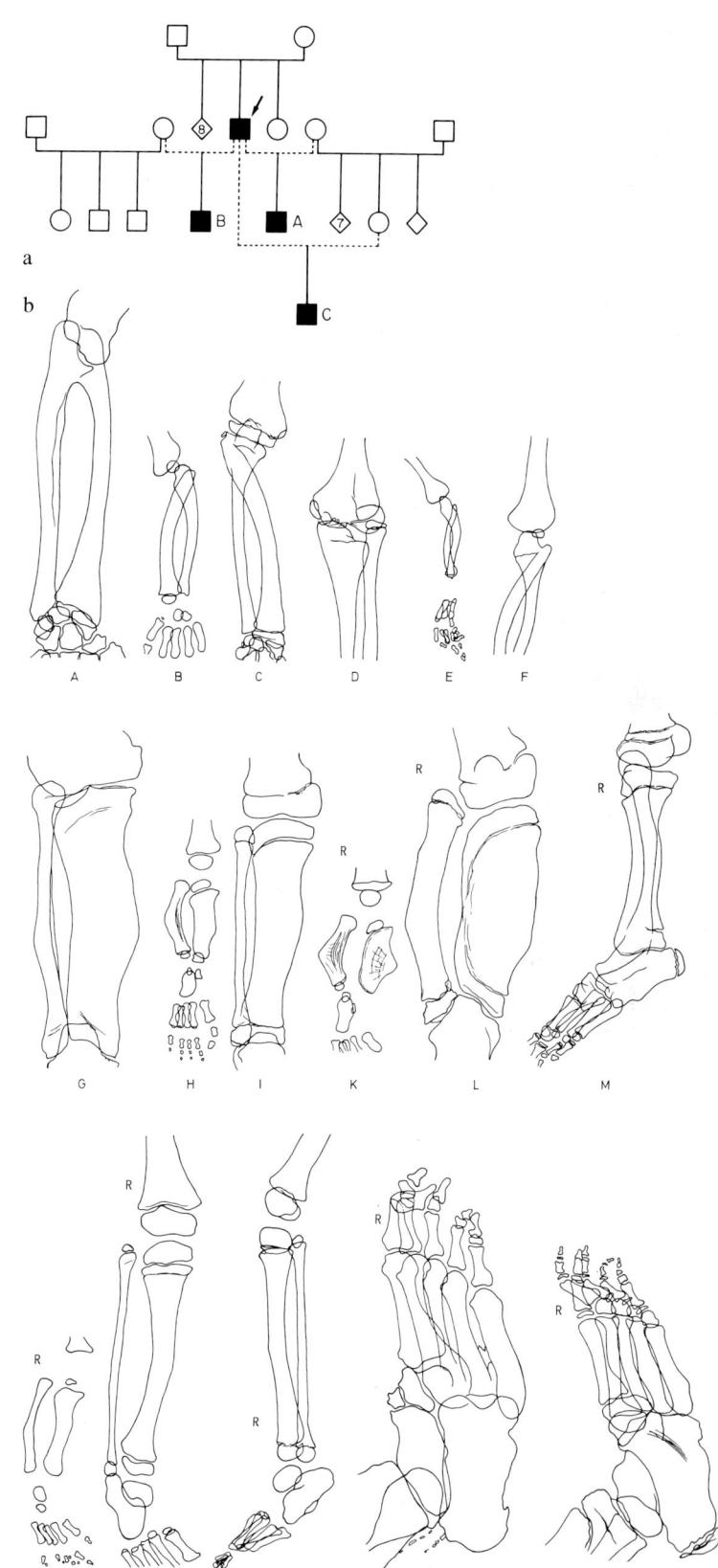

Bei der Geburt manifeste Wachstums- und Entwicklungsstörungen 59

Abb. 32 Mesomeler Minderwuchs: Nievergelt-Syndrom.
a) Stammbaum der erstbeschriebenen Familie (rekonstruiert nach NIEVERGELT).
b) Synopsis der entsprechenden Röntgenbefunde A–R
Indexfall 57 J.: A, G, Q. Sohn Ⓐ, 1 J.: B, H; 13 J.: C, J, R. P. Sohn Ⓑ, 14 J.: D, L, M. Sohn Ⓒ, 6 W.: E, N; 4 J.: F, O, P.
Die wechselnde Expressivität bei voller Dominanz des Erbleidens sowie die Altersabhängigkeit der einzelnen Befunde wird hier eindrücklich dargestellt. Groteske Formen der Tibia: Bei L wird die Diaphyse von den zwei zusammenhängenden Epiphysen umklammert („longitudinally bracketed diaphysis", Theander) (nach NIEVERGELT).

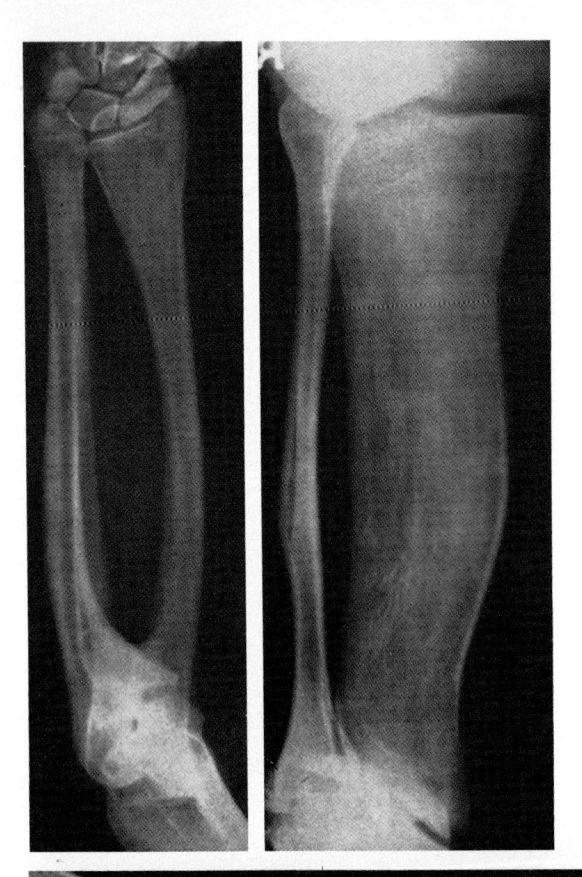

Robinow-Syndrom

Synonyma: Fetalgesicht-Minderwuchs-Syndrom, Syndrom des mesomelen Minderwuchses mit Hemivertebrae und Genitalhypoplasie.
Erstbeschreibung: ROBINOW u. Mitarb. 1969.
Häufigkeit: Bis 1975 bereits 15 Fälle veröffentlicht (GIEDION). Im Kinderspital Zürich wurden 2 Fälle beobachtet. *Klinik:* Bei normalem Geburtsgewicht bereits auffälliger, relativer oder absoluter mesomeler Minderwuchs und typisches „Fetalgesicht" (Abb. 33). Zwergwuchs unter P 3 in den ersten Lebensjahren. Hypoplasie der äußeren Genitalien (Labien, Penis). Normale Sexualfunktion, mindestens beim weiblichen Geschlecht. *Laborbefunde* ⌽. *Genetik:* autosomal-dominant.

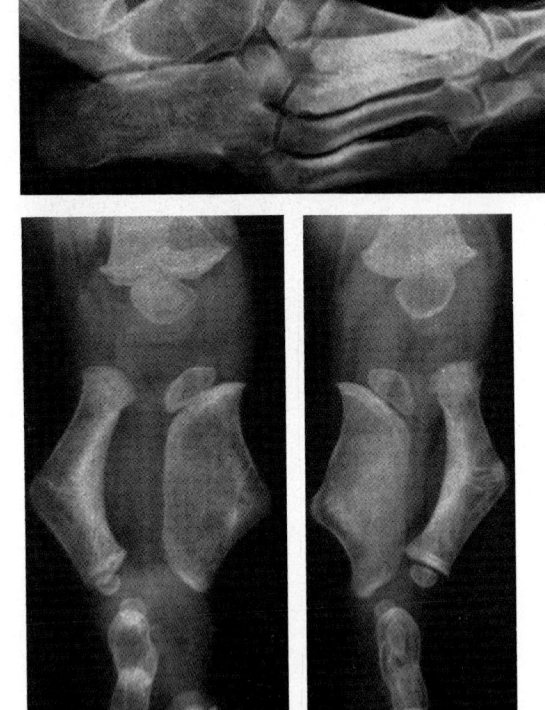

Abb. 32 c) C′–C‴: Indexfall. Beachte typische Verschmelzung von Kalkaneus und Mittelfuß. C IV: Sohn B, 2 J.: „Crura rhomboidea".

Röntgenbefunde:
Allgemeine Befunde: Symmetrischer, vorwiegend die oberen Extremitäten betreffender mesomeler Minderwuchs.
Lokalbefund: Schädel: Relative Makrozephalie (7/14), vorspringende Stirn, Hypertelorismus (14/14), Zahnstellungsanomalien (7/10). *Wirbelsäule:* Hemivertebra und Blockwirbel (10/14), Verschmelzung von Rippen im dorsalen Bereich (6/14). *Extremitäten:* Ulna kürzer als Radius (5/14, ><Dyschondrosteose!), der in 6/14 Fällen luxiert war. Brachymesophalangie V (9/14), Klinodaktylie (7/14), gespaltene Finger oder Zehen (4/14) *.

Radiologische Differentialdiagnose (s. Tab. 7) und besondere Bemerkungen

Obschon die Diagnose klinisch gestellt werden sollte, ist die radiologische Kombination von mesomelem Minderwuchs, Hemivertebra und Blockwirbelbildung wohl pathognomonisch. Die „gespaltenen" Phalangen und Zehen sind besonders bei Knochenalterbestimmungen für die Wachstumsprognose, jedoch ohne weitere klinische Angaben, für den Radiologen wertvoll. Die praktische Bedeutung einer korrekten Diagnose dieses Syndroms kann kaum überschätzt werden, verhindert sie doch eine „Durchuntersuchung" bei hypoplastischem Genitale und Minderwuchs, und ermöglicht auch in bezug auf Sexualfunktion, wenigstens beim weiblichen Geschlecht, eine gute Prognose.

Akromesomele Dysplasie

Diese von MAROTEAUX u. Mitarb. 1971 erstmals beschriebene, offenbar autosomal-rezessive mesomele Zwergwuchsform wird meist im Laufe des ersten Lebensjahres erfaßt. Sie zeichnet sich *klinisch* zudem durch die kurzen, plumpen Hände und Füße besonders aus. Die Erwachsenenlänge beträgt höchstens 120 cm.
Die *Röntgenbefunde* sind ausgesprochen altersabhängig (LANGER u. Mitarb. 1977): In der Neona-

---

* Die Verhältniszahlen erfassen wegen der oft ungenügenden Dokumentation nicht alle positiven Befunde.

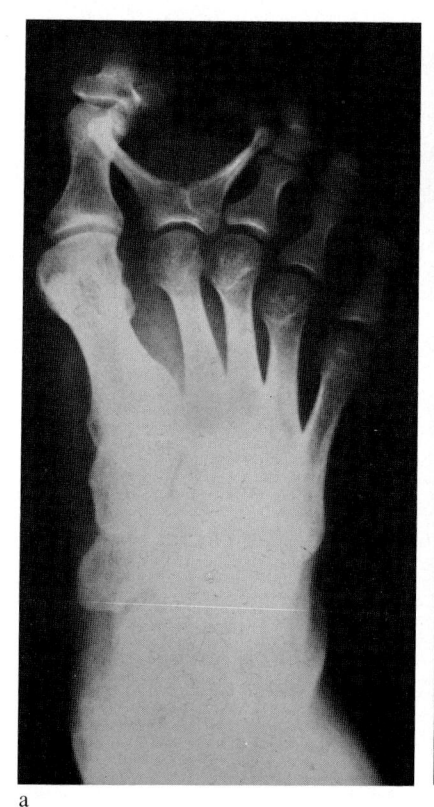

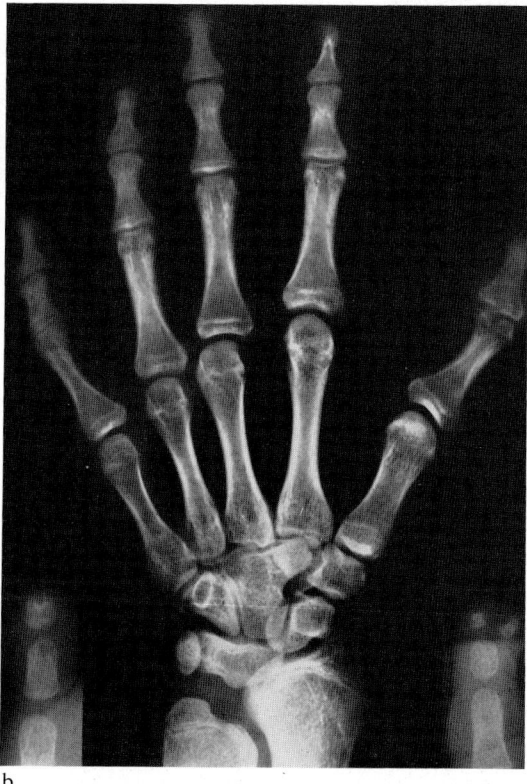

Abb. 33 Mesomeler Minderwuchs: Robinow-Syndrom. ♀, 15 5/12 Jahre. Synopsis der Röntgenbefunde (s. Text). Nahezu pathognomonisch, aber nicht obligat Spaltbildung der Zehen und Finger (Einschub im Handröntgenbild: I. und II. Strahl eines 2 2/12 Jahre alten Knaben mit gleicher Diagnose). Abb. 33 c–d siehe S. 62 ▶

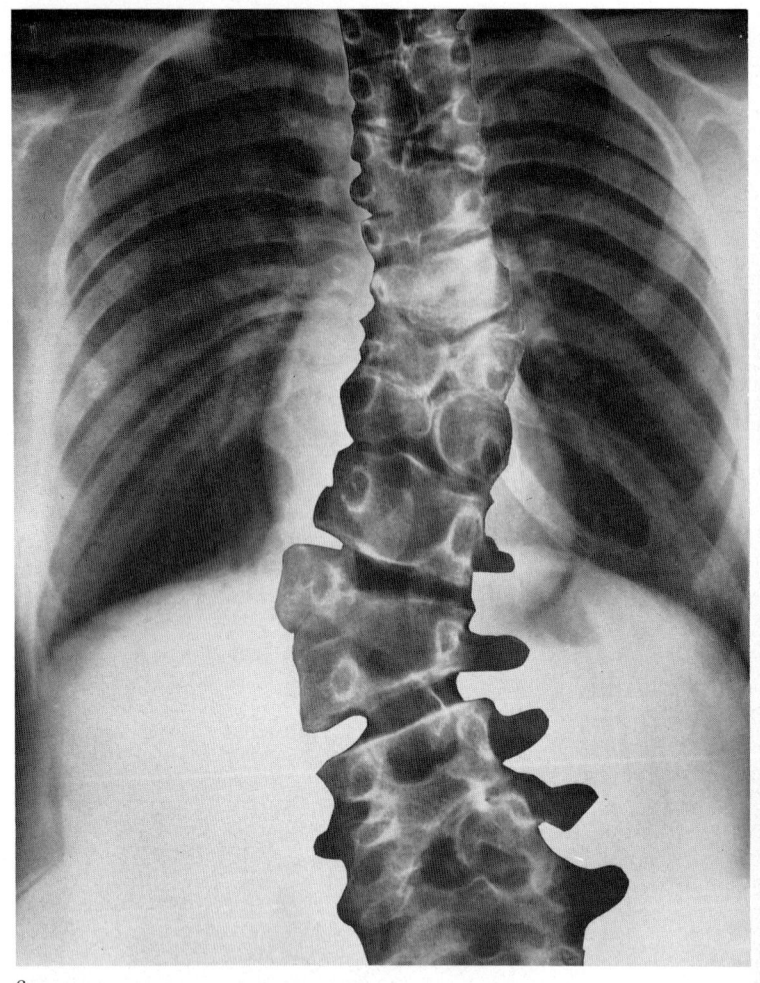

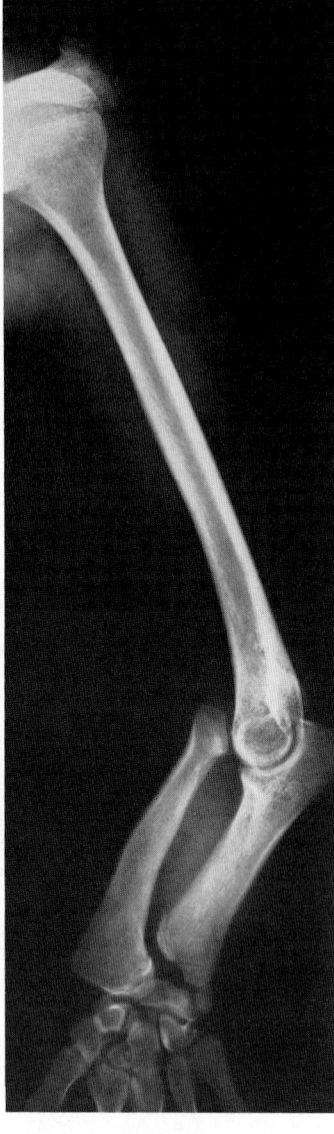

Abb. 33 c u. d

talperiode ist die Verkürzung der Finger bereits erkennbar, die übrigen Skelettabschnitte aber kaum auffällig. Mit wenigen Monaten imponiert die Mesomelie, besonders die Verkürzung der Ulna sowie die Krümmung und proximale Luxation des Radius. Die kurzen Röhrenknochen, besonders die mittlere Phalangenreihe, sind nun grotesk verkürzt, verbunden mit vorzeitigem Verschluß der generalisierten Zapfenepiphysen daselbst. Die im Säuglingsalter ovoid erscheinenden Wirbelkörper verschmälern sich dorsal, besonders im Thorakalabschnitt, während sich ventral zungenartige Vorsprünge entwickeln. Beim Erwachsenen kann evtl. auch nur eine geringe Keilbildung vorliegen. Die Bogenwurzelabstände L 1 – L 5 sind abnorm verkürzt. Der Schädel zeigt in der seitlichen Ansicht eine skaphoide Form. Ebenso eine Brachymetakarpie und Wirbelsäulenbeteiligung, aber speziell kurze Vorderarme und weitere Mißbildungen zeigt die von Burck u. Mitarb. beschriebene Mesomelie.

Literatur

Übersicht

Kaitila, I. I., J. T. Leisti, D. L. Rimoin 1976: Mesomelic skeletal dysplasias. Clin. Orthop. 114, 94 – 106

Kemperdick, H., F. Janssen, W. Lenz 1975: Beitrag zum mesomelen Zwergwuchs. Fortschr. Röntgenstr. 123, 450 – 454

Maresh, M. M. 1955: Linear growth of long bones of extremities from infancy through adolescence. Amer. J. Dis. Child. 89, 725 – 742

Maroteaux, P., J. Spranger 1977: Essai de classification des Chondrodysplasies à Prédominance mésomelique. Arch franç. Pédiat. 34, 945 – 958

Silverman, F. N. 1973: Mesomelic dwarfism. Progr. pediat. Radiol. 4, 546 – 562

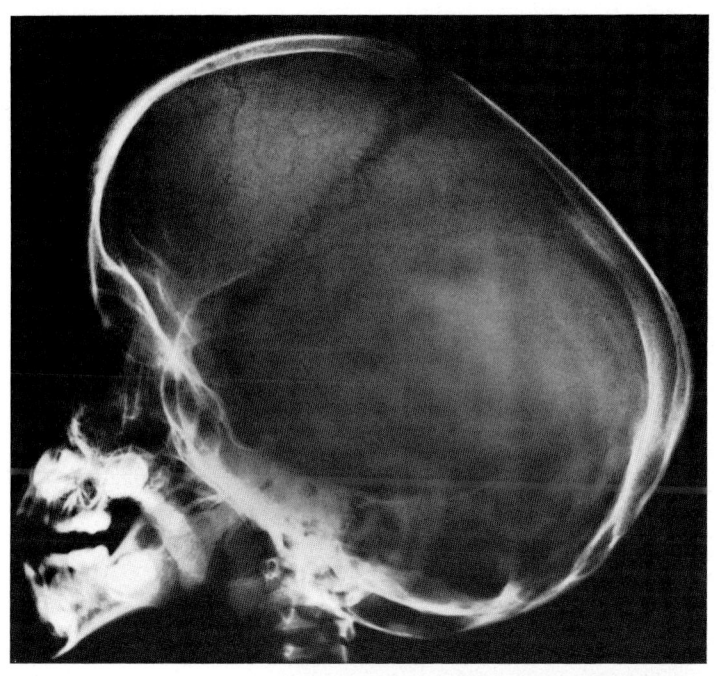

Abb. 34 Mesomeler Minderwuchs: Akromesomele Dysplasie.
♂, 3½ Jahre, 70,6 cm lang (≪ P 3), Nr. 131 011.
a) Prominente Stirne, weite Nähte (kein Hirndruck!). Kleiner Gesichtsschädel.
b) Mesomelie mit besonderer Verkürzung der Ulna.
c) Kurze Röhrenknochen enorm verkürzt, vorzeitiger Epiphysenschluß, Zapfenepiphysen, Akromikrie.
d) Veränderungen der Füße ähnlich wie c.

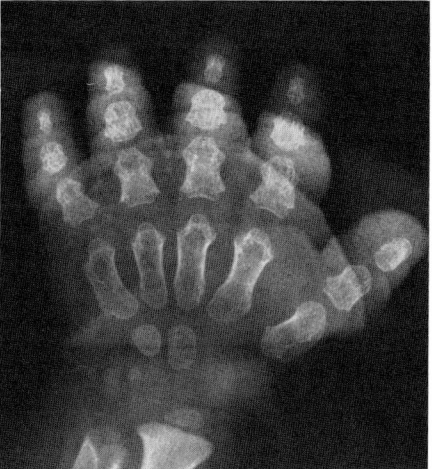

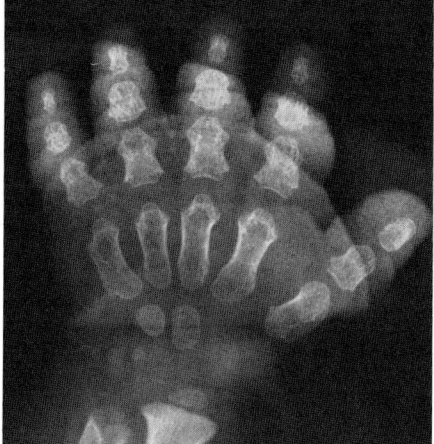

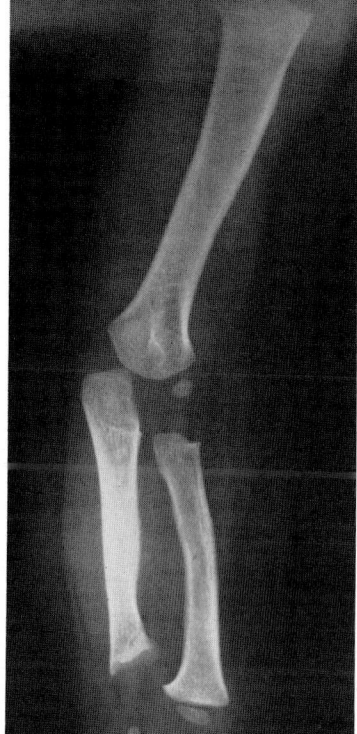

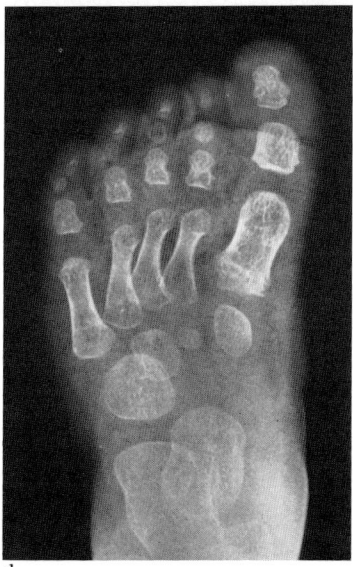

Spranger, J. W., L. O. Langer, H. R. Wiedemann 1974: Bone dysplasias. Fischer, Stuttgart

Dyschondrosteose

Beals, R. K., E. W. Lovrien 1976: Dyschondrosteosis and Madelungs deformity – report of 3 kindreds and review of literature. Clin. Orthop. 116, 24 – 28

Becker, P. 1965: Ein weiterer Fall von Dyschondrosteose (Léri-Weill). Hum. Genet. 1, 563 – 570

Bennecke, E. 1904: Über einen Fall von sogenannter progressiver Luxation des Handgelenkes. Verh. dtsch. Ges. Chir. 31, 157 – 159

Bertolotti, M. 1913: Nanisme familiale par aplasie chondrale systématisée. Presse méd. 21, 165 – 170

Castroviejo, P. I., I. Lopez Pajares, C. Roche, R. Gracia 1977: Discondrosteosis: asociacion a sindrome de Turner en un caso. An esp. Pédiat. 10, 1 (1977) 3 – 8

Dannenberg, M., I. I. Anton, M. B. Spiegel 1939: Madelung's deformity: consideration of its roentgenological diagnostic criteria. Amer. J. Roentgenol. 42, 671 – 676

Espiritu, C., H. Chen, P. V. Woolley 1975: Mesomelic dwarfism as the homozygous expression of dyschondrosteosis. Amer. J. Dis. Child. 129, 375 – 377

Felman, A. H., J. A. Kirkpatrick 1969: Madelung's deformity. Observations in 17 Patients. Radiology 93, 1037 – 1042

Fryns, J. P., H. van den Berghe, 1979: Langer type of mesomelic dwarfism as the possible homozygous expression of dyschondrosteosis. Hum. Genet. 46, 21 – 7

Golding, J. S. R., J. S. Blackburne 1976: Madelung's disease of the wrist and dyschondrosteosis. J. Bone Jt. Surg. 58, 350–352

Langer, L. O. 1965: Dyschondrosteosis, a heritable bone dysplasia with characteristic roentgenographic features. Amer. J. Roentgenol. 95, 178–188

Léri, A., J. Weill 1929: Une affection congénitale et symétrique du développement osseux: la dyschondrosteose. Bull. Soc. méd. Hôp. Paris 53, 1491–1494

Lichtenstein, J. R., M. Sundaram, R. Burdge 1980: Sex-influenced expression of Madelung's deformity in a family with dyschondrosteosis. J. Med. Genet. 17, 41–43

Martinez Martinez, J. J., A. Matos Imbert, A. Blanco Yun 1977: Discondrosteosis y genotipo XO. Rev. esp. Pediat. 33, 399–402

Morel-Pescarolo, S. 1964: La dyschondrosteose. Diss., Paris

Übrige Formen

Beighton, P. 1974: Autosomal recessive inheritance in the mesomelic dwarfism of Campailla and Martinelli. Clin. Genet. 5, 363–367

Blanckaert, D., P. Lepan, R. Sauvage, R. Walbaum, J. Rémy, J.-P. Farriaux, G. Fontaine 1978: Le nanisme mésomélique de type Langer. Arch. franç. Pédiat. 35, 37–52

Burck, U., E. Schaefer, K. R. Held 1980: Mesomelic dysplasia with short ulna long fibula, brachymetacarpy, and micrognathia. Pediatr. Radiol. 9, 161–165

Campailla, E., B. Martinelli 1971: Deficit staturale con micromesomelia. Presentazione di due casi femiliari. Minerva ortop. 22, 180–184

Geindre, M., Y. Bernard, M. Bost, M. Coulomb 1968: Dysplasies spondylo-épiphyso-métaphysaires a forme micromélique respectant les extrémités. J. Radiol. Électrol. 49, 867–870

Giedion, A., G. F. Battaglia, F. Bellini, G. Fanconi 1975: The radiological diagnosis of the Fetal Face-(=Robinow) syndrome (mesomelic dwarfism and small genitalia). Report of 3 cases. Helv. paediat. Acta 30, 409–423

Held, K. R., E. Schaefer, Th. Koske-Westphal 1980: Partielle Trisomie 5q13–q31: Dysmorphie-Syndrom mit Nievergelt-Typ-ähnlichen Skelettfehlbildungen. 2. Klinische Genetik in der Pädiatrie, hrsg. von J. Spranger, M. E. Tolksdorf. Thieme, Stuttgart

Hess, O. M., N. H. Goebel, R. Streuli 1978: Familiärer mesomeler Kleinwuchs (Nievergelt-Syndrom). Schweiz. med. Wschr. 108, 1202–1206

Kelly, T. E., J. R. Lichtenstein, J. P. Dorst 1977: An unusual familial spondyloepiphyseal dyspalsia: "Spondyloperipheral Dysplasia". Birth Defects, Orig. 13/3 B, 149–165

Lamy, M., C. Bienenfeld 1954: La dyschondrostéose. Analecta genet. (Roma) 153–164

Langer, L. O. 1967: Mesomelic dwarfism of the hypoplastic ulna, fibula, mandible type. Radiology 89, 654–660

Langer, L. O., R. K. Beals, I. L. Solomon, P. A. Bard, L. A. Bard, E. M. Rissman, J. G. Rogers, J. P. Dorst, J. G. Hall, R. S. Sparkes, E. A. Franken 1977: Acromesomelic dwarfism: manifestations in childhood: Amer. med. Genet. 1, 87–100

Leroy, J. G., J. De Vos, J. Timmermans 1975: Dominant mesomelic dwarfism of the hypoplastic tibia, radius type. Clin. Genet. 7, 280–286

Maroteaux, P., B. Martinelli, E. Campailia 1971: Le nanisme acromésomélique. Presse méd. 79, 1839–1842

Nievergelt, K. 1944: Positiver Vaterschaftsnachweis auf Grund erblicher Mißbildungen der Extremitäten. Arch. Klaus-Stift. Vererb.-Forsch. 19, 157–195

Pfeiffer, R. A. 1976: Akromesomeler Zwergwuchs. Fortschr. Röntgenstr. 125, 171–173

Reeves, B. 1966: Boomerang bone disease: bilateral dysplasia of ulna and fibula. Proc. roy. Soc. Med. 59, 711–712

Reinhardt, K., R. A. Pfeiffer 1967: Ulno-fibulare Dysplasie. Eine autosomal-dominant vererbte Mikromesomelie ähnlich dem Nievergelt-Syndrom. Fortschr. Röntgenstr. 107, 380–391

Robinow, M., N. Silverman, H. D. Smith 1969: A newly recognized dwarfing syndrome. Amer. J. Dis. Child. 117, 645–651

Solonen, K. A., M. Sulamaa 1958: Nievergelt Syndrome and its treatment. Ann. Chir. Gynaec. Fenn. 47, 143–147

Theander, G., N. Carstam 1974: Longitudinally bracketed diaphysis. Ann. Radiol. 17, 355–360

Wegmann, B. 1972: Eine neue mesomele Zwergwuchsform. Helv. paediat. Acta 27, 267–276

Werner, P. 1915: Über einen seltenen Fall von Zwergwuchs. Arch. Gynäk. 104, 278–300

Kleidokraniale Dysplasie

Synonyma: Dysostosis Cleido-cranialis, Dysostosis cleido-cranio-digitalis, Dysostosis cleido-cranio-pelvina, Marie-Saintonsche Krankheit, osteodentale Dysplasie.

Diese „klassische", von SCHEUTHAUER 1871 sowie von PIERRE 1896, MARIE u. SAINTON 1897 erstmals umfassend dargestellte, ausgesprochen generalisierte Dysplasie wird mit hoher Penetranz und wechselnder Expressivität *autosomal-dominant* übertragen. Extrem selten liegt ein *autosomal-rezessiver Erbgang* vor (GOODMAN u. Mitarb.). Besonders eindrücklich ist die pitoreske Familienuntersuchung von 365 direkten Nachkommen eines Cape-Chinesen „Arnold" und seiner 7 Frauen, wobei mindestens 70 neue Fälle gefunden wurden (JACKSON). Mindestens 736 Fälle wurden bis 1969 beschrieben (WILLICH und MOSTAFAWY). Die Pathogenese ist ungeklärt. Offensichtlich werden diejenigen Knochen betroffen, die im Fetalleben zuerst ossifizieren, wozu vor allem die Claviculae gehören. Keinesfalls jedoch beschränkt sich der Prozeß auf die sog. Bindegewebsknochen.

Klinik: Die Patienten suchen den Arzt oder Zahnarzt wegen des meist vorhandenen Minderwuchses (unterer Normbereich), der Dysodontie, dem Persistieren der Fontanellen, der zusätzlichen Skelettmißbildungen (Trichterbrust, Skoliose, Genua valga, Plattfüße) oder der abnormen Schulterbeweglichkeit auf. Sie sind aber im übrigen gesund. Gehörschäden sind selten (HAWKINS u. Mitarb.). Der große, im a.-p. Durchmesser jedoch verminderte Gehirnschädel sowie der relativ kleine Gesichtsschädel mit Hypertelorismus verleihen dem Betroffenen ein charakteristisches Aussehen. Abnorme Laboratoriumsbefunde sind nicht bekannt.

Radiologisch liegt eine ausgesprochene Polymorphie der Befunde sowie eine allgemeine Tendenz

Bei der Geburt manifeste Wachstums- und Entwicklungsstörungen 65

Abb. 35 bis 38 gleicher ♂, Nr. 55318.
Abb. 35 a u. b) Kleidokraniale Dysplasie.
♂, Schädel. 6⁹⁄₁₂ Jahre.
Zahlreiche Schaltknochen. Große Fontanelle noch weit offen.

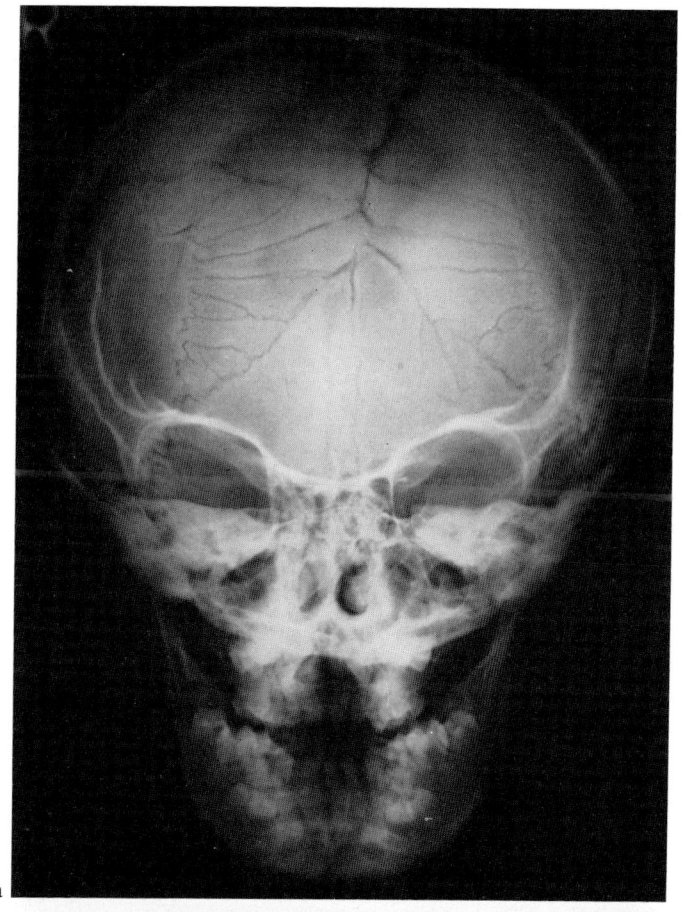

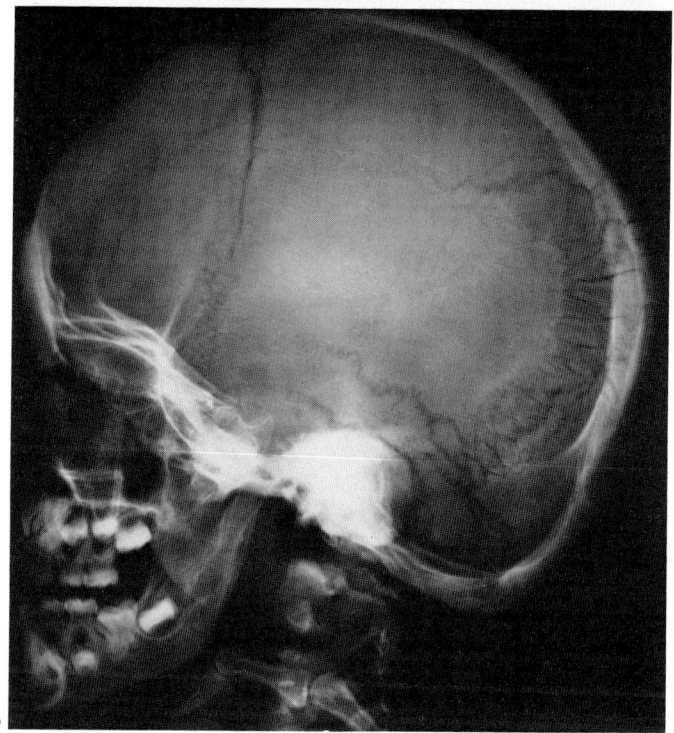

a

b

66 Osteochondrodysplasien

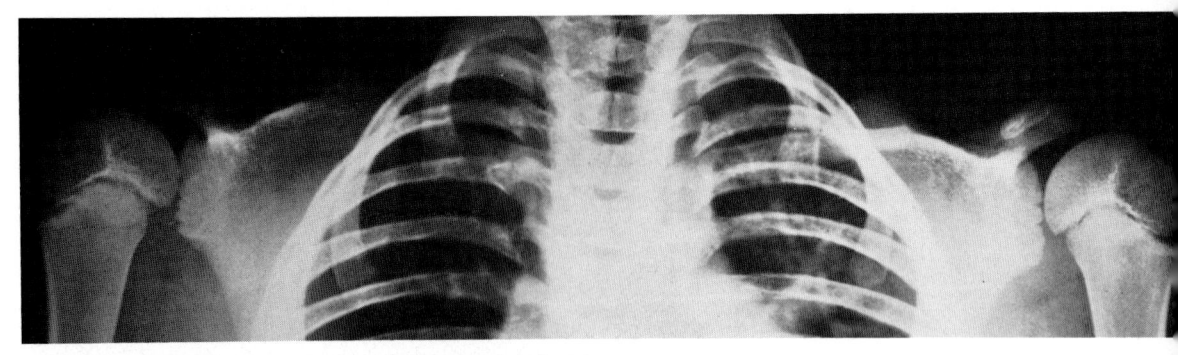

Abb. 36 Kleidokraniale Dysplasie. Schultergürtel. 12 5/12 Jahre.
Nur mediale Hälfte der Claviculae sowie kleines laterales Fragment links ossifiziert.

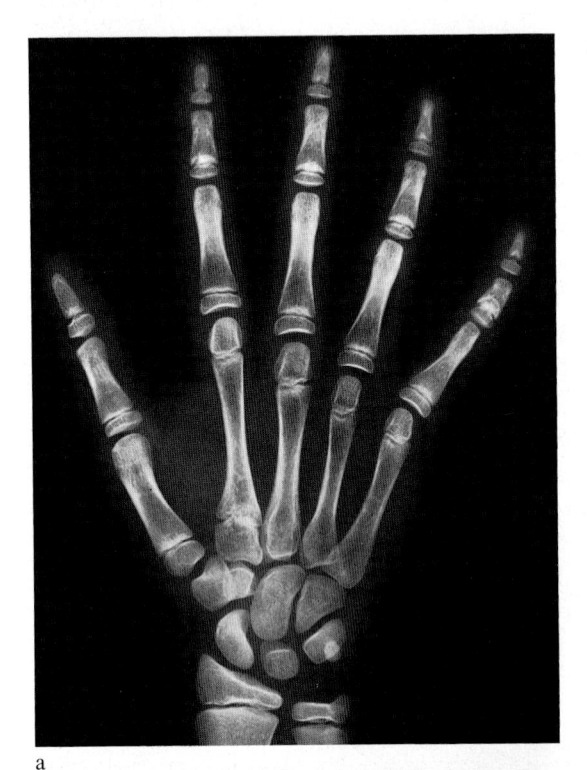

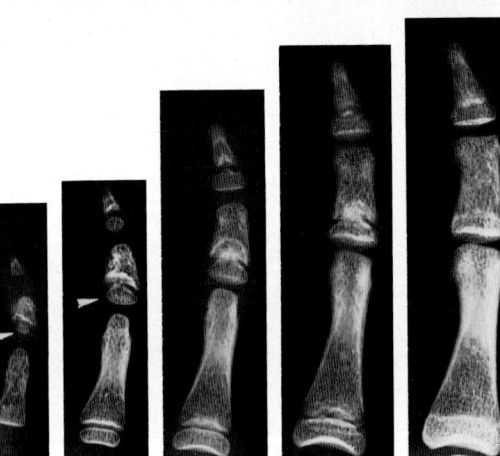

zur verzögerten Skelettreifung (Zahn- und Knochenalter), ganz besonders aber eine Störung in der „Mittellinien-Ossifikation" (JACKSON) vor. Am *Schädeldach* finden sich eine bis ins Erwachsenenalter klaffende Metopika sowie offene Fontanellen. Die Nähte sind, besonders im Bereiche des Hinterhauptes, von zahlreichen Schaltknochen umsäumt. Der *Gesichtsschädel* ist hypoplastisch, die Nebenhöhlen unterentwickelt oder gar fehlend. *Dentitionsstörungen* mit Zahnüberzahl, Persistieren des Milchgebisses bis ins Erwachsenenalter, Form-, Struktur- und Okklusionsanomalien sowie die Tendenz zur schweren Karies und vorzeitigem Zahnverlust, werden regelmäßig angetroffen. Die Zahnwurzeln sind unterentwickelt. Die Anlagestörungen der *Claviculae* variieren vom kleinen, einseitigen Defekt bis zum völligen Fehlen beider Schlüsselbeine. Sie sind, ebenso wie die Veränderungen der Kalotte, nicht obligat (EVENTOW u. Mitarb.). Die Rippen am giebelförmigen, schmalen Thorax fallen steil ab. *Wirbelsäulenmißbildungen:* Nach dorsal keilförmige, thorakale Wirbelkörper, Spina bifida, Spondylolyse und Listhesis werden häufig angetroffen (JARVIS u. Mitarb.). An der *Hand* ist das Knochenalter gegenüber dem chronologischen Alter im Rückstand. Die Pseudoepiphyse an der Basis des Metakarpale II mit charakteristischen Zapfenepiphysen an den Phalangen gehört zu den fast immer anzutreffenden Röntgenbefunden vor dem Epiphysenschluß (GIEDION). Das schmale *Becken* zeigt abnorm steil abfallende Darmbeinschaufeln (großer Ileumwinkel) und

Abb. 37 Kleidokraniale Dysplasie.
a) Rechte Hand. 12 Jahre. Typische Zapfenepiphysen (vgl. S. 98), Typ 24 an den distalen, Typ 19 und 20 an den Mittelphalangen. Pseudoepiphyse des verlängerten Metakarpale II.
b) Longitudinalentwicklung der Zapfenepiphysen am 5. Finger (aus GIEDION 1968).

Abb. 38 Kleidokraniale Dysplasie.
a) Becken mit 12⁵/₁₂ Jahren. Fehlende Ossifikation des Schambeines, die mit 17 Jahren (b) „nachgeholt" wurde. Biopsie-Defekt in der rechten Darmbeinschaufel.

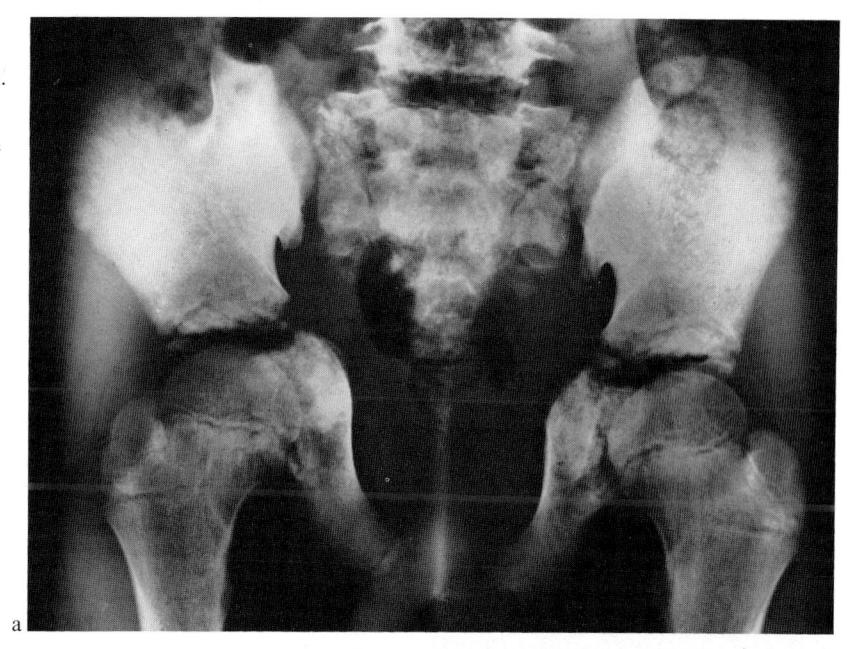

eine starke Ossifikationsverzögerung besonders des Scham- und Sitzbeines.
Im späten Erwachsenenalter verschwinden verschiedene der typischen Röntgenbefunde.
Radiologische Differentialdiagnose: Gehört die kleidokraniale Dysplasie zu den best-charakterisierten Dysplasien überhaupt, so wurden doch erst in jüngerer Zeit zahlreiche „atypische" Fälle der selbständigen Pyknodysostose zugeordnet (vgl. S. 139). Osteosklerose, Akroosteolyse, Frakturanfälligkeit und das Fehlen der Beckenveränderungen ermöglichen die Differentialdiagnose ohne Schwierigkeiten. Die der Pyknodysostose sehr ähnliche kraniomandibuläre Dermatodysostose (DANKS u. Mitarb.) weist ebenfalls hypoplastische Claviculae auf. Die klaffenden Schädelnähte und Schaltknochen lassen ferner, isoliert betrachtet, an eine Osteogenesis imperfecta (vgl. S. 128) sowie an eine Aminopterin-induzierte Mißbildung denken (SHAW u. STEINBACH).

Literatur

Buurman, R., K. Gundlach, W. Schmidt-Hoberg, H. Vogel 1978: Die Dysplasia cleidocranialis – Zwei Einzelbeobachtungen. Fortschr. Röntgenstr. 128, 60 – 66

Danks, D. M., V. Mayne, H. N. B. Wettenhall, R. K. Hall 1974: Craniomandibular Dermatodysostosis. Birth Defects: Original Article Series 10, 99 – 105

Eventow, I., I. Reider-Grosswasser, S. Weiss, C. Legum, S. Schorr 1979: Cleidocranial dysplasia. A family study. Clin. Radiol. 30, 323 – 328

Fauré, C., P. Maroteaux 1973: Cleidocranial dysplasia. Progr. pediat. Radiol. 4, 211 – 237

Fauré, C., J.-C. Job, M. Nahum 1965: Anostéogénèse partielle (en particulier rachidienne) entité nouvelle ou nouveau concept de la dysostose Cléido-cranienne. Ann. Radiol. 8, 154 – 162

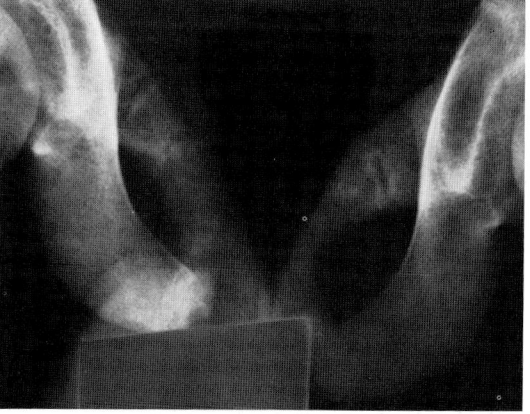

Giedion, A. 1967: Cone-shaped epiphyses of the hands and their diagnostic value. The tricho-rhino-phalangeal syndrome. Ann. Radiol. 10, 322 – 329

Goodman, R. M., R. Tadmor, A. Zaritsky, S. A. Becker 1975: Evidence for an autosomal recessive form of cleidocranial dysostosis. Clin. Genet. 8, 20 – 29

Hawkins, H. B., R. Shapiro, C. J. Petrillo 1975: The association of cleidocranial dysostosis with hearing loss. Amer. J. Roentgenol. 125, 944 – 947

Jackson, W. P. U. 1951: Osteo-dental dysplasia (cleido-cranial dysostosis). The "Arnold Head". Acta med. scand. 139, 292 – 307

Jarvis, J. L., T. E. Keats 1974: Cleidocranial dysostosis: a review of 40 new cases. Amer. J. Roentgenol. 121, 5 – 16

Marie, P., P. Sainton 1968: Sur la dysostose cléido-cranienne héréditaire, 1898. Neuabdruck in The classic: on hereditary cleido-cranial dysostosis. Clin. Orthop. 58, 5 – 7

Pierre, P.-A., Diss., Paris 1896: zit. bei P. Marie, P. Sainton 1968

Shaw, E. B., H. L. Steinbach 1968: Aminopterin-Induced fetal malformation. Amer. J. Dis. Child. 115, 477 – 482

Willich, E., A. Mostafawy 1970: Die Dysostosis pelvico-cleidocranialis. Fortschr. Röntgenstr. 113, 49 – 59

68 Osteochondrodysplasien

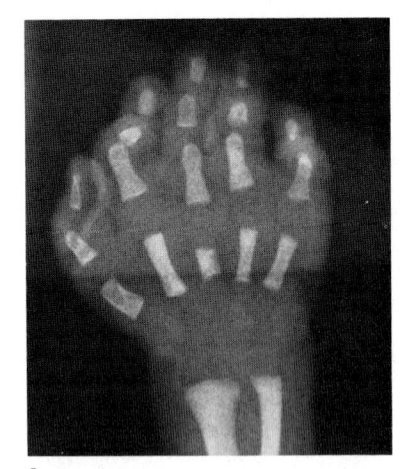

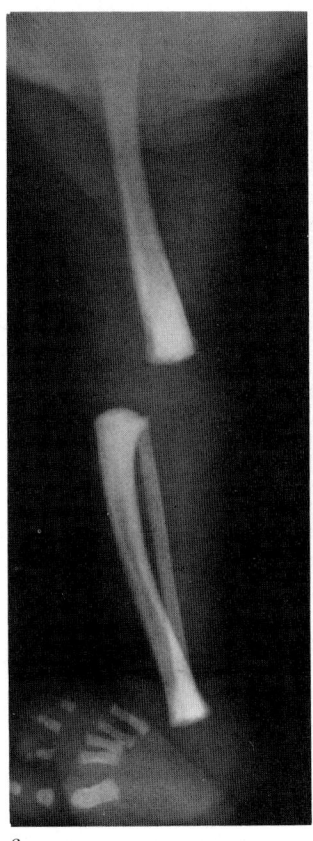

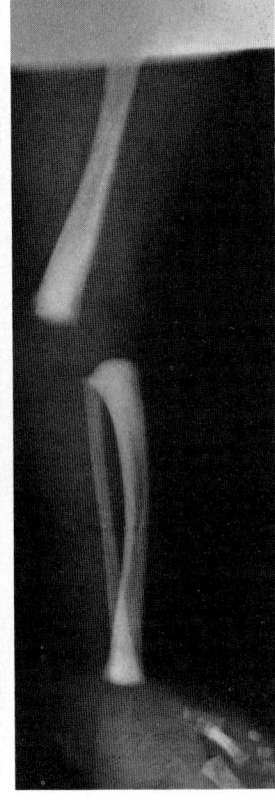

Abb. 39 Larsen-Syndrom. ♀, 1 Tag alt, Nr. 124 844.
a) „Rechteckige", verkürzte Mittelhandknochen, besonders Metakarpale III. Achsenabweichung einzelner Phalangen. Symmetrischer Befund.
b) u. c) Untere Extremitäten mit Dorsalluxation beider Femora und entsprechender „Verschmälerung" des Gelenkraumes im a.-p. Bild. Klumpfüße. Bestehende Luxationstendenz des linken Fußes auf dem Bild nicht einsehbar.

Larsen-Syndrom

Synonyma: Multiple kongenitale Dislokationen (Luxationen).
Der von LARSEN u. Mitarb. 1950 erstbeschriebene Symptomenkomplex wird von *multiplen, kongenitalen Luxationen* dominiert. Mindestens zwei Formen können bei diesem klinisch, genetisch und radiologisch heterogenen Krankheitsbild unterschieden werden (MAROTEAUX; FAURÉ u. Mitarb.). Bis 1976 sind über 40 Fälle veröffentlicht worden (FAURÉ u. Mitarb.). Sowohl ein dominanter wie auch autosomal-rezessiver *Erbgang* wurde beobachtet.

Klinisch wird die Diagnose bei der Geburt gestellt: Eine meist beidseitige obligate Dorsalluxation des Femurs gegenüber der Tibia in 100% der Fälle, der Hüften in 60% der Fälle und der Ellenbogen in 47% der Fälle (FAURÉ u. Mitarb.), Klumpfüße und -hände und ein typisches Gesicht (99% der Fälle), vorspringende Stirn, eingezogene Nasenwurzel und flache Nase sowie Hypertelorismus sind die Hauptbefunde. Daneben finden sich noch Gaumenspalten (34% der Fälle) sowie verschiedene zusätzliche inkonstante Mißbildungen. Häufig entwickelt sich eine Skoliose. Die Körperlänge jedoch, abgesehen von den Folgen der orthopädischen Veränderungen, ist bei der häufigsten „klassischen" Form normal.
Radiologisch stehen bei dieser Form die multiplen Luxationen sowie ihre Folgeerscheinungen im Vordergrunde. Wirbelsäulenmißbildungen und Haltungsanomalien werden in 40% der Fälle beobachtet. Die Hypoplasie von zervikalen Wirbelkörpern kann dort zu instabilen und lebensbedrohlichen Kyphosen führen (MICHELI u. Mitarb.). Das Profil-Pattern der kurzen Röhrenknochen nach POZNANSKI ist charakteristisch, wobei die Metakarpalia und Endphalangen besonders kurz erscheinen. Zusätzliche Handwurzelknochen sowie zwei Ossifikationszentren des Fersenbeines werden ebenfalls angetroffen.
Bei der mit *Zwergwuchs* einhergehenden *Sonderform* nach DESBUQUOIS sowie PIUSSAN kommt eine allgemeine Osteoporose dazu. Die Metakarpalia und Metatarsalia sind kurz und gedrungen, der erste evtl. hypoplastisch oder verdoppelt. Neben der charakteristischen Achsenabweichung der Finger finden sich zusätzliche Anomalien an Metakarpalia und Phalangen.
Differentialdiagnostisch müssen die Arthrogrypose (starre Gelenke, Muskelatrophie), das oto-palato-digitale Syndrom (Gehörstörungen, typisches Handskelett usw. S. 70) sowie das Ehlers-Danlos-Syndrom (Hautveränderungen) in Betracht gezogen werden.

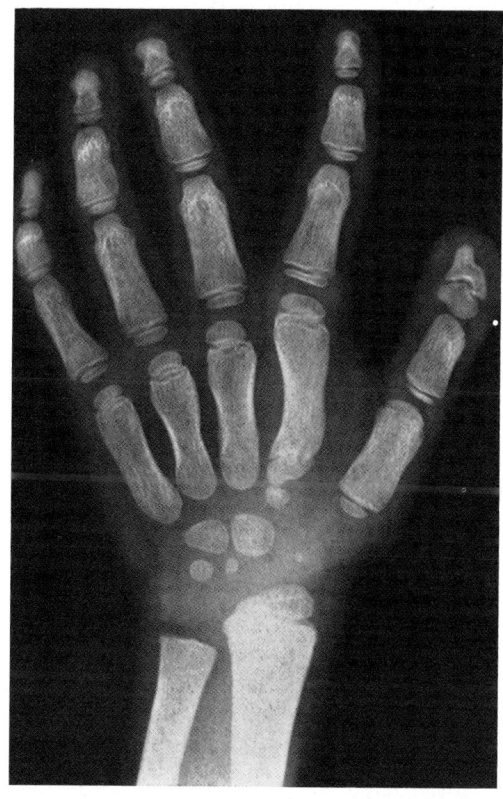

Abb. 40 OPD-Syndrom. ♂, 7⁸/₁₂ Jahre, Nr. 76 609. Kurze Metakarpalia mit typischer, längsovaler Pseudoepiphyse am geschwungenen Metakarpale II. Endphalangen ebenfalls verkürzt, am Daumen plumpe, zapfenförmige Epiphyse. Rückstand des karpalen Knochenalters und quergestelltem Kapitatum.

Literatur

Desbuquois, G., B. Grenier, J. Michel, C. Rossignol 1966: Nanisme chondrodystrophique avec ossification anarchique et polymalformations chez deux soeurs. Arch. franç. Pédiat. 23, 573–587

Fauré, C., J. P. Lascaux, J. Ph. Montagne 1976: Le syndrome de Larsen. Ann. Radiol. 19, 629–636

Galanski, M., A. Statz 1978: Radiologische Befunde beim Larsen-Syndrom. Fortschr. Röntgenstr. 128, 534–537

Larsen, L. J., E. R. Schottstaedt, F. C. Bost 1950: Multiple congenital dislocations associated with characteristic facial abnormality. J. Pediat. 37, 574–581

Maroteaux, P. 1975: L'hétérogéneité du syndrome de Larsen. Arch. franç. Pédiat. 32, 597–600

Micheli, L. J., J. E. Hall, H. G. Watts 1976: Spinal instability in Larsen's syndrome. (Report of three cases). J. Bone. Jt. Surg. 58 A, 562–565

Piussan, C., P. Maroteaux, I. Castroviejo, B. Risbourg 1975: Dysplasie osseuse avec nanisme et altérations squelettiques diffuses. Arch. franç. Pédiat. 32, 541–550

Poznanski, A. K. 1974: The Hand in Radiologic Diagnosis. Saunders, Philadelphia

Silverman, F. N. 1972: Larsen's syndrome: congenital dislocation of the knees and other joints, distinctive facies, and frequently, cleft palate. Ann. Radiol. 15, 297–328

Oto-palato-digitales Syndrom

Synonyma: OPD-Syndrom.

Die von *Taybi* 1962 erstbeschriebene, seltene Dysplasie wurde 1967 von DUDDING u. Mitarb. als OPD-Syndrom bezeichnet, obschon die ganze Triade nicht bei allen Patienten voll ausgeprägt ist. Sie wird *X-chromosomal* oder *autosomal-dominant* mit intermediärer respektive unterschiedlicher Expressivität beim weiblichen Geschlecht vererbt (GALL u. Mitarb.). Klinisch wird das Syndrom durch das typisch flache Gesicht mit Hypertelorismus, prominentem Orbitalwulst, kleinem Mund, evtl. Mittelohrschwerhörigkeit (oto!), evtl. Gaumenspalte (palato!) sowie durch die kurzen breiten Daumen und großen Zehen, evtl. weitere Finger- und Zehenmißbildungen (digital!) bei Minderwuchs und leichtem geistigen Entwicklungsrückstand, evtl. auch Dislokation oder Subluxation des Radiusköpfchens oder Hüftkopfes charakterisiert. Alle diese Befunde sind beim weiblichen Geschlecht weniger ausgeprägt (GALL u. Mitarb.).

Im Röntgenbild finden sich die bereits erwähnten Schädelveränderungen sowie eine verminderte Pneumatisierung der Nebenhöhlen, eine kleine Mandibula mit zu großem Angulus. Besonders typisch sind die Befunde an Hand und Fuß: Kurze Daumen mit breiten, kurzen Endphalangen und Zapfenepiphysen, längsovale, nach radial weisende proximale Pseudoepiphyse am Metakarpale II, kurze große Zehe sowie weitere Mißbildungen an Phalangen, Hand- und Fußwurzelknochen.

Differentialdiagnostisch muß das Larsen-Syndrom (Luxationen, ähnliches Gesicht) erwähnt werden.

Literatur

Fryns, J. P., P. Michielsen, L. Vinken, H. van den Berghe 1978: The otopalatodigital syndrome. Acta Paediatr. Belg. 31, 159–163

Gall, J. C., A. M. Stern, A. K. Poznanski, S. M. Garn, E. D. Weinstein, J. R. Hayward 1972: Oto-palato-digital syndrome: comparison of clinical and radiographic manifestations in males and females. Amer. J. hum. Genet. 24, 24–36

Langer, L. O. 1967: The roentgenographic features of the otopalatodigital (OPD) syndrome. Amer. J. Roentgenol. 100, 63–70

Poznanski, A. K., R. I. Macpherson, R. J. Gorlin, S. M. Garn, J. M. Nagy, J. C. Gall, A. M. Stern, D. J. Dijkman 1973: The hand in the oto-palato-digital syndrome. Ann. Radiol. 16, 203–209

Stanwick, R. S., R. I. Macpherson 1977: The oto-palato-digital syndrome. Birth Defects, Orig. 13/3 B, 258

Taybi, H. 1962: Generalized skeletal dysplasia with multiple anomalies. Amer. J. Roentgenol. 88, 450–457

Im späteren Leben manifeste Wachstums- und Entwicklungsstörungen von Röhrenknochen und/oder Wirbelsäule

Hypochondroplasie

Synonyma:
Chondrohypoplasie, Chondrohypodysplasie.

Vereinzelte Beobachtungen von mikromelem Minderwuchs, die nicht in den Rahmen der klassischen Achondroplasie hineinpassen, wurden seit RAVENNA (1913) und LERI (1924) mit diesem Sammelbegriff belegt. Die meisten dieser Fälle lassen sich heute, soweit sie überhaupt ausreichend dokumentiert sind, mühelos den verschiedenen, seither bekannt gewordenen Dysplasien und Stoffwechselstörungen zuordnen. Eine kleine, klinisch-radiologisch weitgehend homogene Restgruppe (LAMY u. MAROTEAUX 1960, KOZLOWSKI u. ZYCHOWICZ 1964) wird auch heute noch mit diesem Namen bezeichnet.

Klinik: Im Neugeborenenalter ist bei normaler Körperlänge häufig der Kopf relativ zu groß. Der mikromele Minderwuchs wird erst im Laufe des zweiten Lebensjahres, eventuell auch erst im Schulalter oder später festgestellt. Die Erwachsenengröße liegt zwischen 118 und 150 cm. Mehrfach wurde ein geistiger Entwicklungsrückstand beobachtet (WALKER u. Mitarb. 1971, HALL u. SPRANGER 1979). Insgesamt sind jedoch die Patienten, abgesehen von ihrem Minderwuchs und ganz im Gegensatz zur Achondroplasie, unauffällig.

Der *Erbgang* ist autosomal-dominant bei statistisch erhöhtem Alter des Vaters (OBERKLAID u. Mitarb. 1979). Bei den nicht familiären Fällen wird eine Spontanmutation angenommen (SPECHT u. DAENTL 1975).

Radiologisch fällt eine mäßige Verkürzung der plump wirkenden langen Röhrenknochen mit verstärkt ausladenden Metaphysen und einer relativen Verlängerung der distalen Fibula, ent-

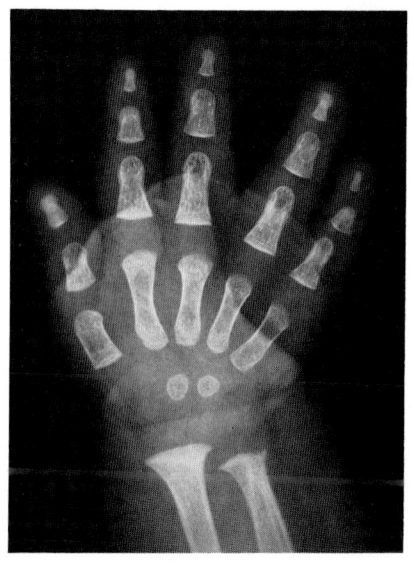

Abb. 41 Hypochondroplasie.
Drei verschiedene Patienten:
I ♂, Nr. 75 931 (in Abb. a) u. b) 9 Monate,
in d) 11 Jahre, 118,8 cm lang).
II ♂, Nr. 128 941 (11⁴/₁₂ Jahre alt, 112,4 cm lang).
III ♀, Nr. 131 720 (13½ Jahre alt, 133 cm lang).
a) Hände. Etwas kurze Röhrenknochen, jedoch keine
Dreizackhand.

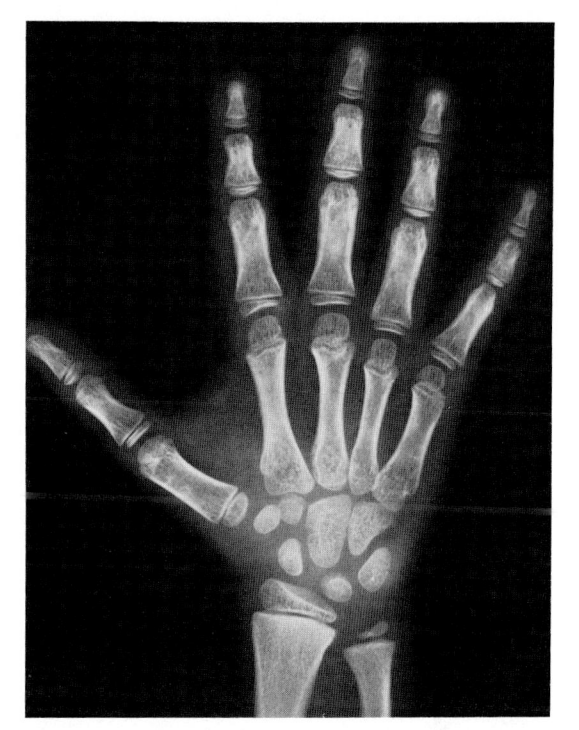

sprechender Schiefstellung des Talus sowie häufig ein zu kurzer distaler Ulnaabschnitt auf. Eine mäßige Brachydaktylie mit flachem Pattern-Profil (>< zu Achondroplasie) wird regelmäßig beobachtet (HALL u. SPRANGER 1979). Der nach kaudal abnehmende oder zumindest gleichbleibende Bogenwurzelabstand der Lumbalwirbelkörper, in der seitlichen Aufnahme auch die dorsale Exkavation der entsprechenden Wirbelkörper und der verminderte Sagitaldurchmesser des Wirbelkanals erinnern an die Achondroplasie. Die Darmbeinschaufeln sind relativ kurz und rechteckig. Die in 56% der Fälle beobachtete Makrozephalie (HALL u. SPRANGER 1979) ist weniger ausgeprägt als bei der Achondroplasie, und tritt auch klinisch wegen der Normalentwicklung des Gesichtsschädels kaum in Erscheinung (s. unten).
Differentialdiagnostisch steht die Abgrenzung gegenüber der Achondroplasie im Vordergrund. Obschon sich fast alle typischen Röntgenbefunde, vielleicht mit Ausnahme der „Dreizackhand", bei beiden Dysplasien finden, ist die Normabweichung bei der Achondroplasie meist wesentlich stärker ausgeprägt.

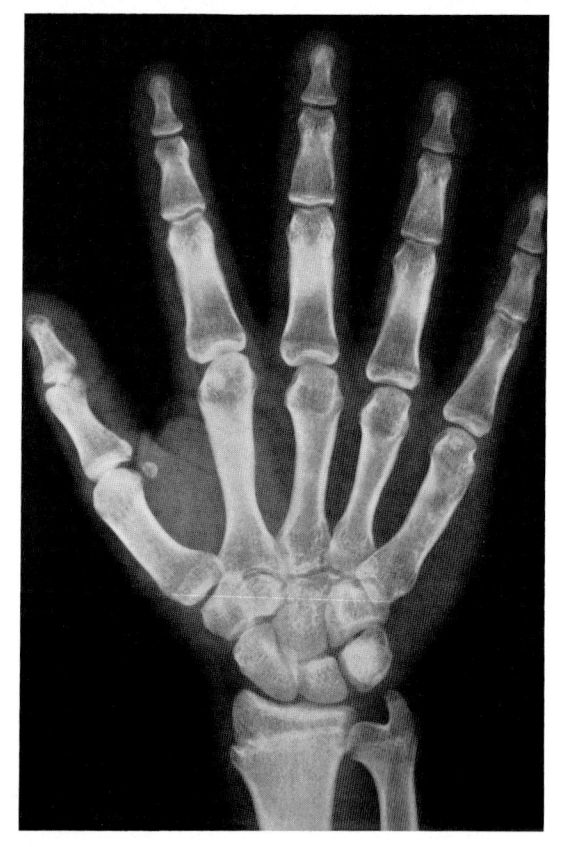

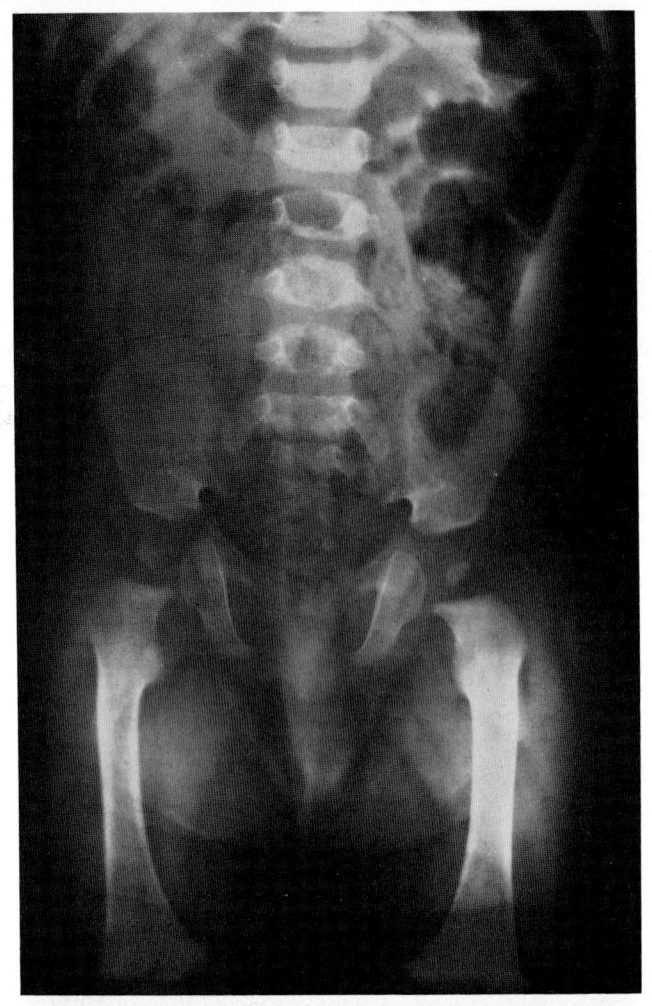

Abb. 41 Hypochondroplasie.
b) Lumbalwirbelsäule und Becken. Bogenwurzelabstand L1–L5 abnehmend, Incisura ischiadica major klein, mit Alter zunehmende Beckenlordose.
I ♂, Nr. 75931 (in Abb. a) u. b) 9 Monate, in d) 11 Jahre, 118,8 cm lang).
II ♂, Nr. 128941 (11⁹⁄₁₂ Jahre alt, 112,4 cm lang).

Abb. 41 Hypochondroplasie.
c) Lumbalwirbelsäule seitlich. Dorsalexkavation der Wirbelkörper, massiv verminderter Sagittaldurchmesser des Wirbelkanals.
II ♂, Nr. 128 941 (11⁹⁄₁₂ Jahre alt, 112,4 cm lang).
III ♀, Nr. 131 720 (13½ Jahre alt, 133 cm lang).

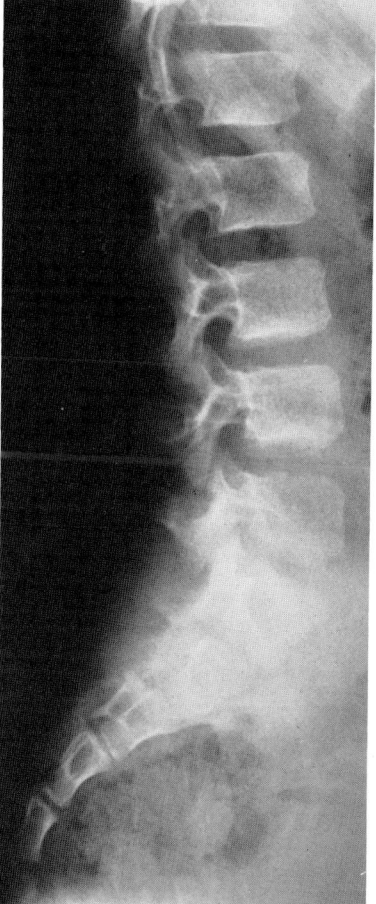

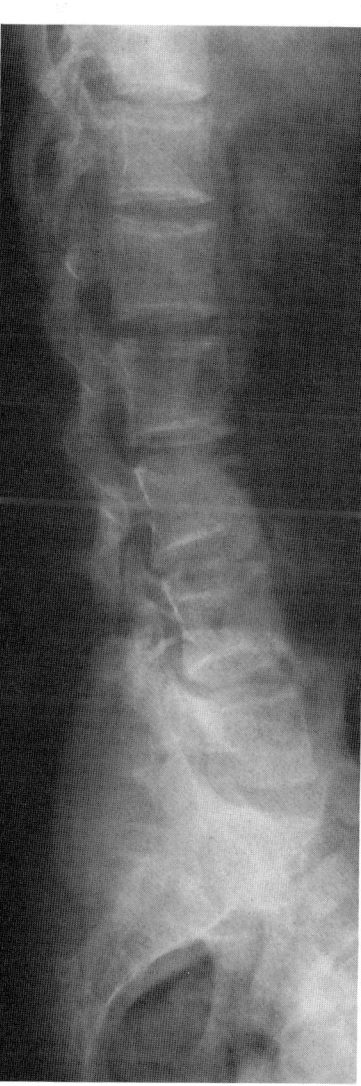

c/II

c/III

Am eindeutigsten, besser in der subjektiven als zahlenmäßigen Analyse erfaßbar, erlaubt die seitliche Schädelaufnahme eine klare Entscheidung: Bei der Hypochondroplasie erscheint das Verhältnis des Gesichts zum Hirnschädel weitgehend normal, während bei der Achondroplasie ein grobes Mißverhältnis besteht (OBERKLAID u. Mitarb. 1979).

Literatur

Glasgow, J. F. T., N. C. Nevin, P. S. Thomas 1978: Hypochondroplasia. Arch. Dis. Childh. 53, 868 – 872
Hall, B. D., J. Spranger 1979: Hypochondroplasia: Clinical and Radiological Aspects in 39 cases. Radiology 133, 95 – 100
Heselson, N. G., B. J. Cremin, P. Beighton 1979: The radiographic manifestations of hypochondroplasia. Clin. Radiol. 30, 79 – 85
Kozlowski, K., C. Zychowicz 1964: Hypochondroplasie. Fortschr. Röntgenstr. 100, 529 – 535
Lamy, M., P. Maroteaux 1960: Les chondrodystrophies génotypiques. Expansion Scientifique Française, Paris

Oberklaid, F., D. M. Danks, F. Jensen, L. Stace, S. Rosshandler 1979: Achondroplasia and hypochondroplasia. (Comments on frequency, mutation rate, and radiological features in skull and spine). J. Med. Genetics 16, 140 – 146
Remy, J., P. Beguery, R. Walbaum, G. Lemaître, P. Debruxelles 1973: L'Hypochondroplasie. Ann. Radiol. 16, 481 – 493
Specht, E. E., D. L. Daentl 1975: Hypochondroplasia. Clin. Orthop. 110, 249 – 255
Walker, B. A., J. L. Murdoch, V. A. McKusick, L. O. Langer, R. K. Beals 1971: Hypochondroplasia. Amer. J. Dis. Child. 122, 95 – 104

74　Osteochondrodysplasien

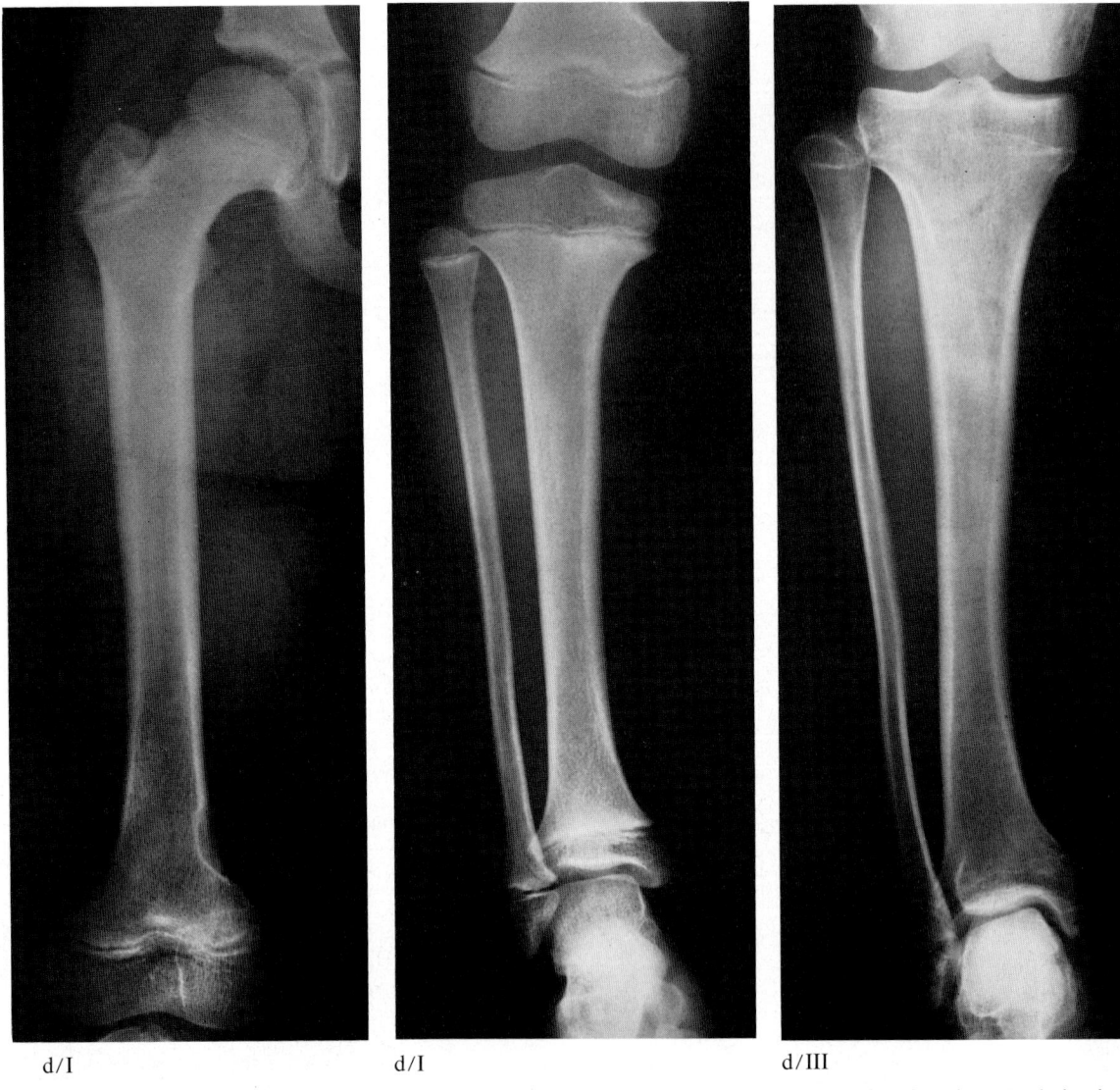

d/I　　　　　　　　d/I　　　　　　　　d/III

Abb. 41 d) Ober- und Unterschenkel (I), Unterschenkel (III). Kurze, stämmige lange Röhrenknochen. Ausladende Metaphysen am Knie (I mit Kortikalisdefekt), verlängerte Fibula und Varusstellung des Talus bei III.
Bei allen drei Fällen seitliche Schädelaufnahme unauffällig.

Metaphysäre Chondrodysplasien

Synonyma: Metaphysäre Dysostosen.
Unter dem von JANSEN 1934 geprägten Begriff der „Metaphysären Dysostose" – nach der Pariser Nomenklatur „Metaphysären Chondrodysplasie" (MCD), wird heute eine klinisch, genetisch und radiologisch recht heterogene Gruppe verstanden, deren *wesentlicher* Röntgenbefund in Struktur- und Formveränderungen der Metaphysen, besonders im Bereiche der langen Röhrenknochen liegt. Daß daneben oft, z. B. gerade bei der Jansenschen Form der Schädel, auch andere Skelettabschnitte betroffen sind, darf den Radiologen nicht verwirren. Gerade bei der MCD ist zudem der Gestalt- und Strukturwechsel in den verschiedenen Lebensabschnitten recht eindrücklich: Besteht z. B. das Handröntgenbild eines Kindes mit der Jansenschen Form aus einer Unzahl von Kalkflecken und Knochenfragmenten, so sind nach Abschluß des Wachstums nur noch relativ bescheidene Form- und kaum mehr Strukturabweichungen erkennbar. Jede Spielart sollte deshalb zur Diagnose in ihrem longitudinalen Verhalten bekannt sein, wobei im Neugeborenenal-

ter meist, im Erwachsenenalter fast immer die diagnostischen Strukturveränderungen fehlen.
Einzelheiten finden sich bei DEBRAY u. Mitarb. RAY u. DORST, SPRANGER 1976, SUTCLIFFE u. STANLEY und anderen.
Die verschiedenen Formen von Hypophosphatasie (s. S. 20), bei denen ebenfalls die Metaphysen betroffen sind, gehören auch radiologisch zu den Kalzium-Stoffwechselkrankheiten aus dem Rachitis-Formenkreis.
Klinisch stehen Minderwuchs verschiedenen Ausmaßes, orthopädische Probleme (Coxa vara usw.) sowie bei 4 „Syndromen" mit Multisystem-Defekten (SPRANGER 1976) spezielle klinische Befunde (s. Tab. 9) im Vordergrunde. Die Prognose quo ad vitam ist bei den rein ossären Formen trotz häufiger Spätarthrosen gut.
Pathologisch-anatomisch ist die Degenerations- und Verkalkungsphase der enchondralen Ossifikation gestört. Die elektronenmikroskopischen Untersuchungen bei der Schmidschen Form (COOPER u. Mitarb.) sowie der mit exokriner Pankreasinsuffizienz verbundenen Form (SPYCHER u. Mitarb.) zeigen abnorme Speicherungsbilder im rauhen endoplasmatischen Retikulum der Knorpelzellen, die auf einen genetischen Synthese- oder Transportdefekt hinweisen.
Einige wesentliche differentialdiagnostische Aspekte der verschiedenen Spielformen sind in Tab. 8 zusammengefaßt: Neben dem „Pattern"

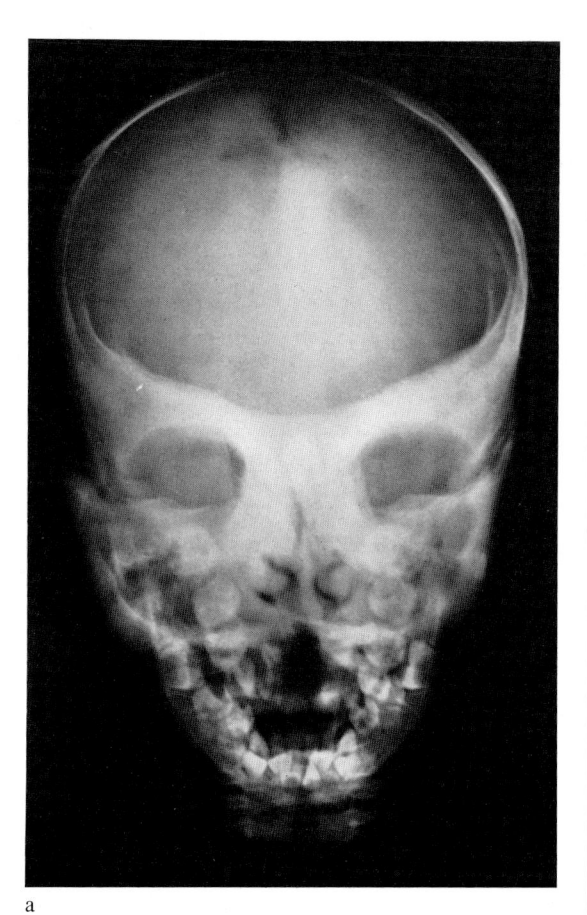

a

b

Abb. 42 Metaphysäre Chondrodysplasien: Typ Jansen.
a) u. b) ♀, 3¹¹⁄₁₂ J.: Hochgradige Sklerose der Schädelbasis, fehlende Pneumatisation der Nebenhöhlen. Zackige Begrenzung der hypoplastischen Darmbeinknochen sowie der aufgetriebenen und grob strukturierten Metaphysen. Verkürzte Röhrenknochen mit Varusdeformität. Die intakten Epiphysen sind durch breite, nicht ossifizierte Knorpelsegmente „isoliert".

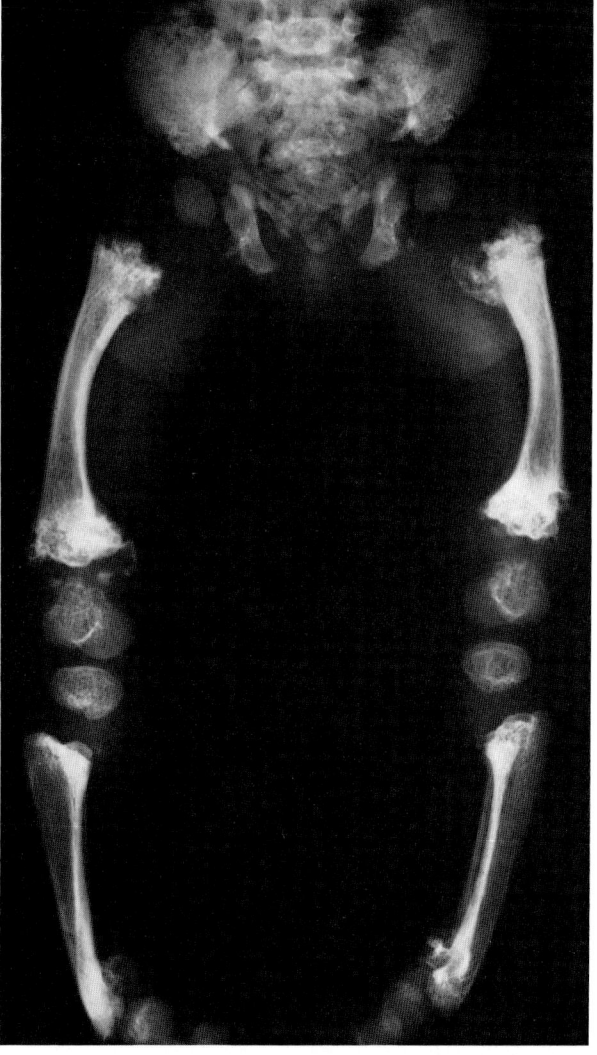

Abb. 42 c–e siehe Seite 78

Tabelle 8 Differentialdiagnosen der metaphysären Chondrodysplasien

Erstbeschreibung	Häufigkeit	Erbgang	Minderwuchs	Erste Manifestation
Jansen 1934	sehr selten (7 Fälle!)	AD	+ +	Säuglingsalter
Schmid 1949	relativ häufig [1]	AD	+ (130 – 160 cm)	2. Lebensjahr
Spahr 1961		AR	+	Säuglingsalter
Vaandrager 1960	[2]	AD	+ (151 cm)	Kleinkinder
„Forme partielle", Maroteaux 1963	relativ häufig	AR	+	? Kleinkinder
Knorpel-Haar-Hypoplasie, McKusick 1964 [10]	bei den „Amish" 2‰, sonst selten	AR	+ + (107 – 147 cm)	Geburt
Peña 1965	sehr selten	? AR	+	Kleinkinder
Exokrine Pankreasinsuffizienz, Neutropenie, metaphysäre Dysostose und Zwergwuchs [10], Burke 1967, Giedion u. Mitarb. 1968	selten [8]	? AR	+	Säuglingsalter
Metaphysäre Chondrodysplasia calcificans, van Creveld 1971	2 Einzelfälle	?	+ +	Säuglingsalter

der metaphysären Störung sind Topographie und Schweregrad, allenfalls besondere lokale Einzelheiten und spezielle klinische Befunde entscheidend.
Immer muß jedoch das Alter des Patienten berücksichtigt werden!
Die *Jansensche Form*, extrem selten und doch bestbekannt, ist im Kindesalter durch die grotesken grobfleckigen Ossifikationsstörungen der Metaphysen, besonders an der Hand, sogleich erkennbar: Erst Holthusen u. Mitarb. haben nachdrücklich auf die typischen Schädelveränderungen (Sklerose und Verdickung der Schädelbasis, Vortreten des Supraorbitalbogens und des Jochbeins, Unterentwicklung der Nebenhöhlen und Hypoplasie der Mandibel) hingewiesen. Differentialdiagnostisch lassen im Säuglingsalter die rachitisähnlichen Veränderungen mit kortikalen Erosionen und periostaler Reaktion, ganz besonders mit dem bisweilen erhöhten Serumkalzium an einen Hyperparathyreoidismus denken (Gram u. Mitarb.). Radiologisch sehr ähnlich ist die von van Creveld u. Mitarb. beschriebene, noch seltenere Form.

Die häufigste, in der Literatur nach einer Einzelbeobachtung bezeichnete *Schmidsche Form* ist wohl heterogener Natur: Insbesondere wird das typische Verteilungsmuster mit einem Hauptbefall der Schenkelhälse und Coxa vara nicht immer berücksichtigt. Ebenso kann die *„rezessive" Spahrsche Form* radiologisch nicht davon unterschieden werden. Differentialdiagnostisch ist hier die Unterscheidung von einer in Heilung befindlichen oder therapieresistenten Rachitis von großer praktischer Bedeutung. Auch das multiple Skeletttrauma („battered Baby") kann als metaphysäre Dysplasie fehlgedeutet werden (Horan u. Beighton).
Bei der wahrscheinlich auch heterogenen *Maroteauxschen „partiellen" Form* ebenso wie bei der radiologisch sehr ähnlichen oder identischen *Knorpel-Haar-Hypoplasie* (KHH) geben die kleinen Hände mit typischen Skelettveränderungen (s. Anmerkung 6, Tab. 8) wertvolle diagnostische Hinweise. Nur bei der KHH liegt eine umfassende radiologische Untersuchung aller Altersstufen vor (Ray u. Dorst), so daß sie die *bestuntersuchte MCD* überhaupt darstellt. Der oft schwere Be-

Tabelle 8 (Fortsetzung)

		Röntgenbefunde			
Schweregrad	Schwerpunkt der metaphysären Veränderungen	Schädel	Wirbelsäule	Coxa vara	„spezifische Befunde"
+ + +	generalisiert	+ +	+	+	Metaphys. „Pattern", Hand
+ +	Schenkelhals, Knie Schenkelhals, Knie	– –	– –	+ +	– –
+	distal der „Gürtelzone"	–	– (?)	?	„Pattern" [3]
+ → (+) +	Knie Gürtel kaum betroffen Gürtel kaum betroffen	– (+) [4]	– (+) [5]	– – bisw. + +	– evtl. [6] Klinik Hände [6]
+ +	generalisiert	(+)	+	+	„Pattern" [7] Hände
+	wechselnd! Femurhals, Knie, Rippen	–	(+)	+ [9]	Klinik
+ +	generalisiert, mit Ausnahme Rippen!	–	(+)	–	Metaphys. „Pattern" wie JANSEN

[1] 1 Familie (4/5 Geschwister).
[2] Mutter und 2 Kinder.
[3] Grobsträhnige Auflockerung der erlenmeyerkolbenartig aufgetriebenen Metaphysen, bis in die Diaphysen.
[4] Ossifikationsdefekte im Naht- und Fontanellenbereich.
[5] „Kolumnisation" der Wirbelkörper: Höhendurchmesser gegenüber Sagittal- und Querdurchmesser relativ vermehrt.
[6] Kleine Hände mit Brachymetacarpie und besonders Brachymesophalangie. Zapfenepiphysen.
[7] Metaphysen ähnlich wie bei Vaandrager. „Negative" Zapfen in Metaphysen der Metakarpalia und Grundphalangen.
[8] Seit Erstbeschreibung mehr als ein Dutzend Fälle publiziert.
[9] Auch Coxa valga!
[10] Siehe auch Tab. 9.

fall der Schenkelhälse mit Varusdeformität und sogar Abgleiten der Femurköpfe steht allerdings im Gegensatz zur Maroteauxschen Form. Zur Diagnose der KHH gehören natürlich auch die typischen klinischen Befunde wie Zwergwuchs, Überstreckbarkeit der Finger, schütteres, feines, meist helles Kopf- und Körperhaar etc.
Die *exokrine Pankreasinsuffizienz mit zyklischer Neutropenie, metaphysärer Chondrodysplasie und Minderwuchs* nimmt radiologisch eine Intermediärstellung zwischen der Schmidschen und der Maroteauxschen Form, resp. der KHH ein. Die Ähnlichkeit der elektronenmikroskopischen Befunde dieses Syndromes zu jenen der Schmidschen Form sind ebenfalls bemerkenswert. Die Erfassung des Syndromes (Fehldiagnose chronische Ernährungsstörung mit Rachitis, Zöliakie usw.) ist praktisch bedeutungsvoll.
Die in Tab. 9 aufgeführten, mit metaphysärer Chondrodysplasie einhergehenden Multisystemdefekte (SPRANGER 1976, 1977) beleuchten die für den Adenosindeaminase-Mangel besonders naheliegende Hypothese, daß Skelett und Immunsysteme über gemeinsame Enzyme verfügen (CEDERBAUM u. Mitarb.).
Radiologisch allerdings sind besonders die meta-

78 Osteochondrodysplasien

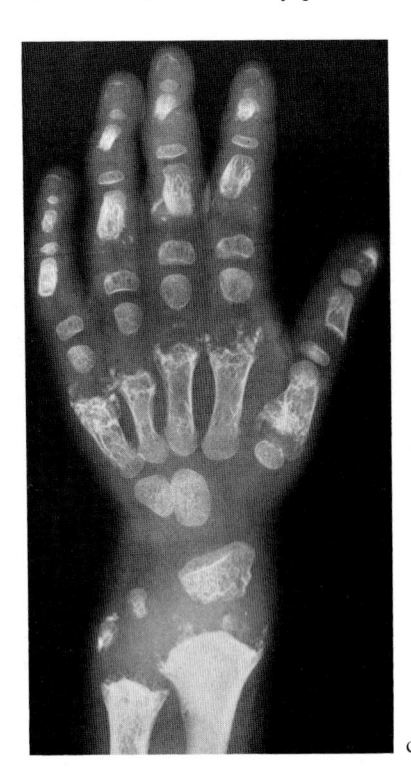

Abb. 42 c) u. d) Gleiche Pat. wie in a) u. b), 5⁸/₁₂ J.: Weite Abschnitte der kurzen Röhrenknochen sind untermineralisiert, so daß die Epiphysen frei zu „schweben" scheinen. Die metaphysären Veränderungen an den langen Röhrenknochen sind noch ausgeprägter.
e) Mutter der obigen Patientin, 39⁶/₁₂ Jahre: Typisches Verschwinden der strukturellen Veränderungen nach Epiphysenschluß. Es bleiben massiv verkürzte, besonders metaphysär verbreiterte, einzelne Exostosen aufweisende Röhrenknochen (Beobachtung Prof. A. LASSRICH, Universitäts-Kinderklinik Hamburg-Eppendorf).

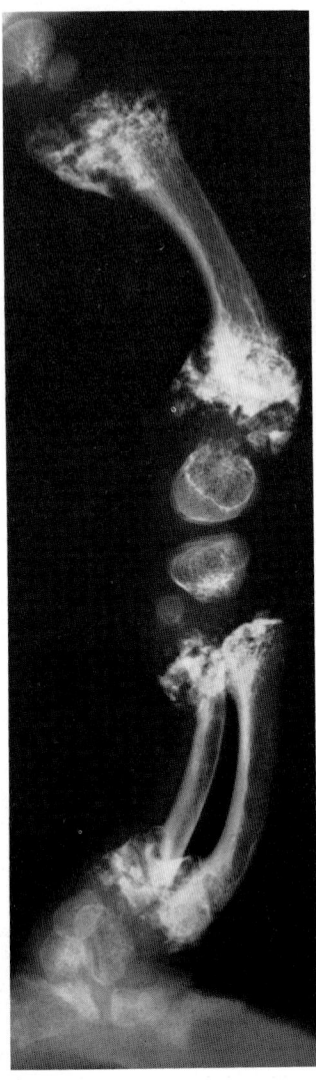

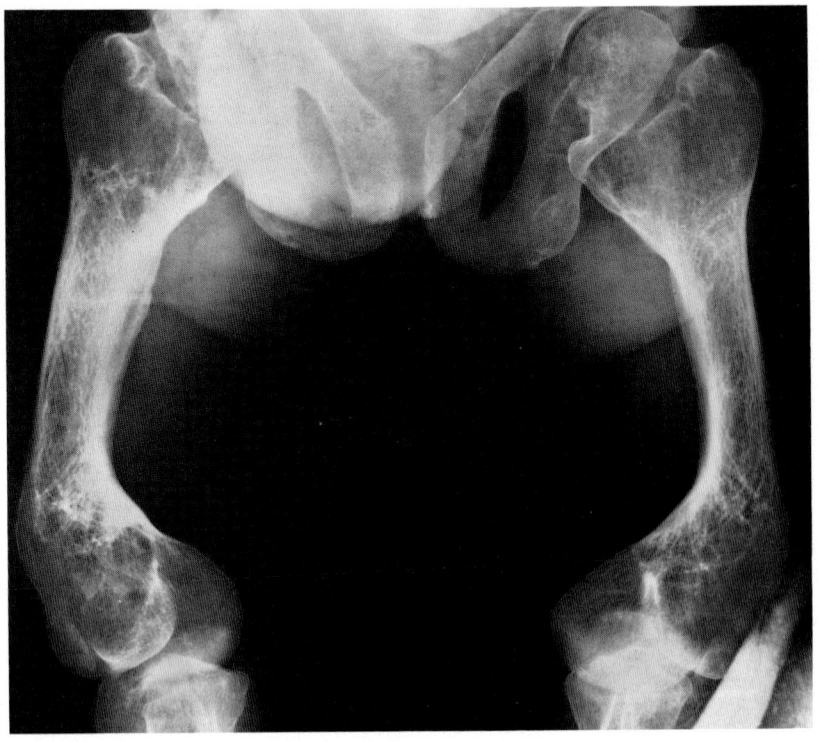

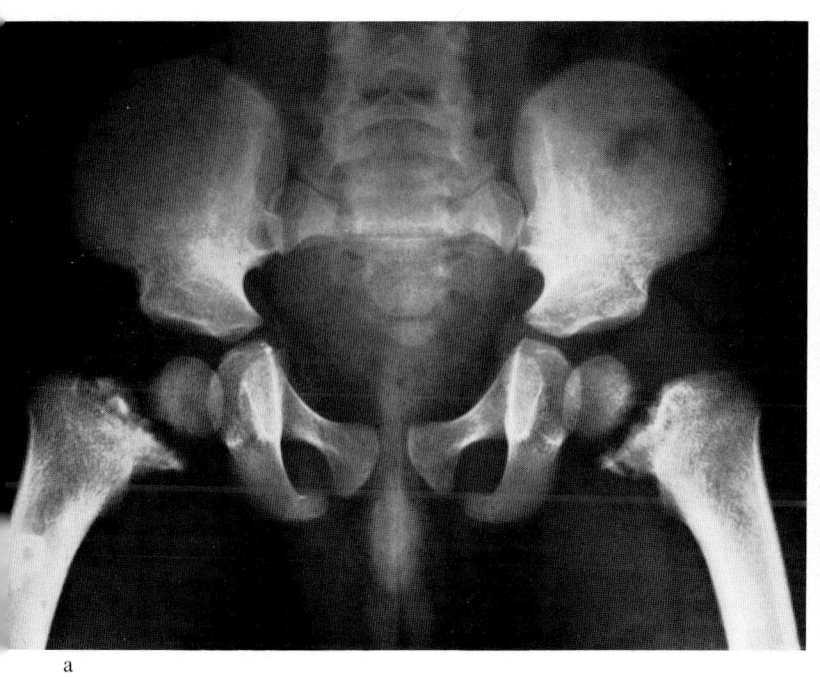

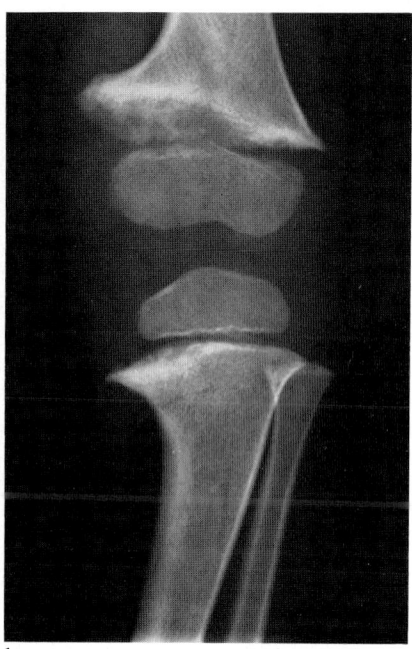

Abb. 43 Metaphysäre Chondrodysplasien: Typ Schmid.
♂, 3 Jahre alt, 78,5 cm lang (< 3%).
a) Becken: Varusdeformität, ausgefranste, aber scharf begrenzte Metaphysen, verbreiterte Epiphysenfuge.
b) Knie: Varusdeformität. Pilzförmige Verbreiterung der knienahen, besonders am medialen Femurende „aufgelockerten" Metaphysen (Beobachtung Doz. Dr. K. Kozlowski).

Tabelle 9   Metaphysäre Chondrodysplasie bei Multisystemdefekten (nach Spranger 1977)

	KHH [1]	3MN [2]	ADAM [3]	MHAS [4]
Metaphysäre Chondrodysplasie	+ +	+ +	+	+
Malabsorption	+	+ +	+	–
Morbus Hirschsprung	+	–	–	–
Erythropenie	+	+	+	–
Neutropenie	+	+	+	–
Thrombopenie	–	+	–	–
Lymphopenie	+	–	+	–
Zelluläre Immunität	+	–	+ +	–
Humorale Immunität	–	–	+ +	+
Haare betroffen	+	–	+	–
Haut betroffen	–	–	+	–

+ = bisweilen beschrieben und/oder mäßig ausgeprägt
+ + = regelmäßig beschrieben und/oder ausgeprägt vorhanden

[1] KHH = Knorpel-Haar-Hypoplasie
[2] 3MN = Metaphysäre Chondrodysplasie, Malabsorption, Minderwuchs, Neutropenie
[3] ADAM = Adenosin-Deaminase-Mangel bei „Swiss-Type" kombinierter Infektabwehrschwäche
[4] MHAS = Metaphysäre Chondrodysplasie + Humorale Infektabwehrschwäche (Ammann-Syndrom)

Osteochondrodysplasien

a
b

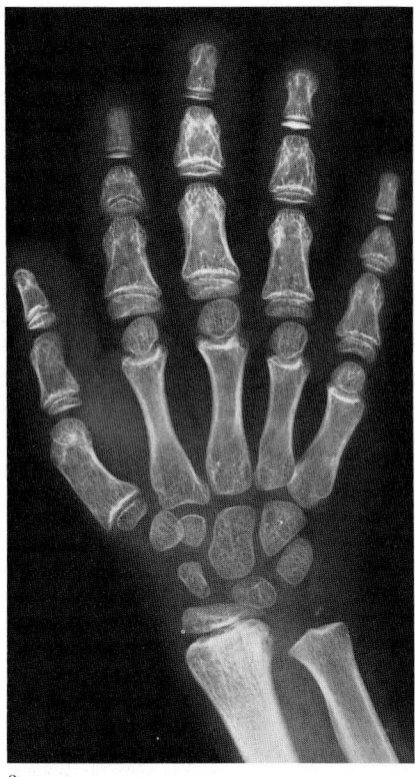

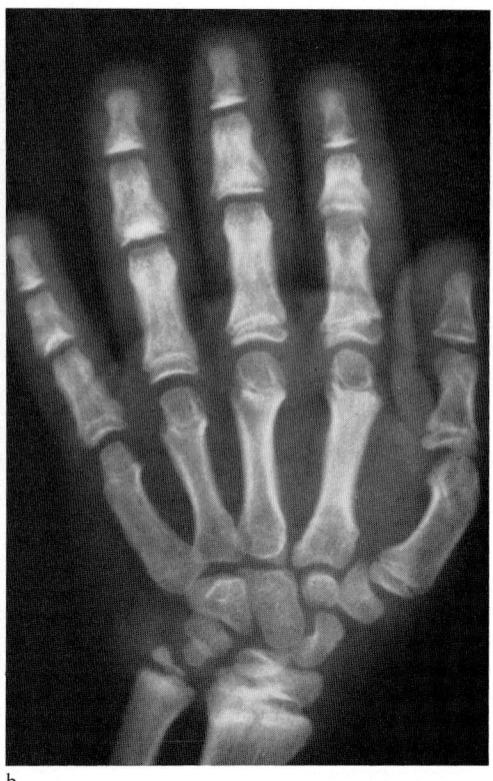

Abb. 44 Metaphysäre Chondrodysplasien: Typ McKusick (Knorpel-Haar-Hypoplasie).
a) ♂, 10 Jahre alt, 96 cm groß (≪ P 3). Brachyphalangie, einzelne Zapfenepiphysen.
b) ♂, 14 Jahre. Zapfenepiphysen noch ausgeprägter.

physären Veränderungen bei den Syndromen 3 und 4 (Tab. 9) nicht sehr eindrücklich: Meist handelt es sich ja um junge Säuglinge. Diagnostisch am wertvollsten ist die Becherung und Auftreibung der vorderen Rippenenden, die bei der Thoraxaufnahme (Pneumonie, fehlender Thymus bei 3) erkannt wird. Die ossären Befunde bilden sich beim ADAM (Tab. 9) unter Enzym-Ersatztherapie zurück (YULISH u. Mitarb.).

Literatur

Ammann, A. J., W. Sutliffe, E. Millinchick 1974: Antibody-mediated immunodeficiency in short-limbed dwarfism. J. Pediat. 84, 200 – 203

Burke, V., H. I. Colebatch, C. M. Anderson, M. J. Simons 1967: Association of pancreatic insufficiency and chronic neutropenia in childhood. Arch. Dis. Childh. 42, 147

Cederbaum, S. D., I. Kaitila, D. L. Rimoin, E. R. Stiehm 1976: The chondro-osseous dysplasia of adenosine deaminase deficiency with severe combined immunodeficiency. J. Pediat. 89, 737 – 742

Cooper, R. R., I. V. Ponseti 1973: Metaphyseal dysostosis: description of an ultrastructural defect in the epiphyseal plate chondrocytes. Case report. J. Bone Jt. Surg 55 A, 485 – 496

Van Creveld, S., K. Kozlowski, K. Pietron, A. Van der Valk 1971: Metaphyseal chondrodysplasia calcificans. A report on two cases. Brit. J. Radiol. 44, 773 – 779

Danks, D. M., R. Haslam, V. Mayne, H. J. Kaufmann, P. G. Holtzapple 1976: Metaphyseal chondrodysplasia, neutropenia, and pancreatic insufficiency presenting with respiratory distress in the neonatal period. Arch. Dis. Childh. 51, 697 – 702

Debray, H., M. Poissoniier, J. Brault, S. D'Angely 1975: Metaphyseal chondrodysplasia. Sem. Hôp. Paris 51, 253 – 262

Giedion, A., A. Prader, B. Hadorn, D. H. Shmerling, S. Auricchio 1968: Metaphysäre Dysostose und angeborene Pancreasinsuffizienz. Fortschr. Röntgenstr. 108, 51 – 57

Gordon, S. L., L. A. Varano, A. Alandete, M. J. Maisels 1976: Jansens metaphyseal dysostosis. Pediatrics 58, 556 – 561

Gram, P. B., J. L. Fleming, B. Frame, G. Fine 1959: Metaphyseal chondrodysplasia of Jansen. J. Bone Jt. Surg. 41 A, 951 – 959

Holthusen, W., J. F. Holt, M. Stoeckenius 1975: The skull in metaphyseal chondrodysplasia type Jansen. Pediat. Radiol. 3, 137 – 144

Horan, F. T., P. H. Beighton 1980: Infantile metaphyseal dysplasia or „Battered Babies"? J. Bone Jt Surg. 62 B, 243 – 247

Jansen. M. 1934: Über atypische Chondrodystrophie (Achondroplasia) und über eine noch nicht beschriebene angeborene Wachstumsstörung des Knochensystems: metaphysäre Dysostosis. Z. orthop. Chir. 61, 253 – 286

Kikuchi, S., M. Hasue, M. Watanabe, K. Hasebe 1976: Metaphysial dyostosis (Jansen type). Report of a case with long follow-up. J. Bone Jt. Surg. 58 B, 102 – 106

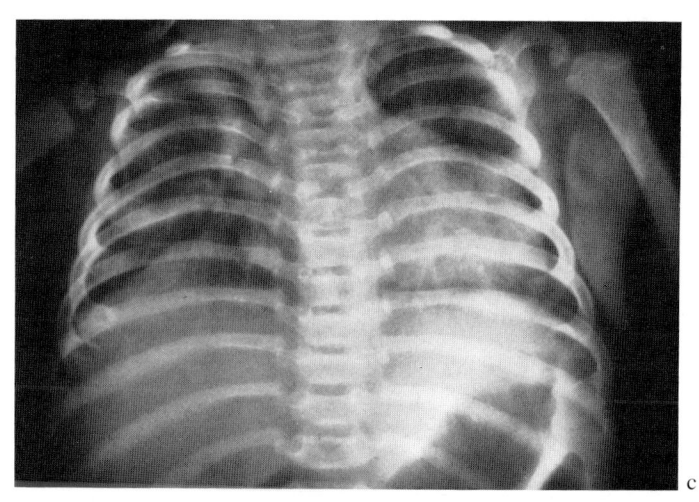

Abb. 44 c) u. d)
c) ♀, 4 Monate, Aufgetriebene Rippenenden.
d) wie a). Metaphysäre Strukturveränderungen und Abplattung der Epiphysen. Coxa vara.
a) u. d) Beobachtung Dr. E. MELZER, Universitäts-Kinderklinik Wien; b) u. c) aus RAY und DORST mit Erlaubnis von Autoren und Verlag.

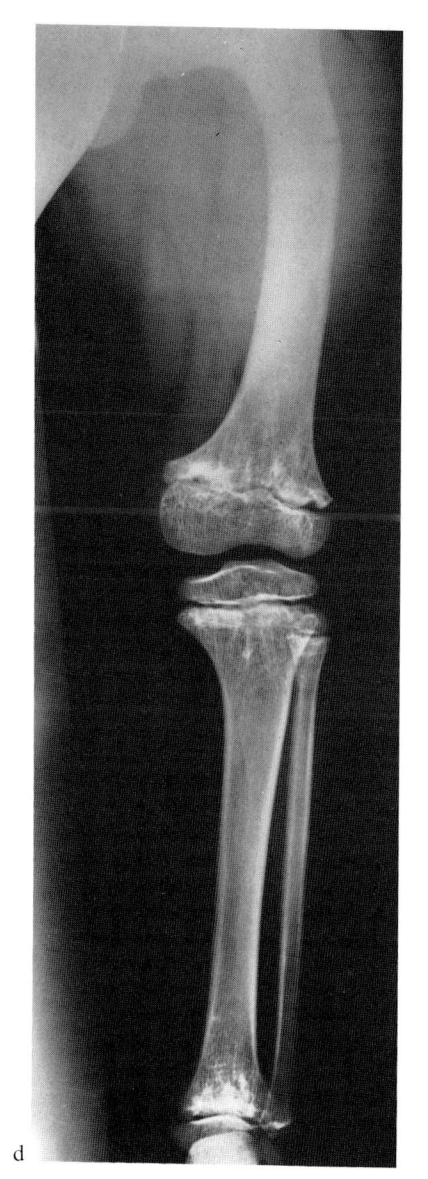

Kozlowski, K. 1964: Metaphyseal dysostosis. (Report of five familial and two sporadic cases of a mild type). Amer. J. Roentgenol. 91, 602–608

Maroteaux, P., P. Savart, J. Lefèbre, P. Royer 1963: Les formes partielles de la dysostose métaphysaire. Presse méd. 71, 1523–1526

McKusick, V. A., R. Eldridge, J. A. Hostetler, U. Ruangwit, J. A. Egeland 1965: Dwarfism in the amish. II. Cartilage-hair hypoplasia. Bull. Johns Hopk. Hosp. 116, 285–326

Peña, J. 1965: Disostosis metafisaria. Una Revisión. Con aportación de una observación familiar. ¿Una forma nueva de la enfermedad? Radiologia (Madrid) 47, 3–22

Ray, H. C., J. P. Dorst 1973: Cartilage-hair hypoplasia. Progr. pediat. Radiol. 4, 270–298

Rosenbloom, A. L., D. W. Smith 1965: The natural history of metaphyseal dysostosis. J. Pediat. 66, 857–868

Schmid, F. 1949: Beitrag zur Dysostosis enchondralis metaphysaria. Mschr. Kinderheilk. 97, 393–397

Shmerling, D. H., A. Prader, W. H. Hitzig, A. Giedion, B. Hadorn, M. Kühni 1969: The syndrome of exocrine pancreatic insufficiency, neutropenia, metaphyseal dysostosis and dwarfism. Helv. paediat. Acta 24, 547–575

Spahr, A., I. Spahr-Hartmann 1961: Dysostose métaphysaire familiale. Helv. paediat. Acta 16, 836–849

Spranger, J. W. 1976: Metaphyseal chondrodysplasias. Birth Defects, Orig. XII/6, 33–46

Spranger, J. 1977: "New" dwarfing syndromes. Birth Defects, Orig. XIII/3 B, 11–29

Spycher, M. A., A. Giedion, D. H. Shmerling, J. R. Rüttner 1974: Electron microscopic examination of cartilage in the syndrome of exocrine pancreatic insufficiency, neutropenia, metaphyseal dysostosis and dwarfism. Helv. paediat. Acta 29, 471–479

Sutcliffe, J., P. Stanley 1973: Metaphyseal chondrodysplasias. Progr. paediat. Radiol. 4, 250–269

Vaandrager, G. J. 1960: Metafysaire dysostosis? Ned. T. Geneesk. 104, 547–552

van Creveld, S., K. Kozlowski, K. Pietron, A. Van der Valk 1971: Metaphyseal chondrodysplasia calcificans. A report on two cases. Brit. J. Radiol. 44, 773–779

Wiedemann, H.-R., J. Spranger 1970: Chondrodysplasia metaphysaria (Dysostosis metaphysaria) – ein neuer Typ? Z. Kinderheilk. 108, 171–186

Yulish, B. S., R. C. Stern, S. H. Polmar 1980: Partial resolution of bone lesions. A child with severe combined immunodeficiency disease and adenosine deaminase deficiency after enzyme-replacement therapy. Am. J. Dis. Child 134, 61–63

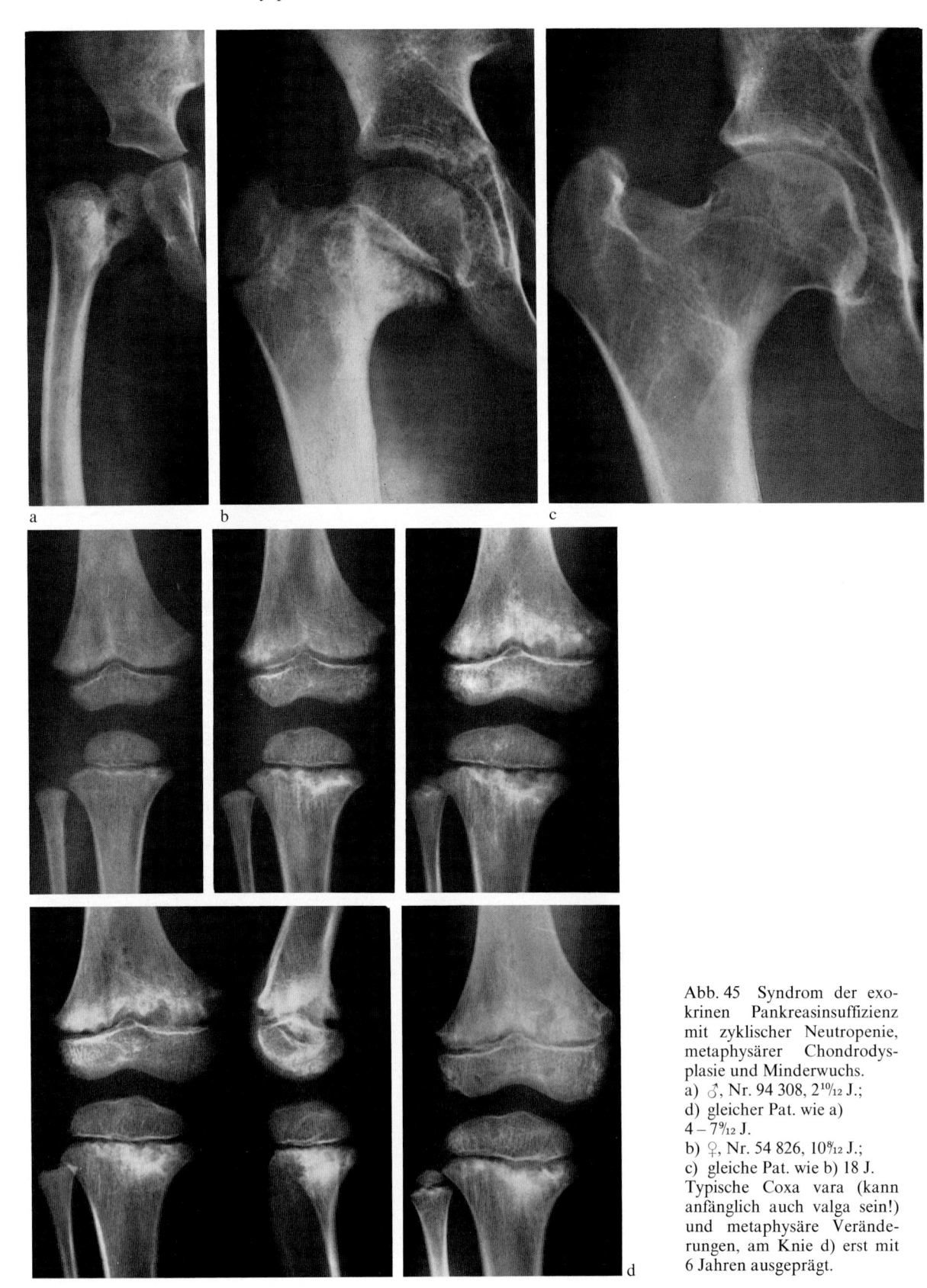

82 Osteochondrodysplasien

Abb. 45 Syndrom der exokrinen Pankreasinsuffizienz mit zyklischer Neutropenie, metaphysärer Chondrodysplasie und Minderwuchs.
a) ♂, Nr. 94 308, 2¹⁰/₁₂ J.;
d) gleicher Pat. wie a)
4 – 7⁹/₁₂ J.
b) ♀, Nr. 54 826, 10⁸/₁₂ J.;
c) gleiche Pat. wie b) 18 J.
Typische Coxa vara (kann anfänglich auch valga sein!) und metaphysäre Veränderungen, am Knie d) erst mit 6 Jahren ausgeprägt.

Die spondylometaphysären Dysplasien

Diese radiologisch leicht erfaßbare, klinisch, genetisch, aber auch in den speziellen morphologischen Einzelheiten sehr heterogene, „Sammelgruppe" ist noch ungenügend erforscht.
Wohl am häufigsten ist die von KOZLOWSKI u. Mitarb. erstmals 1967 als wahrscheinlich autosomal-rezessiv vererbt beschriebene, später mehrfach als autosomal-dominant erfaßte Spielart. Sie macht sich erst im Vorschulalter durch Minderwuchs und X-Beine bemerkbar. Bei guter „quo ad vitam" Prognose beträgt die Erwachsenenlänge 130 – 150 cm.
Die Röntgenbefunde sind charakteristisch: Die ganze Wirbelsäule ist durch eine mittelstarke, oft von Kyphose und Skoliose begleitete platyspondylie verändert. Die metaphysäre Ossifikationsstörung der langen Röhrenknochen ist an den Schenkelhälsen oft mit einer mäßigen, selten ausgeprägten Varusdeformität am meisten ausgesprochen, sonst jedoch oft sehr diskret.
Am Becken ist das Darmbein schmal, sein medialer Korpusanteil oft spornartig, die verengerte Incisura ischiadica nach kaudal begrenzend. Zusammen mit dem horizontalen Azetabulardach und dem oft klaffend weiten Y-Knorpel erinnert es an die Pseudoachondroplasie (BEGUERY).
Das Handröntgenbild weist einen „Rückstand im Knochenalter", oft verkürzte und leicht deformierte Röhrenknochen auf.
Von den übrigen Formen („brasilianischer") Typ Schmidt, Typ Sutcliffe, Typ Felman usw. ist der letztgenannte, autosomal-dominante Typ wegen des Fehlens des Processus odontoideus und entsprechenden neurologischen Komplikationen speziell zu erwähnen. Bei unklaren Fällen, besonders auch mit epiphysärer Beteiligung, muß auch an die lysosomalen Speicherkrankheiten gedacht werden (s. S. 93).

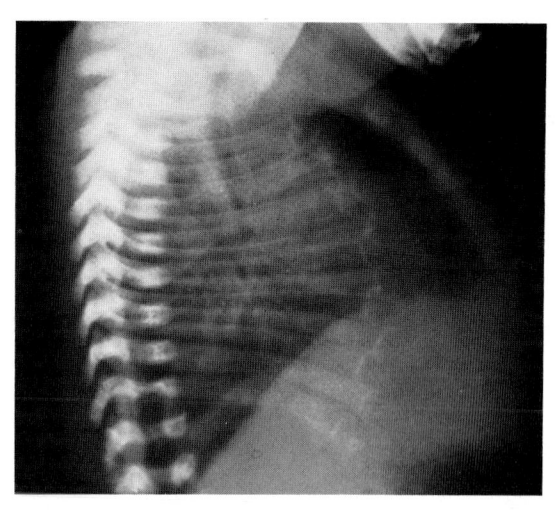

Abb. 46 ADA-Mangel bei kombinierter Infektabwehrschwäche (Tab. 9)
♂, 5 Wochen alt, Nr. 121 007. Fehlender Thymus. Gebecherte, aufgetriebene vordere Rippenenden.

Die spondylo-meta-epiphysären Dysplasien

Die wenigen Publikationen eröglichen noch keine lehrbuchmäßige Darstellung typischer Krankheitsbilder (KOZLOWSKI u. Mitarb. 1971; KOZLOWSKI 1974).

Literatur

Beguery, P. 1972: Aspects radiologiques des ostéochondrodysplasies. Diss., Lille
Felman, A. H., J. L. Frias, O. M. Rennert 1974: Spondylometaphyseal dysplasia: a variant form. Radiology 113, 409 – 415
Galatius-Jensen, F., K. Kozlowski 1972: Spondylo-metaphyseal dysplasia. Aust. Paediat. J. 8, 334 – 337
Gustavson, K.-H., G. Holmgren, F. Probst 1978: Spondylometaphyseal dysplasia in two sibs of normal parents. Pediat. Radiol. 7, 90 – 96
Kozlowski, K. 1974: Micromelic type of spondylo-meta-epiphyseal dysplasia. Pediat. Radiol. 2, 61 – 64
Kozlowski, K., P. Maroteaux, J. Spranger 1967: La dysostose spondylo-metaphysaire. Presse méd. 75, 2769 – 2774
Kozlowski, K., I. Filipiak-Miastkowska, E. Narebska, S. Nowikki, H. Chylinska 1971: Dysplasia spondylometa-epiphysaria congenita und Dysplasia spondyloepiphysaria congenita mit Brachymetakarpie und -metatarsie. Fortschr. Röntgenstr. 114, 824 – 832

Kozlowski, K., A. Barylak, R. W. Middleton, M. Rybakowa, P. Thomas, J. Walecki 1976: Spondylo-metaphyseal dysplasias – report of a case of common type and three pairs of siblings of new varieties. Aust. Radiol. 20, 154 – 164
Lachman, R., J. Zonana, A. Khajavi, D. Rimoin 1979: The spondylometaphyseal dysplasias, clinical, radiologic and pathologic correlation. Ann. Radiol. 22, 125 – 135
Le Quesne, G. W., K. Kozlowski 1973: Spondylometaphyseal dysplasia. Brit. J. Radiol. 46, 685 – 691
Schmidt, B. J., W. Becak, M. L. Becak, I. Soibelman, A. da Silva Queiroz, A. P. Lorga, F. Secaf, C. F. Antonio, A. de Andrade Carvalho 1963: Metaphyseal dysostosis. J. Pediat. 63, 106 – 112
Sutcliffe, J. 1966: Metaphyseal dysostosis. Ann. Radiol. 9, 215 – 223
Thomas, P. S., N. C. Nevin 1977: Spondylometaphyseal dysplasia. Amer. J. Roentgenol. 128, 89 – 93

84   Osteochondrodysplasien

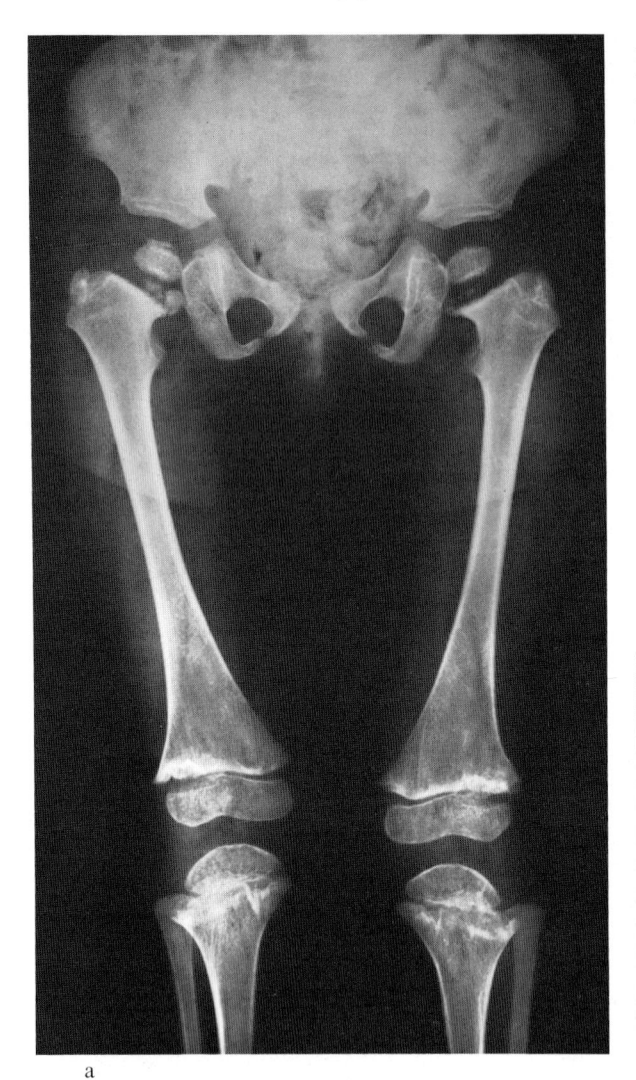

Abb. 47 Spondylometaphysäre Dysplasie: Typ Kozlowski. ♀, a) – d) 3 Jahre alt; e), f) 7 Jahre alt.
Allgemeine Platyspondylie mit ungenügend zunehmendem Bogenwurzelabstand L 1 – L 5. „Rückstand" des Knochenalters. Brachymetakarpie und Brachyphalangie. Am Becken verschmälerte Incisura ischiadica major (durch Projektion übertrieben). Die strukturellen metaphysären Veränderungen zeigen eine erstaunliche Zunahme im Verlaufe von 4 Jahren, verschwinden jedoch nach Epiphysenschluß wieder.
(Aus GALATIUS-JENSEN und KOZLOWSKI, mit freundlicher Erlaubnis von Autor und Verlag).

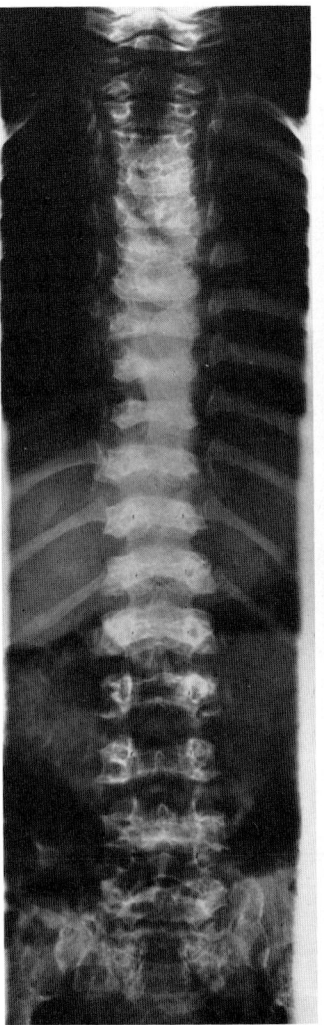

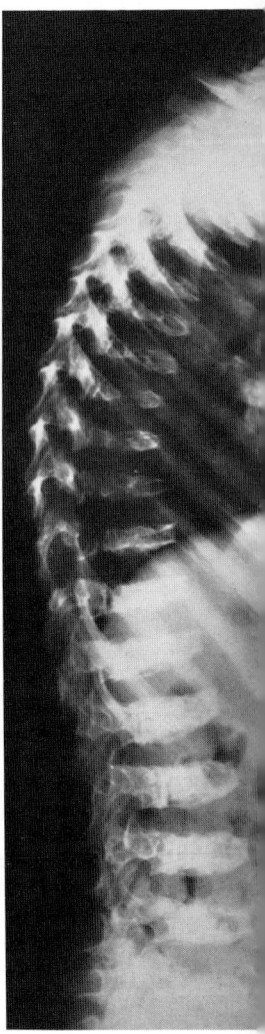

a

b   c

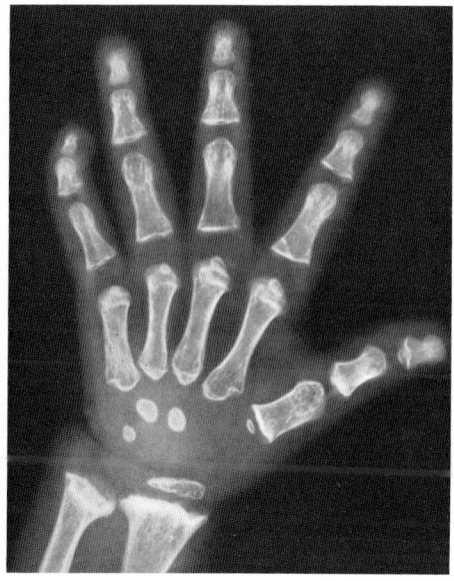

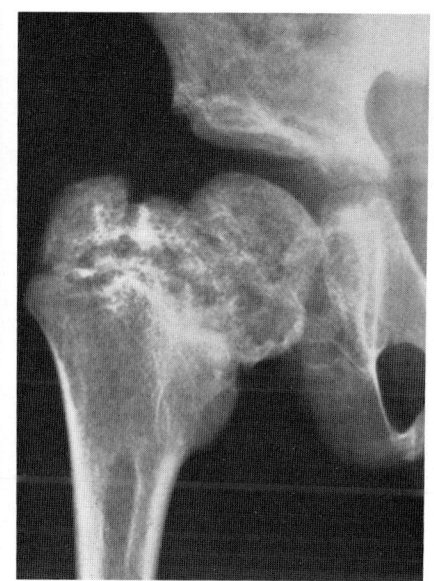

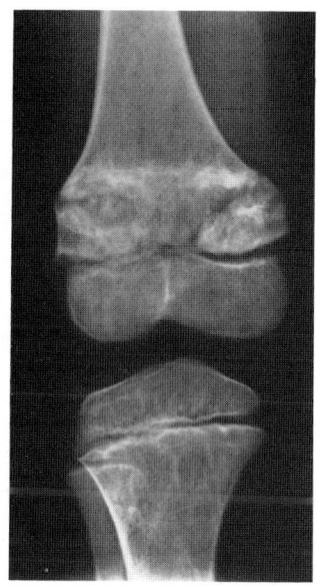

Abb. 47   d   e   f

Die multiplen epiphysären Dysplasien

Synonyma: Erbliche multiple Störungen der Epiphysenverknöcherung (W. MÜLLER 1933, 1939); hereditäre multiple Epiphysenstörungen (RIBBING 1937) (auch Ribbing-Müllersche Krankheit oder Ribbingsche Krankheit); Dystrophie ostéochondrale polyépiphysaire (CLÉMENT 1937, 1941); Polyostéochondrite (TURPIN u. COSTE 1941); Dysplasia epiphysialis multiplex (FAIRBANK 1947) (auch Fairbanksche Krankheit); Dysplasie polyépiphysaire (LAMY u. MAROTEAUX 1960); multiple epiphysial Dysplasia, Tarda (RUBIN 1964).

Die multiplen epiphysären Dysplasien (MED) umfassen ein breites, recht heterogenes Spektrum von Skelettveränderungen, das sich von der fraglichen Normvariante bis zur schwer pathologischen Deformität erstreckt. Auch der Name ist vieldeutig, da andere, nicht dazu gezählte Dysplasien einen ähnlichen Verteilungsmodus der Skelettläsionen aufweisen. Typisch ist jedoch der Schwerpunkt, d. h. der besonders hervorstechende Befall der Epiphysen.

Die Mitteilung „beidseitige Coxa vara mit anderen Deformitäten bei einem Bruder und einer Schwester" von BARRINGTON-WARD (1912) enthält die erste radiologisch dokumentierte Beschreibung der MED. RIBBINGS (1937) großangelegte Familienuntersuchung „hereditäre multiple Epiphysenstörungen" dokumentiert anhand von 6 befallenen Geschwistern (rezessiver Erbgang) die heute als *leichte oder Ribbingsche Form* bezeichnete Spielart. Da im Gegensatz zu den uncharakteristischen klinischen Befunden (Steifheit, Schmerzen, Bewegungseinschränkungen – beginnend mit 7–13 Jahren, kein Minderwuchs) die Röntgenbefunde typisch sind, spricht RIBBING von einer „*eigentlichen röntgenologischen Krankheit*". Neben vielen kleineren, heute zum Teil als normale Varianten erkannten ossären Befunden betrifft diese Dysplasie vor allem *Hüfte und Wirbelsäule*. Die Femurköpfe sind anfänglich geringgradig, später stärker, besonders medial abgeflacht („phrygische Mütze"), zum Teil mit Frührhrosen bereits in der Adoleszenz. Die *Wirbelkörper* sind anfänglich ovoid, später besonders ventral abgeflacht, mit unregelmäßigen Deckplatten. Am *Handskelett* finden sich in geringem Grade die bei der schweren Form (s. unten) beschriebenen Veränderungen.

FAIRBANKs (1947) vorwiegend autosomal-dominant vererbte *schwere Form* ist klinisch wie radiologisch wesentlich eindrücklicher. Ein mäßiger Extremitätenminderwuchs, oft nur anthropometrisch (Oberlänge, Unterlänge, Spannweite) oder als Abweichung von der genetisch zu erwartenden Körperlänge zu erfassen, orthopädische Probleme, Gelenks- und Rückenschmerzen, Watschelgang sind die bereits im Kindesalter auftretenden Symptome. Schweregrad und Verteilungsmuster kann sich von Sippe zu Sippe ändern, soll jedoch innerhalb der Familie relativ konstant

86 Osteochondrodysplasien

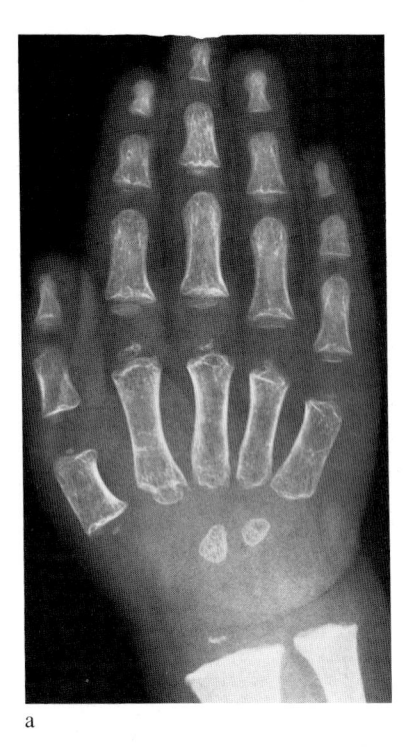

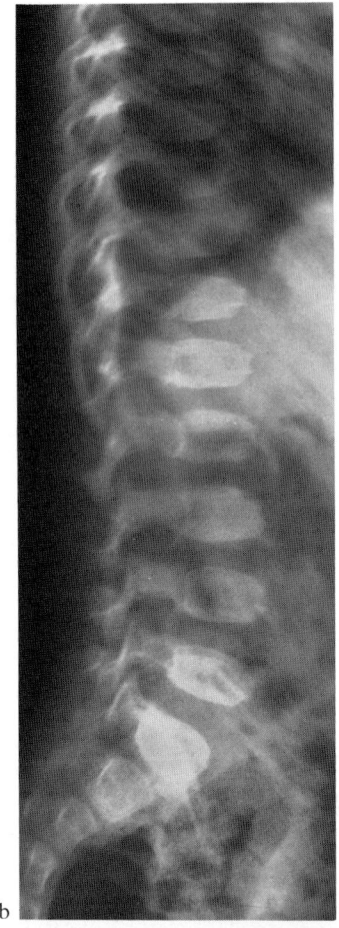

Abb. 48 Fairbanksche multiple epiphysäre Dysplasie.
a) – d) ♂, Nr. 149 071 (Orthopädische Universitätsklinik Balgrist, Zürich).
a) Hand 3½ J. Schwerer „Rückstand im Knochenalter". Zackige Begrenzung besonders der verkürzten Mittelhandknochen.
b) Thorakal-Lumbal-Wirbelsäule 3⁶/₁₂ J. „Kugelige" Deformierung der Wirbelkörper mit leichter Keilbildung.
c) Becken 3¾ J. Hochgradiger Ossifikationsrückstand der Femurköpfe. Coxa vara.

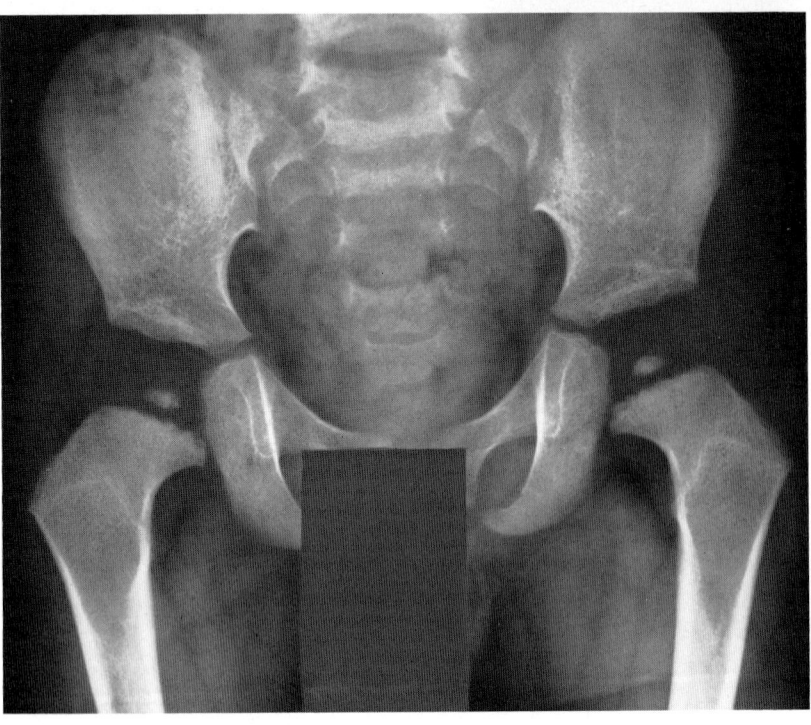

Abb. 48 d) – f)
d) 3⅓ J. Genua valga. Zackig begrenzte, unterentwickelte Epiphysen am Knie- und Fußgelenk.
e) Vater des Patienten mit 15 J. (Aufnahme Krankenhaus Richterswil). Beidseitiger „Perthes".
f) ♂, Nr. 88 515, 8 J. „Gesprenkelte" Epiphysen.

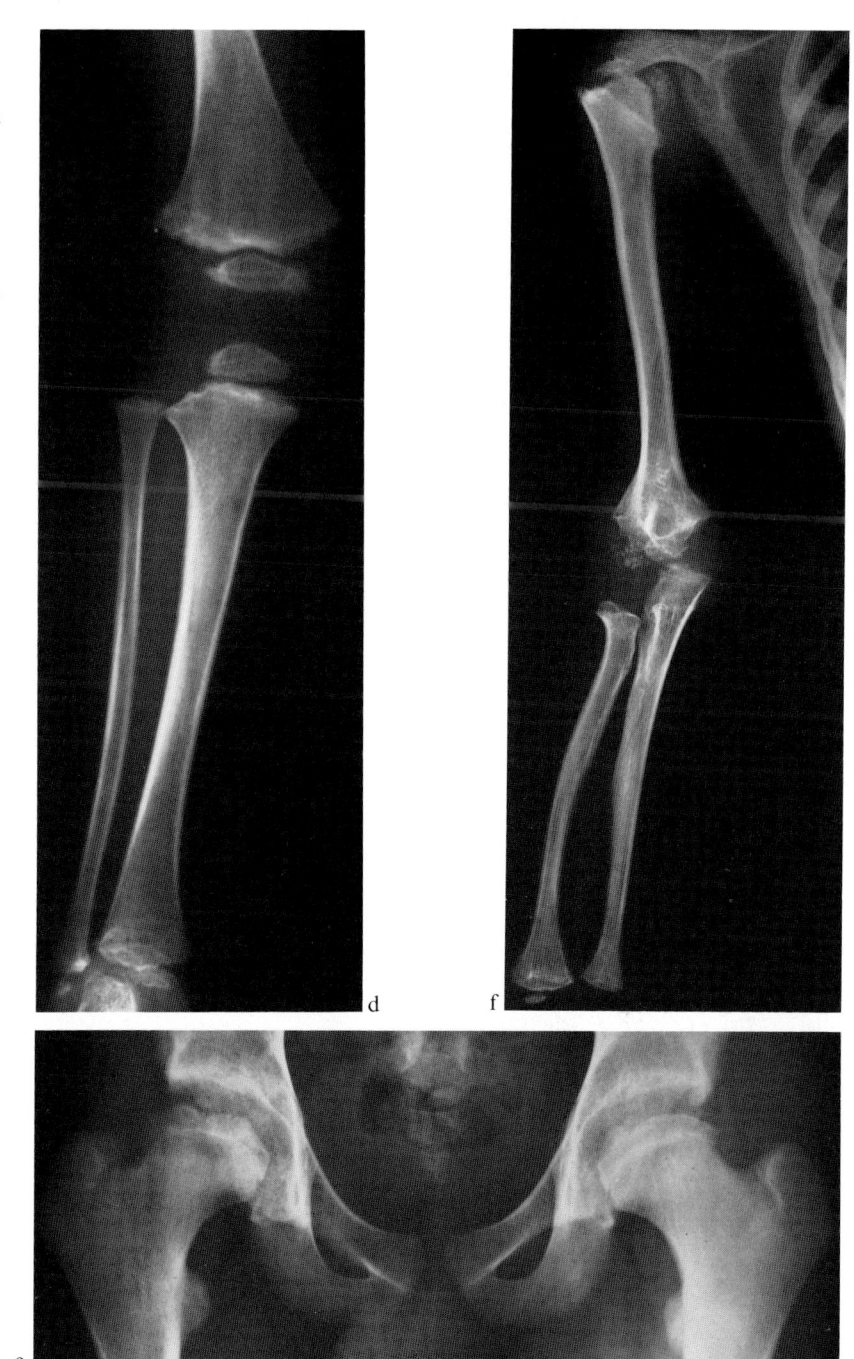

sein (JACOBS 1973). Das breite Spektrum der Erscheinungsformen der MED beruht, über die 2 erwähnten Formen hinaus, auf einer ausgesprochenen Heterogenität dieser Sammelgruppe (RIMOIN 1974).
Folgende Besonderheiten charakterisieren die radiologisch etwa der Fairbankschen MED entsprechenden Beobachtungen:

– Kombination mit frühkindlichem Diabetes, autosomal-rezessiver Erbgang (WOLCOTT u. RALLISON 1972; SPRANGER 1977);
– Minderwuchs, Mikrozephalie und Nystagmus, autosomal-rezessiver oder X-chromosomaler Erbgang (LOWRY u. WOOD);
– abnorme lysosomale Einschlüsse in den Knorpelzellen, autosomal-rezessiver Erbgang? (MAROTEAUX u. Mitarb. 1975).

Die besonders bei der Fairbankschen Form ausgeprägte Befall-Trias von Epiphysen-, Hand- und Fußwurzelknochen sowie Wirbelkörper wird von RUBIN (1964) auf den diesen Skelettabschnitten gemeinsamen, vom Gelenkknorpel oder analogen Bezirken ausgehenden Wachstumsmodus zurückgeführt. Allerdings ist die sekundäre Ossifikation und nicht etwa die Knorpelproliferation gestört, wie LACHMAN (1973) durch Hüftgelenksarthrographien nachweisen konnte. Die Knorpelkugeln des Femurkopfes sind nämlich trotz ausgesprochener Mikroepiphysen anfänglich normal groß und rund. Erst die Dauerbelastung des nicht „armierten" Knorpels führt offenbar zur irreversiblen Deformierung, am meisten in den am stärksten beanspruchten unteren Extremitäten.

Röntgenbefunde bei der Fairbankschen MED

Die Ossifikation der Epiphysen sowie der Hand- und Fußwurzelknochen ist allgemein verzögert. Entsprechend kann das „Knochenalter" nicht zur Bestimmung der physiologischen Reife (Wachstumsprognose) verwendet werden. In der Folge sind die *Epiphysen der langen Röhrenknochen* besonders betroffen: Die kleinen, rundlichen, dann abgeflachten, an Perthes-Spätbilder erinnernden Femurköpfe sind oft unregelmäßig begrenzt, aufgelockert, fragmentiert oder „brombeerartig". Die ebenfalls abgeflachten Knieepiphysen mit zackigen Umrissen lassen an eine chronische Gelenkerkrankung denken. Die Abflachung der distalen Tibiaepiphyse, die auch nach Epiphysenschluß noch erkennbar ist, bedingt das diagnostisch wertvolle „Slant-Sign" (Zeichen der schrägen Fläche). Es findet sich nach LEEDS (1960) in etwa der Hälfte der Fälle. An der *Hand* ist die Ossifikation der kleinen, unregelmäßig konturierten Karpalia oft massiv verzögert. Auch die Röhrenknochen können verkürzt sein. Anstelle der kleinen Epiphysen treten später abgeflachte, eckige Gelenkflächen. Die *Wirbelsäule* ist nach LAMY u. MAROTEAUX (1960) in zwei Dritteln der Fälle betroffen. Die Veränderungen entsprechen denjenigen der Ribbingschen Form (s. oben). Sie fanden sich in einer neueren Sippenuntersuchung über 6 Generatonen bei 4/17 mit MED behafteten Patienten (MURPHY u. Mitarb. 1973). Die offenbar nicht seltene Hypoplasie des Dens epistrophei (LIE u. Mitarb. 1974) erklärt vielleicht das früher rätselhafte Auftreten von Paraplegien und Parästhesien bei schweren Fällen (MURPHY u. Mitarb. 1974).

Die *Differentialdiagnose* muß vor allem gegenüber dem Morbus Perthes (nie simultan/phasengleich beidseitig), einem echten Rückstand im Knochenalter (Hypothyreose, Kretinenhüfte!) und gegenüber chronischen Gelenkleiden gestellt werden. Die beidseitige „Dysplasia epiphysealis capitis femoris" (MEYER 1964; HARRISON 1971) ist offenbar strikt auf die Femurköpfe beschränkt. Obschon bei zahlreichen weiteren Dysplasien (spondyloepiphysäre Dysplasien, Mukopolysaccharidosen, Mukolipidosen usw.) die gleichen Skelettabschnitte betroffen sind, lassen sich diese nach *Schwerpunkt*, typischen Einzelbefunden, Klinik usw. meist unterscheiden. Schwierigkeiten können bei der Abgrenzung gegenüber leichten Fällen von Pseudo-Achondroplasie (s. daselbst) entstehen.

Literatur

Barrington-Ward, L. E. 1912: zit. bei M. Lamy, P. Maroteaux 1960

Beighton, P., L. Goldberg, J. Op't Hof 1978: Dominant inheritance of multiple epiphyseal dysplasia, myopia and deafness. Clin. Gen. 14, 173–177

Clément, R. 1937, 1941: zit. bei M. Lamy, P. Maroteaux 1960

Fairbank, T. 1947: Dysplasia epiphysialis multiplex. Brit. J. Surg. 34, 225–232

Harrison, C. S. 1971: Dysplasia epiphysealis capitis femoris. Clin. Orthop. 80, 118–125

Jacobs, P. 1973: Multiple epiphyseal dysplasia. Progr. pediat. Radiol. 4, 309–324

Lachman, R. S., D. L. Rimoin, D. W. Hollister 1973: Arthrography of the hip. A clue to the pathogenesis of the epiphyseal dysplasias. Radiology 108, 317–323

Lamy, M., P. Maroteaux 1960: Les dysplasies spondylo-épiphysaires. In: «Les chondrodystrophies génotypiques». L'Expansion Scientifique Française, Paris (S. 53–66)

Leeds, N. E. 1960: Epiphysial dysplasia multiplex. Amer. J. Roentgenol. 84, 506–510

Lie, S. O., D. C. Siggers, J. P. Dorst, S. E. Kopits 1974: Unusual multiple epiphyseal dysplasias. Birth Defects, Orig. X/12, 165–185

Lowry, R. B., B. J. Wood 1975: Syndrome of epiphyseal dysplasia, short stature, microcephaly and nystagmus. Gentics 8, 269–274

Maroteaux, P., R. Stanescu, D. Cohen-Solal 1975: Dysplasie poly-épiphysaire probablement récessive autosomique. Nouv. Presse méd. 4, 2169–2172

Meyer, J. 1964: Dysplasia epiphysealis capitis femoris. Acta Orthop. scand. 34, 183–197

Müller, W. 1939: Die erbliche multiple Störung der Epiphysenverknöcherung als typisches Krankheitsbild. Fortschr. Röntgenstr. 59, 65–69

Murphy, M. C., I. B. Shine, D. B. Stevens 1973: Multiple epiphyseal dysplasia. Report of a pedigree. J. Bone Jt. Surg. 55 A, 814–821

Ribbing, S. 1937: Studien über hereditäre multiple Epiphysenstörungen. Acta radiol. (Stockh.) Suppl. 34

Rimoin, D. L. 1974: The chondrodystrophies. Advanc. Genet. 5, 1–118

Rubin, P. 1964: Dynamic Classification of Bone Dysplasias. Year Book Med. Publ., Chicago

Silverman, F. N. 1961: Dysplasies épiphysaires: entité protéiforme. Ann. Radiol. 4, 833–867

Spranger, J. 1976: The epiphyseal dysplasias. Clin. Orthopl 114, 46 – 59

Spranger, J. 1977: „New" dwarfing syndromes. Birth Defects, Orig. XIII/3 B, 11 – 29

Turpin, R., F. Coste 1941: zit. bei M. Lamy, P. Maroteaux 1960

Wolcott, C. D., M. L. Rallison 1972: Infancy-onset diabetes mellitus and multiple epiphyseal dysplasia. J. Pediat. 80, 292 – 297

Arthro-Ophthalmopathie

Synonyma: Stickler-Syndrom.
1965 beschrieben STICKLER u. Mitarb. eine *autosomal-dominant vererbte* Bindegewebsdysplasie mit ausgesprochen variabler pleiotroper Expressivität und unvollständiger Penetranz. Unter den außergewöhnlich zahlreichen *klinischen Manifestationen* können drei Symptomenkomplexe hervorgehoben werden (HERRMANN u. Mitarb.):
– allgemeine Skelettveränderung: schmaler Körperbau, Überstreckbarkeit und Hervortreten der Gelenke, Arthropathie und radiologisch eine milde Form der spondylo-epiphysären Dysplasie;
– ein orofazialer Symptomenkomplex: flaches Gesicht, Hypoplasie des Gesichtsschädels und der Mandibula, hintere Gaumenspalte, Pierre-Robin-ähnliche Gesichtsveränderungen, Taubheit und Zahnanomalien;
– Augensymptomenkomplex: Myopie, Katarakt, Retinadegeneration, Netzhautablösung, Erblindung.

Die *Röntgenbefunde* einer wenig ausgeprägten, besonders die proximalen Femora und die distale Tibia betreffenden, spondylo-epiphysären Dysplasie sind keineswegs obligat und wenig charakteristisch. Der Endzustand entspricht demjenigen einer degenerativen Arthropathie. Die radiologischen Aspekte werden erst beim Vorliegen der übrigen, vor allem ophthalmologischen Symptome zur Diagnosestellung bedeutungsvoll.
Differentialdiagnostisch sind die verschiedenen Formen der multiplen epiphysären Dysplasie und der spondylo-epiphysären Dysplasie (s. S. 85 und S. 93) in Betracht zu ziehen.

Literatur

Beals, R. K. 1977: Hereditary arthro-opthalmopathy (the Stickler syndrome) – report of a kindred with protrusio acetabuli. Clin. Orthop. 125, 32 – 35

Herrmann, J., T. D. France, J. W. Spranger, J. M. Opitz, C. Wiffler 1975: The Stickler syndrome (hereditary arthroophthalmopathy). Birth Defects, Orig. XI/2, 76 – 103

Spranger, J. 1968: Arthro-ophthalmopathia hereditaria. Ann. Radiol. 11, 359 – 364

Stickler, G. B., P. G. Belau, F. J. Farrell, J. D. Jones, D. G. Pugh, A. G. Steinberg, L. E. Ward 1965: Hereditary progressive arthro-ophthalmopathy. Mayo Clin. Proc. 40, 433 – 455

Pseudoachondroplasie

Synonyma: Spondyloepiphysäre Dysplasie, pseudoachondroplastische Form.
Von der klassischen Achondroplasie (s. S. 33) unterscheidet sich die gar nicht so seltene Pseudoachondroplasie, wie MAROTEAUX u. LAMY 1959 feststellten, durch folgende *klinische Besonderheiten:* Die Patienten sind offenbar bei der Geburt normal, der extreme mikromele Minderwuchs, der zu einer Erwachsenenlänge von 82 – 130 cm führt (SPRANGER u. Mitarb.), wird erst im zweiten oder dritten Lebensjahr entdeckt. Ebenso sind Gesicht und Schädel unauffällig, während die Akren mit breiten, aber kurzen Fingernägeln und extrem kurzen Fingern noch auffälliger sind als bei der Achondroplasie. Der Bandapparat ist oft sehr locker. Die Intelligenz ist normal.
Der wohl kaum berechtigte (KOZLOWSKI) Einbezug von relativ milden Formen spondylo-epimetaphysärer Dysplasien (Typ I und Typ II) unter die Bezeichnung Pseudoachondroplasie (HALL u. DORST; HALL) läßt mindestens 4 klinisch genetische Typen unterscheiden. Aber selbst die der Erstbeschreibung entsprechende, typische Spielart wird in einer etwas milderen Form (Typ III) als autosomal-dominantes und in einer schwersten Form (Typ IV) als autosomal-rezessives Erbleiden beobachtet. Im sporadisch auftretenden Einzelfall ist die klinisch-radiologische eindeutige Zuordnung jedoch nicht möglich (HALL), was dann die so wichtige *genetische Beratung* erschwert. Auch die verschiedenen abnormen Laborbefunde (Speicherungsbilder im endoplasmatischen Retikulum [COOPER u. Mitarb.], Metachromasie der Fibroblastenkulturen usw.), ermöglichen vorläufig noch keine „objektive" Klassifizierung.

90 Osteochondrodysplasien

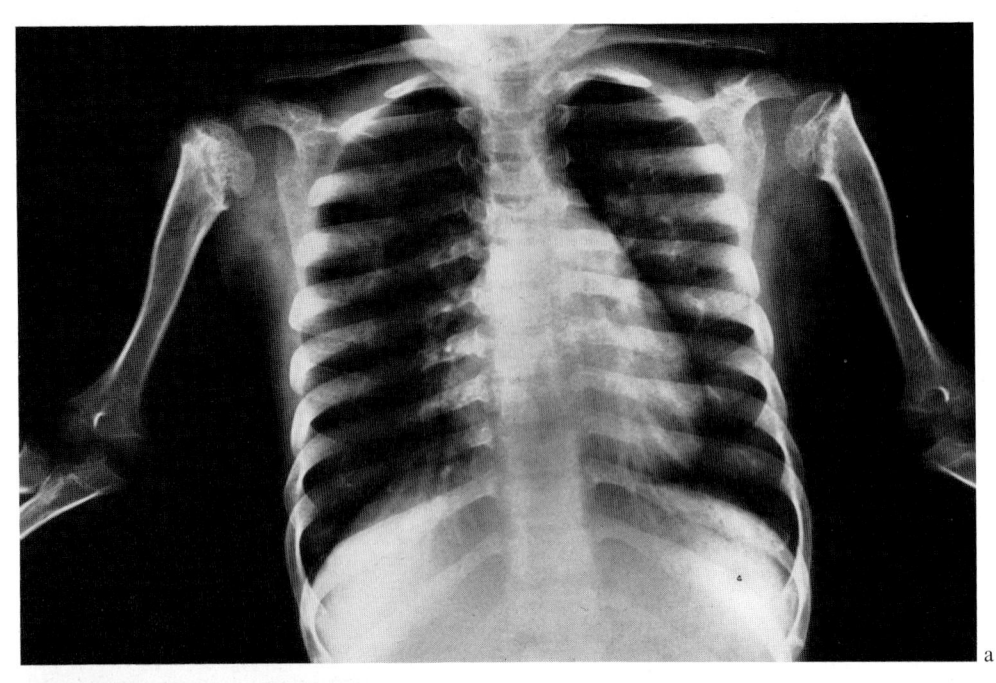

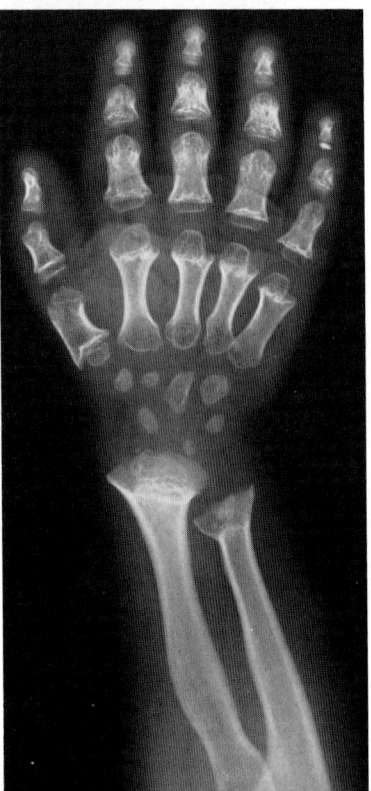

Abb. 49 Pseudoachondroplasie.
a) – f) ♂, Nr. 117 115, sporadischer Fall.
a) = 8 Jahre; b), c), f) = 9 Jahre, e) = 11 Jahre (Körperlänge 98,1 cm).
a) Thorax. Gestreckte Claviculae, plumpe Rippen mit aufgetriebenen, unregelmäßig strukturierten Ventralenden. Kurze Humeri, ebenfalls metaphysäre Veränderungen am varusdeformierten Kollum.
b) Hand. Plumpe, breite, „kurze" Röhrenknochen. Handwurzelknochen klein und krümelig-eckig. Verkürzte Vorderarmknochen, besonders Ulna, metaphysäre Veränderungen, Rückstand im Knochenalter.

Die *Röntgenbefunde* – wir wollen hier nur die schweren typischen Formen III und IV berücksichtigen – dieser *spondylo-epimetaphysären Dysplasie* sind in ihrer Altersabhängigkeit – also vierdimensional gesehen, wohl einzigartig: Vom offenbar normalen Skelett bei der Geburt und einem „freien Intervall" von mehr als einem Jahr entwickelt sich der hochgradige, vorwiegend rhizomele Extremitätenminderwuchs und die charakteristischen Wirbelkörperveränderungen, die sich beim Erwachsenen dann teilweise „auswachsen". Die plumpen Röhrenknochen zeigen weit ausladende, auch strukturell veränderte Metaphysen, denen zu spät erscheinende, kleine, oft fragmentierte Epiphysen aufsitzen. Das Knie ist oft varusdeformiert. Auch die Hand- und Fußwurzelknochen erscheinen zu spät und sind bizarreckig begrenzt. Die kurzen Röhrenknochen sind, ebenfalls massiv verkürzt, noch ausgeprägter als bei der Achondroplasie, jedoch ohne die typische 3-Zack-Hand. Die Wirbelkörper sind anfänglich kugelförmig, mit ventraler Zungenbil-

Abb. 49 c) – e)
c) u. d) Lumbalwirbelsäule a.-p., seitlich. Kugelförmige Wirbelkörper mit ventraler Zungenbildung. Bogenwurzelabstand L 1 – L 5 zunehmend!
e) Becken. Schmale Darmbeinflügel mit hypoplastischem Korpus. Azetabulardach unregelmäßig konturiert. Kleine, asymmetrische Femurköpfe. Status nach Osteotomie.

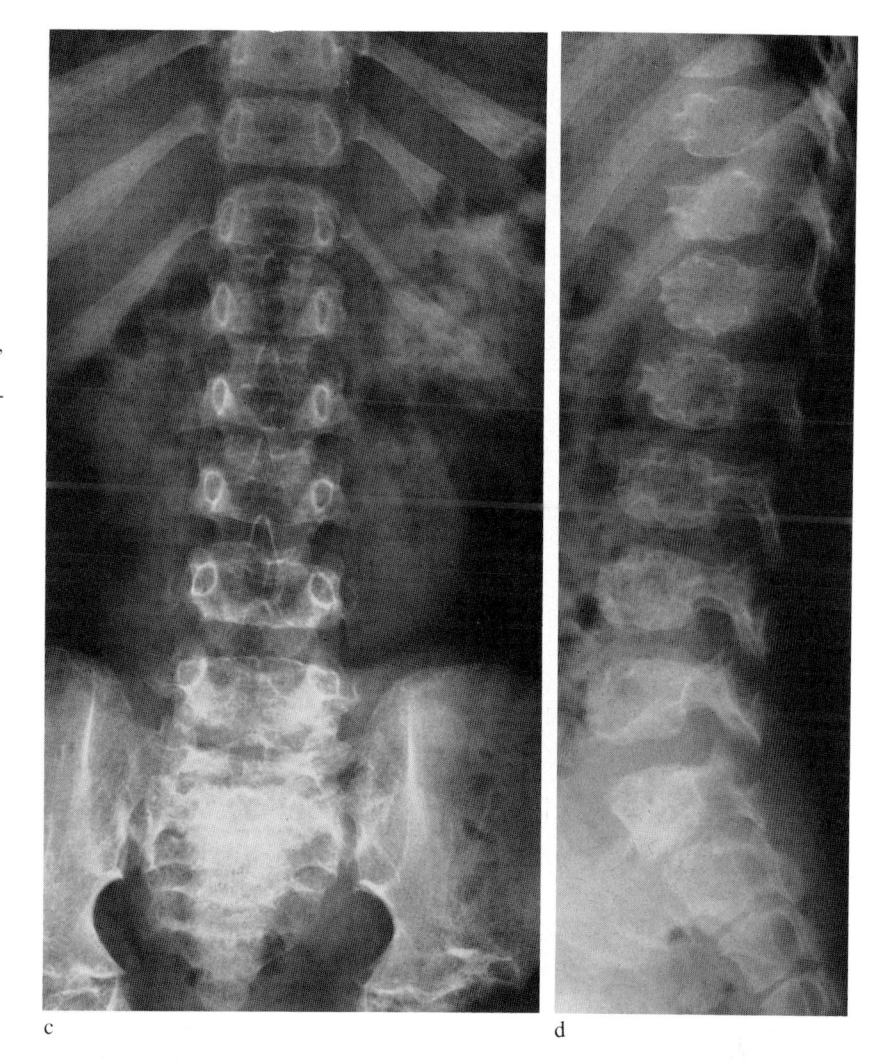

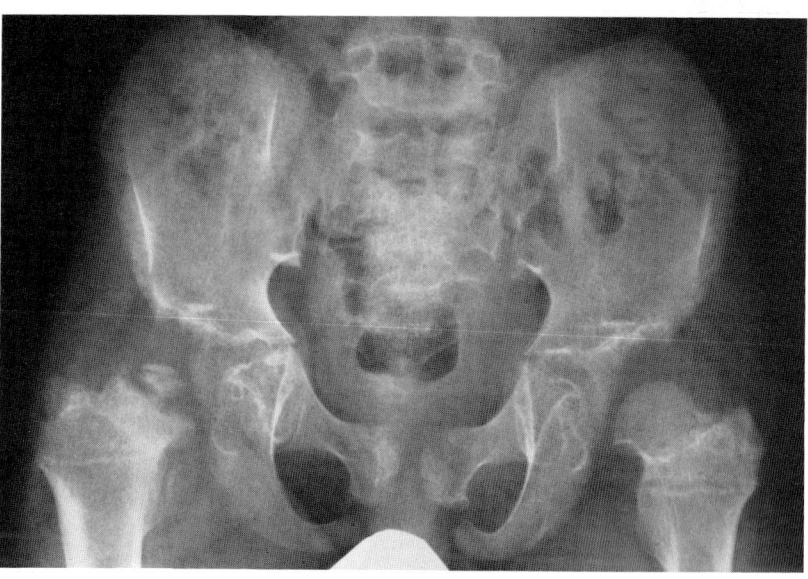

c

d

e

92 Osteochondrodysplasien

dung und erinnern damit an die Morquiosche Krankheit, wobei sich im Gegensatz dazu später nur eine mäßige Platyspondylie mit leichter Keilbildung oder fast ein Normalbefund entwickelt. Der Dens des 2. Halswirbels kann hypoplastisch sein. Der Bogenwurzelabstand L 1 – L 5 nimmt nach kaudal *nicht* ab. Am Becken ist das Korpus des Ileums hypoplastisch, das Azetabulardach, oft auch das Scham- und Sitzbein, unregelmäßig begrenzt. Dagegen ist der Schädel unauffällig.

Differentialdiagnostisch sind vor allem die Achondroplasie (Schädel, Wirbelsäule, Hände), die spondylo-epiphysären Dysplasien und die poly-epiphysäre Dysplasie Fairbank (Wirbelsäule, alle Veränderungen wenig ausgeprägt) in Betracht zu ziehen.

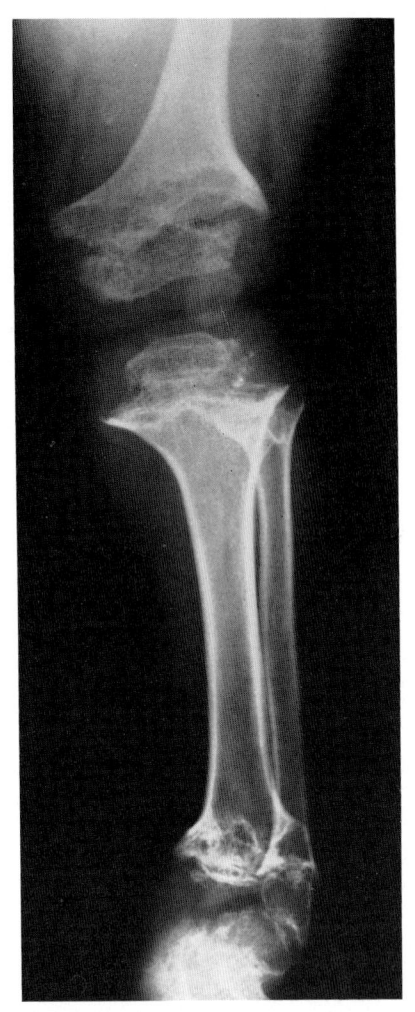

Abb. 49 f) Unterschenkel. Ausgeprägte epi-metaphysäre Veränderungen.

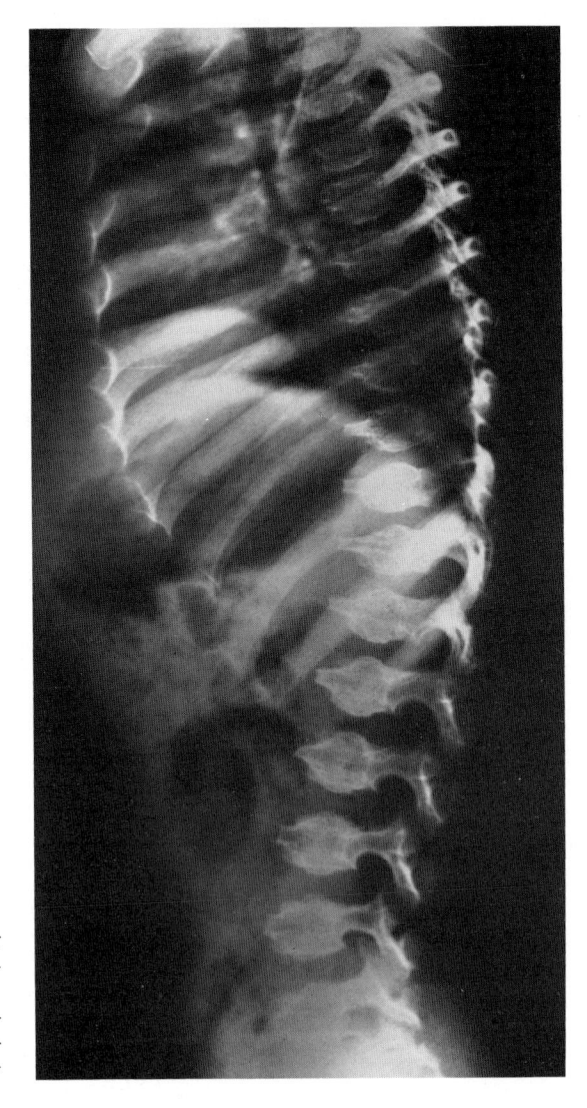

Abb. 50 Pseudoachondroplasie. ♀, 5 Jahre. Mutter gleiches Leiden. Bei Geburt 49,6 cm lang, Erwachsenenlänge 102 cm, seitliche Wirbelsäule.
Ausgeprägte Kugelwirbel mit Zungenbildung (Beobachtung Dr. V. Mayne, Royal Children's Hospital, Melbourne). ▶

Literatur

Cooper, R. R., I. V. Ponseti, J. A. Maynard 1973: Pseudoachondroplastic dwarfism. A roughsurfaced endoplasmic reticulum storage disorder. J. Bone Jt. Surg. 55 A, 461–475

Dennis, N. R., P. Renton 1975: The severe recessive form of pseudoachondroplastic dysplasia. Pediat. Radiol. 3, 169–175

Ford, N., F. N. Silverman, K. Kozlowski 1961: Spondylo-epiphyseal dysplasia (pseudoachondroplastic type). Amer. J. Roentgenol. 86, 462–472

Hall, J. G., J. P. Dorst 1969: Pseudoachondroplastic SED, Recessive Maroteaux-Lamy Type. Birth defects. 5, 254–259

Hall, J. G. 1975: Pseudoachondroplasia. Birth Defects, Orig. XI/6, 187–202

Heselson, N. G., B. J. Cremin, P. Beighton 1977: Pseudochondroplasia, a report of 13 cases. Brit. J. Radiol. 50, 473–482

Kozlowski, K. 1976: Pseudoachondroplastic dysplasia (Maroteaux-Lamy): a critical analysis. Aust. Radiol. 20, 255–269

Maroteaux, P., M. Lamy 1959: Les formes pseudo-achondroplastiques des dysplasies spondylo-épiphysaires. Presse méd. 67, 383–386

Rupprecht, E., W. Purath 1973: Pseudoachondroplastic dysplasia. Progr. pediat. Radiol. 4, 566–578

Spranger, J. W., L. O. Langer, H.-R. Wiedemann 1974: Bone Dysplasias. Fischer, Stuttgart

Die Tarda-Form der spondylo-epiphysären Dysplasie

Synonyma: Hereditary osteochondrodystrophia deformans (JACOBSON 1939).

1957 grenzten MAROTEAUX u. LAMY das 1927 durch NILSONNE erstbeschriebene Krankheitsbild von ähnlichen Dysostosen, insbesondere der Morquioschen Krankheit, eindeutig ab. Die offensichtlich ziemlich seltene Dysplasie (88 Fälle bis 1973, RÉMY u. Mitarb.) ist X-chromosomal-rezessiv *vererbt*, wobei nur in ca. 1/3 der Fälle ein familiärer Befall nachgewiesen wird (RÉMY u. Mitarb.). Abnorme *labor-chemische Befunde* sind nicht bekannt. *Klinisch* steht der meist erst im Schulalter entdeckte Rumpfminderwuchs mit kurzem Hals, dorsaler Kyphose und lumbaler Hyperlordose bei kräftigem Körperhabitus („Tarzantyp", GIEDION u. Mitarb.) und einer Erwachsenenlänge von 115–165 cm, bei einem Mittel von 141 cm (RÉMY u. Mitarb.) im Vordergrund. Ein eigentlicher „Knick" in der Wachstumskurve wurde zwischen zwei und drei Jahren beobachtet (BORUT u. KOGUT). Rücken- und Gelenkbeschwerden mit mäßiger Einschränkung der Beweglichkeit treten erst nach dem 40. Lebensjahr auf.

Röntgenbefunde: Während mit 4 Jahren (SIEWECKE) die Wirbelkörper nur eine leicht ovoide Form zeigen, entwickelt sich dann allmählich besonders im Lumbalbereich der pathognomonische (LANGER) „Buckelwirbel". Dem allgemein abgeplatteten Wirbelkörper ist in den mittleren und dorsalen Abschnitten ein rundlicher Buckel, sowohl kranial wie kaudal aufgesetzt, der auch eine eburneisierte Struktur aufweisen kann. Offensichtlich fehlt Knochenmaterial im Gebiet des Ringknorpels. Im Thorakalbereich wird oft nur eine Platyspondylie mit Kyphose angetroffen. Bisweilen zeigen die Bandscheiben Verkalkungen sowie ein Vakuumphänomen (GIEDION u. Mitarb.). Beim Erwachsenen können die typischen Veränderungen durch die sekundäre Spondylarthrose maskiert sein (RÉMY u. Mitarb.). Der Thorax ist verkürzt, die Rippen stehen zu eng aneinander, das Sternum kann vorspringen. Das Becken ist auffällig schmal und hoch. Die im allgemeinen mäßig ausgeprägten Formveränderungen der Epiphysen (unregelmäßige Begrenzung, Verkleinerung), von denen vor allem die Femurköpfe betroffen sind, führen unter Umständen bereits im frühen Erwachsenenalter zu arthrotisch-degenerativen Veränderungen. Aber auch Knie, Humerus, die großen Fußgelenke sowie ausnahmsweise die Handwurzeln und Metakarpalia können entsprechende Veränderungen aufweisen (WEINFELD u. Mitarb.). Schädel und Schultergürtel sind unauffällig.

Radiologische Diagnose und Differentialdiagnose: Die charakteristischen Wirbelkörperveränderungen und das schmale, hohe Becken zusammen ermöglichen beim Adoleszenten und Erwachsenen die eindeutige radiologische Diagnose. 2 besondere, autosomal-dominant vererbte Formen der spondylo-epiphysären Dysplasie mit vorwiegendem Befall der Femurköpfe und Augenbeteiligung (Myopie, Netzhautablösung) wurden von MACDESSI u. Mitarb. beschrieben. Die Verkalkungen der Zwischenwirbelscheiben lassen auch an die Ochronose denken, wo aber die Platyspondylie fehlt. Weiter sind die verschiedenen polyepiphysären und spondyloepiphysären Dysplasien, die Brachyolmie und der Morbus Scheuermann in Betracht zu ziehen.

Verschiedene erst jüngst entdeckte lysosomale Speicherkrankheiten mit einer nur teilweise insuffizienten Restaktivität des betroffenen Enzyms weisen ein überraschend breites Spektrum von Spondylo- (meta)epiphysären Skelettveränderungen auf, die z. T. an die „Tarda"-Form erinnern. Der historische Prototyp ist die GM-1-Gangliosidose (Beta-Galaktosidasemangel) von O'BRIEN u. Mitarb. Eine kurze Übersicht über dieses Gebiet verfaßte SPRANGER.

Osteochondrodysplasien

a b

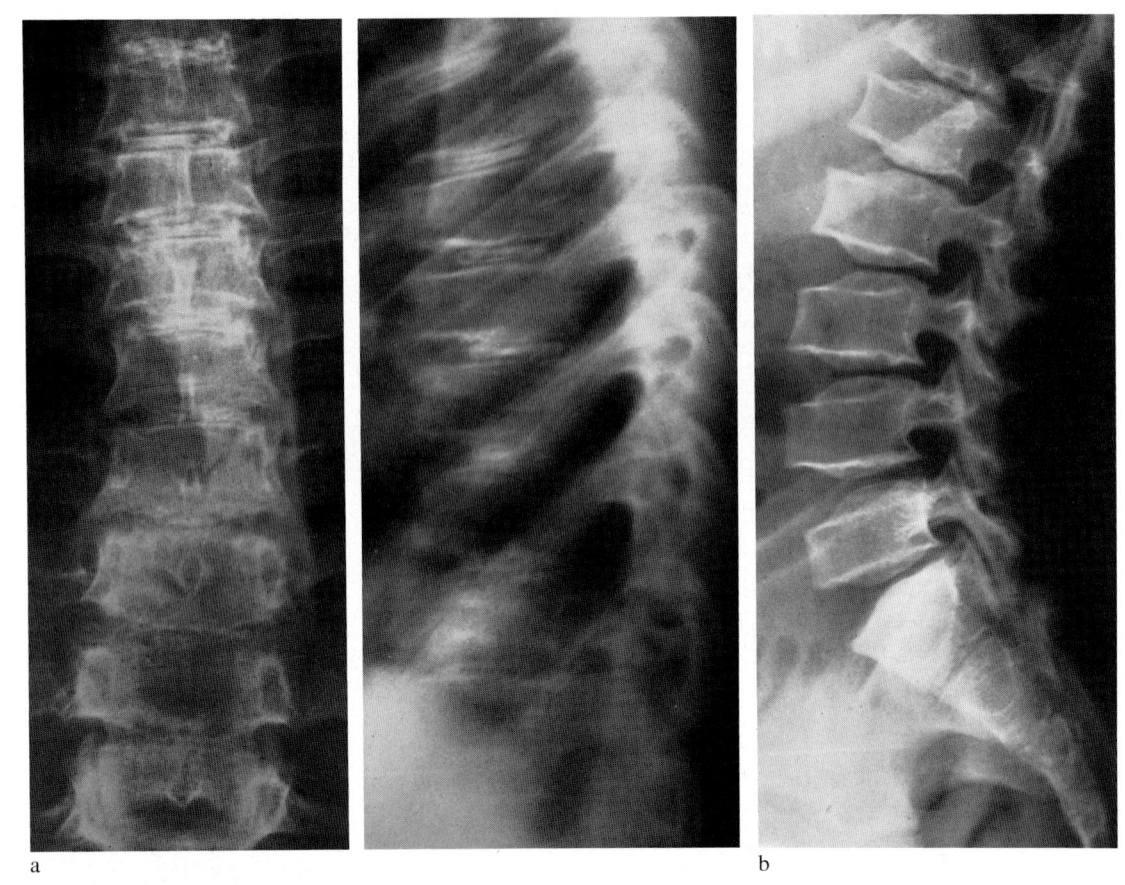

Abb. 51 Spondylo-epiphysäre Dysplasie: Tarda-Form. ♂, Nr. 56 858, 16 Jahre.
a) Ausschnitt Thorakalwirbelsäule (a.-p. und seitlich). Massive Höheneinbuße der Wirbelkörper, leichte Keilbildung, Verkalkung der Zwischenwirbelscheiben.
b) Lumbalwirbelsäule: „Buckel"-Bildung in den mittleren und dorsalen Wirbelkörperabschnitten. Vakuumphänomen.

Literatur

Bannerman, R. M., G. B. Ingall, J. F. Mohn 1971: X-linked spondyloepiphyseal dysplasia tarda: clinical and linkage data. J. med. Genet. 8, 291 – 301
Borut, D., M. D. Kogut 1975: Short stature in an adolescent due to spondylo-epiphysial dysplasia tarda. Amer. J. Dis. Child. 129, 1069 – 1074
Giedion, A., A. Prader, A. Rüttimann 1961: Der „Tarzan Typus". Wirbelscheibenkleinwuchs, degenerative Bandscheibenveränderungen und schmales Becken. Fortschr. Röntgenstr. 99, 472 – 478
Hammer, B., W. Teller 1972: Dysplasia spondyloepiphysaria tarda. Fortschr. Röntgenstr. 116, 477 – 486
Jacobson, A. W. 1939: Hereditary osteochondrodystrophia deformans. J. Amer. med. Ass. 113, 121 – 124
Langer, L. O. 1964: Spondyloepiphysial dysplasia tarda. Hereditary chondrodysplasia with characteristic vertebral configuration in the adult. Radiology 82, 833 – 839
MacDessi, J. J., K. Kozlowski, S. Posen 1978: Spondylo-Epiphyseal Dysplasia with Ocular Changes. Pediat. Radiol. 7, 220 – 228

Maroteaux, P., M. Lamy, J. Bernard 1957: La Dysplasie spondylo-épiphysaire tardive. Presse méd. 65, 1205 – 1208
Nilsonne, H. 1927: Eigentümliche Wirbelkörperveränderungen mit familiärem Auftreten. Acta chir. scand. 62, 550 – 553
O'Brien, J. S., A. G. W. Norden 1977: Nature of the mutation in adult β-galactosidase deficient patients. Amer. J. hum. Genet. 29, 184 – 190
O'Brien, J. S., E. Gugler, A. Giedion, U. Wiessmann, N. Herschkowitz, C. Meier, J. Leroy 1976: Spondyloepiphyseal dysplasia, corneal clouding, normal intelligence and acid β-galactosidase deficiency. Clin. Genet. 9, 495 – 504
Rémy, J., P. Béguery, A. Binot, C. Ponté 1973: La dysplasie spondylo-épiphysaire tardive. A propos de trois observations nouvelles. J. Radiol. Électrol. 54, 805 – 813
Siewecke, H. 1966: Über eine neue Sippe mit Dysplasia spondyloepiphysaria tarda. Acta Genet. med. (Roma) 15, 67 – 78
Spranger, J. W. 1977: Invited editorial comment: beta galactosidase and the Morquio syndrome. Amer. J. med. Genet. 1, 207 – 209
Weinfeld, A., W. Ross, S. H. Sarasohn 1967: Spondylo-epiphyseal dysplasia tarda. Amer. J. Roentgenol. 101, 851 – 859

Abb. 51 c) u. d)
c) Typisches schmales, hohes Becken. Femurköpfe klein. ‚Kurzer' Femurhals.
d) Gleicher Patient, 23 Jahre alt. Femurkopf unregelmäßige Konturen. Beginnende arthrotische Beschwerden.

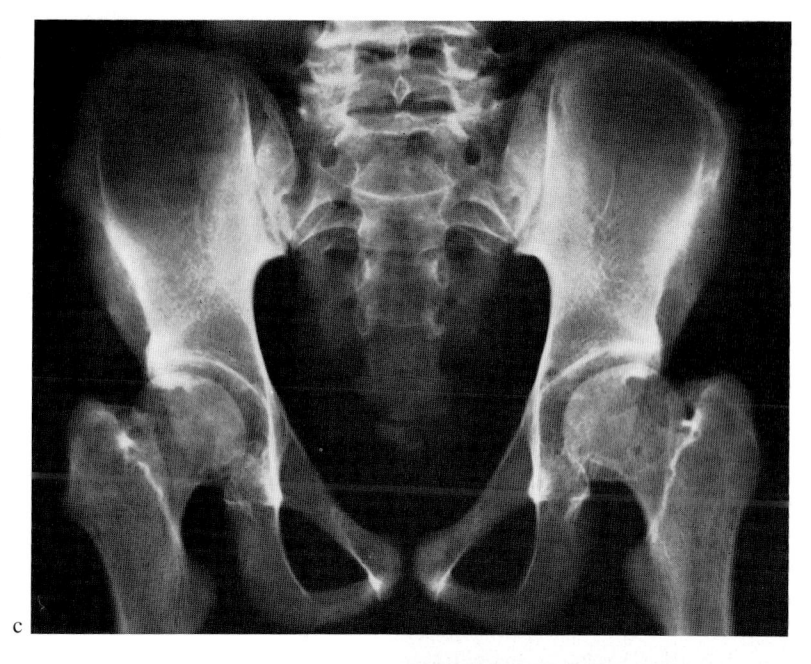

Dyggve-Melchior-Clausen-(DMC-)-Syndrom

Synonyma: DMC-Dysplasie, -Krankheit.
Das von DYGGVE u. Mitarb. 1962 beschriebene, klinisch durch Rumpfzwergwuchs, Thoraxdeformität (faßförmig, vorspringendes Sternum) und meist schwerem geistigen Entwicklungsrückstand gekennzeichnete Syndrom wird autosomal-rezessiv *vererbt*. Das Leiden ist offenbar bei Libanesen besonders häufig (BONAFEDE u. BEIGHTON). Die Betroffenen sind schon bei Geburt klein und fallen bereits in den ersten Lebensjahren auf (1 – 18 Monate, SPRANGER u. Mitarb.). Bis 1977 wurden 29 Fälle veröffentlicht (SCHORR u. Mitarb.). Entgegen der Erstbeschreibung wurden später keine typischen *Laborbefunde*, insbesondere keine abnormen Mukopolysaccharide im Urin angetroffen.
Die *Röntgenbefunde* (Lumbalwirbelkörper und Darmbeinkontur) dieser spondylo-epi(meta)physären Dysplasie sind wohl pathognomonisch (SCHORR u. Mitarb.): Meist liegt eine Mikrozephalie vor. Die Wirbelsäule zeigt eine mittelstarke Platyspondylie. Die Wirbelkörper, besonders im Lumbalbereich, weisen im Seitenbild etwa in der Mitte eine kraniale und dorsale Eindellung auf, so daß zwei „Buckel" entstehen. Auch eine ventrale Zungenbildung und dorsale Exkavation wird hier beobachtet. Der Dens des Epistropheus ist hypoplastisch. Die Darmbeinschaufeln zeigen eine spitzensaumartige Kontur, das Corpus ilii ist hypoplastisch, das Azetabulardach flach, die Knorpelräume des Sakroiliakalgelenkes, der Synchondrosis ischio pubica und der Symphyse verbreitert. Die langen Röhrenknochen sind verkürzt, die Metaphysen bisweilen unregelmäßig strukturiert. Die Epiphysen der „Gürtel" (Hume-

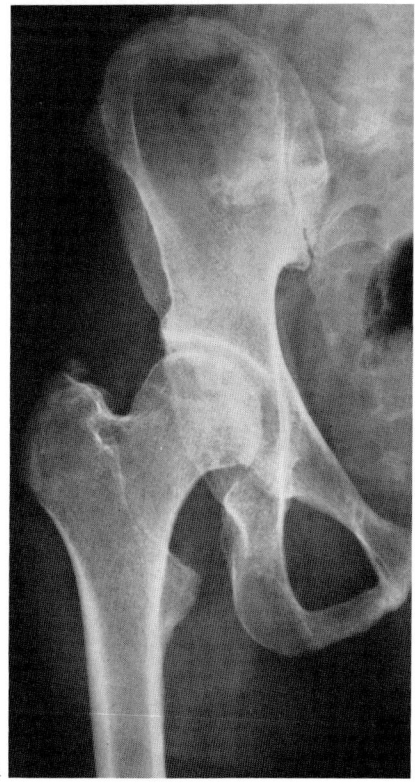

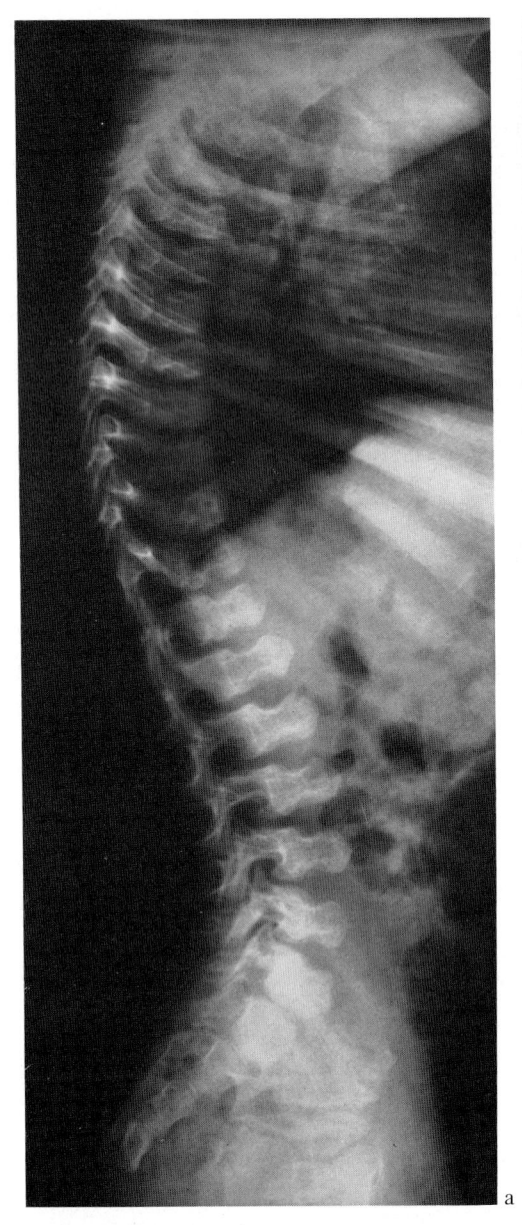

96 Osteochondrodysplasien

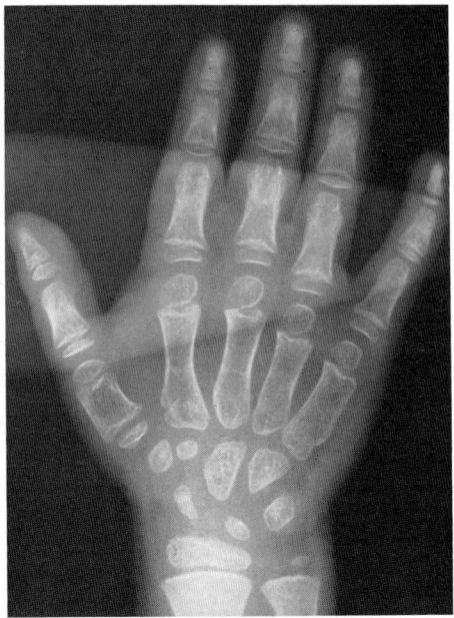

Abb. 52 Dyggve-Melchior-Clausen-Dysplasie. ♂, 5 Jahre alt, Nr. 126 997. Mikrozephal, kleinwüchsig (93 cm, <3%), Imbezil.
a) LWS seitlich: Wirbelkörper mit medianer Einschnürung, angedeuteter ventraler Zungenbildung und Dorsalexkavation.
b) Hand: Kleine, eckig begrenzte Handwurzelknochen. Brachymetakarpie, besonders I und Brachyphalangie.

rus, Femur) erscheinen ebenso wie die Handwurzelknochen verspätet, multizentrisch und sind unregelmäßig konturiert. Die Metakarpalia, besonders das erste, und die Phalangen sind verkürzt.
Differentialdiagnostisch müssen die übrigen spondylo-epiphysären, die spondylo-epimetaphysären Dysplasien sowie die Mukopolysaccharidose IV (Morquio) in Betracht gezogen werden. In neuester Zeit wurden mehrere Fälle mit den typischen Röntgenbefunden des DMC-Syndroms, jedoch mit normaler Intelligenz, z. T. aber mit Schwerhörigkeit (KOPPERS), beobachtet und nach den Erstbeschreibern als Smith-McCort-Zwergwuchs bezeichnet (SPRANGER u. Mitarb.). Dies weist darauf hin, daß der Phenotyp offenbar heterogen ist. Im übrigen aber erlauben die typischen klinischen und radiologischen Befunde wohl eine eindeutige positive Diagnose.

Literatur

Bonafede, R. P., P. Beighton 1978: The Dyggve-Melchior-Clausen syndrome in adult siblings. Clin. Genet. 14, 24 – 30
Dyggve, H. V., J. C. Melchior, J. Clausen 1962: Morquio-Ullrich's disease, an inborn error of metabolism? Arch. Dis. Childh. 37, 525 – 534
Koppers, B. 1979: Smith-McCort-Syndrom. Fortschr. Röntgenstr. 130, 213 – 222
Schorr, S., C. Legum, M. Ochshorn, M. Hirsch, S. Moses, E. E. Lasch, M. El-Masri 1977: The dyggve-Melchior-Clausen syndrome. Amer. J. Roentgenol. 128, 107 – 113
Smith, R., J. McCort 1958: Osteochondrodystrophy (Morquio-Brailsford type). Calif. Med. 88, 55 – 59
Spranger, J., B. Bierbaum, J. Herrmann 1976: Heterogeneity of Dyggve-Melchior-Clausen dwarfism. Hum. Genet. 33, 279 – 287
Spranger, J., P. Maroteaux, V. M. Der Kaloustian 1975: The Dyggve-Melchior-Clausen syndrome. Radiology 114, 415 – 421
Toledo, S. P. A., P. H. Saldanha, C. Lamego, P. A. S. Mourão, C. P. Dietrich, E. Mattar 1979: Dyggve-Melchior-Clausen syndrome: Genetic studies and report of affected sibs. Am. Journ. Med. Gen. 4, 255 – 261

Abb. 52 c) Becken: „Spitzensaumartige" Kontur der Schaufeln, „breite" Sakroiliakalgelenke, flaches Azetabulum, weit offene Schambeinfuge. Femurkopf hypoplastisch, lateralisiert. Femurhals kurz.

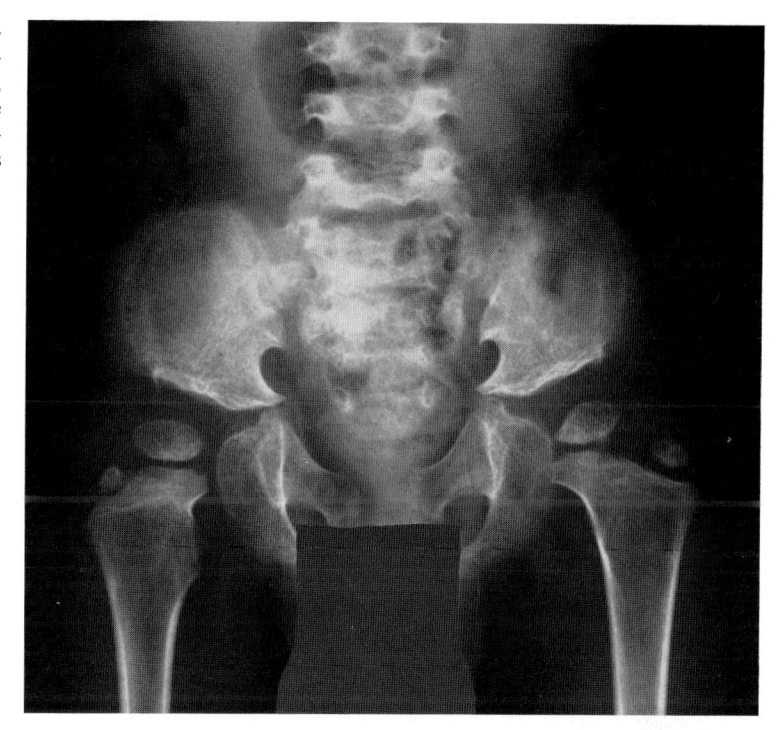

Myotone Chondrodysplasie

Synonyma: Schwarz-Jampel-Syndrom, spondylo-epi-metaphysäre Dysplasie mit Myotonie. Das autosomal-rezessiv vererbte, 1962 von SCHWARTZ u. JAMPEL erstbeschriebene, extrem seltene Syndrom (bis 1979 wurden 28 Fälle in der Literatur beschrieben) zeichnet sich *klinisch* durch Minderwuchs, typischen Gesichtsausdruck mit zusammengekniffenen Lippen und Augen, Blepharophimose, Myotonie und später Muskelschwund aus.
Das Skelett zeigt neben einer Osteoporose regelmäßig auftretende, aber wenig spezifische Befunde an der Hüfte (Coxa vara, valga, Aplasie des Azetabulums u. a. mehr), eine mäßige Platyspondylie und ein Pectus carinatum. Eine neuere Übersicht findet sich bei DESBOIS u. Mitarb.

Literatur

Desbois, J.-C., J.-M. Guyou, P. Grenet, A. Herrault 1977: Chondrodystrophie myotonique (ou syndrome de Schwartz-Jampel). Étude d'une fratrie et revue de la littérature. Ann. Pédiat. 24, 563–574
Horan, F., P. Beighton 1975: Orthopaedic aspects of the Schwartz syndrome. J. Bone Jt. Surg. 57 A, 542–544
Lopez-Terrades, J. M., I. P. Castroviejo, M. Gutierrez, T. R. Cost 1979: Sindrome de Schwartz-Jampel. An. Esp. Pediat. 12, 345–358
Seay, A. R., F. A. Ziter 1978: Malignant hyperpyrexia in a patient with Schwartz-Jampel syndrome. J. Pediat. 93, 83–84
Schwartz, O., S. Jampel 1962: Congenital blepharophimosis associated with a unique generalized myopathy. Arch. Ophthal. 68, 52–57

Parastremmatische Dysplasie

Synonyma: Parastremmatischer Zwergwuchs.
Mit diesem Namen (Stremma = Verrenkung) bezeichneten LANGER u. Mitarb. 1970 eine extrem seltene, bis 1976 nur in 6–7 Fällen (HORAN u. BEIGHTON, evtl. SENSENBRENNER u. Mitarb.), vermutlich genetisch bedingte hochgradige Zwergwuchsform. Sie macht sich *klinisch* eventuell schon bei der Geburt durch die Kontrakturen der großen Gelenke, dann durch die zunehmende Skoliose, den Zwergwuchs, die grotesken Verbiegungen der unteren Extremitäten und die Thoraxdeformität bemerkbar. Die Intelligenz ist normal, die Erwachsenenlänge (2 Fälle!) 97–109 cm. *Abnorme Laborbefunde* sind nicht bekannt.
Radiologisch liegt eine spondylometa-epiphysäre Dysplasie mit vermehrter Strahlendurchlässigkeit des ganzen Skelettes und bizarren Verbiegungen der Röhrenknochen und Gelenke vor. Besonders typisch ist die fleckig-wolkige Kalkeinlagerung in Epi- und Metaphysen der massiv verkürzten und verbogenen Röhrenknochen, aber auch in den abgeflachten Wirbelkörpern und im Becken. Allerdings scheint dieses eigentliche Wahrzeichen der Dysplasie im Erwachsenenalter sehr stark in den Hintergrund zu treten (SENSENBRENNER u. Mitarb.). *Differentialdiagnostisch* erinnert die Strukturanomalie der Metaphysen an die Jansensche metaphysäre Dysplasie (s. S. 76), wo aber

die Epiphysen und die Wirbelkörper verschont bleiben. Ferner sind die zu hochgradigem Zwergwuchs führenden Dysplasien mit Befall von Wirbelsäule, Metaphysen und Epiphysen in Betracht zu ziehen.

Literatur

Horan, F., P. Beighton 1976: Parastremmatic dwarfism. J. Bone Jt. Surg. 58, 343 – 346
Langer, L. O., D. Petersen, J. Spranger 1970: An unusual bone dysplasia: parastremmatic dwarfism. Amer. J. Roentgenol. 110, 550 – 560
Sensenbrenner, J. A., J. P. Dorst, D. S. Hungerford 1974: Parastremmatic dwarfism. Birth Defects, Orig. X/12, 425 – 429
Spranger, J. 1975: Spondyloepiphyseal dysplasias. Birth Defects, Orig. XI/6, 177 – 182

Zapfenepiphysen, periphere Dysostosen und Thiemannsches Syndrom

Synonyma: Akrodysplasien.

Die internationale Nomenklatur für konstitutionelle Knochenkrankheiten (MAROTEAUX 1970) faßte diese kleine Gruppe aus der großen Zahl von topographisch vorwiegend die Akren befallenden konstitutionellen Knochenkrankheiten etwas willkürlich unter dem Begriff „Akrodysplasien" zusammen. Anläßlich der Revision von 1977 wurde die Bezeichnung allerdings wieder fallen gelassen. Als gemeinsamen Nenner dieser Dysplasien kann der Befall vorwiegend der Phalangen und dort der Epiphysen hervorgehoben werden.

Die Zapfenepiphysen der Phalangen

Die sekundären (epiphysären) Ossifikationszentren weisen bisweilen im Röntgenbild eine deutliche, metaphysenwärts gerichtete, meist zentrale Erhebung auf, für die RAVELLI 1952 den Begriff „Zapfenepiphysen" prägte. Synonyma sind métaphyses en coupe, épiphyses en cône, cone-shaped epiphyses, Karaffenzapfen, dachförmige Epiphysen und ʌ-förmige Epiphysen. Die verschiedenen Aspekte der Zapfenepiphysen wurden in einer umfassenden Monographie (GIEDION 1968) zusammengestellt.

Zapfenepiphysen können grundsätzlich an jedem Röhrenknochen auftreten. Wir unterscheiden primäre, anlagebedingte Zapfenepiphysen und solche sekundärer Natur, etwa nach Trauma, Osteomyelitis, Skorbut, bei Hämoglobin-S-Daktylitis (vgl. S. 508) und bei der Kashin-Beckschen Krankheit. Grundsätzlich sind Zapfenepiphysen nur vor dem Epiphysenschluß, also im Kindesalter erkennbar. Da sie jedoch gerne zu einem vorzeitigen Epiphysenschluß führen, lassen sie sich retrospektiv am Wachstumsrückstand, etwa anhand einer Brachyphalangie vermuten. Wenige Zapfenepiphysen, z. B. Typ 12 und 35 (Abb. 53), lassen auch nach ihrer Einverleibung in die Metaphyse eine typische „Kerbe" oder Eindellung zurück. Von besonderem diagnostischem Interesse sind die Zapfenepiphysen der Phalangen der Hände (PHZEH), während diejenigen der Zehen bei 26% aller gesunden Mädchen und 8% aller gesunden Knaben angetroffen werden (VENNING). Die PHZEH sind wohl die am besten untersuchten „kleinen Skelettvariationen" des Menschen überhaupt (GIEDION 1968).

Abb. 54 gibt die verschiedenen, bei 100 Kindern beobachteten PHZEH-Typen wieder. Einzelne stammen von Gesunden und werden bei 7,5% gesunder Mädchen und 1,6% gesunder Knaben beobachtet (GIEDION 1968). Andere trafen wir bisher nur bei konstitutionell-genetisch Erkrankten an. Einige wenige Typen wie Typ 12, 12 A, 20, 24, 28, 37, 38 sind von hohem diagnostischem Wert. Sie ermöglichen unter Umständen eine eigentliche „Chiromantie".

Die peripheren Dysostosen (Epiphyso-Metaphysäre Akrodysplasie)

SHORE beschrieb 1926 exakt eine durch PHZEH charakterisierte Deformierung der Fingergelenke (s. unten), die von BRAILSFORD 1948 als „Periphere Dysostose" bezeichnet wurde. BRAILSFORD

Tabelle 10 „Stammbaum" Periphere Dysostose (PD)/ Phalangeale Zapfenepiphysen der Hand (PHZEH)

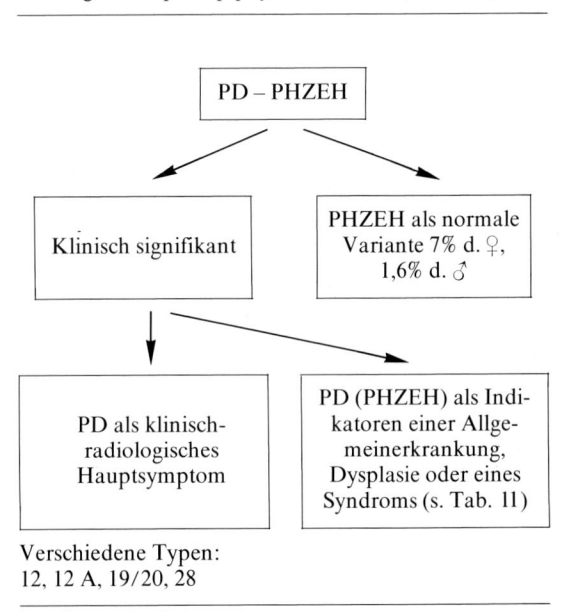

```
              PD – PHZEH
             /          \
            ↓            ↓
    Klinisch        PHZEH als normale
    signifikant     Variante 7% d. ♀,
                    1,6% d. ♂
       |
       ↓                  ↓
  PD als klinisch-    PD (PHZEH) als Indi-
  radiologisches      katoren einer Allge-
  Hauptsymptom        meinerkrankung,
                      Dysplasie oder eines
                      Syndroms (s. Tab. 11)
```

Verschiedene Typen:
12, 12 A, 19/20, 28

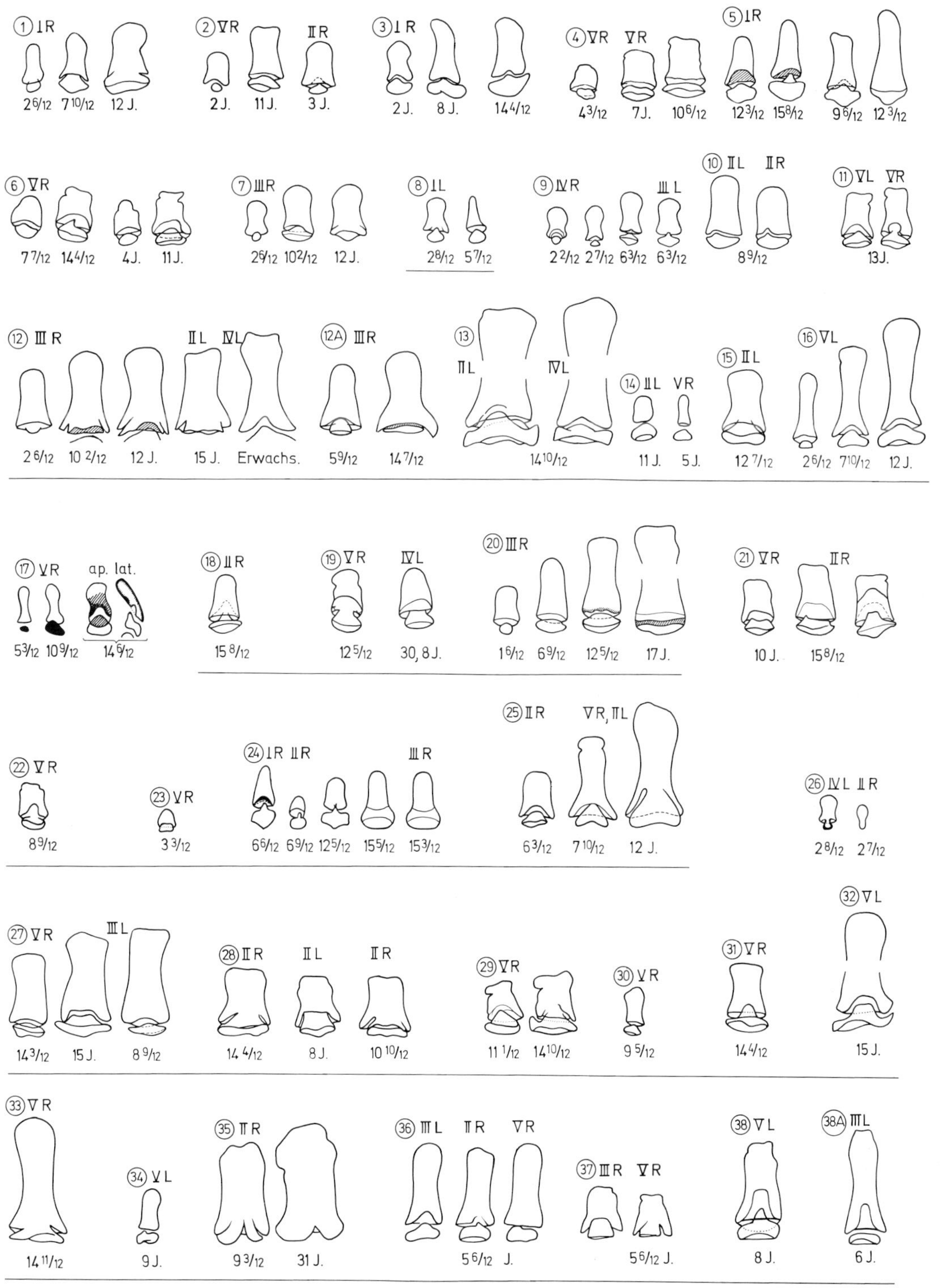

Abb. 53 Periphere Dysostosen. Synopsis von 40 verschiedenen Zapfenepiphysenformen (beobachtet bei 100 verschiedenen Kindern). Arabische Ziffer im Kreis: PHZEH-Typ. Topographie der Phalangen: römische Ziffern. Strich unter, über oder sowohl unter wie auch über der römischen Zahl: PHZEH distal, am Mittelglied oder am basalen Glied der bezeichneten Phalange vorhanden. Beispiel: ㉟ II R 9⁹⁄₁₂: Typ 35 PHZEH, angetroffen im vorliegenden Fall bei einem 9⁹⁄₁₂jährigen Kind an der rechten Grundphalanx des zweiten Strahles (Akrodysostose). Die unterstrichenen Typen wurden ausschließlich bei konstitutionell-genetisch „erkrankten" Kindern angetroffen.

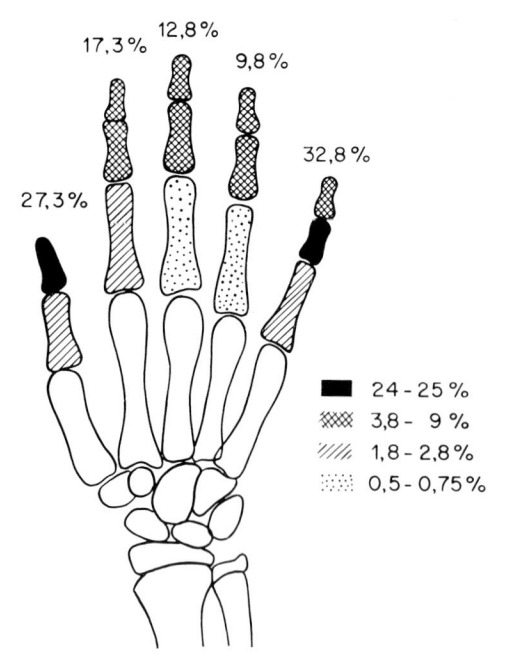

Abb. 54 Periphere Dysostosen. Verteilungsspektrum von 399 Zapfenepiphysen (100 Patienten). I und V sind ausgesprochene Prädilektionsstellen (aus GIEDION 1968).

unterschied ferner eine milde und eine schwerere Spielart, wobei letztere an der auffälligen Verkürzung, oft auch Verkrümmung der betreffenden Finger erkannt wird. Seither hat sich für die schwere Form ohne assoziierte Knochensystemerkrankung diese Bezeichnung „*periphere Dysostose*" eingebürgert.

Eine systematische Untersuchung der entsprechenden Fälle (GIEDION 1969, 1973, 1976) ermöglichte die Aufteilung der *Sammelgruppe* in mindestens ein halbes Dutzend klinisch, genetisch und radiologisch distinkter Sonderformen (Tab. 11). Besonders charakteristisch ist die bereits im Kleinkindesalter radiologisch erfaßbare Shoresche *periphere Dysostose mit dem PHZEH-Typ 12* (vgl. Abb. 53). Hier läßt die Auftreibung der mittleren Interphalangealgelenke und die Verdickung der Finger durchaus an eine chronische Polyarthritis denken. Verschiedene klinische Formen der peripheren Dysostose weisen Störungen des Haarwuchses, evtl. der Nägel auf, wie dies ja beim verwandten Ellis-van-Creveld-Syndrom (s. S. 17) auch zutrifft. So ist das vorwiegend autosomal-dominant, mit wechselnder Expressivität und Penetranz, evtl. auch rezessiv vererbte tricho-rhino-phalangeale (TRP) Syndrom (KLINGMÜLLER, GIEDION 1966) durch schütteren Haarwuchs, eine „Birnennase" sowie eine periphere Dysostose vom Typ 12 gekennzeichnet. Mehr als 100 Fälle wurden bis 1977 beschrieben. Gelegentlich finden sich auch perthesähnliche Veränderungen an den Femurköpfen. Die bei drei Patienten beobachtete kongenitale Mitralinsuffizienz wird als Hinweis auf einen „allgemeinen" Mesenchymdefekt angesehen (JÜNGST u. SPRANGER). Das *Syndrom der multiplen kartilaginären Exostosen mit peripherer Dysostose* (MCE-PD-Syndrom, Synonyma: Akrodysplasie mit Exostosen, Langer-Giedion-Syndrom, tricho-rhino-phalangeale Dysplasie II) ist klinisch durch einen Minderwuchs < 3%, mäßigem geistigem Entwicklungsrückstand, typisches Gesicht mit Fledermausohren sowie, im Kindesalter durch Symptome, die an ein Ehlers-Danlos-Syndrom erinnern, gekennzeichnet. In 2 Fällen (BÜHLER u. Mitarb., PFEIFFER) wurde eine Deletion am langen Arm des Chromosomes 8 entdeckt. Radiologisch finden sich neben Mikrozephalie und multiplen kartilaginären Exostosen eine periphere Dys-

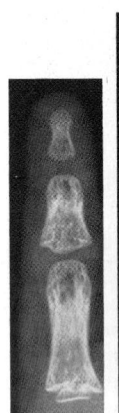

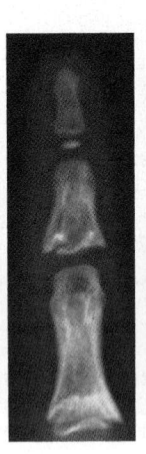

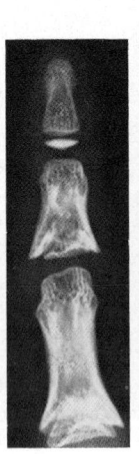

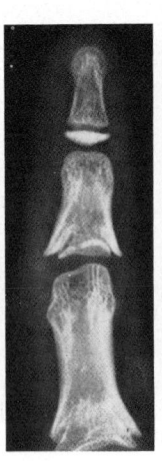

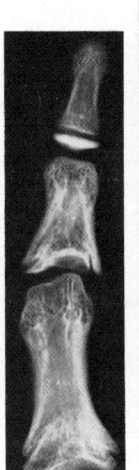

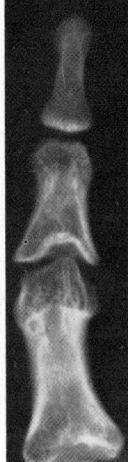

Abb. 55 Periphere Dysostosen. Longitudinale Entwicklung des Typ 12 (Mittelphalanx) und Typ 25 (Grundphalanx). Vorzeitiger Epiphysenschluß, Brachyphalangie sowie typische metaphysäre Kerbe im Endzustand. Gleicher Patient wie Abb. 56 (aus GIEDION 1968).

Im späteren Leben manifeste Wachstums- und Entwicklungsstörungen 101

Tabelle 11   Syndrome und Krankheitsbilder mit typischen PHZEH

Dysplasie/Syndrom	Typ. PHZEH (Abb. 53)
Akrodysostose	35 u. a. *
Akrodysplasie/Retinitis pigmentosa/Nephropathie (Saldino-Mainzer)-konorenale Syndrome	28/28A, 37, 38, 38A
Asphyxierende thorakale Dysplasie	9/19/25/26/28/37/38 A **
PD-Typ Bellini-Bardare	38 A
Kleidokraniale Dysplasie	20/24 (19, 26)
Ellis-v.-Creveld-Syndrom	37, 25, 28, 35 **
MCE-PD-Syndrom	12 A
Osteoglophoner Zwergwuchs (BEIGHTON u. Mitarb.)	37-ähnlich
Peñas metaphysäre Dysplasie	38
Pseudo- und Pseudopseudohypoparathyreoidismus	7, 12, 16, 25, 33, 35 *
TRP-Syndrom	12

Die mit * oder ** bezeichneten Diagnosepaare lassen sich aufgrund der PHZEH nicht sicher trennen.

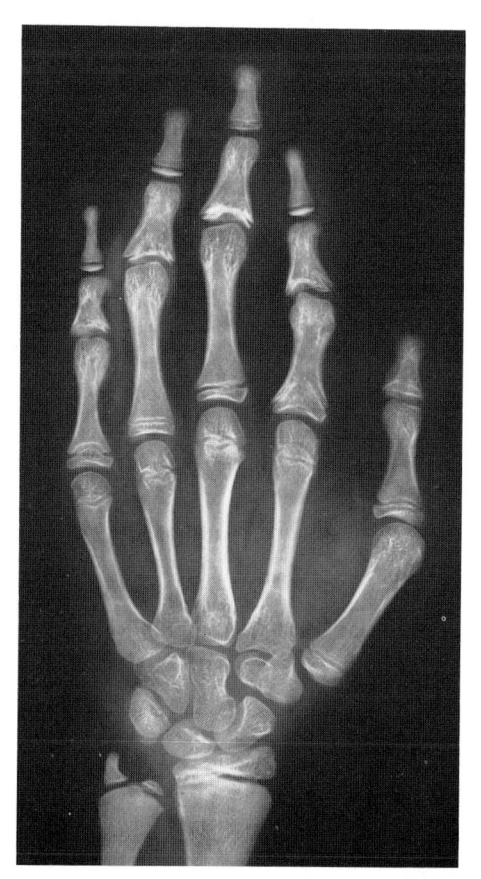

Abb. 56 Periphere Dysostosen. „Princeps"-Fall TRP-Syndrom. ♀, 12 Jahre alt. PHZEH Typ 12 an den Mittelphalangen, zu Brachymetakarpie führend. Weitere PHZEH-Typen sowie eburneisierte Epiphysen der Endphalanx.

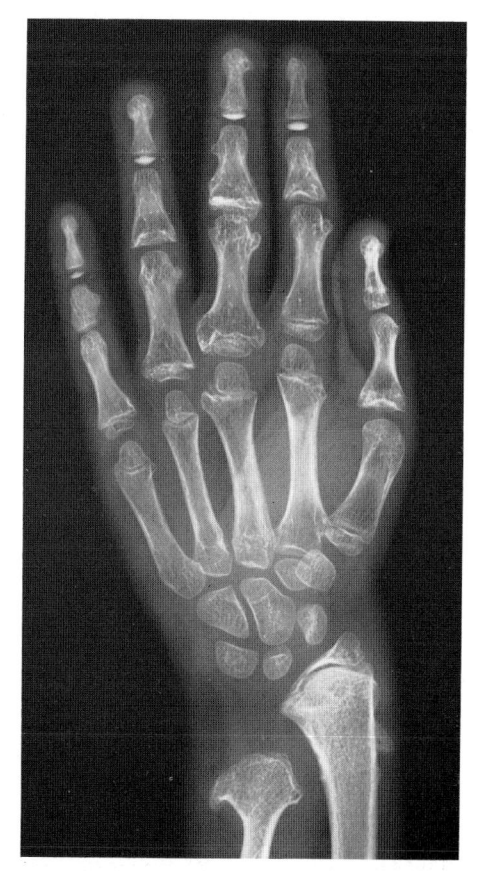

Abb. 57 Periphere Dysostosen. „Princeps"-Fall MCEPD-Syndrom. ♂ 14½ Jahre. In Mittelphalangen PHZEH Typ 12 A sowie multiple kartilaginäre Exostosen.

102 Osteochondrodysplasien

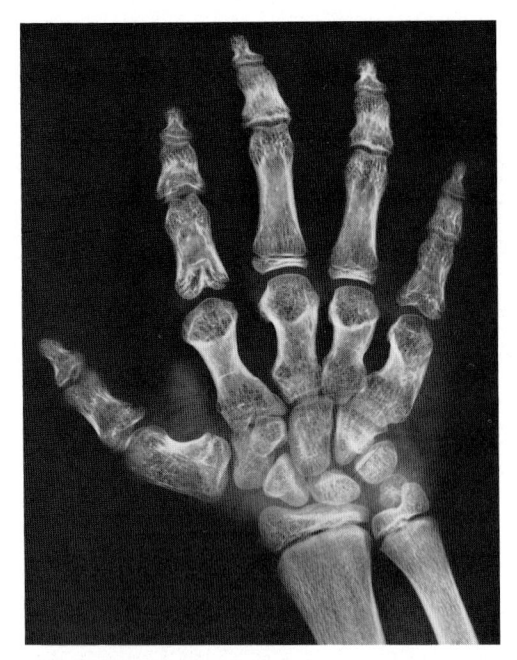

Abb. 58 Periphere Dysostosen. „Akrodysostose". ♀ 9¾ Jahre alt, Typ 35 PHZEH an der Grundphalanx II, aber auch andere Typen (12, 28). Hochgradige Brachy- und Metakarpie und Brachyphalangie, besonders der Endphalangen, d. h. Akromikrie, bei vorzeitigem Epiphysenschluß und vorauseilendem Knochenalter.

ostose vom Typ 12 A. Die bisher beobachteten, durchwegs solitären Fälle waren fast alle Knaben.
Die als *Akrodysostose* bezeichnete Minderwuchsform mit Sattel- oder Boxernase und Akromikrie sowie Fußdeformitäten zeigt radiologisch eine hochgradige Brachymetakarpie und -tarsie sowie Phalangie. Die periphere Dysostose mit Typ 35 PHZEH ist charakteristisch. Neuerdings wird die Selbständigkeit dieser Patientengruppe gegenüber dem Pseudo-pseudohypoparatyreoidismus (PPHP) angezweifelt (ABLOW u. Mitarb.; POZNANSKI u. Mitarb.).
Die von SALDINO u. MAINZER erstbeschriebene, wahrscheinlich autosomal-rezessiv vererbte *Akrodysplasie mit Retinitis pigmentosa* und *Nephropathie* ist radiologisch vorwiegend durch PHZEH von der Typ-28-Gruppe charakterisiert. Einige weitere Krankheitsbilder, charakterisiert durch PHZEH vorwiegend vom Typ 28 und einem chronischen Nierenleiden einschließlich der asphyxierenden thorakalen Dysplasie, wurden als „konorenale Syndrome" zusammengefaßt (GIEDION 1978).
Die übrigen Typen von peripherer Dysostose sowie die System-Affektionen des Skelettes mit Zapfenepiphysen sind in Tab. 11 aufgeführt.

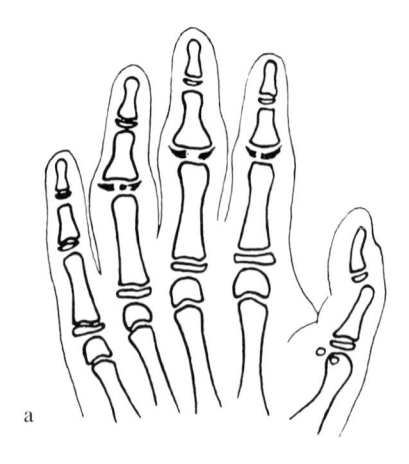

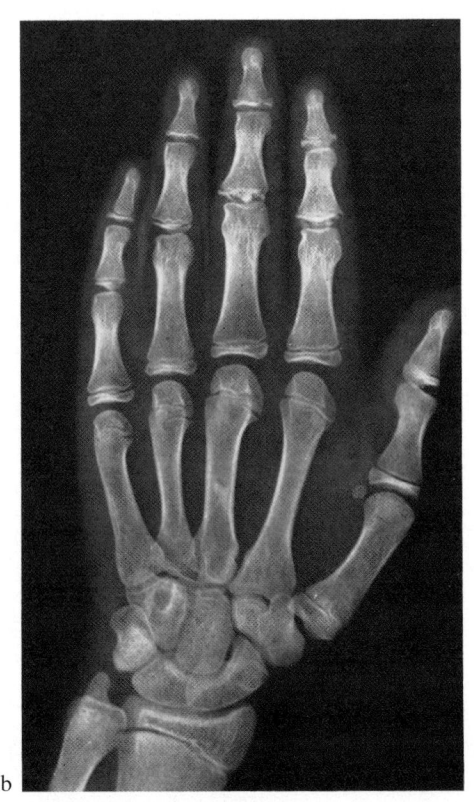

Abb. 59 Periphere Dysostosen.
a) Thiemannsche Erkrankung bei einem 16jährigen Knaben. Schematische Darstellung der schnauzartigen Ausziehung und Fragmentierung der Epiphysen der Mittelphalangen.
b) Thiemannsche Erkrankung. ♂ 18jährig. Mesophalangeale Epiphysen abgeflacht, z. T. strichförmig oder aufgelöst. Rückstand im Knochenalter (aus COCCHI 1950).

Das Thiemannsche Syndrom

Das der peripheren Dysostose Typ 12 klinisch zum Verwechseln ähnliche Thiemannsche Syndrom zeigt vorwiegend an den Mittelphalangen eine aseptische Nekrose der Epiphysen mit Zusammensintern, strichförmiger Abplattung, Defektbildung und Verbreiterung derselben. Die im übrigen unauffälligen Metaphysen sind ebenfalls verbreitert. Die ersten klinischen Symptome werden, im Gegensatz zur peripheren Dysostose, erst während oder kurz nach der Pubertät manifest. Bei der Ausheilung bleibt unter Umständen eine weitere periphere Verkrümmung der Finger bestehen, während die bei der peripheren Dysostose Typ 12 charakteristischen Kerben fehlen. Eigenartigerweise sind, mit Ausnahmen von 2 Fällen von CULLEN und der möglicherweise besonderen Form von TRIPPEL, seit den dreißiger Jahren keine überzeugenden neuen Fälle publiziert worden. Dagegen wird der Name von THIEMANN immer wieder zur Bezeichnung von klassischen peripheren Dysostosen vom Typ 12, aber auch für andere familiäre Erkrankungen der Interphalangealgelenke gebraucht, die in keiner Weise der Originalbeschreibung entsprechen.

Literatur

Ablow, R. C., Y. E. Hsia, I. K. Brandt 1977: Acrodysostosis coinciding with pseudohypoparathyroidism and pseudopseudohypoparathyroidism. Amer. J. Roentgenol. 128, 95–99

Beighton, P., B. J. Cremin, K. Kozlowski 1980: Osteoglophonic Dwarfism. Pediatr. Radiol. 10, 46–50

Bellini, F., M. Bardare 1966: Su un caso di disostosi periferica. Minerva pediat. 18, 106–110

Brailsford, J. F. 1948: The Radiology of Bones and Joints. Churchill, London

Bühler, E., U. K. Bühler, G. R. Stalder, L. Jani, L. P. Jurik 1980: Chromosome deletion and multiple cartilaginous exostoses. Europ. J. Pediat. 133, 163–166

Cocchi, U. 1950: Thiemann'sche Erkrankung der Finger und Zehen. In: Lehrbuch der Röntgendiagnostik, hrsg. von H. R. Schinz, W. E. Baensch, W. Frommhold, R. Glauner, E. Uehlinger. J. Wellauer, 5. Aufl. Thieme, Stuttgart (S. 713–715); 6. Aufl. 1965 ff.

Cullen, J. C. 1970: Thiemann's disease osteochondrosis juvenilis of the basal epiphyses ov the phalanges of the hand. J. Bone Jt. Surg. 52 B, 532–534

Felman, A. H., J. L. Frias 1977: The trichorhinophalangeal syndrome: study of 16 patients in one family. Amer. J. Roentgenol. 129, 631–638

Giedion, A. 1966: Das Tricho-rhino-phalangeale Syndrom. Helv. paediat. Acta 21, 475–482

Giedion, A. 1968: Zapfenepiphysen. Naturgeschichte und diagnostische Bedeutung einer Störung des enchondralen Wachstums. Ergebn. med. Radiol. 1, 59–124

Giedion, A. 1969: Die periphere Dysostose (PD) – ein Sammelbegriff. Fortschr. Röntgenstr. 110, 507–524

Giedion, A. 1973: Acrodysplasias (cone-shaped epiphyses, peripheral dysostosis, Thiemann's disease and acrodysostosis). Progr. pediat. Radiol. 4, 325–345

Giedion, A. 1976: Acrodysplasias, peripheral dysostosis, acrodysostosis and Thiemann's disease. Clin. Orthop. 114, 107–115

Giedion, A. 1979: Phalangeal cone shaped epiphysis of the hands (PhCSEH) and chronic renal disease. The conorenal syndromes. Pediatr. Radiol. 8 (32–38)

Giedion, A., R. Kesztler, F. Muggiasca 1975: The widened spectrum of multiple cartilaginous Exostosis (MCE). a) ? Homozygous MCE; b) Peripheral dysostosis (PD)-MCE-syndrome; c) Metachondromatosis. Pediat. Radiol. 3, 93–100

Giedion, A., M. Burdea, Z. Fruchter, T. Meloni, V. Trosc 1973: Autosomal-dominant transmission of the tricho-rhino-phalangeal syndrome. Report of 4 unrelated families, review of 60 cases. Helv. paediat. Acta 28, 249–259

Hall, B. D., L. O. Langer, A. Giedion, D. W. Smith, M. M. Cohen, R. K. Beals, M. Brander 1974: Langer-Giedion syndrome. Birth Defects, Orig. X/12, 147–164

Klingmüller, G. 1956: Über eigentümliche Konstitutionsanomalien bei 2 Schwestern und ihre Beziehungen zu neueren entwicklungspathologischen Befunden. Hautarzt 7, 105–113

Maroteaux, P. 1970: Nomenclature internationale des maladies osseuses constitutionelles. A nomenclature for constitutional (intrinsic) diseases of bones. Ann. Radiol. 13, 455–464

Maroteaux, P., G. Malamut 1968: L'acrodysostose. Presse med. 76, 2189–2192

Oorthuys, J. W. E., F. A. Beemer 1979: „The Langer-Giedion-Syndrome" (Tricho-rhino-phalangeal syndrome, type II). Europ. J. Ped. 132, 55–59

Pfeiffer, R. A. 1980: Langer-Giedion syndrome and additional malformations with interstitial deletion of the long arm of chromosome 8, 46,XY del 8 (q 13–22). Clin. Genet. 18, 142–146

Poznanski, A. K., E. A. Werder, A. Giedion 1977: The pattern of shortening of the bones of the hand in PHP and PPHP – a comparison with brachydactyly E, Turner syndrome, and acrodysostosis. Radiology 123, 707–718

Ravelli, A. 1956: Zapfenepiphysen an den Mittelphalangen der Zehen. Fortschr. Röntgenstr. 84, 498–498

Robinow, M., R. A. Pfeiffer, R. J. Gorlin, V. A. McKusick, A. W. Renuart, G. F. Johnson, R. L. Summitt 1971: Acrodysostosis. A syndrome of peripheral dysostosis, nasal hypoplasia and mental retardation. Amer. J. Dis. Child. 121, 195–203

Shore, L. R. 1926: A case of multiple anomaly of the phalanges of the hands in a girl aged 15. J. Anat. Physiol. 60, 420–425

Sugiura, Y. 1978: Tricho-rhino-phalangeal syndrome associated with perthes-disease-like bone change and spondylolisthesis. Jap. J. Hum. Gent. 23, 23–30

Thiemann, H. 1909: Juvenile Epiphysenstörungen. Fortschr. Röntgenstr. 14, 79–87

Venning, P. 1960: Variation of the digital skeleton of the foot. Clin. Orthop. 16, 26–40

Venning, P. 1961: Radiological studies of variation in ossification of the foot. Amer. J. phys. Antrhop. 19, 131–136

Anarchische Entwicklung von Knorpel und Fasergewebe

Dysplasia epiphysealis hemimelica

Synonyma: Osteochondrom der Epiphyse, Tarso-Epiphyseal Aclasis, Tarsomegalie, Trevorsche Krankheit.

Die seltene (bis 1980 wurden knapp 80 Fälle veröffentlicht), durch eine asymmetrische, exostosenartige Vergrößerung vorwiegend der Epiphysen im Bereich der langen Röhrenknochen sowie der Fußwurzel gekennzeichnete Dysplasie wurde 1926 durch MOUCHET u. BELOT erstmals beschrieben. In einer umfassenden Darstellung prägte FAIRBANK den Begriff der „Dysplasia epiphysealis hemimelica". Bei *unbekannter Ätiologie* soll eine lokale Entwicklungsstörung in der 5. Fetalwoche vorliegen (FAIRBANK). *Mikroskopisch* sind die Befunde identisch mit denjenigen einer kartilaginären Exostose (KETTELKAMP u. Mitarb.). Ein *Erbcharakter* kann nicht nachgewiesen werden. Bei einem eineiigen Zwillingspaar war nur eines der Kinder betroffen (DONALDSON u. Mitarb.). Es besteht eine Knabenwendigkeit im Verhältnis 3 : 1.

Klinik und Verlauf: Die im übrigen gesunden Patienten werden meist im Kindesalter durch Störungen ihrer Gelenksfunktion und Feststellung einer tumorartigen Masse an der betroffenen Extremität, seltener durch Schmerzen auf ihr Leiden aufmerksam. Genu valgum oder varum sowie Valgus- und Equinusdeformität der Fußgelenke sind relativ häufig, Schmerzen oder ausgesprochene Verkürzung der Extremitäten dagegen selten, eine Verlängerung derselben die Ausnahme. Obschon nach der Pubertät im allgemeinen die Läsionen zu wachsen aufhören, können sie offenbar auch im Erwachsenenalter rapid an

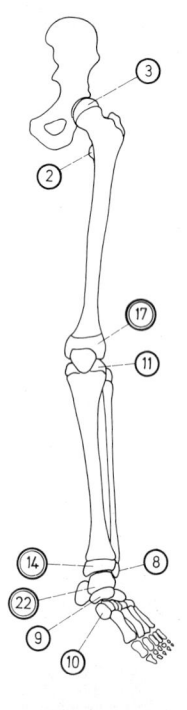

Abb. 60 Dysplasia epiphysealis hemimelica. Schematische Darstellung der am häufigsten befallenen Epiphysen und Fußwurzelknochen in 37 Fällen von Dysplasia epiphysealis hemimelica (aus DEBRUNNER, mit freundl. Erlaubnis von Autor und Verlag).

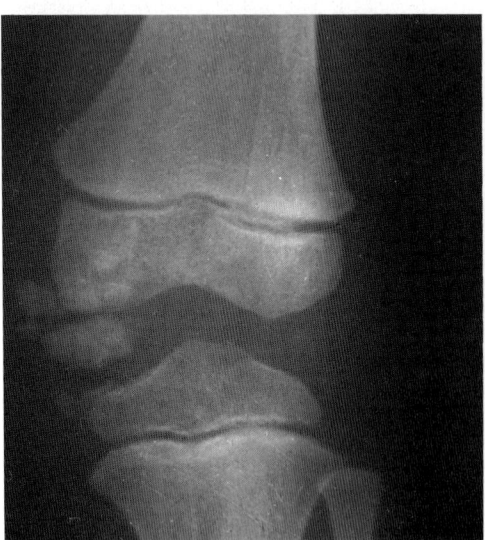

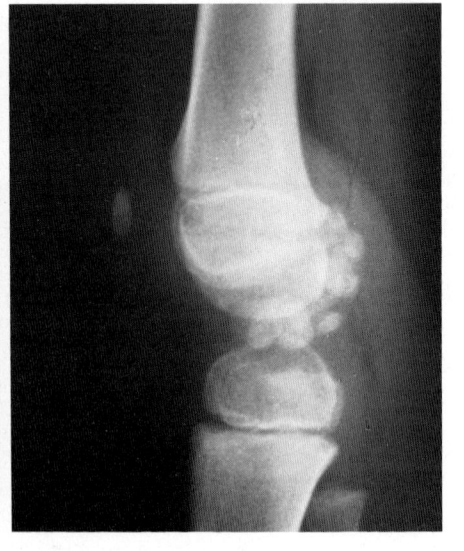

Abb. 61 Dysplasia epiphysealis hemimelica. ♂, 5½ Jahre. Multiple „zusätzliche Knochenkerne" an der medialen Hälfte der distalen Femurepiphyse und proximalen Tibiaepiphyse. Entsprechende Veränderungen waren auch auf der Medialseite des linken Talus und der Fußwurzel anzutreffen (aus KETTELKAMP u. Mitarb., mit freundl. Erlaubnis von Autor und Verlag).

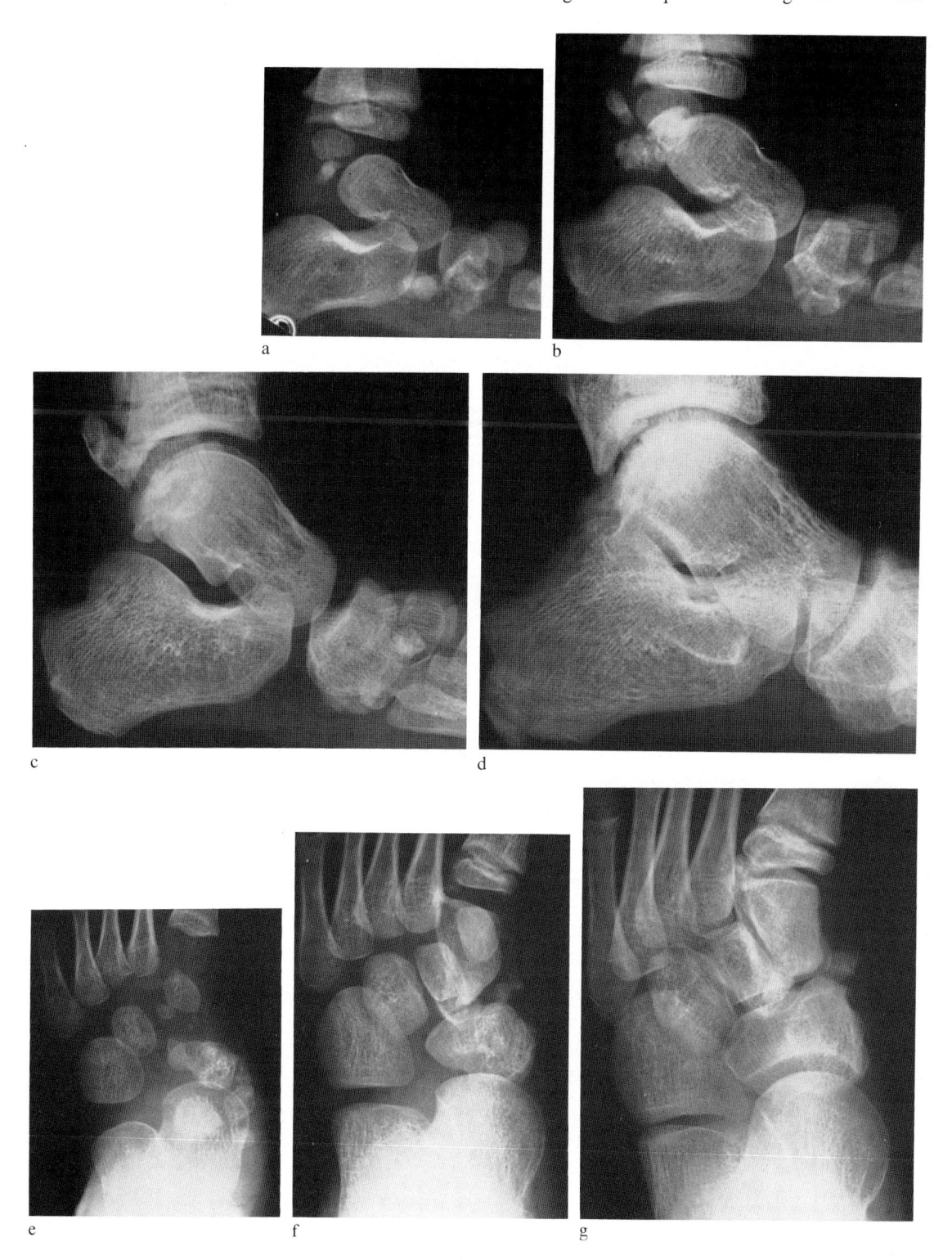

Abb. 62 Dysplasia epiphysealis hemimelica. ♂ a) 2½ Jahre; b) 3¹⁰⁄₁₂ Jahre; c), f) 6⁹⁄₁₂ Jahre; d), g) 11⁷⁄₁₂ Jahre; e) 2⁷⁄₁₂ Jahre. Linker Fuß. Longitudinale Studie der Entwicklung zusätzlicher Ossifikationszentren am Fußgelenk und an der Fußwurzel, die sich in der Folge mit der distalen Tibiaepiphyse, dem Talus und teilweise mit den Fußwurzelknochen vereinen.
(Beobachtung Dr. H. U. DEBRUNNER, Kantonsspital, Aarau.)

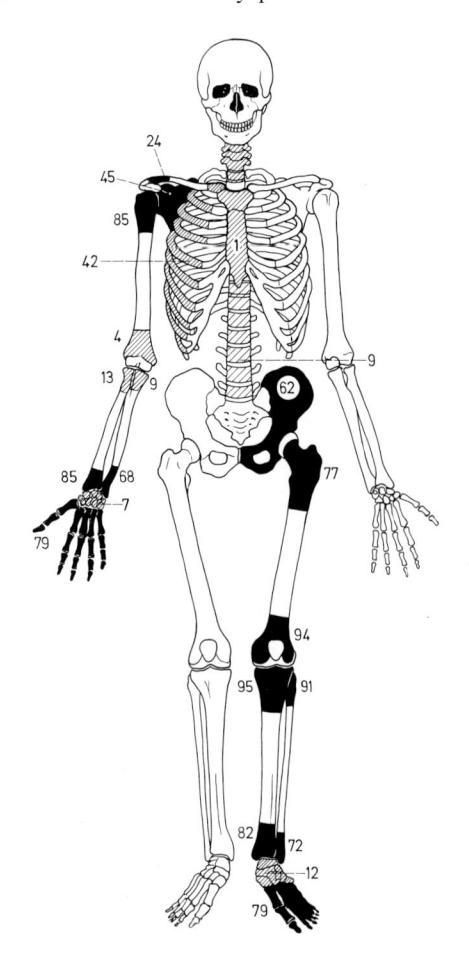

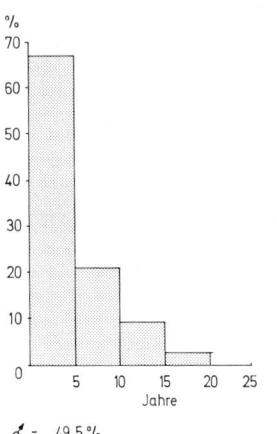

Größe zunehmen (KETTELKAMP u. Mitarb.). Eine allenfalls aus orthopädischen Gründen notwendige Resektion der Exostosen wird am besten vor ihrer knöchernen Vereinigung mit der Epiphyse durchgeführt (FASTING u. BJERKREIM).

Röntgenbefunde: Die Grundeinheit der Knochenläsion besteht in einer asymmetrischen, exostosenartigen Erweiterung der Epiphyse oder ihres Äquivalentes, der Fußwurzelknochen. Anfänglich macht sich diese nur in einer feinfleckigen Kalkimprägnation neben den normalen Knochenkernen bemerkbar. Allmählich zeichnen sich jedoch ein oder mehrere, wenn auch unscharf begrenzte und unregelmäßig strukturierte, zusätzliche Ossifikationszentren ab. Später kann eine Verschmelzung mit der „Mutterepiphyse" stattfinden. Bisweilen löst sich die Exostose auch als freier Gelenkskörper ab (DEBRUNNER). Der Endzustand kann auch zu einer Hemihypertrophie der betroffenen Epiphyse führen. Exostosenähnliche Veränderungen fanden sich in 11 Fällen (FASTING u. BJERKREIM). Die *Lokalisation* ist charakteristisch: Fast ausschließlich sind die unteren Extremitäten, und hier vor allem die distale Femurepiphyse und der Talus befallen. Ein Verteilungsspektrum ist in Abb. 63 wiedergegeben. Wenn mehrere Epiphysen betroffen sind, so liegen die Veränderungen in der Regel alle auf der gleichen Seite (D'ANGIO u. Mitarb.). Die mediale Seite ist doppelt so häufig wie die laterale betroffen, und ein multizentrischer Befall liegt in ca. ⅔ der Fälle vor. Der Befall beider unteren Extremitäten erscheint extrem selten, ebenso derjenige der Handwurzeln und der Skapula (BIGLIANI u. Mitarb.).

Radiologische Diagnose und Differentialdiagnose: Unilateralität, Lokalisation, Schwerpunkt im epiphysären Gebiet und den Fußwurzeln sowie das Alter der Patienten lassen die Diagnose meist mit Sicherheit radiologisch stellen. Entfernt kommen differentialdiagnostisch noch die multiplen kartilaginären Exostosen (Verteilungsmuster), die Chondrodystrophia calcificans congenita (Verteilungsmuster, Verschwinden der ektopischen Verkalkungen im Kleinkindesalter) sowie am ehesten die Metachondromatose (Verteilungsmuster, Tendenz zur spontanen Rückbildung) in Frage.

Abb. 63 Multiple kartilaginäre Exostosen.
a) Topographische Verteilung der kartilaginären Exostosen in Prozenten bei 52 Indexfällen und 24 Angehörigen.
b) Histogramm mit Alter bei der radiologischen Diagnose und Geschlechtsverteilung (aus SOLOMON 1963, mit freundlicher Erlaubnis von Autor und Verlag).

Literatur

Bigliani, L. U., C. S. Neer, M. Parisien, A. D. Johnston 1980: Dysplasia epiphysealis hemimelica of the scapula. J. Bone Jt Surg. 62 A, 292 – 294

Carlson, D. H., R. H. Wilkinson 1979: Variability of unilateral epiphyseal dysplasia (dysplasia epiphysealis hemimelica). Radiology 133, 369 – 374

D'Angio, G. J., M. Ritvo, R. Ulin 1955: Clinical and roentgen manifestations of tarsoepiphyseal aclasis: review of the literature and report of an additional case. Amer. J. Roentgenol. 76, 1068 – 1080

Debrunner, H. U. 1962: Dysplasia Epiphysealis Hemimelica. Helv. paediat. Acta 17, 367 – 376

Donaldson, J. S., H. H. Sankey, B. R. Girdany, W. F. Donaldson 1953: Osteochondroma of the distal femoral epiphysis. J. Pediat. 43, 212 – 216

Fairbank, H. A. T. 1956: Dysplasia epiphysealis hemimelica (tarso-epiphysial aclasis). J. Bone Jt. Surg. 38 B, 237 – 257

Fasting, O. J., I. Bjerkreim 1976: Dysplasia epiphysealis hemimelica. Acta orthop. scand. 47, 217 – 225

Finidori, G., P. Rigault, J. P. Padovani, A. Naouri 1978: Dysplasie épiphysaire hémimélique (tarsomégalie). Rev. chir. orthop. 64, 367 – 374

Kettelkamp, D. B., J. C. Campbell, M. Bonfiglio 1966: Dysplasia epiphysealis hemimelica. A report of fifteen cases and a review of the literature. J. Bone Jt. Surg. 48 A, 746 – 766

Mouchet, A., J. Belot 1926: La tarsomégalie. J. Radiol. Electrol. 10, 289 – 293

Trevor, D. 1950: Tarso-epiphyseal aclasis. A congenital error of epiphysial development. J. Bone Jt. Surg. 32 B, 204 – 213

Multiple kartilaginäre Exostosen

Synonyma: Diaphyseal aclasis, Exostosenkrankheit, External chondromatosis, Hereditary deforming dyschondroplasia.

Diese von BOYER 1814 erstmals beschriebene Dysplasie wird autosomal-dominant übertragen. Ihre *Häufigkeit* beträgt im Bezirk Münster/Westfalen 0,05/1000 (MURKEN), auf der Insel Guam 1/1000 (KROOTH u. Mitarb.). in 62 – 64% der Fälle sind mehrere Glieder einer Familie betroffen (SOLOMON 1964). Eine *homozygote Form* wurde bei zwei Geschwistern mit Befall beider Eltern vermutet (GIEDION u. Mitarb.). Sorgfältige Untersuchungen bestätigen die häufig erwähnte Knabenwendigkeit nicht (SOLOMON 1962, 1964).

Pathologisch-anatomisch sitzt der vorwiegend im juxta-epiphysären Metaphysengebiet eines langen Röhrenknochens anzutreffenden Exostose eine Knorpelkappe auf. Diese entspricht histologisch weitgehend der normalen Epiphysenfuge. Der neuerdings durch Transplantationsversuche gestützten (D'AMBROSIA u. Mitarb.) VIRCHOWschen pathogenetischen Vorstellung von der krankhaften Verlagerung eines entsprechenden Epiphysenfugenabschnittes in die Metaphyse steht diejenige einer periostalen Genese (MÜLLER), eines defekten periostalen Ringes (KEITH) oder eines kombinierten Ursprunges (JAFFÉ) gegenüber. Durch einen ungewöhnlichen Palpationsbefund oder eine tumorartige Vorwölbung alarmiert, werden die Patienten selten vor dem 2. Lebensjahr zum Arzt gebracht (LAMY u. MAROTEAUX), jedoch in über 80% der Fälle in der ersten Lebensdekade (SOLOMON 1963; SUGIURA u. Mitarb.).

Radiologische Familienuntersuchungen bringen jedoch bei Säuglingen, Kleinkindern und Erwachsenen unerwartete kartilaginäre Exostosen zutage. Je nach Lage der Exostose kann es zu lokalem Minderwuchs, Achsenabweichungen, besonders der „ulnar-volaren Bajonetthand" (STEHR 1938), oft mit Brachymetakarpie verbunden, kommen. Röhrenknochen mit kleinem Querschnitt der Epiphysenfuge weisen besonders schwerwiegende Wachstumsstörungen auf (SOLOMON 1961). Die Knochenprotuberanzen führen je nach Lage zu Bewegungshemmungen, lokalen Innervations- und Durchblutungsstörungen. Selten, aber praktisch bedeutungsvoll, ist die Entstehung einer Exostose am Übergang Wirbelkörper/Wirbelbogen, die zu einer Paraplegie führen kann (bis 1973 14 Fälle, SIGNARGOUT u. Mitarb.). Weniger durch direkte mechanische Interferenz mit der Epiphysenfuge, als durch mangelhafte Knorpelproliferation „als Folge der Knorpelabzweigung in die Exostosen" (JAFFÉ 1958) kann ein eigentlicher Extremitäten-Minderwuchs entstehen (SOLOMON 1961). Gar nicht selten verschwinden einzelne Exostosen im Verlaufe der Jahre (SOLOMON 1961; SAUER u. RÖSLER). Abgesehen von wenigen, gut dokumentierten Ausnahmen (COCCHI) sistiert mit dem Allgemeinwachstum auch das Wachstum der Exostose. Jede Größenzunahme nach Abschluß des allgemeinen Wachstums muß an eine *maligne sarkomatöse Entartung*, die von DAHLIN auf 10%, von JAFFÉ (1958) auf 11 – 20% geschätzt wird, denken lassen. Diese Zahlen erscheinen jedoch nach der allgemeinen Erfahrung unwahrscheinlich hoch (SOLOMON 1963, SUGIURA u. Mitarb.).

Röntgenbefunde: Die oft recht zahlreichen Exostosen sind am kartilaginär präformierten Knochen, besonders den Röhrenknochenabschnitten, mit großem Wachstumspotential (Metaphysen der Knie, proximale Humerusmetaphyse), aber auch an der Darmbeinschaufel besonders häufig anzutreffen (vgl. Abb. 63). Überzogen von einer

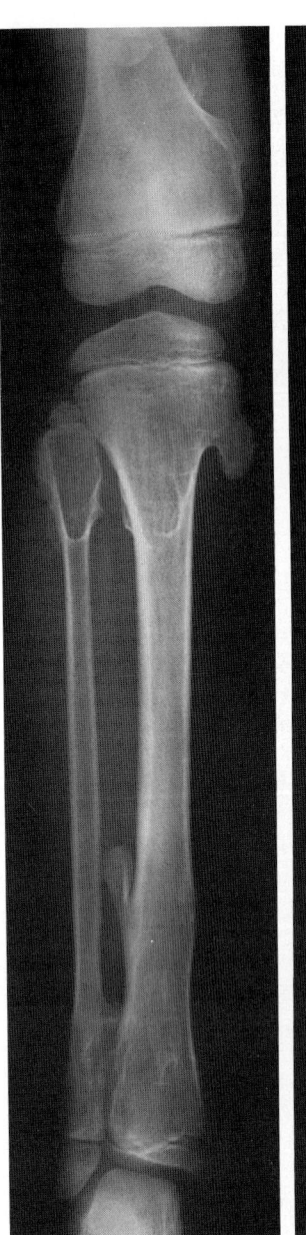

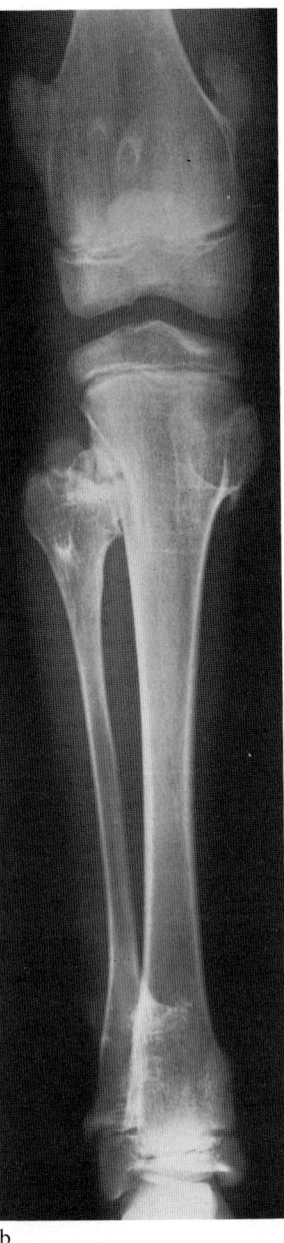

Abb. 64 Multiple kartilaginäre Exostose.
a) ♂, 6½ Jahre, Nr. 75012.
b) ♀, 11 Jahre, Nr. 86908.
Typisches „Wegwachsen" der Exostosen diaphysenwärts von der nächsten Epiphysenfuge, in Aufsicht zystenartig. Kortikalis und Spongiosa „durchgehend".

gemeinsamen Kortikalis und durchsetzt von einer gemeinsamen Spongiosa sind sie dem Trägerknochen keineswegs nur „aufgesetzt". Bisweilen, besonders bei der Degeneration großer Knorpelmassen, kann radiologisch ein wolkig-fleckiges Verkalkungsmuster zur Darstellung kommen: Im Gegensatz zur malignen Entartung ist dieses Muster jedoch gleichmäßig und scharf umgrenzt (SOLOMON 1963). Von kaum sichtbaren, warzenartigen Knochenauflagerungen, die oft erst bei Sippenuntersuchungen erfaßt werden, bis zu faustgroßen, rundlichen, gelappten, horn-, zapfenartigen oder gestielten Tumoren und Auswüchsen, liegt eine außerordentliche Form- und Größenvariation vor. Es besteht eine mehr oder minder ausgeprägte Tendenz zum symmetrischen Befall. Entsprechend der lokalen Wachstumspotenz zeigen die Exostosen an den langen Röhrenknochen das stärkste Längenwachstum. Sie wachsen von den Epiphysen weg, und ihre Basis wandert zudem durch das natürliche Längenwachstum diaphysenwärts. In der Aufsicht können kleinere kartilaginäre Exostosen als Zysten (Kortikalisring!) oder als Lungeninfiltrate (Ex-

Abb. 65 Multiple kartilaginäre Exostose.
♂, 6½ Jahre, Nr. 75 012 (=Abb. 64 a)).
Die Exostosen an den kurzen Röhrenknochen können bilaterale bizarre metaphysäre Veränderungen bewirken, die an andere Systemaffektionen, z. B. die periphere Dysostose, erinnern. Vgl. auch Abb. 57.

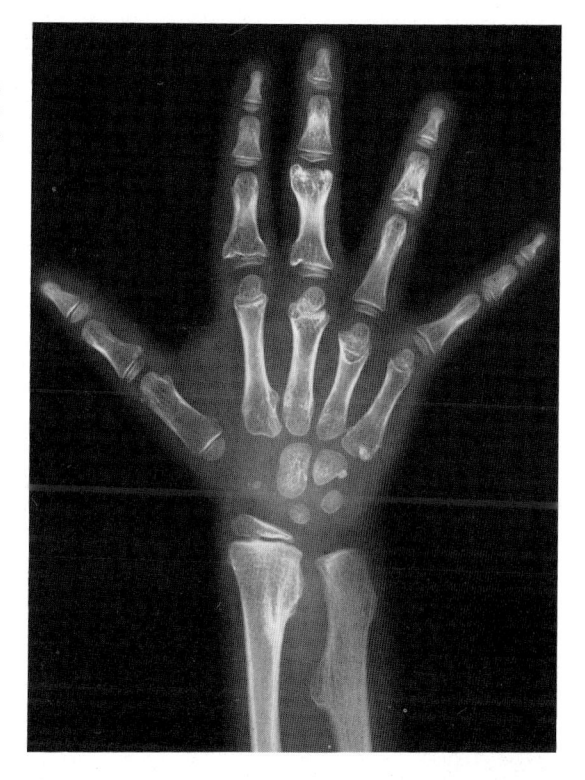

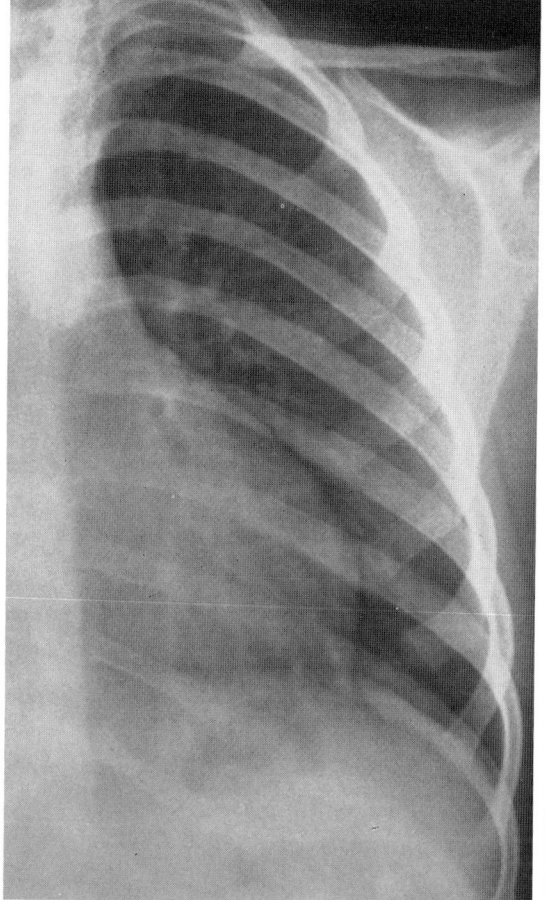

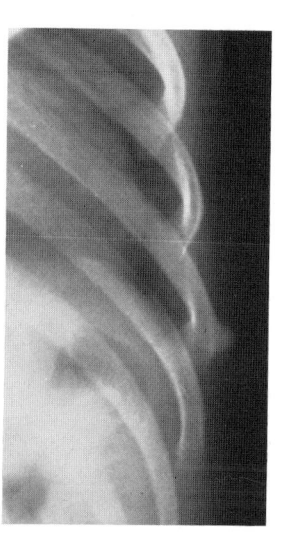

Abb. 66 Multiple kartilaginäre Exostose.
♀, 3 Jahre, Nr. 87 619.
Exostose an der Rippe, erst nach Ausdrehen deutlich.

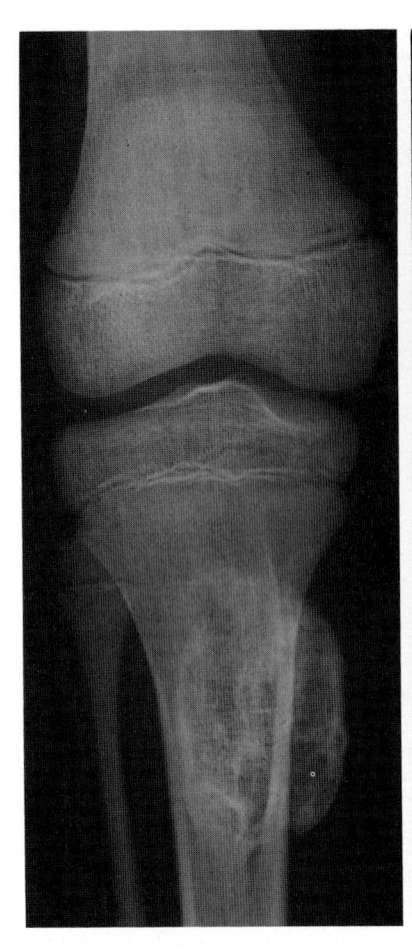

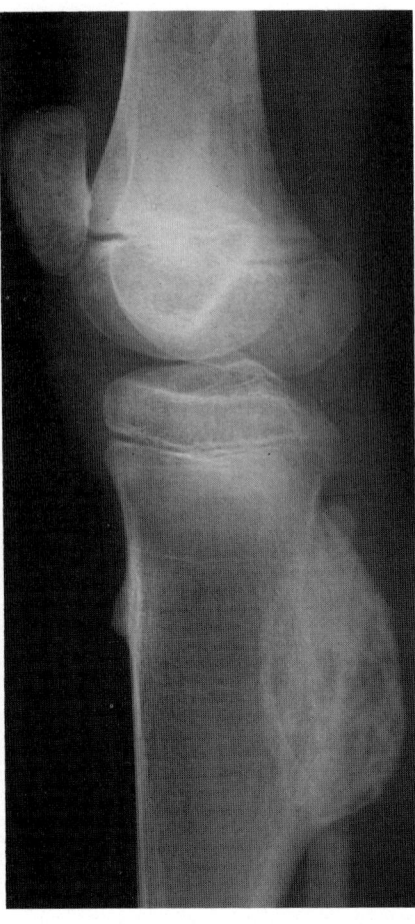

Abb. 67 Multiple kartilaginäre Exostose.
♂, 10 2/12 Jahre,
Nr. 15 536/37.
Seltenere breitbasige Exostose, „gekammert". Daneben kleinere „gewöhnliche" Exostose.

ostosen der Rippen) verkannt werden. Plötzliches starkes Wachstum, oft nach Trauma, Wiederbeginn des Wachstums nach der Pubertät sowie unregelmäßiger Strukturwechsel müssen an eine maligne Entartung, die in mehr als 50% der Fälle das Ileum oder das proximale Femurende betreffen (SOLOMON 1963), denken lassen. Diese Veränderungen lassen sich beim Erwachsenen mittels Knochenszintigraphie früh erfassen (EPSTEIN u. LEVIN).
Die *radiologische Diagnose* ist meist eindeutig. *Differentialdiagnostisch* grenzt eine systematische Röntgenuntersuchung die solitären Exostosen von der generalisierten Form ab. Die Bajonetthand (s. oben) kann zu Verwechslungen mit der Madelungschen Deformität Anlaß geben (s.

S. 55). Bei verschiedenen Syndromen werden Exostosen auch als fakultatives Teilsymptom, jedoch meist in kleiner Zahl, angetroffen wie beim Ellis-van-Creveld-Syndrom (s. S. 17), der Dyschondrosteose, dem Turner-Syndrom usw. Nur das Syndrom der Akrodysplasie mit Exostosen (Multiple-kartilaginäre-Exostosen-Periphere-Dysostosen-Syndrom, MCE-PD-Syndrom, S. 100) kombiniert diese Dysplasie mit einem speziellen Symptomenkomplex.
Die ebenfalls mit exostosenähnlichen Knochenauflagerungen einhergehende Metachondromatose (s. S. 116) sowie die Dysplasia epiphysealis hemimelica zeigen sowohl strukturell wie auch im Verteilungsmuster deutlich verschiedene Bilder.

Literatur

Boyer, P. 1814: zit. bei G. Laurence 1966
Cocchi, U. 1950: Multiple Karilaginäre Exostosen. In: Lehrbuch der Röntgendiagnostik, hrsg. von H. R. Schinz, W. E. Baensch, W. Frommhold, R. Glauner, E. Uehlinger, J. Wellauer, 5. Aufl. Thieme, Stuttgart (S. 636–644); 6. Aufl. 1965 ff.
Dahlin, C. D. 1957: zit. bei G. Laurence 1966
D'Ambrosia, R., A. B. Ferguson 1968: The formation of osteochondroma by epiphyseal cartilage transplantation. Clin. Orthop. Rel. Res. 61, 103–11
Epstein, D. A., E. J. Levin 1978: Bone scintigraphy in hereditary multiple exostoses. Amer. J. Roentgenol. 130, 331–333
Giedion, A., R. Kesztler, F. Muggiasca 1975: The widened spectrum of multiple cartilaginous exostosis (MCE). Pediat. Radiol. 3, 93–100
Heilman, R. S., C. Topuzlu, M. Molloy 1967: Femoral arterial injury secondary to osteochondroma of the distal femur. Amer. J. Roentgenol. 100, 533–537
Jaffe, H. L. 1943: Hereditary multiple exostosis. Arch. Path. 36, 335–357
Jaffe, H. L. 1958: Tumors and Tumorous conditions of the Bones and Joints. Lea & Febiger, Philadelphia
Keith, A. 1919: Studies on the anatomical changes which accompany certain growth disorders of the human body. J. Anat. (Lond.) 54, 101–115
Krooth, R. S., M. T. Macklin, T. F. Hilbish 1961: Diaphysial aclasis (multiple exostosis) on Guam. Amer. J. hum. Genet. 13, 340–347
Lamy, M., P. Maroteaux 1960: Les chondrosystrophies génotypiques. L'Expansion Scientifique Française, Paris
Langenskiöld, A. 1967: The development of multiple cartilaginous exostoses. Acta orthopl scand. 38, 259–266
Laurence, G. 1966: La maladie exostosante. In: «Maladies osseuses constitutionnelles». L'Expansion Scientifique Française, Paris
Müller, E. 1914: Über hereditäre multiple cartilaginäre Exostosen und Ecchondrosen. Beitr. path. Anat. 57, 232–281
Murken, J. D. 1963: Über multiple cartilaginäre Exostosen. Zur Klinik, Genetik und Mutationsrate des Krankheitsbildes. Z. menschl. Vererb.- u. Konstit.-Lehre 36, 469–505
Rubin, P. 1964: Dynamic Classification of Bone Dysplasias. Year Book Med. Publ., Chicago
Sauer, S., H. Rösler 1979: Zum Problem der Längenwachstumsstörung bei multiplen cartilaginären Exostosen. Z. Orthop. 118, 309–314
Shapiro, F., S. Simon, M. J. Glimcher 1979: Hereditary multiple exostoses. J. Bone Jt Surg. 61-A, 815–824
Signargout, J., Y. Guégan, B. Le Marec, J. Simon 1973: Les paraplégies de la maladie des exostoses multiples. J. Radiol. Électrol. 54, 403–407
Solomon, L. 1961: Bone growth in diaphysial aclasis. J. Bone Jt. Surg. 43 B, 700–716
Solomon, L. 1963: Hereditary multiple exostosis. J. Bone Jt. Surg. 45 B, 292–309
Solomon, L. 1964: Hereditary multiple exostosis. Amer. J. hum. Genet. 16, 351–363
Stehr, L. 1938: Die Ulnar-volare Bajonetthand als typische Fehlbildung bei der Chondrodysplasie. Fortschr. Röntgenstr. 57, 587–604
Sugiura, Y., I. Sugiura, H. Iwata 1976: Hereditary multiple exostosis: diaphyseal Aclasis. Jap. J. hum. Genet. 21, 149–167
Virchow, R. 1891: zit. bei P. Rubin 1964

Enchondromatose

Synonyma: Dyschondroplasie, Enchondrose, Olliersche Krankheit, multiple Enchondromatose. Die durch multiple, meist asymmetrisch verteilte Enchondrome charakterisierte, im Kindesalter auftretende Knochenerkrankung wurde bereits in der alten Literatur und derjenigen des 19. Jahrhunderts immer wieder erwähnt, wobei MAFFUCCI 1881 auf das gleichzeitige Auftreten von Enchondromatose und Hämangiomen, OLLIER 1899 auf die (bisweilen) einseitige Verteilung der Enchondrome, hinwiesen (LAMY u. MAROTEAUX). Die *Ätiologie* ist noch völlig unklar. Die fast ausnahmslos sporadisch auftretenden Fälle lassen eine somatische Mutation in Betracht ziehen (LAMY u. MAROTEAUX). *Pathogenetisch* werden, ähnlich wie bei den multiplen kartilaginären Exostosen versprengte, abnorm poliferierende, vom Periost und/oder Wachstumsknorpel abstammende Chondrozyten-Nester angenommen (SPEISER; LANGENSKIÖLD u. EDGREN). *Pathologisch-anatomisch* finden sich im betroffenen Gebiet erbsen- bis bohnengroße, aber auch noch wesentlich größere Knorpelmassen, die teilweise durch Knochensepten voneinander getrennt sind. Größere Zellkerne und vermehrte Kalkimprägnation lassen die Einzelläsion mikroskopisch weitgehend vom solitären Enchondrom unterscheiden (JAFFÉ).

Klinisch führt die Enchondromatose in der Regel zwischen dem 2. und 10. Lebensjahr wegen lokaler Schwellung, Verkrümmung oder Wachstumsstörung einer Extremität, funktioneller Störung (Hinken) oder pathologischer Fraktur zum Arzt. Die stark variierende Größenzunahme der Enchondrome findet in der Regel mit dem normalen Wachstumsstillstand des betroffenen Skelettteiles ihren Abschluß. Die Häufigkeit der meist im mittleren Lebensabschnitt auftretenden malignen Entartung wird auf 5% (AEGERTER u. KIRKPATRICK) bis 50% (JAFFÉ) geschätzt. Als Maffucci-Syndrom wird die Kombination von Enchondromatose mit vorwiegend kavernösen Hämangiomen, selten auch Lymphangiektasien, die nicht unbedingt an der gleichen Stelle wie die ossären Veränderungen auftreten müssen, bezeichnet. Eine maligne Entartung wurde bei 16/105 Fällen (15%) beobachtet (LEWIS u. KETCHAM). Die Enchondromatose gehört wohl zu den eher seltenen konstitutionellen Knochenerkrankungen. Bis 1960 konnten LAMY u. MAROTEAUX 157 Fälle aus der Weltliteratur sammeln, während bis 1973 105 Fälle von Maffucci-Syndrom veröffentlicht wurden (LEWIS u. KETCHAM).

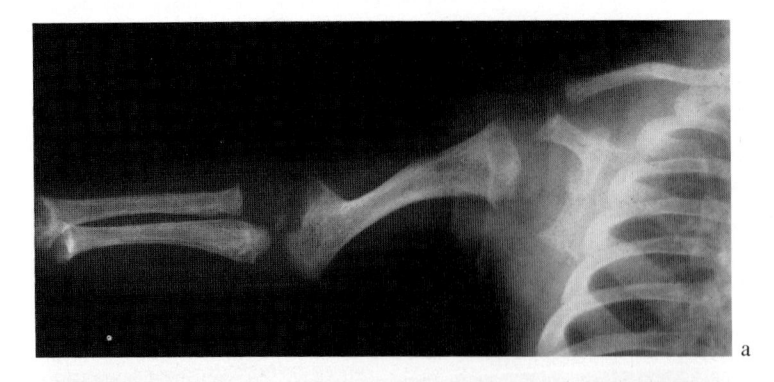

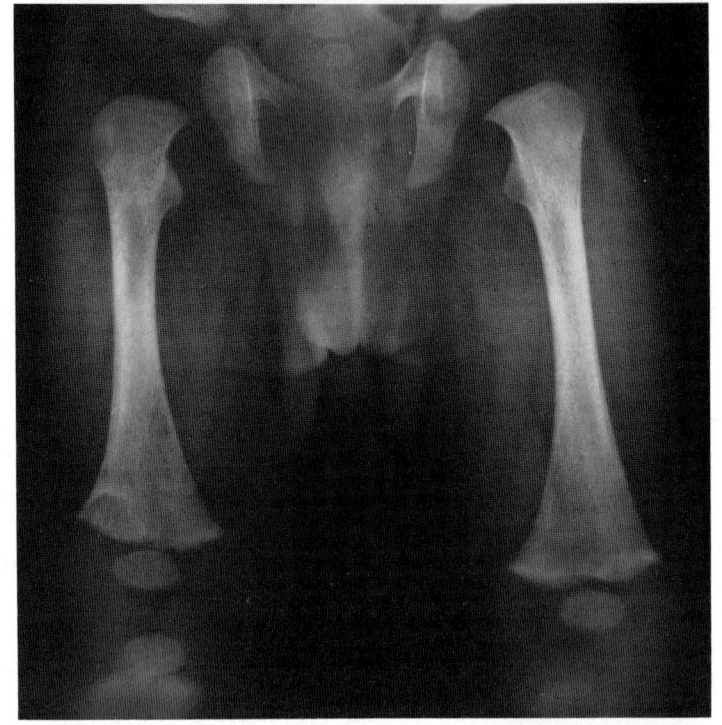

Abb. 68 Enchondromatose.
♂, Nr. 30 542.
a) – c) 4½ Monate, d) 9½ Monate, e) 7 Jahre.
Ausschließlich rechtsseitige, metaphysäre und Skapula betreffende Enchondrome mit massiver Verkürzung der entsprechenden Röhrenknochen. Mit 7 Jahren sind die strukturellen Veränderungen nicht mehr erkennbar, wie am Unterschenkel (Abb. e)) dargestellt. Es bleibt jedoch eine massive Verkürzung der rechtsseitigen Röhrenknochen bestehen. Eine sichere Diagnose wäre nun, ohne vorgängige Röntgenuntersuchung, wohl kaum möglich.

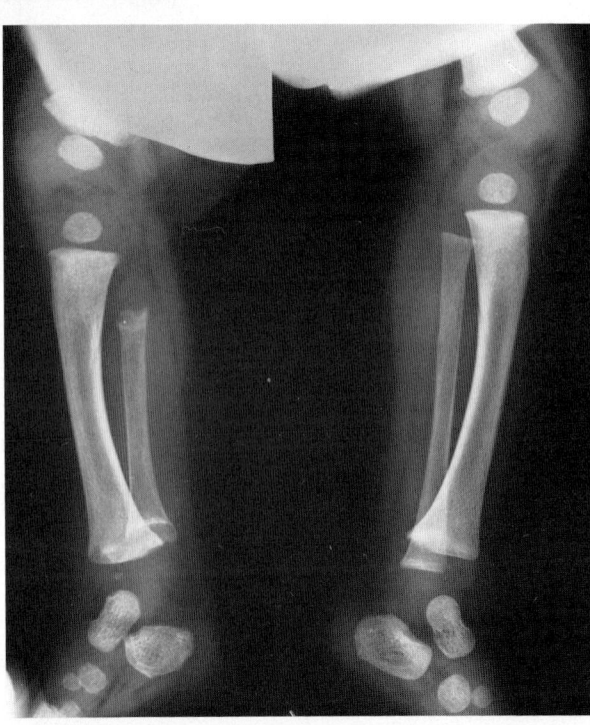

Abb. 68 d u. e

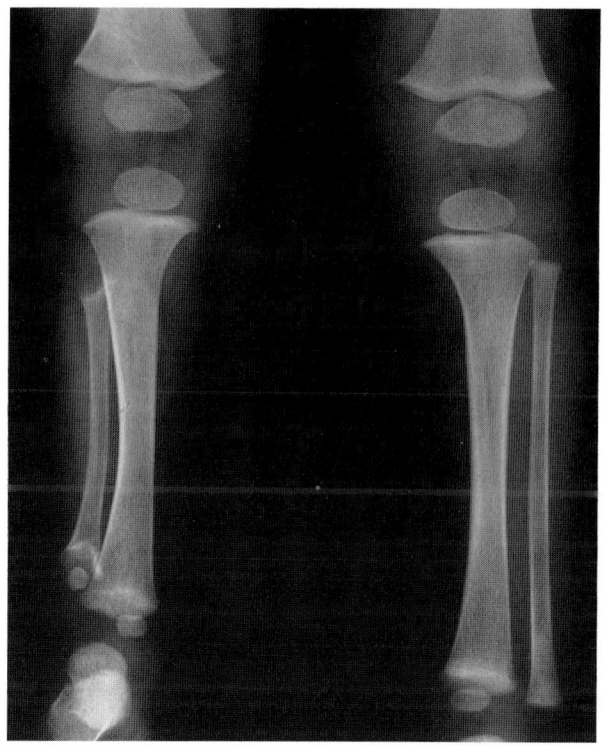

Die Grundeinheit der Knochenläsion, das Enchondrom, manifestiert sich *radiologisch* zunächst als eine zystische, meist scharf begrenzte Aufhellung, die auch trabekuliert oder körnig durchsetzt sein kann (Verkalkung des Knorpels). In den *Röhrenknochen* liegt die ovaläre oder pyramidenförmige, metaphysäre, mit der Basis gegen die Epiphyse gerichtete, in der Längsachse der Extremitäten angeordnete Läsion oft exzentrisch. Mit zunehmendem Wachstum kann sie die ganze Metaphyse durchsetzen, die Kortikalis ballonartig ausbuchten oder ganz zum Verschwinden bringen. Allmählich wandert das Enchondrom diaphysenwärts (LANGENSKIÖLD u. EDGREN). Beim älteren Kind und Erwachsenen kann auch die zugehörige Epiphyse Strukturveränderungen aufweisen (FAIRBANK). Die *Zahl und Verteilung* wechselt von Fall zu Fall. Grundsätzlich werden nur knorpelig präformierte Skelettabschnitte, besonders die langen und kurzen Röhrenknochen (Femur, Tibia, Phalangen), seltener die flachen Knochen (Skapula, Becken) betroffen. Schädelbasis, Gesichtsknochen und Wirbel bleiben in der Regel verschont. Nach BETHGE ist das Verteilungsmuster häufiger bi- als unilateral.

Neben den direkten lassen sich radiologisch auch indirekte Auswirkungen der Enchondrome,

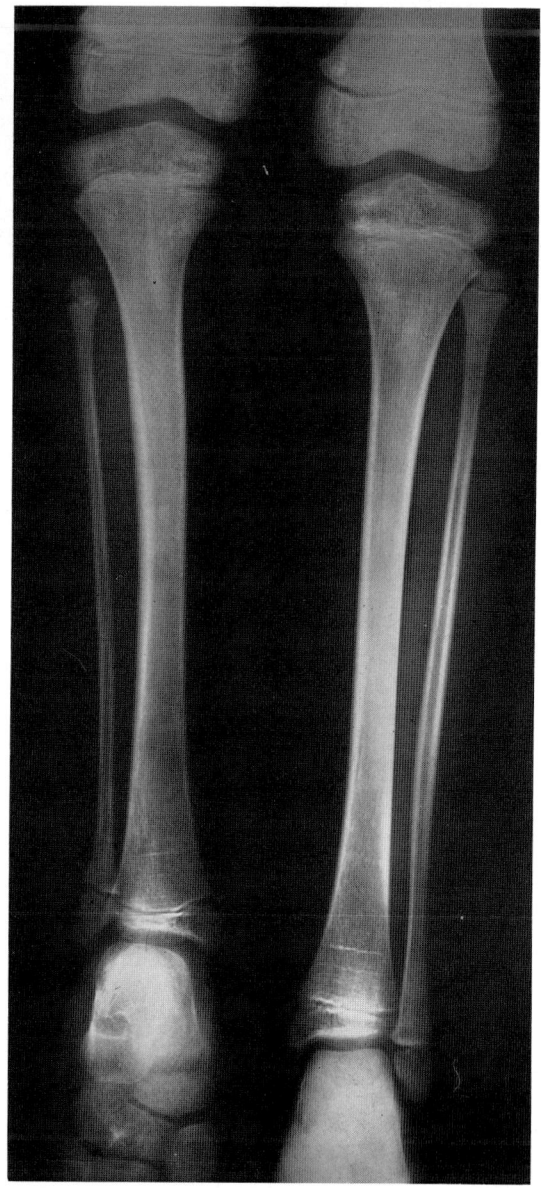

Wachstumsrückstand und Achsenabweichungen feststellen. Mit Abschluß der Wachstumsperiode können sich die durch die Enchondrome hervorgerufenen Strukturveränderungen des Knochens weitgehend zurückbilden (MAINZER u. Mitarb.). Beim Maffucci-Syndrom sind neben der Weichteilschwellung oft auch Phlebolithen erkennbar. An eine *maligne Entartung* ist radiologisch besonders bei rascher Größenzunahme der Enchondrome und Invasion der Weichteile nach der Pubertät zu denken.

Neben der klassischen Enchondromatose, dem Maffucci-Syndrom, einer speziellen autosomaldominant vererbten Enchondromatose mit Perthes-ähnlichen Veränderungen (Upingtonsche Krankheit, SCHWEITZER u. Mitarb.) sowie der bei zwei Brüdern beobachteten Spondyloenchondrodysplasie mit schwerer Platyspondylie (SCHORR u. Mitarb.) erwähnen SPRANGER u. Mitarb. noch zwei weitere Typen: Der erste zeichnet sich durch unregelmäßigen Befall der Wirbelsäule (><klassische Form!), und dem Fehlen von Enchondromen in den kurzen Röhrenknochen aus, der zweite dagegen durch einen auffällig schweren Befall der kurzen Röhrenknochen bei mäßiger Platyspondylie. Diese Gruppierung beruht auf vier resp. fünf Einzelbeobachtungen.

Die *Differentialdiagnose* bietet wohl kaum Schwierigkeiten. Am ehesten ist eine Verwechslung mit der ebenfalls asymmetrischen, in der Einzelläsion jedoch verschiedenen fibrösen Dysplasie (Jaffé-Lichtenstein) sowie der Metachondromatose möglich. Auch die Boecksche Krankheit kann an den Phalangen ähnliche Veränderungen hervorrufen.

Entfernte Ähnlichkeit weisen die metaphysären Dysplasien, besonders die Jansensche und Creveldsche „Calcificans"-Form (s. S. 76) sowie die multiplen kartilaginären Exostosen (s. S. 107) auf.

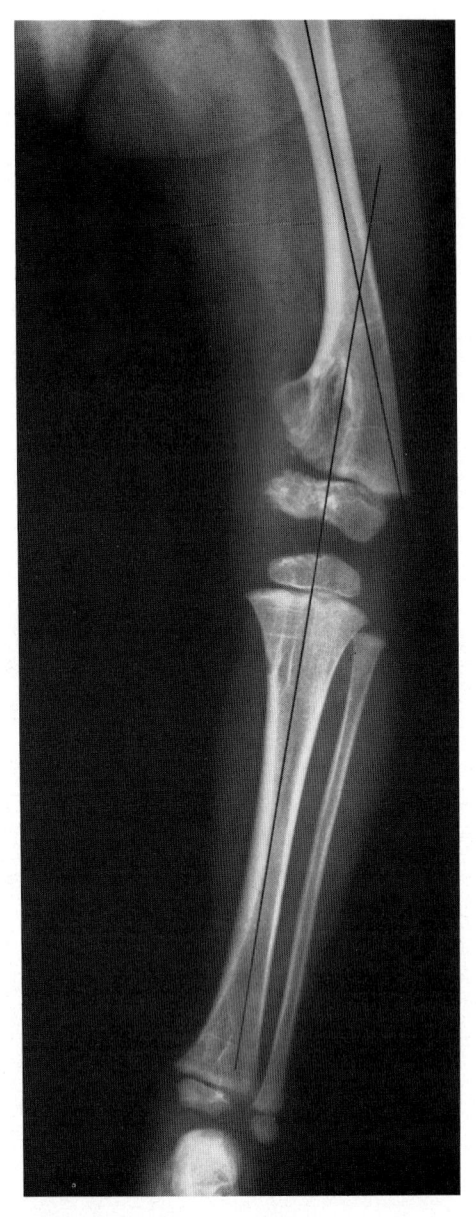

Abb. 69 Enchondromatose.
♀, Nr. 4982. 8 Jahre.
Ausgesprochene Wachstumsstörung durch großes, exzentrisches Enchondrom an der distalen Femurmetaphyse. Die Veränderungen an der distalen Tibiametaphyse sind dagegen nur geringgradig, nehmen aber später noch zu.
(Beobachtung Prof. Dr. N. GSCHWEND, Klinik Wilhelm Schulthess, Zürich.)

Literatur

Aegerter, E. E., J. A. Kirkpatrick 1958: Orthopedic Diseases. Saunders, Philadelphia

Bethge, J. F. J. 1962: Die Olliersche Krankheit. Pathogenetische Fragen und therapeutischen Möglichkeiten. Dtsch. med. Wschr. 87, 535 – 541

Fairbank, H. A. T. 1948: From an atlas of general affections of the skeleton. 5. Dyschondroplasia. J. Bone Jt. Surg. 30 B, 689 – 704

Jaffé, H. L. 1958: Tumors and Tumorous Conditions of the Bones and Joints. Lea & Febiger, Philadelphia (S. 184 – 195)

Lamy, M., P. Maroteaux 1960: Les chondrodystrophies génotypiques. L'Expansion Scientifique Française, Paris (S. 89 – 98)

Langenskiöld, A., W. Edgren 1950: Imitation of chondrodysplasia by localized roentgen ray injury. An experimental study of bone growth. Acta chir. scand. 99, 351 – 373

Lewis, R. J., A. S. Ketcham 1973: Maffucci's syndrome: functional and neoplastic significance. Case report and review of the literature. J. Bone Jt. Surg. 55 A, 1465 – 1480

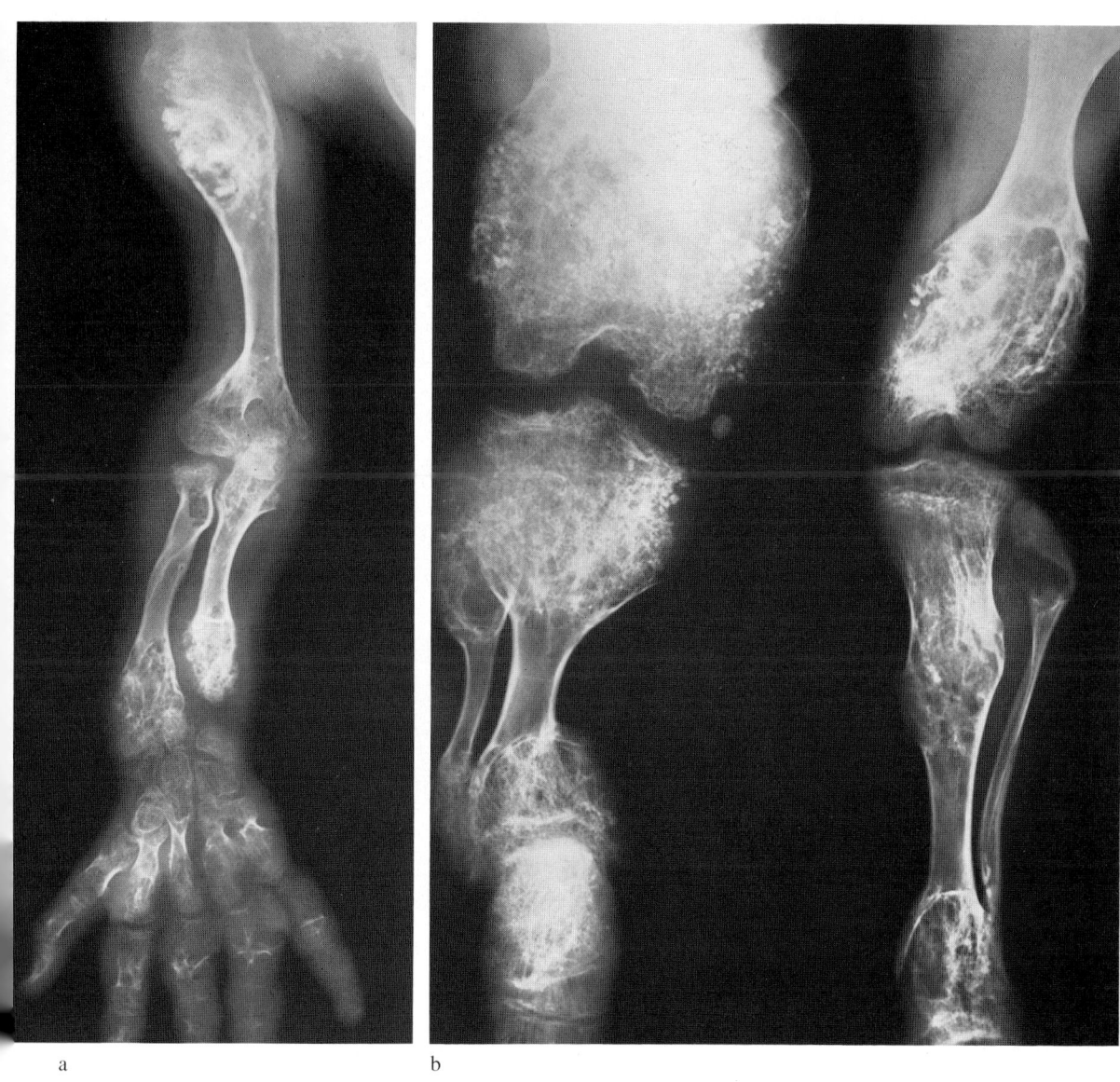

Anarchische Entwicklung von Knorpel und Fasergewebe 115

a   b
Abb. 70 a) u. b) Enchondromatose.
♀, Nr. 4604. 13 Jahre.
Maffucci-Syndrom. Neben der zu grotesken Deformierung, Mikromelie und teilweiser Zerstörung der Kortikalis führenden Enchondromatose ist die Weichteilschwellung an den Fingern erkennbar. Pathologische Fraktur an der proximalen Fibulametaphyse.
(Beobachtung Prof. Dr. N. Gschwend, Klinik Wilhelm Schulthess, Zürich.)

Maffucci, A., 1881: zit. bei M. Lamy, P. Maroteaux 1960
Mainzer, F., H. Minagi, H. L. Steinbach 1971: The variable manifestations of multiple enchondromatosis. Radiology 99, 377–388
Ollier, M. 1899: De la dyschondroplasie. Bull. Soc. Chir. (Lyon) 3, 22–27
Schorr, S., C. Legum, M. Ochshorn 1976: Spondyloenchondrodysplasia. Radiology 118, 133–139
Schweitzer, G., B. Jones, A. Timme 1971: Upington disease: a familial dyschondroplasia. S. Afr. med. J. 45, 994–1000
Speiser, F. 1925: Ein Fall von systematisierter Enchondromatose des Skeletts. Virch. Arch. path. Anat. 258, 126–160
Spranger, J., H. Kemperdieck, H. Bakowski, J. M. Opitz 1978: Two peculiar types of echondromatosis. Pediat. Radiol. 7, 215–219

116 Osteochondrodysplasien

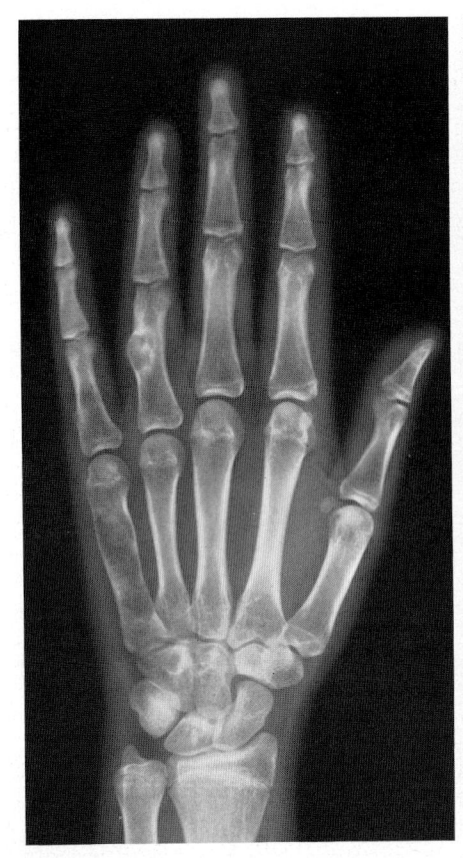

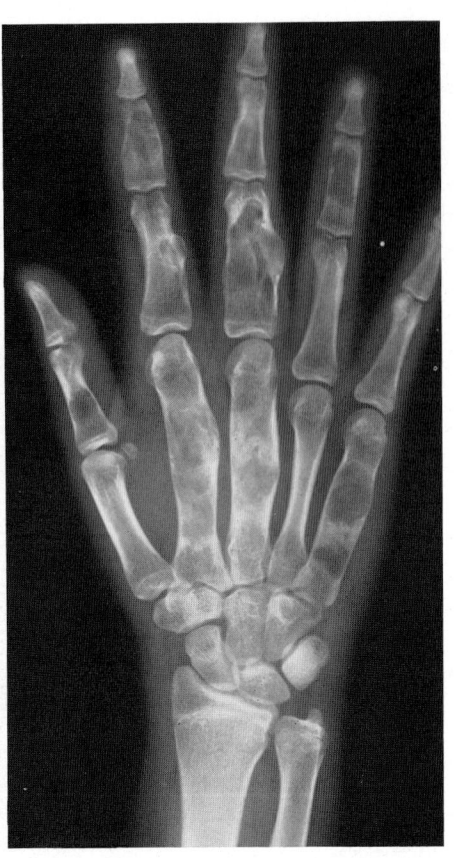

Abb. 71 Enchondromatose.
♀, Nr. 135 203. 14 Jahre.
Im Gegensatz zur Abb. 70 b) erinnern die zum Teil milchglasartig getrübten Enchondrome an die fibröse Dysplasie.

Metachondromatose

Die Erstbeschreibung der *autosomal-dominant vererbten* Dysplasie erfolgte durch MAROTEAUX 1971. Bis 1975 betrug die Gesamtzahl der veröffentlichten Fälle 13 (FRUCHTER u. ENACHESCU; GIEDION u. Mitarb.; KOZLOWSKI u. SCOUGALL; LACHMAN u. Mitarb.). *Klinisch* werden multiple, langsam wachsende knochenharte Tumoren, vorwiegend von den kurzen Röhrenknochen ausgehend, meist bereits im zweiten Lebensjahr beobachtet. Die ausgesprochene Regressionstendenz im Erwachsenenalter, wo die Tumoren oft nicht mehr nachgewiesen werden können, macht die exakte (radiologische!) Diagnosestellung zur Vermeidung unnötiger chirurgischer Eingriffe besonders bedeutungsvoll. Die *histologischen* Befunde variieren zwischen enchondromatösen, den kartilaginären Exostosen entsprechenden, und anderen, wenig spezifischen Veränderungen (MAROTEAUX; LACHMAN u. Mitarb.).

Radiologisch ist das Verteilungsmuster wesentlich: Prädilektionsstellen sind die kurzen Röhrenknochen, juxta-epi- oder metaphysär. Auch die langen Röhrenknochen können an vergleichbaren Stellen Veränderungen aufweisen, während Beckenschaufeln und Wirbelkörper offenbar nur selten beteiligt sind.

Strukturell läßt sich zuerst nur eine Weichteilschwellung feststellen, die dann schalenartig oder amorph Kalkeinlagerungen aufweist, vorerst getrennt vom, und später exostosenartig vereint mit dem benachbarten Skelettabschnitt. LACHMAN u. Mitarb. beobachteten auch eigentliche Enchondrome.

Differentialdiagnostisch müssen die Dysplasie epiphysealis hemimelica (Verteilungsmuster: einseitig, fast nie obere Extremität betroffen) sowie die multiplen kartilaginären Exostosen (Verteilungs- und Strukturmuster, Epiphysen nicht beteiligt) in Betracht gezogen werden.

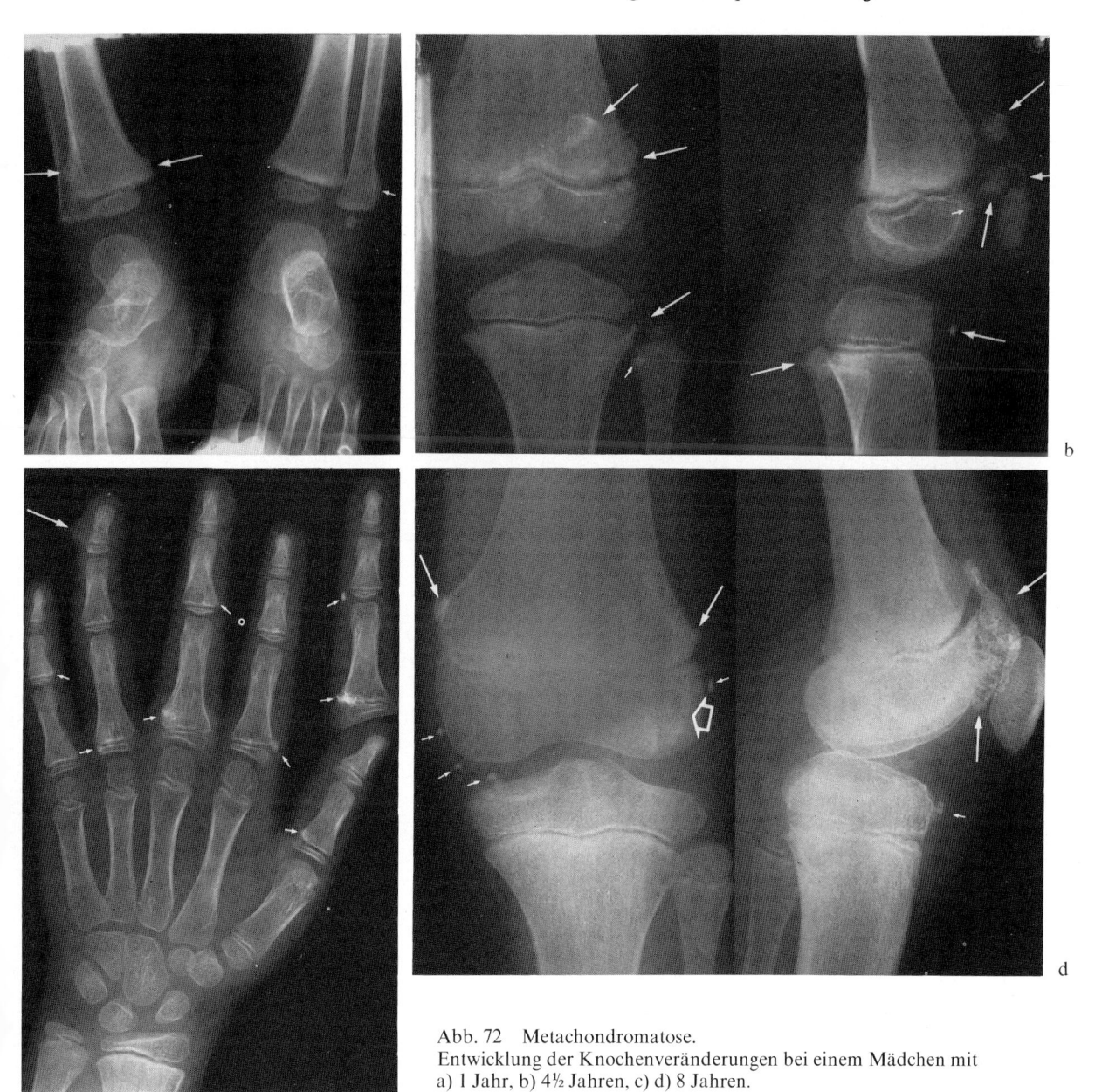

Anarchische Entwicklung von Knorpel und Fasergewebe 117

Abb. 72 Metachondromatose.
Entwicklung der Knochenveränderungen bei einem Mädchen mit
a) 1 Jahr, b) 4½ Jahren, c) d) 8 Jahren.

Literatur

Fruchter, Z., L. Enachesca 1974: A New Syndrome of Familial Condensing Osteodysplasia; Radiological Findings in Two Brothers. 11. Ann. Meet. ESPR, Helsinki

Giedion, A., R. Kesztler, F. Muggiasca 1975: The widened spectrum of multiple cartilaginous Exostosis (MCE). a) ? Homozygous MCE; b) Peripheral dysostosis (PD)-MCE-syndrome; c) Metachondromatosis. Pediat. Radiol. 3, 93 – 100

Kozlowski, K., J. S. Scougall 1975: Metachondromatosis: report of a case in a 6 year old boy. Aust. paediat. J. 11, 42 – 45

Lachman, R. S., A. Cohen, D. Hollister, D. L. Rimoin 1974: Metachondromatosis. Birth Defects, Orig. X/9, 171 – 178

Maroteaux, P. 1971: La métachondromatose. Z. Kinderheilk. 109, 246 – 261

118 Osteochondrodysplasien

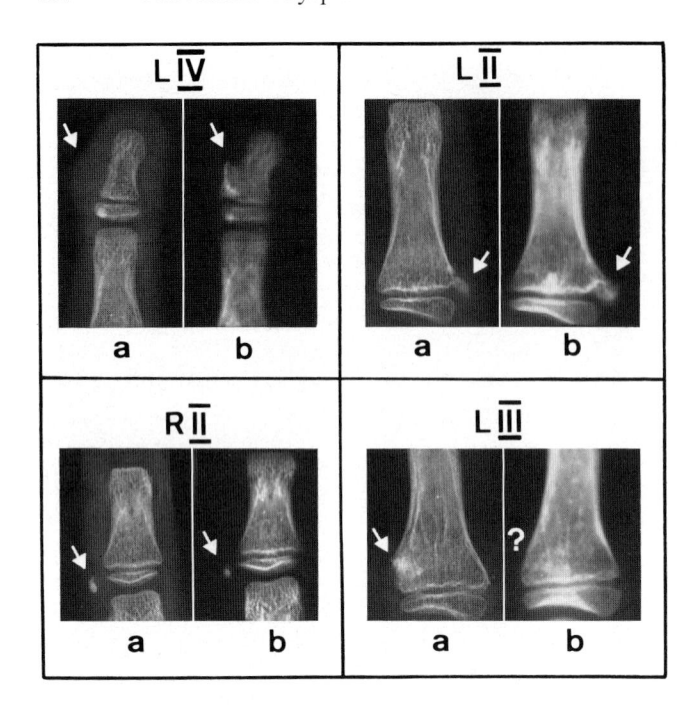

Abb. 73 Metachondromatose.
Longitudinalstudie beim gleichen Patienten an verschiedenen Phalangen über 1 4/12 Jahre.
a) 8 J., b) 9 4/12 J.

Cherubismus

1933 beschrieb JONES eine *autosomal-dominant vererbte*, fibröse Dysplasie des Kiefers, die dem Patienten bereits im 2. bis 5. Lebensjahr ein pausbackiges Aussehen (Cherubismus) verleiht. Das gutartige Leiden kann mit Dentitionsstörungen oder Zahnverlust einhergehen. Eine spontane Heilung tritt meist in der späteren Kindheit auf, so daß im Erwachsenenalter die Patienten entsprechend unauffällig sind. *Mikroskopisch* handelt es sich dabei um den Ersatz von Knochen und Knochenmark durch ein spindelzelliges, gefäßreiches, granulationsgewebeähnliches Stroma mit Blutungen und mehrkernigen Riesenzellen vom Osteoklastentyp, die in regional unterschiedlicher Dichte vorliegen. Der befallene Knochen wird dabei zerstört und bei erhaltener Kortikalis aufgetrieben. Ohne Klinik und Röntgenbilder sind diese Befunde vergleichbar mit dem Riesenzellgranulom („zentrale intraossäre Riesenzellepulis") der Kieferknochen (SEELIGER u. MEISTER).
Bis 1976 konnten über 145 Fälle beobachtet werden (WAYMAN).
Radiologisch ist der fast immer beidseitige Befall der Mandibulae mit Auftreibung, Verdünnung der Kortikalis und multilokulären Aufhellungen von der Molargegend bis zur Inzisur, sowie Ventralverschiebung der Zähne, besonders typisch. Nur das Capitulum mandibulae bleibt verschont. Der Befall der Maxillae ist weniger ausgeprägt und wird nur mit demjenigen der Mandibel zusammen beobachtet (CORNELIUS u. McCLENDON). Die Sinus maxillares können teilweise verschattet sein. Da die Zahnfollikel in den hinteren Maxillenabschnitten oft nach vorne verschoben sind, werden 5 oder mehr mm des harten Gaumens im seitlichen Schädelbild freiprojiziert („hard palate sign", CORNELIUS u. McCLENDON). Bei asymptomatischen Erwachsenen (Genträger) ist ein Ausladen und eine Zuspitzung des Angulus mandibulae in der p.-a.-Aufnahme evtl. der einzige Hinweis auf die durchgemachte Krankheit (BIXLER u. GARNER).
In 3 Fällen wurden osteolytische Zonen an den vorderen Rippenenden beobachtet (WAYMAN).
Differentialdiagnostisch müssen vom radiologischen Standpunkt aus besonders die fibröse Dysplasie (meist nicht so symmetrisch, generalisiert, nicht herditär) und die kortikale Hyperostose Caffey (früherer Beginn, andere Skelettabschnitte ebenfalls befallen) sowie verschiedene Kiefertumoren in Betracht gezogen werden.

Literatur

Bixler, D., L. F. D. Garner 1971: Cherubism: a family study to delineate gene action on mandibular growth and development. Birth Defects, Orig. VII/7, 222–225

Cornelius, E. A., J. L. McClendon 1969: Cherubism – hereditary fibrous dysplasia of the jaws. Amer. J. Roentgenol. 106, 136–143

Jones, W. A. 1933: Familial multilocular cystic disease of jaws. Amer. J. Cancer 17, 946–950

Seeliger, G., P. Meister 1976: „Cherubismus": Familiäre, multiloculäre cystische Kieferknochenveränderung infolge von Riesenzellgranulomen. Zahnärztl. Welt – Zahnärztl. Rdsch. 85, 369–372

Wayman, J. B. 1978: Cherubism: A Report of Three Cases. Brit. Jour. Oral Surg. 16, 47–56

Skelettveränderungen bei der Neurofibromatose

Synonyma: Multiple Neurofibromatosis, Neurofibromatosis Recklinghausen, Neurinomatose, Neuroglimatosis, Syndrom von Recklinghausen.

Die Neurofibromatose ist eine *heredodegenerative, autosomal-dominant vererbte*, bei den Phakomatosen eingereihte Dysplasie des Neuroekto-, Meso- und Entoderms. Diese sind durch Pigmentflecken der Haut sowie Tumorbildungen innerhalb und außerhalb des Nervensystems gekennzeichnet. Die Häufigkeit der Neurofibromatose wird auf 1 zu 2500–3300 (CROWE u. Mitarb.) geschätzt. 1882 weist VON RECKLINGHAUSEN als erster auf die Beziehung der Hauttumoren zum Nervensystem hin. LANDOWSKI (1894) stellt die typische klinische Trias „Hauttumor, Nerventumoren und Hautpigmentation" fest. Die verschiedenen Manifestationen können schon bei der Geburt, meist aber bereits in der frühen Kindheit beobachtet werden.

Da jedes Organ des Körpers primär oder sekundär (Gefäßbeteiligung!) betroffen sein kann, sind die *klinischen und radiologischen Manifestationen* äußerst mannigfaltig. Die Neurofibromatose gilt als der „große Imitator anderer Krankheiten" (KLATTE u. Mitarb.), ähnlich wie früher die Syphilis. Für eine umfassende moderne Darstellung des radiologischen Spektrums der Neurofibromatose verweisen wir auf KLATTE u. Mitarb. sowie HOLT. In der Folge werden nur die am Skelett beobachteten Veränderungen bei Neurofibromatose besprochen.

Die Knochenveränderungen bei der Neurofibromatose und ihre radiologische Darstellung: Knochenveränderungen werden in 25–51% der Fälle beobachtet (HOLT u. WRIGHT; HUNT u. PUGH). Erstmals von ADRIAN (1901) aus Literatur und eigenen Beobachtungen systematisch zusammengestellt, erfaßte STAHNKE (1922) sie als einen wesentlichen Teil des Grundleidens. Während früher die sekundäre Natur der Skelettveränderungen in den Vordergrund gestellt wurde (Usuren usw. durch Neurinome), wird heute der Mehrzahl der Befunde eine primäre mesenchymale Anlagestörung zugrunde gelegt (HOLT u. WRIGHT; HUNT u. PUGH). Die nachfolgende Einteilung der Röntgenbefunde entspricht, modifiziert, derjenigen von HUNT u. PUGH.

I. Für die Neurofibromatose typische Veränderungen des Skeletts

1. Die schwere, anguläre Skoliose mit Dysplasie der Wirbelkörper

Die Häufigkeit von Skoliose und Kyphoskoliose bei der Neurofibromatose wird zwischen 7 und 43% angenommen (MÜLLER u. GSCHWEND), und im sorgfältig analysierten, eigenen Patientengut von CHAGLASSIAN u. Mitarb. auf 26% geschätzt, wobei der Zeitpunkt ihres Auftretens bei mehr als 80% vor dem 16. Jahr liegt (HOLT). Sie zeichnet sich oft durch Hochgradigkeit sowie rasche, über den Wachstumsabschluß hinausreichende Progredienz aus. Obschon ein für die Neurofibromatose typisches Kyphoskoliose-Muster („Pattern")

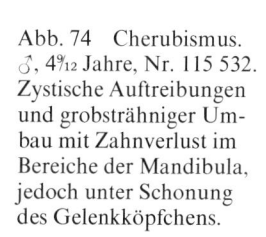

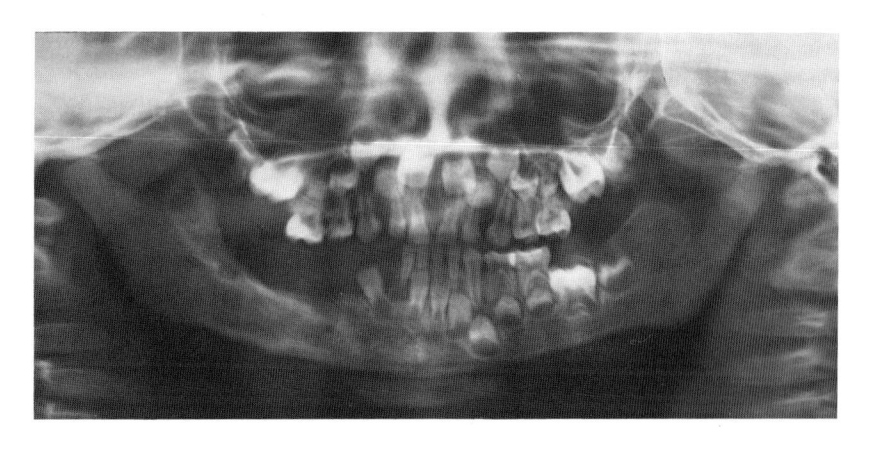

Abb. 74 Cherubismus. ♂, 4 9/12 Jahre, Nr. 115 532. Zystische Auftreibungen und grobsträhniger Umbau mit Zahnverlust im Bereiche der Mandibula, jedoch unter Schonung des Gelenkköpfchens.

120 Osteochondrodysplasien

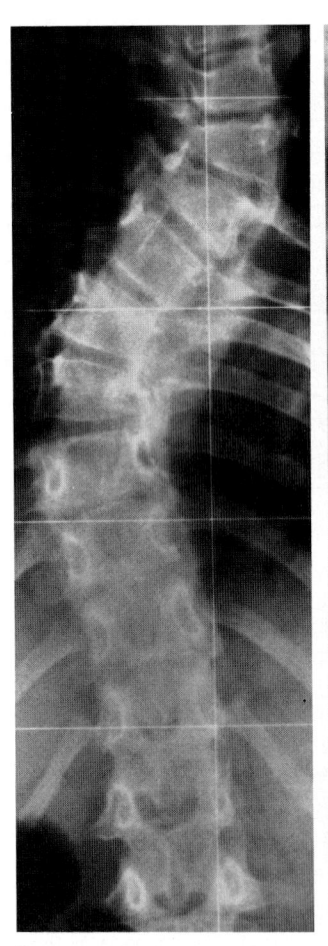

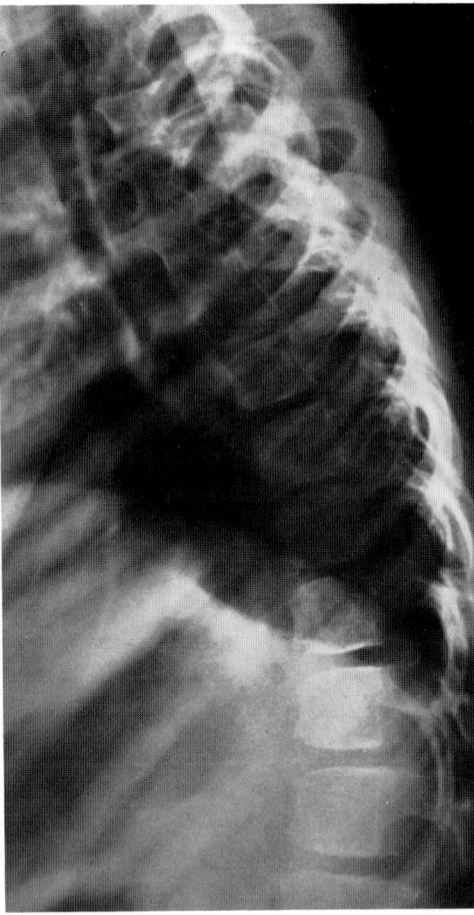

Abb. 75 a) u. b) Neurofibromatose. ♀, 6 J., Nr. 139 758. Rasch progrediente thorakale Skoliose. Keilförmige Deformierung von Th 4 im a.-p. Bild. In der seitlichen Aufnahme an gleicher Stelle dorsale Exkavation der Wirbelkörper, ähnlich wie Abb. 82 (Orthopädische Universitätsklinik Balgrist).

a   b

abgelehnt wird (SCOTT; CHAGLASSIAN u. Mitarb.), geben folgende Befunde wertvolle, diagnostische Hinweise:
– Thorakale oder zervikothorakale Lokalisation.
– Die Skoliose verläuft oft knickartig („Haarnadel", FRIEDMANN), spitzwinklig und erstreckt sich über eine relativ kurze Strecke der Wirbelsäule (MESZAROS u. Mitarb.). In der „homogenen" Serie von CHAGLASSIAN u. Mitarb. zeigten allerdings 16 von 37 Patienten kurze Kurven (5 und weniger Wirbelkörper weit, im Mittel 45 Grad messend), 21 von 37 jedoch eine lange Kurve, im Mittel 38 Grad messend.
– Die Kyphose soll die Lordose oft an Schwere übertreffen (MILLER; MICHAELIS; MESZAROS u. Mitarb.), und hat eine besonders schlechte Prognose (HENSINGER).
– Zusätzliche, diagnostisch wichtige Veränderungen der Wirbel und Rippen.
Erweiterung der Foramina intervertebralia, dorsale (evtl. ventrale oder laterale) Exkavation der Wirbelkörper, evtl. mit Duralektasie (KLATTE u. Mitarb., CASSELMAN u. MANDELL). Rippenveränderungen, Verdünnung oder Verdrehung („Twisted Ribbon", HOLT u. WRIGHT) der Rippen beim Abgang von den veränderten Wirbelkörpern. Usuren.
Als Ursache der Kyphoskoliose können nur in einem kleinen Teil der Fälle neurogene Tumoren oder Meningozelen nachgewiesen werden. Meist liegt offenbar eine primäre Fehlentwicklung vor, wie wohl auch bei der Mehrzahl der Fälle die dorsale Exkavation der Wirbelkörper auf eine kombinierte Schwäche von Dura und Knochen ohne Meningozele zurückgeführt werden kann (HEARD u. PAYNE; KLATTE u. Mitarb.).

2. Veränderungen des Schädels

a) Unspezifische Befunde

Eine *Makrokranie*, wahrscheinlich auf einer Makroenzephalie beruhend (HOLT 1978), wurde von WEICHERT u. Mitarb. in 30% der Fälle klinisch, 75% der Fälle radiologisch beobachtet. Diese

Anarchische Entwicklung von Knorpel und Fasergewebe 121

Abb. 76 Neurofibromatose.
a) ♂, 31 J. Seitliche Schädelaufnahme. Hochgradige Exkavation der Sella mit schmalem, steil gestelltem Dorsum. Im Os parietale Bohrlöcher für Ventrikulographie.
b) Idem. halbaxiale Aufnahme. „Leere" linke Orbita mit Defekt des großen und kleinen Keilbeinflügels (aus TÄNZER, mit freundlicher Erlaubnis von Autor und Verlag).
c)–e) ♂, 4½ J., Nr. 126 245. d), e) Aufnahme nach Reese. Beidseitig vergrößerte Foramina nervi optici sowie c) Ausweitung des Sulcus chiasmatis im Tomogramm. Trotz Gliom des Opticus nur mäßiger Visusausfall: Nach HOYT und BAGHDASSARIAN handelt es sich um kongenitale, selbstlimitierende Tumoren, die kaum zu chirurgischen Eingriffen Anlaß geben.

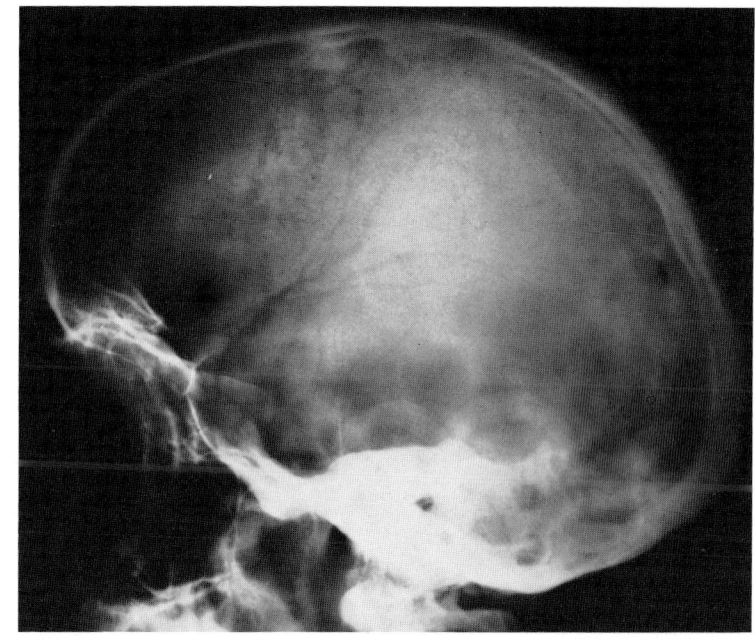

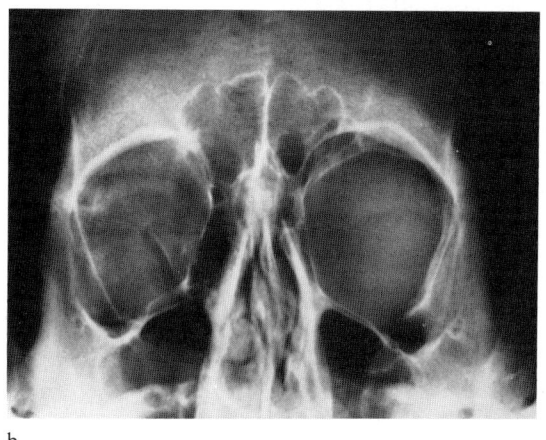

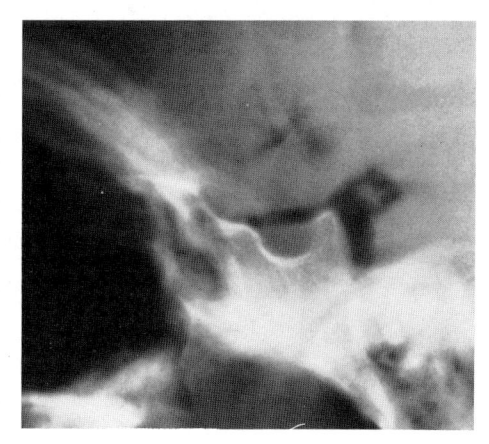

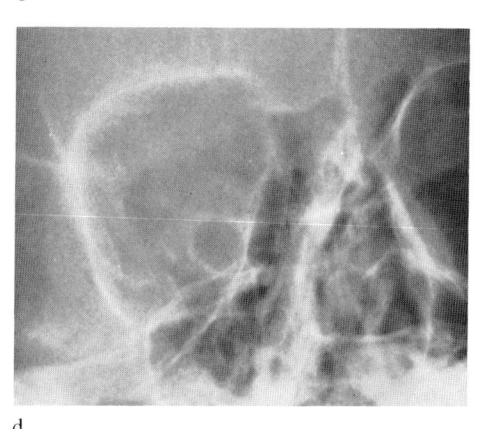

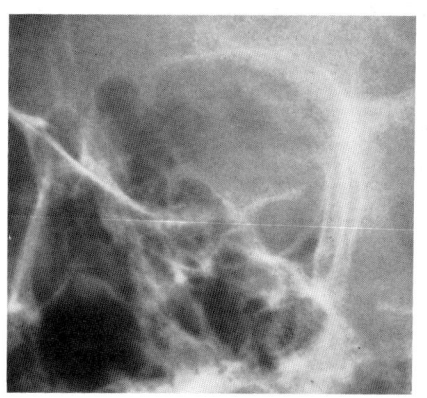

a

b c

d e

Zahl dürfte nach HOLT noch höher liegen. Die Volumenvermehrung kann auch nur halbseitig vorliegen (EBEL). Die verschiedenen, mit der Neurofibromatose einhergehenden häufigen, oft multiplen tumorösen Veränderungen des Zentralnervensystems (Gliom des Optikus, Trigeminus, Akustikus, Meningeome usw.) und ihre Auswirkung auf den Schädel werden anderweitig besprochen.

b) Typische Befunde

Hier steht die Dysplasie der Orbita an erster Stelle. Keilbeinflügel und der orbitale Anteil des Os frontale zeigen dabei einen angeborenen Defekt, so daß der Temporallappen direkt mit den Weichteilen der Orbita in Kontakt kommt. Progressiver Exophthalmus, groteske Verzerrung des Gesichtsausdruckes und Verlust der Sehfähigkeit sind die direkten Folgen. Ein Rankenneurom oder eine Elephantiasis an der betroffenen Gesichtshälfte sind recht häufig.

Radiologisch erscheint die betreffende Augenhöhle vergrößert und „leer". Die obere Augenfissur ist verbreitert oder fehlt, ebenso die „Temporallinie". Die untere Orbitalbegrenzung wird nach kaudal verschoben. Das Seitenbild kann eine hochgradige Exkavation der Sella zeigen

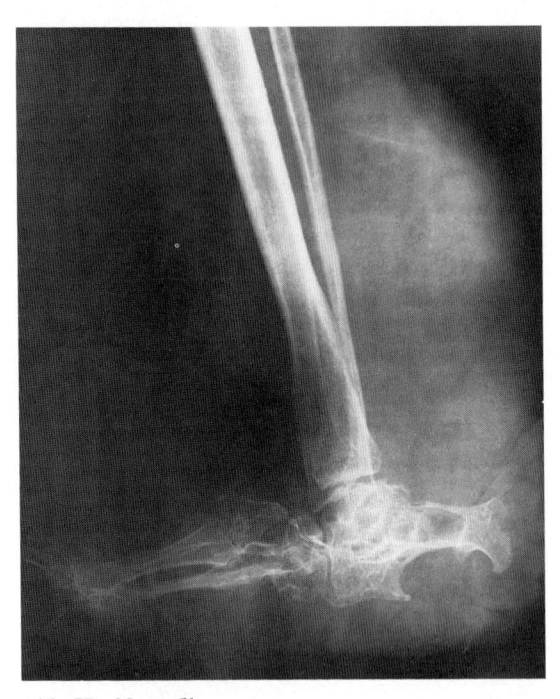

Abb. 77 Neurofibromatose.
♂, 16 J. Ausgesprochene Erosionen, vor allem am Kalkaneus sowie Elephantiasis des Unterschenkels. Osteoporose (aus KAUFMANN, mit freundlicher Erlaubnis von Autor und Verlag).

(BURROWS; TÄNZER). In einer Serie von 192 Neurofibromatose-Fällen wurde der Befund in 7% der Fälle angetroffen (HUNT u. PUGH). Die naheliegende Fehldeutung dieser Befunde als Ausdruck eines Hirntumors oder eines angiomatösen Tumors ist mit folgenschweren, neurochirurgischen Eingriffen verbunden (LE WALD; HUNT u. PUGH; BURROWS; TÄNZER).

Ein weiterer, typischer mesodermaler Defekt der Neurofibromatose am Schädel findet sich in der Lambdanaht, gerade hinter der Vereinigung von Parieto-Mastoid- und Okzipito-Mastoid-Naht, vorwiegend linksseitig und verbunden mit einer Hypoplasie des ipsilateralen Mastoids (KLATTE u. Mitarb.; JOFFE).

Eine ganze Reihe von ähnlichen, jedoch viel selteneren Schädeldefekten und Hypoplasien, im Bereiche des Gesichtsschädels, des aufsteigenden Unterkieferastes, des Jochbeines und anderen mehr, wurden von TÄNZER und DAVIDSON eingehend dargestellt.

3. Wachstumsstörungen bei gleichzeitiger Elephantiasis

Meist liegt ein entsprechender einseitiger Befund einer Extremität, Becken, evtl. an Kopf oder Hals, ein „fokaler Gigantismus" (HOLT), vor. Die Weichteilmassen weisen häufig auch eine hämangiomatöse oder lymphangiomatöse Komponente auf. Die verdickten Weichteile mit dem S-förmig verlängerten Knochen und dem unregelmäßig verdickten Kortex bieten ein relativ typisches Röntgenbild. Am Schädel und Hals geht die Elephantiasis jedoch häufiger mit einer Hypoplasie des entsprechenden Skelettabschnittes einher (HUNT u. PUGH).

4. Angeborene Verbiegungen und Pseudoarthrosis

Fast immer sind Tibia und Fibula betroffen (Ausnahmen: Klavikula, Femurhals (HUNT u. PUGH), Radius und Ulna (BALDWIN u. WEINER; COBB; CROWE u. Mitarb. Die Konvexität richtet sich in der Regel nach ventral und kann schon bei der Geburt bestehen (MCKEOWN u. Mitarb.; HOTMANN u. GALANSKI). Die Pseudoarthrosen liegen meist im mittleren und unteren Drittel von Tibia und/oder Fibula und treten nach Fraktur, Osteotomie (Cave!) oder spontan auf (MESZAROS u. Mitarb.). Von 37 Patienten, die über 16 oder mehr Jahre wegen einer kongenitalen Pseudoarthrose der Beine beobachtet wurden, zeigten 36 (97%) Zeichen der Neurofibromatose (ANDERSEN). Radiologisch sind die getrennten Enden glattrandig, manchmal wie gespitzte Bleistifte

Abb. 78 Neurofibromatose. ♂, 6 J. Weichteiltumore am linken Oberarm. Multiple erosive Knochendefekte der 4. bis 6. Rippe, zystische Veränderungen am Radius. Multiple Pseudoarthrosen, ausgesprochener Wachstumsrückstand des Humerus (aus KAUFMANN, mit freundlicher Erlaubnis von Autor und Verlag).

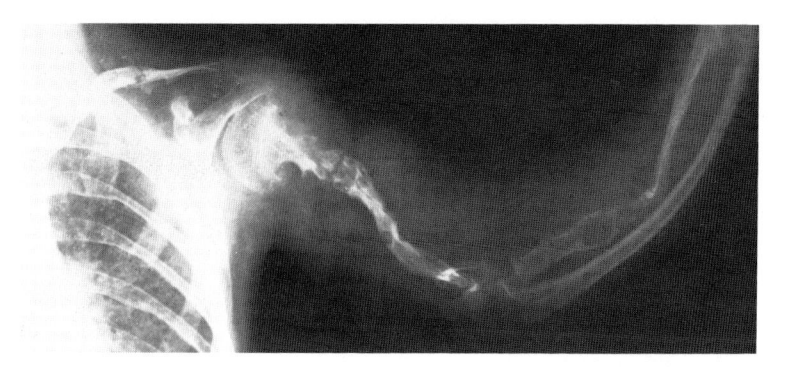

aufeinander zugerichtet. Streckenweise kann das ossäre Gewebe völlig durch Bindegewebe ersetzt sein. Auch hier ist nur ausnahmsweise intraossäres neurofibromatöses Gewebe an den betroffenen Skelettabschnitten nachweisbar (GREEN u. RUDO), während meist eine primäre Fehlentwicklung der Knochen die Ursache der Störung ist.

5. Usuren durch neurogene Tumoren

Diese Veränderungen gehören zu den häufigsten radiologischen Knochenbefunden der Neurofibromatose.

a) Tumoren der peripheren Nerven

Arrosionen an der Unterseite der Rippen werden einzeln oder in Mehrzahl relativ häufig angetroffen. Allerdings können entsprechende Veränderungen auch hier auf einem primären mesenchymalen Defekt ohne direkte tumorale Wirkung beruhen. Neurofibrome des Vagus oder Sympathikus entlang der Wirbelsäule führen relativ häufig zu Arrosionen oder Exkavationen der Wirbelkörper. An den Röhrenknochen imponieren die entsprechenden Veränderungen als kleine, oberflächliche, dellenartige Impressionen in der Kortikalis, als furchenähnliche Aussparungen oder als tiefe Aushöhlungen, die manchmal den Kortex völlig durchdringen oder wieder durch eine Periostschale überdeckt werden. Meist sind die Defekte durch einen sklerotischen Rand begrenzt. In Gruppen auftretend, können sie radiologisch den Eindruck einer cystischen Durchsetzung geben (JAFFÉ).

b) Tumoren der Hirnnerven und Nervenwurzeln

Diese häufigen Tumoren können Knochenarrosionen an den entsprechenden Stellen hervorrufen. Besonders typisch ist der Befall des 8. Hirnnerves (Statoacusticus) mit der Erweiterung des Meatus acusticus internus. Bilaterale Akustikusneurinome treten fast nur bei Neurofibromatose auf (HUNT u. PUGH).

6. Intrathorakale Meningozelen

An sich eine seltene Mißbildung, ist ihr gemeinsames Auftreten mit der Neurofibromatose typisch und wurde in einer Serie von 28 Fällen von Neurofibromatose 16mal festgestellt (NANSON; LA VIELLE u. CAMPBELL). Radiologisch wird eine lateral der Wirbelsäule in den hinteren Thorakalabschnitt sich erstreckende, weichteildichte Masse mit Verschmälerung der Bogenwurzeln, Vergrößerung der Foramina intervertebralia, Verformung und Exkavation der Wirbelkörper festgestellt.

7. Intramedulläre, zystische Knochenveränderungen

Diese seltenen Befunde sind in ihrer Genese umstritten (FRIEDMANN; HOLT u. WRIGHT; JAFFÉ u. a.): Die 2 Fälle von HOLT u. WRIGHT wurden später als multiple infantile Fibrose erfaßt (HOLT).

8. Massive subperiostale Blutungen

Die seltenen, früher als subperiostale Zysten bezeichneten, einem raschen Gestaltwandel unterworfenen periostalen Abhebungen, die an entsprechende Bilder bei Skorbut erinnern, beruhen offenbar auf einer mangelhaften Fixation des abnormen Periosts an den Röhrenknochen (KULLMANN u. WOUTERS; PITT u. Mitarb; YAGHMAI u. TAFAZOLI). Dadurch werden nach minimalen Verletzungen massive subperiostale Blutansammlungen möglich.

124 Osteochondrodysplasien

II. Für die Neurofibromatose nicht besonders typische Skelettveränderungen, die zum Teil wohl auch Ausdruck der mesodermalen Dysplasie sind

Hierzu gehören eine ganze Reihe verschiedenartiger, *kongenitaler Mißbildungen:* fehlerhafte Segmentation der Lumbalwirbelsäule, Spondylolisthesis, Spina bifida occulta, Fusion von Rippen, kleine Schädeldefekte und viele andere mehr. Auch eine *leichte Skoliose*, die durchaus der entsprechenden idiopathischen Form gleicht, wird häufig angetroffen (SCOTT).

Während die offenbar gar nicht seltene Osteoporose (23 von 33 Fällen einer Serie von MILLER) noch ungeklärt ist, konnte DENT eine renale tubulare Insuffizienz („Phosphatdiabetes") als Ursache der ebenfalls beobachteten, mit zahlreichen Looserschen Umbauzonen einhergehenden *Osteomalazie* feststellen. Möglicherweise handelt es sich um eine Form der „tumorbedingten Rachitis" (HOLT). Selten findet sich auch eine *Osteosklerose* mäßigen Grades (MESZAROS u. Mitarb.).

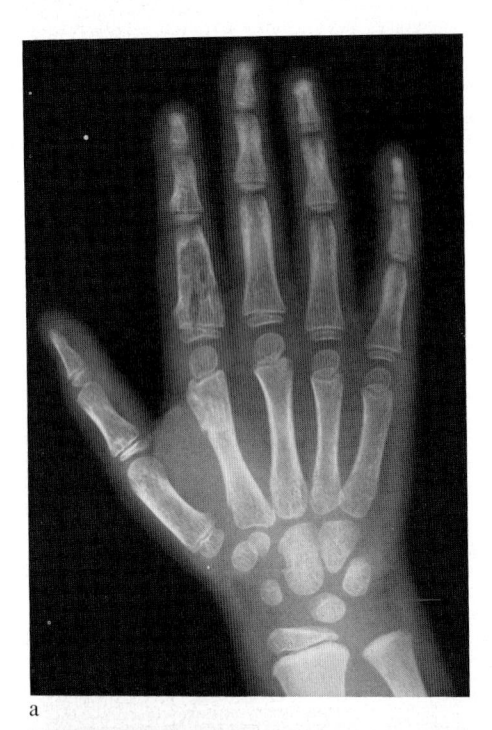

Abb. 79 Neurofibromatose.
♀, 6 J., Nr. 98 981.
a) – d) Multiple, z. T. intramedulläre, z. T. zystische und erosive Knochenveränderungen an Hand, Unterschenkel und Becken. Das Sitzbein zeigt ähnliche „Arrosionen" und „Verdrehungen", wie dies sonst bei den Rippen angetroffen wird („twisted ribbon"). Trotz ausgesprochener Einseitigkeit der Befunde zeigte die Hautbiopsie typische Neurofibrome.

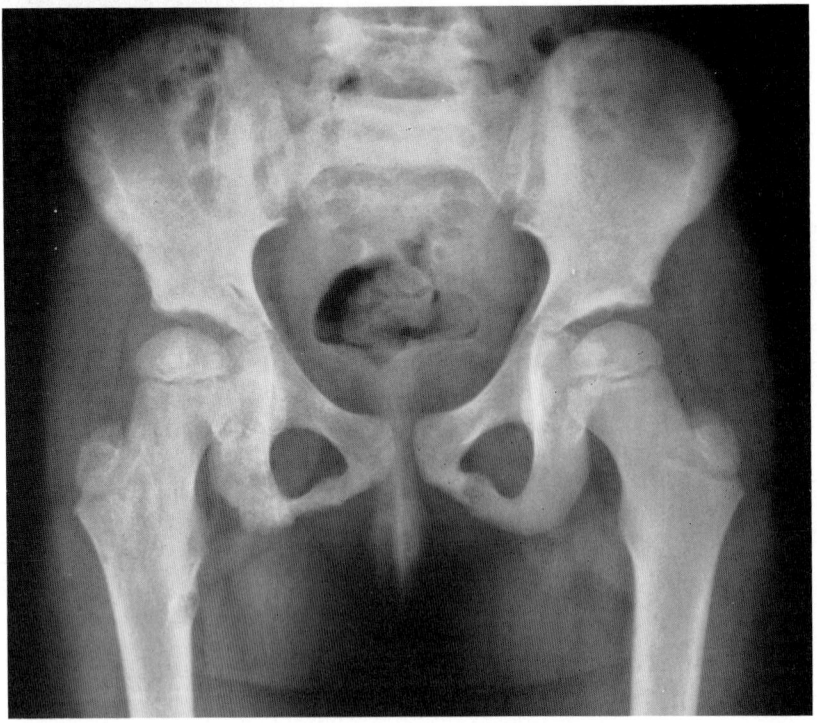

Abb. 79 c u. d

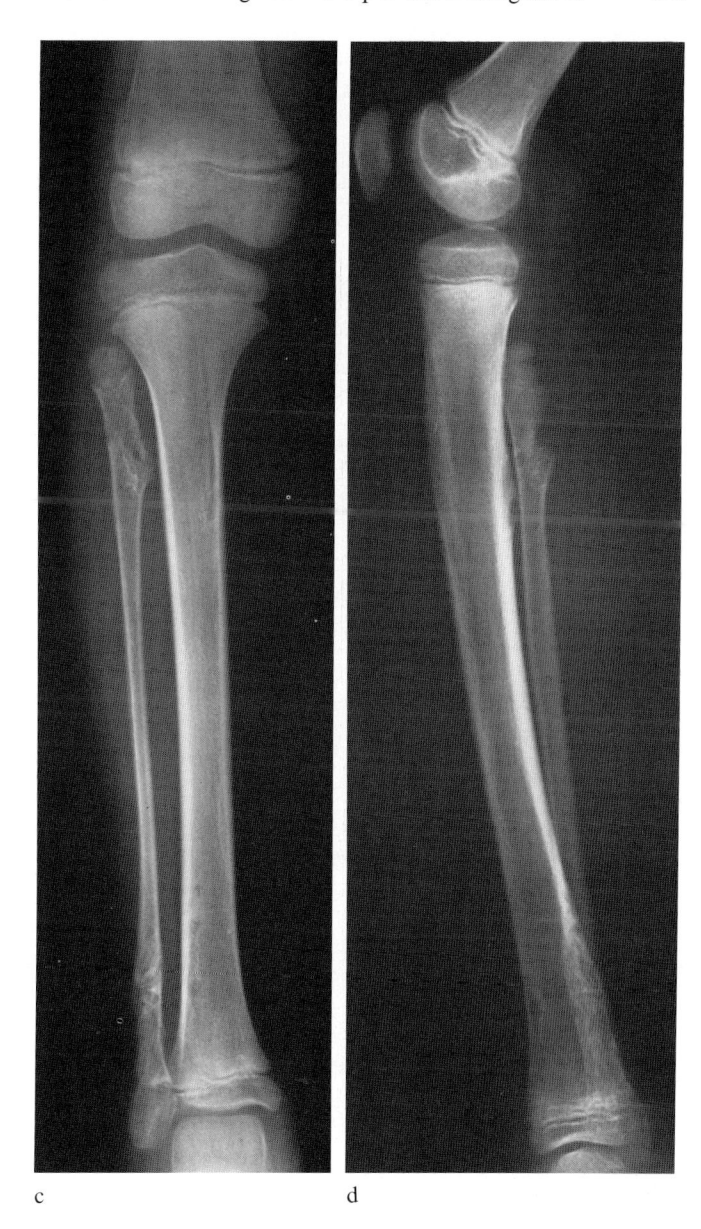

c   d

Radiologische Diagnose und Differentialdiagnose

Obschon einzelne radiologische Befunde nahezu pathognomonisch sind, muß ihre Mehrzahl im gesamtklinischen Rahmen gedeutet werden (Triangulationsmethode, REEDER u. Mitarb.). Auf die verschiedenen, differentialdiagnostischen Möglichkeiten kann hier nicht eingegangen werden. Es sei nur kurz die fibröse Dysplasie erwähnt, die immer wieder in Zusammenhang mit der Neurofibromatose gebracht wird (vgl. ROSENBERG u. Mitarb.; HOLT). Pseudoarthrosen und zystische resp. pseudozystische Veränderungen kommen bei beiden Krankheiten vor. Im übrigen sind jedoch die Knochenveränderungen recht verschieden.

Osteochondrodysplasien

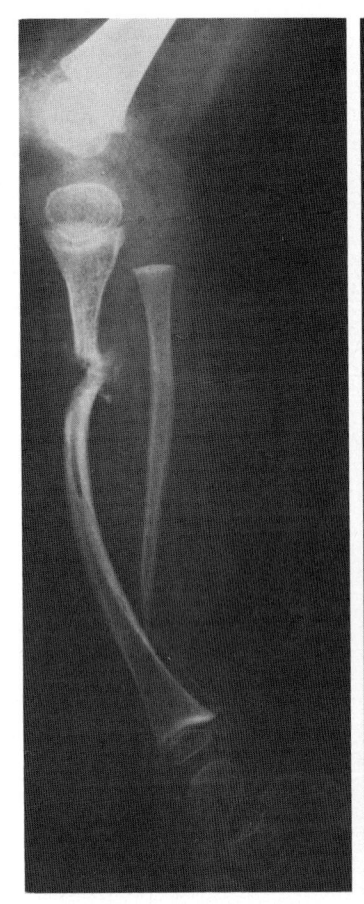

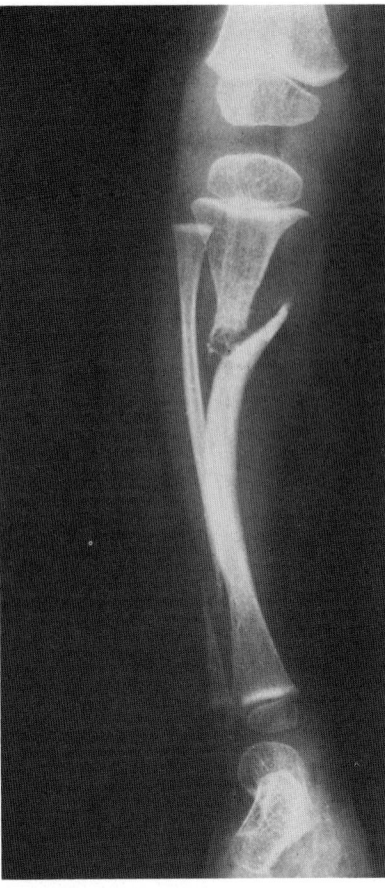

Abb. 80 Neurofibromatose. ♂, 5 J. Pseudoarthrose an Fibula und Tibia. Abnorme Verdünnung und bleistiftspitzenartige Verjüngung am Orte der Spontanfraktur (aus KAUFMANN, mit freundlicher Erlaubnis von Autor und Verlag).

Literatur

Adrian, C. 1901: Über Neurofibromatose und ihre Komplikationen. Beitr. klin. Chir. 31, 1–98

Aegerter, E. E. 1950: The possible relationship of neurofibromatosis, congenital pseudoarthrosis and fibrous dysplasia. J. Bone Jt. Surg. 32 A, 618–626

Baldwin, D. M., D. S. Weiner 1974: Congenital bowing and intraosseous neurofibroma of the ulna. A case report. J. Bone Jt. Surg. 56 A, 803–807

Baltzell, J. W., D. O. Davis, V. R. Condon 1974: Unusual manifestations of neurofibromatosis. Med. Radiogr. Photogr. 50, 2–15

Borberg, A. 1951: Clinical and Genetic Investigations into Tuberous Sclerosis and Recklinghausen's Neurofibromatosis. Munksgaard, Kopenhagen

Braun, H. 1955: Die dorsale Wirbelexkavation, ein selbständiges Symptom bei der Neurofibromatose Recklinghausen. Fortschr. Röntgenstr. 83, 844–847

Burrows, E. H. 1963: Bone changes in orbital neurofibromatosis. Brit. J. Radiol. 36, 549–561

Casselman, E. S., G. A. Mandell 1979: Vertebral scalloping in neurofibromatosis. Pediatr. Radiol. 131, 89–94

Chaglassian, J. H., E. J. Riseborough, J. E. Hall 1976: Neurofibromatous scoliosis. J. Bone Jt. Surg. 58 A, 695–702

Cobb, N. 1968: Neurofibromatosis and pseudoarthrosis of the ulna. J. Bone Jt. Surg. 50 B, 146–149

Crowe, F. W., W. J. Schull, J. V. Neel 1956: A Clinical, Pathological and Genetic Study of Multiple Neurofibromatosis. Thomas, Springfield/Ill.

Davidson, K. C. 1966: Cranial and intracranial lesions in neurofibromatosis. Amer. J. Roentgenol. 98, 550–556

Dent, C. E. 1952: Rickets and osteomalacia from renal tubule defects. J. Bone Jt. Surg. 34 B, 266–274

Ebel, K.-D. 1978: Asymmetry of the skull during childhood. Progr. pediat. Radiol. 6, 39–54

Friedmann, M. M. 1944: Neurofibromatosis of bone. Amer. J. Roentgenol. 51, 623–630

Green, W. T., N. Rudo 1943: Pseudoarthrosis and neurofibromatosis. Arch. Surg. 46, 639–651

Heard, G., E. E. Payne 1962: Scolloping of vertebral bodies in von Recklinghausen's disease of nervous system (neurofibromatosis). J. Neurol. Neurosurg. Psychiat. 25, 345–351

Hofmann, P., M. Galanski 1976: Kongenitale Unterschenkelverbiegung bei Neurofibromatose von Recklinghausen. Fortschr. Röntgenstr. 125, 417–421

Holt, J. F. 1978: Neurofibromatosis in childern. Amer. J. Roentgenol. 130, 615–639

Holt, J. F., E. M. Wright 1948: Radiologic features of neurofibromatosis. Radiology 51, 647–664

Hoyt, W. F., S. A. Baghdassarian 1969: Optic glioma of childhood. Brit. J. Ophthal. 53, 793–798

Abb. 81 a) u. b) Neurofibromatose.
Seitliche Lumbalwirbelsäule und Myelogramm: Dorsale Exkavation der Wirbelkörper, die offensichtlich nicht durch einen „Tumor" bedingt ist, mit sackförmiger Ausweitung des Duralsackes (aus HEARD u. PAYNE, mit freundlicher Erlaubnis der Autoren und des Verlages).

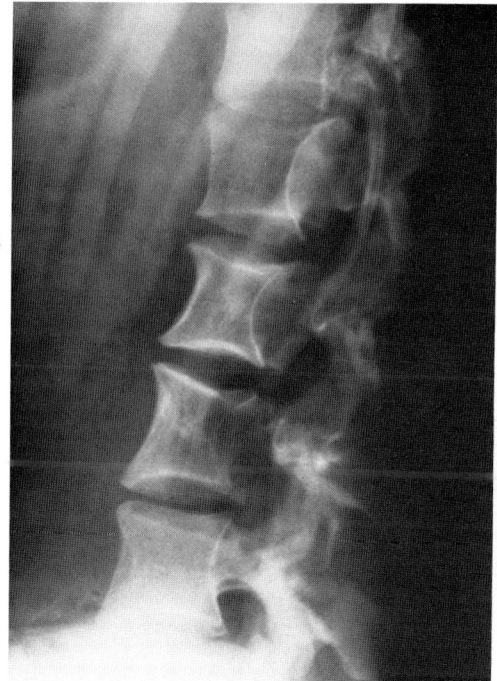

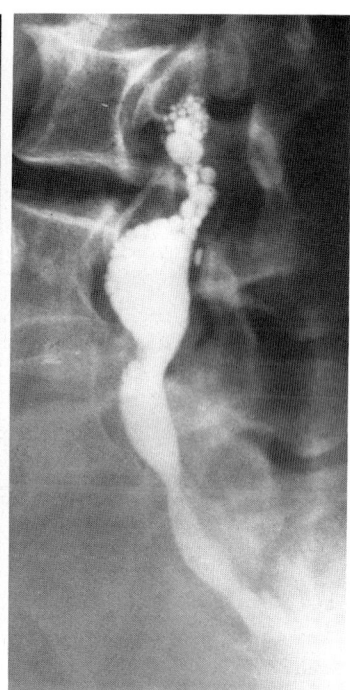

Hunt, J. C., D. G. Pugh 1961: Skeletal lesions in neurofibromatosis. Radiology 76, 1 – 20
Jaffé, H. L. 1968: Neurofibromatosis. In: Tumors and Tumorous Conditions of the Bones and Joints. Lea & Febiger, Philadelphia (S. 242 – 255)
Joffe, N. 1965: Calvarial bone defects involving lambdoid suture in neurofibromatosis. Brit. J. Radiol. 38, 23 – 27
Kaufmann, H. J. 1962: Röntgenologische Veränderungen bei der Neurofibromatose im Kindesalter, insbesondere im Bereiche der Extremitäten. Rad. diagn. (Berl.) 3, 371 – 378
Klatte, E. C., E. A. Franken, J. A. Smith 1976: The radiographic spectrum in neurofibromatosis. Semin. Roentgenol. 11, 17 – 33
Landowski, L. 1894: zit. bei A. Borberg 1951
La Vielle, C. J., D. A. Campbell 1958: Neurofibromatosis and intrathoracic meningocele. Radiology 70, 62 – 65
Le Wald, L. T. 1933: Congenital absence of superior orbital wall associated with pulsating exophthalmos. Report of four cases. Amer. J. Roentgenol. 30, 756 – 764
McKeown, F., M. J. L. Frazer 1961: Neurofibromatosis with pathological fractures in the newborn. Arch. Dis. Childh. 36, 340 – 343
Meszaros, W. T., F. Guzzo, H. Schorsch 1966: Neurofibromatosis. Amer. J. Roentgenol. 98, 557 – 569
Michaelis, L. 1930: Über Wirbelsäulenveränderungen bei Neurofibromatosis. Bruns Beitr. klin. Chir. 150, 574 – 587
Miller, A. 1936: Neurofibromatosis with reference to skeletal changes, compression myelitis and malignant degenerations. Arch. Surg. 32, 109 – 122
Müller, G., N. Gschwend 1968: Kyphoskoliosen bei Neurofibromatosis Recklinghausen. Arch. orthop. Unfall.-Chir. 63, 302 – 307
Nanson, E. M. 1957: Thoracic meningocele associated with neurofibromatosis. J. thorac. Surg. 33, 650 – 662
Pitt, M. J., J. F. Mosher, J. Edeiken 1972: Abnormal periosteum and bone in neurofibromatosis. Radiology 103, 143 – 146
von Recklinghausen, F. E. 1882: Über die multiplen Fibrome der Haut und ihre Beziehung zu den multiplen Neuromen. Festschrift zur Feier des fünfundzwanzigjährigen Bestehens des pathologischen Institutes zu Berlin Herrn Rudolf Virchow dargebracht. Hirschwald, Berlin
Reeder, M. R., G. J. Gelford, P. L. Robb 1968: An exercise in radiologic-pathologic correlation. Radiology 90, 1023 – 1029
Rezaian, S. M. 1976: The incidence of scoliosis due to neurofibromatosis. Acta orthop. scand. 47, 534 – 539
Rosenberg, R. N., J. Sassin, E. A. Zimmermann, S. Carter 1967: The interrelationship of neurofibromatosis and fibrous dysplasia. Arch. Neurol. (Chic.) 17, 174 – 179
Sane, S., E. Yunis, R. Greer 1971: Subperiosteal or cortical cyst and intramedullary neurofibromatosis – Uncommon manifestations of neurofibromatosis. J. Bone Jt. Surg. 53 A, 1194 – 1200
Scott, J. C. 1965: Scoliosis and neurofibromatosis. J. Bone Jt. Surg. 47 B, 240 – 246
Stahnke, E. 1922: Über Knochenveränderungen bei Neurofibromatosis. Dtsch. Z. Chir. 168, 6 – 18
Tänzer, A. 1966: Die Veränderungen am Schädel bei der Neurofibromatosis Recklinghausen. Fortschr. Röntgenstr. 105, 50 – 62
Uehlinger, A. 1968: Skelettveränderungen bei Neurofibromatose. Handbuch der Medizinischen Radiologie, Röntgendiagnostik der Skeletterkrankungen. Bd. V/Teil 3, S. 390 – 406, Springer, Heidelberg.
Weichert, K. A., M. S. Dine, C. Benton, F. N. Silverman 1973: Macrocranium and neurofibromatosis. Radiology 107, 163 – 166
Yaghmai, I., M. Tafazoli 1977: Massive subperiosteal hemorrhage in neurofibromatosis. Radiology 122, 439 – 441

Anomalien der Knochendichte, kortikaler Struktur und/oder metaphysären Modellierungsdefekten

Osteogenesis imperfecta

Synonyma (unvollständig):
1. Sammelbegriffe: Fragilité osseuse constitutionelle, Fragilitas ossium hereditaria.
2. Für die schwere, beim Neugeborenen bereits massiv ausgebildete Form: *Osteogenesis imperfecta congenita*, Dysplasie périostale, Maladie de Porak et Durante, Osteogenesis imperfecta letalis Vrolik.
3. Für die häufigste, leichtere, meist nach dem Säuglingsalter auftretende Form: *Osteogenesis imperfecta tarda*, Morbus Lobstein, Osteopsathyrose, van der Hoevesches Syndrom.

Bei der klinisch und genetisch heterogenen Sammelgruppe der Osteogenesis imperfecta steht eine Störung im Aufbau des Bindegewebes mit abnormer Knochenbrüchigkeit im Vordergrunde. Die erste ausführliche Beschreibung der „leichten

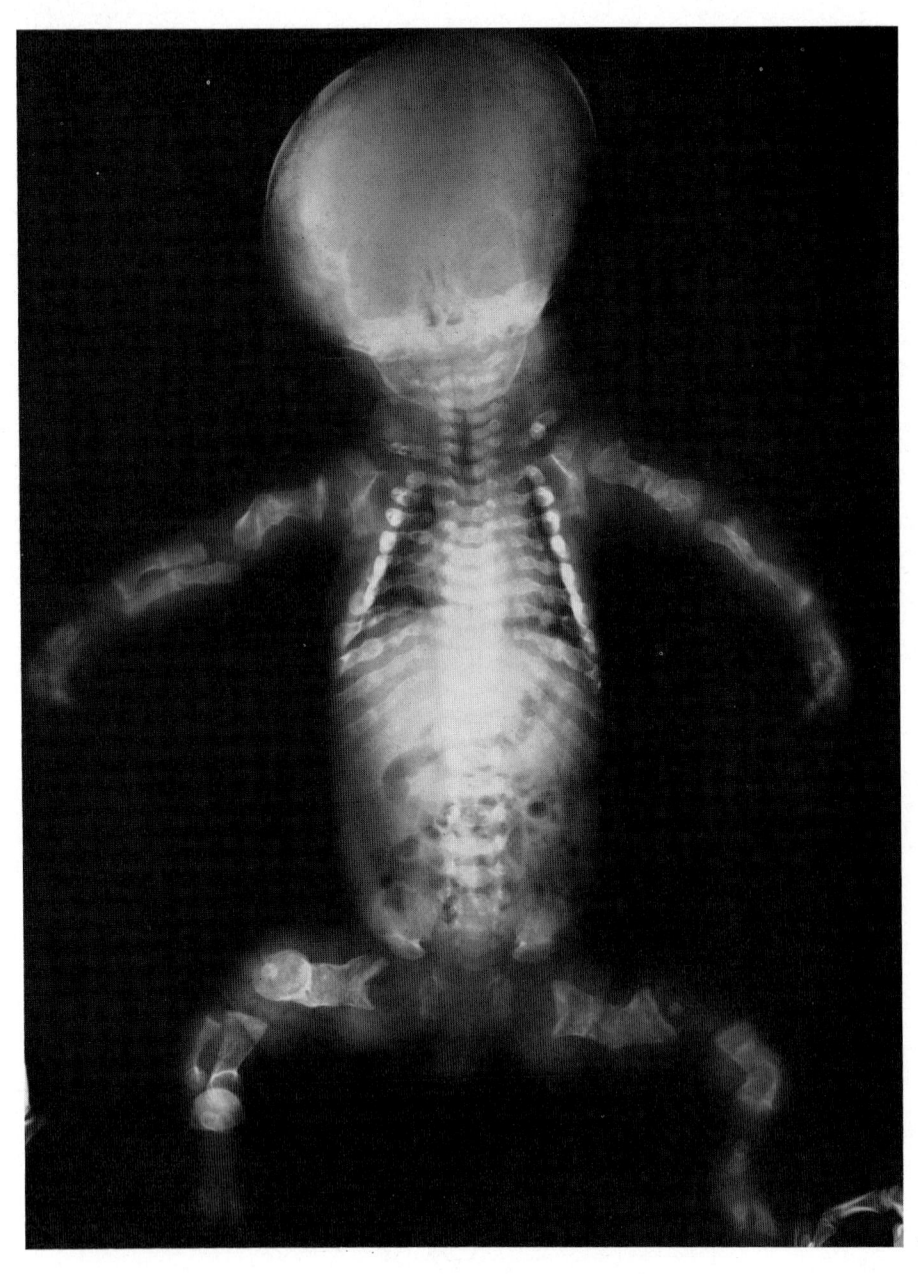

Abb. 82 a

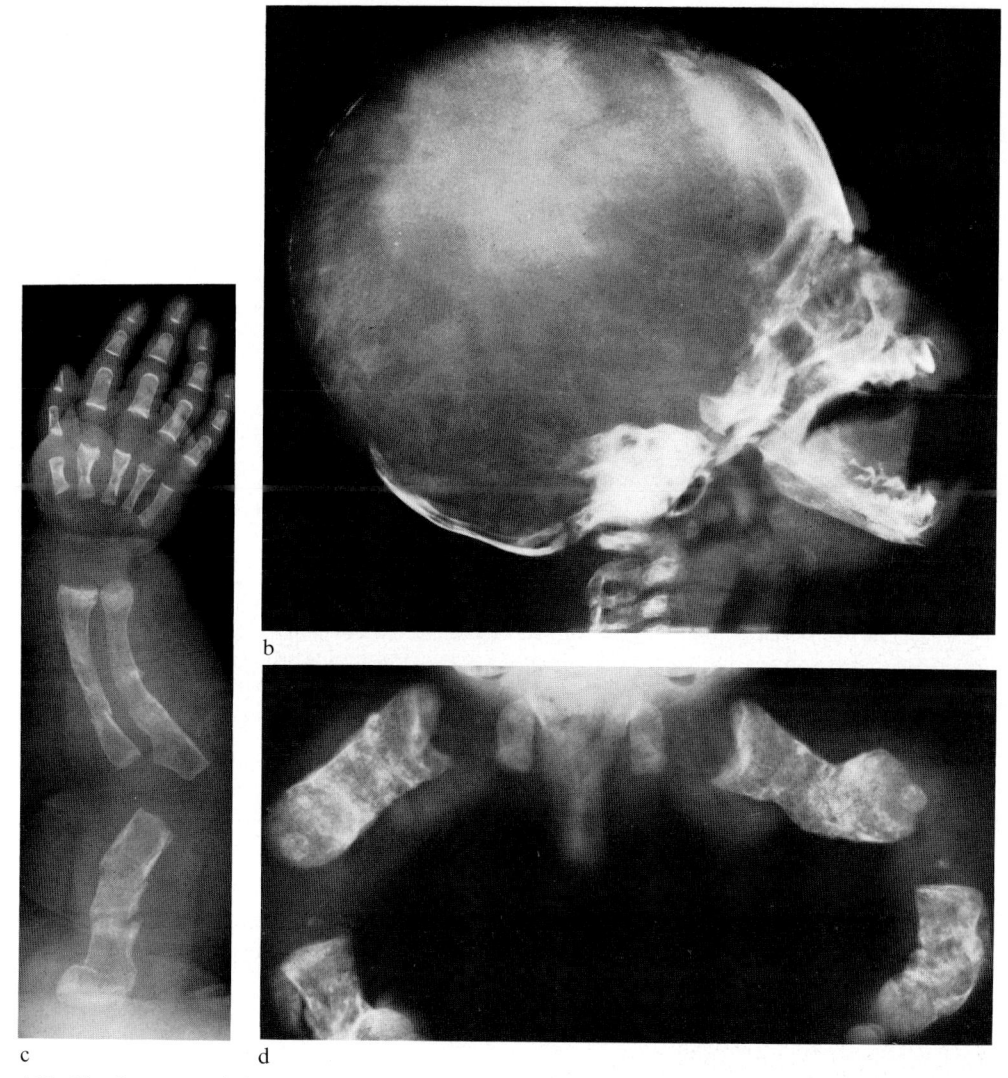

Abb. 82 Osteogenesis imperfecta „congenita".
a) *„Babygramm"* (♀, Neugeborenes, Nr. 38 465): Zahlreiche Frakturen an Rumpf und Röhrenknochen. Mikromeler Zwergwuchs!
b) *Schädel seitlich:* Weit klaffende Fontanelle und Nähte. Die unvollständige Kalotte wird durch ein Mosaik kleiner Knochenfragmente gebildet.
c) u. d) *Extremitäten:* Abnorm dicke, frakturierte, verkrümmte Röhrenknochen mit unregelmäßig granulierter Struktur und sehr dünner Kortikalis. Zusätzliche Hautfalten.

Form" erfolgte 1788 durch EKMAN, der „schweren Form" 1849 durch VROLIK. Seit M. B. SCHMIDT (1897) und LOOSER (1906), der die Bezeichnung „Osteogenesis imperfecta congenita" und „tarda" vorschlug, stehen sich Vertreter einer unitarischen und einer pluralistischen Auffassung gegenüber. Für Einzelheiten dieser faszinierenden „Erbkrankheit des Bindegewebes" verweisen wir auf die klassische Monographie von McKUSICK (1972).
Ätiologie, Pathogenese und pathologische Anatomie: Der Erbcharakter des Leidens steht bei den verschiedenen Formen außer Zweifel, obschon zahlreiche solitäre Beobachtungen vorliegen. Es wird allgemein eine quantitative und/oder qualitative (Quervernetzung) Fehlleistung bei der Kollagensynthese angenommen (Lit. s. McKUSICK; SMITH u. Mitarb.; SHOENFELD u. Mitarb.; HARNISCH u. TELLER). Entsprechend ist bei der Osteogenesis imperfecta der Rahmen einer „Knochenerkrankung" gesprengt, und der Mitbefall anderer Organe (Augen, Gehör, Zähne, Haut, Gelen-

130 Osteochondrodysplasien

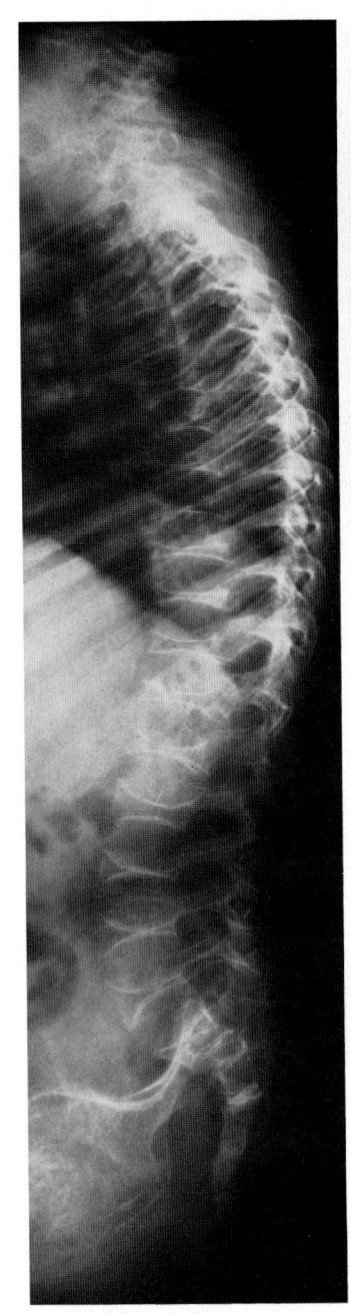

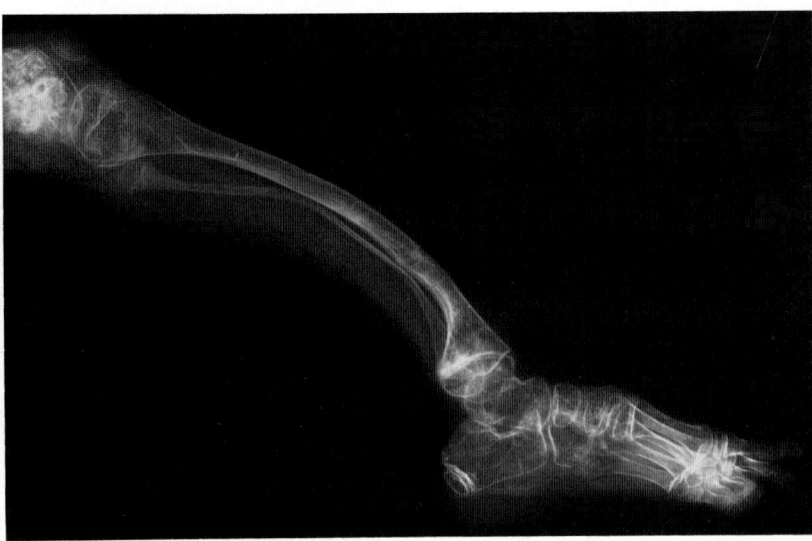

Abb. 83 Osteogenesis imperfecta tarda. ♀, 6½ Jahre, Nr. 39 532.
a) *Wirbelsäule:* Extreme Platyspondylie, zum Teil „Fischwirbel".
b) *Unterschenkel und Fuß:* Hochgradige Osteoporose, dünne Kortikalis. Fibula fadenförmig, Tibia säbelscheidenartig verbogen mit nur einer sichtbaren Fraktur.

ke, kardio-vaskuläre Strukturen usw.) verständlich. Die Unfähigkeit der subperiostalen Knochenneubildung, der normalen Produktion von Lamellenknochen, aber auch eine Gleichgewichtsstörung zwischen Knochenan- und -abbau wird von verschiedenen Autoren hervorgehoben. Auf zellulärer Ebene soll, was den Knochen betrifft, eine Störung der Osteoblastenfunktion vorliegen (McKusick). Bei der Osteogenesis imperfecta congenita soll diese Störung sich weitgehend im endostalen, bei der Tardaform im periostalen Knochenaufbau auswirken (Lee; Jett u. Mitarb.; Voegelin). Die Kortikalis ist abnorm dünn, die Spongiosa kalkarm und weitmaschig. Anstelle des Osteoides findet sich bei der Kongenitaform ein eigenartiges basophiles, PAS-positives Material (Follis). Mit biophysikalischen Methoden wurden Strukturanomalien der kollagenen Matrix erfaßt (Engfeldt u. Mitarb.).

Die *Häufigkeit* wird nach genauer Analyse von Schröder für den Bezirk Münster/Westfalen auf 2,6 auf 100 000 Lebend- und Totgeburten bei der Kongenitaform, resp. 4,7 auf 100 000 Lebendgeburten bei der Tardaform geschätzt. Für beide Gruppen zusammen würden 7 bis 8 Merkmalsträger pro 100 000 Geburten zu erwarten sein.

Genetik: Ca. 90% der publizierten Fälle gehören der autosomal-dominant vererbten „Tarda"-Form mit blauen Skleren und genereller mesenchymaler Hypoplasie an (Ibsen). Dabei ist die Expressivität dieses Erbfaktors offenbar außerordentlich wechselnd. Aber auch bei der letalen „Kongenita"-Form liegt wahrscheinlich fast ausnahmslos eine dominante Spontanmutation vor. Der sehr seltene, jedoch eindeutig beobachtete rezessive Erbgang kann deshalb nach McKusick bei der genetischen Beratung völlig gesunder (Skleren!) Eltern praktisch vernachlässigt werden.

Erst vertiefte biochemische Kenntnisse des pathologischen Kollagens werden eine wirklich zu-

verlässige Einteilung dieser heterogenen Krankheitsgruppe ermöglichen.
Klinik und Verlauf: Ohne auf subtile pluralistische Unterscheidungen, wie sie von COCCHI und von IBSEN und neuerdings von SILLENCE u. Mitarb. vorgeschlagen wurden, einzugehen, sollten mindestens die zwei klassischen Formen klinisch, radiologisch und anatomisch auseinandergehalten werden:

Osteogenesis imperfecta congenita (Vrolik)

Zur Diagnose müssen bereits bei der Geburt zahlreiche Frakturen vorliegen, die zur Mikromelie der verkrümmten Extremitäten bei normalen Händen führt. Der Schädel fällt durch seine auffallende Weichheit auf (Caput membranaceum). *Radiologisch* erscheinen die langen Röhrenknochen eher plump und sind vom „thick bone type" nach FAIRBANK. Die Kinder werden tot geboren oder sterben meist im Säuglingsalter. Unter moderner Pflege können sie aber auch mehrere Jahre überleben.

Osteogenesis imperfecta tarda (Lobstein)

Auch hier kann der Beginn unter Umständen bereits intrauterin festgestellt werden, weshalb die Bezeichnung „Tarda"-Form irreführend ist. Die pränatale Röntgendiagnose, direkt (HELLER u. Mitarb.) oder mittels Fetographie (OGITA u. Mit-

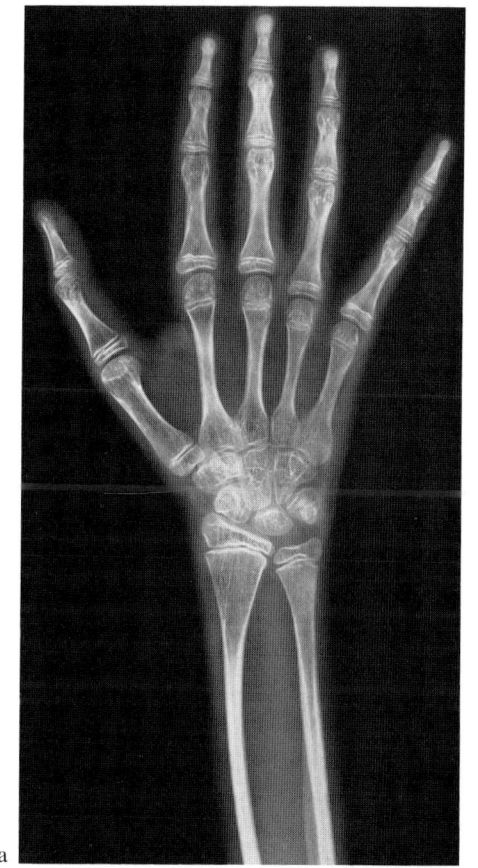

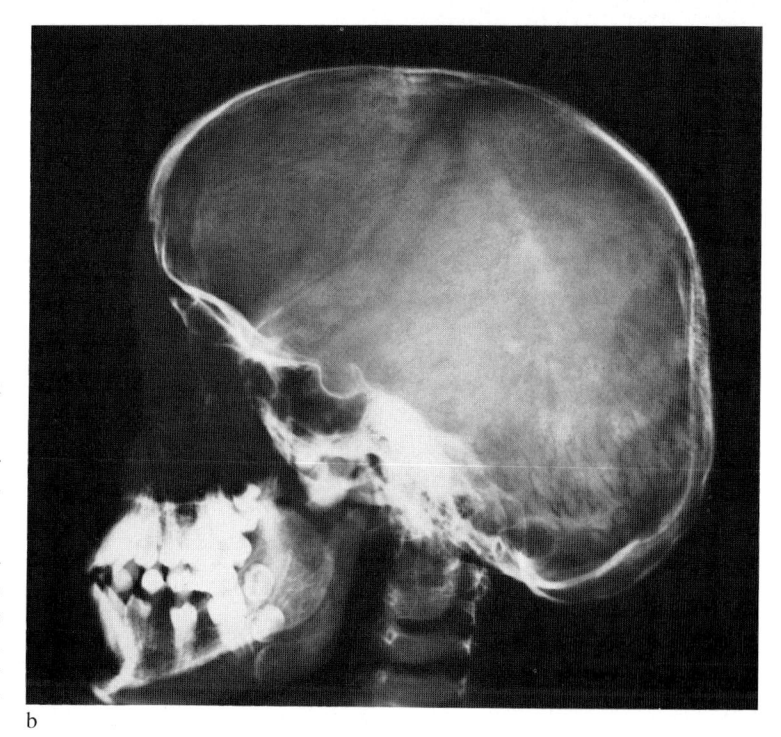

Abb. 84 Osteogenesis imperfecta tarda.
♂, 14½ Jahre, Nr. 65 165.
a) *Unterarm und Hand:* Sehr schlanke, osteoporotische Knochen ohne Frakturen.
b) ♀, 11 Jahre, Nr. 118 997.
In der Anamnese nur eine Fraktur nachweisbar. Die radiologische Diagnose ließ sich in diesem Falle nur anhand der zahlreichen Wormschen Schaltknochen, besonders im Bereich der Lambdanaht, stellen.

arb.) ist bei bekanntem familiärem Leiden praktisch bedeutungsvoll (Sectio!). Das Leiden macht sich jedoch meist erst im 2. Lebensjahr bemerkbar. Vom frakturfreien, völlig normalen Leben bis zur schwersten Verkrüppelung und frühkindlichem Tod sind sämtliche Schweregrade dieser Krankheit möglich. Bisweilen wird die abnorme Neigung zu Knochenbrüchigkeit erst unter besonderer Belastung manifest (Ruhigstellung, Menopause, senile Osteoporose), und läßt in der Regel mit Beginn der Pubertät nach.

Blaue Skleren werden in 70 – 83% der Fälle (MAROTEAUX u. LAMY; SCHRÖDER; SMARS) beobachtet. Die klinisch, meist erst zwischen dem 20. und 30. Lebensjahr manifeste *otosklerotische Schwerhörigkeit* ist der dritte Befund der nach VAN DER HOEVE benannten Trias. Bei genauer Untersuchung wurde bei 47% einer Patientenreihe ein Hörverlust beobachtet (QUISLING u. Mitarb.). Die Zähne können abnorm durchschimmernd, verfärbt und brüchig sein (Dentinogenesis imperfecta). Der auch elektronenmikroskopisch gesicherte Nachweis normaler Zähne bei 2 Familien mit Osteogenesis imperfecta tarda beweist die Heterogenität dieser Form (LEVIN u. Mitarb.). Endlich werden gelegentlich angeborene Herzfehler (Mitralinsuffizienz, Aorteninsuffizienz) angetroffen.

Röntgenbefunde: Die *allgemeine Osteoporose*, die Zahl der Frakturen, manchmal nur vereinzelte, bisweilen über 100, sowie der Schwerpunkt der speziellen Befunde (Wirbelsäule, Schädel usw.) variieren von Fall zu Fall. Die Heilung der Knochenbrüche verläuft normal rasch, kann aber mit gewaltiger Kallusbildung einhergehen. Dabei muß die Fehldiagnose eines Sarkoms, das auch bei der Osteogenesis imperfecta congenita beobachtet wird, vermieden werden (BANTA u. Mitarb., KLENERMAN u. Mitarb.).

Die *langen Röhrenknochen* sind bei der *Osteogenesis imperfecta congenita* durch die zahllosen Frakturen extrem verkürzt und verdickt („thick bone type", FAIRBANK 1930). Dennoch ist die Kortikalis abnorm dünn. Überleben die Patienten genügend lange, so sollen sich ähnliche Veränderungen wie bei der *Osteogenesis imperfecta tarda* einstellen (MAROTEAUX u. GILLES). Die Röhrenknochen sind bei dieser Form extrem grazil, die Kortikalis hauchdünn, die Wachstumslinien oft ausgeprägt. Die Fibula kann zu einem „Knochenfaden" reduziert sein. Neben eigentlichen Frakturen weisen die Knochen auch plastische Deformierungen und Verbiegungen auf. Echte „traumatische" Frakturen müssen von Ermüdungsfrakturen wegen der verschiedenen Behandlungsweise unterschieden werden (WESSINGHAGE u. Mitarb.). Bisweilen sind die Metaphysen massiv aufgetrieben oder mit Pseudozysten durchsetzt (FAIRBANK 1935, weitere Lit. vgl. MAROTEAUX u. GILLES). Diese auch als „Popkorn-Verkalkungen" bezeichneten, die Epiphysen mitbefallenden Aufhellungen sollen versprengten Fragmenten der Epiphysenfuge entsprechen. Sie verschwinden mit der Adoleszenz und lassen eine besonders schlechte Wachstumsprognose für die langen Röhrenknochen stellen (GOLDMAN u. Mitarb.). Das *Becken* wird auch ohne Frakturen oft zur asymmetrischen Kartenherzform mit ausgesprochener Protrusio acetabuli deformiert. An den *Wirbelkörpern* fallen neben gelegentlich auffälligen Wachstumslinien (POINSO u. LEGRÉ) Keil- und Flachwirbelbildung sowie generalisierte Platyspondylie, oft unter Fischwirbelbildung, auf. Wegen der hochgradigen Osteoporose können in schweren Fällen Wirbelkörper und Zwischenwirbelscheiben kaum voneinander unterschieden werden. Endlich wird beim Erwachsenen in schweren Fällen auch eine sekundäre Blockbildung der Wirbelkörper beobachtet (MAROTEAUX u. GILLES). Die erwähnten Veränderungen führen je nach Ausmaß zur Verkürzung und Verkrümmung der Wirbelsäule, und geben Anlaß zu Verwechslungen mit der Morquioschen Krankheit (Rumpfzwergwuchs) und der spondylo-epiphysären Dysplasie. Am *Schädel* des Neugeborenen mit *Osteogenesis imperfecta congenita* fällt vor allem die mangelhafte Ossifikation auf (Caput membranaceum). Im Seitenbild ist die Kalottenbegrenzung oft nur im Frontal- und Okzipitalbereich als ein dünner Streifen erkennbar, oder fehlt vollständig. Erst im Verlauf der weiteren Entwicklung kommt es über die Bildung zahlreicher Knocheninseln (Wormsche Knochen) zum typischen Mosaikschädel, wie er bei der Tardaform angetroffen wird. Die ständige Rückenlage verformt die weiche Kalotte zum Flachschädel. Unter dem Gewicht des Gehirns biegt sich bei zwei Dritteln der Fälle (MAROTEAUX u. GILLES) der äußere Rand der Schädelbasis derart durch, daß die Ohren nach laterokaudal blicken (Pilzschädel, „crâne à rebord"). Das durch das ganze Leben erhaltene Mosaikmuster ist in mehr als der Hälfte auf das Gebiet der parieto-okzipitalen Nähte beschränkt und enthält in der Regel 10 – 20 Knochenfragmente (MAROTEAUX u. GILLES). In seltenen Fällen fehlt dieses Muster oder wird sogar durch eine eigentliche Verdickung der Kalotte ersetzt (KEATS 1966). Eine basiläre Impression wird erst beim jungen Erwachsenen, etwa in 20 – 30% der Fälle, angetroffen und bleibt meist ohne klinische Folgen (MAROTEAUX u. GILLES). Beim älteren Kind und Erwachsenen kommt es auch zur Verlängerung des a.-p. Durchmessers mit besonderer Ausbuchtung der Okzipitalregion. Auf die Sklerose des Felsenbeins wurde bereits von Stenvers hingewiesen.

Radiologische Diagnose und Differentialdiagnose: Eine über die Norm gesteigerte Frakturbereitschaft wird bei Osteoporosen verschiedener Genese beobachtet. Die Schwierigkeiten bietet bisweilen die radiologische Abgrenzung gegenüber der juvenilen idiopathischen Adoleszentenosteoporose, die aber relativ akut und massiv einsetzt. Daneben neigt eine ganze Gruppe von Knochendysplasien (s. daselbst) zu multiplen Frakturen (Hypophosphatasie, Osteoektasie mit Hyperphosphatasie, Osteopetrose, Pyknodysostose, Akroosteolyse Hajdu-Cheney). Auch bei den von GRAVELEAU u. Mitarb., NEIMANN u. Mitarb. von SCHINZEL, von NEIGEL u. Mitarb. sowie von NEUHÄUSER u. Mitarb. beschriebenen neuen Syndromen steht dieses Symptom im Vordergrund. Bei der *Gerodermia Osteodysplastica* geben die Hautveränderungen den entscheidenden diagnostischen Hinweis (LISKER u. Mitarb.). Endlich müssen beim Kleinkind auch multiple Skeletttraumata („Battered Child Syndrome") und verschiedene neurologische Störungen in Betracht gezogen werden. Wenig ausgeprägte Fälle sind nur im Zusammenhang mit der Klinik sowie der Familienuntersuchung radiologisch zu erfassen.

Literatur

Caniggia, A., C. Stuart, R. Guideri 1958: Fragilitas ossium hereditaria: Ekman-Lobstein disease. Acta med. scand. 162 Suppl. 340, 1–172

Cocchi, U. 1950: Erbschäden mit Knochenveränderungen. In: Lehrbuch der Röntgendiagnostik, Bd. I, hrsg. von H. R. Schinz, W. E. Baensch, E. Friedl, E. Uehlinger. Thieme, Stuttgart (S. 686–696); 6. Aufl. 1965 ff.

Currarino, G., F. Brooksaler 1973: Osteogenesis imperfecta. Progr. pediat. Radiol. 4, 346–374

Ekman, D., 1788: zit. bei A. Caniggia, C. Stuart, R. Guideri 1958

Engfeldt, B., A. Engstrom, R. Zetterstrom 1954: Biophysical studies of the bone tissue in osteogenesis imperfecta. J. Bone Jt. Surg. 36 B, 654–661

Fairbank, H. A. T. 1948: Osteogenesis imperfecta and osteogenesis imperfecta cystica. J. Bone Jt. Surg. 30 B, 164–186

Falvo, K. A., L. Root, P. G. Bullough 1974: Osteogenesis imperfecta: clinical evaluation and management. J. Bone Jt. Surg. 56 A, 783–793

Follis, R. H. 1953: Histochemical studies on cartilage and bone. III. Osteogenesis imperfecta. Bull. Johns Hopk. Hosp. 93, 386–400

Goldman, A. B., D. Davidson, H. Pavlov, P. G. Bullough 1980: "Popcorn" calcifications: A prognostic sign in Osteogenesis imperfecta. Radiology 136, 351–358

Graveleau, D., J.-C. Guillat, R. Capdeville, A. Vincens, C. Akatcherian 1973: Nanisme intra-utérin, avec dysmorphies multiples, Tête d'oiseau, fractures intrautérines. Ann. Pédiat. 20, 545–551

Harnisch, R., W. M. Teller 1978: Osteogenesis imperfecta. Mschr. Kinderheilk. 126, 597–606

Heller, R. H., K. J. Winn, R. M. Heller 1975: The prenatal diagnosis of osteogenesis imperfecta congenita. Amer. J. Obstet. Gynec. 121, 572–573

Ibsen, K. H. 1967: Distinct varietes of osteogenesis imperfecta. Clin. Orthop. 50, 279–290

Jett, S., J. R. Ramser, H. M. Frost, A. R. Villanueva 1966: Bone turnover and osteogenesis imperfecta. Arch. Path. 81, 112–116

Keats, T. E. 1966: Diffuse thickening of calvarium in osteogenesis imperfecta. Radiology 86, 97–99

Langness, U., H. Behnke 1970: Untersuchungen zur Klinik, Genetik und Pathogenese der Osteogenesis imperfecta. Dtsch. med. Wschr. 95, 209–221

Lee, W. R. 1965: „A quantitative microscopic study of bone formation in a normal child and in two children suffering from osteogenesis imperfecta." In: calcified Tissues. Universität Liège (S. 451–463)

Levin, L. S., J. M. Brady, M. Melnick 1980: Scanning electron microscopy of teeth in dominant Osteogenesis imperfecta. Amer. J. Med. Gen. 5, 189–199

Lisker, R., A. Hernandez, M. Martinez-Lavin, O. Mutchinick, C. Armas, P. Reyes, J. Robles-Gil 1979: Gerodermia osteodysplastica hereditaria: Report of three affected brothers and literature review. Amer. J. Med. Gen. 3, 389–395

Lobstein, J. 1835: Lehrbuch der pathologischen Anatomie, Bd. II. Stuttgart

Looser, E. 1906: Zur Kenntnis der Osteogenesis imperfecta congenita und tarda (sogenannte idiopathische Osteopsathyrosis). Mitt. Grenzgeb. Med. Chir. 15, 161–207

McKusick, V. A. 1972: Heriditable Disorders of Connective Tissue, 4. Aufl. Mosby, St. Louis

Maroteaux, P., M. Gilles 1965: Etude radiologique de l'osteogenesis imperfecta. Ann. Radiol. 8, 571–583

Maroteaux, P., M. Lamy 1965: L'«osteogenesis imperfecta» et les difficultés de son diagnostic. Presse méd. 73, 1535–1540

Meigel, W. N., P. K. Müller, B. F. Pontz, N. Sörensen, J. Spranger 1974: A constitutional disorder of connective tissue suggesting a defect in collagen biosynthesis. Klin. Wschr. 52, 906–912

Milgram, J. W., M. R. Flick, C. A. Engh 1973: Osteogenesis imperfecta. A histopathological case report. J. Bone Jt. Surg. 55 A, 496–506

Neimann, N., M. Vidailhet, J.-J. Martin, M. André, J. Floquet, J. Grignon 1973: Fragilité osseuse, amyotrophie, arriération et lésions dégénératives du système nerveux central. Arch. franç. Pédiat. 30, 899–813

Neuhäuser, G., E. G. Kaveggia, J. M. Opitz 1976: Autosomal recessive syndrome of pseudogliomatous blindness, osteoporosis and mild mental retardation. Genetics 9, 324–332

Ogita, S., T. Kamei, M. Matsumoto, T. Shimamoto, K. Shimura, T. Kawamura, T. Sugawa 1976: Prenatal diagnosis of osteogenesis imperfecta congenita by means of fetography. Pediatrics 123, 179–186

Poinso, R., J. Legré 1958: Les aspects radiologiques du rachis dans la maladie de Lobstein. J. Radiol. Électrol. 39, 786–792

Quisling, R. W., G. R. Moore, R. A. Jahrsdoerfer, R. W. Cantrell 1979: Osteogenesis imperfecta. A study of 160 family members. Arch. Otolaryngol. 105, 207–211

Schinzel, A. 1974: Case Report 17. Syndrome identification. 2, 18–21

Schmidt, M. D. 1897: zit. bei E. Looser 1906

Schröder, G.: Osteogenesis imperfecta. Eine klinisch-erbbiologische Untersuchung des Krankengutes in Westfalen – Schätzung der Mutationsraten für den Regierungsbezirk Münster (Westfalen). Z. menschl. Vererb.- u. Konstitut.-Lehre 37, 632 – 676

Shoenfeld, Y., A. Fried, N. E. Ehrenfeld 1975: Osteogenesis imperfecta – review of literature with presentation of 29 cases. Amer. J. Dis. Child. 129, 679 – 688

Sillence, D. O., Alison Senn, D. M. Danks 1979: Genetic heterogeneity in osteogenesis imperfecta. J. Med. Genet. 16, 101 – 116

Smårs, G. 1961: Osteogenesis Imperfecta in Sweden. Scandinavian University Books, Stockholm

Smith, R., J. O. Francis, R. J. Bauze 1975: Osteogenesis imperfecta. Quart. J. Med. 44, 555 – 574

Stenvers, H. W. 1918: Röntgenologische Bemerkungen zur vorhergehenden Arbeit von J. vun der Hoeve und A. de Kleyn. Arch. Ophthal. 95, 94 – 96

van der Hoeve, J., A. de Kleyn 1918: Blaue Sklera, Knochenbrüchigkeit und Schwerhörigkeit. Arch. Ophthal. 95, 81 – 93

Voegelin, M. 1943: Zur pathologischen Anatomie der Osteogenesis imperfecta. Typus Lobstein. Radiol. clin. 12, 397 – 415

Vrolik, W. 1849: zit. bei V. A. McKusick 1972

Wessinghage, C.-H. Schweikert, R. Rahmanzadeh, S. Hofmann 1970: Osteogenesis imperfecta. Krankheitsbild und Frakturentstehung. Dtsch. med. Wschr. 95, 222 – 223

Die mit Verdichtung der Knochenstruktur einhergehenden konstitutionell-genetischen Erkrankungen des Skelettsystems

Röntgenologisch erfaßbare Verdichtungen des Knochens sind ein wichtiges, ja führendes radiologisches Leitsymptom. BEIGHTON u. CREMIN haben der sklerosierenden Knochendysplasie eine ganze Monographie gewidmet. Da in der Pariser Nomenklatur verschiedene, dadurch charakterisierte Dysplasien und Dysostosen aus systematischen Gründen z. T. voneinander getrennt aufgeführt werden, geben wir, in Anlehnung an FAURÉ, eine tabellarische Übersicht (Tab. 12). Die in Klammern ( ) gesetzte Zahl verweist jeweils auf die Seite des entsprechenden Textabschnittes.

Tabelle 12

1. Diffuse und generalisierte Verdichtung des Knochens

a) *Konstant und häufig frühzeitig auftretend:*
Osteopetrose
Diaphysäre Dysplasie (Camurati-Engelmann)
Kraniodiaphysäre Dysplasie
Pyknodysostose
Kongenitale tubuläre Stenose
(Kenny und Caffey)
Endostale Hyperostose (autosomal dominante Form, Typ Worth)
Dysosteosklerose
Sklerosteose
Osteoektasie mit Hyperphosphatasie *

b) *Inkonstant oder später auftretend:*
Metaphysäre Dysplasie (Pyle)
Kraniometaphysäre Dysplasie
Pachydermoperiostose
Rezessive endostale Hyperostose Van Buchem

2. Herdförmige, disseminierte Verdichtung des Knochens

a) *Konstant und frühzeitig auftretend:*
Melorheostose
Osteomesopyknose
Osteopoikilie
Osteopathia striata
Fronto-metaphysäre Dysplasie

b) *Inkonstant oder später auftretend:*
Okulo-dento-ossäre Dysplasie
Osteodysplastie (Melnick und Needles)
Tuberöse Sklerose (Bourneville)
Fibröse Dysplasie Jaffé-Lichtenstein
Gardner-Syndrom

* Nach FAURÉ unter den metabolischen Krankheiten einzureihen

Osteopetrose

Synonyma: Albers-Schönbergsche Krankheit, Congenital Osteosclerosis, Marmorknochenkrankheit, Marble Bones, Osteosclerosis congenita diffusa, Osteosclerosis generalisata.

ALBERS-SCHÖNBERG beschrieb 1904 erstmals einen Fall aus der Gruppe von radiologisch ähnlichen, klinisch genetisch uneinheitlichen, primären Osteosklerosen, der heute als Osteopetrose eingereiht würde. Offenbar liegt dabei eine genetisch bestimmte Störung in der normalen Sequenz der Knochenentwicklung vor, die auf der Stufe einer atypischen primären Spongiosa aus Kalkknorpel und amorpher Füllmasse weitgehend zum Stillstand kommt. Die biochemischen Hintergründe dieser „Blockierung" sind unbekannt. Immerhin sprechen die sich auch im Röntgenbild spiegelnden häufigen Fluktuationen für einen noch unbekannten humoralen Faktor (GRAHAM u. Mitarb.). Bei kalkarmer Diät fehlt die normale, kalklösende Wirkung des Parathormons und des Vitamin D auf das Skelett (FRASER u. Mitarb.). Auch der Umbau des periostalen Faserknochens und der bindegewebig präformierten Schädelknochen in lamellären Knochen ist hochgradig verzögert (UEHLINGER). Die Markräume der Röhrenknochen sind ganz oder teilweise aufgefüllt. Die perichondrale „Knochenfräse", welche weitgehend für die Modellierung der Metaphyse verantwortlich ist (LACROIX, zit. bei RU-

BIN), fällt aus. Nach SHAPIRO u. Mitarb. sind die Osteoklasten gegenüber der Norm zwar vermehrt, zeigen aber deutliche ultrastrukturelle Unterschiede zur normalen aktiven Zelle. Die pathologisch anatomische Korrelation zu den eigenartigen „Endoknochen" und Aufhellungslinien, wie sie im Röntgenbild erkannt werden, wurde eingehend von ENGFELDT u. Mitarb. (1960) untersucht.

Basieren die angeführten Befunde weitgehend auf Untersuchungen der sog. frühmanifesten (infantilen, letalen) Form, so entsprechen sie, wenn auch weniger ausgeprägt, grundsätzlich auch der sog. spätmanifesten milderen Form (HANSEN).

Ratten mit Osteopetrose können durch Knochenmarksinjektionen, nach Thymektomie jedoch nur durch Thymustransplantation, andere Nager wiederum durch Injektion von Thymusextrakten oder Milzextrakten geheilt werden (MILHAUD u. LABAT). Diese nun auch bei der frühmanifesten Form erfolgreich angewandten therapeutischen Versuche (s. unten) weisen auf eine ausgesprochene Heterogenität der Pathogenese hin, die wohl auch bei der menschlichen OP vorliegt.

STEVENSON (1959) schätzte die *Häufigkeit* der Osteopetrose, ohne diese weiter zu klassifizieren, in Nordirland auf 5 Fälle pro 10^6 Geburten. Während die *frühmanifeste Form* mit autosomal-rezessivem Erbgang eine überzeugende nosologische Einheit darstellt, ist die *spätmanifeste Form* mit dominantem Erbgang klinisch genetisch heterogen. Neuerdings wird noch eine intermediäre, eventuell rezessive, ebenfalls spätmanifeste Form unterschieden (BEIGHTON u. Mitarb. 1979).

Eine umfassende moderne monographische Darstellung findet der interessierte Leser bei GRAHAM und Mitarb.

Die frühmanifeste (maligne) Form der Osteopetrose

Ihre pränatale Manifestation wird neuerdings (GRAHAM u. Mitarb.) in Frage gestellt. Jedenfalls macht sie sich bereits im ersten Lebensjahr durch schlechtes Gedeihen und Minderwuchs bemerkbar. Daneben sind die verschiedenen „Systeme" in wechselndem Ausmaße betroffen. Hämatologie: normochrome Anämie, Thrombopenie, Hepatosplenomegalie. Neurologie: Optikusatrophie, Exopthalmus, Strabismus, Nystagmus, Schwerhörigkeit, Fazialisparesen usw. Nieren: Mehrfach wurde eine tubuläre Azidose, auch zusammen mit zerebralen Verkalkungen beobachtet („Marble brain disease", OHLSSON u. Mitarb.). Das Skelett selber tritt durch Auftreibung der langen Röhrenknochen im Metaphysenbereich (s. unten), Frakturen und Osteomyelitis in Erscheinung. Die gehäuften Infekte stehen eventuell mit der nachgewiesenen abnormen Funktion der zirkulierenden Monozyten und Granulozyten in Zusammenhang (REEVES u. Mitarb.).

Als Folge der schweren Anämie, der Blutungen, Infekte und neurologischen Komplikationen kommt etwa die Hälfte der Patienten bereits im ersten Lebensjahr ad exitum. Nur ausnahmsweise erreichen Kinder das zweite Lebensjahr (HANSEN). In Anlehnung an die oben erwähnten Tiermodelle wurde auch beim Menschen, z. T. mit Erfolg, die Behandlung durch Injektion von kompatiblen lymphoiden Zellen gesunder Spender versucht (BALLET u. GRISCELLI; COCCIA u. Mitarb.). Es sind keine regelmäßig auftretenden, besonders typischen *Laboratoriumsbefunde* bekannt.

Röntgenbefunde: Die generalisierte, nur die Mandibula (FAIRBANK) weitgehend verschonende Osteosklerose läßt die Trabekelstruktur und die Markräume des Knochens nicht mehr erkennen. Die Schädelbasis, weniger ausgesprochen die Kalotte, sind ebenfalls betroffen: Die Einengung der Nervenforamina führt zu neurologischen Komplikationen (s. oben). Der „sandwich-artige" Befall der Wirbelkörper mit stark sklerotischen Grund- und Deckplatten und zentralen Aufhellungszonen bedingt die charakteristische „Rahmenwirbel"- oder „Fadenspulenform". Die Metaphysen der langen Röhrenknochen, besonders an den großen Gelenken, erscheinen wegen der fehlenden osteoklastischen Modellierung (s. oben) Erlenmeyer-Kolben-artig aufgetrieben. In der Regel sind die Phalangen deutlich weniger betroffen als das restliche Skelett (FAIRBANK). Die typische, durch permanente Aufhellungszonen bewirkte Querstreifung der Metaphysen, aber auch der Plattenknochen, entstehen während den Phasen beschleunigten Wachstums (UEHLINGER; ENGFELDT u. Mitarb.; DENT u. Mitarb.). Bisweilen läßt sich eine feine Streifung erst in besonders harten Aufnahmen feststellen. Durch den gleichen Mechanismus bleiben die Silhouetten einzelner Röhrenknochen, wie sie bei der Geburt vorlagen, in späteren Lebensphasen als sog. „Endoknochen", sklerosierte Knöchelchen, umgeben von strahlendurchlässigeren rudimentären Markräumen-, in den Diaphysen erhalten. Dieser Befund ist pathognomonisch für die Osteopetrose und läßt bei den Überlebenden im Erwachsenenalter meist nur eine entsprechende Aufhellungszone im Knochen zurück. Seltener ist eine longitudinale Streifung, die durch entsprechend verlaufende Gefäß-, Bindegewebs- und Knorpelsäulen entstehen (ENGFELDT u. Mitarb. 1960).

136 Osteochondrodysplasien

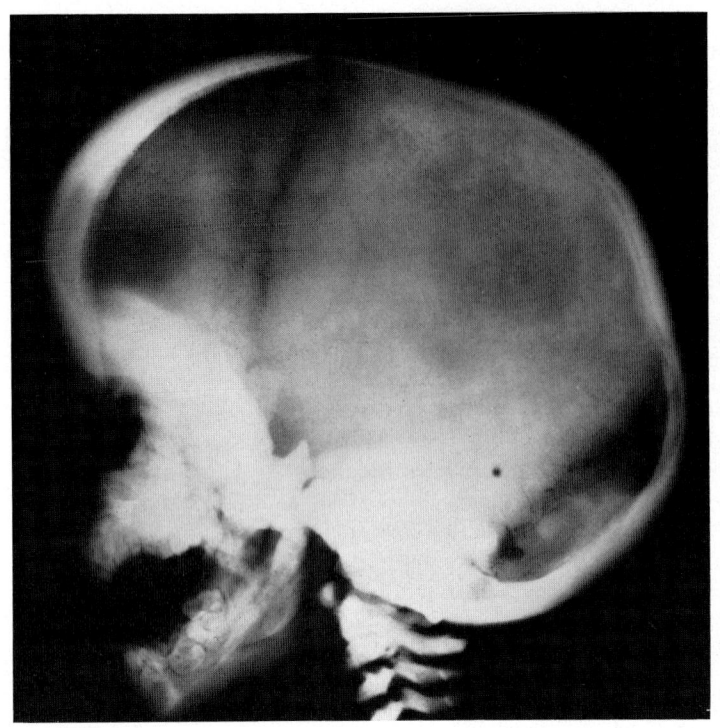

Abb. 85 Osteopetrose, frühinfantile maligne Form.
a) – c) ♂, Nr. 29 536, 4½ J.
a) Massive Sklerose und Verdickung des Os frontale und occipitale sowie der Schädelbasis und der Gesichtsknochen. Die Mandibula bleibt charakteristischerweise von diesem Prozeß verschont.
b) *Arm:* Der Markraum der Röhrenknochen ist strahlendichter als die Kortikalis. Die Metaphysen sind aufgetrieben. In den Metakarpalia sind „Endoknochen" erkennbar.
c) *Becken und Oberschenkel:* Ausgesprochene Erlenmeyer-Kolben-Form der Metaphysen mit Quer- und Längsstreifung.
d) ♂, 3 Monate.
„Frührachitis" bei Osteopetrose (Beobachtung Dr. HELGA WIEDEMANN, Wangen i. A.).

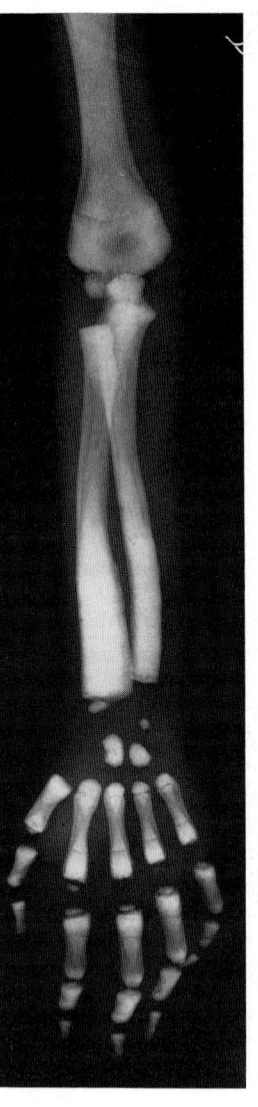

Als zusätzliche Komplikation kann sich eine abnorm früh auftretende, in ihrer Pathogenese noch nicht ganz geklärte oft resistente Form der Rachitis mit typischen radiologischen Befunden einstellen (ZEITLHOFER u. ZWEYMÜLLER; ZAMBONI u. Mitarb.).
Die *Differentialdiagnose* umfaßt sämtliche mit Osteosklerose einhergehenden Knochenerkrankungen, wobei aber die Knochendichte bei den Marmorknochen ein Maximum erreicht. Im übrigen verweisen wir auf Tab. 12.

Spätmanifeste Osteopetrose

Die Erstbeschreibung von ALBERS-SCHÖNBERG befaßte sich mit einer Beobachtung eines 26 Jahre alten Mannes, der mit 47 Jahren der Knochenmarksinsuffizienz erlag, dessen Mutter jedoch erst mit 80 Jahren, offenbar ohne hämatologische Symptome, mit der gleichen Diagnose starb (HEINE). Die Krankheit kann bereits im frühen Kindesalter einsetzen. 28% der Fälle werden nach dem 21. Lebensjahr entdeckt (RUBIN 1964).
Klinisch steht die in ca. 40% der Fälle beobachtete abnorme Knochenbrüchigkeit im Vordergrund (JOHNSTON u. Mitarb.). Eine Anämie wird nur in ca. 20% der Fälle (HANSEN), eine Osteomyelitis meist der Mandibula (JOHNSTON u. Mitarb.) in 10% der Fälle angetroffen. Auch neurologische Symptome wurden beschrieben (HASENHUTTL). Offenbar wurden zahlreiche Fälle als Zufallsbefund erfaßt.

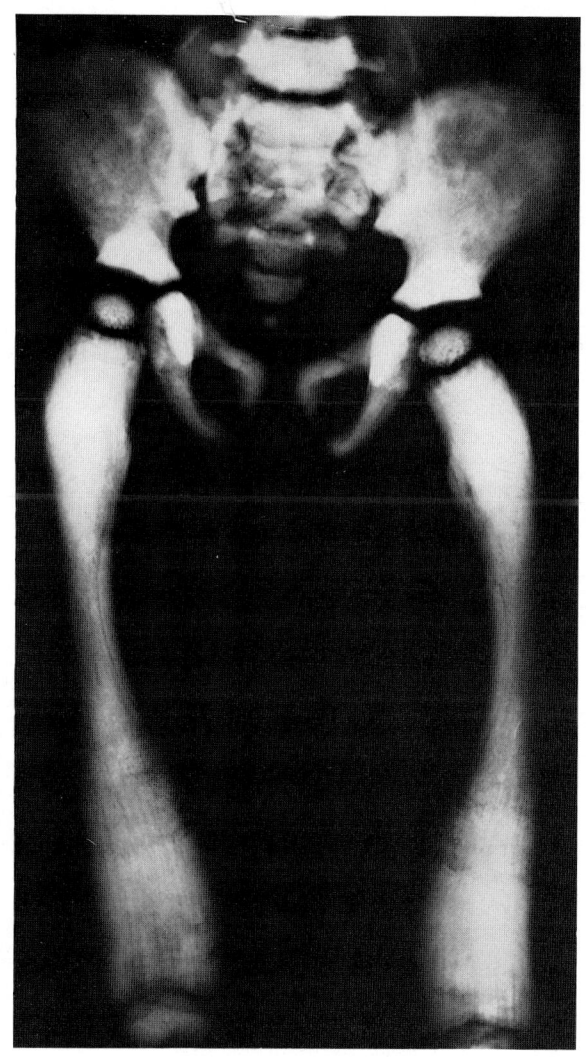

Abb. 85 d

Abb. 85 c

Die *Röntgenbefunde,* von HINKEL u. BEILER sowie PIATT u. Mitarb. eingehend beschrieben, entsprechen denjenigen der infantilen Form, sind aber weniger ausgeprägt. So ist in der Regel die Kortikalis der Röhrenknochen noch abgrenzbar. Der Schwerpunkt der Sklerose liegt im Bereich der Metaphysen, die jedoch weniger oder kaum deformiert erscheinen. Besonders typisch sind die „sandwich-förmigen" (s. oben) Wirbelkörper, während Endoknochen in der Regel, auch bei jungen Patienten, fehlen (GRAHAM u. Mitarb.). Der Schweregrad der ossären Veränderungen variiert außerordentlich von Fall zu Fall. Die Differentialdiagnose ergibt sich aus Tab. 12. Daneben müssen die verschiedenen metabolischen, endokrinen oder toxischen Erkrankungen, die mit einer Osteosklerose einhergehen, berücksichtigt werden.

Literatur

Albers-Schönberg, H. E. 1904: Röntgenbilder einer seltenen Knochenerkrankung. Münch. med. Wschr. 51, 365
Ballet, J. J., C. Griscelli 1977: Lymphoid cell transplantation in human osteopetrosis. In: Mechanisms of Localized Bone Loss. Proceedings of the first scientific evaluation workshop on localized bone loss. S. 399–413, hrsg. J. E. Horton. Information Retrieval Inc. Washington D. C.
Ballet, J. P., C. Griscelli, G. Coutris, G. Milhaud, P. Maroteaux 1977: Bone marrow transplantation in osteopetrosis, Lancet II: 1137
Beighton, P., H. Hamersma, B. J. Cremin 1979: Osteopetrosis in south Africa. The benign, lethal and intermediate forms. South Afric. Med. J. 21, 659–665
Beighton, P., B. J. Cremin 1980: Sclerosing bone dysplasias. Springer, Berlin
Cocchi, U. 1950: Marmorknochenerkrankung Albers-Schönberg. In: Lehrbuch der Röntgendiagnostik, Bd. I, hrsg. von H. R. Schinz, W. E. Baensch, E. Friedl, E. Uehlinger. Thieme, Stuttgart (S. 664–667); 6. Aufl. 1965 ff.
Coccia, P. F. u. Mitarb. 1980: Successful bone-marrow transplantation for infantile malignant osteopetrosis. New Engl. J. Med. 302, 701–708

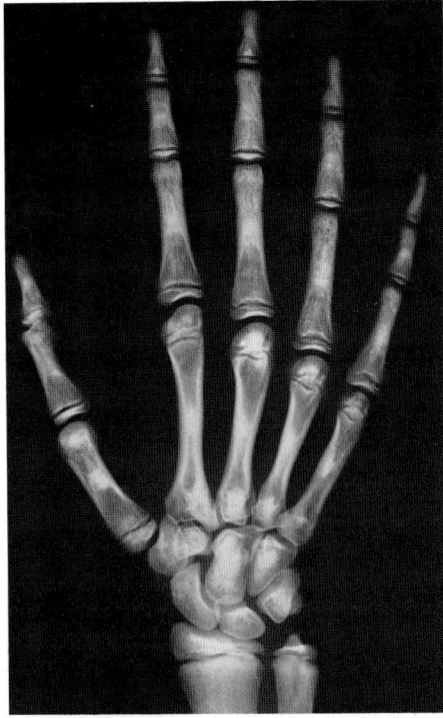

138 Osteochondrodysplasien

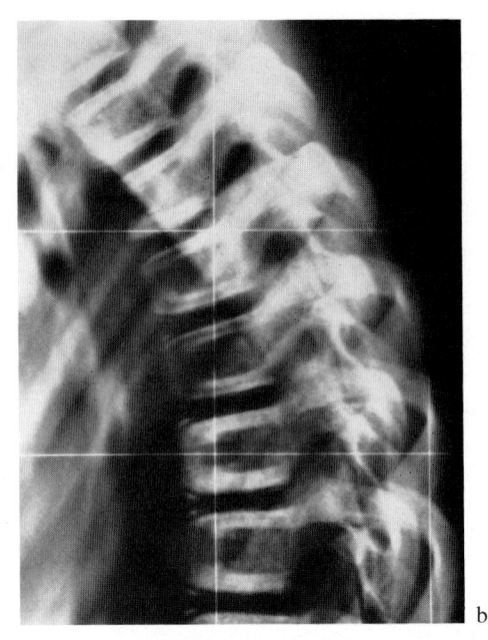

Abb. 86 a) – d) Osteopetrose, benigne „Tarda"-Form.
a) – c) ♀, 12 J. (Beobachtung PD Dr. C. BUETTI, Basel)
a) *Hand:* Relativ wenig sklerotisch (Reste von „Endoknochen" diaphysär).
b) „Sandwich"-*Wirbelkörper.*
c) *Femur:* Erhaltener Markraum, dicke Kortikalis.
d) *Knie:* Besonders kräftige epiphysäre Sklerose.

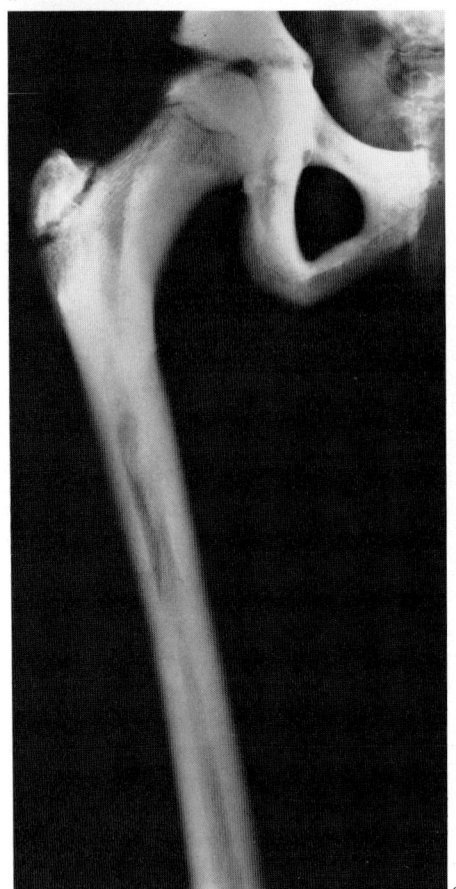

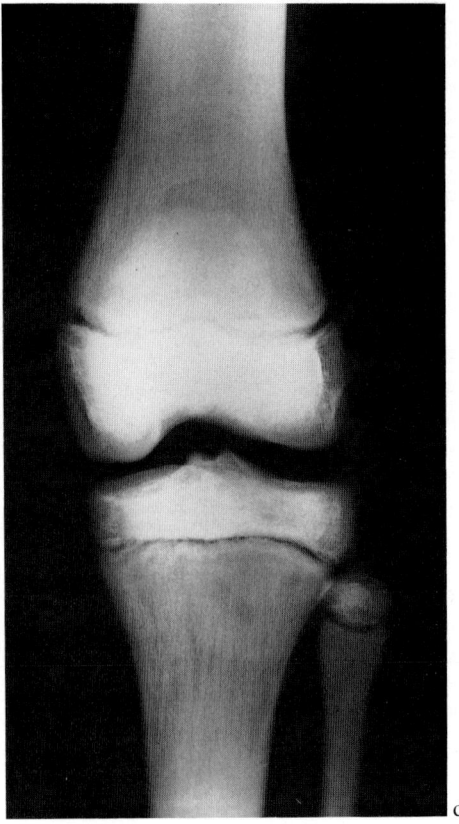

Engfeldt, B., A. Engström, R. Zetterström 1954: Biophysical studies on bone tissue: III. osteopetrosis (marble bone disease). Acta paediat. (Uppsala) 43, 152 – 162

Engfeldt, B., C. M. Fajers, H. Lodin, M. Pehrson 1960: Studies on osteopetrosis: III. roentgenologic and pathologic anatomical investigations on some of the bone changes. Acta paediat. (Uppsala) 49, 391 – 408

Fairbank, H. A. G. 1948: From an atlas of general affections of the skeleton. 2. Osteopetrosis. R. Bone Jt. Surg. 30 B, 339 – 356

Fauré, Cl. 1976: Maladies osseuses condensantes. In: Radiologie clinique, Bd. III, hrsg. von P. Buffard, Cl. Fauré, M. Bochu. Flammarion, Paris

Fraser, D., S. W. Kooh, A. M. Chan, A. G. Cherian 1968: Congenital osteopetrosis – a failure of normal resorptive mechnisms of bone. Calcit. Tiss. Res. Suppl. 2, 52

Graham, C. B., U. Rudhe, O. Eklöf 1973: Osteopetrosis. Progr. pediat. Radiol. 4, 375 – 402

Hansen, H. G. 1967: Osteosklerose und Hyperostose. In: Handbuch der Kinderheilkunde, Bd. VI. Springer, Berlin (S. 336 – 389)

Hasenhuttl, K. 1962: Osteopetrosis. Review of the literature and comparative studies on a case with a twenty-four-year follow-up. J. Bone Jt. Surg. 44 A, 359 – 370

Heine, J. 1941: Beitrag zur Marmorknochenkrankheit. Fortschr. Röntgenstr. 63, 121 – 130

Hinkel, C. L., D. D. Beiler 1955: Osteopetrosis in adults. Amer. J. Roentgenol. 74, 46 – 64

Johnson, F., C. Flores, W. B. Dodgson 1978: Central osteosclerosis in an infant with bamboo hair (Netherton syndrome). Skeletal Radiol. 2, 185 – 186

Johnston, C. C., N. Lavy, Th. Lord, F. Vellios, A. D. Merritt, W. P. Deiss 1968: Osteopetrosis. A clinical, genetic. metabolic and morphologic study of the dominantly inherited, benign form. Medicine 47, 149 – 167

Loria-Cortes, R., E. Quesada-Calco, C. Cordero-Chaverri 1977: Osteopetrosis in children. J. Pediat. 91, 43 – 47

Maroteaux, P. 1980: L'ostéomésopycnose. Arch. Fr. Pediatr. 37, 153 – 154

Milhaud, G., M. L. Labat 1978: Thymus and Osteopetrosis. Clinical Orthopaedics 135, 260 – 271

Ohlsson, A., G. Stark, N. Sakati 1980: Marble brain disease. Develop. Med. Child Neurol. 22, 72 – 96

Piatt, A. D., G. A. Erhard, S. A. Jacob 1956: Benign osteoprosis. Amer. J. Roentgenol. 76, 1119 – 1131

Reeves, J. D., C. S. August, J. R. Humbert, W. L. Weston 1979: Host defense in infantile osteopetrosis. Pediatrics 64, 202 – 206

Rubin, Ph. 1964: Dynamic Classification of Bone Dysplasias. Year Book Med. Publ., Chicago

Stevenson, A. C. 1969: The load of hereditary defects in human populations. (Proceedings of the international congress of radiation research.) Radiat. Res. Suppl. 1, 306 – 325

Uehlinger, E. 1949: Zur pathologischen Anatomie der frühinfantilen malignen Form der Marmorknochenkrankheit mit einfach-rezessivem Erbgang. Helv. paediat. Acta 4, 60 – 76

Walker, D. G. 1969: Osteopetrosis. Birth Defects, Orig. 5/4, 308 – 311

Zamboni, G., M. Cecchettin, P. Marradi, M. Foradori, G. Zoppi 1977: Association of osteopetrosis and vitamin D-resistant rickets. Helv. paediat. Acta 32, 363 – 368.

Zeitlhofer, J., E. Zweymüller 1963: Die Knochenveränderungen der mit „Rachitis" und Aminoaciduria einhergehenden Osteosklerose Albers-Schönberg. Z. Kinderheilk. 88, 475 – 489

Pyknodysostose

Minimale diagnostische Kriterien: Generalisierte Osteosklerose mit Akroosteolyse und Offenbleiben der Schädelnähte und der großen Fontanelle bis ins Erwachsenenalter. Minderwuchs.
Erstbeschreibung: MONTANARI 1923. Erfassung als Dysplasie: MAROTEAUX u. LAMY 1962.
Häufigkeit: Bis 1968 wurden 73 Fälle (SEDANO u. Mitarb.), seither über 50 weitere Fälle, alleine in Japan 29 (SUGIURA u. Mitarb.), 6 aus Dänemark (NILSEN), 7 aus Portugal (ALMEIDA) usw. beschrieben. *Klinik:* Großer Kopf schon bei der Geburt mit sich nicht schließenden Fontanellen, Minderwuchs (Erwachsenenlänge 135 – 150 cm), Frakturanfälligkeit, bisweilen karchelnde Atmung bis zur Atemnot (5 Fälle von NILSEN!), vielleicht aufgrund eines zu weit nach dorsal reichenden weichen Gaumens, eventuell wegen Kieferhypoplasie und nur ganz ausnahmsweise Anämie, Thrombopenie und Hepatosplenomegalie (NORMAN u. DUBOWY; BALTHAZAR u. Mitarb.; KOZLOWSKI u. YU) führen zur ärztlichen Untersuchung. Im allgemeinen jedoch haben die Patienten eine normale Lebenserwartung.
Aspektmäßig fällt der große Kopf mit prominenter Stirn und kleinem Gesichtsschädel sowie fliehendem Kinn, die blauen Skleren und die kurzen Finger der kleinen Hände auf. *Typische Laborbefunde* fehlen. Der *Erbgang* ist autosomal-rezessiv bei besonders häufiger Konsanguinität der Eltern.
Röntgenbefunde:
Allgemeine Befunde: Die das ganze Skelett umfassende, im Verlauf der Jahre zunehmende Osteosklerose betrifft an den Röhrenknochen vor allem den Kortex, wobei aber auch die Metaphysen nicht verschont bleiben. Immerhin sind die Markräume noch zu erkennen. Die „Modellierungsstörung" der Metaphysen ist nur angedeutet oder fehlt ganz.
Lokale Befunde: Schädel: Die bis ins Erwachsenenalter klaffenden Sagittal- und Lambda-, weniger die Koronarnähte, das Offenbleiben der großen Fontanelle, der hypoplastische Unterkiefer mit nahezu gestrecktem Kieferwinkel zusammen mit der mäßigen Sklerose ermöglicht bereits die Diagnose. *Hände und Füße:* Eine die verschiedenen Endglieder von Fingern und Zehen in wechselndem Ausmaße treffende, selbstlimitierte Akroosteolyse, die meist die Epiphysengegend verschont und die die Gelenke nie überschreitet, ist, wiederum mit der Osteosklerose zusammen, an sich schon pathognomonisch. Dem teilweisen

140 Osteochondrodysplasien

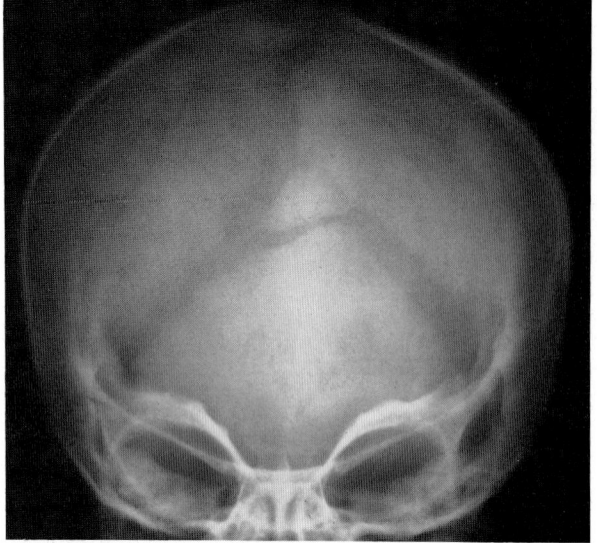

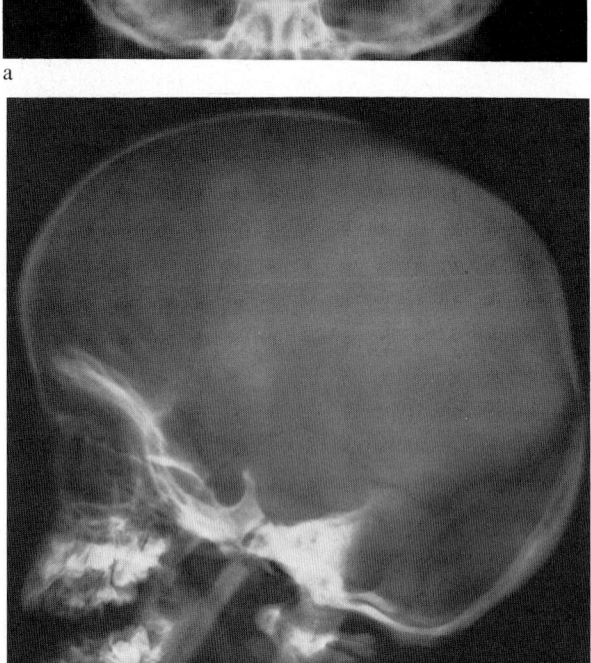

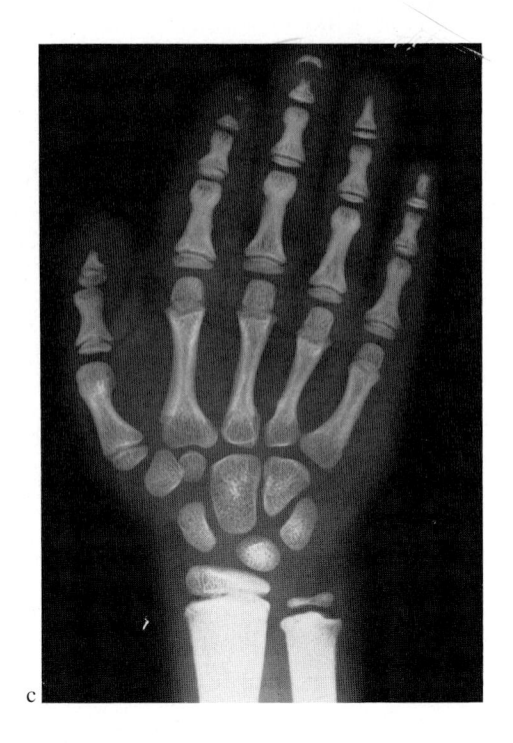

Abb. 87 Pyknodysostose. ♂, 8%12 Jahre, Nr. 81 936. Allgemeine, mäßig ausgeprägte Osteosklerose.
a) – b) Schädel a.-p./seitl.:
Klaffende, zackig begrenzte Lambda- und Sagittal-, nicht aber Koronarnaht. Kieferwinkel flach.
c) Hand p.-a.:
Mäßige Brachyphalangie und Metakarpie. Hypoplasie und Defekte an den Endphalangen. Zapfenepiphyse am Daumenendglied.

radiologischen Verschwinden des Hyoids (einmalige Beobachtung, THEANDER) mag ein ähnlicher Prozeß zugrunde liegen. *Übrige Skelettbefunde: Claviculae:* Die häufigen Hypoplasien der Claviculae, die jedoch selten mit eigentlichen Defekten verbunden sind, können zur Fehldiagnose einer kleidokranialen Dysplasie führen. *Wirbelsäule:* Die gehäufte Spondylolyse oder -listhesis darf als Ausdruck der erhöhten Frakturanfälligkeit betrachtet werden (GIEDION). Die tiefe Einkerbung zwischen Korpus und Flügel des Darmbeins kann zu einer typischen Konfiguration des *Beckens* führen („Sockelbildung") (GIEDION).
Die *radiologische Diffentialdiagnose* zur kleidokranialen Dysplasie, zur kraniomandibulären Dermatodysostose (DANKS u. Mitarb.), Osteopetrose und zur idiopathischen Akroosteolyse Hajdu-Cheney (s. S. 179) ergibt sich aus den erwähnten pathognomonischen Befunden.

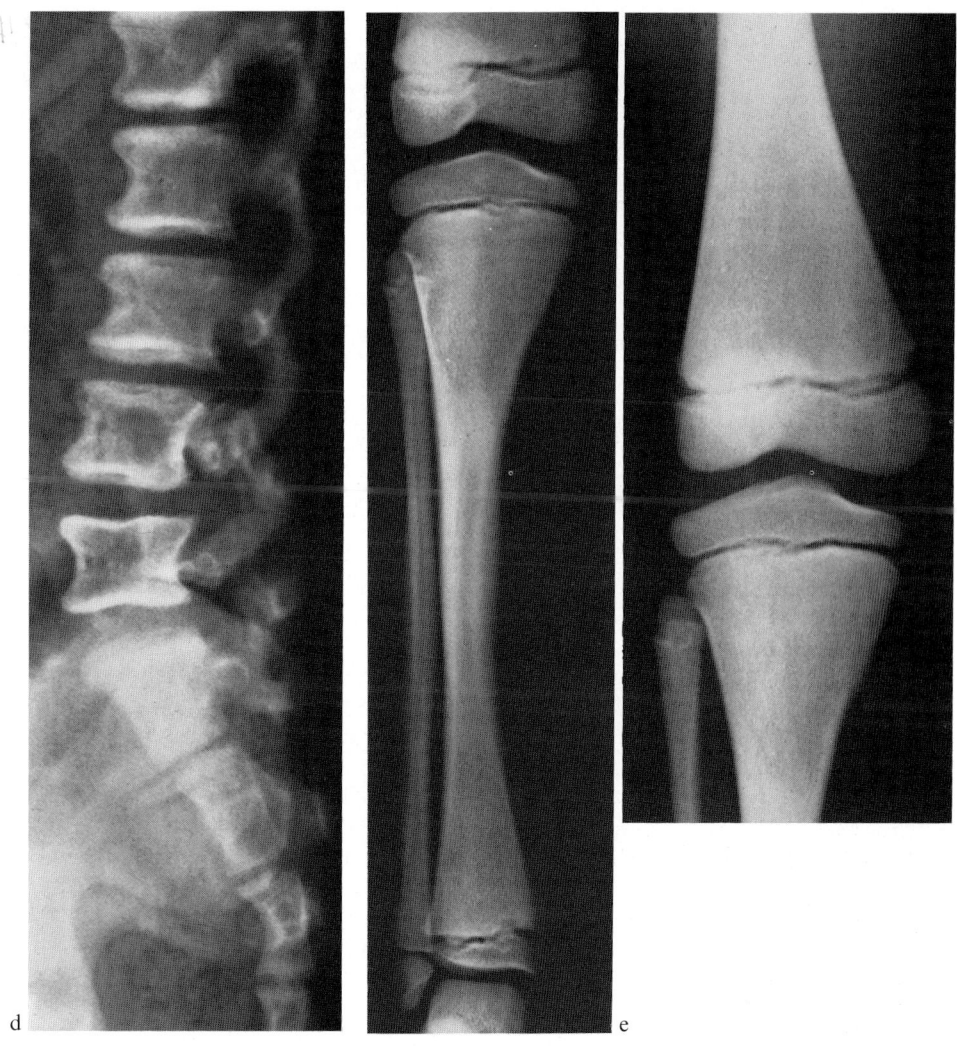

Abb. 87 d) LWS seitl. (12 Jahre): Angedeutete Rahmenwirbel. Konkave dorsale Wirbelkörperbegrenzung. Spondylolyse (→). e) Knie und Unterschenkel: Mangelhafte Tubulierung der distalen Femurmetaphyse (aus GIEDION u. ZACHMANN 1966).

Literatur

de Almeida, L. M. 1972: Contribution à l'étude génétique de la pycnodysostose. Ann. Génét. 15, 99 – 101

Balthazar, E., E. H. Smith, H. Moskowitz 1972: Pycnodysostosis: an unusual case. Brit. J. Radiol. 45, 304 – 307

Cabrejas, M. L., G. A. Fromm, J. F. Roca, M. A. Mendez, G. E. Bur, M. E. Ferreyra, C. De Marchi, L. Schurman 1976: Pycnodysostosis: some aspects concerning kinetics of calcium metabolism and bone pathology. Amer. J. med. Sci 271, 215 – 220

Danks, D. M., V. Mayne, H. N. B. Wettenhall, R. K. Hall 1974: Craniomandibular dermatodysostosis. Birth Defects. 10, 99 – 105

Giedion, A., M. Zachmann 1966: Pyknodysostose. Helv. paediat. Acta 21, 612 – 621

Graham, C. B., U. Rudhe, O. Eklöf 1973: Osteopetrosis. Progr. pediat. Radiol. 4, 375 – 402

Kemperdick, H., H. J. Lehr 1975: Pycnodysostosis. Mschr. Kinderheilk. 123, 52 – 57

Kozlowski, K., J. S. Yu 1972: Pycnodysostosis. A variant form with visceral manifestations. Arch. Dis. Childh. 47, 804 – 807

Maroteaux, P., C. Fauré 1973: Pycnodysostosis. Progr. pediat. Radiol. 4, 403 – 413

Maroteaux, P., M. Lamy 1962: Deux observations d'une affection osseuse condensante. La pycnodysostose. Arch. franç. Pédiat. 19, 267 – 274

Maroteaux, P., M. Lamy 1962: La pycnodysostose. Presse méd. 70, 999 – 1002

Maroteaux, P., M. Lamy 1965: The malady of Toulouse-Lautrec. J. Amer. med. Ass. 191, 715 – 717

Meredith, S. C., M. A. Simon, G. S. Laros, M. A. Jackson 1978: Pycnodysostosis. J. Bone Jt. Surg. 60–A, 1122 – 1127

Nielsen, E. L. 1974: Pycnodysostosis. Acta paediat. scand. 63, 437 – 446

Norman, C. H., J. Dubowy 1971: Pycnodysostosis with splenomegaly and Anemia. N. Y. St. J. Med. 71, 2419 – 2421

Roth, V. G. 1976: Pycnodysostosis presenting with bilateral subtrochanteric fractures – case report. Clin. Orthop. 117, 247–253

Sedano, H. D., R. J. Gorlin, V. E. Anderson 1968: Pycnodysostosis. Clinical and genetic considerations. Amer. J. Dis. Child. 116, 70–77

Sugiura, Y., Y. Yamada, J. Koh 1974: Pycnodysostosis in Japan: Report of six cases and a review of Japanese literature. Skeletal Dysplasias. Birth Defects, Orig. X/12, 78–98

Taylor, M. M., T. M. Moore, J. P. Harvey 1978: Pycnodysostosis. J. Bone Jt. Surg. 60–A, 1128–1130

Theander, G. 1978: Partial disappearance of the hyoid bone in pyknodysostosis – Report of a case. Acta radiol. 19, 237–242

Wolpowitz, A., A. Matisonn 1974: A comparative study of pycnodysostosis, cleidocranial dysostosis, osteopetrosis and acroosteolysis. S. Afr. med. J. 48, 1011–1018

Osteopoikilie

Synonyma: Osteopoikilosis, Osteopecilia, Ostéopoecilie, Ostéopoicilie, Osteopathia (oder Ostitis) condensans disseminata, Osteopathia (oder Ostitis) condensans generalisata, Osteopathia (oder Osteosclerosis) disseminata familiaris, Spotted bones, 2. Albers-Schönbergsche Krankheit u. a. m. Die seltene, *autosomal-dominant,* mit unvollständiger Penetranz *vererbte* Dysostose wurde 1915 von ALBERS-SCHÖNBERG entdeckt. LEDOUX-LEBARD u. Mitarb. schlugen 1916 den Namen „Ostéopoecilie" ($\pi o \iota \kappa \iota \lambda \acute{o} \sigma$ = gefleckt) vor. Bis 1968 sind mehr als 300 Fälle publiziert worden. Umfassende Monographien über die Osteopoikilie verdanken wir BUSCH (1936), BETHGE u. RIDDERBUSCH (1967) sowie REMMELE (1968) und CLAUS (1968).

Die *Pathogenese* der Osteopoikilie ist unbekannt. *Pathologisch-anatomisch* bestehen die radiologischen Verdichtungszonen überwiegend aus lamellären Knochen (REMMELE). In seiner klassischen Arbeit zeigte SCHMORL die typischen Konglomerate besonders dicht und büschelförmig beeinanderstehender Knochenbälkchen. Charakteristische *Laborbefunde* sind bisher nicht veröffentlicht worden.

Klinisch galt die Osteopoikilie bis vor kurzem als völlig bedeutungsloser radiologischer Zufallsbefund. Nach BETHGE u. RIDDERBUSCH sollen jedoch 20% der Befallenen an oft schubweisen Schmerzen und Funktionsstörungen leiden, die mit den Knochenveränderungen in Zusammenhang stehen. Eine leichte Androtropie wird durch entsprechend häufigere Skelettuntersuchungen bei Männern erklärt. Die Osteopoikilie wird in jeder Altersklasse, am häufigsten aber in der 3. Lebensdekade angetroffen. Eine „für die Osteopoikilie charakteristische, vielleicht sogar spezifische Hautveränderung mit linsengroßen, dichtstehenden, leicht erhabenen, hautfarbenen Herden" (REMMELE) wurde erstmals von BUSCHKE u. OLLENDORF 1928 beschrieben und bis 1974 insgesamt in 30 Fällen beobachtet (SCHÖNENBERG).

Radiologisch kann nach der Morphologie der Verdichtungsherde eine *lentikuläre, noduläre,* eventuell numuläre Form unterschieden werden. Nach Häufigkeit aufgeführt sind Femur und Humerus, Unterschenkel und Vorderarmknochen, Becken, Fuß und Handskelett sowie die Scapulae am häufigsten befallen (Abb. 88). Innerhalb der Röhrenknochen liegen die Herde meta-epiphysär. Rippen, Patella, Sternum und Schädel sind nur ausnahmsweise betroffen (REMMELE). Die mehr oder weniger symmetrisch verteilten, meist linsengroßen, einen Durchmesser von 2–5 (–20) mm aufweisenden rundlichen, ovalen, lanzettförmigen, glattrandig oder zackig begrenzten Verdichtungsherde sind in der Längsachse der entsprechenden Knochen angeordnet. Sie folgen der Trabekelstruktur der Spongiosa und liegen in der Epiphysenfugennähe besonders dicht beieinander. Offenbar bestehen fließende Übergänge zu den sog. „isolierten" Stiedaschen Kompaktainseln (REMMELE). Die Verdichtungen werden größer und länger, je weiter diaphysenwärts sie gelegen sind. Bisweilen ordnen sich die Flecken metaphysär zu Streifen oder Leisten von 2 bis 10 mm Breite an, die nicht mit der Osteopathia striata (s. S. 144) verwechselt werden sollen. Daneben können auch ringförmige Herde mit zentraler Aufhellung sowie große, einen Durchmesser bis zu 2,5 cm aufweisende (REMMELE) *numuläre* Herde beobachtet werden. Eine Rarifizierung des Knochens mit kleinen umschriebenen oder diffuswabigen Aufhellungen bis zur deutlichen Zystenbildung (BETHGE u. RIDDERBUSCH) sind weitere mögliche Röntgenbefunde.

Differentialdiagnostisch dürften die ebenfalls mit systematischer lokalisierter Osteosklerose einhergehenden Dysplasien wie Melorheostose (s. S. 145) und Pachydermoperiostose (s. S. 148) leicht auszuschließen zu sein. Die Kombination mit der Osteopathia striata wird im entsprechenden Kapitel erwähnt (S. 144).

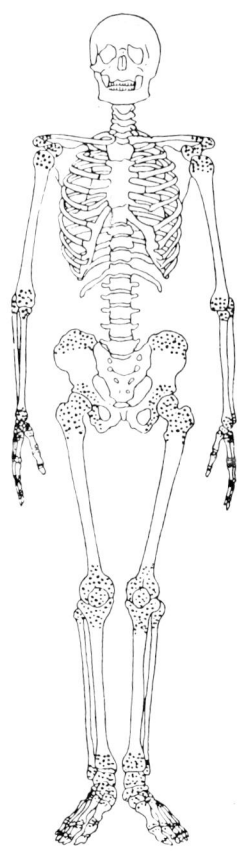

Ossäre Dichte – Struktur und Modellierungsanomalien 143

Abb. 88
Verteilungs-Schema der häufigsten Osteopoikilieherde im Skelett (nach COCCHI).

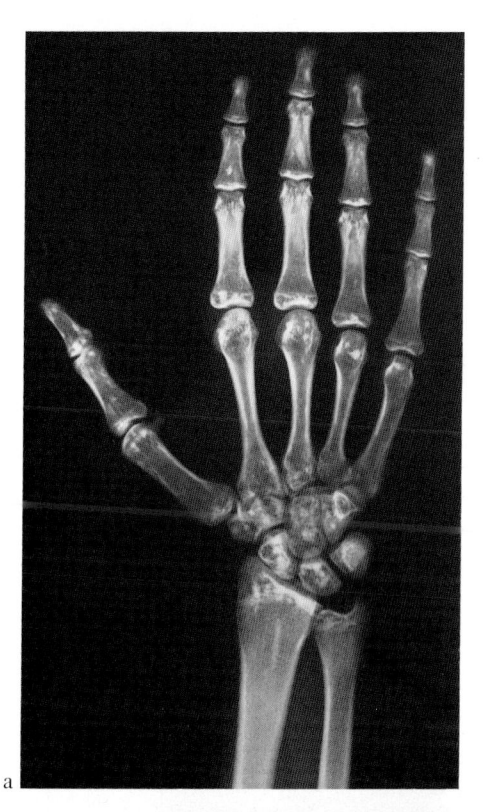

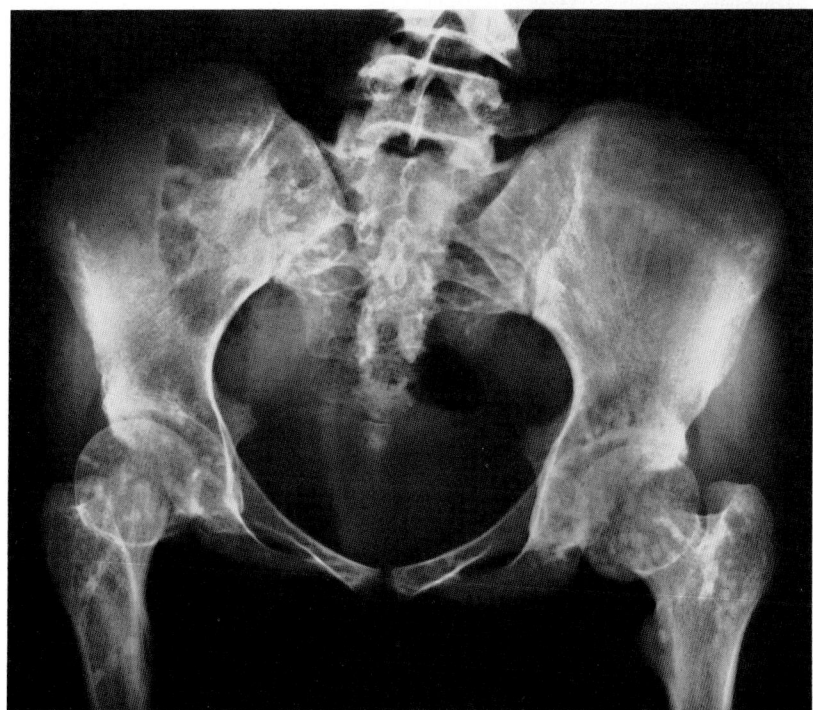

Abb. 89
♀, Nr. 66 866.
a) 14 Jahre,
b) 18 Jahre.
Lentikuläre Skleroseherde an Hand und Becken.

a

b

Literatur

Albers-Schönberg, H. E. 1915/16: Eine seltene, bisher nicht bekannte Strukturanomalie des Skelettes. Fortschr. Röntgenstr. 23, 174 – 175

Bethge, J.-F., K. E. Ridderbusch 1967: Über Osteopoikilie und das neue Krankheitsbild Hyperostose bei Osteopoikilie. Ergebn. Chir. Orthop. 49, 138 – 182

Busch, K. F. B. 1936: Osteosclerosis disseminata familiaris. Hasselbach, Kopenhagen

Buschke, A., H. Ollendorf 1928: in Fall von Dermatofibrosis lenticularis disseminata und Osteopathia condensans disseminata. Derm. Wschr. 86, 257 – 262

Claus, H. G. 1968: Die Osteopoikilie. In: Handbuch der Medizin, Bd. V/13: Radiologie. Springer, Berlin (S. 182 – 242)

Cocchi, U. 1950: Osteopoikilie. In: Lehrbuch der Röntgendiagnostik, hrsg. von H. R. Schinz, W. E. Baensch, E. Friedl, E. Uehlinger, 5. Aufl. Thieme, Stuttgart (S. 719 – 723); 6. Aufl. 1965 ff.

Remmele, W. 1968: Die Osteopoikilie. Ergebn. Path. 149, 182 – 228

Schmorl, G. 1931: Anatomischer Befund bei einem Falle von Osteopoikilie. Fortschr. Röntgenstr. 44, 1 – 8

Schönenberg, H. 1975: Osteopoikilia with dermofibrosis lenticularis disseminata (Buschke-Ollendorf-Syndrome). Klin. Pädiat. 187, 123 – 133

Osteopathia striata

Synonyma: Osteorhabdotosis.

Von der seltenen, 1924 durch *Voorhoeve* erstbeschriebenen Dysplasie wurden bis 1972 46 Fälle beobachtet (LARRÈGUE u. Mitarb.). Entgegen der Ansicht von VOORHOEVE und zahlreicher weiterer Autoren, es handelt sich dabei um eine Sonderform der Osteopoikilie, wird heute mehrheitlich ihre Eigenständigkeit hervorgehoben (CLAUS; WILLERT u. ZICHNER). *Radiologisch* finden sich vorwiegend metaphysär symmetrisch gelegene, in der Knochenachse verlaufende, feine, 10 – 20 cm lange, an den Beckenschaufeln radiär zur Crista iliaca ausstrahlende Bündel von Verdichtungslinien.

Der Verlauf der Osteopathia striata kann einerseits durch eine sich über viele Jahre erstreckende Konstanz, andererseits durch Ab- oder Zunahme der Skleroseherde gekennzeichnet sein.

Nach LARRÈGUE u. Mitarb., HORAN u. BEIGHTON sowie FRANKLYN u. WILKINSON können vier ver-

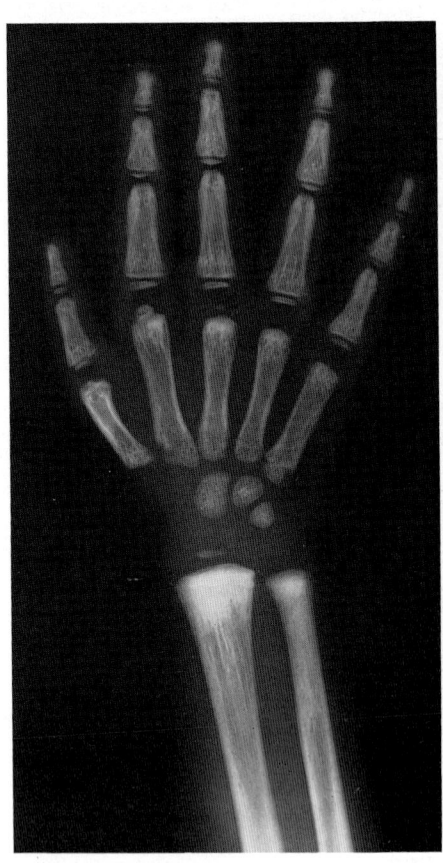

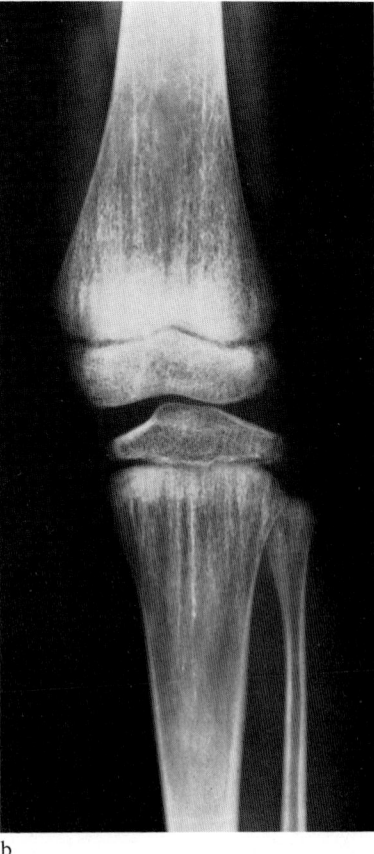

Abb. 90 a) u. b) ♀, 6 Jahre. Charakteristische metaphysäre Lokalisation der Osteopathia striata (Beobachtung Prof. H. KAUFMANN, Universitäts-Kinderklinik Basel).

a b

schiedene Patientengruppen mit dem radiologischen Befund einer Osteopathia striata unterschieden werden:
- die Kombination mit anderen Formen von Knochenverdichtungen wie Osteopoikilie, partieller Osteopetrose, Melorheostose und kortikaler tubulärer Sklerose;
- zusätzliche Sklerose („Osteopetrose") des Schädels, oft verbunden mit Schwerhörigkeit als autosomal-dominantes Erbleiden (HORAN u. BEIGHTON; FRANKLYN u. WILKINSON; MÜLLER);
- Die isolierte Osteopathia striata als radiologischer Zufallsbefund, wahrscheinlich autosomal-dominant übertragen;
- Die Kombination der Osteopathia striata mit fokaler dermaler Hypoplasie (Goltz-Syndrom).

Differentialdiagnostisch läßt sich die Diagnose, sofern es sich nicht um Mischformen handelt (s. oben), anhand der profilierten Röntgenbefunde auf den ersten Blick stellen.

Literatur

Claus, H. G. 1968: Die Osteopoikilie. In: Handbuch der Medizin, Bd. V/3: Radiologie. Springer, Berlin (S. 182–242)
Franklyn, P. P., D. Wilkinson 1978: Two cases of osteopathia striata, deafness and cranial osteopetrosis. Ann. Radiol. 21, 91–93
Horan, F. T., P. H. Beighton 1978: Osteopathia striata with cranial sclerosis. An autosomal dominant entity. Clin. Genet. 13, 201–206
Larrègue, M., P. Maroteaux, Y. Michel, C. Fauré 1972: L'ostéopathie striée, symptôme radiologique de l'hypoplasie dermique en aires. Ann. Radiol. 15, 287–295

Müller, H. 1977: Osteopathia striata mit Hyperostose des Schädels und Schwerhörigkeit. 14. Tagung Ges. Päd. Radiol., Bad Nauheim
Voorhoeve, N. 1924: L'image radiologique non encore décrite d'une anomalie du squelette. Ses rapports avec la dyschondroplasia et l'osteopathia condensans disseminata. Acta radiol. (Stockh.) 3, 407–427
Willert, H. G., L. Zichner 1973: Osteopathia striata – juvenile metaphysäre Knochennekrosen. Z. Orthop. 111, 836–847

Melorheostose

Synonyma: Flowing Hyperostosis, Osteosis eburnisans monomelica, Osteopathia hyperostotica, Rhizomonomelorheostose.

Die Melorheostose ist eine seltene, meist monomel auftretende Osteosklerose *unbekannter Ätiologie und Genese.* Da die ersten Symptome bereits bei der Geburt vorliegen, *ein Erbcharakter aber nicht nachgewiesen werden kann,* wird eine Fehlentwicklung der Extremitätenknospe durch eine metamere kongenitale Störung vermutet (ZIMMER; CAMPBELL u. Mitarb.). Der Name der von LÉRI u. JOANNY 1922 erstmals beschriebenen Erkrankung nimmt Bezug auf die oft breit-streifige Form der Sklerosebänder, die an die Spur eines herabfließenden Kerzentropfens erinnert ($\mu\acute{\epsilon}\lambda o\sigma$ = Glied, $\rho\acute{\epsilon}\omega$ = ich fließe). Bis 1977 wurden über 200 Fälle veröffentlicht (BEAUVAIS u. Mitarb.).

Pathologisch-anatomisch bestehen die sklerotischen Zonen vorwiegend aus unregelmäßig angeordneten dichten Haverschen Lamellensystemen und dicken Trabekeln. Die Sklerose beginnt endostal, kann aber später auch periostal gewaltige Ausmaße erreichen (KLÜMPER u. Mitarb.). Die extraossäre Pathologie (Fibrose von Faszien und Bindegewebe, Gelenkbeteiligung) sind klinisch oft bedeutungsvoller als die radiologisch eindrücklichen Knochenbefunde (CAMPBELL u. Mitarb.).

Klinisch kann das Leiden bereits bei der Geburt (CAMPBELL u. Mitarb.) in Erscheinung treten („Arthrogrypose"!), wird jedoch meist erst im Kindes- oder Früherwachsenenalter diagnostiziert. Schmerzen, zunehmende Bewegungseinschränkungen durch Kontrakturen oder direkte Gelenkbeteiligung sowie Verlängerung oder Verkürzung des betreffenden Gliedes führen die Patienten zum Arzt. Neben Muskelatrophien werden auch Sklerodermal, Lymphödem, Hämangiome („Weichteilveränderungen als diagnostisches Leitsymptom", ERNSTING) beobachtet.

Charakteristische, abnorme *Laborbefunde* sind unbekannt.

Der *Verlauf* ist im Kindesalter durch eine raschere, im Erwachsenenalter langsamere Progredienz gekennzeichnet, die zu orthopädischen Komplikationen führen kann. Die allgemeine Prognose ist im übrigen gut.

Röntgenbefunde: Die Diagnose wird radiologisch gestellt. Allerdings können im Kindesalter bereits schwere Kontrakturen vorliegen, die ossären Veränderungen aber fehlen oder kaum erkennbar sein (CAMPBELL u. Mitarb.). Am häufigsten ist eine ganze, vorwiegend untere Extremität einschließlich „Gürtelhälfte" betroffen. Monoossärer, halbseitiger oder kreuzweiser Befall sind selten. Schädel, Wirbelsäule und Rippen zeigen nur ausnahmsweise Veränderungen. Die unregelmäßig breitbandige, in der Längsachse der Extremi-

146 Osteochondrodysplasien

a

b

c d

e

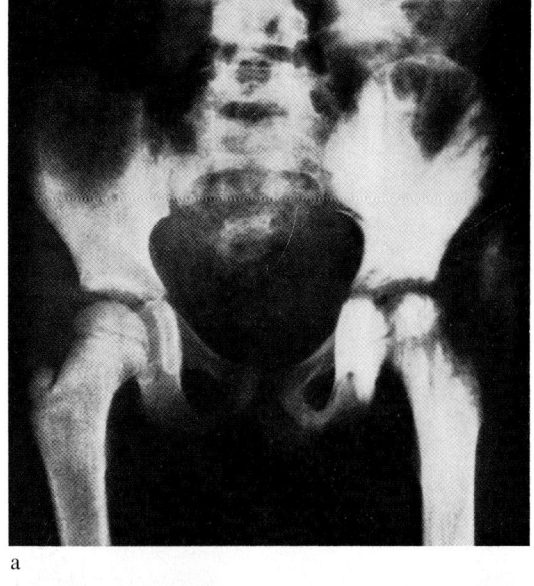

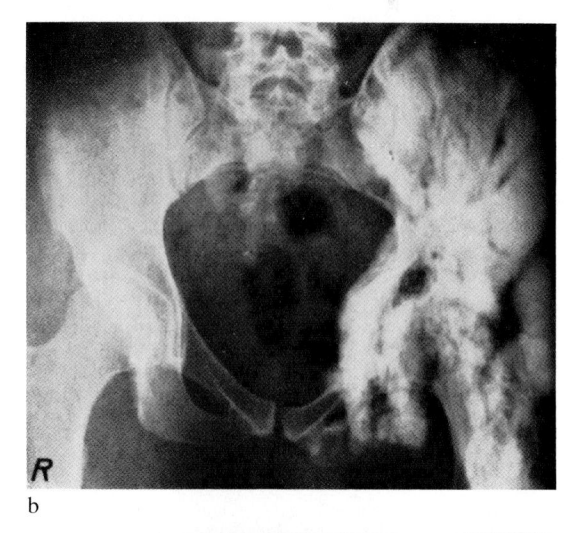

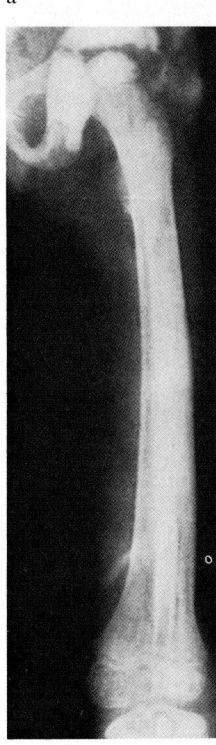

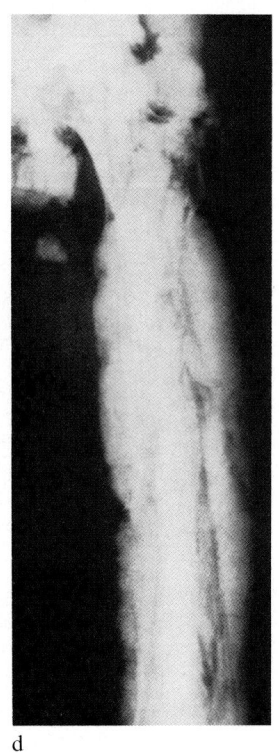

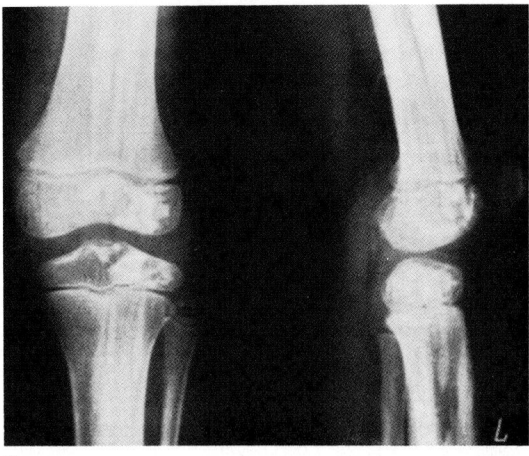

Abb. 91 a)–m) Melorheostose. Longitudinale Beobachtung eines männlichen Patienten vom Alter von 6–24 Jahren mit ungewöhnlich schweren Knochenveränderungen.
Mit 4 Jahren Beginn einer intermittierenden Beugekontraktur von Hüfte und Knie links. Typisch monomeler Befall unter Einbezug der „Gürtelhälfte" sowie progressive Verbreiterung der Sklerosebänder. Im Erwachsenenalter groteske periostale Auflagerungen und Weichteilverkalkungen.
(Aus KLÜMPER u. Mitarb.: Fortschr. Röntgenstr. 103 [1965] 573–577.)

täten verlaufende Sklerose der Knochen kann sich von Skapula oder Becken bis zu den Finger- oder Zehenspitzen erstrecken und führt in einer oder mehreren Spuren über Diaphyse, Metaphyse, Epiphyse über die Gelenke hinaus zum nächsten Knochen. Sklerotischer und gesunder Abschnitt sind scharf getrennt. Besonders im Kindesalter finden sich neben den Verdichtungszonen auch solche mit vermehrter Strahlendurchlässigkeit. Die „Bänder" sind im Kleinkindesalter anfänglich kaum erkennbar (CAMPBELL u. Mitarb.; YOUNGE u. Mitarb.) oder relativ schmal. In dieser Altersklasse scheint ein monomeler Befall besonders häufig. In den Epiphysen, Karpalia und Tarsalia manifestiert sich die Hyperostose oft als punkt- oder fleckförmige Verdichtung. In schwe-

Ossäre Dichte – Struktur und Modellierungsanomalien 147

f

g

h

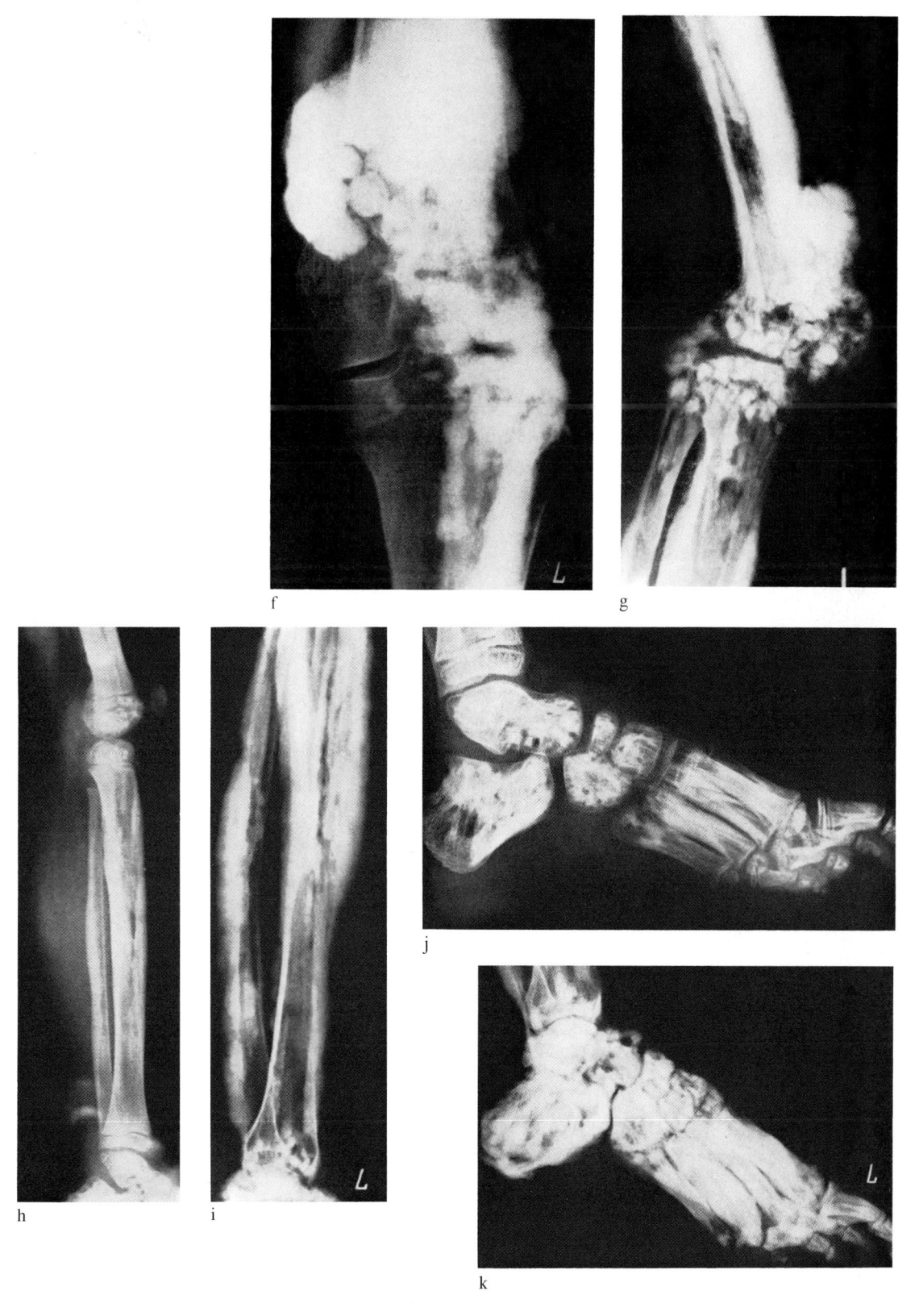

i

j

k

Abb. 91 f bis k

Abb. 91 l und m siehe S. 148

Abb. 91 l   m

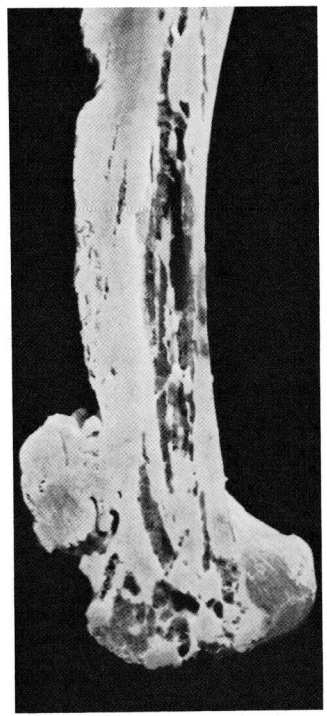

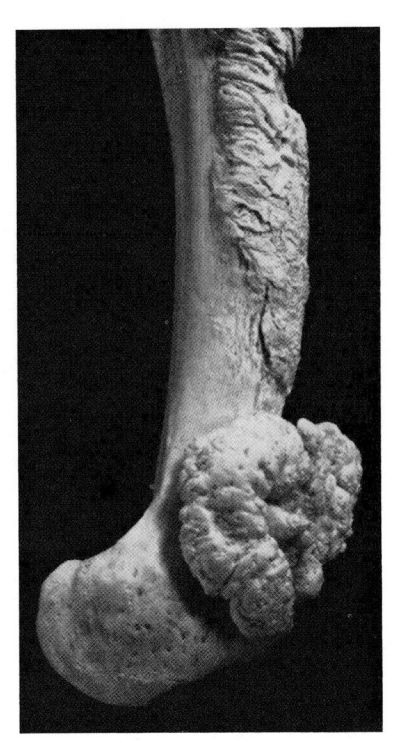

ren Fällen kann es zur Verkrümmung des Knochens mit bisweilen gewaltigen, grotesken periostalen Auflagerungen sowie Weichteilverkalkungen kommen (KLÜMPER u. Mitarb.; CAMPBELL u. Mitarb.).
Mischformen verschiedener Osteosklerosemuster mit Bildern, die auch an die Osteopoikilose und Osteopathia striata erinnern (vgl. S. 144) werden mehrfach erwähnt (ABRAHAMSON; MAROTEAUX u. LAMY; WALKER).
Differentialdiagnose: Die an sich pathognomonischen Röntgenbefunde sind im Kindesalter bisweilen atypisch (s. oben) und können zur Verwechslung mit der polyostotischen fibrösen Dysplasie führen. Osteopoikilie, Osteopathia striata und die Pachydermoperiostose zeigen ein anderes

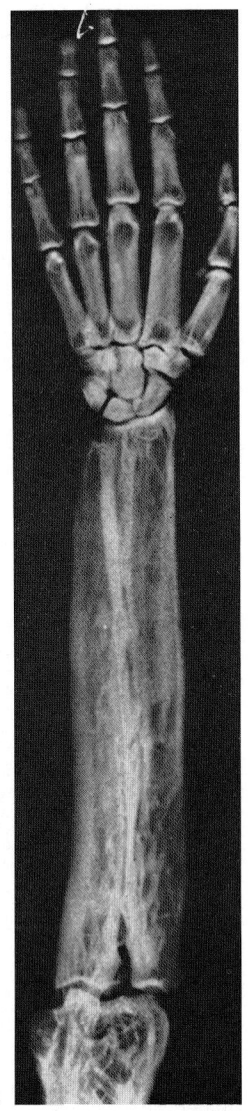

Abb. 92 a

Sklerosemuster und Verteilungsschema. Auch die Dyschondroplasie (OLLIER) und die Pagetsche Krankheit sind leicht zu unterscheiden.

Literatur

Abrahamson, M. N. 1968: Disseminated asymptomatic osteosclerosis with fractures resembling melorheostosis, osteopoikilosis and osteopathia strata. J. Bone Jt. Surg. 50 A, 991–998

Beauvais, P., C. Fauré, J.-P. Montagne, P. L. Chigot, P. Maroteaux 1977: Leri's melorheostosis: three pediatric cases and a review of the literature. Pediat. Radiol. 6, 153–159

Campbell, C. J., T. Papademetriou, M. Bonfiglio 1968: Melorheostosis. A report of the clinical, roentgenographic and pathological findings in fourteen cases. J. Bone Jt. Surg. 50 A, 1281–1304

Ernsting, G. 1966: Weichteilveränderungen als diagnostisches Leitsymptom der Melorheostose. Z. Orthop. 102, 126–138

Klümper, A., H. Wendt, S. Weller, E. Plötner 1965: Entwicklung einer Melorheostose. Fortschr. Röntgenstr. 103, 572–583

Léri, A., J. Joanny 1922: Une affection non décrite des os: Hyperostose «en coulée» sur toute la longueur d'un membre ou «mélorhéostose». Bull. Soc. méd. Hôp. Paris 46, 1141–1145

Maroteaux, P., M. Lamy 1961: La mélorhéostose chez l'enfant. Sem. Hôp. Paris 37, 3470–3475

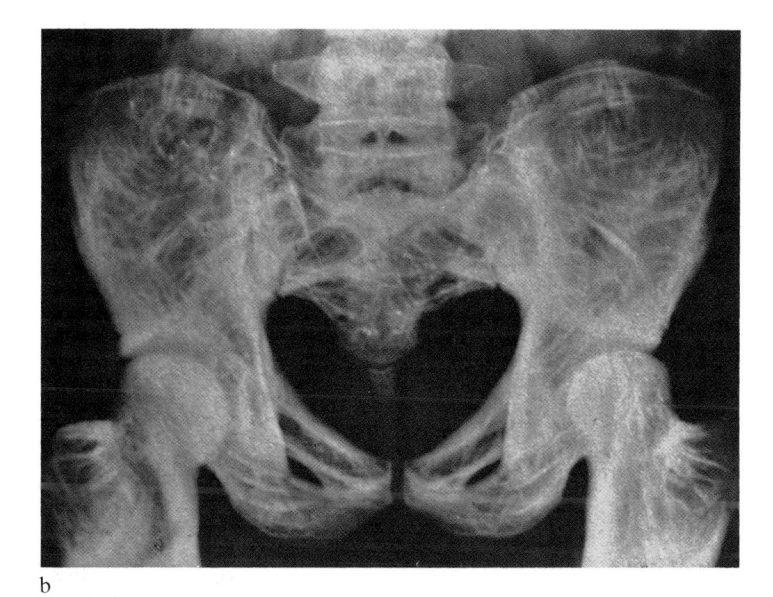

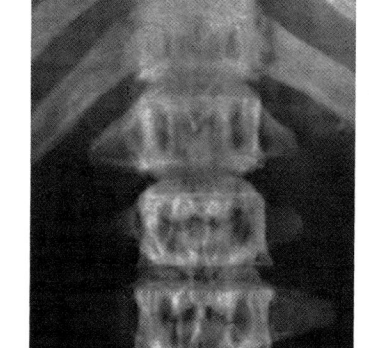

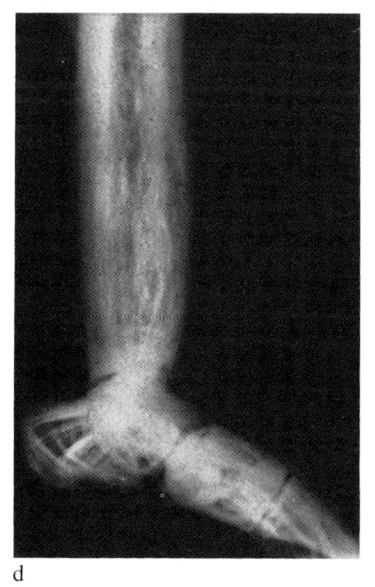

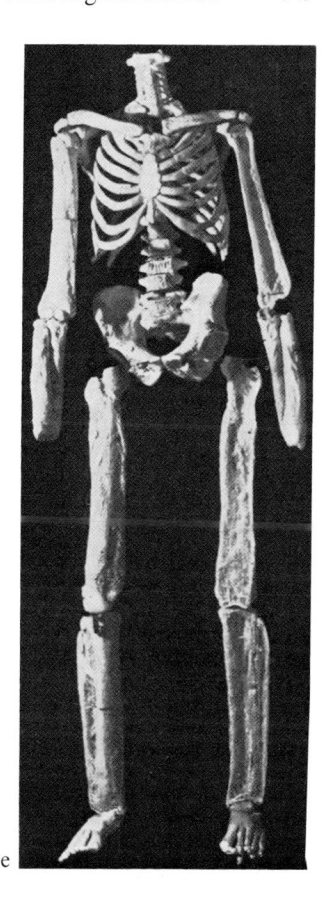

Ossäre Dichte – Struktur und Modellierungsanomalien 149

Abb. 92 Pachydermoperiostose.
a) Pachydermoperiostose bei 43jährigem Mann. Aufnahme des rechten Vorderarmes und der rechten Hand. Strähnige Hyperostose von Radius und Ulna. Hyperostose und Schaftverdickung aller Phalangen und Metakarpalia. Sklerose der Karpalia.
b) Gleicher Patient wie Abb. a). A.-p. Aufnahme des Beckens. Osteophytose der Beckenschaufeln. Sklerotische Spongiosa-Atrophie. Die Spongiosabalken liegen in den Druck- und Zuglinien.
c) Gleicher Patient wie Abb. a). A.-p. Aufnahme der Lendenwirbelsäule. Vertikale strähnige Sklerose der Wirbelkörper.
d) Gleicher Patient wie Abb. a). Seitliche Aufnahme des Fußes. Blockbildung der Fußwurzelknochen mit sklerotischer Spongiosa-Atrophie. Die wenigen plumpen Knochenbalken folgen streng den Zug- und Drucklinien.
e) Gleicher Patient wie Abb. a) – d), 55jährig. Ausgeprägte Verdickung der langen Röhrenknochen.

Murray, R. O., J. McCredie 1979: Melorheostosis and the sclerotomes: A radiological correlation. Skeletal Radiol. 4, 57–71

Walker, G. F. 1964: Mixed sclerosing bone dystrophies. J. Bone Jt. Surg. 46 B, 546–552

Younge, D., D. Drummond, J. Herring, R. L. Cruess 1979: Melorheostosis in children. J. Bone Jt. Surg. 61-B, 415–418

Zimmer, P. 1927: Über einen Fall einer eigenartigen seltenen Knochenerkrankung. Osteopathia hyperostica-Melorheostose. Beitr. klin. Chir. 440, 75–85

Pachydermoperiostose

Die gebräuchlichsten der ca. 26 *Synonyma* (vgl. VOGL u. GOLDFISCHER) sind: Chronic idiopathic hypertrophic osteoarthropathy, Hyperostosis generalisata mit Pachydermie, idiopathische hypertrophische Osteoarthropathie, Megalia cutis et ossium, Osteodermopathie hypertrophiante, Pachydermoperiostosis, Pachyperiostiodermia, primäre hypertrophische Osteoarthropathie, Syndrom von Tourain-Solente-Golé.

Die Pachydermoperiostose ist eine seltene (bis 1973 wurden etwas mehr als 100 Fälle veröffentlicht, FOURNIER u. MOUROU), autosomal-dominant mit wechselnder Expressivität vererbte (RIMOIN) Krankheit, die in ihrer vollen Ausprägung nur beim männlichen Geschlecht angetroffen wird (Androtropie). Das Krankheitsbild wurde anhand eines befallenen Bruderpaares von verschiedenen „Klassikern" des 19. Jahrh. genau beschrieben (FRIEDREICH; ERB; VIRCHOW; STERNBERG; MARIE; vgl. bei VOGL u. GOLDFISCHER). Durch die zusammenfassenden Publikationen von TOURAINE, SOLENTE u. GOLÉ (1935) wird die Krankheit auch nach diesen Autoren benannt.

Klinisch macht sich das Leiden meist kurz nach der Pubertät durch Volumenzunahme und Pachydermie vorerst an Vorderarmen, Händen, Unterschenkeln und Füßen sowie durch Trommelschlegelfinger, Uhrglasnägel (ohne Zyanose) und ein fettiges Glänzen der Haut bemerkbar. Tiefe Falten im Gesicht und auf dem Haarboden („cutis verticis gyrata") verleihen den Patienten einen charakteristischen besorgten Gesichtsausdruck. Ferner werden abnorme Schweißabsonderung der Hände, Gliederschwere und vage „Knochenschmerzen" beobachtet. Das Leiden kommt meistens nach einigen Jahren, am Ende der Adoleszenz, zum Stillstand. Die erwähnten Symptome können, ebenso wie die Röntgenbefunde, in ihrer Ausprägung von Fall zu Fall außerordentlich variieren.

Radiologisch steht die diaphysär besonders ausgeprägte, aber auch die Metaphysen miterfassende Verbreiterung und Verplumpung der langen und kurzen Röhrenknochen, mit Ausnahme der Endphalangen, im Vordergrund. Anfänglich nur eine diskrete, bisweilen zackige periostale Auflagerung oder Verdickung können sich die verschiedenen Schichten später untereinander und mit der Kortikalis durch Knochenbrücken verbinden. Oft ist der Markraum nicht mehr abgrenzbar. Es entsteht die charakteristische grobsträhnige(-fleckige) Knochenstruktur (sklerosierende Atrophie), wobei die Verdichtungen den Zug- und Drucklinien folgen (UEHLINGER). In ausgeprägten Fällen ist das gesamte Skelett, der Schädel mit Sklerose der Diploe, die Wirbelsäule mit Verknöcherung der Bänder, die Karpalia usw., betroffen.

In vier von fünf Fällen fanden GUYER u. Mitarb. eine diskrete bis massive Akroosteolyse der Finger.

Eine Gruppe von Patienten mit Beginn der Osteoarthropathie in den ersten zwei Lebensjahren, weiten Fontanellen und klaffenden Nähten, Hyperhidrosis an Hand und Fußsohle oder auch mit isolierter Osteoarthropathie wurde als *hypertrophe Osteoarthropathie ohne Pachydermie* beschrieben (Lit. s. BARTOLOZZI u. Mitarb.; BHATE u. Mitarb.).

Differentialdiagnostisch kommen vor allem ausgeprägte Fälle von Osteopathia hypertrophicans toxica (Marie-Bamberger) in Frage: Entscheidend ist hier das gleichzeitige Bestehen einer entsprechenden Lungen-(oder Herz-)Krankheit. Im übrigen sollen klinische und radiologische Befunde in einzelnen Fällen bei beiden Krankheiten identisch sein (VOGL u. GOLDFISCHER).

Trommelschlägerfinger mit vergrößerter und verbreiterter Nagelplatte finden sich auch bei der Akromegalie, jedoch mit den übrigen typischen Befunden des eosinophilen Adenoms (vgl. HARBISON u. NICE).

Bei 7 klinisch völlig gesunden männlichen Mitgliedern in 3 Generationen einer Sippe wurden die typischen Röntgenbefunde der Pachydermoperiosteose angetroffen (JONES). Diese und ähnliche frühere Beobachtungen werden nach FAIRBANK als Hyperostosis generalisata mit Streifung („striations") der Knochen bezeichnet.

Literatur

Bartolozzi, G., G. Bernini, M. Maggini 1975: Hypertrophic osteoarthropathy pachydermia – idiopathic form. Amer. J. Dis. Child. 129, 849–855

Bhate, D. V., A. J. Pizarro, G. B. Greenfield 1978: Idiopathic hypertrophic osteoarthropathy without pachyderma. Radiology 129, 379–381

Fairbank, H. A. T. (1951) zit. bei Jones

Fournier, A.-M., M. Mourou 1973: Pachydermopériostose. J. Radiol. Électrol. 54, 417–423

Guyer, P. B., F. J. Brunton, M. W. G. Wren 1978: Pachydermoperiostosis with Acro-Osteolysis. J. Bone Jt. Surg. 60 B, 219–223

Hansen, H. G. 1967: Hyperostosis generalisata mit Pachydermie. In: Handbuch der Kinderheilkunde, Bd. VI. Springer, Berlin (s. 361 – 364)
Harbison, J. B., C. M. Nice 1971: Familial pachydermoperiostosis presenting as an acromegaly-like syndrome. Amer. J. Roentgenol. 112, 532 – 536
Jones, D. N. 1979: Hyperostosis generalisata with striations of the bones. A further report in two related families. Clin. Radiol. 30, 87 – 94
Lazarus, J. H., J. K. Galloway 1973: Pachydermoperiostosis: an unusual cause of finger clubbing. Amer. J. Roentgenol. 118, 308 – 314
Neiman, H. L., B. M. Gompels, W. Martel 1973: Pachydermoperiostosis with bone marrow failure and gross extramedullary hematopoiesis. Report of a case. Radiology 110, 553 – 555
Rimoin, D. C.. 1965: Pachydermoperiostosis (Idiopathic clubbing and periostosis). Genetic and physiologic considerations. New Engl. J. Med. 272, 923 – 931
Touraine, A., G. Solente, L. Golé 1935: Un syndrome ostéodermopathique: La pachydermie plicaturée avec pachypériostose des extrémités. Presse méd. 43, 1820 – 1824
Uehlinger, E. 1942: Hyperostosis generalisata mit Pachydermie. Arch. Path. 308, 396 – 444
Uehlinger, E. 1943: Hyperostosis generalisata mit Pachydermie. Fortschr. Röntgenstr. 67, 8 – 16
Vogl. A., S. Goldfischer 1962: Pachydermoperiostosis. Amer. J. Med. 33, 166 – 187

Osteodysplastie

Synonym: Syndrom von Melnick und Needles.
Die Knochenveränderungen der von MELNICK u. NEEDLES erstmals 1966 beschriebenen, bis 1979 in 23 Fällen beobachteten, *autosomal-dominant vererbten* Dysplasie wirken sich äußerlich wenig aus und werden oft nur zufällig entdeckt. Charakteristisch ist der Gesichtsausdruck der meist normal großen Betroffenen mit mäßigen Exophthalmus, vollen Wangen sowie Hypognathie und fehlerhafter Zahnstellung. Selten wird auch eine Schwerhörigkeit beobachtet (SELLARS u. BEIGHTON).
Radiologisch-pathognomonisch sind wohl die Modellierungsstörungen der *Rippen* (abnorm dünn, band- und S-förmig) der *langen Röhrenknochen* (S-förmige Verbiegungen, Coxa valga). Ausgeprägte unregelmäßige Osteosklerose der Schädelknochen, ein hypoplastischer Processus coronoides am ebenfalls hypoplastischen mit Zysten durchsetzten Unterkiefer (GORLIN u. LANGER), Ungleichheit in Dichte und Kontur der Kortikalis sowie zahlreiche weitere morphologische Besonderheiten des Skelettes (Wirbelsäule, Hände, Becken) werden ebenfalls beobachtet.
Abgesehen von der Möglichkeit von Früharthrosen als Folge der Fehlstellung und Fehlbelastung der Extremitäten, ist die Prognose durchaus gut.
Die von DANKS u. Mitarb. als „autosomal-rezessive Frühform" der Osteodysplastie bezeichnete, wegen Infektanfälligkeit im ersten Lebensjahr ad exitum führende Erkrankung ist schon radiologisch, soweit überhaupt dokumentiert, von der obigen Dysplasie völlig verschieden.

Literatur

Danks, D. M., V. Mayne, K. Kozlowski 1974: A precocious, autosomal recessive type of osteodysplasty. Skeletal Dysplasias. Birth Defects, Orig. X/12, 124 – 127
Fryns, J. P., R. Maertens, H. van den Berghe 1979: Osteodysplasty, a rare skeletal dysplasia. Acta Paediatr. (Belg.) 32, 65 – 68
Gorlin, R. J., L. O. Langer 1978: Melnick-Needles syndrome: Radiographic alterations in the mandible. Radiology 128, 351 – 353
Klint, R. B., M. H. Agustsson, W. H. McAlister 1977: Melnick-Needles osteodysplasia associated with pulmonary hypertension, obstructive uropathy and marrow hypoplasia. Pediat. Radiol. 6, 49 – 51
Leiber, B., G. Olbrich, N. Moelter, A. Walther 1975: Das neue Syndrom – Melnick-Needles-Syndrom. Mschr. Kinderheilk. 123, 178 – 182
Maroteaux, P., L. Chouraki, F. Coste 1968: L'ostéodysplastie (Syndrome de Melnick et de Needles). Presse méd. 76, 715 – 718
Melnick, J. C., C. F. Needles 1966: An undiagnosed bone dysplasia. A 2 Family study of 4 generations and 3 generations. Amer. J. Roentgenol. 97, 39 – 48
Sellars, S. L., P. H. Beighton 1978: Deafness in osteodysplaty of Melnick and Needles. Arch. Otolaryngology 104, 225 – 227
Stoll, C., L. M. Lévy, A. Gardea, J. Weil 1976: L'ostéodysplastie. Pédiatrie 41, 195 – 199
Wendler, H., K. Kellerer 1975: Osteodysplasie-Syndrom (Melnick-Needles). Fortschr. Röntgenstr. 122, 309 – 313

Gardner-Syndrom

In den Jahren 1950 – 1953 beschrieben GARDNER u. Mitarb. ein durch multiple Osteome, subkutane Zysten und Tumoren sowie Polyposis des Dickdarmes charakterisiertes, autosomal-dominant, 100% penetrant, jedoch recht variabel expressiv vererbtes Leiden, von dem bis 1977 die Autoren mehr als 160 betroffene Familien überblicken konnten (NAYLOR u. GARDNER).
Während die zwei erstgenannten Veränderungen bereits im frühen Kindesalter manifest werden, treten die Polypen meist erst im 3. und 4. Lebensjahrzehnt in Erscheinung oder können überhaupt fehlen (FUHRMANN u. Mitarb.). Gar nicht so sel-

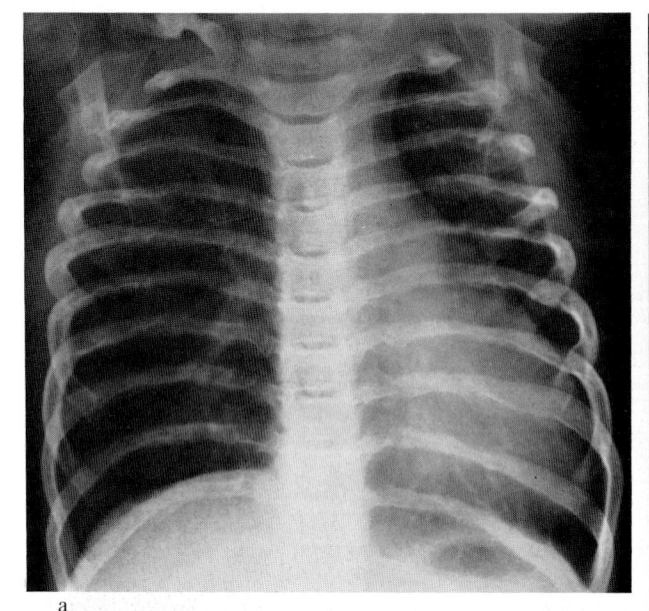

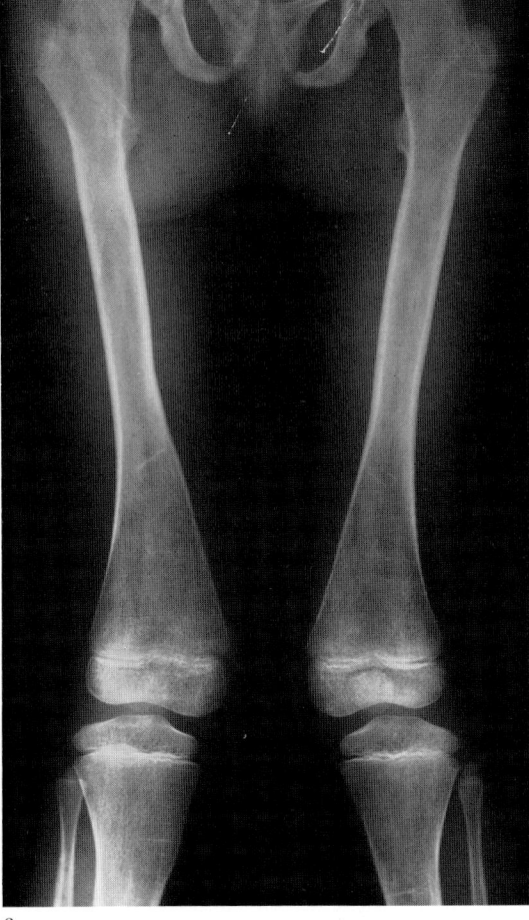

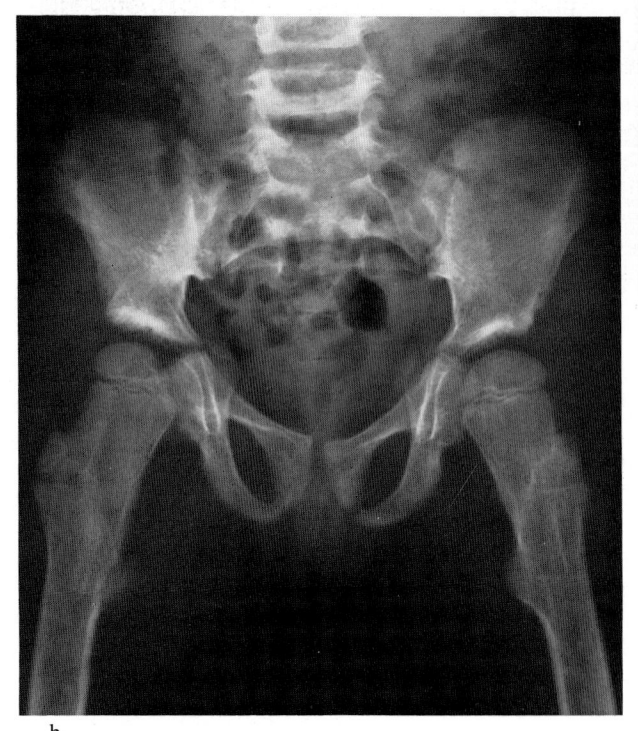

Abb. 93 Osteodysplastie. ♀, 6⁶⁄₁₂ J.
a) Thorax a.-p. Rippen dünn, unregelmäßig konturiert, bandförmig.
b) Becken a.-p. Hypoplastisches Corpus oss. ilii, abnorm dünne Scham- und Sitzbeinäste, schlitzförmige Foramina obturatoria, Valgusdeformität der Schenkelhälse mit streifiger Strukturierung des proximalen Femurdrittels.
c) Femora a.-p. S-Form der Femurschäfte, Untertubulierung der distalen Femurmetaphysen, Genua valga.
(Mit freundl. Erlaubnis aus WENDLER u. KELLERER.)

ten sind weitere Abschnitte des Magen-Darm-Traktes betroffen (SCHULMAN).
Da eine maligne Entartung der Polypen, meist innerhalb 10–15 Jahren nach ihrer Diagnose, die Regel darstellt, ist die Früherfassung des Syndromes anhand der übrigen Symptome von praktischer Bedeutung.

Haut-Zellkulturen von Patienten mit dem vollen Krankheitsbild, einschließlich colorektaler Polypen, zeigten signifikant höhere Zahlen von Tetraploidien als solche ohne Beteiligung des Magendarmtraktes (DANES u. GARDNER).
Die „Osteome" – „umschriebene, glatt begrenzte Bezirke dichten, kompakten Knochens, die nicht

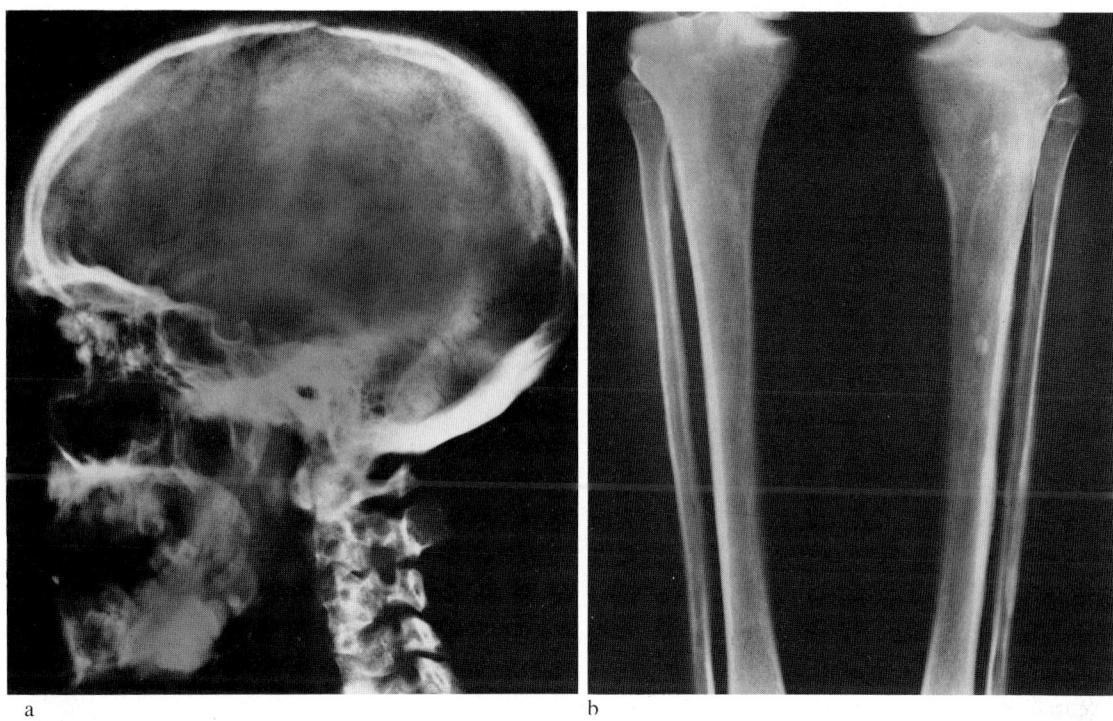

Abb. 94 Gardner-Syndrom. ♂, 23 Jahre. Multiple Polypen im Kolon (Kolektomie).
a) Schädel: Multiple dichte, gelappte Osteome verschiedener Größe an Mandibula und im Sinus ethmoidalis.
b) Beide Unterschenkel: Wellig verdickte Kortikalis, besonders an der rechten Fibula und Tibia, wo weiter eine Exostose (→) erkennbar ist. Ähnlicher Befund an Ulna und Tibia.
(Aus ZITER, mit freundlicher Erlaubnis von Autor und Verlag.)

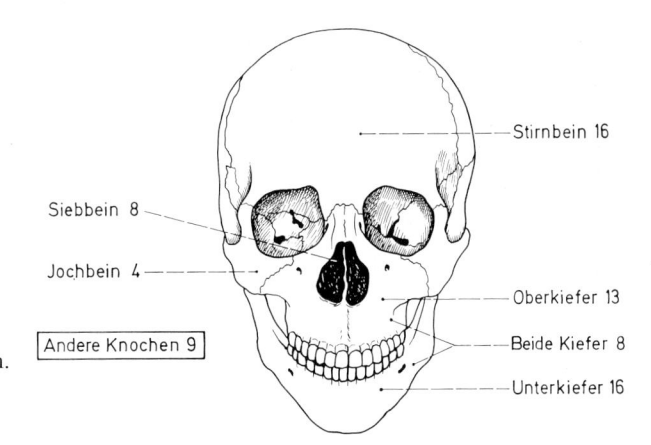

Abb. 95 Gardner-Syndrom.
Verteilung der Osteome am Schädel bei 30 Fällen.
(Aus RAYNE, mit freundlicher Erlaubnis von Autor und Verlag.)

Stirnbein 16
Siebbein 8
Jochbein 4
Andere Knochen 9
Oberkiefer 13
Beide Kiefer 8
Unterkiefer 16

selten in die Nasennebenhöhlen vorragen" (FUHRMANN u. Mitarb.) – sind vor allem am Gesichtsschädel (Maxilla, Mandibula), aber auch an der Kalotte anzutreffen.
„Sehr charakteristisch sind auch die vom Unterkiefer ausgehenden, traubenförmig sich ausbreitenden Osteome" (FUHRMANN u. Mitarb.). Ferner werden odontogene Zysten oder eine fibröse Dysplasie (MCCAUGHAN u. SODER) beobachtet. Daneben beteiligen sich die langen Röhrenknochen und Phalangen mit Verdickung, eventuell welliger Begrenzung der Kortikalis oder eigentlichen Osteomen am Skelettprozeß. Von 34 Fällen mit Osteomen waren bei 30 der Schädel, bei 14 die langen Röhrenknochen, und andere Skelettabschnitte bei 3 betroffen (RAYNE).

Literatur

Danes, B. S., E. J. Gardner 1978: The Gardner Syndrome: A Cell Culture Study on Kindred 109. Journ. Med. Genetics 15, 346–351

Dolan, K. D., J. Seibert, R. W. Seibert 1973: Gardner's syndrome. A model for correlative radiology. Amer. J. Roentgenol. 119, 359–364

Fuhrmann, W., K. H. Kärcher, H. Pfeifer, U. W. Schnyder 1968: Ein Beitrag zum Gardner-Syndrom. Dtsch. med. Wschr. 93, 145–150

Fuhrmann, W., U. W. Schnyder, K. H. Kärcher, H. Pfeifer 1967: Gardner's syndrome without polyposis? Hum. Genet. 5, 59–64

Gardner, E. J., F. E. Stephens 1950: Cancer of the lower digestive tract in one family group. Amer. J. hum. Genet. 2, 41–48

Kärcher, K. H. 1967: Die Röntgen-Symptomatologie des Gardner-Syndromes. Fortschr. Röntgenstr. 107, 90–95

McCaughan, J. S., P. D. Soder, L. R. Biddle 1966: Gardner's syndrome. Report of two unrelated cases and discussion of management of the disease. Dis. Colon Rect. 9, 286–292

Naylor, E. W., E. J. Gardner 1977: Penetrance and expressivity of the gene responsible for the Gardner syndrome. Clin. Genet. 11, 381–393

Rayne, J. 1968: Gardner's syndrome. Brit. J. oral Surg. 6, 11–17

Rödl, W. 1979: Das Gardner-Syndrom – drei eigene Beobachtungen mit unterschiedlicher Organmanifestation. Fortschr. Röntgenstr. 130, 558–563

Schulman, A. 1976: Gastric and small bowel polyps in Gardner's syndrome and familial polyposis coli. J. Ass. Canad. Radiol. 27, 206–209

Ziter, F. M. H. 1965: Roentgenographic findings in Gardner's syndrome. J. Amer. med. Ass. 192, 1000–1002

Die genetisch bedingten kraniotubulären Dysplasien und Hyperostosen

Diese von GORLIN u. Mitarb. vorgeschlagenen Sammelbegriffe sind differentialdiagnostisch und mnemotechnisch wertvoll: Bei den *kraniotubulären Dysplasien* (Tab. 13) liegt eine kraniale Dysplasie, zusammen mit einer „Modellierungsstörung" der Röhrenknochen, mit Ausnahme der kraniodiaphysären Dysplasie eine Verbreiterung und Verplumpung der Metaphysen vor. Die klassische Erlenmeyer-Kolben-Form der metaphysären Dysplasie (PYLE) dient als Modell. Obschon sich hier auch meist eine Osteosklerose mit besonderem Verteilungsmuster (Tab. 13, b – f) vorfindet, wurden die Dysplasien mit ausgesprochener, hochgradiger Sklerose wie Osteopetrose, Pyknodysostose ausgeklammert.

Bei den *kraniotubulären Hyperostosen* soll ein aktiv überschießendes Knochenwachstum, und nicht ein primärer Modellierungsfehler Ursache der Erkrankung sein. Diese Gruppe umfaßt:
– diaphysäre Dysplasie (Camurati-Engelmann),
– Sklerosteose,
– Osteoektasie mit Hyperphosphatasie,
– rezessive endostale Hyperostose van Buchem,
– autosomal-dominante Hyperostose,
   (kongenitale tubuläre Stenose Kenny und Caffey).

Phenotypisch, aber nicht genetisch bedingt gehören auch die infantile kortikale Hyperostose und der Morbus Paget zu dieser Gruppe. In der Folge werden die in Tab. 13 aufgeführten *kraniotubulären Dysplasien* kurz erläutert.

Metaphysäre Dysplasie (Pyle-Syndrom)

Als einzige klinische Besonderheiten dieser seltenen, bis 1978 mit etwas mehr als 20 Fällen belegten (RAAD u. BEIGHTON) autosomal-rezessiv vererbten Dysplasie finden sich Genua valga sowie gelegentlich eine abnorme Frakturbereitschaft.

Radiologisch zeigt der Schädel einen wenig ausgeprägten Stirnwulst, bisweilen eine Hyperostose und fleckförmige Sklerose der Kalotte. Der Angulus mandibulae ist abgeflacht. Rippen, Claviculae, Beckenknochen sind verdickt, aufgetrieben und die Wirbelkörper bisweilen minimal abgeflacht (GORLIN u. Mitarb. 1970). Femur, und etwas weniger ausgeprägt Tibia und Fibula, sind abrupt Erlenmeyer-Kolben-artig verbreitert und vermehrt strahlendurchlässig, letzteres als Folge des fast völligen Fehlens der Kortikalis. An ihre Stelle tritt eine wuchernde Spongiosa, die sich nicht nach den Zug- und Drucklinien anordnet, und auch fast den ganzen Markraum ausfüllt. Dagegen sind die Diaphysen durch Einengung der Markräume (Endostose) radiologisch verdichtet. Der Humerus weist die entsprechenden Veränderungen in den proximalen zwei Dritteln, Radius und Ulna jedoch in den distalen zwei Dritteln auf. Die Phalangen sind proximal, die Metakarpalia distal aufgetrieben.

Die dominante Form der kraniometaphysären Dysplasie *

Klinisch stehen hier bereits in den ersten Lebensjahren eine Verbreiterung der Nasenwurzel mit typischem Gesichtsausdruck, evtl. mit Verlegung der nasalen Luftwege sowie ein Hypertelorismus im Vordergrund. Die Sklerose des Felsenbeins führt oft schon vor der Pubertät zu Schwerhörigkeit bis Taubheit. Die übrigen Hirnnerven sind nur selten in Mitgliedenschaft gezogen.

Die Ausprägung der einzelnen klinischen und radiologischen Symptome variiert auch innerhalb einer Sippe beträchtlich (BEIGHTON u. Mitarb.).

Radiologisch läßt sich eine frontale und okzipitale

Ossäre Dichte – Struktur und Modellierungsanomalien   155

Tabelle 13 Kraniotubuläre Knochendysplasien (nach GORLIN u. Mitarb. 1969)

Name/Erbgang	Röntgenbefunde			
	Schädel	Wirbelsäule	Femur	Übrige Röhrenknochen Hand
a) Metaphysäre Dysplasie (Pyle-Syndrom) autosomal-rezessiv	minimal	bisweilen geringe Abflachung der Wirbelkörper	jäh einsetzende metaphysäre Verbreiterung („Erlenmeyer-Kolben")	ausgeprägte metaphysäre Verbreiterung
b) Kraniometaphysäre Dysplasie autosomal-dominant	fronto-okzipitale Hyperostose oder Sklerose, ausgeprägte fronto-nasale Hyperostose	normal	weniger abrupte metaphysäre Verbreiterung (Keulenform) als 1	wie 1, aber weniger ausgeprägt
c) Kraniometaphysäre Dysplasie autosomal-rezessiv	wie 2, aber generalisierter und massiver	normal	wie 2	wie 2
d) Kraniodiaphysäre Dysplasie autosomal-rezessiv?	wie 3, aber noch ausgeprägter; Leontiasis ossea	normal	zylindrisch	zylindrisch
e) Frontometaphysäre Dysplasie Solitärfälle autosomal-dominant X-chromosomal	hochgradiger Supraorbital- und Stirnwulst	evtl. Skoliose, Wirbelkörper evtl. strukturell abnorm	mäßig ausgeprägte, distal ansetzende metaphysäre Verbreiterung	wie Femur, Elongation der Mittelphalangen III – V („Pattern-Profile")
f) Dysosteosklerose autosomal-rezessiv X-chromosomal-rezessiv	mäßige Sklerose der Kalotte und Basis, geringe frontale Hyperostose Unterpneumatisation der Nebenhöhlen	Platyspondylie und *Sklerose*	verkrümmte Metaphysen massiv verbreitert, typisches Sklerosemuster (s. Text)	wie Femur
g) Schwarz-Lélek-Syndrom Solitärfälle	massive Hyperostose, weniger Sklerose, vor allem fronto-okzipital	evtl. Skoliose (Schwarz)	Varusdeformität, ausgeprägte metaphysäre Verbreiterung	metaphysäre Verbreiterung
h) Okulo-dento-ossäre Dysplasie autosomal-dominant rezessiv?	Mikrodontie, Enamelogenesis imperfecta, vorzeit. Zahnverlust, aufgetriebene Mandibula mit verkleinertem Angulus	normal	geringgradige metaphysäre, evtl. auch diaphysäre Verbreiterung (am Radius stärker)	kutane Syndaktylie, Dysmesobrachyphalangie V, evtl. fehlende Mittelphalanx V, Dysmesobrachyphalangie IV

156 Osteochondrodysplasien

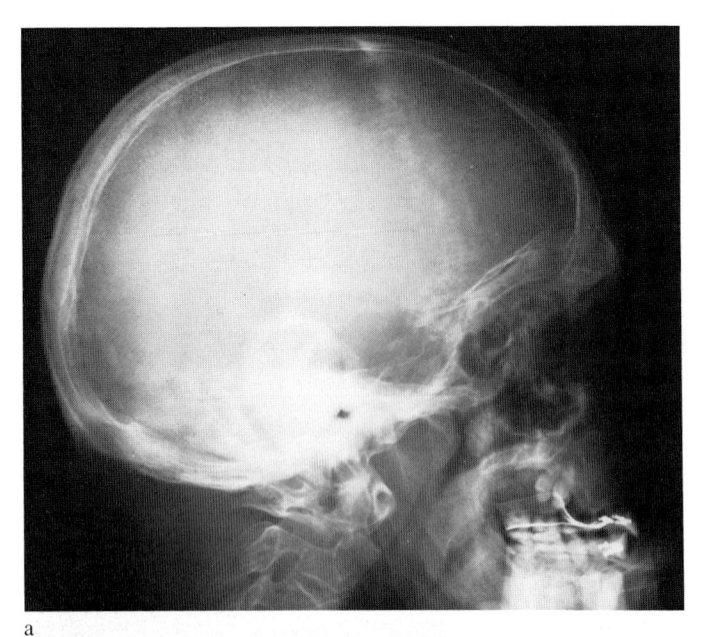

Abb. 96 Pyle-Syndrom. ♂, 48 Jahre.
a) Schädel:
Geringe Verdickung der Kalotte und des Supraorbitalwulstes.
b) Hand:
Metakarpalia distal, Phalangen proximal aufgetrieben.
c) Unterschenkel a.-p., seitl.:
Hochgradige „Erlenmeyer-Kolben"-artige, jäh einsetzende Auftreibung der Tibiametaphysen, besonders proximal. Dünne Kortikalis. Verkürzung der Fibula.
(Aus GORLIN u. Mitarb. 1970, mit freundlicher Erlaubnis von Autor und Verlag.)

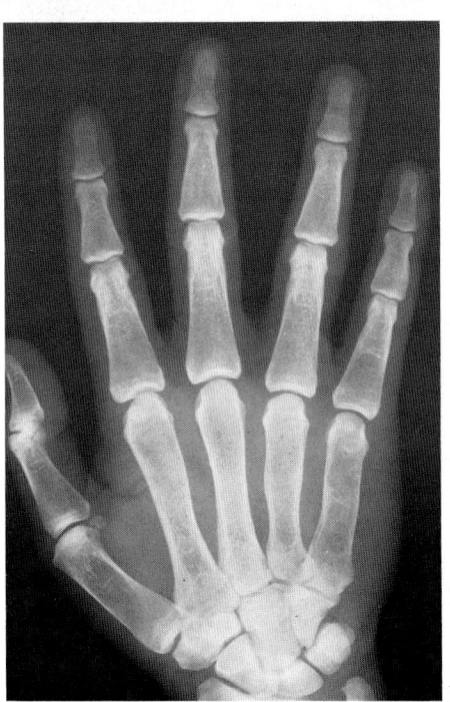

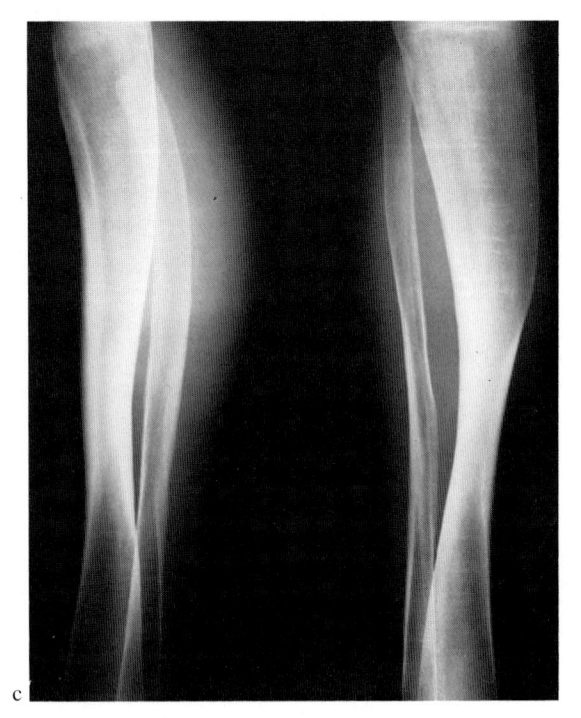

Hyperostose sowie Sklerose und Hyperostose von Schädelbasis und Gesichtsschädel, einschließlich der Mandibula, feststellen. Die Nebenhöhlen obliterieren. Die Veränderungen an den Röhrenknochen sind ausgesprochen *altersabhängig:* Im Säuglingsalter kann eine diaphysäre Osteosklerose der langen Röhrenknochen im Vordergrunde stehen (Differentialdiagnose Osteopetrose, HOLT 1966), während die sich im Laufe der Jahre entwickelnde Erlenmeyer-Kolben-artige Ausweitung der Metaphysen viel weniger ausgeprägt ist als beim Pyle-Syndrom.

Abb. 97 Kraniometaphysäre Dysplasie. Rezessive Form? (Solitärfall).
a) Schädel seitl. (2 Jahre):
Vergrößerter a.-p. Durchmesser. Verdikkung des Os frontale und occipitale. Sinus maxillares (→) vollkommen sklerosiert. Frontalnähte klaffend.
b) Oberschenkel (2⁷/₁₂ Jahre):
„Erlenmeyer-Kolben"-artige Verbreiterung der distalen Metaphysen mit Verdünnung der Kortikalis.
(Mit freundlicher Erlaubnis von Prof. C. E. FIELD, Hongkong.)

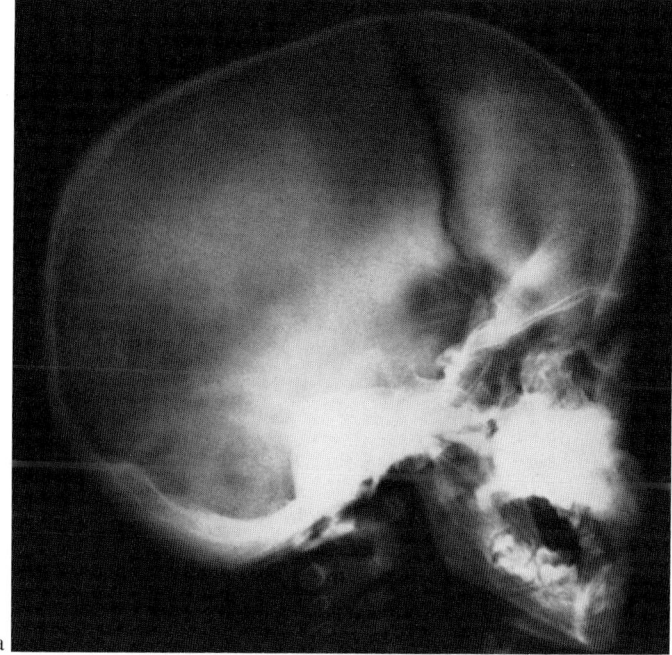

Die rezessive Form der kraniometaphysären Dysplasie *

Die klinischen wie radiologischen Befunde entsprechen denjenigen der dominanten Form, sind aber viel stärker ausgeprägt. Die Osteosklerose der Schädelbasis kann neben Schwerhörigkeit durch Einengung der verschiedenen Foramina auch andere neurologische Ausfälle, einschließlich des Nervus opticus, hervorrufen.

Kraniodiaphysäre Dysplasie

Diese heterogene Gruppe (MACPHERSON) stellt in bezug auf Hyperostose, Sklerosierung und Deformierung des Schädels mit einer eigentlichen Leontiasis ossea den Höhepunkt der Reihe dar. Im Gegensatz zu den besprochenen Formen zeigen die Röhrenknochen eher eine *diaphysäre Verbreiterung* und werden mit einem Polizeiknüttel (Policeman's nightstick, GORLIN u. Mitarb. 1969) verglichen. Auch der hyperostotische Zwergwuchs Lenz-Majewski darf hier eingeordnet werden.

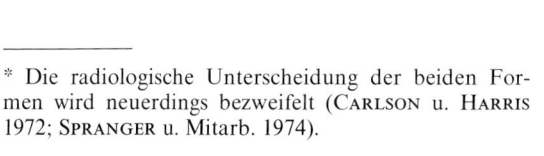

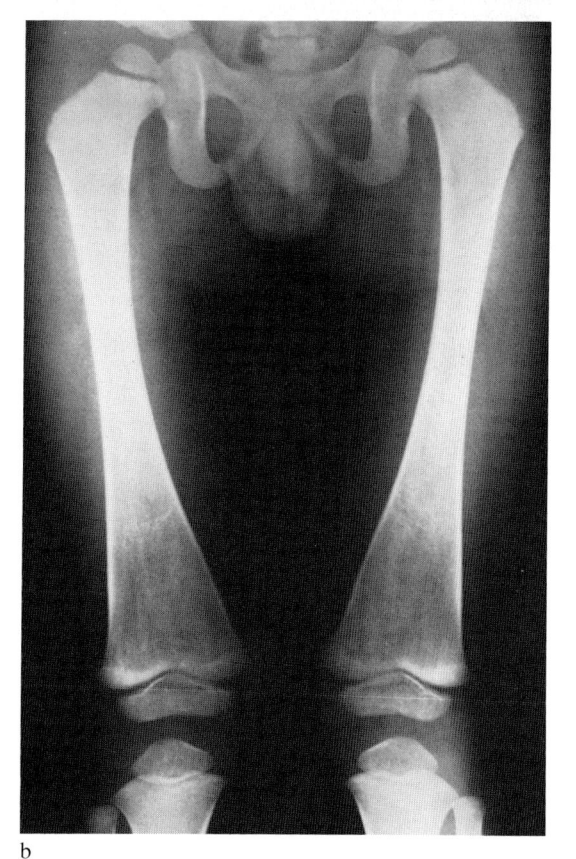

---

* Die radiologische Unterscheidung der beiden Formen wird neuerdings bezweifelt (CARLSON u. HARRIS 1972; SPRANGER u. Mitarb. 1974).

158 Osteochondrodysplasien

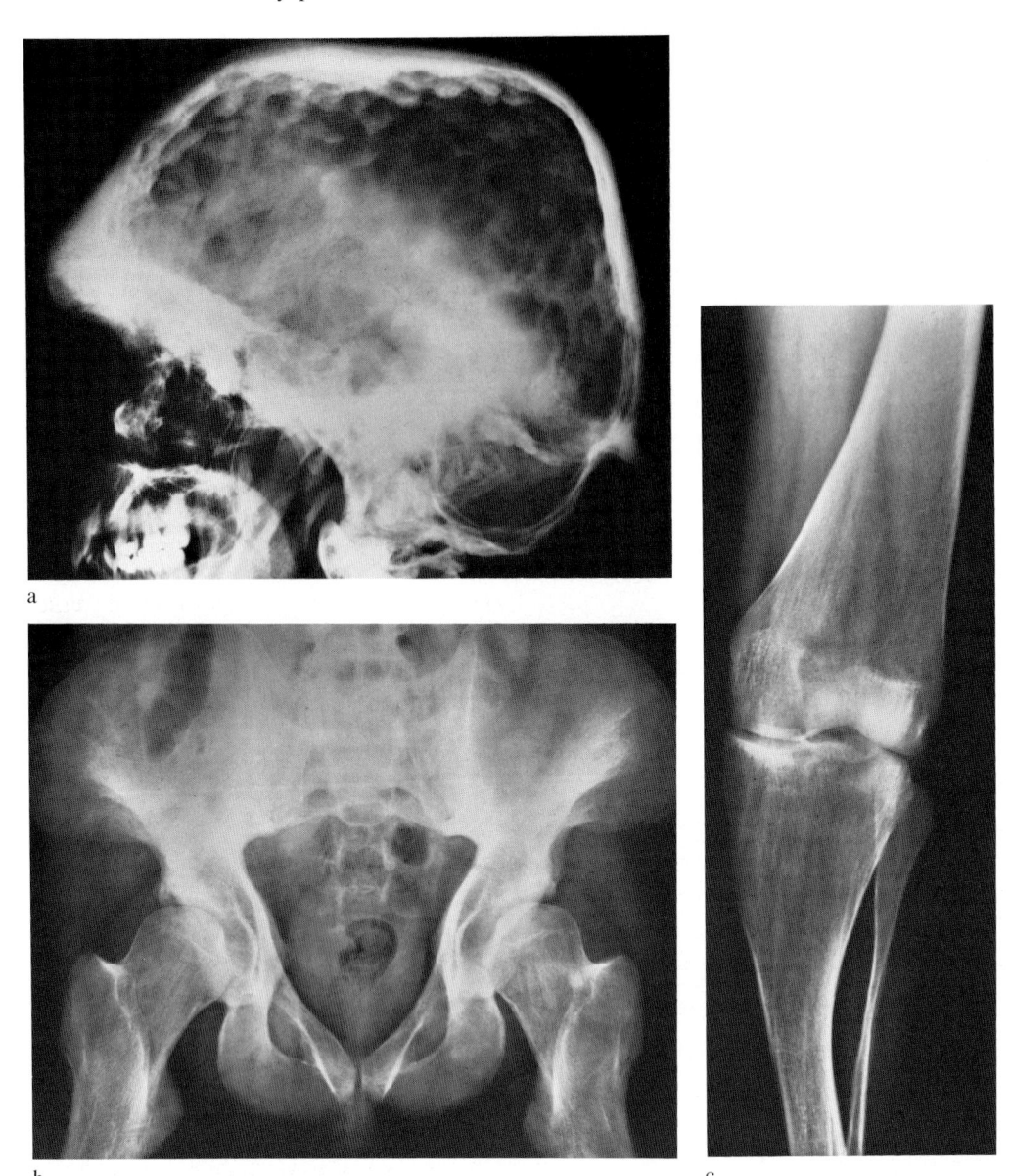

Abb. 98 Frontometaphysäre Dysplasie. ♂, 20 Jahre.
a) Schädel seitl.: „Wehrmachtshelm"-Konfiguration mit mächtigem Supraorbital- und Okzipitalwulst. Impressiones vermehrt. Sinus frontalis fehlend.
b) Becken a.-p.: Fächerähnliches Ausladen der Darmbeinschaufeln, eingeengtes kleines Becken, breite Sitzbeinflächen. Coxa valga.
c) Knie: Valgusdeformität, „Erlenmeyer-Kolben"-Form der Metaphysen.
(Aus Holt u. Mitarb., mit freundlicher Erlaubnis von Autor und Verlag.)

Frontometaphysäre Dysplasie

Die von GORLIN u. COHEN 1969 erstbeschriebene, bis 1975 in 8 Fällen erfaßte (SAUVEGRAIN u. Mitarb.) Dysplasie ist durch die Konfiguration der Kalotte nach Art eines „Wehrmachthelmes" („Nazi-Helmet", HOLT u. Mitarb. 1972), hervorgerufen durch eine supraorbitale Hyperostose, speziell gekennzeichnet. Neben einem autosomal-dominanten Erbgang muß auch eine X-chromosomale Übertragung in Betracht gezogen werden (BEIGHTON u. HAMERSMA).
Unter den zahlreichen weiteren Röntgenbefunden (s. HOLT u. Mitarb. 1972) ist die mäßige metaphysäre Untermodellierung der langen Röhrenknochen sowie die ausladenden Darmbeinschaufeln bei Coxa valga besonders hervorzuheben.
Progressiver Verlust der Beweglichkeit der Gelenke mit Kontrakturen, Lyse der Karpalknochen und metachromatische Granula in den Fibroblastenkulturen ordnen, wenigstens nach der Ansicht von DANKS u. Mitarb. (1972), das Leiden „eher den vererbbaren Bindegewebskrankheiten als den statischen Knochendysplasien zu".

Dysosteosklerose

Die von SPRANGER u. Mitarb. sowie ROY u. Mitarb. 1968 erstbeschriebene Dysplasie, die klinisch mit Minderwuchs, Frakturanfälligkeit, Zahnanomalien und gelegentlichen neurologischen Degenerationserscheinungen sowie einer makulösen Hautatrophie (Anetoderma) einhergeht, wird radiologisch, neben der metaphysären Auftreibung der langen Röhrenknochen leicht anhand der speziellen „Schichtung" der Sklerose erkannt: Epiphysen, ein schmales angrenzendes metaphysäres „Band" sowie die Diaphyse sind sklerotisch. Dazwischen liegt je ein metaphysäres Aufhellungsband mit grobsträhniger Osteoporose.
Die „Metaphysäre Dysplasie" von TEMTAMY u. Mitarb. (1974) gehört wohl, bei einigen Besonderheiten, ebenfalls in den Formenkreis der Dysosteosklerose.

Während das kasuistisch noch zu wenig dokumentierte *Schwarz-Lélek-Syndrom* nur der Vollständigkeit halber aufgeführt wird, ist die *okulodento-ossäre Dysplasie* (okulodentodigitales Syndrom) mit typischem Gesichtsausdruck (schmale Nase, Mikrokornea, Schmelzhypoplasie und Fingermißbildungen, Tab. 13) als seltenes autosomal-dominantes, evtl. auch rezessives (BEIGHTON u. Mitarb.) Erbleiden klinisch-radiologisch gut erfaßbar (Lit. s. RAJIK u. DE VEBER; HAINES).
Differentialdiagnostisch müssen diese verschiedenen Dysplasien untereinander (s. Tab. 13) aber auch gegenüber der frühinfantilen malignen Form der Osteopetrose (Verschonung der Mandibula, viel ausgesprochenere, metaphysär besonders betonte Osteosklerose), später der diaphysären Dysplasie abgegrenzt werden. Auch der Morbus Gaucher und die Cooley-Anämie können durch metaphysäre Auftreibungen und Osteoporose an die kraniometaphysäre Dysplasie erinnern.

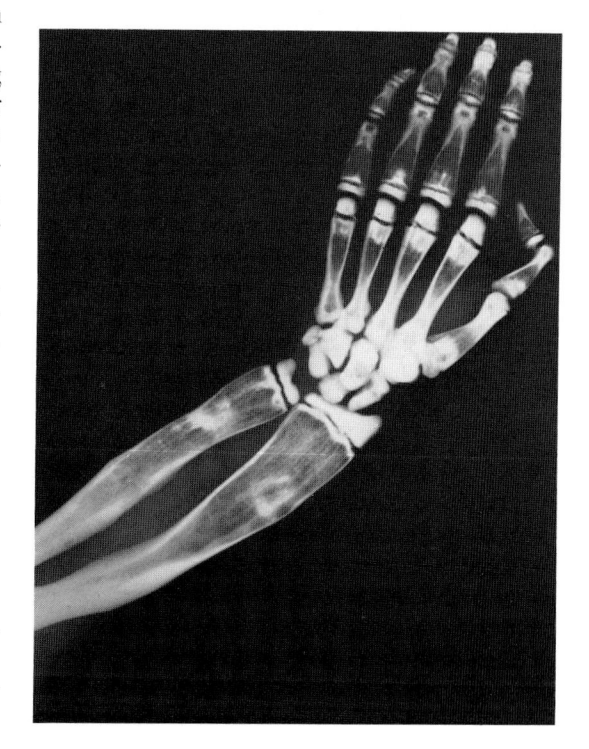

Abb. 99 Dysosteosklerose. ♀, 12 Jahre.
Verbreiterung der Metaphysen. Typisches Sklerosenmuster der Röhrenknochen (s. Text).
(Aus ROY u. Mitarb., mit freundlicher Erlaubnis von Autor und Verlag.)

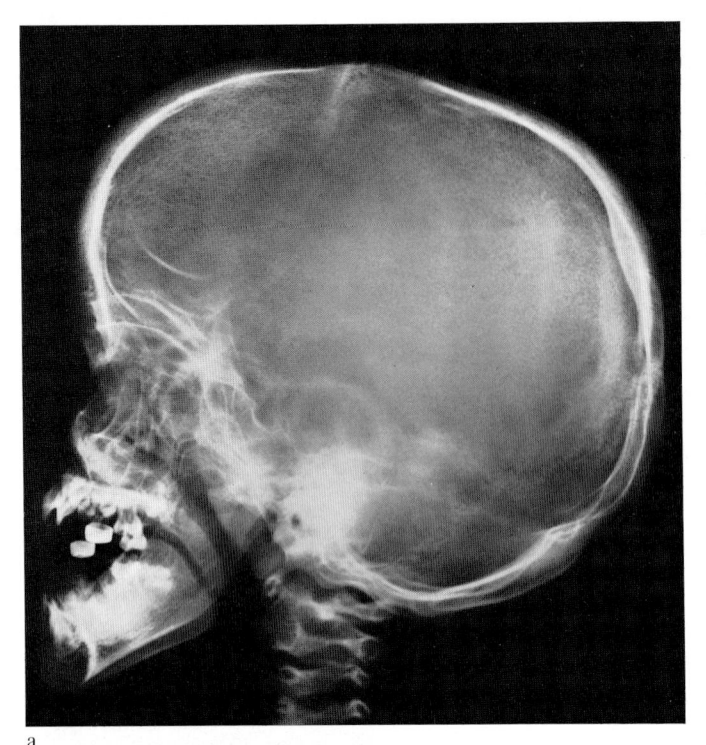

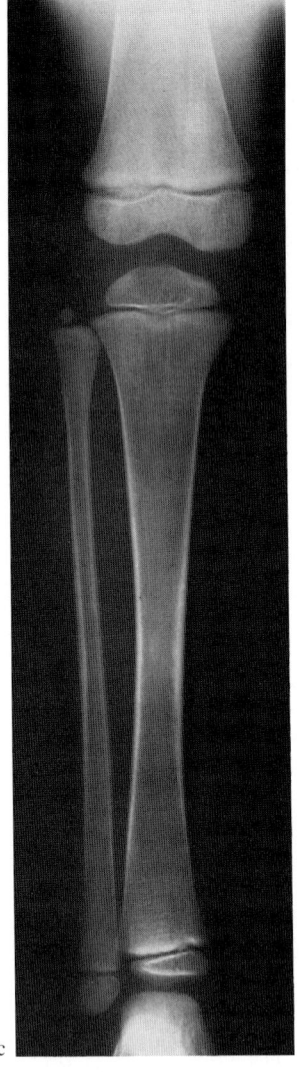

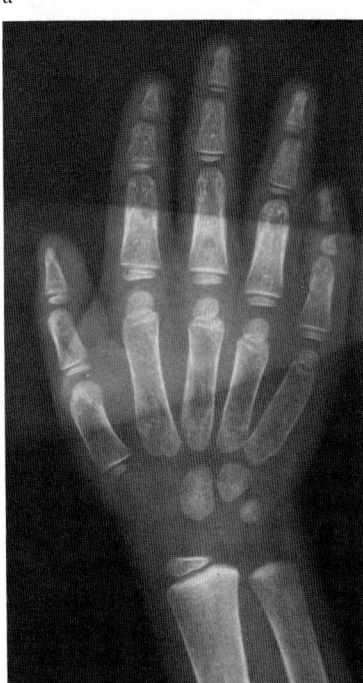

Abb. 100 Okkulo-dento-ossäre Dysplasie.
♂, 5⁵/₁₂ Jahre, Nr. 122 070. 108 cm groß (P. 10–25). Mikrophthalmie, mehrfache Glaukom-Operationen. Kutane Syndaktylie beidseits IV–V, mit 8 Monaten durchtrennt.
a) Verdickte Schädelkalotte, verbreiterte Mandibula mit abgeflachtem Mandibularwinkel. Schmelzhypoplasie durch frühzeitige „Kronen" angedeutet.
b) Knochenalter der Hand retardiert. Wenig modellierte Metakarpalia, angedeutete Klinodaktylie, nach ulnar IV, Klinodaktylie V mit Hypoplasie der Mittelphalangen.
c) Knie und Unterschenkel: Vermehrte „Tubulierung", besonders an der distalen Femurmetaphyse.

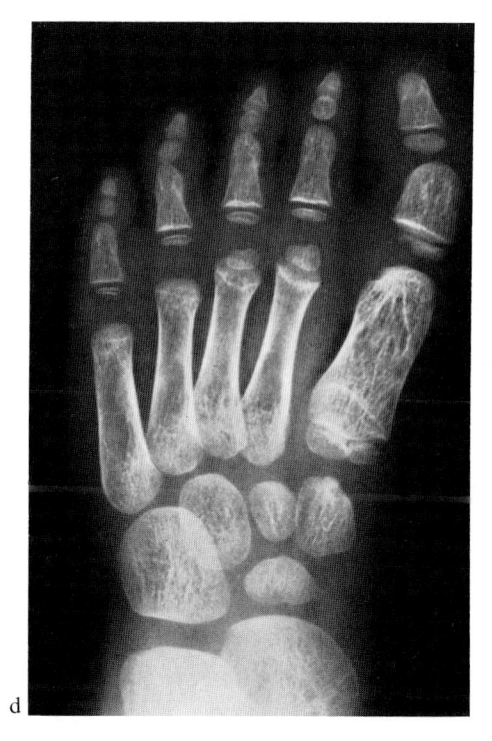

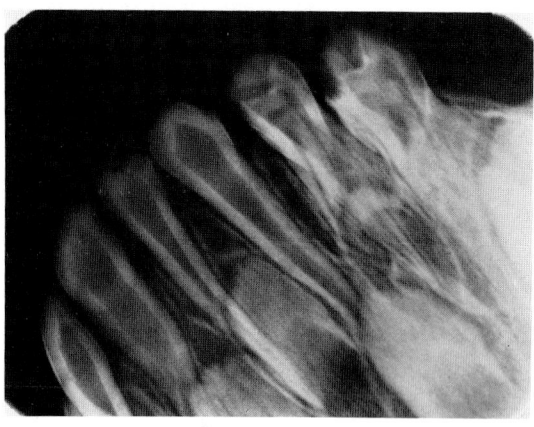

Abb. 100
d) Fuß p.-a.: Fehlen der Mittelphalangen.
e) Schneidezähne: Abnorm weite Pulpahöhlen und Wurzelkanäle, defekte Kronen (Aufnahme Zahnärztl. Institut der Univ. Zürich).

Literatur

Allgemeines

Gorlin, R. J., J. Spranger, M. F. Koszalka 1969: Genetic craniotubular bone dysplasias and hyperosteoses. A critical analysie. Birth Defects, Orig. V/4, 79 – 95

Metaphysäre Dysplasie (Pyle-Syndrom)

Bürgel, E., H. G. Oleck 1961: Familiäre metaphysäre Dysplasie. Fortschr. Röntgenstr. 94, 460 – 471
Gorlin, R. J., M. F. Koszalka, J. Spranger 1970: Pyle's disease (famial metaphyseal dysplasia). A presentation of two cases and argument for its separation from craniometaphyseal dysplasia. J. Bone Jt. Surg. 52 A, 347 – 354
Gorlin, R. J., J. Spranger, M. F. Koszalka 1969: Genetic Craniotubular Bone Dysplasias and Hyperosteoses. A Critical Analysis. Birth Defects, Orig. V/4, 79 – 95
Mabille, J.-P, J.-P. Benoit, D. Castera 1973: Dysplasie métaphysaire de Pyle. Ann. Radiol. 16, 723 – 730
Pyle, E. C. 1931: A case of unusual bone development. J. Bone Jt. Surg. 13, 874 – 876
Raad, M. S., P. Beighton 1978: Autosomal recessive inheritance of metaphyseal dysplasia. Clin. Gen. 14, 251 – 256

Kraniometaphysäre Dysplasien

Beighton, P., H. Hamersma, F. Horan 1979: Craniometaphyseal dysplasia – variability of expression within a large family. Clin. Genet. 15, 252 – 258
Carlson, D. H., G. B. C. Harris 1972: Craniometaphyseal dysplasia. A family with three documented cases. Radiology 103, 147 – 152
Girdwood, T. G., W. J. A. Gibson, T. F. Mackintosh 1969: Craniometaphyseal dysplasia congenita – Pyle's disease in a young child. Brit. J. Ratiol. 42, 299 – 303
Gorlin, R. J., J. Spranger M. F. Koszalka 1969: Genetic Craniotubular Bone Dysplasias and Hyperostoses. A Critical Analysis. Birth Defects, Orig. V/4, 79 – 95
Holt, J. F. 1966: The evolution of cranio-metaphyseal dysplasia. Ann. Radiol. 9, 209 – 214
Rimoin, D. L., S. L. Woodruff, B. L. Holman 1969: Craniometaphyseal dysplasia (Pyle's disease): autosomal dominant inheritance in a large kindred. Birth Defects, Orig. 5/4, 96 – 104
Spiro, P. C., H. Hamersma, P. Beighton 1975: Radiology of the autosomal dominant form of craniometaphyseal dysplasia. S. Afr. med. J. 49, 839
Spranger, J. W., L. O. Langer, H. R. Wiedemann 1974: Bone Dysplasias. Fischer, Stuttgart
Wemmer, U., E. Böttger 1978: Die kraniometaphysäre Dysplasie (Jackson). Fortschr. Röntgenstr. 128, 66 – 69

Kraniodiaphysäre Dysplasie

Joseph, R., J. Lefebvre, E. Guy, J. C. Job 1958: Dysplasie cranio-diaphysaire progressive. Ann. Radiol. 1, 477 – 490
Lenz, W. D., F. Majewski 1974: A generalized disorder of the connective tissues with progeria, choanal atresia, symphalangism, hypoplasia of dentine and craniodiaphyseal hypostosis. Birth Defects, Orig. 10/12, 133 – 136
Macpherson, R. I. 1974: Crandiodiaphyseal dysplasia, A disease or group of diseases? J. Canad. Ass. Radiol. 25, 22 – 33
Robinow, M., A. J. Johanson, T. H. Smith 1977: The Lenz-Majewski hyperostotic dwarfism. J. Pediat. 91, 417 – 421
Stransky, E., I. Mabilangan, R. T. Lara 1962: On Paget's disease with leontiasis ossea and hypothyreosis starting in early childhood. Ann. Paediat. 199, 393 – 408

Frontometaphysäre Dysplasie

Beighton, P., H. Hamersma 1980: Frontometaphyseal dysplasia: autosomal dominant or X-linked? J. Med. Gen. 17, 53 – 56
Danks, D. M., V. Mayne, R. K. Hall, M. C. McKinnon 1972: Fronto-metaphyseal dysplasia. Amer. J. Dis. Child. 123, 254 – 258
Gorlin, R. J., M. M. Cohen 1969: Frontometaphyseal dysplasia. A new syndrome. Amer. J. Dis. Child. 118, 487 – 494

Holt, J. F., G. R. Thompson, I. Kaufman Arenberg 1972: Frontometaphyseal dysplasia. Radiol. clin. 10, 225 – 243
Kanemura, T., T. Orii, M. Ohtani 1979: Frontometaphyseal dysplasia with congenital urinary tract malformations. Clin. Genetics 16, 399 – 404
Kassner, E. G., J. O. Haller, V. H. Reddy, A. Mitarotundo, I. Katz 1976: Frontometaphyseal dysplasia: evidence for autosomal dominant inheritance. Amer. J. Roentgenol. 127, 927 – 933
Medlar, R. C., A. H. Crawford 1978: Frontometaphyseal dysplasia presenting as scoliosis. J. Bone Jt. Surg. 60 A, 392 – 394
Sauvegrain, J., M. Lombard, L. Garel, D. Truscelli 1975: Fronto-metaphyseal dysplasia. Ann. Radiol. 18, 155 – 162
Ullrich, E., R. Witkowski, R. Kozlowski 1979: Fronto-metaphyseal dysplasia. Aust. Radiol. 23, 265 – 271
Weiss, L., W. A. Reynolds, R. T. Szymanowski 1976: Frontometaphyseal dysplasia – evidence for dominant inheritance. Amer. J. Dis. Child. 130, 259 – 261

Dysosteosklerose

Houston, C. S., J. W. Gerrard, E. J. Ives 1978: Dysosteosclerosis. Amer. J. Roentgenol. 130, 988 – 991
Pascual-Castroviejo, I., C. Casas-Fernandez, V. Lopez-Martin, A. Martinez-Bermejo 1977: X-linked dysosteosclerosis. Four familial cases. Europ. J. Pediat. 126, 127 – 138
Roy, C., P. Maroteaux, L. Kremp, V. Courtecuisse, D. Alagille 1968: Un nouveau syndrome osseux avec anomalies cutanées et troubles neurologiques. Arch. franc,. Pédiat. 25, 893 – 905
Spranger, J., Ch. Albrecht, H.-J. Rohwedder, H. R. Wiedemann 1968: Die Dysosteosklerose – eine Sonderform der generalisierten Osteosklerose. Fortschr. Röntgenstr. 109, 504 – 512

Temtamy, S. S., M. Regai El-Meligy, H. S. Badrawy, M. Sami Abdel Meguid, H. M. Safwat 1974: Metaphyseal dysplasia, anetoderma and optic atrophy: an autosomal recessive syndrome. Skeletal dysplasias. Birth Defects, Orig. X/12, 61 – 71

Schwarz-Lelek-Syndrom

Gorlin, R. J., J. Spranger, M. F. Koszalka 1969: Genetic craniotubular bone dysplasias and hyperostoses. A critical analysis. Birth Defects, Orig. V/4, 79 – 95
Lélek, I. 1961: Camurati-Engelmann'sche Erkrankung. Fortschr. Röntgenstr. 94, 702 – 712
Schwarz, E. 1960: Craniometaphyseal dysplasia. Amer. J. Roentgenol. 84, 461 – 466

Okulo-dento-ossäre Dysplasie

Beighton, P., H. Hammersma, M. Raad 1979: Oculodento-osseous dysplasia: heterogeneity or variable expression? Clin. Genetics 16, 169 – 177
Gorlin, R. J., L. H. Meskin, J. W. St. Geme 1963: Oculo-dento-digital dysplasia. J. Pediat. 63, 69 – 75
Haines, J. O., S. C. Rogers 1975: Oculodento-digital dysplasia: a rare syndrome. Brit. J. Radiol. 48, 932 – 936
Kurlander, G. J., N. W. Lavy, J. A. Campbell 1966: Roentgen differentiation of the oculodentodigital syndrome and the Hallermann-Streiff syndrome of infancy. Radiology 86, 77 – 85
Judisch, G. F., A. Martin-Casals, J. W. Hanson, W. H. Olin 1979: Oculodentodigital dysplasia. Arch. Ophthalmol. 97, 878 – 884
Rajic, D. S., L. L. de Veber 1966: Hereditary oculodentosseous dysplasia. Ann. Radiol. 9, 224 – 231

Kraniotubuläre Hyperostosen

Diaphysäre Dysplasie (Camurati-Engelmann)

Synonyma: Camurati-Engelmannsche Krankheit, Engelmannsche Krankheit, Osteopathia hyperostotica (scleroticans), progressive diaphysäre Dysplasie, progressive diaphysäre Hyperostose u. a.

Dieses relativ seltene, mit symmetrischer, vorwiegend diaphysärer Hyperostose einhergehende Krankheitsbild wurde von COCKAYNE 1920 erstmals beschrieben, als selbständige Dysostose jedoch von CAMURATI (1922) und ENGELMANN (1929) genauer erfaßt. HUNDLEY u. WILSON analysierten 1973 77 ausreichend dokumentierte Fälle, ohne Berücksichtigung zahlreicher neuerer europäischer Publikationen. Eine neuere Monographie über die diaphysäre Dysplasie stammt von GIRDANY u. Mitarb. Unter den oben aufgeführten Bezeichnungen finden sich allerdings einzelne Fälle, die heute der Hyperostosis corticalis generalisata zugeordnet werden oder noch nicht eindeutig zu klassifizieren sind. Offenbar liegt eine Allgemeinerkrankung mit besonders ausgeprägtem Befall des Skelettsystemes vor. Neben dem *autosomal-dominanten* Erbgang finden sich in der Literatur zahlreiche Einzelbeobachtungen (SPARKES u. GRAHAM). Die von NEUHAUSER u. Mitarb., SINGLETON u. Mitarb., CLAWSON u. LOOP sowie TRUNK u. Mitarb. erwähnten Gefäßveränderungen (Media- und Intimaproliferation) im Bereich der befallenen Knochenabschnitte lassen an einen vaskulären Faktor in der *Pathogenese* denken.

Pathologisch-anatomisch findet sich in den verbreiterten Diaphysen eine Periost- und Kortikalisverdickung, deren Struktur jedoch abnorm ist. Das Knochenmark kann fibrös oder fettig umgewandelt sein. Die fakultativen Gefäßveränderungen wurden bereits erwähnt. Auf das Fehlen der Osteoklasten, respektive die verminderte, durch Cortison stimulierbare Knochenresorption weisen ALLEN u. Mitarb. hin.

Klinisch ist das im Kleinkindesalter beginnende Leiden (fragliche Ausnahmen s. GALIMBERTI, GROSCH sowie RIBBING, s. unten) vor allem durch die Trias Gangstörungen (verspäteter Gehbeginn, Watschelgang), Muskelhypoplasie mit Gliederschmerzen, besonders der unteren Extremitäten nach Belastung sowie symmetrischer diaphysärer Hyperostose der Röhrenknochen gekennzeichnet (HANSEN). Die relative Verlängerung der Röhrenknochen verschiebt die Körperproportionen der sonst eher kleinen, aber selten unter P 3 messenden Patienten zugunsten der Extremitäten. Dieser Befund wird neuerdings angezweifelt (SPARKES u. GRAHAM). Der Schweregrad und Verlauf variiert von Fall zu Fall. Nach einer bisweilen raschen Progression der Knochenveränderungen (MOTTRAM u. HILL) im Kindesalter können Erwachsene offenbar völlig beschwerdefrei sein (MIKITY u. JACOBSON). Neurologische Ausfälle, besonders der Hirnnerven, bilden die Ausnahme, ebenso wie die z. T. ungenügend dokumentierte transitorische Knochenmarksinsuffizienz (ALLEN; EMOS u. Mitarb.). Scheinbar ausgezeichnete *Behandlungserfolge mit Prednison* (ALLEN u. Mitarb.; LINDSTRÖM; ROYER u. Mitarb.) erhöhen die praktische Bedeutung einer korrekten Diagnose.

Konstant abnorme *Laboratoriumsbefunde* sind nicht bekannt.

Die *Röntgenbefunde* werden modifiziert nach NEUHAUSER u. Mitarb. wie folgt zusammengefaßt:

1. Obligate, langsam progressive, symmetrische, spindelförmige (eventuell auch Doppelspindel!) Verbreiterung der Diaphysen der langen Röhrenknochen. Auch die kurzen Röhrenknochen können jedoch befallen sein, die Metakarpalia und Tarsalia in 5 von 52 Fällen (LENNON u. Mitarb.). Die Epi- und Metaphysen bleiben weitgehend verschont (Ausnahme: TRUNK u. Mitarb.).
2. Verdickung der Kortikalis (Sklerose) durch endostale und periostale Knochenanlagerung mit Verwischung der Trabekelstruktur und lokaler Einengung des Markraumes.
3. In der Regel abrupte Abgrenzung der Knochenveränderungen sowie Progression in der Längsachse, sowohl nach proximal wie nach distal, und stufenweise Umwandlung der vorgängig normalen Abschnitte.
4. Relative – nach SPARKES u. GRAHAM allerdings nur scheinbare – Verlängerung der Extremitäten im Verhältnis zur Gesamtlänge des Patienten.
5. Weichteilveränderungen, wie bei Unterentwicklung der Muskulatur und Unterernährung.

Eine meist nur mäßig ausgeprägte Sklerose der Schädelbasis wird in 53% der Fälle (LENNON u.

Tabelle 14 Verteilung der Knochenveränderungen bei 85 Fällen aus der Literatur mit diaphysärer Dysplasie (nach BENABDERRAHMANE u. Mitarb.)

Tibia	91%	Becken	25%
Femur	85%	Hände	16%
Fibula	71%	Rippen	13%
Humerus	68%	Klavikula	13%
Schädel	67%	Kiefer	12%
Ellenbogen und Radius	65%	Füße	11%
		Skapula	4%

Mitarb.) beobachtet, häufig mit Beteiligung des Os frontale sowie der Mandibula (25% der Fälle, Hansen). Tab. 14 gibt die Verteilung der Läsionen bei 85 Fällen wieder.

Die von RIBBING beschriebene *„hereditäre multiple diaphysäre Sklerose"*, die erst während oder nach der Pubertät mit Befall von nur 1 – 4 langen Röhrenknochen und ohne Muskelbeteiligung auftritt, wird heute als „milde Variante", d. h. Ausdruck der variablen Expressivität des verantwortlichen Genes für diaphysäre Dysplasie angesehen (GRAHAM; SPRANGER u. Mitarb.).

Bei der *progressiven kraniodiaphysären* Dysplasie (JOSEPH u. Mitarb.) entwickelt sich bereits im frühen Kindesalter eine imposante Leontiasis ossea. Sie ist wohl von der progressiven diaphysären Dysplasie abzutrennen.

Die *Differentialdiagnose* dürfte unter Berücksichtigung des Alters der Patienten, dem Verteilungsmodus der Knochenveränderungen und den übrigen klinischen Befunden (Allgemeinerkrankung!) keine Schwierigkeiten bieten. Neben den weiteren Dysostosen mit diaphysärem Befall (Hyperphosphatasie, Hyperostosis corticalis generalisata, Hyperostose mit Pachydermie [Uehlinger], Osteosklerose und Syndaktylie, der von KOLLER u. Mitarb. beschriebenen diaphysären Verdickung der langen Röhrenknochen, O-Beinen, Frakturanfälligkeit und Ichthyose) muß auch an die infantile kortikale Hyperostose (Caffey-Silverman), die Osteopathia hypertrophicans toxica, die Pagetsche Krankheit u. a. gedacht werden (vgl. auch Tab. 13).

Literatur

Allen, D. T., A. M. Saunders, W. H. Northway, G. F. Williams, I. A. Schafer 1970: Corticosteroids in treatment of Engelmann's disease. Pediatrics 46, 523 – 531

Benabderrahmane, M., P. Siegenthaler, C. Uhlmann, P. Wettstein 1969: Le syndrome de Camurati-Engelmann. A propos d'un cas et revue de la littérature. Schweiz. med. Wschr. 99, 1204 – 1212

Camurati, M. 1922: Di un raro caso di osteiti simmetrica ereditaria degli arti inferiori. Chir. Organi Mov. 6, 662 – 665

Clawson, D. K., J. W. Loop 1964: Progressive diaphyseal dysplasia (Engelmann's disease). J. Bone Jt. Surg. 46, 143 – 150

Cockayne, E. A. 1920: Case for diagnosis. Proc. roy. Soc. Med. 13, 132 – 136

Emons, D., D. Hussel, G. Bechrakis, H. J. Födisch 1978: Transitorisches Myelofibrose-Syndrom bei diaphysärer Dysplasie (M. Camurati-Engelmann). Fortschr. Röntgenstr. 128, 70 – 74

Engelmann, G. 1929: Ein Fall von Osteopathia hyperostotica (sclerotisans) multiplex infantilis. Fortschr. Röntgenstr. 39, 1101 – 1106

164 Osteochondrodysplasien

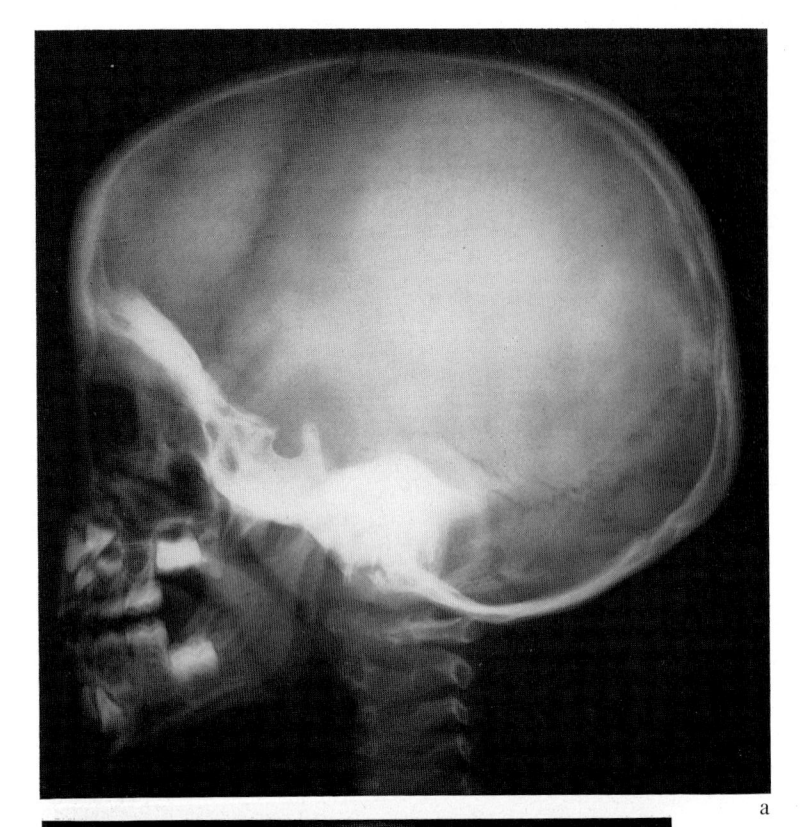

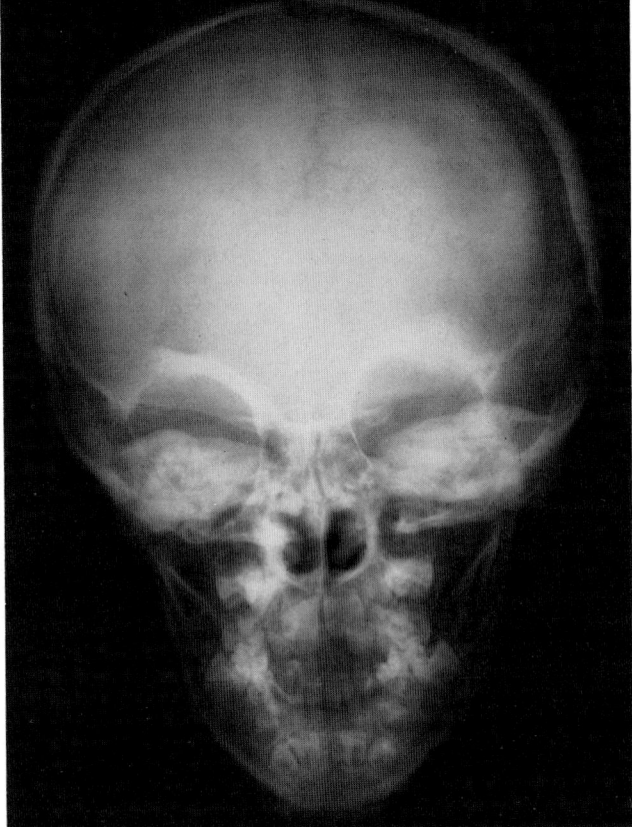

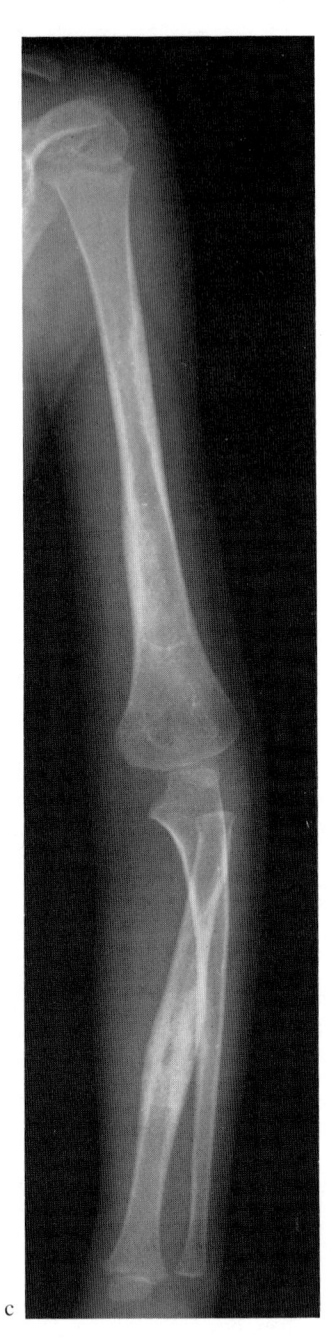

Abb. 101 a) – e) Diaphysäre Dysplasie.
♂, 4 Jahre alt, Nr. 148 512.
Verspäteter Gehbeginn, klinisch imponierend als „progressive Muskeldystrophie".
a) u. b) Schädel a.-p. und seitlich: Sklerose, vorwiegend der Schädelbasis. Mandibula frei.
c) Linke, obere Extremität: exzentrische, diaphysäre Verdickung der Kortikalis, zweizentrig am Humerus, mit Markraumeinengung am Vorderarm.

Abb. 101 d) u. e) Linker Ober- und Unterschenkel: wie oben. Zusätzlich ein- bis mehrschichtige periostale Auflagerungen. Auffällige Hypoplasie der Muskulatur.

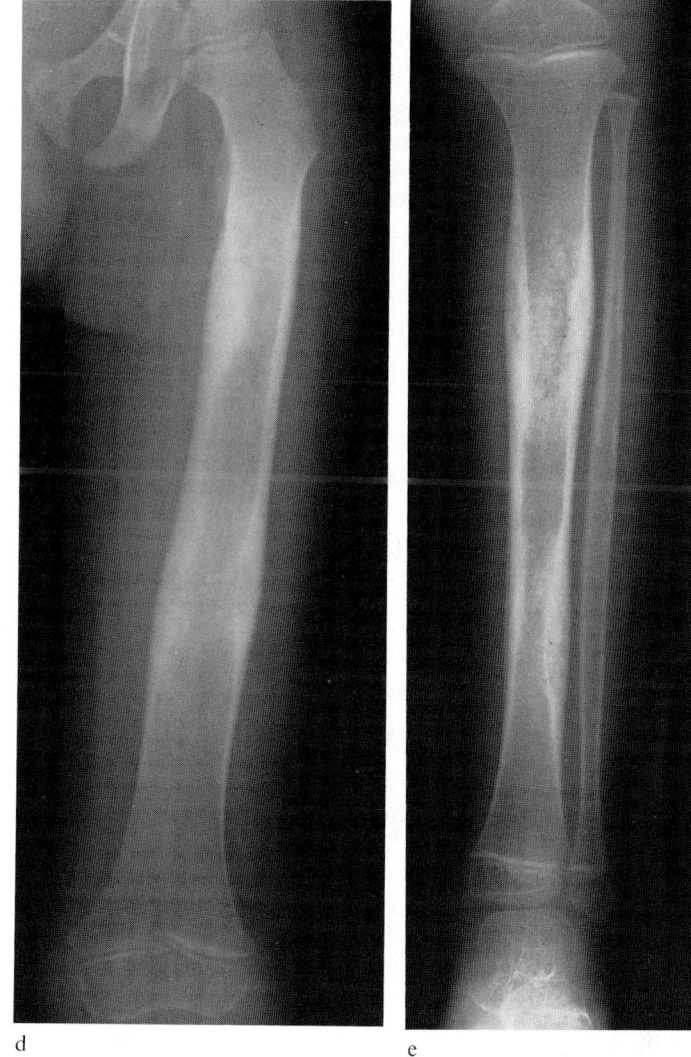

d   e

Gacimberti, A. 1966: Considerazioni sul morbo di Camurati-Engelmann. Presentazione di due casi. Clin. Orthop. 18, 615 – 625
Girdany, B. R., S. Sane, C. B. Graham 1973: Engelmann's disease. Progr. pediat. Radiol. 4, 414 – 437
Grosch, G. 1967: Ein Spätfall von Camurati-Engelmannscher Krankheit. Z. Orthop. 102, 629 – 630
Hansen, H. G. 1967: Progressive diaphysäre Dysplasie (Camurati-Engelmann). In: Handbuch für Kinderheilkunde, Bd. VI. Springer, Berlin (S. 356 – 361)
Hundley, J. D., F. C. Wilson 1973: Progressive diaphyseal dysplasia. J. Bone Jt. Surg. 55 A, 461 – 474
Joseph, R., J. Lefebvre, Guy, E. J. C. Job 1958: Dysplasie cranio-diaphysaire progressive. Ann. Radiol. 1, 477 – 490
Koller, M. E., K. Maurseth, B. Haneberg, D. Aarskog 1979: A familial syndrome of diaphyseal cortical thickening of the long bones, bowed legs, tendency to fracture and icthyosis. Pediatr. Radiol. 8, 179 – 182
Lennon, E. A., M. M. Schechter, R. W. Hornabrook 1961: Engelmann's disease. Report of a case with a review of the literature. J. Bone Jt. Surg. 43 B, 273 – 284
Lindstrom, J. A. 1974: Diaphyseal dysplasia (Engelmann) treated with corticosteroids. Skeletal dysplasias. Birth Defects, Orig. X/12, 504 – 507

Mikity, V. G., G. Jacobson 1958: Progressive diaphyseal dysplasia (Engelmann's disease). J. Bone Jt. Surg. 40 A, 206 – 210
Mottram, M. E., H. A. Hill 1965: Diaphyseal dysplasia. Report of a case. Amer. J. Roentgenol. 95, 162 – 167
Neuhauser, E. B. D., H. Shwachman, M. Wittenborg, J. Cohen 1948: Progressive diaphyseal dysplasia. Radiology 51, 11 – 12
Ribbing, S. 1949: Hereditary, multiple diaphyseal sclerosis. Acta radiol. (Stockh.) 31, 522 – 536
Royer, P., G. Vermeil, P. Apostolides, F. Engelmann 1967: Maladie d'Engelmann. Resultat du traitement par la Prednisone. Arch. franç. Pédiat. 24, 693 – 702
Singleton, E. B., J. R. Thomas, W. W. Worthington, J. R. Hild 1956: Progressive diaphyseal dysplasia. Radiology 67, 233 – 241
Sparkes. R. S., C. Benjamin 1972: Camurati-Engelmann disease. Genetics and clinical manifestations with a review of the literature. J. med. Genet. 9, 73 – 85
Spranger, J. W., L. O. Langer, H. R. Wiedemann 1974: Bone dysplasias. Fischer, Stuttgart
Trunk, G., A. Newmann, T. E. Davis 1959: Progressive and hereditary diaphyseal dysplasia. Engelmann's disease. Arch. intern. Med. 123, 417 – 422
van Dalsem, V. F., H. K. Genant, T. H. Newton 1979: Progressive diaphyseal dysplasia. J. Bone Jt. Surg. 61 A, 596 – 598

Sklerosteose

Synonyma: Osteopetrose und Syndaktylie.

Das von TRUSWELL 1958 abgegrenzte, seltene, *autosomal-rezessiv vererbte* Leiden betrifft fast ausschließlich Abkömmlinge der holländischen Einwanderer in Südafrika (Afrikaner, BEIGHTON u. Mitarb.).

Die klinisch-radiologischen Manifestationen sind *ausgesprochen altersabhängig* und werden, mit Ausnahme der Syndaktylie und „Anfällen" von nur teilweise reversiblen Fazialisparesen, erst im Laufe der Kindheit manifest. *Klinisch* steht die Trias typische Facies (hohe Stirn, breite Nasenwurzel, Hypertelorismus, massiver Unterkiefer) die neurologischen Störungen (Schwerhörigkeit, Fazialis- und Optikusatrophien) sowie die Syndaktylie und Dysphalangie im Vordergrunde (HANSEN). Als einzige Dysplasie mit Osteosklerose findet sich hier ein abnorm hoher Körperwuchs (♂ > 198 cm, ♀ > 183 cm, BEIGHTON u. Mitarb.), was zu einer oberflächlichen Ähnlichkeit mit der Akromegalie führt. Die Patienten sterben meist im früheren Erwachsenenalter an den Folgen des chronisch erhöhten Hirndruckes (BEIGHTON u. Mitarb.).

Die Röntgenbefunde, von BEIGHTON u. Mitarb. umfassend dargestellt, sind ausgesprochen altersabhängig. Im Vordergrund steht eine generalisierte, an der Schädelkalotte, dem Corpus mandibulae (>< Osteopetrose!), Claviculae und Rippen, besonders ausgeprägte Osteosklerose. Die Obliterierung des Diploeraumes ist gefolgt von einem Dickenwachstum der Kalotte nach innen, was zur Einengung der Schädelhöhle mit Hirndrucksteigerung und lokalen, neurologischen Ausfällen führt. An den Röhrenknochen fehlt die normale diaphysäre Verjüngung bei wenig veränderten Metaphysen und meist erhaltenen Markräumen. Das Handskelett stellt das radiologische Hauptmerkmal der Dysplasie: Die Metakarpalia und Phalangen erinnern in ihrer Kontur an „Schachtelhalme". Einzelne Phalangen können

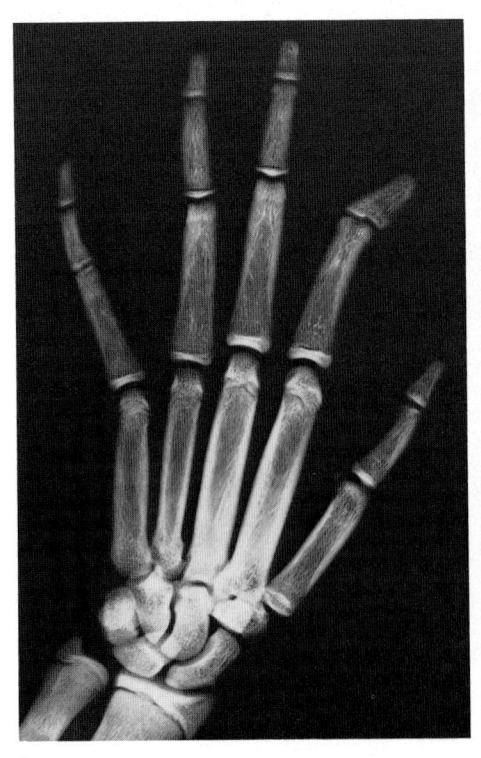

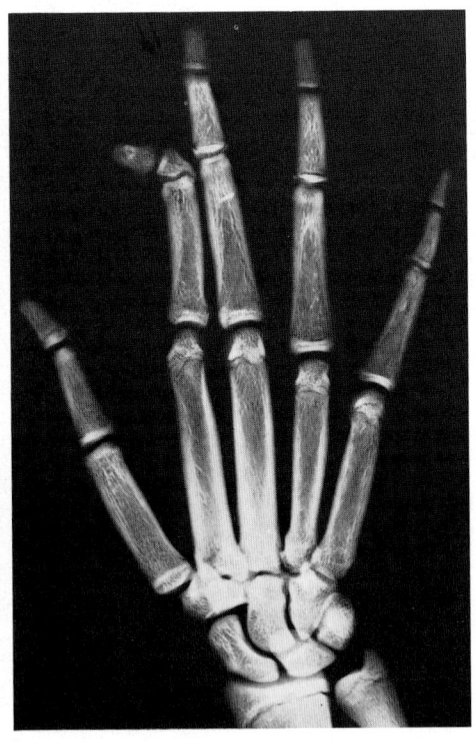

a b
Abb. 102 Sklerosteose.
♀, 13 Jahre alt.
Partielle kutane Syndaktylie des 2. bis 4. Strahles, angedeutet des 4. und 5. Strahles. Fehlen oder Verkümmerung der Mittelphalanx des 2. Strahles. Schachtelhalmartige (Hansen) Metakarpalia und Phalangen mit fehlender diaphysärer „Taille", mittelstarke Osteosklerose.
(Aus TRUSWELL, mit freundlicher Erlaubnis von Autor und Verlag.)

Ossäre Dichte – Struktur und Modellierungsanomalien

a

Abb. 103   Osteoektasie mit Hyperphosphatasie. a) Hand (2 $^{10}/_{12}$ Jahre), b) Femur (1 $^{2}/_{12}$ Jahre, c) Unterschenkel (4 Jahre) eines Knaben mit Werten der alkalischen Serumphosphatase über Jahre zwischen 100 und 200 King-Armstrong-Einheiten (normal 15–20 Einheiten). Schachtelhalmartige Phalangen, gewaltige diametaphysäre Auftreibungen der osteoporotischen Röhrenknochen und lamellenartige Aufsplitterung der Kortikalis. Zystenbildung in der distalen Tibiametaphyse. Ein weiterer Befund war eine massive Verdickung der Kalotte. (Aus FANCONI, MOREIRA, UEHLINGER u. GIEDION, mit freundlicher Erlaubnis von Autor und Verlag.)

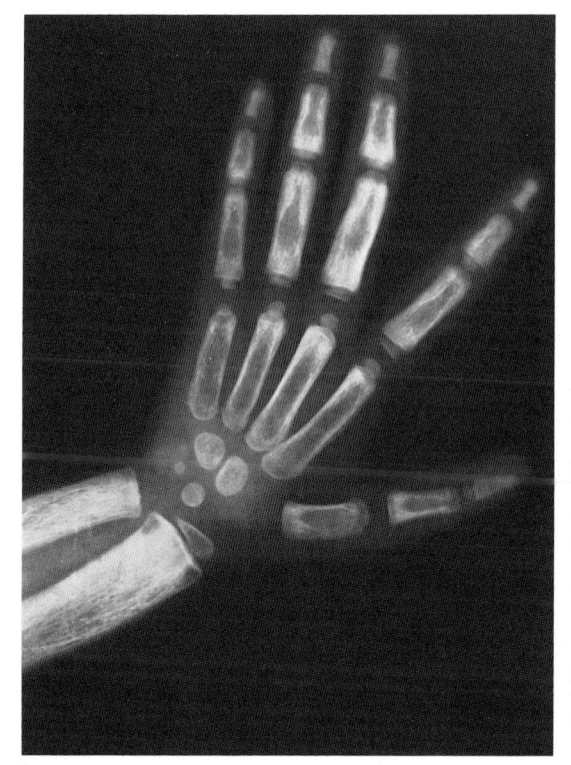

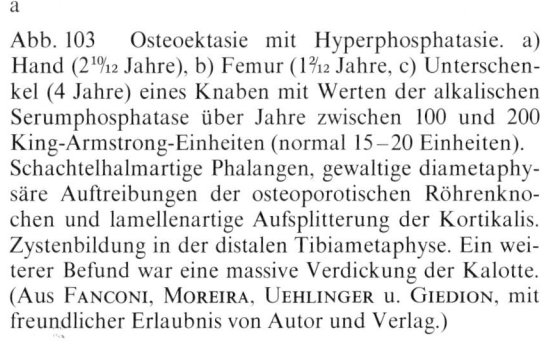

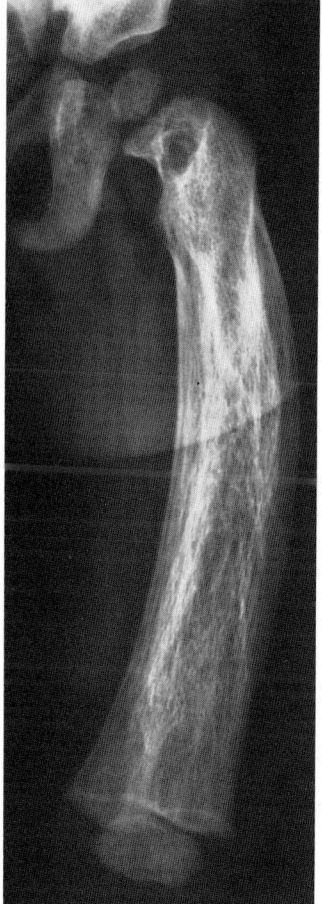

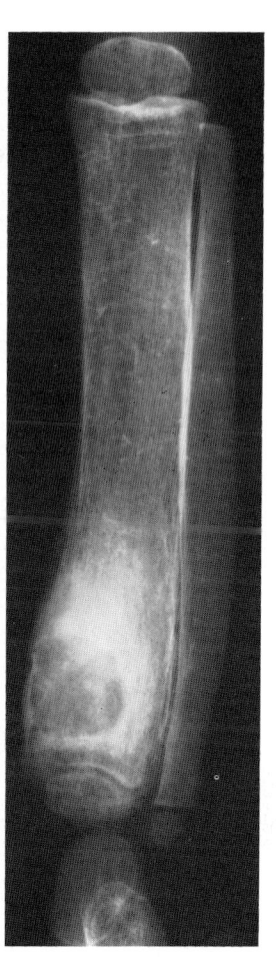

b   c

fehlen oder hypoplastisch bleiben und die Endphalangen nach radial abweichen. Die regelmäßig anzutreffende Syndaktylie ist kutan.

Unter den übrigen, mit Osteosklerose einhergehenden Erkrankungen des Skelettes, muß *differentialdiagnostisch* in erster Linie die endostale Hyperostose van Buchem (s. S. 169) in Betracht gezogen werden.

Literatur

Beighton, P., B. J. Cremin, H. Hamersma 1976: The radiology of sclerosteosis. Brit. J. Radiol. 49, 934–939

Beighton, P., J. Davidson, L. Durr, H. Hammersma 1977: Sclerosteosis – an autosomal recessive disorder. Clin. Genet. 11, 1–7

Beighton, P., H. Hamersma 1979: Sclerosteosis in South Africa. South African Med. Journ. 55, 783–788

Hansen, H. G. 1967: Sklerosteose. In: Handbuch der Kinderheilkunde, Bd. VI. Springer, Berlin (S. 351–354)

Sugiura, Y., T. Yasuhara 1975: Sclerosteosis. A case report. J. Bone Jt. Surg. 57 A, 273–275

Truswell, A. S. 1958: Osteopetrosis with syndactyly. J. Bone Jt. Surg. 40 B, 208–218

Osteoektasie mit Hyperphosphatasie

Synonyma: Chronic idiopathic hyperphosphatasemia congenita, chronische idiopathische Hyperphosphatasie, Familial osteoectasia, Hyperostosis corticalis deformans juvenilis, Hyperphosphatasia, juvenile Pagetsche Krankheit, Osteochalasia desmalis familiaris, Osteoectasia und Makrokranium.

Die seltene, *autosomal-rezessiv vererbte,* anhand der radiologischen Symptome allein schon diagnostizierbare Dysplasie wurde 1956 durch BAKWIN u. EIGEN unter dem Titel „Fragile bones and macrocranium" erstmals in ihrer Eigenständigkeit erkannt. Seither sind über 20 Fälle, davon 4 Geschwisterpaare, beschrieben worden. Eine eingehende Monographie verfaßte CAFFEY (1973). *Ursachen und Pathogenese* der Enthemmung (Osteochalasie) des periostalen Dickenwachstums, vor allem der Röhrenknochen, aber auch der bindegewebig präformierten Skelettabschnitte (Kalotte!), sind unbekannt. Die heilende Wirkung von Kalzitonin hat nur zu neuen Spekulationen geführt (s. unten).

Pathologisch-anatomisch liegt eine intensive metaplastische Faserknochenbildung vor. Die weitere Umwandlung in normalen, lamellären Knochen, d. h. in eine eigentliche Kortikalis, erfolgt jedoch nicht. Dadurch erklärt sich die mechanische Minderwertigkeit und Frakturanfälligkeit der Knochen. Die abnorm vermehrten Knochengewebsenzyme sowie die Hyperphosphatasie im Serum werden durch die Vergrößerung der Masse des osteogenen Gewebes erklärt (STEMMERMANN). Elektronenmikroskopische Untersuchungen (NUNEZ u. Mitarb.) lassen vermuten, daß die Osteoektasie in erster Linie eine Osteozytenerkrankung darstellt, die durch Kalzitonin beeinflußt wird.

Das Leiden zeigt viele Gemeinsamkeiten mit dem „Paget" des Erwachsenen, macht sich *klinisch* jedoch schon zwischen dem 3. und 18. Monat bemerkbar, wobei meist zuerst die Vergrößerung des Kopfes auffällt (Kalottenverdickung). Es folgen Schmerzen, Verbiegung und Schwellung, besonders an den unteren Extremitäten, sowie eine allgemeine Muskelschwäche. Entsprechend beginnen die Kinder verspätet zu gehen. Die Erwachsenenlänge beträgt ca. 120 cm (SPRANGER u. Mitarb.). Die häufig auftretenden Frakturen oder Spontanfrakturen heilen schnell. *Serumchemisch* ist die alkalische und saure Phosphatase massiv erhöht.

Die Röntgenbefunde: Sämtliche langen und kurzen Röhrenknochen sowie Rippen, Klavikula und Schädelkalotte, die allerdings in den ersten Lebensmonaten noch normal sein kann (DUNN u. Mitarb.), sind in ausgeprägten Fällen betroffen, wobei der Schweregrad, auch in derselben Familie stark variiert. Die Röhrenknochen sind diaphysär aufgetrieben, unter Belastung verbogen bei mittelgrobsträhniger Osteoporose und bisweilen, besonders an den unteren Extremitäten, zystenartigen Aufhellungszonen (FANCONI u. Mitarb.). Die Kortikalis ist oft kaum mehr zu erkennen. Auch die Metaphysen zeigen, etwas weniger ausgeprägt, dieselben Veränderungen. Die Epiphysen, Hand- und Fußwurzelknochen sowie das Becken, scheinen in der Regel verschont zu bleiben, während SWOBODA fischwirbelartige Veränderungen an der Wirbelsäule beobachtete. Die Schädelkalotte kann gewaltig verdickt sein, bei unscharf gezeichneter Diploestruktur und „wolkigen" Verdichtungen („Cottonball"). Gesichtsschädel (Unterpneumatisation der Nebenhöhlen) und Unterkiefer sind bisweilen, besonders nach der Pubertät, ebenfalls verändert. In 4 Fällen wurde eine Kardiomegalie beobachtet (IANCU u. Mitarb.).

Radiologische Differentialdiagnose: Art und Symmetrie der Befunde lassen eine Verwechslung mit einer anderen Knochenerkrankung eigentlich nicht zu. Am ehesten erinnert das Bild an die Engelmannsche Krankheit, bei der sich die ossären Auftreibungen jedoch strikte auf Diaphysen beschränken und wo die Knochenstruktur verdichtet ist. Eine eingehende differentialdiagnostische Studie findet sich bei SWOBODA.

Die *Prognose* quo ad vitam scheint im allgemeinen gut zu sein, wobei allerdings die meisten Patienten bereits mit 14 Jahren schwerste Deformitäten und Gehbehinderungen aufweisen (SPRANGER u. Mitarb.). Die radiologischen Veränderungen bleiben auch im Erwachsenenalter bestehen (CAFFEY).

Die *erstaunlichen Behandlungserfolge unter Kalzitonin* mit Normalisierung der Röhrenknochen, nicht aber der Kalottenveränderungen (WOODHOUSE u. Mitarb.; DOYLE u. Mitarb.; WHALEN u. Mitarb.; DUNN u. Mitarb.) haben möglicherweise die Zukunft der Patienten entscheidend verändert.

Literatur

Bakwin, H., M. S. Eiger 1956: Fragile bones and macrocranium. J. Pediat. 49, 558 – 564

Bakwin, H., A. Golden, S. Fox 1964: Familial osteoectasia with macrocranium. Amer. J. Roentgenol. 91, 609 – 617

Caffey, J. 1973: Familial hyperphosphatasemia with ateliosis and hypermetabolism of growing membranous bone; review of the clinical, radiographic and chemical features. Progr. pediat. Radiol. 4, 438 – 468

Choremis, C., D. Yannakos, C. Papadatos, E. Baroutsou 1958: Osteitis deformans (Paget's disease) in a 11 Year old boy. Helv. paediat. Acta 13, 185 – 188

Desai, M. P., N. C. Joshi, K. N. Shah 1973: Chronic idiopathic hyperphosphatasia in an Indian child. Amer. J. Dis. Child. 126, 626 – 628

Doyle, F. H., N. J. Y. Woodhouse, A. C. A. Glen, G. F. Joplin, I. MacIntyre 1974: Healing of the bones in juvenile Paget's disease treated by human calcitonin. Brit. J. Radiol. 47, 9 – 16

Dunn, V., V. R. Condon, M. L. Rallison 1979: Familial hyperphosphatasemia: Diagnosis in early infancy and response to human thyrocalcitonin therapy. Amer. J. Roentgenol. 132, 541 – 545

Fanconi, G., G. Moreira, E. Uehlinger, A. Giedion 1964: Osteocholasia desmalis familiaris. Helv. paediat. Acta 19, 279 – 295

Iancu, T. C., G. Almagor, E. Friedman, R. Hardoff, D. Front 1978: Chronic familial hyperphosphatasemia. Radiology 129, 669 – 676

McNulty, J. G., P. Pim 1972: Hyperphosphatasia. Report of a case with a 30 year follow-up. Amer. J. Roentgenol. 115, 614 – 618

Nunez, E. A., M. Horwith, L. Krook, J. P. Whalen 1979: An electron microscopic investigation of human familial bone dysplasia. Amer. Journ. Path. 94, 1 – 10

Spranger, J. W., L. O. Langer, H. R. Wiedemann 1974: Bone Dysplasias. Fischer, Stuttgart

Stemmermann, G. N. 1966: Histologic and histochemical study of familial osteoectasia (chronic idiopathic hyperphosphatasia). Amer. J. Path. 48, 641 – 651

Swoboda, W. 1948: Hyperostosis corticalis deformans juvenilis: Ungewöhnliche generalisierte Osteopathie bei zwei Geschwistern. Helv. paediat. Acta 13, 292 – 312

Temtamy, S. A., M. Ragai El-Meligy, S. Sohair, N. Osman 1974: Hyperphosphatasia in an Egyptian child. Skeletal Dysplasias. Birth Defects, Orig. X/12, 196 – 202

Whalen, J. P., M. Horwith, L. Krook, E. MacIntyre, E. Mena, F. Viteri, B. Torun, E. A. Nunez 1977: Calcitonin treatment in hereditary bone dysplasia with hyperphosphatasemia: a radiographic and histologic study of bone. Amer. J. Roentgenol. 129, 29 – 35

Woodhouse, N. J. Y., M. T. Fisher, G. Sigurdsson, G. F. Joplin, I. MacIntyre 1972: Paget's disease in a 5-year-old: acute response to human clacitonin. Brit. med. J. 4, 267 – 269

Rezessive endostale Hyperostose (van Buchem)

Synonyma: Endostale Hyperostose, Hyperostosis corticalis generalisata, van Buchemsche Krankheit, Hyperphosphatasemia, Tarda-Form.

Die von VAN BUCHEM u. Mitarb. 1955 erstmals beschriebene, bis 1971 von ihm selber an 15 Fällen beobachtete *autosomal-rezessiv vererbte*, endostale Hyperostose kann sich bereits in den ersten Lebensjahren (Fazialislähmung) klinisch bemerkbar machen.

Pathologisch-anatomisch ist, im Gegensatz zur Osteoektasie mit Hyperphosphatasie (S. 168) die

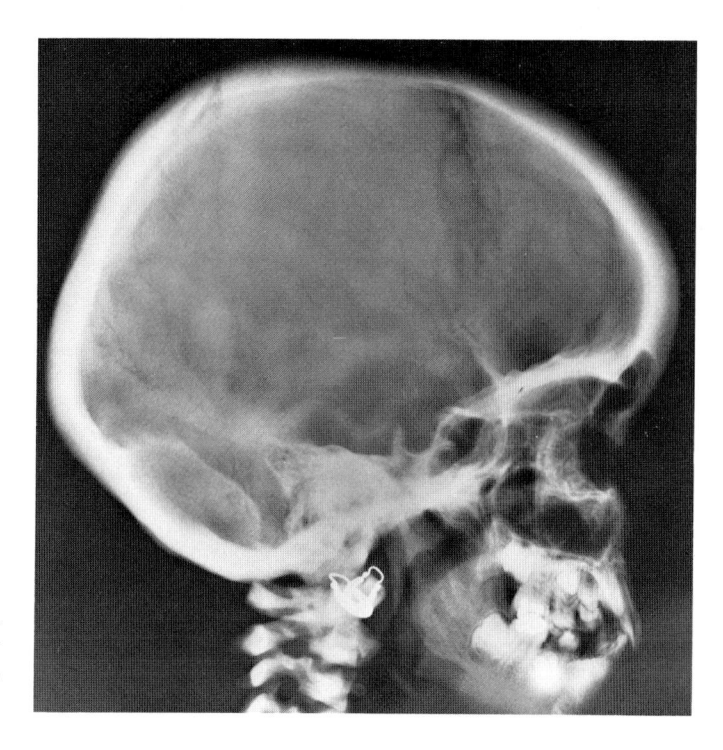

Abb. 104   Endostale Hyperostose.
♀, 8 Jahre alt.
Deutliche Verdickung der Kalotte. Nebenhöhlen normal entwickelt! (Aus VAN BUCHEM, 1970, mit freundlicher Erlaubnis von Autor und Verlag.)

170 Osteochondrodysplasien

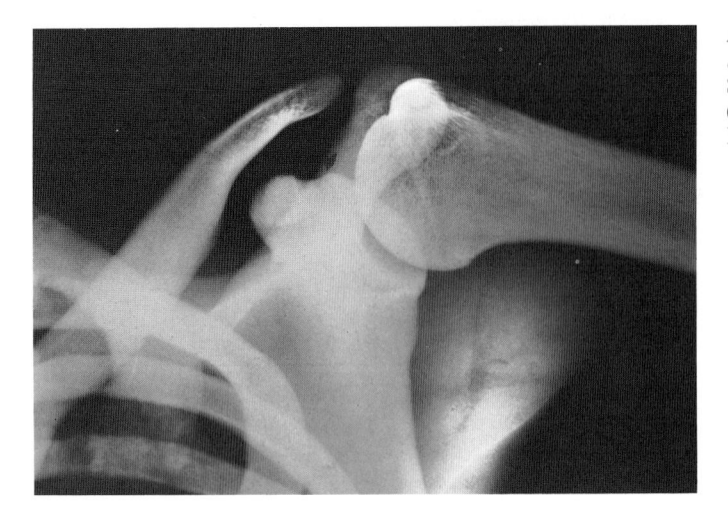

Abb. 105 Endostale Hyperostose.
♂, 20 Jahre alt.
Sklerose von Klavikula und Humerus.
(Aus van Buchem, 1970, mit freundlicher Erlaubnis von Autor und Verlag.)

qualitativ normale Kortikalis selber verbreitert, vorwiegend durch endostale Apposition von Lamellenknochen.

Klinisch zeigen sämtlich 15 Patienten von van Buchem u. Mitarb. eine einseitige (Kinder) oder beidseitige Fazialisparese. Daneben können aber auch andere Gesichtsnerven (Akustikus, Optikus) durch die Einengung der entsprechenden Foramina und Nervenkanäle betroffen sein. Ferner fallen die Patienten durch eine Veränderung der Gesichtszüge mit Verbreiterung des Unterkiefers auf. Als sehr häufig abnormer *serumchemischer Befund* wird eine Erhöhung der alkalischen Phosphatase angetroffen. In jenen 2/8 Fällen (van Buchem 1971) mit normaler alkalischer Phosphatase war jedoch die beim Erwachsenen sonst fehlende „Knochenfraktion, Isoenzym" vermehrt, wie dies auch von Eastman u. Bixler bestätigt wurde. Als Pathogenese wird von diesen Autoren eine vermehrte Konversion von Osteoklasten in normale Osteoblasten vorgeschlagen.

Radiologisch findet sich bei dieser *kraniotubulären Hyperostose* eine Verdichtung im Bereich des gesamten Skelettes, jedoch von ungleicher Verteilung und meist eher mäßigen Ausmaßes. Am *Schädel* sind Kalotte und Basis verdickt, jedoch in der Regel unter Erhaltung der Nebenhöhlen. Die Verdickung der Mandibulae tritt meist erst nach der Pubertät, ohne die Entwicklung der Zähne zu stören und damit ohne Malokklusion, auf. Die *Röhrenknochen* sind diaphysär endostal verdickt, so daß der Markraum zwar eingeengt wird, der Durchmesser des Knochens jedoch nicht zunimmt. Typisch ist auch die Sklerose von Rippen und Claviculae, die bisweilen medial aufgetrieben erscheinen, während das Becken nur wenig betroffen ist.

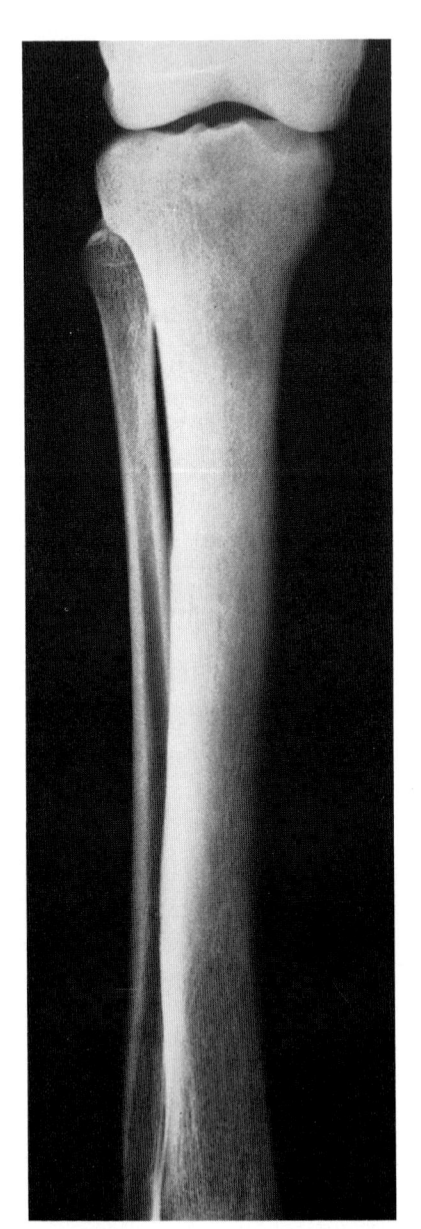

Abb. 106 Endostale Hyperostose.
♂, 52 Jahre alt.
Massive Verdickung der Kortikalis, besonders der Tibia. (Beobachtung von Prof. Dr. van Buchem.)

Differentialdiagnostisch müssen die verschiedenen *kraniotubulären Hyperostosen* und *Dysplasien* berücksichtigt werden.

Die benigne, möglicherweise heterogene, *autosomal-dominant vererbte generalisierte kortikale Hyperostose* (WORTH u. WOLLIN; MAROTEAUX u. Mitarb.; VAYSSAIRAT u. Mitarb.; GELMAN; evtl. SEGOND u. Mitarb.) ist radiologisch im Einzelfall von der van Buchemschen Form nicht zu unterscheiden (GELMAN; OWEN) oder doch sehr ähnlich, wobei evtl. ein Osteom des harten Gaumens (Torus palatinus) beobachtet wird, und der Unterkiefer in der Regel weniger prominent erscheint. Dagegen fehlen neurologische Zeichen und die alkalische Phosphatase ist normal.

Die von KENNY u. LINARELLI sowie CAFFEY beschriebene, offenbar extrem seltene (2 Fälle!) tubuläre Stenose ist dominant vererbt, geht aber mit Zwergwuchs und Hypokalzämie einher.

Beim Syndrom von KOLLER u. Mitarb. bleibt der Unterkiefer verschont, und der Blutchemismus ist normal (s. S. 163).

Literatur

van Buchem, F. S. P. 1970: The pathogenesis of hyperostosis corticalis generalisata and calcitonin. Proceedings Koninkl. Nederl. Akademie van Wetenschappen, Amsterdam Ser. C, 73, 243 – 253

van Buchem, F. S. P. 1971: Hyperostosis corticalis generalisata. Eight new cases. Acta med. scand. 189, 257 – 267

van Buchem, F. S. P., R. Ubbens 1955: An uncommon familial systemic disease of the sceleton: hyperostosis corticalis generalisata familiaris. Acta radiol. (Stockh.) 44, 109 – 119

van Buchem. F. S. P., H. N. Hadders, J. F. Hansen, M. G. Woldring 1962: Hyperostosis corticalis generalisata. Report of seven cases. Amer. J. Med. 33, 387 – 397

Caffey, J. 1967: Congenital stenosis of medullary spaces in tubular bones and calvaria in two proportionate dwarfs – mother and son; coupled with transitory hypocalcemic tetany. Amer. J. Roentgenol. 100, 1 – 11

Eastman, J. R., D. Bixler 1977: Generalized cortical hyperostosis (Van Buchem disease): nosologic considerations. Radiology 125, 297 – 304

Gelman, M. I. 1977: Autosomal dominant osteosclerosis. Radiology 125, 289 – 296

Gorlin, R. J., L. Glass 1977: Autosomal dominant osteosclerosis. Radiology 125, 547 – 548

Kenny, F. M., L. Linarelli 1966: Dwarfism and cortical thickening of tubular bones. Amer. J. Dis. Child. 111, 201 – 207

Maroteaux, P., G. Fontaine, W. Scharfman, J.-P. Farriaux 1971: L'Hyperostose Corticale Généralisée à Transmission Dominante (Type Worth). Arch. franç. Pédiat. 28, 685 – 698

Owen, R. H. 1976: Van Buchem's disease (hyperostosis corticalis generalisata). Brit. J. Radiol. 49, 126 – 132

Segond, P., C. J. Menkes, P. Maroteaux, S. Braun, F. Delbarre 1973: Le rétrécissement du canal médullaire des os à transmission dominante. Nouv. Presse méd. 41, 2728 – 2732

Vayssairat, M., A. Prier, C. Meisel, J. P. Camus, J. Grellet 1976: Nouveaux cas familiaux d'hyperostose corticale généralisée à trnasmission dominante (type Worth). J. Radiol. Électrol. 57, 719 – 724

Worth, H. M., D. G. Wollin 1966: Hyperostosis corticalis generalisata congenita. J. Canad. Ass. Radiol. 17, 67 – 74

2. Dysostosen

a) Kraniofaziale Dysostosen

Es sei auf folgende Beschreibungen verwiesen:
Kraniosynostose (Kraniostenose), Bd. III, S. 209 ff.
Kraniofaziale Dysostose (Crouzon), Bd. III, S. 213.
Akrozephalo-Syndaktylie (Apert) u. a., S. 285.
Mandibulo-faziale Dysostose, Bd. III, S. 218.

Basalzellnävus-Syndrom

Von W. Lenz

Synonyma: multiple nevoid basal cell carcinoma syndrome, Naevomatose baso-cellulaire, fünfte Phakomatose.
Literatur: JARISCH (1894) hat die erste Beschreibung gegeben. GORLIN und GOLTZ (1960) haben das Syndrom abgegrenzt. Umfangreiche Übersichten haben GORLIN und SEDANO (1972) sowie RITTERSMA (1972) verfaßt. Die röntgenologischen Aspekte wurden von NOVAK und BLOSS (1976), POLLARD und NEW (1964) und RATER und SELKE (1968) behandelt.
Morphologie: Die Stirn ist vorgewölbt, der Kopfumfang oft vermehrt, der Augenabstand verbreitert. An der Haut von Gesicht, Hals, Rumpf und Armen treten im Kindesalter, vor allem aber nach der Pubertät, fleischfarbige bis blaßbraune Knötchen von 0,1 bis 1 cm Durchmesser auf. Histologisch sind sie von gewöhnlichen Basalzellkarzinomen nicht zu unterscheiden. Sie können zystisch sein. An Handflächen und Fußsohlen sind Grübchen mit vermehrten Basalzellen zu erkennen.
Skelett: Etwa 40% der Patienten haben Schaufel- oder Gabelrippen, rudimentäre Halsrippen und Rippensynostosen. Mindestens bei der Hälfte aller Patienten findet sich eine Kyphoskoliose, oft mit Fusion von Hals- oder Brustwirbelkörpern. Spina bifida occulta der Hals- und Brustwirbelsäule ist nicht selten. Die Metacarpi, besonders des 4. Strahls, sind nicht selten verkürzt. Syndaktylie zwischen 2. und 3. oder 3. und 4. Finger wurde mehrfach beobachtet. Eine Sellabrücke läßt sich bei der Mehrzahl der Patienten nachweisen. Eine eigentümlich lamelläre Verkalkung der Falx cerebri wird meist gefunden. Etwa 70% der Patienten weisen odontogene Keratocysten der Kiefer auf, die zur Verlagerung von Zähnen führen können. Verschiedenartige Tumoren, wie Medulloblastome, Astrozytome, Meningiome, verkalkte Ovarialfibrome oder -fibrosarkome, Ameloblastome und Leiomyome, treten offenbar gehäuft auf.
Genetik: Dem Syndrom liegt ein autosomal-dominantes Gen mit pleiotroper, variabler Manifestation, aber vermutlich voller Penetranz zugrunde (Abb. 107). Die Manifestationen können so leicht sein, daß sie familienanamnestisch oder bei oberflächlicher Untersuchung nicht erfaßt werden. Die Erscheinungen sind häufig so schwer, daß eine Einschränkung der Fortpflanzung aus funktionellen (Kryptorchismus, Hypogonadismus), psychologischen und sozialen (Oligophrenie, entstellendes Aussehen) Gründen angenommen werden kann, obwohl deren Ausmaß anscheinend noch nicht zu bestimmen versucht wurde. Dabei ist zu erwarten, daß ein nennenswerter Prozentsatz aller Fälle auf Neumutationen beruht. Diese sporadischen Fälle scheinen ebenso deutlich vom väterlichen Zeugungsalter abzuhängen, wie sporadische Fälle von Achondroplasie, Apert-Syndrom, Fibrodysplasia ossificans progressiva und Marfan-Syndrom (JONES u. Mitarb. 1975).

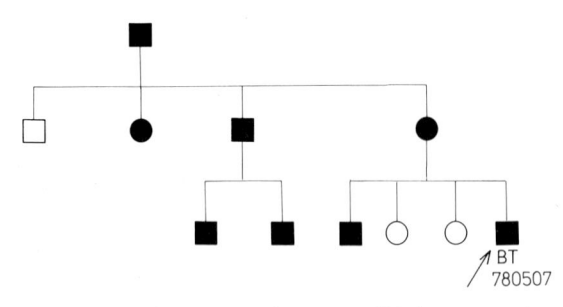

Abb. 107 Nävoide Basaliome, Follikulärzysten der Kiefer, Verkalkung der Falx cerebri. III$_3$: Sellabrücke, Hydrocephalus internus im Computer-Tomogramm.

Literatur

Gorlin, R. J., R. W. Goltz 1960: Multiple basal-cell epithelioma, jaw cysts and bifid rib syndrome. N. Engl. J. Med. 262, 908–912

Gorlin, R. J., H. O. Sedano 1972: The multiple nevoid basal cell carcinoma syndrome revisited. Birth Defects: 7, no. 8, 140–148

Jarisch 1894: Zur Lehre von den Hautgeschwülsten. Arch. Dermatol. Syph. 28, 163–222

Jones, K. L., D. W. Smith, M. A. S. Harvey, B. D. Hall, L. Quan 1975: Older paternal age and fresh gene mutation: Data on additional disorders. J. of Pediatrics 86, 84–88

Novak, D., W. Bloss 1976: Röntgenologische Aspekte des Basalzell-Naevus-Syndromes (Gorlin-Goltz-Syndrom). Fortsch. Röntgenstr. 124, 11–16

Pollard, J. J., P. F. J. New 1964: Hereditary cutaneomandibular polyoncosis: A syndrome of myriad basal cell nevi of the skin, mandibular cysts, and inconstant skeletal anomalies. Radiology 82, 840–849

Rater, C. J., A. C. Selke 1968: Basal cell nevus syndrome. Am. J. Roentgenol. 103, 589–594

Rittersma, J. 1972: Het basocellulaire nevus syndroom. Thesis Groningen

b) Vorwiegender Befall des Achsenskelettes

Es sei auf folgende Beschreibungen verwiesen:
Vertebrale Segmentationsdefekte (einschließlich Klippel-Feil-Syndrom), s. Bd. III, S. 18
Sprengelsche Deformität, s. Kap. III
Spondylo-kostale Dysostose
a) dominante Formen
b) rezessive Formen, s. S. 25
Zerebro-kosto-mandibuläres Syndrom (+), s. S. 26.

Osteo-Onycho-Dysostose

Von A. Giedion

Synonyma: Arthro-Osteo-Onycho-Dysplasie, Arthro-Onycho-Dysplasie, Beckenhörner-Nagel-Patella-Syndrom, Fongsches Syndrom, Iliakal-Hörner, Nail-Patella-Syndrome, Onycharthrose, Touraine-Syndrom, Turner-Kieser-Syndrom.

Das von Chatelain 1820 erstmals erwähnte meso-ektodermale Syndrom von Nagelhypoplasie mit Kniescheibenmißbildung wurde durch Kieser 1939 als Tetrade der erwähnten Mißbildungen zusammen mit Ellenbogenhypoplasie und Beckenhörnern voll erfaßt. Es wird *autosomal-dominant* mit nahezu 100%iger Penetranz und stark variabler Expressivität *vererbt* (Lenz). Das verantwortliche Gen ist eng mit dem ABO/Locus verbunden (Renwick u. Lawler). Die *Häufigkeit* des Syndroms wird auf 2,2/100 000 geschätzt (Renwick u. Lawler). In 63% der Fälle wird klinisch die vollständige Tetrade der Kardinalsymptome (s. oben) angetroffen (Carbonara u. Alpert). Di- und monosymptomatische Fälle sind sehr selten und lassen Zweifel an der Diagnose aufkommen (Fauré u. Pétrel). Nageldysplasien werden in 98% der Fälle, von der unauffälligen Spaltbildung an den Daumennägeln bis zur vollständigen Anonychie beobachtet. Patellaranomalien können in 92% der Fälle, Ellenbogendysplasien, eventuell mit Flughautbildung, in 90% der Fälle und Beckenhörner in 81% der Fälle nachgewiesen werden (Carbonara u. Alpert).

Auf einer eigenartigen Veränderung der Basalmembran (Bennett u. Mitarb.) beruht die in 30% der Fälle anzutreffende *renale Beteiligung* mit Proteinurie und Hämaturie, wovon 27% am Nierenleiden ad exitum kommen sollen (Similä u. Mitarb.). Damit ist die richtige Diagnose der Osteo-Onycho-Dysostose auch internistisch bedeutungsvoll.

Radiologisch heben sich die pathognomonischen Beckenhörner mit breiter Basis wenige cm lateral des Iliosakralgelenkes von der dorsalen Darmbeinschaufelseite meist breitbasig ab. Im a.-p. Bild imponieren sie als zum Teil sklerotische, dornartige Gebilde oder lineare Strukturen und lassen sich im tangentialen Strahlengang in ihrer eigentlichen Form gut darstellen. Sie können bereits bei der Geburt nachgewiesen werden (Williams u. Hoyer). Die ausladenden Darmbeinschaufeln geben dem Becken ein durchaus charakteristisches Aussehen, das auch beim Fehlen von Beckenhörnern festgestellt wird (Fauré u. Pétrel).

Die *Aplasie oder Hypoplasie der Patella* ist häufig mit ihrer lateralen Luxation, sowie mit Dysplasien an den knienahen Tibia- und Femurabschnitten verbunden. Die Ellenbeugendysplasie mit Extensions- und Pronations-, sowie Supinationseinschränkungen verrät sich radiologisch häufig durch eine nach dorsal und radial gerichtete Luxation des Radiusköpfchens.

174 Dysostosen

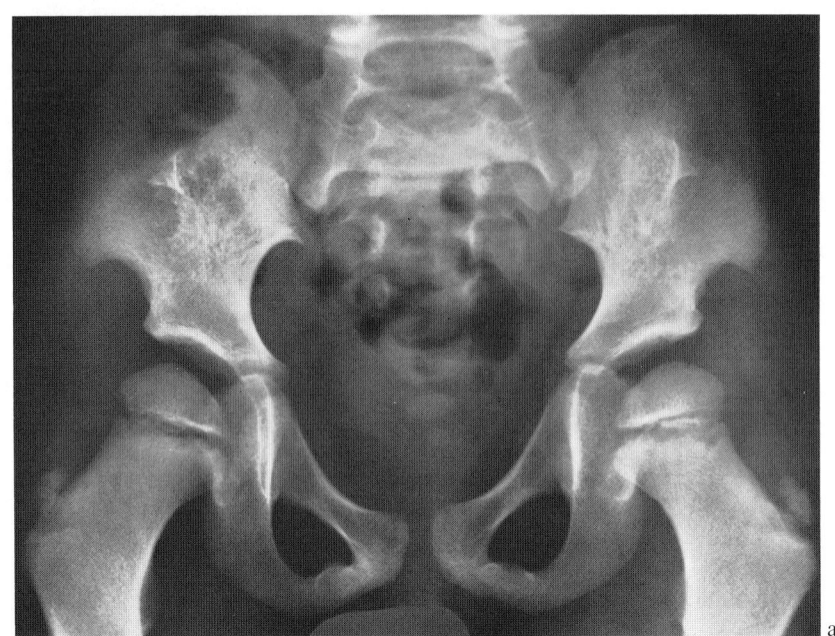

Abb. 108 Osteo-Onycho-Dysostose. ♂, 5 Jahre, Nr. 79 374.
a) Dornenartige „Auflagerungen" auf den Darmbeinschaufeln sowie zuerst steil abfallende, dann in einer hakenartigen Spina iliaca anterior endende Beckenkämme.
b) Tangential getroffenes „Horn".

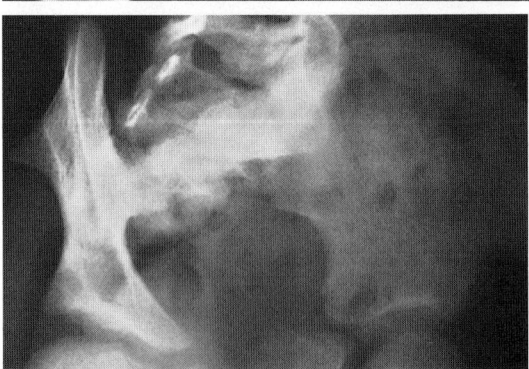

Eine *ausführliche Liste* der zahlreichen weiteren gelegentlich beobachteten Knochen- und Gelenksveränderungen findet sich bei DE BEAUMONT sowie FAURÉ u. PÉTREL.

Differentialdiagnose: Die Diagnose ist beim Vorliegen von Beckenhörnern gesichert. Auch wo diese fehlen, findet sich, neben den übrigen typischen Befunden, die charakteristische Beckenkonfiguration.

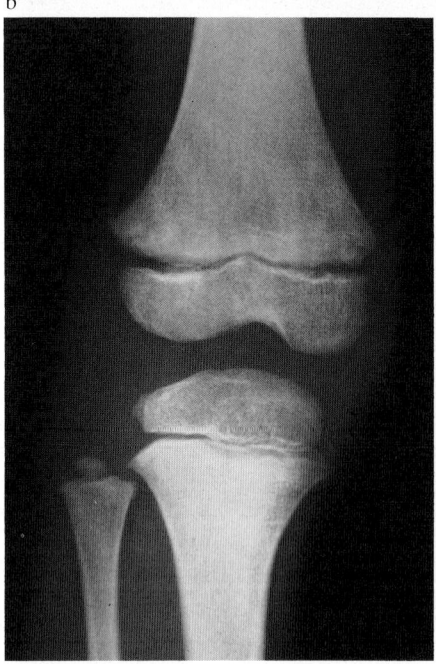

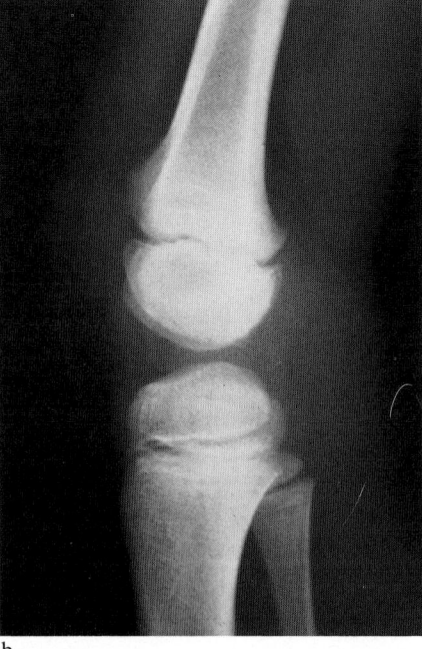

Abb. 109 Gleicher Patient. Osteo-Onycho-Dysostose.
a) u. b) Knie a.-p., seitl.: Die Kniescheibe ist nicht ossifiziert.

Nach zwei neueren Publikationen soll zwar die Mosaik-Trisomie-8, neben dem Fehlen oder der Hypoplasie der Patella auch Beckenhörner zeigen. Während eine entsprechende Abbildung bei LEJEUNE u. Mitarb. fehlt, liegt bei RÜTZLER u. Mitarb. wohl eine Fehldeutung vor. Im übrigen sind die Darmbeinschaufeln hier steil abfallend, genau entgegengesetzt dem Befund bei der Osteo-Onycho-Dysostose.

Literatur

Beaumont, F. de 1965: L'onycho-ostéodysplasie. J. Génét. hum. 14, 93–131
Bennett, W. M., J. E. Musgrave, R. A. Campbell, D. Elliot, R. Cox, R. E. Brooks, E. W. Lovrien, R. K. Beals, G. A. Porter 1973: The nephropathy of the Nail-Patella syndrome. Amer. J. Med. 54, 304–319
Carbonara, P., M. Alpert 1964: Hereditary osteoonychodysplasia. Amer. J. med. Sci. 248, 139–151
Chatelain: zit bei E. M. Little 1897
Fauré, C., Ph. Pétrel 1968: L'ostéo-onycho-dysplasie héréditaire. Ann. Radiol. 11, 376–388
Kieser, W. 1939: Die sogenennte Flughaut beim Menschen. Z. menschl. Vererb.- u. Konstit.-Lehre 23, 594–619
Lejeune, J., B. Dutrillaux, M. O. Rethoré, R. Berger, H. Debray, P. Veron, F. Gorce, A. Grossiord 1969: Sur trois cas de trisomie C. Ann. Génét. 12, 28–35
Lenz, W. 1964: Nagel-Patella-Syndrom. In: Humangenetik, Bd. II, hrsg. von P. E. Becker. Thieme, Stuttgart (S. 99–101)
Little, E. M. 1897: Congenital absence or delayed development of the patella Lancet 57, 781–784
Olah, J., S. Fehérvari 1968: Hereditäre Onycho-Osteo-Arthrodysplasie. Fortschr. Röntgenstr. 109, 381–389
Renwick, J. H., M. M. Izatt 1965: Some genetical parameters of the Nail-Patella locus. Ann. hum. Genet. 28, 369–377
Rützler, L., J. Briner, F. Saur, W. Schmid 1974: Mosaik-Trisomie-8. Helv. paediat. Acta 29, 451–553
Similä, S., L. Vesa, O. Wasz-Höckert 1970: Hereditary onycho-osteodysplasia (the Nail-Patella-Syndrome) with nephrosis-like renal disease in a newborn baby. Pediatrics 46, 61–65
Turner, J. W. 1933: An hereditary arthrodysplasia associated with hereditary dystrophy of the nails. J. Amer. med. Ass. 100, 882–884
Williams, H. J., J. R. Hoyer 1973: Radiographic diagnosis of osteo-onychodysostosis in infancy. Radiology 109, 151–155

Myositis ossificans progressiva

Von A. GIEDION

Synonyma: Fibrodysplasia ossificans progressiva, Münchmeyersche Krankheit, Myositis ossificans multiplex u. a. mehr

Die heute allgemein gebräuchliche, durch VON DUSCH 1868 vorgeschlagene Bezeichnung „Myositis ossificans progressiva" ist nur teilweise zutreffend, da sich die primären Veränderungen im Bindegewebe, besonders der Aponeurosenfaszien und -sehnen abspielen, die Muskelfasern selber jedoch erst sekundär betroffen sind (McKUSICK). D. M. SMITH u. Mitarb. wiesen allerdings auf elektromyographische, mikroskopische und histiochemische Veränderungen am Muskel vor seiner Durchsetzung mit Bindegewebe hin. Über Ätiologie und Pathogenese des angeblich von GUY PATIN 1692 erstmals beschriebenen, seltenen (bis 1968 wurden ca. 350 Fälle beschrieben (SITZMANN u. PFAFF), beide Geschlechter in gleichem Ausmaße befallenden Leidens ist wenig bekannt: Es soll eine fundamentale, unregelmäßig penetrant, autosomal-dominant vererbte Störung im

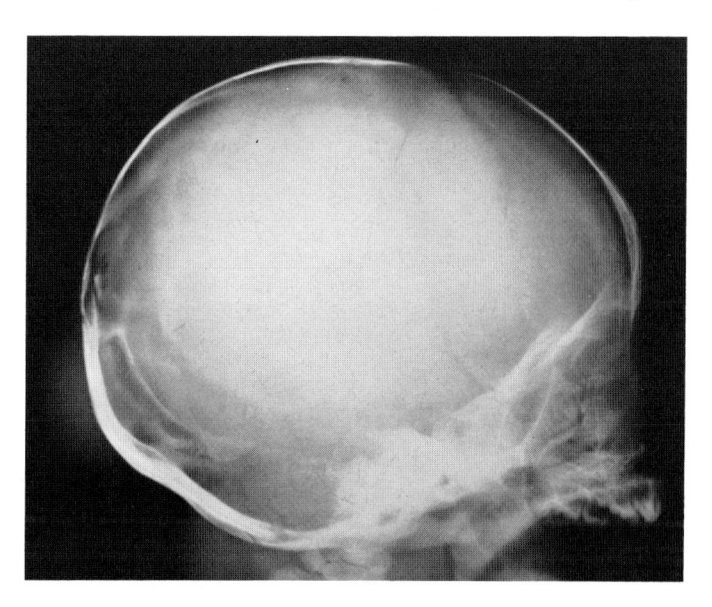

Abb. 110 Myositis ossificans.
4/12 J. Am Hinterhaupt tumorartige Weichteilschwellung (Abb. 110–115: Nr. 47761).

176 Dysostosen

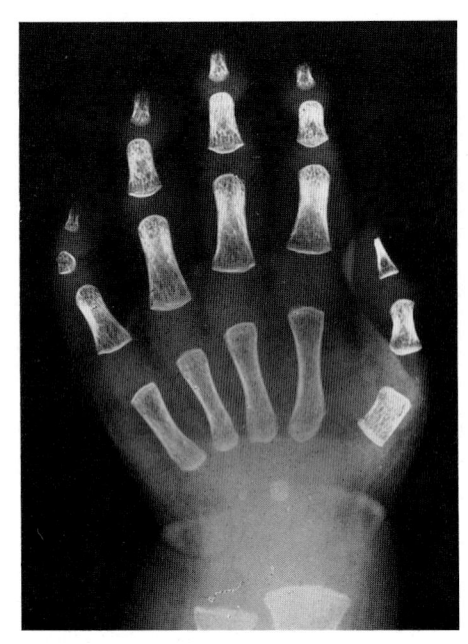

Abb. 111 Myositis ossificans.
6/12 J. Metakarpale I auffällig kurz. Brachy- und Dysmesophalangie V.

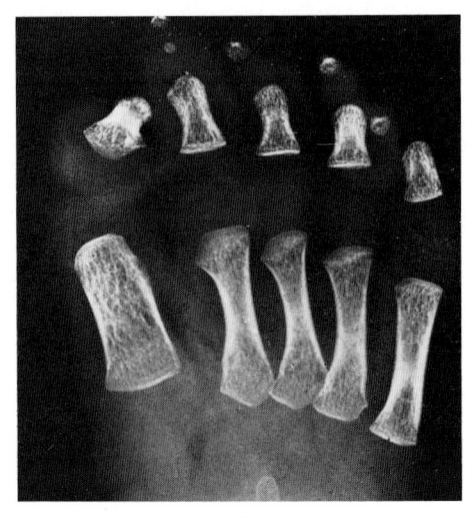

Abb. 112 Myositis ossificans.
6/12 J. Hallux valgus.

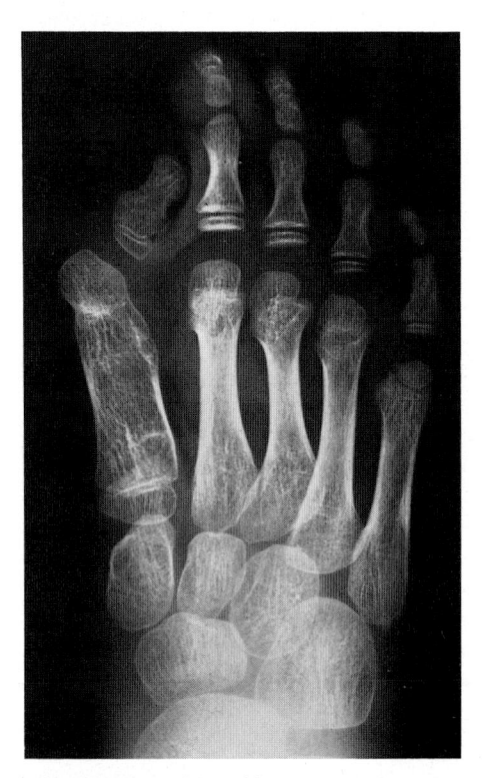

Abb. 113 Myositis ossificans.
6 J. Grundphalanx I mit Metatarsale I verwachsen. Zurückgesetzter Hallux valgus (Kinderspital Bern).

Bereiche des Bindegewebes (McKusick), eventuell ein Inhibitorenmangel (Lutwak) vorliegen.
Klinisch kann sich die Krankheit bereits intrauterin, meist jedoch in den ersten Lebensjahren, bemerkbar machen. Schubweise treten weiche, oft schmerzhafte Schwellungen, anfänglich vorwiegend am Hinterkopf, Hals und Rücken, bisweilen mit Zeichen einer allgemeinen Krankheit (Fieber, Anorexie, Gewichtsverlust) auf.
Im Verlaufe von Wochen, Monaten und Jahren kommt es zu einer progressiven Verhärtung, später auch Verkalkung und Knochenbildung, besonders im Bereiche der Muskeln, von kranial nach kaudal und von proximal nach distal. Dadurch werden die Patienten immer mehr immobilisiert, mit entsprechenden, oft lebensbedrohlichen Komplikationen. Zunge, Augenmuskeln sowie Herz, Zwerchfell und die Sphinkteren bleiben verschont. Allerdings verlangsamt sich der Prozeß mit dem Abschluß der Wachstumsperiode oder kommt ganz zum Stillstand (Becker u. van Knorre).
Radiologisch können die Schwellungen vorerst als Weichteilverdickungen, später als zunehmende, vor allem dem Muskelverlauf folgende Verkalkungen und Verknöcherungen imponieren. Dabei läßt sich oft eine Knochenstruktur feststellen, die in Bändern, Platten und Spangen, asymmetrisch, z. T. mit Frakturen und Pseudoarthrosen die Muskeln durchsetzen. Nicht selten werden auch eigentliche Exostosen beobachtet, besonders an den Übergangsstellen Muskel/Sehne und Muskel/Knochen (Stephan u. Götzel). Die akzessorischen Sesambeine können vermehrt sein

Abb. 114 Myositis ossificans.
16. J. Multiple Knochenspangen an Hals, Schultergürtel und Rumpf (Kinderspital Bern).

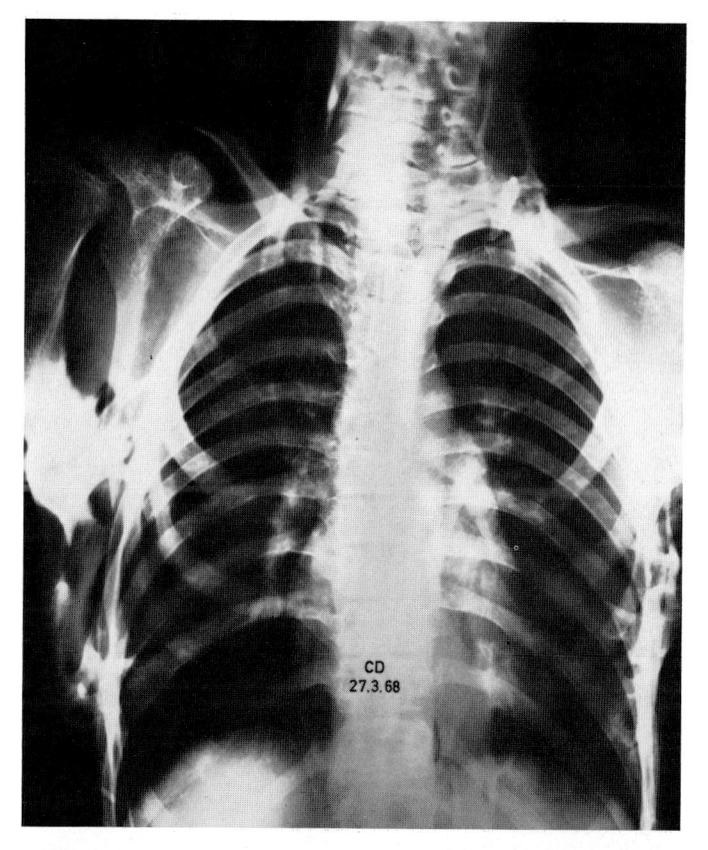

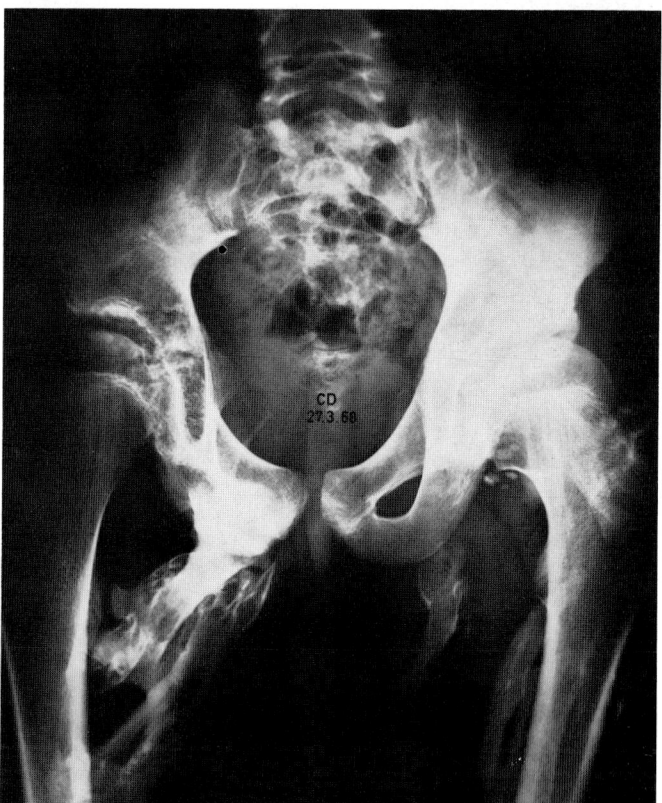

Abb. 115 Myositis ossificans.
16. J. Massive Knochenspangen, besonders im Adduktorengebiet (Kinderspital Bern).

(KÜBLER). Vom Bänderapparat sind besonders oft die Wirbelsäulenlängsbänder verknöchert.

Im noch wenig charakteristischen Frühstadium der Krankheit kommt den von HELFERICH 1879 erstmals beschriebenen Mißbildungen am 1. Strahl von Fuß und Hand eine große diagnostische Bedeutung zu. LUTWAK fand in 87 von 264 (⅓!) die typischen Daumenmißbildungen mit Hypoplasie der proximalen Phalanx, evtl. auch des Metakarpale I. Viel häufiger und „spezifischer" (149 von 174 Fällen, LUTWAK) ist die Mikrodaktylie I am Fuße: Die Grundphalanx I ist verkürzt, keilförmig und evtl. mit der Endphalanx verwachsen oder ganz unterdrückt. Meist findet sich ein Hallux valgus.

Unter der Behandlung mit EHDP (Disodiumethan-1-Hydroxy-1, 1 Diphosphonat) können eigenartige metaphysäre Defekte an den Röhrenknochen entstehen (WOOD u. ROBINSON).

Differentialdiagnose: Die Differentialdiagnose bietet im Spätstadium keine Schwierigkeiten, während anfänglich eine lokalisierte Myositis ossificans, die Calcinosis interstitialis sowie eine Dermatomyositis in Betracht gezogen werden müssen.

Literatur

Becker, P. E., G. v. Knorre 1968: Myositis ossificans progressiva. Ergeb. Inn. Med. Kinderheilk. 27, 1–31
von Dusch 1868: zit. bei V. A. McKusick 1972
Guy Patin 1692: zit. bei V. A. McKusick 1972
Hall, C. M., J. Sutcliffe 1979: Fibrodysplasia ossificans progressiva. Ann. Radiol. 22, 119–123
Helferich, H. 1879: zit. bei V. A. McKusick 1972
Kübler, E. 1954: Neue Gesichtspunkte bei der Beurteilung der Verlaufsformen der Myositis ossificans progressiva. Fortschr. Röntgenstr. 81, 354–371
Lutwak, L. 1964: Myositis ossificans progressiva. Mineral, Metabolic and radioactive calcium studies of the effects of hormones. Amer, J. Med. 37, 269–293
McKusick, V. A. 1972: Heritable Disorders of Connective Tissue, 4. Aufl. Fibroplasia ossificans progressiva, Mosby, St. Louis (S. 687–706)

Rogers, J. G., W. B. Geho 1979: Fibrodysplasia ossificans progressiva. J. Bone Jt. Surg. 61 A, 909–914
Singleton, E. B., J. F. Holt 1954: Myositis ossificans progressiva. Radiology 62, 47–54
Sitzmann, F. C., U. Pfaff 1974: Beitrag zum Krankheitsbild der Myositis ossificans. Klin. Pädiat. 186, 384–393
Smith, D. M., W. Zeman, C. C. Johnston, W. Deiss 1966: Myositis ossificans progressiva. Case report with metabolic and histochemical studies. Metabolism 15, 521–528
Smith, R., R. G. G. Russell, C. G. Woods 1976: Myositis ossificand progressiva. Clinical features of eight patients and their response to treatment. J. Bone Jt. Surg. 58 B, 48–57
Stephan, H., L. Götzel 1967: Zum Krankheitsbild der Myositis ossificans progressiva. Münch. med. Wschr. 109, 1117–1124
Wood, B. J., G. C. Robinson 1976: Drug induced bone changes in myositis ossificans progressiva. Pediat. Radiol. 5, 40–43

3. Die hereditären Osteolysen

Von A. Giedion

Die Akroosteolysen

Diese klinisch, radiologisch wie genetisch recht heterogene Gruppe wird nach Spranger u. Mitarb. (Lit. siehe daselbst) in 10 verschiedene Unterformen eingeteilt, wobei wir hier die unizentrische Gorhamsche „massive Osteolyse" nicht berücksichtigen.
Die *Pathogenese* dieser eigenartigen Krankheitsgruppe, bei der pathologisch-anatomisch in den osteolytischen Zonen eine Hypervaskularisation beobachtet wird, bleibt unklar.
Bei allen Spielarten sind vorzugsweise oder ausschließlich Hände und Füße befallen. Die spezielle primäre Lokalisation des knochenzerstörenden Prozesses an den Phalangen einerseits, der Hand- und Fußwurzel andererseits, das Vorliegen einer diffusen Osteoporose und endlich die Beteiligung der Niere am Krankheitsgeschehen sind die Hauptkriterien für die weitere klinisch-radiologische Unterteilung.
Klinisch tritt das Leiden selten im Säuglingsalter, meist jedoch zwischen dem 5. und 15. Lebensjahr mit arthritisähnlichen (PCP!) Symptomen in Erscheinung, während die radiologisch sichtbaren osteolytischen Veränderungen oft erst Jahre später erkennbar werden. Der Verlauf ist recht verschieden: Während in einzelnen Fällen die Knochenzerstörung zu einer eigentlichen Mutilation von Händen und Füßen führt („teleskopähnliche" Verkürzung „en longuette") der Finger, aber auch der distalen langen Röhrenknochen (Tyler u. Rosenbaum), können andere, besonders der phalangealen Form, stationär bleiben. Die allgemeine Prognose ist, mit Ausnahme der mit chronischer Glomerulonephritis einhergehenden Fälle, gut.
Radiologisch sind die ossären Veränderungen oft erst Jahre nach den ersten klinischen Zeichen erkennbar. Bei der *phalangealen Form* setzt die Osteolyse meist an den Endphalangen, oft an der Tuberositas ungularis (Spitzdornform) ein, aber auch Schaft oder Basis können zum Ausgangspukt des destruktiven Prozesses werden. Der Befall der einzelnen kurzen Röhrenknochen ist oft sehr ungleich ausgeprägt. Die diaphysären Knochenstümpfe nehmen die Form eines „angeschleckten Lutschers" („sucre d'orge sucé") an. Häufig ist das erste Röntgenzeichen bei der *karpotarsalen Gruppe* das Vorauseilen des Knochenalters (PCP!). Die nachfolgende Osteolyse greift allmählich auf die benachbarten Röhrenknochen über, die unter schwerer Kontraktur, nach dem Verschwinden der Mittelhand- und Fußknochen, in direkten Kontakt zueinander kommen können.

Die Unterformen

Beim *phalangealen Typ* wird neben den im übrigen unkomplizierten, autosomal-dominant oder rezessiv vererbten sowie solitären Fällen (Gilula u. Mitarb.) Fällen ein besonderes, nach Hajdu-Cheney benanntes, autosomal-dominantes Leiden (Arthro-Dento-Osteodysplasie) beobachtet. Radiologisch ermöglichen die typischen Veränderungen am Schädel (persistierendes Klaffen der Nähte mit weiter großer Fontanelle, zahlreiche Wormsche Knochen, basiläre Invagination mit neurologischen Folgen (Silverman u. Mitarb.), Fehlen oder vorzeitiger Verlust der Zähne mit wenig ausgeprägter Lamina dura) sowie die allgemeine Osteoporose mit ihren Folgen (s. Herrmann u. Mitarb.) die richtige Diagnose.
Bei der *karpotarsalen autosomal-dominant vererbten Form,* die auch als eine generalisierte Erkrankung des Bindegewebes mit marfanoiden Zügen auftritt (Kohler u. Mitarb.) wurden mehrfach chronische Glomeruloephritiden mit schlechter Prognose beobachtet (Zusammenstellung s. Bèbe).
Bei der *autosomal-rezessiven „dermo-chondro-kornealen Dystrophie" nach François* finden sich zudem noch Hornhauttrübungen und Xanthome der Haut. Eine hochgradige Osteoporose und Modellierungsstörung der langen Röhrenknochen charakterisieren die von Torg u. Mitarb. (autosomal-rezessiv) beobachteten Fälle sowie das *Winchester-Syndrom* (Zwergwuchs, Hornhauttrübungen, Gelenkbefall, rezessiv) (Hollister u. Mitarb.).

Neurogene ulzerierende Akropathie

Synonyma: Acropathie ulcéro-mutilante familiale, Familial osseous atrophy, familiäre Osteolyse, Hereditary sensory radicular neuropathy, Maladie de Thévenard, neurogene Akroosteolyse, Ulcero-mutilating acropathy.
Die ersten klinischen Zeichen machen sich bei der ebenfalls heterogenen *autosomal-dominant* sowie *rezessiv* übertragenen „Krankheit" meist erst im 2. Lebensjahrzehnt bemerkbar, bei der rezessiven Form jedoch vor der Pubertät (Hollister u. Mitarb.). Zirkulär-strumpfartige Sensibili-

180 Die hereditären Osteolysen

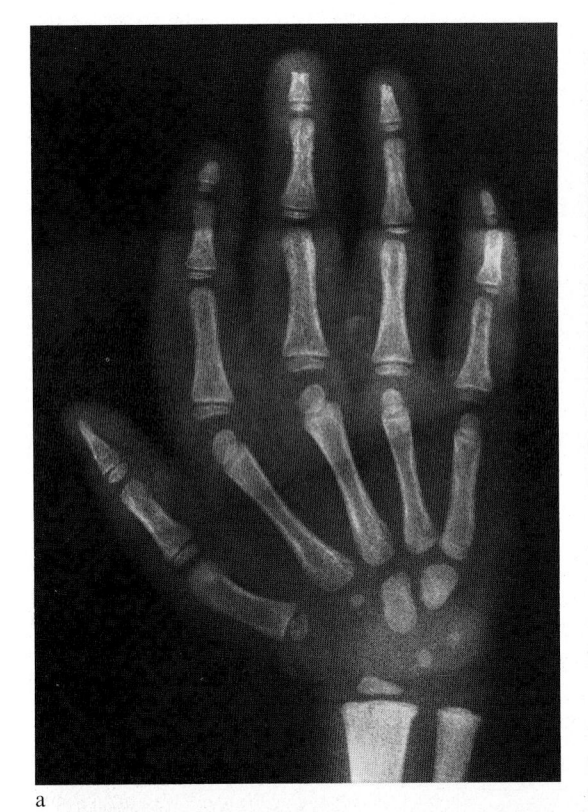

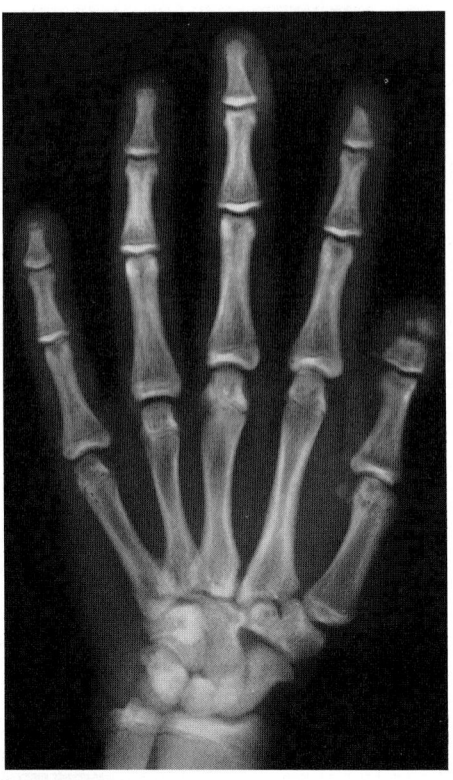

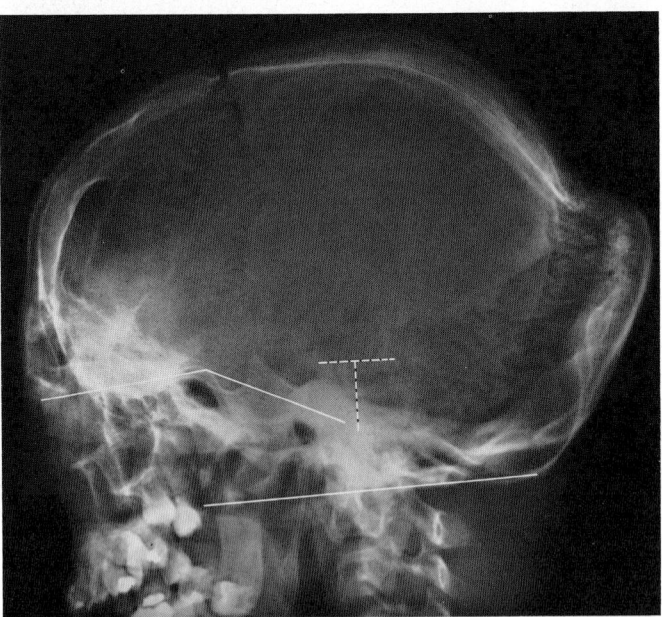

Abb. 116 Akroosteolyse, phalangealer Typ: 2 Fälle von Hajdu-Cheney-Syndrom.
a) ♀, 3 Jahre, Nr. 108 655.
b), c) ♂, 18 Jahre.
c) Weit klaffende Nähte, Wormsche Knochen, Hinterhauptshöcker, basiläre Impression, hypoplastischer Gesichtsschädel. (Aus KLAUS u. Mitarb., mit freundlicher Erlaubnis von Autor und Verlag.)

Die hereditären Osteolysen   181

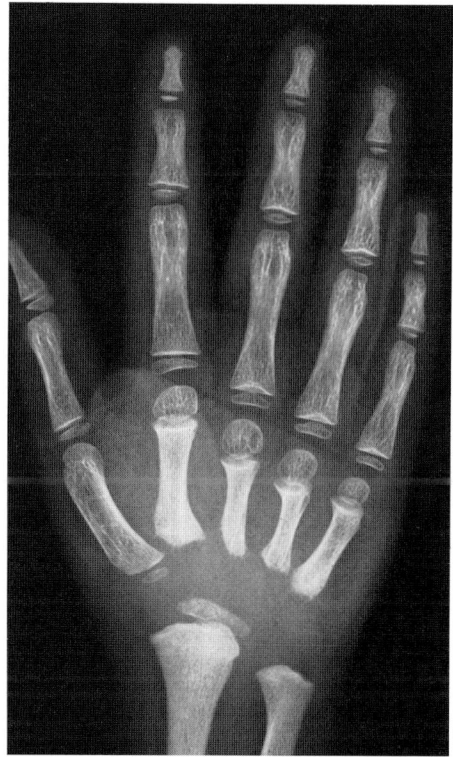

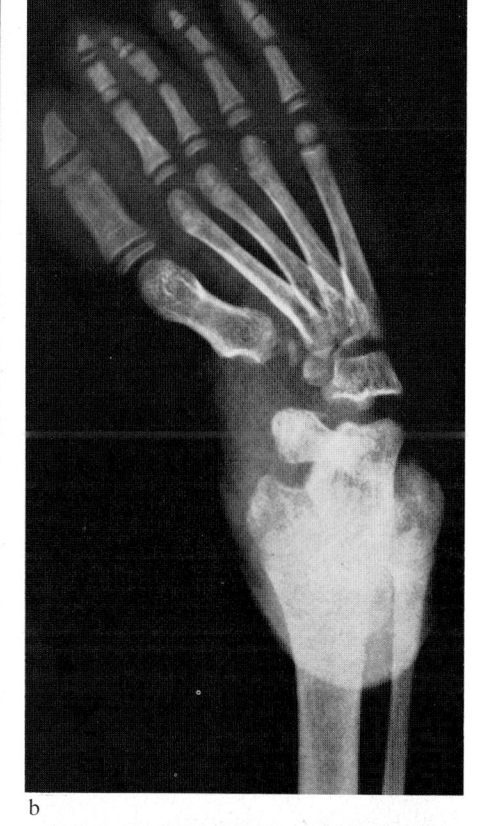

Abb. 117 Akroosteolyse, karpotarsale Form.
a) *Hand:* Osteolyse sämtlicher Handwurzeln. Entsprechende Verschmälerung der Handwurzel. Teilweise, reaktionslose Osteolyse der proximalen Metakarpalabschnitte.
b) u. c) *Fuß:* Ähnliche Verhältnisse an der Fußwurzel mit osteolytischem Defekt im gekippten Talus. Beginnende Osteolyse am Metatarsale I (→). (Beobachtung Dr. HAGGENMÜLLER, Kinderklinik Augsburg.)
d) ♂, 8 Jahre, Nr. 86 754.
Neben dem Karpus und den Metakarpalia sind in ungewöhnlicher Weise auch einzelne Phalangen betroffen. Später auch Befall des Ellenbogengelenkes!

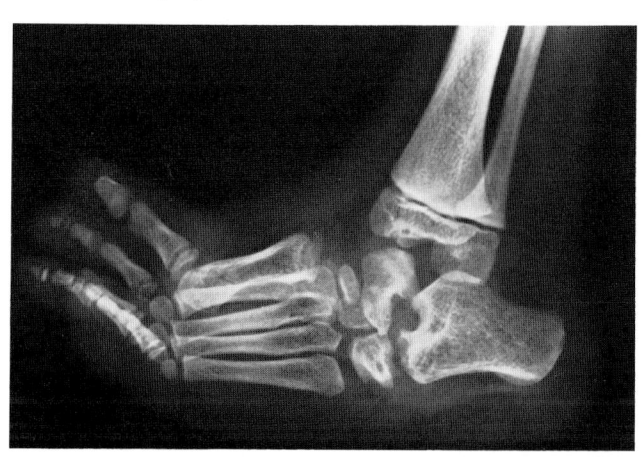

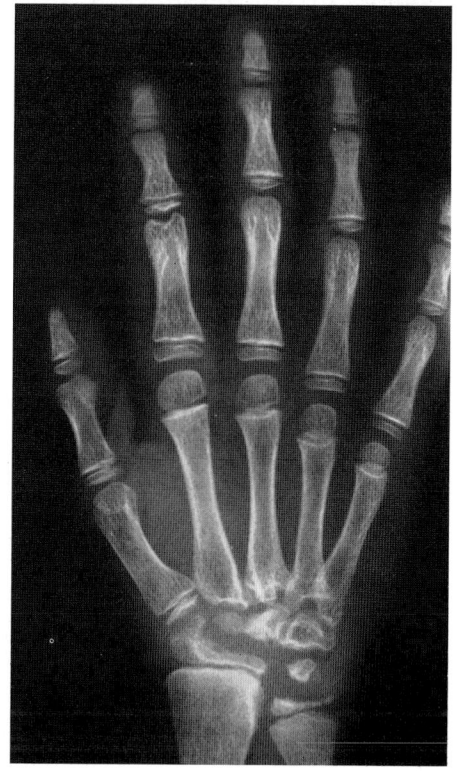

182 Die hereditären Osteolysen

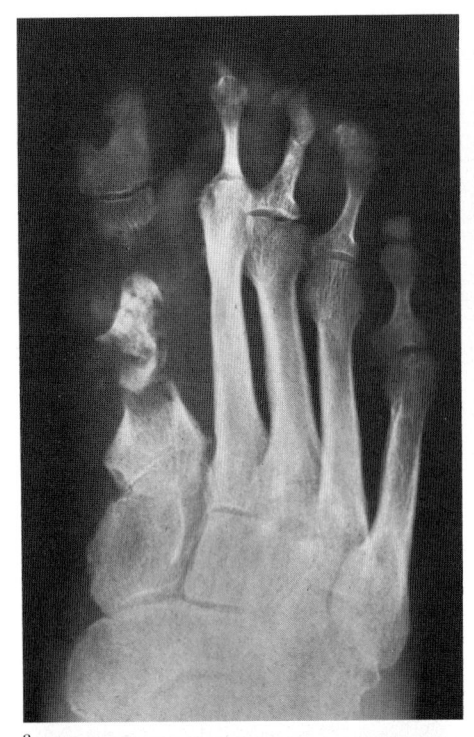

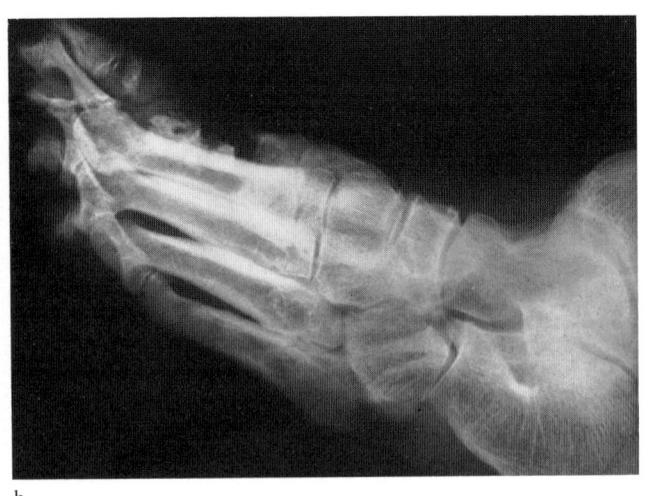

Abb. 118 Neurogene ulzerierende Akropathie. ♂, 56 Jahre.
a) u. b) *Linker Fuß:* Auf tibialer Seite beginnende Destruktion der Phalangen und des Metatarsale I.
c) u. d) 4 Jahre später: Fast völlige Zerstörung des Vorderfußes. „Pferdefuß"-Bildung. Auf der rechten Seite nahezu spiegelbildliche Veränderungen. (Aus MARUSIAK, mit freundlicher Genehmigung von Autor und Verlag.)

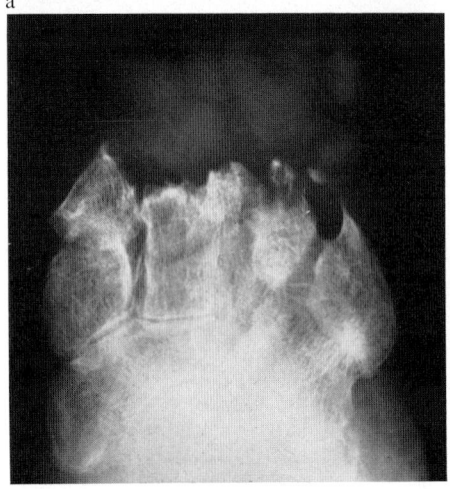

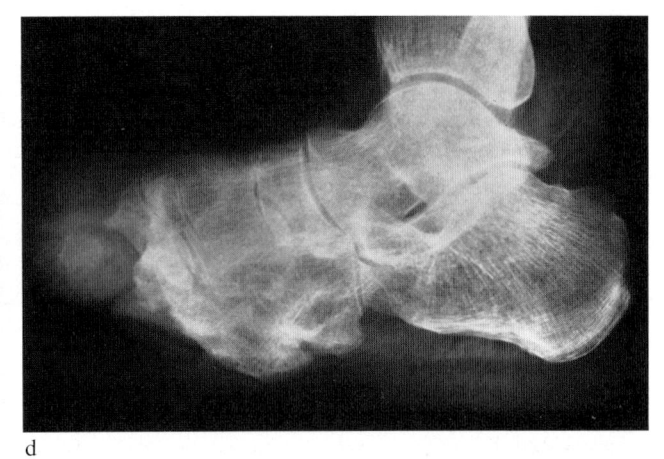

tätsausfälle gehen den trophischen Störungen, der Schwellung und Ulkusbildung im distalen Abschnitt der Fußsohle voraus. Kleine Knochensequester werden hier abgestoßen. Die Reflexe an den unteren Extremitäten können abgeschwächt oder aufgehoben sein. Die Hände sind nicht oder weniger ausgesprochen betroffen (LAMY u. Mitarb.). Soweit die Patienten nicht an den Folgen der infizierten Ulzera erliegen, kommt es zu „pferdefußähnlichen" Verstümmelungen (BRUNS) mit oft erstaunlich gut erhaltener Funktion. *Radiologisch* beginnt der osteolytische Prozeß bilateral meist am ersten Strahl und schreitet dann proximal und lateralwärts fort. Die „Druckpunkte" des Fußes, d. h. die metatarsophalangealen Gelenke sind besonders betroffen (BANNA u. FOSTER). Die Fußwurzelknochen bleiben meist, abgesehen von einer gewissen Atrophie, erhalten (SOMMER). Auch hier führt die konzentrische Akrolyse der kurzen Röhrenknochen zum Bild des „angelutschten Zuckerstengels" (s. oben). Häufig kompliziert eine zusätzliche Osteomyelitis das radiologische Bild (GIACCAI).

Als *Ursache des Leidens* werden vor allem degenerative Veränderungen in der Medulla oblongata, dem Rückenmark und den Spinalganglien angegeben (JUNGHENN u. Mitarb.; DENNY-BROWN; VAN BOGAERT).

Differentialdiagnostisch muß, je nach Erscheinungsbild, eine große Zahl von Osteolysen (neurogen, vaskulär, infektiös, stoffwechselbedingt, tumorös, Hämangiomatose, posttraumatisch, toxisch [Polyvinyl!] sowie die Osteolyse als Begleitsymptom von weiteren Dysplasien und Syndromen (z. B. Pyknodysostose, Pachydermoperiostose, Singelton-Mertens-Syndrom [GAY und KUHN], kraniomandibuläre Dermatodysostosis [DANKS u. Mitarb.]) u. a. m. in Betracht gezogen werden. REEDER u. FELSON zählen im „Gamut" der Akroosteolysen 30 verschiedene Diagnosen auf!

Die unizentrische *massive Osteolyse"*, *„Phantom-Knochenkrankheit"* oder *„Krankheit des verschwindenden Knochens"* von *Gorham*, wird zwar ebenfalls vorwiegend bei Kindern und Teenagern beobachtet, bleibt aber unizentrisch, vor allem vom Schultergürtel und Becken, aber auch von den Extremitäten ausgehend (s. Übersichtsarbeit BULLOUGH).

Literatur

Banna, M., J. B. Foster 1972: Roentgenologic features of acrodystrophic neuropathy. Amer. J. Roentgenol. 115, 186–190

Bèbe, M. 1974: Acro-ostéolyse essentielle, anomalies squelettiques congénitales et néphropathie chronique avec insuffisance rénale. Ann. Pédiat. 21, 537–552

van Bogaert, L. 1953: Etude histopathologique d'une observation d'arthropathie mutilante symmétrique familiale. Sa non appartenance à la syringomyélie. Ses rapports avec la neuropathie radiculaire sensorielle héréditaire (Hicks et Denny-Brown). Acta neurol. belg. 58, 37–54

Bruns, L. 1903: Einfall von symmetrischer Gangrän und Arthropathie an den Füßen. Neurol. Zbl. 22, 599–601

Bullough, P. G. 1971: Massive osteolysis. N. Y. St. J. Med. 71, 2267–2278

Cheney, W. D. 1965: Acro-osteolysis. Amer J. Roentgenol. 94, 595–607

Danks, D. M., V. Mayne, H. N. B. Wettenhall, R. K. Hall 1974: Craniomandibular dermatodysostosis. Birth Defects, Orig. 10/12, 99–105

Denny-Brown, D. 1951: Hereditary sensory radicular neuropathy. J. Neurol. Neurosurg. Psychiat. 14, 237–252

Elias, A. N., R. S. Pinals, H. Clarke Anderson, L. V. Gould, D. H. P. Streeten 1978: Hereditary osteodysplasia with acroosteolysis (The Hajdu-Cheney Syndrome). Amer. J. Med. 65, 627–636

Erickson, C. M., M. Hirschberger, G. Stickler 1978: Carpal-tarsal osteolysis. J. Pediat. 93, 779–782

François, J., C. Detrait 1950: Dystrophie dermo-chondro-Cornéenne familiale. Ann. paediat. (Basel) 174, 145–174

Gay, B. B., J. P. Kuhn 1976: A syndrome of widened medullary cavities of bone, aortic calcification, abnormal dentition, and muscular weakness (the Singleton-Merten syndrome). Radiology 118, 389–395

Giaccai, L. 1952: Familial and sporadic neurogenic acro-osteolysis. Acta radiol. (Stockh.) 38, 17–29

Gilula, L. A., J. Bliznak, T. W. Staple 1976: Idiopathic nonfamilial acro-osteolysis with cortical defects and mandibular ramus osteolysis. Radiology 121, 63–68

Gluck, J., J. J. Miller 1972: Familial osteolysis of the carpal and tarsal bones. J. Pediat. 81, 506–510

Gorham, L. W., A. P. Stout 1955: Massive osteolysis (acute spontaneous absorption of bone, phantom bone, disappearing bone). Its relation to hemangiomatosis. J. Bone Jt. Surg. 37 A, 985–1004

Gorham, L. W., H. H. Shultz, F. C. Maxon 1954: Dissappearing bones: a rare form of massive osteolysis. Amer. J. Med. 17, 674–682

Hajdu, N., R. Kauntze 1948: Cranio-skeletal dysplasia. Brit. J. Radiol. 21, 42–48

Harms, J. 1954: Über die familiäre Akroosteolyse. Fortschr. Röntgenstr. 80, 727–732

Herrmann, J., F. T. Zugibe, E. F. Gilbert, J. M. Opitz 1973: Arthro-dento-osteo dysplasia (Hadju-Cheney syndrome). Revier of a genetic "acro-osteolysis" syndrome. Z. Kinderheilk. 114, 93–111

Hollister, D. W., D. L. Rimoin, R. S. Lachman, A. H. Cohen, W. B. Reed, G. W. Westin 1974: The Winchester syndrome: a nonlysosomal connective tissue disease. J. Pediat. 84, 701–709

Junghenn, H., W. Krücke, H. Wadulla 1949: Zur Frage der familiären Syringomyelie (klinisch-anatomische Untersuchungen über „familiäre neurovasculäre Dystrophie der Extremitäten"). Arch. Psychiat. Nervenkr. 182, 153–176

Klaus, E., B. Rocek, M. Burda 1969: Ein Fall von idiopathischer Acroosteolyse. Radiologe 9, 167–170

Kohler, E., D. Babbitt, B. Huizenga, T. A. Good 1973: Hereditary Osteolysis. Radiology 108, 99–105

Lamy, M., P. Maroteaux 1961: Acro-ostéolyse dominante. Arch. franç Pédiat. 18, 693–702

Lamy, M., J. Frézal, J. Laut 1963: Un syndrome acropathique héréditaire. Presse med. 71, 1837–1840

Marusiak, J. 1960: Zur Frage der familiären neurogenen Akroosteolyse. Radiol. diagn. (Berl.) 1, 94–100

Reeder, M. M., B. Felson 1975: Gamuts in Radiology. Audivisual Radiology, Cincinnati

Shaw, D. G. 1969: Acro-osteolysis and bone fragility. Brit. J. Radiol. 42, 934–936

Silverman, F. N., J. P. Dorst, N. Hajdu 1974: Acroosteolysis (Hajdu-Cheney syndrome). Birth Defects, Orig. 10/12, 106–123

Sommer, F. 1968: Die familiären Osteolysen. In: Handbuch der medizinischen Radiologie, Bd. V/3. Springer, Berlin (S. 94–103)

Spranger, J. W., L. O. Langer, H. R. Wiedmann 1974: Bone Dysplasias. Fischer, Stuttgart

Thévenard, A. 1942: Acropathie ulcéro-mutilante familiale. Rev. neurol. 74, 193–212

Thieffry, S., J. Sorrel-Dejerine 1958: Forme spéciale d'ostéolyse héréditaire et familiale à stabilisation spontanée, survenant dans l'enfance. Presse méd. 66, 1858–1861

Torg, J. S., A. M. DiGeorge, J. A. Kirkpatrick, M. M. Trujillo 1969: Hereditary multicentric osteolysis with recessive transmission: a new syndrome. J. Pediat. 75, 243–252

Tyler, T., H. D. Rosenbaum 1976: Idiopathic multicentric osteolysis. Amer. J. Roentgenol. 126, 23–31

Vaněk, J. 1978: Idiopathische Osteolyse von Hajdu-Cheney. Fortschr. Röntgenstr. 128, 75–79

Winchester, P., H. Grossman, Wan Ngo Lim, S. Danes 1969: A new acid mucopolysaccharidosis with skeletal deformities simulating rheumatoid arthritis. Amer. J. Roentgenol. 106, 121–128

4. Primäre Wachstumsstörungen

a) Primordialer Großwuchs
Von A. Giedion

Bisher sind nur wenige primordiale Großwuchsformen bekannt geworden, z. B.
- der zerebrale Gigantismus (Sotos),
- das Exomphalos-Makroglossie-Gigantismus-Syndrom (Wiedemann-Beckwith),
- das Weaver-Syndrom und
- das Marschall-Syndrom.

Alle genannten Syndrome sind selten und führen wahrscheinlich nicht zum bleibenden Großwuchs. Aus diesem Grunde soll an dieser Stelle nur das relativ häufige Marfan-Syndrom besprochen werden.

Marfan-Syndrom

Synonyma: Arachnodaktylie, Dolichostenomelie, Dystrophia mesodermalis congenita Typus Marfan, Hyperchondroplasie.

Obschon den Erkrankungen des Bindegewebes zuzuordnen, soll das Marfan-Syndrom wegen der auffälligen Skelettbefunde hier kurz besprochen werden.
Den weiter interessierten Leser verweisen wir auf die umfassende Monographie von McKusick (1972).
Das autosomal-dominant vererbte Marfan-Syndrom ist heterogen und zeigt eine ausgesprochen klinische Variabilität (Pyeritz u. Mitarb.), so daß heute 3 oder mehr verschiedene „Typen" unterschieden werden (McKusick 1975). Ferner wurde ein spezielles „neues" CCA-Syndrom (Congenital Contractural Arachnodactyly, Beals u. Hecht) beschrieben, bei dem sich die angeborenen Gelenkskontrakturen mit der Zeit spontan bessern, während sich die Skoliose zunehmend verschlimmert.
Von den drei hauptsächlich befallenen Systemen, Augen (Linsenektopie, Myopie, Netzhautablösung), kardiovaskuläres System (Tunica media der Aorta ascendens mit Aortenaneurysmata, Klappenanomalien) und dem Skelettsystem soll uns hier nur das letztere beschäftigen.
Die allgemeine Dolichomorphie mit „El-Greco-ähnlichen" Proportionen charakterisiert sämtliche Befunde (McKusick 1972). Diese Extraleistung des Skelettes führte zum Begriff der „Hyperchondroplasie", wobei allerdings nur das Längenwachstum, besonders der Röhrenknochen gesteigert ist. Möglicherweise liegt auch hier ein „Versagen" des Bindegewebes vor, indem die zügelnde Wirkung des gesunden Periostschlauches (=Bindegewebe) offenbar mangelhaft ist (McKusick 1972). Die Patienten sind meistens zu groß, wobei aber die abnormen Proportionen (relativ zu große Unterlänge und Spannweite) sich als diagnostisch bedeutungsvoller erweisen.
Obschon bestimmend für den Gesamthabitus, *„sind die primären Röntgenbefunde am Skelett insgesamt wenig ergiebig – oder mit Ausnahme der festzustellenden Dolichostenomelie – gar pathognomonisch"* (Verse).
Relativ typisch sind die grazilen Röhrenknochen mit dünner Kortikalis (Dolichostenomelie), die zur „Madonnenhand" führen. Die von Achard eingeführte Bezeichnung der Arachnodaktylie bezieht sich auf die häufigen Kontrakturen an Fingern und Zehen, die jedoch auch an anderen Gelenken auftreten können. Sinclair u. Mitarb. beschrieben einen „Metakarpalindex" (aufaddierte Länge der Metakarpalia II–V, dividiert durch die aufaddierte Breite genau in der Mitte dieser Knochen). Die Normalwerte bei 100 Erwachsenen variieren zwischen 5,4 und 7,9, 80% zwischen 7,0 und 7,9. Bei 20 Fällen vom Marfan-Syndrom lagen die Werte zwischen 8,4 und 10,4, 70% zwischen 8,4 und 9,4. Parish berechnete zusätzlich einen phalangealen Index (Länge der Grundphalanx des Ringfingers dividiert durch den Minimaldurchmesser des gleichen Gliedes), der für Männer 3,6–4,6, für Frauen 4,0–5,6 beträgt. Die Werte beim Marfan-Syndrom sollen entsprechend höher liegen. Das knöcherne Endglied des Daumens, der bei geschlossener Faust von den übrigen Fingern umfaßt wird, projiziert sich im p.-a. Röntgenbild normalerweise nicht ulnar des fünften Metakarpales, wohl aber beim Marfan-Syndrom („thumbsign") oder Daumenzeichen von Steinberg. Die häufige Kyphoskoliose – vorwiegend eine Doppelkurve nach rechts thorakal, links lumbal oder auch nur nach rechts thorakal (Robins u. Mitarb.) – zeigt bisweilen Scheuermann-ähnliche Strukturveränderungen der Deckenplatten. Eine Verbreiterung des Wirbelkanals kann sich durch den vermehrten Bogenwurzelabstand bemerkbar machen (Nelson).
Daneben werden weitere, keineswegs diagnostische Skelettveränderungen wie Dolichocephalie, Makro- und Mikrogenie, Mikrodontie,

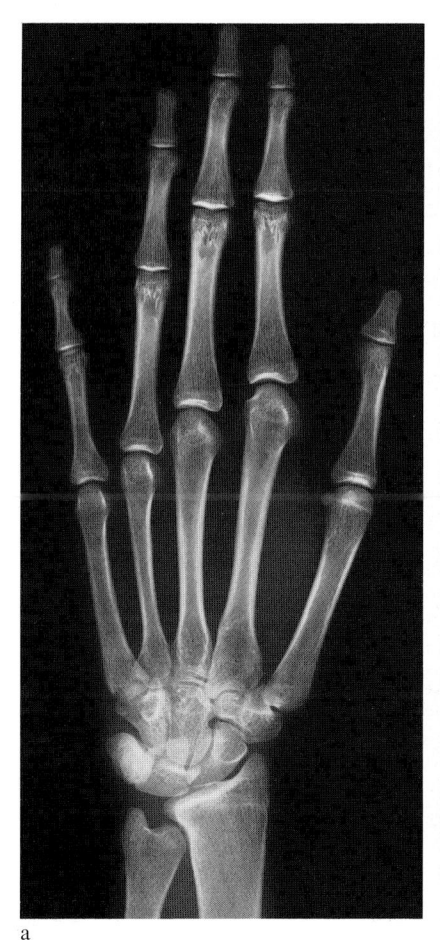

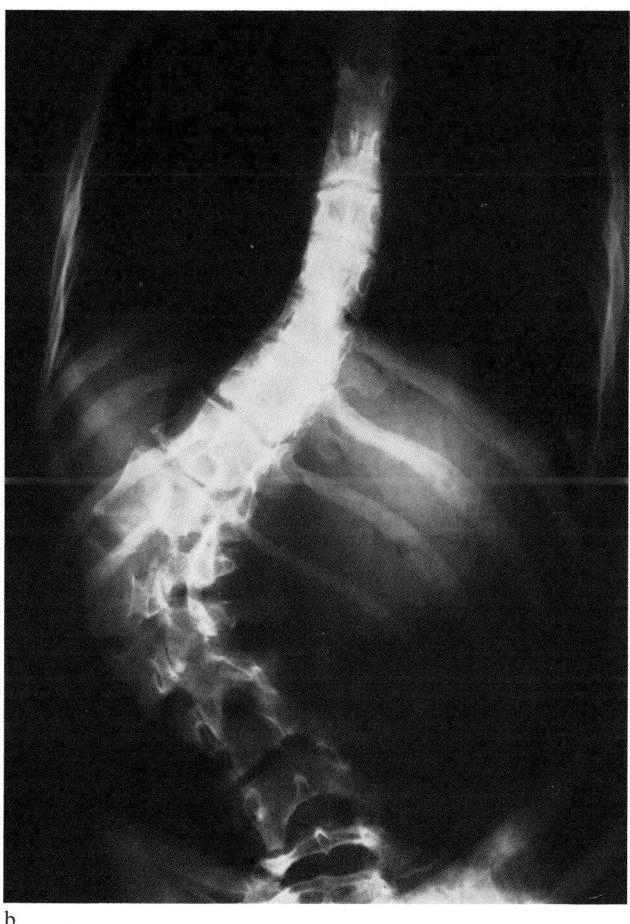

Abb. 119 a u. b Marfan-Syndrom. ♀, 13 J. Ausgesprochene „Madonnenhand" und hochgradige Kyphoskoliose. (Beobachtung Prof. A. Schreiber, Orthopädische Universitätsklinik Balgrist, Zürich.)

Dysgnathien, Zahnstellungsanomalien, Kieferzysten (Nally; Smith), Fußdeformierungen (Klump- oder Hakenfuß, Hammerzehen) und andere mehr angetroffen (Gött). Die häufigen Thoraxdeformitäten (Trichter- oder Hühnerbrust) können ebenfalls auf das ungezügelte Längenwachstum der Rippe zurückgeführt werden.

Die radiologische Differentialdiagnose: Die Röntgenbefunde erlauben höchstens eine Vermutungsdiagnose: Differentialdiagnostisch muß in erster Linie an die auch klinisch in mancher Beziehung ähnliche Homozystinurie gedacht werden: Langfingerigkeit, Dolichostenomelie, Skoliose und Thoraxdeformierungen sind beiden Krankheiten gemeinsam (Brenton u. Mitarb., Morreels u. Mitarb.). Dagegen wird bei der Homozystinurie eine oft ausgesprochene Osteoporose beobachtet. Im Einzelfall wird der einfache Nachweis von Homozystin im Urin die Entscheidung fällen. Daneben kann die Langfingerigkeit und Dolichostenomelie, besonders bei einzelnen Negerrassen, auch als normale Konstitutionsvariante auftreten (McKusick). Ferner müssen die verschiedenen Marfan-ähnlichen, seltenen Syndrome (s. McKusick 1972) differentialdiagnostisch in Betracht gezogen werden.

Literatur

Beals, R. K., F. Hecht 1971: Congenital contractural arachnodactyly. J. Bone Jt. Surg. 53 A, 987 – 993

Brenton, D. P., C. J. Dow, J. I. P. James, R. L. Hay, R. Wynne-Davies 1972: Homocystinuria and Marfan's syndrome. A comparison. J. Bone Jt Surg. 54 B, 277 – 298

Gött, H. 1968: Marfan-Syndrom. In: Handbuch der medizinischen Radiologie, Bd. V/3. Springer, Berlin (S. 654–660)
McKusick, V. A. 1972: The Marfan syndrome. In: Hereditable Disorders of Connective Tissue, 4. Aufl. Mosby, St. Louis (S. 61–223)
McKusick, V. A. 1975: The classification of heritable disorders of connective tissue. Birth Defects, Orig. XI/6, 1–9
Marfan, A.-B. 1896: Un cas de déformation congénital des quatre membres plus prononcée aux extremités, caractérisée par l'allongement des os avec un certain degré d'amincissement (dolichosténomélie). Bull. soc. méd. Hôp. Paris 13, 220–226
Morreels, C. L., B. D. Fletcher, R. G. Weilbaecher, J. P. Dorst 1968: The roentgenographic features of homocystinuria. Radiology 90, 1150–1158
Nally, F. F. 1966: The Marfan syndrome. Report of two cases. Oral surg. 22, 715–724
Nelson, J. D. 1958: The Marfan syndrome with special reference to congenital enlargement of the spinal canal. Brit. J. Radiol. 31, 561–564
Parish, J. G. 1960: Heritable disorders of connective tissue. Skeletal syndromes associated with arachnodactyly. Proc. roy. Soc. Med. 53, 515–518
Pyeritz, R. E., E. A. Murphy, V. A. McKusick 1979: Clinical variability in the Marfan syndrome(s). Birth Defects: Oas XV 5 B, 155–170
Reed, E., Ph. D. Pyeritz, V. A. McKusick 1979: The Marfan syndrome: diagnosis and management. (medical intelligence). New Engl. J. Med. 300, 772–777
Robins, P. R., J. H. Moe, R. B. Winter 1975: Scoliosis in Marfan's syndrome. J. Bone Jt. Surg. 57 A, 358–368
Sinclair, R. J. G., A. H. Kitchin, R. W. D. Turner 1960: The Marfan syndrome. Quart. J. Med. 29, 19–47
Smith, N. H. H. 1968: Multiple dentigerous cysts associated with arachnodactyly and other skeletal defects. Oral Surg. 25, 99–107
Steinberg, I. 1966: A simple screening test for the Marfan syndrome. Amer. J. Roentgenol. 97, 118–124
Versé, H. 1959: Das „Marfan-Syndrom" (Dystrophia mesodermalis congenita Typ Marfan; Arachnodaktylie). Ergebn. inn. Med. Kinderheilk. N. F. 11, 141–205
Wilner, H. J., N. Finly 1964: Skeletal manifestations in the marfan syndrome. J. Amer. med. Ass. 187, 490–495

b) Intrauteriner Minderwuchs

Von F. Majewski

Die heterogene Gruppe des intrauterinen (oder primordialen) Minderwuchses ist gekennzeichnet durch eine ausgeprägte, bereits intrauterine Wachstumsverzögerung. Bei allen Formen sind die Kinder bei Geburt hypotroph, d. h. entsprechend der Schwangerschaftsdauer untergewichtig und zu klein. Sie bleiben auch postnatal minderwüchsig. Die englischsprachige Bezeichnung „intrauterine growth retardation" soll in ihrer Abkürzung IUGR hier übernommen werden. Fast alle Formen der IUGR sind sehr selten. Die Diagnose wird aufgrund des Aspektes gestellt, die röntgenologischen Veränderungen sind meist unspezifisch. Aus diesen Gründen werden die einzelnen Formen hier nur sehr kurz besprochen. Differentialdiagnostisch erleichternd lassen sich die Formen des intrauterinen Minderwuchses in 2 Hauptgruppen einteilen:

1. intrauteriner Minderwuchs mit relativer Makrozephalie und
2. intrauteriner Minderwuchs mit Normo- bis Mikrozephalie.

Tab. 15 gibt einen Überblick. Außer den in dieser Tabelle enthaltenen Syndromen können einige andere mit IUGR einhergehen, wie z. B. die Progerie, das Smith-Lemly-Opitz-Syndrom, die Rötelnembryopathie, das Hallermann-Streiff-Syndrom, etc. Sie sind hier nicht besprochen, da bei diesen IUGR kein konstantes Merkmal ist. Die Progerie und auch das Cockayne-Syndrom gehen in der Regel mit normalem Geburtsgewicht einher, erst später setzt eine Wachstumsretardierung ein.

Tabelle 15   Formen des intrauterinen Minderwuchses

Syndrom	Ätiologie
1. IUGR mit relativer Makrozephalie	
Silver-Russell-Syndrom	unbekannt, sporadisch
3-M-Syndrom	autosomal-rezessiv?
Mulibrey-Minderwuchs	autosomal-rezessiv
2. IUGR mit Mikrozephalie oder Normozephalie	
Seckel-Syndrom	autosomal-rezessiv?
Brachymeler primordialer Minderwuchs	autosomal-rezessiv?
Bloom-Syndrom	autosomal-rezessiv
Dubowitz-Syndrom	autosomal-rezessiv
Alkohol-Embryopathie	exogen
C. de Lange-Syndrom	unbekannt, sporadisch
Fanconi-Anämie	autosomal-rezessiv
Trisomie 18	Chromosomenanomalie
Leprechaunismus	autosomal-rezessiv
de Barsy-Syndrom	autosomal-rezessiv?

Silver-Russell-Syndrom

Synonyma: Silver-Syndrom, Russell-Zwergwuchs.

Obwohl selten, ist das Silver-Russell-Syndrom die wohl bekannteste Form des intrauterinen Minderwuchses. Etwa 170 Fälle wurden bisher beschrieben. Erstbeschreibung durch Silver u. Mitarb. (1953) und Russell (1954). Silver betonte die Asymmetrie, Russell die kraniofaziale Dysmorphie.

Symptomatik: Das Geburtsgewicht zum Termin geborener Kinder liegt meist zwischen

1500–2000 g (TANNER u. Mitarb. 1975). Sie fallen durch ihre relative Makrozephalie auf, das Hirnwachstum ist bei diesen Patienten intrauterin am wenigsten beeinträchtigt.

Das Gesicht wirkt dreieckförmig mit spitzem Kinn und herabhängenden Mundwinkeln. Das subkutane Fettpolster ist spärlich, es besteht Untergewicht auch in Relation zur retardierten Größe. An der Haut finden sich Café-au-lait-Flecken. MARKS u. BERGESON (1977) stellten die Symptomatik von 148 publizierten Fällen zusammen. Sie wiesen darauf hin, daß das Genitale der Patienten mit Silver-Russell-Syndrom fehlgebildet sein kann (in 3 Fällen Pseudohermaphroditismus masculinus, in etwa 40% Kryptorchismus, Hypospadie bei 20%). Gelegentlich wurde eine frühzeitige Pubertät und erhöhte Gonadotrophin-Ausscheidung beschrieben. Relativ häufig tritt im 1.–3. Lebensjahr eine Hyperhidrosis und eine Neigung zu Hypoglykämie auf.

Das Wachstum erfolgt etwa entlang der 3. Perzentile, die Erwachsenengröße beträgt etwa 150 cm. Die Intelligenz ist meist normal, nur etwa 10% der Patienten sind leicht retardiert.

Röntgenologisch findet sich ein großer Hirnschädel mit lange offener, großer Fontanelle, aber ohne Druckzeichen. Pneumenzephalogramme waren stets normal. Die Kleinfinger zeigen häufig eine Brachymesophalangie und eine Klinodaktylie. Die karpale Knochenreifung ist bei jüngeren Patienten mit Silver-Russell-Syndrom deutlich retardiert, bei der meist altersgerecht eintretenden Pubertät hat sie jedoch fast immer aufgeholt zur Altersnorm (TANNER u. Mitarb. 1975). Die Asymmetrie des Körpers, die sich in mehr als $\frac{2}{3}$ der bisher beschriebenen Fälle fand, ist meist am deutlichsten im Bereich der unteren Extremitäten nachweisbar. Bedingt durch diese Asymmetrie ist eine mehr oder minder stark ausgeprägte Skoliose. Röntgenaufnahmen des Beckens und beider Beine können geringfügige Hemihypertrophien aufdecken.

Ätiologie: Bis auf wenige fragliche Ausnahmen waren alle Fälle sporadisch. Die Ätiologie ist unbekannt. Das Wiederholungs-Risiko dürfte sehr niedrig bis vernachlässigenswert sein.

Literatur

Angehrn, V., M. Zachmann, A. Prader 1979: Silver-Russell-Syndrome. Observation in 20 patients. Helv. paediat. Acta 34, 297–308

Marks, L. J., P. S. Bergeson 1977: The Silver-Russell-Syndrome. Am. J. Dis. Child. 131, 447–451

Russell, A. 1954: A syndrome of "intrauterine" dwarfism recognizable at birth with craniofacial dysostosis, disproportionately short arms and other anomalies. Proc. Roy. Soc. Med. 47, 1040–1044

Silver, H. K., N. Kiyasu, J. George, W. C. Deamer 1953: Syndrome of congenital hemihypertrophy, shortness of stature and elevated urinary gonadotrophins. Pediatrics 12, 368–376

Tanner, J. M., H. Lehiarraga, N. Cameron 1975: The natural history of the silver-Russel-Syndrome: A longitudinal study of thirty-nine cases. Pediat. Res. 9, 611–623

3-M-Syndrom

Synonyma: 3-M slender boned nanism.

Die Bezeichnung dieses offenbar seltenen Syndroms geht auf die Erstbeschreiber MILLER, MCKUSICK und MALVAUX zurück. Sie beschrieben 1975 zwei Geschwisterpaare mit intrauterinem Minderwuchs, relativer Makrozephalie, hypoplastischem Mittelgesicht, vollen prominenten Lippen und spitzem Kinn. Der Nacken war kurz mit prominentem M. trapezius, der Thorax breit und kurz mit auffälligen transversen Einsenkungen im unteren Bereich. Scapulae alatae, Rektusdiastase und verkürzte Kleinfinger waren weitere Symptome dieser Patienten. Der Minderwuchs war proportioniert, der Hirnschädel blieb relativ groß. Die Intelligenz schien normal zu sein.

CANTÚ u. Mitarb. (1979) beobachteten 2 betroffene Schwestern, GARCIA-CRUZ u. CANTÚ (1979) einen sporadischen Fall. Die Autoren heben besonders die grazilen Röhrenknochen und die im a.-p. Durchmesser verschmälerten Wirbelkörper hervor. Sie sind der Meinung, daß Heterozygote anhand der grazilen Röhrenknochen (slender bones) erkennbar seien.

SPRANGER u. Mitarb. (1976) publizierten unter diesem Terminus 2 Geschwisterpaare, die jedoch vom Aspekt und den Veränderungen der Wirbelsäule her eher den von FUHRMANN u. Mitarb. (1972) beschriebenen 2 Schwestern gleichen, als Patienten mit 3-M-Syndrom. MAJEWSKI u. Mitarb. (1980) sahen einen sporadischen Fall mit Symptomen des 3-M-Syndroms.

Kasuistik: J. W., männlich, geboren 25. 3. 1966: Geburtsgewicht 2400 g, auffallend großer Hirnschädel. Kleiner Nabelbruch und Rektusdiastase. Normale statomotorische und geistige Entwicklung. Im Alter von 12½ Jahren Körpergröße mit 132 cm deutlich unterhalb der 3. Perzentile, Kopfumfang 75. Perzentile. Ausladendes Hinterhaupt. Schmale Fazies mit scharfer Nase, antimongoloiden Lidachsen, prominenten Lippen und Retrogenie. Angedeutete Trichterbrust, Rektusdiastase, Scapulae alatae, breiter Hals mit prominentem M. trapezius. Brachydaktylie beider Kleinfinger.

Die *röntgenologischen* Veränderungen scheinen unspezifisch zu sein. Das karpale Skelettalter ist retardiert. Relativ großer Hirnschädel, relativ schmales Becken, grazile Röhrenknochen mit

schlanken Diaphysen, im a.-p. Durchmesser mäßig verschmälerte Wirbelkörper.
Ätiologie: Das 3-M-Syndrom scheint autosomalrezessiv erblich zu sein. Bisher wurden 3 Geschwisterpaare beschrieben, deren Eltern nicht minderwüchsig waren. Ein Elternpaar war blutsverwandt. Ob Heterozygote radiologisch erkennbar sind, können nur weitere Beobachtungen erweisen.

Literatur

Cantú, J. M., D. Garcia-Cruz, J. Sánchez-Corona, R. Fragoso, A. Hernández, A. Nazará-Cozorla 1979: 3-M slender boned nanism. A distinct autosomal recessive intrauterine growth retardation syndrome. Am. J. Dis. Child. (in press)

Fuhrmann, W., E. Nägele, R. Gugler, E. Adili 1972: Familiärer Minderwuchs mit unproportioniert hohen Wirbeln. Humangenetik 16, 271–282

Garcia-Cruz, D., J. M. Cantú 1979: Heterozygous expression in 3-M slender-boned nanism. Hum. Genet. 52, 221–226

Majewski, F., T. Goecke, A. Fuchs 1980: Das 3-M-Syndrom, eine seltene Form des intrauterinen Minderwuchses mit relativer Makrozephalie. Klinische Genetik in der Pädiatrie, Mainz 1979, hrsg. von J. Spranger u. M. Tolksdorf. Thieme, Stuttgart, 128–133

Miller, J. D., V. A. McKusick, P. Malvaux, S. A. Temtany, C. Salinas 1975: The 3-M-syndrome: a heritable low birthweight dwarfism. Birth Defects, Orig. Art. Ser. XI, No. 5, 39–47

Spranger, J., J. M. Opitz, A. Nourmand 1976: A new familial intrauterine growth retardation syndrome. The 3-M-syndrome. Europ. J. Pediat. 123, 115–124

Mulibrey-Minderwuchs

Synonyma: keine

Fast alle Patienten mit diesem Syndrom wurden bisher in Finnland beobachtet. Bisher wurden 34 Patienten beschrieben. Die Bezeichnung summiert die betroffenen Organe: *mu*scle, *li*ver, *br*ain, *ey*e (PERHEENTUPA u. Mitarb. 1973). Erstbeschreibung durch PERHEENTUPA u. Mitarb. (1970).

Symptomatik: Der Minderwuchs setzt bereits intrauterin ein, mittleres Geburtsgewicht termingerecht geborener Kinder etwa 2500 g. Postnatal bleiben die Patienten in ihrer Größe etwa 5 Standardabweichungen unter der Altersnorm, die Erwachsenengröße beträgt für Frauen etwa 140 cm, für Männer 150 cm. Die geistige Entwicklung ist normal bis mäßig retardiert. Die Fazies ist dreieckförmig mit breiter, gewölbter Stirn, eingesunkener Nasenwurzel und spitzem Kinn. Das Hinterhaupt ist ausladend. Die Extremitäten sind grazil und leicht verkürzt, die Muskulatur ist hypoton. Die Leber ist bei fast allen Patienten infolge einer Einflußstauung vergrößert. Ursache hierfür ist eine Perikardverdickung und -verklebung, für die sich in $9/10$ echokardiographisch untersuchten Fällen Hinweise fanden. Wegen manifester Herzinsuffizienz wurde in 4 Fällen eine Perikardektomie vorgenommen (TUUTERI u. Mitarb. 1974). Der Hirnschädel erscheint groß, bei allen pneumenzephalographisch untersuchten Fällen fand sich eine mäßige Erweiterung der Ventrikel und der basalen Zisternen. Bei fast allen Fällen bestanden charakteristische Veränderungen des Augenhintergrundes in Form von scholliger Pigmentation und punktförmigen gelblichen Einlagerungen. Weitere Befunde sind eine rauhe hohe Stimme und Naevi flammei der Extremitäten.

Röntgenologisch erscheint der Hirnschädel groß mit ausladendem Hinterhaupt und langer, flacher Sella. Die Röhrenknochen sind schlank mit zum Teil verdickter Kortikalis. Bei etwa $1/3$ der Fälle fanden sich multiple Tibiazysten aufgrund einer fibrösen Dysplasie. Trotz manifester Herzinsuffizienz (Lebervergrößerung, Aszites, Ödeme) war in allen Fällen die Herzgröße im oberen Normbereich, die Beweglichkeit deutlich eingeschränkt. In 2 Fällen waren Verkalkungen des Perikards sichtbar. Bei fast allen Patienten war die Lungengefäßzeichnung vermehrt.

Ätiologie: Die Eltern waren stets merkmalsfrei, einmal bestand Blutsverwandtschaft. 3 Geschwisterpaare waren betroffen. Der Mulibrey-Minderwuchs wurde in beiden Geschlechtern gleich häufig beobachtet. Ein autosomal-rezessiver Erbgang ist sehr wahrscheinlich.

Literatur

Perheentupa, J., S. Antio, S. Leisti, C. Raitta 1970: Mulibrey-nanism, dwarfism with muscle, liver, brain and eye involvement. Acta Paediatr. Scand. (Suppl.) 206, 74–75

Perheentupa, J., S. Antio, S. Leisti, C. Raitta, L. Tuuteri 1973: Mulibrey-nanism, an autosomal recessive syndrome with pericardial constriction. Lancet II, 351–355.

Tuuteri, L., J. Perheentupa, J. Rapola 1974: The cardiopathy of mulibrey nanism, a new inherited syndrome. Chest 65, 628–631

Seckel-Syndrom

Synonyma: Vogelkopfzwergwuchs, Bird headed dwarfism.

Dieses gut bekannte Syndrom ist extrem selten, die Diagnose wird zu häufig gestellt: von den mehr als 40 publizierten Fällen lassen sich nur 16 dem Seckel-Zwergwuchs zuordnen (MAJEWSKI u. Mitarb., im Druck). Ursache für die Unsicherheit der Zuordnung scheint uns die grundlegende Monographie von SECKEL selbst zu sein, in der er 2 eigene Patienten und 13 Zwerge der Literatur der letzten 200 Jahre zusammenfaßte (SEK-KEL 1962). SECKEL gab folgende Definition: extremer intrauteriner und postnataler Minderwuchs, ausgeprägte Mikrozephalie, vogelkopfähnliches Profil mit fliehender Stirn, schnabelförmig vorspringender Nase und fliehendem Kinn, zusätzlich weitere Fehlbildungen, insbesondere Hüftdysplasie. Zu dieser Definition paßt jedoch nur SECKELS 1. Fall und 15 Fälle der Literatur. Die übrigen Fälle waren entweder zu groß oder wiesen abweichende Fehlbildungen auf.

Symptomatik: Bei allen Patienten bestand echter Zwergwuchs, im Mittel betrug das Wachstumsdefizit 7 Standardabweichungen. Die Erwachsenengröße dürfte nur etwa 90–130 cm betragen. Das mittlere Geburtsgewicht der zum Termin geborenen Patienten betrug 1508 g. Fast alle waren sie imbezill mit einem IQ unter 50 Punkten. Alle waren erheblich mikrozephal und hatten die typische Facies mit fliehender Stirn, großer vorspringender Nase und ausgeprägter Retrogenie. Die Augen erschienen bei 7 Fällen unproportioniert groß. Zahnschmelzhypoplasien oder Karies bestand bei mehr als der Hälfte der Patienten. Weitere Symptome sind Klinodaktylie des Kleinfingers und Kryptorchismus. Eine Gaumenspalte hatten 2 Patienten.

Röntgenologisch fiel bei 7 von 10 daraufhin untersuchten Patienten eine sekundäre prämature Nahtsynostose und bei 7/11 eine Dysplasie im Bereich der Hüftgelenke auf.

Bei 6 von 11 der Patienten der Literatur fiel eine Dislokation des Radiusköpfchens auf, bei 8/9 war die Ossifikation disharmonisch retardiert.

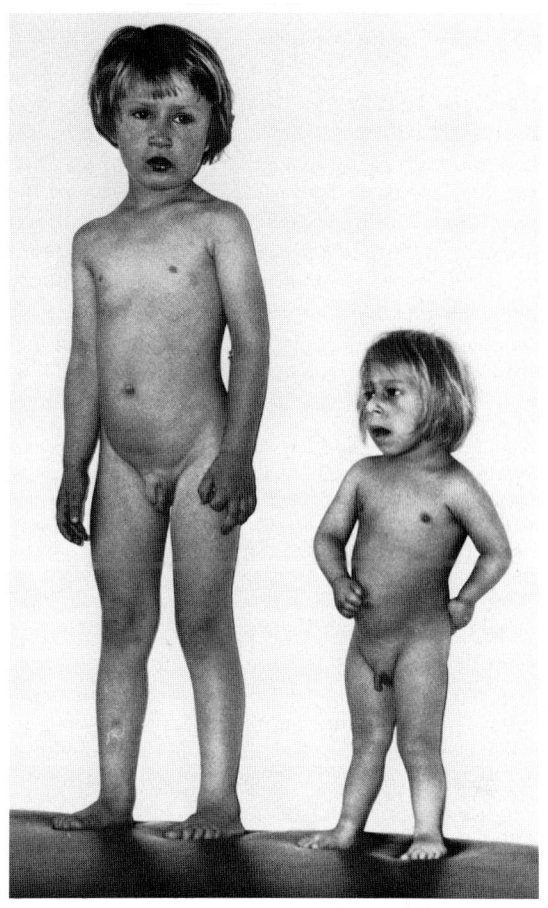

Abb. 120 Patient T. Z. mit mesomelem Typ des intrauterinen Zwergwuchses im Alter von 3½ Jahren: Dysproportionierter Zwergwuchs, Mikrozephalie, große vorspringende Nase, Retrogenie. Geburtsgewicht zum Termin 1280 g, Größe mit 3½ Jahren 65 cm, Gewicht 5880 g, Kopfumfang 37,5 cm, links ein gleichaltriger gesunder Junge.

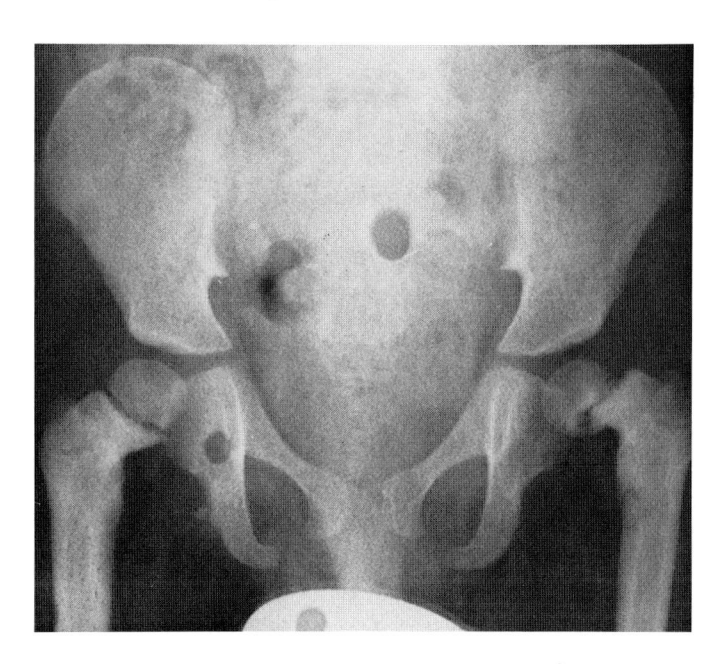

Abb. 121 Beckenübersicht des Patienten T. Z. mit mesomelem Typ des intrauterinen Minderwuchses (Alter 5 Jahre): Coxa vara bds., Hüftkopfabrutsch links, flache Pfannendächer, dysplastisches Becken.

Ätiologie: In den von HARPER u. Mitarb. (1967) und SAUK u. Mitarb. (1973) beschriebenen Familien waren Geschwister betroffen, die Eltern waren merkmalsfrei. Ein autosomal-rezessiver Erbgang kann für das Seckel-Syndrom angenommen werden. Laborchemische Abweichungen fanden sich bisher bei keinem Patienten, insbesondere kein Mangel des Wachstumshormons.

Vom Seckel-Syndrom abgrenzen läßt sich der erst in 2 sporadischen Fällen beobachtete brachymele primordiale Minderwuchs (MAJESKI u. SPRANGER 1976). Zwar stimmen extrem niedriges Geburtsgewicht, Mikrozephalie und die Anomalien der Fazies mit dem Seckel-Syndrom überein, abweichend besteht jedoch eine Osteodysplasie. Das Becken ist breit und niedrig mit fehlender Ausbildung eines Azetabulums, Humerus und Femur verkürzt, verplumpt und gekrümmt. Die Ätiologie dieses Syndroms ist noch unbekannt. Die Blutsverwandtschaft der Eltern unseres Patienten weist möglicherweise auf einen rezessiven Erbgang hin.

Der in Abb. 120 abgebildete Patient hat viele Symptome mit dem Seckel-Syndrom gemeinsam. Abweichende Symptome sind jedoch disproportionierter Minderwuchs, Brachymetakarpie I, V-förmige Metaphysen und dreieckförmige Epiphysen, besonders des distalen Femurs sowie ein hohes schmales Becken und Epiphyseolysis des Femurkopfes (Abb. 121). Gleichförmige radiologische Anomalien hatten 2 weitere eigene Patienten und 2 Fälle der Literatur (MAJEWSKI u. Mitarb., im Druck). Diese Fälle differieren röntgenologisch vom Seckel-Syndrom, wir schlugen die Bezeichnung „mesomeler Typ des intrauterinen Minderwuchses mit epimetaphysärer Dysplasie" vor.

Literatur

Harper, R. G., E. Orti, R. K. Baker 1967: Bird-headed dwarfs (Seckel's syndrome): familial pattern of developmental, dental, skeletal, genital and central nervous system anomalies. J. Pediat. 70, 799–804

Majewski, F., J. Spranger 1976: Über einen neuen Typ des primordialen Minderwuchses: der brachymele primordiale Minderwuchs. Mschr. Kinderheilk. 124, 499–503

Majewski, F., M. Ranke, A. Schinzel: Seckel syndrome, a heterogenous group of primordial dwarfism. Delineation of a mesomelic type of primordial dwarfism with epimetaphyseal dysplasia. Am. J. Med. Genet., in press

Müller, W., H. Frisch, J. Gassner, J. Kofler 1978: Seckel-Syndrom. Mschr. Kinderheilk. 126, 454–456

Sauck, J. J., R. Litt, C. E. Espiritu, I. R. Delaney 1973: Familial birdheaded dwarfism (Seckel's Syndrome). J. med. Genet. (London) 10, 196–198

Seckel, H. P. G. 1960: Bird-headed dwarfs. Karger, Basel

Bloom-Syndrom

Synonyma: Minderwuchs mit teleangiektatischem Erythem

Etwa 50 Patienten mit diesem seltenen Syndrom wurden beschrieben. Erstbeschreibung durch BLOOM (1954). Die Mehrzahl der Eltern betroffener Kinder waren Askenazi-Juden, deren Vorfahren aus Osteuropa stammten (GERMAN 1969).

Symptomatik: Bei der termingerechten Geburt sind die Kinder mit Bloom-Syndrom stark hypotroph, die Geburtsgewichte betrugen im Mittel nur 2000 g. Auch postnatal bleibt der Minderwuchs und das Untergewicht bestehen. Die Erwachsenengröße von 5 Männern mit Bloom-Syndrom betrug im Mittel 148 cm, eine 23jährige Frau war 134 cm groß. Bis auf wenige Ausnahmen bleibt der Hirnschädel mikrozephal, auch in Relation zur reduzierten Größe. Die Intelligenz ist meist jedoch normal. Die Stimme ist oft hoch. Die Fazies ist schmal, ebenso die Nase.

Charakteristisch ist ein teleangiektatisches Erythem, welches sich in Abhängigkeit vom Sonnenlicht etwa ab dem 1. Lebensjahr schmetterlingsförmig über Lippen und Wangen ausbreitet. Auch Handrücken und Unterarme können betroffen sein. Bei mehr als der Hälfte der Patienten finden sich Café-au-lait-Flecken. Inkonstante Befunde sind Klinodaktylie der Kleinfinger, Syndaktylie, Kryptorchismus, Hypotrophie der Hoden, Steißbeingrübchen und Verminderung von IgA und IgM. Charakteristisch ist eine abnorme Chromosomenbrüchigkeit in vitro, sie ist jedoch nicht spezifisch, unter anderem findet sie sich in stärkerem Ausmaß auch bei der Fanconi-Anämie (SCHROEDER u. GERMAN 1974). Die erhöhte Schwesterchromatidaustauschrate (SCE) kann bereits pränatal nachgewiesen werden, sie ist bei Heterozygoten jedoch nicht erhöht (GERMAN u. Mitarb. 1977). Möglicherweise steht damit im Zusammenhang die erhöhte Rate an malignen Entartungen (insbesondere Leukämie und Karzinome des Magen-Darm-Traktes).

Röntgenologisch sind keine spezifischen Abweichungen bekannt, jedoch fanden sich gelegentlich kleinere Anomalien des Skelettes, wie Klinodaktylie des Kleinfingers, Daumenverdoppelung, Brachydaktylie, Hüftgelenksluxation etc.

Ätiologie: Stets waren die Eltern merkmalsfrei, häufig blutsverwandt. Geschwister beider Geschlechter sind betroffen, Jungen häufiger als Mädchen. Ein autosomal-rezessiver Erbgang ist für das Bloom-Syndrom sehr wahrscheinlich.

Literatur

Bloom, D. 1954: Congenital teleangiectatic erythema resembling lupus erythematosus in dwarfs. Am. J. Dis. Child 88, 754–758

German, J. 1969: Bloom's Syndrome I. Genetical and clinical observations in the first twenty-seven patients. Am J. Hum. Genet. 21, 196–227

German, J., S. Schonberg, E. Louie, R. S. K. Chaganti 1977: Bloom's syndrome. IV. Sister-chromatid exchanges in lymphocytes. Am. J. Hum. Genet. 29, 248–255

Schroeder, T. M., J. B. German 1974: Bloom's syndrome and Fanconi's anemia: demonstration of two distinctive patterns of chromosome disruption and rearrangement. Humangenetik 25, 299–306

Dubowitz-Syndrom

Synonyma: keine

Wegen des Minderwuchses und eines Erythems an den Wangen brachte Dubowitz (1965) seine Patientin zunächst in Zusammenhang mit dem Bloom-Syndrom. Von diesem läßt sich das Dubowitz-Syndrom jedoch durch die auffällige Fazies, die geistige Retardierung und das Fehlen von erhöhter Chromosomenbruchrate klar abgrenzen. Dieses Syndrom ist selten, bisher wurden nur 20 Patienten beschrieben (Wilroy u. Mitarb. 1978, Majewski 1981).

Symptomatik: Die intrauterine Hypotrophie ist nicht so stark ausgeprägt wie beim Bloom-Syndrom. Das mittlere Geburtsgewicht von 13 termingerecht geborenen Kindern mit Dubowitz-Syndrom betrug 2505 g, mittlere Länge 44,8 cm. Bis auf Fall 1 von Opitz u. Mitarb. (1973) blieben alle Patienten auch postnatal minderwüchsig und untergewichtig. Mikrozephalie ist ein konstanter Befund, dennoch erschien in den meisten Fällen die geistige Entwicklung nur mäßig verzögert. In 12 von 16 Fällen war eine erhebliche Hyperaktivität und Unruhe ausgeprägt. Typisch sind die Anomalien der Facies: schütteres Haupthaar, Epikanthus und Telekanthus, Ptosis der Oberlider, breite Nasenwurzel und -spitze, dysplastische Ohren, Retrogenie und ein sonnenlicht-unabhängiges Ekzem an Wangen und Kinn wurde sehr einheitlich beobachtet. In mehr als der Hälfte der Fälle bestand ein atopisches Ekzem im Bereich der Fazies und in Ellen- und Kniebeugen. ⅓ der Patienten litten unter Ernährungsstörungen und Erbrechen, 3 Kinder verstarben früh (in je einem Fall an Leukämie, Pseudokroup und unklarer Ursache). Innere Fehlbildungen scheinen nicht zum Syndrom zu gehören. Inkonstante Befunde sind Klinodaktylie der Kleinfinger, Syndaktylie der ⅔ Zehen, Steißbeingrübchen, Kryptorchismus und Überwiegen von ulnaren Schleifen an den Fingerbeeren.

Röntgenologisch sind keine spezifischen Befunde bekannt, jedoch treten gelegentlich kleinere Anomalien, wie Klinodaktylie V, Doppeldaumen und Senkfüße auf. Das karpale Skelettalter ist meist deutlich retardiert.

Ätiologie: Die Eltern waren stets merkmalsfrei, ein Paar war blutsverwandt. 10 Geschwister waren betroffen, Jungen gleich häufig wie Mädchen. In einer Familie waren monozygote Zwillinge betroffen. Diese Daten machen einen autosomal-rezessiven Erbgang für das Dubowitz-Syndrom sehr wahrscheinlich.

Kürzlich beobachteten wir 2 Schwestern mit intrauterinem Minderwuchs, Mikrozephalie, statomotorischer Retardierung, Muskelhypotonie und einer dem Dubowitz-Syndrom sehr ähnlichen Fazies. Abweichend von diesem Syndrom bestand bei beiden Kindern jedoch ein Hydrocephalus occlusus bzw. internus e vacuo, eine Hüftgelenksluxation und eine Syndaktylie der 4. und 5. Zehen. Beide Kinder verstarben früh. Eines hatte eine rektovaginale Fistel, eine partielle Steißbeinagenesie, eine beidseitige Hypoplasie von Radius und Ulna und eine Daumenhypoplasie/Aplasie. Wegen dieser abweichenden Befunde nehmen wir ein eigenständiges Minderwuchs-Syndrom an (Bartram u. Mitarb. 1980).

Literatur

Bartram, C. R., F. Majewski, P. Thomas, T. Goecke 1980: A possibly new IUGR-syndrome in two sisters. Klinische Genetik in der Pädiatrie, Mainz 1979, hrsg. von J. Spranger u. M. Tolksdorf. Thieme, Stuttgart, S. 134–139

Dubowitz, V. 1965: Familial low birth weight dwarfism with an unusual facies and a skin eruption. J. Med. Genet. 2, 12–17

Majewski, F. 1981: Dubowitz-Syndrome. In: Handbook of Clinical Neurology, hrsg. von P. Vinken u. G. Bruyn. Vol 43, North-Holland Publ. Comp., Amsterdam

Opitz, J. M., R. A. Pfeiffer, J. P. R. Hermann, T. Kushnick 1973: Studies of malformation syndromes in man XXIVB: The Dubowitz syndrome: further observations. Z. Kinderheilk. 116, 1–12

Wilroy, R. S., R. E. Tipton, R. L. Summitt 1978: The Dubowitz-Syndrome. Am J. Med. Genet. 2, 275–284

Alkohol-Embryopathie

Synonyma: fetal alcohol syndrome, embryofetales Alkohol-Syndrom.

Von allen in diesem Kapitel behandelten Syndromen mit intrauterinem Minderwuchs ist die Alkohol-Embryopathie mit Abstand die häufigste Form. Samaille u. Mitarb. (1976) fanden in Frankreich unter Neugeborenen eine Häufigkeit von 1–3‰, damit ist die Alkohol-Embryopathie heute häufiger als der Morbus Down. Erstbeschreibung durch Lemoine u. Mitarb. (1968) in Frankreich und ohne Kenntnis dieser Publikation durch Jones u. Mitarb. (1973) in den USA. Bis 1979 wurden mindestens 450 Patienten beschrieben, 95 davon durch Majewski (1979).

Symptomatik: Die Ausprägung der Alkohol-Embryopathie (AE) ist sehr variabel. Das Spektrum reicht von schwerstgeschädigten Patienten mit dem Vollbild der AE bis zu solchen, die nur durch Minderwuchs und Mikrozephalie auffallen.

192 Primäre Wachstumsstörungen

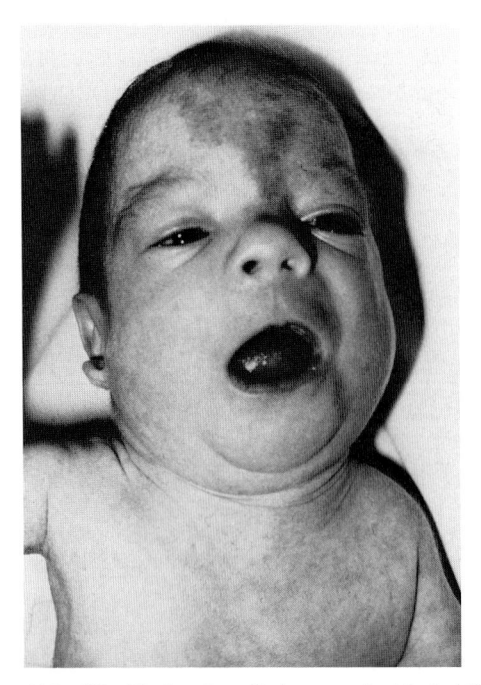

Abb. 122 Fazies eines Patienten mit Alkohol-Embryopathie Grad III im Alter von 6 Wochen: Mikrozephalus, antimongoloide Lidachsen, Naevus flammeus, verkürzter Nasenrücken, schmales Lippenrot und Retrogenie machen eine Blickdiagnose möglich.

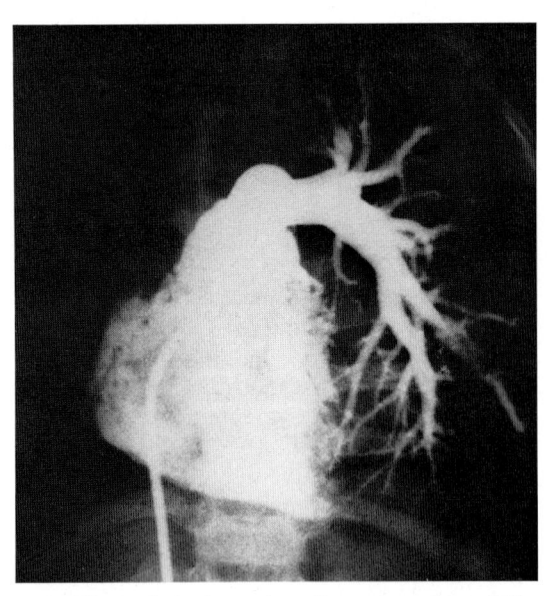

Abb. 123 Aplasie der rechten Lungenarterie und Hypoplasie der rechten Lunge bei einem Patienten (O. S.) mit AE II.

Nach Ausmaß der kraniofazialen Dysmorphie und der Zerebralschädigung nahmen wir eine Einteilung in die Schädigungsgrade AE I – III, leicht, mittel und stark geschädigt vor (MAJEWSKI u. Mitarb. 1976). Die intrauterine Hypotrophie ist ausgeprägt, das mittlere Geburtsgewicht von 49 zum Termin geborenen Kindern betrug 2263 g. Postnatal bleiben Größe und Gewicht meist deutlich. unterhalb der 3. Perzentile. Bei Geburt meist noch keine Mikrozephalie, diese wird mit zunehmendem Alter jedoch immer krasser. In Anbetracht der Mikrozephalie und des bei 40% der echoenzephalographisch von uns untersuchten Patienten nachgewiesenen mäßiggradigen Hydrocephalus internus e vacuo ist es nicht verwunderlich, daß fast alle Kinder mit AE statomotorisch und geistig retardiert sind. Der mittlere IQ von 5 testpsychologisch untersuchten Kindern mit AE III betrug 66 Punkte. Ähnlich wie beim Dubowitz-Syndrom bestand bei ⅔ unserer 95 Patienten eine ausgeprägte Hyperaktivität und Hyperexzitabilität. Diese Symptomatik schwächt sich spontan ab dem 2. – 3. Lebensjahr ab. Bei Kindern mit AE III sind die Anomalien der Fazies charakteristisch: eine niedrige, runde Stirn, Epicanthus, Ptosis, Blepharophimose, eingesunkene Nasenwurzel, verkürzter Nasenrücken, nach vorne weisende Nasenlöcher, schmales Lippenrot, flaches Philtrum, Retrogenie und verstärkte Nasolabialfalten machen oft eine Blickdiagnose möglich (Abb. 122). Bei 30% unserer Patienten bestand ein Vitium cordis, vornehmlich handelte es sich um Scheidewanddefekte, es kamen jedoch auch kompliziertere Vitien wie Fallotsche Pentalogie oder Aplasie einer Lungenarterie vor (LÖSER u. MAJEWSKI 1977, Abb. 123). Anomalien der Genitalien (Kryptorchismus, Klitorishypertrophie, jedoch auch Hypospadie und Pseudohermaphroditismus femininus) fanden sich in fast der Hälfte unserer Patienten. Die Häufigkeit von Fehlbildungen der Nieren und ableitenden Harnwege läßt sich mit etwa 10% einschätzen (Doppelniere, Nierenhypoplasie, Ureter duplex, Megaureter, Hydronephrose, Blasendivertikel). An den Extremitäten bestehen häufig kleinere Anomalien, wie Brachy- oder Klinodaktylie der Kleinfinger und Kamptodaktylie, Supinationshemmung im Ellenbogengelenk sowie Anomalien der Handfurchen. Überzufällig häufig wurden weiterhin beobachtet Hernien, Steißbeingrübchen, Haemangiome, Gaumenspalten und Trichterbrust. Die Prognose quoad vitam ist durch Herzfehler, ZNS-Fehlbildungen und Harnwegsfehlbildungen bei einem Teil der Patienten eingeschränkt. Darüber hinaus sind in

den ersten Lebensjahren Ernährungsstörungen, rezidivierende Bronchitiden und Pneumonien häufig.
Röntgenologische Symptome: Die Ossifikation ist selten retardiert, Brachymesophalangie V recht häufig. Bei ⅓ der Patienten röntgenologische Hinweise für ein Vitium cordis. Hüftgelenksluxation bei etwa 10%. Wegen der hohen Rate von Harnwegsfehlbildungen sollte bereits nach dem 1. Harnwegsinfekt ein IVP und MCU angefertigt werden.
Ätiologie: Voraussetzung für das Entstehen einer AE sind erheblicher mütterlicher Alkoholabusus während der Schwangerschaft und ein fortgeschrittenes Stadium der mütterlichen Alkoholkrankheit (MAJEWSKI 1979). Die Pathogenese ist jedoch noch nicht klar, möglicherweise spielt ein verzögerter Abbau von Azetaldehyd eine Rolle. Ein Zusammenhang zwischen väterlichem Alkoholabusus und kindlichen Anomalien und Fehlbildungen konnte bisher nicht nachgewiesen werden.

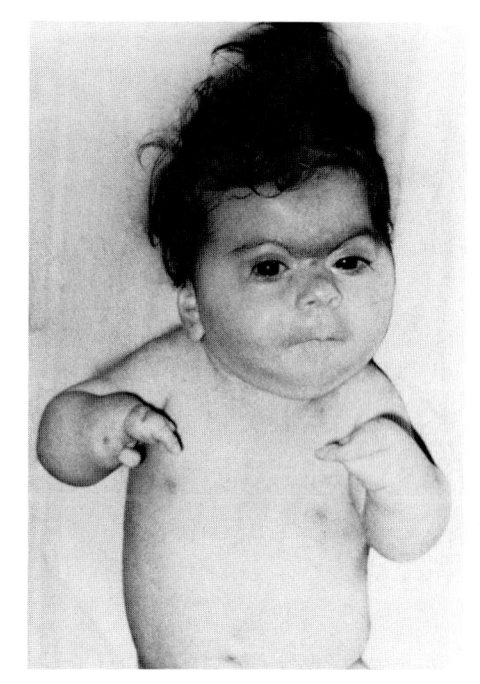

Abb. 124 Patientin B. E. mit C.-de-Lange-Syndrom im Alter von 3 Monaten: niedriges Geburtsgewicht (2060 g), Mikrozephalie. Typische Fazies mit Synophris, kurzer Nase, schmalem Lippenrot und langem Philtrum. Oligodaktylie beider Hände.

Literatur

Jones, K. L., D. W. Smith, Ch. Ulleland, A. P. Streissguth 1973: Pattern of malformation in offspring of chronic alcoholic mothers. Lancet I, 1267 – 1271
Lemoine, P., J. P. Harousseau, J. P. Borteyru, J. C. Menuet 1968: Les enfants des parents alcooliques. Anomalies observées, à propos de 127 cas. Quest. méd. 25, 477 – 482
Löser, H., F. Majewski 1977: Type and frequency of cardiac defects in embryofetal alcohol syndrome. Report of 16 cases. Brit. Heart J. 39, 1374 – 1379
Majewski, F., J. R. Bierich, H. Löser, R. Michaelis, B. Leiber, F. Bettecken 1976: Zur Klinik und Pathogenese der Alkoholembryopathie (Bericht über 68 Patienten). Münch. Med. Wschr. 118, 1635 – 1642
Majewski, F. 1979: Die Alkoholembryopathie: Fakten und Hypothesen. Erg. Innere Med. Kinderheilk. 43, 1 – 55
Samaille-Villette, C., P. P. Samaille 1976: Le syndrome d'alcoolisme foetal à propos de 47 observations. Thèse Médicine, Lille

C.-de-Lange-Syndrom

Synonyma: Typus degenerativus Amstelodamensis, Brachmann-de-Lange-Syndrom
Unter den verschiedenen Formen des intrauterinen Minderwuchses ist das C.-de-Lange-Syndrom eine relativ häufige Form. Namensgebende Beschreibung zweier Kinder durch CORNELIA DE LANGE (1933) unter dem Synonym „Typus Amstelodamensis". Allerdings beschrieb BRACHMANN schon 1916 einen Patienten mit diesem Syndrom. Mehr als 250 Patienten wurden bisher beschrieben, ausführliche Literaturüberblicke gaben VISCHER (1965) und BERG u. Mitarb. (1970).

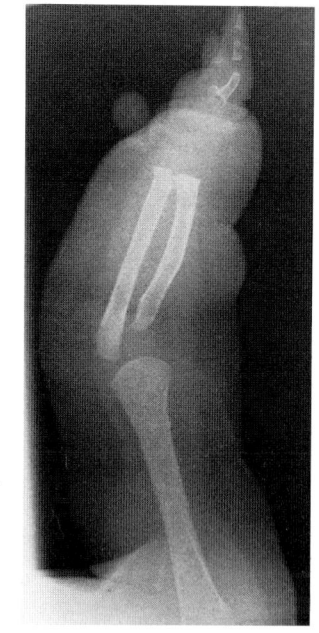

Abb. 125 Röntgenaufnahme des rechten Armes der Patientin B. E. mit C.-de-Lange-Syndrom (Dr. Nolte, Univ. Kinderklinik, Tübingen). Verkürzung von Radius und Ulna, Oligodaktylie.

BECK (1976) schätzte die Häufigkeit in Dänemark auf 6 : 1 Million Geburten.

Symptomatik: Kinder mit C.-de-Lange-Syndrom sind in aller Regel bei Geburt stark hypotroph mit Geburtsgewichten meist unter 2000 g. Der Schädel ist mikrobrachyzephal. Die Säuglinge sind meist hyperton und zeigen eine ausgeprägte Trinkschwäche. Aspirationen und Pneumonien führen meist schon in früher Kindheit ad exitum. Der Minderwuchs bleibt postnatal ausgeprägt. Die meisten Kinder zeigen eine erhebliche statomotorische und geistige Entwicklungsverzögerung, der IQ ist nur selten über 50 Punkte. Etwa 20% entwickeln ein Krampfleiden. Häufig besteht ein Hirsutismus. Charakteristisch sind die Anomalien der Fazies (Abb. 124): Die buschigen Augenbrauen wachsen in der Mitte zusammen (Synophris), die Augenbrauen sind lang. Die Nase ist klein mit verkürztem Nasenrücken und nach vorne weisenden Narinen. Das Philtrum erscheint verlängert, das Lippenrot sehr schmal. Die Mundwinkel hängen, typisch ist eine mediane Prominenz der Oberlippe mit korrespondierender Einkerbung der Unterlippe. Die Mandibula ist häufig hypoplastisch. Das Haupthaar ist dicht mit tiefem Haaransatz im Bereich der Stirn und des Nackens. Herzfehler bestehen bei etwa 17%, vornehmlich ein VSD.

Auch unabhängig davon haben etwa ⅔ der Säuglinge eine Cutis marmorata. Der Thorax ist zylindrisch mit kurzem Sternum. Weitere überzufällig häufige Fehlbildungen sind Gaumenspalten, Anomalien der Augen (Kolobome, Optikusatrophie, Mikrophthalmus), Hernien und Kryptorchismus. Neben den Anomalien der Fazies sind Reduktionsfehlbildungen der Extremitäten charakteristisch.

Röntgenologisch findet sich als typisches Symptom eine Verkürzung und Verplumpung des 1. Metakarpale, dadurch ist der Daumen tief angesetzt. Häufig besteht eine Klino- und Brachymesophalangie der Kleinfinger. Das karpale Skelettalter ist in etwa der Hälfte der Fälle retardiert. Eine generelle Mikromelie zeigen etwa ⅔ der Fälle, ⅓ haben eine Phokomelie der oberen Extremitäten oder eine Oligodaktylie bis hin zur Monodaktylie (Abb. 125). Die fast regelmäßig zu beobachtende Streckhemmung im Ellenbogenbereich erklärt sich durch fehlgebildete und dyslozierte Radiusköpfchen. An den kleinen Füßen besteht sehr häufig eine häutige Syndaktylie der 2. u. 3. Zehen. Weitere Einzelheiten der Fehlbildungen der Extremitäten siehe S. 261 dieses Bandes.

Die Ätiologie ist unbekannt. Die überwiegende Mehrzahl der Fälle trat sporadisch auf, ein allen Schwangerschaften einheitliches teratogenes Agens konnte nicht eruiert werden. In mindestens 8 Familien waren Geschwister betroffen (Übersicht bei BECK 1974). Strukturelle Chromosomenanomalien, insbesondere eine partielle Duplikation des langen Arms von Chromosom Nr. 3, wurden gelegentlich gefunden (Übersicht bei WILSON u. Mitarb. 1978). Das empirische Wiederholungsrisiko wurde auf 2 – 5% geschätzt (PASHAYAN u. Mitarb. 1969).

Literatur

Beck, B 1974: Familial occurence of Cornelia de Lange's syndrome. Acta Paediat. Scand. 63, 225 – 231
Beck, B. 1976: Epidemiology of Cornelia de Lange's syndrome. Acta Paediat. Scand. 65, 631 – 638
Berg, J. M., B. D. McCreary, M. A. C. Ridler, G. F. Smith 1970: The de Lange Syndrome. Pergamon Press, Oxford
Brachmann, W. 1916: Ein Fall von symmetrischer Monodaktylie durch Ulnadefekt, mit symmetrischer Flughautbildung in den Ellenbeugen sowie anderen Abnormitäten. Jb. Kinderheilk. 84, 225 – 235
De Lange, C. 1933: Sur un type nouveau de dégénération (typus Amstelodamensis). Arch. Méd. Enf. 36, 713 – 719
Pashayan, H., D. Whelan, S. Guttmann, F. C. Fraser 1969: Variability of the de Lange syndrome. Report of 3 cases and genetic analysis of 54 families. J. Pediat. 75, 853 – 858
Vischer, D. 1965: Typus degenerativus Amstelodamensis (Cornelia de Lange-Syndrom). Helv. Paediat. Acta 20, 415 – 445
Wilson, G. M., V. C. Hieber, R. D. Schmickel 1978: The association of chromosome 3 duplication and the Cornelia de Lange Syndrome. J. Pediatr. 93, 783 – 788

Fanconi-Anämie

Synonyma: Fanconi-Panzytopenie

Dieses Syndrom, welches Veränderungen des Knochenmarkes, des Skelettes, der Pigmentierung, der Nieren und des Wachstums sowie der Chromosomen beschreibt, ist relativ häufig. Seit der Erstbeschreibung durch FANÇONI (1927) bei 3 Brüdern, sind über 200 Fälle mitgeteilt worden (SCHROEDER u. Mitarb. 1976). SCHROEDER u. Mitarb. (1964) wiesen erstmalig auf vermehrte Chromosomenbrüchigkeit bei Fanconi-Anämie hin.

Symptomatik: Das Wachstumsdefizit setzt bereits intrauterin ein, das mittlere Geburtsgewicht von 36 meist termingerecht geborenen Patienten betrug 2520 g (GMYREK u. SYLLM-RAPOPORT 1964). Postnatal wird das Wachstumsdefizit nicht aufgeholt, die Erwachsenengröße beträgt etwa 150 cm (SCHROEDER u. Mitarb. 1979). Mikrozephalie besteht bei etwa der Hälfte der Patienten.

Geistige Retardierung und eine ursächlich noch nicht geklärte Hyperreflexie fanden sich bei mehr als 20%. Fast konstant ist eine diffuse Hyperpigmentation der Haut mit Bevorzugung von Hals, Thorax und Genitalbereich. Sie beruht auf ver-

mehrter Melanineinlagerung. Fehlbildungen der Nieren und ableitenden Harnwege (einseitige Aplasie, Hufeisenniere, Spaltbecken, Doppelureter, Hydronephrose) wurden bei ⅓ der Patienten beschrieben. Ein Hypogenitalismus oder Kryptorchismus bestand bei ¼ der betroffenen Jungen. Fehlbildungen der oberen Extremitäten sind relativ häufig (50%) (s. auch Abb. 237). Insbesondere ist der radiale Strahl betroffen. Es finden sich alle Übergänge von dreigliedrigen Daumen über hypoplastische oder fehlende Daumen bis hin zur Aplasie von Radius und Daumen. Gelegentlich wurde auch eine Polydaktylie des 1. Strahles beobachtet. In ⅕ der Fälle besteht eine Brachymesophalangie V. Seltenere Symptome sind Visusstörungen, Mikrophthalmie, Schwerhörigkeit, Syndaktylie der Zehen ⅔ und Hüftgelenksluxation. Leitsymptom ist eine progrediente Insuffizienz des Knochenmarkes, die zu einer Pancytopenie führt. Meist treten die ersten Symptome zwischen dem 5. und 9. Lebensjahr auf. Die intrafamiliäre Variabilität des Erkrankungsalters ist geringer als die interfamiliäre. SCHROEDER u. Mitarb. (1979) vermuten zwei verschiedene Typen, einen mit frühem Einsetzen der hämatologischen Symptome, rasch progredientem Verlauf und zahlreichen Fehlbildungen, einen zweiten mit wenigen bis keinen Fehlbildungen, benignerem Verlauf und später auftretender Panmyelopathie. Die Panzytopenie erfordert häufige Bluttransfusionen, Anabolika und Kortikoide können die Markinsuffizienz kaum bessern. Meist versterben die Patienten als Kinder oder Jugendliche infolge von Haemorrhagien oder Infektionen. Etwa 10% entwickeln eine akute Leukämie oder andere Malignome. SWIFT u. Mitarb. (1974) fanden, daß heterozygote Verwandte von Patienten mit Fanconi-Anämie ein 2,6 – 3,4mal höheres Risiko haben, an einem Malignom zu erkranken, wie die Durchschnittsbevölkerung. Diese hohe Malignitätsrate steht wahrscheinlich im Zusammenhang mit einem konstanten Symptom, der erhöhten Chromosomenbrüchigkeit. Dieses Symptom ist bereits im prämorbiden Stadium, sogar an kultivierten embryonalen Fibroblasten nachweisbar. Dadurch ist eine Pränataldiagnose möglich. SCHROEDER u. GERMAN (1974) konnten zeigen, daß die strukturellen Chromosomenaberrationen bei der Fanconi-Anämie häufiger sind, als beim Bloom-Syndrom. Beim Bloom-Syndrom traten Austauschaberrationen und Reunionsfiguren häufiger zwischen homologen, bei der Fanconi-Anämie häufiger zwischen nicht homologen Chromosomen auf.
Röntgenologisch lassen sich die verschiedenen Reduktionsfehlbildungen des radialen Strahles sowie inkonstant eine Brachymesophalangie V nachweisen. In seltenen Fällen besteht ein triphalangiger Daumen oder eine präaxiale Polydaktylie (diese Fehlbildungen sind jedoch nicht spezifisch, Differentialdiagnose s. S. 261 ff. dieses Bandes). Fehlbildungen der Rippen und der Thorakalwirbel wurden gelegentlich beobachtet. Wegen der häufigen Fehlbildungen der Nieren und ableitenden Harnwege sollte bei jedem Patienten mit Fanconi-Anämie ein IVP angefertigt werden.
Ätiologie: In einer Segregationsanalyse an 90 Familien konnten SCHROEDER u. Mitarb. (1976) nachweisen, daß die Fanconi-Anämie autosomalrezessiv übertragen wird. Jungen sind etwas häufiger betroffen als Mädchen. Genetische Heterogenität wird vermutet, läßt sich jedoch noch nicht beweisen.

Literatur

Fanconi, G. 1927: Familiäre infantile perniziosaartige Anämie (perniziöses Blutbild und Konstitution) Jb. Kinderheilk. 117, 257 – 280
Gmyrek, D., J. Syllm-Rapoport 1964: Zur Fanconi-Anämie (FA). Analyse von 129 beschriebenen Fällen. Z. Kinderheilk. 91, 297 – 337
Schroeder, T. M., F. Anschütz, A. Knopp 1964: Spontane Chromosomenaberrationen bei familiärer Panmyelopathie. Humangenetik 1, 194 – 196
Schroeder, T. M., J. German 1975: Bloom's syndrome and Fanconi's anemia: demonstration of two distinctive patterns of chromosome disruption an rearrangement. Humangenetik 25, 299 – 306
Schroeder, T. M., D. Tilgen, J. Krüger, F. Vogel 1976: Formal genetics of Fanconi's anemia. Hum. Genet. 32, 257 – 288
Schroeder, T. M., E. Pöhler, H. D. Hufnagl, C. Stahl-Maugé 1979: Fanconi's anemia: terminal leukemia and „Forme fruste" in one family. Clin. Genet. 16, 260 – 268
Swift, M., J. Cohen, R. Pinkham 1974: A maximum-likelihood method for estimating the disease predisposition of heterozygotes. Am. J. Hum. Genet. 26, 304 – 317

Trisomie 18

Synonyma: Edwards-Syndrom
Fast alle autosomalen Chromosomenanomalien gehen mit einer mehr oder minder stark ausgeprägten intrauterinen Wachstumsretardierung einher. Mäßig stark ist sie beim Turner-Syndrom oder Down-Syndrom, stärker z. B. beim 4 p-Syndrom ausgeprägt. Am deutlichsten wird diese Retardierung bei der Trisomie 18, die als pars pro toto an dieser Stelle besprochen werden soll. Nach dem Morbus Down ist sie mit einer Häufigkeit von 1 : 3000 Neugeborenen die zweithäufigste der autosomalen Chromosomenaberrationen. Mädchen sind dreimal häufiger betroffen als Jungen. EDWARDS (1960) war der erste, der die zyto-

genetischen Veränderungen bei Trisomie 18 erkannte.

Symptomatik: Über 130 verschiedene Anomalien und Fehlbildungen sind bei dieser Trisomie beobachtet worden, hier seien nur die häufigsten Symptome erwähnt: Stets ist das Geburtsgewicht erniedrigt, TAYLOR (1968) errechnete das mittlere Geburtsgewicht von 153 Fällen mit 2243 g bei einer durchschnittlichen Tragzeit von 42,2 Schwangerschaftswochen. Bei Geburt besteht meist noch keine Mikrozephalie, das Hinterhaupt ist ausladend, die Stirn schmal. Die Augenöffnungen sind klein (Blepharophimose), nur gelegentlich besteht eine Mikrophthalmie. Die Mundöffnung ist klein, das Kinn zurückweichend, die Ohren sind klein, dysplastisch, häufig dreieckförmig und tief angesetzt. Das Sternum ist verkürzt. Nabel- und Leistenhernien sind häufig. Die Finger sind eingeschlagen, charakteristischerweise besteht eine Kamptodaktylie und ein Überkreuzen des 2. Fingers über den 3. und des 5. über den 4. Die Nägel sind schmal und hyperkonvex. Weniger häufig weichen die Finger nach ulnar ab, der Daumen kann hypoplastisch sein oder auch fehlen. Variable Reduktionsfehlbildungen bis hin zur Phokomelie wurden beschrieben (SCHINZEL u. SCHMIDT 1971). Typischerweise ist die Großzehe verkürzt und dorsal flektiert. Das Becken ist schmal, oft besteht eine ausgeprägte Abspreizhemmung. In weniger als der Hälfte der Fälle bestehen Lippen-Kiefer-Gaumen-Spalten, Urogenitalfehlbildungen, Herzfehler und Omphalozelen.

RAMIREZ-CASTRO u. BERSU (1978) berichteten über Aplasien oder überzählige Muskeln der Extremitäten sowie über Anomalien der Fingerextensorsehnen bei 8 sezierten Patienten.

Die Prognose quoad vitam ist schlecht, die meisten Kinder mit Trisomie 18 versterben in den ersten Lebensmonaten, nur 10% überleben das 1. Lebensjahr. Die Überlebenden sind nicht bildungsfähig und zeigen einen zerebralen Defektzustand, wie z. B. die 15jährige Patientin von SURANA u. Mitarb. (1972).

Röntgenologisch sind keine spezifischen Abweichungen bekannt. Bei älteren Patienten ist eine Hüftgelenksluxation relativ häufig, das Becken ist schmal. Gelegentlich wurden Anomalien der Rippen, Halswirbel, Skoliose und Aplasie des Radius beschrieben. Die Ossifikation ist stets erheblich retardiert. Das IVP ist häufig anomal.

Ätiologie: Nondisjunction, meist freie Trisomie von Chromosom Nr. 18. Häufigkeitszunahme mit ansteigendem mütterlichem Alter. Translokationstrisomien, Mosaizismus und doppelte Aneuploidien wurden jedoch relativ häufig beobachtet.

Literatur

Edwards, J. H., D. J. Harnden, A. H. Cameron, K. M. Crosse, O. H. Wolff 1960: A new trisomic syndrome. Lancet I, 787 – 790

Ramirez-Castro, J. L., E. T. Bersu 1978: Anatomical analysis of the developmental effects of aneuploidy in man. – The 18-Trisomy syndrome: II. Anomalies of the upper and lower limbs. Am. J. Med. Gnet. 2, 285 – 306

Schinzel, A., W. Schmidt 1971: Trisomie 18. Bericht über 15 neue Fälle unter spezieller Berücksichtigung von Schwangerschaft, klinischem Verlauf und autoptischem Befund. Helv. paediat. Acta 26, 673 – 685

Surana, R. B., H. W. Bain, P. E. Conen 1972: 18-Trisomy in a 15-year-old girl. Am. J. Dis. Child 123, 75 – 77

Taylor, A. J. 1968: Autosomal trisomy syndromes: a detailed study of 27 cases of Edwards' syndrome and 27 cases of Patau's syndrome. J. med. Genet. 5, 227 – 241

Leprechaunismus

Synonyma: Donohue-Syndrom

Dieses eigentümliche Syndrom scheint außerordentlich selten zu sein, erst 16 Fälle wurden seit der Erstbeschreibung durch DONOHUE (1948) publiziert. Davon erscheinen einige fraglich, wie z. B. der Fall von PATTERSON u. WATKINS (1962), der nicht minderwüchsig war und wegen seiner epimetaphysären Veränderungen inzwischen von SPRANGER (1977) als Pseudoleprechaunismus klassifiziert wird.

Symptomatik: Die typischen Fälle mit Leprechaunismus waren bei Geburt erheblich hypotroph mit Gewichten zwischen 1450 und 2050 g. Die Säuglinge zeigten eine erhebliche Trinkschwäche und große Infektanfälligkeit, nur wenige überlebten bisher das 1. Lebensjahr. Die statomotorische und geistige Entwicklung war bei einem 2½jährigen Mädchen erheblich retardiert (KUHLKAMP u. HELWIG 1970). Der Gesamtaspekt mit faltiger Haut, schmalem Gesicht, mangelndem subkutanem Fettpolster und aufgetriebenem Abdomen erinnert an Marasmus.

Mikrozephalie scheint kein Symptom des Leprechaunismus zu sein. Die Fazies ist sehr auffällig durch Hirsutismus an Stirn und Wangen, große, weitstehende Augen, breite Nase, auffallend dicke Lippen und große Ohren. Die Haut am Körper ist faltig, auch hier genereller Hirsutismus. Bei Mädchen besteht eine Brustdrüsenschwellung und eine Klitorishypertrophie, bei Jungen ein vergrößerter Penis und eine verstärkte genitale Pigmentation. Hände und Füße erscheinen unproportioniert groß. Die endokrinologischen Störungen sind noch nicht vollständig geklärt. Wiederholt wurde eine diabetische Stoffwechsellage und pathologische Glukosetoleranztests beobachtet, obwohl sich bei einigen Fällen stark erhöhte Insulinspiegel fanden. Histologisch wurde wiederholt eine Hyperplasie der Langhansschen Inseln und ein Überwiegen der Betazellen des Pankreas gefunden (TSUJINO u. YOSHINAGA 1975). Letztere fanden auch eine Atrophie der exkretorischen Pankreasanteile. Die Ovarien sind zystisch vergrößert mit zahlreichen reifen Follikeln, die Leydigzellen können hyperplastisch sein. Übereinstimmende Störungen des Steroidmetabolismus fanden sich bisher nicht, obwohl einige Autoren eine erhöhte 17-Ketosteroidausscheidung im Urin beobachteten.

Röntgenologisch sind keine spezifischen Veränderungen bekannt. Die Ossifikation wurde meist als retardiert beschrieben. Ausschluß der Diagnose Leprechaunismus bei Vorliegen von dysplastischen Veränderungen des Skelettes. In wenigstens 2 Fällen wurden Kalkablagerungen in den Nieren beobachtet (DONOHUE u. UCHIDA 1954, TSUJINO u. YOSHINAGA 1975).

Ätiologie: Der Leprechanismus ist sehr wahrscheinlich ein autosomal-rezessives Leiden. Stets waren die Eltern merkmalsfrei, mehrfach wurde Blutsverwandtschaft beschrieben. Geschwister beiderlei Geschlechts waren betroffen, wenn auch Mädchen häufiger als Jungen.

Literatur

Donohue, W. L. 1948: Dysendocrinism. J. Pediat. 32, 739
Donohue, W. L., J. Uchida 1954: Leprechanismus. An euphuism for a rare familial disorder. J. Pediat. 45, 505 – 519
Kuhlkamp, F., H. Helwig 1970: Das Krankheitsbild des kongenitalen Dysendokrinismus oder Leprechaunismus. Z. Kinderheilk. 109, 50 – 63
Pattersen, J. H., W. L. Watkins 1962: Leprechaunism in a male infant. J. Pediat 60, 730 – 739
Spranger, J. 1977: „New" dwarfing syndromes. Birth Defects, Orig. Art. Ser. XIII, 3 b, 11 – 29
Tsujino, G., T. Yoshinaga 1976: A case of leprechaunism and an analysis of some clinical manifestations of this syndrome. Z. Kinderheilk. 118, 347 – 360

De Barsy-Syndrom

Synonyma: keine

Dieses offenbar sehr seltene Syndrom wurde 1968 von DE BARSY bei einem Mädchen beschrieben, welches als Hauptsymptome intrauterinen und postnatalen Minderwuchs, psychomotorische Retardierung, Hornhauttrübung, Cutis laxa und eine eigenartige Fazies aufwies. Bis 1979 sind nur 8 Patienten mit diesem Syndrom beobachtet worden (Übersicht durch GOECKE u. Mitarb. 1980).

Symptomatik: Alle Patienten wiesen eine ausgeprägte intrauterine Hypotrophie auf, das mittlere Geburtsgewicht von 4 termingerecht geborenen Patienten betrug 2217 g, die mittlere Länge 45,5 cm. Der Minderwuchs bleibt postnatal bestehen, der älteste Patient (HOEFNAGEL u. Mitarb. 1971) hatte im Alter von 13½ Jahren mit 120 cm Körpergröße ein Wachstumsdefizit von – 3,5 SD. Bei allen Patienten fielen lange offene große Fontanellen und klaffende Schädelnähte auf. RIEBEL (1976) und WIEDEMANN (1969) fanden bei ihren Patienten ein erweitertes Ventrikelsystem. Obwohl der Hirnschädel mit breiter prominenter Stirn hydrozephaloid wirkt, entwickelt sich mit zunehmendem Lebensalter eher ein Brachy-Mikrozephalus. Die Fazies wirkt progeroid mit Hypotelorismus, schmaler Nase und schmalem Lippenrot. Die Ohren sind groß, nicht jedoch dysplastisch. Bei 4 Patienten bestand eine Hornhauttrübung, bei unserem Patienten ein beidseitiger Polstar. In allen Fällen war die psychomotorische Entwicklung retardiert, in fast allen Fällen fielen athetoide Bewegungsmuster der Hände, ein eigentümliches Grimassieren, eine Muskelhypotonie sowie gesteigerte Sehnenreflexe auf. In allen Fällen bestand eine Cutis laxa, bei unserem Patient am auffälligsten im Bereich der Hände und der Streckseiten der Ellenbogengelenke. Histologisch fand BURCK (1974) eine Degeneration der elastischen Fasern, bei den Fällen von DE BARSY u. Mitarb. (1968), RIEBEL (1976) und GOECKE u. Mitarb. (1980) bestand eine Degeneration elastischer und kollagener Fasern. Weitere inkonstante Symptome sind Pectus excavatum, überstreckbare Gelenke und Hüftgelenksluxation.

Röntgenologisch sind keine spezifischen Abweichungen bekannt. Bei Verdacht auf De Barsy-Syndrom sollten die Hüften geröngt werden, da sich in 3 Fällen bisher eine Hüftgelenksluxation fand.

Ätiologie: Bisher noch unbekannt. Die Eltern waren stets merkmalsfrei, in keinem Fall bestand Blutsverwandtschaft. RIEBEL (1976) und WIEDEMANN (1969) beschrieben erkrankte Geschwister. Möglicherweise ist das de Barsy-Syndrom autosomal-rezessiv erblich.

Literatur

Burck, U. 1974: de Barsy-Syndrom – eine weitere Beobachtung. Klin. Pädiat. 186, 441 – 444
de Barsy, A. M., E. Moens, L. Dierckx 1968: Dwarfism, oligophrenia and degeneration of the elastic tissue in skin and cornea. A new syndrome? Helv. Paediat. Acta 23, 305 – 313

Goecke, T., R. Kiekens, F. Majewski, R. Pothmann 1980: Cutis laxa, Hornhauttrübung und geistige Retardierung: Das de Barsy Syndrom. Ein Fallbericht. Klinische Genetik in der Pädiatrie, Mainz 1979, hrsg. von J. Spranger u. M. Tolksdorf. Thieme, Stuttgart, 139–143

Hoefnagel, D., J. Pomeroy, D. Wurster, A. Saxon 1971: Congenital athetosis, mental deficiency, dwarfism and laxity of skin and ligaments. Helv. Paediat. Acta 26, 397–402

Riebel, T. 1976: de Barsy-Moens-Dierckx-Syndrom: Beobachtung bei Geschwistern. Mschr. Kinderheilk. 124, 96–98

Wiedemann, H. R. 1969: Über einige progeroide Krankheitsbilder und deren diagnostische Einordnung. Z. Kinderheilk. 107, 91–106

5. Skelettmanifestationen von Stoffwechselerkrankungen

a) Mukopolysaccharidosen

Von S. RAMPINI

Die Mukopolysaccharidosen (MPS) (Übersichtsarbeiten: MCKUSICK u. Mitarb. 1965; SPRANGER 1972; GROSSMAN u. DORST 1973; SPRANGER u. Mitarb. 1974; RAMPINI 1976; MCKUSICK 1978) sind eine Gruppe genetisch bedingter Krankheiten, welchen eine Störung des enzymatischen Abbaues der sauren Mukopolysaccharide zugrunde liegt. Die unmittelbaren Folgen des metabolischen Defektes sind hauptsächlich eine viszerale Speicherung und eine abnorme Harnausscheidung von sauren Mukopolysacchariden. Es werden vor allem Leber, Milz, Gefäße, Herzklappen, Knorpel, Kornea und Haut befallen. Im Zentralnervensystem steht dagegen, bei einigen MPS, die Anhäufung von Gangliosiden im Vordergrund. Mit Ausnahme des X-chromosomal-rezessiven Morbus Hunter (MPS II) werden die MPS autosomal-rezessiv vererbt.

Einteilung, vorwiegend ausgeschiedene Harnmukopolysaccharide und Enzymdefekt der verschiedenen MPS sind in Tab. 16 wiedergegeben. Bei den MPS I-H, I-S, II, III, VI und VII finden sich zahlreiche gemeinsame klinische Grundsymptome; vor allem weisen diese Patienten in ihrem allgemeinen Aspekt und in der Physiognomie („gargoylartig" – nach den gotischen Wasserspeierfratzen) eine mehr oder weniger große Ähnlichkeit auf. Anderseits gestattet die verschiedene Ausprägung einiger wichtigen Symptome z. T. schon klinisch eine Differenzierung zwischen diesen Krankheiten. Die gemeinsamen klinischen Symptome sind beim Morbus Hurler (MPS I-H) am deutlichsten und am ausgeprägtesten entwickelt; dieses Leiden dient somit als klinisches Modell auch für die MPS I-S, II, III, VI und z. T. VII.

Den vielfältigen röntgenologischen Veränderungen, welche bei den MPS beobachtet werden, liegen vor allem schwere Störungen der enchondralen und periostalen Ossifikation zugrunde. Die Röntgenbefunde der MPS I-H, I-S, II, III, VI und zum Teil VII sind in ihren Grundzügen identisch oder sehr ähnlich; sie bilden zusammen einen charakteristischen Symptomenkomplex, welcher unter der Bezeichnung „Dysostosis multiplex" bekannt ist. Wiederum sind die radiologischen Veränderungen beim Morbus Hurler (MPS I-H) allgemein am stärksten ausgeprägt.

Das klinische und röntgenologische Bild des Morbus Morquio (MPS IV) unterscheiden sich dagegen wesentlich von denjenigen der übrigen MPS und nehmen unter den Krankheiten dieser Gruppe eine Sonderstellung ein.

Morbus Hurler (MPS I-H)

Klinik. Die MPS I-H (von Pfaundler 1919; Hurler 1919) wird meist gegen das Ende des 1. oder während des 2. Lebensjahres erfaßt. Das klinische Bild ist in der Regel im Alter von 2–4 Jahren voll ausgeprägt. Der Kopf ist groß, die Physiognomie eindeutig gargoylartig und der Blick durch die Korneatrübungen verschleiert. Der Körperbau der kleinwüchsigen Patienten ist plump, der Hals kurz, der Thorax gedrungen und das Abdomen aufgetrieben. Hernien sind häufig. Flexionskontrakturen (besonders der Finger) und Lendenkyphose verleihen den Patienten eine charakteristische Haltung mit mäßiger Neigung des Oberkörpers nach vorne und leichter Beugung der Extremitäten.

Die Körpergröße beträgt im allgemeinen 90–100 cm im Alter von 7–10 Jahren und erreicht in seltenen Fällen 105–108 cm. Eine Hepatosplenomegalie ist konstant, und häufig ist auch das Herz mitbeteiligt (Vitien, Myokardschädigung). Der anfänglich geringgradige geistige Entwicklungsrückstand steigert sich allmählich bis zur Idiotie. Der Exitus erfolgt meist vor der Pubertät (Pneumonie, kardiale Komplikationen).

Röntgen. Der Morbus Hurler dient als Modell für den Symptomenkomplex der „Dysostosis multiplex". Charakteristisch ist eine starke Progredienz der Befunde; für eine korrekte Beurteilung der Röntgenbilder ist somit die Angabe des Alters des Patienten unerläßlich.

Der *Schädel* ist im Säuglingsalter oft unauffällig, später abnorm groß und meist skaphozephal (Abb. 126) (häufig vorzeitiger Schluß der Sagittalnaht). Die Kalotte ist in der Regel normal dick

Tabelle 16 Mukopolysaccharidosen (MPS): Einteilung, Harnmukopolysaccharide und Enzymdefekt *

Morbus	MPS	Harn-Mukopoly-saccharide **	Enzymdefekt	Synonyma
Hurler	I-H	DS, HS	α-L-Iduronidase	Gargoylismus, von Pfaundler-Hurler, Dysostosis multiplex, dysostotische Idiotie, Lipochondrodystrophie
Scheie	I-S	DS, (HS)	α-L-Iduronidase	Ullrich-Scheie, Spät-Hurler, MPS V
Hurler-Scheie	I-H/S	DS, (HS)	α-L-Iduronidase	
Hunter	II-A (schwere Form)	HS, (DS)	Sulfoiduronat-sulfatase	wie Morbus Hurler (frühere Literatur)
	II-B (milde Form)	HS, (DS)	Sulfoiduronat-sulfatase	
Sanfilippo	III-A	HS	Heparansulfat-sulfamidase	Polydystrophe Oligophrenie, HS-Mukopolysaccharidose, Heparitinurie
	III-B	HS	N-Azetyl-α-D-glukosaminidase	
	III-C	HS	α-Glukosaminidase	
Morquio	IV	KS, (C-6-S)	N-Azetylgalaktosamin-6-sulfat-sulfatase	Morquio-Brailsford, Brailsford, Morquio-Ullrich, Osteochondrodystrophie, Keratansulfaturie
Maroteaux-Lamy	VI-A (schwere Form)	DS	N-Azetylgalaktosamin-4-sulfat-sulfatase (Arylsulfatase B)	Polydystropher Zwergwuchs, CSB-Mukopolysaccharidose, Dermatansulfaturie
	VI-B (milde Form)	DS		
Sly-Quinton	VII	DS, HS	β-Glukuronidase	

* Es werden nur die gut definierten MPS betrachtet. Neuerdings wurde ein Defekt der Glukosamin-6-sulfat-sulfatase (MPS VIII) beschrieben (McKusick 1978).
** DS = Dermatansulfat; HS = Heparansulfat; KS = Keratansulfat; C-6-S = Chondroitin-6-sulfat.

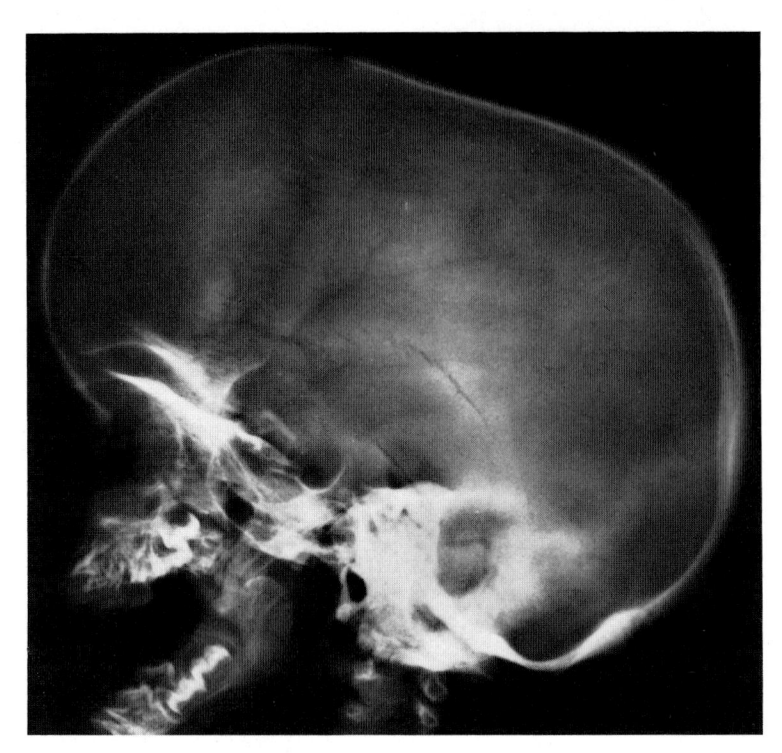

Abb. 126 Morbus Hurler (MPS I-H). ♂, 2¹⁰/₁₂ J. Deutliche Skaphozephalie mit prominenter Stirne. Lambdanaht kaum sichtbar. Sella erweitert.

oder dünn, das Os frontale prominent und der Hinterkopf vielfach abgeflacht. Hirndruckzeichen sind selten und die Impressiones digitatae im allgemeinen eher schwach ausgebildet. Die Schädelbasis und die Orbitaldächer sind verdickt. Starke frontale Gefäßzeichnung, kraterartige Ausbuchtung der Fontanelle und höckerige Unebenheiten entlang der Nähte sind inkonstante Befunde.

Die *Sella* zeigt deutlich progrediente und besonders charakteristische, jedoch nicht pathognomonische Veränderungen (s. Abb. 126 und 127): Sie erscheint im Seitenbild j – (Abflachung des Tuberculum sellae) (BURROWS 1964) oder omegaförmig (Vergrößerung und Exkavation des Sulcus chiasmaticus). Diese Konfiguration kann jedoch leicht mit einem ähnlichen, häufig anzutreffenden, normalen Aspekt der kindlichen Sella verwechselt werden (KIER 1968 u. 1969). Juxtaselläre Arachnoidalzysten können zu einer Unterdrückung des Planum sphenoidale und des Sulcus chiasmaticus sowie zu einer starken Erosion der Processus clinoidei anteriores und manchmal des Korpus und der kleinen Alae des Os sphenoidale führen (NEUHAUSER u. Mitarb. 1968). Dabei wird gelegentlich eine Nahtsprengung beobachtet.

Fehlende *Sinus* frontale, kleine Sinus sphenoidales und kompaktes Mastoid sind Ausdruck der allgemein verminderten Pneumatisation. Die *Mandibula* ist kurz und breit und der Kondylus ist häufig abgeflacht oder sogar konkav (Abb. 127) (HORRIGAN u. BAKER 1961; WORTH 1966). Im Unter- und weniger häufig im Oberkiefer finden sich manchmal auf der Höhe der Molaren zystenähnliche Knochendefekte (CAWSON 1962; WORTH 1966), welche im allgemeinen mit 3 Jahren oder später deutlich sichtbar werden.

Die *Klavikulae* sind kurz, breit und übermäßig gekrümmt, die Skapulae plump (Abb. 128). Die *Rippen* sind in ihren distalen zwei Dritteln ruderblattförmig verbreitert und verlaufen manchmal horizontal oder sind sogar nach oben konkav geschwungen; ihr proximaler Anteil ist aber eng (Abb. 128).

Die *Wirbelkörper* sind im Säuglingsalter normal, ihr Wachstum ist aber später stark verzögert und ihre Form bleibt ovoid, vor allem an den thorakalen Abschnitten; die hinteren Flächen sind jedoch meist leicht konkav (Abb. 129). Charakteristisch ist eine mit dem Alter zunehmende, durch einen ventrokranialen Defekt bedingte keilförmige Deformierung des ventrokaudalen Abschnittes von L 2, weniger häufig L 1, L 3 oder Th 12 (Angelhakenwirbel) (Abb. 129). Diese Deformierung ist meist nur an einem Wirbelkörper stark ausgeprägt, der zudem etwas hypoplastisch und oft

Mukopolysaccharidosen 201

Abb. 127 a – e Morbus Hurler (MPS I-H). Details aus den seitlichen Schädelaufnahmen (vgl. Skizze Abb. 2a). Sella im Säuglingsalter normal, dann progrediente Abflachung des Tuberculum sellae, Vergrößerung des Sulcus chiasmaticus und Abflachung des Condylus mandibulae (b: $^{11}/_{12}$ J., c: 2½ J., d: 6$^{1}/_{12}$ J., e: 7$^{8}/_{12}$ J.).

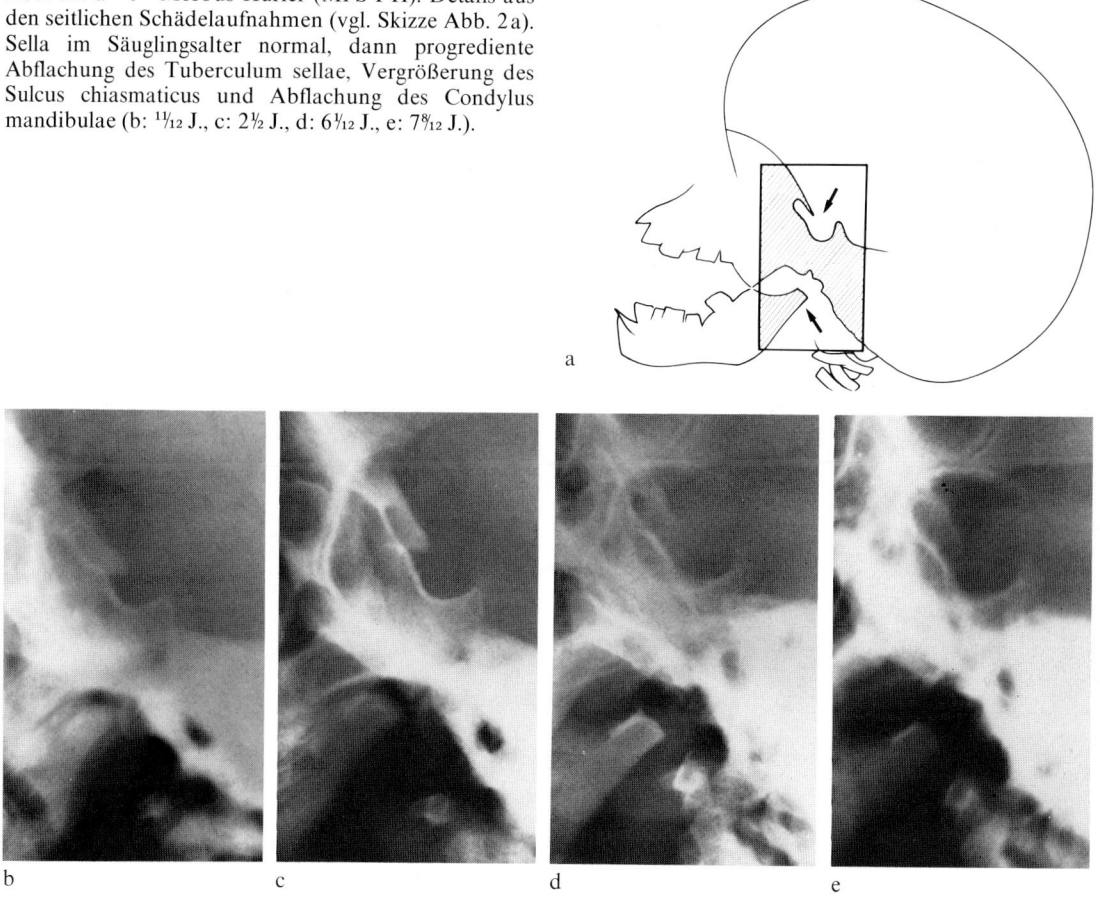

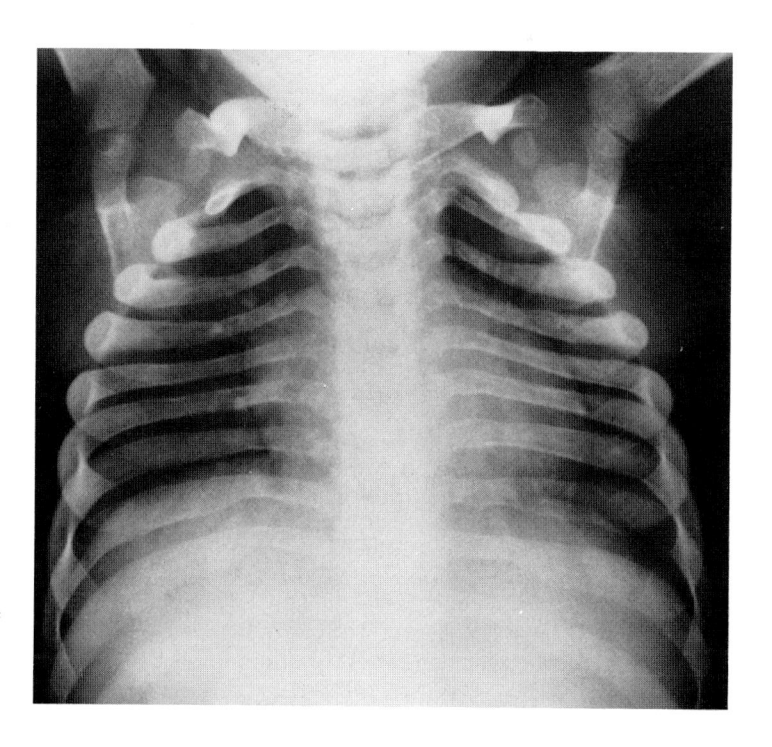

Abb. 128 Morbus Hurler (MPS I-H). ♂, 2$^{10}/_{12}$ J. Klavikulae und Skapulae kurz und plump. Ruderblattrippen. Enge Interkostalräume. Mäßige Herzvergrößerung.

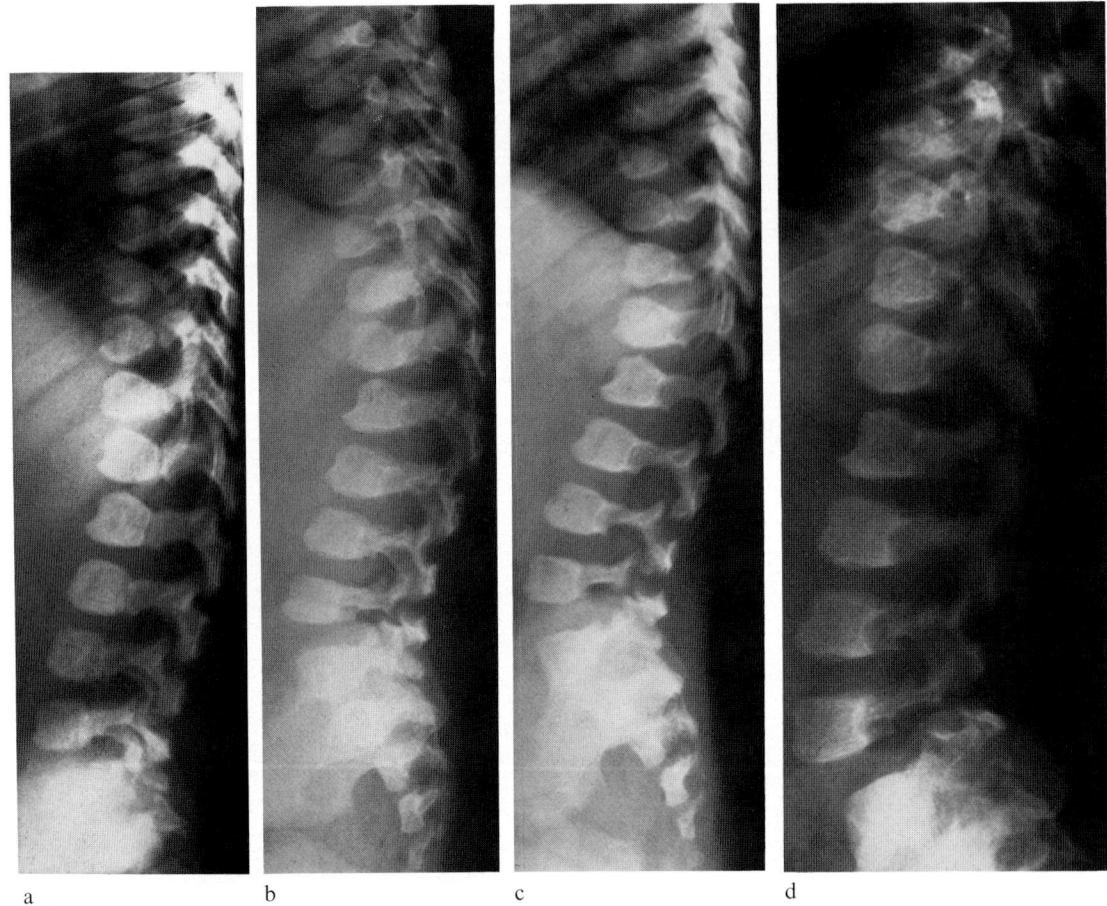

Abb. 129 a–d   Morbus Hurler (MPS I-H). Mangelhaftes Wachstum und ovoide Form der Wirbelkörper (vor allem thorakal). Hakenartige Deformierung (besonders L 2). Zunächst Kyphose, später Lendenwirbelsäule fast gerade und Spondylolisthesis L 5 (a: $^{11}/_{12}$ J., b: 2½ J., c: 3$^{4}/_{12}$ J., d: 7$^{8}/_{12}$ J.).

leicht dorsal verschoben erscheint. Ein konstantes Symptom im Kleinkindesalter ist die lumbale oder dorsolumbale Kyphose, die später weniger schwer werden kann. Bei älteren Kindern haben wir häufig eine Spondylolisthesis L 5 beobachtet (Abb. 129). Die Zwischenwirbelräume sind normal oder etwas verbreitert.

Das *Becken* ist im Säuglingsalter oft etwas plump mit leicht verbreiterten Darmbeinschaufeln; die laterokaudale Kontur der Alae geht fast gerade oder breitbogig in diejenige des Korpus und des Azetabulum über (Abb. 130 a). Später entwickelt sich vielfach eine Einengung am Übergang von der Ala zum Korpus: Die Ala rundet sich auf und das Korpus bleibt schlank (kartenherzförmiges Becken) (Abb. 130 b). Das Azetabulum ist meistens leicht verbreitert, abgeflacht und unregelmäßig abgegrenzt. Der Femurkopf ist in der Regel etwas klein und medial abgeflacht, der Hals eher lang und in Valgusstellung.

Die *langen Röhrenknochen* der oberen Extremitäten erscheinen allgemein plump, verkürzt und wenig modelliert mit mangelhafter diaphysärer Verschmälerung (Abb. 131). Am proximalen Ende des Humerus findet sich häufig eine mediale hakenartige Ausziehung mit starkem Varismus des Kopfes (Handbeilform). Die Ulna ist gelegentlich etwas stärker verkürzt als der Radius. Die distalen Abschlußplatten des Radius und besonders der Ulna sind häufig etwas einander zugewendet (Abb. 131). Der Humeruskopf ist manchmal abgeflacht.

Abb. 130 a u. b Morbus Hurler (MPS I-H). a) Becken im ganzen etwas plump, Alae etwas ausladend (1¹¹⁄₁₂ J.). b) Rundliche Alae; seitliche Einbuchtung zwischen Ala und Korpus. Femurkopf medial abgeflacht und vom Azetabulum nicht vollkommen überdeckt. Coxa valga (7⁸⁄₁₂ J.).

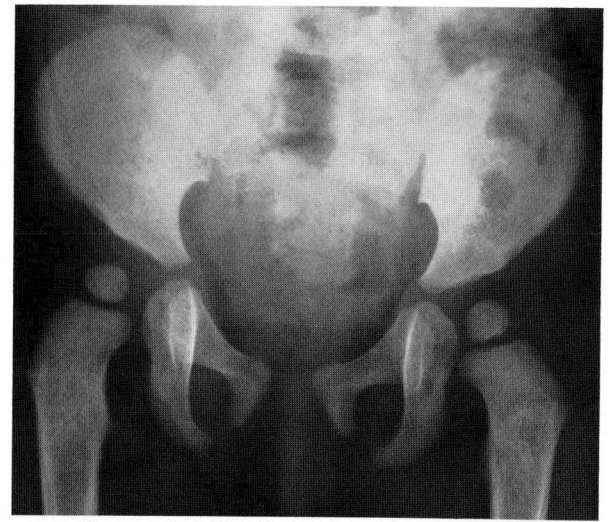

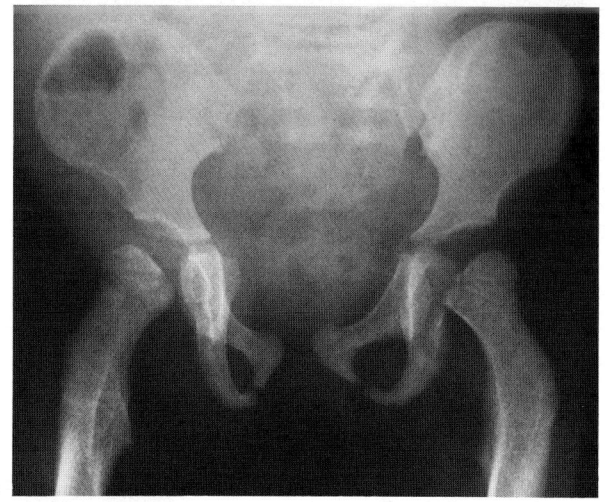

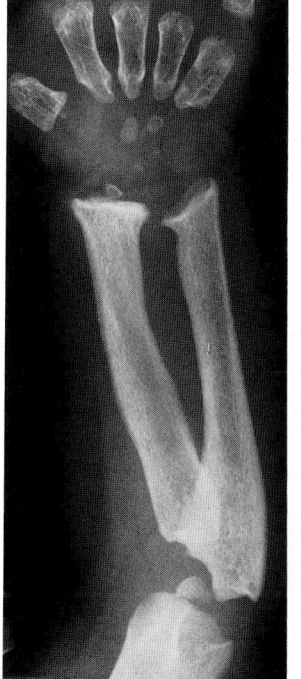

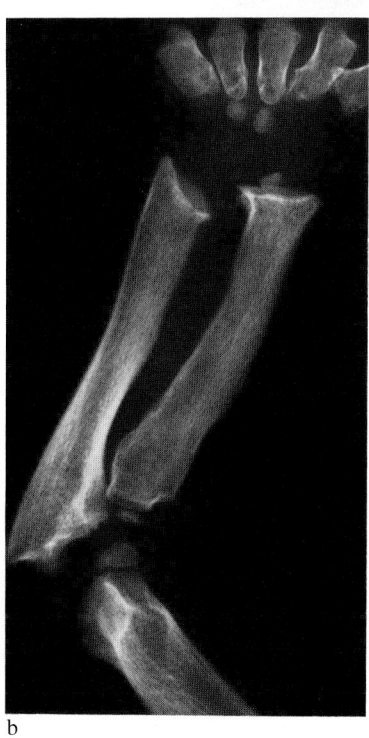

Abb. 131 a u. b Morbus Hurler (MPS I-H). Vorderarmknochen plump und kurz mit abgeschrägten distalen Enden. Mangelhafte Entwicklung der Epiphysen (a: 3⁹⁄₁₂ J., b: 6¹⁄₁₂ J.).

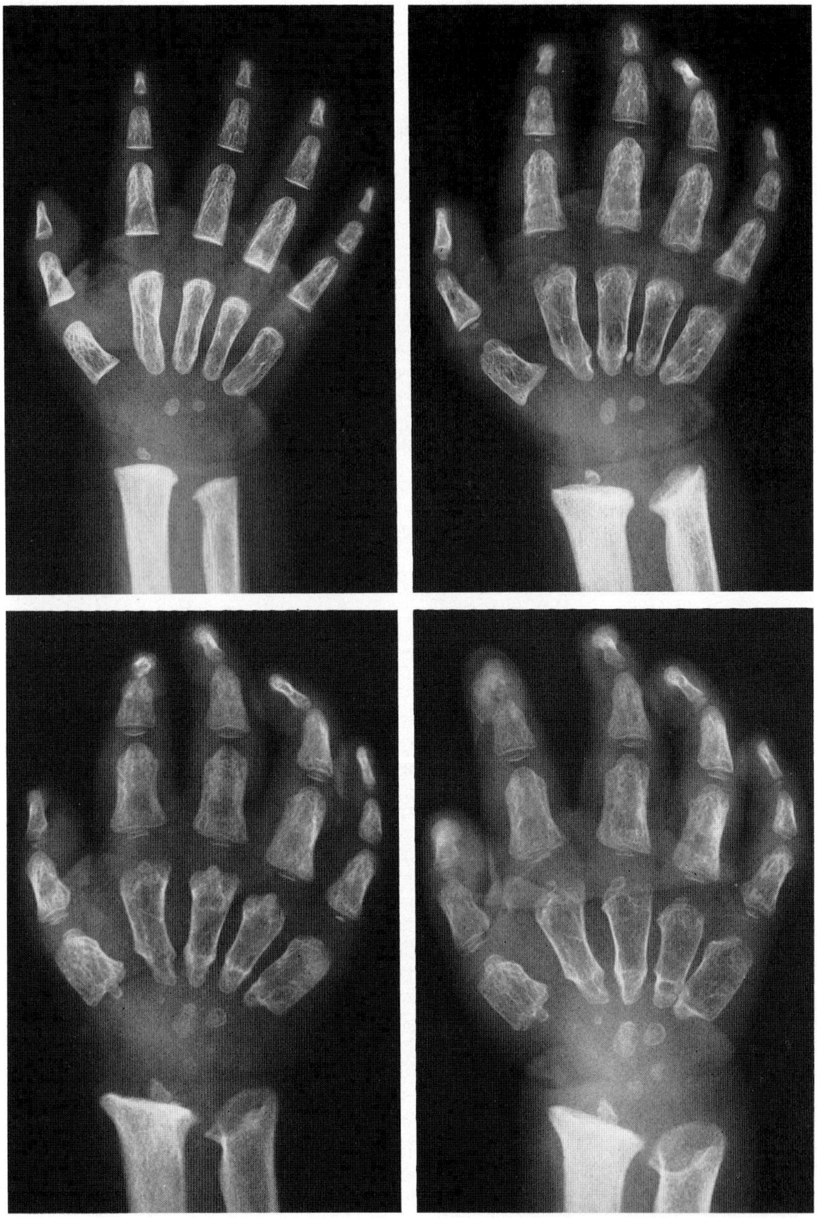

Abb. 132 a – d Morbus Hurler (MPS I-H). Progrediente Veränderungen am Handskelett (s. Text). Zunehmende Kontrakturen der Finger und Rückstand im Knochenalter (a: $^{11}/_{12}$ J., b: 2½ J., c: $6^{5}/_{12}$ J., d: $7^{4}/_{12}$ J.).

Die Veränderungen des *Handskelettes* zeigen eine eindrückliche Progredienz (Abb. 132). Die Metakarpalia weisen eine Verminderung der diaphysären Verschmälerung auf, mit zunehmender proximaler Zuspitzung und Verbreiterung des distalen Endes (Zuckerhut- oder Suppositorienform). Schließlich sind sie extrem verkürzt, leicht keilförmig, viereckig (V. Metakarpale) oder fast quadratisch (I. Metakarpale). Ihre Epiphysen treten mit Verspätung auf, bleiben klein und sind manchmal dreieckig. Die Grund- und z. T. die Mittelphalangen sind ähnlich aber weniger stark verändert; die Zuspitzung ist hier distal und die Verbreiterung proximal. Am distalen Ende der Endphalangen beobachtet man eine radiäre Anordnung schmaler Knochentrabekeln mit Bildung einer gänseblumenartigen Figur (Abb. 133). Weitmaschige Spongiosa, unregelmäßige Trabekulierung, Osteoporose und dünne Kortikalis werden an allen Handknochen beobachtet. Die Karpalia sind meist verkleinert und ihre Ossifizierung verzögert. An den unteren Extremitäten

Abb. 133 Morbus Hurler (MPS I-H). ♀, 7⁸/₁₂ J. Auftreibung der distalen Enden der Endphalangen mit radiärer Anordnung der Knochentrabekeln.

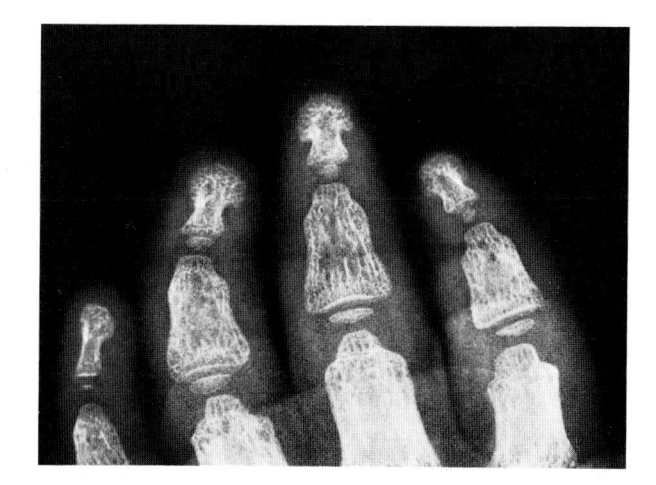

lassen sich ähnliche aber viel weniger ausgeprägte Veränderungen nachweisen.

Morbus Scheie (MPS I-S)

Klinik. Die allgemein milden klinischen Symptome der MPS I-S weisen eine sehr langsame Progredienz auf, so daß fast ausschließlich Erwachsene beschrieben wurden (SCHINZ u. FURTWAENGLER 1928; ULLRICH 1943; SCHEIE u. Mitarb. 1962; MAROTEAUX 1966; RAMPINI 1969). Der Körperbau ist leicht gedrungen, das Körperwachstum fast normal und die Gesichtszüge weisen keine oder eine nur leichte Vergröberung auf (nicht gargoylartig). Die Hornhaut ist trüb. Eine Lendenkyphose fehlt, manchmal besteht eine mäßige dorsale Kyphose. Die Hauptbefunde an den Extremitäten sind ausgeprägte Fingerkontrakturen, häufig Karpaltunnelsyndrom mit Kompression des N. medianus, und kurze und plumpe Füße mit starken Zehenkontrakturen. Gelegentlich Hepatomegalie, Splenomegalie selten. Auffallend häufig ist ein Aortenvitium. Die Intelligenz ist fast immer normal.

Einzelne Fälle zeigen klinische und röntgenologische Symptome, die schwerer sind als die oben

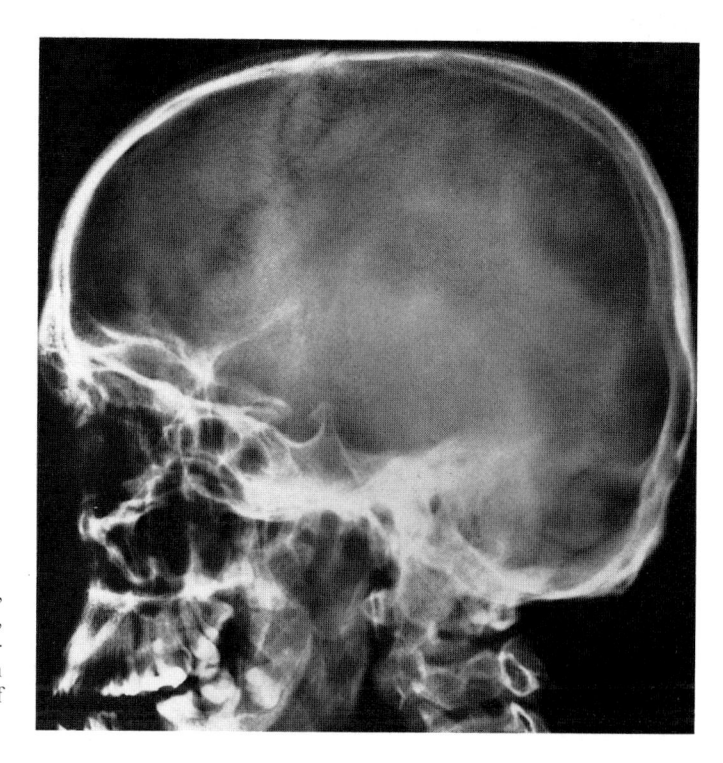

Abb. 134 Morbus Scheie (MPS I-S). ♂, 22⁴/₁₂ J. Leicht verdickte Schädelkalotte, J-Sella (Abflachung des Tuberculum sellae). Etwas verminderte Pneumatisation und kleiner Sinus frontalis. Hinterkopf flach.

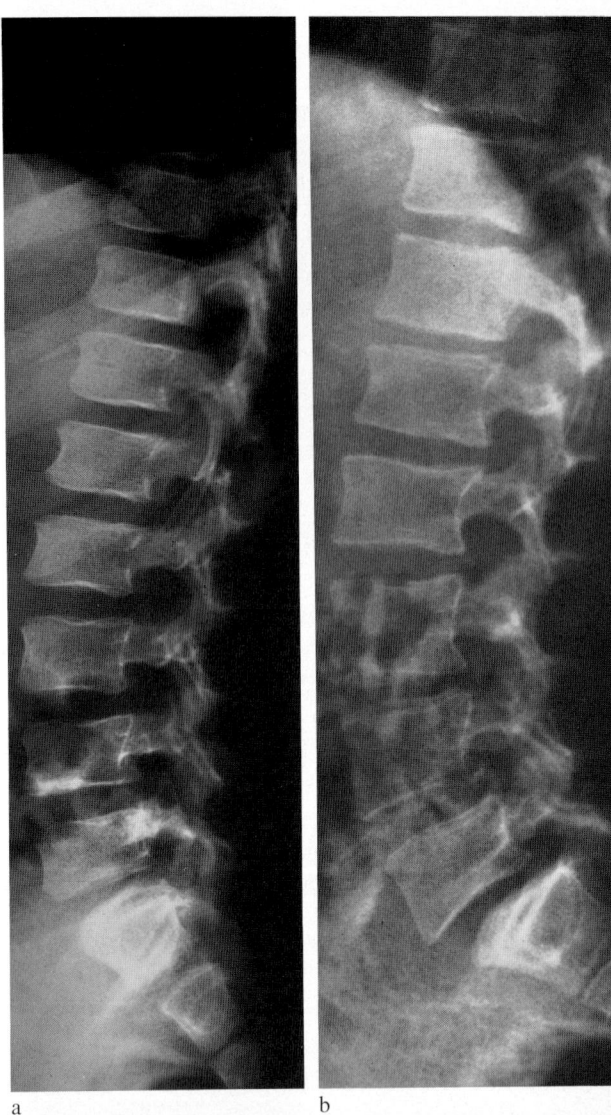

Abb. 135 a u. b Morbus Scheie (MPS I-S). ♂, a: 12 2/12 J., b: 22 9/12 J. Wirbelkörper etwas niedrig mit leicht konkaven vorderen und hinteren Konturen. Mit 22 9/12 J. Spondylolisthesis L 5.

a   b

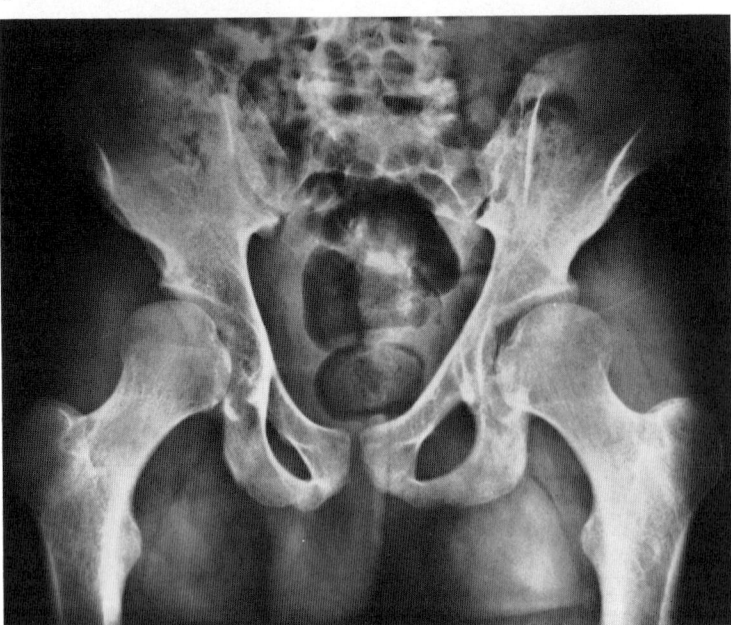

Abb. 136 Morbus Scheie (MPS I-S). ♂, 22 9/12 J. Becken schlank und etwas querverengt. Femurkopf vom Azetabulum nicht vollkommen überdeckt. Coxa valga. Kleine zystenartige Aufhellungen in der rechten Pfanne.

Abb. 137 Morbus Scheie (MPS I-S). ♂, a: 12⁷/₁₂ J..b: 22⁴/₁₂ J. Metakarpalia und Phalangen kurz und plump; die mittlere diaphysäre Verschmälerung ist aber nicht vollkommen verstrichen. Mit 22⁴/₁₂ J. Luxation des I. Metakarpale. Zunehmende Fingerkontrakturen.

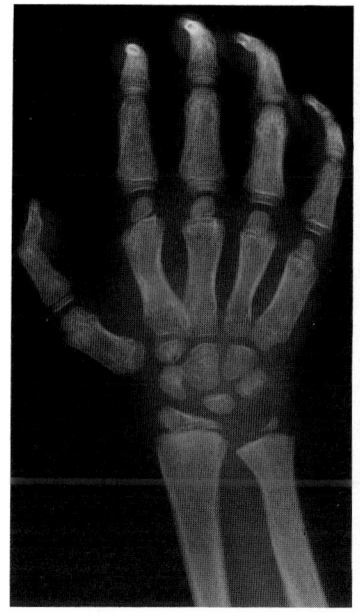

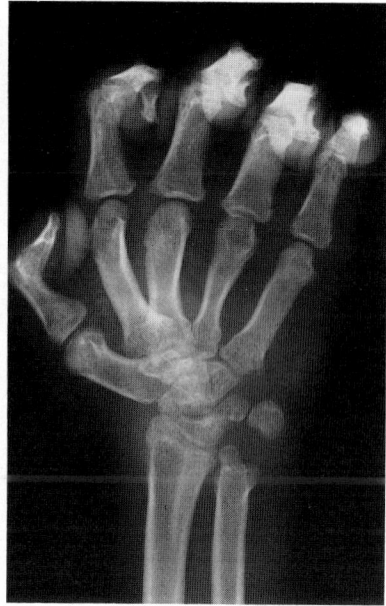

a b

beschriebenen, aber leichter als diejenigen des Morbus Hurler. Es wird angenommen, daß diese Patienten ein Scheie- und ein Hurler-Gen haben (Morbus Hurler-Scheie; MPS I-H/S).

Röntgen. Die radiologischen Veränderungen des Morbus Scheie sind insgesamt geringgradig. Der *Schädel* (Abb. 134) ist in der Regel normal (selten Platybasie und leichtere Veränderungen der Sella). Die Rippen sind immer etwas breit, die Klavikulae gelegentlich kurz und plump. Die *Wirbelsäule* (Abb. 135) zeigt keine charakteristische Veränderungen; bisweilen erniedrigte Höhe der Wirbelkörper mit leicht konkaven vorderen oder hinteren Konturen, zarte Wirbelbögen, Spondylolisthesis L 5, Skoliose. Das *Becken* (Abb. 136) ist im ganzen querverengt mit eher schlanken Alae. Femurkopf manchmal etwas flach; meistens Coxa valga.

Die Diaphysen der langen Röhrenknochen sind etwas plump. Meistens sind die *Metakarpalia* (Abb. 137) kurz, plump und gelegentlich etwas gekrümmt. Die mittlere diaphysäre Verschmälerung ist aber im allgemeinen nicht vollkommen aufgehoben. Phalangen nur leicht abnorm. *Karpalia* häufig unvollständig, klein, deformiert und zusammengedrängt (Abb. 137). Die *Metatarsalia* sind kurz mit häufig aufgetriebenen Enden und sub- oder vollkommen luxierten proximalen Phalangen. Die *Tarsalia* zeigen oft Stellungsanomalien sowie eine unregelmäßige Form und sind hypoplastisch. Ziemlich charakteristisch sind kleine zystenartige Aufhellungen an verschiedenen Knochen (Metakarpalia, Karpalia, proximale Radiusmetaphyse, Humeruskopf, Klavikula, Becken, Talus).

Morbus Hunter (MPS II-A und MPS II-B)

Klinik. Der Morbus Hunter (HUNTER 1917) ist die einzige MPS, die X-chromosomal-rezessiv vererbt wird (NJÅ 1946). Neuerdings wurde aber die Frage einer viel selteneren autosomal-rezessiven Form aufgeworfen.

Die klinischen Symptome sind in ihren Grundzügen mit denjenigen der MPS I-H identisch aber im ganzen weniger schwer. Das auffallendste differentialdiagnostische Merkmal ist das Fehlen der Korneatrübungen, die jedoch neuerdings in ganz seltenen Fällen beobachtet werden konnten (SPRANGER u. Mitarb. 1978). Bei der milden Form (MPS II-B) (BEEBE u. FORMEL 1954; DI FERRANTE u. NICHOLS 1972; LICHTENSTEIN u. Mitarb. 1972; WIESMANN u. RAMPINI 1974) besteht außerdem kein oder nur ein geringgradiger Intelligenzdefekt, die Evolution ist langsam und die Lebenserwartung bedeutend größer (mehrere Erwachsene beschrieben). Die schwere Form (MPS II-A) ist dagegen durch einen raschen Abbau der psychischen Funktionen, vielfach durch neurologische Manifestationen und frühzeitigen Tod gekennzeichnet.

Der Körperbau ist plump aber weniger gedrungen als bei der MPS I-H. Alle Patienten erreichen eine Größe von 105 – 125 cm mit 10 – 11

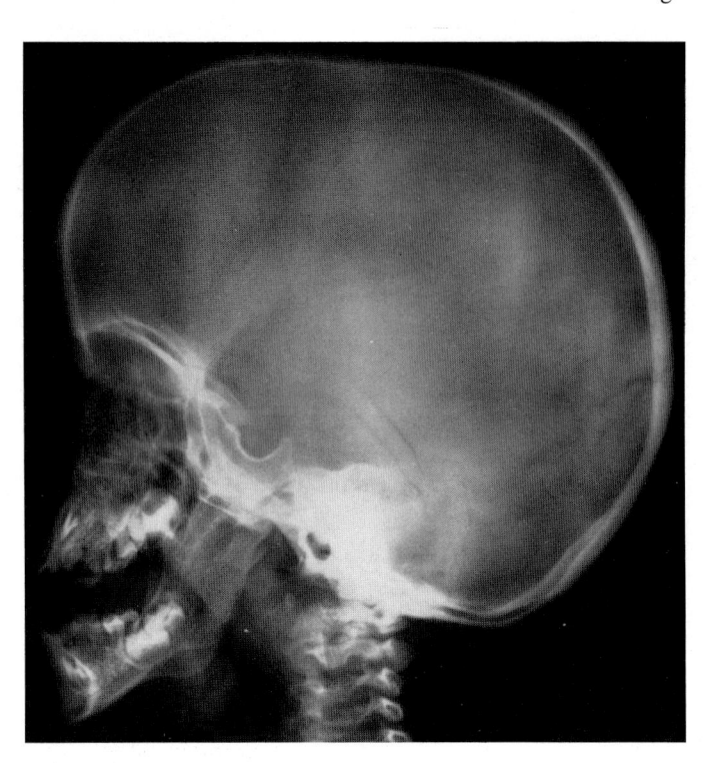

Abb. 138 Morbus Hunter, schwere Form (MPS II-A). ♂, 2¹/₁₂ J. Schädel etwas vergrößert aber normal konfiguriert; Pneumatisation vermindert. Sella etwas erweitert.

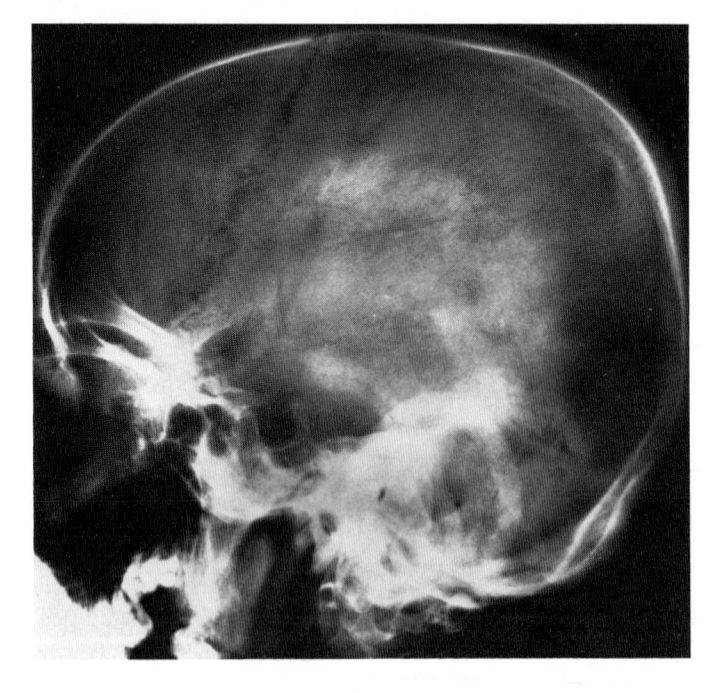

Abb. 139 Morbus Hunter, milde Form (MPS II-B). ♂, 16³/₁₂ J. Schädel etwas vergrößert und dolichozephal. Kleiner Sinus frontalis vorhanden, im übrigen verminderte Pneumatisation. Ausweitung der Fossa pituitaria.

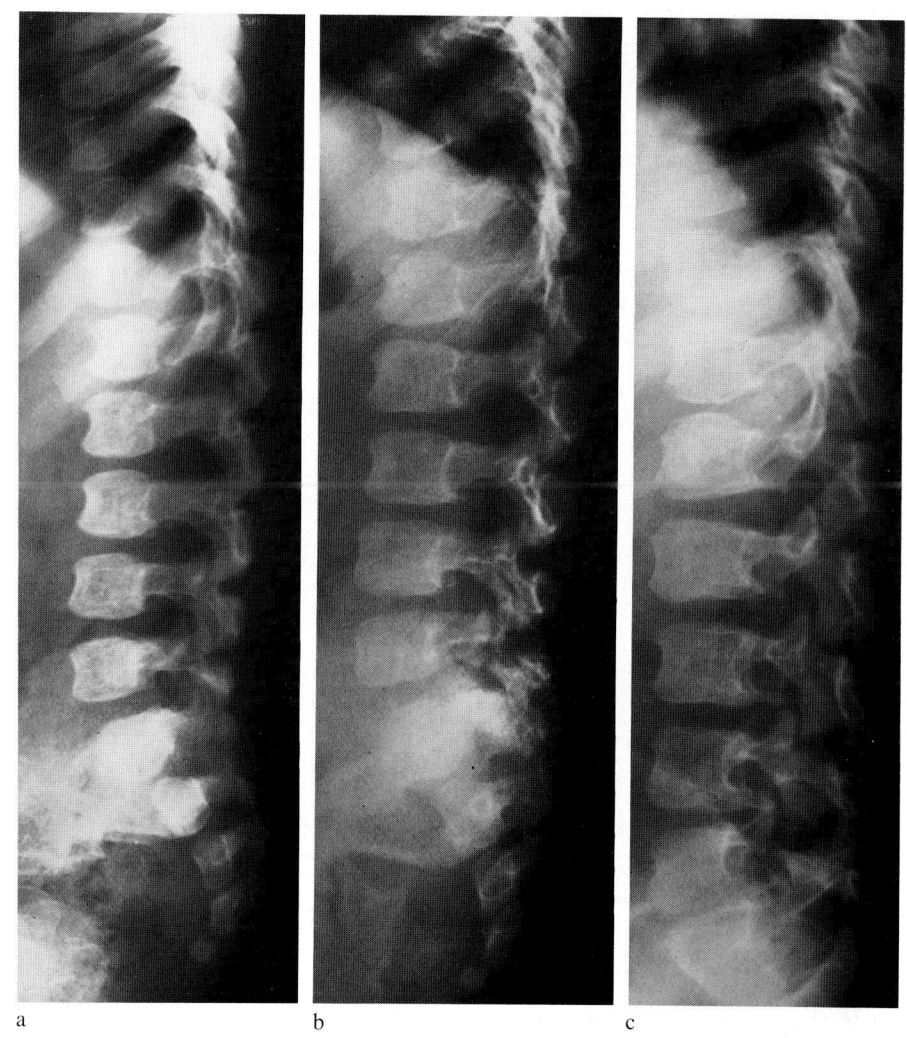

Abb. 140 a – c Morbus Hunter, schwere Form (MPS II-A). Minimale dorsolumbale Kyphose, leicht bikonvexe Wirbelkörper mit etwas konkaven vorderen und hinteren Konturen. Hakenform von L 1 und L 2. Keine deutliche Progredienz der Veränderungen (a: $2^{1}/_{12}$ J., b: $5^{1}/_{2}$ J., c: 11 J.).

Jahren und diejenigen mit der milden Form eine Größe von 125 – 150 cm im Erwachsenenalter. Der Kopfumfang ist groß, die Umformung der Gesichtszüge weniger ausgeprägt als bei der MPS I-H aber progredient, und das Abdomen ist leicht aufgetrieben. Die Kyphose ist immer leichteren oder mäßigen Grades und Kontrakturen sind konstant. Charakteristisch sind etwas blasse, derbe, glatte Papeln oder Noduli an der Haut der hinteren Fläche der Schultern, der Pektoralisgegend und am Oberarm („peau d'orange"). Leber und Milz sind in der Regel vergrößert und Herzgeräusche werden häufig erwähnt.

Röntgen. Die radiologischen Veränderungen der MPS II entsprechen denjenigen der MPS I-H; die Knochenumformung ist aber viel leichteren Grades und vor allem wird keine oder nur eine geringgradige Progredienz der Läsionen beobachtet.
Der *Schädel* ist groß, meistens aber normal konfiguriert. Die Kalotte ist normal oder leicht verdickt, die Sella oft leicht vergrößert und J-förmig, aber kaum so schwer verändert wie bei der MPS I-H (Abb. 138). Bei der milden Form (MPS II-B) können die Sinus frontales vorhanden sein (Abb. 139). Die Rippen sind etwas verbreitert und die

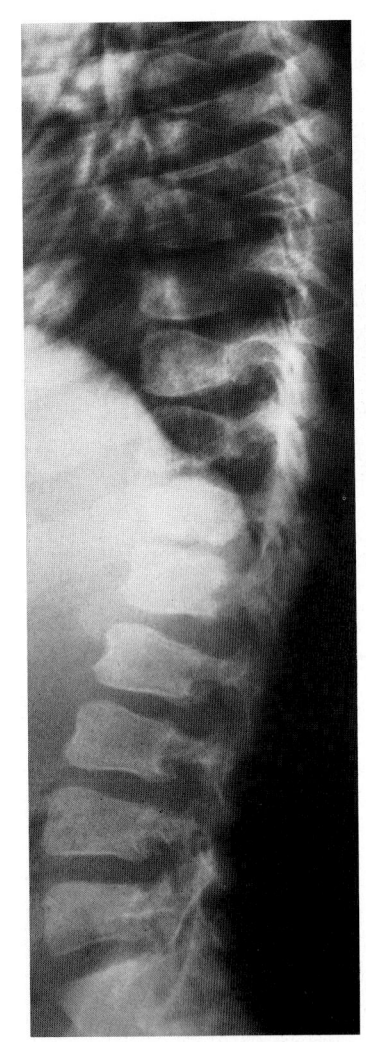

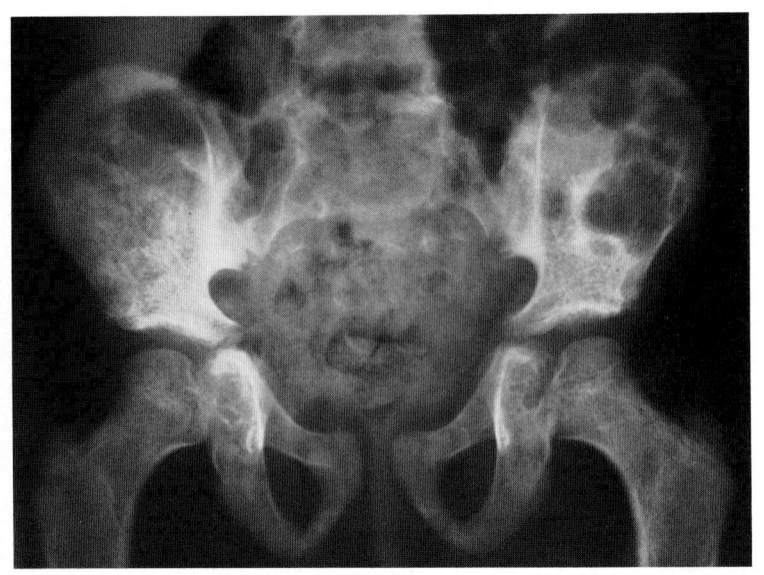

210 Skelettmanifestationen von Stoffwechselerkrankungen

Abb. 142 Morbus Hunter, schwere Form (MPS II-A). ♂, 11 J. Geringgradige Veränderungen am Becken (Azetabulum etwas unregelmäßig; kleiner und medial abgeflachter Femurkopf).

◄ Abb. 141 Morbus Hunter, milde Form (MPS II-B). ♂, 16³⁄₁₂ J. Mäßige dorsolumbale Kyphose. Etwas birnenförmige thorakale und leicht abgeflachte lumbale Wirbel.

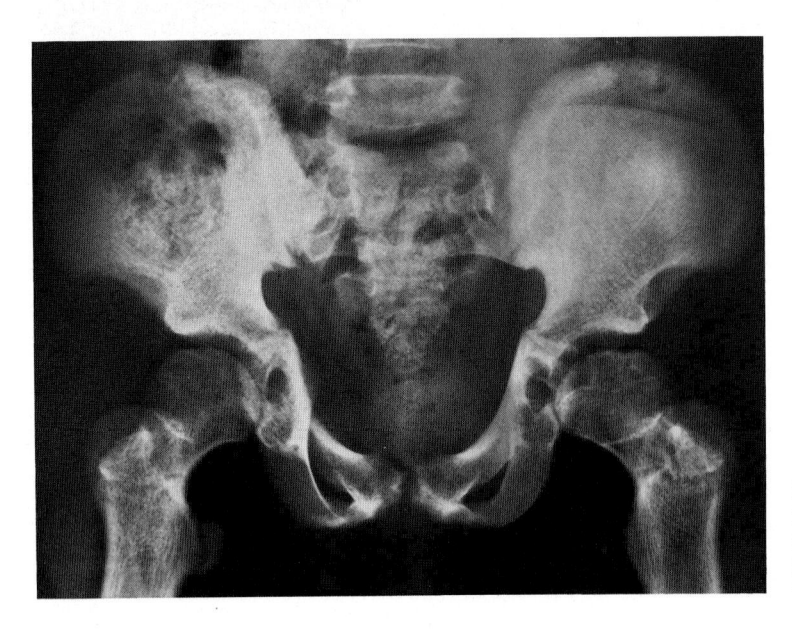

Abb. 143 Morbus Hunter, milde Form (MPS II-B). ♂, 16³⁄₁₂ J. Ausladende Alae, plumpes und kurzes Korpus des Os ilium; abgeflachter Femurkopf.

Mukopolysaccharidosen 211

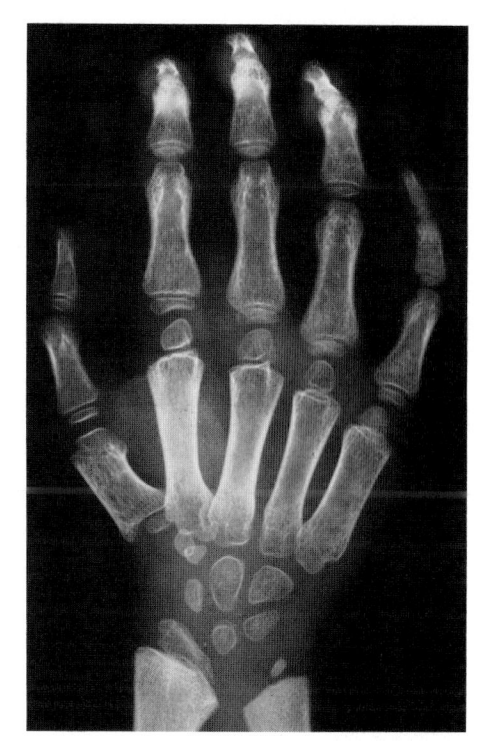

Abb. 145

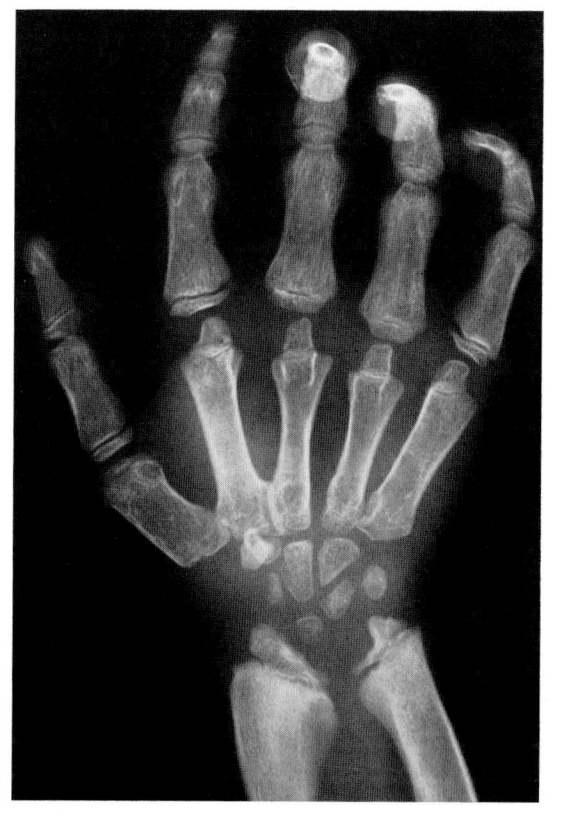

Abb. 144 Morbus Hunter, milde Form (MPS II-B). ♂, 16 3/12 J. Plumpe, z. T. gebogene Röhrenknochen der oberen Extremität.

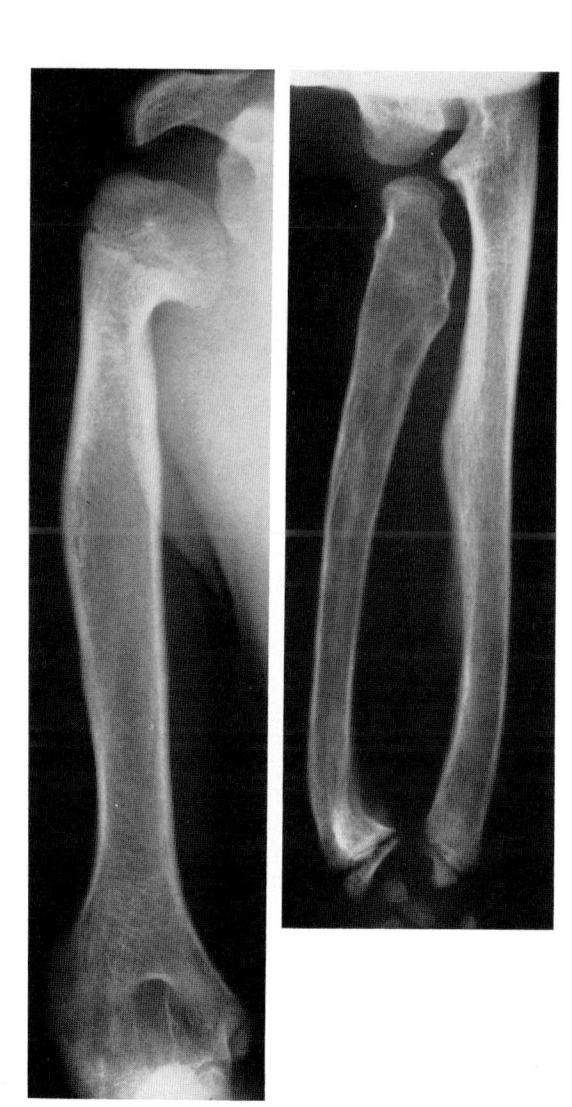

Abb. 145 Morbus Hunter, schwere Form (MPS II-A). ♂, 11 J. Leichte Veränderungen des Handskelettes: Metakarpalia etwas plump (mittlere diaphysäre Verschmälerung leicht vermindert), Phalangen unauffällig, Rückstand des Knochenalters, Dysplasie der Enden der Vorderarmknochen. Fingerkontrakturen.

Abb. 146 Morbus Hunter, milde Form (MPS II-B). ♂, 16 3/12 J. Verkürzte Metakarpalia (diaphysäre Verschmälerung an den drei mittleren jedoch erhalten), plumpe Phalangen, kleine und unregelmäßige Karpalia. V-förmige Abschrägung der distalen Enden von Radius und Ulna. Starke Fingerkontrakturen. ▶

Klavikulae manchmal etwas plump. Die *Wirbelkörper* weisen meist eine ovoide Form auf oder ihre Abschlußplatten sind etwas konvex; L 1 und/oder L 2 zeigen eine nur leichte Hakendeformierung. Ihre vorderen und hinteren Konturen sind leicht konkav (Abb. 140 und 141). Eine Kyphose ist häufig, sie ist aber immer geringgradig. Das *Becken* zeigt bei der schweren Form nur inkonstante Veränderungen, wie etwas ausladende Alae, mangelhafte Ausbildung der normalen Verschmälerung zwischen Ala und Korpus und leichte Abflachung des Azetabulums (Abb. 142). Coxa valga ist häufig und der Femurkopf ist manchmal etwas klein. Bei unserem Patienten mit der milden Form fielen besonders die ausladende Alae, das plumpe Korpus des Os ilium und der flache Femurkopf auf (Abb. 143).

Die langen Röhrenknochen der *oberen Extremitäten* sind etwas plump; diese Veränderungen können bei der milden Form mit zunehmendem Alter deutlicher werden (Abb. 144). Die Metakarpalia sind bei der schweren Form leicht verkürzt und plump mit ungenügender Ausbildung der diaphysären Verschmälerung, dünner Kortikalis und grobmaschiger Spongiosa (Abb. 145). Im Gegensatz zur MPS I-H sind diese Veränderungen immer geringgradig und nicht progredient. Unser $16^{3}/_{12}$jähriger Patient mit der milden Form zeigte vor allem verkürzte Metakarpalia, plumpe Phalangen und kleine, unregelmäßige Karpalia (Abb. 146). Das Knochenalter ist bei älteren Kindern leicht verzögert. An den unteren Extremitäten werden nur geringgradige Veränderungen beobachtet. Im allgemeinen werden die Befunde bei der milden Form mit zunehmendem Alter etwas deutlicher.

Morbus Sanfilippo (MPS III-A, III-B und III-C)

Klinik. Biochemische Untersuchungen haben gezeigt, daß dem Morbus Sanfilippo (MPS III) (HARRIS 1961; SANFILIPPO u. Mitarb. 1963) verschiedene Enzymdefekte zugrundeliegen können. Diese Erkenntnisse führten zu einer Unterteilung der MPS III in 3 Formen (III-A, III-B und III-C) (s. Tab. 16), welche aber klinisch und röntgenologisch nicht differenziert werden können (FARRIAUX u. Mitarb. 1974).

Charakteristisch für die MPS III und wesentliches Unterscheidungsmerkmal gegenüber anderen MPS ist der schwere geistige Verfall bei relativ geringfügigen morphologischen Veränderungen, die noch mehr als bei der MPS II in den Hintergrund treten (Übersichtsarbeiten: MAROTEAUX u. LAMY 1964; SPRANGER u. Mitarb. 1967; RAMPINI 1969). Die Patienten entwickeln sich normal bis zum Alter von 1½ – 3 selten sogar 8 Jahren, später tritt ein Stillstand der psychomotorischen Entwicklung auf und nach relativ kurzer Zeit ent-

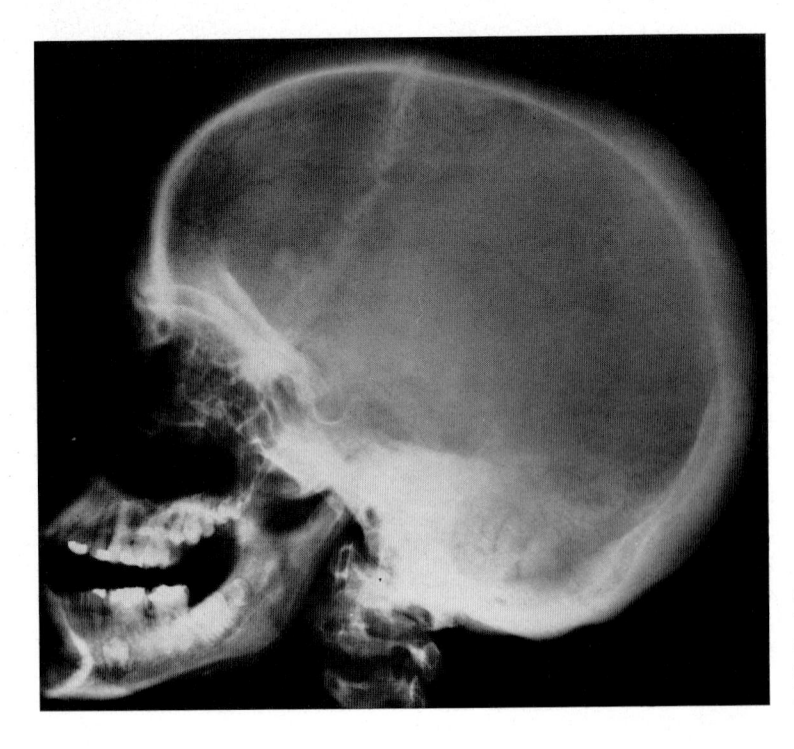

Abb. 147 Morbus Sanfilippo (MPS III). ♀, $16^{3}/_{12}$ J. Schädelkalotte besonders dick und dicht. Pneumatisation stark vermindert, Sinus nicht sichtbar. Sella im Bereich der Norm.

Abb. 148 Morbus Sanfilippo (MPS III). ♀, 6¹/₁₂ J. Klavikulae und Skapulae etwas plump. Rippen fast horizontal verlaufend mit Verbreiterung ihrer vorderen Anteile.

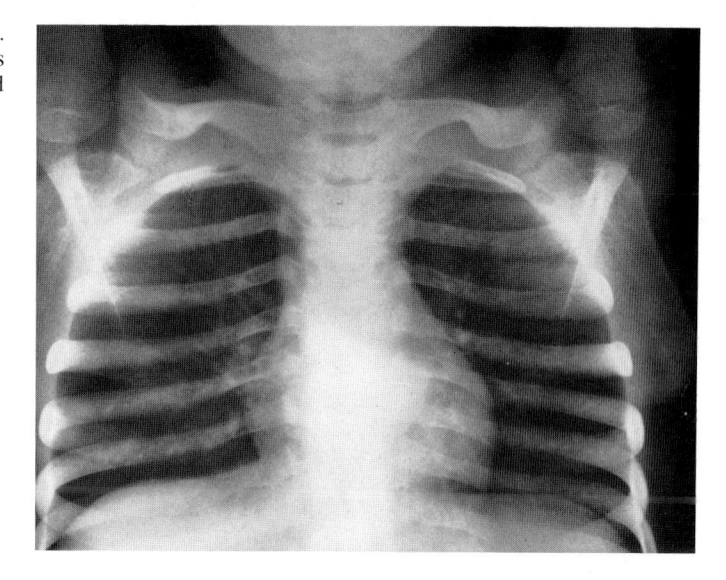

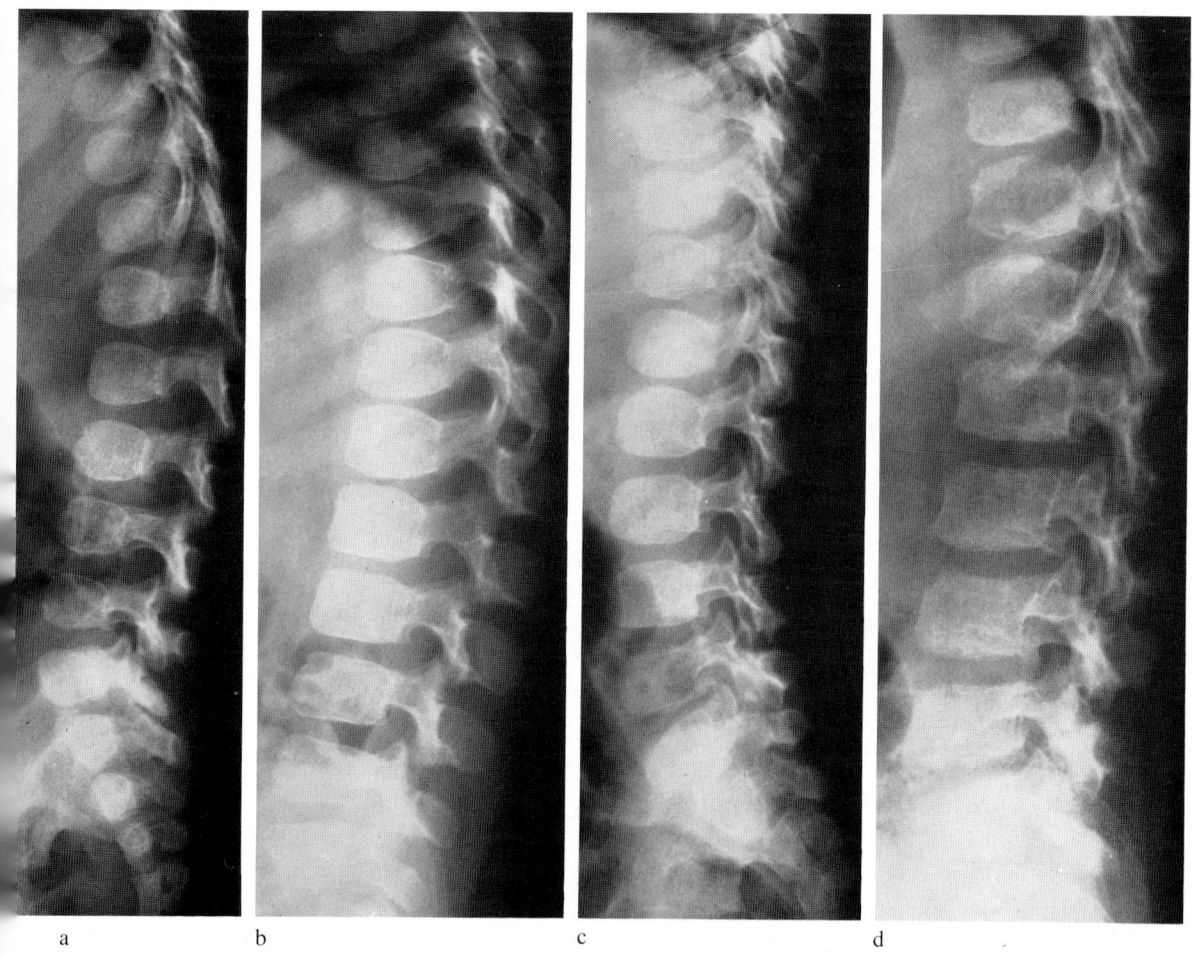

a b c d

Abb. 149 a – d   Morbus Sanfilippo (MPS III). Bei den jüngeren Patienten (a: 2½ J., b: 5 J., c: 5⁸/₁₂ J.) ovoide Wirbelkörper, vor allem thorakal, und keine eindeutigen Hakenwirbel. Beim älteren Patienten (d: 16½ J.) grob viereckige Lendenwirbel mit etwas unregelmäßigen Konturen. Keine nennenswerte Progredienz der Veränderungen.

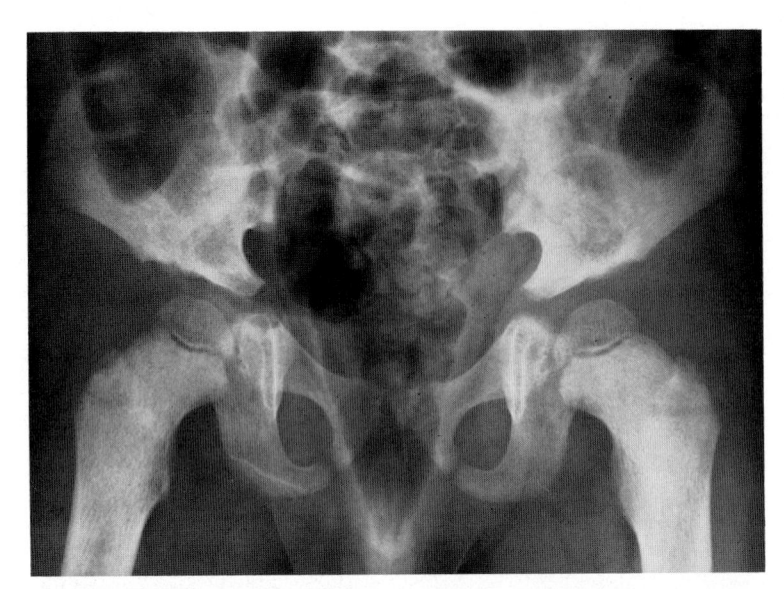

214 Skelettmanifestationen von Stoffwechselerkrankungen

Abb. 150 Morbus Sanfilippo (MPS III). ♂, 5⁸/₁₂ J. Charakteristische, stark ausladende und eher niedrige Alae. Korpus kurz. Azetabulum flach. Femurkopf etwas klein. Coxa valga.

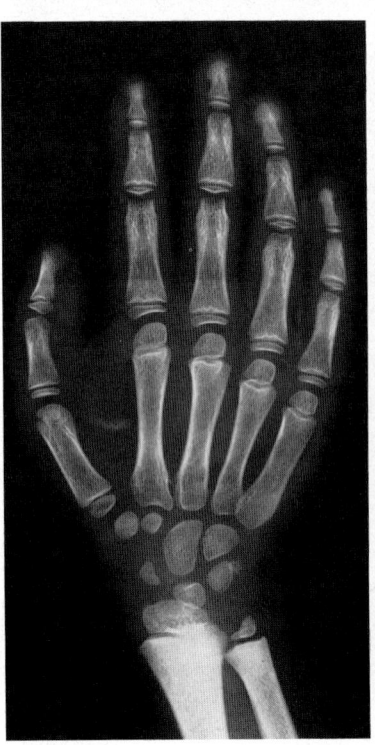

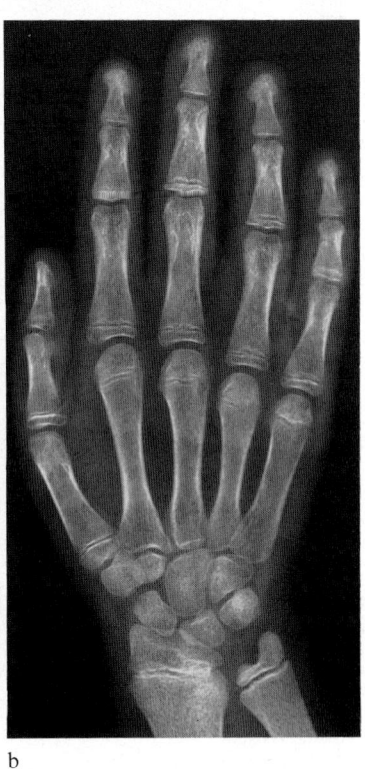

Abb. 151 a u. b Morbus Sanfilippo (MPS III). Die Veränderungen am Handskelett sind nur angedeutet und weisen keine Progredienz auf. Keine Fingerkontraktur (a: 8¹/₁₂ J., b: 16¹¹/₁₂ J.).

a b

steht das Bild einer lärmigen, erethischen Oligophrenie.
Der Körperbau ist etwas plump, das Längenwachstum bis zum Alter von 10–12 Jahren normal; die zunächst normalen Gesichtszüge vergröbern sich im Kleinkindes- oder im Schulalter. Charakteristisch ist das Fehlen von Korneatrübungen. Thorax und Abdomen sind in der Regel unauffällig. Eine Kyphose fehlt, die Extremitäten bleiben meist schlank und Kontrakturen treten nicht oder nur in geringem Grade auf. Eine Hepatomegalie wird in ca. ²/₃ der Fälle gefunden und eine Splenomegalie ist viel seltener.

Röntgen. Bei der MPS III sind die Manifestationen der Dysostosis multiplex noch weniger ausgeprägt als bei der MPS II und die Differentialdiagnose muß häufig in erster Linie gegenüber dem Normalen gestellt werden (LANGER 1964). Außerdem weisen die röntgenologischen Befunde keine Progredienz auf, und in einzelnen Fällen bilden sie sich sogar mit zunehmendem Alter teilweise zurück.

Charakteristisch ist die Verdickung und Verdichtung der *Schädelkalotte* (Abb. 147). Die Schädelkonfiguration und die Sella sind in der Regel unauffällig. Nebenhöhlen wenig oder gar nicht ausgebildet; gelegentlich Abflachung des Condylus mandibulae. Rippen und Klavikula wie bei der MPS II (Abb. 148).

Ein wichtiges Zeichen ist das Fortbestehen der infantilen Eiform – vor allem der unteren *Brustwirbelkörper* – über das zweite Lebensjahr hinaus (Abb. 149). L 1 und L 2 sind manchmal angedeutet hakenförmig. Am Becken (Abb. 150) finden sich niedrige und vermehrt ausladende Alae mit verstrichener Verschmälerung des Überganges zum Corpus ossis ilium. Das Azetabulum ist leicht abgeflacht und seine lateralen Abschnitte oft hypoplastisch. Femurkopf etwas klein und flach, besonders medial. Gelegentlich ist das Becken unauffällig.

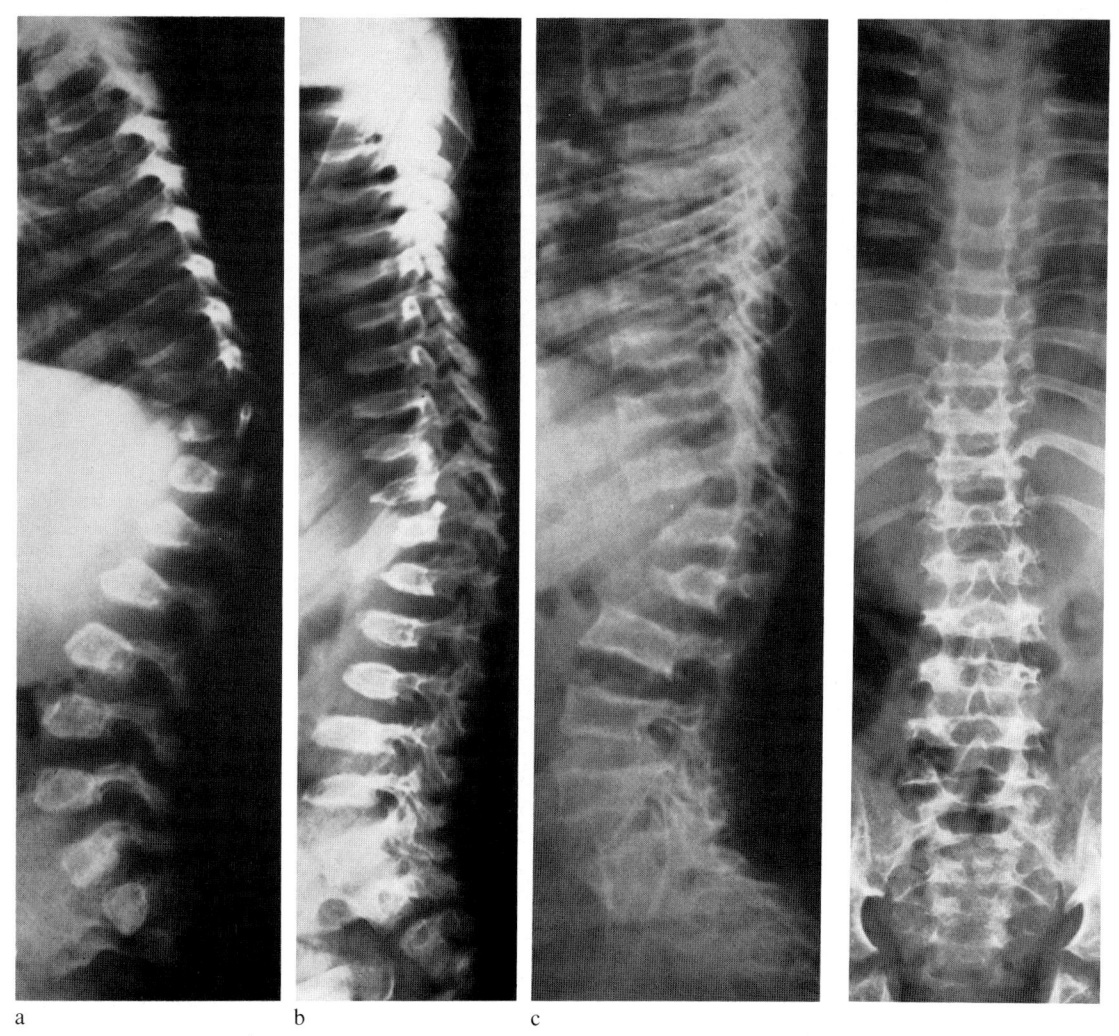

a   b   c

Abb. 152 a – c Morbus Morquio (MPS IV). Beim jüngeren Patienten (a: 2 J.) z. T. noch ovoide Form der Wirbelkörper, später Platyspondylie und verbreiterte Zwischenwirbelräume. Mit 7 Jahren (b) vordere zentrale zungenartige Deformierung mehrerer Wirbel. Persistierender ventrokranialer Ossifikationsdefekt, Hypoplasie und Dorsalverschiebung einzelner Wirbelkörper (b; c: 16 J.).

Abb. 153 Morbus Morquio (MPS IV). ♂, 7 J. Die Platyspondylie ist besonders deutlich in der a.-p. Aufnahme.

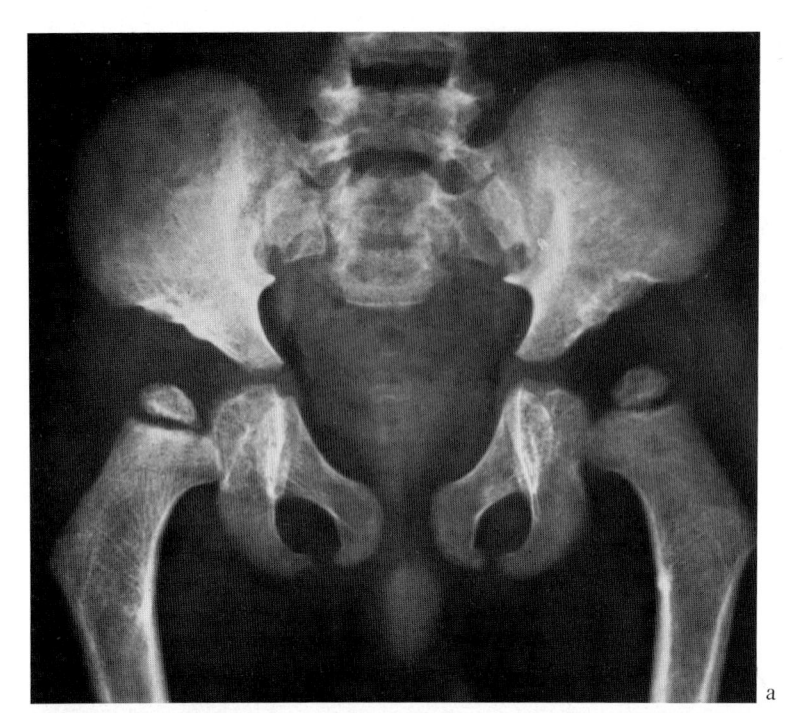

Abb. 154 a–d Morbus Morquio (MPS IV). Röntgenbilder von verschiedenen Patienten. Die zunächst etwas rundlichen und ausladenden Alae werden später fast quadratisch. Das Azetabulum ist mangelhaft ausgebildet, flach und unregelmäßig abgegrenzt. Progrediente Zersplitterung der Femurköpfe bis zum vollkommenen Schwinden. Coxa valga (a: 2 J., b: 4 J., c: 7 J., d: 11 J.).

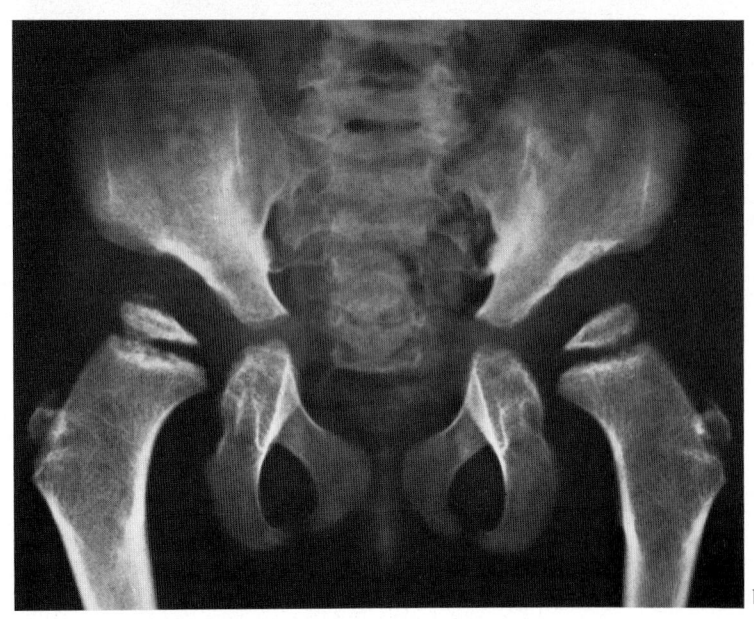

Die langen Röhrenknochen der oberen Extremitäten können etwas plump sein. Die *Metakarpalia* sind manchmal normal oder fast normal (Abb. 151), häufig erscheinen sie aber etwas plump. Ähnliche aber noch weniger deutliche Befunde an den Phalangen. Ein Rückgang der abnormen Handbefunde ist auch beobachtet worden. Die Veränderungen an den unteren Extremitäten sind sehr gering.

Morbus Morquio (MPS IV)

Klinik. Der Morbus Morquio (MORQUIO 1929, 1935; BRAILSFORD 1929, 1952) weist besondere klinische und röntgenologische Merkmale auf und muß differentialdiagnostisch vor allem gegenüber den Knochendysplasien mit Platy- oder Anisospondylie abgegrenzt werden (SPRANGER u. SCHUSTER 1969). Deutliche Abnormitäten werden im allgemeinen erst im 2. Lebensjahr ma-

Abb. 154 c u. d

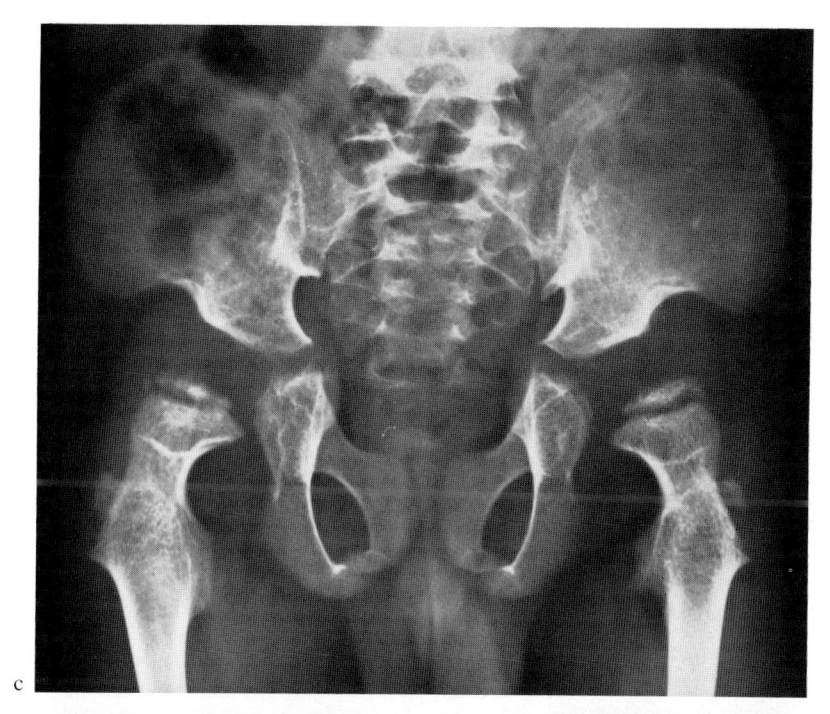

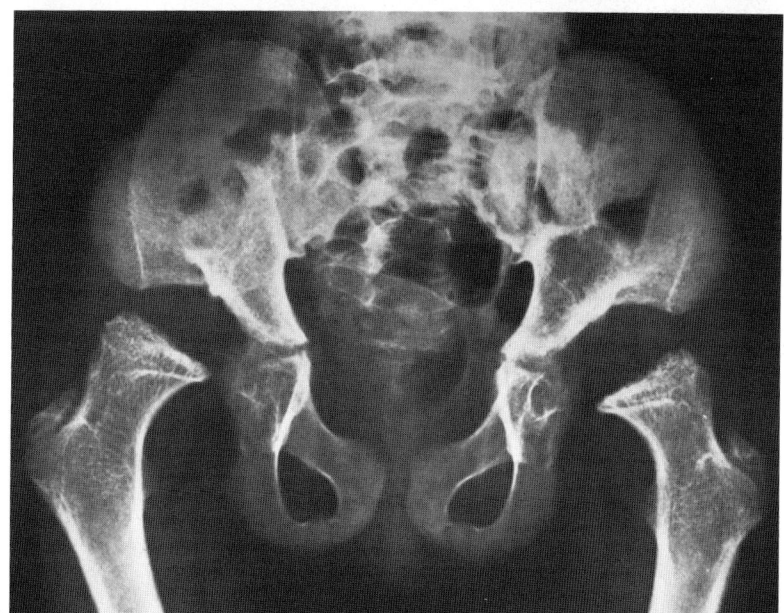

nifest. Die Patienten erreichen in der Regel das Erwachsenenalter und ihre geistige Entwicklung ist meist normal.
Bei voll ausgebildetem klinischen Bild ist der Aspekt der Patienten recht charakteristisch: Hyperextension des Kopfes, verstärkte Entwicklung der unteren Gesichtshälfte mit mäßiger Protrusion der Mandibula (keine gargoylartige Physiognomie), kleine Zähne mit Schmelzdefekten, feine Korneatrübungen, verkürzter Hals, Protrusion des Sternums, Wirbelsäulenkleinwuchs, starke, meist rundbogige Kyphose an den unteren dorsalen oder dorsolumbalen Abschnitten, leichte Neigung des Rumpfes nach vorne, mäßige Flexion der Hüften und der Knie. Die Erwachsenengröße beträgt 95–105 cm. Die Extremitäten sind relativ lang; die Ellbogen, Handgelenke, oft auch die Knie- und Sprunggelenke sind aufgetrieben.

Symptomen, die wahrscheinlich durch einen verschiedenen Enzymdefekt bedingt sind (SPRANGER 1977).

Röntgen. Das röntgenologische Bild der MPS IV wurde 1963 von MAROTEAUX u. Mitarb. und 1966 von LANGER u. CAREY umfassend dargestellt. Im Vordergrund stehen spondyloepiphysäre Veränderungen, während Befunde vom Typ der Dysostosis multiplex nur an einzelnen Skeletteilen oder bei jüngeren Patienten erkennbar sind.

Schädel, Klavikula und *Skapula* sind in der Regel unauffällig. Die Rippen sind in ihren vorderen zwei Dritteln ruderblattförmig und stehen abnorm dicht. Das Sternum zeigt eine progressive Protrusion und Verdickung.

Charakteristisch ist die Hypoplasie des *Dens epistrophei* (MAROTEAUX u. Mitarb. 1963; BLAW u. LANGER 1969), die tomographisch und schon im Kleinkindesalter nachgewiesen werden kann. Der Dens kann später vollkommen verschwinden und der Atlas weist dann eine abnorme Verschieblichkeit auf, was zu einer Rückenmarkskompression führen kann. Während der ersten 2 Lebensjahre gleichen die Veränderungen der *Wirbelkörper* denjenigen der MPS I-H. Sie sind ovoid und zeigen vor allem am dorsolumbalen Übergang einen ventrokranialen Ossifikationsdefekt auf (Abb. 152). Einer dieser Wirbel erscheint zudem hypoplastisch und leicht dorsal verschoben. Später entwickelt sich die charakteristische, jedoch nicht pathognomonische *Platyspondylie* (Vertebra plana), die an der thorakalen Wirbelsäule besonders ausgeprägt ist (Abb. 152 u. 153). Die befallenen Wirbelkörper zeigen eine vordere zentrale zungenartige Deformierung; die Hakenform bleibt am dorsolumbalen Übergang noch erhalten und es entwickelt sich eine starke Kyphose. Die Zwischenwirbelräume werden auffallend hoch. Beim Erwachsenen nehmen die Wirbelkörper die Form eines stark abgeflachten Viereckes an.

Die Befunde am *Becken* verändern sich in charakteristischer Weise mit zunehmendem Alter (Abb. 154 a – d). Die Alae sind etwas ausladend und ihre laterale Begrenzung verläuft beim älteren Kind fast parallel zur Körperachse (im Röntgenbild erscheint sie fast vertikal), um bei der Spina iliaca anterior fast horizontal in die laterale Kontur des hypoplastischen, schmalen und eher langen Korpus, und häufig dann breitbogig direkt in das abgeflachte Azetabulum überzugehen. Der Ilium- und der Azetabulumwinkel sind vergrößert. Die Konturen des langgezogenen und verengten kleinen Beckens wurden mit denjenigen eines Weinglases verglichen (RUBIN 1964). Das Azetabulum ist breit, unregelmäßig ossifi-

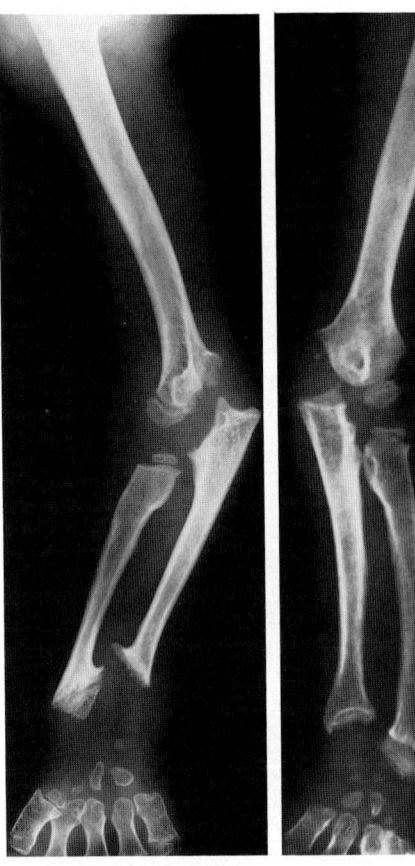

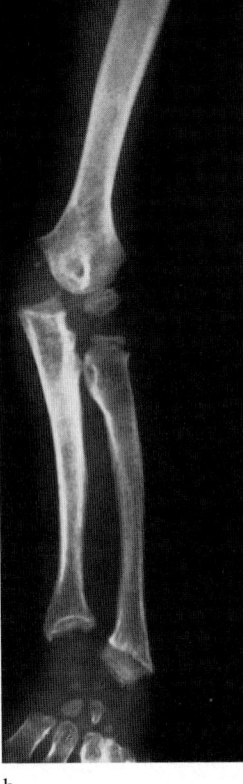

Abb. 155 Morbus Morquio (MPS IV). Vorderarmknochen verkürzt und plump (vor allem Humerus). Ulna kürzer als der Radius. Starke V-förmige Dysplasie der distalen Enden der Unterarmknochen (a: 7 J., b: 8 J.). (Diese Abbildung und z. T. die Abb. 152, 154 u. 156 verdanke ich Dr. P. MAROTEAUX, Paris.)

Hände kurz und plump, manchmal ulnarwärts geneigt und bajonettartig verschoben. Schwere Genua valga; oft watschelnder Gang. Die Schultern, Hüften und Knie zeigen eine leichtere Einschränkung ihrer Beweglichkeit, die anderen Gelenke dagegen eine ausgesprochene Schlaffheit mit Hypermobilität. Eine Aorteninsuffizienz scheint häufig vorzukommen. Gelegentlich Hepatomegalie, Splenomegalie seltener. Die Kompression des Rückenmarkes durch die Kyphose oder – noch häufiger – durch die Dislokation des Atlas (vgl. Röntgen) kann schwerwiegende neurologische Manifestationen verursachen (Hyperreflexie, Pyramidenzeichen, Para- oder Tetraparese).

In der Literatur finden sich die Beschreibungen von vereinzelten Fällen mit insgesamt leichteren

ziert und seine laterale Abgrenzung unscharf. Der zunächst normale *Femurkopf* flacht sich schon im frühen Kleinkindesalter medial ab, versplittert sich mit 3½–6 Jahren (LANGER u. CAREY 1966) und verschwindet später vollkommen. Progrediente Coxa valga mit Verkürzung und Verbreiterung des Femurhalses sind ein konstantes Merkmal; seltener Subluxation und Bildung eines Neoazetabulums (MAROTEAUX u. Mitarb. 1963).

Die *langen Röhrenknochen* der oberen Extremitäten sind etwas plump, mangelhaft tubuliert, und ihre Epiphysen unregelmäßig und deformiert (Abb. 155). Der Humerushals winkelt sich progredient nach dorsal ab. Ein wichtiges Symptom ist die starke Abschrägung der distalen Enden der Vorderarmknochen (Abb. 155). Die Ulna ist stärker verkürzt als der Radius; die proximalen Enden beider Knochen sind verbreitert. Die Veränderungen am *Handskelett* sind charakteristisch (Abb. 156). Die diaphysäre Verschmälerung der Metakarpalia ist beim Kleinkind etwas verstrichen, später jedoch gut ausgebildet oder normal. Die proximalen Enden spitzen sich zu und die distalen verbreitern sich; ihre Epiphysen erscheinen klein, quadratisch oder trapezoid. Auch die Phalangen sind etwas verkürzt. Die Karpalia treten anfänglich altersgerecht auf, zeigen später einen immer stärkeren Rückstand an Zahl und Größe und bleiben klein, deformiert und unregelmäßig begrenzt. Die Veränderungen an den unteren Extremitäten sind leichteren Grades. Die knienahen Femur- und Tibiametaphysen sind beim älteren Kinde breit. Das Höhenwachstum der lateralen Abschnitte der distalen Femurepiphysen ist mangelhaft und die Epiphysenfugen sind etwas abgeschrägt. Die Gelenkspalten der Schulter, Knie und Hüften sind verbreitert.

Morbus Maroteaux-Lamy (MPS VI-A und MPS VI-B)

Klinik. Das klinische Bild des Morbus Maroteaux-Lamy (MARIE u. Mitarb. 1961; MAROTEAUX u. Mitarb. 1963) ist demjenigen der MPS I-H sehr ähnlich. Die wichtigsten Unterscheidungsmerkmale sind: normale oder annähernd normale Intelligenz, langsamere Progredienz und günstigere Prognose quo ad vitam. Die Kranken erreichen oft das Erwachsenenalter; der Tod ist fast immer auf eine progressive Herzinsuffizienz oder eine Pneumonie zurückzuführen. Bei den Patienten mit MPS VI finden sich ziemlich starke Unterschiede in der Ausprägung der klinischen und röntgenologischen Symptome (RAMPINI u. MAROTEAUX 1966), was die Unterteilung der MPS VI in eine schwere (MPS VI-A) und in eine milde Form (MPS VI-B) veranlaßte (SPRANGER u. Mitarb. 1970; DI FERRANTE u. Mitarb. 1974; QUIGLEY u. KENYON 1974). Eine weitere Form (intermedia) wurde auch vermutet (MCKUSICK 1978 – vgl. Übersichtsarbeiten).

Junge Patienten mit der milden Form (MPS VI-B) sind oft schlank und eine Verplumpung des Körperbaues kann erst nach der Pubertät auftreten. Die Größe beträgt 100–110 cm mit 14–18 Jahren bei der schweren Form (MPS VI-A) und 120–140 cm oder mehr bei Erwachsenen mit der milden Form. Die Physiognomie ist im Kleinkindesalter und Schulalter nur leicht verändert; mit der Zeit treten aber meist schwere gargoylartige Veränderungen der Gesichtszüge auf. Korneatrübungen finden sich immer und sind progredient. Eine Kyphose ist weniger konstant als bei der MPS I-H, häufiger bei der schweren als bei der milden Form, meistens nur mäßig ausgeprägt und kann mit der Zeit an Schwere abnehmen. Die Veränderungen an den Extremitäten entsprechen denjenigen der MPS I-H. Meist Hepatosplenomegalie (besonders bei der schweren Form) und häufig Herzgeräusche.

Röntgen. Die radiologischen Befunde sind bei der schweren Form (MPS VI-A) denjenigen der MPS I-H sehr ähnlich oder identisch und bei der milden Form (MPS VI-B) viel weniger ausgeprägt. Man begegnet aber zahlreichen Fällen, welche Veränderungen unterschiedlichen Schweregrades an den verschiedenen Skelettabschnitten aufweisen.

Der *Schädel* ist nur in wenigen Fällen mäßig vergrößert (Abb. 157); die Kalotte ist meistens normal dick. Manchmal frühzeitige Synostose der Sagittalnaht und verstärkte Impressiones digitatae. Die Pneumatisation ist vermindert; bei der milden Form findet sich aber gelegentlich ein kleiner Sinus frontalis (Abb. 158). Die Sella zeigt bei allen Fällen, nach den ersten Lebensjahren, schwere und stark progrediente Veränderungen (wie bei der MPS I-H), was die Bildung von Arachnoidalzysten vermuten läßt (Abb. 157 u. 158). Prognathie, Zahnfollikelzysten (Abb. 159), Hypoplasie des Ramus und des Condylus mandibulae sind inkonstante Befunde. Die *Klavikulae* sind plump, die Skapulae klein (selten zystenartige Aufhellungen), die distalen zwei Drittel der Rippen regelmäßig verbreitert.

Die meisten Patienten mit der milden Form weisen keine oder nur geringgradige, mit der Zeit kaum zunehmende Veränderungen an der *Wir-*

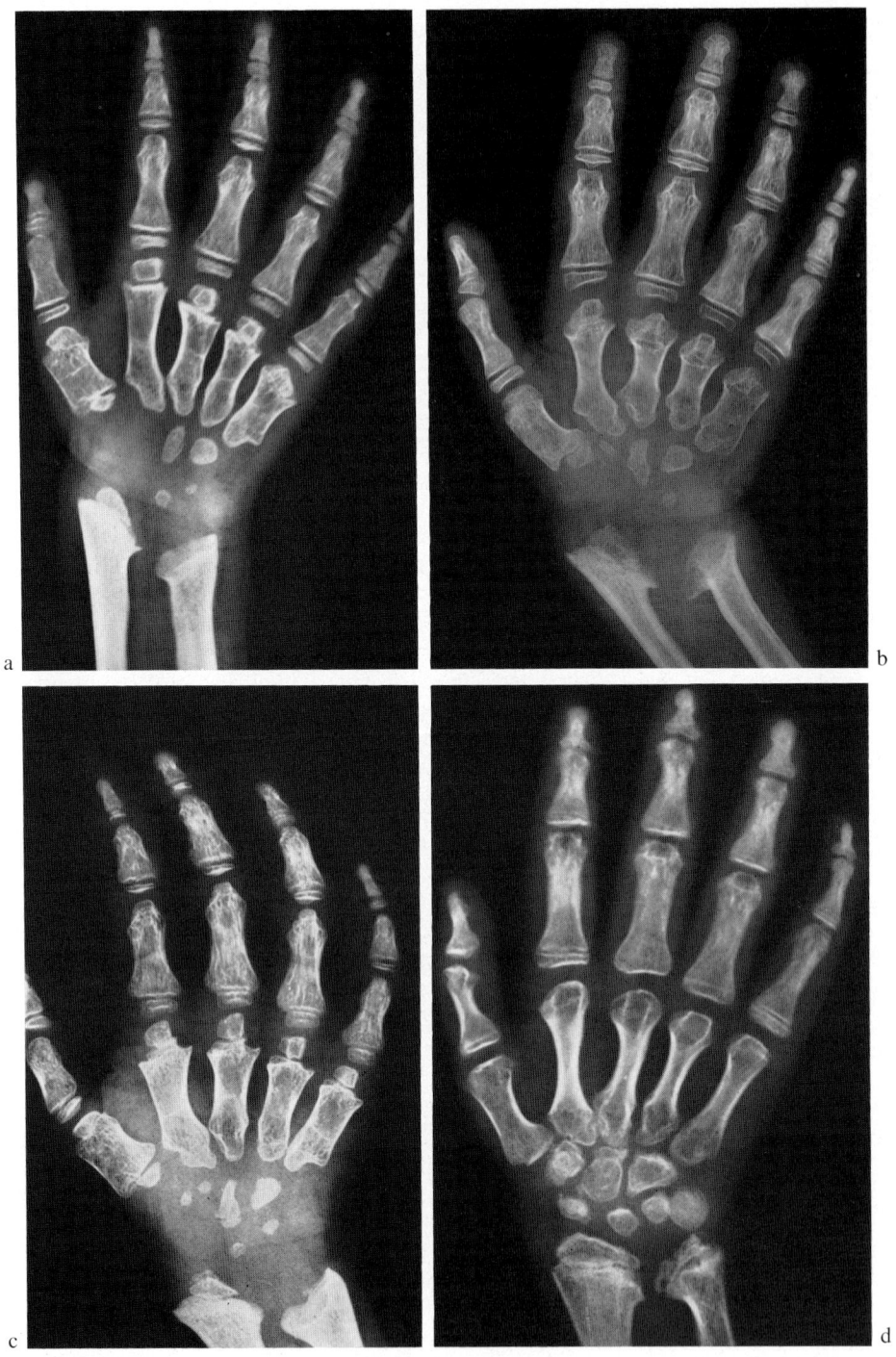

220 Skelettmanifestationen von Stoffwechselerkrankungen

Abb. 156 a–d Morbus Morquio (MPS IV). Röntgenbilder verschiedener Patienten. Verkürzte Metakarpalia mit erhaltener diaphysärer Verschmälerung, proximaler Zuspitzung, distaler Verbreiterung und kleinen Epiphysen. Karpalia klein und unregelmäßig. Dysplasie der distalen Enden des Radius und der Ulna (a: 5 J., b: 7 J., c: 8 J., d: 16 J.).

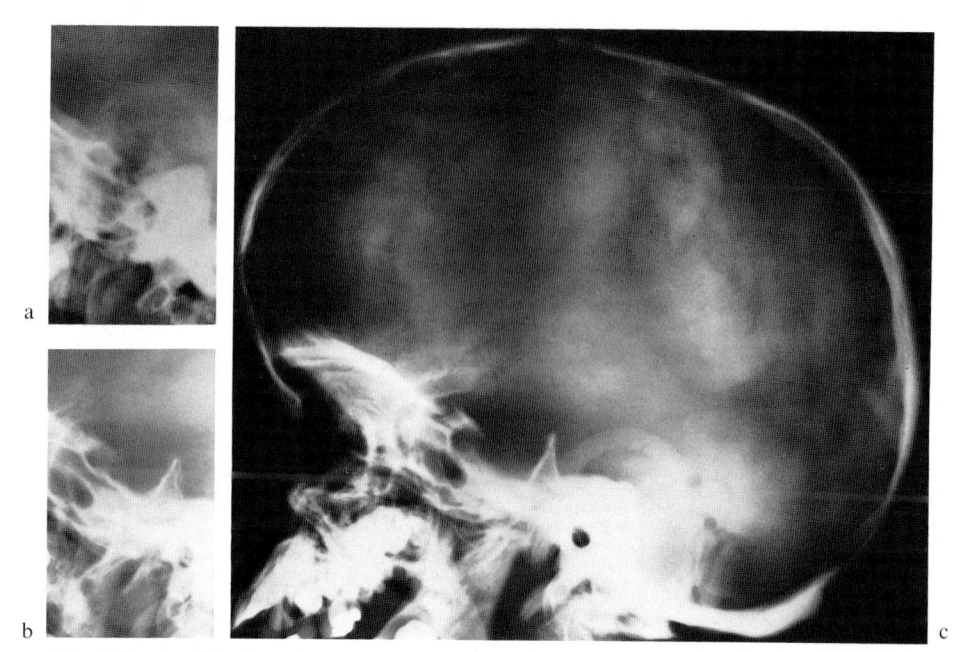

Abb. 157 a – c   Morbus Maroteaux-Lamy, schwere Form (MPS VI-A). Großer skaphozephaler Schädel, Kalotte unauffällig. Pneumatisation vermindert, progrediente Abflachung des Tuberculum sellae und Vergrößerung des Sulcus chiasmaticus. Im wesentlichen Befunde wie bei der MPS I-H (a: $6^{10}/_{12}$ J., b: 7½ J., c: $9^{2}/_{12}$ J.).

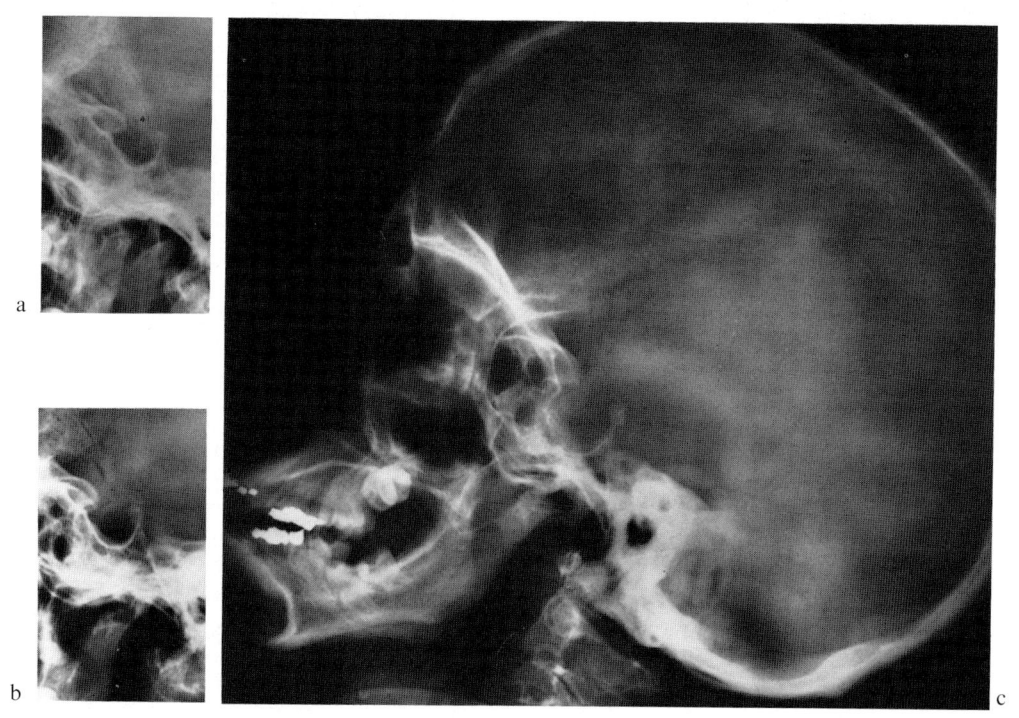

Abb. 158 a – c   Morbus Maroteaux-Lamy, milde Form (MPS VI-B). Großer, normal konfigurierter Kopf, Kalotte eher dünn. Sinus frontalis sichtbar, im Gegensatz zur schweren Form. Progrediente Ausweitung der Fossa pituitaria. Abflachung des Condylus mandibulae (a: $9^{1}/_{12}$ J., b: $13^{8}/_{12}$ J., c: $23^{8}/_{12}$ J.).

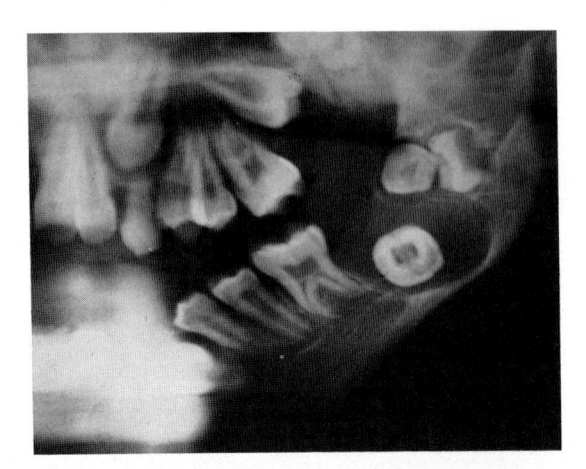

222 Skelettmanifestationen von Stoffwechselerkrankungen

Abb. 159 Morbus Maroteaux-Lamy, schwere Form (MPS VI-A). ♀, 11¹/₁₂ J. Zahnfollikelzyste. Diese Abbildung verdanke ich der Kieferchirurgischen Station des zahnärztlichen Institutes der Universität Zürich. Erfolgreiche Operation.

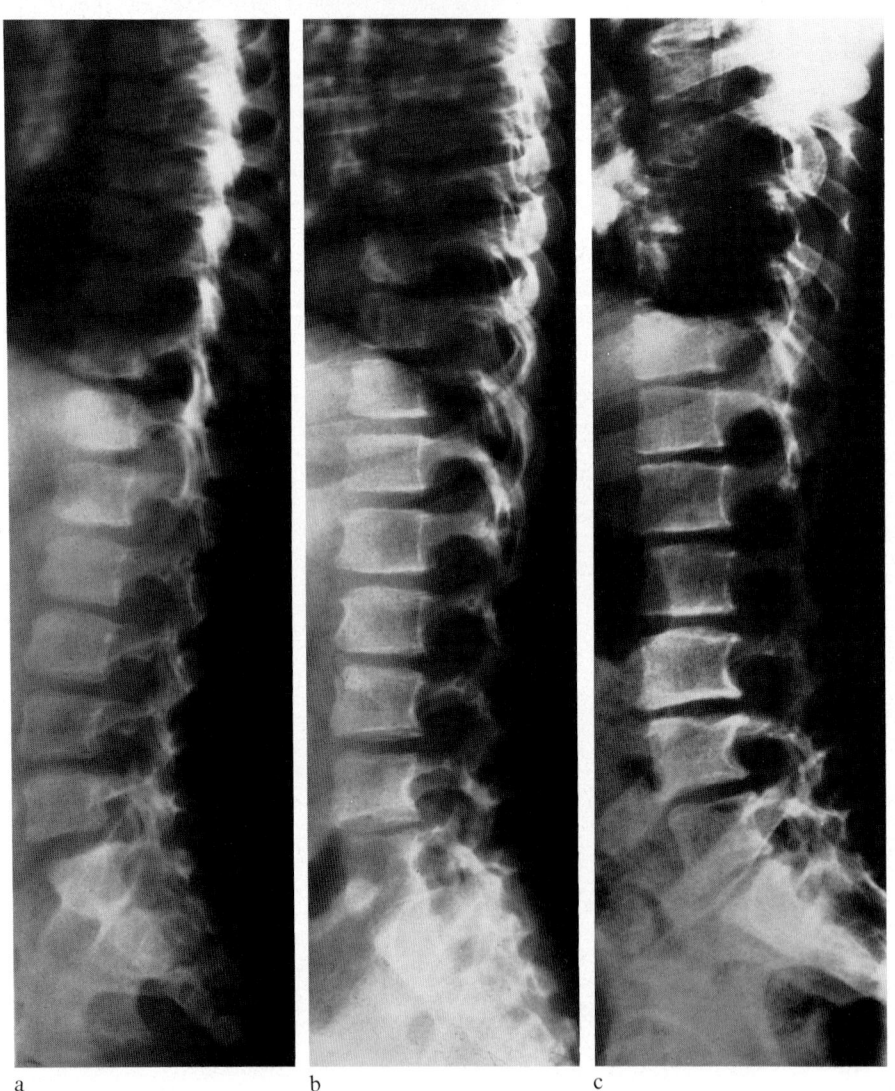

a b c

Abb. 160 a – c Morbus Maroteaux-Lamy, milde Form (MPS VI-B). Insgesamt nur sehr leichte Veränderungen: Wirbelkörper etwas klein und flach, hintere Kontur der letzten Lendenwirbel konkav. Fehlen der physiologischen Lendenlordose, keine Kyphose. Keine Progredienz (a: 9¹/₁₂ J., b: 13⁸/₁₂ J., c: 26¹¹/₁₂ J.).

a b c d

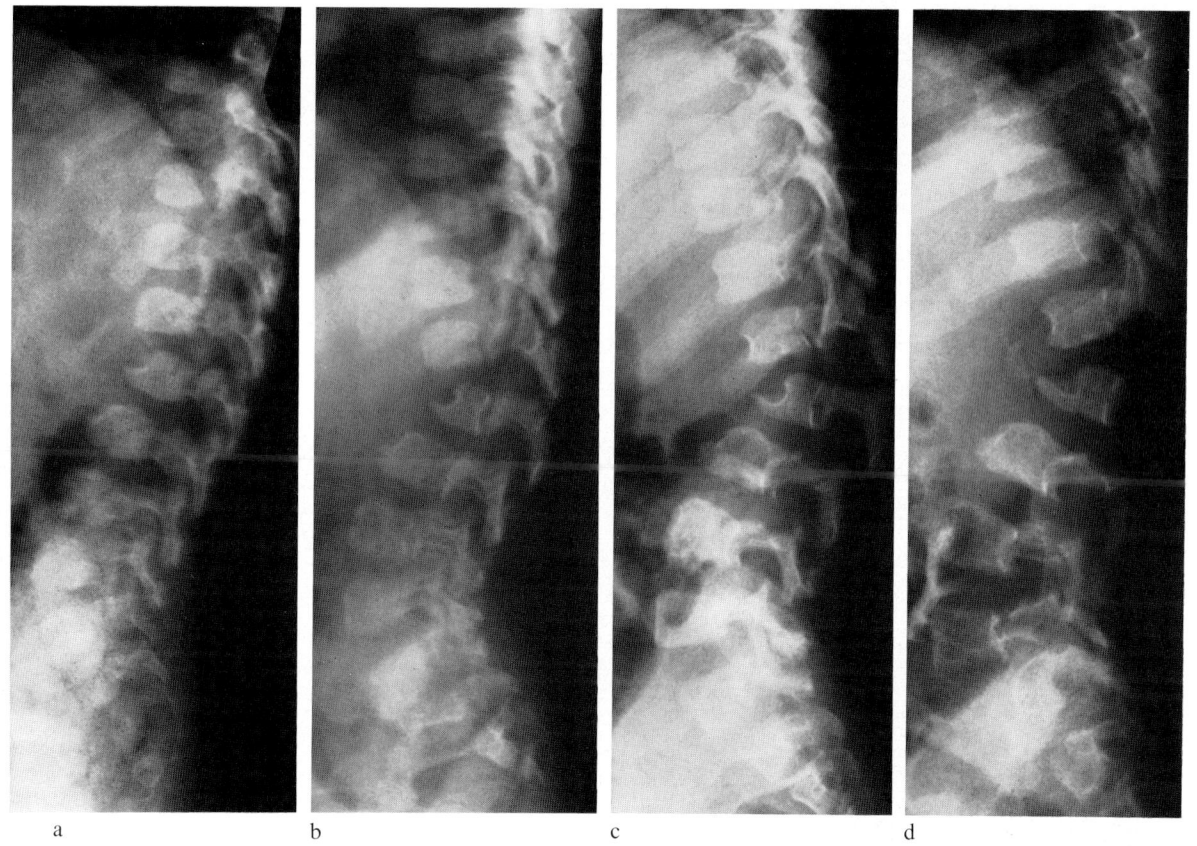

Abb. 161 a–d Morbus Maroteaux-Lamy, schwere Form (MPS VI-A). Deutliche lumbale Kyphose. Schwere Deformierung von L 2 und weniger von L 3. Eindrückliche Progredienz der Veränderungen. Insgesamt Befunde vom klassischen Hurler-Typ (a: 1$^{1}/_{12}$ J., b: 3$^{2}/_{12}$ J., c: 6$^{7}/_{12}$ J., d: 12$^{1}/_{12}$ J.).

belsäule auf (Abb. 160). Dagegen sind die Befunde bei der schweren Form in der Regel eindeutig, stark progredient und grundsätzlich vom Hurler-Typ (Abb. 161). Nur selten finden sich etwas abgeflachte Wirbelkörper, eine stärkere Hypoplasie und Dorsalverschiebung einzelner Wirbel sowie leicht vergrößerte Zwischenwirbelscheiben. Eine manchmal außerordentlich ausgeprägte hakenförmige Dysplasie von L 1 oder L 2 ist ein praktisch konstanter Befund.

Bei der schweren Form finden sich am *Becken* (Abb. 162 a–c) fast immer ausladende, eher niedrige und fast quadratische Alae. Wie bei der MPS I-H mit der Zeit zunehmende Einengung am Übergang von der Ala zum Korpus, das auffallend schlank werden kann. Azetabulum meist abgeflacht und deutlich verengt mit unvollkommener Überdeckung des *Femurkopfes*. Dieser ist im ganzen klein, abgeflacht und weist in vielen Fällen Veränderungen auf, die einerseits an die Perthes-Krankheit andererseits an den Morbus Morquio erinnern (gelegentlich vollkommenes Schwinden oder pilzförmige Deformierung). Coxa valga sind konstant. Bei der milden Form (Abb. 163 a–b) fanden wir weniger ausgeprägte Veränderungen an den Alae, keine Versplitterung des Femurkopfes und eine progrediente Verschmälerung des Os pubis und des Schenkelhalses.

Die langen *Röhrenknochen* der oberen Extremitäten sind, vor allem bei der schweren Form, schlecht tubuliert, plump und verkürzt (Abb. 164). Häufig findet sich eine Verbiegung des Humerushalses medialwärts mit Varismus des konstant deformierten Kopfes. Das distale Ende des Radius ist ebenfalls oft gebogen. Bei der milden Form können die langen Röhrenknochen relativ schlank bleiben. Die Befunde am *Handskelett* sind bei der milden Form (Abb. 165) fast immer leichteren Grades und nur geringgradig progredient. Bei der schweren Form (Abb. 166) sind sie dagegen ausgeprägt und vom klassischen Hurler-

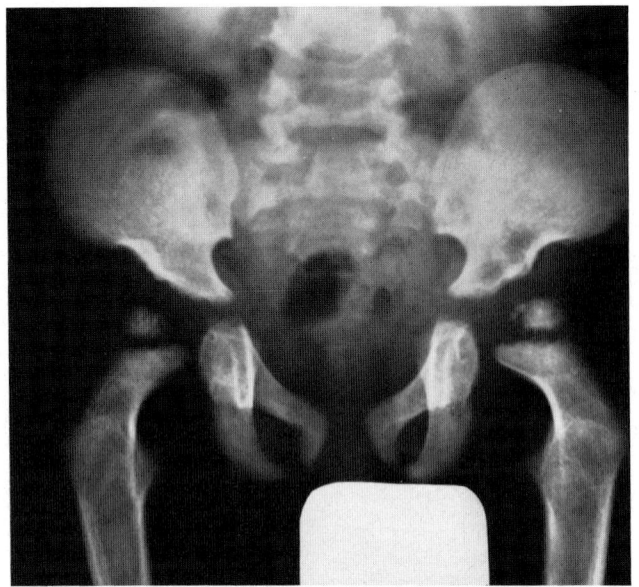

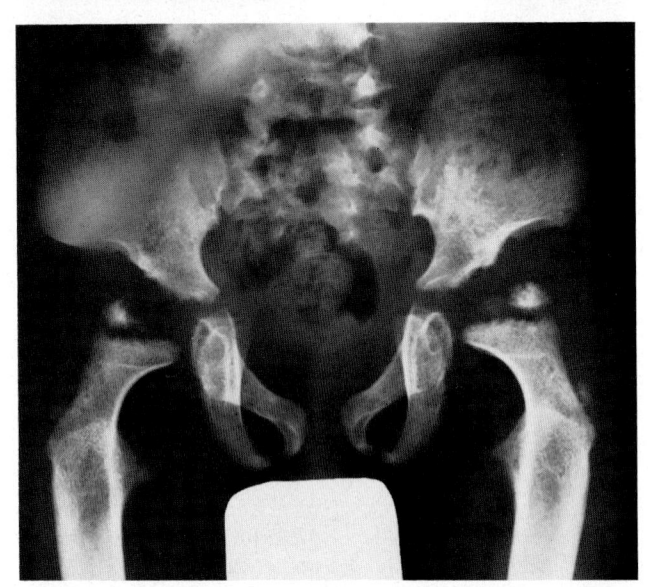

Abb. 162 a – c Morbus Maroteaux-Lamy, schwere Form (MPS VI-A). Die zunächst etwas rundlichen Alae werden später fast quadratisch. Korpus eher klein. Azetabulum flach mit undeutlicher lateraler Abgrenzung besonders rechts. Perthes-ähnliche Veränderungen mit Subluxation. Coxa valga (a: $3^{2}/_{12}$ J., b: $6^{7}/_{12}$ J., c: 9 J.).

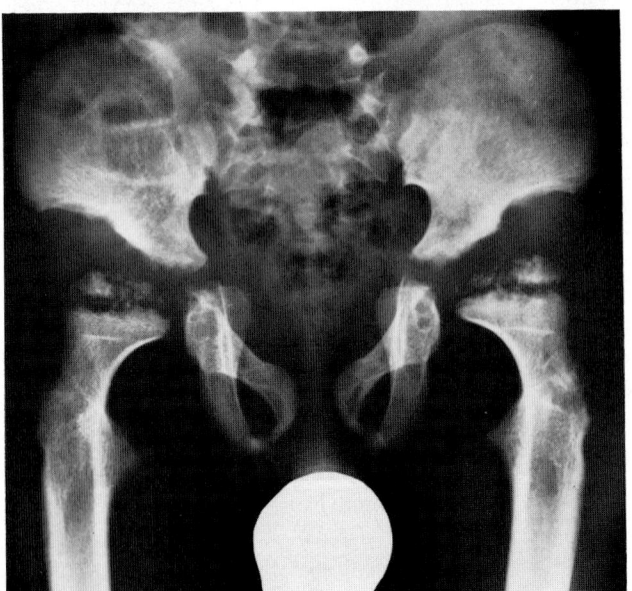

Abb. 163 a u. b Morbus Maroteaux-Lamy, milde Form (MPS VI-B). Etwas ausladende Alae. Progrediente Verschmälerung des Corpus ossis ilii und des Os pubis; Schenkelhals immer schlanker. Coxa valga. Insgesamt weniger ausgeprägte Veränderungen als bei der schweren Form (MPS VI-A) (a: 9 1/12 J., b: 27 J.).

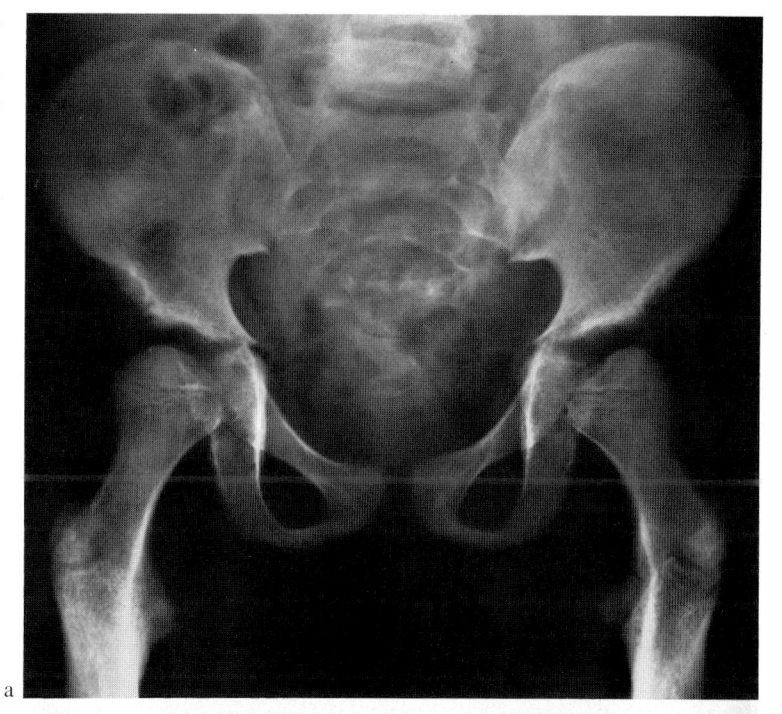

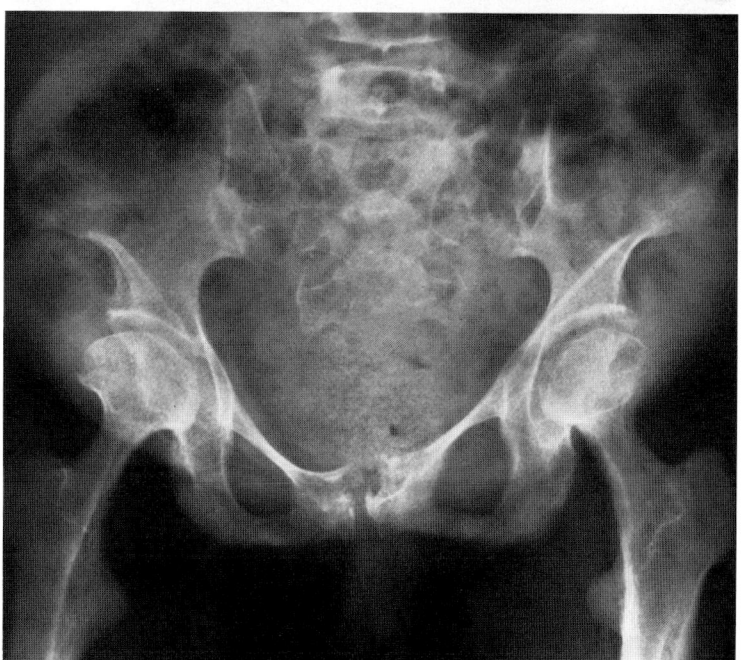

Typ. Die röntgenologischen Veränderungen an den unteren Extremitäten sind insgesamt weniger schwer. Weitere inkonstante Befunde sind unregelmäßige, vertikal verlaufende Verdichtungen und Aufhellungen an den Metaphysen der langen Röhrenknochen, sowie z. T. zystenartige Knochendefekte am Femurhals, an der Schädelkalotte und an anderen Knochen.

β-Glukuronidase-Mangel (MPS VII)

Klinik. Das klinische Bild der MPS VII weist eine große Heterogenität auf. Einzelne Patienten zeigen schwere somatische Symptome vom Hurler-Typ – mit und ohne Korneatrübungen – schon im Säuglingsalter (SLY u. QUINTON 1971, 1973; BEAUDET u. Mitarb. 1972, 1975). Manchmal ma-

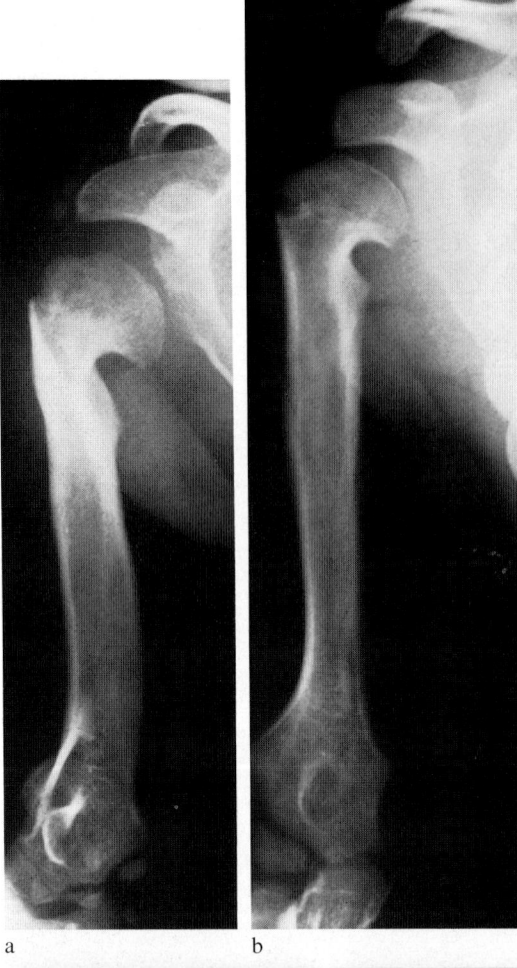

226 Skelettmanifestationen von Stoffwechselerkrankungen

Abb. 164 a u. b Morbus Maroteaux-Lamy, schwere Form (MPS VI-A). Diaphyse des Humerus plump. Einkerbung an der medialen Kontur der proximalen Metaphyse mit hakenartiger Ausziehung. Varismus des Kopfes (a: R. M. 10⁹/₁₂ J.; b: R. V. 9²/₁₂ J.).

nifestiert sich die Krankheit erst im 2. Lebensjahr (GEHLER u. Mitarb. 1974). Bei älteren Patienten (DANES u. DEGNAN 1974 [17 Jahre]; BEAUDET u. Mitarb. 1975 [13 Jahre]; PFEIFFER u. Mitarb. 1977 [13 Jahre]; GITZELMANN u. Mitarb. 1978 [16 – 19 Jahre]) findet sich ein mildes klinisches Bild: Geistige Entwicklung normal oder nur leichter Intelligenzdefekt, Größe normal oder angedeuteter Minderwuchs, mäßige Kyphose oder Kyphoskoliose, manchmal feine Korneatrübungen und Hyperplasie der Gingiven, gelegentlich Herzvitium, regelmäßig Aldersche Granulationsanomalie. Diese hämatologische Veränderung wird auch bei der infantilen Form beobachtet.

Röntgen. Die infantile Form ist durch mäßig stark ausgeprägte, aber deutliche Veränderungen vom Typ der Dysostosis multiplex charakterisiert. Bei den älteren Patienten sind die Veränderungen fast ausschließlich auf die Wirbelsäule beschränkt. Die Wirbelkörper (Abb. 167 u. 168) sind manchmal leicht birnenförmig, und im späteren Alter meist abgeflacht und/oder unregelmäßig abgegrenzt; selten wird ein kleiner ventrocranialer Defekt beobachtet (keine Hakenform). Etwas verbreiterte Rippen, ausladende Alae und unregelmäßige Azetabula sind gelegentliche Befunde.

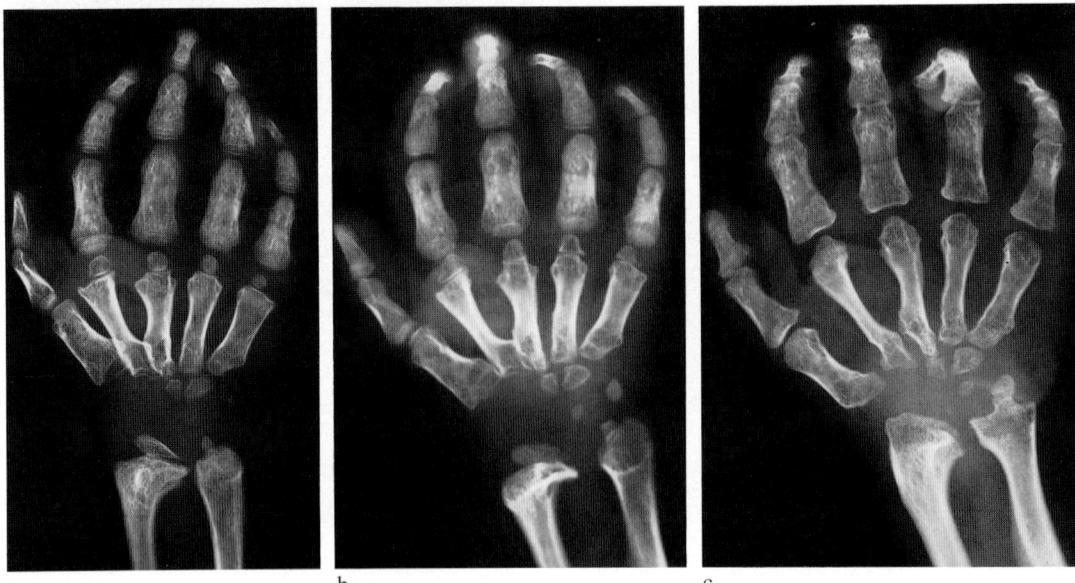

Abb. 165 a – c Morbus Maroteaux-Lamy, milde Form (MPS VI-B). Die diaphysäre Verschmälerung der verkürzten und eigenartig deformierten Metakarpalia ist erhalten. Phalangen plump. Schwerer Rückstand der Entwicklung der Karpalia. Dysplasie der distalen Enden der Vorderarmknochen. Zunehmende Kontrakturen (a: 9¹/₁₂ J., b: 13⁸/₁₂ J., c: 23⁶/₁₂ J.).

Mukopolysaccharidosen 227

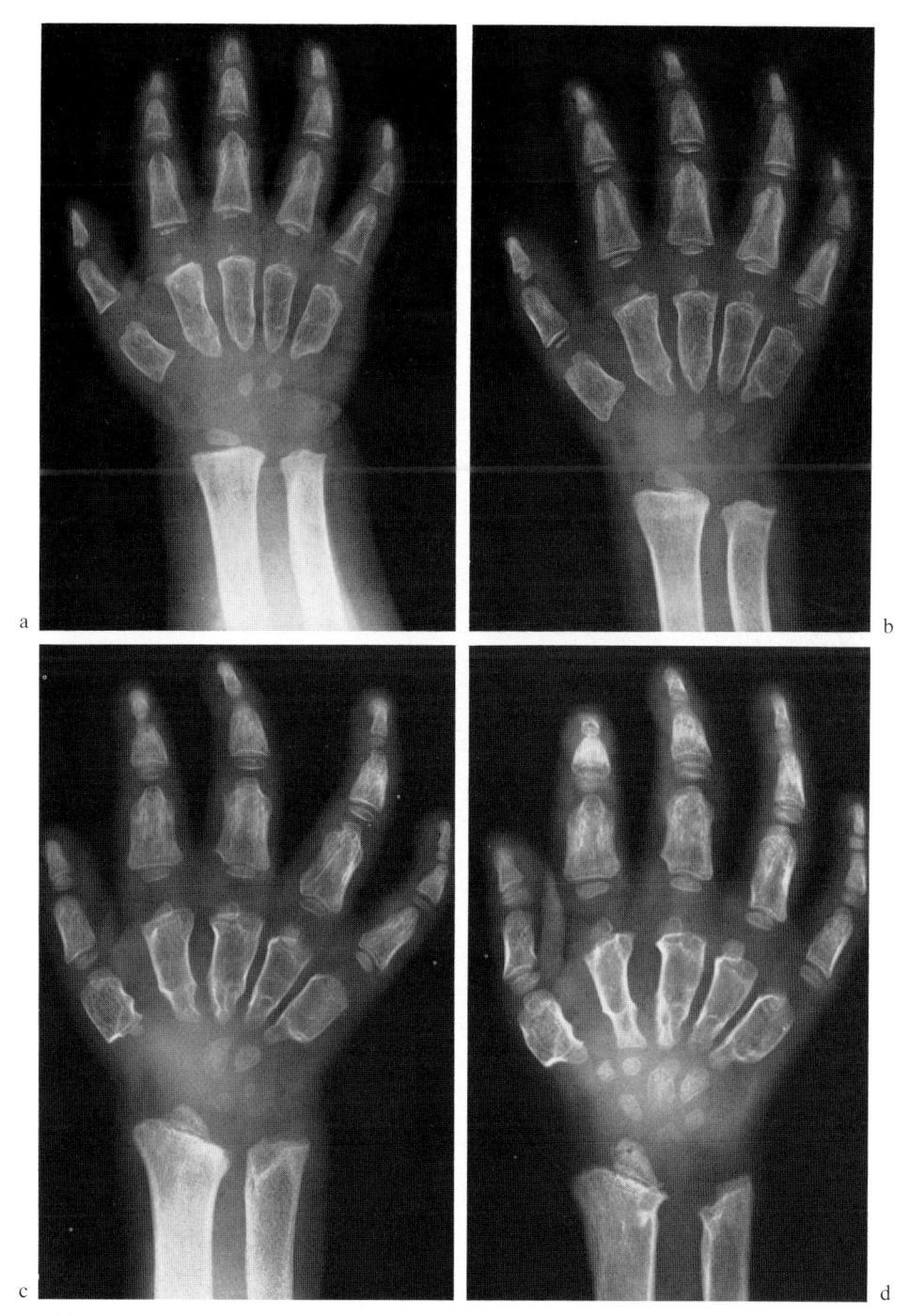

Abb. 166 a – d Morbus Maroteaux-Lamy, schwere Form (MPS VI-A). Die deutlich progredienten Veränderungen des Handskelettes entsprechen im wesentlichen denjenigen der MPS I-H (a: 1^{7}/$_{12}$ J., b: 3^{2}/$_{12}$ J., c: 7 J., d: 12 J.).

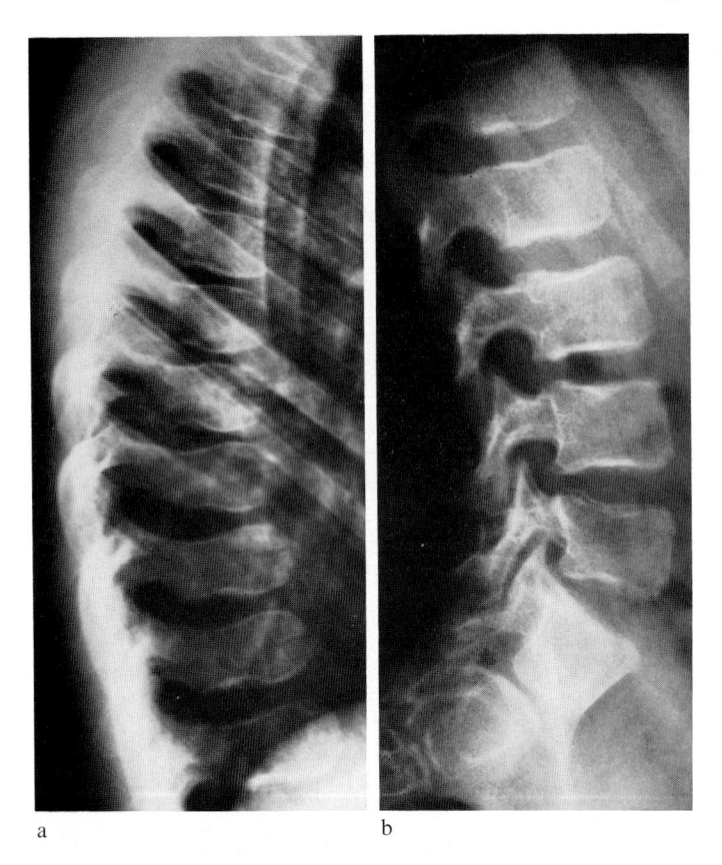

Abb. 167 a u. b β-Glukuronidase-Defekt (MPS VII). ♂, 11⁸/₁₂ J. Mäßige dorsale Kyphose. Thorakale Wirbelkörper etwas birnenförmig, Abschlußplatten der Lendenwirbel leicht konkav. (Die Abb. 167 u. 168 verdanke ich Prof. R. GITZELMANN u. Mitarb., Universitäts-Kinderklinik, Zürich.)

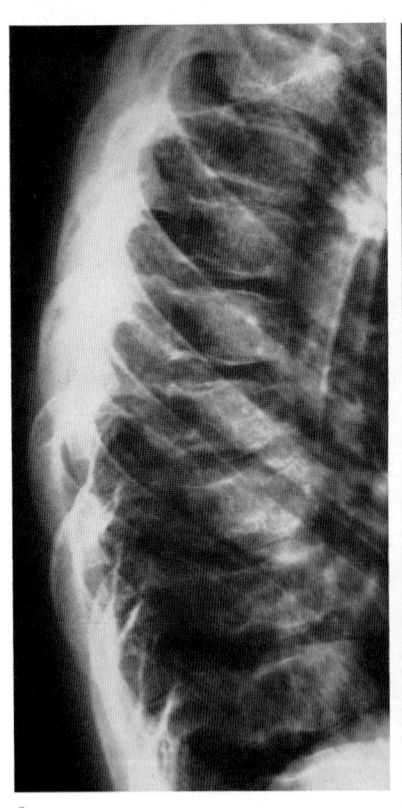

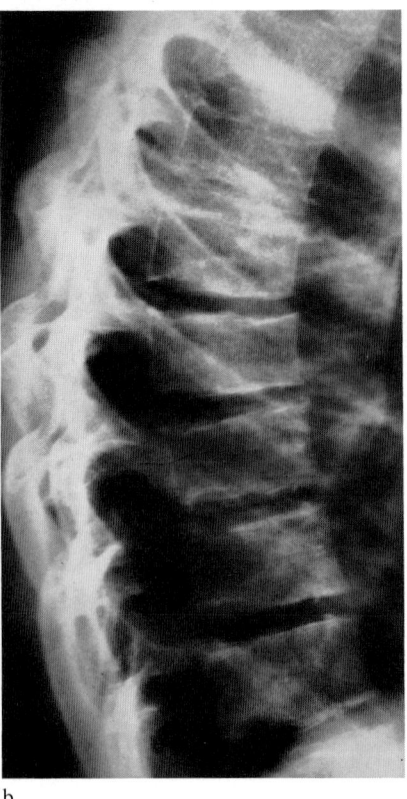

Abb. 168 a u. b β-Glukuronidase-Defekt (MPS VII). Bruder vom Patienten von Abb. 167. Mäßige Kyphose. Progrediente Abflachung der thorakalen Wirbelkörper und unregelmäßige Abschlußplatten (a: 15¹/₁₂ J., b: 17½ J.).

Literatur

Übersichtsarbeiten

Grossman, H., J. P. Dorst 1973: The mucopolysaccharidoses and mucolipidoses. In: Progress Pediatric Radiology, Bd. IV, hrsg. von H. J. Kaufmann. Karger, Basel (S. 495 – 544)

McKusick, V. A. 1978: The William Allan memorial award lecture: Genetic nosology: three approaches. Amer. J. hum. Genet. 30, 105 – 122

McKusick, V. A., D. Kaplan, D. Wise, W. B. Hanley, S. B. Suddarth, M. E. Sevick, A. E. Maumanee 1965: The genetic mucopolysaccharidoses. Medicine (Baltimore) 44, 445 – 483

Rampini, S. 1976: Klinik der Mukopolysaccharidosen. Enke, Stuttgart

Spranger, J. 1972: The systemic mucopolysaccharidoses. Ergebn. inn. Med. Kinderheilk. 32, 165 – 265

Spranger, J. W., L. O. Langer, H.-R. Wiedemann 1974: Bone dysplasias. An atlas of constitutional disorders of skeletal development. Fischer, Stuttgart

Morbus Hurler (MPS I-H)

Burrows, E. H. 1964: The so-called J-sella. Brit. J. Radiol. 37, 661 – 669

Cawson, R. A. 1962: The oral changes in gargoylism. Proc. roy. Soc. Med. 55, 1066 – 1070

Horrigan, W. D., D. H. Baker 1961: Gargoylism: a review of the roentgen skull changes with a description of a new finding. Amer. J. Roentgenol. 86, 473 – 477

Hurler, G. 1919: Über einen Typ multipler Abartungen, vorwiegend am Skelettsystem. Z. Kinderheilk. 24, 220 – 234

Kier, E. L. 1968: The infantile sella turcica. New roentgenologic and anatomic concepts based on a developmental study of the sphenoid bone. Amer. J. Roentgenol. 102, 747 – 767

Kier, E. L. 1969: 'J' and 'omega' shape of sella turcica. Anatomic clarification of radiologic misconceptions. Acta radiol. 9, 91 – 94

Neuhauser, E. B. D., N. T. Griscom, F. H. Gilles, A. C. Crocker 1968: Arachnoid cysts in the Hurler-Hunter syndrome. Ann. Radiol. 11, 453 – 469

von Pfaundler, M. 1919: Demonstration über einen Typus kindlicher Dysostose. Münch. med. Wschr. 66, 1011

Worth, H. M. 1966: Hurler's syndrome. A study of radiologic appearances in the jaws. Oral Surg. 22, 21 – 35

Morbus Scheie (MPS I-S)

Maroteaux, P. 1966: Zum Problem des Spät-Hurlers. In: Dysostosen, hrsg. von H.-R. Wiedemann. Fischer, Stuttgart (S. 25 – 30)

Rampini, S. 1969: Der Spät-Hurler. Ullrich-Scheie-Syndrom, Mukopolysaccharidose V. Schweiz. med. Wschr. 99, 1769 – 1778

Scheie, H. G., G. W. Hambrick jr., L. A. Barness 1962: A newly recognized forme fruste of Hurler's disease (gargoylism). Amer. J. Ophthal. 53, 753 – 769

Schinz, H. R., A. Furtwaengler 1928: Zur Kenntnis einer hereditären Osteo-Arthropathie mit rezessivem Erbgang. Dtsch. Z. Chir. 207, 398 – 416

Ullrich, O. 1943: Die Pfaundler-Hurlersche Krankheit. Ein Beitrag zum Problem pleiotroper Genwirkung in der Erbpathologie des Menschen. Ergebn. inn. Med. Kinderheilk. 63, 929 – 1000

Morbus Hunter (MPS II-A und II-B)

Beebe, R. T., P. F. Formel 1954: Gargoylism: sex-linked transmission in nine males. Trans. Amer. clin. climat. Ass. 66, 199 – 207

Di Ferrante, N., B. L. Nichols 1972: A case of Hunter syndrome with progeny. Johns Hopk. med. J. 130, 325 – 328

Hunter, C. 1917: A rare disease in two brothers. Proc. roy. Soc. Med. 10, 104 – 116

Lichtenstein, J. R., G. L. Bilbrey, V. A. McKusick 1972: Clinical and probable genetic heterogeneity within mucopolysaccharidosis II. Report of a family with a mild form. Johns Hopk. med. J. 131, 425 – 435

Njå, A. 1946: A sex-linked type of gargoylism. Acta paediat. (Uppsala) 33, 267 – 286

Spranger, J., M. Cantz, J. Gehler, I. Liebaers, W. Theiss 1978: Mucopolysaccharidosis II (Hunter Disease) with corneal opacities. Report on two patients at the extremes of a wide clinical spectrum. Eur. J. Pediatr. 129, 11 – 16

Wiesmann, U. N., S. Rampini 1974: Mild form of the Hunter syndrome; identity of the biochemical defect with the severe type. Helv. paediat. Acta 29, 73 – 78

Morbus Sanfilippo (MPS III-A, III-B und III-C)

Farriaux, J. P., J. L. Dhondt, D. Blanckaert, G. Fontaine, M. Tondeur, Vamos, F. van Hoof, K. von Figura 1974: Etude comparative des aspects cliniques, radiologiques, biochimiques et génétiques de la maladie de Sanfilippo de type A et de type B. A propos de 6 observations. Helv. paediat. Acta 29, 349 – 370

Harris, R. C. 1961: Mucopolysaccharide disorder: a possible new genotype of Hurler's syndrome. Amer. J. Dis. Child. 102, 741 – 742

Langer, L. O. 1964: The radiographic manifestations of the HS-mucopolysaccharidosis of Sanfilippo. Ann. Radiol. 7, 315 – 325

Maroteaux, P., M. Lamy 1964: L'oligophrénie polydystrophique (Mucopolysaccharidose H.-S.). Presse méd. 72, 2991 – 2996

Rampini, S. 1969: Das Sanfilippo-Syndrom (polydyxstrophe Oligophrenie, HS-Mukopolysaccharidose). Bericht über 8 Fälle und Literaturübersicht. Helv. paediat. Acta 24, 55 – 91

Sanfilippo, S. J., R. Podosin, L. Langer, R. A. Good 1963: Mental retardation associated with acid mucopolysacchariduria (heparitin sulfate type). J. Pediat. 63, 837 – 838

Spranger, J., W. Teller, W. Kosenow, J. Murken, E. Eckert-Husemann 1967: Die HS-Mucopolysaccharidose von Sanfilippo (Polydystrophe Oligophrenie). Z. Kinderheilk. 101, 71 – 84

Morbus Morquio (MPS IV)

Blaw, M. E., L. O. Langer 1969: Spinal cord compression in Morquio-Brailsford's disease. J. Pediat. 74, 593 – 600

Brailsford, J. F. 1929: Chondro-osteo-dystrophy. Roentgenographic and clinical features of a child with dislocation of vertebrae. Amer. J. Surg. 7, 404 – 410

Brailsford, J. F. 1952: Chondro-osteo-dystrophy. J. Bone Jt. Surg. 34-B, 53 – 63

Langer, L. O., L. S. Carey 1966: The roentgenographic features of the KS mucopolysaccharidosis of Morquio (Morquio-Brailsford's disease). Amer. J. Roentgenol. 97, 1 – 20

Maroteaux, P., M. Lamy, M. Foucher 1963: La maladie de Morquio. Étude clinique, radiologique et biologique. Presse méd. 71, 2091 – 2094

Morquio, L. 1929: Sur une forme de dystrophie osseuse familiale. Bull. Soc. Pédiat. Paris 27, 145 – 152

Morquio, L. 1935: Sur une forme de dystrophie osseuse familiale. Arch. Méd. Enf. 38, 5 – 24

Rubin, P. 1964: Dynamic Classification of Bone Dysplasias. Year Book Medical Publishers, Chicago (S. 365 – 394)

Spranger, J. W. 1977: Beta galactosidase and the Morquio syndrome. Amer. J. Med. Genet. 1, 207 – 209

Spranger, J., W. Schuster 1969: Diagnose und Differentialdiagnose der Morquioschen Krankheit. Mschr. Kinderheilk. 117, 272 – 278

Morbus Maroteaux-Lamy (MPS VI-A und VI-B)

Di Ferrante, N., B. H. Hyman, W. Klish, P. V. Donnelly, B. L. Nichols, R. V. Dutton 1974: Mucopolysaccharidosis VI (Maroteaux-Lamy disease). Clinical and biochemical study of a mild variant case. Johns Hopk. med. J. 135, 42 – 54

Marie, J., B. Lévêque, J. P. Massin, F. Chapuis-Perrin 1961: Maladie de Hurler avec présence de granulations de Alder dans les leucocytes. Ann. Pédiat. 37, 495 – 503

Maroteaux, P., B. Lévêque, J. Marie, M. Lamy 1963: Une nouvelle dysostose avec élimination urinaire de chondroitine-sulfate B. Presse méd. 71, 1849 – 1852

Quigley, H. A., K. R. Kenyon 1974: Ultrastructural and histochemical studies of a newly recognized form of systemic mucopolysaccharidosis (Maroteaux-Lamy syndrome, mild phenotype). Amer. J. Ophthal. 77, 809 – 818

Rampini, S., P. Maroteaux 1966: Ein ungewöhnlicher Phänotyp des Hurler-Syndroms. Helv. paediat. Acta 21, 376 – 386

Spranger, J. W., F. Koch, V. A. McKusick, J. Natzschka, H.-R. Wiedemann, H. Zellweger 1970: Mucopolysaccharidosis VI (Maroteaux-Lamy's disease). Helv. paediat. Acta 25, 337 – 362

β-Glukuronidase-Mangel (MPS VII)

Beaudet, A. L., N. M. DiFerrante, B. Nichols, G. D. Ferry 1972: β-Glucuronidase deficiency: altered enzyme substrate recognition. Amer. J. hum. Genet. 24, 25 a

Beaudet, A. L., N. M. DiFerrante, G. D. Ferry, B. L. Nichols, C. E. Mullins 1975: Variation in the phenotypic expression of β-glucuronidase deficiency. J. Pediat. 86, 388 – 394

Danes, B. S., M. Degnan 1974: Different clinical biochemical phenotypes associated with β-glucuronidase deficiency. Birth Defects: Orig. art. ser. 10, 251

Gehler, J., M. Cantz, M. Tolksdorf, J. Spranger 1974: Mucopolysaccharidosis VII: β-Glucuronidase deficiency. Humangenetik 23, 149 – 158

Gitzelmann, R., U. N. Wiesmann, M. A. Spycher, N. Herschkowitz, A. Giedion 1978: Unusually mild course of β-glucuronidase deficiency in two brothers. Helv. paediat. Acta 33, 413 – 428

Pfeiffer, R. A., H. Kresse, N. Bäumer, E. Sattinger 1977: Beta-Glucuronidase deficiency in a girl with unusual clinical features. Europ. J. Pediat. 126, 155 – 161

Quinton, B. A., W. S. Sly, W. H. McAlister, D. L. Rimoin, C. W. Hall, E. F. Neufeld 1971: β-Glucuronidase deficiency: a new mucopolysaccharide storage disease. Society for Pediatric Research, Atlantic City, N. J. April/Mai 1971 (S. 198 Abst.)

Sly, W. S., B. A. Quinton, W. H. McAlister, D. L. Rimoin 1973: Beta glucuronidase deficiency: report of clinical, radiologic, and biochemical features of a new mucopolysaccharidosis. J. Pediat. 82, 249 – 257

b) Mukolipidosen

Von S. Rampini

Die Mukolipidosen (Übersichtsarbeiten: Spranger u. Wiedemann 1970; Spranger u. Mitarb. 1974) stellen eine Gruppe von autosomal-rezessiv vererbten Enzymdefekten dar (Tab. 17), bei welchen außer Mukopolysacchariden auch Sphingolipide und/oder Glykolipide in verschiedenen viszeralen Organen gespeichert werden. Sphingolipide oder Glykolipide werden auch im Nervensystem angehäuft. Die Mukolipidosen und die Mukopolysaccharidosen werden heute unter dem Oberbegriff *Heteroglykanosen* zusammengefaßt, d. h. Störungen im lysosomalen Abbau der Heteroglykane (komplexer Kohlenhydrate).

Klinisch sind die Mukolipidosen vor allem durch das Zusammentreffen einiger Symptome der Mukopolysaccharidosen mit anderen der Sphingolipidosen charakterisiert (Tab. 18). Fast bei allen Formen finden sich Vakuolen in den Lymphozyten des peripheren Blutes und/oder Speicherzellen im Knochenmark; Einschlüsse in den Lymphozyten oder Granulozyten werden nur bei einzelnen Krankheiten beobachtet. Die Harnausscheidung der Mukopolysaccharide ist normal außer bei dem multiplen Sulfatasemangel.

Die röntgenologische Untersuchung zeigt vielfach die charakteristischen Befunde der Dysostosis multiplex (vgl. Mukopolysaccharidosen); ihre Ausprägung ist aber bei den einzelnen Leiden sehr verschieden (Tab. 18). Bei einigen Krankheiten dieser Gruppe finden sich radiologische Veränderungen, die an eine spondyloepiphysäre Dysplasie erinnern.

Mukolipidose I
(Sialidose – Neuraminidase-Mangel)

Klinik. Der Enzymdefekt dieser seltenen Erkrankung (Spranger u. Mitarb. 1968; Berard u. Mitarb. 1968; Loeb u. Mitarb. 1969; Durand u. Mitarb. 1977) konnte vor kurzem abgeklärt werden (Strecker u. Mitarb. 1976, 1977; Cantz u. Mitarb. 1977).

Bei den Patienten macht sich gegen Ende des ersten Lebensjahres eine Verlangsamung der psychomotorischen Entwicklung bemerkbar. Im Kleinkindesalter Auftreten von leichteren gargoylartigen Veränderungen der Gesichtszüge und von mäßigen Gelenkskontrakturen. Hepatosple-

Tabelle 17 Mukolipidosen. Einteilung und Enzymdefekte

Mukolipidose	Synonyma	Enzymdefekt
Mukolipidose I	Sialidose Neuraminidase-Mangel Lipomukopolysaccharidose	α-N-Acetylneuraminidase
Mukolipidose II	I-cell disease	multiple lysosomale Enzyme (Transportdefekt?)
Mukolipidose III	Hurler-Pseudopolydystrophie	multiple lysosomale Enzyme (Transportdefekt?)
Mukolipidose IV		?
β-Galaktosidase-Defekt Typ I	GM_1-Gangliosidase Typ I infantile GM_1-Gangliosidose neuroviszerale Lipidose	β-D-Galaktosidase (bes. Isoenzyme)
β-Galaktosidase-Defekt Typ II	GM_1-Gangliosidase Typ II juvenile GM_1-Gangliosidose	β-D-Galaktosidase (bes. Isoenzyme)
β-Galaktosidase-Defekt Typ III		β-D-Galaktosidase (bes. Isoenzyme)
Fukosidose		α-L-Fukosidase
Mannosidose		α-D-Mannosidase
Mukosulfatidose	Multipler Sulfatase-Mangel juvenile Sulfatidose Typ Austin	Arylsulfatase A, B, C und andere Sulfatasen

Tabelle 18 Mukolipidosen. Klinische Symptome; Dysostosis multiplex

Mukolipidose	Beginn; Progredienz	Veränderungen der Physiognomie*	Besondere Symptome	Geistige Entwicklung	Exitus	„Dysostosis multiplex"
Mukolipidose I Frühform	Kleinkind; langsam	mäßig	Hypotonie, Ataxie, Myoklonien, kirschroter Fleck, evtl. feine KT **	mittelschwere Oligophrenie	unter 20 J.	leicht/mittel
Spätform	Schulalter?; sehr langsam	keine/ kaum	Linsentrübungen, evtl. leichte neurologische Befunde	normal	Erwachsene beschrieben	mild/keine
Mukolipidose II	1. Monat; rasch	schwer (Säugling)	Hepatomegalie, Kontrakturen, oft KT **	progrediente Demenz	2 – 8 J.	schwer (Säugling)
Mukolipidose III	Kleinkind; im allgemeinen langsam	keine/ leicht	Skelettdeformitäten, Kleinwuchs, leichte KT **	normal/ leichte Oligophrenie	Erwachsene beschrieben	besondere Skelettdysplasie
Mukolipidose IV	Säugling; rasch	kaum	frühzeitige KT **	schwere Oligophrenie	?	keine
β-Galaktosidase-Defekt Typ I	1. Monat; rasch	schwer (Säugling)	neurologischer Verfall, Blindheit, oft kirschroter Fleck	progrediente Demenz	2 – 3 J.	schwer (Säugling)
β-Galaktosidase-Defekt Typ II	2. J.; ziemlich rasch	keine/ minim.	neurologischer Verfall bis zur Dezerebration	progrediente Demenz	8 – 10 J.	minim.
β-Galaktosidase-Defekt Typ III	4 – 8 J.; langsam	keine/ minim.	oft disproportionierter Kleinwuchs	normal/ langsam progrediente Oligophrenie	Erwachsene beschrieben	spondyloepiphysäre Dysplasie
Fukosidose Typ I	Ende 1. J.; rasch	minim.	progrediente Dezerebration	progrediente Demenz	unter 10 J.	minim.
Fukosidose Typ II	Kleinkind; langsam	mäßig/ deutlich	Angiokeratoma corporis, Kleinwuchs; Skelettanomalien, Spastik	progrediente Oligophrenie	Erwachsene beschrieben	spondyloepiphysäre Dysplasie
Mannosidose	1 – 2 J.; langsam	im allgemeinen leicht	somatische Symptome leicht	zunehmende Oligophrenie	Erwachsene beschrieben	mittel (unterschiedlich)
Mukosulfatidose	Ende 1. J.; ziemlich rasch	leicht	neurologischer Verfall, Blindheit, Ichthyosis	fortschreitende Demenz	4 – 12 J.	leicht

* im allgemeinen von Hurler-Typ (gargoylartige Gesichtszüge); ** Korneatrübungen

Abb. 169 Mukolipidose I. Knabe, 6 J. Verminderte Pneumatisation, im übrigen keine wesentlichen Veränderungen. (Die Abb. 169–172, 181–184 und 192–194 verdanke ich Dr. P. MAROTEAUX, Hôpital des enfants malades, Paris.)

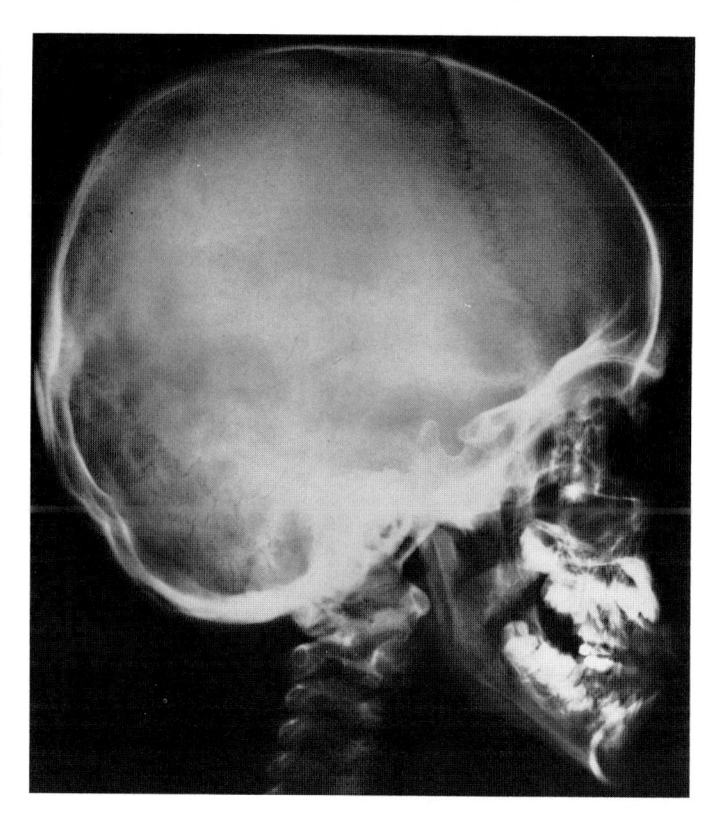

nomegalie und Hernien sind häufig. Im Schulalter leichte Verzögerung des Wachstums und in der Regel langsam progrediente neurologische Veränderungen mit Muskelhypotonie, Ataxie, später Spastizität, Myoklonien, Krämpfen und oft kirschrotem Makulafleck. Manchmal leichtere Korneatrübungen. Es entsteht eine mittelschwere Oligophrenie.

DURAND u. Mitarb. beschrieben 1977 zwei ältere Patienten (13 8/12 bzw. 22 Jahre) mit einem milderen klinischen Bild: unauffälliger Körperbau, Wachstum und Intelligenz normal; Verminderung des Sehvermögens, Grün- oder Rot-grün-Blindheit, kirschroter Makulafleck, punktförmige Linsentrübungen, inkonstante geringgradige neurologische Befunde (Feinmotorikstörungen, Hyperreflexie, Vertigo) und bei einem Fall leichte Hepatomegalie.

Röntgen. Das radiologische Bild entspricht demjenigen einer milden Form von Dysostosis multiplex. Während der ersten Lebensjahre findet man nur minime Veränderungen. Später erscheint die *Schädelkalotte* etwas dick, die Pneumatisation ist vermindert (Abb. 169) und die Impressiones digitatae sind gelegentlich verstärkt. Die *Wirbelkörper* (Abb. 170) können leicht ovoid und Th 12 – L 1 etwas hypoplastisch werden, mit inkonstanter angedeuteter hakenartiger Deformierung.

Die *Darmbeinschaufeln* sind etwas ausladend, das Azetabulum leicht hypoplastisch mit vergrößertem Winkel und die Femurköpfe klein (Abb. 171). Gelegentlich Coxa valga. Die *Metakarpalia* (Abb. 172) sind etwas plump und manchmal proximal zugespitzt. Ihre Knochentrabekulierung ist grob. Beim älteren Patienten von DURAND u. Mitarb. (1977) fanden sich keine radiologischen Veränderungen.

Mukolipidose II (I-cell disease)

Klinik. Die Mukolipidose II wurde 1967 von LEROY u. DE MARS erkannt und später mehrfach beschrieben (MAROTEAUX u. Mitarb. 1970; LEROY u. Mitarb. 1971; TONDEUR u. Mitarb. 1971; TABER u. Mitarb. 1973; GILBERT u. Mitarb. 1973; JOANNARD u. Mitarb. 1974; RAPOLA u. Mitarb. 1974; WIESMANN u. Mitarb. 1974; PATRIQUIN u. Mitarb. 1977; REITHER u. Mitarb. 1977). Biochemisch ist sie durch eine starke Verminderung zahlreicher lysosomaler Enzyme in den Fibroblasten und deren Erhöhung in den extrazellulären Flüssigkeiten charakterisiert (LIGHTBODY u. Mit-

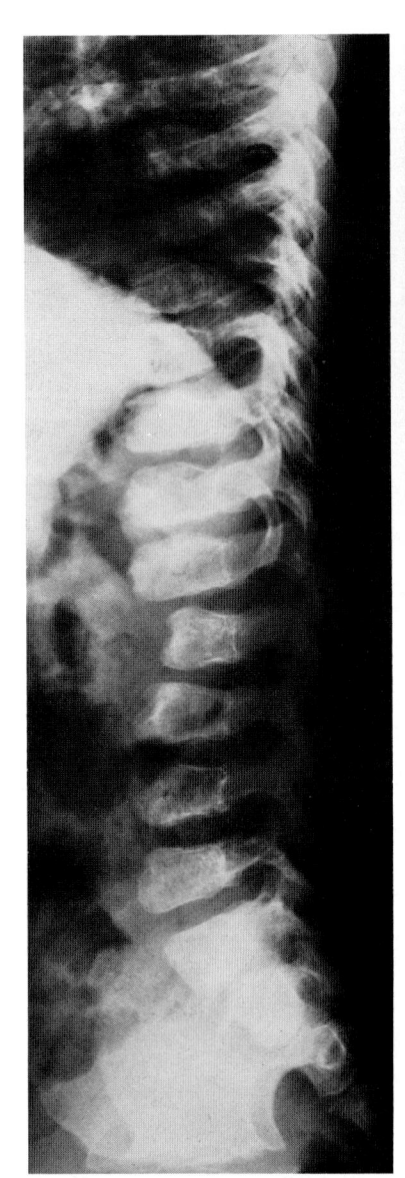

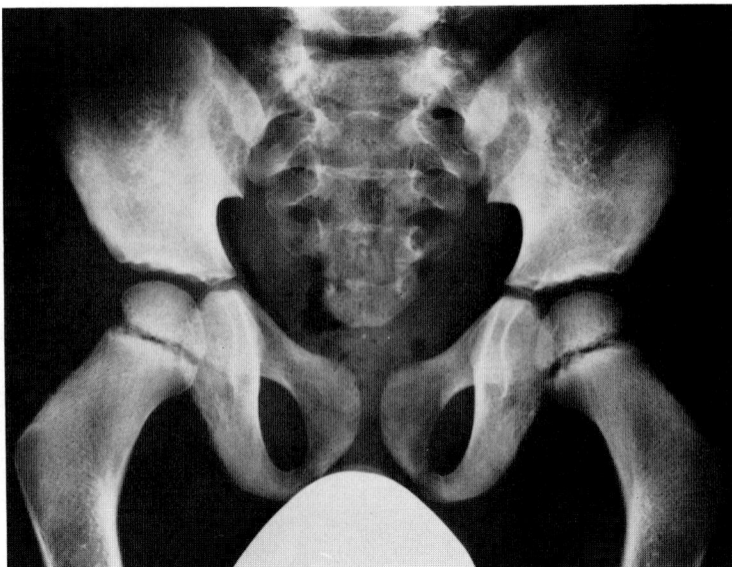

234 Skelettmanifestationen von Stoffwechselerkrankungen

Abb. 171 Mukolipidose I. Knabe, 6 J. Am Becken finden sich nur geringgradige Veränderungen.

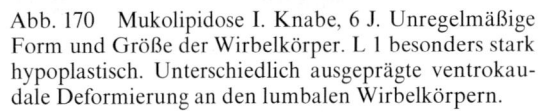

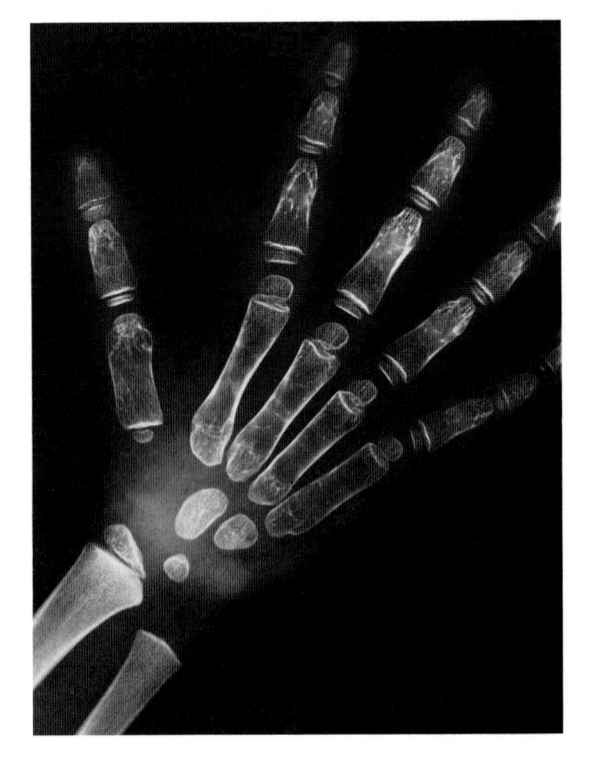

Abb. 170 Mukolipidose I. Knabe, 6 J. Unregelmäßige Form und Größe der Wirbelkörper. L 1 besonders stark hypoplastisch. Unterschiedlich ausgeprägte ventrokaudale Deformierung an den lumbalen Wirbelkörpern.

Abb. 172 Mukolipidose I. Knabe, 6 J. Weitmaschige Spongiosastruktur, Osteoporose, dünne Kortikalis.

arb. 1971; WIESMANN u. Mitarb. 1971, 1974; GILBERT u. Mitarb. 1973; STRECKER u. Mitarb. 1977). Bei den meisten Patienten fallen schon während der ersten Lebenswochen grobe Gesichtszüge und manchmal Hüftgelenksluxationen, Leistenhernien, Thoraxdeformitäten und Muskelhypotonie auf. Im Laufe der ersten zwei Lebensjahre entwickeln sich progrediente gargoylartige Gesichtsveränderungen mit starker Hyperplasie der Gingiven und der Zunge, und die psychomotorische und körperliche Entwicklung verzögern sich allmählich. Ungewöhnlich dicke Haut, zunehmende Gelenkskontrakturen, manchmal Kyphoskoliose, Hepatomegalie (gelegentlich Splenomegalie) und oft Korneatrübungen vervollkommnen das klinische Bild. Herzgeräusche werden in vielen Berichten erwähnt. Die Kinder lernen selten Gehen und Sprechen. In vielen Fällen rezidivierende Infekte der Atemwege. Exitus mit 2–8 Jahren, meistens wegen kardiorespiratorischer Insuffizienz.

In einigen Fällen treten die somatischen und röntgenologischen Veränderungen später auf und sind weniger schwer; es wurde deswegen eine Heterogenität dieses Leidens (maligne infantile und benigne juvenile Form) angenommen (GILBERT u. Mitarb. 1973). GLASER u. Mitarb. (1974) beschrieben einen 8jährigen Patienten mit dem klinischen Bild einer Mukolipidose III und den biochemischen Befunden einer Mukolipidose II.

Röntgen. Die röntgenologischen Aspekte der Mukolipidose II wurden besonders in einigen Arbeiten berücksichtigt (TABER u. Mitarb. 1973; PATRIQUIN u. Mitarb. 1977; REITHER u. Mitarb. 1977). Während der *ersten Lebensmonate* finden sich radiologische Veränderungen, die denjenigen des β-Galaktosidase-Defektes Typ I ähnlich sind. Im Vordergrund stehen eine starke periostale Knochenneubildung mit Doppelkonturen an den langen Röhrenknochen (Abb. 173–175) (vor allem Humerus und Femur), gleichzeitig aber auch Zeichen von subperiostaler Knochenresorption, Erosionen der Kortikalis, sowie metaphysäre Verdichtungs- und Aufhellungsbänder. Deutliche Veränderungen werden auch am Handskelett beobachtet (Abb. 176). Die Spongiosa ist grobmaschig und die Metaphysen sind manchmal aufgetrieben und gebechert. Charakteristisch sind ferner eine starke generalisierte Osteoporose und das Fehlen der Lamina dura. Diese Veränderungen erinnern vor allem an einen Hyperparathyreoidismus, aber auch an eine Osteomyelitis (vor allem Lues congenita), oder an Skorbut und multiple Knochentraumata (PATRIQUIN u. Mitarb. 1977).

Abb. 173 Mukolipidose II (I-cell disease). Knabe, 3½ Wochen. Röhrenknochen plump. Deutliche Arrosionen der Kortikalis, die in einzelnen Abschnitten kaum erkennbar ist; z. T. periostale Auflagerungen. Metaphysen besonders stark befallen.

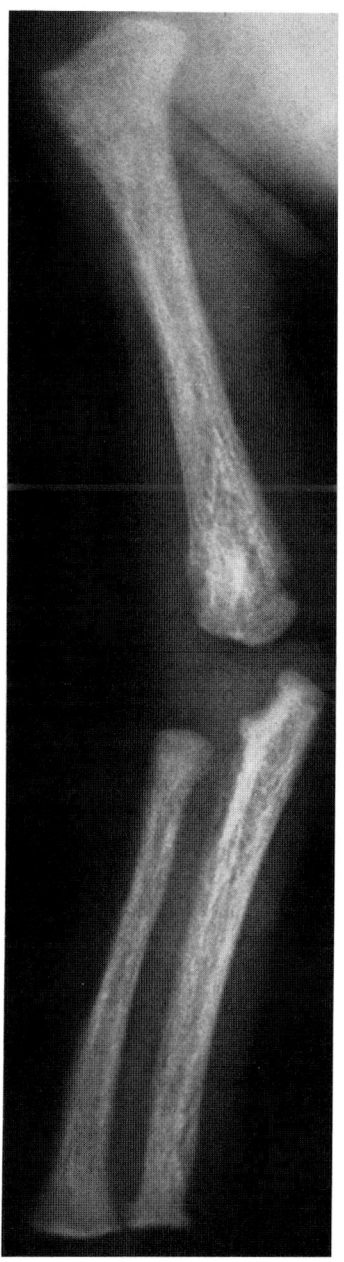

Später entwickeln sich im allgemeinen eindeutige Veränderungen vom Typ der Dysostosis multiplex. Der *Schädel* ist, im Gegensatz zur MPS I, fast immer brachyzephal; gelegentlich frühzeitige Synostose der Koronar- und Sagittalnaht. Die Kalotte ist manchmal dick und die Sella normal, selten etwas ausgeweitet. Rippen leicht ruderblattförmig und Skapulae hypoplastisch. Die *Wirbelkörper* (Abb. 177) sind in ihrem a.-p. Durchmesser verkürzt und etwas rundlich, ovoid

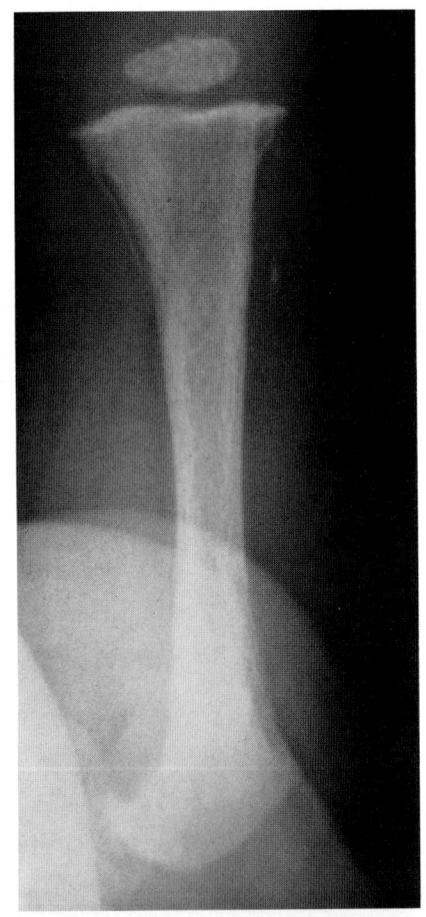

236 Skelettmanifestationen von Stoffwechselerkrankungen

Abb. 174

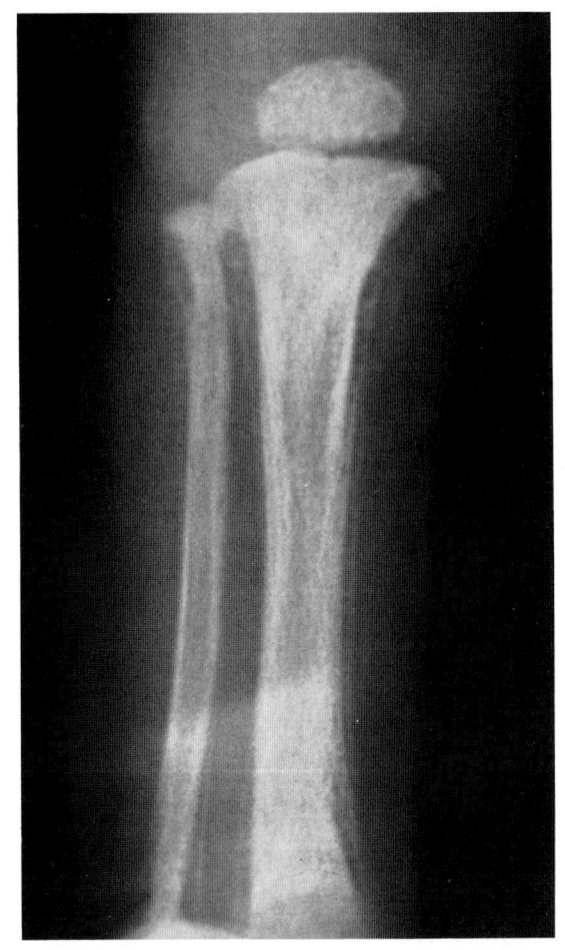

Abb. 175

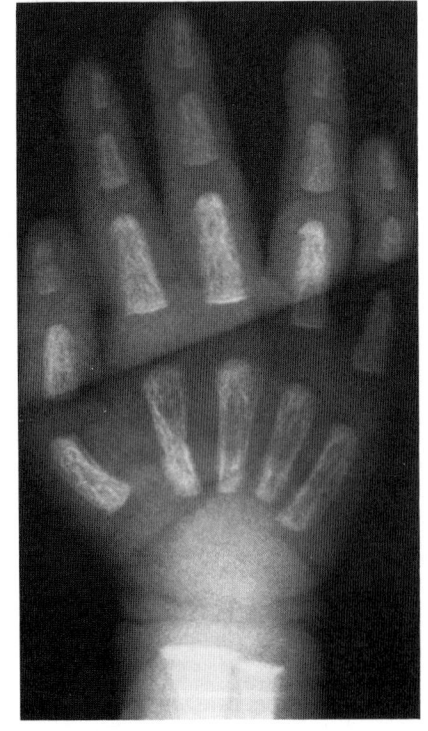

Abb. 176

Abb. 174 Mukolipidose II (I-cell disease). Knabe, 6½ Wochen. Beachte vor allem die Doppelkonturen am distalen Ende des Femurs.

Abb. 175 Mukolipidose II (I-cell disease). Knabe, 6½ Wochen. Plumpe Röhrenknochen mit Doppelkonturen und z. T. Arrosionen der Kortikalis.

Abb. 176 Mukolipidose II (I-cell disease). Knabe, 3½ Wochen. Metakarpalia und Phalangen schon plump. Grobmaschige Knochenstruktur. Kortikalis unregelmäßig abgegrenzt und an den Phalangen kaum erkennbar. Arrosionen und z. T. Knochenneubildung.

oder dorsal leicht birnenförmig abgeflacht. Eine hakenförmige Deformierung von Th 12 – L 1 ist häufig anzutreffen. Am *Becken* (Abb. 178) finden sich niedrige, ausladende Alae und eine supraazetabuläre Verengung. Das Azetabulum ist hypoplastisch (manchmal Hüftluxation und Pseudoazetabulum), der Azetabulumwinkel flach und die Ossa ischii und pubis elongiert.

Dank einer weitgehenden Integrierung der früheren periostalen Auflagerungen erscheinen die *langen Röhrenknochen* (Abb. 178 u. 179) kurz und plump, und sie weisen eine dichtere Spongiosastruktur auf. Die distalen Enden des Radius und der Ulna sind oft abgeschrägt. Die *Metakarpalia* (Abb. 180) sind grob, proximal zugespitzt und zeigen eine grobe Trabekulierung. Die *Karpalia* sind klein und unregelmäßig. Die Veränderungen an den unteren Extremitäten sind ähnlich, aber meistens leichteren Grades.

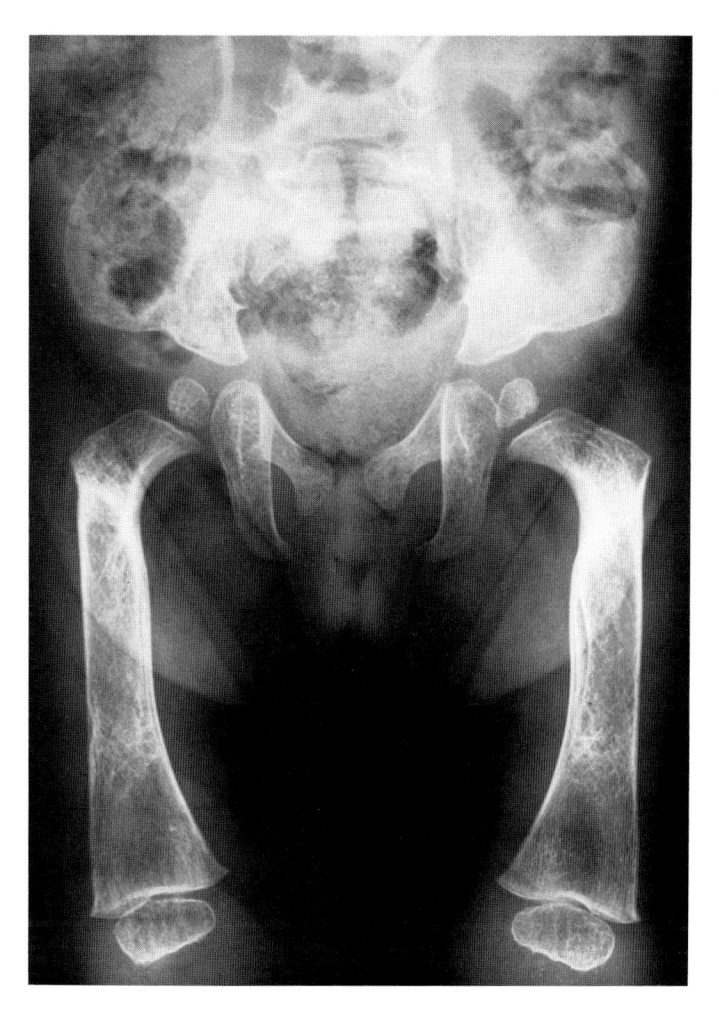

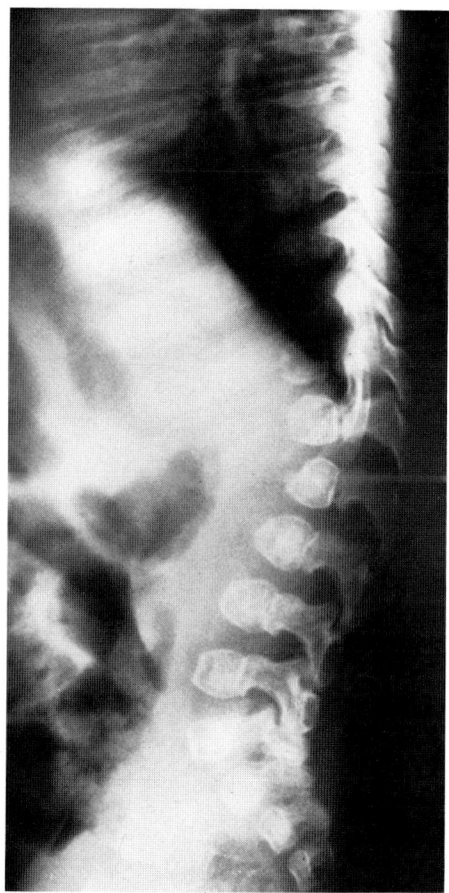

Abb. 177 Mukolipidose II (I-cell disease). Mädchen, 1½ J. Z. T. ovoide Wirbelkörper; deutliche Angelhakendeformierung L 2. Dorsolumbale Kyphose. Breite Rippen. (Die Abb. 177–180 und 188–191 verdanke ich Prof. P. DURAND und Prof. A. PELIZZA, Istituto G. Gaslini, Genua.)

Abb. 178 Mukolipidose II (I-cell disease). Mädchen, 1½ J. Ausladende, fast quadratische Alae; Azetabulum stark abgeflacht. Auffallend plumpe Femura.

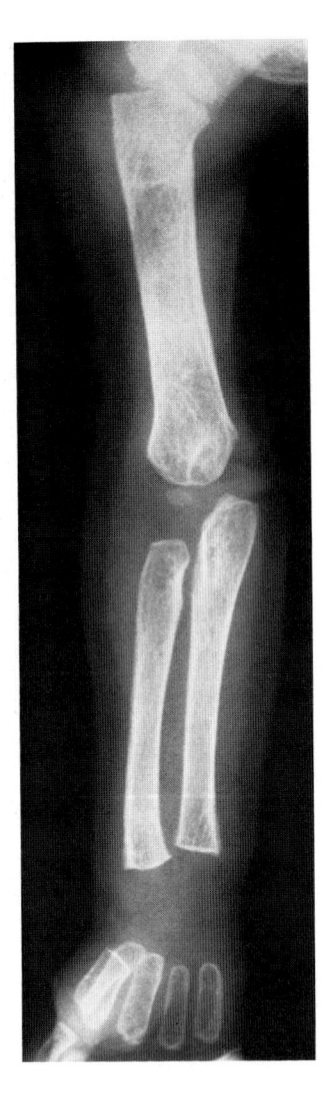

Abb. 179 Mukolipidose II (I-cell disease). Mädchen, 1½ J. Die langen Röhrenknochen der oberen Extremität sind grob modelliert. Unregelmäßige Knochenstruktur.

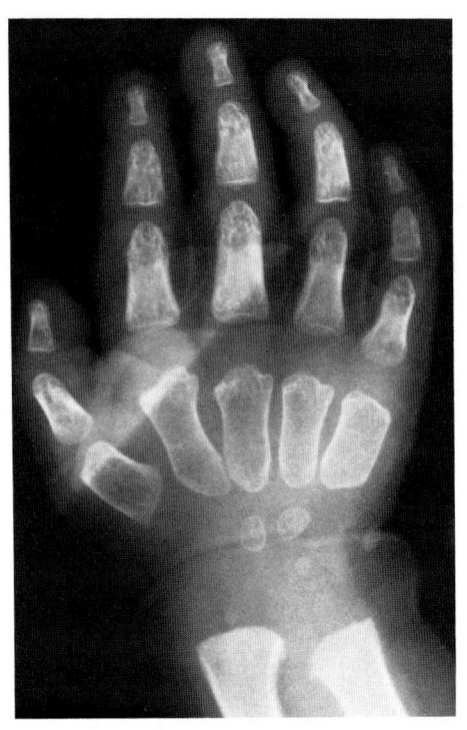

Abb. 180 Mukolipidose II (I-cell disease). Mädchen, 1½ J. Kurze, plumpe Metakarpalia und Phalangen; dünne Kortikalis. Osteoporose.

Mukolipidose III
(Hurler-Pseudopolydystrophie)

Klinik. In der Literatur finden sich mehrere klinische und röntgenologische Berichte über die ursprünglich als Hurler-Pseudopolydystrophie (MAROTEAUX u. LAMY 1966) beschriebene Mukolipidose III (McKUSICK u. Mitarb. 1965; STEINBACH u. Mitarb. 1968; KOZLOWSKI u. RYBAK 1971; MELHEM u. Mitarb. 1973; AVIAD u. Mitarb. 1974; KELLY u. Mitarb. 1975).
Die ersten Symptome – Gelenkskontrakturen – treten im Kleinkindesalter auf; die Kontrakturen sind nur mäßig an den großen Gelenken und stärker an den Fingern, die aber schlank bleiben. Die Gesichtszüge sind normal oder etwas grob, aber nur vage gargoylartig. Oft mäßige Protrusion der unteren Gesichtshälfte. Mit zunehmendem Alter deutlicher werdender Wirbelsäulenkleinwuchs, häufig Skoliose oder Kyphoskoliose und auffallend kurzer Hals. Feine Korneatrübungen sind konstant; oft Aorten- oder Mitralvitium, gelegentlich mäßige Konduktionsschwerhörigkeit, Hernien und Hepatomegalie; eine Splenomegalie ist selten. Der Aspekt der Patienten erinnert etwas an den Morbus Morquio.
Die geistige Entwicklung ist normal im Kleinkindesalter, vielfach manifestiert sich aber später ein leichter bis mäßiger Intelligenzdefekt. Vereinzelte erwachsene Patienten mit normaler (AVIAD u. Mitarb. 1974) oder herabgesetzter Intelligenz (KELLY u. Mitarb. 1975) wurden auch beschrieben.
Röntgen. Ziemlich charakteristisch ist eine starke Variabilität der röntgenologischen Befunde, die oft auch bei befallenen Geschwistern angetroffen

wird (MELHEM u. Mitarb. 1973). Zum Teil ist aber diese Variabilität durch die Progredienz der Läsionen bedingt. Die radiologischen Befunde erinnern einerseits an den Morbus Morquio, andererseits an die polyepiphysären Dysplasien (MAROTEAUX u. LAMY 1966).

Der *Schädel* zeigt meist eine normale Größe und Konfiguration (selten Makro- und Dolichozephalie); trotzdem oft teilweise oder vollkommene frühzeitige Synostose der Koronar- und Sagittalnaht. Kalotte eher dünn und Sella meist unauffällig (selten J-förmig). Der Condylus mandibulae kann abgeflacht oder konkav sein, die Klavikulae etwas kurz und plump und die distalen Abschnitte der Rippen leicht verbreitert.

Die *Wirbelkörper* (Abb. 181) zeigen oft eine leicht verminderte Höhe und sind grob ovoid mit unregelmäßigen Abschlußplatten; manchmal Hypo-

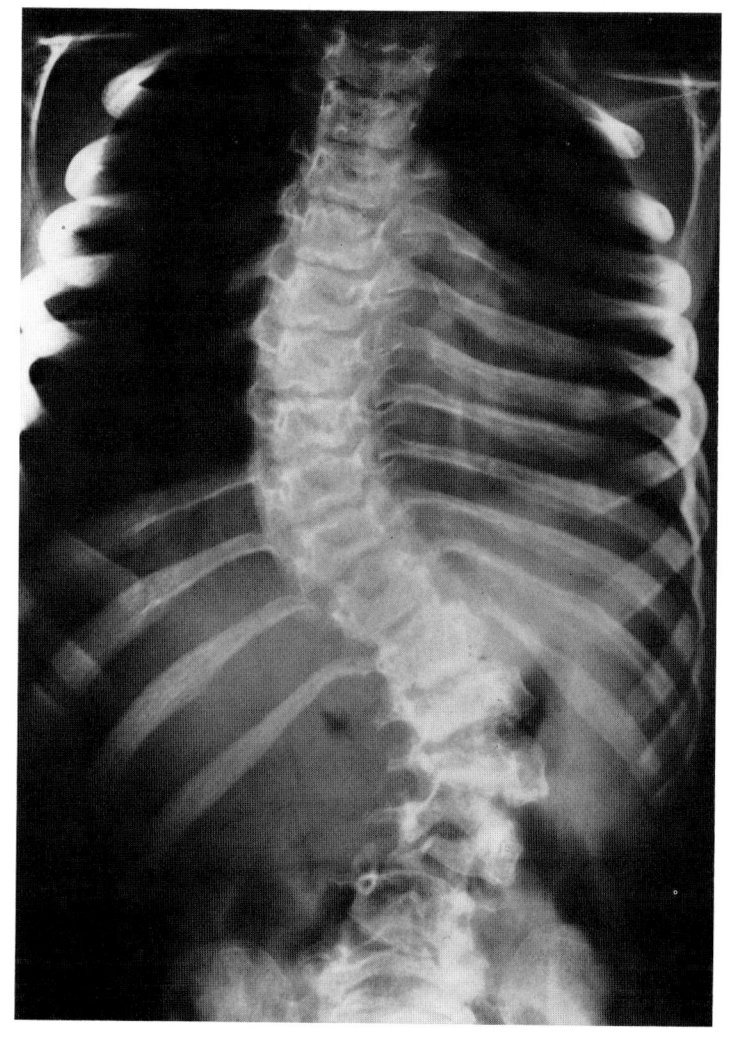

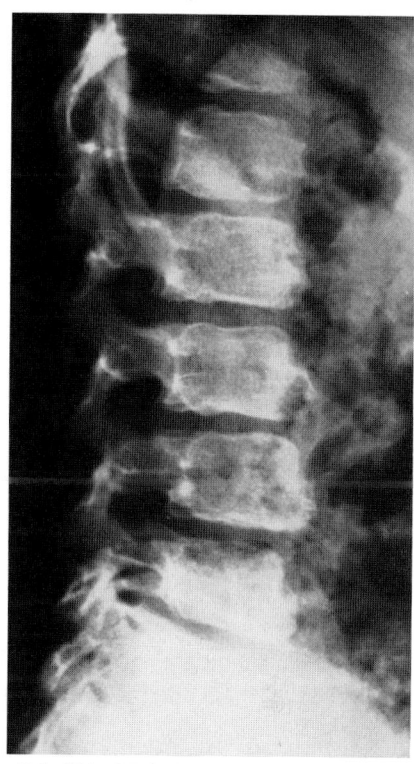

Abb. 181 Mukolipidose III. Knabe, 7 J. Wirbelkörper mit unregelmäßigen Abschlußplatten und z. T. mit ventrokaudalem Vorsprung.

Abb. 182 Mukolipidose III. Mädchen, 9 J. Schwere thorakolumbale Skoliose mit ausgeprägten Veränderungen der Wirbelkörper.

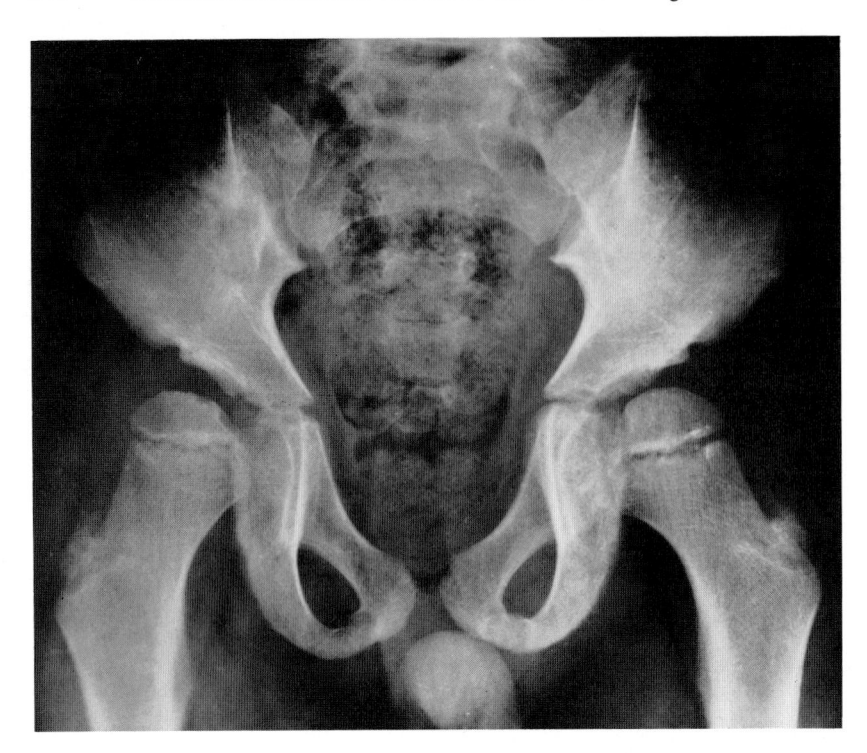

Abb. 183 Mukolipidose III. Knabe, 7 J. Schmales Korpus, schlecht abgegrenztes Azetabulum, Coxa valga. Femurkopf rechts klein und medial abgeflacht.

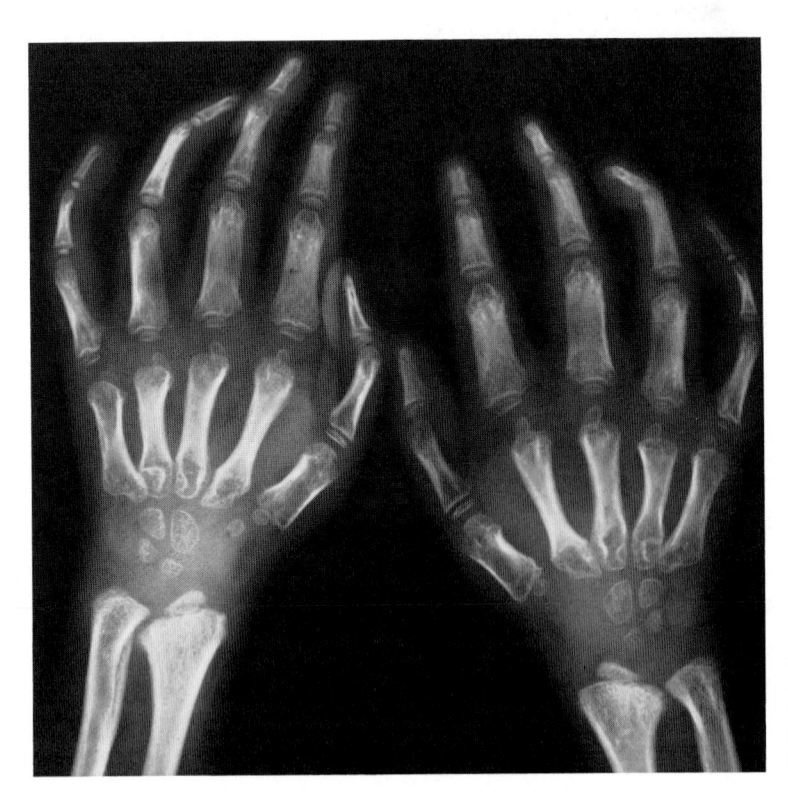

Abb. 184 Mukolipidose III. Mädchen, 9 J. Metakarpalia verkürzt mit proximaler Zuspitzung; normale diaphysäre Verschmälerung. Mäßige Fingerkontrakturen.

plasie der hinteren Abschnitte thorakal und der vorderen Anteile lumbal, oder angedeutete ventrale Hakenbildung. Skoliose (Abb. 182), dorsolumbale Kyphose mit einem hypoplastischen, dorsal verschobenen Wirbelkörper, Verkalkungen einzelner Zwischenwirbelscheiben, leichte Hypoplasie des Dens epistrophei und Spondylolisthesis L 5 sind inkonstante Befunde.

Das *Becken* (Abb. 183) erinnert oft an den Morbus Morquio: niedrige und ausladende Alae, enges Korpus, hypoplastisches Os ischii, breites Azetabulum, bisweilen mit Subluxation des häufig versplitterten Kopfes, Coxa valga. Die *langen Röhrenknochen* sind nur etwas kurz und plump, der Radius manchmal etwas gebogen, die distalen Enden der Vorderarmknochen leicht abgeschrägt, die Metaphysen etwas breit und unregelmäßig (gelegentlich Aufhellungsbänder) und die Epiphysen klein und flach. Die *Metakarpalia* (Abb. 184) sind manchmal verkürzt und ihr proximales Ende leicht zugespitzt; die mittlere diaphysäre Verschmälerung bleibt aber erhalten. Phalangen weniger verändert. Die Karpalia können spät auftreten und sind klein. Knochenalter häufig verzögert.

Bei den zwei von AVIAD u. Mitarb. (1974) beschriebenen Erwachsenen fanden sich insgesamt ähnliche Veränderungen wie bei den jüngeren Patienten. Von besonderem Interesse sind folgende Befunde: Progenie, z. T. Fehlen der Lamina dura, vollkommenes Schwinden des Dens epistrophei (mit Subluxation des Atlas in einem Fall), unregelmäßige Abschlußplatten der Wirbelkörper, zystische Aufhellungen an verschiedenen Knochen und fehlende Verschmelzung des Processus styloides mit der Radiusdiaphyse.

Mukolipidose IV

Die Mukolipidose IV wurde in den letzten Jahren beschrieben (BERMAN u. Mitarb. 1974; KOHN u. Mitarb. 1977). Charakteristisch ist das frühzeitige Auftreten von Korneatrübungen, die schon mit 6 Wochen – 4 Monaten ausgeprägt sind. In der 2. Hälfte des 1. Lebensjahres manifestiert sich ein immer deutlicher werdender psychomotorischer Entwicklungsrückstand. Die Gesichtszüge sind höchstens etwas grob aber nicht gargoylartig; abnorme Befunde an den inneren Organen wurden nicht beobachtet.

Röntgenologische Veränderungen wurden bis zum Alter von 3 Jahren (beim ältesten der fünf bis jetzt veröffentlichten Fälle) nicht festgestellt.

β-Galaktosidase-Defekt Typ I (GM$_1$-Gangliosidose Typ I)

Klinik. Die ersten Symptome des β-Galaktosidase-Defektes Typ I (LANDING u. Mitarb. 1964; SERINGE u. Mitarb. 1968; O'BRIEN 1969; HUBAIN u. Mitarb. 1969) manifestieren sich schon bei oder kurz nach der Geburt. Die Patienten weisen frühzeitig Ernährungsschwierigkeiten und eine starke Verzögerung des Wachstums und der psychomotorischen Entwicklung auf. Zunehmende, meist gargoylartige Vergröberung der Gesichtszüge, kurze und plumpe Hände, dorsolumbale Kyphose oder Kyphoskoliose, Gelenkskontrakturen und Hepatosplenomegalie charakterisieren das klinische Bild. Ein kirschroter Makulafleck findet sich bei ca. 50% der Patienten; Korneatrübungen sind selten.

Ein rascher neurologischer und psychischer Abbau mit Verlust der Umweltbeziehungen, Schluckstörungen, Krämpfen, Blindheit und Taubheit tritt nach dem ersten Lebensjahr auf. Exitus meistens mit ca. 2 Jahren.

Röntgen. Die radiologischen Befunde sind in ihrem Schweregrad recht unterschiedlich und schwanken von leichten Veränderungen bis zum klassischen Bild der Dysostosis multiplex.

Bei *jüngeren Säuglingen* finden sich Veränderungen, die denjenigen der Mukolipidose II sehr ähnlich sind. Im Vordergrund steht meistens eine periostale Knochenneubildung mit Doppelkonturen an den langen Röhrenknochen und an den Rippen. Zusammen mit queren metaphysären Aufhellungsbändern und Osteoporose erinnern diese Befunde an die Lues congenita. Durch Erweiterung der Markräume wird die Kortikalis dünn.

Im Laufe der Monate entsteht dann ein röntgenologisches Bild vom typischen Hurler-Typ. Der *Schädel* ist insgesamt wenig verändert; die Sella kann etwas elongiert sein. Die Rippen sind ruderblattförmig. Die zunächst häufig unauffälligen *Wirbelkörper* werden ovoid; oft hakenförmige Deformierung von L 1 – L 2 sowie lumbale Kyphose (Abb. 185). Am *Becken* ausladende Alae, häufig supraazetabuläre Verengung und Coxa valga (Abb. 186). Die *langen Röhrenknochen* sind etwas plump, die distalen Enden des Radius und der Ulna oft einander zugewendet, und die *Metakarpalia* verkürzt und breit. Manchmal sind aber die Veränderungen am Handskelett geringgradig (Abb. 187). Die Befunde an den langen Röhrenknochen können sich mit der Zeit etwas zurückbilden.

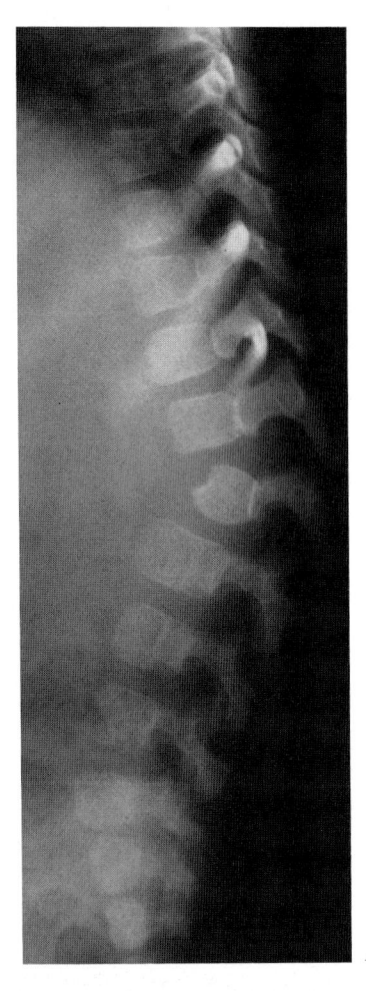

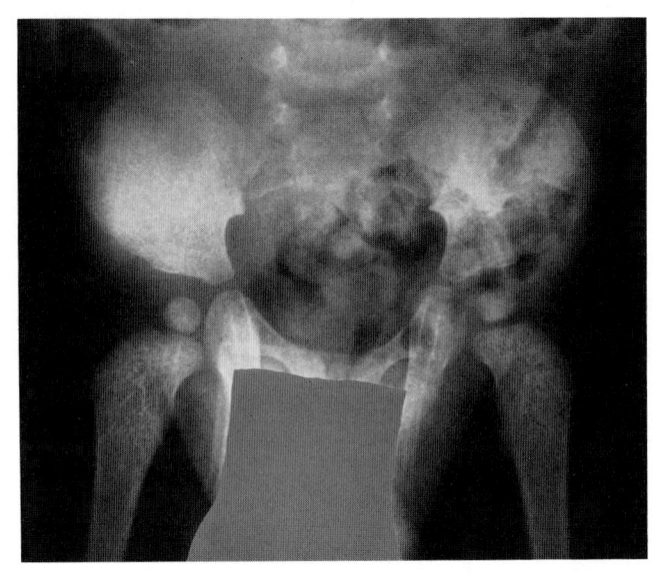

Abb. 185 β-Galaktosidase-Defekt Typ I (GM$_1$-Gangliosidose Typ I). Knabe, 11 Monate. Die Wirbelsäulenveränderungen entsprechen denjenigen eines Morbus Hurler in fortgeschrittenem Stadium.

Abb. 186 β-Galaktosidase-Defekt Typ I (GM$_1$-Gangliosidose Typ I). Knabe, 11 Monate. Ausladende Alae, verkürztes Korpus des Os ilium, flaches Azetabulum, Coxa valga.

Abb. 187 β-Galaktosidase-Defekt Typ I (GM$_1$-Gangliosidose Typ I). Knabe, 11 Monate. Generalisierte Osteoporose, sehr dünne Kortikalis. Nur angedeutete Umformung der Metakarpalia.

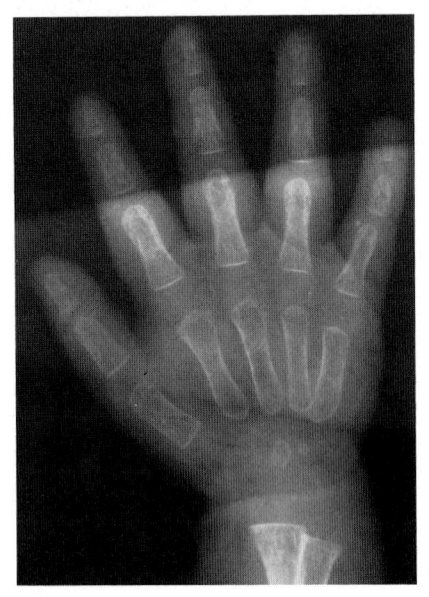

β-Galaktosidase-Defekt Typ II und III (GM$_1$-Gangliosidose Typ II; andere β-Galaktosidase-Defekte)

Klinik. Der β-Galaktosidase-Defekt Typ II (GONATAS u. GONATAS 1965; SUZUKI u. Mitarb. 1969; WOLFE u. Mitarb. 1970; CALLAHAN u. Mitarb. 1970) manifestiert sich meistens im Laufe des zweiten Lebensjahres mit dem Bild eines langsam progredienten neurologischen und psychischen Abbaues (Muskelhypotonie, Ataxie, später spastische Tetraplegie, Krämpfe, Dezerebration, gelegentlich Blindheit; Tod zwischen 8 und 10 Jahren). Physiognomie, innere Organe und Gelenke unauffällig oder nur geringgradig befallen; keine Korneatrübungen.

Die β-Galaktosidase hat mehrere Isoenzyme und verschiedene Substrate. Neuerdings wurden erwachsene Patienten beschrieben, bei welchen einzelne Teilaktivitäten dieses Enzyms mangelhaft waren (β-Galaktosidase-Defekt Typ III) (O'BRIEN u. Mitarb. 1976; O'BRIEN u. NORDEN 1977). Bei diesen Patienten treten die ersten Symptome mit 4–8 Jahren auf und das klinische Bild ist sehr unterschiedlich. So steht bei einigen Fällen ein dysproportionierter Kleinwuchs im Vordergrund, während andere normal groß sind; neurologische Ausfälle sind inkonstant und die Intelligenz kann normal aber auch stark vermindert sein.

Röntgen. Bei mehreren Patienten finden sich milde Veränderungen vom Typ der Dysostosis multiplex, die viel geringgradiger sind als beim β-Galaktosidase-Defekt Typ I. Vor allem werden ein leichterer ventrokranialer Defekt von L 1, hypoplastische Alae ossis ilium und eine diffuse Osteoporose erwähnt.

Bei einzelnen Patienten mit anderen β-Galaktosidase-Defekten findet sich manchmal das Bild einer besonderen spondyloepiphysären Dysplasie (O'BRIEN u. Mitarb. 1976).

Fukosidose (Typ I und II)

Klinik. Die erstmals von DURAND u. Mitarb. (1967 u. 1969) und später von anderen Autoren (LOEB u. Mitarb. 1969; BORRONE u. Mitarb. 1974; BERATIS u. Mitarb. 1975) beschriebene Krankheit weist eine deutliche klinische Heterogenität auf (KOUSSEFF u. Mitarb. 1976; DURAND u. Mitarb. 1976), und wird heute in eine schwere (Typ I) und eine milde Form (Typ II) unterteilt.

Beim Typ I tritt gegen Ende des ersten Lebensjahres ein progredienter neurologischer und psy-

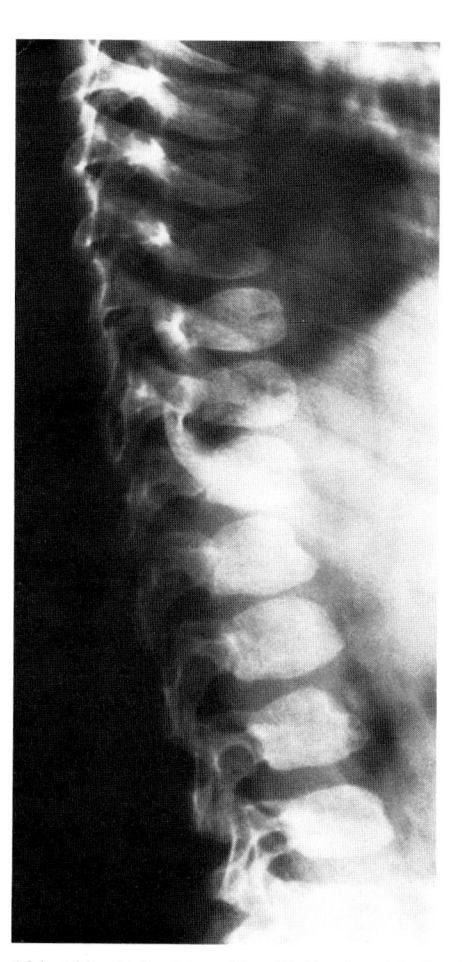

Abb. 188 Fukosidose Typ II. Knabe, 4 J. Ovoide Wirbelkörper, vor allem thorakal. An einzelnen Wirbelkörpern hakenartige ventrokaudale Deformierung.

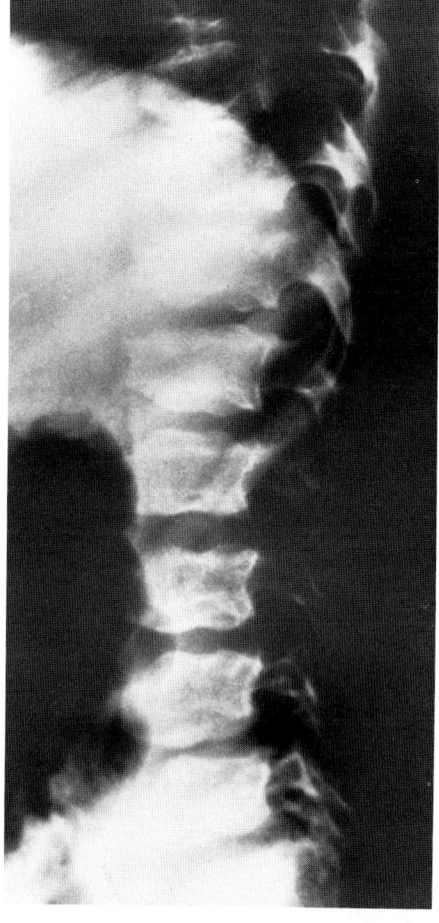

Abb. 189 Fukosidose Typ II. Knabe, 17 J. Unregelmäßige Konturen der etwas abgeflachten Wirbelkörper. Verkalkung der Zwischenwirbelscheibe Th 11 – Th 12.

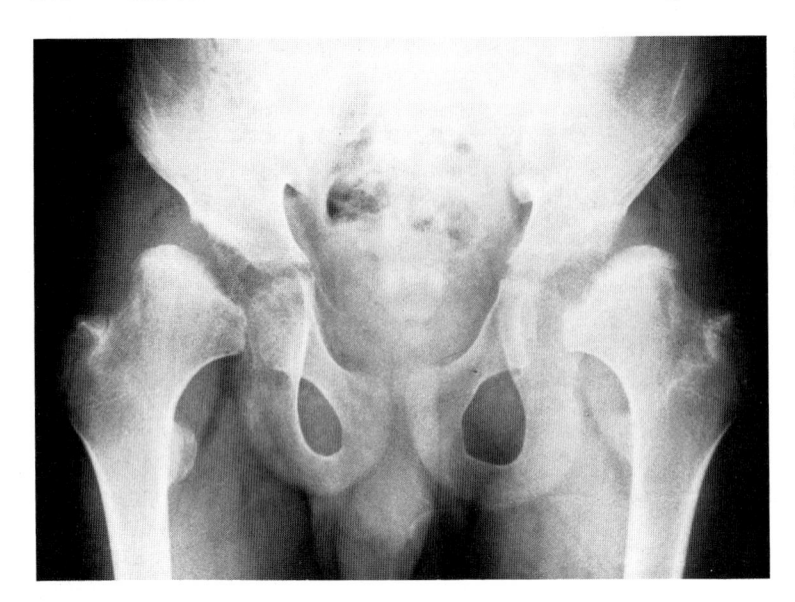

244   Skelettmanifestationen von Stoffwechselerkrankungen

Abb. 190 Fukosidose Typ II. Knabe, 17 J. Becken insgesamt verengt, Azetabula abgeflacht, schmal und mit sklerotischen Rändern. Subluxation der schwer deformierten Femurköpfe; Femurhals kurz und breit.

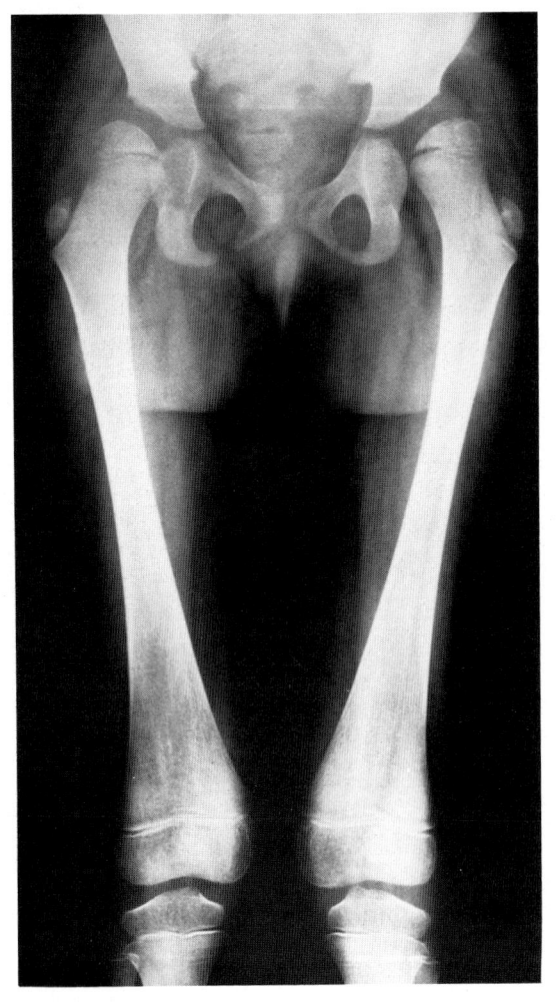

chomotorischer Verfall auf, mit Hypotonie, später Spastizität und Dezerebration. Die körperliche Entwicklung ist verzögert; gelegentlich leichtere Hepatosplenomegalie, häufig Krämpfe und Atemwegsinfekte. Schweißelektrolyten in der Regel erhöht. Exitus meist mit 4–6 Jahren.
Beim Typ II wird das Nervensystem später befallen. Im allgemeinen leicht gargoylartige Vergröberung der Gesichtszüge und Angiokeratoma corporis diffusum (diagnostisch wichtiges Symptom). Keine Hepatomegalie; gelegentlich feine Korneatrübungen. Häufige Entzündungen der Atemwege. Der Verlauf ist langsamer als beim Typ I und einige Patienten erreichen das Erwachsenenalter.
Röntgen. Bei der Fukosidose finden sich meist nur leichtere röntgenologische Veränderungen vom Typ der Dysostosis multiplex. Die Befunde beim Typ II wurden 1975 von BRILL u. Mitarb. ausführlich beschrieben; sie erinnern oft an das Bild einer spondyloepiphysären Dysplasie.
Der *Schädel* ist etwas groß und verdickt und seine Pneumatisation mangelhaft. Die Rippen sind manchmal etwas verbreitert. Bei jüngeren Patienten findet man oft leicht abgeflachte oder etwas

Abb. 191 Fukosidose Typ II. Schwester von Patient in Abb. 189 und 190, 5 J. Leicht dysplastisches Becken mit mangelhafter Ausbildung der Azetabula. Femurköpfe medial abgeflacht und von der Pfanne unvollkommen überdeckt. Coxa valga mäßigen Grades. Auftreibung des unteren Drittels der Femura.

ovoide *Wirbelkörper* mit einer unterschiedlich stark ausgebildeten ventrokaudalen Ausziehung an den lumbalen Abschnitten (Abb. 188). Die Wirbelkörper älterer Patienten mit Typ II sind häufig abgeflacht, unregelmäßig abgegrenzt und können am unteren thorakalen Segment eine vordere zentrale Deformierung aufweisen (Abb. 189). Dorsolumbale Kyphose, Verkalkungen der Zwischenwirbelscheiben (Abb. 189) und Hypoplasie des Dens epistrophei wurden gelegentlich beschrieben.

Die Befunde am *Becken* (Abb. 190 u. 191) sind leichteren Grades und inkonstant: Kleine, verengte aber auch etwas ausladende Alae (Typ II), abgeflachtes Azetabulum, deformierte Femurköpfe (vor allem beim Typ II) und Coxa valga. In einigen Fällen mit dem Typ II sind die *langen Röhrenknochen* etwas plump (Abb. 191). Auch die *Metakarpalia* können ähnliche Veränderungen aufweisen; das Knochenalter ist manchmal verzögert.

Mannosidose

Klinik. Einige Patienten mit Mannosidose wurden im Säuglings- oder Kleinkindesalter beschrieben (ÖCKERMAN 1967 u. 1969; KJELLMAN u. Mitarb. 1969; NORDÉN u. ÖCKERMAN 1973; TSAY u. Mitarb. 1974; AYLSWORTH u. Mitarb. 1976).

Bei diesen Kindern finden sich im 1. oder erst im 2. Lebensjahr etwas grobe, ausdrucksarme, im allgemeinen nicht eindeutig gargoylartige Gesichtszüge. Die Veränderungen der Physiognomie können stationär bleiben, in einigen Fällen werden sie aber schwerer mit zunehmendem Alter.

Die psychomotorische Entwicklung ist in der Regel zunächst mäßig, später jedoch stark verzögert. Schwerhörigkeit und Hepatomegalie nahezu konstant; manchmal Splenomegalie, selten Kyphoskoliose, Katarakt oder leichte Korneatrübungen. Infekte der Luftwege sind häufig (gelegentlich Hypogammaglobulinämie). Das klinische Bild erinnert an die Mukopolysaccharidose III; die Patienten zeigen aber keinen Erethismus.

In den letzten Jahren wurden einige Fälle im Alter von 13 – 26 Jahren beschrieben (FARRIAUX u. Mitarb. 1975; BOOTH u. Mitarb. 1976). Diese Patienten weisen eine geistige Retardierung auf, und ihre Gesichtszüge sind etwas grob aber nicht charakteristisch (etwa wie bei vielen Fällen mit Oligophrenie unklarer Genese). Sie sind normal groß, oft schwerhörig und haben keine Hepatosplenomegalie und keine Kyphose; die Hände sind lang und schmal und die Gelenke eher schlaff. Die Unterschiede in der Ausprägung des klinischen Bildes lassen vermuten, daß auch diese Mukolipidose genetisch heterogen ist.

Röntgen. Insgesamt sind die röntgenologischen

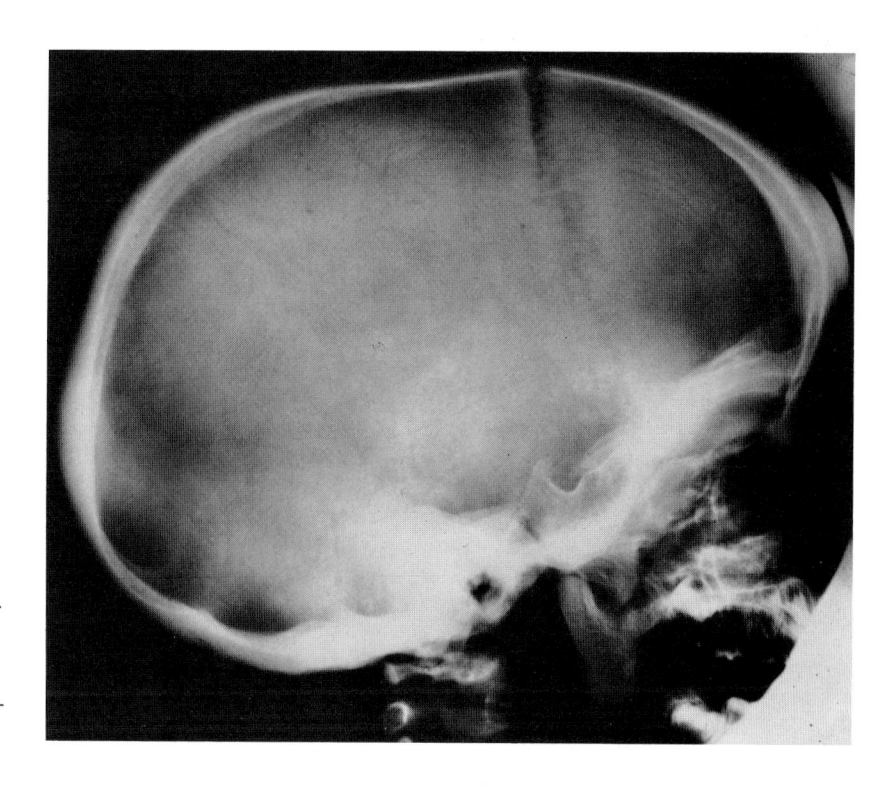

Abb. 192 Mannosidose. Knabe, 2½ J. Dolichozephaler Schädel; unregelmäßig verdickte Kalotte, mangelhafte Pneumatisation; Sella normal.

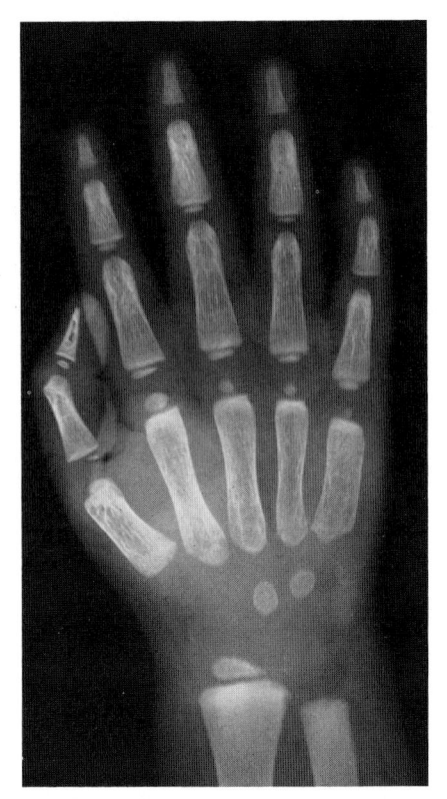

Abb. 194 Mannosidose. Knabe, 2½ J. Leichte Verminderung der mittleren diaphysären Verschmälerung an einigen Metakarpalia, im übrigen unauffälliger Befund.

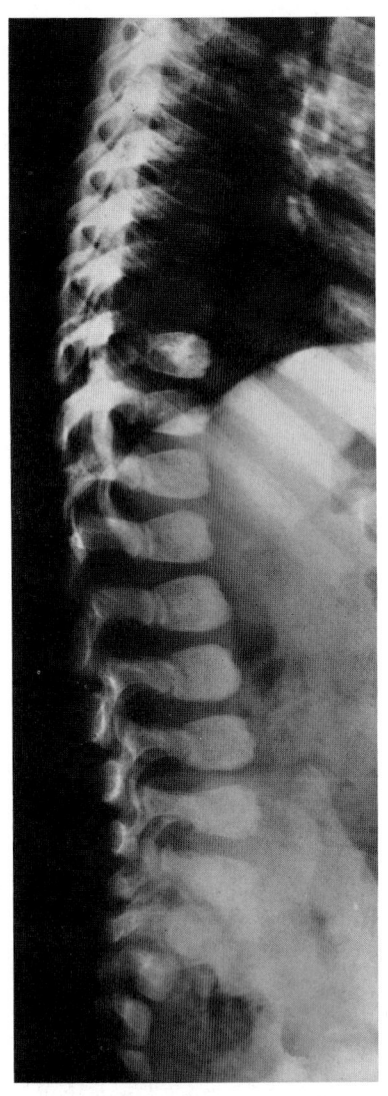

Abb. 193 Mannosidose. Knabe, 2 J. Halbovoide Wirbelkörper; angedeutete Hakenform L 2 – L 3.

Veränderungen eher geringgradig, vor allem bei den älteren Patienten.
Der *Schädel* (Abb. 192) ist normal oder weist eine etwas dicke Kalotte mit schlechter Pneumatisation auf; Sella normal, selten Craniosynostose. Die Rippen und die Klavikulae sind etwas plump. *Wirbelkörper* (Abb. 193) unauffällig oder nur geringgradig verändert (manchmal etwas ovoid, angedeutete Hakenform [L 2], Kyphoskoliose). *Becken* in der Regel unauffällig (bisweilen Coxa valga). Die *langen Röhrenknochen* zeigen im allgemeinen nur eine leichte Verplumpung mit etwas grober Trabekulierung, dünner Kortikalis und leicht verbreiterten Metaphysen. Ähnliche, aber etwas stärkere Veränderungen werden an den *Metakarpalia* beobachtet (Abb. 194).

Mukosulfatidose
(Multipler Sulfatase-Mangel)

Klinik. Biochemische Untersuchungen waren für die Abgrenzung dieses Leidens wegleitend (AUSTIN 1957; BISCHEL u. Mitarb. 1966); später wurden einige weitere Fälle beschrieben (THIEFFRY u. Mitarb. 1966, 1967; RAMPINI u. Mitarb. 1970; COUCHOT u. Mitarb. 1974). Die Krankheit beginnt meistens gegen das Ende des ersten Lebensjahres mit Verzögerung der psychomotorischen Entwicklung. Im 3. Jahr deutlicher, rasch progredienter Abbau der statomotorischen und psychischen Funktionen bis zur schwersten Demenz, häufig mit Blindheit und Taubheit. Eine Ichthyosis vulgaris ist häufig. Das Wachstum verlangsamt sich zunehmend. Exitus im Alter von 4–12 Jahren.
Die Patienten weisen keine oder nur leichte Gesichtsdysmorphien, keine Kontrakturen und kei-

Abb. 195 Mukosulfatidose (multipler Sulfatase-Defekt). Mädchen, 2 3/12 J. Sella mäßig erweitert, dichtes Mastoid.

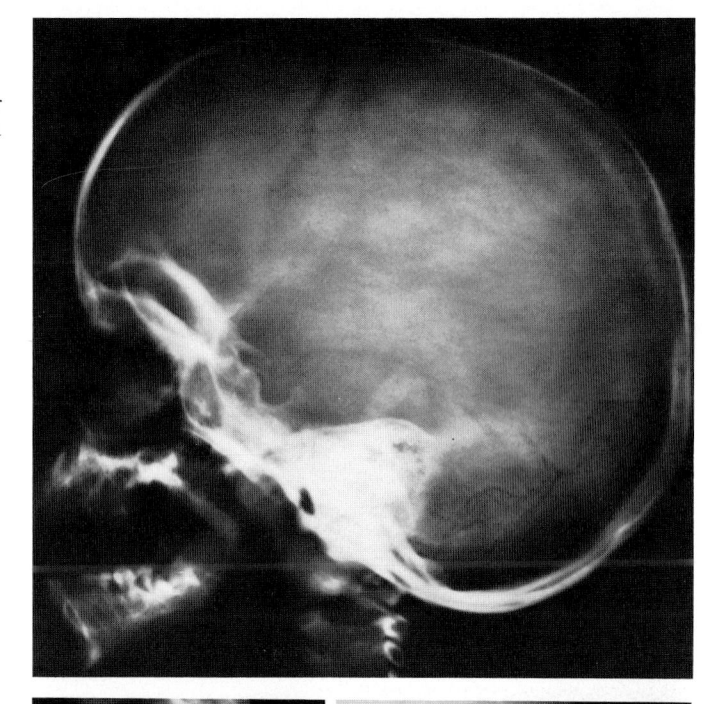

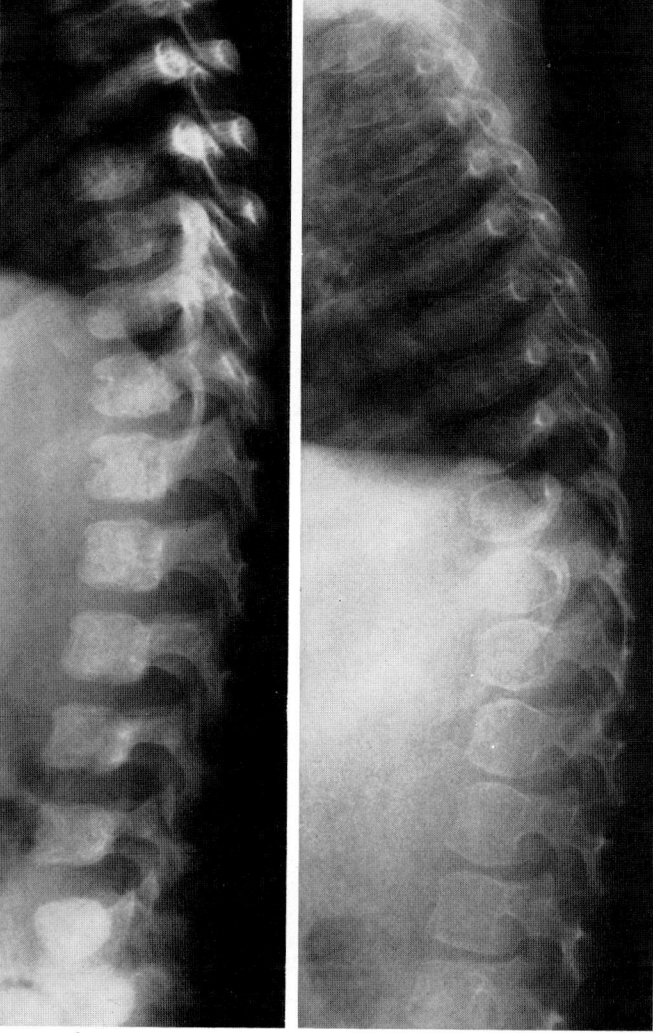

Abb. 196 a u. b Mukosulfatidose (multipler Sulfatase-Defekt). a) Knabe, 2 3/12 J.; b) Mädchen, 6 J. Halbovoide Wirbelkörper, thorakal (a) und thorakolumbal (a und b). Spaltförmige Gefäßkanäle (a). Thorakolumbale Kyphose (b).

a b

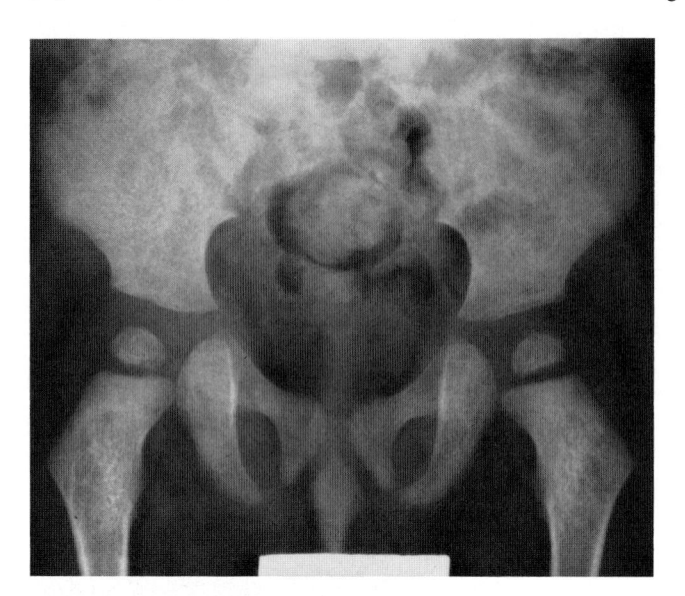

248 Skelettmanifestationen von Stoffwechselerkrankungen

Abb. 197 Mukosulfatidose (multipler Sulfatase-Defekt). Knabe, 2 3/12 J. Etwas ausladende Alae, kleiner Femurkopf, mäßige Coxa valga.

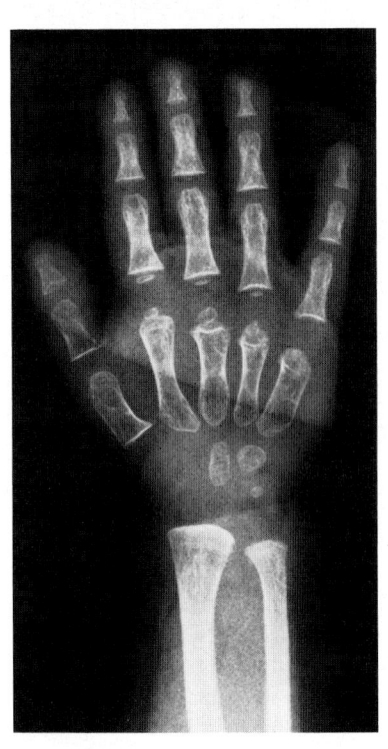

Abb. 198 Mukosulfatidose (multipler Sulfatase-Defekt). Knabe, 2 3/12 J. Metakarpalia etwas verkürzt mit dünner Kortikalis und grobmaschiger Struktur. Osteoporose.

ne Korneatrübungen auf. Häufig glockenförmiger Thorax und Hepatosplenomegalie. Vielfach vollständige Aldersche Granulationsanomalie der Leukozyten. Das Liquoreiweiß ist meistens erhöht, die Nervenleitgeschwindigkeit verlangsamt und in der Nervenbiopsie finden sich metachromatische Substanzen in den Schwann-Zellen.

Röntgen. Bei der Mukosulfatidose finden sich insgesamt keine deutlichen oder nur geringgradige Veränderungen vom Typ der Dysostosis multiplex. Am *Schädel* (Abb. 195) manchmal etwas dicke Kalotte, mäßige Ausweitung der Sella und verminderte Pneumatisation. *Wirbelkörper* gelegentlich etwas ovoid oder mit unregelmäßigen Abschlußplatten (Abb. 196).

Das *Becken* (Abb. 197) ist im allgemeinen normal; gelegentlich kleiner und abgeflachter Femurkopf, breiter Femurhals, Coxa valga. An den *langen Röhrenknochen* werden nur inkonstant leichtere Veränderungen beobachtet. Die *Metakarpalia* sind manchmal etwas plump, ihre Kortikalis dünn und ihre Struktur grobmaschig (Abb. 198). Eine Osteoporose, besonders am Handskelett, ist ein praktisch konstanter Befund. Oft keine Darstellung der Gallenblase im Cholezystogramm.

Literatur

Übersichtsarbeiten

Spranger, J. W., H.-R. Wiedemann 1970: The genetic mucolipidoses. Diagnosis and differential diagnosis. Humangenetik 9, 113–139

Spranger, J. W., L. O. Langer, H.-R. Wiedemann 1974: Bone Dysplasias. An Atlas of Constitutional Disorders of Skeletal Development. Fischer, Stuttgart

Mukolipidose I

Berard, M., M. Toga, R. Bernard, D. Dubois, R. Mariani, J. Hassoun 1968: Pathological findings in one case of neuronal and mesenchymal storage disease. Its relationship to lipidoses and to mucopolysaccharidoses. Path. europ. 3, 172–183

Cantz, M., J. Gehler, J. Spranger 1977: Mucolipidosis I: Increased sialic acid content and deficiency of an α-N-acetylneuraminidase in cultured fibroblasts. Biochem. biophys. Res. Commun. 74, 732–738

Durand, P., R. Gatti, S. Cavalieri, C. Borrone, M. Tondeur, J.-C. Michalski, G. Strecker 1977: Sialidosis (Mucolipidosis I). Helv. paediat. Acta 32, 391–400

Loeb, H., M. Tondeur, M. Toppet, N. Cremer 1969: Clinical, biochemical, and ultrastructural studies of an atypical form of mucopolysaccharidosis. Acta Paediat. scand. 58, 220–228

Spranger, J., H.-R. Wiedemann, M. Tolksdorf, E. Graucob, R. Caesar 1968: Lipomucopolysaccharidose. Eine neue Speicherkrankheit. Z. Kinderheilk. 103, 285–306

Strecker, G., T. Hondi-Assah, B. Fournet, G. Spik, J. Montreuil, P. Maroteaux, P. Durand, J.-P. Farriaux 1976: Structure of the three major sialyl-oligosaccharides excreted in the urine of five patients with three distinct inborn diseases: "I-cell disease" and two new types of mucolipidosis. Biochim. biophys. Acta (Amst.) 444, 349–358

Strecker, G., M.-C. Peers, J.-C. Michalski, T. Hondi-Assah, B. Fournet, G. Spik, J. Montreuil, J.-P. Farriaux, P. Maroteaux, P. Durand 1977: Structure of nine sialyl-oligosaccharides accumulated in urine of eleven patients with three different types of sialidosis. Mucolipidosis II and two new types of mucolipidosis. Europ. J. Biochem. 75, 391–403

Mukolipidose II

Gilbert, E. F., G. Dawson, G. M. zu Rhein, J. M. Opitz, J. W. Spranger 1973: I-cell disease, mucolipidosis II. Pathological, histochemical, ultrastructural, and biochemical observations in four cases. Z. Kinderheilk. 114, 259–292

Glaser, J. H., W. H. McAlister, W. S. Sly 1974: Genetic heterogeneity in multiple lysosomal hydrolase deficiency. J. Pediat. 85, 192–198

Joannard, A., M. Bost, J. Pont, M. Dieterlen, P. Frappat, A. Beaudoing 1974: La mucolipidose type II. Etude de deux observations familiales. Aspects cliniques et biochimiques. Pédiatrie 29, 825–841

Leroy, J. G., R. I. DeMars 1967: Mutant enzymatic and cytological phenotypes in cultured human fibroblasts. Science 157, 804–806

Leroy, J. G., J. W. Spranger, M. Feingold, J. M. Opitz, A. C. Crocker 1971: I-cell disease: a clinical picture. J. Pediat. 79, 360–365

Lightbody, J., U. Wiesmann, B. Hadorn, N. Herschkowitz 1971: I-cell disease: multiple lysosomal-enzyme defect. Lancet I, 451

Maroteaux, P., M.-C. Hors-Cayla, J. Pont 1970: La mucolipidose de type II. Presse méd. 78, 179–181

Patriquin, H. B., P. Kaplan, H.-P. Kind, A. Giedion 1977: Neonatal mucolipidosis II (I-cell disease): clinical and radiologic features in three cases. Amer. J. Roentgenol. 129, 37–43

Rapola, J., S. Autio, P. Aula, V. Nanto 1974: Lymphocytic inclusions in I-cell disease. J. Pediat. 85, 88–90

Reither, M., G. Zimmermann, J. Gehler, H. Gathmann, H. Tulusan 1977: Mukolipidose II. Klinischer und röntgenologischer Verlauf der Erkrankung im Säuglingsalter. Pädiat. Prax. 18, 601–608

Strecker, G., M.-C. Peers, J.-C. Michalski, T. Hondi-Assah, B. Fournet, G. Spik, J. Montreuil, J.-P. Farriaux, P. Maroteaux, P. Durand 1977: Structure of nine sialyl-oligosaccharides accumulated in urine of eleven patients with three different types of sialidosis. Mucolipidosis II and two new types of mucolipidosis. Europ. J. Biochem. 75, 391–403

Taber, P., M. T. Gyepes, M. Philippart, S. Ling 1973: Roentgenographic manifestations of Leroy's I-cell disease. Amer. J. Roentgenol. 118, 213–221

Tondeur, M., E. Vamos-Hurwitz, S. Mockel-Pohl, J. P. Dereume, N. Cremer, H. Loeb 1971: Clinical, biochemical, and ultrastructural studies in a case of chondrodystrophy presenting the I-cell phenotype in tissue culture. J. Pediat. 79, 366–378

Wiesmann, U. N., F. Vassella, N. N. Herschkowitz 1974: Mucolipidosis II (I-cell disease). A clinical and biochemical study. Acta Paediat. scand. 63, 9–16

Wiesmann, U. N., J. Lightbody, F. Vassella, N. N. Herschkowitz 1971: Multiple lysosomal enzyme deficiency due to enzyme leakage? New Engl. J. Med. 284, 109–110

Mukolipidose III

Aviad, I., H. Stein, Y. Zilberman 1974: Roentgen findings of Pseudo-Hurler polydystrophy in the adult, with a note on cephalometric changes. Amer. J. Roentgenol. 122, 56–66

Kelly, T. E., G. H. Thomas, H. A. Taylor, V. A. McKusick, W. S. Sly, J. H. Glaser, M. Robinow, L. Luzzatti, C. Espiritu, M. Feingold, M. J. Bull, E. M. Ashenhurst, E. J. Ives 1975: Mucolipidosis III (Pseudo-Hurler polydystrophy): clinical and laboratory studies in a series of 12 patients. Bull. Johns Hopk. Hosp. 137, 156–175

Kozlowski, K., M. Rybak 1971: "Dysostosis multiplex" without mucopolysaccharideuria. Brit. J. Radiol. 44, 464–467

McKusick, V. A., D. Kaplan, D. Wise, W. B. Hanley, S. B. Suddarth, M. E. Sevick, A. E. Maumanee 1965: The genetic mucopolysaccharidoses. Medicine (Baltimore) 44, 445–483

Maroteaux, P., M. Lamy 1966: La pseudo-polydystrophie de Hurler. Presse méd. 74, 2889–2892

Melhem, R., J. P. Dorst, C. I. Scott, V. A. McKusick 1973: Roentgen findings in mucolipidosis III (Pseudo-Hurler polydystrophy). Radiology 106, 153–160

Steinbach, H. L., L. Preger, H. E. Williams, P. Cohen 1968: The Hurler syndrome without abnormal mucopolysaccharideuria. Radiology 90, 472–478

Mukolipidose IV

Berman, E. R., N. Livni, E. Shapira, S. Merin, I. S. Levij 1974: Congenital corneal clouding with abnormal systemic storage bodies: a new variant of mucolipidosis. J. Pediat. 84, 519–526

Kohn, G., N. Livni, A. Ornoy, E. Sekeles, Y. Beyth, C. Legum, G. Bach, M. M. Cohen 1977: Prenatal diagnosis of mucolipidosis IV by electron microscopy. J. Pediat. 90, 62–66

β-Galaktosidase-Defekt Typ I

Hubain, P., E. Adam, A. Dewelle, G. Druez, J.-P. Farriaux, A. Dupont 1969: Etude d'une observation de gangliosidose à GM_1. Helv. paediat. Acta 24, 337–351

Landing, B. H., F. N. Silverman, J. M. Craig, M. D. Jacoby, M. E. Lahey, D. L. Chadwick 1964: Familial neurovisceral lipidosis. Amer. J. Dis. Child. 108, 503–522

O'Brien, J. 1969: Generalized gangliosidosis. J. Pediat. 75, 167–186

Seringe, P., B. Plainfosse, F. Lautmann, J. Lorilloux, G. Calamy, J.-P. Berry, J.-M. Watchi 1968: Gangliosidose généralisée, du type Norman-Landing, à GM₁. Etude à propos d'un cas diagnostiqué du vivant du malade. Ann. Pédiat. 44, 165 – 184

β-Galaktosidase-Defekt Typ II und III

Callahan, J. W., L. Pinsky, L. S. Wolfe 1970: GM₁-gangliosidosis (Type II): studies on a fibroblast cell strain. Biochem. Med. 4, 295 – 316

Gonatas, N. K., J. Gonatas 1965: Ultrastructural and biochemical observations on a case of systemic late infantile lipidosis and its relationship to Tay-Sachs disease and gargoylism. J. Neuropath. exp. Neurol. 24, 318 – 340

O'Brien, J. S., A. G. W. Norden 1977: Nature of the mutation in adult β-galactosidase deficient patients. Amer. J. hum. Genet. 29, 184 – 190

O'Brien, J. S., E. Gugler, A. Giedion, U. Wiesmann, N. Herschkowitz, C. Meier, J. Leroy 1976: Spondyloepiphyseal dysplasia, corneal clouding, normal intelligence and acid β-galactosidase deficiency. Clin. Genet. 9, 495 – 504

Suzuki, K., K. Suzuki, S. Kamoshita 1969: Chemical pathology of GM₁-gangliosidosis (generalized gangliosidosis). J. Neuropath. exp. Neurol. 28, 25 – 73

Wolfe, L. S., J. Callahan, J. S. Fawcett, F. Andermann, C. R. Scriver 1970: GM₁-gangliosidosis without chondrodystrophy or visceromegaly. β-galactosidase deficiency with gangliosidosis and the excessive excretion of a keratan sulfate. Neurology (Minneap.) 20, 23 – 44

Fukosidose

Beratis, N. G., B. M. Turner, K. Hirschhorn 1975: Fucosidosis: detection of the carrier state in peripheral blood leukocytes. J. Pediat. 87, 1193 – 1198

Borrone, C., R. Gatti, X. Trias, P. Durand 1974: Fucosidosis: clinical, biochemical, immunologic, and genetic studies in two new cases. J. Pediat. 84, 727 – 730

Brill, P. W., N. G. Beratis, B. G. Kousseff, K. Hirschhorn 1975: Roentgenographic findings in fucosidosis type 2. Amer. J. Roentgenol. 124, 75 – 82

Durand, P., C. Borrone, G. Della Cella 1969: Fucosidosis. J. Pediat. 75, 665 – 674

Durand, P., C. Borrone, R. Gatti 1976: On genetic variants in fucosidosis. J. Pediat. 89, 688 – 690

Durand, P., M. Philippart, C. Borrone, G. Della Cella, O. Bugiani 1967: Una nuova malattia da accumulo di glicolipidi. Minerva pediat. 19, 2187 – 2196

Kousseff, B. G., N. G. Beratis, L. Strauss, P. W. Brill, R. E. Rosenfield, B. Kaplan, K. Hirschhorn 1976: Fucosidosis Type 2. Pediatrics 57, 205 – 213

Loeb, H., M. Tondeur, G. Jonniaux, S. Mockel-Pohl, E. Vamos-Hurwitz 1969: Biochemical and ultrastructural studies in a case of mucopolysaccharidosis "F" (Fucosidosis). Helv. paediat. Acta 24, 519 – 537

Mannosidose

Aylsworth, A. S., H. A. Taylor, C. M. Stuart, G. H. Thomas 1976: Mannosidosis: phenotype of a severely affected child and characterization of α-mannosidase activity in cultured fibroblasts from the patient and his parents. J. Pediat. 88, 814 – 818

Booth, C. W., K. K. Chen, H. L. Nadler 1976: Mannosidosis: clinical and biochemical studies in a family of affected adolescents and adults. J. Pediat. 88, 821 – 824

Farriaux, J. P., I. Legouis, R. Humbel, J. L. Dhondt, P. Richard, G. Strecker, A. Fourmaintraux, J. Ringel, G. Fontaine 1975: La mannosidose. A propos de 5 observations. Nouv. Presse méd. 4, 1867 – 1870

Kjellman, B., I. Gamstorp, A. Brun, P.-A. Oeckerman, B. Palmgren 1969: Mannosidosis: a clinical and histopathologic study. J. Pediat. 75, 366 – 373

Nordén, N. E., P.-A. Oeckerman, L. Szabó 1973: Urinary mannose in mannosidosis. J. Pediat. 82, 686 – 688

Oeckerman, P. A. 1967: A generalized storage disorder resembling Hurler's syndrome. Lancet II, 239 – 241

Oeckerman, P.-A. 1969: Mannosidosis: isolation of oligosaccharide storage material from brain. J. Pediat. 75, 360 – 365

Tsay, G. C., G. Dawson, R. Matalon 1974: Excretion of mannose-rich complex carbohydrates by a patient with α-mannosidase deficiency (mannosidosis). J. Pediat. 84, 865 – 868

Mukosulfatidose

Austin, J. H. 1957: Metachromatic form of diffuse cerebral sclerosis. I. Diagnosis during life by urine sediment examination. Neurology (Minneap.) 7, 415 – 426

Bischel, M., J. Austin, M. Kemeny 1966: Metachromatic leukodystrophy (MLD). VII. Elevated sulfated acid polysaccharide levels in urine and postmortem tissues. Arch. Neurol. (Chic.) 15, 13 – 28

Couchot, J., M. Pluot, M.-A. Schmauch, F. Pennaforte, M. Fandre 1974: La mucosulfatidose. Etude de trois cas familiaux. Arch. franç. Pédiat. 31, 775 – 795

Rampini, S., W. Isler, K. Baerlocher, A. Bischoff, J. Ulrich, H. J. Plüss 1970: Die Kombination von metachromatischer Leukodystrophie und Mukopolysaccharidose als selbständiges Krankheitsbild (Mukosulfatidose). Helv. paediat. Acta 25, 436 – 461

Thieffry, S., G. Lyon, P. Maroteaux 1966: Leucodystrophie métachromatique (Sulfatidose) et mucopolysaccharidose associées chez un même malade. Rev. neurol. 114, 193 – 200

Thieffry, S., G. Lyon, P. Maroteaux 1967: Encephalopathie métabolique associant une mucopolysaccharidose et une sulfatidose. Arch. franç. Pédiat. 24, 425 – 432

c) Lipidosen
Von A. Giedion

Die chronisch adulte Form (Typ I) der Gaucherschen Krankheit

Synonyma: Zerebrosidspeicherkrankheit, Zerebrosidose.

Nur die sog. *chronisch „adulte"*, mit einem langen Überleben vereinbare *Form* der als Gauchersche Krankheit (1882) bezeichneten, klinisch-genetisch heterogenen Gruppe von Enzymdefekten des Zerebrosid-Stoffwechsels (verminderte Aktivität der Glukozerebrosidase [Brady] mit „Rückstau"-Effekt, vor allem im retukuloendothelialen System) hat wesentliche Auswirkungen auf das Skelett. Sie beginnt vorwiegend im jugendlichen Alter und ist klinisch durch Spleno(Hepato-)megalie, Blutungsneigung, Anämie, Leukopenie, Thrombopenie, Knochenschmerzen, pathologische Frakturen, Pinguecula und eine Addisonähnliche Hautpigmentierung, jedoch nicht durch einen Befall des Zentralnervensystems gekennzeichnet. Der Erbgang ist autosomal-rezessiv, und das Leiden wird bei Ashkenazi-Juden gehäuft angetroffen. Als diagnostische *Laboratoriumsbefunde* sind die Gaucher-Zellen im Blut, eventuell Knochenmarks-, Lymphknoten- oder Milzpunktat zu erwähnen. Neuerdings ist der direkte Nachweis des Glukozerebrosidasemangels pränatal sowie die Patienten und Heterozygoten mittels Fibroblastenkultur oder mit Leukozyten möglich (Brady). Nach der Restaktivität werden 3 Typen unterschieden: Typ I: die chronisch adulte Form, mit Restaktivitäten von 22–45% der Norm, Typ II: ohne irgendwelche Aktivität (infantile Form mit Beteiligung des Zentralnervensystems) sowie die juvenile Form, Typ III, mit Aktivitäten bis zu 20% (Brady).

Die *radiologisch erfaßbaren Skelettveränderungen* sind relativ typisch, jedoch keineswegs pathognomonisch und treten meist erst in der späteren Kindheit auf (Myers u. Mitarb.). Sie werden bei etwa 75% der Patienten angetroffen (Silverstein u. Kelly). Ihr Ausmaß wechselt von Fall zu Fall: Entsprechend wird noch ein *viszeraler Typ* mit geringer Knochenbeteiligung von einem *ossären Typ* unterschieden (Klümper u. Mitarb.). Den abnormen *primären Befunden* liegen Knocheninfiltrate und Verdrängung des Knochenmarks durch die Gaucher-Zellen zugrunde. Damit erinnern sie an die Veränderungen bei den hämolytischen Anämien, besonders bei der Thalassämie (s. S. 511). Die *sekundären Befunde* der Osteosklerose werden durch aseptische Nekrose, direkte Metaplasie der retikulären und kollagenen Fasern hervorgerufen oder als reparative Prozesse betrachtet (Strickland). Nach Strick-

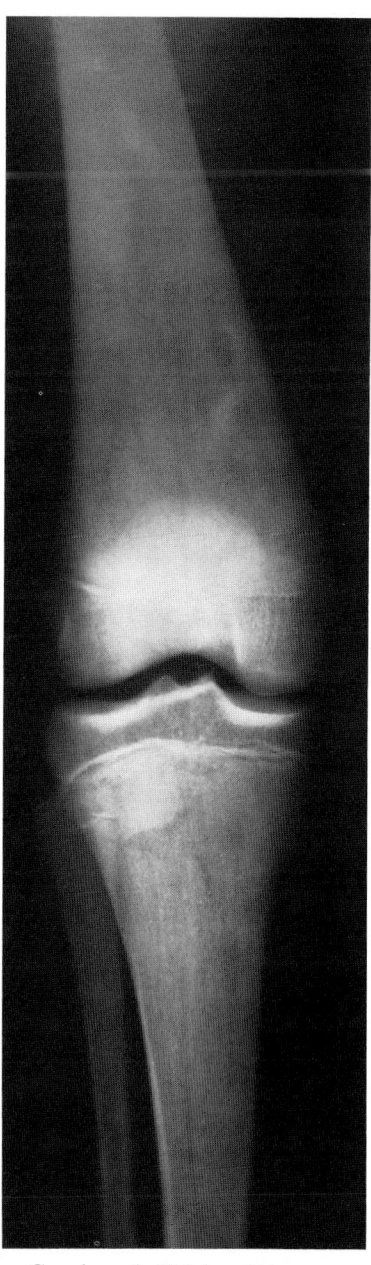

Abb. 199 Morbus Gaucher. ♂, 17 Jahre. Erlenmeyer-Kolben-artige Auftreibung der Metaphysen ums Knie mit sekundärer Osteosklerose.

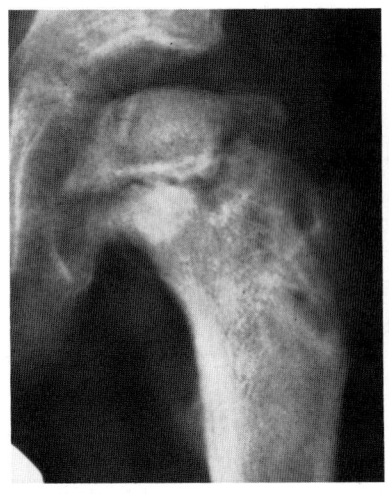

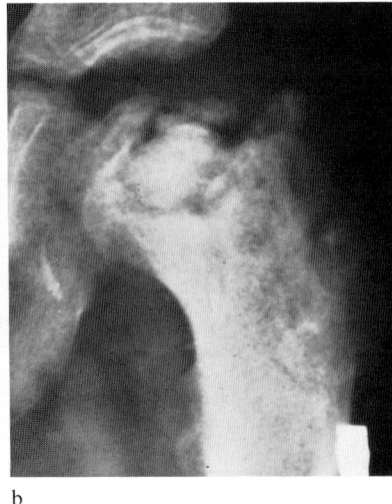

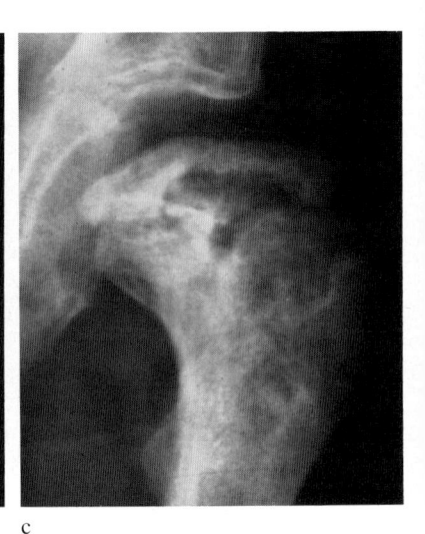

Abb. 200   Morbus Gaucher

LAND soll bei der ossären Form eine erste radiologisch stumme Phase, eine zweite mit generalisierter Osteoporose und eigentlicher Osteolyse und endlich eine dritte der Osteosklerose unterschieden werden. Besonders charakteristisch ist die Auftreibung des Markraumes der distalen Femurmetaphysen, die eine sog. „Erlenmeyer-Kolben-Form" annimmt. Die Kortikalis ist verdünnt, eventuell arrodiert oder auch aufgesplittert, die Spongiosastruktur verwischt, fleckig oder zystisch bis wabig (REED u. SOSMAN; STRICKLAND) aufgehellt oder teilweise sklerotisch. Die Befunde erinnern oft an osteolytische Metastasen (GREENFIELD). Pathologische Frakturen sind besonders im Kindesalter typisch. Bisweilen bereiten die mit Fieber und Schmerzen auftretenden Schübe des ossären Prozesses, besonders bei auftretender periostaler Reaktion, differentialdiagnostische Schwierigkeiten zur Osteomyelitis (AMSTUTZ u. CAREY). Pathogenetisch sollen diesen Veränderungen Infarkte wie bei der Sichelzellanämie oder subperiostale Blutungen zugrunde liegen. Recht häufig, bei 75% der Fälle (AMSTUTZ), wird eine uni- oder bilaterale aseptische Nekrose der Femurköpfe beobachtet, die als Einzelläsion vom Morbus Perthes des Jugendlichen nicht unterscheidbar ist. Die Wirbelkörper können als Folge der Osteoporose an Höhe verlieren, sich zu „Fischwirbeln" deformieren (JUNGHAGEN), ausnahmsweise auch die für die Sichelzellenanämien typische zentrale Eindellung (HANSEN u. GOLD) oder eigentliche Kompressionsfrakturen aufweisen (ROURKE u. HESLIN; RAYNOR). Die Röhrenknochen der Hände und Füße sowie der Schädel werden kaum betroffen.

Differentialdiagnostisch müssen im Einzelfall besonders die Niemann-Picksche Krankheit, eine hämolytische Anämie (vgl. S. 505), der Morbus Perthes, osteolytische maligne Tumore sowie eine Osteomyelitis in Betracht gezogen werden.

Literatur

Amstutz, H. C. 1973: The hip in Gaucher's disease. Clin. Orthop. Rel. Res. 90, 83
Amstutz, H. C., E. J. Carey 1966: Skeletal manifestations and treatment of Gaucher's disease. Review of twenty cases. J. Bone Jt. Surg. 48 A, 670–701
Brady, O. 1977: Progress in endocrinology and metabolism. Heritable catabolic and anabolic disorders of lipid metabolism. Metabolism 26, 329–345
Gaucher, P. C. E. 1882: De l'épithelioma primitif de la rate: hypertrophie idiopathique de la rate sans leucémie. Diss., Paris
Greenfield, G. B. 1970: Bone changes in chronic adult Gaucher's disease. Amer. J. Roentgenol. 110, 800–807
Greenfield, G. B. 1974: Miscellaneous diseases related to the hematologic system. semin, Roentgenol. 9, 241–249
Hansen, G. C., R. H. Gold 1977: Central depression of multiple vertebral end-plates: a "pathognomonic" sign of sickle hemoglobinopathy in gaucher's disease. Amer. J. Roentgenol. 129, 343–344
Junghagen, S. 1926: Röntgenologische Skeletveränderungen bei Morbus Gaucher. Acta radiol. (Stockh.) 5, 506–516
Klümper, A., M. Strey, W. Willing, B. Hohmann 1968: Das Krankheitsbild des Morbus Gaucher mit besonderer Berücksichtigung der ossären Form. Fortschr. Röntgenstr. 109, 640–646
Matoth, Y. 1977: Chronic Gaucher's disease in Ashkenazi Jews. Paediatrician 6, 118–123
Myers, H. S., B. J. Cremin, P. Beighton, S. Sacks 1975: Chronic Gaucher's disease: radiological findings in 17 South African cases. Brit. J. Radiol. 48, 465–469
Raynor, R. B. 1962o spil-cord compression secondary to Gaucher's disease. J. Neurosurg. 19, 902–905

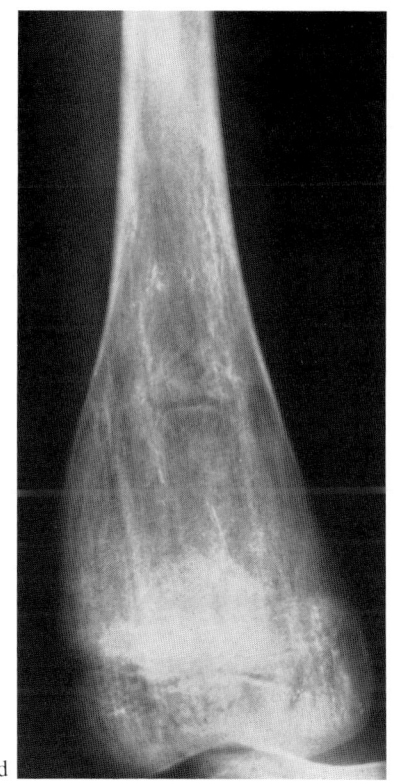

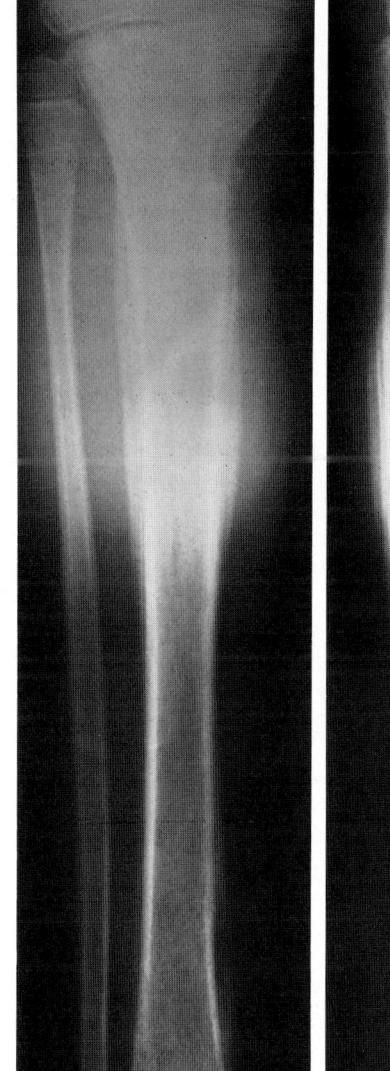

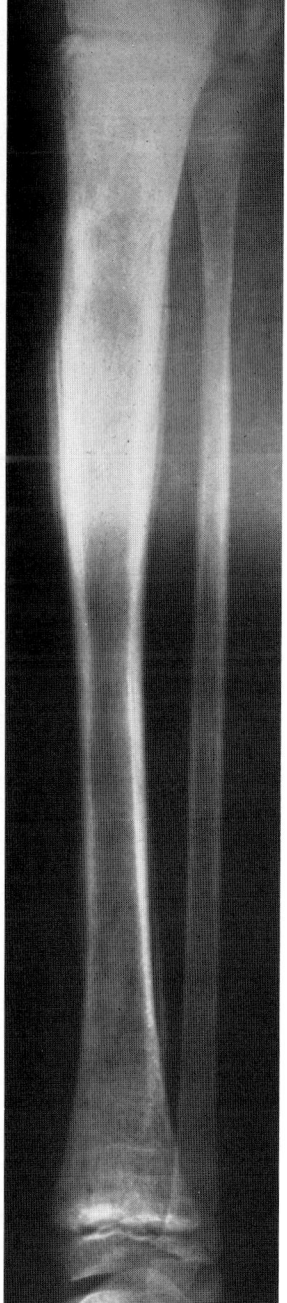

Abb. 200 Morbus Gaucher.
a) ♂, 8 Jahre. Aseptische Nekrose des Femurkopfes.
b) Idem mit 9 Jahren.
c) Idem mit 11 Jahren.
d) Idem mit 13 Jahren. Distaler Femur Erlenmeyer-Kolben-artig verformt. Grobsträhnige Osteoporose.
e) Idem mit 10 Jahren. „Pseudo-Osteomyelitis".
(Mit freundlicher Erlaubnis der Abteilungen für Radiologie und Pediatrie, Beilinson Hospital, Petah Tiqva/ Israel.)

Reed, J., M. C. Sosman 1942: Gaucher's disease. Radiology 38, 579–583
Rourke, J. A., D. J. Heslin 1965: Gaucher's disease. Roentgenologic bone changes over a 20 year interval. Amer. J. Roentgenol. 94, 621–630
Schwartz, A. M., M. J. Homer, R. G. K. McCauley 1979: "Step-off" vertebral body: Gaucher's disease versus sickle cell hemoglobinopathy. Amer. J. Roentgenol. 132, 81–85
Silverstein, M. N., P. J. Kelly 1967: Osteoarticular manifestations of Gaucher's disease. Amer. J. med. Sci. 253, 569–577
Strickland, B. 1958: Skeletal manifestations of Gaucher's disease with some unusual findings. Brit. J. Radiol. 31, 246–253

Niemann-Picksche Krankheit

Synonyma: Sphingomyelinspeicherkrankheit, Sphingomyelinose.

Die Niemann-Picksche Krankheit beruht ebenfalls auf einer klinisch-genetisch heterogenen Störung des Lipidstoffwechsels, wobei hier die Aktivität der Sphingomyelinase vermindert ist und so zum Rückstau von Sphingomyelin führt. Etwa ⅓ bis ½ aller Betroffenen sind Juden (GREENFIELD). Es werden fünf Typen unterschieden, wovon vier in Tab. 19 aufgeführt sind.

Neben dem Nachweis der typischen Schaumzellen im Knochenmark, den Vakuolen in den Lymphozyten und Monozyten, kann heute der Enzymdefekt direkt mittels Leukozytenpräparationen resp. Fibroblastenextrakten und ihre Einwirkung auf ein chromogenes Substrat (HNP, 2-Hexadecanoylamino-4-Nitrophenyl-Phosphocholin) pränatal, bei Patienten und Heterozygoten nachgewiesen werden (BRADY).

Die *radiologischen Befunde* sind in Tab. 19 aufgeführt.

Die typischen Lungenveränderungen zeigen ein supramiliares Muster. Die 1 – 2 mm messenden Knötchen, zusammen mit einer vermehrten Gerüstzeichnung bewirken ein Honigwaben-Muster. Die Skelettbefunde gleichen bei der chronischen B-Form sehr denjenigen des Morbus Gaucher, wobei auch die „Daumenabdrücke" im proximalen Femur (Auflösung der Kortikalis daselbst, LACHMAN u. Mitarb.) angetroffen werden.

Differentialdiagnostisch müssen vor allem der Morbus Gaucher und die generalisierte Form der Histiozytose in Betracht gezogen werden.

Literatur

Brady, O. 1977: Progress in endocrinology and metabolism. Heritable catabolic and anabolic disorders of lipid metabolism. Metabolism 26, 329 – 345

Crocker, A. C., S. Farber 1958: Niemann-Pick disease: a review of eighteen patients. Medicine (Baltimore) 37, 1 – 95

Greenfield, G. B. 1974: Miscellaneous diseases related to the hematologic system. Semin. Roentgenol. 9, 241 – 249

Grünebaum, M. 1976: The röntgenographic findings in the acute neuronopathic form of Niemann-Pick disease. Brit. J. Radiol. 49, 1018 – 1022

Lachman, R., A. Crocker, J. Schulman, R. Strand 1973: Radiological findings in Niemann-Pick disease. Radiology 108, 659 – 644

Tabelle 19   Klinik und Radiologie von 4 Niemann-Pick-Formen (28 Fälle, nach LACHMAN u. Mitarb.)

Typ	„klassisch" A (8)	„chronisch" B (4)	C (9)	„nova scotia" D (7)
Beginn ZNS-Befall	frühes Säuglingsalter	⌀	spätes Säuglingsalter	frühe bis mittlere Kindheit
Alter (Jahre)	1 – 2	...	3 – 7	12 – 20
Hepatosplenomegalie	8/8	4/4	7/7	3/3
Lungeninfiltrate	8/8	4/4	6/9	0/7
Osteoporose und Coxa Valga	5/8	1/4	9/9	0/7
Markraum der langen Röhrenknochen erweitert, Modellierungsdefekte	1/8	2/4	0/9	0/7
Metakarpalia aufgetrieben	1/8	2/4	4/7	0/7

d) Homozystinurie

Von A. Giedion

Synonyma: Cystathion, Betasynthetase-Mangel
Bei der 1962 von Field u. Mitarb. sowie von Gerritsen u. Mitarb. entdeckten, autosomal-rezessiv vererbten, heterogenen Enzymopathie fällt die Koppelung von Homozystin mit Serin zu Zystathionin völlig oder teilweise aus. Die daraus folgende Stoffwechselstörung führt zu einem reichen Spektrum von pathologisch-anatomischen und funktionellen Befunden, die Augen (Linsenektopie u. a.), Skelett (s. unten), das Nervensystem (geistige Retardierung u. a.), die Gefäße (Embolien) und noch andere Organe betreffen.
Eine „klassische", voll ausgeprägte, regelmäßig mit Schwachsinn, Linsenschlottern und Skelettveränderungen (s. unten) einhergehende Homocystinurie kann von einer weiteren, durch hohe Dosen von Pyridoxin (Vitamin B 6) stoffwechselmäßig normalisierbaren, klinisch viel weniger ausgeprägten Form klar abgegrenzt werden.
Die Diagnose ist klinisch wie labormäßig (Brandsche Probe = Cyanid-Nitroprussid-Reaktion im Urin ect.) problemlos. Für weitere Einzelheiten verweisen wir auf die Monographie von Mudd und Levy.
Die wesentlichen *Röntgenbefunde,* umfassend von Morreels u. Mitarb. sowie von Schedwie u. Mitarb. dargestellt, lassen sich weitgehend durch die generalisierte Osteoporose und deren Folge erklären. Vor allem im thorakalen (33 von 36 „Röntgenbildern"), etwas weniger im lumbalen Wirbelsäulenbereich (19 von 28 „Röntgenbildern", Schedwie u. Mitarb.) sind die zahlreichen Spielarten des Wirbelkörperkollapses, vom leichten Keil- bis zum Fischwirbel, einzeln oder generalisiert zu beobachten. Diese Veränderungen können auch zu einer Skoliose führen (17 von 26 Fällen, Morreels u. Mitarb.).
Die auch an den langen Röhrenknochen deutliche Osteoporose ist nur selten Ursache pathologischer Frakturen (4 von 25 Fällen, Morreels u. Mitarb.).
Die dissoziierte Reifung der Handwurzelknochen stellt wohl den spezifischsten „Röntgenbefund" der Homozystinurie dar: Bei im allgemeinen eher vorauseilendem Knochenalter (20 von 45 „Rönt-

Abb. 202
♂, 7⁵/₁₂ J.
Nr. 84 760
Mäßige, nicht systematische Abflachung und Keilbildung der Wirbelkörper (→ Th 9).

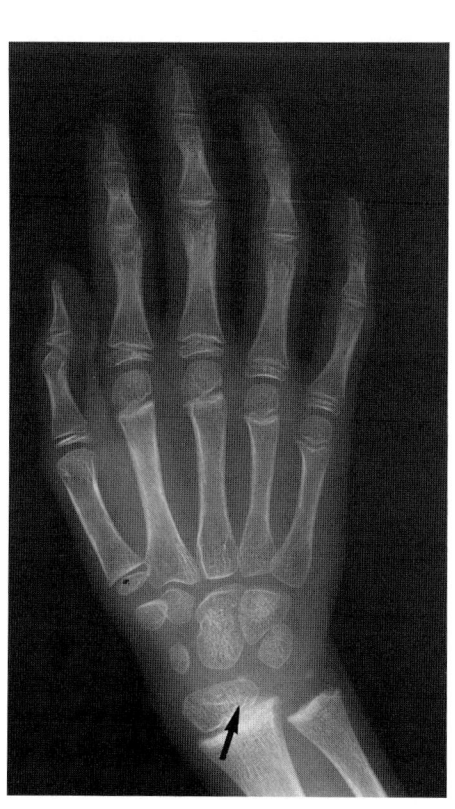

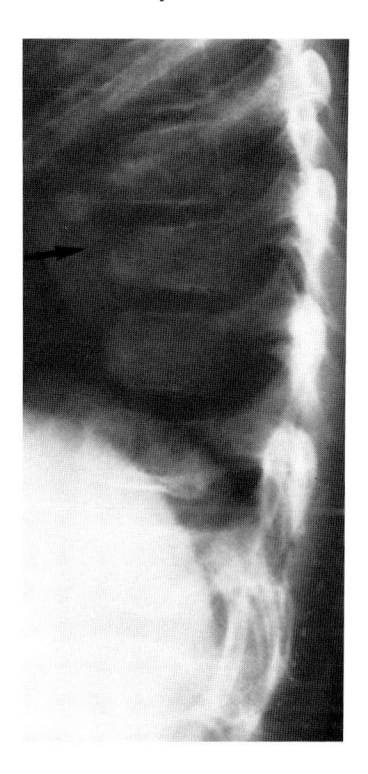

Abb. 201 ♀, 6⁹/₁₂ J. Nr. 82 707. Rechte Hand: Osteoporose. Knochenalter nach Greulich und Pyle im Bereiche der Röhrenknochen einem Standard von ca. 6¹⁰/₁₂ J. entsprechend, im Bereiche der Handwurzel jedoch stark dissoziiert: Während das Multangulum minus, das Kapitatum und das Hamatum mit 7¹⁰/₁₂ J. dem chronologischen Alter vorauseilen, ist das Lunatum (→) knapp erkennbar (Knochenalter 2⁶/₁₂ bis 3 J.).

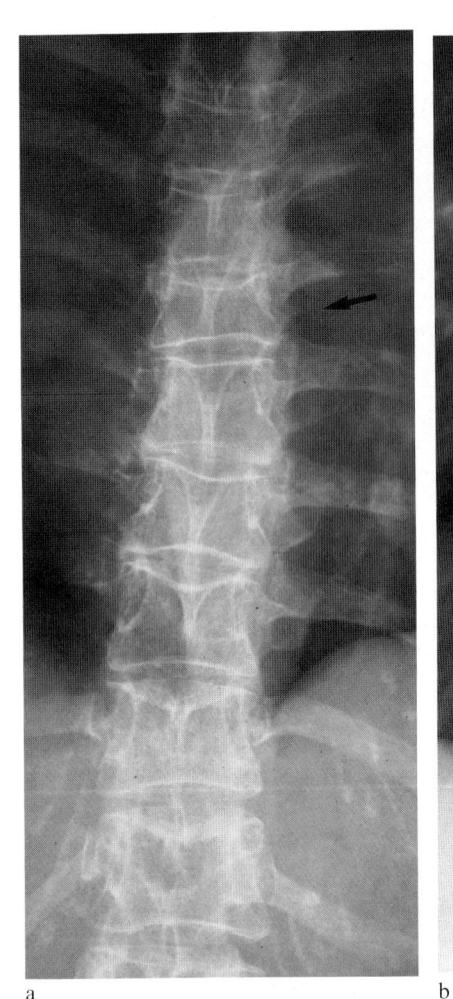

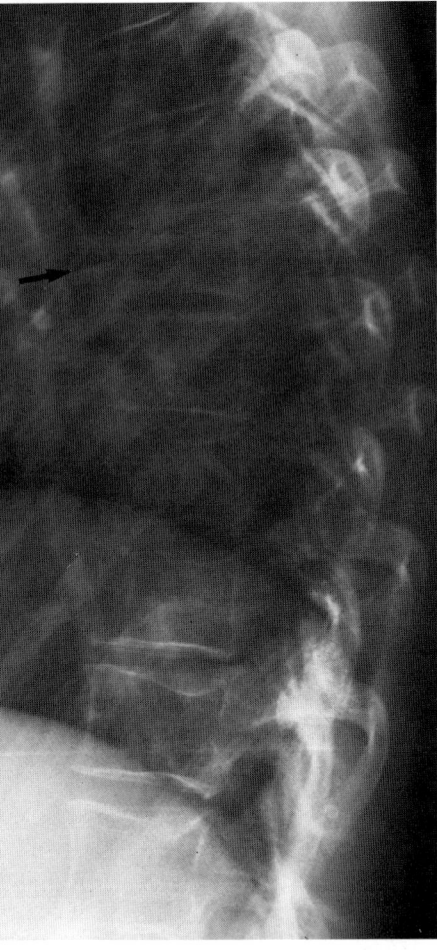

Abb. 203 a und b
♀, 21 J. Nr. 86 860.
Leichte Skoliose und ausgesprochene Osteoporose im Bereiche der Brustwirbelsäule. Verschieden stark ausgeprägte Eindellung der Deckplatten (→ oth 7).

genbildern") und oft abnorm großem Kapitatum (30 von 45 „Röntgenbildern") sowie großem Hamatum (26 von 45 „RB") erscheint das Lunatum abnorm spät oder ist zu klein (GFELLER u. BUDLIGER) (22 von 45 „RB", SCHEDWIE u. Mitarb.). Die beschriebenen, ausgeprägten Skelettveränderungen werden wohl vorwiegend bei den Vitamin B 6-refraktären Fällen angetroffen (BRILL u. Mitarb.).

Zur Bestätigung der klinischen Diagnose ist der Röntgenbefund belanglos. Dagegen kann die Radiologie bei unklaren Fällen von Entwicklungsrückstand oder einer entsprechenden Wirbelsäulenpathologie enoscheidend zur richtigen Diagnose beitragen. *Differentialdiagnostisch* ist die Abgrenzung zum klinisch ähnlichen Marfan-Syndrom wichtig, wo Osteoporose und Wirbelkollaps kaum beobachtet werden (s. BRENTON u. Mitarb.).

Literatur

Brenton, D. P., C. J. Dow, J. I. P. James, R. L. Hay, R. Wynne-Davies 1972: Homocystinuria and Marfan's syndrome. A comparison. J. Bone Jt Surg. 54, 277 – 298

Brill, P. W., H. A. Mitty, G. E. Gaull 1974: Homocystinuria due to cystathionine synthase deficiency: Clinical-roentgenologic correlations. Am. J. Roentgenol. 121, 45 – 54

Field, C. M. B. u. Mitarb. (1962) zit. bei Mudd, S. H., H. L. Levy

Gerritsen, T. u. Mitarb. (1962) zit. bei Mudd, S. H., H. L Levy

Gfeller, J., H. Budliger 1966: Homocystinuria and os lunatum. Lancet II, 548

Morreels, C. L., B. D. Fletcher, R. G. Weilbaecher, J. P. Dorst 1968: The roentgenographic features of homocystinuria. Radiology 90, 1150 – 1158

Mudd, S. H., H. L. Levy 1978: Disorders of transsulfuration. In: The Metabolic Basis of Inherited Disease, hrsg. von Stanbury. McGraw-Hill, New York (S. 448)

Schedewie, H., E. Willich, H. Gröbe, H. Schmidt, K. M. Müller 1973: Skeletal findings in Homocystinuria: A collaborative study. Pediat. Radiol. 1, 12 – 23

Thomas, P. S., N. A. J. Carson 1978: Homocystinuria. The evolution of skeletal changes in relation to treatment. Ann. Radiol. Méd. nucl. 21, 95 – 104

e) Arthropathia ochronotica

Von M. R. Francillon

Die Ochronose ist eine angeborene meist rezessiv-autosomal, selten dominant-autosomal vererbte Störung des Phenylalanin- und Tyrosinstoffwechsels. Der Abbau dieser Aminosäuren bricht mit der Bildung von Homogentisinsäure ab, da offenbar der Benzenring nicht aufgespalten werden kann. Die dadurch vermehrt anfallende Homogentisinsäure wird teils renal ausgeschieden und verleiht dem Harn, nach Oxydation, die schwarze Farbe (Alkaptonurie), teils in die Knorpel, Bandscheiben und Menisken eingelagert. Durch die Speicherung von Homogentisinsäure wird der Gelenkknorpel hart, brüchig und rissig. Die Folgen sind eine frühzeitige Auf- und Absplitterung der Gelenkknorpel, besonders der großen Gelenke. Die Knorpelsplitter werden teils in die angrenzenden Knochenmarksräume eingepreßt, teils von der Gelenkkapsel aufgenommen.

Für die Arthropathia ochronitica charakteristisch ist die Kombination einer schweren thorakolumbalen Spondylose mit einer symetrischen Polyarthrose der großen Gelenke, einschließlich der unbelasteten Schultergelenke. Die ersten krankhaften Röntgenbefunde sind um das 40. Lebensjahr nachweisbar. Die *Wirbelsäule* zeigt im Frühstadium eine Verschmälerung und Rißbildungen der Bandscheibe, die als Aufhellungsstreifen erkennbar sind. Sie wurden erstmals 1935 von Madersteig beschrieben und als Vakuumphänomen gedeutet. In einer zweiten Phase verkalken die Bandscheibenreste. Sie erscheinen im Röntgenbild als kalkdichtes Band, das sich zwischen die Knorpelkalklinien der angrenzenden Wirbelkörperdeckplatten einschiebt, so daß auch von einer Verdoppelung der Knorpelkalklinien gesprochen werden kann. In einer dritten und letzten Phase bilden sich im Thorakolumbal-Bereich Knochenspangen von Wirbel zu Wirbel. Gleichzeitig können einzelne Wirbel und Wirbelgelenke synostosieren. In zunehmendem Maße kontrastiert die Kalkanreicherung im Bandscheibenbereich mit der fortschreitenden Osteoporose der Wirbelkörper (Abb. 204 u. 205).

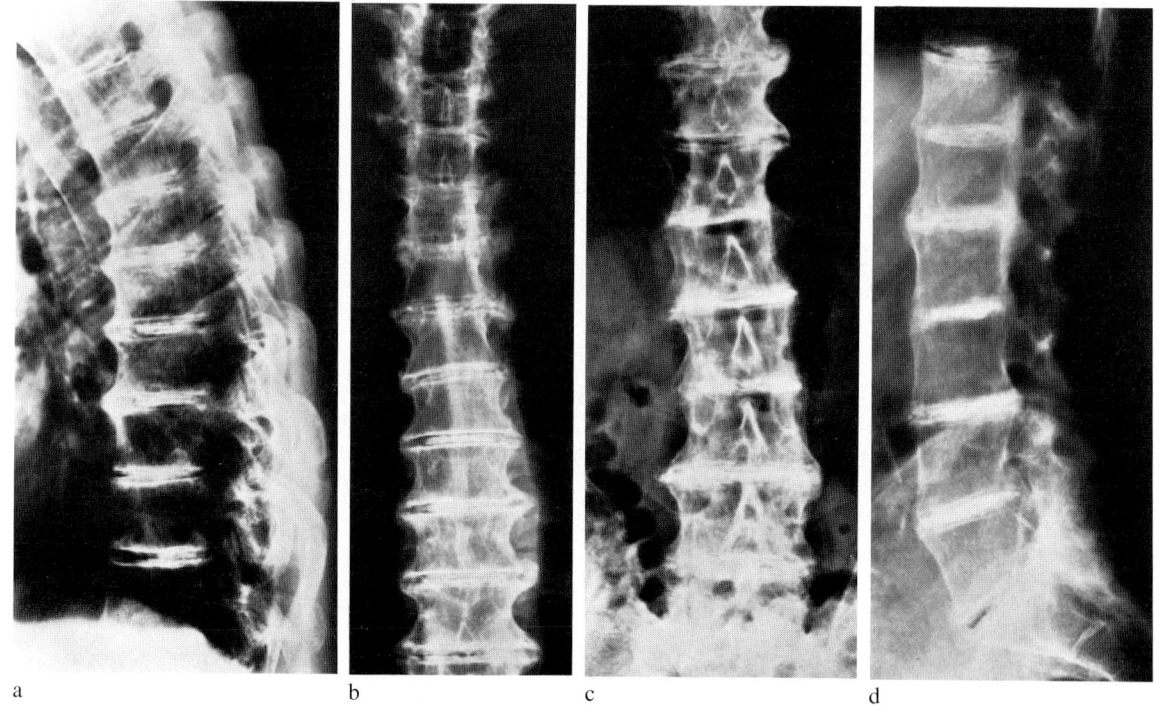

a b c d

Abb. 204 Spondylosis und Coxarthrosis ochronotica, ♂ 54 J. Verkalkung der Bandscheiben. Verschmälerung der Hüftgelenksspalten. a–d Spondylosis ochronotica, ♂ 65 J. Verkalkung der Bandscheiben.

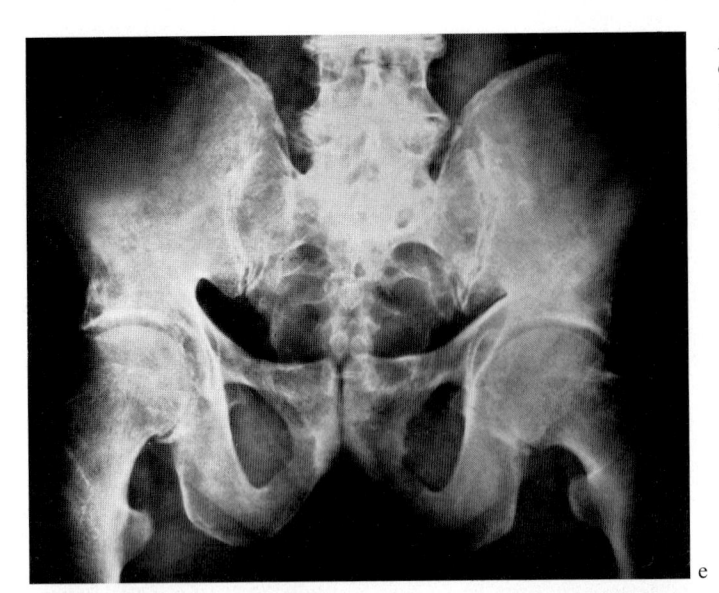

Abb. 204 e u. f Coxarthrosis ochronotica, ♂ mit 57 und mit 65 Jahren. Deutliche Progredienz der Koxarthrose. Status vor Hüftgelenkstotalplastik beiderseits.

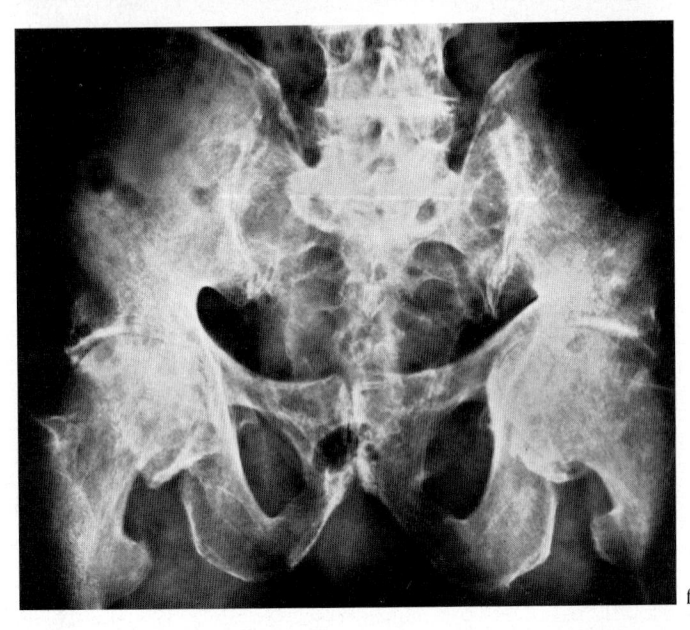

Auch in den großen *Gelenken* steht die Verschmälerung des Gelenkspaltes im Vordergrund. In Spätstadien kommt es zur subchondralen Spongiosasklerose, Randwulstbildungen, Geröllzysten und Aussprengung von Knorpel-Knochen-Stücken, besonders im Kniegelenk. Die Menisken verkalken.

In differentialdiagnostischer Hinsicht kommt bei den Gelenken in erster Linie die PCP in Frage, wenn auch im Spätstadium an eine Arthronosis deformans gedacht werden kann. Hinsichtlich der Wirbelsäule ist die Spondylosis ochronotica von der Spondylitis ankylotica Bechterew abzugrenzen. Wichtige Unterscheidungsmerkmale sind die Blähung der Bandscheiben und die Ossifikation der Articulatio sacro-iliaca beim Morbus Bechterew, die starke Verschmälerung der Bandscheiben und das Offenbleiben der Articulatio sacroiliaca bei der Spondylosis ochronotica. Bei Jugendlichen erinnert die Spondylis ochronotica an einen Morbus Scheuermann (niedrige Disci, unregelmäßige Deck- und Schlußplatten).

Alkaptonurie führt nicht unbedingt zur ochronotischen Arthropathie. So berichten CERVENANSKÝ u. Mitarb. (1956) über eine Gruppe von 22 Familien mit vererbter Alkaptonurie bei 119 Individu-

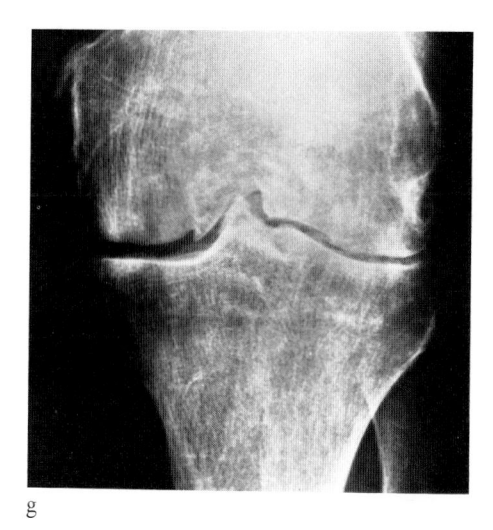

Abb. 204 g u. h Gonarthrosis ochronotica sinistra, ♂ 68 J. (Abb. 20 a – h sind Herrn Chefarzt Dr. Burch, Fribourg, zu verdanken.)

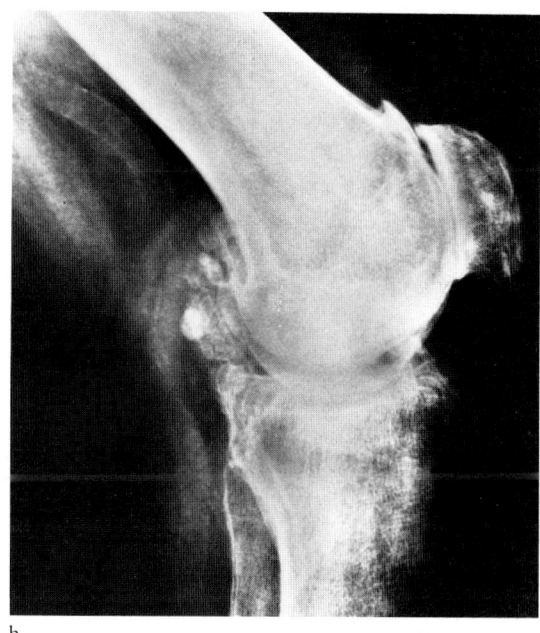

en, von denen 36 an Arthropathia ochronotica litten. Bei Ochronose sind die ersten klinischen Zeichen Ablagerung des dunklen Pigments in die Skleren, später zeigt es sich im Ohrknorpel und erst dann treten, nach CERVENANSKÝs Beobachtungen arthropathische Symptome auf, meist zwischen dem 30. und 50. Lebensjahr. Als erstes zeigen sich dann Symptome von seiten der Wirbelsäule meist in Form schmerzhafter Steifigkeit.

Von den Gelenken werden vor allem die Knie befallen, wobei rasche Progredienz der Deformierung auffällt (CERVENANSKÝ). LASKAR u. SARGISON (1970) vermuten, daß Alkaptonurie und Ochronose häufiger vorkämen als angenommen, da leichtere Fälle eher der Beobachtung entgehen, da sie keine besonderen subjektiven Symptome haben (Abb. 205).

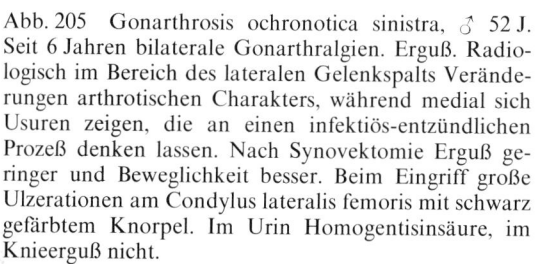

Abb. 205 Gonarthrosis ochronotica sinistra, ♂ 52 J. Seit 6 Jahren bilaterale Gonarthralgien. Erguß. Radiologisch im Bereich des lateralen Gelenkspalts Veränderungen arthrotischen Charakters, während medial sich Usuren zeigen, die an einen infektiös-entzündlichen Prozeß denken lassen. Nach Synovektomie Erguß geringer und Beweglichkeit besser. Beim Eingriff große Ulzerationen am Condylus lateralis femoris mit schwarz gefärbtem Knorpel. Im Urin Homogentisinsäure, im Kniererguß nicht.
(Wir danken Herrn LAGIER und seinen Mitarbeitern für die Überlassung der Röntgenaufnahmen dieses sehr interessanten Falles.)

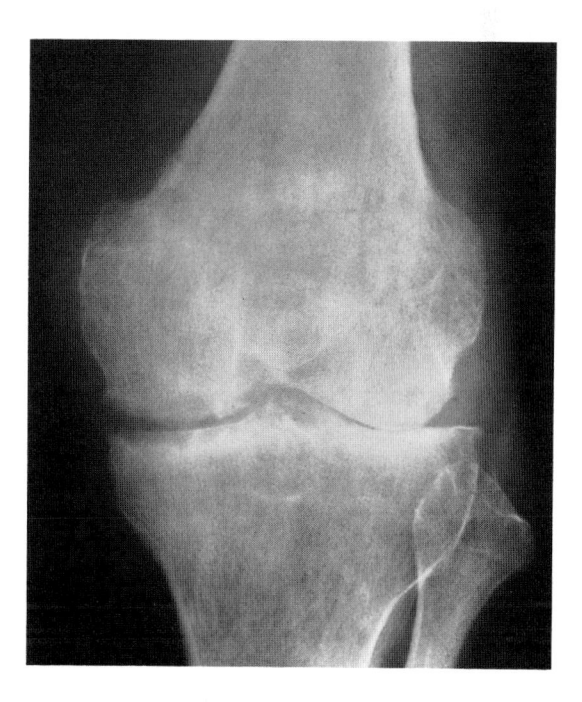

Literatur

Brookler, M. J., W. J. Martin, L. O. Underdahl, J. W. Worthington, D. R. Mathison 1964: Alkaptonuria and Ochronosis. Proc. Mavo Clin. 39, 108

Červenansky, J., S. Sitaj, T. Urbánek 1956: Alkaptonuria and ochronosis. J. Bone Jt Surg. 41 A, 1169–1182 (Literatur!)

Ellegast, H., M. Meixner 1968: Röntgendiagnostischer Beitrag zur Alkaptonurie. Radiol. clin. biol. 37, 331–337

Faber, A. 1938: Untersuchungen über die Ätiologie und Pathogenese der angeborenen Hüftverrenkung. Thieme, Leipzig

Klaus, E., V. Křižek, Z. Vranešič 1961: Die Ochronose der Wirbelsäule im Röntgenbild. Fortschr. Röntgenstr. 85, 242–254

Lagier, R., I. Boussina, W. Taillard, A. Sasfavian, M. Chafizadeh, G. H. Fallet 1971: Etude anatomo-radiologique d'une arthropathie ochronotique du genou. J. Suisse Méd. 101, 1585–1590

Laskar, F. H., K. D. Sargison 1970: Ochronotic arthropathy. J. Bone Jt Surg. 52 B. 653–666

Lichtenstein, L., L. Kaplan 1954: Hereditary Ochronosis. Pathologie changes observed in two necropsied cases. Amer. J. Path. 30, 99

Madersteig, K. 1935: Ein Fall von Alkaptonurie mit Skelettveränderungen. Fortschr. Röntgenstr. 52, 278–280

Ott, V. R. 1956: Röntgenologische Beobachtungen bei Ochronosis. Z. Rheumaforsch. 15, 65–75

Pommeranz, M. M., L. J. Friedmann, I. S. Tunick 1941: Radiology 37, 295

de Reus, H. D., W. de Loo 1960: Über Ochronosis mit Beschreibung eines Falles. Fortschr. Röntenstr. 93, 106–111

Teske, H.-J., D. Siegenthaler 1965: Röntgendiagnose und Differentialdiagnose der alkaptonurischen Ochronose und deren Kombination mit einer Protrusio acetabuli. Fortschr. Röntgenstr. 102, 689–696

Thompson, M. M. 1957: Ochronnosis. Amer. J. Roentgenol. 78, 46

6. Fehlbildungen der Gliedmaßen

Von W. LENZ und F. MAJEWSKI

Grundlagen der Klassifikation

Gliedmaßenfehlbildungen lassen sich teils morphologisch, teils ätiologisch klassifizieren. Eine streng morphologische Klassifikation hat den Vorteil, daß sie rein phänomenologisch vorgeht und keine Hypothesen benötigt, den Nachteil, daß sie Zusammengehöriges trennen, Nichtzusammengehöriges zusammenwerfen kann. Eine doppelseitige Amelie als schwerster Thalidomidschaden der Arme ist morphologisch extrem verschieden von einer thalidomid-bedingten Triphalangie der Daumen, trotzdem gehören beide in dieselbe ätiologische Gruppe, sind aber von morphologisch ähnlichen doppelseitigen oder einseitigen Amelien des Femur-Fibula-Ulna-Syndroms und von dominant erblichen Triphalangien der Daumen abzutrennen. Ähnlich gehört eine Syndaktylie des 3. und 4. Fingers bei einem Genträger für das dominante Spalthand-Spaltfuß-Syndrom zu diesem und ist von einer einfachen dominanten Syndaktylie III und IV abzutrennen. Sie kann auch ein Symptom anderer Syndrome sein (Trisomie 18, Triploidie, Smith-Lemli-Opitz-Syndrom). Bei Gliedmaßenfehlbildungen mit bekannter Ätiologie, wie der Thalidomidembryopathie und den Fehlbildungen mit monogenem Erbgang ist eine ätiologische Klassifikation möglich und wenig problematisch, schwierig ist sie dagegen bei den häufigeren Gliedmaßenfehlbildungen, die weder familiär gehäuft sind noch auf bekannte äußere Ursachen zurückgeführt werden können, wie den amniogenen Defekten, den Peromelien, dem Pektoralis-Hand-Syndrom, dem Ankyloglosson-Aglossie-Syndrom, den meisten Defekten von Femur, Fibula und Ulna, den meisten peripheren Hypoplasien. Auch hier ist es jedoch möglich, zusammengehörige Fehlbildungen zusammenzufassen und Grenzen zwischen den Gruppen zu ziehen, wenn man ein ähnliches Prinzip anwendet, wie es der Klassifikation monogener Fehlbildungen zugrundeliegt. Bei monogenem Erbgang rechnen wir die Fehlbildungen zum gleichen Typ, die bei den Blutsverwandten 1. Grades (Eltern, Geschwister, Kinder) der Probanden mit einer bestimmten Fehlbildung in einer Häufung vorkommen, die dem autosomaldominanten oder rezessiven und dem X-gekoppelten Erbgang entspricht, die also meist 25 oder 50% beträgt und damit gewöhnlich über tausendmal höher als die Häufigkeit in der Bevölkerung liegt. Praktisch wertlos dagegen ist meist die Suche nach Fehlbildungen unter entfernten Verwandten. Alle Gliedmaßenfehlbildungen zusammen sind so häufig, daß man bei Erfassung eines größeren Verwandtenkreises häufig rein zufällig die eine oder andere Fehlbildung findet, die dann nichts mit derjenigen des Probanden zu tun hat.

Bei Gliedmaßenfehlbildungen, die in der Regel sporadisch auftreten, können wir von der Fehlbildung an einer Gliedmaße ausgehen und die Fehlbildungen, die bei den Probanden gehäuft an anderen Gliedmaßen auftreten, zum gleichen Typ rechnen. So finden wir, wenn wir von Femurdefekten ausgehen, auf der Gegenseite gehäuft Femur- und Fibuladefekte, oft mit Fehlen der 5. oder der 4. und 5. Zehe, und an den oberen Gliedmaßen Amelie, Peromelie des Humerus, humeroradiale Synostose, Ulnadefekte und Fehlen des 4. und 5. Fingers, manchmal auch Syndaktylien der ulnaren Strahlen. Solche gehäuft zusammen vorkommenden Fehlbildungen sind keine zufälligen Kombinationen der häufigsten Gliedmaßendefekte, sondern eine enge Auswahl aus den zahllosen morphologischen Typen. Sie bilden aber kein Syndrom, wenn man fordert, daß ein Syndrom eine Mindestzahl konstanter Kriterien haben sollte, sondern eher eine Kette miteinander verbundener Syndrome. Andere Fehlbildungen, wie die Unterarmperomelie, die Acheirie mit Fingerknospen oder das Pektoralis-Hand-Syndrom, sind nicht mit Fehlbildungen an den übrigen Gliedmaßen korreliert und sollten nicht mit morphologisch ähnlichen, aber beiderseitigen Fehlbildungen zusammengeworfen werden.

Die Extremitätenfehlbildungen lassen sich in die folgenden 6 Hauptgruppen einteilen:

1. Brachydaktylien,
2. Syndaktylien,
3. Polydaktylien,
4. Oligodaktylien (Strahlendefekte),
5. Peromelien (periphere Defekte),
6. Synostosen.

Obwohl Kombinationsfehlbildungen nicht selten sind, deren Symptome in zwei oder mehr dieser Hauptgruppen gehören, werden die einzelnen Gliedmaßenbildungen hier diesen Hauptgruppen zugeordnet, wobei die Symptome, die am regelmäßigsten vorkommen oder klinisch im Vordergrund stehen, die Zuordnung bestimmen.

Brachydaktylien

Brachydaktylien ohne weitere Fehlbildungen

Unter Brachydaktylie versteht man eine auffallende Verkürzung von Fingern oder Zehen. Sie kommt entweder „isoliert" oder in Verbindung mit weiteren Anomalien vor. Bei den verschiedenen Typen sind jeweils bestimmte Phalangen oder Metakarpalia bevorzugt betroffen. Die meisten Brachydaktylie-Typen sind dominant erblich. Dabei stimmen die betroffenen Mitglieder einer Familie im Typ der Brachydaktylie überein, doch können sie individuell verschiedene Ausprägungen zeigen. Durch eine Verknüpfung morphologischer – vor allem röntgenologischer – Untersuchungen mit Familienuntersuchungen brachten DRINKWATER (1914, 1916), BELL (1951) und TEMTAMY (1966) Ordnung und Übersicht in die Vielfalt der Formen. Die Einteilung in die Typen A bis E geht auf BELL (1951) zurück.

A_1-Brachydaktylie:
  Brachymesophalangie II – V
A_2-Brachydaktylie:
  Brachymesophalangie II und V
A_3-Brachydaktylie:
  Brachymesophalangie V
A_4-Brachydaktylie:
  Dystelephalangie V
B-Brachydaktylie:
  Brachydaktylie mit Anonychie II – V
C-Brachydaktylie:
  Brachydaktylie mit Hyperphalangie II und III
D-Brachydaktylie:
  Brachytelephalangie I
E-Brachydaktylie:
  Brachymetakarpie, Brachymetatarsie

A_1-Brachydaktylie: Brachymesophalangie II – V

Synonyma: Brachydaktylie Typ Farabee, Typ Drinkwater.

Geschichte: W. GRUBER beschrieb 1865 einen 35jährigen russischen Soldaten, dem an Händen und Füßen die Mittelphalangen fehlten und dessen Vater und einer Bruder die gleiche Anomalie aufwiesen. Der Soldat wurde nach 10jähriger Dienstzeit frontuntauglich erklärt, da er kein Gewehr handhaben konnte. FARABEE (1903) hat an diesem Brachydaktylie-Typ zum ersten Mal den dominanten Erbgang beim Menschen demonstriert. DRINKWATER (1908) beschrieb eine Familie mit fehlenden oder hypoplastischen, mit den Endphalangen synostosierten Mittelphalangen sowie zwei weitere Sippen (1912 und 1914) mit geringerer Ausprägung der Brachydaktylie („minor brachydactyly"). Alle Mittelphalangen waren vorhanden, jedoch verkürzt.

Morphologie: Die Finger sind stark verkürzt. Bei fehlenden Mittelphalangen hat jeder Finger 2 Beugefurchen, bei verkürzten Mittelphalangen sind distale und mittlere Beugefurchen angenähert (LEJEUNE u. Mitarb. 1958). Die Nägel sind normal ausgebildet. Im Röntgenbild erscheinen die Mittelphalangen verkürzt und rundlich, meist ohne Epiphysen, oder sie fehlen ganz. Die Grundphalanx I ist stark verkürzt (Abb. 206 a). An den Zehen fehlen meist die Mittelphalangen II – V, die Grundphalanx I ist kurz und plump (Abb. 206 b). Im Erwachsenenalter sind die Mittelphalangen meist mit den Endphalangen verschmolzen („Assimilationshypophalangie"). Personen mit diesem Brachydaktylie-Typ sind in der Regel kleinwüchsig. Männliche Patienten waren nach FARABEE im Durchschnitt 20 cm, weibliche 12 cm kleiner als ihre nicht betroffenen Geschwister. Leicht verkürzt sind meist auch die übrigen Phalangen, Metakarpi und Metatarsi. Typisch ist ferner eine Abschrägung der distalen Enden von Radius und Tibia und ein Fehlen des Processus styloideus ulnae (HAWS u. McKUSICK 1963). DRINKWATER (1914) und andere Autoren nahmen zwei verschiedene Typen an, einen mit feh-

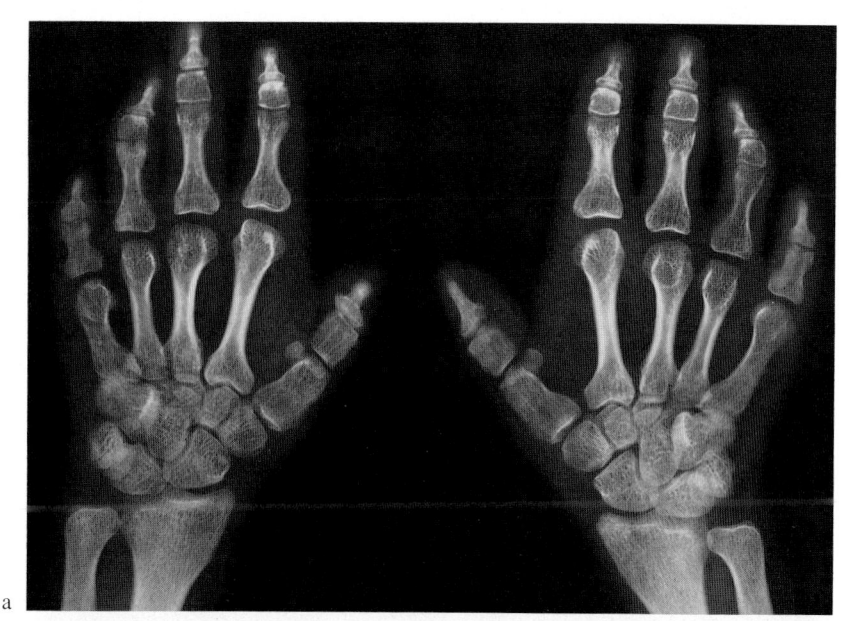

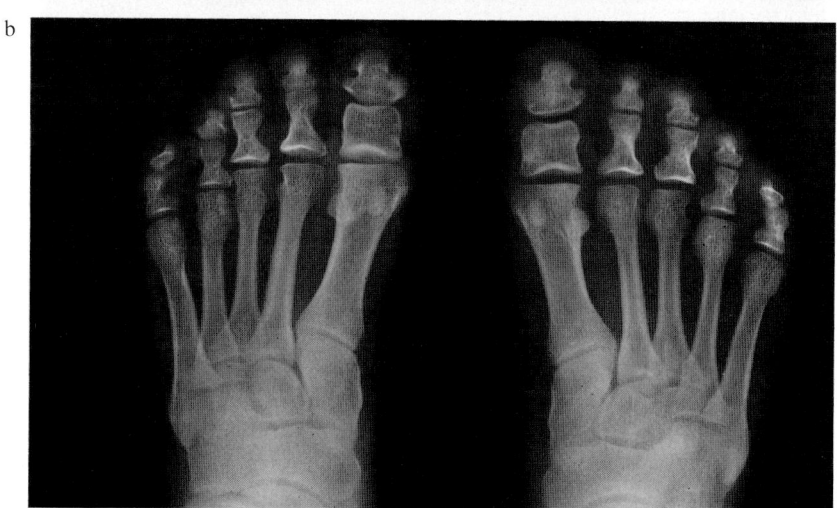

Abb. 206 a u. b
Brachydaktylie A$_1$.

lenden Mittelphalangen (Typ Farabee) und einen mit hypoplastischen Mittelphalangen („minor brachydactyly", Typ Drinkwater). In der Sippe von FARABEE, welche von HAWS u. MCKUSICK 1963 nachuntersucht wurde, traten jedoch beide Varianten auf.

Genetik: Das Merkmal wird regelmäßig autosomal-dominant weitergegeben. HAWS u. MCKUSICK (1963) fanden unter den Nachkommen Erkrankter in 7 Generationen 43 Kranke und 44 Gesunde.

A$_2$-Brachydaktylie: Brachymesophalangie II u. V

Synonyma: Brachyphalangie der Zeigefinger, Brachydaktylie Typ Mohr und Wriedt.

Literaturübersicht: Diese seltene Brachydaktylie-Form ist nur in 5 Sippen beobachtet worden (ZIEGNER 1903; MOHR u. WRIEDT 1919; HANHART 1940; TEMTAMY 1966; EDELSON 1972). Berühmt ist die von MOHR u. WRIEDT publizierte Sippe. In dieser Sippe findet sich eine Brachymesophalangie II bei 32 Heterozygoten in 6 Generationen. Aus der Verbindung zweier Betroffenen ist außer einer offensichtlich heterozygoten, in typischer Weise betroffenen Tochter eine weitere Tochter mit fehlenden Fingern und Zehen sowie schweren, nicht genau beschriebenen Skelettfehlbildungen hervorgegangen. Dieses Kind, das im Alter von 11 Monaten verstarb, gilt als der erste bekannte Fall, bei dem ein dominantes Gen im homozygoten Zustand vorlag.

Morphologie: Die Mittelphalanx des Zeigefingers ist mehr oder weniger verkürzt und dreieckförmig („Deltaphalanx") oder zweiteilig, so daß die Endphalanx nach radial abweicht, manchmal auch ulnar (Abb. 207 a). Nicht selten findet sich eine Brachymesophalangie mit Klinodaktylie der Kleinfinger (Mohr u. Wriedt 1919; Temtamy 1966), gelegentlich Syndaktylie zwischen Daumen und Zeigefinger. In Ziegners Fällen war auch die Grundphalanx der Großzehen verkürzt und dreieckig mit fibularer Abweichung der Großzehen. Die übrigen Zehen waren nach tibial gekrümmt, bedingt durch unregelmäßig verkürzte Mittelphalangen. Temtamy beobachtete verkürzte und breite Großzehen und recht konstant verkürzte und dreieckige Mittelphalangen der 2. Zehen mit Tibialdeviation der Endphalanx (Abb. 207 b). Edelson fand die Zehen bei Mutter und Sohn normal ausgebildet. Weitere Fehlbildungen oder verminderte Körperhöhe werden beim A_2-Typ nicht erwähnt.

McKusick (1968) nahm die Kombination von Brachydaktylie A_2 mit Brachymesophalangie V als selbständigen Brachydaktylie-Typ A_4 an. Nach den Röntgenbildern der Sippe von Mohr u. Wriedt hatten jedoch mindestens 3 Personen mit Brachymesophalangie II zusätzlich Brachymesophalangie und Klinodaktylie V. Demnach scheint Brachymesophalangie V nur ein weiteres variables Merkmal der Brachydaktylie A_2 zu sein.

Genetik: In allen Sippen wurde die Anomalie autosomal-dominant vererbt.

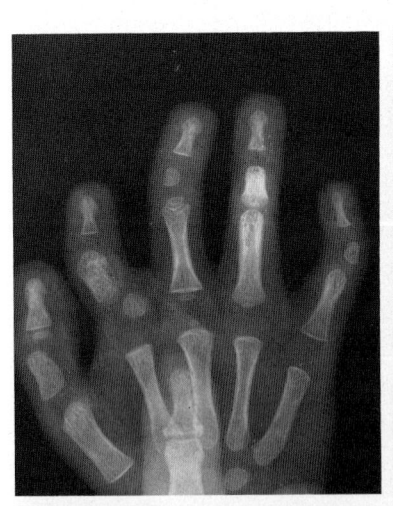

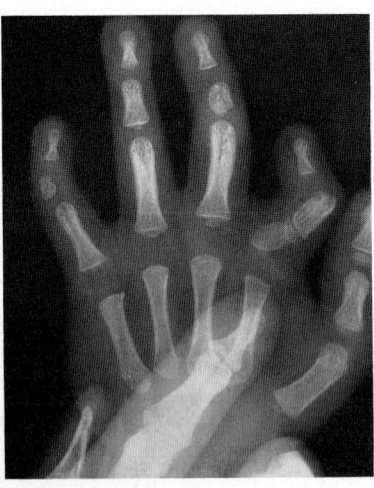

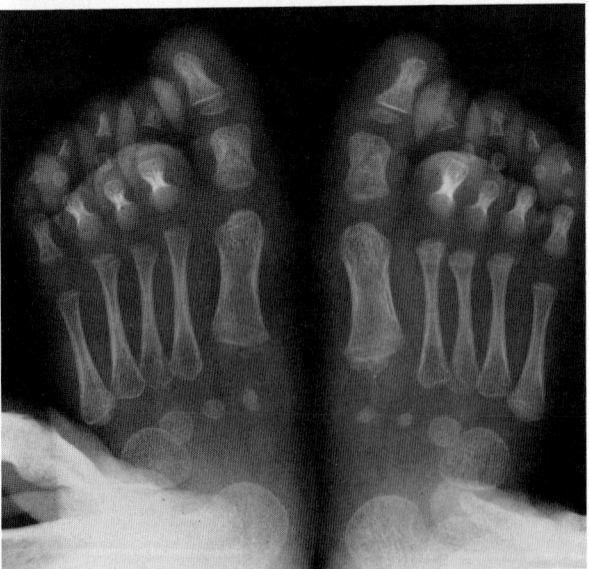

Abb. 207 a u. b Brachydaktylie A_2. Sporadischer Fall. Vater bei Geburt des Patienten 40 Jahre alt.

Abb. 208 Mesobrachyphalangie bei 4jährigem Chinesenjungen aus Taiwan (Dr. YANG, Taipei).

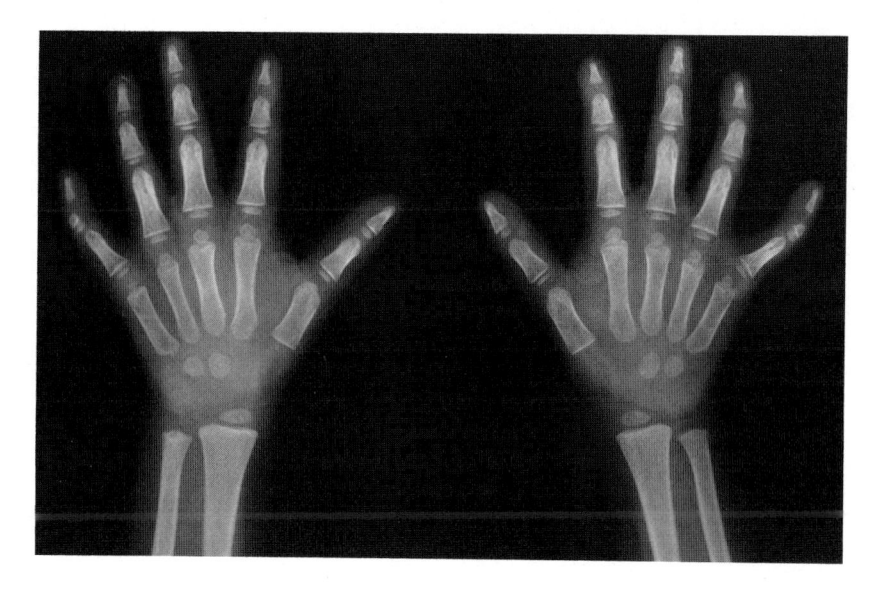

A_3-Brachydaktylie: Brachymesophalangie V

Synonyma: Klinodaktylie, Krümmung des Kleinfingers, „crooked little fingers", Dubois-Zeichen.
Literatur: BAUER (1907) berichtete über gekrümmte und verkürzte Kleinfinger bei 20 Angehörigen einer Sippe in 4 Generationen. BELL (1951) stellte aus der Literatur 9 * Sippen zusammen und klassifizierte diese harmlose Anomalie als Brachydaktylie Typ A_3. Unter amerikanischen Schulkindern fand DE MARINIS 11% Betroffene, SAITO (1963) unter japanischen 14%. Klinodaktylie der Kleinfinger ist sehr häufig bei Trisomie 21 (HEFKE 1940).
Morphologie: Die Mittelphalanx des Kleinfingers ist an der radialen Seite stärker verkürzt als an der ulnaren, so daß die distale Gelenkfläche schräg steht und die Endphalanx radial abweicht (Abb. 208). HEWITT (1963) fand an 23 betroffenen Schulkindern auch andere Knochen der Hand geringfügig verkürzt. Zweijährige Kinder mit A_3-Brachydaktylie waren durchschnittlich 2,5 cm kleiner als Vergleichskinder.
Genetik: HERSH u. Mitarb. (1953) untersuchten 5 Sippen mit dieser Anomalie, die ebenso wie 9 von BELL zusammengestellte autosomal dominanten Erbgang mit unvollständiger Penetranz zeigten. Aufgrund der Familienuntersuchungen bei 69 nicht auf familiäres Vorkommen ausgelesenen Merkmalsträgern schätzte SAITO (1963) die Penetranz auf 50 – 60%. DE MARINIS u. DE MARINIS (1955) fanden unter 1387 weißen amerikanischen Schulkindern die Anomalie bei Jungen fast doppelt so häufig wie bei Mädchen (15% resp. 8%).

A_4-Brachydaktylie: Dystelephalangie V

Von der Brachydaktylie A_3 zu trennen ist eine weitere Form von Klinodaktylie des Kleinfingers, die Dystelephalangie, die auch nach der ersten Beschreibung (KIRNER 1927) „KIRNERS deformity" genannt wird. SUGIURA u. Mitarb. (1961 a) fanden in der Weltliteratur 19 Fälle und fügten 9 weitere hinzu.
Morphologie: Äußerlich läßt sich die Dystelephalangie V unschwer an der verkürzten und krallenartig nach radial und volar gekrümmten Endphalanx erkennen. Sie ist gleich häufig ein- wie beidseitig. Im Röntgenbild ist die Epiphyse der Endphalanx im Kindesalter unauffällig, der Epiphysenspalt jedoch auf das Doppelte verbreitert. Die Metaphyse erscheint verdichtet, die Diaphyse nach radial und volar gekrümmt. Bei Erwachsenen ist die Strahlendichte von Meta- und Diaphyse unauffällig, die Krümmung der Diaphyse thenarwärts bleibt unverändert bestehen. Auffällig wird diese Anomalie erst mit dem 8. – 12. Lebensjahr.
Genetik: In den von WILSON (1952), BRAILSFORD (1953) und BLANK u. GIRDANY (1965) beschriebenen Familien war die Vererbung autosomal-dominant. SUGIURA u. Mitarb. (1961 b) fanden unter 6295 japanischen Schulkindern eine Häufigkeit von 0,15%, ein Geschlechtsunterschied bestand nicht.

---

* In einer weiteren Sippe (Nr. 17) war die Klinodaktylie V kombiniert mit Syndaktylie, vgl. Syndaktylie III, S. 282.

B-Brachydaktylie: Brachydaktylie mit Anonychie II – V

Synonyma: Erbliches Fehlen von Fingern (CRAGG u. DRINKWATER 1916), apikale Dystrophie (MAC ARTHUR u. MCCULLOUGH 1932), Ektrodaktylie (BIRCH-JENSEN 1949), Perodaktylie (DEGENHARD u. GEIPEL 1954).

Literaturübersicht: KELLIE berichtete 1808 über eine Mutter und zwei Kinder mit fehlenden End- und Mittelphalangen. In der Familie war diese Anomalie seit 9 Generationen aufgetreten. MACKINDER (1857) berichtet über 17 betroffene Personen in 6 Generationen.

Weitere Familienbeobachtungen wurden mitgeteilt von CRAGG u. DRINKWATER (1916), WELLS u. PLATT (1947) und in jüngster Zeit von BASS (1968) und CUEVAS-SOSA u. GARCIA-SEGUR (1971).

Morphologie: Die Finger 2 bis 5 sind extrem kurz, da die Mittel- und Endphalangen ganz oder weitgehend fehlen. Die Fingernägel fehlen oder sind hypoplastisch. Gelegentlich sind rudimentäre Phalangen vorhanden, die nicht immer eindeutig als Mittel- oder Endphalangen zu diagnostizieren sind (Abb. 209 a, 209 c). MCKUSICK (1971) hat die Brachydaktylie der von BASS (1968) beschriebenen Familie als Brachydaktylie A5 von Typ B abgetrennt, doch erscheint das nicht zwingend. Die Übereinstimmung mit den Fällen von MACARTHUR u. MCCULLOUGH (1932) oder MALLOCH (1957) erscheint vielmehr überzeugend. BASS (1968) glaubte, daß bei seinen Fällen die Mittelphalangen fehlen, doch lassen seine Röntgenbilder kaum entscheiden, ob nicht die Endphalangen fehlen und die Mittelphalangen dysplastisch sind. Vielleicht ist die Frage auch falsch gestellt: Die abnormen rudimentären Phalangen könnten aus nicht weiter differenziertem Blastem für End- und Mittelphalangen hervorgegangen sein. Hierfür läßt sich anführen, daß in einigen Fällen Synostosen zwischen rudimentären End- und Mittelphalangen vorkommen (DEGENHARD u. GEIPEL 1954; TEMTAMY 1966). Die Nägel fehlten fast immer. Ausgenommen sind die Daumen, die entweder normal angelegt sind oder verdoppelte Endphalangen mit verbreiterten oder doppelten Daumennägeln zeigen. In der Sippe CRAGG u. DRINKWATER hatten alle betroffenen Eltern oder Kinder der 6 Personen mit Bifurkation der Daumenendphalanx normale Daumen. Dasselbe Gen zeigt also in der Wirkung auf die Ausbildung des Daumens große Manifestationsschwankungen. An den Zehen sind die Anomalien inkonstant: Fehlen der Endphalangen, gelegentlich auch der Mittelphalangen II – V, Nagelaplasien (DEGENHARD und GEIPEL 1954) (Abb. 209 b u. d). In der Sippe von MALLOCH (1957) hatten 3 betroffene Personen Syndaktylien der verkürzten Finger oder Zehen III – IV. Auch MAC ARTHUR u. MCCULLOUGH sahen in 3 Fällen partielle Syndaktylien von Fingern oder Zehen. Die Körpergröße ist normal, Anomalien außerhalb der Finger wurden nicht beobachtet.

Differentialdiagnostisch kommen Symphalangiesyndrome mit Aplasien von terminalen Phalangen (s. S. 343), dominante Enddefekte (s. S. 338 f.) und amniogene Defekte in Betracht.

Genetik: In allen bisher bekannten Sippen wurde der Defekt autosomal-dominant vererbt. BELL (1951) fand bei 13 Familien aus der Literatur und unter den Nachkommen erkrankter Personen 57% Erkrankte, beide Geschlechter waren gleich häufig betroffen.

C-Brachydaktylie: Brachydaktylie mit verkürztem Metakarpale I und Hyperphalangie II – III

Synonyma: Brachydaktylie mit Hyperphalangie, Brachydaktylie Typ Vidal.

Geschichte: JOACHIMSTHAL hat 1898 und 1906 je eine Familie beschrieben. MOHR (1921) begründete einen Vaterschaftsnachweis mit der gleichen Anomalie bei Tochter und Vater. In der deutschen Literatur wird häufig vom „Erbtypus Vidal" gesprochen. VIDAL (1910) untersuchte eine Sippe mit zahlreichen Betroffenen in 6 Generationen. Neben 12 Personen mit deutlich ausgeprägter Brachydaktylie von Zeige- und Mittelfingern fand er einige, bei denen nur die Kleinfinger verkürzt und gekrümmt waren. DRINKWATER (1916) beschrieb 16 Fälle mit abnormer Segmentierung der Zeige- und Mittelfinger in vier Generationen.

Morphologie: Die Brachydaktylie C kann bei verschiedenen Mitgliedern einer Sippe sehr verschieden ausgeprägt sein. Bei voll ausgeprägten Fällen sind die Ringfinger die längsten, da die Mittelphalangen der Zeige-, Mittel- und Kleinfinger verkürzt sind (Abb. 210 b). Die Endphalangen sind meist normal, ihre Flexion ist jedoch eingeschränkt (RIMOIN u. Mitarb. 1974). Die Grundphalangen sind oft in zwei Abschnitte (Hyperphalangie) getrennt. Die Grundphalangen II und III sind verkürzt, normal lang oder – in seltenen Fällen – sogar verlängert. Eine Abschrägung des proximalen Endes der Grundphalangen kann Zeige- und Mittelfinger nach ulnar abweichen lassen. Der 4. Finger und die Phalangen des Daumens sind meist unauffällig. Wie bei der Brachy-

Brachydaktylien 267

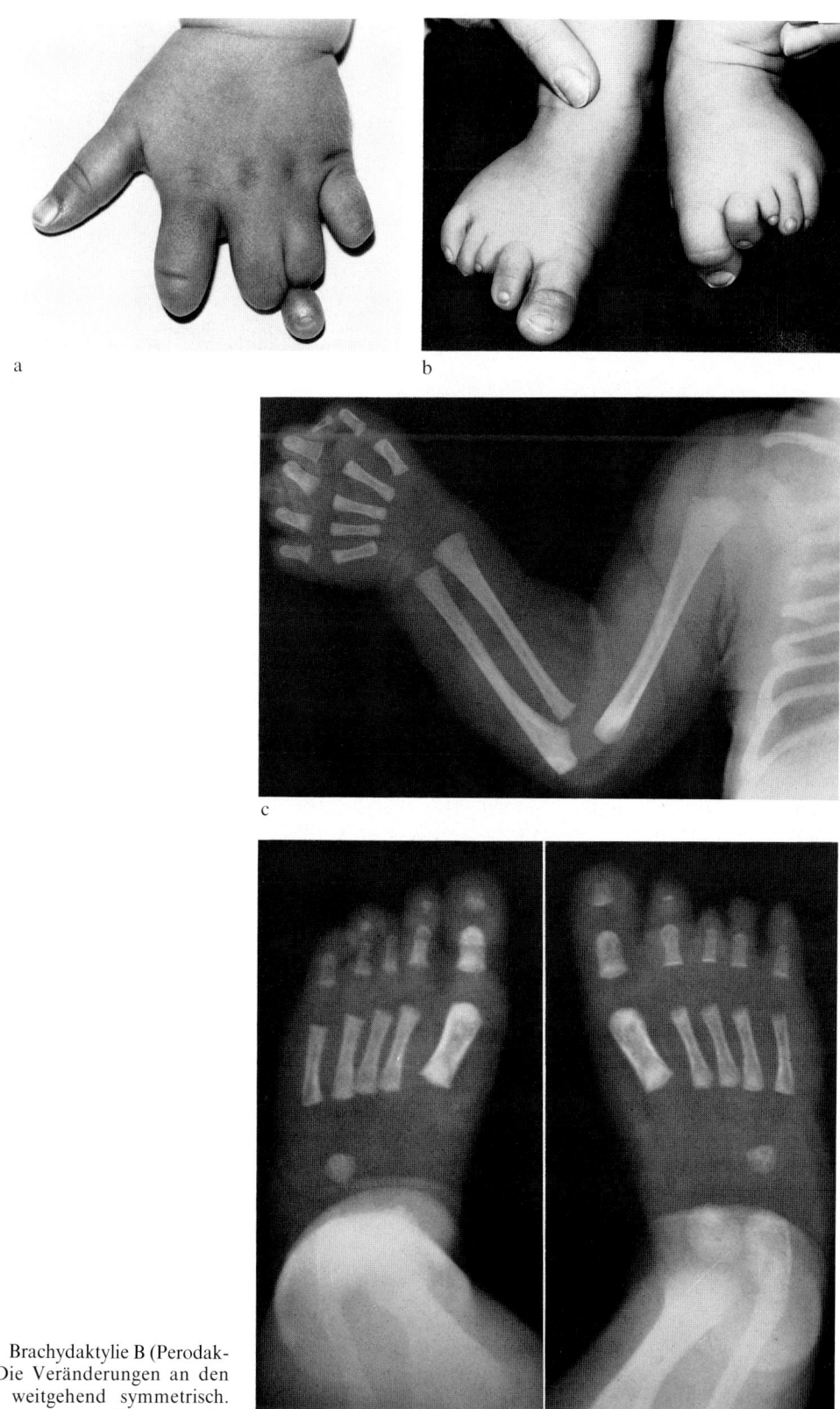

Abb. 209 a–d Brachydaktylie B (Perodaktylie II – V). Die Veränderungen an den Händen sind weitgehend symmetrisch. Vermutlich Neumutation, Vater bei der Geburt des Patienten 38 Jahre alt.

268　Fehlbildungen der Gliedmaßen

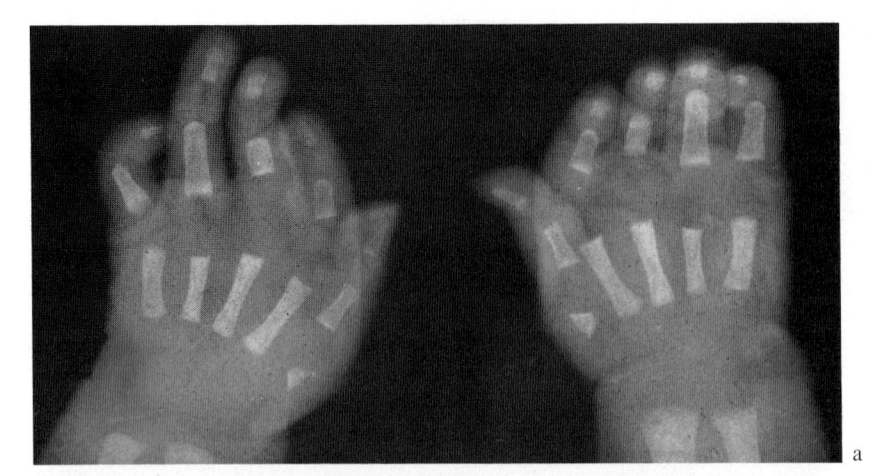

Abb. 210 a u. b Brachydaktylie Typ C.
a) Im Neugeborenenalter.
b) Vater von Patient in Abb. 210a. Links persistierende Hyperphalangie, rechts Verschmelzungslinie zwischen den beiden Elementen der Basalphalanx III noch sichtbar.

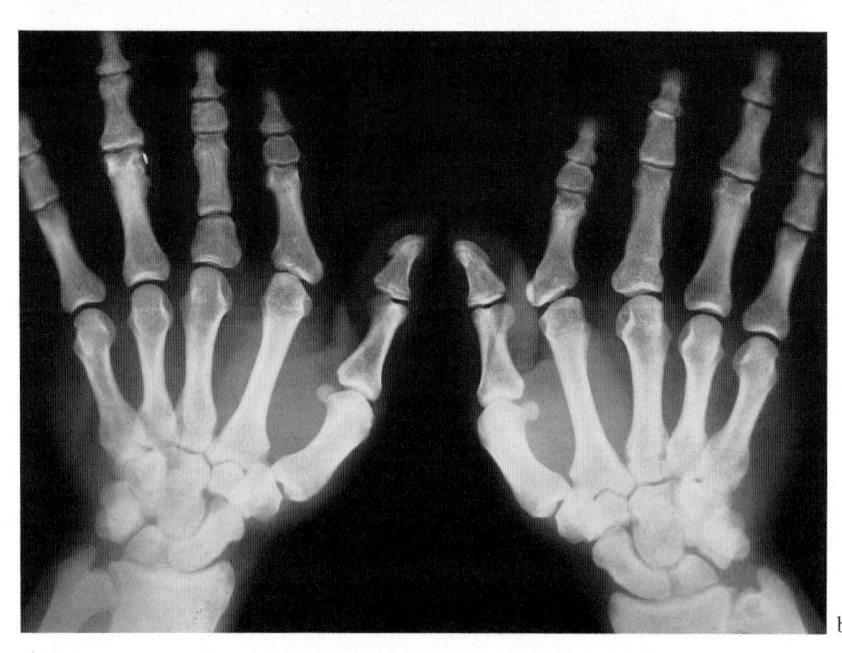

daktylie A_3 ist der Kleinfinger nach radial gekrümmt. Das Metakarpale I ist häufig verkürzt (Abb. 210 a). Die Zehen sind weniger betroffen.
Wenn nur die Mittelphalangen II, III und V verkürzt sind, ist die Abgrenzung von Brachydaktylie A_1 schwierig. In BEHRs Fall (1931), der sonst dem Typ A_1 entsprach, wies das verkürzte Metakarpale I auf den Typ C hin. Sichere Genträger können auch isolierte Brachymesophalangie II, ähnlich wie beim Typ A_2 aufweisen (W. LENZ, unveröffentlicht).
MCNUTT (1946) sah neben der Verkürzung des Metakarpale I verkürzte Metakarpalia IV bei Vater und zwei Söhnen, daneben eine Synostose des Metakarpale V mit dem Os hamatum und Fehlen des Processus styloideus ulnae. Möglicherweise handelt es sich um einen speziellen Typ, vielleicht auch um die Kombination zweier Erbleiden. ROBINSON u. Mitarb. (1968) fanden bei 3 betroffenen Personen in einer Familie eine Perthessche Erkrankung des Hüftgelenks.
Genetik: BELL (1951) stellte 13 Stammbäume mit 120 Merkmalsträgern aus der Literatur zusammen, die autosomal-dominanten Erbgang aufwiesen. HAWS u. MCKUSICK (1963) sahen in einer großen Sippe mit Brachydaktylie C unter den Nachkommen von Merkmalsträgern 84 Kranke und 83 Gesunde. 50 Erkrankte waren männlich, 34 weiblich. Die phänotypische Äußerung des Gens war sehr variabel. Gelegentlich zeigen Personen, die nach dem Stammbaum sicher Genträger sind, überhaupt keine auffallenden Fingeranomalien (BECKER 1939; CLOHERTY 1969; HAWS u. MCKUSICK 1963).

D-Brachydaktylie: Brachytelephalangie I

Synonyma: Kolbendaumen, Brachymegalodaktylie, „potters" thumbs, „murderer" thumbs, hereditäre Verkürzung der Daumen.

Literaturübersicht: BREITENBECHER (1923) beschrieb kurze Daumenendphalangen mit kurzen Nägeln bei 13 Angehörigen einer Sippe in 5 Generationen. Die meisten veröffentlichten Stammbäume sind klein, oft werden ein oder zwei Generationen übersprungen (HOFFMANN 1924, 1928; THOMSEN 1928; NEURATH 1932).

Häufigkeit: THOMSEN (1928) fand unter 2342 schwedischen Schulkindern keinen Fall. STECHER (1957) fand dagegen unter 9838 amerikanischen Schulkindern 34 (0,35%) mit Brachytelephalangie I. Bei Schwarzen war die Anomalie seltener (0,1%) als bei Weißen (0,41%). In Japan war in der Stadt die Häufigkeit mit fast 2% höher als in einem dörflichen Isolat mit 1,4% (SAITO 1963). GOODMAN u. Mitarb. (1965) fanden in Israel 1,6% unter Juden, 3% unter Arabern. Die Häufigkeit ist größer im weiblichen Geschlecht (Tab. 20).

Tabelle 20 Geschlechtsverteilung bei Brachytelephalangie I

	männlich	weiblich
STECHER (1957)	0,17%	0,66%
SAITO (1963)	1,63%	2,87%
GOODMAN u. Mitarb. (1965)	1,61%	3,15%

Morphologie: Die Daumenendglieder sind auf ⅔ bis ½ der normalen Länge verkürzt, die Nägel sind kurz und breit. Die Basis der Endphalanx ist breiter als das distale Ende der Grundphalanx. Die Anomalie tritt etwa gleich häufig ein- wie beidseitig auf (STECHER, GOODMAN). Ein- und beidseitiges Auftreten kommen nebeneinander in derselben Sippe vor. Wenn mehrere Familienmitglieder einseitig betroffen sind, dann fast immer an der gleichen Seite (THOMSEN 1928; SAYLES u. JAILER 1934; GOODMAN u. Mitarb. 1965). THOMSEN (1928) beobachtete bei zwei Mädchen mit einseitiger Anomalie, daß die Epiphysenfuge an der verkürzten Daumenphalanx früher geschlossen war als an der normalen. STECHER fand, daß der Epiphysenschluß bei der Brachytelephalangie etwa um zwei Jahre verfrüht ist. Vielleicht hängt die häufigere Manifestierung im weiblichen Geschlecht damit zusammen, daß Mädchen in der Ossifikation der Hand im Alter von 9–13 Jahren 1 bis 2 Jahre voraus sind.

Weitere Fehlbildungen sind selten: Kurze Endphalangen der Großzehen (NEURATH 1932; STECHER 1957; GOODMAN u. Mitarb. 1965; TEMTAMY 1966). GOODMAN fand Wirbelmuster an den verkürzten Daumen häufiger. Gelegentlich findet sich Kleinwuchs. Über die Kombination mit verkürzten Endphalangen der Mittelfinger, verkürzten Metakarpalia IV und Metatarsalia IV (STECHER, GOODMAN), s. Brachydaktylie E S. 270.

Genetik: Die meisten Autoren nehmen autosomal-dominanten Erbgang an (THOMSEN 1928; SAYLES u. JAILER 1934; BELL 1951; WILDERVANCK 1955; SAITO 1963; GOODMAN u. Mitarb. 1965). SAITO (1963) schätzte die Penetranz auf 30–40%. In einer auslesefreien Serie fand STECHER bei 76 Probanden 24mal einen Elternteil betroffen, zweimal war eine Generation übersprungen. Nur zweimal waren Geschwister der Eltern betroffen. Bei 50 Probanden trat die Anomalie sporadisch auf.

E-Brachydaktylie: Brachymetapodie

Synonyma: Brachymetakarpie, Brachymetatarsie.

Abgrenzung: Unter der Bezeichnung Brachymetapodie werden Verkürzungen der Metakarpalia und der Metatarsalia zusammengefaßt. Brachymetapodie kommt als Teilerscheinung verschiedener Syndrome vor (s. S. 276), aber auch als isolierte Anomalie, häufig begleitet von Brachytelephalangie I. Einstweilen ist ungeklärt, ob die isolierte Brachymetapodie (Brachydaktylie E), die innerhalb einer Familie in sehr variabler Lokalisation und Ausprägung auftreten kann, nur eine Teilerscheinung des ebenfalls variablen Pseudohypoparathyreoidismus bzw. Pseudopseudohypoparathyreoidismus ist. Die morphologische Übereinstimmung der Hand- und Fußanomalien zwischen den als Pseudohypoparathyreoidismus und den als Brachydaktylie E beschriebenen Fällen ist jedenfalls groß (POZNANSKI u. Mitarb. 1977). Die Kombination mit Brachyphalangie I ist häufig an Röntgenbildern oder Photographien zu erkennen, auch wenn sie nicht eigens erwähnt wird.

Morphologie und Variabilität innerhalb einer Familie. Am häufigsten sind die 4. Metakarpalia, seltener die 4. Metatarsalia ein- oder beidseitig verkürzt, daneben auch die Metakarpalia III und V, seltener I und II. An den beiden Händen einer Person können verschiedene Metakarpi betroffen sein. Bei den betroffenen Mitgliedern derselben Familie kommen verschiedene Lokalisationen und Schweregrade in wechselnder Kombination vor.

KLIPPEL u. RABAUD (1900) berichteten über 5 Kinder, die wie ihr Vater beiderseits kurze Metakarpalia IV hatten. BOORSTEIN (1926) fand bei einer Patientin doppelseitige Verkürzung der 4. Metakarpi und der 4. Metatarsi. 2 Schwestern, ein Onkel, eine Tante, die Großmutter und 4 weitere Familienmitglieder sollen genau die gleiche Fehlbildung gehabt haben. In einer zweiten Familie fand BOORSTEIN bei der Probandin beiderseits verkürzte Metakarpi III, IV und V sowie verkürzte Metatarsi (rechts IV, links III und IV). Der Vater hatte verkürzte Metakarpi IV, eine Schwester hatte rechts verkürzte Metakarpi IV und V, links nur V, und verkürzte Metatarsi III und IV beiderseits.

Über 2 Personen mit linksseitiger und 3 mit doppelseitiger Brachymetakarpie IV hat STILES (1939) berichtet. Die Metatarsi waren anscheinend normal. Betroffen waren 3 Geschwister, eine Halbschwester und eine Nichte. 10 Kinder der betroffenen Personen hatten das Merkmal nicht. In GILLETTES (1931) Sippe wurden kurze Metakarpi (IV, III, IV, V), einmal auch Metatarsus 4 durch drei Generationen dominant vererbt. 5 weibliche und 1 männliches Familienmitglied waren betroffen.

TEMTAMY u. MCKUSICK (1969) beschrieben bei 19 Personen in 4 Generationen regelmäßig autosomal-dominanten Erbgang von Brachymetakarpie variablen Ausmaßes (IV; IV+V; V; I+IV+V; I+III+IV+V; I+II+III+IV+V) gleichzeitig mit variabler Brachytelephalangie I, II, III, IV oder V und Brachymesophalangie II, V, seltener auch III und IV. Die Patienten waren minderwüchsig.

Die Brachytelephalangie scheint nur ein variables Merkmal der Brachydaktylie E darzustellen und keinen speziellen Typ begründen zu lassen. BIRKENFELD (1928) sah bei 11 Angehörigen einer Sippe in variabler Ausprägung die Metakarpi II, III, IV verkürzt. Zusätzlich traten Brachytelephalangie I (2 Fälle), Brachytelephalangie III (1 Fall) und Brachymesophalangie II, III, IV oder V in wechselnder Kombination auf (3 Fälle). GNAMEY u. Mitarb. (1975) sahen bei 8 Personen in 3 Generationen einer Familie Brachymetakarpie (I, III, IV, V) und Brachymetatarsie wechselnden Ausmaßes, teils mit, teils ohne Telebrachyphalangie I, III und IV, sowie Syndaktylie der Zehen 2 u. 3. Die Körperhöhe war vermindert, die geistige Entwicklung unterdurchschnittlich.

BIEMOND (1934) hat über eine Frau mit doppelseitiger Verkürzung der 4. Metatarsalia, der Daumenendphalangen und der Mittelphalangen der Kleinfinger sowie Verkürzung des 3. Strahls des linken Fußes berichtet, deren Bruder beiderseits kurze Metakarpi IV und deren eine Schwester rechts ein verkürztes Metakarpale IV hatte. Die Eltern sowie 5 Kinder der betroffenen Personen hatten normale Finger und Zehen (die zerebellare Ataxie bei der Patientin und ihrem Bruder war vermutlich eine zufällige Kombination, kein Bestandteil eines Syndroms).

In der von BURRAGI u. PEDOJA (1969) beschriebenen Familie hatte der Vater nur eine rechtsseitige Brachymetatarsie IV, eine Tochter eine doppelseitige Brachymetakarpie IV und V sowie rechts Brachymetatarsie IV und V, links Brachymetatarsie IV, eine weitere Tochter nur eine beidseitige Metakarpie IV und V. Beide Töchter waren minderwüchsig (147 und 142 cm) und amenorrhoisch. Eine weitere Tochter soll nur verkürzte Metatarsi gehabt haben.

Familiäre Brachymetatarsie? Obwohl die Hände bei Brachymetapodie häufiger betroffen sind, wurden einzelne Familien beschrieben, bei denen die Brachymetapodie bei allen Mitgliedern nur die Füße betraf. STEGGERDA (1942) beobachtete beiderseits verkürzte Metatarsalia IV bei Bruder und Schwester. Ein Bruder der Mutter soll gleiche Veränderungen gehabt haben. 12 Kinder der betroffenen Geschwister waren frei von dem Merkmal. KNOTE (1924) hat einseitige Brachymetatarsie IV bei einem Mann und dessen Großvater mütterlicherseits beschrieben. HOOKER (1945) sah kurze Daumenendglieder und verkürzte Metatarsi IV bei einem minderwüchsigen Mann und dessen Mutter, und in einer weiteren Familie einen Patienten mit rechtsseitiger Brachymetatarsie IV, dessen Großmutter mütterlicherseits und deren Schwester dieselbe einseitige Anomalie gehabt haben sollen.

Vererbung: Der Brachymetapodie scheint ein autosomal dominantes Gen zugrunde zu liegen, das sich sehr variabel äußert und anscheinend häufig keine auffallenden Fehlbildungen bedingt. Ob bei den Familienmitgliedern mit fehlender Penetranz des Gens, die durchweg nicht sorgfältig untersucht worden zu sein scheinen, Röntgenbilder und Messungen der Metakarpi und Metatarsi leichte Abweichungen zeigen würden, muß durch Familienuntersuchungen geklärt werden.

Die zahlreichen sporadischen Fälle können entweder auf Neumutationen oder auf fehlender Penetranz des Gens bei einem Elternteil beruhen. Auch Familien, in denen nur in einer Geschwisterreihe mehrere Fälle beobachtet wurden (BIEMOND 1934; POGGI u. VILLA 1970: eine Schwester Brachymetakarpie IV rechts, eine Schwester Brachymetakarpie IV rechts, ein Bruder Brachymetakarpie rechts und Brachymetatasie links), sind mit dominanter Vererbung bei fehlender Penetranz vereinbar.

Seltene Brachymetapodie-Typen

Brachymetakarpie II. Extreme Verkürzung und Querteilung des Metakarpale II sahen HOLMES u. REMENSNYDER (1972) bei Mutter (rechts) und Tochter (beidseitig).

Brachymetapodie I. BEERS u. CLARKE (1942) fanden 10 Personen mit kurzen Metatarsi I in einer Sippe mit dominantem Erbgang. Die 8 Fälle von CHRISTIAN u. Mitarb. (1972) mit kurzen Metakarpi I und Metatarsi I, kurzen Endphalangen, Hallux varus, Minderwuchs und geistiger Retardierung erinnern an das otopalatodigitale Syndrom. Auch in dieser Familie kann der Erbgang durch 4 Generationen X-gekoppelt dominant sein.

Brachymetakarpie mit Polydaktylie IV. MATHEW (1908): Bei 12 Angehörigen in fünf Generationen waren die Metakarpalia III, IV und V gekürzt. Die Mittelphalanx der Ringfinger war distal gegabelt, die Endphalanx verdoppelt. Die Fingerkuppen der 4. Finger waren breit, die Nägel angedeutet verdoppelt. Die Endphalangen waren in 11 Fällen bilateral, in einem Fall einseitig verdoppelt. Die Zehen waren unauffällig.

Extreme Brachydaktylie, Dysplasie der Metakarpi (vor allem I) der Phalangen und des Metatarsus I, ein autosomal-rezessives Erbleiden. SUGARMAN u. Mitarb. (1974) haben eine einzigartige extreme Brachydaktylie bei 8 Personen einer Sippe beobachtet, von denen 4 aus 2 Verwandtenehen stammten. Bei einem näher beschriebenen 5jährigen Jungen waren vor allem die Grund- und Mittelphalangen, sowie Metakarpale I und Metarsale I extrem verkürzt und deformiert. Die Großzehen schienen hinter und über den zweiten Zehen zu stehen. Ein ovaler zusätzlicher Knochen zwischen Metatarsale I und II wurde anscheinend als Verdoppelung der Anlage der Großzehen angesprochen. Vermutlich gehört eine von WALBAUM u. Mitarb. (1976) beschriebene Patientin, die aus einer Vetter-Basen-Ehe stammte und einen gleichartig betroffenen Bruder hatte, ebenfalls hierher. Diese Patientin hatte im Alter von 70 Jahren zusätzlich zu den geschilderten Merkmalen Synostosen zwischen den Daumenphalangen sowie Grund- und Mittelphalangen der Finger (III, V) und Zehen (II – V), dabei auch einzelne besonders stark verkürzte Metakarpi (III, IV) und Metatarsi (IV).

Ein sporadischer, von HUNTER u. THOMPSON (1976) beschriebener Fall von „akromesomelem Zwergwuchs" gleicht mit extrem kurzen Zehen und Fingern sowie Hochstellung der Großzehen dem Fall von SUGARMAN u. Mitarb., weist ferner extreme Brachymetakarpie I sowie III und IV und Brachymetatarsie I, IV und V auf, darüber hinaus Hüftluxation und subtotale Fibuladefekte.

„Kamptobrachydaktylie". EDWARDS u. GALE (1972): Autosomal-dominante kongenitale Kontrakturen der Interphalangealgelenke bei 18 Fällen einer Sippe, kombiniert mit Brachyphalangie und Brachymetapodie, Syndaktylie, Verdoppelung von Metakarpalia, Metatarsalia und Phalangen, Harninkontinenz und Vaginae septatae. Zweimal heirateten betroffene Vettern und Basen; in einer Ehe traten fünf Fehlgeburten auf, in der anderen wurden zwei vermutlich homozygote Kinder mit sechsfingrigen Händen, extrem kurzen Mittel- und Endphalangen, Brachymetakarpie I – VI und Syndaktylie, sowie rudimentären miteinander verwachsenen Zehen II – V geboren.

NIEVERGELT (1944): 9 Angehörige einer Sippe in drei Generationen hatten in wechselndem Ausmaß Kamptodaktylie der 3. bis 5. Finger, Brachymetakarpie III und IV, Brachybasophalangie und Brachymesophalangie IV, Syndaktylie III u. IV und Doppelung des Metakarpale III sowie der Mittel- und Endphalangen der 3. und 4. Finger.

Brachydaktylie als Teil von Syndromen.
Siehe Kap. I: Konstitutionelle Skeletterkrankungen, S. 1.

Brachydaktylie bei generalisierten Dysostosen

1. Achondroplasie.
2. Achondrogenesis (extrem kurze, fast kugelige Finger. Röntgenologisch keine Darstellung der Metakarpi und Phalangen), bei Typ II quadratische Darstellung der Grundphalangen, Mittelphalangen breiter als lang. Autosomal-rezessiv.
3. Grebe-Chondrodysplasie (nichtletale „Achondrogenesis").
4. Thanatophorer Zwergwuchs (extrem kurze Metakarpi und Phalangen, die im Röntgenbild breiter als lang sind, verzögerte Verknöcherung).
5. Asphyxierende thorakale Dystrophie.
6. Ellis-van-Creveld-Syndrom.
7. Diastrophischer Zwergwuchs (manchmal dreieckige „Delta"-Grundphalangen).
8. Kniest-Syndrom (kurze, breite Phalangen, zusätzliche distale Ossifikationsherde der Mittelphalangen II – V).
9. Chondrodysplasia punctata, rhizomeler, autosomal-rezessiver Typ: geringe Brachydaktylie.
10. Pseudoachondroplasie Typ III, Metakarpi und Phalangen verkürzt, konkave Metaphy-

272 Fehlbildungen der Gliedmaßen

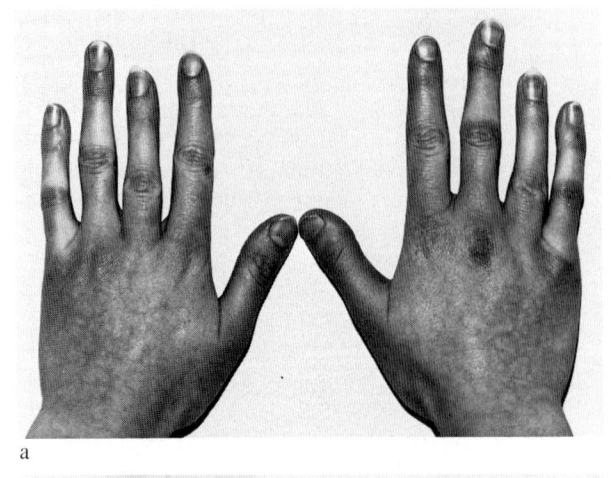

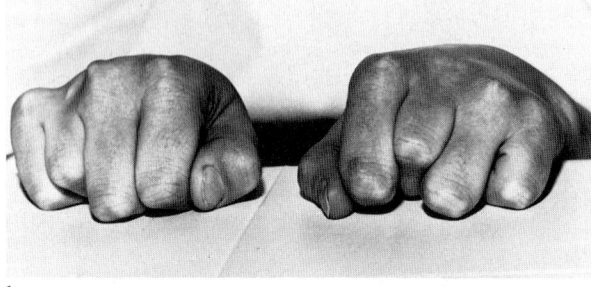

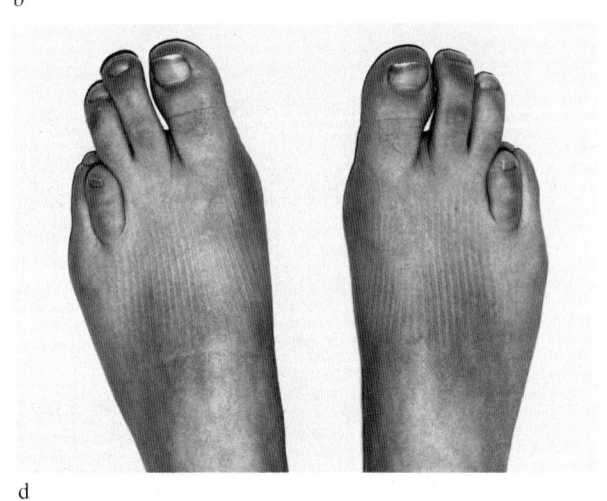

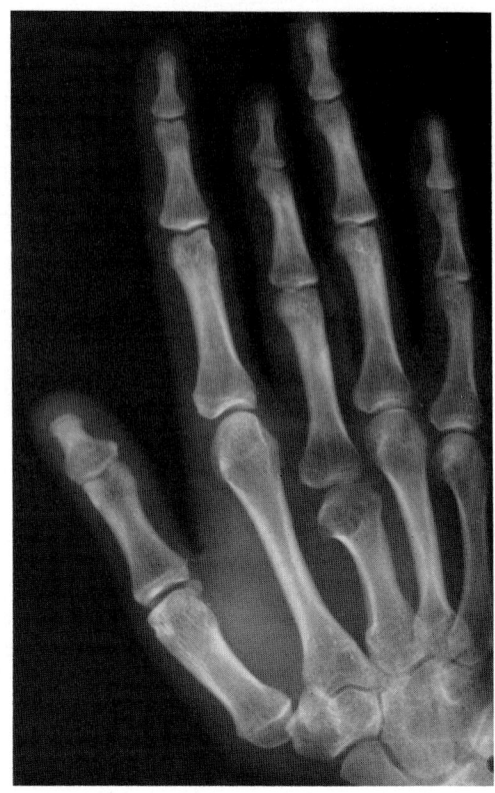

Abb. 211 a–d Brachymetakarpie IV rechts, III links. Brachytelephalangie I rechts, Brachymetatarsie IV beidseits. Sporadischer Fall, Vater der Patientin bei deren Geburt 45 Jahre alt.

sen, unregelmäßige unterentwickelte Epiphysen, kurze breite Fingernägel (Abb. 212).
11. Knorpel-Haar-Zwergwuchs.
12. Akrodysostose mit Nasenhypoplasie und Zwergwuchs, konkave Metaphysen der Phalangen (dabei beschleunigte Ossifikation vor allem der Karpalia).
13. Autosomal-rezessive Akrodysostose.
14. Akromesomeler Zwergwuchs (MAROTEAUX u. Mitarb. 1971).
15. Spondyloperiphere Dysplasie (KELLY u. Mitarb. 1977).
16. Mukopolysaccharidosen: besonders Typ MORQUIO; Mukolipidosen (Typ II und III).
17. Weil-Marchesani-Syndrom.
18. Pyknodysostose (besonders Endphanlagen kurz und breit, osteolytisch, Brachymesophalangie der Kleinfinger, gelegentlich Brachymetatarsie).
19. Lenz-Majewski-Syndrom.

20. Bardet-Biedl-Syndrom (manchmal Brachydaktylie ohne postaxiale Hexadaktylie, Abb. 213 a – c).
21. Osteodysplastia praecox, autosomal-rezessiv (extrem kurze Finger und Zehen mit fehlender Ossifikation der Phalangen, DANKS u. Mitarb. 1974).

Familiäre Brachydaktylie vom Typ A$_2$ und A$_3$ mit multiplen Fehlbildungen. FRIAS u. Mitarb. (1975): Mesobrachyphalangie II – V mit ulnarer Abweichung der Endphalangen der 2. Finger, Hallux valgus, kurzen Zehen, vermehrtem Lidwinkelabstand, Ptosis, gemuschelten Ohren bei Mutter und Sohn.

GORLIN u. Mitarb. (1975) haben einen Fall mit ähnlichen Ohrmuscheln, breiter Nasenwurzel und Vierfingerfurchen beschrieben. Die Endglieder der Zeigefinger, die rudimentäre Mittelphalangen hatten, wichen hier wie bei A$_2$-Brachydaktylie nach radial ab.

MORILLO-CUCCI u. Mitarb. (1975): 2 Brüder mit Schwachsinn, Hypertelorismus, Ptosis, Epikanthus, nach außen abfallenden Lidspalten, Hypospadie, Vierfingerfurchen, Klinodaktylie der Kleinfinger.

DRAYER u. Mitarb. (1977): Bruder und Schwester mit Aplasie der Mittelphalangen II und V, kurzen Zehen III – V mit Aplasie der Mittelphalangen, Mikrozephalie, Hypertelorismus, Strabismus divergens, Schwachsinn.

Wir haben mehrere Kinder mit Mesobrachyphalangie II + V oder V gesehen, die gleichzeitig verschiedenartige leichte Anomalien der Ohren, der Augen und des Gesichts boten und sich verzögert entwickelten, ohne daß eine sichere diagnostische Zuordnung möglich ist.

Brachydaktylie A$_3$ als Teil von Syndromen

1. Mongolismus.
2. Russell-Silver-Syndrom.
3. Holt-Oram-Syndrom.
4. Dysostosis cleido-cranialis (Abb. 214).
5. Aarskog-Syndrom:
   a) X-gekoppelt rezessiver Typ (AARSKOG 1971; SCOTT 1971): Minderwuchs, breite Stirn, vermehrter Lidwinkelabstand, Ptosis, breite, kurze Nase, tiefsitzende Ohrmuscheln, Vierfingerfurche, kurze Finger, Genu recurvatum, überstreckbare Finger, Skrotumfalten, die die Basis des Penis umfassen.

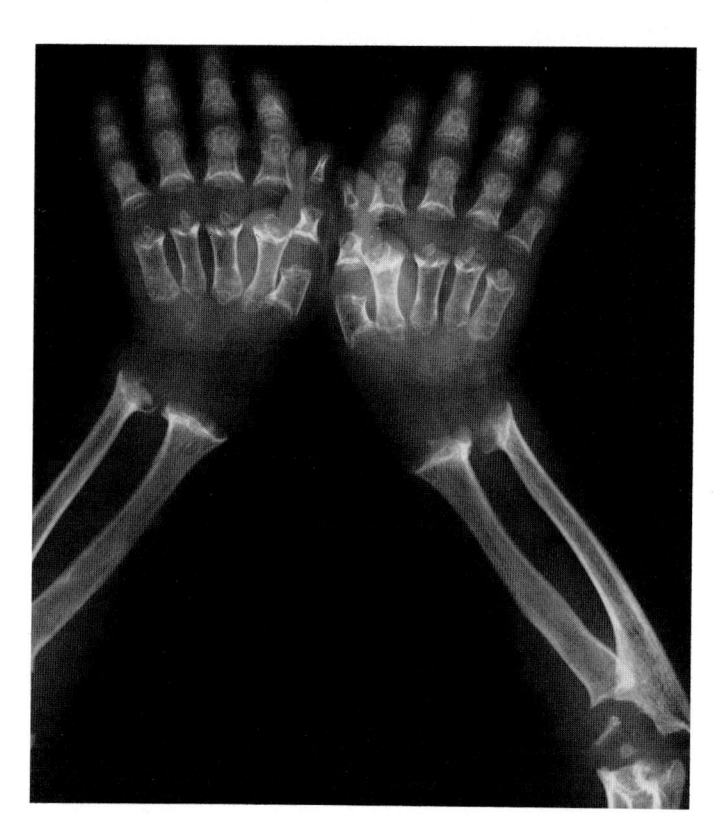

Abb. 212 Pseudoachondroplasie, autosomal-dominanter Typ: mit 13 Jahren 100 cm groß, Vater 41 J. 110 cm groß.

274 Fehlbildungen der Gliedmaßen

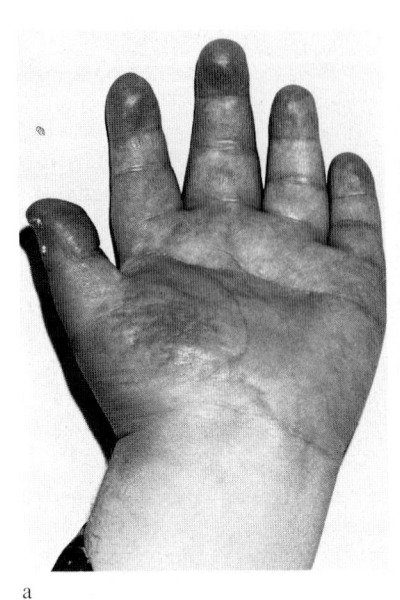

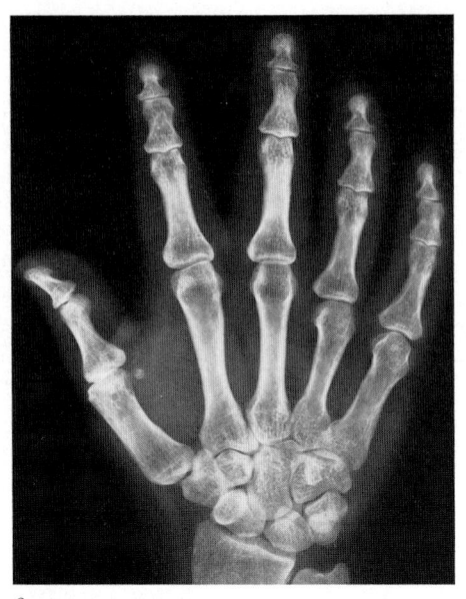

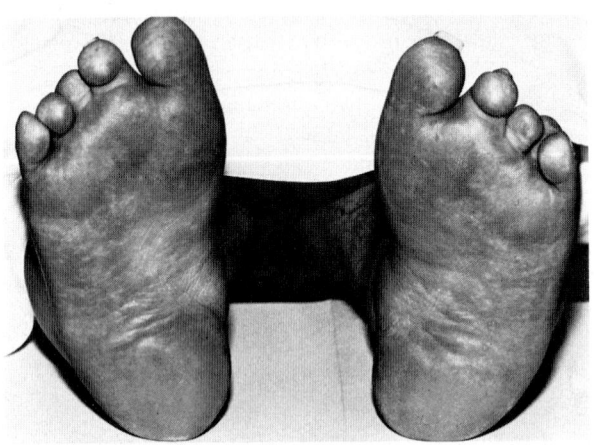

Abb. 213 a – c Fettsucht: 128,5 kg, Körperhöhe 158 cm. Retinitis pigmentosa, Nystagmus, Oligophrenie: Bardet-Biedl-Syndrom. Dabei meist Brachydaktylie, nicht immer postaxiale Hexadaktylie.

b) Autosomal-dominanter Typ: Minderwuchs, Hypertelorismus, im Oberteil verdickte, verkürzte Ohrmuscheln, leichte Trichterbrust, Kryptorchismus, Leistenbruch (FURUKAWA u. Mitarb. 1972).
6. Noonan-Syndrom
7. Alkohol-Embryopathie.
8. Bänderschwäche, Tarsalsynostosen, Talussporn, autosomal-dominant? (DIAMOND 1974).
9. Okulodigitodentales Syndrom.
10. Sensenbrenner-Syndrom: Minderwuchs, Dolichozephalie, Epikanthus, Hypertelorismus, kleine Zähne, kurze Fibulae, Brachymesophalangie, vor allem der 5. Finger (autosomal-rezessiv?).
11. Keipert-Syndrom: Innenohrschwerhörigkeit, breite Terminalphalangen, breite hohe Nasenwurzel, kurze 5. Finger mit Klinodaktylie.

Brachydaktylie D als Teil von Syndromen
1. Taybi-Rubinstein-Syndrom.
2. Tabatznik-Syndrom (Herz-Hand-Syndrom III).
3. „Herz-Hand-Ohr-Syndrom" (KEUTEL u. Mitarb.).
4. Otopalatodigitales Syndrom.

Abb. 214 Brachymesophalangie V
bei Dysostosis cleido-cranialis.

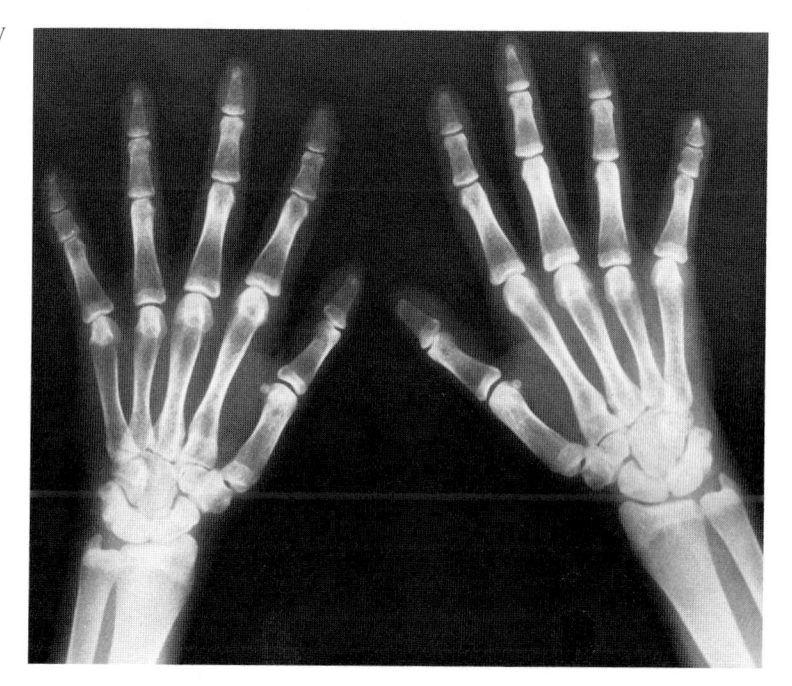

Brachydaktylie E als Teil von Syndromen

1. Pseudohypoparathyreoidismus und Pseudopseudohypoparathyreoidismus Albright, vielleicht nur vollständigere Manifestation des Gens für Brachydaktylie E.
2. Kryptodontie-Brachymetakarpie, autosomaldominant (GORLIN u. SEDANO 1971), möglicherweise identisch mit Pseudopseudohypoparathyreoidismus und Brachydaktylie E ohne weitere Anomalien.
3. Basalzell-Nävus-Syndrom: Kieferzysten, Gabelrippen, ektopische Verkalkungen, gelegentlich Syndaktylie des 2. u. 3. Fingers, Polydaktylie. Autosomal-dominant.
4. Trichorhinophalangeal-Syndrom. Autosomaldominant.
5. Langer-Giedion-Syndrom.
6. Pyknodysostose.
7. Turner-Syndrom (Abb. 215) (45, X; 46, X, i (Xq); 46, XX, p⁻): Verkürzung der Metakarpi III – V kommt auch vor, wenn nur die Hälfte des kurzen Armes des X-Chromosoms fehlt (GIRAUD u. Mitarb. 1974).

TOUMAALA u. HAAPANEN (1968): Drei Geschwister: Brachymetapodie II – V, Brachydaktylie II – V, Anodontie, Maxillahypoplasie, Hypotrichose, Katarakte, Myopie, Nystagmus, Strabismus, Minderwuchs.

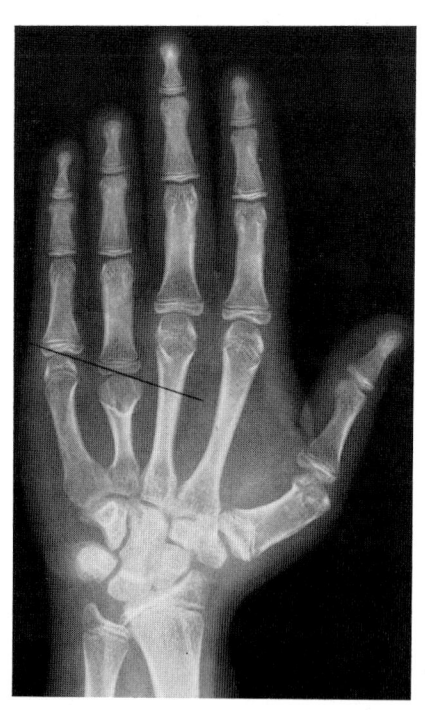

Abb. 215 Turner-Syndrom (Karyotyp 45,X). Brachymetakarpie IV.

Syndrome mit Telebrachyphalangie.

Tabelle 21 Syndrome mit Telebrachyphalangie

Syndrom	Finger/Zehen	Ätiologie	Weitere Symptome
Keutel-Syndrom (KEUTEL und Mitarb. 1972)	Finger 1–4 vorzeitiger Epiphysenschluß der Terminalphalangen	autosomal-rezessiv	verkalkte Ohrmuscheln, Rippenknorpel, Trachea und Nasenknorpel, periphere Pulmonalstenosen, Schwerhörigkeit
Murray-Puretic-Drescher-Syndrom (ISHIKAWA u. MORI 1973)	Osteolyse der Terminalphalangen	autosomal-rezessiv	multiple hyaline Fibrome von Kopfhaut, Rücken, Fingern und Beinen. Gelenkkontrakturen. Osteoporose, Skoliose, Minderwuchs, verzögerte Pubertätsentwicklung, Poikilodermie, Sklerodermie
Pyknodysostose	partielle Agenesie der Endphalangen, Basis erhalten, Kopf osteolytisch oder fragmentiert	autosomal-rezessiv	Zwergwuchs (134–152 cm), Osteopetrose, Persistenz der Fontanellen und Schädelnähte, Hypoplasie des Mandibulawinkels, Trichterbrust
Akroosteolyse	Endphalangen von Fingern und Zehen verkürzt und verdickt, Lyse der Terminalphalangen	autosomal-dominant	Minderwuchs, vorzeitiger Zahnverlust; überstreckbare Interphalangealgelenke; Impressio basilaris, Dolichozephalie, Vorspringen der Hinterhauptsschuppe, verbreiterte Schädelnähte mit Knocheninseln; Fehlen der Sinus frontales; Sella turcica vergrößert mit dünnen Klinoidfortsätzen; Osteoporose, Kyphose; Fusion der Dornfortsätze der Halswirbel; Leitungsschwerhörigkeit
Kraniomandibuläre Dermatodysostose (DANKS u. Mitarb. 1974)	kurze Endphalangen mit Osteolyse	Ursache unbekannt	Hypoplastischer Unterkiefer, verzögerter Schluß der Schädelnähte, Knocheninseln, schmale Schultern, Gelenksteifheit, Minderwuchs; Haut der Hände und Füße atrophisch
Warfarin-Embryopathie (PETTIFOR u. BENSON 1975)	Hypoplasie der Endphalangen, kleinfleckige Verkalkung	Antikoagulationstherapie zu Beginn der Schwangerschaft (Phänokopie der Chondrodysplasia punctata)	Hypoplasie des Nasenbeins, kurzer Hals, Brachydaktylie mit radialer Abweichung der Zeigefinger, vorspringender Hinterkopf, Schwachsinn, Optikusatrophie; kleinfleckige Verkalkung der Karpalia, Wirbelkörper, Femurkopf, Kalkaneus, Kuboid
Fetales Hydantoin-Syndrom (HILL u. Mitarb. 1974)	Hypoplasie der Endphalangen, Zunahme der Bogenmuster der Fingerbeeren	Diphenyl-hydantoineinnahme in der Schwangerschaft	Minderwuchs, niedriges Geburtsgewicht; Schwachsinn; vorspringende metopische Naht, tiefer Haaransatz im Nacken, breite Nasenwurzel, Epikanthus, Ptosis, Strabismus, weite große Fontanelle, Leistenhernien. Hirsutismus
Trisomie 9 p	hypoplastische Endphalangen	Chromosomenmutation oder Übertragung durch Träger einer balancierten Translokation	partielle Syndaktylien von Fingern und Zehen, Brachymesophalangie der 5. Finger
Mesomeler Zwergwuchs	dünne kurze Fingerendphalangen, winzige Zehenendphalangen	autosomal-rezessiv (homozygoter Zustand des Gens für Dyschondrosteose)	starke verkürzte Ulnae und Fibulae, gekrümmter Radius

Literatur

Brachydaktylie A_1

Bell, J. 1951: On hereditary digital anomalies Part I. On brachydactyly and symphalangism. Treas. hum. Inherit. 5, 1–31

Drinkwater, H. 1907/08: An account of a brachydactylous family. Proc. roy. Soc. Edinb. B28, 25–57

Drinkwater, H. 1912: Account of a family showing minor brachydactyly. J. Genet. 2, 21–40

Drinkwater, H. 1913/14: Minor brachydactyly: Nr. 2. J. Genet. 3, 217–220

Drinkwater, H. 1915: A second brachydactylous family. J. Genet. 4, 323–339

Farabee, W. C. 1903: Hereditary and Sexul Influence in Meristic Variation. A Study of Digital Malformation in Man. Diss., Cambridge (Mass.)

Gruber, W. 1865: Beobachtungen des Defectes der Mittelphalange an allen Fingern und Zehen am Lebenden beobachtet. Öst. Z. prakt. Heilk. 43, 983–985

Haws, D. V., V. A. McKusick 1963: Farabee's brachydactylous kindred revisited. Bull. Johns Hopk. Hosp. 113, 20–30

Hoefnagel, D., P. S. Gerald 1966: Hereditary brachydactyly. Ann. hum. Genet. 29, 377–382

Komai, T. 1953: Three Japanese pedigrees of typical brachydactyly. J. Hered. 44, 79–85

Lejeune, J., E. Margolis, R. Turpin 1958: Diagnostic dermatoglyphique de la brachy-mesophalangie. Acta gent. 8, 197

Temtamy, S. A., V. A. McKusick 1978: The genetics of hand malformations. Birth defects: Orig. Art. Ser. 14, no. 3

Brachydaktylie A_2

Edelson, P. J. 1972: Brachydactyly type A_2 in an american negro family. Clin. Genet. 3, 59

Hanhart, E. 1940: Die Entstehung und Ausbreitung von Mutationen beim Menschen. In: Handbuch der Erbbiologie des Menschen, Bd. I. Springer, Berlin (S. 304)

McKusick, V. A. 1978: Mendelian Inheritance in Man, 5. Aufl. Johns Hopkins Univ. Pr., Baltimore (S. 25).

Mohr, O. L., Chr. Wriedt 1919: A new type of hereditary brachyphalangy. Carnegie Inst. Wash. Publ. 295

Temtamy, S. A. 1966: Genetic Factors in Hand Malformations. Diss., Baltimore (S. 172)

Ziegner, H. 1903: Kasuistischer Beitrag zu den symmetrischen Mißbildungen der Extremitäten. Münch. med. Wschr. 50, 1386

Brachydaktylie A_3

Bauer, B. 1907: Eine sicher nicht beobachtete kongenitale, hereditäre Anomalie des Fingerskelettes. Dtsch. Z. Chir. 86, 252

De Marinis, F., M. R. De Marinis 1955: Frequency of clinodactyly in children between the ages of 5 and 12. Acta Genet. med. (Roma) 4, 192

Hefke, H. W. 1940: Roentgenologic study of anomalies of the hands in one hundred cases of Mongolism. Amer. J. Dis. Child. 60, 1319

Hersh, A., F. De Marinis, R. M. Stecher 1953: On the inheritance and development of clinodactyly. Am. J. hum. Genet. 5, 257

Hewitt, D. 1963: Pattern of correlations in the skeleton of the growing hand. Ann. hum. Genet. 27, 157

Saito, T. 1963: A genetic study on the abnormal shortenings of the finger. Jap. J. hum. Genet. 8, 177

Wegelin, C. 1917: Über eine erbliche Mißbildung des kleinen Fingers. Berl. klin. Wschr. 12, 283

Brachydaktylie A_4

Blank, E., B. R. Girdany 1965: Symmetric bowing of the terminal phalanges of the fifth fingers in a family (Kirner's deformity). Amer. J. Roentgenol. 93, 367

Brailsford, J. F. 1953: The Radiology of Bones and Joints. Churchill, London (S. 64)

Kirner, I. 1927: Doppelseitige Verkrümmungen des Kleinfingerendgliedes als selbständiges Krankheitsbild. Fortschr. Röntgenstr. 36, 804

Sugiura, Y., T. Ueda, K. Umezawa, Y. Tajima, J. Sugiura 1961 a: Dystelephalangy of the fifth finger. J. Jap. Orthop. Ass. 34, 12

Sugiura, Y. et al. 1961 b: Nippon Seikeigekagakkai Zasshi. 34, 1082 zitiert nach Sugiura, Y. et al. 1961

Wilson, J. N. 1952: Dystrophy of fifth finger: report of four cases. J. Bone Jt Surg. 34, B 236

Brachydaktylie B

Bass, H. N. 1968: Familial absence of middle phalanges with nail dysplasia: a new syndrome. Pediatrics 42, 318

Birch-Jensen, A. 1949: Congenital Deformities of the Upper Extremities. Opera ex domo Biologiae Hereditariae Humanae Universitatis Hafniensis, Bd. 19. Munksgaard, Copenhagen (S. 186)

Clarke, D. S. 1915: Congenital hereditary absence of some of the digital phalanges. Brit. Med. J. 1915/II, 255

Cragg, E., H. Drinkwater 1915/16: Hereditary absence of phalanges through five generations. J. Genet. 5, 81

Cuevas-Sosa, A., F. Garcia-Segur 1971: Brachydactyly with absence of middle phalanges and hypoplastic nails. J. Bone Jt. Surg. 53B, 101

Degenhard, K.-H., G. Geipel 1954: Dominant erbliche Perodaktylien in 4 Generationen einer Sippe. Z. menschl. Vererb.- u. Konstit.-Lehre 32, 277

Kellie, 1808: Letter Mr. L. to Dr. Kellie. Edinb. med. J. 4, 252

MacArthur, J. W., E. McCullough 1932: Apical dystrophy, an inherited defect of hands and feet. Hum. Biol. 4, 179

MacKinder, D. 1857: Deficiency of fingers transmitted through six generations. Brit. med. J. 41, 845

Malloch, I. D. 1957: Brachydactyly and symbrachydactyly. Ann. hum. Genet. 22, 36

Wells, N. H., M. Platt 1947: Hereditary phalangeal agenesis showing dominant mendelian characteristics. Arch. Dis. Childh. 12, 251

Brachydaktylie C

Becker, P. E. 1939: Unterschiedliche phänotypische Ausprägung der Anlage zur Brachymesophalangie in einer Sippe. Z. menschl. Vererb.- u. Konstit.-Lehre 23, 235

Behr, F. 1931: Über familiäre Kurzfingerigkeit, Brachydaktylie, Klinodaktylie. Fortschr. Roentgenstr. 44, 516

Cloherty, J. P. 1969: Brachydactyly type C of bell. Birth Defects: Orig. Art. Ser. Bd. V/3, 78

Drinkwater, H. 1916: Hereditary abnormal segmentation of the index and middle fingers. J. Anat. Physiol. (Lond.) 50, 177

Haws, V., V. A. McKusick 1963: Inherited brachydactyly and hypoplasia of the bones of the extremities. Ann. hum. Genet. 26, 201

Joachimsthal, G. 1898: Über Brachydaktylie und Hyperphalangie. Virchows Arch. path. Anat. 151, 429–438

Joachimsthal, G. 1906: Weitere Mitteilungen über Hyperphalangie. Z. orthop. Chir. 17, 462–472

McNutt, C. W. 1946: Variability in the expression of the gene for brachydactyly. J. Hered. 37, 359–364

Mohr, O. L. 1921: Case of hereditary brachyphalangy utilized as evidence in forensic medicine. Hereditas (Lund) 2, 290–298

Rimoin, D. L., D. W. Hollister, R. S. Lachman 1974: Type C brachydactyly with limited flexion of distal interphalangeal joints. Birth Defects: Orig. Art. Ser. Bd. X/5, 9–15

Robinson, G. C., B. J. Wood, J. R. Miller, J. Baillie 1968: Hereditary brachydactyly and hip disease. Unusual radiological and dermatoglyphic findings in a kindred. J. Pediat. 72, 539–543

Vidal, M. E. 1910: Brachydactylie symmétrique et autres anomalies osseuses héréditaires de plusieures générations. Bull. Acad. Méd. (Paris) 63, 632–647

Brachydaktylie D

Breitenbecher, J. K. 1923: Hereditary shortness of the thumbs. J. Hered. 14, 15
Goodman, R. M., A. Adam, C. Sheba 1965: A genetic study of stub thumbs among various ethnic groups in Israel. J. med. Genet. 2, 116
Hoffmann, H. 1924: Über hereditäre Kolbendaumen. Klin. Wschr. 3, 324
Hoffmann, H. 1928: Zur Brachyphalangie des Daumens. Klin. Wschr. 7, 2155
Knote, H. 1924: Über Brachyphalangie. Fortschr. Röntgenstr. 23, 436
Neurath, R. 1932: Über hereditäre Kolbendaumen (Brachyphalangie). Wien. klin. Wschr. 45, 1210
Saito, T. 1963: A genetic study on the abnormal shortenings of the finger. Jap. J. hum. Genet. 8, 177
Sayles, L. P., J. W. Jailer 1934: Four generations of short thumbs. J. Hered. 25, 377
Stecher, R. M. 1957: The physical characteristics and heredity of short thumbs. Acta Genet. (Basel) 7, 217
Thomsen, O. 1928: Hereditary growth anomaly of the thumb. Hereditas (Lund) 10, 261
Wildervanck, L. S. 1955: Erfelijke Brachyphalangie van de Eindkootjes der Duimen in twee Families; in een dier Families tevens hereditaire Valgusstand van de Kleine Tenen. Ned. T. Geneesk. 99, 2137

Brachydaktylie E

Biemond, A. 1934: Brachydactylie, nystagmus en cerebellaire ataxie als familiar syndrom. Ned. T. Geneesk. 78, 1423–1431
Birkenfeld, W. 1928: Über die Erblichkeit der Brachyphalangie. Arch. klin. Chir. 151, 611–631
Boorstein, S. W. 1926: Symmetrical congenital brachydactylia. Surg. Gynec. Obstet. 43, 654–658
Burragi, G. L., G. Pedoja 1969: La brachymetapodia. Radiol. med. (Torino) 47, 814–830
Gillette, C. P. 1931: An inheritable defect of the human hand. J. Hered. 22, 189–190
Gnamey, D., R. Walbaum, P. Fossati, J.-M. Prouvost 1975: Brachydactylie héréditaire de type E. A propos d'une observation familiale. Pédiatrie 30, 153–169
Hooker, D. H. 1945: Brachymetapodie. Bull. Johns Hopk. Hosp. 77, 329–337
Klippel, M., E. Rabaud 1900: Anomalie symmétrique héréditaire des deux mains (brièveté d'un métacarpien). Gaz. hebd. Méd. Chir. (Paris) 5, 349
Knote, H. 1924: Über Brachyphalangie. Fortschr. Röntgenstr. 32, 436–438
Poggi, U., P. Villa 1970: Brachimetapodia familiare. Minerva Ortop. 21 331–334
Poznanski, A. K., E. A. Werder, A. Giedion 1977: The pattern of shortening of the bones of the hand in PHP and PPHP. A comparison with brachydacty E, Turner Syndrome, and acrodysostosis. Radiology 123, 707–718
Steggerda, M. 1942: Inheritance of short metatarsals. J. Hered. 33, 233–234
Stiles, K. A. 1939: The inheritance of brachymetapody. J. Hered. 30, 87–91

Seltene Brachymetapodie-Typen

Beers, C. V., L. A. Clarke 1942: Tumors and short-toe. A dihybrid pedigree. J. Hered. 33, 366
Christian, J. C., K. S. Cho, A. Franken, B. H. Thompson 1972: Dominant preaxial brachydactyly with hallux varus and thumb abduction. Amer. J. hum. Genet. 24, 696–701

Holmes, L. B., J. P. Remensnyder 1972: Hypoplasia of the second metacarpal in mother and daughter. J. Pediat. 81, 1165–1167
Hunter, A. G., M. W. Thompson 1976: Acromesomelic dwarfism: Description of a patient and comparison with previously reported cases. Hum. Genet. 34, 107–113
Mathew, P. W. 1908: A case of hereditary brachydactyly. Brit. med. J. 1908/II, 69
Sugarman, G. I., D. Hager, W. Kulik 1974: A new syndrome of brachydactyly of the hands and feet with duplication of the first toes. Birth Defects: Orig. Art. Ser. Bd. X/5, 1–8
Walbaum, R., C. Hazard, R. Cordier 1976: Brachydactylia with symphalangism, probably autosomal recessive. Hum. Genet. 33, 189–192

Einzelbeobachtungen

Edwards, J. A., R. P. Gale 1972: Camptobrachydactyly: a new autosomal dominant trait with two probable homozygotes. Amer. J. hum. Genet. 24, 464
Frias, J. L., E. G. Guttery, A. H. Felman 1975: Growth deficiency, facial dysmorphogenesis and brachydactyly: a new syndrome. Birth Defects: Orig. Art. Ser. Bd. XI/2, 30–33
Gorlin, R., J. Cervenka, K. Moller, M. Horrobin, C. J. Witkop 1975: Type A_2 brachydactyly syndrome. Birth Defects: Orig. Art. Serv. Bd. XI/2, 39–50
Margolis, E., A. Schwartz, R. Falk 1957: Brachytelephalangy and brachymesophalangy in the same family. J. Hered. 48, 21
Morillo-Cucci, G., E. Passarge, J. L. Simpson, R. S. K. Changanti, S. German 1975: Two male sibs with a previously unrecognized syndrome: facial dysmorphia, hyperextensibility of joints, clinodactyly, growth retardation and mental retardation. Birth Defects: Orig. Art. Ser. Bd. XI/2, 380–383
Nievergelt, K. 1944: Ungewöhnliches, familiäres Mißbildungssyndrom beider Hände. Arch. Klaus-Stift. Vererb.-Forsch. 19 157
Pippow, G. 1942: Über das Zusammentreffen von Wirbelgelenksaplasien und Brachydaktylie in einer Sippe. Erbarzt 10, 226–236
Sorsby, A. 1935: Congenital coloboma of the macula, together with an account of the familial occurence of bilateral macular coloboma in association with atypical dystrophy of the hands and feet. Brit. J. Ophthal. 19, 65

Brachydaktylie als Teil von Syndromen

Aarskog, D. 1971: A familial syndrome of short stature associated with facial dysplasia and genital anomalies. Birth Defects: Orig. Art. Ser. Bd. VII/6, 235–239
Andersen, D. E., W. B. Taylor, H. F. Falis, R. T. Davidson 1967: The nevoid basal cell carcinoma syndrome. Amer. J. hum. Genet. 19, 12–22
Berman, P., C. Desjardins, F. C. Fraser 1975: The inheritance of the Aarskog facial-digital-genital syndrome. Pediatrics 86, 885–891
Biemond, A. 1934: Het syndrom van Laurence-Biedl en een aanverwant, nieuw syndrom Ned. T. Geneesk. 78, 1801–1809
Danks, D. M., V. Mayne, K. Kozlowski 1974: A precocious, autosomal recessive type of osteodysplasty. Birth Defects: Orig. Art. Ser. Bd. X/12, 124–127
Danks, D. M., V. Mayer, H. N. B. Wetterhall, R. K. Hall 1974: Craniomandibular dermatodysostosis. Birth Defects: Orig. Art. Ser. Bd. X/12, 99–105
Diamond, L. S. 1974: A possible new syndrome – clinodactyly, voluntary shoulder dislocation and massive tarsal coalition. Birth Defects: Orig. Art. Ser. Bd. X/12, 527–530
Dudding, B., R. J. Gorlin, C. Langer 1967: The otopalatodigital syndrome: a new symptom-complex consisting of deafness, dwarfism, cleft palate, characteristic facies, and a generalized bone dysplasia. Amer. J. Dis. Child. 113, 214
Furukawa, C. T., B. D. Hall, D. W. Smith 1972: The Aarskog syndrome. J. Pediat. 81, 1117–1122

Gall, J. C., A. M. Stern, M. M. Cohen, M. S. Adams, R. T. Davidson 1966: Holt-Oram-Syndrome. Clinical and genetical study of a large family. Am. J. hum. Genet. 18, 183 – 200

Giraud, F., M. Hartung, J. F. Mattei, Y. Bachelet, M. G. Mattei 1974: Deletion partielle du bras court d'un chromosome X. Arch. franç. Pédiat. 31, 717 – 724

Gorlin, R. J., H. O. Sedano 1971: Cryptodontic brachymetacarpalia. Birth Defects: Org. Art. Ser. Bd. VII/7, 200 – 203

Hanson, J. W., D. W. Smith: The fetal hydantoin syndrome. J. Pediat. 87, 285 – 290

Hill, R. M., W. M. Verlaud, M. G. Horning, L. B. McGulley, N. F. Morgan 1974: Infants exposed in utero to antiepileptic drugs. Amer. J. Dis. Child. 127, 645 – 653

Ishikawa, H., S. Mori 1973: Systemic hyalinosis or fibromatosis multiplex juvenilis as a congenital syndrome. Acta derm. venerol. (Stockh.) 53, 185 – 191

Kalliala, E., P. J. Taskinen 1962: Cleidocranial dysostosis. Report of six typical cases and one atypical case. Oral Surg. 15, 808 – 822

Kelly, E., R. Lichtenstein, John P. Dorst 1977: An unusual familial spondyloepiphyseal dysplasia: "Spondyloperipheral dysplasia" Birth Defects: Orig. Art. Ser. Bd. XIII/3 b, 149 – 165

Keutel, J., G. Jörgensen, P. Gabriel 1972: Ein neues autosomalrezessiv vererbbares Syndrom. Dtsch. med. Wschr. 96, 1 – 7

Majewski, F., J. R. Bierich, H. Löser, R. Michaelis, F. Bettecken 1976: Zur Klinik und Pathogenese der Alkohol-Embryopathie (Bericht über 68 Fälle). Münch. med. Wschr. 118, 1635 – 1642

Migeon, B. R., D. Whitehouse 1967: Familial occurence of the somatic phenotype of Turner's syndrome. Johns Hopk. med. J. 120, 78 – 80

Pettifor, J. M., R. Benson 1975: Congenital malformations associated with the administration of oral anticoagulants during pregnancy. J. Pediat. 86, 459 – 462

Robinow, M., A. J. Johanson, T. H. Smith 1977: The Lenz-Majewski hyperostotic dwarfism. J. Pediat. 91, 417 – 421

Rubinstein, J. H., H. Taybi 1963: Broad thumbs and toes and facial abnormalities. Amer. J. Dis. Child. 105, 588 – 608

Scott, C. I. 1971: Unusual facies, joint hypermobility, genital anomaly and short stature: a new dysmorphic syndrome. Birth Defects: Orig. Art. Ser. Bd. VII/6, 240 – 246

Silver, H. K., W. Kiyasu, J. George, W. C. Deamer 1953: Syndrome of congenital hemihypertrophy, shortness of stature and elevated urinary gonadotropins. Pediatrics 12, 368 – 376

Syndaktylie

Von Syndaktylie spricht man, wenn benachbarte Finger oder Zehen nicht oder nur unvollkommen voneinander getrennt sind. Syndaktylien können geringfügige Anomalien („Schwimmhaut") darstellen oder als vollständige, manchmal auch ossäre Verschmelzungen funktionell und kosmetisch sehr störend sein. Periphere Syndaktylien (Hautbrücken) bei sichtbaren oder sondierbaren proximalen Lücken sind charakteristisch für „amniogene" Fehlbildungen.

Um eine anatomische Einteilung der Syndaktylien machte sich vor allem MÜLLER (1937) verdient. BELL (1951) und TEMTAMY (1966) haben ihre Klassifizierung gleichzeitig genetisch und anatomisch begründet. Im folgenden gehen wir von der Einteilung TEMTAMYS aus, die wir um die Typen 1 a, 6 und 7 erweiterten.

Syndaktylie ohne weitere Fehlbildungen

Syndaktylie-Typen:

1. Zygodaktylie; Syndaktylie der 2. und 3. Zehen und der 3. und 4. Finger.
1a. Syndaktylie Typ Lueken.
2. Sympolydaktylie; Syn- und Polydaktylie der 3. und 4. Finger, Syndaktylie der 4. und 5. Zehen.
3. Syndaktylie der Ring- und Kleinfinger.
4. Syndaktylie Typ Haas; komplette Syndaktylie aller Finger mit Polydaktylie.
5. Syndaktylie mit Metakarpal-(-tarsal-)synostose.
6. Syndaktylie Typ Cenani; totale Syndaktylie mit Metakarpalsynostose.
7. Symbrachydaktylie mit Oligodaktylie.

1. Zygodaktylie

Synonyma: Hohe Teilung, webbed toes (Abb. 216).

Literatur: Die Bezeichnung Zygodaktylie geht auf WEIDENREICH (1923) zurück. Er verstand darunter häutige Syndaktylie der 2. und 3. Zehen bis zur Mittelphalanx. Dieser Form stellte er als zweiten Typ die vollständige Syndaktylie der 2. und 3. Zehen gegenüber. STRAUS (1925) behielt den Begriff bei, verwandte ihn aber gleichermaßen für komplette und inkomplette Syndaktylie der 2. und 3. Zehen. Der Zygodaktylie entspricht in der Klassifikation BELLS (1951) der Typ A_1. TEMTAMY (1966) erkannte, daß die Syndaktylie der 2. und 3. Zehen häufig zusammen mit Syndaktylie der 3. und 4. Finger auftritt und nannte auch diese Kombination Zygodaktylie.

Morphologie: Die Manifestation ist inter- und intrafamiliär variabel. Neben angedeuteter Schwimmhautbildung (HESTON 1932) und/oder kompletter Verwachsung der 2. und 3. Zehe bis zu den Nägeln (PIPKIN u. PIPKIN 1945) werden Syndaktylien der 3. und 4. Finger angetroffen (WOLFF 1921; BELL 1931). Synostosen der Endphalangen der 3. und 4. Finger wurden nicht selten beobachtet (COCCHI 1952). Dieser Syndaktylietyp ist manchmal nur einseitig oder asymmetrisch ausgebildet. Häufig sind nur die Füße betroffen (HESTON 1932; KOENNER 1933), seltener nur die Hände (NEWSHOLME 1910; BELL 1931). Gelegentlich können auch weitere Finger oder Zehen betroffen sein. TEMTAMY (1966) fand in einer sonst mit typischer Zygodaktylie betroffenen Sippe 2 Fälle, die Syndaktylie der 3. bis 5. Finger zeigten. BÉRIGNY (1863) beobachtete in

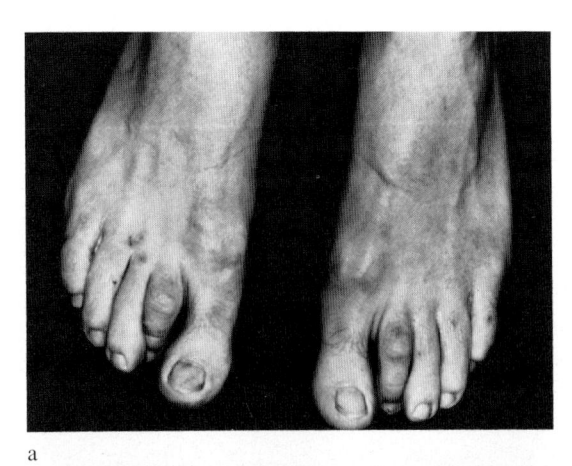

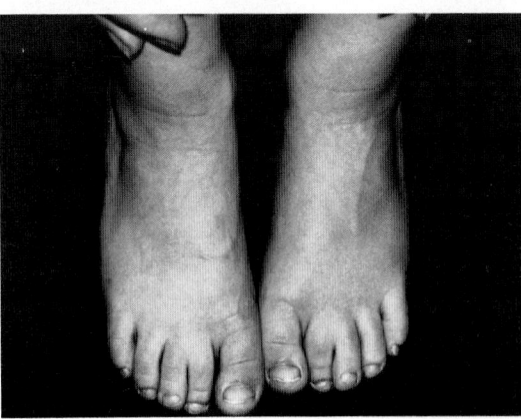

Abb. 216 Syndaktylie der Zehen II + III (Zygodaktylie). Dieselbe Anlage hat bei der Mutter nur eine Plantarabweichung der 2. Zehen bedingt.

a   b   c

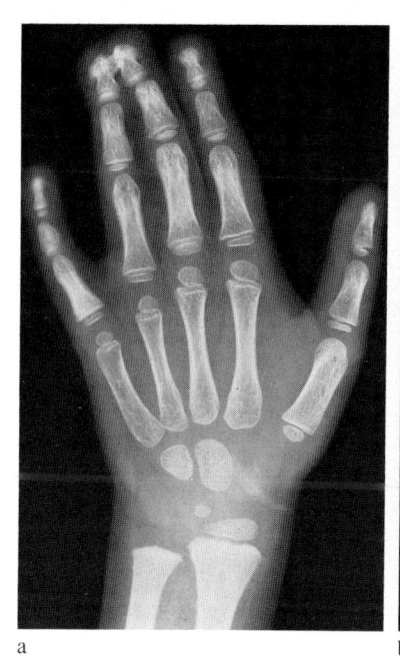

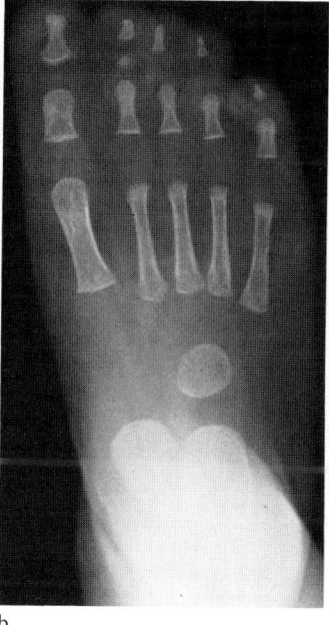

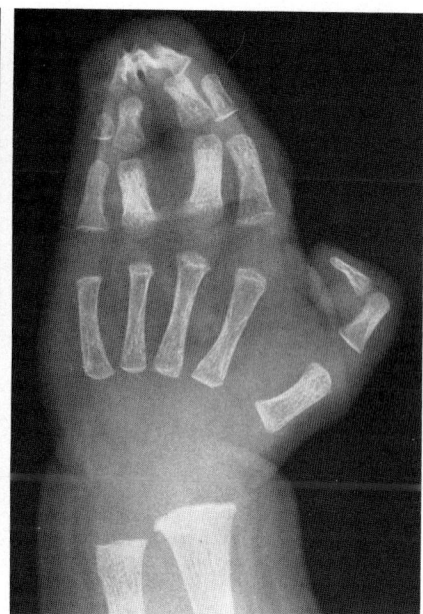

Abb. 217 Syndaktylie 1 a (Typ Lueken). a) und b/c) sind Brüder.

vier Generationen Syndaktylien der 3. und 4. Zehen und 3. und 4. Finger.
Genetik: Die Zygodaktylie wurde in allen angeführten Sippen autosomal-dominant mit variabler Manifestation vererbt. Nicht ganz selten wird eine Generation übersprungen (fehlende Penetranz) (BÉRIGNY 1863; MONTAGU 1953). So war die Tochter einer Merkmalsträgerin und Mutter von identisch betroffenen Zwillingen völlig merkmalsfrei, auch die Dermatoglyphen, die häufig die Verdachtsdiagnose stellen lassen (CUMMINS u. MILDO 1961) ließen keine Anlage zur Syndaktylie erkennen (TEMTAMY 1966). Aus der Ehe zweier Merkmalsträger gingen 7 betroffene Kinder hervor, von denen sehr wahrscheinlich eines homozygot war, jedoch keine Unterschiede zu den übrigen Geschwistern zeigte (NEWSHOLME 1910). Das männliche Geschlecht ist häufiger betroffen als das weibliche. In einer Zusammenstellung von 32 Stammbäumen fand TEMTAMY (1966) 169 Betroffene im männlichen gegenüber 142 im weiblichen Geschlecht. Fehlende Penetranz war in beiden Geschlechtern gleich häufig (je 8 Fälle). SCHOFIELD (1921) nahm ein Y-chromosomales Gen an, da er in seiner eigenen Familie in vier Generationen 14 männliche Betroffene fand, aber keine weiblichen. Allerdings beruhten seine Angaben lediglich auf anamnestischen Angaben.

Häufigkeit: Dieser Syndaktylie-Typ ist weitaus häufiger als alle anderen. Nach TEMTAMY (1973) beträgt die Häufigkeit in den USA 1 : 3000 Lebendgeborene.

1a. Syndaktylie Typ Lueken

LUEKEN (1938) hat eine Familie beschrieben, die zur Zygodaktylie gerechnet wurde, aber so bemerkenswerte Besonderheiten zeigt, daß ein genetisch eigenständiger Typ angenommen werden kann. LUEKEN beobachtete in sechs Generationen alle Übergänge von Schwimmhautbildung zwischen den 2. und 3. Zehen bis zur kompletten Syndaktylie der 2. bis 5. Finger und Zehen. In Abb. 217 sind die Röntgenbilder der Hände zweier Geschwister (7. Generation) wiedergegeben, die 1942 angefertigt wurden. Die Syndaktylie des jüngeren Bruders (C. A.) mit Synostose der Endphalangen aller Finger ist dem von TEMTAMY (1966) unter „Miscellaneous Types of Syndactyly" angeführten Fall, sowie einem weiteren in BUNNELS „Surgery of the Hand" ähnlich.

2. Sympolydaktylie

Synonyma: Poly- und Syndaktylie.
Literatur: BELL hat 14 Sippen mit Sympolydaktylie zusammengestellt (Literatur bei CROSS u. Mitarb. 1968). Die erste Beschreibung gaben SMITH

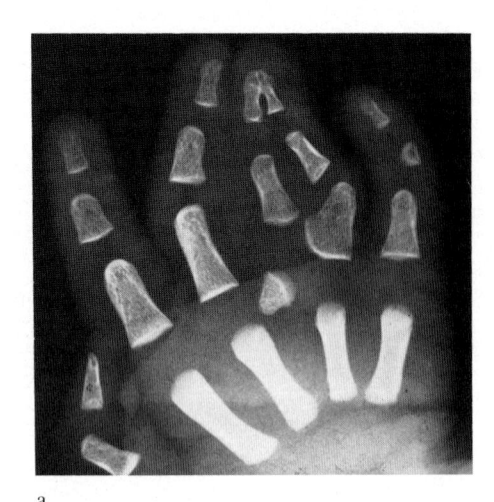

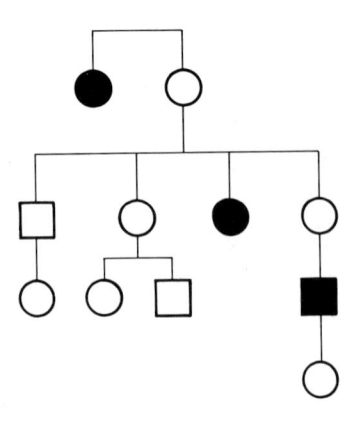

Abb. 218 a u. b Sympolydaktylie. Stammbaum mit unregelmäßig dominanter Vererbung.

u. NORWELL (1894). JOACHIMSTHAL (1898) publizierte Röntgenbilder eines sporadischen Falles. THOMSEN (1927) fand 42 Merkmalsträger in 7 Generationen („Vordingborg-Typ").
Morphologie: An den Händen sind die 3. und 4. Finger in der Regel vollständig verwachsen. Eine partielle oder komplette Verdoppelung des 3. oder 4. Fingers ist manchmal nur im Röntgenbild erkennbar. Oft sind die Endphalangen, gelegentlich auch die Mittelphalangen der 3. und 4. Finger synostosiert. Der zusätzliche 3. oder 4. Finger hat meist 2 oder 3 unterentwickelte Phalangen. Die Kleinfinger zeigen ausgeprägte Mesobrachyphalangie. Gelegentlich sind schmächtige Extrafinger in voller Länge mit drei Phalangen und Nägeln ausgebildet; sie artikulieren dann mit einem gegabelten 3. oder 4. Metakarpale oder einem rudimentär zwischen dem 3. und 4. angelegten. In seltenen Fällen ist auch der Kleinfinger in die Syndaktylie miteinbezogen. Die Sympolydaktylie der Hände ist häufiger ein- als beidseitig.
In etwa der Hälfte der Fälle (CROSS u. Mitarb. 1968) sind auch die Zehen betroffen. Die 4. und 5. Zehen sind bis zu den Nägeln verwachsen; oft ist die 5. Zehe partiell oder komplett verdoppelt und in die Syndaktylie einbezogen, so daß die Verdoppelung nur im Röntgenbild erkennbar ist. Häufig ist das Metakarpale V gegabelt.
Genetik: In allen bekannten Sippen wurde die Anomalie autosomal-dominant mit variabler Expressivität weitergegeben (Abb. 218 a u. b). Übersprungene Generationen fanden JACOBSOHN (1909), BARSKY (1951), CROSS u. Mitarb. (1968) u. a. In den 16 Sippen waren unter den Nachkommen Erkrankter 249 Gesunde und 233 Erkrankte.

3. Syndaktylie des Ring- und Kleinfingers

Literatur: Nur drei Sippenbeobachtungen mit diesem seltenen Syndaktylie-Typ sind in der Literatur bekannt (BELL 1931; COLETTE 1954; JOHNSTON u. KIRBY 1955). WERTHEMANN (1952) und TEMTAMY (1966) beobachteten je einen sporadischen Fall mit dieser Anomalie. Bei den älteren Berichten ist ein okulo-digito-dentales Syndrom, für das Syndaktylie 4–5 typisch ist, nicht ausgeschlossen.
Morphologie: Die 4. und 5. Finger sind in ihrer ganzen Länge häufig verbunden mit meist verwachsenen Nägeln. Der Kleinfinger ist durch Brachymesophalangie (BELL 1931) oder fehlende Mittelphalangen (TEMTAMY 1966) verkürzt, der 4. Finger ist meist im 1. Interphalangealgelenk flektiert und abduziert, so daß er kaum länger als der Kleinfinger erscheint. Gelegentlich sind die Endphalangen des 4. und 5. Fingers synostosiert (BELL 1931). Die Zehen scheinen nicht betroffen zu sein.
Genetik: In allen vier Sippen wurde das Gen autosomal-dominant mit voller Penetranz weitergegeben. Die Manifestation war relativ uniform.

4. Komplette Syndaktylie aller Finger, mit Polydaktylie (Typ Haas)

Literatur: Diese Syndaktylie-Form wurde von HAAS (1940) bei einer Mutter und zwei Kindern gesehen. Die Beobachtungen von PERKOFF (1928) bei fünf Mitgliedern einer Sippe und von RASCH (1897) bei einem sporadischen Fall sind ebenfalls hierher zu rechnen.
Morphologie: Alle Finger beider Hände, einschließlich des Daumens, sind häufig total ver-

wachsen, die Nägel sind kaum getrennt. Beiderseits sind 6 Metakarpalia angelegt, im Röntgenbild lassen sich die Anlagen von mindestens 6 Fingern erkennen, in einem Fall zählte HAAS sogar 8 Fingernägel. Die Füße und das übrige Skelettsystem sind frei von Fehlbildungen, nur PERKOFF (1928) beschrieb bei einer Patientin Großzehenverdoppelung.

Genetik: Nach den wenigen bisher bekannten Beobachtungen scheint es sich um ein autosomaldominantes Leiden zu handeln.

5. Syndaktylie III+IV mit Metakarpalsynostose IV+V, Metatarsalsynostosen und Polydaktylie (KEMP u. RAVN 1932).

Morphologie: Bei diesem autosomal-dominanten Erbleiden finden sich in wechselnder Kombination:

1. Komplette meist beidseitige Syndaktylie III+IV, oft mit Synostose der Endphalangen. Gelegentlich auch Syndaktylie II+III oder IV+V, in zwei Fällen II+III+IV+V. Syndaktylie der Zehen II+III war selten.
2. Synostosen der Metakarpalia IV+V, meist in den proximalen Abschnitten, seltener III+IV. Die Synostose der 4. und 5. Metakarpalia bedingt eine Dislokation des Kleinfingers, der je nach Ausmaß der Synostose abduziert oder quer über die Handinnenfläche geschlagen ist. Gelegentlich Synostosen der 3. und 4. oder 4. und 5. Metatarsalia.
3. Polydaktylie. 8 von 41 Merkmalsträgern der Sippe von KEMP u. RAVN hatten eine syndaktyle Verdoppelung des Ringfingers, die meist nur terminale Phalangen einschließlich der Nägel betraf, in zwei Fällen waren die Kleinfinger verdoppelt.

Genetik: In der von KEMP u. RAVN untersuchten Sippe (41 Merkmalsträger in 6 Generationen) wurde die Anomalie regelmäßig autosomal dominant mit variabler Expressivität weitergegeben. In der von TEMTAMY u. MCKUSICK (1969) beschriebenen Sippe waren 11 Personen in 3 Generationen in variabler Weise von unvollständiger häutiger Syndaktylie der Finger II+III sowie IV+V und der Zehen III+IV+V, von Metakarpalsynostose IV+V und Metatarsalsynostose III+IV betroffen. Polydaktylie wurde nicht beobachtet.

6. Totale Syndaktylie mit radioulnarer Synostose (Typ Cenani)

Literatur: CENANI u. LENZ (1967) beschrieben zwei Brüder mit totaler Syndaktylie der Hände und radioulnärer Synostose. Gleichartige Beobachtungen hatten LIEBENAM (1938), BARSKY (1958) und YELTON (1962) publiziert.

Morphologie: Die Karpalia und Metakarpalia sind blockartig verschmolzen, so daß einzelne Elemente kaum differenzierbar sind, einzelne Fingerstrahlen lassen sich in dem Konglomerat synostosierter und deformierter Phalangenrudimente kaum ausmachen. Radius und Ulna sind verkürzt und bis auf wenige Zentimeter oberhalb des Handgelenkes synostosiert (Abb. 219 u. 220). An den Füßen fanden CENANI u. LENZ außer einer Syndaktylie der 3. und 4. Zehe keine Veränderungen. Bei den Fällen von LIEBENAM (1938) und YELTON (1962) erstreckte sich die totale Syndaktylie auf Hände und Füße. In zwei Fällen waren nur je 4 Zehen angelegt.

Genetik: Die Fälle von CENANI u. LENZ waren Kinder nichtverwandter, merkmalsfreier Eltern. YELTONs Fälle waren zweieiige Zwillinge (○, □), die weitere Familie war merkmalsfrei. Die Beobachtung zweier schwedischer Geschwister von

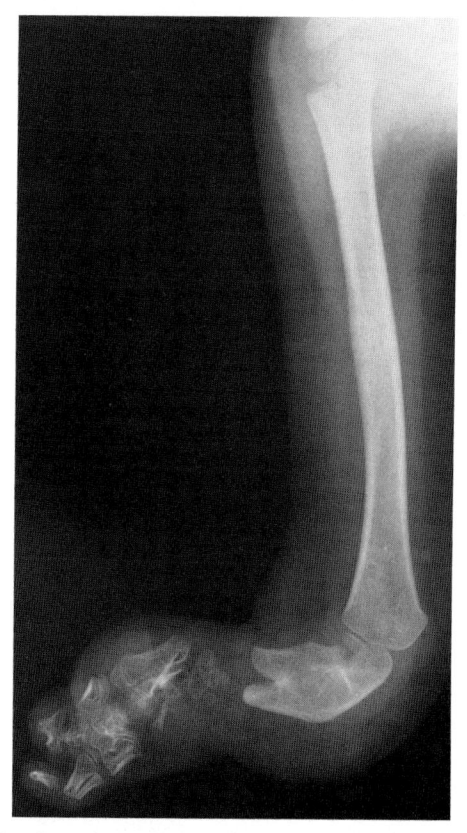

Abb. 219 Cenani-Syndaktylie (Disorganisation der Hand) (Karolinska Sjukhuset, Stockholm). Kind blutsverwandter Eltern. Beiderseits nur 4 Metatarsi, einseitige Nierenaplasie.

Abb. 220   Cenani-Syndaktylie.

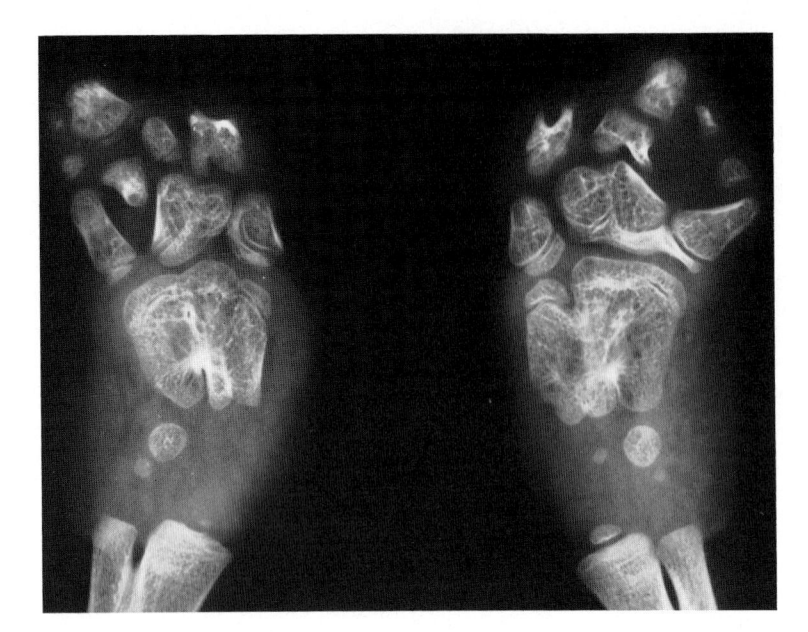

blutsverwandten Eltern macht autosomal-rezessiven Erbgang wahrscheinlich.

7. Symbrachydaktylie mit Oligodaktylie

Literatur: Der Terminus „Symbrachydaktylie" geht auf POL (1921) zurück. Er bezeichnete damit gleichzeitiges Vorkommen von Syn- und Brachydaktylie. Bei den von ihm angeführten Fällen war die Symbrachydaktylie stets einseitig, alle Fälle waren sporadisch. POL bemerkte die häufige Kombination der Symbrachydaktylie mit Brustwanddefekten. Die meisten Fälle von einseitiger Symbrachydaktylie lassen sich heute dem Poland-Syndrom oder verschiedenen Typen von Spalthand zuordnen.

Einzigartig ist die Beobachtung von hereditärer Symbrachydaktylie und Oligodaktylie durch Lehmann (1953).

Morphologie: Fünf Angehörige einer Sippe wiesen in drei Generationen relativ uniform hochgradige Syn- und Brachydaktylie an Händen und Füßen auf. Bis auf eine Ausnahme (rechte Hand von II c) waren stets nur vier Metakarpalia und -tarsalia ausgebildet. Welcher Strahl fehlte, ließ sich nicht entscheiden, vermutlich ein Binnenstrahl. Bei relativ normalen Grundphalangen waren die fast vollständig syndaktylen Finger meist nur zweiphalangig. Wenn Endphalangen angelegt waren, waren sie mit den Mittelphalangen synostosiert. Die 2. oder 3. Mittel- oder Endphalangen waren z. T. gabelförmig verdoppelt.

Genetik: Diese Anomalie trat durch drei Generationen nur bei weiblichen Mitgliedern auf. Möglicherweise handelt es sich um ein X-chromosomal-dominantes Gen mit Letalwirkung im männlichen Geschlecht, doch kann die Beschränkung auf das weibliche Geschlecht in dieser Sippe auch zufällig sein.

Syndrome mit Syndaktylie

Syndaktylien kommen nicht nur isoliert, sondern auch als Symptom verschiedener Syndrome vor, von denen einige in Tab. 22 aufgeführt werden.

Tabelle 22   Syndrome mit Syndaktylie

1. Apert-Syndrom (Akrozephalosyndaktylie Typ I, Abb. 221 a u. b)
2. Pfeiffer-Syndrom (Akrozephalosyndaktylie Typ II)
3. Seltene Akrozephalosyndaktylie-Typen
4. Poland-Syndrom (Pektoralis-Hand-Syndrom)
5. Okulo-dento-digitales Syndrom
6. Sklerosteose
7. Oro-fazio-digitales Syndrom (OFD)
8. Kryptophthalmus-Syndrom
9. Fokale dermale Hypoplasie
10. Smith-Lemli-Opitz-Syndrom
11. Ankyloblepharon, ektodermale Defekte und Lippen-Kiefer-Gaumen-Spalte
12. Cornelia-de-Lange-Syndrom (Typus Amstelodamensis)
13. Amniogene Fehlbildungen
14. Femur-Fibula-Ulna-Komplex
15. Spalthand-Spaltfuß
16. Thalidomid-Embryopathie
17. Kniepterygium-Syndrom
    a) autosomal-dominant
    b) autosomal-rezessiv (mit radialen Defekten)

Apert-Syndrom (Akrozephalosyndaktylie Typ I)

APERT erkannte 1906 die Gleichförmigkeit der Fehlbildungen des Schädels und der Extremitäten bei 8 Fällen der Literatur und einem eigenen und prägte den Terminus Akrozephalosyndaktylie (ACS). BLANCK schätzte 1960 die Zahl der publizierten Fälle auf über 150. Er untersuchte 34 englische Patienten und unterschied typische ACS und atypische ACS. Die in der zweiten Gruppe enthaltenen Fälle wichen von der typischen ACS mehr oder minder ab und waren auch untereinander nicht ähnlich. PFEIFFER (1969) und TEMTAMY u. MCKUSICK (1969) beschränken die Bezeichnung Apert-Syndrom auf Fälle, die dem Apertschen Fall ähnlich sind. LÖBBECKE (1973) analysierte anhand von 306 Fällen der Literatur und 13 eigenen Patienten die Extremitätenveränderungen bei der ACS.

Symptome: Der Hirnschädel ist abnorm hoch und breit, der Hinterkopf abgeplattet (Akrobrachyzephalus). Häufig wird eine prämature Synostose der Koronarnaht, seltener auch der Sagittalnaht beobachtet. Die Schädelbasis ist steilgestellt, die vordere Schädelgrube verkürzt. Deutliche Impressiones digitatae, Stauungspapille und Optikusatrophie weisen auf erhöhten Hirndruck hin.

Der Gesichtsschädel ist verändert durch Hypoplasie der Maxilla und dadurch bedingte relative Progenie. Der Gaumen ist hoch und eng, nicht selten gespalten. Die Oberkieferhypoplasie bedingt Zahnstellungsanomalien. Die flachen Orbitae verursachen einen unterschiedlich stark ausgeprägten Exophthalmus. Die Lidspalten fallen nach außen ab, Hypertelorismus und eine breite, eingezogene Nasenwurzel tragen zu dem entstellenden Eindruck bei.

Gliedmaßen: Meist sind die Finger II–V, bei stärkster Ausprägung auch alle Finger, kutan und ossär miteinander verschmolzen mit einem einzigen, durchgehenden Fingernagel. Häufig ist nur der Daumen frei von Syndaktylie, nächsthäufig ist auch der Kleinfinger mehr oder minder frei. Synostosen zwischen den 4. und 5. Metakarpalia stellen sich häufig erst mit zunehmendem Alter ein, Synostosen anderer Metakarpalia sind selten. Verschmelzungen zwischen Grund- und Mittelphalangen sind häufig. Die Endphalangen konvergieren und bilden im Extremfall einen distalen Knochenbogen. Brachymesophalangie aller Finger ist ein konstantes Merkmal des Apert-Syndroms. Die Daumenendphalanx ist verkürzt und verbreitert, die Grundphalanx hypoplastisch. Oft weicht der Daumenstrahl nach ulnar ab, der Nagel ist verbreitert. Besonders charakteristisch für das Apert-Syndrom ist die Vergrößerung und trapezförmige Deformierung der Großzehenendphalangen mit fibularer Abweichung der hypoplastischen Grundphalanx. Die Zehen II–V haben nur 2 Phalangen. Wie an der Hand, ist die Syndaktylie der Zehen II–V oft vollständig mit einem einzigen Nagel (Abb. 221).

Mit zunehmendem Alter nehmen die Synostosen der Phalangen zu (SCHAUERTE u. ST. AUBIN 1966), am 1. Strahl verschmelzen Grund- und Endphalanx. Vermutlich abhängig vom Ausmaß des Hirndrucks sind Patienten mit Apert-Syndrom oft mehr oder minder oligophren.

Ätiologie: Fast alle Fälle mit Apert-Syndrom sind sporadisch. Dennoch läßt sich ursächlich die Mutation eines autosomal dominanten Gens annehmen. WEECH (1927) berichtet über das Syndrom bei Mutter und Tochter, WAARDENBURG (1961) bei Mutter und Sohn.

Die Seltenheit familiären Vorkommens läßt sich dadurch erklären, daß Apert-Patienten wegen ihres Schwachsinnes und ihrer hochgradigen Entstellung gewöhnlich nicht zur Fortpflanzung gelangen. Für die Annahme der Entstehung des Apert-Syndromes durch Spontanmutation eines dominanten Gens spricht, daß die von BLANCK (1960) und TÜNTE u. LENZ (1967) geschätzte Mutationsrate des Gens in der Größenordnung der meisten dominanten Gene liegt und daß das Alter der Väter von Kindern mit Apert-Syndrom in demselben Ausmaß erhöht ist, wie es von andern dominanten Neumutationen (Achondroplasie, Myositis ossificans progressiva, Marfan-Syndrom) bekannt ist.

Pfeiffer-Syndrom (Akrozephalosyndaktylie Typ II)

PFEIFFER (1964) hat bei 8 Mitgliedern in 3 Generationen einer Sippe Akrozephalie kombiniert mit leichten kutanen Syndaktylien und breiten Daumen und Großzehen gesehen und als Schwachform der ACS aufgefaßt. Die intrafamiliäre Variabilität war gering. Fälle mit typischem Apert-Syndrom traten in dieser Sippe nicht auf. Ähnliche Anomalien beobachteten ZIPPEL u. SCHÜLER (1969) bei 5 Mitgliedern einer Sippe und MARTSOLT u. Mitarb. (1971) bei einer Mutter und 2 Söhnen. Wahrscheinlich gehören die Fälle von NOACK (1959) ebenfalls hierher. Diese Form der ACS, der noch die sporadischen Fälle von JEWESBURY u. SPENCE (1921/22), CUTHBERT (1954), LENZ (1957), CORRENO u. Mitarb. (1968) und ASNES u. MOREHEAD (1969) zugehören, wird nach

286 Fehlbildungen der Gliedmaßen

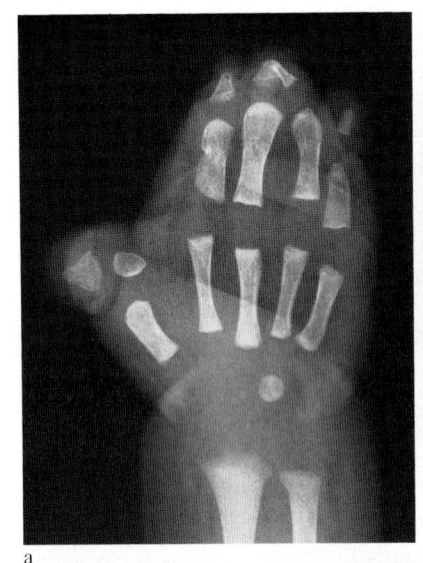

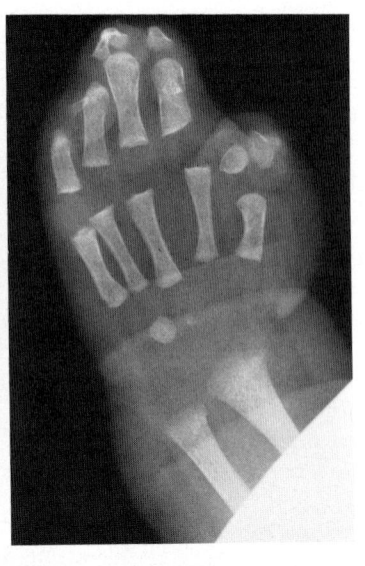

Abb. 221 a u. b Apert-Syndrom. Alter des Vaters bei der Geburt des Patienten 55 Jahre.

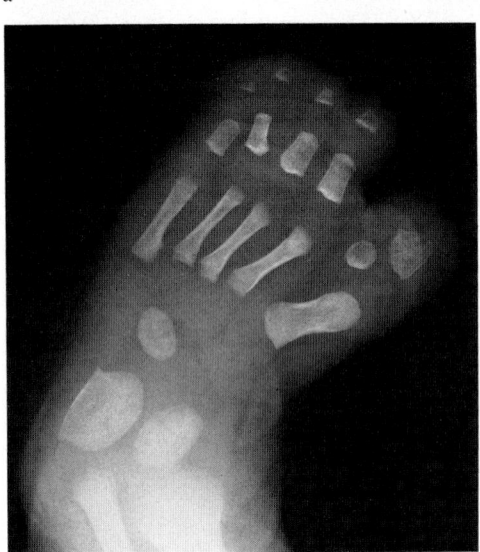

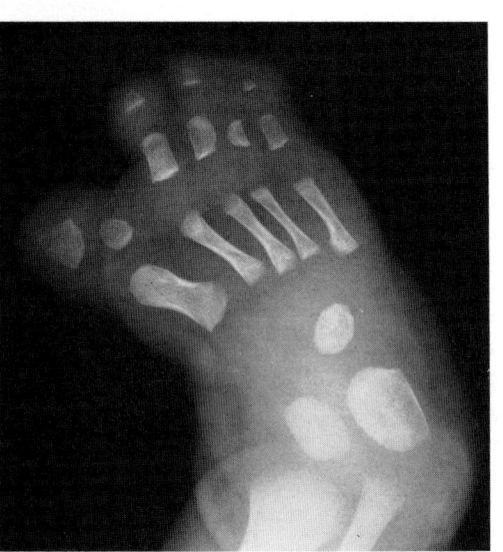

TEMTAMY u. MCKUSICK (1969) als Pfeiffer-Syndrom bezeichnet.

Symptome: Merkmale des Schädels sind Brachyzephalus, Hypertelorismus, Exophthalmus und hoher Gaumen.

Gliedmaßen: Daumen und Großzehen sind kurz und breit, die Daumengrundphalanx ist dreieckig oder trapezoid, die Endphalanx ist breit, gelegentlich angedeutet gespalten.
Die Mittelphalangen vornehmlich der Zeige- und Kleinfinger sind verkürzt. Die Syndaktylie ist nur kutan, meist sind der II. und III. Finger betroffen.
Die Großzehen und das Metatarsale I sind verbreitet, die Grundphalanx ist rudimentär dreieckförmig oder fehlt ganz. Die Syndaktylien der Zehen II – V sind ebenfalls nur kutan. Im Gegensatz zum Apert-Syndrom ist die geistige Entwicklung normal.

Ätiologie: In allen bisher bekannten Sippen wurde diese Anomalie autosomal-dominant mit geringen Expressivitätsschwankungen weitergegeben. Die sporadischen Fälle sind als Neumutationen aufzufassen, sie scheinen in gleicher Weise wie das Apert-Syndrom vom Alter des Vaters abzuhängen.

Syndaktylie bei seltenen Fehlbildungssyndromen der Extremitäten und des Schädels

TEMTAMY u. MCKUSICK (1969) unterteilten die

ACS weiter in die Typen II–V, wobei Typ V dem Pfeiffer-Syndrom entspricht.

Typ II wird durch die Beobachtung von Vogt repräsentiert („Vogt's cephalodactyly"). Die beiden Fälle von Vogt (1933) hatten für das Apert-Syndrom typische Extremitätenveränderungen, der Schädel soll wie beim Morbus Crouzon verändert gewesen sein. Da die Schädelveränderungen beim Apert-Syndrom fließende Übergänge zu denen des Morbus Crouzon zeigen, können beide Fälle von Vogt als Apert-Syndrom klassifiziert werden.

Typ III (Typ Chotzen-Saethre) hat wenig mit dem Apert-Syndrom gemeinsam. Saethre (1931) beschrieb mäßige Akrozephalie und Asymmetrie des Schädels in Kombination mit Schwimmhäuten zwischen den 2. und 3. Fingern und 3. und 4. Zehen bei einer Mutter und 2 Töchtern. Chotzen (1932) fand ähnliche Veränderungen bei einem Vater und 2 Söhnen. Weitere Familienbeobachtungen machten Bartsocas u. Mitarb. 1970 (3 Generationen) und Kreiborg u. Mitarb. 1972 (4 Generationen).

Deutlich von den bisher besprochenen abweichende Fälle von Akrozephalie mit Syndaktylie publizierten Chiba (1965) und Summit (1969), wieder einen andern Typ Hermann u. Opitz (1969).

Poland-Syndrom

Die Kombination von einseitiger Symbrachydaktylie (Brachydaktylie und Syndaktylie) der Hand mit gleichseitiger Aplasie von Teilen des Musculus pectoralis major wurde erstmals von Poland (1841) beschrieben. Pol stellte 1921 bereits 20 Fälle der Literatur zusammen und wies auf die große Variabilität der Defekte hin. Düwel (1975) analysierte 82 Fallbeschreibungen der Literatur und 16 eigene Patienten.

Symptome: Die Verkürzung der Phalangen der Hand in Kombination mit Syndaktylie (Symbrachydaktylie) tritt stets einseitig auf. Betroffen sind bevorzugt die Mittelphalangen, sie können ganz fehlen oder mit den oft schmächtigen Endphalangen verschmelzen (Abb. 222 a, b, c). Die Finger können auch ganz fehlen (Sutor u. Mitarb. 1974). Häufig ist der betroffene Arm schmächtiger und kürzer. Nur selten ist der Daumen betroffen. Die Fingernägel sind meist vorhanden, oft jedoch hypoplastisch. Die Syndaktylie ist partiell oder vollständig, am häufigsten tritt sie zwischen Zeige- und Ringfinger auf, sie betrifft stets nur die Weichteile. Die Aplasie des sternalen Anteiles des M. pectoralis major findet sich immer auf der gleichen Seite wie der Handdefekt. Der

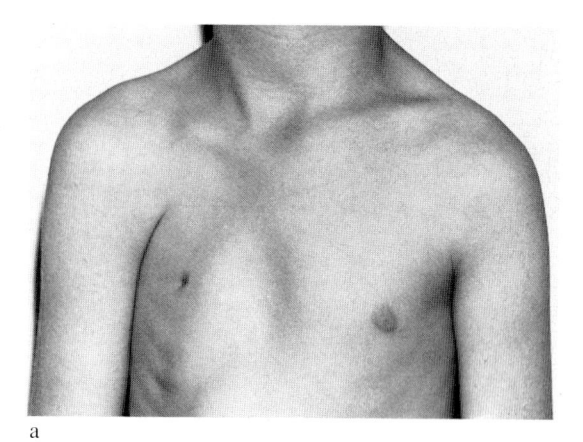

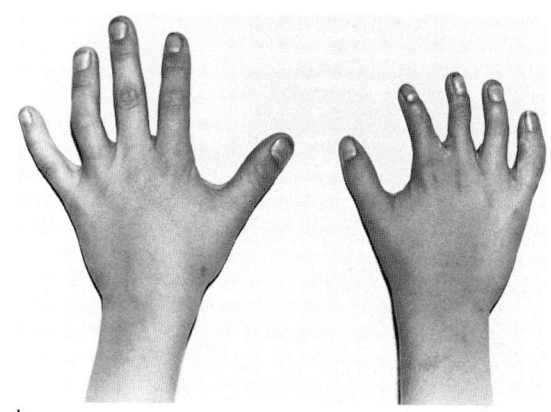

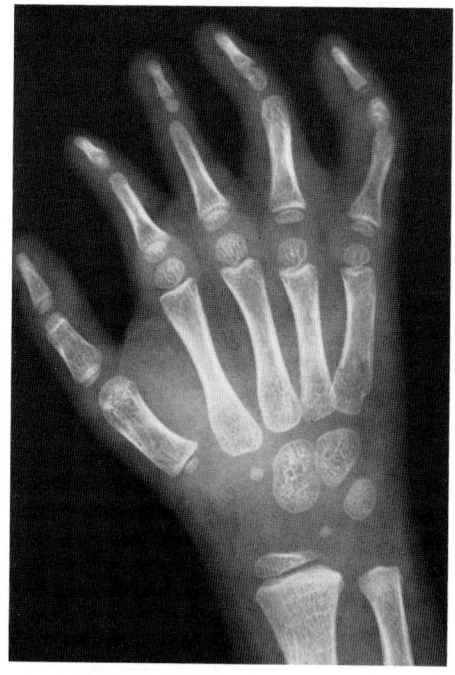

Abb. 222 a – c Pektoralis-Hand-Syndrom. Syndaktylien operativ behandelt. Strabismus, Zunge wird ungleichmäßig mit Muskelwogen vorgestreckt (Möbius-Syndrom).

288 Fehlbildungen der Gliedmaßen

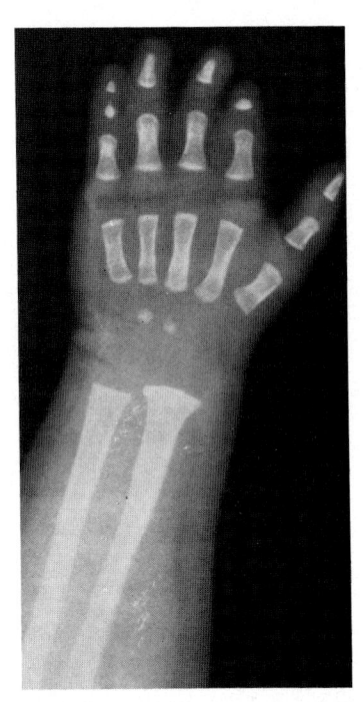

Abb. 223 2 Monate alt. Männlicher Säugling. Rechtsseitige Symbrachydaktylie bei Möbius-Syndrom. Fazialisparese rechts. Gaumensegellähmung. Abweichen der Zunge nach links. Epikanthus beiderseits.

klavikulare Anteil des Muskels ist meist vorhanden, nicht selten ist er hypertrophiert. Auch andere Muskeln, wie Pectoralis minor, Rectus abdominis, Latissimus dorsi, Serratus anterior und Interkostalmuskeln können betroffen sein. Nicht selten sind Mamma und Mamille der gleichen Seite hypoplastisch, selten fehlen sie ganz („Amazonen-Syndrom"). Häufig bleibt die Achselbehaarung im thorakalen Bereich aus. Bemerkenswert ist, daß in ¾ der Fälle der rechte Arm betroffen ist (DEGENHARDT u. KLEINEBRECHT 1972). Eine ähnliche Symbrachydaktylie kommt beim Moebius-Syndrom vor (HARRISON u. PARKER 1960; ELSAHY 1973; Abb. 223). Einzelne kombinierte Fälle von Moebius-Syndrom und Poland-Syndrom lassen daran denken, daß beide dieselbe Ätiologie haben können.

Ätiologie: Ätiologie und Pathogenese des Poland-Syndroms sind unklar. Typische Fälle sind nie mehrfach in einer Familie beobachtet worden. FUHRMANN u. Mitarb. (1971) vermuteten dominante Vererbung, da sie bei einem Mann Aplasie der Pars sternalis des M. pectoralis major und geringfügige Brachydaktylie, jedoch ohne Syndaktylie, bei seiner Tochter eine einseitige Mammahypoplasie und bei seinem Sohn eine Größendifferenz der Hände beobachteten. Bei beiden Kindern war der M. pectoralis major seitengleich vollständig ausgebildet. Es ist zweifelhaft, ob diese Fälle mit der Poland-Syndaktylie zusammengebracht werden können. Mit autosomal-dominanter Vererbung ist die Seltenheit typischer familiärer Fälle unvereinbar. Das von SUJANSKY u. Mitarb. (1977) beschriebene „familiäre" Vorkommen bei einem Probanden (Teilaplasie des M. pectoralis, Symbrachydaktylie) und der Tochter ihres Großonkels (Fehlen des M. pectoralis major, Hypoplasie der 2. und 3. Rippe, Hypoplasie der Brust, leichte Hypoplasie der Hand) kann natürlich zufällig sein. Eine stark verminderte Penetranz eines dominanten Gens ist solange eine unbefriedigende Erklärung, wie bei den Verwandten 1. Grades keine statistisch nachweisbare Häufung bekannt ist. Die von LIEBENAM (1938) beschriebene Diskordanz des Merkmals bei eineiigen Zwillingen ebenso wie die regelmäßige Einseitigkeit spricht gegen Erblichkeit. SUGIURA (1962) schätzte die Häufigkeit des Poland-Syndroms in Japan auf 1 : 6300. DAVID vermutete 1972 einen Zusammenhang mit Abtreibungsversuchen durch Ergonovin-Maleat (Mutterkornalkaloid), doch ist schlecht vorstellbar, wie eine chemische Noxe immer einseitig wirken soll. Auffallend ist das Überwiegen des männlichen Geschlechtes beim Poland-Syndrom.

GOLDBERG u. MAZZEI (1977) haben die Befunde von 15 eigenen Fällen mit den Stadien der embryonalen Entwicklung der oberen Gliedmaße verglichen und sind zu dem Ergebnis gekommen, daß eine primäre Schädigung der Nervenwurzeln als Ursache auszuschließen sei. Die Nachbarschaft von Hand, Brustmuskeln und Brustdrüse in der frühen embryonalen Entwicklung macht einen lokalisierten Schaden wahrscheinlich.

Okulo-Dento-Digitales-Syndrom

Siehe „Konstitutionelle Skeletterkrankungen, S. 1.

Sklerosteose

(HANSEN 1967; SUGIURA u. YASUHARA 1975; BEIGHTON u. Mitarb. 1977)
Bei diesem autosomal-rezessiven Erbleiden treten variable Syndaktylien zwischen den 2. und 3. gelegentlich auch 3. und 4. Fingern zusammen mit radialer Abweichung der Endphalangen, Nageldysplasien oder -aplasien der betroffenen Finger in Verbindung mit hyperostotischen Veränderungen von Schädel, Unterkiefer, Schlüsselbeinen, Becken, langen Röhrenknochen und Mittel-

handknochen, wie sie ähnlich bei kraniodiaphysärer oder kraniotubulärer Dysplasie gefunden werden. Das typische Gesicht mit hoher steiler Stirn, der weite Augenabstand, die flache Nasenwurzel und der breite eckige, vorspringende Unterkiefer fallen schon in den ersten Lebensjahren auf. Die Körperhöhe ist meist überdurchschnittlich. Im 2. Lebensjahrzehnt kommt es meist zu Fazialislähmung, Schwerhörigkeit und Kopfschmerzen infolge erhöhten intrakraniellen Drucks. In der älteren Literatur wurden gleichartige Fälle als generalisierte Osteosklerose, Osteopetrose, Marmorknochenkrankheit und generalisierte Ostitis fibrosa beschrieben. Heterozygote Träger der Anlage weisen meist isolierte Sklerose und Verdickung des Schädeldaches, gelegentlich Nageldysplasien auf.

Oro-fazio-digitales Syndrom (OFD-Syndrom)

Synonyma: Papillon-Léage-Psaume Syndrom, Oro-digito-faziale Dysostose, Grob-Syndrom.
Unter der Bezeichnung „Dysmorphie des freins buccaux" beschrieben PAPILLON-LÉAGE u. PSAUME 1954 bei 8 weiblichen Patienten ein Syndrom mit Zungenlappung, hyperplastischen Frenula der Mundvorhöfe, Spalten der Alveolarkämme und des Gaumens und weiteren Fehlbildungen der Fazies und der Gliedmaßen. Nach Bekanntwerden des Syndroms wurden zahlreiche frühere Beschreibungen entdeckt, der früheste Bericht stammt von BROTHERS (1888). GORLIN u. PSAUME (1962) stellten 22 eigene Betrachtungen zusammen und schlugen die Bezeichnung „oro-digitofacial dysostosis" vor. Bis 1972 sind 157 Fälle mit diesem Syndrom beschrieben worden, für das sich die Bezeichnung oro-fazio-digitales Syndrom (=OFD) eingebürgert hat (Literaturübersichten bei FELGENHAUER u. MITORS, 1972, und MAJEWSKI u. Mitarb. 1972).
Symptome: Das OFD-Syndrom ist charakterisiert durch Fehlbildungen im oralen, fazialen und digitalen Bereich.
Mundhöhle: Konstant sind Zungenlappen, abnorm inserierende hyperplastische Lippenfrenula und Kerben im oberen und unteren Alveolarkamm mit den dadurch bedingten Anomalien der Front- und Seitenzähne. Typisch sind auch weißliche, manchmal gestielte benigne Fibrome oder Papillome der Zunge und der Gingiva. In über 80% der Fälle ist der Gaumen paramedian gespalten oder hoch und eng. Zusammen mit den Kerben des oberen Alveolarkammes ergibt sich in der Aufsicht eine charakteristische Y-förmige Figur.

Fazies: Nasenwurzel und -spitze sind verbreitert, oft ist die abgeflachte Nasenspitze doppelhöckrig mit hypoplastischen Nasenflügeln. Bei der Hälfte der Fälle ist die Oberlippe median unvollständig gespalten. Der Augenabstand ist weit, häufig mit Epikanthus vergesellschaftet. Die Gesichtshaut ist übersät von zahlreichen Milien, das Haupthaar ist dünn und spröde. In 50% wird eine Retrogenie deutlich.
Gliedmaßen: Fast alle Patienten weisen Syn-, Klino- und Brachydaktylie der Hände auf (Abb. 224). Die Syndaktylien sind stets inkomplett und häutig. Gleichsinnige Veränderungen an den Füßen sind selten und auch weniger auffallend. Postaxiale Hexadaktylie der Hände wurde nur in einem Fall beobachtet, dagegen trat einseitige Polysyndaktylie der Großzehen, welche als differentialdiagnostisches Kriterium für das

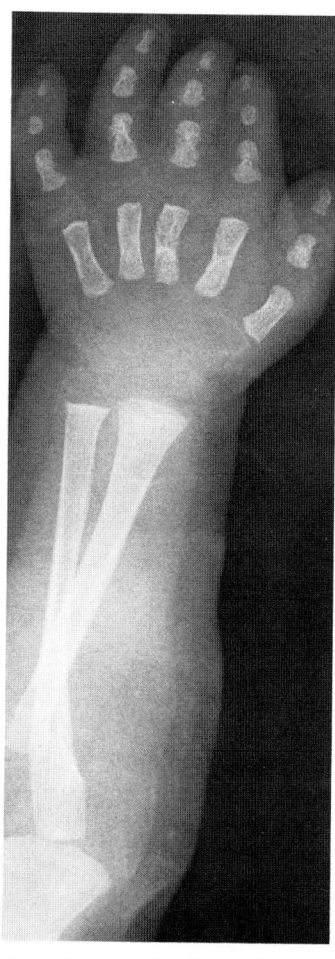

Abb. 224 OFD-Syndrom. Syndaktylie II+III der Finger und Zehen beiderseits. Zungenspitze gespalten, Gaumenspalte. Spärliches Kopfhaar. Mikrognathie, Tod mit 5 Monaten.

Mohr-Syndrom gilt, in ⅙ der Fälle auf. MAJEWSKI u. Mitarb. (1972) wiesen auf weitere, die Prognose verschlechternde Fehlbildungen hin: In ⅕ der Fälle liegen Fehlbildungen des ZNS vor, über die Hälfte der Patienten sind geistig retardiert. Polyzystische Nieren fanden sich bei 5 von 7 sezierten Fällen. Wahrscheinlich aufgrund dieser Fehlbildungen verstarben ⅓ der Patienten im frühen Kindesalter. Die wahre Sterblichkeit dürfte noch wesentlich höher liegen, weil länger überlebende Patienten eher publiziert werden.

Skelett: SCHWARZ u. FISH (1960) beschrieben dysostotische Veränderungen der kurzen Röhrenknochen der Hände und Füße. Die Phalangen, Metakarpi und Metatarsi sind unregelmäßig konfiguriert, verkürzt und plump und weisen unregelmäßige netzartige Aufhellungsgebiete in Dia- und Epiphysen auf. Darüber hinaus wurden gelegentlich Minderwuchs und verzögerte Skelettreifung sowie Hüftgelenksluxation beschrieben. Am oft durch eine vorgewölbte Stirn makrozephal wirkenden Schädel fällt besonders die steilgestellte vordere Schädelbasis, eine Hypoplasie des Jochbeins und der Mandibula auf.

Ätiologie: Die Übertragung ist X-chromosomal-dominant mit Letalität im männlichen Geschlecht. Mit der Ausnahme eines Jungen mit Klinefelter-Syndrom (47,XXY) und OFD-Syndrom (WAHRMANN u. Mitarb. 1966) waren alle Patienten weiblich. DOEGE u. Mitarb. (1964) und THULINE (1969) untersuchten eine große Sippe, in der das OFD-Syndrom in weiblicher Linie durch 5 Generationen vererbt wurde. Die betroffenen Patientinnen haben auffallend viele Spontanaborte, vermutlich eine Folge des hemizygoten Zustands des Gens im männlichen Geschlecht.

Kryptophthalmus-Syndrom

Synonyma: Kryptophthalmus-Syndaktylie-Syndrom, Fraser-Syndrom.

Dieses seltene Syndrom wurde erstmals von ZEHENDER u. Mitarb. (1872) bei einem Säugling gesehen. Es bestand beidseitiger Kryptophthalmus (Nichtanlage oder Nichttrennung der Lidspalten mit Mikrophthalmie), Meningoenzephalozele, Nabelbruch, Genitalhypoplasie, Atresia ani und Syndaktylien an Händen und Füßen. Eine erste größere Übersicht gab AVIZONIS (1928), der 37 Fälle aus der Literatur zusammenstellte. FRASER (1962) beobachtete das Syndrom bei 2 Geschwisterpaaren, jeweils 1 Kind wurde tot geboren, das andere überlebte. FRANCOIS (1969) beschrieb ähnliche Fehlbildungen bei Bruder und Schwester und gab eine umfassende Literaturübersicht. Einschließlich der Beobachtungen von ILDE u. WOLLSCHLAEGER (1969) und SCHÖNENBERG (1973) sind fast 50 Fälle mit Kryptophthalmus-Syndrom bekannt.

Symptome: Im Vordergrund steht der Kryptophthalmus: Die Haut geht von der Stirn ohne Andeutung von Augenbrauen, Lidspalte oder Wimpern in die Wangenhaut über. Die Augenhöhle erscheint eingesunken. Der Kryptophthalmus trat etwa gleich häufig einseitig wie beidseitig auf. Das darunterliegende, oft noch aktiv bewegliche Auge ist immer hypoplastisch und fehlgebildet, wobei die vorderen Augenabschnitte stärker als die hinteren betroffen sind. Der von ILDE u. WOLLSCHLAEGER mitgeteilte Junge konnte allerdings mit 13 Jahren noch mit einem Auge Farben wahrnehmen.

Syndaktylien sind das nächsthäufige Symptom. Sie sind stets kutan und an den Händen schwächer als an den Füßen ausgeprägt (Abb. 225 a, b, c). An den Händen finden sich variabel inkomplette Syndaktylien, die im Falle von ILDE u. WOLLSCHLAEGER alle Zehen betreffen. SUGAR (1968) schlug die Bezeichnung Kryptophthalmus-Syndaktylie-Syndrom vor. In variabler Ausprägung kommen noch zahlreiche Anomalien vor: kleine, dysplastische Ohren mit stenotischen oder atretischen Gehörgängen; verbreiterte Nasenwurzel und abgeflachte Nasenspitze, auf der Kryptophthalmusseite ist der Nasenflügel häufig eingekerbt und verzogen. Häufig sind Zahnstellungsanomalien und hoher Gaumen, seltener Gaumen- oder Lippenspalten. Genitalfehlbildungen bei diesem Syndrom reichen von der Hypospadie bis zum pseudohermaphroditischen Genitale. Eine einseitige Nierenaplasie ist in 6 Fällen bekannt geworden. FRASER (1966) und ILDE u. WOLLSCHLAEGER weisen auf einen weiten Symphysenabstand hin. Als weitere Fehlbildungen können auftreten Nabelhernien, Spina bifida, Atresie oder Hypoplasie des Larynx und Analatresie.

Ätiologie: Der Erbgang ist autosomal-rezessiv. In 15% der Fälle waren die merkmalsfreien Eltern blutsverwandt. Fast die Hälfte der Fälle waren Geschwister, beide Geschlechter sind etwa gleich häufig betroffen.

Fokale dermale Hypoplasie

Synonyma: Goltz-Syndrom, Goltz-Gorlin-Syndrom.

Obwohl dieser seltene Komplex ekto- und mesodermaler Störungen bereits mehrfach früher beschrieben wurde (Literaturübersicht bei GOLTZ 1970), erkannten erst GOLTZ u. Mitarb. sie als

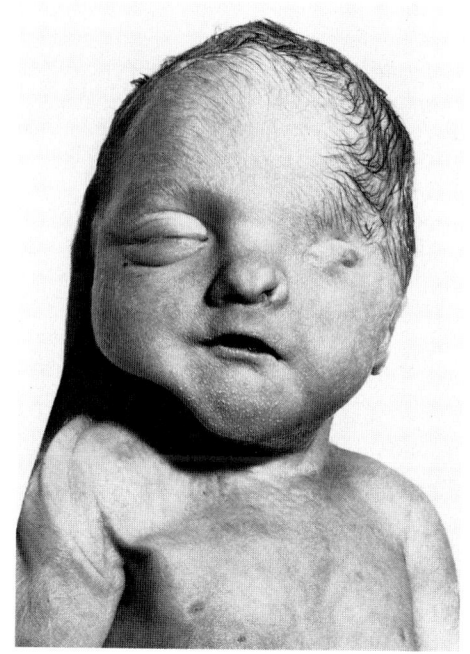

Abb. 225 a – c Kryptophthalmus-Syndrom (Beobachtung Prof. LEIBER, Abt. für klinische Nosologie und Semiotik, Frankfurt).

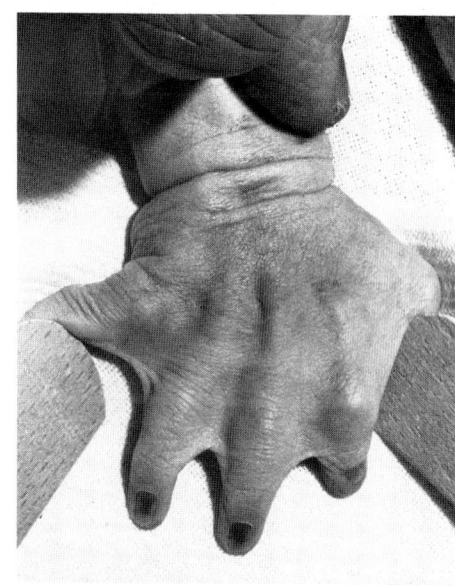

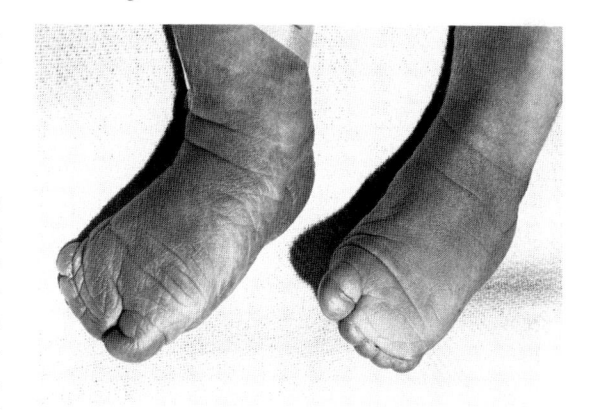

einheitliches Syndrom bei 3 nicht verwandten Mädchen. Da in den von GOLTZ untersuchten Familien nur weibliche Vorfahren betroffen waren, äußerte er den Verdacht auf ein X-chromosomal-dominantes Erbleiden mit Letalität im männlichen Geschlecht. Einschließlich der neueren Publikationen von GOTTLIEB u. Mitarb. (1973), FAZEKAS u. Mitarb. (1973) und ZERGOLLERN u. Mitarb. (1974) sind über 100 Fälle mit fokaler dermaler Hypoplasie bekannt geworden.

Symptome: Hernien von subkutanem Fettgewebe in den meist linear über den ganzen Körper angeordneten Bezirken dermaler Hypoplasie neben Bezirken von Hyper- und Hypopigmentation, Teleangiektasien und Papillome an Lippen, Anus und Vulva sind charakteristisch.

Finger- und Zehennägel können fehlen oder dystrophisch sein. Das Haupthaar ist dünn oder fehlt an zirkumskripten Arealen völlig. Weiter werden beschrieben: Minderwuchs, Mikrozephalus, asymmetrische Entwicklung von Fazies, Stamm und Extremitäten. Kyphoskoliose, weiter Symphysenabstand, Aplasie der Ulna und Radiusdeformierung. Hände und Füße sind häufig fehlgebildet. Variable Hypoplasie oder Aplasie meist lateraler Finger oder Zehen bis hin zur Einfingrigkeit, aber auch Spalthand und -fußbildung, gelegentlich prä- oder postaxiale Polydaktylie. Häufig fanden sich Syndaktylien der 3. oder 4. Finger und Zehen. Diese Fehlbildungen sind meist einseitig oder asymmetrisch.

Augenfehlbildungen sind relativ häufig, meist werden Kolobome der Iris, Chorioidea oder Retina beschrieben, weiterhin Mikrophthalmie, Anophthalmie, Strabismus und Nystagmus.

Die Zähne sind klein, dysplastisch und wegen Schmelzhypoplasie kariös. Die geistige Entwicklung verläuft meist normal, nur gelegentlich wird über Retardierung berichtet.

Ätiologie: Ein X-chromosomal-dominanter Erbgang mit Letalität im männlichen Geschlecht ist wahrscheinlich. Mit 10 Ausnahmen (JESSNER 1928; HOOK 1968; WALBAUM u. Mitarb. 1970; KISTENMACHER u. Mitarb. 1970) war stets das weibliche Geschlecht betroffen. In mehreren Familien wurde das Leiden von der Mutter auf die Tochter übertragen. GOLTZ (1962) berichtete über 4 weibliche Patienten in 4 Generationen. Fehl- oder Totgeburten sind relativ häufig. Da nur in wenigen Publikationen Stammbäume mitgeteilt werden, ist der X-chromosomale Erbgang noch nicht gesichert. Wenn sich der X-gekoppelte Erbgang bestätigen sollte, so können sporadische Fälle im männlichen Geschlecht als Folge einer Single-strand-Mutation aufgefaßt werden, die zwischen der letzten Replikation der DNS und der Meiose nur in einem Strang der Doppelhelix eine Veränderung (Basenaustausch?) gesetzt hat, so daß bei der ersten postmeiotischen Teilung ein Mosaik von normalen Zellen und Zellmutanten entstehen müßte, das dem funktionellen Mosaik weiblicher Heterozygoter für X-gekoppelte Gene (Lyon-Effekt) phänotypisch genau entsprechen würde.

Smith-Lemli-Opitz-Syndrom

SMITH, LEMLI und OPITZ beschrieben 1964 bei drei nicht verwandten Kindern einen Symptomenkomplex von Mikrozephalie, geistiger Retardierung, Hypotonie der Muskulatur, Hypospadie, auffallender Fazies mit Ptosis. Inzwischen sind fast 50 Fälle mit diesem Syndrom publiziert worden (Literaturübersicht bei CHARKANOVSKIS u. SUTHERLAND 1971; BUNDEY u. SMYTH 1974).
Symptome: Da weder Chromosomenanomalien noch Stoffwechselstörungen oder spezifische Röntgenveränderungen bekannt sind, kann die Diagnose nur nach klinisch-morphologischen Kriterien gestellt werden. Folgende Symptome gelten als charakteristisch: Niedriges Geburtsgewicht, Wachstumsverzögerung nach der Geburt, Mikrozephalie, erhebliche statomotorische und geistige Retardierung, Hypotonie der Muskulatur. Auffallende Fazies mit Epikanthus, Ptosis, Strabismus, nach vorn gerichtete Nasenlöcher, hoher Gaumen/Gaumenspalte, breiter oberer Alveolarkamm und Retrogenie, bei Jungen variable Fehlbildungen des Genitales bis zur perineoskrotalen Hypospadie. Gelegentlich kommen Nierenfehlbildungen vor (polyzystische Niere, Hydronephrose, Lageanomalien).
An den Füßen findet sich häufig eine kutane Syndaktylie der 2. und 3. Zehen, an den Händen eine Vierfingerfurche, ein Überwiegen von Wirbelmustern, Fingerkontrakturen und in etwa ⅙ der Fälle (SRŠEŮ 1972) eine rudimentäre postaxiale Polydaktylie und eine Klinodaktylie der Kleinfinger.
Die Prognose ist ungünstig. In den ersten Lebensmonaten fallen die Kinder durch Trinkschwäche und häufiges Erbrechen auf. Von 39 Patienten starben 11 im 1. Lebensjahr, meist an Bronchopneumonie.
Ätiologie: Geschwisterfälle und Blutsverwandtschaft der Eltern (DALLAIRE 1969; NEVO u. Mitarb. 1972) deuten auf autosomal-rezessiven Erbgang hin. Das Überwiegen der Knaben beruht wohl darauf, daß die Genitalfehlbildungen der Jungen die Diagnose erleichtern.

Ankyloblepharon, ektodermale Defekte und Lippen-Kiefer-Gaumen-Spalte

HAY u. WELLS (1976) haben ein autosomal dominantes Syndrom mit trockener Haut, Palmar- und Plantarhyperkeratose, partieller oder vollständiger Alopezie, schwerer Nageldystrophie bis zum Fehlen der Finger- und Fußnägel, Hypodontie, vermindertem Schwitzen, überzähligen Brustwarzen, Atresie der Tränengänge, Lichtscheu, deformierten Ohrmuscheln und Syndaktylie der 2. und 3. Zehen beschrieben.

De Lange-Syndrom s. S. 193.

Amniogene Fehlbildungen s. S. 336.

Femur-Fibula-Ulna-Komplex s. S. 325.

Spalthand-Spaltfuß s. S. 328 f..

Thalidomidembryopathie (Syndaktylie der Finger I + II) s. S. 320.

a) Knieptergium-Syndrom: autosomal-dominanter Typ

Synonym: Faciogenitopopliteal syndrome.
Etwa 30 Fälle wurden publiziert, in Deutschland zuerst durch WOLFF (1889).
Symptome: Pterygien der Kniekehlen, oft über die ganze Länge der unteren Extremität ausgespannt, sind das Leitsymptom. Interkrurale und andere Pterygien kommen vor. Weitere Symptome sind Weichteilsynechien zwischen Ober- und Unterkiefer, Gaumenspalte, gelegentlich Lippenspalte, Grübchen oder Fisteln der Unterlippe, Ankyloblepharum filiforme adnatum, Kryptorchismus, Scrotum bifidum oder Hypoplasie der Labia majora und Klitorishypertrophie, sowie Weichteilsyndaktylie der Zehen II–V und der Finger III + IV. Manchmal sind einzelne Zehen unterentwickelt oder fehlen ganz mitsamt den Metatarsi.

Genetik: Die Beobachtungen von Lewis (1948), Klein (1962), Hecht u. Jarvinen (1967), Kind (1970) und Pfeiffer u. Mitarb. (1970) sprechen für autosomal-dominante Vererbung mit variabler Expressivität. Auch inkomplette Penetranz wurde beobachtet (Chapion u. Cregan 1959). Eineiige Zwillinge können sich in der Ausprägung der Syndaktylie deutlich unterscheiden (Bixler u. Mitarb. 1974).

b) Kniepterygium-Syndrom mit radialen Defekten: autosomal-rezessiver Typ

In den Familien von Rosselli u. Gullienetti (1961) und Bartsocas u. Papas (1972) waren die normalen Eltern betroffener Geschwister blutsverwandt. Bartsocas u. Papas beschrieben 4 Geschwister mit Schwachsinn, Mikrozephalie, fadenförmigen Adhäsionen der Lider, Hornhautaplasie, hypoplastischer Nase, Mikrostomie, Lippen-Kiefer-Gaumen-Spalte, Weichteilverbindungen zwischen Ober- und Unterkiefer, Mikrognathie, Aplasie der Labia majora, Uterus bicornis, Kniebeugenpterygien, Daumenaplasie, Syndaktylie von Fingern und Zehen, und distaler Reduktion von Metakarpi, Metatarsi und Phalangen, die im Säuglingsalter verstarben. Rosselli u. Gulienetti beschreiben Geschwister mit den in Tab. 23 genannten Symptomen.

Syndaktylie bei Chromosomenaberrationen

Siehe Tabelle 24.

Tabelle 23   Symptome bei Kniepterygium

	Bruder	Schwester
Haut- und Nageldystrophie	+	+
kurzes, dünnes, wolliges Kopfhaar	+	+
Unterlippenfisteln und doppelseitige Lippen-Kiefer-Gaumen-Spalte	+	+
Kniepterygium	+	+
Skrotumaplasie	+	
Aplasie der Labia majora		+
Daumenhypoplasie		links +
Daumenaplasie	bds.	rechts +

Tabelle 24   (nach Pfeiffer u. Santelmann 1977; de Grouchy u. Turleau 1977; Lewandowski u. Mitarb. 1978; Witkowski u. Mitarb. 1978)

Aberration	
Triploidie	Syndaktylie II + IV
Ring-Chromosom 3	Syndaktylie der Zehen II + III und IV + V
5 p⁻	unvollständige häutige Syndaktylien von Fingern und Zehen
Trisomie 8-Mosaik	Syndaktylie der Finger III + IV, der Zehen II + III, Gelenkkontrakturen, Patella-Aplasie
Trisomie 9 p	ähnlich wie 5 p⁻
Trisomie 10 q	Syndaktylie der Zehen II + III
Monosomie 10 q	komplette Syndaktylie der Zehen II + III
Monosomie 13	Syndaktylien
Trisomie 18	gelegentlich komplette Syndaktylie der Finger III + IV, Syndaktylie der Zehen II + III
Ring-Chromosom 22	häufig Syndaktylien an Händen und Füßen

Literatur

Syndaktylie Typ 1

Bell, J. 1931: Three further cases of hereditary digital anomaly seen in the Out-Patient Department of Great Ormond Street Hospital for Sick Children. Ann. Eugen. (Lond.) 4, 233

Bérigny, 1863: Sur des cas de palmidactylisme se reproduisant dans une même famille pendant plusieurs générations. C. R. Acad. Sci. (Paris) 57, 743

Bunnell's Surgery of the Hand, 4. Aufl. 1964, hrsg. von J. H. Boyes. Lippincott, Philadelphia (S. 87, Abb. 108)

Cocchi, U. 1952: Erbschäden mit Knochenveränderungen. In: Lehrbuch der Röngendiagnostik, Bd. I, hrsg. von H. R. Schinz, W. E. Baensch, E. Friedl, E. Uehlinger. Thieme, Stuttgart (S. 744)

Cummins, H., C. Mildo 1961: Finger Prints, Palms and Soles. Dover, New York

Hestan, W. E. 1932: Inheritance of „Webbed Toes". J. Hered. 23, 399

Koenner, D. 1933: Ein Beitrag zur Syndaktylie und ihrer Vererbung. Mitt. anthrop. Ges. Wien 63, 84

Lueken, K. G. 1938: Über eine Familie mit Syndaktylie. Z. menschl. Vererb.- u. Konstit. 22, 152

Montagu, M. F. A. 1953: A pedigree of syndactylism of the middle and ring fingers. Hum. Genet. 5, 70

Müller, W. 1937: Die angeborenen Fehlbildungen der menschlichen Hand. Thieme, Leipzig

Newsholme, H. P. 1910: A Pedigree showing bi-parental inheritance of webbed toes. Lancet 1910/II, 1690

Pipkin, A. C., S. B. Pipkin 1945: Two new pedigrees of zygodactyly. J. Hered. 36, 313
Schofield, R. 1921: Inheritance of webbed toes. J. Hered. 12, 400
Straus, W. L. 1925: The nature and inheritance of webbed toes in man. J. Morph. 40, 427
Temtamy, S. A. 1973: Syndactyly. In: Birth Defects: Atlas and Compendium, hrsg. von D. Bergsma. Williams & Wilkins, Baltimore (S. 772)
Weidenreich, F. 1923: Die Zygodaktylie und ihre Vererbung. Z. Abstammung. Vererb. 32, 304
Werthemann, A. 1952: Die Entwicklungsstörungen der Extremitäten. In: Handbuch der speziellen pathologischen Anatomie und Histologie, Bd. IX/6, hrsg. von O. Lubarsch, F. Henke, R. Rössle. Springer, Berlin
Wolff, F. 1921: Ein Fall dominanter Vererbung von Syndaktylie. Arch. Rassenbiol. 13, 74

Syndaktylie Typ 2

Barsky, A. J. 1951: Congenital anomalies of the hand. J. Bone Jt. Surg. 33 A, 35
Cross, H. E., D. B. Lerberg, V. A. McKusick 1968: Type II syndactyly. Amer. J. hum. Genet. 20, 368
Jacobsohn, E. 1909: Über kombinierte Syn- und Polydaktylie. Beitr. klin. Chir. 61, 332
Joachimsthal, G. 1898: Eine ungewöhnliche Form von Syndaktylie. Langenbecks Arch. klin. Chir. 56, 332
Smith, W. R., J. S. Norwell 1894: Hereditary malformations of the hands and feet. Brit. Med. J. 2, 8
Thomsen, O. 1927: Einige Eigentümlichkeiten der Poly- und Syndaktylie beim Menschen. Acta med. scand. 65, 609

Syndaktylie Typ 3

Bell, J. 1931: Three further cases of hereditary digital anomaly. Ann. Eugen. (Lond.) 4, 233
Colette, A. T. 1954: A case of syndactylism of the ring and little finger. Am. J. hum. Genet. 6, 241
Johnston, O., V. V. Kirby 1955: Syndactyly of the ring and little finger. Am. J. hum. Genet. 7, 80
Werthemann, A. 1952: Die Entwicklungsstörungen der Extremitäten. In: Handbuch der speziellen pathologischen Anatomie und Histologie, Bd. IX/6. Springer, Berlin Handbuch der speziellen pathologischen Anatomie (Abb. 228)

Syndaktylie Typ 4

Haas, S. L. 1940: Bilateral complete syndactylism of all fingers. Am. J. Surg. 50, 363
Perkoff, D. 1928: Syndactylism in four generations. Brit. med. J. 1928/II, 341
Rasch, H. 1897: Ein Fall von kongenitaler kompletter Syndaktylie und Polydaktylie. Bruns' Beitr. klin. Chir. 18, 537

Syndaktylie Typ 5

Barsky, A. J. 1964: Cleft hand: classification, incidence and treatment. J. Bone Jt. Surg. 46 A, 1707
Bircher, E. 1918: Die Gabelhand, zugleich ein Beitrag zur Theorie der Mißbildungen. Bruns' Beitr. klin. Chir. 111, 187
Dowd, C. N. 1896: Cleft hand: a report of a case successfully treated by the use of periosteal flaps. Ann. Surg. 24, 211
Kemp, T., J. Ravn 1932: Über erbliche Hand- und Fußdeformitäten in einem 140köpfigen Geschlecht, nebst einigen Bemerkungen über Poly- und Syndaktylien beim Menschen. Acta psychiat. 7, 275

Syndaktylie Typ 6

Barsky, A. J. 1958: Congenital Anomalies of the Hand and Their Surgical Treatment. Thomas, Springfield/Ill. (S. 135, Abb. 74)

Cenani, A., W. Lenz 1967: Totale Syndaktylie und totale radioulnare Synostose bei zwei Brüdern. Z. Kinderheilk. 101, 181
Liebenam, L. 1938: Über gleichzeitiges Vorkommen von Gliedmaßenenddefekten und osteosklerotischer Systemerkrankungen. Z. menschl. Vererb.- u. Konstit.-Lehre 21, 697
Yelton, C. L. 1962: Certain congenital limb deficiencies occuring in twins and half-siblings. Inter-Clinic Inform. Bull., New York 1, 1

Syndaktylie Typ 7

Lehmann, W. 1953: Über eine Familie mit multiplen Mißbildungen an Händen und Füßen. Acta Genet. med. (Roma) 2, 87
Pol, R. 1921: Brachydaktylie – Klinodaktylie – Hyperphalangie und ihre Grundlagen: Form und Entstehung der meist unter dem Bild der Brachydaktylie auftretenden Varietäten und Anomalien der Hand und des Fußes. Virchows Arch. path. Anat. 229, 388

Apert-Syndrom

Apert, M. E. 1906: De l'acrocephalosyndactylie. Bull. Soc. méd. Hôp. Paris 23, 1310
Blanck, C. E. 1960: Apert's Syndrome (a type of acrocephalosyndactyly): observation on a british series of thirtynine cases. Ann. hum. Genet. 24, 151
Lenz, W. 1957: Zur Diagnose und Ätiologie der Akrocephalosyndaktylie. Z. Kinderheilk. 79, 546
Löbbecke, H. 1973: Die Morphologie der Extremitäten bei der Akrocephalosyndaktylie unter besonderer Berücksichtigung des ersten Strahls an Hand und Fuß. Diss., Münster 1973
Lycosthenes, C. 1557: Prodigiorum ac ostentatorum chronicon. Basel 1557
Pfeiffer, R. A. 1969: Associated deformities of the head and hands. Birth Defects: Orig. Art. Ser. Bd. V/3, 18 – 34
Schauerte, E. W., P. M. St. Aubin 1966: Progressive synostosis in Apert's Syndrome. With a description of roentgenographic changes in the Feet. Amer. J. Roentgenol. 97, 67 – 73
Tünte, W., W. Lenz 1967: Zur Häufigkeit und Mutationsrate des Apert-Syndroms. Hum. Genet. 4, 104 – 111
Waardenburg, P. J., A. Franceschetti, D. Klein 1961: Genetics and Ophthalmology. Thomas, Springfield/Ill. (S. 312)
Weech, A. A. 1927: Combined acrocephaly and syndactylism occuring in mother and daughter. A Case report. Bull. Johns, Hopk. Hosp. 40, 73

Pfeiffer-Syndrom

Asnes, R. S., C. D. Morehead 1969: Pfeiffer Syndrome (case report). Birth Defects: Orig. Art. Ser. V/3, 198 – 203
Cuthbert, R. 1954: Acrocephalosyndactyly with case report. Glasg. med. J. 35, 349 – 356
Jewesbury, R. C., J. C. Spence 1921/22: Two cases of oxycephaly and acrocephaly with other congenital deformities. Proc. roy. Soc. Med. 14, 27 – 35
Martsolt, J. T., J. B. Cracco, G. G. Carpenter, A. E. O'Hara 1971: Pfeiffer Syndrome. An unusual type of acrocephalosyndactyly with broad thumbs and great toes. Amer. J. Dis. Child. 121, 257 – 262
Noack, M. 1959: Ein Beitrag zum Krankheitsbild der Akrocephalosyndaktylie (Apert). Arch. Kinderheilk. 160, 168 – 171
Pfeiffer, R. A. 1964: Dominant erbliche Akrocephalosyndaktylie. Z. Kinderheilk. 90, 301 – 320
Zippel, H., K. H. Schüler 1969: Dominant vererbte Akrocephalosyndaktylie (Acs). Fortschr. Roentgenstr. 110, 234 – 245

Sonderformen

Bartsocas, C. S., A. L. Weber, J. D. Crawford 1970: Acrocephalosyndactyly Type III, Chotzen's Syndrome. J. Pediat. 77, 267 – 272

Chiba, T. 1965: Ein Fall von Akrocephalosyndaktylie mit Syndaktylie aller Finger und Zehen. (japanisch). Ao Ken Byo Shi 10, 250–253
Chotzen, F. 1932: Eine eigenartige familiäre Entwicklungsstörung (Akrocephalosyndaktylie, Dysostosis craniofacialis und Hypertelorismus). Mschr. Kinderheilk. 55, 97–122
Hermann, J., J. M. Opitz 1969: An unusual form of acrocephalosyndactyly. Birth Defects Orig. Art. Ser. Bd. V/3, 39–47
Kreiborg, S., S. Pruzansky, H. Pashayan 1972: The Saethre-Chotzen Syndrome. Teratology 6, 287–294
Saethre, M. 1931: Ein Beitrag zum Turmschädelproblem (Pathogenese, Erblichkeit und Symptomatologie). Dtsch. Z. Nervenheilk. 119, 535–555
Summit, R. L. 1969: Recessive acrocephalosyndactyly with normal intelligence. Birth Defects: Orig. Art. Ser. Bd. V/3, 35–38
Vogt, A. 1933: Dyskephalie und eine neuartige Kombination dieser Krankheit mit Syndaktylie der 4 Extremitäten (Dyskephalodaktylie). Klin. Mbl. Augenheilk. 90, 441–454
Waardenburg, P. J. 1934: Eine merkwürdige Kombination von angeborenen Mißbildungen, doppelseitiger Hydrophthalmus verbunden mit Akrocephalosyndaktylie, Herzfehler, Pseudohermaphroditismus und anderen Abweichungen. Klin. Mbl. Augenheilk. 92, 29–44
Waardenburg, P. J., A. Franceschetti, D. Klein 1961: Genetics and Ophthalmology, Part I. Thomas, Springfield/Ill.

Poland-Syndrom

Clarkson, P. 1962: Poland's syndactyly. Guy's Hosp. Rep. 111, 335
David, T. J. 1972: Nature and etiology of the Poland anomaly. New. Eng. J. Med. 287, 487–489
Degenhardt, K. H., J. Kleinebrecht 1972: Poland-Syndrom durch Secale-Alkaloide? Dtsch. Ärztebl. 52, 3413–3415
Düwel, H.-J. 1975: Der Pectoralis-Hand-Defekt (Poland-Syndaktylie). Eine Übersicht über die Literatur sowie Beschreibung und Analyse von 16 eigenen Fällen. Diss., Münster
Elsahy, N. I. 1973: Moebius Syndrome associated with the mother taking thalidomide during gestation. Plast. reconstr. Surg. 51, 93–95
Fuhrmann, W., U. Mösseler, H. Neuß 1971: Zur Klinik und Genetik des Poland-Syndroms. Dtsch. med. Wschr. 96, 1076 1078
Goldberg, M. J., R. J. Mazzei 1977: Poland Syndrome: a concept of pathogenesis based on limb bud embryology. Birth Defects: Orig. Art. Ser. Bd. XII/3 D, 103–115
Harrison, M., N. Parker 1960: Congenital facial diplegia. Med. J. Austr. 1960/II, 650–653
Liebenam, L. 1938: Zwillingspathologische Untersuchungen aus dem Gebiet der Anomalien der Körperform. Z. menschl. Vererb.- u. Konstit.-Lehre 22, 384
Pol, R. 1921: Brachydaktylie-Klinodaktylie-Hyperphalangie und ihre Grundlagen. Virchows Arch. path. Anat. 229, 388
Poland, A. 1841: Deficiency of the pectoralis muscles. Guy's Hosp. Rep. 6, 191
Sugiura, Y. 1962: Abnormalities of musculo-skeletal system observed in Shizuoka school children. Jap. J. hum. Genet. 7, 67
Sujansky, E., V. M. Riccardi, A. L. Matthew 1977: The familial occurrence of Poland syndrome. Birth Defects: Orig. Art. Ser. Bd. XIII/3 A, 117–121
Sutor, A. H., K. Roß, H. Reinwein 1974: Poland-Syndrom beim Neugeborenen. Klin. Pädiat. 186, 174–177

Sklerosteose

Beighton, P., J. Davidson, L. Durr, H. Hamersma 1977: Sclerosteosis – an autosomal recessive disorder. Clin. Genet. 11, 1–7
Hansen, H. G. 1967: Sklerosteose. In: Handbuch der Kinderheilkunde, Bd. VI, hrsg. von H. Opitz, Fr. Schmid. Springer, Berlin (S. 351–355)
Sugiura, Y., T. Yasuhara 1975: Sclerosteosis. A case report. J. Bone Jt Surg. 57/A, 273–276

Oro-fazio-digitales Syndrom

Brothers, A. 1888: Cleft tongue. Med. Rec. (N. Y.) 33, 109
Doege, T. C., H. C. Thuline, J. H. Priest, D. E. Norby, J. S. Bryant 1964: Studies of a family with the oral-facial-digital syndrome. New Engl. J. Med. 271, 1073
Felgenhauer, W. R., M. Farquet, P. E. Ferrier 1972: Syndrome oro-facio-digital de Papillon-Léage et Psaume. Arch. Genet. 45, 65–87
Gorlin, R. J., J. Psaume 1962: Oro-digito-facial dysostosis – a new syndrome. A study of 22 cases. J. Pediat. 61, 520
Majewski, F., W. Lenz, R. A. Pfeiffer, W. Tünte 1972: Das oro-facio-digitale Syndrom. Z. Kinderheilk. 112, 89–112
Papillon-Léage, E., J. Psaume 1954: Dysmorphie des freins buccaux. Actualités Odonto-stomat. 8, 7
Schwarz, E., A. Fish 1960: Roentgenographic features of a new congenital dysplasia. Amer. J. Roentgenol. 84, 511
Thuline, H. C. 1969: Current status of a family previously reported with the oral-facial-digital syndrome. Birth Defects: Orig. Art. Ser. Bd. V/2, 102
Wahrmann, J., M. Berant, J. Jacobs, I. Aviad, N. Ben-Hur 1966: The oral-facial-digital syndrome: a male-lethal condition in a boy with 47/XXY chromosomes. Pediatrics 37, 812

Kryptophthalmus-Syndrom

Ashley, L. M. 1947: Bilateral anophthalmus in a brother and sister. J. Hered. 38, 174
Avizonis, P. 1928: Über Kryptophthalmus congenitus. Z. Augenheilk. 64, 240
Francois, J. 1969: Syndrome malformatif avec cryptophthalmie. Acta Genet. med. (Roma) 18, 18
Fraser, G. R. 1962: Our genetical "load". Ann. hum. Genet. 25, 387
Fraser, G. R. 1966: XX Chromosomes and renal agenesis. Lancet 1966/I, 1427
Gupta, S. P., R. C. Saxema 1962: Cryptophthalmos. Brit. J. Ophthal. 46, 629–632
Ilde, C. A., P. B. Wollschlaeger 1969: Multiple congenital abnormalities associated with cryptophthalmia. Arch. Ophthal. 81, 638–644
Schönenberg, H. 1973: Kryptophthalmus-Syndrom. Klin. Pädiat. 185, 165–172
Sugar, S. 1968: The Cryptophthalmos-Syndactyly Syndrome. Amer. J. Ophthal. 66, 897
Zehender, W. 1872: Eine Mißbildung mit hautüberwachsenen Augen oder Kryptophthalmus. Klin. Mbl. Augenheilk. 10, 225–234

Fokale dermale Hypoplasie

Fazekas, A., L. Gzegö, L. Vigváry, M. Nagy 1973: Goltz'sches Syndrom. Osteo-, Okulo-, dermale Dysplasie. Z. Haut- u. Geschl.-Kr. 48, 307–315
Goltz, R. W., W. C. Peterson, H. G. Ravits 1962: Focal dermal hypoplasia. Arch. Derm. 86, 708–717
Goltz, R. W., R. R. Henderson, J. M. Hitch, J. F. Ott 1970: Focal dermal hypoplasia syndrome. A review of the literature and report of two cases. Arch. Derm. 101, 1–11
Gorlin, R. J., L. H. Meskin, W. C. Peterson, R. W. Goltz 1963: Focal dermal hypoplasia syndrome. Acta derm.-venereol. (Stockh.) 43, 421–440
Gottlieb, S. K., B. K. Fisher, G. A. Violin 1973: Focal dermal hypoplasia. Arch. Derm. 108, 551–553
Holden, J. D., W. A. Akers, 1967: Goltz's syndrome: focal dermal hypoplasia. Amer. J. Dis. Child. 114, 292–300
Hook, E. B. 1968: Asymmetric manifestations of an apparently new syndrome: depressed and pitted skin, facial tumor, syndactyly and other congenital defects. J. Pediat. 73, 913
Jessner, M. 1928: Naeviforme poikilodermieartige Hautveränderungen mit Mißbildungen (Schwimmhautbildung an den Fingern, Papillae am Anus). Zbl. Hautkr. 27, 468

Kistenmacher, M. L., M. A. Toro Sola, H. H. Punnett, A. M. Di George 1970: Focal dermal hypoplasia in a male. Am. J. hum. Genet. 22, 19 a

Walbaum, R., G. Samaille, P. Dehaene 1970: Syndrome de Goltz chez un garçon. Pediatric 15, 911–920

Zergollern, L., N. Laktić, L. Schumtzer, S. Puretic 1974: Focal Dermal Hypoplasia. Dermatologica (Basel) 148, 240–246

Smith-Lemli-Opitz-Syndrom

Bundey, S., H. G. Smyth 1974: Three sisters with the Smith-Lemli-Opitz syndrome. J. ment. Defic. Res. 18, 51–61

Charkanovskis, J. E., G. R. Sutherland 1971: The Smith-Lemli-Opitz syndrome in a profoundly retarded epileptic boy. J. ment. Defic. Res. 15, 153–162

Dallaire, L. 1969: Syndrome of retardation with urogenital and skeletal anomalies (Smith-Lemli-Opitz syndrome). J. med. Genet. 6, 113

Nevo., S., A. Benderly, J. Levy, B. M. Katznelson 1972: Smith-Lemli-Opitz syndrome in an inbred family. Amer. J. Dis. Child. 124, 431

Smith, D. W., L. Lemli, J. M. Opitz 1964: A newly recognized syndrome of multiple congenital abnormalities. J. Pediat. 64, 210

Sršeů, S. 1972: Smith-Lemli-Opitz syndrome: report of a new case and review of the literature. Acta paediat. Acad. Sci. hung. 13, 301–308

Ankyloblepharon, ektodermale Defekte und Lippen-Kiefer-Gaumen-Spalte

Hay, R. J., R. S. Wells 1976: The syndrome of ankyloblepharon, ectodermal defects and cleft lip and palate: an autosomal dominant condition. Brit. J. Derm. 94, 277–289

Kniepterygium-Syndrom

Bartsocas, C. S., C. V. Papas 1972: Popliteal pterygium syndrome: evidence for a severe autosomal recessive form. J. med. Genet. 9, 222–2267

Bixler, D., C. Poland, W. E. Nance 1974: Popliteal pterygium syndrome in monozygous twins. Birth Defects: Orig. Art. Ser. Bd X/5, 167–175

Chapion, R., J. C. R. Cregan 1959: Congenital popliteal webbing in siblings. J. Bone Jt Surg. 41 B, 355–357

Gorlin, R. J., H. O. Sedano, J. Cervenka 1968: Popliteal pterygium syndrome: syndrome comprising cleft-lip-palate, popliteal and intercrural pterygia, digital and genital anomalies. Pediatrics 41, 503–509

Hecht, F., J. M. Jarvinen 1967: Heritable dysmorphic syndrome with normal intelligence. J. Pediat. 70, 927–935

Kind, H. P. 1970: Popliteales Pterygiumsyndrom. Helv. paediat. Acta 25, 508–516

Klein, D. 1962: Un curieux syndrome héréditaire: cheilopalatoschisis avec fistules de la lèvre inférieur associé à une syndactylie, une onychodysplasie particulière, un ptérygion poplité unilatéral et des pieds varus équins. J. Génét. hum. 11, 65–71

Lewis, E. 1948: Congenital webbing of the lower limbs. Proc. roy. Soc. Med. 41, 864

Pfeiffer, R. A., W. Tünte, M. Reincken 1970: Das Kniepterygium-Syndrom. Z. Kinderheilk. 108, 103–116

Rosselli, D., R. Gulienetti 1961: Ectodermal dysplasia. Brit. J. plast. Surg. 14, 190–204

Wolff, J. 1889: Über einen Fall von angeborener Flughautbildung. Arch. klin. Chir. 38, 66–73

Syndaktylien bei Chromosomenaberrationen:

de Grouchy, J., C. Turleau 1977: Atlas des maladies chromosomiques. Expansion scientifique française, Paris

Lewandowski, R. C., M. K. Kukolich, J. W. Sears, C. B. Mankinen 1978: Partial Deletion 10 q. Hum. Genet. 42, 339–343

Pfeiffer, R. A., R. Santelmann 1977: In: Morphogenesis and malformation of the limb, hrsg. von D. Bergsma, W. Lenz. Birth Defects: Orig. Art. Ser. Bd. XIII

Witkowski, R., E. Ullrich, U. Piede 1978: Ring chromosome 3 in a retarded boy. Hum. Genet. 42, 345–348

Polydaktylie

Polydaktylie ohne weitere Fehlbildungen

Mit Polydaktylie bezeichnet man überzählige Finger oder Zehen. Die überzähligen Strahlen können vollständige Finger oder Zehen oder rudimentäre Anhängsel sein. Polydaktylie ist bei der schwarzen Rasse häufiger als bei der weißen (BREHME 1972; WOOLF u. MYRIANTHOPOULUS 1973). MELLIN (1963) fand in der Stadt New York eine Häufigkeit von 10,7‰ bei Schwarzen und nur 1,6‰ bei Weißen. Bei amerikanischen Indianern (BINGLE u. NISWANDER 1975) ist Polydaktylie mit 2,4‰ ebenfalls häufiger als bei Weißen. Die überzähligen Strahlen können präaxial (medial, radial, Daumen- oder Großzehenseite) oder postaxial (lateral, ulnar, Kleinfinger- oder -zehenseite) auftreten. Überzählige intermediäre Strahlen sind selten (s. Sympolydaktylie, S. 281 f.). TEMTAMY erarbeitete 1966 eine Einteilung in 7 verschiedene Polydaktylietypen, die wir um die Typen A_2, B_3, B_4 und B_6 erweitern möchten.

Postaxiale Polydaktylie (A_1)

Ulnare Hexadaktylie

Synonyma: Postaxiale Polydaktylie, Pedunculated postminimus.
Geschichte: Im 2. Buch Samuel, Kapitel 21, Vers 20, wird ein Mann von hohem Wuchs genannt, der an jeder Hand 6 Finger und an jedem Fuß 6 Zehen hatte. PLINIUS hat in seiner Naturgeschichte von M. Curatius, einem römischen Adligen, berichtet, der zwei Töchter mit sechsfingrigen Händen hatte, die den Beinamen „Sedigitae" erhielten.
Der erste Stammbaum von ulnarer Hexadaktylie wurde von CARLISLE (1814) publiziert, das erste Röntgenbild von WILSON (1896). MALTZAN (1872) hat von dem südarabischen Herrschergeschlecht der Foldi berichtet, wo Sechsfingrigkeit als Zeichen adligen Blutes galt; Abkömmlinge mit nur fünf Fingern seien nicht zur Herrschaft gelangt. In einer von ODIORNE (1943) beschriebenen weitverzweigten Familie, die auf einen vor 1644 nach Amerika ausgewanderten Engländer zurückging, war nach der Familienchronik die Polydaktylie seit dem 14. Jahrhundert bekannt.
Morphologie: In manchen Familien haben die betroffenen Mitglieder meist 6 Finger an beiden Händen und 6 Zehen an beiden Füßen, gelegentlich ist eine Hand oder ein Fuß normal, oder es sind nur die Füße, oder nur die linke Körperseite, oder nur eine Hand betroffen (ODIORNE 1943). Die zusätzlichen Finger oder Zehen können dabei normalen 5. Fingern oder Zehen weitgehend gleichen und eigene Metakarpi oder Metatarsi haben, oder sie können nur kleine Weichteilanhängsel ohne Knochen sein, und dazwischen kommen alle Übergänge vor.
Literatur: ODIORNE (1943) erforschte eine Familie mit mindestens 90 Polydaktylen in zehn Generationen. FRAZIER (1960) fand postaxiale Hexadaktylie in der schwarzen Rasse zehnmal so häufig wie in der weißen (3,6‰ resp. 0,3‰). Zahlreiche Autoren (LEWIS 1909; SVERDRUP 1922; NEILLIES 1928; BELL 1930; TEMTAMY 1966; MOHAN 1969) nahmen zwei anatomisch und genetisch verschiedene Typen der postaxialen Polydaktylie an: einen mit relativ gut entwickeltem Extrafinger (Typ A) und einen mit rudimentärem Anhängsel (Typ B pedunculated postminimus).
Morphologie: Es können beide Hände und Füße, nur die Hände oder nur die Füße betroffen sein oder eine Hand und beide Füße usw. BARRER (1947) berichtet über Polydaktylie nur der linken Hand in fünf Generationen einer Sippe. Rudimentäre Postminimi setzen häufig gestielt am ulnaren Rand der Kleinfingergrundphalangen an. Sie können 1 oder 2 knöcherne Phalangen enthalten. Als geringste morphologische Variante ist nicht selten an dieser Stelle nur ein warzenförmiger häutiger Vorsprung ausgebildet. Es finden sich alle Übergänge vom gestielten Postminimus bis zum voll mit 3 Phalangen ausgebildeten 6. Finger. Dieser artikuliert entweder mit einem distal verbreiterten, einem gegabelten oder doppelt angelegten 5. Metakarpale.
In der großen Sippe SVERDRUPS (1922) war das zusätzliche Metakarpale proximal zugespitzt und zwischen das 4. und 5. eingeschoben. Ein Angehöriger dieser Sippe hatte ein gegabeltes 4. Metakarpale, so daß man eine Verdoppelung des 4. Fingers annehmen kann. In der von PIPKIN u. PIPKIN (1946) untersuchten Sippe trat eine Gabelung des 4. Metatarsale auf. An den Füßen sind rudimentäre Postminimi seltener als an den Händen. Meist ist eine 6. Zehe voll ausgebildet und artikuliert mit einem gegabelten oder verdoppelten 5. Metatarsale.
Genetik: In zahlreichen Sippen wird postaxiale Hexadaktylie einfach autosomal-dominant weitergegeben (CARLISLE 1814; DEHNS u. SNYDER 1932; POKORNY 1933; SOBBOTA u. DEMARINIS 1957). In anderen (BRANDEIS 1915; KOEHLER

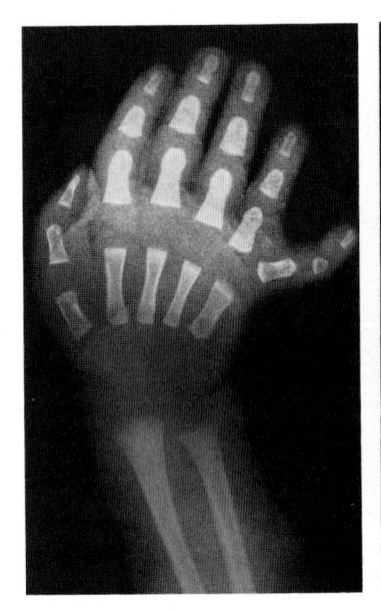

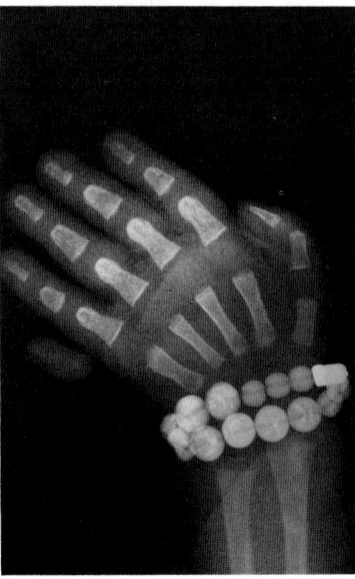

Abb. 226 Asymmetrische Ausprägung postaxialer Hexadaktylie (Univ.-Kinderklinik, Tübingen).

1924; SNYDER 1929; WALKER 1961) wurden Generationen übersprungen. In einer auslesefreien Serie fanden WOOLF u. WOOLF (1970) dominante Vererbung in 37% der über Probanden erfaßten Familien. In einzelnen Sippen (MOHAN 1969), in denen kein Elternteil betroffen war, könnte rezessive Vererbung, wie sie SNYDER (1929) annahm, vorliegen. SNYDERs Befunde in einer großen Negersippe sind allerdings auch mit dominantem Erbgang mit unvollständiger Penetranz vereinbar.

Heterogenie: SVERDRUP (1922) nahm einen genetischen Unterschied zwischen Typ A und B der postaxialen Polydaktylie an. Zwar beobachtete er beide Typen in einer großen norwegischen Familie, doch fand er den Typ A nur in der einen, den Typ B nur in einer anderen Linie dieser Familie. Er nahm an, daß Personen mit Typ A Kinder mit Typ A oder B haben könnten, Personen mit Typ B jedoch nur solche mit Typ B. Bei den Nachkommen von Personen mit Typ A fand er mehr Betroffene als Gesunde (16 : 8), während es bei den Nachkommen von Personen mit Typ B umgekehrt war (8 : 14). Neben Familien, in denen nur Typ A (BARRER 1947; SOBBOTA u. DE-MARINIS 1957) oder Typ B (WALKER 1961) vorkam, wurden auch einige beschrieben, in denen beide Typen auftraten und bei denen der Typ A bei Nachkommen von Personen mit Typ B einwandfrei diagnostiziert wurde (POKORNY 1933; WOOLF u. WOOLF 1970). LEHMANN u. WITTELER (1935) beschrieben ein eineiiges Zwillingspaar mit ungleicher Ausprägung der Polydaktylie:

Paarling I: rechte Hand: 5 Finger, warzenförmiges Anhängsel am Kleinfinger; linke Hand: 5 Finger, zusätzlich rudimentärer gestielter Postminimus. Füße beiderseits 6 Zehen.

Paarling II: rechte Hand: 5 Finger, warzenförmiges Anhängsel am Kleinfinger; linke Hand: 6. Finger vollständig 3phalangig ausgebildet. Füße: 6 Zehen links, 5 rechts.

In Abb. 226 ist der Befund eines Neugeborenen wiedergegeben, bei dem sich an der linken Hand ein rudimentärer Postminimus, an der anderen ein voll ausgebildeter Extrafinger befindet, also Typ A und B bei derselben Person! Ähnliche Fälle beobachteten WILSON (1896), MILLES (1928), SVERDRUP (1922) und REFIOR (1968). Offenbar können Typ A und B unterschiedliche Manifestationen desselben Gens sein.

Autosomal-rezessive postaxiale Hexadaktylie? Bei den 4 betroffenen Kindern eines normalen, aber blutsverwandten mexikanischen Ehepaares fand sich Typ A neben Typ B, an den Füßen dagegen eine regelmäßigere doppelseitige Hexadaktylie, ausgehend von einem gegabelten oder gespaltenen Metatarsale 5 (CANTU u. Mitarb. 1974).

Verdoppelung der Endphalanx V (A_2)

Eine Verdoppelung nur der Endphalanx der Kleinfinger, wie sie SHEVKEUCK u. THOMPSON (1935) für eine Sippe beschrieben, trat in keiner der bisher zitierten Beobachtungen auf. Sehr wahrscheinlich handelt es sich hier um einen genetisch eigenständigen Typ.

Präaxiale Polydaktylie (B$_1$)

Polydaktylie des Daumens

Synonyma: Präaxiale Polydaktylie.
Literatur: Nur wenige Sippen mit dieser Anomalie wurden bisher beschrieben. Den frühesten Bericht gab DIGBY (1645). POTT (1884) beschrieb 11 Betroffene in drei Generationen. 5 Personen, die von POTT als Merkmalsträger angesehen wurden, wiesen lediglich eine Radialdeviation des Daumenendgliedes auf. In der Sippe von RUDERT (1938) mit 13 Merkmalsträgern war entweder der Daumen vollständig verdoppelt, nur die Endphalanx verdoppelt oder die Endphalanx radial abgewichen. SOBBOTA u. DEMARINIS (1957) fanden bei der Mutter eines Kindes mit beidseitiger Verdoppelung der Daumenendphalanx eine Klinodaktylie der Daumenendphalanx. In den meisten anderen Berichten trat die Anomalie sporadisch auf (JOACHIMSTHAL 1900; GRÄFENBERG 1920; HANDFORTH 1950; HUFFSTADT u. BORGHOUTS 1965). HANDFORTH (1950) und BARSKY (1958) beobachteten präaxiale Polydaktylie häufiger als postaxiale. WOOLF u. WOOLF (1970) fanden in ihrer Studie 33 Fälle mit präaxialer und 19 Fälle mit postaxialer Polydaktylie.

Morphologie: Es können alle Übergänge von der mildesten bis zur schwersten Form beobachtet werden. Die geringste – und wahrscheinlich oft übersehene – Manifestation scheint die von POTT (1884), RUDERT (1934) u. a. beobachtete Radialdeviation des Daumenendgliedes zu sein. Eindeutig ist die Verdoppelung oder auch nur Bifurkation der Endphalanx. Bei der ausgeprägtesten Form ist ein kompletter überzähliger 2phalangiger Daumen an der Radialseite des normalen Daumens angelegt. Der überzählige ist meist kleiner als der normale Daumen. Beide Daumen artikulieren oft zusammen mit einem nicht veränderten 1. Metakarpale, der überzählige Daumen kann auch mit diesem synostosiert sein (JOACHIMSTHAL 1900). Meist tritt die Daumenverdoppelung einseitig, nur gelegentlich beidseitig auf.

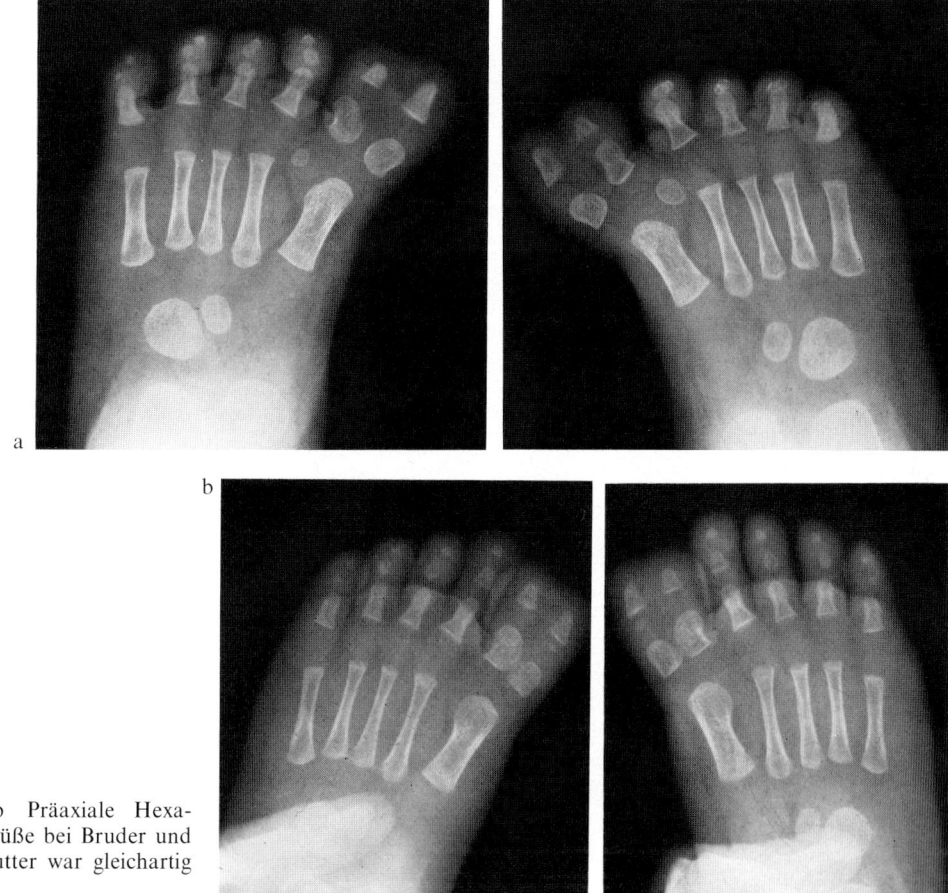

Abb. 227 a u. b Präaxiale Hexadaktylie der Füße bei Bruder und Schwester. Mutter war gleichartig betroffen.

300 Fehlbildungen der Gliedmaßen

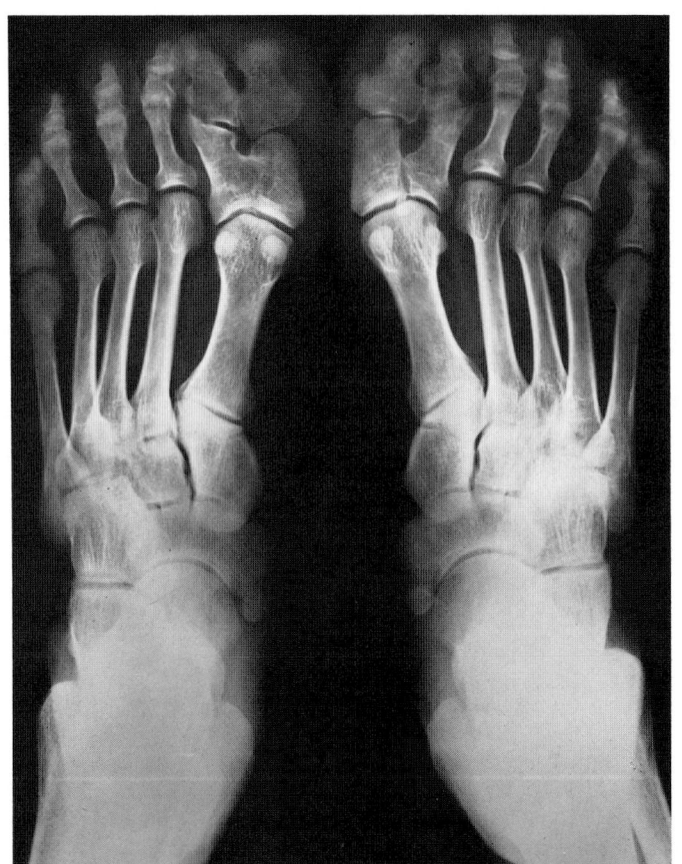

Abb. 228 a–d Präaxiale Polydaktylie der Füße mit dysplastischen Daumen. a) u. b) Vater; c) u. d) Sohn (Beobachtung Dr. Zeise, Essen).

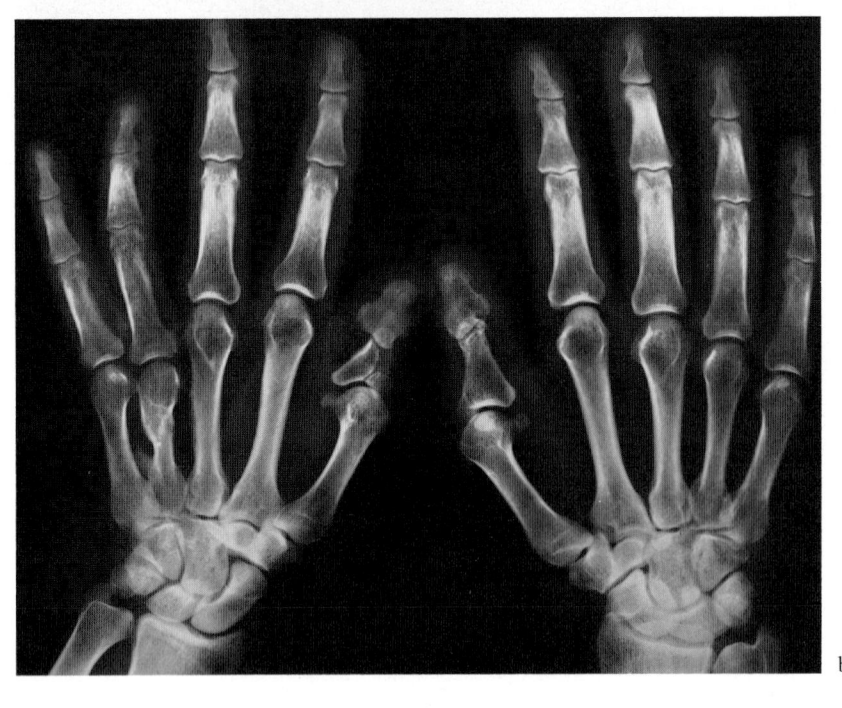

a

b

Abb. 228 c u. d

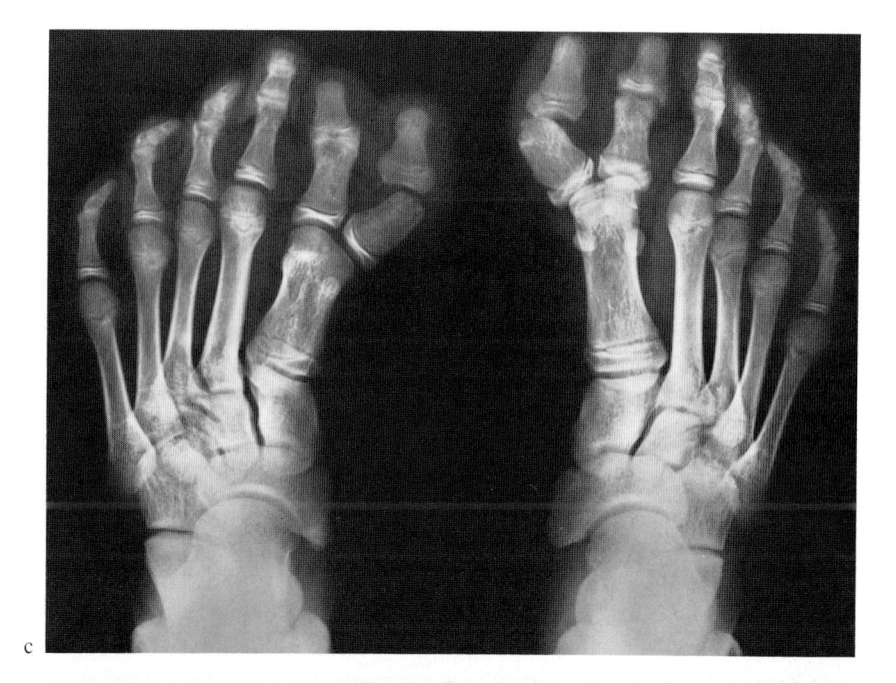

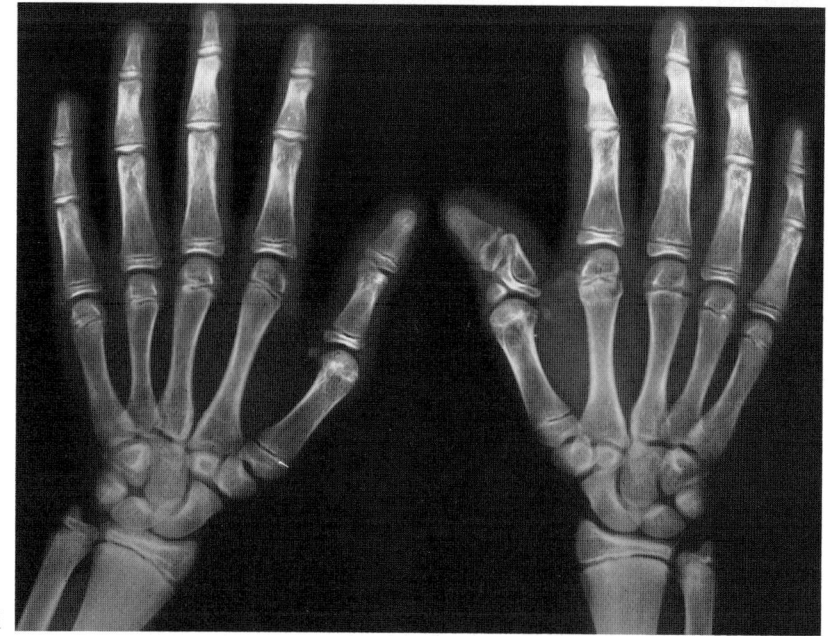

c

d

Genetik: In den wenigen bisher beschriebenen Sippen mit Daumenverdoppelung (SOBOTTA u. DEMARINIS 1957) wurde die Anomalie autosomal-dominant weitergegeben. In GINKAS (1918) Familie wurde eine Generation übersprungen. Die meisten Fälle sind jedoch sporadisch. WOOLF u. WOOLF (1970) fanden bei 32 Probanden mit dieser Anomalie nur in zwei Familien weitere betroffene Angehörige.

Präaxiale Hexadaktylie der Füße: Präaxiale Polydaktylie, die nur die Füße betrifft, ist mehrfach mit dominantem Erbgang beobachtet worden (Abb. 227). In einer Familie fanden wir gleichzeitig Brachymetakarpie IV und Daumendysplasien (Abb. 228). Präaxiale Polydaktylie der Füße kommt ferner zusammen mit Tibiaaplasie und dreigliedrigen Daumen sowohl als spezieller genetischer Typ, als auch als thalidomidbedingte „Phänokopie" vor.

Überzählige dreigliedrige Daumen (B₂)

Historisches: FARGE (1866) berichtet über einfache oder verdoppelte dreigliedrige Daumen bei 8 Personen in 3 Generationen. RÜDINGER (1875) sah beidseitige Verdoppelung von dreigliedrigen Daumen bei Vater und Tochter. HILGENREINER (1910) schilderte einen sporadischen Fall mit dreigliedrigen Daumen links und verdoppeltem dreigliedrigem Daumen mit gemeinsamem Metakarpale I rechts sowie eine Sippe, in der in einem Fall Doppeldaumen, in drei weiteren verlängerte Daumen mit verlängertem Endglied und zusätzlicher Beugefalte („angedeutete Hyperphalangie") auftraten. In einer von OTTENDORFF (1906) und MANHOLD (1909) publizierten Familie hatten der Vater und zwei Töchter dreigliedrige Daumen, die beim Vater röntgenologisch und funktionell typische Daumen waren. Bei den zwei Töchtern waren fünf Langfinger vorhanden. Alle drei Patienten hatten doppelte Großzehen.

Doppelte dreigliedrige Daumen beeinträchtigen die Funktion der Hand wenig. So schilderte DUSCHL (1917) einen Berufsmusikanten mit doppelten dreigliedrigen Daumen und doppelten Großzehen, der Violine und Posaune spielen konnte.

Häufigkeit: LAPIDUS u. Mitarb. (1973) fanden unter 7500 Wehrpflichtigen 3 mit dreigliedrigen Daumen.

Morphologie: Die Daumenlänge ist innerhalb einer Sippe, noch mehr von Sippe zu Sippe variabel. Von Daumen mit rudimentären, meist trapezoiden Mittelphalangen bis zur fingerähnlichen Triphalangie des Daumens (RÜDINGER 1876; DUSCHL 1917) gibt es alle Übergänge. Da die Länge der zusätzlichen Mittelphalanx des Daumens in derselben Familie (OTTENDORF 1906; HILGENREINER 1910; HEFNER 1940) und sogar an beiden Händen einer Person (JOACHIMSTHAL 1900; KOMAI u. Mitarb. 1953, Fall IV, 18) unterschiedlich sein kann, gilt die von COCCHI (1952) und GREBE (1964) vorgeschlagene Trennung in die verschiedenen „Erbtypen" der Dolichophalangie und der Brachymesophalangie des triphalangigen Daumens jedenfalls nicht für alle Familien. Wenn die Mittelphalanx kurz und trapezoid ist, ist das Endglied meist nach ulnar, seltener nach radial abgewinkelt. Das Metakarpale kann normal lang oder bis zur Länge des Metakarpale II verlängert sein.

Bei doppelten Daumen ist häufig der radiale Daumen schmächtiger als der ulnare, nicht selten ist nur der radiale Daumen dreigliedrig. Zusätzliche rudimentäre Daumen an der Radial- oder Ulnarseite von dreigliedrigen Doppeldaumen sind nicht selten. Die Oppositionsfähigkeit der Daumen scheint mit der Ausprägung der Triphalangie korreliert zu sein. Bei langem Mittelglied ist der Daumen oft fingerförmig, ohne Thenarmuskulatur, bei rudimentärer Mittelphalanx ist der Thenar mehr oder minder gut ausgebildet.

Die Großzehen sind häufig ebenfalls verdoppelt, aber nicht dreigliedrig. Die von LE MAREC u. COUTEL (1970) mitgeteilte Sippe zeigt die Variabilität der Ausprägung. Von 13 Merkmalsträ-

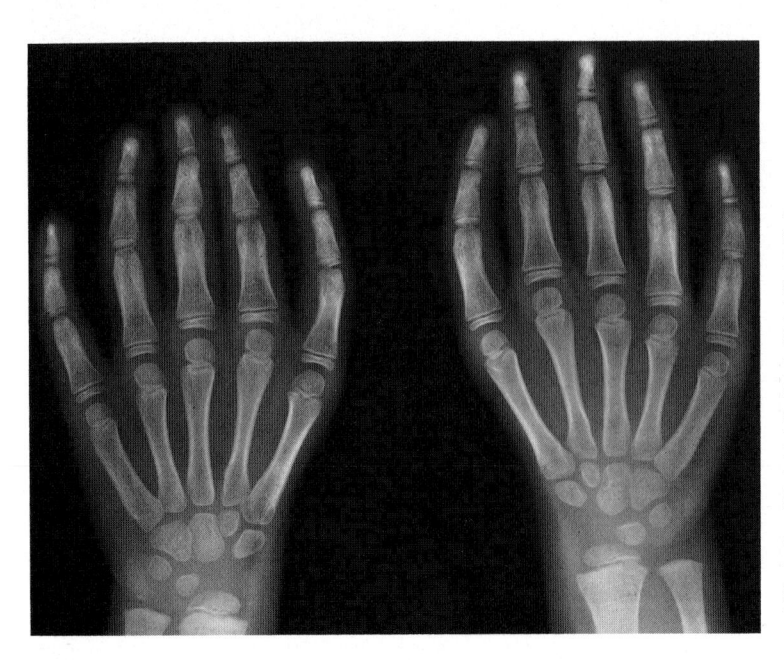

Abb. 229 a–d a) u. b) Füße postoperativ. Beiderseits dreigliedrige Daumen, links rudimentäres zusätzliches Endglied. Beiderseits 6 Metatarsi und je 8 Zehen. Links Syndaktylie zwischen den verdoppelten Großzehen. c) u. d) Postoperativ: Schwester von Patient in a) u. b). Doppelter dreigliedriger Daumen beiderseits, beiderseits 6 Metatarsi, links verdoppeltes Endglied des Großzehs. Der Vater der beiden Geschwister hat beiderseits doppelte dreigliedrige Daumen und zusätzliche Großzehen, sowie Syndaktylie der 4. und 5. Finger bis zur Basis der Endglieder.

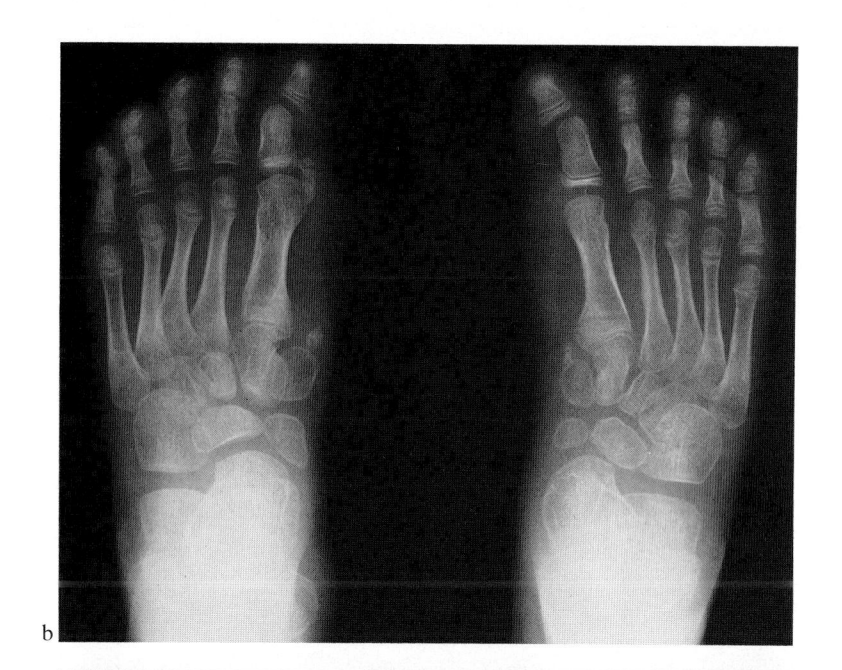

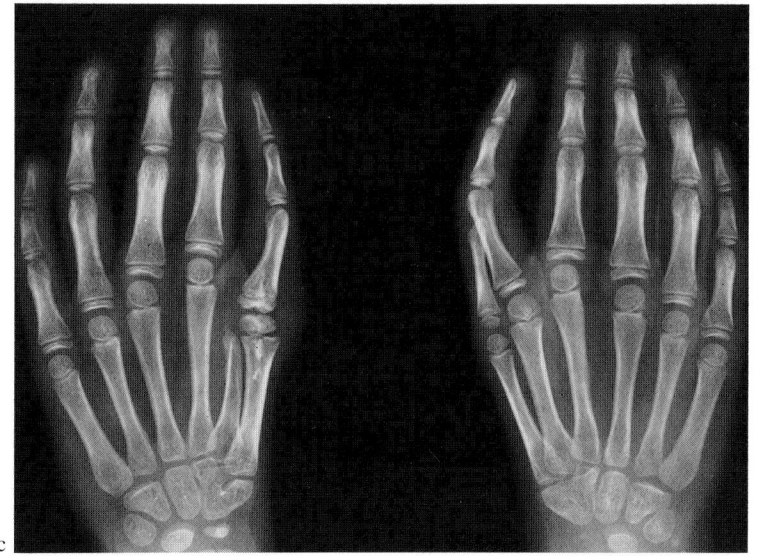

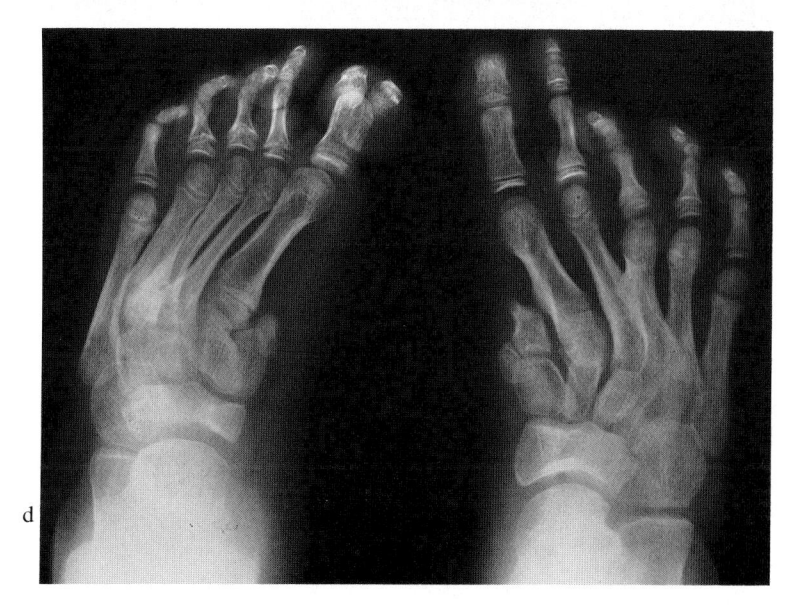

Abb. 229 b–d

gern hatten 6 verdoppelte Großzehen ohne Daumenanomalie, 4 verdoppelte Großzehen und dreigliedrige Daumen, zwei verdoppelte Großzehen und Doppeldaumen und einer nur dreigliedrige Daumen (Abb. 229 a – d).

Genetik: In allen mitgeteilten Sippen wird die Anomalie autosomal-dominant weitergegeben. In der Sippe von HEFNER (1940) wurden 6 Personen mit langen, schmalen, dreigliedrigen Daumen beobachtet, von denen eine zwei Kinder mit doppelten dreigliedrigen Daumen und doppelten Großzehen hatte. In 3 Sippen wurden die Eltern betroffener Kinder als merkmalsfrei bezeichnet (DEMARINIS u. WILDERVANCK, 1960, Familie II, und TEMTAMY, 1966, Familie 2 und 3), doch wurde hier auf geringfügige Anomalien anscheinend nicht geachtet, so daß Freibleiben der Anlageträger nicht gesichert ist.

Sondertyp mit Analatresie: TOWNES u. BROCKS (1972) haben bei einem Mann und 5 von seinen 7 Kindern Analatresie beobachtet, von wechselnden Anomalien der Hände (dreigliedrige überzählige oder bifide Daumen) und Füße (Metatarsalsynostosen, knöcherne Verschmelzung benachbarter Zehen) sowie der Ohren begleitet, vermutlich ein selbständiges Syndrom.

Verdoppelung der terminalen Phalangen dreigliedriger Daumen (B_3)

Die partielle Verdoppelung von dreigliedrigen Daumen scheint ein gesonderter Typ zu sein (LENZ 1973). Die Ausprägung ist variabel von Verdoppelung nur der Endphalanx (WILDERVANCK 1960, Fall 4) bis zur Verdoppelung aller 3 Phalangen (MILCH 1951, Fall 1, und ECKE 1962, Abb. 4). Charakteristisch ist die Konfiguration der proximalen gedoppelten Phalangen. In der von WILDERVANCK 1960 beobachteten Sippe hatten 6 weitere Mitglieder dreigliedrige Daumen, ECKES Patient hatte eine Tochter mit dreigliedrigen Daumen, sein Vater soll eine ähnliche Fehlbildung wie der Patient gehabt haben.

Präaxiale Polydaktylie Typ Nylander (B_4)

NYLANDER (1904 u. 1931) untersuchte eine schwedische Sippe mit 41 Merkmalsträgern in 5 Generationen. Leider konnte er weder Röntgenaufnahmen noch Fotos anfertigen, doch sprechen die wiedergegebenen schematischen Zeichnungen und die Beschreibung dafür, daß es sich hier um einen gesonderten Typ mit exzessiver Polydaktylie zwei- oder dreigliedriger Daumen handelt. Die Anzahl der Daumen einer Hand variierte von 2 bis zu 5. Häufig waren die überzähligen Daumen syndaktyl miteinander verbunden. Es waren 1 oder 2 Metakarpalia I ausgebildet.

Polysyndaktylie Typ I (B_5)

Definition: Bei der Polysyndaktylie tritt die Verdoppelung des 1. und 5. Strahls an Händen und Füßen auch ohne Syndaktylie auf, jedoch nie Syndaktylie ohne Polydaktylie. Dagegen ist bei der Sympolydaktylie die Syndaktylie der 3. und 4. Finger und der 4. und 5. Zehen mit überzähligen Strahlen („Sympolydaktylie") nicht immer von Polydaktylie begleitet.

Historisches: LENGLEN (1877) beschrieb doppelte Daumen und Großzehen mit Syndaktylie der 3. und 4. Finger in regelmäßig dominantem Erbgang in 6 Generationen einer Sippe. PFITZNER (1898) sah eine Sippe mit doppelten Daumen und Großzehen, postaxialer Polydaktylie der Hände, Syndaktylie der 1. und 2., 2. und 3., 4. und 5. Finger, und der 1. und 2. sowie der 2. und 3. Zehen. In den von THOMSEN (1927) und MCCLINTIC (1938) beschriebenen 2 großen Sippen waren zusätzlich die Kleinzehen verdoppelt.

In einigen Familien kommt präaxiale Polydaktylie der Füße zusammen mit postaxialer Polydaktylie der Hände bei normalen Daumen mit Syndaktylie vorwiegend zwischen der Doppelzehe 1 und der zweiten Zehe vor (GOLDBERG u. PASHAYAN 1976).

Die Daumen können in ganzer Länge verdoppelt sein, oder nur eine distale Einkerbung der Endphalanx zeigen (TEMTAMY 1966; Abb. 230 a). Der zusätzliche Finger ist meist als rudimentärer, häutig gestielter Postminimus ausgebildet (OPITZ 1961; GOODMAN 1965). Fehlbildungen der Hände können auch fehlen (OPITZ 1961; TEMTAMY 1966). Möglicherweise gehört eine von LIEBENAM (1938) beschriebene Familie hierher, bei der in je einem Fall Verdoppelung der Großzehenphalangen, doppelte Kleinzehen und Bifurkation der Großzehenendphalanx links auftrat. Die Hände waren in allen Fällen unauffällig.

Die Anomalien des Fußes sind relativ konstant. Die Großzehe ist stets verdoppelt, entweder als Ganzes mit 2 Metatarsalia oder nur verbreitert durch Einkerbung der Endphalanx. Nicht selten weicht die tibiale Großzehe in Varusstellung ab (Abb. 230 b).

An den Händen findet sich oft eine Syndaktylie der 3. und 4., seltener auch anderer Finger.

An den Füßen ist konstant eine Syndaktylie fast aller Zehen (GOODMANN 1965), im geringsten Fall der 2. und 3. Zehen ausgeprägt. Da die Füße nur selten geröntgt wurden, ist nicht zu entscheiden, ob die von HENCKEL u. BRANDT (1953) in

Abb. 230 a u. b Dominante prä- und postaxiale Polydaktylie. Bei der Mutter analoge Fehlbildungen.

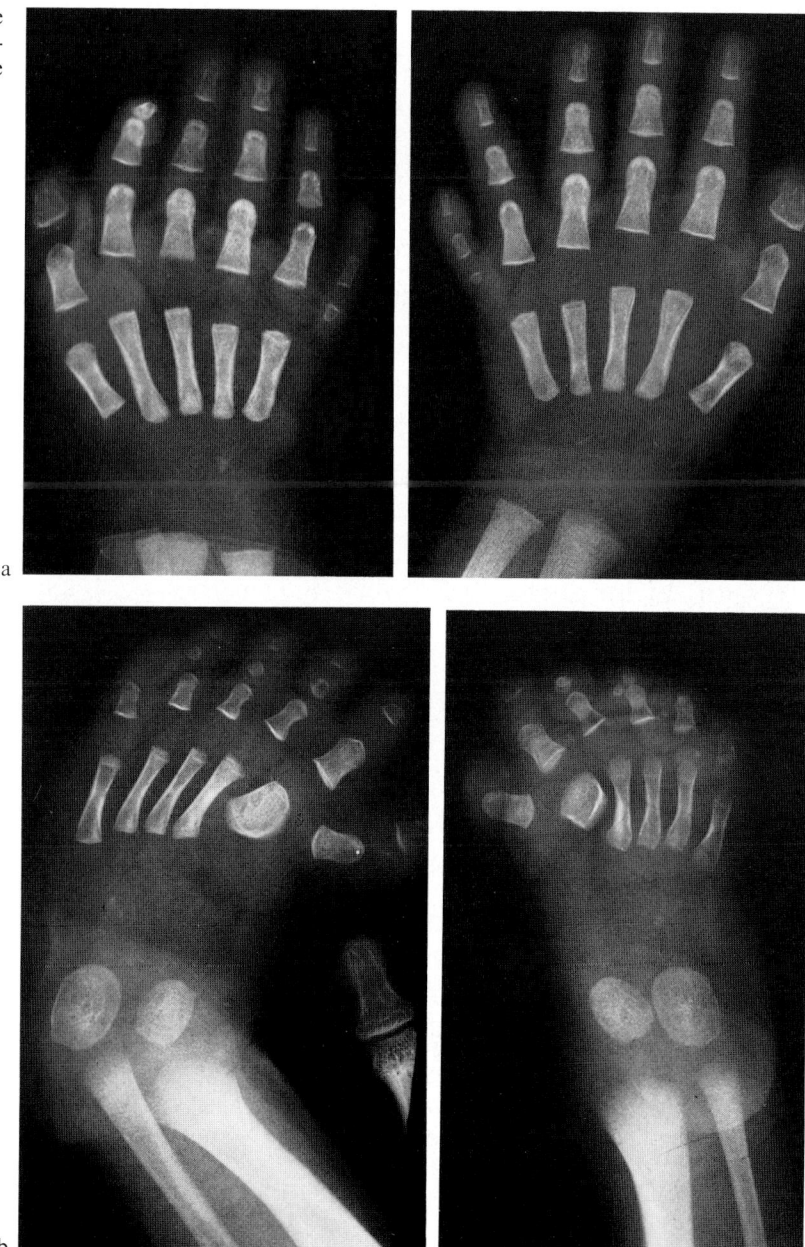

einer sonst typischen Sippe beobachteten proximalen Synostosen der 4. und 5. Metatarsalia und eine distale Gabelung der 3. Metatarsalia hierhergehören.

Genetik: Die Polysyndaktylien traten in allen mitgeteilten Sippen autosomal-dominant mit nur geringen Expressivitätsschwankungen auf. Zwischen verschiedenen Familien bestehen aber beträchtliche Unterschiede. LENGLEN (1877) beschrieb die Weitergabe über 6 Generationen. THOMSEN (1927) fand 15 Merkmalsträger (10 Männer, 5 Frauen) in 5 Generationen, BELL (1930), 16 Merkmalsträger in 5 Generationen (9 Männer, 7 Frauen), TEMTAMY (1966) beschrieb 10 betroffene Männer gegenüber 6 Frauen in 5 Generationen.

Polydaktylie und Syndaktylie dreigliedriger Daumen (B$_6$)

Einleitung: TEMTAMY (1966) berücksichtigt nur den beschriebenen Polysyndaktylie-Typ I. Drei von STAPFF (1926), STRÖER (1935) und SCHADE (1937) sowie GREBE (1940) untersuchte Sippen mit insgesamt 36 Merkmalsträgern zeigen jedoch untereinander so große Ähnlichkeit und gegenüber dem Polysyndaktylie-Typ I so regelmäßige Unterschiede, daß hier offensichtlich ein weiterer, genetisch eigenständiger Polysyndaktylie-Typ vorliegt.

Morphologie: Ähnlich der „mirrorhand" bei Ulnaverdoppelung ist bei dieser Anomalie der Zeigefinger der zentrale Finger. Radial und ulnar des Zeigefingers sind die meist um je einen Strahl vermehrten Finger miteinander verschmolzen. STAPFF (1926) beschrieb 4 Merkmalsträger einer Sippe, die prä- und postaxiale Polydaktylie sowie Syndaktylie der Hände aufweisen. Nur ein Patient hatte Syndaktylie von Zehen. 8 weitere Angehörige dieser Sippe sollen ähnliche Anomalien gehabt haben. Als Beispiel sei sein Fall 1 kurz geschildert:
Daumen dreigliedrig und syndaktyl verdoppelt. Schwimmhautbildung zwischen Daumen und Zeigefinger. Komplette Syndaktylie der 3.–5. Finger. Ulnar ein rudimentärer mit dem 5. verschmolzener 6. Finger. Beugekontrakturen fast aller Finger. Frei beweglich und am wenigsten syndaktyl war der Zeigefinger.
STRÖER (1935) schildert eine ähnliche Anomalie bei 17 Merkmalsträgern in 5 Generationen. Im Hinblick auf die von STAPFF veröffentlichte Sippe schreibt er: „Bei drei von den 4 untersuchten Individuen lag eine Deformierung vor, die in jeder Hinsicht dem von uns beschriebenen Fall III gleicht." Die Daumen waren dreigliedrig und syndaktyl verdoppelt, in einigen Fällen sogar dreifach angelegt. Die 3.–5. oder 4.–5. Finger zeigten komplette häutige und ossäre Spitzensyndaktylie. Wiederum war der Zeigefinger bei allen Patienten fast frei von Syndaktylie. An den Füßen beobachtete STRÖER nie Polydaktylie, doch hatten 4 Patienten kutane oder ossäre Syndaktylien der 3.–4. oder 3.–5. Zehen. Die Fehlbildungen der von SCHADE (1937, Sippentafel 2), und ausführlich von GREBE (1940) publizierten Sippe mit 7 Merkmalsträgern in 3 Generationen sind den beiden oben beschriebenen so ähnlich, daß sie dazugerechnet werden müssen. Mutmaßlich zeigten 14 Angehörige einer von KAUL und BHANDARI (1959) publizierten Sippe ebenfalls den Typ II der Polysyndaktylie.

Genetik: In allen angeführten Sippen wird diese Anomalie autosomal-dominant mit voller Penetranz und relativ einheitlicher Expressivität weitergegeben.

Anhang: Einen bisher einzigartigen Typ von komplexer Polysyndaktylie bei Mutter und Tochter beschrieben COTTA u. JÄGER (1965). Bei dem freien Finger schien es sich um den Zeigefinger zu handeln. Radial davon befanden sich 3–4, ulnar 4 mehr oder minder syndaktyle Strahlen. Auffällig und bisher bei Polysyndaktylie nicht beschrieben, waren die unregelmäßig und rudimentär gestalteten Metakarpalia. An den Füßen fanden sich kaum normal angelegte Phalangen und Metakarpalia, dazu eine komplette Syndaktylie der Strahlen I–IV. Die Großzehen erschienen angedeutet verdoppelt.

Extremitätenverdoppelungen höheren Grades

Die Anomalien dieses Abschnittes sind bis auf wenige Ausnahmen nicht familiär gehäuft. Ihre Ursachen sind unbekannt. Die Klassifizierung beruht daher allein auf anatomischen Merkmalen. Die rein morphologische Klassifizierung von Fehlbildungen, die durch kein unabhängiges Kriterium gestützt wird, bleibt immer willkürlich, weil rein morphologisch nicht zu begründen ist, bei welchem Grad von Ähnlichkeit ein einziger Typ, und bei welchem Grad von Unähnlichkeit zwei oder mehr Typen anzunehmen sind. Gemeinsam ist den hier aufgeführten Typen eine mehr oder minder ausgeprägte Verdoppelung einer Hand oder eines Fußes, meist sind auch die langen Knochen von Unterarm oder Unterschenkel betroffen.

Ulnaverdoppelung

Synonyma: Diplocheirie, mirror hand.
Definition: Spiegelbildlich verdoppelte Hand bei Radiusaplasie und Ulnaverdoppelung.
Literatur: In der deutschen Literatur (WEIL 1924; PRINZ 1968) wird diese Form häufig als Diplocheirie benannt, obwohl die Hand nicht vollständig verdoppelt ist. Der Begriff Spiegelhand (mirror hand) erscheint treffender. Wir behalten die Bezeichnungen Diplocheirie und Diplopodie den echten Verdoppelungen (S. 310) vor.
BRUCE (1868) schilderte als erster einen Mann mit 8 Fingern an der rechten Hand und Ulnaverdoppelung. Anstelle des Daumens fanden sich 3 dreigliedrige Finger. Der Zeigefinger erschien syndaktyl verdoppelt. Da Pronation und Supination stark eingeschränkt waren, nahm BRUCE eine Verdoppelung der Ulna bei fehlendem Radius

an. JOLLY (1891) wies bei einem siebenfingerigen Fall durch elektrische Reizung Verdoppelung der ulnaren Muskeln und Verdoppelung des Nervus ulnaris nach. Bei der Sektion eines Falles mit 7 Fingern, Radiusaplasie und Ulnaverdoppelung fand DWIGHT (1893) 2 Nervi ulnares und 2 Arteriae ulnares. Durch neuere Publikationen (TÜNTE u. KERSTING 1967; PRINZ 1968) erhöht sich die Zahl der uns bekannt gewordenen Fälle auf 17.

Häufigkeit: Die geringe Zahl publizierter Fälle läßt auf große Seltenheit der Anomalie schließen. TÜNTE u. KERSTING fanden unter 63 147 Krankenblättern der Orthopädischen Universitätsklinik Münster nur einen einzigen Fall.

Morphologie: Alle Fälle von Ulnaverdoppelung waren einseitig. Stets fehlt der Daumen, an seiner Stelle finden sich drei nicht syndaktyle dreigliedrige Finger. Bei der meist siebenfingerigen Hand sind die Finger III – V spiegelbildlich zu beiden Seiten des zentralen Zeigefingers verdoppelt (V – IV – III – II – III' – IV' – V'). Bei der selteneren achtfingerigen Hand (BRUCE 1868; MAN 1921/22; MUKERJI 1956) ist auch der Zeigefinger verdoppelt. Nach Ansicht BUETTNERS und anderer Autoren steht er unabhängig zwischen ulnarem und radialem Handterritorium. FISCHER (1912) und RESTEMEIER (1920) beschrieben je eine fünffingerige Hand. Es waren 7 Metakarpalia ausgebildet, offensichtlich lag in beiden Fällen eine Defektbildung der Finger III und III' vor. Eine sechsfingerige Hand mit 6 Metakarpalia beschrieb NITSCHE (1931). Wahrscheinlich war hier der Zeigefinger nicht angelegt (V – IV – III – III' – IV – V). Die Karpalia waren häufig auf 9–10 vermehrt. Immer fehlte bei Ulnaverdoppelung der Radius. In mindestens 5 Fällen war die Trochlea humeri verdoppelt (DWIGHT 1893; MAN 1921; NITSCHE 1931; BUETTNER 1939; HARRISON u. Mitarb. 1960). Da die beiden Ulnae ebenso wie die Trochleae in einem Winkel zueinander stehen, sind Streckung und Beugung meist stark behindert. Durch das Fehlen des Radius sind die Pronation und Supination deutlich eingeschränkt.

Ätiologie: Die Ätiologie ist nicht bekannt. BUETTNER (1939) fand bei der Mutter seines Probanden eine kongenitale Luxation des Radiusköpfchens. Da er darin eine Minimalausprägung der Anomalie sah, vermutete er eine genetische Ätiologie. Gegen die genetische Natur der Anomalie spricht jedoch ihr immer einseitiges und sporadisches Auftreten. PRZIBAM (1921) nahm eine Keimschädigung mit nachfolgender Regeneration an, ohne dies begründen zu können.

Nur ein Fall von Radiusverdoppelung wurde bekannt. Es handelt sich um einen von CARRÉ 1838 (zitiert nach STRÖER, 1938) untersuchten Patienten, der einseitig 2 Radien und 1 Ulna gehabt haben soll. An der siebenfingerigen Hand waren Daumen und Zeigefinger verdoppelt.

Fibulaverdoppelung

Synonyma: Diplopodie, mirror foot.
Definition: Spiegelbildlich verdoppelter Fuß, Tibiaaplasie und Fibulaverdoppelung.

PFEIFFER u. ROESKAU (1971) sahen bei einem Frühgeborenen beiderseitige Agenesie der Tibia, Verdoppelung der Fibula und 8 Zehen, rechts 8 und links 7 Metatarsalia. Großzehen fehlten (V – IV – III – II – II' – III' – IV' – V'). Die Mutter wies ähnliche Fehlbildungen auf. Der linke Unterschenkel war in Beugestellung fixiert, bei Agenesie der Tibia fanden sich 2 Fibulae, 6 Metatarsalia und 8 spiegelbildliche Zehen ohne Großzehe. Rechts fand sich neben einer gekrümmten Fibula eine nach unten schmächtiger werdende Tibia. Der Fuß wies 7 Metatarsalia und 7 Zehen auf. Links war eine Zehe zweigliedrig, prähallukal fanden sich 2 dreigliedrige Zehen (III' – II' – I – II – III – IV – V). Die lateralen 2. und 3. Zehen waren syndaktyl.

Familiäres Vorkommen von Tibiaagenesie, Fibulaverdoppelung und spiegelbildlicher Ausbildung des Fußes scheint sonst nicht beobachtet worden zu sein.

WELL (1924) fand bei einem männlichen Neugeborenen rechts eine doppelte Fibula bei Agenesie der Tibia, 7 Metatarsalia und 8 Zehen. In der Familie waren keine Fehlbildungen bekannt. Bei Tibiahypoplasie mit präaxialer Polydaktylie kann die hypoplastische Tibia mehr oder weniger einer Fibula gleichen, so daß nicht immer leicht zu entscheiden ist, um welchen der beiden Knochen es sich handelt. Wenn man eine teratologische Reihe Tibiaaplasie – Tibiahypoplasie – Fibulaverdoppelung annimmt, dann läßt sich der Fall von PFEIFFER u ROESKAU der dominanten Tibiaaplasie mit präaxialer Polydaktylie zuordnen.

Beidseitige Spiegelhand und Spiegelfuß

LAURIN u. Mitarb. (1964) untersuchten ein Neugeborenes, welches durch eine beidseitige Ausprägung von „mirror hand" und „mirror foot" auf eine gemeinsame Ätiologie dieser sonst getrennt vorkommenden Formen hinweist. An beiden Unterarmen fehlten die Radii, die Ulnae waren verdoppelt und teilweise synostosiert. An den Händen waren keine Daumen angelegt. Auf den Röntgenbildern lassen sich rechts 5, links 6 Meta-

308 Fehlbildungen der Gliedmaßen

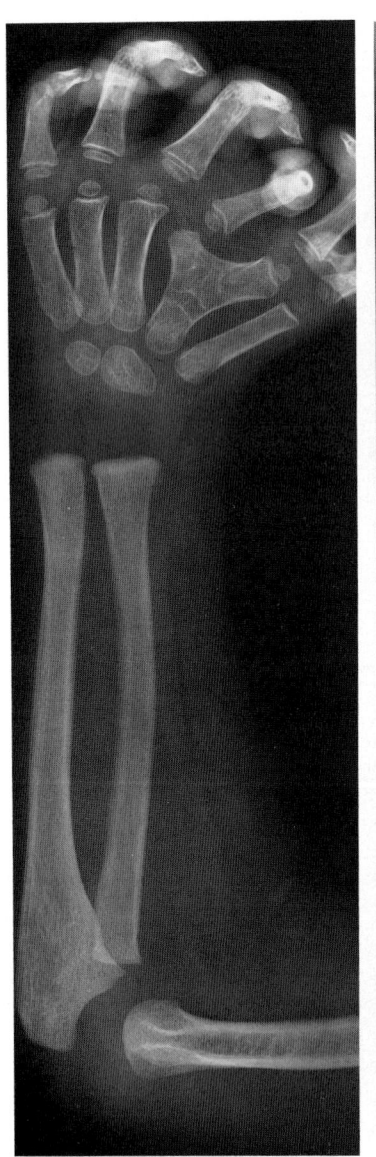

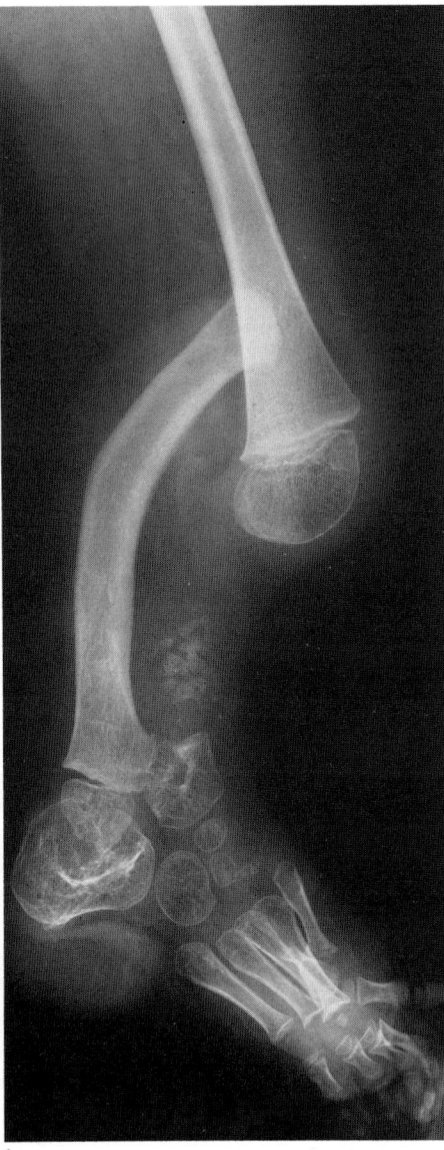

Abb. 231 a u. b   Rechts 5 Metakarpi (Nr. II Y-förmig gegabelt), 6 dreigliedrige Finger. Links 5 Metakarpi und 5 dreigliedrige Finger. Vater ähnlich betroffen. Doppelseitiger Tibiadefekt. Rechts 6 Metatarsi, 8 Zehen. Links 7 Metatarsi, 7 Zehen.

karpalia und Finger erkennen. Fast alle Finger waren syndaktyl miteinander verbunden. An beiden Unterschenkeln fehlten die Tibia, die Fibulae waren doppelt angelegt, ebenso die Kalkanei. Beiderseits lassen sich 8 größtenteils syndaktyle Zehen erkennen. Die Hände weichen in diesem Fall durch fast komplette Syndaktylie von der „typischen mirror hand" ab.

**Polydaktylie der Großzehen,
Tibiadefekte und dreigliedrige Daumen**

Literatur: EATON u. MCKUSICK (1968) beschrieben „a seemingly unique polydactyly-syndactyly syndrome" bei 4 Personen in 3 Generationen einer Sippe. In 3 Fällen (2 Schwestern, 1 Tochter) traten hochgradige Tibiahypoplasie, Verdickung und Krümmung der Fibulae, hochgradige Polydaktylie der Füße und dreigliedrige Daumen auf. Die Tochter hatte beiderseits 6 dreigliedrige Finger, rechts war ein zusätzlicher Postminimus angelegt. 3 ulnare Finger waren häutig verbunden. Medial von der Großzehe befanden sich beiderseits 3 zusätzliche dreigliedrige Zehen (Gesamtzahl an jedem Fuß 8). Bei der Mutter bestanden 9 Zehen links, 8 rechts und 6 dreigliedrige Finger beiderseits. Deren Schwester hatte 7 Zehen beiderseits und 5 dreigliedrige Finger, links waren der 3. und 4. sowie der 4. und 5. Finger syndaktyl.

Der Großvater hatte ebenfalls dreigliedrige Daumen beiderseits und eine prähallukale Polydaktylie. Die Tibien waren anscheinend nicht hypoplastisch. Sehr ähnliche Veränderungen fanden YUJNOVSKY u. Mitarb. 1973 bei 4 Mitgliedern in 3 Generationen einer Sippe.

REBER (1967/68) beschrieb einen 8jährigen Probanden mit Triphalangie beider Daumen, Agenesie der Tibiae und 7 Zehen beiderseits. An der linken Hand befand sich ein zusätzlicher rudimentärer Daumen. Der Vater hatte dreigliedrige Daumen beiderseits.

Mindestens 6 weitere sporadische Fälle mit ähnlichen Fehlbildungen lassen sich hier zwanglos einordnen (MELDE 1892; KÜMMEL 1895, Fall VII; DAVIDSON 1918; HERZOG 1946; WERTHEMANN 1952; SALZER 1960, Fall 1). BADGER (1969) bildete ein Mädchen mit beidseitiger Tibiahypoplasie, verdickten und gekrümmten Fibulae, 9 Zehen rechts und 7 links ab. Auf den Fotos sind fünffingerige Hände ohne Daumen zu erkennen. Einen weiteren Fall demonstriert Abb. 231.

Morphologie: Die Daumen sind stets dreigliedrig und häufig doppelt angelegt (REBER 1967; WERTHEMANN 1952; MELDE 1892). Bei den Fällen von EATON u. MCKUSICK (1968) ist nicht sicher zu entscheiden, ob es sich um Verdoppelung von radialen oder ulnaren Fingern handelt, Fall 4 zeigt mit einem Postminimus der rechten Hand sicher ulnare Polydaktylie. Auch die Fälle von KÜMMEL (1895) und YUJNOVSKY (1973, Fall Z) zeigten Verdoppelung des Kleinfingers. Über Anomalien von Radius und Ulna wurde von keinem Autor berichtet. An den Füßen sind 6–9 Zehen angelegt, die überzähligen Zehen befinden sich medial von den stets angelegten Großzehen. Syndaktylie von Zehen oder Fingern ist häufig. Die Tibien sind hochgradig hypoplastisch (WERTHEMANN 1952; EATON u. MCKUSICK 1968; YUJNOVSKY 1973) oder überhaupt nicht angelegt (MELDE 1892; KÜMMEL 1895; DAVIDSON 1918; HERZOG 1946; SALZER 1960; REBER 1967). KUHNT (1892) berichtet über einen jungen Mann mit dreigliedrigen Daumen (rechts Doppeldaumen) und 7 Zehen beiderseits, wiederum waren die überzähligen Zehen prähallukal. Die Tibien scheinen nicht hypoplastisch gewesen zu sein. Über sehr ähnliche Anomalien berichtet TREIGER (1919/21) bei Vater und Sohn. BALLANTYNE (1892) beschrieb ein 4jähriges Mädchen mit dreigliedrigen Daumen und 7 Zehen, von denen 2 prähallukal standen. 2 Schwestern hatten doppelte Großzehen, die Mutter 7 Zehen und der Großvater ein doppeltes Großzehenendglied. Auch in dieser Sippe scheinen die Tibien nicht hypoplastisch gewesen zu sein. Daß dieses Syndrom nicht konstant mit einer Tibiahypo- oder -aplasie einhergehen muß, zeigen die Sippen von EATON u. MCKUSICK (1968) und REBER (1967/68). In beiden Sippen hatten die Väter lediglich dreigliedrige Daumen mit oder ohne prähallukale Polydaktylie. Vermutlich sind auch die Fälle von BALLANTYNE (1893), KUHNT (1892) und TREIGER (1919/21) hier einzuordnen. Schwierig wird die Diagnose, wenn lediglich dreigliedrige Daumen ausgeprägt sind und weitere Fälle in der Familie fehlen. Genauere Untersuchung der Tibia solcher Fälle könnte eventuell weiterhelfen.

Genetik: Die Familienbeobachtungen von EATON u. MCKUSICK (1968), REBER (1967/68), YUJNOVSKIY (1973), eventuell BALLANTYNE (1893) und TREIGER (1919/21) zeigen autosomal-dominanten Erbgang. X-gekoppelter Erbgang ist durch Übertragung vom Vater auf den Sohn (REBER 1967/68) ausgeschlossen.

Präaxiale Polydaktylie dreigliedriger Daumen mit Patellaluxation

SAY u. Mitarb. (1976) sahen bei Mutter und 3 Töchtern präaxiale Hexadaktylie der Hände mit dreigliedrigen Daumen, Brachydaktylie, Kamptodaktylie und Klinodaktylie der Kleinfinger, präaxiale Polydaktylie (7 und 8) der Zehen, Minderwuchs (146 bis 150 cm), Patellaluxation und niedrige Intelligenzquotienten (77–85). Die Kniebeschwerden waren so ausgesprochen – in einem Fall mit Aplasie des rechten M. tibialis anterior –, daß das Syndrom vielleicht zur Tibiaaplasie mit Polydaktylie und dreigliedrigen Daumen (s. S. 308) gerechnet werden muß. Dazu paßt auch, daß keine richtigen Großzehen zu erkennen waren und daß die beiden mittleren Zehen von einem gemeinsamem Metatarsale ausgingen.

Tibiaaplasie (-hypoplasie) mit Polydaktylie

SALZER (1960) stellte 190 Fälle von Tibiaaplasie oder -hypoplasie zusammen (181 Fälle aus der Literatur, 9 eigene). 55 Fälle (32,2%) waren mit Defektbildungen am Fußskelet, 35 (22,4%) mit Polydaktylie der Füße kombiniert. SALZER teilte 4 eigene Fälle mit partiellem oder totalem Tibiadefekt und Polydaktylie mit. Sein Fall 1 gehört jedoch nicht hierher; bei den übrigen fand er einseitig Tibiahypoplasie und prähallukale Polydaktylie. Zwei Patienten hatten je 6, ein weiterer 8 Zehen an einem Fuß. MEDIUS (1888) beschrieb einen weiblichen Säugling mit Tibiaaplasie links und 8 Zehen, von denen 3 prähallukal standen. HELBING (1902) fand Tibiaaplasie und 8 Zehen bei einem männlichen Säugling. BÖTTICHER (1904) untersuchte einen Zwilling mit 6 Zehen beiderseits und Tibiaagenesie. OLLERENSHAW (1925) beschrieb konkordante Zwillinge mit Tibiaagenesie und Polydaktylie. Über familiäres Vorkommen berichtete auch VONNEGUT (1926), leider so knapp, daß nicht auszuschließen ist, daß es sich um das Syndrom mit Triphalangie der Daumen handelt. Ein Vater und seine 5 Töchter hatten Polydaktylie, 3 Töchter zusätzlich einen „Schienbeindefekt".

Morphologie: Die Tibia kann fehlen oder hypoplastisch sein. Die Fibula ist stets verdickt und gekrümmt. Sie ist oft seitlich und nach oben luxiert. Die Unterschenkel erscheinen stark verkürzt. Meist tritt diese Anomalie nur einseitig auf. Am Fuß stehen die überzähligen Zehen stets prähallukal, es wurden 6 – 9 Zehen beschrieben. Oft imponieren die prähallukalen Zehen als spiegelbildliche Verdoppelung posthallukaler Strahlen. Analog finden sich 5 – 8 Metatarsalia, auch die Tarsalia sind häufig vermehrt.

Ätiologie: Die Ätiologie ist unklar. Fast alle publizierten Fälle waren sporadisch. Nur die Zwillingsbeobachtung von OLLERENSHAW und der Sippenbefund von VONNEGUT lassen eine genetische Ursache vermuten. Für autosomal-rezessive Vererbung könnte ein Fall von OREL (1931/1932) sprechen: doppelseitiger totaler Tibiadefekt, flacher Knick in der Mitte des linken Femur, doppelseitige Verdoppelung der Großzehen bei beiderseits 5 Metatarsi bei einem Knaben, der aus einer Vetternehe 2. Grades stammte.

Diplocheirie, Diplopodie, Mehrfachbildung ganzer Extremitäten

Synonyma: Mehrfachbildungen höchsten Grades. In dieser Gruppe werden Fälle mit nahezu vollständiger Verdoppelung eines Gliedmaßenabschnittes zusammengefaßt.

Diplocheirie ohne Verdoppelung des Unterarmes beschrieb MURRAY (1863). Im Karpalbereich der linken Hand einer Frau setzte eine zusätzliche Hand an, die schmächtiger als die normale linke war. Der Daumen war rudimentär, die Finger III und IV waren syndaktyl. Die Handflächen waren einander zugekehrt.

APPELRATH (1922) sah eine radial verschmolzene achtfingerige Hand, Radius und Ulna waren ebenfalls verdoppelt. SCHWALBE (1906) beschrieb eine zehnfingerige Doppelhand, bei der sich die beiden Daumen medial berührten. Es waren zwei Radii und zwei Ulnae ausgebildet, der Humerus erschien verdickt.

FALTIN (1904) beobachtete bei einem Jungen einen am Oberarm ansetzenden rudimentären zusätzlichen Arm mit Ulna, 3 Karpalia, 2 Metakarpalia und 2 Fingern.

Die höchsten Grade von Mehrfachbildung publizierten STEIN u. BETTMAN (1940) und PETERFFY u. JONA (1942). Im Fall von PETERFFY u. JONA waren links 3 Arme ausgebildet, ein unterer, gelähmter mit normalen Knochen und ein oberer, in sich verdoppelter. Die vergrößerte linke Skapula hatte 2 Gelenkpfannen, im oberen Unterarm waren 2 Radii und eine Ulna angelegt. Die am ulnaren Rand verschmolzene achtfingerige Doppelhand besaß 2 Daumen.

Einen Fall mit voneinander getrennten und unabhängig beweglichen 3 Händen an einem unvollständig in sich verdreifachten Arm beobachteten STEIN u. BETTMAN (1940), bei einer 52jährigen Frau, die links 2 Humeri hatte, die in 2 Gelenkpfannen mit einer großen Skapula artikulierten. Am Unterarm fanden sich 2 Radii und 3 Ulnae. Die 3 Hände besaßen 16 Finger (auf der Abbildung sind nur 14 erkennbar). Die drei Handflächen waren einander zugekehrt, neben einer fünffingerigen Hand bestand eine spiegelbildlich verdoppelte Hand mit gemeinsamen Daumen.

Diplopodien: In BALLS Fall von Diplopodie gingen die verdoppelten Füße links aus einer gemeinsamen Fußwurzel hervor, die Fußsohlen waren einander zugekehrt. Im Fall von MAYER u. SASHIN (1930) waren die Doppelfüße nebeneinander angeordnet, der mediale Fuß besaß 4, der laterale 5 Zehen. Die Kalkanei waren verdoppelt, so daß der laterale Fuß ohne Funktionseinbuße amputiert werden konnte.

Eine imkomplette Verdoppelung eines ganzen Beines fand NITSCHE (1931) bei einem jungen Mädchen. Die Hüftpfannen waren verdoppelt, der Femur nur partiell verdoppelt. Im Unterschenkel fanden sich zwei Fibulae und eine Tibia, der Fuß war mit 7 Zehen nur unvollständig mit fibularem Zusammenhang verdoppelt.

GREUER (1890) beschrieb einen überzähligen vierstrahligen Fuß, der am Oberschenkel des sonst normalen Beins ansetzte.

Ätiologie: Die aufgeführten Fälle waren sporadisch. Anhaltspunkte für exogene Faktoren fehlten ebenso wie Hinweise auf Erblichkeit. Diplocheirie und Diplopodie kommt bei verschiedenen Formen unfreier Doppelbildungen vor („Siamesische Zwillinge"), deren Ätiologie ebenfalls unbekannt ist. Man hat auch in Doppelbildungen, die auf eine Gliedmaße beschränkt waren, eine partielle Zwillingsbildung sehen wollen.

Syndrome mit postaxialer Polydaktylie

Ellis-van-Creveld-Syndrom

Konstitutionell-genetisch bedingte Knochenerkrankungen, S. 15.

Bardet-Biedl-Syndrom

Synonym: „Laurence-Moon-Bardet-Biedl-Syndrom".

Dieses nach BARDET (1920) und BIEDL (1922) benannte Syndrom ist charakterisiert durch Retinitis pigmentosa, postaxiale Polydaktylie, Adipositas, Hypogenitalismus und Schwachsinn. Auch bei Geschwistern (Übersichten bei BELL 1958; BLUMEL u. KNIKER 1959; AMMANN 1970) können die Symptome variabel sein. Die Fälle von LAURENCE u. MOON (1866) gehören nicht hierher, da keines der 4 Geschwister Adipositas oder Polydaktylie aufwies.

Symptome: Bei 48 von AMMANN untersuchten Patienten mit Bardet-Biedl-Syndrom trat Adipositas in 96%, Retinopathia pigmentosa in 92%, Schwachsinn in 79%, Hexadaktylie und Hypogenitalismus in jeweils 69% der Fälle auf. Bei ⅕ dieser Patienten waren an allen 4 Gliedmaßen meist rudimentäre 6. Strahlen ausgebildet, nicht selten fand sich eine kutane Syndaktylie der 2. und 3. Zehen (Abb. 232). Die Finger sind meist auffallend kurz. Viele Patienten sind minderwüchsig. Wenn Retinitis pigmentosa und Polydaktylie fehlen, ist keine sichere Diagnose möglich. Differentialdiagnostisch muß an das Alström-Hallgren-Syndrom (atypische Degeneration der Retina, Adipositas, Hypogenitalismus, Innenohrschwerhörigkeit, Diabetes mellitus, erhöhte Gonadotropinausscheidung im Urin) gedacht werden.

Ätiologie und Häufigkeit: Die häufige Blutsverwandtschaft der Eltern (AMMANN fand in ihrer Schweizer Serie 52%) und die Häufigkeit unter den Geschwistern der Probanden sind nur mit autosomal-rezessivem Erbgang zu erklären. AMMANN fand in der Schweiz eine Häufigkeit von 1 : 160 000.

Als Variante des Bardet-Biedl-Syndroms wird gelegentlich ein sogenanntes Biemond-Syndrom II aufgeführt. Die von BIEMOND 1934 publizierten beiden Geschwister, welche aus einer Blutsverwandtenehe stammten, haben jedoch nur wenig mit dem Bardet-Biedl-Syndrom gemeinsam. Bei beiden Patienten bestand Minderwuchs, eine kleine Sella (bei der Schwester wurde eine kleine Hypophyse gefunden) und der Bruder wies Kryptorchismus und Iriskolobom rechts auf, während die Schwester ein infantiles inneres Genitale und einen Doppeldaumen rechts hatte (präaxiale Polydaktylie!). Beide hatten weder Retinitis pigmentosa noch Adipositas. Weitere Fälle, die als Biemond-Syndrom bezeichnet worden sind, stimmen mit den Biemondschen Fällen

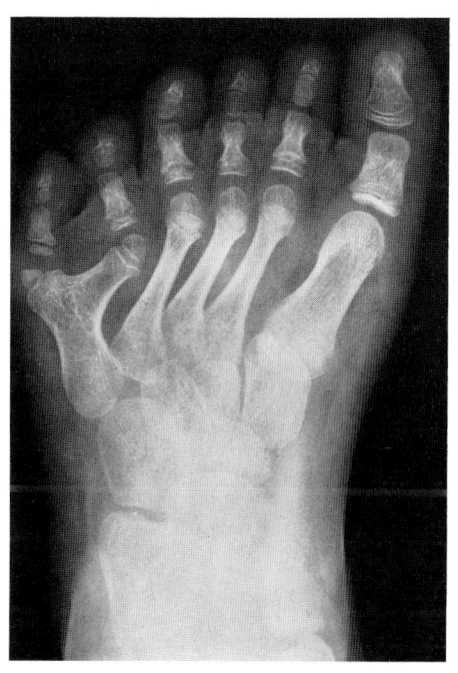

Abb. 232 Bardet-Biedl-Syndrom. Fettleibigkeit, Schwachsinn, Retinitis pigmentosa mit ausgelöschtem Elektroretinogramm. Hexadaktylie nur am linken Fuß.

und untereinander so wenig überein, daß man von einem Biemond-Syndrom II nicht mehr sprechen sollte.

Trisomie 13 (Patau-Syndrom)

PATAU u. Mitarb. wiesen 1960 bei einem Kind mit einem Komplex von Mißbildungen des ZNS, des Gesichtsschädels, der Extremitäten, des Herzens und des Urogenitaltraktes Trisomie eines großen akrozentrischen Chromosomes nach. Zahlreiche Untersucher konnten diesen Befund und die Korrelation mit diesem Mißbildungssyndrom bestätigen (Übersichten bei PFEIFFER 1968; TAYLOR 1968; HIENZ 1971). Dieser Fehlbildungskomplex war bereits durch BARTHOLINUS 1657 beschrieben worden. Durch autoradiographische Untersuchungen konnte nachgewiesen werden, daß das trisome Chromosom immer dem gleichen Chromosomenpaar zugehörte, das man später als D 1 oder Nr. 13 bezeichnete. Neben dieser „freien" Trisomie des Chromosoms Nr. 13 wurden Translokationstrisomien beschrieben (vor allem 13/14), die sporadisch oder familiär auftreten können und den gleichen Phänotyp bedingen (TOLKSDORF u. Mitarb. 1965; GUSTAVSON u. Mitarb. 1968 usw.).

Symptome: Die Diagnose einer Trisomie 13 läßt sich meist schon nach dem Aspekt stellen. Mikrozephalie, Mikrophthalmie und andere Augenfehlbildungen, Lippen-Kiefer-Gaumen-Spalte, tiefsitzende dysplastische Ohren, postaxiale rudimentäre Hexadaktylie der Hände, Fingerkontrakturen, schmale, in Querrichtung stark gewölbte Fingernägel, meist vollständige Hexadaktylie der Füße, dorsal flektierte Großzehen und prominente Kalkanei sind mehr oder minder konstante Symptome. An inneren Fehlbildungen finden sich häufig Arhinenzephalie, Herzfehler, Mesenterium commune, Omphalozelen und Urogenitalfehlbildungen. Kinder mit Trisomie 13 kommen meist schon in den ersten Lebenswochen ad exitum, nur in Ausnahmefällen überleben sie das 1. Lebensjahr. Die Häufigkeit beträgt etwa 1 : 7600 Lebendgeborene (TAYLOR 1968). Wie bei den anderen Trisomien nimmt die relative Häufigkeit mit steigendem Alter der Mutter zu (LENZ u. Mitarb. 1968).

Meckel-Syndrom

Synonyma: Meckel-Gruber-Syndrom, Dysencephalia splanchnocystica (GRUBER).
MECKEL beschrieb 1822 zwei Geschwister mit okzipitaler Enzephalozele, Mikrozephalie, Gaumenspalte, polyzystischen Nieren, postaxialer Polydaktylie und Syndaktylien an Händen und Füßen. Bis 1977 sind über 70 Fälle bekannt geworden (NAFFAH u. Mitarb. 1972; KEMPERDICK u. Mitarb. 1975; LAURAS u. Mitarb. 1976; ALTMANN u. Mitarb. 1977).
Symptome: Neugeborene mit Meckel-Syndrom wiegen im Durchschnitt 2200 g, sie kommen nach wenigen Stunden oder Tagen ad exitum. Die Hauptsymptome sind okzipitale Enzephalozele, Lippen- oder Gaumenspalte, große polyzystische Nieren, seltener auch Leberzysten, Genitalfehlbildungen und vollständige oder rudimentäre postaxiale Hexadaktylie an Händen und Füßen, auch kutane Syndaktylien der 2. und 3. Zehen oder mehrerer Zehen. Weitere Symptome sind Mikrozephalie, Mikrophthalmus, Herzfehler und Klumpfüße. Manche Fälle von polyzystischen Nieren mit Hexadaktylie, aber ohne Enzephalozele gehören wohl auch hierher, da in derselben Familie Fälle mit und ohne Enzephalozele nebeneinander vorkommen. Auch die Polydaktylie kann fehlen.
Ätiologie: MECKE u. PASSARGE (1971) konnten durch statistische Analyse der Häufung bei Geschwistern autosomal-rezessiven Erbgang wahrscheinlich machen. Dafür spricht auch die Verwandtschaft zwischen den Eltern der Patienten, die in 12 Familien gefunden wurde. Pränatale Diagnose durch Bestimmung des α-Fetoproteins ist möglich, auch wenn keine Enzephalozele besteht (SELLER 1975; CHEMKE u. Mitarb. 1977).

Kurzrippen-Polydaktylie-Syndrom, Typ Saldino-Noonan

Sattelnase, vorspringende Stirn, extrem kurze Rippen mit schmalem Thorax, Mikromelie mit spornartigen Enden der langen Röhrenknochen, hypoplastische Wirbelkörper mit unregelmäßigen Rändern, viertelkreisförmige Beckenschaufeln, Einkerbung über dem Pfannendach, kurze Schädelbasis, postaxiale Hexadaktylie an Händen oder Händen und Füßen. Tod kurz nach der Geburt. Vermutlich autosomal-rezessive Vererbung. (NAUMOFF u. Mitarb. 1977)

C-Syndrom multipler angeborener Anomalien

OPITZ u. Mitarb. (1969) haben bei Bruder und Schwester Brachydaktylie, Syndaktylie und variable postaxiale Hexadaktylie der Finger und Zehen mit Hepatosplenomegalie, Pankreasfibrose und multiplen Anomalien an Schädel, Gesicht, Rippen und Sternum gesehen. PREUS u. Mitarb. (1975) haben zwei zum Teil ähnliche Fälle, von denen einer eine ausgeprägtere Hexadaktylie beider Hände mit 6 Metakarpi, Mikrozephalie und Schwachsinn hatte, zum C-Syndrom gerechnet.

Grebesche Chondrodysplasie

Dieses autosomal rezessive Erbleiden mit extremer Verkürzung der Unterarme, besonders der Ulnae, der Unterschenkel, Finger und Zehen geht nicht selten mit postaxialer Hexadaktylie einher (ROMEO u. Mitarb. 1977).

Weyers-Syndrom (Akrofaziales Syndrom)

Knöcherner Spalt der Unterkiefersymphyse, Anomalien der unteren Schneidezähne und des Vestibulum oris. Postaxiale Hexadaktylie mit partieller oder vollständiger Synostose der Metakarpalia V und VI. Postaxiale Hexadaktylie der Zehen. Ätiologie unbekannt.

Hexadaktylie mit Vaginalatresie und Hydrometrokolpos (McKusick-Kaufmann-Syndrom)

Die Kombination von postaxialer Hexadaktylie mit Vaginalatresie und Hydrometrokolpos im Säuglingsalter wurde in 6 Familien beschrieben. Zweimal waren die Eltern miteinander verwandt. Wir haben zwei weitere Familien mit postaxialer Hexadaktylie bei Bruder und Schwester gesehen, deren Eltern miteinander verwandt waren. Die

Schwestern hatten außerdem Hydrometrokolpos. Offenbar handelt es sich um ein selbständiges autosomal-rezessives Syndrom (DUNGY 1971). In einer Familie von MCKUSICK u. Mitarb. (1964) hatten von 4 betroffenen Schwestern zwei nur Polydaktylie, eine Polydaktylie und Hydrometrokolpos und eine nur Hydrometrokolpos. Ureterstenosen wurden bei zwei Fällen beobachtet (DUNGY u. Mitarb. 1971; STOJIMIROVIC 1956).

„Akrozephalopolydaktyle Dysplasie"

ELEJALDE u. Mitarb. (1977) haben Bruder und Schwester aus einer Verwandtenehe beschrieben, die monströsen Riesenwuchs mit allgemeiner Bindegewebshyperplasie, Nierenzysten, eine Kraniosynostose bei der Geburt, rudimentäre Ohrmuscheln, kurze Gliedmaßen, und – der Bruder – beiderseits 6 extrem kurze Finger hatten. Ein Bruder des Vaters, der eine Kusine der Mutter geheiratet hatte, hatte ein Kind mit dem gleichen Syndrom.

Syndrome mit präaxialer Polydaktylie (Polysyndaktylie)

Carpenter-Syndrom (Akrozephalopolysyndaktylie)

CARPENTER beschrieb 1901 und 1909 drei Geschwister mit Akrozephalie, auffälliger Fazies, Syndaktylie von Fingern und Zehen und präaxialer Polydaktylie der Füße. Ähnliche Fälle wurden später als atypisches Laurence-Moon-Bardet-Biedl-Syndrom oder als atypische Akrozephalosyndaktylie beschrieben. TEMTAMY erkannte 1966 die Eigenständigkeit dieses Syndroms anhand von 12 Fällen der Literatur, denen sie einen eigenen hinzufügte. Inzwischen sind 21 Fälle mit Carpenter-Syndrom bekannt (BALDI u. BRUNELLI 1965; SCHÖNENBERG u. SCHEIDHAUER 1966; SUNDERHAUS u. WOLTER 1968; BALSAMO u. Mitarb. 1968; PFEIFFER 1969; PALACIOS u. SCHIMKE 1969).

Symptome: Akrozephalie, Schwachsinn, auffällige Fazies mit Epikanthus, antimongoide Lidachsenstellung, eingezogene Nasenwurzel und volle Wangen, Adipositas, Hypogenitalismus bei Knaben, kutane Syndaktylie vorwiegend der 3. und 4. Finger, Brachymesophalangie der Finger, breite Daumen, nicht selten mit angedeutet verdoppelten Endphalangen, präaxiale Polysyndaktylie der Füße, Herzfehler, Omphalozele, Coxa valga und Pes varus.

Ätiologie: Autosomal-rezessive Vererbung. 12 Patienten waren Geschwister, beide Geschlechter waren gleich häufig betroffen. Stets waren die Eltern merkmalsfrei, in der von RUDERT 1938 mitgeteilten Sippe ist Blutsverwandtschaft wahrscheinlich.

MCKUSICK (1971) bezeichnet das Carpenter-Syndrom als Typ II der Akrozephalopolysyndaktylie und differenziert davon das sog. Noack-Syndrom. Durch Nachuntersuchung der von NOACK 1959 publizierten Sippe (PFEIFFER 1969) wurde wahrscheinlich, daß hier nicht ein eigenständiges Syndrom, sondern eine Sonderform der Akrozephalosyndaktylie, der Typ PFEIFFER, vorliegt; s. S. 285.

Greig-Temtamy-Syndrom (Polysyndaktylie und großer Schädel)

Nur 13 Fälle mit diesem autosomal-dominant erblichen, offenbar eigenständigen Syndrom sind bisher bekannt (GREIG 1926; KORTING u. Mitarb. 1954; TEMTAMY 1966). In der von TEMTAMY beschriebenen Sippe waren in 4 Generationen 10 Individuen betroffen.

Symptome: Der Schädel erscheint groß, mit hoher Stirn. Die Intelligenz war stets normal. An den Händen fand sich eine kutane Syndaktylie der 3. und 4. Finger, in 9 Fällen waren rudimentäre Postminimi vorhanden. Die Daumen waren breit, z. T. mit angedeutet verdoppelter Endphalanx. An den Füßen fand sich regelmäßig eine syndaktyle Verdoppelung der Großzehen und eine fast vollständige kutane Syndaktylie aller übrigen Zehen. Nahtsynostosen oder ein Turmschädel lagen in keinem Falle vor, die Syndaktylie war stets nur kutan.

Mohr-Claussen-Syndrom

MOHR (1941) und CLAUSSEN (1946) beschrieben bei 4 Brüdern und einem Vetter ein „erbliches, sublethales Syndrom", dessen wesentliche Kennzeichen Kerben der Zunge und der Alveolarkämme, mediane Oberlippenkerben oder -spalten und Polysyndaktylie an Händen und Füßen sind. RIMOIN u. EDGERTON (1967) trennten dieses Syndrom als orofaziodigitales Syndrom II aufgrund des andersartigen Erbganges und der unterschiedlichen Hand- und Fußfehlbildungen vom ähnlichen OFD-Syndrom I ab (s. S. 289). Inzwischen sind knapp 30 Fälle mit Mohr-Claussen-Syndrom bekannt geworden (PFEIFFER u. Mitarb. 1973).

Symptome: In der *Mundhöhle* finden sich konstant eine unregelmäßig gelappte oder gekerbte Zunge und benigne Zungentumoren. Die Frenula der Mundvorhöfe sind hyperplastisch, die Alveolarkämme sind im vorderen Bereich unregelmäßig gekerbt. Die *Fazies* ist auffällig durch mediane Oberlippenkerben oder -spalten, verbreiterte Nasenwurzel, Epikanthus, gelegentlich Retrogenie. Diagnostische Leitsymptome sind die Veränderungen der Finger und Zehen: An den Händen besteht eine vollständige oder rudimentäre postaxiale Hexa- oder Heptadaktylie und variable inkomplette kutane Syndaktylien. An den Füßen sind die Großzehen syndaktyl verdoppelt und nach medial abgeknickt. Das Metatarsale I ist meist einfach ausgebildet, jedoch stets verbreitert. ¼ der Fälle wies zusätzlich Heptadaktylie durch Verdoppelung der Kleinzehen auf. Der von einigen Autoren beobachtete Minderwuchs scheint durch geringfügige Verkürzung und Verplumpung der langen Röhrenknochen bedingt zu sein (CLAUSSEN 1946; GUSTAVSON u. Mitarb. 1972). Mindestens ⅕ der Fälle waren statomotorisch und geistig erheblich retardiert. ⅓ der Fälle mit Mohr-Syndrom verstarb im Säuglingsalter, meist infolge von bronchopulmonalen Erkrankungen oder Fehlbildungen des ZNS.

Ätiologie: Autosomal-rezessive Vererbung: 18 von 27 Patienten waren Geschwister, beide Geschlechter sind betroffen. Stets waren die Eltern merkmalsfrei. In 2 Familien (CLAUSSEN 1946; PFEIFFER u. Mitarb. 1973) waren die Eltern verwandt.

Kurzrippen-Polysyndaktylie-Syndrom, Typ Majewski

Siehe „Konstitutionelle Skeletterkrankungen", S. 1.

Präaxiale Hexadaktylie mit Analatresie

LIHARZIK (1858): Großvater, Vater und Enkel hatten einen doppelten Daumen an der rechten Hand. Bei allen dreien bestand Atresia ani. Dieses vermutlich unregelmäßig autosomal-dominante Syndrom mit variabler Manifestation, zu dem auch Halbwirbel, überzählige Rippen, Nierenaplasie, Hydronephrose und Hypoplasie des Daumens gehören, ist in den letzten Jahren wieder mehr beachtet worden (SAY u. Mitarb. 1971).

Hootnick-Holmes-Syndrom

Dominante Polysyndaktylie mit Hypertelorismus. Verdoppelte, syndaktyle Daumen, Syndaktylie der Finger II–III, postaxiale Polydaktylie. Verdoppelung oder Verdreifachung der Großzehen mit Syndaktylie. Breite Nase, Skaphozephalie (HOOTNICK u. HOLMES, 1972).

Frontodigitales Syndrom

Vorspringende Stirn, Skaphozephalie, breite Daumen und Großzehen, Syndaktylien, Polysyndaktylie der Großzehen und postaxiale Polydaktylie der Finger und der Zehen. Autosomal-dominante Vererbung (MARSHALL u. SMITH, 1970).

Endphalangenverdoppelung der Daumen (und Zeigefinger) bei Genitalhypoplasie und „fetalem Gesicht"

Mesomele Kurzgliedrigkeit, großer Kopfumfang mit vorgewölbter Stirn, weit auseinanderstehenden Augen, Epikanthus, kurze Nase, Makroglossie, Gingivahyperplasie, zurückweichender Unterkiefer, Hepatosplenomegalie, kurze Finger mit Klinodaktylie der 2. und 5. Finger, Verdoppelung der Endphalanx der Daumen bei normaler geistiger Entwicklung sind in 3 Fällen beobachtet worden, die bis auf die Daumenverdoppelung weitgehend mit dem Robinow-Syndrom von Genitalhypoplasie, Zwergwuchs und „fetalem Gesicht" übereinstimmen (PFEIFFER u. MÜLLER 1971). Während das Robinow-Syndrom bei einer Mutter und ihren drei Kindern und auch bei Geschwistern, deren Eltern normal waren, beobachtet wurde, waren alle 3 Fälle mit Endphalangenverdoppelung der Daumen sporadisch.

Sonderformen

Neben den hier dargestellten Syndromen mit postaxialer Polydaktylie und denen mit präaxialer Polysyndaktylie verbleiben zahlreiche Einzelbeobachtungen, die sich nicht präzise einordnen lassen.

Für unklare Fälle mit postaxialer Polydaktylie seien als Beispiele die Publikation von MOSZKOWICZ 1934, WEYERS 1959, FERRIER u. Mitarb. 1964 sowie SAY u. GERALD 1968 genannt. Als Beispiele für unklare Fälle mit Polysyndaktylie seien zitiert die Publikationen von DE CASTRO 1934, VILLAUD u. Mitarb. 1968, OPITZ u. Mitarb. 1969 sowie SUGARMAN u. Mitarb. 1971.

Literatur

Allgemeines

Bingle, G. J., J. D. Niswander 1975: Polydactyly in the american indian. Amer. J. hum. Genet. 27, 91 – 99
Brehme, H. 1972: Über rudimentäre Polydaktylie bei Bantu-Negern. Human. Genet. 15, 81 – 83
Mellin, G. W. 1963: The frequency of birth defects. In: Birth Defects, hrsg. von M. Fishbein. Lippincott, Philadelphia
Temtamy, S. A. 1966: Genetic Factors in Hand Malformations. Diss., Baltimore
Woolf, C. M., N. C. Myrianthopoluos 1973: Polydactyly in american negroes and whites. Amer. J. hum. Genet. 25, 397 – 404

Postaxiale Polydaktylie, Typ A und B

Barrer, L. A. 1947: Unilateral hexadactyly in man. J. Hered, 38, 345
Bell, J. 1930: Some new pedigrees of hereditary disease. A. Polydacytylism and syndactylism. B. Blue sclerotics and fragility of bone. Ann. Eugen. (Lond.) 4, 41
Brandeis, J. W. 1915: Polydactylism as a hereditary character. J. Amer. med. Ass. 64, 1640
Carlisle, A. 1814: An account of a family having hands and feet with supernumerary fingers and toes. Phil. Trans. B. 84
Chung, C. S., N. C. Myrianthopoulos 1968: Racial and prenatal factors in major congenital malformations. Amer. J. hum. Genet. 20, 44
Dehns, D., L. H. Snyder 1932: Dominance in man, with especial reference to polydactylism. Ohio J. Science 32, 232
Frazier, T. M. 1960: A note on race-specific congenital malformation rates. Amer. J. Obstet. Gynec. 80, 184
Koehler, O. 1924: Über die Vererbung der Vielfingerigkeit beim Menschen. Biol. Zbl. 43, 646
Lehmann, W., E. A. Witteler 1935: Zwillingsbeobachtung zur Erbpathologie der Polydaktylie. Zbl. Chir. 62, 2844
Lewis, Th. 1912: Hereditary malformations of the hands and feet, III a polydactylism. In: Treasury of Human Inheritance, Bd. I. Cambridge University Press, London
Maltzan, H. v., 1872: Die Sechsfingerdynastie. Westermanns Monatsh. 32, 514
Milles, B. L. 1928: The inheritance of human skeletal anomalies. J. Hered. 19, 28
Mohan, J. 1969: Postaxial polydactyly in three indian families. J. med. Genet. 6, 196
Odiorne, J. M 1943: Polydactylism in related New England families. J. Hered. 34, 45
Pipkin, S. B., A. C. Pipkin 1946: Variation of expression of polydactyly. J. Hered. 37, 93
Pokorny, L. 1933: Zur Klinik und Ätiologie der Polydaktylie. Med. Klin. 44, 1486
Refior, H. J. 1968: Beitrag zur postaxialen familiären Polydaktylie. Arch. orthop. Unfall-Chir. 63, 293
Sheukenek, W., W. P. Thompson 1933: A case of recessive polydactylism. Trans. roy. Soc, Can. Sect. V, 27, 169
Snyder, L. H. 1929: A recessive factor for polydactylism in man. J. Hered. 20, 73
Sobbota, A., F. DeMarinis 1957: On the inheritance and development of preaxial and postaxial types of polydactylism. Acta Genet. med. (Roma) 6, 85
Sverdrup, A. 1922: Postaxial polydactylism in six generations of a norwegian family. J. Genet. 12, 214
Walker, J. T. 1961: A pedigree of extra-digit-V polydactyly in a Batusi family. Ann. hum. Genet. 25, 65
Wilson, G. 1896: Hereditary polydactylism. J. Anat. Physiol. (Lond.) 30, 437
Woolf, Ch. M., R. M. Woolf 1970: A genetic study of polydactyly in Utah. Amer. J. hum. Genet. 22, 75

Präaxiale Polydaktylie:

Polydaktylie des Daumens

Barsky, A. J. 1958: Congenital Anomalies of the Hand and Their Surgical Treatment. Thomas, Springfield/Ill.
Digby, K. 1645: The Immortality of Reasonable Souls. Second Treatise of Digbys Nature of Bodies. J. Williams, London
Gräfenberg, E. 1920: Die entwicklungsgeschichtliche Bedeutung der Hyperdaktylie menschlicher Gliedmaßen. In: Studien zur Pathologie der Entwicklung, Bd. II, hrsg. von R. Meyer. Schwalbe, Jena (S. 565)
Handforth, J. R. 1950: Polydactylism of hand in southern chinese. Anat. Rec. 106, 119
Huffstadt, A. J. C., J. M. H. M. Borghouts 1965: Chirurgische Behandlung von Daumenverdoppelung. Ned. T. Geneesk. 109, 2386
Joachimsthal, G. 1900: Die angeborenen Verbildungen der oberen Extremitäten. Fortschr. Röntgenstr. Erg.-Bd. II/1900
Pott, R. 1884: Ein Beitrag zu den symmetrischen Mißbildungen der Finger und Zehen. Jb. Kinderheilk. 21, 392
Rudert, J. 1938: Über die Vererblichkeit der präaxialen Polydaktylie. Diss., Göttingen
Sinha, S. 1918: Polydactylism and tooth color. J. Hered. 9, 96

Überzählige dreigliedrige Daumen

DeMarinis, F., L. S. Wildervanck 1960: Pre-axiale polydactylie (verdubbelde duim) en trifalangie. Ned. T. Geneesk. 104, 2169
Duschl, J. 1917: Eine seltene Form von Polydaktylie. Münch. med. Wschr. 64, 827
Farge 1866: Polydactylie. Ectrodactylie concomitante. Gaz. hebd. méd. Chir. 4, 61
Grebe, H. 1964: Mißbildungen der Gliedmaßen. In: Humangenetik, Bd. II, hrsg. von P. E. Becker. Thieme, Stuttgart (S. 209)
Hefner, R. A. 1940: Hereditary polydactyly. J. Hered. 31, 25
Hilgenreiner, H. 1910: Neues zur Hyperphalangie des Daumens. Bruns' Beitr. klin. Chir. 67, 196
Joachimsthal, G. 1900: Verdopplung des linken Zeigefingers und Dreigliederung des Daumens. Berl. klin. Wschr. 37, 835
Komai, T., Y. Ozaki, W. Imokuma 1953: A japanese kindred of hyperphalangism of thumbs and duplication of thumbs and big toes. Folia hered. path. 2, 308
Lapidus, P. W., F. P. Guidotti, C. J. Coletti 1973: Triphalangeal thumb. Surg. Gynec. Obstet. 77, 178
Le Marec, B., Y. Coutel 1970: La polydactylie, maladie ou symptôme? Pédiatrie 25, 735
Manhold, E. 1909: Hereditäre Polydaktylie. Z. orthop. Chir. 23, 587
Ottendorff, Dr. 1906: Zur Frage des dreigliedrigen Daumens. Z. orthop. Chir. 17, 507
Rüdinger, Dr. 1876: Beiträge zur Anatomie des Gehörganges, der venösen Blutbahnen der Schädelhöhle sowie der überzähligen Finger. Riedel, München
Townes, P. L., E. R. Brocks 1972: Hereditary syndrome of imperforate anus with hand, foot, and ear anomalies. J. Pediat. 81, 321 – 326

Verdoppelung der terminalen Phalangen dreigliedriger Daumen

Ecke, H. 1962: Beitrag zu den Doppelmißbildungen im Bereich der Finger. Bruns Beitr. klin. Chir. 205, 463
Lenz, W. 1973: Phenocopies. Med. Genet. 10, 34
Milch, H. 1951: Triphalangeal thumb. J. Bone Surg. 33 A, 692
Wildervanck, L. S. 1960: Drie erfelijke afwijkingen van de bovenste extremitäten. Ned. T. Geneesk. 98, 1681

Präaxiale Polydaktylie Typ Nylander

Nylander, E. S. 1904: Bidrag till lären om ärftlig polydaktyli. Hygiea (Stockh.)
Nylander, E. S. 1931: Präaxiale Polydaktylie in fünf Generationen einer schwedischen Sippe. Upsala Läk,-Fören. Förh. 36, 276

Polysyndaktylie Typ I

Bell, J. 1930: Some new pedigrees of hereditary disease. A. Polydactylism and syndactylism. B. Blue sclerotics and fragility of bone. Ann. Eugen. (Lond.) 4, 41
Goldberg, M. J., H. M. Pashayan 1976: Hallux syndactyly – ulnar polydactyly – abnormal ear lobes: A new syndrome. Birth Defects: Orig. Art. Ser. Bd. XII/5, 255 – 266
Goodmann, R. M. 1965: A family with polysyndactyly and other anomalies. J. Hered. 56, 37
Hagenbach, E. 1879: Zur Casuistik der angeborenen Mißbildungen von Finger und Zehen. Jb. Kinderheilk. 13, 234
Henckel, H., W. Brandt 1953: Besonderheiten in einer polysyndaktylen Sippe. Fortschr. Röntgenstr. 78, 460
Lenglen 1877: Zur la polydactylie hereditaire. Bull. Acad. Méd. (Paris) 6, 1312
Liebenam, L. 1938: Verdoppelungstendenz der medialen und lateralen Strahlen des Fußskelettes in einer Familie. Erbarzt 5, 61
McClintic, B. S. 1935: Five generations of polydactylism. J. Hered. 26, 141
Opitz, J. M. 1961: An introduction to medical genetics. J. Iowa St. med. Soc. 393
Pfitzner, W. 1898: Beiträge zur Kenntnis der Mißbildungen des menschlichen Extremitätenskelets. Morph. Arb. Jena 8, 304
Refior, H. J. 1968: Die menschliche Variation des Fußes. Arch. orthop. Unfallchir. 63, 225
Sommer 1910: Bemerkungen zu einem Fall von vererbter Sechsfingerigkeit. Klinik psych. nerv. Krankh. 5, 297
Stoppel 1918/19: Über einen seltenen Fall von Mißbildungen der Zehen an beiden Füßen (Syndaktylie und 13 Zehen). Fortschr. Röntgenstr. 26, 270
Thomsen, O. 1927: Einige Eigentümlichkeiten der erblichen Poly- und Syndaktylie bei Menschen. Acta med. scand. 65, 609

Polydaktylie und Syndaktylie dreigliedriger Daumen

Cotta, H., M. Jäger 1965: Hochgradige numerische Variation der Fingerstrahlen und Störungen der Längendifferenzierung beider Hände und ihre operative Behandlung. Arch. orthop. Unfall-Chir. 58, 1
Grebe, H. 1940: Untersuchungen über Papillarlinienveränderungen bei Syndaktylie und Polydaktylie. Z. Morph. Anthrop. 39, 62
Kaul, K. K., N. R. Bhandari 1959: Polydactylo-syndactylism in seven generations. Indian. J. Pediat. 26, 18
Schade, H. 1937: Zur endogenen Entstehung von Gliedmaßendefekten. Z. Morph. Anthrop. 36, 375
Stapff, R. 1926: Über eine Familie mit erblicher Syn- und Polydaktylie (Hyperphalangia pollicis). Fortschr. Röntgenstr. 34, 531
Ströer, F. H. 1935: Familiäres Auftreten von Hand- und Fußabweichungen in fünf Generationen. Genetica 17, 299

Extremitätenverdoppelung höheren Grades:
Ulnaverdoppelung

Buettner, G. 1939: Ulnare Polydaktylie bei Ulnaverdoppelung und Radiusdefekt. Z. mensch. Vererb.- u. Konstit.-Lehre 22, 428
Bruce, A. 1868: Remarkable malformation of the left hand. Trans. path. Soc. Lond. 19, 452
Dwight, Th. 1893: Fusion of hands. Anat. Anz. 8, 60
Entin, M. A. 1959: Reconstruction of congenital abnormalities of upper extremities. J. Bone Surg. 41 A, 681
Fischer, H.: Diss., Bonn 1912 zit. nach G. Buettner 1939
Harrison, R. G., M. A. Pearson, R. Roaf 1960: Ulnar Dimelia. J. Bone Surg. 42 B, 549
Jolly, F. 1891: Über Polydaktylie mit Mißbildung des Armes. Intern. Beitr. wiss. Med. Hirschwald, Berlin
Lange, B.: Diss., Breslau 1924 zit. nach G. Buettner 1939
Man, C. 1921/22: Ein weiterer Fall von Doppelbildung der Ulna bei fehlendem Radius. Z. orthop. Chir. 42, 355
Mukerji, M. 1956: Congenital anomaly of hand „mirror hand". Brit. J. plast. Surg. 9, 222
Nitsche, F. 1931: Über lokalisierte Doppelmißbildungen und ihre Genese. Z. orthop. Chir. 55, 601
Prinz, P. 1968: Diplocheirie. Pädiat. Prax. 7, 121
Przibam, H. 1921: Die Bruch-Dreifachbildung im Tierreich. Arch. Entwickl.-Mech. Org. 48, 205
Restemeier 1920: Eine Mißbildung der Hand und des Unterarmes infolge Doppelbildung der Ulna bei fehlendem Radius. Dtsch. Z. Chir. 155, 120
Ströer, W. F. H. 1938: Die Extremitätenmißbildungen und ihre Beziehungen zum Bauplan der Extremitäten. Z. Anat. Entwickl.-Gesch. 108, 136
Tünte, W., D. Kersting 1967: Spiegelbildliche Verdoppelung von Ulna und ulnarem Handanteil bei fehlendem Radius („mirror-hand"). Z. Orthop. 103, 490
Weil, S. 1924: Diplocheirie und Diplopodie. Z. orthop. Chir. 43, 595
Laurin, C. A., J. C. Faurea, P. Labelle 1964: Bilateral absence of the radius and tibia with bilateral duplication of the ulna and fibula. A case report. J. Bone Jt Surg. 46, 137
Pfeiffer, R. A., M. Roeskau 1971: Agenesie der Tibia, Fibulaverdoppelung und spiegelbildliche Polydaktylie (Diplopodie) bei Mutter und Kind. Z. Kinderheilk. 111, 38
Weil, S. 1924: Diplopodie und Diplocheirie. Z. orthop. Chir. 43, 595

Fibulaverdoppelung

Badger, V. M. 1969: Evaluation of foot conversions for congenital anomalies: Syme, Boyd and Chopart. ICIB VIII/12, 1
Ballantyne, J. W. 1893: An infant with a bifid hand. Edinb. med. J. 38, 623
Davidson, A. J. 1918: A case of congenital deformity of the hands, supernumerary toes, and absence of tibiae. Amer. J. Roentgenol. 5, 434
Eaton, G. O., V. A. McKusick 1968: A seemingly unique polydactyly-syndactyly syndrome in four persons in three generations. Birth Defects: Orig. Art. Ser. Bd. V/3, 321
Herzog, R. H. 1946: Tibiaaplasie. Diss. Zürich.
Kuhnt 1872: Eigentümliche Doppelbildungen an Händen und Füßen. Virchows, Arch. path. Anat. 56, 268
Kümmel, W. 1895: Die Mißbildungen der Extremitäten durch Defekt, Verwachsung und Überzahl. Fischer, Kassel
Melde, R. 1892: Anatomische Untersuchung eines Kindes mit beiderseitigem Defekt der Tibia und Polydaktylie an Händen und Füßen. Diss., Marburg
Reber, M. 1967/68: Le syndrome osseux peu commun associant une heptadactylie et une aplasie des tibias. J. Génét. hum. 16, 15
Salzer, M. 1960: Über kongenitalen Tibiadefekt. Zbl. Chir. 85, 673

Say, B., E. Feild, J. G. Goldwell, L. Warnberg, M. Atasu 1976: Polydactyly with triphalangeal thumbs, brachydactyly, camptodactyly, congenital dislocation of the patellas, short stature and borderline intelligence. Birth Defects: Orig. Art. Ser. Bd. XII 15, 279 – 286

Treiger, J. 1919/21: Ein Fall von Polydaktylie. Fortschr. Röntgenstr. 27, 419 – 422

Werthemann, A. 1952: Die Entwicklungsstörungen der Extremitäten. In: Handbuch der speziellen pathologischen Anatomie und Histologie, Bd. IX 16, hrsg. von O. Lubarsch, F. Henke, R. Rössle. Springer, Berlin (S. 99)

Yujnovsky, O., D. Ayala, A. Vincitorio, H. Viale, N. Sakati, W. L. Nyhan 1974: A syndrome of polydactyly-syndactyly and triphalangeal thumbs in three generations. Clin. Genet. 6, 51 – 59

Tibiaaplasie mit Polydaktylie

Aletter, C. 1932: Über die angeborenen Defekte der Tibia. Frankfurt. Z. Path. 43, 196

Bötticher 1904: Med. Ges. Gießen, Sitzg. 7. Juni 1904. Dtsch. med. Wschr. 30, 1594

Helbing, C. 1902: Ein Fall von totalem Defect der Tibia. Berl. klin. Wschr. 39, 316

Johnson, A. A. 1958: Case of polydactylism in which nine toes existed on one foot. Trans. path. Soc. Lond. 9, 427

Medini, L. 1888: Un caso di mancanza congenita della tibia. Boll. Sci. med. 22, 145

Nutt, J. J., E. E. Smith 1941: Total congenital absence of the tibia. Amer. J. Roentgenol. 46, 841

Ollerenshaw, R. 1925: Congenital defects of the long bones of the lower limb. J. Bone Jt Surg. 23, 528

O'Rahilly, R. 1951: Morphological patterns in limb deficiencies and duplications. Amer. J. Anat. 89, 135

Vonnegut, F. A. 1926: Die eugenetische Indikation zur Schwangerschaftsunterbrechung und Sterilisation bei erblichen Mißbildungen. Zbl. Gynäk. 50, 2197

Diplocheirie, Diplopodie

Appelrath 1922: Zur Kenntnis der Doppelbildung einzelner Gliedmaßen. Fortschr. Röntgenstr. 29, 57

Bull, G. J. 1875: A case of bifurcated foot with eleven toes. Boston med. surg. J. 93, 292

Faltin, R. 1904: Ein Fall von Mißbildung der oberen Extremitäten durch Überzahl. Arch. Anat. Physiol., Anat. Abt. 350 – 37

Greuer, F. 1890: Über die Bildung von überzähligen unteren Extremitäten im Anschluß an einen klinisch beobachteten Fall von Tripodie. Diss., Bonn

Mayer, L., D. Sashin 1930: Report of a case of supernumerary foot. J. Bone Jt. Surg. 12, 649

Murray, J. 1863: Case of a woman with three hands. Med. Chir. Trans. 46, 29

Nitsche, F. 1931: Doppelmißbildung der unteren Extremitäten mit fibularem Zusammenhang. Z. orthop. Chir. 55, 384

Peterffy, P., St. Jona 1942: Seltene Anomalie der Oberarmentwicklung. Zbl. Chir. 69, 878

Schwalbe, E. 1906: Über Extremitätenmißbildungen (Spalthand, Spaltfuß, Syndaktylie, Adaktylie, Polydaktylie). Münch. med. Wschr. 53, 493

Stein, H. C., E. H. Bettman 1940: Rare malformation of the arm. Double humerus with three hands and sixteen fingers. Amer. J. Surg. 50, 336

Syndrome mit postaxialer Polydaktylie:

Bardet-Biedl-Syndrom

Alström, C. H., B. Hallgren, L. B. Nikson, H. Åsander 1959: Retinal degeneration combined with obesity diabetes mellitus and neurogenous deafness: a specific syndrome (not hitherto described) distinct from the Laurence-Moon-Bardet-Biedl syndrome: a clinical, endocrinological and genetic examination based on a large pedigree. Acta psych. scand., 34, Suppl. 129, 1 – 35

Amman, F. 1970: Investigations cliniques et génétiques sur le syndrome de Bardet-Biedl en Suisse. J. Génét. hum. Suppl. 18, 1 – 310

Bardet, G. 1920: Sur un syndrome d'obésité infantile avec polydactylie et retinite pigmentaire. Diss., Paris

Bell, J. 1958: The Laurence-Moon syndrome. In: The Treasury of Human Inheritance, Bd. V/3. Cambridge University Press, London

Biedl, A. 1922: Ein Geschwisterpaar mit adiposo-genitaler Dystrophie. Dtsch. med. Wschr. 48, 1630

Blumel, J., W. T. Kniker 1959: Laurence-Moon-Bardet-Biedl-Syndrome. Tex. Rep. Biol. Med. 17, 391 – 410

Franceschetti, A., D. Klein, S. Forni, J. Babel 1950: Bardet-Biedl syndrome. Acta XVIth Concil, Ophthalm. Britain 190 – 193

Laurence, J. C., R. C. Moon 1866: Four cases of „retinitis pigmentosa" occuring in the same family and accompanied by general imperfections of development. Ophthal.-Rev. 2, 32 – 41

Prader, A., A. Labhart, H. Willi 1956: Ein Syndrom von Adipositas, Kleinwuchs, Kryptorchismus und Oligophrenie nach myotonieartigem Zustand im Neugeborenenalter. Schweiz. med. Wschr. 86, 1260 – 1261

„Biemond-Syndrom"

Biemond, A. 1934: Het syndrom van Laurence-Biedl en een aanverwant, nieuw syndrom. Ned. T. Geneesk, 78, 1801 – 1809

van Bogaert, L., A. Delhaye 1936: Observation d'un syndrome familial nouveau (Biemond) proche de la maladie de Laurence-Moon-Bardet. Bull. Soc. méd. Hôp. Paris 52, 683 – 691

Grebe, H. 1953: Contribution ou diagnostic differentiel du syndrome de Bardet-Biedl. J. Génét. hum. 2, 127 – 144

Kissel, P., J. Cordier, P. Tridon, M. Thiriet 1965: Le syndrome de Biemond (étude de 2 cas). Camptes rendus du Congrès International de Neuro-Ophtalmologie et Neuro-Génétique, Albi, 1965

Trisomie 13

Bartholinus, Th. 1657: Historiarum anatomicarum rariorum. Centuriam III et. IV; Eiusdem causa acessere observationes anatomicae cl. viri Petri Pawi Hafniae. Sumptibus Petri Hanbold Bibl. (S. 95)

Büchner, Th., R. A. Pfeiffer, E. Stupperich 1965: Reduplikationsverhalten der Chromosomen der Gruppe D (13 – 15) und Identifikation des Extrachromosoms bei Trisomie D. Klin. Wschr. 43, 1062

Gianelli, F. 1965: Autoradiographic identification of the D (13 – 15) chromosome responsible for D 1 trisomic Patau's syndrome. Nature (Lond.) 208, 669

Gustavson, K.-H., S. Johanson, L. Wranne 1968: Immunglobulins in 13 – 15 trisomy syndrome due to a translocation. Acta paediat. scand. 57, 436

Hienz, H. A. 1971: Chromosomenfibel. Einführung in die klinische Zytogenetik für Ärzte und Studenten. Thieme, Stuttgart

Lenz, W., R. A. Pfeiffer, W. Tünte 1966: Chromosomenanomalien durch Überzahl (Trisomien) und Alter der Mutter. Dtsch. med. Wschr. 91, 1262

Magenis, R. E., F. Hecht, S. Milham, jr. 1968: Trisomy 13 (D 1) syndrome: studies on parental age, sex ratio and survival. J. Pediat. 73, 222

Patau, K., W. W. Smith, E. Therman, S. L. Inhorn, H. P. Wagner 1960: Multiple congenital anomaly caused by an extra autosome. Lancet 1960/I, 790

Pfeiffer, R. A.: Karyotyp und Phänotyp der autosomalen Chromosomenaberrationen beim Menschen. Veröffentlichungen aus der morphologischen Pathologie. H. 74/75. Fischer, Stuttgart 1968

Taylor, A. I. 1968: Autosomal trisomy syndromes: a detailed study of 27 cases of Edward's syndrome and 27 cases of Patau's syndrome. J. med. Genet. 5, 227

Tolksdorf, M., H.-R. Wiedemann, H.-G. Hansen, W. Lehmann 1965: Patau-Syndrom mit Trisomie D_1 und D/D-Translokation. Med. Wett 16, 2304

Yunis, J. J., E. B. Hook, M. Mayer 1964: Desoxyribonucleic-acid replication pattern of trisomy D. Lancet 1964/II, 935

Meckel-Syndrom

Altmann, P., P. Wagenbichler, A. Schaller 1977: A casuistic report on the Gruber or Meckel syndrome. Hum. Genet. 38, 357–362

Chemke, J., A. Miskin, Z. Rav-Acha, A. Porath, M. Sagiv, Z. Katz 1977: Prenatal diagnosis of Meckel syndrome: alpha-feto-protein and beta-trace protein in amniotic fluid. Clin. Genet. 11, 285–289

Gruber, G. B. 1934: Beiträge zur Frage „gekoppelter" Mißbildungen. Beitr. path. Anat. 93, 459–476

Kemperdick, H., M. Ammermann, F. Janssen, H. Lange, P. Monbayed 1975: Zur Differentialdiagnose des Meckel-Syndroms und des Ellis-van-Creveld-Syndroms mit Encephalocele. Klin. Paediat. 187, 87–93

Lauras, B., J. Fraisse, F. Faugeroux, A. La Selve, J. M. Robert, F. Freycon 1976: Syndrome de Meckel. Pédiatrie, 31, 435–445 1976

Mecke, S., E. Passarge 1971: Encephalocele, polycystic kidneys and polydactyly as an autosomal recessive trait simulating certain other disorders: the Meckel syndrome. Ann. Génét. 14, 97–103

Meckel, J. F. 1822: Beschreibung zweier durch sehr ähnliche Bildungsabweichungen entstellter Geschwister. Dtsch. Arch. Physiol. 7, 99–172

Naffah, J., G. Ghosn, N. Charios 1972: A propos de trois nouveaux cas dans une même fratrie du syndrome de Meckel ou dysencephalie splancho-kystique de Gruber. Arch. franc. Pédiat. 29, 1069

Seller, M. J. 1975: Prenatal diagnosis of a neurotube defect: Meckel syndrome. J. med. Genet. 12, 109

Weitere Syndrome mit postaxialer Polydaktylie

Naumoff, P., L. W. Young, J. Mazer, A. J. Amortegui 1977: Short Rib-Polydactyly Syndrome 3. Radiology 122, 443–447

Opitz, J. M., R. C. Johnson, S. R. McCreadie, D. W. Smith 1969: The C Syndrome of Multiple Congenital Anomalies. Birth Defects: Orig. Art. Ser. Bd. V/2, 161–166

Preis, M., W. J. Alexander, F. C. Fraser 1975: The C Syndrome. Birth Defects: Orig. Art. Ser. Bd. XI/2, 58–62

Romeo, G., J. Zonana, R. S. Lachman, J. M. Opitz, C. I. Scott, S. W. Spranger, D. L. Rimoin 1977: Grebe chondrodysplasia and similar forms of severe short-limbed dwarfism. Birth Defects: Orig. Art. Ser. Bd. XIII/3 c, 109–115

Dungy, C. I., R. G. Aptekar, H. M. Cann 1971: Hereditary Hydrometrocolpos with Polydactyly in Infancy. Pediatrics 47, 138–141

McKusick, V. A., R. L. Bauer, C. E. Koop, R. B. Scott 1964: Hydrometrocolpos as a simply inherited malformation. J. Amer. med. Ass. 189, 813

Stojimirovic, I. 1956: Hidrometrokolpos novordencita. Acta chir. jugosl. 3, 175

Elejalde, B. R., C. Giraldo, R. Jimenes, E. F. Gilbert 1977: Acrocephalopolydactylous Dysplasia. Birth Defects: Orig. Art. Ser. Bd. XIII/3 b, 53–67

Syndrome mit präaxialer Polydaktylie:

Carpenter-Syndrom

Carpenter, G. 1901: Two sisters showing malformations of the skull and other congenital abnormalities. Rep. Soc. Study Dis. Child. Land. I, 110

Carpenter, G. 1909: Case of acrocephaly with other congenital malformations. Proc. roy, Soc. Med. II, 45

Baldi, U., Brunelli, L. 1965: Considerazioni su due osservazioni di malattia di Apert (acrocefalosindattilia). Minverva pediat. 17, 1705

Balsamo, V., D. Corso, L. Giuffrè 1968: Un caso di sindrome di Carpenter (acrocefalopolisyndattilia). La Pediatria 2, 3–19

Noack, M. 1959: Ein Beitrag zum Krankheitsbild der Akrocephalosyndaktylie (Apert). Arch. Kinderheilk. 160, 168–171

Palacios, E., R. N. Schimke 1969: Craniosynostosis-Syndactylism. Am. J. Roentgenol. 6, 144–155

Pfeiffer, R. A 1969: Associated Deformitis of the Head and Hands. Birth Defects: Orig. Art. Ser. Bd. V/3, 18–34

Rudert, I. 1938: Über die Vererblichkeit der präaxialen Polydaktylie. Diss., Göttingen

Schönenberg, H., E. Scheidhauer 1966: Über 2 ungewöhnliche Dyscranio-Dysphalangien bei Geschwistern (atypische Akrocephalosyndaktylie und fragliche Dysencephalia splanchnocystica. Mschr. Kinderheilk. 114, 322

Sunderhaus, E., J. R. Wolter 1968: Acrocephalosyndactylism. J. Pediat. Ophthal. 5, 118–120

Temtamy, S. A. 1966: Carpenter's syndrome: Acrocephalopolysyndactyly. An autosomal recessive syndrome. J. Pediat. 69, 111–120

Greig-Temtamy-Syndrom

Greig, D. M. 1926: Oxycephaly. Edinb. med. J. 33, 189

Korting, G. W., H. Ruther 1954: Ichthyosis und akro-faciale Dysostose. Arch. Derm. Syph. 197, 91

Temtamy, S. A. 1966: Carpenter's syndrome: acrocephalo-polysyndactyly. An autosomal recessive syndrome. J. Pediat. 69, 111–120

Mohr-Claussen-Syndrom

Claussen, O. 1946: Et arvelig syndrom omfattende tungemisdannelse og polydaktyli. Nord. Med. 30, 1147

Gustavson, K.-H., A. Kreuger, P. O. Petersen 1971: Syndrome characterized by lingual malformation, polydactyly, tachypnea and psychomotor retardation (Mohr-Syndrome). Clin. Genet. 2, 261

Mohr, O. L. 1941: An hereditary sublethal syndrome in man. Avhandl. Norske Videuskaps-Akademi Oslo, I. Math. Naturwiss. Klasse 14, 1

Pfeiffer, R. A., F. Majewski, H. Mannkopf 1973: Das Syndrom von Mohr u. Claussen. Klin. Paediat. 185, 224–229

Rimoin, D. L., M. T. Edgerton 1967: Genetic and clinical heterogeneity in the oral-facial-digital syndromes. J. Pediat. 71, 9–102

Präaxiale Hexadaktylie mit Analatresie

Liharzik, F. 1858: Das Gesetz des menschlichen Wachstums und der unter der Norm zurückgebliebene Brustkorb als die erste und wichtigste Ursache der Rhachitis, Scrophulose und Tuberculose. Gerold, Wien

Say, B., S. Balci, T. Pirnar, A. Hicsönmez 1971: Imperforate anus/polydactyly/vertebral anomalies syndrome: a hereditary trait? J. Pediat. 79, 1033–1034

Sonderformen

De Castro, A. 1934: Oxycephalo-syndactylie. Rev. neurol. 1, 359–367

Ferrier, P., S. Widgren, S. Ferrier 1964: Non-specific pseudohermaphroditism, report on two cases with cytogenetic investigations. Helv. paediat. Acta, 19, 1–12

Hootnick, D., L. B. Holmes 1972: Familial polysyndactyly and craniofacial anomalies. Clin. Genet. 3, 128–134

Marshall, R. E., D. W. Smith 1970: Frontodigital syndrome: a dominantly inherited disorder with normal intelligence. J. Pediatr. 77, 129–133

Moszkowicz, L. 1934: Zur Genese der Mißbildungen. Virchows Arch. path. Anat. 293, 78–96

Opitz, J. M., R. C. Johnson, S. R. McCreadie, D. W. Smith 1969: The C syndrome of multiple congenital anomalies. Birth Defects: Orig. Art. Ser. Bd. V/2, 161–166

Pfeiffer, R. A., H. Müller 1971: Ein Komplex multipler Mißbildungen bei zwei nicht verwandten Kindern. Pädiat. Pädol. 6, 262–267

Say, B., P. S. Gerald 1968: A new polydactyly-imperforate-anus-vertebral-anomalies syndrome. Lancet 1968/II, 688

Schinzel, A., H. Zellweger, A. Grella, A. Prader 1974: Fetal face syndrome with acral dysostosis. Helv. paediat. Acta 29, 55–60

Sugarman, G. I., M. Katakia, J. Menkes 1971: See-saw winking in a familial oral-facial-digital syndrome. Clin. Genet. 2, 248

Villaud, J. C., J. Martin, G. Szepetowski, J. M. Robert 1968: Le syndrome oro-facio-digital. Etude clinique et génétique à propos de 10 cas observés dans une même famille. Rev. Pédiat. 4, 383

Weyers, H. 1959: Die Dyscraniopygophalangie als Merkmalsbild embryopathischer Dysplasie. Med. Bild 1, 24–30

Radiale und ulnare Strahldefekte (Oligodaktylien)

Definition: Unter Oligodaktylien oder Strahldefekten sollen hier Defekte von Fingern mit den zugehörigen Metakarpalknochen verstanden werden. Fingerdefekte, bei denen die Metakarpalia erhalten sind, werden dagegen zu den Perodaktylien gerechnet.

Oligodaktylien können betreffen

– Vorwiegend die radiale Seite,
– die Mittelstrahlen,
– die ulnare Seite,
– die ulnare und die radiale Seite.

Während Defekte der radialen Strahlen und der Mittelstrahlen häufig erbbedingt sind, treten die meisten ulnaren und gleichzeitig ulnaren und radialen Defekte sporadisch auf.

Radiale Defekte

Autosomal-dominante radiale Defekte

Holt-Oram-Syndrom. Bei diesem Erbleiden können in einer Familie verschieden schwere Manifestationen vorkommen, wie Hypoplasie von Thenar und Daumen, dreigliedrige Daumen, Aplasie von Radius und Daumen, radioulnäre Synostose, proximaler Humerusdefekt, Aplasie von Daumen und Zeigefinger („3-Finger-Phoko-

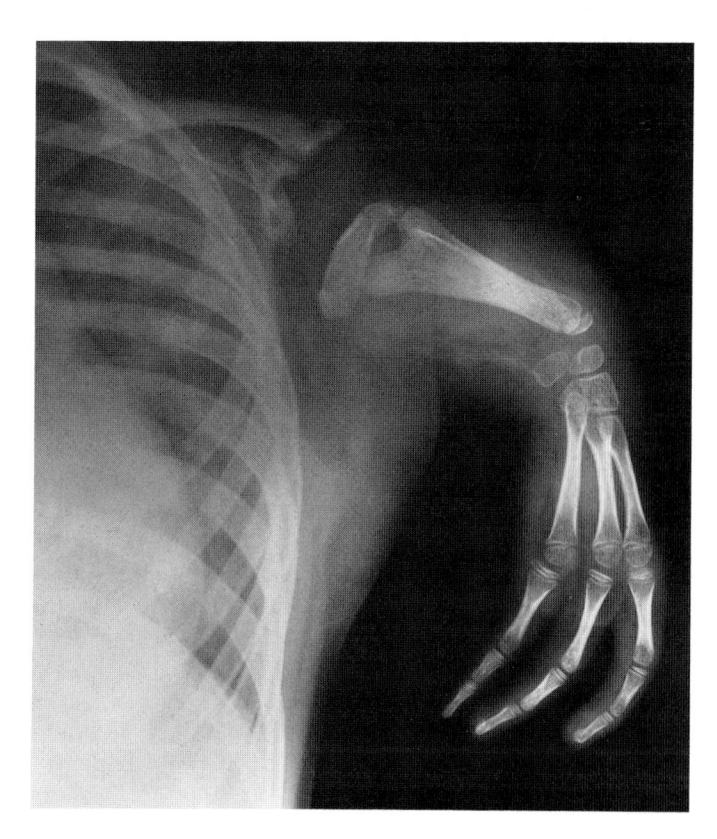

Abb. 233 Holt-Oram-Syndrom. Mutter des Patienten hat Daumenaplasie beiderseits (Orthopädische Universitätsklinik, Heidelberg).

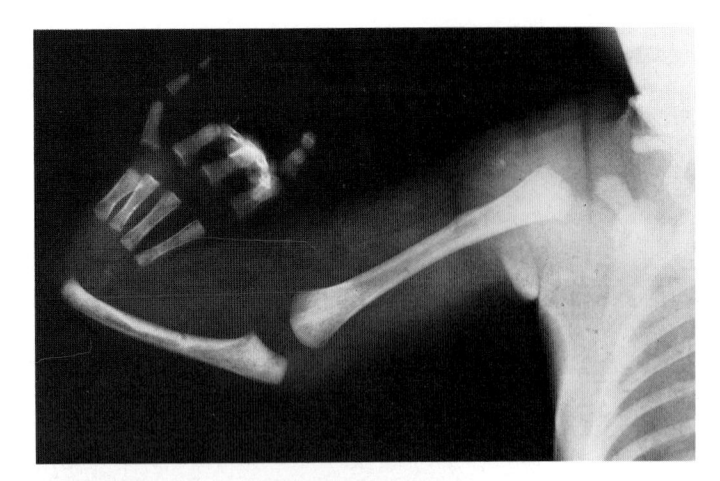

Abb. 234 Thalidomideinnahme am 28. und 32. Tag post conceptionem. Das Kind hatte an Oberlippe und Stirnmitte ein Hämangiom.

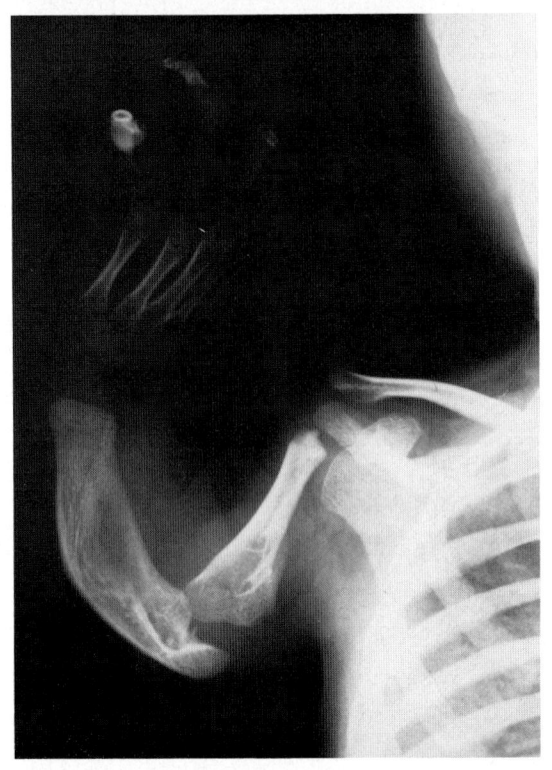

Abb. 235 Thalidomideinnahme am 43. und 44. Tag post menstruationem. Linke Seite etwa gleich wie rechte betroffen. Daneben Coxa valga.

melie") (Abb. 233). Herzfehler, meist Vorhofseptumdefekt, auch Reizleitungsstörungen, sind häufig. Trichterbrust und Klinodaktylie der 5. Finger sind nicht selten. Anscheinend bleiben einzelne Träger des Gens erscheinungsfrei oder zeigen nur minimale Symptome wie Klinodaktylie.

Akrofaziale Dysostose Typ Nager. Daumen und Radius sind hypoplastisch oder fehlen, Radius und Ulna können synostosiert sein. Auch präaxiale Hexadaktylie wurde beobachtet (BOWEN u. HARLEY 1974). Der Unterkiefer ist unterentwickelt, die Lidspalten fallen nach außen ab. Die Ohrmuscheln sind klein, die Gehörgänge eng. Meist besteht Leitungsschwerhörigkeit. Die Vererbung ist vermutlich autosomal-dominant, doch sind die meisten Fälle sporadisch, wobei das relativ hohe Alter des Vaters für dominante Neumutation spricht (LOWRY 1977).

Lakrimo-aurikulo-dentodigitales (LADD-)Syndrom. HOLLISTER u. Mitarb. (1974) haben in einer mexikanischen Familie bei dem Vater und 5 von 8 Kindern Schwerhörigkeit, gemuschelte Ohren, Verlegung der Tränengänge, Zahnanomalien und verschiedene Fehlbildungen des radialen Strahls, wie Verdoppelung des Endglieds, Triphalangie und hochgradige Hypoplasie des Daumen gesehen.

Arias-Syndrom. Variable Gliedmaßenfehlbildungen vorwiegend des radialen Strahls, die denen des Holt-Oram-Syndroms sehr ähnlich sind, in Kombination mit Abduzenslähmung und Schwerhörigkeit, aber ohne Herzfehler, hat ARIAS (1977) in mehreren Generationen einer venezolanischen Familie mit regelmäßig dominantem Erbgang beobachtet.

Thalidomidembryopathie. *Phänokopie der dominanten radialen Defekte:* Ein Teil der Schäden, die durch Thalidomideinnahme zwischen dem 42. und 48. Schwangerschaftstag post menstruationem verursacht werden, sind morphologisch nicht von den autosomal-dominanten radialen Defekten zu unterscheiden, die sie in allen Einzelheiten von der 3-Finger-Phokomelie bis zu den dreigliedrigen Daumen phänokopieren können (Abb. 234, 235, 236). Viele Fälle von Thalidomidembryopathie haben jedoch zusätzliche Schäden an Ohren (Anotie, Entstehung um den

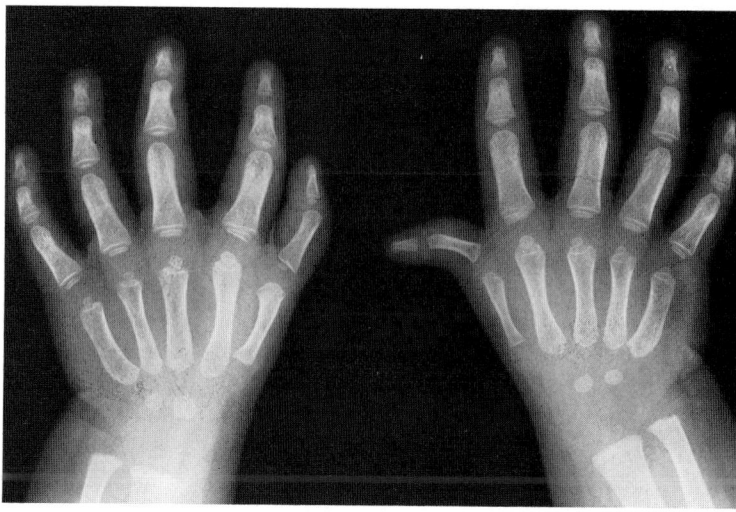

Abb. 236 a u. b Thalidomideinnahme vom 44. bis 46. Tag post menstruationem.
a) Daumengrundphalangen etwa in einer Reihe mit den Grundphalangen II–V ansetzend.
b) Tibiaverkürzung links.

35. bis 36. Tag post menstruationem), Augen (Iris- und Chorioidea-Kolobom, Mikrophthalmie) und inneren Organen (Herzfehler, Uterusfehlbildungen, Gallenblasenaplasie, Duodenalstenose, Analatresie und -stenose, Aplasie der Appendix, Nierenaplasie), die bei den Erbleiden nicht vorkommen. Auch können bei Thalidomidembryopathie die unteren Gliedmaßen betroffen sein (proximale Femurdefekte, Tibiaaplasie, doppelte Großzehen, Hüftluxation), die bei den dominanten radialen Defekten frei bleiben. Schließlich scheinen die schwersten Armschäden durch Thalidomid (Amelie, 1-Finger-Phokomelie) bei dem dominanten Erbleiden nicht vorzukommen (vielleicht beim homozygoten Zustand des Gens?).

Autosomal-rezessive Syndrome mit radialen Defekten

Fanconi-Panmyelopathie. Hypoplasie oder Aplasie von Radius und Daumen oder Daumen allein, seltener präaxiale Polydaktylie, Mesobrachyphalangie der Kleinfinger, gelegentlich Triphalangie der Daumen kommen bei der Fanconi-Panmyelopathie („Fanconi-Anämie") vor (Abb. 237 a u. b).
Niedriges Geburtsgewicht, Minderwuchs, braune, teils fleckige, teils mehr diffuse Pigmentierung vorwiegend in der Achsel- und Leistengegend, daneben vitiligoartige pigmentlose Stellen, Neigung zu Leukämie und anderen bösartigen Ge-

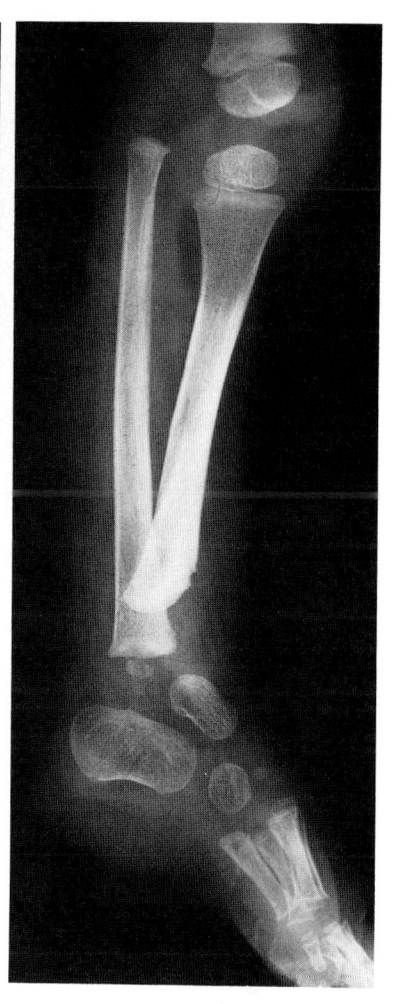

Tabelle 25 Defekte des 1. Strahls bei Chromosomenaberrationen (nach PFEIFFER, VOGEL u. a.)

4 q⁻ (4 r) Deletion des langen Armes von Chromosom 4 oder Ringchromosom 4	Radius- und Daumenaplasie
Partialtrisomie des langen Armes von Chromosom 4 (4 q)	Daumenaplasie, abduzierte Daumen, Triphalangie der Daumen
13 q⁻ (13 r) Deletion des langen Armes von Chromosom 13 oder Ringchromosom 13	Daumen kann fehlen, hypoplastisch oder verdoppelt sein (bei normalem Radius), Synostose Metakarpi IV + V
Trisomie 18	Daumen hypoplastisch, fehlend oder verdoppelt. Radiusaplasie manchmal mit Hypoplasie von Humerus und Ulna („Phokomelie")

322 Fehlbildungen der Gliedmaßen

schwülsten, Schwerhörigkeit, Strabismus, Nierenaplasie, Herzfehler, Uterus bicornis und Duodenal-, Anal- oder Ösophagusatresie können das Bild komplizieren. Manchmal zeigen sich Anomalien an den Rippen und der Hals- und Brustwirbelsäule. Thrombozytopenie, Anämie und Leukopenie führen meist im 1. oder 2. Lebensjahrzehnt zum Tode. Die Chromosomen zeigen vermehrt Brüche und Reunionsfiguren. Hiermit hängt wohl die Häufung der Tumoren zusammen.

Radiusaplasie-Thrombozytopenie-Syndrom. Die konstanten röntgenologischen Merkmale dieses Syndroms sind sehr charakteristisch: Doppelseitige Aplasie des Radius bei weitgehend normalen Daumen, Klinodaktylie der 5. Finger (Abb. 238). Dazu können Defekte von Humerus und Ulna, Hüftluxation, Innendrehung der Tibiae mit O-Beinen, hochstehende 5. Zehen kommen. Im Neugeborenenalter besteht meist eine hochgradige Leukozytose bis zu 100 000/mm^3 und darüber sowie eine Thrombozytopenie mit Petechien und Blutstühlen, die eine hohe Frühsterblichkeit bedingt. In späteren Jahren ist die Thrombozytenzahl meist weniger vermindert, es kommt aber nicht mehr zu Blutungen. Im Gegensatz zur Fanconischen Panmyelopathie ist die Prognose quoad vitam daher gut, wenn die Patienten die ersten Lebensjahre hinter sich haben. Herzfehler und Uterusfehlbildungen kommen wie bei der Fanconi-Panmyelopathie vor (HAARMANN u. Mitarb. 1975).

Radiusaplasie mit Poikilodermie (Thomson-Syndrom). Bei der seltenen autosomal-rezessiven Poikilodermie (THOMSON 1936), die meist mit Minderwuchs und Brachytelephalangie einhergeht, können Radius und Daumen oder die Daumen allein fehlen, auch gibt es Fälle mit hypoplastischen Daumen. Daumenhypoplasie kann einseitig auftreten. Die Hauterscheinungen Atrophie, Teleangiektasien, Hypo- und Hyperpigmentierung an Gesicht, Händen, Armen und Beinen – kommen häufiger ohne Skelettfehlbildungen vor, auch bei Patienten, deren Geschwister radiale Defekte aufweisen (CASTEL u. Mitarb. 1967).

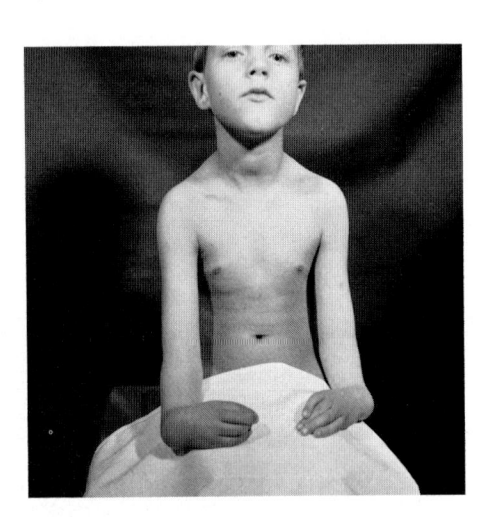

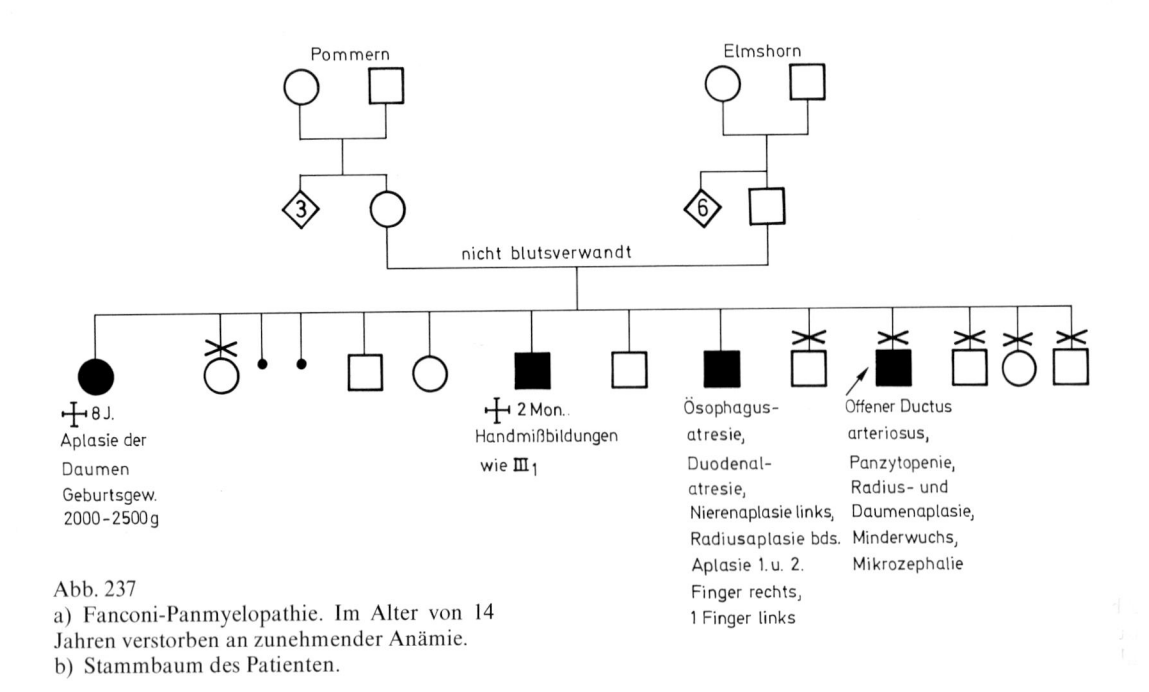

Abb. 237
a) Fanconi-Panmyelopathie. Im Alter von 14 Jahren verstorben an zunehmender Anämie.
b) Stammbaum des Patienten.

Abb. 238 Thrombozytopenie-Radiusaplasie. Humerushypoplasie, Ulnahypoplasie, Radiusaplasie. Brachydaktylie V, Karpalsynostosen (Univ.-Kinderklinik, Bonn).

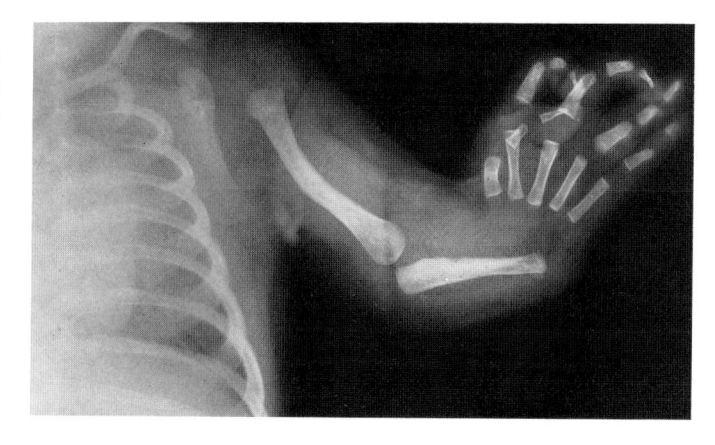

„Pseudothalidomidsyndrom" („SC-Syndrom"). HERRMANN u. Mitarb. (1969) haben bei einem Mädchen Aplasie der Daumen und des linken Radius, rechts eine humeroradiale Synostose gesehen, dem Bruder fehlten beiderseits Radius und Ulna. Für dieses vermutlich autosomal-rezessive Syndrom sind radiale und ulnare Defekte, manchmal mit proximaler Synostose zwischen Metakarpale IV und V, Fibulaaplasie und Synostose zwischen Femur und Tibia typisch (LENZ u. Mitarb. 1974; Abb. 239 a u. b). KEUTEL u. Mitarb. (1970) haben bei 2 Brüdern aus einer Verwandtenehe variable humeroradiale Synostosen beschrieben, einer hatte rechts eine Radiuspla-

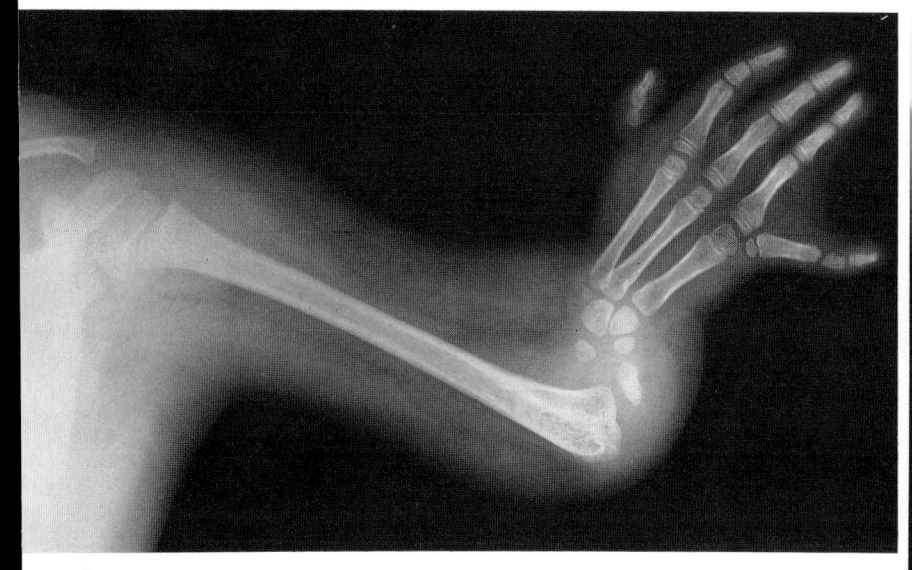

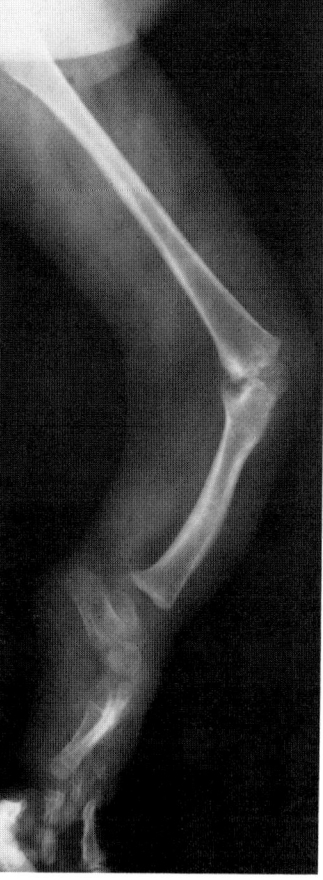

Abb. 239 a u. b „Pseudothalidomid-Syndrom". Reduktion des radialen und ulnaren Randstrahls, femorotibiale Synostose, Fibulaaplasie.

sie. Ob diese Fälle zum Pseudothalidomidsyndrom gerechnet werden können, ist zweifelhaft.
Roberts-Syndrom. Bei Tetraphokomelie mit Lippen-Kiefer-Gaumen-Spalte können neben Daumen und Radius auch Ulna, Humerus, Femur, Tibia und Fibula fehlen oder hochgradig verkürzt sein, oft fehlen einzelne Finger oder Zehen. Bei Mädchen ist die Klitoris vergrößert (APPELT u. Mitarb. 1966; FREEMAN u. Mitarb. 1974; KUCHERIA u. Mitarb. 1976). Die intrafamiliäre Variabilität des Roberts-Syndroms ist ebenso wie die des Pseudothalidomidsyndroms groß, so daß unklar ist, ob es sich um 2 verschiedene Syndrome oder um verschiedene Ausprägungen desselben Syndroms handelt. Die Abgrenzung eines dritten autosomal-rezessiven Tetraphokomelie-Syndroms mit Lippen-Kiefer-Gaumen-Spalte (KUCHERIA u. Mitarb. 1976) erscheint überflüssig.
WALDENMAIER u. Mitarb. (1978) haben einen Fall mit Aplasie von Humeri, Radii und Ulna, aber fünffingerigen Händen, Leukozytose und Thrombozytopenie beschrieben, bei dem zusätzlich eine doppelte Lippen-Kiefer-Gaumen-Spalte bestand. Sie nehmen daher an, daß das Syndrom von Thrombozytopenie und Radiusaplasie mit dem Roberts-Syndrom identisch sei. Da in einer Familie nie ein Thrombozytopenie-Radiusaplasie-Fall neben einem Fall von Roberts-Syndrom oder SC-Syndrom beobachtet wurde, muß man annehmen, daß es sich um verschiedene Syndrome handelt. Dafür spricht auch, daß die Gliedmaßenfehlbildungen des Falles von WALDENMAIER u. Mitarb. nicht denen des Roberts-Syndroms entsprechen. Der Fall könnte auf einer zufälligen Kombination von Radiusaplasie – Thrombozytopenie-Syndrom mit Lippen-Kiefer-Gaumen-Spalte beruhen, oder diese könnte ein seltenes fakultatives Symptom dieses Syndroms ein.

Radiusdefekt mit Wirbelsäulenanomalien
(SAY u. Mitarb. 1977)

Einseitige Radiusdefekte verschiedenen Grades sind häufig mit Hemivertebrae, Blockwirbelbildungen und Rippenanomalien verbunden (Abb. 240 a u. b). Gleichzeitig kommen dabei gehäuft andere Fehlbildungen, vor allem Ohrmuscheldefekte, Ösophagusatresie, Analatresie und Nierenfehlbildungen vor. Wenn gleichzeitig Augenfehlbildungen vorliegen, vor allem epibulbäre Dermoide, so spricht man von okulovertebralem Syndrom (Goldenhar-Syndrom). Fälle mit Analatresie wurden einem „Vater-Syndrom" (auch VACTERL) zugerechnet. Neuerdings spricht man von einer Assoziation oder einem Komplex, dessen Abgrenzung allerdings problematisch ist. Die meisten Fälle sind sporadisch. Diskordantes Auftreten bei eineiigen Zwillingen wurde dreimal beobachtet (davon eine eigene unveröffentlichte Beobachtung). Einen vielleicht hierhergehörigen Fall, allerdings mit Fibuladefekt und Femurhy-

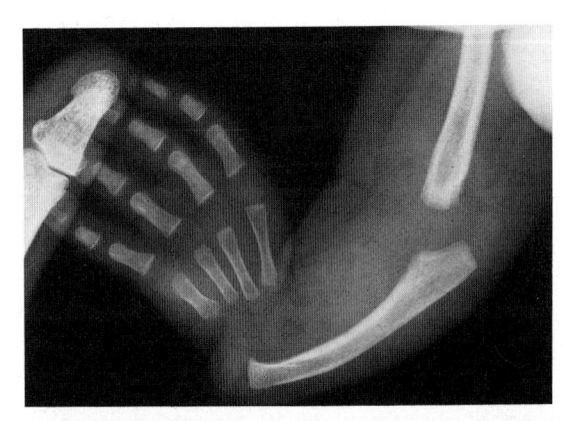

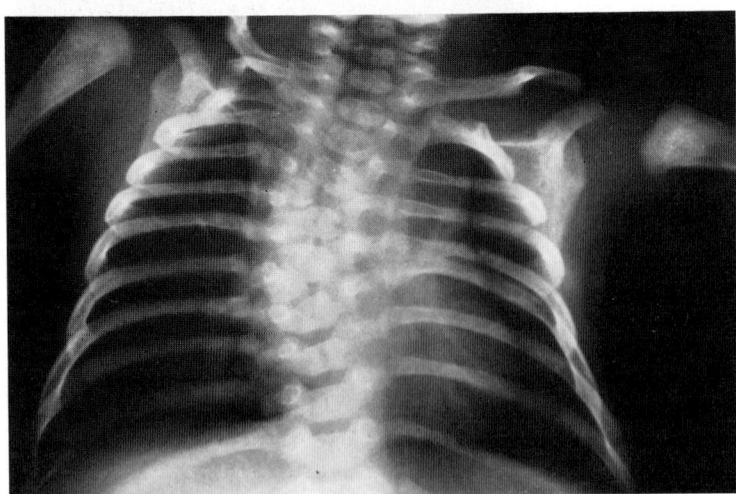

Abb. 240 a u. b Radiusaplasie rechts. Lippen-Kiefer-Gaumen-Spalte rechts. Rechte Ohrmuschel deformiert. Kostovertebrale Dysplasie.

poplasie auf derselben Seite, hat GREBE (1942) bei einer Frau gesehen, deren eineiige Zwillingsschwester normal war. Die Kombination von Radiusdefekten mit Anenzephalie und Spina bifida wird häufiger beobachtet, als bei zufälligem Zusammentreffen zu erwarten wäre. Auch diese Fälle sind in der Regel sporadisch. Dominanter Erbgang mit starker Variabilität wurde nur von BALLANTYNE (1904) beschrieben.

Einseitige Radiusaplasie mit gleichseitiger Lungenagenesie

Einseitige Radiusaplasie geht manchmal mit Lungenagenesie auf derselben Seite einher. In einem derartigen Fall fanden sich daneben Halbwirbel und Rippensynostosen, gleichseitiger Zwerchfelldefekt und Agenesie des sternalen Anteils des M. pectoralis (FRIAS u. FELMAN 1974). FRIAS u. FELMAN nahmen daher an, daß ihr Fall eine besonders schwere Manifestation des Poland-Syndroms darstelle. Dies ist deshalb wenig wahrscheinlich, weil radiale Defekte oder Hypoplasien sonst nicht zum Poland-Syndrom gehören.

Autosomal-rezessive Tibiaaplasie

Doppelseitige Tibiaaplasie, zum Teil mit Fibulahypoplasie und Strahldefekten der Füße, wurde von EMAMI-AHARI u. MAHLOUDJI (1974) bei 2 Brüdern und einer Schwester beschrieben, deren Eltern keine Fehlbildungen aufwiesen, aber miteinander verwandt waren.

FRIED u. Mitarb. (1977): Zwei Brüder hatten schwere Fehlbildungen vorwiegend des rechten Fußes, niedrige Geburtsgewichte und Hypospadie. Während bei dem ersten eine Oligosyndaktylie mit verkürztem erstem Strahl und Fehlen des zweiten vorlag, hatte der zweite Bruder einen subtotalen distalen Tibiadefekt und nur einen Zeh. Die Eltern waren gesund, Verwandtschaft zwischen ihnen war nicht bekannt, doch stammten beide aus derselben jüdischen Isolatbevölkerung in Indien.

Ulnare Defekte

Die überwiegende Mehrzahl der ulnaren Defekte tritt sporadisch auf. Im Gegensatz zu den radialen Defekten ist eine Kombination mit inneren Fehlbildungen anscheinend nicht überzufällig häufig, dagegen finden sich mit Ulnadefekten oft gleichartige oder andersartige Fehlbildungen der Gegenseite – Abrachie, Peromelie des Oberarms, Syndaktylie der lateralen Finger – und Femursowie Fibuladefekte vergesellschaftet. Die meisten Ulnadefekte sind Teilerscheinung des Femur-Fibula-Ulna-Komplexes.

Femur-Fibula-Ulna-Komplex. Wenn man von Fällen mit proximalem Femurdefekt und Fibulaaplasie ausgeht, die gleichzeitig Armfehlbildungen haben, so sind diese nicht eine zufällige Auswahl aus allen bekannten Armfehlbildungen, sondern es finden sich ganz bestimmte Typen, die, obwohl sie zunächst ganz verschiedenartig zu sein scheinen, durch eine Serie von Zwischenstufen untereinander verbunden sind, und zwar:

– *Amelie*, meist mit deutlichem Weichteilpolster in der Gegend des Armansatzes, dies im Gegensatz zur thalidomidbedingten Amelie;
– *Proximales Humerusrudiment* (beim Thalidomidschaden fehlt bevorzugt der proximale Teil, wenn ein Rudiment vorhanden ist, so ist dieses immer distal);
– *Peromelie*, in Höhe des Ellenbogengelenks (nie die sonst wesentlich häufigere Peromelie des Unterarms). Diese Peromelie kann ein mehr oder weniger glattes Stumpfende tragen, manchmal aber auch insofern atypisch sein, als sie 1 oder 2 Finger trägt. Auch kann das Röntgenbild einen spornartigen Fortsatz des distalen Endes nach medial, angedeutete Gabel- oder Dreizackbildung zeigen, Übergangsstufen zur
– *humeroradialen Synostose*, mit partiellem oder totalem Ulnadefekt und hypoplastischem oder rudimentärem Radius.
– *Aplasie des 4. und 5. Strahls* (Abb. 241 a–c),
– *Syndaktylie oder Hypoplasie des 4. und 5. Strahls.*

Dasselbe Spektrum von Fehlbildungen findet sich, wenn man von Ulnaaplasie oder humeroradialer Synostose auf der einen Seite ausgeht und die Fehlbildungen der Gegenseite verzeichnet. Auffallend ist, wie häufig bei Ulnadefekten der andere Arm ganz normal oder in stark abweichender Weise fehlgebildet ist (Abb. 242, 243). Die Häufigkeit einseitigen Befalles spricht für eine gewisse Regellosigkeit der Wirkung der zugrundeliegenden unbekannten Ursache. Dabei ist zu erwarten, daß auch beide Arme frei bleiben können. Tatsächlich gibt es nicht wenige Fälle, in denen die charakteristischerweise mit Amelie, Oberarmperomelie, humeroradialer Synostose und verschiedenen Fehlbildungen des ulnaren Strahls vergesellschafteten Fehlbildungen von Femur und Fibula nicht mit Defekten der oberen Gliedmaßen einhergehen. Auch diese Fälle sind typischerweise sporadisch, oft einseitig oder asymmetrisch und in der Regel nicht mit inneren Mißbildungen vergesellschaftet.

326 Fehlbildungen der Gliedmaßen

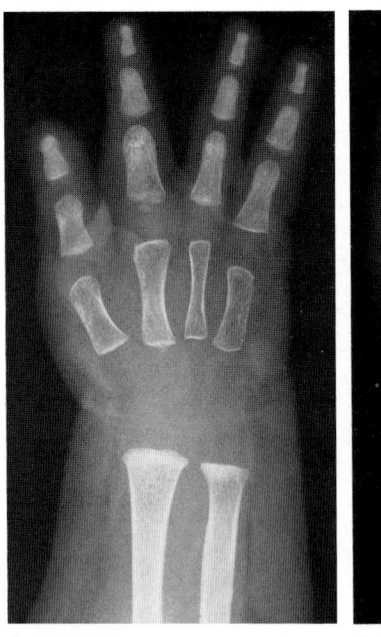

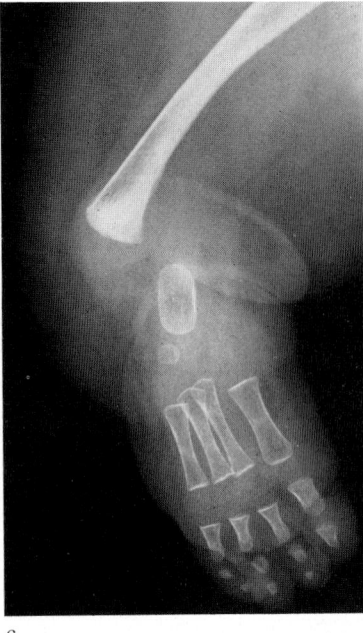

Abb. 241 a – c Aplasie des rechten 5. Finger, der rechten Tibia und Fibula und des rechten 5. Zehes, proximale Femurdysplasie rechts.

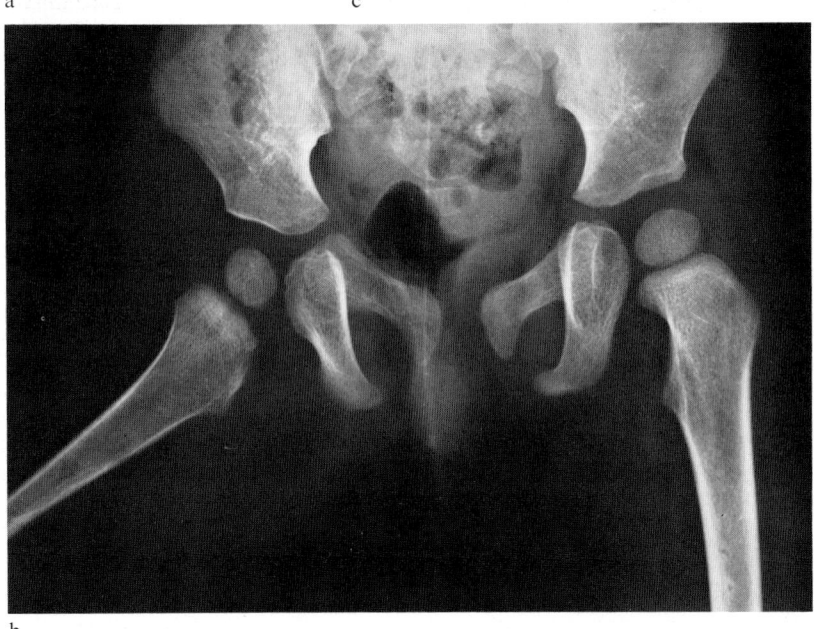

Der Femur-Fibula-Ulna-Komplex scheint in allen Ländern etwa mit gleicher Häufigkeit vorzukommen, auch gibt es keinen Hinweis auf zeitliche Häufigkeitsschwankungen. Das Alter der Eltern weicht nicht von dem für die Gesamtbevölkerung ab, Verwandtenehen sind nicht gehäuft, Chromosomenanomalien sind nicht mit Fehlbildungen dieser Art korreliert, kurz, es gibt keinerlei Hinweise auf die möglichen Ursachen.

Im Material des Skelettregisters des humangenetischen Instituts in Münster kamen 89 männliche auf 58 weibliche Patienten. Der linke Arm und das rechte Bein scheinen etwas häufiger als die jeweilige Gegenseite betroffen zu sein. Wenn Arm und Bein gleichzeitig, aber nur einseitig betroffen sind, dann ist dies jedoch häufiger auf derselben Seite der Fall.

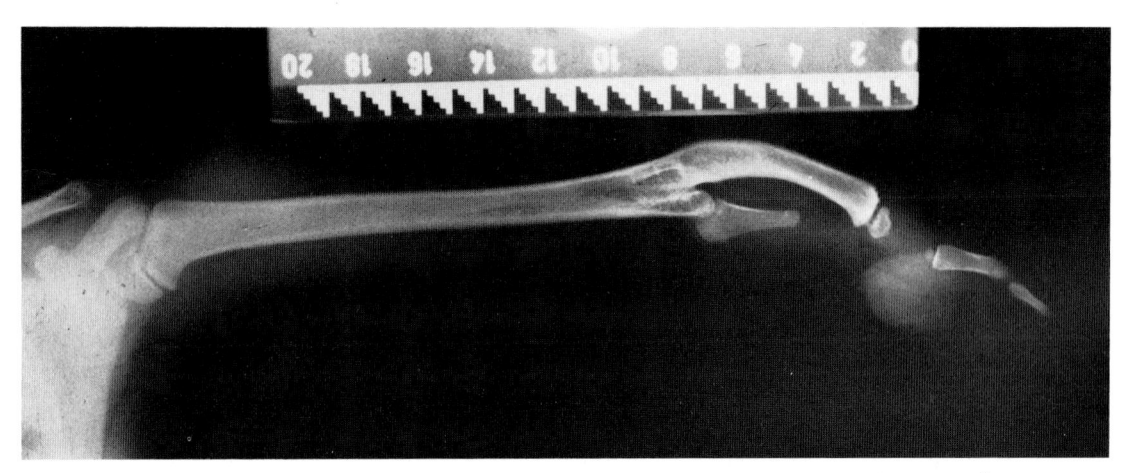

Abb. 242 Humeroradiale Synostose links, proximales Ulnarudiment. Aplasie der Finger II – V. Übrige Gliedmaßen normal.

Ulnadefekt beim Cornelia-de-Lange-Syndrom (Typ Amstelodamensis). Mehr oder weniger schwere ulnare Defekte kommen nicht selten beim Cornelia-de-Lange-Syndrom vor, dabei aber nicht mit humeroradialer Synostose, wie die häufigeren andersartigen Ulnadefekte, sondern eher mit spitzwinkliger, durch Pterygien fixierter Fehlstellung von Humerus und Radius. Derartige doppelseitige Ulnadefekte mit Monodaktylie und ähnlichem spitzem Winkel zwischen Humerus und Radius kommen auch unabhängig vom Cornelia-de-Lange-Syndrom vor. Vielleicht repräsentieren sie einen speziellen auch vom Femur-Fibula-Ulna-Komplex unabhängigen Typ. Jedenfalls ist diese Form von Ulnaaplasie ganz ungewöhnlich beim Femur-Fibula-Ulna-Komplex.

Mesomele Mikromelie mit distalem Ulnadefekt, rudimentärer Fibula und Mikrodaktylie (Grebes „Achondrogenesis"; Brasilianischer Typ der „Achondrogenesis"). Bei diesem offenbar äußerst seltenen autosomal-rezessiven Erbleiden, von dem nur wenige Fälle in Ägypten, Brasilien, Deutschland, Indien und den USA beobachtet wurden, sind vor allem die Beine sehr stark verkürzt. An Händen und Füßen sitzen Finger bzw. Zehen als kleine kugel- bis eiförmige Gebilde, manchmal mit postaxialer Hexadaktylie (QUELCE-SALGADO 1964). Im Röntgenbild sind distale Ulnadefekte, Krümmung und Luxation des Radius, extreme Verkürzung der Tibia, rudimentäre Fibula, hochgradig verzögerte Ossifikation der Metakarpalia, Karpalia und Phalangen charakteristisch (HOPF 1959; MATZEN u. FLEISSNER 1969; MCKUSICK 1969). Das Fehlen aller röntgenologisch darstellbaren Knochenkerne der Hand in den ersten Lebensjahren hat dazu geführt, das Syndrom mit der „Achondrogenesis" zusammenzuwerfen, die jedoch regelmäßig zum Tod im Neugeborenenalter führt und auch sonst wenig Ähnlichkeit mit diesem Mikromelietyp hat.

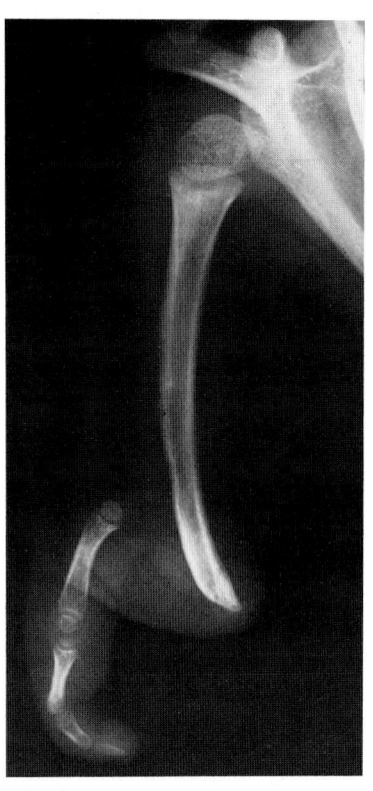

Abb. 243 Rechts periphere Humerusdysplasie, Aplasie von Radius, Ulna und 4 Fingern. Links Abrachie.

Autosomal-rezessive Aplasie der 5. Finger und 5. Zehen mit mandibulofazialer Dysostose. Bei einem sehr seltenen autosomal-rezessiven Syndrom fehlen die 5. Strahlen an Händen und Füßen, gleichzeitig finden sich Gaumenspalte, fehlgebildete Ohrmuscheln und radioulnäre Synostosen (ROSSELLI u. GULIENETTI 1960; GENEE 1969; WIEDEMANN 1973).

Weitere genetisch bedingte Defekte des 5. Strahls. Bei einzelnen Fällen von Cenani-Syndaktylie (radioulnäre Synostose, Synostose und Disorganisation von Karpal- und Metakarpalknochen und Phalangen), einem weiteren autosomal-rezessiven Erbleiden, fehlt der 5. Strahl an den Füßen. Doppelseitige Fibulaaplasie kommt beim autosomal-rezessiven Pseudothalidomidsyndrom vor, manchmal mit Synostose zwischen Femur und Tibia. Bei oto-palato-digitalem Syndrom mit Hypopolasie des 1. und 5. Strahls an Händen und Füßen kann die Fibula anfangs röntgenologisch nicht darstellbar sein, später als distales Rudiment erscheinen (KOZLOWSKI u. Mitarb. 1977). Einseitiger Defekt des 4. und 5. Fingers ist auch bei der X-gekoppelt dominanten fokalen dermalen Hypoplasie beobachtet worden.

Pektoralis-Hand-Syndrom mit Aplasie des 5. Strahls. Bei dem nicht-erblichen, immer einseitigen Pektoralis-Hand-Syndrom kann neben den häufigen Mittelstrahldefekten („Atypische Spalthand") auch der 5. Strahl fehlen.

Aplasie des 5. Strahls bei Naevus comedonicus. Von theoretischem Interesse ist die Beobachtung einer rechtsseitigen Aplasie des 5. Strahls in Verbindung mit einem linearen Naevus comedonicus im Bereich des N. medianus derselben Seite (SCHNEIDER 1975). Derartige Beobachtungen gleichzeitiger Schäden an Haut und Gliedmaßen, wie sie bei fokaler dermaler Hypoplasie, verschiedenen Formen von ektodermaler Dysplasie (Syndaktylien bei dem X-gekoppelten Typ; Spalthand-Spaltfuß bzw. Peromelien bei 2 weiteren Typen), bei dem autosomal-rezessiven Syndrom von Poikilodermie und bei der unilateralen ichthyosiformen Erythrodermie bekannt sind, lassen vermuten, daß Störungen der apikalen Ektodermleiste, die den Rand der frühen Gliedmaßenanlage markiert, von Bedeutung für die Entwicklung des darunterliegenden Mesenchyms sein können.

Dominante Aplasie des 5. Strahls an Händen und Füßen mit Syndaktylien. LEHMANN (1953) hat bei 5 weiblichen Familienmitgliedern in 3 Generationen Brachydaktylie, Syndaktylie, Hypophalangie sowie Mittelgliedverdoppelung der Finger und Syndaktylien vorwiegend der Zehen I + II sowie III + IV beobachtet. Die Zahl der Metakarpi und Metatarsi war bis auf die rechte Hand einer Person regelmäßig auf 4 reduziert, anscheinend infolge Aplasie des 5. Strahls.

Sonderfälle

PALLISTER u. Mitarb. (1976): Proband: 16 J., weiblich. Links fehlen die Metakarpi und Finger IV und V, häutige Syndaktylie II + III. Kamptodaktylie des Daumens. Unterarm verkürzt (12 cm). Hypoplasie der Ulna. Rechts: ulnare Hexadaktylie.
Eine Schwester des Vaters der Probandin hatte links eine Aplasie des 5. Fingers. Die mütterliche Großmutter des Vaters hatte steife und gekrümmte 5. Finger, ein Bruder der Mutter des Vaters hatte deformierte und fast gelenklose 5. Finger. Der Vater hatte rechts eine Kamptodaktylie des 5. Fingers. Ein Sohn einer Schwester des Vaters hatte in Streckung versteifte 5. Finger. Diese Gliedmaßenfehlbildungen waren in variabler Weise mit Hymenatresie, Fehlen der Schweißdrüsen und Hypoplasie oder Aplasie von Brustdrüsen und Brustwarzen kombiniert, so daß ein pleiotropes dominantes Syndrom angenommen wurde.

GONZALEZ u. Mitarb. (1976): Proband (?): 8 Jahre, männlich. Rechts Aplasie der Ulna und der Metakarpi und Finger IV und V, links zusätzlicher postaxialer Strahl. Proximale Metakarpalsynostose V + VI.
Mutter des Probanden: Kleiner zusätzlicher Finger an der ulnaren Seite der linken Hand. Aplasie des Brustdrüsengewebes, Fehlen der Schweißdrüsen.

Spalthand-Spaltfuß

Die Klassifikation der Mißbildungen, die als Spalthand und/oder Spaltfuß bezeichnet werden, wird durch die Vielfalt der Formen erschwert, die auch innerhalb einer Familie zu sehen sind. Beträchtliche Unterschiede können sogar zwischen der rechten und linken Hand derselben Person beobachtet werden, aber gerade diese intrafamiliäre und intraindividuelle Variabilität zeigt, welche verschiedenen Formen zusammengehören und welche nicht. Die Unterscheidung von typischen (erblichen) und atypischen (nicht-erblichen) Spalthand-Spaltfuß-Bildungen (BIRCH-JENSEN 1949) ist nützlich und immer noch gültig, wenn sie nicht engen morphologischen Kriterien folgt und die teratologischen Reihen beachtet. GREBE (1958) hat einige Fälle (seine Abb. 12, 15 u. 16) als typisch bezeichnet, die zu den atypischen,

Abb. 244 a u. b Spalthand-Spaltfuß. An der rechten Hand totale Syndaktylie III+IV an Stelle der Aplasie des 3. Strahls. Sporadischer Fall.

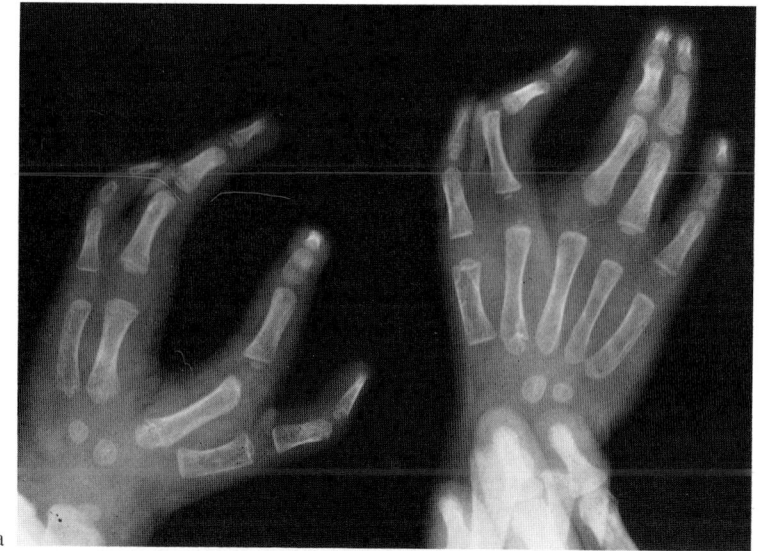

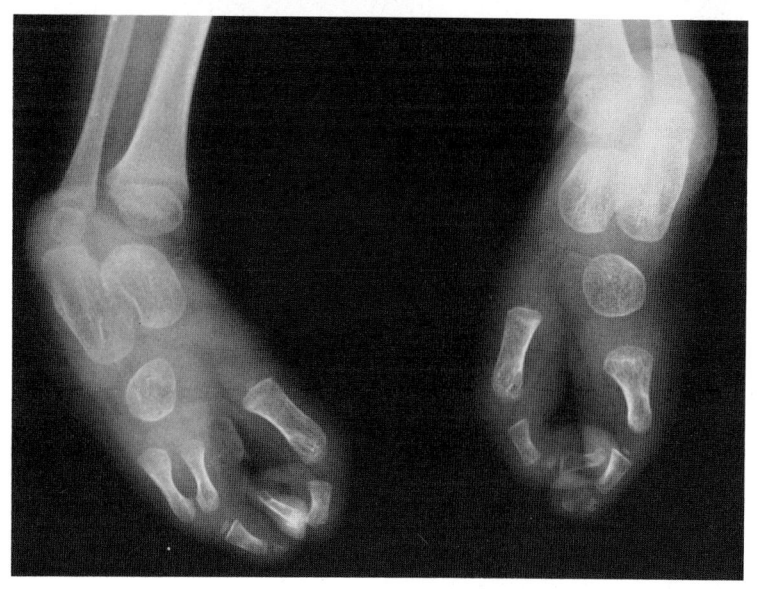

nicht-erblichen gerechnet werden sollten, andere dagegen als atypisch (seine Abb. 35, 36 u. 38), die sich besser in die typischen einreihen lassen.
Typische Spalthand-Spaltfuß-Fälle. Ich bezeichne als typische Fälle diejenigen, die häufig familiär, oft doppelseitig auftreten, beim gleichen Individuum Hände und Füße betreffen können und besonders durch Aplasie der 3. (manchmal auch der 2. und 4.) Metakarpi und/oder Metatarsi sowie der zugehörigen Finger bzw. Zehen gekennzeichnet sind. Hierzu gehören auch Fälle mit zusätzlichen Merkmalen, wie dreigliedrigen oder doppelten Daumen, Daumenaplasie, Syndaktylie I+II und IV+V, Mesobrachyphalangie II, Verdoppelung oder Gabelung von Metakarpi oder Phalangen, Aplasie von Mittel- und Endphalanx des Zeigefingers oder querliegende Knochen zwischen den distalen Enden benachbarter, aber gespreizter Metakarpi (Abb. 244 a u. b). Zu den typischen Formen sollte man ferner auch die Syndaktylien oder Hypoplasien von Metakarpi und Fingern rechnen, die auf der Gegenseite einer Hand mit Spaltbildung oder bei sicheren Gen-Trägern des dominanten Gens gefunden werden können, das in der Regel typische Spaltbildung bedingt.
Atypische Spalthand. Verschiedenartige Handfehlbildungen, bei denen die Randstrahlen relativ

330 Fehlbildungen der Gliedmaßen

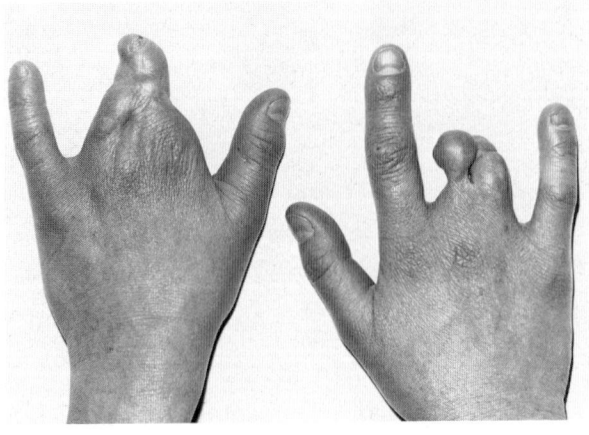

Abb. 245 a – c Amniogene Defekte. Neben Schnürfurchen, distalen Syndaktylien und Enddefekten können Strahlendefekte vorkommen, hier als atypischer Spaltfuß. Außerdem in diesem Fall Lippen-Kiefer-Gaumen-Spalte und Deformierung des rechten Unterlids.

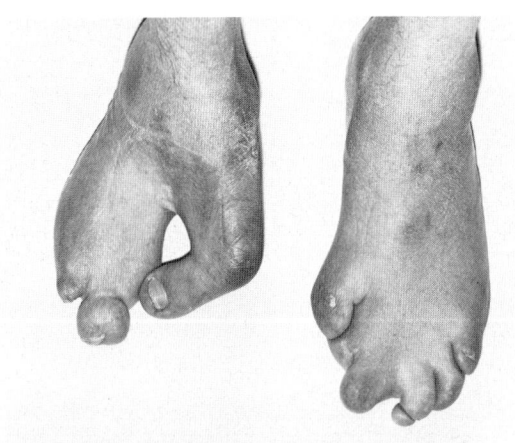

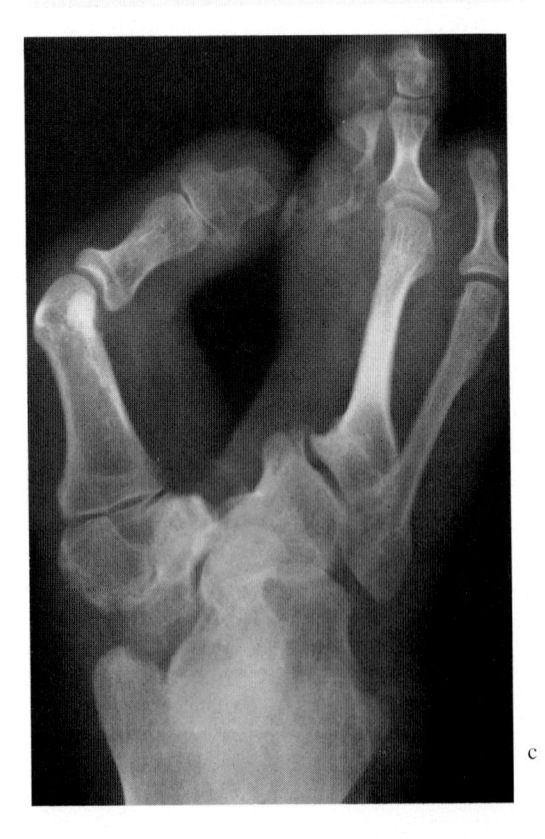

normal entwickelt, die Mittelstrahlen einschließlich der Metakarpi stärker reduziert sind, werden als atypische Spalthand bezeichnet. Diese tritt meist einseitig und gewöhnlich nicht familiär auf, ist aber nicht einheitlich. Atypische Spalthand kann eine spezielle Form der folgenden Mißbildungsgruppen sein:

– amniogene Defekte (z. B. NIGST 1927; Fig. 36) (Abb. 245);
– Pektoralis-Hand-Syndrom;
– Mikroglossie-(Aglossie-)Syndrom;
– Femur-Fibula-Ulna-Komplex;
– fokale dermale Hypoplasie (z. B. ROCHICCIOLI u. Mitarb. 1975), Abb. 246.

Daneben gibt es eine selbständige Gruppe unter sich ähnlicher Fälle, bei denen häufig zwischen den Fingern I und V eine Reihe von Fingerrudimenten, manchmal mit distalen Phalangenrudimenten nachweisbar ist, bei denen kein scherenartiger, sondern ein eher zangenartiger oder bogenförmig konkaver „Spalt" vorliegt, und bei denen der 5. Finger meist zweigliedrig, der Daumen oft plump ist. Röntgenologisch sehr ähnliche Be-

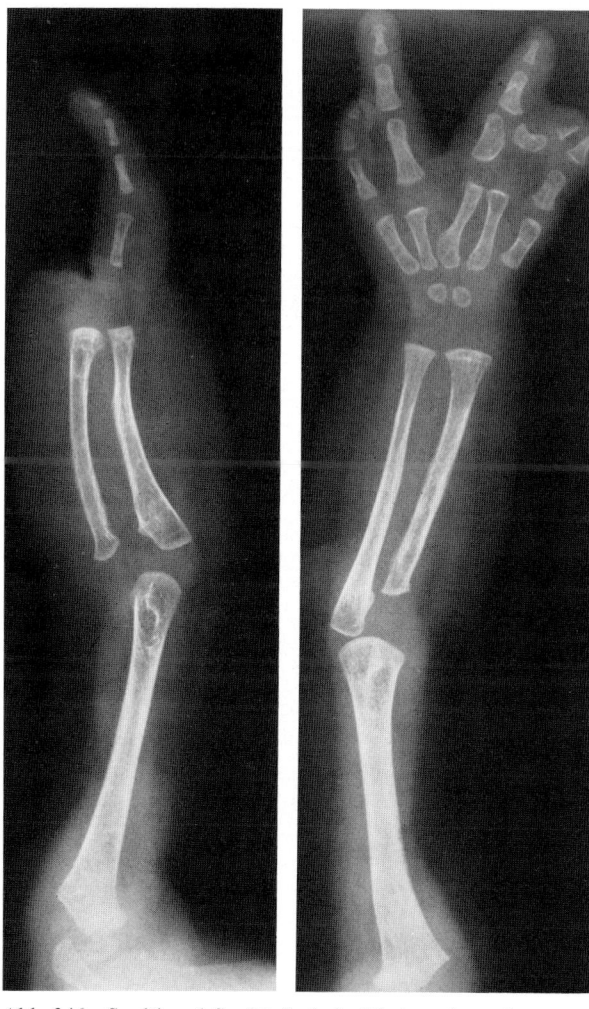

Abb. 246 Spalthand-Spaltfuß bei fokaler dermaler Hypoplasie.

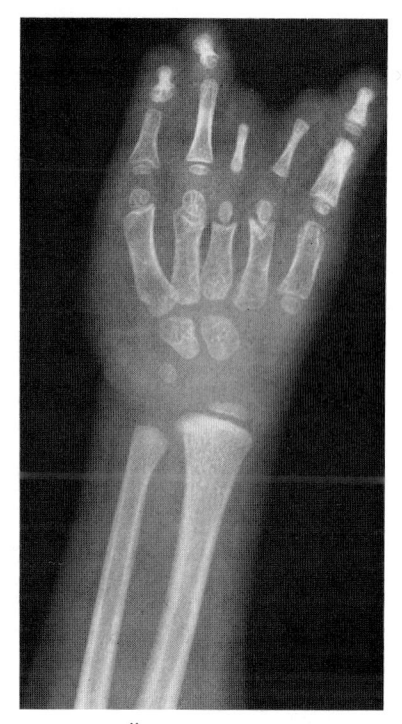

Abb. 248 Übergang zwischen atypischer Spalthand und Löffelhand. Hypophalangie II – V. Dysphalangie II und III, Syndaktylie I – V.

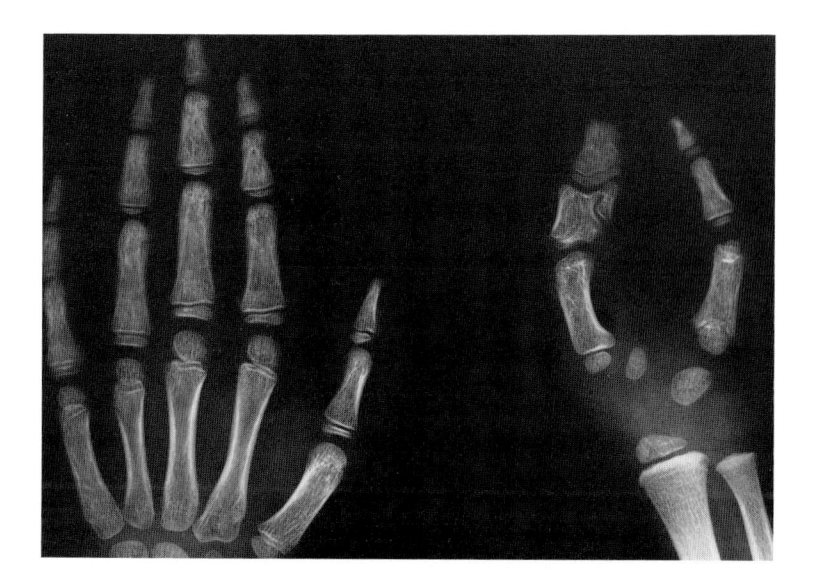

Abb. 247 Atypische Spalthand rechts.

332　Fehlbildungen der Gliedmaßen

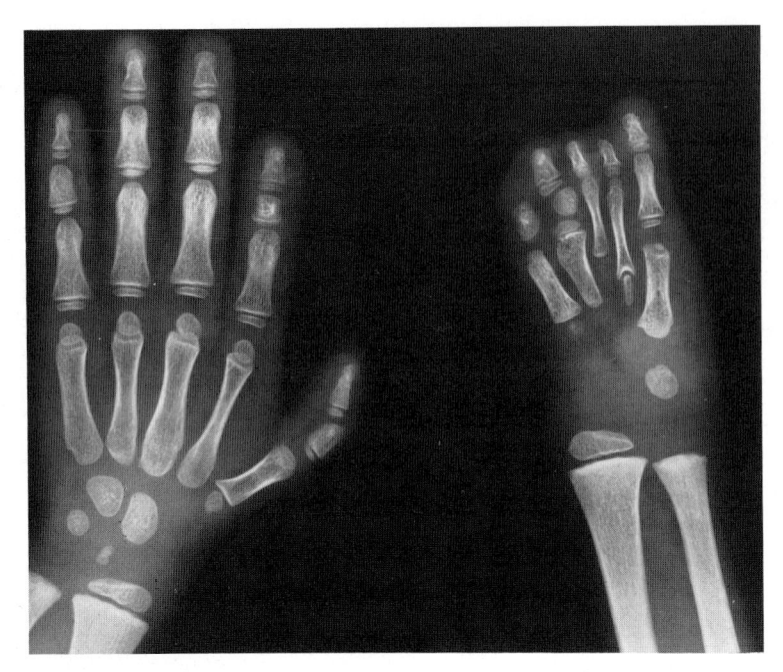

Abb. 249 Rechts atypische Spalthand mit angedeutetem Spalt (Finger III und IV sind die kürzesten). Distale Phalangen relativ gut erhalten. Viele Fälle von einseitiger „Löffelhand" zeigen einen ähnlichen Röntgenbefund. Auf der Gegenseite Reduktion der Finger I – III.

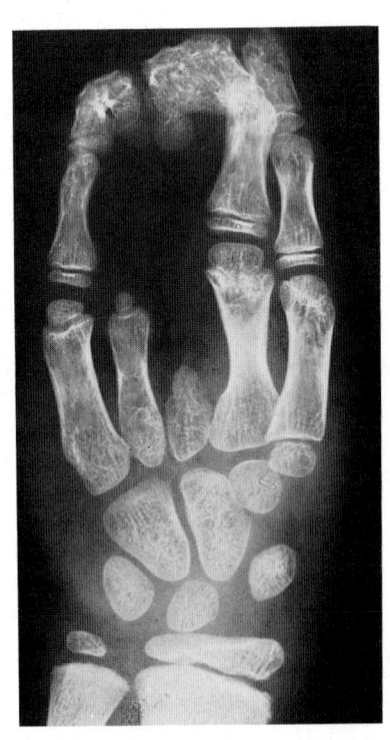

Abb. 250　„Löffelhand", atypische Spalthand ohne äußeren Spalt.

funde werden bei manchen Fällen von einseitiger kompletter Syndaktylie ohne Weichteilspalt („Löffelhand") erhoben, so daß man diese sonst nicht einzuordnenden sporadischen einseitigen Syndaktylien trotz des Fehlens einer Spaltbildung zur atypischen Spalthand rechnen kann, mit der sie in der partiellen oder vollständigen Aplasie zentraler Metakarpi übereinstimmen (Abb. 247 – 250).

Genetik der typischen Spalthand-Spaltfuß-Fälle.
VOGEL (1958) hat durch eine Analyse von 23 Arbeiten über Spalthand-Spaltfuß gezeigt, daß man zunächst eine Gruppe mit regelmäßiger dominanter Vererbung und konstantem Befall beider Füße von einer zweiten Gruppe mit unregelmäßig dominanter Vererbung (unvollständiger Penetranz von weniger als 50%) und häufigerem Freibleiben der Füße oder einer Hand, manchmal nur mit Syndaktylien bei den betroffenen Mitgliedern, unterscheiden kann.

Offenbar sind beide Gruppen in sich wieder heterogen, und nicht jeder Einzelfall kann einer der beiden Gruppen eindeutig zugeordnet werden. Zu der ersten Gruppe gehören einzelne Familien, in denen die radialen und tibialen Strahlen in den Mittelstrahldefekt einbezogen sind, so daß eine „Tetramonodaktylie" mit Erhaltenbleiben der vier äußeren Randstrahlen resultiert. In einzelnen Familien scheint sich diese tetramonodaktyle „Spaltbildung" regelmäßig dominant zu vererben (z. B. HEGDEKATTI 1939), doch kommt der gleiche oder mindestens ein ähnlicher Phänotyp

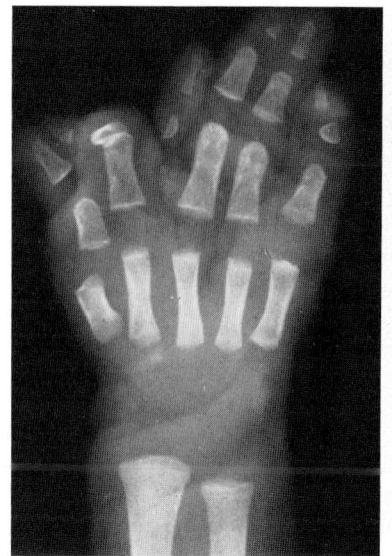

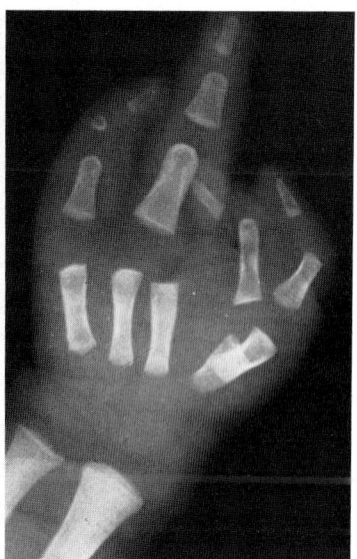

Abb. 251 a u. b Spalthand-Spaltfuß bei doppelseitiger Lippen-Kiefer-Gaumen-Spalte.

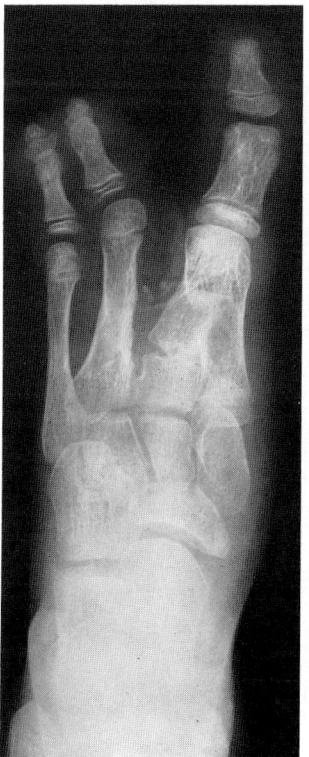

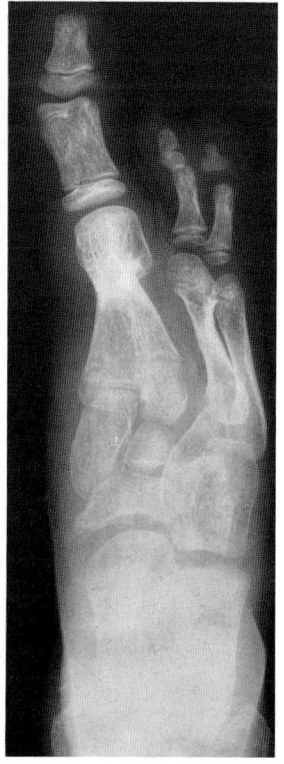

in anderen Familien auch neben leichteren Schäden vor. Ein totaler Tibiadefekt tritt in wieder anderen Familien gehäuft, aber inkonstant neben teils leichten, teils schweren Spalthandformen auf, manchmal mit amputationsähnlichen Gliedmaßenstümpfen.

In zahlreichen Familien treten Spalthand und Spaltfuß mit regelmäßig dominantem Erbgang auf, ohne daß eine Generation übersprungen wird. Relativ häufig werden jedoch Familien beobachtet, in denen gesunde Eltern zwei Kinder mit Spaltgliedmaßen haben, die die Fehlbildung an die nächste Generation weitergeben.

Als Erklärung kommt in Betracht:
- unvollständige Penetranz,
- germinale Mutation,
- Zwei-Schritt-Mutation,
- Einzelstrang-Mutation in der 1. Generation.

Hiermit könnten auch Fälle erklärt werden, in denen in der ersten Generation nur ein Fall mit leichten Manifestationen aufgetreten ist, in den folgenden aber die volle Ausprägung der Mißbildung.

Zwischen diesen verschiedenen Möglichkeiten läßt sich einstweilen keine Entscheidung treffen. Ein Mutationsvorgang in zwei Schritten wurde besonders für die Fälle von Achondroplasie erörtert, die mehrfach bei Kindern gesunder Eltern in einer Sippe auftreten. Für die genetische Beratung bedeutet das mehrfache Vorkommen neuer Fälle bei Geschwistern aus einer bisher nicht betroffenen Familie, daß auch bei sporadischen Fällen für weitere Geschwister ein Risiko besteht, dessen Größe freilich einstweilen nicht bekannt ist (RAY 1970).

Spalthand mit Tibiadefekt als autosomal-rezessives Erbleiden. MAHLOUDJI u. FARPOUR (1974) haben typische doppelseitige Spalthand in Verbindung mit Tibiadefekten bei 4 untereinander verwandten Personen einer Inzuchtbevölkerung in

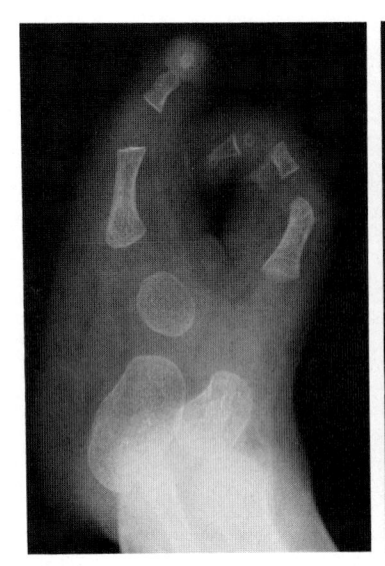

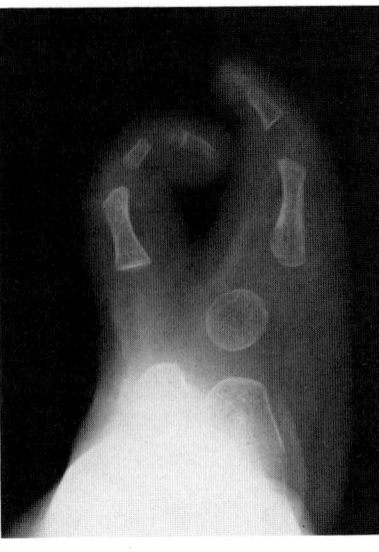

Abb. 252 Spalthand-Spaltfuß mit Lippen-Kiefer-Gaumen-Spalte. Beiderseits nur der 5. Finger vorhanden. Vater bei Geburt des Kindes 36 Jahre alt.

Südpersien gesehen. Alle Eltern sowie die 7 Kinder der Patienten waren frei von Fehlbildungen.

Spalthand-Spaltfuß mit Lippen-Kiefer-Gaumen-Spalte und ektodermaler Dysplasie (=REEDS-Syndrom; R=Retention of tears, E=Ectodactyly, ED=Ectodermal dysplasia, S=Strange hair, skin and teeth). Offenbar ist die Kombination von Spalthand-Spaltfuß mit Lippen-Kiefer-Gaumen-Spalte zu häufig, um als zufallsbedingt erklärt werden zu können (Abb. 251, 252). Die sehr variablen Gliedmaßendefekte bei diesem Syndrom fallen nicht aus dem Rahmen der typischen Fälle. Die hierbei meist beobachtete „ektodermale Dysplasie" besteht in kurzem, dünnem spärlichem Kopfhaar, das früh ergraut, dünner, trockener Haut mit Degeneration der elastischen Fasern und Pigmentflecken, Fehlen der Wimpern, Hypodontie und Atresie der Tränengänge. Die Vererbung scheint unregelmäßig dominant zu sein (PFEIFFER 1973; REED u. Mitarb. 1974). Manche Fälle sind mit Schwerhörigkeit oder Taubheit kombiniert (ROBINSON u. Mitarb. 1973). Alle Begleitmißbildungen sind ebenfalls sehr variabel.

Familiäre Spaltfüße mit Ulnaaplasie und Monodaktylie (X-gekoppelt?). VAN DEN BERGHE u. Mitarb. (1978) haben bei 3 Brüdern und dem Sohn einer Schwester totalen oder subtotalen Ulnadefekt mit Fehlen der Finger II–V und Spaltfüße mit zwei Strahlen beschrieben. Die Mutter der drei Brüder sowie ihre beiden Töchter hatten rudimentäre Mittelphalangen der 5. Finger, kurze Ulnae, syndaktyle Zehen (I+II) und hochstehende 2. und 5. Zehen. Der Stammbaum ist mit X-gekoppelter Vererbung mit schwerer Manifestation bei den hemizygoten Männern und leichter bei den heterozygoten Frauen vereinbar.

Peromelie

Unter Peromelie und Perodaktylien sollen hier periphere Defekte mit amputationsartigen Stümpfen verstanden werden, und zwar auch dann, wenn das Stumpfende keine narbige Einziehung trägt, die auf eine Abschnürung oder Nekrose hinweisen kann, sondern rudimentäre Fingerknospen oder Haut mit Papillarmustern, die für Entstehung durch periphere Hypoplasie sprechen. Die Peromelien und Perodaktylien in diesem Sinne bilden eine uneinheitliche Gruppe.

Bei den bereits besprochenen Syndromen (Tab. 26) kommen Peromelien vor.

Tabelle 26

Syndrom	Peromelie
Femur-Fibula-Ulna-Komplex	Oberarm, ein- oder beidseitig
Spalthand-Spaltfuß	Perodaktylie, Peromelien (selten), Acheirie (selten)
Pektoralis-Hand-Syndrom	„Acheirie"

Die meisten peripheren Defekte sind sporadisch und einseitig oder asymmetrisch. Sie betreffen vorwiegend den Unterarm, die Hand und die Finger II–V. Genetisch bedingte Peromelien sind ausgesprochen selten.

Abb. 253 a – d
Amniogene Defekte.

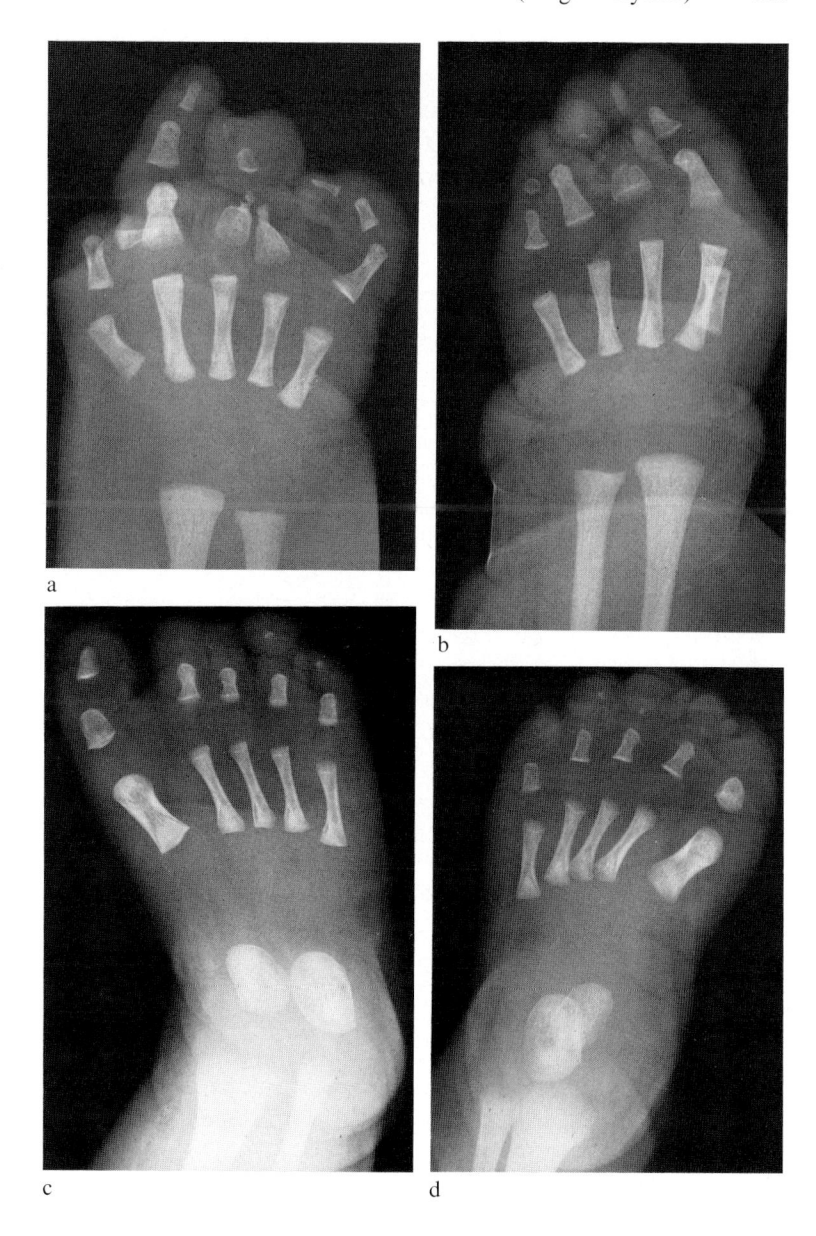

Acheiropodie. Bei diesem autosomal rezessiven Erbleiden laufen Arme und Beine in konischen Stümpfen spitz zu. Die Epikondylen des Humerus sind nicht ausgebildet. Bei einigen Fällen findet sich ein senkrecht zum Humerus stehender Finger auf jeder Seite. Radius und Ulna fehlen, ebenso die Fibula. Die Tibia endet im unteren Drittel (TOLEDO u. SALDANHA 1969).
Die geringe Körperhöhe – 125 – 130 cm im Erwachsenenalter – kann nicht allein durch das Fehlen der Füße erklärt werden. Patienten mit Acheiropodie wurden bisher nur in Brasilien beobachtet, und zwar in 22 Familien 28 männliche und 25 weibliche Patienten. Blutsverwandtschaft der Eltern war in 82% bekannt. Auch sporadische Peromelien können alle Gliedmaßen betreffen, doch sind dann die Enden meist abgerundet, und die Länge der Stümpfe ist weniger symmetrisch.

Tetramele periphere Defekte mit ektodermaler Dysplasie. FREIRE-MAIA (1970) hat ein autosomal-rezessives Syndrom mit schweren, unregelmäßigen Defekten der peripheren Gliedmaßen (Hände mit 1 oder 2 Strahlen, Acheirie, Peromelie der Unterschenkel oder der Füße), Hypotrichose, Hypodontie, Nagelhypoplasie, Minderwuchs, Schwachsinn und Hypogonadismus beschrieben. Röntgenbefunde liegen bisher nicht vor.

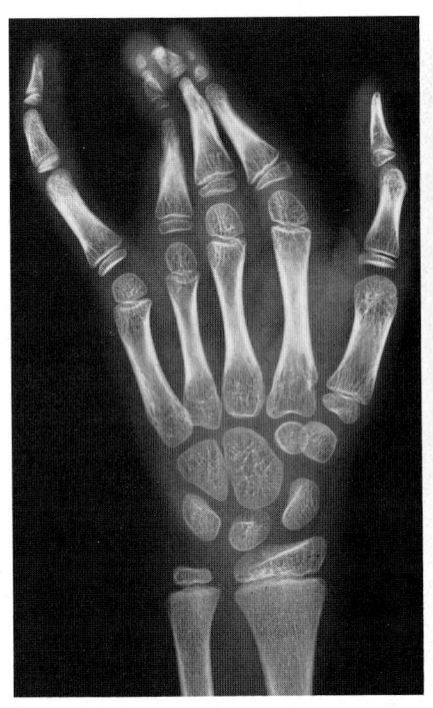

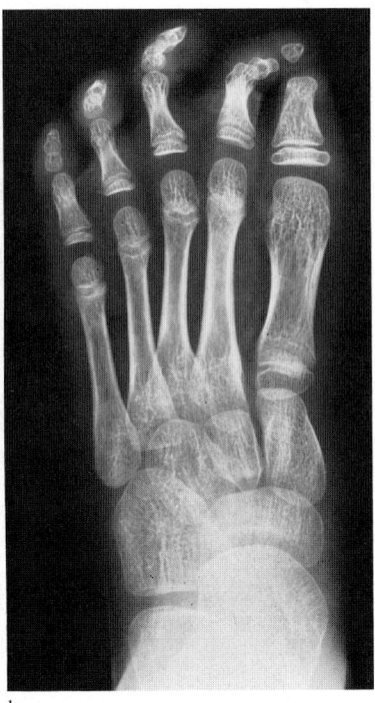

Abb. 254 a u. b Amniogene Defekte: bevorzugt Finger II – IV, Zehen I und II. Konvergierende, peripher zugespitzte Grundphalangen, rudimentäre Mittel- und Endphalangen.

a   b

Amniogene Fehlbildungen. Charakteristisch für amniogene Fehlbildungen sind Fäden oder Fetzen von Amnion, die man bei Neugeborenen an den betroffenen Fingern oder Zehen findet, sowie periphere Syndaktylien mit sondierbaren Fenstern, Schnürfurchen, distal davon rundliche Auftreibungen, Enddefekte und verschiedenartige Deformationen (Klumpfuß) in wechselnden Kombinationen (Abb. 253, 254). An den Händen sind vorwiegend die Finger II – IV, an den Füßen die Großzehe betroffen. Schnürfurchen sind außer an Fingern und Zehen häufig auch an den Unterschenkeln erkennbar. Meist sind die Fehlbildungen asymmetrisch, doch kommen auch weitgehend symmetrische amniogene Defekte vor. Nicht selten bestehen gleichzeitig amniotische Verwachsungen zwischen Plazenta und Gesichts- und Nasenspalten sowie ausgedehnten Defekten des Schädeldaches, manchmal nur eine Asymmetrie der Lidspalten oder eine turmschädelartige Deformation. Auch Hautdefekte und Bauchwandbruch kommen vor. Genetische Faktoren scheinen keine Rolle zu spielen. Die eigentliche Ursache ist unbekannt. Der Entstehungsmechanismus ist nicht geklärt. Vermutlich ist bereits die Abfaltung des Amnions vom Embryo und die Bildung der Amnionhöhle gestört. Die mechanische Abschnürung von Gliedmaßenenden durch Amnionfäden ist nur eine späte Teilerscheinung der grundlegenden amniogenen Störung.

Mikroglossiesyndrom (Aglossie-Adaktylie-Syndrom; Ankyloglossum superius, Hanhart-Syndrom). Periphere Defekte von Fingern und Zehen, nicht selten – und dann besonders charakteristisch – des ganzen Vorfußes, seltener des Unterarms, häufiger aber nur Brachydaktylien und Syndaktylien unterschiedlichen Ausmaßes kommen gehäuft mit Unterentwicklung und Verwachsung der Zunge mit dem Munddach oder dem Mundboden vor, wobei meist eine auffallende Mikrognathie besteht (Abb. 255 – 258). Einige Fälle gehen mit „Möbius-Syndrom" (Aplasie von Hirnnervenkernen? Aplasie von Gesichts-, Augen-, Zungen- und Gaumenmuskulatur?) einher.

Möbius-Syndrom. Auch bei Möbius-Syndrom ohne Zungenfehlbildung kommen ähnliche Fehlbildungen, Brachydaktylie, Syndaktylie, auch ein- oder doppelseitiges Fehlen der Hand, Klumpfuß und Hüftluxation nicht selten vor (Abb. 259, 260). Die Ursache des Mikroglossiesyndroms ebenso wie die des Möbius-Syndroms ist unbekannt.

Acheirie mit Fingerknospen. Bei manchen Fällen von einseitiger Peromelie des Unterarms oder der Hand sitzen am Stumpfende eine Reihe von bis zu 5 rudimentären rundlichen Fortsätzen von Stecknadelkopf- bis Erbsgröße. Auch das Röntgenbild läßt dabei oft erkennen, daß der Unterarm nicht „spontanamputiert" ist, sondern durch einen Stopp in seinem peripheren Wachstum ge-

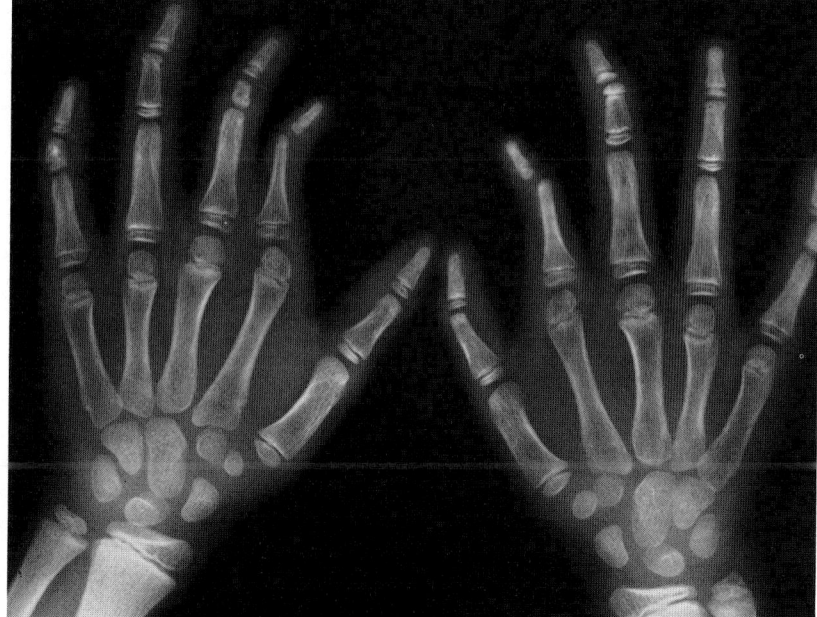

Radiale und ulnare Strahldefekte (Oligodaktylien)

Abb. 256 Mikroglossiesyndrom.

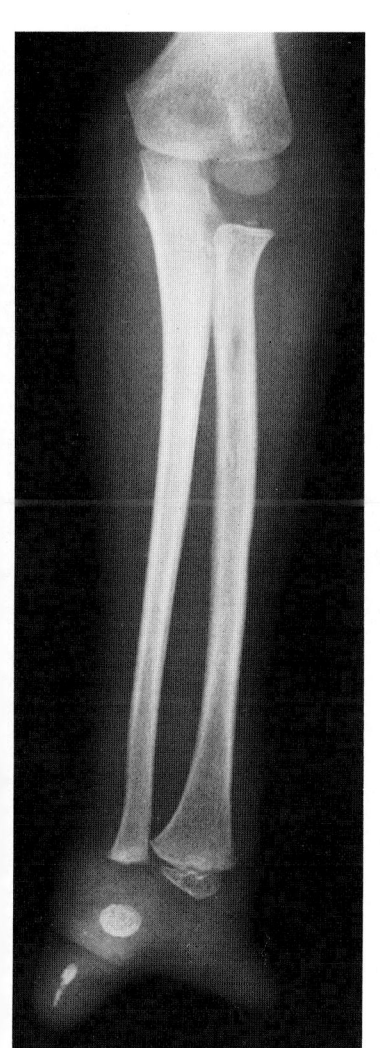

Abb. 255 Mikroglossiesyndrom. Peromelie rechter Oberarm. Acheirie mit Andeutung einer atypischen Spalthand. Aplasie der Zungenspitze, Zunge breit mit Alveolarfortsatz verwachsen.

a
b

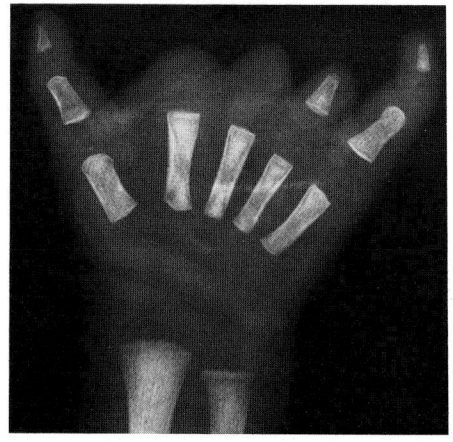

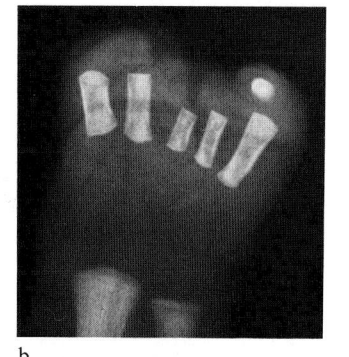

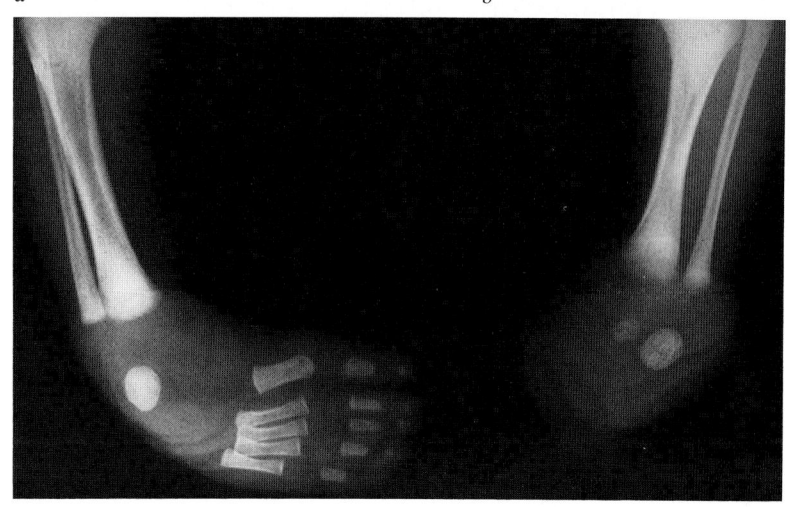

Abb. 257 a–c Gliedmaßendefekte bei Mikrognathie und Mikroglossie (Aglossie-Ankyloglosson-Syndrom).

c

338 Fehlbildungen der Gliedmaßen

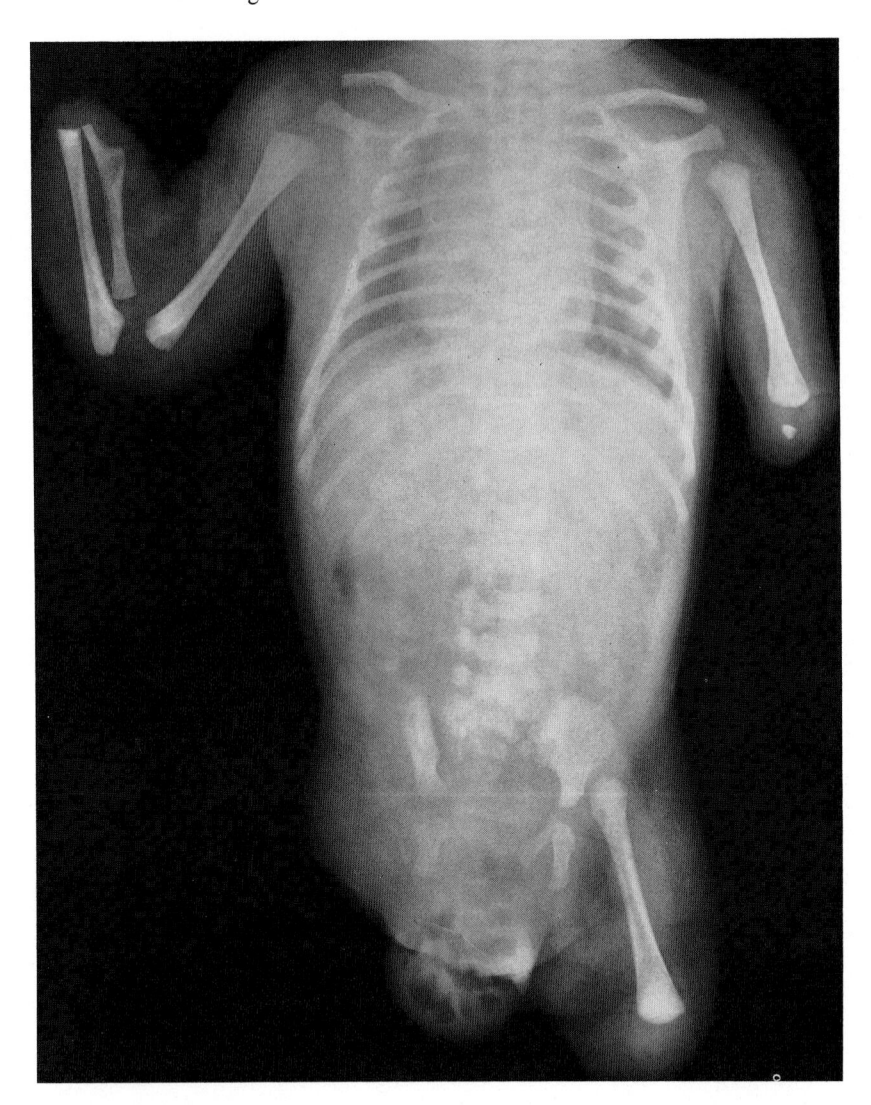

Abb. 258 Amelie des rechten Beines, Peromelie der übrigen Gliedmaßen Mikroglossie, Möbius-Syndrom, Analatresie.

hemmt wurde. Die Rudimente von Radius und Ulna zeigen nämlich noch angedeutet normale Form ihrer distalen Enden. Die Fehlbildung ist immer sporadisch und praktisch immer auf einen Unterarm beschränkt. Die Ursache ist unbekannt. Ausnahmsweise kann ein amniogener Schnürring um den Unterarm ein ähnliches Bild peripherer Wachstumshemmung hervorrufen.

Hemidysplasie mit Psoriasis (ichthyosiformer Erythrodermie). Einseitige Amelie, Peromelie oder Hypoplasie langer Röhrenknochen und Aplasie von Fingern und Zehen kommt bei den seltenen Fällen von angeborener Hemidysplasie mit halbseitiger „ichthyosiformer Erythrodermie" oder „Psoriasis" vor, gewöhnlich zusammen mit Fehlbildungen an Herz, Nieren, Wirbelsäule und Nervensystem. Das Syndrom ist bisher bei 10 Mädchen und einem Knaben (ZELLWEGER u. UEHLINGER 1948) beobachtet worden, darunter bei zwei Schwestern (FALEK u. Mitarb. 1968). In einem Fall hatten die Mutter und deren Schwester sowie die Mutter der Mutter eine Psoriasis vulgaris (SHEAR u. Mitarb. 1971).

In einer weiteren Familie waren eine Schwester der Mutter und eine Schwester der Großmutter mütterlicherseits an angeborenen Herzfehlern verstorben. Die Tante soll eine Asymmetrie des Körpers, die Großtante Hautläsionen gehabt haben, so daß unregelmäßig dominante Vererbung vermutet wurde (KONTRAS u. Mitarb. 1975).

Dominante Enddefekte der Gliedmaßen mit Defekt der Kopfhaut. ADAMS u. OLIVER (1945) haben eine Familie beschrieben, in der in 3 Generationen 8 Personen in wechselnder Ausprägung Kopfhautdefekte und Enddefekte der Gliedmaßen hatten: Peromelie der Unterschenkel, Fehlen von Fingern und einigen Metakarpi, Fehlen der Zehen II–V, kurze Endphalangen der Finger.

Radiale und ulnare Strahldefekte (Oligodaktylien)

Abb. 259 a u. b Möbius-Syndrom: Fazialis- und Augenmuskellähmung. Zungenlähmung. Acheirie links, Aplasie und Hypoplasie von Metakarpalknochen und Phalangen rechts.

a

b

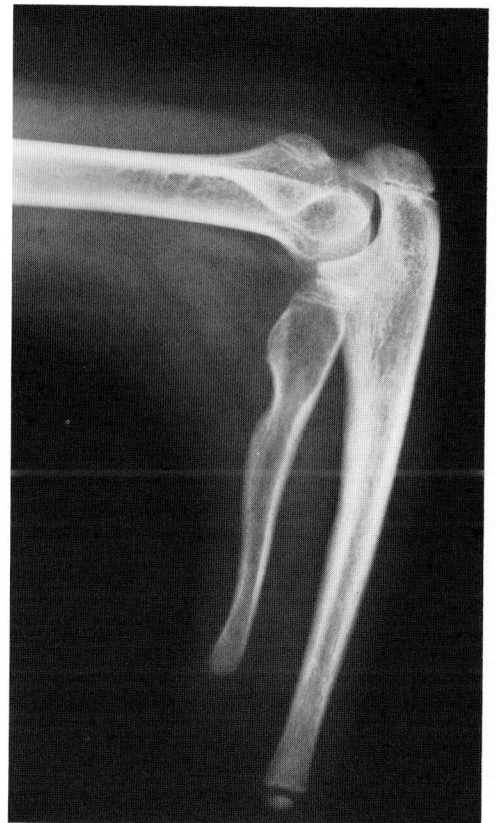

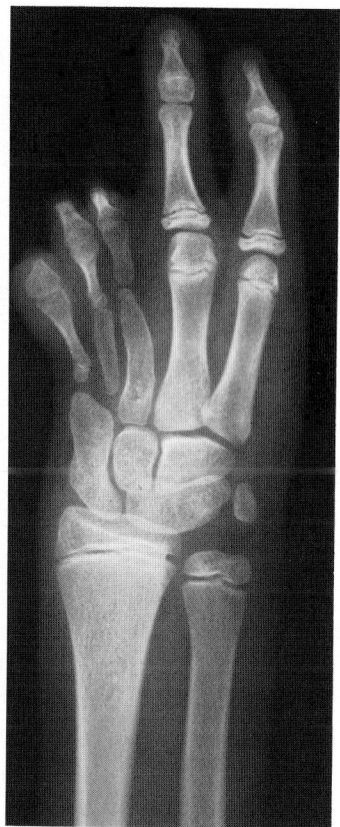

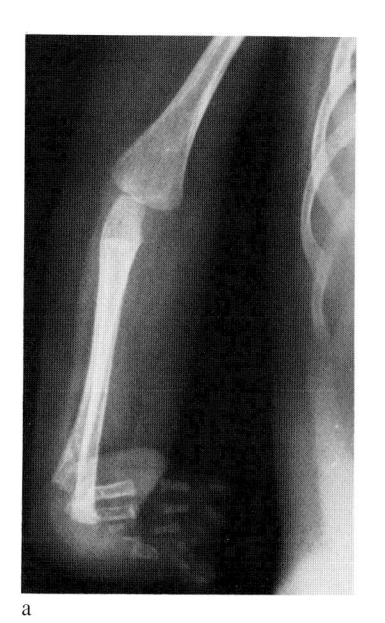

Abb. 260 a u. b Hand- und Fußfehlbildung bei Möbius-Syndrom.

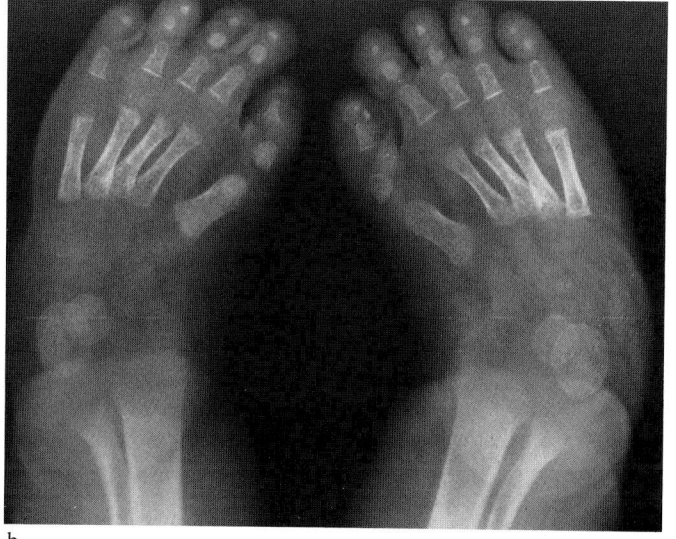

a

b

340　Fehlbildungen der Gliedmaßen

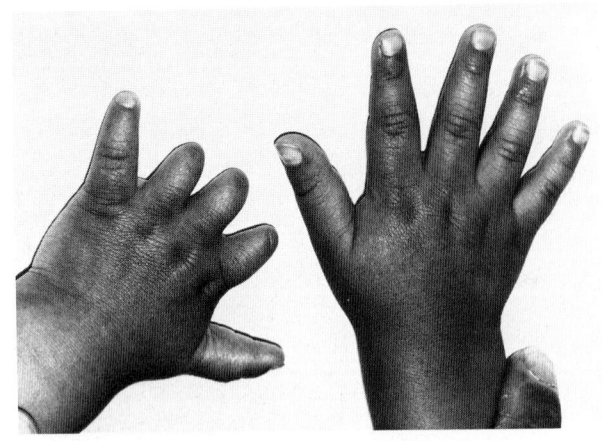

Abb. 261 a – e　Unregelmäßig dominante apikale Hypoplasie (Perodaktylie II – V der Finger, Zehenhypoplasien). a) V_3, b) – d) III_7 des Stammbaums. e) Stammbaum. IV_8 Fehlen der Zehen III – V beiderseits, Zehen I und II kleine Stummel mit angedeuteten Nägeln, Finger II – V verkürzt, spitz zulaufend. Enzephalozele in Gegend der großen Fontanelle, Lückenschädel. V_3 hat über der großen Fontanelle eine haarlose Stelle.

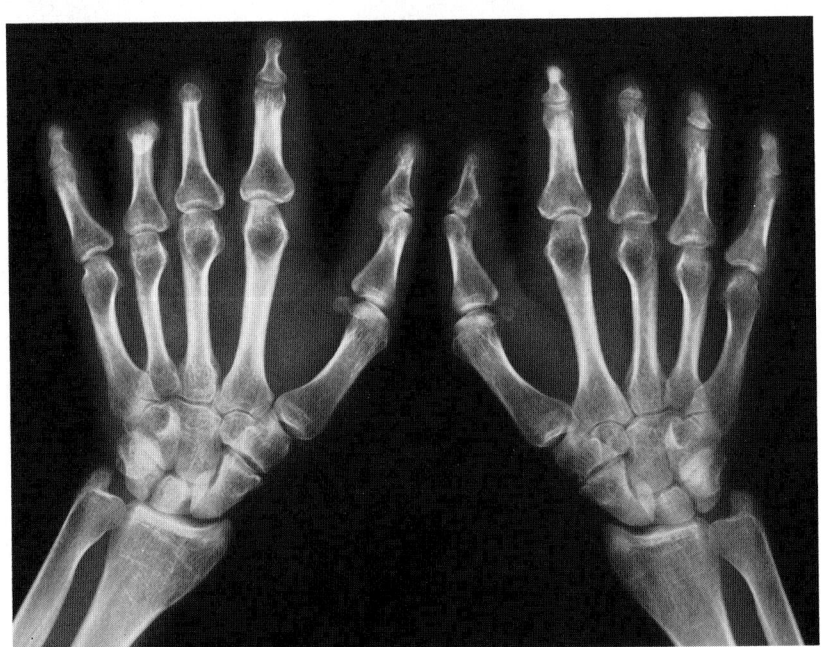

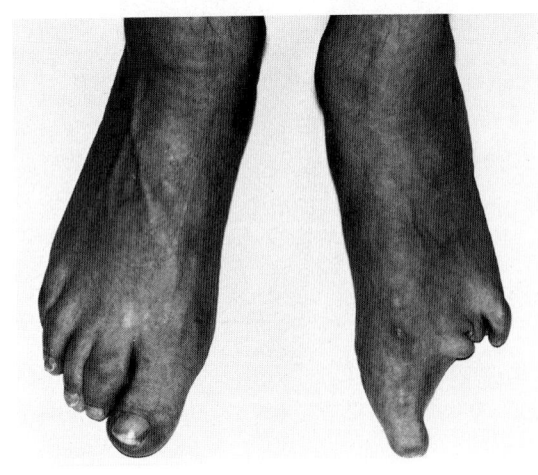

Eine ähnliche Kombination von Kopfhaut- und Schädeldefekten mit Fehlen der Zehen, ebenfalls mit unregelmäßig dominantem Erbgang, haben SCRIBANU u. TEMTAMY (1975) beschrieben. Eine möglicherweise wesensgleiche Störung ist in Abb. 261 a – e dargestellt.

Synostosen

Symphalangien (Gelenkaplasien)

Als Symptom von Brachydaktylien: Verschmelzung der distalen und mittleren Phalangen ist typisch für die Brachydaktylie vom Typ Farabee, doch steht hier die Kurzfingrigkeit ganz im Vordergrund, so daß die Anomalie nicht zu den

Radiale und ulnare Strahldefekte (Oligodaktylien) 341

Abb. 261 c u. e

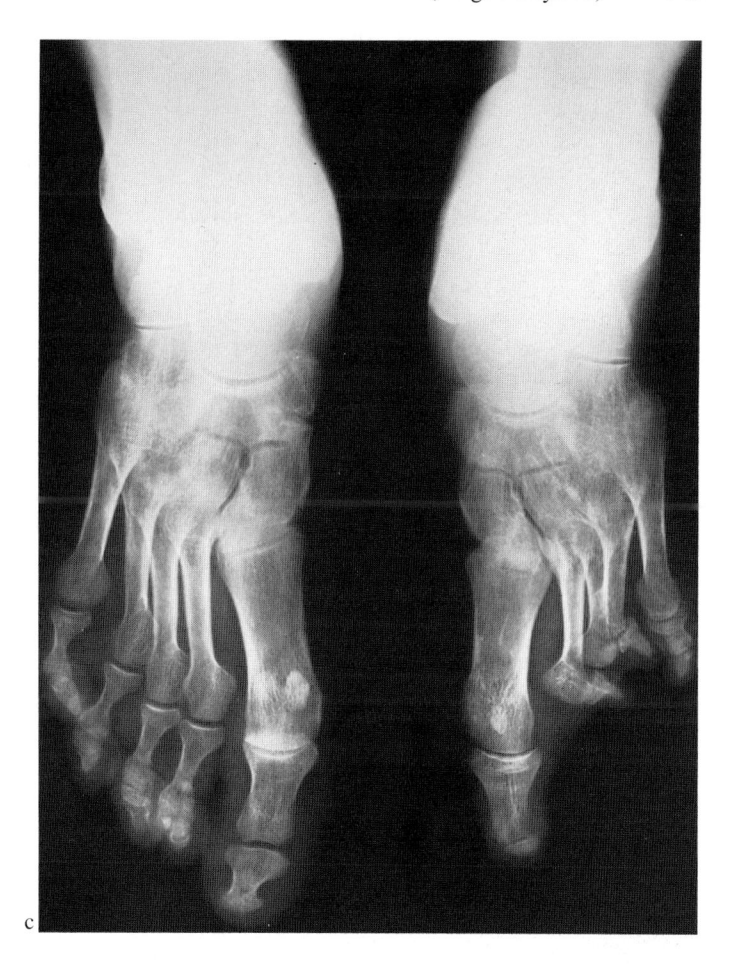

○ Zehen an beiden Füßen fehlend

■ Finger an beiden Händen, Zehen am linken Fuß fehlend.

Unregelmäßige periphere Defekte von Fingern und Zehen.
Bei III₇ Perodaktylie 2–5 beiderseits, bei V₃ Perodaktylie 2–5 links

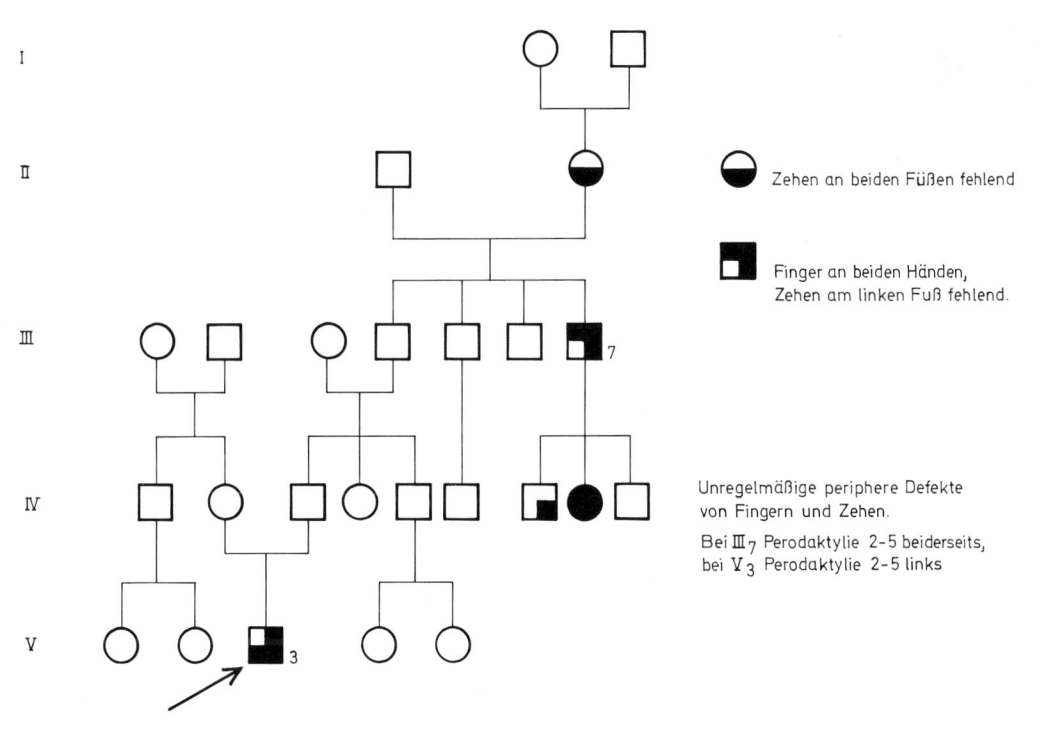

342 Fehlbildungen der Gliedmaßen

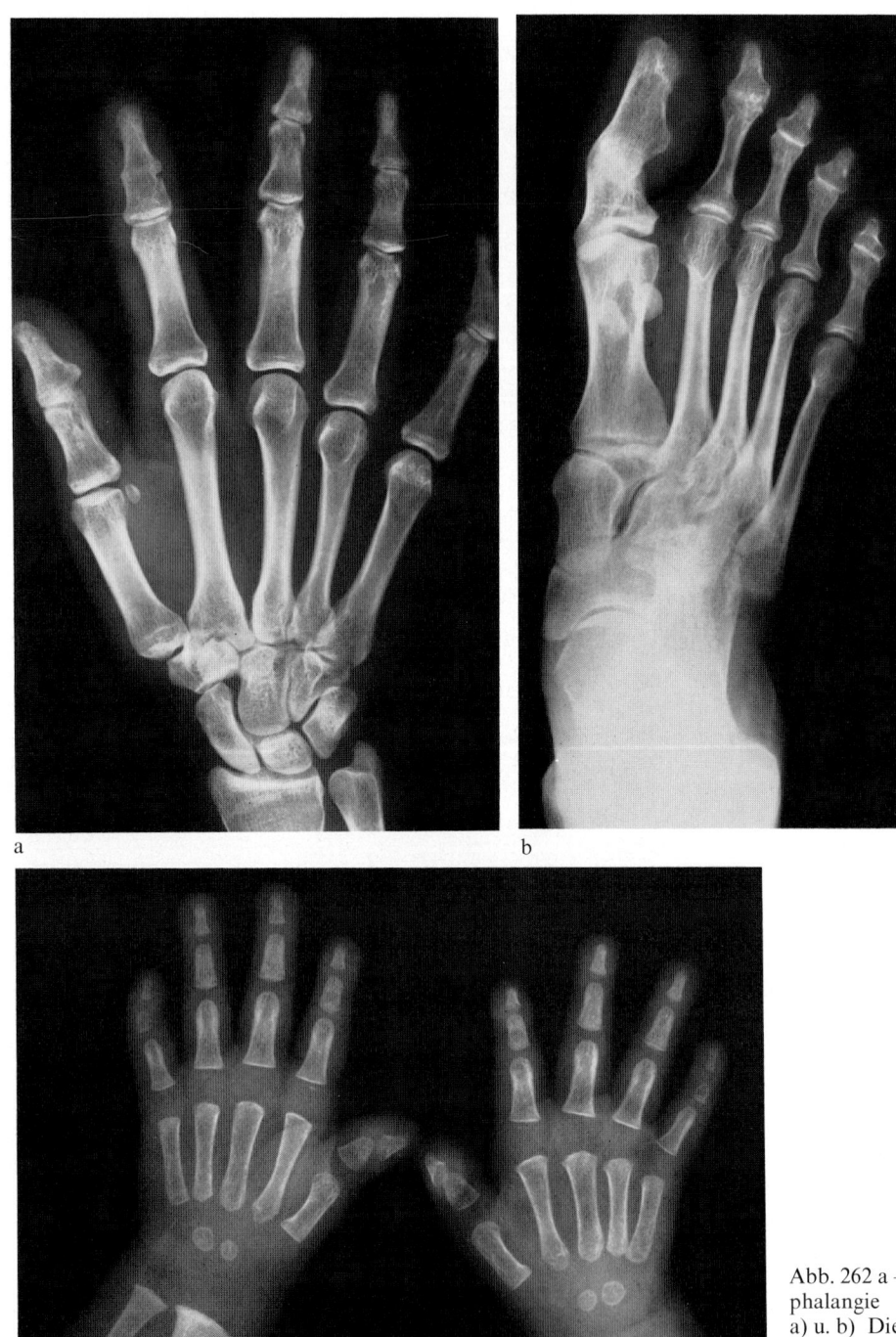

Abb. 262 a – e Distale Symphalangie Typ Rehmann. a) u. b) Die linke Hand zeigt spiegelbildsymmetrisch dieselben Befunde. c) – e) Hände im Alter von 1½ Jahren, linker Ellenbogen mit 1½ und mit 2 9/12 Jahren.

Abb. 262 d u. e

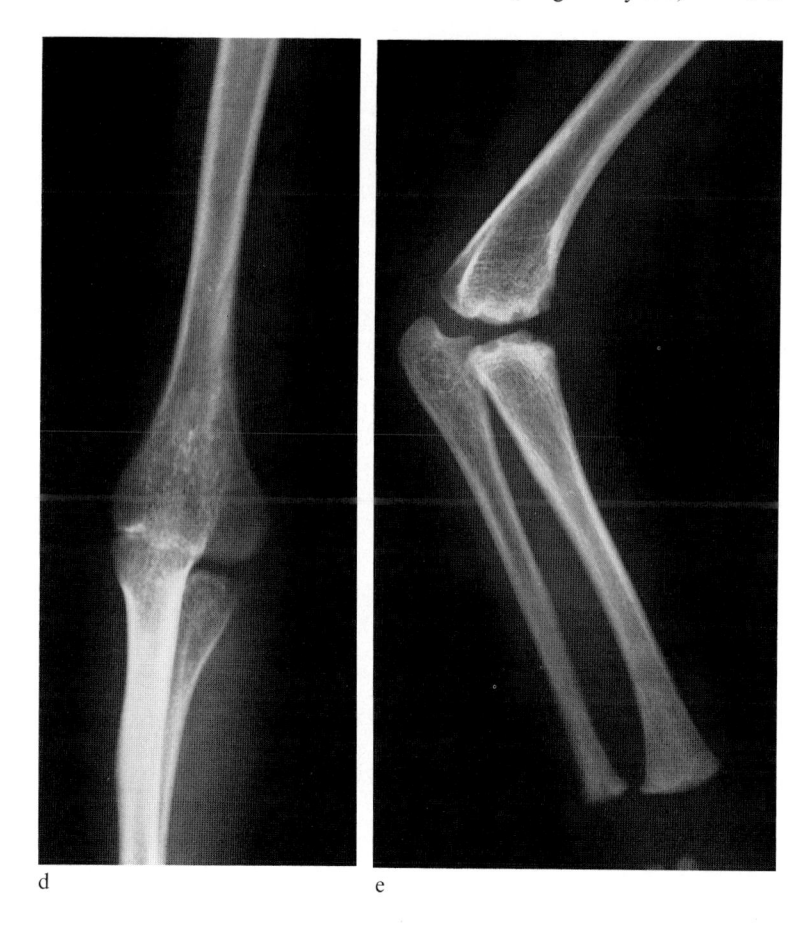

d   e

Symphalangien gerechnet wird. Distale Symphalangien kommen gelegentlich bei Brachydaktylie B (Typ mit Anonychie II – V) vor, in dem man einen Übergangstyp zu den Symphalangien sehen kann, die mit Enddefekten und Nagellosigkeit einzelner Finger kombiniert sind. Schließlich ist proximale Symphalangie häufig beim Apert-Syndrom.
Bei anderen Fällen, die durchweg dominant erblich sind, stehen Symphalangien und andere Gelenkaplasien, vorwiegend der Ellenbogengelenke und der Hand- und Fußwurzelknochen, im Vordergrund. Genetisch lassen sich vorwiegend distale Symphalangien von vorwiegend proximalen unterscheiden.
Sie kommen nicht gehäuft zusammen in derselben Familie vor.

Distale Symphalangien

Typ Inman: 2. und 5. Finger
Typ Steinberg und Reynold: 2. bis 5. Finger
Typ Schwarz und Rivellini: 4. Finger
Typ Drey: 2., 3. und 5. Finger bei Endglieddefekten der Finger 3 und 4.

Typ Rehmann: Daumen, 2. und 5. Finger, sämtliche Zehen, dabei häufig Humeroradial- und Humeroulnarsynostose, Karpal- und Tarsalsynostosen, kurze Daumen- und Großzehengrundphalangen, gelegentlich Blockwirbelbildung, Radiusluxation. Im Kindesalter ist die Kürze der Daumengrundphalanx und der Mittelphalangen II und V typisch, eine knöcherne Verschmelzung der Phalangen besteht noch nicht, doch weist das Fehlen von Hautfurchen über den distalen Fingergelenken auf die Gelenkaplasie hin (Abb. 262 a – e).
Proximale Symphalangien: Typ Cushing (WL-Symphalangie-Brachydaktylie-Syndrom, Typ Kirmisson): Hier ist die Haut über den proximalen Interphalangealgelenken faltenlos. Humeroradiale Synostosen, Radiusluxation, Fusion von Karpal- und Tarsalknochen sind nicht selten. Oft besteht eine Leitungsschwerhörigkeit. Charakteristisch ist ein verkürztes Metakarpale I. Endglieddefekte der 4. Finger kommen vor (Abb. 263 a – c). Die Vererbung ist autosomal-dominant.
HERRMANN (1974) hat bei 6 Mitgliedern einer Familie einen Typ von Symphalangie mit autoso-

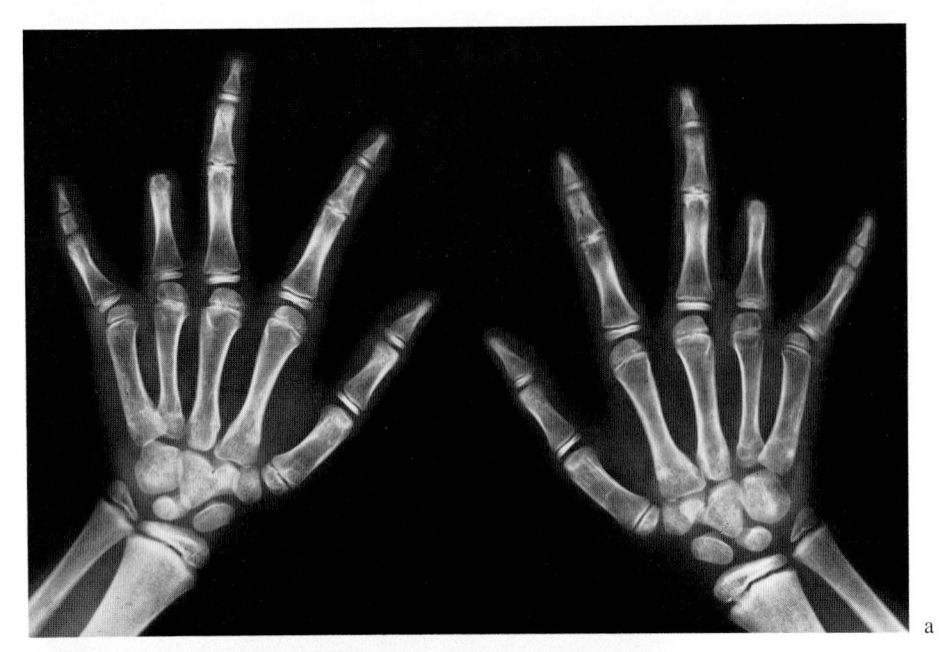

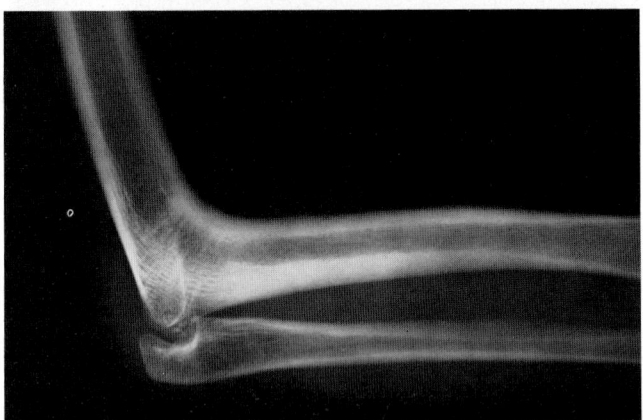

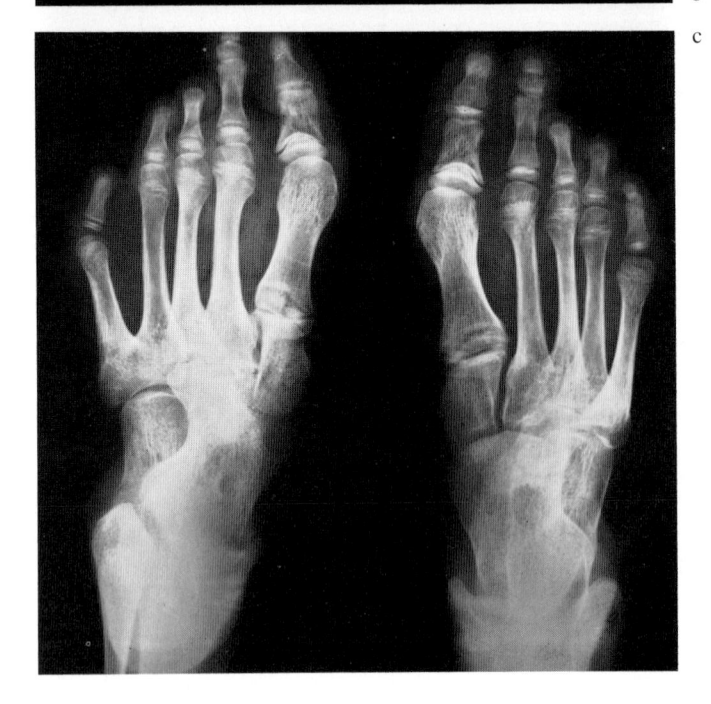

Abb. 263 a)–d) Vorwiegend proximale Symphalangien, humeroradiale Synostose, Enddefekte von Zehen (III–V) und Fingern, Metatarsalsynostosen.

Abb. 263 d
Mutter der Patientin
in Abb. 263 a–c.

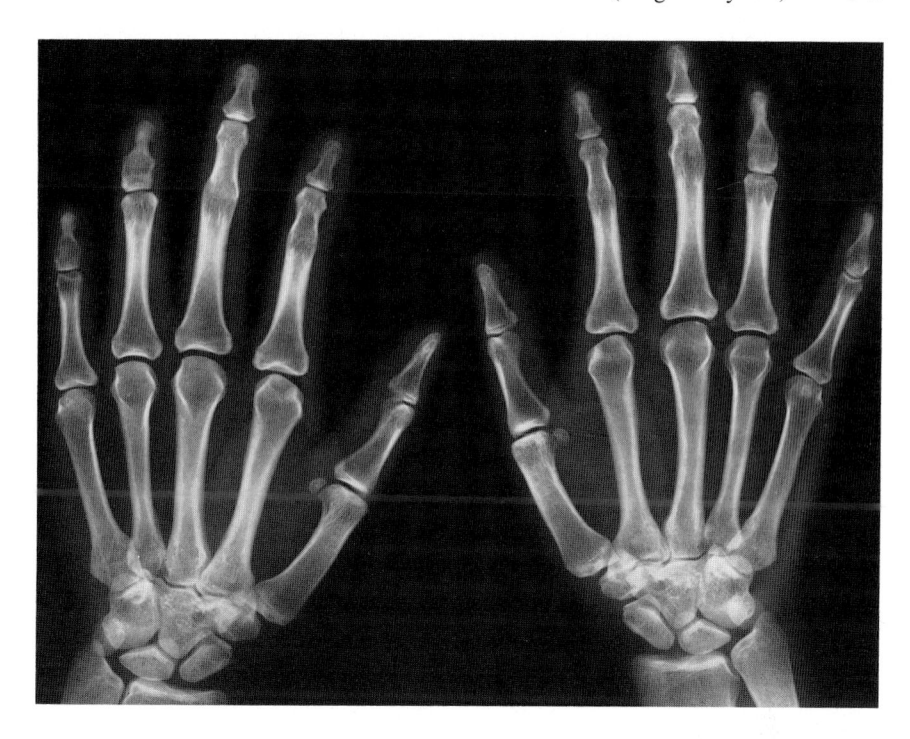

mal-dominantem Erbgang beschrieben, der proximale Symphalangien, Karpalsynostosen, kurzes Metakarpale I und Hörminderung mit dem Cushing-Typ gemeinsam hat, darüber hinaus aber kürzere oder fehlende Mittelphalangen, erweiterte Markräume der Phalangen und der langen Röhrenknochen und häufige Syndaktylien aufweist („WL-Symphalangie-Brachydaktylie-Syndrom").

HERRMANN unterscheidet daneben noch einen Typ Kirmisson, der sich vom Cushing-Typ im wesentlichen durch das Vorkommen von Defekten der Nägel und der End- und Mittelphalangen unterscheiden soll. Wenn man die intrafamiliäre Variabilität der proximalen Symphalangien vor Augen hat, ist die Berechtigung der Abgrenzung des WL- und des Kirmisson-Typs zweifelhaft.

Metakarpophalangealsynostose. PEARLMAN u. Mitarb. (1964): Mutter und Tochter hatten auffallend kurze Finger mit nur je 2 Phalangen sowie ungewöhnlich lange Metakarpi (fehlende Mittelphalangen? Mctakarpi aus Blastem von Metakarpi und Grundphalangen hervorgegangen?), Synostosen zwischen Metakarpale I und Daumengrundphalanx, sowie Metakarpale IV und V und den anschließenden Phalangen. Außerdem bestanden ausgedehnte Fusionen zwischen benachbarten Karpalia und Tarsalia sowie Radiusköpfchenluxation.

Symphalangie als Symptom anderer Gliedmaßenfehlbildungen. Außer bei den hier speziell angeführten Syndromen mit Symphalangie, deren Symptome zum Teil weit über die „Symphalangie" hinausgehen, kommen Symphalangien bei den in Tab. 27 genannten Syndromen vor.

Tabelle 27 Vorkommen von Symphalangien

Syndrom	Lokalisation
Brachydaktylie A_1:	distal
Brachydaktylie B:	proximal
Brachymetapodie:	proximal (s. S. 271)
Apikale Dystrophie (SORSBY 1935):	proximal
Pektoralis-Hand-Syndrom (POLAND):	distal
Diastrophischer Zwergwuchs:	proximal II – IV
Apert-Syndrom:	proximal II – V
Lenz-Majewski-Syndrom:	proximal II – V (Abb. 264)
Amniogene Defekte:	selten (unregelmäßig)

Metakarpalsynostose IV + V

Metakarpalsynostose IV + V kommt bei verschiedenen Skelettanomalien vor, wie Pseudothalidomidsyndrom, Thrombozytopenie-Radiusaplasie-Syndrom, Ringchromosom 13, Apert-Syndrom und einem Typ von Sympolydaktylie.

346 Fehlbildungen der Gliedmaßen

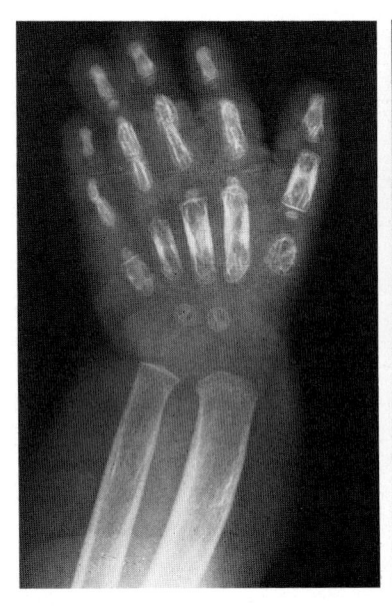

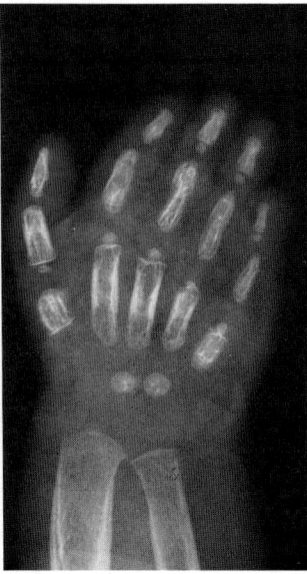

Abb. 264 Lenz-Majewski-Syndrom. Kraniodiaphysäre Hypostose mit Brachydaktylie, Symphalangie, Choanalatresie und Progerie.

X-gekoppelt-rezessiver Typ. HOLMES u. Mitarb. (1972) haben eine Familie beschrieben, in der 11 betroffene männliche Mitglieder über 6 normale Genträgerinnen miteinander verwandt waren. BEADNELL (1924) und OREL (1928) haben ebenfalls X-gekoppelte Vererbung bei Metakarpalsynostose IV + V beobachtet.

Autosomal-dominanter Typ. Vererbung vom Vater auf den Sohn und betroffene weibliche Familienmitglieder wurden von LERCH (1948) und HABIGHORST u. ALBERS (1965) beschrieben, so daß Heterogenie der Metakarpalsynostose IV + V anzunehmen ist.

Typ mit multiplen Mißbildungen. Die Kombination mit Ptose, weitem Lidwinkelabstand, Daumenhypoplasie, verkürzten 5. Zehen und Pes adductus wurde von RUVALCABA u. Mitarb. (1968) beschrieben. Wir sahen weitgehend gleichartige Fehlbildungen bei einem Mädchen, das außerdem eine schwere Hüftgelenksdysplasie hatte (Abb. 265 a u. b).

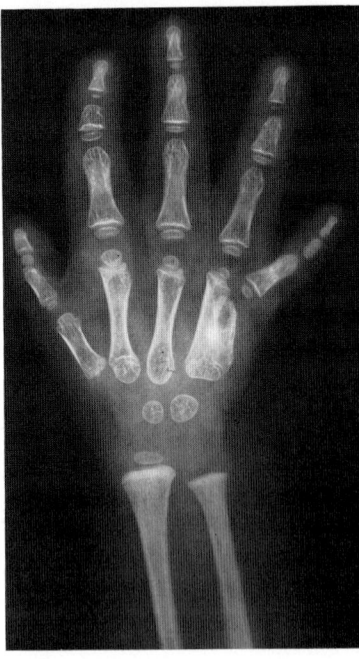

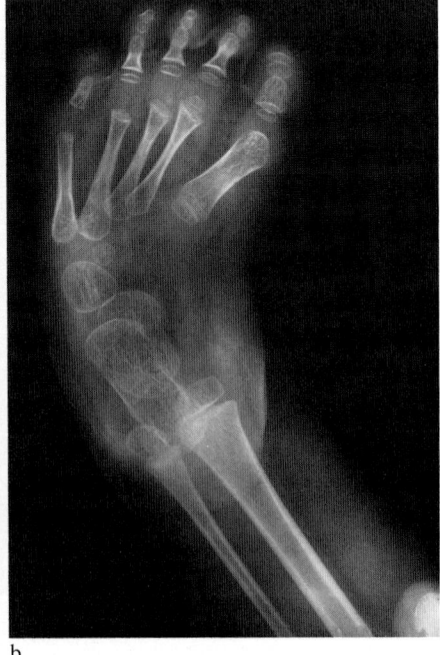

Abb. 265 a u. b Metakarpalsynostose IV + V mit multiplen Fehlbildungen (Univ.-Kinderklinik, Hamburg).

a b

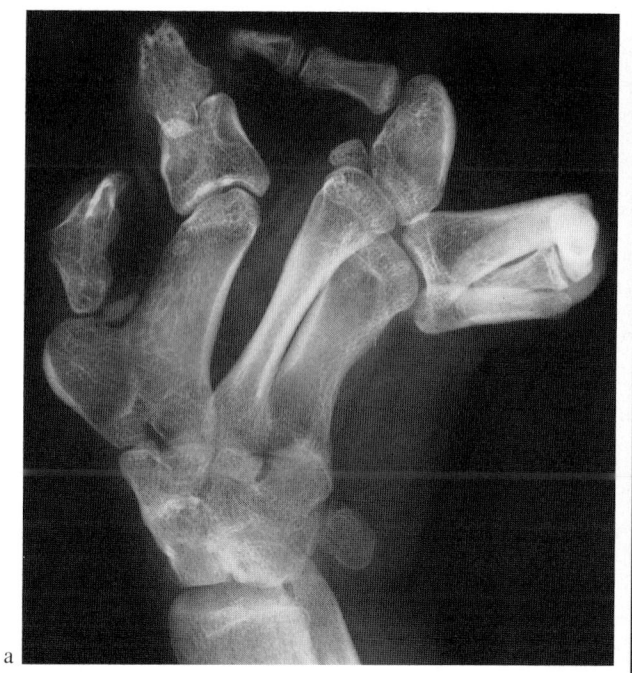

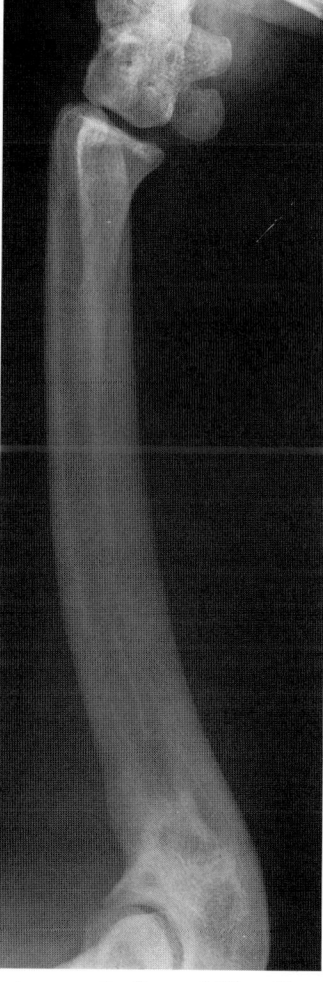

Ausgedehnte Metakarpalsynostosen mit Syndaktylie und Basodysphalangie

Blockarige Synostosen aller Metakarpi sind für den Cenani-Typ der totalen Syndaktylie typisch (s. S. 283). Synostosen der Metakarpi I + II sowie IV + V mit radioulnärer Synostose und Dysplasie der Grundphalangen sind in Abb. 266 dargestellt. Ähnliche Fälle haben HOPF (1959) sowie ROSSELLI u. GULIENETTI (1960) abgebildet. Die Vererbung scheint autosomal-rezessiv zu sein.

Metatarsalsynostosen

Synostosen der Metatarsi sind für ein autosomal-dominantes Syndrom von Syndaktylie I + II (+ III) mit Brachydaktylie und Dysphalangie I der Finger und Zehen („Akropektoro-vertebrale Dysplasie") besonders charakteristisch (GROSSE u. Mitarb. 1969).

Humeroradiale Synostosen mit autosomal-rezessivem Erbgang

Die meisten Fälle von humeroradialer Synostose gehören zum Femur-Fibula-Ulna-Komplex, der anscheinend nicht familiär gehäuft auftritt. Daneben sind aber einige familiäre Fälle beobachtet worden.
ROTH (1926): 3 von 5 Geschwistern hatten rechtwinklige Synostosen von Humerus, Radius und Ulna, Fehlen des oberen Endes der Fibula und der Patella.
FROSTAD (1940): Rechtwinklige Synostosen bei-

Abb. 266 a u. b Synostose von Radius und Ulna, Karpal- und Metakarpalknochen. Dysphalangien. Sporadischer Fall. Vater bei der Geburt des Patienten 39 Jahre alt.

der Humeri mit Radius und Speiche bei 3 von 6 Kindern einer Familie und bei 2 von 7 Kindern einer zweiten, dabei normale Karpalknochen und Phalangen.
SCHRÖDER (1932): 5 von 10 Kindern aus einer Verwandtenehe hatten dysplastische Ohrmuscheln, Beugekontrakturen der Kleinfinger, teilweise Radiusköpfchenluxation, Ulnahypoplasie, Halswirbelsynostosen, Subluxation der Hüftgelenke, der Tibiae und der Humeri, ein Mädchen hatte beiderseits eine Humeroradialsynostose.
BIRCH-JENSEN (1949, Nr. 195): Kind aus einer Vettern-Basen-Ehe mit Ankylose beider Ellenbogengelenke, hypoplastischen Unterarmen und Daumen, hypoplastischem linkem Humerus und Kontraktur beider Kniegelenke.

Siehe auch S. 323. Humeroradiale und humeroulnare Synostose mit dominanter Vererbung wurde von SIWON (1928) beschrieben. Die Finger sollen dabei normal gewesen sein, doch wurden nur die Ellenbogengelenke röntgenologisch untersucht, so daß unsicher ist, ob nicht Symphalangien bestanden und die Fälle damit zur Gruppe der Symphalangien mit Ellenbogenankylose gehören (s. S. 343).

Radioulnäre Synostose

Radioulnäre Synostosen kommen beim autosomal-dominanten Holt-Oram-Syndrom nicht selten vor (s. S. 319).

Auch bei der Thalidomidembryopathie sind proximale radioulnäre Synostosen oder totale Synostosen hypoplastischer Radii und Ulnae nicht selten. Daneben gibt es autosomal-dominante radioulnäre Synostosen (DAVENPORT u. Mitarb. 1924; HANSEN u. ANDERSEN 1970). Radioulnäre Synostosen kommen bei verschiedenen numerischen Aberrationen der Geschlechtschromosomen gehäuft vor, vor allem bei 49, XXXXY, aber auch bei 48, XXXX, 48, XXXY, 48, XXYY, 47, XXY und 47, XYY (JANCU 1971), auch bei partieller Trisomie für den langen Arm von Chromosom 11.

Literatur

Adams, F. H., C. P. Oliver 1945: Hereditary deformities in man. Due to arrested development. J. Hered. 36, 3 – 7
Appelt, H., H. Gerken, W. Lenz 1966: Tetraphokomelie mit Lippen-Kiefer-Gaumen-Spalte und Clitorishypertrophie – ein Syndrom. Pädiat. Pädol. 2, 119
Ballantyne, J. W.: The foetus. In: Manual of Antenatal Pathology and Hygiene. 2. The Embryo. Green, Edinburgh 1904
Beadnell, C. M.: Congenital malformation of hands. Lancet 207 1924/II, 800
van den Berghe, H., J. Dequeker, J. P. Fryns, G. David 1978: Familial occurrence of severe ulnar aplasia and lobster claw feet: a new syndrome. Hum. Genet. 42, 109 – 113
Birch-Jensen, A. 1949: Congenital Deformities of the Upper Extremities. Munksgaard, Copenhagen
Bowen, P., F. Harley 1974: Mandibulofacial dysostosis with limb malformations (Nager's acrofacial dysostosis). Birth Defects: Orig. Art. Ser. Bd. X/5, 109 – 115
Cameron, J. R. 1961: Bilateral „hereditary" polycystic disease of the kidneys associated with bilateral teratodactyly of the feet. („Pied en pince de Homard"). Brit. J. Urol. 33, 473 – 477
Castel, Y., R. Masse, J. Roche, J. Mollaret 1967: Sur un cas de poikilodermie congénitale de Thomson. Ouest méd. 20, 890 – 896
Cushing, H. 1916: Hereditary ankylossis of the proximal interphalangeal joints. Genetics 1, 90 – 106
Dieker, H., J. M. Opitz 1969: Associated acral and renal malformations. Birth Defects: Orig. Art. Ser. Bd. V, 68 – 77
Drey, J. 1912: Hereditäre Brachydaktylie, kombiniert mit Ankylose einzelner Fingergelenke. Z. f. Kinderh. 4, 553 – 561
Emami-Ahari, Z., M. Mahloudji 1974: Bilateral absence of the tibias in three sibs. Birth Defects: Orig. Art. Ser. Bd. X/5, 197 – 200
Falek, A., C. W. Health, A. J. Ebbin, jr., W. R. McLean 1968: Unilateral limb and skin deformities with congenital heart disease in two siblings: a lethal syndrome. J. Pediat. 73, 910
Freeman, M. V. R., D. W. Williams, N. Schimke, S. A. Temtamy, E. Vachier, J. Green 1974: The Roberts syndrome. Birth Defects: Orig. Art. Ser. Bd. X/5, 87 – 95
Freire-Maia, N. 1970: A newly recognized genetic syndrome of tetramelic deficiencies, ectodermal dysplasia, deformed ears, and other abnormalities. Amer. J. hum. Genet. 22, 370 – 377
Frias, J. L., A. H. Felman 1974: Absence of the pectoralis major, with ipsilateral aplasia of the radius, thumb, hemidiaphragm and lung: an extreme expression of Poland anomaly? Limb malformation. Birth Defects: Orig. Art. Ser. Bd. X/5, 55 – 59
Fried, K., M. D. Goldberg, G. Mundel, R. Reif 1977: Severe lower limb malformation associated with other deformities and death in infancy in two brothers. J. med. Genet. 14, 352–354

Frostad, H. 1940: Congenital ankylosis of the elbow-joint. Acta orthop. scand. 2, 296 – 306
Gehler, J., R. Grosse 1972: Fehlbildungs-Retardierungs-Syndrom mit Spalthänden, Spaltfüßen, Iriskolobom, Nierenagenesie und Ventrikelseptumdefekt. Klin. Pädiat. 184, 389 – 392
Genée, E. 1969: Une forme extensive de dysostose mandibulofaciale. J. Génét. hum. 17, 45 – 52
Grebe, H. 1942: Dysplasie der rechten Körperhälfte bei einem Paarling von eineiigen Zwillingsschwestern. Erbarzt 10, 99 – 109
Grebe, H. 1958: Spalthand-Spaltfuß-Ektrodaktylie. Split-hand (foot), clef-hand (foot), pincers, claw, Krabben- oder Krebsscheren, cray-fish-claw, crab-claw, lobster claw. In: Morphologie der Mißbildungen des Menschen und der Tiere, Teil III, 1. Kap. VII, hrsg. von E. Schwalbe, G. B. Gruber. VEB Fischer, Jena
Grosse, F. R., J. Herrmann, J. M. Opitz 1969: The F-form of acropectoro-vertebral dysplasia: the F-syndrome. Birth Defects: Orig. Art. Ser. Bd. V/3, 48 – 63
Haarmann, M., W. Lenz, D. Petersen 1975: Radiusaplasie mit Thrombocytopenie. Ein genetisches Syndrom. Ergebn. inn. Med. Kinderheilk. 37, 57 – 106
Habighorst, L. V., P. Albers 1965: Familiäre Synostosis Metacarpi IV und V. Z. Orthop. 100, 512 – 525
Hegdekatti, R. M. 1939: Congenital malformation of hands and feet in man. J. Hered, 30, 191 – 196
Herrmann, J. 1974: Symphalangism and brachydactyly syndrome: report of the WL symphalangism brachydactyly syndrome: review of literature and classification. Birth Defects: Orig. Art. Ser. Bd. X/5, 23 – 53
Herrmann, J., M. Feingold, G. A. Tuffli, J. M. Opitz 1969: A familial dysmorphogenetic syndrome of limb deformities, characteristic facial appearance and associated anomalies: the „Pseudothalidomide" or „SC-Syndrome". Birth Defects Orig. Art. Ser. Bd. V, 81 – 89
Hollister, D. W., S. H. Klein, H. J. DeJager, R. S. Lachman, D. L. Rimoin 1974: Lacrimo-auriculo-dento-digital (LADD) syndrome. Birth Defects: Orig. Art. Ser. Bd. X/5, 153 – 166
Holmes, L. B., E. Wolf, O. S. Miettinen 1972: Metacarpal 4 – 5 fusion with X-linked recessive inheritance. Amer. J. hum. Genet. 24, 562 – 568
Hopf, A. 1959: Die angeborenen Veränderungen des Unterarmes und der Hand. In: Handbuch der Orthopädie, Bd. III. Thieme, Stuttgart (S. 428 – 433)
Inman, O. L. 1924: Four generations of symphalangism. J. Hered. 15, 329 – 334
Keutel, J., I. Kindermann, H. Möckel 1970: Eine wahrscheinlich autosomal recessiv vererbte Skelettmißbildung mit Humeroradialsynostose. Hum. Genet. 9, 43 – 53

Kirmisson, E. 1898: Double pied bot varus par malformation osseuse primitive associée à des ankyloses congénitales des doigts et des orteils schez quatre membre d'une même famille. Rev. Orthop. 9, 392–398

Kucheria, K., S. K. Bhargava, R. Bamezai, P. Bhutani 1976: A familial tetraphocomelia syndrome involving limb deformities, cleft lip, cleft palate, and associated anomalies – a new syndrome. Hum. Genet. 33, 323–326

Lenz, W., F. Majewski 1974: A Generalized disorder of the connective tissues with progeria, choanal atresia, symphalangism, hypoplasia of dentine and craniodiaphyseal hypostosis. Birth Defects: Orig. Art. Ser. Bd. X/12, 133–136

Lenz, W., E. Marquardt, H. Weicker 1974: Pseudothalidomide syndrome. Birth Defects: Orig. Art. Ser. Bd. X/5, 97–107

Lerch, H. 1948: Erbliche Synostosen der Ossa metacarpalia IV und V. Z. Orthop. 78, 13–16

Lowry, R. B. 1977: The Nager syndrome (acrofacial dysostosis): evidence for autosomal dominant inheritance. Birth Defects: Orig. Art. Ser. Bd. XIII/3 c, 195–220

McKusick, V. A. 1969: Discussion. Birth Defects: Orig. Art. Ser. Bd. V/4, 14–16

Mahloudji, M., H. Farpour 1974: An unusual limb deformity in an inbred community. Birth Defects: Orig. Art. Ser. Bd. X/5, 75–80

Matzen, P.-F., H. K. Fleissner 1969: Orthopädischer Röntgenatlas. Thieme, Stuttgart (Abb. 589 a, 589 b)

Neugebauer, H. 1961/62: Spalthand und -fuß. Z. Orthop. 95, 500–506

Nigst, P. F. 1929: Über kongenitale Mißbildungen des menschlichen Extremitätenskelets, mit Röntgenbildern. Schweiz. med. Wschr. 8, 81–91

Orel, H. 1928: Kleine Beiträge zur Vererbungswissenschaft. Z. Ges. Anat. 14, 244–252

Pearlman, H. S., R. E. Edkin, R. F. Warren 1964: Familial tarsal and carpal synostosis with radial-head subluxation (Nievergelt's syndrome). J. Bone Jt Surg. 46 A, 585–592

Pfeiffer, R. A. 1973: Spalthand und Spaltfuß, ektodermale Dysplasie und Lippen-Kiefer-Gaumen-Spalte: ein autosomal-dominant vererbtes Syndrom. Z. Kinderheilk. 115, 235–244

Quelce-Salgado, A. 1964: A new type of dwarfism with various bone aplasias and hypoplasias of the extremities. Acta genet. (Basel) 14, 63–66

Ray, R. K. 1970: Another case of split-foot mutation in two sibs. J. Hered, 61, 169–170

Reed, B., C. Brown, G. I. Sugarman, L. Schlesinger 1974: The REEDS-syndrome. Birth Defects: Orig. Art. Ser. Bd. X/5, 61–73

Robinow, M., A. J. Johanson, T. H. Smith 1977: The Lenz-Majewski hyperostotic dwarfism. J. Pediat. 91, 417–421

Robinson, G. C., L. S. Wildervanck, T. P. Chiang 1973: Ectrodactyly, ectodermal dysplasia, and cleft lip-palate syndrome. Its association with conductive hearing loss. J. Pediat. 82, 107–109

Rochiccioli, P., G. Dutau, J. Fabre, P. Marcou, J. Martinez, S. Abtan 1975: Hypoplasie dermique en aire, ostéopathie striée et nanisme. Pédiatrie 30, 271–280

Roselli, D., R. Gulienetti 1960: Le malformazioni associate. Minerva Medica, Turin

Roth, B. P. 1926: Congenital synostosis of humerus and radius occurring in three children of one family. Proc. roy. Soc. Med. 19, 51–52

Ruvalcaba, R. H. A., A. Reichert, D. W. Smith 1968: Smith-Lemli-Opitz syndrome. Arch. Dis. Childh. 43, 620–623

Say, B., S. Balci, T. Pirnar, A. Hicsönmez 1971: Imperforate anus polydactyly/vertebral anomalies syndrome: a hereditary trait? J. Pediat. 79, 1033–1034

Say, B., D. Greenberg, R. Harris, S. L. DeLong, J. G. Goldwell 1977: The radial dysplasia imperforate anus/vertebral anomalies syndrome (the Vater association): developmental aspects and eye findings. Acta paediat. scand. 66, 233–235

Schinzel, A., H. Zellweger, A. Grealla, A. Prader 1974: Fetal face syndrome with acral dysostosis. Helv. paediat. Acta. 29, 55–60

Schneider, Ch. 1975: Klinische und therapeutische Kurzberichte. Ein Beitrag zur Klinik des Naevus comedonicus. Hautarzt 26, 153–154

Schröder, C. H. 1932: Familiäre kongenitale Luxationen. Z. Orthop. Unfallchir. 57, 580–596

Schwarz, E., G. Rivellini 1963: Symphalangism. Amer. J. Roentgenol. 89, 1256–1259

Scribanu, N., S. A. Temtamy 1975: The syndrome of aplasia cutis congenita with terminal, transverse defects of the limbs. J. Pediat. 87, 79–82

Toledo, S. P. A., P. H. Saldanha 1969: A radiological and genetic investigation of acheiropody in a kindred including six cases. J. Génét. hum. 17, 81–94

Vogel, F. 1958: Verzögerte Mutation beim Menschen? Einige kritische Bemerkungen zu Ch. Auerbachs Arbeit (1956). Ann. hum. Genet. 22, 132

Vogel, W., J. W. Siebers, J. Gunkel 1975: Uneinheitlicher Phänotyp bei Partialtrisomie 4 q. Hum. Genet. 28, 103–112

Waldenmaier, C., P. Aldenhoff, T. Klemm 1978: The Robert's syndrome. Hum. Genet. 40, 345–349

Wiedemann, H.-R. 1973: Mißbildungs-Retardierungs-Syndrom mit Fehlen des 5. Strahls an Händen und Füßen, Gaumenspalte, dysplastischen Ohren und Augenlidern und radioulnarer Synostose. Klin. Pädiat. 185, 181–186

II. Wachstums- und Reifestörungen des Skeletts

Von H. Jesserer

Entwicklung, Wachstum und Reifung des Skeletts sind überaus komplizierte Vorgänge, die durch zahlreiche Faktoren bedingt und gesteuert werden. Es kann deshalb nicht überraschen, daß sie auch entsprechend störanfällig sind. Trotzdem sind schwere Defekte selten, offenbar darum, weil die verschiedenen Prozesse biologisch so abgesichert sind, daß sie im Fall einer Störung über gewisse Ausgleichsmöglichkeiten verfügen. Voraussetzung hierfür ist allerdings, daß die Störung die für eine solche Reparation tolerable Frist nicht überschreitet. Diese kann manchmal kurz, mitunter aber auch länger sein, und das im Einzelfall zu erkennen, bietet kaum eine Methode mehr Möglichkeiten, als eine Röntgenuntersuchung. Sie wird deshalb auch immer wieder bei der Analyse von Wachstumsanomalien eingesetzt. Um die dabei gehegten Erwartungen zu erfüllen, ist es freilich notwendig, die charakteristischen Merkmale der verschiedenen Wachstumsstörungen zu kennen und sie in einer übersichtlichen Form bereit zu haben, ungeachtet der Tatsache, daß die Verhältnisse im Einzelfall oft komplizierter sind, als es einem solchen Schema entspricht.

Versucht man, die verschiedenen an der Entwicklung, dem Wachstum und der Reifung des Knochensystems beteiligten Faktoren zu ordnen, dann lassen sich genetische, hormonelle, metabolische, nervöse, zirkulatorische, mechanische und exogene Momente unterscheiden. Jedes von ihnen kann den normalen Verlauf in der einen oder der anderen Richtung – d. h. im Sinn eines Zuwenig oder eines Zuviel bzw. eines Zufrüh oder eines Zuspät – beeinflussen und dementsprechend zu einer Wachstumshemmung oder zu einer Wachstumsförderung sowie zu einer Früh- oder Spätreife des gesamten Knochensystems oder auch nur einzelner seiner Teile führen. Daraus können wiederum mehr oder weniger ausgeprägte Formveränderungen einzelner Knochen oder des Skeletts im ganzen resultieren. Nach Hauptgruppen geordnet, lassen sich die einschlägigen Veränderungen somit in

– Minder- oder Zwergwuchs,
– Hoch- oder Riesenwuchs,
– Pubertas praecox,
– Pubertas tarda sowie
– mehr oder weniger lokalisierte Mißwuchsformen bzw. Reifungshemmungen

teilen. Viele dieser Veränderungen werden in anderen Abschnitten dieses Buches ausführlich beschrieben. Trotzdem sollen sie zusammen mit den speziell hierher gehörenden Abnormitäten auch an dieser Stelle erwähnt werden, um einen entsprechenden Überblick zu vermitteln und die Differentialdiagnose zu erleichtern.

Allgemeine Vorbemerkungen

Um die verschiedenen Möglichkeiten von Knochenwachstumsstörungen zu verstehen, ist es notwendig, die einzelnen Etappen zu berücksichtigen, in denen die Entwicklung des Knochensystems vom Embryonalleben bis zur Reifung erfolgt. Dabei sind neben der im Prinzip immer gleichen Bildung von *Knochengewebe*, Anlage, Wachstum und Reifung der *knöchernen Organe* zu unterscheiden.
Als integrierende Bestandteile des Skeletts können Knochen sich direkt aus dem embryonalen Bindegewebe, dem Mesenchym, oder über knorpelige Zwischenstufen (sog. Matrizen) bilden. Beim Menschen ist allerdings das letztere weitaus häufiger. Ihr Wachstum erfolgt durch einen harmonischen Prozeß von Apposition und Resorption, durch den die einzelnen Gebilde zugleich die für sie charakteristische – bzw. für ihre Funktion notwendige – Form gewinnen. Dieser Prozeß wird durch eine Reihe von Momenten beeinflußt, die sowohl die regelrechte Bildung von Knochengewebe (als entscheidenden Bestandteil der Kno-

chen als Organe), wie auch dessen örtliche Vermehrung und Erneuerung bestimmen. Von großer Bedeutung ist dabei, daß die entsprechenden Vorgänge normalerweise eine ziemlich strenge zeitliche Sequenz zeigen, die sich röntgenologisch unter anderem im Auftreten bestimmter Ossifikationszentren (Knochenherde) sowie klinisch in einem für die jeweilige Entwicklungsstufe charakteristischen Habitus äußert. Vom Wachstum zu trennen ist die Reifung des Skeletts, nicht zuletzt deshalb, weil sie das Ende der Größenzunahme zur Folge hat.

Bei der Beurteilung der jeweiligen Sollgröße und ihren individuellen Abweichungen sind die physiologischen *Wachstumsphasen* zu berücksichtigen. In den ersten vier Lebensjahren wächst ein Kind am raschesten und nimmt auch verhältnismäßig viel an Gewicht zu (sog. 1. Füllephase). Vom 5.–8. Lebensjahr wächst ein normales Kind 4–6 cm pro Jahr, nimmt jedoch vergleichsweise weniger zu (1. Streckphase). Diese Wachstumsrate hält auch im 9.–12. Lebensjahr an, doch ist die Gewichtszunahme in dieser Zeit wieder stärker (2. Füllephase). Vom 13.–16. Lebensjahr kommt es zu einer letzten, raschen Längenzunahme, die bis zu 12 cm pro Jahr betragen kann (2. Streckphase). Sie betrifft vor allem die Extremitätenknochen und bestimmt damit recht wesentlich den endgültigen Habitus eines Individuums. Normalerweise endet das Wachstum bei Mädchen zwischen dem 17. und dem 18. Lebensjahr, bei Knaben zwischen dem 20. und dem 21. Lebensjahr. Gerade hier besteht jedoch eine große Schwankungsbreite, die von vielen Faktoren bestimmt wird. Ein eigenartiges Phänomen ist dabei die sog. *Akzeleration*, die sich in einer allmählichen Größenzunahme jüngerer Generationen gegenüber älteren äußert. Über ihre Ursachen ist noch kaum etwas bekannt.

Beim Zustandekommen der individuellen Körpergröße wirken konstitutionelle und konditionelle Momente zusammen. Die Erstellung von Normen ist deshalb schwierig. Gleichwohl gibt es für bestimmte Gruppen und Gebiete Durchschnittswerte, die als vertraut empfunden werden. Bleibt ein Individuum unter ihnen, wird es als klein, ragt es darüber hinaus, als groß bezeichnet. Medizinisch wird etwas strenger zwischen einem *Kleinwuchs* und einem *Hochwuchs* unterschieden und bei Extremfällen von einem *Zwergwuchs* bzw. von einem *Riesenwuchs* gesprochen. In europäischen Bereichen gelten Individuen mit einer Körperlänge von 150–130 cm als kleinwüchsig, solche von 190–200 cm als hochwüchsig. Menschen mit weniger als 130 cm Körperlänge werden als *Zwerge*, solche mit wesentlich mehr als 200 cm als *Riesen* bezeichnet. Bei ihnen sind allerdings neben dieser Abnormität zumeist auch andere pathologische Veränderungen festzustellen.

Von einem *Minderwuchs* spricht man, wenn während des Wachstums der für das Alter und die Population übliche Durchschnittswert nicht erreicht wird. Einen körperlichen und sexuellen Entwicklungsrückstand bezeichnet man hingegen als *Infantilismus*; er ist in der Regel eine Folge schwerer Allgemeinerkrankungen. Abweichungen von einer normalen Körpergröße können aber auch aufgrund einer nicht zeitgerecht einsetzenden *Skelettreifung* entstehen. Sie sind oft mit ungewöhnlichen Körperproportionen verbunden. Formal lassen sich bei den Wuchs- und Reifestörungen des Skeletts somit die in Tab. 1 genannten Grundtypen unterscheiden.

Da jedoch Wachstum und Reifung eng miteinander verbunden sind, kommen vielfach auch Kombinationen entsprechender Störungen vor.

Tabelle 1

Kleinwuchs	Hochwuchs
(Zwergwuchs)	(Riesenwuchs)
Pubertas praecox	Pubertas tarda

Minderwuchs (Kleinwuchs, Zwergwuchs)

Die verschiedenen Formen des Minder-, Klein- und Zwergwuchses befriedigend zu ordnen, ist angesichts der zahlreichen daran beteiligten Faktoren kaum möglich. Immerhin erscheint folgende Reihung für praktische Zwecke brauchbar:
Primordialer Klein- und Zwergwuchs. Die „Nanosomia primordialis" ist ihrer Definition nach genetisch bedingt und stellt klinisch eine mehr oder weniger extreme Verkleinerung des Normalen dar. Ihre wesentlichen Kennzeichen sind deshalb: eine abnorme Kleinheit des Individuums bereits bei der Geburt ohne jedwede Unpropor-

tioniertheit; eine normale körperliche, geistige und sexuelle Entwicklung mit einer schließlichen Körperlänge mehr oder weniger weit unter der als normal anzusehenden Bevölkerung; eine intakte Fortpflanzungsfähigkeit. Röntgenologisch zeigen solche Individuen ein Miniaturbild des Normalen, d. h. ein graziles Skelett mit zart strukturierten Knochen, deren Ossifikationszentren zeitgerecht auftreten und deren Wachstumsfugen sich regulär schließen. Im ganzen präsentiert sich somit ein zwar ungewöhnlich kleiner, im übrigen aber normaler Mensch (Abb. 1 u. 2).

Ein primordialer Klein- oder Zwergwuchs kann in ganzen Populationen (Lappen, Pygmäen, Negritos, Wedda), familiär oder sporadisch auftreten. Kennzeichnend ist in jedem Fall, daß die Varietät dominant oder rezessiv an die Nachkommenschaft weitergegeben wird, wenn auch größere interfamiliäre und intrafamiliäre Schwankungen vorkommen.

Heredodegenerativer Zwergwuchs. Dieser von HANHART beschriebene Mißwuchs kommt gelegentlich in Inzuchtsippen vor und unterscheidet sich vom primordialen Zwergwuchs dadurch, daß er mit einem Hypogenitalismus vergesellschaftet ist. Die Individuen sind bei der Geburt unauffällig, bleiben jedoch in ihrer körperlichen Entwicklung zurück und präsentieren sich schließlich als (nicht fortpflanzungsfähige!) Zwerge. Eltern und Geschwister sind normal.

Röntgenologisch zeigt sich ein starkes Zurückbleiben des Längenwachstums der Knochen trotz einer nur mäßigen Reifungsstörung (Abb. 3 u. 4). Eine Abgrenzung gegenüber einem hypophysären Zwergwuchs ist nur aufgrund des Verlaufes möglich: Beim heredodegenerativen Zwergwuchs erfolgt die Skelettreifung zwar verspätet, doch er-

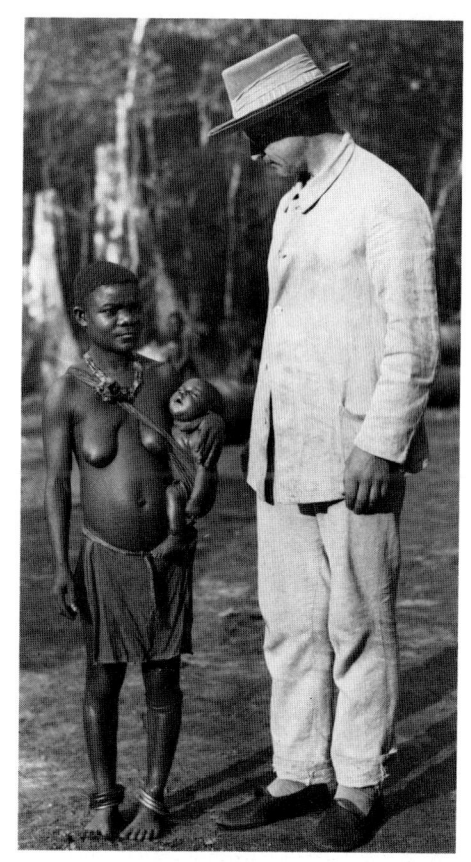

Abb. 1 122 cm große Pygmäenfrau neben einem mittelgroßen Europäer (Prof. Dr. M. Gusinde). Die Frau war Mutter von zwei gesunden Kindern (aus M. GUSINDE: Urwaldmenschen am Ituri; Wien 1948).

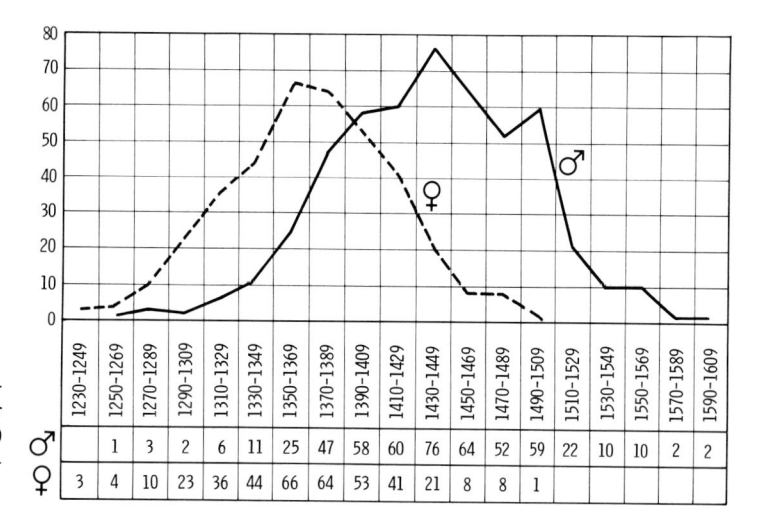

Abb. 2 Häufigkeitsverteilung der individuellen Körperlänge bei einer Pygmäenpopulation von rund 900 Menschen (aus M. GUSINDE: Urwaldmenschen am Ituri; Wien 1948).

	1230-1249	1250-1269	1270-1289	1290-1309	1310-1329	1330-1349	1350-1369	1370-1389	1390-1409	1410-1429	1430-1449	1450-1469	1470-1489	1490-1509	1510-1529	1530-1549	1550-1569	1570-1589	1590-1609
♂		1	3	2	6	11	25	47	58	60	76	64	52	59	22	10	10	2	2
♀	3	4	10	23	36	44	66	64	53	41	21	8	8	1					

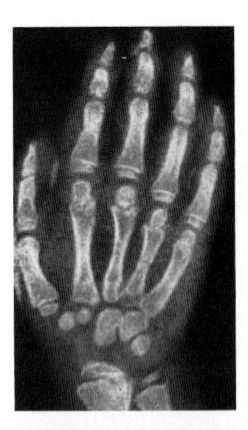

354   Wachstums- und Reifestörungen des Skeletts

Abb. 3 Hand einer 9jährigen heredodegenerativen Zwergin. Geringer Ossifikationsrückstand, jedoch starkes Zurückbleiben des Längenwachstums. Handlänge 9 cm.

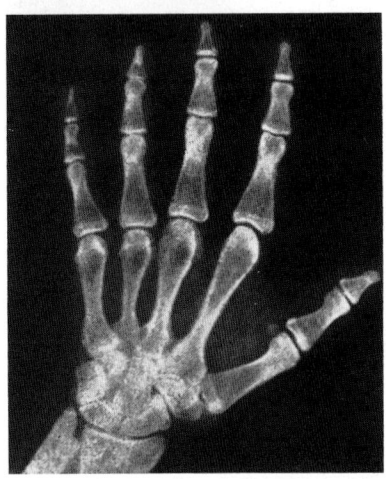

Abb. 4 Hand einer 43jährigen heredodegenerativen Zwergin aus dem Samnauntal. Handlänge etwa 11,5 cm. Alle Wachstumsfugen sind verschlossen (Beobachtung von E. Hanhart).

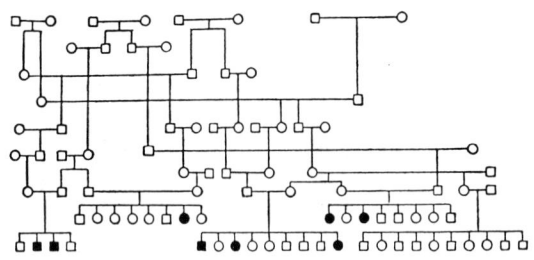

Abb. 5 Sippe mit heredodegenerativem Zwergwuchs aus dem Samnauntal (Beobachtung von E. Hanhart).

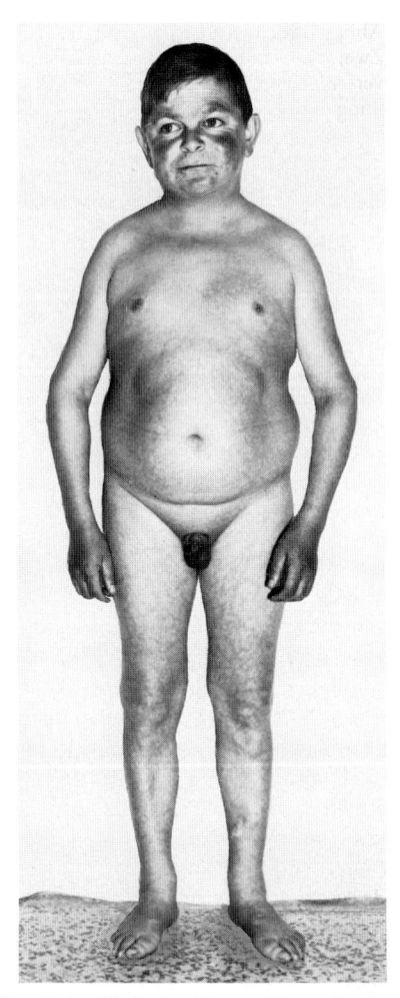

Abb. 6   32jähriger infantilistischer Zwerg. Körperlänge 125 cm. Fehlende sekundäre Geschlechtsmerkmale, kein Stimmbruch. Röntgenologisches Skelettalter etwa 10 Jahre.

scheinen die Wachstumsfugen schließlich regelrecht verschlossen und das Gebiß im wesentlichen voll entwickelt, wogegen man beim hypophysären Zwergwuchs auch im vorgerückten Alter noch offene Epiphysenfugen und ein im ganzen unreifes Skelett und Gebiß findet. Entscheidend für die Diagnose eines heredodegenerativen Zwergwuchses ist freilich letzthin die Familiensituation mit ihren zahlreichen blutsverwandtschaftlichen Beziehungen und der rezessiven Vererbung der Varietät (Abb. 5).

Infantilistischer Zwergwuchs. Der von PALTAUF (1891) beschriebene infantilistische Zwerg entspricht in seinem Erscheinungsbild dem, was man gemeinhin einen „Liliputaner" nennt, d. h. einem körperlich und geistig regen, zwerghaften Menschen mit kindlichen Zügen ohne erkennbare Krankheit (Abb. 6). Deshalb, und weil mehrfaches Vorkommen in einer Sippe beobachtet worden sein soll, wird dieser Mißwuchs üblicherweise als genetisch bedingt angesehen. Tatsächlich dürfte es sich jedoch um die Folge eines beson-

Minderwuchs (Kleinwuchs, Zwergwuchs) 355

Abb. 7 Schädel eines 32jährigen infantilistischen Zwerges. Kindliche Proportionen, unvollständig verschlossene Schädelnähte, mangelhafte Ausbildung der Nasennebenhöhlen.

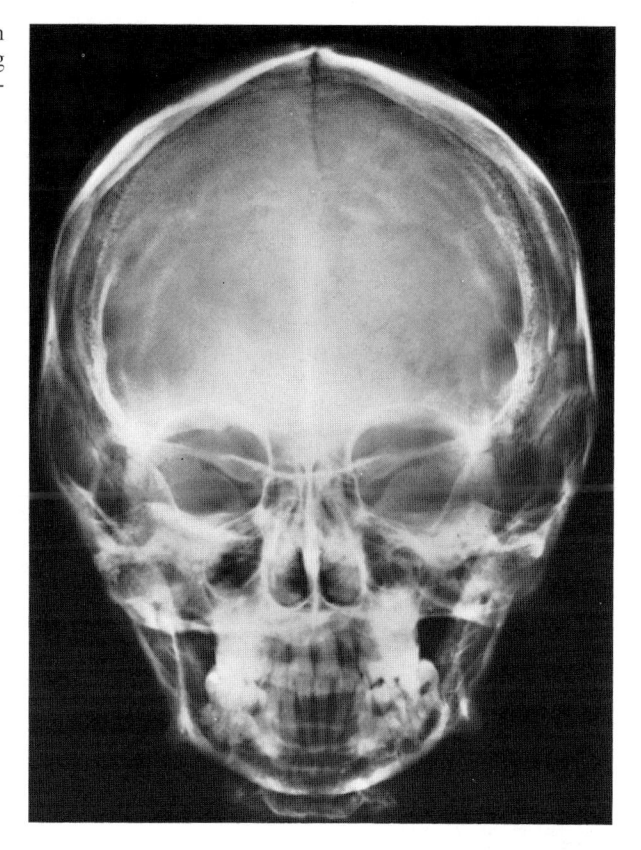

ders früh einsetzenden Panhypopituitarismus (s. S. 362) bzw. um eine besondere Form eines hypophysären Minderwuchses handeln.
Röntgenologisch kennzeichnend für diesen Typ sind ein proportionierter Kleinwuchs, lebenslang unverschlossene Wachstumsfugen, mangelhaft ausgebildete Nasennebenhöhlen und eine kleine Sella turcica sowie oft auch Veränderungen an den Femurköpfen von der Art einer Osteochondrosis dissecans oder einer aseptischen Knochennekrose (Abb. 7–10).
Die Wachstumsstörung ist wahrscheinlich das Ergebnis eines gleichzeitigen Mangels an hypophysärem Wachstumshormon (Somatotropin), Schilddrüsenhormon, Keimdrüsenhormonen und androgenen Nebennierenrindenhormonen von früher Kindheit an. Jedenfalls setzt die Wachstumsstörung in der Regel zwischen dem 3. und dem 5. Lebensjahr ein und läßt die Skelettentwicklung auf einer Altersstufe unter 10 Jahren verharren. Infantilistische Zwerge sind nicht fortpflanzungsfähig, infolge ihrer normalen oder sogar überdurchschnittlichen Intelligenz aber lebenstüchtig und ungeachtet ihrer körperlichen Abnormität der Umwelt durchaus angepaßt. Die Eltern solcher Individuen sind stets normal groß.

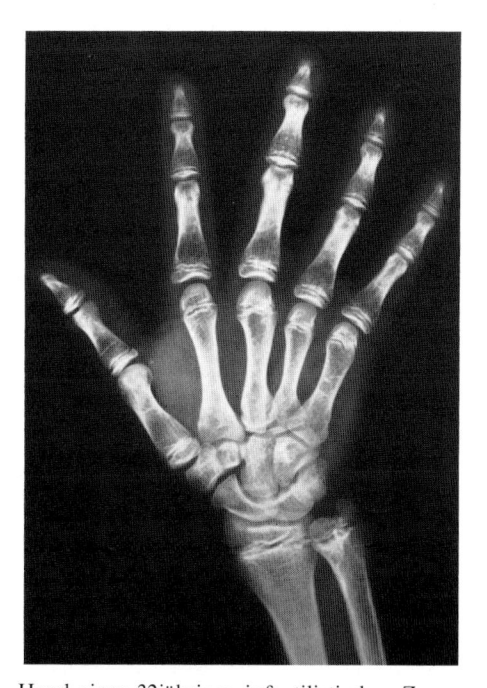

Abb. 8 Hand eines 32jährigen infantilistischen Zwerges. Das um das 10. Lebensjahr röntgenologisch erkennbar werdende Os pisiforme fehlt.

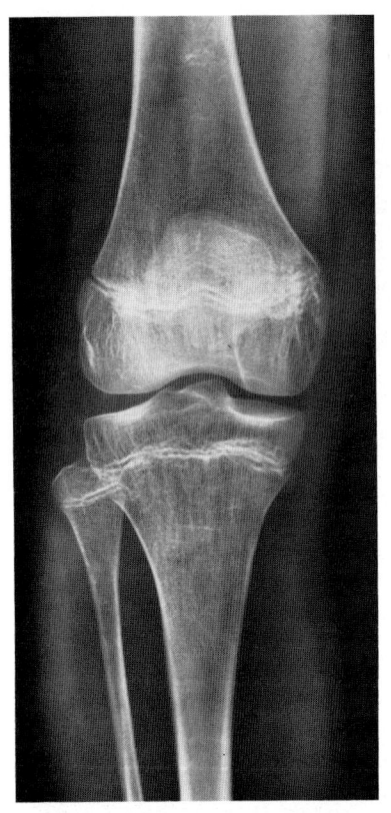

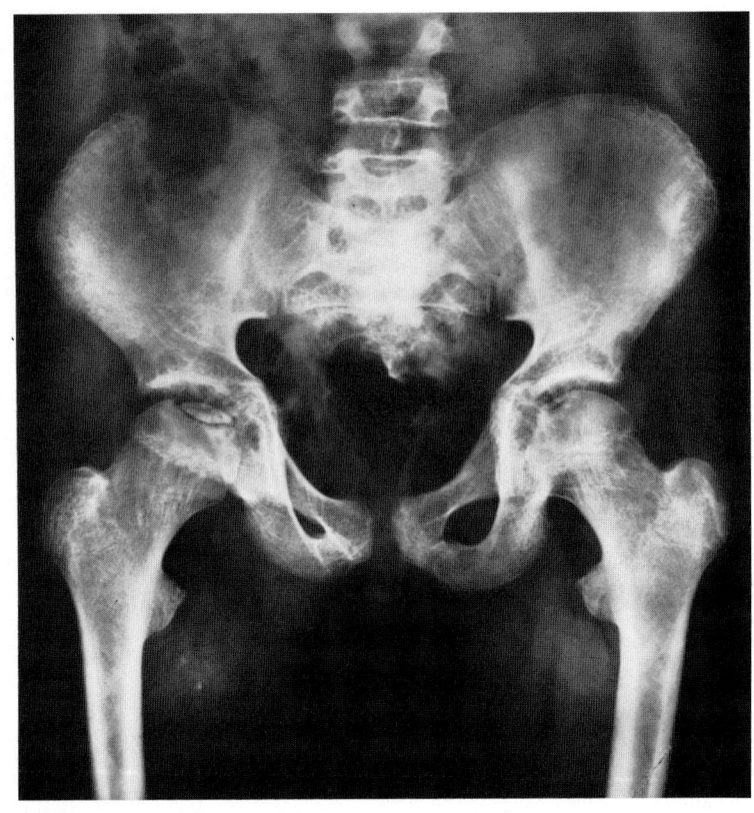

356　Wachstums- und Reifestörungen des Skeletts

Abb. 9 Kniegelenk eines 32jährigen infantilistischen Zwerges. Unvollständig verschlossene Wachstumsfugen, kindlich-zarte Knochenstruktur.

▲ Abb. 10 Osteochondrotische Veränderungen an den Hüftgelenken eines 32jährigen infantilistischen Zwerges.

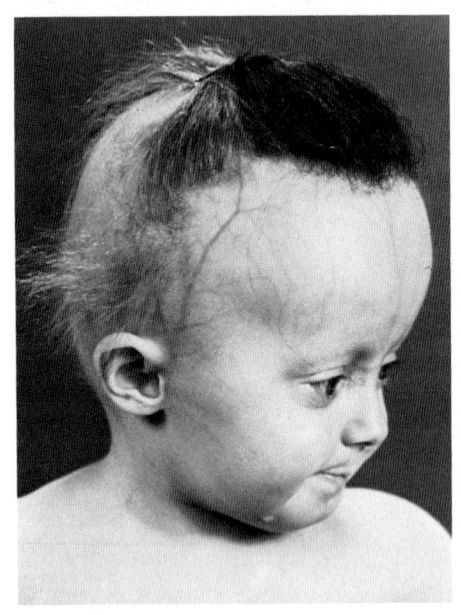

Abb. 11 18 Monate altes Mädchen mit Progerie. Greisenhaftes Aussehen durch Veränderungen der Haut, der Haare und der Blutgefäße (Beobachtung von D. LACHMANN und E. ZWEYMÜLLER, Wien).

Progerie. So bezeichnet man nach GILFORD (1904) ein überaus seltenes, klinisch jedoch recht eindrucksvolles Leiden, das durch die eigenartige Kombination eines hypogenitalen Zwergwuchses mit einem greisenhaften Aussehen gekennzeichnet ist (Abb. 11). Die Individuen sterben meist früh und werden – wenn sie das Erwachsenenalter erreichen – selten über 115 cm groß. Sofern ein familiäres Auftreten dieser Störung bisher beobachtet wurde, handelte es sich um Kinder aus Verwandtenehen. Man denkt deshalb an eine rezessive Heredopathie, die vielleicht nur deshalb als so selten imponiert, weil die meisten der davon Betroffenen vor Erkennung des Leidens sterben.

Röntgenologisch wurden bisher folgende Veränderungen beobachtet: Starke Verzögerung des Verschlusses der Fontanellen und der Schädelnähte, Hypoplasie der Schlüsselbeine und der Schulterblätter sowie namentlich der Diaphysen der Endphalangen der Finger und der Zehen, Coxae valgae, Genua antecurvata, Mikrognathie

Minderwuchs (Kleinwuchs, Zwergwuchs) 357

sowie Zeichen einer Disharmonie zwischen periostaler und enchondraler Knochenbildung an den langen Röhrenknochen, ähnlich einer Osteogenesis imperfecta (s. Bd. II/1, S. 121). Die Knochenkerne treten zeitgerecht auf, der Epiphysenfugenverschluß erfolgt hingegen – ebenso wie der der Schädelnähte – verspätet.

Die Diagnose ergibt sich in erster Linie aus dem klinischen Bild, das – wie der Name sagt – durch eine bereits in der Kindheit auftretende Vergreisung gekennzeichnet ist. Die Eltern der Kranken sind normal, hingegen kommt die Abnormität bei Geschwistern vor.

Mongolismus (Trisomie 21) (Abb. 12). Diese – heute als *Down-Syndrom* bezeichnete – Abnormität wird den sog. multiplen Abartungen zugerechnet. Tatsächlich setzt sie sich aus vielen Veränderungen zusammen, zu denen auch ein mehr oder weniger ausgeprägter Minderwuchs gehört. In ihrem Vollbild ist sie leicht zu erkennen; wenn sie sich jedoch klinisch auf einige „mongoloide Stigmata" beschränkt (wie dies bei Blutsverwandten typischer Merkmalsträger vorkommt) oder wenn es um die Abgrenzung gegenüber andersartigen Störungen geht, können sich Schwierigkeiten bei der Identifizierung ergeben. In solchen Fällen kommt einem entsprechenden Röntgenbefund u. U. entscheidende Bedeutung zu.

Was diesen betrifft, haben sich vor allem Veränderungen der Beckenkonfiguration als diagnostisch bedeutsam erwiesen: So findet sich schon bald nach der Geburt ein ungewöhnlich kleiner Hüftgelenkspfannenwinkel, so daß die Pfannendächer nahezu horizontal stehen; gleichzeitig laden die Beckenschaufeln stark nach lateral aus (Abb. 13). Nach dem 6. Lebensmonat zeigt sich oft eine Verschmälerung der Schambeinäste und

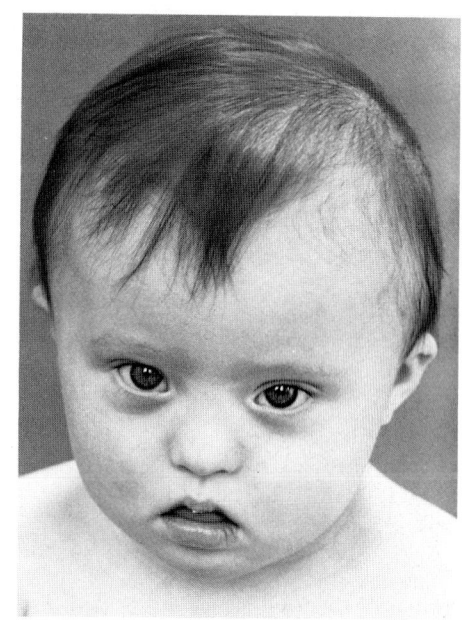

Abb. 12 1jähriger Knabe mit Mongolismus (Trisomie 21) (Bildarchiv der Univ.-Kinderklinik Wien).

eine Neigung zur Coxa-valga-Bildung. Diese Veränderungen sind bei Knaben deutlicher zu erkennen als bei Mädchen, und sie sind im frühen Kindesalter stärker ausgeprägt als später.

Weitere, oft zu erhebende Befunde sind eine Verkürzung und Verplumpung der Mittelphalangen der 5. Finger sowie eine radiale Abknickung der entsprechenden Strahlen (Brachymesophalangie bzw. Klinodaktylie). Die Ossifikation der Handwurzel ist bis zum 7. Lebensjahr zumeist etwas retardiert, wie überhaupt Verknöcherungsvarianten und Änderungen der Reihenfolge des Auftre-

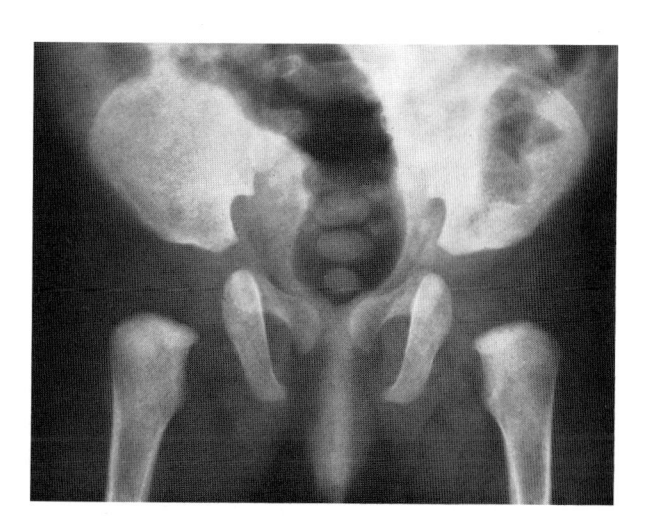

Abb. 13 Becken eines 4 Monate alten Kindes mit Mongolismus. Fast horizontal stehende Pfannendächer, ausladende Beckenschaufeln (Bildarchiv der Univ.-Kinderklinik Wien).

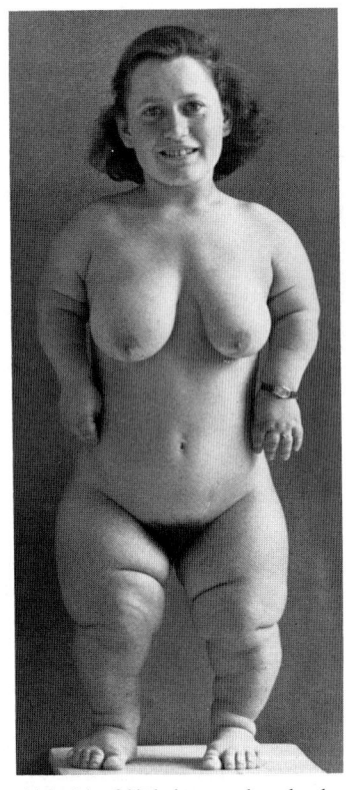

358 Wachstums- und Reifestörungen des Skeletts

Abb. 14 20jährige chondrodystrophische Zwergin (Körperlänge 130 cm). Beachte die für die Mikromelie charakteristischen Hautfalten!

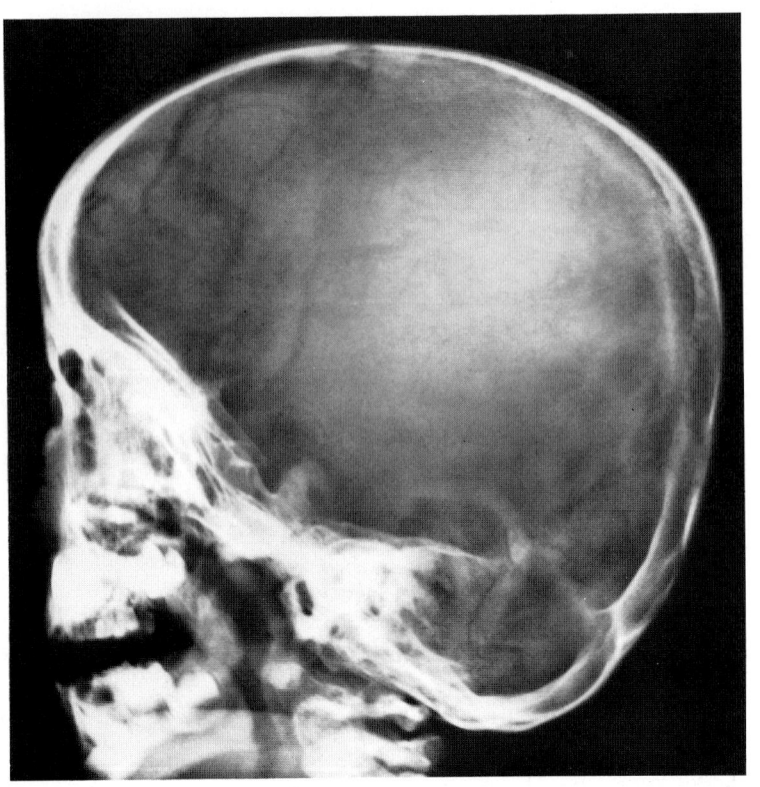

Abb. 15 Schädel eines 3½jährigen Knaben mit Chondrodystrophie (Achondroplasie). Beachte die Steilstellung der Schädelbasis sowie das Mißverhältnis zwischen Hirn- und Gesichtsschädel!

tens einzelner Knochen bei Mongolismus öfter vorkommen als bei normalen Kindern. So ist z. B. das Nasenbein bei der Geburt häufig nicht verknöchert, und am Schädel findet man nicht selten eine vermehrte Schaltknochenbildung und einen Ossifikationsrückstand an den Fontanellen. Das Manubrium sterni kann zwei übereinanderliegende Knochenkerne zeigen, und es können nur 11 Rippenpaare vorhanden sein. Die Erhebung solcher Veränderungen, namentlich der am Becken, vermag in Zweifelsfällen die Diagnose wesentlich zu stützen.

Dyschondroplastischer Mißwuchs. Diese klinisch recht bunte Gruppe von Wachstumsstörungen verbindet pathogenetisch die Tatsache, daß die Entwicklung knorpeliger Vorstufen knöcherner Organe gehemmt ist und daraus bestimmte Skelettveränderungen resultieren. Im Gegensatz zu den bisher genannten Klein- und Zwergwuchsformen handelt es sich dabei stets um einen *unproportionierten Mißwuchs,* und nicht zuletzt deshalb kommt bei der Analyse einschlägiger Fälle dem Röntgenbefund eine besondere Bedeutung zu, auch wenn dieser für die endgültige Diagnose allein oft nicht ausreicht. Was jedoch die Röntgenuntersuchung wie keine andere vermag, ist die grundsätzliche Feststellung der primär chondralen Wachstumsstörung, sowie eine gewisse Typisierung derselben aufgrund des Sitzes der maßgeblichen Veränderungen.

Zu dieser Gruppe gehören: Die *Chondrodystrophia foetalis* (Achondroplasie), der *diastrophische Zwergwuchs,* der *metatropische Zwergwuchs,* die *Dysplasia epiphysaria multiplex,* die *Osteochondrodystrophia deformans* (Morquio-Brailsfordsche Krankheit), der *Gargoylismus* (Pfaundler-Hurlersche Krankheit) und viele andere mehr.

Die Ursachen dieser Wuchsstörungen sind vielfältig und heute nur zum Teil bekannt. Manche freilich sind bereits soweit identifiziert, daß die definitive Diagnose von ihrem Nachweis und nicht von allfälligen klinischen und röntgenologischen Befunden abhängig gemacht wird. Gleichwohl sind diese Befunde zunächst richtungsweisend, und deshalb sollen ihre Hauptmerkmale hier kurz aufgeführt werden.

Der *Chondrodystrophia foetalis (Achondroplasie)* liegt eine erbliche und angeborene Störung im Bereich der knorpeligen Metaphysen zugrunde, die zu einer Hemmung des Längenwachstums der Röhrenknochen und der Schädelbasis führt. Davon betroffene Individuen sind deshalb Zwerge charakteristischer Erscheinung mit kurzen Extremitäten, tief eingesunkener Sattelnase, jedoch normaler Schädelkapsel und Rumpflänge (Abb. 14 u. 15). Die Störung setzt bereits im fetalen Leben ein und ist deshalb immer schon bei der Geburt an einer *Mikromelie* erkennbar. Die meisten dieser Individuen sterben bald, manche sind jedoch lebensfähig und können ein hohes Alter erreichen. Intelligenz, Fortpflanzungsfähigkeit und allgemeine Organfunktionen sind ungestört. Da die Epiphysenentwicklung unbeeinträchtigt bleibt, treten in der Regel keine wesentlichen Gelenkschäden auf. Chondrodystrophische Zwerge sind deshalb voll beweglich und oft zu erstaunlichen Kraftleistungen fähig.

Der *diastrophische Zwergwuchs* ist durch eine Kombination von angeborenen chondrodystrophischen Knochenveränderungen mit Klumpfüßen, Gaumenspalte und mißgebildeten Ohrmuscheln (Abb. 16) gekennzeichnet. Im Gegensatz zur Achodroplasie sind dabei die Unterarme stärker verkürzt als die Oberarme und auch die Finger zeigen weniger gleichmäßige Veränderungen. Frühzeitig deformieren sich ferner die Epiphysen und die Wirbelkörper, was zu schwereren Gelenkveränderungen und zu einer progredienten Wirbelsäulenverkrümmung führt.

Der *„meta-tropische" Zwergwuchs* (Abb. 17) ist klinisch und röntgenologisch durch einen Gestaltwandel gekennzeichnet, der die Betroffenen von „Rumpfriesen" bei der Geburt zu „Wirbelsäulenzwergen" im späteren Leben werden läßt. Es sind somit die zunehmenden Veränderungen an den Wirbelkörpern, die diese Form des dyschondroplastischen Mißwuchses von der klassischen Chondrodystrophie unterscheiden. Klinisch nähern sie sich mit dem Fortschreiten dieser Veränderungen dem Bild der Morquio-Brailsfordschen Krankheit, doch sind sie davon durch das Fehlen von Hornhauttrübungen und einer Mukopolysaccharidausscheidung im Harn (s. S. 199) zu trennen.

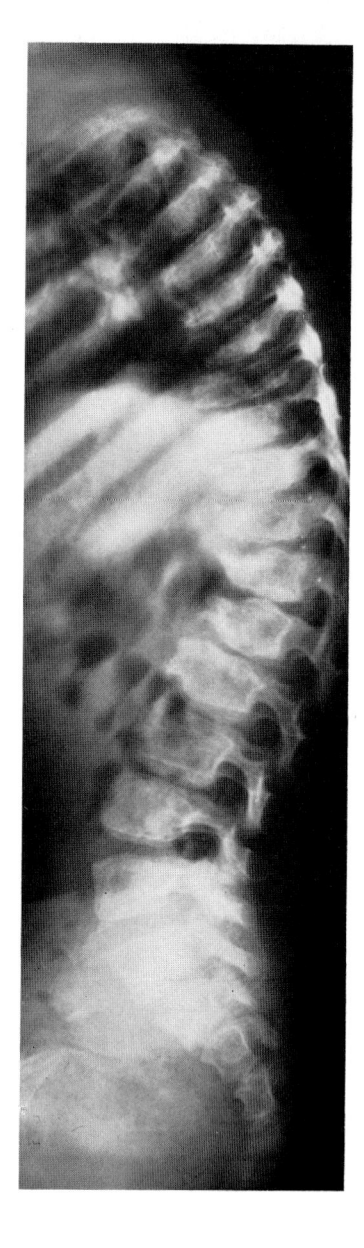

Abb. 16 Mißbildung der Ohrmuschel bei diastrophischem Zwergwuchs (Beobachtung von W. SWOBODA, Wien).

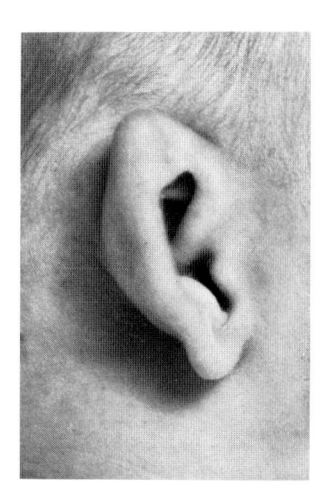

Abb. 17 Wirbelsäule eines 4jährigen Knaben mit metatropischem Zwergwuchs.

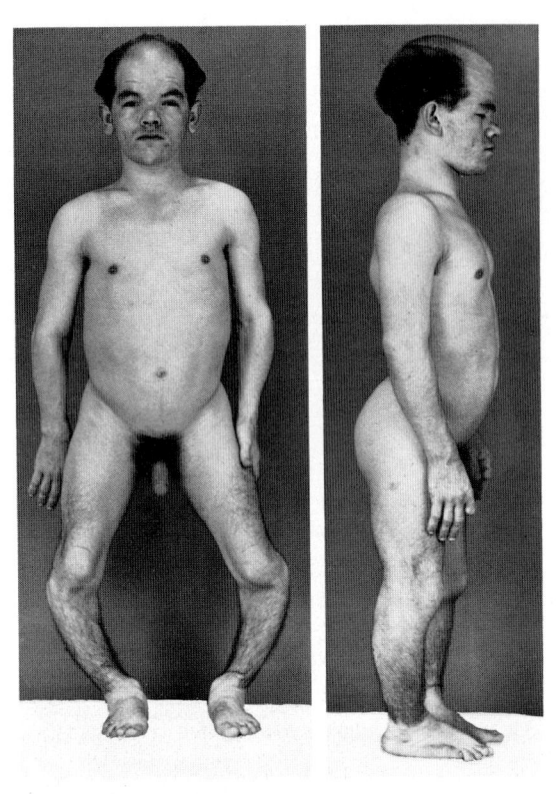

360 Wachstums- und Reifestörungen des Skeletts

Abb. 18 22jähriger Mann mit dyschondroplastischem Mißwuchs vom epiphysären Typ. Körperlänge 137 cm.

Ähnlich liegen die Dinge bei jenem dyschondroplastischen Mißwuchs, der sich röntgenologisch als eine *multiple epiphysäre Dysplasie* präsentiert und gleichfalls zu einer stärkeren Wachstumshemmung führen kann (Abb. 18 u. 19). Wahrscheinlich vereinigen sich in diesem Typ ätiopathologisch verschiedenartige Störungen, deren Differenzierung aufgrund des Röntgenbildes nur sehr begrenzt möglich ist. Dies nicht nur deshalb, weil zu den Kriterien einer solchen Differenzierung heute erbpathologische Erhebungen und chemische Untersuchungen gehören, sondern auch, weil der Röntgenbefund in verschiedenen Altersstufen sehr verschiedene Hauptmerkmale aufweisen kann. So ist es z. B. möglich, daß sich eine solche Störung im Säuglings- und Kindesalter als eine sog. *Chondrodystrophia calcificans congenita* (Conradi-Hünermann-Syndrom) (s. S. 29) präsentiert, später aber von den – anfangs recht eindrucksvollen – enchondralen Kalkablagerungen nichts mehr zu sehen ist. Es kommt ferner vor, daß eine zunächst als schwere Epiphysen- und Wirbelsäulenveränderung imponierende Wachstumsstörung schließlich viel geringere Defekte aufweist, als man nach dem ersten Eindruck hätte annehmen mögen.

Aus all dem ergibt sich, daß die wesentliche Aufgabe des Röntgenologen bei diesen Störungen darin besteht, die jeweiligen Veränderungen zu erfassen und zu verfolgen. Die abschließende Diagnose sollte er hingegen angesichts der Kompliziertheit der Materie entsprechenden Fachleuten überlassen.

Die *Osteochondrodystrophia deformans (Morquio-Brailsford)* ist die Folge einer erblichen, pathologischen Mukopolysaccharidspeicherung, die zu schweren Skelettveränderungen namentlich im Bereich der Epiphysen und der Wirbelapophysen, vielfach aber auch zu – allerdings diskreten – Hornhauttrübungen führt. Die geistige Entwick-

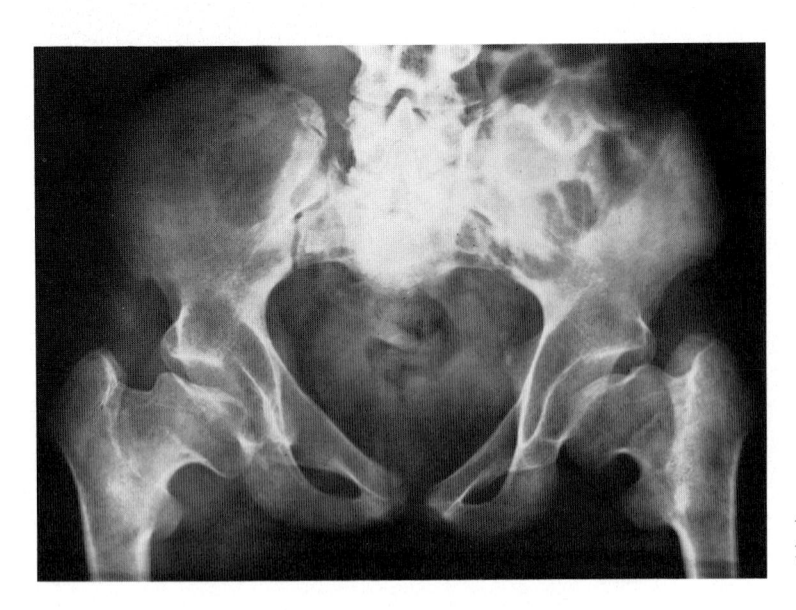

Abb. 19 Becken des Falles von Abb. 18. Beachte die hochgradige Verformung der Femurköpfe!

lung bleibt hingegen in der Regel unbeeinträchtigt.

Bei der Geburt können Andeutungen einer chondrodystrophischen Wachstumsstörung erkennbar sein, im allgemeinen entwickeln sich die Symptome des Leidens jedoch erst jenseits des Säuglingsalters. Es entsteht ein unproportionierter Mißwuchs mit einem groß erscheinenden Kopf, einem kurzen Hals und einem kurzen Rumpf. Die Gesichtsform ist hingegen zumeist kaum verändert. Die Extremitäten erscheinen relativ lang, die Gelenke sind oft verdickt. Der Thorax ist meist im Sinn einer „Hühnerbrust" deformiert, die Wirbelsäule kyphoskoliotisch oder in Form einer hochgradigen lumbalen Hyperlordose verkrümmt (Abb. 20). Im ganzen resultiert daraus ein anderer Habitus als bei der Achondroplasie, und vor allem die Veränderungen an den Gelenken sind schwerer als bei dieser Anomalie. Die Betroffenen sind deshalb meist körperlich stark behinderte Krüppel. Für die Diagnose entscheidend ist allerdings der Nachweis der Mukopolysaccharidose mit einer Ausscheidung von Keratosulfat im Harn.

Auch der *Dysostosis multiplex* (Pfaundler-Hurlersche Krankheit, Gargoylismus) liegt eine pathologische Speicherung saurer Mukopolysaccharide in verschiedenen Organen zugrunde, die neben einer Leber- und Milzvergrößerung, einer Enzephalopathie und Hornhauttrübungen auch zu schwereren Skelettveränderungen führt. Aufgrund der klinischen Symptomatik sowie genetischer und biochemischer Untersuchungen lassen sich mindestens drei Typen der Störung unterscheiden, und man neigt deshalb heute dazu, dem individuellen Röntgenbefund nur eine geringere Bedeutung beizumessen. Gleichwohl ist er für die Erkennung des Leidens eine wertvolle Hilfe.

Zur Zeit der Geburt bieten die Kranken wenig Auffälliges. Die Ausprägung des Leidens erfolgt in der Regel erst im späteren Säuglings- und im Kleinkindesalter: Es entwickelt sich die charakteristische „Wasserspeier-Physiognomie" (die zur Bezeichnung „Gargoylismus" führte), am Skelett entsteht oft eine anguläre dorsolumbale Kyphose, und die Hände verkrümmen sich infolge einer periartikulären Weichteilverhärtung zur „Krallenhand" (Abb. 21 u. 22). Die Individuen bleiben in ihrer körperlichen und geistigen Entwicklung stark zurück, zeigen eine zunehmende Seh- und Hörschwäche und sterben meist innerhalb der ersten zehn Lebensjahre.

Röntgenologisch ist vor allem das Bild der Hand richtungweisend: Man findet schräg gestellte Ab-

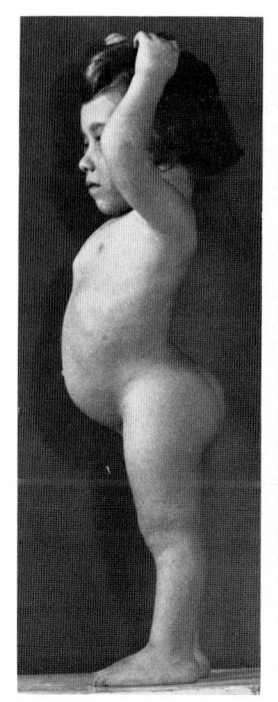

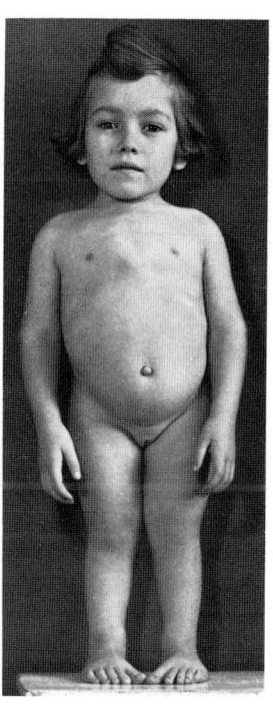

Abb. 20 10jähriges Mädchen mit Osteochondrodystrophia deformans (Morquio-Brailsford). Beachte die andersartige Rumpf-Extremitäten-Proportion im Vergleich zur Achondroplasie (Abb. 14). „Wirbelsäulenzwerg" (Beobachtung von W. Swoboda, Wien).

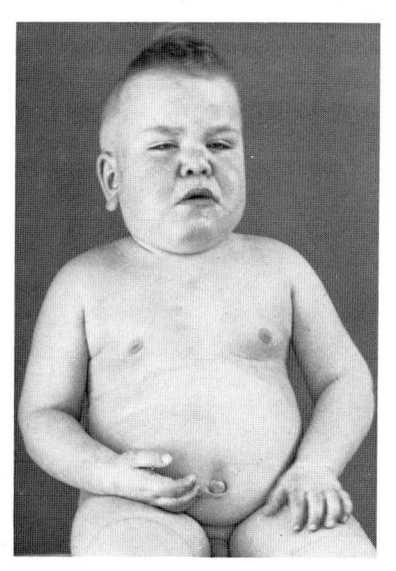

Abb. 21 6jähriger Knabe mit Gargoylismus: „Wasserspeier-Gesicht", „Krallenhände" und Sehstörungen infolge Hornhauttrübungen (Beobachtung von W. Swoboda, Wien).

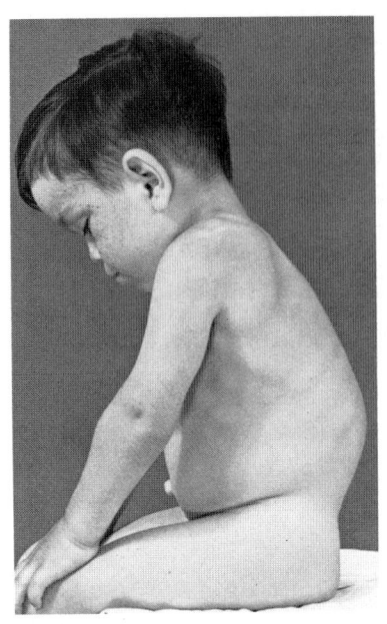

Abb. 22 Anguläre dorsolumbale Kyphose bei Dysostosis multiplex (Gargoylismus) (Beobachtung von W. Swoboda, Wien).

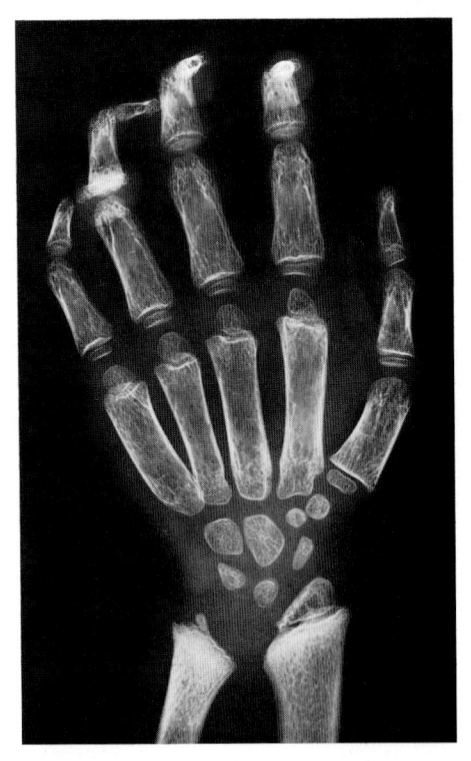

Abb. 23 Hand eines 7jährigen Knaben mit Dysostosis multiplex („Krallenhand") (Bildarchiv der Univ.-Kinderklinik Wien).

schlußlinien der Unterarmenden, plumpe Metakarpalknochen mit zugespitzten proximalen Enden, verformte Epiphysenkerne sowie oft auch einen stärkeren Ossifikationsrückstand (Abb. 23). Zusammen mit entsprechenden Veränderungen am Schädel, an den Wirbeln, an den Rippen und am Becken sowie mit den geschilderten klinischen Zeichen gestattet ein solcher Befund zumindest eine Verdachtsdiagnose. Die definitive Diagnose ist durch den Nachweis einer abnormen Mukopolysaccharidausscheidung im Harn oder durch den einer Speicherung in Leukozyten (sog. Alder-Reillysche Tüpfelung) zu stellen.

Über weitere Einzelheiten und andere in diese Gruppe gehörende Chondroosteopathien s. Kap. I.

Sind die meisten, wenn nicht alle der bisher genannten Kleinwuchsformen *genetisch bedingt*, so entspringen die folgenden *hormonellen Störungen*.

Hypophysärer Kleinwuchs. Das klinische und röntgenologische Bild dieser Wachstumsstörung wird durch den Umstand geprägt, daß an ihrem Zustandekommen nicht nur ein Mangel an hypophysärem Wachstumshormon (Somatotropin), sondern vielfach auch ein solcher an Keimdrüsenhormonen, Schilddrüsenhormon sowie an bestimmten Nebennierenrindenhormonen schuld ist (s. Bd. II/1, S. 902). Da die Wirkung dieser Hormone auf die Skelettentwicklung aber wieder alters- sowie zum Teil auch geschlechtsabhängig ist, wechselt das Ergebnis eines Ausfalles der Hypophysenfunktion auch mit dem Zeitpunkt des Einsetzens der Störung und dem Geschlecht des Individuums.

Auf eine einfache Formel gebracht: Ein hypophysärer Kleinwuchs ist dadurch gekennzeichnet, daß er eine Wuchs- und Reifestörung des Skeletts zugleich darstellt bzw. daß eine mehr oder weniger hochgradige Diskrepanz zwischen dem Lebensalter des Individuums und dem Entwicklungsstand seines Skeletts besteht (Abb. 24). Für die Wuchsstörung ist der Mangel an Somatotropin und an Keimdrüsenhormonen, für die Reifungsstörung der an Keimdrüsenhormonen, an Schilddrüsenhormon und an Nebennierenrindenandrogenen verantwortlich (s. Bd. II/1, S. 901).

Das radiologische Hauptmerkmal dieser Wachstumsstörung ist im Kindesalter eine allgemeine Retardierung der Skelettentwicklung, beim Erwachsenen ein Minderwuchs trotz offener Epiphysenfugen (s. Abb. 95 in Bd. II/1). – Über die Ähnlichkeit – bzw. die Identität – des hypophysären mit dem sog. *infantilistischen Zwergwuchs* s. S. 354. Weitere Einzelheiten s. Bd. II/1, S. 902.

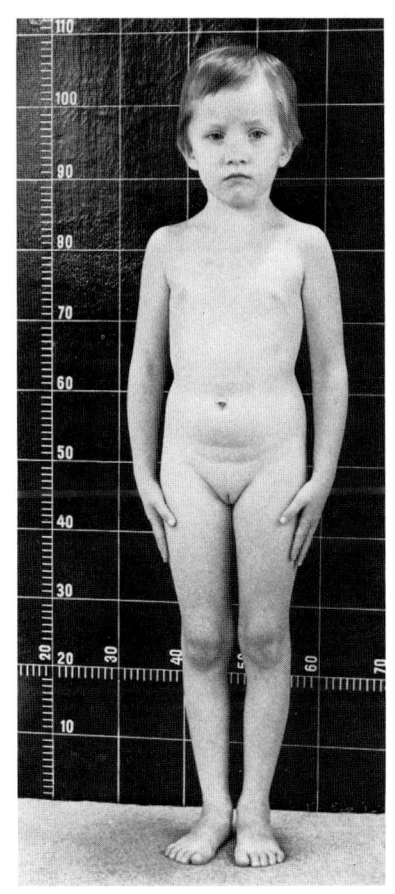

Abb. 24 11jähriges Mädchen mit hypophysärem Minderwuchs. Körperlänge 108 cm (Bildarchiv der Univ.-Kinderklinik Wien).

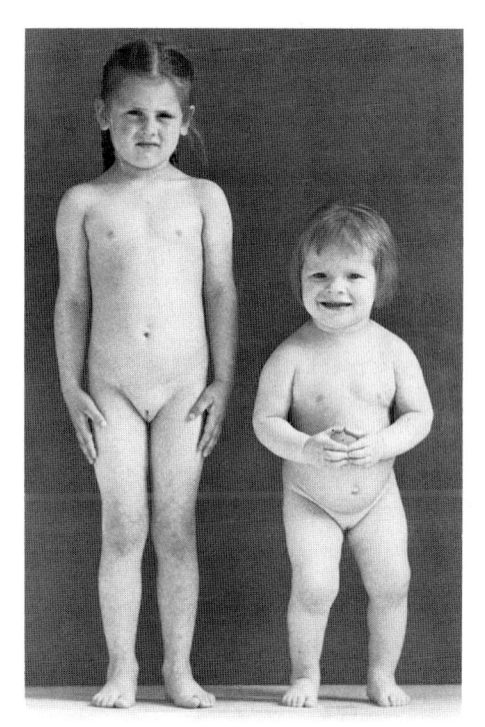

Abb. 25 4½jähriges Mädchen mit thyreogenem Minderwuchs neben einem gleichaltrigen Kind. Beachte die für eine Hypothyreose charakteristische Physiognomie und Körperproportion! (Beobachtung von W. SWOBODA, Wien.)

Thyreogener Kleinwuchs. In voll ausgeprägten Fällen, wie etwa bei einer kongenitalen Athyreose, ist das klinische Bild einer thyreogenen Wachstumsstörung so charakteristisch, daß eine Mißdeutung kaum möglich erscheint: Die Individuen kommen unauffällig zur Welt, fallen aber bald durch ihre Teilnahmslosigkeit und Stille sowie vielfach auch durch eine abnorm große Zunge und eine rauhe Atmung auf. Sie bleiben im Wachstum stark zurück, lernen erst spät sitzen und gehen und entwickeln zunehmend die Merkmale eines „kongenitalen Myxödems", wie eine blasse, trocken-teigige Haut, trockene, grobe Haare, dicke Augenlider, eine breite, an der Wurzel eingezogene Nase, einen kurzen Hals, supraklavikuläre Fettpolster, einen großen Bauch mit einer Nabelhernie usw. Schließlich resultiert ein hochgradiger Kleinwuchs, der sich von einem hypophysären dadurch unterscheidet, daß er unproportioniert ist bzw. die Verhältnisse des frühen Kindesalters mit einer relativ großen Oberlänge und kurzen Beinen aufweist. Ferner besteht immer auch ein ausgeprägter sexueller Infantilismus (Abb. 25).

Fälle dieser Art sind freilich Extreme, und es ist nicht selten, daß die äußeren Zeichen einer Schilddrüsenunterfunktion weit weniger auffallend sind. Dann kommt dem Röntgenbefund entscheidende Bedeutung zu; denn die Störung der Skelettentwicklung und der Knochenreifung ist die einzige Veränderung, die in jedem Fall von kindlicher Hypothyreose vorhanden ist und deren allfällige Residuen stets erkennbar bleiben. Ihre Merkmale sind in Bd. II/1, S. 908 ff. beschrieben.

Die schwerste Form eines thyreogenen Mißwuchses stellt der *Kretinismus* dar, da hier die Entwicklungshemmung bereits in utero einsetzt. Solche Individuen kommen deshalb bereits klein und mißgestaltet zur Welt, und die Mütter zeigen meist ausgeprägte Symptome einer Hypothyreose.

Parathyreogener Kleinwuchs. Auch eine Hypoparathyreose führt zu einer Wachstumshemmung, wenn sie von Geburt an besteht. Die Folgen einer solchen Störung sind allerdings nie so hochgradig

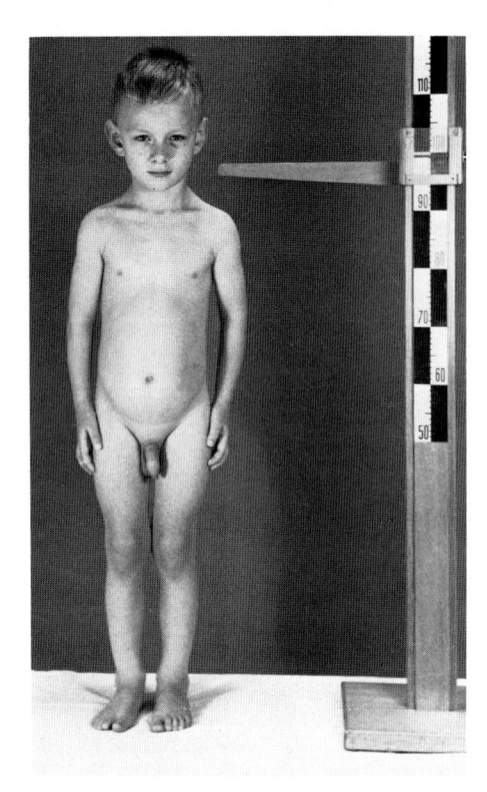

364 Wachstums- und Reifestörungen des Skeletts

Abb. 26 3½jähriger Knabe mit angeborenem adrenogenitalem Syndrom. Beachte den Wachstumsvorsprung, der gleichwohl mit einem Kleinwuchs endet! (Beobachtung von W. SWOBODA, Wien).

wie die einer Hypothyreose, und auch der Mechanismus einer derartigen Osteopathie ist ein anderer (s. Bd. II/1, S. 916).
Kennzeichnend für diese Form eines Minderwuchses sind eine gedrungene Gestalt und ein auffallendes „rundes" Gesicht, epileptische und tetanische Manifestationen, blutchemische Veränderungen im Sinn einer Hypokalzämie und einer Hyperphosphatämie sowie röntgenologisch eine mehr oder weniger deutliche Neigung zur Hyperostose, bestimmte Zahnanomalien und Kalkablagerungen in den Stammganglien des Gehirns (s. Bd. II/1, Abb. 121). Diese Veränderungen treten vor allem bei Erwachsenen deutlicher in Erscheinung und sind im Kindesalter nur wenig ausgeprägt. Trotzdem kommt der Erkennung eines solchen Mißwuchses große Bedeutung zu, da er durch eine geeignete Behandlung zu verhüten ist.
Eine hinsichtlich der Beeinflussung des Wachstums bemerkenswerte Situation stellt das gelegentlich vorkommende Zusammentreffen einer *Nebenschilddrüseninsuffizienz mit einer Nebennierenrindenunterfunktion* dar. Daran leidende Individuen bleiben untermittelgroß, wenn sie Mädchen sind, weil die Androgene der Nebennierenrinde bei ihnen die zweite Streckungsphase bestimmen (s. S. 352), sie werden jedoch größer als lediglich hypoparathyreotische Individuen, wenn sie Knaben sind, weil bei ihnen der Mangel an Nebennierenrindenandrogenen zu einer Verzögerung der Skelettreifung führt.
Über entsprechende Skelettveränderungen beim *Pseudo-* und beim *Pseudo-Pseudohypoparathyreoidismus* s. Bd. II/1, S. 918 ff.
Adrenokortikaler Kleinwuchs. Störungen der Nebennierenrindenfunktion können die Skelettentwicklung auf zweierlei Weise beeinträchtigen: Durch eine abnorme Bildung von Androgenen oder durch eine Mehrproduktion von Cortisol. Das erste ist beim *angeborenen* (auf einem hereditären Enzymdefekt beruhenden), das zweite beim sog. *erworbenen* (einem Nebennierenrindentumor entspringenden) *adrenogenitalen Syndrom* der Fall. Beide Formen laufen auf einen Kleinwuchs hinaus, doch ist ihr klinisches und röntgenologisches Bild grundverschieden.
So ist das *angeborene adrenogenitale Syndrom* klinisch dadurch gekennzeichnet, daß die Kinder (infolge des wachstumstimulierenden Effektes der Androgene) zunächst größer sind als ihre Altersgenossen (Abb. 26), letzthin aber klein bleiben, weil sich (infolge der reifungsfördernden Wirkung der genannten Stoffe) die Epiphysenfugen verfrüht schließen. Sofern es sich um weibliche Individuen handelt, bestehen ferner mehr oder weniger schwere Genitalmißbildungen, die dazu führen können, daß die Betroffenen für Knaben gehalten und als solche aufgezogen werden. Röntgenologisch ist eine auffallende Diskrepanz zwischen Lebensalter und (verfrühter) Skelettreife richtungsweisend. Die definitive Diagnose und die individuelle Prognose sind freilich nur aufgrund spezieller biochemischer Untersuchungen zu erstellen.
Bei dem *durch einen Nebennierenrindentumor verursachten* („erworbenen") *adrenogenitalen Syndrom* sind klinisch die Zeichen eines Hyperkortizismus – bzw. der Habitus eines Morbus Cushing – die hervorstechenden Merkmale (Abb. 27), wogegen röntgenologisch eine hochgradige Osteoporose und eine Entwicklungshemmung der Wirbelsäule die führenden Symptome darstellen. Zu nicht minder schweren Veränderungen kann auch eine länger dauernde *Medikation von Cortisonoiden* im Kindesalter (s. Bd. II/1, Abb. 155 und 156) führen.
Kleinwuchs bei Gonadendysgenesie. Von einer Gonadendysgenesie spricht man, wenn die

Keimdrüsen zwar normal angelegt sind, jedoch schon während des Embryonallebens zugrunde gehen. Eine solche Veränderung liegt – neben anderen Mißbildungen – beim sog. *Turner-Syndrom* vor, das klinisch durch ein „Sphynxgesicht", eine Nackenflughaut (Pterygium), durch fehlende sekundäre Geschlechtsmerkmale sowie in den meisten Fällen auch durch einen mehr oder weniger ausgeprägten Kleinwuchs bei weiblichen Individuen (!) gekennzeichnet ist (Abb. 28). Röntgenologisch bietet diese Abnormität wenig Charakteristisches, obschon verschiedene Anomalien am Skelett vorkommen können. Die aufgrund des klinischen Bildes zu vermutende Störung kann durch eine Chromosomenanalyse (Gesamtzahl 45, Geschlechtschromosomenkonstellation X/0) oder durch eine Untersuchung des Geschlechtschromatinkörperchens in den Zellkernen der Mundschleimhaut (chromosomales Geschlecht männlich!) gesichert werden.

Wenn eine Gonadendysgenesie auch stets zu einem Agonadismus führt, ist der Kleinwuchs doch nicht hormonell bedingt, sondern Ausdruck einer „multiplen Abartung". Über die klinischen und radiologischen Merkmale eines präpuberalen Hypogonadismus s. Bd. II/1, S. 907.

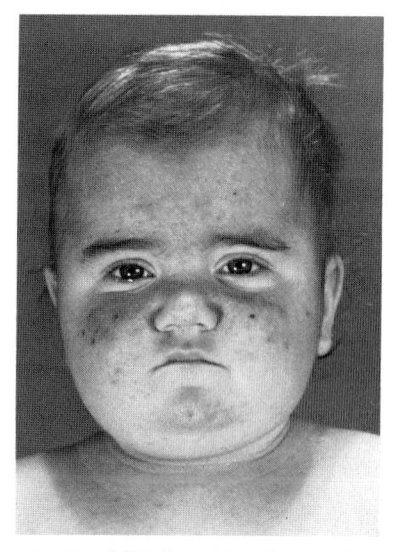

Abb. 27 14 Monate altes Mädchen mit adrenogenitalem Syndrom infolge eines Nebennierenrindentumors (s. auch Abb. 32) (Beobachtung von W. Swoboda, Wien).

Dyszerebraler Kleinwuchs (Abb. 29). Eine gleichfalls oft fälschlich als hormonell bedingt angesehene Wachstumsstörung ist der sog. *dyszerebrale Mißwuchs*. Ihm können die verschiedenartigsten Ur-

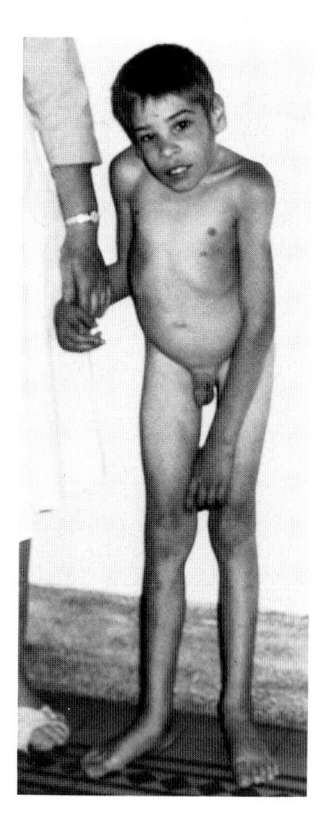

Abb. 28 16jähriges Individuum mit „Turner-Syndrom". Körperlänge 134 cm. Keine Menarche, keine sekundären Geschlechtsmerkmale. Pterygium im 6. Lebensjahr operiert. Chromosomales Geschlecht männlich! (Beobachtung von W. Swoboda, Wien).

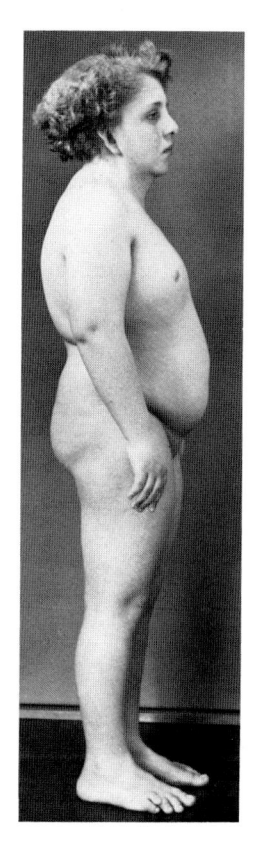

Abb. 29 Dyszerebraler Mißwuchs (wahrscheinlich als Folge einer geburtstraumatischen Schädigung). 14jähriger Knabe. Körperlänge 108 cm. Schwerer geistiger Defekt.

sachen, wie prä- und perinatale Hirnschädigungen, Tumoren, Traumen, entzündliche Veränderungen und anderes zugrunde liegen, und er kann alle Grade einer leichten bis schwersten Wachstumsstörung annehmen. Die röntgenologisch wahrnehmbaren Skelettveränderungen werden von der jeweiligen Ursache bestimmt, sind aber – von der generellen Entwicklungshemmung abgesehen – im allgemeinen gering. Die Diagnose ist bei Fällen mit schwereren Intelligenzdefekten klinisch meist unschwer zu stellen und ergibt sich ansonsten aus der Anamnese und aus dem neurologischen Befund. Dabei vermag eine enzephalographische Röntgenuntersuchung u. U. eine wertvolle Hilfe zu leisten.

Über Wuchs- und Reifestörungen bei Kindern mit Tumoren der Zirbeldrüse und Gewächsen in der Gegend der Vierhügelplatte s. S. 367.

Wie Endokrinopathien und Pseudoendokrinopathien können auch verschiedene *Stoffwechselstörungen* und mit solchen einhergehende *chronische Krankheiten* zu einer Beeinträchtigung des Wachstums führen. Die dabei wirksamen Faktoren sind recht unterschiedlich: quantitative und qualitative Mißernährung, Störungen der Eiweiß- oder der Mineralbilanz, spezifische Stoffwechseländerungen mannigfacher Art, intestinale Resorptionsstörungen, Störungen der Sauerstoffversorgung und anderes mehr. Die sich daraus ergebenden klinischen Bilder, wie etwa die Rachitis, der Skorbut, die verschiedenen Formen renaler Osteopathien oder die Folgen chronischer hepatobiliärer oder kardiopulmonaler Krankheiten sowie deren röntgenologische Merkmale sind in den entsprechenden Abschnitten genauer beschrieben.

Hoch- und Riesenwuchs

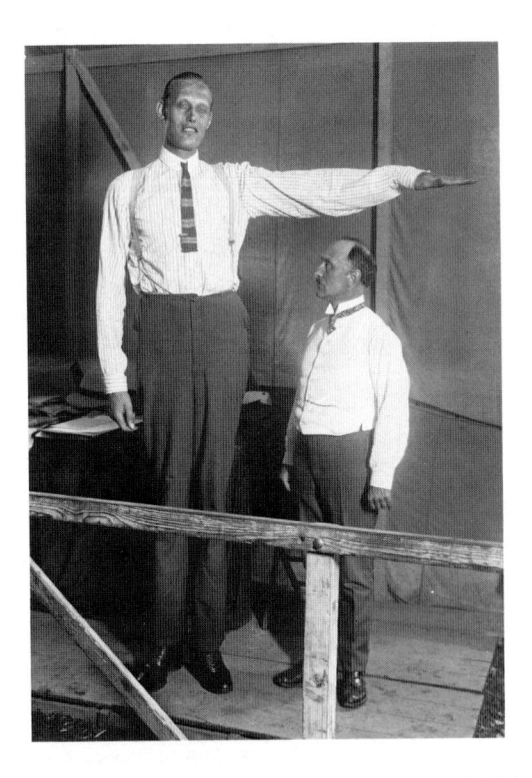

Abb. 30 Der Riese Van Albert im Alter von 26 Jahren mit seinem Beschreiber Prof. Dr. O. SCHLAGINHAUFEN (Zürich). Mit einer Körperlänge von etwa 254 cm einer der größten bisher beobachteten Menschen (aus O. SCHLAGINHAUFEN: Mitteilungen über einen Riesen. Bull. Schweiz. Ges. Anthropol. Ethnolog. 35 [1958] 23).

Abnorm große Menschen sind viel seltener als kleine. Im Gegensatz zu den zahlreichen ursächlichen Möglichkeiten eines Kleinwuchses gibt es in der Tat nur zwei, die nach heutigem Wissen zu einem Hoch- oder Riesenwuchs führen können: eine exzessive Wachstumsstimulation und ein verzögerter Wachstumsabschluß. Das erste ist beim *hypophysären*, das zweite beim *hypogonadalen (eunuchoiden) Hochwuchs* das pathogene Moment.

Hypophysärer Hoch- und Riesenwuchs. Dieser Mißwuchs ist grundsätzlich die Folge eines *Hypersomatotropinismus* im Wachstumsalter. Die Ursachen und der Verlauf einer derartigen hormonellen Störung können jedoch verschieden sein, und dementsprechend zeigen auch die klinischen Bilder eine gewisse Variation.

Die stärksten Ausmaße erreicht die Abnormität dann, wenn die Überproduktion an Wachstumshormon früh einsetzt und infolge einer höhergradigen morphologischen Veränderung des Hypophysenvorderlappens gleichzeitig die Bildung von Gonadotropin herabgesetzt ist. In einem solchen Fall vereinigt sich die pathologische Wachstumstimulierung mit einer Reifungshemmung, und die Betroffenen wachsen über die normale Zeit hinaus weiter. Da jedoch das Wachstum sowie die Reifung der verschiedenen Skelettpartien asynchron erfolgt und am Schädel früher zum Abschluß gelangt als an den Extremitäten, ändern sich unter solchen Umständen auch die Körperproportionen, derart, daß die Individuen – ungeachtet ihrer abnormen Körperlänge (Abb. 30) – ungewöhnlich lange Extremitäten, eine Neigung zu statischen Deformierungen (X-Beine, Knickfüße usw.), jedoch einen verhältnismäßig kleinen Kopf aufweisen. Dieser gewinnt wiederum mit der Zeit akromegaloide Züge, weil hier ein Größenwachstum nach Verschluß der Wachstumszonen nicht mehr möglich ist (s. Bd. II/1, S. 903 ff.). Bei den meisten Fällen dieser Art setzt der eigentliche exzessive Wachstumsschub erst relativ spät (etwa um das 16. Lebensjahr) ein, und das Wachstum sistiert erst zwischen dem 25. und dem 30. Lebensjahr.

Der bei einer derartigen Entwicklungsstörung zu erhebende Röntgenbefund wechselt begreiflicherweise mit dem Zeitpunkt der Untersuchung: In den ersten Lebensjahren sind die Individuen völlig unauffällig, schon deshalb, weil sich die pathologische Hypophysenveränderung (eine adenomatöse oder diffus-hyperplastische Wucherung der eosinophilen Zellen) in der Regel erst im zweiten Lebensjahrzehnt entwickelt. Später ist eine mehr oder weniger starke Wachstums- sowie evtl. auch eine Ossifikationsbeschleunigung bemerkbar, die allmählich in eine verzögerte Reifung übergeht. Man findet dann offene Epiphysenfugen und eine ballonierte Sella turcica sowie schließlich auch eine Vergrößerung der pneumatischen Räume und eine akromegale Mandibula.

Wenn der Hypersomatotropinismus aus individuellen Gründen so beschaffen ist, daß er zu keiner wesentlichen Verminderung der Gonadotropinproduktion führt, dann erfolgt der Epiphysenschluß regelrecht und es resultiert lediglich ein mehr oder weniger starker Hochwuchs mit akromegalen Zügen. Solche Fälle sind in der Blutsverwandtschaft von hypophysären Riesen nicht selten und deuten auf eine familiäre Disposition zur Hyperplasie der eosinophilen Zellelemente im Hypophysenvorderlappen hin.

Durch regressive Veränderungen kann die Hypophysenwucherung in einen Hypophysenausfall übergehen. Das ist einer der Gründe für die schlechte Lebensprognose solcher Hochwüchsiger, die nur selten das 4. Lebensjahrzehnt überschreiten.

Hypogonadaler (eunuchoider Hochwuchs). Fallen die Gonadenhormone oder die entsprechenden Gonadotropine vor der Pubertät aus, dann entwickelt sich infolge einer nicht zeitgerechten Reifung ein mehr oder weniger exzessiver Hochwuchs. Kennzeichnend für diese Mißwuchsform sind die im Verhältnis zum Stamm langen Extremitäten, ein kleiner Kopf sowie nicht zuletzt eine mangelhafte Sexualentwicklung. Die Übergänge zwischen dem oft familiären hypogonadalen Habitus aber normaler Gonadenfunktion und dem echten hypogonadalen Hochwuchs mit Verlust der Keimdrüsenfunktion sind fließend, und wo das Pathologische beginnt, können nur entsprechende klinische Untersuchungen entscheiden.

Röntgenologisch ist ein präpuberaler Hypogonadismus vor allem durch Zeichen einer nicht zeitgerechten bzw. unvollständigen Skelettreifung charakterisiert, zu denen Veränderungen im Sinn einer universellen Hypostose treten können. Einzelheiten darüber s. Bd. II/1, S. 907 ff.

Pubertas praecox

Ebenso wie das Wachstum schwankt auch der Eintritt der Geschlechtsreife innerhalb gewisser Grenzen. In unseren Breiten kann das 9.–10. Lebensjahr bei Mädchen und das 10.–11. bei Knaben als ein zwar ungewöhnlich früher, aber noch keineswegs abnormer Beginn der Sexualfunktion gelten. Bei wesentlich früherem Auftreten muß hingegen von einer sexuellen Frühreife bzw. von einer *Pubertas praecox* gesprochen werden.

Die Ursachen einer derartigen Abweichung vom Normalen können nach heutigem Wissen in bestimmten Regionen des Gehirns, wie etwa im Gebiet der Zirbeldrüse und der Vierhügelplatte, im Hypophysenvorderlappen, in den Keimdrüsen oder in der Nebennierenrinde liegen. In den beiden ersten Fällen ist – was immer in den entsprechenden Zentren des Gehirns oder im Hypophysenvorderlappen vorgehen mag – der Mechanismus der Pubertätsauslösung nicht anders als gewöhnlich: Die von diesen Stellen angeregten Keimdrüsen und Nebennieren entwickeln sich normal und nehmen ihre spezifische Aktivität in gleicher Weise auf, wie bei zeitgerechtem Einsetzen der Pubertät. Es handelt sich also um eine echte und vollständige sexuelle Frühreife bzw. um eine *wahre Pubertas praecox* (Abb. 31).

Anders liegen die Dinge im dritten und vierten

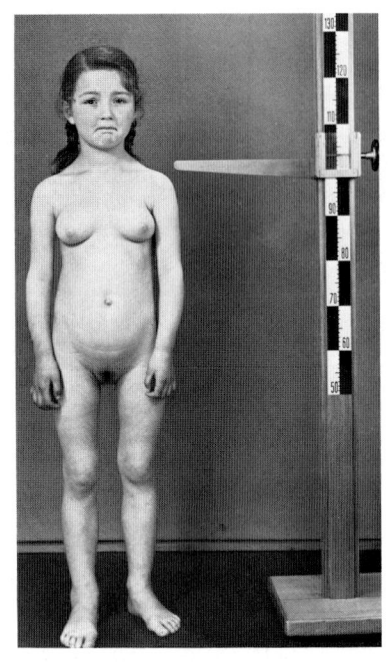

368 Wachstums- und Reifestörungen des Skeletts

Abb. 31 4½jähriges Mädchen mit idiopathischer Pubertas praecox (Beobachtung von W. SWOBODA, Wien).

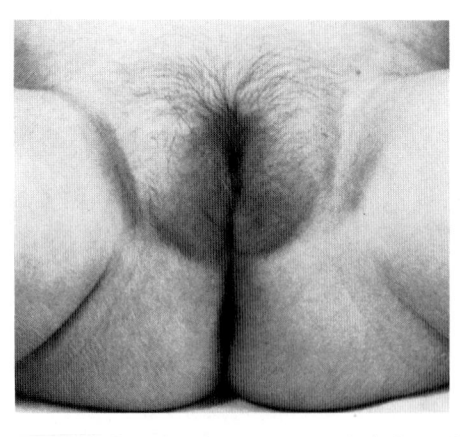

Abb. 32 Pseudopubertas praecox bei einem 14 Monate alten Mädchen mit einem Nebennierenrindentumor (gleicher Fall wie Abb. 27).

Fall. Hier kommt es im Zuge neoplastischer Veränderungen in den Testes oder in den Ovarien bzw. als Folge eines Tumors oder einer Hyperplasie der Nebennierenrinde zu einer abnormen Produktion von Stoffen mit Sexualhormoncharakter sowie als Konsequenz davon zu einer pathologischen Stimulierung der von diesen ausgelösten Vorgänge. Das heißt, es treten entsprechende Veränderungen im Bereich des Genitale, der sekundären Geschlechtsmerkmale und am Skelett auf, die Entwicklung einer Geschlechtsfunktion erfolgt jedoch nicht. Es handelt sich somit nur um eine scheinbare und teilweise sexuelle Frühreife bzw. um eine *Pseudopubertas praecox* (Abb. 32).

Im ganzen kommt eine sexuelle Frühreife bei Mädchen etwa doppelt so oft als bei Knaben vor. Der Grund hierfür ist unbekannt, doch scheint es eine bislang nicht faßbare, vorwiegend Mädchen betreffende Veränderung der entsprechenden Hirnzentren zu geben, die für die sog. *idiopathische Pubertas praecox* (s. Abb. 31) verantwortlich ist. Eine ähnliche Veränderung liegt wahrscheinlich auch jener sexuellen Frühreife zugrunde, die mitunter eine fibröse Knochendysplasie begleitet und einen Teil des sog. *Albright-Syndroms* darstellt. Verifizierbare Hirntumoren im Bereich der Zirbeldrüse, der Corpora mamillaria und der Vierhügelplatte werden eher bei Knaben als bei Mädchen mit echter Frühreife gefunden.

Als Ursachen einer Pseudopubertas praecox kommen verschiedenartige hormonproduzierende Tumoren der Ovarien und der Testes, Nebennierenrindenadenome und eine diffuse Nebennierenrindenhyperplasie sowie in seltenen Fällen auch aberrante Nebennierenrindengeschwülste in Betracht.

Die Differentialdiagnose der einzelnen Typen ergibt sich aus den klinischen und neurologischen Befunden. Zur grundsätzlichen Feststellung einer Frühreife jedweder Art ist hingegen die röntgenologische Beurteilung des Entwicklungsstandes des Skeletts von allergrößtem Wert. Sie beruht im wesentlichen auf einer Erfassung der erkennbaren Knochenkerne sowie auf einem Vergleich mit den an einem großen Beobachtungsgut gewonnenen Normen. Man bedient sich hierzu entsprechender Tabellen, wie etwa der in Abb. 33 wiedergegebenen Übersicht. Desgleichen sind der erfolgte Abschluß des Wachstums bzw. die Aussichten einer evtl. therapeutischen Beeinflussung solcher Reifungsbeschleunigungen am leichtesten auf diese Weise feststellbar.

Abb. 33 Übersicht des Auftretens der Extremitätenknochenkerne nach SCHMID und HALDEN (1949).

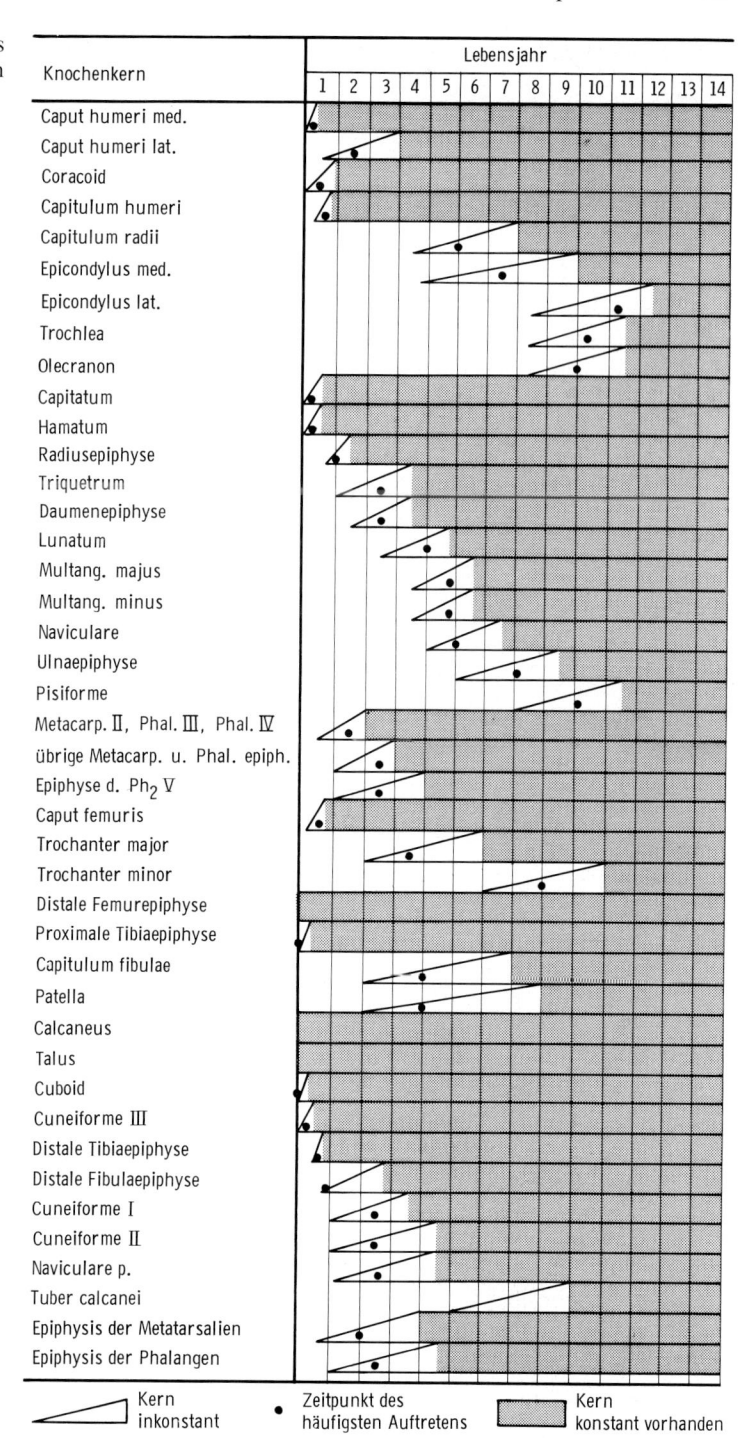

Pubertas tarda

Als Pubertas tarda bezeichnet man eine zum üblichen Termin noch nicht erfolgte bzw. verspätet einsetzende sexuelle Reifung. Auch einer solchen Störung können verschiedene Ursachen zugrunde liegen, und einige von ihnen führen zugleich zu einer somatischen Entwicklungshemmung und zu einer Unreife des Skeletts. Hierzu gehören etwa der präpuberale Hypopituitarismus und Hypogonadismus (s. Bd. II/1, S. 902 u. S. 907), die Gonadendysgenesie (s. S. 364), schwere Allgemeinerkrankungen im Kindesalter und anderes mehr. Derartige somatische und sexuelle Retardierungen werden unter dem Begriff eines *Infantilismus* zusammengefaßt. Ihr gemeinsames röntgenologisches Zeichen ist das Zurückbleiben der Skelettreifung gegenüber der Norm (Abb. 34).

Daneben gibt es aber auch eine Form der Pubertas tarda, bei der die geistige und die Skelettentwicklung normal verlaufen und lediglich die sexuelle Entwicklung verzögert erscheint. Sie betrifft vorwiegend Knaben, ihre Ursache ist unbekannt.

In ihrem klinischen Aspekt ähneln davon betroffene Individuen der sog. *Dystrophia adiposogenitalis*, ohne daß jedoch – wie bei der von FRÖHLICH beschriebenen Störung – jemals ein Kraniopharyngeom oder eine andere anatomisch faßbare Hirnveränderung vorliegt. Ihre Körperlänge liegt im Normalbereich oder sogar etwas darüber, das Genitale ist hypoplastisch, die Hoden sind klein. Es besteht eine allgemeine Fettsucht, die an Brust, Leib und Lenden besonders hervortritt und die bei Knaben den Penis noch kleiner erscheinen läßt als er ohnehin schon ist (Abb. 35). In ihrer körperlichen Agilität sind solche Individuen tollpatschig, ihre Intelligenz ist jedoch einwandfrei und sie zeigen keinerlei Zeichen eines psychischen Infantilismus.

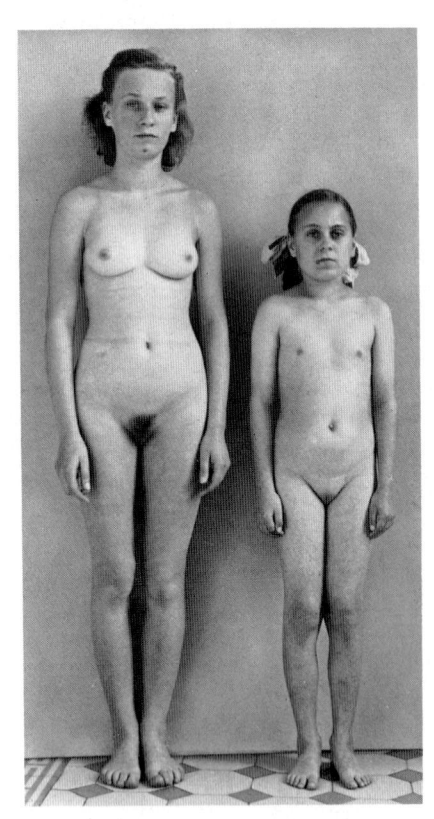

Abb. 34 Beispiel eines Infantilismus: 15½jähriges, unentwickeltes Mädchen neben einer reifen Gleichaltrigen (Beobachtung von W. SWOBODA, Wien).

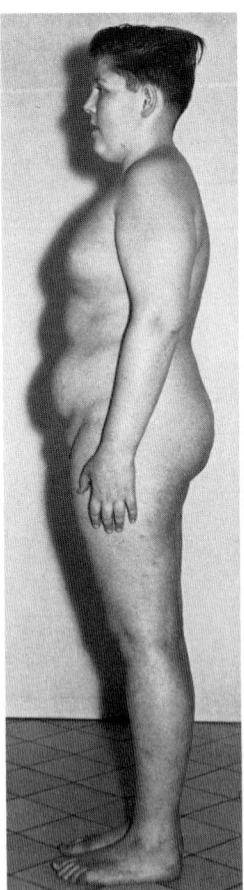

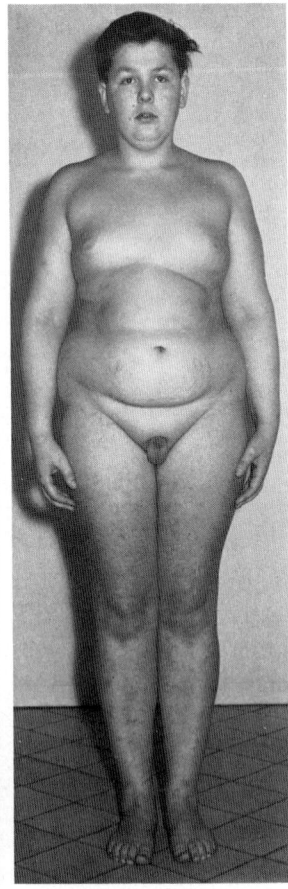

Abb. 35 15jähriger Junge mit Pubertas tarda.

Röntgenologisch ist – im Gegensatz zu anderen Reifungsstörungen – die Übereinstimmung von Knochen- und Lebensalter bemerkenswert, obschon vielfach eine Neigung zu pathologischen Veränderungen an den Epiphysenfugenknorpeln großer Gelenke besteht.

Die Neigung zur Adipositas, die sich meist um das 9. – 10. Lebensjahr entwickelt, bleibt in mehr oder weniger ausgeprägter Form das ganze Leben hindurch bestehen. Die genitale Reifungsstörung bessert sich hingegen allmählich und die meisten der Betroffenen werden schließlich sogar fertil. Genauere Untersuchungen über den weiteren Lebensweg solcher Individuen liegen allerdings bisher kaum vor. Gerade daraus darf aber geschlossen werden, daß er durch die verspätete Reifung nicht wesentlich beeinträchtigt wird.

Die diagnostische Abgrenzung dieser Form der Pubertas tarda von der (viel selteneren) wahren Dystrophia adiposogenitalis (Fröhlich) erfolgt aufgrund des Fehlens manifester hypothalamischer Störungen sowie des – auch bei subtiler Untersuchung– normalen Schädelröntgenbefundes.

Literatur

Albeaux-Fernet, M., J. Deribreux 1949: Les retards de croissance d'origine cérébrale (à propos des cas étiquetés: Syndrome de Turner-Albright). Bull. Soc. méd. Hôp. Paris 65, 424

Althoff, H., H.-R. Wiedemann 1967: Enchondrale Dysostosen. In: Handbuch der Kinderheilkunde, Bd. VI. Springer, Berlin (S. 172)

Bierich, J. R. 1971: Synopsis des nicht endokrin bedingten Minderwuchses. In: Handbuch der Kinderheilkunde, Bd. I/1. Springer, Berlin (S. 803)

Ecke, W. 1939: Zur Morphologie und Genese des Zwergwuchses. Untersuchungen an Liliputanern. Fortschr. Röntgenstr. 60, 107

Fanconi, G., A Prader 1953: Renaler Zwergwuchs. Schweiz. med. Wschr. 83, 186

Gilford, H. 1904: Progeria: a form of senilism. Practitioner 73, 188

Grebe, H. 1959: Erblicher Zwergwuchs. Ergebn. inn. Med. Kinderheilk., N. F. 12, 343

Gusinde, M. 1948: Urwaldmenschen am Ituri. Springer, Wien

Hanhart, E. 1953: Die Rolle der Erbfaktoren bei Störungen des Wachstums. Schweiz. med. Wschr. 83, 198

Hansen, H. G., H.-R. Wiedemann 1967: Die Achondroplasie. In: Handbuch der Kinderheilkunde, Bd. VI. Springer, Berlin (S. 144)

Jesserer, H. 1968: Renale Osteopathien. Handbuch der Inneren Medizin, Bd. VIII/1. Springer, Berlin (S. 921)

Lachmann, D., E. Zweymüller 1969: Vorzeitiges körperliches Altern bei Kindern. Wien. klin. Wschr. 81, 499

Lenz, W., R. A. Pfeiffer 1971: Genetisch bedingte Wachstumsstörungen. Mschr. Kinderheilk. 119, 342

Prader, A., F. Perabo 1952: Körperwachstum, Knochen- und Zahnentwicklung bei den endokrinen Erkrankungen im Kindesalter. Helv. paediat. Acta 7, 517

Raper, A. B., R. G. Ladkin 1950: Endemic dwarfism in Uganda. E. Afr. med. J. 27, 1

Rosenkranz, A. 1967: Diabetes mellitus im Kindesalter. Thieme, Stuttgart; 2. Aufl. 1971

Schlaginhaufen, O. 1959: Mitteilungen über einen Riesen. Bull. schweiz. Ges. Anthropol. Ethnolog. 35, 23

Schmid, F., L. Halden 1949: Die postfetale Differenzierung und Größenentwicklung der Extremitätenknochenkerne. Fortschr. Röntgenstr. 71, 975

Spranger, J. 1967: Der metatropische Zwergwuchs. Radiologe 7, 385

Spranger, J., H.-R. Wiedemann: Diastrophischer Zwergwuchs. In: Handbuch der Kinderheilkunde, Bd. VI. Springer, Berlin (S. 169)

Swoboda, W. 1969: Das Skelett des Kindes. Entwicklung, Fehlbildungen und Erkrankungen, 2. Aufl. Thieme, Stuttgart

Swoboda, W., E. Zweymüller 1960: Über den thyreotropen Defekt bei dem sogenannten hypophysären Zwergwuchs. Helv. paediat. Acta 15, 533

Wegener, M., E. Fährer, W. H. Koch, H.-J. Pusch 1976: Differentialdiagnose des Minderwuchses. Therapiewoche 26, 7448

Wilkins, L. 1953: Disturbances in growth. Bull. N. Y. Acad. Med., 2. Serie 29, 280

Wilkins, L. 1960: The diagnosis an treatment of endocrine disorders in childhood and adolescence, 2. Aufl. Thomas, Springfield

III. Deformitäten des Skeletts

Von M. R. Francillon

*La même difformité peut dépendre
de causes très différentes.*

J. A. Venel (1740 – 1791)

Einleitung

Unter Deformität verstehen wir eine Abweichung von der normalen Gestalt, wenn sie mit einer Verminderung der normalen Leistung oder mit einer Störung im normalen Leistungsablauf verbunden ist. Ist auch in dieser Definition die Morphologie das Primäre, so besagt sie doch auch, daß diese nicht allein Maßgebende ist. Bestehen auch Übergänge zwischen Norm und Deformität und lassen sich in vielen Fällen morphologische Reihen aufstellen, an deren einem Ende der normale Befund steht, während am andern Ende eine hochgradige Deformität steht, so bleibt doch entscheidend die *Auswirkung auf die Funktion*.

Zwischen einer Coxa vara congenita ganz geringen Grades und dem angeborenen Femurdefekt lassen sich morphologisch alle Übergangsformen in einer Reihe aufstellen; eine Coxa vara geringen Grades, die keine funktionelle Störung zur Folge hat, werden wir deswegen aber noch nicht als Deformität bezeichnen.

Deformitäten können *angeboren* sein *oder erworben;* die angeborenen, d. h. kongenitalen werden auch als *Mißbildungen* bezeichnet. Aber auch hier bildet der Übergang vom pränatalen zum postnatalen Leben keine absolute Grenze. Deformitäten – wie auch Funktionsstörungen – die bei der Geburt noch nicht bestehen, aber unzweifelhaft vorher schon angelegt wurden, werden als kongenital bedingte Deformitäten bezeichnet. Als Beispiel sei der Hohlfuß in Zusammenhang mit dem Morbus Friedreich genannt.

Klinisch kann im Bereich des Bewegungsapparats die Unterscheidung, ob eine Deformität angeboren, kongenital bedingt oder erworben ist, oft sehr schwierig, ja manchmal unmöglich sein. Lähmungen beim Kind können z. B., vor allem bei gestaffelten Restitutionen, zu Deformitäten führen, die kongenitalen oder kongenital bedingten täuschend gleichen. Auch röntgenologisch ist die Unterscheidung oft nicht möglich (z. B. manche Skolioseformen).

Es darf angenommen werden, daß 2 – 6% aller Mißbildungen der äußeren Körperform amniogen oder sonstwie durch intrauterine mechanische Beeinträchtigung entstanden sind (Gruber 1937; Werthemann 1952).

Damit ist schon gesagt, daß der Großteil der Mißbildungen anderer Genese ist, und zwar in dem Sinn, daß Mißbildungen als Fehlleistungen embryonaler Blasteme anzusehen sind. Die pränatale Pathologie hat gezeigt, daß ein Teil dieser Fehlleistungen genbedingt ist, daß ein großer Teil aber auf exogenen Faktoren beruht*. Weiter weiß man hinsichtlich der exogenen Faktoren, daß nicht nur die Noxe an sich wirksam ist und daß viele Noxen charakteristische Abnormitäten innerhalb einer größeren Zeitspanne erzeugen können (Töndury 1962 a, b), sondern daß der Zeitfaktor an sich eine entscheidende Rolle spielt, d. h. daß eine Phasenspezifität existiert in dem Sinne, daß in einer bestimmten Entwicklungsphase verschiedene exogene Agentien (Insulin; O_2-Mangel; Röntgenstrahlen usw.) die gleiche Mißbildung verursachen (Stockard 1932; Duraiswami 1952).

Es kann ferner dazu kommen, daß durch Außenfaktoren, also durch modifikatorische Einflüsse während der Ontogenese bei normalem Erbgut, ein Phänotypus, dessen erbliche Bedingtheit bekannt ist, imitiert wird; in diesem Falle spricht man von Phänokopien (Goldschmidt 1935, zit. Hadorn 1955). Die Phänokopie ist eine Modifikation, die den Phänotypus einer Mutation nachahmt. Gerade hier hat man erfahren, welche Bedeutung der Phasenspezifität zukommt, da bestimmte Phänokopien nur dann gelingen, wenn der Außeneinfluß eine abgrenzbare Entwicklungsstufe trifft; vor und nach solchen sensiblen Phasen läßt sich eine Erbfaktorwirkung nicht nachbilden (Hadorn 1955; Thalhammer 1954).

---

* „Die Hauptumwälzungen, wahrscheinlich mehr als 95% der gesamten Entwicklung, und die gefährlichen Schritte, bei denen ein Unglück organische Mißbildung und zukünftige Entwicklungsunmöglichkeit verursachen kann, haben sich vor dem Tag der Geburt vollzogen" (Stockard 1932).

Ist auch vieles an der Genese menschlicher Extremitätenmißbildungen noch ungeklärt und unbekannt, so sei hier doch auf einige Punkte der *normalen Entwicklung* der Extremitäten verwiesen, da die Kenntnis normaler Entwicklung unerläßlich ist, will man nur etwas ahnen von der Entstehung dieser Mißbildungen (TÖNDURY 1962 a, b).

Die Extremitäten bilden sich zunächst als leistenförmige Auswüchse im Bereich der seitlichen Leibeswand, d. h. als Extremitätenknospen (4-mm-Stadium, d. h. Alter von 26 – 27 Tagen)*. An der Oberfläche sind die Knospen von einem Epithel überzogen, das an der Spitze zur sog. apikalen Epithelleiste verdickt ist. Im Innern der Knospe findet sich ein zellreiches Blastem. Im 5-mm-Stadium läßt sich an der Knospe ein proximaler und ein distaler Abschnitt unterscheiden (Alter 27 – 29 Tage); im distalen Abschnitt schnürt sich die Handplatte ab (6,5 mm), die Fußplatte wird etwas später sichtbar. Im 11,5-mm-Stadium lassen sich die Fingerstrahlen als verdickte Stränge in der Handplatte erkennen (34 – 36 Tage alt). In der Extremität liegt ein ausgesprochenes Spitzenwachstum vor, das unter Kontrolle der apikalen Epithelleiste steht. Wird diese entfernt, so sistiert jede weitere Proliferation. Das Ausmaß der Deformität hängt z. T. ab vom Zeitpunkt, in dem sich die Schädigung der Epithelleiste auswirkte.

Hinsichtlich der kongenitalen Deformitäten sei auf einen weiteren Umstand aufmerksam gemacht, der in schönster Weise den oben zitierten Ausspruch von J. A. VENEL bestätigt. In umfassenden Untersuchungen über die Thalidomid-Embryopathie haben 1963 BLAUTH u. WILLERT (36 Fälle mit Befallensein der unteren Extremitäten) und 1969 WILLERT u. HENKEL (169 Fälle mit Betroffensein der oberen Extremitäten) teratologische Reihen aufstellen können, die bestimmte Fehlbildungsmuster aufweisen (z. B. Reduktion am Daumenstrahl, Radius, Humerus, Femur usw.) (Abb. 1, 2). Vergleichen diese Autoren nun ihre Befunde mit „einschlägigen, im älteren Schrifttum veröffentlichten Fällen", so kommen sie zum „eindeutigen Ergebnis", daß die Thalidomid-Fehlbildungen bereits vor Jahren und Jahrzehnten in genau den gleichen Formen vorkamen. Diese Feststellung führt sie zur „Annahme, daß die verschiedenen Fehlbildungsursachen – namentlich exogene Noxen und endogene (genetische) Faktoren – deshalb morphologisch völlig übereinstimmende Veränderungen erzeugen können, weil sie das betroffene Blastem während seiner empfindlichen Phase in der gleichen Weise schädigen".

Im folgenden sollen nur die häufigsten und praktisch wichtigsten kongenitalen und erworbenen Deformitäten der Extremitäten besprochen werden, unter Berücksichtigung klinischer und vor allem röntgenologischer Gesichtspunkte.

---

* Wir folgen hier der Darstellung von TÖNDURY 1962.

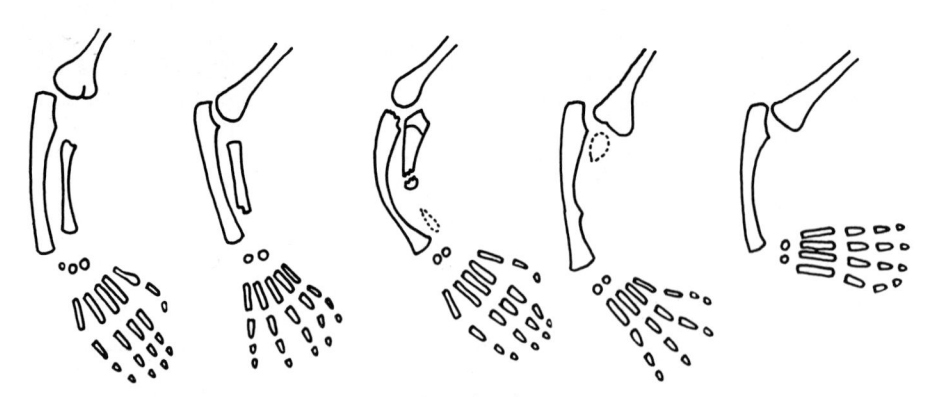

Abb. 1 Reduktionstendenz am Radius. Klumphände.
a) Radiushypoplasie; b) leichte partielle Radiusaplasie; c) schwere partielle Radiusaplasie; d) subtotale Radiusaplasie, Radius zurückgebildet bis auf ein proximales Knorpelrudiment mit stark verzögerter Ossifikation; e) totale Radiusaplasie (aus H. G. WILLERT und H.-L. HENKEL: Klinik und Pathologie der Dysmelie. Springer, Berlin 1969).

Abb. 2 Reduktionstendenz des Femur.
a) Coxa vara; b) partielle Femuraplasie; c) hochgradige partielle Femuraplasie; d) subtotale Femuraplasie mit kleinem Knorpelrest in der Nähe des Knies, der später noch verknöchern kann (aus H. G. WILLERT u. H.-L. HENKEL: Klinik und Pathologie der Dysmelie. Springer, Berlin 1969). – Bei allen Fällen von Abb. 1 und 2 handelt es sich um Thalidomid-Dysmelien.

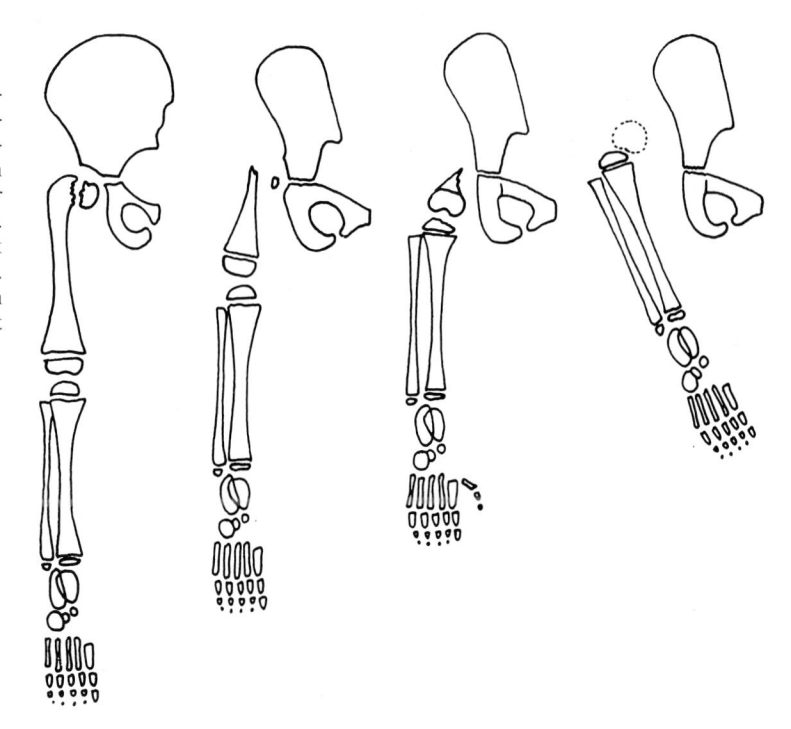

Angeborener Schulterblatthochstand

Wie eng die genetischen Beziehungen zwischen Wirbelsäule und Schultergürtel sind, wird selten so klar wie bei der Betrachtung des angeborenen Schulterblatthochstandes, der *Sprengelschen Deformität (1891) des Schultergürtels*. Wie der Name sagt, steht hier die Skapula deutlich höher als normal. Dabei gibt es verschiedene Abstufungen.

In einzelnen Fällen ist der Hochstand gering, in anderen ist er so hochgradig, daß die Hals- und Nackenkonturen völlig geändert werden (Abb. 3). Unter normalen Verhältnissen steht der Margo superior scapulae in Höhe der 2. Rippe. Ist die Deformität bilateral, so kann ein Halsprofil resultieren, wie man es von der Klippel-Feil-

Abb. 3 Kongenitaler Schulterhochstand links (Sprengelsche Deformität), ♀ 2 J. Links Funktion deutlich eingeschränkt: Anteduktion und Abduktion des Arms nur um je 100 Grad möglich. Erhebliche Segmentierungsanomalien an der Zervikothorakal-Grenze.
(OKZ = Orthopäd. Universitätsklinik Zürich 131216)

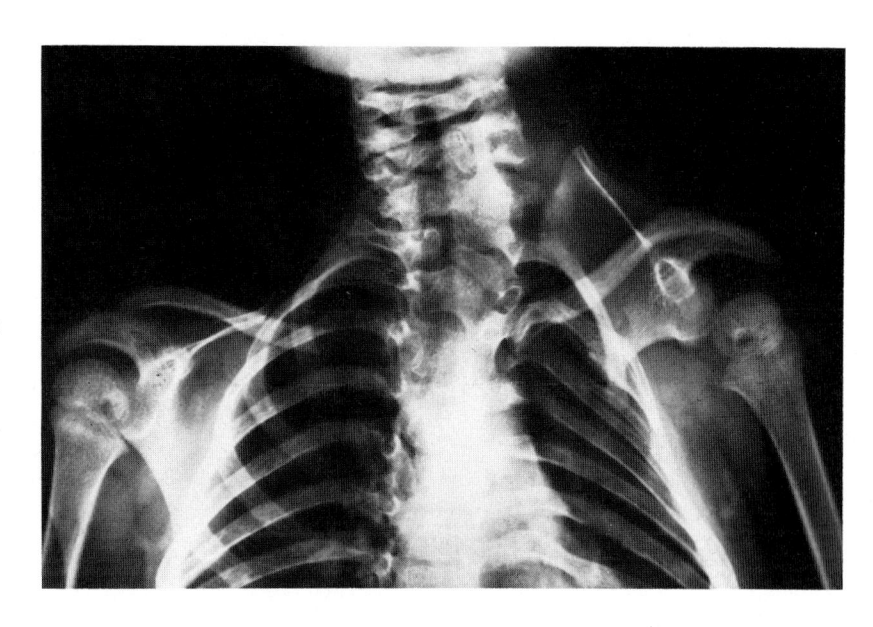

schen Mißbildung der Halswirbelsäule kennt, d. h. ein sehr kurzer gedrungener Hals.

In diesem Zusammenhang ist zu beachten, daß Deformierungen des Stammes beim angeborenen Schulterhochstand in mehr oder weniger starkem Ausmaß zur Regel gehören: Wirbelsynostosen, Keilwirbelbildungen, Rippenaplasien, Rippensynostosen. Oft finden sich auch Muskelaplasien (z. B. Pectoralis major, Trapezius). JEANNOPOULOS (1952) zitiert eine nicht publizierte Mitteilung von SCHRECK, der in allen seinen 35 Fällen Mißbildungen der Hals- oder der Brustwirbelsäule sah, und fand dasselbe in seinen eigenen 35 Fällen.

Wichtig ist weiter, daß die Deformität nicht nur die Stellung der Skapula betrifft, sondern in der Regel den ganzen Schultergürtel: in 98% der Fälle findet HUC (1924) eine zu kurze Klavikula (OBERTHÜR 1937); eine operative Korrektur des Schulterhochstandes ist manchmal, wie auch wir es sahen, erst möglich nach operativer Verlängerung der Klavikula.

Bei starkem Hochstand kippt die Skapula nach ventral um, so daß ihre ventrale Fläche mehr kaudal und ihre dorsale Fläche mehr kranial gerichtet ist; außerdem kann sich die Fossa supra spinam stark nach ventral abbiegen. Dadurch kann es zu einer starken Reduktion der Beweglichkeit der Skapula kommen mit all ihren Folgen für den Bewegungsumfang der oberen Extremität. Eine weitere Bewegungsreduktion der Skapula kann durch die Ausbildung eines omovertebralen Knochens entstehen und zwar je nachdem wie straff seine Verbindung zur Wirbelsäule bzw. zur Skapula ist; er wird in 1/4 – 1/3 der Fälle gefunden und reicht meist von C 5 und C 6 zum Margo vertebralis scapulae. Daß aber trotz starker Ossa omovertebralia die Beweglichkeit gut sein kann, ist bekannt (BLAIR u. WELLS 1957).

Die Indikation zur Behandlung ist somit nicht etwa allein aus kosmetischen Gründen gegeben, sondern auch aus funktionellen, da oft die Armelevation über die Horizontale nicht möglich ist.

Osteogenetisch wird diese Mißbildung auf einen ausgebliebenen oder unvollkommenen Descensus scapulae resp. richtiger cinguli superior zurückgeführt; es sei nur daran erinnert, daß die Anlage der Skapula höher als später liegt, indem sie bis zum 3. Halswirbel heranreicht (FISCHEL). Es ist BATEMAN (1955) zuzustimmen, daß der kongenitale Schulterhochstand nur eine Phase in einem viel mehr umfassenden Prozeß ist.

Erwähnt sei, daß man hohe Grade der Sprengelschen Deformität bei der Dysostosis multiplex Pfaundler-Hurler sehen kann (DAUBENSPECK, 1958).

Es sei darauf verwiesen, daß es auch einen *erworbenen Schulterhochstand* gibt. Dieser kann entstehen, wenn beim ganz jungen Kinde eine Klavikulafraktur mit Verkürzung ausheilt; sekundär kommt es dann zu Schulterhochstand (Beobachtungen von HUC, 1924).

Humerus varus

In Analogie zur Coxa vara wird unter Humerus varus eine Deformität verstanden, die eine Verkleinerung des Kopf-Hals-Schaft-Winkels aufweist, der normalerweise 130 – 140 Grad beträgt. Die genaue Bestimmung dieses Winkels ist röntgenologisch nicht möglich, sicher nicht so genau wie der Kollo-Diaphysen-Winkel am Femur. Man kann – unter der Voraussetzung, daß die Aufnahme in Mittelstellung gemacht wurde – sich so behelfen, daß man den Winkel mißt, den die Schaftachse mit einer Tangente bildet, die die Spitze des Tuberculum maius und den oberen Kopfpol berührt. Dieser Winkel beträgt meist etwa 130 Grad. Ist er kleiner als 120 Grad, so kann man mit Sicherheit von einem Humerus varus sprechen.

Dieser kommt am häufigsten als sog. Humerus varus symptomaticus vor, so posttraumatisch (Geburtsschädigung; Frakturen des späteren Lebens), bei Chondrodystrophie, bei Kretinismus, bei Knochenzysten, bei spastischen Zuständen und anderes mehr. Daneben gibt es eine sehr seltene Form, die als essentieller oder idiopathischer Humerus varus bezeichnet wird. Ihre Seltenheit mag daraus hervorgehen, daß an der Orthopädischen Klinik Mailand in den Jahren 1950 – 1960 nur 9 Fälle davon beobachtet werden konnten (ZAFFARONI u. DUSE 1962). Diese Form wird regelmäßig im Adoleszentenalter beobachtet und wurde bisher so bezeichnet, da über ihre Ätiologie nichts Sicheres bekannt war. Sie kann zu Schmerzen im Schulterbereich führen, vor allem aber meist zu einer Reduktion der Beweglichkeit im Schultergelenk, speziell hinsichtlich der Abduktion des Oberarmes. Sie ist sozusagen immer von einer deutlichen Oberarmverkürzung begleitet. Kopf und Hals sind im Bild deutlich abgeknickt, der Kopf-Schaft-Winkel kann kleiner als 90 Grad werden und in einzelnen Fällen findet man – je nach der Bildprojektion – zwischen Kopf und Schaft eine gebogene Einkerbung, die mit einer Krebsschere verglichen wird (pince de crabe von Rocher).

Wir verfügen über einen Fall, der eindeutig die geburtstraumatische Ätiologie dieser Deformität aufdeckt (Francillon 1966) und in schönster Weise die Vermutung von Lucas u. Gill (1947), von Weil (1959) u. a. belegt (Abb. 4). Effektiv haben wir es hier mit einem Analogon zur geburtstraumatisch bedingten Coxa vara zu tun.

Therapie bei starken Beschwerden und bei erheblicher Funktionsstörung: subkapitale Osteotomie.

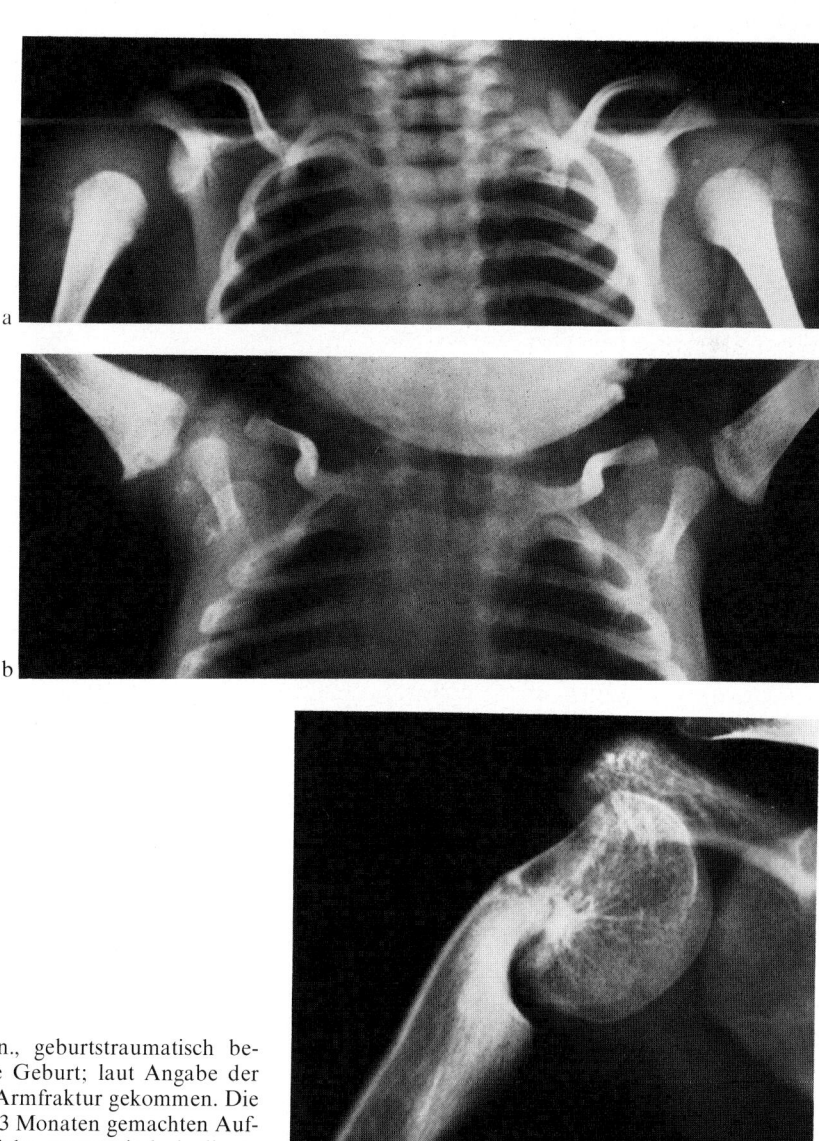

Abb. 4 Humerus varus sin., geburtstraumatisch bedingt, ♂. Steißlage, schwere Geburt; laut Angabe der Angehörigen sei es zu einer Armfraktur gekommen. Die im Alter von 10 Tagen bzw. 3 Monaten gemachten Aufnahmen zeigen eine deutliche traumatisch bedingte Schädigung im Bereich der proximalen Humerusepiphyse. Mit 12 Jahren: linker Oberarm 5,5 cm kürzer als rechts, Abduktion um 80, Innenrotation um 70 Grad weniger möglich als rechts. a) 10 Tage alt; b) 3 Monate alt; c) 12 Jahre alt. (OKZ 136 455)

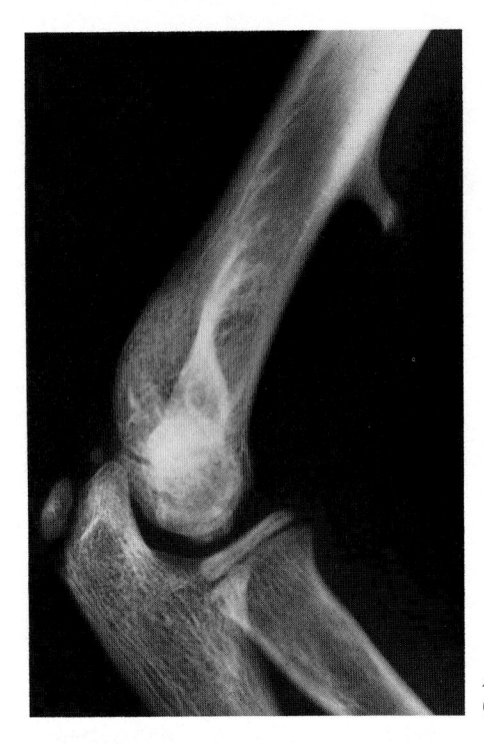

Processus supracondylicus humeri

In rund 1% kommt bei der weißen Rasse etwa 6 cm proximal vom Ellenbogengelenk der Processus supracondylicus humeri vor, von dem aus ein Ligament zum Epicondylus ulnaris humeri zieht. Unter diesem Band verläuft der N. medianus und die A. brachialis oder ein Ast von ihr (Abb. 5). Der Fortsatz und das Band sind phylogenetisch in Parallele zu setzen mit dem Canalis supracondylicus humeri. Der Fortsatz ist oft symptomlos, manchmal wird er in Beziehung gesetzt zur Brachialgia nocturna paraesthetica; Medianus- und Ulnarisschädigungen sind möglich (MUMENTHALER 1963).

Abb. 5 Processus supracondylicus humeri sin. ♂ 13 J. (OKZ 443)

Cubitus varus und Cubitus valgus
(Abb. 6)

Beim Erwachsenen bilden in Streckstellung im Ellenbogengelenk bei supinatorischer Einstellung der Hand die Achsen von Ober- und Unterarm einen nach außen offenen Winkel, der beim Mann bis 170 Grad, bei der Frau bis 160 Grad betragen kann, es besteht also ein physiologischer *Cubitus valgus*. Ist der Winkel kleiner, so darf die Valgität als pathologisch gelten. Eine volle Streckstellung, d. h. ein *Cubitus rectus* (180 Grad), besteht meist nur vor der Pubertät. Ist der Winkel nach median offen, so spricht man von *Cubitus varus*. Dieser ist immer pathologisch.
Pathologische Valgität und die Varität entstehen meist auf traumatischer Grundlage. Der Cubitus

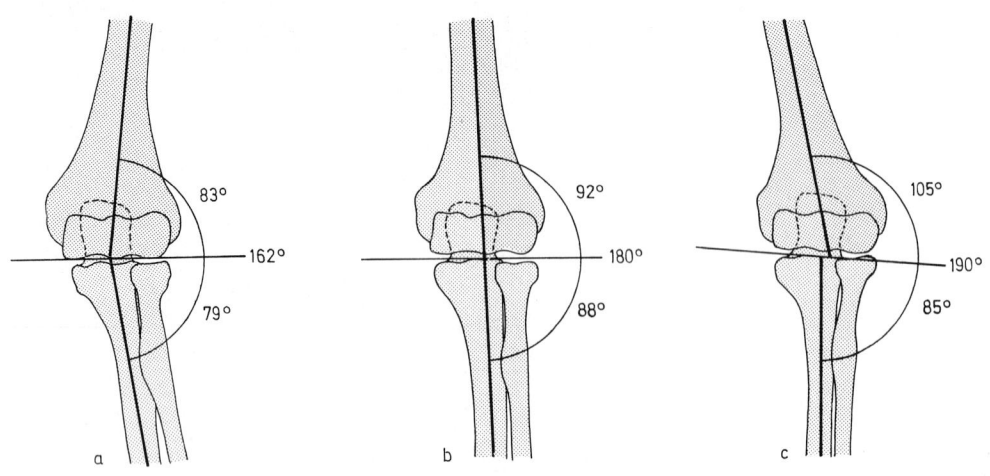

Abb. 6 Röntgenskizze eines a) Cubitus valgus, b) rectus und c) varus.

Abb. 7 Cubitus valgus nach Fraktur des Condylus lateralis humeri sin., ♀ 21 J. Mit 3½ J. Fractura supracondylica. Trotz Pseudarthrose beschwerdefrei; Funktion gut. Mit 20½ J. Auftreten von Parästhesien und Hypalgesie im Endgebiet des N. ulnaris, Parese des M. abductor digiti. V. ¼ J. nach Translokation des N. ulnaris beschwerdefrei. (OKZ 18 706)

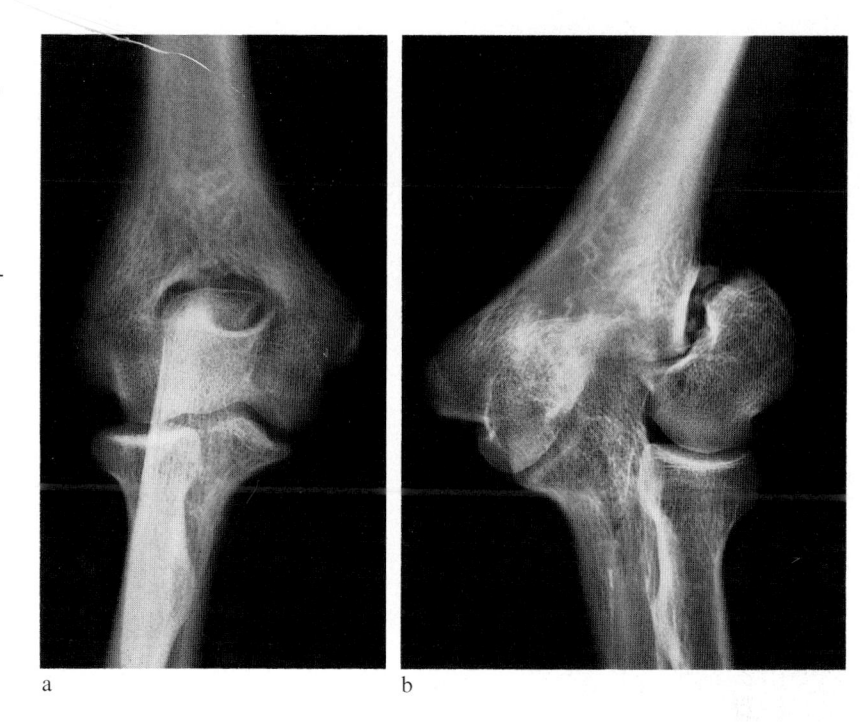

a   b

varus entsteht meist nach suprakondylären Humerusfrakturen (Abb. 7); dasselbe kann vom Cubitus valgus gelten; dieser kann vor allem nach Absprengungen des Condylus radialis humeri auftreten. Klinisch-funktionell bedeutsam kann der Cubitus valgus werden, wenn er sich auf den N. ulnaris auswirkt; meist handelt es sich dabei um einen Spätschaden in Form der sog. Maladie de Mouchet (Ulnarisspätparese).

Aplasie der Ellenbogengelenke

Es handelt sich um eine seltene Mißbildung. Die Ellenbogengelenke entwickeln sich zwischen dem 28. und 35. Tag; die der Aplasie zugrunde liegende Störung hat sich also wohl vor oder während dieser Zeit ausgewirkt. Es kann ein völliger Block der 3 an diesem Gelenk beteiligten Gelenkkörper resultieren; oder es liegt lediglich eine humeroulnare oder eine humeroradiale Gelenkagenesie vor.

Sehr oft zeigen sich noch an anderen Skeletteilen Entwicklungsstörungen. Beziehungen zur Ellenbogendysplasie liegen sicher vor; dafür sprechen Fälle mit einseitiger Aplasie, während die andere Seite eine Dysplasie in Form einer angeborenen Radiusluxation aufweist.

Radioulnare Synostose

Diese Deformität ist weniger selten als die Ellenbogengelenkaplasie. In der Regel ist sie bilateral. Klinisch ist sie durch eine Aufhebung der Pronations- und Supinationsbewegung des Vorderarmes charakterisiert. Meist ist der Vorderarm in maximaler Pronation fixiert, woraus eine erhebliche funktionelle Störung resultiert (Abb. 8); oft aber steht der Vorderarm in einer Mittelstellung oder in einer ganz geringen Pronationsstellung, so daß keine wesentliche Funktionsstörung resultiert; ja es kommt vor, daß der Träger nichts von seiner Deformität weiß und diese nur zufällig entdeckt wird (Abb. 9).

In den meisten Fällen handelt es sich um eine Synostosis superior, also um eine Aplasie des proximalen Radioulnargelenkes; seltener sind die Synostosis intermedia und die Synostosis inferior.

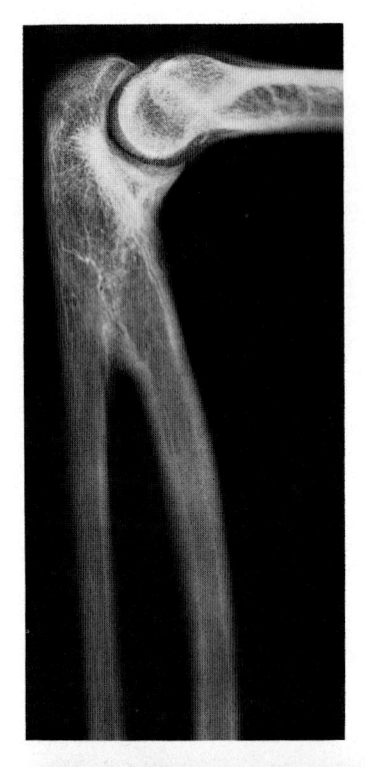

380 Deformitäten des Skeletts

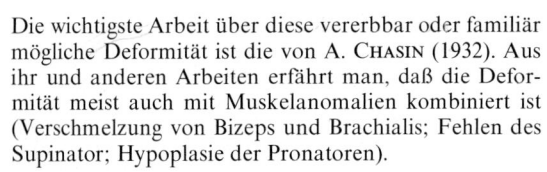

Die wichtigste Arbeit über diese vererbbar oder familiär mögliche Deformität ist die von A. CHASIN (1932). Aus ihr und anderen Arbeiten erfährt man, daß die Deformität meist auch mit Muskelanomalien kombiniert ist (Verschmelzung von Bizeps und Brachialis; Fehlen des Supinator; Hypoplasie der Pronatoren).

Die Synostosis radio-ulnaris darf als Differenzierungsmißbildung angesehen werden; sie stellt das Verbleiben der Unterarmknochen auf einer frühembryonalen Entwicklungsstufe dar. Auch die meist vorhandene Pronationsstellung erscheint entwicklungsgeschichtlich bedingt (NEUSTADT 1932).

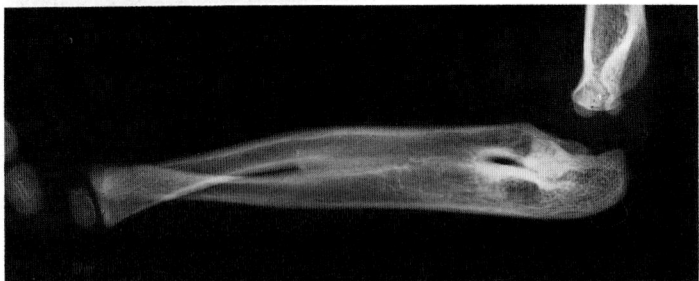

Abb. 8 Synostosis radio-ulnaris cong. proximalis, ♀ 18 J. Deformität bilateral. (OKZ 74 329)

Abb. 9 Synostosis radio-ulnaris cong. intermedia sin., ♀ 5 J. Deformität einseitig; Unterarm in starker Pronation fixiert. (OKZ 67 727)

Luxatio capituli radii congenita

Die angeborene Luxation des Radiusköpfchens ist recht selten, wenn auch BUSATTI 1928 134 Fälle aus der Literatur zusammenstellen konnte. Auch hier liegen Verhältnisse wie beim Hüftgelenk vor: totale Luxationen und Subluxationen. Meist, d. h. in 65%, handelt es sich um dorsale Luxationen und in etwa 25% um ventrale Luxationen. Funktionelle Störungen treten vor allem bei den ventralen Luxationen auf: Einschränkung der Flexion, oft auch Cubitus valgus. Bei den Subluxationen treten subjektiv meist keine Störungen auf. Oft findet sich diese Luxation aber auch in Kombination mit anderen Deformitäten, so bei Patellardysplasien, bei Arthroonychodysplasien. Wohl sekundär ist sie bei Pterygium und Arthrogrypose. Eingehende Angaben finden sich bei HOHMANN (1949) und bei WEIL (1959).

Abb. 10 Kongenitale Radiusaplasie und kongenitale Klumphand, ♀ 10 J. Wie so oft, Deformität auch hier bilateral. Nach operativen Korrekturen später als Pflegerin und Kindergärtnerin tätig.
(OKZ 37025)

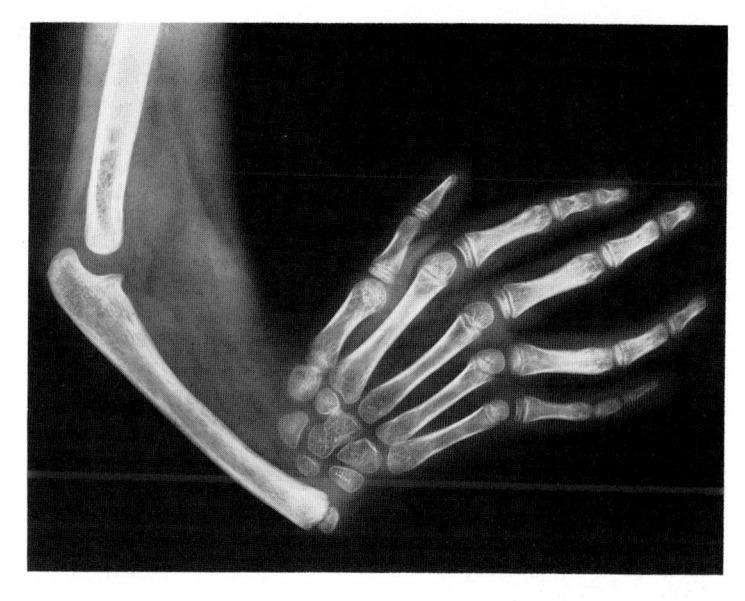

Aplasie des Radius; Klumphand (Abb. 10)

Nach dem Fibuladefekt ist die Radiusaplasie die häufigste Defektbildung der langen Röhrenknochen; sie ist aber an sich selten. Charakteristisch ist der meist plumpe, verkürzte Unterarm, der meist ulnar abgebogen ist, während die Hand in maximaler radialer Abduktion steht. In sehr vielen Fällen fehlen an dieser Hand die Knochen des radialen Strahles (Navikulare, Trapezium, Metakarpale I, Pollex). Auffallend ist oft, wie geschickt die Träger dieser Deformität mit ihren Händen sein können.

Madelungsche Handgelenkdeformität

Klinisch ist diese erstmals eingehende von MADELUNG (1879) beschriebene Deformität * durch eine volare Subluxation der Hand charakterisiert, wobei in einer kleineren Zahl von Fällen auch eine ulnare oder radiale Abweichung der Hand auftreten kann. Diese Subluxation tritt meist zwischen dem 9. und 16. Jahr auf, vorwiegend beim weiblichen Geschlecht, und ist in zwei Dritteln der Fälle bilateral. Die Hand erscheint dabei mit bajonettartigem Knick im Handgelenk nach volar verschoben.

Röntgenologisch bedingt sie eine mehr oder weniger starke Neigung der distalen Gelenkflächen des Radius nach volar und nach ulnar; dadurch wird das Capitulum ulnae aus der abnorm flachen Incisura ulnaris radii herausgedrängt und dorsal subluxiert.

Sekundär erscheint auch die Verschiebung in der proximalen Reihe der Karpalia, wobei das Lunatum oft nach proximal verlagert ist.

Schon MADELUNG (1879) hat diese Deformität „zu den Wachstumsstörungen der Gelenke" gerechnet (Abb. 11); wenn jetzt nachgewiesen wird, daß es sich um eine Störung im ulnaren Teil der distalen Radiusepiphysenscheibe handelt oder wenn man diese Deformität (Abb. 12) in die Gruppe der Dysostosis metaepiphysarea (H. MAU 1958) einreiht, so ist man ätiologisch jetzt sicher nicht weiter als zu MADELUNGs Zeiten.

Ähnliche Bilder („*Pseudo-Madelung*") können posttraumatisch entstehen nach Schädigung der distalen Radiusepiphysenscheibe.

Außerdem gibt es sog. *Abortivformen* der Madelungschen Deformität, die auch eine Abschrägung der Radiusgelenkfläche aufweisen, so daß es dann zur „Plus-Variante der Ulna" nach HULTÈN (1928) kommt und daß

---
* Die Deformität wird nach MADELUNG benannt, da dieser erstmals mit 12 Fällen eine genauere Beschreibung gab; MADELUNG teilte einzelne Beobachtungen dieser Deformität mit von DUPUYTREN (1839), MALGAIGNE (1856), C. O. WEBER (1859).

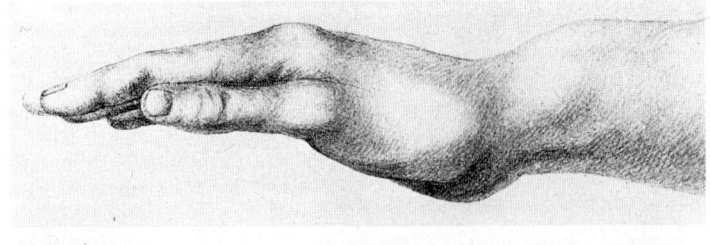

Abb. 11 Subluxation volaris manus cong. *Madelung* (aus O. MADELUNG 1879: Arch. klin. Chir. 23, 395).

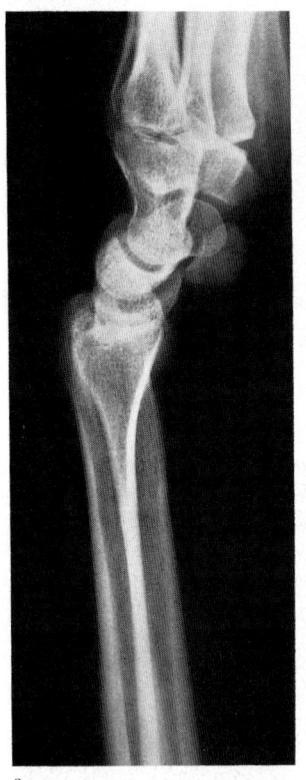

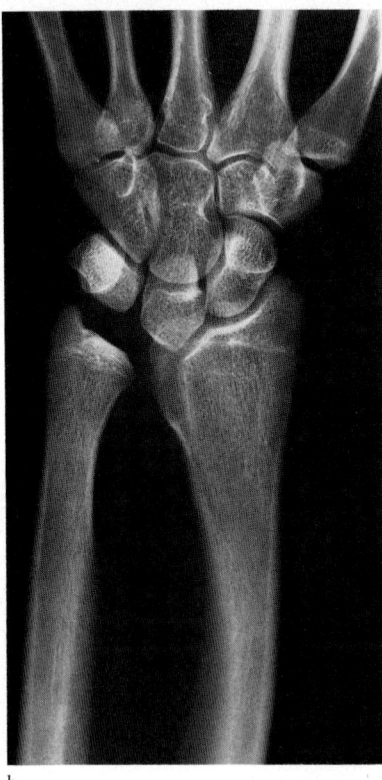

Abb. 12 Madelungsche Vorderarmdeformität links, ♀ 17 J. Deformität in diesem Fall bilateral. Typischer Radius curvus (Aufnahme Dr. STIEFEL, Wädenswil).
(OKZ 132571)

a b

klinisch manchmal das Bild der *federnden Elle* resultiert, d. h. Subluxation im distalen Radioulnargelenk ohne Trauma. In der Seitenaufnahme erkennt man dann eine leichte Subluxation der Ulna nach dorsal.

Becken

Deformitäten des Beckenringes

Während primäre Deformitäten des Beckenringes im Sinne des Mißbildungsbeckens relativ selten sind, sind die *sekundären Deformitäten* häufiger. Sie treten auf im Zusammenhang und im Gefolge der verschiedensten kongenitalen und erworbenen Affektionen im Beckenbereich. Die Anteile von kongenitalen und von sekundär erworbenen Veränderungen sind allerdings selten genau scheidbar (BERNBECK 1958). Von den Beckendeformitäten seien nur die häufigsten genannt.

Luxationsbecken

Wird auch die Bezeichnung Luxationsbecken benutzt bei sekundären Deformierungen (z. B. nach traumatischer Hüftluxation, nach Iliosakralluxationen usw.), so wird als Luxationsbecken sensu strictori die Beckendeformität bezeichnet, die sich bei der angeborenen Hüftluxation, also richtiger bei der Dysplasia luxans coxae, zeigt. An sich besteht schon bei der einseitigen Luxationshüfte eine primäre Hypoplasie der gleichen Beckenhälfte. Die Luxation ist ja nur *ein* Symptom in einem viel weiteren Bereich als dem engeren ei-

Abb. 13 Beckenhörner bei Osteo-Onychodysplasie (Turner-Syndrom). ♂ 5 J. Dystrophische Nägel, an Daumen und Zeigefinger nur rudimentär. Typische Beckenhörner. Patella luxiert.
(OKZ 135 451)

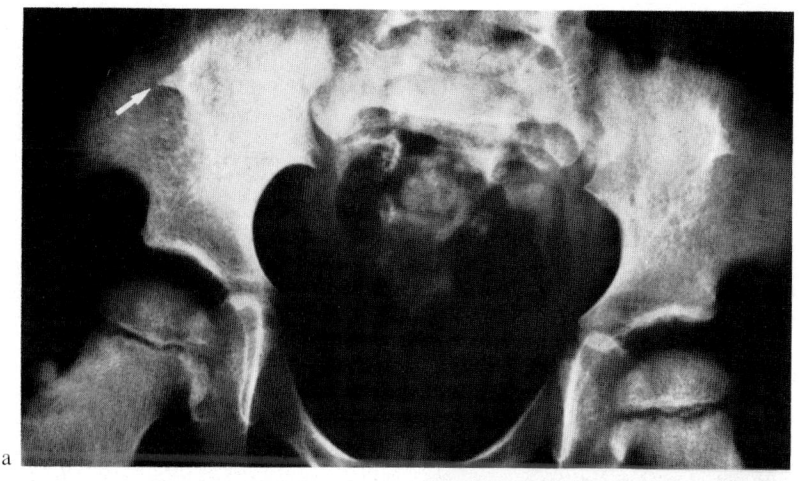

gentlichen Hüftgelenksbereich, wenn sie bzw. ihre Anlage auch das klinisch wichtigste und entscheidende Symptom darstellt. Diese primäre Hypoplasie mag dann später durch relative Inaktivitätsatrophie weiter beeinflußt werden. Es entsteht ein *schrägverengtes Becken*, das aber auf der gesunden Seite verengt und auf der Luxationsseite erweitert ist. Das gilt selbstredend nur für die unbehandelte Luxation; wird sie rechtzeitig und konsequent behandelt, so tritt diese Deformierung nicht auf.

Koxitisbecken

Frühzeitige Ankylosierung im Hüftgelenk, wie man sie früher oft bei der Coxitis tuberculosa sah, aber auch sonst Restzustände nach spezifischen oder unspezifischen Koxitiden führen zu Wachstumsdeformitäten des Beckens, die möglicherweise in Zusammenhang mit asymmetrischen Belastungsverhältnissen stehen. Auch hier läßt sich trotz des Entwicklungsrückstandes der betroffenen Seite oft eine Erweiterung des Beckenausganges feststellen.

Beckendeformitäten bei System- und Erbkrankheiten des Skeletts

Die Mitbeteiligung des Beckens bei Systemkrankheiten des Skeletts ist oft Hinweis auf die zentrale Stellung, die im Haltungsapparat dem Becken als mechanischer Faktor zukommt. Die Rolle von Belastungseinflüssen erscheint gerade hier bei Erweichungsprozessen des Skeletts deutlich. Neben typischen Bildern können aber davon ganz abweichende Bilder resultieren; das hängt ab vom Ausmaß des erweichenden Prozesses, vom Zeitpunkt seiner Auswirkung und von der Art der Ausheilung.

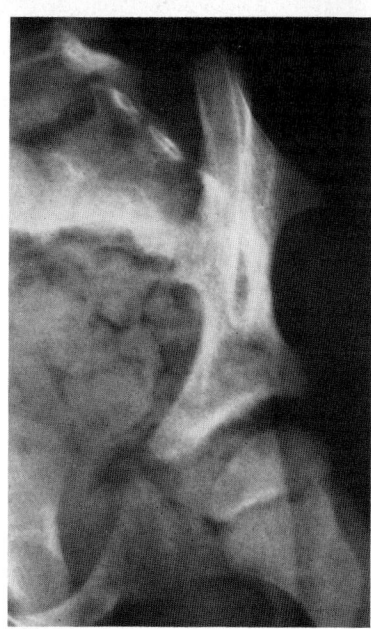

So braucht nach Ausheilung ein *Rachitisbecken* keine wesentliche Deformierung zu zeigen als eine mehr oder weniger starke Abplattung des Beckenringes. Charakteristisch dagegen bleibt das *Osteomalaziebecken* mit Einsinken des Promontoriums und mit Eindellung der Beckenwand und mehr oder weniger stark ausgebildeter Pfannenprotrusion.

Weiterhin darf als charakteristische Deformität das Auftreten der Cornua iliaca beim *Turner-Syndrom*, d. h. bei der *Osteo-Onychodysplasia hereditaria* (Abb. 13) angesehen werden (DUNCAN u. SOUTER 1963; DUTHIE u. HECHT 1963; PFÄNDLER u. COTTET 1951; SCHREIBER 1965).

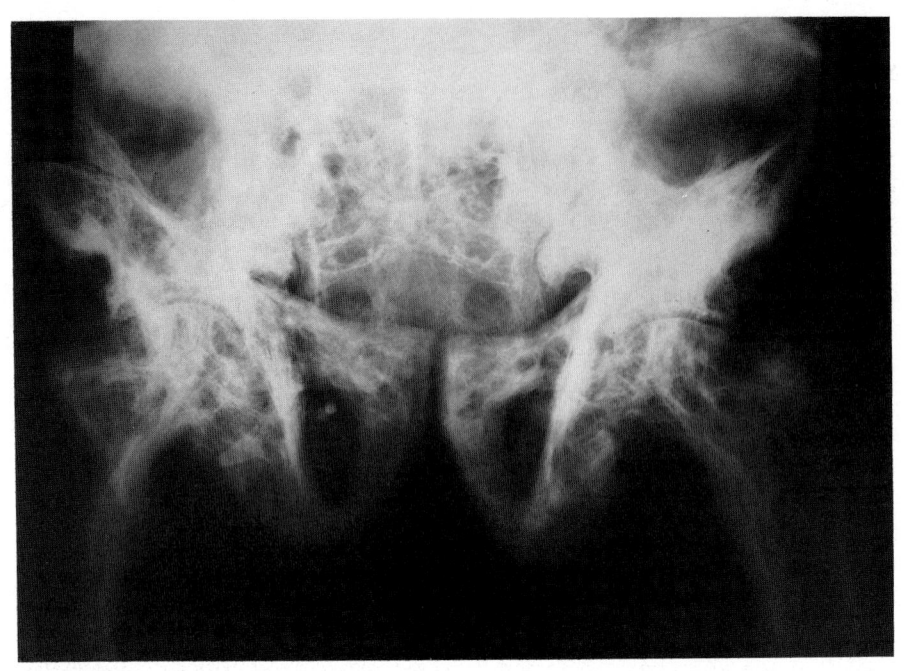

Abb. 14 Beckendeformität bei Ostitis deformans Paget, ♂ 60 J. (OKZ 133473)

Morphologisch ähnliche Bilder sind beim *Paget-Becken* (Abb. 14) zu sehen. Strukturell sind die Verhältnisse natürlich ganz anders.

Protrusio acetabuli

Als Protrusio acetabuli bezeichnet man die intrapelvine Vorragung des knöchernen Hüftpfannengrundes in das Becken. Das hat zur Folge, daß der Femurkopf tiefer als normal einsinkt und von der Pfanne mehr umschlossen wird als es normalerweise der Fall ist. Wesentlich ist die Unterscheidung in 2 Hauptformen.

Die *primäre Protrusio acetabuli* wird auch als genuine oder als idiopathische Protrusio acetabuli bezeichnet – schon diese Bezeichnung weist auf unsere Unwissenheit bezüglich Ätiologie hin. Die intrapelvine Vorragung ist meist bilateral und fast immer sehr symmetrisch. Der Hüftpfannenboden ist sehr dünn und wölbt sich mehr oder weniger stark in das Becken hinein. Dieser Vertiefung entsprechend ist der Femurkopf tiefer in der Pfanne als normal und sein Neigungswinkel ist fast immer verringert; es liegt also eine leichte Coxa vara vor.

Diagnostisch ist wichtig, daß als echte Protrusio acetabuli (Abb. 15) nur diejenige anerkannt werden kann, bei welcher der Pfannenboden deutlich in das Becken hineinragt. Es ist selbstverständlich, daß die aus einer Protrusio acetabuli resultierende Coxarthrosis deformans nichts zu tun hat mit der sog. Coxarthrose encerclante, bei welcher der Femurkopf von Pfannenosteophyten ummauert wird.

Familiäres Vorkommen ist verschiedentlich beschrieben (GICKLER 1937; LINDEMANN 1956; NIEVERGELT 1948). Das weibliche Geschlecht überwiegt bei weitem (IMHÄUSER 15:1; LINDEMANN 6:1).

Anamnestisch gehen die Symptome meist auf die Pubertätszeit zurück; sie sind aber fast immer so gering (leichte Bewegungseinschränkung), daß die Patienten meist erst nach dem 4. Lebensdezennium zur Untersuchung kommen. Interessant ist, daß eine Zunahme der Protrusion – wenn überhaupt – erst nach der Menopause nachweisbar ist. In klinischer Hinsicht kann die Protrusio acetabuli insofern wichtig werden, als sich aus ihr eine Arthrosis deformans entwickeln kann, die zu den therapeutisch am schwierigsten zu beeinflussenden Koxarthrosen gehört.

In ätiologischer Hinsicht spricht sehr vieles dafür, daß, wie IMHÄUSER (1947) darlegt, eine gestörte hormonelle Situation im Pubertätsalter ausschlaggebend für die Entstehung der Protrusio acetabuli ist. In diesem Sinne kann sie in Parallele gesetzt werden zur Epiphyseolysis capitis femoris. Damit wird ein anlagemäßiger Faktor nicht ausgeschlossen. Die Protrusio acetabuli aber als angeborene Deformität anzusehen (und zwar gewissermaßen als Gegenbild zur Luxatio coxae

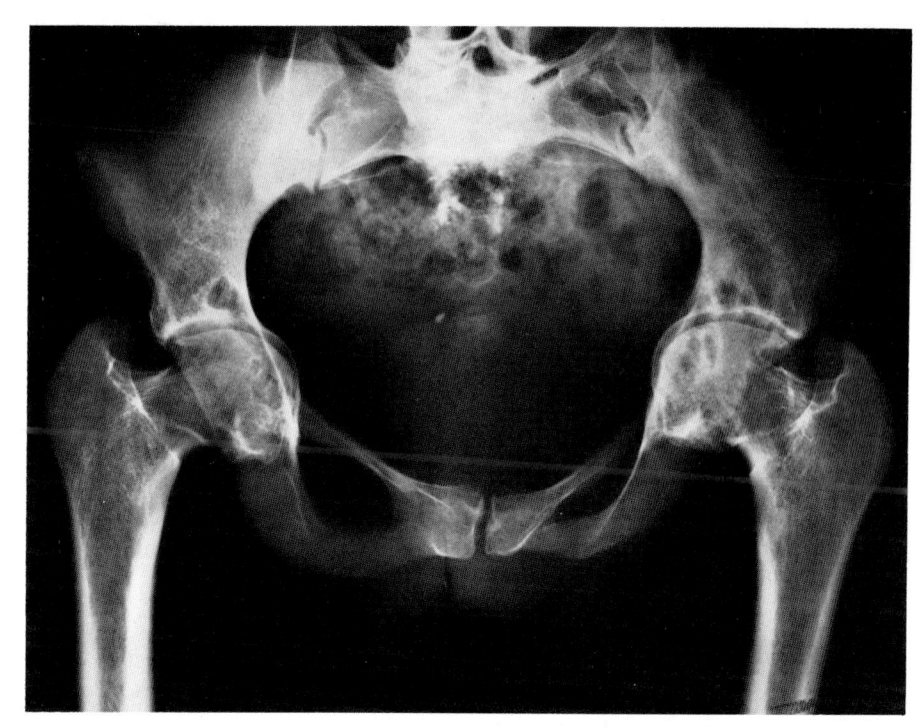

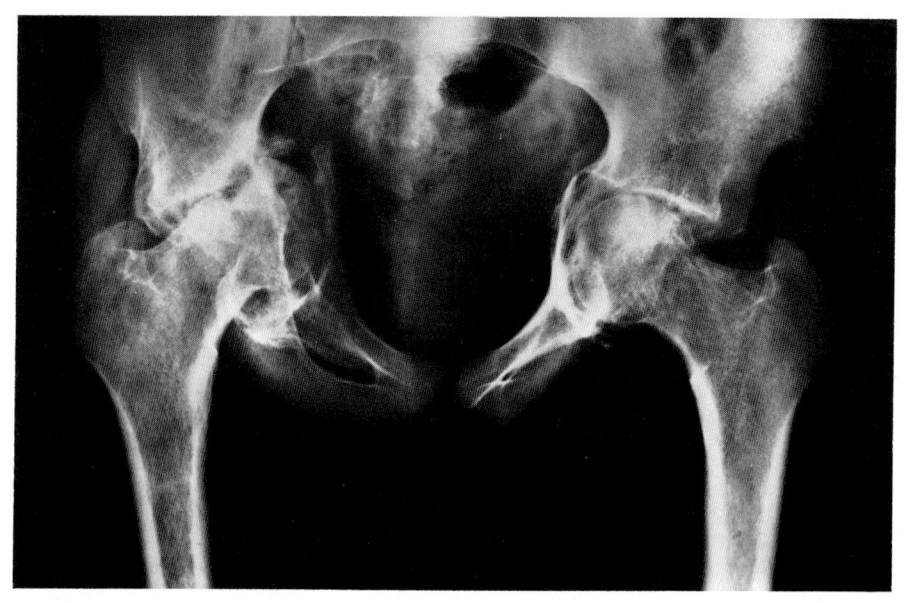

Abb. 15 Bilaterale primäre Protrusio acetabuli, ♀ 50 J. Abduktionseinschränkung erstmalig mit 31 J. anläßlich einer gynäkologischen Untersuchung ermittelt. Beschwerdefrei bis zum 36. Jahr. Mit 50 Jahren Gehfähigkeit 1 Stunde. Hüftgelenke für Rotation blockiert, Ab-/Adduktionsumfang 10° links, 15° rechts, Flexion links um 80°, rechts um 90° möglich. (OKZ 75 132)

Abb. 16 Bilaterale sekundäre Protrusio acetabuli nach Elektroschock, ♂ 25 J. Wegen depressiv-schizophrener Mischpsychose im Alter von 19 – 24 Jahren in Afrika verschiedentlich mit Elektroschock behandelt. Das letzte Mal mit 25 J. trat bilaterale zentrale Hüftluxation auf. ½ Jahr später Klinikeintritt. Gehfähigkeit 100 m, ½ Jahr nach Operation 20 Min. (OKZ 104 963)

congenita), hat IMHÄUSER (1947) mit gewichtigen Gegenargumenten widerlegt, ganz abgesehen davon, daß bisher kein Fall von angeborener Protrusion bekannt wurde.

Die *sekundäre Protrusio acetabuli* entsteht auf Grund eines vorherigen pathologischen Zustandes. So können Frakturen, aber auch entzündliche Prozesse dazu führen wie z. B. Osteomyelitis, Coxitis tuberculosa, Gonorrhoe, Tabes, Morbus Paget. Analoges sehen wir auch bilateral nach Elektroschock (Abb. 16).

Physiologische Pfannenprominenz. Außer der immer als pathologisch zu wertenden Protrusio acetabuli des Erwachsenen gibt es beim Jugendlichen vor der Pubertät ein Vorragen der Pfanne, die regelmäßig mit 7–8 Jahren einsetzt und oft dem Röntgenbild des Beckens ein Aussehen gibt, das GICKLER u. TEUFEL (1938) mit dem Bild einer Baßgeige verglichen haben. IMHÄUSER (1947, 1958) hat gezeigt, daß dieses Vorragen eine typische und regelmäßige Phase in der Beckenentwicklung ist und bezeichnet sie deshalb als physiologische Pfannenprominenz, die am Ende der Pubertät wieder verschwindet. Der Pfannengrund ist hierbei verdickt. Mit der Protrusio acetabuli hat diese Prominenz nichts zu tun.

Hüftgelenk und proximales Femurende

Allgemeines

Bei der Komplexität der das Hüftgelenk bildenden Strukturen sind in sehr vielen Fällen – wenigstens in den Frühstadien – Aufnahmen *beider* Hüftgelenke notwendig. Das gilt z. B. nicht nur dann, wenn man aus klinischen Gründen den Verdacht auf eine *beginnende Koxitis* hat und wo der Vergleich mit der gesunden Seite orientieren kann über Atrophie, Verhalten des Gelenkspaltes, Vorliegen eines Herdes usw. Das gilt auch bei der so häufigen und doch so oft verkannten *Epiphyseolysis capitis femoris*, gerade weil sie in der Mehrzahl der Fälle bilateral auftritt. Wir kennen so manchen uns zugewiesenen Fall, bei dem die als gesund taxierte Seite eine Epiphyseolysis imminens oder eine Epiphyseolysis incipiens aufwies.

In allen Fällen ist eine Beckenübersichtsaufnahme notwendig, bevor Spezialaufnahmen gemacht werden. Es sei daran erinnert, daß auch bei Femurschaftfrakturen eine Hüftgelenksaufnahme notwendig ist (übersehene Pfannenfrakturen!). Sehr oft sind außerdem die Verhältnisse des Schenkelhalswinkels und der sog. Femurtorsion zu berücksichtigen*. Will man genauer über diese Verhältnisse orientiert werden, so sind zwei Aufnahmen in verschiedenem Strahlengang notwendig. Zu beachten ist, daß der Schenkelhals nicht in der gleichen Ebene wie der Femurschaft liegt, d. h. es ist mit der Ante- bzw. Retrotorsion zu rechnen. Macht man eine anterior-posteriore Aufnahme des Femur, so wird je nach dem Ausmaß der Torsion in der Projektion eine mehr oder weniger starke Verkürzung des Schenkelhalses resultieren. Aus dem gleichen Grunde, d. h. wegen der Femurtorsion ist auf einer gewöhnlichen a.-p. Aufnahme keine Aussage möglich über die wirkliche Größe des Schenkelhalswinkels. Nicht nur die Torsion, sondern selbstverständlich das Ausmaß der Flexion im Hüftgelenk wirken sich auf die Projektion aus. Will man Vergleiche ziehen können, so müssen die Aufnahmen in genau festgelegten Stellungen erfolgen. Andernfalls kann es zu mehr oder starken Fehldeutungen kommen. Es sei auf Abb. 17 aus einer Arbeit von STORK (1935) verwiesen, in der eindeutig die Auswirkung der Rotations- bzw. Beugestellung auf die Bildprojektion hervorgeht.

Der Schenkelhalsneigungswinkel (= Schenkelhalswinkel = CCD-Winkel = Centrum-Collum-Diaphysis-Winkel) beträgt beim Erwachsenen 125 Grad, die Antetorsion 12 Grad. Weder CCD-Winkel noch Antetorsion sind bis zum Abschluß des Wachstums gleich. Ihr Ablauf während der Entwicklung des Individuums ist eines der schönsten Beispiele für die sog. umwegige Entwicklung (NAUCK 1931): Die Antetorsion nimmt zu bis zum 2.–3. Lebensjahr, um dann abzunehmen; der CCD-Winkel nimmt ab bis zur Geburt und nimmt dann zu bis zum 2.–3. Jahr, um dann auch seinerseits abzu-

---

* Neben dem Schenkelhalsneigungswinkel ist die Antetorsion einer der wichtigsten Formfaktoren am Hüftgelenk. Die Antetorsion bedeutet ein Abweichen des Schenkelhalses und Hüftkopfes nach vorn. Früher zurückgeführt auf eine Torsion des Oberschenkelschaftes, wird sie jetzt als eine scheinbare Torsion (KUMMER 1962) aufgefaßt, bedingt durch asymmetrisches Knorpelwachstum der koxalen Epiphysenfuge. Folgerichtig wird deswegen von *Anteversion* des Kollum gesprochen. Einstweilen bleiben wir bei dem anatomisch, anthropologisch und klinisch sanktionierten Ausdruck *Antetorsion*.

nehmen. Zur röntgenologischen, möglichst genauen Bestimmung von CCD-Winkel und Größe der Antetorsion sind 2 Aufnahmen notwendig (Dunn 1952, Dunlap u. Mitarb. 1953).

Durch diese zwei Aufnahmen erhalten wir den projizierten CCD-Winkel einerseits und den projizierten Antetorsionswinkel (Antetorsion = AT). Für die erstere Aufnahme wird eine Beckenübersichtsaufnahme in sog. Normalstellung gemacht: dabei sind die Hüftgelenke gestreckt, die Unterschenkel sind im Knie gebeugt und hängen über die Tischkante hinab; damit wird die Tangente der dorsalen Femurkondylentangente parallel zur Platte eingestellt (Abb. 18). Für die sog. AT-Aufnahmen liegt der Patient auf dem Rücken, Knie und Hüftgelenke sind rechtwinklig gebeugt und die Oberschenkel um 20° abduziert (Abb. 19). Um immer den gleichen Abduktionswinkel einzuhalten wird ein spezielles Beinhaltegerät benutzt, dessen Grundschiene genau parallel zur Femurkondylenachse verläuft. Diese Schiene wird bei der Aufnahme mitabgebildet und so läßt sich der projizierte Antetorsionswinkel genau bestimmen (Abb. 20).

Auf diese Weise erhält man den projizierten CCD-Winkel und den projizierten Antetorsionswinkel. Aufgrund einer von Rippstein 1955 publizierten Tabelle lassen sich die reellen Werte leicht ablesen (Abb. 21).

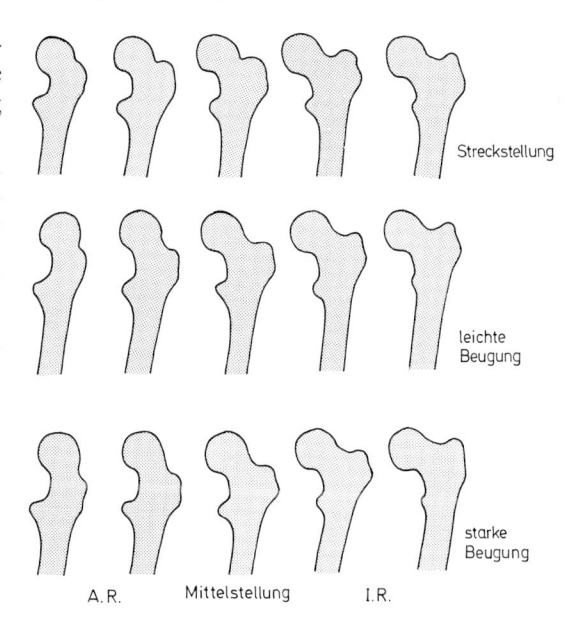

Abb. 17 Einwirkung verschiedener Rotations- und Flexionsstellung auf die Röntgenprojektion desselben Femurs (aus H. Stork 1935: Verh. dtsch. orthop. Ges. 30, 345).

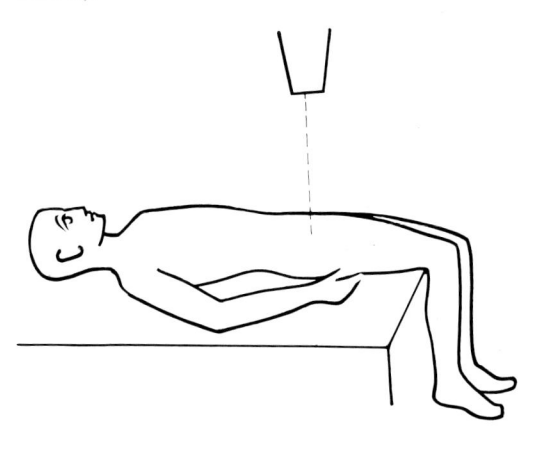

Abb. 18 Lagerung für die Aufnahme in Normalstellung (aus M. E. Müller 1971: Die hüftnahen Femurosteotomien. Thieme, Stuttgart).

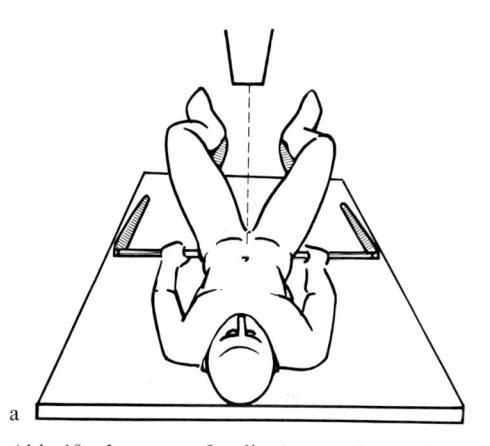

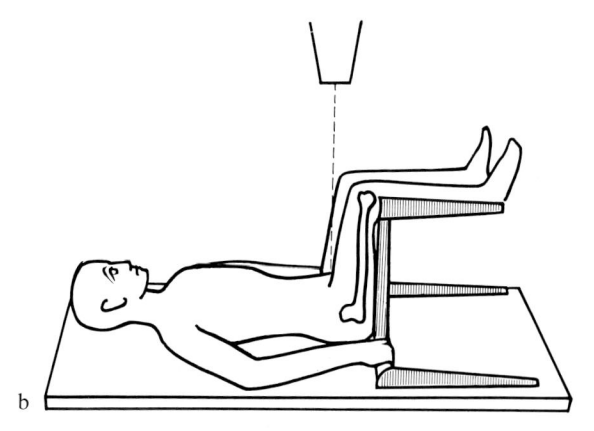

Abb. 19 Lagerung für die Antetorsionsaufnahme (aus M. E. Müller 1971: Die hüftnahen Femurosteotomien. Thieme, Stuttgart).

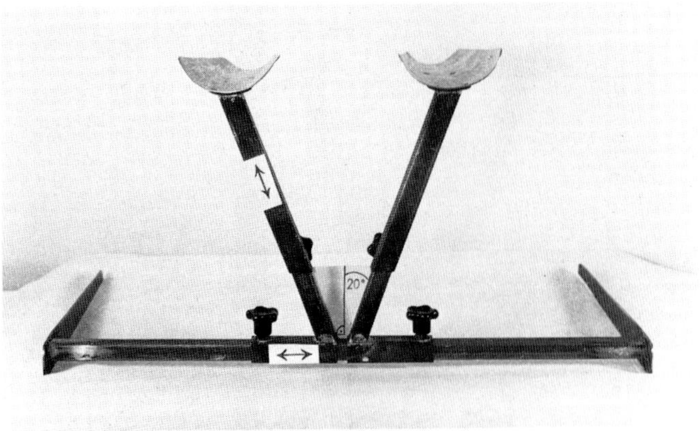

Abb. 20 Beinhaltegerät der Orthop. Univers.-Klinik Zürich für die Antetorsionsaufnahme. Von diesem Gerät sind 3 verschiedene Größen im Gebrauch.

Mit diesen Standardaufnahmen lassen sich genaue Bestimmungen durchführen, die nicht nur diagnostisch, sondern auch für die Indikation zur Therapie und für die Bewertung der Therapie entscheidend sind. Oft geht eine vermehrte Antetorsion mit einer Vergrößerung des Schenkelhalsneigungswinkel einher. Ein obligater Zusammenhang besteht aber nicht, so daß jeweils einzelne Messungen notwendig sind. Der Schenkelhalsneigungswinkel beträgt beim Erwachsenen durchschnittlich 125 Grad, mit mittleren Schwankungen zwischen 120 und 130 Grad.

Ist der Winkel größer, so spricht man von einer Coxa valga, ist er kleiner, dann liegt eine Coxa vara vor [*].

Coxa valga

Charakteristikum der Coxa valga ist abnorme Steilstellung oder Aufrichtung des Schenkelhalses. Unter Berücksichtigung anthropologischer Schwankungen [**], darf man einen 135–140 Grad übersteigenden CCD-Winkel mit Sicherheit als Coxa valga bezeichnen. Das ist lediglich eine morphologische Bezeichnung.

In den meisten Fällen ist die Entstehung, die Aufrichtung des Schenkelhalses, muskulär bedingt. Ungleichmäßige Druckbeanspruchung führt zu einer Änderung des enchondralen Wachstums (Abb. 22) bzw. der enchondralen Wachstumsrichtung, die solange abläuft, bis die Epiphysenscheibe wieder senkrecht zu den einwirkenden Druckkräften steht (MAU 1957). So wird in erster Linie eine Insuffizienz der Abduktoren (Glutaei) zur Coxa valga führen (Poliomyelitis, Littlesche Krankheit u. a.). Nur solange der Organismus noch wächst, ist die Entstehung einer Coxa valga möglich.

In den gleichen Rahmen gehört auch die Coxa valga bei jahrelang bettlägerigen Kindern. In diesem Sinne ist H. MAU (1957) zuzustimmen, wenn er von einer *Unterfunktionsvalga* spricht.

Eine weitere Form ist die *kongenitale Coxa valga*. Wir sehen sie oft bei der Dysplasia luxans coxae. Aber auch völlig ohne Dysplasiezeichen ist eine Coxa valga congenita möglich (Abb. 23). Es ist nicht ausgeschlossen, daß es sich dabei um ein Stehenbleiben auf einer embryonalen Stufe handelt.

Besonders interessant ist die Aufrichtung des Schenkelhalses durch örtliche Beeinflussung des Wachstums (Entzündungen, Tumoren) (Abb. 24, 25). Auf Beziehungen zwischen der Coxa valga und der Epiphyseolysis capitis femoris sei hier nur hingewiesen (hormonal bedingte Coxa valga?).

Coxa vara

Hat man mit H. MAU (1957) die Coxa valga als eine Reaktion des gesunden Knochens auf eine veränderte mechanische Beanspruchung angesehen – wobei aber doch die Frage gestattet ist, ob z. B. ein poliomyelitischer Knochen wirklich als gesund bezeichnet werden darf –, so sieht man in der Coxa vara die Reaktion eines in seiner Tragfähigkeit beeinträchtigten Knochens. Eine Coxa vara liegt dann vor, wenn der Schenkelhalsneigungswinkel kleiner als der Durchschnitt von 125 Grad ist; das gilt für den Erwachsenen. Wie Coxa valga, so ist Coxa vara lediglich eine morphologische Bezeichnung, die in ätiologischer Hinsicht nichts aussagt.

---

[*] Andere Autoren sprechen auch von einem Collum varum bzw. valgum. Das mag an sich genauer aussehen als die Bezeichnung Coxa vara bzw. valga, berücksichtigt aber die Beziehung zwischen Caput und Collum femoris nicht.

[**] Laut R. MARTIN (1928) zwischen 121 und 133 Grad.

Projizierter Antetorsionswinkel

Projizierter Centrum-Collum-Diaphysenwinkel		5°	10°	15°	20°	25°	30°	35°	40°	45°	50°	55°	60°	65°	70°	75°	80°
	100°	4 / 101	9 / 100	15 / 100	20 / 100	25 / 100	30 / 99	35 / 99	40 / 98	45 / 97	50 / 96	55 / 95	60 / 94	65 / 94	70 / 93	75 / 92	80 / 91
	105°	5 / 105	9 / 105	15 / 104	20 / 104	25 / 103	31 / 103	35 / 102	41 / 100	46 / 100	51 / 99	56 / 98	60 / 97	65 / 96	70 / 95	75 / 94	80 / 92
	110°	5 / 110	10 / 110	16 / 109	21 / 108	27 / 108	32 / 106	36 / 106	42 / 105	47 / 104	52 / 103	56 / 101	61 / 99	66 / 98	71 / 97	76 / 95	80 / 93
	115°	5 / 115	10 / 115	16 / 114	21 / 112	2 / 112	32 / 111	37 / 110	43 / 109	48 / 107	52 / 105	57 / 104	62 / 102	67 / 101	71 / 99	76 / 96	81 / 94
	120°	6 / 120	11 / 119	16 / 118	22 / 117	28 / 116	33 / 115	38 / 114	44 / 112	49 / 110	53 / 108	58 / 106	63 / 104	68 / 103	72 / 101	77 / 98	81 / 95
	125°	6 / 125	11 / 124	17 / 123	23 / 121	28 / 120	34 / 119	39 / 118	44 / 116	50 / 114	54 / 112	58 / 109	63 / 107	68 / 105	72 / 103	77 / 100	81 / 95
	130°	6 / 130	12 / 129	18 / 127	24 / 126	29 / 125	35 / 124	40 / 122	46 / 120	51 / 117	55 / 116	60 / 112	64 / 109	69 / 107	73 / 104	78 / 101	82 / 96
	135°	7 / 135	13 / 133	19 / 132	25 / 131	31 / 130	36 / 129	42 / 126	47 / 124	52 / 120	56 / 118	61 / 114	65 / 112	70 / 109	74 / 105	78 / 102	82 / 96
	140°	7 / 139	13 / 138	20 / 137	27 / 135	32 / 134	38 / 132	44 / 130	49 / 127	53 / 124	58 / 120	63 / 117	67 / 114	71 / 111	75 / 107	79 / 103	83 / 97
	145°	8 / 144	14 / 142	21 / 141	28 / 139	34 / 138	40 / 136	45 / 134	50 / 131	55 / 128	59 / 124	64 / 120	68 / 117	72 / 114	75 / 110	79 / 104	83 / 98
	150°	8 / 149	15 / 147	22 / 146	29 / 144	35 / 143	42 / 141	47 / 138	52 / 136	56 / 134	61 / 129	65 / 124	69 / 120	73 / 116	76 / 112	80 / 105	84 / 100
	155°	9 / 154	17 / 152	24 / 151	32 / 149	38 / 148	44 / 145	50 / 142	54 / 139	58 / 137	63 / 132	67 / 128	71 / 124	74 / 119	77 / 115	81 / 108	84 / 102
	160°	10 / 159	18 / 158	27 / 157	34 / 155	44 / 153	46 / 151	52 / 147	57 / 144	61 / 141	65 / 134	69 / 132	73 / 128	76 / 122	79 / 116	82 / 111	85 / 103
	165°	13 / 164	23 / 169	33 / 171	40 / 159	47 / 158	53 / 156	57 / 153	62 / 148	67 / 144	69 / 140	73 / 135	76 / 130	78 / 122	81 / 119	83 / 113	86 / 106
	170°	15 / 169	27 / 167	37 / 166	46 / 164	53 / 163	58 / 159	63 / 157	67 / 154	70 / 150	73 / 145	76 / 142	78 / 134	80 / 130	83 / 122	84 / 118	87 / 113

Obere Zahl = Reeller AT untere Zahl = Reeller CCD

Abb. 21 Tabellarische Darstellung zur Bestimmung des reellen Schenkelhalswinkels und der reellen Antetorsion (nach Rippstein).

390 Deformitäten des Skeletts

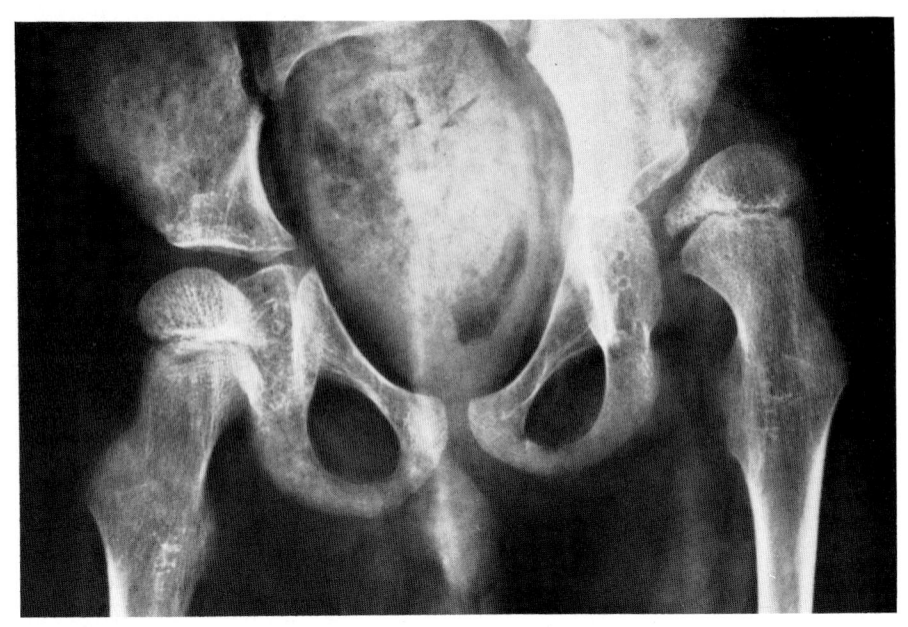

Abb. 22 Coxa valga paralytica bilateralis bei Myelomeningozele, ♂ 6 J. Zunehmende Subluxation mit sekundärer Deformation der Kopfepiphyse links. CCD rechts 160°, links 153°; Antetorsionswinkel rechts 38°, links 41°. Vor Korrektur durch intertrochantäre Varisations- und Derotationsosteotomie.

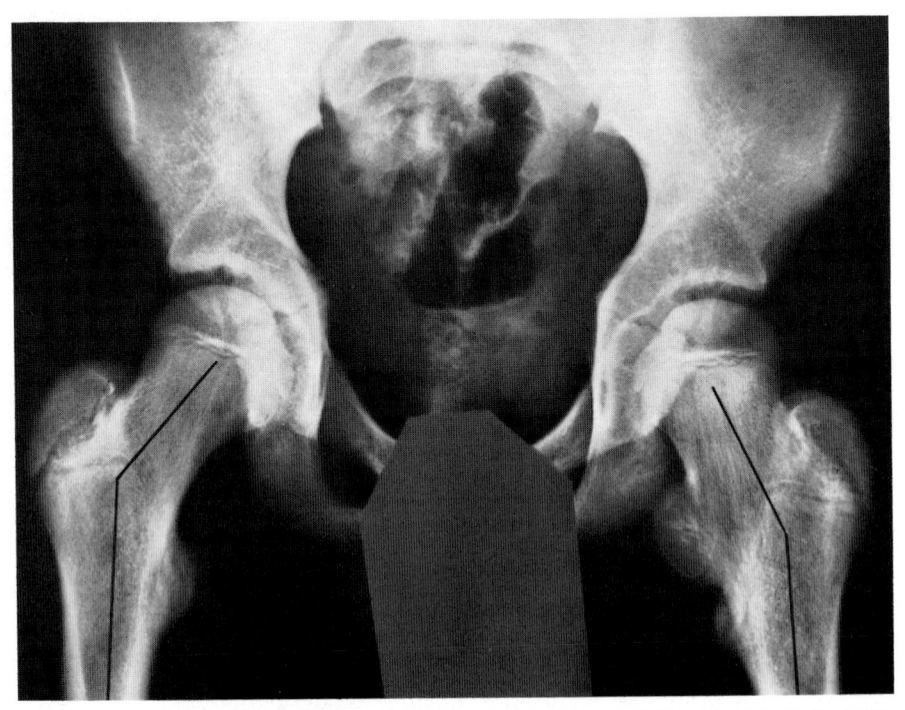

Abb. 23 Coxa valga sin. bei kartilaginärer Exostose des Schenkelhalses, ♂ 14 J. Links CCD 154°, rechts 134°; links Antetorsionswinkel 34°, rechts 32°; die Antetorsion ist beidseits gleich, der CCD-Winkel ist links 20° größer. Außerdem beidseits deutliche physiologische Pfannenprominenz. Baßgeigenform des Beckens.
(OKZ 103 448)

Hüftgelenk und proximales Femurende 391

Abb. 24 Coxa valga paralytica bilat. mit vermehrter Antetorsion bei Morbus Little, ♀ 7 J. CCD/AT gemessen rechts 144°/30°, links 143°/30°; CCD/AT reell rechts 136°/40°, links 134°/39°. Die Werte sind praktisch gleich, die kleinen Unterschiede liegen in der Meßfehlergrenze.
(OKZ 112 476)

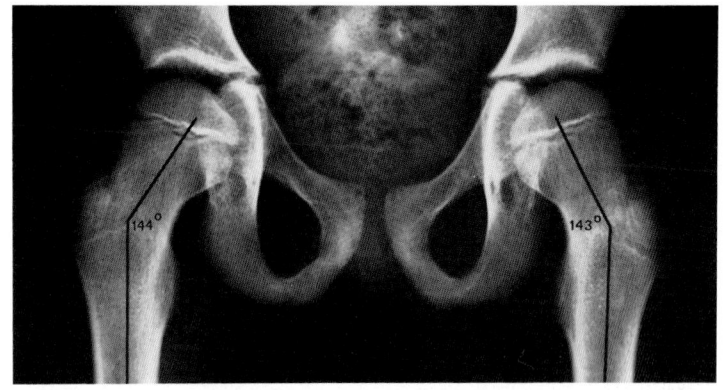

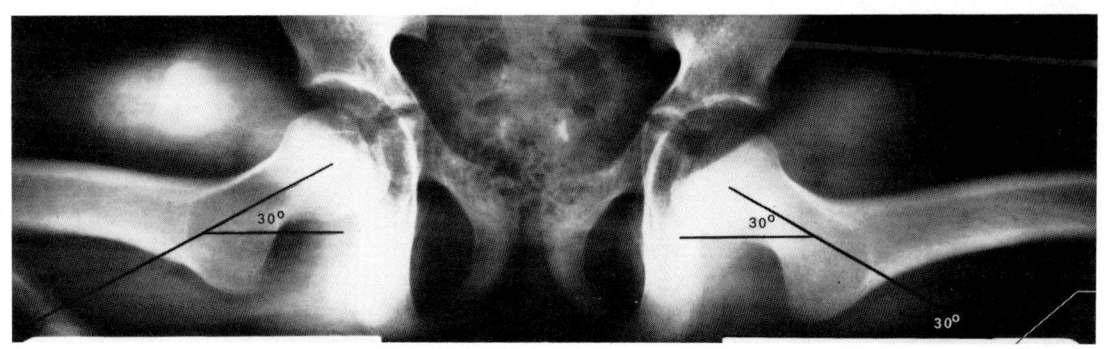

Kniekondylen-Tangente

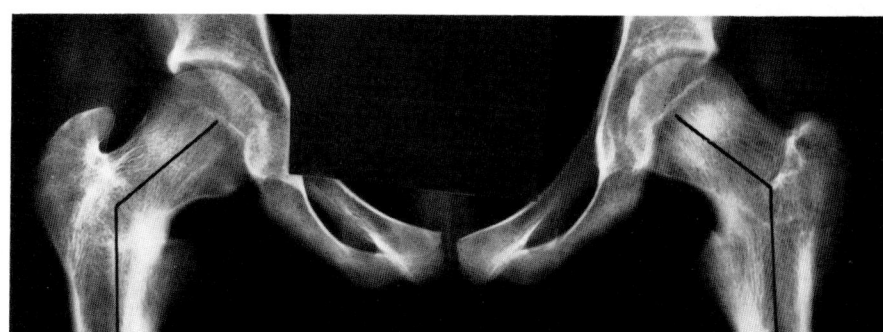

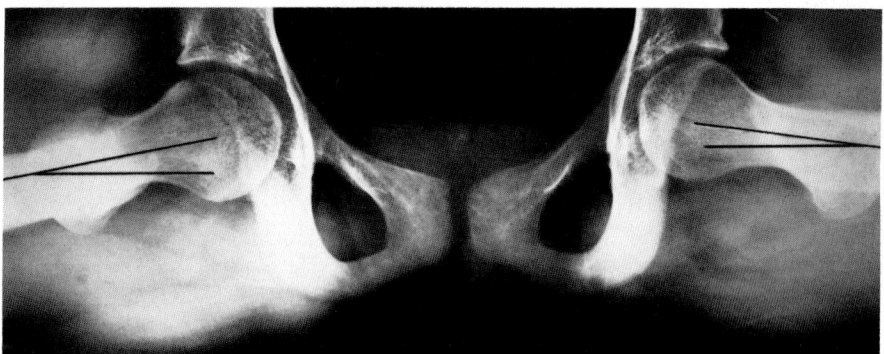

Abb. 25 Coxa valga paralytica bei Morbus Little. Fall von Abb. 24: 6 Jahre nach intertrochantärer varisierender Derotationsosteotomie. CCD/AT reell rechts 129°/12°, links 129°/10° (aus M. R. Francillon 1959: Festschrift U. Camera. Minerva med. Torino).

392 Deformitäten des Skeletts

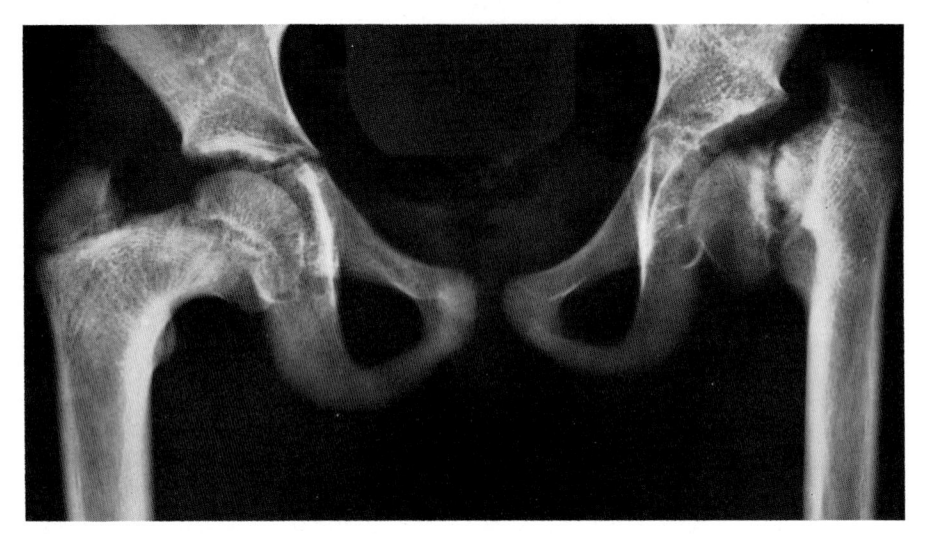

Abb. 26 Bilaterale Coxa vara congenita verschiedenen Ausmaßes, ♀ 8 J.

Coxa vara congenita

Als Charakteristikum der Coxa vara congenita stellt sich eine Steilstellung der Kopfepiphysenfuge dar und vor allem eine Störung in der Anlage und Entwicklung des Schenkelhalses (Abb. 26). Sie ist relativ selten; in den Jahren 1954–1962 sahen wir durchschnittlich auf 27 Patienten mit einer Luxatio coxae congenita, einen Patienten mit einer Coxa vara congenita. Im Gegensatz zur Luxatio coxae congenita wird keine besondere Geschlechtsdisposition gefunden. Bilaterales Vorkommen ist nicht selten, wobei die Ausbildung

a b

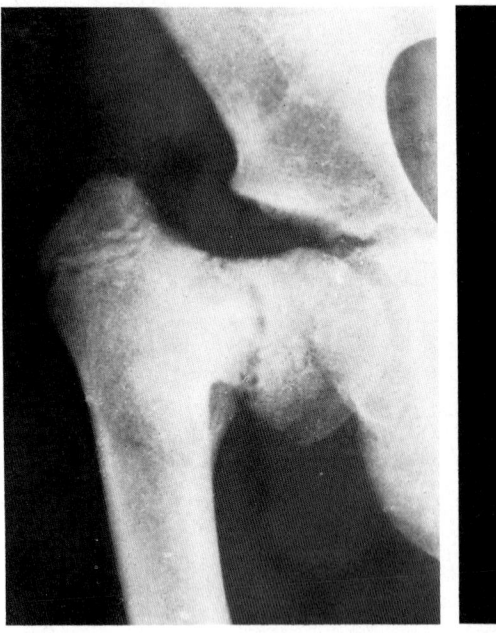

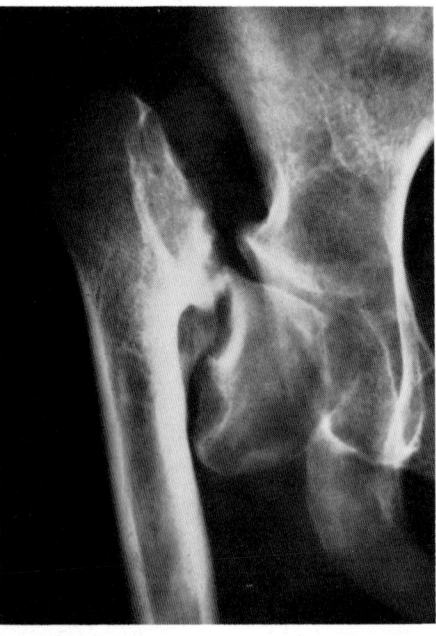

Abb. 27 Ablauf einer Coxa vara congenita. Die Patientin wurde mit 11 Jahren (a) zur Untersuchung gebracht. Der Vorschlag einer korrigierenden Aufrichteosteotomie wurde von den Eltern abgelehnt. 9 Jahre später massive Verschlechterung des Zustandes (b).
(OKZ 5611)

der Varietät beidseits nicht gleich stark sein muß. Familiäre Häufung ist einige Male mitgeteilt worden, dieser Umstand wie auch Beobachtungen bei eineiigen Zwillingen (z. B. LINDEMANN 1941; MARTIN 1942) werden als Hinweis für einen genbedingten Charakter angesehen. Für eine angeborene Anlage spricht ferner der Umstand, daß die Coxa vara congenita nicht selten mit anderen Deformitäten auftritt.

Von besonderem Interesse sind in diesem Zusammenhang die Beziehungen, die zwischen manchen Formen der Coxa vara congenita und dem *kongenitalen Femurdefekt* zu bestehen scheinen. Schon DREHMANN (1911), REINER (1901), NILSONNE (1924) u. a. haben ganze Übergangsreihen zwischen der Coxa vara und mehr oder weniger stark ausgebildeter Femurhypoplasie aufgestellt; auch CAMPBELL GOLDING (1948) sieht in der Coxa vara congenita und in der Femurhypoplasie ledig-

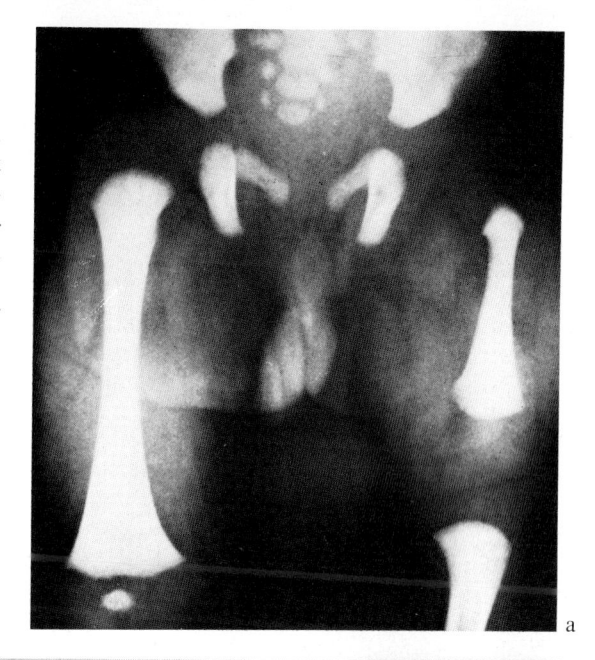

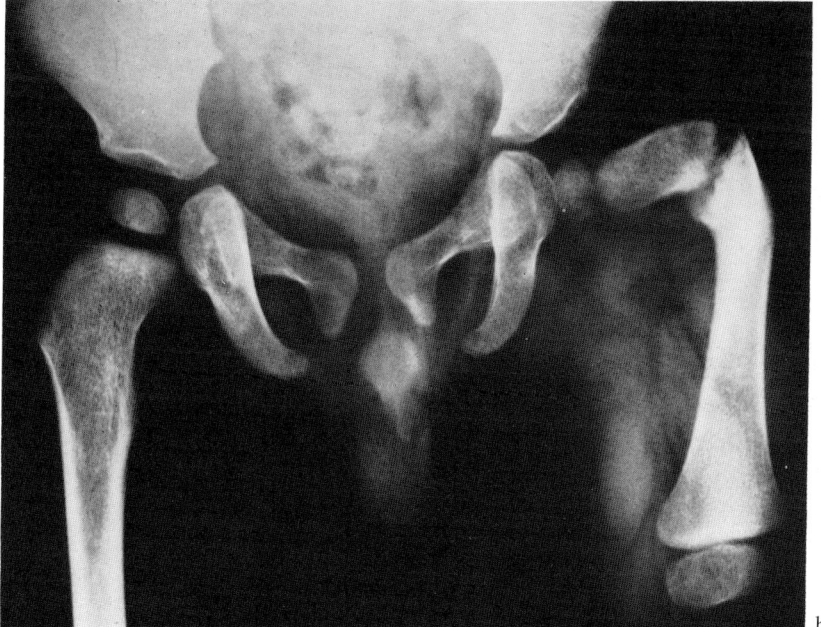

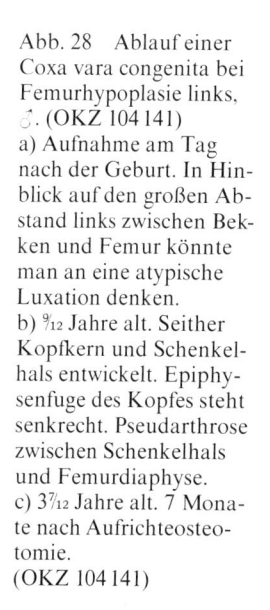

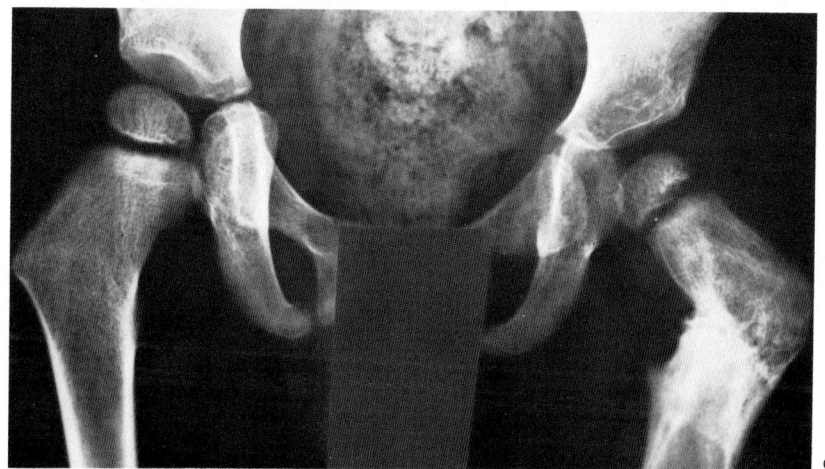

Abb. 28 Ablauf einer Coxa vara congenita bei Femurhypoplasie links, ♂. (OKZ 104 141)
a) Aufnahme am Tag nach der Geburt. In Hinblick auf den großen Abstand links zwischen Becken und Femur könnte man an eine atypische Luxation denken.
b) 9/12 Jahre alt. Seither Kopfkern und Schenkelhals entwickelt. Epiphysenfuge des Kopfes steht senkrecht. Pseudarthrose zwischen Schenkelhals und Femurdiaphyse.
c) 3 7/12 Jahre alt. 7 Monate nach Aufrichteosteotomie.
(OKZ 104 141)

lich verschiedene Manifestationen der gleichen kongenitalen Anomalie, und so kann man mit LINDEMANN (1949), WALTER (1929) u. a. die Coxa vara congenita als die leichteste Form des kongenitalen Femurdefektes ansehen. Gerade auch Fälle, bei denen anfänglich das Röntgenbild einen kongenitalen Femurdefekt annehmen ließ, sich aber später eine Coxa vara herausstellte, sprechen für diesen Zusammenhang (Abb. 29 a, b).

Weisen auch klinische Befunde auf die Coxa vara hin, so ist doch für die Diagnose das Röntgenbild entscheidend. In Frühfällen kann aber auch die Röntgendiagnose schwierig sein, vor allem dann, wenn der Kopfkern noch nicht sichtbar ist. Wir kennen einige Kleinkinder, die uns mit der Diagnose einer Luxatio coxae congenita zugewiesen wurden und die eine Coxa vara congenita aufwiesen (Abb. 28). Meist sieht man bei noch nicht sichtbarem Kopfkern einen größeren Abstand zwischen proximalem Femurende und Hüftpfanne. Liegt eine Femurverkürzung vor, so hat man dann das Recht, auf eine Coxa vara congenita aus dem Röntgenbild zu schließen. Ist der Kopfkern aufgetreten, so findet man in der Regel einen größeren Abstand zwischen ihm und dem Hals. Ist dann die Epiphysenfuge deutlich, so zeigt sie den für die Coxa vara congenita typischen, der Senkrechten angenäherten Verlauf (Abb. 26–29). Sehr oft sieht es dann aus, als sei an der Spitze des Halsbogens ein dreieckiges Stück „ausgesprengt" (Umbauzone). Die Entwicklung des Halses kann dann in mehr oder weniger starkem Ausmaß zurückbleiben, ja ganz zurückgehen, so daß er dann nur einen kleinen Stummel darstellt oder ganz fehlt. Im weiteren Verlauf, d. h. bei Unterlassen der Behandlung, kommt es zu einem immer stärkeren Absinken des Kopfes bzw. Hochsteigen des Femurschaftes, so daß dann das typische Bild der Hirtenstabform des Femurs resultiert. Die Antetorsion ist regelmäßig verringert; Retrotorsion ist möglich.

Eine Spontanaufrichtung der Coxa vara congenita ist nach unseren und anderer Beobachtungen möglich, aber so selten und wohl nie in ausreichendem Maß, so daß eine aktive Therapie in den allermeisten Fällen indiziert ist.

Die Coxa vara congenita wird verschiedentlich auch Coxa vara infantum genannt, eben weil sie oft erst in der Kindheit sich manifestiert; mehr und mehr setzt sich aber die Bezeichnung Coxa vara congenita durch.

Coxa vara symptomatica

Epiphyseolysis capitis femoris

Diese sehr häufige und praktisch wichtige Affektion wird vielfach auch als *Coxa vara adolescentium* oder als *Coxa vara epiphysarea* bezeichnet. Diese zwei Benennungen gelten aber nur für den Endzustand des Leidens, das eben, unbehandelt, zu einer Coxa vara führt. Die Bedeutung der Epiphyseolysis liegt zunächst in ihrer Häufigkeit, dann aber auch darin, daß sie, unbehandelt oder nicht konsequent oder zu spät behandelt, eine der wichtigsten Ursachen der Arthrosis deformans coxae darstellt, also eine Präarthrose werden kann. An der Orthopädischen Klinik Zürich rechnen wir damit, daß bei 30% unserer Koxarthrotiker ihr Leiden aufgrund einer Epiphyseolysis entstanden ist. Die Häufigkeit der Affektion mag daraus hervorgehen, daß wir in den Jahren 1954–1962 ein Verhältnis Epiphyseolysis : Luxatio coxae congenita 1 : 3,5 sahen (dabei sind hier nur die jugendlichen Epiphyseolyses berücksichtigt, nicht auch die Koxarthrosen nach Epiphyseolysis.

Es kann als erwiesen angesehen werden, daß vorwiegend hormonale Störungen in der Pubertätszeit zur Epiphysenlösung führen. Pathologischanatomisch handelt es sich dabei um ein Durchreißen der Epiphysenfuge in der Zone des Säulenknorpels, d. h. in der Zone, in der das quantitative Verhältnis von Zellmasse und Masse der Interzellulärsubstanz am stärksten zu Gunsten der Zellmasse verschoben ist.

Beim epiphysären Knochenwachstum sind zwei Punkte besonders zu berücksichtigen:

– das eigentliche (Längen-)Wachstum;
– die Skelettreifung (Ossifikation).

Während das Wachstumshormon der Hypophyse (somatotropes Hormon, STH) das Wachstum fördert (breite Epiphysenfugen), hat es auf die Reifung keinen Einfluß. Die Steroidhormone, Östrogene und Androgene, dagegen bremsen in höheren Dosen die Wirkung der Hypophyse und führen zum Verschluß der Epiphysenfugen (Abb. 30). In diesem Sinne führt das Wachstumshormon durch ihre Verbreiterung zu einer Schwächung der Epiphysenfuge, d. h. diese wird für mechanische Einwirkungen empfindlicher, während im Gegensatz dazu die Steroidhormone zu einer Festigung der Epiphysenfuge führen, eben durch ihre Verknöcherung. Experimentelle Untersuchungen (HARRIS 1950; RÜTHER 1954; MORSCHER 1968) weisen in diese Richtung. In dem Ineinanderspielen zwischen STH und Steroidhormonen kommt es zu einer Interferenz (z. B. zu spätes Einsetzen der Steroidhormone?) und damit sind die Voraussetzungen zur Epiphysenlösung geschaffen. Dabei ist aber noch völlig unbekannt, was Anlaß zu dieser Störung im Spiel der Hormone ist.

In diesem Sinne sprechen auch die Beobachtungen über Epiphysenlösungen bei endokrinen Krankheiten (Epiphysenlösungen bei Patienten mit hypophysärem Riesenwuchs und bei solchen mit hypophysärem Zwergwuchs; andererseits Epiphyseolysis bei Unterfunktion der Keimdrüsen; gehäuftes Auftreten der Epiphyseoly-

Hüftgelenk und proximales Femurende 395

Abb. 29 Coxa vara congenita sin. bei Femurhypoplasie im Alter von a) 4 Monaten, b) 4 Jahren und c) 14 Jahren, ♀. Operative Behandlung abgelehnt. Trägt Behelf, damit 2–3 Std. gehfähig. Mit 21 Jahren Beinlängendifferenz 21 cm. Hausfrau; macht ganzen Haushalt allein. (OKZ 45 560)

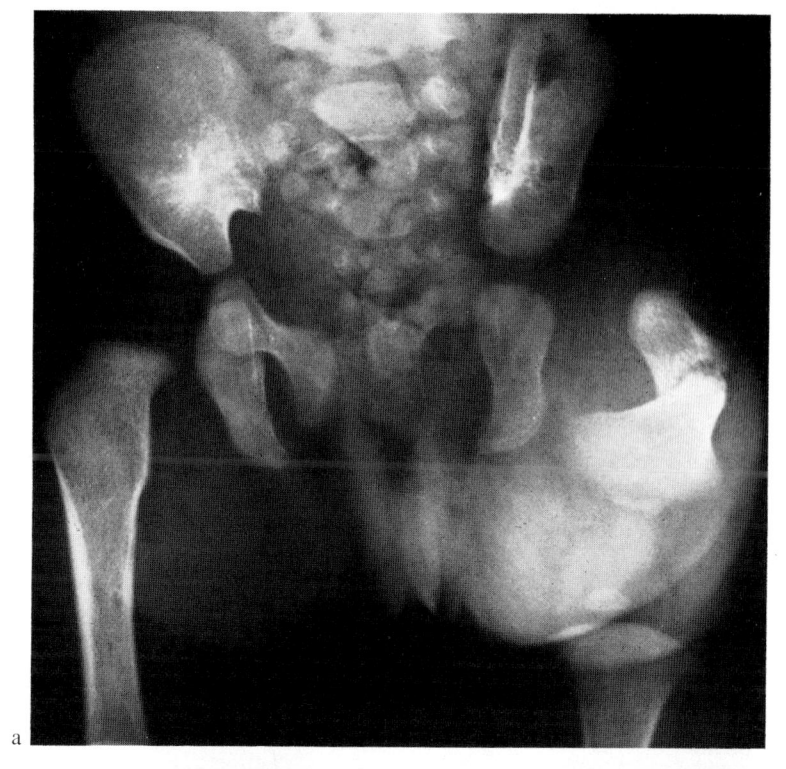

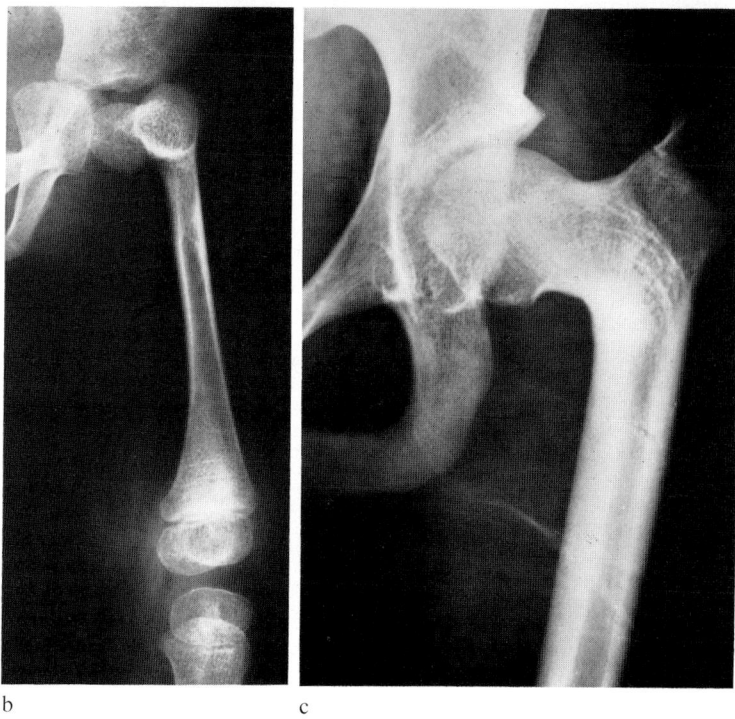

Deformitäten des Skeletts

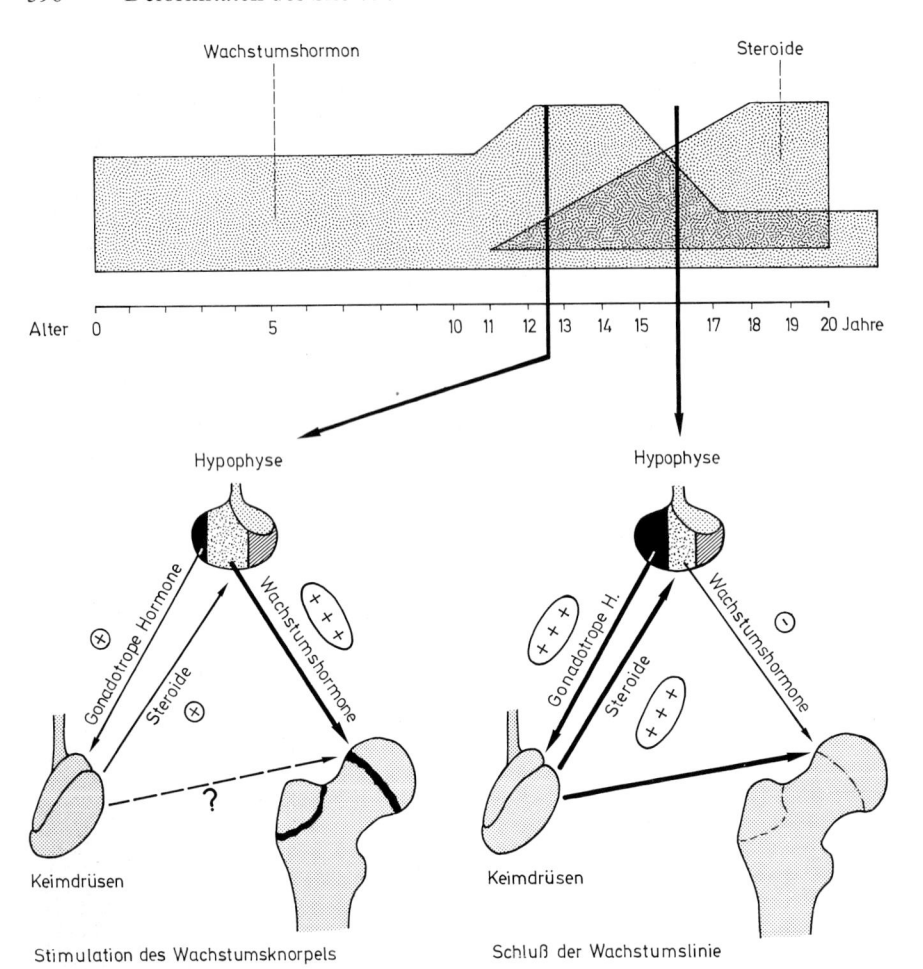

Abb. 30 Schema der hormonalen Beziehungen zwischen Hypophyse, Keimdrüsen und Epiphysenfugen während des Wachstums (aus W. TAILLARD 1961: Verh. dtsch. orthop. Ges. Enke, Stuttgart).

sis bei Skopzen und Eunuchen, die vor der Pubertät kastriert wurden). Folgende 3 hormonale Störungen sind hier besonders häufig:

– Dystrophia adiposo-genitalis,
– Pubertätseunuchoidismus,
– Riesenwuchstypus.

Die hormonale Grundlage macht es begreiflich, daß das Leiden vorwiegend beidseitig auftritt, wenn auch nicht immer im gleichen Ausmaß (Abb. 31). Eine Nachuntersuchung an der Orthopädischen Zürich hat gezeigt, daß in 65% ein bilaterales Gleiten der Kopfepiphyse * nachweisbar ist und daß in weiteren 20% eindeutige Veränderungen auf der Gegenseite nachzuweisen sind, die als Vorstufe zum Gleiten anzusehen sind, also eine Beidseitigkeit von 85% (A. SCHREIBER 1963). Analoges berichten andere Autoren (IMHÄUSER 1960; BREITENFELDER 1960 u. a.).

* Es „gleitet" eigentlich nicht die Kopfepiphyse, die ja in der Pfanne bleibt, sondern das Femur gleitet bzw. dreht sich in der Epiphysenfuge.

Aus der hormonalen Situation heraus ist es begreiflich, wenn das Erkrankungsalter bei Mädchen niedriger ist (im Durchschnitt ♀11,5, ♂14,5 Jahre).

Röntgenologisch findet man im Frühstadium lediglich eine Auflockerung der Epiphysenfuge (Epiphyseolysis imminens). Oft sieht die a.-p. Aufnahme recht unverdächtig aus, und erst die axiale bzw. die Antetorsionsaufnahme (S. 397) zeigt, daß ein pathologischer Prozeß im Gang ist und oft zeigt erst die Antetorsionsaufnahme, daß der Gleitprozeß schon begonnen hat. Es kann dann – in 5% der Fälle – zu einer Epiphyseolysis acuta kommen, d. h. zu einer plötzlichen totalen Lösung von Kopfkappe und Schenkelhals. In der überwiegenden Mehrzahl der Fälle kann sich aus der Epiphyseolysis imminens eine Epiphyseolysis lenta entwickeln, die in jedem Stadium stehen bleiben kann, die aber unbehandelt eine der häufigsten Präkoxarthrosen darstellt; je nach dem Ausmaß des Gleitens und der Beanspruchung des

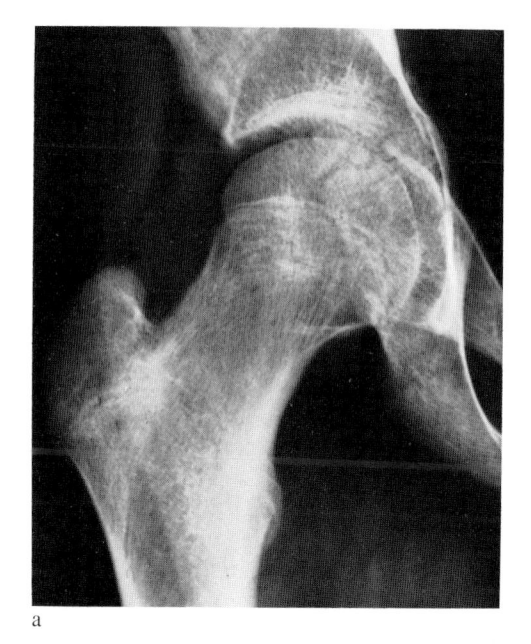

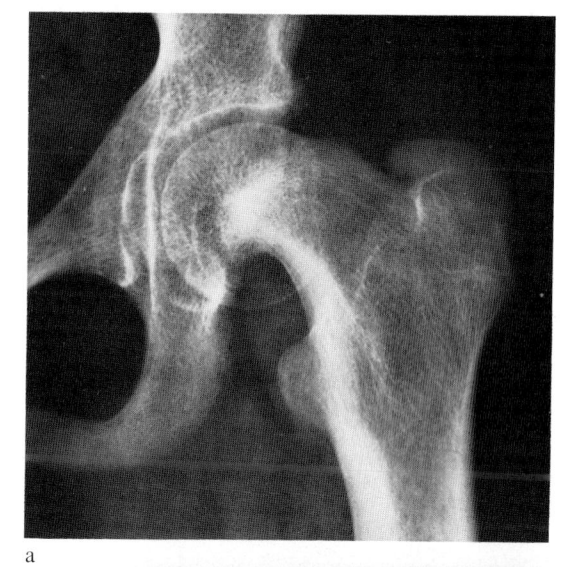

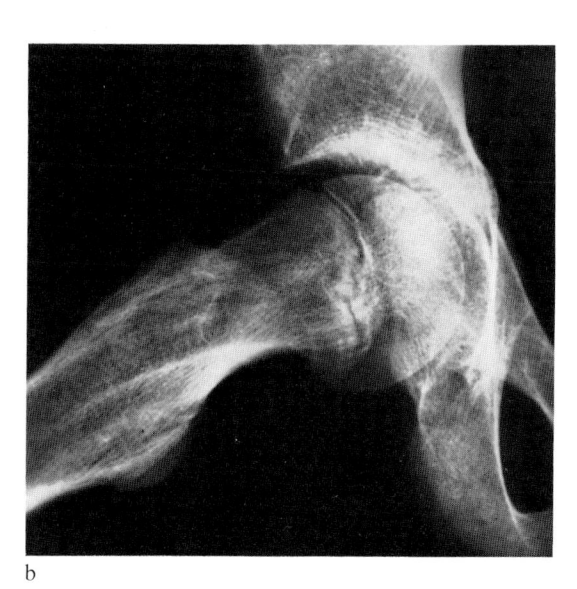

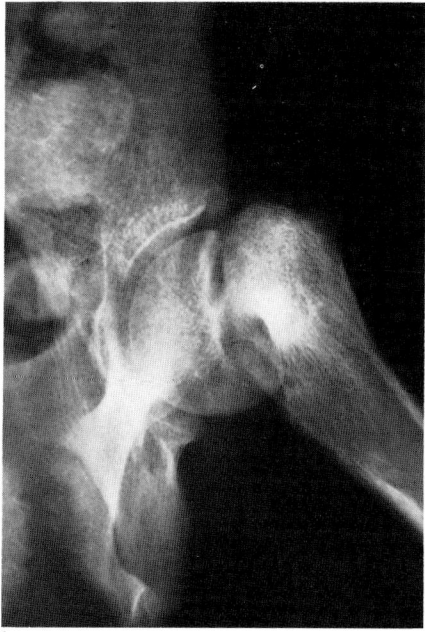

Abb. 31 Epiphyseolysis capitis femoris dextra incipiens, ♂ 11⁷⁄₁₂ J. Auf der a.-p. Aufnahme (a) ist höchstens eine minimale Auflockerung im Bereich der Epiphysenfuge zu sehen; sonst erscheint das Bild unauffällig. Erst die axiale Aufnahme (b) läßt erkennen, daß der Abrutsch begonnen hat, und zwar ohne subjektive Symptome. Diese beginnende Lysis wurde lediglich bei einer Kontrolle ermittelt, da der Patient ein Jahr zuvor mit 10⁷⁄₁₂ J. wegen einer akuten Epiphysenlösung links in Behandlung gewesen war; zwei Schwestern dieses Patienten litten auch an Epiphysenlösung. Die Abbildung belegt den Wert der Aufnahmen in 2 Ebenen.
(OKZ 76 733)

Abb. 32 Status 3 Monate nach einer Epiphyseolysis capitis femoris acuta sin., ♀ 11³⁄₁₂ J. A.-p. (a) und axial (b). Auf der rechten Seite bestand eine Epiphyseolysis imminens.
(OKZ 131 051)

Gelenkes zeigt sich dann die Coxarthrosis deformans bereits mit 30 – 35 Jahren.

Gerade wegen der regelmäßigen Bilateralität müssen *beide* Hüftgelenke aufgenommen werden. Weil oft in der a.-p. Aufnahme das Gleiten nicht erkennbar oder zu diskret ist, sind axiale oder besser noch Antetorsionsaufnahmen unentbehrlich (Abb. 31). Diese geben auch Aufschluß über die Richtung des Gleitens. Ganz abgesehen vom klinischen Befund sind dann Aufnahmen in zwei Ebenen notwendig zur Entscheidung der Therapie.

Andere Formen der Coxa vara symptomatica

Die hierher gehörenden Formen sind an sich zwar im einzelnen wesentlich seltener als die Epiphyseolysis capitis femoris, behalten aber doch ihre röntgenologische und klinische Wichtigkeit. Praktisch kann jede Schädigung im Schenkelhalsbereich zu einer Coxa vara führen.

Hier ist zunächst die *Coxa vara rachitica* zu nennen. Das Röntgenbild kann typisch sein, manchmal kann aber die Differentialdiagnose zur Coxa vara congenita sehr schwierig sein. Im allgemeinen ist bei der Coxa vara rachitica die Abgrenzung der Epiphysenfuge ganz unscharf. Diese verläuft meist nicht so steil wie bei der Coxa vara congenita und erscheint oft etwas gebogen (Becherform der Metaphyse). Ganz ähnliche Bilder können bei *Vitamin-D-resistenter Rachitis* auftreten. Dasselbe gilt von der *Osteomalazie*, wenn auch hier eher Umbauzonen als eine Coxa vara zu sehen sind.

Umbaustörungen im Femurkopf, wie man sie nach reponierten angeborenen Hüftluxationen, nach Osteochondrosis deformans juvenilis Calvé-Legg-Perthes sehen kann, können auch zu Coxa vara führen. Dann sieht man diese Varusdeformität sehr oft bei der *enchondralen Dysostose* in ihren verschiedensten Formen. In diesen Rahmen gehört die Coxa vara bei *Chondrodystrophie*. Auch bei der *Dystosis cranio-cleido-facialis* kann eine Coxa Vara beobachtet werden, die röntgenologisch wie eine Coxa vara congenita aussieht. Dasselbe kann auch von der Osteogenesis imperfecta gelten.

Eine Coxa vara kann auch nach entzündlichen Prozessen entstehen, z. B. nach einer Säuglingskoxitis.

Selbstverständlich kann eine Coxa vara auch *traumatisch* bedingt entstehen durch Infraktionen oder Frakturen des Schenkelhalses. Hier ist besonders auch zu verweisen auf *geburtstraumatische Schädigungen;* es kann hier zu Schenkelhalsfrakturen kommen, meist aber zu traumatischen Lösungen der oberen Femurepiphyse. Das Bild mag anfänglich an eine Luxatio coxae congenita erinnern; der meist rasch auftretende Kallus weist aber dann auf die richtige Diagnose (z. B. CAMERA 1930; PFEIFFER 1936; BAUMGARTNER 1961).

Dysplasia luxans coxae

Unter dieser Bezeichnung werden angeborene Entwicklungsstörungen des Hüftgelenks zusammengefaßt, die als Luxationsbereitschaft, als Subluxation und als Luxation bezeichnet werden. Anatomische Übergänge sind möglich, und jede dieser drei Formen kann verschieden stark ausgebildet sein.

Vieles spricht dafür, daß sehr oft die Luxation sich über die Subluxation aus der Luxationsbereitschaft [1] entwickelt. Zur Luxation muß es aber nicht zwangläufig kommen; der schädliche Entwicklungsablauf kann auf der Stufe der Subluxation stehen bleiben, die dann später eine der wichtigsten Ursachen der oft sich frühzeitig manifestierenden Subluxations-Koxarthrose ist (Abb. 33).

Die Luxation selbst wird als die häufigste kongenital bedingte Fehlbildung des Bewegungsapparats angesehen. Große Statistiken geben folgende Verhältnisse an: Luxation : Klumpfuß : Schiefhals = 12 : 4 : 1 (A. LORENZ 1920). Bekannt ist, daß die Luxation beim weiblichen Geschlecht 6mal häufiger vorkommt als beim männlichen. Berücksichtigt man aber, wie das A. FABER (1938) tat, dazu noch die Luxationsbereitschaft und die Subluxation, so kommt man annähernd zu einem Verhältnis von 1 : 1 [2].

Bilaterales Vorkommen der Dysplasie ist viel häufiger als angenommen. Zu oft kann es vorkommen, daß radiologisch und klinisch eine unilaterale Luxation ermittelt und behandelt wird,

---

[1] Die Bezeichnung Luxationsbereitschaft bzw. „hanche luxable" ist zutreffender als der Ausdruck Präluxation.
[2] FABER fand hinsichtlich der Dysplasie ein Verhältnis ♀ : ♂ = 1,74 : 1. Dabei betrug in seinem Material das gesamte Geschlechtsverhältnis ♀ : ♂ = 1,55 : 1, so daß die Annäherung an 1 : 1 sehr nahe liegt.

Abb. 33
Schema der
Luxatio und der
Subluxatio coxae
congenita nach
J. Leveuf u.
P. Bertrand
(1964).

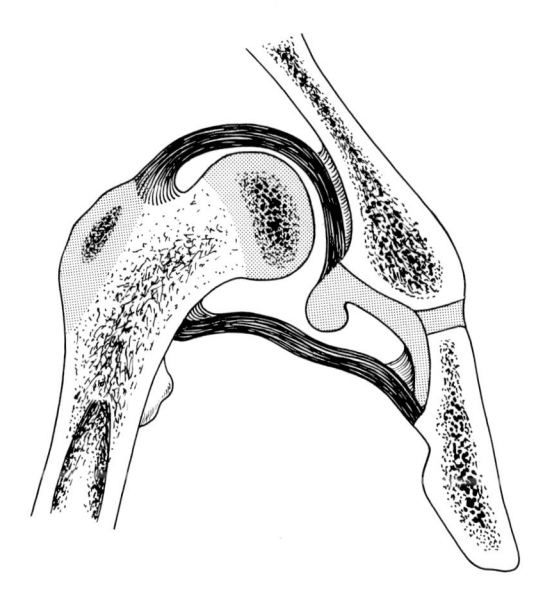

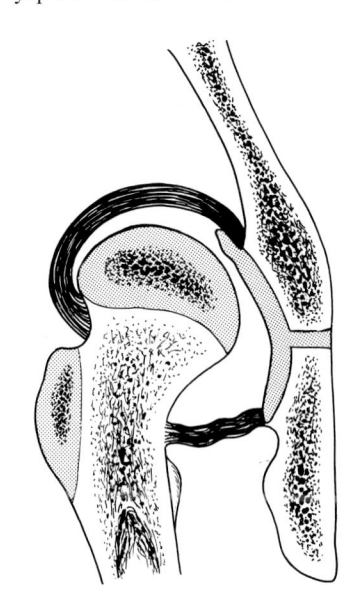

während die Subluxation oder die Luxationsbereitschaft der Gegenseite übersehen wird [3].
In seltenen Fällen ist die Luxation selbst angeboren (d. h. wird bei oder unmittelbar nach der Geburt ermittelt). In den meisten Fällen liegt bei der Geburt nur die Luxationsbereitschaft vor, die sich dann im Laufe der nächsten Monate zur Subluxation oder zur Luxation entwickeln kann. Diese äußert sich dann radiologisch, anatomisch und histologisch in einer Entwicklungsverzögerung des ganzen Hüftbereichs, die sich vor allem kundtut in einer Verzögerung der Pfannendachossifikation, der Ossifikation der ganzen Pfanne, im verspäteten Auftreten der Femurkopfkerne, und in einer Verspätung der Ossifikation der Synchondrosis ischiopubica äußert; in den gleichen Rahmen gehört wohl auch die abnorm starke Femurantetorsion. Hinsichtlich der Ausmessung der Antetorsion sei auf S. 386 verwiesen.
Wie es aber zur Luxationsbereitschaft und zu dieser Entwicklungsverzögerung kommt, ist noch völlig unklar, d. h. wie stark sich etwa eine genetische Anlage oder wie stark sich mechanische Faktoren auswirken [4].
Stammbäume, Zwillingsforschung, geographische Verbreitung sprechen für das Vorliegen anlagemäßiger Faktoren [5], können aber mechanische Faktoren nicht ausschalten. Hinsichtlich der geographischen Verbreitung ist aber unbedingt auf die Rolle der sittenbedingten Verschiedenheit der Behandlung der Neugeborenen bzw. Säuglinge zu verweisen: Unterschiede in der Art des Wickelns und des Tragens, die mechanisch eine überragende Bedeutung haben.

Auch die Auffassung, die Luxation sei eine „luxation anthropologique" (bedingt durch Schädelentwicklung, Zerebralisation, Übergang zum aufrechten Gang, Le Damany 1912) dürfte doch sehr an Aussagekraft verloren haben, seit man weiß, daß z. B. in manchen Hunderassen diese Dysplasie gar nicht selten ist; so wird sie beim Deutschen Schäferhund in 44% gefunden (Stammbäume bei Bornfors); auch bei Windhunden ist sie bekannt (Paatsama, zit. nach Rütt).
Hier darf beigefügt werden, daß experimentelle Luxationen bei Tieren analoge Bilder – auch histologisch – geben wie bei kongenitalen Luxationen (Misasi; Smith u. a.).
Die Rolle *hormonaler Faktoren* wird durch die

---

[3] Di Prampero fand bei der Durchnahme von 200 Radiographien bei unilateraler Luxation in 54% eine Subluxation, in 20,5% eine subnormale Hüfte und nur in 25,5% eine normale Hüfte auf der Gegenseite.
[4] Noch im Oktober 1972 am Kongreß der Società Italiana di Ortopedia e Traumatologia in Bologna hat N. Misasi, einer der Hauptreferenten, in erfreulicher Klarheit das ausgesprochen, als er sagte: „Nel caso della Displasia cong. dell'anca tutto è incerto, non solo la eziologia e la patogenesi, ma anche la semplice definizione della lesione."
[5] So hat Idelberger aus einem Ausgangsmaterial von 22 004 Fällen von Luxation 236 Zwillingspaare gewonnen, von denen er die 138 überlebenden Paare untersuchte (29 EZ-Paare; 109 ZZ-Paare). Bei den eineiigen Zwillingen fand er hinsichtlich Luxation eine Konkordanz von 42,7%, bei den zweieiigen Zwillingen aber nur von 2,8% und schließt daraus: „... eindringlicher Beleg für die vorwiegend erbliche Bedingtheit des Merkmals" – also nur vorwiegend!

400 Deformitäten des Skeletts

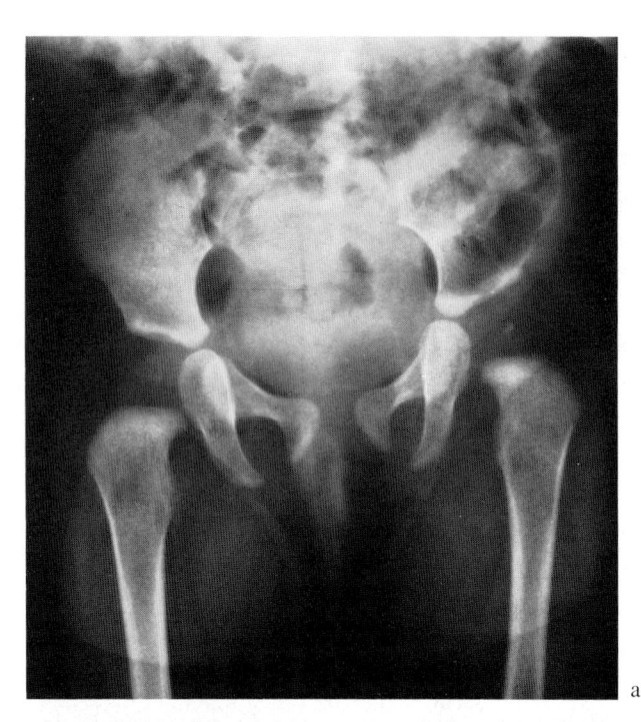

Abb. 34 Subluxatio coxae congenita sinistra, ♀ 7/12 J.,
a) in Mittelstellung,
b) in Abduktionsstellung.
Links Ménardsche Linie unterbrochen. Azetabulumwinkel rechts 20°, links 30°.
In Abduktionsstellung Kopfkern links besser zentriert, steht aber noch zu hoch; Femurachse links in ihrer Verlängerung Pfanne nicht treffend.

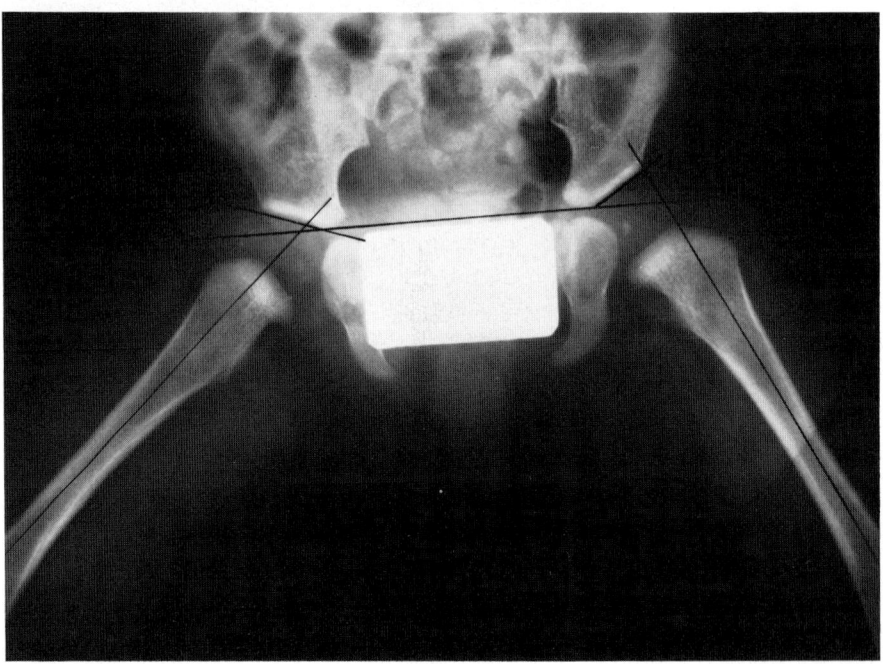

Untersuchungen von ANDRÉN (1962) („pelvic instability"), WILKINSON (1963) u. a. wahrscheinlich gemacht. Geklärt ist diese Frage aber noch nicht.
Äußerst wichtig ist früher Behandlungsbeginn, und zwar als Frühestbehandlung vor dem 3. Monat, am günstigsten innerhalb der ersten 4 Wochen. Nur dann besteht größte Aussicht auf volle Heilung [6]. Das setzt aber Frühdiagnose voraus.

---

[6] SCHULTHEISS: Nach dem 3. Monat sinkt die Prognose um 10%. „Wir müssen geradezu mit Behandlungstagen geizen" (S. 64). Bei Neugeborenenbehandlung berichten HABERLER, v. ROSEN, CHIARI „über 100% oder nahezu 100% anatomischer Heilungen" (nach F. BECKER).

Abb. 35 Ménardsche Linie.

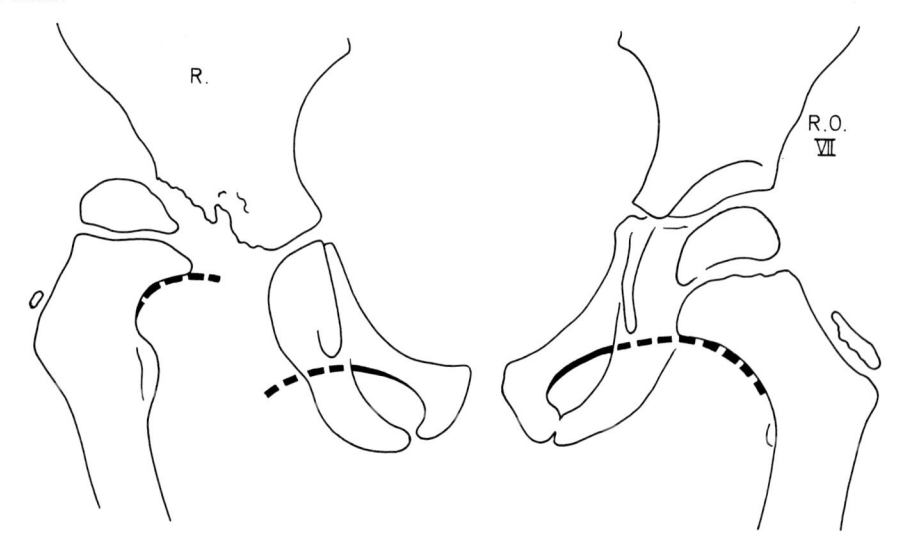

In den ersten Wochen ist die klinische Untersuchung wichtiger als das Röntgenbild. Mit dem Click-Phänomen nach Ortolani (früher von GERDY, LE DAMANY beschrieben), dem Einrenkungsphänomen, läßt sich die Dysplasie ermitteln. Handelt es sich um eine stärkere Subluxation oder eine Luxation, so kann *radiologisch*, solange noch keine starke Abduktionshemmung besteht, mit der Aufnahmetechnik nach von Rosen die Diagnose bestätigt werden (Abb. 34b).

Handelt es sich aber um eine Luxationsbereitschaft oder eine leichte Subluxation, so kann in diesem Alter die radiologische Diagnose recht schwierig sein. Mit bestimmten Hilfslinien lassen sich aber doch wichtige Aussagen machen, die nach der Schenkelkopfkernossifikation (normalerweise ♀ 5.–6. Monat, ♂ 7. Monat; bei der Dysplasie meist später) noch genauer sind. Älteste dieser Linien ist die Ménardsche Linie, die unter normalen Verhältnissen dadurch gebildet wird, daß die Verlängerung der medialen Schenkelhalskontur einen kontinuierlichen Bogen bildet mit der kranialen Umwandung des Foramen obturatum [7] (Abb. 35). Dann ist die Ombrédannesche Linie zu nennen, die Senkrechte vom Pfannenerker (s. Abb. 36); Lateralisation des Femur weist auf Subluxation oder Luxation hin. Wichtiger sind die Bestimmungen nach HILGENREINER (1935): Abstand der Diaphyse von der durch die Y-Fuge gezogenen Grundlinie und Azetabulumwinkel. Letzterer beträgt beim Neugeborenen im Durchschnitt 29 Grad, übersteigt er 38 Grad, so ist er als pathologisch anzusehen.

---

[7] MÉNARD benutzte diese Linie seit etwa 1900. Je nach Nationalität wird nach späteren Beschreibern auch von der Shentonschen bzw. Makkasschen Linie gesprochen.

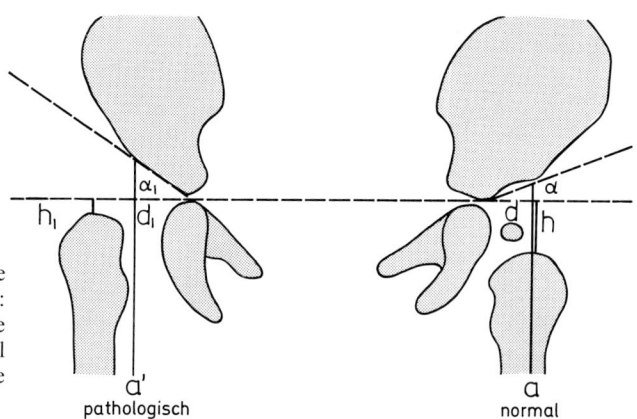

Abb. 36 Ombrédannesche Linie: Senkrechte vom Pfannenerker (a). Hilgenreinersche Linien: Abstand der Diaphyse von der durch die Y-Fuge gezogenen Grundlinie (h). Azetabulumwinkel (α). Abstand von Femurachse zur Pfannenmitte (d).

402 Deformitäten des Skeletts

Röntgendiagnostik der Pfannendysplasie

beim Neugeborenen

	Mittelwerte	Patholog. Werte
I	29°	über 38°
II	10 mm	unter 8 mm
III	5,5 mm	über 6,5 mm

beim Kleinkind

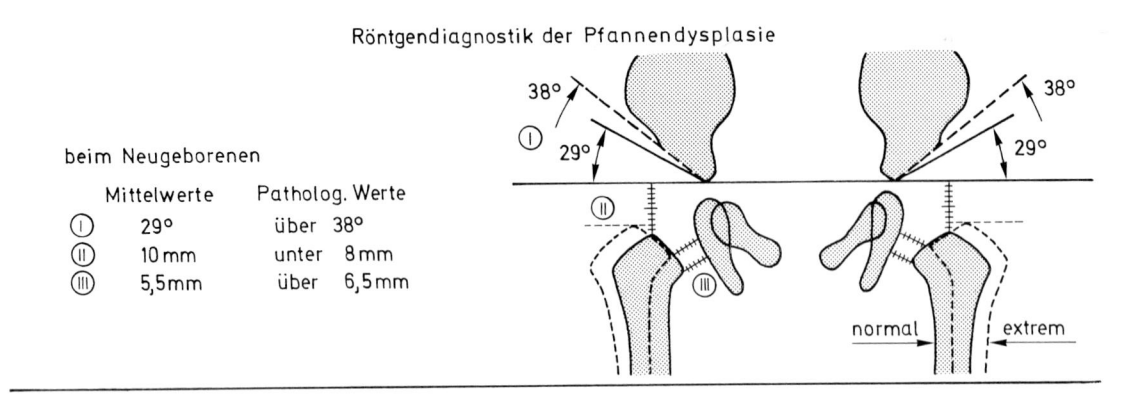

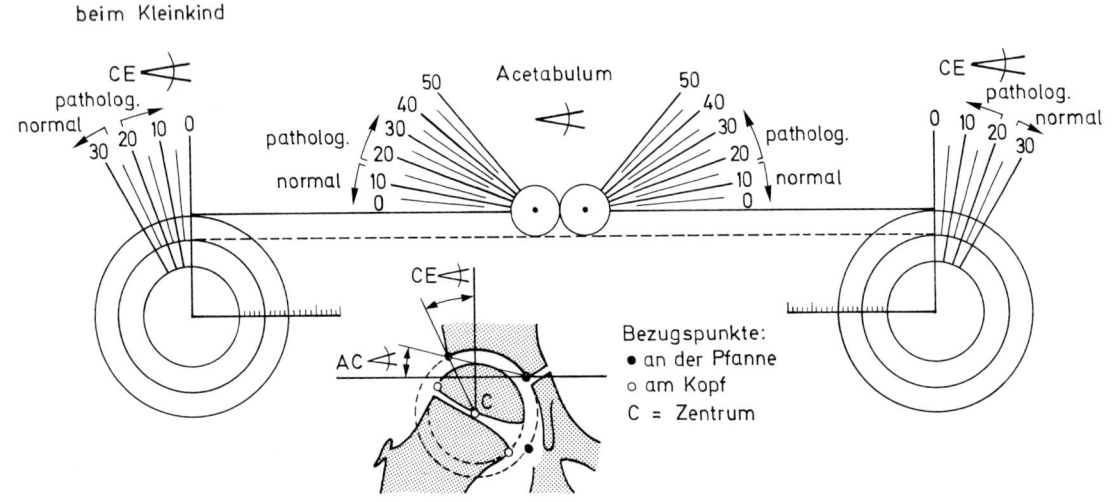

Bezugspunkte:
• an der Pfanne
○ am Kopf
C = Zentrum

Abb. 37 Plexiglasmeßplatte von M. E. MÜLLER.

Als normalen Diaphysenabstand hat HILGENREINER 1 cm angegeben und daß dieser Abstand bei der Luxation (bzw. Subluxation) auf kleinere Werte absinkt (Abb. 36).

1939 hat G. WIBERG einen weiteren Winkel angegeben, den Zentrum-Ecken-Winkel, der in ausgezeichneter Weise Auskunft gibt über das Ausmaß der Überdachung des Kopfes durch die Pfanne. Als Grenzwerte gab er 25 – 50 Grad an, d. h. darunter liegende Werte sind als pathologisch anzusehen.

SEVERIN hat später die Befunde WIBERGS bestätigt und erweitert (Tab. 1).

Tabelle 1 Zentrum-Ecken-Winkel

Alter	Pathologischer Wert	Grenzwert	Normalwert
6 – 13 Jahre	unter 15°	– 15 – 19°	20° und mehr
nach 14. Jahr	unter 20°	– 20 – 25°	26° und mehr

Lassen sich die Bestimmungen nach Ombrédanne und Hilgenreiner beim Neugeborenen auch einigermaßen durchführen, so gilt das nicht von der Bestimmung des Zentrum-Ecken-Winkels; diese ist erst beim Kleinkind möglich. Für die Bestimmung dieser Winkel und Linien hat M. E. MÜLLER 1957 eine Plexiglasplatte mit eingezeichneten Linien hergestellt, die sich ganz ausgezeichnet bewährt (Abb. 37). Sie wird auf das Bild gelegt, und die Werte können direkt abgelesen werden.

Über die Weichteile des Gelenks (Kapsel, Limbus, Gelenkknorpel) orientiert die Arthrographie. Eine für die Therapie bei größeren Kindern und Erwachsenen wichtige Aufgabe liegt in der genauen Bestimmung des Schenkelhalswinkels und der Antetorsion. Auf Grundlage der Untersuchungen von DUNLAP u. Mitarb. (1953) werden an der Orthopädischen Universitätsklinik Balgrist-Zürich diese Bestimmungen nach den dort von M. E. MÜLLER und J. RIPPSTEIN ausgearbeiteten Richtlinien durchgeführt.

Abb. 38 Veraltete Luxatio coxae congenita bilateralis. ♂, Henri C., 1915, OKZ 35857.
a) 1. Untersuchung mit 19 Jahren. Rasche Ermüdbarkeit, nach 2–3 km Gehen Schmerzen. Da Reposition nicht möglich, beidseits hochdiaphysäre Osteotomie nach Schanz (Operation rechts 1934, links 1935).
b) Aufnahme 33 bzw. 34 Jahre nach den Operationen. Patient damals beschwerdefrei, hatte aber 31–32 Jahre nach der Operation links Schmerzen beim Gehen. Jetzt 45 bzw. 46 Jahre nach den Eingriffen gibt der 75jährige Patient an, er habe keine Schmerzen, er könne 5–6 km mit einem Stock gehen, müsse aber nach 1–2 km ausruhen.

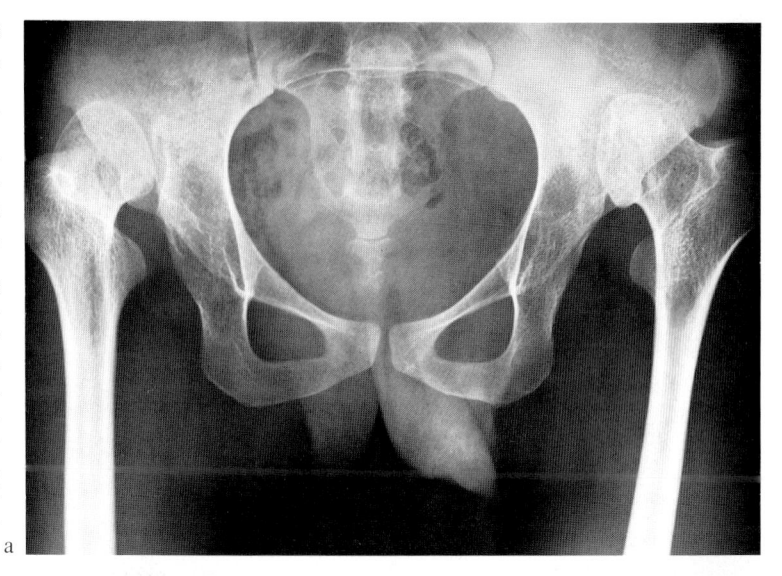

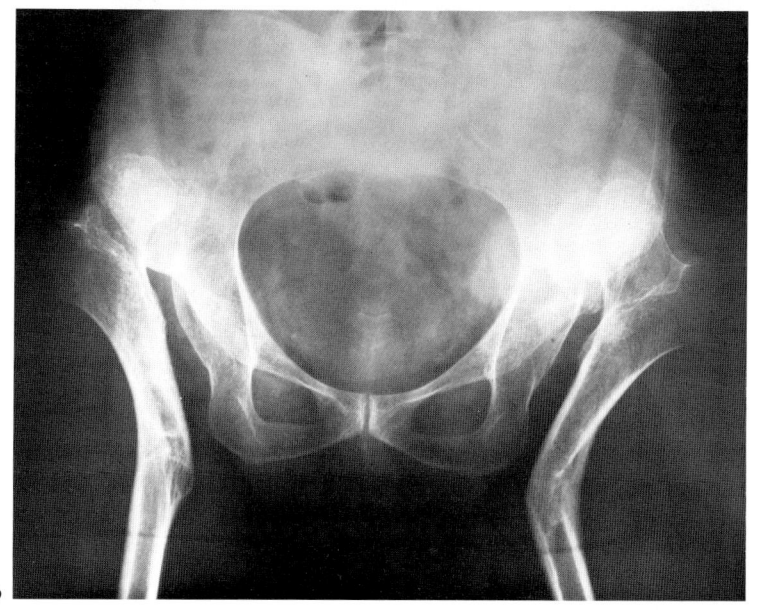

Im Gegensatz zum Kleinkind ist beim größeren Kind und beim Erwachsenen die röntgenologische Diagnose einer Luxation oder Subluxation leicht zu stellen (Abb. 38).

Andere kongenital bedingte Hüftgelenksluxationen

Außer bei der Dysplasie luxans coxae, die recht typische Formen aufweist, kann die Hüftluxation vorkommen entweder in Zusammenhang mit anderen typischen kongenitalen Affektionen des Bewegungsapparates oder als Folgeerscheinung kongenitaler Affektionen.

Tritt die Luxation in Kombination mit anderen Deformitäten auf, so wurde sie zur Unterscheidung von der Dysplasia luxans coxae oft als teratologische Luxation bezeichnet, eine Bezeichnung, die nicht sehr glücklich ist.

404 Deformitäten des Skeletts

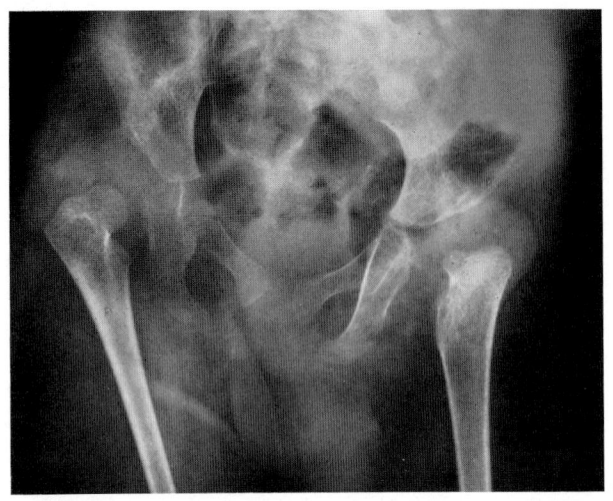

Abb. 39 Bilaterale Hüftluxation bei Arthrogryposis congenita, ♂. (OKZ 7916)
a) Mit 4 Jahren, 2 Jahre nach „Reposition" der bilateralen Hüftluxation,
b) mit 14 Jahren.

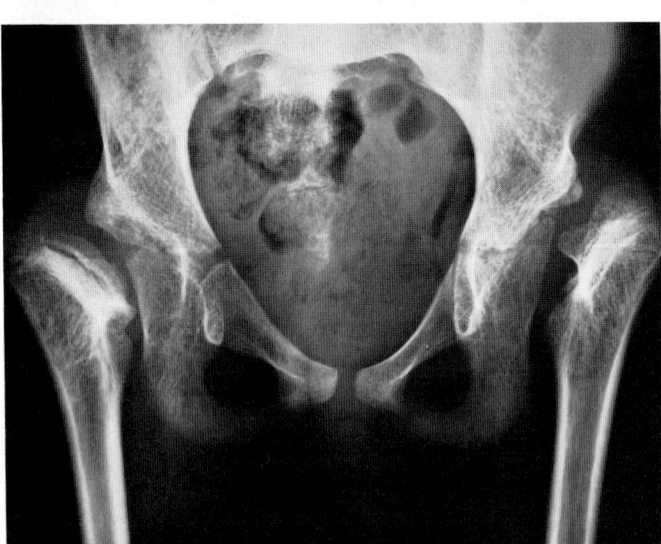

Diese Luxation kann ermittelt werden bei abnormer Bindegewebsschlaffheit, z. B. beim *Marfan-Syndrom* (*Arachnodaktylie*).
Noch häufiger aber findet sich eine Hüftluxation beim *Guérin-Stern-Syndrom*, also bei der *Arthrogrypose* (Abb. 39), wobei, auch nach der Reposition, die Gelenke eine hochgradige Bewegungseinschränkung zeigen. Unter 12 Arthrogrypotikern, die durchschnittlich 19 Jahre lang beobachtet werden konnten, fanden wir 9 mit Hüftluxation.

Auch von den paralytischen Luxationen und Subluxationen gehört ein Teil in diese Gruppe. Hier sind zunächst die *myelodysplastischen Luxationen* zu nennen, also die Luxationen bei Spina-bifida-Kindern. Hierher gehören auch die Subluxationen und Luxationen bei *zerebraler Kinderlähmung*, die sich z. B. in der Untersuchung von FRISCHKNECHT u. SCHULER (1961) unter 96 Kindern mit zerebraler Kinderlähmung in 22 Fällen (d. h. in 22,9%) fanden (Abb. 40, 41). Eingehend hat H. MAU über diese Luxation berichtet.

Abb. 40 Hüftluxation bei spastischer Hemiplegie rechts, Subluxation links. ♀ 3 J. (OKZ 99030)
Beide Pfannen dysplastisch: Azetabularwinkel links 30°, rechts 40°. Durch die Hemiplegie kam es rechts zur Luxation, obschon links der CCD-Winkel etwas größer ist als rechts.

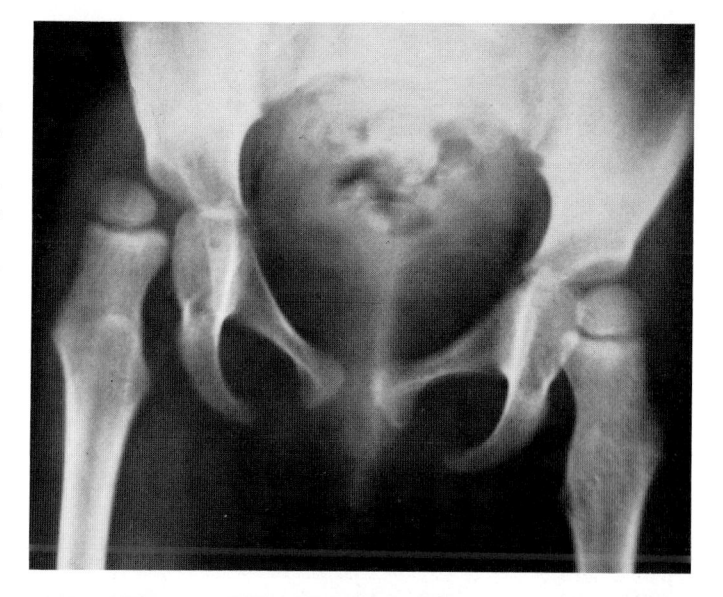

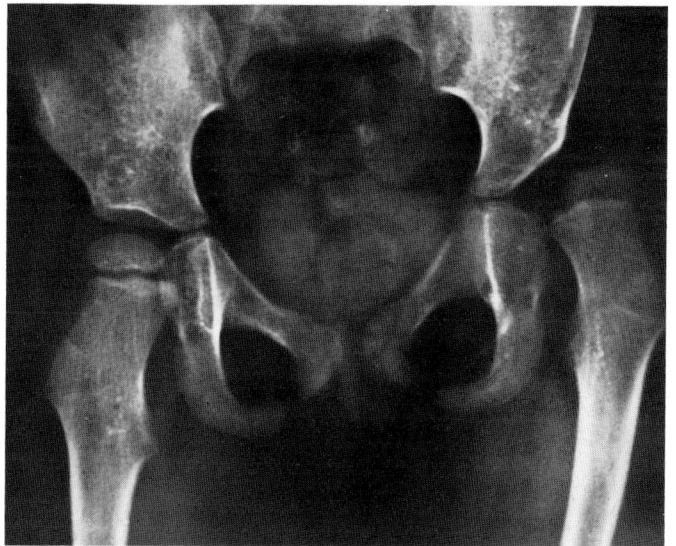

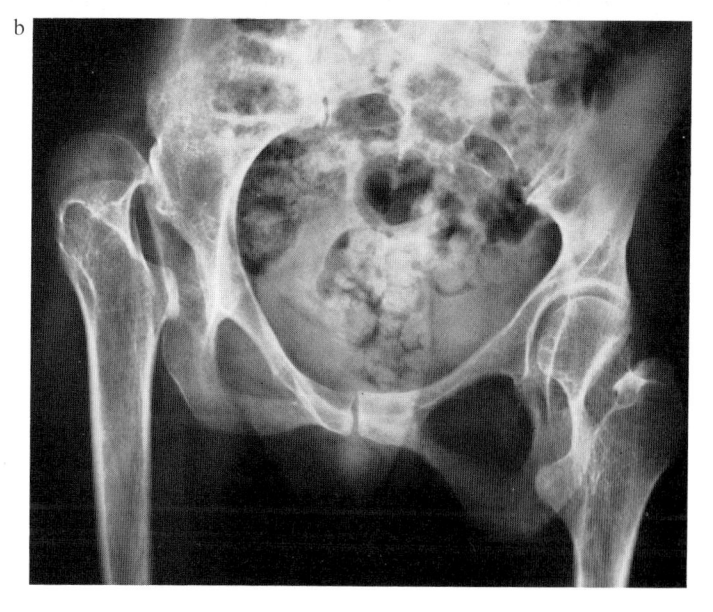

Abb. 41 Hüftluxation bei Morbus Little, ♀. (OKZ 30860)
a) Mit 5 Jahren. Spastische Luxation links, wurde reponiert. Fall im weiteren Verlauf vernachlässigt. Es kam zu einer spastischen Luxation *rechts:*
b) Mit 41 Jahren schwere spastische Luxation rechts.

Kniegelenk

Beinachse

Bei den Kniedeformitäten handelt es sich sozusagen immer um Deformitäten im epiphysären und vor allem im metaphysären Bereich, die sich dann so auswirken können, als sei das Knie selbst der Sitz der Deformität.

Diese Deformitäten tun sich in erster Linie als Achsenabweichungen kund. Neben ästhetischen und funktionellen Gesichtspunkten sind diese Achsenabweichungen vor allem deswegen wichtig, weil man sie als eine *präarthrotische Deformierung* auffassen kann: Damit sind diese Abweichungen schon in prognostischer Hinsicht charakterisiert. Valgität kann außerdem eine bedeutsame Rolle bei der habituellen Patellarluxation spielen.

Grundlegend sind immer noch die vor 100 Jahren von MIKULICZ durchgeführten Untersuchungen und Definitionen. Unter Direktionslinie des Beines – jetzt auch Belastungs- oder Traglinie genannt – versteht er die Linie, die die Mitte des Femurkopfes mit der Mitte des oberen Sprunggelenks verbindet; unter normalen Verhältnissen verläuft sie „in der Mitte zwischen beiden Kondylen des Femur oder weicht nur um wenige mm davon ab" (MIKULICZ 1879); als Kniebasis bezeichnet MIKULICZ die Kondylentangente. Die Direktionslinie muß durch die Mitte der Kniebasis verlaufen (Abb. 42); verläuft sie medial davon, so liegt ein *Genu varum* vor, während der Verlauf lateral davon ein *Genu valgum* charakterisiert. Jetzt ist man strenger und nimmt direkt die Kniemitte zur Entscheidung, ob ein Genu varum oder ein Genu valgum vorliegt. Ob, wie BRAGARD (1932) ausführt, bereits ein Abweichen der Traglinie um mehr als 5 mm von der Kniemitte als pathologisch anzusehen ist, erscheint fraglich; hier fehlen noch umfassende Reihenuntersuchungen. Sicher darf beim Erwachsenen aber von einem klinisch bedeutsamen, also pathologischen Genu valgum oder varum gesprochen werden, wenn die Traglinie im lateralen bzw. medialen Viertel des Tibiaplateaus oder außerhalb von ihm verläuft.

Röntgenologisch besagen diese Definitionen aber, daß zur Bestimmung der Beinachse große Übersichtsaufnahmen notwendig sind, und zwar am besten im Stehen. Verläßt man sich nur auf die röntgenologische Femur- und Tibiaschaftachse, also nicht auf die Gerade von Femurkopfmitte zur Sprunggelenkmitte, so kann man über die Belastungsverhältnisse röntgenologisch nichts Genaues aussagen.

Hinsichtlich der Valgität muß weiter berücksichtigt werden, daß normalerweise beim *Erwachsenen* Femur- und Tibia-Achse im Knie sich in einem Winkel von etwa 6 Grad treffen, also hinsichtlich dieser beiden Achsen eine leichte Knievalgität besteht. Kompliziert werden die Verhältnisse dadurch, daß *im Gehen* eine leichte Varuskomponente im Kniebereich aus kinematischen Gründen auftritt.

Weiter ist zu beachten, daß dagegen beim *wachsenden Individuum* die Verhältnisse ganz anders sind (MIKULICZ 1879; BRAGARD 1932; BÖHM

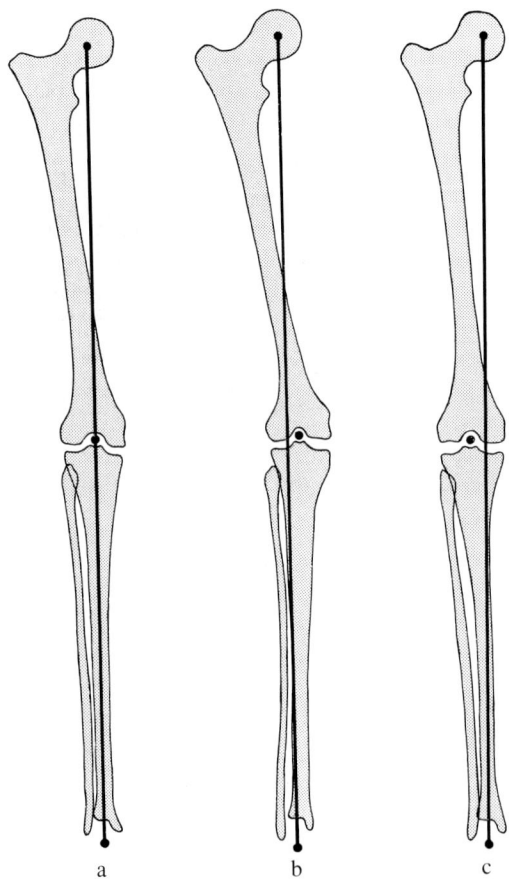

Abb. 42 Knie und Traglinie (aus R. BOUILLET u. P. VAN GRAVER 1961: Acta orthop. Belg. 27, 5 – 187).
Die Traglinie (Senkrechte vom Femurkopfzentrum bzw. Verbindungslinie zwischen Femurkopfzentrum und Mitte des oberen Sprunggelenkes) verläuft:
a) normal durch die Kniemitte,
b) bei einem Genu valgum lateral von der Kniemitte,
c) bei einem Genu varum medial von der Kniemitte.

Kniegelenk 407

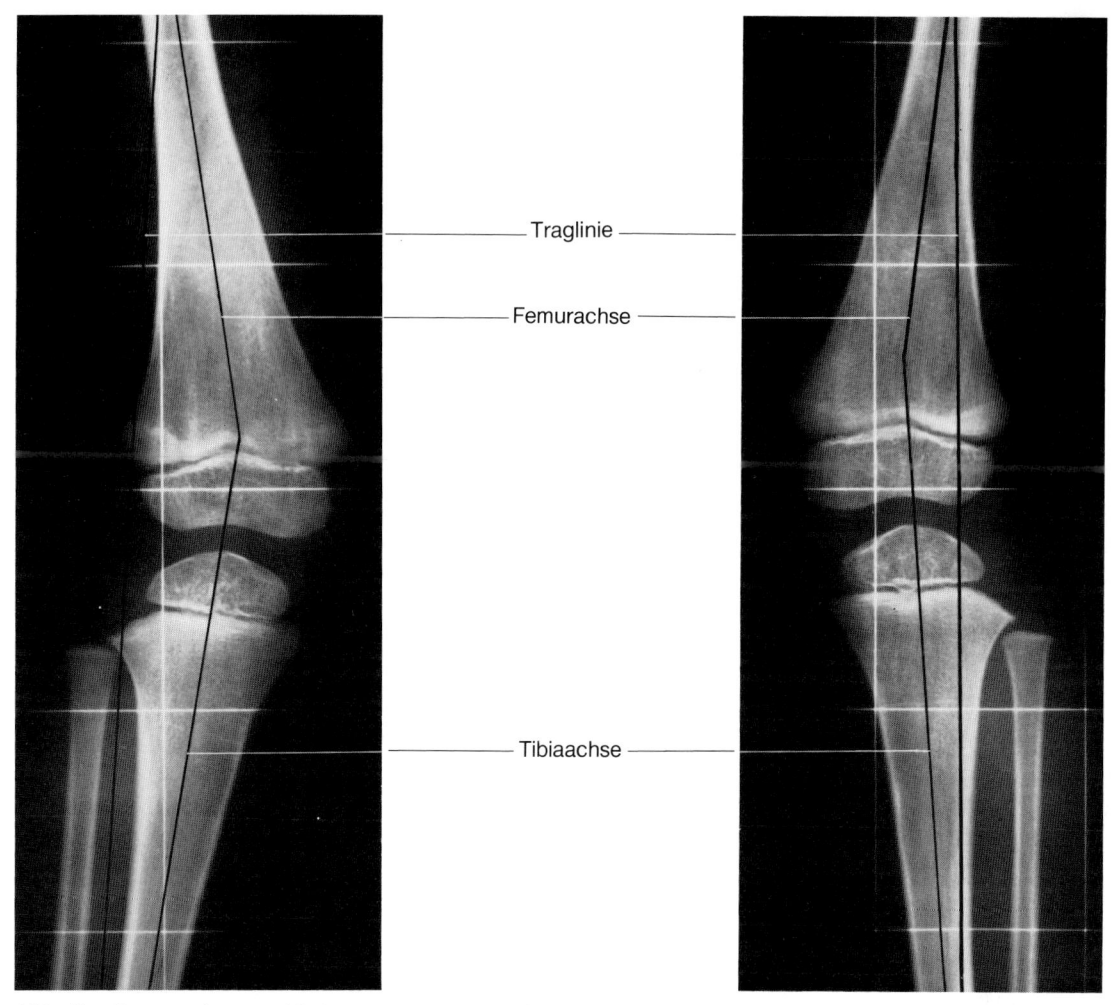

Abb. 43 Genua valga verschiedenen Ausmaßes, ♂ 3⁵/₁₂ J. Ausschnitt aus Ganzaufnahme im Stehen. Traglinie und Achsen erlauben eine möglichst genaue Bestimmung der Valgität. Sie ist links für das Alter noch physiologisch, rechts nicht mehr, kann sich aber in diesem Alter noch zurückbilden.
(OKZ 133030)

1935): am Ende des embryonalen Lebens und im 1. Jahr besteht ein leichtes Genu varum (Traglinie etwa durch die Mitte des Condylus medialis), dann aber tritt zunehmende Valgisierung auf, die Traglinie lateralisiert sich mehr und mehr, es entsteht das kindliche Genu valgum im physiologischen Wachstumsvorgang; um das 10. Jahr herum geht diese Valgität mehr und mehr zurück und die Traglinie verläuft im Bereich der Kniemitte.

Genu valgum
(Abb. 43, 44)

Die Bezeichnung ist lediglich morphologisch. Unter den verschiedenen Valgitäten des Knies ist zunächst das *Genu valgum idiopathicum* zu nennen, dessen Ursache und Pathogenese uns also, wie schon der Name sagt, nicht bekannt ist. Es kann vermutet werden, daß es sich um eine pathologische Steigerung der im Wachstumsablauf sich zeigenden physiologischen Valgität handelt; Genaueres weiß man nicht. Ist allerdings beim wachsenden Individuum die physiologische Grenze überschritten und der Umschlag ins Pathologische geschehen, so ist eine weitere Zunahme der Deformität aus den allgemeinen Knorpelbelastungsregeln leicht ableitbar; so entsteht dann eine exzessive Valgität und damit ist dann die präarthrotische Deformierung schon da und

408 Deformitäten des Skeletts

— Femurachse
— Belastungslinie

— Tibiaachse
— Lot

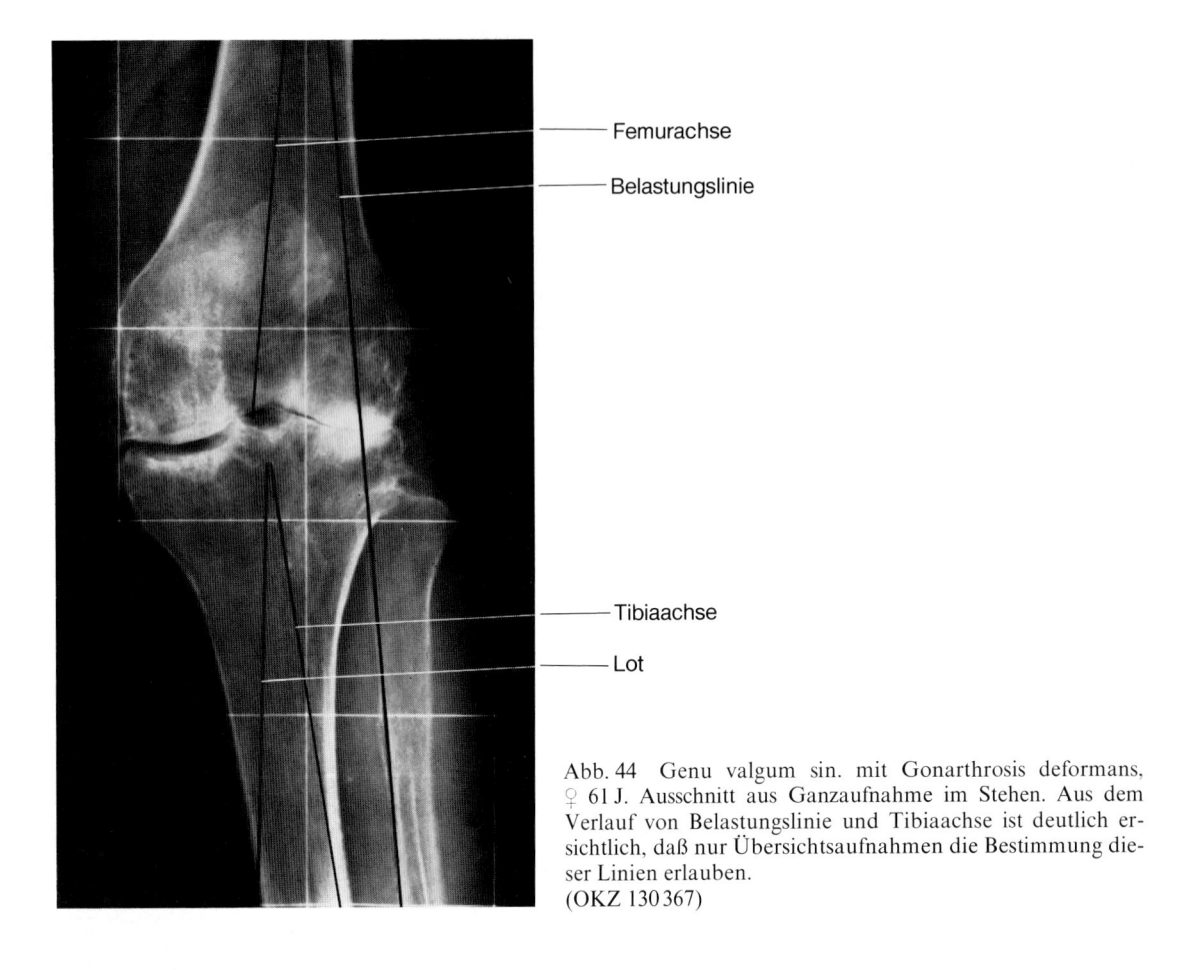

Abb. 44 Genu valgum sin. mit Gonarthrosis deformans, ♀ 61 J. Ausschnitt aus Ganzaufnahme im Stehen. Aus dem Verlauf von Belastungslinie und Tibiaachse ist deutlich ersichtlich, daß nur Übersichtsaufnahmen die Bestimmung dieser Linien erlauben.
(OKZ 130367)

damit auch die Verpflichtung zur Korrektur. „Was in der Jugend mit der Unterlassung der Korrektur eines O- oder X-Beines versäumt wurde, weil alte Tanten den Rat des Arztes zunichte gemacht haben, muß der Erwachsene oft genug büßen" (HOHMANN 1948). In andern Fällen erscheint die Ätiologie des Genum valgum klarer; das sind alle die Fälle, die mit einer Schädigung der lateralen Anteile der Epiphysenfuge der Tibia oder des Femur einhergehen (posttraumatisch; postinfektiös; bei Tumoren, speziell bei kartilaginären Exostosen). So kann ein Genu valgum auch auftreten bei allen irgendwie die Epiphysenscheibe treffenden Affektionen (enchondrale Dysostose; Chondrodystrophie usw.). Daß Rachitis und die ihr verwandten Prozesse zu dieser Deformierung führen können, ist bekannt.
Verschiedentlich ist die Ausbildung eines Genu valgum als sog. Kompensationsvorgang anzusehen, z. B. bei Adduktionskontrakturen im Hüftgelenk. Hinzuweisen ist auch auf das paralytische Genu valgum.
In allen diesen Fällen ist das Röntgenbild und seine Ausmessung nicht nur in diagnostischer, sondern auch in therapeutischer Hinsicht wichtig. Das Bild orientiert über Sitz und Ausmaß der Deformität und gibt somit auch an, wo und wie einzugreifen ist. Dabei muß aber auf die Torsionsverhältnisse des Unterschenkels speziell geachtet werden.

Genu varum
(Abb. 45)

Das Genu varum ist etwas seltener als das Genu valgum, und während die Valgität vor allem epi- und metaphysären Sitz aufweist, erscheint das Genu varum eher als Ausdruck einer Varusdeformität, die Femur und Krus im Ganzen trifft.
Auch hier haben wir ein Genu varum idiopathicum. Wie beim Genu valgum darf man hier auf die Bedeutung von Systemaffektionen hinweisen (enchondrale Dysostosen usw.), auf die Bedeutung der isolierten Epiphysenscheibenschädigung, ebenso auf Stoffwechselaffektionen, z. B. Phosphatdiabetes.

Genu recurvatum

Das gesunde Kniegelenk läßt sich meist um etwa 10 Grad überstrecken. Wird dieser Wert aber wesentlich überschritten, so kommt das pathologische Genu recurvatum zustande. Man sieht es vor allem als lähmungsbedingtes Genu recurvatum (Poliomyelitis). In vielen Fällen wird ein Genu recurvatum aus therapeutischen Gründen operativ herbeigeführt, um z. B. bei Quadrizepslähmung durch vermehrte Verlagerung der Beinachse nach dorsal eine bessere Stabilisierung des Knies in der Standphase des Ganges zu erzielen. Über die Tibia recurvata und ihre Beziehungen zum Genu recurvatum s. S. 413.

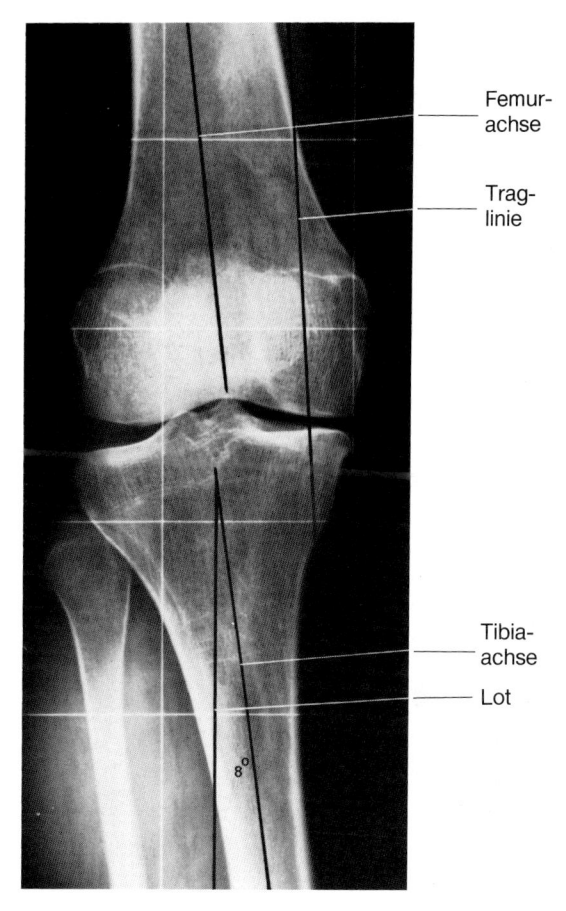

Abb. 45 Genu varum mit sekundärer Gonarthrosis deformans rechts, ♀ 40 J. Ausschnitt aus einer Ganzaufnahme im Stehen. Eingezeichnet sind die Achsen von Femur und Tibia sowie die Belastungslinie, die 2½ cm medial von der Kniemitte verläuft. Aus der vermehrten Sklerosierung im medialen Teil des Tibiakopfes ist die hier vermehrte Belastung abzulesen. (OKZ 132029)

Luxatio genus congenita

Die kongenitale Knieluxation ist, im Gegensatz zur kongenitalen Dysplasie luxans coxae, selten; sie kommt mindestens 30- bis 40mal seltener vor. In den meisten Fällen ist das Genu recurvatum congenitum eine Vorstufe dieser Luxation. Häufig läßt sich dabei eine abnorme Verkürzung des Streckapparates, speziell des Quadrizeps ermitteln. Kondylenveränderungen scheinen oft sekundärer Natur zu sein. Wird das Genu recurvatum nicht frühzeitig konservativ oder operativ behandelt, so kommt es zu einer zunehmenden Luxation der Tibia nach ventral (Abb. 46). Die Luxation der Tibia kann aber auch schon bei der Geburt hochgradig sein, wie es ein Fall von WERTHEMANN u. SCHINDLER zeigt.

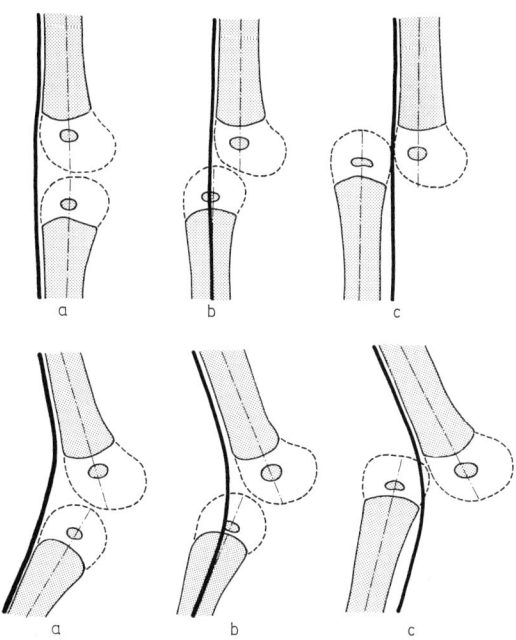

Abb. 46 Schematische Darstellung von Genu recurvatum (a), Subluxatio genus congenita (b), und von Luxatio genus congenita (c).
Obere Reihe in Streckstellung, untere Reihe in Überstreckung. Die dicke Linie gibt ventrales Profil des Femur wieder, ihre Fortsetzung verläuft bei a) ventral von der Tibia, bei b) durch die Tibia, bei c) dorsal von der Tibia (nach J. LEVEUF, u. C. PAIS: Revue Orthop. 1946: 32, 313–350).

Dystopien der Patella

In der Frontalebene liegt bei gestrecktem Knie und erschlaffter Muskulatur die Patella so in ihrer Gleitrinne, daß ihre Spitze meist in Höhe des Gelenkspalts des Femoro-tibial-Gelenkes liegt.
Kongenital bedingte Verschiebungen in sagittaler Richtung spielen klinisch selten eine Rolle. Die nach kranial verschobene Kniescheibe – die *Patella alta congenita* – ist meist Begleitsymptom des *Morbus Little*, der zerebralen Kinderlähmung, während die tiefstehende Kniescheibe – die sog. *Patella profunda congenita* – im Zusammenhang mit einer kongenitalen Verkürzung des Lig. patellae steht.

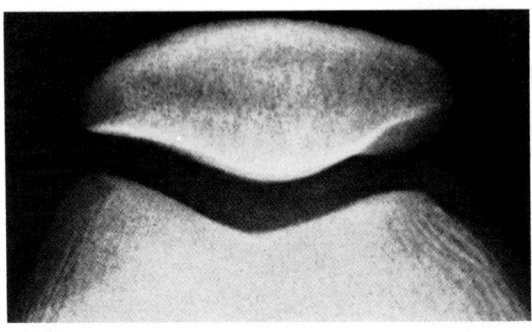

Während diese Dystopien meist keine wesentliche Rolle spielen, sind die Verschiebungen in mediolateraler Richtung erheblich bedeutsamer; sie stehen in Beziehung zur *Luxatio patellae* und zur *Chondropathia patellae*. Während die mediale Luxation im Zusammenhang mit dem Umfang des Condylus medialis femoris überaus selten und praktisch nur traumatisch bedingt vorkommt, ist die laterale Luxation sehr häufig anzutreffen. Nach MALGAIGNE (zit. nach SONNENSCHEIN) ist sie 40mal häufiger als die mediale.

In radiologischer Hinsicht sind hier axiale Aufnahmen, die das Femoro-patellar-Gelenk gut treffen, wichtig.

Die Gelenkfläche der Patella besteht aus zwei Facetten, die durch eine leichte Krista voneinander getrennt sind; die kleinere mediale Facette hat außerdem noch eine schmale randständige ganz medial gelegene Facette. Aufgrund seiner pathologisch-anatomischen und radiologischen Studien (Aufnahmen in Flexion um 40 Grad) hat G. WIBERG (1945) die Formen der Patella in 3 Typen eingeteilt:

Typ I:
Die Crista patellae liegt fast in der Mitte der Patella; kein besonderer Größenunterschied zwischen Facies lateralis und Facies medialis.
Typ II:
Die Crista patellae liegt mehr medial; Facies medialis deutlich kleiner als Facies lateralis.
Typ III:
Die Crista patellae ist stark medialisiert, die Facies medialis nähert sich stark der Sagittalebene (kugelige Patella).

Diese Typen zeigen selbstverständlich Übergänge (Abb. 47). Wesentlich ist weiter, daß die Krista mehr oder weniger stark ausgebildet ist.
Aber nicht nur die Patella zeigt erhebliche Variationen. Dasselbe gilt von der Facies patellaris des Femur:

Typ I:
Facies patellaris femoris abgeplattet.
Typ II:
Condylus lateralis femoris unterentwickelt.
Typ III:
Condylus lateralis femoris normal.

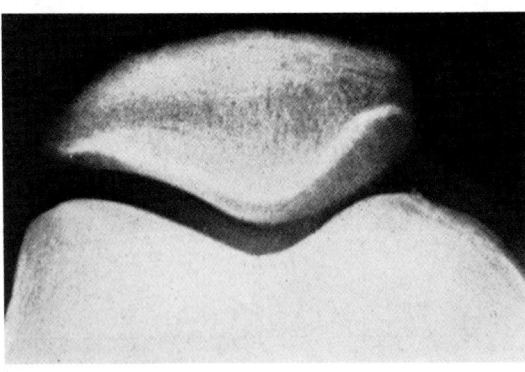

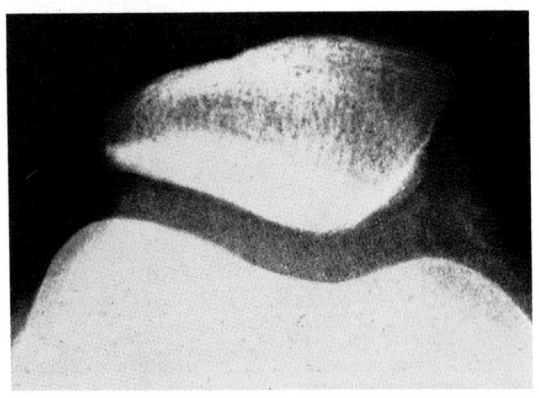

Abb. 47 Die 3 Typen der Patella nach Wiberg.
a) Typ I: Beide Gelenkfacetten fast gleich groß. Culmen patellae verläuft in der Mitte.
b) Typ II: Culmen patellae mehr medial verlaufend.
c) Typ III: Culmen patellae stark medial liegend. Mediale Gelenkfacette fast senkrecht verlaufend. (aus G. WIBERG: Acta orthop. Scand. 1941:12, 319–410).

Kombinationen dieser Femurtypen mit den 3 Patellartypen sind möglich und können Voraussetzungen für die Patellarluxation abgeben.

Neben diesen kongenital bedingten Faktoren, die zur habituellen Patellarluxation führen können, bestehen noch weitere begünstigende Faktoren, die ebenfalls kongenital sein können, es aber nicht müssen. So kann eine vermehrte Knievalgität durch die laterale Verlagerung der Tuberositas tibiae den Quadrizeps lateralisieren und damit die Luxation der Patella nach lateral begünstigen. Dazu kommt, daß der Vastus lateralis kräftiger agiert als der Vastus medialis; setzt der Vastus lateralis beim Gehen mit seiner Aktion früher ein als der Vastus lateralis, so kann diese kinetische Variante die Patellarluxation befördern (Beobachtung von SCHERB 1952). Umstritten ist die Innentorsion der distalen Femurmeta- bzw. -epiphyse als luxationsfördernder Faktor; MARION u. BARCAT (1950) sehen diese Torsion als sekundär an im Gegensatz zu BLUMENSAAT (1938) u. a.

Kommt auch die Patellarluxation selten kongenital vor, so ist es doch meist so, daß ein Trauma zur ersten Luxation führt, die dann zur habituellen Lu-

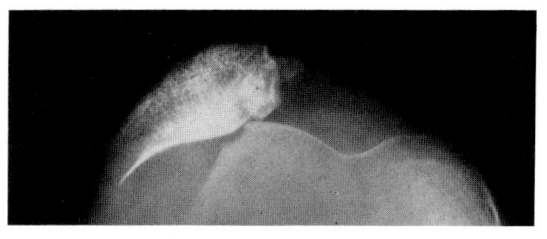

Abb. 48 Habituelle Patellarluxation rechts, ♀ 16 J. Axiale Aufnahme. Deutlicher Defekt am Condylus lateralis femoris. (OKZ 152 383)

xation werden kann, eben in Zusammenhang mit den oben dargelegten kongenital bedingten Variationen von Patella und Femur.

Die Beziehungen zur *Chondropathia patellae* sind recht eng. An sich können schon häufige Luxationen zur Chondropathie führen. Außerdem ist aber auch ohne Luxation oder Subluxation eine Knorpelschädigung möglich, wenn die Kongruenz zwischen Femur und Patella in bestimmten Flexionsstellungen nicht mehr besteht (WIBERG 1945) (Abb. 48, 49).

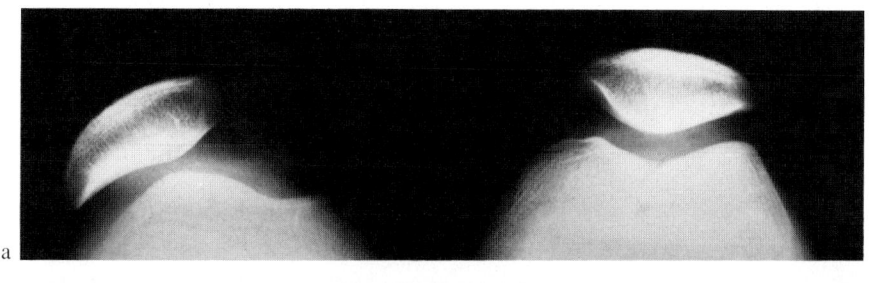

Abb. 49 Habituelle Patellarluxation rechts vor (a) und nach (b) Operation, ♀ 9 J. Leichte Valgität des rechten Knies. (OKZ 143 405)

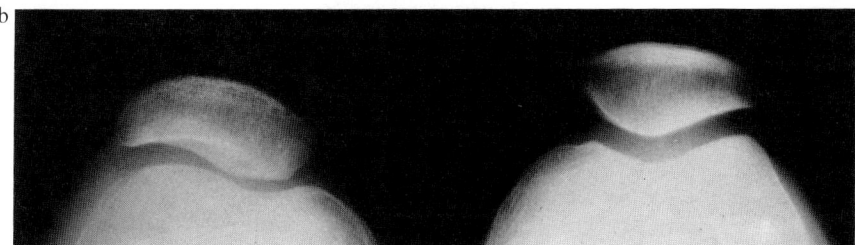

Unterschenkel

Deformitäten des Unterschenkels sind ziemlich häufig. Sie können kombiniert sein mit Oberschenkeldeformitäten oder mit Fehlstellungen oder Deformitäten des Fußes.

Angeborene Gliedmaßenstummel-*Peromelie* sind am Unterschenkel seltener als am Unterarm. Sie können, müssen aber nicht amniogen sein. *Aplasie* (Abb. 50) und *Hypoplasie* der Fibula sind häufiger als die der Tibia. Wesentlich ist bei beiden Formen die Auswirkung auf das obere Sprunggelenk und damit auf die Fußstellung. Oft sieht man in diesen Fällen Fußwurzelknochensynostosen und Strahlenreduktion.

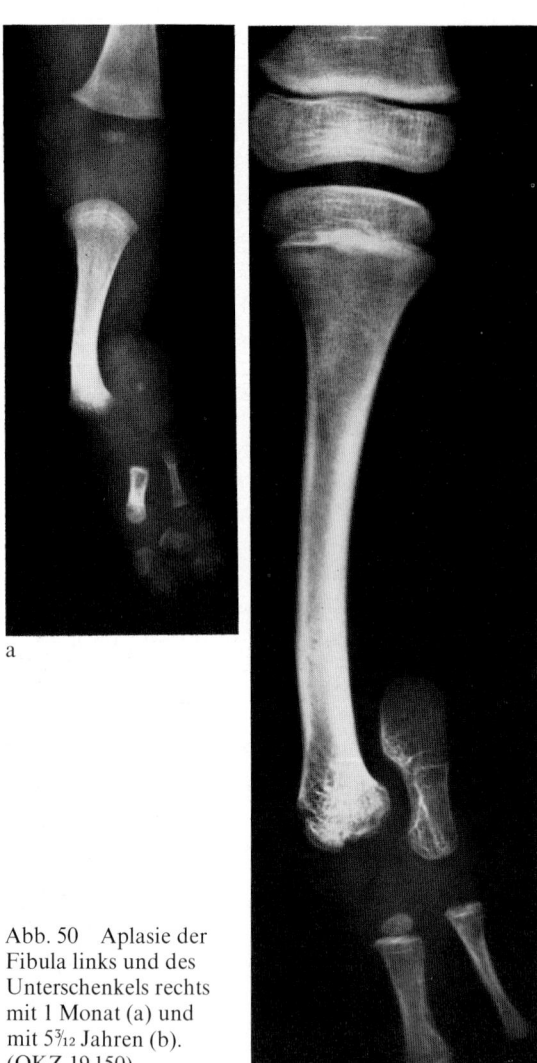

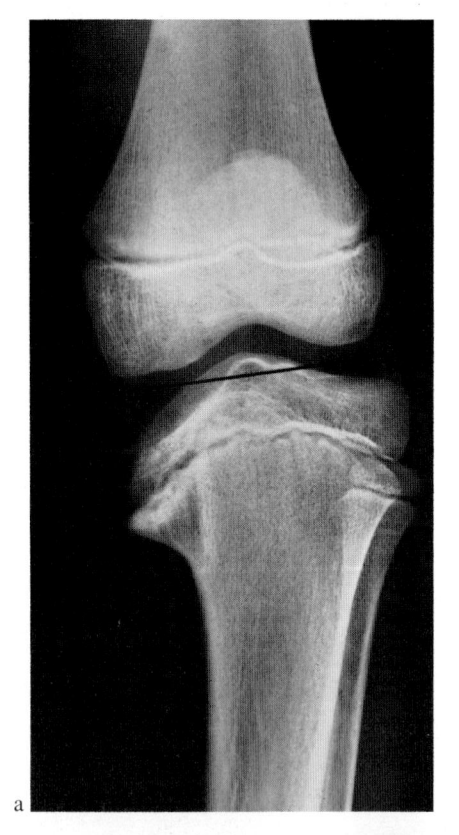

412 Deformitäten des Skeletts

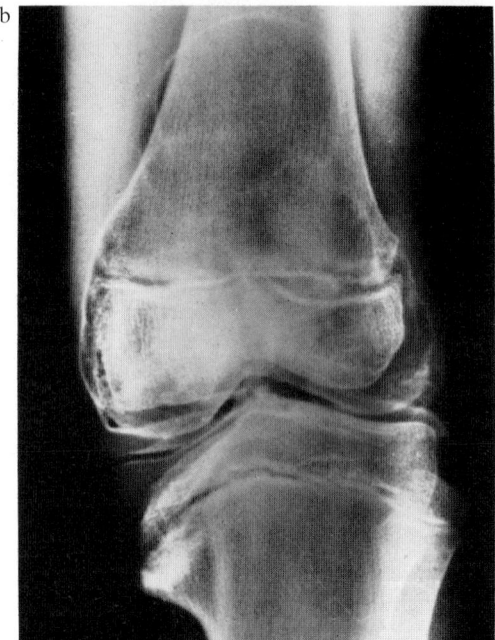

Abb. 50 Aplasie der Fibula links und des Unterschenkels rechts mit 1 Monat (a) und mit 5³⁄₁₂ Jahren (b). (OKZ 19 150)

Abb. 51 a) Tibia vara Blount. ♀ 9³⁄₁₂ J. Korrektur mit 10 Jahren durch metaphysäre Valgisations- und Derotationsosteotomie. b) Im Arthrogramm ist der Ossifikationsrückstand der medialen Tibiaepiphyse deutlich zu sehen. (OKZ 104 110)

Häufig sind *Verkrümmungen* des Unterschenkels angeborener oder erworbener Natur. Zu den erworbenen Verkrümmungen gehören z. B. die *Crura vara rachitica* (s. Kap. IX in Bd. II/1). Kongenital bedingte Crura vara kann man finden bei Chondrodystrophie, bei Osteogenesis imperfecta, bei Chondromatosis Ollier u. a.

Mit *Tibia vara* wird nach dem Vorschlag von BLOUNT 1937 eine Deformität bezeichnet, die in einer recht scharfen Abbiegung, ja fast in einer Abknickung der Tibia unmittelbar unter dem Knie besteht (Abb. 51). Oft handelt es sich bei der ersten Form um eine umschriebene Wachstumsstörung der proximalen Tibiaepiphyse, deren medialer Anteil in der Epiphysenfuge einen mehr oder weniger erheblichen Ossifikationsrückstand aufweist. Die Epiphysenfuge des Condylus medialis tibiae ist in diesen Fällen oft nach distal hin abgebogen und sekundär kommt es dann zu einem Abbiegen des medialen Teils des Tibiaplateaus, woraus dann die Varität resultiert. Von verschiedenen Autoren wird diese Ossifikationsstörung in das Gebiet der *enchondralen Dysostosen* verwiesen (PITZEN u. MARQUARDT 1939; H. MAU 1958). Sie wird meist im Alter von 2 – 3 Jahren beobachtet. Als zweite Form beschreibt BLOUNT 1937 die Formen von Tibia vara, die posttraumatisch durch eine Schädigung der medialen Anteile der Epiphysenfuge entstehen.

Beim Erwachsenen ist das Tibiaplateau ganz leicht nach hinten geneigt, d. h. es ist ventral etwas höher als dorsal. Diese Retroversio tibiae be-

a b

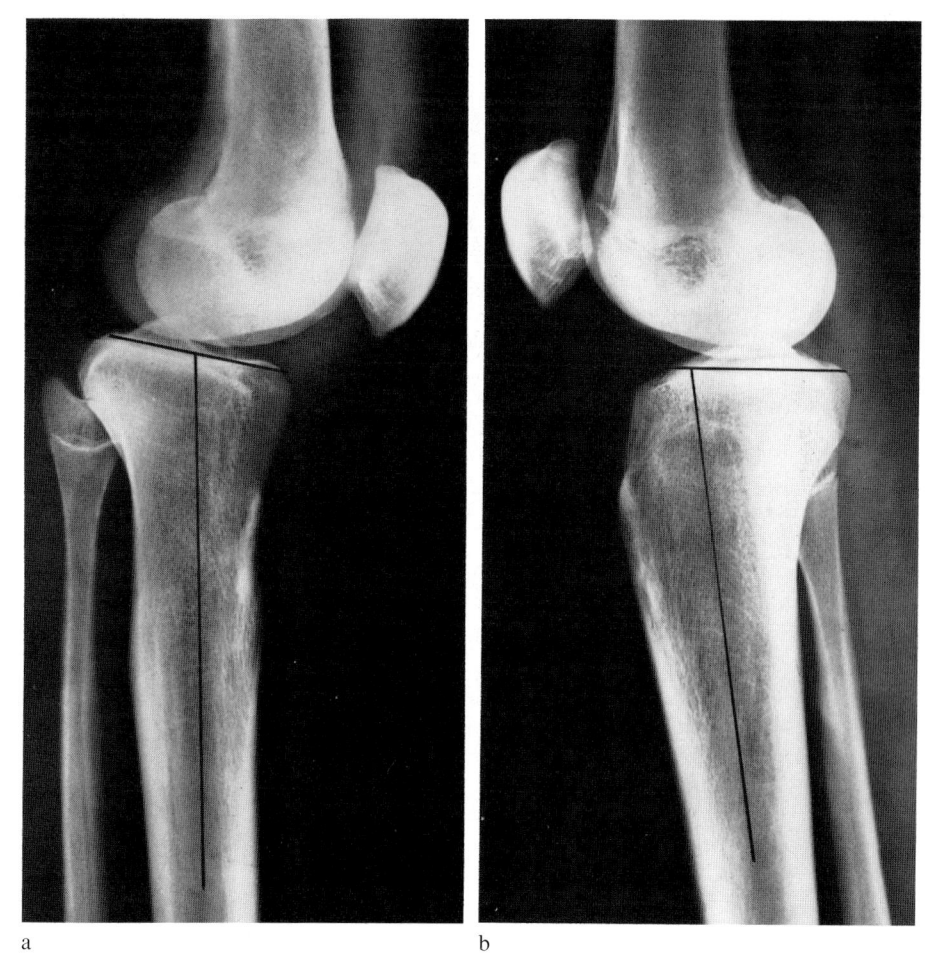

Abb. 52 Anteversio tibiae sin. (sog. Tibia recurvata), ♂ 16 J. Überstreckung des Knies um 25° möglich (auf der gesunden Seite um 10°). Mit 8 J. Kontusion der linken Tibia, die zu einer Schädigung der Epiphysenfuge führte, zu einer Inklination des Tibiaplateaus um 13° (rechts Reklination um 8°) und zu einer Unterentwicklung der Tuberositas tibiae. (OKZ 132861)

trägt meist etwa 4 Grad *. Das Gegenstück dazu, die *Anteversio tibiae* (Abb. 52), kann gesehen werden bei der Tibia recurvata **; sie ist auch bei anderen Deformitäten, z. B. bei der kongenitalen Knieluxation, anzutreffen. Bei der Tibia recurvata ist – meist knickartig – der Tibiakopf nach vorn abgesenkt. Sie kann erworben sein (Schädigungen der Epiphysenfuge durch Trauma, durch abnorme Belastung, z. B. nach Koxitis). In anderen Fällen mag eine kongenitale Bedingtheit eine Rolle spielen, etwa in Form einer enchondralen Dysostose.

Wichtigste Deformität des Unterschenkels ist das *Crus curvatum congenitum*. Hier sind zwei Gruppen zu unterscheiden

– das Crus varum congenitum, das auch meist ein „antecurvatum" ist;
– das Crus recurvatum congenitum, das auch ein „varum" sein kann.

In der Regel sind diese angeborenen Verkrümmungen einseitig; bilaterale Fälle kommen vor, und so wird die Differentialdiagnose zum Crus varum rachiticum schwieriger. Die zweite Form ist prognostisch günstiger, hier beobachtet man viel eher eine Selbstaufrichtung als bei der ersten Form. Die große klinische Bedeutung des *Crus varum et antecurvatum congenitum* liegt darin, daß „sich auf seiner Grundlage die sog. *angeborene Unterschenkelpseudarthrose* (Abb. 53) entwickeln kann" (LINDEMANN 1961). Das Röntgenbild des Crus curvatum ist recht typisch: Im Gebiet der Verkrümmung ist die Markhöhle mehr oder weniger verengt, ja sie kann manchmal röntgenologisch gar nicht darstellbar sein; die Verbiegung sitzt fast immer am Übergang vom mittleren zum distalen Drittel; die Fibula ist meist hypoplastisch; manchmal sieht man zystenartige Bildungen in der Kortikalis im Scheitel der Krümmung. Würde – z. B. in der Annahme, es handle sich um ein Crus varum rachiticum – eine Osteoklasie oder eine Osteotomie durchgeführt oder trat eine Fraktur auf (z. B. intrauterin), so resultierte immer eine Pseudarthrose. In diesem Sinn gehören Crus varum congenitum und die sog. angeborene Unterschenkelpseudarthrose zusammen; sie sind nur verschiedene Erscheinungen ein und derselben Affektion. Diese Pseudarthrose ist äußerst hartnäckig und das gerade ist charakteristisch für diese Deformität. Wenn aber noch in der 5. Auflage dieses Lehrbuches das Crus varum congenitum bzw. die kongenitale Unterschenkelpseudarthrose als „therapeutisches Noli me tangere" bezeichnet wurde, so widersprechen dem vielfache Erfahrungen (GUILLEMINET u. RICARD 1958; BOYD u. SAGE 1958; LINDEMANN 1961; Mc. FARLAND 1951; eigene Beobachtungen u. a.): Durchschnittlich zwei Drittel dieser Fälle sind heilbar. Auffallend ist, daß in vielen Fällen eine Neurofibromatosis Recklinghausen beobachtet wird (so in 16 von 38 Fällen von LINDEMANN 1961); verschiedene Untersucher haben in der Pseudarthrose Neurofibrome gefunden. Wie und ob überhaupt hier Zusammenhänge bestehen, ist noch unklar.

Torsionsdeformitäten des Unterschenkels finden sich meist in Kombination mit anderen Deformitäten oder sie können Folge in abnormer Torsion ausgeheilter Frakturen sein. So kann man z. B. oft eine Kombination eines O-Beines mit einer vermehrten Innentorsion des Unterschenkels sehen, also Crura vara et pronata. Unter normalen Umständen liegt die Torsion des Unterschenkels beim Neugeborenen zwischen +10 und −10 Grad (DUPUIS 1951), im Mittel also um 0 Grad (LE DAMANY 1912), um allmählich bis zum 4. Jahr auf +20−25 Grad anzusteigen, also schon in diesem Alter die Werte des Erwachsenen anzunehmen *. Ist auch die Bestimmung der Torsion in erster Linie eine klinische bzw. anthropologische, so kann das Röntgenbild doch Hinweise auf die Torsion geben; Voraussetzung ist, daß der Tibiakopf möglichst in der Frontalebene aufgenommen ist; je nach der Projektion der Fibula auf die Tibia in der Malleolengabel lassen sich Rückschlüsse auf die Torsion ziehen. Die Torsionsverhältnisse sind in verschiedener Hinsicht wichtig. So können abnorme Torsionen nach Frakturen zu abnormen Gelenkbeanspruchungen führen (unteres Sprunggelenk) und sekundär zur Arthrosis deformans. DUPUIS 1951 hat zeigen können, daß eine reduzierte Außentorsion beim kongenitalen Klumpfuß prognostisch ungünstig ist.

---

* Auch hier umwegige Entwicklung: Zunahme der Retroversion bis zur Geburt, dann Abnahme (NAUCK 1931).
** Mit der Tibia recurvata hat sich besonders S. PELTESOHN 1933 befaßt. Die klinische Bezeichnung Tibia recurvata ist nicht exakt, da sie nicht mit der anatomischen Nomenklatur übereinstimmt. Bei der Tibia recurvata der Anatomen ist der Tibiakopf nach hinten geneigt, bei der Tibia recurvata der Kliniker ist er nach vorn geneigt.

---

* Die Außentorsion wird mit +, die Innentorsion mit − bezeichnet.

a b

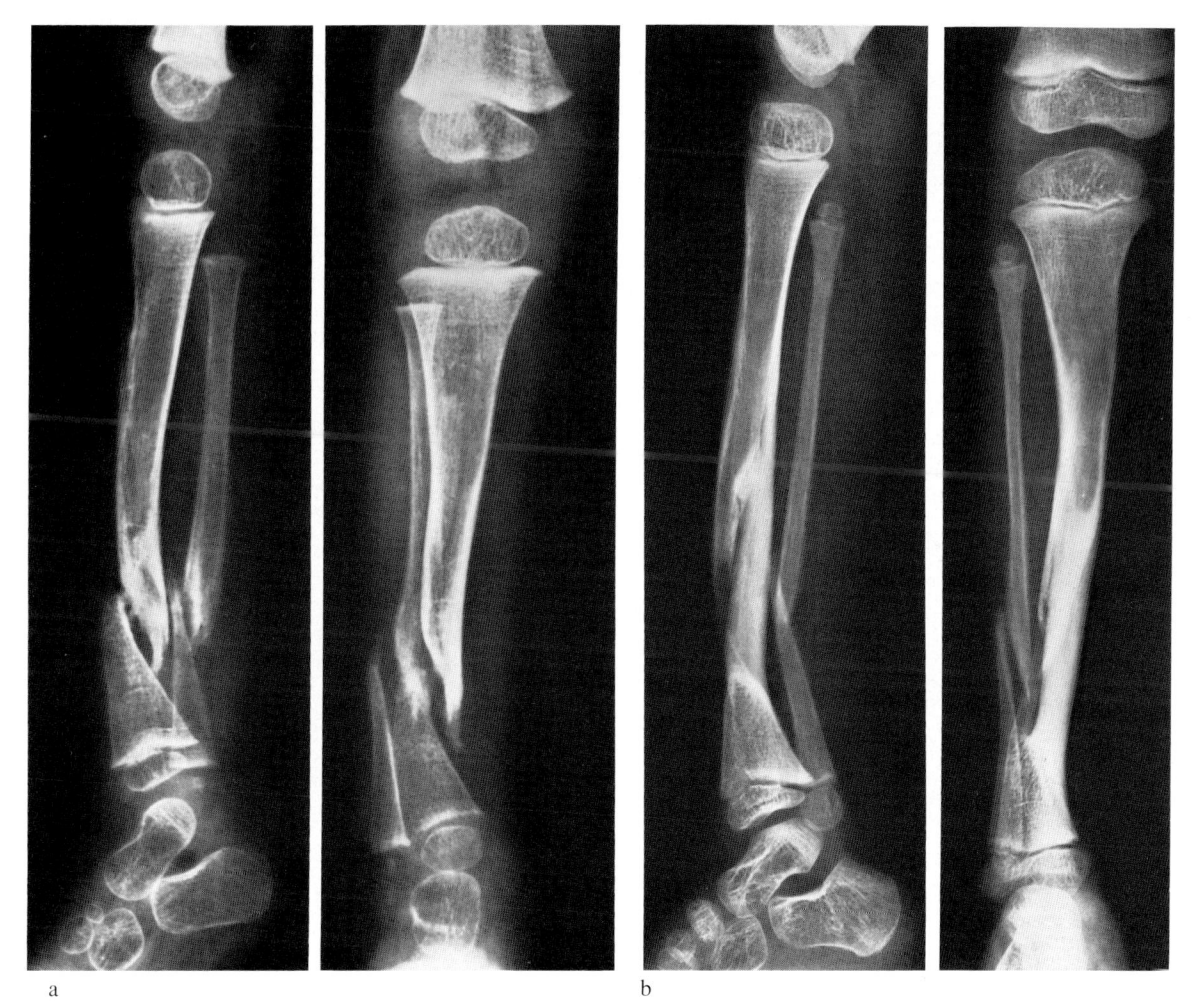

Abb. 53 a) Crus varum congenitum dextr., ♂ 1⁵/₁₂ J. Wurde mit 8 Monaten anderweitig osteotomiert →
Pseudarthrose. b) 3 Jahre nach Brückenspanimplantation. (OKZ 82 548)

Fuß

Von den häufigen Fußdeformitäten sollen nur die wichtigsten besprochen werden. Gerade hier kann man oft sehen, wie wichtig für die ätiologische Bewertung einer Deformität die klinische Anamnese ist. So hat nach KREUZ 1927 die Fehlform der Fußwurzelknochen des erworbenen Klumpfußes eine ausgesprochene Ähnlichkeit mit den Fehlformen der Fußwurzelknochen des angeborenen Klumpfußes; analoge Befunde erhob H. VIRCHOW 1933. Aus dem rein morphologischen Bild läßt sich nicht immer die Ätiologie einer Fußdeformität erschließen; das gilt für manche Klumpfußformen, aber auch für manche Plattfüße und Hohlfüße.

Für das Verständnis mancher dieser Deformitäten sind in bewegungsanalytischer Hinsicht zu unterscheiden:
– Bewegungen des Fußes,
– Bewegungen im Fuß.

In funktioneller Hinsicht sind die Chopartsche und die Lisfrancsche Gelenklinie wichtig; mit ihrer Hilfe läßt sich folgende Aufteilung treffen:

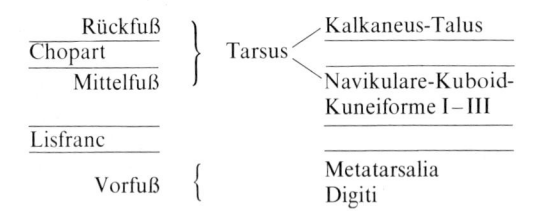

Rückfuß / Chopart / Mittelfuß	} Tarsus	Kalkaneus-Talus
		Navikulare-Kuboid-Kuneiforme I–III
Lisfranc		
Vorfuß	{	Metatarsalia / Digiti

Diese Aufteilung darf aber nicht vergessen lassen, daß Kalkaneus + Kuboid + Navikulare einen in sich verankerten Knochenkomplex bilden, der sich (mit dem Rest des Fußes) im unteren Sprunggelenk *um* den Talus bewegt.

Gerade für die Genese mancher Fußdeformitäten sind nicht nur die Bewegungen des Fußes, sondern vor allem die Bewegungen *im* Fuß wichtig.

Pes equinovarus congenitus

Diese kongenitale Deformität ist sehr häufig; ausgedehnte Statistiken geben auf 1100–1200 Geburten einen Fall von angeborenem Klumpfuß an *. Mit DEBRUNNER kann man 2 Gruppen unterscheiden:

– die genuine oder unkomplizierte Form; die einzelnen Skelettelemente sind an sich normal angelegt; der Fuß bietet das Bild multipler Gelenkkontrakturen;

– die teratogenetische oder komplizierte Form; hier wurden alle Formen zusammengefaßt, die mit Skelettanomalien, mit arthrogrypotischen oder myelodysplastischen Zuständen einhergehen.

Hier wird nur die *erste Gruppe* berücksichtigt, da gerade bei ihr die Röntgenologie zur Bewertung von Prognose und Therapie wichtig ist. Alle Statistiken geben ein konstantes Geschlechtsverhältnis an ♂ : ♀ = 2 : 1; damit erscheint eine chromosomale Determinierung gegeben zu sein, deren Mechanismus aber noch unbekannt ist. Familiäres Vorkommen wird in 15–20% angegeben.

Anatomisch ist die Deformität charakterisiert durch eine Inversionsstellung, eine mehr oder weniger ausgeprägte Spitzfußstellung und eine Adduktionsstellung von Mittel- und Vorfuß im Chopart-Gelenk. Diese Charakteristika wurden zusammengefaßt in der Bezeichnung Pes equinovarus (richtiger: Pes equino-varo-adductus). In diesem Zusammenhang sei darauf verwiesen, daß der Pes equino-varus in fast allen Punkten einem normalen Fuß aus dem Anfang des zweiten Embryonalmonats gleicht. Es sieht aus, als sei der Pes equino-varus ein Fuß, der in seiner Entwicklung auf einer frühembryonalen Stufe stehen geblieben ist; das ist keine Erklärung, aber doch ein sehr interessanter Hinweis.

Finden sich auch in den meisten Fällen mehr oder weniger ausgeprägte Weichteilabnormitäten, die wohl als primär anzusehen sind (Muskelatrophien, Muskelaplasien, Insertionsanomalien) (hierzu vor allem SCHERB 1930, 1933; STEWART 1951; PENNERS 1954; DEBRUNNER 1957), so ist röntgenologisch zur Bewertung der Deformität in erster Linie das Skelett interessant. Das Ausmaß der Skelettverbildung hängt ab vom Zeitpunkt des Störungsbeginnes (KREUZ 1927); das gilt übrigens auch für den erworbenen Klumpfuß (z. B. nach Poliomyelitis). Charakteristikum – und wohl auch Ausgangspunkt der Deformität – ist die Supination des Rückfußes, an die sich die Fehlstellung in Gelenken von Mittel- und Vorfuß anschließt, so daß man den Klumpfuß auch als eine Luxations- bzw. Subluxationsdeformität bezeichnet hat.

Zur Bewertung der Deformität (und der Therapieresultate!) haben sich unter den verschiedensten Röntgenaufnahmen und Hilfslinien zwei Routineaufnahmen durchgesetzt. Speziell aufgrund der Hinweise von WISBRUN (1932), GÜNTZ (1939), THOMASEN (1941) MARIQUE (1951) und nach dem Urteil erfahrener Untersucher wie z. B.

---

* Auf eine ähnliche, wenn auch etwas kleinere Zahl, kommt W. M. MÜLLER (1926) für die Zürcher Univ.-Frauenklinik: in 30 Jahren auf 36 161 Geburten 22 Neugeborene mit Klumpfüßen, d. h. auf 1600 Geburten 1 Fall von Klumpfuß.

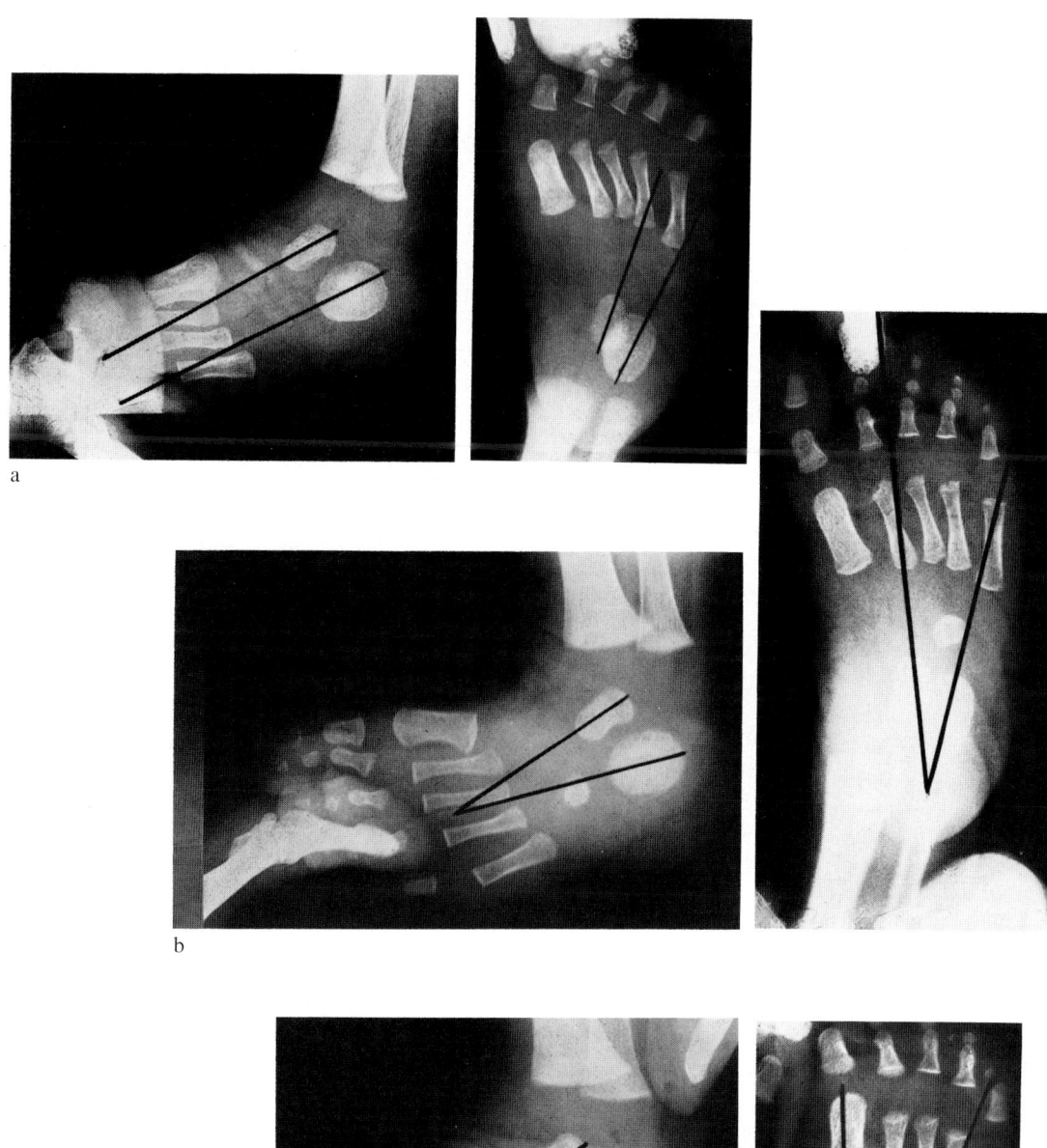

Fuß 417

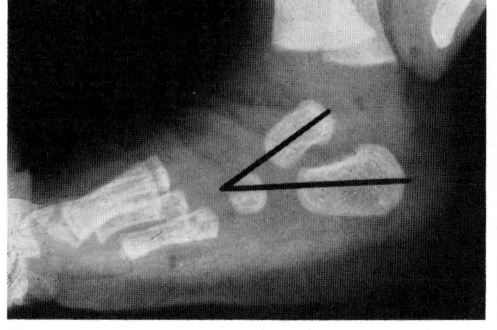

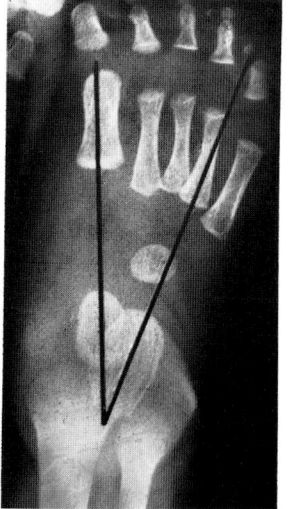

Abb. 54 Kongenitaler Klumpfuß in verschiedenen Etappen der Behandlung. Die zwei wichtigsten Achsen (Talus, Kalkaneus) sind eingezeichnet, ♂. (OKZ 106 818)
a) 1 Monat alt bei Beginn der Behandlung. Parallelismus der Talus- und Kalkaneusachsen.
b) 2½ Monate alt. Stellung deutlich besser. Achsenwinkel noch klein, Kalkaneus noch in Equinusstellung.
c) 4¼ Monate alt. Weitere Verbesserung der Stellung.

Abb. 54d ▶

418 Deformitäten des Skeletts

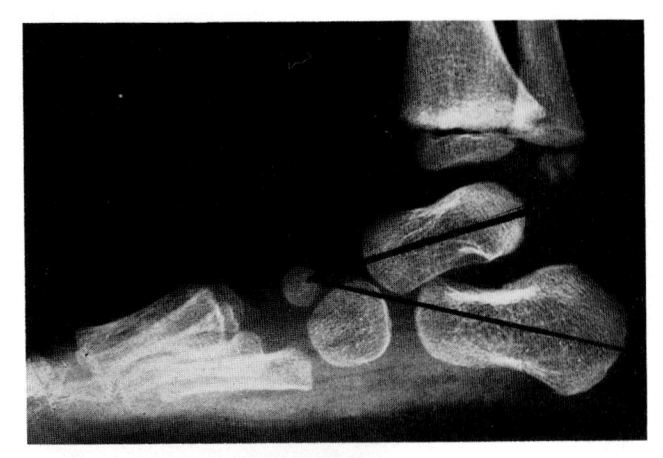

Abb. 54 d) 2¼ Jahre alt. 10 Monate nach Verlängerung der Achillessehne und dorsaler Kapsulotomie. Achsen fast der Norm entsprechend.

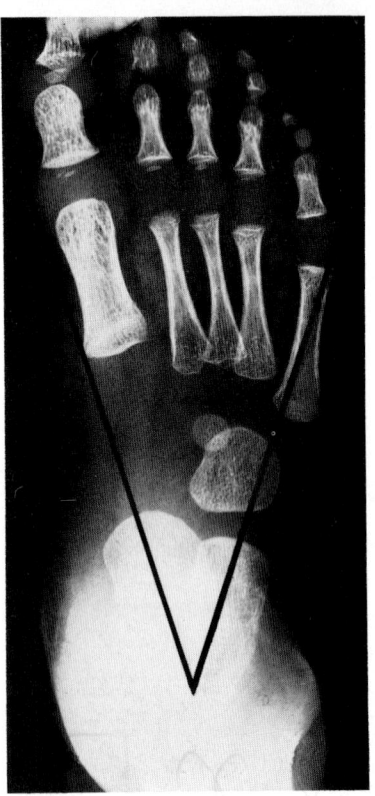

Abb. 55 Pes adductus dexter, ♂ 4 J. (OKZ 131 784)

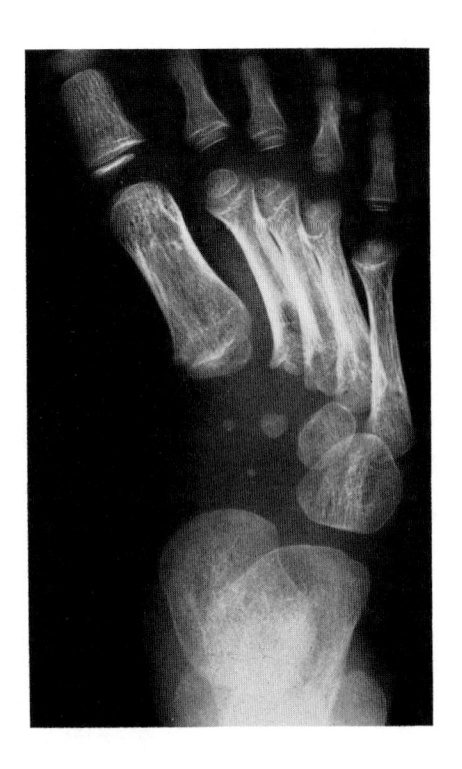

CABANAC u. Mitarb. (1952), DEBRUNNER (1957) ist das Röntgenbild in der Therapie des Klumpfußes unentbehrlich geworden: eine seitliche Aufnahme in leicht korrigierter Stellung und eine anterior-posteriore Aufnahme in Equinusstellung. Diese Aufnahmen bzw. ihre Hilfslinien sind auch für andere Fußdeformitäten wichtig.

Unter normalen Verhältnissen bildet in der a.-p. Aufnahme die Achse des Talus mit der des Kalkaneus einen Winkel von etwa 35–40 Grad. Beim Klumpfuß liegt der Kalkaneus supinatorisch unter dem Talus (Abb. 54). Damit wird der Achsenwinkel kleiner und in hochgradigen Deformitäten laufen die Achsen parallel. Außerdem soll normalerweise der 1. Strahl lateral von der Talusachse liegen. Auch in der Seitenaufnahme bilden Talus- und Kalkaneusachse einen Winkel von etwa 35–40 Grad. Auch hier wird beim Klumpfuß mit zunehmender Deformierung dieser Winkel kleiner, ja die Achsen können sich parallel einstellen oder sogar einen nach distal offenen Winkel bilden.

Pes adductus congenitus

Charakteristikum des Pes adductus congenitus (Abb. 55), der auch als Metatarsus varus congenitus bezeichnet wird, ist die Adduktion des Vorfußes. Hinsichtlich des Rückfußes wurden beim Pes adductus zwei Formen unterschieden; die eine Gruppe weist eine fixierte Valgusstellung des Rückfußes auf, bei der anderen ist der Rückfuß in Mittelstellung oder in nicht fixierter Valgusstellung. Nie aber ist der Rückfuß supinatorisch eingestellt.

Pes plano-valgus congenitus

Diese Deformität ist nicht selten und oft genug Grundlage des Plattfußes des Jugendlichen oder des Erwachsenen. Klinisch ist sie charakterisiert durch eine mehr oder weniger stark ausgebildete Konvexität der Sohle, bedingt dadurch, daß der Kalkaneus in Spitzfußstellung steht und der Vorfuß aufgebogen ist (Schaukelfuß, Tintenlöscherfuß.) *Röntgenologisch* zeigt sich ein abnormer Steilstand des Talus, der oft im Seitenbild in der Verlängerung der Tibiaachse steht. Der Winkel, den der Talus mit dem Kalkaneus bildet und der in der Regel 35–40 Grad beträgt (S. 417), ist beim Pes valgo-planus wesentlich größer (Abb. 56). Der Mittelfuß ist im Chopartschen Gelenk am Taluskopf vorbei nach ventral verlagert, es besteht keine Artikulation zwischen Talus und Navikulare. Auch in der a.-p. Aufnahme ist der Winkel zwischen Talus- und Kalkaneusachse größer als normal. *Pathologisch-anatomisch* finden sich erhebliche Anomalien: Fehlen der Plantaraponeurose, stark plantarer Ansatz des Musculus tibialis anterior (GÜNTZ 1939).

An sich haben wir bei dieser Deformität Verhältnisse vor uns, die hinsichtlich der Beziehung zwischen Kalkaneus und Talus eine recht enge Parallele haben zu frühembryonalen Stufen des Menschenfußes und vergleichend-anatomisch zum Anthropoidenfuß. Früher wurde diese Deformität oft auch als angeborene Sprungbeinverlagerung (DEUTSCHLÄNDER 1928, 1935) bezeichnet.

Pes excavatus

Der Pes excavatus (Abb. 57) kann kongenital bedingt sein (Myelodysplasie, Morbus Friedreich u. a. m.) oder erworben sein (Poliomyelitis; posttraumatisch; iatrogen aus einem Pes varo-equinus congenitus). Klinisch ist der Hohlfuß charakterisiert durch eine Supinationsstellung des Rückfußes und eine dazu pronatorische Einstellung des Vorfußes. In dieser Hinsicht ist er das Gegenteil des Plattfußes, der ein Pes postice pronatus et antice supinatus ist (STRASSER 1917). Liegt beim Hohlfuß noch ein Steilstand des Kalkaneus vor, z. B. bei manchen Lähmungsformen, so kann man von Pes calcaneus excavatus sprechen. In den allermeisten, vielleicht in allen Fällen, darf angenommen werden, daß die Deformität von der Muskulatur bzw. vom Nervensystem ausgeht. So kann ein Hohlfuß von einer Lähmung der Mm. interossei ausgehen, bzw. von deren zeitlich gestaffelten Reparation; er kann sich auch nach einer Schwächung des M. tibialis anterior entwickeln (Übergewicht des M. peronaeus longus). In starker Ausbildung kann es zu einer sehr starken Inflexion des Vorfußes, speziell des Metatarsale I, kommen, so daß der Winkel zwischen Kalkaneus-

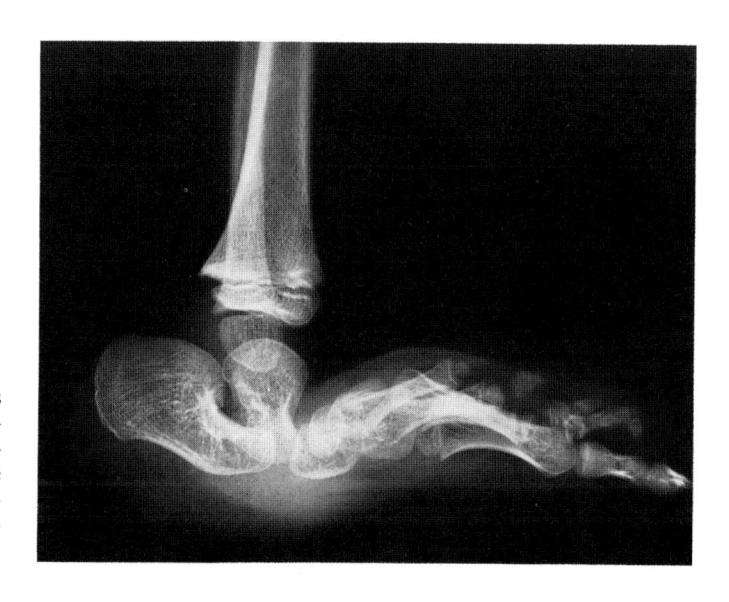

Abb. 56 Pes plano-valgus congenitus sin., ♂ 6 J. Hochgradige bilaterale Deformität. Talusachse in Fortsetzung der Tibiaachse. Tintenlöscherfuß. – Operative Korrektur. Kontrolle 10 Jahre später: beschwerdefrei, sei ganzen Tag in Landwirtschaft auf den Beinen. (OKZ 59 565)

Abb. 57 Pes excavatus dexter bei neuraler Muskelatrophie Charcot-Marie-Tooth, ♂ 24 J. Hochgradige bilaterale Deformität. Sehr ausgeprägte Inflexion des Metatarsale I. Achsenwinkel 80°. (OKZ 101 304)

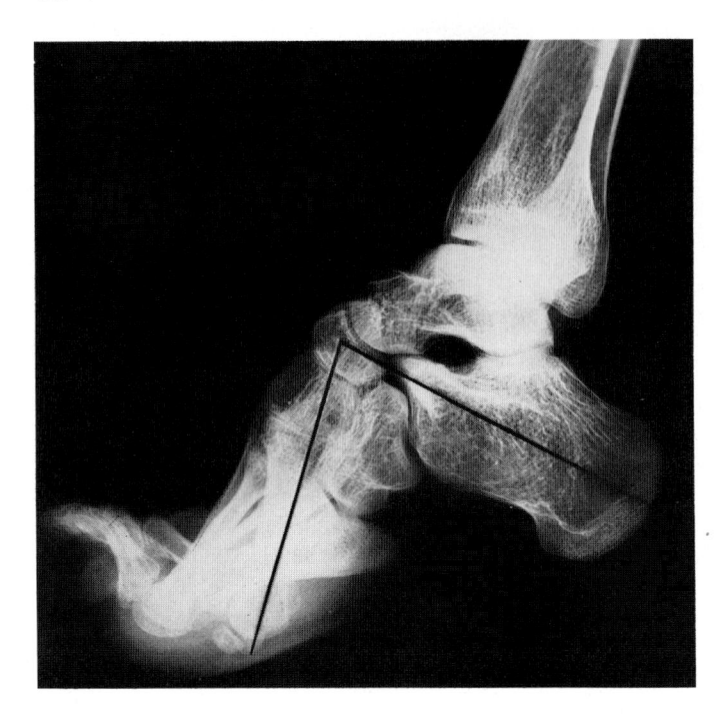

achse und Metatarsalachse 90 Grad und weniger betragen kann (normalerweise etwa 130 Grad).

Pes calcaneus

Der Pes calcaneus (Abb. 58), oder Hackenfuß ist meist verursacht durch eine in der Jugend durchgemachte Lähmung der Wadenmuskulatur (z. B. Poliomyelitis). Iatrogen kann er entstehen durch eine zu ausgiebige operative Verlängerung der Achillessehne, z. B. nach Korrektur eines Spitzfußes.

Charakterisiert ist er durch eine mehr oder weniger starke Steilstellung des Kalkaneus. Durch den Ausfall der Wadenmuskulatur, oft bei erhaltener Plantarmuskulatur, kommt es zu einer zunehmenden Abbiegung des Corpus und Tuber calcanei zur Planta pedis mit vergrößertem Tubergelenkswinkel und Verkleinerung des Winkels zwischen Kalkaneus- und Metatarsalachse.

Pes equinus

Der Spitzfuß = Pes equinus (Abb. 59) ist in der Regel durch eine Lähmung oder traumatisch bedingt. So sieht man ihn sehr häufig als Poliomyelitisfolge (Lähmung der Fußheber), ebenso bei Schädigung des N. peronaeus, bei spastischen Zuständen (Hemiplegie, Morbus Little usw.). Es sei nur darauf verwiesen, daß die Arbeitsleistung der Plantarflexoren 4mal so groß ist wie die der Ventralflexoren. Sehr oft ist der Pes equinus mit einer Inflexion des Vorfußes kombiniert. Hier kann dann die seitliche Röntgenaufnahme aufschlußreich sein und darauf hinweisen, daß nicht nur eine Korrektur der Stellung des Fußes zum Unterschenkel durchzuführen ist, sondern auch eine Korrektur im Fuß selbst.

Pes planus

Der Pes planus (Plattfuß) – er wird vielerorts auch als Pes valgus (Knickfuß) oder Pes valgoplanus bezeichnet – kann als Spiegelbild und Gegenstück zum Hohlfuß angesehen werden: Ist bei diesem der Rückfuß supinatorisch und der Vorfuß pronatorisch eingestellt, so ist beim Pes planus der Rückfuß pronatorisch (d. h. als Knickfuß) und der Vorfuß supinatorisch eingestellt. Im allgemeinen besteht schon aus anatomischen Gründen eine *Knickbereitschaft* des Fußes. Beim *Erwachsenen* ist das dadurch bedingt, daß die Belastungslinie als Resultierende der vom Unterschenkel aus auf den Tarsus wirkenden Belastungskräfte nicht zusammenfällt mit der Stelle, wo der Kalkaneus mit seinem tiefsten Punkt dem Boden aufliegt. Die Belastungslinie verläuft vielmehr medial davon und so entsteht eine Kraft mit der Tendenz, den Kalkaneus in Valgität umzulegen. Beim *Kind* ist, auch aus anatomischen Gründen, diese Knickbereitschaft noch größer. Während beim Erwachsenen die Gelenkfläche

Fuß   421

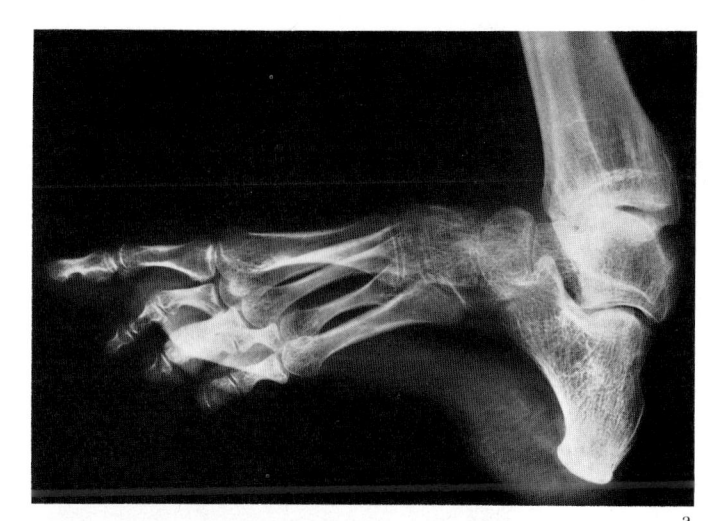

Abb. 58 Pes calcaneus paralyticus dext., ♀ 25 J. Mit 4 Monaten Poliomyelitis. Hochgradiger Hackenfuß, völliger Ausfall der Plantarflexoren. Aufnahme in maximaler passiver Ventral- und Plantarflexion. Korrektur durch Keilosteotomie und Arthrodese des oberen und unteren Sprunggelenks. 2 Jahre später 3 – 4 Std. gehfähig. (OKZ 112 471)

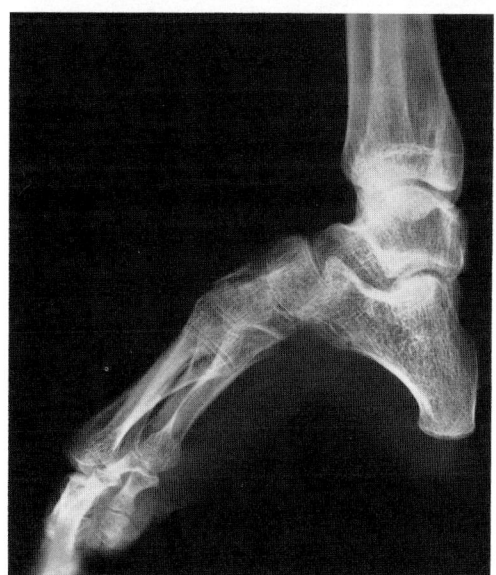

a

b

des Tibiotalargelenkes horizontal steht, ist sie beim Embryo stark geneigt von lateral proximal nach medial distal, d. h. zum Unterschenkel bezogen ist im Talokruralgelenk der Talus (und mit ihm der Kalkaneus) in Valgität geneigt. Diese Neigung nimmt im Lauf der Zeit ab, ist aber bei Neugeborenen und Kleinkindern immer noch deutlich bis etwa um das 8. – 10. Jahr die Tibiotalargelenkfläche ihre horizontale Stellung gewinnt. Diese „Horizontierung", die übrigens phylogenetische Parallelen besitzt, ist dafür verantwortlich zu machen, daß meist in der Kindheit eine spontane Aufrichtung, d. h. eine Verringerung der Valgität stattfindet, eben weil beim Kleinkind an der Valgität des Fußes in hohem Maße eine supratalare Komponente beteiligt ist.

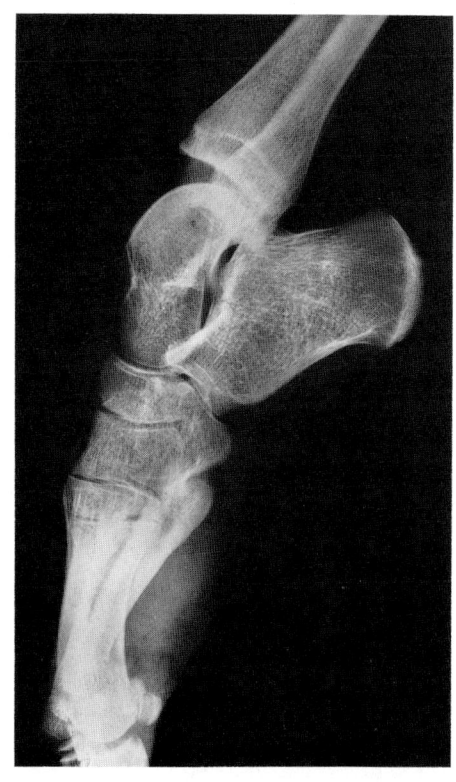

Abb. 59 Pes equinus paralyticus dext., ♀ 28 J. Mit 2 Jahren Poliomyelitis. Sehr starker Pes equinus mit abnorm starker ventraler Aufklappbarkeit des Talokruralgelenks. (OKZ 49 193)

422 Deformitäten des Skeletts

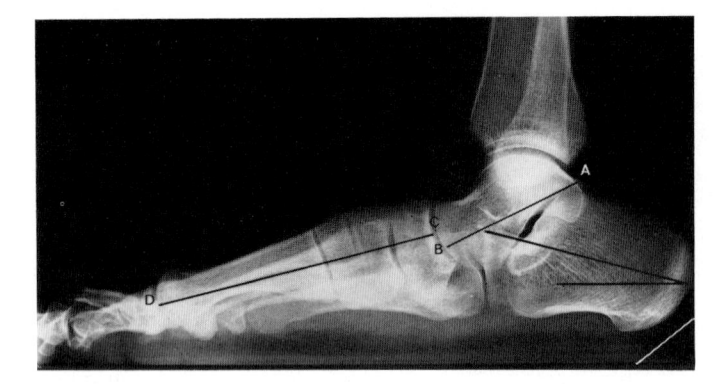

Abb. 60 Pes plano-valgus sin. im Stehen, ♀ 39 J. Deutliche Abknickung in Höhe des Chopart-Gelenks (AD sollte auf einer Geraden liegen). Fersenauftrittswinkel mit 15° kleiner als normal. (OKZ 131638)

Diese Pronationsstellung des Kalkaneus ist lediglich ein morphologisches Teilsymptom, aber das wichtigste, da von ihm fast alle weiteren Symptome ausgehen. Kompensatorisch führt diese Pronation des Rückfußes zu einer Supination des Vorfußes, wobei die „Aufbiegung" im Chopart-Gelenk stattfindet (Abb. 60). Fände diese Supination nicht statt und bliebe mit dem Kalkaneus der Rest des Fußes in Valgität, so würde das betreffende Individuum nur auf dem inneren Fußrand (unter Hebung des lateralen) gehen können; erst die Supination des Vorfußes erlaubt eine Belastung der Planta pedis. In diesem Sinne ist der Platt- bzw. Knickfuß nach HANS STRASSERs (1917) Erhebungen ein *Pes postice pronatus et antice supinatus.* Durch die Supination des Vorfußes kommt es, bei bestehender Pronation des Rückfußes, zu einer Abflachung der medialen Längswölbung (Plattfuß!) Später kann es noch zu einer mehr oder weniger starken Abduktion des Vor- und Mittelfußes im Chopart-Gelenk kommen. Das Ausmaß dieser Veränderungen kann nur mit Hilfe des Röntgenbildes bestimmt werden. Die Bedeutung der Muskulatur für die Entwicklung

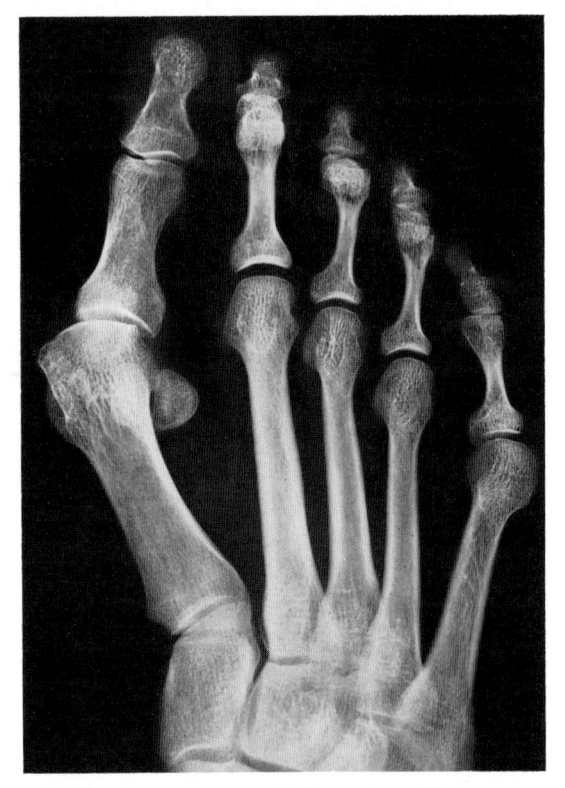

Abb. 61 Pes transversus. Hallux valgus. Digitus varus V. Hammerzehen II – IV, ♀ 36 J. (OKZ 50025)

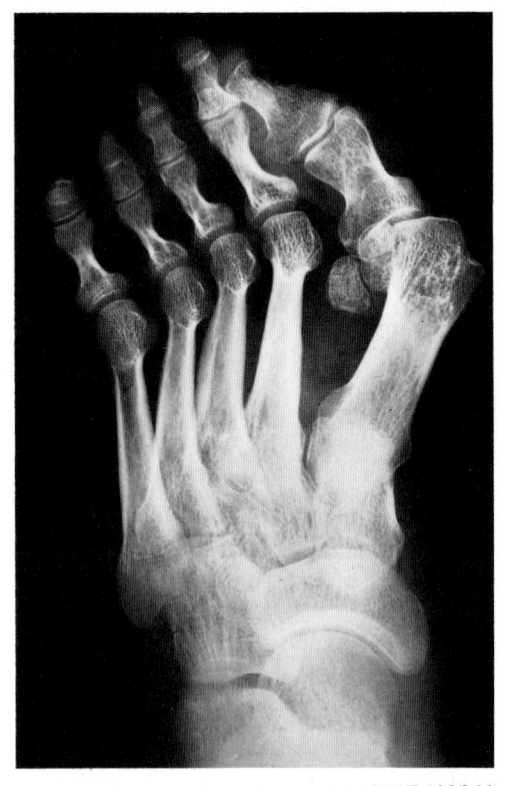

Abb. 62 Hallux valgus sin., ♂ 48 J. (OKZ 130264)

dieser Deformität ersieht man daraus, daß bei Lähmung (speziell des M. tibialis posterior) ganz hochgradige Knickplattfüße entstehen können.

Pes transversus und Hallux valgus

Wenn auch ein Hallux valgus beim Hohlfuß (spez. beim Ballenhohlfuß) auftreten kann (Abb. 61, 62), so ist das doch eher selten und viel eher findet man die Kombination Hallux valgus und Spreizfuß! Der Vorfuß ist fächerförmig verbreitert: Das Metatarsale I ist nach medial adduziert und das Metatarsale V ist nach lateral abduziert. Damit verbunden ist aber eine supinatorische Aufbiegung und Drehung des Metatarsale I und eine pronatorische Aufbiegung und Drehung des Metatarsale V: d. h. Capitulum met. I und V wurden damit etwas hochgehoben und so werden relativ zu ihnen die Capitula met. II – IV tiefer gestellt, d. h. mit der Spreizung der Metatarsalia wird die vordere Querwölbung aufgehoben und statt Capitulum met. I und V wurden die Capitula met. II – IV belastet. Sekundär führt dann z. T. aus kinematischen z. T. aus vestimentären Gründen die mediale Adduktion des Metatarsale I zu einer lateralen Abduktion (und Pronation!) der Großzehe, so daß das Bild des Hallux valgus entsteht. Ebenso kann aus der lateralen Abduktion des Metatarsale V eine mediale Adduktion der 5. Zehe resultieren, also das Bild des Digitus quintus varus.

Eine Arthrosis deformans im Großzehengrundgelenk gehört eigentlich nicht zum Hallux valgus; da beim Gehen bei dieser Deformität im Großzehengrundgelenk keine oder fast keine Bewegungen entstehen, kann – trotz Gelenkknorpeldegeneration – sich keine Arthrosis deformans entwickeln.

Inconstantia et Coalitiones

Nach dem Kanon der Anatomie besteht der Fuß aus 25 – 26 Skelettelementen bzw. aus 27 – 28, wenn man die Sesamoiden I dazu rechnet. Neben diesen kanonischen Elementen können aber noch andere Skelettelemente auftreten, die als Accessoria oder als Inconstantia bezeichnet werden. Zum Teil sind sie phylogenetisch bedingt. Es gibt deren im Ganzen etwa 30, wobei einige aber recht umstritten sind. Es seien hier nur die drei häufigsten und klinisch wichtigsten erwähnt.

In 14% bei der Frau und in 8% beim Mann wird das *Os tibiale* gefunden, ein inkonstantes Skelettelement an der Tuberositas ossis navicularis, das oft genug Symptome machen kann und oft genug noch mit einer Fraktur des Os naviculare verwechselt wird (Abb. 63).

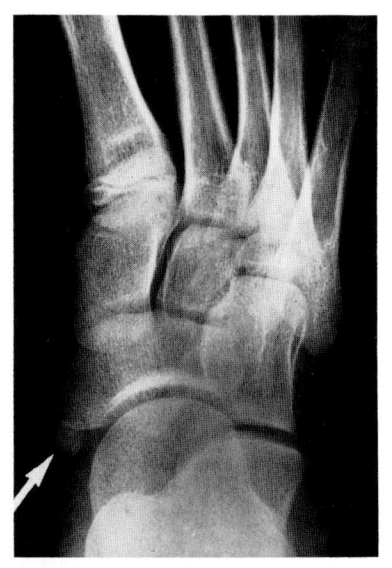

Abb. 63 Os tibiale dextrum, ♀ 12 J. (OKZ 130134)

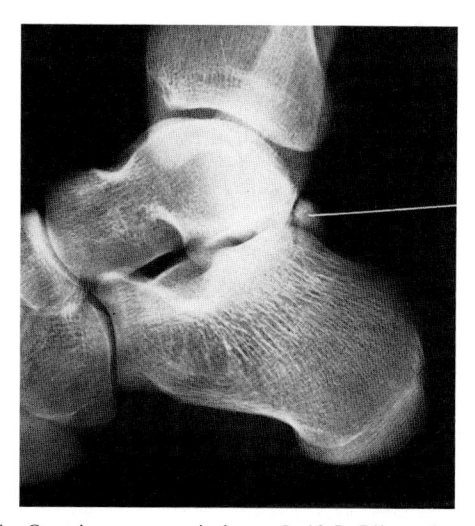

Abb. 64 Os trigonum tarsi dext., ♀ 19 J. Bilateraler Nebenbefund. (OKZ 106477)

424 Deformitäten des Skeletts

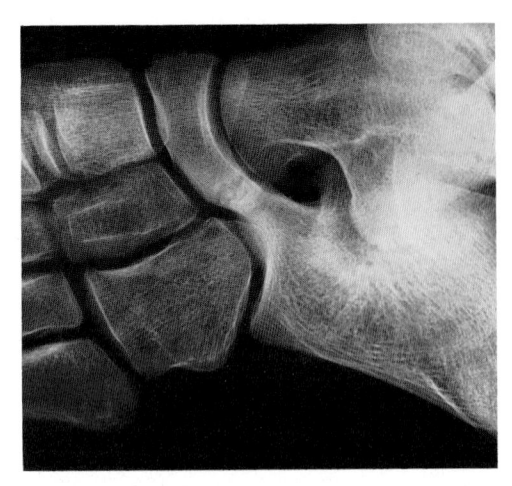

Abb. 65 Coalitio calcaneo-navicularis sin., ♂ 12 J. Schrägaufnahme. Inversion des Fußes aufgehoben. Schmerz nach ½ Std. Gehen. (OKZ 18 174)

In etwa 7% wird das *Trigonum tarsi* gefunden, das aus dem embryonalen Knorpel des Talus durch Ausbildung eines eigenen Knochenkerns entsteht, aus dem dann ein eigener Knochen dorsal vom Processus posterior tali entsteht (Abb. 64). Eine Verschmelzung ist sekundär möglich. Differentialdiagnostisch wichtig ist das Trigonum zur Fraktur des Processus posterior tali, der Shepherdschen Fraktur.

Wesentlich seltener ist mit 2% der *Calcaneus secundarius*, der aber nach PFITZNER (1900) wichtig ist, da er bei kräftiger Entwicklung eine Brücke zwischen Kalkaneus und Navikulare bilden und damit zum Vermittler einer Koaleszenz oder einer Synostose zwischen Kalkaneus und Navikulare werden kann. Das führt dann mehr oder weniger zu starker Reduktion der In- und Eversionsbewegungen des Fußes, es resultiert dann meist das Bild des kontrakten Knickplattfußes. So findet NIEDERECKER (1959) aufgrund seiner operativen Befunde bei 161 kontrakten Knickfüßen 27mal (= 16,8%) eine Coalitio calcaneo-navicularis (Abb. 65).

Andere „Coalitionen" – Talus/Navikulare, Kalkaneus/Kuboid – sind seltener. Aber auch sie können sich funktionell auswirken und sind deswegen wichtig (Abb. 66).

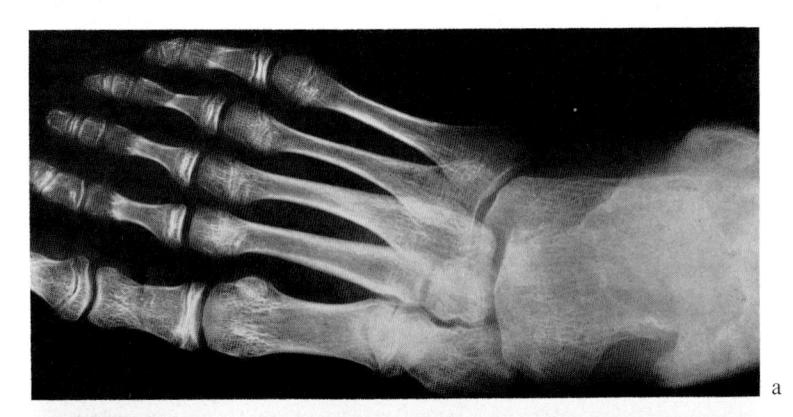

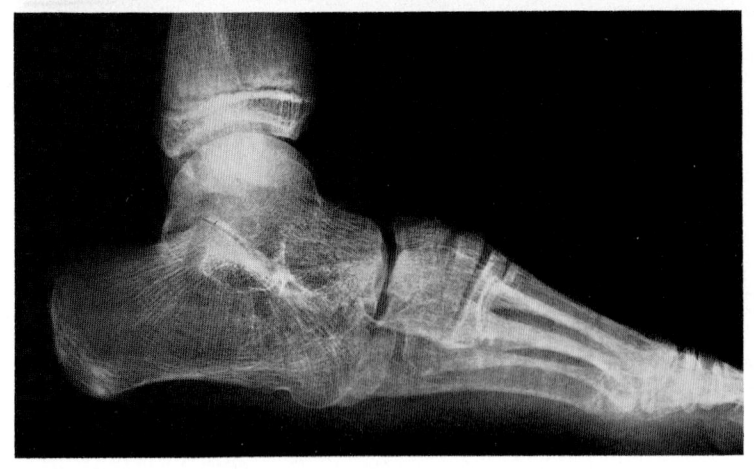

Abb. 66 Pes planus congenitus mit Coalitio talo-calcaneo-naviculo-cuboides dorso-plantar und seitlich im Stehen aufgenommen, ♂ 15 J. Deformität bilateral. Klinisch: starker Plattfuß, wenig Beschwerden. (OKZ 111 896)

Anhang:
Arthrogrypose

Bei der Arthrogrypose, dem *Guérin-Stern-Syndrom*, handelt es sich um eine recht seltene angeborene Affektion [*], die sich in einer erheblichen Versteifung der meisten Gelenke kundtut. An Deformitäten liegen meist Klumpfüsse, Manus flexae und Hüftluxationen vor. Bedingt ist die Gelenkversteifung durch eine erhebliche Kapselfibrose, außerdem ist die Muskulatur hypoplastisch; das Perimysium ist oft verdickt und fibrös. Bei Probeexzisionen findet man oft statt der Muskelbäuche Fettgewebe; diese Veränderung ist wahrscheinlich sekundär.

Radiologisch ergeben sich meist keine besonderen Befunde: die Gelenkenden sind in der Regel gut ausgebildet. Ausnahmen haben wir aber an den Schultergelenken gesehen, wobei im späteren Verlauf aber nicht mehr zu entscheiden ist, was primär und was sekundär ist (Abb. 67). Allerdings können sekundäre Gelenkveränderungen auftreten; so kann die fibröse Versteifung der Finger- und Zehengelenke im Lauf der Entwicklung in eine ossäre Synostose übergehen, die aber meist erst im Alter von 10 Jahren radiologisch nachweisbar ist.

Als Gelenkveränderung ist auch die in diesem Leiden sehr häufige Hüftluxation anzusehen (siehe auch Abb. S. 404). Bei 12 Arthrogrypotikern, die wir beobachten konnten, fanden sich 15 Hüftluxationen (6 bilateral, 3 unilateral). In ihrer Starre unterscheidet sich diese Luxation aber völlig von der Dysplasia luxans coxae und wird deswegen auch unter die sog. teratologischen Luxationen eingereiht. Röntgenologisch sind primär hier die Pfannenverhältnisse intakt. Bei 39 Patienten mit Arthrogrypose fanden LLOYD-ROBERTS u. LETTIN (1970) 16 luxierte Hüften, davon 6 bilateral. GIBSON u. URS (1970) berichten über 114 innerhalb der Zeit von 1950 – 1965 beobachteten Arthrogrypotikern; davon hatten 27 Hüftluxationen (18 bilateral, 9 unilateral). Ätiologie: unbekannt. Ein ähnliches Leiden wird auch bei Merino-Schafen gefunden.

---

[*] So sah A. R. SHANDS innerhalb von 17 Jahren in seiner Klinik unter 415 Patienten mit kongenitalen Deformitäten nur 13 Arthrogrypotiker (= 3,1%).

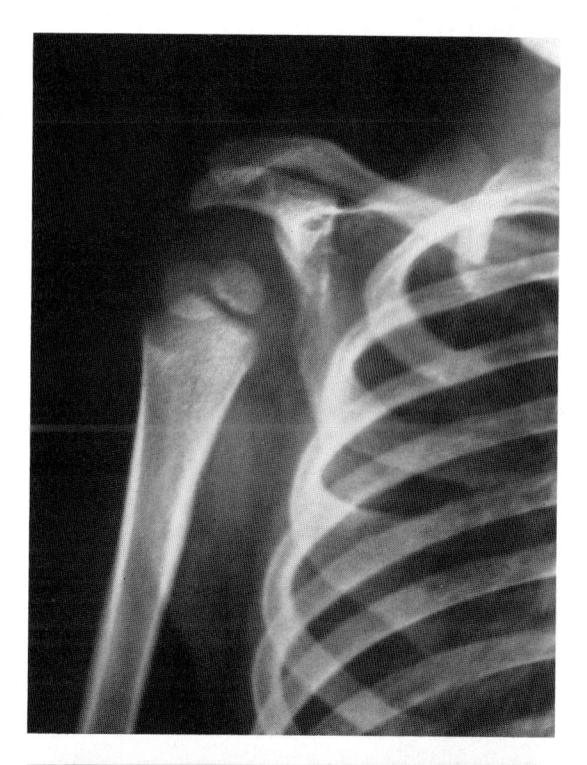

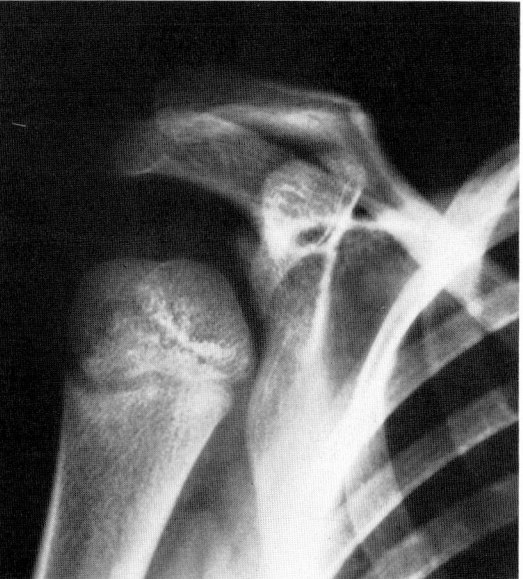

Abb. 67 Arthrogryposis congenita, ♀. Rechtes Schultergelenk. a) Im Alter von 1 11/12 J., b) im Alter von 10 J. (OKZ 133 633)

Literatur

Einleitung

Blauth, W., H. G. Willert 1963: Klinik und Therapie ektromeler Mißbildungen der unteren Extremität. Arch. orthop. Unfall-Chir. 55, 521 – 570

Duraiswami, P. K. 1952: Experimental causation of cong. skeletal defects in orthop. surgery. J. Bone Jt Surg. 34 B, 646 – 698

Gruber, G. B. 1937: Die Entwicklungsstörungen der menschlichen Gliedmaßen. In: Morphologie der Mißbildungen, Bd. III/1, Kap. VII, hrsg. von E. Schwalbe, G. B. Gruber, Fischer Jena

Hadorn, E. 1955: Letalfaktoren. Thieme Stuttgart

Idelberger. K. H. 1957: Die erblichen Entwicklungsstörungen. In: Handbuch der Orthopädie, Bd. I, hrsg. von G. Hohmann, M. Hackenbroch, K. Lindemann. Thieme, Stuttgart (S. 116 – 132)

Mau, H. 1958: Wesen und Bedeutung der enchondralen Dysostosen. Thieme, Stuttgart

Scheier, H. 1967: Prognose und Behandlung der Skoliose. Thieme, Stuttgart

Scherb, R. 1952: Kinetisch-diagnostische Analyse von Gehstörungen. Enke, Stuttgart

Shands, A. R., H. U. Peacock 1957: Cong. Malformations of the Skeletal System observed in a Children's Hospital over a 17 Years Period. 7. Congress SICOT, Barcelona 1957 (S. 938 – 947)

Stockard, Ch. R. 1932: Die körperliche Grundlage der Persönlichkeit. Fischer, Jena

Thalhammer, O. 1954: Über die exogene Genese angeborener Störungen, insbesondere des Skeletts. Verh. dtsch. orthop. Ges. 1954 Enke, Stuttgart

Töndury, G. 1962 a: Embryopathien. Springer, Berlin

Töndury, G. 1962 b: Die Embryologie im Dienst der Krankheitsforschung. Verh. Schweiz. Naturforsch. Ges. 142, 39 – 49

Werthemann, A. 1952: Die Entwicklungsstörungen der Extremitäten. In: Handbuch der speziellen pathologischen Anatomie und Histologie, Bd. IX/6, hrsg. von Lubarsch, Henke, Rössle. Springer, Berlin

Willert, H. G., H. L. Henkel 1969: Klinik und Pathologie der Dysmelie. In: Experimentelle Medizin, Pathologie und Klinik, Bd. XXVI, hrsg. von F. Leuthardt, R. Schoen, H. Schwiegk, H. U. Zollinger. Springer

Obere Extremitäten

Schultergürtel

Bateman, J. E. 1955: The Shoulder and Environs, Mosby, St. Louis

Blair, J. D., P. O. Wells 1957: Bilat. undescended scapula associated with omovertebral bone. J. Bone Jt Surg. 39 A, 201

Daubenspeck, K. 1958: Der Schultergürtel. In: Handbuch der Orthopädie, Bd. II, hrsg. von G. Hohmann, M. Hackenbroch, K. Lindemann. Thieme, Stuttgart (S. 936 – 996)

Huc, G. 1924: De l'adaptation de la ceinture scapulaire au thorax. Thèse, Paris

Jeannopoulos, C. L. 1952: Cong. elevation of the scapula. J. Bone Jt Surg. 34 A, 883

Oberthür, H. 1937: Malfomations congénitales de la ceinture scapulaire. In: Traité Chir. Orthop. Bd. III, hrsg. von Ombrédanne-Mathieu Masson, Paris (S. 1993 – 2006)

Sprengel 1891: Die angeborene Verschiebung des Schulterblattes nach oben. Arch. klin. Chir. 42, 545 – 549

Freie Extremität

Branciforti, S., I. F. Goídanich 1953: Contributo allo studio dell'Omero varo. Chir. Órgani Mov. 39, 200 – 220

Busatti, P. F. 1928: Un caso di lussazione cong. tardiva della testa del radio. Arch. Ortop. (ital.) 44, 366 – 386

Chasin, A. 1932: Synostosis radioulnaris superior cong. Z. orthop. Chir. 56, 353 – 377

Francillon, M. R. 1965: Zur Ätiologie des sog. Humerus varus idiopathicus. Beitr. Orthop. Traum. 12, 669 – 671

Francillon, M. R. 1966: Zur Ätiologie des Humerus varus adolescentium. Med. Klin. 13, 489 – 492

Hohmann, G. 1949: Hand und Arm. Bergmann, München

Hopf, A. 1958: Die angeborenen Veränderungen des Unterarmes und der Hand. In: Handbuch der Orthopädie, Bd. II, hrsg. von G. Hohmann, M. Hackenbroch, K. Lindemann. Thieme, Stuttgart (S. 419 – 506)

Hultèn, 1928: Anatomische Variationen der Handgelenksknochen, Acta radiol. (Stockh.) 9

Lucas, L. S., J. H. Gill 1947: Humerus varus following birth injury to the proximal humeral epiphysis. J. Bone Jt Surg. 29 A, 367 – 369

Madelung, 1879: Die spontane Subluxation der Hand nach vorne. Langenbecks Arch. klin. Chir. 23, 395 – 412

Mumenthaler, M. 1961: Die Ulnarisparesen. Thieme, Stuttgart

Neustadt, E. 1932: Synostosis radio-ulnaris congenita. Arch. orthop. Unfall-Chir. 31, 250 – 254

Weil, S. 1959: Die angeborenen Mißbildungen des Ellenbogengelenks. In: Handbuch der Orthopädie, Bd. III, hrsg. von G. Hohmann, M. Hackenbroch, K. Lindemann. Thieme, Stuttgart (S. 325 – 340)

Zaffaroni, A., G. Duse 1962: Considerazioni sull'Omero varo. Arch. Ortop. Milano 75, 1 – 21

Untere Extremität

Becken und Hüftgelenk

Andrén, L. 1962: Pelvic instability in newborns. Acta radiol. (Stockh.) Suppl. 212

Baumgartner, R. 1961: Die geburtstraumatische Epiphysenlösung des Femurkopfes. Z. Orthop. 95, 32 – 40

Becker, F. 1969: Die konservative Behandlung der Hüftdysplasie und Hüftverrenkung. Z. Orthop. 106, 173 – 201

Bernbeck, R. 1958: Die angeborenen und erworbenen Beckendeformitäten. In: Handbuch der Orthopädie, Bd. II, hrsg. von G. Hohmann, M. Hackenbroch, K. Lindemann. Thieme, Stuttgart (S. 997 – 1046)

Breitenfelder, H. 1960: Coxa vara epiphysaria: Frühbehandlung. Wiederherstellungschir. u. Traum. 5, 167 – 202

Camera, U. 1930: Il distacco epifisario traumatico ostetrico dell'estremita sup. del femore. Arch. Ortop. 46, 1019 – 1027

Campbell Golding, F. 1948: Congenital Coxa vara. J. Bone Jt Surg. 30 B, 160 – 163

Drehmann, G. 1911: Die Coxa vara. Ergebn. Chir. Orthop. 2, 452 – 487

Duncan, J. G., W. A. Souter 1963: Hereditary of the Onycho-Osteodysplasia, J. Bone Jt Surg. 45 B, 242 – 256

Dunlap, K., A. R. Shands jr., L. C. Hollister, J. S. Gaul, H. A. Streit 1953: A new method for determination of torsion of the femur. J. Bone Jt Surg. 35 A. 289 – 311

Dunn, J. M. 1952: Anteversion of the neck of the femur. A method of management. J. Bone Jt Surg. 34 B, 181 – 186

Duthie, R. B., F. Hecht 1963: The inheritance and development of the nail-patella-syndrome. J. Bone Jt Surg. 45 B, 259 – 267

Francillion, M. R. 1937: Beitrag zur Kenntnis der angeborenen Hüftgelenks-Verrenkung. Beih. Z. Orthop. 66, Enke, Stuttgart

Francillon, M. R. 1959: Correzione dell'andatura in rotazione interna negli spastici. Scritti med. in onore di Ugo Camera. Minerva Medica, Torino (S. 32 – 35)

Frischknecht, W. 1954: Zur Frühdiagnose der kong. Hüftluxation. Helv. paed. acta 9, 43 – 49

Frischknecht, W., C. Schuler 1961: Hüftluxation bei cerebraler Kinderlähmung. Helv. paed. acta 16, 795 – 802

Gickler, H. 1937: Familiäres Vorkommen der Protrusio acetabuli. Z. Orthop. 66, 14 – 20

Gickler, H., S. Teufel 1938: Neue Untersuchungen zur Pathologie der Hüftpfanne. Z. Orthop. 68, 67 – 82

Harris, R. 1950: The endocrine basis for slipping of the upper femoral epiphysis. J. Bone Jt Surg. 32 B, 5

Hilgenreiner, H. 1935: Die Frühbehandlung der angeborenen Hüftverrenkung. Prag. med. Z. 5

Huwyler, J. 1959: Die Wirkung von Streptomyzin und PAS auf das Gewebe bei intraarterieller Injektion am gesunden Meerschweinchen. Z. Orthop. 91, 308

Idelberger, K. H. 1951: Die Erbpathologie der sogenannten angeborenen Hüftverrenkung. Urban & Schwarzenberg, München

Imhäuser, G. 1947: Protrusio acetabuli. Z. Orthop. 76, 251

Imhäuser, G. 1958: Die intrapelvinen Vorragungen des Pfannenbodens. In: Handbuch der Orthopädie, Bd. II, hrsg. von G. Hohmann, M. Hackenbroch, K. Lindemann. Thieme, Stuttgart (S. 1103 – 1119)

Imhäuser, G. 1960: Über das Wesen der Epiphysendislokation. Wiederherstellungschir. u. Traum. 5, 167 – 202

Kummer, B. 1959: Bauprinzipien des Säugerskelettes. Thieme, Stuttgart

Kummer, B. 1961: Die Torsion der unteren Extremität, ihre Entstehung und funktionelle Bedeutung. Verh. dtsch. orthop. Ges. 49. Kongreß Beiheft z. Orthop. 96, 115 – 135. Enke, Stuttgart

von Lanz, T. 1951: Über umwegige Entwicklungen am menschlichen Hüftgelenk. Schweiz. med. Wschr. 81, 1053 – 1056

Le Damany, P. 1912: La Luxation congénitale de la hanche. Alcan, Paris

Leveuf, J., P. Bertrand 1946: Luxations et subluxations congénitales de la hanche. Doin, Paris

Lindemann, K. 1941: Das erbliche Vorkommen der Coxa vara cong. Z. Orthop. 72, 326

Lindemann, K. 1949: Zur Morphologie der Coxa vara cong. Z. Orthop. 78, 47

Lindemann, K. 1956: Familiäre Beobachtungen von Protrusio acetabuli. Verh. dtsch. Orthop. Ges. 44, 426 – 432

Lorenz, Ad. 1920: Die sogenannte angeborene Hüftverrenkung. Enke, Stuttgart

Martin, R. 1928: Lehrbuch der Anthropologie. Fischer, Jena

Martin, H. 1942: Coxa vara cong. bei eineiigen Zwillingen. Arch. orthop. Unfall-Chir. 42, 230 – 240

Mau, H. 1954: Die Hüftgelenksveränderungen bei spastischen Lähmungen. Z. Orthop. 84, 407 – 445

Mau, H. 1957: Wachstumsfaktoren und -reaktionen des gesunden und kranken kindlichen Hüftgelenks. Arch. orthop. Unfall-Chir. 49, 428 – 452

Misasi, N., F. Cigala, E. M. Corrado, C. Milano 1972: La Displasia cong. dell'anca nell'età pediatrica. Eziopatogenesi. 57. Congresso Soc. Ital. Ortop. Traumatol. Bologna

Morscher, E. 1961: Zur Pathogenese der Epiphyseolysis capitis femoris. Arch. orthop. Unfall-Chir. 53, 313 – 343

Morscher, E. 1968: Strength and Morphology of Growth Cartilage under Hormonal Influence of Puberty. In: Reconstruction Surgery and Traumatology, Bd. X. Karger, Basel

Müller, M. E. 1957: Die hüftnahen Femurosteotomien; 2. Aufl. 1970 Thieme, Stuttgart

Müller, M. E. 1970: Die hüftnahen Femurosteotomien, 2. Aufl. Thieme, Stuttgart

Nauck, E. Th. 1931: Über umwegige Entwicklung. Morph. Jb. 66, 65 – 195

Nievergelt, K. 1948: Protrusio acetabuli (Otto-Chrobacksches Becken). Schweiz. med. Wschr. 78, 31 – 34

Nilsonne, H. 1924: Beitrag zur Kenntnis der kongenitalen Formen der Coxa vara. Acta radiol. (Stockh.) 3, 383

Paatsama, S., R. Risanen 1965: Hip dysplasia in dogs with spec. reference to the histopathology. Anim. Hosp. 1, 168

Paatsama, S., P. Rissanen, P. Rokkanen 1966: Some aspects of hip dysplasia and coxa plana in dogs. J. small. Anim. Pract. 7, 477 – 481

Pfändler, V., P. Cottet 1951: Une souche de Sugnens atteinte d'une dysplasie osseuse et unguéale héréditaire. Schweiz. med. Wschr. 81, 196

Pfeiffer, R. 1936: Die traumatische Lösung der oberen Femurepiphyse, eine typische Geburtsverletzung. Bruns Beitr. klin. Chir. 164, 18 – 30

Reiner 1901: Über den kongenitalen Femurdefekt. Z. orthop. Chir. 9, 544

Rippstein, J. 1955: Zur Bestimmung der Antetorsion des Schenkelhalses mittels zweier Röntgenaufnahmen. Z. Orthop. 86, 345 – 360

von Rosen, S. 1957: Early diagnosis and treatment of cong. dislocation of the hip joint. Acta orthop. scand. 26, 136 – 155

Rüther, H. 1954: Ursachen und Behandlung der jugendlichen Hüftkopflösung. Enke, Stuttgart

Rütt, A. G. v. Schmoller 1967: Vergleichende Orthopädie. Z. Orthop. 103, 404 – 408

Rütt, A., G. v. Schmoller 1969: Zur Ätiologie der Hüftgelenksdysplasie. Arch. orthop. Unfall-Chir. 66, 220 – 225

Schreiber, A. 1963: Epiphyseolysis capitis femoris. Beitrag zur Frage der Beidseitigkeit. Z. Orthop. 97, 4 – 11

Schreiber, A. 1965: Osteo-Onycho-Dysplasie. Z. Orthop. 100, 540 – 545

Schultheiss, H. 1965: Die Frühbehandlung der Hüftdysplasie. Enke, Stuttgart

Severin, E. 1942: Spätresultate unblutiger Behandlung von Lux. coxae cong. Z. Orthop. 74, 52 – 75

Smith, W. S., C. R. Coleman, M. L. Olix, R. F. Slager 1963: Etiology of cong. disloc. of the hip. An experimental approach. J. Bone Jt Surg. 45 A, 491 – 500

Storck, H. 1935: Coxa valga. Verh. dtsch. orthop. Ges. 30. Kongreß 345 – 361

Taillard, W. 1961: Die hormonelle Grundlage der Epiphysenlösung. Verh. dtsch. orthop. Ges. 49. Kongreß. Enke, Stuttgart

Walter, H. 1929: Die Pathologie und Klinik der Coxa vara. Verh. dtsch. orthop. Ges. 24, 8 – 39

Weiss, J.-W. 1964: Die Arthrographie der Luxationshüfte. Hippokrates, Stuttgart

Wiberg, G. 1939: Studies on dysplastic acetabule and cong. subluxation of the hip joint. Acta chir. scand. 83. Suppl. 58

Wiberg, G. 1945: Mech.-funktionelle Faktoren als Ursache der Arthritis deformans in Hüft- und Kniegelenk. Z. Orthop. 75, 260 – 285

Wilkinson, J. A. 1968: Prime factors in the etiology of cong. dislocation of the hip. J. Bone Jt Surg. 45 B, 268 – 283

Freie Extremität

Blount, W. P. 1937: Tibia vara. J. Bone Jt Surg. 19, 1 – 29

Blumensaat, C. 1938: Lageabweichungen und Verrenkungen der Kniescheibe. Ergebn. Chir. Orthop. 31, 149

Böhm, M. 1935: Das menschliche Bein. Enke, Stuttgart

Boni, M., L. Ceciliani 1972: La sinovectomia del ginocchio. 57. Congr. Soc. Ital. Ortop. Traumatol. 69 – 148

Bouillet, R., Ph. van Gaver 1961: L'arthrose du genou. Acta orthop. belg. 27, 5 – 187

Boyd, H. B., F. P. Sage 1958: Congenital Pseudarthrosis of the Tibia. J. Bone Jt Surg. 40 A, 1245

Bragard, K. 1932: Das Genu valgum. Enke, Stuttgart

Cabanac, J., P. Petit, A. Maschas 1952: Le traitement du pied bot varus équin congénital. Rev. Orthop. 38, 314 – 351

Debrunner, H. 1957: Die Therapie des angeborenen Klumpfußes. Enke, Stuttgart

Debrunner, H. 1961: Das Kniegelenk. In: Handbuch der Orthopädie, Bd. IV/1, hrsg. von G. Hohmann, M. Hackenbroch, K. Lindemann. Thieme, Stuttgart (S. 602 – 686)

Deutschländer, C. 1928: Die angeborene Verrenkung des Sprungbeines. Dtsch. Z. Chir. 213

Deutschländer, C. 1935: Die angeborene Sprungbeinverlagerung in ihren Beziehungen zu den Fehlformen des Fußes. Verh. dtsch. orthop. Ges. 29. Kongreß 122 – 125

Di Prampero, A. 1939: Morfol. radiogr. dell'anca cosidetta sana nella lussazione cong. unilat. Chir. Organi Mov. 25, 1 – 16

Dupuis, P. V. 1951: La Torsion tibiale. Desoer, Liège und Masson, Paris
Guilleminet, M., R. Ricard 1958: Pseudarthrose congénitale du tibia et son traitement. Masson, Paris
Güntz, E. 1939 a: Die pathologische Anatomie des angeborenen Plattfußes. Z. Orthop. 69, 219 – 236
Güntz, E. 1939 b: Das Röntgenbild des Fußes. Z. Orthop. 69, 445 – 476
Hohmann, G. 1948: Fuß und Bein. Bergmann, München
Hohmann, G. 1961: Das erworbene Crus varum. In: Handbuch der Orthopädie, Bd. IV/2, hrsg. von G. Hohmann, M. Hackenbroch, K. Lindemann. Thieme, Stuttgart (S. 781 – 787)
Kreuz, L. 1927: Klumpfußuntersuchungen. Arch. orthop. Unfall-Chir. 25, 1 – 88
Le Damany, P. 1912: La luxation congenitale de la hanche. Alcan, Paris
Leveuf, J., C. Pais 1946: Les dislocations congénitales du genou. Rev. Orthop. 32, 313 – 350
Lindemann, K. 1961: Die angeborenen Deformitäten des Unterschenkels. In: Handbuch der Orthopädie, Bd. IV/2, hrsg. von G. Hohmann, M. Hackenbroch, K. Lindemann. Thieme, Stuttgart (S. 741 – 780)
McFarland, B. L. 1951: Pseudarthrosis of the tibia in childhood. J. Bone Jt Surg. 33 B, 36 – 46
Marion, J., J. Barcat 1950: Les luxations de la rotule en dehors des luxations traumatiques récentes. Rev. Orthop. 36, 181 – 241
Marique, P., W. de Meuter 1951: Le contrôle radiographique au cours du traitement du pied bot... Rev. Orthop. 37, 250 – 255
Mau, H. 1958: Wesen und Bedeutung der enchondralen Dysostosen. Thieme, Stuttgart
Mikulicz, J. 1878: Über individuelle Formdifferenzen am Femur und an der Tibia des Menschen. Mit Berücksichtigung der Statik des Kniegelenks. Arch. Anat. Physiol. Anat. Abt. 351 – 404
Mikulicz, J. 1879: Die seitlichen Verkrümmungen am Knie und ihre Heilungsmethoden. Langenbecks Arch. klin. Chir. 23, 561 – 629 u. 671 – 770

Müller, W. M. 1926: Zur Ätiologie des angeborenen Klumpfußes, Arch. Klaus-Stift. Vererb.-Forsch. 2, 1 – 37
Nauck, E. Th. 1931: Über umwegige Entwicklung. Morphol. Jb. 66, 65 – 195
Niederecker, C. 1959: Der Plattfuß. Enke, Stuttgart
Peltesohn, S. 1933: Über die sogenannte Tibia recurvata, Z. orthop. Chir. 58, 487 – 498
Pitzen, P., W. Marquardt 1939: O-Beinbildung durch umschriebene Epiphysenwachstumsstörung. Z. Orthop. 69, 174
Scherb, R. 1930: Zur Ätiologie kongenitaler und kong. bedingter Fußdeformitäten. Acta chir. scand. 87, 717
Scherb, R. 1933: Grundsätzliches zum Klumpfußproblem. Verh. dtsch. orthop. Ges. 27, 160
Sonnenschein, A. 1952: Biologie, Pathologie und Therapie der Gelenke, dargestellt am Kniegelenk. Schwabe, Basel
Stewart, St. F. 1951: Club-Foot: its inciduce, cause and treatment. J. Bone Jt Surg. 33, 577
Strasser, H. 1917: Lehrbuch der Muskel- und Gelenkmechanik, Bd. III. Springer, Berlin
Thomasen, E. 1941: Der angeborene Klumpfuß. Acta orthop. scand. 12, 33 – 100
Virchow, H. 1933: Klumpfüße nach Form zusammengesetzt. Arch. orthop. Unfall-Chir. 25, 1 – 88
Wiberg, G. 1941: Roentgenographie and anatomic studies on the femoro-patellar joint. Acta orthop. scand. 12, 319
Wisbrun, W. 1932: Neue Gesichtspunkte zum Redressement des angeborenen Klumpfußes... Arch. orthop. Unfall-Chir. 31, 451 – 464

Anhang: Arthrogrypose

Francillon, M. R. 1971: Arthrogrypotiker-Schicksale. Z. Orthop. 109, 698 – 709
Gibson, D. A., D. K. Urs 1970: Arthrogryposis mult. cong. J. Bone Jt Surg. 52 B, 483 – 493
Lloyd-Roberts, G. C., A. W. F. Lettin 1970: Arthrogryposis mult. cong. J. Bone Jt Surg. 52 B, 494 – 508

IV. Aseptische Nekrosen in Epiphysen, Apophysen und kleinen Knochen. Osteochondrosis dissecans

Von H. H. Ellegast

Einleitung

Unter der Bezeichnung „Aseptische Knochennekrosen" – bewußt eingeengt auf die Krankheitsgruppe der genuinen aseptischen Knochennekrosen – werden verschiedene Krankheitsbilder zusammengefaßt, die vorwiegend im Wachstum- und Adoleszentenalter beobachtet werden und durch einen nicht entzündlichen Schwund von Knochengewebe gekennzeichnet sind. Sie sind dadurch definiert, daß konstitutionelle Aufbau- und Durchblutungsstörungen der Epiphysen, der Apophysen oder der kurzen Knochen mit verzögerter enchondraler Ossifikation die wesentlichen pathogenetischen Grundlagen bilden (Pliess 1974).
Anatomisch handelt es sich dabei um anämische Spongiosainfarkte.
Ihr Formenkreis ist nicht allgemein gültig abgegrenzt. Viele Autoren – und diesen sei hier gefolgt – rechnen auch die *Apophysennekrosen* und die *Synchondrosen* zu den *aseptischen Epiphysennekrosen,* welche den Hauptteil der genuinen aseptischen Osteonekrosen bilden. Haslhofer (1968) betont, daß bei der Einteilung der aseptischen Nekrosen zu berücksichtigen ist, in welchem Verhältnis konstitutionelle Faktoren einerseits und chronisch-traumatische Einflüsse andererseits ihre Pathogenese bedingen.
Apophysennekrosen stellen nach Haslhofer mechanisch bedingte Ossifikationsstörungen dar, bei welchen sekundär auch Mikronekrosen des Knochengewebes vorhanden sind. Eine nicht näher definierbare konstitutionelle Basis ist dabei sicherlich ein pathogenetischer Teilfaktor. Die Realisierung der latenten Ossifikationsstörung bis zur klinischen Manifestation wird aber im wesentlichen von chronisch-traumatischen Einflüssen bestimmt. Pathoanatomisch kommt es zu einer Zerrüttung der submikroskopischen Textur der Knochenmatrix. Auch die „knorpelige Kortikalis" der Apophysen kann Usuren sowie regenerativen Umbau aufweisen. Die klinische Manifestation erfolgt im Wachstumsalter mit Druck-, Belastungs- und Bewegungsschmerz. Charakteristische Vorkommen der aseptischen Apophysennekrosen sind das *Haglund-Syndrom I*, die Ossifikationsstörung der Kalkaneusapophyse, und das *Osgood-Schlatter-Syndrom,* die Ossifikationsstörung der Tibiaapophyse.
Bei den *Synchondrosen* handelt es sich um Gewebszerklüftungen und deren Folgen im Bereiche der Knorpel-Knochen-Grenze. Auch hierfür betont Haslhofer (1968) die Eigenständigkeit und die chronisch-traumatische Genese der Veränderungen, die histologisch und röntgenologisch Ähnlichkeit mit den sog. Dauerbrüchen bzw. Umbauzonen (*Looser-Zonen*) haben. Klinisch zeigen sich Druckschmerzhaftigkeit, Bewegungsschmerz, kugelige Verdickung und Verdichtung im Bereiche der Knorpel-Knochen-Grenzen und Weichteilschwellung; manchmal fehlen allerdings jegliche Beschwerden. Die häufigsten klinischen Formen hierfür sind die *Synchondrosis ischiopubica* (van-Neck-Syndrom oder van-Neck-Odelbergsche Krankheit), das *Tietze-Syndrom* an der parasternalen Knorpel-Knochen-Grenze der 2.–4. Rippe, das *Lundholm-Syndrom* im Bereiche des Manubrio-Sternal-Gelenkes und das *Sinding-Larson-Johansson-Syndrom* an der Patella.
Bei der Entstehung der *genuinen aseptischen Epiphysennekrosen* spielen zwei Hauptfaktoren eine entscheidende Rolle: Ein dysostotisch-konstitutioneller Faktor – daher auch der vielfach verwendete Name *dysostotische Epiphyseonekrosen* – sowie eine Durchblutungsinsuffizienz der Epiphyse; für letztere sind ein vermehrter Blutbedarf bei gesteigertem Wachstum oder vermehrter mechanischer Beanspruchung und eine mechanisch-traumatische Schädigung maßgebend; daneben wirken noch endokrine und gelegentlich auch entzündliche Faktoren pathogenetisch mit. Bei den meisten Epiphyseonekrosen besteht eine auffällige Diskrepanz zwischen der Geringfügigkeit des gefundenen Realisationsfaktors und dem meist sehr deutlichen radiographischen Befunde, so daß das Schwergewicht in der Pathogenese wohl doch auf dem konstitutionellen Faktor zu liegen scheint. Bevorzugt kommen diese „genui-

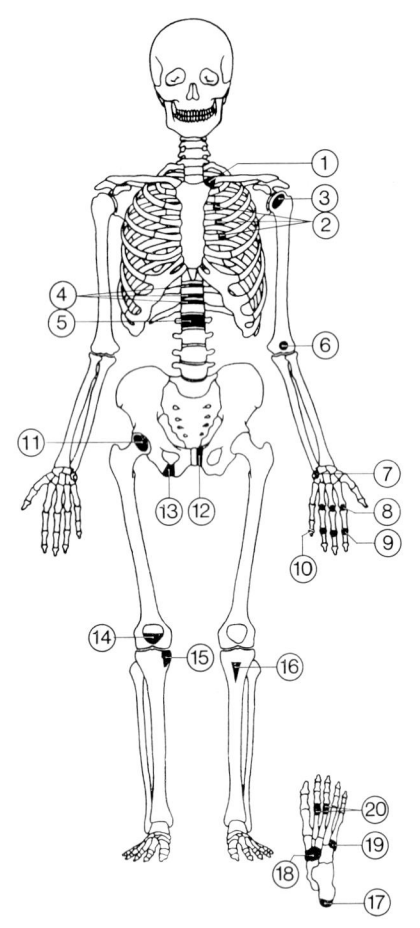

Abb. 1 Schematische Übersicht der häufigsten Lokalisationen aseptischer Osteochondronekrosen (aus SWOBODA, W.: Das Skelet des Kindes, 2. Aufl. Thieme, Stuttgart 1969).

1 Sternoklavikulargelenk (Friedrich)
2 Rippenenden (Tietze)
3 proximale Humerusepiphyse (Hass)
4 Wirbelkörperdeckplatten (Scheuermann)
5 Wirbelkörper (Calvé)
6 Capitulum humeri (Panner)
7 Os lunatum (Kienböck)
8 Metakarpalköpfchen (Dietrich)
9 Mittelphalangenbasis (Thiemann)
10 Endphalanx V (Kirner)
11 Femurkopf (Calvé-Legg-Perthes)
12 Symphyse (Pierson)
13 Sitz-Schambein-Verbindung (Van Neck)
14 Patella (Sinding-Larsen)
15 Mediale Tibiametaphyse (Blount)
16 Tibiaapophyse (Osgood-Schlatter)
17 Kalkaneusapophyse (Haglund)
18 Os naviculare (Köhler)
19 Os metatarsale V (Iselin)
20 Metatarsalköpfchen (Köhler-Freiberg)

nen aseptischen oder dysostotischen Epiphyseonekrosen" an den Röhrenknochen vor; im weiteren Sinne gehören zu dieser Gruppe auch die Nekrosen an den Hand- und Fußwurzelknochen; es gibt davon mehr als 30 verschiedene Typen; die wichtigsten sind folgende: Das *Calvé-Syndrom* am Wirbelkörper, die *Friedrichsche Krankheit* am Schlüsselbeinkopf, das *Panner-Syndrom* am Capitulum humeri, die *Kienböcksche Erkrankung* des Os lunatum, das *Dietrich-Syndrom* der distalen Epiphyse des Os metacarpale III, das *Perthes-Syndrom* am Femurkopf, das *Köhler-I-Syndrom* am Os naviculare pedis sowie das *Freiberg-Köhler-II-Syndrom* an der distalen Epiphyse des Os metatarsale II.

Eine Übersicht der häufigsten Lokalisationen aseptischer Osteochondronekrosen, wobei Epi- und Apophyseonekrosen und Synchondrosen zusammengefaßt dargestellt werden, gab SWOBODA (1969). Er bezeichnet die „dysostotischen Epiphyseonekrosen" auch als „juvenile aseptische Osteochondrosen" bzw. „Osteonekrosen" (Abb. 1).

Von Interesse ist es auch, das Prädilektionsalter des Auftretens der aseptischen Osteonekrosen zu vergleichen, wobei auch hier Epi- und Apophyseonekrosen und Synchondrosen in einem betrachtet werden. Bei der Frühossifikation der Kerne kommen folgende Affektionen vor: Os naviculare pedis (*Köhler I*); Femurkopf (*Calvé-Legg-Perthes*); Tibiaapophyse (*Osgood-Schlatter*); Kalkaneusapophyse (*Haglund I*); Wirbelkörper (*Calvé*).

Zur Zeit des Epiphysenschlusses kann man folgende Erkrankungen beobachten: Metatarsalköpfchen (*Köhler II*); Epiphyseolyse des Femurkopfes; Wirbelkörperendplatten (*Scheuermann*).

Beim Erwachsenen, also nach Epiphysenschluß, können folgende aseptische Osteonekrosen auftreten: Os lunatum (*Kienböck*); Metatarsalköpfchen (*Freiberg-Köhler II*); Metakarpalköpfchen (*Dietrich*); Wirbelkörper (*Kümmel-Verneuil*).

Ein Vergleich der häufigsten Epiphyseonekrosen und ihrer Altersdisposition mit dem Auftreten der entsprechenden Knochenkerne oder dem Verschwinden derselben durch Synostosierung gibt das Schema in Abb. 2.

Der beste Kenner auf dem Gebiete der juvenilen Osteochondronekrosen ist wohl PÖSCHL, welcher diesem Thema 1971 im Handbuch der Medizinischen Radiologie einen ganzen, über 800 Seiten umfassenden Band gewidmet und diese Veränderungen an ca. 90 verschiedenen Knochen oder Knochenteilen beschrieben hat; von all diesen möglichen Lokalisationen sollen in der

Einleitung

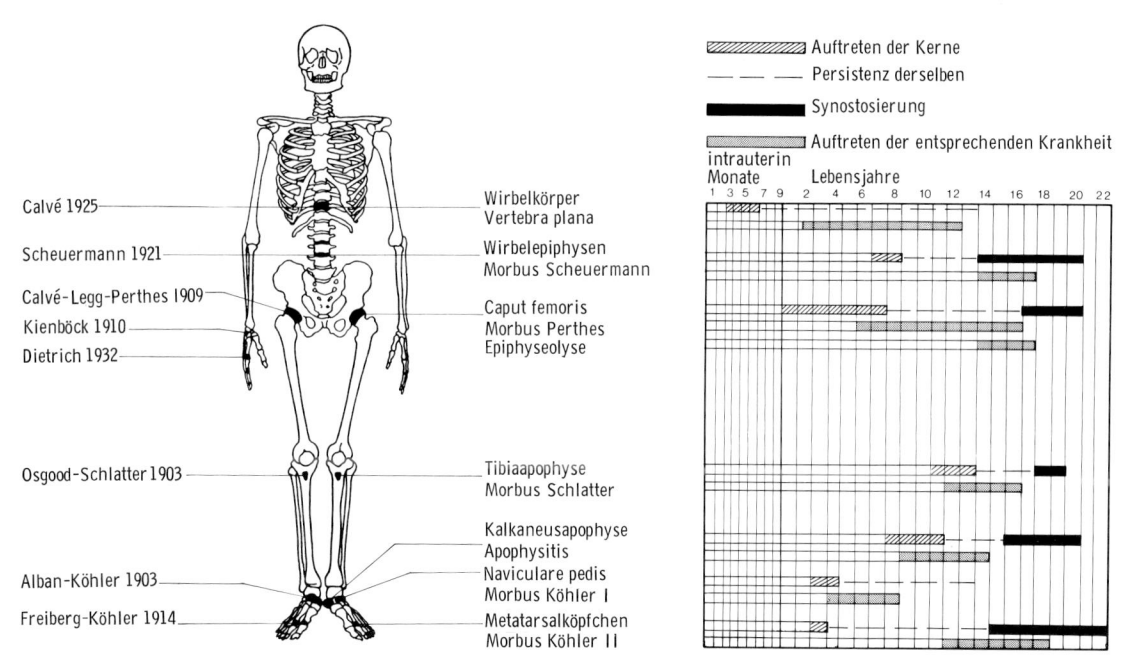

Abb. 2 Schema der häufigsten spontanen Osteonekrosen und ihre Altersdisposition im Vergleich zum Auftreten der entsprechenden Knochenkerne oder dem Verschwinden derselben durch Synostosierung.

Folge nur die praktisch wichtigsten hervorgehoben und nach anatomischen Gesichtspunkten geordnet besprochen werden.

Unklare Gelenk- und gelenknahe Beschwerden in den Gliedmaßen sowie Wirbelsäulenschmerzen beim Kind und Jugendlichen müssen an das Vorliegen einer aseptischen Knochennekrose denken lassen und zu einer Röntgenuntersuchung Anlaß geben. Bei dieser Röntgenuntersuchung sollen, wenn die Beschwerden an den Extremitäten angegeben werden, grundsätzlich beide Seiten, also auch die gesunde Gegenseite mit eingeschlossen werden und zwar jeweils in zwei Ebenen; gegebenenfalls ist die Röntgenuntersuchung durch eine Tomographie zu ergänzen; wie weit der Einsatz der Computertomographie hier notwendig und weiterführend ist, kann noch nicht abschließend beurteilt werden; zur Zeit meint man aber, bei dem in Rede stehenden Thema mit dem konventionellen Röntgenverfahren das Auslangen zu finden.

Die gezielte Fahndung nach einer Osteonekrose wird erleichtert, wenn man bedenkt, daß Jungen häufiger betroffen werden als Mädchen, daß die Lokalisation an den unteren Gliedmaßen öfter vorkommt als an den oberen, daß Perioden starken Knochenwachstumes am meisten prädisponieren und daß endokrin auffallende Kinder be-

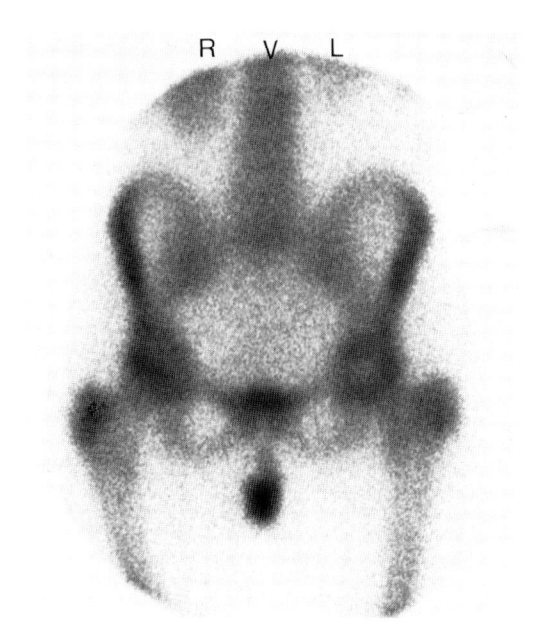

Abb. 3 Knochenszintigramm mit 6 mCi ^{99m}Tc – MDP bei 16jähr. Mädchen mit beginnendem Morbus Perthes. Deutliche Aufhellung im linken Femurkopf, während rechts die Epiphysenlinie noch gerade durchgezeichnet ist (aus FEINE, U., K. ZUM WINKEL: Nuklearmedizin, 2. Aufl. Thieme, Stuttgart 1980).

vorzugt werden, ohne daß jeweils das Vollbild einer endokrinen Erkrankung vorliegen muß.

Neben dem Röntgenverfahren kann auch die Nuklearmedizin für die Diagnose herangezogen werden. Während akute Knochennekrosen, z. B. durch Fragmentierung bei einem Trauma oder durch akuten Gefäßverschluß verursacht, eine Aktivitätsaussparung bewirken, sieht man bei spontanen aseptischen Nekrosen mit langsamem Einsetzen meist eine Aktivitätsanreicherung auf Grund des reparativen Umbaues des noch vitalen Knochens. Bei Morbus Perthes findet man in frühen Phasen schon umschriebene Aktivitätsaussparungen im pfannennahen Hüftkopfanteil proximal der Epiphysenlinie, die durch reparative Neigung später in eine verstärkt aktive Zone übergehen kann (Abb. 3).

Bei posttraumatischer Femurkopfnekrose findet sich erst später ein positives Szintigramm. Aktivitätsanreicherungen bewirken auch andere Epiphyseonekrosen wie Morbus Scheuermann, Morbus Osgood-Schlatter, Morbus Panner, Morbus Kienböck, Morbus Sinding-Larson-Johansson.

Die spontane Osteonekrose im Kniegelenk (Ahlbäck) zeigt früh eine Aktivitätsanreicherung im medialen Femurkondyl (Abb. 4).

Schließlich kann auch noch die Thermographie

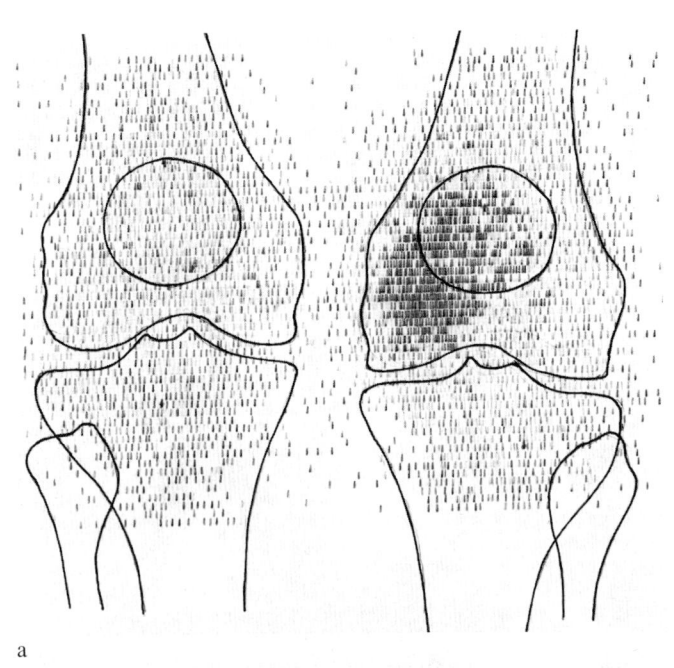

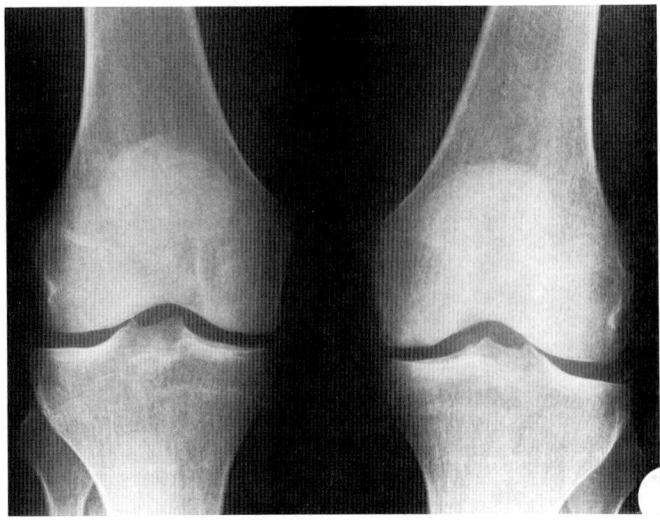

Abb. 4 Aseptische Osteonekrose des medialen Femurkondyls links bei einer 56jähr. Patientin. Starke Radioaktivitätskonzentration (Strontium 85); röntgenographisch lediglich Konturunregelmäßigkeit am medialen Femurkondyl (aus FEINE, U., K. ZUM WINKEL: Nuklearmedizin, 2. Aufl. Thieme, Stuttgart 1980).

für die Diagnostik der aseptischen Osteonekrose, wie z. B. beim Morbus Osgood-Schlatter herangezogen werden. AARTS (1969) meint, daß die Thermographie auch bei anderen aseptischen Knochennekrosen aufschlußreich eingesetzt werden könne.

Genuine aseptische Knochennekrosen

Obere Extremität

Oberarmkopfnekrose. Haßsche Epiphyseonekrose

Die Oberarmkopfnekrose, nach HASS 1921 benannt, ist selten. RIOSALIDO konnte 1938 in der Literatur nur 8 Fälle finden.
Röntgensymptomatik: Die Röntgensymptomatik ist gekennzeichnet durch Strukturunregelmäßigkeit, umschriebene Verminderung der Strahlenabsorption und Verformung der proximalen Humerusepiphyse. Im Endstadium der Krankheit findet man einen entrundeten Humeruskopf auf einem verkürzten Hals und rarefizierte, mitunter auch grobsträhnige Strukturen. Meist besteht ein Humerus varus, und jene Fälle, die als „Humerus varus idiopathicus" angesehen wurden, entsprechen wahrscheinlich dem Folgezustand einer Haßschen Nekrose.
Humerus varus ist nämlich ein Sammelbegriff, für den es viele Ursachen gibt; höchstwahrscheinlich ist eine der Hauptursachen für sein Zustandekommen eine primär aseptische Humeruskopfnekrose im Adoleszentenalter. Später sind im Schultergelenk degenerative Veränderungen im Sinne einer sekundär degenerativen Arthropathie zu erwarten (Abb. 5).
Häufiger als die primäre aseptische Humeruskopfnekrose ist jene nach Schwangerschaftstoxikose (PFEIFFER 1957), bei endogenem oder exogenem Hypercortisonismus (ELLEGAST u. SCHMOLLER 1974; CANIGIANI u. PUSCH 1969) sowie bei Sichelzellanämie (EHRENPREIS u. SCHWINGER; ELLEGAST u. DEUTSCH 1961; weiters s. S. 505); auch posttraumatisch und berufsbedingt – bei Tauchern und Caisson-Arbeitern – ist ihr Vorkommen bekannt (POSER u. GABRIEL-JÜRGENS 1977).
Differentialdiagnostisch ist die aseptische Humeruskopfnekrose vor allem von entzündlichen Gelenkveränderungen, wie der *Caries sicca* oder der Tuberkulose, sowie von neurogenen Arthropathien abzugrenzen; auch bei generalisierter *Chondrodysplasie* und bei *Dysostosen* können ähnliche Bilder vorkommen.

Osteonecrosis capituli humeri (Morbus Panner)

1927 wies PANNER auf eine Osteonekrose des Capitulum humeri im Ellbogengelenkbereich hin und betrachtete sie als Parallele zum Morbus Perthes. KREBS hatte ein ähnliches, allerdings posttraumatisches Bild beobachtet und nannte es dann Morbus Panner. Die Krankheit beginnt, ähnlich wie der Morbus Perthes oder der Morbus Köhler, schleichend; das Ellbogengelenk ist meist etwas angeschwollen, warm und streckgehemmt; manchmal wird ein unbedeutender Unfall als Ursache dieses Zustandsbildes angesehen. LAURENT u. LINDSTRÖM stellten bis 1951 21 Fälle aus der Literatur zusammen; die vorwiegend männlichen Patienten standen zwischen dem 4. und 10. Lebensjahr und waren im Durchschnitt 8 Jahre alt.
Röntgensymptomatik: Zu Beginn der Erkrankung weist der Kern des Capitulum humeri eine subkortikale Aufhellungszone auf, die wie ein heller Hof den verdichteten zentralen Teil des Kernes umgibt. Später, nach Wochen und Monaten, sieht man innerhalb des Kernes multiple Aufhellungen und dazwischen verdichtete Knochenpartien, so daß der Knochen schollig aufgelockert aussieht; dies wird auch das Stadium der Kernfragmentierung genannt. Im weiteren Verlauf kann es zu einem zunehmenden Knochenabbau des Capitu-

Abb. 5 Skizze einer Oberarmkopfnekrose. Beidseitiger Befall und linksseitige Perthessche Erkrankung. 12jähr. Knabe (nach HASS).

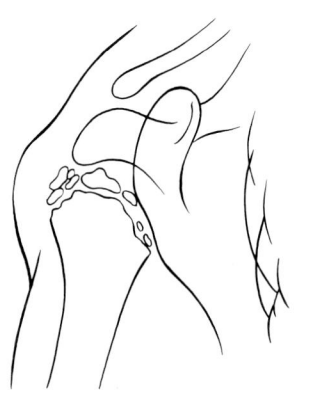

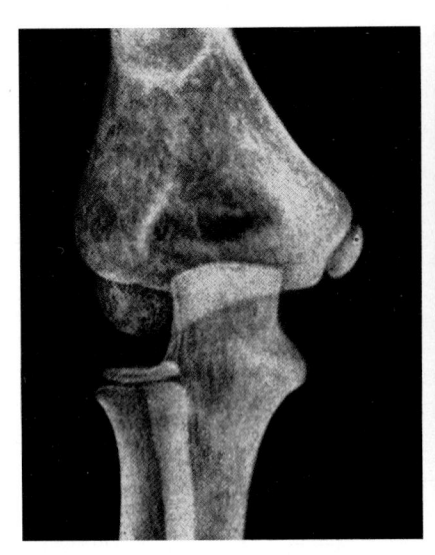

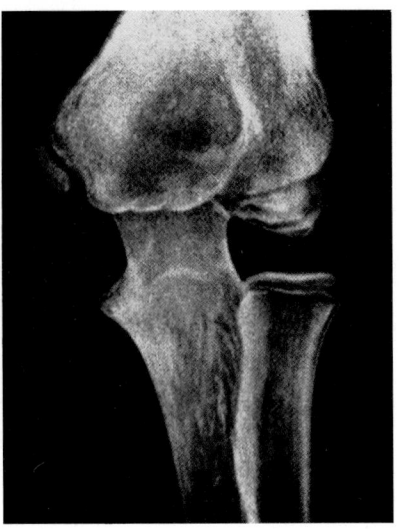

Abb. 6 Einseitige Ossifikationsstörung im Capitulum humeri (nach PANNER).

lum humeri kommen, bis daß die Kernumrisse röntgenographisch kaum mehr faßbar sind. Entsteht das Krankheitsbild später in einem Stadium fortgeschrittener Ossifikation, so ist das Röntgenbild gekennzeichnet durch kleine subchondrale Aufhellungs- und Verdichtungsherde; im weiteren Verlauf glätten sich die Rundungen des Kapitulum und seine Kortikalis wird unregelmäßig. Während sich die klinischen Erscheinungen meist rasch geben, können bis zur radiographischen Restitution ein bis drei Jahre vergehen.
Differentialdiagnostisch muß der Morbus Panner von der Osteochondrosis dissecans des Capitulum humeri abgegrenzt werden (Abb. 6).

Weitere aseptische Osteonekrosen im Ellbogengelenkbereich

Sehr selten sind aseptische Osteonekrosen in der Trochlea humeri, in den Epikondylen des Humerus, dem Capitulum radii und im Olekranon. An der Trochlea ist es besonders schwierig, Ossifikationsvarianten von Erscheinungen einer echten Osteonekrose zu unterscheiden. Die Beurteilung der Epikondylen des Humerus ist ebenfalls problematisch, da man oft unregelmäßige Strukturen und isolierte Knochenkerne finden kann, über deren Entstehung keine einheitliche Auffassung herrscht. PÖSCHL (1971) fand, daß es sich bei vielen derartigen Fällen um traumatisch abgesprengte Knochenstückchen handle, die trotz Isolierung eine eigene Wachstumstendenz aufweisen. Eine primäre juvenile Osteonekrose am Capitulum radii ist besonders selten. CLIMESCU, ROMAN u. SARBU waren 1939 wahrscheinlich die ersten, die einen derartigen Fall veröffentlichten.

Unter den Fällen von HEGEMANN 1951 war die Nekrose des Capitulum radii zweimal vertreten, wobei einmal ein Trauma mithalf, eine schon bestehende Nekrose aufzudecken; bei vielen derartigen Veränderungen werden ja in der Anamnese Unfälle angegeben; in Übereinstimmung mit JUD (1931) und im Gegensatz zu HEGEMANN (1951) glaubt DE CUVELAND (1954) daher an eine traumatische Entstehung bzw. Auslösung der Nekrose. Für eine aseptische Nekrose spricht die bei vielen Fällen vorhandene Vergesellschaftung mit einer gleichartigen Skelettveränderung an anderen Stellen, wie z. B. die Kombination mit einem Morbus Perthes oder einem Morbus Osgood-Schlatter. TRIAS u. RAY veröffentlichten 1963 einen doppelseitigen Befall des Capitulum radii in Kombination mit einem linksseitigen Morbus Perthes. PÖSCHL (1971) gibt in einer Zusammenstellung von 8 Fällen von aseptischer Nekrose im Capitulum radii 5mal ein Trauma und 3mal ein gleichzeitiges Vorkommen mit anderen aseptischen Nekrosen an.

Auch im Olekranon ist das Vorkommen einer Osteonekrose problematisch. ISELING teilte 1912 eine Beobachtung an einem 15jährigen Jungen mit, die den Verdacht auf eine aseptische Olekranonnekrose erweckte. O'CONNOR berichtete 1933 von einer doppelseitigen aseptischen Osteochondronekrose des Olekranon, wobei eine Seite traumatisiert war. PÖSCHL (1971) demonstrierte einen Fall mit „Apophysitis olecrani" vergesellschaftet mit einem Morbus Panner.
Bei der Differenzierung von Knochengebilden im Bereiche des Olekranon, wobei entzündliche und vor allem auch die nicht seltenen posttrauma-

schen Veränderungen in Erwägung gezogen werden müssen, ist auch an das Vorkommen einer sog. *Patella cubitae,* einem Sesambein zu denken (THEISING 1939).

Aseptische Osteonekrosen in den distalen Epiphysen der Unterarmknochen

Aseptische Osteonekroseherde in der distalen Epiphyse der Elle bzw. im Bereiche des Processus styloides ulnae sowie im distalen Speichenende sind ebenfalls sehr selten; ja es stellt sich überhaupt die Frage, ob es sie gibt und ob ähnlich aussehende Veränderungen hier eingeordnet werden dürfen; zumeist handelt es sich doch um Überlastungsschäden, z. B. bei Preßluft- und Steinarbeiten. Es ist auch bemerkenswert, daß die von derartigen Veränderungen befallenen Patienten das Wachstumsalter in der Regel bereits weit hinter sich haben. Diese Erkrankung wird auch als *Burns-Müller-Syndrom* bezeichnet; BURNS berichtete 1931 von Strukturveränderungen in der distalen Epiphyse der linken Elle und J. H. MÜLLER (1941) veröffentlichte zwei Fälle von „Styloidosis ulnae necroticans", welche er den bekannten aseptischen Nekrosen von KÖHLER, PERTHES und KIENBÖCK gleichstellte.

Osteonekrose des Os lunatum – Morbus Kienböck – Sog. Lunatummalazie

Die Osteonekrose des Os lunatum, 1910 von KIENBÖCK erstmals beschrieben, ist eine der häufigsten Lokalisationen der aseptischen Knochennekrosen und rangiert hinter dem Morbus Perthes und dem Morbus Köhler II. Sie tritt meist im Alter von 16 – 35 Jahren auf, befällt Männer häufiger als Frauen und betrifft die rechte Hand öfter als die linke. Da manuelle Schwerarbeiter, wie Straßenarbeiter, Preßluftarbeiter, Landarbeiter oder Waldarbeiter bevorzugt betroffen werden, liegt die Folgerung nahe, daß akute oder chronische traumatische Einflüsse für das Zustandekommen dieser Osteonekrose ursächlich von Bedeutung sind. Doppelseitiges Vorkommen der Lunatumnekrose ist eher selten, wird jedoch gelegentlich beobachtet; auch ein familiäres Vorkommen wird beschrieben; KIENBÖCK fand bei Brüdern eine doppelseitige Mondbeinnekrose; WEBER u. GREGEL (1967) fanden die Lunatumnekrose bei Brüdern.

Röntgensymptomatik: Im meist schleichenden Beginn ist diese Erkrankung zunächst röntgenographisch nicht zu erfassen. Erst nach Wochen wird eine subchondrale oder schräge Spalte, meist entlang der radialen Randfläche, sichtbar. Im weite-

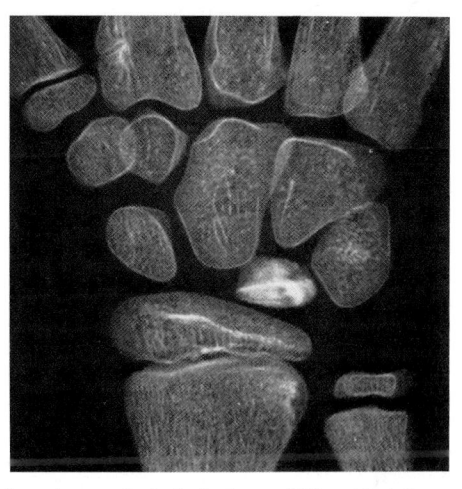

Abb. 7 Lunatummalazie bei einem 9jähr. Mädchen. Spätstadium. Das Lunatum ist zusammengesintert und osteosklerotisch.

ren Verlauf flacht der Knochen ab; seine Längsachse wird niedriger und er sintert zusammen; neben strahlendurchlässigen Stellen sieht man auch dichtere osteosklerotische und zystoide Herde, die dem Lunatumrest ein recht charakteristisches Gepräge mit scholligen Verdichtungen und rißartigen Aufhellungen geben. Gelegentlich kann das Lunatum vollständig aufgelöst werden; die dadurch entstandene Lücke wird durch Verlagerung der anderen Handwurzelknochen ausgefüllt. Dieser Um- und Abbau des Mondbeines beansprucht Monate. Eine häufige Begleiterscheinung ist dann eine sekundäre degenerative Arthropathie, die sich allerdings erst nach Jahren entwickelt.

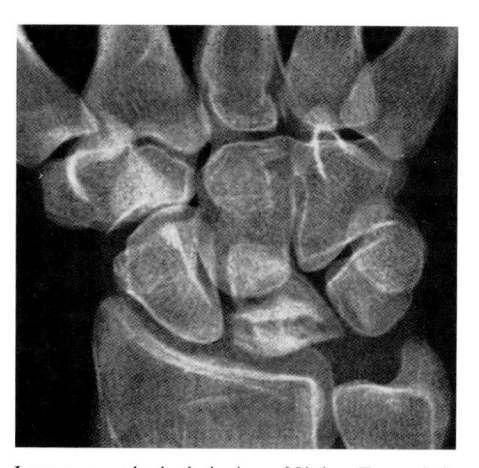

Abb. 8 Lunatummalazie bei einer 28jähr. Frau. Seit 1 Jahr Beschwerden. Verkleinerung des Knochens mit groben Strukturunregelmäßigkeiten.

In der Regel tritt die Lunatumnekrose isoliert auf, selten in Kombination mit Frakturen, z. B. des Os naviculare, des Radius oder des Processus styloides.

Interessant ist das Verhalten der Handwurzelknochen, speziell jener, welche zur Nekrose disponieren, wie das Mondbein und das Kahnbein, im Rahmen eines etwa posttraumatisch auftretenden Sudeck-Umbaues; nach PÖSCHL u. HASLHOFER nimmt nämlich ein Knochen, der von der Ernährung ausgeschlossen ist, am Sudeck-Umbau nicht teil (Abb. 7 – 9).

Die Ansichten über die Entstehung der Lunatumnekrose sind vielfältig; DIETHELM u. WINKLER (1962) geben eine schematische Zusammenstellung dafür. Letztlich gehen aber alle Erklärungsversuche auf eine Störung der arteriellen Gefäßversorgung hinaus; weiters sind einmalige oder chronische Traumen, mechanische Überbeanspruchung, sowie auch Infektionskrankheiten, chemische und physikalische, auch elektrische Schädigungen zu nennen (Abb. 10 und 11).

Osteonekrose des Os naviculare manus

Die Osteonekrose des Kahnbeines, von PREISER 1911 erstmals beschrieben, ist wesentlich seltener als jene des Mondbeines. Klinisch bestehen mehr oder minder starke Schmerzen, gelegentlich verbunden mit einer Schwellung; bei längerem Bestehen des Leidens kann diese schmerzhafte Schwellung auch intermittierend auftreten.

Röntgensymptomatik: Ebenso wie bei der Mondbeinnekrose wird auch hierbei das Anfangsstadium röntgenologisch kaum je erfaßt. Die erste Symptomatik besteht meist im Auftreten von verdichteten Bezirken, umgeben von normaler Struktur; weiters kommt es zu einer geringen Formveränderung, wobei der Knochen etwas länger erscheint und später sieht man fleckige Aufhellungen zwischen den Verdichtungsherden. In manchen Fällen herrschen die zystoiden Umbauvorgänge vor. Im späteren Verlauf kommt es zu einer Verkleinerung bzw. Zusammensinterung des Knochens, wobei vorwiegend die Länge abnimmt und *dorsoventral* sogar eine gewisse Verbreiterung entsteht. Gelegentlich sieht man auch eine schräg- oder querverlaufende Spaltbildung, woraus sich eine zystoide Aufhellung umgeben von einem sklerotischen Saum entwickeln kann, ein Bild, das einer posttraumatischen Nekrose sehr ähnlich sieht.

Mit der Verbesserung der Behandlung von Handverletzungen sind auch die Kahnbeinnekrosen seltener geworden, was sehr für den traumati-

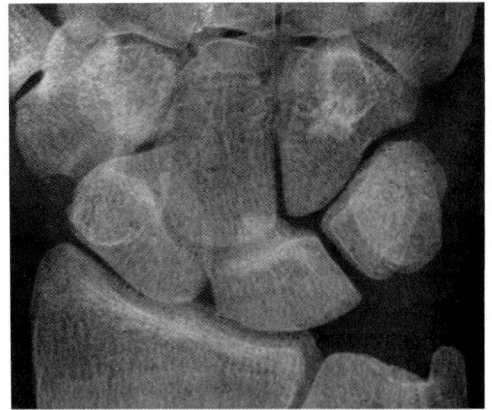

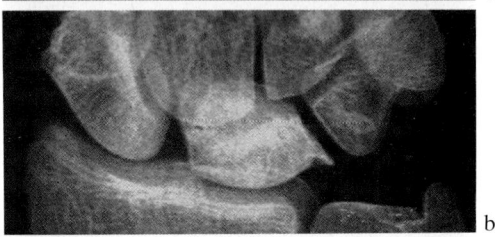

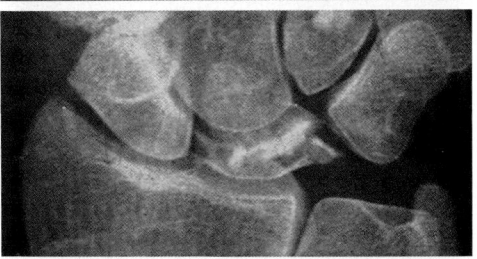

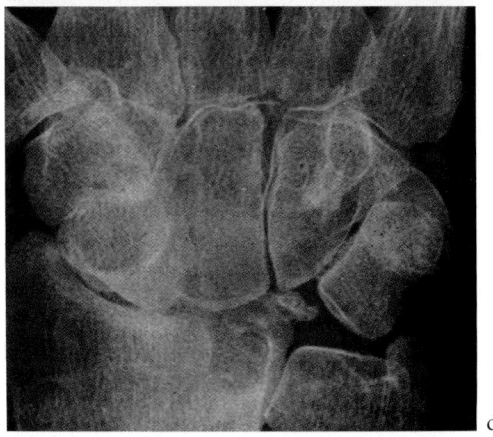

Abb. 9 Lunatummalazie rechts bei einem 29jähr. Mann nach Sturz auf die rechte Hand.
a) Beginnende Lunatummalazie; kleine Aufhellungen an der proximalen Kurvatur.
b) 7 Monate später: Kompression des Lunatum; Spongiosaverdichtung entlang der großen und kleinen Kurvatur; querverlaufende zentrale Aufhellungszone.
c) 1½ Jahre nach dem Unfall: fortschreitende Destruktion und Zusammensinterung des Os lunatum.
d) 2½ Jahre nach dem Unfall: fast vollständiger Schwund des Os lunatum; Füllung der Lücke durch Verlagerung der benachbarten Karpalia.

Abb. 10 Lunatummalazie bei 32jähr. Mann: querverlaufender Spalt, zystoide Herde und osteosklerotischer Umbau. Verkürzungsosteotomie des Radius (aus der Orthopädischen Abteilung der LKA Salzburg, Prof. Dr. H. Hofer).

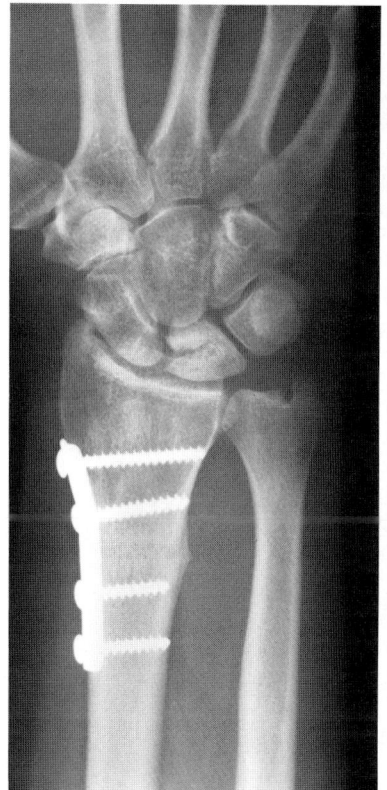

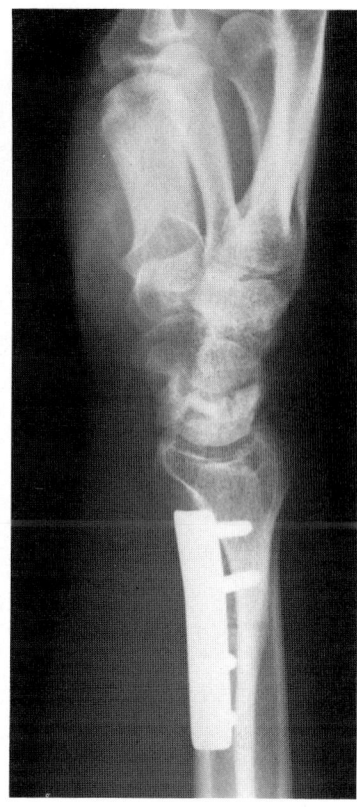

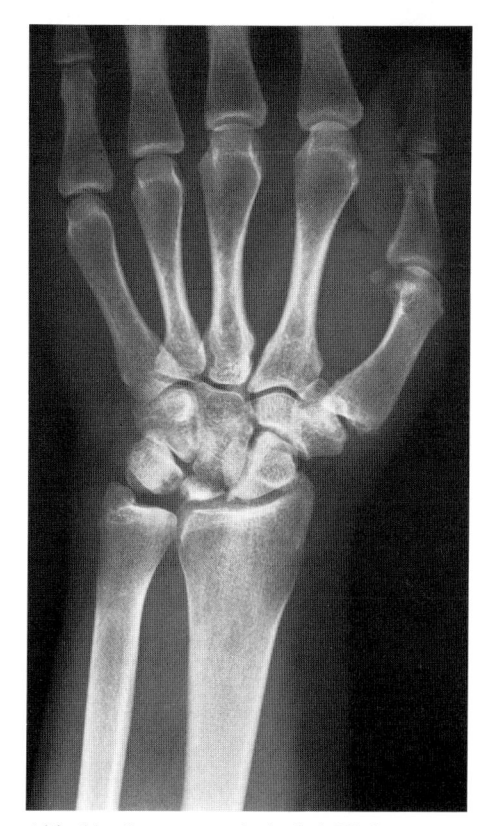

Abb. 11 Lunatummalazie bei 39jähr. Mann. Spätstadium. Kleines verformtes und osteosklerotisches Os lunatum.

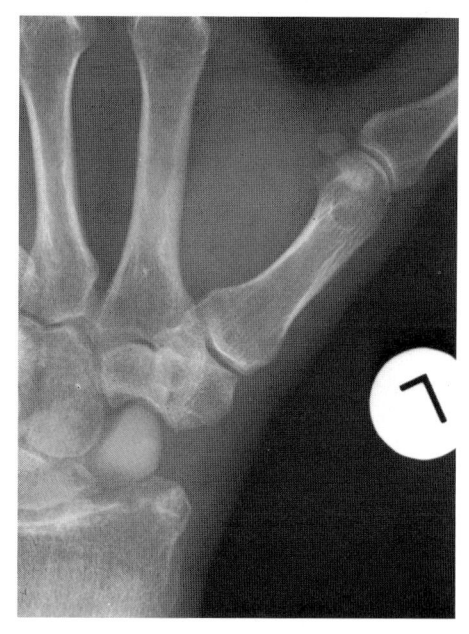

Abb. 11a Osteoplastischer Ersatz eines nekrotischen Os naviculare manus; degenerative und auch osteonekrotische Veränderungen im angrenzenden Anteil des Os lunatum. Umschriebene Porosierung des Processus styloideus radii. 39jähr. Mann (aus der Unfallchirurgischen Abteilung der LKA Salzburg, Prim. Dr. E. Baumgartl).

schen Einfluß beim Zustandekommen dieser Nekrose spricht. Sind einmal röntgenologisch sichtbare Nekrosezeichen vorhanden, kann eine völlige Restitution kaum mehr erwartet werden.
Pathogenetisch werden auch hier neben der akuten und chronischen Traumatisation, Störungen und Abweichungen in der Gefäßversorgung, embolische Vorgänge, konstitutionelle und auch hormonelle Faktoren (*Hypothyreose, Kretinismus, Hypoparathyreoidismus*) genannt.
Osteonekrosen sind grundsätzlich auch an allen anderen Handwurzelknochen beobachtet und beschrieben worden; sie sind jedoch äußerst selten. Klinisches und röntgenologisches Bild entsprechen jenen der Nekrose des Mondbeines oder des Kahnbeines. Es kamen auch schon multilokuläre Nekrosen an mehreren Handwurzelknochen gleichzeitig zur Beobachtung, so z. B. am Lunatum, Navikulare und Kapitatum (HÄUPTLI 1954). Differentialdiagnostisch müssen angeborene Fehlbildungen sowie Formatypien ausgeschlossen werden; hier empfiehlt sich im besonderen Maße die Röntgenuntersuchung der zweiten Hand.

Aseptische Osteonekrosen an den Metakarpalia – Dietrichsche Krankheit

Ähnlich wie an den Metatarsalia (s. S. 460) kann es auch an den Metakarpalia zu epiphysären aseptischen Nekrosen kommen; diese sind allerdings weniger häufig als jene an den Metatarsalia. Das weibliche Geschlecht jungen Alters wird bevorzugt. Unter den 8 beobachteten Fällen von DIETRICH (1932) waren 7 Frauen; 7mal war das Os metacarpale III und einmal das Os metacarpale IV betroffen.
Klinisch besteht eine schmerzhafte Schwellung an der Streckseite des Fingergrundgelenkes mit Bewegungseinschränkung; gelegentlich ist die Haut darüber leicht gerötet; mechanische Belastung verschlimmert die Beschwerden.
Röntgensymptomatik: Im radiographisch meist symptomlosen Anfangsstadium kann man doch gelegentlich geringe Zeichen einer Periostitis finden; später kommt es zur Auflockerung und Verbreiterung des Epiphysenspaltes, ulnarseitig zur Kerbenbildung, weiters zur Abflachung des entsprechenden Metakarpalköpfchens, welches pilzförmig werden kann, und zu zystoiden Aufhellungen sowie zu krümeligen Verdichtungen. Nekrotische Knochenstückchen oder diskoidale Körper können abgestoßen werden. Die Verformung betrifft oft auch die Metaphyse; schließlich kann der ganze Knochen verkürzt sein (Abb. 12). Wie bei den anderen besprochenen Osteonekrosen werden auch hierbei für den Entstehungsmechanismus die Gefäßtheorie und das Trauma als provozierende Momente angegeben. Differentialdiagnostisch sind *enchondrale Dysostosen,* die sich allerdings nicht allein auf einen Knochen beschränken, sowie entzündliche Erkrankungen, vor allem die *rheumatische Arthritis,* abzugrenzen. Posttraumatische Spätbilder sind jenen nach primärer aseptischer Nekrose weitgehend ähnlich, so daß eine exakte Trennung selbst unter Berücksichtigung des Entstehungsmechanismus mitunter sehr schwer sein kann.

Aseptische Epiphyseonekrosen an Fingern und Zehen – Thiemannsche Krankheit

Juvenile Epiphysenstörungen an Fingern und Zehen in Form von aseptischen Osteonekrosen an der Basis der Epiphysen der Phalangen beschrieb 1909 THIEMANN; später folgten noch weitere Berichte.
Das Leiden ist selten. Nach HÄUPTLI sind bis 1954 etwa 20 Fälle beschrieben. In der Regel zwischen dem 13. und 19. Lebensjahr auftretend, ganz selten auch nach Abschluß des Knochenwachstums, kommt diese Krankheit gelegentlich auch familiär vor.
Röntgensymptomatik: Die Basis der Fingerphalangen ist erniedrigt und verdichtet, gelegentlich aufgebröckelt und fragmentiert. Die Epiphysenränder sind zugespitzt und auch leicht aufgebo-

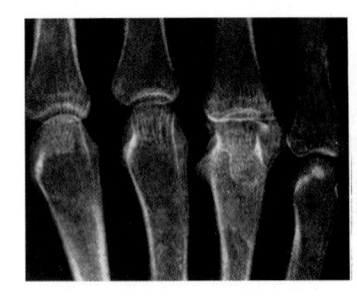

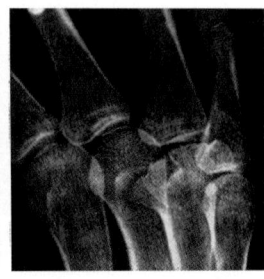

Abb. 12 Dietrichsche Erkrankung des Köpfchens des Os metacarpale IV rechts. 34jähr. Frau.

gen. Die schmerzhaft geschwollenen Finger werden im Grundgelenk in Beugestellung gehalten. Zapfenepiphysen, wie sie BRAILSFORD (1948), RAVELLI (1956) und GIEDION (1969) beschrieben haben, müssen von der Thiemannschen Krankheit ebenso abgegrenzt werden wie Dysostosen und die von ARENZ (1955) beschriebenen Nebenkernbildungen an der Hand. Akroosteolysen verschiedener Ursache, sowie die Verkrümmung des Kleinfingerendgliedes (KIRNER), nicht sehr glücklich als „juvenile Osteomalazie" der Kleinfingerendphalanx bezeichnet, gehören wohl nicht in diese Gruppe.

Knöcherner Thorax

Als Lokalisationen juveniler aseptischer Osteonekrosen sind hier lediglich das sternale Ende der Klavikula und das Akromion anzusehen; am Rande ist noch das *Tietze-Syndrom* zu nennen.

Klavikula

Die aseptische Nekrose in der Klavikula, nach der 1921 erfolgten Beschreibung von FRIEDRICH benannt, ist klinisch durch eine nicht stark ausgeprägte teigige und etwas druckschmerzhafte Schwellung in diesem Bereiche gekennzeichnet; anamnestisch wird in der Mehrzahl der Fälle eine gewisse Überbeanspruchung bzw. Überbelastung dieser Region angegeben.
Röntgensymptomatik: Das sternale Ende des Schlüsselbeines ist unregelmäßig strukturiert und konturiert und manchmal auch keilförmig gestaltet. Abzugrenzen ist diese Form- und Strukturveränderung von der sog. Band- oder Rautengrube an der Klavikula, also jener muldenförmigen Vertiefung am unteren Rand des sternalen Schlüsselbeindrittels im Ansatzgebiet des *Lig. costo-claviculare*, die nur eine Variante darstellt. Diese in den Formenkreis der aseptischen Nekrosen miteinzubeziehen, ist falsch, wenn es auch von einigen Autoren geschieht.
Differentialdiagnostisch sind darüber hinaus noch Varianten im Apophysenkern sowie entzündliche Veränderungen im *Klavikulo-sternal-Gelenk* zu nennen; hierbei immer wieder die Tuberkulose als erste Möglichkeit anzuführen, entspricht heute nicht mehr den Tatsachen; Infektarthritiden oder rheumatische Arthritiden kommen zur Zeit viel eher zur Beobachtung als die Gelenktuberkulose; schließlich sind auch noch blastomatöse Knochenabbauvorgänge mit in die differentialdiagnostische Erwägung einzubeziehen.

Akromion

Die aseptische Osteonekrose im Akromion ist relativ selten. RAVELLI (1956) betont die Wichtigkeit ihrer Abgrenzung von der Vielgestaltigkeit der normalen Ossifikation des Akromion. Klinisch gekennzeichnet ist dieses Krankheitsbild durch einen Schulterschmerz, der bei 12- bis 19jährigen beiderlei Geschlechtes auftritt, in den Arm ausstrahlt und beim Hochheben des Armes verstärkt ist; das Akromion ist dabei auch druckschmerzhaft.
Röntgensymptomatik: Röntgenologisch sieht man eine unregelmäßige wolkige Struktur dieses Knochenfortsatzes; unregelmäßige, wie verwaschen aussehende, manchmal auch dichtere Ossifikationszentren, welche sich von der Gegenseite deutlich unterscheiden, zeichnen sich ab. Nach mehreren Wochen der Schonung des Armes verringern sich mit den klinischen Beschwerden auch die radiographischen Veränderungen. Differentialdiagnostisch sind auch hierbei entzündliche Gelenkveränderungen bakterieller oder rheumatischer Art, die Akroosteolyse und posttraumatische Zustände zu nennen. Tumoröse Veränderungen sind in dieser Region bei Jugendlichen nicht häufig; in älteren Schriften werden hierbei auch die Tuberkulose und die Lues erwähnt.

Tietze-Syndrom

Strenggenommen darf das Tietze-Syndrom nicht zu den aseptischen Osteochondronekrosen gezählt werden, da es sich um keine *Epi-* oder *Apophysennekrosen* und auch um keine *Synchondrosen* handelt, sondern vielmehr um eine *Osteochondritis* oder *Osteochondrose*, deren Auftreten keineswegs auf das wachsende Skelett beschränkt ist, im Gegenteil, in der Regel erst bei Erwachsenen beobachtet wird. Da es aber in vielen Zusammenstellungen im Rahmen dieser Krankheitsgruppe genannt wird, soll es an dieser Stelle zumindest kurze Erwähnung finden.
Das Tietze-Syndrom ist gekennzeichnet durch eine schleichend beginnende, leichte schmerzhafte und auch druckschmerzhafte teigige Schwellung im parasternalen Abschnitt der 2. bis 4. Rippe, manchmal auch der 1., rechts häufiger als links; die Schmerzen werden durch Bewegungen, Husten und tiefes Atmen stärker und sind ziemlich therapieresistent.
Röntgenologisch sind keine Veränderungen zu sehen. Unregelmäßigen Formationen und Strukturen von Rippen-Knorpel-Verkalkungen kom-

men keine pathognomonische Bedeutung zu, da sie besonders großen Varianten unterworfen sind. Seit der Erstbeschreibung von TIETZE 1921 existiert eine größere Anzahl von Arbeiten darüber; eine modernere Abhandlung aus der Sicht des Röntgenologen gab KUPSCH 1965.

Am *Brustbein* wurden typische juvenile Osteochondronekrosen bisher nicht beschrieben. Schmerzhafte entzündliche oder degenerative Veränderungen im Bereiche der *Synchondrosis sternalis superior aut inferior* sowie die *Xiphoidodynie* gehören nicht hierher.

Wirbelsäule

Vertebra plana osteonecrotica Calvé

Von der seltenen *Plattwirbelerkrankung,* welche viele differentialdiagnostische Überlegungen abverlangt, werden hauptsächlich Kinder vom 2. bis zum 15. Lebensjahr, mit dem Maximum im 9. Lebensjahr befallen; der älteste bisher mitgeteilte Patient war 22 Jahre alt. In den meisten Fällen von Vertebra plana Calvé ist die Wirbelsäule in der Höhe von Th 7 bis L 2 betroffen. Gelegentlich findet man auch eine Lokalisation in der Lendenwirbelsäule oder im unteren Anteil der Halswirbelsäule; manchmal sind sogar mehrere Wirbel betroffen, obgleich das isolierte, auf einen Wirbelkörper beschränkte Auftreten besonders charakteristisch ist.

Während in der Wachstumsperiode der thorakolumbale Übergangsbereich vorzugsweise befallen ist, kann man in späteren Jahren den mittleren Brustwirbelsäulenabschnitt als häufigsten Sitz registrieren; die Lendenwirbelsäule tritt dann als *Prädilektionsstelle* zurück.

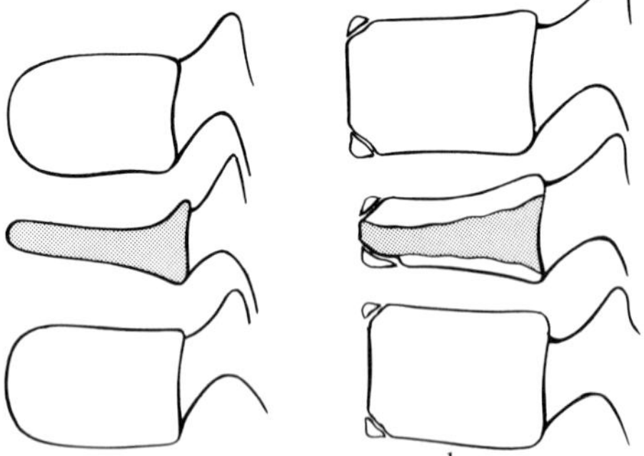

Das klinische Bild ist durch Rückenschmerzen und einen Druckschmerz der gibbusartigen Vorwölbung gekennzeichnet; wenn aber eine geringe Temperaturerhöhung vorliegt, ist dieses verwischt und es muß an eine *Spondylitis* gedacht werden; die Blutsenkungsreaktion ist beim Calvéschen *Plattwirbel* allerdings immer normal.

Röntgensymptomatik: CALVÉ (1925) kennzeichnete das Röntgenbild durch folgende Merkmale: 1. Es ist nur ein Wirbelkörper ergriffen. 2. Der Wirbelkörper ist regelmäßig oder unregelmäßig abgeplattet und unter Umständen keilförmig. 3. Die Zwischenwirbelscheibe ist nicht verschmälert, erscheint eher verbreitert. 4. Die Dichte des Wirbelkörperrestes ist erhöht. 5. Eine völlige Regeneration des Knochenkernes kann festgestellt werden. MARQUARDT (1937) unterscheidet ein Anfangsstadium mit einer flüchtigen Knochenatrophie bzw. mit konzentrischem oder unregelmäßigem Knochenabbau, der sich langsam, aber auch rapide vollziehen kann. Er kann am Rande als Abschrägung der Wirbelkanten oder aber auch im Zentrum des Wirbelkörpers lokalisiert sein. Schließlich sintert der Wirbelkörper platt zusammen. Im 2. Stadium, dem Höhepunkt der Erkrankung, sieht man die platte Wirbelkörperform mit scholligen und streifenförmigen Verdichtungen in der Mitte des Wirbelkörpers. Die obere und die untere periphere Schicht sind aufgehellt und die Bandscheibenräume erscheinen erweitert. Im 3. Stadium, jenem der *Regeneration,* lockert sich die dichte Platte des Wirbelkernes auf und am Übergang zum Knorpel bildet sich ein kalkdichter Saum; in der Folge kommt es zur Ausbildung einer neuen Knochenstruktur, wobei der Wirbel zunächst aber plattenförmig höhenreduziert bleibt; erst im Spätstadium, das sich aber meist über Jahre erstreckt, in der Regel jedoch mit der Pubertät abgeschlossen ist, kann eine teilweise oder weitgehende Restitution beobachtet werden (Abb. 13).

Ätiologisch wird die Vertebra plana Calvé unter die aseptischen Osteonekrosen gereiht. Als zusätzliche Faktoren werden, wie bei fast allen derartigen Krankheitsbildern, Traumen und Überlastungsschäden genannt. Vorausgegangene oder gleichzeitig bestehende Krankheiten, wie z. B. Kinderkrankheiten, Diarrhoen, endokrine Störungen oder Lues führen vielfach zu *kausal-genetischen Überlegungen;* diesen kann man ebenso wenig Allgemeingültigkeit zuschreiben wie der Meinung, daß der Calvé schlechthin durch

Abb. 13 Skizze einer Vertebra plana Calvé.
a) Abplattung eines Brustwirbels bei einem 7jähr. Kind.
b) 1½ Jahre später ist der Wirbel weitergewachsen (nach Calvé).

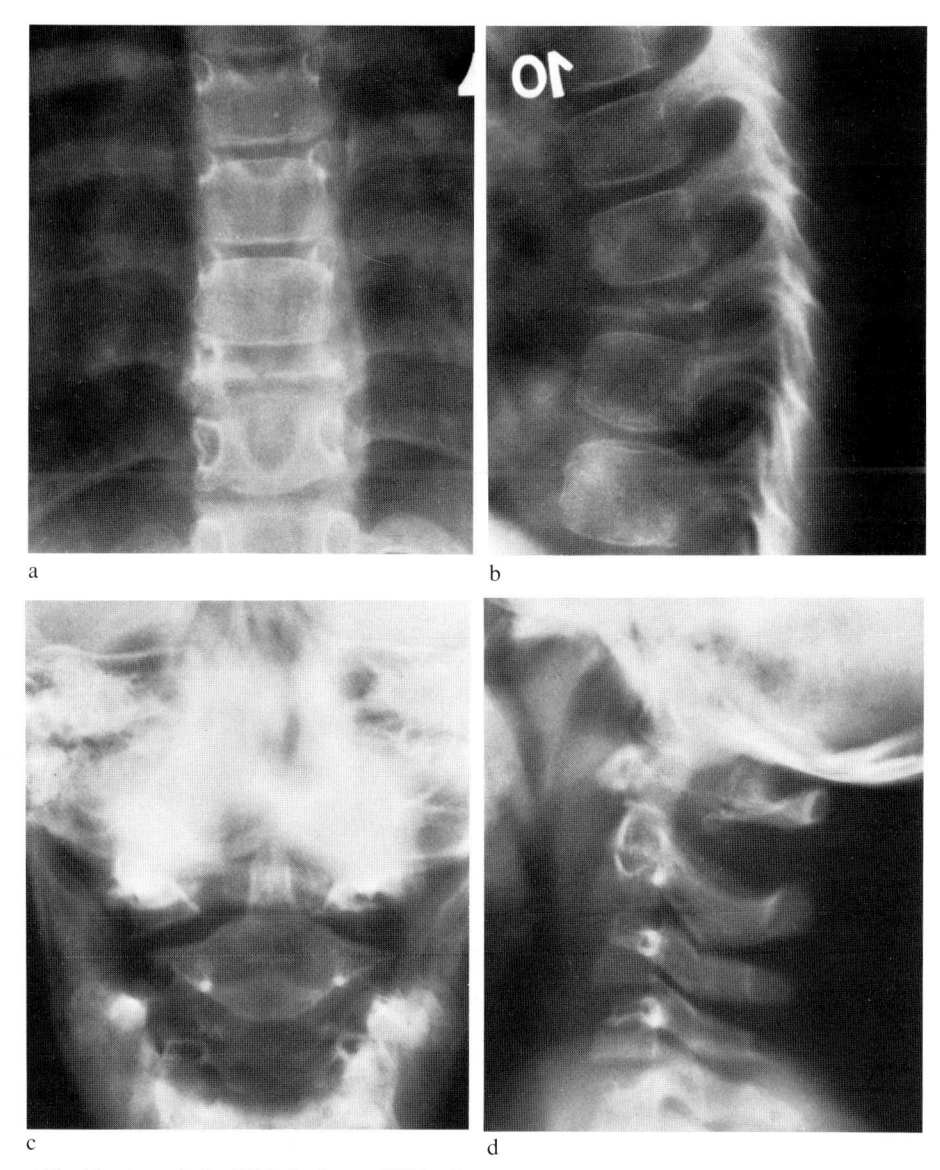

Abb. 14 Aseptische Wirbelnekrose. 10jähr. Junge.
a u. b) Tomogramme des 9. BWK. Vertebra plana. Auffallende geringgradige Verbreiterung des paravertebralen Weichteilschatten, der nicht nur bei entzündlichen Wirbelerkrankungen zu beobachten ist.
c u. d) Gleichzeitig bestehender osteonekrotischer Herd im linken Atlasbogen. Das differentialdiagnostisch in Erwägung gezogene „eosinophile Granulom" konnte – auch durch Probeexzision – nicht bestätigt werden; da der weitere Krankheitsverlauf unbekannt blieb, ist die Diagnose des eosinophilen Granuloms nicht auszuschließen und diese Beobachtung ein klassisches Beispiel für die Differentialdiagnose: Vertebra plana Calvé und Wirbelbefall bei eosinophilem Granulom.

ein *eosinophiles Granulom* verursacht werde (Abb. 14).
Wie schon erwähnt, ist die Differentialdiagnose gerade beim Calvéschen Plattwirbel besonders schwierig; neben einem posttraumatischen Zustand, der *Kümmel-Verneuil-Krankheit*, einer Spondylitis, medullären Osteopathien (*Leukämie, Myelom, Retikuloendotheliose, Histiozytosis X, eosinophiles Granulom, Speichererkrankungen, Sichelzellanämie*) sind auch blastomatöse Erkrankungen und nichtblastomatöse rarefizierende, *ossipenische* Osteopathien (Osteoporose,

Fibroosteoklastose), sowie Zustände nach Röntgenbestrahlung, Chemotherapie oder Stereoidbehandlung und schließlich auch endokrine Erkrankungen anzuführen. Wird ein Plattwirbel zusammen mit einer Epiphyseonekrose, z. B. an beiden Oberschenkelköpfen beobachtet, muß an eine generalisierte Osteopathie gedacht werden (K. WEISS 1931). Schließlich müssen Wirbelveränderungen bei Dysostosen und Mißbildungen abgegrenzt werden.

Weitere Epi- oder Apophyseonekrosen im Bereiche der Wirbelsäule

Eine Epiphyseonekrose am Dornfortsatz eines Lendenwirbels zeigte RAVELLI (1954). Unkovertebrale Wirbelkörperkantennekrosen, Strukturveränderungen an den Querfortsätzen oder am Dens epistropheus sowie Wirbelbogenspaltbildungen können nicht ohne weiteres den aseptischen Nekrosen zugezählt werden. Bei den Wirbelbogenspaltbildungen handelt es sich eher um eine Kombination von anlagebedingten Spalten und Überlastungsschäden (Ermüdungsbrüche).

Auch die *Scheuermannsche Erkrankung* (*Adoleszentenkyphose*) wird in manchen Zusammenstellungen in die Gruppe der juvenilen aseptischen Osteochondronekrosen eingeordnet. Gemeinsam mit diesen hat der Morbus Scheuermann den Befall der Epiphyse und ihrer Nachbarschaft, sein Auftreten in der Wachstumsperiode und den histologischen Befund. Die Tatsache, daß die nekrotischen Vorgänge nicht allein auf die Wirbelkörperepiphyse beschränkt sind, sondern auch die Wirbelkörperendplatten bzw. den Wirbelkörper betreffen können, spricht gegen die Zuordnung zur Epiphyseonekrose. Heute neigt man eher dazu, hereditär-konstitutionelle Faktoren sowie endokrine Dysregulationen oder auch eine enchondral-dysostotische Störung für den Morbus Scheuermann ursächlich anzunehmen. Das 1929 von SCHEUERMANN beschriebene Krankheitsbild tritt kaum vor dem 9. Lebensjahr, meist zwischen dem 11. und 13. Lebensjahr auf, bei Mädchen früher als bei Knaben und bevorzugt letztere in einem Verhältnis von 3 : 1.

Es ist gekennzeichnet durch eine fixierte Kyphose im mittleren und unteren Brustwirbelsäulenabschnitt, und vielfach auch durch eine geringe

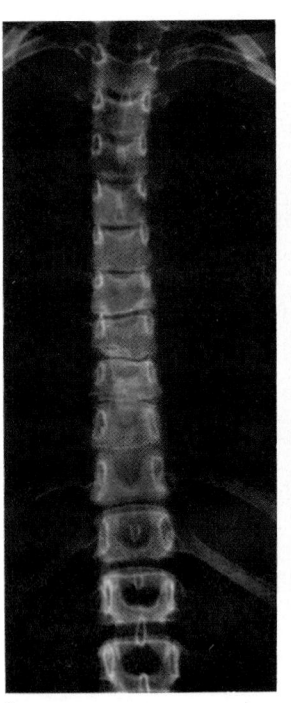

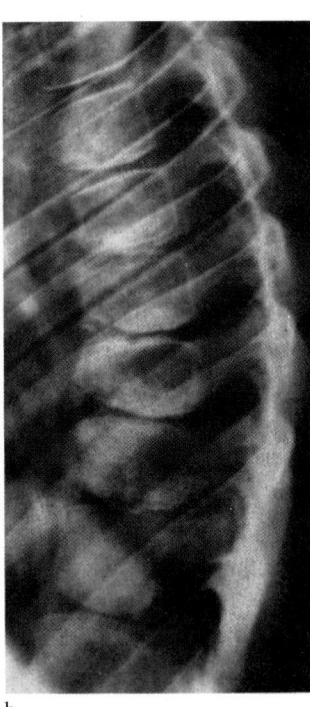

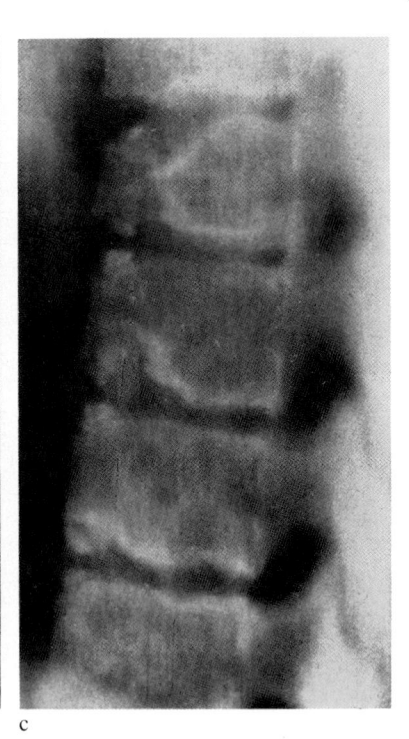

a   b   c

Abb. 15 Morbus Scheuermann. Brustwirbelsäule.
a) 12jähr. Knabe, BWS sagittal. Formveränderungen und unregelmäßige Begrenzung mehrerer BWK. Verschmälerung mehrerer Intervertebralräume.
b) Gleicher Patient wie a). BWS frontal. Deformierungen und unregelmäßige Begrenzungen mehrerer BWK sind besser zu sehen. Arkuäre Kyphose.
c) 14jähr. Knabe. Tomogramm des kaudalen Brustwirbelsäulenabschnittes. Hochgradige Veränderungen mehrerer BWK (Beobachtung Dr. STROBEL).
(Aus SWOBODA, W.: Das Skelet des Kindes, 2. Aufl. Thieme, Stuttgart 1969.)

s-förmige Skoliose. Als klassische Zeichen gelten die ventrale Erniedrigung eines oder mehrerer Wirbelkörper, die unregelmäßige Konturierung der Wirbelkörperendplatten, mehr minder verschmälerte Intervertebralräume und Schmorlsche Knorpelknötchen. Relativ frühzeitig finden sich auch schon bei jugendlichen Erwachsenen kleine Spondylophyten. Die Spongiosa der Wirbelkörper ist meist groblückig, die Strahlenabsorption manchmal herabgesetzt. Wenn auch die typische Lokalisation der mittlere Brustwirbelsäulenabschnitt ist, sind sie auch gar nicht so selten entsprechender Veränderungen ausschließlich an der Lendenwirbelsäule (Abb. 15 und 16).
Weiteres über den Morbus Scheuermann Band III, S. 32–36.

Becken

Das Vorkommen von juvenilen aseptischen epi- oder apophysären Osteochondronekrosen im Bereiche des Beckens weist eine besondere Problematik und bezüglich der pathoanatomischen Zuordnung eine gewisse Unsicherheit auf. Hervorgehoben werden sollen die aseptische Osteonekrose der Apophyse am Rande der Massa lateralis des Sakrum, die juvenile Osteochondronekrose des Os pubis und die Osteochondritis ischiopubica, während die Nekrose am Tuber ischiadicum, an der Spina ilica ventralis superior aut inferior, der Crista ilica und des Hüftgelenkpfannendaches nur erwähnt werden sollen.

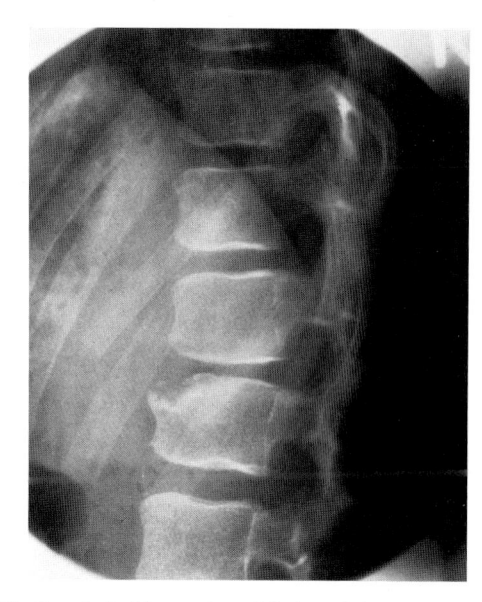

Abb. 16 Lumbale Form eines Morbus Scheuermann bei einem 13jähr. Jungen. Osteonekrotischer Strukturdefekt an der vorderen oberen Kante des 2. LWK. Geringe gleichartige Veränderungen an der korrespondierenden Kante des 1. LWK. Intervertebralraumverschmälerung. Angedeuteter Gibbus.

Apophyseonekrose in der Massa lateralis des Kreuzbeines

Es ist wenig bekannt, daß am Rande der Massa lateralis des Kreuzbeines eine Epi-(Apo-)physe vorkommt, die erst spät synostosiert und daher durch Ossifikationsstörungen bei vielen lokalen und generalisierten Knochenerkrankungen Veränderungen im Sakroiliakalbereich hervorruft (ELLEGAST 1961, 1962). Mit den vielfältigen und diagnostisch schwierigen Veränderungen im Sakroiliakalgelenk hat sich ja in den letzten Jahren DIHLMANN (1973, 1978) in seinen ausgezeichneten Monographien eingehend beschäftigt. Daß es in dieser Apophyse auch aseptische Nekrosen gibt, ist noch weniger bekannt. ROGERS u. CLEAVES (1935) berichteten darüber und nannten diese Veränderungen *„adolescent sacroiliacal joint syndrom"*; sie strichen die endokrine Komponente beim Zustandekommen dieser Veränderungen heraus.
Die Klinik ist vorwiegend durch Kreuzschmerzen, die zum Unterschied zu der Bechterewschen Erkrankung vorwiegend tagsüber bestehen und nachts nachlassen, gekennzeichnet.

Röntgensymptomatik: Im Randgebiet der *Facies auriculares* der *Massa lateralis* des Kreuzbeines bildet sich eine unregelmäßige und unscharfe Begrenzung; der Apophysenkern ist fragmentiert und stellenweise auch verdichtet; das gleichzeitige Vorkommen von aseptischen Nekrosen an anderen Stellen ist möglich, insbesondere die Kombination mit Morbus Scheuermann.

Die Differentialdiagnose ist sehr umfangreich: Sie umfaßt Varianten der Entwicklung und Ossifikation der lateralen Kreuzbeinapophyse, degenerative und entzündliche Kreuz-Darmbein-Gelenkerkrankungen, vor allem den Formenkreis des Morbus Bechterew, endokrine Störungen, generalisierte Osteopathien, Überlastungsschäden und Dysostosen.

Osteochondronekrose der Symphyse (Ostitis pubis)

Wie schon mehrere in diesem Kapitel besprochene Erkrankungen, z. B. das Tietze-Syndrom oder der Morbus Scheuermann, kann auch die Ostitis pubis nicht den aseptischen Nekrosen zugeordnet werden; dennoch soll sie hier vollständigkeitshalber Erwähnung finden. Bei den 4 von

PEIRSON (1929) mitgeteilten Fällen handelte es sich eindeutig um entzündliche Erkrankungen der Symphyse mit operativ nachgewiesener Eiterung. PEIRSON selbst spricht ja auch von einer „*osteochondritis of symphysis pubis*"; im übrigen ist die Ostitis pubis, besonders nach suprapubischen Operationen in der Urologie, gar nicht so selten. PÖSCHL (1971) konnte in seinem umfangreichen Werk keinen Fall entdecken, der als aseptische Osteochondronekrose bei einem Jugendlichen im Apophysenbereich anzusprechen wäre. So ist die Ostitis pubis, über deren Zuordnung schon im Rahmen des *Sudeck-Syndromes* gesprochen worden ist (Band II, Teil I, S. 1033), wohl den entzündlichen Knochenerkrankungen beizuordnen, wenn sie auch von manchen Autoren als juvenile aseptische Nekrose angesprochen wird. Von vielen Autoren wird die Bezeichnung „Ostitis pubis oder Osteitis pubis" auch als Sammelbegriff verwendet. COVENTRY u. MITCHELL berichten 1961 über 45 Patienten, die an einer Osteitis pubis litten.

Die *Röntgensymptomatik* ist gekennzeichnet durch eine Verbreiterung und unregelmäßige Begrenzung des Symphysenspaltes, durch teils osteosklerotische, teils zystoide bzw. osteolytische Veränderungen in der Pars symphysica des Schambeines, wobei diese Veränderungen auf die angrenzenden Schambeinäste übergreifen können.

Darüber hinaus gibt es im Symphysenbereich auch degenerative und traumatische Veränderungen, namentlich auch Sportverletzungen und Überlastungsschäden, die zu Knochenzerrüttungen führen können. Die *Osteonecrosis pubica posttraumatica* sei in diesem Zusammenhang erwähnt. Außerdem gibt es Symphysenveränderungen prae und post partum (FOCHEM 1967). Auch das *Gracilis-Syndrom* sowie das Schambein-Adduktoren-Syndrom sind eher als Überlastungsschäden bzw. *Insertions-tendopathien* anzusprechen.

Synchondrosis ischio-pubica (Ostcochondritis ischio-pubica Van Neck, Van-Neck-Odelberg-Krankheit)

VAN NECK und ODELBERG hatten, unabhängig voneinander, 1923 eine aseptische Osteochondronekrose im Bereiche der Synchondrosis ischiopubica beschrieben; strenggenommen ist diese Veränderung der Gruppe der Synchondrosen beizuordnen.

Befallen davon werden meist junge Leute im Alter von 5 – 16 Jahren – etwas eingeengt zwischen 7 und 14 Jahren –, wobei auch hier die Knaben in der Überzahl sind. Doppelseitigkeit ist nicht selten.

Klinisch finden sich allmählich auftretende Schmerzen in der Leiste, der Hüfte, etwas seltener in der Symphysenregion. Diese Schmerzen treten besonders beim Gehen, Sitzen und Beugen im Hüftgelenk auf; auch Abduktions- und Beckenkompressionsschmerz werden beobachtet. Mitunter ist die Knochenverdickung tastbar und druckschmerzhaft.

Röntgensymptomatik: Nach einem unauffälligen Initialstadium sind im Bereiche der Synchondrosis ischio-pubica kleine zystoide Aufhellungen zu erkennen, die allmählich einen sklerotischen Randsaum bekommen; diese zystischen Knochenveränderungen können den Knochenquerschnitt überschreiten und somit zu einer umschriebenen Knochenverdickung führen. Manchmal bleibt auch der erweiterte Synchondrosenspalt offen. Im floriden Stadium zeigen sich eine spindelförmige oder kugelige Knochenverdickung und -verdichtung in diesem Bereich. Die Röntgensymptome können gänzlich schwinden; manchmal bleibt auch eine gewisse sklerosierte Verdickung zurück.

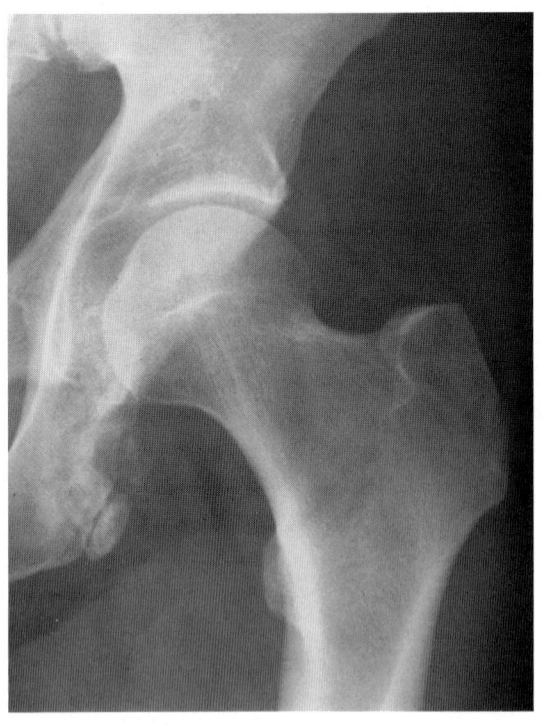

Abb. 17 Osteonekrose im Bereich des Tuber ischiadicum. Isolierter Apophysenkern. 46jähr. Mann (aus der Orthopädischen Abteilung der LKA Salzburg, Prof. Dr. H. HOFER).

Ätiologisch sind hier zusätzlich auch endokrine Störungen, Überlastungen und Traumen anzunehmen.
Differentialdiagnostisch zu nennen sind die Ostitis bzw. Osteomyelitis, *Looser-Zonen* bzw. Ermüdungsbrüche, posttraumatische Veränderungen, Exostosen und auch Tumoren.
Im Bereiche des Beckens ist noch auf das Vorkommen von Nekrosen am *Tuber ischiadicum*, (Abb. 17), an der *Spina ilica ventralis cranialis et caudalis*, an der *Christa ilica*, sowie im Bereiche des Pfannendaches (*Pfannen-Perthes*) hinzuweisen. Alle diese Vorkommen sind im Blickpunkt der juvenilen aseptischen Osteonekrosen sehr problematisch. Mit dieser Problematik im Bereiche der *Spina ilica ventralis caudalis* und des Hüftpfannendaches beschäftigten sich vor Jahren intensiv DE CUVELAND u. HEUCK (1951 und 1954).

Untere Extremität

Aseptische Epiphyseonekrose des Caput femoris – Morbus Calvé-Legg-Perthes (Osteochondrosis coxae juvenilis; Coxa plana)

Der Morbus Perthes, wie die aseptische Epiphyseonekrose des *Caput femoris* im deutschen Schrifttum bezeichnet wird, ist die häufigste aller aseptischen Epiphyseonekrosen. Er tritt im kindlichen Alter, etwa vom 4. bis zum 10. Lebensjahr auf, ist bei Knaben 4- bis 5mal häufiger als bei Mädchen und kommt in 10% der Fälle doppelseitig vor; auch ein familiäres Auftreten wird beobachtet. Die Krankheitsdauer ist relativ lang und wurde von PERTHES (1910) durchschnittlich mit 4½ Jahren angegeben.
Die Osteonekrose beginnt meist zentral im Knochenkern, gelegentlich auch in der Metaphyse; der Knorpel ist initial nicht betroffen, kann aber später mitgegriffen werden.
Die Beschwerden treten in der Regel allmählich auf, wobei das Hinken ein führendes Symptom darstellt. Seltener bestehen in das Knie ausstrahlende Hüftschmerzen und auch eine gewisse Behinderung von Rotation und Abduktion. Man kann den Krankheitsverlauf einteilen in *Initial-, Fragmentations-* und *Regenerationsstadium,* das zum Endstadium führt und einen Spätzustand verursachen kann.
Röntgensymptomatik: Das wichtigste Frühsymptom des Morbus Perthes ist die Gelenkspaltverbreiterung (*Waldenström-Zeichen*). In Anlehnung an KIRSCH (1961) können folgende weitere radiologische Frühzeichen beim Morbus Perthes angeführt werden: Vorbuchtung der Gelenkkapsel, Rarefizierung des lateralen Randes der proximalen Femurmetaphyse, streifenförmige subkortikal gelegene Aufhellungen und Rarefikationszonen im lateralen Epiphysenanteil, bandförmige Osteoporose in der Metaphyse, Aufhellungsbezirk in der medialen Metaphysenzone, Strukturveränderungen im Pfannendach, Aufhellungs- und Verdichtungsherd im verkleinerten Epiphysenkern, Verbreiterung des Femurhalses, Ausweitung der Köhlerschen Tränenfigur und Verdikkung der Epiphysenplatte.
Eine andere Art, die Röntgensymptomatik des Morbus Perthes darzustellen, ist folgende: etwa 3–5 Wochen nach einem röntgenographisch unauffälligem Anfangsstadium, kann eine gewisse umschriebene Porosierung der Epiphyse und auch der Metaphyse mit Strukturauflockerungen und Randusuren im Übergangsbereich Femurkopf-Hals zu beobachten sein. Die anschließende Femurkopfsklerose ist dann ein radiographisches sicher faßbares Zeichen. Im weiteren Verlauf entsteht das Bild des fragmentierten Epiphysenkernes, wobei die Epiphyse kleiner und vor allem niedriger wird, so daß der Gelenkspalt erweitert aussieht. Der Femurkopf kann eine extreme Abplattung erfahren und auch stark fragmentiert sein. Nennenswerte Veränderungen in der Hüftgelenkspfanne bestehen im allgemeinen nicht; die Epiphysenfuge bleibt erhalten. Etwaige gleichzeitig auftretende Destruktionsherde in der Femurmetaphyse sind von den Strukturveränderungen im Femurkopf unabhängig. In der Restitutionsphase kann der Kopfkern wieder größer und höher werden; Form, Größe und Struktur der gesunden Seite erreicht er allerdings fast nie. Eine annähernd normal wirkende Spongiosa ist erst nach Jahren zu erwarten; zumeist resultiert aus den beschriebenen Umbauvorgängen ein plumper pilzförmiger Femurkopf, der auf einem breiten und kurzen Femurhals sitzt; der Femurhals-Diaphysen-Winkel ist meist im Sinne einer Coxa vara verkleinert.
Gut skizziert ist die Verlaufsbeobachtung bei Perthes eines 8jährigen Mädchens in Abb. 18:
Das Röntgenbild des kranken Femurkopfes zeigt hier zunächst nichts Besonderes; 5 Wochen später sieht man Randusuren an der lateralen „Kopf-Hals-Ecke"; nach 9 Monaten hat der subchondrale Knochenabbau großen Umfang angenommen; nach weiteren 6 Monaten setzen Zerklüftung und Impression der Femurkopfepiphyse ein; nach weiteren 9 Monaten, also 2 Jahre nach Beginn der Erkrankung, nimmt der Kopf allmählich wieder runde Form an; 2 Jahre später, also

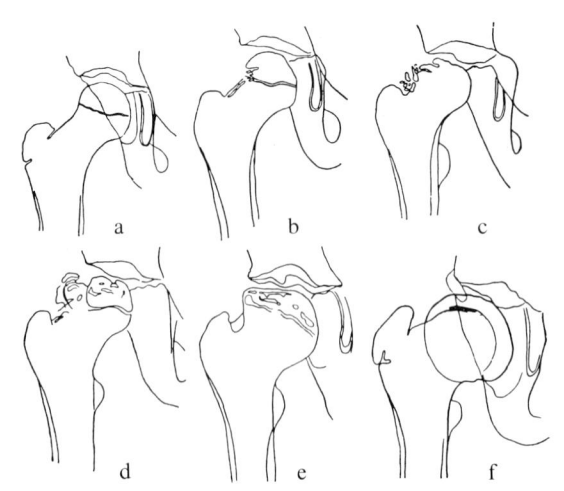

446 Aseptische Nekrosen in Epiphysen, Apophysen und kleinen Knochen

Abb. 18 Skizzierte Darstellung einer Perthes-Serie. 8jähr. Mädchen. a) 5. 12. 1913, b) 10. 11. 1914, c) 13. 10. 1914, d) 12. 4. 1915, e) 12. 1. 1916, f) 1. 4. 1918. Der Krankheitsverlauf ist vom Anfang bis zu der nach 4 Jahren erfolgten Ausheilung eindrucksvoll wiedergegeben.

4 Jahre nach Krankheitsbeginn, erfolgt die Ausheilung mit kugelförmigem Femurkopf bei verkürztem verdicktem Femurhals. Weitere Perthes-Serienskizzen zeigen die Abb. 19 a und b.
Charakteristische Röntgenbilder von Perthes-Serien demonstrieren die Abb. 20 – 22.

Die Endausgänge zeigen 2 Formen: Die Kugelform des Kopfes und die Walzen- oder Pilzform desselben. Die Kugelform ist bei all jenen Fällen zu beobachten, bei welchen der Prozeß nicht über die Epiphysenlinie hinaus fortgeschritten ist. Doppelt so häufig ist die Walzen- oder Pilzform des Kopfes; dabei kann der mediale Rand schnabelförmig umgebogen aussehen; der Kopf ist verbreitert, der Hals kurz und breit. Die Hüftpfanne wird in Anpassung an den Kopf elliptisch, das Pfannendach nach oben abgeschrägt. So entsteht auch das Bild einer Coxa vara. In etwa ¾ der Fälle erfolgt jedoch eine völlige klinische Heilung und nur in einem Viertel bleiben Störungen der Beweglichkeit, Hinken und eine mäßige Schmerzhaftigkeit zurück. Relativ häufig ist nach Jahren das Auftreten einer sekundär degenerativen Osteoarthropathie des Hüftgelenkes infolge Deformierung des Femurkopfes.
Eine aseptische Osteonekrose im Bereiche der proximalen Femurmetaphyse, die in der Regel im Alter von 2 – 4 Jahren manifest wird, rechts häufiger vorkommt als links und auch bei Mädchen häufiger ist als bei Knaben, greifen nicht oder nur andeutungsweise auf den Femurkopf über; es resultiert daraus zumeist eine sog. Coxa vara idiopathica, die von der Coxa vara congenita als Skelettfehlbildung unterschieden werden muß. Sie wird auch als *Schenkelhals-Perthes*

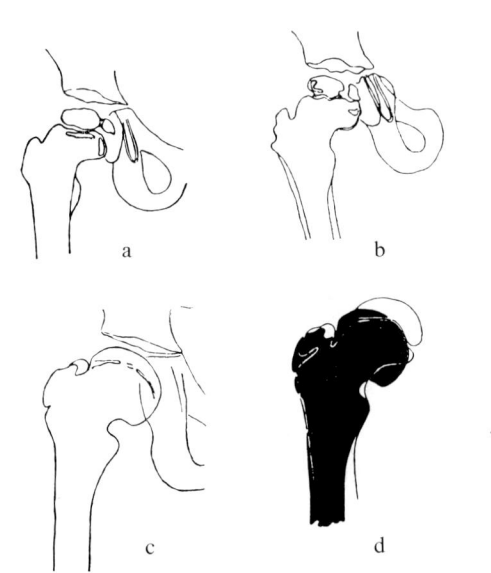

Abb. 19 a Skizze einer Perthes-Serie bei einem 6½jähr. Knaben. Heilung mit Kugelform des Femurkopfes. a) Alter von 6½ Jahren, b) ein halbes Jahr später, c) 7 Jahre später, d) Projektion des kranken Gelenkkopfes (schwarz) auf den gesunden zur Demonstration der Formveränderung.

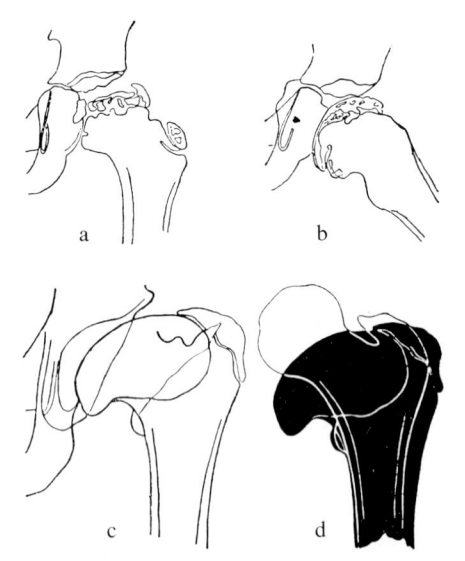

Abb. 19 b Skizze einer Perthes-Serie bei einem 8jähr. Knaben. Ausheilung mit Pilzform des Femurkopfes. a) Alter von 8 Jahren, b) 7 Monate später, c) 8 Jahre später, d) Projektion des kranken Gelenkkopfes (schwarz) auf den gesunden zur Demonstration der Formveränderung.

Abb. 20 Morbus Perthes. 10jähr. Knabe.
a) Verkleinerung, Entrundung, unregelmäßige Begrenzung und kleine zystoide Strukturauflockerungen im Femurkopfkern. Ähnliche Veränderungen auch im Metaphysenbereich. Gleichzeitig bestehende Odelberg-Van-Necksche Osteochondrosis ischiopubica beiderseits (durch Strahlenschutz fast verdeckt).
b) 11 Monate später. Die Epiphyse des Femurkopfes ist weitgehend zerstört. Deutliche Veränderungen auch im Metaphysenbereich.
c) Fast 4 Jahre nach Krankheitsbeginn. Ausheilungsstadium in Pilzform (Beobachtung OMR. Dr. WIESMAYR, Vöcklabruck, O.Ö.).

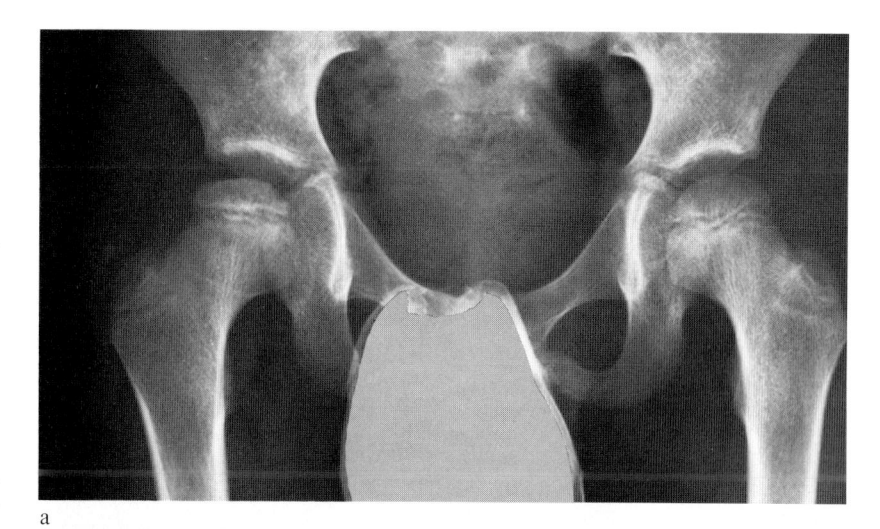

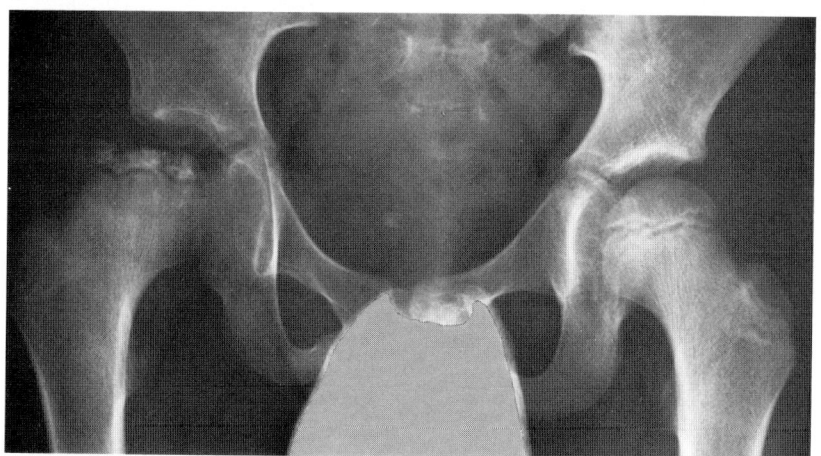

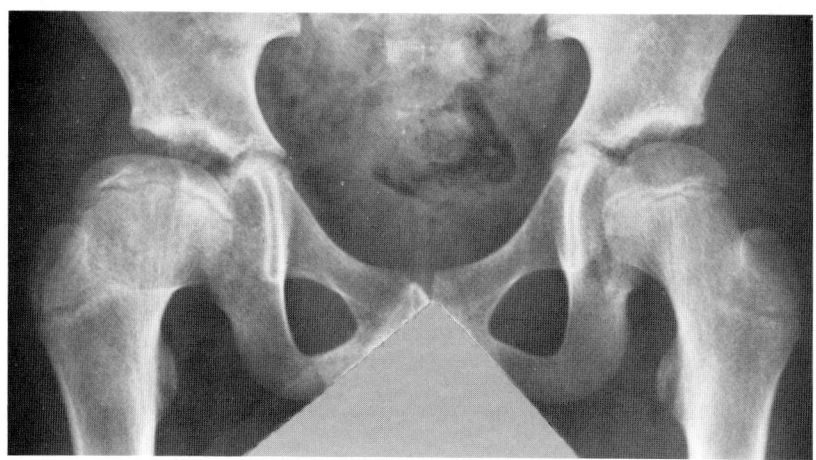

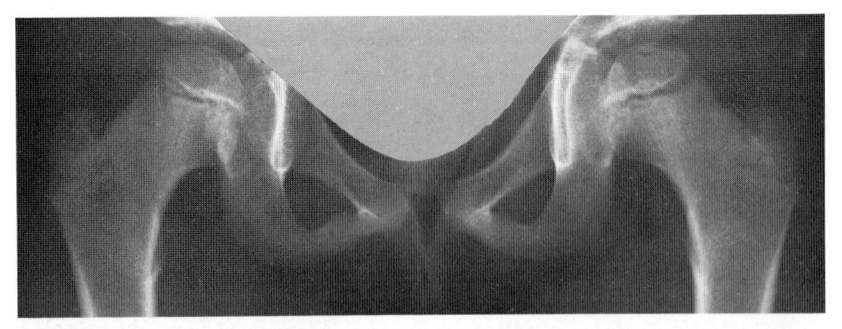

448   Aseptische Nekrosen in Epiphysen, Apophysen und kleinen Knochen

Abb. 21 Perthes-Serie bei einem 8jähr. Mädchen. a u. b) 22. 3. 77, c) 13. 6. 77, d) 20. 6. 80 (aus der Orthopädischen Abteilung der LKA Salzburg, Prof. Dr. H. Hofer).

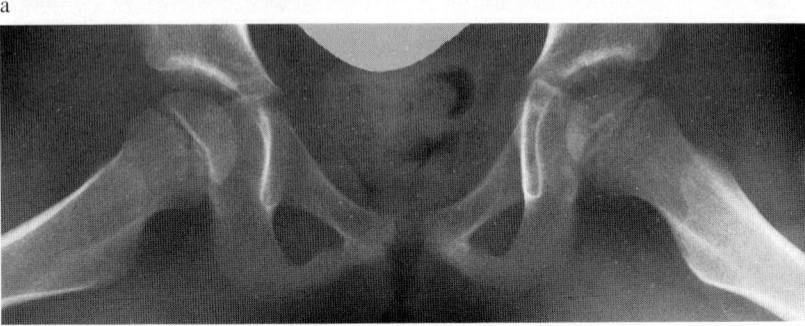

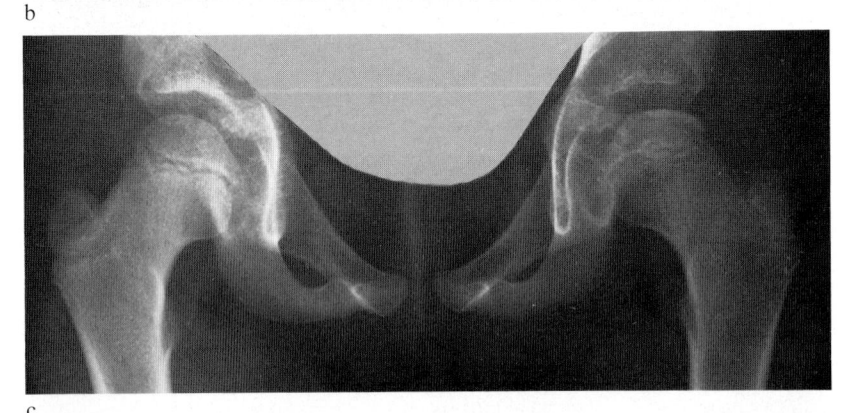

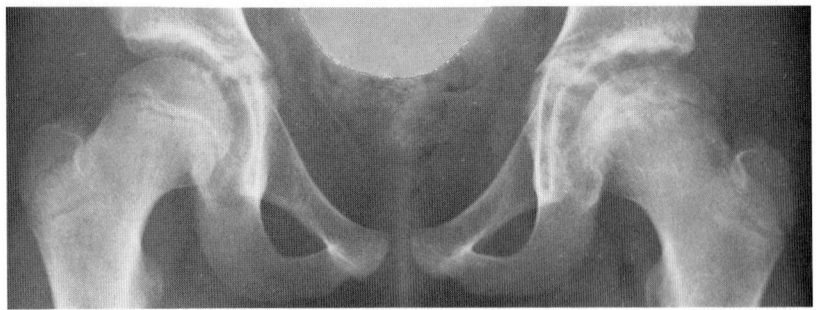

bezeichnet, was allerdings nicht von allen Autoren anerkannt und z. B. von SWOBODA (1969) abgelehnt wird (Abb. 23).
Ein isolierter Perthes-Befall von Metaphyse und Epiphysenfuge ist selten; häufiger ist eine zusätzliche bandförmige Rarefikation des Knochens in der Nähe der Epiphysenfuge; die Struktur ist dann groblückig und fleckig. Verdichtungsvorgänge kommen von der Epiphyse her. Die Epiphysenfuge weicht in solchen Fällen meist von ihrer linearen Form ab. Aus diesem Metaphysen- und Epiphysenfugenbefall können eine Verkürzung und Verdickung des Schenkelhalses, eine Varisierung oder seltener Valgisierung der Coxa,

ein Hochstand des Trochanter major und eine Deformierung des Femurkopfes resultieren.

Luxations-Perthes

Bei Hüftgelenksdysplasien kommen häufig Perthes-ähnliche Bilder zustande. Man spricht dann von einem *Luxations-Perthes*. Nach neueren Gesichtspunkten handelt es sich dabei auch um ischämische Nekrosen. Sicherlich spielen für sein Zustandekommen neben der Durchblutungsstörung auch andere Faktoren eine wichtige Rolle wie z. B. konstitutionelle Komponenten, Femurkopfaufbaustörungen, aber auch Präpositions- und Therapiefolgen. Das Zusammentreffen von Hüftgelenksdysplasie, Femurkopfnekrose und Coxa vara ist gar nicht so selten.
Differentialdiagnostisch zum Morbus Perthes sind zu nennen: bakterielle und tuberkulöse Hüftgelenksentzündungen, Femurkopfveränderungen bei Chondrodystrophie sowie bei konstitutionellen Dysostosen, Bluterkrankungen, endokrine Störungen, Knocheninfarkte und Traumen. Anzuführen ist hier auch die idiopathische „Femurkopfnekrose der Erwachsenen", welche in Bd. II, Teil I dieses Lehrbuches, S. 1024 abgehandelt wird.
Die Prognose ist um so ungünstiger, je länger das Leiden unerkannt bleibt und je länger somit die Krankheitsdauer ist.
Eine zusammenfassende moderne Darstellung über den Morbus Perthes gab 1975 LAURITZEN. Aus der immensen einschlägigen Literatur sollen lediglich einige Autoren der letzten Zeit hervorgehoben werden, die sich vorwiegend mit der

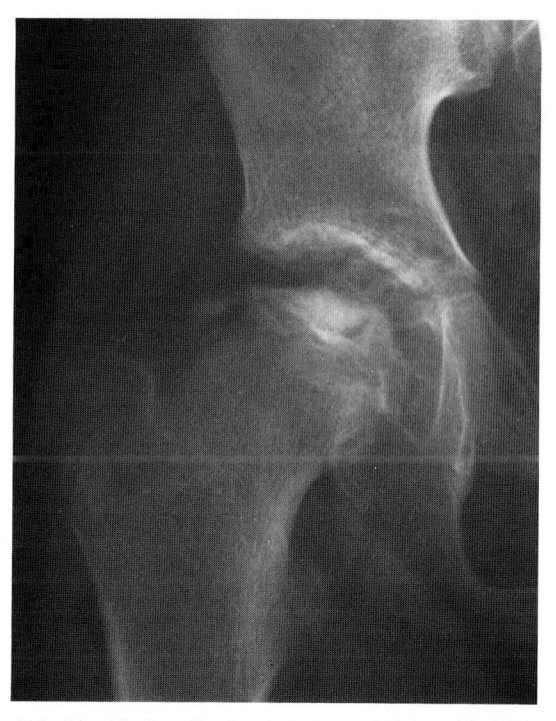

Abb. 22 Morbus Perthes bei einem 10jähr. Mädchen. Der rechte Femurkopfkern ist klein, unregelmäßig geformt und dicht osteosklerotisch. Destruktionsvorgänge auch an der lateralen Kopf-Hals-Ecke (aus der Orthopädischen Abteilung der LKA Salzburg, Prof. Dr. H. HOFER).

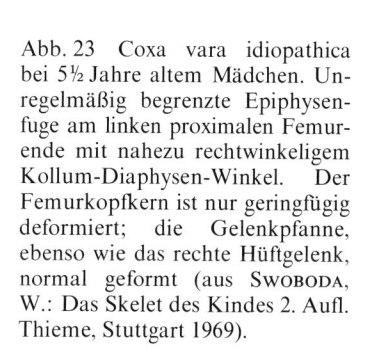

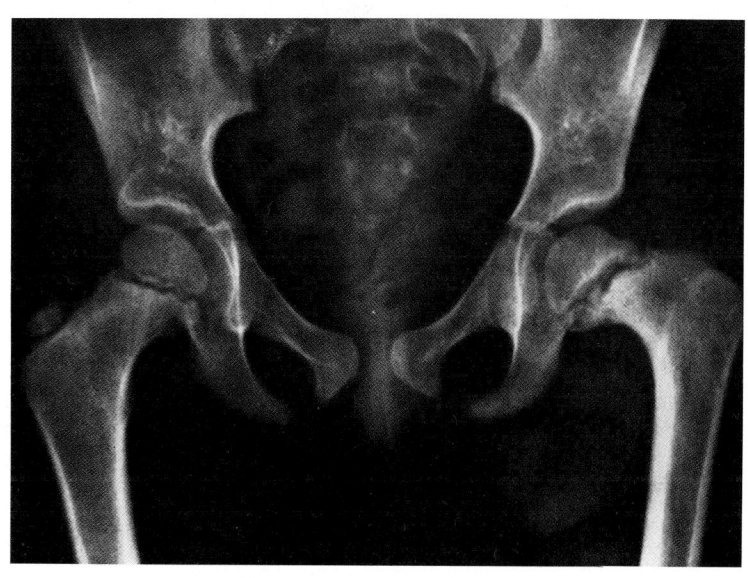

Abb. 23 Coxa vara idiopathica bei 5½ Jahre altem Mädchen. Unregelmäßig begrenzte Epiphysenfuge am linken proximalen Femurende mit nahezu rechtwinkeligem Kollum-Diaphysen-Winkel. Der Femurkopfkern ist nur geringfügig deformiert; die Gelenkpfanne, ebenso wie das rechte Hüftgelenk, normal geformt (aus SWOBODA, W.: Das Skelet des Kindes 2. Aufl. Thieme, Stuttgart 1969).

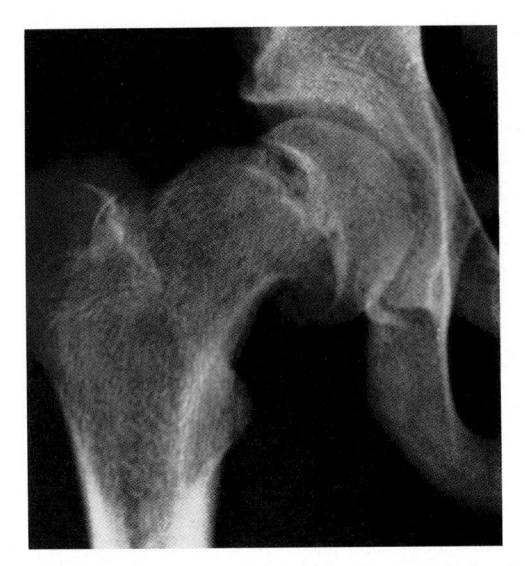

450 Aseptische Nekrosen in Epiphysen, Apophysen und kleinen Knochen

Abb. 24 Epiphyseolysis capitis femoris bei einem 14jähr. Mädchen. Beschwerden seit 1 Jahr.

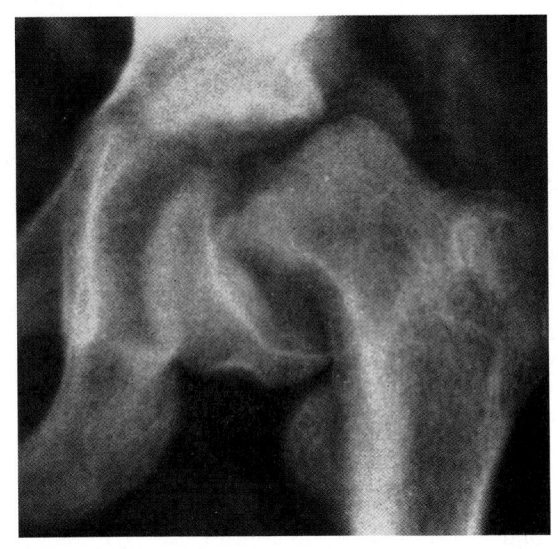

Abb. 25 Epiphyseolysis capitis femoris. 16jähr. Knabe. Seit 3 Monaten Beschwerden.

Röntgendiagnostik der Perthesschen Erkrankung befassen: AITKEN (1947); BETTMANN u. SIFFERT (1949), BILLING (1954); HIPP (1966), KING (1935), KIRSCH (1961), MAU (1966), W. MÜLLER (1941), NAGURA (1938), OTTE (1968), WALDENSTRÖM (1921).

Epiphysiolysis capitis femoris juvenilis (Coxa vara idiopathica)

Die juvenile Epiphysenlösung im proximalen Femurabschnitt ist gekennzeichnet durch eine Auflockerung im Bereich der Epiphysenfuge, die eine Verschiebung bzw. ein Abgleiten und eine Kippung des Femurkopfes zur Folge hat. Die Zeit ihres häufigsten Befalles wird sehr verschieden angegeben, liegt im allgemeinen jedoch zwischen

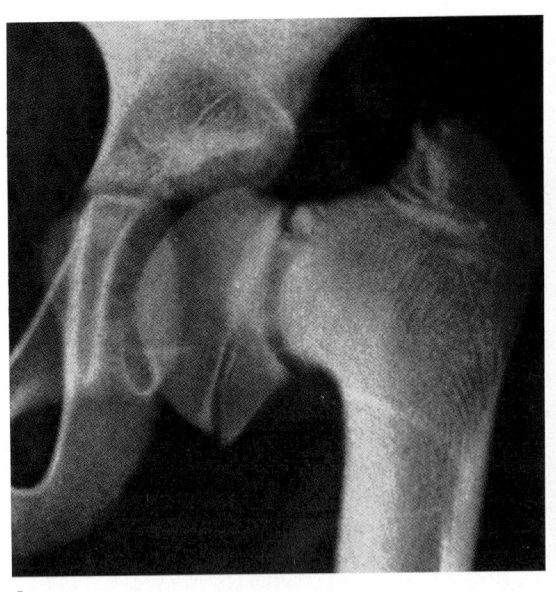

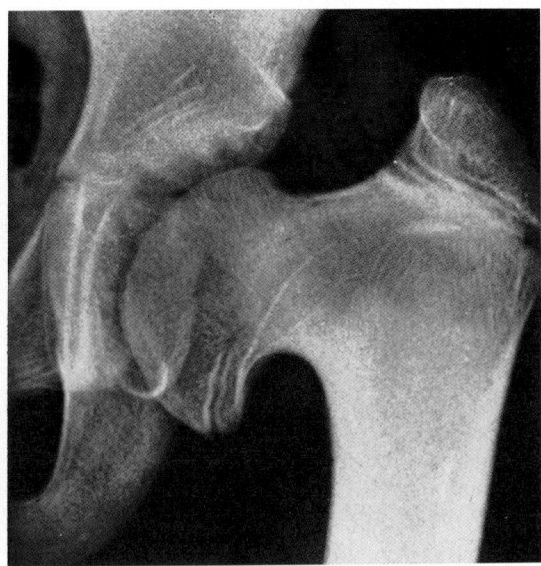

a
b
Abb. 26 Epiphyseolysis capitis femoris bei einem 11jähr. Knaben. a) Auch Ablösung des unteren Abschnittes der Metaphyse. b) 3 Jahre später.

dem 13. und 16. Lebensjahr, wobei Mädchen meist etwas früher betroffen sind als Jungen. Es besteht eine eindeutige Bevorzugung des männlichen Geschlechts, wobei im großen Durchschnitt das Verhältnis der Knaben zu den Mädchen mit 3 : 1 errechnet wurde. Das Durchschnittsalter für Jungen gab RÜTHER (1954) mit 15,7 Jahren, für Mädchen mit 13,5 Jahren an. Die rechte Seite wird häufiger befallen als die linke; Doppelseitigkeit ist nicht selten und auch familiäres Vorkommen wird beschrieben.

Wichtig ist die häufige Vergesellschaftung der Hüftkopfepiphysenlösung mit endokrinen Störungen, wie der Dystrophia adiposogenitalis, dem eunuchoiden Hochwuchs, der Pubertas praecox, der Pubertas tarda, dem Kryptorchismus oder mit Dyshormonien, die noch nicht das Vollbild einer hormonellen Erkrankung erreicht haben. Nicht selten wird auch eine Kombination mit dem Morbus Scheuermann beschrieben.

Das klinische Bild der *Epiphysiolysis lenta* ist durch leichte Ermüdbarkeit, Schmerzen in der Leistengegend, der Trochanterregion oder an der Innenseite des Oberschenkels und später durch Hinken gekennzeichnet. Die Innenrotation ist eingeschränkt, die Außenrotation ist verstärkt; die Abduktion ist behindert; Beugung und Streckung im Hüftgelenk sind eingeschränkt.

Die *Epiphyseolysis acuta* beginnt mit einem stichartigen Schmerz bei einem meist unbedeutenden Anlaß, gefolgt von Schmerzen und Hinken. Bei biochemischen Untersuchungen fand ERNST schon zu Beginn der Erkrankung eine sehr

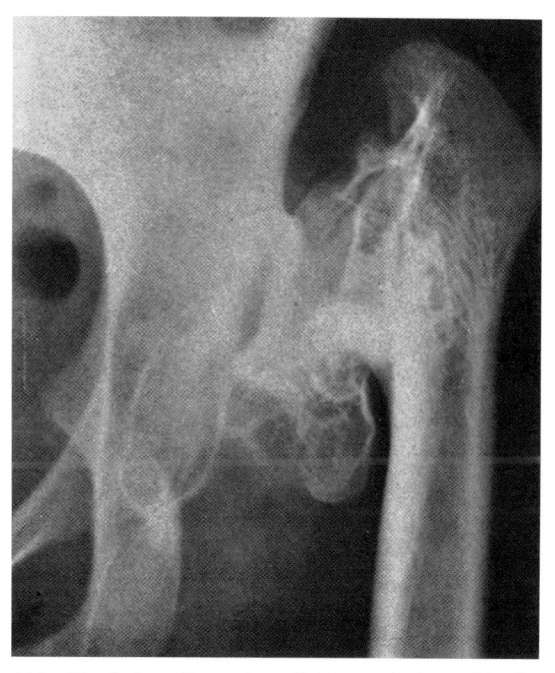

Abb. 27 Spätstadium einer Epiphyseolysis capitis femoris bei 31jähr. Mann. Epiphyseolyse im Alter von 7 Jahren. Hochgradige Coxa vara. Die Gelenkpfanne ist flach und ausgeweitet. Schenkelhals und Kopf artikulieren mit der Pfanne.

stark erhöhte alkalische Phosphatase als Ausdruck vermehrter Umbauvorgänge im Knochen; die anderen biochemischen Untersuchungen ergeben in der Regel normale Werte.

Röntgensymptomatik: Zunächst lassen sich die

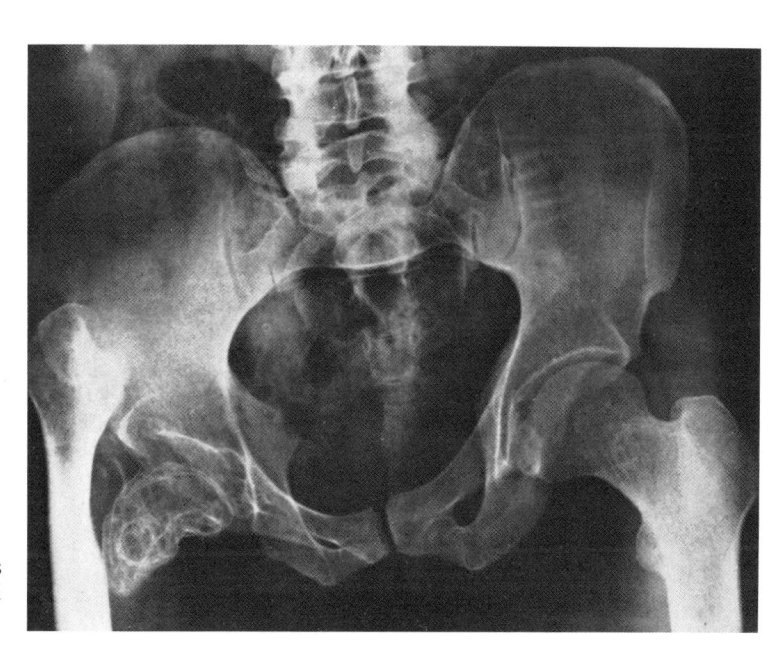

Abb. 28 Epiphyseolysis capitis femoris rechts vor 35 Jahren bei einem 46jähr. Mann.

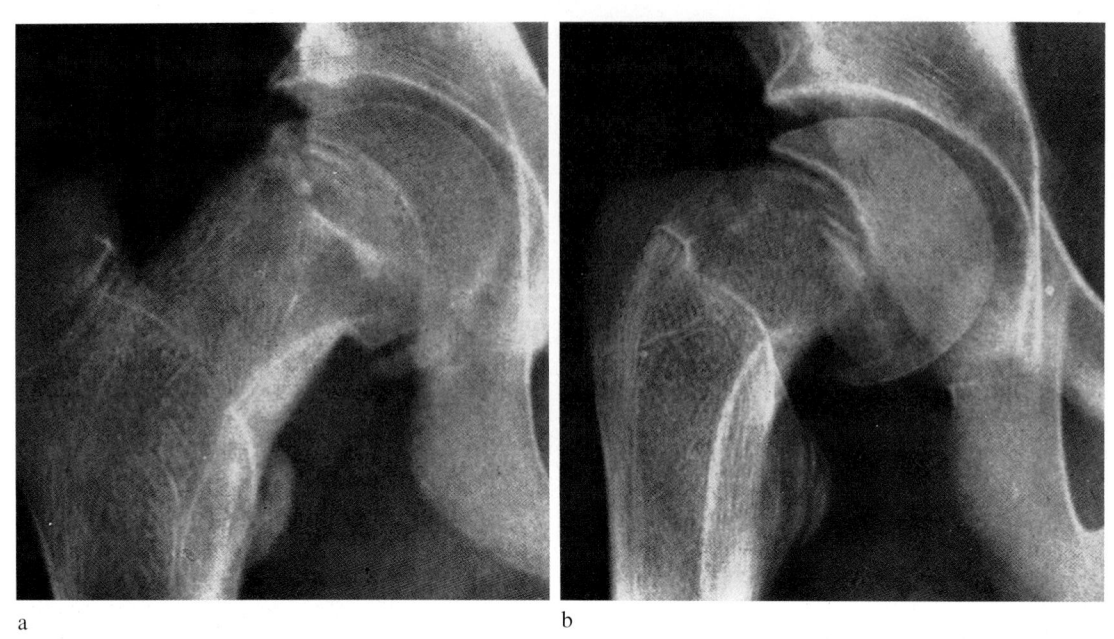

Abb. 29 Epiphyseolysis capitis femoris rechts bei einem 16jähr. Jüngling. a) Aufnahme bei maximaler Innenrotation, b) Aufnahme bei maximaler Außenrotation (Prof. SCHERB, Zürich).

Epiphyseolysis acuta von der *lenta* und die *Epiphyseolysis incompleta* von der *completa* unterscheiden. Andere Autoren differenzieren 2 Stadien, nämlich die *Präepiphyseolyse* und die *Epiphyseolyse* mit dem eigentlichen Abgleiten. BRAGARD (1940) unterteilt den Krankheitsablauf in eine *Epiphyseolysis imminens, incipiens* und in eine *Epiphyseolysis progrediens*, wobei er die *Epiphyseolysis praecox* von der *lenta* unterscheidet und als Endstadium die *Epiphyseolysis inveterata* nennt. Nach SCHULZE (1965) ist das 1. Stadium durch die Lockerung im Epiphysenfugenbereich gekennzeichnet. In der Lauensteinschen Projektion erkennt man eine keilförmige Erweiterung des Epiphysenfugenspaltes sowie eine Rarefizierung der benachbarten Knochenstrukturen. Diesem 1. Stadium folgen eine fortschreitende Lokkerung und eine beginnende Lösung in der Epiphysenfuge. Das 3. Stadium besteht in der knöchernen Ausheilung; schließlich kann es zu einer sekundären Nekrose des Femurkopfes mit sekundärer *degenerativer Arthropathie* des Hüftgelenkes kommen, wobei die erhalten gebliebene *Coxa vara* einen Hinweis auf die Ursache der Coxarthrose gibt. Ätiologisch und pathogenetisch sind bei der juvenilen Hüftkappenlösung hormonelle Störungen, Vorgänge in der Wachstumsfuge, mechanische Momente, Überlastungsschäden, Traumen, Durchblutungsstörungen und Dysostosen zu nennen.

Differentialdiagnostisch sind die Schenkelhalsfraktur, pathologische Frakturen und Umbauzonen bei *ossipenischen Osteopathien* (Osteoporose, Osteomalazie, Fibroosteoklastose) und Speichererkrankungen, der Morbus Perthes, die Coxitis und die Coxa vara congenita anzuführen (Abb. 24 – 29).
Über Strukturveränderungen im Bereiche der Apophysen der Trochanteren gibt es wohl einige wenige Mitteilungen, solche, die überzeugend zu den juvenilen aseptischen Apophysennekrosen gezählt werden können, jedoch nicht.

Genuine aseptische Osteonekrosen im Bereich des Kniegelenks.

Im Kniegelenkbereich sind die häufigsten genuinen Nekrosen die sog. *spontane Osteonekrose Ahlbäck*, die *juvenile Osteopathia patellae (Sinding-Larsen-Johansson)*, die *aseptische Nekrose des medialen Tibiakondylus Blount* und die *Apophysennekrose der Tuberositas tibiae Osgood-Schlatter*.
Osteonekrosefälle im Bereich der Eminentia intercondyloidea, der Fabella und des Capitulum fibulae sind sehr selten. Osteonekrosefälle im Bereiche des Condylus lateralis femoris sind schon von einigen Autoren beschrieben worden (KASPAR, FIALA u. HEROUT 1965; DOMACK (1963); OBERDALHOFF u. Mitarb. (1959)). Ein Teil

dieser Fälle wurde jedoch zu den enchondralen Dysostosen gezählt.

Spontane Osteonekrose am Kniegelenk (Ahlbäck)

Die 1968 von AHLBÄCK erstmals beschriebene Osteonekrose im Kniegelenkbereich ist den genuinen Osteonekrosen beizuordnen, wenn sie auch röntgenographisch eine nicht unbeträchtliche Ähnlichkeit mit der *Osteochondrosis dissecans* hat. Früher nur bei *Lupus erythematodes* und bei oder nach Corticoidtherapie beschrieben, liest man in letzter Zeit mehr darüber. So berichten BOHNE u. MUHEIM über 51 Fälle und im eigenen Krankengut der letzten drei Jahre konnten 6 einschlägige Beobachtungen gemacht werden (NINOL 1979). Auch die 1973 von WILLIAMS u. Mitarb. beschriebenen Fälle von spontanen Osteonekrosen des Knies sind wohl hier einzuordnen.

Die Mehrzahl der davon befallenen Patienten sind Frauen über 50 oder 60 Jahre. Die Krankheit beginnt plötzlich ohne erkennbare Ursache, insbesondere ohne vorangegangenes Trauma mit auch nächtlichen Schmerzen im medialen Kniegelenkbereich. Der mediale Femurkondyl wird als druckschmerzhaft angegeben; die Kniegelenkbeweglichkeit ist eingeschränkt; nach etwa ½ Jahr entwickelt sich eine Varusdeformität. Der Krankheitsverlauf ist recht unterschiedlich und reicht von einer gewissen Defektheilung ohne nennenswerten Gelenkknorpelverlust bis zu rascher Entwicklung einer Gonarthrose.

Röntgensymptomatik: Während im Frühstadium röntgenographisch faßbare Veränderungen noch nicht nachweisbar sind, tritt frühestens 3 Wochen nach Schmerzbeginn eine Entrundung des medialen Femurkondylus auf. Der auffallend geradlinige Verlauf der Gelenklinie liegt zumeist etwas weiter medial als der typischen Stelle einer Osteochondrosis dissecans entspricht. Die Spongiosa dieser Region ist bald etwas dichter. Etwa 2 Monate nach Beginn der klinischen Symptomatik zeigt sich ein beetartiger, scharf demarkierter, von einem unregelmäßigen Saum umgebener, flach grubenartiger Defekt, dessen sagittale Ausdehnung größer ist als seine frontale. Eine Gelenkmaus muß nicht unbedingt zu sehen sein, wenn auch gelegentlich eine dünne isolierte Knochenplatte sichtbar wird. In manchen Fällen kommt es zu Veränderungen im gegenüberliegenden Teil des medialen Tibiakondyl in Form einer umschriebenen subchondralen Sklerose. Etwa 6–8 Monate nach Krankheitsbeginn beobachtet man in der Hälfte der Fälle proximal vom medialen Femurkondyl eine periostale Apposition (Abb. 30 und 31).

Es wurde schon eingangs erwähnt (s. S. 432 und Abb. 4), daß die spontane Osteonekrose Ahlbäck nuklearmedizinisch frühzeitig eine Aktivitätsanreicherung im medialen Femurkondylbereich aufweist.

Differentialdiagnostisch zu nennen sind die Osteochondritis dissecans, bakterielle, auch tuberkulöse Entzündungsherde, das Frühstadium einer neurogenen Osteoarthropathie, Osteonekrosen bekannter Ätiologie (posttraumatisch, Bluterkrankungen, Morbus Gaucher, Corticoidtherapie, Caisson-Krankheit) und epiphysäre Knocheninfarkte.

Juvenile Osteopathia patellae (Sinding-Larsen-Johansson-Krankheit)

An der Patella von Jugendlichen beobachten die oben genannten Autoren 1921 eine vorübergehende Ossifikationsstörung, die sie den aseptischen Nekrosen beiordneten, wofür allerdings als *Kofaktor* – wie bei so vielen, ja fast allen sog. aseptischen Nekrosen – ein Trauma in Art einer Zerrung des Lig. patellae oder eine sportliche Überbeanspruchung angenommen wird.

Betroffen davon werden Jugendliche beiderlei Geschlechts im Alter von 10–15 Jahren; Doppelseitigkeit ist selten; ein kombiniertes Vorkommen mit anderen epiphysären Störungen sowie familiäres Vorkommen werden beschrieben.

Klinisch werden Schmerzen an der auch druckschmerzhaften Kniescheibenspitze beim Gehen, Treppensteigen und Kniebeugen angegeben. Die Beschwerden beginnen langsam und schwinden durch Ruhestellung.

Röntgensymptomatik: Am distalen ventralen Rand der Patella entwickelt sich eine ziemlich oberflächliche Usur. Neben dieser *distal-marginalen Form* kennt man auch die *proximal-marginale* sowie die *totale Patellanekrose*, wobei der Knochenkern der Patella völlig zerklüftet ist. Die Ausheilung kann sich über Jahre hinziehen; oft bleibt eine „geschwänzte" Patella als Rest (Abb. 31–33).

Wie bei sehr vielen dieser Erkrankungen sind auch bei der Sinding-Larsen-Johansson-Erkrankung die Röntgenerscheinungen mitunter problematisch, da die Ossifikationsvarianten und auch die Seitenunterschiede normalerweise schon erheblich sein können. Die Diagnose sollte demnach nur beim Zusammentreffen von klinischer und röntgenologischer Symptomatik gestellt werden.

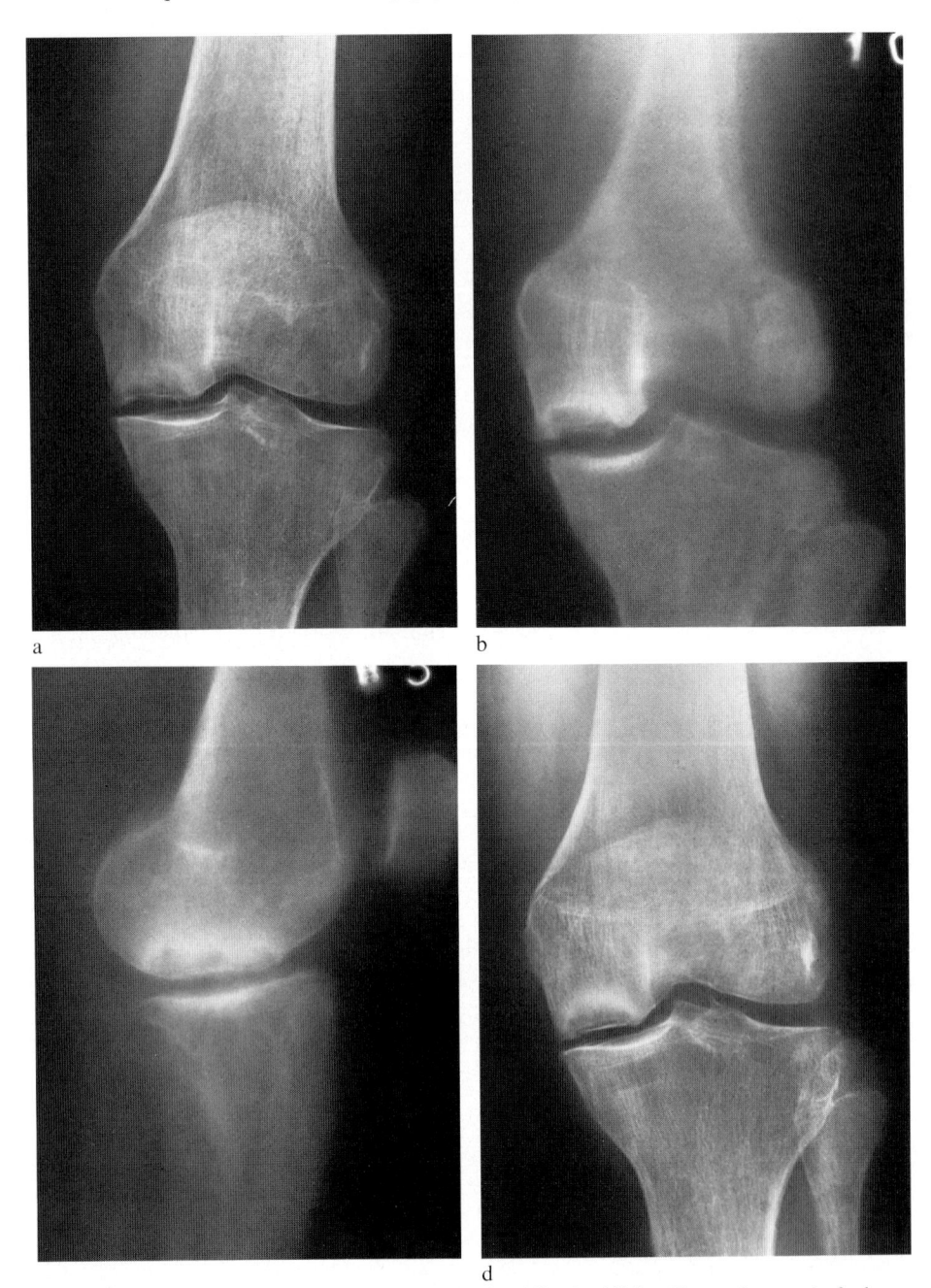

Abb. 30 Spontane Osteonekrose am Kniegelenk Ahlbäck. 61jähr. Frau. a) a.-p. Aufnahme des Kniegelenkes, b) a.-p. Tomogramm, c) Tomogramm im frontalen Strahlengang, d) Zustandsbild 15 Monate vorher. Ziemlich großer und auch tiefer buckeliger von sklerotischem Saum begrenzter Defekt im Bereich des medialen Femurkondyl mit Isolierung der auffallend geradlinigen „Gelenklinie". Kleine Höcker an den Rändern des grubenartigen Defektes. Beginnende subchondrale Sklerose im gegenüberliegenden Bereich der Tibia.

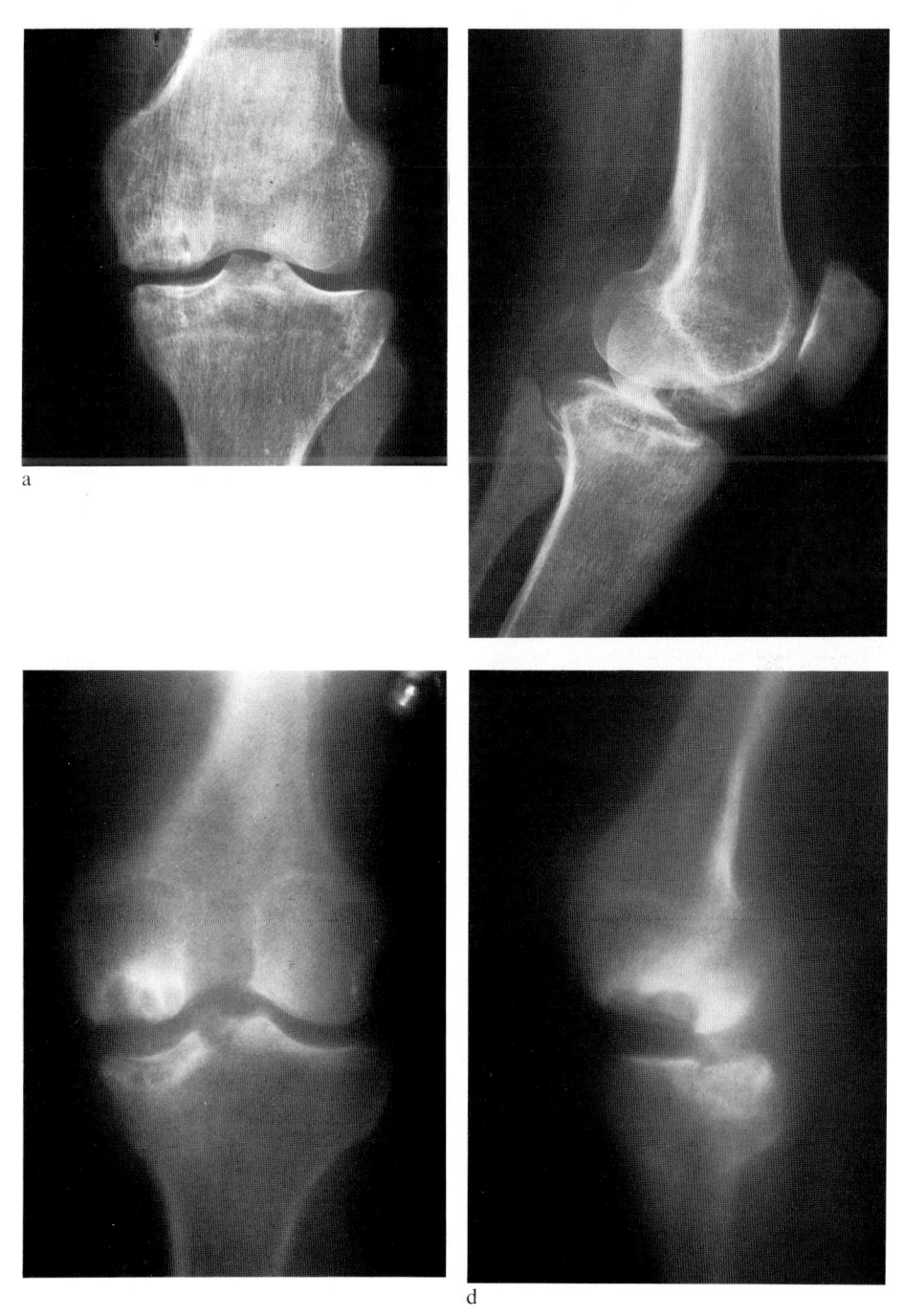

Abb. 31 Spontane Osteonekrose am Kniegelenk Ahlbäck. 66jähr. Frau; a) a.-p. Aufnahme des linken Kniegelenkes, b) seitliche Aufnahme, c) und d) Tomogramme. Osteonekrose im Bereich des medialen Femurkondyles und auch im gegenüberliegenden Tibiakondyl. Typische geradlinige Absetzung des nekrotischen Knochenstückchens mit der Gelenkfläche. Periostanlagerung im metaphysären Femuranteil.

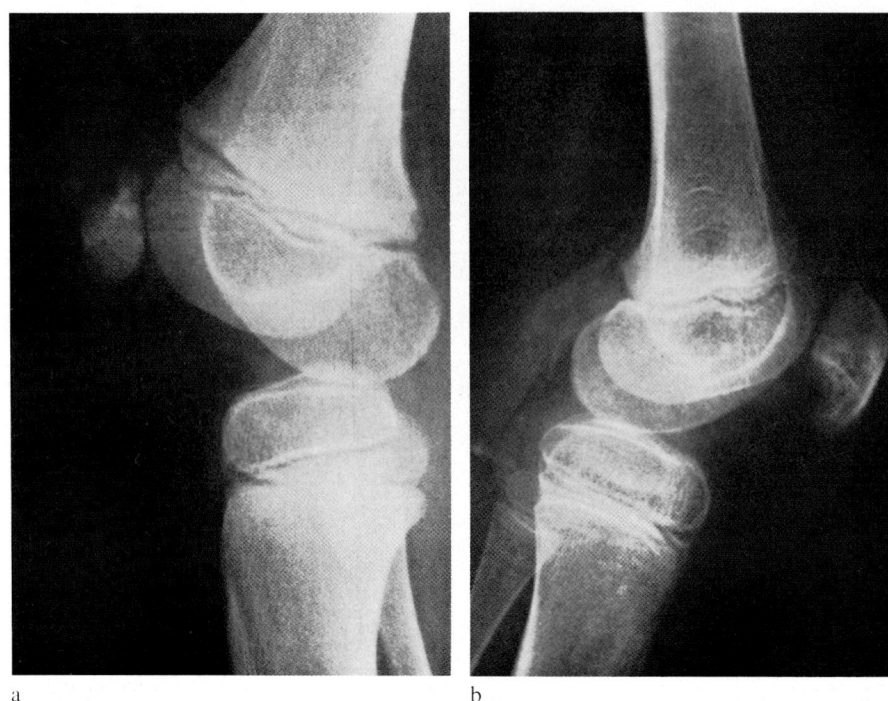

Abb. 32 Bilaterale aseptische Patellanekrose. 10jähr. Kind, Beschwerden seit 1 Jahr. a) Auflockerung des oberen Anteiles der rechten Patella, die z. T. von sklerotischen Herden durchsetzt ist. b) Destruktion des distalen Anteiles der Patella mit teilweiser Zerstörung der Gelenkfläche. Kleine Knochensequester. Skleroseherde in der kranialen Patellahälfte (aus FARSCHID-PUR, D.: Fortschr. Röntgenstr. 126 [1977] 394).

Differentialdiagnostik: Ossifikationsvarianten; Patella bipartita; enchondrale Dysostosen und Chondrodystrophie; sekundäre aseptische Nekrosen; Chondropathia patellae; Osteochondrosis dissecans; Entzündungen.
Strukturveränderungen an der *Fabella*, die als genuine aseptische Osteonekrosen aufgefaßt und den Veränderungen am Sesambein des Os metatarsale I zur Seite gestellt werden können, sind bei HESSEN beschrieben.

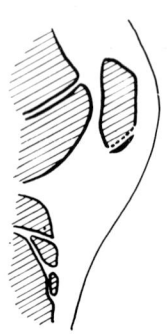

Abb. 33 Skizze einer Ossifikationsstörung am Unterrand der Patella bei einem 11jähr. Mädchen (nach SINDING-LARSON).

Aseptische Nekrose der medialen Tibiakondyls (Blountsche Krankheit)

Die aseptische Nekrose der medialen Hälfte der proximalen Tibiametaphyse beim Wachsenden wurde erstmals von BLOUNT 1937 beschrieben. In der Regel ist der mediale Metaphysenanteil betroffen, so daß sich daraus im Kindesalter ein O-Bein entwickeln kann, das dann als *Tibia vara infantum* bezeichnet wird. Viel seltener hingegen ist die Tibia valga oder das Genu valgum durch analoge Veränderungen im lateralen Anteil der Tibiametaphyse. Der infantile Typ kommt vor dem 6. Lebensjahr zur Beobachtung und ist gewöhnlich doppelseitig. Die Kinder sind normal entwickelt, meist aber übergewichtig. Der Adoleszententyp kommt zwischen dem 6. und 12. Lebensjahr vor und ist im allgemeinen unilateral. Eine Fortdauer des infantilen Typs in die Adoleszentenzeit, also ein Übergang vom infantilen Typ in den Adoleszententyp, ist nicht selten. Mitteilungen der Blountschen Krankheit stammen vorwiegend aus den skandinavischen Ländern und aus USA. BATELSON berichtete auch über ein häufiges Vorkommen dieser Erkrankung in *Jamaika* und in anderen westindischen Inseln.

Das klinische Bild ist vor allem gekennzeichnet durch eine sich allmählich entwickelnde Deformität im Sinne eines Genu varum, wobei nur gelegentlich oder vorübergehend Schmerzen im Knie oder im Unterschenkel angegeben werden.

Röntgensymptomatik: Das Röntgenbild zeigt eine unregelmäßige Struktur im abgeschrägten medialen, seltener im lateralen Tibiakopfkondyl; die Wachstumsfuge ist aufgelockert; die Kortikalis ist verdickt und die Konturen sind wellig. Der metaphysäre Defekt entwickelt sich stufenförmig und wird kompensatorisch durch die Epiphyse ausgefüllt (Abb. 34 und 35).

Differentialdiagnose: Crura vara; angeborene epiphysäre Wachstumsstörungen; epiphysäre und metaphysäre Dysostosen; Zustand nach epiphysären Entzündungen bei infektiösen oder entzündlichen Erkrankungen; Trauma.

Apophyseonekrose der Tuberositas tibiae (Morbus Osgood-Schlatter)

Dieses erstmals 1903 von Osgood und von Schlatter (1903 und 1908) unabhängig voneinander beschriebene Leiden, befällt junge Leute zwischen dem 11. und 18. Lebensjahr, wobei die Kulmination beim 13. und 14. Lebensjahr liegt.

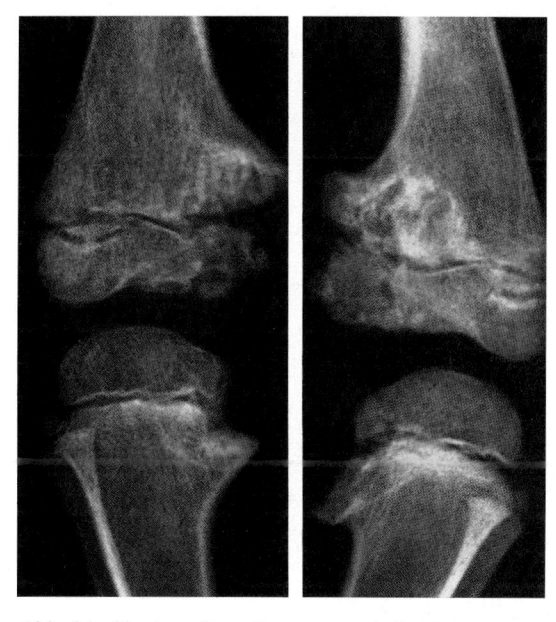

Abb. 34 Hochgradige Genua vara bei 4 Jahre altem Knaben. Hochgradige osteochondrotische Veränderungen und Formanomalien nicht nur an der medialen Kante der proximalen Tibiametaphysen, sondern auch an den korrespondierenden Stellen der Femora (aus Swoboda, W.: Das Skelet des Kindes, 2. Aufl. Thieme, Stuttgart 1969).

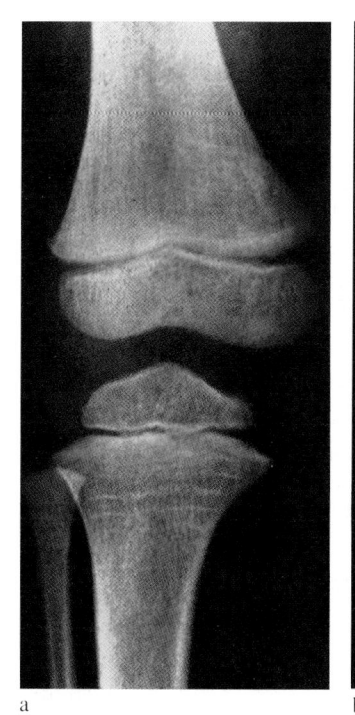

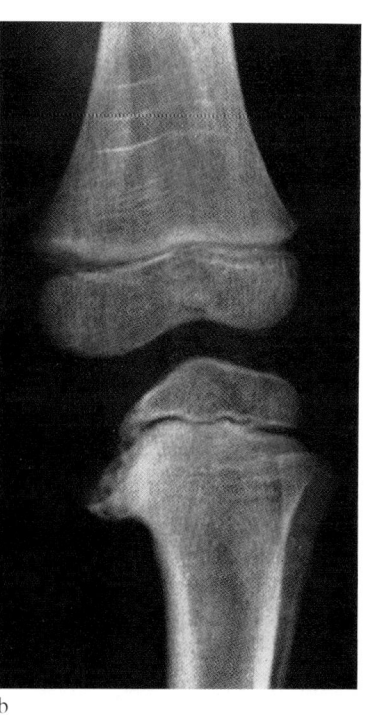

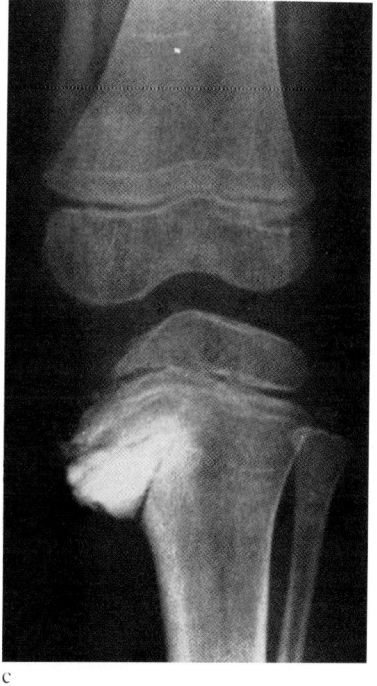

a b c

Abb. 35 Genu varum bei 4jähr. Mädchen. a u. b) Genu varum durch Nekrose des medialen Tibiakondyls links bei normaler Gegenseite. c) Operative Aufrichtung der in Form und Funktion gestörten Skelettpartie durch Osteotomie und Einpflanzung eines Knochenspanes (nach Endler aus Swoboda, W.: Das Skelet des Kindes, 2. Aufl. Thieme, Stuttgart 1969).

Es tritt, wie auch die meisten anderen einschlägigen Störungen, bei Mädchen um etwa 2 Jahre früher auf als bei Knaben; das männliche Geschlecht wird 10mal häufiger befallen als das weibliche. REICHELT (1968) fand für 136 männliche Erkrankte ein Durchschnittsalter von 14 Jahren und für 43 weibliche ein solches von 13⁵/₁₂; er ermittelte bei insgesamt 1091 Patienten der Literatur und der orthopädischen Univ.-Klinik Würzburg ein auffallendes Geschlechtsverhältnis von 3,33 bis 3,76 : 1 zugunsten des männlichen. Doppelseitiges Vorkommen wird nach HÄUPTLI (1954) in 10–60% beobachtet, wobei die Doppelseitigkeit oft allerdings „nur" aufgrund des Röntgenbildes festgestellt worden ist, während die Klinik einseitig war; dies beleuchtet schon die Problematik der Ossifikationsvarianten der Apophyse der Tuberositas tibiae. Eine Kombination des Morbus Osgood-Schlatter mit der *Osteopathia patellae Sinding-Larsen-Johansson* wird von einigen Autoren beschrieben; auch die Vergesellschaftung mit einer *Patella bipartita* wird angeführt.

Die Ätiologie des Morbus Schlatter ist immer noch sehr umstritten; ähnlich wie bei anderen aseptischen Osteonekrosen schiebt sich auch hier die Auffassung der Entstehung über ein Trauma oder über eine Überbelastung in den Vordergrund und gerade zur Zeit wird es stark in Zweifel gezogen, ob man den Morbus Osgood-Schlatter überhaupt zu den aseptischen Apophyseonekrosen zählen darf. PALUGYAY (1926) hält es für nicht richtig, alle in der Zeit der Verknöcherung auftretenden Änderung der Tibiaapophyse als Osgood-Schlatter-Erkrankung aufzufassen. Er hält das Trauma und schon vorhandene Veränderungen im Bereiche der Ossifikationszone für wesentlich. Für jene Fälle, die eine Kontinuitätstrennung aufgrund anderer Erkrankungen zeigen, schlägt er die Bezeichnung „*Pseudo-Schlatter*" vor. Im übrigen ist die Literatur darüber sehr umfangreich; anlagebedingte Störungen in Ossifikationszentren, also eine konstitutionelle Grundlage und eine Überbelastung oder ein Dauertrauma sind – wie auch bei den verwandten juvenilen Osteonekrosen – die Hauptfaktoren für das Zustandekommen dieser Apophyseonekrose.

Allmählich entstehende Schmerzen im Bereiche der geschwollenen Tuberositas tibiae, meist ausgelöst durch sportliche Überbeanspruchung oder eine gewisse Traumatisation, werden anamnestisch genannt. Selten fühlt sich diese Region über der Tuberositas tibia warm an und ist gerötet. LUTTEROTTI (1950) unterschied hinsichtlich der apophysären Strukturveränderung einen phasenartigen Verlauf. Im Stadium der Ausheilung verschmelzen die einzelnen Knochenstückchen der Apophyse miteinander. Spätbeschwerden bei *persistierenden Apophysenspalten* und *-kernen* kommen vor, was BRANDES (1927) veranlaßte, eine Schlatter-Erkrankung auch bei Erwachsenen diagnostizieren zu dürfen. Nach der Osgood-Schlatter-Erkrankung kann sich eine Verkürzung des Lig. patellae entwickeln, was wiederum degenerative Veränderungen an der Kniescheibe, vor allem an deren unteren Rand zur Folge hat.

Röntgensymptomatik: Die röntgenologische Erscheinungsform des Morbus Osgood-Schlatter hängt vom Stadium der Entwicklung der Tuberositasapophyse ab. Man kennt ein initiales Stadium im frühjugendlichen Alter, ein akutes Stadium in der Zeit des Pubertätsbeginnes und ein abklingendes Stadium unmittelbar vor der Skelettreife. Auf das mögliche verspätete Auftreten der typischen Veränderungen bei Erwachsenen wurde schon hingewiesen. Das Röntgenbild ist vor allem durch zerrissene und zerklüftete Knochenkerne mit unregelmäßigen Konturen gekennzeichnet, wobei aufgehellte und verdichtete Partien den zerklüfteten Teilen des Knochenkernes ein unregelmäßiges Aussehen verleihen. Oft ist der Apophysenkern insgesamt gesehen auch vergrößert; ist schon eine schnabelförmige Verknöcherung vorhanden, so werden der Rand zerklüftet, die Basis eingeschnürt, und die Spitze kolbig verformt; in der Umgebung des Knochenkernes finden sich mehrere Sequester. Das unregelmäßige Röntgenbild bleibt oft noch lange bestehen, auch wenn die Klinik nach Ruhigstellung schon geschwunden ist und Schmerzfreiheit besteht. Es wurde eingangs schon darauf hingewiesen, daß AARTS (1969) bei der Diagnostik des Morbus Osgood-Schlatter die Thermographie mit Erfolg eingesetzt hat (Abb. 36 und 37).

Differentialdiagnose: Tendinitis infrapatellaris; Sinding-Larsen-Johansson-Syndrom; Frakturen und Ermüdungsbrüche; Exostosen.

Aseptische Nekrosen im Bereich der oberen Sprunggelenke und der Füße

Ähnlich wie im Bereiche der Hand kommen auch im Bereiche des Fußes zahlreiche aseptische Nekrosen vor, die jeweils eine ähnliche Symptomatik haben; der *Malleolus tibiae*, der *Talus*, der *Processus posterior tali* und das *Os trigonum*, der *Kalkaneus* und der *Calcaneus secundarius*, die *Ossa cuneiformia* und das *Os cuboideum*, die *Ossa metatarsalia* und akzessorische Knochen sowie Sesambeine sind hier zu nennen. Die praktisch

Genuine aseptische Knochennekrosen   459

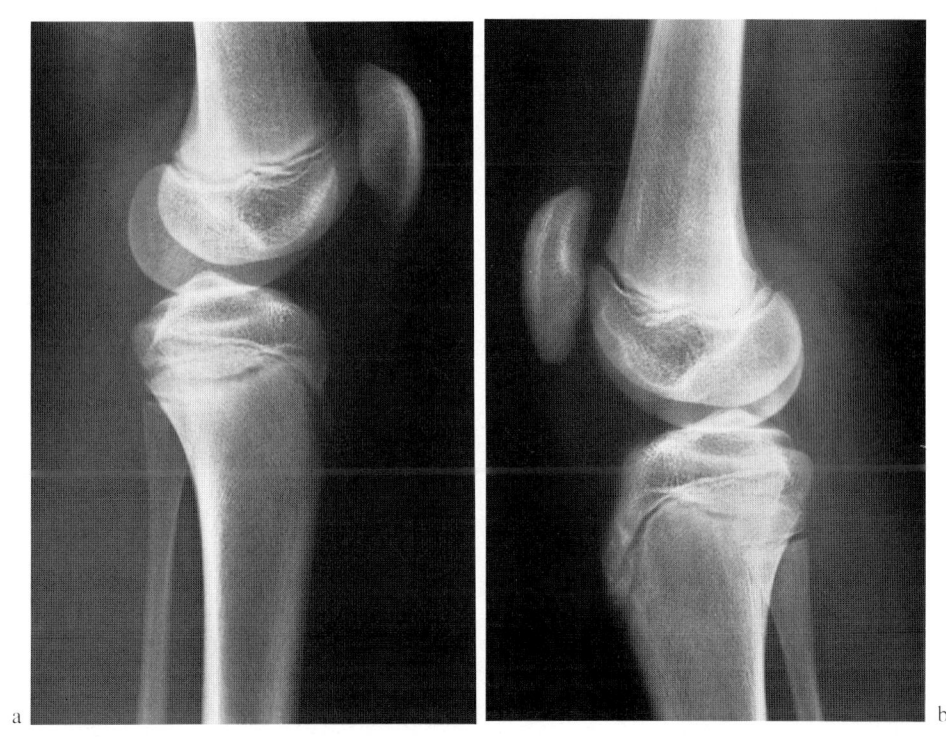

Abb. 36   Morbus Osgood-Schlatter rechts. a) gesunde linke Seite, b) erkranktes rechtes Knie. 14jähr. Junge. Bagatell-Verletzung beim Fußballspiel vor einigen Monaten (aus der Unfallchirurgischen Abteilung der LKA Salzburg, Prim. Dr. E. BAUMGARTL).

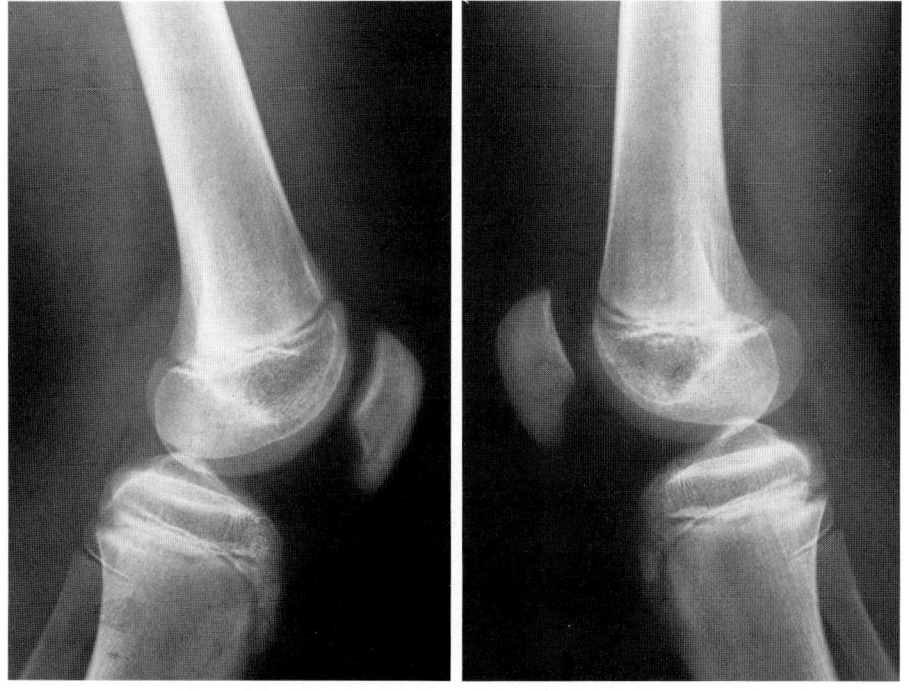

Abb. 37   Morbus Osgood-Schlatter beiderseits. a) linkes Knie, b) rechtes Knie. 14jähr. Junge. Vor einem halben Jahr Sturz mit nachfolgenden Schmerzen im Bereich des rechten Knies; später zusätzliche Schmerzen links (aus der Unfallchirurgischen Abteilung der LKA Salzburg, Prim. Dr. E. BAUMGARTL).

460 Aseptische Nekrosen in Epiphysen, Apophysen und kleinen Knochen

wichtigsten Formen sind die aseptische Nekrose des *Os naviculare pedis (Morbus Köhler I)*, die Osteonekrose an *den Metatarsalköpfchen (Morbus Köhler II)*, die *Apophysitis an der Basis des Os metatarsale V (Morbus Iselin)* und die *Osteochondropathia an der Apophyse des Tuber calcanei (Morbus Haglund)*.

Primäre aseptische Osteochondronekrose des Os naviculare pedis (Morbus Köhler I)

Diese erstmals von KÖHLER im Jahre 1908 an Hand von 3 Fällen beschriebene Erkrankung kommt – häufiger bei Knaben als bei Mädchen – zwischen dem 2. und 10. Lebensjahr mit der Spitze bei 5- und 6jährigen vor. Auch Doppelseitigkeit, familiäres Vorkommen und die Kombination mit anderen Osteonekrosen sind bekannt.

Klinisch entwickelt sich meist nach einem Trauma oder einer Überbelastung eine schmerzhafte Schwellung in der Kahnbeingegend, die zum Hinken Anlaß gibt. Der innere und dorsale Rand der Fußwurzel, also die Gegend des Kahnbeines wird als druckschmerzhaft angegeben. Es gibt aber auch klinisch stumme Fälle.

Röntgensymptomatik: Ähnlich wie die entsprechende Symptomatik bei Osteonekrosen von anderen kurzen Knochen, ist das Os naviculare auf die Hälfte oder ein Viertel seiner normalen Breite verschmälert und zeigt manchmal Biskuitform; seine Struktur ist verdichtet; KÖHLER selbst gibt als Hauptsymptom die hochgradige Dichte und Strukturlosigkeit des Knochens an. In schweren Fällen kann der verdichtete Knochen auch zerfallen und dann wie zerklüftet aussehen (Abb. 38 und 39).

Aseptische Nekrose an Metatarsalköpfchen (Morbus Köhler II, Morbus Köhler-Freiberg)

FREIBERG machte 1914 als erster auf dieses Krankheitsbild aufmerksam und hielt es für eine Unfallfolge. KÖHLER bearbeitete das Krankheitsbild 1920 wesentlich gründlicher, nachdem er es

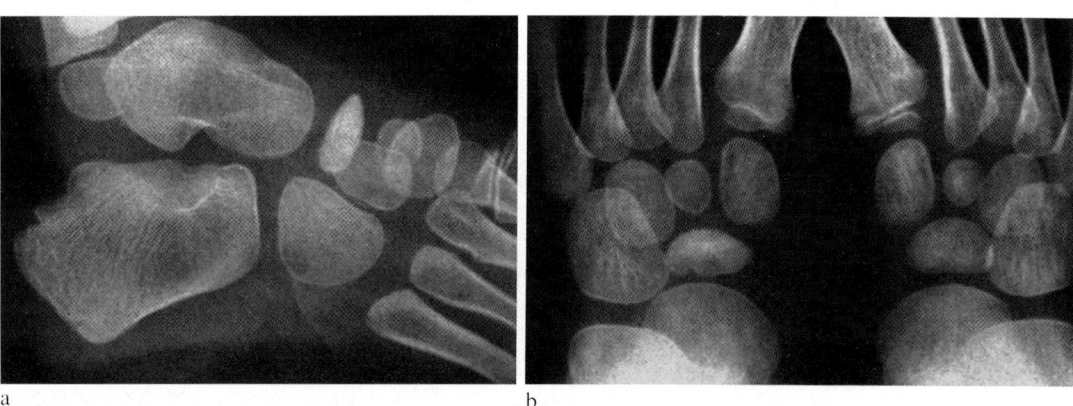

a b
Abb. 38 Köhlersche Erkrankung des linken Os naviculare pedis und Vergleichsaufnahme der rechten Fußwurzel. Zusammensinterung und Strukturverdichtung des erkrankten Knochenkernes. 5jähr. Knabe. Seit 4 Monaten Beschwerden.

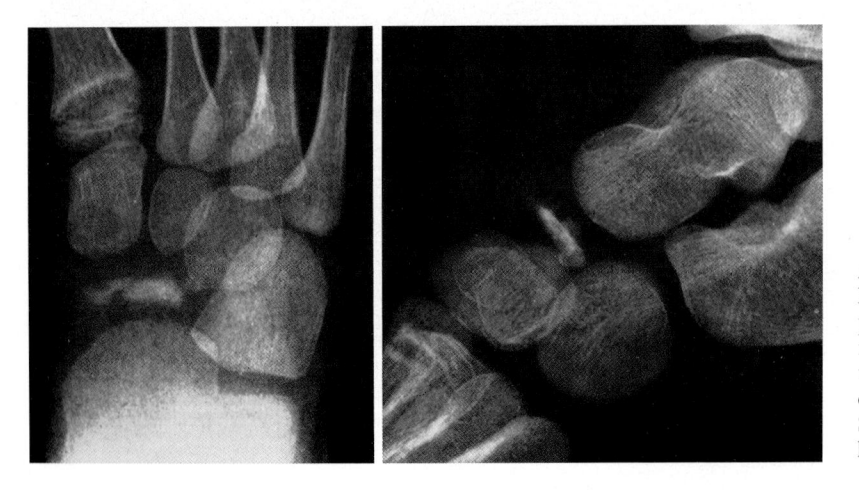

Abb. 39 Köhlersche Erkrankung des Naviculare pedis. Hochgradige Zusammensinterung der Teilung und Verdichtung des Knochenkernes. 8jähr. Knabe. Seit 8 Monaten schmerzhafte Schwellung.

schon im Jahre 1914 oder 1915 in einem Lehrbuch erwähnt hatte. Auch eine Reihe anderer Autoren haben in diesen Jahren Strukturveränderungen an den Metatarsalköpfchen beobachtet. Die aseptische Nekrose betrifft meist das Metatarsalköpfchen II, seltener III und IV und besonders selten V. Der Befall des Köpfchens des Metatarsale I in der Form eines Morbus Köhler II nimmt eine Sonderstellung ein, weil das Kapitulum des Os metatarsale I nicht epiphysär entsteht.

Das klinische Bild ist durch Schmerzen in der Gegend des befallenen Mittelfußknochen besonders plantar beim Gehen und Laufen gekennzeichnet, der Beginn ist meist schleichend und ein Trauma wird hierbei nur selten als Ursache beschuldigt; eher wird eine chronische Überlastung als mutmaßliche Ursache der Beschwerden angegeben. Die Frühdiagnose verhindert die Entwicklung einer Arthrose im Spätstadium.

Röntgensymptomatik: BRAGARD (1925) und MAU (1966) teilten die Erkrankung in drei Stadien ein, wobei sie das Röntgenbild zur Grundlage für diese Einteilung machen. Im ersten Stadium sieht man nach einem relativ unauffälligen Anfangsbild subchondrale Aufhellungsstreifen, die am besten in schräger Aufnahmerichtung erfaßt werden können, eine geringe Gelenkspaltverbreiterung als Ausdruck eines Knorpelödems und bereits schon eine beginnende Abflachung und Entrundung des jeweiligen Metatarsalköpfchens, dessen Konturen auch unscharf sein können. Im 2. Stadium offenbart sich das Fortschreiten der Nekrose durch das Auftreten herdförmiger Verdichtungen und Aufhellungen; die Abplattung des Köpfchens wird deutlicher und geht mit einer Fragmentation einher; der Kopf kann durch Kompression breiter werden. Die Epiphysenfuge kann vorzeitig verschwinden. Der distale Schaftanteil, also die angrenzende Diaphyse, kann durch periostale Appositionen verdickt werden – ein Krankheitsmerkmal, das KÖHLER für wesentlich hielt, was später aber nicht bestätigt werden konnte. Das Stadium III ist jenes der Ausheilung. Eine völlige Restitution kann nach eingetretener Deformierung des Metatarsalköpfchens nicht mehr erwartet werden. Die Konturen werden jedoch glatter, die unregelmäßigen Strukturen verschwinden und machen einer groblückigen Spongiosazeichnung Platz. Der Gelenksspalt bleibt erst noch weit; später entwickelt sich in der Regel eine Arthrose mit Randwülsten und subchondraler Sklerosierung (Abb. 40 – 42).

Differentialdiagnose: Arthritis mutilans; Stauchungsfrakturen; Osteochondrosis dissecans.

Abb. 40 Freiberg-Köhlersche Erkrankung des Metatarsalköpfchens II. 13jähr. Mädchen.

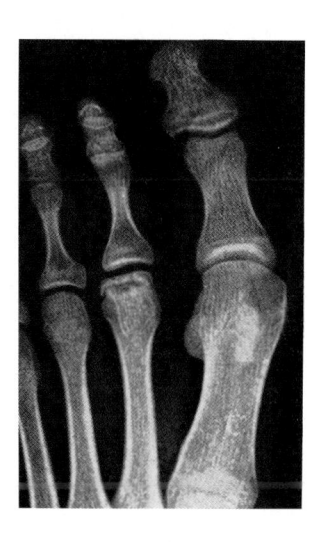

Apophysitis an der Basis des Metatarsale V (Morbus Iselin)

ISELIN berichtete 1912 über Wachstumsbeschwerden zur Zeit der knöchernen Entwicklung der Tuberositas metatarsi V und meinte dabei, das Krankheitsbild als *juvenile aseptische Osteonekrose* auffassen zu müssen. Erst 1931 erschien eine weitere Mitteilung; später gab diese Veränderung zu reichlicher Diskussion Anlaß. Teils wird das Krankheitsbild dem Morbus Perthes oder dem Morbus Köhler zugeordnet, teils als Mißbildung betrachtet, dann wieder als Epiphysenlösung oder als Traumafolge und schließlich als Tendinopathie, ähnlich wie die Achillodynie.

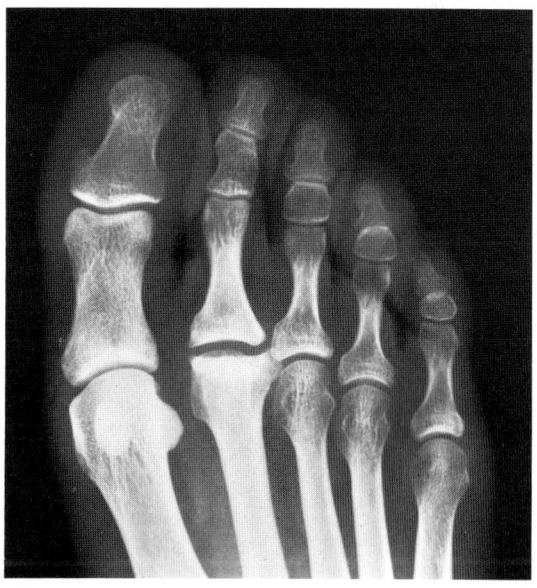

Abb. 41 Zustand nach Freiberg-Köhlerscher Erkrankung des Metatarsalköpfchens II. 26jähr. Frau.

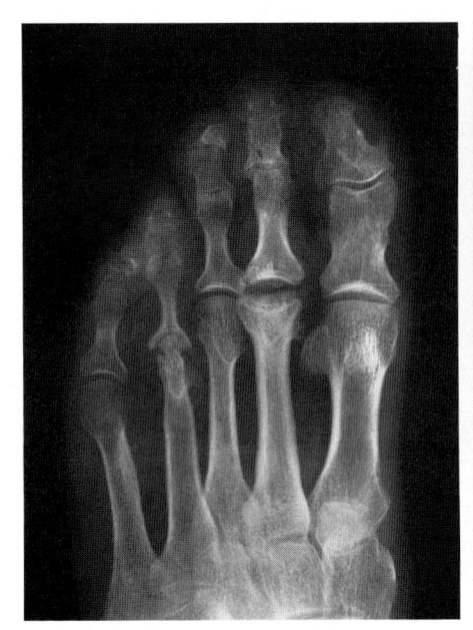

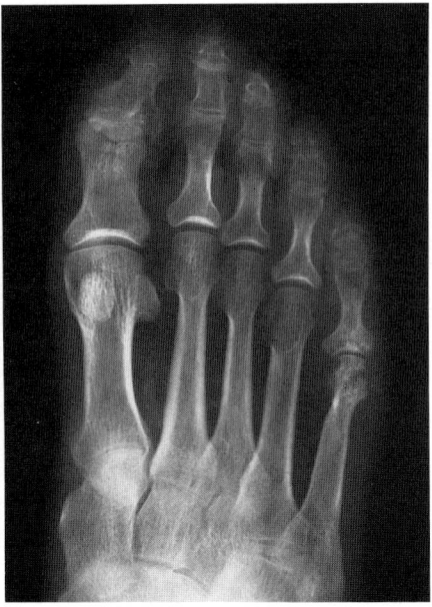

Abb. 42 Zustand nach Freiberg-Köhlerscher Erkrankung des Os metatarsale II links. Degenerative Arthropathie. Diabetische Osteoarthropathie mit Osteolyse im IV. und V. Strahl links sowie im V. Strahl rechts. 60jähr. Mann.

Die Klinik ist gekennzeichnet durch Beschwerden, die auf Überbelastung, ein Vertreten des Fußes oder auf ein Trauma zurückgeführt werden.
Röntgensymptomatik: Das Röntgenbild ist gekennzeichnet durch eine unregelmäßige Struktur mit Verdichtungen und Aufhellungen, sowie durch eine unregelmäßige Begrenzung dieser Apophyse und eine Vergrößerung des Apophysenspaltes.
Differentialdiagnostisch ist die Abgrenzung von in dieser Region häufig vorkommenden Frakturen besonders wichtig.

Osteochondropathie der Apophyse des Tuber calcanei (Osteochondritis calcanei; Morbus Haglundi calcanei)

Nachdem HAGLUND 1907 2 einschlägige Fälle beschrieben hatte, schlug BENTZON 1930 vor, das Krankheitsbild nach HAGLUND zu benennen. Seither gibt es eine ziemlich umfangreiche Literatur darüber.
Bevorzugt befallen werden kräftige sporttreibende Jugendliche im Alter von 8–13 Jahren. Das Durchschnittsalter der einschlägig erkrankten Mädchen wird mit 10½ Jahren angegeben, jenes der Knaben mit 11½. Knaben werden häufiger befallen als Mädchen; ein beidseitiger Befall ist nicht selten.

Das klinische Bild ist durch Fersenschmerzen nach sportlicher Anstrengung gekennzeichnet, wobei der Fersenbereich auch etwas geschwollen sein kann und der Achillessehnenansatz als druckschmerzhaft angegeben wird. Die Dorsalflexion ist schmerzhaft. Gelegentlich macht sich ein hinkender Gang mit Schonung der erkrankten Ferse bemerkbar. Bei entsprechender Behandlung ist die Prognose dieser Erkrankung absolut gut.

Röntgensymptomatik: Die varianten Ossifikationsbilder ergeben Schwierigkeiten in der Diagnose; dennoch läßt sich sagen, daß einige Merkmale bei der rechten Apophysitis calcanei am häufigsten auftreten: Fragmentierung des Apophysenkernes, unregelmäßige Begrenzung der Kerne und des gegenüberliegenden Tuberrandes mit Randaufrauhung, strukturelle Unregelmäßigkeiten der Kerne in Form von Verdichtungen und Aufhellungen und Verbreiterung des Apophysenspaltes. HASS (1931) unterschied 2 Typen: beim Typ I, der seltener vorkommt, ist die Apophyse verkleinert, wie angenagt und in Auflösung begriffen. Beim häufigeren Typ II ist die Apophyse wie bei einer Querfraktur in zwei oder mehrere Teile gespalten, zerklüftet und bröckelig. Hinsichtlich ihrer Größe werden die Apophysen unterschiedlich angegeben, entweder höher und dicker, oder aber auch hypoplastisch.

Differentialdiagnose: Fraktur, Ermüdungsfraktur, Tendinopathie, Periostitis, Fersensporn, Fibroostitis bei Morbus Bechterew, Dysostose, Chondrodystrophie.

Osteochondrosis dissecans

Unter dem sehr häufigen Leiden der Osteochondrosis dissecans versteht man eine schalenförmige Ablösung kleiner Knochensequester von der Oberfläche eines Gelenkkopfes – nicht der Pfanne – mit Umwandlung zu einem freien Gelenkkörper, der sog. Gelenkmaus.
Der subchondrale Nekroseherd demarkiert sich durch eine Trümmerzone allmählich gegen den erhaltenen Knochen, wodurch diese sog. Gelenkmaus entsteht. Die Proliferationszone des Knorpelüberzuges bleibt meist intakt und kann auch nach ihrer Ablösung durch die Gelenkflüssigkeit ernährt werden und weiterwachsen, woraus eine Vergrößerung des freien Gelenkkörpers, der sekundär zwiebelschalenartige Verkalkungs- oder Verknöcherungszonen anbilden kann, resultiert. Andererseits kann der freie Gelenkkörper auch – allerdings selten – aufgelöst werden.
Die Osteochondrosis dissecans betrifft Jugendliche ab dem 10. Lebensjahr und junge Erwachsene, wobei das männliche Geschlecht häufiger betroffen ist; familiäres Vorkommen wird beobachtet. Prädilektionsstellen sind der Häufigkeit des Vorkommens nach geordnet: das Ellbogengelenk (10. – 30. Lebensjahr), das Kniegelenk (10. – 30. Lebensjahr), das obere Sprunggelenk und das Hüftgelenk (20. – 40. Lebensjahr); beim Ellbogengelenk ist die rechte Seite häufiger befallen als die linke, in 10 – 20% ist beidseitiges Vorkommen möglich. Seltene Lokalisationen sind das Schultergelenk und das Os naviculare manus, hier an der dem Os lunatum zugewandten Seite; bei ähnlichen Veränderungen, die an den Gelenken der Lendenwirbelsäule beobachtet werden, dürfte es sich eher um persistierende Apophysen als um eine Osteochondrosis dissecans handeln.
Die klinischen Symptome entwickeln sich allmählich; schmerzhafte Schwellungen, rezidivierende Gelenkergüsse mit Bewegungseinschränkung und gelegentlicher Gelenkblockade beherrschen das Bild.

Röntgensymptomatik: Im Bereiche des Ellbogengelenkes sitzt die Gelenkmaus im Capitulum humeri, wird in der Regel frei und liegt dann dorsal oder volar in einer Gelenktasche. Das Capitulum radii ist gelegentlich hypertrophisch.
Im Bereiche des Kniegelenkes sitzt der freie Gelenkkörper im Condylus tibialis femoris; wird die

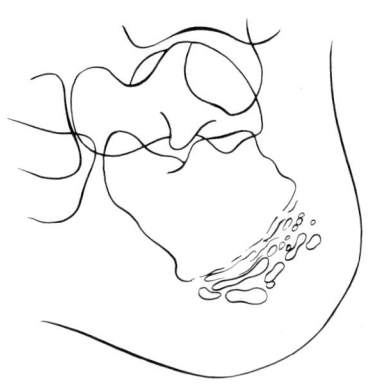

Abb. 43 Skizze des Zerfalls einer Kalkaneusapophyse bei einem 10jähr. Knaben (nach Hass).

Gelenkmaus frei, liegt sie oberhalb oder unterhalb der Patella; bei Beugung kommt sie gegenüber der Patella zu liegen.
Im Bereiche des Sprunggelenkes sitzt die Gelenkmaus am medialen Rand der Talusrolle; sie heilt ein oder wird resorbiert.
Im Bereiche des Hüftgelenks sitzt die Maus am Scheitel des Kopfes, selten medial; sie bleibt im Beet und wird resorbiert; mitunter wird sie auch wieder eingebaut, was eine geringere Verformung des Femurkopfes verursacht als die Resorption.
Im Spätstadium kann sich bei all diesen Veränderungen eine sekundär degenerative Arthropathie entwickeln.
Im übrigen gibt es nur wenige Gelenke, an welchen die Osteochondrosis dissecans noch nicht beschrieben worden ist (Abb. 43 – 50).
Aus dem äußerst umfangreichen Schrifttum seien nur einige, vorwiegend röntgenologische Arbeiten hervorgehoben (Weisz 1930; Fairbank 1933; Zimmer 1935; Lavner 1947; Fiedler 1951; Ravelli 1951 – 55; Philips und Stark 1965; Banki 1966; Davis 1966; Navari 1966).
Im Detail zeigt das Röntgenbild eine umschriebene sklerotische Demarkierung eines rundlichen bis ovoiden Knochenstückchens an der Gelenkoberfläche, wobei dieses durch einen Aufhellungsspalt vom normalen Knochengewebe separiert ist. Nach Abstoßung der „Maus" glättet sich das Mausbeet und wird vom Faserknorpel bedeckt.
Differentialdiagnose: Akzessorische isolierte Randossifikationskerne; Corpora libera; Sesambeine; juvenile Osteonekrose; spontane Osteochondronekrose Ahlbäck; entzündliche Gelenkerkrankungen; Dysostosen; Knocheninfarkt; idiopathische Hüftkopfnekrose; Steroidhüfte; berufsbedingte Schädigungen (Preßlufthammer-Arbeiter, Caissonarbeiter); Arthropathia deformans mit zystischen Nekroseherden; periartikuläre Verkalkungen.

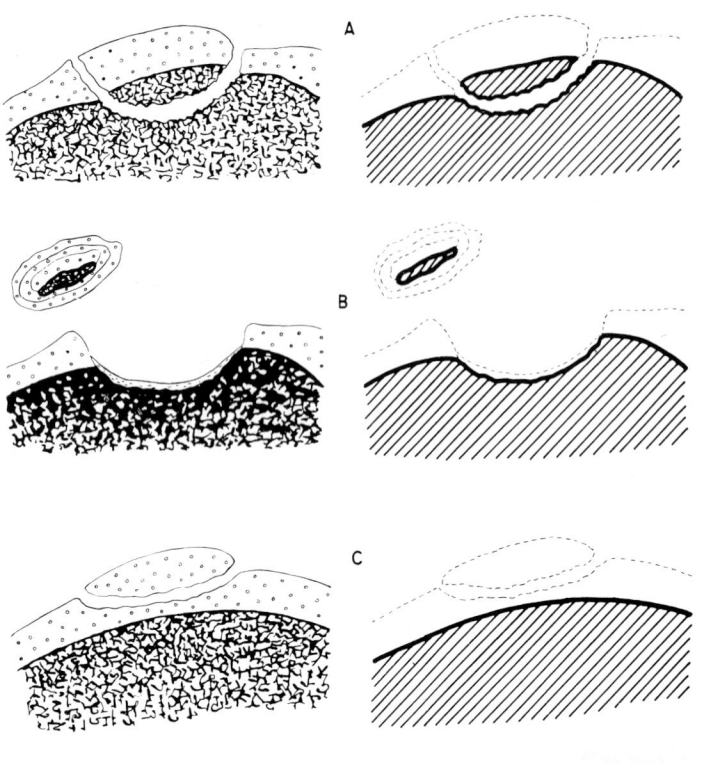

Abb. 44 Schemata zur Gelenkmausbildung. A Die Maus liegt noch im Mausbett und ist durch eine Kontinuitätstrennung aus dem Knochen ausgesprengt. Die Maus besteht aus Knorpel und Knochen. B Die Maus ist geboren, das heißt, aus dem Bett ausgetreten. C Noch nicht aus dem Knorpel geborene Gelenkmaus; dieses Zustandsbild ist röntgenographisch negativ, da nur knöchernstrukturierte Gelenkmäuse röntgenologisch zur Darstellung kommen.

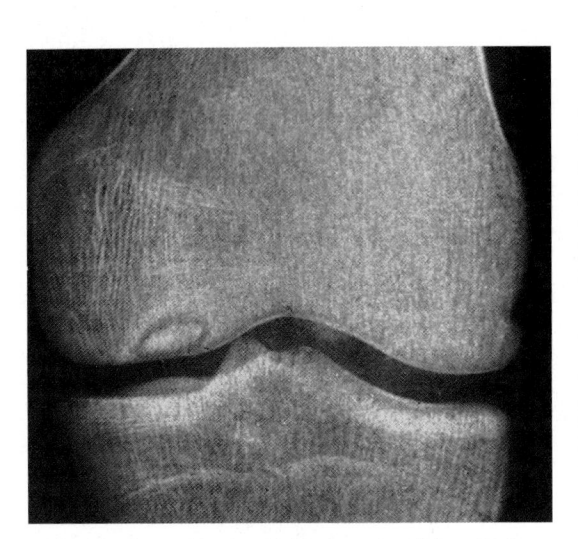

Abb. 45 Osteochondrosis dissecans im linken Kniegelenk. 22jähr. Mann.

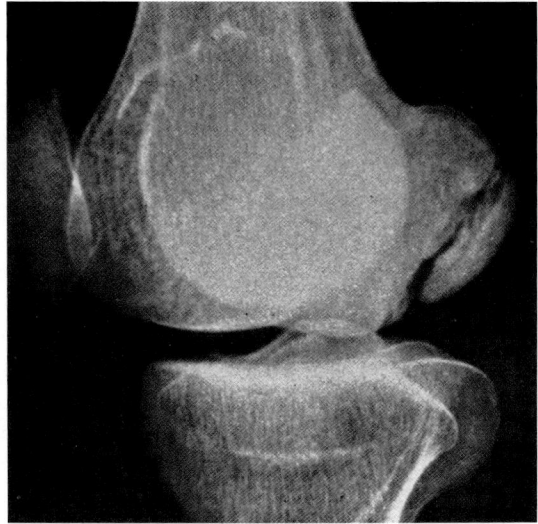

Abb. 46 Osteochondrosis dissecans im rechten Kniegelenk. Große Gelenkmaus am Condylus fibularis femoris. 24jähr. Mann.

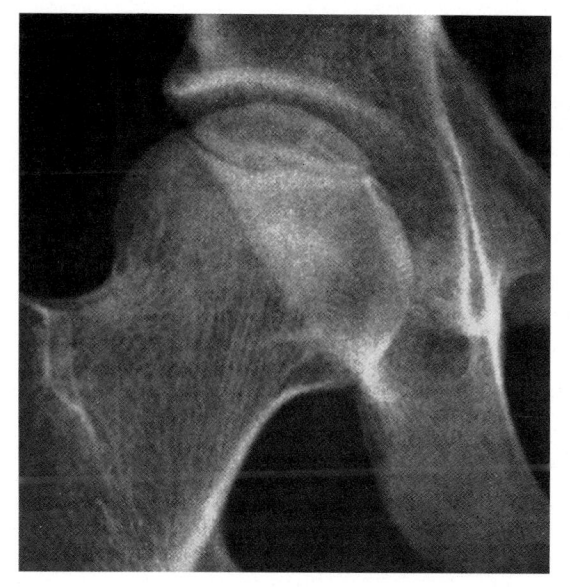

Abb. 47 Osteochondrosis dissecans des rechten Hüftgelenkes. Symmetrischer Befund auch im Bereich des linken Hüftgelenkes. 23jähr. Mann. Schmerzen seit mehreren Jahren.

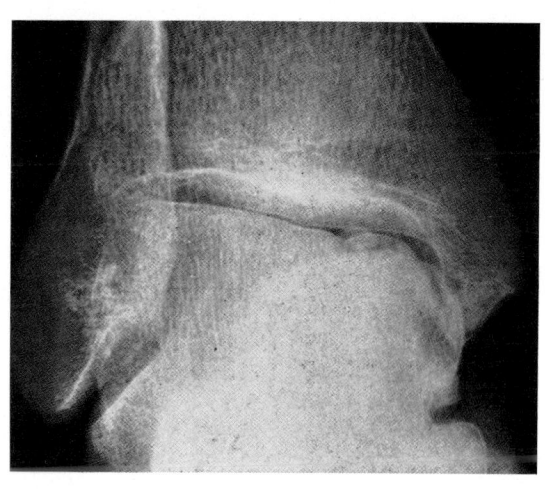

Abb. 49 Osteochondrosis dissecans der Talusrolle mit linsengroßer Gelenkmaus. 51jähr. Frau mit zusätzlicher Osteochondrosis dissecans beider Kniegelenke.

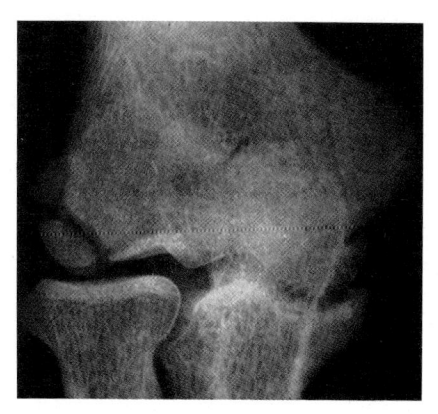

Abb. 48 Osteochondrosis dissecans des Ellbogengelenkes. Bohnengroße Gelenkmaus. 28jähr. Mann.

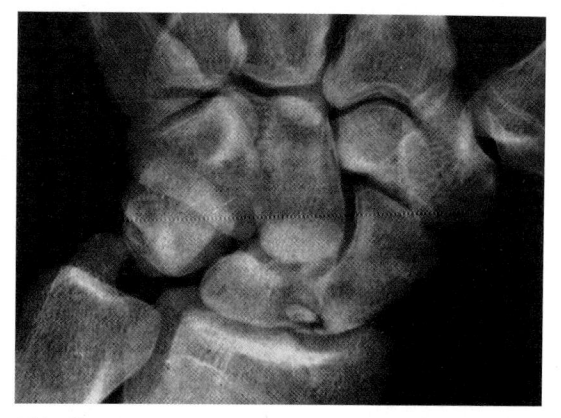

Abb. 50 Osteochondrosis dissecans im linken Naviculare manus. Linsengroße Gelenkmaus. 45jähr. Mann.

Beruflich bedingte Osteochondronekrosen

Außer den spontanen, genuinen aseptischen Osteochondronekrosen kennt man noch beruflich bedingte Osteochondronekrosen, solche, die durch Traumatisation entstanden sind und Folgen von Zirkulationsstörungen.
Bei den beruflich bedingten Osteonekrosen sind es vor allem Arbeiter mit Preßlufthämmern (ROSTOCK 1933; LINOW 1934; LAAMANN 1944; ANDREESEN 1939), bei welchen primär zweifellos ein Dauerbruch vorliegt, und die Caissonarbeiter bzw. Taucher (ALNOR 1980), bei welchen Luftembolien zu Zirkulationsunterbrechungen führen. Knocheninfarkte bzw. spontane aseptische Nekrosen, die durch Zirkulationsstörungen entstehen, sind im Kapitel der zirkulatorischen Osteopathien Bd. II, Teil I, S. 1018 ff. abgehan-

delt worden; dort findet sich auch die Röntgensymptomatik der genuinen Hüftkopfnekrose eingehend beschrieben.

Knochennekrosen infolge von Gefäßabriß nach Luxation sind selten.

Nach Frakturen ist es vor allem der mediale Schenkelhalsbruch, der zu einer Unterbrechung der Blutversorgung des Schenkelkopfes und damit zur Nekrose führen kann. Kommt die Vereinigung der Fragmente nicht im entsprechenden Zeitraum zustande, so wird der Femurkopf nekrotisch und der Femurhals verfällt der Inaktivitätsatrophie. Posttraumatische Osteonekrosen sind vornehmlich in folgenden Lokalisationen bekannt: Femurkopf, Processus styloides ulnae et radii; Epicondylus humeri; Os naviculare manus; Os pubis; Humeruskopf; Capitulum humeri; Schlüsselbein; Näheres siehe Bd. II/1, S. 397.

Literatur

Übersichtswerke

Bauer, R. 1970: Konstitution und Hüftgelenkerkrankungen. Morbus Perthes. Juvenile Kopfkappenlösung. Osteochondrosis dissecans. In: Aktuelle Orthopädie, hrsg. von H. Cotta, Heft 1. Thieme, Stuttgart

Brailsford, J. F. 1953: The Radiology of bones and joints. Churchill, London

Brocher, J. E. W. 1946: Die Scheuermannsche Erkrankung und ihre Differentialdiagnose. Benno, Schwabe

Brocher, J. E. W., H.-G. Willert 1979: Differentialdiagnose der Wirbelsäulenerkrankungen, 6. Aufl. Thieme, Stuttgart

Caffey, J. 1945: Pediatric X-Ray Diagnosis.

Dihlmann, W. 1978: Röntgendiagnostik der Sakroiliakalgelenke und ihrer nahen Umgebung, 2. Aufl. Thieme, Stuttgart

Dihlmann, W. 1973: Röntgen, wie? wann? Bd. III. Gelenke – Wirbelveränderungen. Thieme, Stuttgart

Feine, U., K. zum Winkel 1979: Nuklearmedizin – Szintigraphische Diagnostik, 2. Aufl. Thieme, Stuttgart

Fochem, K. 1967: Einführung in die geburtshilfliche und gynäkologische Röntgendiagnostik. Thieme, Stuttgart

Haslhofer, L. 1968: Pathologie der Bewegungsorgane. Erkrankungen des Knochensystemes. In: Lehrbuch der speziellen pathologischen Anatomie, Bd II/4, hrsg. von M. Staemmler. De Gruyter, Berlin

Heuck, F. 1971: Skelett. In: Klinische Röntgendiagnostik innerer Erkrankungen, hrsg. von R. Haubrich. Springer, Berlin

Idelberger, K. 1970: Lehrbuch der Orthopädie. Springer, Berlin

Jesserer, H. 1971: Knochenkrankheiten. Urban & Schwarzenberg, München

Kirsch, K. 1961: Die juvenile Osteochondrose des Hüftgelenkes; Perthessche Erkrankung. In: Handbuch der Orthopädie, Bd. IV, hrsg. von G. Hohmann, M. Hackenbroch, M. Lindemann. Thieme, Stuttgart

Köhler A., E. A. Zimmer 1979: Grenzen des Normalen und Anfänge des Pathologischen im Röntgenbild des Skeletts, 12. Aufl. Thieme, Stuttgart

Kuhlencordt, F., H. Bartelheimer 1980: Klinische Osteologie. In: Handbuch der inneren Medizin, 5. Aufl. Bd. 6, Springer, Berlin

Mau, H. 1958: Wesen und Bedeutung der enchondralen Dysostosen. Thieme, Stuttgart

Oberhaldoff, H., H. Vieten, K. H. Kärcher 1959: Klin. Röntgendiagnostik chirurgischer Erkrankungen. Springer, Berlin

Pliess, G. 1974: Bewegungsapparat. In: Organpathologie; hrsg. von W. Doerr. Thieme, Stuttgart

Pöschl, M. 1971: Juvenile Osteo-Chondro-Nekrosen. In: Handbuch der medizinischen Radiologie, Bd. V/4. Springer, Berlin

Swoboda, W. 1969: Das Skelett des Kindes, 2. Aufl. Thieme, Stuttgart

Zinn, W. M. 1971: Idiopathic Ischemic Necrosis of the Femoral Head in Adults. Thieme, Stuttgart

Spezielle Arbeiten

Aarts, N. J. M. 1969: Medical Thermographie. Karger, Basel

Ahlbäck, S. O., G. C. H. Bauer, W. H. Bohne 1968: Spontaneous osteonecrosis of the Knee. Arthritis & Rheumatism. 11, 705

Aitken, D. M. 1947: Legg – Perthes disease. Med. Press. 218, 184

Alnor, P. C. 1980: Knochenveränderungen durch Druckluftwerkzeugarbeitern. In: F. Kuhlencordt u. H. Bartelheimer: Klinische Osteologie. Springer, Berlin

Andreesen, R. 1939: Ermüdungserscheinungen des Kahnbeines durch chronisches Trauma (Preßluftwerkzeugarbeiter). Fortschr. Röntgenstr. 60, 253

Arenz J. 1955: Seltene Lokalisation von Nebenkernbildungen der Hand. Fortschr. Röntgenstr. 82, 552

Aufdermaur, M. 1965: Zur pathologischen Anatomie der Scheuermannschen Krankheit. Schweiz. med. Wschr. 95, 264

Banki, Z. 1966: Osteochondrosis dissecans am Capitulum metatarsale II. Fortschr. Röntgenstr. 104, 830

Bayliss, A. P., J. K. Davidson 1977: Traumatic osteonecrosis of the femoral head following intracapsular fracture. Clin. Radiol 28, 417

Bentzon, P. G. K. 1930: Ein Fall von M. Haglund calcanei mit monströsen röntgenologischen Veränderungen. Acta chir. scand. 67, 48

Berenyi, P., J. Kelemen, M. Kehi 1972: Angiographische Untersuchungen am Kranken mit Perthesscher Krankheit. Magy. Traum. Orthop. ab 15, 176

Bergstrand, J., O. Norman 1961: Die Krankheiten des Hüftgelenkes im Kindesalter. Radiologe 1, 76

Bettmann, E. H., R. S. Seiffert 1949: Röntgenexamination of hip in legg – Perthes disease. Radiology 53, 548

Billing, L. 1954: Roentgen examination of the proximal end of femur in children and adolescents. Acta radiol. (Stockh.) Suppl. 110

Blount, W. R. 1937: Osteochondrosis deformans tibiae. J. Bone It Surg. 19, 1

Bopp, J. 1938: Aseptische Epiphysennekrose am Os metacarpale II und III. Röntgenpraxis 10, 764

Bragard, O. 1940: Über die Frühdiagnose der jugendlichen Epiphysenlösung am Oberschenkel. Verh. dtsch. orthop. Ges. 39 Kongr. 174

Brandes, M. 1927: Der Schlatter'sche Symptomenkomplex bei Erwachsenen. Münch. med. Wschr. 74, 1830

Brogard, K. 1925: Beitrag zur Malakopathie der Metatarsalköpfchen. Z. Orthop. 46, 49

Buggi, B. 1972: Atypische Veränderungen der Handgelenkknochen bei Preßluftwerkzeugarbeitern. Fortschr. Röntgenstr. 117, 346

Busch, E. 1930: Pannersche Krankheit. Ugeskr. Laeg. 720

Calvé, J. 1925: Sur une affection particuliere de la colonne vertebrale chez l'enfant simulent le mal de Pott. J. Radiol. Électrol. 9, 22

Canigiani, Th. 1940: Multiple infantile Epiphysenstörungen mit symmetrischen Handwurzelknochenveränderungen. Röntgenpraxis 12, 439

Canigiani, G., G. Pusch 1969: Radiologischer Beitrag zur aseptischen Kopfnekrose im Humerus- und Femurbereich. Radiologe 9, 222

Canigiani, G., J. Wickenhauser, W. Czech 1972: Beitrag zur Osteochondrosis dissecans im Foramen supra trochleare. Fortschr. Röntgenstr. 117, 66

Climescu, V., S. Roman, P. Sarbu 1939: Sur uncas d'apophysite tibiale anterieure et epiphysite radiale. Rev. Chir. 42, 309

Coventry, M. B., W. C. Mitchell 1961: Osteitis pubis. Amer. med. Ass. 178, 898

Cruess, R. L. 1977. Cortisone induced avasculare necrosis of the femoral head. J. Bone Jt Surg. 59 B, 308

De Cuveland, E. 1954: Zur Epiphysennekrose des Capitulum radii. Fortschr. Röntgenstr. 81, 534

De Cuveland, E., F. Heuck 1951: Osteochondropathie der Spina iliaca anterior inferior unter Berücksichtigung der Ossifikationsvorgänge der Apophyse des lateralen Pfannenrandes. Fortschr. Röntgenstr. 75, 430

De Cuveland, E., F. Heuck 1953: Osteochondropathie eines akzessorischen Knochenkernes am Malleolus tibiae. Fortschr. Röntgenstr. 79, 728

De Cuveland, E., F. Heuck 1954: Ein weiterer Beitrag zur normalen und gestörten Ossifikation der Spina iliaca anterior inferior. Fortschr. Röntgenstr. 80, 622

Davidson, J. K. 1975: Radiology of aseptic necrosis of bone. J. belge Radiol. 58, 189

Davis, S. 1966: Osteochondrosis dissecans patellae. Brit. J. Radiol. 39, 673

Dietrich, H. 1932: Die subchondrale Herderkrankung am Metacarpale III. Arch. klin. Chir. 171

Diethelm, L., E. Winkler 1962: Belastungsexperimente an Handgelenkpräparaten im Hinblick auf die Lunatum-Malacie, Kienböck. Mschr. Unfallheilk. 65, 457

Dinkel, L. 1971: Der seltene Befund einer Osteochondrosis dissecans am fibularen Rand der Talusrolle. Fortschr. Röntgenstr. 115, 265

Domack, G. 1963: Orthop. Traum. 10, 686

Edgren, W., S. Vaino 1957: Ostcochondrosis juvenilis lumbalis. Acta. chir. scand. Suppl 227, 1

Ellegast, H. H. 1961: Zur Röntgensymptomatologie der Osteomalazie. Radiol. Austriaca 11, 85

Ellegast, H. H. 1962: Über Sacroiliacalveränderungen bei ossipenischen Osteopathien und Dyshormonien. Wien. klin. Wschr. 74, 797

Ellegast, H. H., E. Deutsch 1961: Zur Röntgensymptomatologie der Sichelzellanämie. Radiol. Austriaca 12, 137

Ellegast, H. H., H. J. Schmoller 1974: Skelettveränderungen beim Cushingsyndrom. Radiologe 14, 243

Fairbank, H. A. T. 1933: Osteochondritis dissecans. Brit. J. surg. 21, 67

Farschidpur, D. 1977: Bilaterale aseptische Patellarnekorse. Fortschr. Röntgenstr. 126, 394

Felsenreich, G. 1959: Unspez. Spondylitis bei M. Scheuermann. N. österr. Kinderheilk. 4, 52

Fiedler, J. 1951: Osteochondrosis dissecans am oberen Pfannenrand des Hüftgelenkes. Fortschr. Röntgenstr. 74, 207

Franck, S. 1942: Aseptic necrosis in the epiphyses of digital phalanges and metacarpal bones (Thiemanns disease, Dietrichs disease). Acta radiol. 23, 449

Freiberg, A. H. 1914: Infraction of the second metatarsal bone, a typical injury. Surg. Gynec. Obstet. 19, 191

Friedl, E., 1934: M. Köhler metacarpi IV. Röntgenpraxis 133

Friedl, E. 1943: Osteochondritis dissecans. Fortschr. Röntgenstr. 67, 17

Friedrich, H. 1924: Über ein noch nicht beschriebenes der Perthesschen Erkrankung analoges Krankheitsbild des sternalen Claviculaendes. Dtsch. Z. Chir. 187, 385

v. Gelderen, Ch. 1949: Nekrose des Schenkelkopfes nach Hüftläsion. Bruns Beitr. Klin. Chir. 178, 71

Giedion, A. 1969: Die periphere Dysostose – ein Sammelbegriff. Fortschr. Röntgenstr. 110, 507

Glanzmann, E. 1938: Larsen – Johannsson Patellarleiden und Schlattersche Krankheit. Schweiz. med. Wschr. 494

Haglund, P. 1907: Über Fraktur des Epiphysenkernes des Calcaneus nebst allg. Bemerkungen über einige ähnliche Knochenverletzungen. Langenbecks Arch. klin. Chir. 82, 922

Hackenbroch, M. H. 1974: Aseptische Knochennekrosen. In: H. Mathies: Knochenerkrankungen. Banaschevski, München-Gräfelfing 74

Hass, J. 1921: Sogenannte Osteochondritis deformans. Wien. Klin. Wschr. 36, 445

Hass, J. 1931: Über die Ossifikationsstörung der Calcaneusepiphyse. Z. orthop. Chir. 33, 302

Häuptli, O. 1954: Die aseptischen Chondro-Osteonekrosen. Chirurgie in Einzeldarstellungen. 445

Hegemann, G. 1951: Die spontane aseptische Knochennekrose des Ellbogengelenkes. Fortschr. Röntgenstr. 75, 89

Hermodsson, I. 1944. Über die primäre und sekundäre Osteochondritis dissecans des Femurkopfes. Acta radiol. 41, 269

Heuck, F., R. Ottenjann 1955: Feststellung zur rö. Diff.-Diagnostik von Veränderungen im Bereiche der Scham-Sitzbein-Fuge. Fortschr. Röntgenstr. 83, 855

Henssge, J. 1968: Radiologische Befunde beginnender adolescenten Kyphosen. Fortschr. Röntgenstr. 108, 58

Hipp, E. 1966: Zur ideopathischen Hüftkopfnekrose. Z. Orthop. 101, 457

Hipp, E., G. Thiemel 1968: Die Diagnose und Differentialdiagnose der aseptischen Epiphyseonekrose der Osteochondritis dissecans und der Chondromatose am Ellbogen. Fortschr. Med. 86, 6

Howald, H., 1941: Zur Kenntnis der Osteochondrosis dissecans. Arch. orthop. Unfall-Chir. 41, 730

Imhäuser, G. 1969: Frühdiagnose und Frühbehandlung der jugendlichen Hüftkopflösung. Therapiewoche 19, 810

Iselin, W. 1912: Wachstumsbeschwerden zur Zeit der knöchernen Entwicklung der Tuberositas metatarsi quinti. Dtsch. Z. Chir. 117, 529

Janev, St., P. Solakov 1968: Seltener Fall von aseptischer Nekrose im Capitulum beider Fibulae. Fortschr. Röntgenstr. 109, 675

Jud, H. 1931: Zur Ätiologie der Osteochondritis coxae juvenilis deformans. Win. klin. Wschr. II 889

Jungblut, R., W. Schulte-Brinkmann 1968: Scheuermannsche Krankheit bei Patienten mit angeborenen und erworbenen Herzfehlern sowie herzgesunden Vergleichspersonen. Fortschr. Röntgenstr. 109, 216

Kahlstrom, S. C., C. C. Burton, D. B. Phemister 1939: Aseptic Necrosis of Bone. Surg. Gyn. and Obstr. 68, 129 u. 631

Kahr, E. 1958: Zur Ätiologie der Osteochondr. diss. Fortschr. Röntgenstr. 88, 319

Kaspar, M. O. Fiala, V. Herout 1965: Aseptische Nekrose der äußeren Kondyle der Schenkelbeine. Fortschr. Röntgenstr. 102, 195

King, E. S. J. 1935: Localized rarefying conditions of bone as exemplified by Legg – Perthes disease. Arnold, London

Kirner, J. 1927: Doppelseitige Verkrümmungen des Kleinfingerendgliedes als selbständiges Krankheitsbild. Fortschr. Röntgenstr. 36, 804

Klawitter, H., A. Maier 1978: Osteochondrosis dissecans am Humeruskopf. Fortschr. Röntgenstr. 129, 385

Klümper, A., V. Lohmann, E. Uehlinger, S. Weller, M. Strey 1967: Aseptische Knochennekrosen des Oberschenkelkopfes nach Glukokortikoidbehandlung. Fortschr. Röntgenstr. 107, 96

Köhler, A. 1908: Über eine häufige bisher anscheinend unbekannte Erkrankung einzelner kindlicher Knochen. Verh. dtsch. Röntg. Ges. 4, 110

Köhler, A. 1914: Zur Pathologie des Os naviculare pedis der Kinder. Verh. dtsch. Röntgen Ges. 10, 200

Köhler, A. 1920: Eine typische Erkrankung des 2. Metatarsophalangealgelenkes. Verh. dtsch. Röntgenkongr. 11, 51

Köhler, A. 1924: Über die ersten Veröffentlichungen der typischen Erkrankung des 2. Metatarsophalangealgelenkes. Münch. med. Wschr. 71, 109

Kupsch, D. 1965: Die Tietze-Erkrankung in der Sicht des Röntgenologen. Dtsch. Gesundh. Wes. 20, 390

Laamann, A. 1944: Der Preßluftschaden. Thieme, Leipzig

Lang, F. 1941: Über Art und Bedeutung der Kreislaufunterbrechung in der Ätiologie und Pathogenese der aseptischen Epiphyseonekrose. Bruns Beitr. klin. Chir. 171, 581

Lauritzen, J. 1975: Legg-Calvé-Perthes disease. Acta orthop. scand. Suppl 159

Lavner, G. 1947: Osteochondritis dissecans. Amer. J. Roentgenol. 57, 56

Linow, F. 1934: Berufskrankheiten durch Preßluftwerkzeuge in der Steinbruchindustrie. Mschr. Unfallheilk. 41, 81

v. Lutterotti, M. 1950: Z. Orthop. 77, 160

March, H. C. 1944: Osteochondritis of the Capitellum (Panners Disease). Amer. J. Röntgenol. 51, 682

Marquardt, W. 1937: Z. Orthop. 66, 343

Mau, H. 1966: Idiopathische Hüftkopfnekrose Erwachsener. Z. Orthop. 101, 18

McCauley, R. G. K., P. C. Kahn 1977: Osteochondritis of the tarsal naviculare. Radiology 123, 705

Müller, H. 1973: Eine seltene Lokalisation einer aseptischen Nekrose im Kindesalter. Röntgen-Bl. 26, 395

Müller, J. H. 1941: Die Styloidosis ulnae aseptica necroticans. Röntgenpraxis 13, 419; Radiol. clin. 10, 17

Müller, W. 1941: Die Perthes'sche Krankheit als Erscheinungsform der Ermüdungs- und Abnützungsreaktion des Skelettes und ihre Abgrenzung gegenüber den verschiedenen Epiphysenstörungen. Fortschr. Röntgenstr. 63, 247

Nagura, S. 1937: Das Wesen und die Entstehung der Osteochondritis dissecans Königs. Zbl. Chir. 35, 2049

Nagura, S. 1938: Ein weiterer Beitrag zur Entstehung der Perthes'schen Erkrankung. Zbl. Chir. 8, 417; 31, 1707

Navari, S. V. 1966: Osteochondrosis dissecans patellae. Brit. J. Radiol. 39, 673

van Neck, M. 1924: Osteochondritae du pubis. Arch. Frankobelk Chir. 27, 238

Ninol, G. 1979: Spontane Osteonekrose am Kniegelenk (Ahlbäck). Röntgen-Bl. 32, 442

O'Connor, D. 1933: Osteochondritis deformans juvenilis of the olecranon. Amer. J. Surg. 21, 227

Odelberg, A. 1923: Acta chir. scand. 56, 3

Odelberg, A. 1924: Acta chir. scand. 16, 273

Odelberg-Johnson, O. 1960: Osteochondritis dissecans am Capitulum metatarsale I bds. Fortschr. Röntgenstr. 92, 467

Osgood, R. B. 1903: Boston med. surg. J. 148, 113

Otte, P. 1968: Das Wesen der Perthes'schen Erkrankung unter besonderer Berücksichtigung der Pathogenese und des röntgenologischen Bildes. Verh. dtsch. orthop. Ges. 54. Kongreß 140

Palugyay 1926: Zur Ätiologie u. Rö. Diagnose der unter Schlatter-Osgood'scher Erkrankung zusammengefaßt. Veränderungen der Tuberositas tibiae. Fortschr. Röntgenstr. 35, 595

Panner, H. J. 1924: acta radiol. (Stockh.) 3, 129

Peirson, E. L. jr. 1929: Osteochondritis of the symphysis pubis. Surg. Gynec. Obstet. 49, 834

Perthes, G. 1910: Über Arthritis deformans juvenilis. Dtsch. Z. Chir. 107, 111

Pfeiffer, W. 1957: Eine ungewöhnliche Form und Genese von symmetrischen Osteonekrosen beider Femur- und Humeruskappen. Fortschr. Röntgenstr. 86, 346

Philips, M. N., R. F. Stark 1965: Osteochondritis dissecans of the carpal scaphoid. Brit. J. Radiol. 38, 633

Poser, H., P. Gabriel-Jürgens 1977: Knochen- und Gelenkveränderungen durch Druckluft bei Tauchern und Caisson-Arbeitern. Fortschr. Röntgenstr. 126, 156

Ravelli, A. 1951: Osteochondrolysis dissecans am Condylus fibularis femoris. Fortschr. Röntgenstr. 75, 492

Ravelli, A. 1952: Osteochondrosis dissecans am Köpfchen des ersten Mittelfußknochens. Fortschr. Röntgenstr. 76, 270

Ravelli, A. 1952: Eine seltene Ossifkationsanomalie an den Grundphalangen der Zehen. (Zapfenepiphysen). Fortschr. Röntgenstr. 76, 261

Ravelli, A. 1955: Osteochondrosis dissecans am Kahnbein der Hand. Radiol. klin. (Basel) 24, 97

Ravelli, A. 1955: Osteochondrosis dissecans am Os naviculare pedis. Z. orthop. Chir. 85, 485

Ravelli, A. 1956: Zur aseptischen Knochennekrose der Acromionapophyse. Fortschr. Röntgenstr. 85, 88

Reichelt, A. 1968: Röntgenologische Frühveränderungen der ideopathischen Hüftkopfnekrose. Fortschr. Röntgenstr. 108, 649

Reichelt, A., J. Jung, J. P. Haas 1966: Sonderformen aseptischer Knochennekrosen. Radiologe 6, 217

Riosallido, J.: Osteochondritis des oberen Humerusendes. Arch. esp. Pediat. 16, 557

Rogers, M. H., E. V. Cleaves 1935: The adolescent sacroiliac joint syndrom. J. Bone Jt Surg. 17, 759

Rostock, P. 1933: Osteochondritis dissecans des Ellbogens und Preßluftwerkzeugarbeit. Arch. orthop. Unfall. Chir. 33, 449

Rüther, M. 1954: Ursachen und Behandlung der jugendlichen Hüftkopflösung. Enke, Stuttgart

Rutishauser, E. 1963: Kreislaufstörungen im Knochensystem. Verh. dtsch. Ges. Path. 91

Schlatter, C. 1903: Verletzung des schnabelförmigen Fortsatzes der oberen Tibiaepiphyse. Bruns Beitr. klin. Chir. 38, 874

Schlatter, C. 1908: Unvollständige Abrißfrakturen der Tuberositas tibiae oder Wachstumsanomalien. Bruns. Beitr. klin. Chir. 59, 518

Schulze, H., H. J. Haik 1965: Über die Vorverlegung des Erkrankungsalters bei der juvenilen Osteochondrose des Hüftgelenkes. Z. Orthop. 100, 389

Seyss, R., E. Wiesner 1951: Das Epiphysenwachstum bei der Osgood-Schlatter Störung. Z. Orthop. 80, 623

Sinding Larsen 1921: A hittero unknown affection of the patella in children. Acta radiol. (Stockh.) 1, 171

Theising, G. 1939: Zur Kenntnis der Patella cubitis. Röntgenpraxis 11, 663

Thiemann, H. 1909: Fortschr. Röntgenstr. 14, 79

Tietze, A. 1921: Über eine eigenartige Häufung von Fällen mit Dystrophie der Rippenknorpel. Berl. klin. Wschr. 58, 829

Trias, A., R. Ray 1963: Juvenile Osteochondritis of the radial. head. J. Bone Jt Surg. A 45, 576

Uehlinger, E. 1945: Über Lunatummalazie. Schweiz. med. Wschr. 473

Uehlinger, E. 1964: Aseptische Nekrosen nach Prednisolonbehandlung. Schweiz. med. Wschr. 94, 1527

Waldenström, A. 1921: Coxa plana, Legg's disease. Acta radiol. (Stockh.) 1, 384

Waldenström, H. 1934: Necrosis of the femoral epiphysis owing to insufficient nutrition from the lig. teres. Acta chir. scand. 75, 185

Weber, H. G., A. Gregel 1967: 100 Beobachtungen von aseptischen Mondbeinnekrosen der Hand. Fortr. Dtsch. Ges. Chir. 84. Tagg. München

Weiss, K. 1931: Zur Pathogenese der aseptischen Nekrosen. Fortschr. Röntgenstr. 43, 442

Weisz, A. 1930: Osteochondritis dissecans. Fortschr. Röntgenstr. 41, 812

Williams, J. L., M. M. Cliff, A. Bonakdarpour 1973: Spontaneous osteonecrosis of the knee. Radiology 107, 15

Zimmer, E. A. 1935: Die Osteochondritis dissecans König, ihre Diagnostik und Fehldiagnostik aus dem Röntgenbild. Schweiz. Med. Wschr. 2, 834

V. Die osteoartikuläre Amyloidose (dysproteinämische Osteoarthrose)

Von E. Uehlinger und W. Dihlmann

Das Amyloid ist eine Verbindung zwischen Proteinen und Mukopolysacchariden. Der chemische Aufbau des fadenförmigen Eiweißmoleküls ist nicht abgeklärt. Es enthält kein Hydroxyprolin, dafür reichlich Tryptophan. Die Amyloidfibrillen sind quergestreift. Die Bandbreite beträgt 40 Å, die Periodizität 90 Å. Das Amyloid wird von lymphoiden Plasmazellen synthetisiert. Wird Amyloid in vermehrtem Maße gebildet, so wird das überschüssige Amyloid teils renal in Form des Bence-Jonesschen Eiweißkörpers und andern Eiweißverbindungen ausgeschieden, teils in die Gewebe eingelagert.

Als *primäre Amyloidose* bezeichnet man die vermehrte Amyloidsynthese, ohne daß dafür ein ursächlicher Prozeß nachgewiesen werden könnte. Als *sekundäre Amyloidose* bezeichnet man die vermehrte Amyloidproduktion als Reaktion auf chronische, fistelnde Knocheneiterungen, chronisch vereiterte Bronchiektasen, auf Lymphogranulom und Nierenkarzinome, auf eine Colitis ulcerosa und Crohnsche Krankheit. Nach dem Befallsmuster der Amyloiddepots sind zu unterscheiden: eine vorwiegend viszerale und eine vorwiegend osteo-artikuläre Amyloidose. Beide Befallsmuster findet man sowohl bei der primären wie bei der sekundären Amyloidose. Das Verhältnis beträgt 1 : 2.

Die *viszerale Amyloidose* ist gekennzeichnet durch vorwiegende Amyloideinlagerungen in und um die Präarteriolen, in die Organe des retikuloendothelialen Systems (Leber, Milz, Lymphknoten), in die endokrinen Organe, in Nieren, Zunge und den Magen-Darm-Kanal.

Die *osteo-artikuläre Amyloidose* gliedert sich in eine ossäre und eine artikuläre Depotform. Die Amyloideinlagerung in das *Skelett* erfolgt in den Knochenmarkraum, vorwiegend perivasal, subchondral und um Plasmazellanhäufungen. Das Knochengewebe, im engeren Sinn die Tela ossea, wird verschont. Röntgenologisch faßbare Skelettveränderungen fehlen.

Die *Amyloidose der Gelenke* führt zu Amyloidablagerungen in die Gelenkkapsel, in das subkutane Binde- und Fettgewebe im Bereich der Gelenke, in die Sehnenscheiden, in die Bursae, gelegentlich auch in die Muskulatur.

Der Gelenkbefall ist immer polyartikulär und symmetrisch. Die Amyloidablagerungen erfolgen entweder vorwiegend um die stammnahen großen Gelenke oder aber in und um die kleinen Finger-, Zehengelenke, Handwurzel- und Fußwurzelgelenke. Der Befall der kleinen Gelenke, seltener auch der großen Gelenke ist von subkutanen Amyloidablagerungen im Gelenkbereich begleitet, die die Haut knotenförmig vortreiben und so zusammen mit den übrigen Skelettveränderungen das Bild der rheumatischen Polyarthritis weitgehend imitieren (Gordon u. Mitarb. 1973). Die Depotbildung in die Gelenkkapseln und periartikulär führen zu charakteristischen deformierenden Gelenkschäden, die man als chronische Amyloidarthropathie bezeichnet (Wiernik 1972).

Von *röntgenologischem* Interesse sind: primäre und sekundäre osteo-artikuläre Amyloidose, die Amyloidose bei multiplem Plasmozytom und die geschwulstbildende Amyloidose.

Die primäre und sekundäre osteo-artikuläre Amyloidose

Das Krankheitsbild der osteo-artikulären Arthropathie ist von WIERNIK aufgrund von 24 Fällen beschrieben worden. Es handelt sich um ein ausgesprochen seltenes Krankheitsbild. Klinischer und röntgenologischer Befund werden durch die massiven Amyloidablagerungen in und um die Gelenke geprägt.

Die osteo-artikuläre Amyloidose beginnt im 4. und 5. Jahrzehnt mit schmerzhaften Versteifungen der befallenen Gelenke, Gelenkschwellungen und einer charakteristischen Reduktion des Bewegungsumfanges. Die Mitbeteiligung der viszeralen Organe an der Amyloidablagerung ist diskret. Am häufigsten findet man noch eine beträchtliche Zungenamyloidose mit Vergrößerung derselben und seitlichen Zahnimpressionen. In jedem 3. Fall besteht ein Amyloid-Karpaltunnelsyndrom. Im Laufe der Zeit wird die Gelenkversteifung zum führenden Symptom. Durch die periartikulären und artikulären Amyloidablagerungen werden die Gelenke verunstaltet und erinnern mit der Knotenbildung an die Polyarthritis chronica rheumatica.

Die Gelenkflüssigkeit ist vermehrt und zähflüssig. Im Sediment finden sich ungefähr um 10% Rhagozyten und oft zahlreiche Amyloidfragmente.

Die viszeralen Organe gehen mit Ausnahme der Nieren in Ordnung. Es finden sich keine Hinweise auf eine früher durchgemachte Endokarditis. Die Körpertemperatur ist normal, Fieberzacken fehlen. Hb, Megakaryozyten, Erythrozyten und Leukozyten entsprechen der Norm. Die BSR ist mäßig beschleunigt.

Die Rheumaserologie (Waaler-Rose-Test, Latex-Test) ist negativ. Die Skelett- und Gelenkveränderungen erweisen sich gegenüber einer antirheumatischen Behandlung (Goldkur, Cortison) resistent.

In ¾ der Fälle besteht eine Proteinurie oft mit Ausscheidung des Bence-Jonesschen Eiweißkörpers. Die Plasmaeiweiße sind normal, leicht vermindert oder vermehrt, insbesondere die α_2- und die β-Globuline. Das Verhältnis Albumin zu Globulin verlagert sich zugunsten der Globuline. Todesursache ist meist eine Urämie infolge Amyloidschrumpfniere. Die durchschnittliche Krankheitsdauer beträgt nach Auftreten der ersten Symptome 4 – 5 Jahre.

Das Röntgenbild ist gekennzeichnet durch die absolute Symmetrie der Gelenkbefunde und die Kombination mit subchondralen Osteolysen und tiefen kortikalen Usuren an den Haftstellen der Gelenkkapseln. In Gelenkpfanne und Gelenkkopf überschneiden sich die Ringsklerosen um die osteolytischen Areale. Die kortikalen Usuren können schließlich zur vollständigen Ablösung des Gelenkkopfes führen, manchmal beschleunigt durch einen Restbruch. Insbesondere Gelenkköpfe von Femur, Humerus und Tibia werden so vom Schaft getrennt. Trotz der schweren Knochendestruktion bleibt aber der Gelenkspalt wohlerhalten, gerundet, ist normal weit oder sogar erweitert, nie verschmälert (Abb. 1, 2, 4).

Differentialdiagnostisch ist die Amyloidarthropathie im besonderen von der Polyarthritis chronica rheumatica deformans abzugrenzen. Die Unterscheidung beider Krankheitsbilder ist durchaus möglich. Gegen Polyarthritis chronica rheumatica sprechen im besonderen die vollkommene Symmetrie im Gelenkbefall, das Fehlen einer periartikulären Osteoporose, das Erhaltenbleiben des Gelenkspaltes sowohl in bezug auf Weite wie Rundung, im klinischen Bild das Fehlen von Fiebern, das Fehlen von endokarditischen Prozessen, die negative Rheumaserologie, die Resistenz gegenüber einer antirheumatischen Therapie. Die Untersuchung einer Gelenkkapselbiopsie erleichtert den definitiven Entscheid.

Die *Diagnose einer Amyloidarthropathie* stützt sich auf folgende Befunde:

– Nachweis einer allgemeinen Amyloidose (Zunge, Karpaltunnelsyndrom, Rektumschleimhaut, Lymphknoten),
– den bevorzugten Befall der Fingergelenke,
– den klinischen Gelenkbefund mit der prägnanten Bewegungseinschränkung, Gelenkschwellung, Gelenkversteifung und paraartikulären Knoten,
– den Röntgenbefund mit großzystischen Lochdefekten in Gelenkkopf und -pfanne der großen Gelenke, tiefen Usuren an den Kapselansatzstellen, breit-offenem Gelenkspalt, Fehlen einer Osteoporose,
– normale Körpertemperatur.

Den besten Einblick in das Krankheitsgeschehen vermittelt ein *Fallbericht*.

Der 1896 geborene Patient M. J. erkrankt im Frühjahr 1967 im Alter von 71 Jahren mit Schmerzen in beiden Schultergelenken, die in Arme und Finger ausstrahlen. Beide Schultergelenke sind knotig verdickt. Der Bewegungsumfang ist deutlich eingeschränkt, das Allgemeinbefinden nur wenig gestört. Die BSR ist mit 18/23 mm leicht beschleunigt. Hb 90%, Leukozyten 11 000 – 15 000. Differentialbild normal. Wiederholte Punktionen des linken Schultergelenkes und Steroidinjektionen bringen keine Änderung des Gelenkbefundes.

Das Gelenkpunktat ist bakteriologisch keimfrei. Es enthält im Sediment bis 10% Rhagozyten.
Die *Röntgenaufnahmen* der Schulter und Hüftgelenke zeigen umfangreiche Spongiolysen in Form bis kirschgroßer Lochbildungen und sich überschneidenden Ringsklerosen in den Gelenkköpfen und Gelenkpfannen bei erhaltenem Gelenkspalt.
Zur diagnostischen Abklärung wird der Patient Ende Januar 1968 in die Rheumaklinik des Kantonsspitals Zürich aufgenommen, wo er bis zum 23. 3. verbleibt (Chefarzt Prof. A. Böni). M. J. ist abgemagert, seine Haut gebräunt, lichenifiziert. Kardial besteht eine Arhythmia absoluta, im EKG Vorhofflimmern, low voltage und eine leichte Störung der Erregungsrückbildung. Pulsfrequenz zwischen 70 und 80, Blutdruck 150/70 mm Hg. Leber und Milz nicht vergrößert. Ausgeprägte Makroglossie. Körpertemperatur normal.
Klinischer Gelenkbefund: Schultergelenk geschwollen, knotig verdickt, links mehr als rechts und mit reichlich Exsudat gefüllt. Ausgeprägte Bewegungseinschränkung, besonders der Rotation. *Hüftgelenke:* Abduktion und Rotation beiderseits um ⅓ eingeschränkt. *Wirbelsäule:* Konvexe Kyphoskoliose mit starker Einschränkung sowohl der Seitenbewegungen wie der Rotation.
Laborbefunde: Gesamteiweiß 6,7 g%, Relativprozente: Albumin 57%, α_1-Globulin 5%, α_2-Globulin 13,5%, β-Globulin 12%, γ-Globulin 12,5%, Harnsäure 6,7 mg%, Serumkalzium 9,6 mg%, Serumphosphate 2,9 mg%, Elektrolyte im Rahmen der Norm. Im Sternalpunktat Lymphozyten und lymphoide Zellen mit 18% und Plasmazellen mit 11% deutlich vermehrt. Rheumaserologie: Waaler-Rose-Test: negativ, Latex-Test: negativ. Komplementtiter: 42 Einheiten. Antistreptolysintiter: 50 Einheiten.
Röntgenbefunde: Beide Schultergelenke zeigen im Humeruskopf große Lochdefekte und sich überschneidende Ringschatten in Gelenkpfanne und -kopf. Gelenkkonturen intakt. Gelenkspalt mittelweit. Die Hüftgelenke zeigen symmetrische bis walnußgroße Lochdefekte mit Randsklerose sowohl im Pfannendach wie in beiden Femurköpfen und Schenkelhälsen. Scharfe, tief ausgeschnittene Usuren unterbrechen die kraniale Seite des Schenkelhalses. Der Gelenkspalt ist wohlerhalten, gerundet. Keine wesentliche Osteoporose.
Gold- und Steroidbehandlung sind erfolglos. M. J. stirbt im Januar 1970 unter den Zeichen eines akuten Kreislaufversagens. Die *klinische Diagnose* lautet auf Myodegeneratio cordis, Polyneuropathie mit Atrophie der Handmuskulatur.
Ungeklärte destruierende Arthrose der großen Gelenke.
Differentialdiagnostisch können PcP und Gicht aufgrund der klinischen und biochemischen Befunde, eine ungewöhnliche osteolytische Skelettmetastasierung bei unbekanntem Primärkarzinom nicht völlig ausgeschlossen werden.
Die Sektion ergibt folgende Befunde: Todesursache: Verblutung aus einem chronischen Duodenalgeschwür.
Hauptbefund: eine generalisierte *Amyloidose* insbesondere der Gefäße, Lymphknoten, Nervenstränge, Zunge und großen Gelenke, verknüpft mit einer reaktiven Knochenmarksplasmozytose von 10 – 15%.
Der Humeruskopf ist beiderseits vom Schaft durch eine klaffende Fraktur abgetrennt. Der Frakturspalt ist mit braunen, trockenen, blätterigen Massen gefüllt. Der

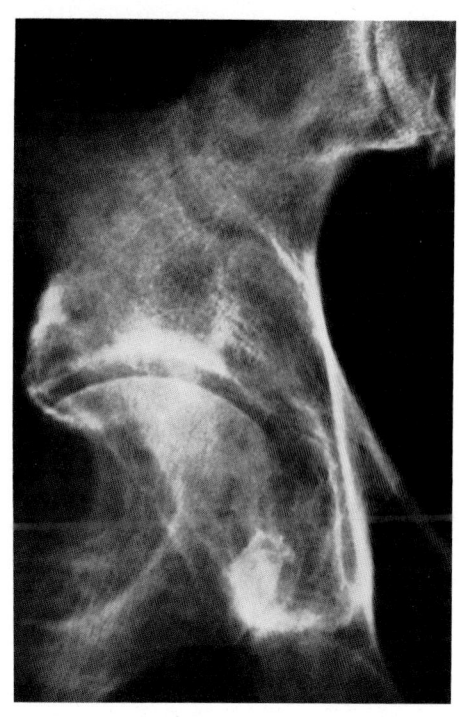

Abb. 1 Amyloidarthropathie: Destruierende Amyloidose der großen Gelenke. Röntgenaufnahme vom 1. 2. 1968. Zystoide Zerstörung der rechten Hüftgelenkspfanne. Tiefgreifende Arrosion des Schenkelhalses im Haftgebiet der Gelenkkapsel. Gelenkspalt erweitert, 72jähr. Patient.

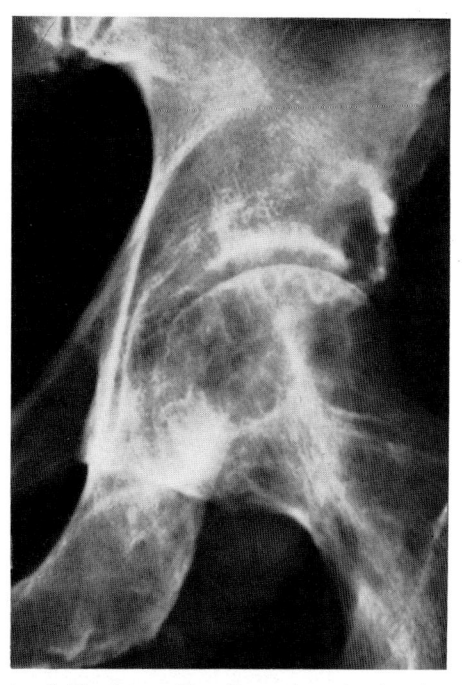

Abb. 2 Amyloidarthropathie: Destruierende Amyloidose der großen Gelenke. Polyzystische Destruktion von Hüftgelenkpfanne, Femurkopf und -hals. 72jähr. Patient (Path. Inst. Zürich). Röntgenaufnahme des linken Hüftgelenkes vom 1. 2. 1968.

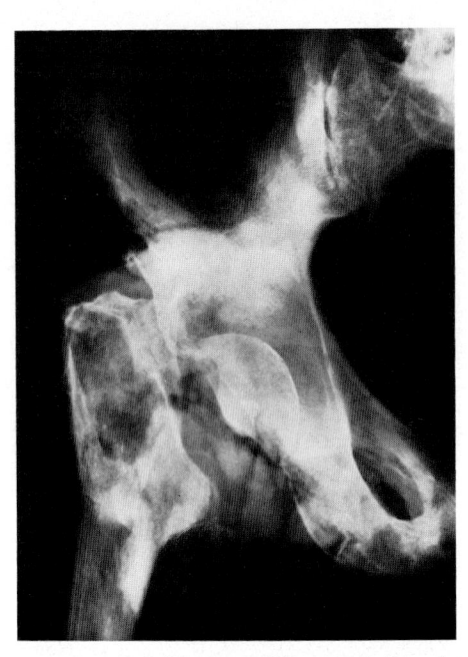

Abb. 3 Amyloidarthropathie: Destruierende Amyloidose der großen Gelenke. Röntgenaufnahme des rechten Hüftgelenkes vom 4. 1. 1970 (Todestag). Völlige Zerstörung des Schenkelhalses, weitgehende Auflösung der Gelenkpfanne. 74jähr. Patient (Path. Inst. Zürich).

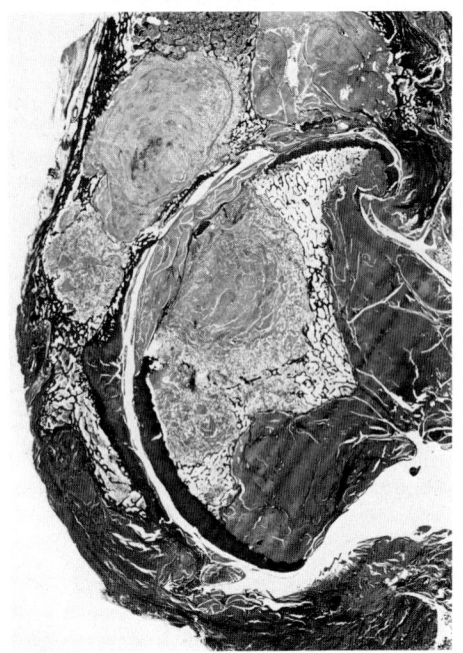

Abb. 4 Amyloidarthropathie: Destruierende Amyloidose der großen Gelenke. Großschnitt durch das linke Hüftgelenk. Große schollige Amyloiddepots im Femurkopf und Pfannendach. Gelenkspalt erhalten. Vergr. 2 : 1. 74jähr. Patient (Path. Inst. Zürich).

Humeruskopf ist im Umfang von Kirschgröße ausgehöhlt. Die glattwandige Knochenkaverne ist mit braunen, konzentrisch aufgeschichteten Amyloidmassen ausgefüllt. Die Gelenkkapsel ist durch braune Knoten verdickt. Der Gelenkspalt ist frei und mit brauner Flüssigkeit gefüllt. In bezug auf die Hüftgelenke sei auf das Schnittbild (Abb. 3 u. 4) verwiesen.
Im *histologischen Schnitt* bestehen die braunen Füllmassen und Knoten aus strukturlosen, homogenen Schollen, Bändern und Blättern, die sich alle mit Kongorot anfärben. Sie zeigen elektronenoptisch die für Amyloid charakteristische feinfibrilläre Struktur mit einer Filamentbreite von 50 – 100 Å. Die Kapselzotten bestehen aus einem einschichtigen Deckmesothel, Gefäßen und konfluierenden Amyloidschollen. Entzündliche Veränderungen sind nicht nachweisbar. Im *Knochenmark* perivasale Anreicherung von Plasmazellen, lymphoiden Zellen und Amyloid. In den parenchymatösen Organen mäßige Gefäßamyloidose. In zahlreichen Lymphknoten, in der Zunge und in den Nervi radiales umfangreiche, schollige Amyloidablagerungen.

Osteoartikuläre Amyloidose und multiples Plasmozytom:

In den Jahren 1931 – 1933 berichtet MAGNUS-LEVY über 150 Patienten mit multiplem Plasmozytom. 28 Patienten zeigen gleichzeitig beträchtliche Amyloidablagerungen sowohl in den osteoartikulären Geweben wie in den viszeralen Organen. DAHLIN u. DOCKERTY fanden im nachfolgenden Schrifttum noch 21 weitere Kombinationsfälle. Die Aufarbeitung dieses nun aus 50 Fällen bestehenden Beobachtungsgutes ergab folgendes: In 22 Fällen Amyloidschollen inmitten der Plasmozytomknoten. 15mal größere, teils intra-, teils extra-artikuläre Amyloidknoten. 11mal Kombination mit einer viszeralen Amyloidose. 10mal Amyloidmakroglossie. 4mal Hautamyloidknoten und 18mal Bence-Jones-Eiweißkörper im Harn.
Unter 29 Plasmozytompatienten, die bis zum Jahre 1945 in der Mayo-Klinik zur Obduktion kamen, sind 3 mit Amyloid kombiniert. In einem dieser 3 Fälle handelt es sich um einen 75jährigen Mann, der über Schmerzen in den Gliedmaßengelenken und Atemnot klagte. BSR mit 78 mm stark beschleunigt. Tod an akuter Herzinsuffizienz. Die Sektion ergibt eine schwere verkalken-

de Aortenstenose, eine allgemeine Amyloidose der mittelgroßen und kleinen Arterien und Venen und einen 4 × 2,5 × 1 cm messenden Amyloidknoten in der hinteren Pharynxwand. Alle diese Befunde sprechen nach DAHLIN u. DOCKERTY dafür, daß die Plasmazellen das Amyloid und Vorstufen desselben synthetisieren, wie das 1930 schon von MAGNUS-LEVY vermutet worden war.
Die **röntgenologisch** faßbaren Skelettveränderungen werden durch das Plasmozytom geprägt und nicht durch die Amyloidablagerungen. Es können folgende Skelettveränderungen festgestellt werden:

- eine leichte diffuse Osteoporose insbesondere des Stammskelettes mit Keil- und Fischwirbeln,
- solitäre, multiple, ausgestanzte, bis reiskorngroße, lochartige Knochendefekte besonders im Bereich der Schädelkalotte, Rippen, Schlüsselbein und Wirbel,
- geschwulstähnliche Knochenauftreibungen mit grober Kammerung durch Knochenleisten.

Im Gegensatz zu den röntgenologisch faßbaren Skelettschäden wird das **klinische Erscheinungsbild** der Kombinationsfälle durch die Amyloidsymptomatologie beherrscht. Die initialen Gelenkveränderungen, bedingt durch Amyloideinlagerungen in die Gelenkkapseln, können von einer initialen Polyarthritis chronica rheumatica kaum unterschieden werden. In derartigen Fällen erschließt sich der Ablauf der Ereignisse oft erst im Rückblick auf das gesamte Krankheitsgeschehen. Die schmerzhaften Gelenkschwellungen, die Gelenkversteifungen und kutanen Knotenbildungen können der klinischen Manifestation und Erkennung des Plasmozytoms um Jahre, ja Jahrzehnte vorangehen. Häufig muß die initiale Diagnose einer Polyarthritis rheumatica gestrichen und durch osteo-artikuläre Amyloidose ersetzt werden. Diese wird damit in diesen Kombinationsfällen zu einem Frühsymptom des multiplen Plasmozytoms.

GORDON u. Mitarb. veröffentlichten 5 Fälle von Amyloidarthritis mit multiplem Myelom, eine rheumatische Polyarthritis simulierend. Ein Kombinationsfall, in welchem die Basisdiagnose einer allgemeinen Amyloidose erst bei der Obduktion gestellt worden war, sei in Extenso wiedergegeben.

Der 63jährige K. P. erkrankt im Frühjahr 1963 intermittierend mit Durchfällen und wässerigen Diarrhöen. Die Durchuntersuchung ergibt eine Stammosteoporose mit Fisch- und Keilwirbeln. Bei der letzten Hospitalisation April 1961 ist der AZ stark vermindert, das Hautkolorit grau, die Lymphknoten klein. Es besteht ein ausgeprägter Emphysemthorax. Das Herz ist aortal konfiguriert. Blutdruck 100/70 mm Hg.
Laboratoriumsbefunde: BSR 41 mm, Hb 92–95%, Erythrozyten 4,35 Mill., Leukozyten 7000. Im Sternalpunktat 50% Plasmazellen, Gesamtweiß 6,6 g%. Albumine 59 rel.%, α_1-Globuline 7%, α_2-Globuline 18%, β-Globuline 7%, β_2-Globuline 4%, γ-Globuline 5%. Kongorot-Probe positiv.
Die *Röntgenbilder* der Wirbelsäule zeigen eine hochgradige Osteoporose mit Keilwirbeln in der Brust- und Fischwirbeln im Bereich der Lendenwirbelsäule. Die Spongiosa aller Wirbelkörper ist hochgradig gelichtet.
Nach 2½ Monaten Spitalaufenthalt Eintritt des Todes unter den Erscheinungen des Kreislaufversagens.
Die *klinische Diagnose* lautet auf „diffuses Plasmozytom mit schwerer Osteoporose, mit Keil- und Plattwirbeln. Paraproteinämie mit Bence-Jonesschem Protein im Harn".
Die *Obduktion* bestätigt die klinische Diagnose einer diffusen Plasmozytose mit sekundärer Osteoporose. Dazu ergibt die histologische Untersuchung der Gelenke und der viszeralen Organe eine generalisierte Amyloidose, insbesondere vaskuläre Amyloidose.
Das *Knochenmark* ist zelldicht und besteht zu 50% aus Plasmazellen.

In bezug auf die Differentialdiagnose „initiale osteo-artikuläre Amyloidose und rheumatische Polyarthritis" sei auf die unten stehenden Ausführungen verwiesen.
In die Gruppe der sekundären Amyloidosen bei Plasmozytom gehört wohl auch der von GOLDBERG u. Mitarb. veröffentlichte Fall einer sekundären osteoartikulären Amyloidose bei Morbus Waldenström.

Osteoartikuläre Amyloidose und Polyarthritis rheumatica

Die Polyarthritis chronica rheumatica gehört zu den klassischen Vorkrankheiten der sekundären Amyloidose. In Symptomatologie, Röntgenbild und klinischem Verlauf ist sie kaum gegenüber der osteo-artikulären Amyloidose abzugrenzen. Rückblickend dürfte aber die Mehrzahl der sog. sekundären postrheumatischen Amyloidose als Fehlinterpretation gewertet werden und durch primäre osteo-artikuläre Amyloidose ersetzt werden.
Über die Häufigkeit der postrheumatischen Amyloidose finden sich im Schrifttum nur wenige

Angaben. MISSEN u. TAYLOR fanden im Obduktionsgut des Hammersmith-Hospitals in London der Jahre 1935–1954 48 Fälle von Polyarthritis rheumatica, davon 8mal in Kombination mit einer osteo-artikulären Amyloidose. In 6 Fällen war die Polyarthritis rheumatica die einzige Ursache der sekundären Amyloidose, während in 2 Fällen noch konkurrierend chronisch-entzündliche Bronchiektasen und ein Karzinom nachgewiesen werden konnten. Die Kombinationshäufigkeit Polyarthritis rheumatica, sekundäre Amyloidose beträgt in dieser Kleinstatistik 13,3%.

Bei der Gleichartigkeit der Symptomatologie der beginnenden Polyarthritis rheumatica und der beginnenden osteo-artikulären Amyloidose stellt sich rückblickend immer wieder die Frage, ob nicht ein Teil dieser Kombinationsfälle als Fehlinterpretationen zu werten sind. Man ist versucht anzunehmen, daß zumindest ein Teil dieser Kombinationsfälle keine sekundären Amyloidosen, sondern primäre Amyloidosen darstellen mit Vorherrschen der artikulären Symptome. Die Entscheidung der Frage, ob es sich bei den osteoartikulären Amyloidosen um sekundäre oder primäre handelt, muß durch entsprechende histologische Frühbefunde der Gelenkkapsel entschieden werden. In der differentialdiagnostischen Abgrenzung kommt dem Nierenbefund eine Schlüsselstellung zu. Die osteo-artikuläre Amyloidose ist stets begleitet von einer Proteinurie (darunter Ausscheidung des Bence-Jonesschen Eiweißkörpers). Im Gegensatz dazu verläuft die Polyarthritis rheumatica initial ohne Nephritis.

Grundsätzlich ist nicht daran zu zweifeln, daß auch echte Kombinationsfälle vorkommen. Das Schrifttum enthält ungefähr 60 entsprechende Beobachtungen. Verwiesen sei auf die Arbeiten von CHINI; GALLI u. CHITI; JUSTIN-BESANÇON u. Mitarb.; LAINE u. Mitarb.

Solitäre Amyloidgeschwülste

Die solitäre Amyloidgeschwulst des Skelettes ist ein außerordentlich seltenes Krankheitsbild. Es handelt sich um eine ätiologisch noch vollkommen ungeklärte Krankheit, im besonderen fehlt eine für die Amyloidbildung charakteristische Grundkrankheit wie chronische Eiterung, multiples Plasmozytom usw. Die ossären Amyloidgeschwülste entwickeln sich meist sehr langsam, schmerzlos. Sie bilden außerordentlich harte, mit dem Knochen fest verbundene, nicht druckempfindliche Knoten.

Die Röntgenbilder sind von Fall zu Fall sehr verschieden. Es läßt sich bis heute noch kein endgültiges spezifisches Befallsmuster zusammenstellen, das als charakteristisch für die Lokalisation und das Röntgenbild angesprochen werden könnte. Als Beleg seien 3 Fälle angeführt:

a) Faustgroßer *Amyloidtumor des rechten Scheitelbeines* (Abb. 5). Der 59 Jahre alt gewordene Tierarzt erkrankt ½ Jahr vor seinem Tode nach einem leichten Unfall an einer langsam wachsenden Geschwulst des rechten Scheitelbeines. Die Geschwulst erweist sich als strahlenresistent. Wegen Hirnkompressionserscheinungen wird versucht, den Tumor zu resezieren. Der Patient stirbt 2 Tage nach dem Eingriff.

Das a.-p. und seitliche Röntgenbild des Schädels zeigt eine 11×6 cm messende fleckige Zerstörung des rechten Scheitelbeines mit grobfleckiger Randsklerose. Das Restskelett und die viszeralen Organe sind amyloidfrei. Eine sichere Diagnose kann aus dem Röntgenbild nicht gestellt werden. Die Vermutungsdiagnose lautet auf Schädelmetastase einer unbekannten Primärgeschwulst. Das Schädelresektat zeigt einen faustgroßen Geschwulstknoten mit grau-rötlicher Schnittfläche. Die Geschwulst besteht im histologischen Schnitt aus kleeblattförmigen Amyloidschollen, welche von vielkernigen Fremdkörperriesenzellen umspannt werden. Keine Anhaltspunkte für das Vorliegen eines Plasmozytoms.

b) *Solitäre Amyloidgeschwulst* des linken Schultergelenkes (Abb. 6). Die 74jährige Patientin wird wegen einer Schenkelhalsfraktur hospitalisiert. Bei der Spitalaufnahme zeigt die Patientin, gewissermaßen als Nebenbefund, schmerzlose Geschwulstknoten um das linke Schultergelenk, welche die Konturen desselben bucklig deformieren. Von der Patientin selbst ist die Geschwulst kaum beachtet worden. Der Bewegungsumfang des linken Schultergelenkes ist leicht eingeschränkt.

Das Röntgenbild des linken Schultergelenkes zeigt anstelle des linken Schulterblattes einen buckligen, doppelt faustgroßen, weichteildichten Geschwulstknoten. In den Geschwulstschatten sind besonders zentral zahlreiche bis reiskorngroße, kalkdichte Flecken eingestreut. Linkes Schlüsselbein, Rippen, Humeruskopf und Oberarm sind gut erhalten. Die röntgenologische Vermutungsdiagnose lautet auf Osteosarkom des linken Schulterblattes. Die Patientin stirbt wenige Tage nach Spitalaufnahme unter den Erscheinungen der Herz- und Kreislaufinsuffizienz.

Bei der Obduktion läßt sich der linke Schulterknoten leicht ausschälen. Histologisch besteht er aus zahllosen, kleeblattförmigen Amyloidschollen, die von Fremdkörperriesenzellen umspannt werden und in ein retikulozytäres-plasmazelluläres Stroma eingebettet sind (Abb. 7).

c) Eine *solitäre Amyloidgeschwulst des Brustbeins* be-

Solitäre Amyloidgeschwülste 475

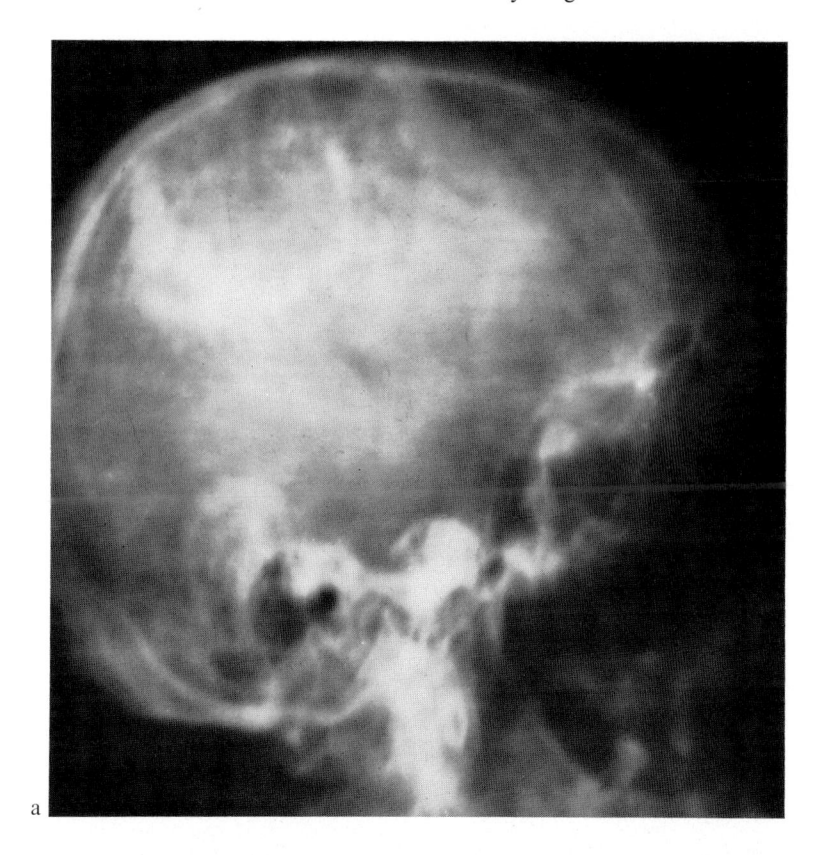

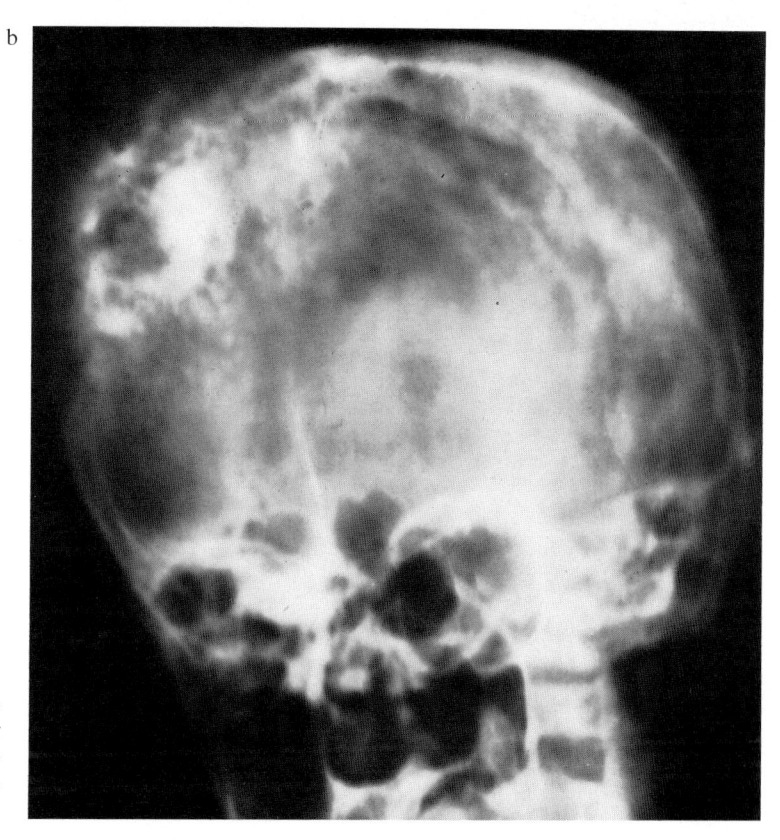

Abb. 5 Amyloidtumor des rechten Scheitelbeins mit grobfleckiger Verkalkung und Osteolyse. Aufbruch des Schädeldaches. a) a.-p. b) Seitenaufnahme. 59jähr. Mann.

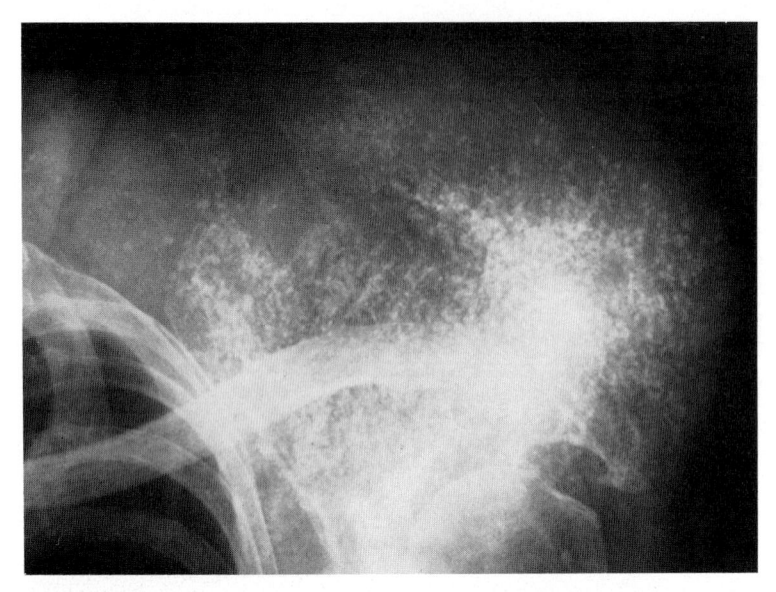

476 Die osteoartikuläre Amyloidose (dysproteinämische Osteoarthrose)

Abb. 6 Kindskopfgroßer Amyloidtumor des linken Schulterblattes mit klein-rundfleckigen Verkalkungen. 74jähr. Frau (Path. Inst. Zürich).

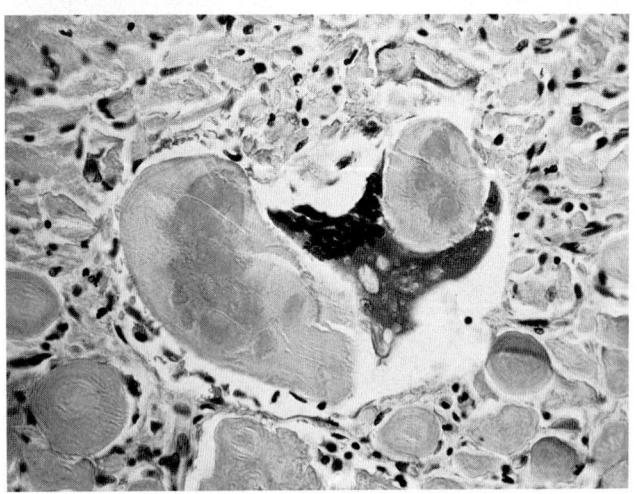

Abb. 7 Amyloidtumor der linken Skapula. Runde Amyloidschollen von Fremdkörper-Riesenzellen umspannt. Vergr. 300×. 74jähr. Frau (Path. Inst. Zürich).

schreibt DÜNNER. Der faustgroße Geschwulstknoten hat das Manubrium sterni weitgehend zerstört. Der Geschwulstschatten selbst besteht aus einem Fächer radiär ausstrahlender Spikula. Die röntgenologische Vermutungsdiagnose lautet auf „atypisches Osteosarkom des Sternums". Die histologische Untersuchung ergibt das typische Bild einer Amyloidgeschwulst.

Weitere kasuistische Mitteilungen verdanken wir: FADELL u. MORRIS (Sternum), VOGELER (Schädelkalotte), DAHLIN (Rippen).

Gesamthaft imitieren die solitären Amyloidgeschwülste des Skelettes maligne primäre und sekundäre destruktiv wachsende Skelettgeschwülste (Osteosarkom, osteolytische Karzinommetastasen). Für die korrekte Diagnosestellung ist eine Biopsie unerläßlich.

Literatur

Askanazy, M. 1927: Knochenmarksamyloid. Henke-Lubarsch, Bd. I/2, 462 u. 835

Axelsson, U., A. Hällén, A. Rausing 1970: Amyloidosis of Bone. Report of Two Cases. J. Bone Jt. Surg. 52 B, 717

Barth, W. F. 1968: Primary Amyloidosis. Clinical Staff Conference. Ann. Int. Med. 69, 787

Bauer, W. H., J. F. Kuzma 1949: Solitary Tumors of atypical Amyloid (Paramyloid). Amer. J. Clin. Path. 19, 1007

Buhtz, P., K. Mölleken 1974: Generalisierte Amyloidose mit Arthropathie. Z. inn. Med. 29, 595

Bürgi, U. 1937: Über einen Fall von solitärem Amyloidtumor des Scheitelbeins. Frankf. Z. Pathol. 50, 410

Chini, V. 1950: Un nouveau chapitre de la pathologie articulaire. Les arthropathies dysprotidémiques. Rapport d'un cas personnel. Rev. du Rhumatisme 17, 335

Dahlin, D. C. 1950: Classification and general aspects of amyloidosis. Med. Clin. North America 34, 1107

Dahlin, D. C., M. B. Dockerty 1950: Amyloid and Myeloma. Amer. J. Pathology 26, 581

Davis, J. S., F. C. Weber, H. Bartfeld 1957: Conditions involving the hemopoietic system resulting in a pseudorheumatoid arthritis; similarity of multiple myeloma and rheumatoid arthritis. Ann. int. Med. 47, 10

Dünner, M. 1946: Plasmocytom des Manubrium sterni mit lokaler Amyloidbildung. Schweiz. Mediz. Wschr. 76, 1109

Edens, E. 1906: Knochenamyloidose. Virch. Arch. path. Anat. 184, 137

Eisen, M. 1946: Amyloidose. Amer. J. Med. 1, 144

Ennevaara, K., M. Oka 1964: Rheumatoid arthritis with amyloidosis. Ann. rheum. Dis. 23, 131

Fadell, E. J., H. C. Morris 1964: Amyloidoma Presenting as a Primary Sternal Tumor. Amer. J. Surgery 108, 75

Forget, G. B., J. W. Squires, H. Sheldon 1966: Waldenström's macroglobulinemia with generalized amyloidosis. Arch. int. Med. 118, 363

Freund, E. 1930: Über diffuses Myelom mit Amyloidtumoren. Frankfurter Zeitschrift für Path. 40, 400

Galli, T., E. Chiti 1955: Rheumatoid arthritis and plasmacytosis. Ann. rheum. Dis. 14, 271

Gardner, H. 1961: Bone lesions in primary systemic amyloidosis. Brit. J. Radiol. 34, 778

Gerber, I. E. 1934: Amyloidosis of the Bone Marrow. Archives of Path. 17, 620

Goldberg, A., I. Brodsky, D. McCarty 1964: Multiple myeloma with paramyloidosis presenting as rheumatoid disease. Amer. J. Med. 37, 653

Goldberg, L. S., R. Fisher, E. A. Castronova, J. J. Calabro 1969: Amyloid-Arthritis with Waldenström's Macroglobulinemia. New Engl. J. Med. 281, 256

Gordon, D. A., W. Pruzanski, M. A. Ogryzlo, H. A. Little 1973: Amyloid-Arthritis Simulating Rheumatoid Disease in Five Patients with Multiple Myeloma. Amer. J. Med. 55, 142

Grossman, R. E., G. T. Hensley 1967: Bone lesions in primary amyloidosis. Amer. J. Roentgenol. 101, 872

Hannon, R. C., C. Limas, O. S. Cigtay, H. L. Twigg 1975: Bone and joint involvement in primary amyloidosis. J. Canad. Ass. Radiol. 26, 112

Hedrén, G. 1907: Ein Amyloidtumor des Knochenmarkes. Z. klin. Med. 63, 212

Hunder, G. G., L. E. Ward, J. C. Ivins 1965: Rheumatoid granulomatous lesions simulating malignancy in the head and neck of the femur. Proc. Mayo-Clin. 40, 766

Justin-Besançon, L., A. Rubens-Duval, C. Neumann 1949: Polyarthritie chronique et amylose. Rev. du rhum. 16, 547

Kavanaugh, J. H. 1978: Multiple myeloma, amyloidarthropathy, and pathological fracture of the femur. A case report. J. Bone Jt. Surg. 60 A, 135

Koletsky, S., R. M. Stecher 1939: Primary Systemic Amyloidosis. Archives of Pathology 27, 267

Laine, V., K. Vainio, V. V. Ritama 1955: Occurrence of Amyloid in rheumatoid Arthritis. Acta rheum. scand. 1, 43

Lowell, D. M. 1967: Amyloid-Producing Plasmacytoma of the Pelvis. Arch. Surg. 94, 899

Magnus-Levy, A. 1931: Bence-Jones-Eiweiß und Amyloid. Z. klin. Med. 126, 510

Mandl, J. 1924: Über lokales Amyloid im Bereiche der Brustwirbelsäule. Virch. Arch. path. Anat. 253, 639

Missen, G. A. K., J. D. Taylor 1956: Amyloidosis in rheumatoid Arthritis. J. Path. Bact. 71, 179

Murrey, R. O., H. G. Jacobson 1971: The radiology of skeletal disorders. Exercisis in diagnosis. Churchill/Livingstone, Edinburgh

Nashel, D. J., L. W. Widerlite, T. J. Pekin jr. 1973: IgD myeloma with amyloid arthropathy. Amer. J. Med. 55, 426

Pear, B. L. 1971: The radiographic manifestations of amyloidosis. Amer. J. Roentgenology 111, 821

Péquinot, H., J.-P. Etienne, Ph. Delavierre, J.-P. Possero, M. E. Farah 1971: Les tumeurs amyloides. Semaine des Hôpitaux 47, 1144

Perl, A. F. 1958: Multiple myeloma simulating rheumatoid arthritis. Canad. J. M. Ass. 79, 122

Reece, J. M., T. H. Reynolds 1954: Amyloidosis complicating rheumatoid Arthritis. Amer. J. med. Sci. 228, 554

Rosenblum, A. H., J. D. Kirschbaum 1936: Multiple Myelomas with Tumor-like Amyloidosis. J. Amer. Med. Association 106, 988

Uehlinger, E. 1971: Die Amyloid-Arthropathie. Wiss. Ztschr. Friedrich-Schiller-Univ., Jena, Math.-Nat. R. 20, 335

Uehlinger, E. 1974: Destruktive Gelenkamyloidose (Amyloidarthrose). Verh. Dtsch. Ges. Rheumatologie 3, 233

Villaret, M., L. Justin-Besançon, J. Delarue, P. Bardin, A. Rubens-Duval 1939: Rhumatisme chronique et amylose. Rev. du rhum. 6, 492

Wang, C. C., L. L. Robbins 1956: Amyloid disease: Its roentgenmanifestations. Radiology 66, 489

Weinfeld, A., M. H. Stern, L. H. Marx 1970: Amyloid lesions of bone. Amer. J. Roentgenology 108, 799

Wiernik, P. H. 1972: Amyloid Joint disease. Medecine 51, 465

Wolpert, I. 1920: Beitrag zur Kenntnis der metastasierenden Amyloid-Tumoren. Virch. Arch. Path. Anat. 227, Beih. 173

VI. Erkrankungen des retikulohistiozytären Systems (Speicherkrankheiten, Histiozytomatose X)

Von E. Uehlinger

Es handelt sich bei den Erkrankungen des retikulohistiozytären Systems um eine bunte Krankheitsgruppe. Das klinische Erscheinungsbild wird geprägt durch Stoffwechselstörung und modifiziert durch eine reaktive Histiozytenwucherung mit Speicherung von intermediären Stoffwechselprodukten. Proliferation und Speicherung können auf Knochenmark, Milz, Leber und Lymphknoten beschränkt sein oder sich auf weitere Organe ausbreiten. Im Knochenmark verdrängt das proliferierende retikulohistiozytäre Gewebe das normale blutbildende Markgewebe, löst das Knochengewebe auf und regt den Knochen zu diskreten reaktiven Knochenneubildungen an.

Die Ätiologie ist unbekannt. In der Regel handelt es sich um Erbkrankheiten. Eine gewisse Zusammengehörigkeit ergibt sich gelegentlich aus Übergangsformen, beispielsweise dem Übergang eines eosinophilen Granuloms in die Hand-Schüller-Christiansche Krankheit.

Von diesen vielen Krankheitsbildern interessieren uns nur diejenigen, die mit röntgenologisch faßbaren Knochenveränderungen verbunden sind. Wir beschränken uns auf folgende Krankheitsbilder:

– Morbus Gaucher mit Speicherung von Kerasin,
– eosinophiles Granulom,
– Morbus Hand-Schüller-Christian,
– Knochenmarksretikulomatose (Morbus Abt-Letterer-Siwe),
– Mastozytomatose.

Das eosinophile Granulom, der Morbus Hand-Schüller-Christian und der Morbus Abt-Letterer-Siwe werden auf Anregung von Lichtenstein unter der Bezeichnung Histiocytoma X zusammengefaßt. X ist Symbol für die unbekannte Ätiologie.

Literatur

Green, A. E., R. A. Flaherty 1960: Histiocytosis X. Radiology 75, 572
Lichtenstein, L. 1953: Histiocytosis X. Integration of eosinophilic granuloma of bone, "Letterer-Siwe's disease, and Schüller-Christian's disease" as related manifestations of a single nosologic entity. Arch. Path. 56, 84
Oberman, H. E. 1961: Idiopathic histiocytosis. Pediatrics 28, 307
Pear, B. L. 1970: The histiocyte in radiology. Amer. J. Roentgenol. 110, 159

Morbus Gaucher

Dem Morbus Gaucher liegt eine Speicherung von Kerasin im histioretikulären System zugrunde. Die Krankheit ist angeboren und ausgesprochen familiär. Die jüdische Rasse ist bevorzugt, das weibliche Geschlecht ist häufiger befallen als das männliche. Die Krankheit zieht sich über Jahre hin. Der älteste Patient von Pick erreichte ein Alter von 59 Jahren. Todesursache ist meist eine interkurrente Krankheit.

Das *klinische Bild* wird beherrscht durch die mitunter enorme Milz- und Lebervergrößerung. Die Lymphknoten sind nicht oder nur geringfügig vergrößert. Das Knochenmark ist in der Mehrzahl der Fälle nur diskret befallen. Nur in wenigen Fällen beherrscht die Kerasinspeicherung im retukulohistiozytären Knochenmark das anatomische und klinische Bild. Man nennt diesen Typus *"ossäre Form des Morbus Gaucher"*.

Bei der ossären Form werden in erster Linie die Phalangen der Finger und Zehen, die Metakarpalia und Metatarsalia, die Unter- und Oberkiefer befallen. In zweiter Linie Ober- und Unterschenkelknochen, Ober- und Unterarmknochen, Wirbel und Becken. An letzter Stelle steht das Schädeldach (Abb. 1). Das rote Mark enthält gelbliche und gelbgraue Areale von Gaucher-Speicherzellen. Bei einem Befall des gesamten Knochenmarkes ist die Kortikalis besonders der langen Röhrenknochen mehrfach perforiert, verdünnt oder aufgeblättert. Die distale Metaphyse

Morbus Gaucher   479

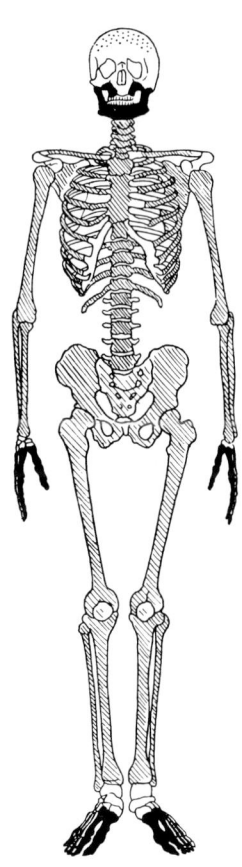

Abb. 1 Verteilungsschema der Lokalisationen des Morbus Gaucher im Knochenmark. Schwarz = die am häufigsten befallenen Knochen; schraffiert = die weniger stark befallenen Knochen; punktiert = die am wenigsten befallenen Knochen.

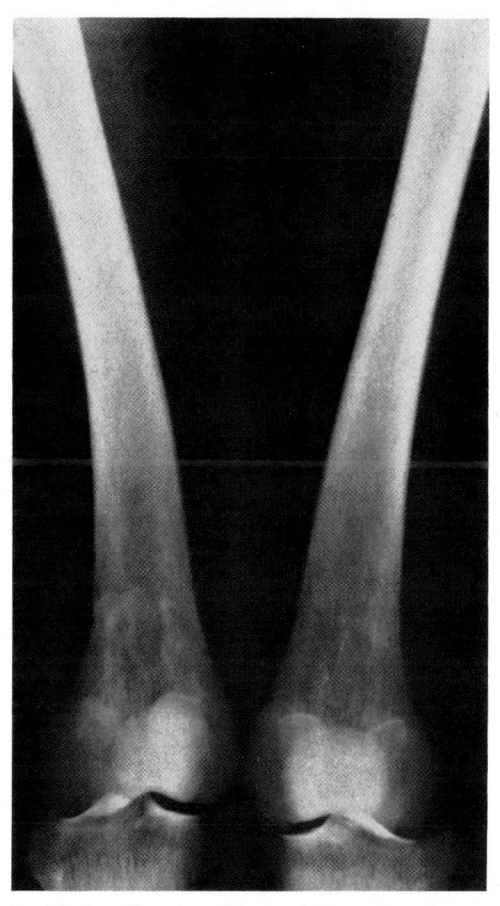

Abb. 2 Morbus Gaucher. Riesige Milz und stark vergrößerte Leber. Im Sternalpunktat Gaucher-Zellen. Die Femora sind im Bereich der distalen Hälfte etwas ausgeweitet und strähnig-porotisch. 35jährige Frau.

der Femora ist leicht aufgetrieben (Abb. 2). Der Femurkopf bricht unter dem Belastungsdruck zusammen. Erkrankte Wirbel werden unter der Belastung keilförmig zusammengepreßt und allmählich resorbiert (Abb. 3). Es besteht eine allgemeine mäßige Osteoporose (Abb. 4).
Bei Lungenbefall zeigt das Thoraxröntgenbild eine verstärkte Netzzeichnung des Parenchyms.
Die *Diagnose* basiert auf dem Nachweis der Gaucher-Zellen im Sternalmark und Beckenkamm, in Milz, Leber, Lungen und Lymphknoten.

Abb. 3 Morbus Gaucher. Befall der Wirbelsäule. Gibbus und Zusammenbruch des 11. und 12. Brustwirbels. Kompression und Zerstörung des 5. Lendenwirbels (nach PICK).

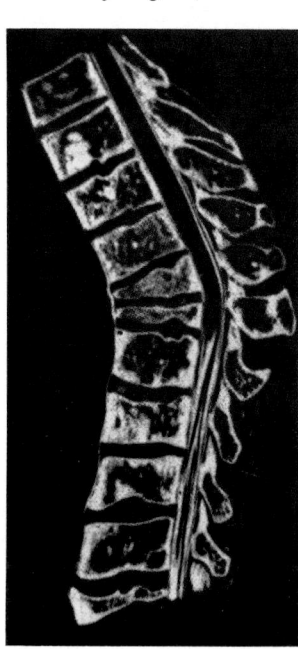

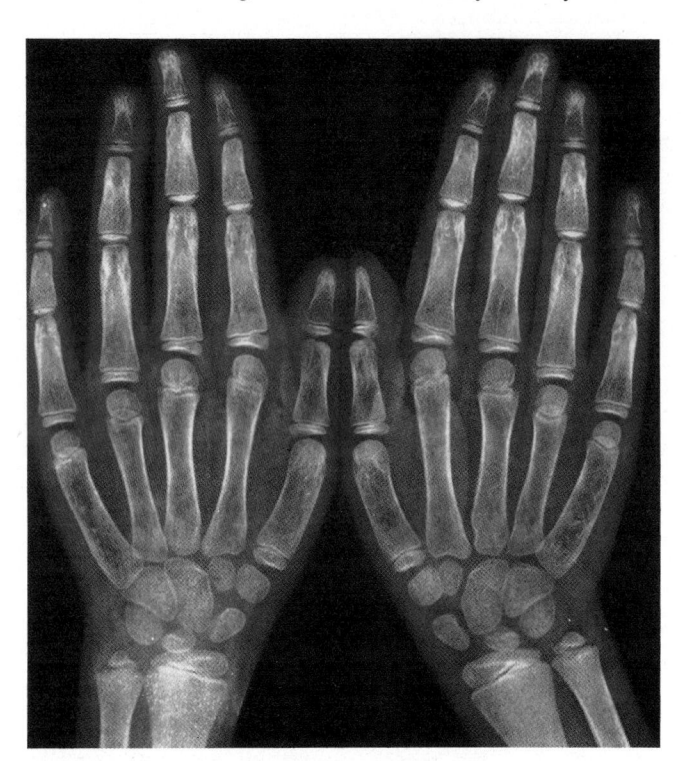

Abb. 4 Osteoporose des Handskelettes bei 10jährigem Mädchen mit Morbus Gaucher.

Literatur

Amstutz, H. C., E. J. Carey 1966: Skeletal manifestations and treatment of Gaucher's disease. J. Bone Jt Surg. 48-A, 670
Arkin, A. M., A. J. Schein 1948: Aseptic necrosis in Gaucher's disease. J. Bone Jt Surg. 30-A, 631
Epstein, E. 1924: Beitrag zur Pathologie der Gaucher'schen Krankheit. Virchows Arch. path. Anat. 253, 157
Fischer, A. W. 1928: Das Röntgenbild der Knochen, besonders des Femur in der Diagnose des Morbus Gaucher. Fortschr. Röntgenstr. 37, 158
Fisher, E. R., H. Reidbord 1962: Gaucher's disease: pathogenetic considerations based on electron microscopic and histochemical observations. Amer. J. Path. 41, 679
Gaucher, Ph. C. E. 1882: Splénomegalie primitive, épithélioma primitif de la rate. Thèse méd. 1882
Greenfield, G. B. 1970: Bone changes in chronic adult Gaucher's disease. Amer. J. Roentgenol. 110, 800
Groen, J. 1964: Gaucher's disease: hereditary transmission and racial distribution. Arch. intern. Med. 113, 543
Hamperl, H. 1929: Über die pathologisch-anatomischen Veränderungen bei Morbus Gaucher im Säuglingsalter. Virchows Arch. path. Anat. 241, 147
Jesserer, H., F. Bazant, E. Kaiser, J. Zeitlhofer 1967: Über einen verlaufenden rein ossären Fall von Zerebrosid-Lipoidose bei einem Erwachsenen. Z. inn. Med. 48, 312
Klümper, A., M. Strey, W. Willing, B. Hohmann 1968: Das Krankheitsbild des Morbus Gaucher mit besonderer Berücksichtigung der ossären Form. Fortschr. Röntgenstr. 109, 640

Levin, B. 1961: Gaucher's disease. Clinical and roentgenological manifestations. Amer. J. Roentgenol. 85, 685
Pack, G. T., S. M. Silverstone 1938: Gaucher's disease. Amer. J. Surg. 41, 77
Pick, L. 1926: Der Morbus Gaucher und die ihm ähnlichen Erkrankungen. (Die lipoidzellige Splenohepatomegalie Typus Niemann und die diabetische Lipoidzellenhyperplasie der Milz.) Ergebn. inn. Med. Kinderheilk. 29, 519
Pick, L. 1927: Die Skelettform (ossäre Form) des Morbus Gaucher. Fischer, Jena
Reich, C., M. Seife. B. J. Kessler 1951: Gaucher's disease: a review, and discussion of twenty cases. Medicine (Baltimore) 30, 1
Rourke, J. A., D. J. Heslin 1965: Gaucher's disease. Roentgenologic bone changes over 20 year interval. Amer. J. Roentgenol. 94, 621
Strickland, B. 1958: Skeletal manifestations of Gaucher's disease with some unusual findings. Brit. J. Radiol. 31, 246
Todd, R. McL., S. E. Keidan 1952: Changes in the head of the femur in children suffering from Gaucher's disease. J. Bone Jt Surg. 34-B, 447
Windholz, F., S. E. Forster 1948: Sclerosis of bone in Gaucher's disease. Amer. J. Roentgenol. 60, 246
Zehnder, M. 1938: Klinischer und chemischer Beitrag zum Studium des Morbus Gaucher. Dtsch. Z. Chir. 250, 422

Eosinophiles Knochengranulom

Definition. Das eosinophile Knochengranulom ist eine osteolytische Wucherung saftreicher monozytoider Knochenmarksretikulumzellen, durchsetzt mit zahlreichen eosinophilen Leukozyten, vereinzelten mehrkernigen Riesenzellen, Lymphozyten und Plasmazellen. Die eigenartige Mischung aus Histiozyten und eosinophilen Leukozyten spricht für ein Granulom und gegen eine Geschwulst (JAFFÉ). Jeder Skeletteil mit Ausnahme der Hand- und Fußknochen kann befallen sein. Die Granulome können in Einzahl oder Mehrzahl, monostisch, oligostisch oder polyostisch auftreten. Befallen sind vorwiegend Kinder und Jugendliche unter 20 Jahren. Die Granulome können sich spontan, auf Bestrahlung oder unter Kortison zurückbilden. In einem Teil der Fälle erfolgt dagegen eine Weiterentwicklung in eine Hand-Schüller-Christiansche Lipoidgranulomatose. Die Ätiologie ist ungeklärt.

Die ersten kasuistischen Mitteilungen (FINZI 1929: 15jähriger Knabe, runder Defekt in der Stirnbeinschuppe; MIGNON 1930: 12jähriger Knabe, runder Defekt in der Stirnbeinschuppe, SCHAIRER 1938: 9- und 10jährige Knaben, parasagittale Scheitelbeindefekte) genügen nicht, um daraus ein abgeschlossenes Krankheitsbild zu formen. Erst im Jahre 1940 ermöglichen die zunehmende Erfahrung in Knochenpathologie, die engeren Kontakte zwischen Klinik und Röntgenologie LICHTENSTEIN u. JAFFÉ einerseits, OTANI u. EHRLICH anderseits das eosinophile Knochengranulom als eigenes *selbständiges* Krankheitsbild zu charakterisieren.

Einen wesentlichen Fortschritt bringen die Arbeiten von FARBER (1941) und GREEN u. FARBER aus dem Jahre 1942. In ihren Schlußfolgerungen stützen sie sich auf 13 Fälle von solitären und multiplen eosinophilen Knochengranulomen, deren Schicksal 3–10 Jahre verfolgt werden konnte. Der Vergleich mit Schnitten von Hand-Schüller-Christiansche Krankheit und Letterer-Siwesche Retikulose und die Verfolgung der Krankheitsverläufe führen FARBER u. GREEN zur Überzeugung „that all three conditions represent variations in degree, stage of involvement and localisation of the same basic disease process". Diese unitaristische Konzeption wird zunächst sowohl von JAFFÉ wie von LICHTENSTEIN scharf zurückgewiesen. JAFFÉ schreibt: „I cannot understand how a condition can be held to represent Schüller-Christian's disease (even as a variant) when it has a totally different pathologic anatomy and clinical course." In einer Arbeit aus dem Jahre 1942 begründen GREEN u. FARBER nochmals eingehend ihren gegenteiligen Standpunkt. Die Zusammengehörigkeit beider Krankheitsbilder ergibt sich besonders aus der Beobachtung eines 12jährigen Knaben mit der klassischen Hand-Schüller-Christianschen Trias von Polydipsie, Exophthalmus und umfangreichen Knochendefekten in Schädel, Kiefer und Beckenschaufel. Ein Halslymphknoten und das Zahnfleisch zeigen ein Granulationsgewebe aus eosinophilen Leukozyten und fettbeladenen Histiozyten. Unter Röntgenbestrahlung bilden sich die Einzelherde zurück, während gleichzeitig an anderen Stellen neue Granulome zur Entwicklung kommen. Nach elfjähriger Krankheit sind alle Knochenherde bis auf einen kleinen Schädeldefekt ausgeheilt.

Nach den histologischen Untersuchungen von ENGELBRETH-HOLM, TEILUM und CHRISTENSEN vollzieht sich die *Transformation des eosinophilen Granuloms in das Lipogranulom* in einer bestimmten, vorgezeichneten 4-Phasen-Folge:

1. die proliferative Phase, gekennzeichnet durch eine intensive Histiozytenwucherung, vermengt mit Plasmazellen, Lymphozyten und eosinophilen Leukozyten;
2. die granulomatöse Phase mit Gefäßsprossung, starker Anreicherung von stab- und zweikernigen eosinophilen Leukozyten, Auftreten von Riesenzellen, Blutungen und Nekrosen, beginnender Speicherung von Lipoiden und Hämosiderin;
3. die xanthomatöse Phase, gekennzeichnet durch eine intensive Lipoidspeicherung, Transformation der Histiozyten in Schaumzellen und Rückbildung der Infiltratzellen;
4. die fibröse oder Narbenphase mit Ausscheidung eines dichten kollagen- und retikulinfaserigen Netzwerkes.

Ein Editorial über das eosinophile Knochengranulom im J. Amer. med. Ass. im Jahre 1947 löst nochmals eine kritische Diskussion aus. Nach THANNHAUSER entspricht die Hand-Schüller-Christiansche Krankheit einer essentiellen Xanthomatose von normocholesterinämischem Typus. Als Namen für beide Syndrome schlägt THANNHAUSER die Bezeichnung eosinophiles xanthomatöses Granulom vor. Diese Bezeichnung wird von JAFFÉ u. LICHTENSTEIN noch im gleichen Jahr abgelehnt, obwohl sie der Annahme einer genetischen Beziehung zwischen eosinophilem Knochengranulom und der Hand-Schüller-Christianschen Krankheit nicht mehr absolut ablehnend

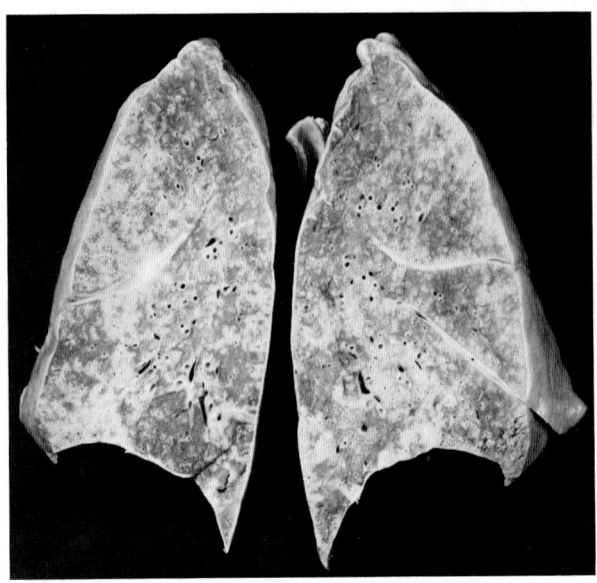

482 Erkrankungen des retikulohistiozytären Systems

Abb. 5 a) – c) Eosinophiles Granulom mit Übergang in Morbus Hand-Schüller-Christian. 3½jähriges Kind (SN. 1328/55).
a) Lunge mit fleckiger interstitieller Fibrose.
b) Übersichtsbild (Lupenvergrößerung).
c) Detailbild, Vergr. 75fach.

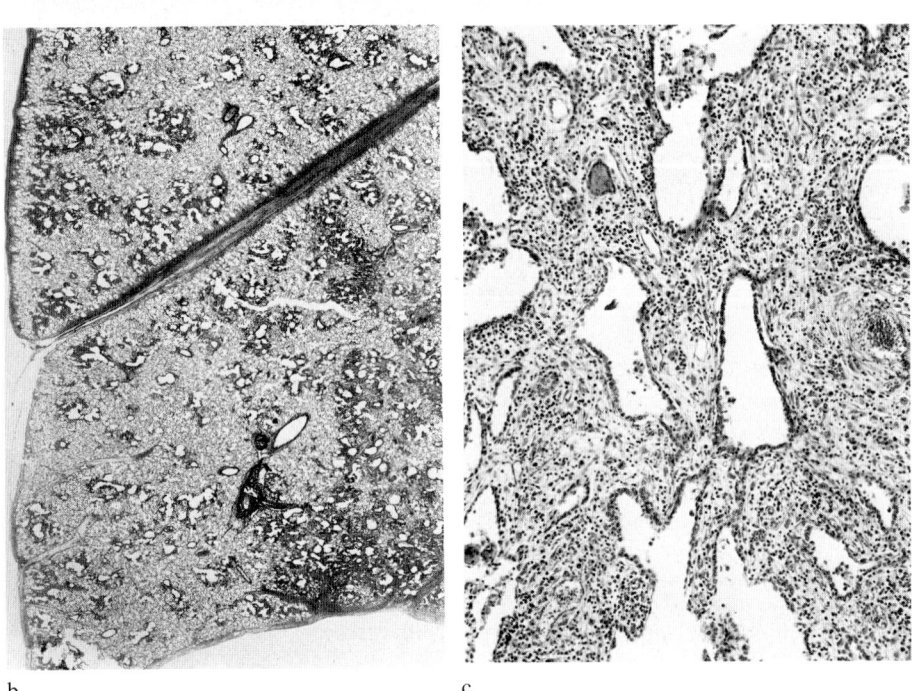

gegenüberstehen. Zumindest für die multiplen eosinophilen Knochengranulome wird eine Entwicklungsmöglichkeit in eine Hand-Schüller-Christian-Krankheit nicht mehr ausgeschlossen.
Zum letzten Male nimmt LICHTENSTEIN im Jahre 1953 (in einer kritischen Übersichtsarbeit) zu den aufgeworfenen pathogenetischen Problemen Stellung. Die in der Zwischenzeit beigebrachten Belege haben ihn die Widerstände gegen eine scharfe Trennung von eosinophilem Knochengranulom und Lipogranulomatose aufgeben lassen.

Vielmehr wird diese Krankheitsgruppe durch Heranziehen der Letterer-Siweschen Retikulose erweitert. Ihre Zuordnung ergibt sich aus der Beobachtung des Übergangs eines monostischen eosinophilen Granuloms des distalen Radiusschaftdrittels bei einem 10 Monate alten Mädchen in eine generalisierte nichtlipoide Retikulose im Sinne von Letterer-Siwe. Eosinophiles Knochengranulom, Hand-Schüller-Christiansche Krankheit und Letterer-Siwesche Retikulose werden unter der Bezeichnung *Histiocytosis X* zu ei-

Abb. 6 Eosinophiles Knochengranulom aus dem linken Scheitelbein. Diffuse Durchsetzung der Retikulumzellwucherung mit eosinophilen Leukozyten und vereinzelten Riesenzellen. Vergr. 620fach.

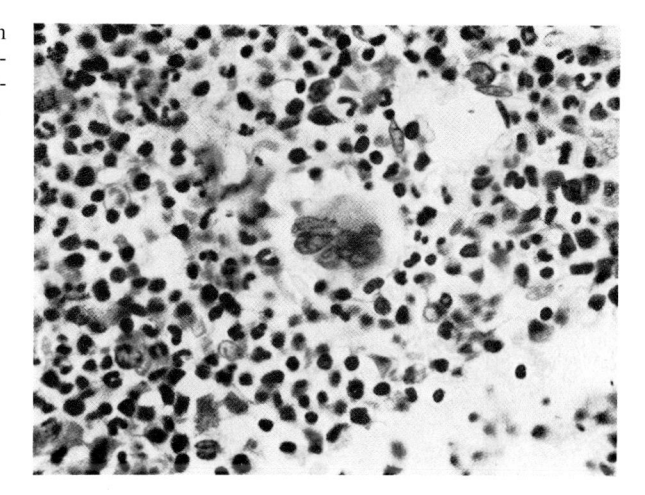

ner histogenetisch einheitlichen Krankheitsgruppe zusammengefaßt. Alle 3 Krankheitsbilder leiten sich vom reitkulohistiozytären Zellsystem ab. Sie unterscheiden sich hinsichtlich der lebenszeitlichen Manifestation, des Verlaufs und der Prognose:
- Die Letterer-Siwesche Retikulose ist die maligne Variante des Kleinkindesalters mit rasch letalem Verlauf.
- Das eosinophile Knochengranulom ist die benigne Form des Jugend- und frühen Erwachsenenalters mit oft spontaner Rückbildung.
- Mit dem X soll an das ungelöste Problem der Ätiologie erinnert werden.

In den letzten Jahren ist vor allem den extraossären Manifestationen in der Haut und in den Lungen erhöhte Aufmerksamkeit geschenkt worden.

Besonders Reihendurchleuchtungen in der amerikanischen Armee führten zur Entdeckung symptomloser symmetrischer kleinfleckiger Lungenverschattungen und diffuser Lungenfibrosen, die mit den Lungenbefunden bei der Hand-Schüller-Christianschen Krankheit vollkommen übereinstimmen. Lungenbiopsien zeigen, daß den Verschattungen und Fibrosen eosinophile Granulome zugrunde liegen (Abb. 5). Aus den

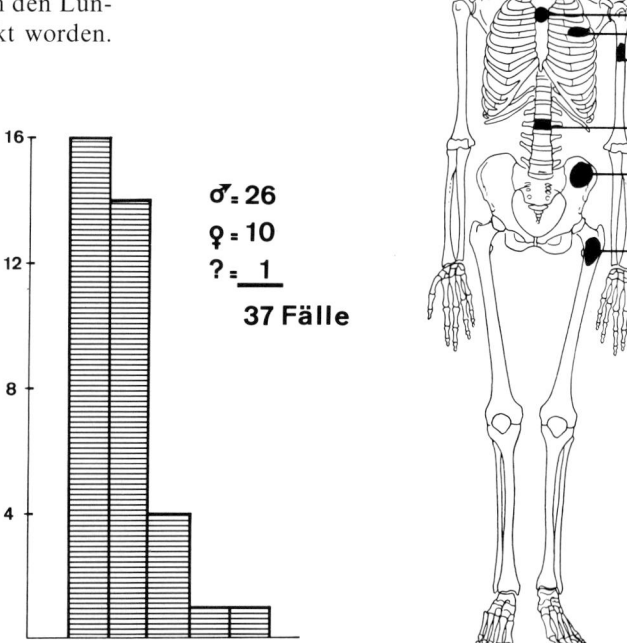

Abb. 7 Lokalisation und Erkrankungsalter von 37 Fällen von eosinophilem Granulom (Inst. Path. Zürich).

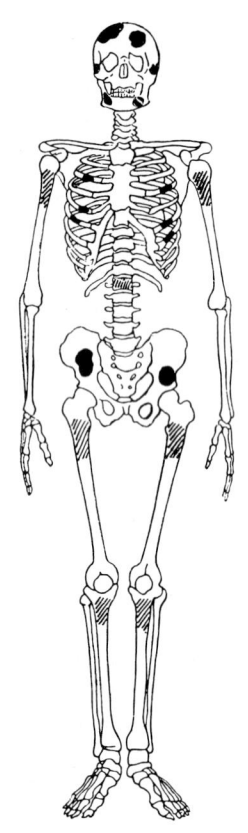

Abb. 8 Lieblingslokalisationen des eosinophilen Knochengranuloms. Schwarz = häufige Lokalisation; schraffiert = gelegentliche Lokalisation.

eingehenden Untersuchungen von WILLIAMS u. Mitarb. (1961) geht hervor, daß sich das eosinophile Granulom in jedem Organ, das Zellen des retikulohistiozytären Systems enthält, entwickeln kann. Es bleibt aber in der Regel auf ein Organ oder Organsystem beschränkt. In einer Minderzahl von Fällen sind mehrere Organsysteme beteiligt, im besonderen Knochenmark, Lymphknoten, Lungen, Haut.

Den meisten histologischen Beschreibungen liegt Phase 2 zugrunde. Die Histiozyten bilden einen mehr oder weniger dicht gewobenen Teppich, über den die eosinophilen Leukozyten bald wie Sterne locker verteilt, bald in Schauern oder in abszeßartiger Verdichtung eingesetzt sind. Die Histiozyten erscheinen als saftreiche Spindel- und Sternzellen. Ihr Zytoplasma ist meist leicht eosinophil granuliert und enthält phagozytierte Erythrozyten, eosinophile Leukozyten, Hämosideringranula und Charcot-Leyden-Kristalle. Die meisten eosinophilen Granulome enthalten auch einige Riesenzellen mit 5–8 Kernanschnitten. Die Kerne besitzen die gleiche Struktur wie die Kerne der einkernigen Histiozyten. Die Riesenzellen finden sich vorwiegend in der Nähe von Gefäßen, besonders von Kapillaren. Die eosinophilen Leukozyten entsprechen dem Typus der Gewebseosinophilen. Sie besitzen ungemein dichte, rundliche, wenig gelappte Kerne. In den dichtesten Anhäufungen neigen sie zum Zerfall, begleitet von Blutungen (Abb. 6).

Häufigkeit. Das eosinophile Knochengranulom ist eine Krankheit des Kleinkindes-, Vorschul- und Schulalters. Zwei Drittel aller Beobachtungen entfallen auf die ersten 2 Dezennien. Eosinophile Granulome in frühen Altersklassen entsprechen meist „ausgebrannten Restzuständen" (Abb. 7).

Das männliche *Geschlecht* ist wesentlich häufiger betroffen als das weibliche. Die Angaben schwanken zwischen 3 : 1 und 5 : 1 (Abb. 7).

Die *Lokalisation* der eosinophilen Granulome

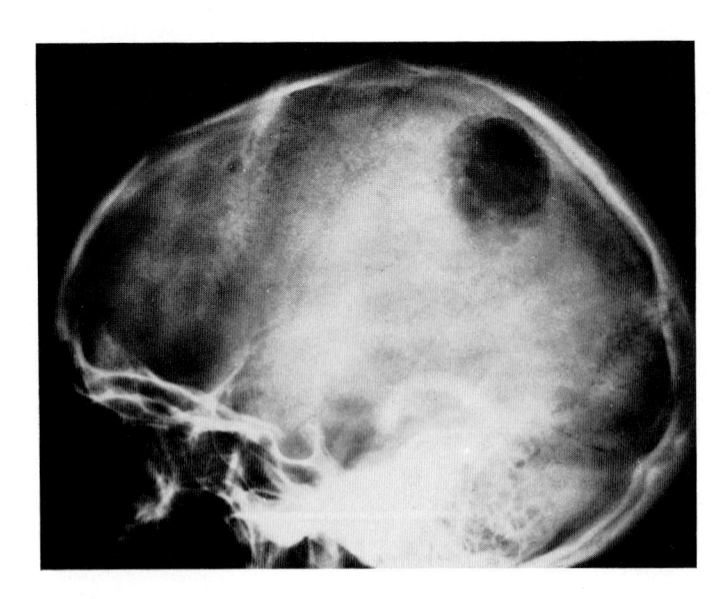

Abb. 9 Eosinophiles Granulom des linken Os parietale. Münzengroßer, unscharf begrenzter Defekt mit geringer Randsklerose (Aufnahme Prof. KELLER, Ansbach).

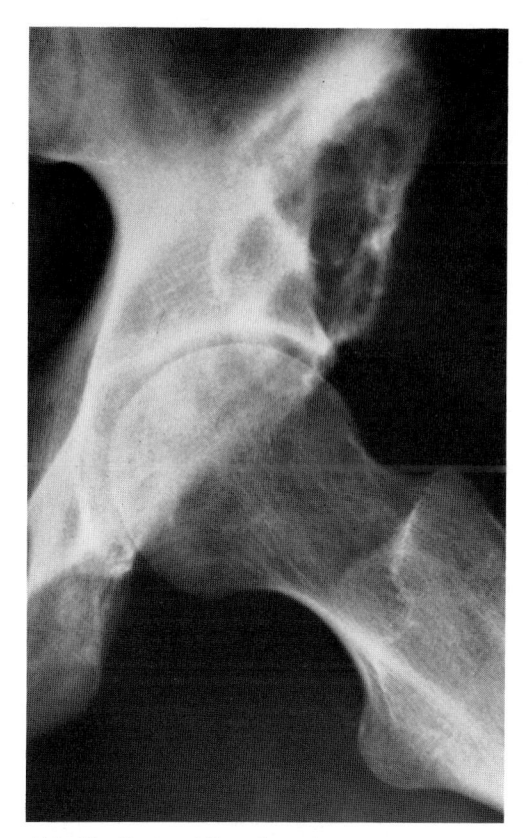

Abb. 10 Eosinophiles Granulom der linken Beckenschaufel. Polyzystische Auflockerung im Bereich der Spina iliaca superior und inferior. 26jähriger Mann (MB. 11 145/69 Inst. Path. Zürich).

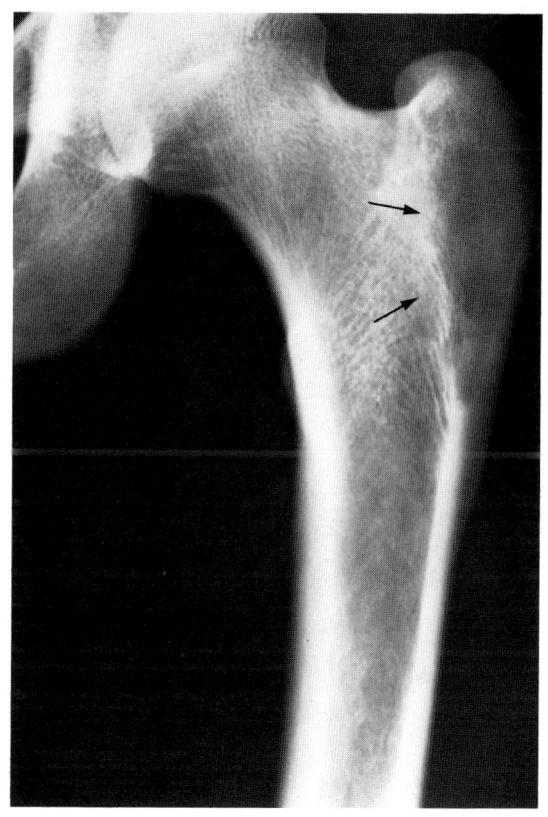

Abb. 11 Eosinophiles Granulom des linken Trochanter major. Diffuse Spongiolyse. 19jähriger Mann (MB. 4450/63 Inst. Path. Zürich).

entspricht der Verteilung des roten Markes. Prädilektionsstellen für die solitären wie die multiplen Granulome sind die Schädeldachknochen. Es folgen in absteigender Häufigkeit Rippen, Schultergürtel, Beckenring, Ober- und Unterkiefer, die proximalen Metaphysen der langen Röhrenknochen. Die Hand- und Fußknochen bleiben stets verschont (Abb. 8).
Röntgenbild. Bei Kindern und Jugendlichen sind im Röntgenbild münzengroße Schädeldefekte für das eosinophile Granulom pathognomonisch (Abb. 9). Bei extrakranialer Lokalisation ist der gleiche Befund eines Lochdefektes wesentlich vieldeutiger und ist für die Diagnose die Biopsie unerläßlich. Die Frühherde sitzen in der Spongiosa und führen ungemein rasch zu einer umschriebenen durchgehenden Osteolyse ohne perifokal-endostale oder periostale Sklerose. Im weiteren Verlauf wird die Kortikalis von innen her abgebaut, nur selten exzentrisch verlagert (Rippen). Die Schädeldachherde sind meist scharf begrenzt und erreichen einen Durchmesser von 3 und mehr cm. Sie bevorzugen die Scheitel- und Stirnbeinschuppen. Tabula interna und externa werden vollständig aufgelöst, wobei die Defekte der Tabula externa meist umfangreicher sind als diejenigen der Tabula interna. Die polyzyklisch begrenzten Riesendefekte erinnern an den Landkartenschädel bei der Hand-Schüller-Christian-Krankheit. Zu umfangreichen zystischen Osteolysen führen auch Beckengranulome (Abb. 10). In Rippen, Schulter- und Beckengürtel, in den Kiefern und langen Röhrenknochen sind die Granulomherde meist weniger scharf begrenzt (Abb. 11, 12, 13).
Das eosinophile Granulom des Wirbels kann sowohl im Wirbelkörper als auch im Bogen und in den Fortsätzen lokalisiert sein. Es verursacht Rückenschmerzen und lokale Muskelspasmen. Die röntgenologischen Kriterien sind: a) Befall immer nur eines einzigen Wirbels; b) fleckige Osteolyse im Spongiosabereich; c) Wirbelkollaps verbunden mit einer Ausbuchtung der Seitenkonturen (vertèbre en galette); d) Quellung der anlie-

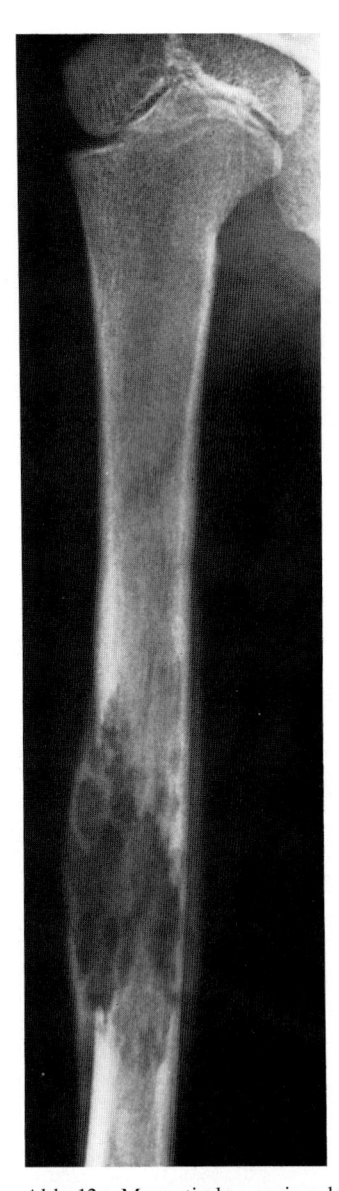

Abb. 12 Monostisches eosinophiles Granulom. Rechter Humerus: umfangreiche Osteolyse im Bereich der Diaphyse. Schaftdefekt durch eine periostale Knochenschale überbrückt. 6jähriges Mädchen (MB. 10 390/64 Inst. Path. Zürich).

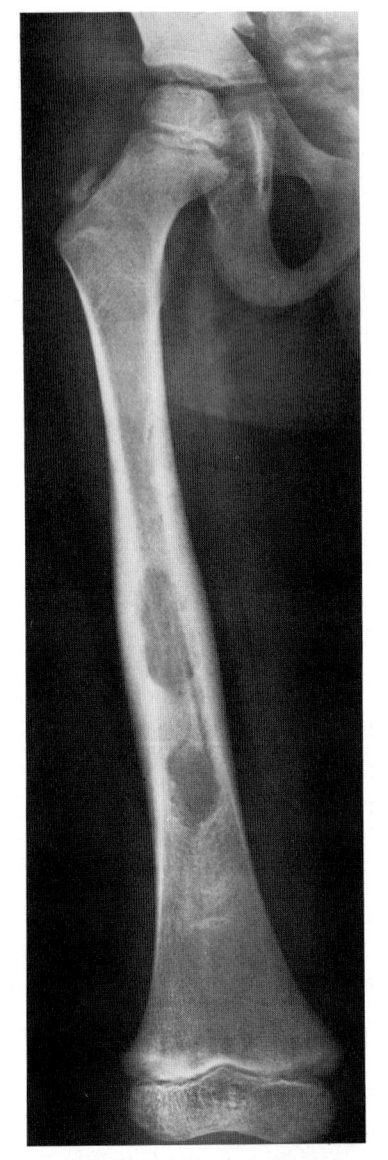

Abb. 13 Eosinophiles Granulom des rechten Femurschaftes. Spindelförmige diaphysäre Schaftverbreiterung, begleitet von einer endostalen Osteolyse. 5jähriger Knabe (SN. 899/55 Inst. Path. Zürich).

genden Bandscheiben. Die klinische Diagnose bedarf der Sicherung durch die Biopsie (Abb. 14). Besonders kennzeichnend für das eosinophile Knochengranulom ist das *rasche Wachstum* und die vollständige Rückbildung in kurzer Zeit, sei es spontan, sei es nach Bestrahlung (Abb. 15).
Solitäre eosinophile Knochengranulome sind wohl häufiger als multiple. Die Zahl der *multiplen* Herde schwankt um 7, kann aber 40 und mehr erreichen. Multiple Granulome können in ein und demselben, aber auch in verschiedenen Knochen, gleichzeitig oder nacheinander zur Entwicklung kommen. Bei multiplen eosinophilen Granulomen ist nur eine Minderzahl der Herde im Röntgenbild erfaßbar.

Klinik. Das kleine eosinophile Granulom macht in der Regel keine klinischen Erscheinungen. Rasch wachsende Granulome verursachen örtlich Schmerzen und Weichteilschwellung. Es besteht aber weder eine örtliche Hyperämie noch eine

Abb. 14 a) u. b) Eosinophiles Granulom des 9. Brustwirbels. a) Kompression des Wirbelkörpers mit dorsoventraler Keilbildung. b) Typische Kuchenform im sagittalen Strahlengang. 19jährige Frau. (Aufnahmen Prof. J. Wellauer; MB. 6536/60 Inst. Path. Zürich).

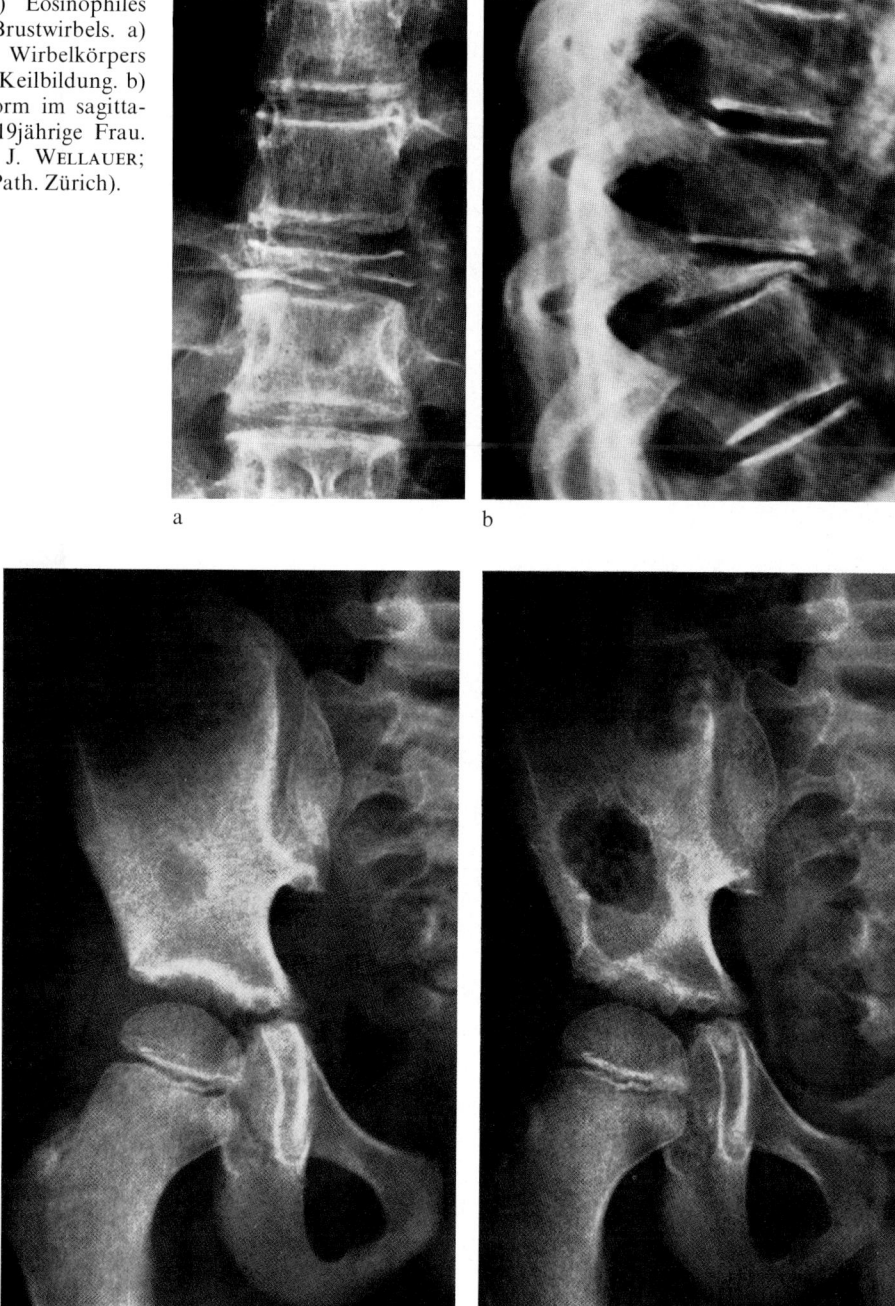

Abb. 15   a) u. b) Eosinophiles Knochengranulom. 8jähriger Knabe. a) Zustand 1 Monat nach Beginn der Beschwerden. Kleiner osteolytischer Herd in der rechten Beckenschaufel. b) Zustand 9 Wochen später: starke Zunahme des Defektes (Aufnahmen Prof. Zuppinger).

Überwärmung. Bei Granulomen in Rippen und langen Röhrenknochen kann eine *Spontanfraktur* auf den Krankheitsprozeß hinweisen (JAFFÉ u. LICHTENSTEIN).

Das Allgemeinbefinden ist auffallend wenig gestört. Die Temperatur ist meist normal, selten subfebril. Das Blutbild zeigt gelegentlich eine flüchtige Eosinophilie. Serumkalzium- und Phosphatwerte liegen im Rahmen der Norm. Die Plasmaphosphatase ist normal oder leicht erhöht. Die Schädeldachgranulome verursachen bei Sitz in der Kalotte Kopfschmerzen, bei supraorbitaler Lage Druckerscheinungen auf den Augapfel. Felsenbeingranulome führen zu umfangreichen Zerstörungen des Mastoids, der Labyrinthkapsel, der angrenzenden Teile der Squama temporalis und des Os zygomaticum. Das Granulationsgewebe perforiert schließlich in den äußeren Gehörgang unter Schonung des Trommelfelles. In der Folge kommt es aber über die äußere Gehörgangsfistel oder die Tuba pharyngotympanica zur Sekundärinfektion und langwierigen Eiterung des Mittelohres. Kiefergranulome führen zum Zahnausfall.

Diagnose. Die Diagnose des eosinophilen Knochengranuloms ist eine histologische oder zytologische. Münzengroße Schädelkalottendefekte sind auf ein eosinophiles Granulom höchst verdächtig. Größere osteolytische Defekte im Restskelett können wohl auf eosinophiles Granulom schließen lassen; es kommen aber noch viele andere Geschwulst- und geschwulstähnliche Krankheiten differentialdiagnostisch in Betracht. Eine diagnostische Sicherung durch Biopsie ist unerläßlich. Bei der Analyse des histologischen Schnittbildes ist dem Strukturwandel des eosinophilen Granuloms, wie er in der Phasenbezeichnung von ENGELBRETH-HOLM u. Mitarb. (1944) zum Ausdruck kommt, Rechnung zu tragen. Schwierigkeiten bereiten Frühbefunde mit einer nur geringen Zahl von eosinophilen Leukozyten.

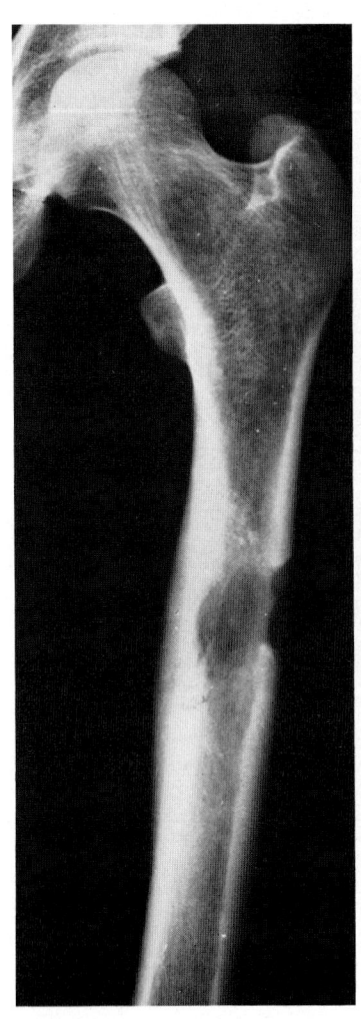

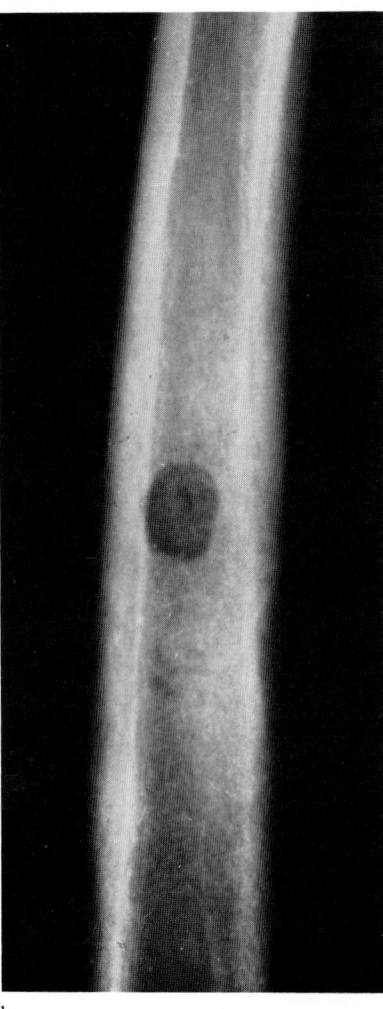

Abb. 16 a) u. b) Eosinophiles Granulom des linken Femurschaftes (Aufnahmen Prof. BAENSCH).

a b

Zur diagnostischen Klärung kann auch die Computertomographie herangezogen werden. KELLER berichtet darüber folgendes: „Ein etwa 40jähriger Chirurg klagt über ziehende Schmerzen in der Mitte des linken Oberschenkels. Die Röntgen-Übersichtsaufnahme zeigt in der Diaphyse einen länglichen Defekt (Abb. 16). Genau in diesem Bereich angelegte CT-Schnitte zeigen neben einer Verdichtung der Kompakta links mit Einengung des Markraumes bei der Dichtemessung einen eklatanten Dichteunterschied: links 219 ΔE. Der Computerwert von links entspricht einer Gewebsverdichtung zu Lasten einer umschriebenen Retikulumzellproliferation.

Verlauf. Das solitäre Knochengranulom kann sich in wenigen Monaten spontan zurückbilden. Sehr rasch erfolgt die Wiederverknöcherung der Defekte auf Bestrahlung. Bei multiplen Granulomen können sich während der Rückbildung des bestehenden Granulomes im gleichen Knochen oder in andern Skeletteilen neue Herde entwikkeln (Herdjagen).

Behandlung. Das eosinophile Knochengranulom spricht sowohl auf die Bestrahlung wie auf Kortison gut an. Doch auch eine spontane Rückbildung kommt vor (SCHAIRER 1944). Gegenüber der Bestrahlung hat Kortison den Vorteil, daß alle Herde, auch die klinisch nicht erfaßbaren, getroffen werden und gleichzeitig eine Herdneubildung unterdrückt wird. Die Bestrahlungsdosen liegen zwischen 400 und 1800 rd.

Die *Prognose* des solitären eosinophilen Knochengranuloms ist gut, des multiplen meist gut. Der Übergang einer monostischen oder polyostischen Granulomatose in eine Hand-Schüller-Christiansche Krankheit ist eher selten und liegt in meinem persönlichen Beobachtungsgut unter 5 %. Die Weiterentwicklung in die Hand-Schüller-Christiansche Erkrankung wird angekündigt durch Übergang eines solitären in ein multiples eosinophiles Granulom, den Übergang eines monostischen in ein polyostisches eosinophiles Granulom, das Auftreten eines Exophthalmus oder eines Diabetes mellitus. Es ist im einzelnen Fall unmöglich, aus der histologischen Analyse des ersten eosinophilen Knochengranuloms Aussagen über die weitere Entwicklung zu machen. „Les examens biopsiques ne sont d'aucun secours pour évaluer le pronostic; l'existence au l'absence d'éosinophiles ou cellules spumeuses ne permet en aucun cas de préjuger de l'évolution."

Literatur

Ackerman, A. J. 1947: Eosinophilic granuloma of bones, associated with involvement of the lungs and diaphragm. Amer. J. Roentgenol. 58, 733

Cabot Case Nr. 26 302, 1940: Eosinophilic granuloma of bone. New Engl. J. Med. 223, 149

Cabot Case Nr. 28 481, 1942: Granuloma of bone (Hand-Schüller-Christian type). New Engl. J. Med. 227, 840

Cabot Case Nr. 43 201, 1957: Eosinophilic granuloma of femur. New Engl. J. Med. 256, 946

Dundon, C. C., H. A. Williams, T. C. Laipply 1946: Eosinophilic granuloma of bone. Radiology 47, 433

Editorial 1947: Eosinophilic granuloma of bone. J. Amer. med. Ass. 133, 1284

Engelbreth-Holm, J., G. Teilum, E. Christensen 1944: Eosinophil granuloma of bone – Schüller-Christian's disease. Acta med. scand. 118, 292

Farber, S. 1941: The nature of solitary or eosinophilic granuloma of bone. Amer. J. Path. 17, 625

Fowles, J. V., W. P. Bovechko 1970: Solitary eosinophilic granuloma in bone. J. Bone Jt Surg. 528, 238

Fraser, J. 1935: Lipoid granulomatosis of the bones. Brit. J. Surg. 22, 800

Frischknecht, W. 1949: Das sog. eosinophile Granulom des Knochens (zytologischer und pathogenetischer Beitrag). Helv. paediat. Acta 4, 144

Green, W. T., S. Farber 1942: Eosinophilic solitary granuloma of bone. J. Bone Jt Surg. 24, 499

Green, A. E., R. A. Flaherty 1960: Histiocytosis X. Radiology 75, 572

Hamilton, J. B., J. L. Barner, P. C. Kennedy, J. J. McCort 1946: The osseous manifestations of eosinophilic granuloma; report of 9 cases. Radiology 47, 445

Hand, A. 1893: Polyuria and tuberculosis. Arch. Pediat. 10, 673

Hand, A. 1921: Defects of membranous bones, exophthalmos and polyuria in childhood: Is it dyspituitarism? Amer. J. med. Sci. 162, 509

Hansen, P. B. 1949: Beziehung zwischen Hand-Schüller-Christian- und Letterer-Siwe-Erkrankung und dem eosinophilen Granulom der Knochen. Acta radiol. 32, 89

Herder, B. A. 1973: Changing views on eosinophilic granuloma of bone. Radiol. clin. (Basel) 42, 218

Jaffé, H. L., L. Lichtenstein 1944: Eosinophilic granuloma of bone. A condition affecting one, several or many bones, but apparently limited to the skeleton, and representing the mildest clinical expression of the peculiar inflammatory histiocytosis also underlying Letterer-Siwe-disease and Schüller-Christian-disease. Arch. Path. 37, 99

Jaffé, H. L., L. Lichtenstein 1947: Eosinophilic granuloma of bone. J. Amer. med. Ass. 135, 925

Jaffé, H. L. 1958: Tumors and Tumorous Conditions of the Bones and Joints. Lea & Febiger, Philadelphia (S. 88)

Jaffé, H. L. 1972: Metabolic, Degenerative and Inflammatoric Diseases of Bone and Joints. Urban & Schwarzenberg, München

Kothé, W. 1953: Das eosinophile Granulom des Knochens. Fortschr. Röntgenstr. 79, 453

Lennert, K. 1960: Zwei „essentielle" eosinophile Lymphadenitiden. In: Handbuch der speziellen pathologischen Anatomie und Histologie, Bd. I/3 A, hrsg. von E. Uehlinger. Springer, Berlin (S. 382)

Letterer, E. 1934: Über eine xanthöse Lymphogranulomatose mit besonderer Beteiligung des Skeletts. Veröff. Gewebe- und Konstitutionspath. 8 H. 36, S. 1 – 34

Lichtenstein, L., H. L. Jaffé 1940: Eosinophilic granuloma of bone. Amer. J. Path. 16, 595

Lichtenstein, L. 1953: Histiocytosis X. Integration of eosinophilic granuloma of bone, "Letterer-Siwe disease, and Schüller-Christian disease" as related manifestations of a single nosologic entity. Arch. Path. 56, 84

Lichtenstein, L. 1956: Pathology. Diseases of bone: histiocytosis X (eosinophilic granuloma of bone, "Letterer-Siwe disease" and "Schüller-Christian disease"). New Engl. J. Med. 255, 427

Mugnier, A., J. Laufer, C. Nessmann 1970: Un cas de granulome eosinophile des maxillaires avec localisation costale unique. Rev. Stomat. (Paris) 71, 539

Neutsch, W. D., H. Dierse, W. Usbeck, R. Schreibner, R. Walch, S. Schindler 1971: Einige röntgen-morphologische und therapeutische Aspekte zum eosinophilen Knochengranulom. Radiol. diagn. (Basel) 6, 709

Nitter, L. 1956: Three cases of eosinophilic granuloma of the pelvis in children. Acta radiol. (Stockh.) 46, 731

Otani, S., J. C. Ehrlich 1940: Solitary granuloma of bone simulating primary neoplasm. Amer. J. Path. 16, 479

Ponsetti, J. 1948: Bone lesions in eosinophilic granuloma, Hand-Schüller-Christian's disease and Letterer-Siwe's disease. J. Bone Jt Surg. 30, 811

Prager, P. J., V. Menges, M. di Biase, K. H. Wurster, A. Krastel, H. Assmus 1976: Das eosinophile Knochengranulom beim Erwachsenen. Radiologe 16, 21

Riley, P. 1946: Eosinophilic granuloma of bone; report of a case with preoperative roentgendiagnosis. Radiology 47, 514

Ruckensteiner, E. 1961: Über das eosinophile Skelettgranulom mit Lungenveränderungen. Radiol. austr. 11, 191

Schairer, E. 1938: Über eine eigenartige Erkrankung des kindlichen Schädels (Osteomyelitis mit eosinophiler Reaktion). Zbl. allg. Path. path. Anat. 71, 113

Schairer, E. 1944: Osteomyelitis mit eosinophiler Reaktion (eosinophiles Granulom des Knochens). Dtsch. Z. Chir. 258, 637

Schneider, K., W. Erd, E. Lobenwein, E. Penner, R. Willvonseder 1975: Eosinophiles Granulom mit pulmonaler und ossärer Manifestation. Wien. Klin. Wschr. 87, 486

Schröder, H. E. 1973: Kasuistischer Beitrag zum eosinophilen Granulom. Fortschr. Röntgenstr. 118, 350

Schüller, A. 1915: Über eigenartige Schädeldefekte im Jugendalter. Fortschr. Röntgenstr. 23, 12

Siwe, S. A. 1933: Die Reticuloendotheliose – ein neues Krankheitsbild unter den Hepatosplenomegalien. Z. Kinderheilk. 55, 212

Snapper, I., Ch. Parisel 1933: Generalized xanthomatosis of bones (confusion with Recklinghausen's disease). Quart. J. Med. 2, 407

Sosman, M. C. 1930: Xanthomatosis (Schüller's disease; Christian's syndrome). A report of three cases treated with roentgen rays. Amer. J. Roentgenol. 23, 581

Stanford, W., C. Spievey, E. F. Lindberg, R. G. Armstrong 1971: Eosinophilic granuloma of the lung. Ann. thorac. Surg. 11, 299

Teplick, J. G., H. Broder 1957: Eosinophilic granuloma of bone. Amer. J. Roentgenol. 78, 502

Thannhauser, S. J., H. Magendantz 1938: The different clinical groups of xanthomatous diseases: a clinical physiological study of 22 cases. Ann. intern. Med. 11, 1662

Thannhauser, S. J. 1947: Eosinophilic granuloma of bone synonymous with Schüller-Christian disease, lipid granuloma, essential xanthomatosis of normocholesteremic type and eosinophilic xanthomatous granuloma. Arch. intern. Med. 80, 283

Thannhauser, S. J. 1947: Eosinophilic granuloma of bone. J. Amer. med. Ass. 134, 1437

Thannhauser, S. J. 1958: Lipidoses. III. Normocholesteremic Xanthomatoses. Grune & Stratton, New York (S. 345)

Uehlinger, E. 1963: Das eosinophile Knochengranulom. In: Handbuch der gesamten Hämatologie, Bd. IV, Urban & Schwarzenberg, München

Vogt, A. 1950: Die generalisierte Hyperostose und ähnliche Systemerkrankungen der Knochen. Fortschr. Röntgenstr. 73, 411

Walthard, B., A. Zuppinger 1949: Das eosinophile Granulom des Knochens. Schweiz. med. Wschr. 79, 618

Morbus Abt-Letterer-Siwe

Der Morbus Abt-Letterer-Siwe ist ein von den 3 Autoren voneinander unabhängig beschriebenes Krankheitsbild einer generalisierten febrilen Retikulosarkomatose des frühen Kindesalters. Skelettveränderungen sind nicht bekannt.

Literatur

Abt, F., E. J. Denenholz 1936: Letterer-Siwe's disease; splenohepatomegaly associated with wide spread hyperplasia of nonlipoid-storing macrophages; discussion of so-called reticulo-endothelioses. Amer. J. Dis. Child. 51, 499

Hansen, P. B. 1949: Beziehung zwischen Hand-Schüller-Christian- und Letterer-Siwe-Erkrankung und dem eosinophilen Granulom des Knochens. Acta radiol. (Stockh.) 32, 89

Letterer, E. 1924: Aleukämische Retikulose. Frankfurt. Z. Path. 30, 377

Ponsetti, J. 1948: Bone lesions in eosinophilic granuloma, Hand-Schüller-Christian's disease. J. Bone Jt Surg. 30, 811

Siwe, S. A. 1933: Die Reticuloendotheliose – ein neues Krankheitsbild unter den Hepatosplenomegalien. Z. Kinderheilk. 55, 212

Hand-Schüller-Christiansche Krankheit

Definition. Die Hand-Schüller-Christiansche Krankheit ist eine Lipoidspeicherkrankheit, verbunden mit einer Hyperplasie des retikulohistiozytären Systems. Die Lipoidspeicherung erfolgt vorwiegend in das Knochenmark, aber auch in die inneren Organe, Lungen, Herz, Nebennieren, Thymus, Pankreas, Dura mater, seröse Häute, Haut. Milz und Leber sind nur mäßig vergrößert. Inkonstante Symptome sind Anämie und Hautxanthome. Der Cholesterinspiegel im Serum ist normal, nur terminal gelegentlich stark erhöht. Die Lipidspeicherung im retikulohistiozytären System des Knochenmarkes ist verknüpft mit einer Auflösung der Tela ossea. Besonders im Schädel entstehen dadurch große durchgehende landkartenähnliche Defekte, die mehr als $\frac{2}{3}$ der Kalotte umfassen können. Im Laufe der Zeit wird das Speichergewebe abgelöst durch fibröses Narbengewebe und Spongiosa.

Diagnostisch wegleitend ist die *Trias:* große

Schädelkalottendefekte (Landkartenschädel), Diabetes insipidus und Exophthalmus. Die Trias ist nicht in allen Fällen vorhanden. Konstant sind nur die Schädeldachdefekte. Der Diabetes insipidus tritt dann auf, wenn das lipoidzellige hyperplasierende Knochenmarkgewebe auf die Keilbeinkörper, die Keilbeinflügel übergreift und den Hypophysenstiel am Boden des 3. Ventrikels die Kapsel der Hypophyse oder die Hypophyse selbst infiltriert. Der Exophthalmus kommt dadurch zustande, daß nach Zerstörung des Orbitaldaches das Speichergewebe in die Augenhöhle einwuchert und den Bulbus facial und basal verdrängt. Klinisch können 2 Formen unterschieden werden: Der Morbus Hand-Schüller-Christian, der sich aus einem normalen Skelett heraus entwickelt, und der Morbus Hand-Schüller-Christian, der aus einem eosinophilen Granulom hervorgeht.

Röntgenologisch kennzeichnend für die Knochen-

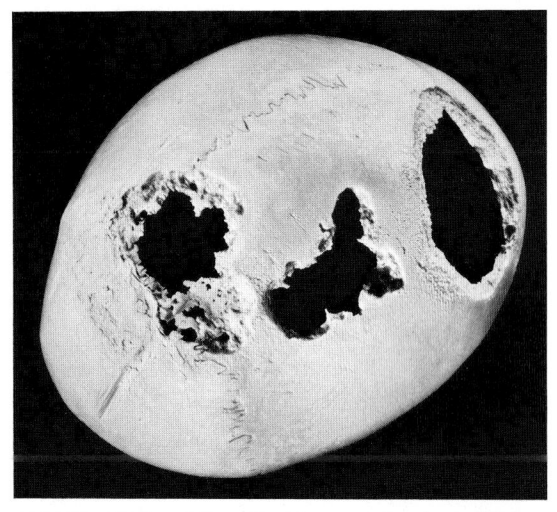

Abb. 17 Eosinophiles Knochengranulom mit Übergang in Morbus Hand-Schüller-Christian. Typischer Landkartenschädel mit umfangreichen durchgehenden osteolytischen Defekten. Etagenförmig abfallende Defektränder. 3½jähriger Knabe (SN. 1328/55 Inst. Path. Zürich).

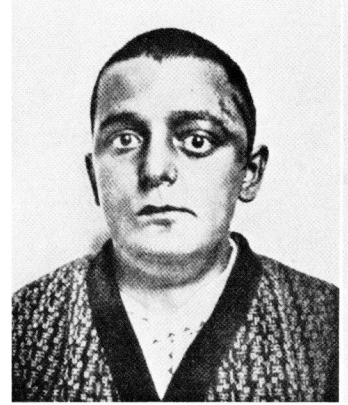

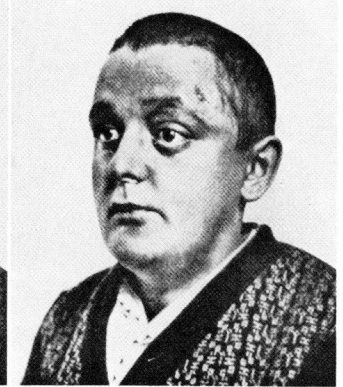

Abb. 18 Morbus Hand-Schüller-Christian. Linksseitiger Exophthalmus. 24jähriger Mann.

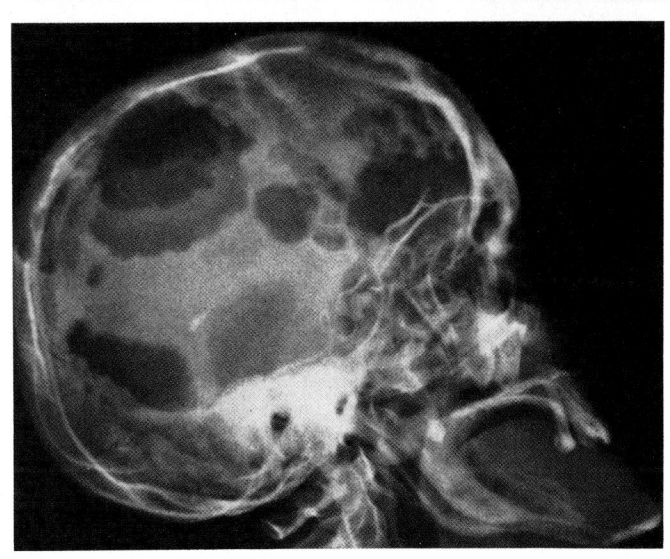

Abb. 19 Morbus Hand-Schüller-Christian. Typischer Landkartenschädel mit riesigen, scharf begrenzten Kalottendefekten. Derselbe Fall wie Abb. 18.

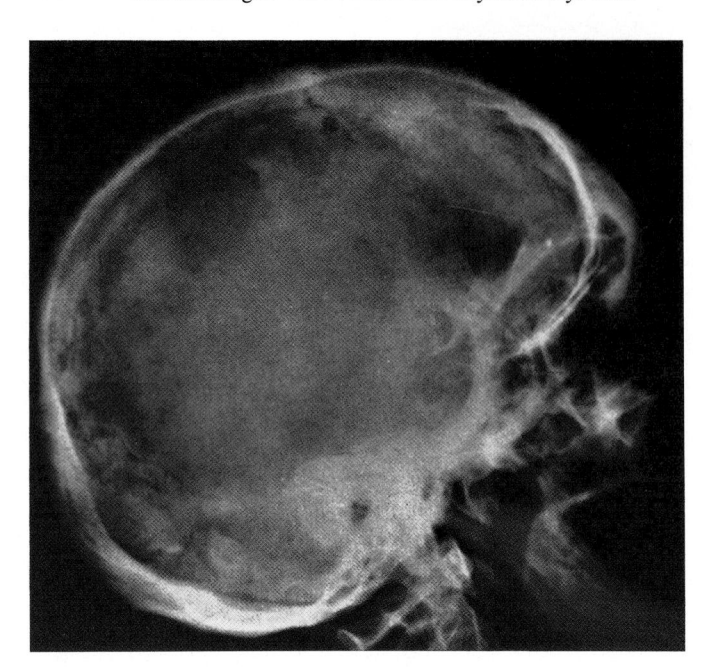

Abb. 20 Morbus Hand-Schüller-Christian. Derselbe Fall wie Abb. 18 u. 19 14 Jahre später. Die Schädelkalottendefekte sind größtenteils wieder ossifiziert.

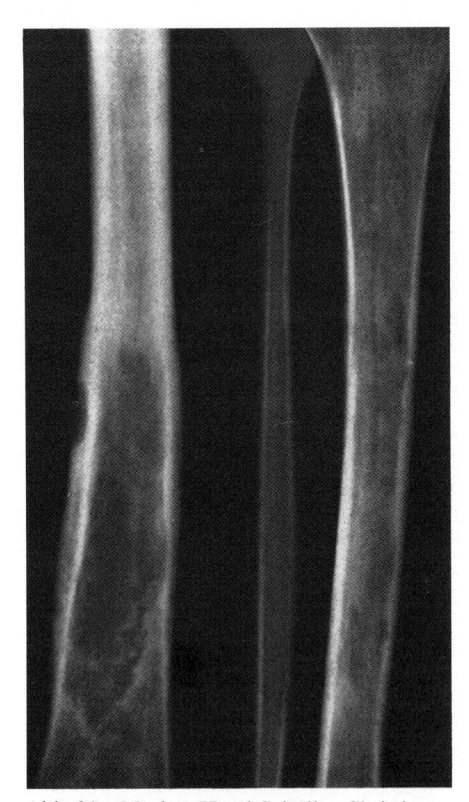

Abb. 21 Morbus Hand-Schüller-Christian; rechter Femur. Das distale Drittel ist mäßig aufgetrieben. Flacher subperiostaler Defekt der lateralen Kortikalis. Im rechten Unterschenkel erbs- bis walnußgroße Knochendefekte in der proximalen Hälfte der Tibia. Derselbe Fall wie Abb. 18 – 20.

markspeicherherde ist die scharfrandige Auflösung des Knochens mit umfangreichen Defekten im Schädeldach (*Lückenschädel*) und in den Beckenschaufeln und münzengroßen Destruktionsherden in den langen Röhrenknochen. Der Hand-Schüller-Christiansche Lückenschädel zeigt umfangreiche landkartenähnliche Defekte, die bis zu ⅔ der ganzen Kalotte einnehmen können. Die Lücken erreichen einen Durchmesser von 5 cm und mehr. Die Defekte sind scharf begrenzt. Eine nennenswerte osteoklastische Reaktion an den Defekträndern fehlt (Abb. 17). Im Laufe der Zeit werden die Kalottenlücken durch Narbengewebe geschlossen, selten ossifiziert. Auffallend ist die Zerstörung des Ober- und Unterkiefers. Bei einem meiner Fälle verblieb von der Mandibula nur noch eine schmale Randleiste. Die Zerstörung des Alveolarfortsatzes führt zu Zahnlockerung und Zahnausfall.

In den *Wirbeln* führt die Wucherung der Speicherzellen zur Osteoporose, zum Zusammenbruch und zur Deformation. Bei Rippenbefall erinnert das Röntgenbild an eine Spina ventosa.

Abb. 18 zeigt den Schädel eines 21jährigen Patienten mit der klassischen Trias: Lückenschädel, Diabetes insipidus und Exophthalmus. Die umfangreichen landkartenähnlichen Kalottendefekte umfassen die Hälfte des ganzen Kraniums (Abb. 19). 14 Jahre später haben sich die meisten Defekte wieder zurückgebildet und sind ossifiziert (Abb. 20). Die Schädelbasis zeigt gleichfalls umfangreiche Knochendefekte am Keilbein mit

Zerstörung des Klivus und der Keilbeinflügel, Usuren der Sella und Zerstörung der Orbitalränder. Greift der Destruktionsprozeß auf die Felsenbeine über, so werden die Patienten taub, und es kommt zum steten Ohrfluß. Defekte sind auch an den großen Röhrenknochen zu sehen mit und ohne Auftreibung des Knochens (Abb. 21).

Die *Diagnose* basiert auf dem Nachweis der Hand-Schüller-Christianschen Trias (Schädeldachdefekte, Exophthalmus, Diabetes insipidus). Wünschenswert ist eine Sicherung der Diagnose durch die Biopsie.

Literatur

Christian, H. A. 1920: Defects in membranous bones, exophthalmos and diabetes insipidus, an unusual syndrome of dyspituitarism. Med. Clin. N. Amer. 3, 849
Hand, A. 1921: Defects of membranous bones, exophthalmos and polyuria in childhood: is it dyspituitarism? Amer. J. med. Sci. 162, 509
Hansen, P. B. 1949: Beziehung zwischen Hand-Schüller-Christian- und Letterer-Siwe-Erkrankung und dem eosinophilen Granulom des Knochens. Acta radiol. 32, 89
Landoff, G. A. 1940: Beitrag zur Xanthomatose der Knochen. Acta orthop. scand. 11, 70

Mellbye, A. H. 1948: Schüller-Christian disease. Acta radiol. (Stockh.) 30, 279
Ponsetti, J. 1948: Bone lesions in eosinophilic granuloma, Hand-Schüller-Christian's disease and Letterer-Siwe's disease. J. Bone Jt Surg. 30, 811
Schüller, A. 1915: Über eigenartige Schädeldefekte im Jugendalter. Fortschr. Röntgenstr. 23, 12
Snapper, I. 1957: Bone Diseases in Medical Practice. Grune & Stratton, New York (S. 124)
Torgensen, J. 1946: Vertebra plana in lipoidosis. Acta radiol. (Stockh.) 27, 638

Mastozytosen des Skelettes

Form und Funktion der Gewebsmastzellen sind von LENNERT in mehreren vorzüglichen Arbeiten beschrieben worden. Die Gewebsmastzellen sind Abkömmlinge des adventitiellen Mesenchyms. Es sind große, zytoplasmareiche Zellen mit groben Granula. Die Mastzellen bilden Heparin – eine Vorstufe des Kollagens. Die Granulation ist sehr hinfällig und kann bei der Entkalkung verlorengehen. Daraus ergibt sich eine Diskrepanz zwischen dem Bestand an Mastzellen im Biopsiematerial und im bei der Obduktion entnommenen Knochengewebe. Die Mastzellgranula bestehen aus sulfurierten Mukopolysacchariden. Sie sind ein Maß der Ausreifung der Gewebsmastzellen. Je höher der Gehalt an sulfurierten Glukosaminglykanen, um so fortgeschrittener ist die Reifung der Mastzellen.

Nach LENNERT sind folgende Krankheitsbilder durch eine örtlich begrenzte oder generalisierte Vermehrung der Mastzellen gekennzeichnet:

1. das Mastozytom der Haut (Nävus), gutartig;
2. das Mastozytosarkom;
3. die gutartige Mastozytose (Mastzellenhyperplasie) mit Urticaria pigmentosa und ohne Skelettveränderungen;
4. die gutartige Mastozytose mit Urticaria pigmentosa und Skelettveränderungen ohne sonstige Generalisationszeichen;
5. die bösartige neoplastische Mastzellenretikulose mit Übergang in Mastozytenleukämie.

LENNERT bezeichnet die gutartige, meist oder stets reaktive Mastzellproliferation als Mastozytose, die maligne generalisierte diffuse Mastzellproliferation als Mastzellenretikulose. Von Interesse für den Röntgenologen ist die Urticaria pigmentosa mit Skelettveränderungen ohne sonstige Generalisationszeichen.

Normalerweise finden sich Mastzellen in lockerer Verteilung im Knochenmark, in den Organen des retikuloendothelialen Systems und im vaskulären Stroma sämtlicher Organe. Die *Lokalisation* der Mastzellen deckt sich mit der Ausbreitung des roten, blutbildenden Markes beim Erwachsenen (Stammskelett, Schädelkalotte, Wirbelsäule, Bekken, Rippen, proximale Abschnitte der langen Röhrenknochen).

Die Mastzellen sind eng verknüpft mit der *Urticaria pigmentosa*. Die kutanen Effloreszenzen enthalten subepithelial reichlich Mastzellen. In etwa einem Fünftel der Fälle findet man gleichzeitig eine Mastzellhyperplasie des Knochenmarkes. Zusätzlich zur Vermehrung der isolierten Mastzellen finden sich auch herdförmige Anreicherungen der Mastzellen in der Größe eines miliaren Tuberkels (Abb. 22). Diese „*Mastzellgranulome*" liegen vorwiegend in den Buchten verkrümmter Spongiosatrabekel, peritrabekulär und perivasal. Die Mastzellenhaufen werden durch ein ungemein dichtes Retikulinnetz zusammengehalten. Im Laufe der Zeit veröden diese knötchenförmigen Proliferationen und werden ersetzt durch kollagenfaseriges Bindegewebe. Dieses kann im Laufe der Zeit metaplastisch in Faser-

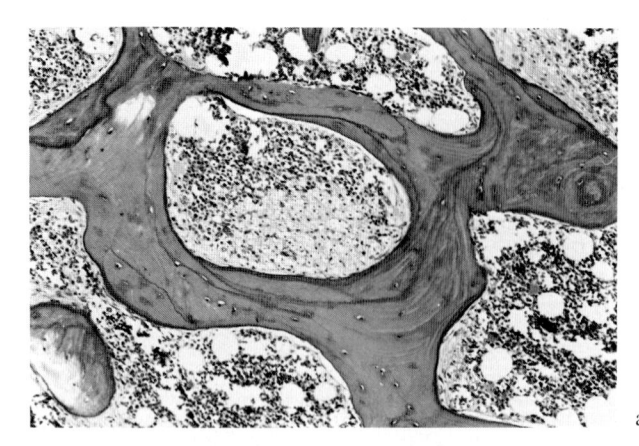

Abb. 22 Mastozytose bei Urticaria pigmentosa. Schnitt durch Lendenwirbelkörper. Granulomartige Mastzellwucherungen der Spongiosa anliegend. Knochenbälkchen aus Tafel- und Havers-Osteonen und Faserknochen aufgebaut. Vergr. 65fach. (Prof. CHR. HEDINGER AZ. 1196/78 Inst. Path. Zürich).

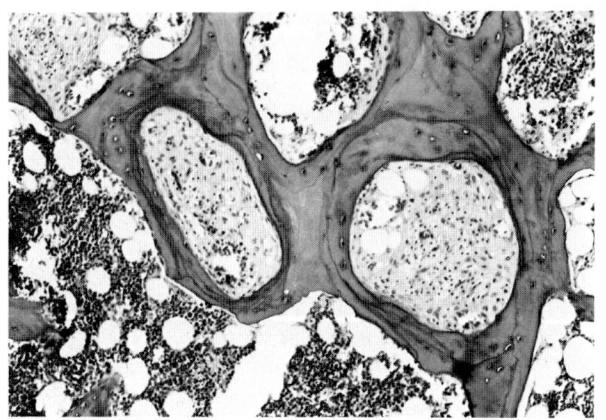

knochen transformiert werden. Der neugebildete Faserknochen legt sich mantelförmig an das bestehende Spongiosagerüst an. Zum Teil werden die Faserknochenfragmente in die Trabekel eingeschleust.
Lokalisatorisch deckt sich die Mastzellhyperplasie und -hyperostose mit der normalen Verbreitung der Mastzellen in den fibrösen Bezirken des Stammskelettes. Sie ist gekennzeichnet durch eine Vermehrung der Zahl der Knochenbälkchen und eine irreguläre Verdickung der Trabekel. Die Zunahme des Knochengewebes, insbesondere der Trabekel, ist verbunden mit einer architektonischen Umstrukturierung der Spongiosa. Dies kommt besonders deutlich in Mazeraten des Wirbelkörpers zur Darstellung. Die neugebildeten Trabekel bilden vorwiegend Brücken zwischen den vertikal angeordneten Knochenbälkchen. Das axialsträhnige Spongiosagerüst in den Zug- und Drucklinien der Wirbelkörper wird ersetzt durch ein *Spongiosagitter* (Abb. 23).
Knochenumbau und Knochenneubau zeigen sich im histologischen Schnittbild in der Verkittung zahlreicher kleiner Fragmente lamellärer Spongiosa, vermengt mit Faserknochen. Das engmaschige irreguläre Zementliniengitter erinnert oberflächlich an die Mosaikstrukturen des Morbus Paget, doch sind bei der Mastozytose die Zementlinien vielfach gebrochen, während sie beim Morbus Paget vorwiegend bogig verkrümmt sind (s. Abb. 22). Die endostale Hyperostose hat eine komplexe Grundlage. Sie geht teils zu Lasten einer positiven Umbaubilanz, teils zu Lasten der Knochenneubildung über die Faserknochen-Zwi-

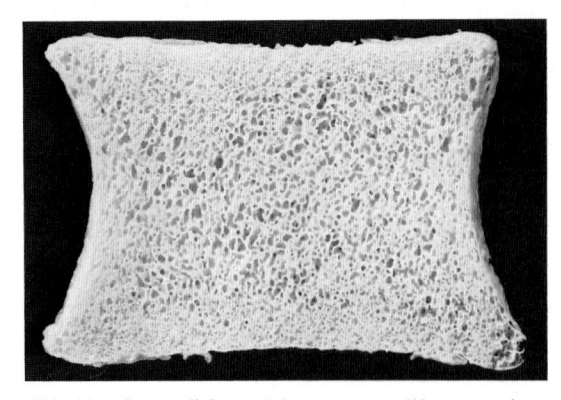

Abb. 23 Generalisierte Mastozytose. Mazerat eines Wirbelkörpers mit engmaschiger Spongiosklerose. Vergr. 1,2fach 60jähriger Mann (AZ. 1196/78 Inst. Path. Zürich).

schenstufen. Die Umstrukturierung der Spongiosa geht äußerst langsam vor sich und beansprucht Jahre.

Im Röntgenbild sind Knochenneubau und -umbau verbunden mit einer Ausbreitung der Spongiosa in den langen Röhrenknochen bis in die distale Metaphyse und einer ungemein starken Verdichtung der Spongiosa im Stammskelett. An den Wirbeln wird das axialsträhnige Knochenbälkchenmuster ersetzt durch Spongiosa mit verwaschenen Konturen und Übergang in soliden Knochen (Andeutung von Elfenbeinwirbeln). Die Kortikalis ist an diesem ganzen Prozeß unbeteiligt. Die Knochengröße und -form bleiben unverändert erhalten, die Konturen glatt. Diese Diskrepanz zwischen dem Verhalten der zentralen Spongiosa und der mantelständigen Kortikalis ist für die Hyperostose bei Mastozytose pathognomonisch.

Die Abb. 24 – 26 stammen von einem 52jährigen Patienten, der in der Kindheit eine Urticaria pigmentosa durchgemacht hat und im Erwachsenenalter wegen Magenblutungen mehrfach hospitalisiert werden mußte. Anläßlich der Röntgenuntersuchung des Magens wurde die endostale Hyperostose entdeckt. Eine Beckenkammbiopsie ergab eine Mastozytose mit einem Anteil der Mastzellen an den übrigen blutbildenden Zellen von etwa 10%. Bei Nachkontrolle über 4 Jahre erwies sich die Hyperostose als absolut stationär. Abb. 24 zeigt die Lendenwirbelsäule mit kom-

Abb. 24 Mastozytose bei Urticaria pigmentosa. Homogenisierende Spongiosklerose der Lendenwirbel. 52jähriger Mann (Aufnahme Dr. MARANTA, Stadtspital Waid, Zürich).

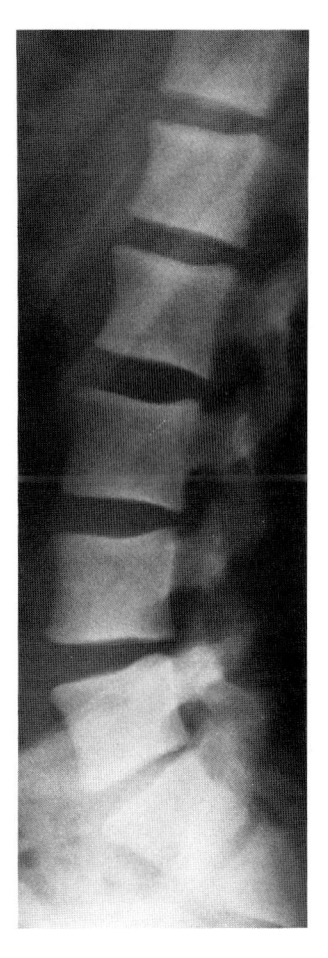

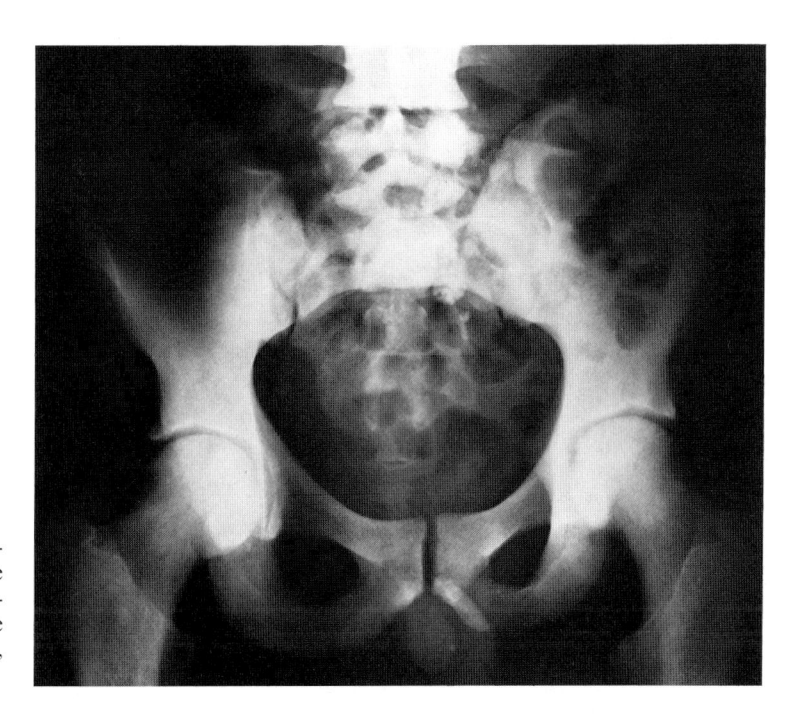

Abb. 25 Mastozytose bei Urticaria pigmentosa. Homogenisierende Spongiosklerose der Beckenschaufel. 52jähriger Mann (Aufnahme Dr. MARANTA, Stadtspital Waid, Zürich).

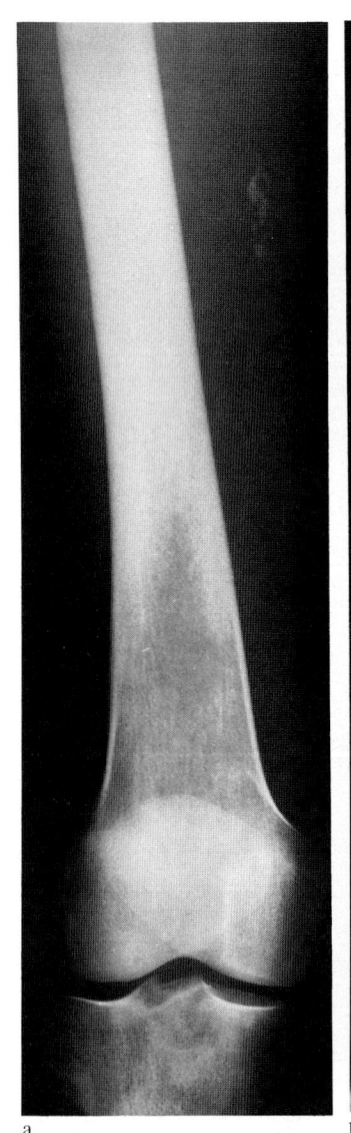

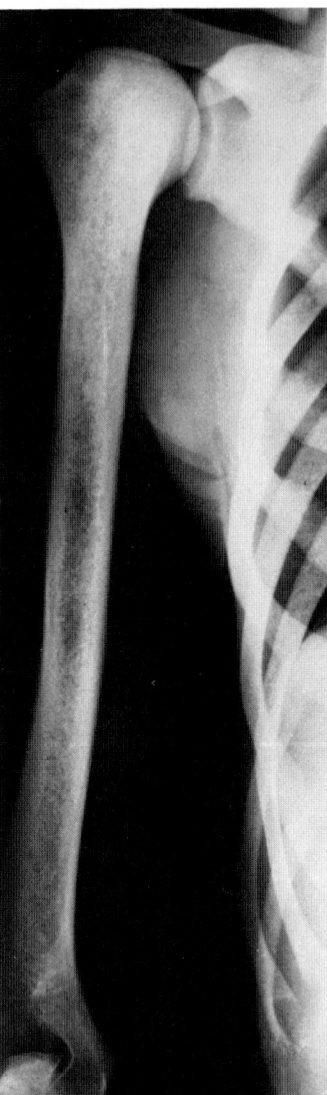

Abb. 26 a) u. b) Mastozytose bei Urticaria pigmentosa. Femur und Humerus: Ausbreitung der zentralen metaphysären Schaftspongiosa auf die Diaphyse. Kortikalis normal, glatt begrenzt. 61jähriger Mann (Aufnahmen Dr. MARANTA, Stadtspital Waid, Zürich).

pakten Wirbelkörpern und vollkommenem Verlust der Spongiosazeichnung. Die Abb. 25 zeigt eine Beckenübersichtsaufnahme mit einer Spongiosaverdichtung bis zur Transformation in solide Knochen im Bereich der Hüftgelenkspfanne. Abb. 26 zeigt den rechten Femur und den rechten Humerus mit Ausbreitung der spongiösen Knochenbezirke bis in die Diaphyse.

Bemerkenswert ist, daß die Mastozytose des Knochenmarkes die Funktion des Knochenmarkes in bezug auf Blutbildung in keiner Weise beeinflußt und stört. Das Hämoglobin hält sich in der Regel im Rahmen der Norm und wird nur gelegentlich durch massive Magenblutungen gedrückt. Die Differentialzählung der weißen Blutkörper ergibt normale Befunde. Die Laborwerte für Serum-Kalzium-Phosphate und alkalische Phosphatase liegen im Rahmen der Norm. Gelegentlich ist die Phosphatase geringgradig vermehrt.

Das männliche Geschlecht ist doppelt so häufig betroffen wie das weibliche (LENNERT). Die Lebervergrößerung infolge Mastzellenhyperplasie in den Glissonschen Feldern hält sich in mäßigen Grenzen. Dagegen kann die Milz ein Gewicht von 2000 g erreichen.

Die röntgenologische Erfassung der endostalen Hyperostose bei Mastozytose fällt vorwiegend in das 6. Dezennium.

Literatur

Bürgel, E., H. G. Oleck 1959: Skelettveränderungen bei Urticaria pigmentosa. Fortschr. Röntgenstr. 90, 185

Deutsch, E., H. H. Ellegast, L. Nosko 1956: Knochen- und Blutgerinnungsveränderungen bei Urticaria pigmentosa. Hautarzt 7, 257

Lennert, K. 1962: Zur Pathologischen Anatomie von Urticaria pigmentosa und Mastzellenretikulose. Klin. Wschr. 40, 61–67

Lennert, K., M. R. Parwaresch 1978: Zur Pathologie der Gewebsmastzellen. Verh. dtsch. Ges. Path. 62, 546

Remy, D. 1957: Die Mastocytose, Dtsch. med. Wschr. 82, 719

Sagher, F., Ch. Cohen, S. Schorr 1952: Concomitant bone changes in urticaria pigmentosa. J. invest. Derm. 18, 425

Sagher, F., E. Liban, H. Ungar, S. Schorr 1956: Urticaria pigmentosa with involvement. J. invest. Derm. 27, 355–368

VII. Knochenbefunde bei hämatologischen Erkrankungen

Einleitung

Von H. H. Ellegast

Zwischen Knochenmark und Knochengewebe bestehen enge Beziehungen; schon Markoff, der sich vor etwa 3 Jahrzehnten mit dem früher arg vernachlässigten Fragenkomplex der Koppelung von Knochenmarkfunktion und Knochenumbau eingehend beschäftigt hat, kam zu dem Urteil, daß zellreiches Mark einen vermehrten Knochenabbau (Osteoklasie), zellarmes Mark hingegen eine verstärkte Knochenanbildung (Osteosklerose) zur Folge habe. Er nahm auch eine gekoppelte mesenchymale Reaktion mit bestimmter Entwicklungsrichtung an, wobei Zellmark eine Osteoporose, eventuell auch eine Osteoklastose, Fasermark hingegen eine Osteosklerose bedinge. Für Skeletterkrankungen, die in Knochenmarkveränderungen ihre Ursache haben, prägte er den Begriff der myelogenen Osteopathien, der später in jenen der medullären Osteopathien umbenannt wurde.

Heute sieht man den gekoppelten Funktionsmechanismus „Knochenmark – Skelett" derart, daß die Zellen des hämopoetischen Systems und jene des osteogenetischen den gleichen geweblichen Ursprung haben, nämlich eine polypotente Grundzelle, deren Dysfunktion oder fehlerhafte Entwicklung sich auf das eine oder andere Gewebe oder gar auf beide auswirken können.

Auch nach Burkhardt ist man der Ansicht, daß spongiöser Knochen und das in ihn eingebettete blutbildende Mark anatomisch und funktionell eine Einheit darstellen. Die pathologische Wucherung einzelner Zellsysteme des Knochenmarks bringt zwangsläufig Veränderungen des spongiösen Knochens mit sich. Die Durchsetzung des Knochenmarks mit pathologischen Zellen, die sich aus der Stammzelle des Marks differenzieren, erfolgt im allgemeinen diffus; einige hämatologische Systemerkrankungen zeigen bei Progredienz aber auch herdförmige Proliferation, so daß neben dem generalisierten Knochenumbau auch umschriebene Strukturveränderungen zu erkennen sind. Die hämatologischen Systemerkrankungen finden ihren Angriffspunkt zunächst in der Spongiosa, während die Kompakta erst später und sekundär in Mitleidenschaft gezogen wird. Grundsätzlich sind bei diesem Knochenumbau 2 Mechanismen zu unterscheiden:

– Bei myeloproliferativen Formen, wie den chronischen Myelosen und der Polyzythämie, wirken die das Knochenmark überflutenden pathologischen Megakaryozyten als Antigen; reaktiv erfolgt also die humorale Aktivierung der Fibroblasten, Osteoblasten und Osteoklasten.

– Im anderen Falle, bei akuten Leukosen, beim Myelom, bei den Lymphomen und Granulomatosen, werden dieselben Zellen durch die neoplastische Proliferation lymphoretikulärer Zellen stimuliert. Die Antwort des Skelettes ist monoton; sie besteht in Porose, Lyse oder Sklerose (Kessler u. Mitarb. 1980).

Charakteristisch für diese Krankheitsgruppe sind somit der primäre Sitz des Krankheitsgeschehens im Knochenmark und die reaktive Umgestaltung der Tela ossea, vorzugsweise der Spongiosa. Manchmal haben die vom Markraum ausgehenden Störungen markante radiographisch faßbare, allerdings – wie schon erwähnt – eher monotone Knochengewebeveränderungen zur Folge; andererseits ist es verwunderlich, daß selbst bei höhergradigen Knochenmarkveränderungen mitunter radiographisch faßbare Knochengewebeveränderungen fehlen können.

Eine den pathoanatomischen Vorgängen gerecht werdende und auch didaktisch gute Einteilung der medullären Osteopathien und der Knochenbefunde bei hämatologischen Erkrankungen ganz allgemein für den Radiologen zu treffen, ist schwer. Die Systematik, welche von modernen Hämatologen und Kennern der Knochenmarkserkrankungen (Burkhardt) erstellt wurde, eignet sich für die röntgenologische Betrachtungsweise wenig. In dem Bemühen, alle Osteopathien bei hämatologischen Erkrankungen mit ihrer radiographisch faßbaren Systematik zu nennen, wurden sie hier in einem Kapitel zusammengefaßt. Dabei soll nicht verschwiegen werden, daß Überschneidungen mit der Thematik anderer Kapitel aus didaktischen und klinischen Überlegungen bewußt in Kauf genommen wurden.

Literatur

Burkhardt, R. 1974: Knochenveränderungen bei Erkrankungen des hämopoetischen und reticulo-histiozytären Systems. In: Knochenerkrankungen, hrsg. von H. Mathies, Banaschewski, München-Gräfelfing 129

Burkhardt, R. 1980: Myelogene Osteopathien. In: Handbuch der inneren Medizin, Bd. VI/1: Klinische Osteologie. Springer, Berlin

Cocchi, U. 1952: Röntgendiagnostik der Knochenveränderungen bei Blutkrankheiten. Fortschr. Röntgenstr. 77, 276

Fanconi, G. 1974: Über generalisierte Knochenerkrankungen im Kindesalter. Helv. paediat. Acta 2., 3

Heuck, F. 1971: Skelet. In: Klinische Röntgendiagnostik innerer Krankheiten, hrsg. von R. Haubrich. Springer, Berlin

Jesserer, H. 1963 a: Atlas der Knochen- und Gelenkkrankheiten. Merck, Darmstadt

Jesserer, H. 1963: Osteoporose. Blaschker, Berlin

Jesserer, H. 1971: Knochenkrankheiten. Urban & Schwarzenberg, München

Kessler, M., R. Bartl, G. Küffer 1980: Röntgenologische und histobioptische Veränderungen des Skeletts bei haematologischen Systemerkrankungen. Fortschr. Röntgenstr. 132, 301

Markoff, N. 1942: Die myelogene Osteopathie. Ergebn. inn. Med. Kinderheilk. 61, 132

Moseley, J. E. 1963: Bone Changes in Hematologic Disorders. Grune & Stratton, New York

Naumann, W. 1952: Zur Frage funktioneller Zusammenhänge zwischen Knochenmark und Knochen. Fortschr. Röntgenstr. 77, 304

Pantlen, H. 1952: Ergebnisse röntgenologischer Skeletuntersuchungen bei Blutkrankheiten unter differentialdiagnostischer Berücksichtigung der Knochenmarkfibrose. Fortschr. Röntgenstr. 77, 297

Pliess, G. 1974: Bewegungsapparat. In: Organpathologie, Bd. III, hrsg. von W. Doerr. Theieme, Stuttgart

Psenner, L. B. 1973: Die Differentialdiagnose der Erkrankungen des Schädelskelttts. Thieme, Stuttgart

Rohr, K. 1949: Das menschliche Knochenmark. Thieme, Stuttgart; 3. Aufl. 1960

Simon, G. 1973: Principles of Bone X Ray Diagnosis. Butterworth, London

Stodtmeister, R., St. Sandkühler, 1953: Osteosklerose und Knochenmarkfibrose. Thieme, Stuttgart

Swoboda, W. 1969: Das Skelet des Kindes, 2. Aufl. Thieme, Stuttgart

Uehlinger, E. 1963: Das eosinophile Knochengranulom. In: Handbuch der gesamten Haematologie, Bd. IV. Urban & Schwarzenberg, München

Vitalli, H. P. 1970: Knochenerkrankungen – Histologie und Klinik. Sandoz-Monographie

Vogt, A. 1949: Osteosklerose bei Blutkrankheiten. Fortschr. Röntgenstr. 71, 697

Vogt, A. 1950: Die generalisierte Hyperostose und ähnliche Systemerkrankungen der Knochen. Fortschr. Röntgenstr. 73, 411

Zubiani, G. 1976: Osteopathies of primary medullary origin. In: Handbuch der medizinischen Radiologie, Bd. V/1. Springer, Berlin

Osteomyelosklerose

Von H. H. Ellegast

Synonyma: Osteomyelofibrose, Myelofibrose-Osteomyelosklerose-Syndrom (andere, früher gebräuchliche und auch in Lehrbüchern noch angeführte Synonyma werden bewußt weggelassen).

Die Osteomyelosklerose ist zweifellos dem klinischen Bild der Osteomyelofibrose unterzuordnen, die von G. Heuck 1879 erstmals beschrieben worden ist. Nach neuerer Ansicht ist die Osteomyelofibrose kein einheitliches Krankheitsbild, sondern eine „Markreaktion" unterschiedlicher Pathogenese, wofür maligne Erkrankungen des Knochenmarks, chronisch entzündliche Prozesse und Autoimmunvorgänge diskutiert werden. Dabei sind die medullären Stammzellen nicht in der Lage, einen ausreichenden Nachschub für das hämopoetische Zellsystem zu liefern. Es erfolgt eine Verschiebung zugunsten der enossalen Osteoblasteme; aber auch diese sind qualitativ geschädigt; es entstehen daher minderwertige Osteozyten und Osteoblasten, die einen sich nur unvollständig mineralisierenden Faserknochen zu bilden vermögen. Müller definiert diese Erkrankung als progressive Proliferations- und Reifungsstörung aller Zellsysteme des medullären Blastems mit Substitution des blutbildenden Zellmarkes durch Fasermark mit Ossifikationstendenz.

Klinisch ist das Krankheitsbild gekennzeichnet durch Milztumor, Blutbildveränderungen und eine fortschreitende Knochenmarkfibrose, gelegentlich verbunden mit einer Osteosklerose. Fakultativ finden sich hämorrhagische Diathese, Gelenkschmerzen und Gelbsucht. In der Frühphase bestehen Milzvergrößerung und eine wechselnd starke Vermehrung der roten Blutkörperchen, in der Spätphase eine progrediente Anämie, das Auftreten von kernhaltigen roten Blutkörperchen und myeloischen Blutrekationen, wo-

zeigt gelegentlich beträchtliche extramedulläre Blutbildung. Die Leberveränderungen gehen in 14% der Fälle in eine Leberzirrhose über. Hinsichtlich des Vorkommens überwiegt das männliche Geschlecht, vor allem zwischen dem 40. und 70. Lebensjahr. Der Krankheitsverlauf ist protrahiert; die Prognose ist infaust; häufig erfolgt der Übergang in chronisch leukotische Wucherungen, in eine akute unreifzellige Leukose oder in eine Retikulosarkomatose.

Die Ätiologie ist unbekannt; möglicherweise handelt es sich um eine genetisch determinierte Alterungsdifferenzierung der enossalen osteomedullären Blastemzellen. Auf die Bedeutung exogener Faktoren können Fälle hinweisen, bei denen die Entstehung der Erkrankung auf die Einwirkung von chemischen Substanzen – Zytostatika, Röntgenbestrahlung oder Isotopengaben – zurückgeführt wird (PLIESS).

Der Typ Heuck-Assmann ist gekennzeichnet durch die Trias:

1. endostale Spongiosasklerose mit erheblicher Vermehrung der Knochensubstanz, Einengung des Markraumes und bindegewebige Verödung des Knochenmarkes;
2. Splenomegalie mit extraossaler Myelopoese und
3. Knochenmarksinsuffizienz mit teilweiser leukämieähnlicher Beschaffenheit des Blutbildes. Die extraossale Ersatzmyelopoese verlängert die Krankheitsdauer dieses Typs erheblich.

In wenigen Fällen ist die extraossale Myelopoese nicht entwickelt und die Prognose daher schlecht (Typ Baumgarten-Assmann). Beim Typ Vaughan findet man eine Anaemia leucoerythropoetica mit Myelosklerose sowie eine hochgradige Fibrose in Milz und Knochenmark.

Pathoanatomisch sind in einem Drittel der Fälle Hyperplasie und Fibrose des Knochenmarks mit einer Vermehrung der Tela ossea verbunden. Die Osteosklerose ist generalisiert, lediglich das Schädelskelett läßt meist Veränderungen vermissen. Die Knochenform ist in der Regel nicht verändert; die Spongiosa ist im Sinne einer hypertrophen Atrophie umgebaut und in den Spätstadien herdförmig fleckig verdichtet. Die neugebildeten Knochenbälkchen sind lamellär gebaut, lassen aber eine Anordnung in Zug- und Drucklinien vermissen; sie füllen in Form eines ungemein dichten Gitterwerkes die ausgeweiteten Markräume aus. Das Strukturbild zeigt in der Schlußphase eine Verstärkung des Spongiosagerüstes und zusätzlich ein ungeordnetes dichtes Gitterwerk. Die Kompakta ist im allgemeinen nicht verändert oder verdickt (Abb. 1).

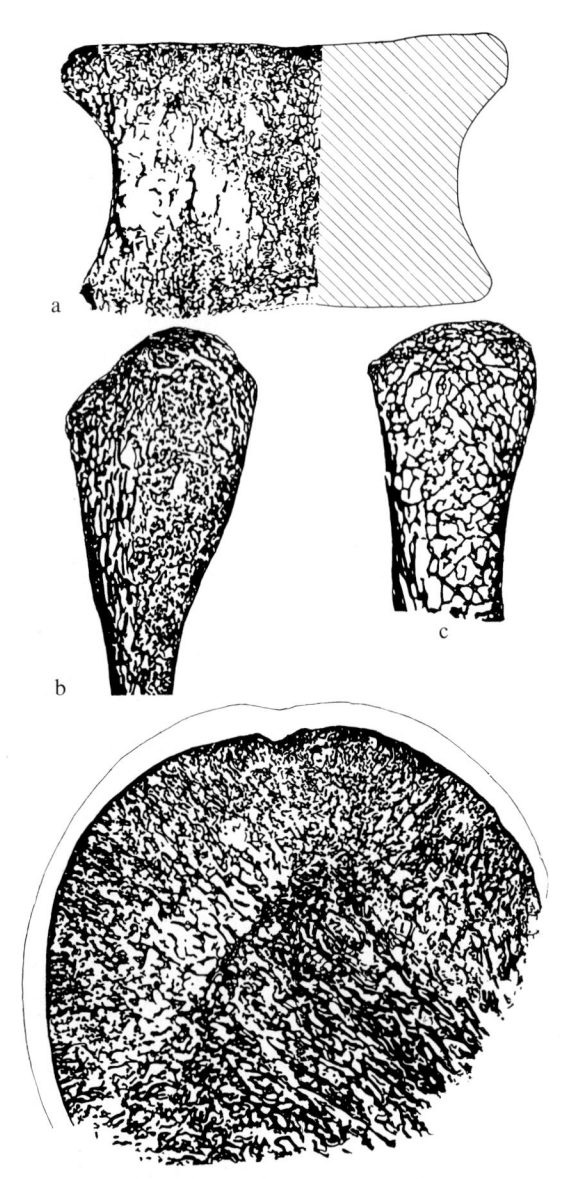

Abb. 1 Osteomyeloretikulose mit Osteosklerose.
a) Wirbelfüllung der Markräume mit engmaschiger Spongiosa. b) Beckenkamm. c) Zum Vergleich normaler Beckenkamm. d) Femurkopf mit Mikrospongiosklerose der Epiphyse und hypertrophischer Atrophie der Metaphyse. 41jähr. Mann (gleicher Patient wie Abb. 2).

bei die Zahl der weißen Blutkörperchen gelegentlich 100 000 übersteigen kann. Die Knochenmarkspunktion ergibt zumeist ein negatives Resultat, da die Markfibrose die Aspiration von blutbildendem Gewebe verhindert. Aus dem Milzpunktat erhält man meist reichlich mehrkernige Riesenzellen vom Typ der retikulohistiozytären Poly(Mega)karyozyten. Auch die Leber

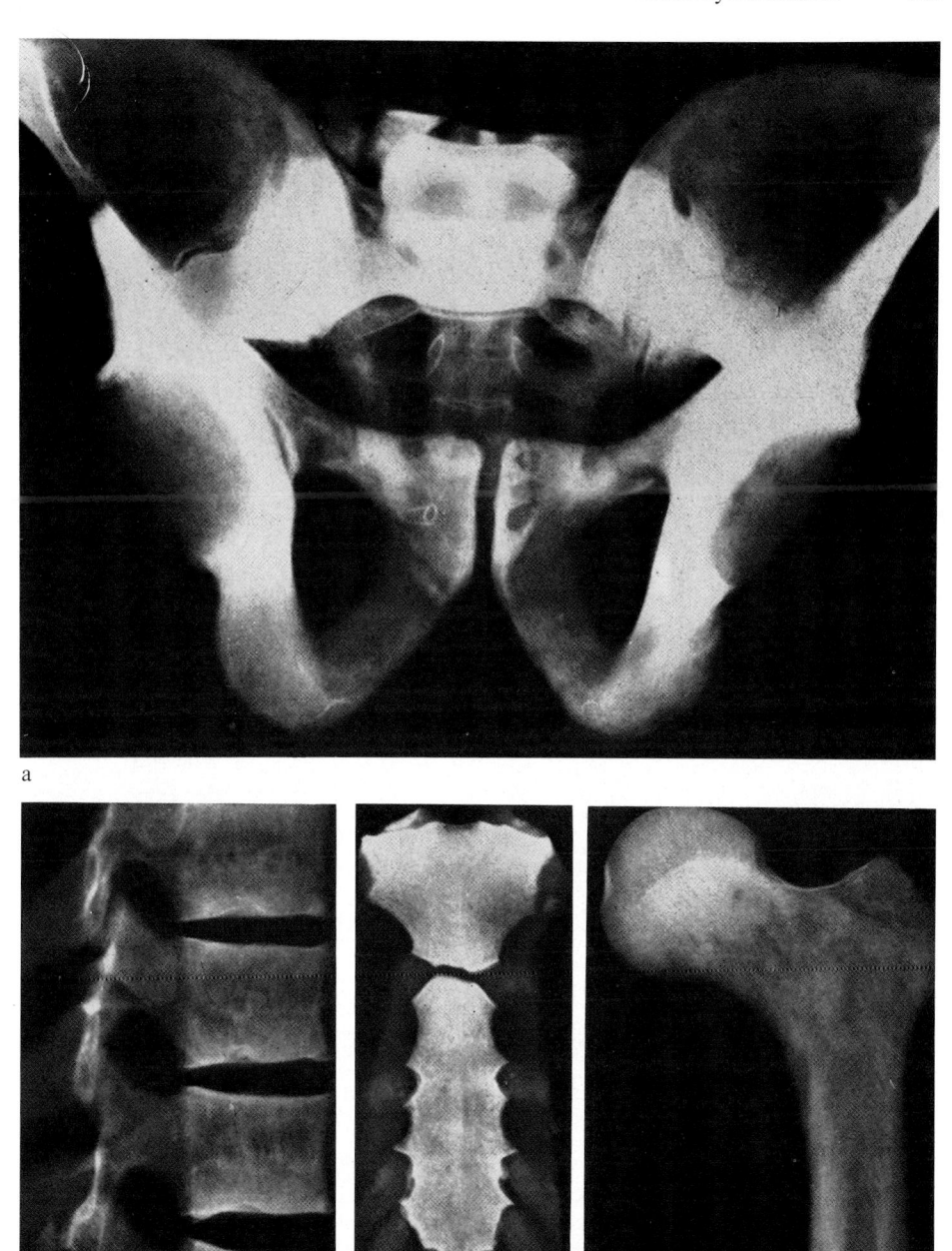

Abb. 2. Osteomyeloretikulose mit Osteosklerose. a) Becken. Fleckige Osteosklerose mit Verdichtung im Bereich des Sakrum, der Gegend der Linea innominata, des Darmbeinkörpers, des Sitzbeines und zum Teil des Schambeines. b) Wirbel. Sklerose der bandscheibennahen Zonen (Dreischichtung). c) Brustbein. Diffuse Sklerose. d) Femur. Sklerose der Metaphyse, Verdickung der Diaphysenkompakta. 41jähr. Mann (gleicher Patient wie Abb. 1).

a/1 a/2

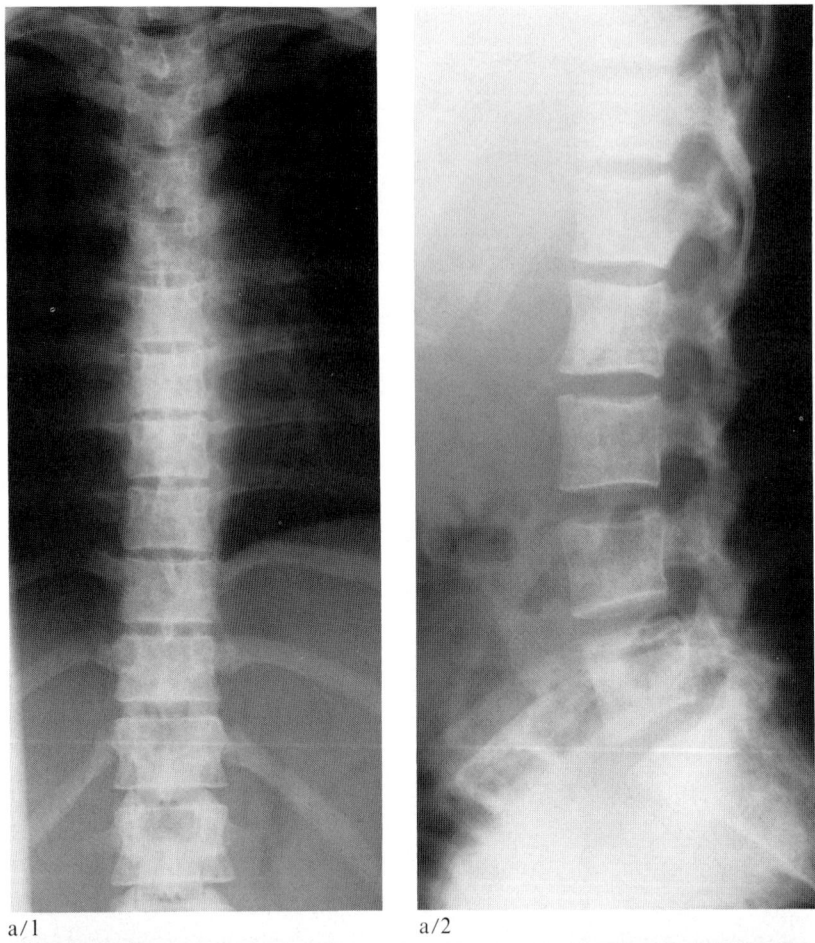

Abb. 3 a u. b

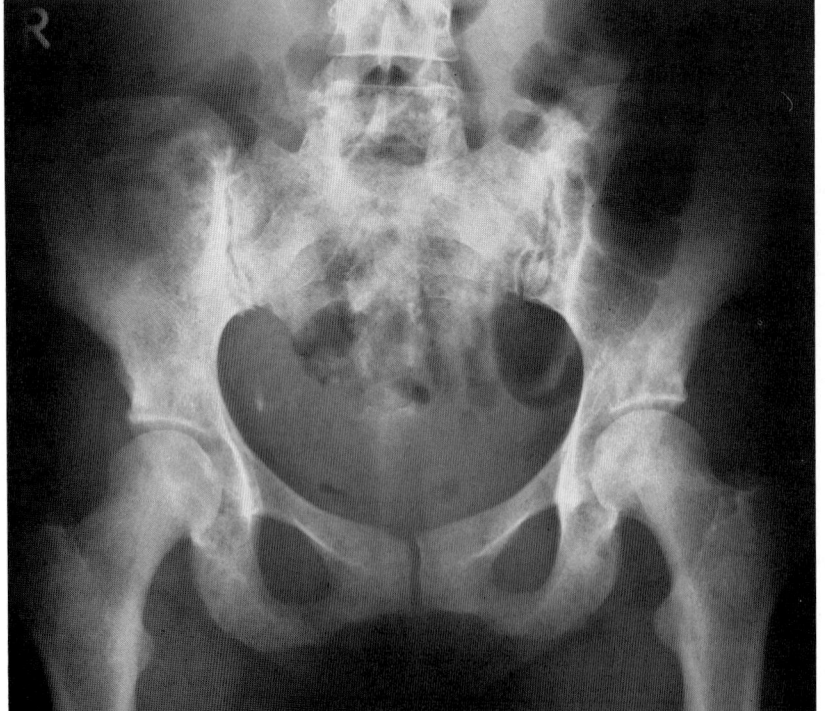

b

c/1   c/2

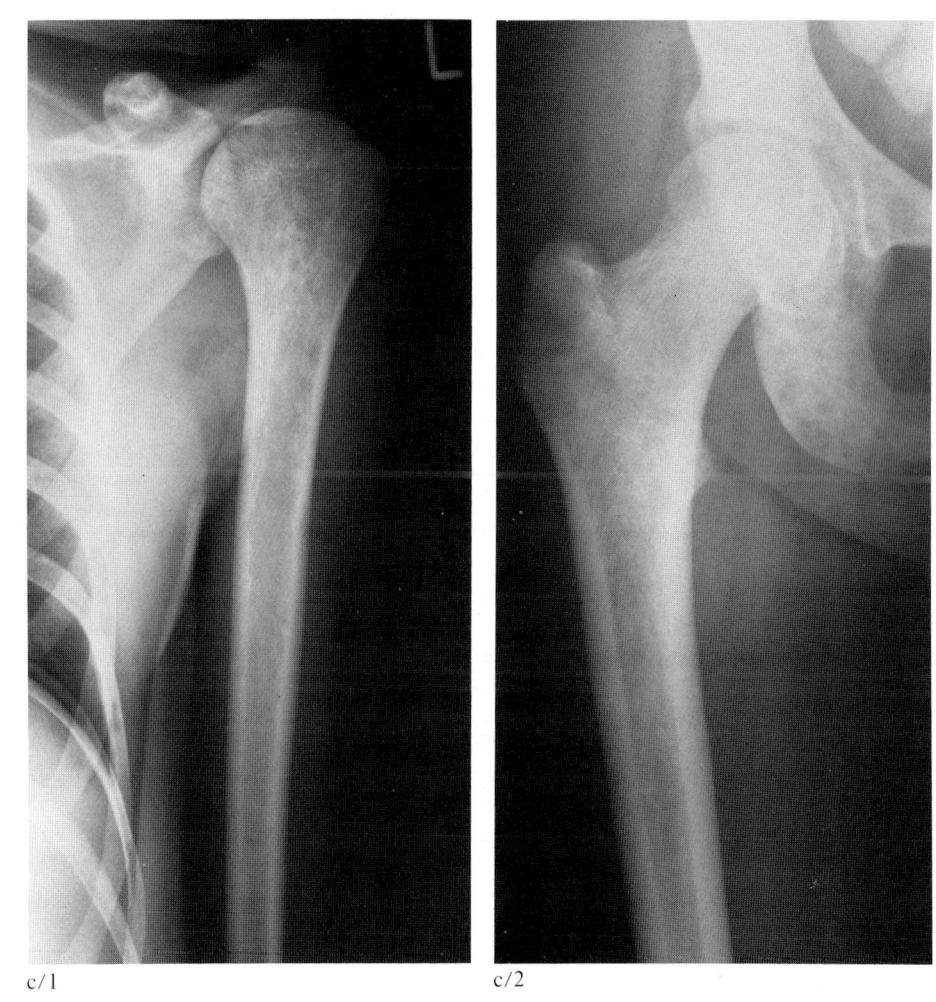

Abb. 3 a–d Osteomyelosklerose. Beckenkammbiopsie: Hyperplastische Form einer Osteomyelosklerose bzw. myeloproliferatives Syndrom. Seit wenigen Wochen Entartung in eine myeloische Leukämie, 31jähr. Frau.
a) Brust- und Lendenwirbelsäule. b) Becken. c) Linker Humerus, rechter Femur. Teils diffuse, teils knospenartige Strukturverdichtungen; daneben rundliche Aufhellungen. Stellenweise Unregelmäßigkeiten an der Kompakta-Spongiosa-Grenze. d) CT des Abdomens. Enormer Milztumor. Spongiosa der Wirbel unregelmäßig verdichtet, die Wirbelbögen deformiert. (Die klinischen Daten stammen von der II. Med. Abtlg. der LKA Salzburg, Vorstand Univ. Prof. Dr. F. Leibetseder)

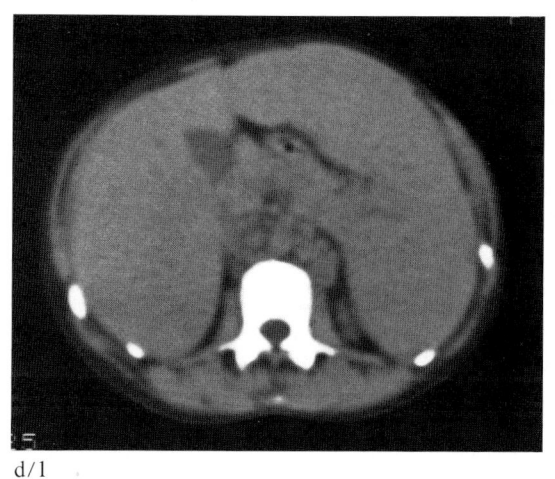

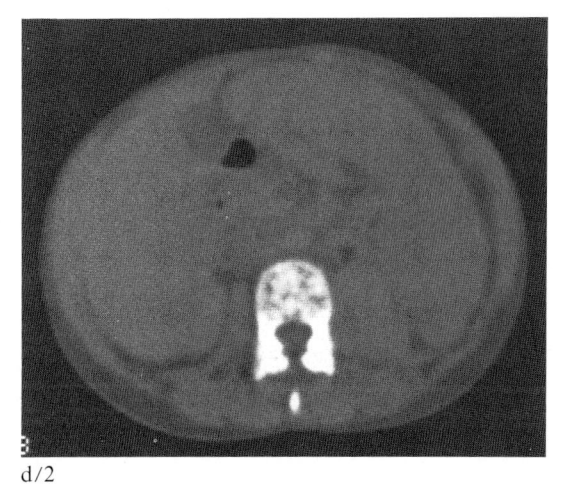

d/1   d/2

Das *Röntgenbild* zeigt demnach in sämtlichen Knochen mit Ausnahme des Schädels eine „hypertrophe Atrophie" mit herdförmigen fleckigen Verdichtungen im Spongiosagerüst, die unregelmäßig über den ganzen Knochen verteilt sein können. Gelegentlich konfluieren einzelne Verdichtungsherde zu größeren dichteren Arealen, innerhalb welcher eine Spongiosastruktur nicht mehr zu erkennen ist. Größere Verdichtungsherde und wabige Aufhellungsbezirke sieht man allerdings in höchstens 50% der Fälle. Entsprechend dem anatomischen Bild läßt der neugebildete Knochen eine Anordnung in Druck- und Zuglinien vermissen; die neugebildete Knochensubstanz füllt in der Form eines dichten Gitterwerkes die ausgeweiteten Markräume aus.

Stärkere Hyperostosen bevorzugen den Iliosakralbereich, die Hüftgelenke, die übrigen Beckenknochen, die Wirbel- und die langen Röhrenknochen, schließlich auch Rippen und Schlüsselbeine; der Schädel ist ausgenommen oder wird erst spät befallen. Periostreaktionen des Knochens fehlen; die äußere Form der Knochen ist erhalten (Abb. 2).

Von besonderem Interesse sind die in Abb. 3 gezeigten Skelettröntgenbilder einer 31jährigen Frau mit der ursprünglichen Diagnose einer Osteomyelosklerose; die Beckenkammbiopsie ergab eine hyperplastische Form einer Osteomyelosklerose bzw. ein myeloproliferatives Syndrom (Prof. Dr. THURNER, Salzburg). Später entartete die Osteomyelosklerose in eine myeloische Leukämie; röntgenologisch finden sich diffuse und herdförmige Strukturverdichtungen neben umschriebenen Aufhellungen.

In neuerer Zeit beschrieben Kroeger u. Mitarb. (1973) die Skelettveränderungen bei 29 Patienten mit histologisch gesicherter Osteomyelofibrose; nach der Einteilung von OECHSLIN, der 1956 nach histologischen Untersuchungsergebnissen drei Stadien unterscheidet, nämlich 1. eine fibroosteoklastische Initialphase, 2. eine osteoid-osteoplastische Zwischenphase und 3. eine osteosklerotische Stabilisationsphase, beschrieben sie auch die Röntgensymptomatik der Osteomyelofibrose, welcher sie die Osteomyelosklerose unterordnen. Sie fanden leicht fleckige und strähnige Vergröberungen der Spongiosastruktur im ersten Stadium, Verdichtungen und herdförmige osteoklastische Veränderungen im zweiten Stadium und eine diffuse Spongiosasklerose im 3. Stadium. Diese Veränderungen waren zunächst im Stammskelett lokalisiert und breiteten sich schließlich auch auf die Röhrenknochen der Extremitäten aus, wo sie Epi- und Metaphysen bevorzugen. Über atypische Röntgenbefunde bei Osteomyelosklerose im Sinne von Strukturauflockerungen berichteten UTHGENANNT u. CALLSON (1972). KESSLER fand bei 60 Patienten mit Myelofibrose-Osteomyelosklerose-Syndrom in Übereinstimmung mit der Histologie in 15% auch röntgenologisch eine Osteoporose, in 23% eine Osteosklerose, und bei den übrigen 62% fehlte ein charakteristisches Röntgenbild.

Differentialdiagnostisch müssen die Osteopetrose, osteoplastische Skelettmetastasen, bestimmte toxische Osteopathien (Fluor-, Phosphor-, Bleiintoxikation) und auch Skelettveränderungen bei langdauernden Nephropathien in Erwägung gezogen werden.

Literatur

Assmann, H. 1907: Beiträge zur osteosklerotischen Anämie. Beitr. path. Anat. 41, 565

Aufdermaur, M. 1964: Osteomyelosklerose. Fortschr. Röntgenstr. 101, 66

Birkner, R., J. G. Frey 1952: Über die röntgenologischen, hämatologischen und pathologisch-anatomischen Grundlagen der Anaemia leuco-erythroblastica mit Myelosclerosis vom Typ Vaughan. Fortschr. Röntgenstr. 77, 287

Burkhardt, R. 1976: Myelofibrose und Osteomyelosklerose. Prakt. Arzt 26, 1882

Burkhardt, R., R. Bartl, E. Beil, K. Demmler, E. Hoffmann, U. Irrgang, A. Kronseder, H. Langecker, U. Saar, M. Ulrich, H. Wiedemann 1975: Myelofibrosis-Osteosclerosis-Syndrome. Advances in the Biosciences 16. *Dahlem* Pergamon Press, Oxford, Vieweg, Braunschweig

Hartmann, G., R. Klima, H. Czitober, H. Rieder 1959: Zur Klinik und Pathologie der Osteomyelosklerose. Wien. Z. inn. Med. 40, 437

Kessler, M., R. Bartl, G. Küffer 1980: Röntgenologische und histobioptische Veränderungen des Skelettes bei hämatologischen Systemerkrankungen. Fortschr. Röntgenstr. 132, 301

Klima, R., J. Beyreder, H. Rieser 1958: Die Osteomyelosklerose. Wien. med. Wschr. 108, 425

Kroeger, F. J., L. V. Habighorst, A. Roux, H. H. Stelzig 1973: Skelettveränderungen bei Osteomyelofibrose. Radiologe 13, 128

Oechslin, R. J. 1965: Osteomyelosklerose und Skelett. Acta haemat. (Basel) 16, 214

Pantlen, H. 1952: Ergebnisse röntgenologischer Skeletuntersuchungen bei Blutkrankheiten unter differentialdiagnostischer Berücksichtigung der Knochenmarkfibrose. Fortschr. Röntgenstr. 77, 297

Rohr, K. 1956: Myelofibrose und Osteomyelosklerose. Acta haemat. (Basel) 15, 209

Rohr, K. 1958: Der Formenkreis des Myelofibrose-Syndroms. Act. haemat. (Basel) 20, 63

Schmidt, M. B. 1907: Über angeborene Osteosklerosen. Zbl. allg. Path. path. Anat. 18, 817

Schmidt, M. B. 1927: Über osteosklerotische Anämie und Albers-Schönbergsche Krankheit. Beitr. path. Anat. 77, 158

Sussmann, M. L. 1947: Myelosclerosis with leuco-erythroblastic Anemia. Amer. J. Roentgenol. 57, 313

Uthymannt, H., G. Gallson 1972: Atypische Röntgenbefunde bei der Osteomyelosklerose. Fortschr. Röntgenstr. 117, 330

Vaughan, J. 1936: Leuco-erythroblastic anemia. J. Path. Bact. 42, 541

Knochenveränderungen bei Anämien

Die hereditären Erythrozytopathien

Von A. Giedion

Es werden hier eigentliche Hämoglobinopathien mit Strukturaberrationen (z. B. Sichelzellanämie) oder Syntheserepression (z. B. Thalassämie), Enzymdefekte und Membrandefekte (z. B. die hereditäre Sphärozytose) unterschieden.

Aus der großen Zahl der bis heute bekannten, genetisch bedingten Erythrozytopathien liegen nur über die wichtigsten Formen systematische radiologische Untersuchungen vor. Sobald jedoch der Verlust an Erythrozyten (Hämolysen) zu einer massiven, kompensatorischen Knochenmarkshyperplasie führt, sind die Auswirkungen auf das Skelett, unabhängig vom spezifischen Defekt, einander recht ähnlich. In der Folge beschränken wir uns auf die wesentlichen Befunde und verweisen auf die verschiedenen Monographien (Bellini u. Masera; Moseley; Reynolds) sowie die zahlreichen Übersichtsarbeiten (Bismuth u. Benacerraf; Diggs; Karayalcin u. Mitarb.; Moseley; O'Hara u. a.).

Unspezifische Skelettveränderungen als Folge der Knochenmarkshyperplasie

Entsprechend dem altersbedingten Wechsel der Blutbildungsstätten sind diese Skelettveränderungen – schematisch betrachtet – beim Säugling und Kleinkind vorwiegend an den kurzen Röhrenknochen, beim Kind in der Kalotte und beim Adoleszenten und Erwachsenen an Wirbelsäule und Becken zu suchen. Allerdings besteht keine sehr enge Korrelation zwischen dem Schweregrad der Anämie und demjenigen der Röntgenbefunde (Bismuth u. Benacerraf).

An den *Extremitäten* führt die Drucksteigerung im Markraum radiologisch zu einer Osteoporose mit verdünnter Kortikalis und netzförmiger Spongiosa. Vor allem die Röhrenknochen der Hände und Füße sind hier betroffen und nehmen gerne eine quadratische Form an, unter Verlust der normalen „Taille". Das Knochenalter kann stark zurückbleiben. Nach dem Alter von 10 Jahren sind diese Befunde selten. Am *Schädel* werden verschiedene, vor dem zweiten Lebensjahr anzutreffende Stadien unterschieden (Bismuth u. Benacerraf). Zuerst wird die Struktur der Kalotte, vor allem im Frontalbereich, grobkörnig durchsetzt mit kleinen Aufhellungszonen. Dann beginnt sich die Tabula externa, später die Tabula interna zu verdünnen, und endlich der Diploeraum zu verbreitern. Allmählich kann die Diploe gewaltig an Durchmesser zunehmen, wobei es zur Höckerbildung auf dem Os frontale und parietale kommen kann. Zuletzt wird die erweiterte Diploe mit radiären Knochenbalken durchsetzt, was im Röntgenbild als typischer „Bürstenschädel" bezeichnet wird. Zur Beurteilung der Verbreiterung des Diploeraumes gibt Reynolds die Formel

$$\frac{\text{Höhe des Diploeraumes}}{\text{Tubula interna + Tubula externa}}$$

an. Dieser Index soll im Durchschnitt 1,4, jedoch nie mehr als 2,3 betragen. Die pathologischen Werte liegen zwischen 2,3 und 7,3, im Mittel 4,4. Die verschiedenen Schädelveränderungen können allerdings auch bei Eisenmangelanämien (Girdany u. Gaffney; Shahidi u. Diamond; Moseley; Lanzkowski u. a. m.) und bei zyanotischen Herzvitien angetroffen werden. Bei der meist wenig betroffenen *Wirbelsäule* steht die vertikal-grobsträhnige Osteoporose, der bei jüngeren Patienten eine erhebliche diagnostische Bedeutung zukommt, im Vordergrund.

Radiologische Besonderheiten der verschiedenen Einzelformen

Sichelzellenanämie (Drepanozytose)

Hier ist in der Betakette des Globins ein Molekül Glutaminsäure durch Valin ersetzt. Das so konfigurierte Hb S kristallisiert bei niedrigen O_2-Spannungen aus, was dem Erythrozyten dann die typische Sichelform verleiht. Dadurch wird die Blutviskosität erhöht mit lokaler Stase und Gefäßverschlüssen als Folge, wobei der Sauerstoffmangel aber auch zu reflektorischen Gefäßspasmen führen kann (Moseley). Diese Phänomene sind unter anderem für die typischen Knochenveränderungen bei der Sichelzellenanämie verantwortlich.

Die homozygote Sichelzellenanämie (Drepanocytaemia magna)

Der verwirrenden klinischen Vielfalt der Erkrankung („the little imitator" [Wintrobel]) entspricht eine solche der Röntgenbefunde. Die unspezi-

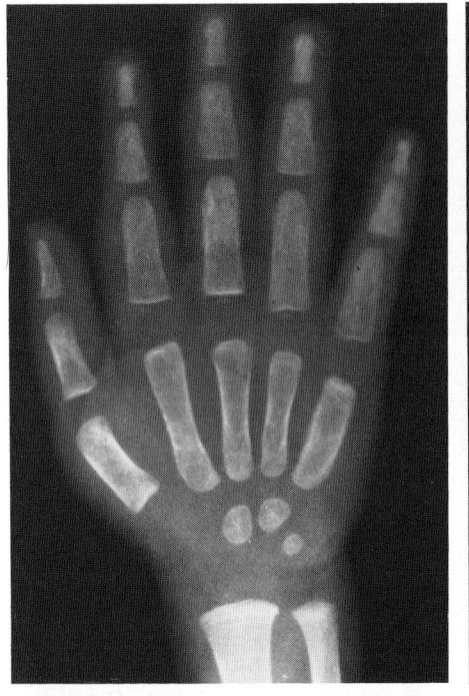

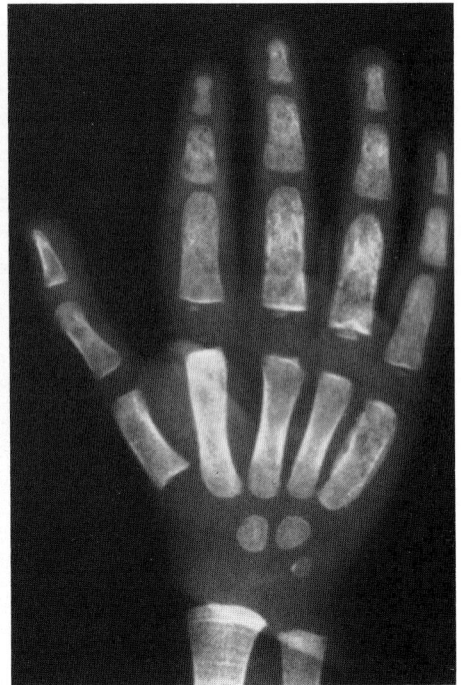

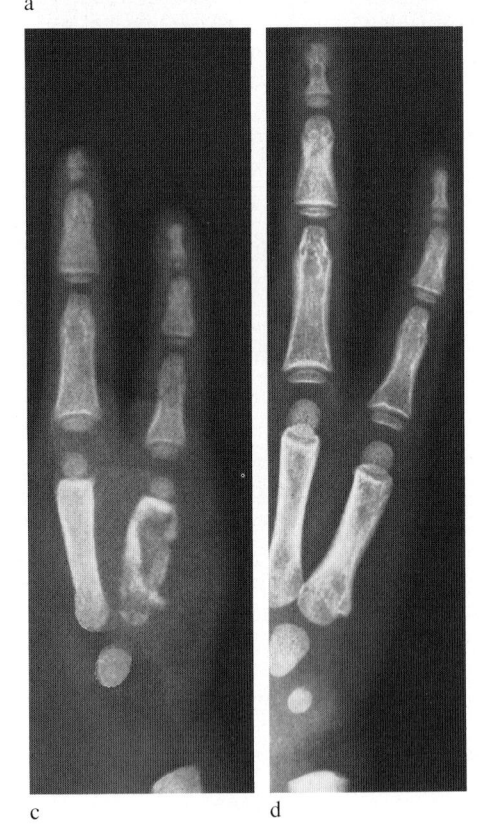

506 Knochenbefunde bei hämatologischen Erkrankungen

Abb. 4 „Hand and Foot-Syndrome" (Knocheninfarkte der kurzen Röhrenknochen) beim Kleinkind. (Abb. und klinische Angaben verdanken wir Prof. D. H. BAKER, Department of Radiology, Columbia Presbyterian Medical Center, New York.)
a) Weichteilschwellung 2.–5. Finger. b) Idem, 2 Wochen später. Kleinfleckige Aufhellung verschiedener Phalangen mit teilweiser Verwischung der Kortikalis. Doppelkontur Metakarpale V. c) Weichteilschwellung und massive Osteolyse, Kortikaliszerstörung und reaktive Sklerose des Metakarpale V. d) Idem, 1½ Jahre später. Abgesehen von einem peristierenden, kleinen Knochensporn völlige Ausheilung.

Abb. 5 Sichelzellanämie. (Die Abb. und klinischen Angaben verdanken wir Prof. D. H. BAKER, Department of Radiology, Columbia Presbyterian Medical Center, New York.)
a) Periostale Reaktion als Frühzeichen eines „Infarktes" im Bereiche des linken Humerus. b) Alter Knocheninfarkt mit Verbreiterung des Schaftes und Einengung des Markraumes der Fibula.

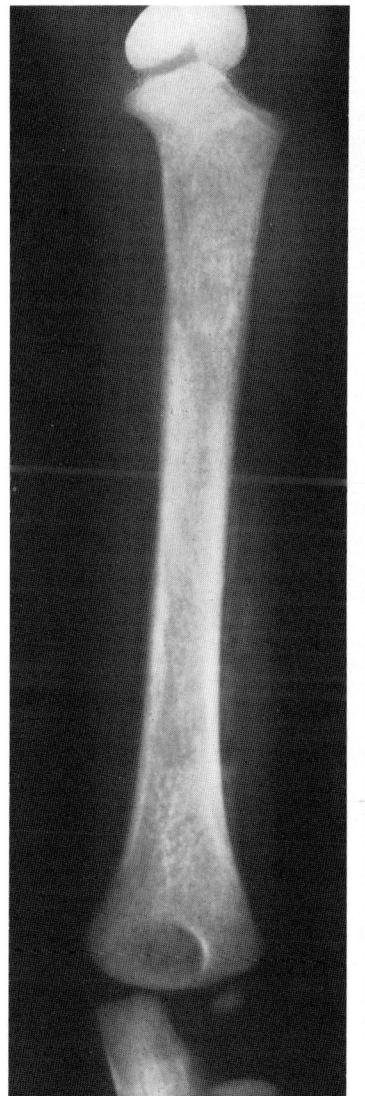

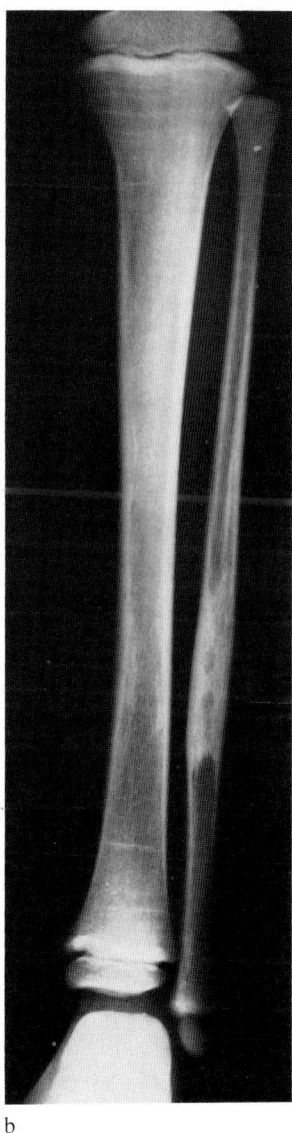

a   b

fischen Skelettveränderungen (s. oben), bedingt durch die Knochenmarkshyperplasie, sind zwar in der Regel viel weniger ausgeprägt als bei der Thalassaemia major. Die typischen radiologischen Befunde werden jedoch durch die Zirkulationsstörungen (aseptische Nekrose, Infarkte) und Osteomyelitis bedingt. Eine umfassende, moderne Darstellung der Röntgenveränderungen bei der Sichelzellenanämie geben KARAYALCIN u. Mitarb. sowie ELLEGAST u. DEUTSCH (1961).

1. Die Knocheninfarkte

Sie sind beim Erwachsenen oft der einzige Hinweis am Skelett für die Sichelzellenanämie. Die Befunde variieren nach Alter des Patienten, Topographie und Phase des Geschehens. Zwei bis drei Wochen nach den ersten klinischen Zeichen tritt eine fleckige Aufhellung der Spongiosa, des Kortexes und/oder eine periostale Reaktion auf, oft nicht unterscheidbar von einer Osteomyelitis. Später kommt es, besonders in der Spongiosa, zu einer kreidigen Verdichtung.

An den kurzen *Röhrenknochen*, besonders den proximalen Phalangen und Metakarpalia, ist der Knocheninfarkt im Säuglings- und Kleinkindesalter bis höchstens zum 6. Lebensjahr typisch und soll mindestens 25% aller Kinder betreffen (BISMUTH u. BENACERRAF). Der schmerzhaften Weichteilschwellung („hand and foot syndrome" [Watson]) folgt, nach einem Intervall von 10–15 Tagen, die subperiostale Reaktion mit

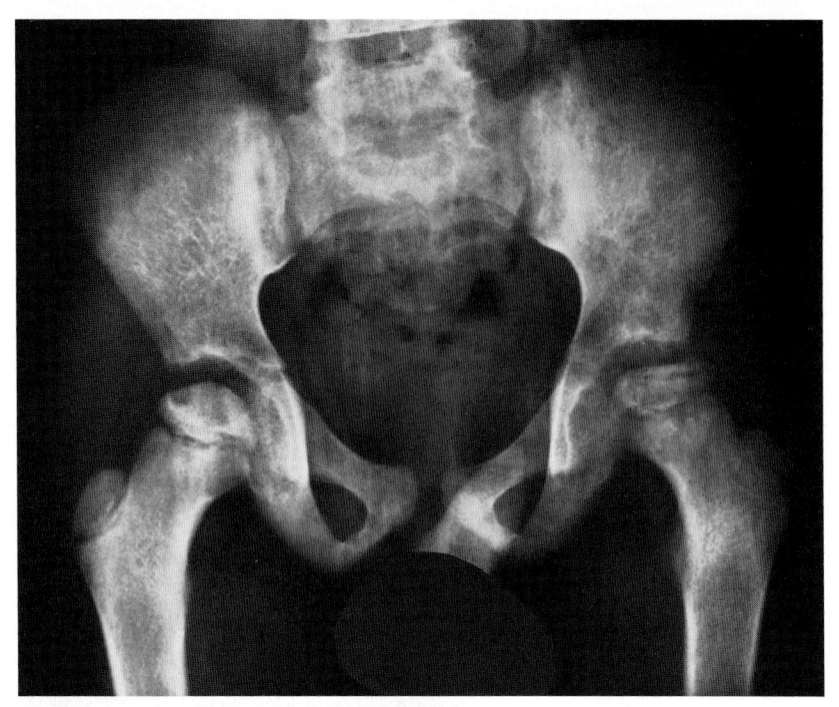

Abb. 6 Sichelzellanämie. Beidseitige aseptische Nekrose der Femurköpfe. Im Gegensatz zum Perthes ist anfänglich links nur ein kleiner Ausschnitt des Femurkopfes betroffen. (Abb. und klinische Angaben verdanken wir Prof. D. H. BAKER, Department of Radiology, Columbia Presbyterian Medical Center, New York.)

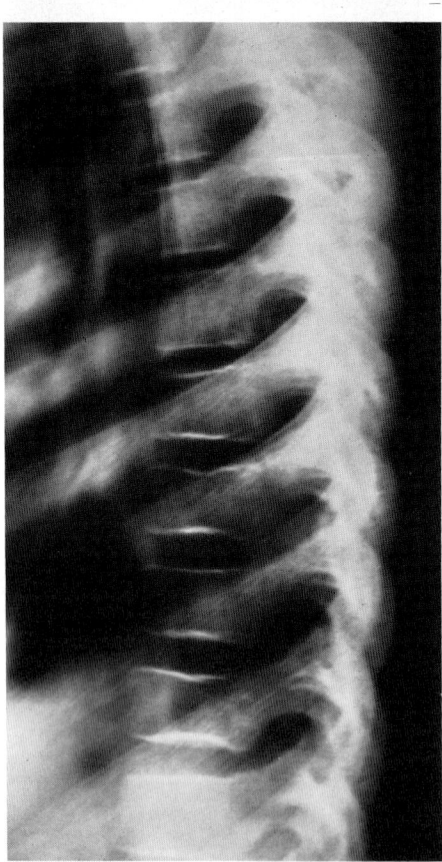

Abb. 7 Sichelzellanämie. Seitliche Thoraxwirbelsäule: typische, zentrale Eindellung der Thorakalwirbelkörper (>< Fischwirbel!). (Abb. und klinische Angaben verdanken wir Prof. D. H. BAKER, Department of Radiology, Columbia Presbyterian Medical Center, New York.)

Doppelkonturen, eventuell auch eigentlichem Verlust der Konturen sowie kleinfleckiger Aufhellung des Knochens. Falls keine Superinfektion eintritt (s. unten), kann die meist vollständige radiologische Heilung nach einigen Monaten festgestellt werden. Wird eine zentrale Metaphysenarterie verschlossen, so können typische Zapfenepiphysen sowie ein vorzeitiger Epiphysenschluß mit entsprechender Brachyphalangie oder Brachymetakarpie beobachtet werden (COCKSHOTT). Die Differentialdiagnose zur Osteomyelitis ist weitgehend klinisch (MOSELEY). Auch an den *langen Röhrenknochen* folgen sich, je nach Lokalisation und Ausmaß des Gefäßverschlusses, Aufhellung, periostale Doppelkontur und Verdickung. Die massive Verdickung der Kortikalis kann zu einer eigentlichen Einengung des Markraumes führen: Es entsteht ein der Thalassaemia major genau entgegengesetztes Bild (BISMUTH u. BENACERRAF). Auch die großen Epiphysen (Humerus- und Femurkopf) sind Prädilektionsstellen für aseptische Nekrosen, die allerdings klinisch of stumm bleiben: Radiologisch erinnern die Veränderungen durchaus an den Morbus Perthes, unterscheiden sich aber durch das Alter der Patienten (Adoleszente und Erwachsene) sowie die anfänglich kleinen, betroffenen Femurkopfbezirke.

Die *Wirbelkörper*, der bei der Sichelzellenanämie am häufigsten betroffene Skelettanteil, zeigen eine nahezu diagnostische, typische Formveränderung, die REYNOLDS ebenfalls auf eine Durchblutungsstörung zurückführt: Die Deckplatten

Abb. 8 Sichelzellanämie. (Abb. und klinischen Angaben verdanken wir Prof. D. H. BAKER, Department of Radiology, Columbia Presbyterian Medical Center, New York.)
a) Salmonella-Osteomyelitis. Massive, periostale Manschette der linken Ulna.
b) Idem, 3 Monate später.

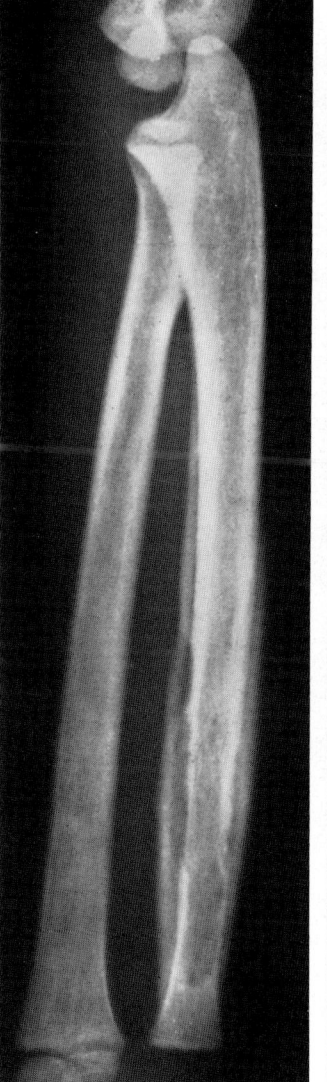

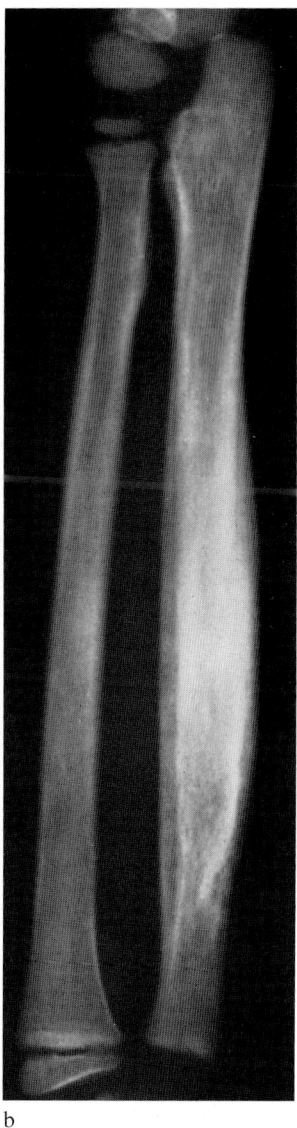

sind in der Peripherie normal ausgebildet, zeigen aber gegen das Zentrum hin eine flache, tassenförmige Eindellung mit Verdichtung des Knochens daselbst. Der Befund findet sich meist erst nach dem 10. Lebensjahr. Identische Veränderungen werden, allerdings selten, bei der Cooley-Anämie, der Kugelzellanämie, der Adolescentenosteopenie unklarer Genese und beim Morbus Gaucher angetroffen (HANSEN u. GOLD; MOSELEY 1974; ROHLFING). Die im Säuglingsalter an der Vorderseite der Wirbelkörper normalerweise feststellbaren Perforationsstellen der Venensinusoide können bei der Sichelzellenanämie bis über das 12. Altersjahr hinaus festgestellt werden (RIGGS u. ROCKETT).

2. Die Osteomyelitis

Offenbar durch Stase und Infarkte begünstigt, soll die meist durch Salmonellen, seltener Staphylokokken, bedingte Ostemyelitis bei der Sichelzellenanämie um einige hundertmal häufiger auftreten, als bei den Gesunden (GOLDING u. Mitarb.). Zu Beginn ist die radiologische Unterscheidung vom Infarkt kaum möglich, während die weitere Evolution, besonders ohne Behandlung, derjenigen einer chronischen Osteomyelitis entspricht.

Wichtige, *radiologisch erfaßbare Veränderungen der inneren Organe* sind Herzvergrößerung, Milzvergrößerung (HEMLEY u. Mitarb.), eventuell mit Verkalkungen, Gallensteinen, extramedullären,

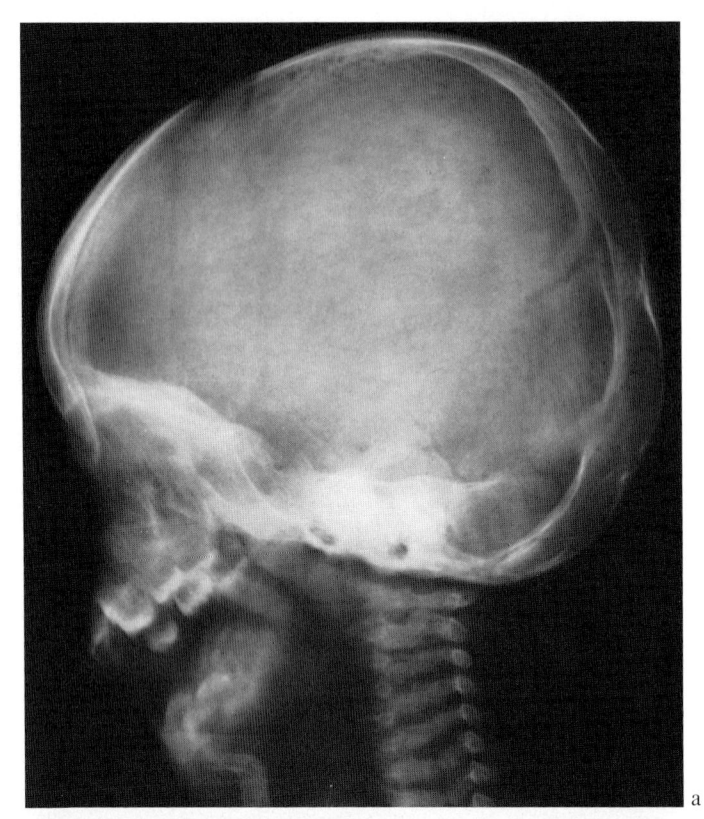

510 Knochenbefunde bei hämatologischen Erkrankungen

Abb. 9 Thalassämie.
a) ♂, 1 2/12 Jahre, Nr. 12'873. Mäßige Zunahme der Kalottendicke im Frontalbereich. b) Idem. 5 11/12 Jahre. Klassischer Bürstenschädel. Sinus maxillaris verschattet. Am Os frontale „granulierte" Struktur gut erkennbar.

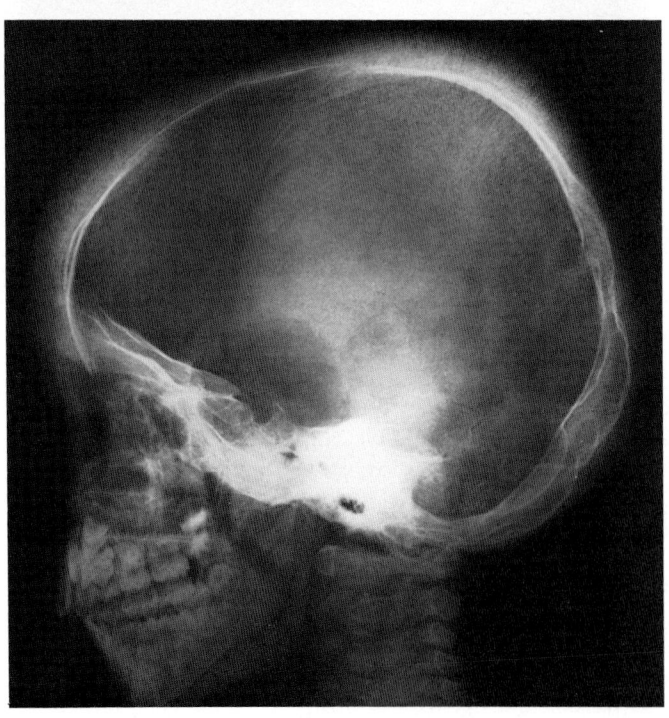

paravertebralen Blutbildungsherden (SEIDLER u. BECKER) sowie Zeichen der Papillennekrose und der Kaliektasie im IVP (Lit. s. MCCALL u. Mitarb.).

Drepanocytaemia minor
Gewöhnlich sind die Betroffenen klinisch gesund, während unter Belastung (Flugzeugreisen, Zirkulationsstörungen) die Komplikationen der Drepanocytaemie major, auch Knocheninfarkte, wie aseptische Nekrosen des Humeruskopfes auftreten können (RATCLIFF u. WOLF; BLAU u. HAMERMAN).

Die Sichelzellvarianten
Am häufigsten sind Kombinationen des S-Hb mit der Thalassämie, sowie dem C-Hb (Ersatz eines Glutaminmoleküls in der Betakette durch Lysin). Ganz allgemein sind die klinischen, hämatologischen und radiologischen Manifestationen dieser Formen milder als diejenigen der homozygoten Sichelzellenanämie, ohne an die Thalassämie zu erinnern (REYNOLDS u. Mitarb. 1973). Während die erstgenannte Kombination radiologisch im Einzelfall kaum von der Sichelzellenanämie zu unterscheiden ist, soll die S-C-Kombination besonders zu aseptischen Nekrosen des Femurkopfes führen (BARTON u. COCKSHOTT; BECKER).

Die Thalassämien

Es werden verschiedene, genetisch bestimmte Varianten der Thalassämie unterschieden. Bei der klassischen Betathalassämie der Mittelmeervölker unterdrücken Repressionsgene die Produktion der Betaketten des Globins ganz oder teilweise. Zur Kompensation wird Hb F und HB A 2 gebildet. In ihrer homozygoten Form liegt eine *Thalassaemia major oder Cooley-Anämie* vor. Neben den hier *maximal ausgeprägten,* oben dargestellten „unspezifischen" Veränderungen an den Extremitäten und am Schädel kommt es ferner zu einer typischen Hyperplasie im Bereiche des Gesichtsschädels mit verminderter oder fehlender Pneumatisation der Nebenhöhlen, besonders des Sinus maxillaris. Nur der Sinus ethmoidalis ist normal pneumatisiert. Der oft exotische Gesichtsausdruck der Patienten ist durch das hyperplasiebedingte Vorspringen von Wangenknochen und Jochbein sowie Hypertelorismus bedingt. Die Hyperplasie der Maxilla kann bei älteren Kindern zu schweren Malokklusionen führen. Diese Veränderungen werden bei den übrigen hämolytischen Anämien nicht angetroffen. Die Wirbelkörper zeigen neben den „unspezifischen" Veränderungen ausnahmsweise auch die für die Sichelzellenanämie typische Form (CASSADY u. Mitarb., s. oben). Bisweilen kommt es auch zu einem exzentrischen, vorzeitigen Epiphysenschluß, besonders an den großen Extremitätenepiphysen (CURRARINO u. ERLANDSON). Fast pathognomonisch ist nach MOSELEY die bulbusähnliche Anschwellung der dorsalsten Rippenabschnitte, wie sie bei Adoleszenten und Erwachsenen beobachtet wird. Auf den *zeitlichen* Ablauf der Knochenveränderungen wurde bereits hingewiesen. Endlich wurden mehrfach tumorartige, paravertebrale Weichteilschatten sowie Veränderungen in der

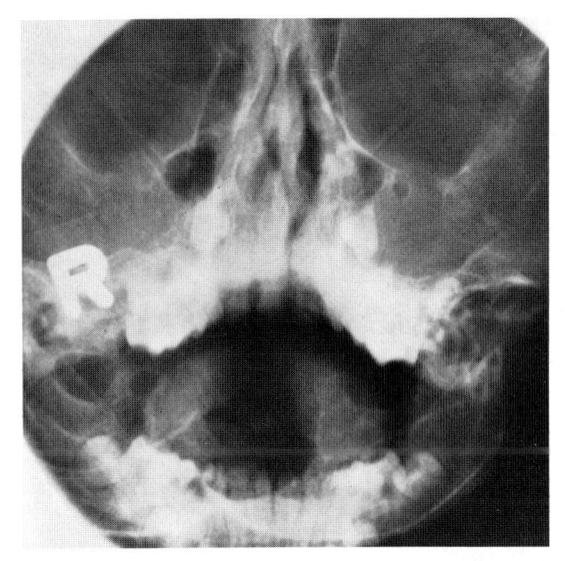

Abb. 10 Thalassämie. ♀, 6 Jahre, Nr. 70'025. Sinus maxillares beidseits teilweise „verschattet".

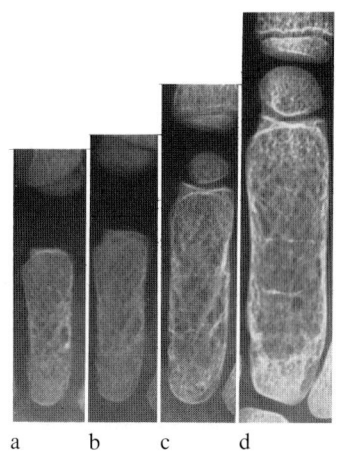

Abb. 11 Thalassämie. ♂, Nr. 12'873. Metakarpale III. a) 1^{2}/$_{12}$ Jahre, b) 1^{9}/$_{12}$ Jahre, c) 3^{7}/$_{12}$ Jahre, d) 7^{9}/$_{12}$ Jahre. Progressive Zunahme der Diaphysenbreite. Grobsträhnige Osteoporose, dünne Kortikalis.

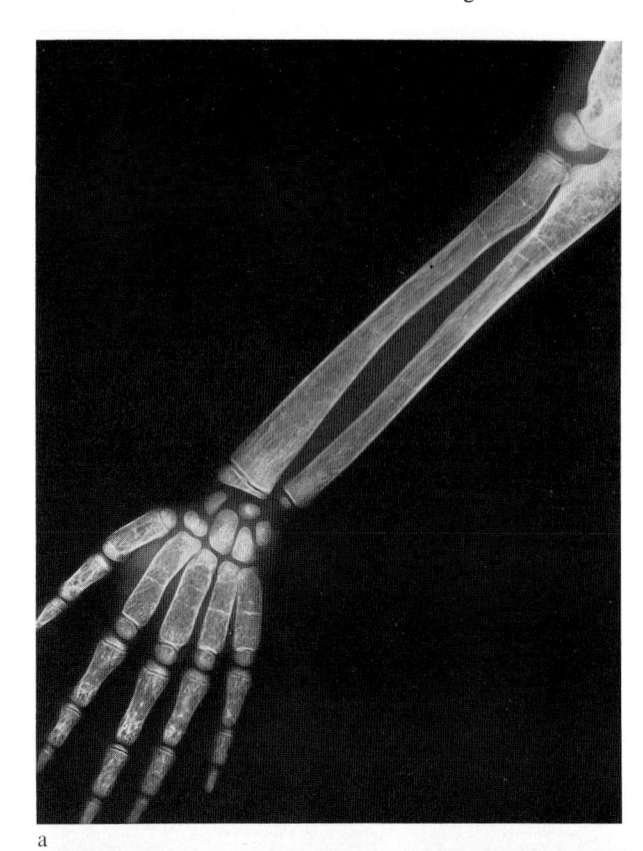

512 Knochenbefunde bei hämatologischen Erkrankungen

Abb. 12 Thalassämie. Idem, 7⁸/₁₂ Jahre. Die Veränderungen an den Metakarpalia (vgl. Abb. 11) sind auch an den langen Röhrenknochen a) Unterarm, b) Knie (Fraktur, Weichteilspindel hinter dem Planum popliteum, sarkomähnliche Spikulabildung) zu erkennen.

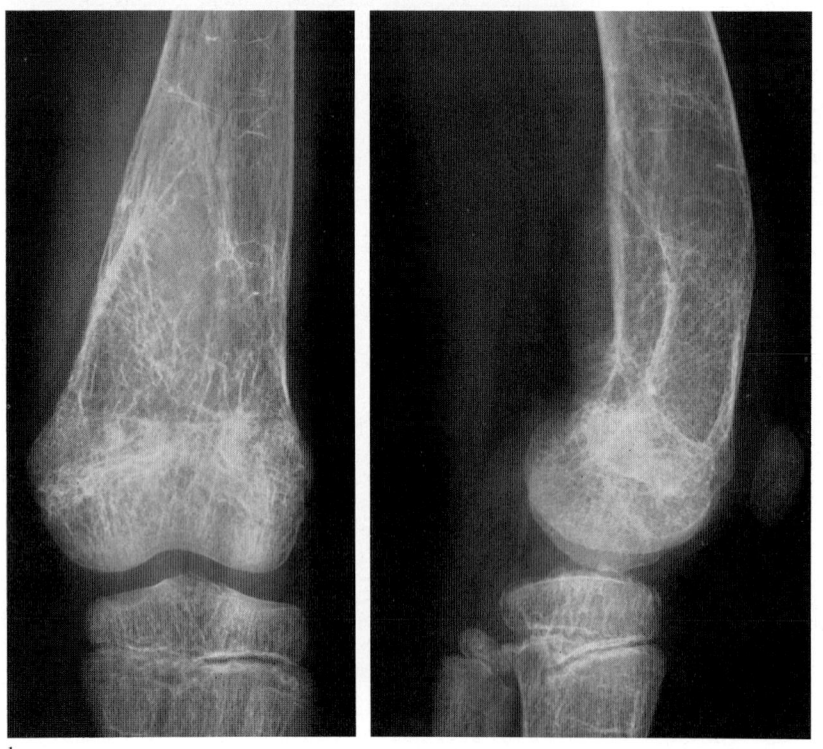

a

b

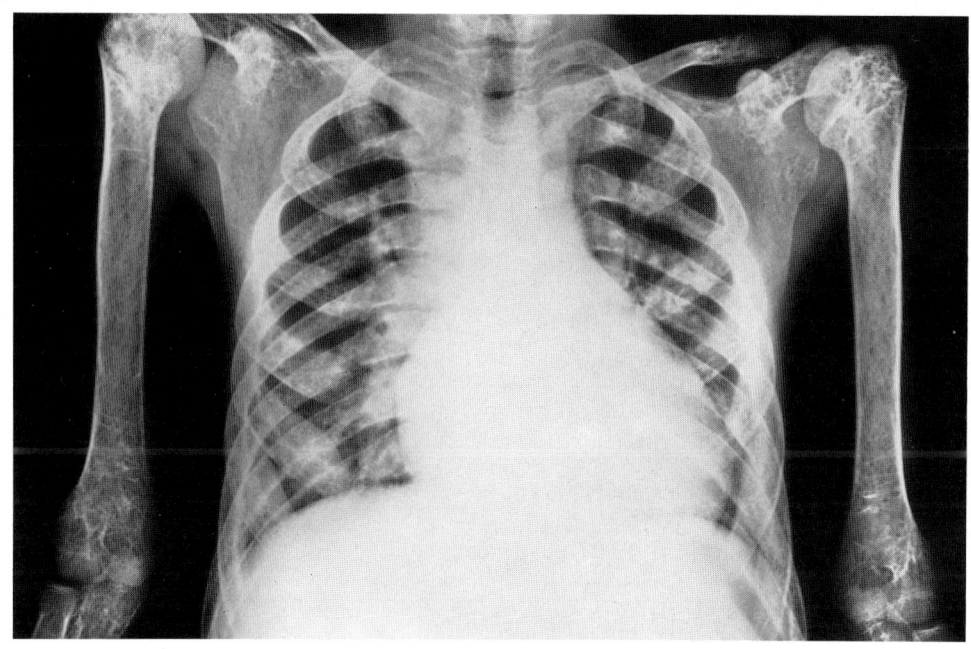

Abb. 13 ♂, 14 Jahre, Nr. 72'448. Verbreiterte Rippen, grobsträhnige Osteoporose, Kardiomegalie und paramediastinale, besonders rechts extramedulläre Blutbildungsherde (kein Tumor!).

Nierenarchitektur beobachtet (extramedulläre Hämatopoese; KORSTEN u. Mitarb., ROSS u. LOGAN sowie eigene Beobachtungen).

Bei der *Thalassaemia minor* (Heterozygotie) werden nur in etwa der Hälfte der Fälle diskrete Knochenveränderungen festgestellt (SFIKAKIS u. STAMATOYANNOPOULOS).

Literatur

Barton, C. J., W. P. Cockshott 1962: Bone changes in hemoglobin SC disease. Amer. J. Roentgenol 88, 523 – 532
Becker, J. A. 1962: Hemoglobin SC disease. Amer. J. Roentgenol. 88, 503 – 511
Bellini, F., G. Masera 1969: Aspetti radiologici dello scheletro nelle anemie infantili. Radiographica 9, 3 – 37
Bismuth, V., R. Benacerraf 1967: Etude radiologique des manifestations osseuses des anémies hémolytiques héréditaires. Ann. Radiol. 10, 559 – 574, 723 – 736
Blau, S., D. Hamerman 1967: Aseptic necrosis of the femoral heads in sickle-A hemoglobin disease. Arthr. and Rheum. 10, 397 – 402
Caffey, J. 1957: Cooley's anemia: A review of the roentgenographic findings in the skeleton: Hickey lecture. Amer. J. Roentgenol. 78, 381 – 391
Cassady, J. R., W. E. Berdon, D. H. Baker 1967: „Typical" spine changes of sickle-cell anemia in patient with thallassemia major (Cooley's anemia). Radiology 89, 1065 – 1068
Cockshott, W. P. 1963: Dactylitis and growth disorders. Brit. J. Radiol. 36, 19 – 26
Currarino, G., M. E. Erlandson 1964: Premature fusion of epiphyses in Cooley's anemia. Radiology 83, 656 – 664
Diggs, L. W. 1967: Bone and joint lesions in sickle-cell disease. Clin. Orthop. 52, 119 – 143
Ellegast, H., E. Deutsch 1961: Zur Röntgensymptomatologie der Sichelzellanämie. Radiologia Austriaca 12, 137 – 146
Girdany, B. R., P. C. Gaffney 1952: Skull change in nutritional anemia in infancy. Proc. Soc. Ped. Res. 49
Golding, J. S. R., J. E. Mac Iver, L. N. Went 1959: The bone changes in sickle cell anemia and its genetic variants. J. Bone Jt. Surg. 41 B, 711 – 718

Hansen, G. C., R. H. Gold 1977: Central depression of multiple vertebral end-plates: a „pathognomonic" sign of sickle hemoglobinopathy in Gaucher's Disease. Amer. J. Roentgenol. 129, 343 – 344
Hemley, S. D., H. Z. Mellins, N. Finby 1963: Punctate calcifications of the spleen in sickle cell anemia. Amer. J. Med. 34, 483 – 485
Karayalcin, G., J. Dorfman, F. Rosner, A. J. Aballi 1976: Radiological changes in 127 patients with sickle cell anemia. Amer. J. med. Sci. 271, 132 – 144
Korsten, J., H. Grossman, P. H. Winchester, V. C. Canale 1970: Extramedullary hematopoiesis in patients with thalassemia anemia. Radiology 95, 257 – 263
Lanzkowsky, P. 1968: Radiological features of iron-deficiency anemia. Amer. J. Dis. Child. 116, 16 – 29
Marquis, J. R., B. Khazem 1971: Sickle-cell diseases Renal roentgenographic changes in children. Radiology 98, 47 – 52
McCall, I. W., M. Noule, P. Desai, G. R. Serjeant 1978: Urographic findings in homozygous sickle cell disease. Radiology 126, 99 – 104
Moseley, J. E. 1963: Bone changes in Hematologic Disorders. Grune & Stratton, New York
Moseley, J. E. 1974: Skeletal changes in the hematologic disorders: Skeletal changes in the anemias. Semin. Roentgenol. 9, 169 – 184
O'Hara, A. E. 1967: Roentgenographic osseous manifestations of the anemias and the leukemias. Clin. Orthop. 52, 63 – 82
Ratcliff, R. G., M. D. Wolf 1962: Avascular necrosis of the femoral head associated with sickle cell trait (AS hemoglobin). Ann. intern. Med. 57, 299 – 304

Reynolds, J. 1965: The Roentgenological Features of Sickle Cell Disease and Related Hemoglobinopathies. Thomas, Springfield/Ill.
Reynolds, J. 1966: Re-evaluation of fish-"vertebra" sign in sickle cell hemoglobinopathy. Amer. J. Roentgenol. 97, 693–706
Reynolds, J., J. A. Pritchard, D. Ludders, R. A. Mason 1973: Roentgenographic and clinical appraisal of sickle cell beta-thalassemia disease. Amer. J. Roentgenol. 118, 378–401
Riggs, W., J. F. Rockett 1968: Roentgen chest findings in childhood-sickle cell anemia. A new vertebral body finding. Amer. J. Roentgenol. 104, 838–945
Rohlfing, B. M. 1977: Vertebral end-plate depression: report of two patients without hemoglobinopathy. Amer. J. Roentgenol. 128, 599–600
Ross, P., W. Logan 1969: Roentgen findings in extramedullary hematopoiesis. Amer. J. Roentgenol. 106, 604–613

Sebes, J. I., L. W. Diggs 1979: Radiographic changes of the skull in sickle cell anemia. Amer. J. Roentgenol. 132, 373–377
Seidler, R. C., V. A. Becker 1964: Intrahoracic extramedullary hematopoiesis. Radiology 83, 1057–1059
Sfikakis, P., G. Stamatoyannopoulos 1963: Bone changes in thalassemia trait. An X-ray appraisal of 55 cases. Acta haemat. (Basel) 29, 193–201
Shahidi, N. T., L. K. Diamond 1960: Skull changes in infants with chronic iron-deficiency anemia. New Engl. J. Med. 262, 137–139
Watson, R. J., H. Burko, H. Megas, M. Robinson 1963: The hand-foot syndrome in sickle cell disease in young children. Pediatrics 31, 975–982
Wintrobe, M. M. 1961: Clinical Hematology. Lea & Febiger, Philadelphia

Familiärer hämolytischer Ikterus

Von H. H. Ellegast

Synonyma: Sphärozytäre Anämie, Kugelzellanämie, Gänsslensches Erbsyndrom, Maladie de Minkowski-Chauffard.

Seit der Erstbeschreibung durch Minkowski 1900 ist über den familiären hämolytischen Ikterus ein umfangreiches Schrifttum entstanden. Diese vorwiegend bei der weißen Rasse vorkommende Erkrankung ist durch abnorm kleine, kugelige Erythrozyten mit erhöhtem Färbeindex gekennzeichnet. Im klinischen Bild herrschen Milzvergrößerung, hämolytische Blutkrisen und eine Verminderung der osmotischen Resistenz der roten Blutkörperchen vor. Das Leiden kommt – wie der Name sagt – familiär vor, vererbt sich und unterscheidet sich dadurch von den symptomatischen hämolytischen Anämien. Jede Altersstufe kann befallen sein.

Röntgenbild: In mehr als der Hälfte der Fälle findet sich ein Turmschädel, der in der Kindheit stärker ausgeprägt ist und später mit der Entwicklung des Gesichtsschädels in seiner Erscheinungsform zurücktritt; auffallend sind auch ein flacher, breiter Nasenrücken und eine weite Augendistanz. In Stirn- und Scheitelbeinen können sich streifenförmige Verdichtungen zeigen, die in der Tabula interna gelegen sind (Abb. 14). Außerdem finden sich frühzeitige Nahtverknöcherung, ein hoher steiler Gaumen und Stellungsfehler der Zähne, was zusammenfassend als „hämolytische Konstitution" bezeichnet wird. Weiters kann noch eine

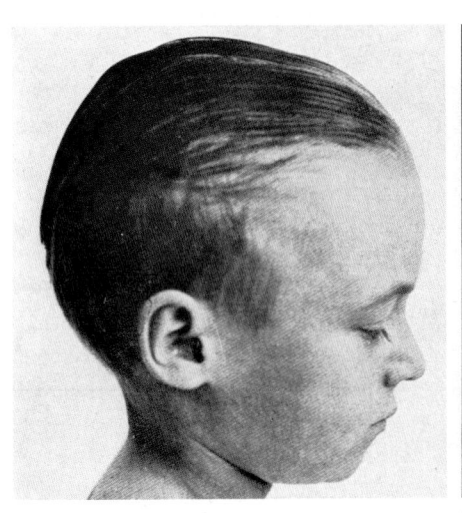

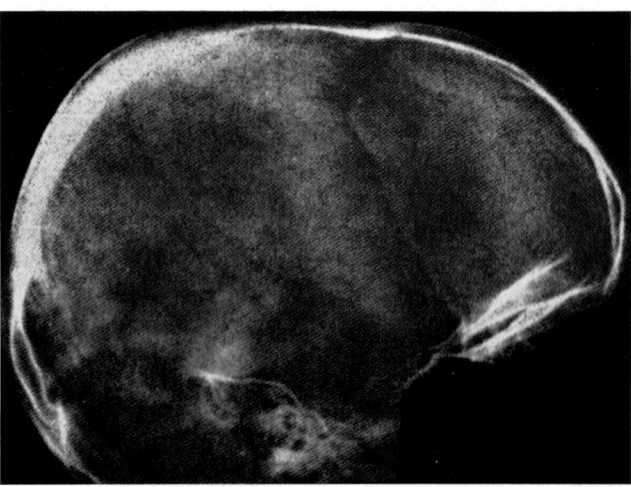

Abb. 14 a) 8¼jähriger Knabe mit Andeutung eines Turmschädels bei familiärem hämolytischem Ikterus. b) Schädel des gleichen Kindes. Hyperostose der Parietalia und Osteoporose des Stirnbeines (Beobachtung von Fanconi).

Reihe von Mißbildungen vorkommen, wie Brachy-, Poly- oder Syndaktylie, kongenitale Hüftgelenksluxation, Mikrophthalmus, Deformierung der Ohrmuschel, Otosklerose und Hautveränderungen; sehr oft werden außerdem Infantilismus und Hypogenitalismus beobachtet. Die langen Röhrenknochen weisen meist keine Veränderungen auf, können aber in Einzelfällen ähnlich strukturiert sein wie bei der Sichelzellanämie.

Literatur

Caffey, J. 1937: Skeletal changes in the chronic hemolytic anemias. Amer. J. Roentgenol. 37, 293

Gaensslen, M. 1922: Über haemolytischen Ikterus. Dtsch. Arch. klin. Med. 140, 210

Pompili, G. 1970: Die röntgenologischen Aspekte des Thorax bei der konstitutionellen hämolytischen Anämie. Minerva radiol. (Torino) 15, 378

Weitere Anämieformen

Von H. H. ELLEGAST

Die *kongenitale hypoplastische Anämie* wurde 1927 von FANCONI beschrieben. Es handelt sich nicht nur um eine makrozytäre Anämie, sondern auch um eine progrediente Panzytopenie aufgrund einer angeborenen enzymopenischen Knochenmarksinsuffizienz. Mit dieser hämatologischen Störung kombiniert findet man häufig angeborene Skelettanomalien. Da diese Skelettveränderungen zur Gruppe des intrauterinen bzw. primordialen Minderwuchses zu zählen sind, werden sie dort eingehender (mit Literaturangaben) abgehandelt (S. 194).

Der im Kindesalter häufigste Typ aller Anämieformen ist die Eisenmangelanämie; sie erreicht nur selten so schwere Grade, als daß sich dabei Skelettveränderungen fänden. In nur sehr wenigen Beobachtungen wird über Schädeldachveränderungen berichtet, wie man sie auch bei der chronischen konstitutionellen Anämie beobachten kann (vgl. auch Kap. Intrauteriner Minderwuchs, S. 194).

Bei den *Anämieformen der Erwachsenen* (erythroplastische Anämie; perniziöse Anämie) sind kaum je Skelettveränderungen zu sehen; gelegentlich kann man eine uncharakteristische, langsam fortschreitende Osteoporose als Folge einer Knochenmarkhyperplasie (rotes Knochenmark) beobachten. Bei langdauernden erythroplastischen Anämien können die kurzen Röhrenknochen der Hände eine Erweiterung des Markraumes und eine Verdünnung der Kompakta erfahren; gelegentlich macht sich auch eine mäßige Verdickung dieser Knochen bemerkbar. Im Bereiche der Endphalangen können Osteolysen auftreten.

Literatur

Caffey, J. 1937: Skeletal changes in the chronic hemolytic anemias. Amer. J. Roentgenol. 37, 293

Knochenveränderungen bei Polyzythämie

Von H. H. ELLEGAST

Eine erythropoetische Hyperplasie im Knochenmark kann beim Kind zu einer Knochenbeteiligung führen, wobei die Skelettveränderungen ähnlich jenen bei hämolytischer Anämie sind. Bei der Polyzythämie Erwachsener sind radiographisch faßbare Skelettveränderungen nicht beschrieben; histologisch können porotische und fibrosklerotische Knochengewebeveränderungen gefunden werden. So beschrieb BURKHARDT bei 288 Fällen von Polyzythämie in 60,8% Knochenveränderungen, in 48% eine Osteoporose, in 4,5% eine Osteosklerose, in 2,1% eine Knochenumbausteigerung und in 6,5% eine Geflechtknochenneubildung.

Literatur

Burkhardt, R. 1980: Myelogene Osteopathien. In: Handbuch der inneren Medizin, 5. Aufl. Bd. 6, Klinische Osteologie B. Springer, Berlin (S. 1058)

Kessler, M., R. Bartl, G. Küffer 1980: Röntgenologische und histobioptische Veränderungen des Skeletts bei hämatologischen Systemerkrankungen. Fortschr. Röntgenstr. 132, 301

Knochenveränderungen bei Leukosen

Von H. H. Ellegast

Leukämische Knochenveränderungen sind durch invasives, weniger durch destruktives Wachstum gekennzeichnet, wobei das wuchernde Gewebe auf den anliegenden Knochen drückt und seine Regeneration beeinträchtigt. Sie kommen bei Erwachsenen selten vor, sind aber bei Kindern häufiger, insbesondere bei den leukopenischen Formen mit einer peripheren Leukozytenzahl von unter 10 000.

Auf das klinische Bild soll nur insoweit eingegangen werden, als es die Skelettbeteiligung betrifft. Der Krankheitsbeginn kann schleichend sein oder relativ akut mit Fieber und Knochenschmerzen einsetzen. Differentialdiagnostisch kommen dabei Rheumatismus, Osteomyelitis oder ein Trauma in Frage. Manchmal treten in engem zeitlichem Zusammenhang auch hämatologische Krankheitszeichen wie Blutungen und Vergrößerungen der lymphatischen Organe auf. Die Diagnose ist aus dem Knochenpunktat in der Regel eindeutig zu stellen, aus dem peripheren Blutbild jedoch nur unsicher. Das Auftreten von rheumatoiden Beschwerden sollte allerdings gerade bei Kleinkindern an eine Leukämie mit Skelettbeteiligung denken lassen und Anlaß zu einer Skelettröntgenuntersuchung geben. Leukämische

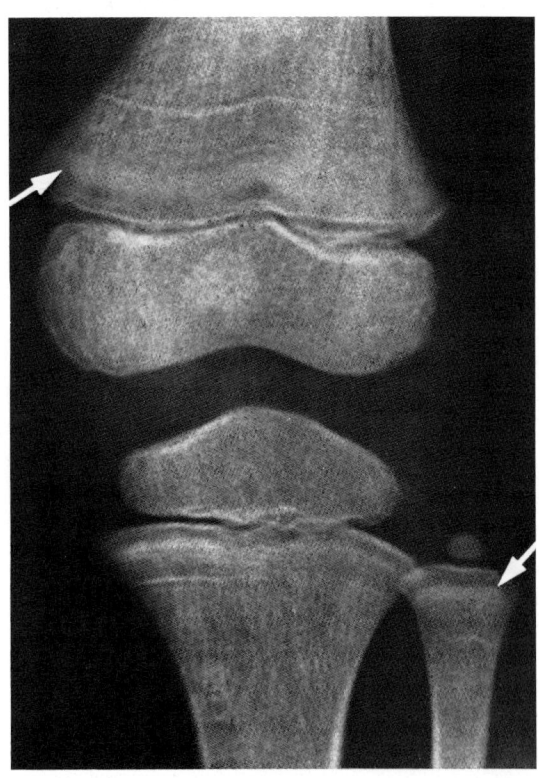

Abb. 15 4jähr. Knabe mit akuter Stammzellenleukämie. Klinisch leichte rheumatoide Schmerzen. Linkes Kniegelenk: Schmale metaphysäre Aufhellungsbänder in unmittelbarer Nachbarschaft der präparatorischen Verkalkungszonen. Daneben einige unspezifische dichte Querlinien (aus W. Swoboda: Das Skelet des Kindes, 2. Aufl. Thieme, Stuttgart 1969).

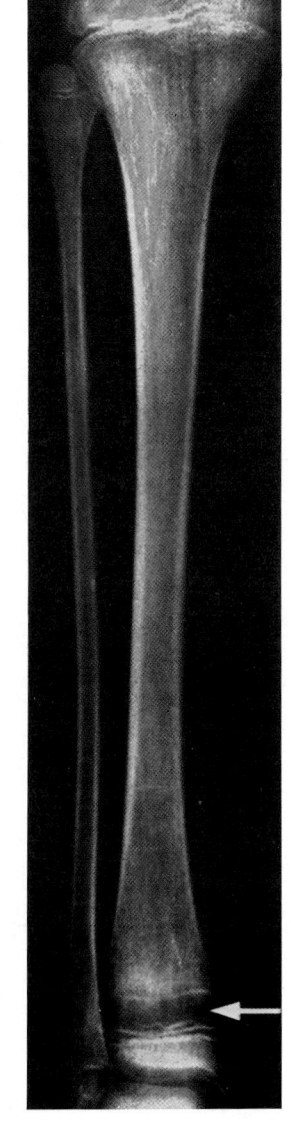

Abb. 16 6jähr. Mädchen mit akuter Stammzellenleukämie. Besonders breites metaphysäres Aufhellungsband am distalen Tibiaende (aus W. Swoboda: Das Skelet des Kindes, Thieme, Stuttgart 1969).

Wucherungen am Schädeldach, sog. Chlorome, sind oft gut palpatorisch nachweisbar.

Über die pathoanatomischen Befunde am Skelett bei Leukämie hat UEHLINGER eingehend berichtet. Leukämische Knochenveränderungen zeichnen sich durch vermehrten Knochenabbau, aber auch durch gesteigerten Knochenanbau aus. Die leukämischen Markwucherungen stellen einen raumfordernden Prozeß dar, der einen Knochenabbau, manchmal vom osteoklastischen Charakter, verursacht. Eine Osteosklerose muß von den periostalen Knochenanbildungen bei Leukämie, welche die Folge einer Periostablösung durch leukämisches Gewebe oder durch Blutungen sind, abgegrenzt werden. UEHLINGER meint, daß die endostale Hyperostose oder die Spongiosasklerose bei Leukämie ein spezifischer Vorgang sei, der auf Beziehungen zur Osteomyelosklerose hinweise. Die Knochenanbildung erfolgt auch nicht unmittelbar in der Nachbarschaft des leukämischen Gewebes, sondern stets über eine fibröse Zwischenstufe.

Röntgenbefund: Bei Kindern findet man eine Mischung von umschriebenen oder diffusen Rarefizierungen, periostale Reaktionen und auch eine Osteosklerose. Die ersten faßbaren Röntgensymptome sind in der Regel quere metaphysäre Aufhellungsbänder im Bereich des Kniegelenks, sogenannte Baty-Vogt-Linien (Abb. 15 u. 16); wahrscheinlich handelt es sich dabei um Störungen der Mineralisationsvorgänge und nicht um echte leukämische Infiltrate. Im weiteren Verlauf

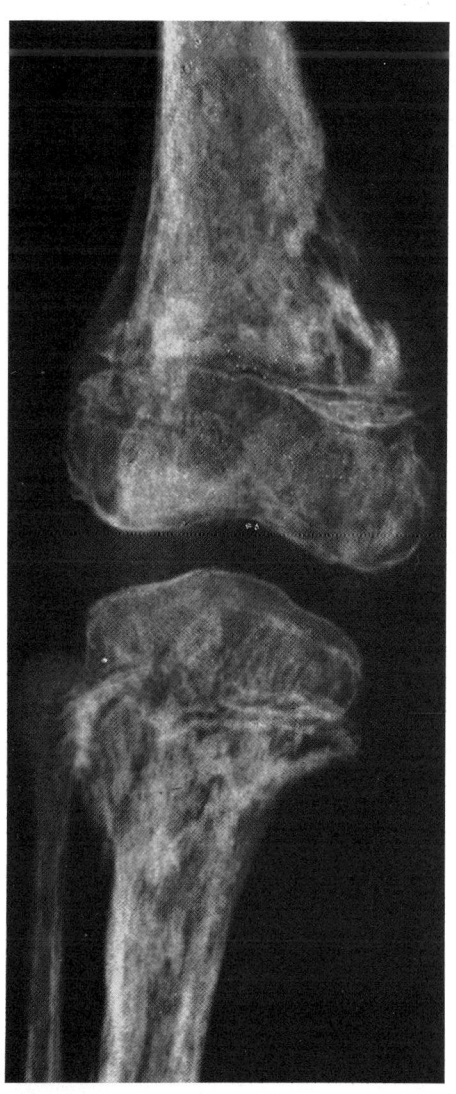

Abb. 17 Kniegelenk eines 5 Jahre alten Knaben, dessen Stammzellenleukämie einen Übergang in das Bild der Retikulosarkomatose zeigte. Fleckige Strukturauflockerungen mit Zerstörung von Kortikalis und Kompakta (aus W. SWOBODA: Das Skelet des Kindes, Thieme, 2. Aufl. Stuttgart 1969).

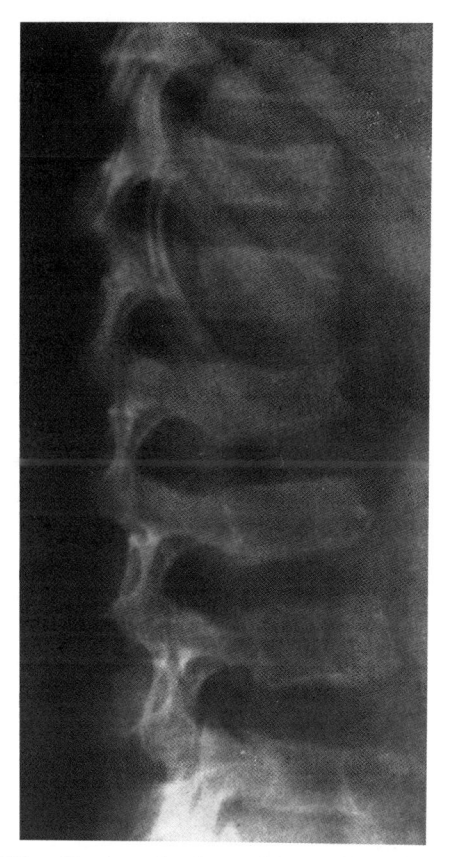

Abb. 18 4jähr. Knabe mit akuter Stammzellenleukämie. Die Wirbelkörper sind höhenreduziert; der 2. Lendenwirbel ist keilförmig. Die Strahlenabsorption ist durchwegs herabgesetzt (aus W. SWOBODA: Das Skelet des Kindes, Thieme, 2. Aufl. Stuttgart 1969).

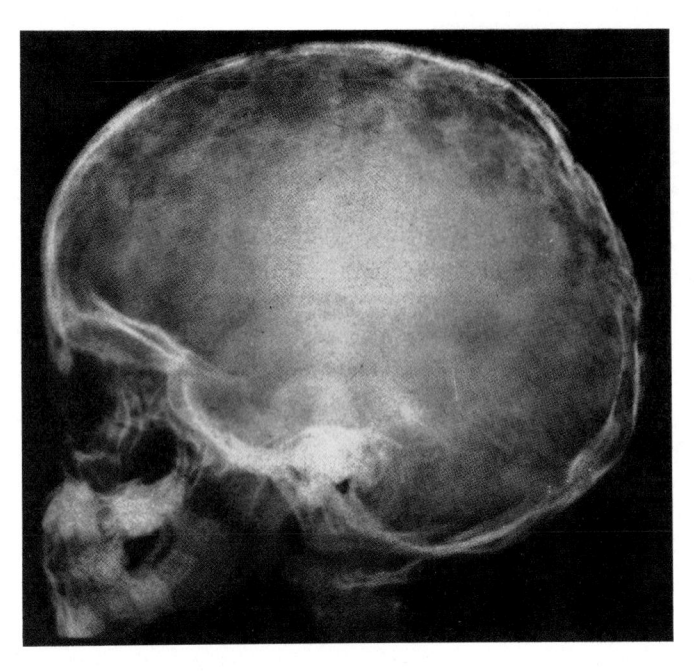

Abb. 19 Schädel des gleichen Kindes wie Abb. 17. Die Schädelkapsel ist „mottenfraßartig", die Tabulae an vielen Stellen usuriert (aus W. SWOBODA: Das Skelet des Kindes, Thieme, 2. Aufl. Stuttgart 1969).

kann sich eine fleckförmige Rarefizierung bis zu größeren Destruktionsherden entwickeln (Abb. 17). Die Kompakta wird im Diaphysenbereich einerseits aufgesplittert, andererseits als Folge von periostalen Blutungen überschichtet. Bei hochgradigen Destruktionen kann es zu pathologischen Frakturen bzw. Epi- und Metaphysenlösungen kommen (WETZELS u. HEUCK 1954).
Von den kleinen Knochen sind vor allem die Wirbelkörper relativ häufig betroffen; sie weisen ebenfalls Aufhellungsbänder und grobklückige Strukturen auf und können schließlich zusammensintern (Abb. 18). Bei längerem Verlauf sieht man multiple Wirbelkörperverformungen.
Am Schädelknochen beobachtet man eine sog. granuläre Atrophie und manchmal auch eine Osteolyse; gelegentlich zeigt sich das Bild eines „Bürstenschädels". In schweren Fällen kann das Schädeldach weitgehend destruiert sein (Abb. 19). Endostale Sklerosen sind bei kindlichen Leukämiefällen selten. LANDOLT (1946) fand unter 48 Beobachtungen nur einmal eine diffuse Spongiosasklerose bei einer akuten Paraleukoblastenleukämie. Eine polnische Arbeitsgruppe fand bei 131 Leukämiekranken in 55% Knochenveränderungen.
Differentialdiagnostisch sind in erster Linie das Plasmozytom und die Retikulose zu nennen.
Bei Leukämie der Erwachsenen kann es zu umschriebenen oder diffusen osteoporoseähnlichen Strukturauflockerungen, zu lokaler Osteolyse, mitunter auch zu fleckigen Destruktionen und gelegentlich zu periostalen Reaktionen kommen. Diese Skelettveränderungen sind bei den akuten Leukämieformen relativ häufiger als bei den chronischen; wenn bei der lymphatischen Leukämie ein ossärer Befall schon selten ist, so muß er bei der myeloischen Leukämie als ganz selten bezeichnet werden. PEAR fand bei Lymphomen und Leukämien Erwachsener eine generalisierte Osteoporose, subepiphysäre Aufhellungsbänder, Periostosen und Osteosklerosen und nur selten Osteolysen.

Literatur

Clements, D. G., E. H. Kalmon 1956: Chronic myelogenous leukemia. Unusual bone changes in an adult. Radiology 67, 399
Hildebrand, H. 1950: Zur Leukämie der kindlichen Wirbelsäule. Fortschr. Röntgenstr. 72, 709
Kalayjian, B. S., P. A. Herbut, L. A. Erf 1946: The bone changes of leukemia in children. Radiology 47, 223
Kaufmann, U., F. Lampert 1977: Hüftkopfnekrose bei Langzeitremissionen der akuten lymphoblastischen Leukämie. Klin. Paediat. 189, 37
Landolt, R. E. 1946: Knochenveränderungen bei kindlicher Leukämie. Helv. paediat. Acta 32, 222
Silvermann, F. V. 1948: The sceletal lesions in leucemia. Amer. J. Roentgenol. 59, 819
Snelling, C. E., A. Brown 1934: Bone changes in leukaemia. Arch. Dis. Childh. 9, 315
Swoboda, W. 1969: Das Skelet des Kindes, 2. Aufl. Thieme, Stuttgart.
Wetzel, U., F. Heuck 1954: Über progrediente Knochenveränderungen bei kindlicher Leukämie mit Retikulose. Fortschr. Röntgenstr. 81, 788
Willson, J. K. V. 1959: The bone lesions of childhood leukemia. Radiology 72, 672

Knochenveränderungen bei Hämochromatose (Eisenspeicherkrankheit)

Von E. Uehlinger

Die idiopathische Hämochromatose (Bronzediabetes, Pigmentzirrhose der Leber) ist klinisch gekennzeichnet durch eine Hepatomegalie, verbunden mit Leberinsuffizienz, Pigmentation der Haut und Diabetes mellitus. Todesursache ist meist eine globale Herzinsuffizienz.
Anatomisch findet man eine ungemein starke Eisenspeicherung in Leber und Pankreas mit Übergang in Pankreasfibrose.
Ätiologisch handelt es sich um ein „inborn error des Eisenstoffwechsels", pathogenetisch wahrscheinlich um einen Verlust der Kontrolle der intestinalen Eisenresorption (Mukosablock). Die idiopathische Eisenspeicherkrankheit befällt fast nur das männliche Geschlecht. Viszerale Störungen im Zusammenhang mit der Eisenspeicherung manifestieren sich frühestens nach dem 35. Lebensjahr. Selbst bei massivster Eisenspeicherung vor allem in Leber und Pankreas sind die Eisenmengen zu gering, um im Röntgenbild in Form einer Verstärkung des Leber- oder Milzschattens in Erscheinung zu treten.
Schädigungen des Skelettes sind geringfügig und gänzlich unspezifisch. Vorwiegend finden sich degenerative Veränderungen des Gelenkknorpels, im besonderen der Metakarpophalangeal- und Interphalangealgelenke. Anatomisch finden sich Knorpelusuren, Knorpeleinrisse, Knorpelabsprünge und im Röntgenbild eine Verschmälerung der entsprechenden Gelenkspalten, geringe Randwulstbildungen, subchondrale Zysten, verbunden mit einer Inkongruenz der Gelenkflächen.

Literatur

Finch, St. C., C. A. Finch 1955: Idiopathic hemochromatosis, an iron storage disease. Medicine (Baltimore) 34, 381

Knochenveränderungen bei paraproteinämischen Hämoblastosen

Von H. H. Ellegast

Unter Paraproteinämie versteht man ein Krankheitsbild, welches durch das Auftreten von pathologischen Eiweißkörpern aus der Familie der Immunglobuline charakterisiert ist. Es besteht heute kein Zweifel mehr, daß die Produktion der Paraproteine in den Zellen des lymphoretikulären Systems erfolgt. Die Paraproteinämie gilt als Kardinalsymptom gewisser neoplastischer Erkrankungen der blutbildenden Zellsysteme, die man deshalb auch paraproteinämische Hämoblastosen nennt.

Plasmozytom

Synonym: Plasmozytose, Myelom, Myelomatose, Morbus Kahler.
Das Plasmozytom ist durch eine maligne Wucherung von Plasmazellen, welche herdförmig oder diffus auftreten kann, charakterisiert; gelegentlich können dabei auch Plasmazellen in das periphere Blut ausgeschwemmt werden. Das Plasmozytom ist als klassisches Beispiel einer medullären Osteopathie aufzufassen; da es sich dabei aber um eine maligne, myelogene Knochengeschwulst handelt, wird es in dem Kapitel IX, S. 603 eingehend besprochen.

Morbus Waldenström

Als zweithäufigste obligat paraproteinämische Hämoblastose ist die Makroglobulinämie Waldenström anzusehen. Das morphologische Substrat entspricht hier einer lymphoid-plasmazellulären Retikulose; die Tumorzellen synthetisieren Paraproteine der Klasse M. Eine beträchtliche Viskositätssteigerung und gleichzeitige paraproteinämische Kapillarwandschädigung sind für viele der klinischen Symptome dieser Erkrankung, wie Haut- und Schleimhautblutungen (Purpura macroglobulinaemica), Retinopathia mit Visusverlust, neurologische Ausfallerscheinungen bis zum Coma paraproteinaemicum, sowie periphere Durchblutungsstörungen verantwortlich zu machen. Im Skelett kann man eine Stammskelettosteoporose, ähnlich der Involutionsosteoporose finden; kaum sieht man jedoch destruierende osteolytische Veränderungen. Über die Abgrenzung der Makroglobulinämie Walden-

ström und der Purpura hyperglobulinaemica Waldenström publizierte WEINREICH (1955).
Die sog. chronische *Kälteagglutinin-Krankheit* zählt ebenfalls zu den obligaten paraproteinämischen Hämoblastosen; sie wird als besondere Variante der Makroglobulinämie Waldenström angesehen. Skelettveränderungen sind hier jedoch nicht bekannt.
Schließlich beschrieb FRANKLIN 1963 eine weitere obligate paraproteinämische Hämoblastose, bei der das Paraprotein lediglich aus zwei schweren Ketten vom Gamma-Kettentyp besteht, weshalb diese Erkrankung auch als *„schwere Kettenkrankheit"* bezeichnet wird. Sie muß als Gegenstück zur sog. Bence-Jones-Paraproteinämie angesehen werden, welche sich bekanntlich nur aus zwei leichten Ketten zusammensetzt. Die klinische Symptomatologie weist Analogien sowohl zum Plasmozytom als auch zur Makroglobulinämie Waldenström auf; Skelettveränderungen sind auch bei dieser Schwerkettenkrankheit nicht beschrieben.

Literatur

Bach, G. L. 1974: Knochenveränderungen bei Paraproteinämien. In: Knochenerkrankungen, hrsg. von H. Mathies. Banaschewski, München-Gräfelfing, 129

Klima, R., H. Rettenbacher-Daubner, H. Rieder 1962: Myelom-ähnliche Paraproteinämie bei Osteomyelosklerose. Wien. Z. inn. Med. 43, 189

Vermess, M., K. D. Pearson, A. B. Einstein, J. L. Fahey 1972: Osseous manifestations of Waldenström's macroglobulinemia. Radiology 102, 497

Weinreich, J. 1955: Die diagnostische und klinische Abgrenzung von Makroglobulinämie (Waldenström) und Purpura hyperglobulinaemica (Waldenström). Münch. med. Wschr. 97, 1488

Hämophilie

Von M. R. FRANCILLON

Die Gelenkbeteiligung bei der Hämophilie ist als Folgeerscheinung eines Circulus vitiosus anzusehen, der sich nach STORTI u. Mitarb. (1972) folgendermaßen abspielt: Trauma → Hämarthros → Synovitis haemorrhagica mit vermehrter Gefäßproduktion → Steigerung der Tendenz zu neuen Blutungen, die schließlich zu Pannusbildung mit sekundärer Gelenkknorpelarrosion und dann zur chronischen hämophilen Arthropathie führen. Diese Befunde haben STORTI veranlaßt, seit 1966 die therapeutische und prophylaktische *Synovektomie* einzuführen, die sich bereits in vielen Fällen bewährt hat: so berichten BONI u. CECILIANI (1972) über 15 Kniesynovektomien bei Patienten im Alter von 5 – 22 Jahren mit 13 guten Resultaten (6 sehr gut, 7 gut), davon haben 6 postoperativ in einer Beobachtungszeit von 1 – 2 Jahren keinen Kniehämarthros durchgemacht, nachdem sie vor der Operation bis 56 Knieblutergüsse jährlich hatten.

Befallen werden vor allem Knie-, Ellbogen- und oberes Sprunggelenk. Unter 157 Hämophilen fand AHLBERG (1965) 172 Knie-Arthropathien, 145 Arthropathien der Ellbogengelenke und 96 der Sprunggelenke.

Seltener sind die Hüftgelenke befallen (AHLBERG fand unter 157 Hämophilen 11mal ein Hüftgelenk und 1mal beide Gelenke befallen). Bei Kin-

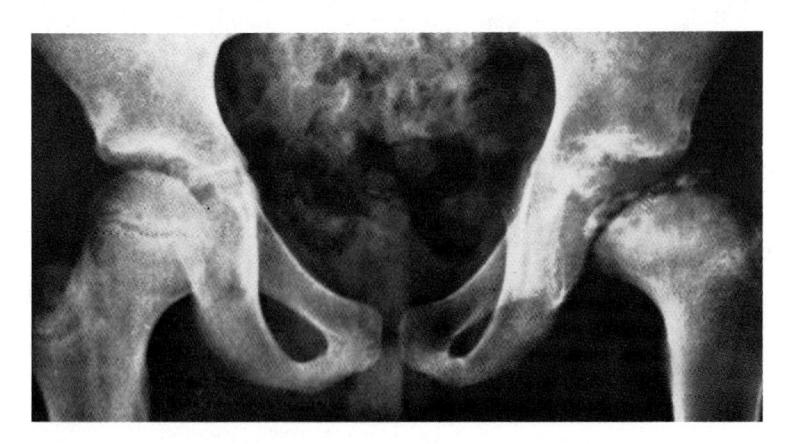

Abb. 20 Hämophilie. Hüftgelenk mit Perthes-artigen Veränderungen, ♂ 10 J. (aus AHLBERG 1965: Act. orthop. scand. Suppl. 77).

Abb. 21 Hämophilie. Kniegelenk schwer verändert, 15 J. (aus AHLBERG 1965: Act. orthop. scand. Suppl. 77).

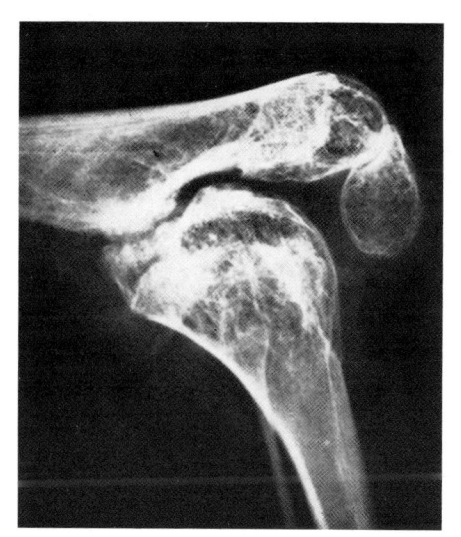

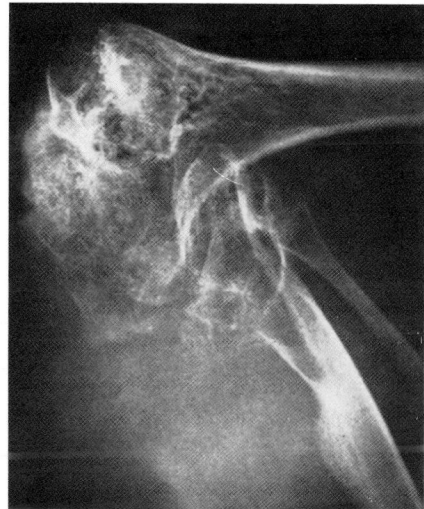

dern erinnern die Röntgenbilder des Femurkopfes an den *Morbus Legg-Calvé-Perthes;* die Veränderungen an der Pfanne lassen aber den Unterschied erkennen (Abb. 20). Bei Erwachsenen entstehen Bilder atypischer Koxarthrosen.

Das *Kniegelenk* zeigt röntgenologisch zunächst eine Erweiterung des Gelenkspalts als Folge des Blutergusses. Die Zerstörungsprozesse zeigen sich zuerst in der Regel an den knorpelfreien Zonen, d. h. also in der Fossa intercondylica (Ansatz der Ligg. cruciata). Später kommt es zu Gelenkspaltverschmälerung durch Zerstörung und Unterminierung des Gelenkknorpels; der Bluterguß dringt in den Knochen, und es entstehen dann mit Blut und Knochensplittern erfüllte zystenartige Hohlräume, die als „Pseudotumoren" imponieren können (Abb. 22). Im Zusammenhang mit der Osteoporose kann es zum Einsinken der Tibiakondylen kommen mit entsprechender Kniedeformität (z. B. Genu valgum).

Solche zystischen Pseudotumoren können aber auch meist extraartikulär auftreten, manchmal im Anschluß an Traumen. Aus der Literatur hat AHLBERG (1965) 41 Fälle zusammengestellt; davon waren 20 im Femur und 13 im Ilium lokalisiert. Gerade hier zeigt sich die Wichtigkeit der

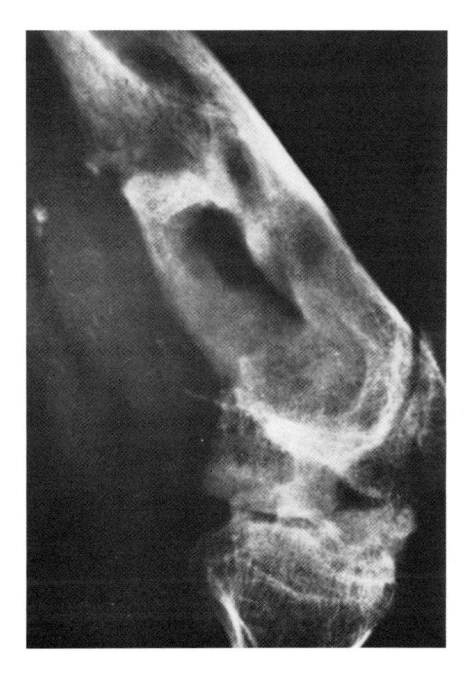

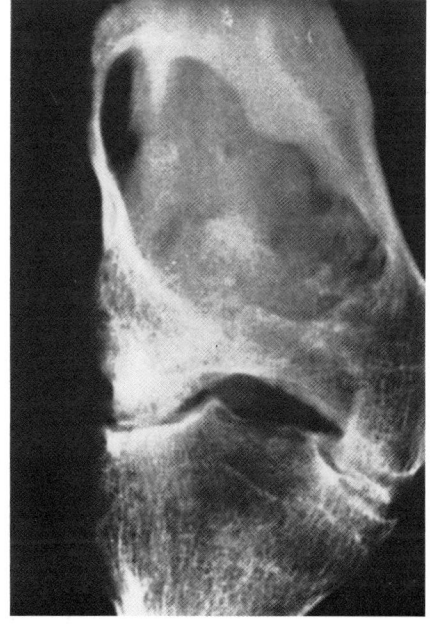

Abb. 22 Hämophilie. Zystischer Pseudotumor des Femur, 26 J. (aus AHLBERG 1965: Act. orthop. scand. Suppl. 77).

Anamnese: oft genug war radiologisch die Diagnose nicht zu stellen (meist als Sarkom gedeutet) und postoperative Komplikationen, ja Mortalität waren in solchen Fällen hoch (hierzu auch G. NEEF 1963). Analoge Veränderungen wie am Knie zeigen sich am Ellbogen.

Sekundär können an all diesen Gelenken schwere Kontrakturen auftreten. Die Zerstörungen können so hochgradig werden, daß es zu Destruktionsluxationen kommt. Eingehend berichtet PIETROGRANDE (1972) über diese Läsionen und ihre Behandlung.

Literatur

Ahlberg, A. 1965: Haemophilia in Sweden. VII. Incidence, treatment and prophylaxis of arthropathy on other musculoskeletal manifestations of haemophilia A and B. Acta orthop. scand., Suppl. 77

Boni, M., L. Ceciliani 1972: La sinoviectomia del ginocchio. 57. Congresso Soc. Ital. Ortop. Traumatol. (S. 66 – 148)

Neff, G. 1963: Chirurgische, pathologisch-anatomische und therapeutische Probleme bei der Hämophilie. Acta chir. helv. 30, 170 – 173

Pietrogrande, U. 1972: Le alterazioni ossee nelle artropatie emofiliche ed il loro trattamento. 57. Congresso Soc. Ital. Ortop. Traumatol. (S. 149 – 185)

Storti, E., E. Ascari, E. Molinari, G. Gamba 1972: Basi anat. e fisio-patol. dell'emartro emofilico. 57. Congresso Soc. Ital. Ortop. Traumatol. (S. 5 – 65)

VIII. Lymphogranulomatose des Knochens

Von A. Breit und H. L. Keller

Die Lymphogranulomatose (im angelsächsischen Schrifttum als Morbus Hodgkin bezeichnet) ist die häufigste Geschwulstform in der Gruppe der malignen Lymphome. Nach Lennert erweisen sich z. B. in Schleswig-Holstein 52,5% aller malignen Lymphome als Morbus Hodgkin, im Kindesalter sogar rund 66%. Als rohe Morbiditätsziffer gibt Lennert 0,36 pro 100 000 Kinder im Jahr an. Für die Bundesrepublik ergibt sich eine Mortalitätsziffer z. B. für 1961 von 0,28 für das männliche und von 0,1 für das weibliche Geschlecht, jeweils bezogen auf 100 000 Kinder. Hinsichtlich der Häufigkeit der Lymphogranulomatose bestehen auffallende geographische Differenzen.

Die Mortalitätsrate beträgt nach Lennert u. Mitarb. (1971) – bezogen auf jeweils 100 000 Menschen der gleichen Altersgruppe – bei einem ersten Altersgipfel zwischen dem 20. und 30. Lebensjahr etwa 2,7 bei Männern, bei Frauen 2,3 und bei einem weiteren Altersgipfel um das 70. Lebensjahr bei Männern etwa 5,6, bei Frauen rund 3,8. Das Geschlechtsverhältnis zwischen männlichen und weiblichen Patienten beträgt zwischen dem 6. und 12. Lebensjahr 3,1 : 1 und sinkt bis zum 20. Lebensjahr auf etwa 1,5 : 1.

Es wird derzeit unterschieden zwischen dem lokalisierten primären Lymphogranulom und der generalisierten Lymphogranulomatose. Die Häufigkeit der Knochenbeteiligung geben die Kliniker, z. B. Musshoff (1968, 1971), Harder (1960) mit etwa 20% an. Wenn demgegenüber die Pathologen zu einer wesentlich größeren Häufigkeit, Uehlinger (1933) z. B. zu 40 bis 50%. Falk und Horn zu 55% kommen, so besagt dies nicht nur, daß durch den Pathologen zumeist Endzustände untersucht werden, sondern, daß viele Knochenherde sich intravital röntgenneutral verhalten. Die röntgenmanifeste Knochenbeteiligung erfolgt zum Teil hämatogen, zum anderen Teil per continuitatem. Hämatogen kommen zumeist Herde des Schädeldaches, der Wirbelsäule und der langen Röhrenknochen zustande. Die hämatogene Ausbreitung erfolgt nach Uehlinger vorwiegend in die Wirbelsäule, die Oberschenkel, das Brustbein, die Rippen, das Schädeldach und den Humerus. Weil das Spongiosagerüst zumeist erhalten bleibt sind solche Metastasen länger röntgenlatent. Bei der Ausbreitung des Prozesses per continuitatem auf den Knochen bestehen zweifelsohne Beziehungen zu den Lymphknoten im Körper, so daß durch die Häufigkeit von Lymphknoten

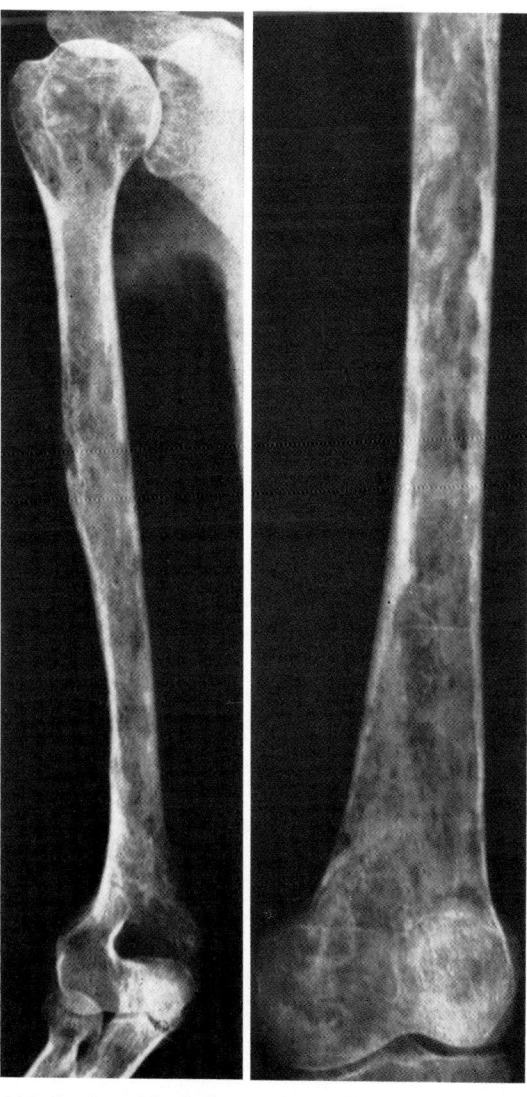

Abb. 1 Osteoklastische, geringgradig osteoplastische Form der Knochenlymphogranulomatose an Oberarm- und Oberschenkelknochen (mit endostaler Arrosion der Kortikalis) (Aufnahmen Prof. Baensch).

im paraaortalen Abschnitt und im Halsabschnitt vorwiegend die Lendenwirbel und die unteren Halswirbel befallen werden.

Im klinischen Krankengut von HARDER ergaben sich röntgenmanifeste Herde des Skeletts bei etwa 15,3% der Patienten, und zwar bei 9% monossär, bei 6,3% multilokulär.

Die *röntgenologischen Erscheinungsformen* schwanken zwischen der nicht krankheitsspezifischen allgemeinen Tumorosteolyse (Abb. 1, 2), zum Teil leicht sklerotisch demarkiert, der vorwiegenden Osteosklerose (Abb. 3), welche bis zur Wirbeleburnisation fortschreiten kann und den gemischt osteoplastisch-osteolytischen Formen (Abb. 4, 5) mit wabigen Knochenstrukturen. Im Krankengut von HARDER überwogen zahlenmäßig die osteolytischen Formen mit 68% bei weitem. Es folgen die osteoplastisch sklerosierenden Formen mit 16%, die gemischt osteoplastisch-osteoklastischen Formen mit 12% und die wabigen Strukturverän-

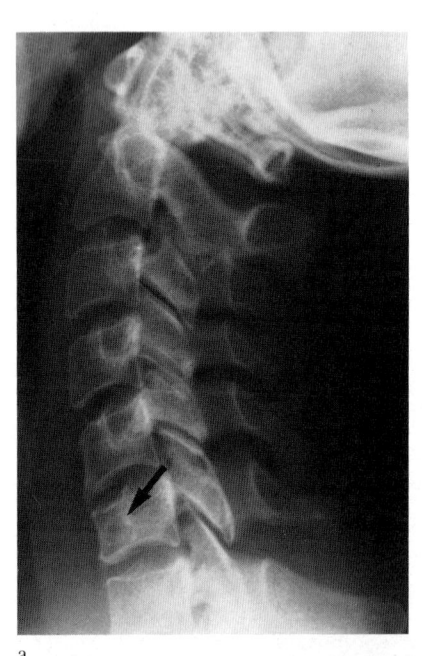

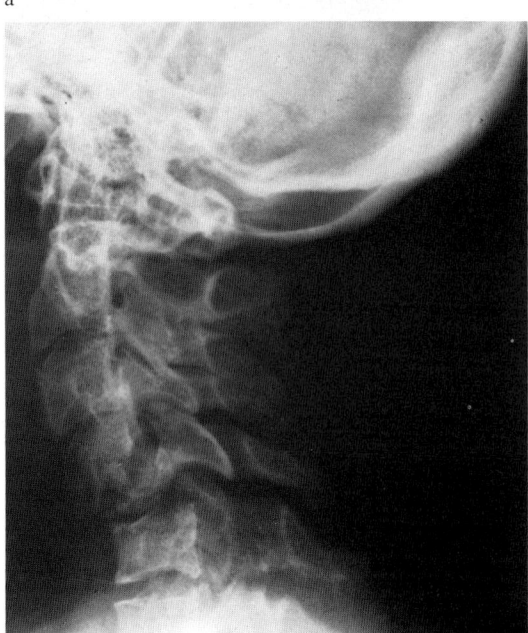

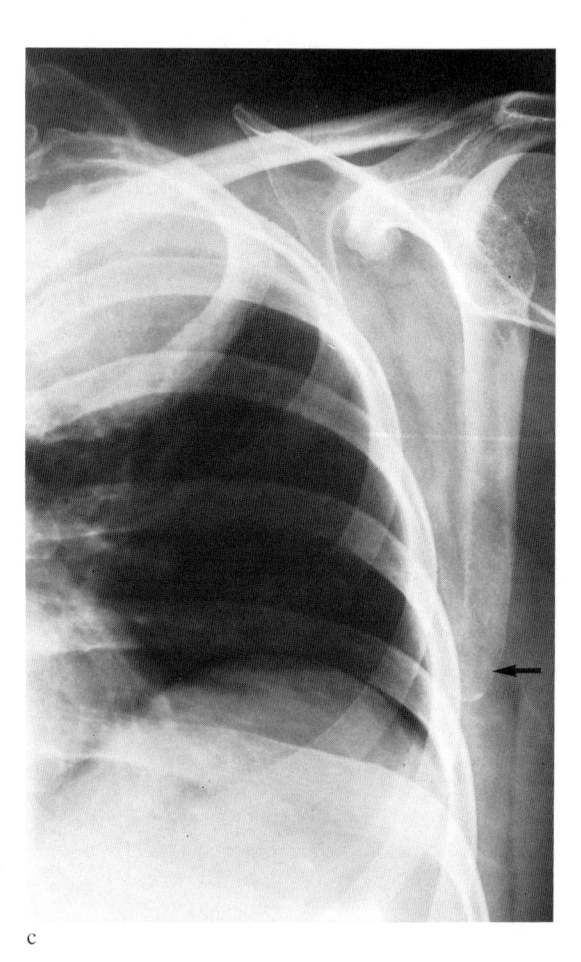

Abb. 2 Verlaufsserie einer Lymphogranulomatose der Halswirbelsäule. Beobachtungszeitraum 5 Jahre. Zugleich Übergreifen des Prozesses auf die Rippen, wahrscheinlich von zervikalen Halslymphknoten ausgehend.
a) Kleiner Destruktionsherd im 6. HWK (→).
b) ½ Jahr später Destruktion des 4., 5. und beginnend des 6. HWK mit Fehlhaltung. Subluxation.
c) Destruktion der 1. und 2. Rippe. Weichteiltumor Osteolyse der Skapulaspitze (→).

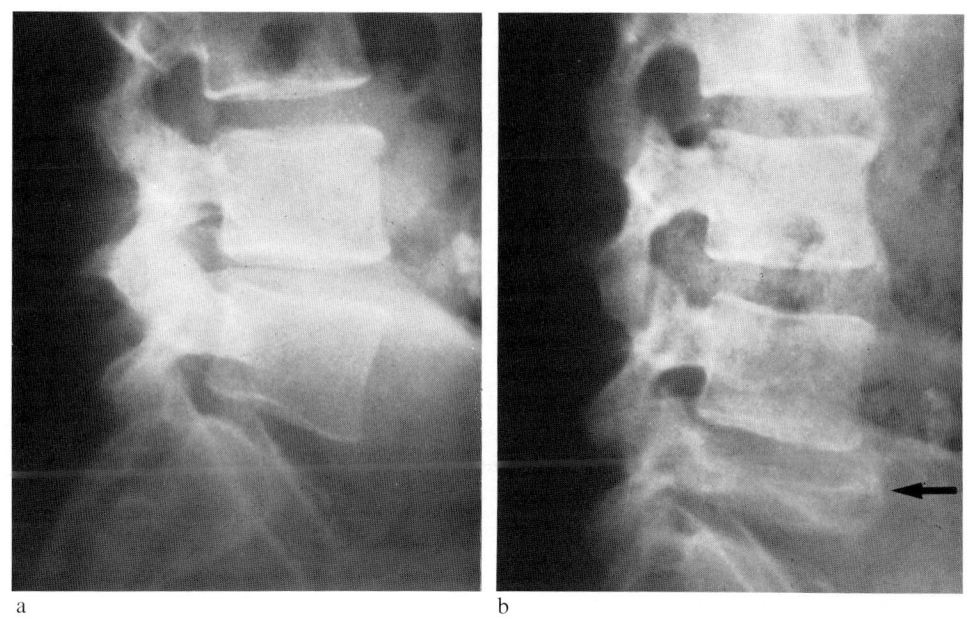

Abb. 3 Wirbellymphogranulomatose mit Kompression des 5. LWK (Aufnahmen Prof. Mayer, Wien).
a) Ausgangsbefund, b) 6 Monate später.

derungen mit 4%. Da es charakteristische Knochenveränderungen der Lymphogranulomatose nicht gibt, spielen differentialdiagnostische Erwägungen eine große Rolle, besonders wenn klinisch die Lymphogranulomatose noch nicht gesichert ist. Was Herde am Schädel bzw. an der Wirbelsäule betrifft, so sei auf die Ausführungen von Psenner und von Brocher in Band III dieses Lehrbuches hingewiesen. Umschriebene Skleroseherde innerhalb eines Wirbelkörpers können bei Metastasen des Prostatakarzinoms, gelegentlich auch des Mammakarzinoms, gerade aber auch bei der Lymphogranulomatose vorkommen. Für die Latenzzeit zwischen dem Beginn der Hodgkin-Krankheit und dem Auftreten von Knochenkomplikationen werden etwa 4 Jahre angegeben (Harder 1960). Besonders erwähnenswert ist die Komplikation der Hodgkinschen Erkrankung durch ein Querschnittssyndrom. Häufig ist eine solche neurologische Symptomatologie weniger durch Knochenherde der Lymphogranulomatose in der Wirbelsäule als durch Weichteilinfiltrationen im Spinalkanal oder entlang den Foramina intervertebralia und ihren Nervenkanälen ausgelöst. Gelegentlich kommt es bei der Knochenlymphogranulomatose zu periostalen Reaktionserscheinungen und sogar zu Spikula; Senkungsabszesse fehlen. Die Zwischenwirbelscheiben werden bei Befall der Wirbelsäule

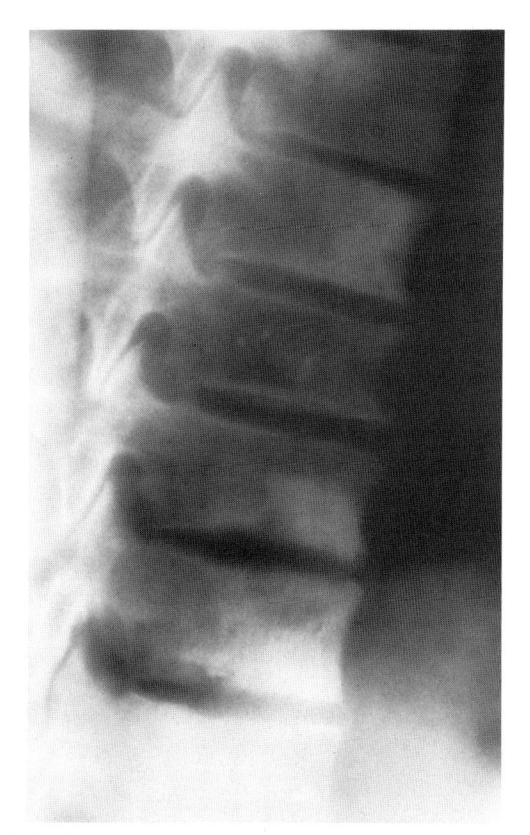

Abb. 4 Osteoplastisch-osteoklastische Mischform der Lymphogranulomatose der Brustwirbelsäule bei einem 49jährigen Mann (Aufnahmen Prof. Wiljasalo, Helsinki).

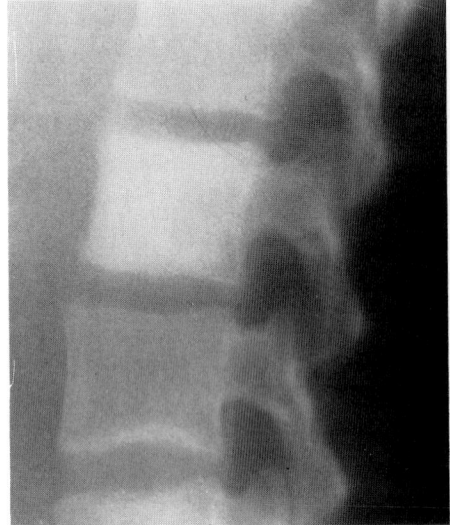

Abb. 5 Befall zweier benachbarter Wirbelkörper durch verschiedene Reaktionstypen der Lymphogranulomatose bei einem 21jährigen Mann (Beispiel unterschiedlicher Knochenveränderungen bei Lymphogranulomatose).
a) Seitliches Tomogramm: Eburnisierung des 2. LWK (osteoplastische Form), 3. LWK Knochenentkalkung des 3. LWK (osteoklastische Form), Zwischenwirbelraum nicht verschmälert.
b) Urogramm: Umschriebene Abdrängung des linken Harnleiters in Höhe des 3. LWK.
c) Ausgeprägter Befall der paraaortalen Lymphknoten im Lymphogramm.

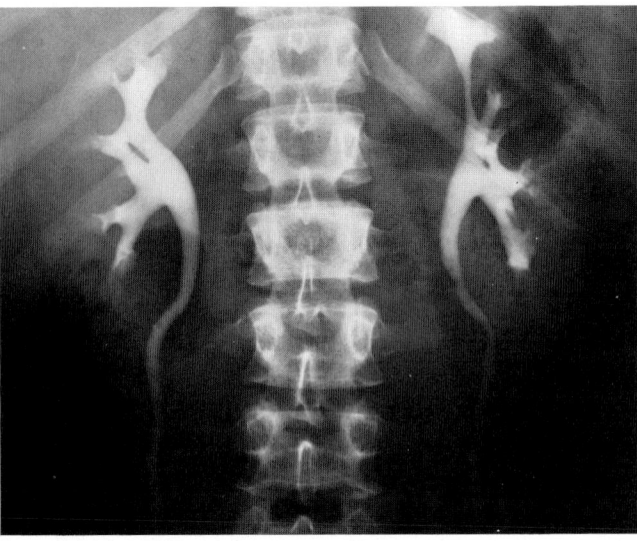

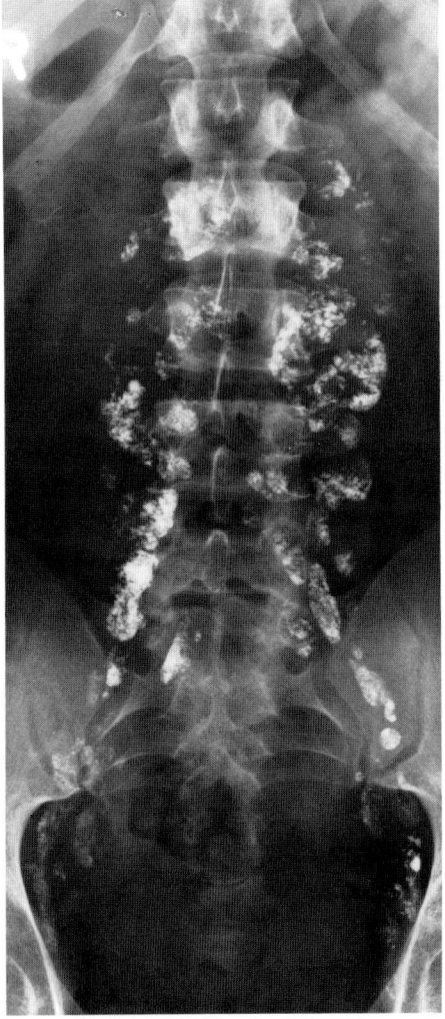

nur selten verschmälert. Bei intrathorakalen Veränderungen durch die Lymphogranulomatose kann es zur Osteoarthropathie hypertrophicans toxica kommen, worauf z. B. SHAPIRO u. Mitarb. (1973) hinweisen.

Was die Therapie der Lymphogranulomatose betrifft, so ist auch heute im Zeitalter der Zytostatika die Strahlentherapie bei den Stadien I – III A die Methode der Wahl. Die Herddosen liegen bei üblicher Fraktionierung zwischen 4000 und 5000 R (40 und 50 Gy).

Klinisch bleibt eine Symptomarmut der Knochenherde auffällig, so daß manchmal erst Spontanfrakturen oder Wirbelkompressionen auf die Knochenbeteiligung hinweisen.

Literatur

Brocher, J. E. W. 1966: in: Lehrbuch der Röntgendiagnostik, Bd. III, hrsg. von H. R. Schinz, W. E. Bänsch, W. Frommhold, R. Glauner, E. Ühlinger, J. Wellauer. Thieme, Stuttgart

Falk, J., G. Horn 1954: Über Knochenveränderungen bei der Lymphogranulomatose. Zbl. inn. Med. 9, 853

Harder, J. 1960: Über Knochenlymphogranulomatose. Fortschr. Röntgenstr. 93, 445 – 454

Musshoff, K. 1971: Prognostic and therapeutic implications of staging in extranodal Hodgkin's Disease. Cancer Research 31, 1814 – 1827

Musshoff, K., H. Renemann, L. Boutis, J. Afkham 1968: Die extranoduläre Lymphogranulomatose – Diagnose, Therapie und Prognose bei zwei unterschiedlichen Formen des Organbefalles. Fortschr. Röntgenstr. 109, 776 – 786

Lennert, K., N. Mori 1971: Zur Pathologie der Leukämie und maligner Lymphome im Kindesalter. Verl. Dtsch. Ges. f. Pathol. 55, 216 – 269

Psenner, L. B. 1966: in: Lehrbuch der Röntgendiagnostik, Bd. III, hrsg. von H. R. Schinz, W. E. Bänsch, W. Frommhold, R. Glauner, E. Ühlinger, J. Wellauer. Thieme, Stuttgart

Shapiro, R. F., N. J. Zvaifler 1973: Concurrent intrathoracic Hodgkin's disease and hypertrophic osteoarthropathy. Chest, 912 – 916

Ühlinger, E. 1933: Über Knochenlymphogranulomatose. Virchow. Arch. Path. Anat. 288, 36

IX. Primäre Knochengeschwülste

Von J. D. Mulder, H. Poppe und J. R. van Ronnen

Einführung

Es ist das Verdienst von Lent C. Johnson (1953), eine Theorie der Entstehungs- und Gestaltungsbedingungen der Geschwülste aufgestellt zu haben (Abb. 1 a u. b). Er hat damit *erstmals* – um Erwin Uehlinger zu zitieren – ein Verständnis für die Vielschichtigkeit und Mannigfalt der Erscheinungsformen von ossären Geschwülsten geweckt.

Mit Befriedigung kann festgestellt werden, daß die neuerdings wieder stärker in das Bewußtsein von Pathologen, Klinikern, Onkologen und Radiologen gerückte Problematik in den letzten beiden Jahrzehnten zur Gründung und Aktivierung von Arbeitskreisen geführt hat, die durch ihre Tätigkeit große Aufmerksamkeit erfahren. Diese tragen dazu bei, eine den Bedürfnissen der Klinik, Pathologie und Symptomatologie des Röntgenbildes gleichermaßen Rechnung tragende Klassifikation weiter zu entwickeln.

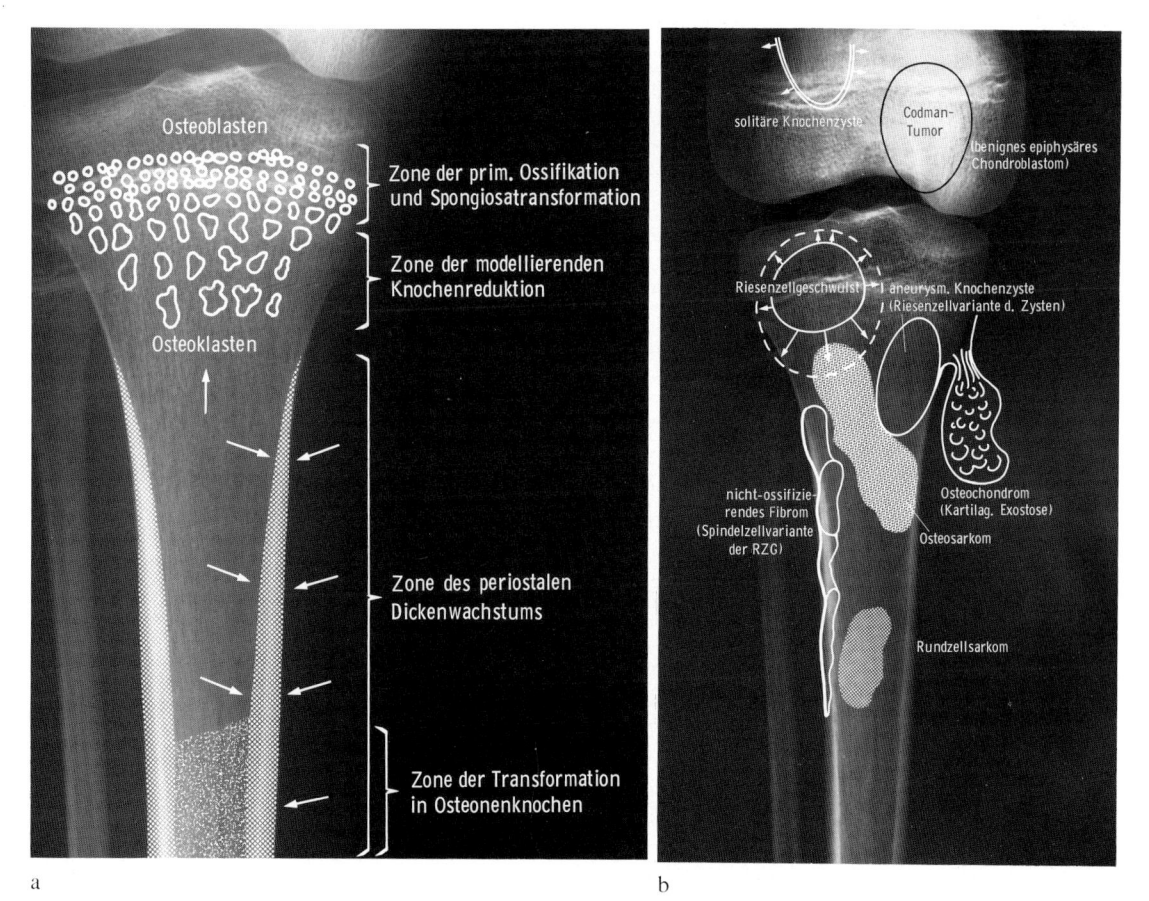

Abb. 1 a) Topische Gewebsdifferenzierung des wachsenden Knochens als Verständnisgrundlage für die Bevorzugung von Prädilektionsorten von Geschwülsten. b) Prädilektionsorte für einige benigne, potentiell maligne und maligne Knochentumoren bzw. „Tumour-Like-Lesions".

Tabelle 1 Klassifikation wichtiger benigner, maligner Knochen-Primärtumoren und „Tumour-Like-Lesions" (Modifikation der Einteilung nach ACKERMAN u. SPJUT)

Originäre Matrix	Gutartige Tumoren	Potentiell maligne Tumoren	Bösartige Tumoren	Geschwulstähnliche Läsionen („Tumour-Like-Lesions")
1. Knorpel	Chondroblastom Chondromyxoidfibrom Osteochondrom Multiple Kartilaginäre Exostosen Enchondrom Knochen-Chondromatose		Primäre und sekundäre Chondrosarkome Mesenchymales Chondrosarkom	
2. Knochen	Osteom Osteoblastom „Bone Islands"		Osteosarkom Juxtakortikales Osteosarkom	Kallus Myositis ossificans Extraossales Pseudo-Osteoblastom Monostische fibröse Dysplasie Osteoidosteom
3. Knochenmark (Hämatopoetische Elemente) Fettzellen	Lipom		Plasmozytom Ewing-Sarkom Retikulumzellsarkom Liposarkom	
4. Fibröses Gewebe	Desmoplastisches Fibrom Periostales Desmoid		Fibrosarkom	Fibröser Kortikalisdefekt Nicht-ossifizierendes Fibrom Fibromyxom
5. Ungewisse Herkunft		Riesenzelltumor Grad I – II	Riesenzelltumor Grad III – IV	Solitäre Knochenzyste Adamantinom
6. Blutgefäße	Hämangiom		Angiosarkom (Hämangioendotheliom) Hämangioperizytom	Aneurysmatische Knochenzyste
7. Notochord			Chordom	

Knochentumoren werden nach klinischen Gesichtspunkten in gutartige, primär-bösartige und Metastasen eingeteilt. Eine Artdiagnose ist erfahrungsgemäß auf klinischem Wege nur ausnahmsweise mit Sicherheit zu stellen; eine *zuverlässige Artdiagnose kann nur durch die histologische Untersuchung und die Verlaufskontrolle ermittelt werden.*
In einer nach pathomorphologischen Gesichtspunkten zusammengestellten Einteilung der Knochengeschwülste und geschwulstmäßigen Läsionen (Tab. 1) spielen das Vorhandensein respektive die Bildung von interzellulärer Substanz eine wichtige Rolle.
Aus praktischen Überlegungen werden die sog. „tumour-like-lesions" oft im Zusammenhang mit der Problematik von primär benignen und malignen Knochentumoren erwähnt. „Tumour-likelesions" sind – wie der Name sagt – keine echten Tumoren, sondern Prozesse, die bezüglich ihrer klinischen Symptome, ihres Wachstums und der röntgenologischen Symptomatik einem echten

Geschwulstprozeß ähneln. In der Tab. 1 sind nur die wichtigsten „tumour-like-lesions" in der letzten Spalte aufgeführt.

In der Praxis dürfte es in der überwiegenden Mehrzahl der Fälle sehr schwierig sein, allein aufgrund von Kriterien des Röntgenbildes eines Knochentumors eine Artdiagnose zu stellen. Zwei Ursachen sind dafür verantwortlich zu machen, weil

1. *primäre* Knochentumoren selten sind und
2. das Knochengewebe nur eine beschränkte Möglichkeit zur Reaktion auf irgendeinen pathologischen Prozeß besitzt.

Das bedeutet, daß der einzelne Untersucher auch in Jahren nur relativ wenige Patienten zu sehen bekommt und sich daher keine genügende Erfahrung aneignen kann. Der röntgenologische Destruktionstyp z. B. kann sich bei verschiedenen Tumoren stark ähneln (Abb. 2 a – d). Auch kann ein maligner Knochentumor ein nach röntgenologischen Kriterien „benignes" Röntgenbild simulieren und umgekehrt. In der Praxis bedeutet dies, daß zur Diagnosestellung auch andere Daten wie Lokalisation, Alter des Geschwulstträgers, klinische Symptome und Art wie Dauer der Anamnese zu berücksichtigen sind.

Obwohl moderne röntgendiagnostische Untersuchungsverfahren wie Tomographie, Angiographie, Computer-Tomographie und nuklearmedizinische Untersuchungsverfahren des Knochens das diagnostische Arsenal in den letzten 20 Jahren erheblich bereichert und ihre Bedeutung an zahlreichen Einzelbeispielen bewiesen haben, darf nicht vergessen werden, daß der konventionellen Nativaufnahme eines Knochens der größte Rang bei Verdacht auf das Vorliegen eines Geschwulstprozesses zukommt. Die Qualität der Nativaufnahme muß daher höchsten Anforderungen entsprechen. Obwohl vielleicht als überflüssig angesehen, veranlaßt die praktische Erfahrung, einige besondere Bemerkungen hinzuzufügen.

Richtig exponierte, scharfe Aufnahmen ermöglichen eine korrekte Beurteilung des *intraossären* (intramedullären) Prozesses, während weniger stark exponierte Aufnahmen meist einen relativ guten Eindruck der periostalen und parossalen Ausbreitung einer Geschwulst zu geben vermögen.

Es versteht sich von selbst, daß eine Knochenläsion jeweils in ihrer ganzen Ausdehnung und ihrer ganzen Umgebung im Röntgenbild dargestellt sein muß. Vergleichsaufnahmen zur kontralateralen Seite, unter Umständen auch Röntgenaufnahmen in verschiedenen Projektionsrichtungen, können vielfach vor Fehldeutungen einer Läsion bewahren.

Die *Tomographie* dürfte ihre besondere Rolle im Aufdecken von Läsionen in solchen Knochenabschnitten haben, bei denen der Spongiosaanteil überwiegt, z. B. im Wirbelkörper, im Bereich der distalen Dia-Meta-Epiphyse des Femur respektive der proximalen Tibiameta- und -epiphyse.

Übersichtsaufnahmen vermögen bei solchen Lokalisationen das Ausmaß destruktiver Veränderungen in Knochenabschnitten mit reicher Spongiosaanlage weniger gut sichtbar zu machen wie Tomogramme. Nur die Schichtuntersuchung vermag zentrale Herde mit intakter umgebender Spongiosa gegenüber dem Superpositionsbild der Übersichtsaufnahme osteolytischer Herde zur Darstellung zu bringen.

Die Bedeutung der *Angiographie* muß hauptsächlich in dem Umstand gesehen werden, daß diese Methode die Ausbreitung eines Tumors in seinen parossalen Anteilen oft besser zur Darstellung bringen kann. Mit großem Nachdruck jedoch muß immer wieder betont werden, daß – im Gegensatz zu vielen in der Literatur festgelegten Meinungen – auch die Angiographie eine sichere differentialdiagnostische Ansprache oder eine in jedem Fall sichere Unterscheidung zwischen einem benignen und einem malignen Prozeß nicht ermöglicht. Für die Feststellung einer Artdiagnose einer Geschwulst hat die Angiographie nur wenig zu bieten.

Neuerdings kann die Schichtbildaussage einer *axialen Computer-Tomographie* einen Beitrag im Spektrum röntgendiagnostischer Verfahren mit wertvollen Hinweisen zu Kriterien der Differentialdiagnostik beitragen. Während die konventionelle Röntgenbild-Tomographie im allgemeinen eine höhere Ortsauflösung, d. h. Schärfe, gegenüber einer Computer-Tomographie aufweist, bietet der CT-Scan eine höhere Auflösung *differenter* Gewebsabsorptionen. Mit Hilfe dieses Verfahrens ist eine bessere *Dichte*-Differenzierung möglich. Die Möglichkeit zur Darstellung selbst geringer Gewebsdichtedifferenzen im Computer-Tomogramm kann in vielen Fällen über Art und Ausmaß eines etwaigen parossalen Geschwulstausbruches bessere Aussagen geben, als die Angiographie von Geschwülsten, die einen niedrigen Vaskularisationsgrad aufweisen. Auch etwaige, in der Spongiosa, fernab vom eigentlichen Geschwulstsitz eingelagerte, sog. Skip-Lesions (nach ENNEKING-KAGAN) lassen sich unter Umständen mit der Computer-Tomographie leichter als mit einer konventionellen Schichtaufnahmetechnik erfassen.

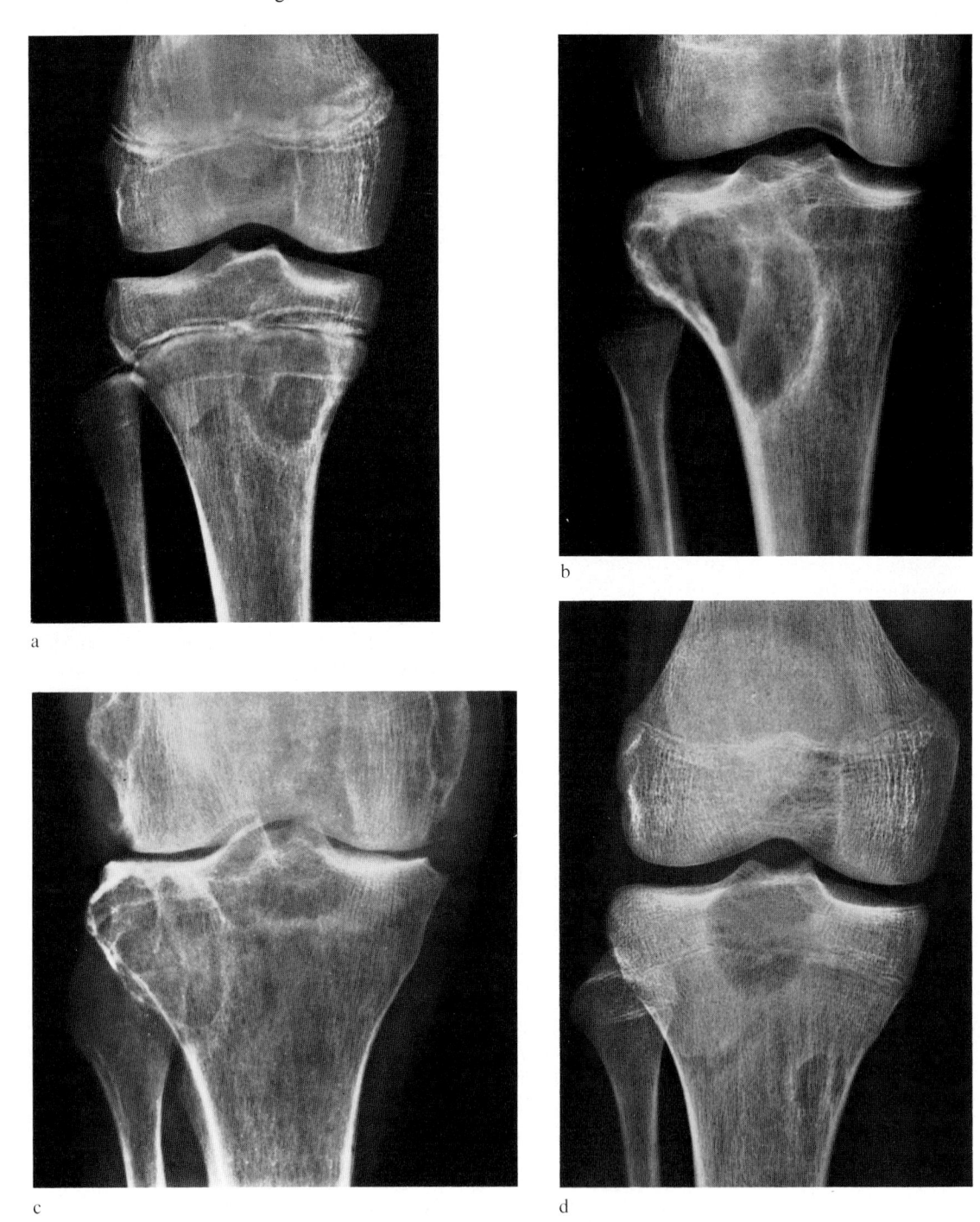

Abb. 2 a – d Die Uniformität von Knochenläsionen im Röntgenbild. a) Bei der Metastase eines Osteosarkoms (♂, 11 J.), b) bei einem Riesenzelltumor (♂, 31 J.), c) bei einer degenerativen Zyste bei rheumatischer Arthritis (♀, 42 J.), d) bei einem Chondroblastom (♂, 16 J.).

Die Bedeutung der nuklearmedizinischen Untersuchungen von Skelettaffektionen dürfte darauf zurückzuführen sein, daß es mit dieser Methode gelingt, auch kleinere Läsionen aufzudecken, die mit Summationsröntgenaufnahmen nicht zur Darstellung gebracht werden können (s. auch Beitrag BESSLER, Bd. II/1, S. 279).

Jedoch ist die „Bildgüte" im Vergleich zur Röntgenaufnahme bedeutend geringer; somit ist eine *morphologische* Diagnose mit diesem Verfahren nicht möglich.

Bezirke mit „hot spots" des Knochenszintigramms sollten röntgenographisch speziell untersucht werden (Tomographie). Der Szintigraphie kommt eine überragende Rolle aufgrund der genannten Eigenschaften als „Screening-Verfahren", z. B. auf der Suche nach Metastasen von Organtumoren, die Eigenschaft einer „Methode der Wahl" zu.

Bei Verdacht auf das Vorliegen von Knochentumoren muß im Rahmen der Untersuchungs-*Methodik* darauf hingewiesen werden, daß zur Kontrolle der richtigen Lage einer Biopsie und für Zwecke einer späteren, vergleichenden Verlaufsbeobachtung unbedingt postoperative Röntgenuntersuchungen stattfinden müssen.

Eine weitere Schwierigkeit, die sich dem Bestreben um Stellung einer Artdiagnose aus Kriterien des Röntgenbildes entgegenstellt, liegt in der Eigentümlichkeit der Entwicklung eines Geschwulstprozesses des Knochens selbst begründet. Das Knochengewebe hat im Prinzip nur zwei Möglichkeiten, auf einen pathologischen Prozeß im Knochen zu reagieren:
- durch Aktivierung der knochenzerstörenden Zellen (Osteoklasten) und
- durch Aktivierung der knochenbildenden Zellen (Osteoblasten).

Dennoch entsteht durch konstitutionelle, hormonelle und metabolische Faktoren, ebenso wie durch den Einfluß der *Lokalisation* einer Geschwulst im Skelett, durch die Wachstumsgeschwindigkeit des Tumors und dessen Wachstumsmuster – ob infiltrativ oder expansiv – im Röntgenbild eine erhebliche Variation.

Da diese Faktoren nicht nur von Tumorart zu Tumorart, sondern auch beim einzelnen Geschwulstträger von Fall zu Fall in ihrer Ausprägung und wechselnden Beeinflussung sich wandeln, gibt es nur wenige für eine Geschwulstart *charakteristische* Röntgenbilder. Vergegenwärtigt man sich die Vielschichtigkeit der wechselnden, sich zum Teil gegenseitig beeinflussenden Faktoren, wundert man sich nicht, daß eine röntgenologische Symptomatik von verschiedenen Tumorarten in gleicher Weise verursacht werden kann.

Der *röntgenologische* Aspekt eines Knochentumors wird im hohen Maße durch dessen Wachs-

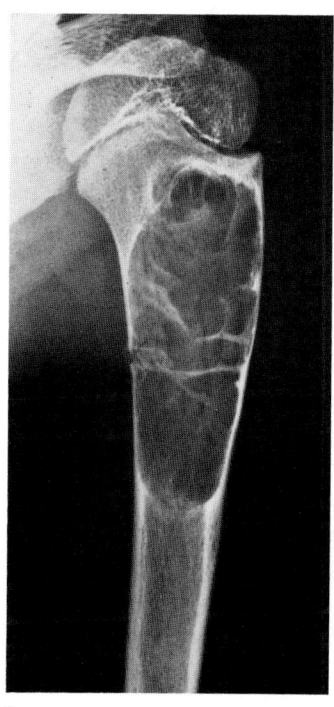

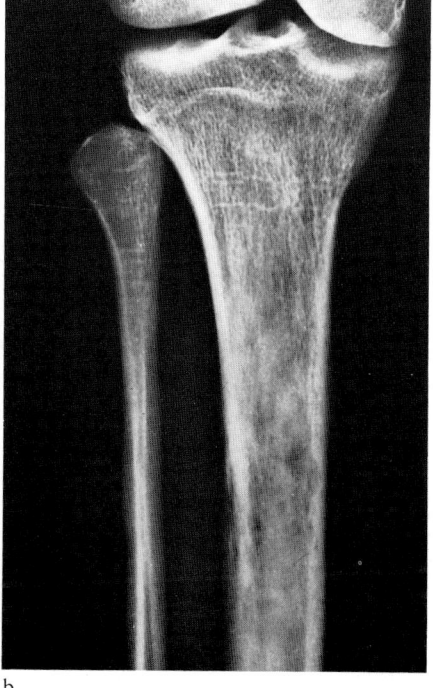

Abb. 3 a u. b Der Einfluß des Wachstums-*Musters* auf eine Destruktion. a) Bei einem expansiven Wachstum durch eine solitäre Knochenzyste (♂, 8 J.), b) bei einer infiltrativen Ausbreitung eines Osteosarkoms (♂, 38 J.).

a   b

534 Primäre Knochengeschwülste

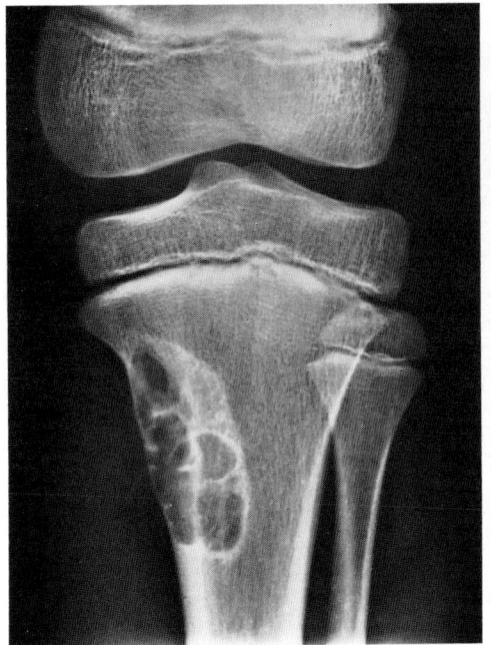

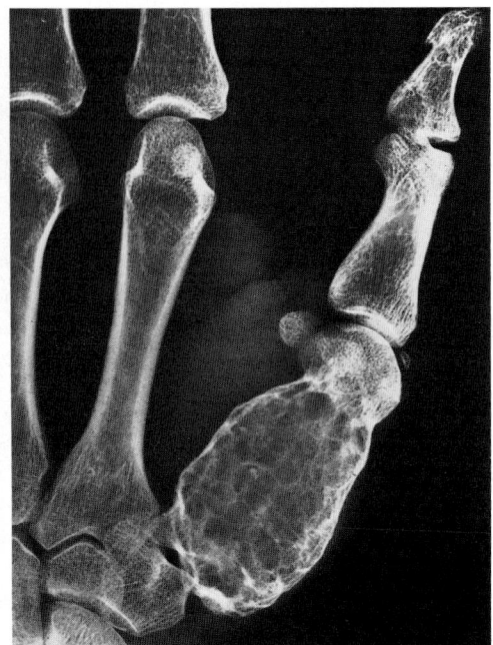

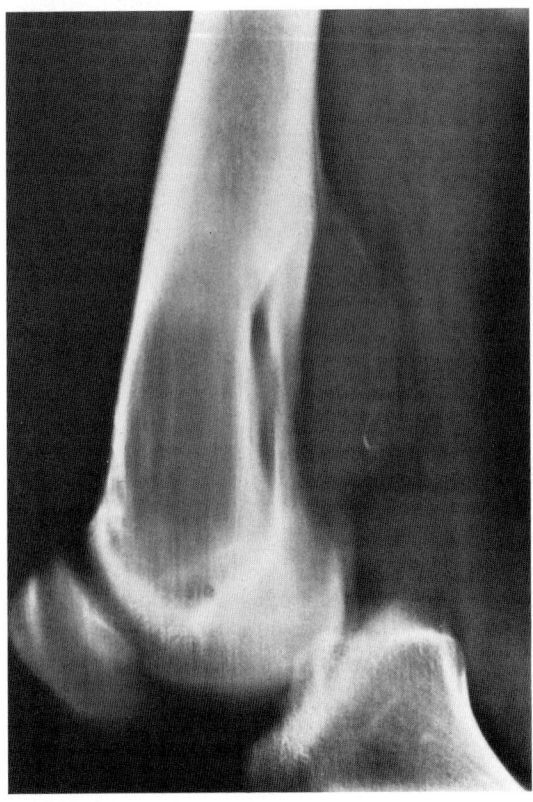

Abb. 4 a – c Der Einfluß der Wachstums-*Geschwindigkeit* auf eine Destruktion. a) Bei langsamem Wachstum eines nicht-ossifizierenden Fibroms mit uhrglasförmiger Vorwölbung der verdünnten Kortikalis und typischer Randsklerose zur Markraumspongiosa (♂, 12 J.); b) bei zentraler Lokalisation mit konsekutiver, spindelförmiger Knochenauftreibung durch ein Enchondrom (♂, 49 J.); c) bei einer schnellen expansiven Entwicklung einer Knochenläsion durch eine aneurysmatische Knochenzyste partieller Durchbruch durch die papierdünne, uhrglasförmig vorgewölbte Kortikalis (♂, 17 J.).

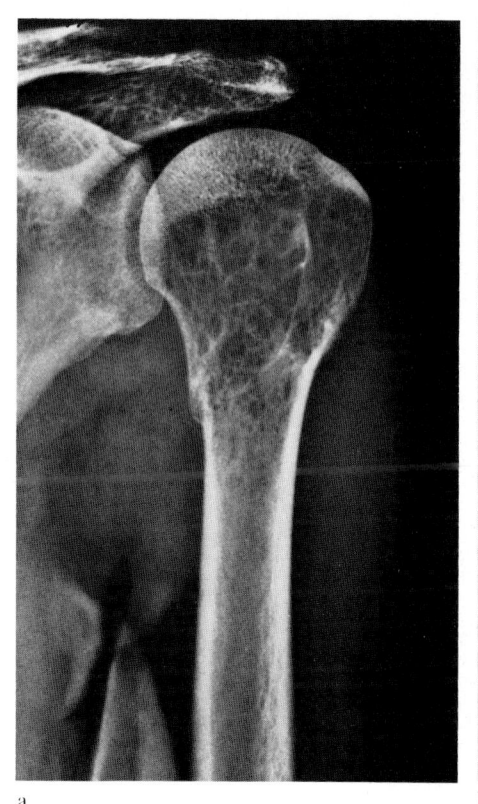

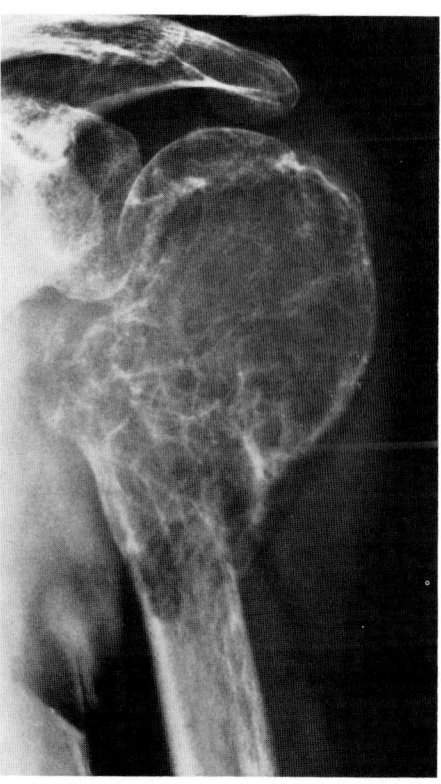

Abb. 5 a u. b Progredienz einer Geschwulst mit *fehlender* Randsklerosierung am Beispiel eines in 8 Monaten schnell gewachsenen Riesenzelltumors (b) (♂, 28 J.).

tumsgeschwindigkeit und dessen Wachstumsmuster, durch die Bildung von geschwulstbedingter Knochensubstanz oder durch reaktive Ablagerungen von Kalk, weiterhin durch die Lokalisation, insbesondere in Röhren- oder in platten Knochen bestimmt. Ein *expansives Wachstum* verursacht im allgemeinen einen runden, ovalen, lappigen, jedenfalls regelmäßigen und scharf begrenzten Defekt (Abb. 3 a). *Infiltratives* Wachstum dagegen ruft im allgemeinen einen unregelmäßigen, unscharf begrenzten Herd, der häufig auch Ausläufer zeigt, hervor (Abb. 3 b).

Außer dem Wachstums-*Muster* ist auch die Wachstums-*Geschwindigkeit* von Bedeutung. Bei langsam wachsenden Tumoren wird man in der Mehrzahl eine scharfe Begrenzung, oft in Kombination mit einer „Sklerosierung" des tumornahen Knochengewebes erwarten können. Jede langsame Tumorausdehnung setzt das Endost des Knochens respektive das Periost in den Stand, mit einer Knochenneubildung zu reagieren. Bei *exzentrischer* Lage eines Geschwulstprozesses im Knochen zeigt ein langsam wachsender Tumor an der Innenseite des Knochens eine Randsklerose, an der Außenseite hat bei genügender Größe des Tumors die ursprüngliche Kortikalis für eine dünne, intakte und vorgewölbte Knochenschale („ballooning out") Platz gemacht (Abb. 4 a). Nur bei langsamem Wachstum eines Tumors hat jedoch das Periost Zeit, eine intakte Knochenschale zu entwickeln. Bei *zentraler* Lage, besonders in den dünnen respektive kleinen Röhrenknochen, können durch expansives Wachstum im Rahmen der Aufblähung geradezu groteske Deformierungen entstehen (Abb. 4 b). Ein schnelles Tumorwachstum läßt dem Periost wenig Zeit zur Bildung von reaktiven Knochen. Im Röntgenbild resultiert entweder keine, zumindest keine makroskopisch sichtbare Knochenschale oder eine Knochenschale mit partiellen Unterbrechungen (Abb. 4 c). Das Fehlen einer Randsklerose und eine unscharfe Begrenzung einer Knochenläsion sprechen im allgemeinen für einen schnell wachsenden Tumor (Abb. 5 a/b).

Von großer Bedeutung für die Beurteilung von Röntgenbildern eines Knochentumors ist das Kriterium der *Periostreaktion*. Jedes intakte Periost reagiert bei Annäherung eines wachsenden

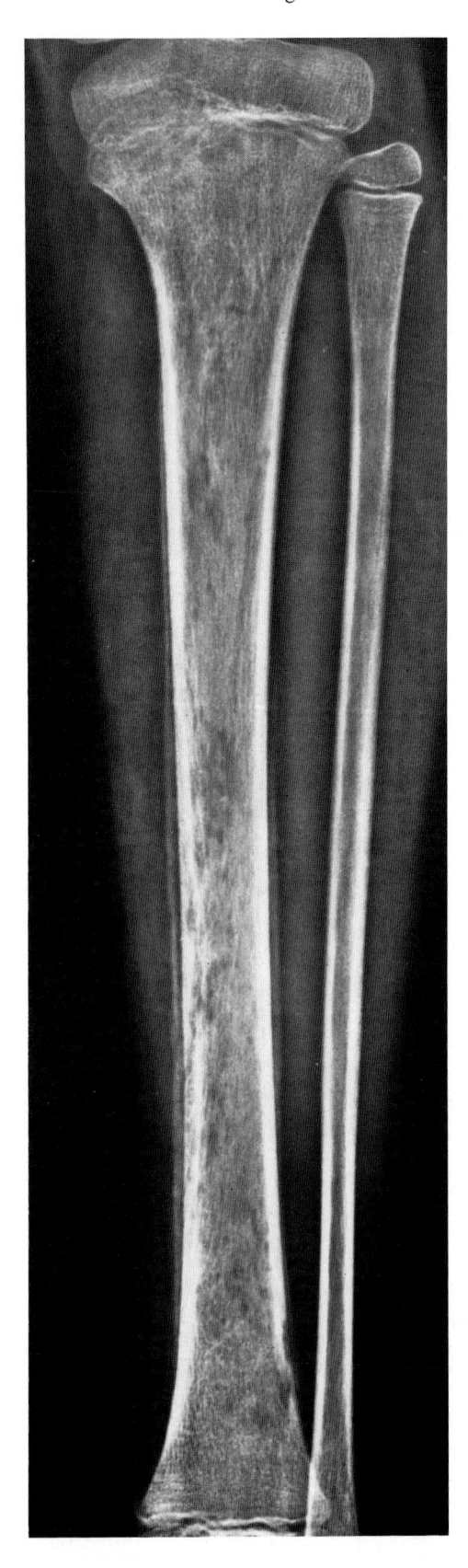

Abb. 6 a) Unilamelläre Periostose bei Osteomyelitis (♀, 8 J.).
b) Multilamelläre Periostose („onionskin phenomen") und
Codman-Dreieck bei einem Osteosarkom (♀, 7 J.). c) Multizentrische periostale Perforation mit cherakteristischer Spikulabildung bei einem Ewing-Sarkom (♀, 3 J.). b u. c ▶

Tumors mit einer Reaktion, die durch verschiedene Formen gekennzeichnet ist. VERMEY unterscheidet
- die einfache Knochenschale (Abb. 6 a),
- die mehrfache Knochenschale („onionskin phenomenon") (Abb. 6 b),
- Spikula (Abb. 6 c),
- das Codman-Dreieck (Abb. 6 b).

Aus diesen Grundformen lassen sich oft komplizierte periostale Knochenneubildungen bei fortgeschrittenen Tumoren ohne weiteres erklären. Sowohl die einfache als auch die mehrfache Knochenschale (lamelläre Periostose) können glatt oder unterbrochen, regelmäßig oder unregelmäßig, scharf oder unscharf begrenzt sein. Sowohl unterbrochene wie auch unscharf begrenzte Knochenschalen beinhalten meist ein schnelles oder infiltratives Wachstum des Tumors respektive verdeutlichen eine starke toxische Einwirkung des verursachenden Prozesses (z. B. eine akute Osteomyelitis) (Abb. 7 a/b). In jedem Fall stellen sie ein Warnzeichen für das mögliche Vorliegen eines bösartigen Geschwulstprozesses dar. Scharf begrenzte, nicht unterbrochene Knochenschalen deuten im allgemeinen auf einen gutartigen Prozeß hin (Abb. 8). Aber schon geringe Unschärfen sollten den Beurteiler mißtrauisch machen (Abb. 9).

Der Entstehungsmechanismus von *Spikula* läßt sich in folgender Weise erklären: Ein infiltrativ und schnell wachsender Tumor hebt das Periost von der Kortikalis ab. Kleine, ursprünglich fast parallel zur Kortikalis verlaufende Gefäße werden zwischen Periost und Knochen abgehoben und kommen fast senkrecht zur Kortikalis zu stehen. Osteoblasten zwischen diesen Gefäßen bilden Knochensubstanz. Die in dieser Weise geformten Knochenbälkchen kommen im Röntgenbild als Spikula zur Darstellung. Spikula sind meist feingefiedert, zum Teil als besonderes Charakteristikum bei Osteosarkomen auch relativ grob (Abb. 10 a/b).

Die Symptomatik des Codman-Dreiecks sollte nicht mit dem „reaktiven Dreieck" verwechselt werden (VERMEY). „Reaktive Dreiecke" finden sich häufig in Kombination mit expansiv wachsenden Tumoren, besonders in jenen Fällen, in denen diese bereits Anstoß zur Bildung von Kno-

Einführung 537

Abb. 6 b u. c

b

c

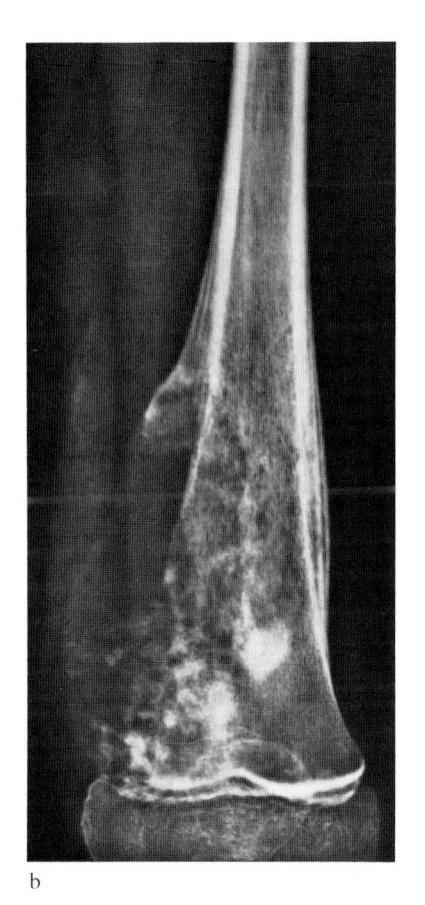

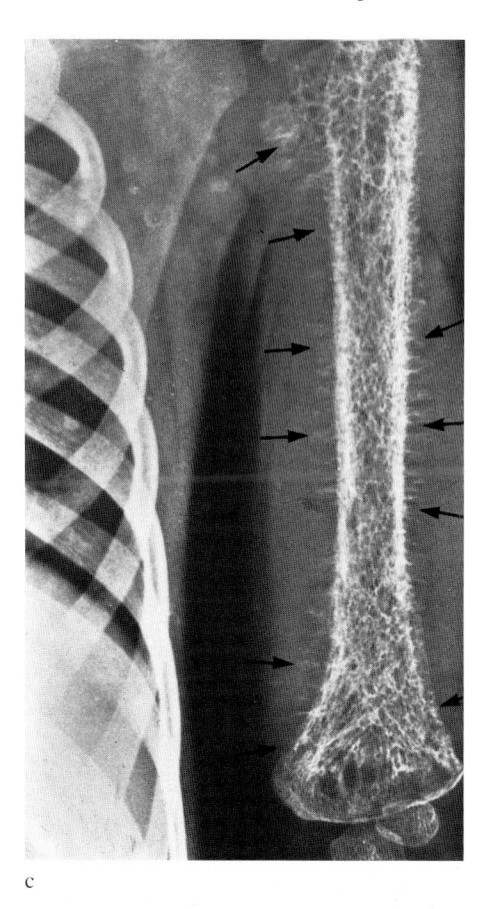

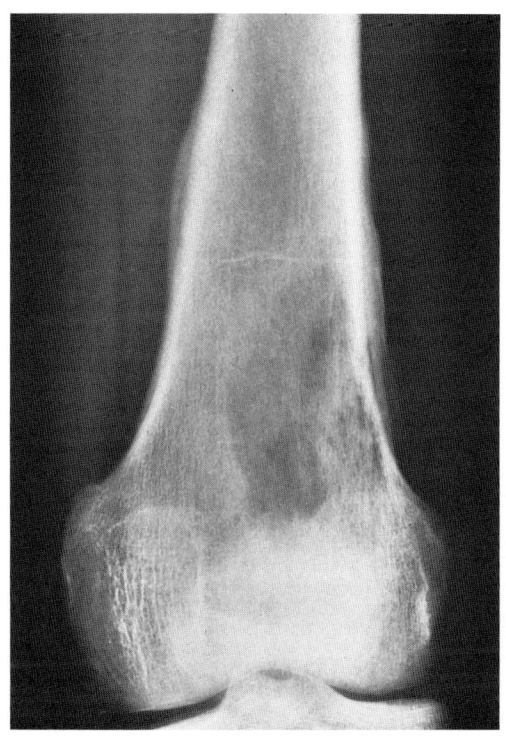

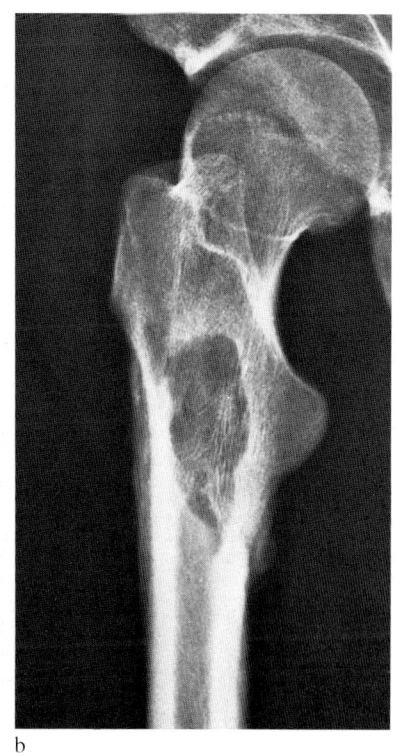

Abb. 7 a u. b
Beispiele für
verschiedenartige
Knochenschalen-
entwicklungen.
a) Bei einem Fi-
brosarkom (♂,
17 J.); b) bei einer
Osteomyelitis
(♂, 21 J.).

a

b

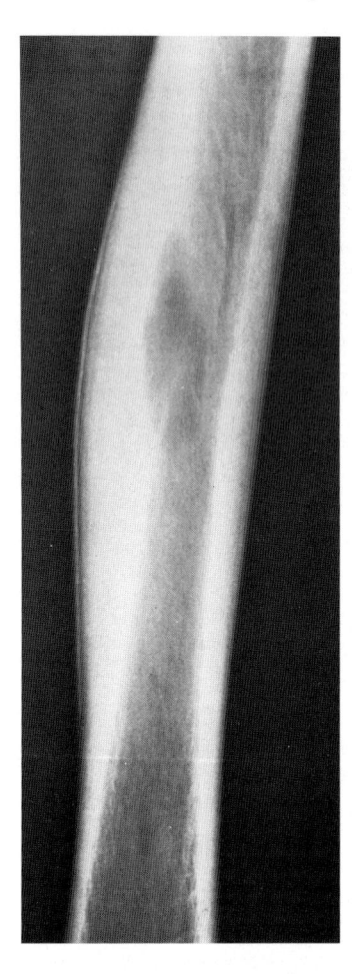

Abb. 8 Lamelläre, scharf begrenzte Knochenschale in Kombination mit einer reaktiven Kompaktasklerose und Verdickung der Knochenrinde bei einem eosinophilen Granulom am Femur (♀, 23 J.).

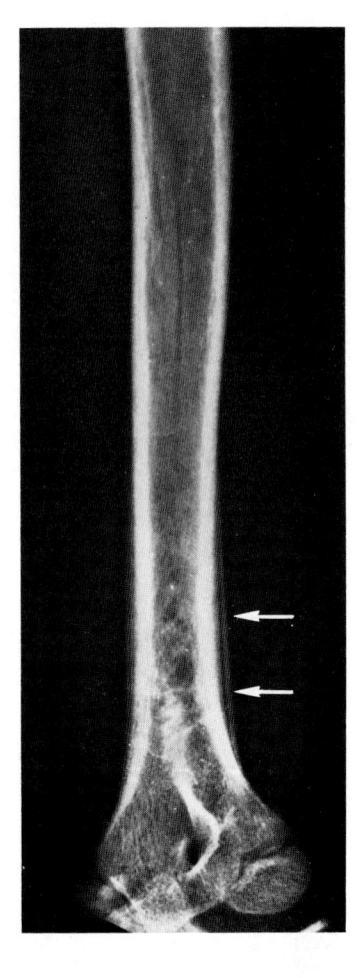

Abb. 9 Gutartigkeit *vortäuschende*, multilamelläre, z. T. *unscharfe*, zwiebelschalenartige Periostreaktion, bei Vorliegen eines bösartigen Tumors (Ewing-Sarkom) (♀, 6 J.).

chenschalen gegeben haben. Bei Ausbreitung eines solchen Tumors in Richtung der Kortikalis wird diese appositionelle Knochenschale usuriert und durchbrochen. Am Rande des Defektes bildet das abgehobene Periost neuen Knochen. Diese Knochenapposition ist im Querschnitt dreieckig und scharf begrenzt: Das *reaktive Dreieck* resultiert (Abb. 11 a). Der Unterschied zum Codman-Dreieck wird aus der Entstehungsweise ebenfalls deutlich: ein *infiltrativ* wachsender Tumor verursacht ebenso wie ein expansiv wachsender Geschwulstprozeß bei der Ausbreitung in Richtung der Kortikalis einen Defekt. Infolge des infiltrativen Wachstums werden die angrenzenden Partien der Kortikalis durch Ausläufer durchsetzt, ohne daß im Röntgenbild ob der Kleinheit dieser Ausläufer eine mehr oder weniger beschädigte Kortikalis zur Darstellung kommen muß. Erst die Periostabhebung durch die Ausläufer führt – genau wie bei expansiv wachsenden Tumoren – zu einer im Querschnitt dreieckigen Apposition, die in diesem Fall aber nicht am Rande des Defektes lokalisiert ist, sondern in einiger Distanz davon (Codman-Dreieck) (Abb. 11 b).

Jeder Nachweis von Spikula- oder von Codman-Dreiecken deutet insbesondere in deren Kombination mit hoher Wahrscheinlichkeit auf das Vorliegen eines bösartigen Geschwulstprozesses hin. Allerdings muß herausgestellt werden, daß man das Codman-Dreieck, außer bei malignen Knochentumoren, auch hin und wieder bei einer Osteomyelitis (Abb. 12) oder bei subperiostalen Hämatomen nachweisen kann.

Außer Verdichtungen durch Knochensubstanz, gebildet vom Knochengewebe (Endost) oder vom Periost, kommen im Turmorareal auch Verdichtungen vor, die aus geschwulsteigener Knochensubstanz resultieren oder aus Kalkablagerungen in oder zwischen nekrotischen Tumorzellen bestehen. Eine Bildung von Knochensubstanz durch die Tumorzelle selbst trifft man bei malignen Knochentumoren nur bei der Gruppe der Osteosarkome und der juxtakortikalen Osteosarkome.

Einführung 539

Abb. 10 Beispiel für a) sog. *feine* Spikulaentwicklung (♂, 11 J.), b) sog. *grobe* (gefiederte) Spikulaentwicklung bei Osteosarkomen (♂, 20 J.).

a

b

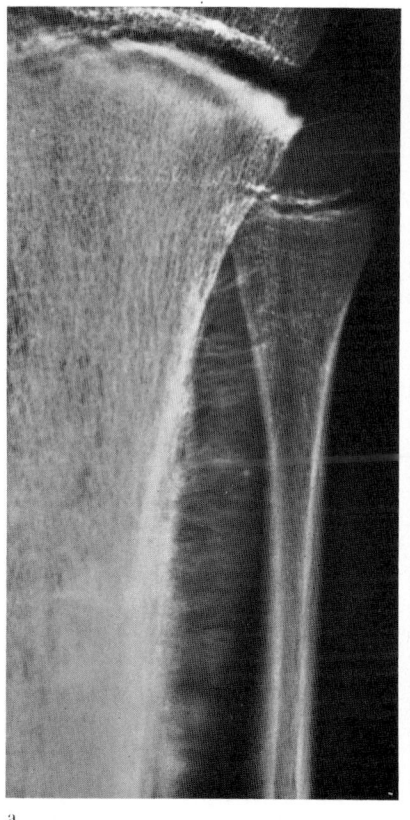

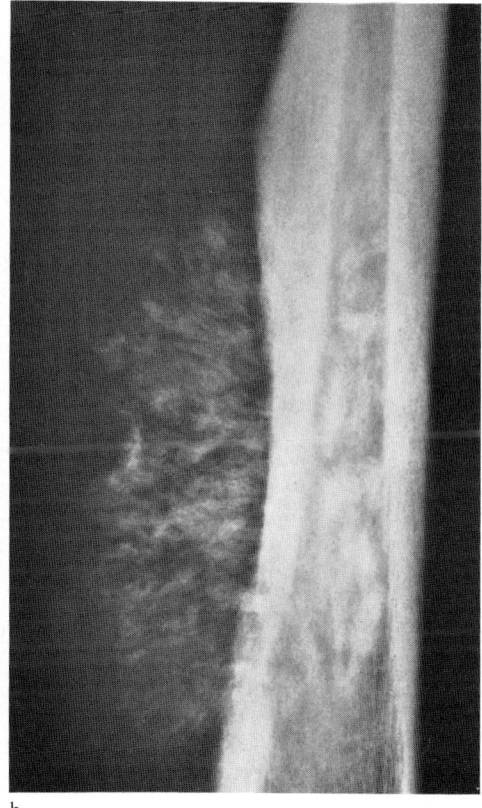

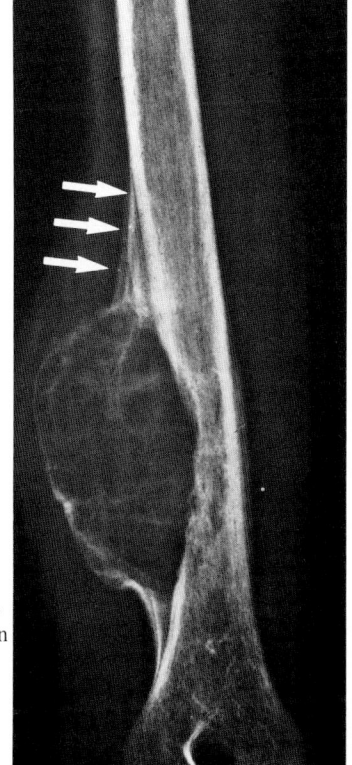

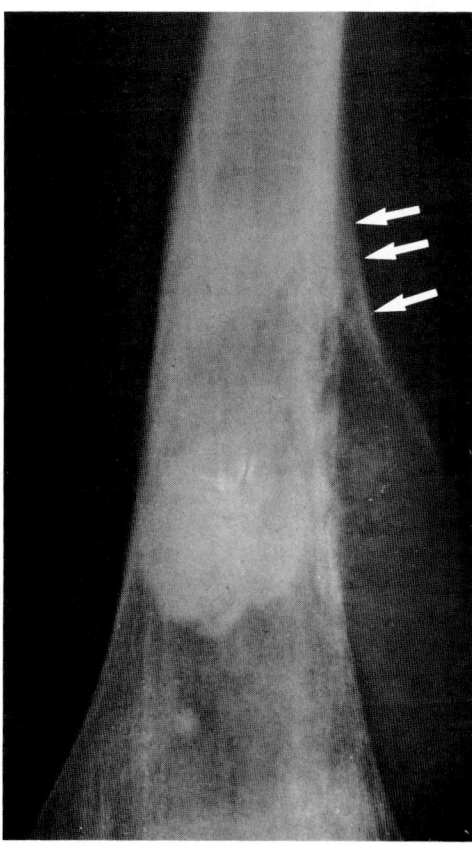

Abb. 11 a) „Reaktives Dreieck" bei einer aneurysmatischen Knochenzyste (♀, 9 J.); b) Codman-Dreieck bei einem Osteosarkom (♀, 16 J.).

a

b

540 Primäre Knochengeschwülste

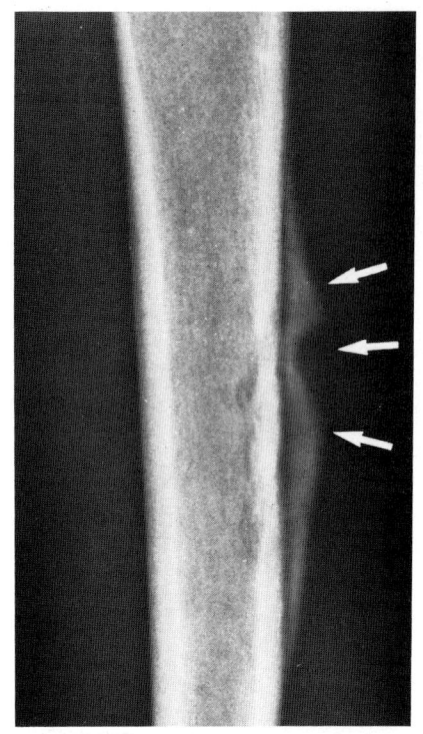

Abb. 12 Beispiel eines Codman-Dreiecks bei einer Osteomyelitis.

Eine sichere Differenzierung zwischen Tumorknochen und endostaler Knochenneubildung im Röntgenbild ist schwierig. Kalkablagerungen sind meistens durch fleckige, intensive Verdichtungen gekennzeichnet, die keinerlei Struktur besitzen. Letztere werden oft bei chondromatösen Geschwülsten angetroffen.

Obwohl bestimmte röntgenologische Typen vorzugsweise auch durch bestimmte Tumoren hervorgerufen werden, sind *charakteristische* Destruktionstypen selten.

Für die Praxis bedeutet dies, daß ein im Röntgenbild vorherrschender Destruktionstyp sehr wohl von verschiedenen Tumorarten verursacht sein kann. In einer Anzahl von Fällen gelingt es, durch Beiziehung anderer Daten zu einer weiteren Differenzierung zu kommen. In diesem Zusammenhang spielen Alter, Lokalisation, Art und Dauer der Anamnese sowie etwaige klinische Symptome eine wichtige Rolle.

Die Berücksichtigung des Alters kann eine große Rolle im Rahmen differentialdiagnostischer Erwägungen spielen. Verschiedene Tumorarten bevorzugen bestimmte Altersgruppen, andere Geschwulstspezies dagegen zeigen eine ungefähr gleiche Frequenz bis ins hohe Alter (Abb. 13).

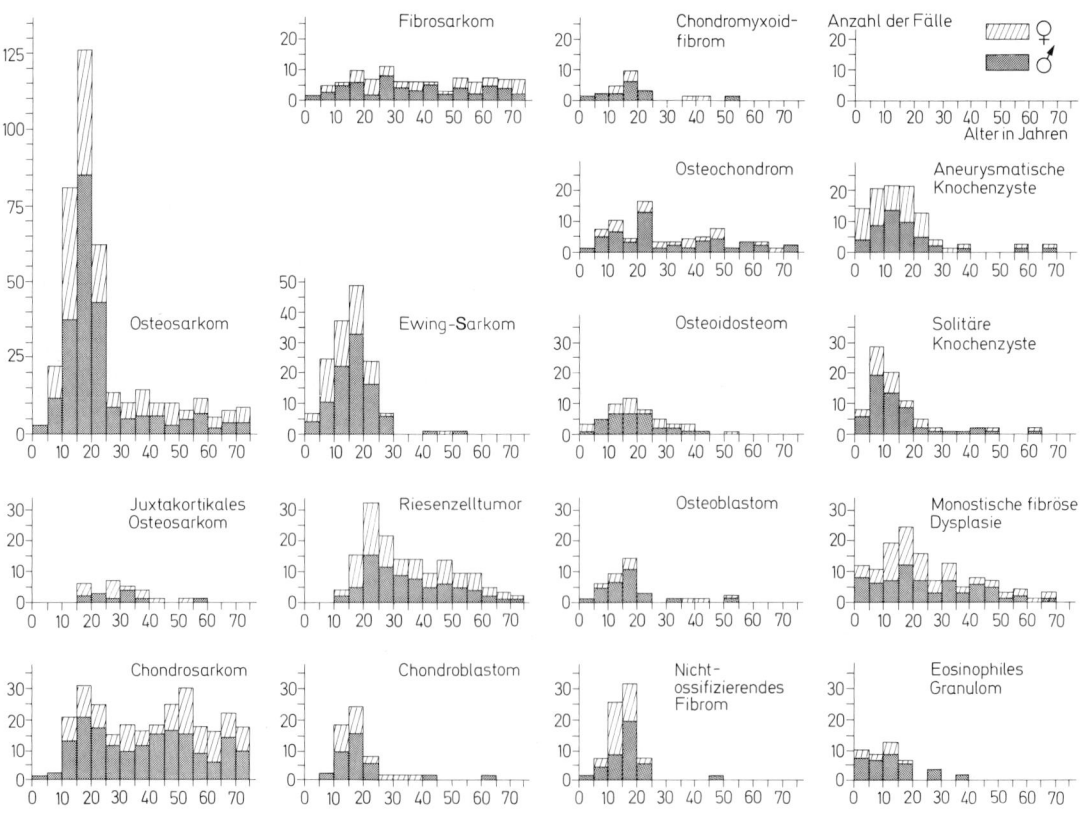

Abb. 13 Altersprädilektion von Knochengeschwülsten, Histiozytosis X und „tumour like lesions".

Tabelle 2 Klassifikation von 8903 primär malignen und 7253 benignen bzw. potentiell malignen Tumoren und geschwulstmäßigen („tumour-like") Läsionen. Angaben nach:
- Radiological Atlas of Bone Tumours. Mouton, Den Haag 1973
- D. C Dahlin: Bone Tumours. Thomas, Springfield/Ill. 1978
- G. W. Dominok u. H. G. Knoch: Knochengeschwülste und geschwulstähnliche Knochenerkrankungen. Fischer, Jena 1971
- Knochengeschwulstregister Göttingen (Stand: März 1976).

	Anzahl	Verteilung %
Maligne Tumoren		
Osteogenes Sarkom	3953	44,4
Juxtakortikales Sarkom	170	1,9
Chondrosarkom	1341	15,1
Fibrosarkom	494	5,5
Ewing-Sarkom	1466	16,5
Retikulumzellsarkom	532	6,0
Angiosarkom	112	1,3
Chordom	694	7,8
Riesenzellgeschwulst Grad III	141	1,6
Gesamt	8903	100
Benigne Tumoren und „tumour-like" Läsionen		
Riesenzellgeschwulst Grad I u. II	1720	23,7
Chondroblastom	232	3,2
Chondromyoxidfibrom	217	3,0
Solitäres Enchondrom	734	10,1
Solitäres Osteochondrom	2011	27,7
Solitäre Knochenzyste	639	8,8
Osteoblastom	178	2,5
Nicht-ossifizierendes Fibrom	430	5,9
Angiom	610	8,4
Aneurysmatische Knochenzyste	482	6,6
Gesamt	7253	100

Die Tab. 2 zeigt eine Übersicht aus publizierten Sammelstatistiken.
Einige charakteristische Eigenschaften können hervorgehoben werden (Abb. 13):
- Das Osteosarkom zeigt einen Gipfel zwischen dem 10. und dem 25. Lebensjahr.
- Das Ewing-Sarkom findet sich fast ausschließlich bei Patienten unter 30 Jahren.
- Chondrosarkome, Fibrosarkome und maligne ossäre Histiozytome zeigen keine Altersprädilektion.
- Der Riesenzelltumor zeigt eine Altersbevorzugung nach dem 15. Lebensjahr (nach Epiphysenschluß).
- Die aneurysmatische Knochenzyste ist häufig vor Abschluß der 2. Lebensdekade anzutreffen.
- Das eosinophile Granulom, das nicht-ossifizierende Fibrom, das Chondroblastom, das Osteoblastom, das Chondromyxoidfibrom und die solitäre Knochenzyste werden nur selten bei Trägern jenseits des 20. Lebensjahres angetroffen.

Jenseits des 40. Lebensjahres sind primäre Knochengeschwülste eine Ausnahme. Nach der 4. Lebensdekade sind Metastasen von Organtumoren im Skelett häufig.
Die *Lokalisation* von Knochengeschwülsten muß unterscheiden zwischen Lokalisationen im Skelett, also eingeteilt nach verschiedenen Knochen und Lokalisationen in separaten Knochen. Im Sammlungsgut des „Netherland Committee of Bone Tumours" (NCBT) von über 1000 primär malignen Knochentumoren waren mehr als 65% im Femur, Tibia und im Humerus lokalisiert. 675 benigne Knochentumoren des NCBT-Registers und ca. 600 „tumour-like-lesions" ließen mit 50% eine Bevorzugung derselben Knochen erkennen.
Einen ausgesprochenen Lieblingssitz kennzeichnet das Osteosarkom: Fast 90% sind an den langen Röhrenknochen, 55% davon um die kniege-

Tabelle 3 Synopse einiger klinisch-radiologischer Merkmale bei häufigen Knochentumoren und geschwulstmäßigen Läsionen

Tumor	Vorzugsalter	Vorzugssitz	Röntgenbild
Retikulumzellsarkom	kein	keiner	keine charakteristischen Merkmale; oft Ähnlichkeit mit dem Ewing-Sarkom.
Aneurysmatische Knochenzyste	90% unter 25 Jahre	Metaphyse der langen Röhrenknochen, insbesondere der unteren Extremität, des weiteren die Wirbelsäule	meistens scharf begrenzte Aufhellung; häufig kommen grobe Trabekel vor; der Tumor verursacht oft starke Aufblähung; schnelles Wachstum verursacht unscharfe Begrenzung und simuliert einen malignen Aspekt
Solitäre Knochenzyste	80% unter 20 Jahre	meta-diaphysär in langen Röhrenknochen, insbesondere Humerus und Femur	scharf begrenzte Aufhellung; grobe Trabekel kommen vor; Aufblähung wird oft angetroffen; Diaphysärwärts gerichtete Wanderung der Zyste infolge Knochenlängenwachstums; oft Spontanfraktur
Nicht-ossifizierendes Fibrom	75% unter 20 Jahre; nur ausnahmsweise über 25 Jahre	überwiegend in der Metaphyse der langen Röhrenknochen der unteren Extremität	Traubenförmig begrenzte kortikale oder subkortikale Aufhellung in der Metaphyse, oft begrenzt durch eine schmale sklerotische Zone; Aufblähung der verdünnten Kortikalis kommt vor; individuelle gelegentliche Ausbreitung bis weit in die Spongiosa
Chondromyxoidfibrom	80% unter 25 Jahre	Röhrenknochen der unteren Extremität, insbesondere der Tibia	exzentrische Aufhellung, gelegentlich mit groben Trabekeln; Destruktion der angrenzenden Kortikalis; parossale Ausbreitung des Tumors in den Weichteilen nicht selten
Chondroblastom	10 – 25 Jahre	Epiphyse der langen Röhrenknochen, insbesondere die des Humerus; auch in Talus und Kalkaneus	kleine Läsionen meistens rund, größere unregelmäßig geformt; häufig sklerotische Begrenzungen; ältere Läsionen zeigen oft stärkere Verkalkung; metaphysäre Ausbreitung ist häufiger Anlaß zu starker periostaler Knochenneubildung.
Osteoidosteom	10 – 25 Jahre	50% in Femur und Tibia	ovale oder runde Aufhellung (Nidus), variierend von nur wenigen mm bis zu 15 mm, oft zentrale Kalkablagerung und Randsklerose; bei kortikaler oder subkortikaler Lokalisation in den langen Röhrenknochen oft starke periostale Knochenneubildung
Osteoblastom	5 – 20 Jahre	Bogen und Gelenkfortsätze der Wirbel und Ossa tarsalia	häufig Ähnlichkeit mit einem Osteoidosteom; gelegentlich expansives Wachstum des Tumors mit Ausbruch in die Weichteile
Osteosarkom	10 – 25 Jahre 75% unter 25 Jahre	Metaphysen der langen Röhrenknochen (ca. 90%) (Kniegelenkregion allein ca. 55%)	Mischung von Knochendestruktion und Knochenneubildung; umfangreiche Skala einer überwiegenden Destruktion und geringer Knochenneubildung bis zu überwiegender Knochenneubildung und geringer Destruktion. Relativ häufige Bildung von meist groben Spikula, Codman-Dreiecken oder lamellären periostalen Knochenschalen. Mögliche Einteilung anhand von Kriterien des Röntgenbildes in 5 Gruppen: 1 = „klassisch" 2 = „zystoid" 3 = „osteosklerotisch" 4 = „subperiostal" 5 = „nicht einteilungsfähig"

Tumor	Alter	Lokalisation	Röntgenbefund
Chondrosarkom	ausnahmsweise unter 10 Jahre, jenseits der 1. Dekade keine Altersprädilektion	Metaphysen von Femur, Tibia und Humerus, Pelvis und Rippen	1. Zentrales Chondrosarkom: Zentrale, manchmal ausgedehnte, oft scharf begrenzte Aufhellung, Kalkablagerungen in Form von größeren oder kleineren strukturlosen und unregelmäßigen Verdichtungen mit der Möglichkeit für eine Artansprache; Innenseite der Kortikalis oft mit lappiger Kontur durch Druckatrophie. Keine oder nur geringe periostale Knochenneubildung! Bei einer seltenen Form des zentralen Chondrosarkoms sehr starke und diffuse Tumorausbreitung im Schaft mit konsekutiver Entwicklung einer faserigen, Paget-ähnlichen Verdickung der Kortikalis. 2. Exzentrisches Chondrosarkom: Exostosen-ähnliche Apposition, aber mit irregulärer Kontur, oft mit Ausläufern; häufig unregelmäßige, strukturlose Kalkablagerungen; intakte oder nur teilweise destruierte Kortex in Höhe der Geschwulst. 3. Subperiostales Chondrosarkom: Flache und wenig dichte, oft Spikula zeigende Apposition, am Rande Codman- oder reaktive Dreiecke. Tumoranliegende Kortex intakt. Seltene Form!
Fibrosarkom	ausnahmsweise im Kindesalter <5 Jahre, sonst gleichmäßige Altersverteilung	Meta-Diaphysen der langen Röhrenknochen, ca. 60% in der Umgebung des Kniegelenkes	zentrale oder exzentrische Aufhellung, Bildung von reaktiven Knochen in der Umgebung resp. im Tumorareal, beschränkte oder fehlende periostale Knochenneubildung; der Malignitätsgrad spiegelt sich im Röntgenbild: je maligner, desto unschärfere Begrenzung
Malignes fibröses Histiozytom des Knochens	5. und 6. Dekade	Methaphysen der langen Röhrenknochen, bes. distale Femurmetaphyse	Vorherrschend Knochendestruktion in Form metaphysärer mottenfraß-ähnlicher Osteolysen, endostaler Kortikalisarrosionen und Kortikalisdurchbruch. Ausnahmsweise zwiebelschalenartige periostale Knochenbildung. Keine Spikula, kein Codman-Sporn
Juxtakortikales Osteosarkom	15–40 Jahre (90%), 62,5% jenseits des 25. Lebensjahres	Metaphysen der langen Röhrenknochen, besonders die dorsale distale Femurmetaphyse (>50%) (Planum popliteum)	1. Sehr dichter, dem Knochen aufsitzender Tumorschatten, teilweise von einer dünnen Aufhellungszone vom Knochen getrennt; Kontur meistens lappig und scharf; gelegentlich solitäre Foci in der Nähe des Tumors. Keine Spikula oder Codman-Dreiecke. 2. Typ mit grob gefiederten juxtakortikalen Geschwulstausläufern. 3. Exostosen-ähnliche Bilder (selten).
Ewing-Sarkom	5–25 Jahre (90%), Vorkommen jenseits des 30. Lebensjahres sehr selten!	Diaphysen von Femur, Tibia, Fibula und Humerus, Pelvis und Rippen	Im allgemeinen schon bei Behandlungsbeginn Durchbruch durch die Kortikalis mit sichtbarem parossalem Tumorschatten. Große Variabilität im Röntgenbild jedoch mit Bevorzugung von 2 Typen: 1. Unscharf begrenzte Aufhellung oder „moth-eaten appearance" in platten Knochen; keine oder beschränkte periostale Knochenneubildung; gelegentlich zentrale Verdichtung durch reaktive Sklerose. 2. In den Röhrenknochen „moth-eaten appearance". Dissoziation resp. Destruktion der Kortikalis; feine Spikula, Codman-Dreiecke oder lamelläre Knochenschalen, kombiniert oder einzeln vorkommend. Oft ausgedehnte Läsionen mit sehr seltenen Verdichtungen durch reaktive Knochenneubildung.
Riesenzelltumor	90% jenseits des 20. Lebensjahres, selten vor dem 15. Lebensjahr	Epiphysen der langen Röhrenknochen, ca. 50% in der Kniegelenksregion	runde oder ovale, oft exzentrische Aufhellung in der Epiphyse; Aufblähung und pseudomultilokuläre Aspekte; wenige oder keine Randsklerosen; periostale Reaktion nur in Form einfacher Knochenschalen. Maligne Formen oft mit unscharfer Begrenzung und prononzierter Kortikalisdestruktion; röntgenologische Differenzierungsmöglichkeiten sehr eingeschränkt!

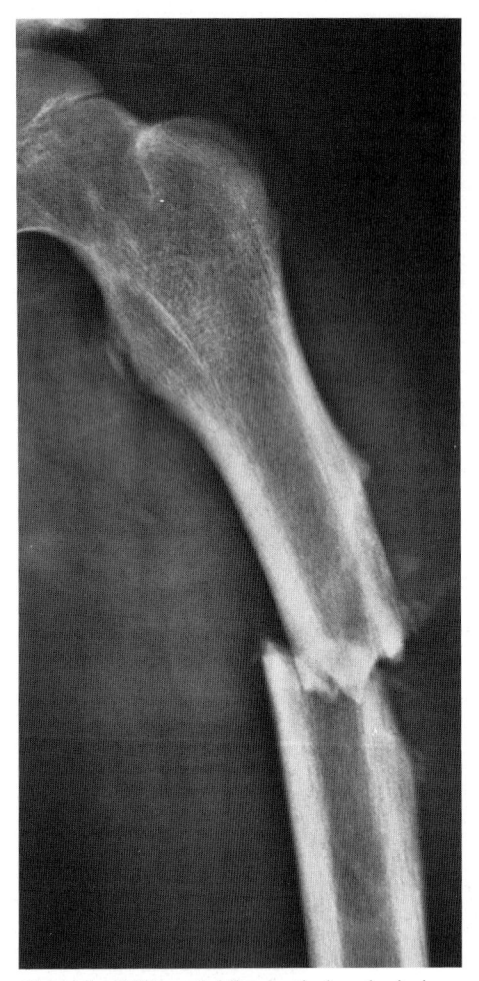

Abb. 14 Differentialdiagnostisch schwierig ansprechbares Röntgenbild mit einer pathologischen Fraktur bei einem Ewing-Sarkom.

lenknahen Epimetaphysen der unteren Extremität lokalisiert.
Das nicht-ossifizierende Fibrom tritt vorzugsweise im Femur und in der Tibia auf. Das *solitäre* eosinophile Granulom bevorzugt ebenfalls deutlich den Femur, das Osteoblastom vorwiegend den Wirbel und die Ossa tarsalia. Lieblingslokalisationen für eine aneurysmatische Knochenzyste sind die Wirbelsäule und die Röhrenknochen.
Os sacrum und Schädelbasis spiegeln die Vorzugslokalisationen des Chordoms wider. Chondrome bevorzugen die Finger- und Zehenphalangen.
Im Becken, im Femur und in den Rippen ist die Hauptlokalisation des Ewing-Sarkoms zu suchen. Für Riesenzelltumoren und das Chondroblastom gilt im Prinzip, daß diese Geschwulsttypen vorzugsweise die knorpeligen Epiphysenfugen befallen.
Osteosarkome, Osteochondrome, aneurysmatische Knochenzysten und solitäre Knochenzysten des Jugendlichen sind im Prinzip in der Metaphyse lokalisiert.
Der klinischen Symptomatik und der Anamnese kommen für eine Differentialdiagnostik von Knochentumoren im allgemeinen weit geringere Bedeutung als bei anderen Krankheiten zu. Fieber und BSG-Beschleunigungen werden bei Knochentumoren, jedenfalls bei malignen, nicht selten beobachtet. Besonders bei der Differenzierung zwischen einem Ewing-Sarkom und einer Osteomyelitis kann dies bei Fehlen einer eindeutigen röntgenologischen Symptomatik Anlaß zu Schwierigkeiten respektive zu Fehldiagnosen sein. Blutchemische Untersuchungen und Urinuntersuchungen können wichtige Differenzierungsmerkmale im Rahmen der Differentialdiagnostik einer solitären Läsion, verursacht durch einen Morbus Paget, einen Hyperparathyreoidismus respektive dem multiplen Myelom und einem Knochentumor abgeben.
Schmerzen bieten im allgemeinen wenig diagnostische Anhaltspunkte. Knochentumoren verursachen sehr *häufig* nicht einen lokalen Knochenschmerz, sondern einen unter Umständen auch fernab von der eigentlichen Lösion projizierten Gelenkschmerz (Kniegelenk!).
Nur für das Osteoidosteom gilt die Erfahrung, daß die von ihm verursachten lokalen Schmerzen nachts stärker werden und gut auf Salizylatderivate reagieren.
Eine lange Anamnesedauer ist eher bei benignen, denn bei malignen Prozessen nachzuweisen. In diesem Zusammenhang ist aber hervorzuheben, daß Frakturen nach einem banalen respektive nicht adäquaten Unfallereignis nicht selten Folge einer Schwächung des Knochens durch einen Geschwulstprozeß sind. Man sollte sich daran gewöhnen, bei jeder Fraktur den Bruchspalt und dessen Umgebung sorgfältig zu analysieren, um nicht Zeichen einer pathologischen Fraktur zu übersehen.
Abb. 14 zeigt eine Femurfraktur bei einem 13jährigen Jungen, entstanden nach einem banalen Unfall. Die zentrale Aufhellung, die Dissoziation der lateralen Kortikalis und das reaktive periostale, proximal lokalisierte Dreieck deuten auf einen präexistenten pathologischen Prozeß. Die Biopsie ergab ein Ewing-Sarkom.
Wie bereits erwähnt, kann praktisch jeder Knochentumor ein für eine andere Tumorart als charakteristisch angesehenes Röntgenbild simulieren.

Zusammenfassend muß deshalb besonders herausgestellt werden, daß jede Differenzierung zwischen gut- und bösartigen Prozessen an Kriterien des Röntgenbildes ihre Fallstricke hat. Der Radiologe muß sich dessen bewußt sein und sollte bei seinen Diagnosen nie eine Sicherheit suggerieren, die er nicht begründen kann.

Tab. 3 (S. 542) zeigt synoptisch die klinisch-radiologischen Merkmale der wichtigen Knochentumoren und geschwulstmäßigen Läsionen.

Knorpel

Gutartige Tumoren

Chondroblastom

Synonyme: Benignes Chondroblastom, meta/epiphysäres Chondroblastom, Codman-Tumor.

Benigne Chondroblastome gelten als meta/epiphysäre Tumoren der langen Röhrenknochen, des Talus und Kalkaneus mit einer auffälligen Bevorzugung der proximalen Humerusepiphyse (CODMAN) und mit einer Tendenz zur Verkalkung der Grundsubstanz.

Diese Geschwulst ist erstmals 1931 von CODMAN als epiphysärer chondromatöser Riesenzelltumor des proximalen Humerusendes beschrieben worden. 1928 hatte schon EWING auf verkalkende, knorpelige Riesenzellgeschwülste hingewiesen. Durch die Riesenzellen und die Knorpelbildung zeigen diese Geschwülste sowohl Beziehungen zu den klassischen gutartigen Riesenzellgeschwülsten wie zu den Chondromen. 1942 haben JAFFÉ und LICHTENSTEIN das vorliegende Beobachtungsgut zusammengestellt und die Bezeichnung „benignes Chondroblastom" eingeführt. Dieser Name hat sich durchgesetzt.

VALLS und Mitarb. vermuteten 1949 aufgrund von Silberfärbungen einen Ursprung von den Retikulozyten oder diesen verwandter Zellen.

Elektronenmikroskopische Studien von WELSH und MEYER (1964) geben Hinweise dafür, daß der Anlaß zur geschwulstigen Entgleisung mehr auf einen äußeren Reiz, denn auf einen der Knorpelzelle innewohnenden („intrinsic") Faktor zurückzuführen ist. WELLMANN (1969) führt das Chondroblastom auf „knorpelbildende Matrix-Zellen" zurück, DAHLIN (1956) glaubt, Wechselbeziehungen des Chondroblastom zum *Chondromyxoidfibrom* annehmen zu müssen.

Vorkommen: JAFFÉS (1958) Erfahrungen stützen sich auf „über 30", CODMANS Studien wurden an 9 Fällen durchgeführt. DAHLIN (1967) konnte aus dem Krankengut der Mayo-Klinik von 1025 benignen Tumoren (Gesamtzahl: 3987 Beobachtungen) nur 24 Chondroblastome eruieren. Die Sammlung des Netherland Committee of Bone Tumours (NCBT 1973) führt 56 von 675 anderweitigen gutartigen Geschwülsten auf. Im

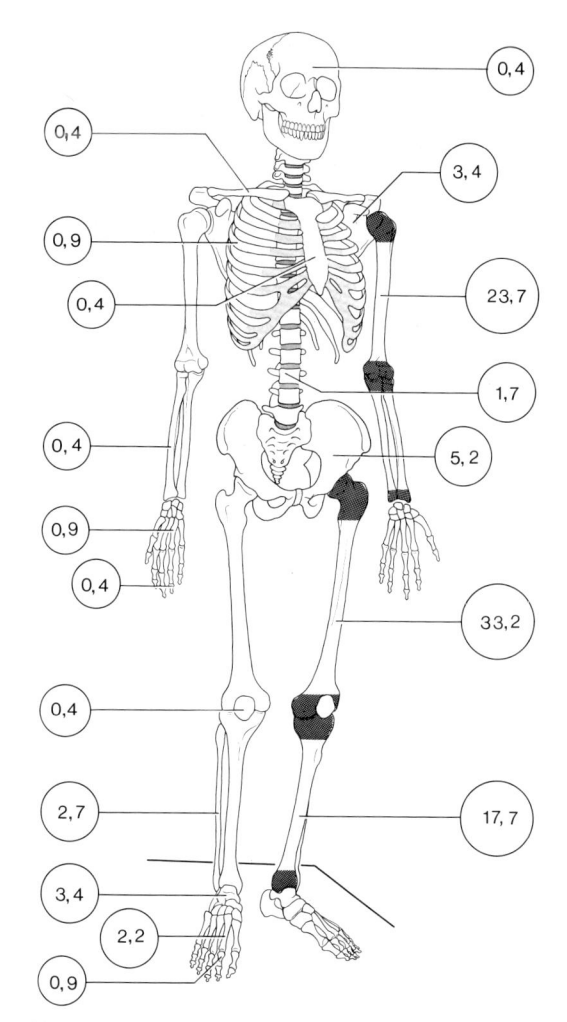

Abb. 15 Prozentuale Verteilung (Zahlen im Kreis) der Lokalisation von 232 Chondroblastomen. Die Rasterflächen zeigen Prädilektionsorte innerhalb *eines* Knochens.

Sammelstatistik nach den Zahlenangaben aus: DAHLIN, D. C.: Bone Tumors. Thomas, Springfield/Ill. 1967. – DOMINOK, G. W., H. G. KNOCH: Knochengeschwülste und geschwulstähnliche Knochenerkrankungen. Fischer, Jena 1971. – Knochengeschwulst-Register Göttingen (Stand: März 1976). – Radiological Atlas of Bone Tumours II, Mouton, Den Haag 1973. (Diese Angaben gelten für sämtliche Lokalisationsschemata.)

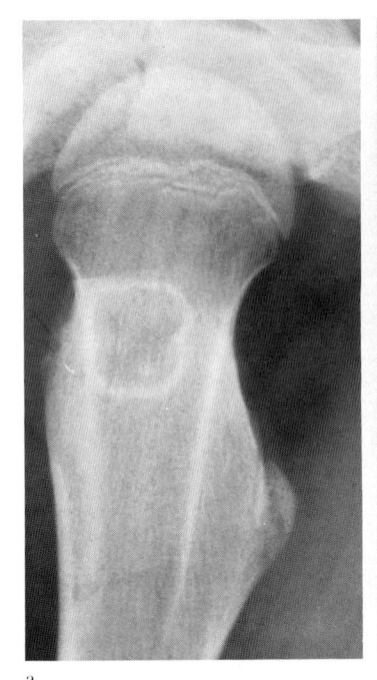

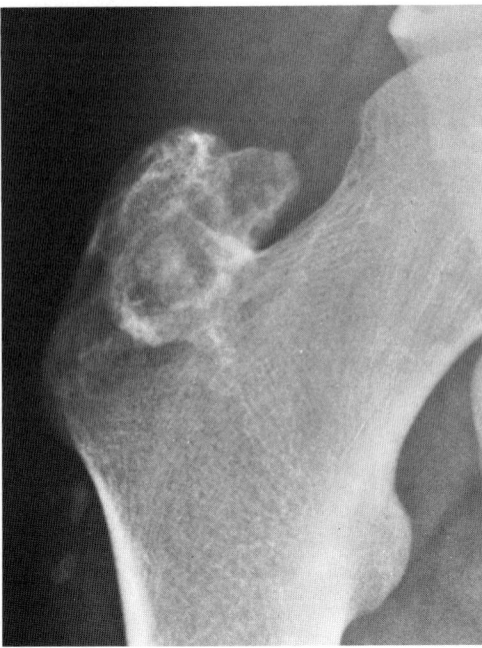

Abb. 16 a u. b Apophysäres Chondroblastom an der Trochanterapophyse rechts (♀, 16 J.). a) Befund im Alter von 16 Jahren, b) Befund im Alter von 22 Jahren.

Göttinger Knochengeschwulstregister sind nur 29 Beobachtungen mit histologischer Sicherung gesammelt. DOMINOK u. KNOCH haben aus der Literatur 114 Fälle, PAUNIER u. Mitarb. (1967) 140 Beobachtungen zusammenstellen können. Die Registersammlung des Armed Forces Institutes (SPJUT u. Mitarb., 1971) umfaßt 127 Fälle *ohne* die 58 Beobachtungen aus dem Barnes and Affiliated Hosp., St. Louis, Miss.

Altersprädilektion: 1. – 2. Lebensdekade.

Lokalisation: Epiphysennahe Abschnitte der Extremitäten und des Beckens (Abb. 15), epimetaphysär, jedenfalls die knorpelige Epiphysenfuge überschreitend (ALEXANDER).

Geschlechtsprädilektion: Leichtes Überwiegen des männlichen Geschlechtes (60% Männer, 40% Frauen).

Klinik: Das Adoleszenten und junge Erwachsene zum Arzt führende Leitsymptom ist ein wochen- bis monatelanger, lokaler, z. T. rheumatischer Gelenkschmerz, vereinzelt auch eine meist derbe, umschriebene Schwellung des gelenknahen Röhrenknochens. Selten sind Gelenkergüsse, gelegentlich ist eine Einschränkung der Gelenkfunktion zu beobachten.

Röntgenbild: Charakteristisch für die röntgenologische Symptomatik sind mirabellen-, pflaumen-, seltener bis hühnerei- und mandarinengroße, *exzentrische* Osteolysen in der Epiphyse mit Randsklerose. In der Regel kann man jeweils an den girlandenartigen oder ausgebuchteten Rändern des z. T. traubenförmig verkalkenden, ansonsten radioluzenten Tumors (Abb. 16 u. 17) einen schmalen Sklerosewall zur Spongiosa der Umgebung erkennen. Die Kortikalis ist in Anbetracht der exzentrischen Lokalisation verdünnt oder ausgebogen, in Einzelfällen *partiell* durchbrochen. Mit echten Gelenkeinbrüchen oder stärkeren Arrosionen des Gelenkknorpels (DAHLIN; LICHTENSTEIN 1965) muß man nur in sehr seltenen Fällen rechnen.

Kortikale Reaktionen werden auch bei Rindendurchbrüchen im Gegensatz zu malignen Tumoren kaum gesehen.

Bei bevorzugt metaphysärer Ausbreitung ist im Rahmen einer differentialdiagnostischen Abgrenzung charakteristisch, daß ein Zusammenhang mit der knorpeligen Epiphysenfuge erhalten bleibt (COLEY u. SANTORO 1947, DAHLIN, HATCHER u. CAMPBELL 1951, KUNKEL u. Mitarb. 1956, NCBT 1973 a, b, SPJUT u. Mitarb. 1971).

Differentialdiagnostik: Das Röntgenbild ist typisch. Inzipiente Läsionen können mit einer Knochentuberkulose verwechselt werden. Jedoch fehlt die bei gelenknahen entzündlichen Affektionen dann meist vergesellschaftete zirkumfokale Osteoporose und ein Gelenkerguß.

Therapie und Prognose: Die Therapie der Wahl ist die *vollständige* Exkochleation, ggf. in Kombi-

a b

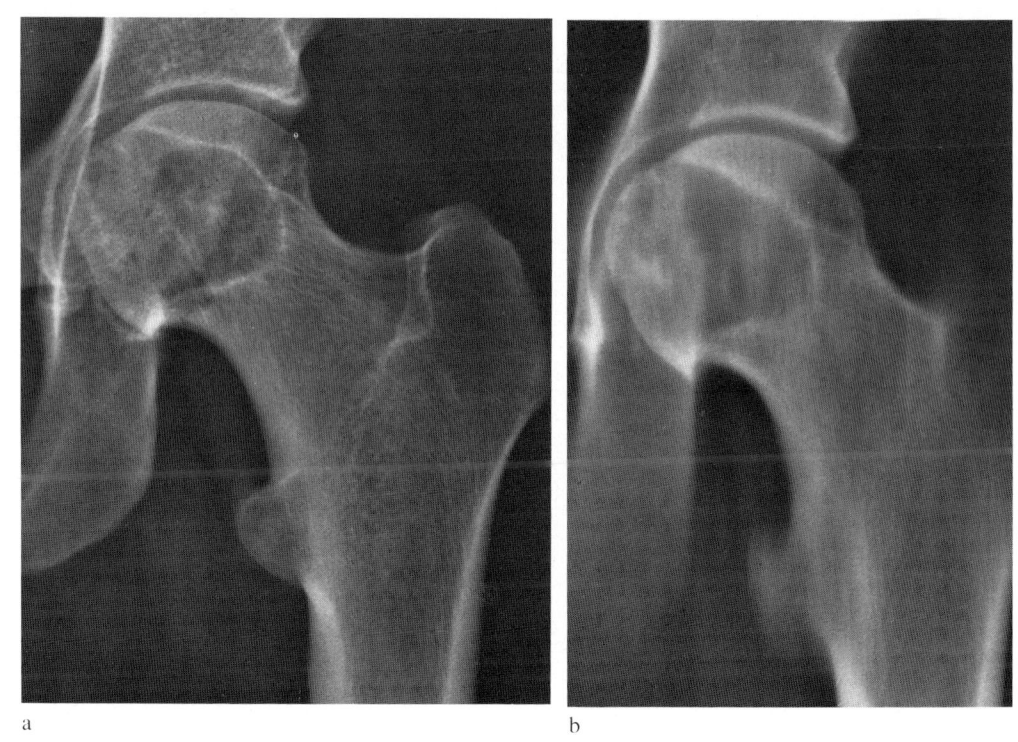

Abb. 17 a u. b Chondroblastom (Codman-Tumor) linker Femurkopf. Ein Jahr vor Behandlungsbeginn leichte Schmerzen in der linken Leistengegend. Röntgenologisch: Epiphysärer durch schmale Sklerosezone gegen die Knochenspongiosa abgesetzter, scharf begrenzter Knochenherd mit spärlichen Verkalkungen (♀, 27 J.).

nation mit Spongiosaplombierung. Nur eine radikale Entfernung verhindert mit Sicherheit das Rezidiv.

Eine Strahlenbehandlung ist *nicht* indiziert. Das einzige in der Literatur beschriebene Sarkom nach Kürettage eines Chondroblastoms wurde von HATCHER u. CAMPBELL (1945) 3,5 Jahre nach postoperativer Bestrahlungsbehandlung mit 35 Gy beobachtet. Es handelt sich wahrscheinlich um ein strahleninduziertes Sarkom.

Chondromyxoidfibrom

Synonyme: Fibromyxoidchondrom.

Der Geschwulsttyp des Chondromyxoidfibroms des Knochens verdient besonders Beachtung ob des hohen differentialdiagnostischen Aussagewertes des Röntgenbildes.

Abstammung: Der gutartige, aus chondro- und myxomatösen Arealen bestehende Tumor wird häufig an den Rändern von einem „eigentümlich differenzierten Bindegewebe" (JAFFÉ u. LICHTENSTEIN 1948) begrenzt und ist daneben von einer in die Bindegewebsbänder eingebetteten, vaskularisierten Mantelzone umschlossen.

Zwei von JAFFÉ u. LICHTENSTEIN (1948) und vier von DAHLIN (1956) publizierte Chondromyxoidfibrome stammten ursprünglich aus der chondromatösen Sarkomserie des amerik. Knochensarkom-Registers. Sie mußten am Kriterium der „Heilbarkeit" anläßlich einer katamnestischen Überprüfung ausgesondert werden.

Ursache für die Unsicherheit, der sich mancher Pathologe bei der Typenfestlegung gegenübersieht, sind häufige bizarre Zellveränderungen, die auffallend dem Bild des Chondrosarkoms und Myxosarkoms ähneln (s. S. 561).

Vorkommen: DAHLIN beobachtete 20 Chondromyxoidfibrome unter 956 gutartigen Tumoren (ca. 2%), die Niederl. Kom. for Beentumoren 24 von 675 gutartigen Geschwülsten (=1,4% aller Knochen-Erstgewächse). Bis 1965 konnten SALZER u. SALZER-KUNTSCHIK 136 Beobachtungen aus der Literatur zusammenstellen. Aus dem Barnes Hosp., St. Louis, wurden für die Zeit von 1952–1968 40 Beobachtungen bekannt. Die Registersammlung Göttingen verfügt über 24 histologisch gesicherte Beobachtungen.

Lokalisation: Die untere Extremität beherbergt den hauptsächlichen Standort. 75% aller Beobachtungen waren nach SALZER u. SALZER-KUNTSCHIK (1965), 82% (112 von 136) nach DOMINOK u. KNOCH (1977), 21 von 24 in der Niederländischen Sammlung an Femur, Tibia, Fibula und Fußskelett nachweisbar. Becken und Rippen stellen etwa 20% der nächst häufigen Lokalisationen. Platte Knochen (Skapula, Sternum, Kalvaria) werden kaum beteiligt (Abb. 18).

An den Röhrenknochen wird die Gegend der *epiphysennahen Metaphysen* auffallend bevorzugt.

Auch das Chondromyxoidfibrom liebt bei Manifestationen am Röhrenknochen den exzentrischen Auswuchs.

Klinik: Ebenso wie das Chondroblastom setzt das Chondromyxoidfibrom eine relativ lange Schmerzanamnese, möglicherweise aufgrund des Periostdehnungsschmerzes durch die meist sehr langsam wachsende Geschwulst. Bei gelenknahem Sitz führt häufig ein schmerzreflektorisches Hinken erst zum Arzt. Bei geeigneter oberflächennaher Lokalisation erweist sich ein tastbarer Knochenbuckel selbst *nicht* als druckschmerzhaft.

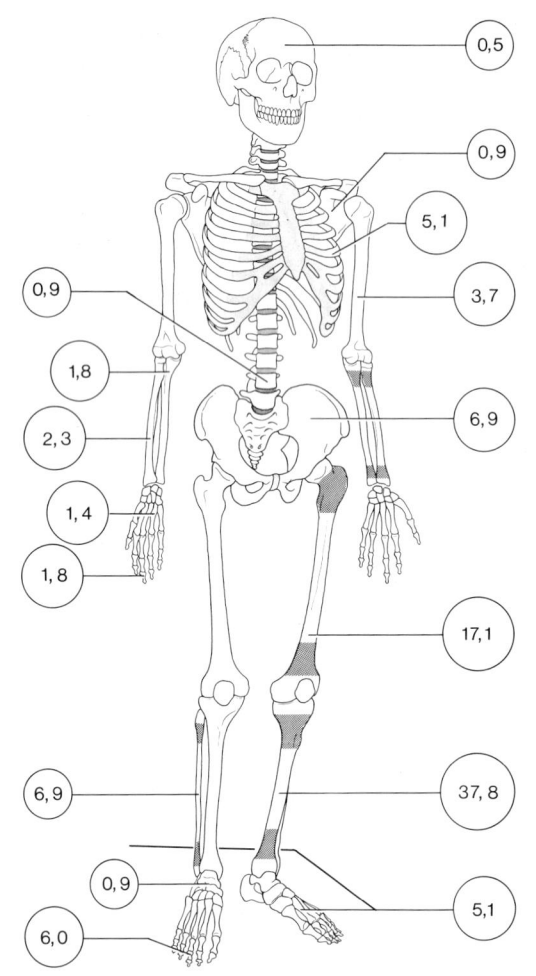

Abb. 18 Prozentuale Verteilung (Zahlen im Kreis) der Lokalisation von 217 Chondromyxoidfibromen. Die Rasterflächen zeigen Prädilektionsorte innerhalb *eines* Knochens.

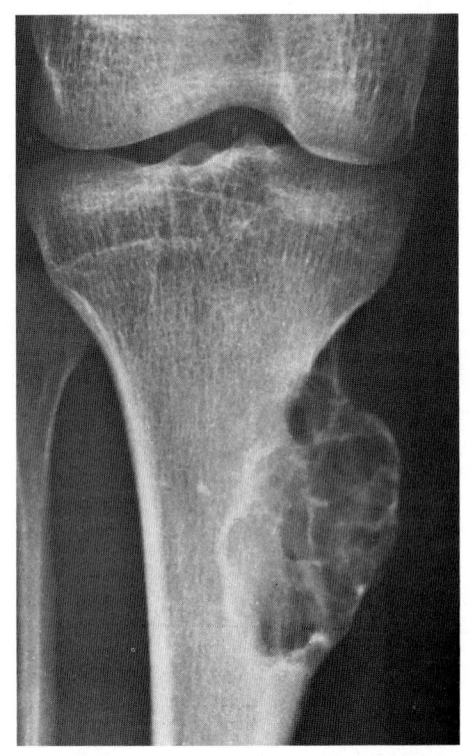

Abb. 19 Chondromyxoidfibrom der proximalen Tibiametaphyse (♀, 20 J.).

Altersprädilektion: Übereinstimmend wird in den Sammelstatistiken (DAHLIN 1967; FRANK u. ROCKWOOD 1969; NCBT 1973; SALZER u. SALZER-KUNTSCHIK 1965) das 15.–25. Lebensjahr als Prädilektionsalter angegeben. Vom frühen Kindesalter (< 5 Jahre) und Senium (> 60 Jahre) sind bisher keine Beobachtungen mitgeteilt worden.

Geschlechtsprädilektion: Ob die aus einzelnen Zusammenstellungen ablesbare leichte Bevorzugung des männlichen Geschlechtes (SALZER u. SALZER-KUNTSCHIK [1965] 65 ♂ : 53 ♀; DOMINOK u. KNOCH [1971] 75 ♂ : 61 ♀; NCBT [1973] 15 ♂ : 9 ♀; Knochengeschwulstregister Göttingen 13 ♂ : 11 ♀) als gesichert angesehen werden kann, ist z. Z. noch nicht entschieden.

Knorpel 549

a b

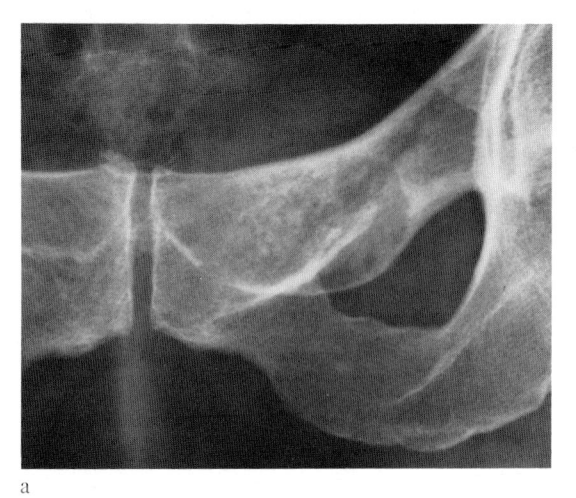

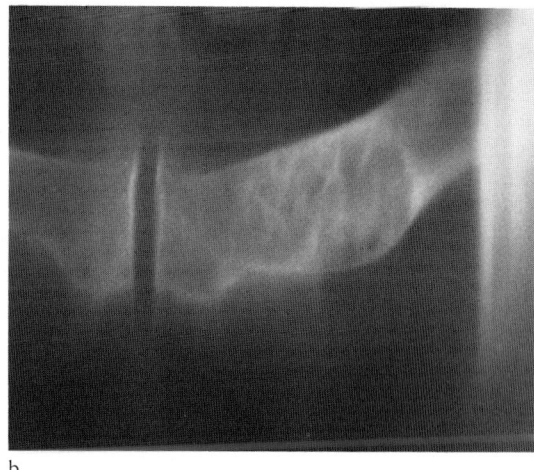

Abb. 20 a u. b Chondromyxoidfibrom des Os pubis. Druckdolente, knochenharte Anschwellung am Os pubis. Röntgenbild: Elliptischer, einseitig expansiver Knochenprozeß mit uhrglasförmiger Vortreibung der papierdünnen Kortikalis (♀, 46 J.).

Röntgenbild: Der sehr selten Kalkeinschlüsse zeigende, radioluzente Tumor ist in allen bekannt gewordenen Beobachtungen immer scharf begrenzt, in großer Mehrheit gegenüber dem nicht erfaßten Knochen durch einen girlanden- oder lanzettförmigen Sklerosesaum abgedeckt (Abb. 19 u. 20). Exzentrische Lokalisationen (Abb. 19) zeigen praktisch immer eine uhrglasförmige Wölbung einer z. T. papierdünnen Kortikalis, die häufig dann traubenförmig gestaltet ist. Bei Lokalisation an Fußstrahlen überwiegt die spindelförmig *allseitige* Knochenauftreibung. Die läppchenförmig gegliederten knorpligen Anteile der Geschwulst verursachen auch im Inneren durch girlandenförmige Septierungen trabekulärer Wandverstärkungen einen „traubenförmigen" inneren Aufbau in etwa 40% der Beobachtungen. Unbehandelte Chondromyxoidfibrome durchbrechen die Kortex und können an benachbarten Knochen (z. B. an der Fibula oder an Fußstrahlen) zu bogenförmigen Verlagerungen und Druckusuren führen (MURPHY u. PROCE 1971).

Chondromyxoidfibrome kann man anhand ihres röntgenologischen Aspektes allein nicht in jedem Falle von Chondroblastomen abgrenzen, besonders dann nicht, wenn – allerdings selten – auch die Epiphyse mitbetroffen ist.

Da die Mehrheit der Chondromyxoidfibrome aber metaphysär vorkommt, kann die *Lokalisation* ein gutes differentialdiagnostisches Kriterium im Röntgenbild abgeben.

Differentialdiagnose: Fehlt bei einzelnen Beobachtungen ein stärker sklerosierter Rand, reicht der Tumor bis in die Epiphyse, ist die Kortikalis durchbrochen, kann die Geschwulst gegenüber einem *Riesenzelltumor*, einem reinen *Chondrom* oder auch gegenüber osteolytischen Sarkomen,

Abb. 21 Schematische Darstellung der Entwicklung eines Osteochondroms im Laufe des Längenwachstums des Knochens mit metaphysär-exzentrischer Auswanderung des ursprünglichen epiphysären Störfeldes.

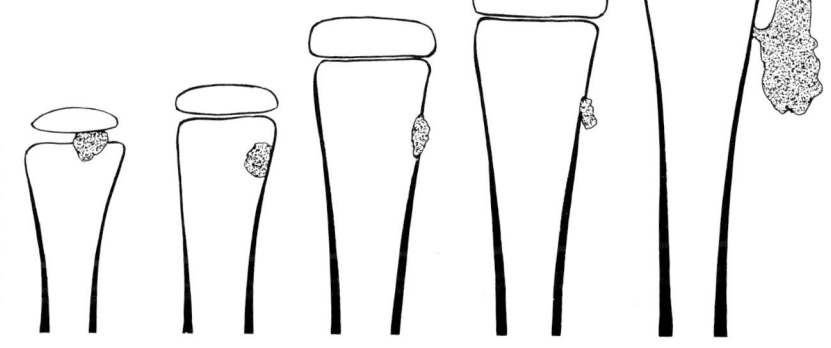

dann meist Fibrosarkomen, nicht abgegrenzt werden, zumal klinische Daten wenig zur Unterscheidung beizutragen vermögen.

Therapie und Prognose: Eine operative Behandlung, in geeigneten Fällen am besten als Monobloc-Resektion, ist in jedem Fall indiziert. Kürettagen sind mit der Komplikation einer relativ hohen Rezidivquote (25% nach DAHLIN) behaftet. Von RALPH wurde 1962 der Standpunkt vertreten, daß bei Chondromyxoidfibromen im Kindesalter die Rezidivgefahr höher eingeschätzt werden muß (NORMANN u. STEINER). Nur bei verschleppten Fällen wird man größere Resektionsmaßnahmen oder bei ungünstigen Lokalisationen, z. B. Fußgelenk, Mittelfuß, gar eine Amputation mit Rücksicht auf die Gewährleistung der Statik und Funktion in Kauf nehmen müssen.

Vereinzelt wird in der Literatur (z. B. JAFFÉ 1958; IWATA u. COLEY 1958) aufgrund einer Einzelkasuistik die Frage der Möglichkeit zur Entartung von Chondromyxoidfibromen in Chondrosarkome aufgeworfen. JAFFÉ selbst betont, daß solche Beobachtungen nicht geeignet sind, die allgemeine Auffassung von der Gutartigkeit zu erschüttern. Solche Beobachtungen sollten vielmehr die Frage nach der Richtigkeit der Biopsie-Erstdiagnose aufwerfen.

Osteochondrom

Synonyme: (Kartilaginäre) Exostose, Exostosen-Krankheit, Ekchondrom, Epiexostotisches Chondrom.

Die mit mehr oder weniger breiten Knorpelkappen überzogenen, häufiger gestielt, denn breitbasig als sog. sessile Form aus der Knochenschale herausragenden Auswüchse dürften von allen gutartigen Knochengeschwülsten am bekanntesten und in der überwiegenden Zahl der Beobachtungen durch ihre pilzförmige Konfiguration am leichtesten zu diagnostizieren sein (s. Abb. 23–26).

Abstammung: Seit COOPER 1818 diese Geschwulst erstmalig beschrieben und VIRCHOW eine Entstehungstheorie verkündet hatte, streiten sich nach wie vor die Auffassungen über den eigentlichen Mechanismus, der zur Entwicklung führt. Auf die Theorie von MAUDLEY u. STANSFIELD wurde bereits hingewiesen (Abb. 21).
VIRCHOW glaubte seinerzeit, ein Knorpelfragment der Epiphyse, das eine eigene Wachstumspotenz senkrecht zum Längenwachstum entfalten sollte, als Ursache anschuldigen zu müssen. Eine Stütze für diese Theorie gelang im Tierexperiment D'AMBROSIA u. FERGUSON 1968 mittels Transplantation von Epiphysenknorpel an die juxtaepiphysäre Randzone zur Metaphyse. Sie konnten damit echten Osteochondromen täuschend ähnelnde Auswüchse erzeugen.
Als weitere Unterstützung der Virchowschen Theorie können Beobachtungen der Entwicklung von Osteochondromen im Adoleszentenalter nach Traumatisierung der wachsenden Epiphyse (z. B. nach Strahleneinwirkung auf die Epiphyse im Kindesalter) dienen (s. Abb. 24).

Vorkommen: In Anbetracht des Umstandes, daß hunderte von Osteochondromen in der Literatur publiziert wurden (Zusammenfassung z. B. bei DOMINOK u. KNOCH), diese Geschwülste nur bei Beschwerden des Trägers zu Lebzeiten entdeckt, systematische Post-mortem-Untersuchungsergebnisse nicht bekannt wurden oder diesen benignen Tumoren ob ihrer Häufigkeit wenig Aufmerksamkeit für eine Kasuistik und damit Registrierung geschenkt wurde, dürfte zweifelhaft sein, ob Häufigkeitsangaben z. B. von 45% aller benignen Knochentumoren (DAHLIN) überhaupt zutreffen. Es ist nur zu vermuten, daß das Osteochondrom, ob solitär oder multipel, die häufigste Knochengeschwulst überhaupt darstellt.

Altersprädilektion: Unter den oben genannten Einschränkungen kann man folgern, daß mehr als 60% aller Osteochondrome bis zum 30. Lebensjahr heutzutage entdeckt worden sind.

Geschlechtsprädilektion: Man sollte davon ausgehen, daß die teilweise in der Literatur angegebene Bevorzugung des männlichen Geschlechts statistischen Fehlern einer einseitigen Selektion unterliegen kann.

Lokalisation: Unterstellt man das relative Maß bekannt gewordener Lokalisationen (Abb. 22), dürften die kniegelenknahen Epimetaphysen von Femur, Tibia und die proximalen Metaphysen des Humerus den Löwenanteil (etwa 40–45%) stellen. Becken- (Abb. 23) und Fußskelett geben den Boden für die zweithäufigste Lokalisation (ca. 19%). Distale Radius- und Ulnametaphysen (Abb. 24) sowie das Handskelett (ca. 10%) dürften den dritthäufigsten Lieblingsort abgeben. Platte Knochen und Rippen sind ebenso wenig verschont wie Quer- und Artikulationsfortsätze (Abb. 25) oder die Körper der Wirbel.

Symptomatologie: Das Beschwerdebild des Osteochondromträgers leitet sich im allgemeinen von der Eigenart des langsamen Auswachsens mit der Möglichkeit zur Ausübung eines Drucks auf Kapselansätze, benachbarte Nerven, Weichgewebe, benachbarte Knochen usw. ab. Meist sind es knochen- oder knorpelharte Vorbucklungen mit

Knorpel 551

Röntgenbild: *Pilzförmige* Osteochondrome variieren je nach Entdeckung von 0,5 – 7,5 – 8,5 cm Größe, im Stiel durch parallel gerichtete Spongiosastrukturen gekennzeichnete Knochenauswüchse (Abb. 26). Die sessilen Formen, die breitbasig der Knochenrinde aufsitzen, haben je nach Projektion im Röntgenbild an der Basis einen schaligen Osteosklerosesaum von 1 – 3 mm Dikke. Sessile wie pilzartige Formen zeigen auf der Kuppe wattebauschartige, teilweise traubige oder erbsförmige Verkalkungen. In natura ist das Osteochondrom in der Regel 0,1 – 3 cm (im Durchschnitt: 0,5 – 0,8 cm) größer als seine röntgenologische Abbildung.

Im allgemeinen gilt, je jünger der Patient, desto dicker die Knorpelkappe. Die nicht verkalkte Knorpelkappe ist im Röntgenbild nur mit besonderen Aufnahmetechniken (Weichteiltechnik, Xeroradiographie) darstellbar. Ihre Oberfläche ist ebenfalls rund, höckrig oder blumenkohlartig. Osteochondrome der unteren Extremität, besonders in Kniegelenknähe oder am Becken, sind zum Zeitpunkt ihrer Entdeckung im allgemeinen doppelt so groß wie Lokalisationen im Bereich des knöchernen Schultergürtels, des Oberarms oder der ellenbogennahen Metaphysen von Humerus, Ulna und Radius oder am Wirbel.

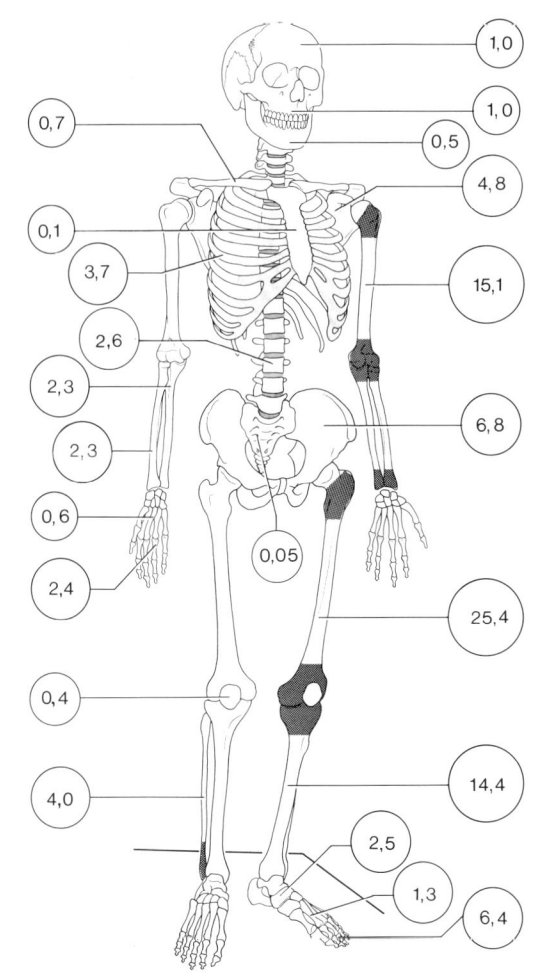

Abb. 22 Prozentuale Verteilung (Zahlen im Kreis) der Lokalisation von 2011 Osteochondromen. Die Rasterflächen zeigen Prädilektionsorte innerhalb *eines* Knochens.

einem mehrmonatigen blanden Schmerz, seltener ein Bewegungsschmerz, die den Träger zum Arzt führen. Nur in Einzelfällen sind Spontanarrosionen von Venen, z. B. bei Lokalisation von Osteochondromen im Bereich des Planum popliteum, an der V. poplitea oder auch die Entwicklung eines Aneurysmas (ANASTASI u. Mitarb.) bekannt geworden.

Gelegentlich kann bei schmal gestielten Osteochondromen ein traumatischer Abriß aus der kortikalen Schale mit konsekutiver Knochenblutung beobachtet werden.

Bei Lokalisationen in Knie- und Schultergelenknähe kommt es häufiger zur Entwicklung akzessorischer Bursen, die ihrerseits Anlaß zu Reizerscheinungen und lokal entzündlichen Symptomen geben können.

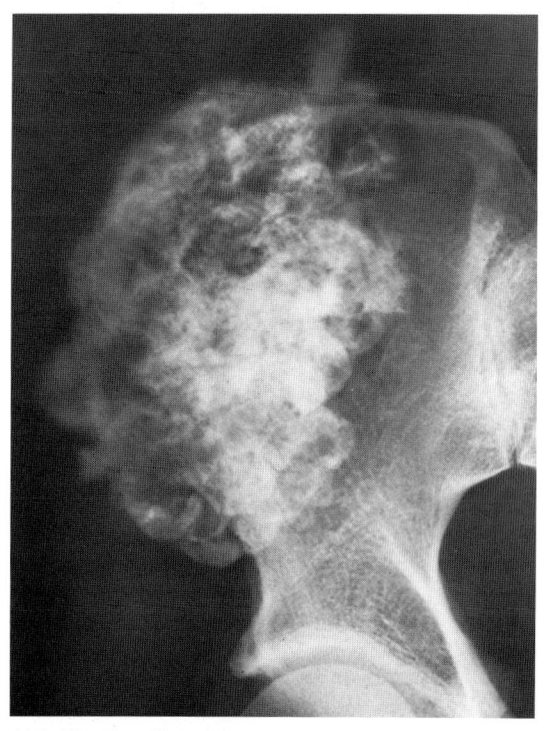

Abb. 23 Parailiakal-dorsales, solitäres Osteochondrom des Os ilium mit traubenförmig verkalktem Knorpel-Knochen-Auswuchs (♂, 42 J.).

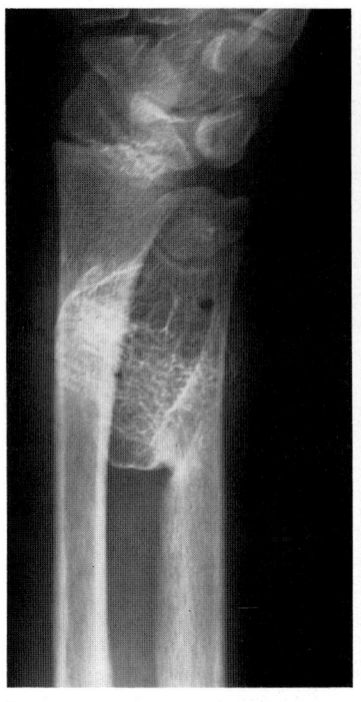

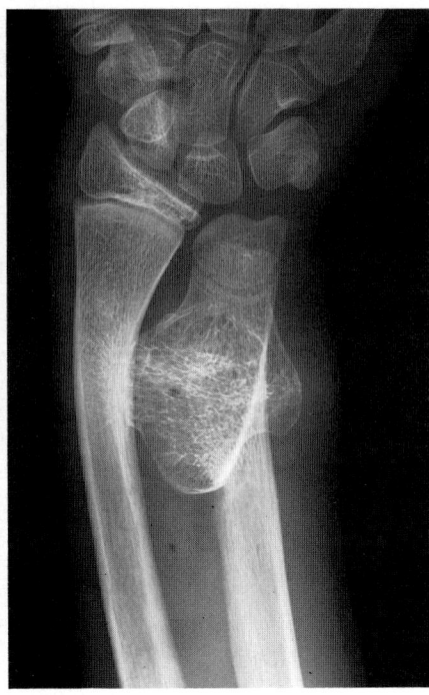

Abb. 24 a u. b Osteochondrom der distalen Ulnametaphyse (sessile Form). Breitbasig der distalen Ulnametaphyse aufsitzender, in Höhe der Membrana interossea auswachsender, die Ulna verbiegender Knochenauswuchs (♂, 14 J.).

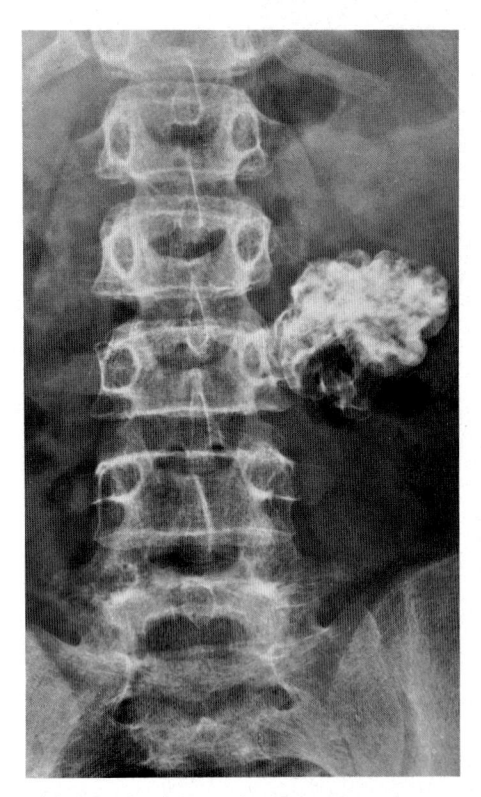

Abb. 25 Gestieltes Osteochondrom am Processus transversus des 3. Lumbalwirbels mit wachstumsbedingter, vogelflügelartig ventraler und dorsaler Entwicklung des Knorpel-Knochen-Auswuchses (♀, 9,5 J.).

Osteochondrome in Handgelenknähe sind bei der Erstuntersuchung meist zwetschgenkern- oder kleinkirschgroß.

Differentialdiagnose: Gelegentlich können die sessilen Formen von inzipienten juxtakortikalen Osteosarkomen oder von parossalen Chondrosarkomen nur am Kriterium der röntgenologischen Symptomatik *nicht* abgegrenzt werden.

Therapie und Prognose: Die *operative* Therapie als Behandlung der Wahl muß die *totale* Entfernung des Osteochondroms *mitsamt* dem Perichondrium und insbesondere des den Stiel benachbarten oder dem an die Basis des Knochenauswuchses reichenden Periost anstreben, will man Rezidive (nach Erfahrung an größeren Beobachtungsserien (z. B. DAHLIN Rezidivquote ca. 2%) nicht in Kauf nehmen.

Mit der Resektion von Osteochondromen im Kindesalter sollte man wegen der Gefahr einer Traumatisierung der Epiphyse zuwarten, es sei denn, Auswirkungen auf die Nachbarschaft verlangen einen baldigen chirurgischen Eingriff.

Andererseits muß die Indikation zur Operation oder zum Zeitpunkt der Resektion berücksichtigen, daß eine maligne Entartung (s. Legende zu Abb. 28) hin und wieder beobachtet wird. Jeder Wachstumsschub eines Osteochondroms *nach* Abschluß des Knochenwachstums sollte sehr

sorgfältig mittels Biopsie im Hinblick auf eine maligne Entartung beobachtet werden.
Ob die Entartungsrate wirklich mit 0,5 – 1% angenommen werden muß, ist bis heute nicht sicher zu belegen.

Multiple kartilaginäre Exostosen

Synonyme: Exostotische Dysplasie, Ekchondrosis ossificans, multiple Osteomatose, chondrale Osteome, Exostosen-Krankheit.

Lokalisation: Multiple kartilaginäre Exostosen zeigen gleiche Lokalisationen, gleiche klinische und röntgenologische Symptomatik, gleiche Altersprädilektion wie die solitären Osteochondrome. Hinsichtlich der Lokalisation bevorzugen sie nach JAFFÉ (1943) aber Metaphysen der Schulterknochen, des Knies und der Knöchel. Häufig ist der mediale Skapularand Erstmanifestation einer Exostosenkrankheit.
Der Unterschied zum solitären Osteochondrom besteht somit nur in dem polyostotischen polytopen Vorkommen beim selben Individuum. Dabei sind gerade die polytopen und polyostischen Vorkommen der Exostosen vielfach mit starken Verkrümmungen und Knochenverkürzungen des die Exostosen tragenden Knochens vergesellschaftet.
Die familiäre Häufung bei der Exostosenkrankheit hat schon im 19. Jahrhundert Forscher beschäftigt (z. B. WEBER 1866; BESSEL u. HAGEN 1890). Zahlreiche bekannt gewordene Stammbäume weisen auf ein dominantes Erbleiden hin (Übersichtsdarstellung bei COCCHI 1964).
Bei diesem Krankheitsbild sind Penetranz, Spezifität und Expressivität häufigen Manifestationsschwankungen unterworfen.
Ein Überwiegen des *männlichen Geschlechts* als Träger multipler kartilaginärer Exostosen scheint bewiesen (STOCKS u. BARRINGTON 1925; ROEDER 1929; BIRKENFELD 1930; GERKHARDT 1937; VANZANT 1942). Die Manifestation dürfte somit geschlechtsabhängig sein. Auch die *einzelnen* Exostosen sind nach LENZ (1961) offenbar als Folge der hormonellen Stimulation der größeren Knochenentwicklung und des Wachstums beim Mann stärker als bei der Frau ausgeprägt. Eigenartig ist aufgrund der bisher bekannten Stammbäume, daß Väter mit Exostosen signifikant mehr Söhne denn Töchter haben.

Therapie: Eine chirurgische Therapie erhält ihre Indikation bei Exostosenträgern nur vom jeweiligen Beschwerdebild. Sie muß dabei aber berücksichtigen, daß Träger multipler kartilaginärer Exostosen (Abb. 27) ungleich stärker als die eines

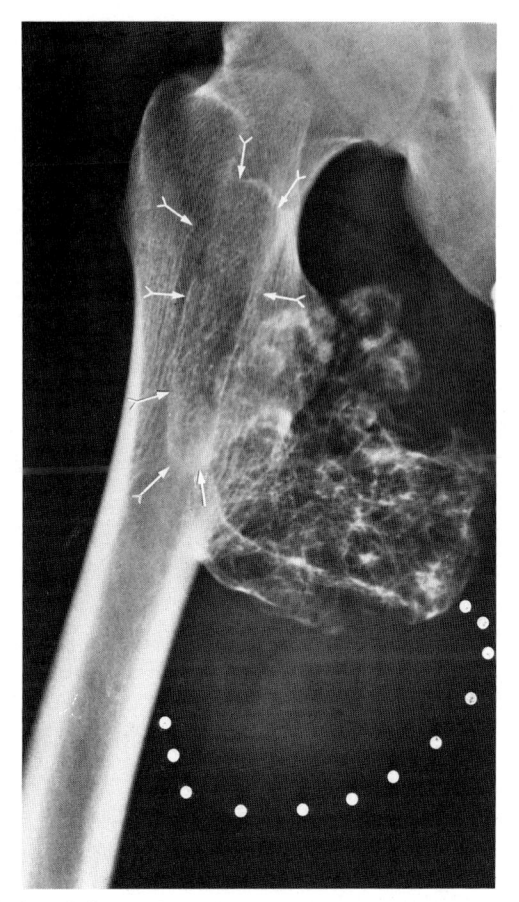

Abb. 26 Solitäres Osteochondrom der proximalen Femur-Dia-Metaphyse rechts. Breitbasiger Stiel (↑) im Bereich der vorderen Schaftzirkumferenz mit knollenpilzartigem Knorpelknochenauswuchs und zentimeterdicker unverkalkter Knorpelkuppe am kaudalen Pol (...) (♂, 18 J.).

solitären Osteochondroms der Gefahr einer malignen Entartung von einzelnen Lokalisationen unterliegen.
DAHLIN (1967) konnte an einschlägigen Beobachtungen der Mayo-Klinik in 20% der Fälle die Entwicklung eines sekundären Chondrosarkoms ermitteln, JAFFÉ (1943) etwa den gleichen Prozentsatz errechnen (Abb. 28). Die Entwicklung eines sekundären Chondrosarkoms des Hüftbeines auf dem Boden ererbter, multipler osteo-kartilaginärer Exostosen bei einem 47jähr. Mann beschreiben EL-KHOURY u. Mitarb. an der Ventralseite des Os ilium.

Enchondrom

Synonyme: Chondrom.
Definition: Enchondrome sind gutartige Gewächse aus reifem hyalinem Knorpel im Markraum

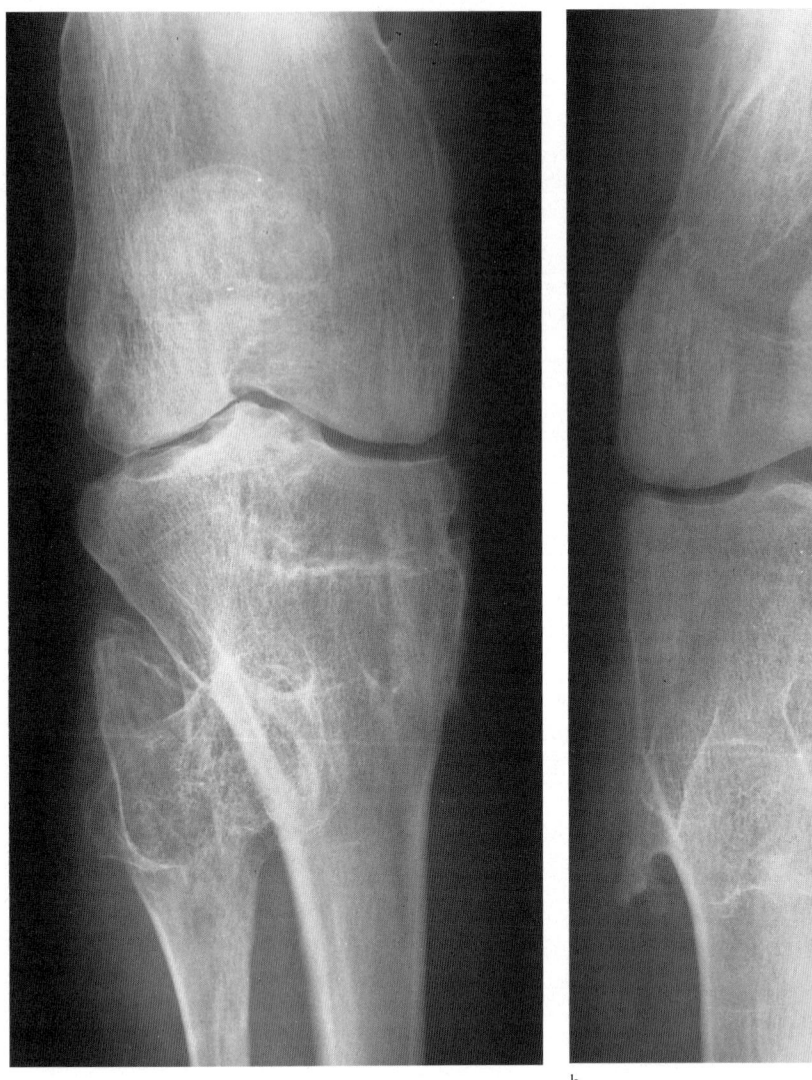

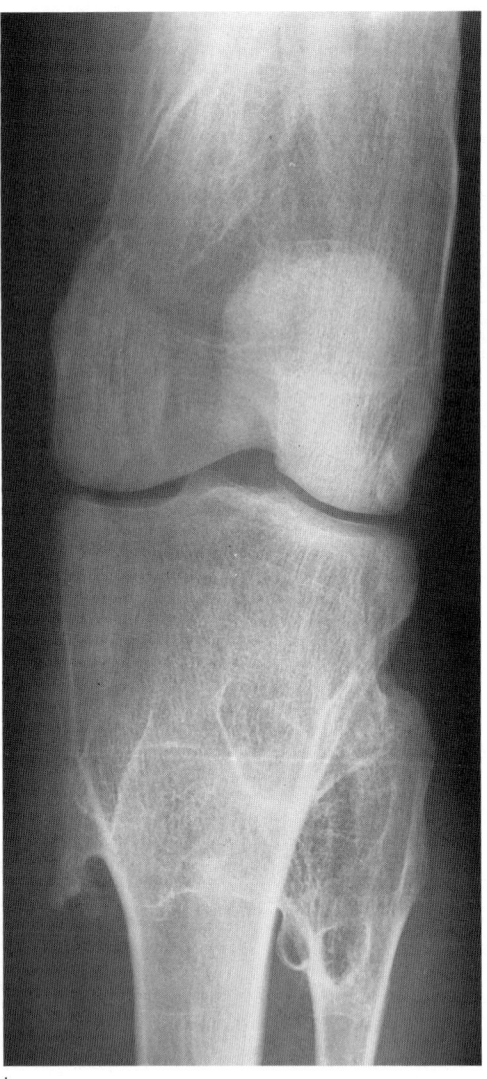

Abb. 27 a–d Beispiele für Entwicklungs- und konsekutive Funktionsstörungen bei „Exostosen-Krankheit" (♂, 34 J.).

von knorpelig vorgebildeten Knochen. Zusammen mit den multiplen Formen (s. unten) dürfte ihr Anteil an allen gutartigen Knochentumoren ca. 10% betragen. Ihre Bezeichnung wird auf JOHANNES MÜLLER (1838) zurückgeführt.

Abstammung: A. LANGENKSIÖLD hat 1947 die Entstehung der kartilaginären Foci an Beobachtungen der Chondrodysplasie auf das kortikalwärts gerichtete Auswandern knorpeliger Störfelder in die Metaphyse im Laufe des Längenwachstums erklärt (MAUDSLEY u. STANSFIELD, S. 549). Im Gegensatz zu den Osteochondromen wachsen Enchondrome aber *innen*, können jedoch ein- oder allseitig bei Größenzunahme den befallenen Knochen auftreiben und die Kortikalis durchbrechen. Die dem Epiphysenknorpel eigene Verkalkungspotenz bleibt vielfach erhalten.

Vorkommen: Solitäre Enchondrome sind an allen Knochen (Röhren- [Abb. 29] wie platten Knochen [Abb. 30]) beschrieben worden. Bekannte Lieblingslokalisationen sind jedoch die Strahlen von Hand und Fuß (Abb. 31) sowie die sternalen Rippenabschnitte (Abb. 30).

Altersprädilektion: Die Mehrzahl der solitären als auch der multiplen Enchondrome wird bis zum 40. Lebensjahr entdeckt (DOMINOK u. KNOCH 1977; SPJUT u. Mitarb. 1971) nur etwa ein Drittel nach dem 4. Lebensjahrzehnt.

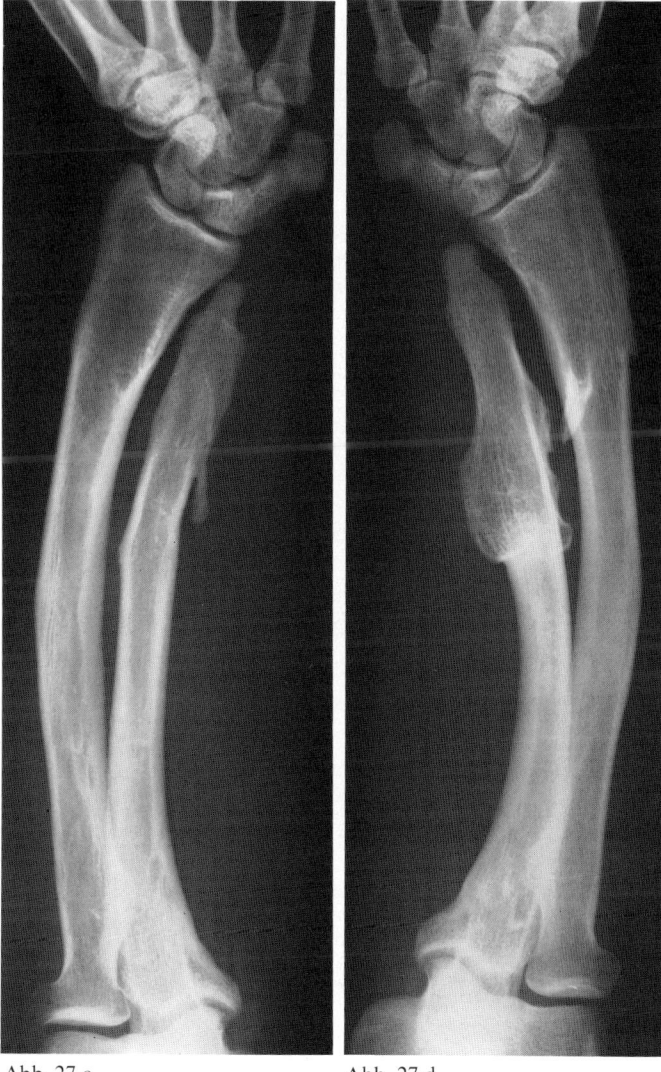

Abb. 27 c   Abb. 27 d

Geschlechtsprädilektion: Obwohl LEVI u. Mitarb. eine Bevorzugung des Mannes im Verhältnis 2 : 1 annehmen, auch die 74 Beobachtungen der Ndl. Kommissie for Beentumoren (NCBT 1973) eine gleiche Relation aufweist, ist aus anderen Statistiken eine so deutliche Bevorzugung des männlichen Geschlechts nicht ersichtlich.

Lokalisation: Die in der Literatur allgemein angenommene Bevorzugung von Phalangen und Metakarpen (Abb. 32) mag auch darin einen Grund finden, daß Lokalisationen an diesen *kurzen* Knochen für den Träger am leichtesten auffallen und damit eher zu einer Röntgenuntersuchung Anlaß geben. Es ist durchaus nicht abwegig, anzunehmen, daß die mitgeteilten statistischen Verteilungsmuster vielfach nur zustandegekommen sind, weil eine *systematische* Suche nicht vorgenommen wurde. Es ist nicht einzusehen, warum nicht auch die Epiphysen gerade der langen Röhrenknochen mit ihrer hohen Aktivitätspotenz im Laufe des Wachstums nicht mit der gleichen statistischen Häufigkeit lokale Entgleisungen produzieren sollen.

Klinik: In der Mehrzahl der Beobachtungen führt der leichte Schmerz in Kombination mit einer ein- oder allseitigen, an Händen und Füßen dann meist kugelförmigen oder spindeligen Knochenauftreibung den Träger zum Arzt. In etwa 5% sind es pathologische Frakturen aus Anlaß von Bagatelltraumen. Sehr selten ist bei Kindern und Jugendlichen ein zurückgebliebenes Längenwachstum eines Glieds Anlaß zur Untersuchung.

556 Primäre Knochengeschwülste

a b

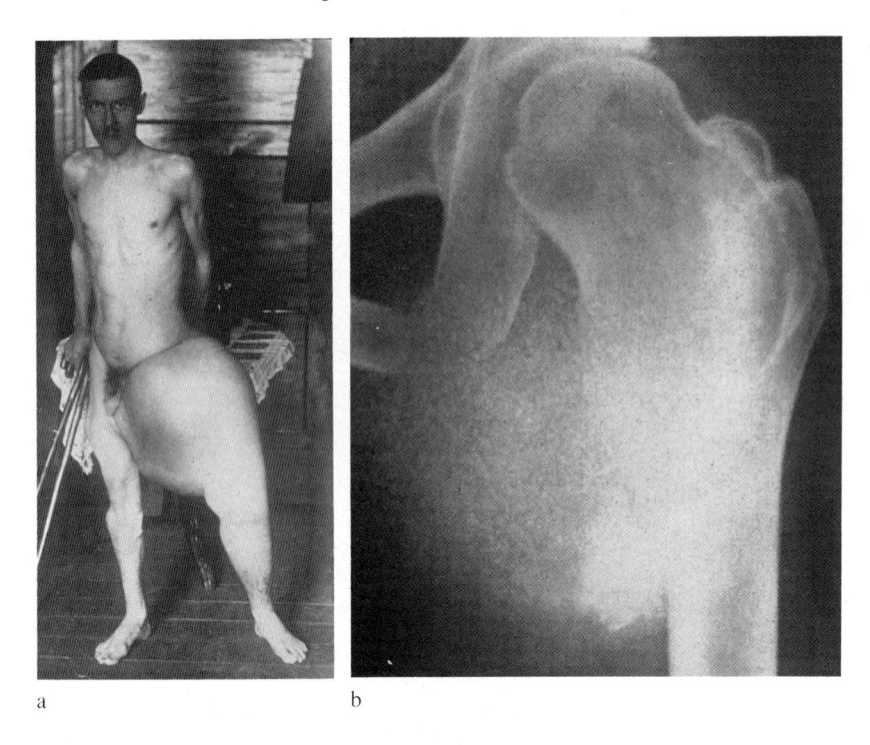

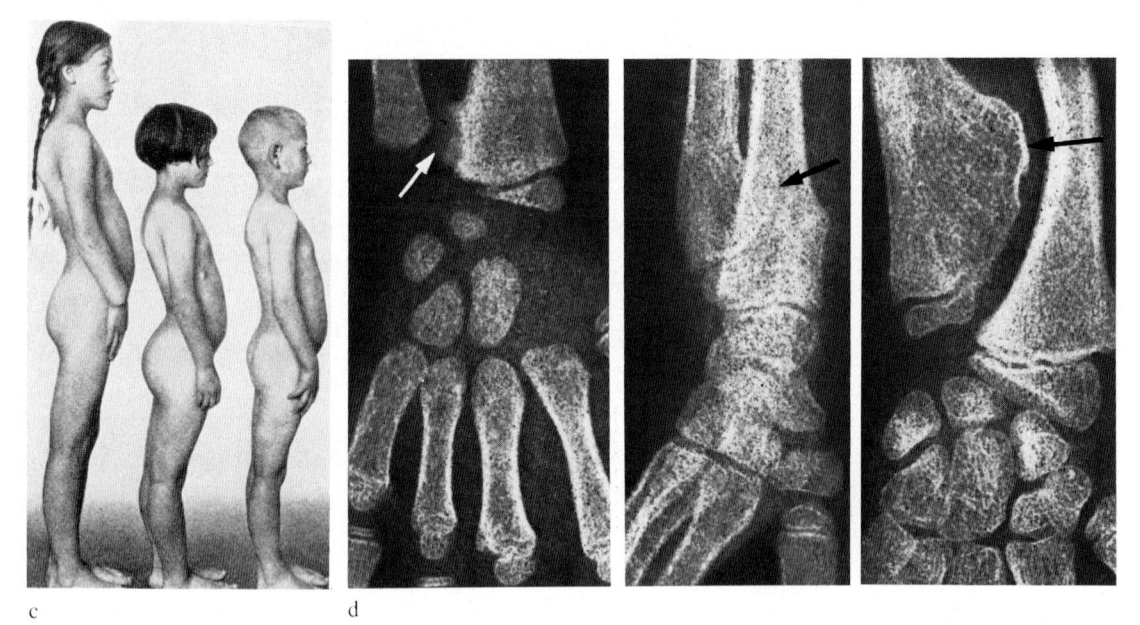

c d

Abb. 28 Entwicklung eines sekundären Chondrosarkoms bei Vater (im Juli 1926) (a/b) und Tochter A. bei hereditärer, familiärer Exostosenkrankheit. c) (♀, 11 J., Tochter H.), (♀, 8 J., Tochter A. mit Kleinwuchs), (♂, 6 J., Sohn H.). d) Exostosen im Bereich der Unterarmknochen von den Töchtern H. und A. sowie dem Sohn H. e) Tochter A. im Alter von 46 J. (1966). f) Zugehöriger Röntgenbefund mit Darstellung des Chondrosarkoms (1966). g/1 u. g/2) Multiple kartilaginäre Exostosen im Bereich der distalen Femurmetaphyse und proximalen Tibia-Fibula-Metaphysen bei der 46jährigen Chondrosarkom-Trägerin (1966).

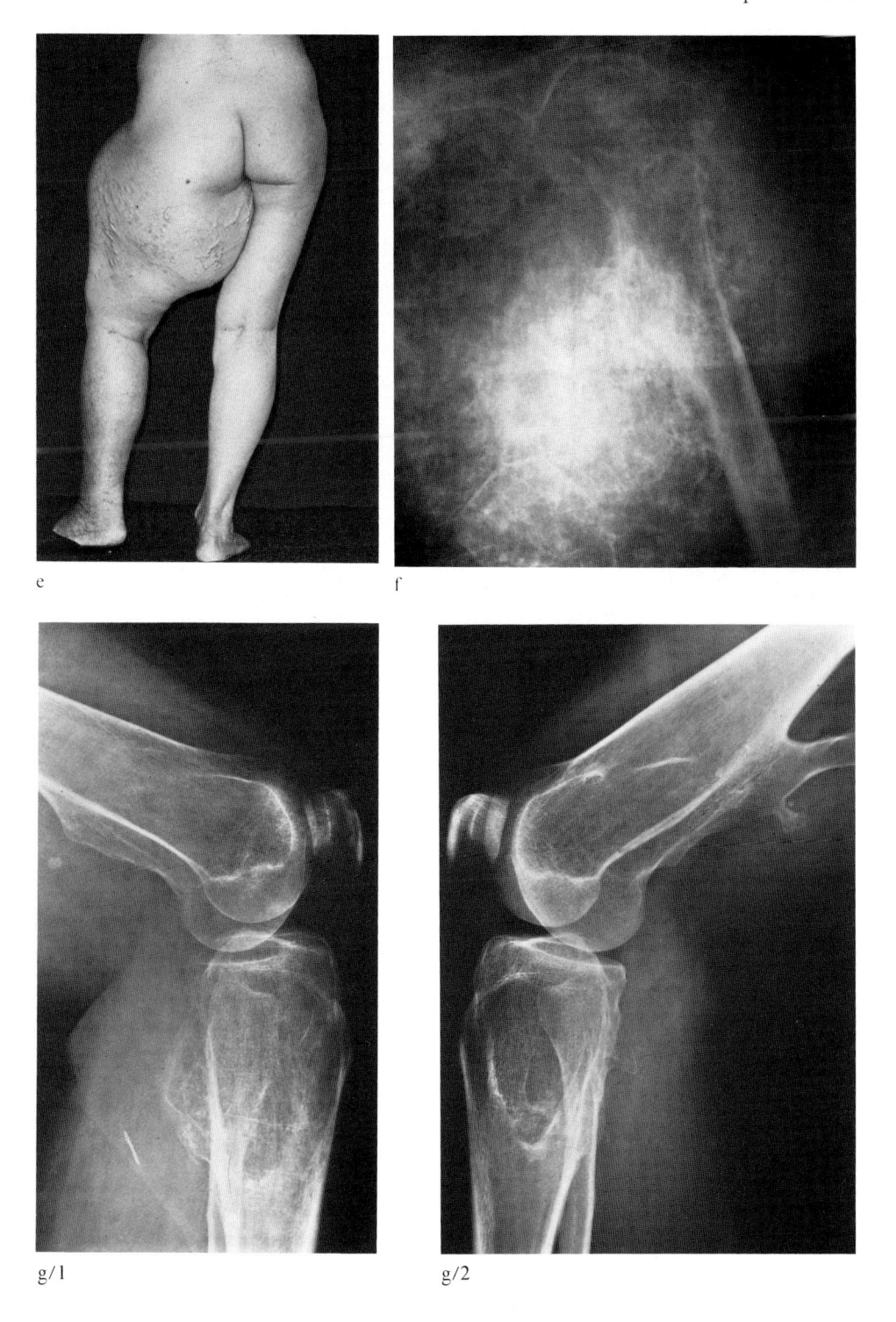

e

f

g/1

g/2

558   Primäre Knochengeschwülste

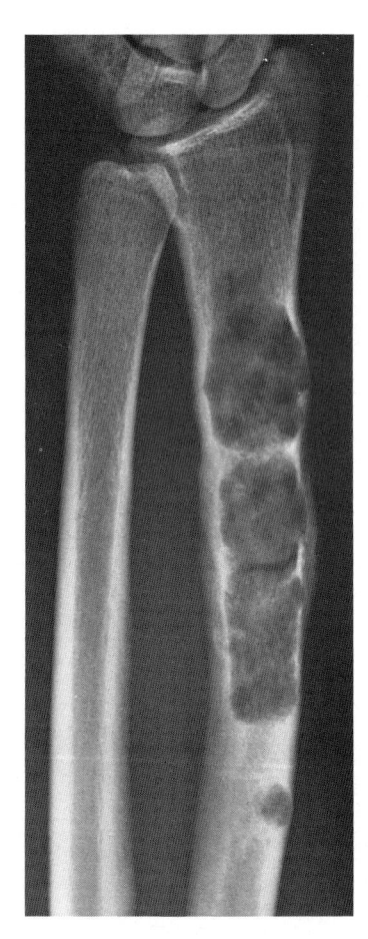

Abb. 29 Prognostisch dubiöses solitäres Enchondrom der Radiusdiaphyse mit girlandenförmiger Begrenzung (♂, 29 J.).

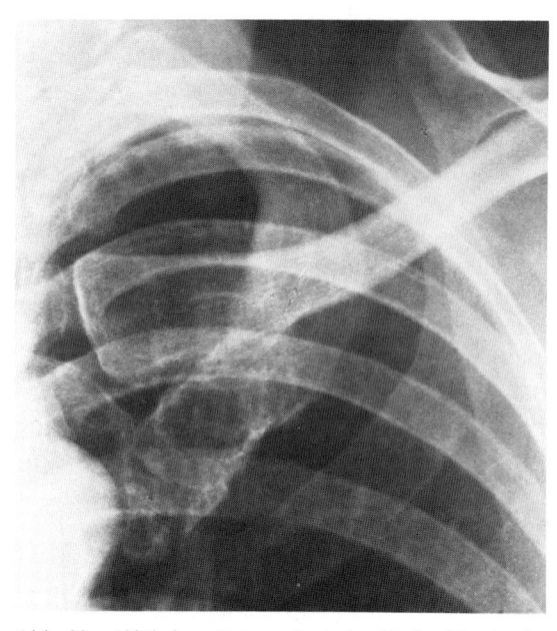

Abb. 30   12jährige röntgenologische Verlaufsbeobachtung eines seit dem Adoleszentenalter bekannten Enchondroms des sternalen Abschnittes der 1. Rippe mit zunächst sehr langsamer Progredienz. Histologie: Chondrom ohne Anzeichen für maligne Entartung (♀, 26 J.).

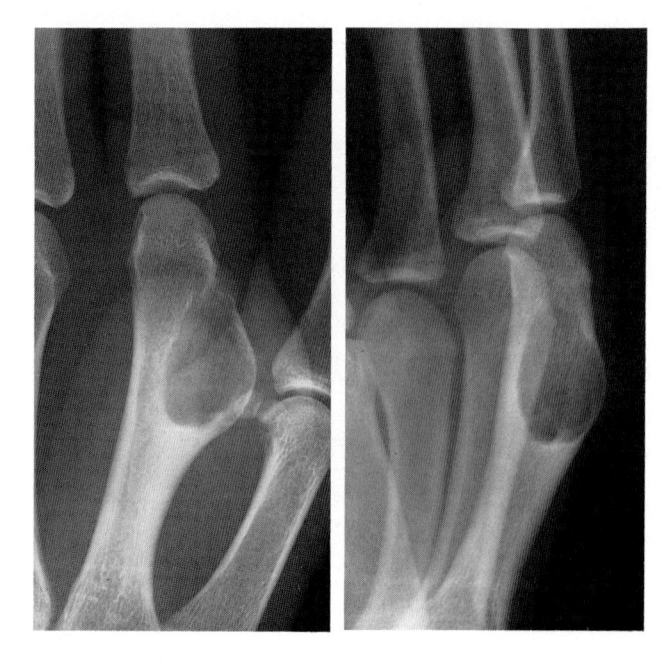

Abb. 31   Solitäres diaphysär-exzentrisches Enchondrom des Os metacarpus II.

Röntgenbild: Enchondrome sind runde, spindelige, häufig girlandenförmig begrenzte, z. T. auch traubenartig gestaltete, radioluzente Herde, die meist von einem Sklerosewall umgeben sind. Endotumorale tüpflige oder auch inselförmige Verkalkungen kommen in der Hälfte der Beobachtungen vor. Bei mataphysärer Lokalisation dominiert die exzentrische Anordnung. In den *großen* Röhrenknochen sind Enchondrome überwiegend im Markraum angesiedelt und weisen im allgemeinen stärkere Verkalkungen auf als Lokalisationen an Hand- oder Fußstrahlen. Manchmal sind die Einzelherde bei Befall der Metaphyse von einem trabekelförmigen, in der Längsachse des Knochens gerichteten Absteifung an der inneren Knochenlamelle begleitet.

Wertvolle Information liefert die Angiographie (YAGHMAI). Das Knorpelgewebe wird vorwiegend durch Diffusion ernährt. Es ist deshalb gefäßarm. Die Blutzufuhr erfolgt vorwiegend über die Gefäße der anliegenden Weichteile. Im Gegensatz zu den gutartigen Geschwülsten ist das Gefäßbild der Chondrosarkome variantenreich. Je entdifferenzierter die Struktur, je zellreicher die Sarkome sind, um so größer ist die Zahl der Gefäße. Die Angiographie ermöglicht dadurch die Diagnose eines Chondrosarkoms zu sichern, zu gradieren und die besten Entnahmeorte für die Biopsie festzulegen. 80% der Chondrosarkome zeigen ein normales Gefäßbild. Ein solches schließt daher Malignität nicht aus (s. S. 561 ff).

Differentialdiagnose: Je nach Lokalisation (zentral oder exzentrisch, dia- oder metaphysär) kann man *solitäre* Enchondrome, ausgenommen die an Händen und Füßen, leicht mit Chondromyxoidfibromen verwechseln.

Lokalisationen an platten Knochen sind im allgemeinen im Vergleich zur charakteristischen Symptomatik von Zehen- oder Fingerenchondromen *kaum* mit absoluter Sicherheit allein in Kenntnis des Röntgenbefundes als solche anzusprechen.

Die Biopsie sollte deshalb für diese Lokalisationen zur Sicherung der Diagnose *immer* empfohlen werden.

Therapie und Prognose: Methode der Wahl ist die chirurgische Intervention. Allerdings haben solitäre Enchondrome nach Exkochleation die unangenehme Eigenart, leicht zu rezidivieren.

Bei solitären Enchondromen der langen Röhrenknochen (sog. Schaftchondromen) sollte man deren biologischer Dignität nur mit großer Skepsis begegnen. Das Risiko einer malignen Entartung wird in der Literatur mit 50% wahrscheinlich zu niedrig geschätzt. Man sollte aus solchen Angaben zumindest die Empfehlung für eine regelmäßige Verlaufsbeobachtung von Trägern eines solchen Schaftchondroms ableiten.

Knochenchondromatose

Synonyme: Multiple Enchondromatose, Olliersche Wachstumsstörung, Dyschondroplasie, chondrale Dysplasie.

Beobachtungen mit multiplen Chondromen sind einem seltenen Leiden zuzuordnen, das ob der polytopen und polyostischen Lokalisation von Knorpelgewächsen seit VIRCHOW zunächst mit den multiplen kartilaginären Exostosen zu einer genetischen Einheit zusammengefaßt wurde (z. B. BAUER u. BODE 1940; GRUBER u. BRANDT 1937).

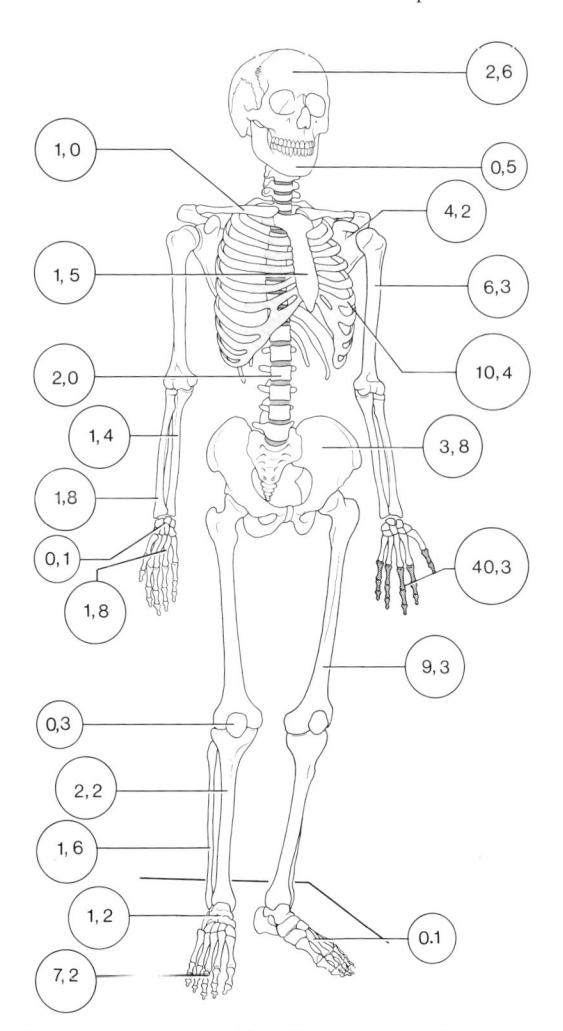

Abb. 32 Prozentuale Verteilung der Lokalisation von 734 Enchondromen.

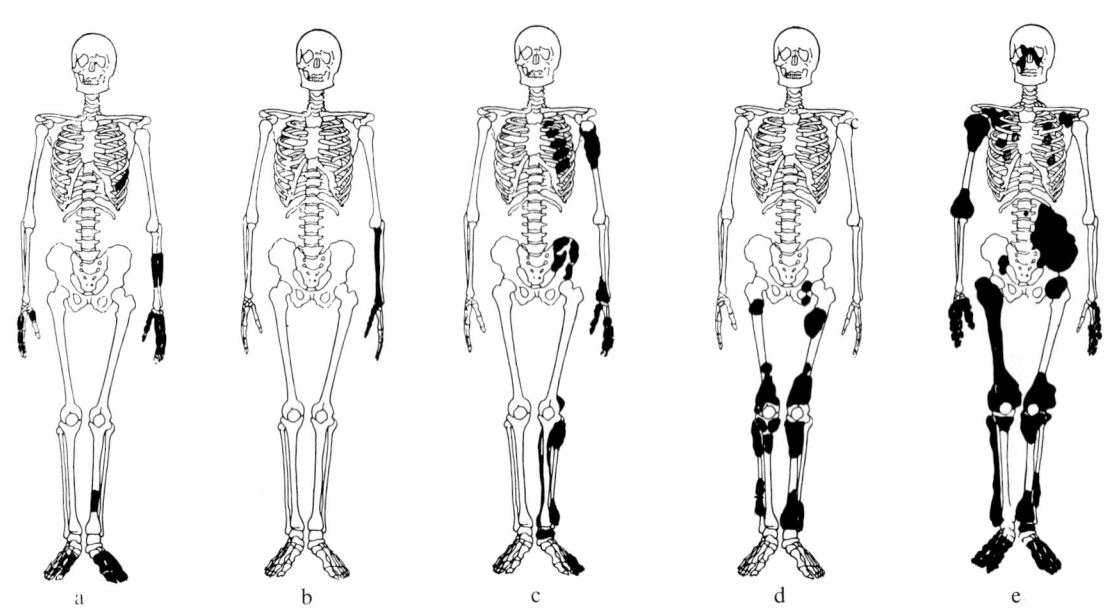

Abb. 33 Skelettschema der 5 Formen von multipler Knochenchondromatose. a) Akroform, b) Strahlform, c) Halbseitenform, d) oligotope Form, e) Vollform.

Vorkommen: Neuere Erkenntnisse auf dem Gebiet der Genetik und der Klinik bzw. röntgenologischen Symptomatik lassen es berechtigt erscheinen, das bei beiden Geschlechtern vorkommende Leiden ohne die für die Exostosenkrankheit typische familiäre Häufung als gesonderte Einheit anzusehen.

H. R. SCHINZ hat in seinem Beitrag „Zur Genetik der Exostosis multiplex cartilaginea und der multiplen Knochenchondromatose" 1944 5 Formen (Akro-, Strahl-, Halbseiten-, oligotope und Vollform) mit Übergängen und Kombinationen untereinander differenziert (Abb. 33).
Nach Meinung von SCHINZ ist die Akroform die häufigste, die von OLLIER (1899) als Halbseitenform beschriebene, „systematisierte" Chondromatose, die zu der bekannten Bezeichnung „Olliersche Wachstumsstörung" geführt hatte, die seltenere.
Die ebenfalls seltene „Strahlenform" mit Monomelie und Oligotopie der Chondrome an *einzelnen* Knochen (z. B. *nur* Speiche und Daumenphalangen oder Elle und Handstrahlen IV/V) ist wohl nur Ausdruck einer Erstmanifestation mit späterem Übergang zur sog. „Vollform".

Die ausgereifte Vollform der Knochenchondromatose geht in der Regel mit erheblichen Wachstumsstörungen und Verunstaltungen oder starken Verkürzungen bzw. asymmetrischen Verbiegungen (z. B. bei Befall des Os ilium) einher.

Juxtakortikales (periostales) Chondrom

Synonyme: Subperiostales Chondrom.
Juxtakortikale Chondrome als gutartige Knorpelgewächse werden offenbar unter dem Periost gebildet und entwickeln ihr Eigenleben mit allseitig expansivem Wachstum.
Ihre subperiostale Lokalisation hindert dabei nicht ein schüsselförmiges Einwachsen in Kortex und Markraum, ohne das Periost zu durchbrechen. Die Definition eines juxtakortikalen Chondroms verlangt mithin den Nachweis eines intakten Periost.

Vorkommen: Diese subperiostale, in die Rinde eingebettete und von Periost überkleidete Sonderform der Enchondrome ist im allgemeinen an den Hand- und Fußstrahlen zu finden. Ebenso sind Metaphysen der langen Röhrenknochen, auch hier die kniegelenknahen Abschnitte von Femur, Tibia und – seltener – der Fibula, bevorzugte Lokalisationen.

Alters- und Geschlechtsprädilektion: Mit Rücksicht auf die relativ geringe Zahl gesicherter Beobachtungen in der Literatur – SPJUT u. Mitarb. nennen 20 – kann eine sichere Aussage über eine etwaige Altersprädilektion nicht gegeben werden. In den bekannt gewordenen Fällen waren die 3 ersten Lebensdekaden beim männlichen wie weiblichen Geschlecht gleichermaßen vertreten.

Symptomatologie: Kongruent zur Schmerzsymptomatik von Enchondromen führt auch diese Sonderform den Träger durch einen monatelangen, lokalen Schmerz und bei etwas schnellerem Wachstum die lokale Begleitschwellung meist in Höhe des Knochenherdes zum Arzt.

Röntgenbild: Die unter einer uhrglasförmig nach außen vorgewölbten Kompaktaschale gelegenen, zu keiner besonderen Periostreaktion führenden, selten bis in den Markraum von großen Röhrenknochen reichenden, strahlendurchlässigen, 0,5–3 cm großen, ovalen oder spindelförmigen Herde sitzen *immer* exzentrisch (im Gegensatz zum Enchondrom).

Die in der Literatur beschriebenen und die eigenen Beobachtungen zeigen einen leicht girlandenartig begrenzten, traubenförmigen Rand zur Knochenkompakta oder den Markraum.

Differentialdiagnose: Der einseitig exzentrische, subperiostale Tumor mit der scharfen Begrenzung zu Mark oder Rinde ist eigentlich für einen chondromatösen Tumor charakteristisch, gegen einen malignen Prozeß durch das Fehlen jeglicher periostaler Reaktion auch leicht abzugrenzen.

In den ohnehin seltenen Fällen müßte man ggf. die Läsion gegenüber der eines nicht-ossifizierenden Fibroms ebenfalls unterscheiden können.

Therapie: Die Behandlung der Wahl ist die En-bloc-Resektion. Über Rezidivbeobachtungen haben NOSANCHUK u. KAUFER (1969) berichtet.

Bösartige Tumoren

Chondrosarkom

Synonyme: Chondroid-Sarkom, Osteo-Chondrosarkom, chondroblastisches Sarkom, Chondromyxo-Sarkom.

Abstammung und Pathologie: Das Chondrosarkom ist ein bösartiger Knochentumor mesenchymalen Ursprungs. Die Tumorzellen bilden Knorpel. Die extrazelluläre chondroide Grundsubstanz neigt zur Verkalkung. Unbeschadet der Anzahl knorpelbildender Zellen in einem Tumor, muß ein solcher aber als Osteosarkom klassifiziert werden, wenn in irgendeinem Areal des Geschwulstprozesses *Osteoid* oder Knochen angetroffen werden.

Entsteht ein Chondrosarkom in einem Knochen *ohne* eine präexistente Läsion, so spricht man von einem *primären* Chondrosarkom.

Geht das Chondrosarkom von einer gutartigen knorpeligen Läsion aus, z. B. aus einem Chondrom, auf der Kuppe einer kartilaginären Exostose oder auf der Basis einer präexistenten Chondromatose, ist dieser maligne Knorpeltumor als ein *sekundäres* Chondrosarkom zu klassifizieren.

Für die Klinik kann man noch eine Unterscheidung nach der Lokalisation der Chondrosarkome als zentrale, exzentrische und subperiostale Formen treffen.

Ein Chondrosarkom zeigt makroskopisch im allgemeinen eine lappige Struktur. Das Tumorgewebe ist semitransparent und hat die gleiche blau-graue Farbe wie hyaliner Knorpel. Oft sind endotumorale weiße Flecken, verursacht durch lokale Verkalkungen, sichtbar. Manche Chondrosarkome zeigen auch mukoide Areale.

Das *histologische Bild* kann sehr verschieden sein; in einem Chondrosarkom können myxoide Gewebe oder myxoider Knorpel überwiegen. In anderen Fällen beherrschen hyaliner Knorpel und Zellgruppen von Chondromen das Bild. Ein undifferenziertes mesenchymales Gewebe kann bei beiden Typen in den oberflächlichen Schichten und zwischen den Tumorlobuli gefunden werden.

Eine histologische Sonderform ist das sog. *Clear Cell Chondrosarcoma* (UNNI, DAHLIN) oder Chordo-Chondrosarkom (OEHLINGER). Im histologischen Schnittbild findet man neben typischen chondro-sarkomatösen Abschnitten wasserklarzellige Zellfelder, die wegen ihrer Ähnlichkeit mit Chordazellen auch als Chorda-Chondrosarkome bezeichnet werden. Sie bevorzugen die Enden der Röhrenknochen. Das Alter der Patienten liegt nach den Angaben von UNNI u. Mitarb. zwischen 19 und 68 Jahren. Die Überlebensdauer schwankt in weiten Grenzen. Röntgenologisch führen die wasserklarzelligen Chondrosarkome zu kolbigen, polyzystischen Ausweitungen der distalen Enden der langen Röhrenknochen insbesondere des Femurs (s. Abb. 42, 43). Histologisch ist das wasserklarzellige Chondrosarkom insbesondere gegen das Chondroblastom abzugrenzen.

Von Bedeutung ist der Zusammenhang zwischen dem individuellen Zellbild und dem klinischen Verhalten eines Chondrosarkoms. Klinisch hochmaligne Tumoren zeigen eine auffallend starke Kernpleomorphie und verschiedenen Gehalt an Mitosen oder Areale, die nur aus undifferenzierten sarkomatösem Gewebe bestehen (Grad III). Chondrosarkome mit gut differenziertem Knorpelgewebe (Grad I) sind in ihrem biologischen Verhalten benigner, d. h. sie wachsen vorwiegend örtlich infiltrativ und expansiv und neigen erst spät zur Metastasierung. Eine Zwischenform wird als Grad II definiert. Eine Differenzierung zwischen einem „gutartigen" Chondrom und einem gut differenzierten Chondrosarkom bedarf großer Erfahrung des Beurteilers. Für eine solche Beurteilung respektive die Klassifikation aufgrund feingeweblicher Merkmale ist es für den Pathologen wichtig zu wissen, aus welchem Skelettabschnitt das Tumorgewebe stammt. Ein knorpeliger Tumor mit Lokalisation in der Phalanx kann trotz identischer histologischer Merkmale als Chondrom eingestuft werden. Ist der chondromatöse Tumor dagegen in der Tibia, im Femur oder im Becken lokalisiert, wird man ihn als gut differenziertes Chondrosarkom eingruppieren müssen, weil das klinische Verhalten offenbar auch von der Skelettlokalisation dieser Knorpeltumoren abhängig ist.

Vorkommen: Unter Außerachtlassung der multiplen Myelome steht das Chondrosarkom an 2. Stelle hinter dem Osteosarkom. Von 1645 aus der Literatur als histologisch „gesichert" eingestuften primär malignen Knochentumoren finden sich 389 Chondrosarkome (=23%) und 545 Osteosarkome (=33%). Ungefähr die Hälfte der kartilaginären Tumoren ist maligne. Nicht immer kann mit Sicherheit angegeben werden, ob ein Chondrosarkom aus einer präexistenten gutartigen, knorpeligen Läsion entstanden ist (sog. sekundäres Chondrosarkom). Die Mehrheit (ca. 90%) ist wahrscheinlich „de novo" entstanden (sog. primäres Chondrosarkom, nach DAHLIN [1976] in 91% der Fälle, in der Sammlung des NCBT [1966] in 92% aller Beobachtungen). AEGERTER erwähnt allerdings einen viel niedrigeren Prozentsatz der Häufigkeit des Vorkommens von Chondrosarkomen.
Die häufig gemachten Unterschiede sind wohl mehr von akademischem Interesse, insofern die Diagnose, die Therapie oder auch die Prognose nicht wesentlich beeinflußt werden. Wohl ist wichtig zu wissen, daß die Chance einer chondromatösen Entartung bei den hereditären *multiplen* kartilaginären Exostosen vermutlich 25%, bei den *solitären* kartilaginären Exostosen dagegen nur etwa 1% nach GREENFIELD (1975) betragen dürfte. In Fällen einer *Enchondromatose* (OLLIER) sollte man die Möglichkeit einer malignen Entartung in ein Chondrosarkom nur in ca. 1% aller Fälle in Rechnung setzen.
In der Mehrzahl der Chondrosarkome liegt ein gut differenzierter knorpeliger Tumor vor (Grad I). In großen Sammelstatistiken trifft man den Grad II mit einer prozentualen Häufigkeit von ca. 25%, den Grad III in über 10% an. Dabei ist jedoch zu betonen, daß in einer Vielzahl von Chondrosarkomen eine zuverlässige Gradeinteilung nicht möglich ist.

Altersprädilektion: Das Chondrosarkom kommt nur sehr selten in einem Alter < 10 Jahren vor. In der Sammlung des NCBT (1966) mit fast 400 einschlägigen Beobachtungen wurde nur einmal bei einem Patienten im Alter von 6 Jahren, in einem weiteren Fall bei einem Patienten von 10 Jahren ein Chondrosarkom beobachtet.
Jenseits des 10. Lebensjahres wird ein deutliches Prädilektionsalter nicht festgestellt. Allerdings werden exzentrisch wachsende Formen lokalisierter Chondrosarkome in jüngeren Altersklassen häufiger angetroffen (ca. 55% jünger als 40 Jahre) als das zentral lokalisierte Chondrosarkom (ca. 66% über 40 Jahre). Chondrosarkome Grad III, die am wenigsten differenzierten Formen, werden sowohl bei exzentrischer wie auch zentraler Lage, besonders bei Altersgruppen unterhalb des 30. Lebensjahres angetroffen.

Geschlechtsprädilektion: In der Altersklasse unter 30 Jahren wird ein Chondrosarkom öfter beim Mann als bei der Frau angetroffen (Verhältnis: 3 : 2). Möglicherweise dürfte für diese Geschlechtsprädilektion die zentrale Lokalisation eines Chondrosarkoms angeschuldigt werden. Es wird zweimal häufiger bei Männern als bei Frauen diagnostiziert. Die exzentrische Form eines Chondrosarkoms trifft man bei beiden Geschlechtern gleich häufig an. Jenseits des 30. Lebensjahres verwischen sich diese Unterschiede, obwohl auch hier das männliche Geschlecht öfter Träger eines Chondrosarkoms, unabhängig ob es sich um ein zentrales oder exzentrisches Knorpelgewächs handelt, ist.

Lokalisation: Chondrosarkome können in jedem Skelettabschnitt vorkommen (Abb. 34). Sie werden aber auch in knorpelig vorgebildeten Geweben, wie z. B. den Bronchen, dem Schildknorpel oder sonst extraossal in den Weichteilen beobachtet.
Die überwiegende Mehrheit ist in den Extremitäten lokalisiert, und zwar im Femur (ca. 19%), im Os ilium (ca. 18%), in den Rippen (ca. 17%), im

Humerus (ca. 7%), in anderen Skelettknochen unter 6%. Maligne kartilaginäre Geschwülste sind in den kleinen Knochen von Fuß und Hand selten. DAHLIN (1976) erwähnt in einer Serie von 212 Chondrosarkomen nur 4 mit dieser Lokalisation. Grob vereinfachend könnte man feststellen: Je näher ein knorpeliger Tumor dem Rumpf ist, je größer ist die Wahrscheinlichkeit des Vorliegens eines Chondrosarkoms (AEGERTER; GREENFIELD 1975).

In einem Röhrenknochen entsteht ein Chondrosarkom meistens in der Metaphyse. Im Humerus und in der Tibia findet sich offenbar ein ausgesprochener Vorzug für die proximale Metaphyse, während im Femur eine ungefähr gleiche Verteilung zwischen proximaler und distaler Metaphyse sich feststellen läßt. Gegenüber dem Osteosarkom wird eine diaphysäre Lokalisation beim Chondrosarkom wesentlich häufiger angetroffen. Untersucht man die Verteilung von Chondrosarkomen unter Kriterien ihrer Lage – ob zentral oder exzentrisch –, so kann man gewisse Folgerungen ziehen:

Die große Mehrzahl der Chondrosarkome in den Ossa metacarpaliaca (90%), dem Femur (80%), der Tibia (70%), den Ossa phalangia (70%), dem Humerus (70%) und dem Wirbel (65%) haben einen zentralen Sitz (in der Reihenfolge der Häufigkeit). Bei Lokalisationen im Beckenbereich überwiegt im geringen Maß die zentrale Manifestation, in den Rippen und in der Skapula dagegen die Zahl der *exzentrischen* Chondrosarkome. Chondrosarkome in den übrigen langen Röhrenknochen sind vorwiegend vom zentralen Typ.

Klinik: Beim zentralen Chondrosarkom ist ein dumpfer, häufig nur diskreter Schmerz erstes Symptom. Die Anamnesedauer bei den undifferenzierten Chondrosarkomen (Grad III) ist häufig nur einige Monate. Weitere Symptome für ein Chondrosarkom können eine lokale Anschwellung sein, gelegentlich auch eine Funktionseinschränkung eines angrenzenden Gelenks. Bei exzentrisch lokalisierten Formen steht die oft schmerzlose knorpel- bzw. knochendichte Anschwellung im Vordergrund. Im allgemeinen wird der Arzt erst nach vielen Jahren, häufig erst aus Anlaß eines plötzlichen Wachstumsschubs in Anspruch genommen.

Gerade für diese Geschwulstspezies gilt die Erfahrung, daß auch ein über Jahre bis Jahrzehnte sich erstreckendes, langsames Wachstum nicht gegen das Vorliegen eines Chondrosarkoms spricht. Nicht ernst genug kann die Aussage von AEGERTER unterstrichen werden, daß jeder knor-

pelige Tumor bis zum Ausschluß des Gegenteils als ein Chondrosarkom aufgefaßt werden sollte.

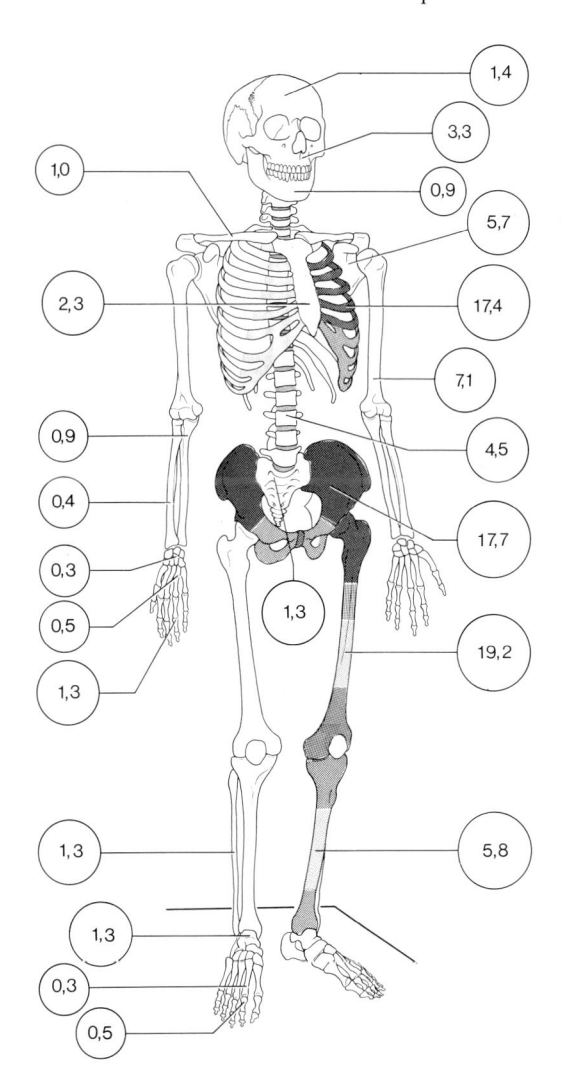

Abb. 34 Prozentuale Verteilung (Zahlen im Kreis) der Lokalisation von 1341 Chondrosarkomen. Die Rasterflächen zeigen Prädilektionsorte innerhalb *eines* Knochens.

Röntgenbild:
Zentrales Chondrosarkom: Sowohl in einem Röhrenknochen wie in platten Knochen manifestiert sich ein kartilaginärer Tumor als ein osteolytischer Defekt, wechselnd in der Größe von einem bis mehreren Zentimetern. Im allgemeinen können zwei Arten röntgenologischer Destruktionstypen unterschieden werden:

1. Der Defekt ist scharf und sklerotisch begrenzt, ist mehr oder weniger lappig gegenüber dem umgebenden Knochen abgesetzt. Reicht der Tumor bis an die Kortikalis, kann diese an der Innensei-

564 Primäre Knochengeschwülste

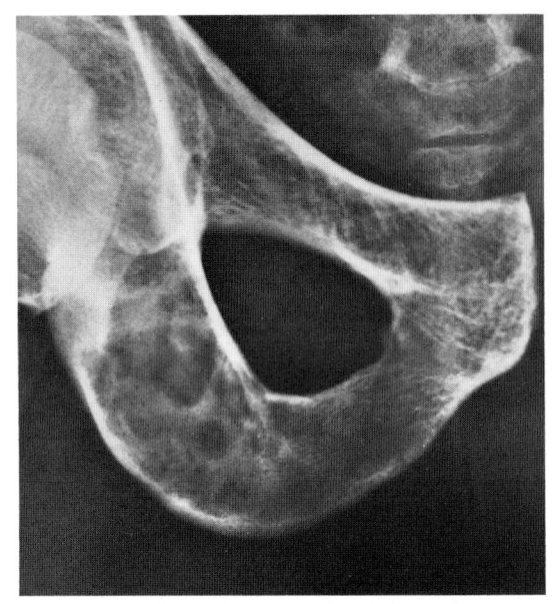

Abb. 35 Zentrales Chondrosarkom des Os ischii mit lappiger Struktur bei intakter Kortikalis (♂, 35 J.).

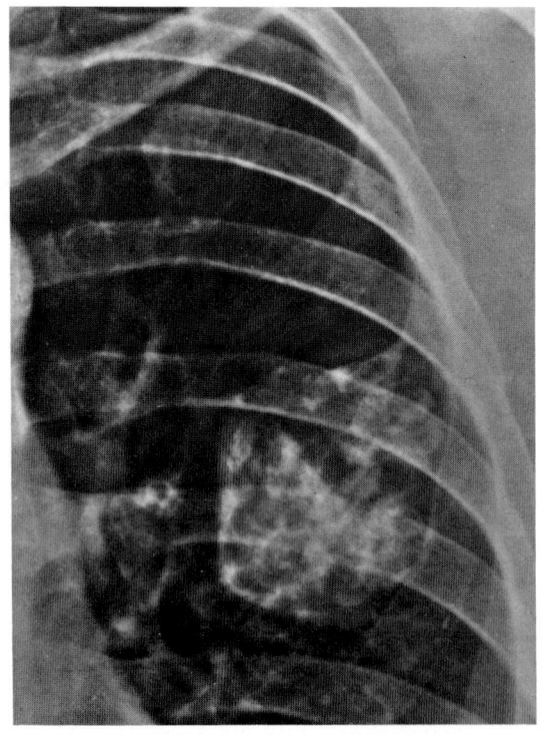

Abb. 36 In einem Zeitraum von 10 Jahren gewachsenes Chondrosarkom der 3. Rippe mit zu diesem Zeitpunkt auch nachweisbaren endotumoralen Verkalkungen (♀, 29 J.).

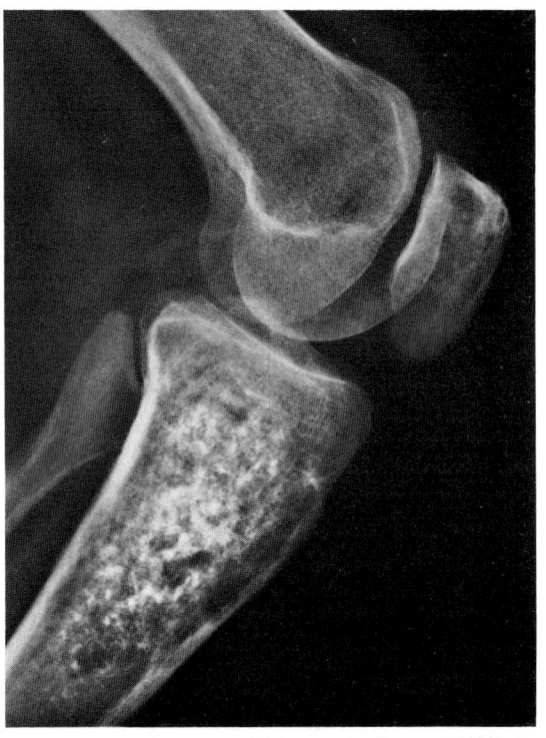

Abb. 37 Zentrales Chondrosarkom (Grad I) der proximalen Tibia-Epi-/Metaphyse *mit* zahlreichen endotumoralen Verkalkungen (♀, 62 J.).

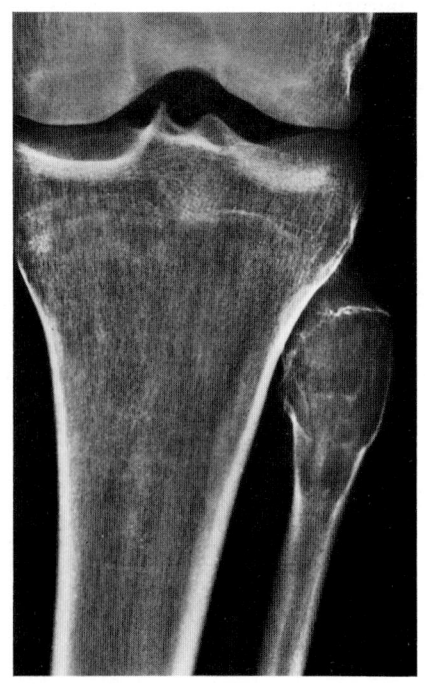

Abb. 38 Zentrales Chondrosarkom (Grad I) der proximalen Fibula-Epi-/Metaphyse *ohne* endotumorale Verkalkungen (♀, 25 J.).

te arrodiert sein. Expansion oder Aufblähung des tumortragenden Knochenabschnittes ist möglich (Abb. 36 u. 37). Zahlreiche benigne und maligne Knochentumoren verursachen Änderungen in diesem Sinne. Charakteristisch für einen kartilaginären Tumor ist aber der Nachweis von endotumoralen Kalkablagerungen (Abb. 37). Diese können in größerer Zahl, teilweise auch nur sehr sparsam vorhanden sein (Abb. 38). Eine Kalzifikation ist in ca. zwei Dritteln aller kartilaginärer Tumoren zu beobachten. Die Suche nach solchen endotumoralen Kalkablagerungen ist deshalb für die Stellung einer Artdiagnose von besonderer Bedeutung.

Die Kalzifikationen können am besten als amorphe, wattebauschartige knochendichte Herde in ihrer Struktur angesprochen werden, die Zahl der Verkalkungen zeigt individuell erhebliche Variationen (Abb. 39).

Hervorgehoben werden muß, daß am Kriterium des Röntgenbildes man zwar den Verdacht auf einen knorpeligen Tumor aussprechen, damit aber keine Aussage über dessen biologische Dignität machen kann. Besonders in Fällen von gut differenzierten Chondrosarkomen fehlen manchmal alle Malignitätskriterien (z. B. unscharfe Begrenzung, Destruktion der Kortikalis, periostale Knochenneubildungen (Abb. 40 u. 45). In jedem Fall muß bei Verdacht auf das Vorliegen eines knorpeligen Tumors, mit Ausnahme dessen Lokalisation an den Phalangen, die röntgenologische Diagnose histologisch gesichert werden (EDEIKEN).

2. Bei der *zweiten Form* wächst der Tumor mehr oder weniger diffus im Schaftanteil von Röhrenknochen. Eine Feststellung der oberen und unteren Grenzen ist nur sehr schwer möglich. Meistens ist die eigentliche Tumorausbreitung innerhalb des Schaftes größer, als die Röntgenaufnahme vermuten läßt. In einer Reihe von Beobachtungen kann man bei Schaftchondrosarkomen eine reichliche periostale Knochenneubildung antreffen (Abb. 42 u. 43). Dadurch wird der Eindruck hervorgerufen, daß die Kortikalis verbreitert ist. Diese periostale Neokortex zeigt manchmal faserige Aspekte und ähnelt in einigen Fällen Knochenveränderungen, wie man sie beim Morbus Paget antrifft. Der Nachweis endotumoraler Verkalkungen in einer Schaftlokalisation läßt mit weniger Mühe die Verdachtsdiagnose „maligne" stellen.

In einem platten Knochen fehlt meist die periostale Knochenreaktion; die Kortexdestruktion dagegen ist deutlich (Abb. 44). Hier wird es nicht

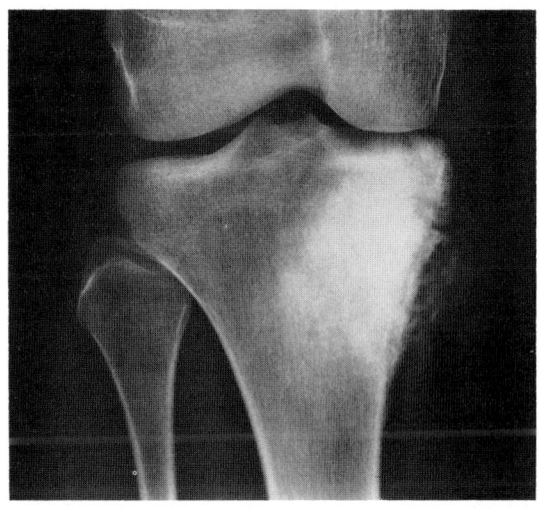

Abb. 39 Zentrales Chondrosarkom (Grad II) der proximalen Tibia-Epi-/Metaphyse mit erheblicher, homogener Sklerose anstelle amorpher Verkalkungen (♀, 19 J.).

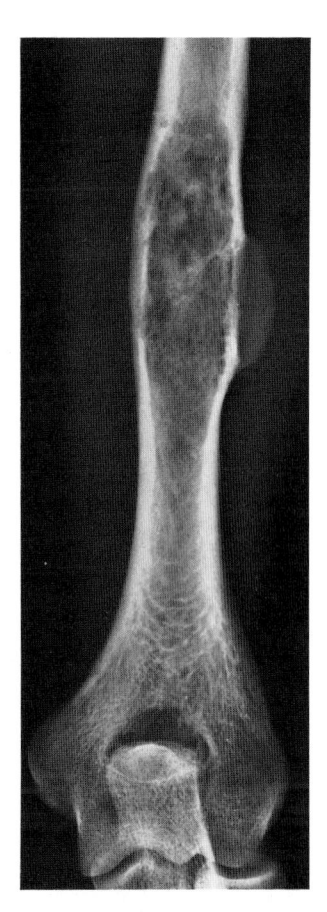

Abb. 40 Zentrales Chondrosarkom (Grad II) der Humerusdiaphyse mit nur geringfügigen Hinweisen auf einen malignen Geschwulstprozeß (♀, 34 J.).

566 Primäre Knochengeschwülste

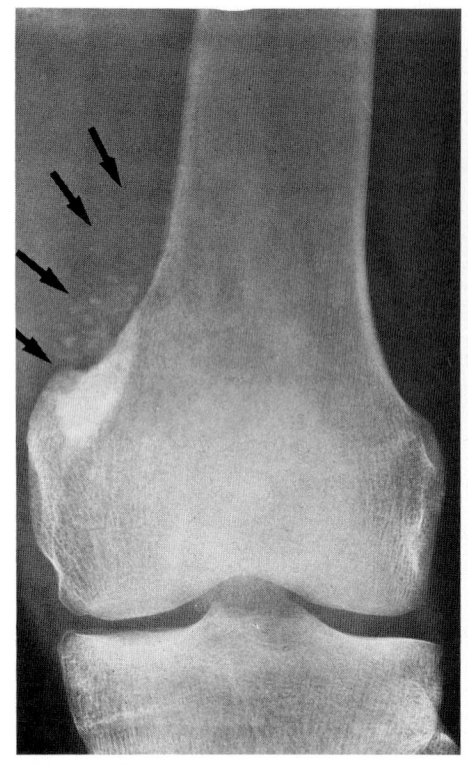

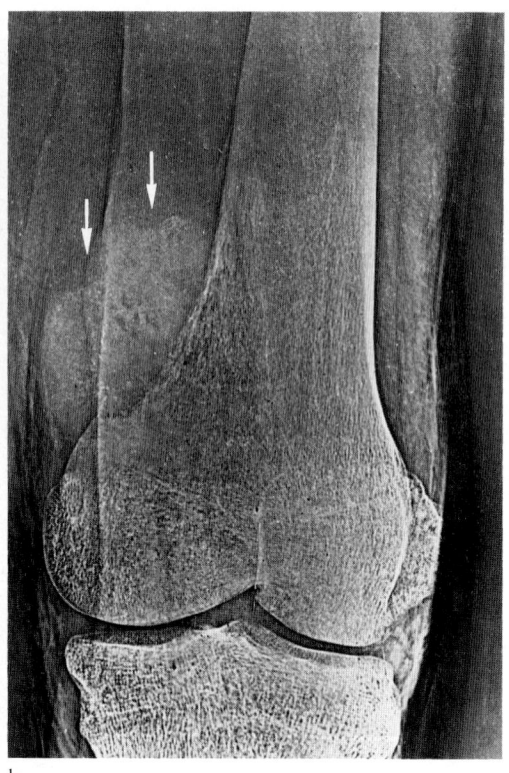

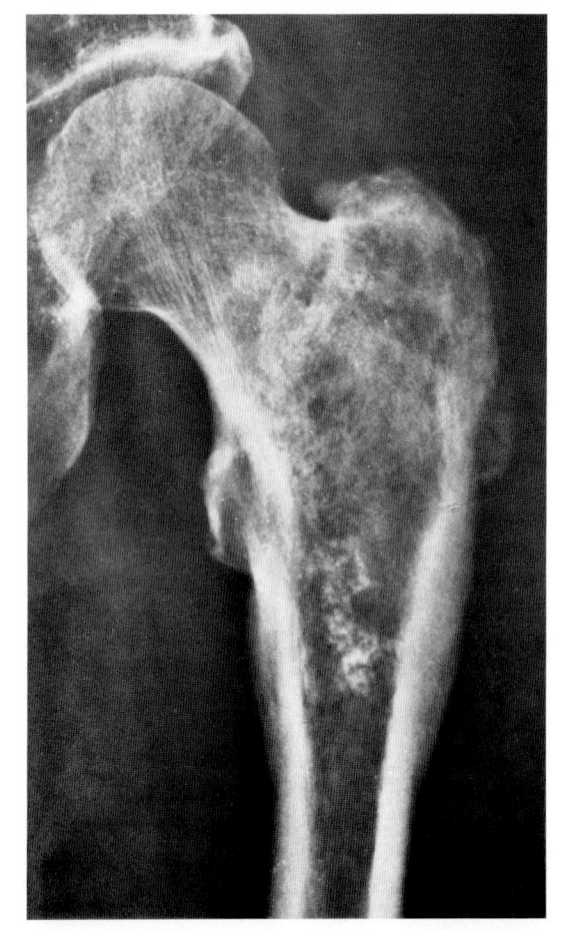

Abb. 41 a) Chondrosarkom (Grad III) der distalen Femurmetaphyse; mit Rücksicht auf die exzentrische Lokalisation der Spongiosklerose in Kombination mit einer periostalen Knochenreaktion in Form von Spikula; im Röntgenbild von einem Osteosarkom nicht zu unterscheiden. b) Vorteil der Xeroradiographie mit besserer Darstellungsmöglichkeit des parossalen Geschwulstanteils und des Ausmaßes der kortikalen Destruktion (♂, 21 J.).

Abb. 42 Zentrales Chondrosarkom (Grad I) der proximalen Femurdiaphyse mit erheblicher periostaler Knochenneubildung und nur geringfügigen endotumoralen Verkalkungen (♀, 50 J.).

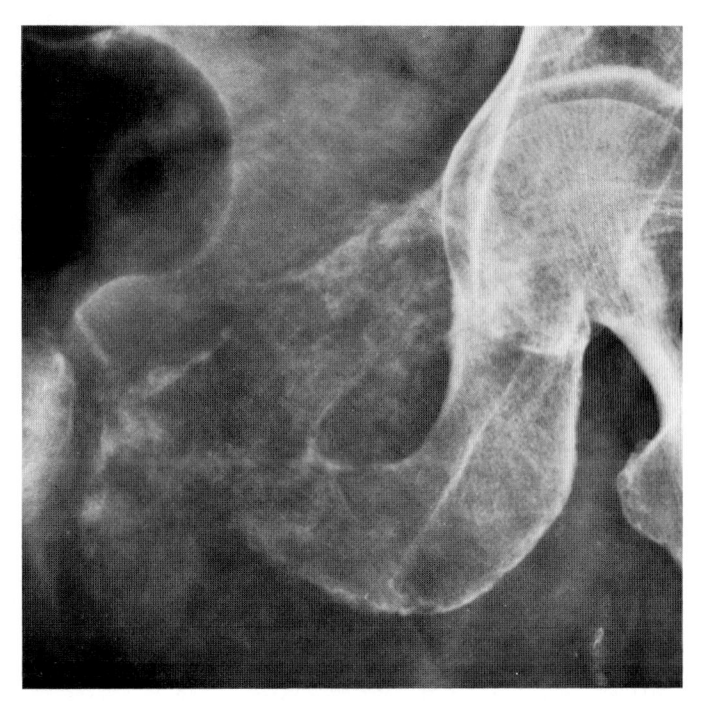

Abb. 44 Zentrales Chondrosarkom des Os pubis und Os ischii mit allen röntgenologischen Kriterien für Malignität (♀, 64 J.).

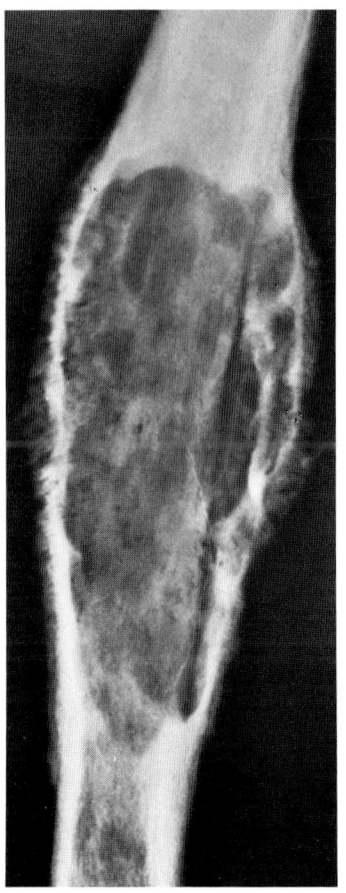

Abb. 43 Chondrosarkom (Grad III) der Femurdiaphyse mit ausgedehnter periostaler Knochenreaktion in Kombination mit Spikula (♂, 66 J.).

schwer sein, den Tumor als „maligne" zu charakterisieren. Für beide Typen gilt, je weniger der Tumor differenziert ist, desto unschärfer sind seine Begrenzungen, desto stärker ist die Kortikalisdestruktion, desto umfassender ist die periostale Knochenneubildung (lamelläre Knochenschalen, Codmansches Dreieck usw.). Anhand der röntgenologischen Symptomatik kann man kaum die biologische Dignität eines Chondrosarkoms mit typischen Kriterien festlegen. Der Grad III eines Chondrosarkoms zeigt oft das charakteristische Bild eines Osteosarkoms. Man spricht von einer chondroplastischen Variante des Osteosarkoms (DAHLIN).

Exzentrisches Chondrosarkom: Der kartilaginäre Tumor ist ganz oder größtenteils extraossär lokalisiert und durch einen breiten oder schmalen Stiel mit der Kortex verbunden. Der „Stiel" besteht in vielen Fällen aus Spongiosa, über die die

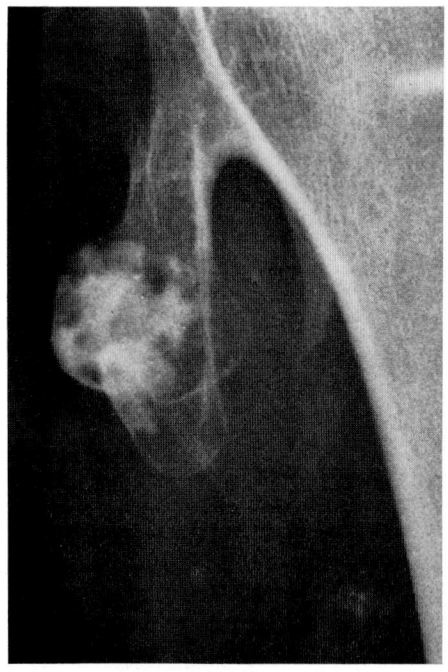

Abb. 45 Exzentrisches Chondrosarkom (Grad I) auf dem Boden einer kartilaginären Exostose ohne röntgenologische Zeichen einer malignen Entartung (♂, 36 J.).

568 Primäre Knochengeschwülste

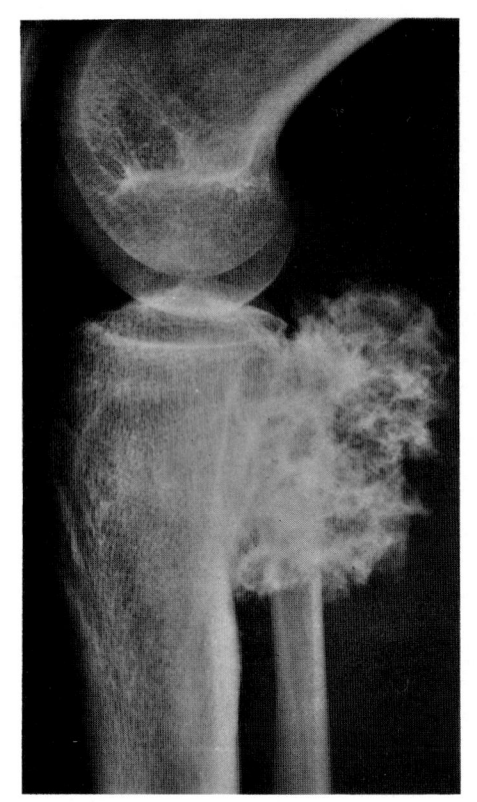

Abb. 46

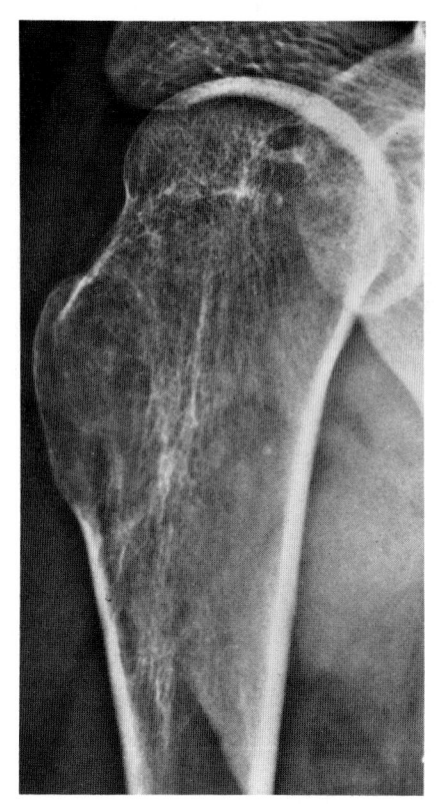

Abb. 47

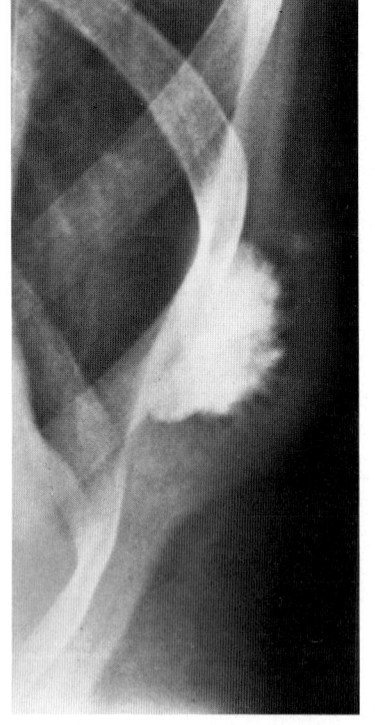

Abb. 48

Abb. 46 Exzentrisches Chondrosarkom (Grad I) der proximalen Tibiametaphyse, von einem Osteochondrom anhand röntgenologischer Kriterien nicht zu unterscheiden; die unregelmäßige Begrenzung sollte in solchen Fällen den Verdacht auf eine inzipiente maligne Entartung wecken (♂, 25 J.).

Abb. 47 Exzentrisches Chondrosarkom (Grad I) der proximalen Humerusdiaphyse ohne röntgenologische Zeichen einer malignen Entartung (♀, 18 J.).

Abb. 48 Chondrosarkom einer Rippe (Grad II) als Beispiel für die leichte Verwechslungsmöglichkeit mit einem Osteosarkom respektive juxtakortikalem Osteosarkom aufgrund der dichten endotumoralen Verkalkungen und der Spikulaentwicklung (♀, 37 J.).

Knochenkortex fließend übergeht (Abb. 45). Bei benignem Tumor spricht man dann von einer kartilaginären Exostose oder einem Osteochondrom.

Auch bei den exzentrisch lokalisierten kartilaginären Tumoren sind Verkalkungen charakteristisch. Je regelmäßiger die Struktur und die Verbreitung der Verkalkungen, desto größer die Chance, daß ein benigner Tumor vorliegt. Je unregelmäßiger, flockenartiger oder strichförmiger („streaky") die Verkalkungen sind, desto mehr besteht die Wahrscheinlichkeit des Vorliegens eines malignen Geschwulstprozesses (Abb. 46–50). Genau wie beim zentralen Typ gilt, daß auch hier ein röntgenologisch benigner Aspekt ein gut differenziertes Chondrosarkom *nicht* ausschließt. Ebensowenig bieten die Größe und eine scharfe, regelmäßige Begrenzung des Tumors Sicherheit. Findet man Destruktionen des Schaftes, die sich in einer Osteolyse äußern, dürfte der sarkomatöse Charakter deutlicher werden.

Subperiostales Chondrosarkom (Synonym: Juxtakortikales Chondrosarkom): Dieser Typ des

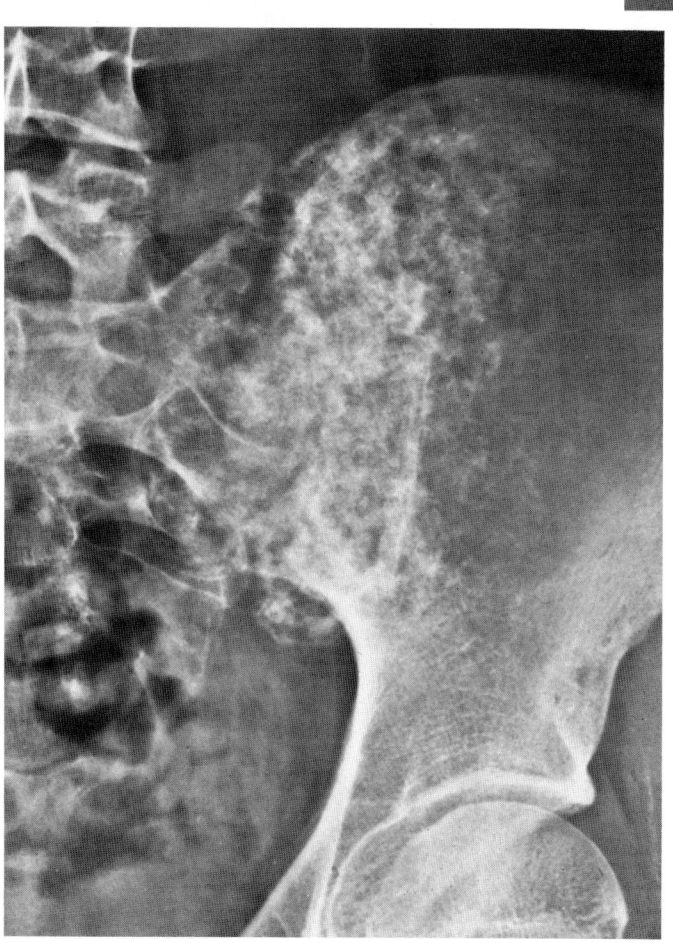

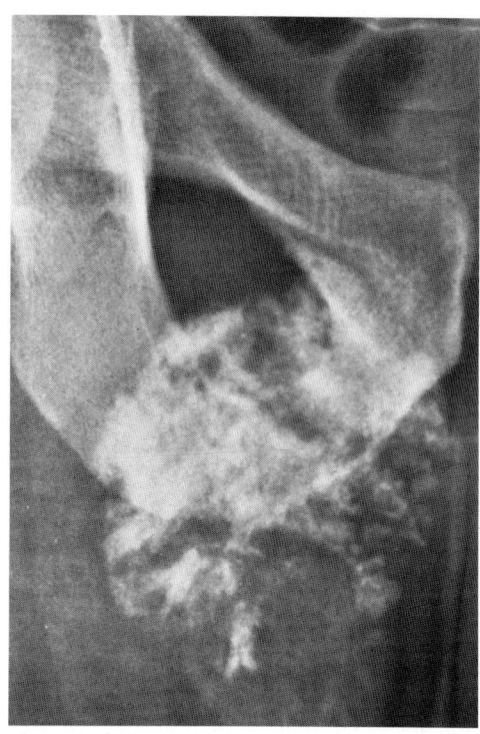

Abb. 49 Exzentrisches Chondrosarkom (Grad I) des Os pubis mit streifenförmigen Randverkalkungen als röntgenologisches Verdachtszeichen für Malignität (♂, 37 J.).

Abb. 50 Exzentrisches Chondrosarkom (Grad III) des Os ilium mit für eine maligne Entartung charakteristischen Merkmalen einer unregelmäßigen endotumoralen Verkalkung und Randbegrenzung (♀, 20 J.).

Abb. 51 *Subperiostales* Chondrosarkom mit ausgeprägter periostaler Knochenneubildung der proximalen Femurdiaphyse (♀, 16 J.).

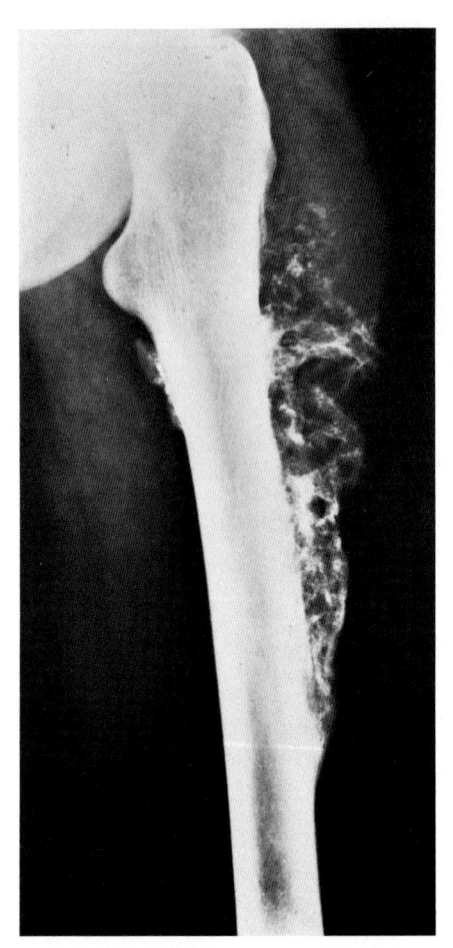

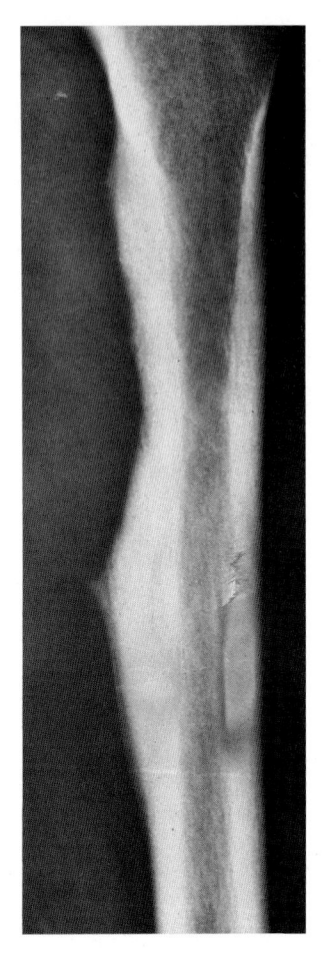

Abb. 52 Typisches Röntgenbild eines subperiostalen Chondrosarkoms (Grad III) mit ausgeprägter Knochenneubildung ohne Zeichen für eine endostale Invasion (♂, 13 J.).

Chondrosarkoms ist selten. Im Archiv des NCBT sind nur 10 (=2% aller Chondrosarkome) registriert worden.

Der Tumor liegt wie ein Kissen auf dem Schaft und penetriert in frühen Stadien weder die Kortex noch das Periost. Das myxochondroide Gewebe verursacht durch Abhebung des Periosts ausgiebige periostale Knochenneubildung in der Form von breiten, dichten Codmanschen Dreiecken und Spikula (Abb. 51 u. 52). In späteren Stadien kann der Tumor in den Schaft hineinwachsen. Auch bei diesem Typ finden sich gelegentlich amorphe Verkalkungen.

Von 10 subperiostalen Chondrosarkomen waren 6 im Femur lokalisiert, davon 4 in der Metaphyse, 2 in der Diaphyse und 4 in der Tibia (4 ♀ : 6 ♂). Auffällig ist im Material des NCBT eine Altersprädilektion für die jüngeren Lebensalter.

Differentialdiagnose: Es ist oft schwierig, häufig sogar unmöglich, aufgrund der röntgenologischen Kriterien zwischen einem Chondrom, einem Osteochondrom, einem gut differenzierten Chondrosarkom usw. zu differenzieren. Selbstverständlich sind unregelmäßige Destruktionen der Kortikalis, periostale Knochenneubildungen und/oder bizarre Verkalkungen starke Indizien für einen malignen Prozeß. In jedem Fall ist eine histologische Sicherung der Verdachtsdiagnose zu fordern. Dabei ist zu berücksichtigen, daß auch für einen erfahrenen Pathologen das Stellen einer sicheren Diagnose sehr schwierig sein kann. Eine Fehleinschätzung der Dignität eines Chondrosarkoms bedeutet eine hohe Gefahr.

In der Gruppe der übrigen kartilaginären Knochentumoren wäre das Chondroblastom als erstes zu nennen. Dieser Tumor ist fast ausnahmslos in einer Epiphyse lokalisiert, im frühen Stadium fehlen im allgemeinen Verkalkungen. Später treten Kalkablagerungen auf, die zu einer mehr oder weniger homogenen Verdichtung der Läsion führen können.

Das chondromyxoide Fibrom ist meistens als exzentrischer, in der Metaphyse eines Röhrenknochens gelegener Tumor vertreten. Verkalkungen fehlen fast immer. 90% der Patienten mit einem chondromyxoiden Fibrom sind zum Zeitpunkt der Entdeckung unter 20 Jahre alt.

Die Kalkablagerungen in einem *Knocheninfarkt* sind den Kalkablagerungen in einem kartilaginären Tumor sehr ähnlich. Die umgebende Spongiosa zeigt beim Knocheninfarkt aber einen völlig normalen Aspekt, beim kartilaginären Tumor dagegen trifft man meistens auf eine Aufhellungszone rund um die Verkalkung.

Osteosarkome und juxtakortikale Osteosarkome können ebenfalls in Gebieten angetroffen werden, die einen ausgesprochen knorpeligen Charakter besitzen. Erst die histologische Untersuchung wird bei fehlendem Nachweis von Osteoid und Tumorknochen die richtige Diagnose stellen können.

Nicht durch endotumorale Verkalkungen ausgezeichnete, rein knorpelige oder myxoide Chondrosarkome sind mit einem Riesenzelltumor oder den braunen Tumoren beim Hyperparathyreoidismus nicht immer zu unterscheiden.

Therapie: Die Therapie der Wahl ist die chirurgische Entfernung des Tumors im Gesunden.

Prognose: Das Chondrosarkom metastasiert hauptsächlich über die Blutbahn durch Einwachsen in Venen. Auf diese Weise geraten Tumorzellthromben in das rechte Herz und in die Lungen. LICHTENSTEIN (1959) beschreibt Metastasen in regionären Lymphknoten.

Quoad vitam ist die Prognose beim Chondrosarkom günstiger als bei Osteosarkom. Diese Aussage gilt jedoch nicht für das Chondrosarkom Grad III, dessen Prognose der des Osteosarkoms gleicht.

Seltene Typen des Chondrosarkoms

Clear-cell-Chondrosarkom: UNNI u. DAHLIN haben über eine histologische Sonderform des Chondrosarkoms berichtet, dessen Name sich auf die Beobachtung von Abschnitten von Tumorzellen mit abundantem, wasserklarem Zytoplasma gründet; Riesenzellen werden gewöhnlich im Tumorareal gefunden.

Diese Variante wird nur selten beobachtet (DAHLIN, Mayo Clinics: 9 von 470 Chondrosarkomen). Das Röntgenbild zeigt meistens eine osteolytische Expansion am Ende eines Röhrenknochens. Der Tumor ist meistens scharf, zuweilen sklerotisch gegenüber dem normalen Knochengewebe abgegrenzt. Verkalkungen werden im allgemeinen nicht gefunden.

In den publizierten Fällen waren am meisten der proximale Femur und der proximale Humerus betroffen. Differentialdiagnostisch kann der Unterschied zwischen Chondroblastomen und Osteoblastomen schwierig sein.

Geschlechts- und Altersverteilung sind ähnlich wie bei den übrigen Chondrosarkomen.

Die Prognose ist, wenn frühzeitig eine radikale Resektion vorgenommen wird, wahrscheinlich ziemlich günstig.

Mesenchymales Chondrosarkom: Diese seltene Variante des Chondrosarkoms wurde zum erstenmal von LICHTENSTEIN (1959) beschrieben. Im histologischen Präparat werden Areale mit zahlreichen anaplastischen, etwa spindelförmigen Zellen und mit ziemlich gutartiger chondroider Substanz nebeneinander gesehen.

Insofern die wenigen gesicherten Fälle ein Urteil erlauben, gibt es keine Geschlechtsprädilektion. Die Mehrzahl der Patienten (15 nach DAHLIN) waren >20 Jahre alt. Der Tumor wurde in verschiedenen Skelettanteilen gefunden, 5mal in der Mandibula.

Das Röntgenbild zeigt einen osteolytischen Herd, zum Teil scharf und sklerotisch abgegrenzt, zum Teil unscharf abgegrenzt und allmählich übergehend in normale Knochensubstanz. Kalkablagerungen sind die Regel. Das Röntgenbild ist dem des normalen Chondrosarkoms ähnlich.

Die Prognose dieser Art Chondrosarkome scheint weniger günstig, Metastasen kommen öfters vor. Wahrscheinlich ist die einzige Therapie die radikale chirurgische Entfernung des Tumors.

Knochen

Gutartige Tumoren

Osteom

Das sog. Osteom sollte man besser als eine geschwulstmäßige Variante osteoblastischen Ursprungs, nicht als Geschwulst sui generis sehen. Nach Auffassung von AEGERTER u. KIRKPATRICK (1969) ist es ein Hamartom. JAFFÉ interpretierte 1958 diese geschwulstähnlichen Knochenverdichtungen als sklerosierte Endstadien einer fibrösen Dysplasie der Kieferknochen. Osteome können als typisches Beispiel für den Auffassungswandel in der Evolution unserer Kenntnisse dienen. Der „Atlas of Tumor Pathology" des A. F. I. P., Section II, Fasc. 4 von ACKERMAN u. SPJUT (1962), ebenso JAFFÉ (1958) oder LICHTENSTEIN (1959) bzw. der „Radiological Atlas of Bone Tumours, Bd. II" des „Nth. Com. of Bone Tumours" (NCBT 1973) erwähnen ebenso wenig wie ČERVEŇANSKY u. Mitarb. (1964) Osteome als eigenständige Vertreter gutartiger Geschwülste. Andererseits widmen DOMINOK u. KNOCH (1977) ebenso wie die „Int. Histol. Classification of Tumours", No. 6, von SCHAJOWICZ u. Mitarb. (1972) oder die *Neuausgabe* des A. F. I. P. 1971 von SPJUT u. Mitarb. den Osteomen einen eigenen Abschnitt.

Man sah sich wohl gezwungen, ob der distinkten klinisch-pathologischen Besonderheit der exophytischen Sinusauswüchse diese Spielart einer geschwulstmäßigen Läsion unter ausschließlichen Kriterien ihres feingeweblichen Aufbaus in ein Klassifikationsschema einzuordnen.

Abstammung: Der Otorhinolaryngologie und Stomatologie sind „Osteome" der Paranasalsinus als runde, ovale oder polyzyklisch verkalkte, homogene Knochenverdichtungen seit langem vertraut (Abb. 53).

Vorkommen: Als spezifische Besonderheit der Nebenhöhlen und der mandibulofazialen Knochen ist nach CHILDREY (1939) mit einer Häufigkeit von 0,42% (in 3510 Röntgenaufnahmen : 15) Osteomen in den Paranasalsinus zu rechnen.
Als zweithäufigste Lokalisation gilt das Os ethmoidale.
Lokalisationen an Röhrenknochen und im Bekken sind beschrieben, aber nicht in allen Fällen sicher histologisch bestätigt worden. Schon im Kindesalter (10 Jahre) bis ins hohe Senium (80 Jahre) sind Osteome als symptomlose oder Beschwerden verursachende Knochenverdichtungen beobachtet worden (Abb. 54).

Altersprädilektion: 4. und 5. Lebensdekade.

Geschlechtsprädilektion: 2 ♂ : 1 ♀.

Symptomatologie: Im allgemeinen sind die Lokalisationen im Bereich der Paranasalsinus symptomlos und werden nur gelegentlich von Röntgenuntersuchungen des Schädels aus anderen Ursachen entdeckt (Abb. 53).
Nur in Einzelfällen kommt es zu Verlegungen bei Lokalisationen in den Sinus bzw. Verdrängungen durch den allseitig expansiv wachsenden „Tumor" bei Lokalisation an den Kieferknochen. HALLBERG u. BEGLEY (1950) haben bei einem Osteom des Sinus frontalis die Erosion der Stirnhöhlenhinterwand und eine über den Weg einer Kommunikation mit dem Epiduralraum verursachte intrakranielle Komplikation beobachten können.

Differentialdiagnose: Bei multiplen Lokalisationen von Osteomen im Bereich der Kalvaria, den Kieferknochen, gelegentlich auch der langen Röhrenknochen, sollte man immer an die Kombination mit einer intestinalen Polyposis und Weichteiltumoren (sog. Gardner-Syndrom) denken. Bei Lokalisationen von Osteomen an platten (Abb. 54) wie Röhrenknochen – mit Ausnahme der Sinuslokalisationen – muß differentialdiagnostisch in erster Linie an osteoblastische Primärtumoren maligner Genese oder die osteoblastischen Metastasen von Organtumoren gedacht werden.

Therapie: Asymptomatische Läsionen verlangen nur eine Verlaufsbeobachtung. Bei zunehmender Größe und der Gefahr der Sinusverlegung soll eine Sanierung des Sinus angestrebt werden.

(Benignes) Osteoblastom

Synonyme: Giant osteoid osteoma, osteogenes Knochenfibrom.

Das (benigne) Osteoblastom weist zweifellos verwandtschaftliche Züge zum Osteoidosteom (S. 598 ff) auf. Das gilt vor allem unter Kriterien gemeinsamer Aspekte im feingeweblichen Aufbau, denn die Potenz zur Osteoid- und Knochenbildung ist Osteoblastomen und Osteoidosteomen gleichermaßen gegeben. Vielleicht besteht der Unterschied zwischen den beiden Geschwulstformationen nur in dem jeweiligen Vorkommen: Bei kortikaler Lokalisation als Osteoidosteom, bei medullärer Lage als benignes Osteoblastom. Andererseits unterscheiden sich Osteoblastome

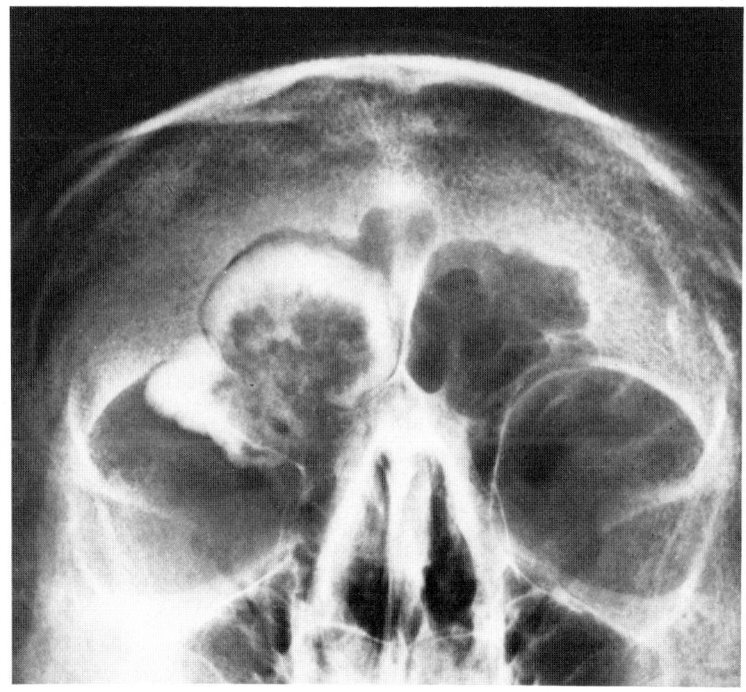

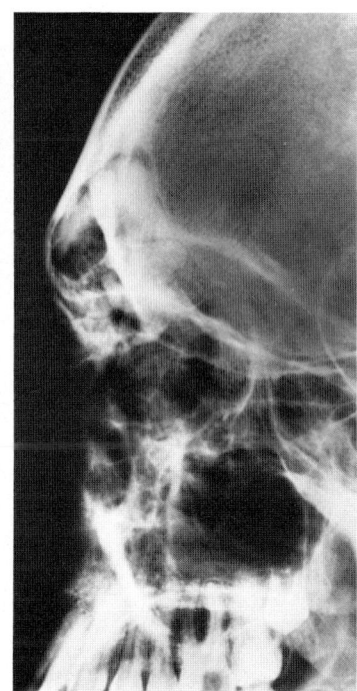

a b
Abb. 53 a u. b „Osteom" des Sinus frontalis rechts (♂, 18 J.).

von Osteoidosteomen in radiographischer und klinischer Sicht in bezug auf Größe, Lage, differente Reaktionen des umgebenden Knochens und klinische Symptomatologie *so* augenscheinlich, daß diese Geschwulst unter *eigenen* nur für sie zutreffenden Merkmalen gesehen werden sollte. Das Interesse für diese Läsion wurde bei JAFFÉ u. MAYER durch eine seinerzeit merkwürdige Beobachtung einer Geschwulstformation an einem Mittelhandknochen 1932 geweckt. Nachdem JAFFÉ 1935 die Kriterien für das Osteoidosteom definiert hatte, blieb bei retrospektiver Bewertung ein spezifischer Geschwulsttyp zurück, für den – unabhängig voneinander – sowohl von JAFFÉ als auch LICHTENSTEIN 1956 die Bezeichnung „benignes Osteoblastom" vorgeschlagen wurde. Für die gleiche Geschwulstart hatten DAHLIN u. JOHNSON 1954 den Namen „Giant osteoid osteoma" gebraucht, ohne daß späterhin diese Nomenklatur verbreiteten Anklang finden konnte. Nach heute allgemeiner Auffassung muß man das Osteoblastom als *gutartigen, solitären,* ziemlich *gefäßreichen,* Osteoid und Knochen bildenden Tumor ansehen, der sich hinsichtlich Größe (> 1 – 2 cm ⌀ bei Entdeckung) und das *Fehlen* jeglicher Reaktion seitens des umgebenden Knochengewebes vom Osteoidosteom differenziert.

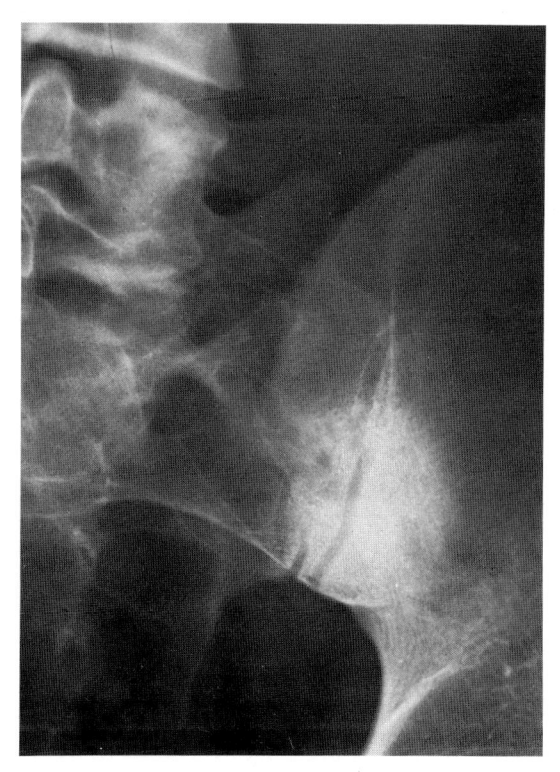

Abb. 54 Osteom-ähnliche Ostitis im linken Os ilium mit Konstanz in einem 4jährigen Verlauf (♂, 40 J.).

574 Primäre Knochengeschwülste

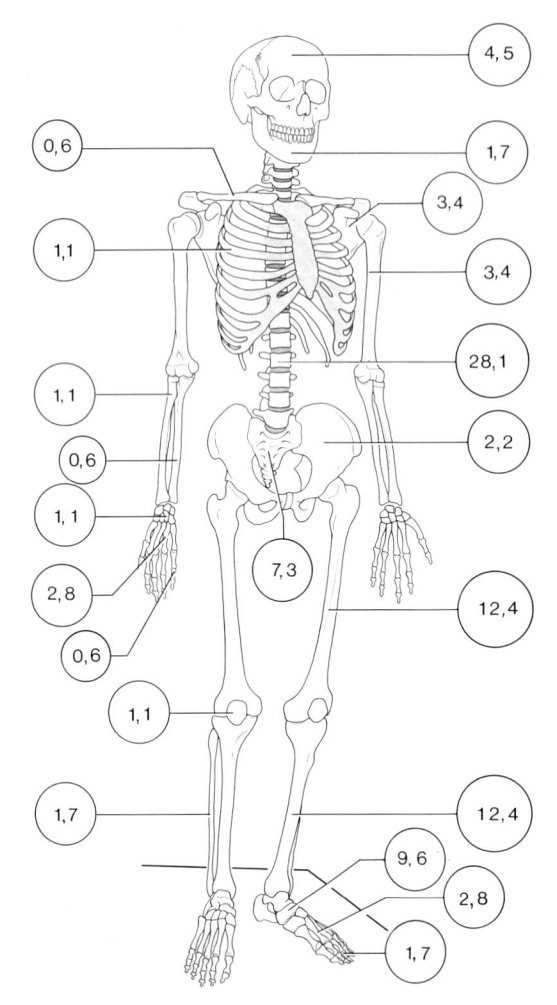

Abb. 55 Prozentuale Verteilung der Lokalisation von 178 Osteoblastomen.

Vorkommen: Die den Erstbeschreibern zur Verfügung stehenden Beobachtungen wiesen eine auffällige Lokalisationsbevorzugung von Wirbeln (Abb. 57) auf. Der knochenauftreibende Tumor führte dabei zu entsprechenden Nervenkompressionen und/oder zur Irritation des Rückenmarks. Seit 1975 mehren sich Einzelmitteilungen über Lokalisationen auch außerhalb der Wirbelsäule an Röhrenknochen, Schädeldach, Schläfenbein (v. RONNEN), Rippen, Kniescheibe, Schulterblatt sowie an Hand- und Fußknochen (s. Abb. 55).

Altersprädilektion: Das Adoleszentenalter und die 3. Lebensdekade werden eindeutig bevorzugt (DAHLIN 1967: 12 von 28 im Alter von 15 – 25 J.; DOMINOK u. KNOCH 1977: Unter 96 Beobachtungen 16 im Alter bis 10 J., 50 im Alter von 11 – 20 J. resp. 18 21 – 30 Jahre alt; NCBT 1973: 40 Patienten, davon 6 = 5 – 10 J., 10 = 10 – 15 J., 15 = 15 – 20 J.).
Andererseits wurden Osteoblastome schon im Alter von 3 Jahren (NCBT 1973) und noch mit 78 Jahren entdeckt.

Geschlechtsprädilektion: Eine Bevorzugung des männlichen Gechlechts wurde von DAHLIN (1967) (22 ♂ : 6 ♀), DOMINOK u. KNOCH (1977) (60 ♂ : 36 ♀) und dem NCBT (1973) (29 ♂ : 11 ♀) gesehen. JAFFÉS Beobachtungen zeigen ein Überwiegen der Frauen, LICHTENSTEIN fand keine Geschlechtsprädilektion.

Lokalisation: Wie bereits ausgeführt, kommen Osteoblastome besonders häufig am Wirbel, dann an dessen Bogen, Quer- und Artikulationsfortsätzen und an den Röhrenknochen in ca. 60% vor (Abb. 58). In etwa 20% verteilt sich je nach Individualstatistik die anderweitige Lokalisation auf Kalvaria (Abb. 56), Ossa tarsalia, Skapula, Os pubis usw.

Klinik: Leitsymptom ist gewöhnlich ein lokaler, blander, 5 Jahre bis wenige Wochen bestehender Schmerz, der zur Entdeckung im Röntgenbild Anlaß gibt.

Röntgenbild: Je nach Lokalisation variiert auch der röntgenologische Befund. Am Wirbel findet sich an Bogen und Fortsätzen der Tumor als knochenauftreibender, verkalkender, die Knochengrenzen z.T. sprengender, teils mit einer zarten Knochenschale umgebener, an sich *uncharakteristischer* Destruktionsprozeß von 1 – 3 – 5 cm Größe (Abb. 57). Die Röhrenknochenaffektion zeigt eine ungleichmäßige, die Metaphyse oder den Schaft auftreibende und die Kortikalis verdünnende Spongiosaauslöschung (Abb. 58). *Symmetrisch zentrale* als auch *einseitig exzentrische* Auftreibungen sind bekannt. Die starken, bis zu cm-dicken Sklerosereaktionen des umgebenden Knochens, das neben dessen kortikaler Lage differentialdiagnostische Leitsymptom für ein Osteoidosteom, fehlen im allgemeinen (LICHTENSTEIN, SPJUT u. Mitarb. 1971). Periostale, im Röntgenbild „unruhige" Reaktionen, selten in Form der „geschichteten Periostose", sind bei Röhrenknochenlokalisationen nicht ungewöhnlich. Radioluzente Formen mit weitgehender Auflösung der Knochenstruktur sind mit etwas größerer Häufigkeit als die osteosklerotischen Spielarten anzutreffen (vgl. Abb. 58).

Differentialdiagnose: Ein Tumor, dessen Röntgenbild so vielseitig sein kann, ist allein mittels seiner röntgenologischen Symptomatik differentialdiagnostisch auch nicht mit einem gewissen

a   b

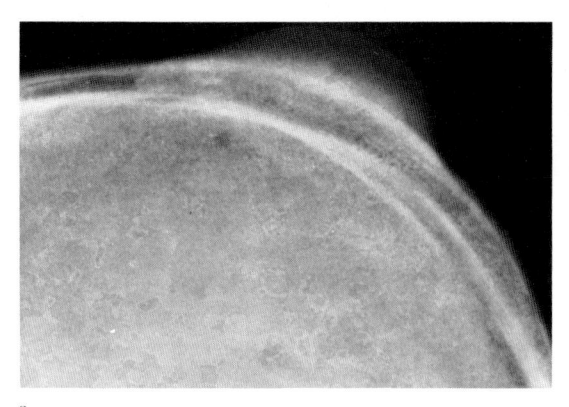

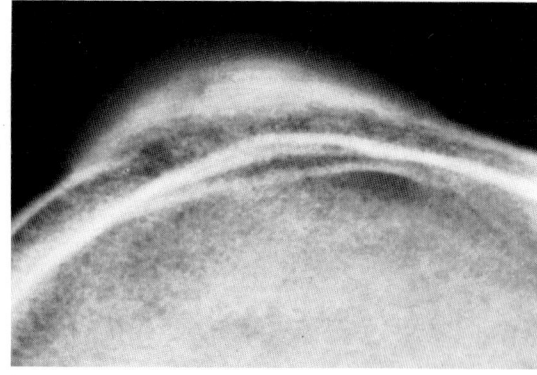

Abb. 56 a u. b   Osteoblastom der Kalvaria (Parieto-occipital) (♂, 28 J.).

Wahrscheinlichkeitsgrad abzugrenzen. Er simuliert eine Osteomyelitis, eine Histiozytosis X (eosinophiles Granulom), ein Osteosarkom, ein Chondromyxoidfibrom oder auch eine monostische fibröse Dysplasie.

Nur die Verlaufsbeobachtung läßt eine Abgrenzung zu einer *primär malignen* Knochengeschwulst zu.

So schwierig wie die Abgrenzung im Röntgenbild ist auch die exakte Ansprache durch den Pathologen. Ein reichlich vaskularisiertes Stroma, vielkernige Riesenzellen, irreguläre Knochenneubildung, eine intensive Osteoblastenaktivität, stellenweise Verkalkungen, trabekuläre Knochenfasern stellen auch den Erfahrenen vor erhebliche Schwierigkeiten. So wundert es nicht, daß ebenso wie der Röntgenologe auch der Pathologe zu Fehldiagnosen wie Riesenzelltumor, Osteosarkom, fibröse Dysplasie, Kallus (s. Abb. 58) verleitet wird. Nur ein sehr sorgfältiges Studium vieler histologischer Präparate wird am Kriterium der großen Zahl an Osteoblasten, der relativ geringen Anzahl an vielkernigen Riesenzellen, der Bewertung von Blutungen oder der relativen Einheitlichkeit des Zellbildes die richtige Diagnose selbst durch einen Kenner zu stellen gestatten.

Biologische Dignität: Mit einer einzigen Ausnahme haben alle Autoren den benignen Charakter dieses Neoplasmas immer wieder hervorgehoben. Über eine maligne Entartung eines *nicht bestrahlten* Osteoblastoms liegt nur eine einzige Beobachtung von MAYER (1967) vor. Bei einer der Originalbeobachtungen von LICHTENSTEIN kam es zu einem zweifachen Lokalrezidiv nach partieller Resektion. Trotzdem blieb dieser Patient 16 Jahre nach der Erstbehandlung rezidivfrei (LICHTENSTEIN u. SAWYER 1964).

Mit Rücksicht auf die Gutartigkeit des solitären Geschwulstprozesses ist bei symptomlosen Manifestationen eine chirurgische Therapie nicht unbedingt indiziert. Als Behandlung der Wahl gilt die Resektion bzw. Ausräumung im Gesunden. Die Indikation für eine Strahlenbehandlung ist nicht gegeben.

"Bone Islands"

Synonyme: Growing Bone Islands, Kompakta-Inseln, fokale Sklerose, Knochenkerne, kalzifizierende Knochen-Eilande, umschriebene Knochenverdichtungen der Substantia spongiosa.

Seit einer Erstbeschreibung durch A. STIEDA von umschriebenen Knochenverdichtungen im Bereich der Substantia spongiosa im Röntgenbild (1905), der Ostitis condensans disseminata oder Osteopoikilie durch ALBERS-SCHÖNBERG (1915/16) sowie LEDOUX-LEBARD u. Mitarb. (1915/16), sind dem Radiologen oligo- und polytope umschriebene Spongiosasklerosen als hirse-, linsen-, kirschkerngroße „Kompakta-Inseln" bekannt. Umschriebene, *auch endostale,* mehr streifen- und bänderförmige Spongiosasklerosen sind seit der Erstbeschreibung der Melorrheostose durch LÉRI ebenfalls nicht unbekannt. FERGUSON spricht 1947 von „kalzifizierten medullären Defekten". STEEL gebraucht u. W. in seiner Monographie zuerst den Ausdruck „kalzifizierte Eilande in der Spongiosa, die nicht neoplastischen Ursprungs sind".

MIESCHAN benutzt 1957 den Terminus „Sclerotic Bone Island", CAFFEY spricht 1961 von „Fokal-Sclerose" der Spongiosa.

KIM u. BARRY berichteten 1964 über Ergebnisse der Durchsicht von 5000 aus irgendwelchen Gründen röntgenologisch untersuchter Patienten

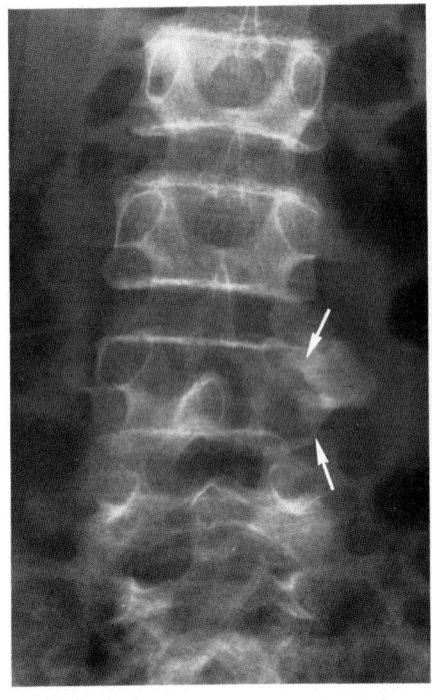

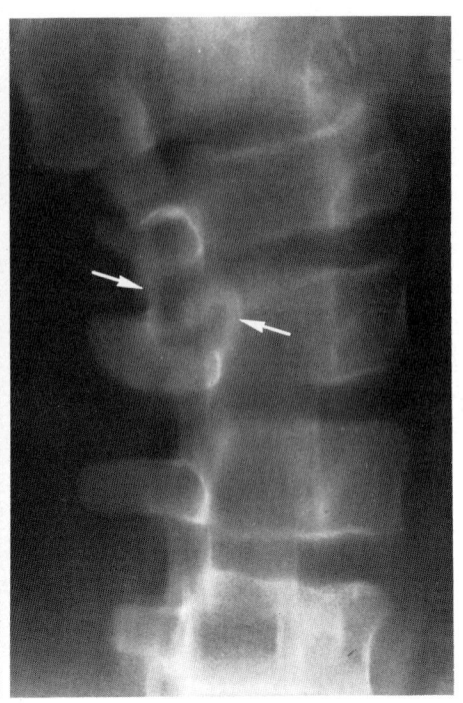

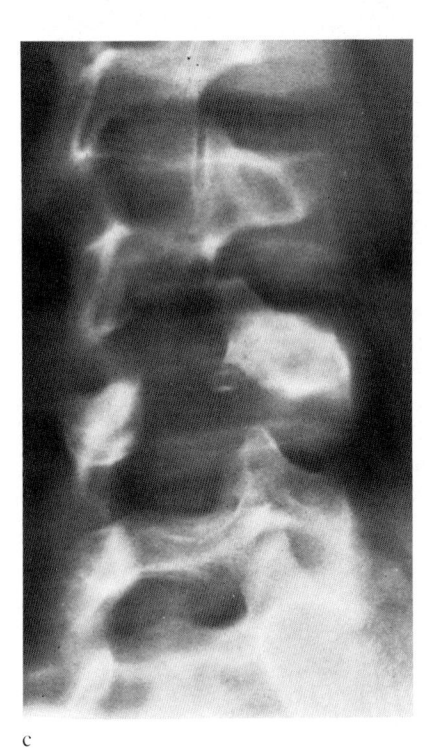

Abb. 57 a–c Benignes Osteoblastom des Quer- und Gelenkfortsatzes des 5. Lendenwirbelkörpers links (♂, 13 J.). a) 4,5 Monate vor Behandlungsbeginn Lendenschmerzen beim Aufrichten. b/c) Schrägtomogramm (45°) 2 Monate später.

mit dem Nachweis von „Bone Islands" bei 42 Patienten mit folgender Lokalisation: Ileum = 25, Femur = 12, je 1 Lokalisation an Humerus, Tibia, Rippen, Processus spinosus vertebrae, Metatarsus. 1965 beschreiben BLANK u. LIEBER 3 *mehrjährige* Verlaufsbeobachtungen von 4,5, 6,5 und 9 Jahren mit Lokalisationen an Os ileum, ischi und pubis; 1968 folgt von KIM u. BARRY die Veröffentlichung einer Verlaufsbeobachtung über 16 Jahre mit langsam „wachsenden" Knochenherden im Os sacrum und ileum.

SPJUT u. Mitarb. übernehmen 1971 die Abb. 1 der Beobachtung von BLANK u. LIEBER für ein eigenes Kapitel „Bone Islands".

Es handelt sich um linsen- bis pfennig-, selten bis markstückgroße, scheibenförmige, den platten Knochen *nie* auftreibende, scharf gegen die normale Spongiosastruktur abgesetzte, homogene Skleroseherde, die in einer Zahl von 2 – 4 – 7 – 15 am *gleichen* Knochen lokalisiert sein können. Die Herde können im Laufe von *Jahren* bis zu den oben genannten Größen „wachsen", um in ebenso langen Zeiträumen z. T. auch wieder zu verschwinden.

Gegenüber Osteoblastomen unterscheiden sie sich (ebenso wie die Kompakta-Inseln bei der fein- oder grobtüpfeligen Osteopoikilie) ebenso wie von den echten Osteomen dadurch, daß sie – wie gesagt – die Knochenoberfläche nicht vorbuckeln.

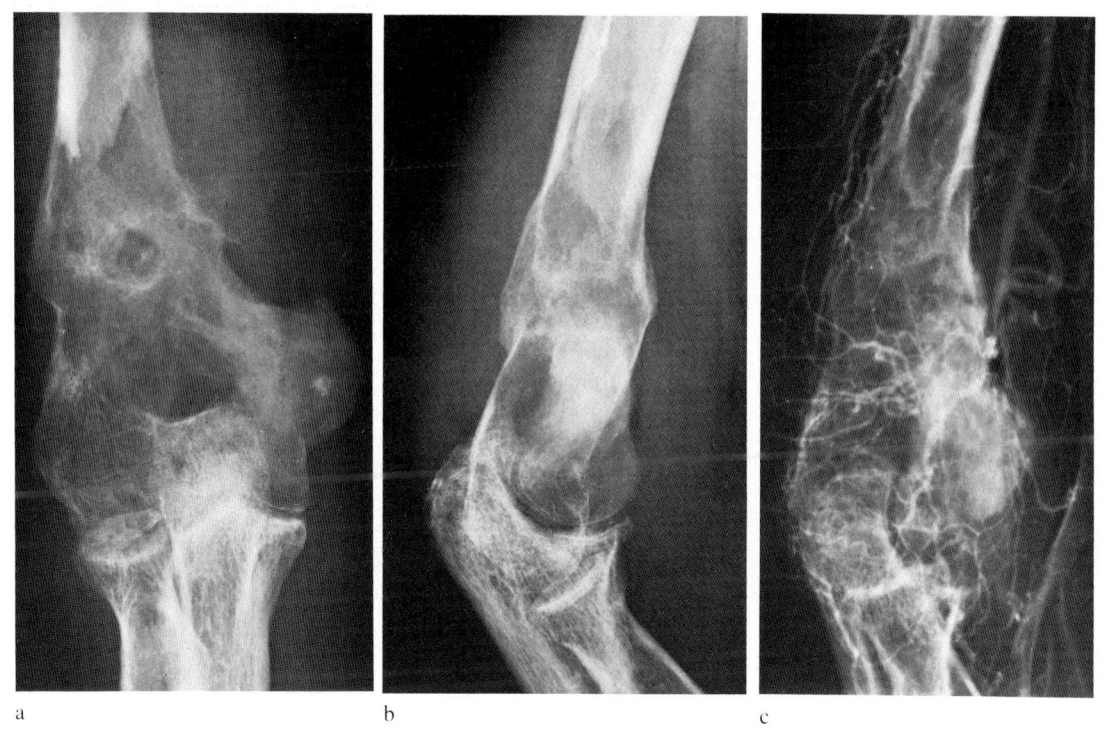

Abb. 58 a–c Benignes Osteoblastom der Humerus-Epi-/Metaphyse mit konsekutiver rekalzifizierter pathologischer Fraktur ohne Zeichen einer nennenswerten pathologischen endotumoralen Vaskularisation (c) (♂, 50 J.).

Altersprädilektion: Die Mehrzahl der Veränderungen wird bei Patienten jenseits des 4.–5. Dezenniums beobachtet.

Geschlechtsprädilektion: Mit Rücksicht auf die relativ geringe Zahl ist eine sichere Geschlechtsprädilektion nicht zu verzeichnen, obwohl in den Kasuistiken Männer überwiegen.

Lokalisation: Bevorzugte Lokalisation dürften Os ileum, Os pubis, Os ischii sein.
Die eigentliche Ätiologie der „Bone Islands" ist unbekannt. Möglicherweise bestehen verwandtschaftliche Beziehungen zur Osteopoikilie.

Differentialdiagnose: Bei Lokalisationen im Bereich des Beckens und Patienten jenseits der 4. Lebensdekade sind „Bone Islands" in erster Linie gegenüber osteoblastischen Metastasen, insbesondere denen des Prostatakarzinoms, im Röntgenbild nicht abzugrenzen. Nur die Verlaufsbeobachtung und eine konsequente klinische Beobachtung unter Umständen mit mehrfachen Prostatabiopsien werden Aufschluß darüber geben, ob es sich um echte, *benigne* „Bone Islands" handelt.

Bösartige Tumoren

Osteosarkom

Synonyme: Osteogenes Sarkom; intraossäres Osteosarkom.

Abstammung und pathologische Anatomie: Das Osteosarkom ist ein sehr bösartiger Knochentumor mesenchymalen Ursprungs, in dem die Tumorzellen direkt, d. h. ohne knorpelige Zwischenphase Knochensubstanz bilden.

Die Ätiologie des Osteosarkoms ist unbekannt. Eine beschränkte Anzahl entsteht in zuvor pathologisch verändertem Knochen, meist in Knochenanteilen, die durch einen Morbus Paget oder durch eine Bestrahlungsbehandlung verändert wurden. Ein Zusammenhang zwischen Trauma und Osteosarkom besteht allem Anschein nach nur darin, daß dem Trauma die Rolle einer Erstentdeckung der Geschwulst zukommt. EWING

hat dieses sehr treffend ausgedrückt: „Trauma reveals more malignant growth, than it produces."
Die von LENT JOHNSON (1953) aufgestellte Theorie der Entstehung eines Osteosarkoms als Entgleisungsvorgang während der Wachstumsperiode ist nie sicher bewiesen worden, wird aber durch die Lokalisation in den Metaphysen der Röhrenknochen mit verstärktem Längenwachstum nahegelegt.

Das Osteosarkom hat seinen Ursprung meist subkortikal oder im Zentrum eines Knochens, wächst infiltrativ und zerstört die umgebende Spongiosa, oft auch die benachbarte Kortikalis. Komplette oder inkomplette Destruktionen der Kortikalis führen meist zu einer Reaktion des Periost und damit zur periostalen Knochenneubildung.

Entscheidend für die Art dieser Knochenneubildung ist der Umstand, ob der Tumor die Kortikalis durchwachsen hat. Ist eine Kortikalis z. B. nur an der Innenseite destruiert oder arrodiert, so bildet das Periost meist nur eine einfache Knochenschicht oder im Röntgenbild darstellbare lamelläre Mehrfachschichten (Zwiebelschalenphänomen). Ein Einbruch des Geschwulstprozesses in die Kortikalis mit nur geringer Perforation derselben, ein Weiterwachsen von Tumorzapfen zwischen Periost und Knochenkompakta führt zu einer Abhebung mit der Folge der Entwicklung von Spikula und/oder Codmanscher Dreiecke. Eine breitstreckige Perforation durch das Periost beinhaltet einen parossalen Geschwulstausbruch in benachbarte Weichteile.

Wie die überwiegende Mehrheit der Knochensarkome metastasiert das Osteosarkom auf hämatogenem Wege, nur ausnahmsweise bei sehr ausgedehnter parossaler Geschwulstausbreitung über die Lymphbahnen. Somit sind die Lungen im allgemeinen das erste Filter, die röntgenologische Verlaufsbeobachtung des Thorax wird am ehesten die Manifestation von Metastasen aufdecken. COHEN (1974) stellte im Sammlungsgut des NCBT-Registers bei 176 in den Extremitäten lokalisierten Fällen von Osteosarkomen fest, daß bei 106 Patienten ($\pm$60%) schon am Ende des ersten Jahres nach Stellung der Diagnose Lungenmetastasen nachweisbar waren. Bei nur 24 von diesen 176 Patienten wurden im Verlauf einer Beobachtungszeit von 3 Jahren Skelettmetastasen (=ca. 13%) gefunden.
Diese Zahl stimmt mit den Angaben von ROSS (1964) (11%) und MCKENNA u. Mitarb. (1966) (14%) überein.
Der Einsatz der Polychemotherapie bei primär malignen Knochengeschwülsten dürfte diese Relation wahrscheinlich verschieben. Aufgrund der bisherigen Erfahrung steht zu erwarten, daß im größeren Maß Skelettmetastasen röntgenologisch nachgewiesen werden können, bevor es zu einer *röntgenologisch* bestimmbaren Manifestation von Lungenmetastasen kommt.

SWEETNAM sowie ENNEKING u. KAGAN haben die Bedeutung sog. intraossärer, lokaler Metastasen fernab vom eigentlichen Tumorsitz (sog. „Skip-Lesions") für die chirurgische Therapie hervorgehoben. Diese Autoren stellten solche „Skip-Lesions" bei 9 von 42 (21%) respektive 10 von 40 Beobachtungen (=25%) fest. Sie sprechen sich deshalb gegen die transmedulläre Resektion desselben Knochens aus und plädieren für eine Absetzung (Amputation) proximal vom angrenzenden Gelenk.

COHEN (1974) fand bei den oben erwähnten 176 beobachteten, in den Extremitäten lokalisierten Osteosarkomen eine lymphogene Aussaat in ca. 5%.

Vorkommen: Das Osteosarkom ist der häufigste, primär maligne Knochentumor. Im Archiv des NCBT finden sich unter 1645 primär malignen Knochentumoren 545 Osteosarkome. Man kann davon ausgehen, daß 33% aller malignen Knochentumoren von Osteosarkomen repräsentiert werden (HADDERS, persönl. Mitteilg. 1977). Die Häufigkeit von Osteosarkomen pro Einwohnerzahl ist in einigen Ländern berechnet worden. So wurden in Schweden 4,6 Neubeobachtungen pro 1 Million Einwohner festgestellt (COHEN 1958), in England 2–3 (PRICE u. JEFFREE 1973), in den Niederlanden ebenfalls 2–3 (COHEN 1974).

Altersprädilektion: Die Frequenzverteilung über die Altersgruppen zeigt einen hohen Gipfel zwischen dem 10. und 25. Lebensjahr. Einige Autoren aus Großbritannien und den USA erwähnen einen weiteren Altersgipfel um das 60. Lebensjahr (PRICE 1955; ROSS 1964; WEINFELD u. DUDLEY 1962; UEHLINGER 1979).
Dieser Altersgipfel ist wohl auf jene Osteosarkome zurückzuführen, die auf dem Boden einer malignen Entartung beim Morbus Paget entstanden sind (s. Bd, II/1, S. 1007).

Geschlechtsprädilektion: Das Osteosarkom wird beim Mann häufiger als bei der Frau (1,4 : 1 nach dem Register des NCBT), bis 2 : 1 nach JAFFÉ, EDEIKEN-HODES) angetroffen.

Lokalisation: Das Osteosarkom kann jeden Knochen des Skeletts befallen (Abb. 59 u. 60), jedoch ist die bevorzugte Lokalisation in der Metaphyse der langen Röhrenknochen bekannt.

In der Serie von 555 Osteosarkomen des Registers der NCBT sind 446, ca. 82%, in den langen Röhrenknochen lokalisiert. Von diesen 446 Osteosarkomen hatten nur 28 ihren primären Standort in den Diaphysen. Die kniegelenknahen Diametaphysen der langen Röhrenknochen stellen mit 321 Beobachtungen (=58% nach HADDERS, persönl. Mitteilg. 1977) die Hauptlokalisation. Ein aus Literaturangaben zusammengestelltes Verteilungsmuster zeigt bei 3953 Osteosarkomen eine von Register zu Register meist frappierend übereinstimmende Verteilung. Osteosarkome der Wirbel und Schädelkalotte sind meist Sekundärformen auf dem Boden einer polyostischen Ostitis deformans Paget. Ein sog. multizentrisches Osteosarkom ist – auch im eigenen Krankengut – bekannt.

Klinik: Die klinischen Symptome des Osteosarkoms sind leider recht uncharakteristisch. Meistens wird einige Wochen über lokale Schmerzen geklagt. Dieser anfänglich intermittierende, später andauernde Schmerz geht gelegentlich mit einer lokalen Schwellung und einer Hyperthermie der umgebenden Weichteile einher. Bei gelenknahen Lokalisationen werden Bewegungseinschränkungen erst in relativ späten Stadien beobachtet. Die BSG ist normal oder nur mäßig erhöht, die alkalische Phosphatase läßt pathologische Werte in der Mehrzahl erst bei größerer Ausdehnung des Destruktionsprozesses erkennen.

Röntgenbild: Das Osteosarkom befällt *alle* Knochenelemente, die Spongiosa, die Markhöhle, die Kortikalis, das Periost respektive nach Perforation des Periosts auch die parossalen Weichteile. Eine durch den Tumor verursachte, fortschreiten-

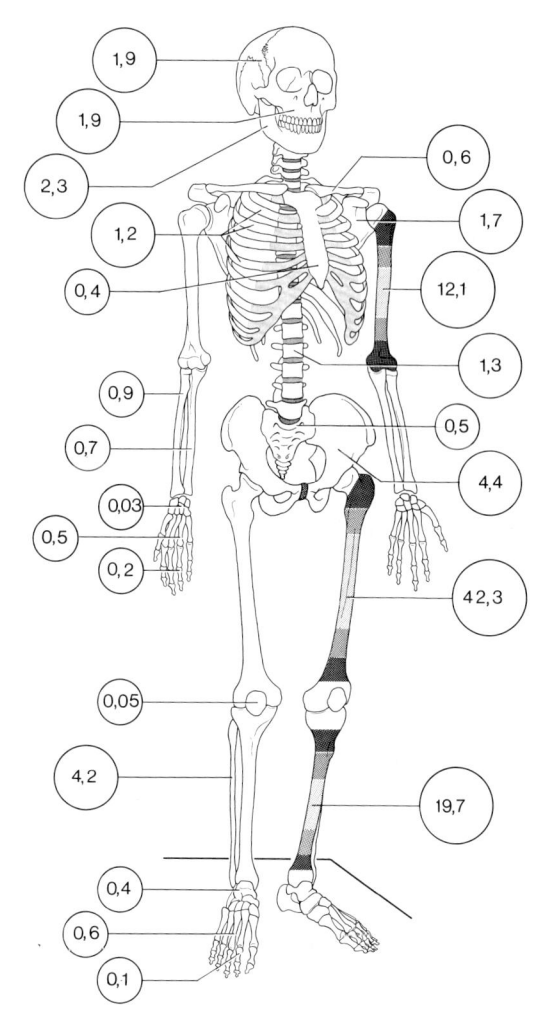

Abb. 59 Prozentuale Verteilung (Zahlen im Kreis) der Lokalisation von 3953 Osteosarkomen. Die Rasterflächen zeigen Prädilektionsorte innerhalb *eines* Knochens.

Tabelle 4 Lokalisation von Osteosarkomen in den Metaphysen der langen Röhrenknochen

Obere Extremität (und Thorax)	1	–	3	4	–	4	14*	2	4
Untere Extremität (einschl. Os ileum)	9	51	14	46	10	74	223*	72	58
Gesamtzahl	10	51	17	50	10	78	222	74	62
Autor	JAFFÉ – LICHTENSTEIN 1942	HATCHER 1945	CUNNINGHAM u. ACKERMAN 1956	DAHLIN 1967	SKREDE 1970	SPJUT u. Mitarb. 1971	DOMINOK u. KNOCH 1971*	NCBT 1973	KGR Göttg. 1974

* einschließlich Mehrfachlokalisationen

580 Primäre Knochengeschwülste

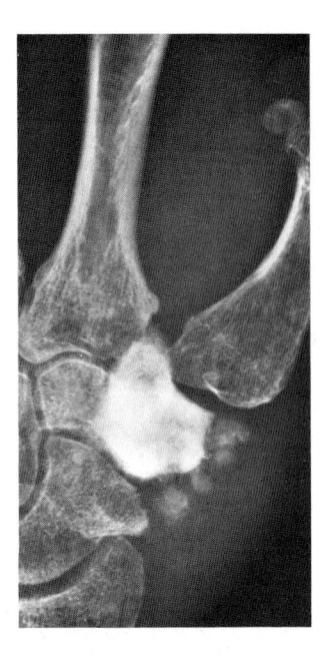

Abb. 60 Osteosarkom des Os trapezium 17monatige Verlaufsbeobachtung mit nur geringfügiger Progredienz bis zum Zeitpunkt der Diagnosesicherung (♂, 54 J.).

de Knochenzerstörung, daneben eine durch die Tumorzellen selbst erfolgende Knochenneubildung sowie Periostreaktionen werden im wechselnden Verhältnis angetroffen. Diese Komponenten charakterisieren das Röntgenbild. In *frühen Stadien* ist manchmal eine lokalisierte periostale Knochenbildung das *einzige* Symptom. Diese periostale Knochenneubildung ist oft unscharf begrenzt und irregulär, nur manchmal regelmäßig strukturiert und scharf gegenüber der Umgebung abgesetzt (Abb. 61). In anderen Fällen weist der Knochen subkortikal kleine, unscharf begrenzte Aufhellungen oder verwaschene Verdichtungen auf. Kombinationen dieser beiden Formen werden häufig beobachtet. In *späteren Stadien* wird eine erstaunliche Variationsfülle gefunden. Sie variieren von beinahe ausschließlich osteolytischen Defekten bis zu dichten sklerotischen Läsionen, von scharf begrenzten zystoiden bis zu unscharf begrenzten destruktiven Herden,

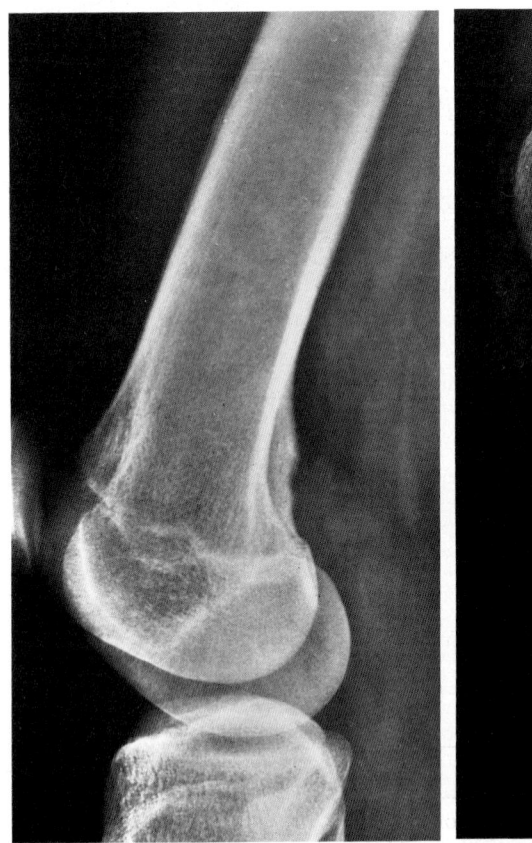

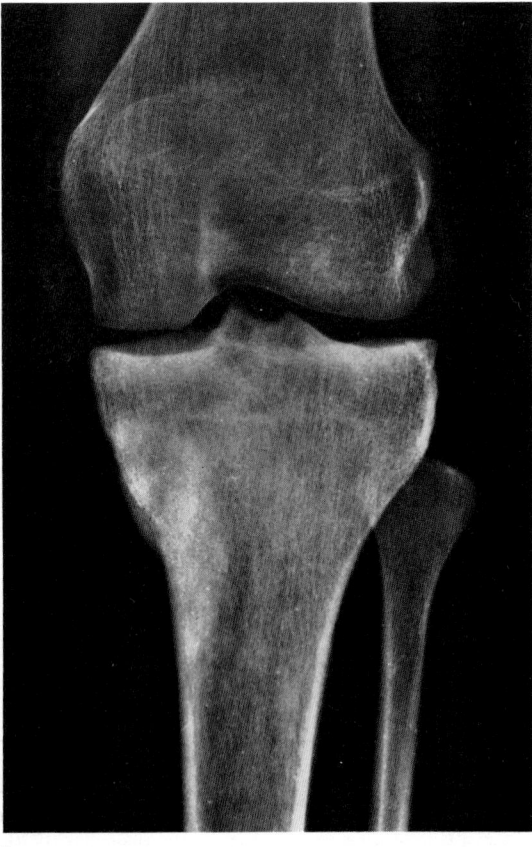

a b
Abb. 61 a) Osteosarkom der distalen Femur-Dia-/Metaphyse (frühes Stadium) mit geringer ventraler, flacher periostaler Knochenneubildung; Spongiosastruktur verwaschen (♀, 18 J.). b) Osteosarkom der proximalen Tibia-Meta-/Diaphyse (frühes Stadium) mit intramedullärer Knochenneubildung, partieller Destruktion der Kortikalis und unscharfer periostaler Knochenapposition (♀, 18 J.).

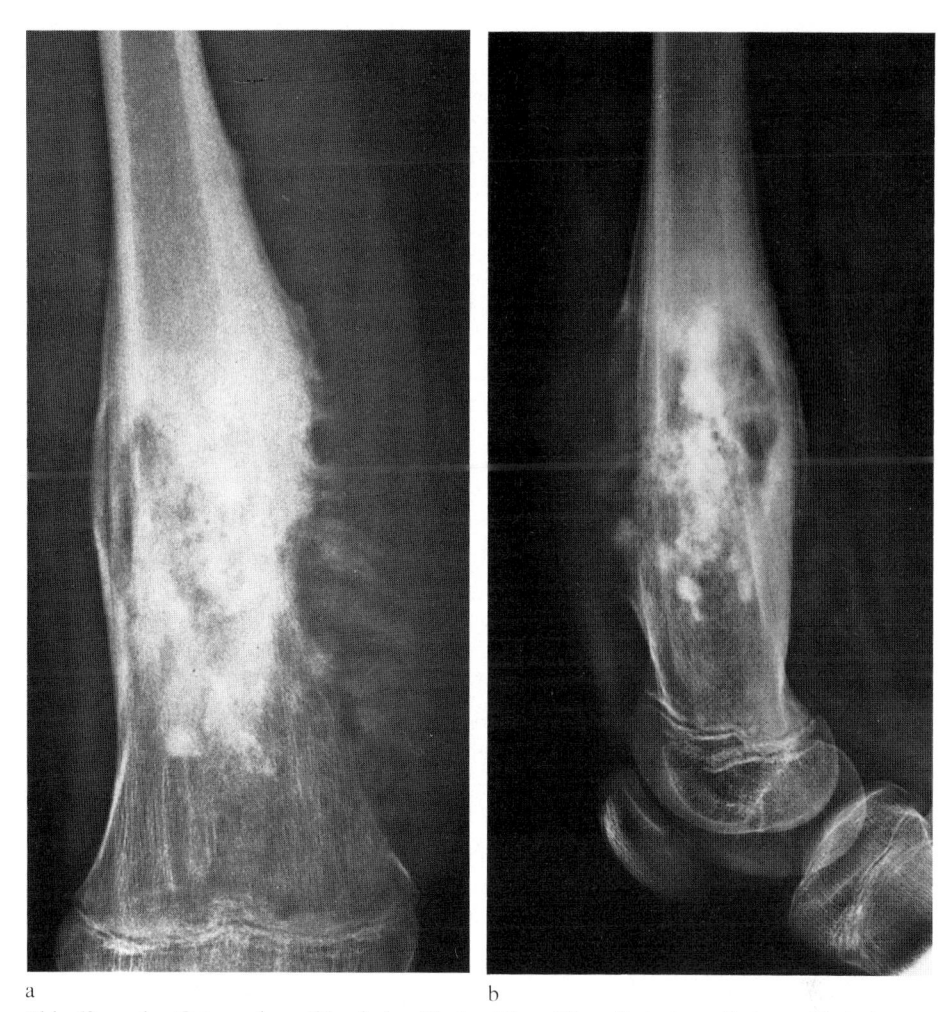

Abb. 62 a u. b Osteosarkom (klassischer Typ) mit lamellärer Periostose, Codman-Dreieck, groben Spikula und im Knochen eine Mischung von Knochenneubildung und Knochendestruktion (♀, 11 J.).

von nur subperiostalen Appositionen ohne oder mit nur kleinen kortikalen oder subkortikalen Zerstörungsfeldern bis zu Bildern, die eine ausgedehnte kortikale Destruktion zeigen.
Bei der Analyse solcher Röntgenaufnahmen ergibt sich trotz der großen Variabilität die Möglichkeit zur Unterscheidung verschiedener röntgenologischer Typen:
- Der *klassische Typ* wird durch eine Mischung von Knochendestruktion und Knochenneubildung im ganzen Gebiet der Läsion in Kombination mit unscharf begrenzten, faserigen Rändern, periostaler Knochenneubildung, meistens Spikula in radiärer oder *fächer*förmiger Anordnung (RITTENBERG u. Mitarb.) und bzw. oder Codmanschen Dreiecken, manchmal auch durch lamelläre Knochenschalen (Zwiebelschalenphänomen („onion-skin-phenomenon") charakterisiert (Abb. 62 a u. b). Die wechselseitig unterschiedlich starke Beteiligung von Knochendestruktion und Knochenneubildung führt häufig zu Röntgenbildern, die die ganze Skala von nahezu rein osteolytischen bis fast sklerotischen Herden umfassen können.
- Der *zystoide Zerstörungstyp* ist durch eine scharf bis halbscharf begrenzte Aufhellung im Knochen und nur wenig oder keine periostale Knochenneubildung entlang der Kortikalis gekennzeichnet. Spikula oder Codman-Dreiecke werden bei diesem Typ nicht angetroffen. Die Form der Aufhellung ist meistens regelmäßig, rundlich oder oval (Abb. 64 u. 65).
- Der *osteosklerotische Typ* wird durch einen sehr dichten, sklerotischen Tumorschatten re-

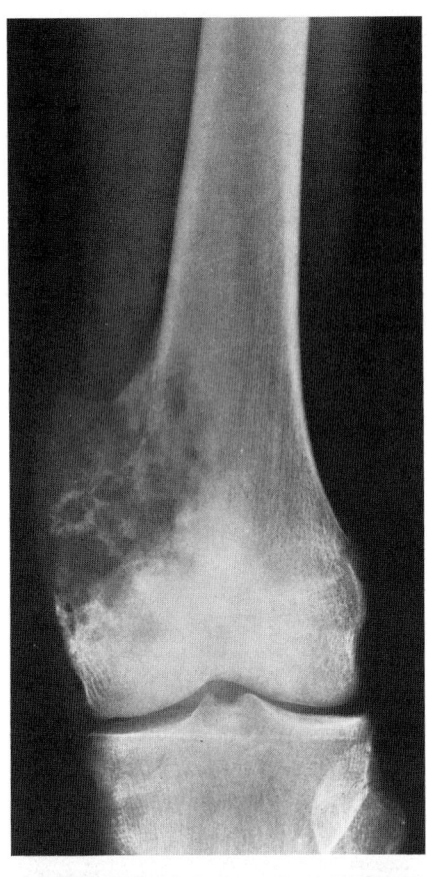

Abb. 63 Metaphysär-exzentrisches Osteosarkom (klassischer Typ) vom vornehmlich destruierenden Typ in Kombination mit einem parossalen Geschwulstausbruch. Beachte das Codman-Dreieck am oberen Pol (♂, 19 J.).

präsentiert. Der Tumor respektiert oft relativ lange die Grenzen des erkrankten Knochens. In solchen Fällen ist oft die scharfe Grenze des Tumorbezirks gegen die umgebende Spongiosa bemerkenswert. Entlang der Kortikalis wird nur wenig periostale Knochenneubildung angetroffen (Abb. 66 u. 67).

In einzelnen Beobachtungen penetriert der Tumor durch die Kortikalis und breitet sich in den Weichteilen aus. In diesen Fällen sind die Begrenzungen insbesondere außerhalb des Knochens unregelmäßig und unscharf, häufig auch in der Kombination mit Codman-Dreiecken charakterisiert.

Verschiedene der in der Literatur mitgeteilten Fälle eines „*multizentrischen Osteosarkoms*" respektive „Osteosarkome mit multiplen Knochenmetastasen" gehören zu diesem osteosklerotischen Typ (BUSSO u. SCHAJOWITZ 1945; LICHTENSTEIN; MOSELEY u. BASS; PRICE) (Abb. 68).

– Der *subperiostale Typ* des Osteosarkoms wird durch eine dichte und meist ziemlich flache

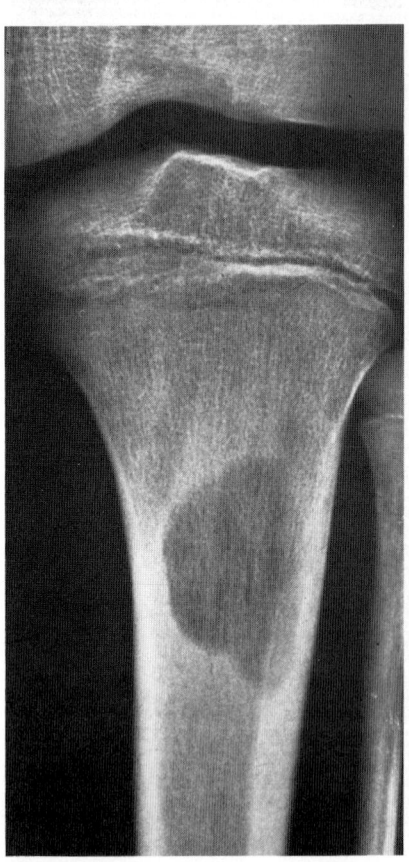

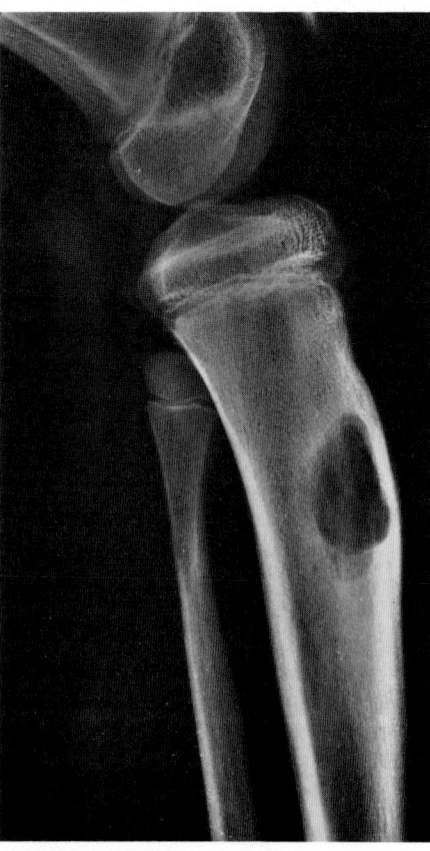

Abb. 64 Osteosarkom („zystoider" Typ) der proximalen Tibiadiaphyse. Scharf begrenzte, ovale Aufhellung, begrenzt durch Randsklerose (♀, 8 J.).

Abb. 65 Osteosarkom (zystoider Typ) mit blasiger Auftreibung des Collum scapulae und des Processus coracoideus *ohne* Knochenperforation und *atypischer* Randsklerose sowie endotumoraler, fleckförmiger Knochenneubildung (♂, 28 J.).

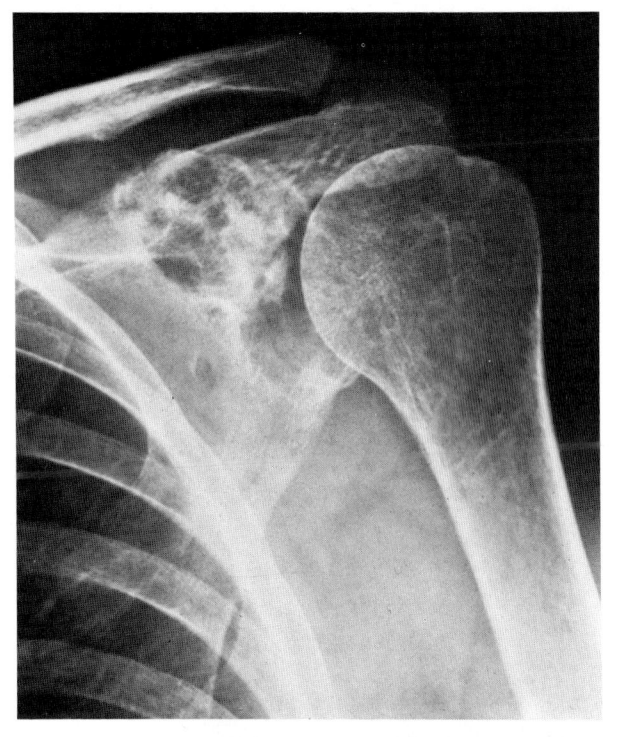

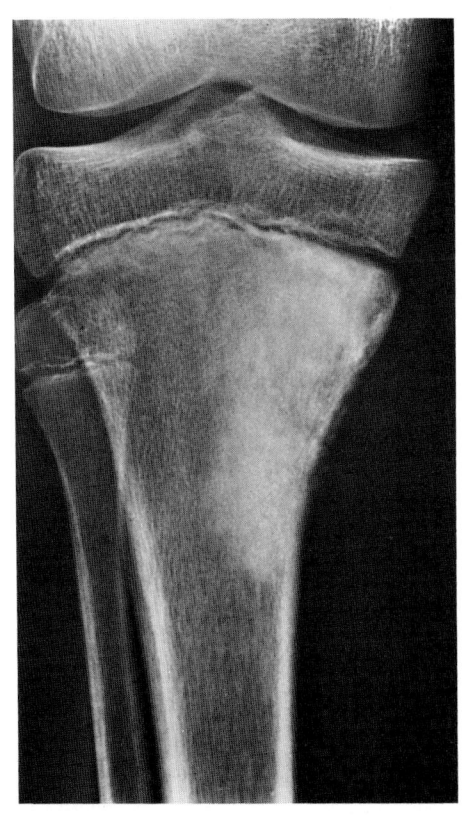

Abb. 66 Osteosarkom (osteosklerotischer Typ) der proximalen Tibia-Meta-/Diaphyse mit geringer Kortikalisdestruktion (Verdacht auf parossal medialen Geschwulstausbruch!) (♂, 12 J.).

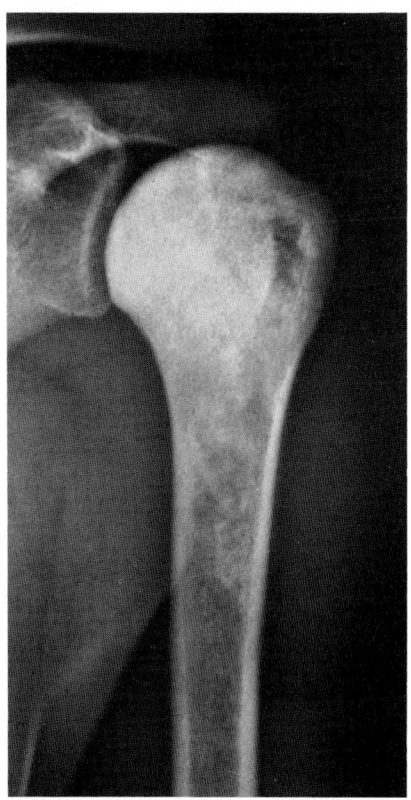

Abb. 67 Osteosarkom (osteosklerotischer Typ) der proximalen Humerus-Epi-/Metaphyse mit intensiver Spongiosklerose und sehr diskreter Kortikalisdestruktion (♂, 22 J.).

584 Primäre Knochengeschwülste

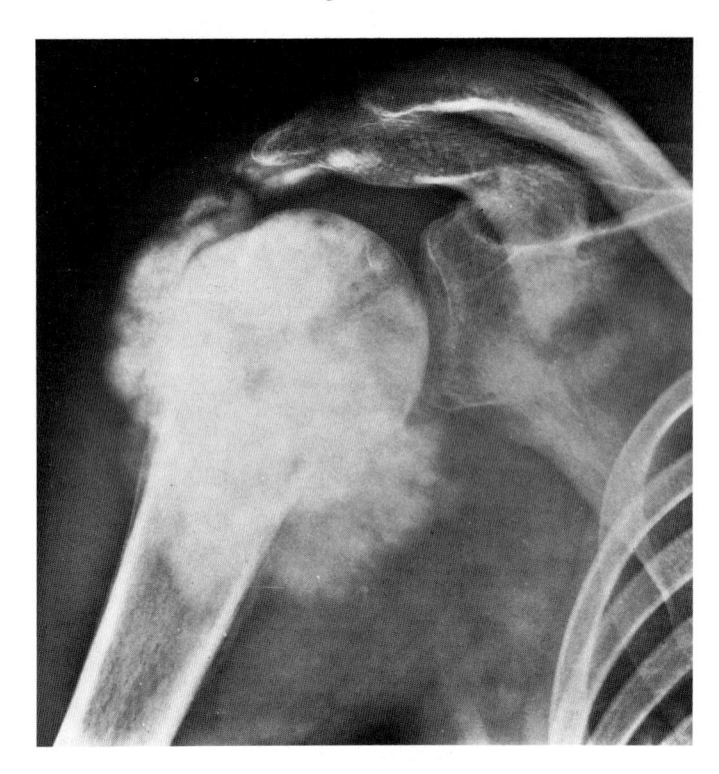

Abb. 68 Osteosarkom (osteosklerotischer Typ) mit ausgedehnten endotumoralen Verkalkungen im Anteil des allseitigen parossalen Geschwulstausbruches (♂, 56 J.).

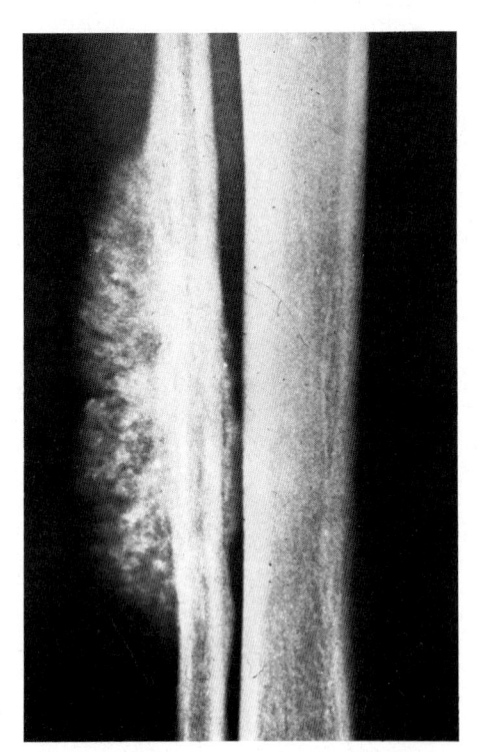

Abb. 69 Osteosarkom (subperiostaler Typ) der Fibuladiaphyse mit spikula-simulierenden lateral-exzentrischen zapfenförmigen Tumorstrukturen ohne Destruktionszeichen an der benachbarten Kortikalis (♂, 22 J.).

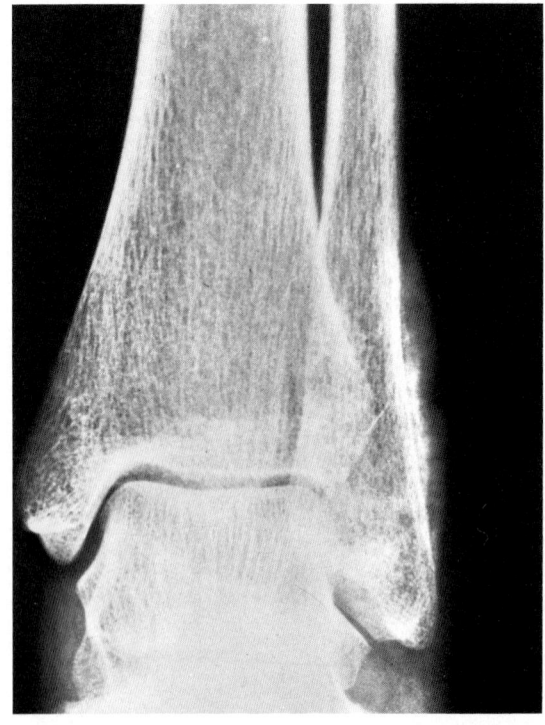

Abb. 70 Osteosarkom (subperiostaler Typ) der distalen Fibula-Epi-/Metaphyse ohne Zeichen einer endostalen Geschwulstentwicklung, aber charakteristischen Kortexveränderungen (♀, 26 J.).

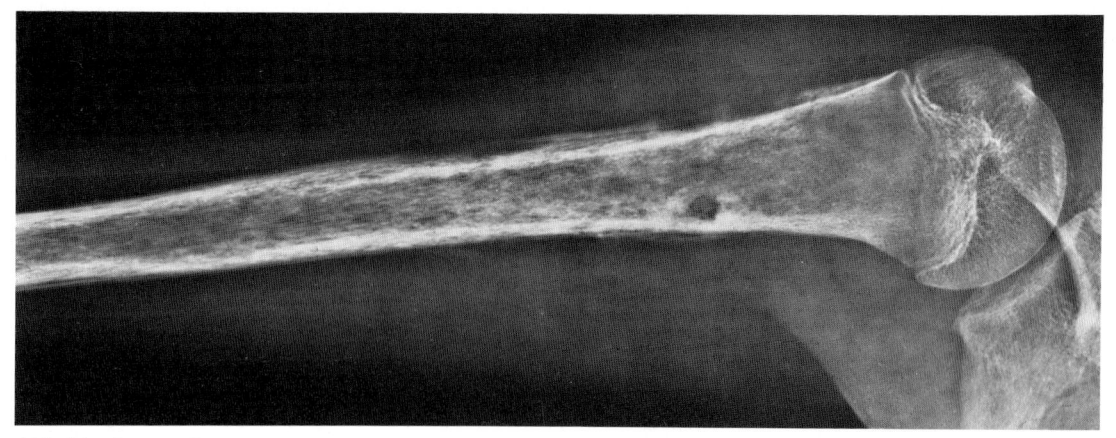

Abb. 71 Osteosarkom (atypisches Bild), *kein* Ewing-Sarkom (♂, 13 J.).

Apposition am Knochen, die an ihrer Peripherie kurze, grobe spikulaähnliche Ausläufer zeigen kann, charakterisiert. Die unter der Geschwulst liegende Kortikalis zeigt keine oder nur geringe destruktive Veränderungen (Abb. 69 u. 70).
– Nicht einem bestimmten Typ zuzuordnende Bilder (Abb. 71). Deren maligner Charakter an Kriterien des Röntgenbildes ist unverkennbar, ihre Klassifikation jedoch schwierig.

In einer Serie von 252 Osteosarkomen mit Lokalisation in den langen Röhrenknochen aus dem Archiv des NCBT wurde folgende Verteilung gefunden:

Klassischer Typ	= 139	≈ 55%
Zystoider Typ	= 12	≈ 5%
Osteosklerotischer Typ	= 28	≈ 11%
Subperiostaler Typ	= 9	≈ 3,5%
Uncharakteristischer Typ	= 64	≈ 25,5%

Ein in den platten Knochen lokalisiertes Osteosarkom zeigt im Prinzip die gleichen röntgenologischen Symptome wie Osteosarkome der Röhrenknochen. Bei Manifestationen im Bereich der platten Knochen ist die periostale Knochenneubildung jedoch häufig weniger stark ausgeprägt, die Läsion deshalb nicht so gut darzustellen. Damit ist die Diagnose „Osteosarkom" nur unter günstigen Verhältnissen möglich (Abb. 72).

Differentialdiagnose: Der klassische Typ gibt im allgemeinen für eine Differentialdiagnostik keine Probleme auf. Herrscht aber eine ausschließliche Knochendestruktion vor, ist es manchmal schwierig, zwischen Osteosarkomen, Fibrosarkomen oder Riesenzellgeschwülsten der verschiedenen Grade zu differenzieren. Nur das Ausmaß und die Art einer periostalen Reaktion können in diesen Fällen im gewissen Rahmen eine Entscheidungshilfe bringen.

Nur in Ausnahmen kann ein Chondrosarkom oder auch ein Ewing-Sarkom das Bild eines klassischen Osteosarkoms simulieren (Abb. 73 u. 74).

Der zystoide Typ dürfte regelmäßig erhebliche differentialdiagnostische Schwierigkeiten berei-

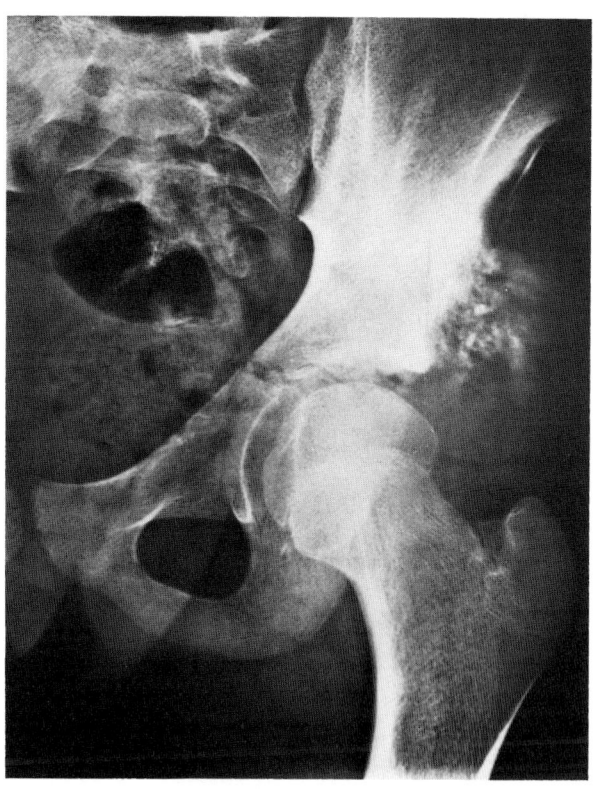

Abb. 72 Chondrosarkom-ähnliches Osteosarkom des Os ilii (♀, 13 J.).

586 Primäre Knochengeschwülste

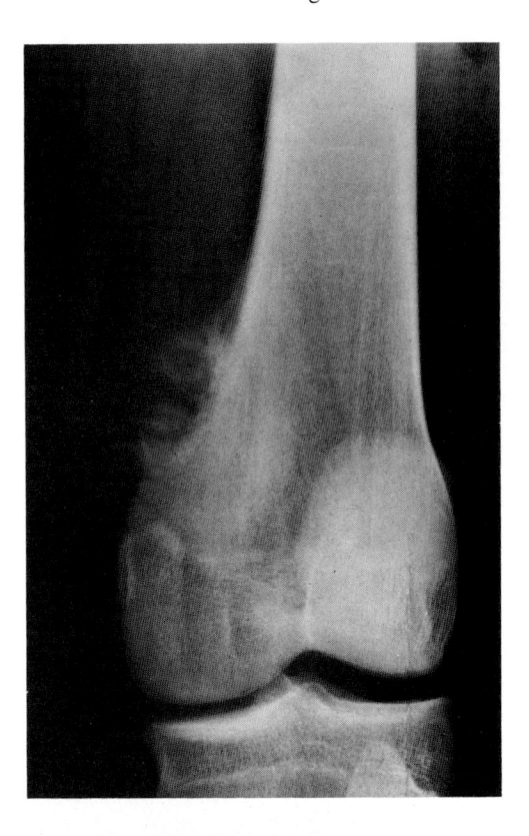

◄ Abb. 73 Ein Osteosarkom simulierendes Chondrosarkom der distalen Femurmetaphyse mit exzentrischem parossalem Geschwulstausbruch (♀, 18 J.).

Abb. 74 Ewing-Sarkom der proximalen Humerus-Meta-/Diaphyse. Aufgrund des Destruktionstyps und der Lokalisation ein Osteosarkom vortäuschend (♀, 14 J.).

Abb. 75 Zystoide Läsion der Tibia mit erheblichen differentialdiagnostischen Abgrenzungsschwierigkeiten zu: Aneurysmatischer Knochenzyste, Adamantinom, Riesenzellgeschwulst, monostotische Form der fibrösen Dysplasie, zystöse Form des Osteosarkoms. Der Tumor war *röntgenologisch nicht* klassifizierbar. *Histologisch* keine sichere Differenzierungsmöglichkeit zwischen einem Osteosarkom oder einem Riesenzelltumor (♂, 17 J.).

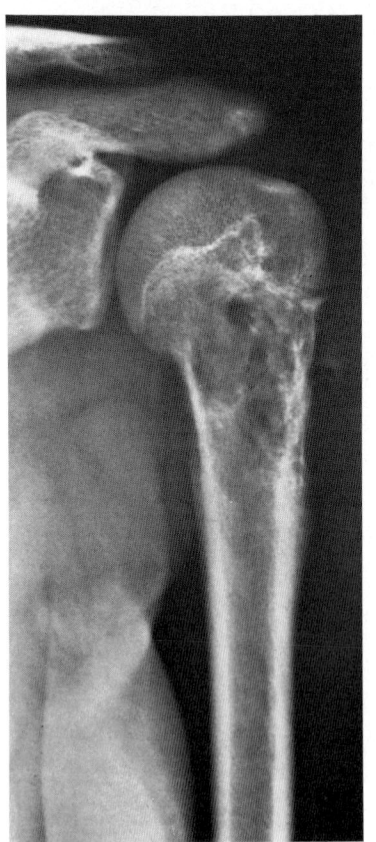

Abb. 74

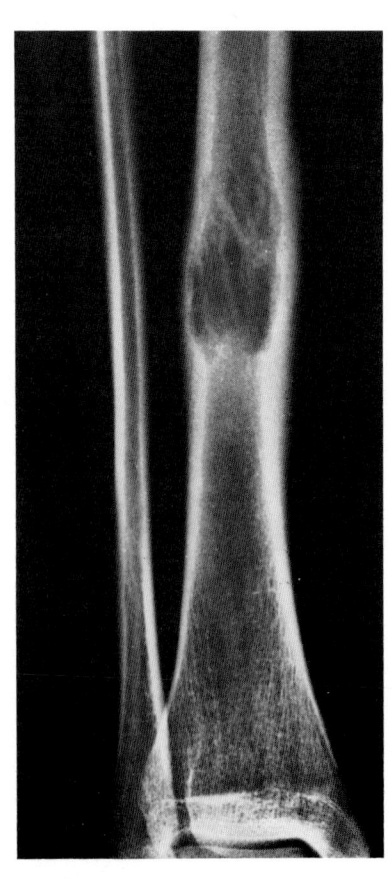

Abb. 75

ten. Dieser Typ verführt am ehesten zur Fehleinschätzung, da er mehr eine benigne Läsion vortäuscht und somit differentialdiagnostische Überlegungen in die falsche Richtung weist. Die Gefahr, den zystoiden Zerstörungstyp als aneurysmatische Knochenzyste, als gutartige Riesenzellgeschwulst, als Osteoblastom zu diagnostizieren, ist hier besonders groß (Abb. 75 u. 76). Es wäre deshalb zu fordern, daß in jenen Fällen einer röntgenologisch „benignen" Läsion mit ungewöhnlicher Lokalisation oder uncharakteristischem Alter des Geschwulstträgers respektive bei von der Norm abweichenden Symptomen man in jedem Fall der aufgrund von Charakteristika des Röntgenbildes gestellten Diagnose mißtrauen sollte. Für solche Fälle ist die Notwendigkeit zur Biopsie besonders hervorzuheben.

Der *osteosklerotische* Typ kann in seltenen Fällen auch von einem Ewing-Sarkom imitiert werden (Abb. 77). In der Literatur wird die Möglichkeit von Verwechslungen mit der sklerosierenden Osteomyelitis „Garré" hervorgehoben.

In einigen Fällen vermag zur Abgrenzung Osteomyelitis Garré/Osteosarkom die Lokalisation und die Anamnesedauer zur Differenzierung einen Beitrag zu leisten.

Der subperiostale Typ des Osteosarkoms muß vom juxtakortikalen Osteosarkom abgegrenzt werden. Das subperiostale Osteosarkom hat im Gegensatz zum juxtakortikalen Sarkom

- keine Tendenz, den Schaft des Knochens zu umschließen. Es fehlt die schmale Aufhellungszone zwischen Tumor und Schaft.
- Das subperiostale Osteosarkom ist häufig mit spikulaähnlichen Ausläufern kombiniert.
- Dem subperiostalen Osteosarkom liegen meistens flache, irreguläre Tumorschatten als Schaftauflage auf.
- Das subperiostale Osteosarkom bevorzugt ein Alter unter 20 Jahren

Der subperiostale Typ des Chondrosarkoms kann ebenfalls Röntgenbilder hervorrufen, die dem des *subperiostalen Osteosarkoms* ähneln. Als wichti-

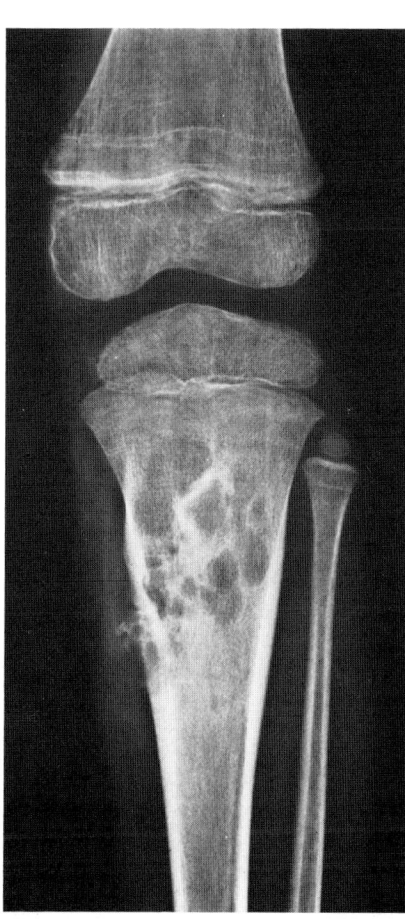

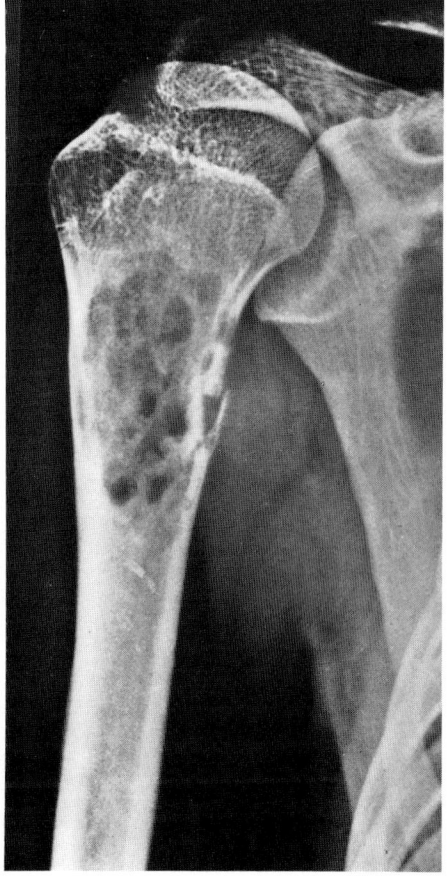

Abb. 76 Ähnliche Läsionen bei verschiedenen Tumoren: a) Bei einem Chondromyxoid-Fibrom (♂, 7 J.), b) bei einem Osteosarkom (♂, 19 J.).

a   b

588 Primäre Knochengeschwülste

ges differentialdiagnostisches Kriterium fehlen beim subperiostalen Chondrosarkom Codmansche Dreiecke. In keinem Fall ist das subperiostale Chondrosarkom von einer stärkeren, flachen und dichten kortikalen Apposition begleitet.

Die Gruppe der uncharakteristischen Destruktion durch Osteosarkome stellt die größte Zahl jener Beobachtungen, in denen man mit differentialdiagnostischen Schwierigkeiten zu kämpfen hat (Abb. 71 u. 78).

In der Mehrzahl der Fälle lassen aber im Gegensatz zu dem zystoiden Typ die Bilder dieser Gruppe nur in Ausnahmen Zweifel über die biologische Dignität des Prozesses aufkommen (Abb. 79). Die Biopsie an der richtigen Stelle dürfte die richtige Diagnose bringen.

Röntgenbilder im Anfangsstadium eines Osteosarkoms sind nicht charakteristisch. Ähnliche Symptome können von einer lokalen Osteomyelitis, einem fibrösen Kortikalisdefekt, einem Osteoidosteom oder sogar von einer „Stress fracture" (Abb. 80 c) hervorgerufen werden. Eine Differenzierung auf der Basis der röntgenologischen Symptomatik ist oft schwierig oder gar unmöglich. In diesen Fällen können hilfsweise klinische Daten Anhaltspunkte liefern, wenn im Zweifelsfall nicht gleich die Indikation zu einer Biopsie gegeben ist.

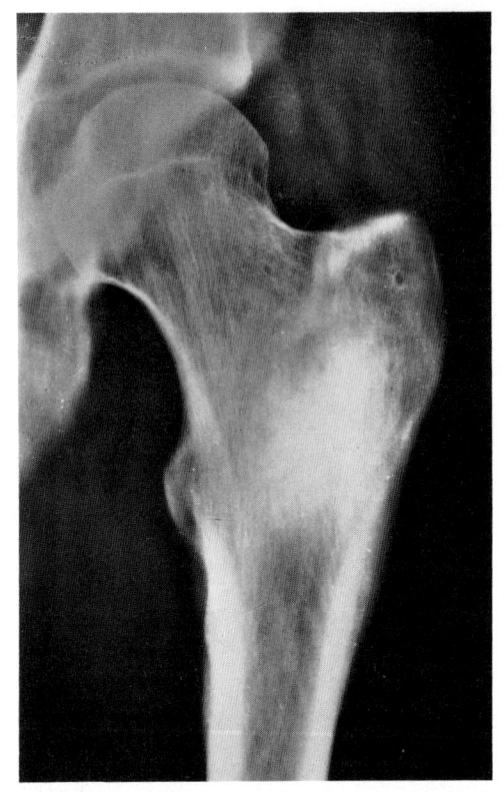

Abb. 77 Ewing-Sarkom mit allen röntgenologischen Merkmalen eines sklerotischen Osteosarkoms (♀, 18 J.).

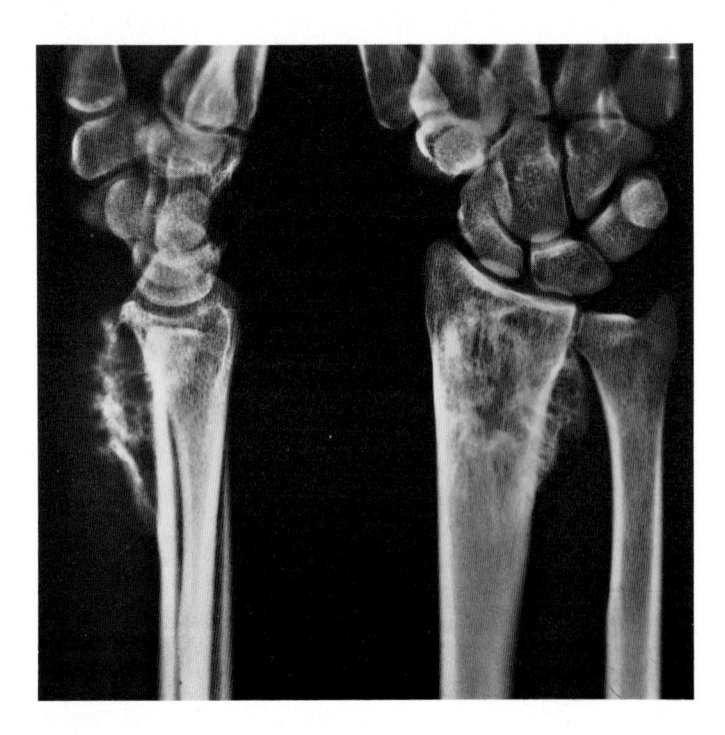

Abb. 78 Osteosarkom der distalen Radius-Epi-/Metaphyse mit röntgenologischen Zeichen für das Vorliegen eines malignen Tumors, jedoch ohne Möglichkeit zur Stellung einer Artdiagnose (♀, 21 J.).

Abb. 79 a – d Einander ähnliche diaphysäre Läsionen mit starker periostaler Neubildung als Ursache einer spindelförmigen Schaftverbreiterung:
a/b mit schärferer Begrenzung und homogenerer Dichte gegenüber c u. d, jedoch mit zentraler Osteolyse und fleckförmigen Verdichtungen im Markraum bei einem *Osteosarkom* (♂, 19 J.),
c u. d umseitig.

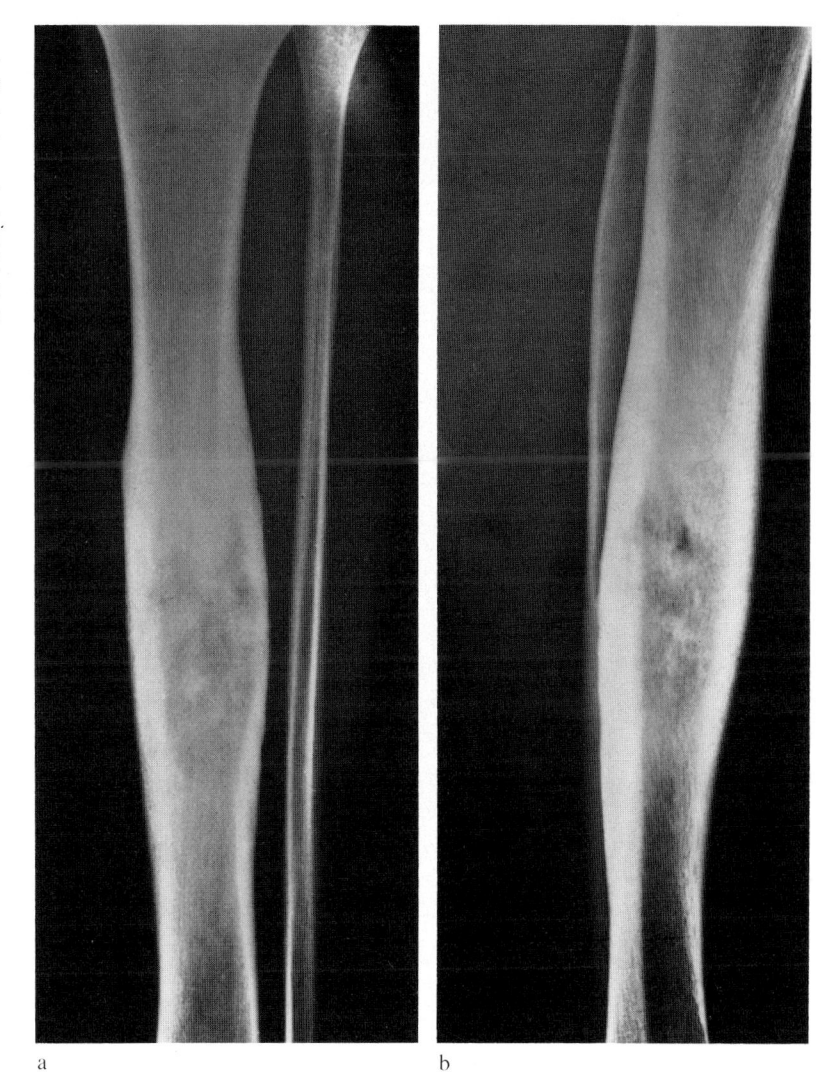

a   b

Aus dem vorher Gesagten dürfte klar geworden sein, daß Osteosarkome des zystoiden Typs die meisten unlösbaren differentialdiagnostischen Probleme aufgeben. Obwohl nur in 5% aller Osteosarkome dieser zystoide Zerstörungstyp zu beobachten ist, sollte jede röntgenologisch „benigne", zystenähnliche Läsion, besonders wenn Alter, Sitz oder klinische Symptomatik für die diagnostizierte Krankheit ungewöhnlich sind, argwöhnisch betrachtet und die sichere Diagnose mittels einer Biopsie empfohlen werden.

Des weiteren sind erhebliche differentialdiagnostische Schwierigkeiten, insbesondere bei der viel größeren Gruppe (25,5%) jener uncharakteristischen Röntgendestruktionen zu erwarten. GOLD u. Mitarb. demonstrieren die differentialdiagnostischen Schwierigkeiten an einem intramedullären Osteosarkom der Femurdiaphyse eines 13jähr. Mädchens. Das Röntgenbild des Femurschaftes zeigt in Diaphysenmitte eine unscharf begrenzte endostale Osteosklerose bei vollkommen intakter Kortikalis. Die differentialdiagnostischen Überlegungen umfassen Enchondrom, Chondrosarkom, ein Fibrosarkom mit Kalkimprägnation, ein Chondro-Myxoidfibrom und einen Knocheninfarkt. Die Diagnose Osteosarkom konnte nur aus der Biopsie gestellt werden. Mit Rücksicht auf den Umstand, daß diese Zerstörungstypen jedoch als maligne Läsionen angesprochen werden und damit einer Biopsie zugeführt werden können, dürfte nur in den wenigsten Fällen Anlaß zu tragischen Fehldeutungen gegeben sein.

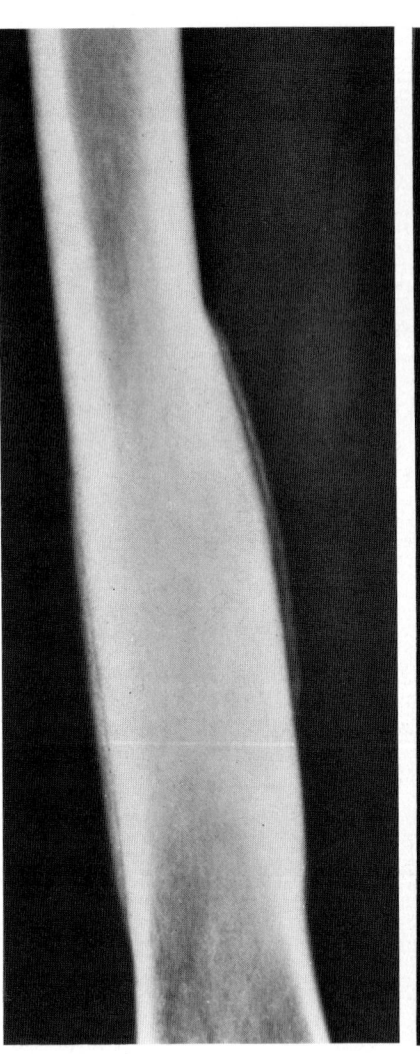

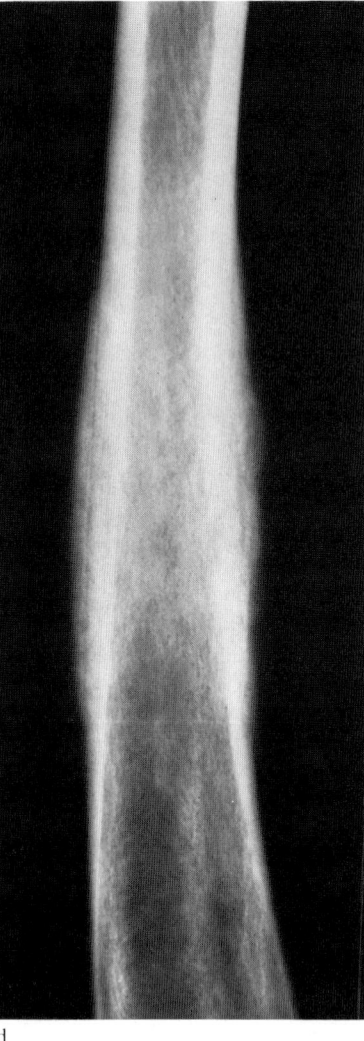

Abb. 79 c/d mit ebenfalls spindelförmiger Schaftauftreibung und Kompaktaverdickung, jedoch mit einer begleitenden periostalen Knochenneubildung bei einer *chronischen Osteomyelitis* (♀, 51 J.).

Therapie und Prognose: Sobald die Diagnose Osteosarkom histologisch gesichert ist, kann die Therapieform festgelegt werden. Bis vor wenigen Jahren war der primäre Tumor das Hauptziel der Behandlung. Diese fand statt durch Radiotherapie, chirurgische Maßnahmen oder durch eine Kombination dieser Methoden. Alle diese Methoden ergaben ungefähr gleiche Erfolge: In 18–22% eine Überlebenszeit von 5 Jahren. Das bedeutet, daß eine Dissemination schon vor der Behandlung des primären Tumors stattgefunden hat, des weiteren, daß eine Verbesserung der Prognose nur durch eine zweckmäßige Bekämpfung dieser Dissemination erreicht werden kann. Zu diesem Zweck sind in den letzten Jahren verschiedene Möglichkeiten entwickelt worden:

– die prophylaktische Bestrahlung der Lungen,
– die chirurgische Entfernung einzelner Lungenmetastasen,
– die Einleitung einer Polychemotherapie mit der Absicht, die Implantation von Mikrometastasen zu verhindern.

Von diesem Vorgehen sind in der Tat vielversprechende Erfolge publiziert worden. Auch immunotherapeutische Maßnahmen werden geprüft; bisher aber sind die Resultate noch nicht überzeugend. Jedenfalls kann wohl festgestellt werden, daß in Anbetracht der früher sehr ungünstigen Prognose infolge der polyklischen Chemotherapie sich ein Durchbruch anzukündigen scheint.

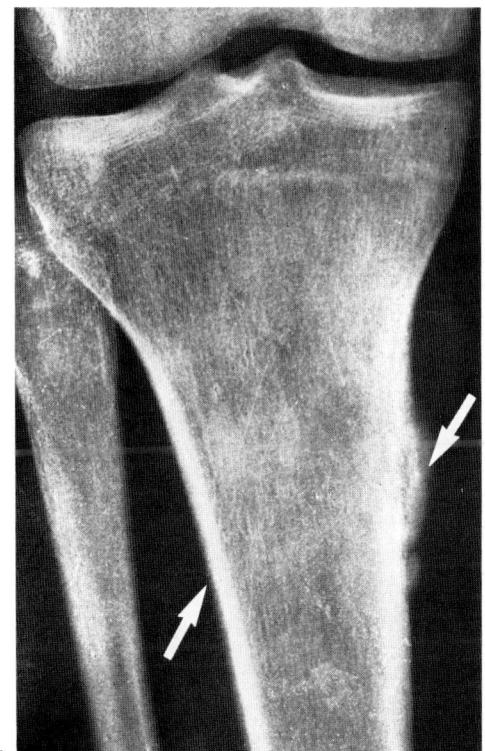

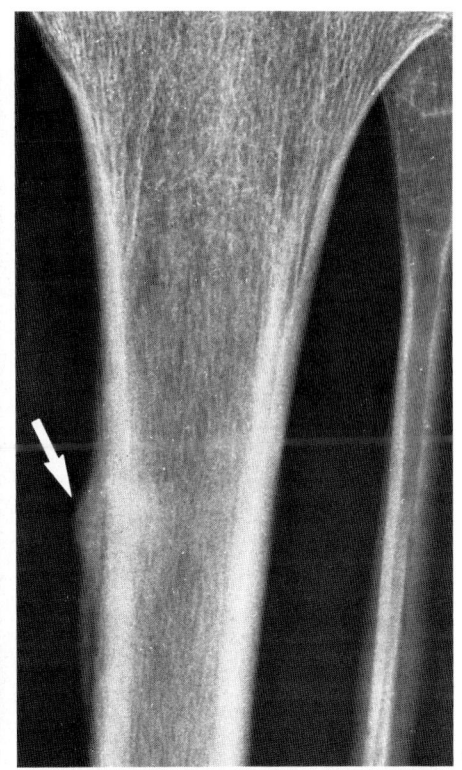

Juxtakortikales Osteosarkom

Synonyme: Juxtakortikales osteogenes Sarkom, parosteales osteogenes Sarkom, parosteales Osteom, ossifizierendes parosteales Sarkom, parosteales und periosteales ossifizierendes Fibrosarkom.

In der Literatur der letzten Jahre hat sich die einheitliche Bezeichnung „juxtakortikales Osteosarkom" durchgesetzt.

Abstammung und Pathologie: Das juxtakortikale Osteosarkom ist eine knochenbildende Geschwulst, die im Periost entsteht und meistens in der Metaphyse eines Röhrenknochens lokalisiert ist. In 80% der Fälle wächst der Tumor nicht in den Knochen hinein, er sitzt in den meisten Beobachtungen breitflächig dem Knochenkortex auf. Charakteristisch für das juxtakortikale Osteosarkom ist die Anwesenheit einer dünnen fibrösen Lamelle, die sich zwischen Tumor und dem darunter gelegenen Knochen einschiebt (DAHLIN). Diese Schicht wird von verschiedenen Autoren als ein Teil des Periosts aufgefaßt. Damit wird begründet, daß dieser Tumor aus dem Periost entsteht.

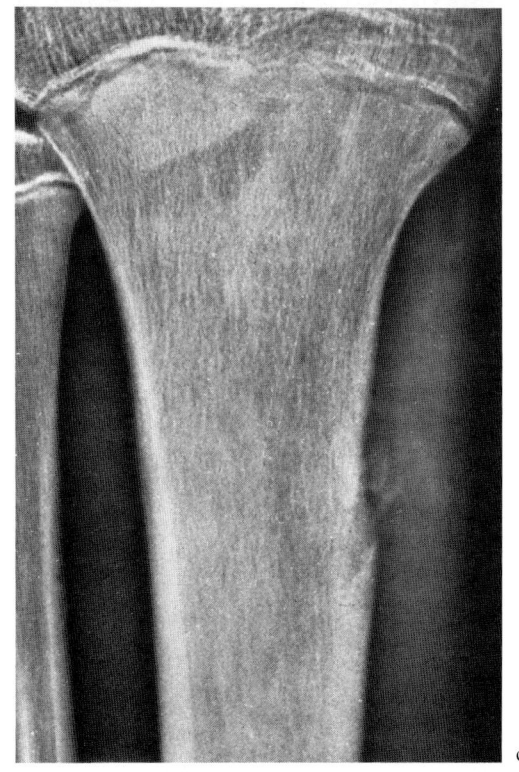

Abb. 80 a – c Drei röntgenologisch *nicht* differenzierbare Läsionen: a) bei Osteid-Osteom (♀, 18 J.), b) bei „Ermüdungs"-Fraktur (♂, 19 J.), c) bei Osteosarkom (♂, 15 J.).

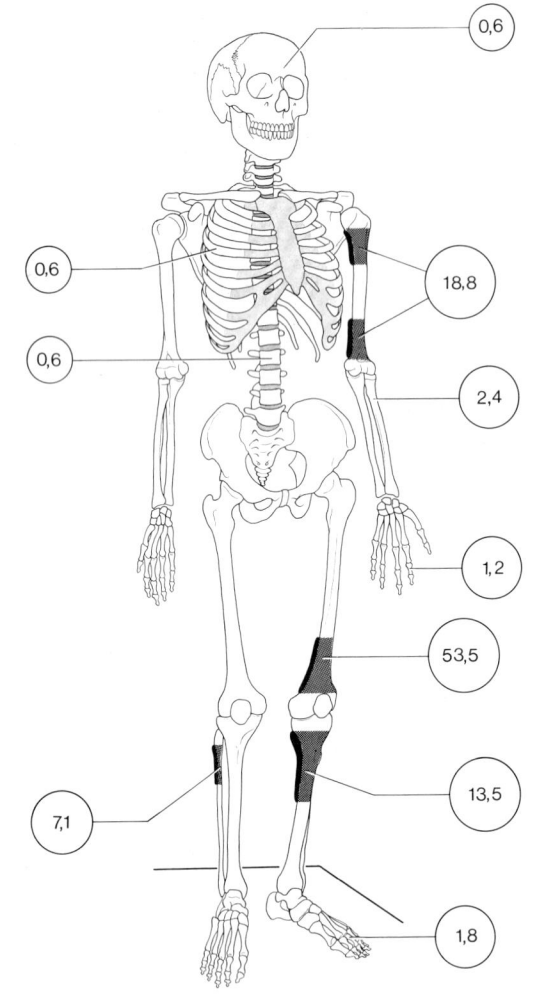

Abb. 81 Prozentuale Verteilung (Zahlen im Kreis) der Lokalisation von 170 juxtakortikalen Osteosarkomen. Die Rasterflächen zeigen Prädilektionsorte innerhalb *eines* Knochens.

Andere Autoren verteidigen eine parosteale Herkunft und begründen diese Meinung mit den feingeweblich nachweisbaren Strukturen dieses Tumors, bei dem hauptsächlich fibrosarkomatöse Anteile gefunden werden. Die Zellen zeigen nur wenig Mitosen und einen relativ geringen Pleomorphismus.
Der makroskopische Befund des juxtakortikalen Osteosarkoms ist in vielen Fällen durch die Bildung kalkreicher Knochensubstanz oft mit einer lamellären Struktur gekennzeichnet.
Lokalisation, Vorkommen, feingewebliche Struktur, biologische Dignität und Prognose unterscheiden das juxtakortikale Osteosarkom vom intraossären Osteosarkom. Solche Besonderheiten kennzeichnen diese maligne Geschwulst als eine besondere Entität.

Vorkommen: Das juxtakortikale Osteosarkom ist selten. Im Register des NCBT fanden sich unter 1645 primär malignen Knochentumoren nur 28 juxtakortikale Osteosarkome. DAHLIN berichtet aus dem großen Untersuchungsgut der Mayo-Klinik über 25 Beobachtungen, im Knochengeschwulstregister Göttingen sind nur 21 einschlägige Beobachtungen eines histologisch gesicherten juxtakortikalen Osteosarkoms archiviert.

Altersprädilektion: Das juxtakortikale Osteosarkom bevorzugt im Gegensatz zum Osteosarkom, dessen Gipfel zwischen dem 10. und 25. Lebensjahr liegt, deutlich Altersklassen jenseits des 25. Lebensjahres.

Geschlechtsprädilektion: Frauen werden häufiger als Männer betroffen (Verhältnis 3 : 2).

Lokalisation: In der überwiegenden Mehrzahl aller Beobachtungen (Abb. 81) ist der Tumor in der Metaphyse eines langen Röhrenknochens (ca. 80% aller Beobachtungen) anzutreffen. Die distale Femurmetaphyse, insbesondere die dorsale Seite (Planum popliteum), wird dabei deutlich bevorzugt; ca. 50% aller Beobachtungen des Registers des NCBT sind hier lokalisiert. Nur selten findet sich eine diaphysäre Lokalisation am Röhrenknochen, genauso selten ist das Vorkommen juxtakortikaler Osteosarkome an platten Knochen (z. B. 3 Beobachtungen diaphysärer Lokalisation, 3 Beobachtungen im Bereich der Rippen, 1 Beobachtung im Bereich des Os zygomaticum des Untersuchungsgutes des NCBT).

Klinik: Die Dauer der Beschwerden variiert bis zum Behandlungsbeginn von einigen Wochen bis zu vielen Jahren. Die meisten Patienten klagen über eine derbe Schwellung, die mit Rücksicht auf die häufige Lokalisation in Gelenknähe Ursache einer Bewegungseinschränkung, z. B. des Kniegelenkes, sein kann. Gelegentlich wird über leichte Schmerzen, die bisweilen schon Jahre bestehen, geklagt.

Röntgenbild: Das charakteristische Röntgenbild wird durch einen *außerhalb* des Knochens entwickelten, kalzifizierenden Geschwulstprozeß charakterisiert. Nur selten breitet sich der Tumor zapfenförmig *in* den Knochen aus. Im allgemeinen ist die Geschwulst sehr kalkreich. Sie liegt schalenförmig als dichte Masse dem Knochen breit auf (Abb. 82 a u. b). Die bekannte Neigung dieser Geschwulstspezies zu einer schalenförmigen externen Ausbreitung um den Knochen läßt am makroskopischen Präparat eine deutliche

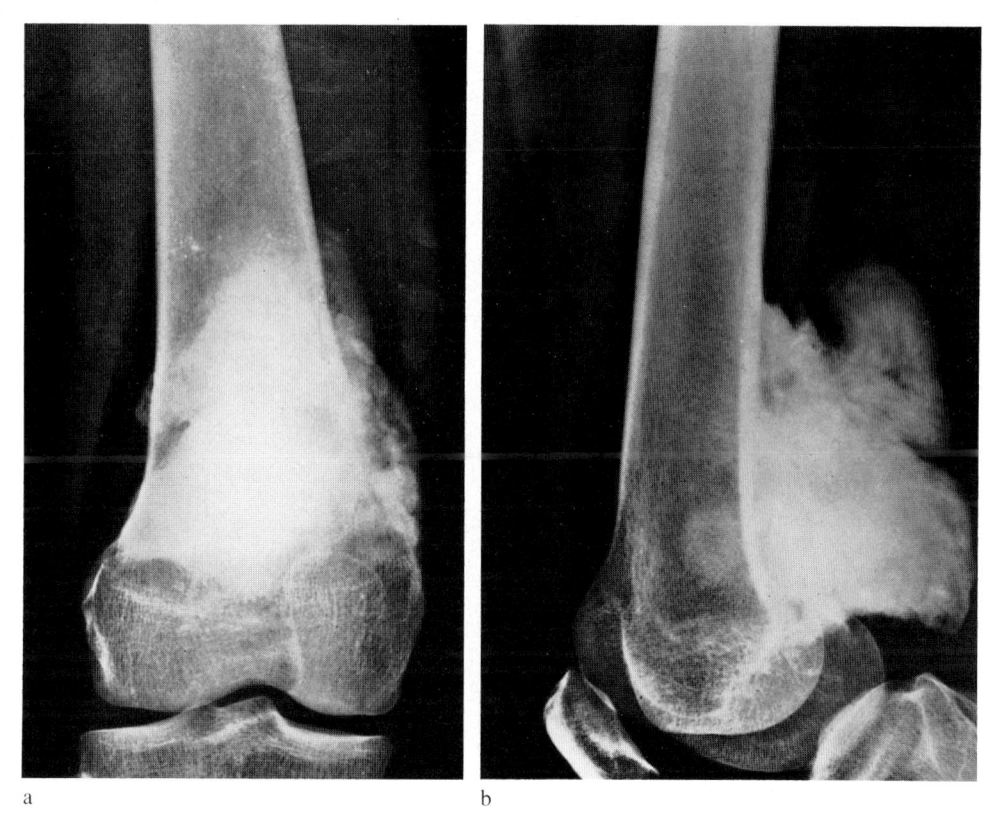

Abb. 82 Juxtakortikales Osteosarkom als kalkreicher, breit dem Knochen aufsitzender Tumor mı intakter Kortikalis im Röntgenbild und scharfer, lobulärer Tumorbegrenzung (♀, 44 J.).

Trennung des Tumors gegenüber dem Periost erkennen. Im Röntgenbild findet sich in solchen Fällen eine feine, vom Periost gebildete Aufhellungszone, die sich zwischen Tumor und der darunterliegenden Kortikalis einschaltet (Abb. 83 a u. b). Diese schmale Aufhellungszone ist ein wichtiges differentialdiagnostisches Merkmal, das man häufig aber nur auf durchleuchtungsgezielten Aufnahmen der Zirkumferenz eines Knochens nachweisen kann. Gelegentlich ist der korrespondierende Knochen *unter* dem Tumor durch periostale Knochenneubildung verdickt. In seltenen Fällen ist eine Ausbreitung der Geschwulst in den darunterliegenden Knochen *röntgenologisch* feststellbar. Ein Codman-Dreieck oder die Entwicklung von Spikula gehören nicht zum charakteristischen Bild eines juxtakortikalen Osteosarkoms. Obwohl der Tumorschatten meist ungemein dicht ist, werden lokale Aufhellungen (Abb. 83) bisweilen angetroffen. Selten ist ein Muskatnuß-ähnlicher, *tüpfeliger* Tumorschatten. Der Umriß des Tumors ist meistens lobulär und in seiner Begrenzung gegenüber der Weichteilmanschette scharf.

Im allgemeinen dürfte das „klassische" Bild unter Berücksichtigung der Lokalisation bei Vorliegen der genannten Merkmale keinen Anlaß zu Fehldiagnosen geben. Außer diesem „klassischen" Typ werden – allerdings weniger häufig – Bilder gesehen, in denen der Tumor grobe, unregelmäßige Ausläufer (Abb. 84) aufweist. Auch Exostosen-ähnliche Bilder werden gesehen. Der Exostosen-ähnliche Typ hat einen verhältnismäßig schmalen Stiel und zeigt infolgedessen eine Pilz- respektive Kragenknopfform. Im Tumorschatten sind eine grobfaserige Struktur und fleckige Verdichtungen mit *scharfer* Begrenzung zu unterscheiden. JACOBSON (1958) hat zuerst solche Exostosen-ähnliche Bilder beim juxtakortikalen Osteosarkom beschrieben. Er stellt lapidar fest, daß „an osteochondroma-like lesion represents the beginning of juxtacortical osteosarcoma".

In der Sammlung des NCBT sind 4 „Früh"-Beobachtungen registriert. Bei 2 dieser Beobachtungen stimmte die Form der Läsion weitgehend mit einer Kragenknopfform, die an der Oberseite abgeplattet war, überein (Abb. 85 a). In einem Fall war ein ziemlich flacher und dichter Tumor,

594 Primäre Knochengeschwülste

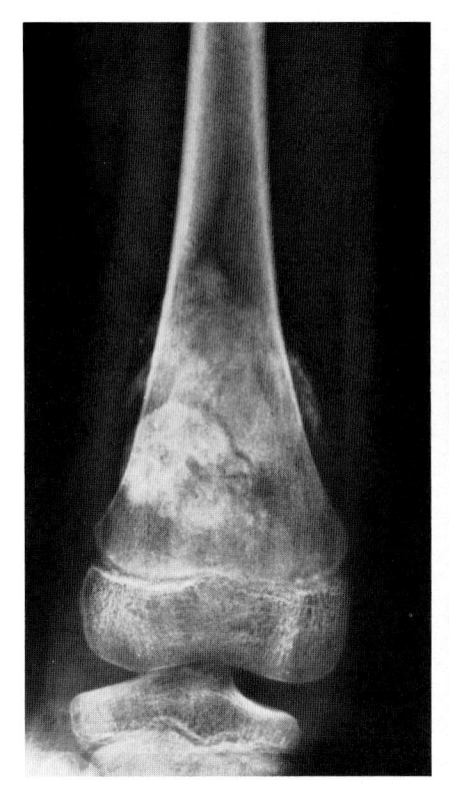

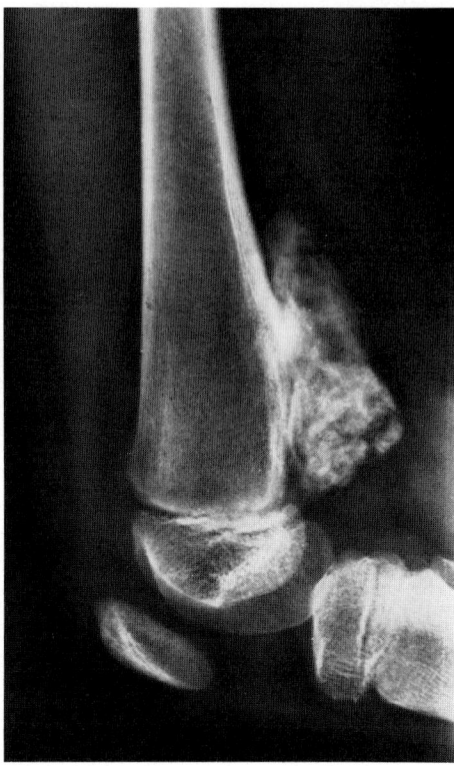

Abb. 83 a u. b Juxtakortikales Osteosarkom mit schmalen Aufhellungszonen zwischen Tumor und dem darunter gelegenen Knochen (♀, 8 J.).

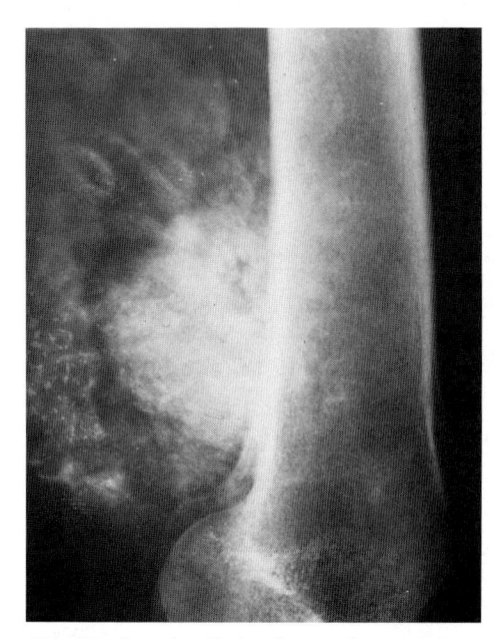

Abb. 84 Juxtakortikales Osteosarkom mit irregulären, groben Ausläufern und lokalen Aufhellungen im Tumorbereich; die unterliegende Kortikalis ist verdickt und ohne sichere röntgenologische Zeichen einer Destruktion (♂, 24 J.).

der dem Knochen breit aufsaß (Abb. 85 b) nachweisbar. Im letzten Fall war nur eine unregelmäßige Periostose (Abb. 85 c) sichtbar. Es liegt auf der Hand, daß beim Weiterwachsen Bilder entstehen können, die den 3 Formen von Exostosen (gestielter, sessiler und pilzförmig-mehrzackiger Typ) ähneln. In der unmittelbaren Umgebung eines juxtakortikalen Osteosarkoms können in den Weichteilen gelegentlich isolierte, kalkreiche Verdichtungen (Abb. 86) angetroffen werden. Diese beruhen auf sekundären Tumorfoci und müssen bei der chirurgischen Therapie mit entfernt werden, will man örtliche Rezidive vermeiden.

Differentialdiagnose: Berücksichtigt werden in erster Linie das Osteochondrom (Exostose), das Chondrosarkom, die subperiostale Form des Osteosarkoms und letztlich die Myositis ossificans localisata. Osteochondrome (Exostosen) sind oft pilzförmig, ihre Konturen meistens glatt, ab und zu höckerig oder blumenkohlartig (s. S. 550 ff). Bei solitärem Vorkommen kann auch ein Osteochondrom ein Exostosen-ähnliches, juxtakortikales Osteosarkom simulieren. Die *sessile* Form von Osteochondromen, die breitbasig der Knochenrinde aufsitzen, kann ebenfalls ein dem

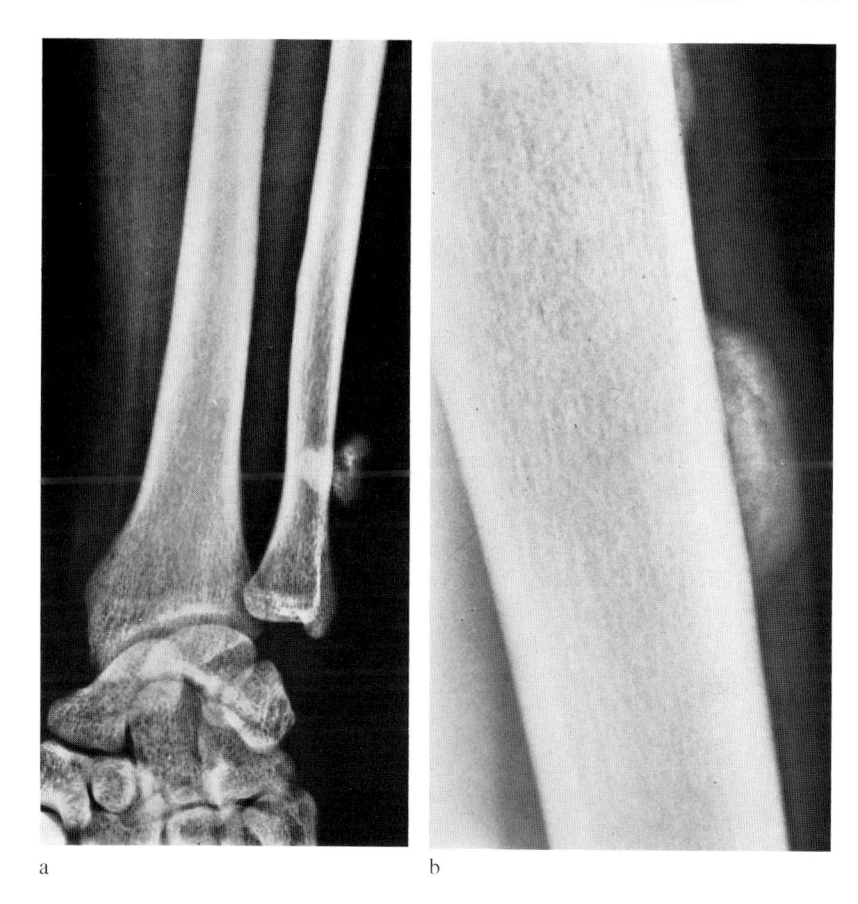

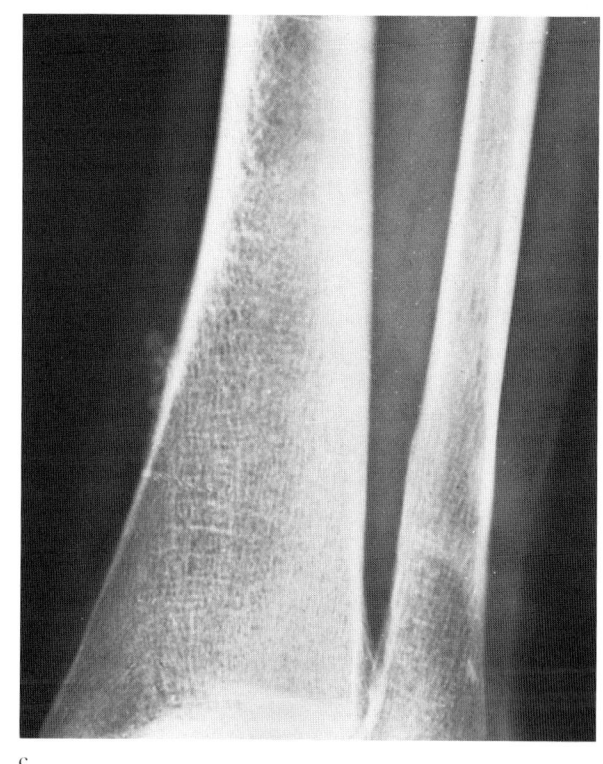

Abb. 85 Juxtakortikales Osteosarkom. Beispiele von Frühstadien. a) Juxtakortikales Osteosarkom von der Form eines Kragenknopfes (♀, 31 J.), b) juxtakortikales Osteosarkom mit flachem, scharf begrenztem teilweise vom Knochen durch eine schmale Aufhellungszone getrenntem Tumorschatten (♂, 26 J.). c) Juxtakortikales Osteosarkom mit geringer, unregelmäßiger Periostreaktion (♀, 18 J.).

596 Primäre Knochengeschwülste

klassischen Typ eines juxtakortikalen Osteosarkoms ähnliches Bild hervorrufen. Beim Osteochondrom aber zeigt der darunterliegende Knochen eine normale Struktur, Kortikalis und auch Spongiosa gehen fließend in die Basis des Stiels eines Osteochondroms über (Abb. 87). Osteochondrome haben niemals die Eigenschaft, den Knochen schalenförmig zu umwachsen. Es fehlt ihnen deshalb die schmale Aufhellungszone, deren Nachweis die Diagnose „juxtakortikales Osteosarkom" erleichtert. Ein Osteochondrom zeigt in der Knorpelkappe oft extensive fleckige, erbsförmige Verkalkungen. Das juxtakortikale Osteosarkom ist mehr von einer homogenen Kalkdichte gekennzeichnet, wie sie beim Osteochondrom kaum vorkommt.

Exzentrische Chondrosarkome (Abb. 88) zeigen unregelmäßige, fleckige Verdichtungen. Auch hier ist die Kontur unregelmäßig und zeigt Ausläufer. Die unterliegende Kortikalis kann vom Tumor durchbrochen sein. Schmale Aufhellungszonen zwischen Tumor und anliegendem Knochen fehlen.

Im allgemeinen sind Verwechslungen mit einem Osteosarkom unwahrscheinlich, da Osteosarkome überwiegend intraossal entstehen und erst nach Perforation der Kortikalis außerhalb der

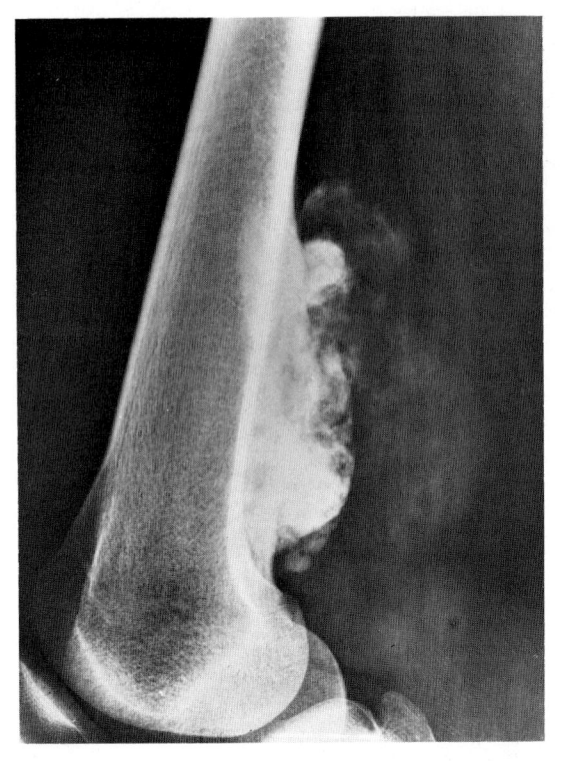

Abb. 86 Juxtakortikales Osteosarkom mit weiteren Foci im parossalen Tumorareal (♂, 28 J.).

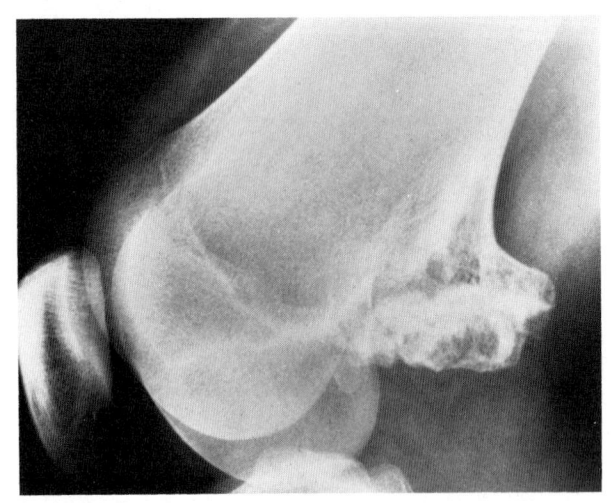

Abb. 87 Charakteristische röntgenologische Symptomatik eines fließenden Überganges einer normalen Kortikalis und normalen Spongiosa in den Stiel eines Osteochondroms (♀, 18 J.).

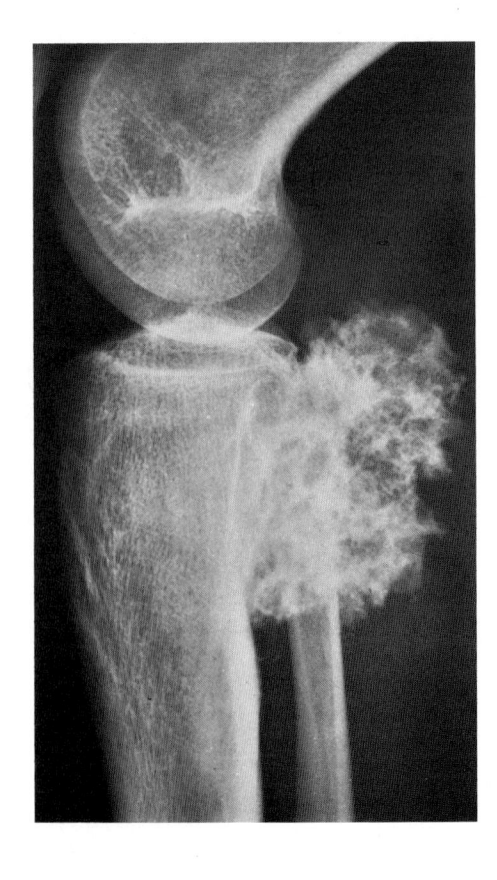

Abb. 88 Beispiel differentialdiagnostischer Schwierigkeiten: Chondrosarkom/juxtakortikales Osteosarkom (s. Text) (♂, 25 J.).

Abb. 89 a) Subperiostale (?) Form des Osteosarkoms mit leichter Verwechslungsmöglichkeit mit einem juxtakortikalen Osteosarkom; irreguläre periostale Knochenneubildung am kranialen Geschwulstpol, teilweise Destruktion der Kortikalis. Die intra-ossäre Ausbreitung des Tumors, das Fehlen einer Aufhellungszone zwischen Tumor und Knochen sowie das Alter des Patienten deuten auf ein Osteosarkom, nicht ein juxtakortikales Osteosarkom hin (♀, 17 J.). b) Myositis ossificans mit charakteristischer Kalkkapsel (♀, 12 J.).

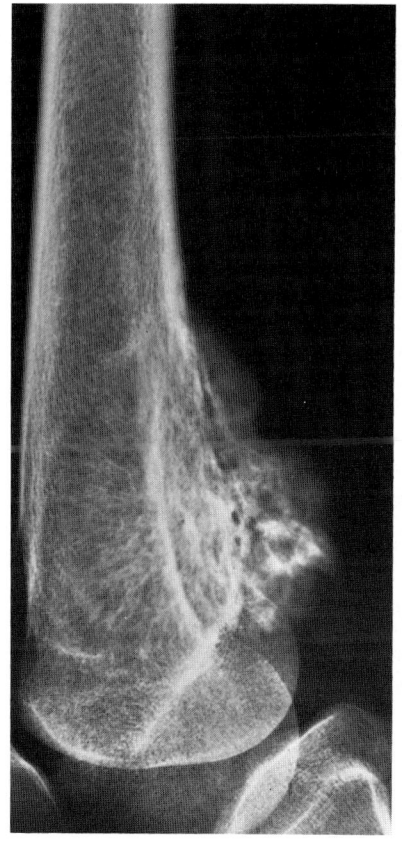

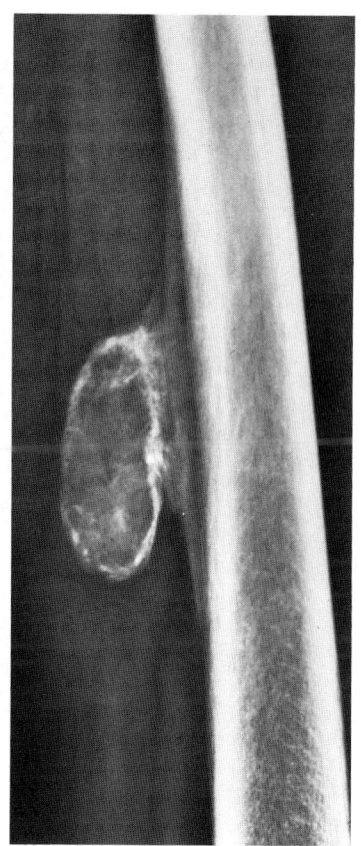

Knochenbegrenzung sichtbar werden. Nur die subperiostale Form eines Osteosarkoms kann Anlaß zu differentialdiagnostischen Schwierigkeiten zum juxtakortikalen Osteosarkom insbesondere dann geben, wenn der Tumor nicht ein flaches, sondern ein mehr exophytisches Wachstum zeigt (Abb. 89). In solchen Fällen kann das Fehlen der subtumoralen „Aufhellungszone", die irreguläre periostale Knochenneubildung in der Umgebung des Tumors und die Kortikalisdestruktion deutliche Hinweise geben, daß ein subperiostales Osteosarkom vorliegt.

Die Myositis ossificans localisata respektive das ossifizierende oder kalzifizierende Hämatom können ebenfalls zu Verwechslungen mit einem juxtakortikalen Osteosarkom Anlaß geben. Meistens ist der Schatten solcher Läsionen ca. 3–5 Wochen nach einem Trauma jedoch an der Peripherie dichter als im Zentrum und zeigt eine faserartige Struktur, die an Muskelbündel oder an Arkaden erinnert. Wichtig für die Beurteilung ist, daß der jeweils anliegende Knochen völlig normale Strukturen erkennen läßt.

Therapie und Prognose: Eine Bestrahlungsbehandlung hat erfahrungsgemäß keinen Effekt, nur chirurgische Maßnahmen kommen als Therapie der Wahl in Betracht. Bei nicht zu großen Primärtumoren mit histologisch geringem Malignitätsgrad und röntgenologisch ohne nennenswerte Zeichen einer größeren Destruktion oder Invasion in den unterliegenden Knochen genügt eine En-bloc-Resektion, allerdings in jedem Fall mit Entfernung der darunter gelegenen Kortikalisabschnitte. In Fällen eines Rezidivs sollten in jedem Fall radikalere chirurgische Maßnahmen Platz greifen.

Die *Prognose* des juxtakortikalen Osteosarkoms ist gegenüber der von Osteosarkomen bedeutend günstiger. Sie beinhaltet bei entsprechender Behandlung eine 5-Jahres-Überlebensrate von 80%.

598 Primäre Knochengeschwülste

Geschwulstähnliche Läsionen

Osteoidosteom

Definition: Das Osteoidosteom ist eine abgegrenzte, meist schmerzhafte, gutartige Läsion des Knochens mit charakteristischer klinisch-röntgenologischer und histologischer Symptomatik.

1935 hat JAFFÉ die klinisch-pathologischen Besonderheiten des Krankheitsbildes erstmalig herausgestellt und ihm den auch durch spätere Erkenntnisse nicht mehr bestrittenen Namen verliehen. Er konnte sich dabei auch auf eine Nach-Klassifikation der von HITZROT (1930) mitgeteilten Beobachtungen, der zwei von BERGSTRAND publizierten Lokalisationen am Os metatarsus und Os metacarpus stützen.

1967 stellt DAHLIN noch einmal auf den *neoplastischen* Charakter von Osteoidosteomen ab und hebt das für Osteoidosteome charakteristische, *limitierte* Wachstumspotential hervor.

Abstammung: Die Genese der Osteoidosteome ist auch heute noch ungeklärt. Bei Manifestationen im Rindenabschnitt eines Röhrenknochens findet sich die monotope, kugel- oder mandelförmige Läsion als einen 5 – 10 mm, selten bis 20 mm großen Herd im Zentrum eines aus Osteoid bestehenden Kerns. Der Nachweis der Bildung von Osteoid ist *unabdingbare* Voraussetzung für die richtige Ansprache im feingeweblichen Bild. Der von reichlich vaskularisiertem Bindegewebe, z. T. trabekelförmig durchflochtene Kern („Nidus") aus einem Gewebe mit atypischer Knochen-Neubildung führt zu einer – offenbar reaktiven – Antwort der unmittelbaren Umgebung in Form einer ausgeprägten Knochenverdichtung, vornehmlich bei subperiostal gelegenen Herden. JAFFÉ leitet die Nidus-Entwicklung vom *knochenbildenden Mesenchym* ab.

In den letzten Jahrzehnten setzt sich mehr die Ansicht durch, daß das gefäßbildende Bindegewebe Ursache der Veränderungen sein kann. Angiographische Studien an Osteoidosteomen der Röhrenknochen von LINDBOM u. Mitarb. (1960) sowie 4 von 18 eigenen, bei Osteoidosteomen angiographisch erhobene Befunde scheinen diese Ansicht zu stützen.

Vorkommen: Nach Angaben der Literatur und unter dem Eindruck des Sammlungsgutes des Knochengeschwulstregisters Göttingen scheint das Osteoidosteom viel häufiger vorzukommen als gemeinhin angenommen (Abb. 90). BYERS konnte 1968 aus der Literatur der Jahre 1935 – 1965 431 veröffentlichte Kasuistiken analysieren.

Das Osteoidosteom ist in der Regel monostisch, unizentrisch. Multizentrische Osteoidosteome sind selten. GREENSPAN u. Mitarb. haben 1974 aus dem Schrifttum 10 Fälle zusammengestellt und einen weiteren beigefügt. UEHLINGER beschreibt ein multizentrisches Osteoidosteom im Bereich der Tibia im Grenzgebiet Diaphyse/distale Metaphyse. Die Abgrenzung gegenüber dem nicht-ossifizierenden Fibrom der langen Röhrenknochen dürfte nur histologisch möglich sein.

Altersprädilektion: 87% aller Träger eines Osteoidosteoms werden in den Altersklassen zwischen 5 und 24 Jahren beobachtet. Einige wenige sind jedoch bei Kindern unter 5 Jahren und bei Er-

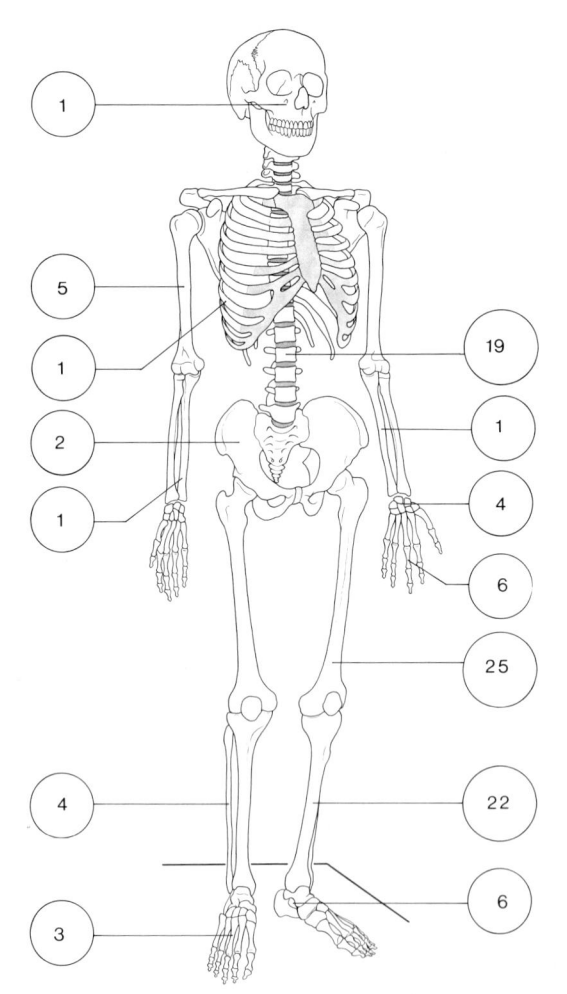

Abb. 90 Prozentuale Verteilung der Lokalisation von 944 Osteoidosteomen.

wachsenen über 50 (DAHLIN 1967) gesehen worden. SPJUT und Mitarb. (1971) beschreiben das Vorkommen eines Osteoidosteoms schon bei einem 1½jährigen Jungen.

Geschlechtsprädilektion: Männlich : weiblich 2 : 1 bzw. männlich : weiblich 3 : 1 (JAFFÉ, DAHLIN).

Symptomatologie: Hervorstechendes klinisches Syndrom ist die in Anbetracht der geringen Größe auffallende Schmerzhaftigkeit der Knochenläsion. In der Mehrzahl der Beobachtungen wird ein gerade beim Osteoidosteom häufig beobachteter Nachtschmerz angegeben. Von prospektiver Bedeutung ist auch das in ¼ der Fälle charakteristische Ansprechen auf eine Salizylattherapie. Der zunächst milde Schmerz nimmt im Laufe von Wochen und Monaten an Intensität zu, in Einzelfällen kann es dabei zu einer schmerzreflektorischen Mobilitätsbehinderung kommen.
Bei Manifestation von Osteoidosteomen am Wirbel (Abb. 91) finden sich charakteristische, schmerzreflektorische Fehlhaltungen und Funktionseinschränkungen, zumal Osteoidosteome die Wirbelbögen und Gelenkfortsätze gegenüber dem Wirbelkörper bevorzugen. Damit sind auch die Auswirkungen auf das entsprechende „Bewegungssegment" erklärt. Der lokale Wirbel- und radikuläre Schmerz sind wichtige Leitsymptome. Selbst langdauernde Ruhigstellung oder sonstige physikalische Maßnahmen (lokale Thermotherapie usw.) vermögen das intensive

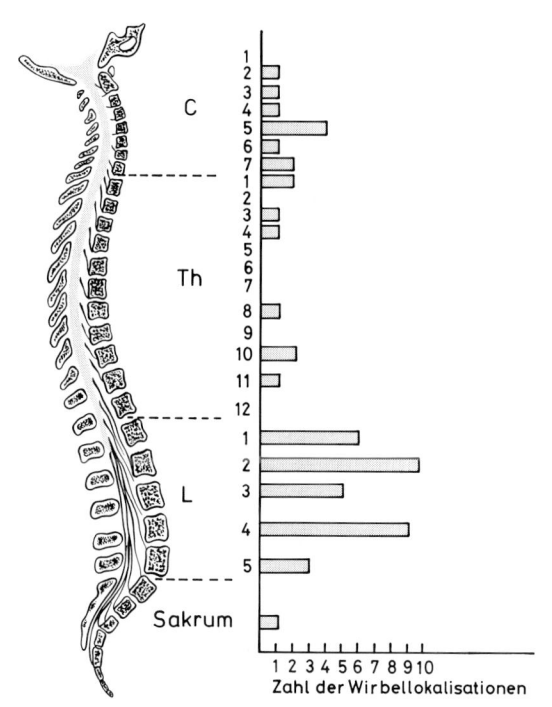

Abb. 91 Prozentuale Verteilung der Lokalisation von 51 Osteoidosteomen an der Wirbelsäule von 50 Patienten (KGR Göttingen).

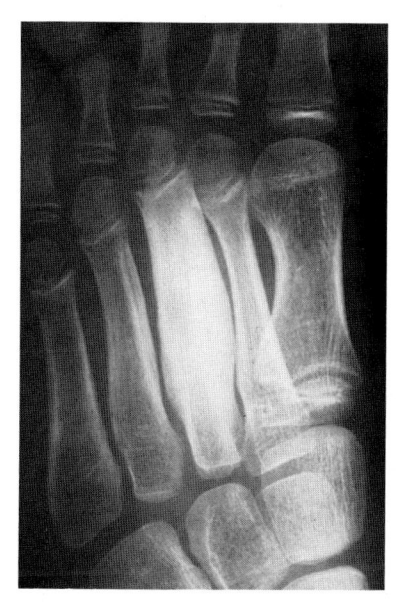

Abb. 92 Osteoidosteom des Os metatarsale III links (♂, 9 J.).

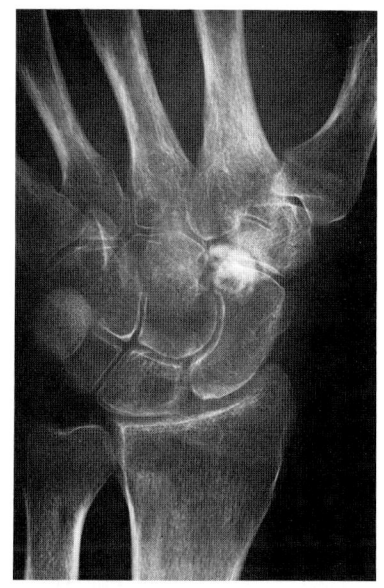

Abb. 93 Osteoidosteom des Os multangulum minus (♂, 25 J.).

600   Primäre Knochengeschwülste

Schmerzempfinden nicht zu beseitigen. Wohl nicht zu Unrecht haben MC LELLAN u. Mitarb. herausgestellt, *jede* Entwicklung einer schmerzhaften Skoliose im Kindes- und Adoleszentenalter zum Anlaß zu nehmen, in differentialdiagnostische Überlegungen auch das Osteoidosteom einzubeziehen.

Eine katamnestische Auswertung der Länge der Schmerzanamnesen ergibt eine Dauer von im Mittel 1,3 Jahren. Abb. 90 demonstriert Vorkommen und spezielle Lokalisation am Skelett.

Röntgenbild: Das bei Manifestationen von Osteoidosteomen am Fuß- oder Handwurzelknochen bzw. Röhrenknochen meist charakteristische Röntgenbild (Abb. 92 u. 93) bereitet im Falle einer *Wirbel*-Lokalisation oft erhebliche Schwierigkeiten. In jedem Falle ist das Osteoidosteom – unabhängig vom Sitz – durch eine mehr oder weniger starke, *randständige* Sklerose (Abb. 94) gekennzeichnet. Bei Lokalisationen in Wirbelbogen- und Gelenkfortsätzen ist der für die Manifestation an Röhrenknochen charakteristische, die röntgenologische Differentialdiagnostik entscheidend beeinflussende, kirchkerngroße Nidus häufig nicht nachweisbar. Osteoidosteome am Wirbelbogen und dem Gelenkfortsatz sind im allgemeinen nur durch eine Vergrößerung sklerotisch aufgetrieben (Abb. 95 u. 96).

Der Nachweis eines bei Manifestation an Röhrenknochen im Tomogramm, gelegentlich auch im Angiogramm (Abb. 97) darstellbaren Nidus ist bei Lokalisationen im Bereich der Wirbelbögen und Artikulationsfortsätze außerordentlich schwierig. Daher sollte der Scheitelpunkt der mit

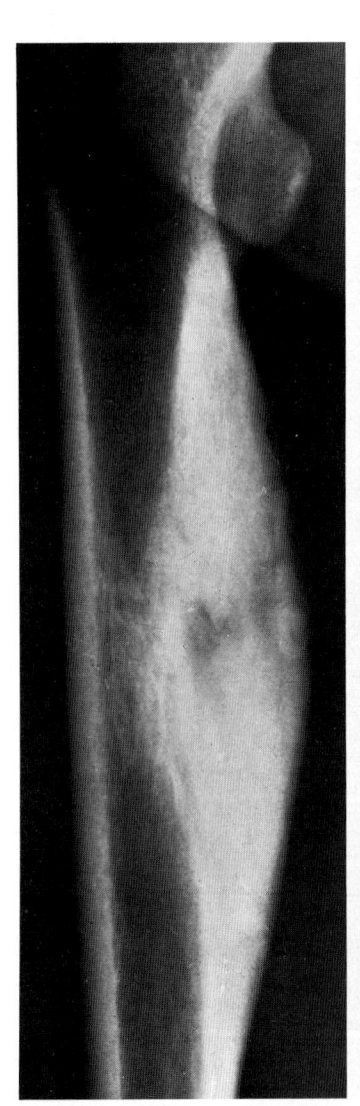

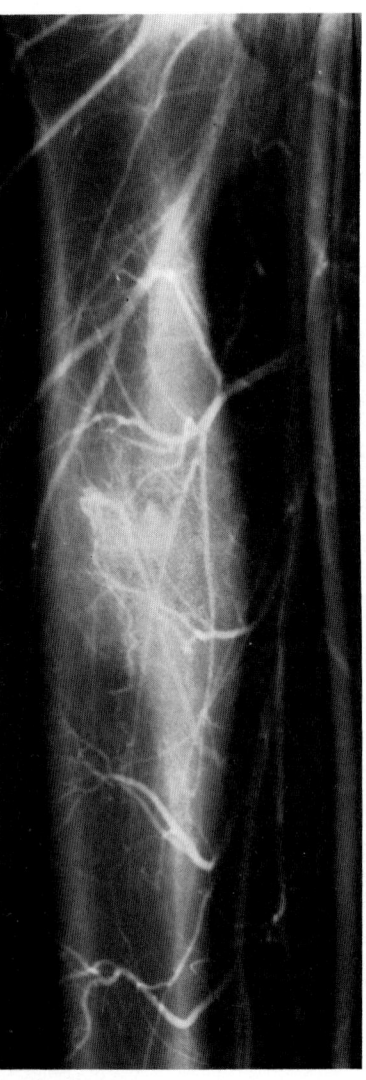

Abb. 94 a u. b Osteoidosteom der Femurdiaphyse. a) Zustand nach insuffizienter Erstoperation. b) Angiogramm mit Darstellung von 2 (histologisch bestätigten) Nidus (♂, 19 J.).

a   b

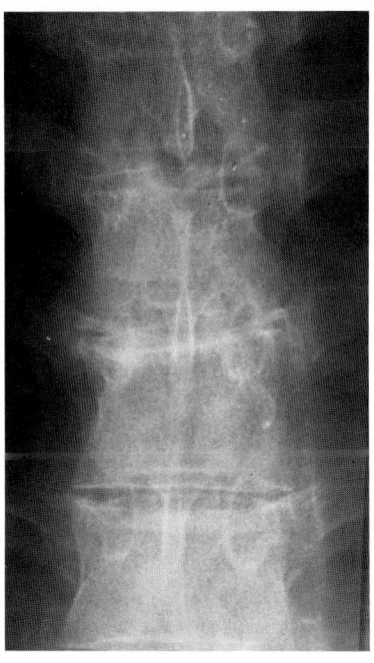

Abb. 95 Osteoidosteom des rechten Bogenansatzes des 6. Brustwirbels (diskreter Befund) (♂, 40 J.).

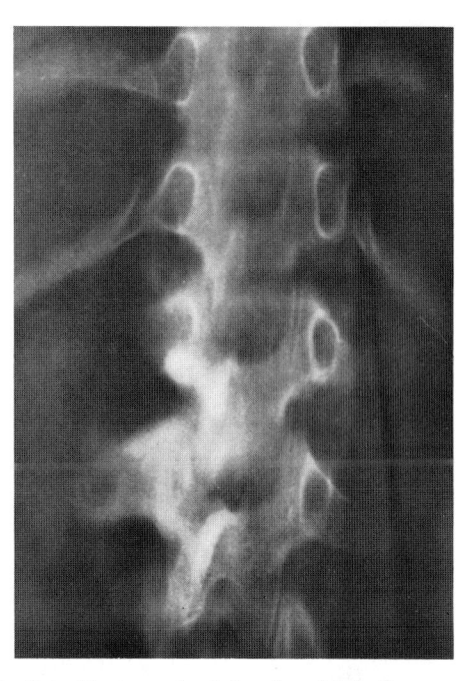

Abb. 96 Osteoidosteom des 2. Lendenwirbels. 9monatige Verlaufsbeobachtung bei fehlerhafter Erstdiagnose: Tuberkulose (♀, 16 J.).

der Läsion oft vergesellschafteten Skoliose die Aufmerksamkeit auf das befallene Wirbelsegment lenken. *Die Richtung* der Skoliose muß dann das Interesse auf die homolateralen Gelenkfortsatz-Abschnitte leiten.

Klinik: Unter Auswirkung der in der Literatur referierten anamnestischen Erhebungen und der katamnestischen Auswertung der 64 Osteoidosteome eigenen Krankengutes kann man feststellen, daß Fieber, BSG-Beschleunigung oder sonstige Kriterien eines entzündlichen Prozesses im Differentialblutbild fehlen.
Nur in 27 von 289 in der Literatur mitgeteilter Beobachtungen war ein Rückgang der Schmerzsymptomatik nach Gabe von Salizylatderivaten zu verzeichnen.

Der differentialdiagnostische Aussagewert der Angiographie mit der Möglichkeit zur Darstellung eines „Kontrast gebenden Pfropfes" innerhalb des Nidus und die daraus gezogenen Rückschlüsse bleiben zweifelhaft. FREIBERGER u. Mitarb. (1959) wollen aus einer vergleichenden Literaturstudie und eigenen Erfahrungen den Schluß ziehen, daß der wenig Strahlen absorbierende Nidus auf der *Höhe* der Entwicklung, ein Kontrast gebender Pfropf dagegen zu einer früheren Determinationsphase angetroffen wird. Wir haben diese Beobachtung nur an 4 von 18 einschlägigen Fällen machen können (Abb. 94). Damit ist die Auffassung GOLDINGS (1954), der den hohen Vaskularisationsgrad vor allem des „jungen" Nidus für den mit dieser Knochenaffektion verbundenen Nachtschmerz verantwortlich machte, nicht bestätigt worden. Der charakteristische Nachtschmerz wird also weniger auf den hohen Kapillardruck zwischen den radialen Trabekeln des Nidus oder des Osteoidpfropfes als vor allem auf den durch das Osteoidosteom verursachten lokalen Dehnungsschmerz des Periost zurückzuführen sein.

Differentialdiagnose: Bei Lokalisationen von Osteoidosteomen an Gelenk- und Bogenfortsätzen eines Wirbels muß aufgrund des Studiums der Ergebnisse der Literatur in erster Linie das benigne Osteoblastom diskutiert werden. Osteoidosteome der Röhrenknochen dagegen dürften in der Mehrheit von einer lokalen sklerosierenden Osteomyelitis insofern leichter abzugrenzen sein, als mit einer sorgfältigen Röntgenuntersuchung ein Nidus fast immer nachweisbar sein dürfte. Die subperiostale bzw. subkortikale Lage sollte dabei Anlaß sein, unter Umständen Röntgenaufnahmen in mehr als zwei Ebenen unter Berücksichtigung der rotationssymmetrischen Achsenzylinder der Diaphysen anzufertigen. Dem Pathologen können Formationen einer unregelmäßigen Osteoidentwicklung das Bild einer monostischen fibrösen Dysplasie simulieren.

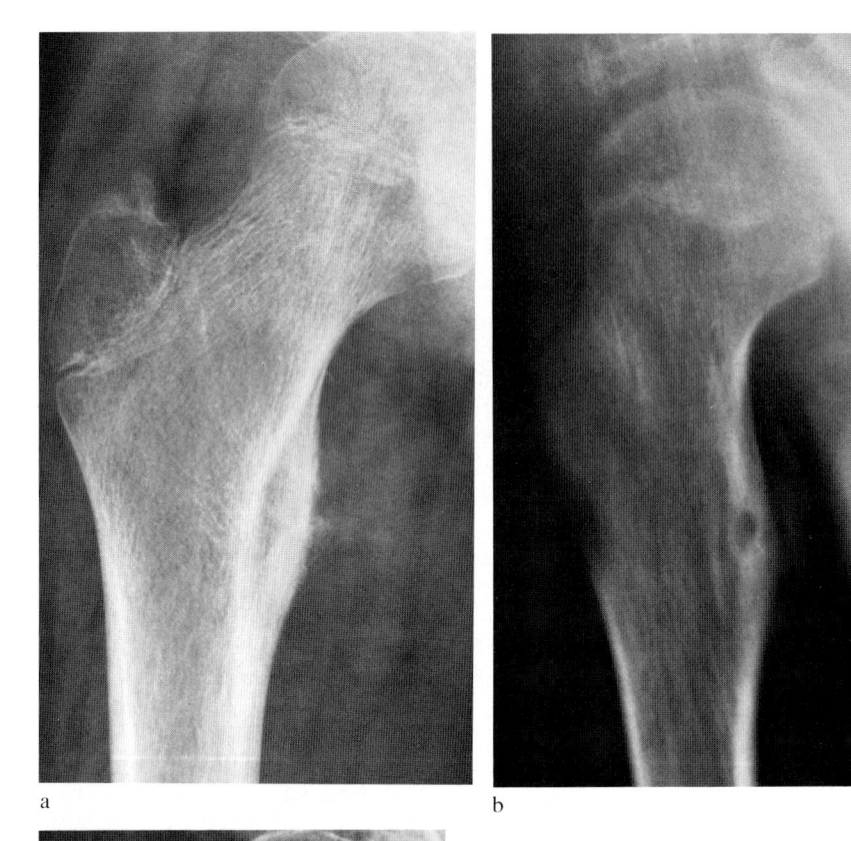

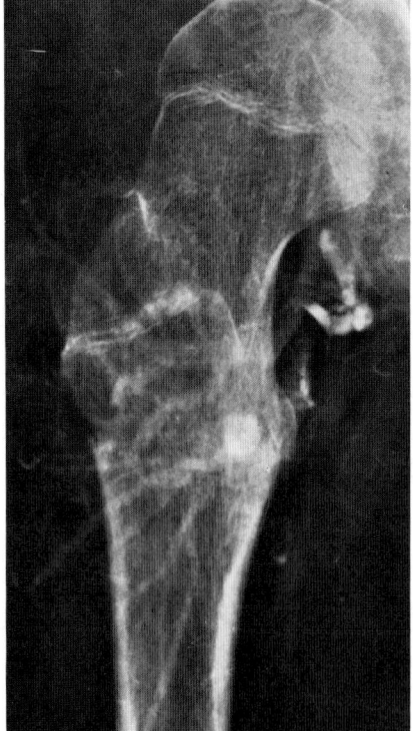

Abb. 97 a – c Osteoidosteom der proximalen Femurdiaphyse rechts. 7 Monate vor Behandlungsbeginn erstmalig Schmerzen im Bereich des rechten Hüftgelenkes, besonders nach körperlichen Anstrengungen. Erste Röntgenkontrolle des rechten Hüftgelenkes „o. B.". Zweite Röntgenkontrolle 6 Monate nach Einsetzen der Erstsymptome führt zu der Diagnose: „Hüftgelenkschaden". Röntgenkontrolle: Verdacht auf Ewing-Sarkom. Sofortige Einleitung einer Strahlentherapie. Im Rahmen konsekutiver Röntgenkontrollen Revision der Diagnose. c) Serienangiographie: Vaskularisierter Nidus mit histologischer Bestätigung der Diagnose (♂, 15 J.).

Therapie: Die Behandlung der Wahl ist bei technischer Durchführbarkeit die totale Entfernung. Dabei muß Sorge getragen werden, daß die Resektion in jedem Fall den Nidus erfaßt, will man Rezidive oder die Andauer der Beschwerdesymptomatik vermeiden. Die intraoperative Anwendung häufiger Röntgenkontrollen wird dabei nicht zu vermeiden sein.

Knochenmark und Fettzellen

Gutartige Tumoren

Lipom

Das Lipom des Knochens als benigner Tumor dürfte als ein Hamartom anzusehen sein. Es leitet sich von den lipoblastischen Elementen des Knochenmarks ab.

Vorkommen: Sowohl ausschließlich medulläre als auch parossale Lipome sind als sehr seltene Beobachtungen (1 : 1000 Knochengeschwülste nach Dahlin 1967) in der Literatur beschrieben worden. Parossale Lipome dürften dabei etwas häufiger anzutreffen sein.

Gewisses Interesse haben die parossalen Fettgewächse erst durch Publikationen von Fairbank (1953) sowie Caruolo u. Dahlin (1953) gefunden. Über ausschließlich enossale Lokalisationen wurde 1955 von Child, 1957 von Smith u. Fienberg oder Skinner u. Fraser (1957) berichtet.

Eine Vergesellschaftung mit Bindegewebe als Fibrolipom (Newman 1957) oder als Knochenhämangiolipom (Krepps Beobachtung 1965, bei einer 30jährigen im Bereich der Tibia) ist möglich.

Alters- und Geschlechtsprädilektion: Eine statistische Aussage über die Altershäufigkeit der Geschwulstträger läßt sich mit Rücksicht auf die geringe Zahl gesicherter Beobachtungen nicht geben.

Parossale Lipome sind sowohl im Kindesalter (Kauffmann u. Stout 1959) als auch vom Senium (NCBT [1973], Dahlin [1967], Spjut u. Mitarb. [1971]) bekannt geworden.

Ob Frauen oder Männer häufiger zur Lipombildung neigen, ist unbekannt.

Symptomatologie: *Parossale* Lipome können als Fettgewebsgeschwülste der Weichteile jahrzehntelang bestehen, bis sie den Träger einmal zum Arzt führen. Erst die sekundäre Arrosion des Periost oder ein Druck auf nahe gelegene Nerven führen zur Schmerzsymptomatik.

Die *medullären* Formen bereiten den für eine langsam expansiv wachsende Geschwulst, die das Periost erreicht oder die Kortikalis dehnt, charakteristischen, mehrmonatigen, blanden Schmerz. Lokalisationen an platten Knochen [z. B. die Beobachtung von Dahlin (1967) im Os frontale] können Anlaß zu langdauerndem Kopfschmerz geben.

Das Lipom setzt weder bei *medullärer* noch bei *parossaler* Lokalisation charakteristische Röntgenbefunde am Knochen. Die medulläre Form zeigt nur eine homogene Knochenaufhellung in Kombination mit zart ausgeprägten Sklerosesäumen, ggf. auch eine allseitig expansive, spindelige Knochenauftreibung mit Verdünnung der Kortikalis. Die parossale Form ist je nach Größe mit diskreten sekundären Usuren an der Knochenrinde oder mit den sessilen Exostosen ähnlichen Kortexreaktionen vergesellschaftet.

Nach den – allerdings nur an 3 parossalen Liposarkomen gesammelten – eigenen Erfahrungen dürfte der Tastbefund einen besseren diagnostischen Hinweis zur Art der Geschwulst, denn eine Röntgenaufnahme unter Bedingungen der Weichteilaufnahmetechnik geben. Heutzutage sind wertvolle Hinweise zur Artdiagnose von der Computer-Tomographie zu erwarten.

Bösartige Tumoren

Plasmozytom

Synonyme: Myelom, Myelomatose (multiples Myelom), Plasmazell-Myelom (Rustizky 1873), Kahler-Krankheit (Erstbeschreiber: Dahlrymple 1848).

Abstammung: Pathogenetisch muß das Plasmozytom als eine neoplastische Plasmazellproliferation des Knochenmarks angesehen werden. Das feingewebliche Bild wird von einer Polymorphie hyperchromatinreicher Radspeichenkerne und einer gestörten Kern-Plasma-Relation beherrscht. Moderne Konzepte zur Naturgeschichte des Plasmozytoms beziehen deren Verwandtschaft zu den monoklonalen Gammopathien ein und unterscheiden zwischen Antigen abhängiger Immunre-

604 Primäre Knochengeschwülste

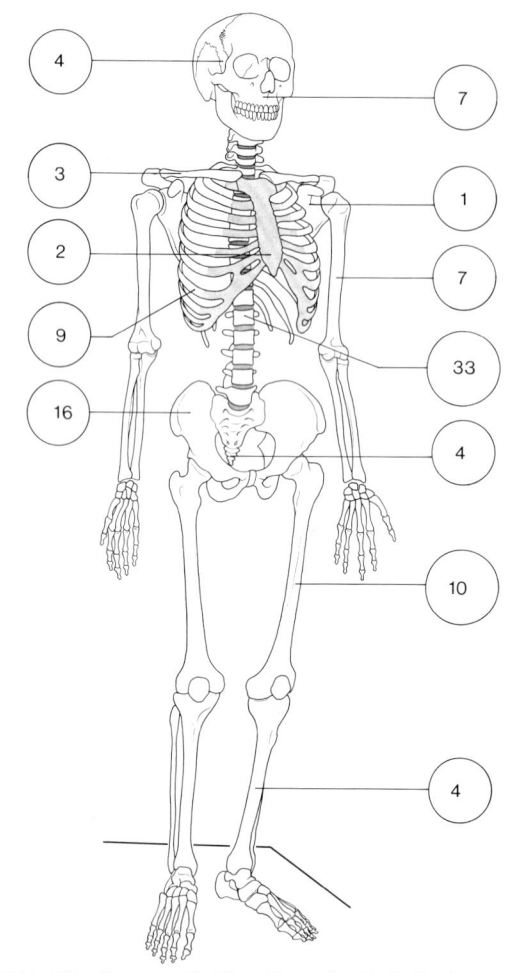

Abb. 98 Prozentuale Verteilung der Lokalisation von 534 Plasmozytomen.

wohl *im* als auch mit Lokalisationen *außerhalb* des Skeletts.

Häufigkeit: Das Plasmozytom ist von allen primären Knochengeschwülsten die häufigste Geschwulstkrankheit. DAHLIN (1967) fand multiple Myelome am Untersuchungsgut der Mayo-Klinik in 43%, DOMINOK u. KNOCH (1974) in der Dresdener Sammlung in 10%, das NCBT (1973) in 4%, KGR Göttingen in 11%. Über die Kombination einer Ostitis deformans Paget mit einem multiplen Plasmozytom bei einer 69jähr. Frau berichtet PRICE: Beide Krankheiten zeigen in der Regel eine differente Lokalisation.

Altersprädilektion: Das 6. und 7. Dezemium wird in allen größeren Statistiken als Prädilektionsalter für solitäre und multiple Myelome geführt (CARLSON u. Mitarb. 1955, DAHLIN 1967, DOMINOK u. KNOCH 1974).

Geschlechtsprädilektion: Männer erkranken ca. 2- bis 3mal häufiger als Frauen. TODD (1965) fand sogar eine Geschlechtsprädilektion ♂ : ♀ = 4 : 1 bei solitären Plasmozytomen.

Lokalisation: DOMINOK u. KNOCH konnten 1974 praktisch in Übereinstimmung mit LÜDIN (1969) anhand ihrer Literaturzusammenstellung von 276 *solitären* Plasmozytomen folgende bevorzugte Lokalisationen (Abb. 98) (in der Reihenfolge der Häufigkeit) feststellen:

Wirbelsäule	= 35%	Oberschenkel	= 9%
Becken	= 14%	Rippen	= 8%
Schädel	= 12%	Oberarm	= 6%

Führend in der Lokalisation ist die Wirbelsäule (GORDON u. Mitarb.).

Solitäre Plasmozytome können nach lokaler Therapie über Jahrzehnte rezidivfrei ausheilen (CALLE u. Mitarb. 1972, CHRISTOPHERSON u. MILLER 1950; WRIGHT 1961; VALDERRAMA u. BULLOUGH 1968). Andere Beobachtungen verharren über Jahre als monotope Lokalisation, bis sie bis zu 21 Jahre nach Erstentdeckung dann doch in ein Generalisationsstadium einmündeten (COHEN u. Mitarb. 1964).

Die *polyostischen* Metastasenformen sind viel häufiger als die monostischen. In bezug auf die Verteilung der Skelettmetastasen lassen sich 2 Typen unterscheiden:
a) die selektive Metastasierung in das Achsenskelett (Kalotte, Wirbelsäule, Rippen, Schulter- und Beckengürtel);
b) die selektive Metastasierung in das Gliedmassenskelett distal der Schulter- und Hüftgelenke und mit Häufung der Metastasen in den Phalangen. Die Ursache für die selektive Extremitätenmetastasierung sind unbekannt (Abb. 99).

aktion und Antigen unabhängiger Plasmozytomkrankheit. In der Interpretation von BRÜCHER z. B. stellen das *solitäre* Plasmozytom die benigne Gammopathie und das *generalisierte* Plasmozytom verschiedene Stadien und Manifestationsformen der Plasmozytomkrankheiten dar. Aufgrund experimenteller Untersuchungen muß man davon ausgehen, daß das Wachstum eines Plasmozytoms durch Immunvorgänge beeinflußt werden kann. Nach den Vorstellungen BRÜCHERS kann ein zunächst kleiner Klon von Plasmazellen im Rahmen seines Wachstums von einer gewissen Größe ab zur Freisetzung tumorassoziierter Zellantigene und damit zur Aktivierung der Immunabwehr führen. Unter Würdigung dieser Hypothese wäre die Entwicklung zum generalisierten Plasmozytom nur nach einem Durchbruch der Immunüberwachung möglich.

Frühstadien eines Plasmozytoms finden sich so-

Klinik: Für solitäre Plasmozytome gilt die Erfahrung, daß wie bei anderen Knochenerstgewächsen der Periostdehnungsschmerz das Leitsymptom für den Kranken bildet. Nicht selten jedoch führt erst die Spontanfraktur – besonders häufig bei Befall eines Wirbels (66%) – zum Arzt.

Undulierende Fieberschübe, allgemeine körperliche Abgeschlagenheit und verminderte Leistungsfähigkeit in Kombination mit wechselndem, ziehendem oder diffusem Knochenschmerz finden sich bei den generalisierten Formen mit schneller, dann foudroyant deletär verlaufender Progredienz. Die extrem erhöhte BSG gilt geradezu als pathognonomisch.

Da die exzessive Proliferation von Plasmazellen und eine Überproduktion von Immunglobulin dem Krankheitsbild eigen sind, läßt sich in ¾ aller Beobachtungen eine Hyperproteinämie als Folge einer Hyperglobulinämie, ausgelöst durch Paraproteinbildung z. B. im Urin als Bence-Jones-Eiweißkörper, nachweisen. Es muß jedoch betont werden, daß Proteinanomalien weder ein obligates, noch ein spezifisches Merkmal für ein Plasmozytom sind.

Von der bekannten Paramyloidablagerung in Geweben und Organen durch bei der Generalisationsform der Geschwulstkrankheit massenhaft anfallende Paraproteine ist die sog. Plasmozytomnephrose am häufigsten und im Rahmen differentialdiagnostischer Überlegungen z. B. Plasmozytom/Metastasen eines hypernephroiden Karzinoms mit sehr ähnlichem Knochendestruktionstyp am gefürchtetsten.

Über Paraproteine s. auch Kap. VIII, Bd. II/1, S. 847.

Ein Ausscheidungsurogramm mit jodhaltigen Kontrastmitteln kann auslösendes Moment für ein akutes Nierenversagen sein!

In ca. ⅕ aller Beobachtungen mit polytopen Skelettherden oder der disseminierten Form eines Myeloms muß man mit einer Hyperkalzämie und damit auch einer Hyperkalzurie u. U. mit der Konsequenz eines sekundären Hyperparathyreoidismus rechnen.

Röntgenologische Symptomatik: 4 verschiedene Typen der Knochengeschwulstdestruktion charakterisieren das Röntgenbild des Plasmozytoms:
– Die „solitäre", wie ausgestanzt wirkende, runde (Abb. 102) oder ovale, einer Knochenzyste ähnliche, mit und ohne Auftreibung des Knochens einhergehende, an den Röhrenknochen oder am Wirbel häufig vergesellschaftet mit abgegrenzter oder diffuser Knochenskleroseform.

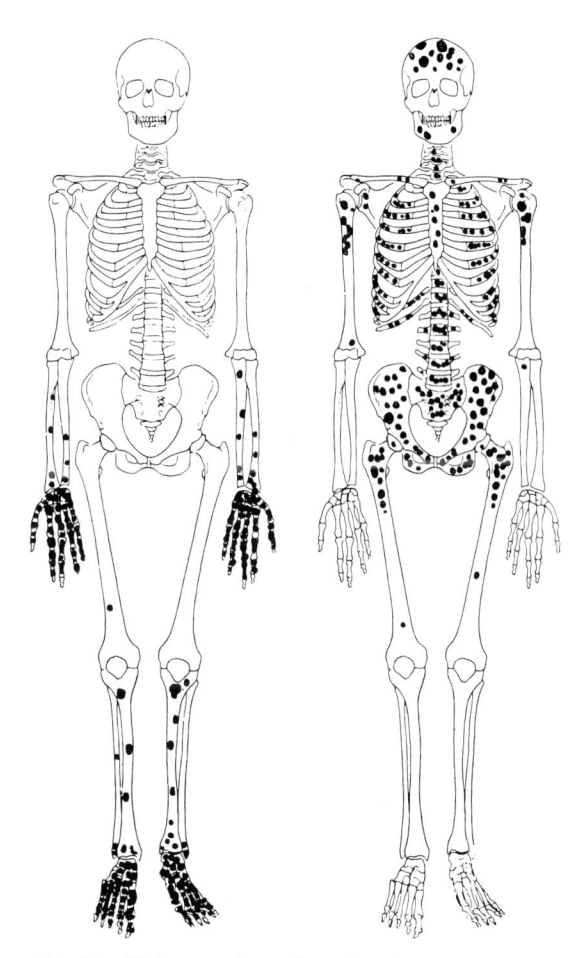

Abb. 99 Skelettverteilung des polyostischen Plasmozytoms. Rechts: klassischer zentraler Typus. Links: (seltener) peripherer Typus.

– Die multiple, osteolytische Form mit meist scharf begrenzten, ovalen oder runden Knochendefekten im Stammskelett (Schädel, Wirbelsäule, Schulter- und Beckenring) ohne Zeichen einer Randsklerose (Abb. 103 u. 104 d).
– Die diffuse Osteoporose bei generalisiertem Befall (Abb. 105), besonders am Achsenskelett (Abb. 106) ohne differentialdiagnostische Abgrenzungsmöglichkeit gegenüber einer diffusen Skelettkarzinose von Organtumoren (z. B. des Mammakarzinoms).
– Die diffuse, fast dem Bild einer Osteopetrose gleichende Osteosklerose, eine nur in ca. 4–10% zum Zeitpunkt der Entdeckung vorkommende Form.

Therapie und Prognose: Spontanfraktur-gefährdete, mono- oder oligotope Lokalisationen an den unteren Extremitäten sollten umgehend einer chirurgischen Therapie zugeführt werden. Für

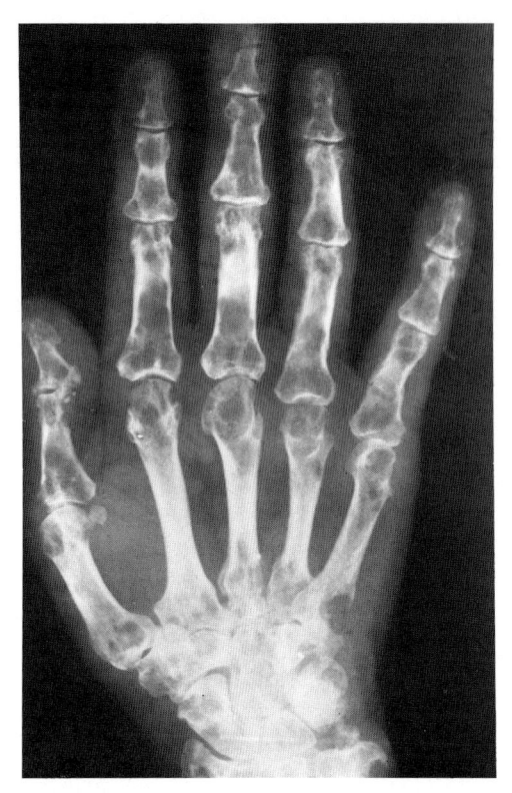

Abb. 100 Polyostisches Plasmozytom mit peripherer Manifestation in der Hand. Zahlreiche ausgestanzte, rund-ovale, bis erbsengroße Knochendefekte in Phalangen, Metakarpalia und Handwurzelknochen (♂, 53 J.) (Rö-Aufnahme der Rheumaklinik Wiebaden) (aus Verhandlungen Deutsch. Ges. Path. 58 [1974] 249 und Skeletal Radiology 1 [1976] 55).

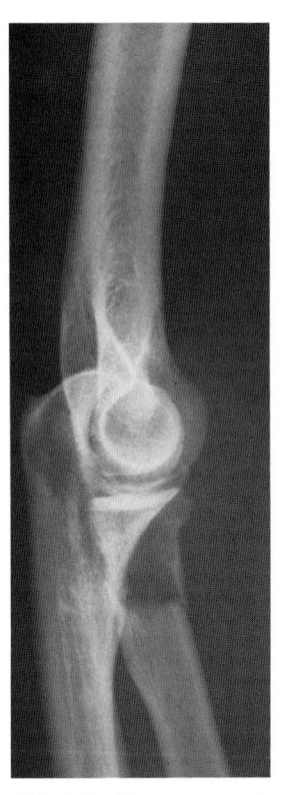

Abb. 101 Plasmozytom (= Multiples Myelom) mit typischer Destruktion der proximalen Radius-Epi-/Metaphyse und pathologischer Fraktur sowie einer Olekranonmanifestation (♂, 43 J.).

andere Lokalisationen gilt als Therapie der Wahl die primäre Strahlentherapie in Kombination mit einer Zytostatika-(z.B. Melphalan/Zyklophosphamid-)Kortikosteroid-Kombinationstherapie in Form einer intermittierenden Hoch-Dosis- oder kontinuierlichen Niedrig-Dosis-Behandlung.

Solitäre Plasmozytome können nach *lokaler* Therapie ausheilen und über Jahre bis Jahrzehnte (COHEN u. Mitarb. 1964) rezidivfrei bleiben (s. Abb. 102). Drei-Jahrzehnte-Katamnesen mit noch aktiven Herden sind beschrieben worden (PANKOWICH u. GRIEM). Das gilt insbesondere für Plasmozytome mit sog. kleinem M-Gradienten (NOORGARD 1971, STEVENS 1965).

Prognose: Im allgemeinen kann bei solitären Plasmozytomen mit einer 5-Jahres-Überlebensrate von 60% (TODD 1965) gerechnet werden. Beim generalisierten Plasmozytom ist auch im Zeitalter der Chemotherapie die 5-Jahres-Überlebensrate < 10%.

Ewing-Sarkom

Synonyme: Ewings Tumor, Ewings Endotheliom, diffuses Endotheliom des Knochens bzw. endotheliales Myelom des Knochens (Bezeichnungen von EWING in seinen ersten Beschreibungen 1921 resp. 1924).

Abstammung: HARLAN J. SPJUT, HOWARD D. DORFMAN, ROBERT F. FECHNER und LAUREN V. ACKERMAN haben in ihrem „Atlas der Tumor-Pathologie" (SPJUT u. Mitarb. 1971) das Ewing-Sarkom als einen „ungewöhnlichen", primär malignen Knochentumor mit einer Abstammung (JAFFÉ 1958, LICHTENSTEIN 1965) von unreifen Retikulozyten des Knochenmarks oder vom primitiven Mesenchym des Knochenmarkraumes bezeichnet. J. EWING hatte seinerzeit eine endotheliale Herkunft diskutiert. Elektronenmikroskopische Untersuchungen, z.B. von FRIEDMAN u. GOLD (1968), lassen die Genese dieser in seiner biologischen Dignität sehr bösartigen Knochengeschwulst von unreifen Retikulumzellen am

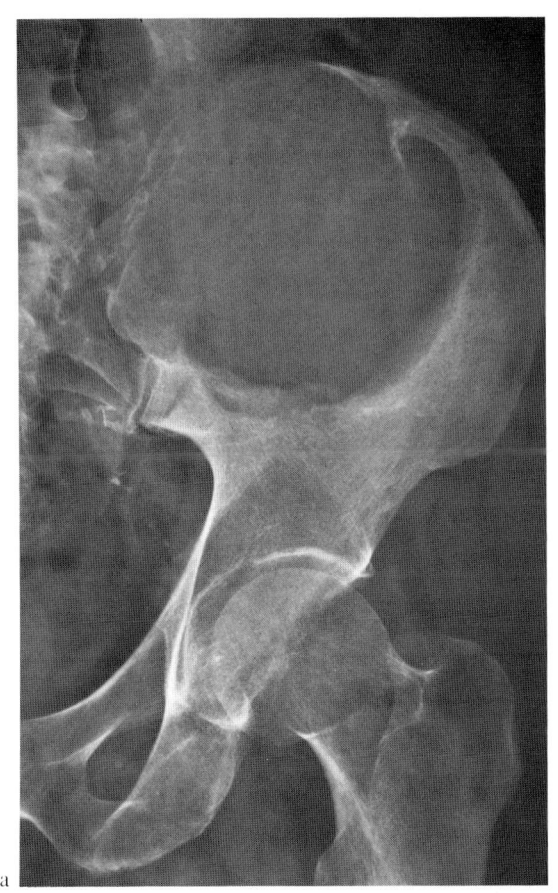

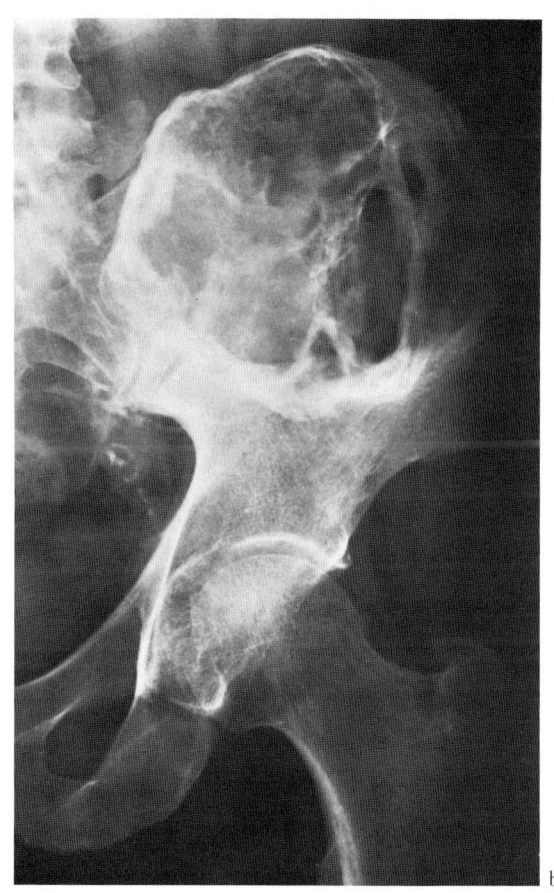

Abb. 102 a) Plasmozytom des Os ilium links. 4jährige monotope Lokalisation bis zum Auftreten von Lungenmetastasen. b) 5 Jahre nach Behandlungsbeginn (♂, 51 J.).

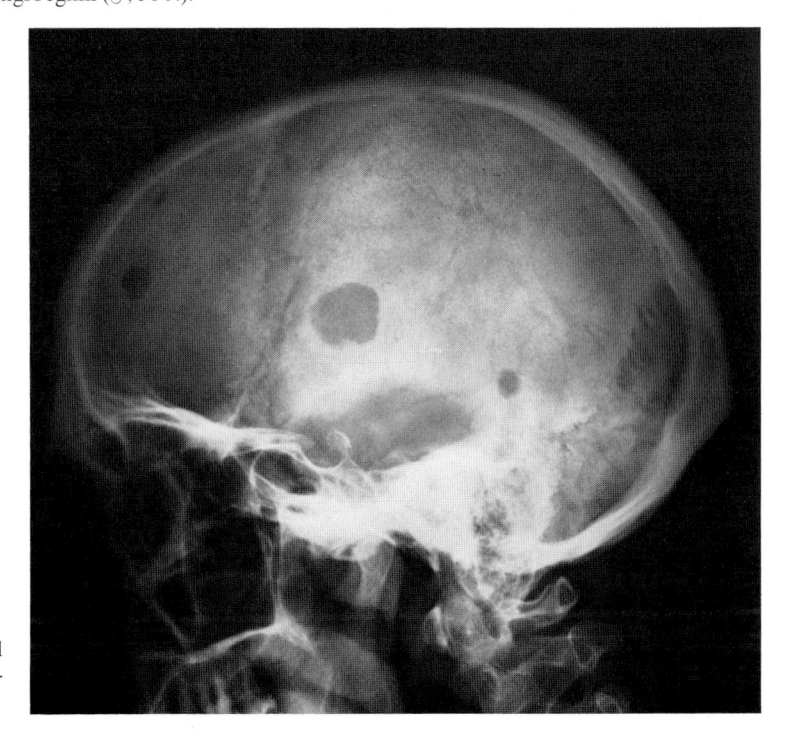

Abb. 103 Typisches Röntgenbild von Manifestationen eines Plasmozytoms der Kalvaria (♂, 46 J.).

608 Primäre Knochengeschwülste

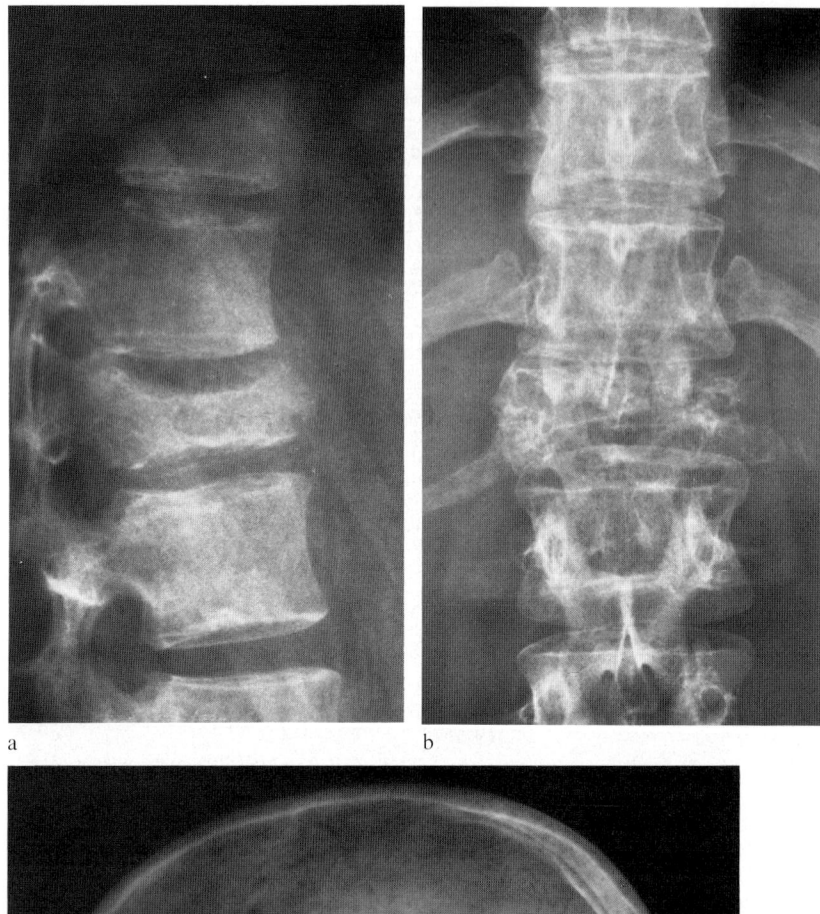

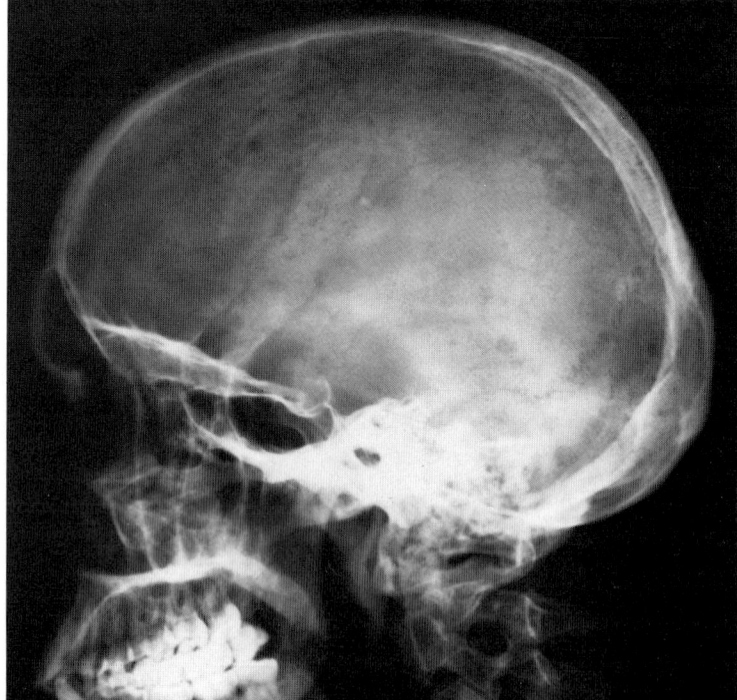

Abb. 104 a – d Keilförmige pathologische Fraktur des 12. Brustwirbels, im späteren Generalisationsstadium eines histologisch gesicherten Plasmozytoms. Charakteristische Destruktionsherde im Bereich der Kalvaria (c), des Humerus (d) und des Beckenskeletts (♀, 56 J.).

Knochenmark und Fettzellen 609

ehesten ableiten, obwohl die *eigentliche* Pathogenese bis heute als unbekannt gelten muß. Sicher ist nur, daß der Tumor ob der oben erwähnten gekennzeichneten biologischen Dignität, seiner pathomorphologischen Stoffwechselbesonderheiten (z. B. Glykogen-Speicherkapazität) als eigene Entität der sog. Rundzellsarkome des Knochenmarks vom Retikulumzellsarkom (S. 617) abgegrenzt werden muß.

Häufigkeit: Der Anteil der Ewing-Sarkome beträgt, gemessen am Kriterium der Sammlungen größerer Zentren (z. B. Mayo-Klinik, Netherland Com. of Bone Tumours, Washington University, Knochengeschwulstregister Göttingen), ca. 2 – 4% aller bösartigen Knochen-Erstgewächse.

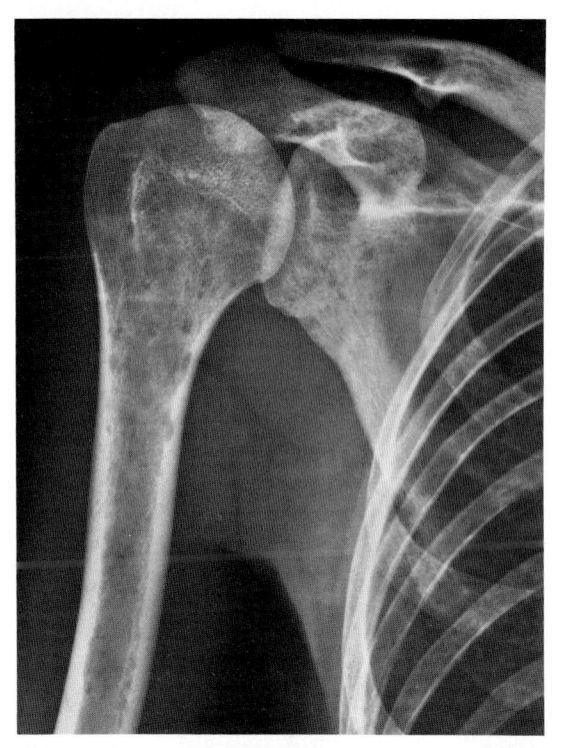

Abb. 104d

Abb. 105 a) Plasmozytom der distalen Femur-Dia-/Metaphyse mit feinfleckiger Spongiosa-Kortikalis-Destruktion. b) Zugehöriges Angiogramm mit Darstellung des ventral-parossalen Geschwulstausbruches (♂, 54 J.).

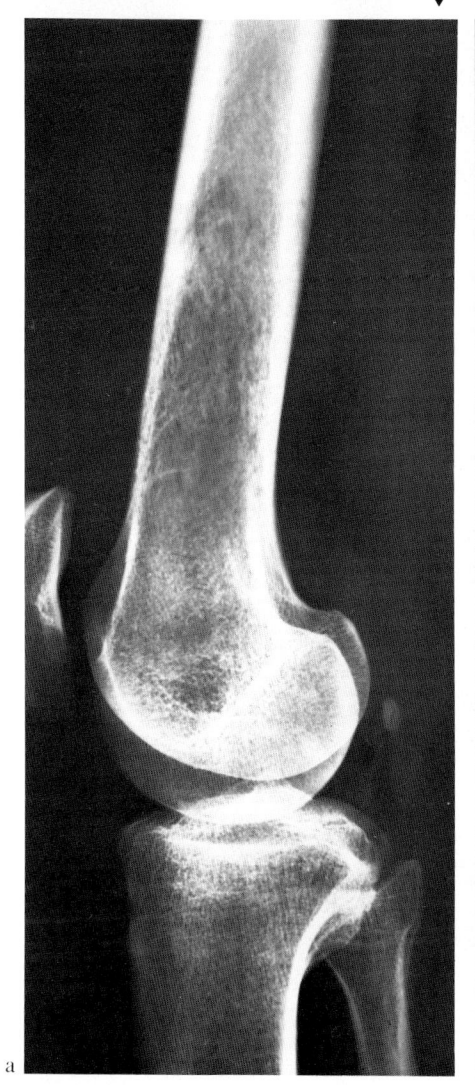

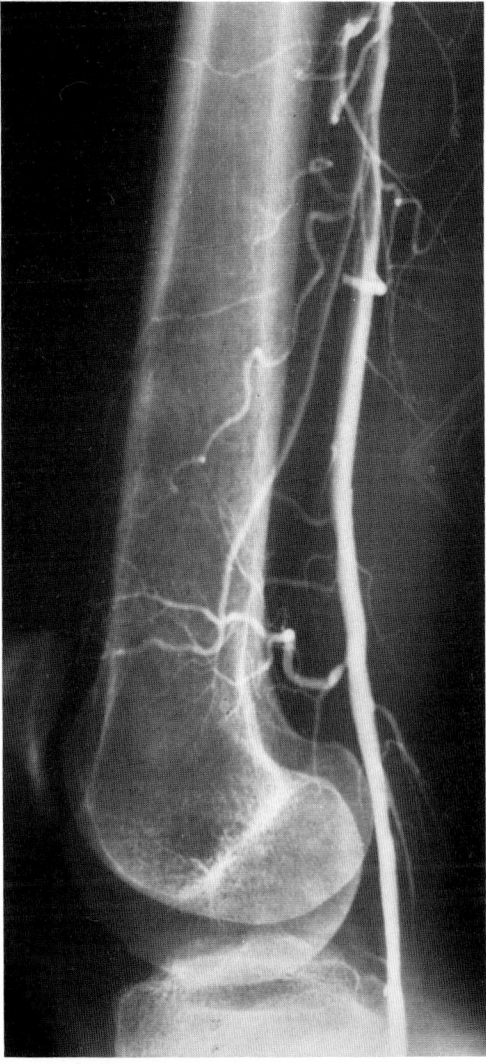

610 Primäre Knochengeschwülste

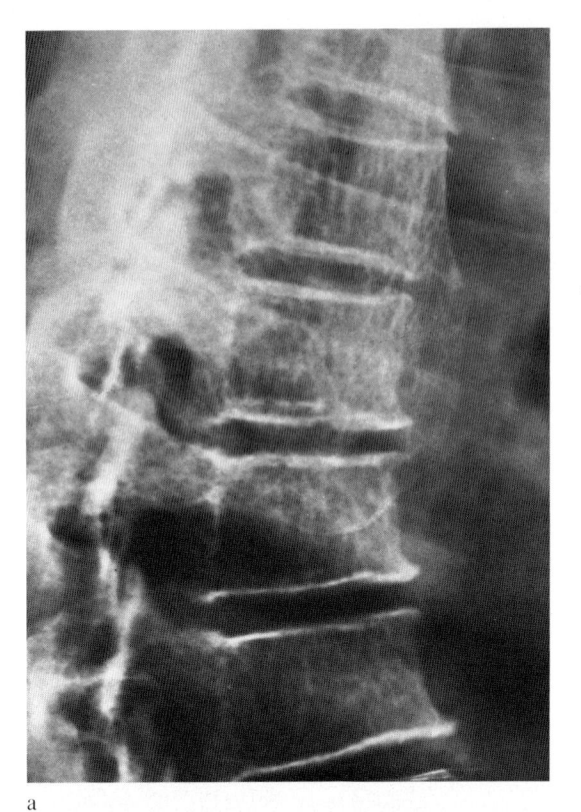

Altersprädilektion: Ewing-Sarkome werden nahezu ausschließlich in den ersten drei Lebensdekaden beobachtet. TIEDJEN beobachtete ein Ewing-Sarkom der linken Tibia bei einem 13 Monate alten Knaben. Die Altersklassen von 9 – 18 Jahren sind eindeutig bevorzugt. Dieser auffällige Altersgipfel sollte Anlaß geben, die histologische Diagnose „Ewing-Sarkom" bei Geschwulstträgern *jenseits* des dritten Lebensjahrzehntes nur nach Verwendung *aller* heute gegebener histologischer Kriterien (z. B. Glykogennachweis) zu stellen. Insbesondere ist in solchen Fällen eine sichere Abgrenzung gegenüber dem Retikulumzellsarkom geboten. Eine kritische Durchsicht der bisher mitgeteilten Einzelbeobachtungen mit einer Manifestation eines Ewing-Tumors jenseits des 30. Lebensjahres muß zu der Feststellung gelangen, daß eine alle modernen differentialdiagnostischen Abgrenzungen ausschöpfende, histologische Diagnostik nicht durchgeführt wurde.

Geschlechtsprädilektion: Nach allen bisherigen Kenntnissen dürften männliche Kinder und Adoleszenten häufiger an einem Ewing-Sarkom als weibliche erkranken (♂ : ♀ = 2 : 1 bis 3 : 2).

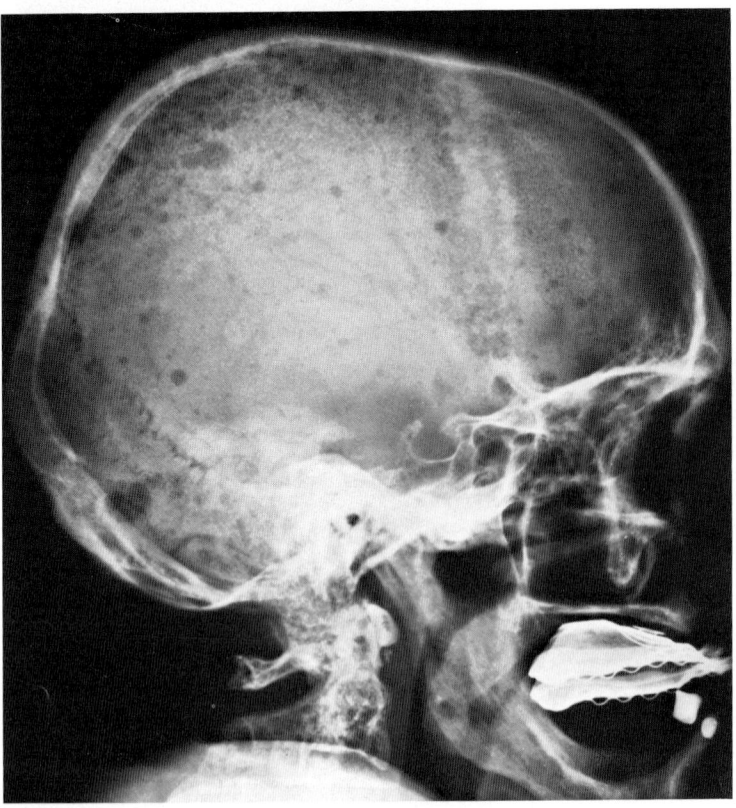

Abb. 106 a – c Generalisationsstadium mit disseminierten mm-großen Spongiosadestruktionen im Beckenskelett (c), in der Kalvaria (b) und einer generalisierten osteoporoseähnlichen Spongiosaosteolyse in den Wirbelkörpern (a) (♂, 58 J.).

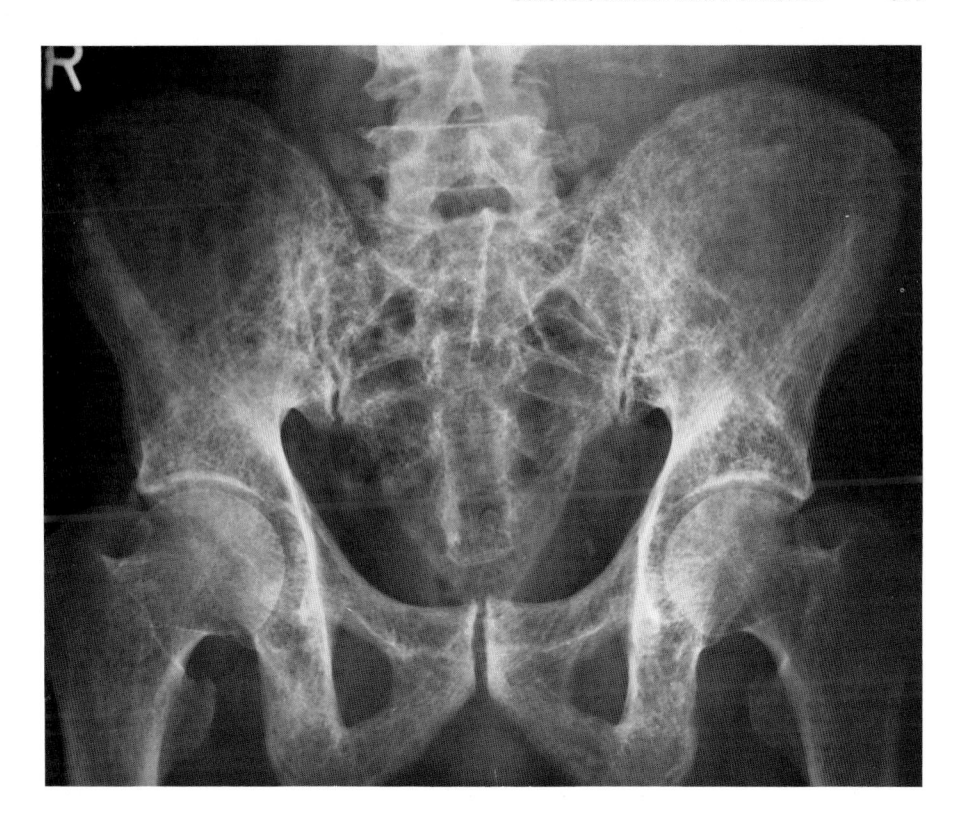

Abb. 106c

Lokalisation: Femur, Tibia, Humerus und Fibula (=ca. 40%) stellen bevorzugt in den Diaphysen resp. Dia-Metaphysen der Röhrenknochen, die Rippen und das Beckenskelett als Vertreter platter Knochen (ca. 30%) die Lieblingslokalisationen des Ewing-Sarkoms (Abb. 107). Das Schulterblatt ist häufiger als Neurokranium und Gesichtsschädel beteiligt. Die Erstmanifestation am Wirbel gilt als selten (<3%).

Klinik: Eine charakteristische klinische Symptomatik mit einem gewissen, differentialdiagnostisch wegweisenden Akzent gibt es leider nicht. Bei 80% aller gesicherten Beobachtungen mit einem Ewing-Sarkom ist ein lokaler, häufig auch gelenkprojizierter Knochenschmerz als vorherrschendes Symptom in der Anamnese vorhanden. Diese für Extremitätenlokalisationen gültige Aussage wird allerdings durch das Ergebnis einer katamnestischen Studie der Anamnese-*Dauer* bei 78 eigenen Beobachtungen und einer gezielten Auswertung der Literatur stark beeinträchtigt: In 65% aller Beobachtungen war dieser intermittierende, in der Initialphase nur *kurzdauernde, stechende*, lokale oder gelenkprojizierte Knochenschmerz 7-9 Wochen vor der Erstkonsultation eines Arztes aufgetreten.
Erst die beim Ewing-Sarkom meist vergesellschaftete lokale parossale Schwellung über dem geschwulstbefallenen Knochenabschnitt führt in der Hälfte aller Beobachtungen in einem Zeitraum von 2-3 Wochen zum Arzt.

Bei Manifestationen an platten Knochen kommt dem Schmerz als Warnsymptom für den Patienten eine noch geringere Bedeutung zu. Das Ewing-Sarkom der Rippen oder des Beckens führt bei fast allen Beobachtungen erst mit dem Auftreten einer nur bei einem Drittel dieser Lokalisationen zu beobachtenden schmerzhaften Anschwellung zur ersten Untersuchung. Dem für das Ewing-Sarkom in der Literatur als „Wegweiser" angegebenen Belastungsschmerz, dessen Verstärkung nach banalen Alltagstraumen usw., kommt keine wichtige Bedeutung zu: *Jede* Knochenläsion mit Periostbeteiligung verursacht solche Symptome!

Undulierende Schübe mit meist nur subfebrilen Temperaturen sind beim Ewing-Sarkom häufiger als bei allen anderen bösartigen Knochen-Erstgewächsen. Ein periodischer Fiebercharakter dürfte mit einem Tumorzerfall zusammenhängen und beinhaltet nach LICHTENSTEIN u. JAFFÉ (1947) im Rahmen einer Kombination mit Leukozytose und erhöhter BSG eine schlechte Prognose. Nur bei ausgedehntem, mit Metastasen verursachtem

Röntgenologische Symptomatik: Im älteren Schrifttum wird die mottenfraßartige, im Markraum der Röhrenknochen ausgebreitete Radioluzenz, die Kortikalis-lochförmig und plaqueartige Destruktion, die mit einer lamellären periostalen Reaktion vergesellschaftet ist (Abb. 108 u. 109), als *typisches* Röntgenbild des Ewing-Sarkoms angesehen. Demgegenüber muß festgehalten werden, daß diese Art der Knochendestruktion nur in ca. 20% aller Beobachtungen und dann nur bei Manifestation an Röhrenknochen zu verzeichnen ist. *Jede* Osteomyelitis, *jedes* Osteosarkom vom radioluzenten Typ, ja sogar die Histiozytosis X oder die Metastase von Organtumoren kann ein ähnliches Röntgenbild bieten!
Zentral allseitig expansive Knochenzerstörung ist im Nativbild genauso häufig anzutreffen wie eine vorwiegend exzentrische Lokalisation *mit* und *ohne* Ausprägung sog. Codmanscher Dreiecke (Abb. 110). Ebenso kommt einer mehr oder weniger ausgeprägten, in vielen Fällen sogar über einen ganzen Schaftabschnitt ausgebreiteten perpendikulären Spikulaentwicklung (ca. 50% aller Beobachtungen) (Abb. 111) in der differentialdiagnostischen Abgrenzung, z. B. zum Osteosarkom (S. 577) *keine* Bedeutung zu.
Einzig „*typisch*" für das Röntgenbild des Ewing-Sarkoms ist zum Zeitpunkt des Behandlungsbeginns bei 90% der ungewöhnlich große, parossale Geschwulstausbruch, der mit Hilfe der Xeroradio- oder der Angiographie (s. Abb. 109 b u. c) neuerdings auch mit Hilfe der Computer-Tomographie, besser als im Nativbild darstellbar ist. Diesem ungewöhnlich parossalen großen Geschwulstausbruch wird man bei Osteosarkomen oder Retikulumzellsarkomen mit gleicher Intensität und Häufigkeit nicht begegnen. Aber auch dieses Merkmal vermag in der röntgenologischen Differentialdiagnose nur ein adjuvantes Kriterium zu stellen.
Das Röntgenbild eines Ewing-Sarkoms der Rippen ähnelt dem eines Pleuraendo- oder -mothelioms. Es ist vom Bild eines etwa metastasierenden Neuroblastoms *nicht* zu unterscheiden. Mitunter wird die eigentliche Knochendestruktion mit bevorzugtem Sitz im Bereich der *seitlichen* Rippenabschnitte von einem großen, überwiegend endothorakal stärker ausgebreiteten Geschwulstanteil überdeckt (Abb. 112 a u. b). An den *Becken*-Knochen oder am *Schulterblatt* kann ein Ewing-Sarkom in 15% das Bild einer mottenfraßartigen Knochenläsion oder eines „zystischen" Tumors mit blasiger Auftreibung des befallenen Knochenabschnittes und trabekulärer „Wandabstützung" (Abb. 113) simulieren.

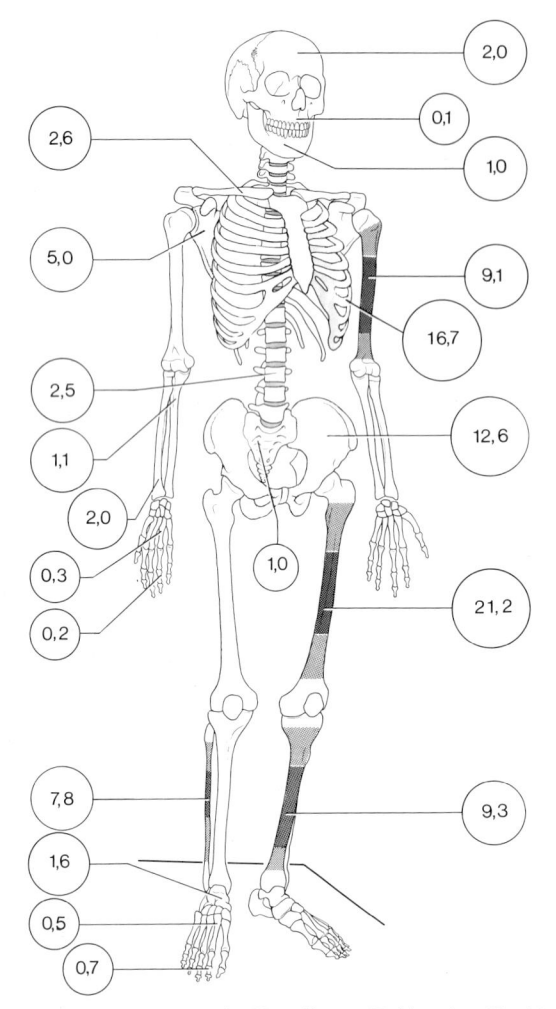

Abb. 107 Prozentuale Verteilung (Zahlen im Kreis) der Lokalisation von 1466 Ewing-Sarkomen. Die Rasterflächen zeigen Prädilektionsorte innerhalb *eines* Knochens.

Skelettbefall kann man als Ausdruck des Knochenabbaus eine Erhöhung der alkalischen Phosphatase und andere pathologische Laborparameter erwarten.
Auch für das Ewing-Sarkom sind verschiedene Grade der Verdoppelungszeit („Tumor-Dubling-Time", TDT) kalkuliert worden. PEARLMAN hat 1975 am Kriterium der Volumenzunahme von Lungenmetastasen einen „rapiden" Typ mit einer TDT von < 25 Tagen, einen mittleren Typ mit einer Verdoppelungszeit von 26 – 75 Tagen und eine langsame Progredienz mit einer TDT > 75 Tage ermitteln können. Man muß für das Ewing-Sarkom eine *mittlere* Tumorverdoppelungszeit von ca. 30 – 32 Tagen annehmen.

Knochenmark und Fettzellen   613

Abb. 108 a–b Ewing-Sarkom der proximalen Humerusmetaphyse rechts mit starker endostaler Knochenneubildung im Bereich der Metaphyse (vgl. Abb. 67) und Entwicklung eines Codman-Dreiecks im Bereich der äußeren Diaphyse als Ausdruck eines sub-/parossalen Geschwulstausbruches. Angiographischer Nachweis (b) (♀, 10 J.). ▶

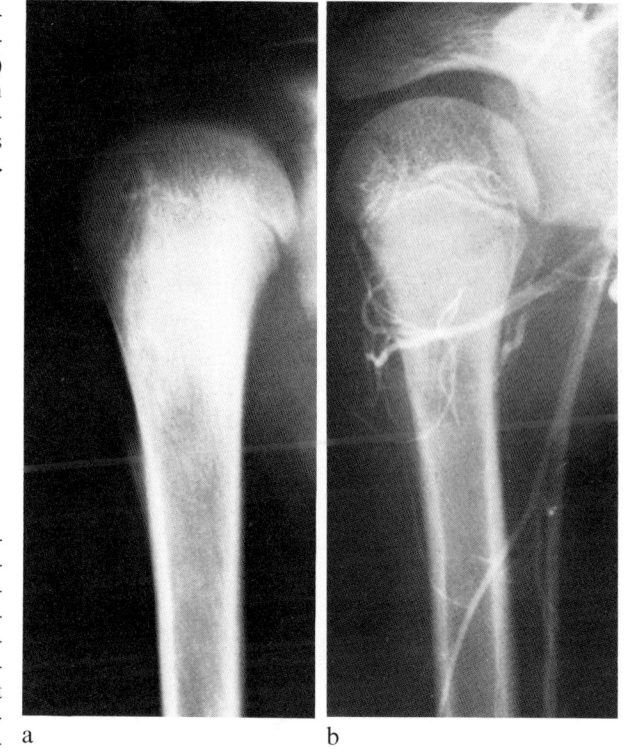

Abb. 109 a–c Faustgroßes Ewing-Sarkom der distalen Femur-Dia-/Metaphyse mit ausgedehnter parossaler Geschwulstentwicklung. 14 Tage vor Behandlungsbeginn erstmalig eine schmerzlose Anschwellung bemerkt. Keine Schmerzen, Fieber usw. verneint. Röntgenologisch: Ausgedehnte lochförmige Spongiosadestruktion der distalen Oberschenkel-Dia-/Metaphyse mit Kortikalisdestruktion durch einen angiographisch nachweisbaren mannsfaustgroßen, parossalen Geschwulstprozeß mit hoher Vaskularisation (♂, 9 J.). ▼

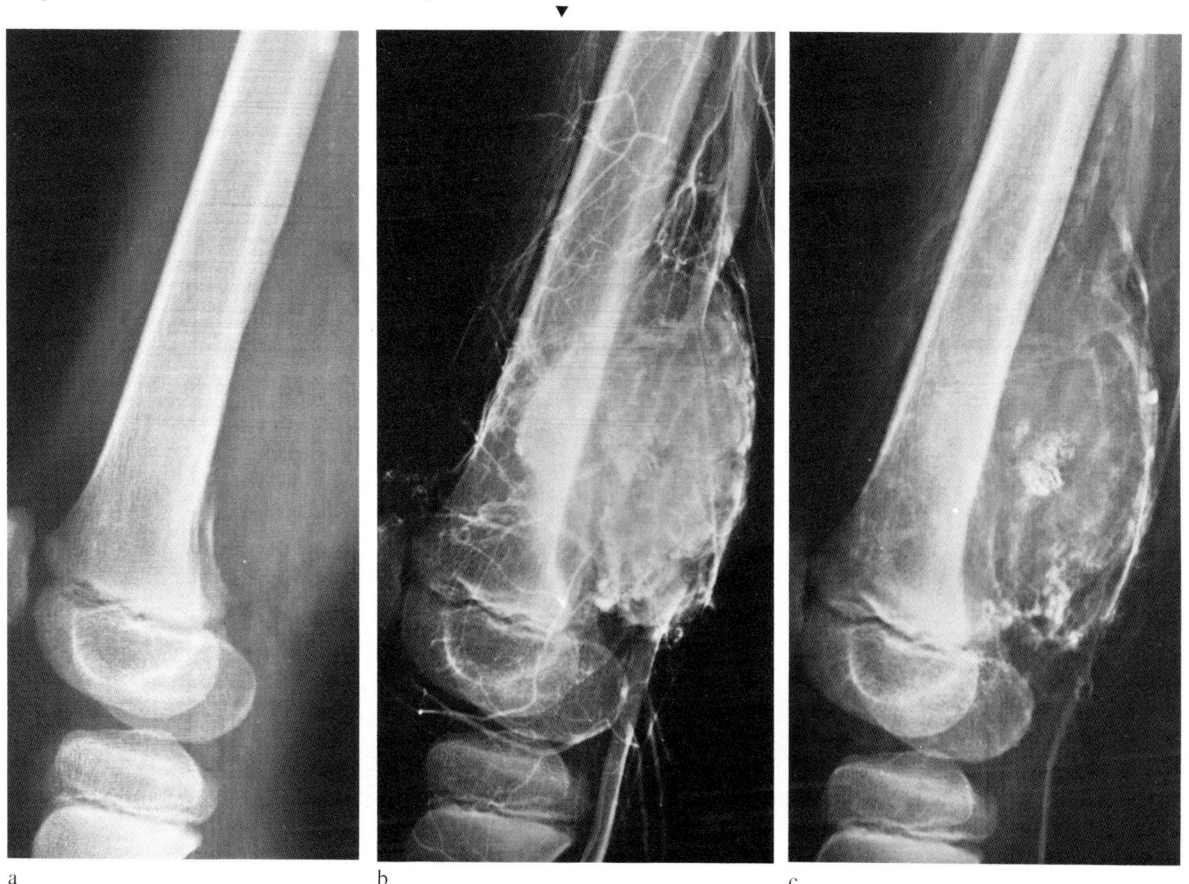

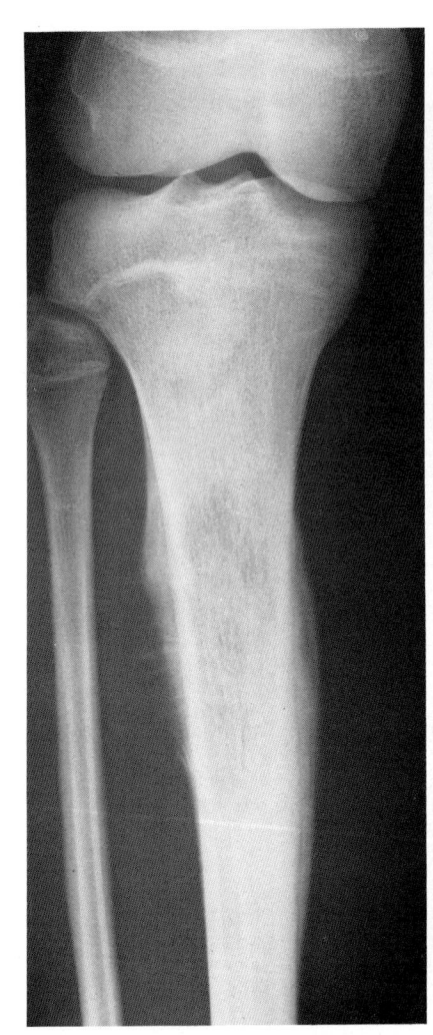

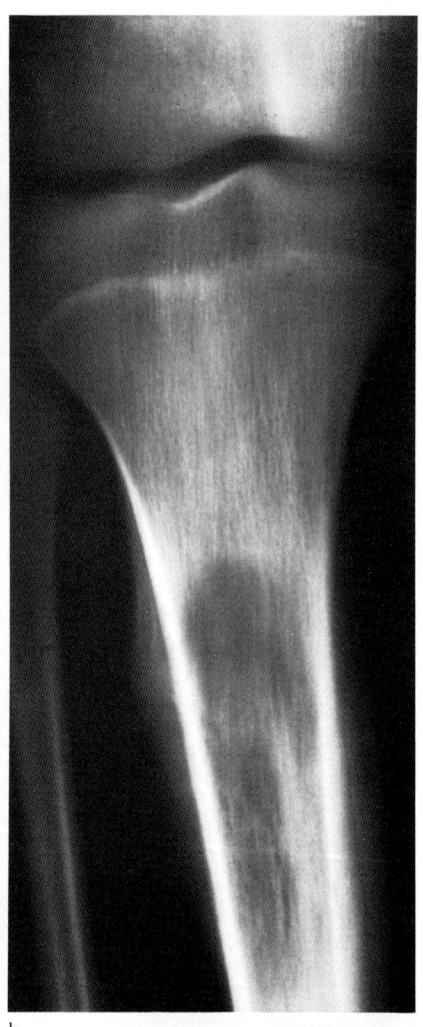

Abb. 110 a u. b Ewing-Sarkom. Spindelförmige Periostreaktion der medialen Kortikalislamelle in Kombination mit „Codman-Dreieck" im Bereich der Kortikalis der Tibiametaphyse. Ausgedehnte Spongiosaosteolyse im diaphysären Markraum und Destruktion der äußeren Kortikalis (♀, 13 J.).

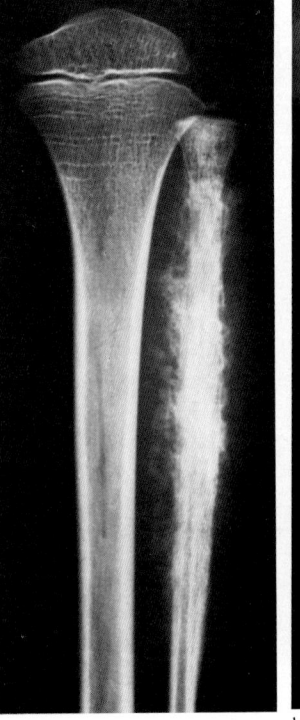

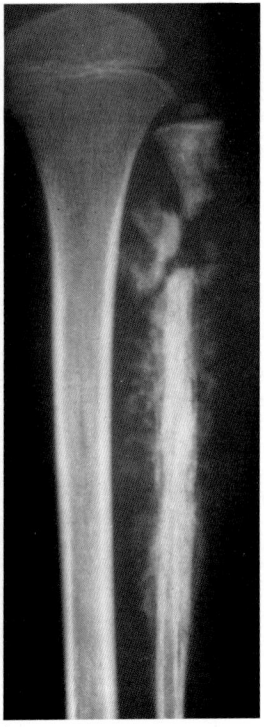

Abb. 111 a u. b Ausgedehntes Ewing-Sarkom der proximalen Fibula-Dia-/Metaphyse links. 4 Monate vor Behandlungsbeginn zeitweise Schmerzen im Bereich des linken Beines, vorwiegend in der Knöchelregion. In der Folgezeit 14tägige Fieberschübe mit Temperaturen bis 39,7° C. Entwicklung einer harten, indolenten Schwellung an der Außenseite der linken Wade (♀, 6 J.).

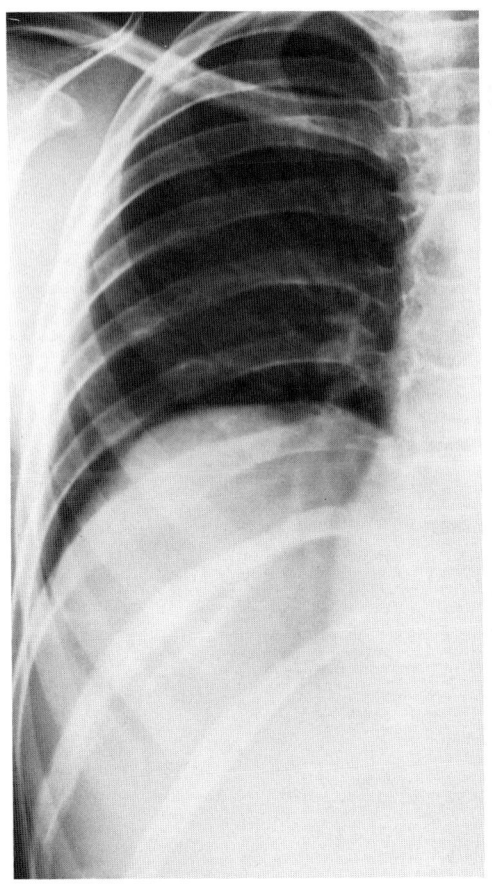

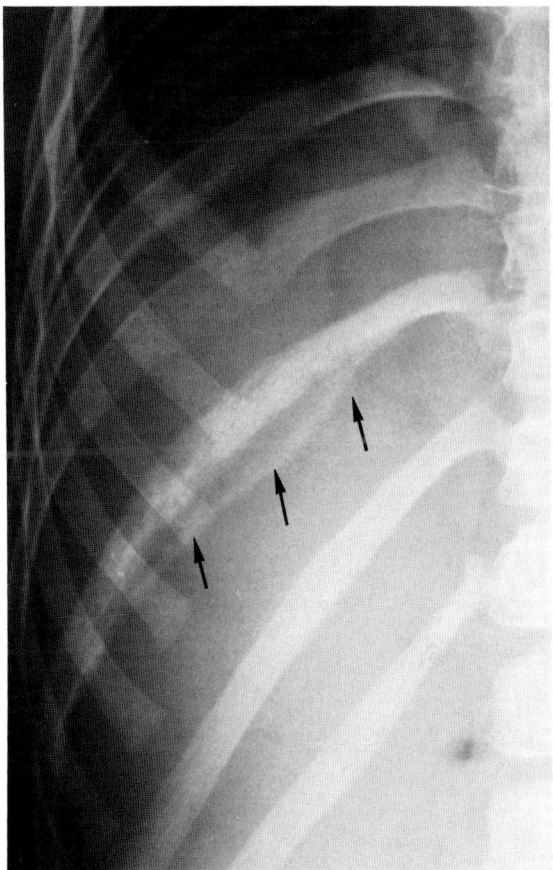

Nur die *ausschließlich* radiopaquen, „eburnisierenden" Formen des Ewing-Sarkoms sind im Vergleich zur Häufigkeit der röntgenologischen Symptomatik des Osteosarkoms ungewöhnlich selten (ca. 2–3%) (Abb. 113 u. 114). Inselförmige, im Röntgenbild bis zu kirsch- bzw. pflaumen- oder bohnengroßen radiopaque Herde, eingebettet in plaqueartige, u. U. fast pseudozystisch anmutende Osteolysefelder im geschwulstbefallenen Knochen werden auch in einer Reihe von histologisch gesicherten Ewing-Sarkomen angetroffen.

Zusammenfassend ist festzustellen, daß *weder* die Nativdiagnostik oder die Elektro-(Xero-)radiographie, die Angiographie, das Radioszintigramm oder die Computer-Tomographie einen *sicheren* differentialdiagnostischen Beitrag zur Abgrenzung Ewing-Sarkom/sonstige geschwulstige oder geschwulstähnliche Knochenläsionen, geschweige denn zur Osteomyelitis zu leisten vermag. Nur das Alter des Kranken vermag im begrenzten Umfang einen differentialdiagnostischen Hinweis zu geben.

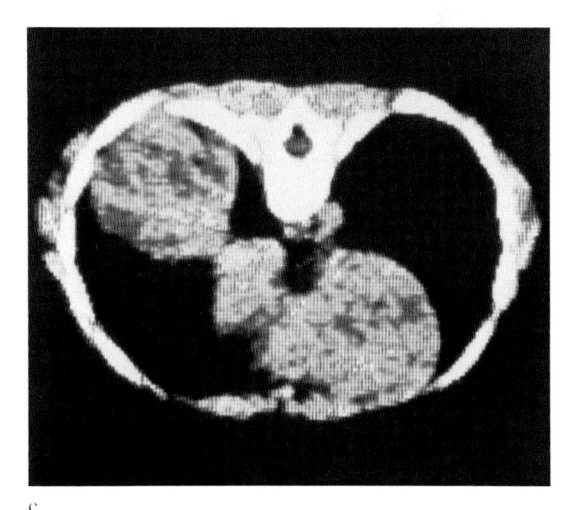

Abb. 112 a–c Endothorakaler homogener raumfordernder Prozeß im Bereich des rechten Thorax (Ausschnitt einer Sagittalaufnahme der Lunge) (a), den kostalen Abschnitt der 10. Rippe rechts überdeckend (b). c) Zugehöriges Computer-Tomogramm mit Darstellung des großen endothorakalen, parakostalen, extrapulmonalen Geschwulstausbruches (♂, 12 J.).

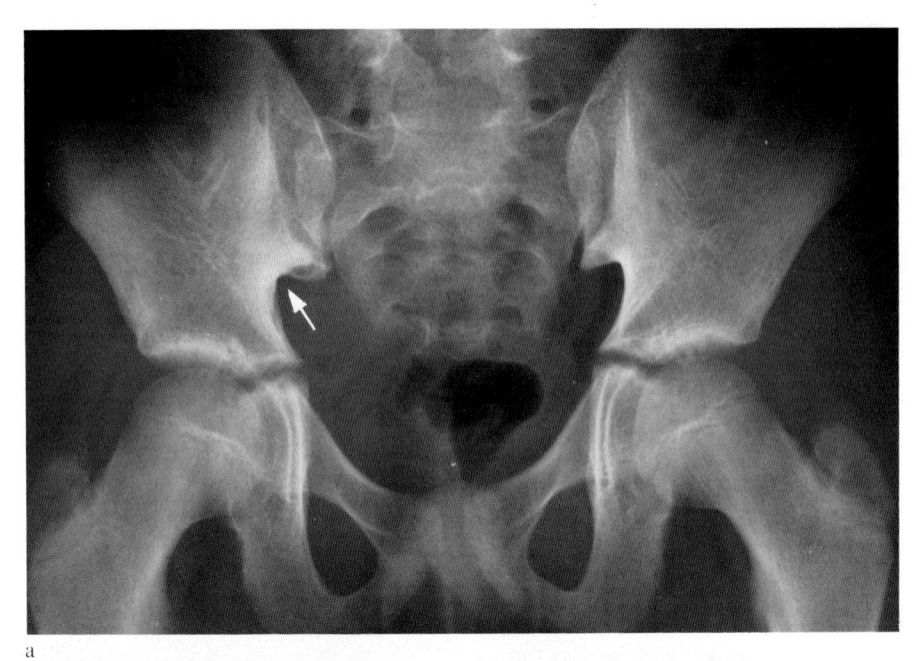

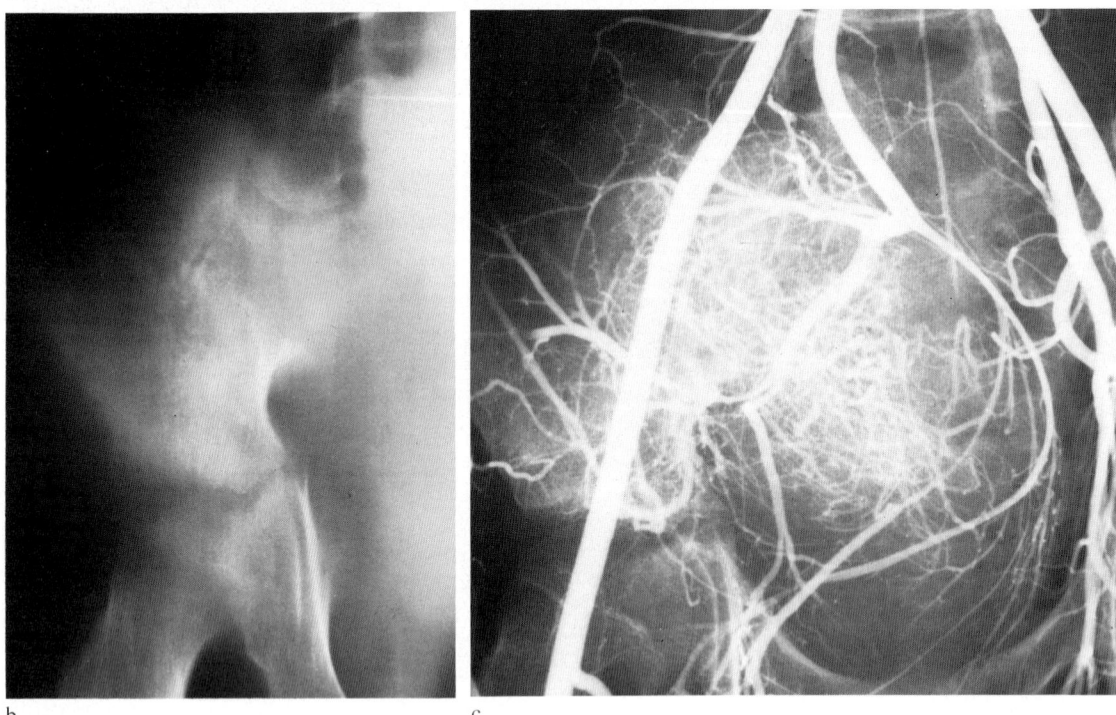

Abb. 113 a–c 6monatige Verlaufsbeobachtung bei einem Ewing-Sarkom des rechten Os ilium mit auffallend diskreter Osteolyse und rugbyballgroßem parossalem Geschwulstausbruch. a) Diskrete reaktive Sklerose im Bereich der Linea terminalis am kaudalen Pol des Os ilium rechts. b) Sagittaltomogramm des rechten Os ilium mit diskreter mottenfraßartiger Knochendestruktion im Bereich des Sakroiliakalgelenks rechts. c) Zugehöriges Angiogramm mit Darstellung des großen, hochvaskularisierten parossalen Geschwulstausbruches (♂, 12 J.).

Abb. 114 Ewing-Sarkom. a) Fleckförmige Spongiosasklerose des 5. Lendenwirbelkörpers und zarte allseitige Kortikalisabhebung im Bereich der Deckplatte des 5. Lendenwirbels. Sklerosierende Aufweitung der Insertion des linken Wirbelbogens. b) Sagittaltomogramm mit paravertebralem, den M. psoas links bogenförmig nach lateral ausweitenden Weichteiltumor (♂, 12 J.).

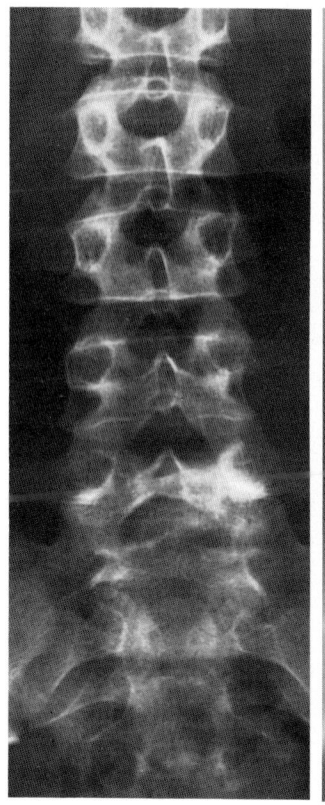

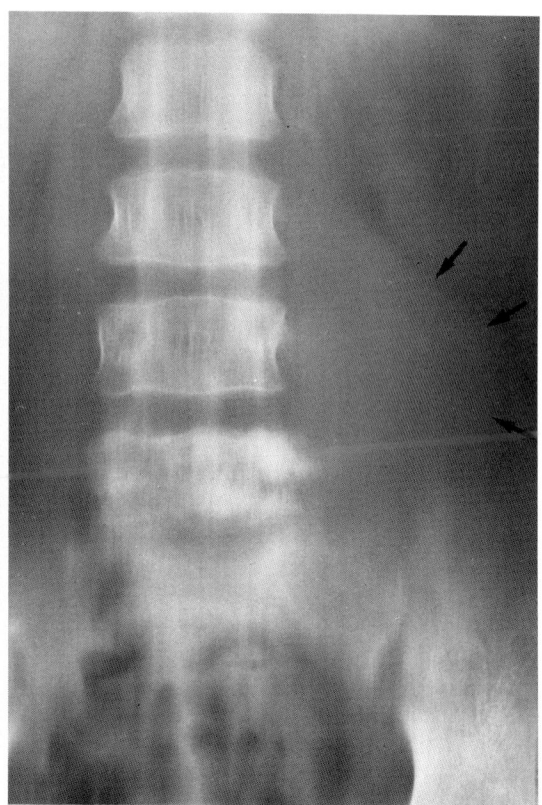

a b

Allein die *Biopsie* vermag unter Würdigung der röntgenologischen Kriterien der individuellen Situation eine richtige Diagnose zu stellen. Aber auch die Histologie kann im Einzelfall selbst einem versierten Pathologen Schwierigkeiten in der Abgrenzung eines Ewing-Sarkoms gegenüber einem primären Retikulumzellsarkom des Knochens, Vertretern der Gruppe der „Non-Hodgkin-Lymphome" oder gegenüber bestimmten Formen hämatologischer Geschwulst-System-Krankheiten (z. B. der lymphatischen Leukämie) bereiten. Das gilt insbesondere für die Beurteilung einer Biopsie nach adjuvanter oder kurativer Chemotherapie mit einem durch die Zytostatikaeinwirkung im Ergebnis völlig geändertem Erscheinungsbild.

Therapie und Prognose: Als *Therapie der Wahl* hat ob der hohen Strahlenempfindlichkeit der Geschwulst die Strahlentherapie des Ewing-Sarkoms vor allen chirurgischen Maßnahmen ihre Stellung behaupten können. Eine Dosis von 5500 – 6000 rad/4 – 5 Wochen ist zur Beherrschung des Primärtumors ausreichend. Die 5-Jahres-Überlebensrate nach *ausschließlich* lokaler Therapie betrug 0 – 12 – 20% (BHANSALI u. DESAI 1963). Erst die heute von allen Kennern dieser Geschwulst ob ihrer extremen Metastasierungsfreudigkeit in Lunge und Skelett für unabdingbar angesehene adjuvante resp. kurative Chemotherapie läßt am Kriterium von Verlaufsbeobachtungen eine *wesentliche* Steigerung der Heilungsrate über 40% der 5-Jahres-Überlebensrate erwarten.

Retikulumzellsarkom, Non-Hodgkin-Lymphom

Synonyme: Primär malignes Lymphom des Knochens, Non-Hodgkin-Lymphom des Knochens, Retikulosarkom des Knochens.

Abstammung: H. S. SPJUT u. Mitarb. (1971) vermuten die Entwicklung des Retikulumzellsarkoms aus dem Knochenmark. C. OBERLING (1928) grenzte aufgrund katamnestischer Verlaufsbeobachtungen Retikulumzellsarkome trotz gleicher Abstammung von den Ewing-Sarkomen ab. Gemeinsam mit BAILEMAN wählte er 1932 für bestimmte Ausdifferenzierungsformen die Bezeichnung „Reticulo-Sarcome differencié". PARKER u. JACKSON konnten 1939 an 17 Beobach-

618 Primäre Knochengeschwülste

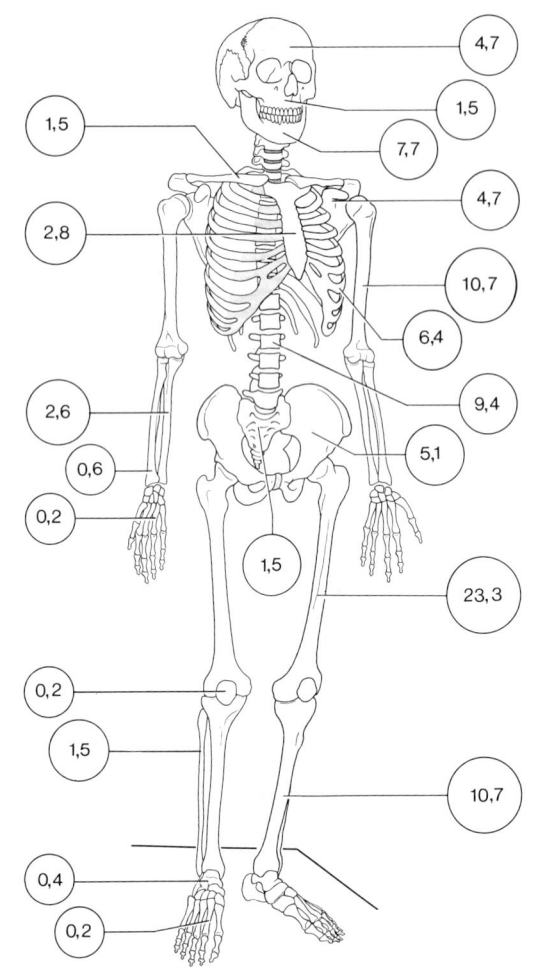

Abb. 115 Prozentuale Verteilung der Lokalisation von 532 Retikulumzellsarkomen.

Häufigkeit: Retikulumzellsarkome stellen nur 2–4% (z. B. IVENS u. DAHLIN 1953, NCBT 1973 Knochengeschwulstregister Göttingen usw.) aller primär malignen Knochentumoren. Nur ACKERMAN (1968) konnte am Krankengut des Barnes-Hospitals eine Beteiligung von 6% Retikulumzellsarkomen nachweisen.

Lokalisation: Bevorzugt für die Manifestation von Retikulumzellsarkomen sind die kniegelenknahen Abschnitte der großen Röhrenknochen (ca. 40–50%) (Abb. 115). Mit dem Auftreten von Retikulozellsarkomen an den oberen Extremitäten ist nur in maximal ⅕ aller Beobachtungen zu rechnen (IVENS u. DAHLIN 1953, MEDILL 1956). Mandibula, Kranium und Sternum waren im Rahmen einer Auswertung von 290 Beobachtungen der Literatur (POPPE 1970) nur mit weniger als 5%, Ulna, Klavikula und Radius nur in ca. 1–2% Sitz einer Primärlokalisation.

Altersprädilektion: Im Gegensatz zum Ewing-Sarkom zeigt das Retikulumzellsarkom eine ziemlich gleichmäßige Häufigkeitsverteilung im 2.–6. Dezennium (POPPE 1970).

Geschlechtsverteilung: Männliche Personen erkranken etwa 2mal häufiger als Frauen (♂ = 62%; ♀ = 38% in 290 Beobachtungen der Literatur (POPPE 1970).

Klinik: Auch hier sind im Gegensatz zu Trägern eines Ewing-Sarkoms das subjektive Krankheitsgefühl und die objektive Symptomatik auffallend gering ausgeprägt. Eine nur durch geringe lokale Schmerzen gekennzeichnete Anamnese mit bei der Hälfte der Patienten über zwei Jahre zurückzuverfolgender Anamnese-*Dauer* hebt sich auffällig gegenüber Kranken mit einem Ewing-Sarkom ab. Selbst bei größerer Ausbreitung des Geschwulstprozesses und einer vergesellschafteten, durch parossalen Geschwulstausbruch bedingten Schwellung besteht eine auffällige Diskrepanz des vom Geschwulstträger empfundenen Beschwerdebildes und des funktionalen Ausmaßes einer Bewegungseinschränkung gegenüber Ewing-Sarkom-Kranken (UEHLINGER u. Mitarb.).

Gerade die lange Anamnese und die nur gering ausgeprägte Funktionseinschränkung dürften die Hauptursache dafür sein, daß Retikulumzellsarkome in der überwiegenden Mehrheit erst 9–12 Monate nach dem Auftreten von Erstsymptomen entdeckt werden. In ⅕ aller Beobachtungen führte erst eine pathologische Fraktur zur Behandlung.

tungen mit einem gegenüber Ewing-Sarkomen auffallend längerem Verlauf diesen *eigenen* Geschwulsttyp eines *primären* Retikulumzellsarkoms des Knochens, das wesentlich seltener als das Ewing-Sarkom ist, abgrenzen. Somit ist vielleicht die Theorie einer gemeinsamen Abstammung des Ewing- und Retikulumzellsarkoms nicht mehr umstritten, aus klinisch-therapeutischer Sicht hat sich diese Unterscheidung aber als wertvoll erwiesen. Heute muß man die Zugehörigkeit der primären Retikulumzellsarkome des Knochens zur Gruppe der „Non-Hodgkin-Lymphome" des Low-Grade-Typs – z. B. (nodulär-histiozytäres) Lymphozytom, Immunozytom, Germinozytom, Germinoblastom bzw. germinoblastisches, lymphoblastisches (BURKITT), immunoblastisches Sarkom resp. undifferenziertes Lymphom als Vertreter der High-Grade-Gruppe – diskutieren (Zusammenfassung s. SCHMIDT 1977).

Knochenmark und Fettzellen 619

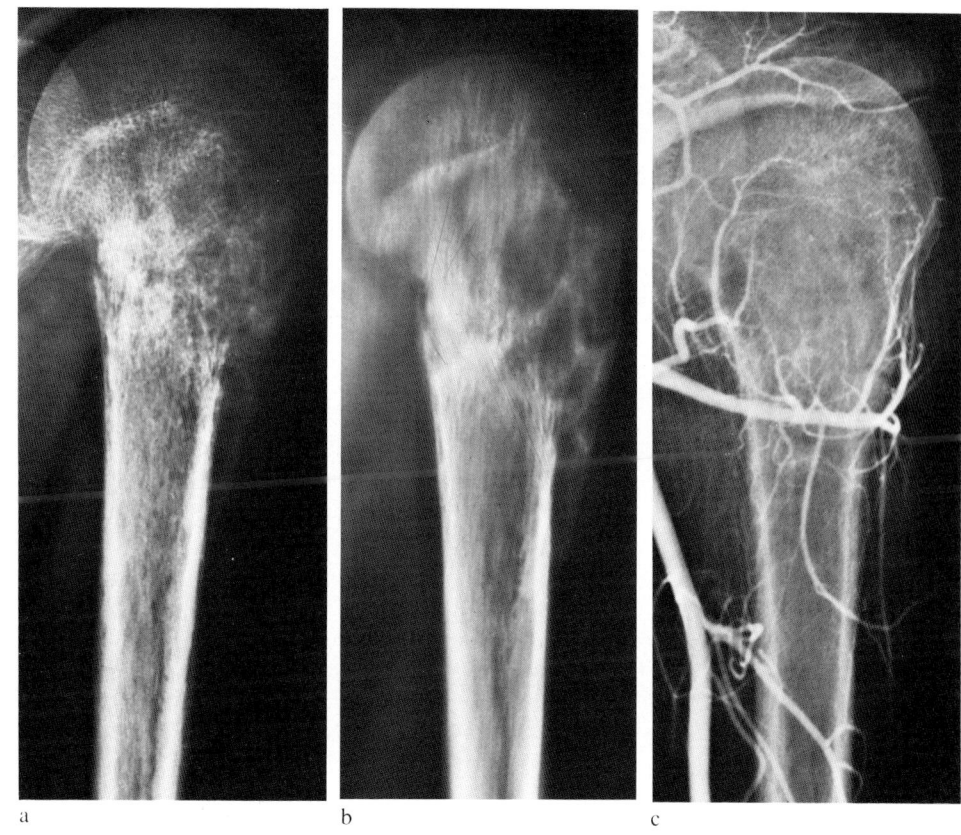

a b c

Abb. 116 a – c   Retikulumzellsarkom der proximalen Humerus-Meta-/Diaphyse links. a/b Post radiationem mit weitgehender Renormalisierung der Knochenstrukturen und Rekonstruktion der ehemals tumortragenden Humerus-Meta-/Diaphyse. c) Angiogramm *nach* Bestrahlung als Beispiel für eine Renormalisierung des bei Bestrahlungsbeginn hochvaskularisierten Geschwulstprozesses (♂, 16 J.).

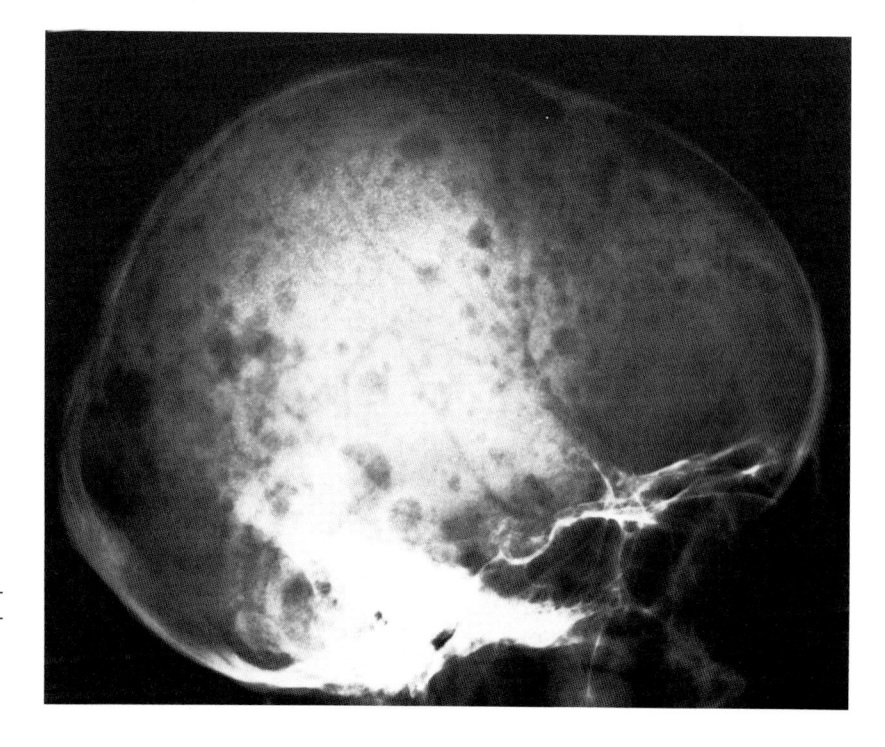

Abb. 117   Diffuses Retikulumzellsarkom der Kalvaria mit multiplen, z. T. herdförmig ausgestanzten, an röntgenologischen Kriterien differentialdiagnostisch nicht pathognomischen Osteolysen (♀, 43 J.).

a b

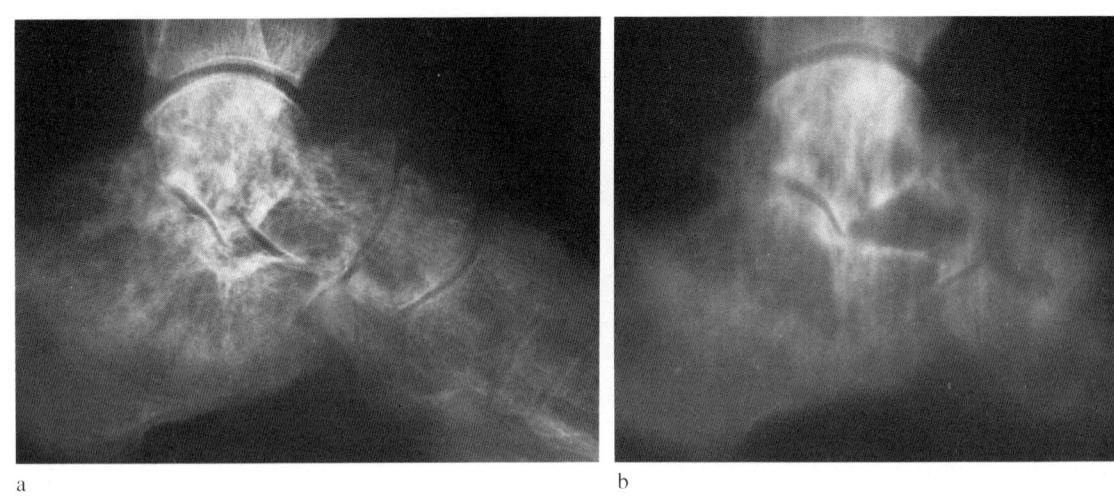

Abb. 118 a u. b   Retikulumzellsarkom des Talus mit Einbruch in das Os naviculare und ausgeprägtem ventralparossalem Geschwulstausbruch im Bereich der Fußwurzelknochen (♀, 19 J.).

Röntgenologische Symptomatik: Das Retikulumzellsarkom wächst vorwiegend zwar als osteolytischer Destruktionstyp, kann aber mit ausgeprägten Arealen osteosklerotischer Reaktionen (Abb. 116) in Anbetracht des relativ langsamen Wachstums vergesellschaftet sein (UEHLINGER u. Mitarb.). PARKER u. JACKSON bezeichnen die reaktive Osteosklerose als Knochennarbe. Markraum und kompakte Knochenabschnitte sind gleichermaßen betroffen. Trotz umfangreicher Mitbeteiligung der Röhrenkortex sind periostale Reaktionen im Gegensatz zum Ewing- oder Osteosarkom auffallend gering ausgeprägt (Abb. 118).

Trotzdem ist ein im Nativbild nicht ohne weiteres nachweisbarer, sehr ausgedehnter parossaler Weichteiltumor (Abb. 116 b) häufig vergesellschaftet (EDEIKEN u. HODES 1967, WILSON u. PUGH 1955).

Letztlich vermögen nur die *Größe* der im Röntgenbild nachweisbaren Geschwulst, der begleitende Weichteiltumor, die lange Anamnese oder der Umstand, daß Spontanfrakturen sehr häufig mit einer ausgeprägten „Tumor-Kallus-Brücke" gekennzeichnet sind, differentialdiagnostische Hinweise zur Artdiagnose zu geben. Auch hier kann die exakte Diagnose nur durch eine feingewebliche Untersuchung gestellt werden.

Therapie und Prognose: Die Therapie der Wahl beim Non-Hodgkin-Lymphom ist eine Strahlentherapie mit einer Dosis von 45 Gray/4 Wochen. Auch ohne eine adjuvante resp. kurative Chemotherapie betrug die 5-Jahres-Überlebensrate 30–40%. In jedem Fall sind Langzeit-Verlaufsbeobachtungen über einen Zeitraum von 10 Jahren erforderlich, will man die für das Retikulumzellsarkom charakteristische Spätexazerbation mit genügender Aussicht auf einen befriedigenden Behandlungseffekt in den Griff bekommen.

Liposarkom

Synonyme: Lipoblastisches Sarkom, Lipofibrosarkom, Lipomyxosarkom.

Abstammung: Das Liposarkom ist ein primär maligner Tumor des Knochenmarks. Die Zellen dieses Tumors ähneln Lipoblasten; sie haben also die Fähigkeit zur Fettstapelung und besitzen somit auch faserbildende Eigenschaften, z. T. mit der Potenz zur Produktion myxoiden Gewebes.

Vorkommen: Im Gegensatz zum Liposarkom der Weichteile, das hinsichtlich seiner Häufigkeit an vorderer Stelle der Weichteilsarkome überhaupt steht, ist das primäre Liposarkom des Knochens sehr selten. In der Sammlung des Netherlands Committee of Bone Tumours (NCBT 1973) mit ca. 4000 Geschwülsten, davon 1645 primär *malignen* Tumoren und in der Sammlung des Knochengeschwulstregisters Göttingen mit ca. 3260 Tumoren, davon 1483 bösartigen Knochen-Erstgewächsen, existieren nur 5 histologisch gesicherte Beobachtungen von Liposarkomen. Aus der Literatur sind uns nur 28 (14 ♂ und 14 ♀) einschlägige Beobachtungen, die durch den weiteren katamnestischen Verlauf als Primärmanifestationen am Knochen als gesichert angesehen werden können, bekannt geworden.

Altersprädilektion: Der Tumor bevorzugt keine spezifische Altersgruppe.
Er wird in der 3., 4. und 5. Dekade in gleicher Häufigkeit beobachtet. Der jüngste Patient war 6, der älteste > 70 Jahre.

Geschlechtsprädilektion: Die Bevorzugung eines Geschlechts ist anhand der geringen Beobachtungszahlen nicht festzustellen.

Lokalisation: Von den bekannt gewordenen Beobachtungen werden folgende Lokalisationen berichtet (Abb. 119):

Femur	= 11	Fibula	= 4
Os ileum u. Os sacrum	= 5	Humerus	= 3
Tibia	= 4	Ulna	= 1

Die 5 eigenen Beobachtungen zeigten 3mal eine Lokalisation am Femur, 2mal in der Tibia.

Klinik: Ein charakteristisches Leitsymptom für diese spezifische Geschwulst existiert nicht. In allen Fällen wird über einen auffallend langen (in 2 Beobachtungen 2 Jahre), überwiegend aber über einen mehrere Monate dauernden, *lokalen* Schmerz, vergesellschaftet mit einer örtlich begrenzten Weichteilschwellung, berichtet.

Röntgenologische Symptomatik: Der Tumor wird durch einen ungleichmäßigen und unscharf begrenzten osteolytischen Herd, meistens in der Metaphyse gelegen, selten mit diaphysärer Lokalisation, gekennzeichnet. Inselförmige endotumorale Verkalkungen können vorhanden sein. Es kann dann das Bild eines Tumors kartilaginärer Genese simuliert werden. Stets ist zum Zeitpunkt der Erstentdeckung die Kortex im tumortragenden Abschnitt aufgetrieben, auch arrodiert, in fortgeschritteneren Fällen auch perforiert und mit entsprechenden periostalen Reaktionen, gelegentlich auch mit einem ausgeprägten parossalen Geschwulstausbruch kombiniert. Die weniger *malignen* Formen zeigen als Ausdruck ihres relativ langsamen Wachstums eine scharfe Grenze zum gesunden Knochen. Gelegentlich wird diese Tumorgrenze durch eine reaktive Osteosklerosezone markiert (Abb. 120).
Andere Liposarkome zeigen auf dem Röntgenbild größere Aggressivität. Der Übergang zur gesunden Spongiosa ist mehr fließend, die Ränder sind weniger scharf. Periostale Reaktionen, ggf. mit dem Auftreten sog. Codmanscher Dreiecke kombiniert, können vorkommen (Abb. 121). Im Falle eines Durchbruchs durch die Kortikalis läßt sich ein parossaler, zuweilen durch radioluzente Fettmassen bedingter Weichteiltumor darstellen.
EDEIKEN hat zwar die Möglichkeit einer Kombination Liposarkom/Osteosarkom (malignes Me-

Abb. 119 Prozentuale Verteilung der Lokalisation von 35 Liposarkomen (= Zahl der histologisch gesicherten Beobachtungen). (In Anbetracht der geringen Zahl der Beobachtungen keine statistischen Angaben.)

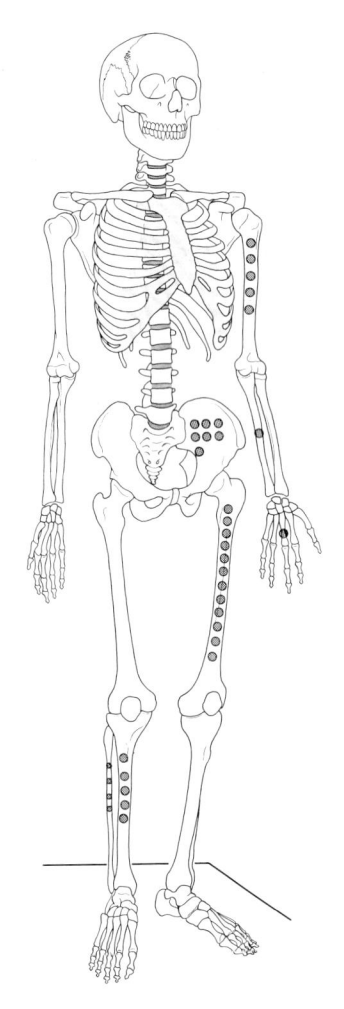

senchymom) erwähnt. Unserer Meinung nach sollte hier jedoch eine scharfe Trennung gezogen werden, weil Tumoren mit osteoblastischer Potenz der Gruppe der Osteosarkome zuzurechnen sind.
Primäre Liposarkome des Knochens sind in ihrer röntgenologischen Symptomatik vom Bild der sekundär den Knochen arrodierenden Liposarkome der Weichteile abzugrenzen. Das Weichteilliposarkom führt entweder zu kortikalen Druckusuren oder – in seltenen Fällen – bei invasivem Wachstum in die Kortex des Knochens zu oberflächlicher Destruktion. Eine differentialdiagnostische Abgrenzung zwischen dem primären Liposarkom des Knochens und einem parossalen Liposarkom der Weichteile mit *sekundärer* Arrosion der Rinde kann sich nur auf das Röntgenbild stützen: Bei endostaler Lokalisation der Hauptmasse des Tumors liegt ein primär *ossales* Liposarkom vor.

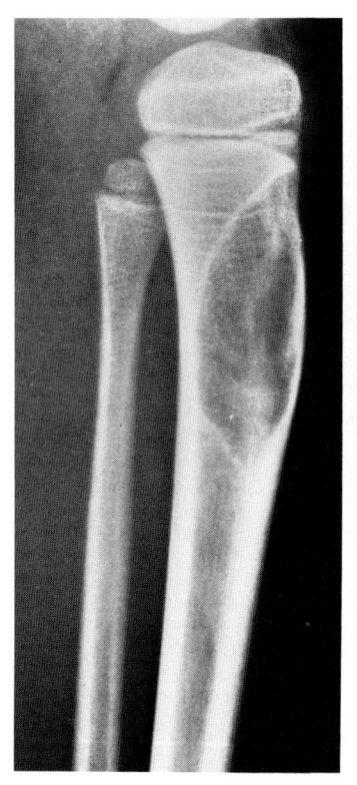

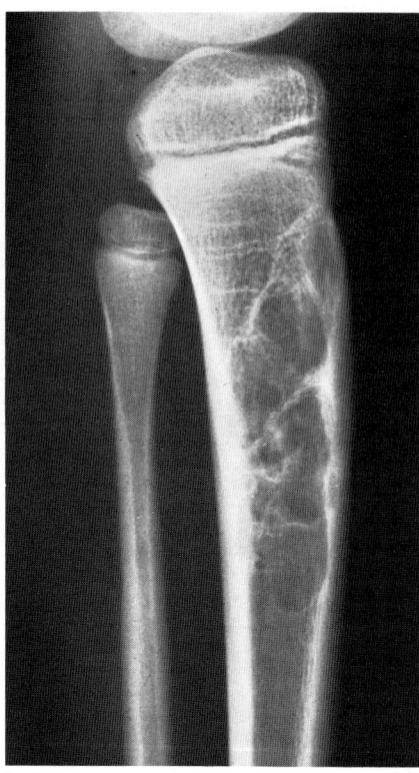

Abb. 120 a u. b Liposarkom der proximalen Femur-Meta-/Diaphyse. a) Scharf und sklerotisch begrenzte radioluzente Läsion im meta-/diaphysären Bereich der Tibia; geringe Vorwölbung der Kortikalis an der ventralen Seite. b) 4 Jahre später mit „pseudo-multilokulärer" Größenzunahme des Herdes (♀, 6 J. bei Erstbeobachtung).

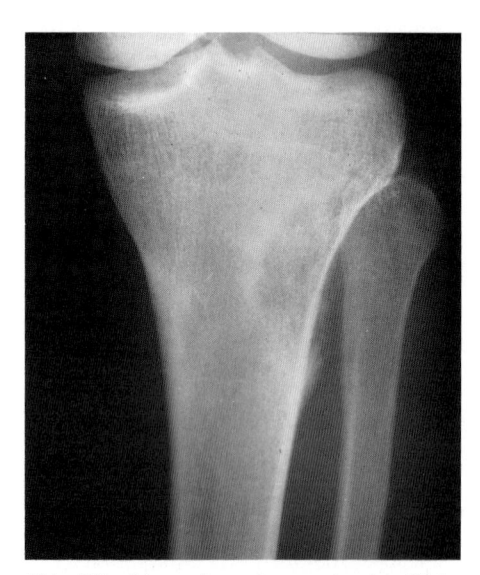

Abb. 121 Liposarkom der proximalen Tibiametaphyse mit z. T. scharf und sklerotisch begrenztem, an anderen Stellen unscharf begrenztem osteolytischem Herd; exzentrische Lokalisation, periostale Knochenneubildung und Codman-Dreieck (♂, 17 J.).

Differentialdiagnose: Der röntgenologische „Low-Grad-Malignicy"-Typ des Liposarkoms des Knochens kann am Kriterium der Veränderungen des Röntgenbildes gegen solitäre Knochenzysten, aneurysmatische Knochenzysten, ein eosinophiles Granulom oder einen Riesenzelltumor nicht ohne weiteres abgegrenzt werden. Der „röntgenologisch aggressive" Typ des Liposarkoms ahmt das Bild eines Chondrosarkoms, eines Osteosarkoms, eines Ewing-Sarkoms oder auch einer Osteomyelitis täuschend ähnlich nach.

Therapie: Die Therapie der Wahl ist eine chirurgische Resektion im Gesunden, u. U. sogar die Entfernung einer Extremität.

Prognose: Die Prognose ist bei inadäquater Therapie, z. B. einer Exkochleation oder nur subtotalen Resektion praktisch infaust. Die Mehrzahl der Patienten verstarb innerhalb von 3 Jahren nach Entdeckung des Geschwulstprozesses. In der Literatur wird von wenigen Patienten mit Rezidiv- und Metastasenfreiheit nach 2,5, 3,5, 4, 5 und 6 Jahren nach Amputation berichtet.

Fibröses Gewebe

Gutartige Tumoren

Desmoplastisches Fibrom

Synonyme: Desmoidfibrom.
Desmoplastische Fibrome des Knochens verdienen insofern die Aufmerksamkeit des Radiologen, als deren röntgenologische Symptomatik durchaus nicht den Kriterien eines gutartigen Tumors entspricht.

Abstammung: Dieser spezielle Bindegewebstumor gehört nach JAFFÉ (1958) in die Gruppe jener Tumoren mit der Potenz zur Fibroblastenbildung bzw. zu den vom Bindegewebe abstammenden geschwulstigen Entgleisungen. Die Neoplasie zeichnet sich durch die Bildung abundanter kollagener Fibrillen durch das Geschwulstgewebe aus. Mit schmalen Kernen ausgestattete Fibroblasten ohne irgendeine Kernpleomorphie sind in eine Interzellularsubstanz mit reichlich kollagenen Fibrillen eingebettet. Im Zellbild ähnelt die Geschwulst dem der Weichteildesmoide. Auf diesen Umstand ist wohl die von JAFFÉ gewählte Apposition „desmoplastisch" in der Benennung zurückzuführen.

Vorkommen: Der Tumor ist außerordentlich selten. Seit der Mitteilung von JAFFÉ an einem Beobachtungsgut von 5 Fällen sind wohl nicht mehr als 40–50 *gesicherte* Beobachtungen bekannt geworden. RABHAN u. ROSAI (1968) und NILSONNE u. GÖTHLIN (1969) haben anhand eines mühevollen Literaturstudiums 26 Beobachtungen sammeln können. Je 1 Fall wurde von HINDS (1969) und SPJUT u. Mitarb. (1971), 2 Beobachtungen durch das NCBT (1973) beigesteuert.

Altersprädilektion: Eine Bevorzugung der 2. und 3. Lebensdekade in einer Altersverteilung von 8–71 Jahren ist unverkennbar.

Geschlechtsprädilektion: Eine in der kleinen Zahl auffällige Geschlechtsbevorzugung ist nicht zu erkennen.

Lokalisation: Eine Bevorzugung der langen Röhrenknochen gegenüber kurzen und platten Knochen ist nicht signifikant (Humerus = 5, Tibia = 5, Femur = 4, Radius = 2, Klavikula = 2, Ileum = 4, Mandibula = 4, Skapula = 3, Os pubis = 3, Os ischii = 1, Kalkaneus = 1). Die Bevorzugung der Metaphyse bei Lokalisationen in den großen Röhrenknochen ist dagegen auffällig.

Symptomatologie: Wie bei allen expansiv wachsenden, zunächst im Markraum entstehenden Tumoren dauert es je nach Wachstumsgeschwindigkeit eine gewisse Zeit, bis ein Schmerz die Knochenalteration größeren Ausmaßes signalisiert. Anamnestische Angaben bis zu 9 Jahren liegen im Schrifttum vor. Wie bei solitären Knochenzysten oder der fibrösen Dysplasie führte in einer Reihe von Fällen erst die Spontanfraktur zur Entdeckung.

Röntgenbild: Desmoplastische Fibrome führen auch hier je nach individueller Wachstumsgeschwindigkeit zu so heterogenen Röntgenbefunden, daß im Grunde nur die Biopsie Auskunft über den Geschwulsttyp zu geben vermag. Die Beobachtungen der Literatur zeigen sowohl metaphysär zentral und expansive, in jedem Fall radioluzente, in der Minderheit nur mit sklerosierten Rändern versehene Knochenauflösungen als auch z. T. *imponierende* Kortikalisdestruktionen mit großen parossalen Tumorauswüchsen, die den der Fibrosarkome ähneln. Andere Erscheinungsbilder gleichen denen einer fibrösen Dysplasie oder auch einer, den Chondroblastomen ähnelnden, wattebauschartigen oder tüpfeligen, mit Knochenauftreibung kombinierter Sklerose.

Differentialdiagnose: Aus dem Röntgenbild allein ist eine Artdiagnose *nicht* zu stellen.

Therapie: Wie bei allen Geschwülsten bindegewebiger Herkunft kann die Behandlung nur chirurgisch erfolgen.

Prognose: Mit Rezidiven nach Kürettagen oder Exzisionen ist aufgrund der bisherigen Beobachtungen in $1/5$ der Fälle zu rechnen, mit Metastasen nie.

Periostales Desmoid

Synonyme: Desmoid.
Die *desmoidähnliche* Wucherung des Periost ist erstmalig von KIMMELSTIEL u. RAPPS 1951 beschrieben worden. Die geschwulstmäßige Läsion ist durch ihre Fähigkeit, sich in das angrenzende Rindengebiet mit im Röntgenbild charakteristischer Zähnelung an der äußeren Kompaktalamelle „einzugraben", gekennzeichnet.

Abstammung: Das periostale Desmoid nimmt offenbar seinen Ausgang vom Periost. Das gefäßarme, desmoide Bindegewebe zeichnet sich durch einen hohen Gehalt an Fibrillen mit paralleler Ausrichtung zur Knochenlängsachse aus. Die

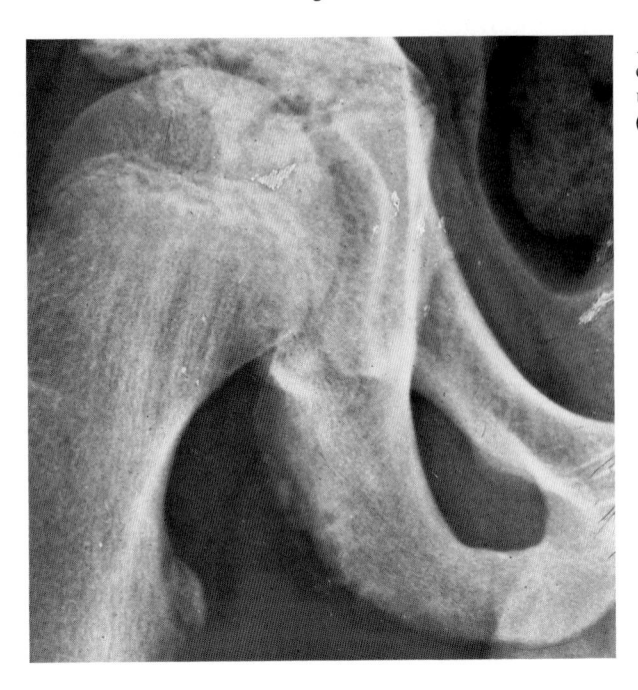

Abb. 122 Periostales Desmoid des Os ischii mit charakteristischer Knochenusur durch sub- und periostale fibroossäre Knochenreaktionen (♂, 10 J.).

reichlich im „Tumor"-Gewebe vorhandenen Fibrozyten grenzen in einer Art Randwall die Läsion gegen die Oberfläche ab. Man muß die merkwürdige, örtliche, in der epiphysennahen Metaphyse gelegene Entgleisung wohl als eine fibroplastische Periostreaktion auf einen Reiz auffassen (UEHLINGER). MAREK (1955) hielt Überlegungen, das periostale Desmoid möglicherweise als kortikale Austrittsphase eines nicht ossifizierenden Fibroms anzusehen, die charakteristische Eigenart zur Entwicklung eines scharf begrenzten Innenrandes zur Knochenkompakta entgegen und leitete damit die *periostale* Herkunft ab. Bei einem 4jährigen Jungen hat UEHLINGER gleichzeitig an der Femurmetaphyse auf der einen Seite ein Kortikalisosteoid, kontralateral am gleichen Knochen in der gleichen Höhe ein Kortikalisdesmoid beobachten können.

Lokalisation: Eine Bevorzugung der hinteren *medialen* Zirkumferenz des Femurkondylus ist auffällig (KIMMELSTIEL u. RAPPS 1951). Eine Tibialokalisation (distale Metaphyse) wurde von MAREK (1955) gesehen.

Altersprädilektion: In den wenigen bisher bekannten Fällen ist das 1. und 2. Lebensjahrzehnt auffällig bevorzugt (4 – 20 Jahre).

Geschlechtsprädilektion: Periostale Desmoide sind nur bei Patienten männlichen Geschlechts gesehen worden.

Symptomatologie: In allen Fällen war eine der Knochenläsion kongruente, z. T. schmerzhafte Weichteilschwellung vorhanden. Die verursachende Rolle eines Traumas ist ungeklärt.

Röntgenbild: Unter der klinisch nachweisbaren Periostvorbuckelung (Abb. 122) findet sich eine 1 – 2 cm lange, flache, manchmal napfförmige, gezahnte Usur der Knochenrinde *ohne* jegliche periostale Reaktion – ein u. U. wichtiges differentialdiagnostisches Zeichen in der Abgrenzung gegenüber Läsionen der Rinde auf dem Boden inzipienter Geschwulstauswüchse besonders bei Osteosarkomen oder inzipienten juxtakortikalen Fibrosarkomen.

Differentialdiagnose: Die letzte Entscheidung kann nur die mikroskopische Untersuchung fällen. Sie gestattet allerdings einwandfrei die Abgrenzung eines periostalen Desmoids gegenüber dem nicht-ossifizierenden Fibrom oder dem fibrösen Kortikalisdefekt, obwohl in der fibrösen Matrix locker eingestreute Riesenzellen vorkommen.

Therapie der Wahl ist die En-bloc-Resektion.

Bösartige Tumoren

Fibrosarkom

Synonyme: Zentrales Fibrosarkom, medulläres Fibrosarkom, endostales Fibrosarkom, spindelzelliges Fibrosarkom.

Abstammung: Das Fibrosarkom ist ein maligner Knochentumor, der aus fibroblastischen Zellen mit interzellulärer Substanz aus Kollagenfasern aufgebaut ist. Die Tumorzellen bilden weder Osteoid noch Knochen oder Knorpel. Die Geschwulstzellen sind mit den Kollagenfasern in Bündeln als charakteristisches Substrat geordnet. Einige Autoren vertreten die Ansicht, daß Fibrosarkome der Gruppe der Osteosarkome zuzurechnen seien. Fibrosarkome unterscheiden sich von Osteosarkomen aber durch die fehlende Potenz zur Knochen- oder Osteoidbildung. Die überwiegende Mehrheit der Fibrosarkome stammt vom Bindegewebe des Knochenmarks ab.

In der älteren Literatur werden neben diesen „zentralen" Fibrosarkomen des Knochens auch Formen eines sog. „periostalen" Fibrosarkoms beschrieben. Letztere Tumoren leiten sich vom Bindegewebe, den Muskeln, Fazien oder Sehnen ab und wachsen invasiv aus der parossalen Weichteilmanschette mehr oder weniger tief in den Knochen ein. Die überwiegende Mehrheit der Fibrosarkome entstehen „de novo".

In einer Reihe von Beobachtungen jedoch ist nachgewiesen, daß sie nach entsprechender Latenzzeit als Folge einer Behandlung mit ionisierenden Strahlen (MORRISON u. IVINS) im Gefolge einer Osteopathia deformans (Morbus Paget) in Herden einer fibrösen Dysplasie oder in alten Knocheninfarkten sich entwickeln können.

Anhand feingeweblicher Kriterien kann man drei „Malignitätsgrade", variierend von einem gut differenzierten bis zu einem anablastischen Fibrosarkom unterscheiden. Der Grad der jeweiligen biologischen Dignität bedingt auch den klinischen Verlauf.

Vorkommen: Im Material der Mayo-Klinik kommen die Fibrosarkome in ungefähr 4% der malignen Knochentumoren vor. Im Material des NCBT sind 128 Fibrosarkome registriert; das sind ungefähr 8% der Gesamtzahl der primär malignen Knochentumoren.

Altersprädilektion: Das Fibrosarkom wird bei sehr jungen, aber auch bei sehr alten Patienten gefunden (UEHLINGER); der jüngste aus der Literatur bekannte Patient war 8 Jahre, der älteste 88 Jahre. Die meisten Autoren geben der 2., 3. und 4. Dekade den Vorzug (AEGERTER, ACKERMAN); EIDEKEN dagegen vermeldet eine gleichmäßige Verteilung von der 2. bis zur 7. Dekade. GREENFIELD (1975) teilt mit, daß bei jüngeren Patienten das Fibrosarkom öfter in den Röhrenknochen angetroffen wird, bei älteren dagegen in den platten Knochen.

Geschlechtsprädilektion: Weder aus der Literatur, noch aus unserem Material ist eine Geschlechtsprädilektion abzuleiten.

Lokalisation: Als Prädilektionsorte für ein Fibrosarkom (Abb. 123) gelten Femur, Tibia, Humerus sowie eine – unerklärliche – Bevorzugung der Mandibula. Mehr als 50% aller Fibrosarkome

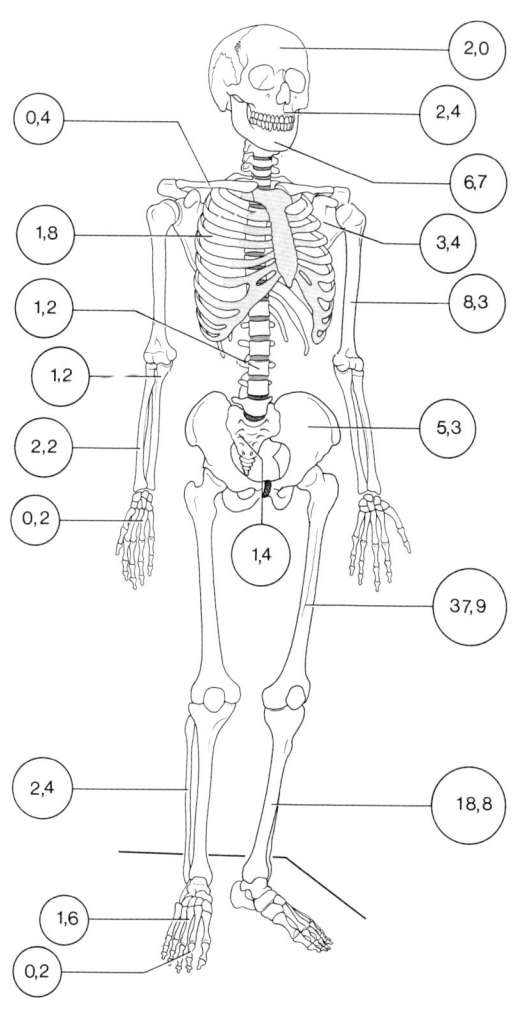

Abb. 123 Prozentuale Verteilung der Lokalisation von 494 Fibrosarkomen.

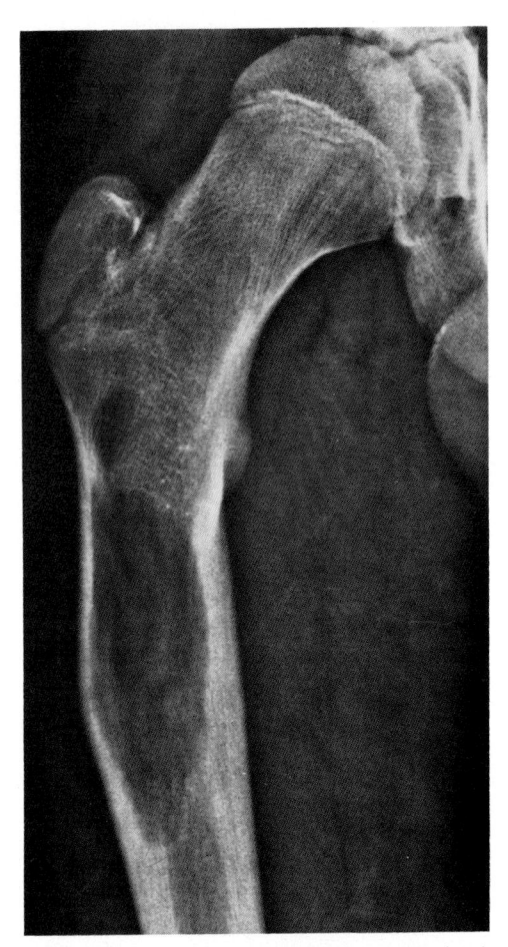

Abb. 124 Fibrosarkom (Grad III) der proximalen Femurdiaphyse mit scharf begrenztem osteolytischem Markraumherd und expansiv-exzentrischer Vortreibung der intakten Kortikalis (♂, 15 J.).

werden in der Nähe des Kniegelenkes gefunden. Bei Lokalisation an den Röhrenknochen ist die Metaphyse, in Ausnahme nur die Diaphyse bevorzugt. Ein epiphysäres Einwachsen des Tumors ist nur in Fällen mit abgeschlossenem Epiphysenwachstum beobachtet worden. Für differentialdiagnostische Zwecke kann eine weitere Eigenart, die metaphysär-exzentrische respektive epi-metaphysär-exzentrische Lokalisation von Fibrosarkomen von Bedeutung sein. Für den sog. „periostalen" Typ des Fibrosarkoms geben einige Autoren als Lieblingslokalisationen (in der Reihenfolge ihrer Häufigkeit) Os ilium, Collum femoris, Skapula und die Rippen an.

Symptomatologie: Auch Fibrosarkome zeigen wenig charakteristische klinische Befunde. Wichtigstes Leitsymptom ist der Periostdehnungsschmerz. Dabei ist zu berücksichtigen, daß Fibrosarkome gegenüber anderen Formen bösartiger Knochen-Erstgewächse häufig ein sehr langes Wachstum aufweisen. Somit kann das Intervall „Erstsymptom/Diagnosestellung" auch einen großen Zeitraum umfassen.

Die mittlere Anamnesedauer bei Fibrosarkomen wird von AEGERTER mit 20 Monaten angegeben. Je nach Typ der biologischen Dignität wird in Abhängigkeit von der Geschwulstprogredienz auch die Anamnesedauer beeinflußt. In einer Reihe von Beobachtungen wurden zentrale Fibrosarkome erst aufgrund einer pathologischen Fraktur entdeckt.

Röntgenbild: Ein ossäres (zentrales) Fibrosarkom ist in den meisten Fällen dia-metaphysär exzentrisch lokalisiert (UEHLINGER).

Von einigen Autoren als „periostale" Formen eines Fibrosarkoms beschriebene Beobachtungen dürften keinen echten Knochenprimärtumor darstellen. Sie sind als von den Weichteilen ausgehende Fibrosarkome mit sekundärer Invasion in den Knochen aufzufassen. In solchen Fällen findet man im Röntgenbild eine glatt begrenzte, mehr oder weniger runde, parossale Weichteilverdichtung, teilweise in Kombination mit einer Verdrängung der Muskellogen. Beim Einwachsen des Geschwulstprozesses in den Knochen wird die Kortex an der periostalen Seite unregelmäßig und faserig aufgerauht. Eine ausgeprägtere Destruktion bei sekundärem Einwachsen in den Markraum des Knochens ist ungewöhnlich.

Der „Grad I" eines differenzierten Fibrosarkoms stellt sich im Röntgenbild meist als scharf begrenzter osteolytischer Herd dar (Abb. 124). Die Grade II und III zeigen mit ihrem aggressiveren Wachstum meist ein größeres Zerstörungsausmaß, wobei die Kortikalislamelle auch auf eine größere Strecke vernichtet sein kann (Abb. 125 – 127). Nur in wenigen Fällen führt ein zentrales Fibrosarkom zu einer Schaftauftreibung durch eine periostale Knochenneubildung. Letztere wird aber öfter bei den gut differenzierten Formen gesehen (Abb. 128). Solche lamelläre periostale Knochenneubildungen sind häufiger zu beobachten. Auffällig ist jedoch im Gegensatz zu anderen primär malignen Knochentumoren das seltene Vorkommen von Spiculae respektive Codmanscher Dreiecke. EDEIKEN vertrat die Meinung, daß Lokalisationen von Fibrosarkomen am Anfang oder Ende eines Knochens häufiger mit einer lokalen Expansion vergesellschaftet sind. Diaphysäre Lokalisationen dagegen sind mehr durch eine Ausbreitung in der ganzen Länge des Markraums gekennzeichnet. In solchen Fällen

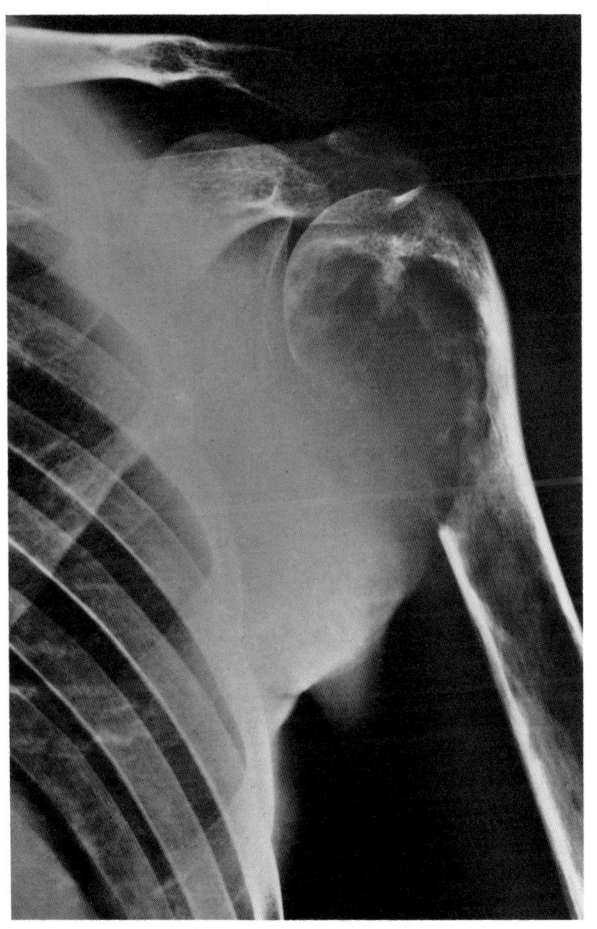

Abb. 125 Fibrosarkom (Grad II) der proximalen Humerus-Epi-/Metaphyse mit exzentrischem parossalem Geschwulstausbruch (♂, 26 J.).

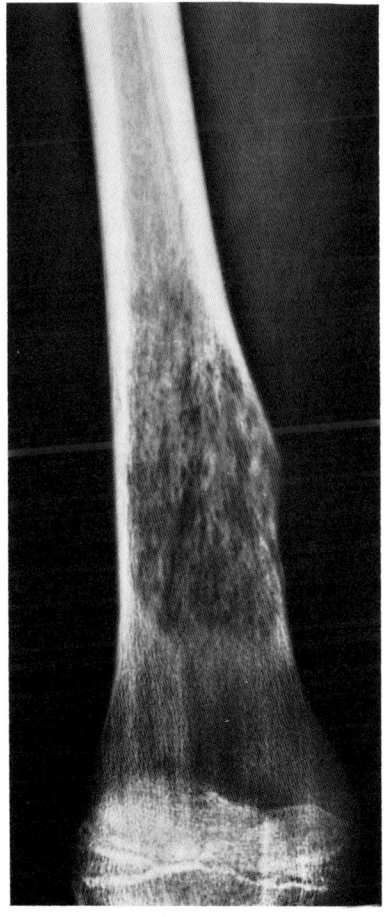

Abb. 126 Fibrosarkom (Grad III) der distalen Femurdiaphyse mit faserartiger Spongiosadestruktion und perforierter Kortikalis sowie lamellärer periostaler Reaktion (♂, 13 J.).

kann nur die Probebiopsie eine Auskunft über die wahre Ausdehnung des intramedullären Geschwulstprozesses geben, da eine Festlegung der Tumorgrenzen anhand röntgenologischer Kriterien häufig kaum möglich ist.
In seltenen Fällen wurden in Fibrosarkomen millimeter- bis zentimetergroße Sequester gefunden. Eine differentialdiagnostische Abgrenzung gegenüber einer Osteomyelitis wird dann besonders schwierig.

Differentialdiagnose: Auch für das Fibrosarkom gilt die Erfahrung, daß eine differentialdiagnostische Abgrenzung an Kriterien der röntgenologisch nachweisbaren Destruktion gegenüber Tumoren anderer Genese außerordentlich schwierig ist.
Osteosarkome, Chondrosarkome oder auch Riesenzelltumoren können ein ähnliches Bild hervorrufen. Bei Patienten jenseits des 40. Lebensjahres muß differentialdiagnostisch auch immer an die Knochenmetastasierung von Organtumoren gedacht werden. Ist die Knochendestruktion im Röntgenbild durch eine scharfe Begrenzung des Tumors und eine ggf. regelmäßige periostale Knochenneubildung gekennzeichnet, ist eine Verwechslung mit einer aneurysmatischen Knochenzyste oder auch einem Riesenzelltumor Grad I ohne weiteres möglich. In solchen Fällen kann die Wachstumsrichtung eine wertvolle Stütze für die Differentialdiagnostik bieten:

– Riesenzelltumoren bevorzugen einen epi-metaphysär exzentrischen Standort,
– Fibrosarkome wachsen vornehmlich in Richtung der Diaphyse.

Die bioptische Klärung ist auch hier in jedem Fall vor Einleitung einer Therapie anzustreben.

628 Primäre Knochengeschwülste

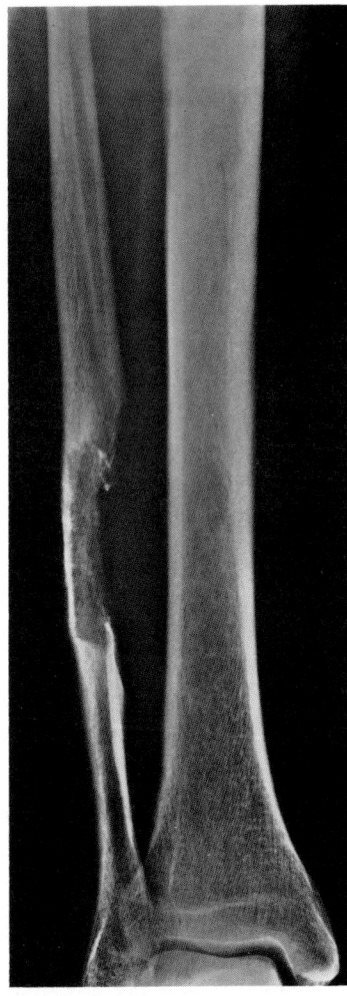

Abb. 127 Fibrosarkom (Grad II) der Fibuladiaphyse mit exzentrischem Geschwulstausbruch und Invasion in die Membrana interossea ohne erkennbare periostale Knochenneubildung (♂, 67 J.).

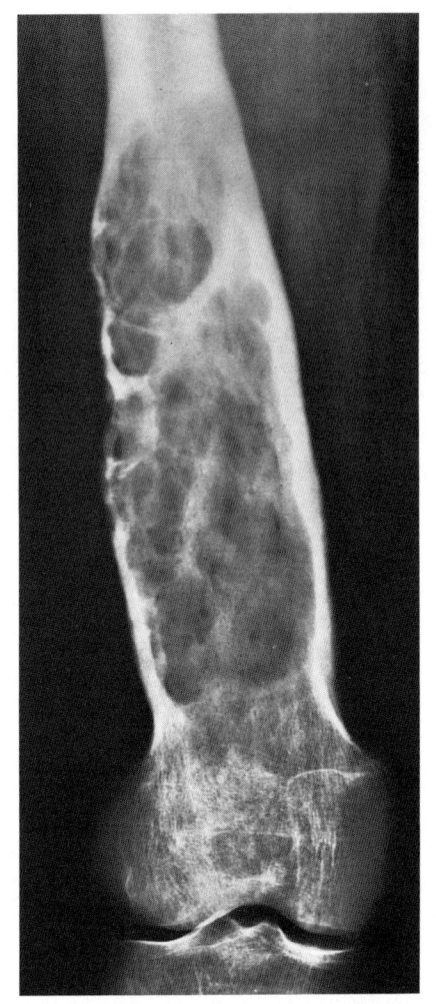

Abb. 128 Multilokuläres Fibrosarkom (Grad I) mit ausgedehnter periostaler Knochenneubildung, ein Chondrosarkom simulierend (♂, 48 J.).

Therapie: Als Therapie der Wahl gilt die Resektion im Gesunden, ggf. in Form einer Amputation, will man Lokalrezidive eines Fibrosarkoms mit Sicherheit vermeiden. Nur in Fällen eines gut differenzierten Fibrosarkoms ist bei günstiger Lokalisation und jugendlichem Alter des Trägers eine extremitätenerhaltende Resektionsbehandlung mit konsekutiver Plombenstabilisierung zu vertreten. Im Fall des Auftretens eines lokalen Rezidivs sollte unbedingt eine Amputation oder Exartikulation bei Manifestationen dieser Geschwulst an den Extremitätenknochen durchgeführt werden.

Prognose: Im allgemeinen gelten Fibrosarkome ob des relativ langsamen Wachstums, ihrer Eigenart zur relativ späten Metastasierung, diese oft erst nach inadäquater Operation, gegenüber Osteo- und Chondrosarkomen als weniger maligne. Andererseits muß auch beim Fibrosarkom bedacht werden, daß ähnlich dem Chondrosarkom und den juxtakortikalen Osteosarkomen mit jedem Rezidiv ein Umschlag in der biologischen Dignität eintreten kann. Gerade für Fibrosarkome gilt die Erfahrung, daß die regionalen Lymphknoten mit beteiligt sein können. Jede operative Behandlung hat diesem Umstand Rechnung zu tragen.

Die 5-Jahres-Überlebensrate wird bei rechtzeitiger Radikaloperation mit ca. 30% angegeben. Die 5-Jahres-Überlebensrate von Fibrosarkomen Grad II beträgt ca. 17%. Für die entdifferenzierten Formen eines Fibrosarkoms gilt die Erfahrung, daß keiner der Geschwulstträger einen Zeitraum von 5 Jahren überleben konnte.

Ossäres, malignes, fibröses Histiozytom

Aufgrund von Züchtungsversuchen spindelzelliger Sarkome kommen STOUT u. O'BRIEN zum Ergebnis, daß die morphologische Untersuchung im Schnittpräparat noch durch die Benutzung der Zellfunktion ergänzt werden muß. In Gewebskulturen spindelzelliger Knochengeschwülste lassen sich 2 Typen von Spindelzellen unterscheiden:
- die fibroblastische Spindelzelle mit Bildung kollagener Fibrillen und
- die histiozytäre Spindelzelle mit Tendenz, Stoffwechselprodukte zu phagozytieren und zu speichern (Lipide, Hämosiderin, Hämatin, Glykogen usw.).

Die entsprechenden Geschwülste sind Fibrome und Fibrosarkome einerseits, benigne und maligne Histiozytome anderseits. Die Großzahl der Histiozytome geht aus Weichteilgeweben hervor. Auf das Vorkommen fibröser Histiozytome des Skelettes haben erstmals FELDMAN u. NORMAN 1972 hingewiesen.

Das ossäre maligne fibröse Histiozytom ist eine seltene, selbständige ossäre Sarkomform. Sie stimmt lichtoptisch und elektronenoptisch in Struktur, zellulärer Zusammensetzung und Architektur völlig mit dem nicht-ossären malignen Histiozytom überein. Das histologische Schnitt-

a b

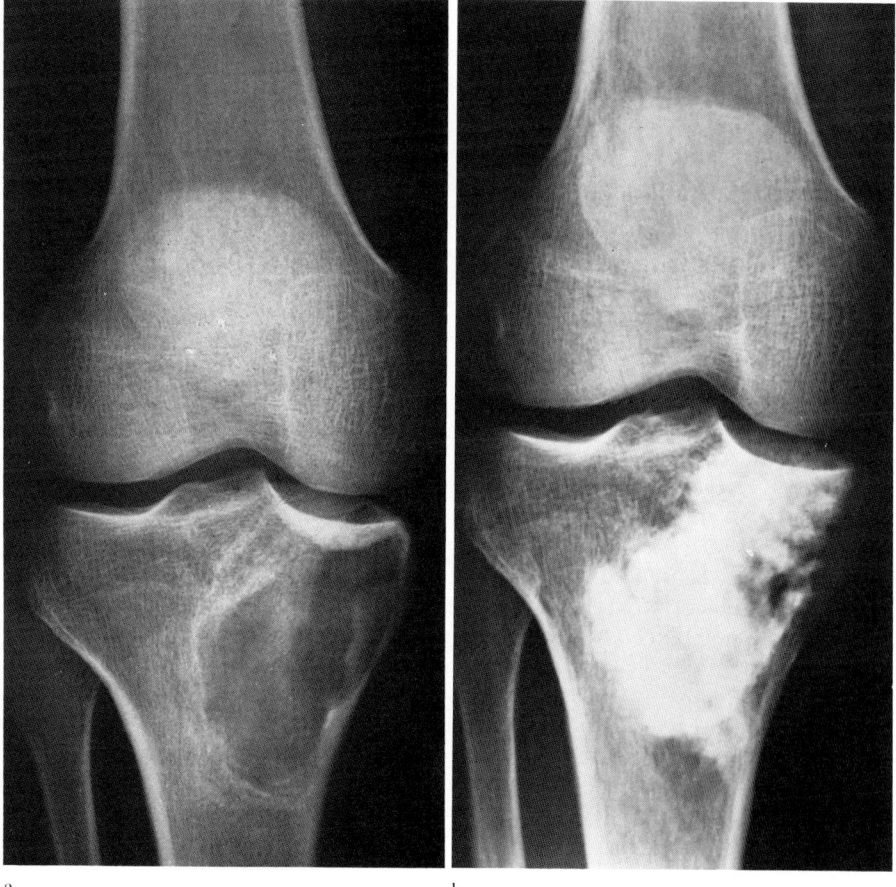

Abb. 129 a u. b ♂ (29 J.), 59 J. 30jährige Verlaufsbeobachtung bei einem (strahleninduzierten?) ossären, malignen, fibrösen Histiozytom der proximalen Tibia-Epi-/Metaphyse. a) Hühnereigroßer epi-/metaphysär-exzentrischer osteolytischer Knochenherd mit Usur der medialen Kortex ohne Zeichen einer Kortikalisdestruktion (Nov. 1944); röntgenologische Erstdiagnose: Riesenzelltumor. Radiatio mit 45 Gy (ohne histologische Sicherung!). b) Wattebauschartige und fleckförmige Spongiosasklerose in Kombination mit einer randsaumartigen Spongiosaosteolyse und inzipienter Destruktion der epi-/metaphysären, papierdünnen Kortex (Febr. 1974 = 30 J. nach erfolgter Strahlenbehandlung).

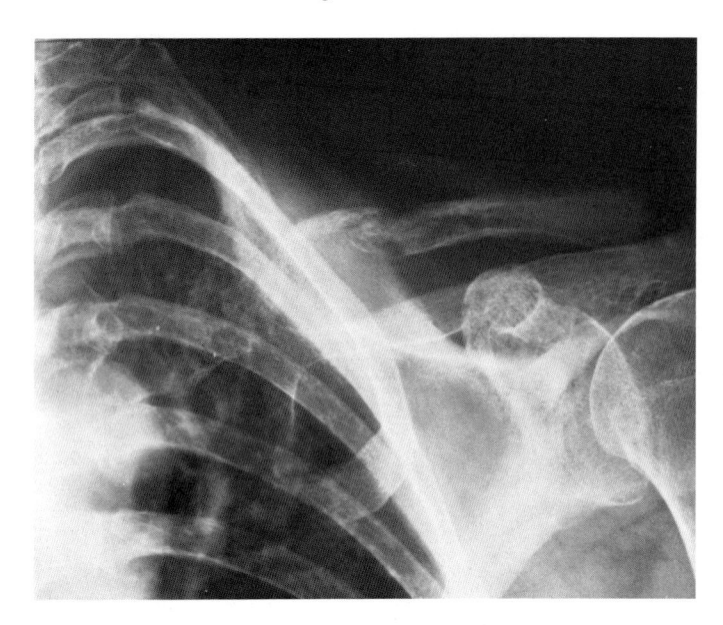

Abb. 130 Ossäres, malignes, fibröses Histiozytom der Klavikula mit ausgedehnter fleckförmiger Spongiosaosteolyse, Spontanfraktur und unförmiger Knochendestruktion des med. Klavikulaabschnittes in Kombination mit fiederartigen, fleckigen, radiär ausgerichteten Osteosklerosen 10 Jahre nach intensiver Bestrahlung der homolateralen Regio supraclavicularis im Rahmen einer p. op. rad. wegen eines Mammakarzinoms; 2 Jahre vor Feststellung des vorliegenden Röntgenbefundes tomatengroße Weichteilschwellung oberhalb des Sternoklavikulargelenkes (♀, 64 J.).

bild wird geprägt durch die Anordnung der Spindelzellzüge in Webemustern (storiform pattern) und die gleichzeitige Transformation der Spindelzellen in Speicherzellen. Im histologischen Schnitt erscheinen die Spindelzellen zu Bündeln aufgeschlossen, die sich über- und unterkreuzen, sich in Spiralen umschlingen oder sich gelegentlich in Strudel auflösen. Die Phagozytose äußert sich im Auftreten von Touton-Zellen, einkernigen Lipophagen und mehrkernigen Fremdkörperriesenzellen. Die Riesenmakrophagen haben die Größe von vielkernigen Osteoklasten. Ihre Form ist polygonal. Die Zahl der Kernanschnitte kann 100 und mehr erreichen. Neben vielkernigen Riesenzellen gibt es auch einkernige Makrophagen mit hyperchromatinreichen, tief gekerbten Kernen. Häufig kommt es zu einer entzündlichen Stromareaktion in Form lymphozytärer und eosinophil-leukozytärer Infiltrate. Nur wenige kollagene Fibrillen begleiten die Spindelzellbündel.

Rezidive sind meist zellreicher, zwischensubstanzärmer als die Primärgeschwülste.

Bis anhin sind die ossären malignen fibrösen Histiozytome den Fibrosarkomen und Osteosarkomen zugeteilt worden. Der Anteil der malignen Histiozytome in bezug auf die ossären Fibrosarkome beträgt nach den Untersuchungen von DAHLIN 10,7%, bezogen auf die Osteosarkome 1,87%. Grundsätzlich handelt es sich bei den malignen fibrösen Histiozytomen des Knochens um eine seltene Geschwulst.

Alter: Maligne fibröse Histiozytome sind Geschwülste des Erwachsenenalters. Sie können sich in jeder Altersstufe entwickeln. Die Grenzwerte betragen nach den Untersuchungen von DAHLIN 18 Monate bis 84 Jahre mit Häufung in der 4. bis 6. Dekade. Die Altersverteilung unterscheidet sich dadurch maßgebend von der Altersverteilung der Osteosarkome mit einem Maximum zwischen 10 und 25 Jahren.

Geschlechtsbefall: Im Befall der Geschlechter besteht kein Unterschied.

Lokalisation: Die Zahl der Fälle maligner fibröser Histiozytome ist noch zu klein, um ein typisches Befallsmuster auszuarbeiten. Am häufigsten finden sich die malignen Histiozytome im Bereich der distalen und proximalen Femurmetaphyse. An zweiter Stelle folgt die proximale Tibiametaphyse. Die Histiozytome können von jedem Knochen des Skelettes ihren Ausgang nehmen.

Klinik: Das führende Symptom der malignen ossären Histiozytome sind Knochenschmerzen unter Bildung einer Geschwulst. In einzelnen Fällen kann der Schmerz bis auf 3 Jahre zurückverfolgt werden. Im Laufe der Zeit nehmen die Schmerzen an Intensität zu. Die Tendenz zur Knochendestruktion (Osteolyse) begünstigt das Auftreten von Spontanfrakturen. FELDMAN u. NORMAN zählten 14 Frakturen auf 11 Patienten. Wenig aufschlußreich sind die Laboratoriumsuntersuchungen. Serumkalzium und Phosphatspiegel wie die Werte für alkalische Phosphatase liegen durchwegs im Rahmen der Norm.

Die Metastasenbildung erfolgt frühzeitig. Bevorzugte Metastasenorte sind die Lungen und die regionalen Lymphknoten.

Fibröses Gewebe 631

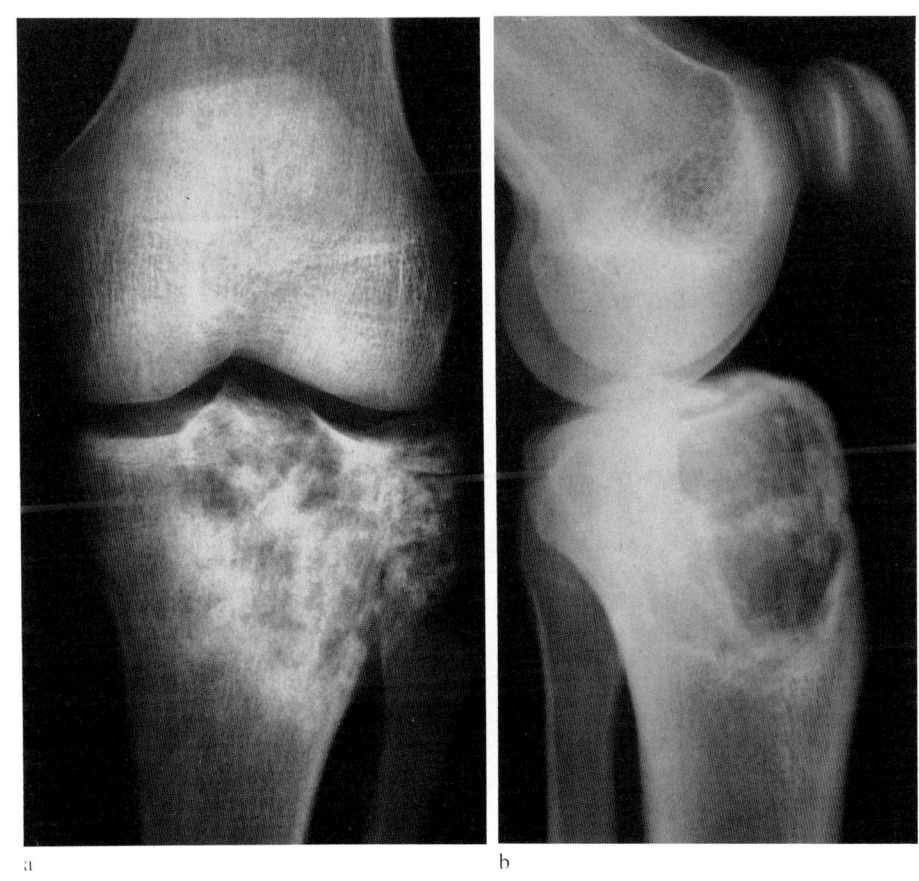

Abb. 131 a u. b   Malignes fibröses Histiozytom des Tibiakopfes. Osteolyse vermengt mit fleckiger Osteosklerose (♂, 27 J.).

Verhältnismäßig häufig wird das maligne Histiozytom durch einen Skelettvorschaden eingeleitet (Ostitis deformans Paget, Bestrahlung, Knocheninfarkt; MIRRA u. Mitarb. 1977) (Legende Abb. 129/130).

Röntgenbild: Im Vordergrund steht die Knochendestruktion. Pathognomonisch für das ossäre Histiozytom ist die metaphysäre großfeldrige Osteolyse, die sich auf Epiphyse und gegen die Diaphyse ausbreitet. Das intraossäre Wachstum erfolgt innerhalb der Markräume. Die mottenfraß-ähnliche Knochendestruktion und Osteolyse erfolgt erst hinter der Frontlinie. In der Umgebung des Zentralherdes findet man oft eine mottenfraß-ähnliche Arrosion der Spongiosa mit Durchbruch der Kortikalis und Einströmen in die angrenzenden Weichteile. Die Grenzen der Osteolyse sind verwaschen (Abb. 131). Die Größe der Osteolyseherde entspricht nie der Größe der Geschwulst, sondern ist viel kleiner. Periostale Schalenbildung, Spikula und Codman-Sporn gehen meistens zu Lasten der Reparationen der Spontanfrakturen. Es ist aus dem Röntgenbild in der Regel möglich, die Malignität der Geschwulst zu erkennen, nicht dagegen die Sonderform des fibrösen Histiozytoms. Den Entscheid bringt letzten Endes die Biopsie.

Differentialdiagnostisch ist das maligne fibröse Histiozytom abzugrenzen gegenüber dem Osteosarkom, dem Fibrosarkom, dem malignen Riesenzelltumor, den Liposarkomen und dem Retikulosarkom. Das Osteosarkom unterscheidet sich vom malignen ossären Histiozytom durch die andere Altersschichtung mit markanter Häufung in der 2. Dekade. Das Fibrosarkom zeigt wohl die gleiche Altersschichtung, dagegen ist das Wachstum bedeutend langsamer. Das gleiche gilt für den malignen Riesenzelltumor.
Röntgenologisch sprechen für das Histiozytom die großfeldrige Osteolyse, die mottenfraß-ähnliche Knochendestruktion in der Umgebung, das Fehlen einer reaktiven Randsklerose.

Geschwulstähnliche Läsionen

Nicht-ossifizierendes Knochenfibrom

Synonyme: Metaphysärer fibröser Defekt, Fibrom, Xanthom(-artiger Riesenzelltumor), kortikale Riesenzellgeschwulst, fibröse Dysplasie (monotope).

Beim nicht-ossifizierenden Knochenfibrom handelt es sich um eine *geschwulstmäßige* („tumourlike"), *nicht*-geschwulstige Knochenläsion.

Sie ist nach der Theorie von MAUDSLEY u. STANSFIELD (1956) als metaphysär-exzentrisches Auswanderungsstadium fibröser Störfelder der Epiphyse im Laufe des Längenwachstums zu sehen. Unter dem Einfluß der modellierenden Reduktion, eine Eigenschaft des wachsenden Knochens, die ursprüngliche Epiphysenbreite auf Schaftbreite zu reduzieren, werden Störfelder metaphysär-exzentrisch aus der Epiphyse abgeschoben. Subkortikal verfallen diese Fibrome dann meist der Spontanresorption. Schematische Darstellung der metaphysär-exzentrischen Auswanderung s. Abb. 132.

Abstammung: Die Annahme einer primären Störung in der enchondralen Ossifikationszone mit metaphysär-exzentrischer Auswanderung im Laufe des Längenwachstums wird durch folgende Merkmale und Erfahrungen gestützt:

- die Tatsache der ausschließlich metaphysären Lokalisation;
- den Umstand, daß nicht-ossifizierende Fibrome in 90% der Beobachtungen zum Zeitpunkt des noch nicht abgeschlossenen Epiphysenschlusses zur Beobachtung gelangen;
- die Beobachtungen mit dem Längenwachstum des Knochens ungefähr kongruenter Auswanderungsgeschwindigkeit des nicht-ossifizierenden Fibroms;
- die Erfahrung an einzelnen Verläufen (z. B. PONSETI u. FRIEDMAN 1949), bei denen dreimal *hintereinander* der Ausgang fibröser Störfelder aus der gleichen Stelle der proximalen Humerusepiphyse über einen Zeitraum vom 3.–13. Lebensjahr des Patienten beobachtet werden konnte;
- die Beobachtungen an bilateralem oder oligotopem Auftreten und schließlich
- die klinische Erfahrung, daß von einem nicht-ossifizierenden Fibrom noch niemals eine maligne Entartung bekannt wurde.

Vorkommen: Es ist kein Wunder, daß die Häufigkeit von nicht-ossifizierenden Fibromen (Abb. 133) in den Statistiken höchst verschieden angegeben wird, handelt es sich unter Berücksichtigung des meist symptomlosen Verlaufes doch vielfach um zufällige Beobachtungen (s. z. B. Legende zu Abb. 135). In der Sammlung des Knochengeschwulstregisters Göttingen sind unter 135 einschlägigen Röntgenbefunden die *überwiegende* Mehrheit als Zufallsentdeckungen der Läsion registriert. Der Anteil an nicht-ossifizierenden Fibromen als Gegenstand konsiliarischer Anfragen deutet darauf hin, daß es sich hier aller Wahrscheinlichkeit nach um die *häufigste* geschwulstmäßige Läsion *überhaupt* handelt. Häufigkeitsangaben aus größeren Sammlungen (z. B. DAHLIN: 5%, NCBT=4% aller gutartigen Geschwülste des Knochens) dürften den tatsächlichen Anteil nur annähernd wiedergeben. CAFFEY (1955) beobachtete in Röntgenaufnahmen von 154 Kindern 56=35%, SELBY (1961) in 27% der Röntgenaufnahmen von Extremitäten bei Kindern ein nicht-ossifizierendes Fibrom.

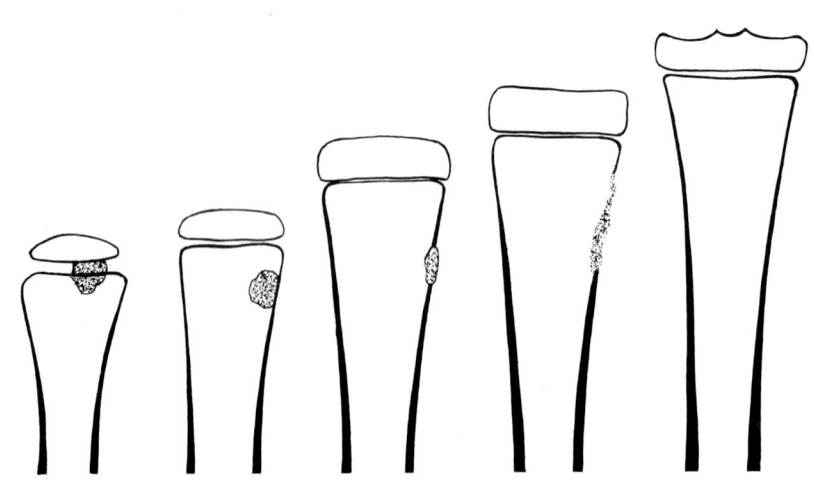

Abb. 132 Schematische Darstellung der metaphysärexzentrischen Auswanderung eines fibrösen Störfeldes der Epiphyse mit Spontanregression im Rahmen der durch das Längenwachstum des Knochens verursachten Abschiebung.

Altersprädilektion: 1.–2. Lebensdekade; hauptsächlich im Kindesalter (DOMINOK u. KNOCH [1971] 67 von 122; NCBT [1973] 65 von 74).

Geschlechtsprädilektion: Nach einer Zusammenstellung der Mitteilungen der Literatur dürften beide Geschlechter annähernd gleich häufig beteiligt sein (DOMINOK u. KNOCH [1977] 54 ♂ : 68 ♀; DAHLIN 30 ♂ : 20 ♀; NCBT [1973] 37 ♂ : 37 ♀; CAFFEY [1955] 33 ♂ : 23 ♀; SELBY [1961] 50% ♂ : 50% ♀; KGR Göttingen 34 ♂ : 28 ♀).

Symptomatologie: Das nicht-ossifizierende Fibrom setzt nach eigenen Erfahrungen höchstens in 15% einen leichten Schmerz, vor allem nach lokalen Bagatelltraumen. Die überwiegende Mehrheit wird anläßlich Röntgenaufnahmen aus anderweitiger Indikation entdeckt (Abb. 134).

Röntgenbild: Der metaphysär-exzentrische, von verstärkten Trabekelzügen der Knochenwand begrenzte, mit einem girlandenförmigen, mm-breiten Sklerosewall am Rand versehene, subkortikal gelegene, selten die verdünnte Kompakta *ohne* Periostreaktion vorbuckelnde, strahlendurchlässige, ovale bis eiartige 1–5 cm große Herd verfügt über ein *pathognomonisches* Röntgenbild. 95% aller nicht-ossifizierender Fibrome können mit Sicherheit allein aus dem Röntgenbild diagnostiziert werden (Abb. 135–137).

Differentialdiagnose: In der Literatur beschriebene Verwechslungen zwischen nicht-ossifizierenden Fibromen und Riesenzelltumoren sollten eigentlich nicht vorkommen. Der Gehalt an Riesenzellen ist von Fall zu Fall verschieden, doch sind die Riesenzellen im nicht-ossifizierenden Fibrom kleiner und rechteckig. Die Zahl der Kernanschnitte liegt unter 10. In Einzelfällen kann anhand der radiologischen Kriterien allein die Abgrenzung gegenüber einem Chondromyxoidfibrom, einer aneurysmatischen Knochenzyste, gelegentlich auch gegenüber kleineren Herden einer fibrösen Dysplasie, schwierig sein. Für die Abgrenzung im feingeweblichen Bild erleichtert dem Pathologen die Kenntnis des Röntgenbildes die Diagnosestellung wesentlich.

Therapie: Nur bei größeren Herden, die bis zur Hälfte in den Markraum hineinragen, besteht die Gefahr einer Spontanfraktur, der durch Exkochleation oder Resektion mit konsekutiver Spongiosaplombierung vorgebeugt werden sollte. Bei der überwiegenden Mehrheit ist hinsichtlich der Indikation zur operativen Therapie mehr Zurückhaltung, als gemeinhin üblich, geboten (Abb. 137), verfallen doch die nicht-ossifizierenden Fibrome

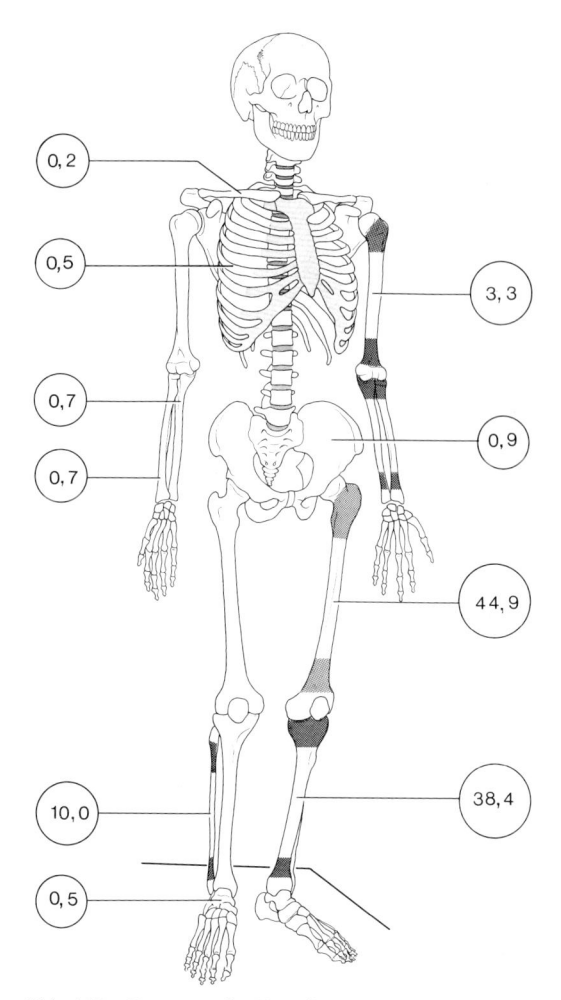

Abb. 133 Prozentuale Verteilung (Zahlen im Kreis) der Lokalisation von 430 nicht-ossifizierenden Fibromen. Die Rasterflächen zeigen Prädilektionsorte innerhalb *eines* Knochens.

im Laufe des weiteren Wachstums oder nach Epiphysenschluß in Jahren der Abstoßung und/oder Resorption (Abb. 136).

Prognose: *Echte* Rezidive sind nicht beschrieben. Pseudorezidive sind Ergebnisse einer unvollständigen Exkochleation oder nur partiellen Resektion. Eine maligne Entartung ist nicht bekannt geworden.

Fibromyxom

Seit der Beschreibung von 3 Beobachtungen eines eigenartigen fibrösen Tumors mit myxoidem Stroma durch MARCOVE u. Mitarb. (1964) scheint eine weitere, möglicherweise *neue* Gattung zur Gruppe der *echten* benignen Tumoren hinzugekommen zu sein. Es handelt sich um einen grau-

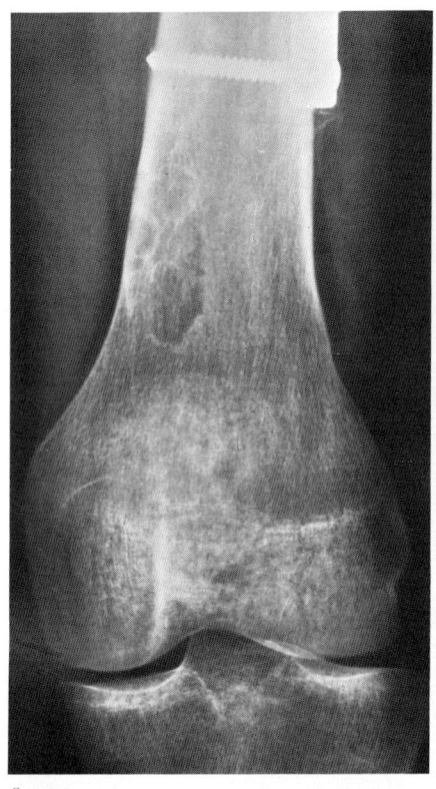

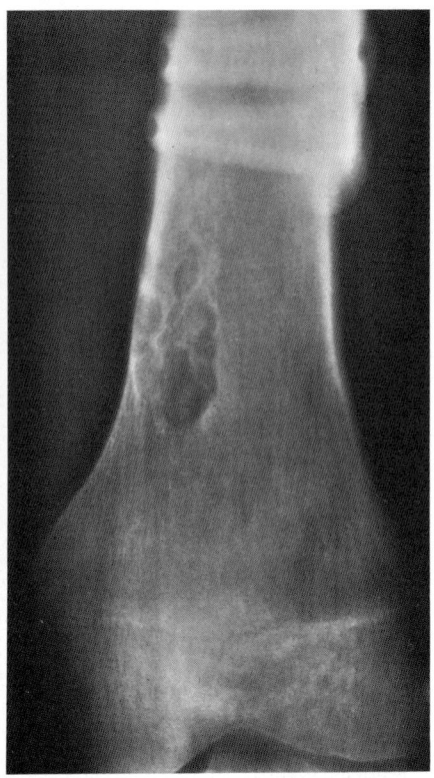

Abb. 134 a u. b Nicht-ossifizierendes Fibrom der distalen Femurmetaphyse. Zufallsbefund entdeckt anläßlich einer Verlaufskontrolle nach traumatischer Schaftfraktur (♂, 16 J.).

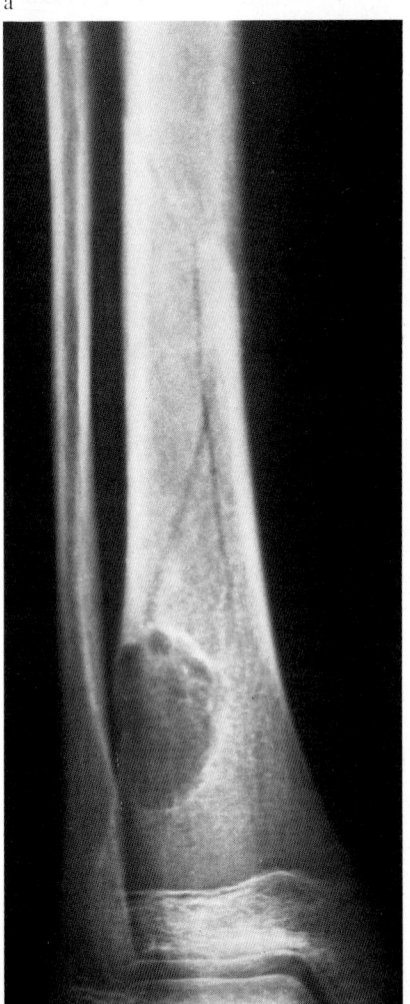

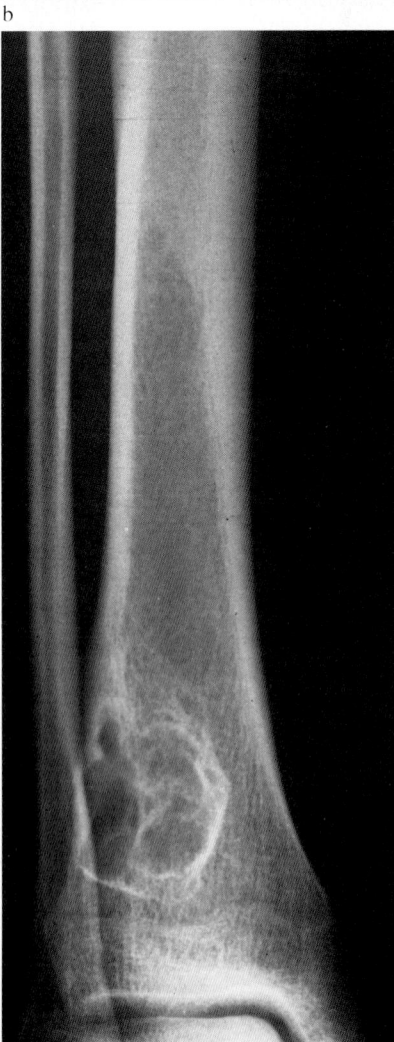

Abb. 135 Nicht-ossifizierendes Fibrom der distalen Tibiametaphyse mit beginnender Spontanresorption im Verlauf von 6½ Jahren. a) Bei Erstbeobachtung aus Anlaß einer traumatischen Schaftfraktur. b) Zunehmende Abgrenzung der metaphysär-exzentrischen Läsion bei komplikationsloser Frakturheilung 6½ Jahre später (♀, 12 J.).

Fibröses Gewebe 635

Abb. 136 8jährige Verlausbeobachtung mit weitgehender Spontanausheilung im metaphysär-exzentrischen Auswanderungsstadium. a) Nicht-ossifizierendes Fibrom der distalen/metaphysealen Diaphyse links. b) Spontanausheilung nach 8 Jahren (♀, 14 bzw. 22 J.).

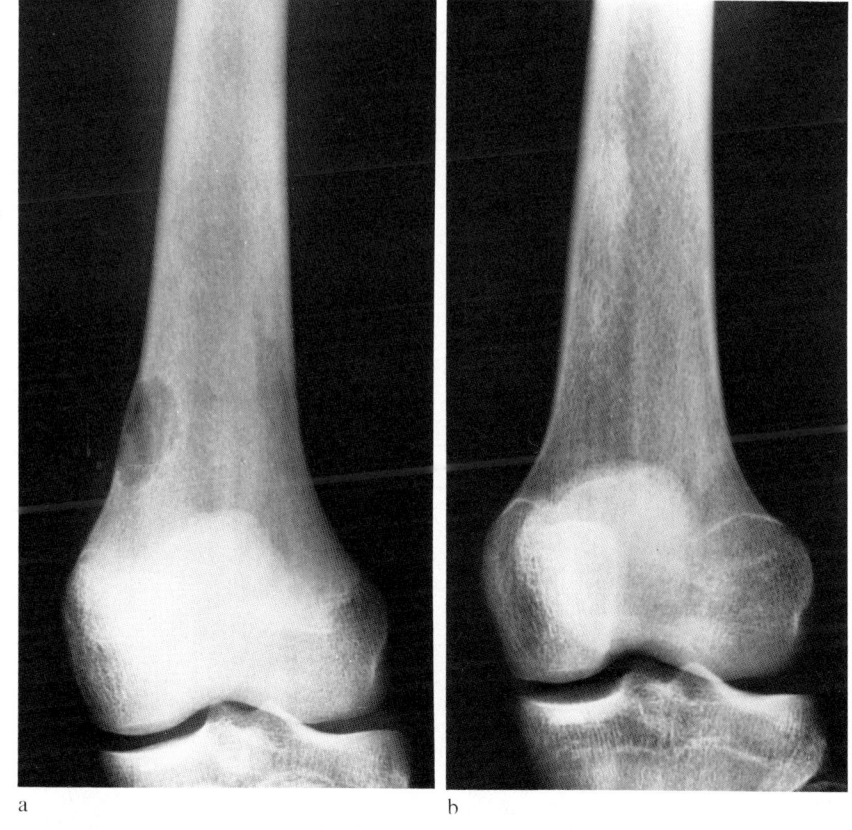

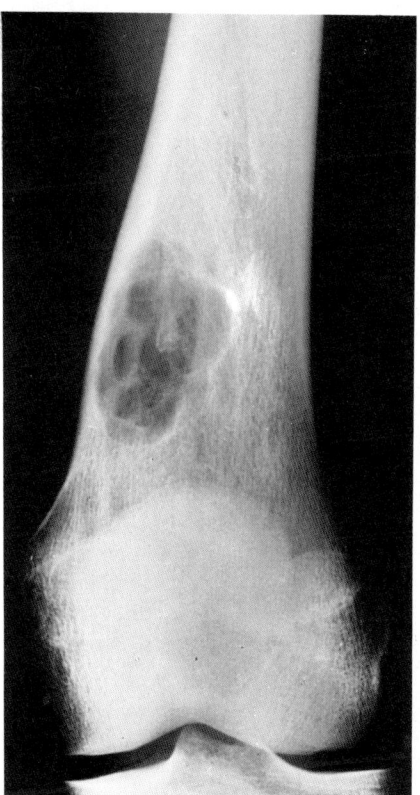

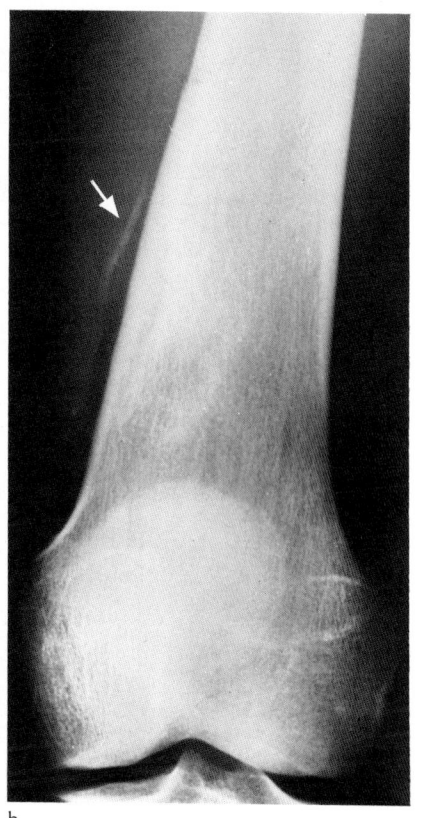

Abb. 137 a) Nicht-ossifizierendes Fibrom der Femurmetaphyse links; b) Zustand nach Excholeation und Spongiosaplombierung 5 Jahre nach Behandlungsbeginn mit persistierender postoperativer Knochennarbe und postoperativer Myositis ossificans (♂, 17 J.).

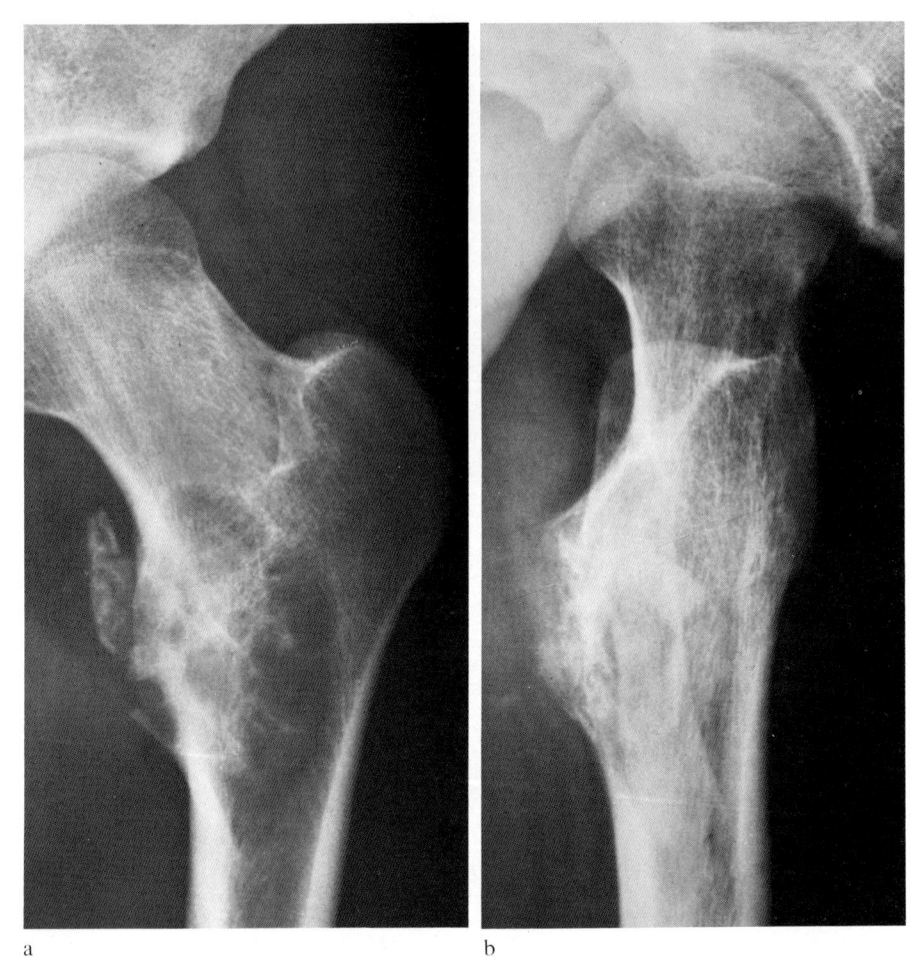

Abb. 138 a u. b 4jährige Schmerzanamnese in Form eines Adduktions- und Innenrotationsschmerzes. 8 Wochen vor Behandlungsbeginn beim Fußballspiel heftiger Schmerz im linken Hüftgelenk. Blasig-exzentrische Knochendestruktion mit papierdünner, abgebauter Kortikalis im Bereich des Trochanter minor und traumatisch bedingtem Ausriß an der Kapselansatz-Kortikalis. Histologisch: Fibromyxom (♂, 22 J.).

weißen, von herdförmigen Blutungen durchsetzten Geschwulstprozeß ohne den für das *Chondromyxoidfibrom* z. B. charakteristischen Läppchenaufbau und *ohne* Zeichen für eine – ebenfalls für Chondromyxoidfibrome charakteristische – Knorpelbildung. In dem uniformen Zellbild der myxomatösen Substanz kommt keine Kernpleomorphie zur Darstellung.

Das Fibromyxom kann trotz der relativ geringen Kenntnisse, die im Moment Anlaß sind, es als gesonderte Einheit zu betrachten, *nicht* zu den Chondromyxoidfibromen gerechnet werden, zumal die letztgenannten Tumoren eine Entwicklung im Adoleszenten- und jungen Erwachsenenalter bevorzugen. Auch kann man Fibromyxome der von MARCOVE u. Mitarb. (1964) beschriebenen Grundstruktur nicht zu den am Kiefer bekannten, allerdings ebenfalls sehr seltenen, *Myxomen* rechnen. Myxome bevorzugen ebenfalls das 2.–3. Dezenium als Manifestationsalter. Auch gehören die Fibromyxome nicht in die Reihe jener Tumoren, die von SCAGLIETTI u. STRINGA (1961) als *Myxome im Kindesalter* 1961 oder von BAUER u. HARREL 1954 beschrieben wurden. Die Beobachtungen von BAUER u. HARREL (1954) dürften ebenso wie die von SCAGLIETTI u. STRINGA (1961) in die Reihe der Chondromyxoidfibrome zu rechnen sein, zeigen die Abbildungen doch den für Chondromyxoidfibrome charakteristischen, lobulären Aufbau und die bevorzugte Altersprädilektion des 2. und 3. Lebensjahrzehntes.

Vorkommen: Die 3 Beobachtungen von MARCOVE u. Mitarb. (1964) waren an Sitz-Schambein, im hüftgelenknahen Os ilium und an der proximalen Ulna-Epi-Metaphyse lokalisiert.

Altersprädilektion: 5. – 7. Dekade.

Geschlechtsprädilektion: Männer (unter Vorbehalt der kleinen Zahl von nur 3 Beobachtungen).

Symptomatik: Hervorstechendes Leitsymptom sind Knochenschmerz und lokale Druckschmerzhaftigkeit des befallenen Knochens.

Röntgenbild: Die eigenen Beobachtungen zeigen eine völlig uncharakteristische, radioluzente Osteolyse unter Einschluß der Kortikalis, aber ohne Durchbruch durch die Kortikalis. Partielle, nicht einmal sehr ausgeprägte Randsklerosen gestatten nur den Hinweis, daß es sich nicht um einen schnell progredienten Prozeß maligner Genese, z. B. Fibromyxo- oder Chondromyxo-Sarkome handeln kann (Abb. 138).

Eine differentialdiagnostische Abgrenzung, insbesondere gegenüber Chondromyxoidfibromen und Chondrosarkomen mit myxoidem Einschlag, ist nur mit Hilfe repräsentativer histologischer Schnitte möglich.

Therapie: Therapie der Wahl ist auch hier die Resektion bzw. die Kürettage im Gesunden. Bei radikaler Entfernung ist an den bisherigen Beobachtungen Rezidivfreiheit bis zu einem Zeitraum von 7 Jahren beobachtet worden.

Geschwülste des Knochens unbekannter Herkunft

Potentiell maligne bzw. bösartige Tumoren

Riesenzelltumor I – II bzw. III – IV

Synonym: Osteoklastom.

Riesenzelltumoren müssen als *gesonderte* klinisch-pathomorphologische Einheit trotz ihrer noch immer nicht geklärten Herkunft gesehen werden. Der im Laufe von 100 Jahren immer wieder neu erfolgte Auffassungswandel hinsichtlich der biologischen Dignität dieses *echten* Tumors spiegelt gleichzeitig die dieser Geschwulst innewohnende Potenz, sich unter primär gut- wie primär bösartigen Aspekten zu demonstrieren, wieder. Der Name „*benigne Riesenzellgeschwulst*" wurde von I. C. BLOODGOOD 1919 geprägt.

E. NELATON zählte 1860 die m. W. von A. COOPER und B. TRAVERS 1818 zum ersten Mal beschriebene Gattung dieser als „tumeurs à myeloplaxes" gekennzeichneten Geschwülste zu den *gutartigen* Neubildungen. VIRCHOW (1864) rechnete in seiner Monographie: „Die krankhaften Geschwülste", Bd. II, die Riesenzelltumoren zur Gruppe der primären *Knochensarkome*. Der Hamburger Chirurg KONJETZY konnte 1922 den Nachweis führen, daß Klinik und Histologie der Virchowschen Riesenzellsarkome nicht mit den eigentlichen Knochensarkomen identisch sind. Wohl aus Protest gegen die 40 Jahre gültige Virchowsche Auffassung von der primären Bösartigkeit der Riesenzellgeschwülste wählte er das Adjektiv „gutartig".

Dann mögen Publikationen von Beobachtungen von Organmetastasen bei primär zunächst als gutartig eingestuften Riesenzelltumoren für JAFFÉ u. Mitarb. (1940) der Anlaß gewesen sein, Kriterien für eine Gradeinteilung für die Dignität dieser Geschwulst zu entwickeln. Die individuellen Schwierigkeiten für eine solche Dignitätsskala trotz der von JAFFÉ gegebenen Malignitätsgrade dürften in der Praxis aber immer noch sehr groß sein, wenn man, auch in den letzten Jahrzehnten, immer wieder von Organmetastasen primär als gutartig eingestufter Riesenzelltumoren (z. B. DYKE 1931; KOLLBRUNNER 1948; GESCHICKTER u. COPELAND 1949; CAMERON u. MARSDEN 1952; OTTOLENGHI u. Mitarb. 1954; HAAS u. RITTER 1955; LASSER u. TETEWSKY 1957 bzw. KIMBALL u. DE SANTO 1958 oder durch PAN u. Mitarb. 1964 erfährt.

Die zunehmende Beachtung, die Riesenzellgeschwülsten in den letzten 20 Jahren geschenkt wurde, rückt eine weitere Besonderheit dieser Neubildungen in das allgemeine Bewußtsein: ihre hohe Neigung zur Entwicklung von Rezidiven und die Eigenart dieser Rezidive zur graduell zunehmenden Entartung. Bis heute ist der Streit über eine Berechtigung zur Einstufung von Geschwülsten als „potentiell maligne" noch nicht ausgefochten. Wenn eine solche Differenzierung aber eine Berechtigung hat, dann kann die Riesenzellgeschwulst des Knochens ohne Vorbehalt zu dieser Rubrik potentiell maligner oder semimaligner Geschwülste (HELLNER, SCHAJOWICZ 1961, UEHLINGER 1969) gezählt werden. Unter Gesichtspunkten der Klinik hat sich gerade bei Berücksichtigung der Tatsache, daß die von JAFFÉ gegebene Gradeinteilung der Dignität nicht à priori ausreicht, aus dem Mitosegrad usw. Rückschlüsse auf die Prognose zu ziehen, für das spezifische Verständnis bewährt, *Riesenzellgeschwülste* in

– primär gutartigen sowie
– *primär* und *sekundär bösartigen* Verlaufsformen

zu unterscheiden.

Definition: Mit Rücksicht darauf, daß über die *Abstammung* des Tumors nur Spekulationen existieren, kann – entgegen der Gepflogenheit – an dieser Stelle nur eine artspezifische Beschreibung der Riesenzelltumoren gegeben werden. Das Neoplasma dieses nur im Knochen vorkommenden Tumors stammt offenbar von mesenchymalen Zellen des Bindegewebes ab. Diese Zellen differenzieren eine Komponente mit fibroblastenähnlichem Stroma und vielkernigen Riesenzellen vom osteoblastischen Typ. Letztere Eigenart führt auch zu dem Synonym: „*Osteoklastom*". Das ubiquitäre Vorkommen vielkerniger Riesenzellen in Knochentumoren und geschwulstmäßigen Läsionen ist aber streng von den in Riesenzelltumoren vorkommenden Riesenzellen zu trennen. Vielmehr entscheidend ist das Verhältnis der vielkernigen Riesenzellen in der Relation zur Zahl der Stromazellen für die Diagnose.

Der Nachweis von vielkernigen Riesenzellen *allein* rechtfertigt noch nicht die Diagnose „Osteoklastom" (JAFFÉ 1953 a, b, SPJUT u. Mitarb. 1971, UEHLINGER 1969). Somit müssen neben die Bewertung feingeweblicher Aspekte bestimmte klinisch-pathologische Besonderheiten dieses Geschwulsttyps das Finden der richtigen Diagnose unterstützen.

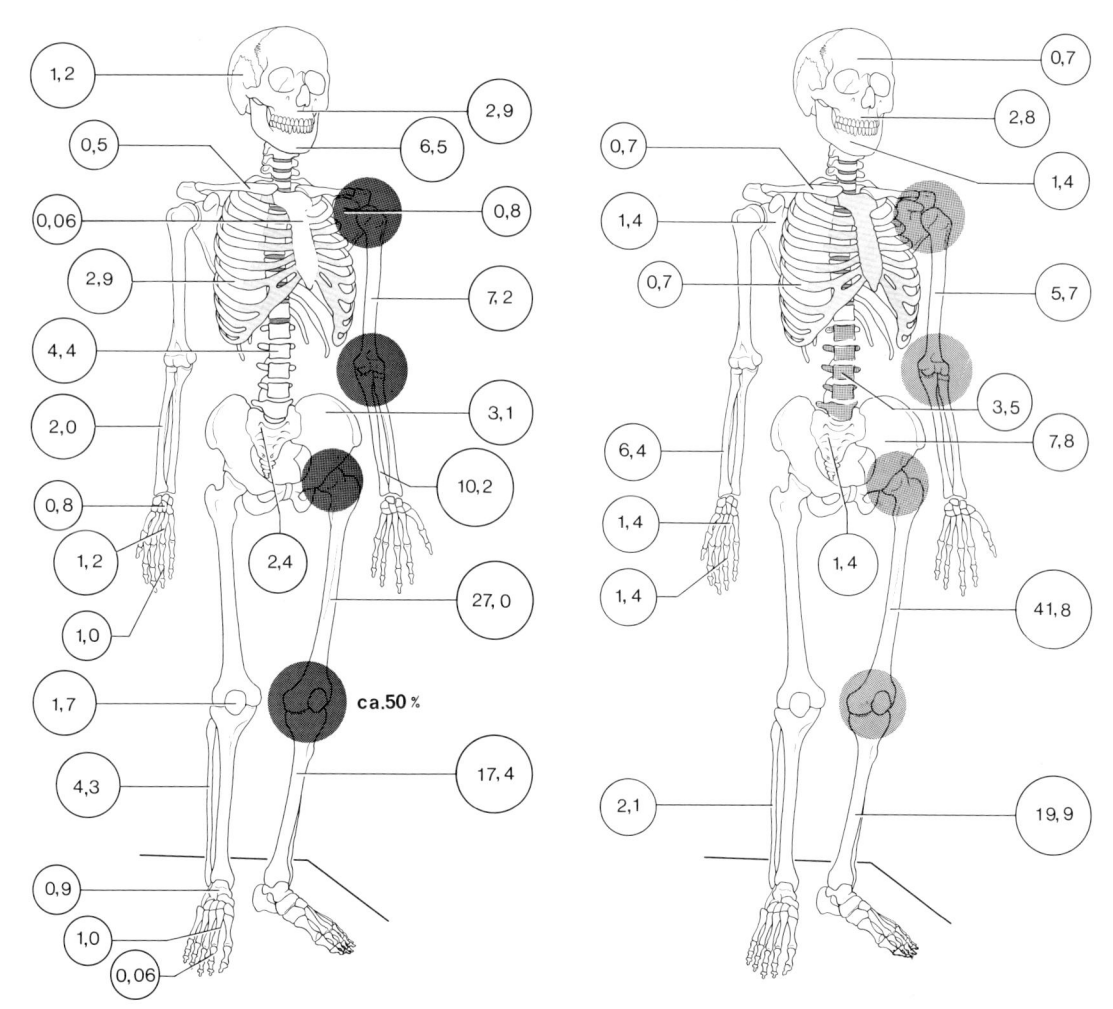

Abb. 139 Prozentuale Verteilung (Zahlen im Kreis) der Lokalisation von 1720 Riesenzelltumoren Grad I und II. Topische Prädilektionsorte. ● = Häufigkeit der gelenknahen Lokalisationen.

Abb. 140 Prozentuale Verteilung (Zahlen im Kreis) der Lokalisation von 141 Riesenzelltumoren Grad III. Die Rasterflächen zeigen Prädilektionsorte innerhalb *eines* Knochens.

Vorkommen: Der Riesenzelltumor ist nicht ungewöhnlich (Abb. 139 u. 140). In der Sammlung des KGR Göttingen finden sich 3,5% aller Tumoren als Riesenzellgeschwülste. Das Register des NCBT (1973) weist unter 2331 Primärtumoren und „tumour-like-Lesions" 161 (einschließlich 8 Riesenzelltumoren Grad III) = 6,9% resp. 9% *aller* Knochentumoren der Sammlung aus. In der Dahlin-Statistik der Mayo-Klinik (1967) kommen sie mit einem Anteil > 4% aller Knochentumoren resp. 15% aller *gutartigen* Geschwülste vor.

Altersverteilung und -prädilektion: Übereinstimmend bestätigt die Literatur für den Riesenzelltumor charakteristische Merkmale:
– sein Fehlen im Säuglingsalter und
– sein ungewöhnlich seltenes Vorkommen im frühen Kindesalter (NCBT = 4 Kinder jünger als 15 Jahre).

Gegenüber den wenigen Mitteilungen über eine häufigere Frequenz von Riesenzelltumoren bei Jugendlichen unter 15 Jahren ist Vorsicht geboten, obwohl WOLKOW (1977) unter 121 Patienten 59 Riesenzelltumoren an Altersstufen bis 9 Jahre beobachtet haben will. An dieser Publikation von WOLKOW fällt auf, daß von den 59 beschriebenen Lokalisationen nur 11 in der distalen Femurepiphyse, der Lieblingslokalisation von Riesenzelltumoren, gefunden wurden. Ähnliche Vorbehalte gelten Mitteilungen über Riesenzelltumoren im Kindes- und frühen jugendlichen Alter und gegenüber Lokalisationen am Kiefer. In diesen Fällen dürften Verwechslungen mit sog. „zentra-

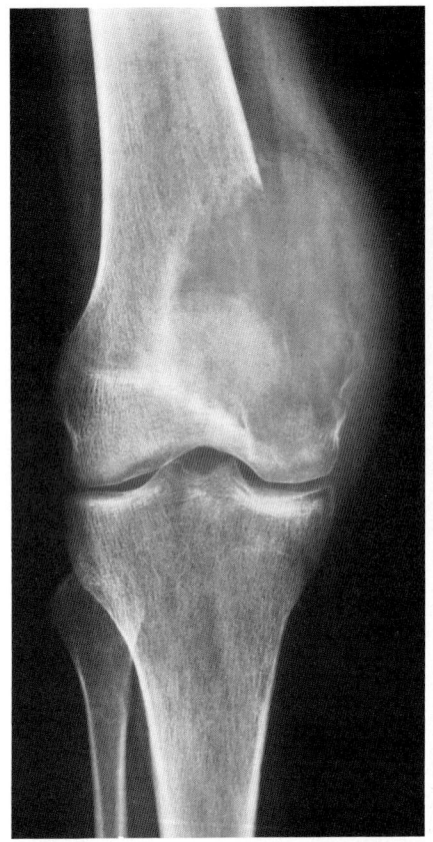

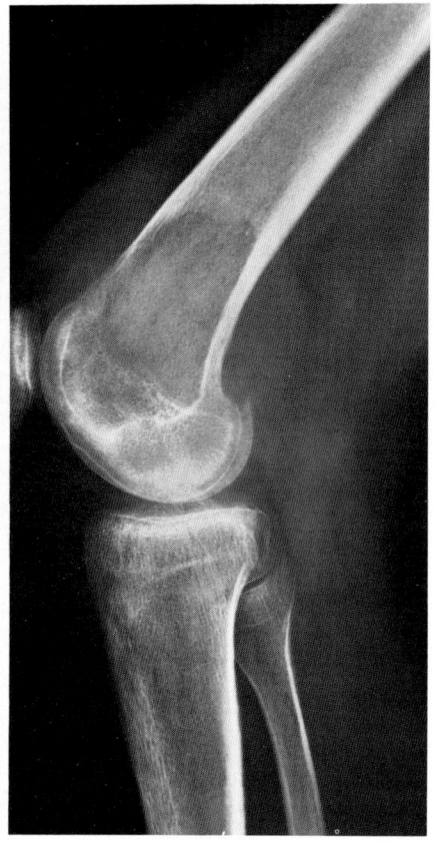

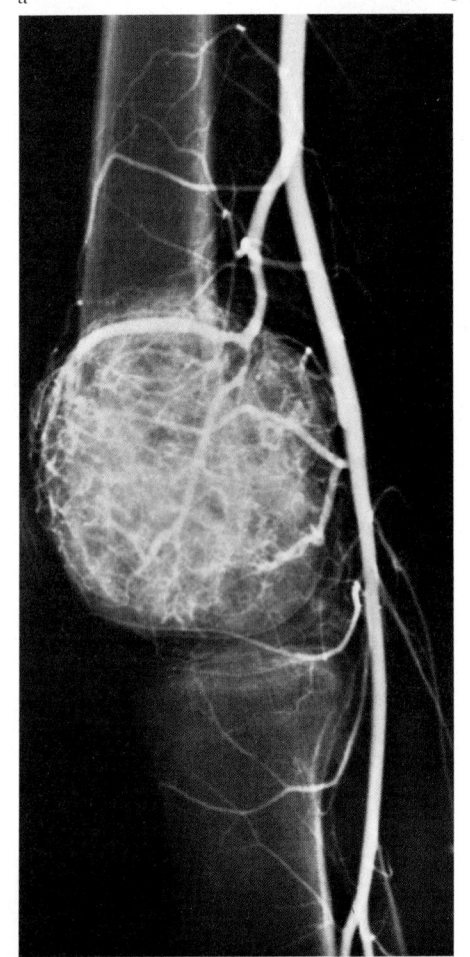

Abb. 141 a – c Riesenzelltumor der distalen Femurepimetaphyse links mit hohem Vaskularisationsgrad (c). Seit 5 Monaten pochender Geschwulstschmerz. Zunehmende Bewegungseinschränkung. Biopsie: Riesenzelltumor Grad II (♀, 26 J.).

len reparativen Riesenzell-*Granulomen"*, die von der echten Riesenzellgeschwulst des Kiefers scharf zu trennen sind, vorgekommen sein.

Man kann das Auftreten von Riesenzellgeschwülsten im allgemeinen mit einer Prädilektion des 2., 3. und 4. Lebensjahrzehntes erwarten (DOMINOK u. KNOCH [1977]: 11 – 20 J. = 338, 21 – 30 J. = 470, 31 – 40 J. = 227, 41 – 50 J. = 153 Beobachtungen von 1418 Fällen der Literatur). Der Altersgipfel in der 3. Dekade in dieser Statistik repräsentiert die allgemeine Erfahrung. JAFFÉ (1953 a, b) schätzt das Durchschnittsalter des Trägers einer Riesenzellgeschwulst mit 32 – 33 Jahre.

Geschlechtsprädilektion: Frauen scheinen häufiger an einer Riesenzellgeschwulst als Männer zu erkranken (DAHLIN [1967] = 90 ♀ : 65 ♂, NCBT [1973] = 85 ♀ : 76 ♂, DOMINOK u. KNOCH [1977] = 755 ♀ : 663 ♂).

Lokalisation: Riesenzelltumoren sind praktisch an allen Epi/Metaphysen von platten und Röhrenknochen nachgewiesen worden.

Sie bevorzugen aber eindeutig die Epi/Metaphysen *der* Knochen mit dem größten Längenwachs-

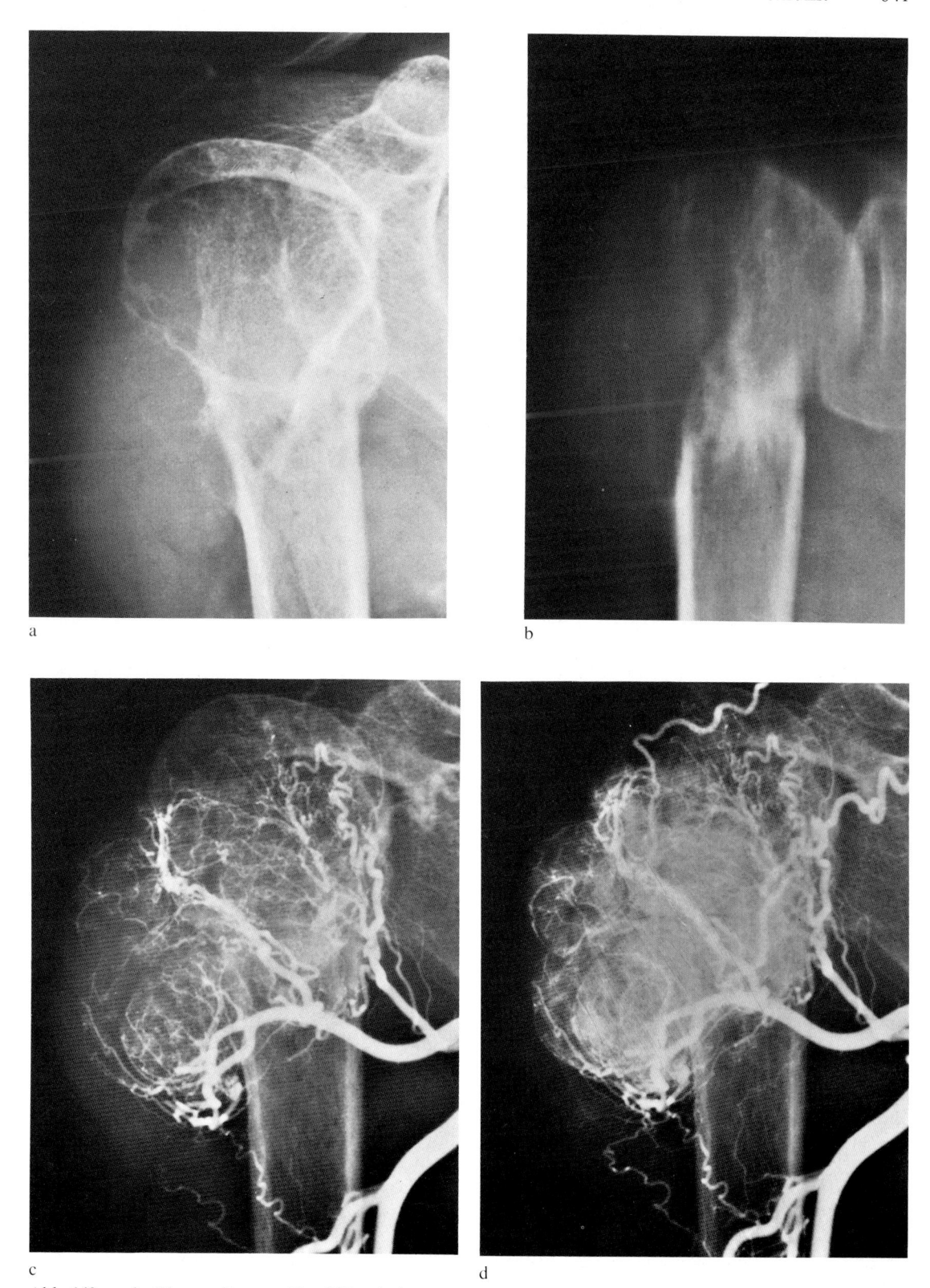

Geschwülste des Knochens unbekannter Herkunft 641

Abb. 142 a – d Riesenzelltumor (Grad I!) a/b der proximalen Humerus-Epi-/Metaphyse mit ausgedehnter parossaler Geschwulstentwicklung, angiographisch hochvaskularisiert (c/d). Vor 9 Monaten subkapitale Humerusschaftfraktur (♂, 51 J.).

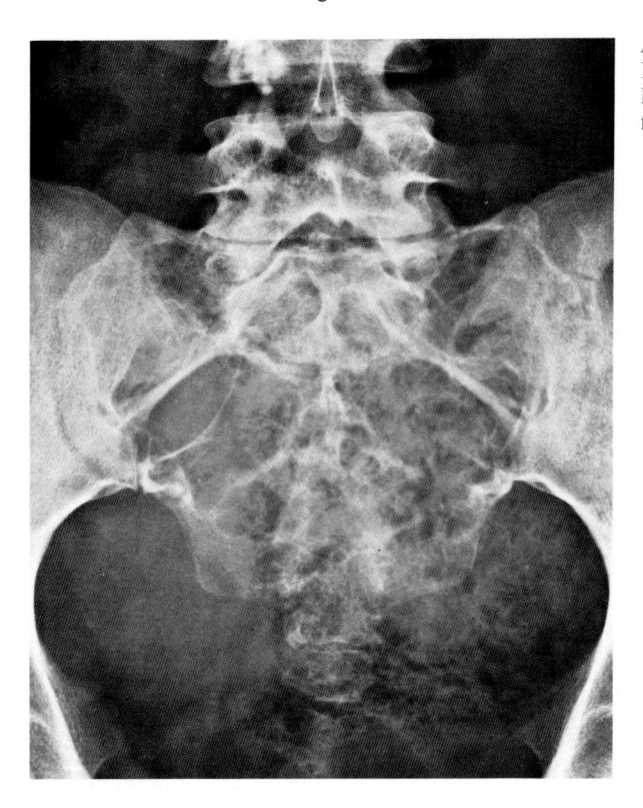

Abb. 143 Riesenzelltumor des Os sacrum (Grad III). 6 Monate nach Partus uncharakteristische Blasenbeschwerden und wechselnde ischialgieforme Schmerzen (♀, 27 J.).

tum, also die kniegelenknahen Epi/Metaphysen von Femur, Tibia und Fibula sowie die der *proximalen* Humerus- wie der *distalen* Radius- und Ulna-Epi/Metaphysen (Abb. 141 u. 142). Ihre epi/metaphysäre – in fortgeschritteneren Ausbreitungsstadien – epimetaphysär, dann häufig exzentrische Topik, ist geradezu artspezifisch. Allerdings sind *Einzel*-Beobachtungen von JAFFÉ (1953), SHERMAN u. FABRICIUS (1961) und JOHNSON u. RILEY (1959) von rein metaphysären Manifestationen ohne erkennbaren Anschluß an die Epiphyse bekannt geworden.

WILKERSON u. CRACCHIOLO (1969) haben sogar eine nur diaphysäre Lage eines histologisch gesicherten Tumors beschrieben.

Mit besonderem Nachdruck muß man des weiteren auf die Tatsache verweisen, daß echte Riesenzelltumoren am Wirbel relativ selten vorkommen. Diesem Umstand sollte man bei der differentialdiagnostischen Abgrenzung: Aneurysmatische Knochenzyste/Riesenzellgeschwulst bei Wirbelbefall Rechnung tragen (Abb. 143). Das gilt insbesondere für das Kindes- und Adoleszentenalter. Mit Recht kann die Frage aufgeworfen werden, ob nicht die Mehrzahl der an Wirbeln des Kindes und Jugendlichen als Riesenzellgeschwülste in der Literatur vorgestellten Tumore feingewebliche Fehldiagnosen sind und in Wahrheit den Riesenzellvarianten der Knochenzysten, den aneurysmatischen Knochenzysten (S. 659) zuzurechnen sind. Damit soll das Vorkommen echter Riesenzellgeschwülste am Wirbel oder dem Kreuzbein nicht geleugnet werden. Nur dürfte die Häufigkeit wesentlich seltener sein als eine Reihe einschlägiger Publikationen vorweisen.

Symptomatologie: Führendes klinisches Symptom ist ein Knochen- oder Gelenkschmerz. Er tritt bei Lokalisationen an funktionell oder statisch stärkeren Belastungen unterworfenen Knochen früher auf. Nach dem Ergebnis eigener katamnestischer Auswertung kann man eine mittlere Schmerzanamnese von 7,3 Monaten (3 Wochen bis 1,7 Jahre) annehmen (DOMINOK u. KNOCH [1977]: 4 – 14 Monate durchschnittliche Schmerzanamnese).

In etwa 50 – 60% der *kniegelenknahen* Lokalisationen, in 40% eines Befalls des *oberen* Humerusendes, in 75% bei Erkrankungen der/des distalen Ulna und Radius läßt sich zum Zeitpunkt der Erstkonsultation eines Arztes eine knochen- oder knorpelharte, manchmal mit lokalen Reizerscheinungen der Haut und des subkutanen Gewebes einhergehende Schwellung feststellen. Sonstige Krankheitszeichen mit pathognomonischer Bedeutung fehlen.

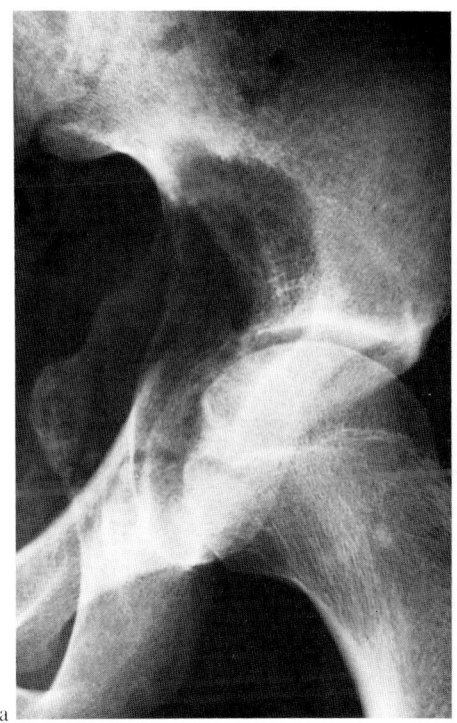

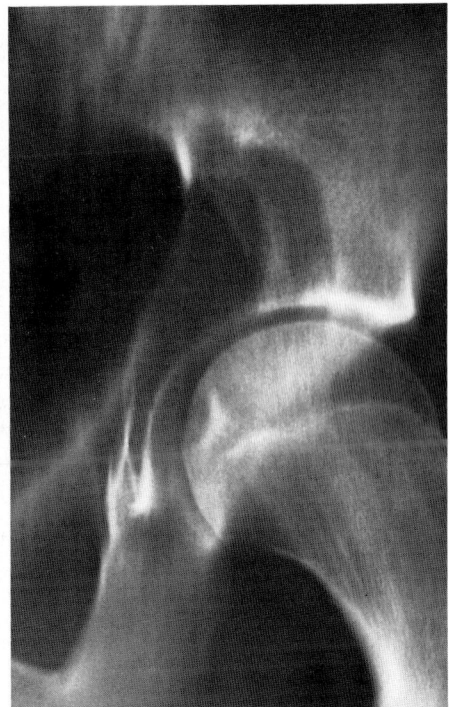

Im eigenen Beobachtungsgut war nur in 2 Fällen eine Spontanfraktur Anlaß zur Behandlung, in beiden Fällen jedoch auch hier mit monatelanger, vorangegangener Schmerzanamnese.

Röntgenbild: Ein Riesenzelltumor setzt in der Mehrzahl der Manifestationen an Lieblingsorten einen typischen Röntgenbefund: Epiphyse und angrenzende Metaphysenabschnitte sind – je nach Ausdehnung – durch ein osteolytisches, radioluzentes Areal, das manchmal als vielkammerige Pseudozyste erscheint, gekennzeichnet. Gewöhnlich ist die Grenze zum nicht befallenen Knochen scharf, aber in der überwiegenden Mehrheit an der Grenze zur Schaftspongiosa *nicht* mit reaktiven Sklerosezonen abgesetzt. Die Eigenart zur exzentrischen Entwicklung baut in der Mehrzahl der Beobachtungen die Kompaktaabschnitte oder die Kortex ab und buckelt sie traubenförmig nach außen. Die subchondrale Lokalisation läßt die *glatte* Gelenkoberfläche in der überwiegenden Mehrheit bei kniegelenknahen Lokalisationen intakt. Riesenzelltumoren mit Ausgang von der Y-Fuge dagegen verursachen relativ früh eine tumorbedingte Protrusio acetabuli (Abb. 144).

In einer Reihe anderer Beobachtungen wiederum fällt es schwer, eine Aussage über einen etwaigen parossalen Tumorausbruch (seltener) zu geben.

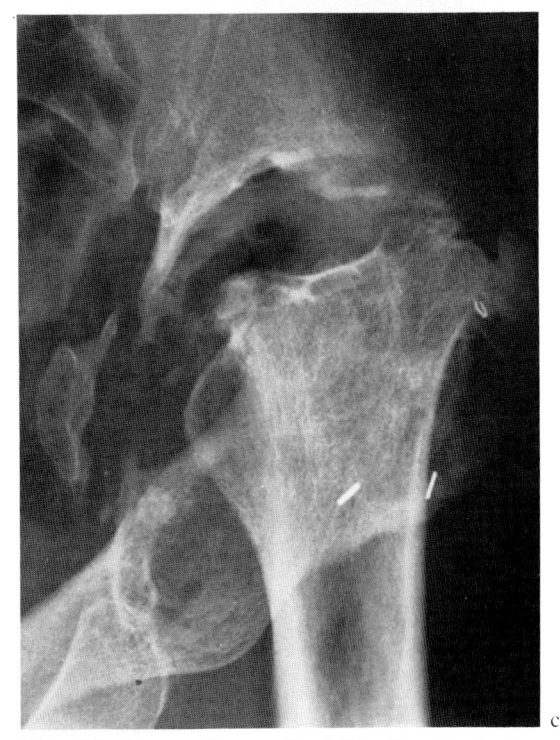

Abb. 144 Riesenzelltumor Grad II im Bereich der linken Hüftpfanne mit partieller Schenkelkopf-Schenkelhals-Resektion wegen postoperativer Hüftkopf-Nekrose. a) April 1967, b) Sagittal-Tomogramm April 1967. c) Zustand nach Nachresektion und konsekutiver Nekrose des Caput femoris 13 Jahre nach Rezidivoperation (♂, 20 J.).

Röntgenologisch sichere Differenzierungskriterien zur Unterscheidung des *Dignitäts*-Grades existieren nicht. Auch die von DOS SANTOS (1950), PEREIRA CALDOS (1953), SCHOBINGER u. STOLL (1957) oder HIPP (1961) demonstrierten Beispiele vom Aussagewert der Angiographie zur Bestimmung des Malignitätsgrades gelten nur bedingt (s. Legende zu Abb. 141/142).

Man kann auch bei Riesenzellgeschwülsten *keine* sicheren Rückschlüsse aus der Zahl neugebildeter Arteriolengeflechte, der Kontrastanfärbung von Lakunen, der Durchströmungsgeschwindigkeit usw. auf die Dignität der jeweiligen Geschwulst ziehen. Als Richtlinie mag jedoch dienen, daß das Fehlen von *scharfen* Tumorgrenzen, eine fehlende Abbildung einer papierdünnen Kortikalis auf eine Strecke von mehr als 1–2 cm, ein relativ strukturloses Inneres der Knochenhöhle auf einen primär *malignen* Riesenzelltumor hinweisen.

Differentialdiagnose: Das Röntgenbild kann aus der Tumordestruktion selbst nur mittelbare Hinweise zur Differentialdiagnose geben, als da sind
- der Ausgang von der Epi-Metaphyse,
- die Bevorzugung der knienahen Epi-Metaphysen – Sarkome bevorzugen mehr Meta-Diaphysen –,
- die Größe der Knochendestruktion zum Zeitpunkt ihrer Entdeckung
- sowie das Kriterium des Alters des Geschwulstträgers.

Entscheidend allein ist die histologische Untersuchung der fachgerechten Biopsie.

Therapie: Die Therapie der Wahl bei allen Riesenzelltumoren ist der chirurgische Eingriff. Bei sichergestelltem Grad I mag dabei eine Kürettage, ggf. mit nachfolgender Spongiosaplombierung, ausreichen.

Riesenzelltumoren Grad II dagegen sollten nach den eigenen Erfahrungen – sofern technisch möglich – einer Mono-bloc-Resektion anheimfallen, will man Rezidiven mit deren möglicher, zunehmender Entartung vorbeugen.

Ein Riesenzelltumor Grad III (Abb. 143) muß wie ein osteolytisches Sarkom behandelt werden. Eine *Strahlentherapie* ist – wenn überhaupt – nur bei nicht-operablen Lokalisationen indiziert. Gerade Träger von Riesenzellgeschwülsten niederer Malignitätsgrade, bei denen eine Strahlentherapie erfolgte, stellen zu einem großen Teil Vertreter der Gruppe strahleninduzierter Sarkome, die 5, 7, 9, 11 und 17 Jahre nach erfolgter Strahleneinwirkung beobachtet wurden. In den Fällen einer feingeweblichen Bestimmung handelt es sich dabei in der Mehrzahl um Fibrosarkome.

Prognose: Die Rezidivquote von Riesenzelltumoren wird in der Literatur mit erheblichen Divergenzen angegeben (z. B. DAHLIN [1967] = 50%; GESCHICKTER u. COPELAND = 13%). Die Rezidiventwicklung scheint dabei wesentlich von der *Art* des chirurgischen Vorgehens beeinflußt zu werden. Bei ausschließlicher *Exkochleation* muß man mit einer Rezidivhäufigkeit von mindestens 15% der Fälle nach Erfahrungen H. HELLNERS auch für das Stadium I rechnen.

Eine sekundär maligne Entartung auch ohne vorangegangene Behandlung mit ionisierenden Strahlen ist noch über lange Zeiträume von 13 Jahren (HELLNER), 15 Jahren (DOMINOK u. KNOCH 1977) oder 20 Jahren (UEHLINGER 1969) gesehen worden. Die Prognose eines Riesenzellsarkoms (Grad III oder IV) ist schlecht (<20% 5-Jahres-Überlebensrate).

Geschwulstähnliche Läsionen

Solitäre Knochenzyste

Synonyme: (Benigne) Knochenzyste, juvenile einkammrige Knochenzyste, einfache Knochenzyste, Osteodystrophia cystica juvenilis.

Definition: Die solitäre Knochenzyste als mit grauweißer, bernsteinfarbener oder rostbrauner Flüssigkeit angefüllter, gegen die Kortex häufig mit einer Bindegewebsmembran abgedeckter Knochenhohlraum ist kein Tumor im eigentlichen Sinne. Ihre Ätiologie ist unbekannt. Die von JAFFÉ u. LICHTENSTEIN (1942) gewählte Bezeichnung „solitäre einkammrige Knochenzyste" ist rein deskriptiv.

Die Berechtigung zur Abgrenzung als eigenständige nosologische Einheit wurde schon in einem Vortrag über „Zystische Degenerationen des Knochens (Osteodystrophia cystica juvenilis)" von M. VON MIKULICZ auf der 76. Tagung deutscher Naturforscher in Breslau 1904 hervorgehoben. VIRCHOW sah 1876 ihre Entstehung aus zerfallenen Knorpel-Gewächsen.

Vorkommen: Die solitäre Knochenzyste ist nahezu immer im Schaft von Röhrenknochen im Kindes- und jungen Adoleszentenalter lokalisiert (Abb. 145). Die proximalen Metaphysen von Humerus und Femur sind bevorzugt. Häufigster Anlaß (60 – 70% nach GARCEAU u. GREGORY [1954]) ihrer Entdeckung sind Spontanfrakturen. Eine von GESCHICKTER u. COPELAND (1949) und JAFFÉ u. LICHTENSTEIN (1942) als „aktiv" anzusehende Zyste mit einer relativ dicken Bindegewebsmembran scheint in ihrer Lokalisation an die wachsende Epiphyse gebunden zu sein. Latente oder inaktive Stadien stellen somit metaphysäre Auswanderungen im Rahmen des Längenwachstums dar. Sie verlieren meist mit der Auswanderung der während der „aktiven" Phase aufgetretenen Dicke der aus stark proliferierenden Granulationsgeweben mit z. T. eingeschlossenen Riesenzellen (Gefahr der Fehldeutung als Riesenzelltumor!) oder von einer Lage straffen Bindegewebes geschaffenen Auskleidung gegenüber dem nicht befallenen Knochen.

Altersprädilektion: 1. und 2. Lebensdekade.

Geschlechtsprädilektion: ♂ : ♀ = 2 : 1.

Symptomatologie: In der Regel ist für die solitäre Knochenzyste eine stumme Anamnese charakteristisch! Lokale Schwellungen der Zystenregion oder ein lokaler Belastungsschmerz werden zumeist erst infolge von Infraktionen der Zystenwand oder einer Spontanfraktur beobachtet, so daß sichere Angaben zur Latenz selbst großer Zysten nicht zu machen sind.

Röntgenbild: Die „aktiven" Zysten mit Epiphysenanschluß oder unmittelbarer Nachbarschaft (Abb. 146 u. 147) sind meist metaphysär-exzentrisch mit papierdünner, z. T. frakturierter Kortikalis als einkammrige Osteolysen (Abb. 148) gekennzeichnet. Ihre Randsklerosen gegenüber dem Markraum des Knochens sind breiter, aber weniger dicht als die der „latenten" Phasen. Die meta-diaphysären, den Schaft symmetrisch auftreibenden und die Kortex homogen oder girlandenförmig verändernden Lokalisationen täuschen ob ihrer trabekelartigen Wandversteifungen eine nicht existente Mehrkammrigkeit vor (Abb. 146).
Periostreaktionen kommen stets nur im Gefolge von Einrissen oder Einbrüchen an der dünnen Kortex vor.
Ca. 15% geschätzte Spontanheilungen von Zysten nach Frakturen sind durch eine homogene, sich im Laufe der Jahre langsam einem normalen Spongiosa-Umbau annähernde Spongiosklerose und kortikaler, ggf. unregelmäßiger Wandverdickung gekennzeichnet (ACKERMAN – SPJUT).

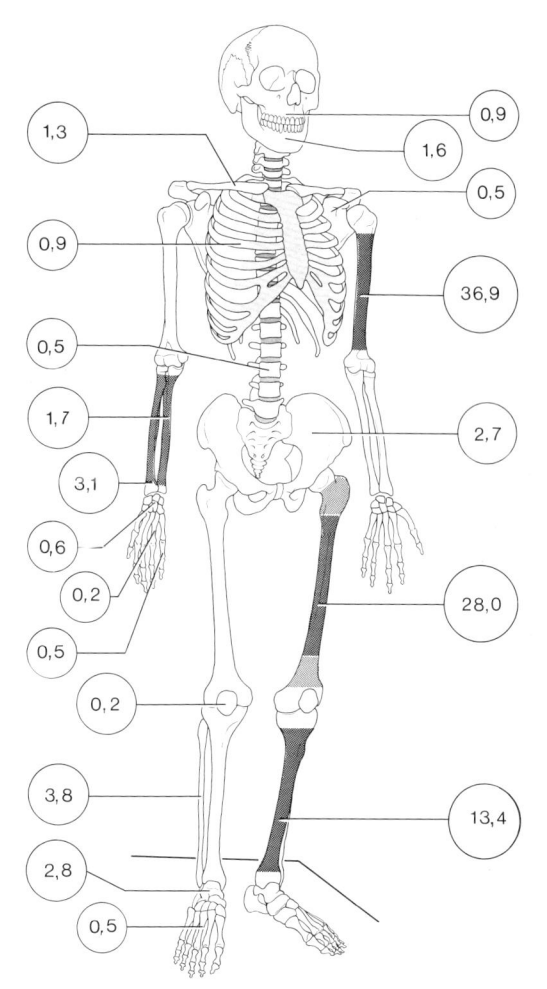

Abb. 145 Prozentuale Verteilung (Zahlen im Kreis) der Lokalisation von 639 solitären Knochenzysten. Die Rasterflächen zeigen Prädilektionsorte innerhalb *eines* Knochens.

Differentialdiagnose: Die klassischen Lokalisationen an Humerus- und Femurmeta- resp. -meta-Diaphysen bereiten keine diagnostischen Schwierigkeiten (Abb. 146 – 149).
Dagegen sind die selteneren Manifestationen, etwa an Rippen, Skapula, Klavikula usw., gegen eine aneurysmatische Knochenzyste, ein Chondromyxoidfibrom, eine fibröse Dysplasie oder auch gegenüber echten Tumoren, z. B. monostische (Chondroblastome) ohne Probebiopsie nicht zu klären.

Therapie: Unter Berücksichtigung der individuellen Lokalisation, Ausdehnung und deren Einflüsse auf Statik und Funktion ist die Exkochleation resp. partielle oder totale Resektion mit und ohne Span- bzw. Spongiosaplombierung die Methode der Wahl mit in jedem Fall guter Prognose.

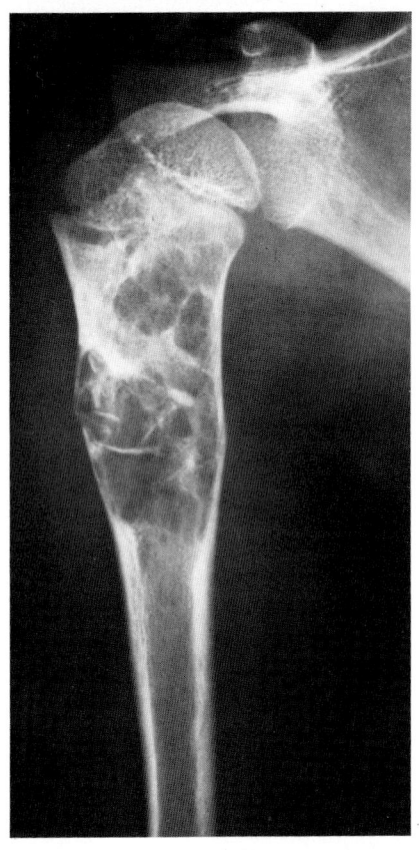

Abb. 146 Solitäre Knochenzyste der proximalen Humerus-Meta-/Diaphyse rechts mit trabekulären Innenwandversteifungen des Knochens an der Zystenwand (♀, 6 J.).

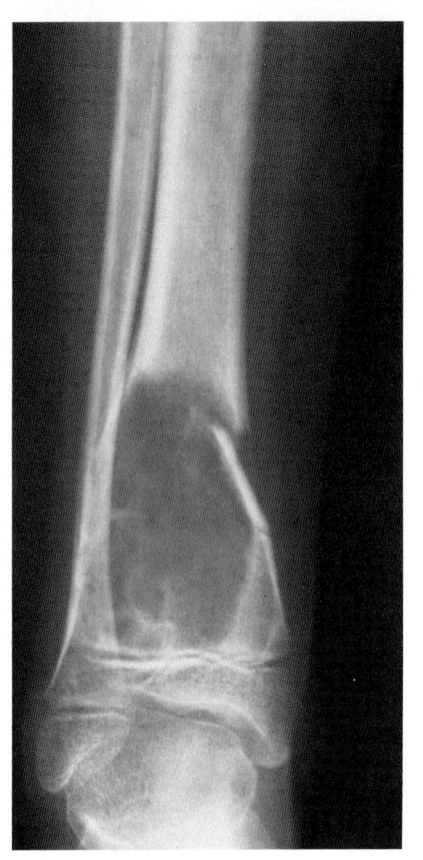

Abb. 147 Solitäre Knochenzyste der distalen Radiusmetaphyse mit pathologischem Bruch der papierdünn abgebauten Kortikalislamelle (♀, 9 J.).

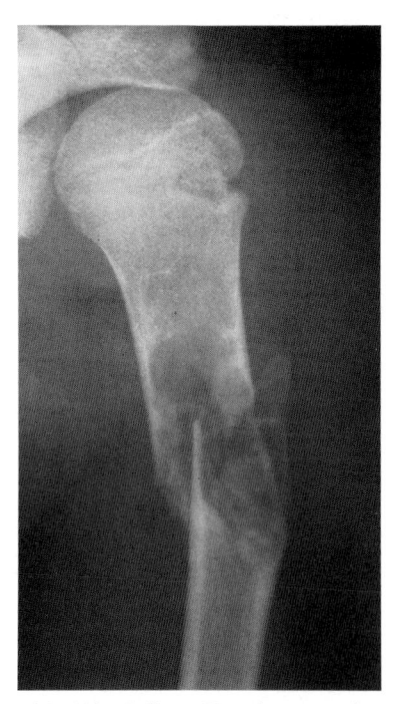

Abb. 148 Solitäre Knochenzyste der proximalen Humerusdiaphyse links mit pathologischer Fraktur (♀, 11 J.).

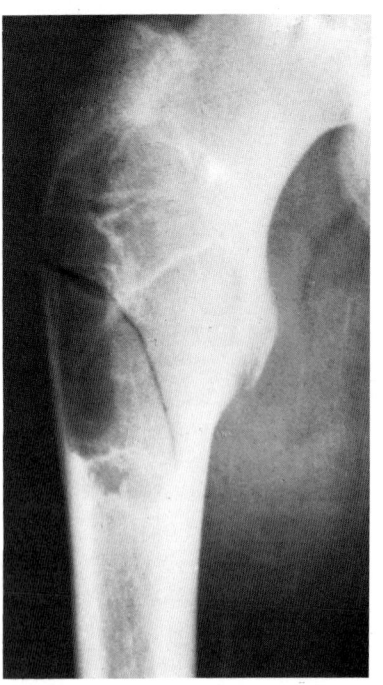

Abb. 149 Solitäre Knochenzyste der proximalen Femurdiaphyse rechts mit Infraktion der abgebauten Kortikalislamelle (♂, 12 J.).

Sog. Adamantinom der Röhrenknochen

Synonyme: Ameloblastom, Pseudo-Ameloblastom, Gardner-Tumor, Adeno-Ameloblastom, malignes Angioblastom, Knochensynovialom resp. -synoviom.

Definition: B. FISCHER (1913) hat dieser Geschwulst wegen ihrer feingeweblichen Ähnlichkeit mit den Adamantinomen des Kiefers den häufig umstrittenen Namen gegeben. Seiner Ansicht nach handelt es sich um eine Geschwulst, die sich aus verlagerten Zellkomplexen embryonaler und damit zur Ameloblastenbildung fähiger, ektodermaler Epithelzellen ableitet. Als namensgebendes Charakteristikum wurde dem Tumor eine Potenz zur Bildung von Zahnschmelz zugeschrieben. Jedoch sind gerade solche Gewebselemente bei den histologisch genauer studierten Fällen nicht nachgewiesen worden (SPJUT u. Mitarb. 1971).

Zur Zeit werden folgende Hypothesen zur Histiogenese dieser merkwürdigen Geschwulst diskutiert:

- Eine epitheliale Herkunft aus durch Trauma erfolgter Einsprengung von Epithelzellen oder Haarfollikeln in den Knochen (Theorie von RYRIE 1932), neuerdings gestützt durch elektronenmikroskopische Untersuchungen von ROSAI (1969).
- Eine mesenchymale Genese mit Einschlüssen epithelialer und/oder basaliomartiger Zellkomplexe resp. -stränge, die als Geschwülste mit synovialmembranartigem Bau z. B. von LAUCHE (1947), HICKS (1954) sowie LEDERER u. SINCLAIR (1954) in Übereinstimmung mit UEHLINGER (1957) als synoviale Sarkome resp. Synoviome zu bestimmen wären.
- Eine von CHANGUS u. Mitarb. (1957) geäußerte Hypothese, die im sog. Adamantinom des Röhrenknochens ein kompliziert aufgebautes malignes Angioblastom sieht.

Häufigkeit: Das sog. Adamantinom der langen Röhrenknochen ist ungewöhnlich selten. MOON konnte bis 1965 86 entsprechende Beobachtungen aus der Literatur mit 10 eigenen Kranken zusammenstellen.

Altersprädilektion: 2. und 3. Dekade. Die von MOON zusammengestellten Beobachtungen zeigen eine Altersverteilung zwischen dem 8. und 74. Lebensjahr (Mittel: ca. 35. Lebensjahr).

Geschlechtsprädilektion: Männer sind etwas häufiger als Frauen Träger dieser echten Geschwulst.

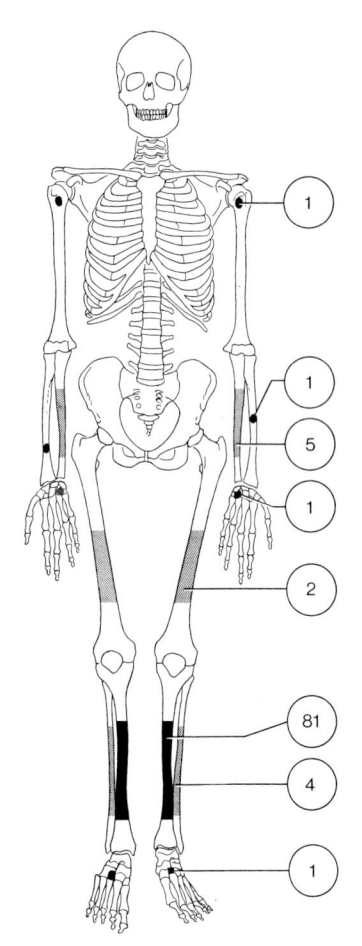

Abb. 150 Prozentuale Verteilung (Zahlen im Kreis) der Lokalisation der ektopischen Adamantinome nach Angaben von MOON (96 Fälle). Die Rasterflächen zeigen Prädilektionsorte innerhalb *eines* Knochens.

Lokalisation: Unter 96 Beobachtungen von MOON (1965) waren folgende Lokalisationen:

Tibia	= 81,	Humerus	= 1,
Ulna	= 5,	Radius	= 1,
Fibula	= 4,	Os capitatum	= 1,
Femur	= 2,	Os cuneiforme	= 1.

Multiple „Adamantinome" wurden bei 4 Patienten beobachtet. Bei einem Patienten war eine Lokalisation an Femur, Tibia und Fibula gleichzeitig vorhanden (Abb. 150).

Symptomatologie: Von der Mehrzahl der Patienten mit einem sog. Adamantinom wird über einen, zuweilen erst nach einem Trauma mit mehrwöchiger symptomfreier Latenz, *lokalen* Druckschmerz, der erst später in einen Bewegungs- und Belastungsschmerz übergeht, berichtet. Erst nach mehrmonatigem bis jahrelangem lokalem Schmerz wird über die Manifestation eines mehr

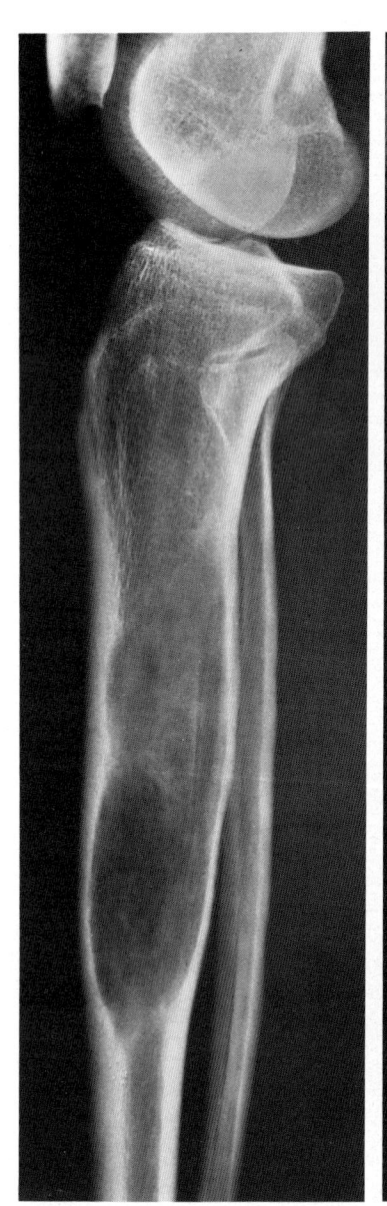

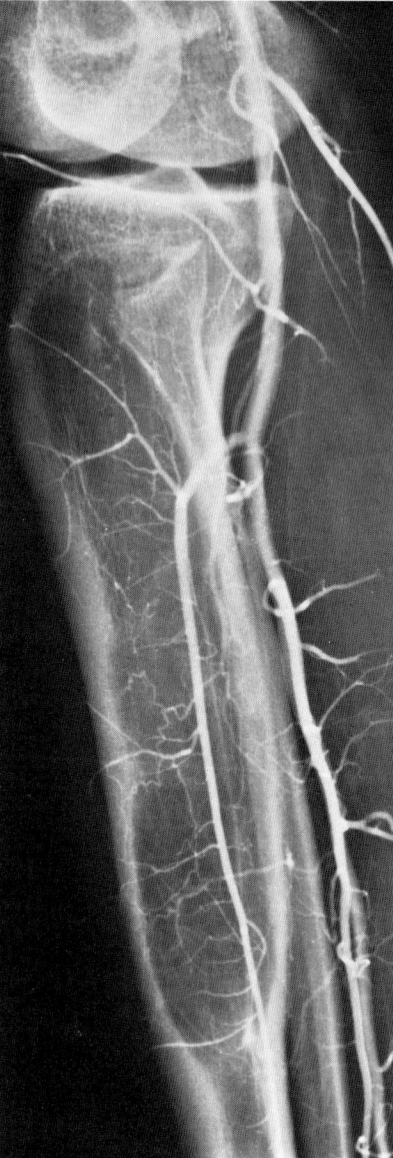

Abb. 151 a u. b Adamantinom der rechten Tibia mit für Adamantinome typischem, nicht pathologischem Angiogramm. Seit Jahren schmerzlose Schwellung an der vorderen Tibiakante. Seit einigen Wochen Schmerzen (♀, 36 J.).

oder weniger druckschmerzhaften lokalen Knochenbuckels, meist in Tibiamitte oder in deren distalem Drittel berichtet. Lokalisationen an anderen Knochen zeigen ebenfalls eine langdauernde Schmerzanamnese.

Röntgenbild: Korrespondierend mit der sehr langen Anamnese sind die sog. Adamantinome der Röhrenknochen durch einen diaphysären resp. diametaphysären, polyzyklisch begrenzten, in der überwiegenden Mehrzahl mit mm-breiter Sklerosezone gegenüber dem nicht befallenden Knochen abgesetzten, spindelförmig-expansiven resp. expansiv-exzentrischen Knochenherd charakterisiert (Abb. 151). Eine lamelläre periostale Reaktion in der unmittelbaren Nachbarschaft kann vorkommen; doch kann die Kortex besonders bei den exzentrischen Typen durch die weißgelben, manchmal „zystisch" eingeschmolzenen Tumormassen durchbrochen werden. Blasig-zystische Areale wechseln mit streifigen resp. trabekulären, z. T. auch ungleichmäßig verkalkten Zonen (Abb. 152).

Differentialdiagnose: Bei „typischer" Lokalisation in der Tibiadiaphyse ist die Äußerung einer Artdiagnose anhand des Röntgenbildes unter Berücksichtigung der meist jahrelangen Anamnese relativ leicht. Aus dem Röntgenbild allein ist aber eine eindeutige Abgrenzung gegenüber einem Chondrosarkom, einem Liposarkom oder auch einer langsam wachsenden Schaftmetastase von Organtumoren, z. B. hypernephroiden Karzinomen, natürlich nicht möglich.

Prognose: Selbst bei frühzeitiger Resektion, bei geeigneter Lokalisation als Mono-bloc-Resektion, läßt sich auch unter Würdigung der Anamnesedauer, der Radikalität des operativen Eingriffes usw. für den Individualfall kaum eine verbindliche Prognose stellen.
Eine Follow-up-Studie von GLOOR (1963) bei 25 Patienten weist aus, daß 9 Kranke 2 – 23 Jahre nach der Erstversorgung wahrscheinlich an den Folgen einer hämatogenen oder auch lymphogenen Metastasierung verstorben waren. Andererseits wurde von DONNER u. DIKLAND (1966) über eine Langzeit-Verlaufsbeobachtung von 18 Jahren bei einer 53jährigen Frau berichtet, die seinerzeit jede Behandlung abgelehnt hatte. Die Rezidivgefahr – vor allem nach Kürettagen mit und ohne Plombierung – ist hoch (21 Rezidive bei 35 Patienten mit mindestens 2jähriger postoperativer Beobachtung nach DOMINOK u. KNOCH 1977). In der von BAKER u. Mitarb. (1954) zusammengestellten Kasuistik mit 18 einschlägigen Beobachtungen waren 12 noch nach 5 Jahren, 5 weitere Patienten nach 10 Jahren am Leben. Andererseits ist in der Mitteilung von GLOOR (1963) ein Spätrezidiv noch nach 18 Jahren aufgeführt.

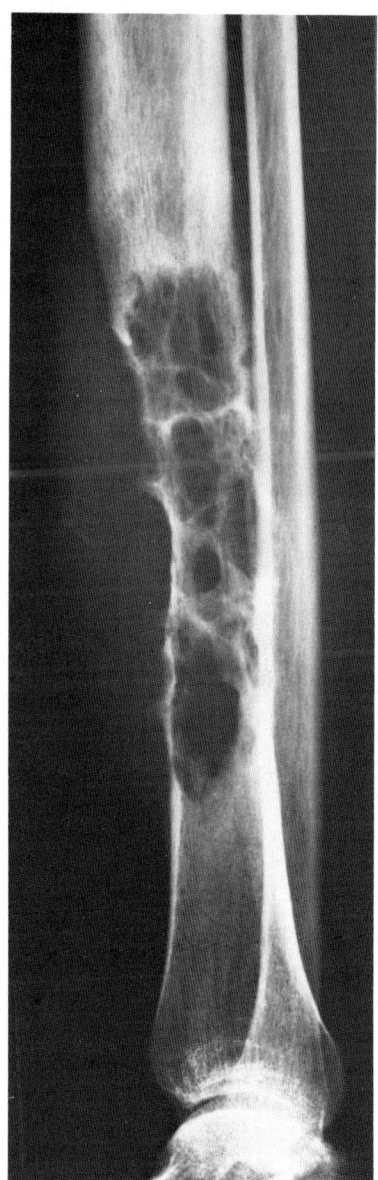

Abb. 152 Synovialom (sog. Adamantinom) der Tibiadiaphyse. 2 Jahre vor Behandlungsbeginn Auftreten einer knotenförmigen, knochenderben Anschwellung im Bereich der vorderen Tibiakante. Infolge partieller Resektion vor 1 Jahr verfälschte röntgenologische Symptomatik (♂, 21 J.).

Blutgefäße

Gutartige Tumoren

Hämangiom

Synonyme: Knochenangiom.

Abstammung: Hämangiome sind Knochenläsionen, die durch ihre mit Blut gefüllten vaskulären Räume charakterisiert sind. Hämangiome sind keine echten Neoplasmen im strengen Sinne des Wortes, sondern Hamartome (Angiohamartome), d. h. sie sind Äußerungen eines exzessiven Wachstums von Gewebe. Das Wachstum von Knochenhämangiomen korreliert mit dem Wachstum des Knochens selbst. Nach Abschluß des Skelettwachstums kommt es meist auch zum Stillstand der Hämangiomentwicklung. In solchen Hamartomen werden neben endothelialen Elementen auch Fibro- und Perizyten gefunden. Aus diesem Anlaß unterteilt man Hamartome in:
- kavernöse Hämangiome mit großen vaskulären Räumen und *dünner* Wand des Hämangioms gegenüber dem intakten Knochen;
- zystische Hämangiome;
- kapilläre Hämangiome mit kleinen vaskulären Räumen und dicker Wand des Hämangioms gegenüber dem intakten Knochen. Letztere Art von kapillären Hämangiomen ist bei Vorkommen im Skelett selten.

Vorkommen: Da die überwiegende Mehrheit der Hämangiome zu Lebzeiten symptomlos verläuft, ist es schwierig, genaue Angaben über deren Häufigkeit zu geben.
Nach TÖPFER (1928) würde das Hämangiom der häufigste Tumor des Skeletts sein. An mehr als 2000 Autopsien im Pathologischen Institut der Universität Leipzig wurde in ca. 12% an *Mazerations*-Präparaten von Wirbeln ein Hämangiom festgestellt. Zu Lebzeiten wird ein Hämangiom in ca. 1% aller Röntgenuntersuchungen der Wirbelsäule nachgewiesen. Häufigste Lokalisation von Hämangiomen ist die Lendenwirbelsäule. In anderen Skelettabschnitten sind sie seltener. Bis 1950 wurden nur 51 Beobachtungen mit Hämangiomlokalisationen außerhalb der Lendenwirbelsäule bekannt.

Altersprädilektion: Hämangiome werden in allen Altersgruppen gefunden. Manche Autoren (z. B. AEGERTER) weisen auf eine gewisse Prädilektion im Kindes- und jungen Adoleszentenalter hin.

Geschlechtsprädilektion: Die Bevorzugung eines Geschlechtes ist bisher nicht bekannt geworden.

Lokalisation: In der Literatur wird übereinstimmend die Wirbelsäule und der Schädel als Prädilektionsorte für ein Hämangiom angegeben (Abb. 153). Hämangiome an Röhrenknochen bevorzugen das meta-diaphysäre Gebiet. Rippen, Becken, Skapula, Klavikula, Sternum und Metakarpalia können ebenfalls Sitz von Knochenhämangiomen sein. Hervorzuheben ist in diesem Zusammenhang, daß Hämangiome in viel größerer Zahl extraossär vorkommen. In vielen Fällen ist eine Kombination Organhämangiom mit Knochenhämangiomen beschrieben worden.

Klinik: Knochenhämangiome verursachen meist keine Beschwerden. Bei Manifestation an platten Knochen ist über der Knochenaffektion häufig

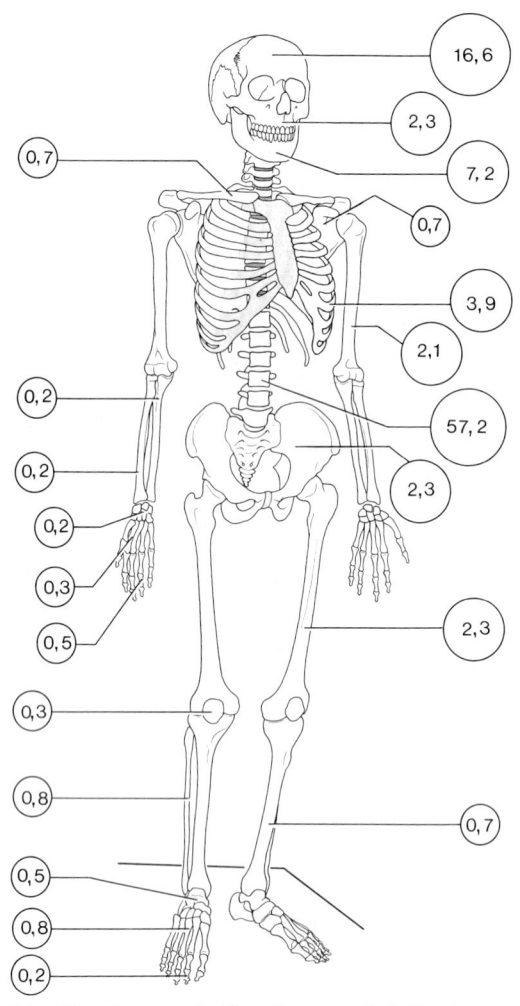

Abb. 153 Prozentuale Verteilung der Lokalisation von 610 Hämangiomen.

Abb. 154 Charakteristische vertikale Trabekelstrukturen eines Wirbelkörpers bei einem Hämangiom C 6 (♀, 25 J.). ▶

eine lokale Schwellung nachweisbar. Zuweilen wird über einen lokalen Schmerz berichtet. Eine Spontanfraktur im Bereich von Extremitätenangiomen ist selten. Nur in seltenen Fällen kann ein Hämangiom eines Wirbelkörpers, insbesondere mit dessen Übergriff auf die Bogeninsertion zum Zusammensintern des erkrankten Wirbels und damit einer sekundären Kompression des Rückenmarks führen.

Röntgenbild: Das typische Röntgenbild eines Wirbelhämangioms zeigt verdickte, meist vertikal orientierte Spongiosabälkchen (Abb. 154). Zwischen diesen Bälkchen ist weitere Spongiosastruktur auch auf technisch einwandfreien Röntgenaufnahmen nur schwer zu erkennen. Gelegentlich findet man eine solche grobsträhnige vertikale Trabekelstruktur aber auch bei isolierten Wirbelosteoporosen, so daß sich gelegentlich erhebliche differentialdiagnostische Schwierigkeiten in der Abgrenzung Hämangiom/Wirbelosteoporose ergeben können.

Bei Manifestationen von Hämangiomen an der Kalvaria und anderen platten Knochen resultiert meist im Röntgenbild ein runder, scharf begrenzter osteolytischer Herd mit schmalem Skleroserandsaum. Zuweilen ist in dem Osteolyseherd eine trabekuläre, radiär orientierte Struktur nachweisbar (Abb. 155 u. 156).

Lokalisationen eines Hämangioms im Bereich des Neurokranium zeigen auf Tangentialaufnahmen im Röntgenbild bei intakter Lamina interna nach außen gerichtete Spikula. Dieser typische Aspekt wird mit „Sunburst"-Hämangiom bezeichnet.

Hämangiome am Röhrenknochen werden durch scharf begrenzte Osteolyseherde markiert und weisen häufig einen sklerotischen ggf. bizarren Randsaum auf. Hämangiome an den großen Röhrenknochen sind zuweilen solitär (Abb. 157), zuweilen oligotop (Abb. 158). Im letzteren Fall können auch konfluierende Verbindungen zwi-

Abb. 155 a u. b Charakteristische röntgenologische ▶ Symptomatik bei einem Hämangiom des Os frontale in Form einer scharf begrenzten, an den Rändern mit sklerotischem Randwall versehenen Aufhellung und radiären Trabekulastrukturen. b) Tangentialaufnahme mit Darstellung der „Sunburst"-Knochentrabekel (♀, 49 J.).

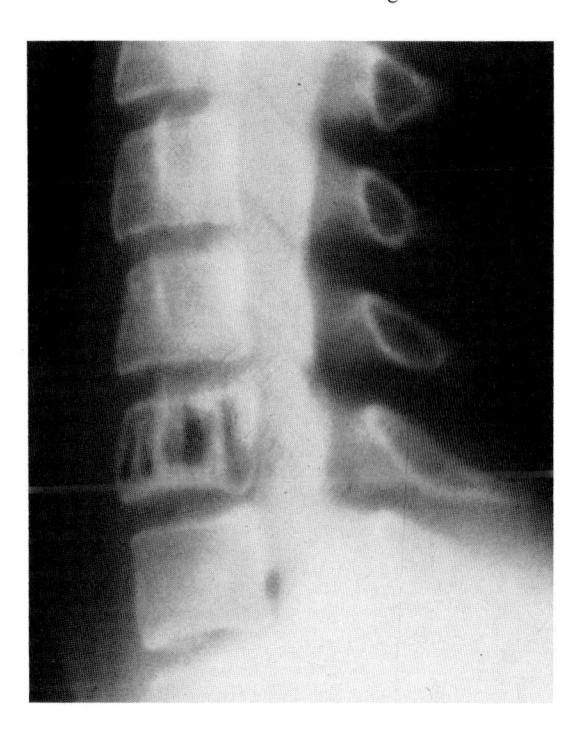

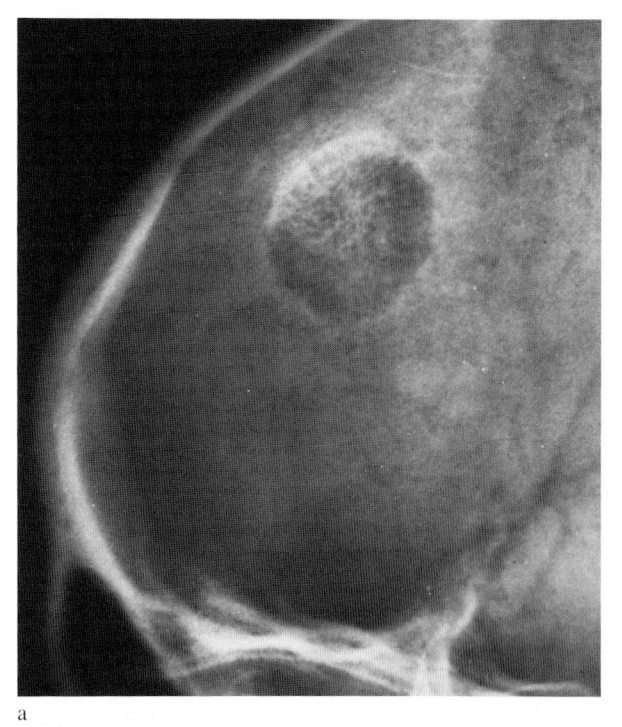

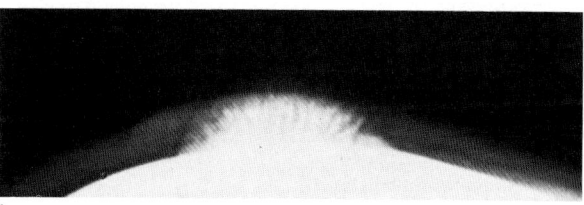

652 Primäre Knochengeschwülste

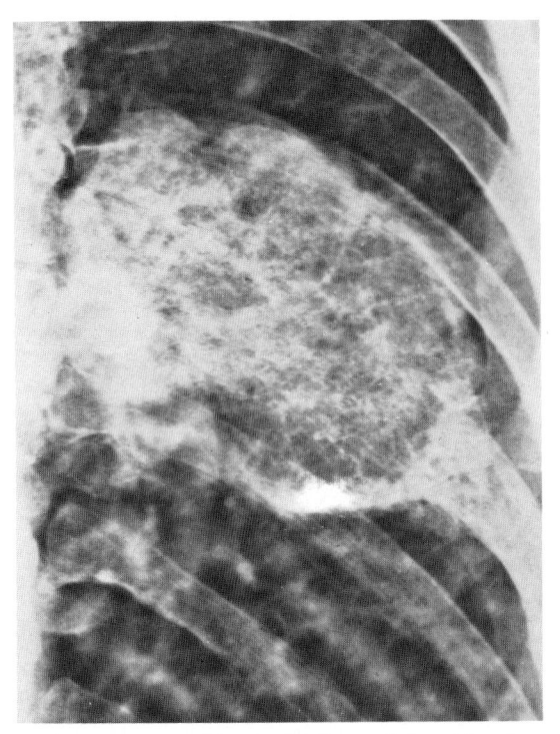

Abb. 156 Hämangiom der 8. Rippe mit kugelförmiger Auftreibung des vertebralen Rippenabschnittes, sklerosierten Rändern und einem Netzwerk zarter Trabekel (♀, 51 J.).

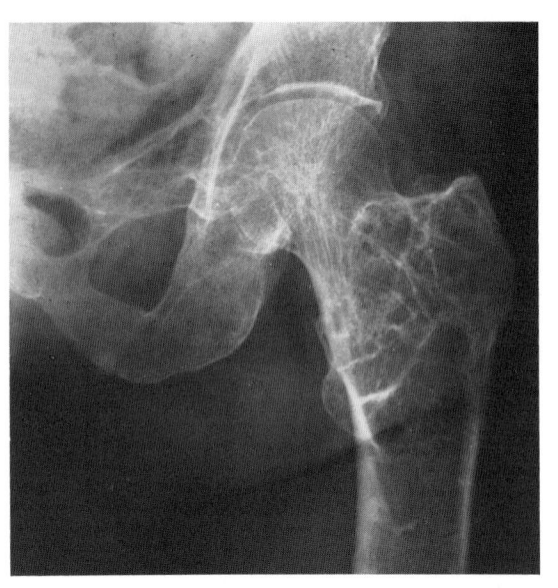

Abb. 158 Hämangiom der Regio intertrochanterica; pseudomultilokuläre Anordnung mit zarter Trabekelstruktur (♀, 61 J.).

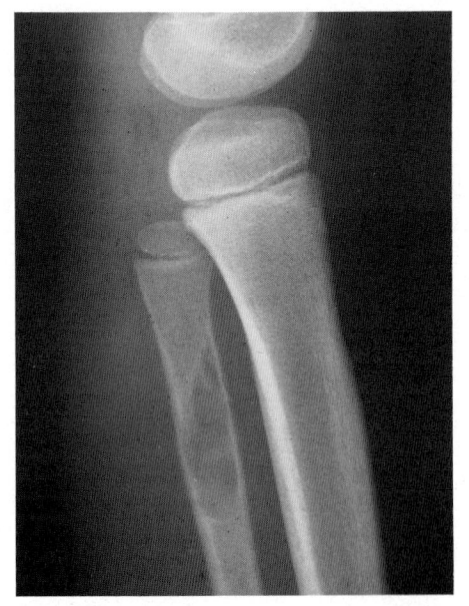

Abb. 157 Unilokuläres Hämangiom der proximalen Fibuladiaphyse ohne röntgenologisch darstellbare Trabekelstrukturen (♂, 7 J.).

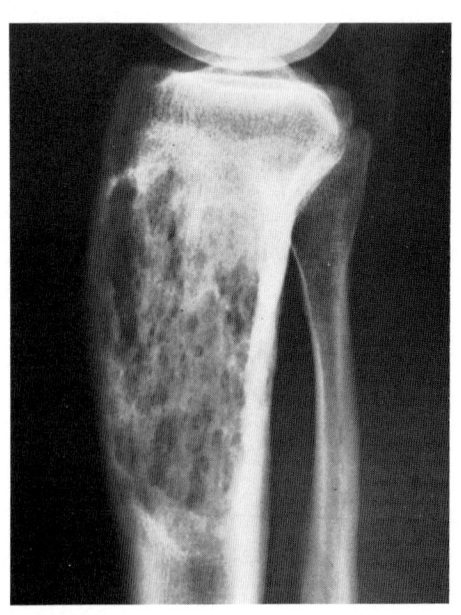

Abb. 159 Charakteristisches Röntgenbild eines Hämangioms der Tibia (♀, 50 J.).

schen den Herden über längere Strecken im Röhrenknochen bestehen. Nur zuweilen ist die Kortikalis etwas vorgewölbt, in seltenen Fällen kann bei Mitbeteiligung der Kortikalis auch eine geringe korrespondierende periostale Knochenreaktion im Röntgenbild sichtbar gemacht werden. Die bei Manifestation an platten Knochen häufig vergesellschafteten Spikula sind bei Lokalisation von Hämangiomen in Röhrenknochen selten.
Bevorzugter Sitz des Knochenhämangioms im Röhrenknochen sind die proximalen und distalen Meta-Diaphysen.
Ein Durchbruch in die Epiphyse ist nicht beschrieben worden.
Das *zystische Hämangiom* ist eine besondere Form kavernöser Hämangiome. Es wurde erstmalig von GRAMIAK (1957) beschrieben. In mehreren Skelettabschnitten findet man multiple, runde, scharf begrenzte osteolytische Herde, die häufig aus Anlaß einer anderen Indikation gefunden werden oder eine Spontanfraktur Anlaß zur Anfertigung von Röntgenaufnahmen waren. Das zystische Hämangiom wird nach J. EDEIKEN zwischen dem 10. und 15. Lebensjahr am häufigsten gefunden.
Extraossale Hämangiome können bei Übergriff auf den Knochen Usuren oder Arrosionen von in der Nachbarschaft gelegenen Skelett-Teilen verursachen.

Differentialdiagnose: Bei Manifestationen eines Hämangioms im Bereich des Wirbels ist differentialdiagnostisch in erster Linie an eine Ostitis deformans (Paget) zu denken.
Differentialdiagnostisch läßt sich die Osteopathia fibrosa aber gegenüber einem Wirbelhämangiom am Kriterium der *Volumen*-Vermehrung respektive Auftreibung von Wirbelbögen und der sklerosierten Trabekelzeichnung der Wirbelspongiosa in den meisten Fällen abgrenzen. Gelegentlich können Metastasen von Organtumoren, das multiple Myelom oder auch Vertreter der Gruppe der „Non-Hodgkin-Lymphome" differentialdiagnostische Schwierigkeiten bereiten.
Bei Lokalisationen von Hämangiomen im Bereich des Neurokranium sind diese gegen ein eosinophiles Granulom, Herde einer fibrösen Dysplasie, gegenüber leptomeningialen Zysten, Epidermoidzysten oder auch Meningiomen mit sekundärem Einbruch in die Kalvaria abzugrenzen. Insbesondere die zystische Form der Hämangiome kann bei deren Lokalisation am Röhrenknochen erhebliche differentialdiagnostische Schwierigkeiten gegenüber Hämangioendotheliomen respektive Hämangioperizytomen verursachen.

Andere Hämangiome an den Röhrenknochen simulieren das Bild einer fibrösen Dysplasie, eines Chondroblastoms oder auch eines abgegrenzten Schaftchondroms, ja sogar den Aspekt gut differenzierter Chondrosarkome.

Diagnose: Bei charakteristischem Röntgenbild vorwiegend bei Lokalisationen im Bereich der Lendenwirbelsäule ist eine histologische Untersuchung zur Sicherung der Diagnose nicht notwendig. Bei allen übrigen Lokalisationen sollte die Diagnose durch eine Biopsie gesichert werden.

Therapie: Als Therapie der Wahl bei Hämangiomen gilt die Kürettage, bei Lokalisationen an platten Knochen oder Rippen auch deren Resektion. Wirbellokalisationen von Hämangiomen sind in der überwiegenden Zahl nicht behandlungsbedürftig. Nur in sehr seltenen Fällen mit durch Verlaufsbeobachtung gesicherter, zunehmender Zusammensinterung des Wirbels und drohender Kompression des Rückenmarks ist zuweilen eine radiotherapeutische Behandlung indiziert (3000 rad in 3 – 19 Wochen), sofern eine operative Versorgung mit konsekutiver Plombierung aus technischen Gründen nicht möglich ist. Ziel einer Bestrahlungsbehandlung ist der Versuch einer Thrombosierung der vaskulären Räume.
Auch Hämangiome können nach unvollständiger Kürettage rezidivieren (2 Rezidive von insgesamt 14 Hämangiomen im Register des NCBT 2 respektive 10 Jahre nach Kürettage).

Prognose: Quoad vitam ist die Prognose sehr gut. Eine maligne Entartung von Hämangiomen ist nicht bekannt geworden.

Hämangiomatose

Synonyme: GORHAM's Disease, Akroosteolyse, Vanishing Bone, Phantom Bone, Absorption of Bone, Osteolysis massiva, regionale Angiomatosis, massive Osteolyse.

Abstammung: Viele Autoren haben die Hämangiomatose (kappiläre Form) mit der Vanishing-Bone-Krankheit in Verbindung gebracht.
Das Phänomen der massiven Osteolyse ist am häufigsten bei Adoleszenten oder jungen Erwachsenen anzutreffen. In den meisten Fällen geht der Hämangiomatose ein unbedeutendes Trauma voraus. In der Mehrzahl ist der Prozeß auf einen Knochen beschränkt, häufig auf die Klavikula; in seltenen Fällen greift die massive Osteolyse auch auf angrenzende Skelettabschnitte über.

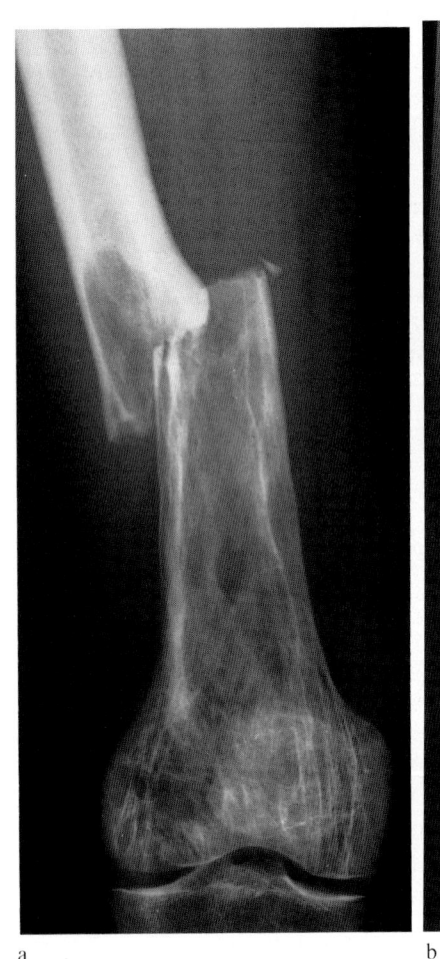

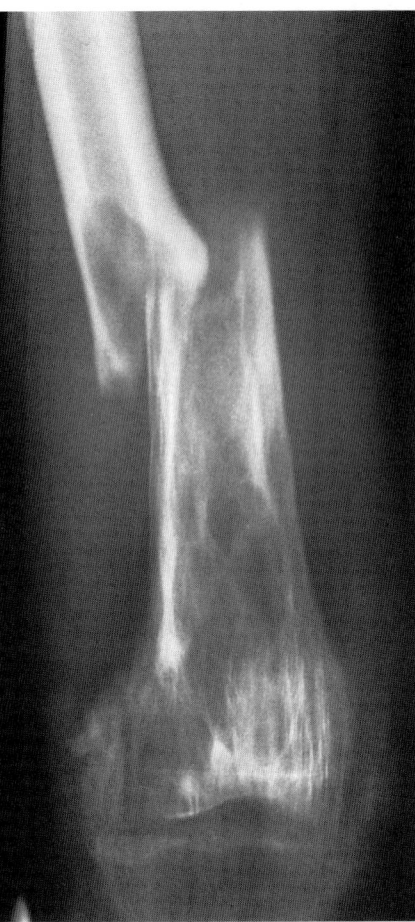

Abb. 160 a u. b Gleichmäßiger Knochenabbau der distalen Femurmetadiaphyse rechts mit Übergriff auf die distale Epiphyse und reaktiver endostaler Fibrose des Markraumes. Histologisch: Angiomatose des Knochens in Kombination mit einer reaktiven Fibrose (Beachte die scharfe Abgrenzung gegenüber den noch intakten diaphysären Schaftabschnitten!) (♀, 34 J.).

Röntgenbild: Im Anfang wird eine *lokale* Osteolyse, scharf gegenüber der normalen Spongiosa abgegrenzt (Abb. 160), beobachtet. Allmählich wird auch die Kortikalis in den Prozeß miteinbezogen (Abb. 161), die Osteolyse breitet sich im nächsten Schritt langsam über den *ganzen* Knochen aus.

Das Endstadium ist morphologisch durch fibröses Bindegewebe charakterisiert.

GORHAM und auch STOUT halten die massive Osteolyse (= Phantom Bone) für eine *echte* Angiomatose. Für LICHTENSTEIN dagegen ist der Prozeß die extreme Form einer Sudeckschen Knochendystrophie mit konsekutiver Atrophie. In der Interpretation von LICHTENSTEIN würden durch den Tonusverlust von neurovaskulären Elementen breite Kapillaren entstehen; es kommt zu einer Hyperämie, die schließlich zu einer allmählichen Resorption des Knochens Anlaß gibt. In der Literatur wird aufgrund von Langzeitbeobachtungen immer wieder davon berichtet, daß die massive Osteolyse stetig oder schubweise progredient verläuft, bis der ganze Knochen oder ein Knochenabschnitt im Röntgenbild völlig verdämmern.

GRAHAM u. Mitarb. bezeichnen mit diffuser Skelettangiomatose multiple kavernöse Angiome, die über das ganze Skelett verteilt sein können. In der Hälfte der Fälle ist die Skelettangiomatose mit einer viszeralen Angiomatose verknüpft. Die Auswertung von 46 Fällen ergibt folgende Lokalisation: Femur 29, Becken 28, Rippen 27, Humerus 26, Schädel und Wirbel 22, Skalula 16, Tibia 13, Schlüsselbein 10, Radius 9, Fibula 8, Ulna 6mal, Metakarpalia und Sternum 3mal, Gesichtsknochen 2mal.

Erstmals wird eine vielherdige Angiomatose des gesamten Handskelettes beschrieben. Vielherdige Skelettangiomatosen dürften gelegentlich zu einer Zirkulationsüberlastung und letalen Herzinsuffizienz führen.

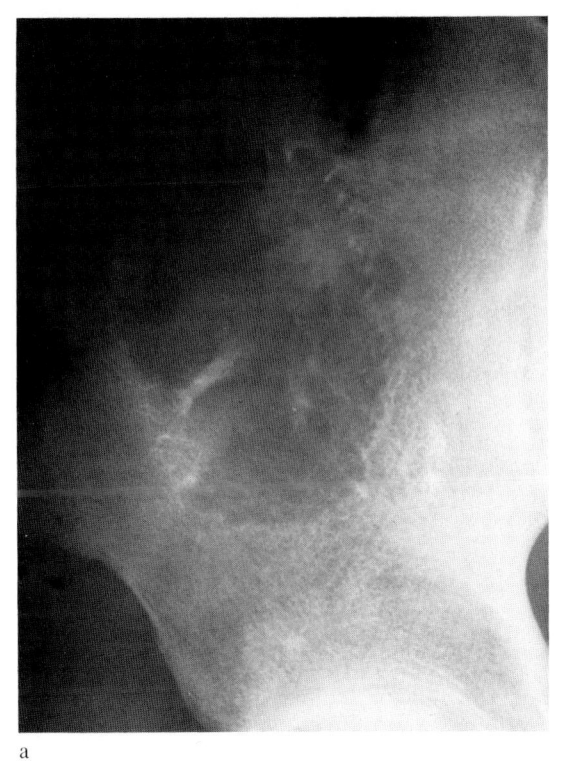

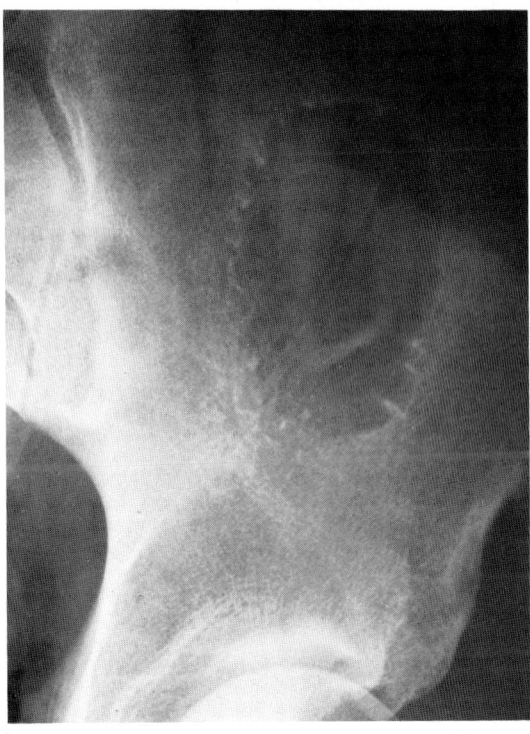

Abb. 161 *Bi*-laterale Lokalisation eines „Phantom-Bone" mit nur noch randständig ausgeprägter Angiomatose im Stadium der regressiven Fibrose (♀, 22 J.).

Im Röntgenbild erscheinen die Angiome als ausgestanzte bis mandelgroße, runde und ovaläre Knochendefekte. Sie bevorzugen die subkortikale Spongiosa und die Epiphysen der langen Röhrenknochen. In ihrer Summation erinnern die Skelettangiomatosen an polyostische Plasmozytome und Chondromatose. Im Gegensatz zur Chondromatose bleiben die Knochenformen erhalten. Es kommt nicht zu periostalen Reaktionen.
Differentialdiagnostisch ist die Skeletthämangiomatose abzugrenzen gegenüber Chondromatose, polyostischen Plasmozytomen (s. Abb. 102) und osteolytischen Skelettmetastasen.

Mafucci-Syndrom

Das Mafucci-Syndrom ist ziemlich selten. Es kommt mit einer Kombination vaskulärer und kartilaginärer Läsionen, z. B. Hämangiome in Kombination mit einer Enchondromatose, vor. So wie bei der Enchondromatose (Morbus Ollier) sollte man auch hier damit rechnen, daß in einem ziemlich hohen Prozentsatz eine maligne Entartung dann meist als Chondrosarkom resultiert.

Bösartige Tumoren

Hämangioendotheliom

Synonyme: Angioendothelioma, Hämangiosarkoma, Angiosarkoma, Angioblastoma, maligne Hämangioma, teleangiektatisches Sarkom.

Abstammung: Das Hämangioendothelioma ist ein maligner ossaler Tumor, ausgehend von den Endothelzellen der Gefäßwand. Histologisch unterscheidet man 1. das Hämangioendotheliom, das meist per continuitatem aggressiv wächst, aber nicht metastasiert; 2. das Hämangioendothelio-Sarkom, das sowohl lokal aggressiv ist und metastasiert.

Vorkommen: Das Hämangioendotheliom ist ein seltener ossaler Tumor. Nach DAHLIN macht er 0,3% der primär malignen ossalen Tumoren aus, nach dem NCBT ungefähr 1%.

Altersprädilektion: Wegen der relativen Seltenheit ist eine genaue Beschreibung der Altersprä-

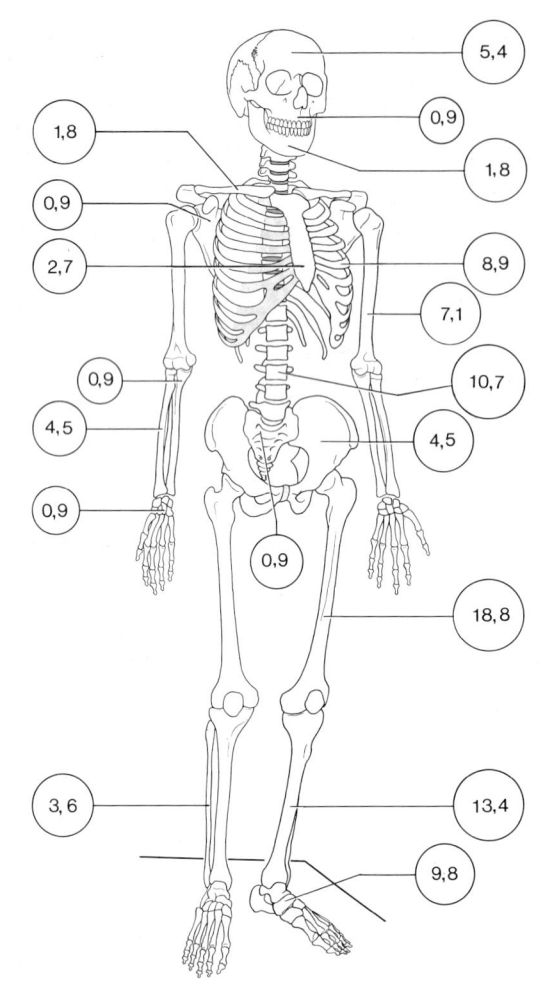

Abb. 162 Prozentuale Verteilung der Lokalisation von 112 Hämangioendotheliomen.

dilektion nicht zu geben. UNNI beschreibt eine Serie von 22 Fällen, der Jüngste war 7 Jahre alt, der Älteste 78 Jahre alt, 19 Patienten waren älter als 30 Jahre. ACKERMANN berichtete über eine Beobachtung mit Entdeckung eines Hämangioendothelioms bei einem 3 Monate alten Säugling.

Geschlechtsprädilektion: Wahrscheinlich werden Männer häufiger betroffen als Frauen.

Lokalisation: Das Hämangioendotheliom kann in jedem Knochen vorkommen (Abb. 162). UNNI beschreibt in einer Serie von 18 Fällen 7 in Röhrenknochen, 6 in Wirbelkörpern, 3 im Becken und 2 im Schädelknochen.

Symptomatologie: Das wichtigste Symptom ist ein heftiger Schmerz. Daneben ist meist eine lokale Anhebung zu sehen. Dieses Areal kann zuweilen auch wärmer sein als die Umgebung. Die Dauer der Beschwerden variiert von einigen Wochen bis zu einigen Monaten, sogar bis zu einigen Jahren. Im Mittel kann man mit einer Anamnesedauer von ca. 2 Monaten rechnen. Nur ein einziges Mal war eine Spontanfraktur das erste Symptom.

Die Laboruntersuchungen zeigen oft eine leichte Anämie, eine Leukopenie oder auch eine Leukozytose.

Röntgenbild: Das Hämangioendotheliom präsentiert sich wie ein osteolytischer Herd; die Herde sind entweder solitär (Abb. 163) oder multiple (Abb. 164); die Grenze zum normalen Knochengewebe kann scharf oder unscharf sein.

In vielen Fällen ist die Kortikalis destruiert, und es ist eine periostale Knochenbildung erkennbar im Sinne von lamellären Knochenschalen oder von Codmanschen Dreiecken (Abb. 165). Durch schnelles Wachstum des Tumors wird die periostale Knochenneubildung oft wieder destruiert. Hämangioendotheliome können gegenüber Hämangioendothelio-Sarkomen als die malignen Varianten röntgenologisch kaum gegeneinander abgegrenzt werden (Abb. 166).

Differentialdiagnose: Anhand röntgenologischer Kriterien kann ein Hämangioendotheliom im Adoleszenten- und jungen Erwachsenenalter gegenüber einem Osteo- oder Fibrosarkom, bei Patienten jenseits der 4. Lebensdekade gegenüber Metastasen von Organtumoren kaum abgegrenzt werden. Gelegentlich simulieren Hämangioendotheliome das Röntgenbild eines eosinophilen Granuloms, sogar einer aneurysmatischen Knochenzyste.

Auch für das Hämangioperizytom gilt die unabdingbare Forderung seiner Sicherung durch eine histologische Untersuchung.

Therapie: Die Therapie der Wahl ist die chirurgische Behandlung.

Prognose: Die Prognose von Hämangioendotheliomen ist dubiös. CARTER (1956) berichtete über 7 Todesfälle einige Wochen bis 5 Jahre nach Operation von 17 Patienten. In dem von UNNI publizierten Krankengut waren von 22 Patienten mit einem Hämangioendotheliom 11 in einem Zeitraum von einigen Wochen bis 13 Jahre nach Behandlungsbeginn verstorben.

Glomustumor, Hämangioperizytom

Abstammung: Hämangioperizytome stellen im feingeweblichen Bild eine Variante von Glomustumoren dar, deren Lokalisation in den Fingerphalangen bekannt ist. Einige Hämangioperizytome verhalten sich auch über längere Beobach-

Abb. 163 a u. b Scharf und sklerotisch begrenzte osteolytische Läsion bei einem solitären Hämangioendotheliom im Bereich der distalen Tibiaepiphyse. Sagittaltomogramm, b) Frontaltomogramm (♀, 50 J.).

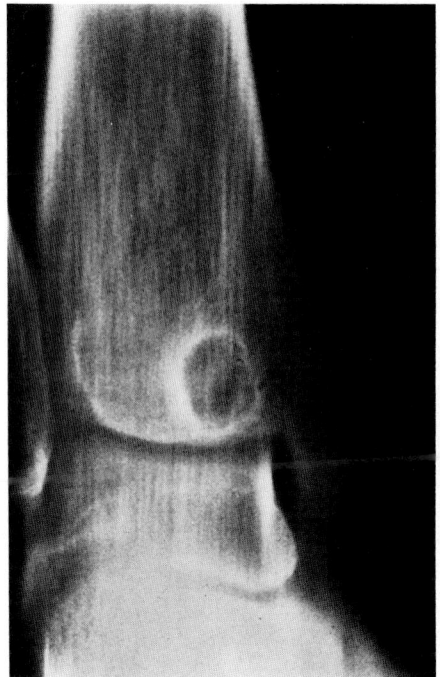

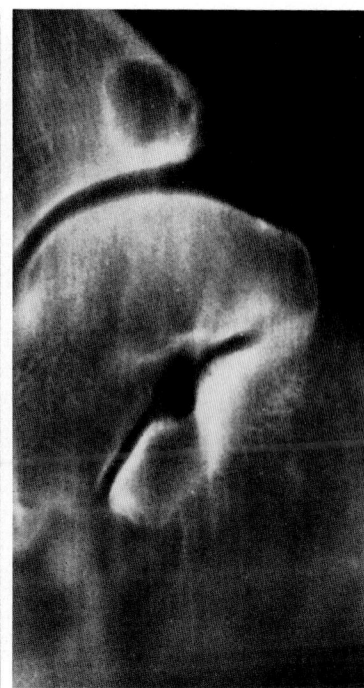

tungszeiträume gutartig und metastasieren nicht. Andere Vertreter dagegen zeigen klinisch eine deutlich maligne Symptomatik. Weder histologisch noch im Röntgenbild ist auch bei den klinisch malignen Formen eine sichere Differenzierung möglich.

Vorkommen: Hämangioperizytome sind selten. STOUT (1956) hat 197 einschlägige Beobachtungen publiziert, in 3 Fällen handelte es sich um Skelettlokalisationen. UNNI (1971) berichtete über 4 Knochenhämangioperizytome; im Register des NCBT sind 3 einschlägige Beobachtungen registriert.

Altersprädilektion: Adoleszenten- und mittleres Erwachsenenalter.

Lokalisation: Hämangioperizytome wurden in Röhrenknochen, Wirbeln, dem Os ilium, den Rippen, der Mandibula oder in der Klavikula beobachtet.

Symptomatologie: Bei Trägern eines Hämangioperizytoms steht der lokale Schmerz im Vordergrund des Beschwerdebildes.

Röntgenbild: Hämangioperizytome verursachen solitäre, osteolytische, scharf gegen den nicht beteiligten Knochen, oft expansiv den Knochen auftreibende Herde (Abb. 167).

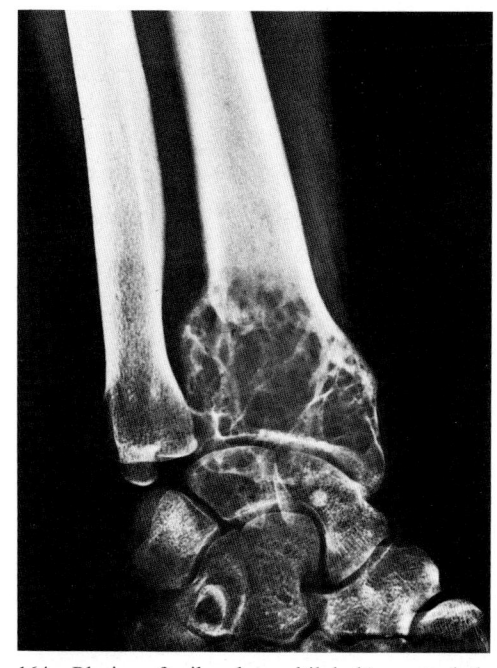

Abb. 164 Blasig auftreibende, multilokuläre, osteolytische Läsion eines Hämangioendothelioms der distalen Radiusepiphyse (♂, 30 J.).

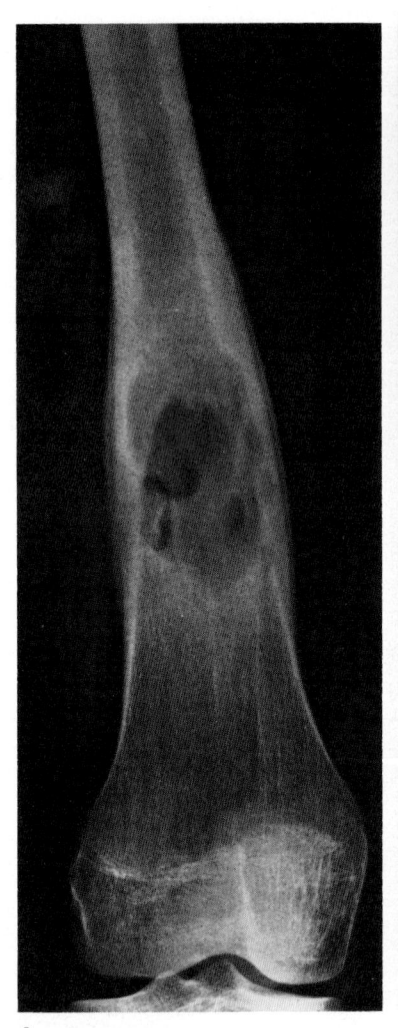

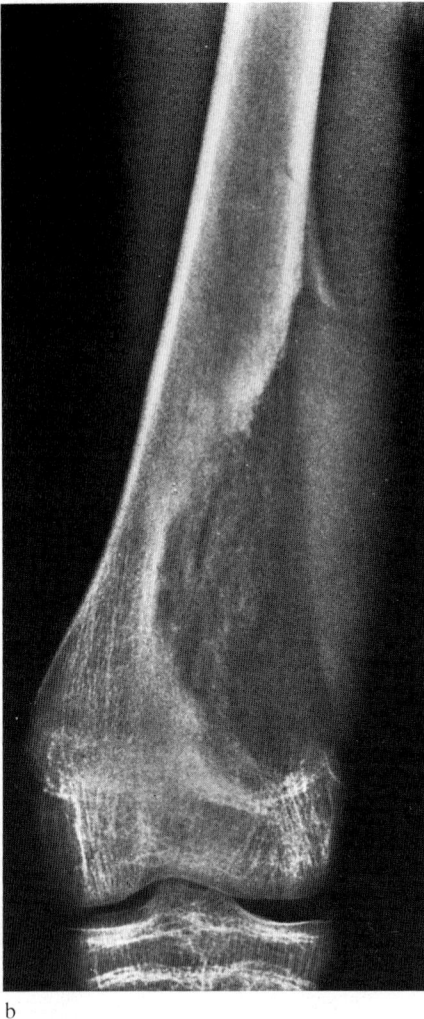

Abb. 165 a) Hämangio-endotheliom der distalen Femurdiaphyse mit scharf begrenzter Aufhellung, kortikaler Destruktion und lamellärer periostaler Knochenneubildung (♀, 13 J.). b) Exzentrisch lokalisiertes Hämangioendotheliom der distalen Femur-Meta- und Diaphyse und Entwicklung eines Codman-Dreiecks am oberen Tumorpol (♀, 14 J.).

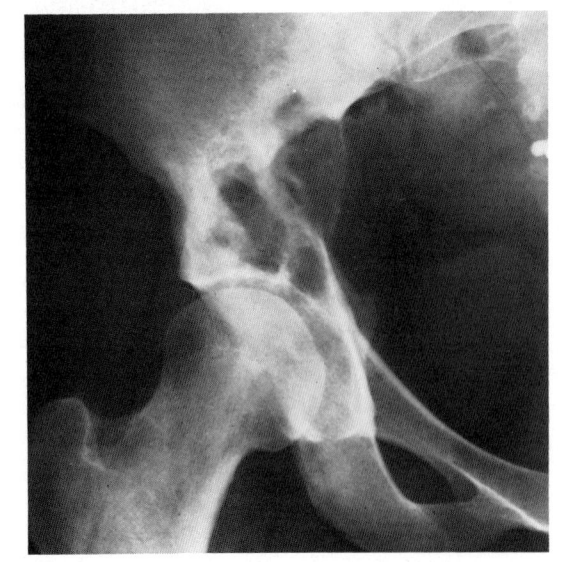

Differentialdiagnose: In jedem Fall ist bei Verdacht auf das Vorliegen eines Hämangioperizytoms zur Sicherung der Diagnose die histologische Untersuchung erforderlich. Ein „typisches" Röntgenbild existiert nicht. Differentialdiagnostisch ist das Hämangioperizytom sowohl gegen Herde eines multiplen Myeloms, gegenüber einem Hämangioendotheliom, bestimmten Formen der Fibrosarkome resp. malignen Histiozytomen des Knochens oder Metastasen von Organtumoren abzugrenzen.

Abb. 166 Hämangioendotheliom des Os ilium mit scharf begrenzten osteolytischen Herden; Destruktion und Aufblähung der Kortikalis; keine Möglichkeit zur röntgenologischen Differenzierung gegenüber einem Hämangio-Endothelio-Sarkom (♀, 33 J.).

Geschwulstartige Läsionen

Aneurysmatische Knochenzyste

Synonyme: Aneurysmatische Knochenzysten sind unter verschiedensten, heute nicht mehr geläufigen Bezeichnungen in der Literatur beschrieben worden. Vor 1940 gebräuchliche Termini: „Bone aneurism" der langen Röhrenknochen (BLOODGOOD 1910), „Ossifying hematoma" (CONE 1928), „Subperiostal giant tumor" (GESCHICKTER u. COPELAND 1931, POTTS (1940), PRESENT (1945), HODGEN u. FRANTZ (1947), THOMPSON (1954), „Atypical giantcell tumor" (POLEY u. MILLER 1942), „Aneurysmal Giant Cell-Tumor" (EWING 1928) sollten heute nicht mehr verwandt werden.

Definition: Die aneurysmatische Knochenzyste ist eine *benigne, geschwulstähnliche,* solitäre, meist exzentrisch lokalisierte Knochenläsion der Röhrenknochen, der platten Knochen und des Wirbels. 1942 lenkten JAFFÉ u. LICHTENSTEIN die Aufmerksamkeit auf eine besondere Art großer, blutgefüllter Knochenzysten. Die beiden Autoren sahen hinsichtlich der Ätiologie zunächst nur gewisse verwandtschaftliche Beziehungen zu den sog. *solitären* Knochenzysten. Die von JAFFÉ u. LICHTENSTEIN beschriebenen Beobachtungen betrafen eine orangengroße Zysten im Schambein bei einem 17jährigen Jungen, eine weitere zystische Destruktion in Wirbelbogen, Dornfortsatz und Körper des 2. Brustwirbels bei einem 18jährigen.

Die Abkunft dieser geschwulstmäßigen Knochenaffektion ist auch heute noch Gegenstand der Diskussion.

Interessant ist, daß die von GESCHICKTER u. COPELAND (1931) gegebene Darstellung über „Subperiostal Cell-Tumors" sich mit einer von EWING schon 1920 gebrachten Beschreibung deckt. Hier wird erstmals von einer sog. *„Riesenzellvariante der Knochenzyste",* einem „aneurysmatischen Riesenzelltumor" gesprochen.

LICHTENSTEIN hat 1950 noch einmal die Umstände gewürdigt, die zu der rein deskriptiven Bezeichnung „aneurysmatische Knochenzyste" geführt hatten. Der Autor wollte damit nur die pathologischen Besonderheiten charakterisiert wissen, zumal endgültige Beweise für das Vorliegen *echter* Aneurysmen bzw. echter Zysten bis heute nicht erbracht werden konnten. Nicht ohne Vorbehalt spricht sich JAFFÉ (1950) für ein *unabhängiges,* einheitliches Krankheitsbild aus, stellt aber in Übereinstimmung mit LICHTENSTEIN die charakteristische „röntgenologische" Symptomatik neben den hervorstechenden Zügen in pathologisch-anatomischer Sicht heraus. Das in der Bezeichnung gewählte Adjektiv „aneurysmal" wurde seinerzeit mit Rücksicht auf den „Blow-out"-Effekt gewählt.

Abstammung: Der Wandel der Auffassung von der Pathogenese und der Natur der aneurysmatischen Knochenzysten spiegelt sich auch hier in der Zeitfolge des Schrifttums wieder. Für das Zustandekommen einer aneurysmatischen Knochenzyste diskutiert JAFFÉ 1950, dezidert 1962, einen Blutaustritt in präformierte, benigne Läsionen des Knochens verschiedenster Genese, der zu einem Untergang der präexistenten Knochenmatrix führen könnte. Die Bedeutung der Blutung in einen *präformierten* Knochendefekt wird auch durch eine interessante Beobachtung von TILLMANN u. VON TORKLUS (1966) unterstrichen. LICHTENSTEIN (1953) glaubt an örtliche Zirkulationsstörungen, vermutlich auf der Basis einer venösen Thrombose oder eines arteriovenösen Aneurysmas mit der konsekutiven Entwicklung einer erweiterten und überfüllten Strombahn, die eine kavernöse Umwandlung der affizierten Knochenstruktur im Gefolge haben könnte. LICHTENSTEIN hält mit dem Hinweis auf das Moment der *steten* Progression mit persistierender Änderung der Hämodynamik eine *einmalige* evtl. traumatisch verursachte, endostale Knochenblutung *nicht* für die auslösende Ursache. Er billigt einem

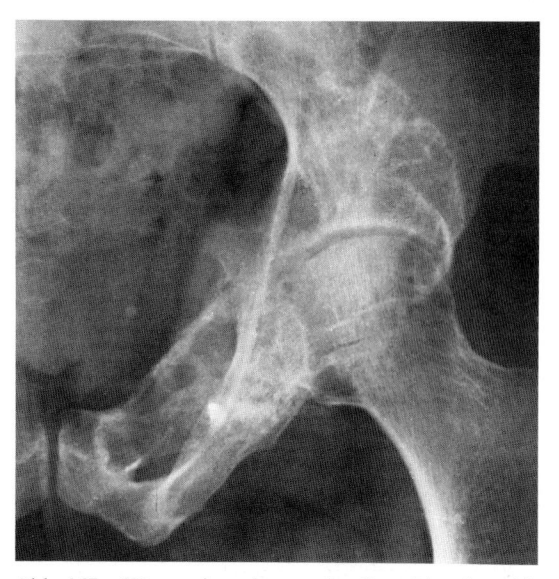

Abb. 167 Hämangioperizytom des Os pubis mit multilokulären Aufhellungen im Ramus superior ossis pubis und tumorbedingter Knochenauftreibung (♂, 24 J.).

Trauma höchstens die Rolle eines begünstigenden Elements zu, wie Studien an 30 einschlägigen Beobachtungen seiner Meinung nach bewiesen hätten.

HADDERS u. OTERDOOM fanden 1956 in ihrer sehr eingehenden morphologischen Studie keine Unterschiede zwischen den typischen Angiomen des Skeletts und der aneurysmatischen Kochenzyste. Sie sprechen der aneurysmatischen Knochenzyste damit die Herkunft eines vaskulären Hamartoms zu, das durch einen intensiven, prolongierten Wachstumsimpuls gekennzeichnet sein soll. Die Verwandtschaft mit vaskulären Hamartomen wird durch LINDBOM 1961 an 3 aneurysmatischen Knochenzysten der langen Röhrenknochen mit Hilfe des Nachweises echter Shunts im Angiogramm bestätigt. SLOWICK u. Mitarb. (1968) konnten bei einer Lokalisation am Os occipitale eine „lokale intraossäre Alteration der Hämodynamik" mittels der Karotisangiographie zeigen. Sie konnten eine sinusoidale Anfärbung in dem Knochendefekt über einem ektatischen Ast der A. carotis externa nachweisen.

LIEBEGOTT entdeckte 1960 an einer aneurysmatischen Knochenzyste des Schambeins in dem die Zyste umgebenden Periost und Bindegewebe zahlreiche Sperrarterien und auffallend viele, arteriovenöse Anastomosen mit einer Proliferation der epitheloiden Zellschicht der Gefäßwand. Er schloß seinerzeit daraus, daß aufgrund der durch die Epitheloidzellwucherung bedingten Einengung der a.-v. Anastomosen das gesamte Blut auch im Ruhezustand die zugeordnete Kreislaufperipherie durchlaufen muß. Diese Folgerungen scheinen durch klinische Beobachtungen bestätigt zu werden: Der blutige Inhalt von aneurysmatischen Knochenzysten ist häufig nicht geronnen (DONALDSON 1962). Die konsekutive Druckerhöhung führt zur Ausweitung der peripheren Strombahn im Knochen und über eine Druckatrophie zur zystischen Umwandlung. Somit besteht die von dem tschechischen Pathologen HAMBACH 1963 geäußerte Ansicht einer formalen Verwandtschaftsbeziehung: Knochenangiom → aneurysmatische Knochenzyste → massive progressive Knochenosteolyse (GORHAM u. STOUT) mit Berechtigung.

Vorkommen: Aneurysmatische Knochenzysten kommen gemeinhin nur einzeln vor. Exzentrische und zentrale Lokalisationen, je nach Lokalisation am Knochen metaphysär, epi-metaphysär, diaphysär oder auch parosteal sind bekannt. Bevorzugter Sitz der Läsionen sind die langen Röhrenknochen im Bereich der Metaphyse. Während der Prozeß im Adoleszentenalter bei metaphysärer Lokalisation an der Epiphyse halt macht, wird für den Erwachsenen auch eine epi-metaphysäre Lokalisation häufiger beschrieben. Wohl einmalig ist die Beobachtung von HÜTTIG u. RITTMEYER über multiple aneurysmatische Knochenzysten bei einem 3 Monate alten Säugling. Aneurysmatische Knochenzysten finden sich in zahlreichen zystisch aufgetriebenen Rippen und in 4 Brustwirbeln. Die Diagnose aneurysmatische Zysten ist histologisch gesichert.

In größeren Beobachtungsreihen werden aneurysmatische Knochenzysten mit einer Häufigkeitsverteilung von ca. 6% ausgewiesen (GESCHICKTER u. COPELAND [1930]; DAHLIN u. Mitarb. [1955] 26 von < 2000 Beobachtungen). Lokalisationen am Wirbel werden mit einer Häufigkeit zwischen 3 und 6,2% (COHEN u. Mitarb. 1964) aller histologisch gesicherten Wirbeltumoren genannt.

Altersprädilektion: 2. und 3. Lebensdekade. – Beobachtungen liegen vor von 6 Monate alten Kleinkindern bis ins Senium von 61 Jahren.
Die eindeutige Prädilektion jüngerer Patienten gilt jedoch als gesichert. ¾ aller Beobachtungen wurden an Patienten bis zum Alter von 20 Jahren nachgewiesen.

Geschlechtsprädilektion: Das Vorkommen von aneurysmatischen Knochenzysten ist bei Personen männlichen wie weiblichen Geschlechts nahezu mit gleicher Häufigkeit beobachtet worden.

Lokalisation: Die Knochen der unteren Extremität (Femur, Tibia, Fibula), in nächster Häufigkeit der Wirbel, sind bevorzugte Lokalisationsorte (Abb. 168).

Symptomatologie: Schwellung, Schmerz und Bewegungseinschränkung von Gelenken sind die häufigsten Zeichen und Symptome von aneurysmatischen Knochenzysten, die den Träger einer solchen Läsion zum Arzt führen. Aneurysmatische Knochenzysten des Wirbels mit ihrer bevorzugten Lokalisation am Bogen und den Gelenkfortsätzen verursachen relativ früh einen radikulären Schmerz. Die Dauer der Schmerzanamnese beträgt nach eigenen katamnestischen Erhebungen im Mittel 9 Monate. Bei fortgeschrittenen Lokalisationen an der Wirbelsäule (Abb. 169) reicht die Skala der neurologischen Symptomatik vom radikulären Schmerz bis zur Paraplegie und kompletten Querschnittssymptomatik (s. auch Legende Abb. 173).

Röntgenbild: Je nach Ausdehnung und Lokalisation variiert auch die röntgenologische Symptomatik. Aneurysmatische Knochenzysten zeigen in

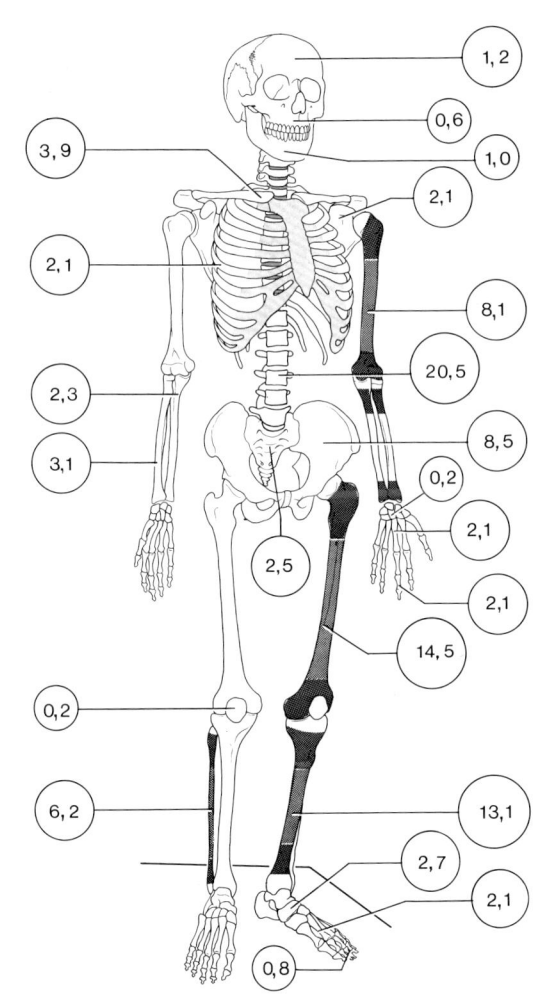

Abb. 168 Prozentuale Verteilung (Zahlen im Kreis) der Lokalisation von 482 aneurysmatischen Knochenzysten. Die Rasterflächen zeigen Prädilektionsorte innerhalb *eines* Knochens.

achtungen ist die *aufgeblasen* wirkende Wirbelkontur *röntgenologisches Leitsymptom*. Bei Lokalisation in Wirbel*körpern* ist die Zystenwand durch klassische Trabekel charakterisiert.
Im Serienangiogramm gelingt nur in 50% der Lokalisationen an den Röhrenknochen (SCHOBINGER u. STOLL 1957, LINDBOM u. Mitarb. 1961 die Kontrastanfärbung des Zysteninhalts.

Differentialdiagnose: Nach eigenen Erfahrungen und Erfahrungen des NCBT (1973) muß der 1957 von UEHLINGER vertretenen Auffassung, daß das Röntgenbild in ⅘ der Fälle die Diagnose zuläßt, widersprochen werden. Aneurysmatische Knochenzysten können mit Osteosarkomen, Chondrosarkomen, einer fibrösen Dysplasie, einem Osteoblastom oder bei diaphysärer Lokalisation auch mit solitären Knochenzysten verwechselt werden. Anhand der röntgenologischen Kriterien läßt sich somit lediglich die *Verdachts*-Diagnose aussprechen. Auch hier gilt zur endgültigen Sicherung der Diagnose die Forderung nach einer histologischen Untersuchung der Biopsie bzw. des Resektionsmaterials.

Therapie: Therapie der Wahl ist – sofern technisch durchführbar – die Resektion. Eine unvoll-

der Mehrzahl der Fälle der Beobachtungen an Röhrenknochen eine ausgesprochen exzentrische Lokalisation mit Osteolyse der Kompakta und extraossärer Ausdehnung. Die papierdünne Kortikalis ist uhrglas- oder napfförmig vorgewölbt (Abb. 170), aber an keiner Stelle durchbrochen. Im Inneren findet sich eine distinkte Innenstruktur in Form feiner, oft scharf septierter Knochenformationen (Abb. 171).
Das Röntgenbild der aneurysmatischen Knochenzyste bei Wirbelbefall ist uncharakteristischer. Der befallene Wirbel erfährt in fortgeschrittenen Stadien einen blasig unregelmäßigen, meist einseitig entwickelten (Abb. 172), stets auch den angrenzenden Quer- und Gelenkfortsatz-Abschnitt mitbeteiligenden Untergang der Spongiosastruktur (Abb. 173). In der Mehrzahl der Beob-

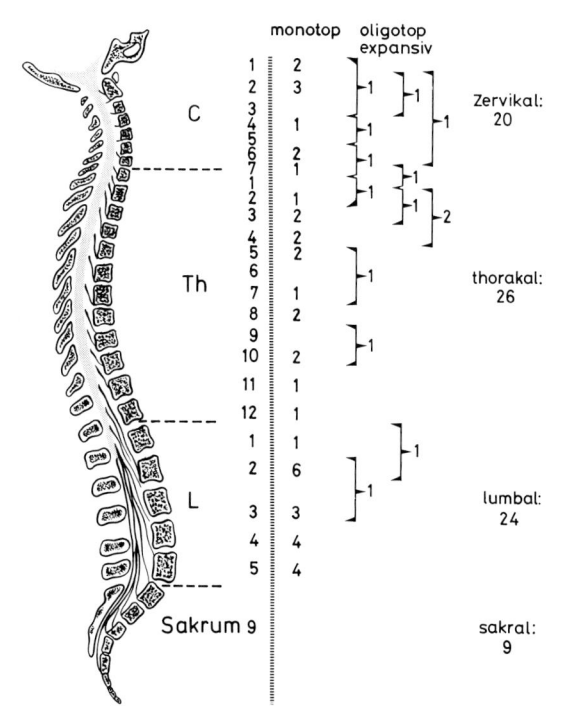

Abb. 169 Wirbellokalisation von 79 aneurysmatischen Knochenzysten.

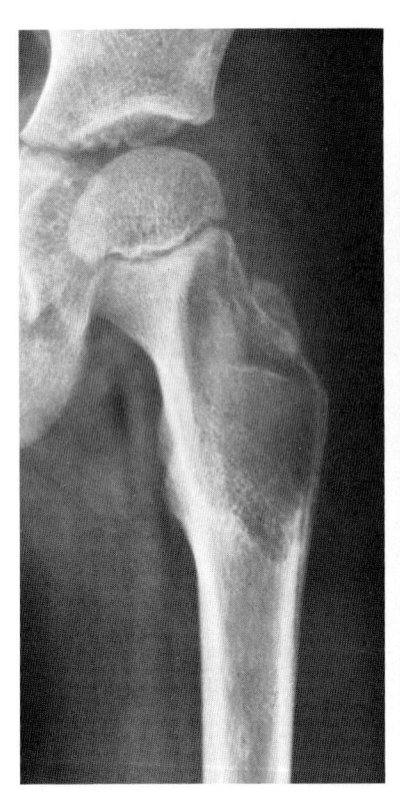

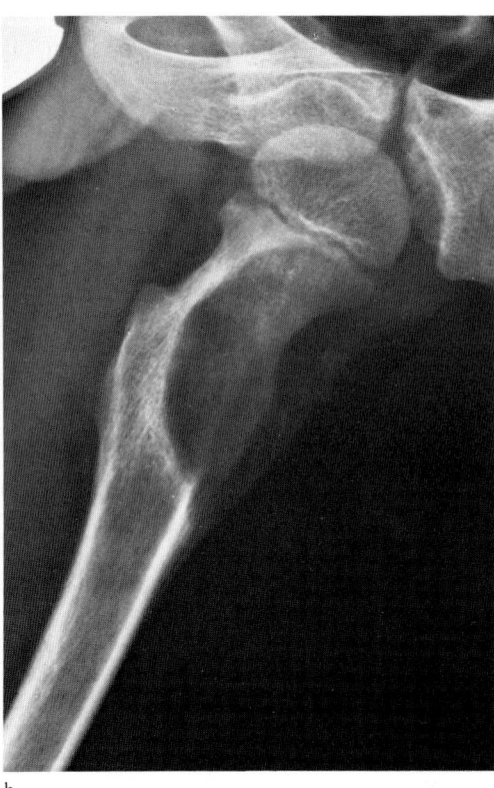

Abb. 170 a u. b Aneurysmatische Knochenzyste des linken Collum femoris und der proximalen Femurmetaphyse links (♂, 6 J.).

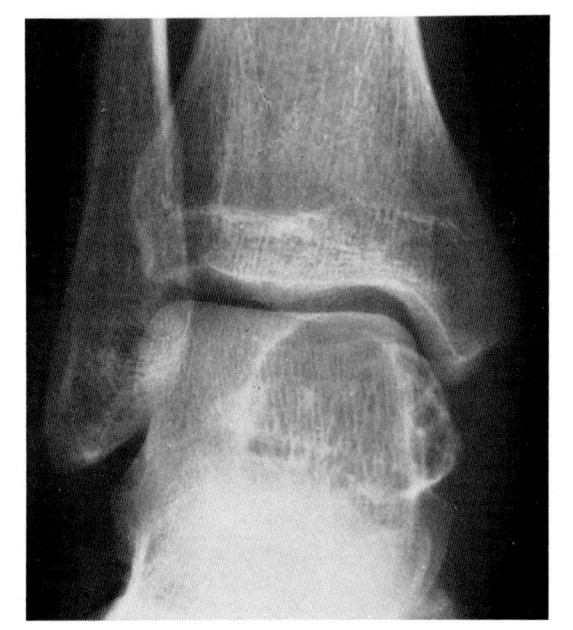

Abb. 171 Aneurysmatische Knochenzyste des rechten Talus mit medial-exzentrischer Lokalisation (♂, 20 J.).

ständige Exkochleation ist mit dem Persistieren der Zyste vergesellschaftet und kann Anlaß zur schnellen Rezidiventwicklung bzw. zur erneuten Wachstumsprogredienz geben. Die Rezidivrate wird von TILLMANN u. Mitarb. (1968) für größere Beobachtungsreihen mit etwa 21% angegeben. Die Zeit bis zur Entwicklung eines Rezidivs beträgt im Mittel 6 Monate und ist umgekehrt proportional zum Alter des Patienten: Je älter der Träger einer aneurysmatischen Knochenzyste, desto geringer die Gefahr einer Rezidiventwicklung.

Für jene Lokalisationen, die einer chirurgischen Intervention nicht zugeführt werden können, empfiehlt LICHTENSTEIN (1957) die Einleitung einer Strahlentherapie mit einer Dosis von mindestens 30 Gy. NOBLER u. Mitarb. haben jedoch 1968 anhand von katamnestischen Verlaufsbeobachtungen bei 33 Patienten mit Bestrahlungen bei 12 Patienten eine Rezidivrate von 8% feststellen müssen. Die Indikation zur Strahlentherapie sollte auch aus anderen Gründen mit großer Vorsicht gestellt werden. TILLMAN u. Mitarb. mußten im Rahmen einer Analyse von 95 Beobachtungen mit aneurysmatischen Knochenzysten in 3 Fällen eine spätere Sarkomentwicklung konstatieren.

a   b

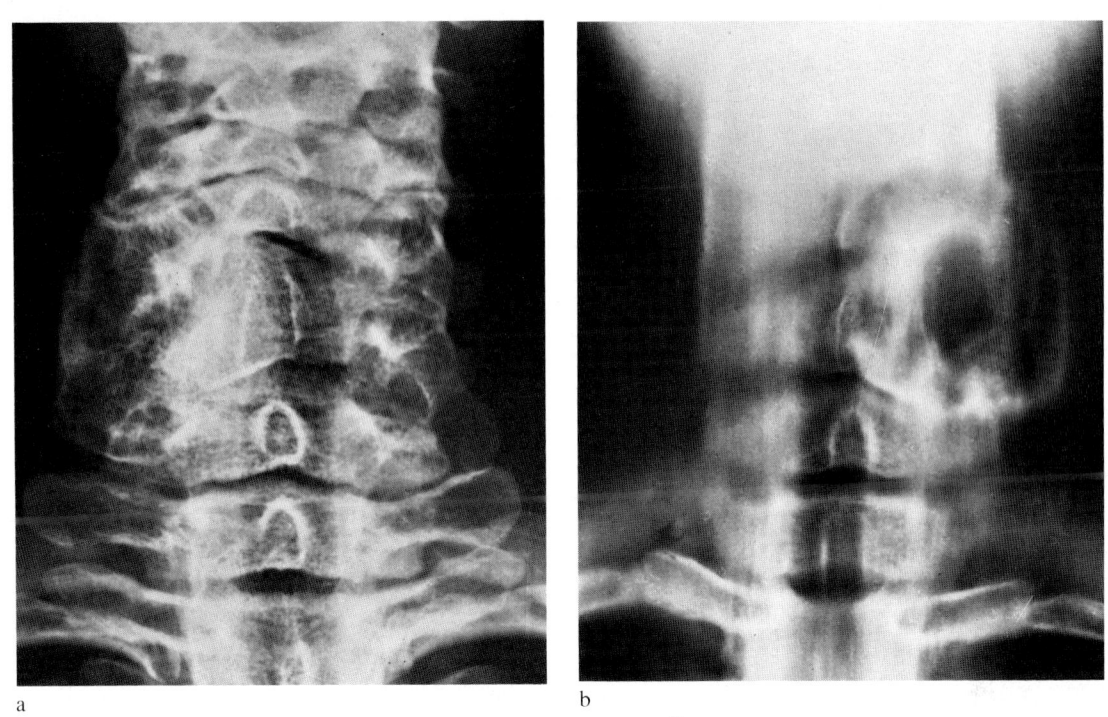

Abb. 172 Aneurysmatische Knochenzyste des 6. Halswirbels mit Übergriff auf Wirbelbogen und -dornfortsatz. Vor 4 Jahren Schwellung der linken Halsseite in Höhe des 6. Halswirbels. Probeexzision aus dem seitlichen Halsdreieck. Diagnose: Osteosarkom. Konsekutive Röntgenbestrahlung mit 50 Gy. Später Revision der histologischen Erstdiagnose: Aneurysmatische Knochenzyste (♀, 16 J.).

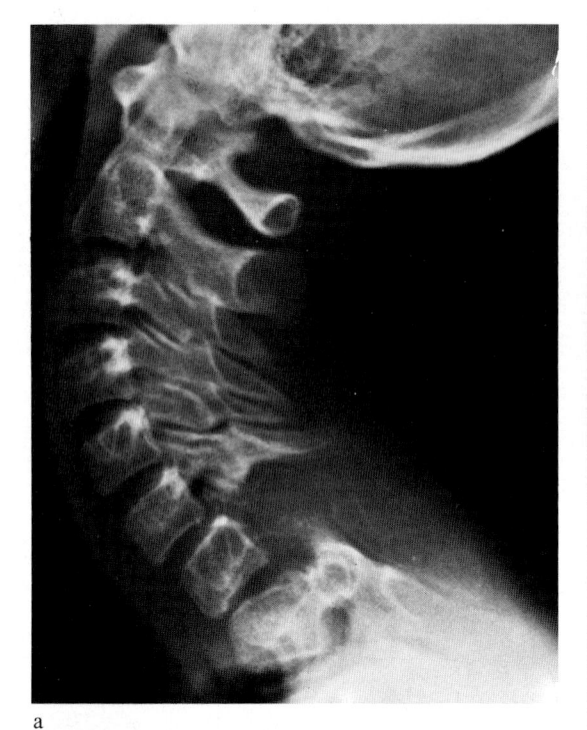

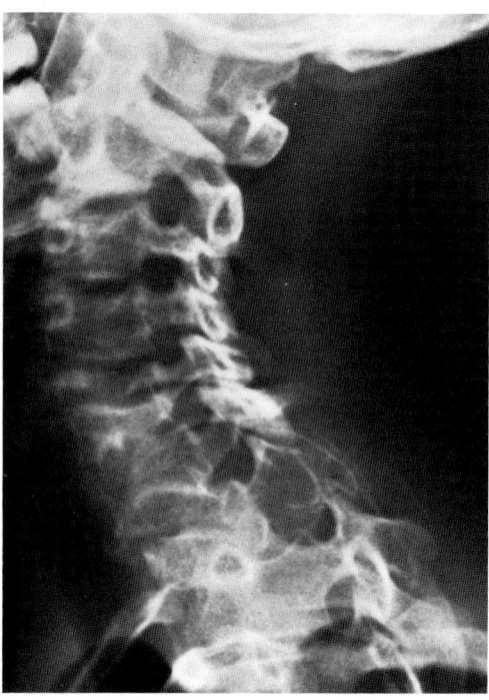

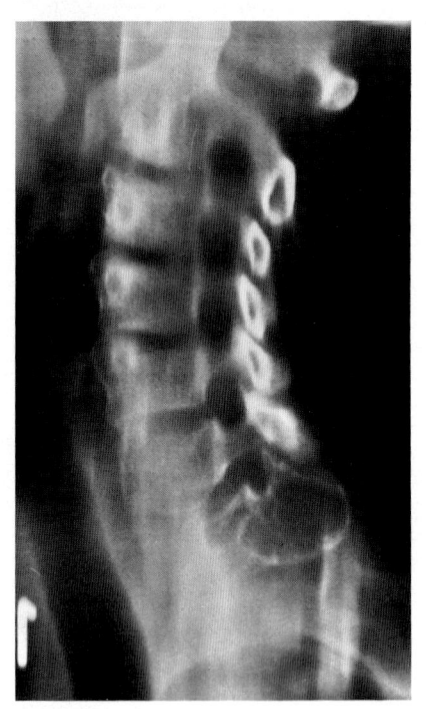

Abb. 173 Aneurysmatische Knochenzyste des 6. und 7. Halswirbels mit Destruktion der Bogeninsertion und blasig-zystischer Auftreibung des Dornfortsatzes bei papierdünn abgebauter Kortikalis. Seit 9 Monaten Nackenschmerzen mit Parästhesien im Bereich des rechten Armes. Erstdiagnose: „Haltungsschaden". Röntgenologisch: Verdacht auf Aneurysmatische Knochenzyste. Histologisch: Aneurysmatische Knochenzyste. a) Seitliche Aufnahme, b) Schrägaufnahme, c) Schrägtomogramm (♀, 12 J.).

Bösartige Geschwülste notochordaler Herkunft

Chordom

Synonyme: Malignes Chordom.

Abstammung: Der Name Chordom wurde 1894 von RIFFERT ursprünglich für Reste der Chorda dorsalis am Klivus angegeben. Heutzutage wird dieser Name nur als Bezeichnung für ein echtes Neoplasma, bestehend aus Zellen, die denen der Chorda dorsalis ähnlich sind, verwandt. Reste der Chorda dorsalis werden im Nucleus pulposus, dem Discus intervertebralis und im Lig. apicis dentis angetroffen. Nur sporadisch entsteht aus diesen Zellen ein echtes Chordom. Die überwiegende Mehrheit der Chordome leitet sich aus ektopischen Gruppen solcher Chordazellen ab, die in der Umgebung der Synchondrosis spheno-occipitalis, in oder oberhalb der Sella turcica, an der Dorsalseite des Pharynx respektive in einem Wirbelkörper oder im paravertebralen Gewebe angetroffen werden.

Vorkommen: DAHLIN gab für das Material der Mayo-Klinik die Häufigkeit des Chordoms mit etwa 5% aller primär malignen Knochentumoren an. Im Sammlungsgut des NCBT (1973) konnten 33 Chordome registriert werden (=2% aller primär malignen, erfaßten Knochentumoren).

Altersprädilektion: Die Bevorzugung einer bestimmten Altersgruppe ist für das Chordom nicht bekannt geworden, wenngleich auch die Mehrzahl in der 4.–7. Lebensdekade angetroffen wird. Zum Zeitpunkt der Diagnosestellung beträgt das mittlere Alter der Träger beim Vorliegen eines *vertebralen* Chordoms 35 Jahre, bei sakrokokzygealen Lokalisationen das 50. Lebensjahr. HIGINBOTHAM berichtet über ein gesichertes Chordom bei einem 2½jährigen Patienten.

Geschlechtsprädilektion: Kraniale Chordome werden etwas häufiger bei Männern angetroffen, vertebrale Chordome haben keine gesicherte Geschlechtsprädilektion. Sakrokokzygeale Chordome werden bei Männern dreimal häufiger als bei Frauen beobachtet.

Lokalisation: Das Chordom kann an jeder Stelle der ursprünglichen Chorda dorsalis – von der Schädelbasis (Klivus) bis zum Os coccygis reichend – beobachtet werden (Abb. 174). Ungefähr 50% Chordome sind im Sakrokokzygealbereich, ca. 35% an der Schädelbasis, davon die Hälfte supra- oder perisellär ohne Destruktion des Klivus und fast 13% in der Wirbelsäule lokalisiert. Eine deutliche Bevorzugung des 2. Halswirbels ist bekannt. Außer den genannten Orten ist das Vorkommen von Chordomen in der Mandibula, in der Maxilla, im kartilaginären Anteil der Nase und in der Skapula beschrieben worden.

Klinik: Symptome bei einem Chordom sind unspezifisch, sie sind abhängig von der Masse der Knochendestruktion und/oder der Kompression von Hirn- oder Nervengewebe resp. von angrenzenden Organen. Intrakranielle Chordome können Kopfschmerzen, Diplopie und Gesichtsfeldeinschränkungen verursachen. Bei nasopharyngealen Lokalisationen stehen Störungen der Atmung, einer Anosmie und Rhinolalie im Vorder-

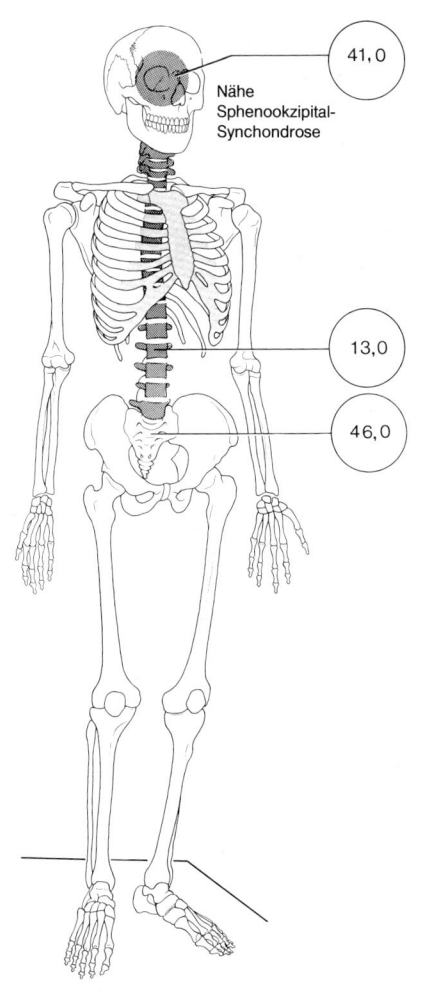

Abb. 174 Prozentuale Verteilung der Lokalisation von 694 Chordomen.

666 Primäre Knochengeschwülste

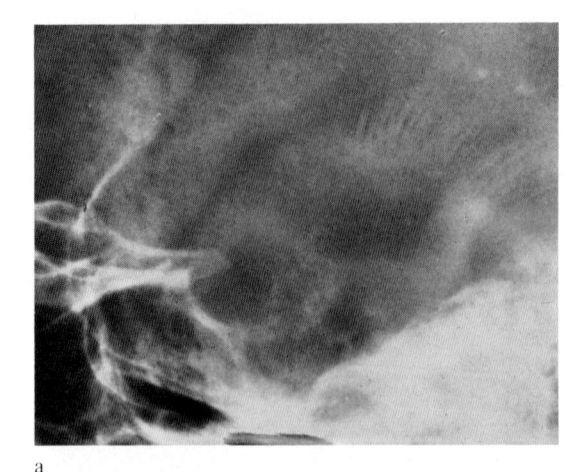

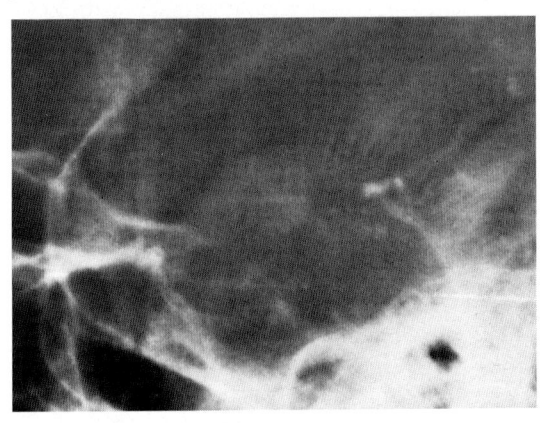

Abb. 175 a u. b Chordom am Dorsum sellae. a) Befund bei Erstbeobachtung mit geringer Destruktion des Dorsum sellae und Teilen des Sellabodens. b) Befund 22 Tage später mit schnell progredienter Destruktion der Sella (♂, 56 J.).

grund. Vertebrale Chordome verursachen meistens eine Kompression des Rückenmarks oder spinaler Nerven. Lokalisationen in einem zervikalen Wirbelkörper rufen ebenfalls durch den paravertebralen Weichteiltumor, je nach Lokalisation, Atembeschwerden oder Schluckbeschwerden hervor. Das Einwachsen in einen Wirbelkörper kann dumpfe Schmerzen verursachen.
Sakrokokzygeale Chordome geben insbesondere Anlaß zu Schmerzen mit mehr ausstrahlendem Charakter, die meistens Jahre vor der Diagnosestellung geklagt werden. Störungen der Defäkation und Miktion sind späte Komplikationen, die erst dann auftreten, wenn der Tumor ein sehr großes Volumen erreicht hat. In gut zwei Dritteln aller Beobachtungen findet sich der extraossäre Teil eines sakrokokzygealen Chordoms an der ventralen Seite des Os sacrum und kann bei digitorektaler Untersuchung als knorpelharter Tumor nachgewiesen werden.

Röntgenbild: Das Chordom wächst im allgemeinen in den angrenzenden Knochen hinein. Die daraus resultierende Destruktion zeigt röntgenologische Symptome in zweifacher Natur: Eine Weichteilmasse und eine Osteolyse. Die Expansion des Knochens steht dabei nicht im Vordergrund; im Tumor können Verkalkungen nachgewiesen werden. Zum Zeitpunkt der Erstentdeckung eines Chordoms im Röntgenbild ist im allgemeinen schon eine erhebliche Knochendestruktion vorhanden. Intrakranielle Chordome verursachen in einem hohen Prozentsatz Knochendestruktionen, die aber in einem frühen Stadium nur in Form einer diskreten Dekalzifizierung des Dorsum sellae nachweisbar sind. In weiteren Verlaufsbeobachtungen zeigt sich dann eine zunehmende Destruktion des Dorsum sellae, des/der Processus clinoidei, des Klivus oder des Sinus sphenoidalis (Abb. 175). Endotumorale Verkalkungen werden in ca. 30% aller Beobachtungen angetroffen, ein Umstand, der eine differentialdiagnostische Abgrenzung gegenüber Kraniopharyngeomen oder auch Chondrosarkomen des Schädelgrundes erschweren kann.
Vertebrale Chordome entstehen anscheinend nicht in der Zwischenwirbelscheibe, sondern vermutlich im Wirbelkörper selbst. Charakteristisch für diesen Tumor ist das Hineinwachsen in einen angrenzenden Wirbelkörper *durch* eine Zwischenwirbelscheibe (Abb. 176 – 177).
Das *sakrokokzygeale* Chordom wird durch eine Destruktion des Sakrums gekennzeichnet. Die wahrnehmbare Knochenauslöschung fängt häufig nicht in der Medianlinie, sondern paramedian in einem Kreuzbeinflügel an (Abb. 178 – 179). Störende Überprojektionen von Abdominalinhalt können einen frühzeitigen Nachweis eines Chordoms bei dieser Lokalisation außerordentlich erschweren.

Differentialdiagnose: Der Sitz des Tumors an sich ist schon ein starker Hinweis für das Vorliegen eines Chordoms. Bei endotumoralen Verkalkungen muß gegenüber kartilaginären Tumoren, z. B. einem Chondrosarkom, differenziert werden. Bei Lokalisationen im Bereich der Schädelbasis muß eine Abgrenzung gegenüber einem Kraniopharyngeom durch bioptische Klärung erfolgen. Bei älteren Patienten können Metastasen von Organtumoren oder Manifestationen eines multiplen Myeloms, bei jüngeren Patienten

Abb. 176 a) Chordom des 6. Brustwirbels. Frontaltomogramm. b) Sagittalaufnahme mit Darstellung des ausgeprägten, paravertebralen Geschwulstausbruchs (♂, 55 J.).

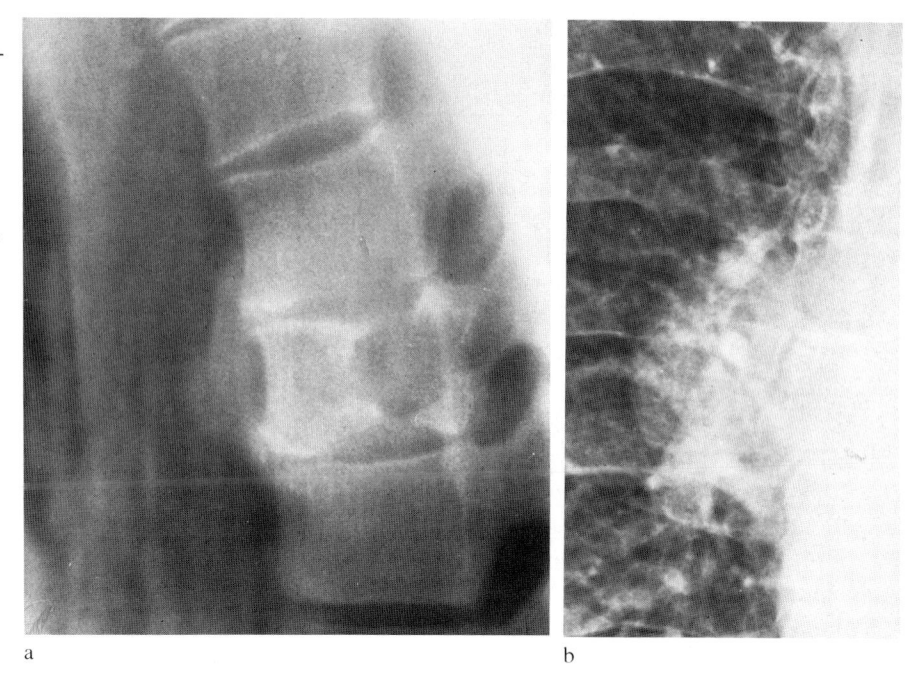

besonders ein Riesenzelltumor oder eine aneurysmatische Knochenzyste in die differentialdiagnostischen Überlegungen einbezogen werden. Die feingewebliche Differenzierung in Form des Nachweises von physaliforen Zellen wird die Diagnose eines Chordoms eindeutig stellen lassen.

Therapie und Prognose: Lokalisation und die bei Erstentdeckung meist erhebliche Größe des Tumors verhindern im allgemeinen eine radikale Entfernung. Technisch mögliche subtotale Resektionen führen häufig zu einer schnellen Progredienz.
Trotz der bekannten Strahlenresistenz sollte in je-

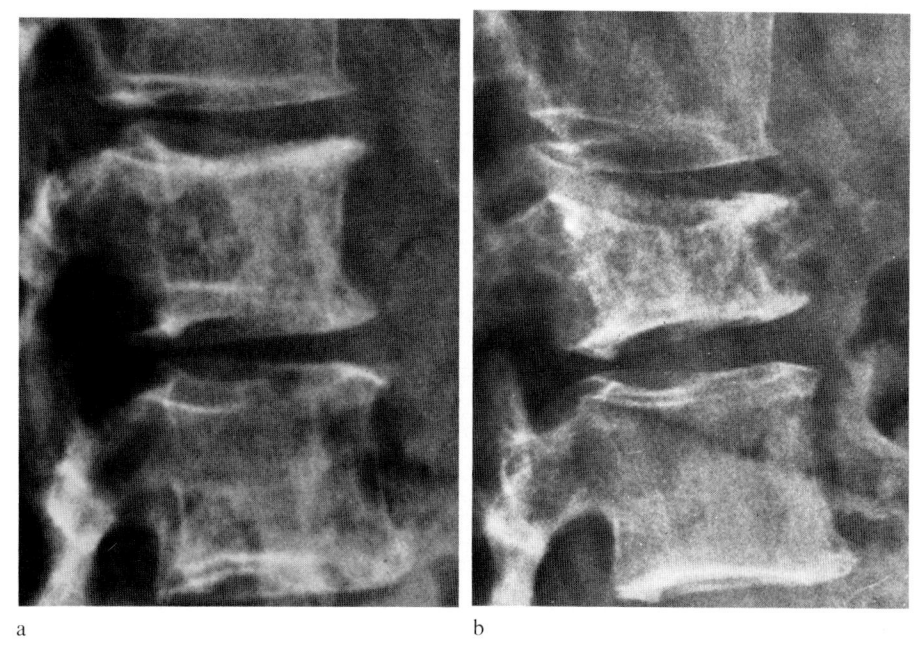

Abb. 177 a u. b Verlaufsbeobachtung bei einem lumbalen Chordom. c) Aufnahme bei Erstbeobachtung, b) 6 Monate nach Erstbeobachtung (♀, 61 J.).

668 Primäre Knochengeschwülste

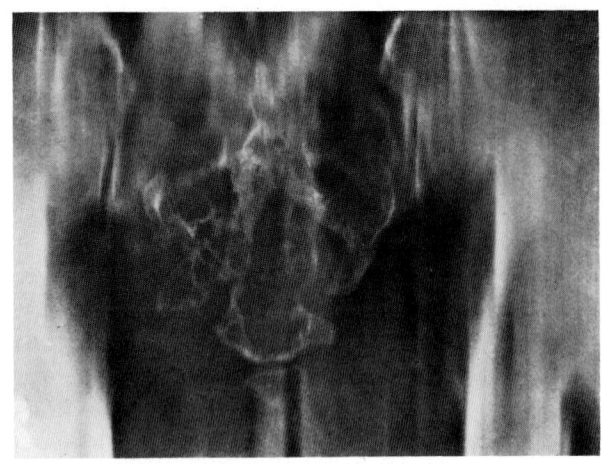

Abb. 178 Sakrales Chordom mit blasiger Knochendestruktion (Tomogramm) (♀, 34 J.).

nen Fällen, die einer chirurgischen Therapie nicht zugeführt werden können, zum mindesten der Versuch einer palliativen Strahlentherapie angebracht sein.

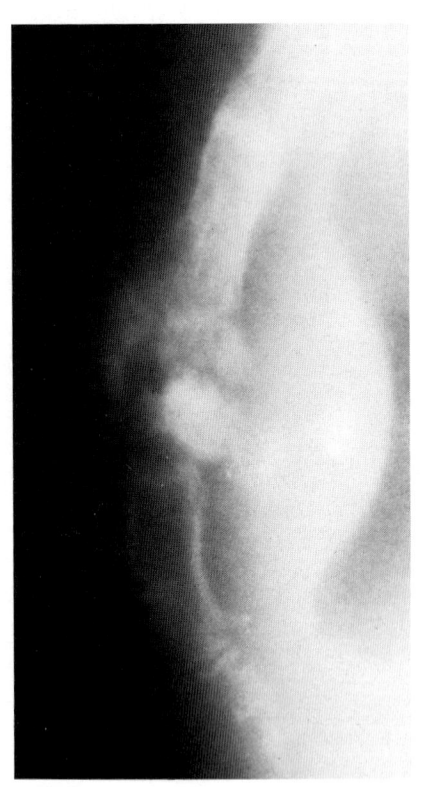

Abb. 179 Kokzygeales Chordom mit antesakraler Ausbreitung (♀, 12 J.).

Bei malignen Chordomen muß mit einer Metastasierungsrate in ca. 10% aller Beobachtungen gerechnet werden. HIGINBOTHAMM erwähnt Metastasen bei 43 Patienten aus einer Serie von 46 Geschwulstträgern. Er schreibt diesen hohen Prozentsatz der Tatsache zu, daß mit Rücksicht auf das relativ langsame Wachstum der Geschwulst diese Patienten einer langen Verlaufsbeobachtung unterzogen werden konnten. Die Überlebensdauer nach Stellung der Diagnose variiert stark. Von 33 in der Sammlung des NCBT registrierten Patienten waren noch 8 1–7 Jahre nach erfolgter Operation am Leben, 12 waren im Zeitraum von einigen Tagen bis zu 7 Jahren bei einer mittleren Überlebensdauer von ca. 3 Jahren verstorben.

Neurilemmome

Neurilemmome des Knochens sind ungemein selten und stets solitär. Auch die Kombination mit einer Neurofibromatose ist selten. Neurilemmome bestehen histologisch aus schlanken Spindelzellen, die gebündelt sind. Die Kerne sind ovalär, wechselnd groß, von mäßiger Pleomorphie und in gestaffelten Reihen in Palisadenstellung angeordnet. Vereinzelt mehrkernige Riesenzellen. Maligne Entartung und Rezidiv sind bis anhin nicht bekannt. Die Zahl der Beobachtungen ist noch zu klein, um ein pathognomonisches Lokalisationsmuster und Strukturmuster herauszuarbeiten.
Häufigste Lokalisation für ein Neurilemmom ist die Mandibula.
Im Röntgenbild zeigt sich im Geschwulstbereich eine Umstrukturierung der Spongiosa im Sinne einer Knochennarbe. Anstelle der feingliedrigen Spongiosa ist eine grobsträhnige axiale Osteosklerose im Wechsel mit osteolytischen Feldern zu erkennen. Die Diagnose kann nur mit Hilfe der Biopsie gestellt werden.

Leiomyosarkom des Knochens

Primäre Leiomyosarkome des Knochens sind ungemein seltene Geschwülste mit bevorzugter Lokalisation in den langen Röhrenknochen. Histologisch bestehen die Leiomyosarkome aus Bündeln schlanker Spindelzellen, die leiomyomatöse Filamente enthalten. Letztere können nur elektronenoptisch nachgewiesen werden. MEISTER u. Mitarb. beschreiben ein Leiomyosarkom der rechten Humerusmetaphyse, auf die Epiphyse übergreifend. Die Geschwulst führt zu multifokalen Osteolysen, die unscharf begrenzt sind. Die Diagnose kann nur bioptisch gestellt werden.

Literatur

Einführung

von Albertini, A. 1974: Knochengeschwülste. In: Histologische Geschwulstdiagnostik, 2. Aufl., hrsg. von A. v. Albertini, F. C. Roulet. Thieme, Stuttgart S. 456 – 497)

Codman, E. A. 1925: Bone Sarcoma. An Interpretation of the Nomenclature Used by the Committee on the Registry of Bone Sarcoma of the American College of Surgons New York. Hoeber, New York

Dahlin, C. D. 1967: Bone Tumors. Thomas, Springfield/Ill.

Dominok, G.-W., H.-G. Knoch 1977: Knochengeschwülste und geschwulstähnliche Knochenerkrankungen. VEB Fischer, Jena

Dos Santos, R. 1950: Arteriography in bone tumours. Amer. J. Bone Surg. 32 B, 17 – 29

Ewing, J. 1929: The Classification and Treatment of Bone Sarcoma. Report of the International Conference on Cancer, London. Wright, Bristol (S. 365 – 376)

Ewing, J. 1939: A review of the classification of bone tumors. Surg. Gynec. Obstet. 68, 971

Gilmer, W. S., G. B. Higley, W. E. Kilgore 1963: Atlas of Bone Tumors. Mosby, St. Louis (S. 31 – 32)

Godman, G. C., K. R. Porter 1960: Chondrogenesis studied with the electron microscope. J. biophys. biochem. Cytol. 8, 719–860. Tumor Nomenclature. Commitee on Tumor Nomenclature UICC. Springer, Berlin

Hellner, H. 1950: Die Knochengeschwülste. Springer, Berlin

Hellner, H. 1959: Die Klinik der Knochengeschwülste. Helv. chir. Acta 26, 621 – 634

Hellner, H. 1965: Über Knochengeschwülste. Münch. med. Wschr. 107, 977 – 986

Hellner, H. 1968: Die Indikation zur Behandlung maligner und semimaligner Extremitätengeschwülste. Chirurg 39, 101 – 104

Jaffe, H. L. 1958: Tumors and Tomorous Conditions of the Bones and Joints. Lea & Febinger, Philadelphia

Jaffe, H. L., J. J. Edeiken, Ph. J. Hodes 1973: Roentgen Diagnosis of Diseases of Bone. Williams & Wilkins, Baltimore

Jeffree, G. M., C. H. G. Preice 1965: Bone tumours and their enzymes. J. Bone Jt. Surg. 47 B, 120 – 136

Johnson, L. C. 1953: A general theory of bone tumors. Bull. N. Y. Acad. Med. 29, 164

Lichtenstein, L. 1972: Bone Tumors. Mosby, St. Louis

NCBT (The Netherlands Committee on Bone Tumours) 1966/1973: Radiological Atlas of Bone Tumours, Bd. I u. II. Mouton, Den Haag

Nessi, R., G. Coopmans de Yoldi 1978: Xeroradiography of bone tumors. Skelet. Radiol. 2, 143

Rodahl, K., J. T. Nicholson, E. M. Brown 1960: Bone as a Tissue. Mc Graw Hill, New York

Schajowicz, F., L. V. Ackerman, H. A. Sissons 1972: International Histological Classification of Tumourus Nr. 6. Histological Typing of Bone Tumours. World Health Organization, Genf

Seeger, I. W. 1966: Radiological Atlas of Bone Tumors. Mouton, Den Haag

Spjut, H. J., H. D. Dorfman, R. E. Fechner, L. V. Ackerman 1971: Tumors of Bone and Cartilage. Atlas of Tumor Pathology, 2nd series, Fac. 5. Armed Forces Institute of Pathology, Washington

Strickland, B. 1959: The value of arteriography in the diagnosis of bone tumors. Brit. J. Radiol. 32, 705 – 713

Uehlinger, E. 1957: Benigne und semimaligne cystische Knochengeschwülste. In: Röntgendiagnostik – Ergebnisse 1952 – 1956, hrsg. von H. R. Schinz, R. Glauner, E. Uehlinger. Thieme, Stuttgart (S. 73 – 103)

Uehlinger, E. 1959: Die pathologische Anatomie der Knochengeschwülste. Helv. chir. Acta 26, 597

Uehlinger, E. 1973: Die Primären Geschwülste der Wirbelsäule. Fortbildk. Rheumatol. 2, 128 – 160

Uehlinger, E. 1973: Pathologische Anatomie der Knochengeschwülste. Helv. chir. Acta 40, 5 – 27

Uehlinger, E. 1975: Semimaligne Knochengeschwülste. Langenbecks Arch. Chir. 339 (Kongreßber. 1975), 293

Voegeli, E., E. Uehlinger 1976: Arteriography in bone tumors. Skelet. Radiol. 1, 3

Yaghmai, I. 1979: Angiography of Bone and Soft Tissue Lesions. Springer, Berlin

Yaghmai, I., A. Z. Shamza, S. Shariat, R. Afshari 1971: Value of arteriography in the diagnosis of benign and malignant bone lesions. Cancer 27, 1134 – 1147

Chondroblastom

Alexander, C. 1976: Chondroblastoma of tibia. Case Rep. 5. Skelet. Radiol. 1, 63

Alexander, C. 1976: Chondroblastoma of tibia. Case Rep. 6. Skelet. Radiol. 1, 65

Benedetti, G. B. 1961: Chondroblastic tumor of the mandibel with peculiar histological characteristics. Chir. Organi Mov. 50, 135 – 144

Benedetti, G. B. 1962: Il chondroblastoma benigno dell'osso. Chir. Organi. Mov. 51, 21

Bom, I. D. 1964: Codman and Codman's tumor. Ned. T. Geneesk. 108, 190

Buraczewski, J., J. Lysakowska, W. Rudowski 1957: Chondroblastoma (Codman's Tumour) of the thoracic spine. J. Bone J. Surg. 39 B, 705 – 710

Capuano, G., R. Boulet, A. Morin 1972: Le chondroblastome benigne. Lyon med. 227, 721 – 727

Codman, E. A. 1931: Epiphyseal chondromatous giant cell tumors of the upper and of the humerus. Surg. Gynec. Obstet. 52, 543

Cohen, J., I. Cahen 1963: Benign chondroblastoma of the patella. J. Bone Jt. Surg. 45 A, 824

Coleman, Sh. S. 1966: Benign chondroblastoma with recurrent soft-tissue and intra-articular lesions. J. Bone Jt. Surg. 48 A, 1554

Coley, B. L., A. J. Santoro 1947: Benign central cartilaginous tumors of bone. Surgery 22, 411

Copeland, M. M., Ch. F. Geschickter 1949: Chondroblastic tumors of bone: benign and malignant. Ann. Surg. 129, 724

Copeland, M. M., Ch. F. Geschickter 1950: Cartilaginous tumors of bone. Amer. Acad. Orth. Surg. 7, 1

Dahlin, D. C. 1956: Chondromyxoid fibroma of bone with emphasis on its morphological relationship to benign chondroblastoma. Cancer (Philad.) 8, 195

Dahlin, D. C. 1967: Benign chondroblasoma. In: Bone Tumors, 2. Aufl. Thomas Springfield/Ill., (S. 38 – 47)

Dahlin, D. C., J. C. Ivins 1972: Benign chondroblastoma. Cancer (Philad.) 30, 401 – 413

Dahlin, D. C. 1957: Bone Tumors. Thomas, Springfield/Ill., 3. Aufl. 1978

Denko, J. V., L. H. Krauel 1955: Benign chondroblastoma of bone. An usal localization in temporal bone. Arch. Path. 59, 710 – 711

Dominok, G.-W., H.-G. Knoch 1970: Das benigne Chondroblastom. Beitr. Orthop. Traum. 17 (1970) 453 – 458

Dominok, G.-W., H.-G. Knoch 1977: Knochengeschwülste und geschwulstähnliche Knochenerkrankungen. Fischer, Jena

Fontaine, R., J. N. Muller, Y. le Gall 1960: Un cas de chondroblastome épiphysaire bénin. Presse méd. 1, 145

France, W. 1952: Benign chondroblastoma of bone. Brit. J. Surg. 39, 357

Ganzoni, N., W. Wirth 1965: Zur Klinik der genuinen Knochengeschwülste im Bereich der langen Röhrenknochen. Praxis 54, 342 – 350

Gawlik, Z., T. Witwicki 1965: Chondroblastoma malignum primarium. Pat. pol. 2, 181–189
Genovesi, A., A. Barbareschi 1962: On epiphyseal chondroblastoma. Clinical and morphological study of two cases. Brol. Lat. 15, 279
Hadders, H. N., R. Donner, T. G. van Rijssel 1956: Chondroblastoma benignum. Ned. T. Geneesk. 100, 2648
Hatcher, C. H. 1945: The development of sarcoma in bone subjected to roentgen od radium irradiation. J. Bone Surg. 27, 179–195
Hatcher, Ch., J. C. Campbell 1951: Benign Chondroblastoma of bone: its histologic variations and a report of a late sarcoma in the site of one. Bull. Hosp. Jt. Dis. 12, 411
Hellner, H. 1959: Die Klinik der Knochengeschwülste. Helv. chir. Acta 26, 621–634
Hellner, H. 1968: Die Indikation zur Behandlung maligner und semimaligner Extremitätengeschwülste. Chirurg 39, 101–104
Hipp, E. 1961: Die Angiographie bei Knochengeschwülsten. Enke, Stuttgart
Huvos, A. G., R. C. Marcove, R. A. Erlandson, V. Mike 1972: Chondroblastoma of bone. Cancer (Philad.) 29, 760–771
Jaffe, H. L. 1958: Benign chondroblastoma. In: Tumors and Tumorous Conditions of the Bones and Joints, hrsg. von H. L. Jaffe. Lea & Febiger, Philadelphia (S. 44–53)
Jaffe, H. L., L. Lichtenstein 1942: Benign chondroblastoma of bone. A reinterpretation of the so-called calcifying or chondromatous giant cell tumor. Amer. J. Path. 18, 969–992
King, T. 1959: Chondroblastoma of bone. Aust. N. Z. Surg. 29, 135
Kingsley, T. C., S. F. Markel 1971: Extraskeletal chondroblastoma. Report of the first recorded case. Cancer (Philad.) 27, 203–206
Kunkel, M. G., D. C. Dahlin, H. H. Young 1956: Benign chondroblastoma. J. Bone Jt. Surg. 38 A, 817–826
Lichtenstein, L. 1965: Chondromblastoma of bone. In: Bone Tumors, 3. Aufl., hrsg. von L. Lichtenstein. Mosby, St. Louis (S. 45–57)
Lichtenstein, L., D. Bernstein 1959: Unusal benign and malignant chondroid tumors of bone. Cancer (Philad.) 12, 1142–1157
Lichtenstein, L., L. Kaplan 1949: Benign chondroblastoma. Unusual localisation in femoral capital epiphysis. Cancer (N. Y.) 2, 793–798 Litsios, B. I., N. X. Papacharalampus 1971: Die benignen Chondroblastome. Zbl. allg. Path. path. Anat. 114, 344
McBryde, A., J. L. Goldner 1970: Chondroblastoma of bone. Amer. Surg. 36, 94
McNeill, J. M. 1964: Benign chondroblastoma persistent. New Engl. J. Med. 172, 97
Monesi, B., V. Corradini 1954: Sul chondromblastoma epifisario. Chir. Organi. Mov. 4, 184
NCBT (The Netherlands Committee on Bone Tumours) 1973 a: Radiological Atlas of Bone Tumours, Bd. I u. II. Mouton, Den Haag
NCBT (The Netherlands Committee on Bone Tumours) 1973 b: Supplementary remarks of the skeleton. In: Radiological Atlas of Bone Tumours, Bd. II. Mouton, Den Haag
Oppenheim J., R. Boal 1955: Benign chondroblastoma (Codmans tumor). U.S. Armed. Forces med. J. 6, 829
Paunier, J. P., G. Candardjis, P. Wettstein 1967: Le chondroblastome. Description de trois nouveaux cas. Radiol. clin. (Basel) 36, 236–242
Plum, G. E., D. G. Pugh 1958: Roentgenologic aspects of benign chondroblastom of bone. Amer. J. Roentgenol. 79, 584
Poppe, H. 1965: Die röntgenologische Symptomatik der gutartigen und semimalignen Knochengeschwülste. Deutscher Röntgenkongreß 1964 Wiesbaden. Thieme, Stuttgart (S. 218–241)
Renfer, H. R. 1960: Das Chondroblastom. Radiol. clin. (Basel) 29, 288–297

Ruziczka, O., L. Haslhofer 1962: Über den klinischen Aspekt und die Pathologie des benignen Chondroblastoms. Mschr. Kinderheilk. 110, 201
Salzer, M., M. Salzer-Kuntschick, G. Kretschmer 1968: Das benigne Chondroblastom. Arch. orthop. Unfall-Chir. 64, 229–244
Schajowicz, F., H. Gallardo 1970: Epiphysial chondroblastoma of bone. J. Bone Jt. Surg. 52 B, 205–226
Schauwecker, F., S. Weller, A. Klümper, B. Anlauf 1969: Therapeutische Möglichkeiten beim benignen Chondroblastom. Bruns' Beitr. klin. Chir. 217, 155
Schilling, H. 1966: Klinik und Therapie der gutartigen Knochentumoren. Bruns' Beitr. klin. Chir. 213, 385
Sherman, R. S., A. R. Uzel 1956: Benign chondroblastoma of bone. Its roentgendiagnosis. Amer. J. Roentgenol. 76, 1132 Smith, D. A., W. C. Graham, F. R. Smith 1962: Benign chondroblastoma of bone. J. Bone Jt. Surg. 44 A, 561
Spjut, H. J., H. D. Dorfman, E. Fechner, V. Ackerman 1971: Tumors of bone and cartilage. In: Atlas of Tumor Pathology. Sec. Ser., Fasc. 5. Armed Forces Institute of Pathology, Washington D. C.
Sundaram, T. K. S. 1966: Benign chondroblastoma. J. Bone Jt. Surg. 48 B, 12
Treasure, E. R. 1955: Benign chondroblastoma of bone. J. Bone Jt. Surg. 37 B, 462
Uehlinger, E. 1959: Die pathologische Anatomie der Knochengeschwülste. Helv. chir. Acta 26, 597
Valls, J., C. E. Ottolenghi, E. Schajowicz 1951: Epiphyseal chondroblastoma of bone. J. Bone Jt. Surg. 33 A, 997–1009
Wellmann, K. F. 1969: Chondroblastoma of the scapula. A case report with ultrastructural observations. Cancer (Philad.) 24, 408–416
Welsh, R. A., A. T. Meyer 1964: A histogenetic study of chondroblastoma. Cancer (Philad.) 17, 578–589
Wright, J. L., M. S. Sherman 1964: An unusal chondroblastoma. J. Bone Jt. Surg. 46 A, 597

Chondromyxoidfibrom

Barufaldi, O., G. B. Benedetti 1966: Fibroma condromixoide dell'osso. Arch. Orthop. (Milano) 79, 101–111
Benson, W. R., S. Bass jr. 1955: Chondromyxoid fibroma. First report of occurrence of this tumor in vertebral column. Amer. J. clin. Path. 25, 1290 Crabbe, W. A. 1962: Chondromyxoidfibroma of bone. Proc. roy. Soc. Med. 55, 353
Dahlin, D. C. 1956: Chondromyxoid fibroma of bone, with emphasis on its morphological relationship to benign chondroblastoma. Cancer 9, 195–203
Dahlin, D. C. 1967: Chondromyxoid fibroma. In: Bone Tumors, 2. Aufl., hrsg. von D. C. Dahlin, Springfield/Ill. (S. 48–577)
Dahlin, D. C., A. H. Wells, E. D. Henderson 1953: Chondromyxoid fibroma of bone. J. Bone Jt. Surg. 35 A, 831
Dihlmann, W., G. Müller 1969: Konnatales Chondromyxoidfibrom des Radius. Fortschr. Röntgenstr. 110, 759
Dominok, G.-W., H.-G. Knoch 1977: Knochengeschwülste und geschwulstähnliche Knochenerkrankungen. VEB Fischer, Jena
Everke, H. 1966: Ein Myxochondrom – Chondromyxoid-Fibrom – der Schädelbasis mit Ausdehnung in den Canalis spinalis. Acta neurochir. (Wien) 15, 150
Feldmann, F., H. L. Hecht, A. D. Johnston 1970: Chondromyxoidfibroma of bone. Radiology 94, 249
Frank, W. E., C. A. Rockwood jr. 1969: Chondromyxoid fibroma: Review of the literature and report of four cases. Sth. med. J. (Bgham, Ala.) 62, 1248–1253
Gerard-Marchant, M. P. 1958: A propos du procès-vertebral. Un cas de fibrome chondro-myxoide. Mém. Acad. Chir. 84, 126
Goorwitch, J. 1951: Chondromyxoid fibroma of rib. Dis. Chest. 20, 186

Hadders, H. N., H. J. Oterdoom 1954: Fibroma chondromyxoides ossis. Ned. T. Geneesk. 98, 555
Hellner, H. 1968: Die Indikation zur Behandlung maligner und semimaligner Extremitätengeschwülste. Chirurg 39, 101 – 104
Herfarth, H. 1932: Ein zemtrales Myxom der Tibia. Langenbeck's Arch. klin. Chir. 170, 283
Hutchinson, J., W. W. Park 1960: Chondromyxoid fibrom of bone. J. Bone Jt. Surg. 42 B, 542
Iwata, S., B. L. Coley 1958: Report of six cases of chondromyxoid fibroma of bone. Surg. Gynec. Obstet. 107, 571
Jaffe, H. 1958: Tumors and Tumorous Conditions of the Bones and Joints. Lea & Febiger, Philadelphia
Jaffe, H. L., L. Lichtenstein 1948: Chondromyxoid fibroma of bone. A distinctive benign tumor likely to be mistaken especially for chondrosarcoma. Arch. Path. 45, 541
Krauspe, C. 1957/58: Über einen chondroplastischen Riesenzelltumor (Chondromyxoidfibrom). Zbl. allg. Path. path. Anat. 37, 16
Lanzi, F., R. Conti 1965: Sul fibroma condromixoide. Arch. Orthop. 78, 345
Levy, W. M., E. E. Aegerter, J. A. Kirkpatrick jr. 1964: Nature of cartilaginous tumors. Radiol. Clin. N. Amer. 2, 327
Lichtenstein, L. 1948: Chondromyxoid fibroma of bone. Amer. J. Path. 24, 686
Lichtenstein, L., D. Bernstein 1959: Unusual benign and malignant chondroid tumors of bone. Cancer (Philad.) 12, 1142 – 1157
Markl, K. 1965: Chondrogene Tumoren. Internist. Praxis 5, 465
NCBT (The Netherlands Committee on Bone Tumours) 1973: Radiological Atlas of Bone Tumors, Bd. I u. II. Mouton, Den Haag
Norman, A., G. C. Steiner 1977: Recurrent chondromyxoid fibroma of the tibia. Case Rep. 38. Skelet. Radiol. 2, 105
Norman, A., G. C. Steiner 1978: Recurrent chondromyxoid fibroma of 4th metatarsal. Case report 66. Skelet. Radiol. 3, 115
Pritchard, R. W., R. P. Stoy, J. T. F. Barwick 1964: Chondromyxoid fibroma of the scapula. J. Bone Jt. Surg. 46 a, 1759
Ralph, L. L. 1962: Chondromyxoid fibroma of bone. J. Bone Jt. Surg. 44 B, 7
Ryall, R. D. H. 1970: Chondromyxoidfibroma of bone. Brit. J. Radiol. 43, 71
Salzer, M., M. Salzer-Kuntschik 1965: Das Chondromyxoidfibrom. Langenbecks Arch. klin. Chir. 312, 216
Scaglietti, O., G. Stringa 1961: Myxoma of bone in childhood. J. Bone Jt. Surg. 43 A, 67 – 80 Spjut, H. J., H. D. Dorfman, R. E. Fechner, L. V. Ackerman 1971: Tumors of bone and cartilage. In: Atlas of Tumor Pathology. Second Ser., Fasc. 5. Armed Forces Institute of Pathology, Washington D. C.
Stout, A. P. 1948: Myxoma the tumor of primitive mesenchym. Ann. Surg. 127, 706
Teitelbaum, S. L., L. Bessone 1969: Resection of a large chondromyxoid fibroma of the sternum. Report of the first case and review of the literature. J. thorac. cardiovasc. Surg. 57, 333 – 340
Turcotte, B., D. G. Pugh, D. C. Dahlin 1962: The roentgenologic aspects of chondromyxoid fibroma of bone. Amer. J. Roentgenol. 87, 1085 – 1095
Uehlinger, E. 1959: Die pathologische Anatomie der Knochengeschwülste. Helv. chir. Acta 26, 597
v. Verschuer, O. 1937: Erbpathologie, darin: Anomalie der Körperform. Med. Praxis 18, 127 – 143
Wrenn. R. N., A. G. Smith 1954: Condromyxoid fibroma. Sth. med. J. (Bgham, Ala.) 47, 848

Osteochondrom

Becker M. H., F. Epstein 1978: Osteochondroma (exostosis) of thoracic spine causing spinal cord compression in a patient with multiple osteocartilaginous (hereditary) exostoses (diaphyseal aclasis). Case report 77. Skelet. Radiol. 3, 197

Multiple kartilaginäre Exostosen

Dahlin, D. C. 1967: Osteochondroma (Osteocartilaginous exostosis). In: Bone Tumors, 2. Aufl. Thomas, Springfield/Ill. (S. 18 – 27)
Dominok, G.-W., H.-W. Knoch 1977: Knochengeschwülste und geschwulstähnliche Knochenerkrankungen. VEB Fischer, Jena
Jaffe, H. L. 1943: Hereditary multiple exostosis. Arch. Path. 36, 335 – 357
Jaffe, H. L. 1958: Solitary and multiple soteocartilaginous exostosis. In: Tumors and Tumorous Conditions of the Bones and Joints. Lea & Febiger, Philadelphia (S. 143 – 168)
Keith, A. 1919/1920: Studies on the anatomical changes which accompany certain growth-disorders of the human body. I. The nature of the structural alterations in the disorder known as multiple exostoses. J. Anat. (Lond.) 54, 101 – 115
Solomon, L. 1964: Hereditary multiple exostosis. Amer. J. hum. Genet. 16, 351 – 363
Spjut, H. J., H. D. Dorfman, R. E. Fechner, L. V. Ackerman 1971: Tumors of bone and cartilage. In: Atlas of Tumor Pathology. Second Ser., Fasc. 5. Armed Forces Institute of Pathology, Washington, D. C.

Enchondrom

Anderson, I. F. 1965: Maffucci's syndrome. Report of a case with a review of the literature. S. Afr. med. J. 39, 1066
Baradmay, G., J. Hoffmann, J. Ökrös 1967: Dyschondroplasie und Hämangiomatose (Maffucci-Syndrom). Zbl. allg. Path. path. Anat. 101, 296
Bell, S. 1971: Benigne cartilaginous tumours of the spine. Brit. J. Surg. 58, 707
Bessler, W. 1966: Die malignen Potenzen der Skelettchondrome. Schweiz. med. Wschr. 96, 461
Dominok, G.-W., H.-W. Knoch 1977: Knochengeschwülste und geschwulstähnliche Knochenerkrankungen. VEB Fischer, Jena
Elmore, St. M., W. C. Cantrell 1966: Maffucci's syndrome. J. Bone Jt. Surg. 48 A, 1607
Faßbender, C. W., G. Häussler, H. G. Stössel 1961: Schädelbasischondrome mit intrakranieller Ausdehnung. Fortschr. Röntgenstr. 94, 718
Ghormley, R. K. 1951: Chondromas and chondrosarkomas of the scapula and the innomonate bone. Arch. Surg. 63, 48
Hellner, H. 1967: Geschwulstähnliche örtliche Fehlbildungen des Skeletts. Chir. Praxis 11, 271
Jaffe, H. L. 1956: Juxtacortical chondroma. Bull. Hosp. Jt. Dis. (N. Y.) 17, 20 – 29
Jöns, B. 1966: Bericht über 62 Fälle von Enchondromen aus der Chir. Universitätsklinik Eppendorf (1945 – 1965). Inaug.-Diss., Hamburg
Kleinsasser, O., G. Friedmann 1957: Die Knorpelgeschwülste der Schädelbasis. Dtsch. Z. Nervenheilk. 177, 378
Lichtenstein, L., J. E. Hall 1952: Periosteal chondroma: a distinctive benign cartilage tumor. J. Bone Jt. Surg. 34 A, 691
Maffucci, A. 1881: Di un caso encondroma ed angioma multiplo. Mov. med.-chir. 3, 399
Marmor, L. 1964: Periosteal chondroma (juxtacortical chondroma). Clin. Orthop. 37, 150 – 153
Merlino, A. F., J. E. Nixon 1964: Periosteal chondroma. Report of an atipical case and review of the literature. Amer. J. Surg. 107, 773 – 776
Middlemiss, J. H. 1964: Cartilage tumours. Brit. J. Radiol. 37, 277
NCBT (The Netherlands Committee on Bone Tumours) 1973: Radiological Atlas of Bone Tumours, Bd. I u. II. Mouton, Den Haag
Nosanchuk, J. S., H. Kaufer 1969: Recurrent periosteal chondroma. Report of two cases and a review of the literature. J. Bone Jt. Surg. 51 A, 375 – 380

Ollier, L. 1900: De la dyschondroplasia. Bull. Soc. Chir. (Lyon) 3, 22
O'Neal, L. W., L. V. Ackerman 1951: Cartilaginous tumors of ribs and sternum. J. thorac. Surg. 21, 71
Scherer, E. 1928: Exostosen, Enchondrome und ihre Beziehungen zum Periost. Frankf. Z. Path. 36, 587
Shellito, J. G., M. B. Dockerty 1948: Cartilaginous tumors of the hand. Surg. Gynec. Obstet. 86, 465
Spjut, H. J., H. D. Dorfman, R. E. Fechner, L. V. Ackerman 1971: Tumors of bone and cartilage. In: Atlas of Tumor Pathology. Second Ser., Fasc. 5. Armed Forces Institute of Pathology, Washington, D. C.
Stoebner, P., E. Philippe, M. Dettloff 1965: Le syndrome de Maffucci. Arch. Anat. path. 13, 50
Tiwisina, Th. 1954: Dyschondroplasie (ollier) mit multiplen Haemangiomen und örtlicher maligner Entartung (Chondrosarkom). Bruns' Beitr. klin. Chir. 188, 8
Umanski, A. L. 1946: Dyschondroplasia with haemangiomata (Maffucci's syndrome); report of early case with mild osseous manifestations. Bull. Hosp. Jt. Dis. (N. Y.) 7, 59
von Verschuer, O. 1937: Anomalie der Körperform. In: Erbpathologie. Steinkopff, Dresden (S. 127 – 143)
Vitalli, H. P. 1960: Enchondrome bei Kindern und Jugendlichen. Arch. orthop. Unfall-Chir. 52, 174
Zellweger, H., E. Uehlinger 1948: Ein Fall von halbseitiger Knochenchondromatose (Ollier) mit Naevus ichthyosiformis. Helv. paediat. Acta 3, 153

Knochenchondromatose

Braddock, G. T. F., V. D. Hadlow 1966: Osteosarcoma in enchondromatosis (Ollier's disease). Report of a case. J. Bone Jt. Surg. 48 B, 145 – 149
Coley, B. L., N. L. Higinbotham 1949: The significance of cartilage in abnormal locations. Cancer (Philad.) 2, 777 – 788
Cowan. W. K. 1965: Malignant change and multiple metastases in Ollier's disease. J. clin. Path. 18, 650 – 653
Dahlin, D. C. 1967: Chodroma. In: Bone Tumors, 2. Aufl. Thomas, Springfield/Ill. (S. 28 – 27)
Dominok, G.-W., H.-W. Knoch 1977: Knochengeschwülste und geschwulstähnliche Knochenerkrankungen. VEB Fischer, Jena
Fairbank, H. A. T. 1948: Dyschondroplasia. Synonyms. Ollier's disease, multiple enchondromata. J. Bone Jt. Surg. 30 B, 689 – 708
Heckman, J. A. 1951: Ollier's disease. Arch. Surg. 63, 861 – 865
Jaffe, H. L. 1958: Solitary enchondroma and multiple enchondromatosis. In: Tumors and Tumorous Conditions of the Bones and Joints. Lea & Febiger, Philadelphia (S. 169 – 195)
Laurence, W., E. L. Franklin 1953: Calcifying enchondroma of long bones. J. Bone Jt. Surg. 35 B, 224 – 228
Levy, W. M., E. E. Aegerter, J. A. Kirkpatrick jr. 1964: The nature of cartilaginous tumors. Radiol. Clin. N. Amer. 2, 327 – 336
Ollier, M. 1900: Dyschondroplasie. Lyon Méd. 93, 23 – 24
Schinz, H. R. 1944: Zur Genetik der Exostosis multiplex cartilaginea und der multiplen Knochenchondromatose. Spjut, H. J., H. D. Dorfman, R. E. Fechner, L. V. Ackerman 1971: Tumors of bone and cartilage. In: Atlas of Tumor Pathology. Second Ser., Fasc. 5. Armed Forces Institute of Pathology, Washington, D.C.
Tiwisina, T. 1954: Dyschondroplasie (Ollier) mit multiplen Haemangiomen und örtlicher maligner Entartung (Chondrosarkom). Bruns' Beitr. klin. Chir. 188, 8 – 15

Chondrosarkom

Aegerter, E., J. A. Kirkpatrick 1975: Orthopedic Diseases. Saunders, Philadelphia
Dahlin D. C. 1976: Chondrosarcoma and its „Variants" in „Bones and Joints". International Academy of Pathology Monographs. Williams & Wilkins, Baltimore
Dahlin, D. C. 1978: Dedifferentiated chondrosarcoma of the humerus. Case Rep. 71. Skelet. Radiol. 3, 133
Dahlin, D. C. 1978: Clear cell chondrosarcoma of humerus. Case Rep. 54. Skelet. Radiol. 2, 247
Edeiken, J., P. J. Hodes 1973: Roentgen Diagnosis of Diseases of Bone, Bd. II. William & Wilkins. Baltimore
El-Khoury, F. A. Y., M. Bonfiglio 1978: Chondrosarcoma occurring in a patient with multiple (hereditary) osteo-cartilaginous exostosis. Case Rep. 60. Skelet. Radiol. 3, 49
Goldberg, R. P., H. K. Genant, W. H. Johnston 1978: Sowgrade chondrosarcoma of the soft tissues adjacent to the scapula with dedefferentiated, high-grade fibrosarcomatous component metastatic to the skeleton (humerus). Case Rep. 72. Skelet. Radiol. 3, 179
Greenfield, G. B. 1975: Radiology of Bone Diseases. Lippincott, Philadelphia
Hernandez, R., K. P. Heidelberger, A. K. Poznanski 1978: Extraskeletal (soft tissue) mesenchymal chondrosarcoma of the neck. Case report 63. Skelet. Radiol. 3, 61
Jacobs, P. 1976: Highly malignant chondrosarcoma of unknown origin, with tumor emboli of the inferior vena cava and main pulmonary artery. Case Rep. 7. Skelet. Radiol. 1, 109
Lichtenstein, L. 1959: Bone Tumors. Mosby, St. LouisMurray, R. O., H. G. Jacobson 1971: The Radiology of Skeletal Disorders. Churchill & Livingstone, London
NCBT (The Netherlands Committee on Bone Tumours) 1966: Radiological Atlas of Bone Tumours, Bd. I. Mouton, Den Haag
van Rijssel, Th. G. 1972: Progression in bone tumours. In: Bone-certain Aspects of Neoplasia. Proceedings of the 24th Symposium of the Calston Research Society, 1972. Butterworth, London
von Ronnen, J. R., R. O. van der Heul 1972: On the roentgenological diagnosis and differential diagnosis of bone sarcomas. In: Bone – Certain Aspects of Neoplasia. Proceedings of the 24th Symposium of the Calston Research Society, 1972. Butterworth, London
Sissons, H. A. 1979: Dedifferentiated chondrosarcoma of the tibia. Case Rep. 83. Skelet. Radiol. 3, 257
Uehlinger, E. 1978: Chondroplastisches Strahlensarkom der linken Klavikula mit einer Latenzzeit von knapp 2 Jahren. Arch. orthop. Traumat. Surg. 91, 161
Uehlinger, E., H. Wolfmüller 1974: Chordo-Chondrosarkom der linken distalen Femurmetaphyse. Verh. dtsch. Ges. Path. 58, 284
Unn, K. K., D. C. Dahlin, J. W. Beabout, F. H. Sim 1976: Chondrosarcoma: clear-cell variant: a report of sixteen cases. J. Bone Jt. Surg. 58 A, 676
Wilkinson, R. H., J. A. Kirkpatrick 1976: Low-grade-chondrosarcoma of femur. Case Rep. 14. Skelet. Radiol. 1, 127
Yaghmai, I. 1978: Angiographic features of chondromas and chondrosarcomas. Skelet. Radiol. 3, 91

Osteom

Ackermann, L. V., H. J. Spjut 1962: Tumors of bone and cartilage. In: Atlas of Tumor Pathology, Sect. II, Fasc. 4. Armed Forces Institute of Pathology, Washington D. C.
Aegerter, E. E., J. A. Kirkpatrick jr. 1969: Tumor-like processes (osteomas). In: Orthopedic Diseases, 3. Aufl. Saunders, Philadelphia (S. 569 – 571)
Andrew, J. 1956: Osteomata of the paranasal sinus. Brit. J. Surg. 43, 489
Bagchi, A. 1962: Osteomas of the cranial bones and sinuses. J. Indian med. Ass. 39, 571
Boris, G. 1961: Gli osteomi sopra orbitali. Ann. Radiol. diagn. (Bologna) 34, 362

Brizzi, B., V. Nizzoli, A. Battisti 1963: Contributo alle conoscenza degli osteomi del cranio. Chirurgia 18, 248

Brunner, H., J. G. Spiesman 1948: Osteoma of the frontal and ethmoid sinuses. Ann. Otol. (St. Louis) 57, 714

Chang, C. H. J., E. D. Piatt, K. E. Thomas, A. L. Watne 1968: Bone abnormalities in Gardner's syndrome. Amer. J. Roentgenol. 103, 645–652

Childrey, J. H. 1939: Osteoma of sinuses, the frontal and the sphenoid bone. Report of fifteen cases. Arch. Otolaryng. 30, 63–72

Cohen, D. M., D. C. Dahlin, C. S. McCarty 1964: Vertebral giant-cell tumor and variants. Cancer (Philad.) 17, 461–472

Dahlin, C. D. 1967: Bone Tumors. Thomas, Springfield/Ill.

Dominok, G.-W., H.-W. Knoch 1977: Knochengeschwülste und geschwulstähnliche Knochenerkrankungen, 2. Aufl. VEB Fischer, Jena

Echlin, F. 1934: Cranial osteomas and hyperostoses produced by meningeal fibroblastomas. Arch. Surg. 28, 357

Eckert-Möbius, A. 1929: Gutartige Geschwülste der inneren Nase und ihrer Nebenhöhlen. In: Handbuch der Hals-, Nasen-, Ohrenheilkunde, Bd. V, hrsg. von A. Denker, O. Kahler. Springer, Berlin 1929

Gardner, E. J., R. C. Richards 1953: Multiple cutaneous and subcutaneous lesions occurring simultaneously with hereditary polyposis and osteomatosis. Amer. J. hum. Genet. 5, 139–147

Golding, J. S. R., H. A. Sisson 1954: Osteogenic fibroma of bone. J. Bone Jt. Surg. 36 B, 428

Hadley, L. A. 1965: Anatomico-roentgenographic Studies of the Spine. Thomas, Springfield/Ill. (S. 524)

Hallberg, O. E., J. W. Begley jr. 1950: Origin and treatment of osteomas of the paranasal sinuses. Arch. Otolaryng. 51, 750–760

Hellner, H. 1968: Die Indikation zur Behandlung maligner und semimaligner Extremitätengeschwülste. Chirurg 39, 101–104

Jaffe, H. L. 1958: Fibrous dysplasia. In: Tumors and Tumorous Conditions of the Bones and Joints. Ley & Febiger, Philadelphia (S. 138)

Jones, E. L., W. P. Cornell 1966: Gardner's syndrome: review of literature and report on family. Arch. Surg. 92, 287

King, N. E. 1950: Osteoma of the frontal sinus. Arch. Otolaryng. 51, 316

Kirkpatrick, H. J. R., R. C. Murray 1955: Osteogenic fibroma of bone. J. Bone Jt. Surg. 37 B, 606

Lichtenstein, L. 1965: Classification of primary tumors of bone. In: Bone Tumors, 3. Aufl. Mosby, St. Louis (S. 11)

Luck, J. V. 1950: Benign tumors of bones. In: Bone and Joint Diseases. Thomas. Springfield/Ill. (S. 437–478)

Makrycostas, K. 1927: Über das Wirbelangiom, Lipom und Osteom. Virchows Arch. path. Anat. 265, 259

Mondolfo, S. 1922: Osservazioni cliniche ed anatomo-istologiche sull'inflammazione primitiva gronica delle spongiosa ossea. Chir. Organi. Mov. 24, 133–147

Newell, F. W. 1948: Osteoma involving the orbit. Amer. J. Ophthal. 31, 1281

Ott, W. O. 1937: Osteoma of the frontal bone. Ann. Surg. 97, 314

Phemister, D. B., K. S. Grimson 1937: Fibrous osteoma of the jaws. Ann. Surg. 105, 564

Roloff, W., E. Stedte, H. D. Unrein 1969: Isoliertes Beckenosteom im Kindesalter. Z. Kinderchir. 7, 660

Spjut, H. J., H. D. Dorfman, R. E. Fechner, L. V. Ackerman 1971: Tumors of bone and cartilage. In: Atlas of Tumor Pathology, Second Ser., Fasc. 5. Armed Forces Institute of Pathology, Washington D. C.

Stark, L., E. Weber 1961: Die Osteome der Schädelbasis. Zbl. Neurochir. 21, 126

Sunaric, R. 1964: Eine neue Theorie über die Entstehung der Osteome der Nasennebenhöhlen. Pract. oto-rhino-laryng. (Basel) 26, 316

Uehlinger, E. 1968: Pathologische Anatomie der Knochengeschwülste. Verh. Orthop. Österreichs, Salzburg

Osteoblastom

Baciu, C., G. Brateanu, P. Staniulesch 1961: Considérations sur 2 cas d' ostéoblastome. Acta orthop. belg. 27, 189

Bethge, J. F. 1963: Benignes Osteoblastom. Chirurg 34, 121

Borello, E. D., H. O. Sedano 1967: Giant osteoid osteoma of the maxilla. Report of a case. Oral Surg. 23, 563–566

Buffat, J.-D. 1967: A propos des ostéoblastomes vertébraux. Helv. chir. Acta 34, 141

Byers, P. D. 1968: Solitary benign osteoblastic lesions of bone. Osteoid osteoma and benign osteoblastoma. Cancer (Philad.) 22, 43–57

Dahlin, D. C. 1967: Benign osteoblastoma (giant osteoid osteoma). In: Bone Tumors, 2. Aufl. Thomas, Springfield/Ill.

Dahlin, D. C., E. W. Johnson jr. 1954: Giant osteoid-osteoma. J. Bone Jt. Surg. 36 A, 559

Dean, L. 1924: Primary giant cell tumors of the vertebrae. J. Amer. med. Ass. 83, 1224 zit. nach M. Salzer u. M. Salzer-Kuntschik 1963

Deffebach, R. R., T. L. Phillips 1968: Benign osteoblastoma of the vertebra. Radiol clin. biol. 37, 45

Dominok, G.-W., H.-W. Knoch 1977: Knochengeschwülste und geschwulstähnliche Knochenerkrankungen, 2. Aufl. VEB Fischer, Jena

Giannestras, N. J., J. R. Diamond 1958: Benign osteoblastoma of the talus. A review of the literature and report of a case. J. Bone Jt. Surg. 40 A, 469–478

Goidanich, I. F., L. Battaglia 1959: Osteoblastoma (fibroma osteogenetico). Neoplasia benigna di tessuto osteoblastico; studio clinico, rediografico de anatomopatologico di 14 casi. Chir. Organi Mov. 46, 353–388

Golding, J. S. R., H. A. Sissons 1954: Osteogenic fibroma of bone. J. Bone Jt. Surg. 36 B, 428–435

Goldman, R. L. 1971: The periostal coutspart of benign osteoblastoma. Amer. J. clin. Path. 56, 73

Gutjahr, P., W. E. Meyer, J. Spranger 1977: Benign osteoblastoma of skull with aneurysmal bone cyst-formation. Case Rep. 28. Skelet. Radiol. 1, 253

Guy, R., G. La Fond, P. A. Gagnon, O. Raymond, J. Bourgeois 1959: L'ostéoblastome bénin. (Fibrom ostéogénique de l'os; ostéome-ostéoide géant). Un. méd. Can. 88, 666–678

Hellner, H. 1968: Die Indikation zur Behandlung maligner und semimaligner Extremitätengeschwülste. Chirurg 39, 101–104

Jaffe, H. L. 1935: „Osteoid-osteoma", a benign osteoblastic tumor composed of osteoid and atypical bone. Arch. Surg. 31, 709–728

Jaffe, H. L. 1956: Benign osteoblastoma. Bull. Hosp. Jt. Dis. (N. Y.) 17, 141–151

Jaffe, H. L. 1958: Benign osteoblastoma. In: Tumors and Tumorous Conditions of the Bones and Joints, Lea & Febiger, Philadelphia (S. 107–116)

Jaffe, H. L., L. Mayer 1932: An osteoblastic osteoid tissue-forming tumor of a metacarpal bone. Arch. Surg. 24, 550

Kent, J. N., H. F. Castro, W. R. Girotti 1969: Benign osteoblastoma of the maxilla. Oral Surg. 27, 209

Keplinger, J. E., P. C. Bucy 1961: Giant cell tumors of the spine. Ann. Surg. 154, 648–661

Kessel, L. 1978: Osteoblastoma of the scapula. Case Rep. 69. Skelet. Radiol. 3, 127

Lichtenstein, L. 1956: Benign osteoblastoma. A category of osteoid- and bone-forming tumors other than classical osteoid osteoma, which may be mistaken for giant-cell tumor or osteogenic sarcoma. Cancer (Philad.) 9, 1044–1052

Lichtenstein, L. 1965: Benign osteoblastoma. In: Bone Tumors. Mosby, St. Louis (S. 1044)

Lichtenstein, L., W. R. Sawyer 1964: Benign osteoblastoma. Further observations and report of twenty additional cases. J. Bone Jt. Surg. 46 A, 755–765

Mayer, L. 1967: Malignant degeneration of so-called benign osteoblastoma. Bull. Hosp. Jt. Dis. (N. Y.) 28, 4–13

Moulonguet, P., R. Soupault, N. Arvay 1950: Deux cas d'ostéoblastome métastatique éburnant. Bull. Ass. franç. Cancer 46, 106

Navarra, R., G. Pedulla, G. Romeo 1960: L'osteoblastoma benigno. Gazz. int. Med. Chir. 65, 2079
NCBT (The Netherlands Committee on Bone Tumours) 1973: Radiological Atlas of Bone Tumours, Bd. I u. II. Mouton, Den Haag
Otis, R. D., W. B. Scoville 1961: Benign osteoblastoma of the vertebra. J. Neurosurg. 18, 700
Paillas, J. E., G. Serratrice, J. Legré 1964: Les tumeurs primitives du rachis. Masson, Paris
Pochaczevsky, R., Y. M. Yen, R. S. Sherman 1960: The roentgen appearance of benign osteoblastoma. Radiology 75, 429–437
Raitscher, R., N. Wassilew, D. Komitowsky 1961: Zum Problem des benignen Osteoblastoms. Khirurgiya (Sofiya) 14, 883
Rand, R. W., C. W. Rand 1960: Intraspinal Tumors of Childhood. Thomas, Springfield/Ill.
von Ronnen, J. R. 1976: Osteoblastoma spinous process of C-2. Case Rep. 4. Skelet. Radiol. 1, 61
von Ronnen, J. R. 1976: Osteoblastoma of the temporal bone. Case Rep. 2. Skelet. Radiol. 1, 57
Salzer, M., M. Salzer-Kuntschik 1963: Das benigne Osteoblastom. Langebecks Arch. klin. Chir. 302, 755
Schein, A. J. 1959: Osteoblastoma of the scapula. J. Bone Jt. Surg. 41 A, 359
Spjut, H. J., H. D. Dorfman, R. E. Fechner, L. V. Ackerman 1971: Tumors of bone and cartilage. In: Atlas of Tumor Pathology. Second Ser., Fasc. 5. Armed Forces Institute of Pathology, Washington D. C.
Vogelsang, H., O. Wiesenmann 1969: Angiographische Befunde bei einem Riesenzelltumor und einem benignen Osteoblastom der Halswirbelsäule. Fortschr. Röntgenstr. 110, 843
Wellmer, H. K., A. Larena-Avellaneda, P. Schmitz-Moormann 1967: Zur Differentialdiagnose des benignen Osteoblastoms. Chirurg 105, 1

Bone Islands

Albers-Schönberg, H. 1915/16: Eine seltene, bisher nicht bekannte Strukturanomalie des Skelettes. Fortschr. Röntgenstr. 23, 174
Blank, N., A. Lieber 1965: The significance of growing bone islands. Radiology 85, 508–511
Caffey, J. 1961: Vocal sclerosis of spongiosa. In: Pediatric X Ray Diagnosis. Year Book Medical Publishers, Chikago (S. 842)
Ferguson jr., A. B. 1947: Calcified medullary defects in bone. J. Bone Jt. Surg. 29, 598–602
Fountain, E. M., C. H. Burge 1961: Osteoid osteoma of the cervical spine. J. Neurosurg. 18, 380
Hadders, H. N. 1955: Chondroblastoma benignum tibiae. Ned. T. Geneesk. 100, 2648–2652
Heine, J. 1927: Eingeheilter Knochensequester der Grundphalanx des Ringfingers. Langenbecks Arch. klin. Chir. 146, 737
Holly, L. E. 1936: Osteopoikilosis, 5 year study. Amer. J. Roentgenol. 36, 512–517
Kim, S. K., W. F. Barry jr. 1964: Bone islands. Amer. J. Roentgenol. 92, 1301–136
Kim, S. K., W. F. Barry 1968: Bone islands. Radiology 90, 77–78
Ledoux-Lebard, Chambaneix, Dessane 1916/17: L'ostéopoecilie. Forme nouvelle d'ostéite condensante généralisée sans symptoms cliniques. J. Radiol. Électrol. 2, 1
Léri, A.-J. 1922: Une affection non décrtite des os: Hyperostose «en conlée» sur toute la longueur d'un membre ou «mélorhéostose». Bull. Soc. Méd. Hôp. Paris 46, 1141
Lièvre, J. A., J. A. Lièvre 1961: Ostéoblastome bénin. Rev. Rhum. 28, 95–100
Löfgren, L. 1952: Osteoid-osteoma. Acta chir. scand. 104, 383–404
Meary, R., R. Merle d'Aubigné, A. Mazabraud 1965: Osteoblastomes bénins. Mém. Acad. Chir. 91, 911–925
Miechan, I. 1957: Normal Variant Sclerotic Bone Island, Roentgen Signs in Clinical Diagnosis. Saunders, Philadelphia (S. 256)
NCBT (The Netherlands Committee on Bone Tumours): Radiological Atlas of Bone Tumours, Vol. I, 1966, u. Vol. II 1973. Mouton, Den Haag
Pool, J. L. 1956: Unilateral thoracic hyperhidrosis caused by osteoma of the tenth dorsal vertebrae. J. Neurosurg. 13, 111
Spjut, H., H. D. Dorfman, R. E. Fechern, L. V. Ackerman 1971: Tumors of bone and cartilage. In: Atlas of Tumor Pathology, Sec. Ser. Fasc. 5. Armed Forces Institute of Pathology, Washington D. C.
Steel, H. H. 1950: Calcified islands in medullary bone. J. Bone Jt. Surg. 32 A, 405–412
Uehlinger, E. 1957: Benigne und semimalige cystische Knochengeschwülste. In: Röntgendiagnostik, hrsg. von H. R. Schinz, R. Glauner, E. Uehlinger. Thieme, Stuttgart (S. 73–76 u. 83–96)

Osteosarkom

Basso, M. J., F. Schajowicz 1945: Sarcoma osteogenico a localisation multiple. Rev. Orthop. Traum. (Madr.) 15, 85
Beabout, J., D. J. Pritchard 1977: Osteosarcoma of left orbital wall – probably radiation – induced. Skelet. Radiol. 1, 179
Beck, A. 1922: Zur Frage des Roentgensarkoms, zugleich ein Beitrag zur Pathogenese des Sarkoms. Münch. med. Wschr. 69, 623
Bessler, W., J. Bloch 1962: Sarkombildung bei Ostitis deformans Paget nach Fraktur. Schweiz. med. Wschr. 7, 205
Bowerman, J. W., B. Crawford 1977: Multicentric osteosarcoma of skeleton with pulmonary and pleural metastases. Skelet. Radiol. 1, 185
Cohen, P. C. 1974: Het osteosarcom van pijpbeenteren. Mondel, Amsterdam
Cserhati, M. D. 1978: Zur Differentialdiagnose von Geschwulstkrankheiten. Plasmazelluläre Osteomyelitis – Ewing-Sarkom. Zbl. Orthop. 116, 749–752
Dahlin, D. C. 1977: Teleangiectatic osteosarcoma of the femur. Case Rep. 33. Skelet. Radiol. 2, 49
Dahlin, D. C., M. B. Coventry 1967: Osteogenic sarcoma; a study of six hundred cases. J. Bone Jt. Surg. 49 A, 101–110
Davidson, J. W., P. B. Chacha, W. James 1965: Multiple Osteosarcomata. J. Bone Jt. Surg. 47 B, 537–541
Finlayson, R. 1953: Osteogenic sarcoma with multiple skeletal tumours. J. Path. Bact. 66, 223–229
Fitzgerald, D. D., M. D. Sim 1973: Multiple metachoronous osteogenic sarcoma. Report of twelve cases with two long-term survivors. J. Bone Jt. Surg. 55 A, 595–605
Forsted, D. H., M. K. Dalinka, F. Kaplan, R. H. Ochs 1978: Osteosarcoma originating in tibia, with metastases in soft tissue, lymph nodes and possibly in the skeleton. Skelet. Radiol. 3, 49, 179
Gold, R. H., H. Ellman, J. M. Mirra 1977: Intramedullary osteosarcoma of the femur. Case Rep. 23. Skelet. Radiol. 1, 235
Heaston, D. K., M. I. Gelman 1977: Teleangiectatic osteogenic sarcoma of the femur. Case Rep. 41. Skelet. Radiol 2, 117
Hellner, H. 1933: Klinische Einteilung und Abgrenzung der Sarkome und Riesenzelltumoren des Knochens. Fortschr. Röntgenstr. 47, 1
Hellner, H. 1950: Die Knochengeschwülste, 2. Aufl. Springer, Berlin
Hellsor, H. 1951: Behandlung und Pathogenese der Knochensarkome. Verh. Dtsch. Ges. Chir., 68. Tagung
Herzog, G. 1944: Die primären Knochengeschwülste. In: Handbuch der speziellen Pathologie und Histologie hrsg. v. F. Henke, O. Lubarsch. Bd. 9. Springer, Berlin

Hofmann, V. 1968: Knochensarkome bei Kindern. Zschr. ärztl. Fortbild. 62, 87

Hoppe, D., S. Man 1968: Zur Problematik maligner Knochengeschwülste bei Erwachsenen und Kindern und Ergebnisse der Behandlung. Zschr. ärztl. Fortbild. 62, 13

Horat, W. 1965: Beitrag zur Entwicklung des osteogenen Sarkoms. Inaug. Diss. Zürich

Hoyer, B. 1963: Die Behandlung eines polymorphzelligen Osteoidsarkoms im Bereich des linken Schenkelhalskopfgebietes bei einem 8jährigen Mädchen. Beitr. Orthop. 10, 575

Johnson, L. C. 1953: A general theory of bone tumors. Bull. N. Y. Acad. Med. 29, 164–171

Jungi, W. F. 1978: Knochen- und Weichteilsarkome. Schweiz. med. Wschr. 108, 1350–1355

Kleinsasser, O., H. Albrecht 1957: Zur Kenntnis der Osteosarkome des Stirn- und Keilbeines. Arch. Hals-Nasen-Ohrenhkd. 170, 595

Kneese, K. H. 1965: Die periostale Osteogenese und Bildung der Knochenstruktur bis zum Säuglingsalter. Z. Zellforschg. 44, 585

Kolarz, G., M. Salzer, M. Salzer-Kuntschik, R. Willvonseder, R. Höfer 1973: Die Bedeutung der Knochenszintigraphie für Diagnose und Therapie des Osteosarkoms der langen Röhrenknochen. Arch. Orthop. Unfallchir. 76, 333

Kotz, R., Salzer-Kuntschik, M. 1978: Primäre Knochentumoren und tumorähnliche Knochenläsionen, in: Innere Medizin in Praxis und Klinik, Hrsg. H. Hornbostel, W. Kaufmann, W. Siegenthaler, Thieme Stuttgart

Kragh, L. V., D. C. Dahlin, J. B. Erich 1958: Osteogenic sarcoma of the jaws and facial bones. Amer. J. Surg. 96, 496–505

Lehnert, K., B. Kornhuber 1971: Therapeutische Probleme bei malignen Knochentumoren im Kindesalter. Langebecks Arch. klin. Chir. 329, 155

Lindbom, A., G. Söderberg, H. J. Spjut 1961: Osteosarcoma. A review of 96 cases. Acta radiol. (Stockh.) 56, 1–19

McKenna, R. J., C. P. Schwinn, K. Y. Soong, N. L. Higinbotham 1966: Sarcomata of the osteogenic series (osteosarcoma, fibrosarcoma, chondrosarcoma, parosteal osteogenic sarcoma, and sarcoma arising in abnormal bone): An analysis of 552 cases. J. Bone Jt. Surg. 48 A, 1–26

Marcove, R. C., V. Mike, J. V. Hajek, A. G. Levin, R. V. P. Hutter 1970: Osteogenic sarcoma under the age of twenty-one. A review of one hundred and forty-five operative cases. J. Bone Jt. Surg. 52 A, 411–423

Mink, J. H., R. H. Gold, J. M. Mirra, T. T. Grant, F. R. Eilber 1978: Highly anaplastic epiphyseal osteolytic osteosarcoma. Case Rep. 65. Skelet. Radiol. 3, 69

Morse jr., D., J. O. Deed, J. Bernstein 1962: Sclerosing osteogenic sarcoma. Amer. J. Roentgenol. 88, 491–495

Moseley, J. E., M. H. Bass 1956: Sclerosing osteogenic sarcomatosis. Radiology 66, 41–45

NCBT (The Netherlands Committee on Bone Tumours) 1973: Radiological Atlas of Bone Tumours, Bd. I u. II. Mouton, Den Haag

O'Hara, J. M., R. P. V. Hutter, F. W. Foote, T. Miller, H. Q. Woodard 1968: An analysis of thirty patients surviving longer than ten years after treatment for osteogenic sarcoma. J. Bone Jt. Surg. 50 A, 335–354

Ott., G. 1978: Knochensarkome. Münch. med. Wschr. 120, 1295–1298

Ott, G., P. Ehlers 1963: Zur Klinik und Ätiologie der Knochensarkome. Med. Welt. 38, 1

Pitzler, K. 1964: Sarkome auf dem Boden der chronischen Entzündung. Arch. Geschw. Forsch. 23, 204

Price, C. H. G. 1955: Osteogenic sarcoma. An analysis of the age and sex incidence. Brit. J. Cancer 9, 558–574

Price, C. H. G. 1966: The prognosis of osteosarcoma. Brit. J. Radiol. 39, 181

Price, C. H. G., W. E. Truscott 1957: Multifocal osteogenic sarcoma. Report of a case. J. Bone Jt. Surg. 39 B, 524–533

Price, C. H. G., K. Zhuber, M. Salzer-Kuntschik, M. Salzer, H. G. Willert, M. Immenkamp, P. Groh, Z. Matejovsky, W. Keyl 1975: Osteosarcoma in children. A study of 125 cases. J. Bone Surg. 57 B, 341

Ringe, J. D., F. Kuhlencordt, E. Buecheler, G. Delling, A. Schulz 1978: Koinzidenz von Osteodystrophia deformans Paget und immunoblastischem Sarkom. Fortschr. Röntgenstr. 129, 339–343

Rittenberg, G. M., S. I. Schabel, I. Vujic, H. C. Meredith 1978: The vascular "sunburst" appearance of osteosarcoma: A new angiographic finding. Skelet. Radiol. 2, 243

Roca, A. N., J. L. Smith, J. Bao-Shan 1970: Osteosarcoma and parosteal osteogenic sarcoma of the maxilla and mandible: study of 20 cases. Amer. J. clin. Path. 54, 625–636

Rodman, P. K., J. C. Ivins 1979: Grade III chondroblastic osteosarcoma. Case Rep. 80. Skelet. Radiol. 3, 247

von Ronnen, J. R. 1965: Bösartige primäre Knochentumoren. Arch. chir. Neerl. 17, 23–54

von Ronnen, J. R. 1968: Histological and radiographical classification of osteosarcoma in relation to therapy. A review of 245 cases located in the extremities. J. belge Radiol. 51, 215–221

von Ronnen, J. R., R. O. van der Heul 1973: On the roentgenological Diagnosis and Differential Diagnosis of Bone Sarcomas. Colston Papers 24, 97–112

Ross, F. G. 1964: Osteogenic sarcoma. Brit. J. Radiol. 37, 259–276

Salzer, M., M. Salzer-Kuntschik 1968: Das Wiener Knochengeschwulstregister. Med. klin. Wschr. 80, 401

Salzer, M., M. Salzer-Kuntschik 1969: Vergleichende röntgenologisch-pathologische Untersuchungen von Osteosarkomen im Hinblick auf die Amputationshöhe. Arch. Orthop. Unfallchir. 65, 322

Salzer, M., M. Salzer-Kuntschik, K. Zhuber, C. H. G. Price, H. G. Willert, M. Immenkamp, Z. Matejovsky, W. Keyl, P. Groh 1976: Therapie und Prognose des kindlichen Osteosarkoms. Arch. orthop. Unfall-Chir. 85, 279

Salzer, M., M. Salzer-Kuntschik, H. Arbes, H. Hacke, R. Kotz, H. Leber 1976: Chirurgische Behandlung des Osteosarkoms. Orthop. Praxis 10, 45

Salzer, M., M. Salzer-Kuntschik, H. Arbes, R. Kotz, H. Leber, H. Hackel 1976: Chirurgische Behandlung des Osteosarkoms. Orthop. Praxis 12, 993

Schinz, H. R., E. Uehlinger 1931: Zur Diagnose, Differentialdiagnose. Prognose und Therapie der primären Geschwülste und Zysten des Knochensystems. Erg. med. Strahlenforschg. 5, 389

Schürch, O., E. Uehlinger 1935: Über experimentelle Knochentumoren. Arch. Klin. Chir. 183, 704

Sweetnam, D. R. 1969: Osteosarcoma. Ann. royal Coll. Surg. Engl. 44, 38–58

Sweetnam, D. R. 1973: Amputation in osteosarcoma. J. Bone Jt. Surg. 55 B, 189–192

Uehlinger, E. 1974: Pathologische Anatomie der Knochengeschwülste unter besonderer Berücksichtigung der semimalignen Formen. Chirurg 45, 62–70

Uehlinger, E. 1977: Osteoplastisches Osteosarkom der distalen Femurmetaphyse. Arch. orthop. Unfall-Chir. 87, 361

Uehlinger, E., E. Schairer 1979: Osteosarcoma one year following a fracture. Current problem case. Arch. orthop. Traumat. Surg. 1, 743

Voegeli, E., E. Uehlinger 1976: Aeriography in bone tumors. Skelet. Radiol. 1, 3–14

Weber, H. G., A. Feindt, B. Szepan: Die osteogenen Sarkome der Kinder und Jugendlichen. Zschr. Kinderchir. 6, 376 (1969)

Weinfeld, M. S., H. R. Dudley jr. 1962: Osteogenic sarcoma. A follow-up study of the 94 cases observed at the Massachusetts General Hospital from 1920–1960. J. Bone Jt. Surg. 44 A, 269

Woodruft, M. 1969: The challenge of osteosarcoma. Ann. roy. Coll. Surg. Engl. 44, 299–307

Juxtakortikales Osteosarkom

Dahlin, D. C. 1977: Periosteal osteosarcoma of the right femur. Case Rep. 27. Skelet. Radiol. 1, 249
Dwinnell, L. A., D. C. Dahlin, R. K. Ghormley 1954: Parosteal (juxtacortical) osteogenic sarcoma. J. Bone Jt. Surg. 36 A, 732–744
Geschickter, C. F., M. M. Copeland 1951: Parosteal osteosarcoma of bone: A new entity. Ann. Surg. 133, 790–806
van der Heul, R. O., J. R. von Ronnen 1967: Juxtacortical osteosarcoma. Diagnosis, treatment and an analysis of eighty cases. J. Bone Jt. Surg. 49 A, 415–439
Jacobson, S. A. 1968: Early juxtacortical osteosarcoma (parosteal osteoma). J. Bone Jt. Surg. 40 A, 1310–1328
NCBT (The Netherlands Committee on Bone Tumours) 1973: Radiological Atlas of Bone Tumours, Bd. I u. II. Mouton, Den Haag
Ranniger, K., P. C. Altner 1966: Parosteal osteoid sarcoma. Radiology 86, 648–651
Scaglietti, O., B. Calandriello 1962: Ossifying parosteal sarcoma: Parosteal osteoma or juxtacortical osteogenic sarcoma. J. Bone Jt. Surg. 44 A, 635–647
Stevens, G. M., D. G. Pugh, D. C. Dahlin 1957: Roentgenographic recognition and differentiation of parosteal osteogenic sarcoma. Amer. J. Roentgenol. 78, 1–12
Vinz, H., H. Motsch 1965: Das parossale osteogene Sarkom. Langenbecks Arch. klin. Chir. 312, 88
Wolfel, D. A., P. R. Carter 1969: Parosteal osteosarcoma. Amer. J. Roentgenol. 105, 142–146

Osteoidosteom

Ackerman, L. V., H. J. Spjut 1962: Tumors of Bone and Cartilage. Armed Forces Institute of Pathology, Washington
Bergstrand, K. 1930: Über eine eigenartige, wahrscheinlich bisher nicht beschriebene osteoblastische Krankheit in den langen Knochen der Hand und des Fußes. Acta radiol. (Stockh.) 11, 596–612
Bosman, P., H. N. Hadders 1952: Osteoides Osteom. Ned. T. Geneesk. 96, 865–870
Brailsford, J. F. 1945: Bone tumours. Radiol. Bones Joints 40, 386
Byers, P. D. 1968: Solitary benign osteoblastic lesions of bone. Osteoid osteoma and benign osteoblastoma. Cancer (Philad.) 22, 43
Cameron, B. M., L. F. Friend 1954: Osteoid-osteoma of the sacrum. J. Bone Jt. Surg. 36 A, 876
Campos, O. P. 1946: Osteoid osteoma of cervical spinous process. J. int. Coll. Surg. 9, 112
Caroll, R. E. 1953: Osteoid osteoma in the hand. J. Bone Jt. Surg. 35 A, 888
Coley, B. L., N. Lenson 1949: Osteoid-osteoma. Amer. J. Surg. 77, 3
Dahlin, D. C. 1967: Osteoid osteoma. In: Bone Tumors, 2. Aufl. Thomas, Springfield/Ill. (S. 62–69)
Dahlin, D. C., E. W. Johnson 1954: Giant osteoid-osteoma. J. Bone Jt. Surg. 36 A, 559
Dockerty, M. B., R. K. Ghormby, A. E. Jackson 1951: Osteoid osteoma. A clinicopathologic study of 20 cases. Ann. Surg. 133, 77
Dominok, G.-W., H.-W. Knoch 1977: Knochengeschwülste und geschwulstähnliche Knochenerkrankungen, 2. Aufl. VEB Fischer, Jena
Domenici, A. 1951: Sull'osteoma osteoide. Tumori 37, 539
Edeiken, J., P. J. Hodes 1967: Osteoid osteoma. In: Roentgen Diagnosis of Diseases of Bone, Williams & Wilkins, Baltimore (S. 496–504)
Edmunds, L. H., J. Holm 1960: Osteoid osteoma. Bull. Mason Clin. 14, 10
Fagenberger, St., P. Rudström 1953: Osteoid osteoma. Acta radiol. (Stockh.) 40, 383

Fenton, R. L., B. P. Hoffmann 1953: Osteoid osteoma and non-ossifying fibromas. Co-existing in one femur. Bull. Hosp. Jt. Dis. (N. Y.) 14, 217
Ferrer Torrelles, M. 1960: Osteoma osteoide de la columna vetebral. Rev. clin. esp. 77, 10
Fett, H. C., V. P. Russo 1959: Osteoid osteoma of a cervical vertebra. J. Bone Jt. Surg. 41 A, 948
Flaberty, R. A., D. G. Pugh, M. B. Dockerty 1956: Osteoid osteoma. Amer. J. Roentgenol. 76, 1041
Fountain, E. M., C. M. Burge 1961: Osteoid osteoma of the cervical spine. J. Neurosurg. 18, 380
Freiberger, R. H. 1960: Osteoid osteoma of the spine. Radiology 75, 232
Freiberger, R. H., B. S. Loitman, M. Helpern, T. C. Thompson 1959: Osteoid osteoma. A report on 80 cases. Amer. J. Roentgenol. 82, 194–205
Genta, V., M. Faccini 1951: L'osteoma osteoide. Arch. Chor. ortop. 16, 83
Goidanich, I. F. 1957: I tumori primitivi dell'osso. Societa per Azioni Poligrafici II Resto del Carlino, Bologna
Goidanich, I. F., R. Zanasi 1956: Osteoma osteoide ed osteomielite sclerosante: due entità cliniche definite e distinte. Chir. Organi Mov. 43, 427–460
Golding, J. S. R. 1954: The natural history of osteoid osteoma. J. Bone Jt. Surg. 36 B, 218
Gruber, G. B. 1921: Zur Kritik der Callusbildung, Muskel- und Narbenverknöcherung. Virch. Arch. path. Anat. 233, 401
Gschnitzer, F., P. F. de Gennaro 1955: Das Osteoid-osteom. Klinik, Pathomorphologie und Gedanken zur Ätiologie. Z. Orthop. 86, 1–14
Hamilton, J. F. 1945: Osteoid-osteoma. Surg. Gynec. Obstet. 81, 465
Hermann, R. M., W. P. Blount 1961: Osteoid osteoma of the lumbar spine. J. Bone Jt. Surg. 43 A, 568
Hitzrot, J. M. 1930: Sclerosing osteomyelitis of carpal scaphoid. Ann. Surg. 91, 450
Hughston, J. C., G. S. Whatley, M. M. Stone 1962: Myositis ossificans traumatica (myo-osteosis) Sth. med. J. 55, 1167
Jackson, A. K., M. B. Dockerty, R. Ghormley 1949: Osteoid osteoma. Proc. Mayo Clin. 24, 380
Jacson, I. J. 1953: Osteoid osteoma. Amer. J. Surg. 19, 17
Jaffé, H. L. 1935: Osteoid-osteoma. A benign osteoblastic tumor composed of osteoid and atypical bone. Arch. Surg. 31, 709–728
Jaffé, H. L. 1945: Osteoid-osteoma of bone. Radiology 45, 319
Jaffé, H. L. 1953: Osteoid osteoma. Proc. roy. Soc. Med. 46, 1007–1012
Jaffé, H. L. 1958: Osteoid osteoma. In: Tumors and Tumorous Conditions of the Bones and Joints. Lea & Febiger, Philadelphia (S. 92–106)
Jaffé, H. L., L. Lichtenstein 1940: Osteoid-osteoma: Further experience with this benign tumor of bone. J. Bone Jt. Surg. 22 A, 645
Jaffé, H. L., L. Mayer 1932: An osteoblastic osteoid tissue-forming tumor of a metacarpal bone. Arch. Surg. 24, 550
Kleinberg, S. 1943: Osteoid osteoma. N. Y. St. J. Med. 43, 332
Kleinsasser, O., P. Nigrisoni 1957: Das sogenannte Osteoid-Osteom und seine Entwicklungsstadien. Frankfurt Z. Path. 68, 1
Kny, W., B. Winckelmann 1949: Zur Differentialdiagnose des sogenannten Corticalis-osteoids. Chirurg 20, 435
Lateur, L., A. L. Baert 1977: Localisation and diagnosis of osteoid-osteoma of the carpal area by angiography. Skelet. Radiol. 2, 75
Lewis, R. W. 1944: Osteoid osteoma. Amer. J. Roentgenol. 52, 70
Lichtenstein, L. 1959: Osteoid-osteoma In: Bone Tumors, hrsg. von L. Lichtenstein. Mosby, St. Louis
Lindbom, A., N. Lindvall, G. Söderberg, H. J. Spjut 1960: Angiography in osteoid osteoma. Acta radiol. (Stockh.) 54, 327–333

Logroscino, D 1954: L'osteoma-osteoide. Chir. Organi Mov. 4, 275
Mac Lellan, D. I., F. C. Wilson 1967: Osteoid osteoma of the spine. J. Bone Jt. Surg. 49 A, 111
Marcove, R. C., R. H. Freiberger 1966: Osteoid osteoma of the elbow – a diagnostic problem. Report of four cases. J. Bone Jt. Surg. 48 A, 1185 – 1190
Marzagalli, G. 1938: Osteoma osteoide delle 2ª vertebra lombare. Arch. med. chir. Milano 7, 505
Mayer, L. 1951: The surgery of osteoid-osteoma. Bull. Hosp. Jt. Dis. (N. Y.) 12, 174
Milch, H. 1934: Osteoid-tissue-forming tumor simulating annular sequestrum. J. Bone Jt. Surg. 16, 681
Moberg, E. 1941: Die Corticalosteoide, ein differentialdiagnostisch interessanter Typus von lokalisierter Skelettveränderung. Langenbecks Arch. klin. Chir. 202, 553
Moberg, E. 1951: The natural course of osteoid öteoma. J. Bone Jt. Surg. 33 A, 166
Moberg, E. 1952: Further oberservations on "corticalosteoide" or "osteoid osteoma". Acta radiol. (Stockh.) 38, 279
Morrison, G. M., L. E. Hawes, J. J. Sacco 1950: Incomplete removal of osteoid-osteoma. Amer. J. Surg. 80, 476
Morton, K. S., L. H. Barlett 1966: Benign osteoblastic change resembling osteoid osteoma. Three cases with unusual radiological features. J. Bone Jt. Surg. 48 B, 478 – 484
Mustard, W. T., F. W. du Val 1952: Osteoid osteoma of vertebrae J. Bone Jt. Surg. 41 B, 132
von Nida, S. 1948: Ein Beitrag zum Corticalosteoid. Chirurg 19, 420
Ottolenghi, C. E. 1940: Osteoma-osteoide de calcano. Boll. Trab. Acc. Arg. de Chir. 24, 553
Paus, C. B., Tak Ki Kim 1963: Osteoid osteoma of the spine. Acta orthop. scand. 33, 24
Pines, B., L. V. Lavione, D. M. Grayzel 1950: Osteoid-osteoma: Etiology and pathogenesis, report of twelve new cases. J. int. Coll. Surg. 13, 249
Ponseti, L., C. K. Barta 1947: Osteoid osteoma. J. Bone Jt. Surg. 29, 767 – 776
Pritchard, J. E., J. W. Mc Kay 1948: Osteoid osteoma. Canad. med. Ass. J. 58, 567
Ravelli, A. 1955: Das sogenannte Osteoid-Osteom Jaffe. Bruns' Beitr. klin. Chir. 191, 332
Reinhardt, K. 1951: Über das Osteoid-Osteom und seine Differentialdiagnose. Fortschr. Röntgenstr. 75, 717
Rinonapoli, G. 1937: Osteoma-osteoide. Arch. med. chir. 6, 517
Rosborough, D. 1966: Osteoid osteoma. Report of a lesion in the terminal phalanx of a finger. J. Bone Jt. Surg. 48 B, 485
Sabanas, A. O., W. H. Bickel, J. H. Moe 1956: Natural history of osteoid osteoma of the spine. Amer. J. Surg. 91, 880
Sankaran, B. 1954: Osteoid-osteoma. Surg. Gynec. Obstet. 99, 193
Schulman, L., H. D. Dorfman 1970: Nerve fibers in osteoid osteoma. J. Bone Jt. Surg. 52 A, 1351
Schütze, E. 1950: Das Corticalis-Osteoid. Med. Klin. 45, 701
Sherman, M. S. 1947: Osteoid osteoma. Review of the literature and report of thirty cases. J. Bone Jt. Surg. 29, 918 – 930
Sherman, M. S., G. Mc Farland jr. 1965: Mechanism of pain in osteoid osteomas. Sth. med. J. 58, 163
Skajaa, T. 1958: Myositis ossificans. Acta chir. scand. 116, 68
Sobel, R. 1946: Osteoid-osteoma. Bull. Hosp. Jt. Dis. (N. Y.) 7, 94
Spence, A. J., G. C. Lloyd-Roberts 1961: Regional osteoporosis in osteoid osteoma. J. Bone Jt. Surg. 43 B, 501 – 507
Spjut, H. J., H. D. Dorfman, R. E. Fechner, L. V. Ackerman 1971: Tumors of bone and cartilage. In: Atlas of Tumor Pathology. Second Ser., Fasc. 5. Armed Forces Institute of Pathology, Washington D. C.
Stauffer, H. M. 1944: Osteoid osteoma of the head of the radius. Case report. Amer. J. Roentgenol. 52, 200 – 202
Stelzer, R. A. 1966: Back pain in a young man. J. Amer. med. Ass. 195, 677
Uehlinger, E. 1977: Multizentrisches Osteoid-Osteom des Tibiaschaftes mit atypischem Röntgenbild. Arch. orthop. Unfall-Chir. 89, 101
Venturi, R. 1958: Su due casi di osteoma osteoide del rachide lombare a sintomatologia radiocolare. Chor. organi. Mov. 46, 103
Vickers, Ch. W., D. C. Pugh, J. C. Ivins 1959: Osteoid osteoma. J. Bone Jt. Surg. 41 A, 357
Virchow, R. 1894: Über Myositis progressiva ossificans. Berl. klin. Wschr. Nr. 32
Walker, J. W. 1952: Experiences with benign bone tumors in pediatric practice. Radiology 58, 662
Wallace, M. G. T. 1947: Some surgical aspects of osteoid osteoma. J. Bone Jt. Surg. 29, 7777
Ward, F. G. 1957: Osteoid osteoma of the transverse process of the fifth cervical vertebra. Proc. roy. Soc. Med. 50, 261
Wolfe, B. S. 1956: Case of osteoid osteoma of the tenth thoracic vertebra extending into spinal canal. J. Mt. Sinai Hosp. 23, 842

Lipom

Dahlin, D. C. 1967: Lipoma and liposarcoma. In: Bone Tumors, 2. Aufl. Thomas, Springfield/Ill. (S. 110 – 113)
Dickson, A. B., W. W. Ayres, M. W. Mason, W. R. Miller 1951: Lipoma of the intraosseous origin. J. Bone Jt. Surg. 33 A, 257
Dominok, G.-W., H.-W. Knoch 1977: Knochengeschwülste und geschwulstähnliche Knochenerkrankungen, 2. Aufl. VEB Fischer, Jena
Greshan, G. A., D. H. Melcher, R. A. Whitelaw 1966: Lipogranuloma of bone. J. clin. Path. 19, 65
Junghanns, H. 1939: In: Handbuch der speziellen pathologischen Anatomie und Histologie, Bd IX/4. Springer, Berlin
Müller, M. C., J. L. Robbins 1960: Intramedullary lipoma of bone. J. Bone Jt. Surg. 42 A, 517NCBT (The Netherlands Committee on Bone Tumours) 1973: Radiological Atlas of Bone Tumours, Bd. I u. II. Mouton, Den Haag
Salzer, M., H. Gotzmann 1963: Parostale Lipome. Bruns' Beitr. klin. Chir. 206, 501
Salzer, M., M. Salzer-Kuntschik 1965: Zur Frage der sogenannten zentralen Knochenlipome. Beitr. path. Anat. 132, 365
Spjut, J., H. D. Dorfman, R. E. Fechner, L. V. Ackerman 1971: Tumors of bone and cartilage. In: Atlas of Tumor Pathology. Second Ser., Fasc. 5. Armed Forces Institute of Pathology, Washington D. C.

Plasmozytom

Bayrd, E. D. 1948: The bone morrow on sternal aspiration in multiple myeloma. Blood 3, 987 – 1018
Bergsagel, D. E., K. M. Griffith, A. Haut, W. J. jr. Stuckey 1967: The treatment of plasma cell myeloma. Advanc. Cancer Res. 10, 311 – 359
Böhler, J. 1958: Solitäres Myelom der Wirbelsäule. Zbl. Chir. 83, 1199
Brücher, H. 1970: Über Beginn und Verlauf des Myeloms. Schweiz. med. Wschr. 100, 340 – 341
Brücher, H. 1975: Frühstadien des Plasmocytoms. Maligne Lymphome und monoklonale Gammapathien, Ref. d. Jahreskongr. Deutsch-Österreich. Ges. f. Hämatologie 1975. Lehmann, München (S. 349 ff.)
Calle, R., Y. Graic, A. Mazabrand, P. Schlienger 1972: Plasmocytome osseux solitaire: Apropos de quatre cas. Bull. Cancer 59, 395 – 404
Carson, Ch. P., L. V. Ackerman, J. D. Maltby 1955: Plasma cell Myeloma. A clinical, pathologic and roentgenologic review of 90 cases. J. clin. Path. 25, 849
Christopherson, W. M., A. J. Miller 1950: A re-evaluation of solitary plasmacell myeloma of bone. Cancer (Philad.) 3, 240 – 245

Cohen, D. M., H. J. Svien, D. C. Dahlin 1964: Long-term survival of patients with myeloma of the vertebral column. J. Amer. mes. Ass. 187, 914–917

Dahlin, D. C. 1967: Plasma cell myeloma. In: Bone Tumors, 2. Aufl. Thomas, Springfield/Ill. (S. 116–125)

Dominok, G.-W., H.-W. Knoch 1977: Knochengeschwülste und geschwulstähnliche Knochenerkrankungen, 2. Aufl. VEB Fischer, Jena

Drivsholm, A., A. Viedebaek 1966: Alkeran (Melphalan) in the treatment of myelomatosis. Acta med. scand., Suppl. 445, 187–193

Erf, L. A., P. A. Herbut 1946: Comparative cytology of Wright's stained smears and histologic sections in multiple myeloma. Amer. J. clin. Path. 16, 1–12

Fatch-Moghadam, A. 1974: In: Handbuch der inneren Medizin, Bd. II/5, hrsg. von H. Begemann. Springer, Berlin 1974

Fatch-Moghadam, A. 1975: Therapie des Plasmocytoms. In: Internistische Tumortherapie, hrsg. von Spatz. München

Fatch-Moghadam, P. Sandel, H. Ehrhardt, M. Knedel 1976: Ergebnisse der Plasmocytomtherapie. In: Maligne Lymphome und monoklonale Gammopathien; Hämatologie und Bluttransfusion, Bd. 18, hrsg. von H. Loeffler. Lehmann, München (S. 395)

Franzen, S., B. Johannson, M. Kaigas 1966: Primary polycythaemia associated with multiple myeloma. Acta med. scand., Suppl. 445, 336–343

Fruhling, L., A. Chadli 1957: Les tumeurs malignes primitives de la moelle osseuses à évolution Hématopoietique: Les sarcomes medullaires (II). Les sarcomes plasmocytaires du sqelette. Ann. Anat. Path. 2, 325–401

Gompach, B. M., M. L. Votaw, W. Mortel 1972: Correlation of radiological manifestations of multiple myeloma with immunoglobulin abnormalities and prognosis. Radiology 104, 509

Gordon, R., A. Bonakdarpour, R. Soulen, R. O. Petersen 1978: Plasmacytoma of L 4. Case Rep. 56. Skelet. Radiol. 2, 254

Griffiths. D. Ll. 1966: Orthopaedic aspects of myelomatosis. J. Bone Jt. Surg 48 B, 703

Hellwig, C. A. 1943: Extramedullary plasma cell tumors as observed in various locations. Arch. Path. 36, 95–111

Hoogstraten, B., J. Costa 1969: Intermittent melphalan therapy in multiple myeloma. J. Amer. med. Ass. 209, 251–253

von Koppenfels, R. 1971: Klinische Erfahrungen mit dem Plasmozytom unter besonderer Berücksichtigung der Röntgendiagnostik und der Strahlentherapie. Strahlentherapie 142, 324

Korst, D. R., G. O. Clifford, W. M. Fowler, J. Louis, J. Will, H. E. Wilson 1964: Multiple myeloma. Analysis of cyclophosphamide therapy in 165 patients. J. Amer. med. Ass. 189, 758–762

Krull, P., H. Holsten, A. Seeberg, H. Deicher 1972: Klinische röntgenologische Besonderheiten des solitären Plasmozytoms. Fortschr. Röntgenstr. 117, 324

Lichtenstein, L. 1965: Plasma-cell myeloma (multiple myeloma). In: Bone Tumors, hrsg. von L. Lichtenstein. Mosby, St. Louis (S. 261)

Lüdin, H. 1969: Die Plasmozytome. In: Handbuch der gesamten Hämatologie, Bd. V/312. Urban & Schwarzenberg, München (S. 381)

Mack, J. 1967: Zur operativen Behandlung des solitären Plasmozytoms. Internist. Prax. 7, 607

Maldonado, J. E., A. L. Brown jr., E. D. Bayrd, G. L. Pease 1966: Cytoplasmic and intranuclear electrondense bodies in the myeloma cell. Arch. Path. 81, 484–500

Martin, H.: Die Plasmozytomniere. Vergleichende histologische und klinische Untersuchungen. Zbl. allg. Path. path. Anat. 151, 307

Midwest Cooperative Chemotherapy Group 1964: Multiple myeloma. General aspects of diagnosis course and survival. J. Amer. med. Ass. 188, 741–745

Moss, W. T., L. V. Ackerman 1946: Plasma cell leukemia. Blood 1, 396–406

Nordenson, N. G. 1966: Myelomatosis. A clinical review of 310 cases. Acta med. scand., Suppl. 445, 179, 178–183

Norgaard, O. 1971: Three cases of multiple myeloma in which the preclinical asymptomatic phases persisted throughout 15 to 24 years. Brit. J. Cancer 25, 417

Pasmantier, M. W., H. A. Azar 1969: Extraskeletal spread in multiple plasma cell myeloma. A review of 57 autopsied cases. Cancer (Philad.) 23, 167–174

Pettengill, O. S., G. D. Sorenson, M. L. Elliot 1966: Murine myeloma in tissue culture. Arch. Path. 82, 483–492

Pilgrim, H. J. 1965: The relationship of cronic ulceration of the ileocecal tumors in CH_3 mice. Cancer Res. 25, 53–65

Porter, F. S. jr. 1963: Multiple myeloma in a child. J. Pediat. 62, 602–604

Potter, M. 1968: A resumé of the current status of the development of plasma-cell tumors in mice. Cancer Res. 28, 1891–1896

Price, C. H. G. 1976: Myelome occurring with Paget's disease of bone. Skelet. Radiol. 1, 15

Raven, R. W., R. A. Willis 1949: Solitary plasmocytoma of the spine. J. Bone Jt. Surg. 31 B, 369

Schüttemeyer, W. 1951: Nachtrag zur Arbeit „Spontanheilung bei plasmozytärem Myelom?" von Prof. Dr. W. Anschütz. Zbl. Chir. 76, 525

Spjut, H. J., H. D. Dorfman, R. E. Fechner, L. V. Ackerman 1971: Tumors of bone and cartilage. In: Atlas of Tumor Pathology. Second Ser., Fasc. 5. Armed Forces Institute of Pathology, Washington D. C.

Stevens, A. B. 1965: Evolution of multiple myeloma. Arch. intern. Med. 115, 90

Talerman, A., J. S. R. Golding, G. Kirkpatrick 1967: Bone tumours in Jamaica. J. Bone Jt. Surg. 49 B, 802–805

Todd, I. D. H. 1965: Treatment of solitary plasmocytoma. Clin. Radiol. 16, 395

Tomory, I., T. Risko, L. Kovacs, P. Nyal-Toth 1970: Die operative Behandlung des Wirbelsäulenplasmozytoms. Z. Orthop. 107, 520

Uehlinger, E. 1974: Knochengeschwülste und geschwulstähnliche Prozesse: Polyostisches Plasmozytom des peripheren Skelettes (Gliedmassenskelettes, appendicular skeleton). Fall 15. Verh. dtsch. Ges. Path. 58, 286

Uehlinger, E. 1976: Multiple myeloma affecting exclusively the appendicular skeleton. Case report 1. Skelet. Radiol. 1, 55

Valderrama, J. A. F., P. G. Bullough 1968: Solitary myeloma of the spine. J. Bone Jt. Surg. 50 B, 82–90

Wiedermann, B., C. Krč, O. Soijka, J. Vijkijdal 1966: Plasmozytome mit generalisierter Osteosklerose. Folia haemat. (Lpz.) 86, 47–69

Wintrobe, M. M. 1967: Multiple myeloma. In: Clinical Hematology, 6. Aufl. Lea & Febiger, Philadelphia (S. 1188–1201)

Ewing-Sarkom

Ackerman, L. V. 1968: Bone and joint. In: Surgical Pathology, 4. Aufl. Mosby, St. Louis (S. 799–878)

Aggarwal, M. L., Y. P. Bhandary 1966: Ewing's sarcoma. Indian J. Radiol. 20, 182

Baird, R. J., V. W. Krause 1963: Ewing's tumor: A review of 33 cases. Canad. J. Surg. 6, 136

Barden, R. P. 1943: The similarity of clinical and roentgen findings in children with Ewing's sarcoma (endothelial myeloma) and sympathetic neuroblastoma. Amer. J. Roentgenol. 50, 575

Bethge, J. F. J. 1955: Die Ewing Tumoren oder Omoblastome des Knochens. Differentialdiagnostische und kritische Erörterungen. Ergebn. Chir. Orthop. 39, 327–425

Bhansali, S. K., P. B. Desai 1963: Ewing's sarcoma. J. Bone Jt. Surg. 45 A, 541–553

Borejko, M., J. Serafin, D. Komitowski 1969: Osteogenes Ewingsarkom des Beckens. Chir. Narzac̣ d. Ruchu, 34, 121

Boyer, C. W. jr., T. J. Brickner jr., R. H. Perry 1967: Ewing's sarcoma – case against surgery. Cancer (Philad.) 20, 1602

Campbell, W. C. 1934: Endothelial myeloma. J. Bone Jt. Surg. 16, 761

Charpure, V. V. 1941: Endothelial myeloma (Ewing's tumor of bone). Amer. J. Path. 17, 503

Cohen, A. M. 1973: Host immunity to growing sarcomas. Cancer (Philad.) 31, 81 – 89

Cohen, A. M., A. S. Ketcham, D. L. Morton 1973: Specific inhibition of sarcoma specific cellular immunity by sera from patients with growing sarcomas. Int. J. Cancer 11, 273 – 279

Cohen, J., K. A. Brown, D. S. Grice 1953: Ewing's Tumor of the talus (astragalus) simulating aseptic necrosis. J. Bone Jt. Surg. 35 A, 1008

Coley, B. L., N. L. Higinbotham, L. Bowden 1948: Endothelioma of bone (Ewing's sarcoma). Ann. Surg. 128, 533

Colville, H. C., R. A. Willis 1933: Neuroblastoma metastases in bones, with a criticism of Ewing's endothelioma. Amer. J. Path. 9, 421 – 430

Dahlin, D. C. 1957: Ewing's tumoren. In: Bone Tumors. Thomas, Springfield/Ill. (S. 156 – 163)

Dahlin, D. C., M. B. Coventry, P. W. Scanlon 1961: Ewing's sarcoma. J. Bone Jt. Surg. 43 A, 185

Delkeskamp, A., H. Poppe 1955: Beobachtungen atypischer, vom reticuloendothelialen System (RES) abstammender medullogener Knochensarkome. Brungs' Beitr. klin. Chir. 191, 151

Dominok, G.-W., H.-G. Knoch 1977: Knochengeschwülste und geschwulstähnliche Knochenerkrankungen. Retikulumzellsarkom. VEB Fischer, Jena (S. 171 – 180)

Edwards, J. E. 1940: Primary reticulum cell sarcoma of the spine. Amer. J. Path. 16, 835 – 844

Eilber, F. R., D. L. Morton 1970: Sarcoma-specific antigens: detection by complement fixation with serum from sarcoma patients. J. nat. Cancer Inst. 44, 651 – 656

Ewing, J. 1921: Diffuse endothelioma of bone. Proc. N. Y. Path. Soc. 21, 17

Ewing, J. 1924: Further report on endothelial myeloma of bone. Proc. N. Y. Path. Soc. 24, 93

Ewing, J. 1928: The classification and treatment of bone sarcoma. Report of the International Conference on Cancer. Wright, Bristol (S. 365 – 376)

Ewing, J. 1929: Radiosensitivity. Radiology 13, 313

Ewing, J. 1935: The place of the biopsy in bone sarcoma. Amer. J. Surg. 27, 26

Ewing, J. 1939: A review of the classification of bone tumors. Surg. Gynec. Obstet. 68, 971 – 976

Falk, S., M. Alpert 1967: Five year survival of patients with Ewing's sarcoma. Surg. Gynec. Obstet. 124, 319 – 324

Fidler, I. J. 1973: In-vitro studies of cellular-mediated Immunostimulation of tumor growth. J. nat. Cancer Inst. 50, 1307 – 1312

Finkelstein, J. Z., V. Albo, I. Ertel u. Mitarb. 1972: DTIC in children with neoplastic diseases. Proc. Amer. Ass. Cancer Chemother. Res. 13, 45

Finkelstein, J. Z., V. Albo, I. Ertel u. Mitarb. 1975: 5-(3,3 Dimethyl-l-triaceno) imidazoli-4-carboxamide (NSC 45388) in the treatment of solid tumors in children. Cancer Chemother. Rep. 59, 351 – 357

Foote, F. W., H. R. Anderson 1941: Histogenesis of Ewing's tumor. Amer. J. Path. 17, 497

Friedman, B., H. Gold 1968: Ultrastructure of Ewing's sarcoma of bone. Cancer (Philad.) 22, 307 – 322

Gander, J. 1950: Remorques a'propos de la classification des tumeurs d'Ewing. Arqu. Pat. 22, 355

Garber, C. Z. 1951: Reactive bone formation in Ewing's sarcoma. Cancer (Philad.) 4, 839

Geschickter, Ch. F., I. H. Maseritz 1939: Ewing's sarcoma. J. Bone Jt. Surg. 21, 26 – 39

Gorynski, T., W. Witwicki 1963: Schwierigkeiten und Fehler bei der Diagnostik des Ewing-Sa. in der Warschauer Orthopädischen Klinik. Chir. Narza, d. Ruchu 28, 523

Gottlieb, J. A., L. H. Baker, R. M. O'Bryan u. Mitarb. 1975: Adriamycin (NSC 123127) used alone and combination for soft tissue in bone sarcomas. Cancer Chemother. Rep., Part. 3, 6, 271 – 282

Harrison, H. N. 1958: Ewings-sarcome. Ann. Surg. 148, 783

Heald, J. H., R. Soto-Hall, H. A. Hill 1964: Ewing's sarcoma. Amer. J. Roentgenol. 91, 1167

Hellner, H. 1935: Das Ewingsche Knochensarkom (Reticulosarcom des Knochenmarkes). Langenbecks Arch. klin. Chir. 183, 672

Hellner, H. 1939: Das Ewingsche Knochensarkom. Dtsch. med. Wschr. 65, 595

Hellström, I., O. Sjögrön, G. Warner, K. E. Hellström 1971: Blocking of cell mediated tumor immunity by serum from patients with growing neoplasms. Int. J. Cancer 7, 226 – 237

Hirsch, E. F., E. W. Ryerson 1928: Metastases of the bone in primary carcinoma of the lung: A review of so-called endotheliomas of the bones. Arch. Surg. 16, 1

Hustu, H. O., C. Holton, D. James jr., D. Pinkel: Treatment of Ewing's sarcoma with concurrent radiotherapy and chemotherapy. J. Pediat. 73, 249 – 251

Jaffé, H. L. 1945: The problem of Ewing sarcoma of bone. Bull. Hosp. Jt. Dis. (N.Y.) 6, 82

Jaffé, H. L. 1958: Ewing's sarcoma. In: Tumors and Tumorous Conditions of the Bones and Joints. Lea & Febiger, Philadelphia (S. 350 – 368)

Jagalamoody, S. M., J. C. Aust, R. H. Tew, C. S. McKhann 1971: In-vitro detection of cytotoxic cellular immunity against tumor-specific against by radioisotopic technique. Proc. nat. Acad. Sci. (Wash.) 68, 1346 – 1350

Jenkin, R. D. T. 1966: Ewing's sarcoma. Clin. radiol. 17, 97

Johnson, L. C. 1953: A general theory of bone tumors. Bull. N. Y. Acad. Med. 29, 164 – 171

Johnson, R., S. R. Humphreys 1969: Past failures and future possibilities in Ewing's sarcoma. Experimental and preliminary clinical results. Cancer (Philad.) 23, 161 – 166

Kent, E. M., F. S. Asburu 1948: Ewing-Sarcoma of the rib. Amer. J. Surg. 75, 845

Kleibel, F. 1962: Klinische Erfahrungen bei der palliativen Tumorbehandlung mit Trisaethylen-iminobenzochinon (Treminon). Med. Welt (N. F.) 13, 2282

Köves, St. 1948: Primäres Ewing-Sarkom der Wirbelsäule. Schweiz. med. Wschr. 78, 380 – 383

Krayenbühl, H. 1929: Beitrag zur Kenntnis der Ewing'schen Knochensarkome. (Retikuläres, myelogenes Sarkom der Siebbeinzellen). Frankfurt. Z. Path. 38, 362

Lichtenstein, L. H. 1965: Ewing's sarcoma. In: Bone Tumors, 3. Aufl. Mosby, St. Louis 1965 (S. 241 – 260)

Lichtenstein, L., H. Jaffé 1947: Ewing's sarcoma of bone. Amer. J. Path. 23, 43 – 67

Maak, H. 1949: Über einen Fall von Ewing-Sarkom des Felsenbeins. Z. Laryng. Rhinol. 28, 157

Mc Cormack, L. J., M. B. Dockerty, R. K. Ghormley 1952: Ewing's sarcoma. Cancer (Philad.) 5, 85 – 99

Mc Dougall, A. 1956: Malignant tumour at site of bone plating. J. Bone Jt. Surg. 38 B, 709

Mc Kenzie, A. H., F. G. Day 1957: Eosinophilic granuloma of the femoral shaft simulating Ewing's sarcoma. J. Bone Jt. Surg. 39 A, 408

Mc Swain, B., B. F. Byrd jr., W. O. Inman jr. 1949: Ewing's tumor. Surg. Gynec. Obstet. 89, 209

Marconi, E. 1953: Il tumori d'Ewing e i tumori „tipo Ewing". Arch. Med. interna (Parma) 4, 131

Melnick, P. J. 1933: Histogenesis of Ewing's sarcoma of bone. Amer. J. Cancer 19, 353

Millburn, L. F., L. O'Grady, F. R. Hendrickson 1968: Radical radiation therapy and total body irradiation in the treatment of Ewing's sarcoma. Cancer (Philad.) 22, 919 – 925

Moore, M., P. J. Witherow, H. G. Price, S. A. Clough 1973: Detection by immunofluorescence of intracytoplasmic antigens in cell lines derived from human sarcomas. Int. J. Cancer 12, 428 – 437

NCBT (The Netherlands Committee of Bone Tumours) 1973: Radiological Atlas of Bone Tumours, Kpt. 6: Retikulumcell sarcoma. Mouton, Den Haag (S. 161 – 169)

Neely, J. M., F. T. Rogers 1940: Roentgenological and pathological considerations of Ewing's tumor of bone. Amer. J. Roentgenol. 43, 204

Neyses, O. 1950: Ewingsarkom einer Rippe. Knochenregeneration nach Röntgenbestrahlung. Zbl. Chir. 75, 692

Oberling, Ch. 1928: Les réticulosarcomes et les réticulo-endothéliosarcomes de la moelle osseuse (sarcomes d'Ewing). Bull. Ass. franç. Cancer 21, 259

Oberling, Ch., C. Raileanu 1932: Nouvelles recherches sur les réticulosarcomes de la moelle osseuse (Sarcome d'Ewing). Bull. Ass. franç Cancer 21, 333

Parker jr., F., H. Jackson jr. 1939: Primary reticulum cell sarcoma of bone. Surg. Gynec. Obstet 68, 45

Phelan, J. T., A. Cabrera 1964: Ewing's sarcoma. Surg. Gynec. Obstet. 118, 795–800

Phillips, R. F., N. L. Higinbotham 1967: The curability of Ewing's endothelioma of bone in children. J. Pediat. 70, 391

Ponten, J., E. Saksela 1967: Two established in-vitro cell lines from human mesenchymal tumors. Int. J. Cancer 2, 434–447

Poppe, H. 1970: Retikulumzellsarkom und Ewing-Sarkom. Europ. Ass. Radiol., Symposium Ossium, London. Livingstone, Edinburgh (S. 178–183)

Rella, W., R. Kotz, M. Vetterlein 1974: In vitro studies of cell mediated immunity to human sarcomas. Öst. Z. Onkol. 3/4, 89–91

Ridings, G. R. 1964: Ewing's tumor. Radiol. Clin. N. Amer. 2, 315–325

Roggatz, J. 1969: Zur Problematik des Ewing-Sarkoms. Münch. med. Wschr. 111, 70

von Ronnen, J. R. 1969: Röntgenologische Diagnostik und Differentialdiagnostik der wichtigsten primären Knochentumoren im Kindesalter (Osteosarkom, Ewingsarkom, Chondrosarkom). Z. Kinderchir. 6, 351

Samuels, M. L., C. D. Howe 1967: Cyclophosphamide in the management of Ewing's sarcoma. Cancer (Philad.) 20, 961–966

Scanlon, P. W. 1962: Radiotherapy of Ewing's sarcoma. Amer. J. Roentgenol. 87, 504

Schajowicz, F. 1959: Ewing's sarcoma and reticulum-cell sarcoma of bone. J. Bone Jt. Surg. 41 A, 349–356

Schulte-Brinkmann, W. M. Hohn 1963: Über Erfahrungen mit dem Zytostatikum Endoxan. Strahlentherapie 121, 625

Seeber, S., W. M. Gallmeier, U. Bruntsch, R. Osieka, C. G. Schmidt 1974: Fortschritte in der Therapie des Ewing-Sarkoms. Dtsch. med. Wschr. 17, 883–887

Sherman, L. S., K. Y. Soong 1956: Ewing's sarcoma: Its roentgen classification and diagnosis. Radiology 66, 529–539

Shibota, Y., Y. Nakawaga, A. Koizumi, Y. Kagawa. Ewing's sarcoma in Japan. 0,000

Spjut, H. J., H. D. Dorfmann, R. E. Fechner, L. V. Ackerman 1971: Tumors of bone and cartilage. In: Atlas of Tumor Pathology. Fac. 5. Armed Forces Institute of Pathology, Washington (S. 229)

Sternberg, C. 1935: Zur Frage des sog. Ewing's Tumor. Frankfurt. Z. Path. 43, 525

Stout, A. P. 1943: A discussion of the pathology and histogenesis of Ewing's tumor of bone marrow. Amer. J. Roentgenol. 50, 334

Stowens, D. 1957: Neuroblastoma and related tumors. Arch. Path. 63, 451

Swenson, P. C. 1943: The roentgenologic aspects of Ewing's tumor of bone marrow. Amer. J. Roentgenol. 50, 343

Takasugi, M., M. R. Mickey, P. I. Terasaki 1973: Reactivity of lymphocytes from normal persons on cultures tumor cells. Cancer Res. 33, 2898–2902

Tiedjen, K. U. 1978: Ewing-Sarkom bei einem 13 Monate alten Jungen. Fortschr. Röntgenstr. 129, 798

Uander-Scharin, L. 1949: On the tendency of Ewing's sarcoma to heal spontaneously and on the alterations due to irradiation. Acta orthop. scand. 18, 436

Uehlinger, E., Ch. Botsztejn, H. R. Schinz 1942: Ewing-Sarkom und Knochenretikulosarkom. Klinik, Diagnose und Differentialdiagnose. Oncologia (Basel) 1, 195–245

Vanky, F., J. Stjernswärd, U. Nilsonne 1971: Cellular immunity to human sarcoma. J. nat. Cancer Inst. 46, 1145–1151

Vitalli, H. P. 1961: Zur Differentialdiagnose maligner Knochentumoren bei Jugendlichen. Arch. orthop. Unfall-Chir. 52, 547

Vohra, V. G. 1967: Roentgenmanifestations in Ewing's sarcoma. Cancer (Philad.) 20, 727

Wang, C. C., M. D. Schulz 1953: Ewing's tumor. New Engl. J. Med. 248, 571

Willis, R. A. 1940: Metastatic neuroblastoma in bone presenting the Ewing syndrome, with a discussion of „Ewing's Sarcoma". Amer. J. Path. 16, 317–332

Willis, R. A. 1967: Ewing's tumor. In: Pathology of Tumours, 4. Aufl. Butterworths, London, und Appleton-Century-Crofts, New York (S. 702–703)

Witwicki, T., A. Dziak 1968: Klinische Beobachtungen von 12 Ewing-Sarkomen. Chir. Narza, d. Ruchu 33, 543

Wooten, W. B., L. A. de Santos, J. B. Finkelstein 1978: Ewing tumor producing sclerosis of the left pedicle of the fourth vertebra. Case Rep. 64j. Skelet. Radiol. 3, 65

Wooten, W. B., T. E. Sumner, J. E. Crowe, A. Ayala 1978: Ewing tumor producing scelerosis of the left pedicle of the fourth thoracic vertebra. Skelet. Radiol. 3, 65

Wyatt, G. M., S. Farber 1941: Neuroblastoma sympatheticum; Roentgenological appearances and radiation treatment. Amer. J. Roentgenol. 46, 485

Retikulumzellsarkom

Ackerman, L. V. 1968: Surgical Pathology, 4. Aufl. Mosby, St. Louis (S. 817)

Ahlström, C. G., S. Welin 1943: Zur Differentialdiagnostik der Ewingschen Sarkome. Ein Beitrag zur Kenntnis der primären Retikulumzellensarkome des Skeletts und der sog. eosinophilen Granulome. Acta radiol. (Stockh.) 24, 67–81

Bertiglia, B., F. Morello 1954: Il reticulosarcoma primitivo dell'ossa. Radiol. med. 40, 538

Bethge, J. F. J. 1955: Die Ewingtumoren oder Omoblasome des Knochens. Differentialdiagnostische und kritische Erörterungen. Ergebn. Chir. Orthop. 39, 327–425

Bremm, K. 1961: Seltene Lokalisation eines Retikulumsarkoms. Z. Orthop. 14, 116

Chan Szutu, Chi-Kuang Hsieh 1942: Primary reticulum cell sarcoma of bone. Ann. Surg. 115, 280

Cole, R. L., M. R. Ferguson 1959: Spontaneus regression of reticulum-cell sarcoma of bone. J. Bone Jt. Surg. 41 A, 960

Coley, B. L. 1949: Reticulum cell sarcoma of bone. In: Neoplasms of Bone. Hoeber, New York

Coley, B. L., N. L. Higinbotham 1953: Tumors of bone. Reticulum cell sarcoma of bone. Ann. Roentgenol. 21, 56

Coley, B. L., N. L. Higinbotham, H. B. Groesbeck 1950: Primary reticulum-cell sarcoma of bone. Radiology 641, 641–658

Dahlin, D. C. 1967: Malignant lymphoma of bone (reticulum cell sarcoma). In: Bone Tumors, 2. Aufl. Thomas, Springfield/Ill. (S. 126–137)

Dennison, W. M. 1955: Reticulum-cell-sarcoma in infancy. Arch. Dis. Childh. 30, 472

Dewey, A. R. 1949: Reticulum cell sarcoma of the molar zygomatic region. J. oral. Surg. 7, 160

Dolan, P. 1962: Reticulum cell-sarcoma of bone. Amer. J. Roentgenol. 87, 504

Dominok, G.-W., H.-G. Knoch 1977: Knochengeschwülste und geschwulstähnliche Knochenerkrankungen. Ewing-Sarkom, 2. Aufl. VEB Fischer, Jena (S. 158–171)

Edeiken, J., P. J. Hodes 1967: Reticulum cell sarcoma (primary of bone). In: Roentgendiagnosis of Bone. Williams & Wilkins, Baltimore (S. 605–615)

Edwards, J. E. 1940: Primary reticulum cell sarcoma of the spine. Amer. J. Path. 16, 835

Francis, K. C., N. C., N. L. Higinbotham, B. L. Coley 1954: Primary reticulum cell sarcoma of bone. Surg. Gynec. Obstet. 99, 142–146
Fripp, A. T., H. A. Sissons 1955: A case of reticulosarcoma (Reticulum-cell sarcoma) of bone. Brit. J. Surg. 42, 103
Frühling, L. 1957: Reticulo-sarcome. Ann. Anat. path. 2, 230
Gerry, R. G., S. F. Williams 1955: Primary reticulum-cell sarcoma of the mandible. Oral. Surg. 8, 568
Housberg, M., A. Kenien 1957: Primary reticulumcell sarcoma of bone. Amer. J. Surg. 99, 584
Ivins, J. C., D. C. Dahlin 1953: Reticulum-cell sarcoma of bone. J. Bone Jt. Surg. 35 A, 835–842
Ivins, J. C., D. C. Dahlin 1963: Malignant lymphoma (reticulum cell sarcoma) of bone. Proc. Mayo Clin. 38, 375–385
Kaiser, G., H. Hartmann 1956: Atypisches Reticulosarkom des Skelettsystems. Schweiz. med. Wschr. 86, 911
Koch, J. 1960: Zur Therapie der Rethotelsarkome. Z. Larying. Rhinol. 39, 297; Zentr. Org. ges. Chir. 162 Lachapele, A. P., J. Biraben, Cl. Lagarde 1961: Réticulo-sarcomes osseux. Bull. Ass. franç. Cancer 52, 436
Lahey, M. E. 1962: Prognosis in reticuloendotheliosis in children. J. Pediat. 60, 664
Lehmann, G., F. Leicher 1951: Chondromatosis ossificans der Wirbelsäule mit sekundärer Retikulo-Sarkomatose. Fortschr. Röntgenstr. 74, 94
Lemke, G., G. Bonse 1957: Beitrag zur Kenntnis der Skelettveränderungen des Retothelsarkoms. Strahlentherapie 102, 194–200
Lumb, G., D. H. Mackenzie 1956: Round-cell tumors of bone. Brit. J. Surg. 43, 380
Mc Cormack, L. J., J. C. Ivins, D. C. Dahlin, E. W. Johnson jr. 1952: Primary reticulum-cell sarcoma of bone. Cancer (Philad.) 5, 1182
Machacek, J. 1963: Knochentumoren. Chir. Praxis 7, 521
Magnus, H. A., H. L.-G. Wood 1956: Primary reticulo-sarcoma of bone. J. Bone Jt. Surg. 38 B, 258
Medill, E. V. 1956: Primary reticulum-cell sarcoma of bone. J. Fac. Radiol. (Lond.) 8, 102–117
Monesi, B. 1954: Sul reticulosarcoma primitivo delle ossa. Arch. Putti Chir. Organi Mov. 4, 372
Morczek, A., J. Arndt 1958: Röntgenbestrahlungsergebnisse bei Retikulosen. Zbl. Chir. 83, 2163
Moulonguet, P., L. Gasne 1960: Les Réticulo-sarcomes osseux. Bull. Ass. franç. Cancer 51, 373
NCBT (The Netherlands Committee of Bone Tumours) 1973: Radiological Atlas of Bone Tumours. Kpt. 5: Ewing's Sarcoma. Mouton, Den Haag (S. 135–160)
Newall, J., M. Friedmann, F. de Narvaez 1968: Extralymphnode reticulum-cell sarcoma. Radiology 91, 708–712
Oberling, Ch. 1928: Les réticulosarcomes et les réticulo-endothéliosarcomes de la moelle osseuse (sarcomes d'Ewing). Bull. Ass. franç. Cancer 21, 259
Parker jr., F., H. Jackson jr. 1939: Primary reticulum cell sarcoma of bone. Surg. Gynec. Obstet. 68, 45
Parrini, L. 1952: Reticolosarcoma primitivo della clavicola. Minerva ortop. 3, 120
Phillips, R. F., N. L. Higinbotham 1967: The curability of Ewing's endothelioma of bone in children. J. Pediat. 70, 391–397
Poppe, H. 1970: Retikulumzellsarkom und Ewing-Sarkom. Europ. Ass. Radiol., Symposium Ossium, London. Livingstone. Edinburgh (S. 178–183)
Rittmeyer, K., R. Schuster 1968: Ungewöhnliche Lokalisationen und Krankheitsbilder von Lympho- und Retikulosarkomen. (Beob. an 270 Patienten). Strahlentherapie 69, 148
Schobinger von Schowingen, R. 1957: Primary reticulum cell sarcoma of bone. Amer. J. Surg. 93, 41
Sherman, R. S., R. E. Snyder 1947: The roentgen appearance of primary reticulum cell sarcoma of bone. Amer. J. Roentgenol. 58, 291
Simmons, C. C. 1939: Bone sarcoma, factors influencing prognosis. Surg. Gynec. Obstet. 68, 67

Spjut, H. J., H. D. Dorfman, R. E. Fechner, L. V. Ackerman 1971: Tumors of bone and cartilage. In: Atlas of Tumor Pathology, Fasc. 5. Armed Forces Institue of Pathology, Washington (S. 216–229)
Strange, V. M., A. A. de Lorimier 1954: Reticulum cell sarcoma primary in the skull. Amer. J. Roentgenol. 71, 40
Törnquist, Sv. 1953: A case of reticulo-endotheliosis with unusual course. Acta paediat. (Uppsala) 42, 274
Uehlinger, E., Ch. Botsztejn, H. R. Schinz 1948: Ewingsarkom und Knochenretikulosarkom. Klinik, Diagnose und Differentialdiagnose. Oncologia (Basel) 1, 193–245
Ullrich, D. P., P. C. Bucy 1958: Primary reticulum cell sarcoma of the skull. Amer. J. Roentgenol. 79, 653–657
Valls, J., D. Muscolo, F. Schajowicz 1952: Reticulum-cell-sarcoma of bone. J. Bone Jt. Surg. 34 B, 588
Wang, C. C., D. J. Fleischli 1968: Primary reticulum cell sarcoma of bone. With emphasis on radiation therapy. Cancer (Philad.) 22, 994–998
Wichtl, O. 1939: Das primäre Wirbelsarkom und seine Differentialdiagnose. Fortschr. Röntgenstr. 59, 353
Willis, R. A. 1940: Reticulo-sarcome. Amer. J. Path. 16, 317
Wilson, Th. W., D. G. Pugh 1955: Primary reticulum-cell sarcoma of bone with emphasis on roentgen aspects. Radiology 65, 343

Liposarkom

Dahlin, D. C. 1957: Bone Tumours. Thomas, Springfield/Ill.
Edeiken, J., Ph. J. Hodes 1973: Roentgendiagnosis of Diseases of Bone. Williams & Wilkins, Baltimore
Keats, T. E., A. C. Brower 1977: Low-grade liposarcoma between the gluteus maximus and adductor muscles, with localized invasion of both muscles. Skelet. Radiol. 1, 177
NCBT (The Netherlands Committee on Bone Tumours) 1966: Radiological Atlas of Bone Tumours. Mouton, Den Haag
Ritz, L. D. 1961: Primary liposarcoma of bone. J. Bone Jt. Surg. 43 A, 123–129
Ross, C. F., G. Hadfield 1961: Primary osteo-liposarcoma of bone (Malignant Mesenchymoma). J. Bone Jt. Surg 50 B, 639–643
Schwartz, A., M. Schuster, S. M. Becker 1970: Liposarcoma of Bone. J. Bone Jt. Surg. 52 A, 171–177

Desmoplastisches Fibrom

Connolly, N. K. 1961: Juvenile fibromatosis. A case report showing invasion of the bone. Arch. Dis. Childh. 36, 171–175
Dominok, G.-W., H.-W. Knoch 1977: Knochengeschwülste und geschwulstähnliche Knochenerkrankungen, 2. Aufl. VEB Fischer, Jena
Hardy, R., H. Lehrer 1967: Desmoplastic fibroma vs. desmoid tumor of bone. Two cases illustrating a problem in differential diagnosis and classification. Radiology 88, 899–901
Jaffé, H. L. 1958: Desmoplastische fibroma and fibrosarcoma. In: Tumors and Tumorous Conditions of the Bones and Joints. Lea & Febiger, Philadelphia (S. 298–303)
Nilsonne, U., G. Göthlin 1969: Desmoplastic fibroma of bone. Acta orthop. scand. 40, 205–215
Rosen, R. S., W. Kimball 1966: Extra-abdominal desmoid tumor. Radiology 86, 534–540
Spjut, H. J., H. D. Dorfman, R. E. Fechner, L. V. Ackerman 1971: Tumors of bone and cartilage. In: Atlas of Tumor Pathology, Second Ser., Fasc. 5. Armed Forces Institute of Pathology, Washington D. C.
Whitesides jr., T. E., L. V. Ackerman 1960: Desmoplastic fibroma. A report of three cases. J. Bone Jt. Surg. 42 A, 1143–1155

Periostales Desmoid

Cohen, Ph., R. R. Goldenberg 1965: Desmoplastic fibroma of bone. J. Bone Jt. Surg. 47 A, 1620

Dahlin, D. C., N. W. Hoover 1964: Desmoplastic fibroma of bone. J. Amer. med. Ass. 188, 685

Dominok G.-W., H.-W. Knoch 1977: Knochengeschwülste und geschwulstähnliche Knochenerkrankungen, 2. Aufl. VEB Fischer, Jena

Hardy, R., H. Lehrer 1967: Desmoplastic fibroma vs. desmoid tumor of bone. Radiology 88, 899

Hinds, E. C., N. Kent, R. E. Fechner 1969: Desmoplastic fibroma of the mandible. J. oral. Surg. 27, 271

Kimmelstiel, P., J. H. Rapps 1951: Cortical defect due to periosteal desmoids. Bull. Hosp. Jt. Dis. (N. Y.) 12, 286–297

Kirkpatrick, J. A., R. H. Wilkinson 1978: Post-traumatic fibrous tissue lesion distal end of the femur-parosteal (juxtacortical) desmoid. Case Rep. 52. Skelet. Radiol 2, 189

Lichtenstein, L. 1965: Tumors of periosteal origin. In: Bone Tumors, 3. Aufl. Mosby, St. Louis (S. 350–351)

Marek, F. M. 1955: Fibrous cortical defect (periosteal desmoid). Bull. Hosp. Jt. Dis. (N. Y.) 16, 77–87

Nilsonne, U., G. Göthlin 1969: Desmoplastic fibroma of bone. Acta orthop. scand. 40, 205

Rosen, R. S., W. Kimball 1966: Extra-abdominal desmoid tumor. Radiology 86, 534

Sheer, G. E., R. E. Kuhlmann 1963: Vertebral involvement by desmoplastic fibroma. J. Amer. med. Ass. 185, 669

Spjut, H. J., H. D. Dorfman, R. E. Fechner, L. V. Ackerman 1971: Tumors of bone and cartilage. In: Atlas of Tumor Pathology, Second Ser., Fasc. 5. Armed Forces Institute of Pathology, Washington D. C.

Whitesides, T. E., L. V. Ackerman 1960: Desmoplastic fibroma. J. Bone Jt. Surg. 42 A, 1143

Fibrosarkom

Ackerman, L. V., H. J. Spjut 1962: Tumors of bone and cartilage. In: Atlas of Tumor Pathology, Sect. II, Fasc. 4. Armed Forces Institute of Pathology, Washington D. C.

Aegerter, J. E., J. A. Kirkpatrick 1975: Orthopedic Diseases, 4. Aufl. Saunders, Philadelphia

Edeiken, J., Ph. J. Hodes 1973: Roentgen Diagnosis of Diseases of Bone. Williams & Wilkins, Baltimore

Greenfield, G. B. 1975: Radiology of Bone Diseases. Lippincott, Philadelphia

Lichtenstein, L. 1959: Bone Tumours. Mosby, St. Louis

Morrison, M. J., J. C. Ivins 1978: Radiation-induced fibrosarcoma of distal end of femur. Case Rep. 57. Skelet. Radiol. 2, 258

Murray, R. O., H. Jacobson 1971: The Radiology of Skeletal Disorders. Churchill, Livingstone, Edinburgh, London

NCBT (The Netherlands Committee on Bone Tumours) 1966: Radiological Atlas of Bone Tumours, Bd. I. Mouton, Den Haag

Uehlinger, E. 1977: Zentrales osteolytisches Fibrosarkom des Femurschaftes. Arch. orthop. Unfall-Chir. 87, 357

Ossäres, malignes, fibröses Histiozytom

Dahlin, D. C., K. K. Unni, T. Matsuno 1977: Malignant (fibrous) histiocytoma of bone – fact or fancy? Cancer (Philad.) 39, 1508

Feldman, F., R. Lattes 1977: Primary malignant fibrous cystiocytoma (fibrous xanthoma) of bone. Skelet. Radiol. 1, 145

Feldman, F., E. Norman 1972: Intra- and extraosseous malignant histiocytoma (malignant fibrous xanthoma). Radiology 104, 497

Fu, Y. S., G. Gabbiani, G. I. Kaye, R. Lattes 1975: Malignant soft tissue tumors of probable histiocytic origin (malignant fibrous histiocytomas): general considerations and electron microscpic and tissue culture studies. Cancer (Philad.) 35, 176

Hardy, T. J., T. An, P. W. Brown, J. J. Terz 1978: Postirradiation sarcoma (malignant fibrous histiocytoma) of axilla. Cancer (Philad.) 42, 118

Huvos, A. G. 1976: Primary malignant fibrous histiocytoma of bone. N. Y. St. J. Med. 00, 552–559

Inada, O., T. Yumoto, K. Furuse, T. Tanaka 1967: Ultrastructural features of malignant fibrous histiocytoma of bone. Acta path. jap. 26, 491

Kauffman, S. L., A. P. Stout 1961: Histiocytic tumors (fibrous xanthoma and histiocytoma) in children. Cancer (Philad.) 14, 469–482

Kempson, R. L., M. Kyriakos 1972: Fibroxanthosarkoma of the soft tissues: A type of malignant fibrous histiocytoma. Cancer (Philad.) 29, 961–976

Kyriakos, M., R. L. Kempson 1976: Inflammatory fibrous histiocytoma. A aggressive and lethal lesions. Cancer (Philad.) 37, 1584–1606

Meister, P., E. Konrad 1977: Malignes fibröses Histiozytom des Knochens (8 Jahre nach Strahlenexposition). Arch. orthop. Unfall-Chir. 90, 95

Mirra, J. M., P. G. Bullough, R. C. Marcove, B. Jacobs, A. G. Huvos 1974: Malignant fibrous histiocytoma and osteosarcoma in association with bone infarcts. Report of four cases. Two in caisson workers. J. Bone Jt. Surg. 56 A, 932

O'Brien, J. E., A. P. Stout 1964: Malignant fibrous xanthomas. Cancer (Philad.) 17, 1445

Ozzello, L., A. P. Stout, M. R. Murray 1963: Cultural characteristic of malignant histiocytomas and fibrous xanthomas. Cancer (Philad.) 16, 331–344

Schauer, A., H. Poppe, G. Rahlfs, E. Grundmann 1976: Malignes Histiocytom nach Tumorbestrahlung: Verh. d. Dtsch. Krebsges., Bd. 1, 13. Dtsch. Krebs-Kongreß 1976. Fischer, Stuttgart (S. 469–470)

Solomon, M. W., A. L. Sutton 1973: Malignant fibrous histiocytoma of the soft tissues of the mandible. Oral Surg. 35, 653

Soule, E. H., P. Enriquez 1972: Atypical fibrous histiocytoma, malignant fibrous histiocytoma, malignant histiocytoma, and epitheloid sarcoma. A comparative study of 65 tumors. Cancer (Philad.) 30, 128

Spanier, S. S., W. F. Enneking, P. Enriquez 1975: Primary malignant fibrous histiocytoma of bone. Cancer (Philad.) 36, 2084

Stout, A. P., R. Lattes 1967: Tumors of the soft tissues. In: Atlas of Tumor Pathology, Ser. 2, Fac. 1. Armed Forces Institute of Pathology, Washington

Uehlinger, E., O. Haferkamp 1978: Das maligne fibröse Histiozytom des Knochens. Current problem case. Arch. orthop. Traumat. Surg. 92, 89

Weiss, S. W., F. M. Enzinger 1977: Myxoid variant of malignant fibrous histiocytoma. Cancer (Philad.) 39, 1672–1685

Weiss, S. W., F. M. Enzinger 1978: Malignant fibrous histiocytoma: An analysis of 200 cases. Cancer (Philad.) 41, 2250–2266

Yumoto, T., Y. Mori, O. Inada, T. Tanaka 1976: Malignant fibrous histiocytome of bone. Acta path. jap. 26, 295

Nicht-ossifizierendes Fibrom

Aegerter, E., J. A. Kirckpatrick 1958: Orthopedic Diseases. Saunders, Philadelphia

Bollmann, L. 1969: Zur Klinik und Pathologie des nichtossifizierenden Knochenfibroms Jaffé-Lichtenstein. Dtsch. med. Wschr. 94, 221

Caffey, J. P. 1955: On fibrous defects in cortical walls of growing tubular bones. Advanc. Pediat. 7, 13

Cunningham, J. B., V. Ackerman 1956: Metaphyseal fibrous defects. J. Bone Jt. Surg. 38 A, 797

Devlin, J. A., H. E. Bowman, C. L. Mitchel 1955: Non-osteagenic fibroma of bone. J. Bone Jt. Surg. 37 A, 472
Dominok, G.-W., H.-W. Knoch 1977: Knochengeschwülste und geschwulstähnliche Knochenerkrankungen, 2. Aufl. VEB Fischer, Jena
Gockel, H. P. 1965: Nichtossifizierendes Knochenfibrom oder kortikaler Defekt? Fortschr. Röntgenstr. 103, 482
Gordon, R. S. 1964: Fibrous lesions of bone in childhood. Brit. J. Radiol. 37, 253
Hatcher, C. H. 1945: The pathogenesis of localized fibrous lesions in the metaphyses of long bones. Ann. Surg. 122, 1016–1030
Jaffé, H. L. 1958: Fibrous cortical defect and non-ossifying fibroma. In: Tumors and Tumorous Conditions of the Bones and Joints. Lea & Febiger, Philadelphia (S. 76–91)
Jaffé, H. L., L. Lichtenstein 1942: Non-osteogenic fibroma of bone. Amer. J. Path. 18, 205–221
Krösl, W. 1960: Zur Frage des operativen Vorgehens bei pathologischen Brüchen in nichtossifizierenden Knochenfibromen. Z. Orthop. 93, 14
Magliato, H. J., A. Nastasi 1967: Non-steogenic fibroma occuring in ilium. J. Bone Jt. Surg. 49 A, 3586
Maudsley, R. H., A. G. Stansfield 1956: Non osteogenic fibroma of bone (Fibrous metaphysial defect). J. Bone Jt. Surg. 38 B, 714
Morton, K. S. 1964: Bone production in non-osteogenic fibroma. An attempt to clarify nomenclature in fibrous lesions of bone. J. Bone Jt. Surg. 46 B, 223–243
Münzenberger, K. J., A. Blömer, E. Raschke 1970: Der metaphysäre fibröse Knochendefekt nach Operation wegen eines offenen Ductus Botalli. Z. Orthop. 108, 69
NCBT (The Netherlands Committee on Bone Tumors) 1973: Radiological Atlas of Bone Tumours, Bd. I u. II. Mouton, Den Haag
Phelan, J. T. 1964: Fibrous cortical defect and nonosseous fibroma of bone. Surg. Gynec. Obstet. 119, 807
Ponseti, I. V., B. Friedman 1949: Evolution of metaphyseal fibrous defects. J. Bone Jt. Surg. 31 A, 582–585
Selby, S. 1961: Metaphyseal cortical defects in the tubular bones of growing children. J. Bone Jt. Surg. 43 A, 395–400
Spjut, H. J., H. D. Dorfman, R. E. Fechner, L. V. Ackerman 1971: Tumors of bone and cartilage. In: Atlas of Tumor Pathology, Second Ser., Fasc. 5. Armed Forces Institute of Pathology, Washington D. C.
Vitalli, H. P. 1960: Knochenfibrome bei Kindern und Jugendlichen. Arch. orthop. Unfall-Chir. 52, 281
Winogradowa, T. P., M. M. Pawlowa 1970: Der metaphysäre fibröse Defekt. Arkh. Pat. 32, 44

Fibromyxom

Barros, R. E., F. V. Dominquez, R. L. Cabrini 1969: Myxoma of the jaws. Oral. Surg. 27, 225–236
Bauer, W. A., A. Harell 1954: Myxoma of bone. J. Bone Jt. Surg. 36 A, 263–266
Dominok G.-W., H.-W. Knoch 1977: Knochengeschwülste und geschwulstähnliche Knochenerkrankungen, 2. Aufl. VEB Fischer, Jena
Herfarth, H. 1932: Ein zentrales Myxom der Tibia. Langenbecks Arch. klin. Chir. 170, 283
Marcove, R. C., C. Kambolis, P. G. Bullough, H. L. Jaffe 1964: Fibromyxoma of bone. A report of 3 cases. Cancer (Philad.) 17, 1209–1213
Scaglietti, O., G. Stringa 1961: Myxoma of bone in childhood. J. Bone Jt. Surg. 43 A, 67–80
Spjut, H. J., H. D. Dorfman, R. E. Fechner, L. V. Ackerman 1971: Tumors of bone and cartilage. In: Atlas of Tumor Pathology, Second Ser., Fasc. 5. Armed Forces Institute of Pathology, Washington D. C.
Wesley, A., L. J. Bossert, W. A. Altemeier 1967: Myxoma of pelvis. Surg. Gynec. Obstet. 125, 73
Zimmermann, D. C., D. C. Dahlin 1958: Myxomatous tumors of the jaws. Oral. Surg. 11, 1069
Zimmermann, K. H., H. M. Goldman 1946: Odontogenic tumors. Amer. J. Path. 22, 433

Riesenzelltumor

Aegerter, E. E. 1947: Giant cell tumor of bone. A critical survey. Amer. J. Path. 23, 283
Bonakdarpour, A., R. Harwick, J. Pickering 1977: Giant cell tumor of the right maxillary sinus and right nasal cavity associated with Paget disease of the skull and facial bones (Paget disease also involves the right innominate bones). Case Rep. 34. Skelet. Radiol. 2, 52
Cupps, R. E., E. W. Johnson jr. 1970: Giant-cell tumor. A study of 195 cases. Cancer (Philad.) 25, 1061–1070
Dahlin, D. C. 1967: Giant cell tumor (osteoclastoma). In: Bone Tumors, 2. Aufl. Thomas, Springfield/Ill. (S. 78–89)
Dahlin, D. C., R. E. Cupps, E. W. Johnson 1970: Giant-cell tumor: A study of 195 cases. Cancer 25, 1061–1070
Dahlin, D. C. 1976: Giant cell tumor distal end of tibia, with osteocart-ilaginous synovial implants. Skelet. Radiol. 1, 118
de Santos, L. A., J. A. Murray 1978: Evaluation of giant cell tumor by computerized tomography. Skelet. Radiol. 2, 205
Dominok G.-W., H.-W. Knoch 1977: Knochengeschwülste und geschwulstähnliche Knochenerkrankungen, 2. Aufl. VEB Fischer, Jena
Edeiken, J., P. J. Hodes 1963: Giant cell tumors vs. tumors with giant cells. Radiol. Clin. N. Amer. 1, 75–100
Ekelund, L., S. Laurin, A. Lunderquist 1977: Comparison of a vasoconstrictor and a vasodilator in pharmacoangiography of bone and soft-tissue tumors. Radiology 122, 95–99
Freund, E., C. B. Meffert 1937: Giant cell tumors of bone. Amer. J. Roentgenol. 37, 36
Friedman, M., A. W. Pearlman 1968: Giant-cell tumor of bone. Radiation dosage for each type. Radiology 91, 1151
Goldenberg, R. R., C. J. Campbell, M. Bonfiglio 1970: Giant-cell tumor of bone. An analysis of two hundred and eighteen cases. J. Bone Jt. Surg. 52 A, 619–664
Gregora, A. R., A. W. Wright 1955: Malignant giant cell tumors of bone. N. Y. St. J. Med. 55, 3269
Gunterberg, B., L. G. Kindblom, S. Laurin 1977: Giant-cell tumor of bone and aneurysmal bone cyst. A correlated histologic and angiographic study. Skeletal Radiol. 2, 65–74
Haas, E. 1967: Zur Klinik und Therapie der Riesenzellgeschwülste des Unterkiefers. Z. Laryng. Rhinol. 46, 137
Hellner, H. 1947: Die Begrenzung der Ostitis fibrosa. Chirurg 17/18, 145–153, 199–207
Heuck, F. 1977: Giant cell tumor of the second and third cervical vertebrae. Case Rep. 43. Skelet. Radiol. 2, 121
Hutter, P. V., J. N. Worcester jr., K. C. Francis, F. W. Foote jr., F. W. Stewart 1962: Benign and malignant giant cell tumors of bone. A clinicopathological analysis of the natural history of the disease. Cancer (Philad.) 15, 653–690
Jaffé, H. L. 1953a: Giant-cell reparative granuloma, traumatic bone cyst and fibrous (fibro-osseous) dysplasia of the jaw bones. Oral Surg. 6, 159
Jaffé, H. L. 1953b: Giant cell-tumor (osteoclastoma) of bone: its pathologic delimitation and the inherent clinical implications. Ann. roy. Coll. Surg. Engl. 13, 343–355
Jaffé, H. L., L. Lichtenstein, R. B. Portis 1940: Giant cell tumor of bone. Its pathologic appearance, grading, supposed variants and treatment. Arch. Path. 30, 993–1031
Johnson jr., E. W., D. C. Dahlin 1959: Treatment of giant-cell tumor of bone. J. Bone Jt. Surg. 41 A, 895–904
Johnson, K. A., L. H. Riley jr. 1969: Giant cell tumor of bone. An evaluation of 24 cases treated at The Johns Hopkins Hospital between 1925 and 1955. Clin. Orthop. 62, 187–191

Kleinsasser, O., H. Albrecht 1958: Die Riesenzelltumoren der Schädelbasis. Arch. Ohr.-, Nas.- u. Kehlk.-Heilk. 172, 246

Konjetzny, G. E. 1937: Zur Beurteilung der gutartigen Riesenzellgeschwülste der Knochen. Chirurg 9, 245

Kotscher, E. 1959: Beitrag zur Differentialdiagnose der gutartigen Risenzellgeschwülste des Knochens. Radiol. clin. 28, 19

Krebs, H., I. Baca 1978: Riesenzelltumoren des Sacrum. Arch. Orthop. Traumat. Surg. 92, 237–241

Lasser, E. C., H. Tetewsky 1957: Metastasizing giant cell tumor. Amer. J. Roentgenol. 78, 804

Laurin, S. 1977: Angiography in giant cell tumors. Radiologe 17, 118–123

Laurin, S. 1979: Angiography of tumors of the extremities. Dissertation, University Lund (Schweden)

Laurin, S., M. Akerman, L.-G. Klindblom and B. Gunterberg 1979: Angiography in myeloma (Plasmocytoma). A correlated angiographic and histologic study. Skeletal Radiol. 4, 1–11

McInerney, D. P., J. H. Middlemiss 1978: Giant-cell tumor of bone. Skelet. Radiol. 2, 195

Mc Nerney, J. C. 1949: Giant-cell tumor of bones of the skull. J. Neurosurg. 6, 169

Murphy, W. R., L. V. Ackerman 1956: Benign and malignant giant-cell tumors of bone. A clinical-pathological evaluation of thirty-one cases. Cancer (Philad.) 9, 317–339

NCBT (Netherlands Committee on Bone Tumours) 1966: Radiological Atlas of Bone Tumours, Bd. I. Williams & Wilkins, Baltimore (S. 6–9)

Nélaton, E. 1860: D'une nouvelle espèce de tumeurs benignes des os, ou tumeurs à myéloplaxes. Delahaye, Paris

Oberling, F., P. Rousselot 1967: Les tumeurs à myéloplaxes malignes. Ann. Anat. path. 12, 71

Ottolenghi, C. E., F. Schajowicz, S. Moldolfo 1954: Su di un caso di tumore giganto cellulare con metastasi. Arch. Putti Chir. Organi. Mov. 4, 111

Paschold, K., J. Vick, F. J. Gutsmuths 1964: Zum Problem der sog. gutartigen Riesenzellgeschwülste. Bruns Beitr. klin. Chir. 209, 89

Schajowicz, F. 1961: Giant-cell tumors of bone (osteoclastoma). A pathological and histochemical study. J. Bone Jt. Surg. 43 A, 1–29

Spjut, H., H. D. Dorfmann, R. E. Fechner, L. V. Ackerman 1971: Tumors of bone and cartilage. In: Atlas of Tumor Pathology, Sec. Ser. Fac. 5. Armed Forces Institute of Pathology, Washington D. C.

Trifand. A. R., R. Faysse, J. Papillon 1956: Les tumeurs à myéloplaxes des os ou tumeurs á cellules giantes. Rev. Chir. orthop. 42, 413

Tudway, R. C. 1959: Giant cell tumour of bone. Brit. J. Radiol. 32, 315

Uehlinger, E. 1969: Semimaligne Knochengeschwülste. 18. Tag. d. Orthop. Ges. Erfurt 7.–10. 5. 1969

Uehlinger, E., O. Schürch 1944: Zur Strahlenbehandlung der Riesenzellgeschwülste der langen Röhrenknochen. Schweiz. med. Wschr. 74, 109

Verbiest, H. 1965: Giant-cell tumours and aneurysmal bone cysts of the spine. J. Bone Jt. Surg. 47 B, 699

Wang Kueisheng, Hsieh Yü-Chang, Jen-Yi, Wang Teh-Hsin 1962: Giant cell tumor of bone. Clin. med. 81, 217

Williams, R. R., D. C. Dahlin, R. K. Ghormley 1954: Giant-cell tumor of bone. Cancer (Philad.) 7, 764

Wolkow: zit. nach Dominok u. Knoch 1977

Solitäre Knochenzyste

Adams, A. W. 1926: Report of a case of solitary fibrocystic disease of the humerus exhibiting spontaneus resolution. Brit. J. Surg. 13, 734

Baker, D. M. 1970: Benign unicameral bone cyst; a study of 45 cases with long term follow-up. Clin. Orthop. 71, 140

Bednarek, J., K. Hibner 1967: Solitäre Knochenzyste des Clavicel beim Kind behandelt durch Resektion und primäre Knochenplastik. Chir. Narza͵d Ruchu 32, 281

Boseker, E. H., W. H. Bickel, D. C. Dahlin 1968: A clinicopathologic study of simple unicameral bone cysts. Surg. Gynec. Obstet. 127, 550–560

Bugnion, J. P. 1951: Pseudokystes necrobiotiques kystes par herniations capsulaire, arthrite chronique degenerative osteochondrose marginale. Roto-Sadag, Genf

Cohen, J. 1960: Simple bone cysts. Studies of cyst fluid in six cases with a theory of pathogenesis. J. Bone Jt. Surg. 42 A, 609–616

Copleman, B., M. F. Vidoli, J. F. Crimmings 1964: Solitary cyst of the calcaneus. Radiology 47, 142

Cottier, H. 1952: Blutungen im Epiphysenbereich der langen Röhrenknochen und ihre Beziehung zur Entstehung isolierter Knochencysten und brauner Tumoren. Schweiz. Z. allg. Path. 15, 46

Dominok, G.-W., H.-W. Knoch 1977: Knochengeschwülste und geschwulstähnliche Knochenerkrankungen, 2. Aufl. VEB Fischer, Jena

Fett, C. H., X. Sansone, G. W. Westin 1947: Bone cyst regeneration of bone following subperiostal resection. Amer. J. Surg. 74, 886

Francisco, B., M. E. Pusitz, M. Gerundo 1936: Malignant degeneration in a benign bone cyst. Arch. Surg. 32, 669

Ganz, R., B. Noesberger, A. Boitzy 1973: Die juvenile Knochenzyste und ihre Behandlung. Helv. chir. Acta 40, 155

Garceau, G. J., Ch. F. Gregory 1954: Solitary unicameral bone cyst. J. Bone Jt. Surg. 36 A, 267

Geschickter, C. F., M. M. Copeland 1949: Tumors of Bone, 3. Aufl. Lipincott, Philadelphia (S. 245)

Gieseking, H. 1950: Das familiäre Auftreten von „jugendlichen Knochensystemen". Chirurg 21, 670

Goldberg, R. P., H. K. Genant 1978: Solitary bone cyst right ilium. Case Rep. 67. Skelet. Radiol. 3, 118

Goldschmidt, H. 1973: Heilung und Heilungsbild der juvenilen, solitären Knochenzyste. Helv. chir. Acta 40, 163

Graham, J. J. 1952: Solitary unicameral bone cyst. Follow-up study of 31 cases with proven pathological diagnosis. Bull. Hosp. Jt. Dis. (N. Y.) 13, 106

Haenisch, F. 1922/23: Röntgenologische Differentialdiagnosen. Knochentumoren. Fortschr. Röntgenstr. 30, 84

Halshofer, L. 1937: Zysten unabhängig von der Entwicklung von Riesenzelltumoren. In: Handbuch der speziellen pathologischen Anatomie und Histologie, Bd. IX/3. Springer, Berlin (S. 526)

Herzog, G. 1944: Solitäre Knochenzysten. In: Handbuch der speziellen pathologischen Anatomie und Histologie, Bd. IX/5. Springer, Berlin (S. 181)

Heublein, G. W., C. L. Baird 1948: Solitary unicameral bone cyst of right ilium. Amer. J. Roentgenol. 59, 699

Imshäuser, G. 1968: Behandlung juveniler Knochenzysten durch Marknagelung. Z. Orthop. 105, 110

Jaffé, H. L. 1944: Giant-cell tumor of bone: Problems of differentialdiagnosis. Bull. Hosp. Jt. Dis. (N. Y.) 5, 84

Jaffé, H. L., L. Lichtenstein 1942: Solitary unicameral bone cyst. With emphasis on the roentgen picture, the pathologic appearance and the pathogenesis. Arch. Surg. 44, 1004

James, A. G., B. L. Coley, N. L. Higinbotham 1948: Solitary (unicameral) bone cyst. Arch. Surg. 57, 137

Johnson, L., H. Vetter, W. Putschar 1952: Sarcomas arising in bone cysts. Virch. Arch. path. Anat. 335, 428

Konjetzny, G. E. 1922: Die sogenannte „lokalisierte Ostitis fibrosa". Langenbecks Arch. klin. Chir. 121, 567

Kyselka, R. 1961: Die operative und konservative Behandlung der Knochenzysten. Beitr. orthop. Traum. 8, 455

Kyselka, R. 1966: Experimentelle Untersuchungen zur Iontophorese und deren klinischen Anwendung. Beitr. orthop. Traum. 13, 571

Kyselka, R., G. Schramm, O. Beck 1967: Tierexperimentelle Untersuchungen oder das Eindringungsvermögen von radioaktivem Phosphat in das Knochengewebe bei der Iontophorese. Dtsch. Gesundh.-Wes. 22, 952

Lang, F. J. 1922: Beiträge zu den mikroskopischen Befunden bei Knochenzysten. Dtsch. Z. Chir. 172, 193

Lasthaus, M. 1950: Jugendliche Knochenzyste und Unfall. Chirurg 21, 672

Leger, W. 1963: Zum Vorkommen von Knochenzysten in Wirbelkörpern. Arch. orthop. Unfall-Chir. 54, 697

Lexer, E. 1906: Über die nicht parasitären Zysten der langen Röhrenknochen. Langenbecks Arch. klin. Chir. 81, 383

Lodwick, G. S. 1958: Juvenile unicameral bone cyst. A roentgen reappraisal. Amer. J. Roentgenol. 80, 495–504

v. Mikulicz, M. 1904: Über zystische Degeneration der Knochen. Verh. Ges. dtsch. Naturforsch., 76. Tag., Bd. II/2. Breslau 1904 (S. 107)

Miller, F., G. Stringa 1952: Zur mikroskopischen Diagnose von Knochengewächsen. Schweiz. med. Wschr. 82, 356

Molyneux, G. S., R. W. Helsham 1965: An unusual ameloblastoma of the jaw with observations on the possible cause of traumatic bone cysts. Oral Surg. 20, 77

Mönckeberg 1904: Über Cystenbildung bei Ostitis fibrosa. Verh. dtsch. path. Ges. 7, 232

Neer, C. S., K. C. Francis, R. C. Marcove, J. Terz, P. N. Carbonara 1966: Treatment of unicameral bone cyst. A follow-up study of one hundred seventy-five cases. J. Bone Jt. Surg. 48 A, 731–745

Phemister, D. B., J. E. Gordon 1926: The etiology of solitary bone cyst. J. Amer. med. Ass. 87, 1429

Platt, H. 1930: Cysts of the long bones of the hand and foot. Brit. J. Surg. 18, 20

Pommer, G. 1920: Zur Kenntnis der progressiven Hämatom- und Phlegmasieveränderungen der Röhrenknochen. Arch. orthop. Unfall-Chir. 17, 17

Rygel, W. 1963: Eigene Beobachtungen über Zysten und Riesenzelltumoren bei Kindern. Chir. Narzą. d. Ruchu, Kongr.-Ber.

Sadler, A. H., F. Rosenhain 1964: Occurence of two unicameral bone cysts in the same patient. J. Bone Jt. Surg. 46 A, 1557–1560

Salomon, A., T. Kiss 1958: Angaben zum Problem der Kalkaneuszysten. Zbl. Chir. 83, 1210

Salzer, M., M. Salzer-Kuntschik 1964: Riesenzelltumor und solitäre Zyste des Knochens. Wien klin. Wschr. 76, 316

Salzer-Kuntschik, M. 1972: Zysten im Knochen. Wien med. Wschr. 122, 425

Skwarcz, A. 1963: Behandlungsergebnisse solitärer Knochenzysten im Röhrenknochen. Chir. Narzą. d. Ruchu, Kongr.-Ber.

Spence, K. F., K. W. Sell, R. H. Brown 1969: Solitary bone cyst. Treatment with freeze-dried cancellous bone allograft. A study of one hundred seventy-seven cases. J. Bone Jt. Surg. 51 A, 87–96

Spjut, H. J., H. D. Dorfman, R. E. Fechner, L. V. Ackerman 1971: Tumors of bone and cartilage. In: Atlas of Tumor Pathology, Second Ser., Fasc. 5. Armed Forces Institute of Pathology, Washington D. C.

Steinhäuser, J. 1969: Beitrag zur Behandlung großer jugendlicher Knochenzysten des koxalen Femurendes mit der intertrochanteren Verschiebeosteotomie. Z. Orthop. 106, 75

Stewart, M. J., H. A. Hamel 1950: Solitary bone cyst. Sth. med. J. 43, 927

Stiebritz, R. 1962: Die sogenannten traumatischen Knochenzysten der Mandibula. Radiol. aust. 13, 75

Szántó, G. 1937: Zur Pathologie und Klinik der solitären Knochenzysten und Riesenzelltumoren. Arch. orthop. Unfall-Chir. 38, 336

Tietze, A. 1911: Die Knochenzysten. Ergebn. Chir. Orthop. 2, 32

Verstandig, C. C. 1947: Solitary unicameral cyst of the os calcis. New Engl. J. Med. 237, 21

Virchow, R. 1876: Über die Bildung von Knochenzysten. S.-B. dtsch. Akad. Wiss., S. 369

Vitallo, H. P. 1961: Die jugendlichen Knochenzysten. Arch. orthop. Unfall-Chir. 52, 671

Adamantinom

Albores-Saavedra, J., D. Diaz-Gutierrez, M. Altamirano-Dimas 1968: Adamantinoma de la tibia. Oberservaciones ultrastructurales. Rev. méd. Hosp. gen. (Méx.) 31, 241–252

Anderson, C. E., J. B. Saunders 1942: Primary adamantinoma of the ulna. Surg. Gynec. Obstet. 75, 351

Baker, A. H., L. M. Hawksley 1930/31: A case of primary adamantinoma of the tibia. Brit. J. Surg. 18, 415

Baker, P. L., M. B. Dockerty, M. B. Coventry 1954: Adamantinoma (so-called) of the long bones. Review of the literature and a report of three new cases. J. Bone Jt. Surg. 36 A, 704–720

Beabout, J. W. 1977: Adamantinoma of tibia. Case report 29. Skelet. Radiol. 1, 257

Bell, A. L. 1942: Case of adamantinoma of the femur. Brit. J. Surg. 30, 81

Besemann, E. F., M. A. Perez 1967: Malignant angioblastoma, so-called adamantinoma, involving the humerus. Amer. J. Roentgenol. 100, 538

Bishop, E. L. 1937: Adamantinoma of the tibia. Sth. med. J. 30, 571

Cagnoli, H. 1944: Adamantinoma de la tibia. Arch. urug. Med. 24, 237

Changus, G. W., J. S. Speed, F. W. Stewart 1957: Malignant angioblastoma of long bone. A reappraisal of adamantinoma of long bone. Cancer (Philad.) 10, 540

Cohen, D. M., D. C. Dahlin, D. G. Pugh 1962: Fibrous dysplasia associated with adamantinoma of the long bones. Cancer (Philad.) 15, 515

Dahlin, D. C. 1957: Adamantinoma. In: Bone Tumors. Thomas, Springfield/Ill. (S. 172–177)

Davidson, H. B. 1940: Adamantinom of the tibia. Amer. J. Path. 16, 703

Delarue, J., G. Ghomette, M. Bosquet 1960: Les «adamantinomes» du tibia. Ann. Anat. path. (N. S.) 5, 336

Diepeveen, W. P. 1960: Adamantinoma of the capitale bone. Acta radiol. (Stockh.), 377–384

Dockerty, M. B., H. W. Meyerding 1942: Adamantinoma of the tibia. Report of two new cases. J. Amer. med. Ass. 119, 932

Dominok, G.-W., H.-W. Knoch 1977: Knochengeschwülste und geschwulstähnliche Knochenerkrankungen, 2. Aufl. VEB Fischer, Jena

Donner, R., R. Dickland 1966: Adamantinoma of the tibia. A long-standing case with unusual histological features. J. Bone Jt. Surg. 48 B, 138–144

Dunne, R. E. 1938: Primary adamantinoma of the tibia. New Engl. J. Med. 218, 634

Elliott, G. B. 1962: Malignant angioblastoma of long bone. So-called "tibial adamantinoma". J. Bone Jt. Surg. 44 B, 25–33

Etchart, M., G. Viviani, K. Behn 1961: Adamantinom der Ulna. Fortschr. Röntgenstr. 95, 415–418

Fischer, B. 1913: Über ein primäres Adamantinom der Tibia. Frankfurt. Z. Path. 12, 422–441

Fisher, E. M. 1955: Adamantinoma. Med. J. Aust. 42 (1955) 976–977

Freiberger, R. H., P. G. Bullough 1976: Adamantinoma of tibia. Case report 8. Skelet. Radiol. 1, 112

Gardner, A. F. 1963: The pseudoameloblastoma of the long bones of the skeletal system. Oral Surg. 16, 1223–1235

Glauber, A., J. Juhász 1962: Das Adamantinom der Tibia. Z. Orthop. 96, 523–527

Gloor, F. 1963: Das sogenannte Adamantinom der langen Röhrenknochen. Virchow Arch. path. Anat. 336, 489–502

Halpert, B., H. P. Dahn 1947: Adamantinoma in the tibia. Arch. Path. 43, 313–317

Halshofer, L. 1959: Zur Frage der Gutartigkeit des sog. Adamantinoms, Skelettsynovialoms der Tibia. Ber. wiss. Sitz d. Verein. Path. Anatomen Wiens, April 1959
Hebbel, R. 1940: Adamantinoma of the tibia. Surgery 7, 860
Hertz, J. 1953: Adamantinoma of the long bones. Acta orthop. scand. 22, 64
Hertz, J. 1951: Adamantinoma. Acta chir. scand. 102, 406 – 432
Hicks, J. D. 1954: Synovial sarcoma of the tibia. J. Path. Bact. 67, 151
Holden jr., E., J. W. Gray 1934: Adamantinoma of the tibia. J. Bone Jt. Surg. 16, 401
Konrad, E. A., P. Meister, S. Stolz 1978: Adamantinom der Tibia und reaktive Knochenveränderungen. Arch. orthop. Traumat. Surg. 92, 297 – 301
Kühne, H. H. 1967: Über das „sogenannte Adamantinom" der langen Röhrenknochen. Langenbecks Arch. klin. Chir. 318, 161
Lauche, A. 1947: Zur Kenntnis von Pathologie und Klinik der Geschwülste mit Synovialmembran-artigem Bau (Synovialome oder synoviale Endothelio-Fibrome und -Sarkome). Frankfurt. Z. Path. 59, 2 – 29
Lech, W. 1941: Zur Kenntnis der Sarkoendotheliome der Extremitäten (Meloblastoma mesenchymale). Frankfurt. Z. Path. 56, 59
Lederer, H., A. J. Sinclair 1954: Malignant synovioma simulating "adamantinoma of the tibia". J. Path. Bact. 67, 163
Lichtenstein, L. 1959: Bone Tumors. Mosby, St. Louis (S. 321); 4. Aufl. 1972
Mangalik, V. S., R. M. Mehrotha 1952: Adamantinoma of the tibia. Brit. J. Surg. 39, 429 – 432
Marcial-Rojas, R. 1962: Adamantinom of the tibia. Cancer Seminar, Bd. II. Colorado Springs 1959. J. Bone Jt. Surg. 44 B, 25 – 33
Marzet, A. 1954: Un cas d'adamantinome du tibia. Mém. Acad. Chir. 80, 190 – 197
Meffley, W. H., S. W. Northup 1947: Adamantinoma of the tibia. J. int. Coll. Surg. 10, 291
Moon, N. F. 1965: Adamantinoma of the appendicular skeleton. A statistical review of reported cases and inclusion of 10 new cases. Clin. Orthop. 43, 189 – 213Morgan, A. D., D. H. Mackenzie 1956: A metastasing adamantinoma of the tibia. J. Bone Jt. Surg. 38 B, 892
Naji, A. F., J. A. Murphy u. Mitarb. 1964: So-Called adamantinoma of long bones. J. Bone Jt. Surg. 46 A, 151 – 158
Oberling, Ch., E. Vermes, Chevreau 1938: Adamantinome du tibia. Bull. Ass. franç. Cancer 27, 373 – 382
Patryn, A., D. Komitowski, H. Tkaczuk 1967: Fall eines Adamantinoms der Tibia. Chir. Narzą. d. Ruchu 32, 543
Pérochon, Velnet 1928: A propos du diagnostic radiologique d'une tumeur du tibia. J. Radiol. Électrol. 12, 178
Petrov, N., M. Glasunow 1933: Über die sogenannten Knochenendotheliome und die primären epithelialen Knochengeschwülste. Langenbecks Arch. klin. Chir. 175, 589
Pollack, R. S. 1955: Extraosseous adamantinoma. Arch. Surg. 70, 353 – 358
Rankin, J. O. 1939: Adamantinoma of the tibia. J. Bone Jt. Surg. 21, 425
Rehbock, D. J., C. G. Barber 1938: Adamantinoma of the tibia. J. Bone Jt. Surg. 20, 187
Richter, C. S. 1930: Ein Fall von adamantinomartiger Geschwulst des Schienbeins. Z. Krebsforsch. 32, 273 – 279
Rieder, W. 1935: Seltene Adamantinome. Bruns' Beitr. klin. Chir. 162, 7 – 14
Rosai, J. 1969: Adamantinoma of the tibia. Electron microscopic evidence of its epithelial origin. Amer. J. clin. Path. 51, 786 – 792
Rosen, R. S., C. P. Schwinn 1966: Adamantinoma of limb bones; malignant angioblastoma. Amer. J. Roentgenol. 97, 727
Ryrie, B. J. 1932: Adamantonoma of the tibia: Aetiologie and pathogenesis. Brit. med. J. II, 1000 – 1004
Salmon, M., H. Payan, A. Trifaud 1956: Les adamantinomes du tibia. Adamantinomes du os longs. A propos d'une observation. Arch. Anat. path. biol. 17, 281
Salmon, M., H. Payan, A. Trifaud 1960: Adamantinome du tibia, résection large greffe, guérison de six ans. Rev. Chir. orthop. 46, 54
Santagati, F. 1949/50: Su un raro caso di tumore della tibia (adamantinoma). Atti Soc. lombarda Sci. med.-biol. 5, 183
Schajowicz, F., H. Gallardo 1967: Adamantinom de tibia. Rev. Orthop. Traum. lat.-amer. 12, 105
Schilling, H. 1962: Das sogenannte Adamantinom des Schienbeins. Bruns' Beitr. klin. Chir. 204, 265 – 276
Spjut, H. J., H. D. Dorfman, R. E. Fechner, L. V. Ackerman 1971: Tumors of bone and cartilage. In: Atlas of Tumor Pathology, Second Ser., Fasc. 5. Armed Forces Institute of Pathology, Washington D. C.
Stahl, J. 1964: Das Adamantinom in atypischer Lokalisation. Inaug.-Diss., Leipzig
Stezula, W. J. 1963: Über die Histogenese der Adamantinome der langen Röhrenknochen. Vop. Onkol. (Russ.) 2, 73
Stoker, D. J. 1977: Adamantinoma of tibia. Skelet. Radiol. 1, 187
Thomas, R. G. 1939: Adamantinoma of the tibia. Brit. J. Surg. 26, 547 – 554
Trifaud, A., H. Payan, H. Bureau, G. Legré 1960: Adamantinom du cubitus. Rev. Chir. orthop. 46, 97
Uehlinger, E. 1957: Das Skelettsynoviom (Adamantinom). In: Röntgendiagnostik, Ergebnisse 1952 – 1956, hrsg. von H. R. Schinz, R. Glauner, E. Uehlinger. Thieme, Stuttgart
Weber, H. G. 1969: Semimaligne Knochengeschwülste. Chir. Praxis 13, 433
Willis, R. A. 1948: Pathology of Tumours. Butterworth, London (S. 280)
Winogradowa, T. P. 1969: Zur Angionese der sogenannten Adamantinome der langen Röhrenknochen (primäre epitheliale Tumoren). Arkh. Pat. 10, 14
Wolfort, B., D. Sloane 1938: Adamantinoma of the tibia. Report of two cases. J. Bone Jt. Surg. 20, 1011

Angiome

Ackerman, L. V., H. L. Spjut 1962: Tumors of Bone and Cartilage. Armed Forces Institute of Pathology, Washington
Ackerman, A. J. u. Mitarb. 1942: Multiple primary haemangioma of the bones of the extremity. Amer J. Roentgenol. 48, 47
Aegerter, E., J. A. Kirkpatrick 1975: Orthopaedic Diseases. Saunders, Philadelphia 1975
Albores-Saavedra, J., M. Altamirano-Dimas, J. Peniche, H. Marquez-Monter 1964: Indrome de Maffucci. Communicacion de 2 casos con estudios citogenéticos. Rev. méd. Hosp. gen. (Méx.) 27, 571 – 578
Anderson, I. F. 1965: Maffucci's syndrome. Report of a case with a review of the literature. S. Afr. med. J. 39, 1066 – 1070
Andren, L., J. F. Dymling, A. Elner, K. E. Hogeman 1963: Maffucci's syndrome. Report of four cases. Acta chir. scand. 126, 397 – 405
Beabout, J. W. 1976: Malignant hemangioendothelioma. Case Rep. 11. Skelet. Radiol. 1, 121
Bean, W. B. 1955: Dischondroplasia and hemangiomata (Maffucci's syndrome). Arch. intern. Med. 95, 767
Bean, W. B. 1958: Dyschondroplasia and hemangiomata (Maffucci's syndrome). Arch. intern. Med. 102, 544 – 550
Brower, A. C., J. E. Culver, T. E. Keats 1973: Diffuse cystic angiomatosis of bone. Amer. J. Roentgenol. 118, 456
Cohen, J., J. Craig 1955: Multiple lymphangiektases of bone. J. Bone Jt. Surg. 37 A, 585
Dalinka, M. K., R. E. Brennan, A. S. Patchefsky 1976: Malignant hemangioendothelioma of cervical spine. Case Rep. 3. Skelet. Radiol. 1, 59

Dominok G.-W., H.-W. Knoch 1977: Knochengeschwülste und geschwulstähnliche Knochenerkrankungen, 2. Aufl. VEB Fischer, Jena
Dorfman, H. D., G. C. Steiner, H. C. Jaffé 1971: Vascular tumors of bone. Hum. Pathol. 2, 349
Edeiken, J., P. J. Hodes 1973: Roentgendiagnosis of Diseases of Bone. Williams & Wilkins, Baltimore (S. 907 – 917)
Graham, D. Y., J. Gonzales, Sh. M. Kothari 1978: Diffuse skeletal angiomatosis. Skelet. Radiol. 2, 131 – 135
Gramiak, R., G. Ruiz, F. L. Campeti 1973: Cystic angiomatosis of bone. Radiology 69, 347 – 353
Greenfield, J. G. B. 1975: Radiology of Bone Diseases. Lippincott, Philadelphia
Gramiak, R., G. Ruiz and F. L. Campeti. Cystic Angiomatosis of Bone. Radiology 69, 347 – 353, 1957
Gutierrez, R., H. Spjut 1972: Skeletal angiomatosis. Clin. Orthop. 85, 82
Hadders, H. N., H. J. Oterdoom 1956: The identification on aneurysmal bone cyst with haemangioma of the skeleton. J. Path. Bact. 71, 193 – 200
Hadley, L. A. 1964: Anatomico-Roentgenographic Studies of the Spine. Thomas, Springfield/Ill. (S. 205 – 207)
Kane, R., A. Newmann 1973: Diffuse skeletal and hepatic hemangiomatosis. Calif. Med. 118, 41
Kranke, S. M. 1971: Weekly clinicopathological exercises. New Engl. J. Med. 284, 1314
Lichtenstein, L. 1952: Bone Tumors. Mosby, St. Louis (S. 119)
Lichtenstein, L. 1975: Diseases of Bone and Joints. Mosby, St. Louis
Murray, R. O., H. G. Jacobson 1971: The Radiology of Skeletal Disorders. Churchill, Livingstone, London, Edinburgh
NCBT (The Netherlands Committee on Bone Tumours) 1973: Radiological Atlas of Bone Tumours, Bd. II. Mouton, Den Haag
Nixon, G. 1970: Lymphangiomatosis of bone demonstrated by lymphangiography. Amer. J. Roentgenol. 110, 592
Renton, P., D. G. Shaw 1976: Hypophosphatemic osteomalacia secondary to vascular tumors of bone and soft tissue. Skelet. Radiol. 1, 21
Spjut, H. J., H. D. Dorfman, R. E. Fechner, L. V. Ackerman 1971: Tumors of bone and cartilage. In: Atlas of Tumor Pathology, Second Ser., Fasc. 5. Armed Forces Institute of Pathology, Washington D. C.
Stout, A. P., M. R. Murray 1942: Hemangiopericitoma; vascular tumor featuring Zimmermann's pericystes. Ann. Surg. 116, 26 – 33
Stout, A. P. 1953: Atlas of Tumor Pathology. Armed Forces Institute of Pathology, Washington
Unni, K. K., J. C. Ivins, J. W. Beabout, D. C. Dahlin 1971: Hemangioma, hemangiopericytoma and hemangioendothelioma (angiosarcoma) of bone. Cancer (Philad.) 27, 1403

Aneurysmatische Knochenzyste

Barnes, R. 1956: Aneurysmal bone cyst. J. Bone Jt. Surg. 38 B, 301
Beeler, J. W., C. H. Helmann, J. A. Compell 1957: Aneurysmal bone cyst of spine. J. Amer. med. Ass. 163, 914
Bernier, J. L., S. N. Bhaskar 1958: Aneurysmal bone cyst of mandible. Oral Surg. 11, 1018
Besse jr. B. E., D. C. Dahlin, A. W. Bruwer, H. J. Svien, R. K. Ghormley 1953: Aneurysmal bone cyst. Proc. Mayo Clin. 28, 249
Billings, K. J., G. L. Werner 1972: Aneurysmal bone cyst of the first lumbar vertebra. Radiology 104, 19 – 20
Binswanger, U. 1963: Zur Klinik der aneurysmatischen Knochencyste der Wirbelsäule. Schweiz. Arch. Neurol. Neurochir. Psychiat. 92, 44
Bloodgood, J. C. 1910: Benigne bone cysts, osteitis fibrosa, giant cell sarcoma and bone aneurysm of the long-pipe bones. Ann. Surg. 52, 145
Bollmann, L., G. Möbius, H. Henneberg 1967: Zur Klinik und Pathologie der aneurysmatischen Knochenzyste. Chirurg 38, 171
Buraszewski, J., M. Dabska 1971: Pathogenesis of aneurysmal bone cyst. Cancer (Philad.) 28, 597
Carlson, D. H., R. H. Wilkinnson, A. Bhakkarizian 1972: Aneurysmal bone cysts in children. Amer. J. Radiol. 116, 644
Clough, J. R., C. H. G. Price 1968: Aneurysmal bone cyst. J. Bone Jt. Surg. 50 B, 116
Cohen, D. M., D. C. Dahlin, C. S. Mc Carty 1964: Vertebral giant-cell tumor and variants. Cancer (Philad.) 17, 461
Coley, B. L., L. E. Miller 1942: Atypical giant cell tumor. Amer. J. Roentgenol. 47, 541
Cone, S. M. 1928: Ossifying hematoma. J. Bone Jt. Surg. 10, 474 – 483
Cruz, M., B. L. Coley 1956: Aneurysmal bone cyst. Surg. Gynec. Obstet. 67, 67 – 77
Cruz, M., L. Bradley, B. L. Coley 1956: Aneurysmal bone cyst. Surg. Gynec. Obstet. 103, 67
Dabska, M., J. Buraczewski 1969: Aneurysmal bone cyst. Pathology, clinical course and radiologic appearances. Cancer (Philad.) 23, 371 – 389
Dahlin, D. C. 1967: Aneurysmal bone cyst. In: Bone Tumors, 2. Aufl., hrsg. von D. C. Dahlin. Thomas, Springfield/Ill. (S. 242 – 245)
Dahlin, D. C., B. E. Besse jr., D. G. Pugh, R. K. Ghormley 1955: Aneurysmal bone cysts. Radiology 64, 56 – 65
Dominok, G.-W., H.-W. Knoch 1977: Knochengeschwülste und geschwulstähnliche Knochenerkrankungen, 2. Aufl. VEB Fischer, Jena
Donaldson jr., W. F. 1962: Aneurysmal bone cyst. J. Bone Jt. Surg. 44 A, 25 – 40
Edling, N. P. 1965: Is the aneurysmal bone cyst a true pathologic entity? Cancer (Philad.) 18, 1127
Ekelund, L., S. Laurin, A. Lunderquist: Comparison of a vasoconstrictor and a vasidilator in pharmacoangiography of bone and soft-tissue tumors. Radiology 122 (1977) 95 – 99
Ewing, J. 1928: The classification and treatment of bone sarcoma. Report of the International Conference on Cancer, London 17th – 20th July 1928 Bristol. British Empire Cancer Campaign. Wright, Bristol
Geschickter, C. F., M. M. Copeland 1930: The identification of aneurysmal bone cyst. Ann. Surg. 21, 145
Geschickter, C. F., M. M. Copeland 1949: Tumors of Bone. Lipincott, Philadelphia
Goidanich, I. F. 1957: Cisti aneurismatica. In: I tumori primitivi dell'osso. Societa per Azioni Poligrafici II Resto del Carlino, Bologna (S. 229 – 241)
Gunterberg, B., L. G. Kindblom, S. Laurin 1977: Giant-cell tumor of bone and aneurysmal bone cyst. Skeletal Radiol. 2, 65 – 74
Gutjahr, P., W. W. Meyer, J. Spranger 1977: Benign osteoblastoma of skull with aneurysmal bone cyst formation. Skelet. Radiol. 1, 253
Hadders, H. N., M. J. Oterdoom 1956: The identification of aneurysmal bone cyst with haemangioma of the skeleton. J. Path. Bact. 76, 193
Hambach, R. 1963: Knochenhämangiome und -hämangiomatosen. Münch. med. Wschr. 24, 1268
Hodgen, J. T., C. H. Frantz 1947: Subperiostal giant cell tumor. J. Bone Jt. Surg. 29, 781
Hüttig, G., K. Rittmeyer 1978: Multiple aneurysmatische Knochenzysten bei 3 Monate altem Säugling. Fortschr. Röntgenstr. 129, 796
Jaffé, H. L. 1950: Aneurysmal bone cyst. Bull. Hosp. Jt. Dis. (N. Y.) 11, 3 – 13
Jaffé, H. L. 1951: Tumors of bones and joints. RZT, chondroblastom, chondromyxoid fibrom, aneurysmal bone cyst. Bull. N. Y. Acad. Med. 27, 165 – 174
Jaffé, H. L. 1962: Aneurysmal bone cyst. (Diskussionsbeitrag zu W. F. Donaldson). J. Bone Jt. Surg. 44 A, 25

Jaffé, H.L., L. Lichtenstein 1942: Solitary unicameral bone cyst, with emphasis on roentgen picture, pathologic appearance, and pathogenesis. Arch. Surg. 44, 1004
Jaffé, H. L., G. Selin 1951: Aneurysmal bone cyst. In: Tumors of bone and joint. Bull. N. Y. Acad. Med. 27, 165 – 174
Kagan, E. M., M. K. Klimova 1965: Aneurysmatische Knochenzysten. Vestn. Roentgenol. Radiol. 1, 3 – 9
Kolár, J. 1958: Aneurysmatische Knochen-Cyste. (Aneurysmaticka Kostini Cysta) Čs. Røentgenol. 12/1, 40 – 42
Laurin, S. 1977: Angiography in giant cell tumors. Radiologe 17, 118 – 123
Laurin, S., M. Akerman, S.-G. Klindblom and B. Gunterberg 1979: Angiography in myeloma (Plasmocytoma). A correlated angiographic and histologic study. Skeletal Radiol. 4, 1 – 11
Laurin, S. 1979: Angiography of tumors of the extremities. Dissertation, University Lund (Schweden)
Lichtenstein, L. 1950: Aneurysmal bone cyst. A pathological entity commonly mistaken for giant-cell tumor and occasionally for hemangioma and osteogenic sarcoma. Cancer (Philad.) 3, 279 – 289
Lichtenstein, L. 1953: Aneurysmal bone – further observations. Cancer (Philad.) 6, 1228
Lichtenstein, L. 1957: Aneurysmal bone cyst. Observations on fifty cases. J. Bone Jt. Surg. 39 A, 873 – 882
Lindbom, A., G. Söderberg, H. J. Spjut, O. Sunnqvist 1961: Angiography of aneurysmal bone cyst. Acta radiol. (Stockh.) 55, 12 – 16
Linscheid, R. L., D. C. Dahlin 1966: Unusual lesions of the patella. J. Bone Jt. Surg. 48 A, 1359 – 1366
Marcove, R. C., T. R. Miller, W. C. Cahan 1968: The treatment of primary and metastatic bone tumors by repetitive freezing. Bull. N. Y. Acad. Med. 44, 532 – 544
Mayer, L., O. C. Kestler 1944: Aneurysmal bone cyst of the spine. Bull. Hosp. Jt. Dis. (N. Y.) 5, 16
Mittelmeier, H. 1960: Prognose und Therapie der gutartigen Knochengeschwülste. Verh. dtsch. orthop. Ges. 47, 229
NCBT (The Netherlands Committee on Bone Tumours) 1973: Radiological Atlas of Bone Tumours, Bd. I u. II. Mouton, Den Haag
Nobler, M. P., N. L. Higinbotham, R. F. Phillips 1968: The cure of aneurysmal bone cyst. Irradiation superior to surgery in an analysis of 33 cases. Radiology 90, 1185 – 1192
Phelan, J. D. 1964: Aneurysmal bone cyst. Surg. Gynec. Obstet. 119, 979 – 983
Potts, W. J. 1940: Subperiostal giant cell tumor. J. Bone Jt. Surg. 22, 417 – 420
Present, A. J. 1940: So-called subperiostal Giant-cell Tumor. J. Bone Jt. Surg. 22, 417
Present, A. J. 1945: So-called: Subperiostal giant cell tumor. Radiology 44, 77 – 79
Reed, R. J., M. Rothenberg 1964: Lesions of bone that may be confused with aneurysmal bone cyst. Clin. Orthop. 35, 150 – 162
Risko, T., I. Udvarhelyi, I. Tomory 1970: Unsere Erfahrungen bei der chirurgischen Behandlung der aneurysmatischen Knochenzysten der Wirbelsäule. Z. Orthop. 108, 468
Schobinger, R., H. G. Stoll 1957: The arteriographic picture of benign bone lesions containing giant cells. J. Bone Jt. Surg. 39 A, 953
Sherman, R. S., K. Y. Soong 1957: Aneurysmal bone cyst: its roentgen diagnosis. Radiology 68, 54 – 64
Slowick, F. A., C. J. Campbell, D. A. Kettelkamp 1968: Aneurysmal bone cyst – an analysis of thirteen cases. J. Bone Jt. Surg. 50, 1142
Spjut, H. J., H. D. Dorfman, R. E. Fechner, L. V. Ackerman 1971: Tumors of bone and cartilage. In: Atlas of Tumor Pathology, Second Ser., Fasc. 5. Armed Forces Institue of Pathology, Washington D. C.
Subramaniam, C. S. V., P. F. Mathias 1962: Aneurysmal bone cyst. J. Bone Jt. Surg. 44 B, 93
Taylor, F. W. 1956: Aneurysmal bone cyst. Report of three cases. J. Bone Jt. Surg. 38 B, 293
Thompson, P. C. 1954: Subperiostal giant-cell-tumor. Ossifying subperiosteal hematoma – aneurysmal bone cyst. J. Bone Jt. Surg. 36 A, 281
Tillman, B. P., D. C. Dahlin, P. R. Lipsbomb, J. R. Stewart 1968: Aneurysmal bone cyst: an analysis of ninetyfive cases. Mayo Clin. Proc 43, 478
Tillmann, K., D. v. Torklus 1966: Die aneurysmatische Knochenzyste. Z. Orthop. 101, 73
Uehlinger, E. 1957: Benigne und semimaligne zystische Knochengeschwülste. In: Röntgendiagnostik, Ergebnisse 1952 – 1956, hrsg. von H. R. Schinz, R. Gauner, E. Uehlinger. Thieme, Stuttgart
Verbiest, H. 1965: Giant-cell tumours and aneurysmal bone cysts of the spine. J. Bone Jt. Surg. 47 B, 699
Zucchi, V. 1963: Aneurysmal bone cysts. Angiographic study. Arch. Orthop. (Milano) 76, 27 – 42

Chordom

Anderson, W. B., H. I. Meyers 1968: Multicentric chordoma. Report of a case. Cancer (Philad.) 21, 126 – 128
Bach, S. T. 1970: Cervical chordoma. Acta oto-laryng. (Stockh.) 69, 450
Bioncifiori, C. 1951: Cordoma del sacro. Zav. Ist. Anat. Univ. Perugia 10, 231
Born, E. 1955: Über ein ungewöhnlich großes Schädelchordom, zugleich ein Beitrag zur Frage der Geschwulstentstehung. Zbl. allg. Path. path. Anat. 93, 337
von Braitenberg, H. 1937: Zur Kenntnis der Basilar- und Sacralchordome. Frankfurt. Z. Path. 50, 509
Brandenburg, W. 1958: Maligne Chordome der Schädelbasis (Clivus- und sog. hypophysäres Chordom). Zbl. allg. Path. path. Anat. 98, 512
Cappell, D. F. 1928: Chordoma of the vertebral column with three new cases. J. Path. Bact. 31, 797
Coenen, H. 1925: Das Chordom. Bruns' Beitr. klin. Chir. 133, 1
Coley, B. L. 1937: Sacral chordoma. Ann. Surg. 105, 463
Conway, C. A. 1929: Sacro-coccygeal chordoma with extensive metastases. Mag. London School Med. 241, 7
Crowe, G. G., P. B. Maldoon 1951: Thoracic chordoma. Thorax 6, 403
Dahlin, D. C. 1957: Bone Tumors. Thomas, Springfield/Ill.
Dahlin, D. C. 1967: Chordoma. In: Bone Tumors, 2. Aufl. Thomas, Springfield/Ill.
Dominok, G.-W., H.-W. Knoch 1977: Knochengeschwülste und geschwulstähnliche Knochenerkrankungen, 2. Aufl. VEB Fischer, Jena
Edeiken, J., Ph. J. Hodes 1973: Roentgen Diagnosis of Diseases of Bone. William & Wilkins, Baltimore
Erlandson, R. A., Ph. Tandler, H. Lieberman, N. L. Higinbotham 1968: Ultrastructure of human chordoma. Cancer Res. 28, 2115
Faust, D. B., H. R. Gilmore, C. S. Chordomata 1944: Review of the literature with report of a sacro-coccygeal case. Ann. intern. Med. 21, 678
Firoornia, H., R. S. Pinto 1977: Chordoma. In: Handbuch der medizinischen Radiologie, Bd. V/6, hrsg. von L. Diethelm u. a. Springer, Berlin
Gentil, F., B. L. Coley 1948: Sacrococcygeal chordoma. Ann. Surg. 127, 432
Heaston, D. K., M. I. Gelman 1978: Chordoma of the 4th lumbar vertebral body with extension in the L3 – 4 intervertebral disk space. Case Rep. 74. Skelet. Radiol. 3, 186
Higinbotham, N. L., R. F. Phillips, H. W. Farr, H. O. Hustu 1967: Chordoma. Thirty-five-year study at Memorial Hospital. Cancer (Philad.) 20, 1841 – 1850
Jenny, J., H. Sulser 1973: Metastasierendes Chordom der Lumbosakralwirbelsäule. Schweiz. med. Wschr. 103, 697

Kleinsasser, O., G. Friedmann 1958: Die Chordome der Schädelbasis. Dtsch. Z. Nervenheilk. 177, 263

Leman, P., P. Cohadon, S. Cohadon 1965: Les chordomes vertebraux. J. Chir. (Paris) 89, 485

Müller, H. 1858: Über das Vorkommen von Resten der Chorda dorsalis bei Menschen nach der Geburt und über ihr Verhältnis zu den Gallertgeschwülsten der Clivus. Z. rationale Med. 2, 202

Murray, R. O., H. G. Jacobson 1971: The Radiology of Skeletal Disorders. Churchill, Livingstone, London, Edinburgh

NCBT (The Netherlands Committee of Bone Tumours) 1966: Radiological Atlas of Bone Tumours. Mouton, Den Haag

Pearman, A. W., M. Friedman 1970: Radical radiation therapy of chordoma. Amer. J. Roentgenol. 108, 333

Ribbert, M. 1894: Über die Ecchondrosis physalifora sphenooccipitalis. Zbl. allg. Path. path. Anat. 5, 457

Saegesser, F., G. Zoupanos, E. Gloor 1973: Chordomes. Helv. chir. Acta 40, 107

Spjut, H. J., S. A. Luse 1964: Chordoma: An electron microscopic study. Cancer (Phil.) 17, 643

Spjut, H. J., H. D. Dorfman, R. E. Fechner, L. V. Ackerman 1971: Tumors of Bone and Cartilage. Atlas of Tumor Pathology. Second Ser., Fasc. 5. Armed Forces Institute of Pathology, Washington D. C.

Utne, J. R., D. G. Pugh 1955: The roentgenologic aspects of chordoma. Amer. J. Roentgenol. 74, 593

Wood, E. H., G. H. Himad 1950: Chordomas: roentgenologic study of 16 cases previously unreported. Radiology 54, 706

Neurinome

Dalinka, M. K., C. Cannino, A. S. Patchefsky, G. P. Romisher 1976: Intraosseous neurilemmoma of the tibia. Case report 12. Skelet. Radiol. 1, 123

Fawcett, K. J., D. C. Dahlin 1967: Neurilemmoma of bone. Amer. J. clin. Path. 47, 959

Gross, P., F. R. Bailey, H. W. Jacox 1939: Primary intramedullary neurofibroma of the humerus. Arch. Path. 28, 716

Jones, H. M. 1953: Neurilemmoma of bone. Brit. J. Surg. 41, 63

Morrison, M. J., J. C. Ivins 1978: Benign intraosseous neurilemmoma of the femur. Skelet. Radiol. 3, 177

Morrison, M. J., J. C. Ivins 1978: Benign intraosseous neurilemmoma of the femur. Case Rep. 47. Skelet. Radiol. 2, 177

Samter, T. G., F. Vellios, W. G. Shafer 1960: Neurilemmoma of bone. Report of three cases with a review of the literature. Radiology 75, 215

Wirth, W. A., C. B. Bray jr. 1977: Intraosseous neurilemmoma. J. Bone Jt. Surg. 59 A, 252

Leiomyosarkom

Evans, D., N. Sanerkin 1965: Primary leiomyosarcoma of bone. J. Path. Bact. 90, 348

Meister, P., E. Konrad, J. M. B. Gokel, K. Remberger 1978: Leiomyosarcoma of the humerus. Case Rep. 59. Skelet. Radiol. 2, 265

Overgaard, J., P. Frederiksen, O. Helmig, O. Myhre Jensen 1977: Primary leiomyosarcoma of bone. Cancer (Philad.) 39, 1664

X. Primäre und sekundäre Gelenkgeschwülste

Von E. Uehlinger

Man bezeichnet als Gelenkgeschwülste Neubildungen, die von der Gelenkkapsel, dem Gelenkknorpel, den paraartikulären Weichteilen, den Schleimbeuteln, den Sehnenscheiden ihren Ausgang nehmen. Im Gegensatz zu den primären Geschwülsten der langen Röhrenknochen sind primäre Geschwülste der Gelenke selten. Dies dürfte damit zusammenhängen, daß die Entwicklung der langen Röhrenknochen vorwiegend einem intensiven Wachstumsvorgang entspricht, während die Gelenkentwicklung vorwiegend in Differenzierungsvorgängen besteht. Trotz der guten Vaskularisation der Synovialis sind sekundäre Gelenkgeschwülste (Metastasen) extrem selten und können bei differentialdiagnostischen Erwägungen vernachlässigt werden.

Zu unterscheiden sind benigne und maligne Primärgeschwülste: Zu den benignen gehören Lipome, Fibrome, Xanthome, Fibroxanthome, Riesenzellgeschwülste, Chondrome, Osteome, Angiome. Neuerdings hat Jaffé die Fibrome, die Xanthofibrome und Riesenzellgeschwülste unter dem Titel „benigne Synoviome" zusammengefaßt und den malignen Synoviomen, den synovialen Sarkomen gegenübergestellt.

Eine Zwischenstellung zwischen gut- und bösartigen Gelenkgeschwülsten nimmt die Synovitis villonodularis pigmentosa ein.

Röntgenologisch unmittelbar sichtbar sind nur ossifizierende oder kalkspeichernde Geschwülste: Osteome und Chondrome. Alle übrigen Geschwülste geben nur weichteildichte Schatten. Wesentliche Aufschlüsse über Lokalisation und Größe der kalkfreien Geschwülste vermitteln die Arthrographie und die Arteriographie.

Ich beschränke mich auf die Schilderung der Röntgenbefunde bei artikulären Hämangiomen, Osteomen, Chondromen, Synovialomen und der Synovitis villonodularis pigmentosa.

Benigne primäre Gelenkgeschwülste

Hämangiom der Gelenkkapsel

Nach den Untersuchungen von Miehlke und Mitarb. sind bis heute ungefähr 160 Fälle von Gelenkhämangiomen beschrieben worden. Häufige Lokalisationen sind die großen Gelenke (Knie-, Ellbogen-, Sprunggelenke) mit deutlicher Bevorzugung des Kniegelenks. Klinisch verursachen Gelenkhämangiome rezidivierende Gelenkschwellungen und Gelenkblutungen. In seltenen Fällen ist das gleichseitige Längenwachstum der langen Röhrenknochen beschleunigt. Häufig weisen extraossäre, extraartikuläre, vor allem umfangreiche kutane Hämangiome auf die Möglichkeit einer Gelenkbeteiligung hin.

Röntgenologisch ist das Gelenkbild in der Regel normal. Nur ausnahmsweise sind Gelenkkapselverdickungen in Form plumper Falten in der Fossa poplitea und im Recessus infrapatellaris nachweisbar. Diagnostisch entscheidend sind der Nachweis kutaner Hämangiome und der Nachweis von Erythrozyten und erythrozytenspeichernden Phagozyten in der Gelenksflüssigkeit.

Gelenkchondrom und Chondromatose

Zu unterscheiden sind das solitäre Gelenkchondrom und die Gelenkchondromatose. Letztere ist in Deutschland von Reichel, in England von Anderson u. Jones erstmals beschrieben worden. In 90% ist die Gelenkchondromatose monoartikulär, in 10% biartikulär, wobei meist symmetrische Gelenke befallen sind. Die Lokalisation von 180 monoartikulären Gelenkchondromatosen ist folgende: Kniegelenke 62, Ellbogengelenke 69, Hüftgelenke 18, Schultergelenke 8, Sprunggelenke 7, Handwurzelgelenke 3, Fingergelenke 3. Die Lokalisation von 16 diartikulären Chondromatosen ist folgende: Kniegelenke 8, Ellbogengelenke 5, Hüftgelenke 1, Schultergelenke 2

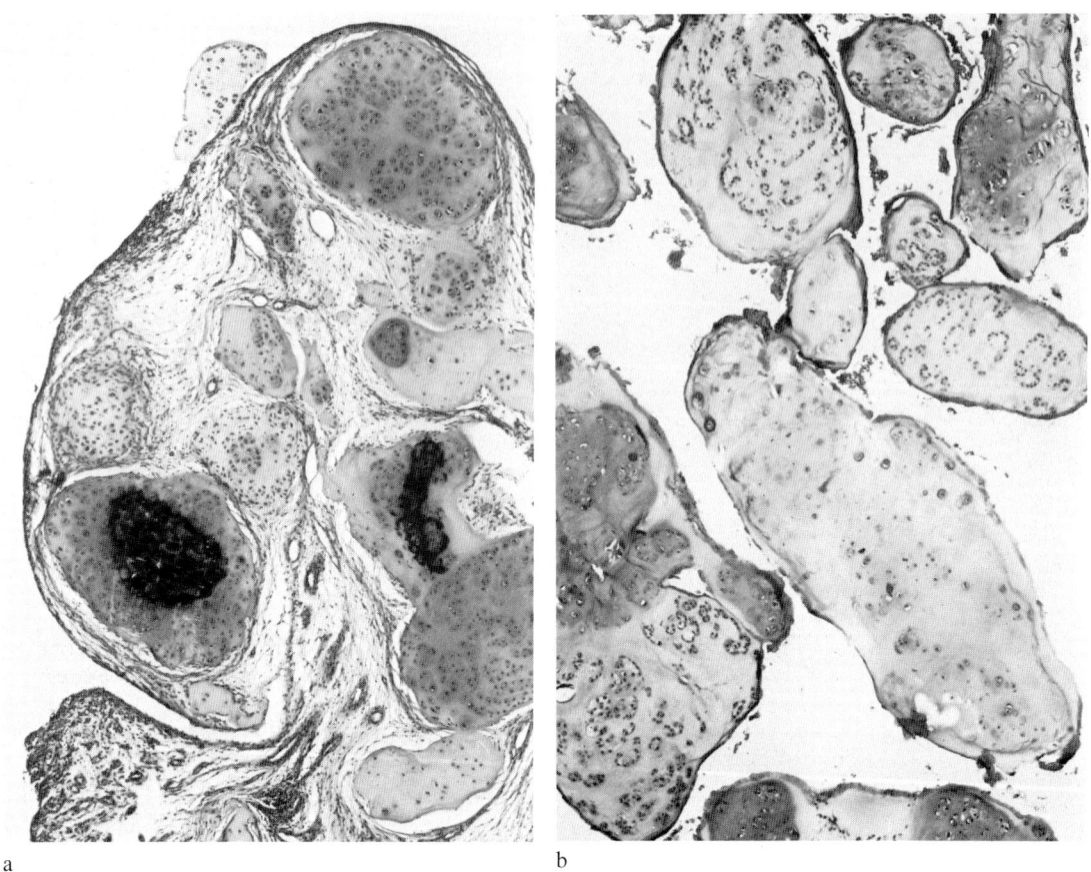

Abb. 1 Mikronoduläre Chondromatose des Kniegelenks. a) Gestieltes Chondromnest. Vergr. 40fach. b) In den Gelenkraum abgestoßene Kapselchondrome. Vergr. 40fach. 19jähr. Mann.

(PAYAN u. Mitarb.). Im Zürcher Beobachtungsgut, das 57 Fälle umfaßt, ist das Ellbogengelenk 28mal vertreten, darunter 2mal doppelseitig, das Kniegelenk 15mal, darunter 5mal doppelseitig, das Hüftgelenk 11mal, darunter 5mal doppelseitig. Die Zahl der Chondrome wechselt zwischen 10 und mehr.

Das männliche **Geschlecht** überwiegt im Zürcher Untersuchungsgut mit 50 Männern auf 7 Frauen. Das Manifestations**alter** liegt zwischen 20 und 40 Jahren. Es gibt aber auch Fälle vor dem 20. Lebensjahr und solche, die erst nach dem 40. Lebensjahr klinisch in Erscheinung treten. Familiäres Vorkommen ist verhältnismäßig häufig, der Erbgang rezessiv-autosomal.

Anatomisch sind eine mikro- und makronoduläre Form zu unterscheiden. Die ausgesprochen rundlichen Chondrome wachsen in den Gelenkraum hinein und werden gelegentlich unter der schiebenden Gelenkbewegung immer mehr in den Binnenraum abgetrieben. Schließlich sind sie nur noch durch einen schmalen Stiel mit der Gelenkkapsel verbunden. Dieser Stiel kann jederzeit durchreißen und so aus dem gestielten Chondrom ein freier chondromatöser Gelenkkörper werden (Abb. 1 b).

Histologisch bestehen die Gelenkchondrome aus hyalinem Knorpel. Die Chondrozyten sind ziemlich gleichmäßig, teils in Gruppen oder in Ketten über die Schnittfläche verstreut (Abb. 1 a). Je größer und je älter die Gelenkchondrome sind, um so eher kommt es zur fleckigen Verkalkung der Grundsubstanz. Hervorzuheben ist das Fehlen entzündlicher Veränderungen. Pathogenetisch liegt den Gelenkchondromen eine metaplastische Fehldifferenzierung des gelenkbildenden Mesenchyms zugrunde. Die Ätiologie ist ungeklärt.

Die **klinischen Erscheinungen** bestehen in Bewegungsbehinderung bis zur totalen Gelenkblocka-

Benigne primäre Gelenkgeschwülste 693

a
b

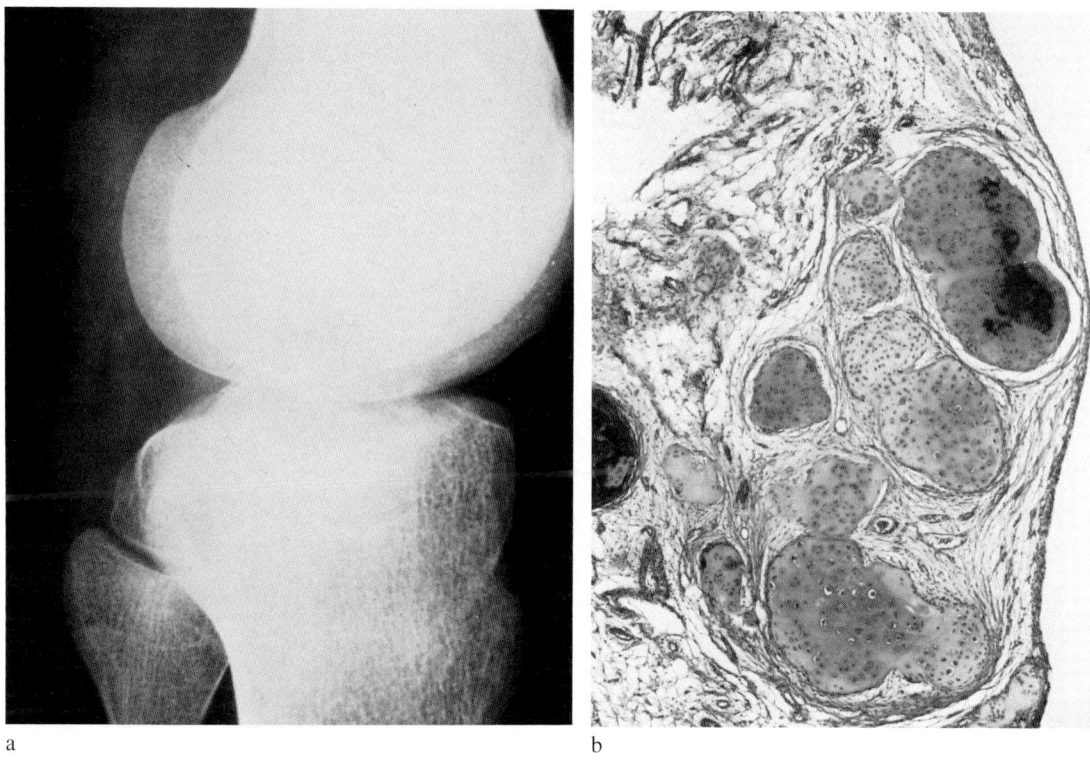

Abb. 2 Mikronoduläre Chondromatose des Kniegelenks. a) Chondrome im Röntgenbild nicht sichtbar. b) Schnitt durch Gelenkkapselbiopsie. Dichte Durchsetzung mit Kapselchondromen. Vergr. 40fach (Inst. Path. Zürich). 19jähr. Mann.

de, Vermehrung der Gelenkflüssigkeit und mäßigen Gelenkschmerzen. Der ausgesprochen chronische Verlauf kann durch schmerzhafte Gelenkkrisen schubweise beschleunigt werden. Schwerste Formen führen zu Gelenkdeformitäten mit Osteophyten, Subluxationen und Luxationen. Objektiv tastet man in der Gelenkkapsel bis haselnußgroße knorpelharte Knoten, die den tastenden Fingern leicht entwischen.
Röntgenologisch und makroskopisch sind zu unterscheiden eine mikronoduläre und eine makronoduläre Form. Kalkfreie *mikronoduläre Chondromknoten* werden durch das Röntgenbild nicht wiedergegeben. Abb. 2 a stammt von einem 20jähr. Mann, der über wiederholte schmerzhafte Blockaden des rechten Kniegelenkes klagt. Das Nativröntgenbild des Kniegelenks ist vollkommen normal, dagegen umschließt die Gelenkkapselbiopsie massenhaft mikronoduläre Chondromknoten (Abb. 2 b).
Bei der *makronodulären Gelenkchondromatose* bilden die Chondrome weichteildichte Rundschatten, die verhältnismäßig schlecht begrenzt sind. Sie sind über das gesamte Gelenkareal verstreut oder zu traubenförmigen Konglomeraten

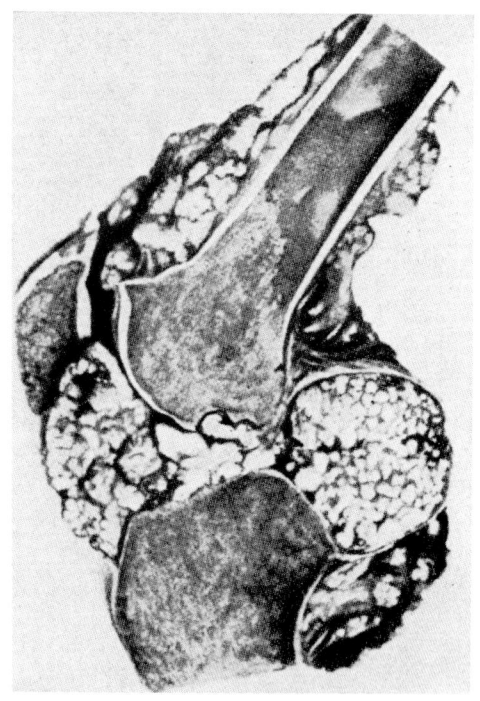

Abb. 3 Chondromatose des Kniegelenks. Sagittalschnitt durch das Resektat. Usur des Gelenkknorpels (sekundäre Arthrose) (nach LEXER).

694   Primäre und sekundäre Gelenkgeschwülste

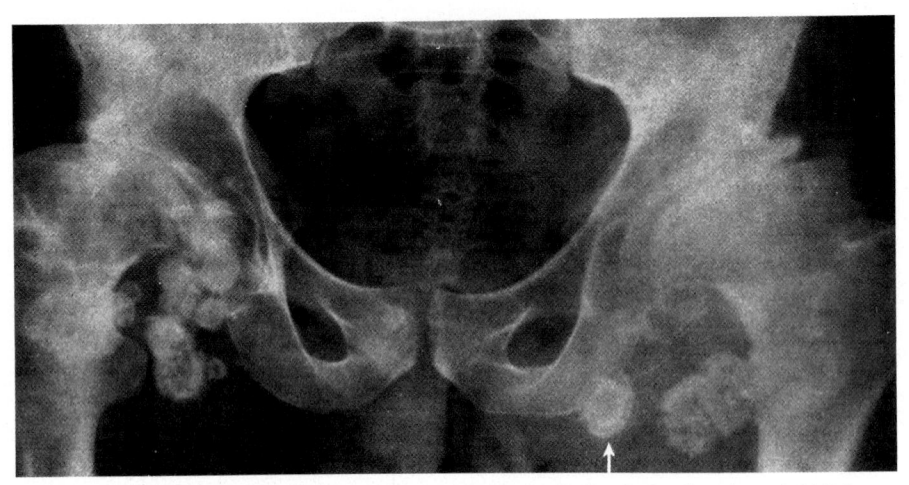

Abb. 4 Makronoduläre Chondromatose beider Hüftgelenke. Befund während 11 Jahren stationär. Der mit einem Pfeil bezeichnete Knoten ist in Originalgröße in Abb. 5 wiedergegeben. Schwere sekundäre deformierende Koxarthrose.

verschmolzen (Abb. 6). Die Rundschatten überdecken sich vielfach je nach der Dichte der Lagerung der einzelnen Chondromknoten (Abb. 3, 4, 8). Ein Teil der Chondrome verkalkt im Laufe der Zeit oder ossifiziert. Die Kalkeinlagerung in die Grundsubstanz erfolgt oft schubweise, was sich im Röntgenbild in Kalkringbildungen auswirkt (Abb. 5).

Therapie: Ein operativer Eingriff ist nur dann indiziert, wenn Einklemmungserscheinungen oder eine schwere Funktionsbehinderung besteht. Die Diskrepanz zwischen der Zahl der röntgenologisch erkennbaren und der im histologischen Schnitt nachweisbaren Chondrome ist verblüffend. Eine sekundäre sarkomatöse Entartung ist möglich, aber sehr selten.

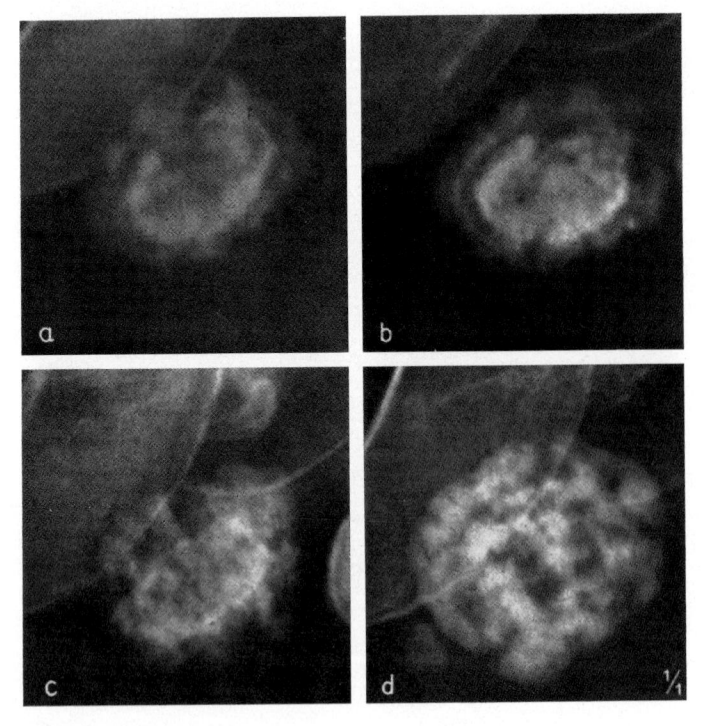

Abb. 5 Chondromknoten aus Abb. 4.
a = im Jahre 1922,
b = im Jahre 1925
c = im Jahre 1927,
d = im Jahre 1933.
Der Knorpelknoten hat sich in dieser Zeit nur mäßig vergrößert. Der Zusammenschluß aus rundlichen und ovoiden kalkdichten Schattenflecken ist für Chondrome kennzeichnend.

Gelenkosteom

Im Gegensatz zu den Gelenkchondromen sind die Gelenkosteome selten und stets monoartikulär. Sie verdanken ihre Entstehung einer ossären Metaplasie des Gelenkbildenden Mesenchyms. Sie entwickeln sich in der Gelenkkapsel und wachsen nach außen besonders in die Fossa poplitea und können durch die Haut als kirsch- bis kastaniengroße harte Knoten leicht durchgetastet werden.

Histologisch zeigen die Gelenkosteome die Struktur von Spongiosa mit Fettmark (Abb. 9). Selten entspricht das Strukturbild dem Aufbau der Kompakta der langen Röhrenknochen aus Haversschen Osteonen und Schaltosteonen (Abb. 10 b).

Als Osteochondrome bezeichnet man sekundär ossifizierte Chondrome.

Im **Röntgenbild** bilden die soliden harten Osteome kalkdichte runde Schatten, gelegentlich mit Andeutung einer Ringbildung. Im Gegensatz dazu zeigt das Röntgenbild der spongiösen Osteome eine zirkuläre 1 mm dicke Kortikalis und ein weitmaschiges Spongiosageflecht. Eine Verbindung zu den knöchernen Gelenkstrukturen fehlt. Eine lokale Osteoporose ist nicht nachweisbar (Abb. 10 a).

Differentialdiagnostisch sind die Gelenkosteome abzugrenzen gegenüber deformierenden monoartikulären Arthrosen und Exostosen. Das lange Bestehen, die scharfe Begrenzung, die runde Form, die stationäre Größe sind für Osteome und Benignität charakteristisch.

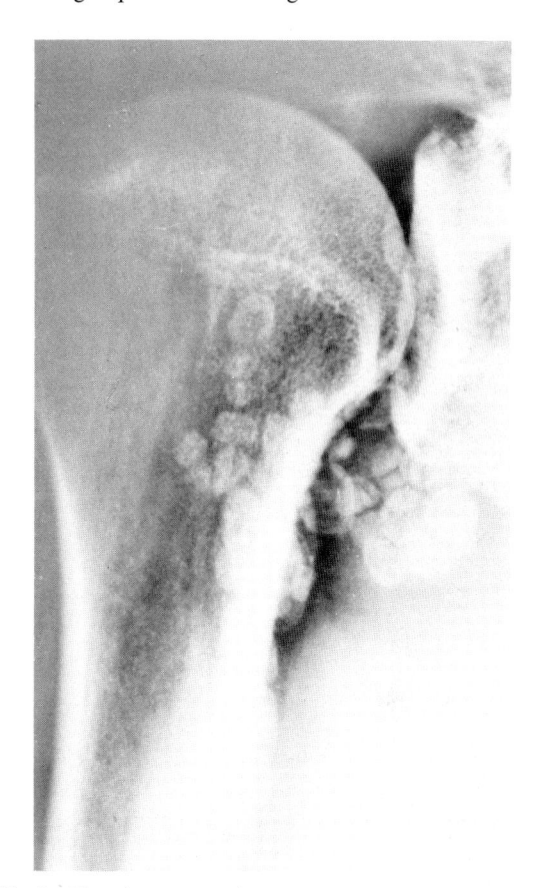

Abb. 6 Chondromatose des rechten Schultergelenks. Kirschkerngroße Chondrome, zu traubenartigen Gruppen zusammengefaßt. 20jähr. Mann.

Synovitis villonodularis pigmentosa

Mit Synovitis villonodularis pigmentosa bezeichnet man eine monoartikuläre Gelenkerkrankung in Form stark zottenbildender und z. T. destruierend wachsender Proliferationen der Gelenkkapsel, begleitet von einer intensiven Hämosiderose, vorzüglich in den tieferen Abschnitten.

1941 haben JAFFÉ u. LICHTENSTEIN das Krankheitsbild der Synovitis villonodularis pigmentosa als selbständiges Krankheitsbild aufgestellt. Sie haben zugleich darauf hingewiesen, daß keine echte entzündliche Synovitis besteht, sondern der Prozeß besser den gutartigen Gelenkkapselgeschwülsten zuzurechnen sei.

Das *histologische Schnittbild* ist gekennzeichnet durch eine starke Histiozyten- und Gefäßproliferation in Zottenform. Die Zotten werden von einem einschichtigen kubischen Mesothel bekleidet. Innerhalb des Zottenstromas finden sich ver-

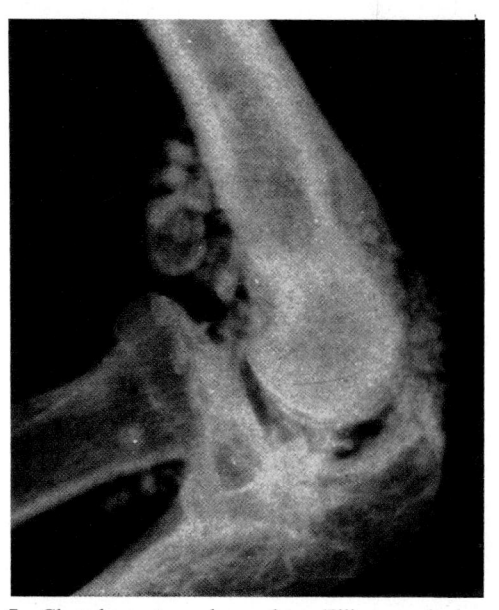

Abb. 7 Chondromatose des rechten Ellbogengelenks. Multiple kleine und große Kugelschatten in der Gelenkkapsel. 34jähr. Mann.

696 Primäre und sekundäre Gelenkgeschwülste

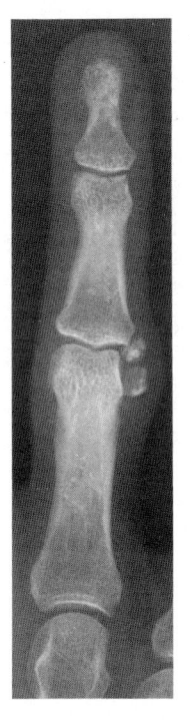

Abb. 8 Chondromatose des proximalen Interphalangealgelenkes des rechten Ringfingers. 55jähr. Frau.

a

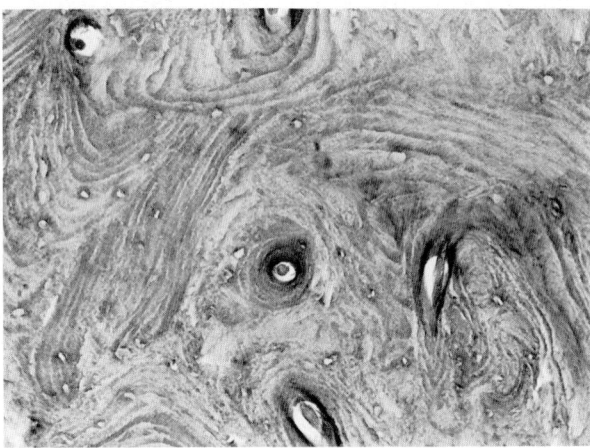

b
Abb. 10 2 kalkdichte, harte Osteome in der Fossa poplitea. a) Röntgenbild des Kniegelenks seitlich; b) histologischer Schnitt (Inst. Path. Zürich). 44jähr. Frau.

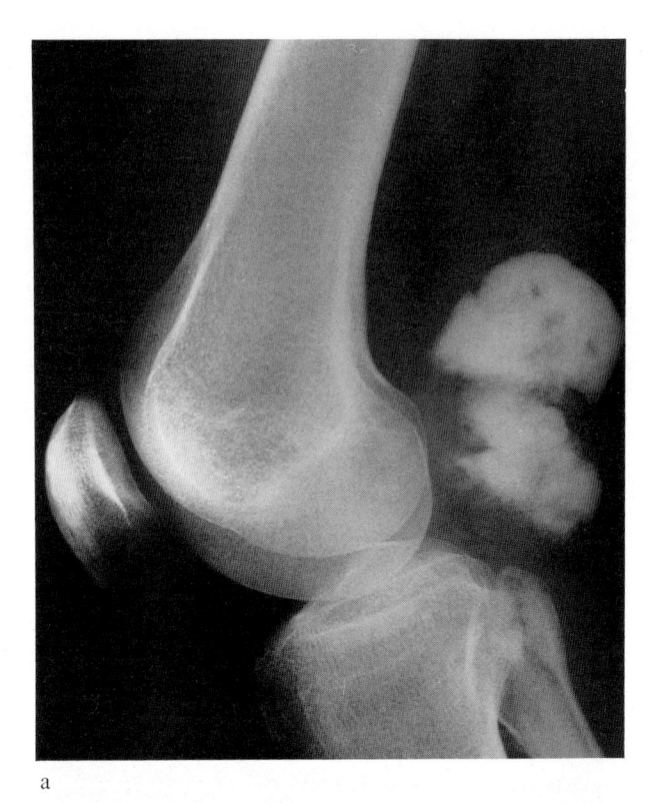

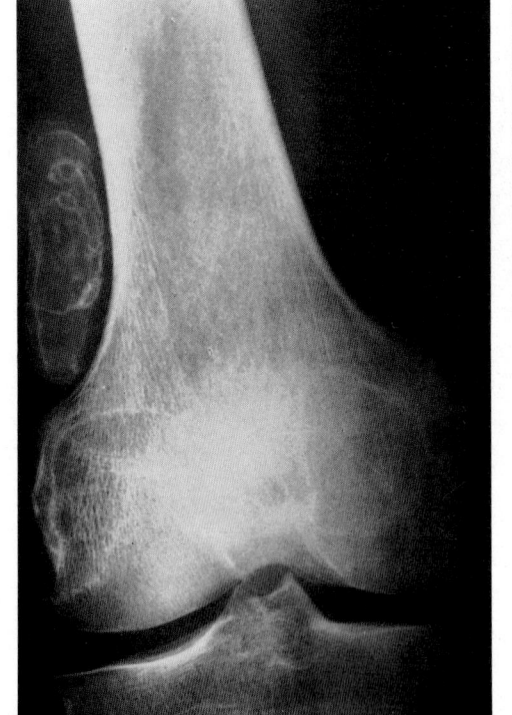

Abb. 9 Mandelgroßes solitäres Osteochondrom der Kniegelenkskapsel (MB. 7264/67 Inst. Path. Zürich). 31jähr. Mann.

einzelt Lymphozyten und Plasmazellen und reichlich hämosiderinbeladene Phagozyten. Im Gegensatz zur Blut- und Hämosiderinspeicherung von intraartikulären Blutergüssen ist das Hämosiderin in den tiefen Kapselschichten besonders angereichert (Abb. 12).

Die Synovitis villonodularis pigmentosa ist eine *Krankheit der Erwachsenen* und bis heute vor

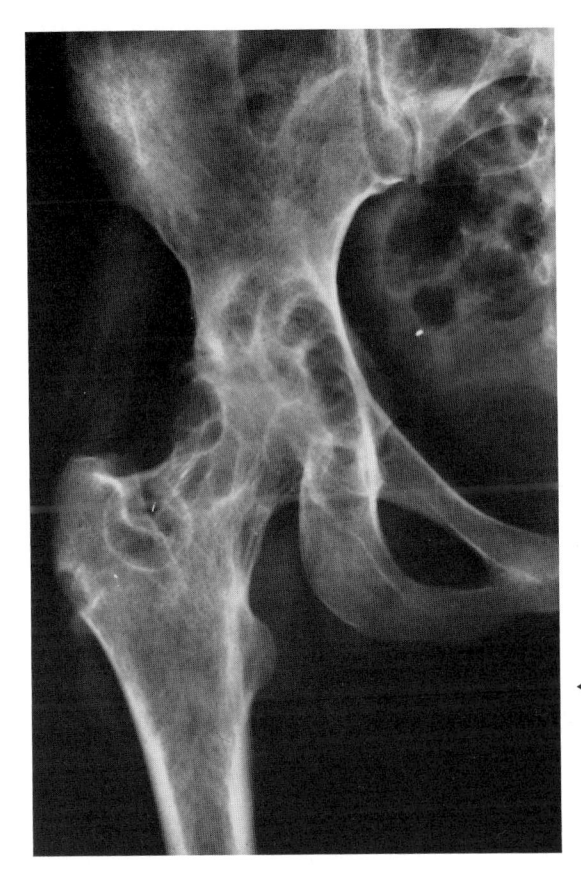

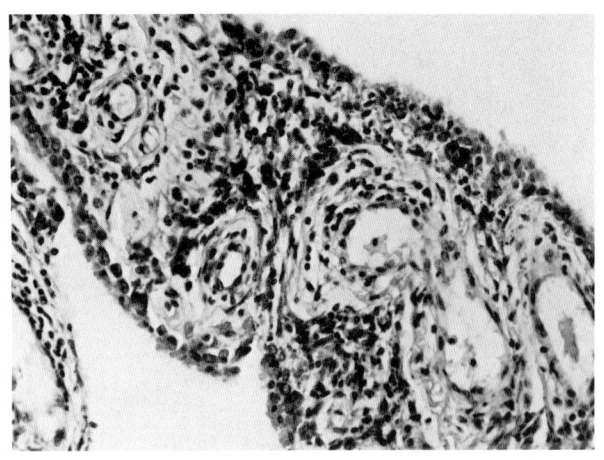

Abb. 12 Pigmentierte (hämosiderotische) villonoduläre Synovitis des rechten Hüftgelenkes. Gelenkkapselausschnitt. Ausgeprägte Gefäßproliferationen und Hämosiderinspeicherung. Vergr. 250fach (Inst. Path. Zürich). 24jähr. Frau.

◄ Abb. 11 Synovitis villosa pigmentosa des rechten Hüftgelenkes. Umfangreiche zystische Destruktion sowohl von Femurkopf wie Hüftpfanne rechts. (W. G. Aufn. v. 21. 2. 70, Lindenhof Bern) (MB. 2678/70 Inst. Path. Zürich). 38jähr. Frau.

dem 12. Lebensjahr noch nie beobachtet worden. Hauptmanifestationsperiode sind die 3. und 4. Dekade. Aus einem Beobachtungsgut von 35 Fällen des Institutes für Pathologie der Univ. Zürich entfallen auf die 3. Dekade 10 Fälle, auf die 4. Dekade 9 Fälle und auf die 5. Dekade noch 7 Fälle.

Die Synovitis villonodularis pigmentosa befällt das männliche *Geschlecht* doppelt so häufig wie das weibliche.

Die zottigen Wucherungen der Gelenkkapsel können die gesamte Gelenkinnenfläche betreffen oder auch nur Abschnitte derselben. SMITH u. PUGH fanden einen diffusen Gelenkbefall in 104 Fällen, einen umschriebenen in 65 Fällen. Bevorzugt sind die Gelenke der unteren Gliedmaßen, im besonderen das Kniegelenk. Über die Gelenkverteilung von 202 Fällen machen SMITH u. PUGH folgende Angaben: Kniegelenke 164 Fälle, Sprunggelenke 14 Fälle, Hüftgelenke 12 Fälle, Metatarsalgelenke 4 Fälle, Karpalgelenke 12 Fälle, Ellbogengelenke 3 Fälle, Schultergelenke 1 Fall. In der Regel ist nur ein einziges Gelenk erkrankt. Biartikuläre Lokalisationen sind sehr selten.

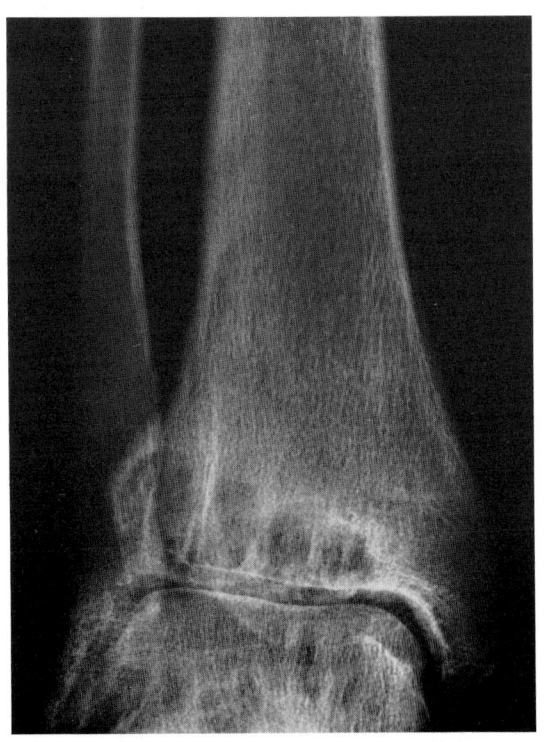

Abb. 13 Pigmentierte (hämosiderotische) villonoduläre Synovitis des proximalen Sprunggelenkes mit tiefen Arrosionen der distalen Tibiaepiphyse und des Talus bei intaktem Gelenkspalt. 37jähr. Mann.

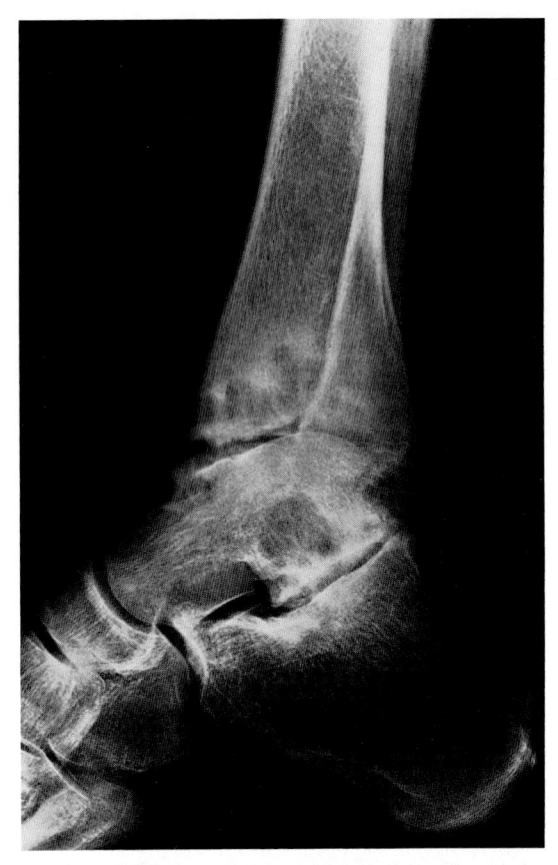

Abb. 14 Pigmentierte (hämosiderotische) villonoduläre Synovitis des oberen Sprunggelenkes mit tiefen Arrosionen der distalen Tibiaepiphyse und des Talus bei intaktem Gelenkspalt (E. Sch., geb. 1931. Röntgenaufnahme vom 29. 1. 68, Prof. M. Françillon; MB. 9498/68 Path. Inst. Zürich).

Der **klinische Verlauf** entspricht einer über Jahre sich hinziehenden, zum Rezidiv neigenden, destruierenden Arthritis mit zunehmender Einschränkung des Bewegungsumfanges und zunehmender Verdickung der Gelenkkapsel. Das Gelenkpunktat ist blutig und xanthochrom. Das Sediment enthält Erythrozyten, hämosiderinbeladene Makrophagen, Cholesterinnadeln. Die Laborbefunde liegen alle im Rahmen der Norm. In einem Zehntel bis einem Fünftel der Fälle greift der wuchernde Gelenkkapselprozeß auf die Gelenkknochen über.

Das **Röntgenbild** der Frühphase ist gekennzeichnet durch eine Gelenkkapselverdickung. Bei Befall des Kniegelenks ist die verdickte Gelenkkapsel im Seitenbild sehr deutlich zu erkennen. Erst wenn der proliferative Gelenkkapselprozeß auf die knöchernen Gelenkanteile übergreift, wird das Röntgenbild für die Synovitis charakteristisch und pathognomonisch. Die wuchernden Gelenkzotten arrodieren die Kortikalis im Haftgebiet. Durch die Kortikalislücken dringt das proliferierende Kapselgewebe in die subchondralen Markräume vor und unterminiert den Gelenkknorpel. Aufgrund der Analyse von 36 Fällen haben SMITH und PUGH folgende Charakteristika hervorgehoben: 1. Gelenkkapselverdickung mit lobulierter Begrenzung, 2. Arrosion der knöchernen Gelenkkonstituenten im Bereich der Kapselhaftstellen, 3. zentrale polyzystische Spongiolyse bis hart an den Gelenkknorpel, 4. Unversehrtbleiben des eigentlichen Gelenkes (Knorpelbelag/Gelenkspalt), 5. Überspringen des Gelenkspaltes trotz Destruktion der subchondralen Spongiosa.

Die simultane polyzystische Osteolyse sowohl in Gelenkkopf wie Gelenkpfanne ist für die Synovitis villonodularis pigmentosa pathognomonisch. Dieser Befund kommt besonders bei Befall des Hüftgelenkes, bei Befall des Tibiofibulargelenkes und der Patella zur Darstellung. Abb. 9 zeigt diesen klassischen Hüftgelenksbefund bei einer 28jährigen Frau. Der Pfannenboden ist durch einen Kranz von bohnengroßen, glattwandigen Zysten, die gleichmäßig über die ganze Zirkumferenz verteilt sind, zerstört. Nur der kraniale Quadrant ist ausgespart. Weitere zystische Osteolysen finden sich im Schenkelkopf und Schenkelhals. Der Schenkelkopf ist trotzdem wohl gerundet, der sichelförmige Gelenkspalt wohl erhalten. Keine Osteoporose, keine Periostreaktion. Ähnliche Befunde kann man bei Befall des Sprunggelenkes feststellen, wo sich die subchondralen Zysten sowohl in Tibia wie Talus über die gesamte Knochenbreite erstrecken (Abb. 13, 14, 15). Typische biossäre Destruktionen finden sich ferner bei Befall des Fibulaköpfchens und dem gegenüberliegenden Tibiakopf.

Zur Sicherstellung der **Diagnose** ist eine Biopsie erforderlich. SMITH u. PUGH, welche das Beobachtungsgut in der Mayo-Klinik verarbeitet haben, fanden in der Gruppe der Synovialsarkome 12 Fälle, die nach den heutigen Kenntnissen dieses Krankheitsbildes nachträglich als benigne Synovitis villonodularis pigmentosa eingereiht werden mußten.

Differentialdiagnostisch ist die Synovitis villonodularis pigmentosa gegenüber den Riesenzellgeschwülsten, den aneurysmatischen Knochenzysten und der Gicht abzugrenzen.

Therapie und Prognose: Wegen des invasiv-destruierenden Wachstums ist die Synovitis villonodularis den semimalignen Skelettgeschwülsten zuzuordnen. Die Therapie der Wahl ist die totale

Resektion der erkrankten Zottenareale. In 20–25% kommt es bei ungenügender Entfernung der kranken Synovia zu Rezidiven. Fernmetastasen sind bis anhin noch nie beobachtet worden.

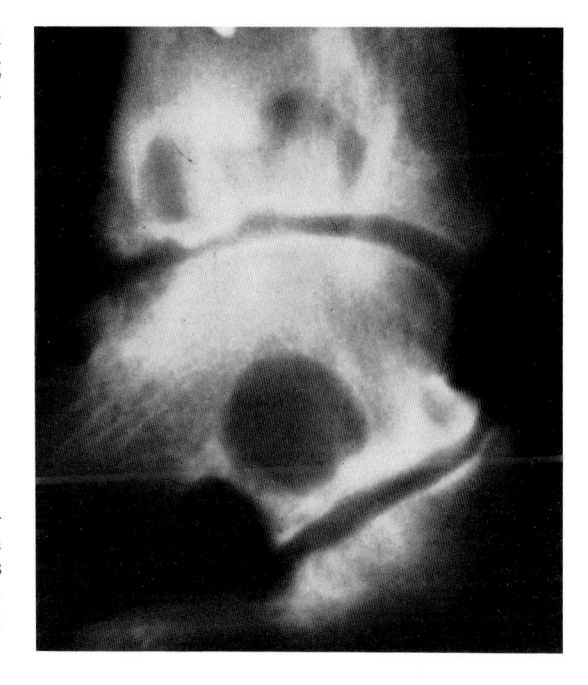

Abb. 15 Pigmentierte (hämosiderotische) villonoduläre Synovitis des proximalen Sprunggelenkes mit tiefen Arrosionen der distalen Tibiaepiphyse und des Talus bei intakten Gelenkspalten (E. Sch., geb. 1931. Röntgenaufnahme vom 16. 2. 1968, Prof. M. Françillon; MB. 9498/64 Inst. Path. Zürich).

Maligne primäre Gelenkgeschwülste (Synovialom)

Unter Synovialom versteht man sarkomatöse Weichteilgeschwülste im Gelenkbereich mit Neigung zu organoider Ausdifferenzierung im Sinne einer Bursa, Sehnenscheide oder Gelenkkapsel. Das histologische Schnittbild umfaßt zahlreiche Variationen vom einfachen Spindelzellsarkom bis zum hochdifferenzierten adenoiden Synovialom. Das Synovialom ist gekennzeichnet durch zahlreiche verzweigte, spaltförmige Hohlräume, die mit kubischen bis kurz-zylindrischen Synoviozyten in ein- bis zweischichtiger Lage ausgekleidet sind. Das Wachstum der Synovialome ist im Beginn meist langsam und erfährt im Laufe der Jahre eine Akzeleration. Die Intervalle von Rezidiv zu Rezidiv werden immer kürzer. Die Schlußphase ist charakterisiert durch Fernmetastasen in die Lunge, wobei die Hohlraumbildung meist verloren geht und die Geschwulst von einem einfachen Spindelzellsarkom nicht mehr zu unterscheiden ist.

Ausgangspunkt der Synovialome sind das gelenkbildende Mesenchym und die paraartikulären Weichteile. Ein Ausgang von der Gelenkkapsel ist eher die Ausnahme.
Als Weichteilgeschwülste sind die Synovialome röntgenologisch nicht zu erfassen. Arteriogramme orientieren nur über die Ausdehnung der Geschwülste. Dagegen scheint mit Hilfe der Computer-Tomographie die Abgrenzung des Synovialoms von den umgebenden Weichteilen möglich zu sein.
Zur *Diagnosestellung* ist eine Probeexzision unerläßlich. Die manchmal über Jahre sich hinziehenden Intervalle von Rezidiv zu Rezidiv dürfen über die Malignität des Synovialoms nicht hinwegtäuschen. Die Endphase ist stets eine Metastasierung in die Lungen unter Verlust der organoiden Ausdifferenzierung.

Sekundäre Gelenkgeschwülste

Metastasen in die Gelenkkapsel sind selten und stets monoartikulär. Klinisch imitieren sie das Bild der unspezifischen akuten exsudativen Arthritis. Die Gelenkflüssigkeit ist blutig. Im Sediment können gelegentlich Tumorzellnester nachgewiesen werden. Ein Hinweis auf die Möglichkeit einer Gelenkmetastase ergibt sich aus dem Nachweis eines viszeralen Primärkarzinoms. Ein

Beispiel sei angeführt: GOLDENBERG u. Mitarb. berichten von einem 62jährigen Patienten mit einem adenopapillären Sigmakarzinom. Zwei Monate vor dem Tode erkrankt er an einer akuten exsudativen linksseitigen Gonitis. Die Beweglichkeit des Kniegelenks ist deutlich eingeschränkt. Der M. quadriceps femoris ist atrophisch, das Kniegelenk gesamthaft stark geschwollen. Das Röntgenbild des Kniegelenks zeigt eine Erweiterung des Gelenkraumes, aber keine osteoartikuläre Destruktion. Die Biopsie aus der Gelenkkapsel enthält eine Metastase eines wohl differenzierten Dickdarmadenokarzinoms.

Literatur

Allgemein

DAHLIN, D. C. 1978: Bone Tumors; General Aspects and Data on 6'221 Cases, 3rd. ed. Thomas, Springfield, Ill.
KIENBÖCK, R. 1934: Röntgendiagnostik der Knochen- und Gelenkkrankheiten III. Wien
KIENBÖCK, R. 1938: Röntgendiagnostik der Knochen- und Gelenkkrankheiten II, 1. Berlin (Literatur)
UEHLINGER, E. 1975: Semimaligne Knochengeschwülste. Langenbecks Arch. klin. Chir. 339, 293

Hämangiome

MIEHLKE, R., M. HORST, M. IMMENKAMP 1978: Beitrag zum Hämangiom der Kniegelenkkapsel. Z. Orthop. 116, 833
SABANAS, A. O., R. K. GHORMLEY 1955: Hemangioma of the knee joint complicated by synovial chondromatosis. Report of case. Proc. of the staff meetings of the Mayo-Clinic 30, 171

Chondrome/Chondromatose

DUNN, A. W., J. H. WHISLER 1973: Synovial chondromatosis of the knee with associated extracapsular chondromas. J. Bone Jt Surg. 55-A, 1747
ELLMAN, M. H., M. I. KRIEGER, N. BROWN 1975: Pseudogout mimicking synovial chondromatosis. J. Bone Jt Surg. 57-A, 863
HOLM, C. L. 1976: Primary synovial chondromatosis of the ankle. J. Bone Jt Surg. 58-A, 878
KETTELKAMP, D. E., J. DOLAN 1966: Synovial chondromatosis of an interphalangeal joint of a finger. J. Bone Jt Surg. 48-A, 329
LEWIS, M. M. et al. 1974: Synovial chondromatosis of the thumb. J. Bone Jt Surg. 180
LICHTENSTEIN, L., R. L. GOLDMAN 1964: Cartilage tumors in soft tissues, particularly in the hand and foot. Cancer 17, 1203
LOTHEISSEN, G., R. KIENBÖCK 1931: Ein Fall von atypischer Gelenkchondromatose. Röntgenpraxis 3, 903
MURPHY, F. P., D. C. DAHLIN, C. R. Sullivan 1962: Articular synovial chondromatosis. J. Bone Jt Surg. 44-A, 77
PAUL, G. R., R. E. LEACH 1970: Synovial chondromatosis of the shoulder. Clin. Orthop. 68, 130
REIMANN, H., R. KIENBÖCK 1931: Über Gelenks-Osteochondromatose mit Sarkombildung. Röntgenpraxis 3, 942
SIM, F. H., D. C. DAHLIN, J. C. IVINS 1977: Extra-articular synovial chondromatosis. J. Bone Jt Surg. 59-A, 492
THELER, W. 1935: Über das solitäre Gelenkchondrom. Fortschr. Röntgenstr. 52, 1

Osteome

BÖHM, E. 1941: Beitrag zum Krankheitsbild der Gelenkosteomatose. Röntgenpraxis 13, 222
HAMMER, H. 1928: Ein Fall von Gelenkkapselosteom. Fortschr. Röntgenstr. 37, 860
KAUTZ, F. G. 1945: Capsular osteoma of the knee joint. Radiology 45, 162
KIENBÖCK, R. 1931: Über die Osteochondromatose der Gelenke. Röntgenpraxis 3, 895
KIENBÖCK, R., A. SELKA 1931: Ein Fall von polyartikulärer Gelenkosteomatose. Röntgenpraxis 3, 433
PAYAN, H., A. TRIFAUD, J.-P. JOUGLARD 1962: Les istéochondromatoses articulaires. Arch. Anat. Path. 10, 19
SIMON, S., 1925: Osteom der Kniegelenkkapsel. D. Zschr. f. Chir. 190, 116

Synovitis villonodularis pigmentosa

ANKERHOLD, J., D. TORKLUS, W. von JACQUES 1974: Der Zeitfaktor bei der pigmentierten villonodulären Synovitis der Gelenke. Z. Orthopädie 112, 382
ATMORE, W. G., D. C. DAHLIN, R. K. GHORMLEY 1956: Pigmented villonodular synovitis. A clinical and pathologic study. Minnesota Med. 39, 196
BREIMER, C. W., R. H. FREIBERGER 1958: Bone lesions associated with villonodular synovitis. Am. J. Roentgenol. 79, 618
BYERS, P. D., R. COTTON, O. W. DEACON, M. LOWY, P.-H. NEWMAN, H. A. SISSON, D. A. THOMSON 1968: The diagnosis and treatment of pigmented villonodular Synovitis. J. Bone Jt Surg. 50-B, 290
CHUNG, St. M. K., J. M. JANES 1965: diffuse pigmented villonodular synovitis of the hip joint. J. Bone Jt Surg. 47-A, 293
GREENFIELD, M. M., M. K. M. WALLACE 1950: Pigmented villonodular synovitis. Radiology 54, 351
JAFFÉ, H. L. 1958: Pigmented villonodular synovitis, bursitis and tenosynovitis. In: In Tumors and Tumorous Conditions of the Bones and Joints. Lea & Febiger, Philadelphia, pp. 532–557
JERGESEN, H. E., H. J. MANKIN, A. L. SCHILLER 1978: Diffuse pigmented villonodular synovitis of the knee mimicking primary bone neoplasm. J. Bone Jt Surg. 60-A, 825
KINDBLOM, L.-G., B. GUNTERBERG 1978: Pigmented villonodular synovitis involving bone. Case Report. J. Bone Jt Surg. 60-A, 830
LARMON, W. A. 1965: Pigmented Villonodular Synovitis. Med. Clin. North America 49, 141
LEWIS, R. W. 1947: Roentgen Diagnosis of pigmentes villonodular synovitis and synovial sarcoma of knee joint: preliminary report. Radiology 49, 26
LICHTENSTEIN, L. 1972: Pigmented villonodular synovitis, bursitis and tenosynovitis. In: Bone Tumors, 4th edit. Mosby, St. Louis
MCMASTER, P. E. 1960: Pigmented villonodular synovitis with invastion of bone. J. Bone Jt Surg. 43-A, 1170
PROBST, F. P. 1973: Extra-articular pigmented villonodular synovitis affecting bone. The role of angiography as an aid in its differentiation from silimar bone-destroying conditions. Radiologe 13, 436
SCHAJOWICZ, Fr., I. BLUMENFELD 1968: Pigmented villonodular synovitis of the wrist with penetration into bone. J. Bone Jt Surg. 50-B, 312
SCOTT, P. M. 1968: Bone Lesions in pigmented villonodular synovitis. J. Bone Jt Surg. 50-B, 306
SMITH, J. H., D. G. PUGH 1962: Roentgenographic aspects of articular pigmented villonodular synovitis. Amer. J. Roentgenol. 87, 1146

TORISU, T., R. IWABUCHI, Y. KAMO 1973: Pigmented villonodular synovitis of the elbow with bony invation. Case Report. Clin. Orthop. 94, 275

UEHLINGER, E. 1977: Diffuse pigmentierte villonoduläre Synovitis des rechten Hüftgelenks mit Skelettbeteiligung. Problemfall. Arch. orthop. Unfall-Chir. 89, 319

WRIGHT, C. J. E. 1951: Benign giant-cell-synovioma. An investigation of 85 cases. British J. Surg. 38, 257

Synovialome

COVENTRY, M. B., E. G. HARRISCH, J. F. MARTIN 1966: Benign synovial tumors of the knee. A diagnostic problem. J. Bone Jt Surg. 48-A, 1350

DUNN, E. J., M. H. MCGAVRAN, P. NELSON, R. B. GREER III 1974: Synovial chondrosarcoma. J. Bone Jt Surg., 56-A, 811

KESSEL, A. W. L. 1948: Synovioma of right ankle region. Proc. Roy. Soc. Med. 41, 383

KNUTSSON, F. 1948: Two synovial fibrosarcomas. Acta radiol. 29, 4

MOBERGER, G., U. NILSONNE, S. FRIBERG Jr. 1968: Synovial sarcoma. Acta Orthop. Scandinavica, Supplementum 111, 1968

ZWAHLEN, P. 1935: Sur les synoviomes des gaines tendineuses et des bourses séreuses. Bull. Ass. franç. Etude canc. 24, 682

Sekundäre Gelenkgeschwülste

GOLDENBERG, D. L., W. KELLEY, R. B. GIBBONS 1975: Metastatic adenocarcinoma of synovium presenting as an acute arthritis. Diagnosis by closed synovial biopsy. Arthritis and Rheumatism 18, 107

XI. Sekundäre Knochengeschwülste
Von E. Uehlinger

Allgemeine pathologische Anatomie

Hauptmerkmale der bösartigen Geschwülste sind das stetige, nicht mehr unter Kontrolle gebrachte, örtliche, *invasive und infiltrative Wachstum und die Ausbreitung auf dem Lymph- und Blutweg.* Extraossäre bösartige Geschwülste können unmittelbar destruktiv und invasiv auf das anliegende Knochengewebe übergreifen. Diese Ausbreitung ist an örtliche Kontakte zwischen Tumor und Skelett gebunden. Beispiele sind die Zerstörung des Oberkiefers durch Karzinome der Nasen- und Nebenhöhlen, die Arrosion des horizontalen Unterkieferastes durch Mundbodenkarzinome (Abb. 1), der knöchernen Thoraxkuppel durch das Pancoast-Karzinom, des Brustbeins durch mediastinale Geschwülste, insbesondere das Lymphogranulom, der Beckenschaufeln und des Kreuzbeines durch Karzinome der weiblichen Geschlechtsorgane, besonders der Zervix, durch Prostata- und Rektumkarzinome, die Zerstörung der Nagelphalangen durch Pflasterzellkarzinome des Nagelfalzes.

Im Gegensatz zur unmittelbaren Skelettarrosion durch Tumorgewebe bezeichnet man als *Knochenmetastasen* alle auf dem *Blutwege* entstandenen Tochtergeschwülste. Sie sind ein Hinweis dafür, daß die Geschwulst die Organgrenzen überschritten hat und zur Allgemeinerkrankung geworden ist. Untersuchungs- und Therapieplan müssen neu durchdacht und gestaltet werden.

Häufigkeit

Die Häufigkeit der Skelettmetastasen errechnet Walther bei Karzinomen auf 11,7%, bei Sarkomen auf 13,5%. Häufigkeit und Zeitpunkt der Metastasierung sind abhängig vom Gefäßreichtum der Geschwulst, dem Geschwulstalter, den immunologischen Beziehungen zwischen Geschwulst und Geschwulstträger, von den durch den Kreislauf vorgezeichneten *hämodynamischen Beziehungen zwischen Primärgeschwulst und Knochenmark* und von therapeutischen Maßnahmen. Dagegen ist die Größe der Primärgeschwulst für die Metastasierung ohne Belang.

Die Bedeutung der *Geschwulstvaskularisation* läßt sich wie folgt umschreiben: Je reicher das Kapillarnetz des Karzinoms entwickelt ist, um so rascher und häufiger kommt es zum Übertritt von Tumorzellen in die Blutbahn. Besonders enge Beziehungen zwischen Kapillarnetz und Tumorgewebe bestehen bei Geschwülsten der endokrinen Organe (z. B. Struma maligna) und der Lunge. Eine Tendenz zur frühen und umfassenden hämatogenen Metastasierung kommt auch allen jenen bösartigen Geschwülsten zu, die mit Vorliebe in die Venen einwachsen. Beispiele dafür sind das Hypernephrom, das Hepatom und das Bronchialkarzinom in Form der karzinomatösen Endophlebitis. Das Hepatom kann bei breitem Einbruch in die Vena hepatica zu einer Überschwemmung der Lunge mit Geschwulstemboli und Blockade der Lungenkapillaren mit akuter letaler respiratorischer Insuffizienz führen.

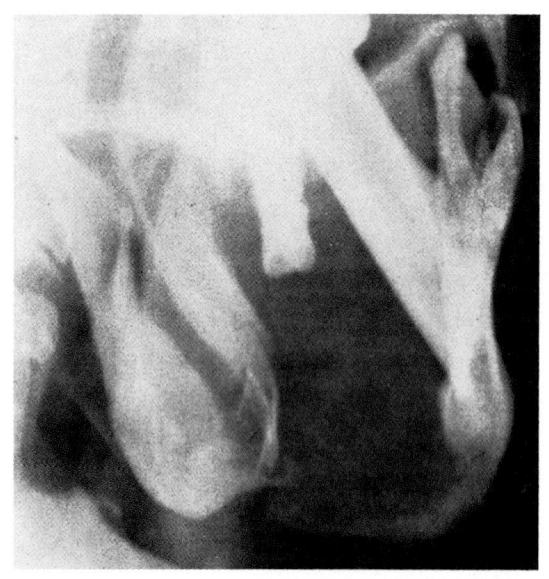

Abb. 1 Breite Unterkieferarrosion durch direktes Übergreifen eines Mundbodenkarzinoms. 67jähr. Mann.

Das *Geschwulstalter:* Die Häufigkeit der Geschwulstembolie steht in linearer Ahängigkeit von dem Geschwulstalter. Je älter die Primärgeschwulst, um so eher ist mit einer Metastasierung zu rechnen.

Die Existenz immunologischer Beziehungen zwischen Geschwulst und Geschwulstträger sind recht unterschiedlich ausgeprägt. Beispielsweise sind viele Karzinome in der Lage, hormonähnliche Polypeptid-Ketten zu synthetisieren, gegen die der Makroorganismus Antikörper entwickelt. Sie können die Vitalität und Haftung von Geschwulstemboli entscheidend beeinflussen. Es ist jedenfalls damit zu rechnen, daß ein Teil der Geschwulstemboli über Antigen-Antikörper-Reaktionen zugrunde geht und umgekehrt die Metastasierung in bestimmte Organe begünstigt wird. In diesem Zusammenhang sei auf die selektive Metastasierung des Prostatakarzinoms in das Knochenmark hingewiesen.

Für die Lokalisation und Häufigkeit der hämatogenen Metastasen ist die *Einordnung des Primärtumors in das Herz-Kreislauf-System* von entscheidender Bedeutung. Maßgebend für die Häufigkeit der Skelettmetastasen ist die Zahl der kapillären Filter, die zwischen Primärtumor und Knochenmark eingeschaltet sind. *Jedes Kapillarnetz ist funktionell eine Filterstation* mit der Aufgabe, blutfremde Zellen, Zellaggregate und Zellfragmente zurückzuhalten. Zu den blutfremden Zellsystemen gehören auch die Geschwulstzellen. Aufgrund der statistischen Verarbeitung von 2700 Obduktionen von Krebspatienten des Zürcher Pathologischen Institutes können nach WALTHER 3 Metastasenmuster unterschieden werden:

1. der pulmonale Typus,
2. der Porta-Typus,
3. der Cava-Typus.

Zu diesen 3 Grundformen kommt nach BATSON als 4. Variante der spinale Typus.

Die von WALTHER und BATSON definierten Metastasentypen sind in den Abb. 2 – 5 wiedergegeben. In diesen Schemata ist die Primärgeschwulst schwarz eingezeichnet, das erste Filter rot, das zweite blau, das dritte gelb, das lymphatische grün.

Der Pulmonalis-Typus wird repräsentiert durch das Bronchial- und Lungenkarzinom (Abb. 2): Die Fernmetastasen entstehen durch Geschwulsteinbruch in die Venae pulmonales und Venae bronchiales. Mit dem Lungenvenenblut gelangen die Geschwulstzellen und Geschwulstzellagglomerate über den linken Vorhof, die linke Herzkammer in den großen Kreislauf. Das erste kapil-

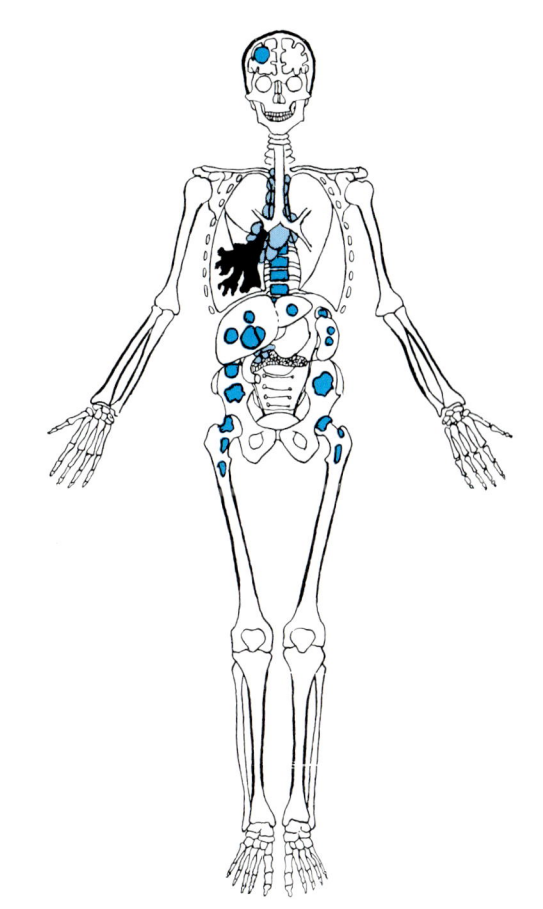

Abb. 2 Metastasierung vom Pulmonalis-Typus. Kleinzelliges Karzinom des Stammbronchus und Unterlappenhauptbronchus rechts (schwarz) mit Lymphknotenmetastasen im Abdomen und im Mediastinum (mittelblau) und Fernmetastasen im Skelett, Leber, Nieren, Nebennieren, Gehirn als erstem Filter (dunkelblau). 50jähr. Mann (Sektion).

läre Filter wird repräsentiert durch die Kapillarnetze sämtlicher Großkreislauforgane. Zu diesen gehört auch das Knochenmark. Aufgrund dieser hämodynamischen Beziehung ist deshalb beim Bronchialkarzinom mit der größten Quote von Skelettmetastasen zu rechnen. Zusätzlich steht den Karzinomen der Bronchien und Lungen für die Auswanderung noch die Vv. bronchiales und die Lymphgefäße zwischen den tracheobronchialen Lymphknoten zur Verfügung. Beide Nebenwege führen zur V. cava superior und über die A. pulmonalis zurück zu den Lungen. Die Anteile der verschiedenen Ausbreitungswege an der hämatogenen Generalisation sind von Fall zu Fall verschieden. Doch stellt die Verbindung Lungenvenen – linker Vorhof – linke Herzkam-

704 Sekundäre Knochengeschwülste

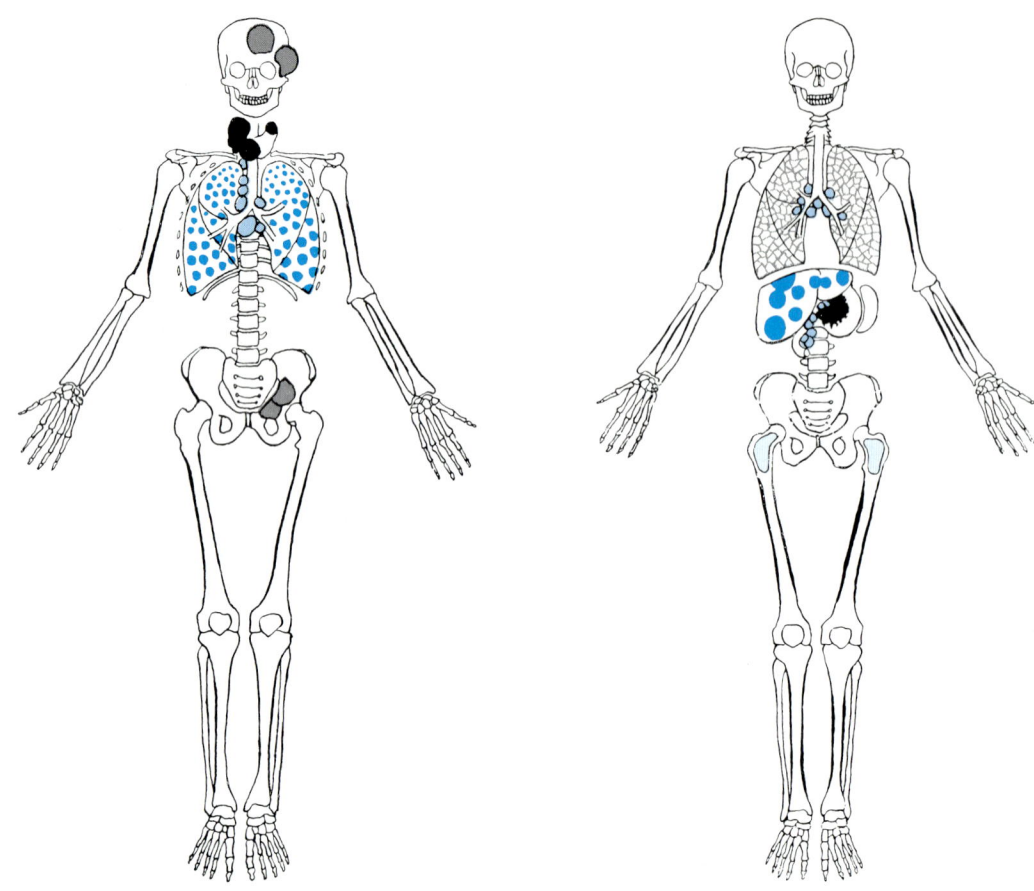

Abb. 3 Metastasierung vom Kava-Typus. Wuchernde Struma Langhans (schwarz) mit Lymphknotenmetastasen im Mediastinum (mittelblau) und Fernmetastasen in Lungen und Pleura (dunkelblau) als erstem Filter und im Knochensystem (grau) als zweitem Filter. 34jähr. Mann (Sektion).

Abb. 4 Metastasierung vom Porta-Typus. Magenkarzinom (schwarz) mit Lymphknotenmetastasen in der Umgebung und im Mediastinum (mittelblau) und Fernmetastasen in der Leber (dunkelblau) als erstem Filter, in Lungen und Pleura in Form einer Lymphangiosis carcinomatosa (grau) als zweitem Filter und im Skelett (hellblau) als drittem Filter. 52jähr. Mann (Sektion).

mer – Aorta zweifellos den maßgebenden Ausbreitungsweg dar.

Dem Cava-Typus gehören die bösartigen Geschwülste derjenigen Organe an, deren Venenblut in die Vena cava superior und inferior abfließt (Abb. 3). Die Cava-Gruppe umfaßt die Großzahl der Karzinome, insbesondere der Brustdrüse und der Prostata. Mit dem Blutstrom der Vv. cavae gelangen die Tumorzellen in den rechten Vorhof, in die rechte Herzkammer und über die A. pulmonalis in die Lungen. Diese stellen für die Cava-Organe das erste Filter dar. Die weitere hämatogene Ausbreitung folgt dem Pulmonalis-Typus, d. h. das Knochenmark stellt für diese Karzinomausbreitung das zweite Filter dar.

Aufgrund dieser hämodynamischen Beziehungen sind beim Cava-Typus die Lungenmetastasen am frühesten und häufigsten; das Knochenmark folgt an zweiter Stelle.

Zum Porta-Typus gehören Karzinome, deren Venenblut von der V. portae gesammelt wird (Abb. 4). Es sind dies die Karzinome des Magen-Darm-Kanales von Speiseröhrenmitte bis Mitte des Rektums, der Gallenblase, der Gallenwege, des Pankreas und der Milz. Das erste hämatogene Filter ist die Leber, das zweite die Lunge, das dritte das Knochenmark. Es sind vor allem Magen- und Kolonkarzinome, die nach dem Porta-Typus metastasieren, gelegentlich aber auch, bei Umleitung des Blutes über die protocavalen Ana-

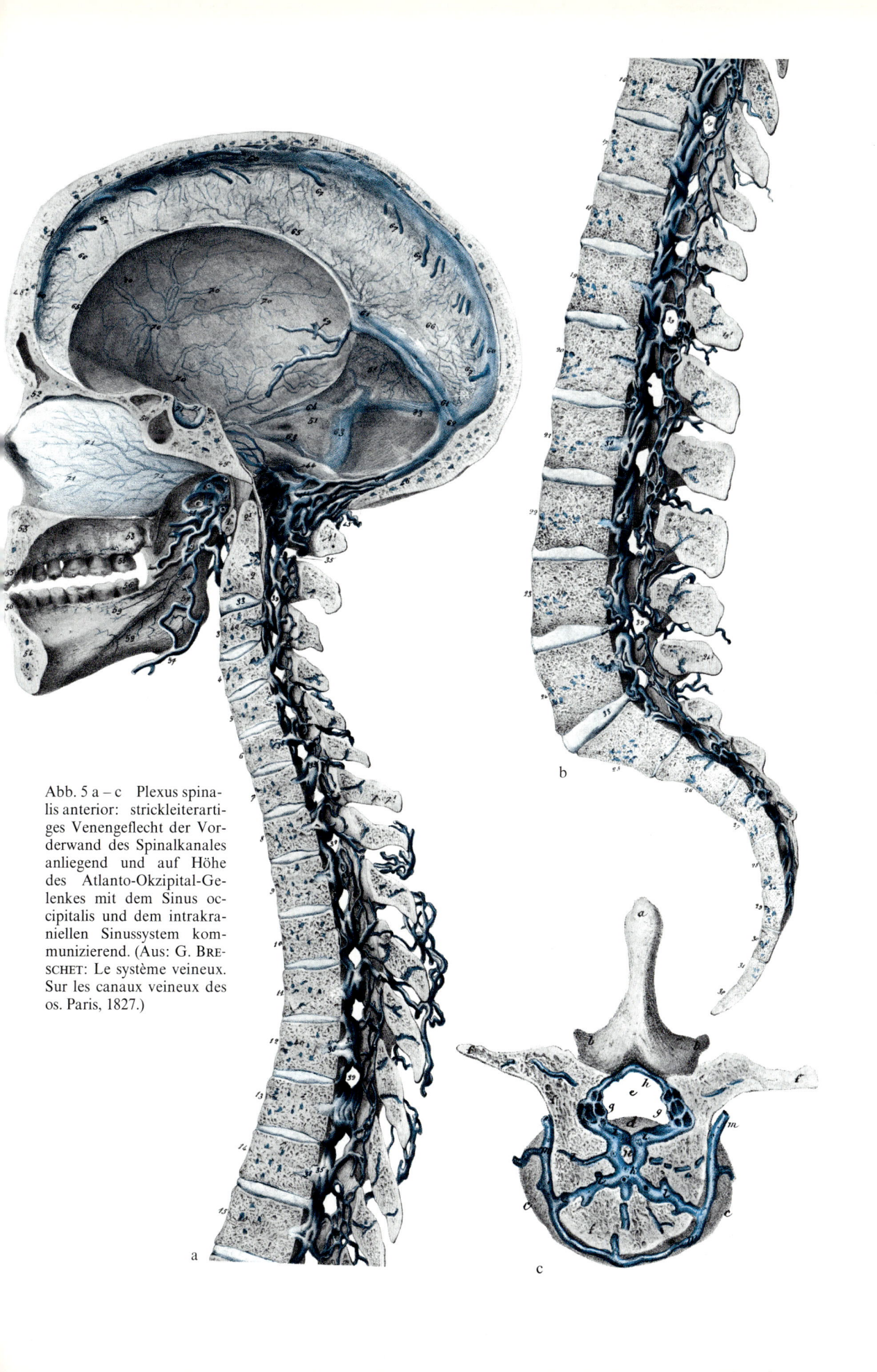

Abb. 5 a – c Plexus spinalis anterior: strickleiterartiges Venengeflecht der Vorderwand des Spinalkanales anliegend und auf Höhe des Atlanto-Okzipital-Gelenkes mit dem Sinus occipitalis und dem intrakraniellen Sinussystem kommunizierend. (Aus: G. Breschet: Le système veineux. Sur les canaux veineux des os. Paris, 1827.)

stomosen, unmittelbar in die Lungen metastasieren können. Hauptsitz der hämatogenen Metastasen ist, in Übereinstimmung mit den hämodynamischen Beziehungen, die Leber. An zweiter Stelle folgen die Lungen. Sie zeigen oft das Bild der schwer erkennbaren Lymphangiosis carcinomatosa.

Auf die Möglichkeit einer hämatogenen *Metastasierung über die Plexus spinales* hat BATSON hingewiesen. Das spinale Venensystem ist im Jahre 1827 von BRESCHET an Injektionspräparaten dargestellt und in einer prachtvollen Monographie festgehalten worden (Abb. 5). Zu unterscheiden sind der Plexus spinalis anterior und posterior und der Plexus praevertebralis. In der Gesamtheit stellt das spinale Venensystem sowohl in bezug auf die Einordnung in den venösen Kreislauf wie in bezug auf die Minutenkapazität einen venösen Kreislaufabschnitt dar, der dem Vena-cava-System gleichgeschaltet ist. Die Vv. cavae und die Plexus spinales sind durch je 5 segmental angeordnete Quervenen, die in der Mitte des Wirbelkörpers verlaufen, miteinander verbunden, so daß jederzeit Blut vom Spinalsystem in die Vv. cavae und umgekehrt überfließen kann. Weitere Anschlüsse an das Cava-System sind kranial die Übergänge des Plexus spinalis in den Sinus occipitalis und kaudal in den Plexus haemorrhoidalis. Für Karzinome des Rektums, der Harnblase, des Harnblasenbodens, der Prostata, der weiblichen und männlichen Geschlechtsorgane stellen die Venen und Kapillaren des Plexus spinalis die erste Filterstation dar (Abb. 6). Es sind besonders die Prostatakarzinome, die auf diesem Wege Kreuzbein, Lenden- und Brustwirbelsäule besiedeln. Damit hat es sehr oft sein Bewenden. Gleichzeitig kann das Prostatakarzinom aber auch über die V. cava inferior und den Lungenkreislauf in die Großkreislauforgane metastasieren. In diesem Fall stellen die Lungen für das Prostatakarzinom die erste, das Knochenmark die zweite Filterstation dar.

Entsprechend der Häufigkeit der Skelettkarzinose des Prostatakarzinoms sollte zumindest mit der gleichen Anzahl von Lungenmetastasen gerechnet werden können. Hier versagt sowohl das Röntgenbild wie der autoptische Nachweis. Offenbar greifen immunbiologische Faktoren bestimmend in die Auswahl der Metastasenorgane ein. Es ist anzunehmen, daß sehr viele Geschwulstkeime sowohl in der Blutbahn wie vor allem in den Lungen vernichtet werden (M. B. SCHMIDT). Nur so kann der in sich widerspruchsvolle Befund einer schwersten generalisierten osteoplastischen Skelettkarzinose bei geschwulstnegativem Lungenbefund erklärt werden.

Funktionell können die *Kapillarfilter* als eine *Gewebsorganisation* angesprochen werden, *die der Ausbreitung eines Karzinoms entgegenwirkt*. Dies zeigt sich in der abnehmenden Häufigkeit von Knochenmetastasen mit Zunahme der vorgeschalteten Filter.

In Tabelle 1 sind die Häufigkeiten der Lungen-,

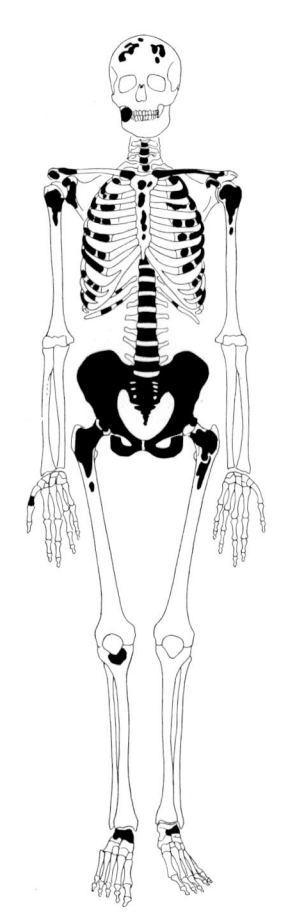

Abb. 6 Ausgedehnte Skelettkarzinose in das Stammskelett und das Gliedmaßenskelett, aufgrund der histologischen Kontrolle des Gesamtskelettes.

Tabelle 1 Häufigkeit der Knochenmetastasen in %, geordnet nach den hämodynamischen Beziehungen (WALTHER)

	Lungen-,	Leber-,	Knochenmarksmetastasen
Cava-Typus	48%	35%	25%
Porta-Typus	20%	49%	7%
Pulmonalis-Typus	0%	54%	34%

Tabelle 2 Häufigkeit der Knochenmetastasen im Zürcher Obduktionsgut (nach WALTHER) aufgeschlüsselt nach der Lokalisation der Primärgeschwülste

Primärtumor	Zahl der Sektionsfälle	Zahl der Sektionsfälle mit Metastasen	Knochenmetastasen	
			Zahl der Fälle	Zahl der Fälle in %
Brustdrüse	107	91	48	45
Prostata	68	46	27	40
Schilddrüse	61	53	19	31
Bronchien/Lungen	163	142	48	29
Nieren	49	32	12	27
Haut (Melanome)	27	19	6	22
Hoden	14	13	3	21
Uterus	141	89	15	11
Ovarien	48	32	2	4
Magen	429	299	24	6
Gallenblase und extrahepatische Gallengänge	85	62	5	6
Pankreas	52	37	2	4
Dickdarm	147	68	3	2
Mastdarm	119	48	3	2
	1510	1031	217	14%

Leber- und Knochenmarksmetastasen geordnet nach den Kreislaufbeziehungen zwischen Primärgeschwulst und Metastase aufgrund des Zürcher Obduktionsgutes (WALTHER) zusammengestellt.

Die Häufigkeit der Knochenmetastasen: Die Zahl der *röntgenologisch erfaßbaren* Knochenmetastasen ist wesentlich größer als die Zahl der durch klinische Untersuchungsmethoden erfaßbaren Metastasen. Weiterhin ist die Zahl der bei der Obduktion feststellbaren Metastasen wesentlich größer als die Zahl der röntgenologisch ermittelten Metastasen. Wir bezeichnen den Differenzwert zwischen den bei der Sektion nachgewiesenen Metastasen zu den röntgenologisch erfaßbaren Metastasen als *Dunkelziffer.* Sie wird allgemein *auf ungefähr 50% eingeschätzt.*

Auch die von WALTHER aufgrund von *Obduktionen* ermittelten Frequenzzahlen der Knochenmetastasen dürften Minimalwerte darstellen, da in der Regel bei der Obduktion die Kontrolle des Skelettes auf das Stammskelett beschränkt ist und das periphere Skelett unberücksichtigt bleibt (Tab. 2). Über die Ausdehnung der Skelettmetastasierung im *Einzelfall* gibt Abb. 6 Aufschluß. Bei der makroskopischen und histologischen Durchuntersuchung des gesamten Skelettes eines 60jährigen Mannes mit Prostatakarzinom fand sich eine massive osteoplastische Metastasierung in das Stammskelett, zugleich aber auch isolierte Metastasen im Gliedmaßenskelett (Daumenphalange, Tibiakopf, Metatarsus I und II) und Unterkiefer.

Man kann die statistischen Erhebungen über die *Häufigkeit der Skelettmetastasen* in einem definierten Obduktionsgut aufschlüsseln:
– nach der Herkunft,
– nach der absoluten Frequenz.

In Tab. 2 ist die Häufigkeit der Skelettmetastasen aufgeschlüsselt nach der Lokalisation der Primärgeschwulst auf Grund von 1510 Sektionen des Zürcher Path. Institutes wiedergegeben (WALTHER). Die Häufigkeit der Skelettmetastasen ist mit 45% am höchsten bei den Brustdrüsenkarzinomen. An zweiter Stelle folgt mit 40% das Prostatakarzinom. Jeder zweite Patient mit Brustdrüsen- oder Prostatakarzinom hat Skelettmetastasen. Anschließend folgt eine Gruppe mit Häufigkeitszahlen von Knochenmetastasen zwischen 21 und 31%. Streuquellen dieser Gruppe sind Karzinome der Schilddrüse, der Bronchien und Lungen, der Nieren, Hoden und des Uterus. Frequenzen unter 10% finden sich bei Karzinomen der Ovarien und des Gastrointestinaltraktes.

Die Aufschlüsselung der Waltherschen Statistik nach absoluten Häufigkeiten der Knochenmetastasen zeigt, daß tiefe Prozentualwerte durch eine hohe Frequenz der Primärgeschwülste teilweise kompensiert werden können. So beträgt die Frequenz der Knochenmetastasen beim Magenkarzinom 6% und steht damit im 10. Rang. Die absolute Zahl von Knochenmetastasen wird mit 24

Fällen angegeben, bezogen auf 299 Patienten mit primärem Magenkarzinom. Dies entspricht dem 4. Rang. Absolute höchste Frequenzen von Knochenmetastasen zeigen naturgemäß diejenigen Karzinome, die zugleich eine hohe prozentuale Frequenz und eine hohe absolute Frequenz aufweisen. Als Beispiele seien genannt die Karzinome der Brustdrüse, der Prostata und der Bronchien/Lungen.

Vergleichsweise seien die Untersuchungsergebnisse von GHOMETTE u. Mitarb. angeführt: Bei insgesamt 485 Krebspatienten werden systematisch Schädel, Wirbelsäule, Brustbein und Rippen röntgenologisch untersucht. Die Untersuchungsergebnisse sind folgende: Skelettmetastasen finden sich bei insgesamt 24% der Patienten, bei 50 Patientinnen mit Brustdrüsenkarzinom in 72%, bei 19 Patienten mit primärem Bronchialkarzinom in 31%, bei 17 Patienten mit primärem Pankreaskarzinom in 35%. Hauptsitz der Metastasen sind die Brust- und Lendenwirbelsäule. Die Metastasen der Brustdrüsenkarzinome sind auf die Wirbelsäule begrenzt. Polytope Metastasen verteilt auf das ganze Stammskelett finden sich vorwiegend bei den Bronchial- und Pankreaskarzinomen. Osteolytische Metastasen herrschen vor. Osteoplastische Metastasen sind selten.

In bezug auf die *Anzahl der Knochenmetastasen* bestehen folgende Möglichkeiten:

– solitäre Metastasen,

– sporadische Metastasen,

– multiple Metastasen,

– „generalisierte" Metastasen.

Entsprechend einer diagnostischen Dunkelziffer von 50% sind im klinischen Untersuchungsgut sporadische Metastasen relativ häufig, während im Obduktionsgut multiple Metastasen vorherrschen. Trotzdem sind auch in der Waltherschen Statistik 1/5 aller Knochenkarzinosen monostisch. Am häufigsten sind monostische Wirbelmetastasen.

WALTHER verzeichnete auf insgesamt 470 Obduktionen mit Skelettmetastasen 80mal = in 18% einen monostischen Skelettbefall. Die Solitärmetastasen verteilen sich auf das Gesamtskelett wie folgt: Wirbel 34mal, Femur 20mal, Rippen 8mal, Brustbein 5mal, Schädel 11mal, diverse 2mal. Am häufigsten vertreten sind mit 9 Fällen solitäre Wirbelmetastasen bei Bronchial-/Lungenkarzinomen. An zweiter Stelle folgen mit 6 Fällen Wirbelmetastasen bei Gebärmutterkrebs.

Verteilungsmuster

Die *Verteilung* der *Skelettmetastasen* auf die verschiedenen Skeletteile ist unterschiedlich, je nachdem sich die Zahl nur auf die klinische Untersuchung und subjektive Beschwerden oder

Tabelle 3   Die Metastasenverteilung über die einzelnen Skeletteile aufgrund von 470 Obduktionsfällen (WALTHER)

Wirbel	363	Humerus	34
Femur	191	Schlüsselbein	18
Rippen	131	Schulterblatt	13
Brustbein	120	Unterschenkel/Fuß	12
Becken	94	Arm/Hand	5
Schädel	93		

Tabelle 4   Lokalisation der Skelettmetastasen in Prozenten (nach WALTHER)

Wirbelsäulenbefall	in 80%
Femur	in 40%
Rippen/Brustbein	in 25%
Schädel/Becken	in 20%
Oberarmknochen/Schultergürtel	in 7%
übrige Gliedmaßen	in 1–2%

auf Röntgenaufnahmen des Gesamtskelettes und den Sektionsbefund abstützt. Recht zuverlässig sind die autoptisch gesicherten Angaben über Metastasen in der Wirbelsäule, im Beckenkamm und im Femur proximal. Völlig unzureichend sind die Angaben in bezug auf das Gliedmaßenskelett distal des Ellbogens und des Kniegelenks, da diese Skelettabschnitte nur ganz ausnahmsweise bei der Obduktion einer Prüfung unterzogen werden.

In der Waltherschen Statistik steht mit 363 Fällen die Wirbelsäule an erster Stelle (Tab. 3). Es folgen mit 191 Fällen der Oberschenkelknochen, mit 131 Fällen die Rippen, mit 120 Fällen das Brustbein. In Tab. 4 ist nach den Angaben von WALTHER der Befall der einzelnen Skeletteile in Prozenten ausgedrückt.

In den unterschiedlichen Prozentzahlen, die sich zwischen 80% einerseits (Wirbelsäule) und 1–2% (übrige Gliedmaßen) bewegen, kommt die Seltenheit der peripheren Metastasen besonders deutlich zum Ausdruck. Sporadische Metastasen neigen zum asymmetrischen, polyostisch-generalisierte Metastasen zum symmetrischen Skelettbefall (HELLNER, TENDELOO).

Trägt man bei polyostischer Skelettkarzinose die Lokalisation der Metastasen in ein Skelettschema ein, so ergeben sich verschiedene *Verteilungsmuster*. Diese sind diagnostisch von großer Bedeutung. Ich führe folgende *Verteilungsmuster* an:

1. der Metastasenbefall des Stammskelettes,

2. der Metastasenbefall des Gliedmaßenskelettes jenseits der Ellbogen- und der Kniegelenke,

3. der vorwiegend periostale Befall der langen und kurzen Röhrenknochen.

Gruppe 1. Die *Metastasierung in das Stammskelett* repräsentiert das klassische Verteilungsmuster (Abb. 7). Die Gruppe umfaßt etwa 9/10 aller Patienten mit Knochenmetastasen. Befallen sind Wirbel, Rippen, Brustbein, Schulter- und Beckengürtel und die proximalen Metaphysen von Humerus und Femur. Die Zahl der befallenen Knochen ist meist groß. Die Verteilung der Metastasen ist symmetrisch. Die Lokalisation stimmt mit der Verteilung des roten Knochenmarkes des Erwachsenen überein. Die Erythro- und Leukozyten produzierenden roten Markbezirke sind wesentlich stärker durchblutet als das inaktive Fettmark. Dies bedeutet sowohl ein größeres Angebot an Geschwulstemboli, wie bessere Existenzbedingungen. Es gibt aber zweifellos noch weitere Faktoren, die für die topographische Verteilung der Skelettmetastasen mit verantwortlich sind. Über diese Zusatzfaktoren ist noch wenig bekannt.

Gruppe 2. Das *periphere oder Gliedmaßenverteilungsmuster* umfaßt 2–5% aller Patienten mit Skelettmetastasen. Befallen sind die Skelettabschnitte jenseits der Ellbogen- und Kniegelenke (Abb. 8). Am häufigsten sind Metastasen in die distale Tibiametaphyse, Talus und Kalkaneus (TOUBIANA u. PROUX). Die Zahl der Metastasen ist beschränkt, die Verteilung asymmetrisch, manchmal halbseitig. Die Faktoren, die die Lokalisation in den Skelettaußenbezirken mit Fettmark bestimmen, sind unbekannt. Die Bedeutung einer guten Durchblutung für isolierte periphere Metastasen zeigt eine Beobachtung von JACOBSON: Radiusmetastase bei gleichzeitiger Ostitis deformans Paget.

Es ist erstaunlich, daß bei der Vielzahl von Skelettmetastasen ein symmetrischer Befall des peripheren Gliedmaßenskelettes selten beobachtet wird. Ich führe an: polyzyklische Hypernephrommetastasen in beiden Schulterblättern (SCHINZ u. UEHLINGER), symmetrische Metastasen in den Phalangen der Finger bei primärem Lungenkarzinom (KOLAR u. Mitarb.), isolierte Metastasen in die distalen Epiphysen der Oberarmknochen bei primärem Lungenkarzinom (OZARDA), symmetrische Metastasen in die Nagelphalangen beider Daumen bei primärem Brustdrüsenkarzinom (PANEBIANCO u. KAUPP).

Periphere Karzinommetastasen werden in der Regel *klinisch früher manifest als Metastasen in das Stammskelett.* Metastasen in den Diaphysen der langen Röhrenknochen führen oft zu Spontanfrakturen. Streuquellen für solitäre periphere Skelettkarzinosen sind *Hypernephrome* und Lungenkarzinome (KIENBÖCK).

Gruppe 3. Die *periostale Knochenkarzinose* beobachtet man fast ausschließlich an den langen Röhrenknochen. Die Ansiedlung der Geschwulstzellen erfolgt unmittelbar an das Periost, meist aber, wie ZEMULGYS nachgewiesen hat, in das subkortikale Markgewebe und über Haverssche Kanäle und Kortikalisbreschen in die Knochenrinde. Anschließend breitet sich das Tumorgewebe im Grenzgebiet Kortikalis/Periost über der Knochenoberfläche aus. Das Periost wird über große Abschnitte von der Kortikalis abgedrängt. Die vom Periost rechtwinklig abzweigenden Ar-

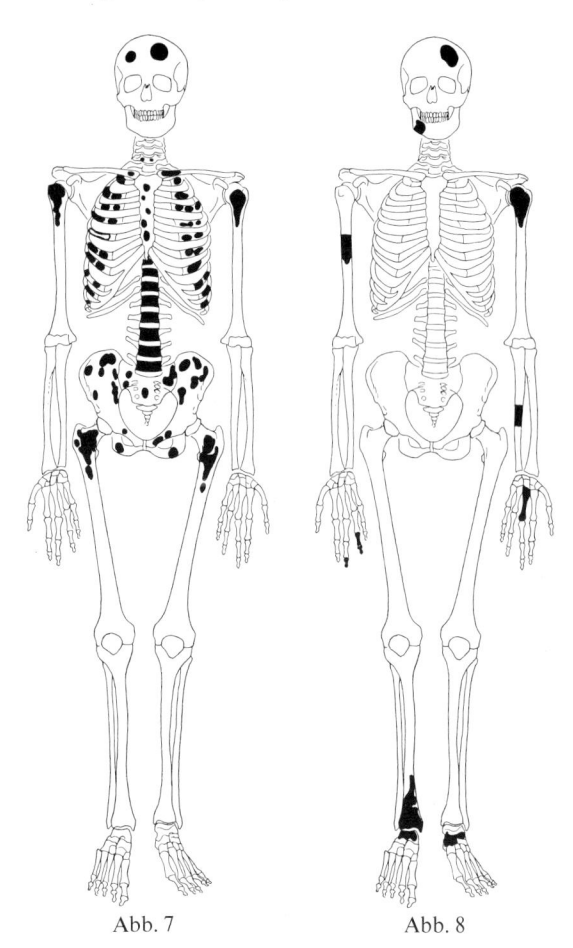

Abb. 7   Abb. 8

Abb. 7 Verteilungsmuster der karzinomatösen Skelettmetastasen. *Stammskelett-Typus,* Metastasen meist zahlreich und symmetrisch angeordnet.

Abb. 8 Verteilungsmuster der karzinomatösen Skelettmetastasen. *Gliedmaßentypus.* Metastasen meist sporadisch und asymmetrisch angeordnet.

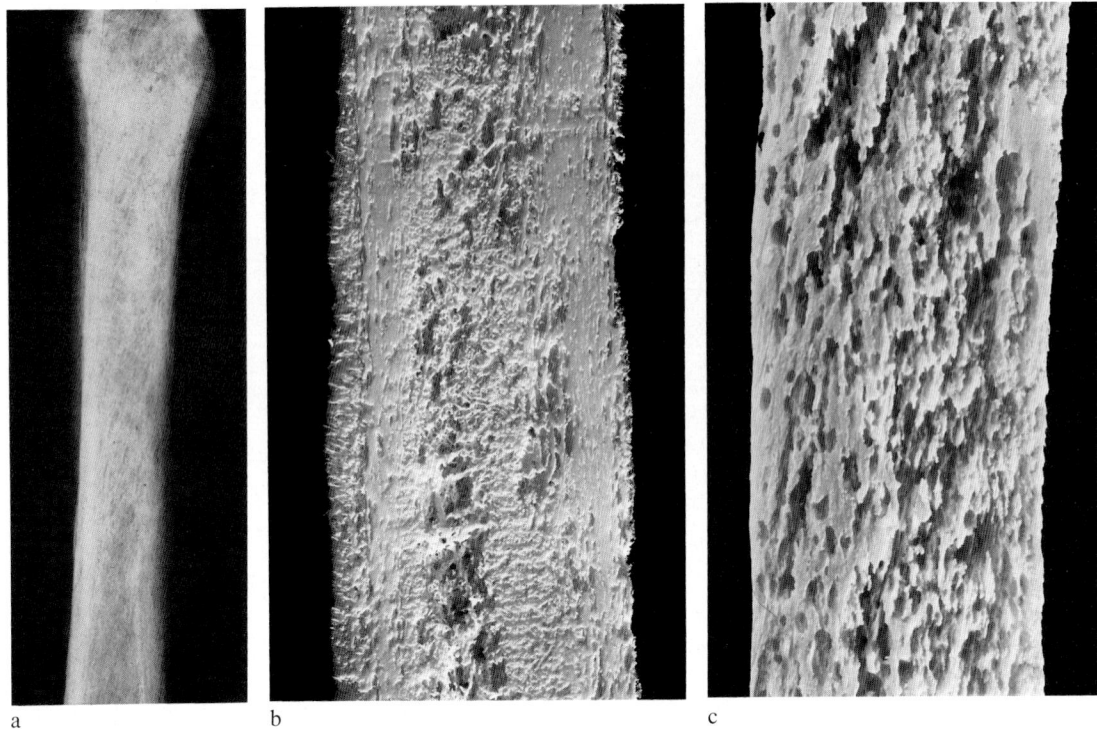

Abb. 9 Periostale Femurschaftmetastase mit Spikula bei einem Schilddrüsenkarzinom. a) Röntgenaufnahme. b) Femurmazerat, Aufsicht. c) Femurmazerat im Schnitt. 63jähr. Frau.

terien werden gestreckt. Zwischen je zwei Gefäßen bilden sich knöcherne Spikula. Die Spikula erreichen eine Höhe von 3–30 mm. Sie bilden moosartige Beläge auf der Knochenoberfläche. Die periostale Spikulabildung kann sich über die gesamte Schaftlänge erstrecken oder auf die Metaphysen begrenzt sein (LEHRER u. Mitarb.). In seltenen Fällen, besonders bei Metastasen von Prostatakarzinomen, erreichen die periostalen Osteophyten ein gewaltiges Ausmaß und können bei Wirbelbefall das Rückenmark komprimieren (Abb. 9).

Eine besondere Form der periostalen Osteophytose ist die eher blattförmige Knochenneubildung in Form runder, perforierter Scheiben, die an ein Korallenriff erinnern. In Abb. 10 u. 11 ist ein Tibiamazerat dieser korallenriffartigen periostalen Osteophytose wiedergegeben. Primärtumor ist ein papilläres Blasenkarzinom, das im Zeitraum eines einzigen Jahres diese gewaltige periostale Osteophytose aufgebaut hat. Eine zweite Metastase in den linken Femurhals führte zu einer Spontanfraktur (Abb. 12).

Das Röntgenbild wird durch die neugebildeten periostalen Spikula und Platten geprägt (LEHRER u. Mitarb.). Bei Beschränkung auf die Metaphysen erinnert der Befund an ein metaphysäres Osteosarkom (LEGIER u. TAUBER). Nach RENDICH und LEVY ist die periostale Osteophytose komplex bedingt. Sie führen an:

- Zirkulationsstörungen (Hypoxie) infolge Füllung der Markräume mit Tumorgewebe,
- Defensivreaktion gegen das Karzinom,
- Bildung einer die Osteoblasten stimulierenden Substanz.

Gelegentlich führt die Metastasierung in die Kortikalis zu einer *lamellären Aufblätterung* in der Längsachse. Röntgenologisch erinnert der Befund an das seltene Zwiebelschalenmuster des Ewing-Sarkoms. Diesen Typus der Kortikalisauflösung beobachtet man bei relativ langsam wachsenden Karzinomen.

Bei Metastasierung in flache Knochen (Schulterblatt, Darmbeinschaufel) kommt es zur *polyzystischen Knochenauftreibung*. Diese basiert auf einer Kombination geschwulstiger Osteolyse und geschwulstiger Knochenneubildung (Abb. 13). Die Kortikalis wird in diesen Fällen vom Markraum her arrodiert und gleichzeitig durch periostale Knochenanlagerung die osteolytische Erosion kompensiert. Fortschreitende endostale Osteolyse

Allgemeine pathologische Anatomie   711

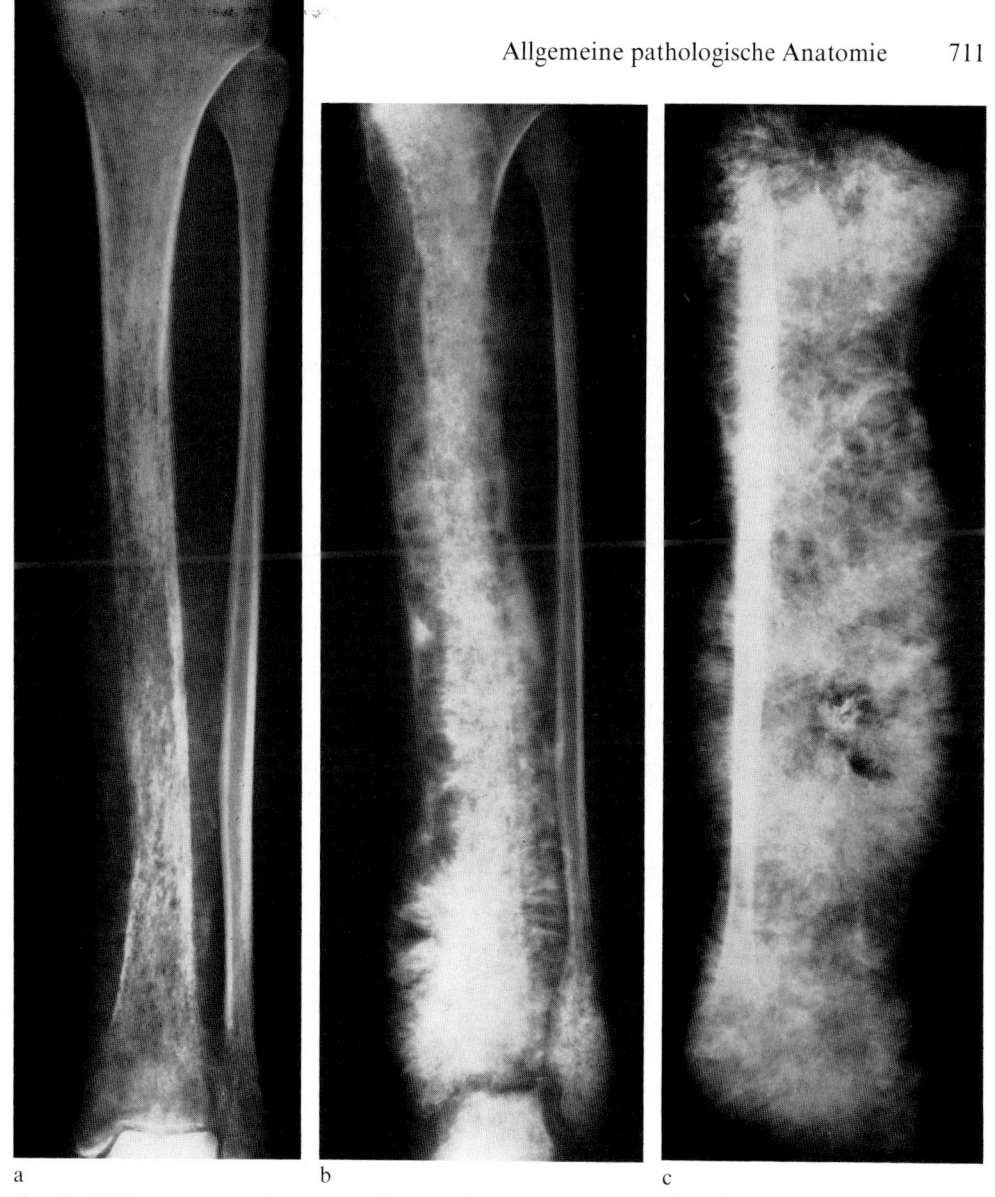

a   b   c

Abb. 10 Periostale Tibiametastase bei einem papillären Harnblasenkarzinom. *Korallentypus.* a) Röntgenaufnahme vom 20. 8. 64: osteolytische Frühphase. b) Aufnahme vom 15. 12. 64: beginnende periostale Knochenbildung. c) Aufnahme vom 3. 3. 1965: Spätphase. Vollbild der periostalen Plattenbildung. 47jähr. Frau. Gleicher Fall wie Abb. 11 und Abb. 12.

und kompensierende periostale Knochenneubildung führen zu einer exzentrischen Verlagerung der Kortikalis und mehr oder weniger starken Auftreibung des Knochens. Das röntgenologische Korrelat ist die polyzystische Transformation des entsprechenden Skeletteiles, wie sie vergleichsweise auch bei der Riesenzellgeschwulst beobachtet wird.

Für die *röntgenologische Darstellbarkeit der Knochenmetastasen* sind die Beziehungen zwischen Tumorgewebe und Knochengewebe von ausschlaggebender Bedeutung. Das Tumorgewebe an sich entzieht sich dem röntgenologischen Nachweis. *Nur die durch das Tumorgewebe ausgelösten quantitativen und strukturellen Veränderungen des Knochengewebes sind dem röntgenologischen Nachweis zugänglich.* Das Verhältnis von Knochengewebe und Knochenmark entspricht unter normalen Bedingungen dem Zustand der Koexistenz oder der Neutralität (HEUCK). Das Knochengewebe bietet dem Knochenmark Wohnraum und Schutz. Die im Laufe des Lebens fortschreitende Rezession des blutbildenden roten Knochenmarks auf das Stammskelett hat kei-

712　Sekundäre Knochengeschwülste

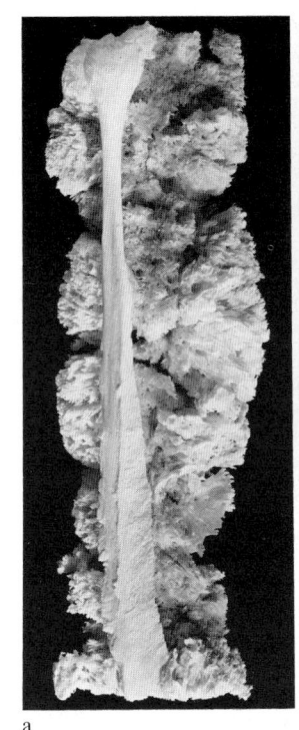

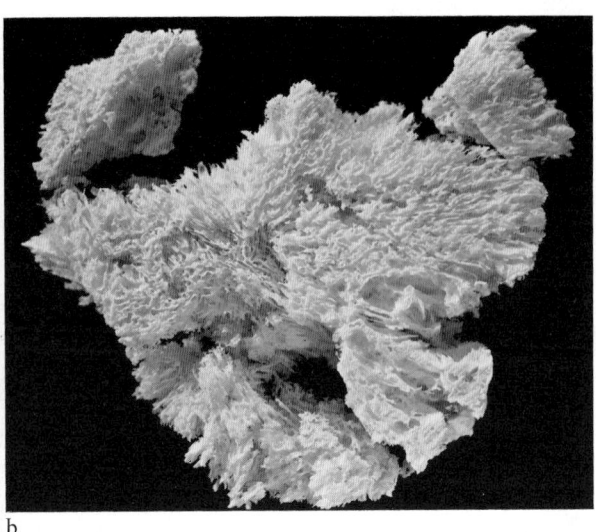

Abb. 11　Periostale Tibiametastase bei einem papillären Harnblasenkarzinom. Korallentypus. Mazerat der linken Tibia. a) In der Aufsicht, b) im Querschnitt. 47jähr. Frau.

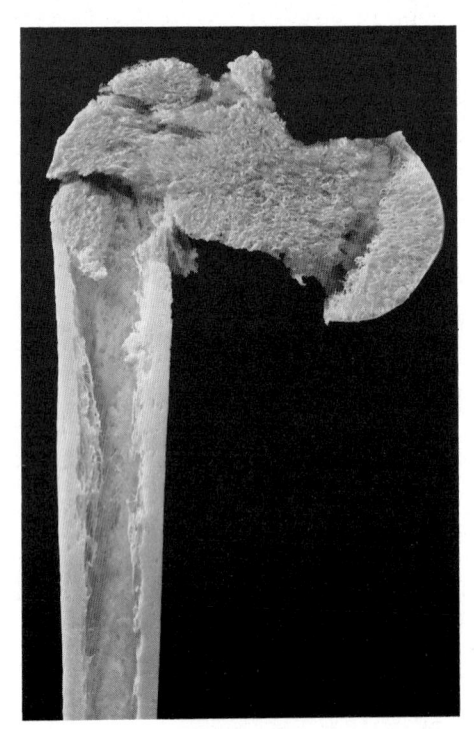

Abb. 12　Osteoplastische Metastase bei einem papillären Harnblasenkarzinom im linken Schenkelhals mit subtrochantärer Spontanfraktur. 47jähr. Frau.

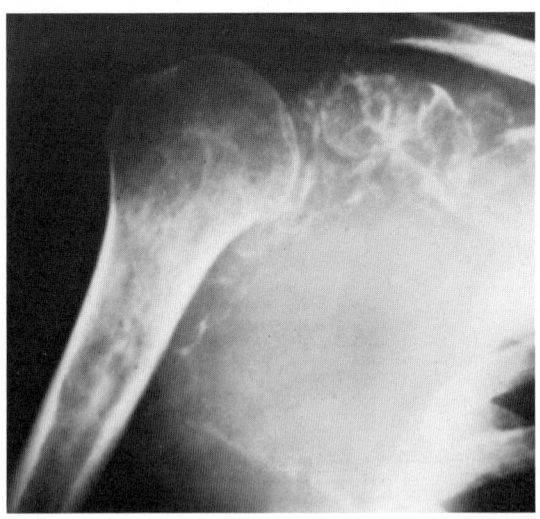

Abb. 13　Polyzystische osteolytische Schulterblattmetastase rechts eines hypernephroiden Nierenkarzinoms. Vor 8 Jahren Exstirpation eines hypernephroiden Nierenkarzinoms. Vor 2 Jahren Epiglottismetastase. Zur Zeit Schulterschmerzen beidseits wegen Skapulametastasen (52jähriger Mann, A.D.).

nen unmittelbaren Einfluß auf den Bestand und die Struktur des Knochengewebes. Durch die Metastasierung in das Knochenmark wird ein Teil desselben durch Tumorgewebe ersetzt.

Dies führt zwangsläufig zu einer neuerlichen Überprüfung der gegenseitigen nachbarlichen Beziehungen. Es bestehen vier Möglichkeiten:

1. Das Koexistenzverhältnis von Markgewebe und Knochengewebe bleibt erhalten. Fortsetzung der friedlichen Koexistenz zwischen Knochengewebe und knochengeschwulstigem Knochenmarkgewebe. In ungefähr der Hälfte der Knochenmetastasen bleibt das ausgewogene Koexistenzverhältnis erhalten. Das Knochengewebe verhält sich neutral. Damit entzieht sich die Knochenmetastase in mindestens der Hälfte der Fälle der röntgenologischen Darstellbarkeit (Tab. 5)

Auf eine Gesamtzahl von 41 Karzinompatienten waren bei der Autopsie in 15 Fällen makroskopisch Metastasen in der Lendenwirbelsäule nachweisbar, von diesen aber nur 6 im Röntgenbild erkennbar. Mit anderen Worten: Nur ein Drittel der Wirbelmetastasen war röntgenologisch erfaßbar. Zu ähnlichen Ergebnissen kommen FORNASIER und HORNE. Bei 374 an Krebs verstorbenen Patienten haben sie den 3. und 4. Lendenwirbel in sagittaler Richtung in Scheiben von 4 mm Dicke aufgesägt und diese Scheiben röntgenologisch und histologisch überprüft. Die wichtigsten Ergebnisse sind: Von 79 Fällen mit Lungenkarzinomen konnten klinisch in 10%, röntgenologisch in 19% und histologisch in 27% Knochenmetastasen nachgewiesen werden. Die korrespondierenden Zahlen beim Brustdrüsenkarzinom sind: Zahl der Fälle 70, davon Skelettmetastasen klinisch nachgewiesen 34%, röntgenologisch 54%, histologisch in 61%.

2. Das Tumorgewebe fördert die Osteoklasie. Die Markkarzinose führt zu einer auf die *Karzinombezirke begrenzten Osteolyse.* Der Knochenabbau erfolgt stets durch ein- und mehrkernige Osteoklasten, die aus dem knochenbildenden perivasalen Mesenchym, auf Anregung durch das Karzinomgewebe, differenziert und an der Geschwulstfront eingesetzt werden. Der Knochenabbau erfolgt vorwiegend durch einkernige Osteoklasten. Der Einsatz mehrkerniger Osteoklasten ist die Ausnahme. Durch die Osteoklasten werden die lamellären Knochenbälkchen angenagt, zerstückelt und schließlich völlig aufgelöst. Durch den Knochenabbau entstehen in der Spongiosa kleinere und größere Lücken. Der kritische Grenzwert, bei welchem die karzinomatöse Osteolyse röntgenologisch erfaßt werden kann, beträgt bei zentraler Osteolyse 30%. Dabei muß der osteolytische Defekt einen Mindestdurchmesser von 1–1,5 cm haben. Randständige Knochendefekte, Usuren der Kortikalis können wesentlich früher erfaßt werden. Ausgeprägte geschwulstige Osteolyse ohne Begleitsklerose beobachtet man bei Hypernephromen, Schilddrüsenkarzinomen, Hepatomen, Kolonkarzinomen, metastasierenden Glomustumoren und fakultativ beim Brustdrüsenkarzinom.

Gelegentlich führen, besonders langsam wachsende schleimbildende, Spongiosametastasen zu

Tabelle 5 Korrelation zwischen autoptisch in den Lendenwirbeln nachgewiesenen Metastasen und den röntgenologisch erkennbaren ossären Reaktiverscheinungen (nach YOUNG und FUNK)

Organ	Zahl der Fälle	Metastasen	
		bei Autopsie	im Röntgenbild
Lunge	20	8	3
Blase	2	2	1
Ösophagus	5	0	0
Nieren	3	2	1
Pankreas	6	1	1
Magen	5	2	–

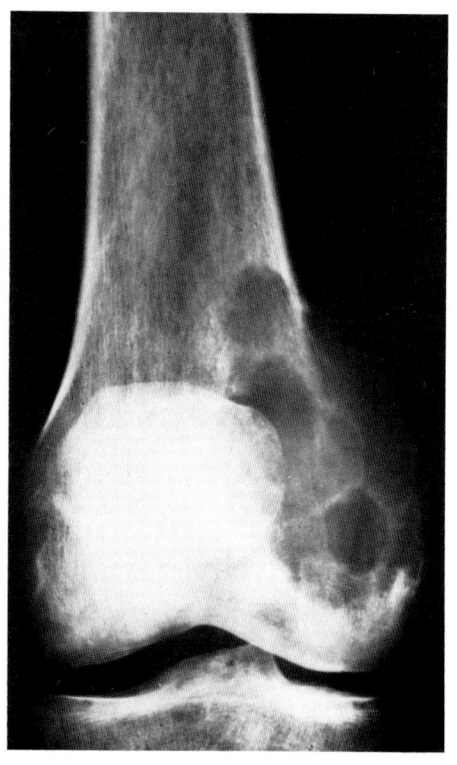

Abb. 14 Polyzystische Metastasen eines Hämangioendothelioms der Schilddrüse in der distalen Femurmetaphyse. 53jähr. Mann.

scharfrandigen runden Spongiosalöchern. Die „Zysten" erreichen bis Kirschgröße und neigen zum Zusammenschluß zu Ketten und Trauben (ENGFELDT) (Abb. 14).

3. Das Tumorgewebe fördert die endostale Osteoplasie. Wesentlich seltener als die karzinomatöse Osteolyse ist die karzinom-reaktive *Hyperostose* durch Anregung der Osteoplasten. Dabei können grundsätzlich zwei Typen unterschieden werden:
– Verstärkung des Spongiosagerüstes durch Anlagerung von Lamellen an die bestehende Spongiosa,
– reaktive Einschleusung der Karzinomstränge in fibrilläres Bindegewebe mit metaplastischer Ossifikation. Sie führt im Röntgenbild zu fleckigen Knochenverdichtungen unter Aufhebung der Spongiosastruktur.

Gesamthaft ist die Skelettkarzinose gekennzeichnet durch eine Vielfalt der ossären Formveränderungen, die sich auch in einer Vielzahl röntgenologischer Einzelbefunde wiederfindet. Röntgenologisch können folgende *Grundtypen der Knochenkarzinose* unterschieden werden:
– neutrale Markkarzinose ohne Bestand- und Strukturänderung des Knochengewebes;
– osteolytische Skelettkarzinose bis zum vollständigen Knochenschwund;
– osteosklerotische Skelettkarzinose bis zur Verdichtung zum Elfenbeinknochen;
– osteolytisch-osteosklerotische Mischformen;
– periostale Karzinose mit Arrosion der Kortikalis;
– periostale Karzinose mit Spikula- und Plattenbildung (Korallenriff);
– Karzinose in Form der gekammerten Knochenzyste.

Alle diese Grundprozesse können sich in beliebiger Weise kombinieren, wodurch die Vielfalt der Knochenveränderungen unterstrichen wird. Weiterhin wird das Grundschema der ossären Reaktion durch die Primärstruktur des Trägerknochens örtlich modifiziert. Das Resultat sind lokalisatorisch gebundene Modifikationen, die die Diagnose Knochenkarzinose ermöglichen. Sie sollen nach topographischen Gesichtspunkten beschrieben werden (s. S. 726).

4. Das Tumorgewebe fördert die periostale Knochenneubildung (Periostose).

Die Klinik der Knochenmetastasen

Die Symptomatologie

Das klinische Initialsymptom der Wirbelmetastasen sind *Knochenschmerzen* im Bereich der thorakolumbalen Wirbelsäule. Bei Befall der Gliedmaßenknochen wird der Schmerz oft in das anliegende Gelenk projiziert, eine Arthritis vortäuschend. Die Schmerzen sind zunächst dumpf, intermittierend und werden durch Ruhe nicht gedämpft. Sie werden allmählich durch einen Dauerschmerz mit nächtlichen Schmerzkrisen abgelöst. Im Beginn wirken manchmal Analgetika wie Salizyl-Präparate vorübergehend schmerzlindernd. Zwischen Schmerz und röntgenologischer Darstellbarkeit der Metastasen schiebt sich ein Intervall von 3 – 8 Monaten.

Manchmal, besonders bei Metastasen in den langen Röhrenknochen, wird das Schmerzsyndrom durch eine *Spontanfraktur* eingeleitet (Tab. 6). Im Gegensatz zu COPELAND finden sich im Obduktionsgut des Zürcher Pathologischen Institutes Spontanfrakturen am häufigsten bei Brustdrüsen- und bei Lungen-/Bronchialkarzinom (Tab. 7 u. 8).

Besonders hohe Frakturfrequenzen zeigen die Karzinosen der langen Röhrenknochen.

Im Unterschied zur lateralen Schenkelhalsfraktur bei präseniler und seniler Osteoporose liegen die Spontanfrakturen bei *Karzinose des Femurs distal des Trochanter minor* (Abb. 12), im Humerus, in

Tabelle 6 Häufigkeit der Spontanfrakturen, geordnet nach der Lokalisation des Primärkarzinoms (nach COPELAND)

Hypernephrom	45%
Struma maligna	33%
Melanom	33%
Kolon-/Rektumkarzinom	33%
Lungenkarzinom	25%
Brustdrüsenkarzinom	15%
Magenkarzinom	14%
Prostatakarzinom	0,2%

Abb. 15 Tibiametastase mit splitternder Spontanfraktur in der distalen Tibiametaphyse bei einem Pflasterzellkarzinom der Lunge. a) Aufnahme vom 12. 5. 1968 unmittelbar nach Fraktur. Metastase nicht erkennbar. b) Aufnahme 2 Monate später mit mottenfraßähnlicher Zerstörung der Frakturenden. Status nach Verschraubung mit Doppelplatten. 75jähr. Mann.

a   b

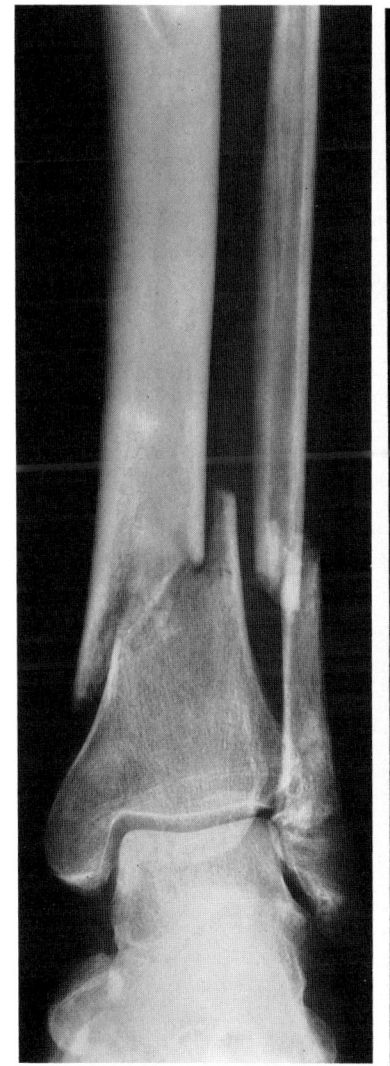

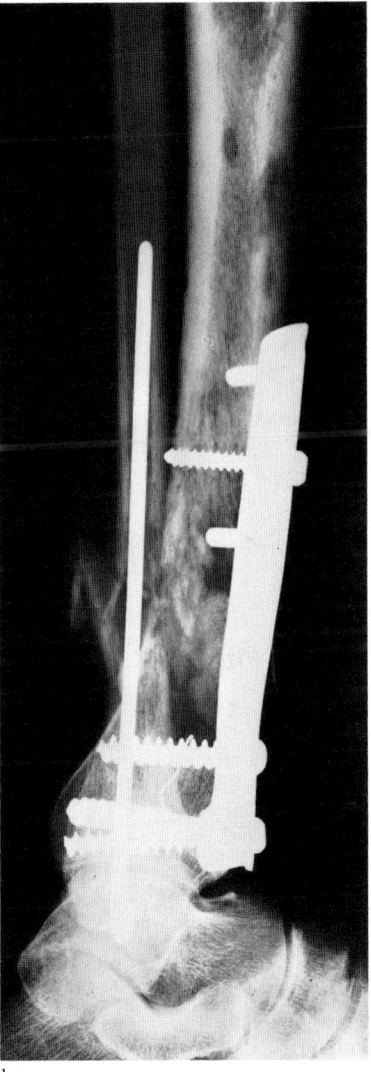

Tabelle 7 Häufigkeit und Lokalisation der Spontanfrakturen bei karzinomatösen Skelettmetastasen in 500 Sektionsfällen des Path. Institutes Zürich

Primärtumor in	Knochenmetastasen	mit Spontanfrakturen
Brustdrüse	154	29
Lungen/Bronchien	180	23
Weibliche Geschlechtsorgane	38	10
Niere	37	8
Haut	21	6
Prostata	51	4
Schilddrüse	19	4
total	500	84

der proximalen Metaphyse und Diaphyse. Bei Rippenkarzinose sind die Frakturen oft nur schwer im Röntgenbild zu erkennen. Manchmal wird erst durch die Nicht-Konsolidation infolge mottenfraßähnlicher Auflösung der Frakturfragmente der Verdacht auf eine Skelettmetastase geweckt (Abb. 15).

Tabelle 8 100 Fälle von Spontanfrakturen bei Skelettkarzinose. Aufschlüsselung nach der Lokalisation

Femur	42×	Brustbein	3×
Rippen	21×	Becken	3×
Humerus	19×	Tibia	2×
Wirbel	17×	Unterkiefer	1×
Schlüsselbein	6×	Metatarsale	1×

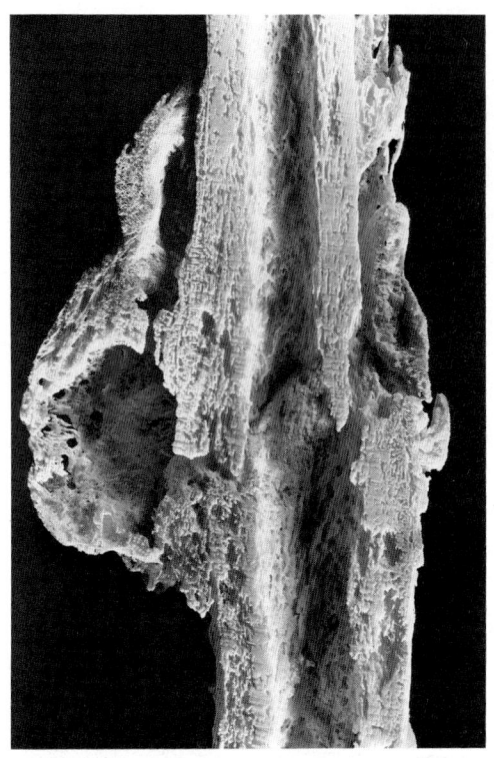

Abb. 16 Osteolytische Metastase in Femurschaftmitte bei einem soliden Brustdrüsenkarzinom. Befund nach Spontanfraktur mit hyperplastischer periostaler Kallusbildung. 75jähr. Mann.

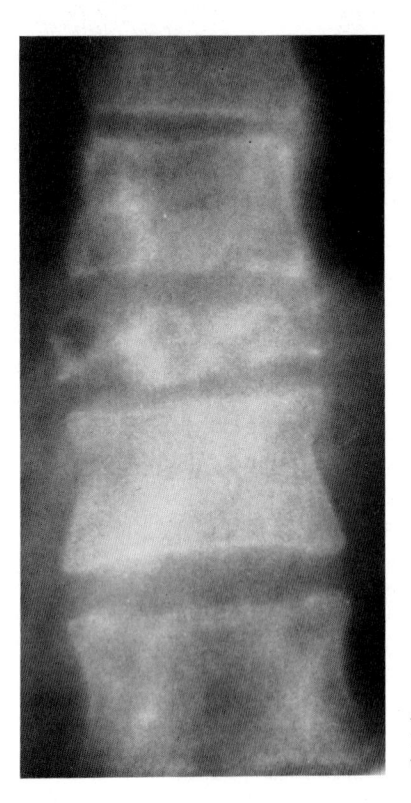

Spontanfrakturen in Humerus und Femurschaft *heilen in der Regel unter hyperplastischer Kallusbildung in normaler Zeit* (HELLNER) (Abb. 16). Die Heilbarkeit hängt damit zusammen, daß der Periostschlauch zwischen den Frakturfragmenten erhalten bleibt. TROELL beobachtete die Konsolidation einer Humerusschaftfraktur bei einer ossären Metastase eines Mammakarzinoms bei einer 47jährigen Frau in einer Zeitspanne von nur 3 Wochen. Durch die hyperplastische Kallusbildung kann im Röntgenbild die osteolytische Metastase vollkommen verdeckt und ein osteogenes Sarkom vorgetäuscht werden.

Spontanfrakturen der Wirbelkörper führen zu Plattwirbeln, zu seitlichen Keilwirbeln und zu flacher Buckelbildung über mehrere Wirbel (Abb. 17). Die Bandscheiben bleiben erhalten. Wirbelfrakturen und multiple Frakturen sind bei präseniler und seniler Osteoporose wesentlich häufiger als bei Wirbelkarzinose. Eine Ausnahme macht das polyostische Plasmozytom mit Höchstzahlen von Spontanfrakturen.

Eine operative Behandlung karzinomatöser Spontanfrakturen ist angezeigt, wenn:

– die karzinomatöse Osteolyse auf das Frakturgebiet beschränkt ist,
– die Frakturmetastase solitär ist und
– der Allgemeinzustand gut ist.

Wertvolle Hinweise über die operative Behandlung von Spontanfrakturen finden sich in den Arbeiten von PEREZ u. Mitarb., von PARRISH u. MURRAY und KAHN u. SALZER. Bei der operativen Behandlung ist zu beachten, daß Metastasen von Hypernephromen und Schilddrüsenkarzinomen ungemein stark bluten. Bei der chirurgischen Behandlung karzinomatöser Spontanfrakturen wird in 80% Schmerzfreiheit und in 70% ein gutes funktionelles Ergebnis erzielt (PEREZ u. Mitarb.). 50% der Patienten überleben das erste Behandlungsjahr, 25% noch das zweite. Nach den Untersuchungen von PARRISH u. MURRAY kann die Möglichkeit einer Dissemination von Tumorzellen durch die Fraktur nicht bestritten, aber trotzdem vernachlässigt werden.

Skelettdeformitäten bei Knochenmetastasen sind selten. Sie finden sich am ehesten in den platten Knochen wie Schulterblatt, Becken, Rippen, Unterkiefer, sei es, daß der Knochen durch das

Abb. 17 Osteoplastische Metastasen der Lendenwirbel bei einem undifferenzierten soliden Karzinom. Kuchenartige Kompression des 10. Brustwirbels. 37jähr. Frau.

Abb. 18 „Irreguläres" Geschwulstfieber bei Hypernephrom der linken Niere mit Lungen- und Skelettmetastasen. 39jähr. Frau (Path. Inst. St. Gallen).

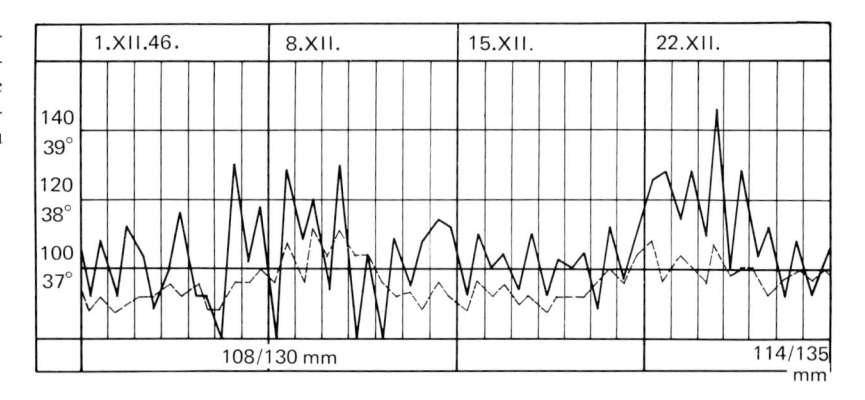

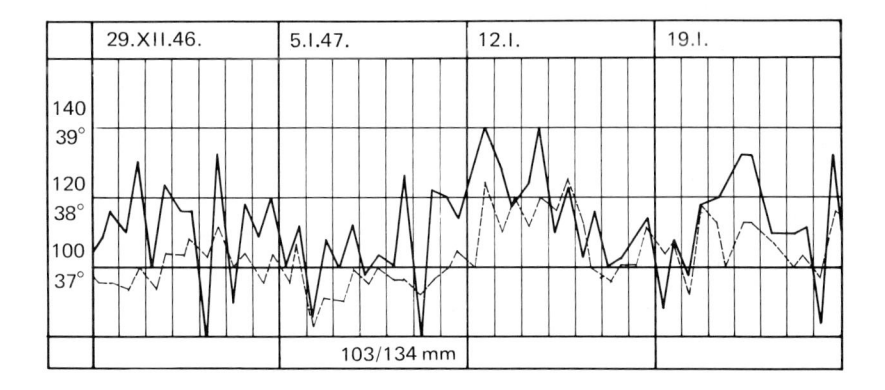

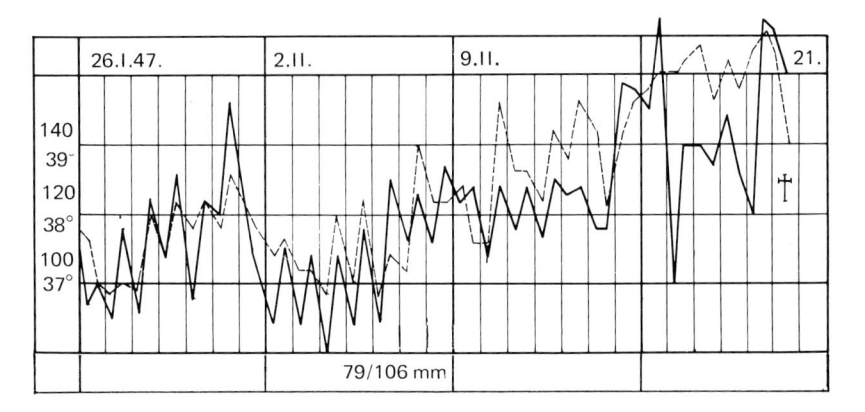

Karzinom aufgetrieben wird, sei es, daß das Periost durch karzinomatöse Invasion zur Spikulabildung angeregt wird. Bei oberflächlicher Lage können die Deformitäten durch Haut und Schleimhäute durchgetastet werden.

Körpertemperatur

Irreguläre Geschwulstfieber beobachtet man gelegentlich bei Hypernephromen und beim Ewing-Sarkom (Abb. 18).

Blutbefunde

Im Frühstadium der karzinomatösen Skelettbesiedlung ist eine *beschleunigte Sedimentation der roten Blutkörperchen* oft das einzige Zeichen, daß das Karzinom in die Phase der Generalisation eingetreten ist. Erst terminal kommt es zur raschen und starken Absenkung des Hämoglobins auf Werte von 15 – 20%, begleitet von Poikilozytose, Polychromasie, Normoblastose.
Gelegentlich wird der Krankheitsverlauf durch eine hämolytische Anämie geprägt (WAUGH).

Im Jahre 1929 hat T. L. BLISS erstmals eine *Polyglobulie* bei Hypernephromen beobachtet. Die Angaben über die *Häufigkeit* der Polyglobulie bei Nierengeschwülsten schwanken zwischen 0,6% und 4,4%.

Die Polyglobulie ist offensichtlich durch eine vermehrte Produktion von renalem Erythropoetin verursacht. Sie ist nicht an das Bestehen von Skelettmetastasen gebunden (THIEL). Polyglobulien bei extrarenalen Geschwülsten sind sehr selten.

Variantenreicher sind die Reaktionen des *myelopoetischen Systems.* In Frühstadien besteht oft eine leichte Leukozytose bei normalem Differentialbild. Selten sind leukämoide Reaktionen. Wie ROHR (1938) betont, führen nicht in erster Linie ins Mark metastasierende Geschwülste zu Reizleukozytosen, sondern eher Organkarzinome mit kaum nachweisbarer Fernmetastasierung. LINKE (1955) unterscheidet 4 Reaktionsformen:

- Eine neutrophile Granulozytose mit Linksverschiebung mit oder ohne Normoblasten und Leukozytenzahlen zwischen 10 000 – 20 000, selten bis 50 000 – 150 000. Der peripheren Leukozytose entspricht ein hyperplastisches Reizmark mit Linksverschiebung der Erythro- und Granulozytopoese.
- Eine neutrophile Granulozytose mit Rechtsverschiebung. Dieser Reaktionstypus ist sehr selten.
- Eine eosinophile Reaktion. Sie findet sich in etwa 10% der Karzinompatienten. Der Anteil der eosinophilen Leukozyten kann dabei Werte von 40% und mehr erreichen.

  Eine ausgeprägte Knochenmarks- und Bluteosinophilie habe ich bei einer 67jährigen Patientin mit einem Adenokarzinom des rechten Lungenunterlappens und ausgedehnten viszeralen Metastasen und solitärer Metastase im 1. Lendenwirbel beobachtet. Die Leukozytenzahlen stiegen im Verlaufe einer 4monatigen Krankheitsdauer von 11 500 auf 107 000, der Anteil der eosinophilen Leukozyten von 16% auf 47,5%.

- Die erythroleukämische Reaktion mit Erythroblasten und Myelozyten im peripheren Blutbild. Die *erythroleukämische Reaktion* ist stets an eine Metastasierung in das Knochenmark gebunden. Gleichzeitig finden sich Metastasen in Milz, Leber und Lymphknoten, so daß von einer selektiven Metastasierung in die Organe des retikuloendothelialen Systems gesprochen werden kann. Die Skelettmetastasierung reicht bis in die peripheren Skelettabschnitte. Sie ist häufig von einer reaktiven Markfibrose und fleckigen metaplastischen Faserknochenneubildung begleitet. Milz und Leber zeigen gleichzeitig eine heterotope Blutbildung, die für die Ausschwemmung unreifer myeloischer Elemente verantwortlich ist. Die Abgrenzung dieser Skelettkarzinosen mit erythroleukämoider Reaktion gegenüber ossifizierenden Osteomyelofibrosen ist manchmal nur durch die histologische Untersuchung einer Beckenkammbiopsie möglich. Der erythroleukämoiden Reaktion liegen vorwiegend Knochenmarksmetastasierungen schleimbildender Adenomkarzinome des Magens, des Kolons und der Gallenwege zugrunde.

In jüngster Zeit ist es gelungen, Häufigkeit und Quantität der hämatogenen Wanderbewegung durch den Nachweis von Tumorzellen und *Tumorzellkonglomeraten im Venenblut* zu präzisieren.

Intermediärer Stoffwechsel (Kalzium, Phosphate, Prolin, Hydroxyprolin) bei Skelettkarzinosen

Der *Serumkalziumspiegel* liegt zwischen 9 – 11 mg%. Es handelt sich um eine biologische Konstante, die hormonal gesteuert (Parathormon und Calcitonin), wie durch Vitamin D überwacht wird. Weniger präzise reguliert ist der Phosphatspiegel. Hohe Werte von 4 – 5 mg% liegen im Kindesalter im Rahmen der Norm. Es stellt sich damit das Problem, ob die generalisierte osteolytische oder osteosklerotische Skelettkarzinose in diese biologischen Konstanten eingreift. Wie schwierig es ist, den Kalziumstoffwechsel durch Kalziumspeicherung zu erschüttern, möge folgendes Beispiel zeigen (BUCHER):

Bei einer im Jahre 1901 geborenen Frau wird 1958 ein pflaumengroßes osteogenes Weichteilsarkom in der rechten Brustdrüse festgestellt. Vier Jahre später finden sich umfangreiche, ungemein kalkreiche Metastasen in der Lunge und der Brustwand. Serumkalzium- und Phosphatspiegel sind mit 9,3 mg% und 4 mg% normal, die alkalische Phosphatase beträgt 51 BE, später auf 530 King-Armstrong-Einheiten bzw. über 100 BE ansteigend. Die Patientin stirbt am 6. 2. 63 nach fünfjähriger Krankheitsdauer unter den Erscheinungen der kardiorespiratorischen Insuffizienz.

Bei der *Sektion* sind Brustkorb und Lungen zu einer einzigen umfangreichen Geschwulstmasse verschmolzen (Abb. 19). Daneben finden sich zahlreiche bis apfelgroße, kalkharte Metastasen in der Haut. Histologisch handelt es sich um ein stark ossifizierendes osteogenes Sarkom.

Der Kalziumgehalt von 100 g Tumor-Frischgewebe erreicht 8,75 g; bei einem Gesamtgewicht der Geschwulst von schätzungsweise 1 kg entspricht dies einer Kalziummenge von 87 g, d. h. annähernd der hundertfachen

Kalziummenge der Gewebsflüssigkeit und einem Zehntel des Gesamtkalziums des Körpers. Trotz dieser enormen Kalziumspeicherung im Tumorgewebe ist es nie zu einer Entgleisung der Kalziumbilanz gekommen.

Als erster hat wohl KLEMPERER 1923 den Gedanken einer Beeinflussung des Kalziumstoffwechsels bzw. des Serumkalziumspiegels durch reaktive karzinomatöse Osteolyse erwogen. Die Anregung gab ihm folgende Beobachtung:

Bei der im 49. Lebensjahr gestorbenen Patientin werden 18 Monate vor dem Tode beide Brustdrüsen wegen Adenokarzinom reseziert. Die letzten 6 Monate klagt die Patientin über zunehmende Rückenschmerzen. Die Erythrozyten fallen auf 2,1 Millionen ab, das Hb sinkt auf 18–14%. Im Blutausstrich Poikilozytose, Normoblastose, vereinzelt Myelozyten. Kalzium- und P-Werte im Serum nicht bestimmt.

Die *Sektion* ergibt eine allgemeine Karzinose mit knotigen Metastasen in Lungen, Ovarien, Hypophyse, Schilddrüse und Skelett. Die Wirbelsäule ist fast völlig aufgelöst. Vorwiegend osteolytische Metastasen finden sich ferner im Schädeldach, Brustbein und in den Oberschenkelknochen. Die *Nebenschilddrüsen* liegen an normaler Stelle; das rechte untere EK ist stark vergrößert, mißt 30 : 5 : 3 mm. Histologisch besteht das Bild der reaktiven Hauptzellhyperplasie vermengt mit eosinophilen Zellen. Das *Skelett* ist durch Osteoklasten fast völlig aufgelöst. Im histologischen Schnittbild ist ein Teil der Howshipschen Buchten mit Karzinomzellen besetzt, so daß man den Eindruck gewinnt, an der Osteolyse wären auch Tumorzellen beteiligt. Ein Teil der Markräume zeigt reichlich fibröses Narbengewebe mit metaplastischer Osteoidbildung.

Für den Skelettbefund prägt KLEMPERER die Bezeichnung „*Osteomalacia carcinomatosa*". Eine Nephrokalzinose weist auf eine temporäre Hyperkalzämie hin.

Die adenomatöse Hyperplasie des rechten unteren Epithelkörperchens kann sowohl die Ursache wie die Folge der Knochenzerstörung sein. Ein Entscheid ist zur Zeit nicht möglich.

In neuerer Zeit hat BAKER in Stoffwechseluntersuchungen nachgewiesen, daß osteoplastische Metastasen reichlich markiertes Ca 45 und SR 83+85 aufnehmen können. Heute können bei Patienten mit einem Karzinom folgende Formen der Hyper- und Hypokalzämie unterschieden werden:

– paraneoplastische *Hyperkalzämie* bei Karzinom mit und ohne Skelettmetastasen;

– *Hyperkalzämie* infolge karzinominduzierter Osteolyse;

– *Hypokalzämie* infolge vermehrter Kalziumspeicherung bei karzinominduzierter Osteosklerose;

– *Hyperkalzämie* bei Koinzidenz eines Karzinoms mit und ohne Skelettmetastasen mit einem primären Hyperparathyreoidismus (EK-Adenom);

– *Hypokalzämie* bei Calcitonin produzierendem solidem anaplastischem extrafollikulärem Schilddrüsenkarzinom mit und ohne Skelettmetastasen;

– *Hypokalzämie* infolge Koinzidenz eines Karzinoms mit und ohne Skelettmetastasen mit einem primären Hypoparathyreoidismus;

– *Hypokalzämie* bei karzinomatöser Destruktion der Nebenschilddrüsen;

– *Kombinationsformen;*

– *alkalische und saure Phosphatase;*

– *renale Hydroxyprolin-Ausscheidung.*

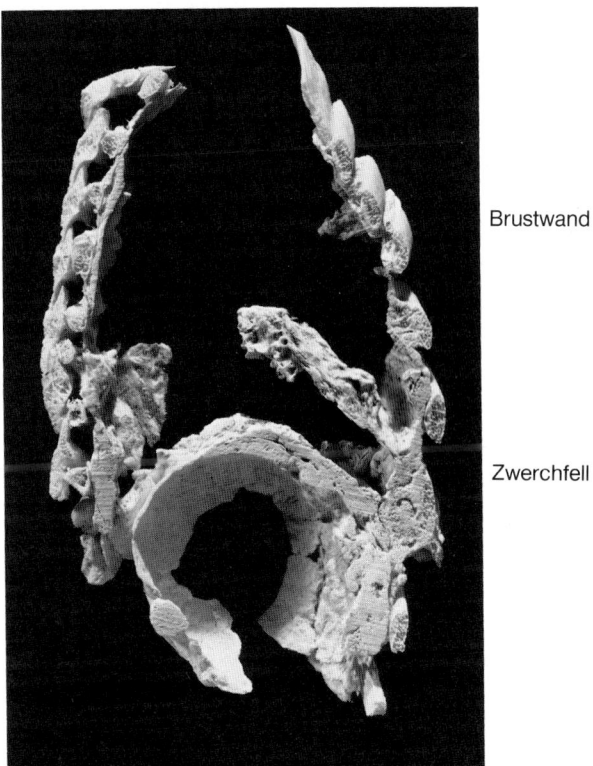

Paraneoplastische Hyperkalzämie

Fall: H. Walter, 54 J., gest. 6. 6. 63: Thorotrastleberzirrhose mit sekundärem Gallengangskarzinom. Hyperkalzämie von 13,7 mg%.

Bei dem 54jährigen Bauarbeiter ist 14 Jahre vor dem Tode wegen einer Thrombarteriitis mit Claudicatio intermittens eine Thorotrastangiographie durchgeführt

Abb. 19 Extraossäres osteogenes Sarkom. Massive Metastasen in Brustwand und Zwerchfell. Absolute Thoraxstarre. Kalkgehalt 1000 g. 63jähr. Frau.

worden. Er erkrankt kurze Zeit vor dem Tode mit uncharakteristischen Oberbauchbeschwerden. Diese werden auf die Thorotrastspeicherung in Leber und Milz zurückgeführt. Die psychischen Reaktionen sind stark verlangsamt. Die Laboratoriumsuntersuchungen ergeben eine Hyperkalzämie von 13,7 mg%, die durch Prednison auf 11,7 mg% gesenkt werden kann, während gleichzeitig der Phosphatspiegel von 1,7 auf 2,8 mg% ansteigt. Die positive Cortisonreaktion läßt einen primären Hyperparathyreoidismus ausschließen. Am 8. Spitaltag tödliche Blutung aus einem akuten Duodenalgeschwür.
Die *Obduktion* bestätigt die allgemeine Thrombarteriitis mit Thorotrastspeicherung in Leber und Milz. Als Überraschungsbefund findet sich in der Leber ein kindskopfgroßes Gallengangskarzinom mit Metastasen in den paraaortalen und tracheobronchialen Lymphknoten und in der Lunge. Die Nebenschilddrüsen sind makroskopisch und histologisch normal. Das Skelett ist metastasenfrei.

Da bei der Obduktion keine osteolytischen Skelettmetastasen nachzuweisen waren, dürfte die präterminale Hyperkalzämie durch das Gallengangskarzinom im Sinne einer paraneoplastischen Hyperkalzämie ausgelöst worden sein. Als erster hat ALBRIGHT auf die Möglichkeit der Synthese einer parathormon-ähnlichen Polypeptidkette durch Tumorzellen hingewiesen. Nach TASHJAN ist noch mit der Synthese eines zweiten Tumorhormons, das selektiv die Osteoklasten aktiviert, zu rechnen.

Hyperkalzämie infolge karzinominduzierter Osteolyse

Als Beleg sei auf die Beobachtung von KLEMPERER aus dem Jahre 1923 und die Arbeit von MILCH u. CHANGUS über die „Response of bone to tumor invasion" aus dem Jahre 1956 verwiesen. Die von osteolytischen Skelettmetastasen abhängige Hyperkalzämie erweist sich, im Gegensatz zum Verhalten des normalen Serumkalziumspiegels, als sehr *calcitonin-empfindlich* (FOSTER, JOSSLIN, McINTOSH). Bei Stoffwechsel-Gesunden hat Thyreocalcitonin nur eine minimale Senkung des Serumkalziumspiegels zur Folge.
In einer eigenen Beobachtung eines Patienten mit einem Adenokarzinom des linken Lungenunterlappens und ausgedehnten osteolytischen Skelettmetastasen, nachgewiesen in der Schädelkalotte, Wirbelsäule, 7. linken Rippe, beiden Femora und beiden Humeri mit zahlreichen Spontanfrakturen, erreichte der Serumkalziumspiegel terminal den Wert von 14 mg%.

Hypokalzämie infolge ossärer Kalziumspeicherung bei karzinominduzierter Osteosklerose

BAKER hat in entsprechenden Kalziumstoffwechseluntersuchungen nachgewiesen, daß osteoplastische Skelettmetastasen reichlich Ca 45 und Sr 3 aufnehmen können. Eine Hypokalzämie ist auch bei umfangreicher osteoplastischer Skelettkarzinose ein eher seltenes Ereignis. Sie wird fast ausschließlich bei metastasierenden Prostatakarzinomen beobachtet (RANDALL u. LÜNEMANN). Die Kombination von Hypokalzämie und Hypophosphatämie spricht für eine rasche Eingliederung der Kalzium- und Phosphationen in die Skelettmetastasen. Die intestinale Kalziumresorption ist nicht gestört. Die renale Kalziumausscheidung ist stark vermindert.
Hypokalzämie und Hypophosphatämie können nach LUDWIG einen sekundären Hyperparathyreoidismus zur Folge haben.
Eine einschlägige, gut dokumentierte Beobachtung verdanken wir SACKNER, SPIVAT und BALIAN:

Der 56jährige Patient wird wegen Alkoholismus, Atemnot und Neigung zu Krampfanfällen hospitalisiert. Das Thoraxröntgenbild weckt den Verdacht auf Lungentuberkulose; der Auswurf ist aber stets tuberkelbakterienfrei. Temperaturen subfebril. Laboratoriumswerte: alle normal, mit Ausnahme einer *konstanten Hypokalzämie* zwischen 7,4 und 8,2 mg% und normalen und leicht erhöhten Phosphatwerten (4,1 und 6,5 mg%). Die renale Kalziumausscheidung beträgt bei 1 g Kalziuminfusion nur noch 26 mg in 24 Std. Die tubuläre Phosphatrückresorption beträgt 94%. Parathormon-Injektionen und Kalziumbelastung sind ohne Einfluß auf die renale Phosphat- und Kalziumausscheidung.
Röntgenologisch besteht eine umfangreiche osteoplastische Skelettkarzinose, besonders des Stammskeletts. Im Knochenmarkpunktat kann ein anaplastisches Adenokarzinom nachgewiesen werden. Tod in der 13. Spitalwoche.
Sektionsbefund: Primäres anaplastisches Adenokarzinom der Lunge. Zahlreiche, vorwiegend reiskorngroße Metastasen in Lungen, Gehirn, Leber, Nebennieren und Lymphknoten und Skelett. Die Knochen sind steinhart. Histologisch sind die Markräume mit Karzinomsträngen, Bindegewebe und Osteoid ausgefüllt. Kalkmetastasen in Nieren, Thymus und Ductus deferens. 2 Nebenschilddrüsen sind normal (wasserklarzellige Hyperplasie?). 2 Nebenschilddrüsen können nicht gefunden werden.

Biochemisch sprechen die Befunde Hypokalzämie, Hyperphosphatämie, Hypokalzurie, Hypophosphaturie, niedrige alkalische Phosphatase für einen Hypoparathyreoidismus. Doch muß diese Diagnose aufgrund des Sektionsbefundes mit 2 normalen Nebenschilddrüsen abgelehnt werden. Es ist daher sehr wahrscheinlich, daß für die konstante und therapieresistente Hypokalzämie eine großzügige Kalziumspeicherung und Retention in den osteoplastischen Skelettmetastasen verantwortlich ist. Ungeklärt bleibt, warum die über ein

Jahr dauernde Hypokalzämie nicht reaktiv einen sekundären Hyperparathyreoidismus ausgelöst hat. Die Autoren schreiben: „The causes for this paradoxic finding can only be speculated upon."

Koinzidenz eines primären hyperkalzämischen Hyperparathyreoidismus mit einem Karzinom

BOWMAN u. Mitarb. fanden bei 64jährigem Patienten, der seit 2 Monaten über Husten, Brustschmerzen und Nachtschweiße klagt, ein kleinzelliges Karzinom des rechten Stammbronchus mit szintigraphisch nachweisbaren Skelettmetastasen. Die Blutsenkungsreaktion ist mit 74 mm in der ersten Stunde stark beschleunigt. Der Serumkalziumwert ist mit 14,0 mg% stark erhöht, der Serumphosphatwert mit 1,4 mg% stark erniedrigt. Der Parathormonspiegel im Serum ist erhöht.
Die Hyperkalzämie ist durch Na-Phosphat, Cortison und Furosemid nicht beeinflußbar. Dagegen führt die Einnahme von synthetischem Calcitonin (2 MRC Einh./kg/Stunde) zu einer Senkung des Serumkalziumspiegels.
Der Patient stirbt am 70. Spitaltag. Die Sektion bestätigt die Diagnose eines kleinzelligen Bronchialkarzinoms mit Metastasen in den tracheobronchialen Lymphknoten, Leber und Skelett (Wirbel, Femur). Grundlage der permanenten Hyperkalzämie ist ein 2,5 : 1,5 : 1 cm messendes Adenom einer Nebenschilddrüse.

Die Kombination eines hyperkalzämischen primären Hyperparathyreoidismus mit einem viszeralen Karzinom ist zweifellos sehr selten, aber trotzdem in die differentialdiagnostischen Überlegungen mit einzubeziehen.

Hypokalzämie infolge Koinzidenz eines Karzinoms mit einem primären Hypoparathyreoidismus

In diese Gruppe gehört wohl eine von EHRLICH u. Mitarb. (1963) veröffentlichte Beobachtung:

Bei dem im 56. Lebensjahr verstorbenen Patienten wird 6 Jahre vor dem Tode ein durch Nadelbiopsie gesichertes Prostatakarzinom festgestellt. Kastration und Behandlung mit Stilboestrol. Erst wenige Monate vor dem Tode Gewichtsabnahme und tiefsitzende Rückenschmerzen. In diesem Zeitpunkt zeigt der Serumkalziumspiegel mit Werten von 9,4 und 7,2 mg% die Tendenz zur Absenkung. Alkalische Phosphatase 3,3 BE. Im Röntgenbild keine Hinweise auf Lungen- und osteoplastische Skelettmetastasen. In der Folge Symptome einer hypokalzämischen Tetanie (Hyperreflexie, Karpopedalspasmen (positive Chvostek-Zeichen), zeitlich mit einer karzinomreaktiven Osteosklerose in Wirbelsäule und Rippen zusammenfallend. Anstieg der alkalischen Phosphatase auf 24,2 BE begleitet von einer schweren Hypokalzämie von 5,3 mg% und Hyperphosphatämie von 6,0 mg%. Die Hypokalzämie erweist sich gegen Zufuhr von Parathormon, AT 10, Vitamin D und Infusion von Kalziumglukonat resistent. Die Kalziumausscheidungswerte durch Nieren und Darm liegen unter der Norm. Die letzten Wirbelsäulenröntgenbilder zeigen eine zunehmende Osteosklerose. Die Nadelbiopsie des 12. Brustwirbels ergibt eine Markkarzinose und intensive reaktive Knochenneubildung.
Die *Sektion* bestätigt die Diagnose eines Prostatakarzinoms mit umfangreichen Metastasen in Lungen, Lymphknoten und Skelett, begleitet von einer reaktiven Osteosklerose. Die Nebenschilddrüsen fehlen.

Bei der Fallbesprechung äußern sich EHRLICH u. Mitarb. dahin, daß durch die Kalziumretention in den osteoplastischen Skelettmetastasen ein bis anhin latenter Hypoparathyreoidismus zur Manifestation gebracht worden sei.

Hypokalzämie bei Destruktion der Nebenschilddrüsen durch karzinomatöse Metastasen

Das reizvolle Wechselspiel zwischen hormonaler Regulation des Serumkalziumspiegels, Kalziumaufnahme und -abgabe durch das Skelett zeigt eine Beobachtung von BANKL u. Mitarb.:

Die 51jährige Patientin wird wegen Rückenschmerzen, hochgradiger Anämie und Leukozytose zur Abklärung hospitalisiert. Die Beckenkammbiopsie ergibt eine Knochenmarkskarzinose bei unbekanntem Primärtumor. Erst nach mehrmonatiger Krankheitsdauer mit Zunahme der Skelettschmerzen kann in der linken Mamilla ein kleines szirrhöses Brustdrüsenkarzinom getastet werden, das bereits in die regionalen Lymphknoten metastasiert hatte. Die Skelettröntgenaufnahmen zeigen eine umfangreiche, teils osteolytische, teils osteoplastische Karzinose des ganzen Stammskelettes.
Laboratoriumsbefunde: Erythrozyten 2,7 Millionen, Hb 7,2 g%, Retikulozyten 75‰; auf 100 Leukozyten 70 Erythroblasten. Leukozyten 20 000 mit ausgeprägter Linksverschiebung. Serumkalzium 8,2 mg%, Phosphate 3 mg%.
Unter Testosteronbehandlung rascher Anstieg des Serumkalziums auf 10,8 mg% und schließlich 12,8 mg%, begleitet von einem hyperkalzämischen Koma. Durch sofortiges Absetzen des Testosterons und Einsatz von Prednisolon 100 mg/die – 50 mg/die gelingt es rasch, den Serumkalziumspiegel unter die Norm abzusenken und das Koma zum Verschwinden zu bringen. Trotz Ersatz von Testosteron und Östrogenen sinkt aber der Serumkalziumspiegel auf 7 mg% ab, begleitet von den Erscheinungen einer hypokalzämischen Tetanie (Chvostek-Zeichen positiv). Die Hypokalzämie erweist sich weiterhin als therapieresistent (Vitamin-D-Kalziuminfusionen). Patientin stirbt an der allgemeinen Karzinose.
Die *Sektion* ergibt ein szirrhöses Mammakarzinom mit umfangreicher osteoplastischer Metastasierung in das Skelett und Metastasierung vorzugsweise in die endokrinen Organe. Die 4 Nebenschilddrüsen sind durch Karzinomstränge vollständig vernichtet.

Bei der Analyse des Krankheitsverlaufes nehmen die Autoren an, daß initial die osteoplastische Skelettkarzinose zu einer massiven Kalziumspeicherung im neugebildeten Knochen geführt habe mit Absenkung des Serumkalziumspiegels auf 8,2 mg%. Unter dem Einfluß von Testosteron sei dieser Prozeß sistiert worden, begleitet von einem Anstieg des Serumkalziums auf 12,8 mg%. Die Absetzung des Testosterons und Gabe von Prednison hätten zu einer Normalisierung des Serumkalziumspiegels geführt. Die erneute präterminale therapieresistente Hypokalzämie gehe zulasten eines Ausfalles der Nebenschilddrüsen, als auch einer massiven Kalziumspeicherung in den Skelettmetastasen.

Hypokalzämie infolge Parathormonresistenz des Knochengewebes (nonresponsiveness)

Die Entwicklung einer Hypokalzämie bei osteoplastischer Skelettkarzinose ist eine Ausnahmeerscheinung. Die Hypokalzämie kommt nur dann zustande, wenn zusätzlich zur intensiven Kalziumspeicherung im Skelett die Reglerkreise des Serumkalziumspiegels gestört sind. In diese Richtung weist eine Beobachtung von SCHWARTZ u. MEISER:

Bei dem 63jährigen Patienten mit einem Adenokarzinom der Prostata besteht eine generalisierte osteoplastische Skelettkarzinose. Die Laboratoriumsversuche ergeben während der einjährigen Beobachtungszeit eine stete Hypokalzämie von 4,5 – 6,5 mg% bei Normophosphatämie. Der tiefe Serumkalziumspiegel entspricht damit einem Zustand, wie er sich nach Resektion (oder Zerstörung) aller 4 Nebenschilddrüsen im Sinne eines neuen Gleichgewichtes zwischen Skelettkalzium und Serumkalzium einstellt. Bei einer Tageseinnahme von 930 mg Kalzium werden 447 mg im Skelett aufgenommen und 493 mg renal ausgeschieden. Alle Maßnahmen zur Hebung des Serumkalziumspiegels (Kalziuminfusion, Behandlung mit Progynon, orale Zufuhr von Kalziumglukonat) sind erfolglos. Im besonderen bleibt bei einwöchiger Behandlung mit täglich 200 E Parathormon (Lilly) der Serumkalziumspiegel tief. Der Elsworth-/Howard-Test fällt negativ aus.

Bei der starken Neigung, bei der Skelettkarzinose Kalzium aufzunehmen, muß angenommen werden, daß das Geschwulstkalzium sich gegenüber dem Parathormon resistent verhält. Eine parathormonale Aktivierung der Osteoklasten findet nicht statt. Man bezeichnet dieses abweisende Verhalten des Erfolgsorganes als „unresponsiveness".

Ein echter Hypoparathyreoidismus liegt nicht vor. Dagegen spricht der normale Phosphatspiegel im Blut.

Hypokalzämie bei Calcitonin produzierendem solidem anaplastischem extrafollikulärem Schilddrüsenkarzinom

Eine einschlägige Beobachtung verdanken wir McDERMOTT u. HART:

Die 48jährige Patientin wird erstmals August 1968 wegen Schwellung im Nacken und seit 8 Monaten zunehmender Dysphagie hospitalisiert: Befund: Fettsucht mit Vollmondgesicht, Hirsutismus, Kyphose, Hypertonie von 210/130 mmHg Hyperglykämie. Im rechten Schilddrüsenlappen harter, 3 – 4 cm messender Knoten. Die biochemischen Parameter sind normal, mit Ausnahme einer Hyperglykämie, einer Hypokalzämie von 8,2 – 9,3 mg% und einer Hypophosphatämie von 2,3 – 2,8 mg%. Exstirpation des Schilddrüsenknotens – einem soliden extrafollikulären Karzinom – führt rasch zur Normalisierung von Serumkalzium und Serumphosphatspiegel. Die Ursache des Morbus Cushing ist ungeklärt.

Bei dem soliden Schilddrüsenkarzinom handelt es sich wahrscheinlich um eine Geschwulst, die von den parafollikulären Zellen ihren Ausgang genommen hat und durch unkontrollierte Überproduktion von Thyreocalcitonin den Serumkalziumspiegel abgesenkt hat.

Die Abklärung des intermediären Mineralstoffwechsels bei polyostischer Skelettmetastasierung begegnet einem großen Interesse. Es ist wahrscheinlich, daß osteolytische Metastasen eine Hyperkalzämie, osteoplastische Metastasen – infolge Kalziumspeicherung – eine Hypokalzämie begünstigen. Trotzdem sind Hyper- und Hypokalzämie bei Skelettmetastasen ausgesprochen selten. Hyperkalzämie, die Folge osteolytischer Skelettmetastasen, werden fast ausschließlich bei Brustdrüsen- und Lungenkarzinomen, Hypokalzämien infolge osteoplastischer Metastasierung bei Prostatakarzinom beobachtet. Hyperkalzämien sind wesentlich häufiger als Hypokalzämien. Die Großzahl der Hyperkalzämien bei Karzinomen dürfte den paraneoplastischen Hyperkalzämien zuzuordnen sein. Nur eine Minderzahl geht zu Lasten der Skelettmetastasierung. Es ist im einzelnen Fall abzuklären, welcher Typus der Hyperkalzämie vorliegt. Nach AUB sind Erhöhung des Serumkalziumspiegels bei umfangreicher osteolytischer Skelettkarzinose stets mit einem Anstieg des Serumphosphatspiegels begleitet, da in den Hydroxylapatitkristallen zu gleichen Teilen sowohl Kalzium- als Phosphationen eingebaut sind. Im Gegensatz dazu führt die paraneoplastische Hyperkalzämie nie zu einer Erhöhung des Serumphosphatspiegels.

Der Serumphosphatspiegel unterscheidet sich vom Serumkalziumspiegel durch die größere spontane Variation. Bei Kindern besteht die Tendenz zu einem hohen Serumphosphatspiegel. Für Erwachsene kann ein Mittelwert zwischen 3,5 und 4,5 mg% angenommen werden. Abweichungen von der Norm sind relativ häufig und im gesamten wenig aussagekräftig.

Alkalische und saure Phosphatase

Die *alkalische Phosphatase* ist ein Enzym, das von den Osteoblasten synthetisiert und ausgeschieden wird. Sie ist ein Spiegel der osteoblastischen Aktivität. Die Werte für die alkalische Phosphatase sind erhöht bei osteoplastischer Skelettkarzinose und bei knochenbildenden Sarkomen. Höchstwerte finden sich bei florider polyostischer Ostitis deformans Paget. Die Normalwerte sind in Tab. 9 zusammengestellt (HAAS).

Tabelle 9

	Normwert
Bodansky	1,5 – 4,0 BE ♂
	1,0 – 2,7 BE ♀
King Armstrong	5,0 – 10,0 K. A. E.
Huggins-Taluloy	3,0 – 15,0 H. E.
Bessey, Lowry,	0,6 – 2,7 B. L. E ♂
Brock	0,7 – 1,8 B. L. E. ♀
Internationale E.	10,0 – 45,0 ♂ IE nach B. L.
	12,0 – 30,0 ♀

Die *saure Phosphatase* ist ein Enzym der Prostata und des Prostatakarzinoms. Beim metastasierenden Prostatakarzinom mit osteoplastischer Skelettkarzinose sind daher sowohl die Werte für die alkalische wie die saure Phosphatase erhöht. Dagegen sind bei Ostitis deformans Paget nur die Werte für die alkalische Phosphatase erhöht.

Renale Hydroxyprolin-Ausscheidung

Die normale Hydroxyprolin-Ausscheidung ist ein Maß für den osteoklastischen Knochenabbau. Die organische Matrix des Knochengewebes besteht zu 95% aus Kollagen. Die kollagenen Fibrillen sind Kettenmoleküle von Aminosäuren mit Wiederholung der Dreiersequenz: Prolin, Glycin, Hydroxyprolin. Nach Einbau des Prolins in die kollagenen Kettenmoleküle wird im Laufe der Zeit die Hälfte des Prolins zu Hydroxyprolin oxydiert. Bei Abbau des Knochengewebes wird das Kollagenmolekül wiederum in seine Bausteine zerlegt. Von diesen kann Hydroxyprolin aus unbekannten Gründen nicht mehr bei der Neubildung kollagener Fibrillen eingesetzt werden und wird renal ausgeschieden. Die normale Tagesquote liegt bei 25 – 30 mg. Jede Erhöhung der renalen Hydroxyprolin-Ausscheidung weist auf einen vermehrten Kollagenabbau, mittelbar auf eine Osteolyse.
Nach den Untersuchungen von BURKHARDT u. Mitarb. beträgt die normale renale Hydroxyprolin-Ausscheidung in 24 Stunden $21 \pm 3,2$ mg, bei Karzinomen ohne Knochenmetastasen $26 \pm 6,6$ mg, bei Karzinomen mit Knochenmetastasen $70 \pm 4,3$ mg. Es besteht eine große individuelle Schwankungsbreite. Leber- und Lungenmetastasen haben keinen Einfluß auf die Tageswerte. Der Anstieg der Hydroxyprolin-Werte geht der röntgenologischen Erfassung osteolytischer Knochenmetastasen um mindestens 3 Wochen voraus.
PATT u. DOOLITTLE konnten bei 17 Patienten mit Karzinom und Knochenmetastasen in 80% erhöhte Hydroxyprolin-Werte ermitteln. BURKHARDT u. Mitarb. bei 42 Patienten sogar in 98%. Die renale Hydroxyprolin-Ausscheidung ist somit ein hochempfindlicher Test für osteolytische Knochenmetastasen (PATT u. DOOLITTLE). Besonders hohe Werte findet man gelegentlich auch bei osteoplastischen Knochenmetastasen, da der reaktiv neugebildete Knochen ebenso rasch wieder abgebaut wird. Osteolytische Solitärmetastasen verursachen keinen Anstieg der Hydroxyprolin-Ausscheidung.

Krankheitsverlauf

Durch die Besiedlung des Knochenmarkes mit Tumorgewebe wird die 2. und letzte Krankheitsphase eingeleitet. Die Lebenserwartung beträgt selten mehr als ein Jahr. Von dieser Regel gibt es viele Abweichungen. Mehrjährige Überlebenszeiten beobachtet man besonders bei hormonempfindlichen Karzinomen (Brustdrüsenkarzinom, Prostatakarzinom).
Auch von der klassischen Sequenz: Frühsymptome zu Lasten der Primärgeschwulst, Spätsymptome zu Lasten der Metastasen gibt es immer wieder Ausnahmen in dem Sinne, daß die *ersten klinischen Erscheinungen* durch die Skelettmetastase ausgelöst werden. Gleichzeitig entzieht sich oft die Primärgeschwulst dem klinischen Nachweis, insbesondere dann, wenn es sich um kleine Lungenkarzinome handelt, und um Karzinome der Leber, der Gallenblase, des Pankreas, der Nebennieren und der Nieren. Ein charakteristisches Beispiel sei angefügt:

Der 58jährige Patient beginnt 1955 wegen chronischer Lungentuberkulose eine Sanatoriumskur. 1962 stürzt er auf das rechte Kniegelenk und klagt in der Folge über Kniegelenksbeschwerden, die trotz konservativer Therapie nicht ausheilen. Zur Abklärung wird Patient am 2. 11. 62 in die Mediz. Univ.-Klinik Zürich eingewiesen. Er klagt bei Spitalaufnahme über hartnäckigen Husten mit spärlichem Auswurf. Das Thoraxröntgenbild zeigt in beiden Lungenspitzen einige von einem Indurationsfeld unterschichtete Emphysemblasen. Das rechte Kniegelenk ist spindelig aufgetrieben und druckempfindlich. Das Röntgenbild vom 5. 11. 62 zeigt eine unscharf be-

724 Sekundäre Knochengeschwülste

b

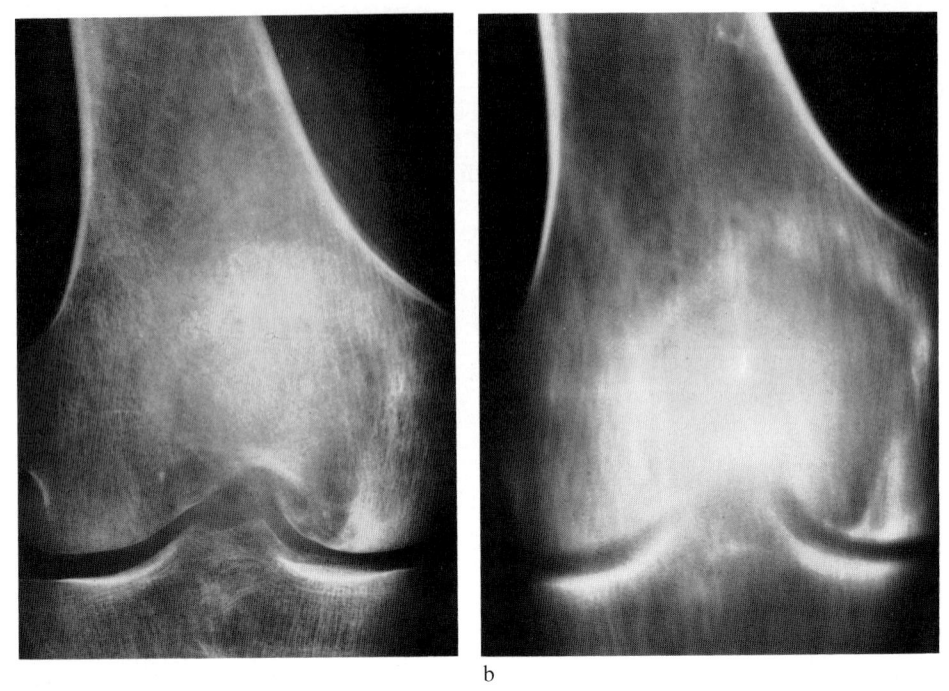

Abb. 20 Osteolytische Metastase in der rechtsseitigen distalen Femurepi-/-metaphyse bei einem verhornenden Bronchuskarzinom. Erste Manifestation des Karzinoms. Aufnahme vom 5. 11. 1962. a) a.-p. Aufnahme, b) Tomogramm. 58jähr. Mann.

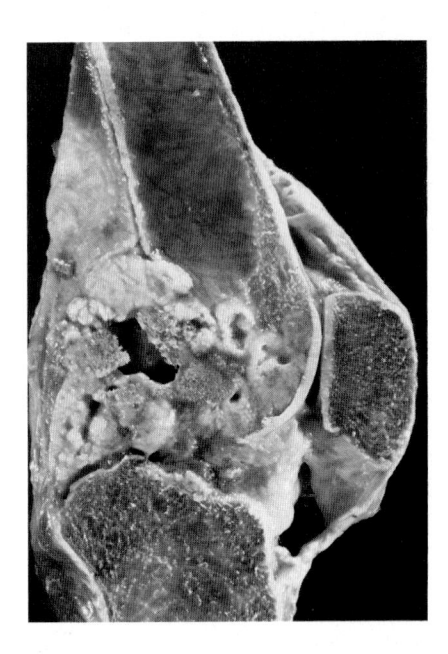

Abb. 21 Osteolytische Metastase eines verhornenden Pflasterzellkarzinoms in der rechtsseitigen distalen Femurepi-/-metaphyse. Sagittalschnitt durch das Kniegelenk. Gleicher Fall wie Abb. 20. Zwischen Röntgenaufnahme und Tod liegt ein Intervall von 3 Monaten. 58jähr. Mann.

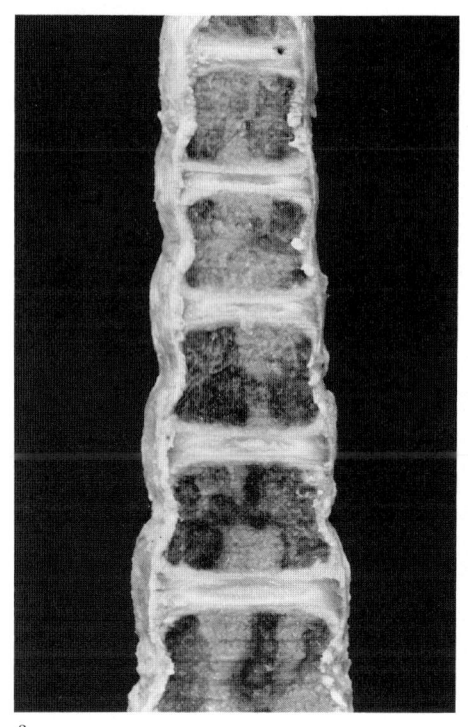

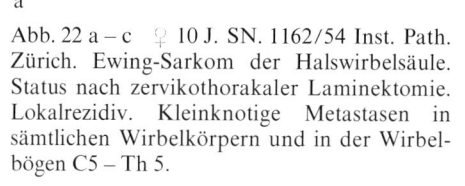

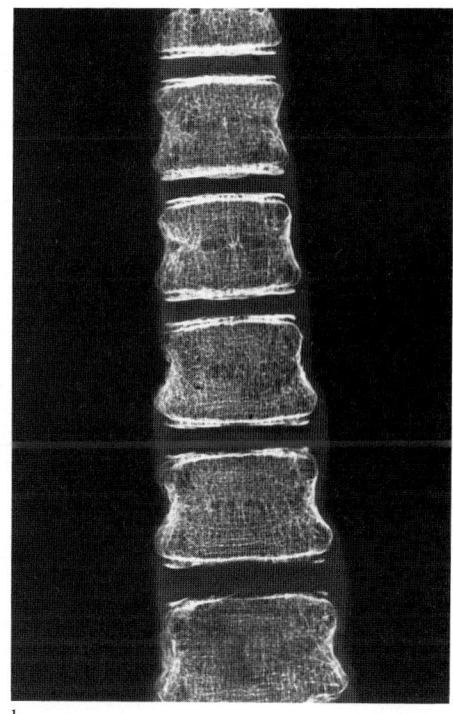

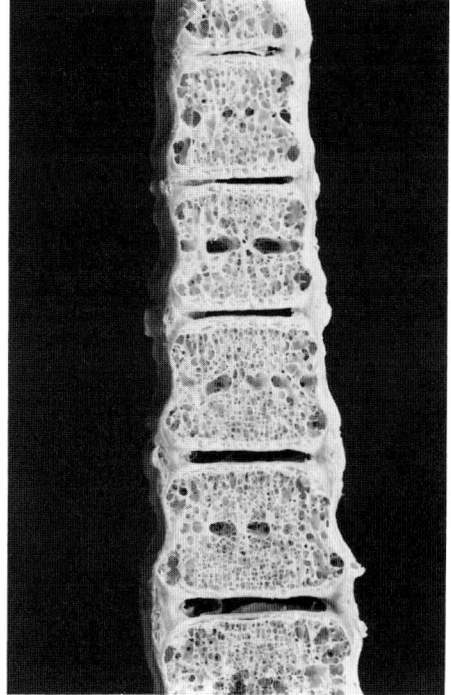

Abb. 22 a – c ♀ 10 J. SN. 1162/54 Inst. Path. Zürich. Ewing-Sarkom der Halswirbelsäule. Status nach zervikothorakaler Laminektomie. Lokalrezidiv. Kleinknotige Metastasen in sämtlichen Wirbelkörpern und in der Wirbelbögen C5 – Th 5.

grenzte, kastaniengroße Kaverne in der distalen Femurepi-/-metaphyse mit geringer Randsklerose (Abb. 20). Die *klinische Diagnose* lautet auf chronische, wahrscheinlich tuberkulöse Osteomyelitis der distalen Femurepi/-metaphyse.
Die *Biopsie* aus der distalen Femurepi-/-metaphyse ergibt zur Überraschung ein verhornendes Pflasterzellkarzinom. Der Patient stirbt am 7. 2. 63 nach einjähriger Krankheitsdauer.
Sektion: Streuquelle ist ein kleines verhornendes Pflasterzellkarzinom im rechten dorsobasalen Lungenoberlappensegment mit Metastasen in den tracheobronchialen Lymphknoten. Die solitäre Metastase in der rechten distalen Femurepi-/-metaphyse ist das erste Karzinomsymptom und hat das Kniegelenk völlig zerstört (Abb. 21).

Spezielle Röntgenologie der Skelettmetastasen

Als erster hat KIENBÖCK versucht, die für die Diagnose einer Skelettkarzinose maßgebenden Röntgenbefunde systematisch zu gliedern. Zu prüfen sind:

- die Lokalisation: zentral, kortikal, periostal, diffus;
- die ossäre Reaktion.

Zu unterscheiden sind:

- die osteolytische Metastase,
- die osteoplastische Metastase,
- die gemischt osteolytische/osteoplastische Metastase,
- die polyzystisch-expansive Metastase,
- die periostale Osteophytose,
- pagetoide Mischformen.

Leider vermißt man bei KIENBÖCK Hinweise auf die „neutralen Knochenmetastasen", die röntgenologisch infolge Schonung des Knochengewebes nicht zur Darstellung gelangen. Die ossäre Reaktion wird durch die Normalstruktur des Knochens entscheidend mitgeprägt. Das endgültige Strukturbild der Knochenmetastase ist ein Summationseffekt aus Normalstruktur, Lokalisation der Metastase im Knochen und die durch das Karzinom ausgelöste Osteolyse und reaktive Knochenneubildung. Im Rahmen der speziellen Röntgenologie der Knochenmetastasen sollen die pathologischen Befunde in einem ersten Abschnitt nach topographischen Gesichtspunkten in der Reihenfolge Stammskelett, Gliedmaßenskelett und Schädel, in einem zweiten Abschnitt nach dem Sitz der Primärgeschwulst dargestellt werden.

Skelettmetastasen nach topographischen Gesichtspunkten geordnet

Wirbel

Die Wirbel sind der häufigste Sitz von Skelettmetastasen. In der Regel handelt es sich um eine Teilerscheinung einer Karzinose des Stammskelettes. Vergleichende Untersuchungen von YOUNG, FORNASIER u. HORNE, SHAKMAN u. HARRISON zeigen übereinstimmend, *daß nur 50% der Wirbelmetastasen röntgenologisch erfaßt werden können.* In 50% verhält sich die Tela ossea gegenüber dem Karzinom neutral (HEUCK) (Abb. 22). Um den wirklichen Befall der Wirbelsäule zu bestimmen, muß also die Zahl der röntgenologisch erkennbaren Wirbelmetastasen verdoppelt werden.

In der Regel sind mehrere Wirbel befallen. Einzelmetastasen sind im Sektionsgut selten. Im klinischen Beobachtungsgut ist dagegen ein Viertel aller Wirbelmetastasen solitär.

Die Karzinommetastasen lokalisieren sich vorwiegend in den ventralen Abschnitten der Wirbelkörper, seltener in den Wirbelbogen und -fortsätzen. Charakteristisch für die Wirbelkarzinose, insbesondere des Brustdrüsenkarzinoms, ist die Kombination multifokaler fleckiger Spongiolyse und fleckiger Spongiosklerose (Abb. 23, 24, 25). Gleichzeitig ist die Kortikalis unterbrochen oder ausgelöscht. Die Anteile von Osteolyse und Osteosklerose wechseln von Wirbel zu Wirbel. Regelmäßig sind neutrale Wirbel zwischengeschaltet. Osteoplastische Metastasen sind früher erkennbar als osteolytische.

Bei der Wirbelkarzinose bleiben die Bandscheiben erhalten. Deckplatteneinbrüche sind selten.

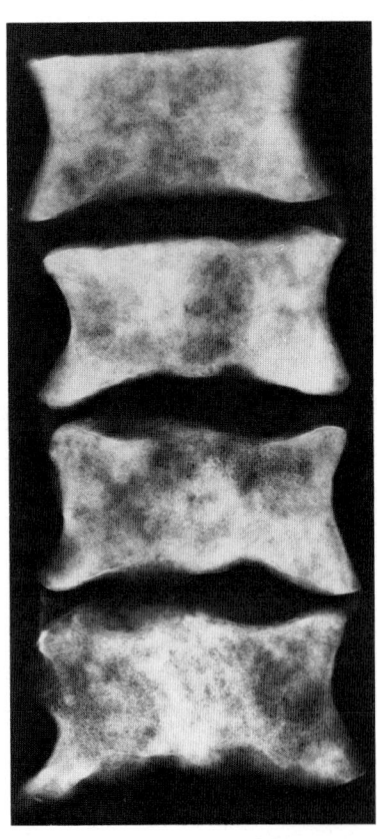

Abb. 23 Polyostische Wirbelkarzinose bei einem soliden Prostatakarzinom. Bunte Mischung fleckiger Osteolyse und fleckiger Osteosklerose. 71jähr. Mann.

Abb. 24 Osteolytische Wirbelmetastasen bei einem Adenokarzinom der Brustdrüse mit Kompressionsfraktur. Keilwirbel. 80jähr. Frau.

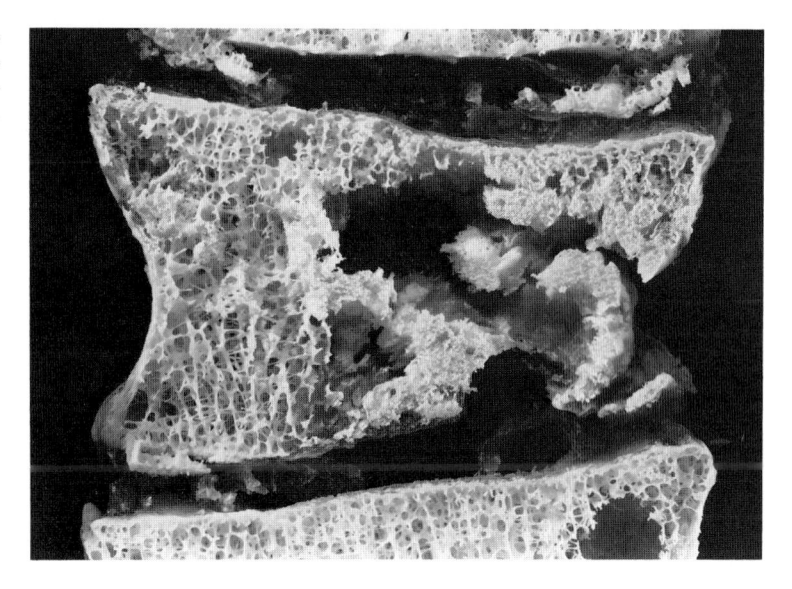

HIRSCH u. RYERSON beschreiben das seltene Vorkommnis einer Bandscheibenmetastase in Th 7 bei einem primären Bronchialkarzinom.

Bei *hochgradiger Osteolyse* werden die Wirbelkörper zusammengedrückt, sei es in Form seitlicher oder dorsoventraler Keilwirbel, sei es in Form von Plattwirbeln (Abb. 26).

Als *Elfenbeinwirbel* bezeichnet man die totale Ausfüllung des Markraumes mit neugebildetem Knochen, im Röntgenbild die Homogenisierung und Verdeckung der Spongiosazeichnung durch den neugebildeten Knochen (Abb. 27). Elfenbeinwirbel sind charakteristisch für Metastasen des Prostatakarzinoms. Sie finden sich vereinzelt bei Metastasen des Bronchialkarzinoms, bei schleimbildenden Karzinomen des Magens und des Dickdarms, bei Medulloblastomen. Die Transformation in einen Elfenbeinwirbel ist in der Regel auf einen einzigen Wirbelkörper beschränkt.

Solitäre, nicht karzinomatöse Elfenbeinwirbel finden sich gelegentlich bei der Ostitis deformans Paget, bei Wirbeltuberkulose und Lymphogranulomatose.

Abb. 25 Oesteoplastische Wirbelmetastase bei einem Adenokarzinom des Magens. Einschließung des Spongiosagitters in Geschwulstknochen. 64jähr. Mann.

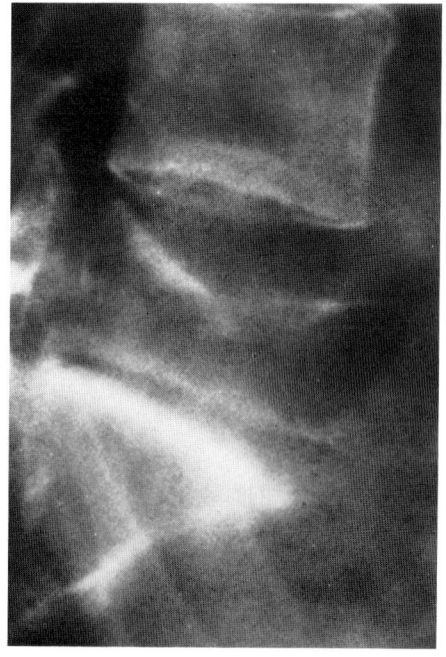

Abb. 26 Osteolytische Metastase eines Adenokarzinoms des Dickdarmes. Kompression des 5. Lendenwirbels. 57jähr. Frau.

728 Sekundäre Knochengeschwülste

Tabelle 10 Differentialdiagnose Wirbeltuberkulose/Wirbelkarzinose

	Wirbeltuberkulose	Wirbelkarzinose
Lebensalter	vorwiegend zwischen 20 – 40 J. und jenseits des 60. Lebensjahres	jenseits des 40. Lebensjahres
Lokalisation	vorwiegend thorakolumbal	thorakolumbal
Zahl der erkrankten Wirbel	2 benachbarte Wirbel	ein bis mehrere Wirbel
Bandscheibe	frühzeitig *verschmälert*, später völlig *vernichtet*	*bleibt* auch bei fortgeschrittener Osteolyse *erhalten*
Herdlokalisation innerhalb Wirbelkörper	entlang der Bandscheibe	subkortikalventral
Synostose	Neigung zur Synostose (Blockbildung)	keine Synostose
Kompressionsform	dorsoventraler Keilwirbel	seitlicher Keilwirbel, Plattwirbel
Osteoporose	im gesamten Prozeßbereich	keine Osteoporose
Paravertebraler Begleitschatten	bilateraler Senkungsabszeß	unilaterale Weichteilverdickung, fakultativ
Lungenbefund	Tbc. Spitzenprozesse. Status nach Pleuritis exsudativa	Primäre Lungen-/Bronchialkarzinome Lungenmetastasen
Rückenschmerzen	bei Ruhigstellung gemildert	auch bei Ruhe persistierend

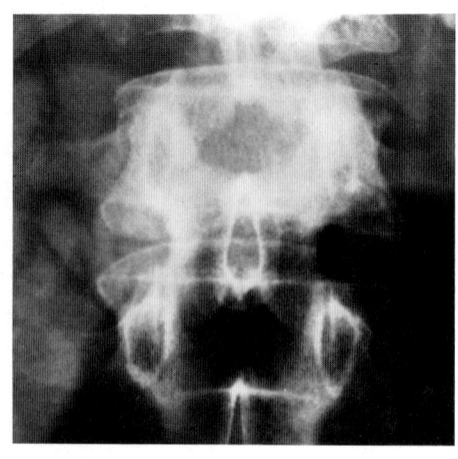

Abb. 27 Osteosklerotische Metastase, bei einem Hämangioendotheliom der Schilddrüse, im 12. Brustwirbel. Aufnahme vom 22. 3. 68. 53jähr. Mann.

Differentialdiagnostisch von besonderer Bedeutung ist die Unterscheidung von *Wirbelkarzinose* und *Wirbeltuberkulose*. Entscheidend ist das *Verhalten der Bandscheibe*. Die wichtigsten differentialdiagnostischen Kriterien sind in Tab. 10 einander gegenübergestellt.
Die Kombination einer fleckigen Osteolyse und Osteosklerose findet sich im besonderen bei Metastasen des Brustdrüsenkarzinoms, des Lungen-/Bronchialkarzinoms und des schleimbildenden Adenokarzinoms des Magens und des Dickdarms, die reine Osteosklerose bei Metastasen des Prostatakarzinoms (Abb. 28, 29), die Prävalenz der Osteolyse bei Metastasen von Hypernephromen und Schilddrüsenkarzinomen. Bei Hypernephromen greift die Osteolyse oft auf Wirbelbogenwurzeln und Wirbelfortsätze über.

Diese werden durch die Osteolyse ausgelöscht, ein Befund, der leicht übersehen wird.
Die Wirbelmetastasen bevorzugen die untere Brust- und Lendenwirbelsäule. Nach FORNASIER u. HORNE ist bei Wirbelmetastasen des Brustdrüsenkarzinoms der 2. Lendenwirbel am häufigsten befallen; an 2. Stelle folgt der 9. Brustwirbel. Häufigster Metastasensitz bei Lungenkarzinom ist der 12. Brustwirbel. Den geringsten Befall zeigt die Halswirbelsäule. Der häufigere Befall der unteren Brust- und der Lendenwirbel ist wahrscheinlich durch die Zunahme des Markraumes bedingt.

Rippen

Nach den Untersuchungen von WALTHER ist die Metastasierung in die Rippe häufig. Sie ist in der Regel Teilerscheinung einer Karzinose des Stammskelettes. Rippenmetastasen werden häufig erst dann erkannt, wenn sie zu schmerzhaften Spontanfrakturen geführt haben.
Im Röntgenbild ist die Rippenkarzinose gekennzeichnet durch eine mottenfraßähnliche Spongiolyse, verbunden mit einer endostalen Kortikalisarrosion. Täuschungsmöglichkeiten entstehen durch Überlagerung mit Lungengerüstschatten. Die Streuquellen entsprechen denjenigen der Wirbelmetastasen.

Brustbein

Brustbeinmetastasen sind ebenfalls meist Mitläufer einer Karzinose des Stammskelettes. SELBERG fand auf ein unausgewähltes Obduktionsgut von

Spezielle Röntgenologie der Skelettmetastasen   729

Abb. 28 Osteoplastische Skelettkarzinose bei einem Prostatakarzinom. a) Lendenwirbel, b) Manubrium sterni mit periostalen Spikula. 78jähr. Mann.

a

b

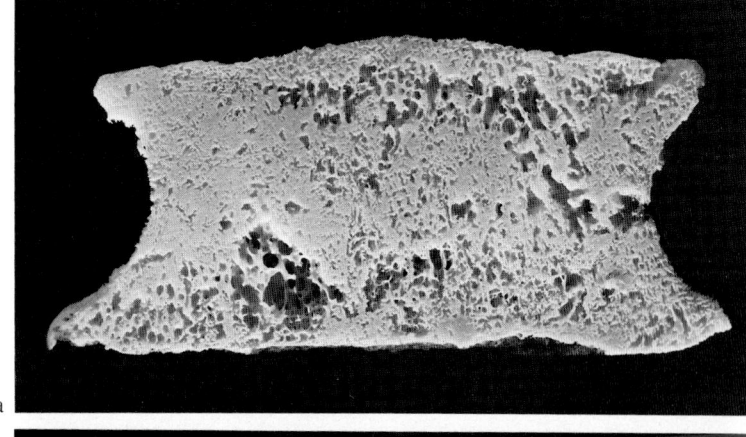

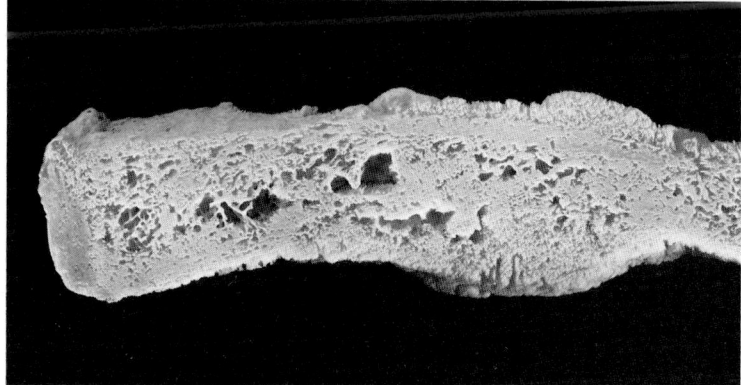

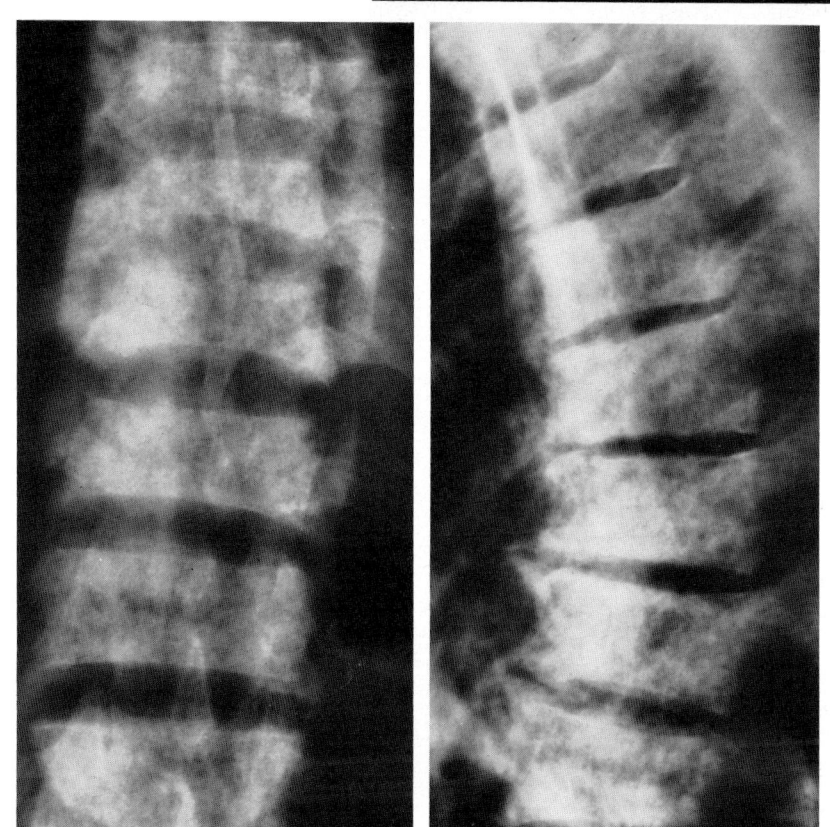

Abb. 29 Osteoplastische Karzinose der Wirbelsäule bei einem soliden Prostatakarzinom. Fleckige Verdichtung der Wirbelspongiosa. Bandscheiben erhalten. 74jähr. Mann.

a   b

730 Sekundäre Knochengeschwülste

115 Patienten in 23 Fällen Skelettmetastasen, davon im Brustbein 13. SKELTON fand auf 98 Karzinompatienten 23mal Metastasen im Brustbein. Hauptstreuquelle sind die Lungenkarzinome. Die Metastasen bevorzugen die dorsobasalen Abschnitte des Manubrium sterni. Die röntgenologische Erfassung der Brustbeinmetastasen verlangt Spezialaufnahmen. Aufschlußreicher ist die Analyse des Sternalpunktates.

Schlüsselbein

Die seltenen Metastasen der Schlüsselbeine bevorzugen das sternale Ende im Gegensatz zur Osteolyse des akromialen Schlüsselbeinendes im Rahmen einer hyperparathyreoiden Osteoporose. Die Abgrenzung einer Schlüsselbeinmetastase gegenüber einer primären Knochengeschwulst ist in der Regel nur durch die Biopsie möglich.

Schulterblatt

Schulterblattmetastasen sind selten. WALTHER errechnet eine Frequenz von 2,7%. Sie bevorzugen das Korakoid und die Spina. SCHINZ u. UEHLINGER beschreiben doppelseitige polyzystische Schulterblattmetastasen bei einem Hypernephrom (Abb. 30). Der Röntgenbefund ist von der aneurysmatischen Knochenzyste des Schulterblattes kaum zu unterscheiden. STIASNY beschreibt eine osteolytische Skapulametastase im Korakoid bei einem primären Magenkarzinom.

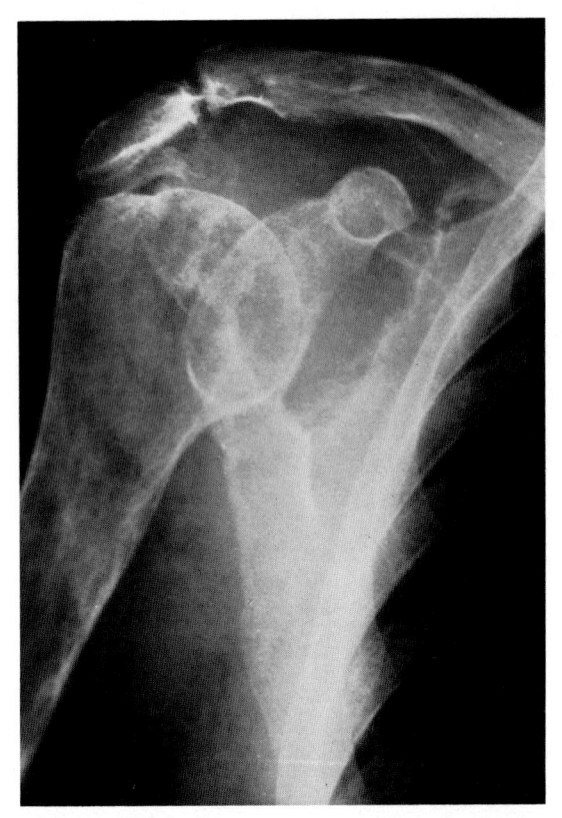

Abb. 30 Großzystische osteolytische Schulterblattmetastase bei einem hypernephroiden Karzinom. 73jähr. Frau.

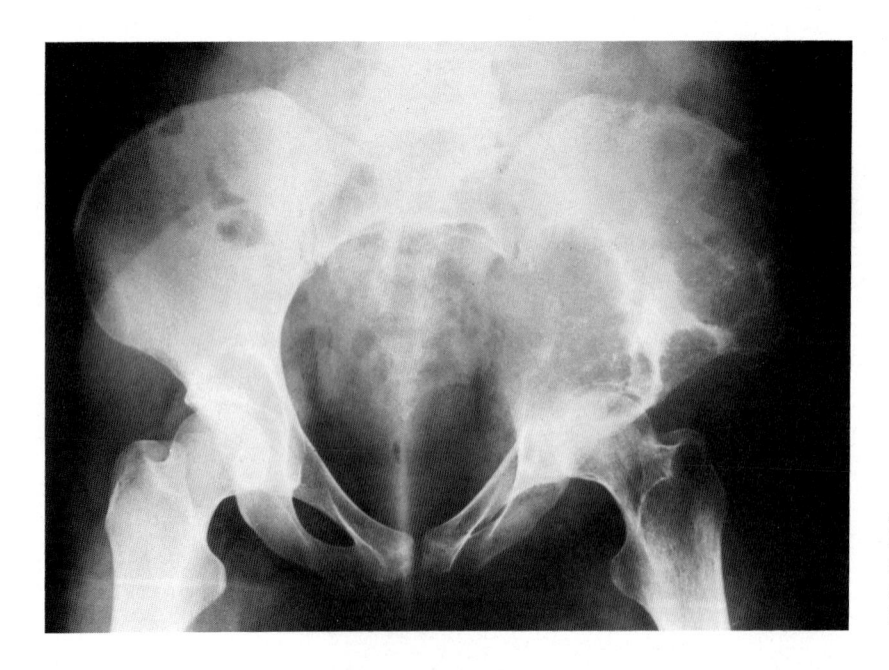

Abb. 31 Polyzystische Metastasen eines Nebennierenrindenkarzinoms in der linken Beckenschaufel. 23jähr. Frau.

Becken

Beckenmetastasen sind im Sektionsgut häufig, im Röntgenbild aber verhältnismäßig schwer darzustellen und gegenüber überlagerten Darmschatten abzugrenzen. Es besteht eine große Differenz zwischen dem Beckenbefall im klinischen Beobachtungsgut gegenüber dem Beckenbefall im Sektionsgut. WALTHER errechnet eine Frequenz von 20%.

Versucht man die Häufigkeit der Beckenmetastasen quantitativ zu bestimmen, so ist die Analyse der *Beckenkammbiopsie* dem Röntgenbild überlegen. Für die Beckenmetastase ist die Mischung von fleckiger Osteolyse und Osteosklerose entlang den Darmbeinkämmen, am inneren Rand der Darmbeinschaufeln und in den Schambeinen charakteristisch. Bevorzugte Ansiedlungsorte sind die Crista ilei und die Spina iliaca ventralis. Der Nachweis von Frühmetastasen bedarf der Spezialaufnahmen bei schräg gelagertem Becken (OESER u. KUNZE). Die klassische Metastase im vorderen Beckenkamm als schmelzende Eisscholle entspricht dem Endstadium.

SPIRIG beschreibt die osteolytische Zerstörung des halben Beckens durch Metastasen eines follikulären Adenokarzinoms der Schilddrüse, deren Fortschreiten während 15 Jahren verfolgt werden konnte. Auch Hypernephrome setzen gelegentlich große osteolytische Defekte (Abb. 31).

Breite periostale Knochenwülste aus Spikula über dem Beckenkamm und eine irreguläre fleckige asymmetrische Sklerose der Beckenschaufel sind pathognomonisch für das metastasierende

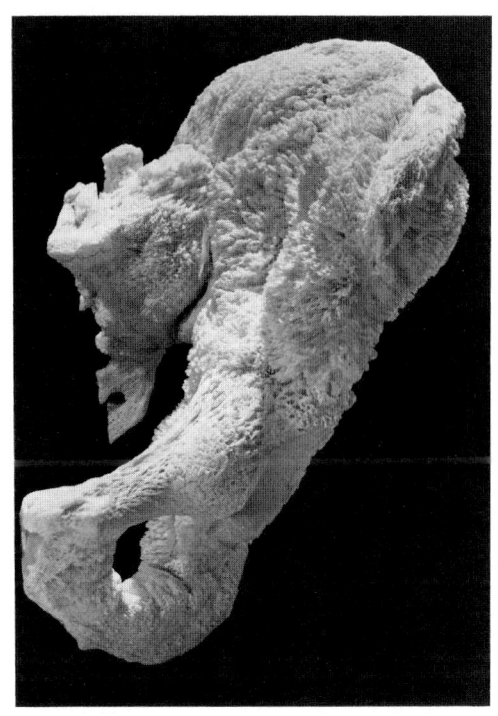

Abb. 32 Osteophytosis carcinomatosa: Osteoplastische Beckenkarzinose bei einem Adenokarzinom der Prostata. 47jähr. Mann.

Prostatakarzinom (sog. Stachelbecken) (Abb. 32). Die Beckenmetastasen des Prostatakarzinoms beginnen oft einseitig am inneren Rande des Os ileum, breiten sich dann auf das Os innominatum

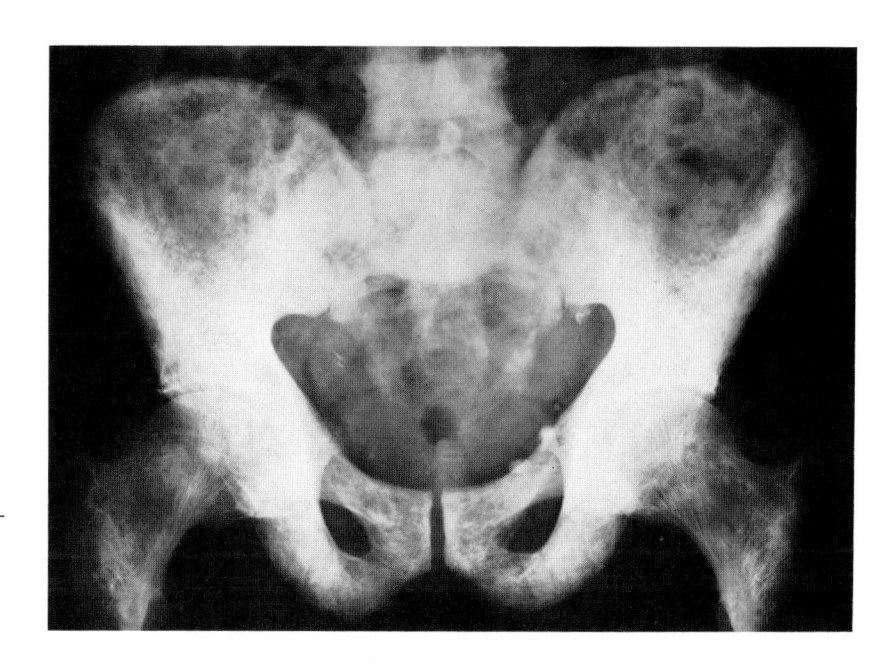

Abb. 33 Diffuse symmetrische osteoplastische Beckenkarzinose bei einem soliden Prostatakarzinom. 74jähr. Mann.

Tabelle 11 Differentialdiagnose Ostitis deformans Paget/Karzinose des Beckens

Ostitis deformans Paget	Sklerosierende Prostatakarzinose
Alter: über 50 Jahre	Alter: über 50 Jahre, 60–80 Jahre
Betonung der Zug- und Drucklinien	Keine Betonung der Zug- und Drucklinien
Knochen verdickt: subperiostale Knochenneubildung	Knochen nicht verdickt, fleckige Lichtungsareale
Femur verdickt und verbogen	Femur nicht verdickt, nicht verbogen
Alkalische Phosphatase erhöht	Alkalische Phosphatase erhöht
Saure Phosphatase normal	Saure Phosphatase leicht erhöht
Schmerzen wechselnd, tragbar	Schmerzen präzise lokalisiert, manchmal keine Schmerzen.

aus, bevor auf der Gegenseite Metastasen nachgewiesen werden können (SUTHERLAND) (Abb. 33). In seltenen Fällen führt die Beckenkarzinose zu einer grobsträhnigen Spongiosklerose. Die Abgrenzung gegenüber einer Ostitis deformans Paget mag schwierig sein. Nach SUTHERLAND bestehen die in Tab. 11 genannten Unterscheidungsmerkmale.

Der diffusen pagetoiden Spongiosklerose des Beckens dürften gelegentlich auch echte Kollisionen einer genuinen Ostitis deformans Paget und einer Prostatakarzinose des Beckens zugrunde liegen.

Schädelkalotte

Das Metastasenbild des Schädels ist vielgestaltig. Am häufigsten betroffen ist die Schädelkalotte. Vorherrschend sind über die ganze Kalotte verteilte fleckige Osteolysen bis zur Bildung zahlreicher ausgestanzter Lochdefekte, die das Bild des Plasmozytoms bis in alle Einzelheiten imitieren (Abb. 34). Recht häufig sind auch gemischte fleckige Osteolysen und fleckige Osteosklerosen. Umfangreiche osteolytische Defekte verursachen Metastasen von Hypernephromen und Schilddrüsenkarzinomen (Abb. 35). Die Defekte sind in der Tabula externa in der Regel größer als in der Tabula interna im Gegensatz zur perforierenden tuberkulösen Schädelosteomyelitis.

Osteoplastische Metastasen bei Prostatakarzinomen führen zu unregelmäßig begrenzten, fleckigen Verdichtungen mit der Tendenz zum Konfluens (Abb. 36 a u. b). Periostale Spikula kommen vor, sind aber selten. Spikulabildung beobachtet man auch bei Schädelmetastasen des Medulloblastoms.

Streuquellen der Kalottenkarzinome sind Brustdrüsenkarzinome, Schilddrüsenkarzinome, Hypernephrome und Prostatakarzinome.

Fokale Osteolysen der Schädelkalotte beobachtet man bei vielen Krankheitsprozessen, die differentialdiagnostisch gegeneinander abzuwägen sind. Folgende Prozesse sind nach PENDERGRASS in Erwägung zu ziehen: kongenitale Kalottendefekte, Meningozelen, Karzinommetastasen, unspezifische Osteomyelitis, Tuberkulose (besonders im Os frontale und parietale), Lymphogranulomatose, eosinophiles Granulom, Hand-Schüller-Christiansscher Lückenschädel, die Osteoporosis circumscripta cranii (WEISS) und die Ostitis deformans Paget.

Schädelbasis und Oberkiefer

In bezug auf die Schädelbasismetastasen sei auf die Ausführungen von PSENNER in Band III S. 119 des Lehrbuchs der Röntgendiagnostik verwiesen. Die eher seltenen Schädelbasismetastasen lokalisieren sich vorwiegend im Bereich des Warzenfortsatzes. Die klinische Symptomatologie ist sehr charakteristisch und diagnostisch wegleitend. Ich entnehme BETOW folgende Schilderung:

Die Symptome bestehen in einer langsam zunehmenden Schwerhörigkeit, kurz anhaltenden heftigen Schmerzen, Ohrenfluß, Ohrensausen, halbseitigen Kopfschmerzen, Weichteilschwellung in der Schläfenbeingegend. Das Trommelfell ist getrübt, aber nicht entzündlich gerötet.

Die Pneumatisation des Warzenfortsatzes ist in der Regel sehr ausgeprägt. Metastasen in den Keilbeinkörper zerstören den Klivus, den Sellaboden und -rücken.

Unterkiefer

Metastasen in den Unterkiefer gehören zu den seltenen Lokalisationen (über Metastasen in die Oberkiefer bestehen nur wenige Mitteilungen). Die Metastasierung in die Unterkiefer ist meist Teilerscheinung einer allgemeinen Skelettkarzinose, selten erstes Symptom eines bis anhin stummen oder okkulten viszeralen Karzinoms. Das Krankheitsalter liegt zwischen 40 und 70 Jahren. Beide Geschlechter sind in gleicher Häufigkeit betroffen. Die klinischen Erscheinungen der Unterkiefermetastasen sind lokale Kieferanschwellung, geschwüriger Aufbruch und Lockerung der Zähne. Die Kieferzerstörung an sich verläuft merkwürdigerweise in der Regel

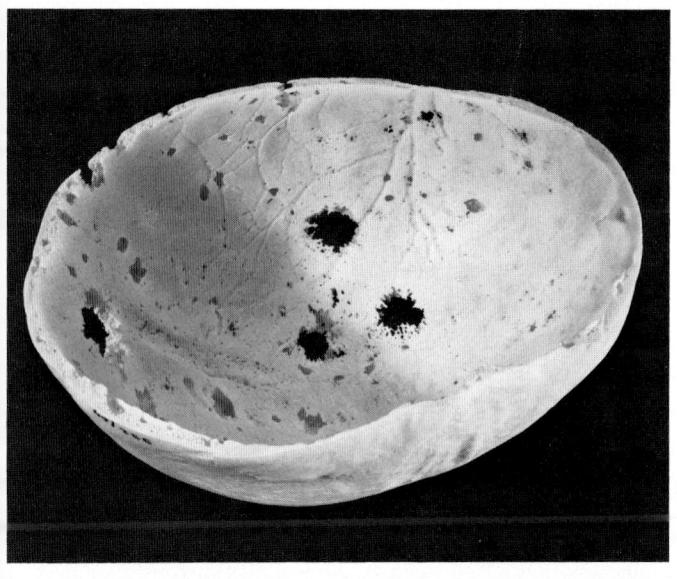

Abb. 34 Multiple osteolytische Schädelkalottenmetastase bei einem undifferenzierten soliden Bronchialkarzinom. 63jähr. Frau.

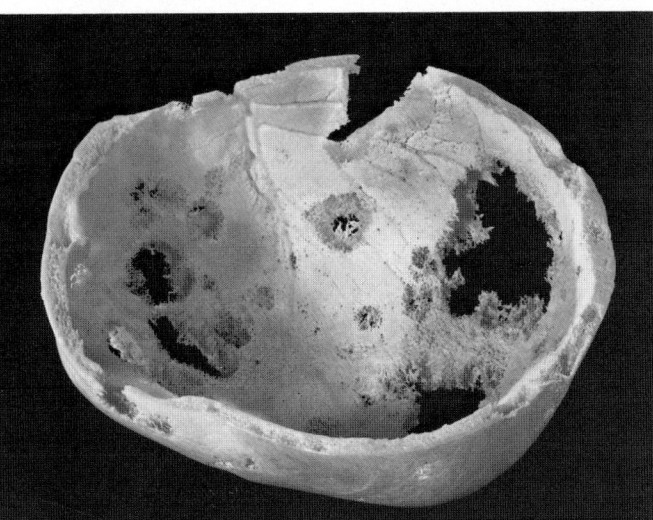

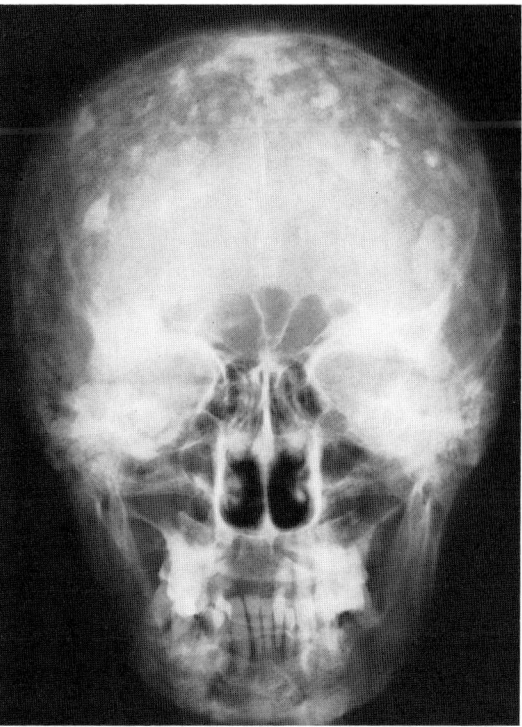

Abb. 35 Osteolytische Großmetastasen in der Schädelkalotte bei einem Brustdrüsenkarzinom. 70jähr. Frau.

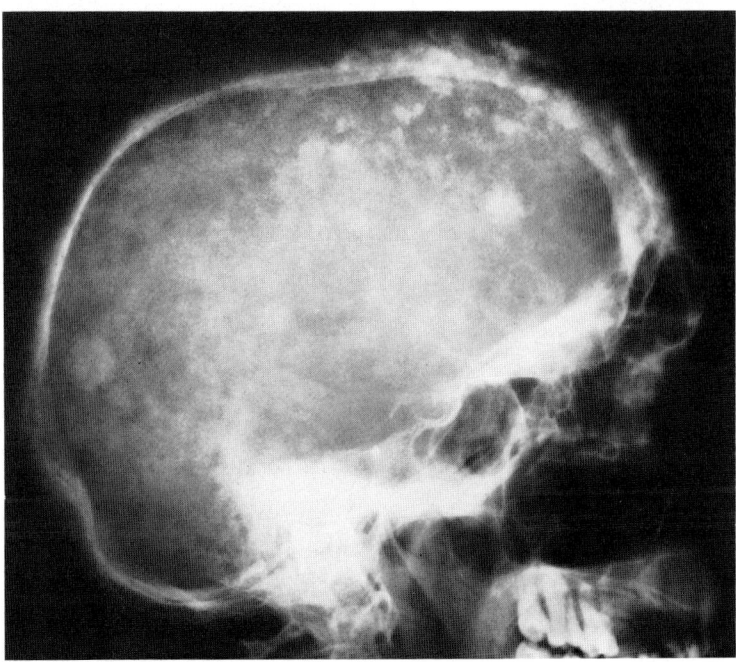

Abb. 36 a u. b Ostitis deformans Paget und osteoplastische Schädelkalottenmetastasen bei einem Adenokarzinom des Magens. 71jähr. Mann. a) A.-p. Aufnahme; b) Seitenaufnahme. Biopsie aus Schädelkalotte: Knochenbällchen mit Mosaikstrukturen. Vergr. 100fach.

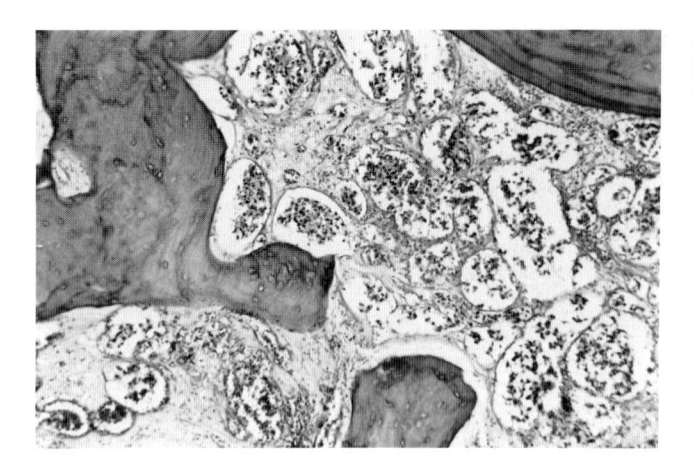

Abb. 37 Ostitis deformans Paget und osteoplastische Schädelkalottenmetastasen eines Adenokarzinoms des Magens. 71jähr. Mann.

schmerzfrei. Die Metastasen lokalisieren sich vorwiegend im Kieferwinkelgebiet und im horizontalen Unterkieferast auf Höhe der Prämolaren und Molaren. BIEDERMANN u. WINIKER-BLANK beschreiben eine osteolytische Metastase im Unterkieferköpfchen bei einem primären Lungenkarzinom. Klinisch hatte die Metastase zu intermittierenden Kiefersperren geführt.
Röntgenologisch manifestieren sich die Unterkiefermetastasen in Form einer mäusefraßähnlichen fleckigen Osteolyse, eine chronische Osteomyelitis imitierend, seltener in Form einer osteolytischen Kaverne oder lokalisierten Osteosklerose mit einem Kranz von radiären Spikula bei Prostatakarzinom (Abb. 37). Diagnostisch entscheidend ist die Biopsie.
Streuquellen sind vorwiegend Karzinome der Bronchien, der Brustdrüsen und der Prostata. „Versehentlich" können aber auch karzinome der übrigen viszeralen Organe in den Unterkiefer metastasieren. FRANKLIN u. SHIPMAN beschreiben eine osteolytische Unterkiefermetastase bei einem Patienten mit einem Pflasterzellkarzinom des Ösophagus. Die erste bioptische Diagnose lautete auf Adamantinom. MATTI beobachtete eine stark blutende Unterkiefermetastase bei einem Hämangioendotheliom der Schilddrüse.

Lange Röhrenknochen

Fernmetastasen in die langen Röhrenknochen jenseits der Ellbogen- und Kniegelenke sind fast immer *monostisch*, *asymmetrisch* und *destruktiv* (SUTHERLAND).
Zu unterscheiden sind Metastasen in die proximalen und die distalen Metaphysen (Abb. 38) und in die Diaphysen (Abb. 39). Metastasen in die *proximale Metaphyse* sind im Femur häufiger als im Humerus und Teilerscheinung der Metastasierung in das Stammskelett (Abb. 12).
Metastasen in die *distale Femurmetaphyse* sind selten, oft solitär und meist einseitig (Abb. 20 u. 21). Die endostale Metastasierung erfolgt in die Grenzbezirke Epi-/Metaphyse und führt zu einer fleckigen Auslöschung des Spongiosagerüstes (Abb. 40). Eine Besonderheit der Metastasen in den langen Röhrenknochen ist die Tendenz, die Kortikalis von innen zu arrodieren, durchzubrechen und im subperiostalen Raum sich weiter

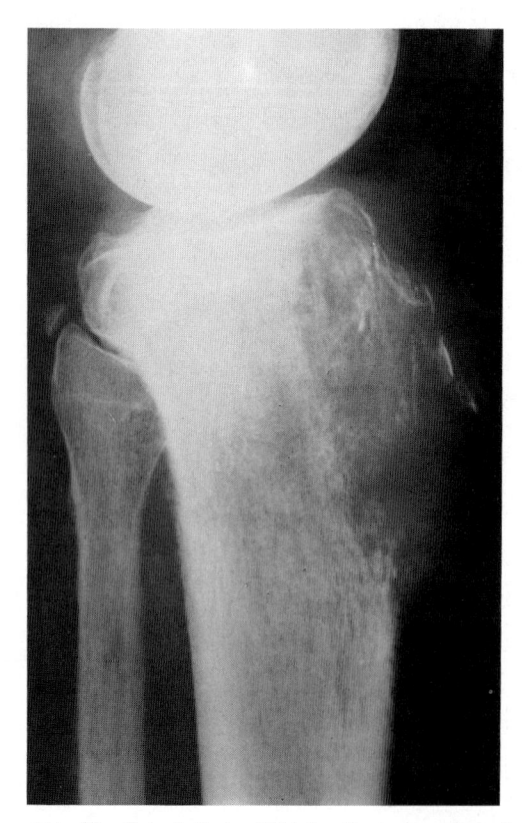

Abb. 38 Osteolytische Tibiakopfmetastase bei einem kleinzelligen Bronchialkarzinom. 70jähr. Mann.

Abb. 39 Osteolytische metastase in Ulnaschaftmitte bei einem Pflasterzellkarzinom der Lunge. a) Aufnahme vom 19. 10. 70, b) Aufnahme 3 Monate später nach Resektion der Metastase und Fixation mit Metallplatte. 57jähr. Mann.

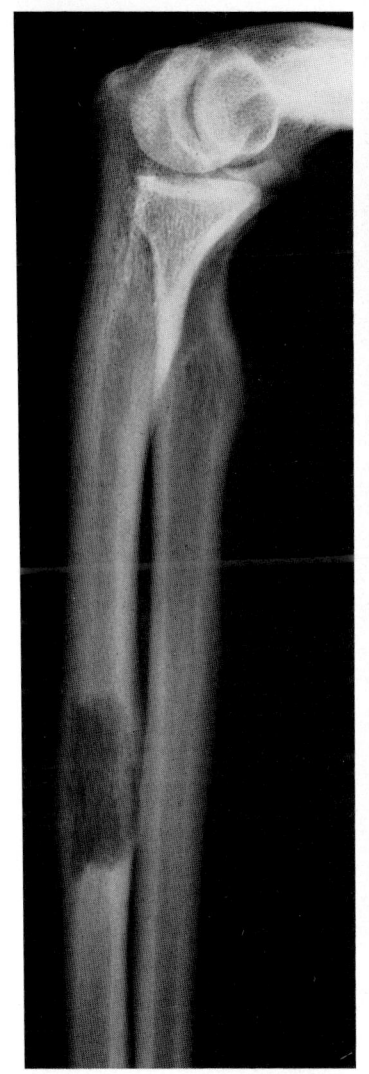

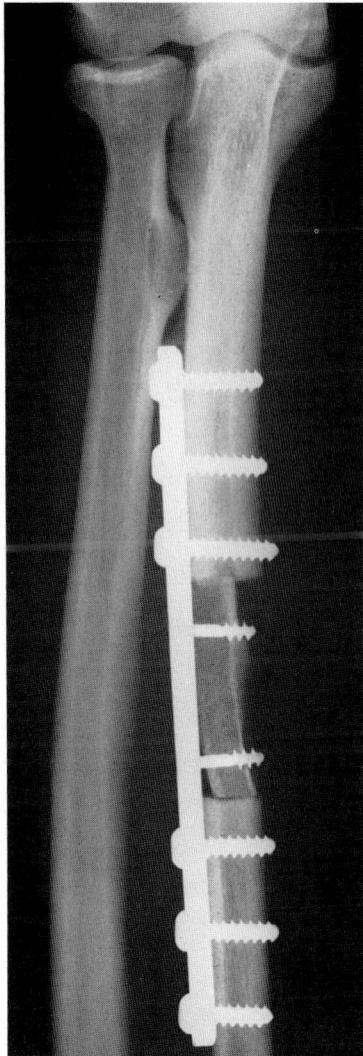

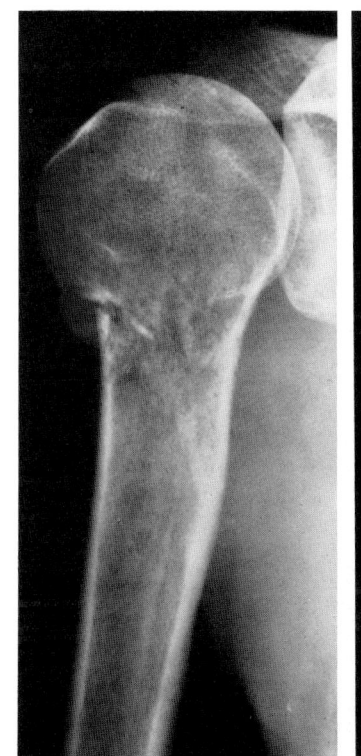

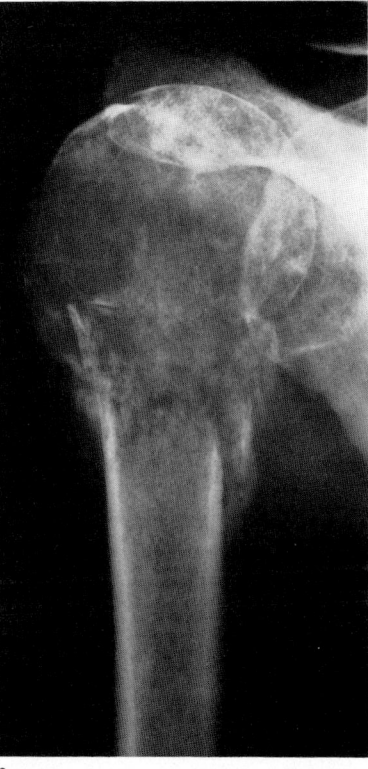

Abb. 40 Zystisch-osteolytische Humeruskopfmetastase bei einem Bronchuskarzinom. a) Aufnahme vom 22. 8. 1968. b) Aufnahme 3 Monate später. Zunahme der Osteolyse. Spontanfraktur. 67jähr. Mann.

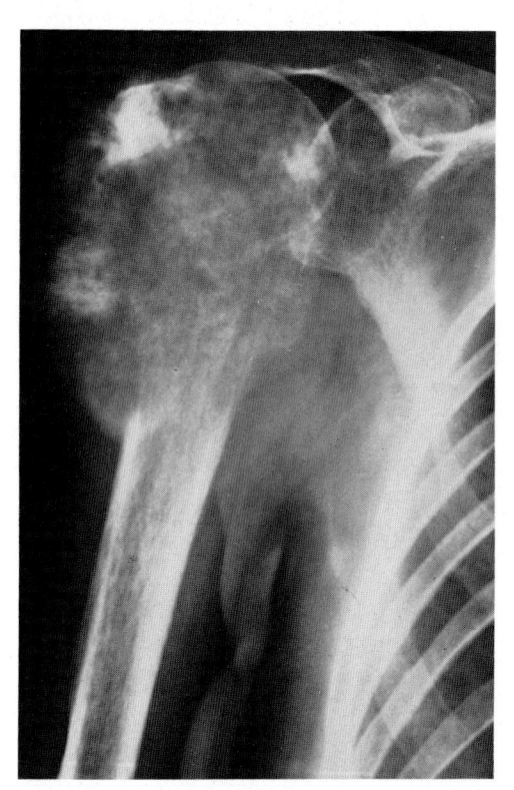

Abb. 41 Osteoplastische osteolytische Metastase mit Spikula, bei einem Gallenblasenkarzinom in der proximalen Humerusmetaphyse. Im Röntgenbild Nachahmung eines Osteosarkoms. 56jähr. Frau (Path. Inst. St. Gallen).

auszubreiten. Die Unterminierung und Abhebung des Periostes führt zu den gezähnten Usuren an der Schaftaußenseite und zur periostalen Spikulabildung. Ist die Metastase auf die proximale Metaphyse des Humerus beschränkt, so kann das Röntgenbild mit zentraler Destruktion und radiär abzweigenden periostalen Spikula das Röntgenbild eines primären Osteosarkoms täuschend imitieren (Abb. 41). Metastasen in die distale Femurmetaphyse und in den Tibiakopf führen zu großfeldigen Osteolysen, oft mit Zusammenbruch des Stützgerüstes. Erstes Symptom sind Gelenkschmerzen, begleitet von einem Gelenkerguß. Im Röntgenbild sind die Knochenmetastasen zunächst nicht erkennbar. Erst im Laufe der Zeit verlagert sich der Schmerz vom Gelenk in die distale Femur- und proximale Tibiametaphyse. In diesem Zeitpunkt wird die Metastase auch im Röntgenbild, insbesondere im Tomogramm, erkennbar (s. Abb. 20 u. 21).
Zu den Besonderheiten der Metastasen in die langen Röhrenknochen gehören die *osteolytischen Metastasen von Hypernephromen*. Sie liegen vorzugsweise in *Diaphysenmitte*. Die Markraummetastasen führen zur exzentrischen Arrosion der Kompakta und schließlich zu bis hühnereigroßen zentralen Knochenzysten, die zur Spontanfraktur überleiten. Seltener sind initial periostale Metastasen, die von außen die Kompakta schlüsselförmig arrodieren. Im weiteren Verlauf kann der kortikale Defekt durch eine neugebildete periostale Knochenschale wieder überbrückt werden (Abb. 42). In der Regel werden diese diaphysären Metastasen erst durch eine Spontanfraktur zur klinischen Manifestation gebracht (Abb. 43).
Für Metastasen in die distale Tibiaepi-/-metaphyse sind Arrosionen der Kortikalis *gleichzeitig* sowohl von seiten des Periostes wie von seiten des Endostes über lange Strecken charakteristisch. Dadurch kommt es zu einer raschen konzentrischen Verschmälerung der Kompakta bis zur völligen Auflösung. Begleitet sind diese Tibiametastasen in der Regel von weiteren, kleineren osteolytischen Metastasen im Fußskelett und in den Phalangen und regelmäßig von einer hoch schmerzhaften Sudeckschen Atrophie des Fußskeletts.
Streuquellen für Skelettmetastasen in Femur, Tibia und Fibula sind beim Mann vorwiegend Blasen- und Lungenkarzinome, bei der Frau Zervixkarzinome und bei beiden Geschlechtern Karzinome der ableitenden Harnwege.
Eine für die Tibia charakteristische Sonderform ist die *primäre Metastasierung in das Periost* mit Einschluß des ganzen Schaftes in einen Kranz von Spikula oder runden Knochenplatten (Abb. 44).
Metastasen in das Gliedmaßenskelett sind öfters das erste Zeichen eines metastasierenden Hypernephroms. Manchmal gelingt der Nachweis des Primärtumors nicht oder erst nach längerer Zeit oder erst bei der Obduktion.

Fußskelett

Metastasen in das Fußskelett sind selten. GALL u. Mitarb. berichten über 8 Fälle histologisch gesicherter Metastasen, die in den Jahren 1935–1972 an der Mayo-Klinik beobachtet worden sind. Die erste Mitteilung über Metastasen in das Fußskelett stammt von BLOODGOOD aus dem Jahre 1920. Typische klinische Symptome sind Schmerzen, Schwellung, Bewegungsbehinderung. Die Lokalisation in den Phalangen ist seltener als in den Metatarsalia, in diesen wieder seltener als im Talus und Kalkaneus. Öfters finden sich im Fußskelett *Metastasenkollektive* umfassend distale Tibiametaphyse, Kalkaneus, Talus und einige Phalan-

Abb. 42 Entwicklung und Metamorphose einer kortikalen Metastase in der Femurdiaphyse links bei einem hypernephroiden Nierenkarzinom.
a) Aufnahme vom 13. 6. 1931: Langgezogene tiefe Arrosion des Femurschaftes.
b) Aufnahme vom 22. 7. 1931: Ausweitung der Arrosion, beginnende knöcherne Einschließung.
c) Aufnahme vom 15. 9. 1931: Überbrückung der Arrosionsbucht durch Knochenspange.
d) Aufnahme vom 16. 10. 1931: Ossäre Rekonstruktion der Errosionsbucht. Ausweichen des Tumors in die paraossären Weichteile.

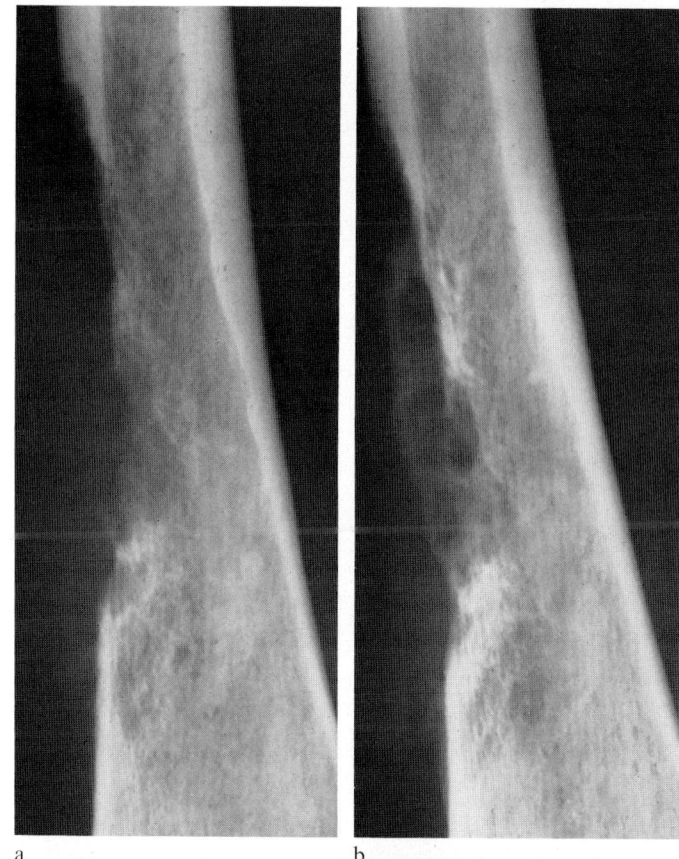

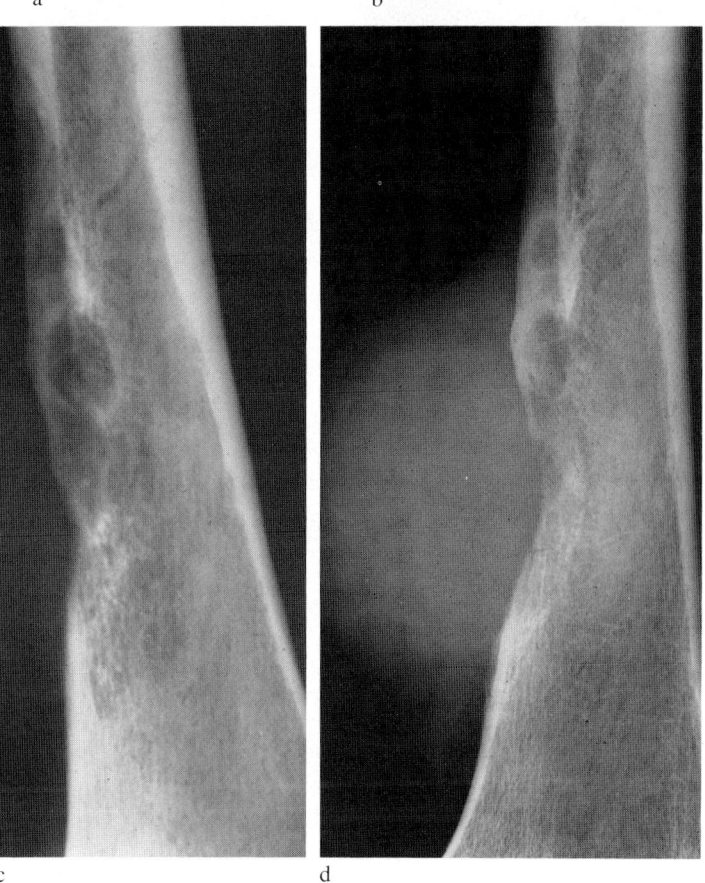

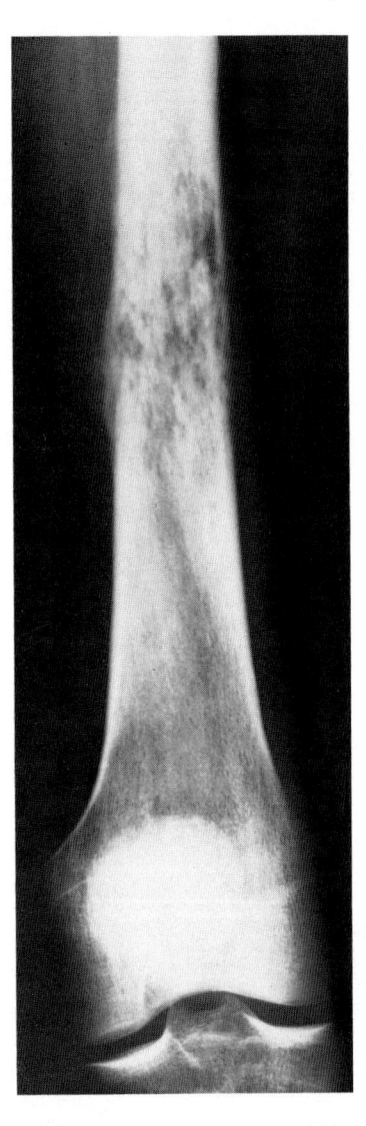

Abb. 43 Mottenfraßartige Zerstörung und Spontanfraktur der Femurdiaphyse durch die Metastase eines schleimbildenden Adenokarzinoms des Magen-Darm-Traktes. 47jähr. Mann.

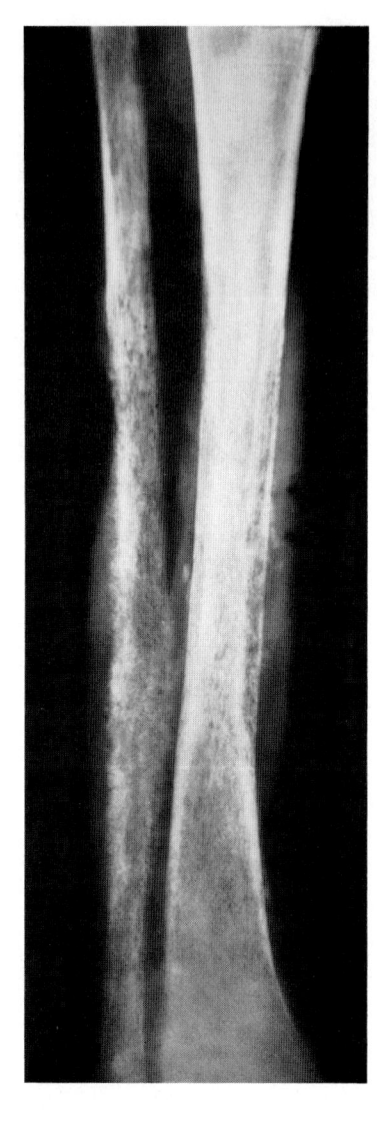

Abb. 44 Periostale Schaftmetastase von Tibia und Fibula eines Pflasterzellkarzinoms mit Spikula in der ganzen Schaftlänge. 74jähr. Mann.

gen (Abb. 45 u. 46). BRIGHT u. WILKIE beschreiben die Destruktion des ganzen Fußskelettes (Metatarsale I – IV und Talus) durch Metastasen eines papillären Blasenkarzinoms bei einer 82jährigen Patientin. Über eine solitäre osteolytische Kalkaneusmetastase eines Pflasterzellkarzinoms der Zervix und Spontanfraktur der Tibia berichten GRUMBRECHT u. TÄGER.

Streuquellen sind vorwiegend Lungenkarzinome, Karzinome der Geschlechtsorgane, der Nieren und der ableitenden Harnwege. Die Überlebenszeit nach Nachweis der Metastasen ins Fußskelett erstreckt sich nach den Erfahrungen der Mayo-Klinik über 3 – 24 Monate. Eine instruktive Beobachtung verdanken wir ANDERSON:

Der 56jährige Patient erkrankt mit einer ungemein schmerzhaften Anschwellung der Großzehe. Das Röntgenbild zeigt eine weitgehende Destruktion der Grundphalanx. Die klinisch-röntgenologische Diagnose lautet auf: Enchondroma oder Osteomyelitis. Die Punktionsbiopsie ergibt eine Metastase eines wasserklarzelligen Karzinoms.

Handskelett

Das Skelett besteht aus insgesamt 206 Knochen. Davon entfallen auf Hände und Füße 106 Knochen, also mehr als die Hälfte. Trotzdem sind Metastasen in Hand- und Fußskelett selten (TOUBIANA u. PROUX). Metastasen in das Handskelett sind doppelt so häufig wie Metastasen in das Fußskelett. Metastasen in das Handskelett beobachtet man:

– im Rahmen einer allgemeinen Skelettkarzinose (RENDICH u. LEVY),

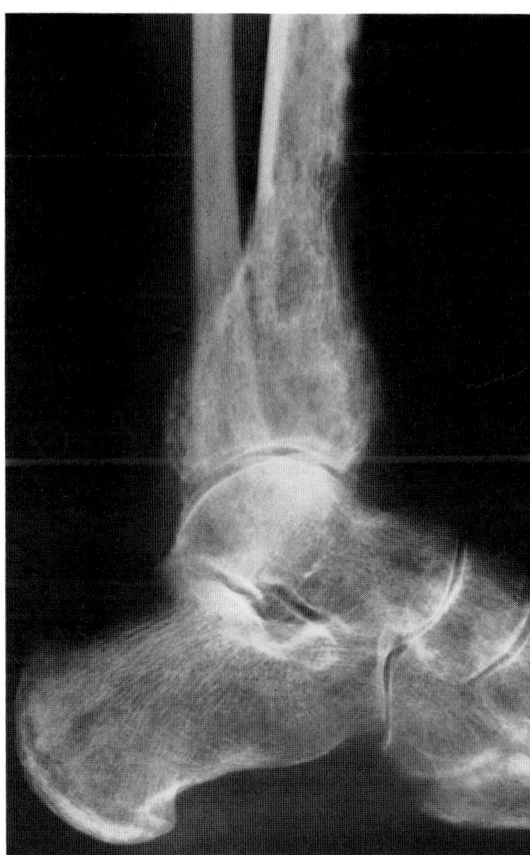

Abb. 45 Osteolytische Karzinommetastasen in die distale Tibiametaphyse bei unbekanntem Primärtumor. 68jähr. Frau.

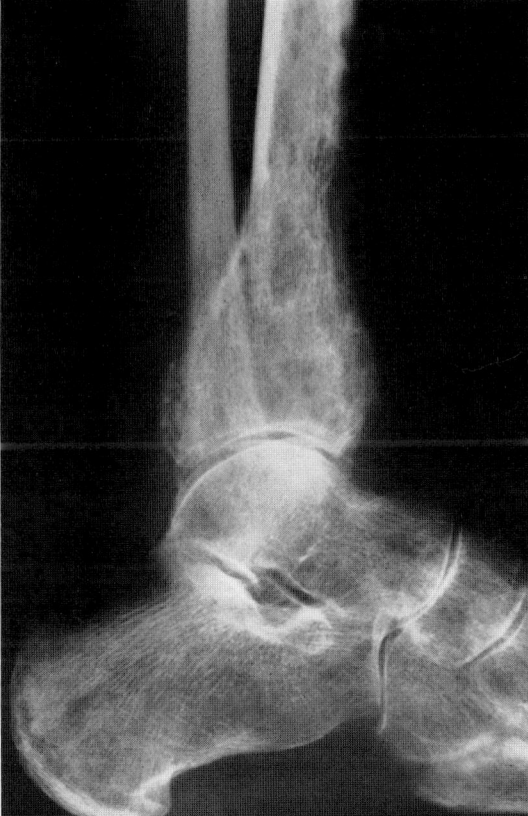

Abb. 46 Osteolytische Kalkaneusmetastase bei einem Adenokarzinom der Prostata. 68jähr. Mann.

Abb. 47 Osteolytische Metastase eines verhornenden Pflasterzellkarzinoms des rechten Lungenoberlappens in der Nagelphalanx des linken Mittelfingers. Phalangenbasis erhalten. Manifestation unmittelbar nach Lobektomie. 41jähr. Mann (Path. Inst. St. Gallen).

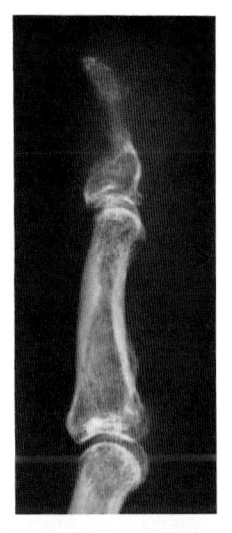

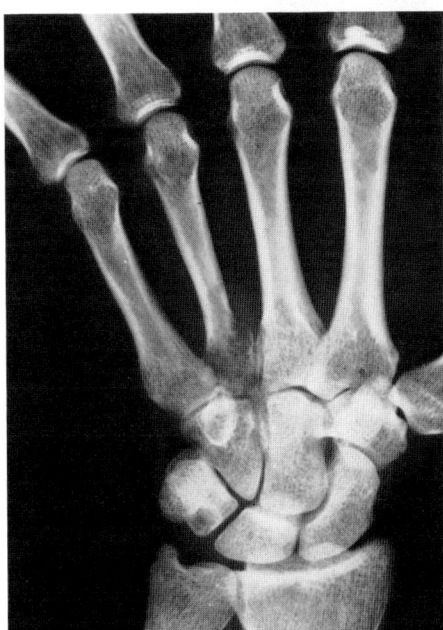

Abb. 48 Osteolytische Metastase der Basis von Metakarpus IV links bei einem Pflasterzellkarzinom der Lunge. 37jähr. Mann.

– als solitäre oder oligostische Metastase in das periphere Gliedmaßenskelett (MULVEY).

Streuquellen sind meistens okkulte Lungen-Bronchial-Karzinome, an 2. Stelle folgen wasserklarzellige Nierenkarzinome und Brustdrüsenkarzinome. Seltene Streuquellen sind Kolon-, Rektum- und Zervixkarzinome. BERNETT u. MORRIS beobachteten Hypernephrommetastasen gleichzeitig in die Nagelphalanx des rechten Zeigefingers und in die Metakarpalia IV und V links.

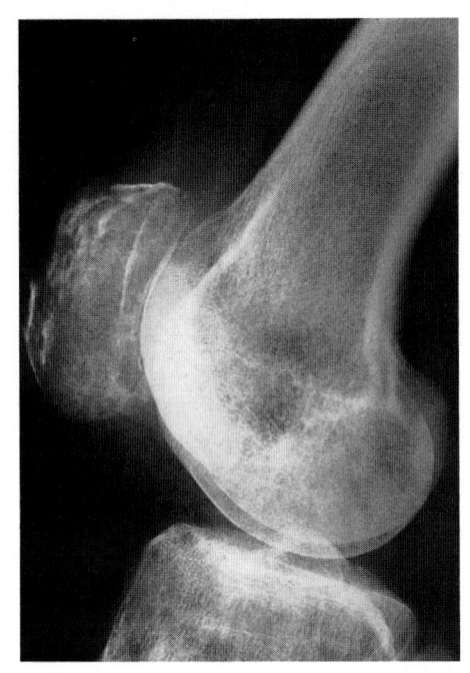

Abb. 49 Osteolytische Metastase in der linken Kniescheibe im Rahmen einer allgemeinen destruktiven Skelettkarzinose ausgehend von einem verschleimenden Adenokarzinom des linken Lungenoberlappens. Klinisch simultane Manifestation von Primärgeschwulst und Metastase. Röntgenaufnahme vom 11. 12. 1965. 40jähr. Mann.

Bevorzugte Lokalisationen sind die Nagelphalangen. PANEBIANCO u. KAUPP beschreiben symmetrische osteolytische Metastasen in die Nagelphalangen beider Daumen bei einer 74jährigen Patientin mit einem primären Brustdrüsenkarzinom. Die Nagelform bleibt erhalten im Gegensatz zur uhrglasartigen Nagelverkrümmung bei Trommelschlegelfingern. Im Gegensatz zu den Metastasen in Fingerphalangen und Metakarpalia sind Metastasen in die Handwurzelknochen sehr selten. SMITH beobachtete die kleinzystische Destruktion aller Karpalknochen durch Metastasen eines Adenokarzinoms der Lungen im Rahmen einer allgemeinen Skelettkarzinose bei einem 41jährigen starken Raucher.
Das *Röntgenbild* der Handmetastasen ist vielgestaltig. Die Nagelphalangen zeigen in der Regel Köpfung des Processus unguiculare oder Zerstörung der ganzen Phalanx bis auf einen basalen Konus. An den anderen Phalangen führen die Metastasen zu tiefen seitlichen Exkavationen. Nur die gelenknahen Spongiosabezirke entgehen der Zerstörung. Die osteolytischen Defekte sind sehr scharf begrenzt. Die anliegende Spongiosa ist nicht porotisch (Abb. 47 u. 48).

Patella

Metastasen in die Patella sind sehr selten und meist Teilerscheinung einer polyostischen Metastasierung vom Gliedmaßentypus. Durch die karzinomatöse Osteolyse wird die Patella völlig zerstört (STOLER u. STAPLE). Streuquellen sind fast ausschließlich Lungen-Bronchial-Karzinome. In Abb. 49 ist die subtotale Zerstörung der linken Patella wiedergegeben bei einem primären Bronchialkarzinom. Der Patient war unter der Diagnose einer Kniegelenkstuberkulose in eine Heilstätte eingewiesen worden.
Ein ganzes Kollektiv ungewöhnlicher Befunde zeigt ein Fall von BENEDEK u. THOMAS:

Ein 66jähriger Bahnarbeiter muß wegen eines kavitären Lungenoberlappenprozesses hospitalisiert werden. Die histologische Untersuchung eines Knotens in der Schädelschwarte ergibt aber eine Metastase eines Pflasterzellkarzinoms, so daß die Diagnose auf Pflasterzellkarzinom der Lunge mit kavernösem Zerfall umgestellt werden muß. Kurze Zeit später entwickelt sich eine ungemein schmerzhafte Schwellung des rechten Kniegelenkes. Im blutigen Gelenkspunktat können wiederum Karzinomzellstränge nachgewiesen werden. Die Röntgenaufnahmen des Kniegelenkes zeigen in kurzer Zeit eine völlige Auflösung der rechten Kniescheibe. Patient stirbt nach einer Krankheitsdauer von 2 Jahren. Röntgenologisch erweist sich das ganze Skelett, mit Ausnahme der verschwundenen rechten Kniescheibe, metastasenfrei.

Skelettmetastasen nach Streuquellen geordnet

Die Verteilungsmuster der Skelettmetastasen werden weitgehend durch die hämodynamischen Beziehungen zwischen Primärkarzinom und Skelettmetastase bestimmt. Nachfolgend sind die wichtigsten karzinomatösen Streuquellen besprochen.

Lungenkarzinome

Die Angaben über die Häufigkeit der Skelettmetastasen bei Lungen-Bronchial-Karzinomen schwanken zwischen 25% und 32% und betragen im Mittel 27,2% (BEER u. Mitarb.). Nach WALTHER beträgt die Frequenz der Skelettmetastasen 29%. Lungen- und Bronchialkarzinome werden in bezug auf die Ossiphilie nur noch von Brustdrüsenkarzinomen übertroffen. Häufig ist die Kombination mit paraneoplastischen Syndromen, insbesondere paraneoplastischer Hyperkalzämie und paraneoplastischer Osteoarthropathie mit Trommelschlegelfingern.
Lokalisation, Form und Zahl der Skelettmetasta-

sen zeigen eine große Variabilität, die von keinem anderen viszeralen Karzinom auch nur annähernd erreicht wird (Abb. 50). Dies hängt wohl damit zusammen, daß die Lungenkarzinome die Neigung haben, in die Lungenvenen einzuwachsen und in Form der Endophlebitis carcinomatosa (GOLDMAN u. Mitarb.) unmittelbaren Kontakt mit dem Blutstrom haben. Zudem stellen die Kapillarnetze des Knochenmarks für das Lungenvenenblut das erste Filter dar. Kleinzellige Karzinome metastasieren doppelt so häufig wie Pflasterzellkarzinome und Adenokarzinome. Die Pflasterzellkarzinome und Lungenspitzenkarzinome (Pancoast-Tumoren) neigen zur unmittelbaren Arrosion der Brustwand (WOODRUFF).
In ⅔ der Fälle sind die Knochenmetastasen osteolytisch, in ⅓ osteoplastisch (FELD u. OLIVETTI). Nach NAPOLI u. Mitarb. lassen sich folgende osteoplastischen Wirbelmetastasen unterscheiden:

- herdförmige Osteosklerose,
- diffus-fleckige Osteosklerose,
- Verdichtung des gesamten Skelettes.

In der Regel sind die verschiedenen Typen der osteosklerotischen Metastasierung miteinander kombiniert. Im Rahmen der osteoplastischen Metastasierung finden sich häufig solitäre *Elfenbeinwirbel* (BEER u. Mitarb.; FELD u. OLIVETTI). GUERIN u. GUERIN beobachteten Spikulabildung bei Schädelkalottenmetastasen.
Eine osteoplastische Skelettkarzinose bei Bronchialkarzinoiden beschreiben TOOMEY u. FELSON. Pflasterzellkarzinome verursachen mehr fleckige Osteosklerosen, Adeno- und kleinzellige Karzinome mehr diffuse Osteosklerosen (MUGGIA u. HANSEN). Häufigstes Verteilungsmuster der Metastasen ist die polyostisch-osteolytische Metastasierung in das Stammskelett (Wirbelsäule oder Wirbelsäule/Rippen) (FELD u. OLIVETTI). In ¹/₁₀ der Fälle erfolgt die Metastasierung in das Gliedmaßenskelett (distale Femurmetaphyse, Tibiakopf, distale Tibiametaphyse, Talus, Kalkaneus, Mittelfußknochen, Olekranon, Diaphyse von Radius und Ulna, Phalangen der Finger und Metakarpalia). Auch die peripheren Metastasen sind oft polyostisch, doch im Gegensatz zu den Metastasen des Stammskelettes asymmetrisch verteilt.
Temporäre *paraneoplastische Hyperkalzämien* finden sich bei primären Lungenkarzinomen in jedem 10. Fall. Eine Hypokalzämie ist bei osteoplastischen Skelettmetastasen mehrfach beobachtet worden (LUDWIG; MUGGIA; HANSEN; SACKNER u. Mitarb. 1960). Grundlage der Hypokalz-

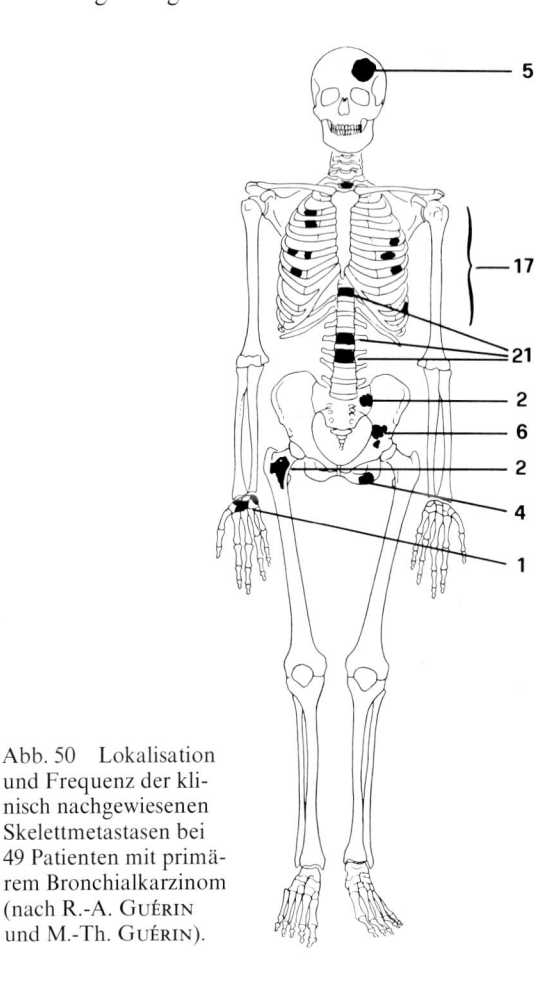

Abb. 50 Lokalisation und Frequenz der klinisch nachgewiesenen Skelettmetastasen bei 49 Patienten mit primärem Bronchialkarzinom (nach R.-A. GUÉRIN und M.-Th. GUÉRIN).

ämie ist wahrscheinlich die starke Kalziumspeicherung im reaktiv neugebildeten Knochen.

Brustdrüsenkarzinome

Das Brustdrüsenkarzinom ist ausgesprochen ossiphil. Es steht in bezug auf die Häufigkeit der Skelettmetastasen mit 45%, nach WALTHER mit 47% an erster Stelle.
Die klinischen Erscheinungen sind dumpfe Knochenschmerzen. Zwischen dem initialen Schmerzsyndrom und der röntgenologischen Sichtbarkeit von Knochenmetastasen liegt ein Intervall von 3–18 Monaten. Nicht allzu selten erfolgt die Metastasierung des Skelettes in Schüben, getrennt durch mehrjährige Intervalle der Metastasenkonsolidation. Auch zwischen der Exstirpation des Primärkarzinoms einschließlich der axillären Lymphknoten und der klinisch-röntgenologischen Manifestation der Skelettmetastasen liegt oft ein Intervall von 2–3 Jahren, manchmal von Jahrzehnten.

Die Metastasenlokalisation ist in absteigender Häufigkeit folgende: Becken, Lendenwirbelsäule, Femur, Rippen, Schädel, Halswirbelsäule, Unterschenkelknochen, Vorderarmknochen, Fußskelett. In der gleichen Reihenfolge erfolgt auch die Skelettbesiedlung (HELLNER). Von der Skelettbesiedlung in der Standardreihenfolge gibt es viele Ausnahmen.

Die typische Grundform der Metastasierung ist die polyostische osteolytische Metastasierung in Wirbelsäule, Femur und Schädel.

Eine ausgeprägte osteosklerotische Reaktion ist die Ausnahme. GINSBURG sah eine osteoplastische Transformation des Schädels 17 Jahre nach Amputation der Brustdrüse wegen Karzinom und die bis zur bioptischen Klärung als Ostitis deformans Paget beurteilt worden war. Metastasen in das Gliedmaßenskelett sind eher selten. COPELAND beschreibt eine polyzystische Karzinommetastase im distalen Radiusende. Periostale Schalenbildungen und Spikula sind selten.

Spontanfrakturen sind am häufigsten im Schenkelhals.

In wenigen Fällen verursachen die Skelettmetastasen eine totale Osteolyse des Trägerknochens, manchmal auch des gesamten Hand- oder des gesamten Fußskelettes. Nur die Knorpel-Kalk-Linien der Handwurzelknochen und Phalangen widerstehen der Vernichtung.

Zwischen der Resektion des Primärkarzinoms und der klinischen Manifestation der Skelettmetastasen liegt oft ein freies Intervall von Jahren, ja Jahrzehnten. Im Gegensatz zum protrahierten Gesamtablauf erfolgt die karzinomatöse Osteolyse, einmal begonnen, ungemein rasch. Öfters werden mehrkernige Osteoklasten eingesetzt, die sowohl den Knochen *auflösen*, als auch die Karzinomstränge umklammern und erdrosseln (CASTLEMAN, GOETSCH, UEHLINGER). Eine eindrückliche Beobachtung verdanken wir LEWIN:

Die Patientin ist 1876 geboren. Im Alter von 36 Jahren Amputation der rechten Brustdrüse wegen Karzinom. 12 Jahre später weisen Gelenk- und Skelettschmerzen und Spontanfrakturen auf eine aktivierte Knochenkarzinose. In wenigen Wochen wird sowohl das Stamm- wie das Gliedmaßenskelett (Humeri, Metakarpalia) bis auf den Periostschlauch aufgelöst. Die akute multifokale Osteolyse führt zu Hyperkalzämie und zur hyperkalzämischen Psychose (Verlangsamung der psychischen Reaktionen, Halluzination). Die renale Kalziumausscheidung steigt auf das 7- bis 8fache der Norm an. Die letzten Röntgenaufnahmen des Skelettes erinnern an das Bild der Osteodystrophia fibrosa generalisata Recklinghausen und sind von diesen nicht zu unterscheiden. Trotz schwerster Knochenmarkskarzinose ist die Blutneubildung nicht gestört. Die Zahl der Erythrozyten beträgt 4 200 000, der Leukozyten 8000.

Spätmetastasen zeigen nach erfolgreicher Hormonbehandlung anstelle der Osteolyse oft eine reaktive Osteosklerose. Anatomisch entsprechen die Skleroseherde tumorfreien Markfibrosen mit metaplastischer Faserknochenbildung.

Schilddrüse

Schilddrüsenkarzinome haben eine große Neigung, in das Skelett zu metastasieren. Die Frequenz der Skelettmetastasen beträgt nach WALTHER 33%, nach McCORMACK 12,7%, nach COPELAND 40%. Das Alter der Patienten beträgt zur Zeit der Skelettmetastasierung nach McCORMACK im Mittel 52,5 Jahre. Die Grenzwerte liegen zwischen 21 und 75 Jahren. Schilddrüsenkarzinome bei Jugendlichen (vorwiegend maligne Papillome) scheinen nie in das Skelett zu metastasieren. Die mittlere Überlebensdauer beim Auftreten von Skelettmetastasen beträgt 3,1 Jahre.

Zu unterscheiden sind *hochdifferenzierte follikuläre* und mehr *anaplastische Karzinome*. Erstere wachsen nur langsam und setzen in der Regel nur wenige, oft solitäre osteolytische Metastasen. Im histologischen Schnittbild ist die Ausreifung adenomatöser Strukturen und die Kolloidbildung oft ausgeprägter als in der Primärgeschwulst.

Die Metastasen in die platten Knochen (Becken) weiten den Markraum aus und formen röntgenologisch das Bild der gekammerten Großzyste. Im Gegensatz zur Riesenzellgeschwulst wird auch die Kortikalis ausgelöscht. Die osteolytischen Metastasen führen zu großräumigen, scharf begrenzten Defekten ohne Randsklerose. Die Defekte können in der Schädelkalotte und im Becken bis auf doppelte Handtellergröße erreichen. Die Konturen sind bogig, scharf geschnitten. die Zahl der Metastasen ist beschränkt. Bevorzugte Lokalisationen sind Schädelkalotte, Becken und Wirbelsäule.

KOLAR u. HUDA beschreiben Knochenmetastasen in der Schädelkalotte mit einem Kranz von Spikula. MATTI beobachtete eine blutende Unterkiefermetastase eines Hämangioendothelioms der Schilddrüse.

Es gehört zu den Eigenheiten der metastasierenden ausgereiften Schilddrüsenkarzinome, daß osteolytische Metastasen in etwa $\frac{1}{3}$ der Fälle das erste klinische Symptom darstellen, wie anderseits sich zwischen Primärgeschwulst und Entwicklung einer Skelettmetastase ein Intervall von Jahren und Jahrzehnten einschieben kann. So beobachtete WADE bei einem Patienten mit einem Schilddrüsenkarzinom die Entwicklung einer Metastase in das Os occipitale 28 Jahre nach

Resektion der Primärgeschwulst. SPIRIG beschreibt eine osteolytische, polyzyklisch begrenzte Beckenmetastase einer metastasierenden Kolloidstruma, deren langsames Wachstum bei der im 82. Lebensjahr verstorbenen Patientin über 15 Jahre kontrolliert werden konnte. Bei Frühmanifestation der Knochenmetastasen ist es manchmal schwierig, die Streuquelle in der Schilddrüse aufzudecken.

Eine recht instruktive Beobachtung verdanken wir PATCHEFSKY u. Mitarb. Sie beschreiben eine solitäre, vorwiegend osteolytische Metastase in der Bogenwurzel des 10. Brustwirbels mit totaler Blockade des Wirbelkanals bei zunächst unbekanntem Sitz der Primärgeschwulst. Die starke Speicherung von Jod 131 führte schließlich zur Annahme eines primären Schilddrüsenkarzinoms, so daß eine totale Thyreoidektomie vorgenommen wurde. Die histologische Untersuchung des 19 g schweren Resektates in Stufen führte zur Entdeckung eines nur 0,85 mm messenden, nicht abgekapselten, sklerosierenden Schilddrüsenkarzinoms (GRAHAM), eine Geschwulstgröße, die der klinischen Erfassung nicht mehr zugänglich ist.

Nach HELLNER kann sich die Exzision solitärer Metastasen lebensverlängernd auswirken.

Hypernephrome und Nierenkarzinome

Unter den in das Skelett metastasierenden Primärkarzinomen nehmen die Nierenkarzinome, im besonderen die hypernephroiden Karzinome, eine Sonderstellung ein. Sie finden sich nach COPELAND in 34,9%, nach TURNER u. JAFFE in 20%, nach WALTHER in 20%. Die große Neigung der Hypernephrome, in die Venen einzuwachsen, begünstigt die hämatogene Metastasierung. Zur umfassenden Metastasierung neigen insbesondere kleine (okkulte) Primärkarzinome.

Bevorzugte Lokalisation der Frühmetastasen sind die Diaphysen der langen Röhrenknochen (Humerus, Femur, Radius, Ulna). Pathologische Frakturen, besonders im proximalen Drittel der langen Röhrenknochen sind häufig (in 45,4% nach COPELAND). Manchmal hört man über der Skelettmetastase ein pulssynchrones, schwirrendes Geräusch (sog. Knochenaneurysma). Der Befall der Wirbelsäule verursacht oft radikuläre Schmerzen. Im Harn gelegentlich Bence-Jones-Eiweißkörper.

Im *Sektionsgut* sind multiple Metastasen die Regel. Im Gegensatz zum klinischen Beobachtungsgut, in welchem die peripheren und solitären Metastasen vorherrschen, findet man bei der Obduktion in der Regel eine Metastasierung in das Stamm- als auch in das periphere Skelett. Die Lokalisation der peripheren Metastasen ist in absteigender Häufigkeit folgende: Humerus, Schädeldach, Femur, Schädelbasis, Wirbel, Tibia, Sternum, Rippen, Schlüsselbeine und Schulterblätter. Die Lokalisation der multiplen Metastasen ist in absteigender Häufigkeit folgende: Femur, Wirbel, Rippen, Humerus, Becken, Schädeldach, Schlüsselbeine, Fibula, Finger, Metakarpalia und Phalangen. Wichtig ist, daß Metastasen in das Hand- und Fußskelett nur im Rahmen einer polyostischen Metastasierung beobachtet werden.

Das *Röntgenbild* der Hypernephrommetastase wird durch die Neigung zur Osteolyse geprägt. Nach SCHINZ u. UEHLINGER können folgende für Hypernephrom typische Metastasenformen unterschieden werden:

– In den langen Röhrenknochen breite Arrosion der Kortikalis von außen oder von innen her bis zur Spontanfraktur (RENDISH u. LEVY). COPELAND beobachtete auf 22 Patienten mit Hypernephrom-Skelettmetastasen 10mal Spontanfrakturen.

– Der *polyzystische Typus* in den platten Knochen (Schulterblatt, Darmbein) mit kugeliger Knochenauftreibung, Verlagerung der Kortikalis und vollständiger Auflösung der zentralen Spongiosa. Die Verlagerung der Kortikalis ist stets mit einer Verschmälerung verbunden. Sie schafft die Voraussetzungen zur Spontanfraktur auch im Becken und im Metaphysenbereich.

In Spätfällen wird der Röntgenbefund uncharakteristisch. Ausnahmsweise ist die Metastasierung in das Skelett mit einer reaktiven Osteosklerose verbunden. So beschreibt NATHAN eine Hypernephrommetastase unter dem Bild eines Elfenbeinwirbels.

Blasenkarzinome

Blasenkarzinome können unmittelbar auf das Becken übergreifen oder auf dem Blutwege in das Skelett metastasieren. Oft sind beide Ausbreitungsformen kombiniert. Trotzdem sind Skelettkarzinosen beim Blasenkarzinom eher selten. Sie betragen nach den Untersuchungen von FLETSCHER 5%. Häufigste Lokalisation ist mit 58% das Becken. Es folgen mit 18% die Lendenwirbelsäule, mit 14% der Femur, mit 12% Kreuzbein und Rippen. In 86% sind die Metastasen osteolytisch, in 9% osteoplastisch. Erstes Symptom sind Knochenschmerzen, die der röntgenologischen Erfassung der Metastase vorangehen. Der Krankheitsverlauf ist oft protrahiert.

Eine Besonderheit der papillären Blasenkarzinome ist die *periostale Metastasierung in Becken und lange Röhrenknochen* der unteren Gliedmaßen mit Bildung periostaler Spikula (FLETSCHER).

Die Abb. 11 zeigt die Entwicklung einer periostalen Metastase in der ganzen Länge des Tibiaschaftes, die sich bei der 46jährigen Patientin im Verlaufe eines Jahres nach Resektion eines papillären Blasenkarzinoms entwickelt hatte. Das 1. Röntgenbild zeigt nur eine fleckige Osteolyse des Tibiaschaftes und zahlreiche, senkrecht abstehende, kurze, feine Spikula. 6 Monate später ist der ganze Schaft mit bis 2 cm hohen Knochenspießen und Knochenplatten bespickt. Die Zwischenräume zwischen den Knochenspießen enthalten Geschwulststränge. Es ist wahrscheinlich, daß die maßlose reaktive periostale Knochenneubildung durch vom Blasentumor synthetisierte osteoplastische Reizstoffe angefacht worden ist (UEHLINGER).

NICHOLLS beschreibt die Metastasierung eines papillären Blasenkarzinoms im 3. Krankheitsjahr in den rechten Femurschaft und Tibiakopf mit reicher periostaler Spikulabildung und schmerzloser Weichteilschwellung. Eintritt des Todes nach 4jähriger Krankheitsdauer.

LIVINGSTONE beobachtete bei einem 41jährigen Bahnarbeiter eine karzinomatöse Sklerosierung des ganzen Skelettes mit Bildung eines Mantels aus Spikula, vergleichbar mit Stachelbecken bei Prostatakarzinom (Abb. 32).

Ösophagus

GOODNER und TURNBULL fanden auf 1909 mit Ösophaguskarzinomen des Sloan Kettering Cancer Center (New York) 100mal = in 5,2% Skelettmetastasen. ⅕ der Patienten sind Frauen, ⅘ Männer. Histologisch überwiegen Pflasterzellkarzinome. Es handelt sich um ein Sammelgut, das in bezug auf die Zahl der Skelettmetastasen eher unzuverlässig ist. Nur bei 21 Patienten ist der Befund durch eine Obduktion sichergestellt. Die vorwiegend osteolytischen Metastasen umfassen fast das ganze Skelett. Bevorzugte Lokalisation ist das Stammskelett (Wirbel, Rippen). Metastasen in Hand- und Fußskelett finden sich je 1mal (WOHL u. Mitarb.).

Nur WALTHER hat eine sinngemäße Trennung in Karzinome der kranialen Ösophagushälfte mit venösen Abflüssen in die V. cava superior und Karzinome der unteren Ösophagushälfte mit venösem Abfluß in die V. gastrica/V. portae vorgenommen.

Magen

Karzinome des Magen-Darm-Traktes, der Gallenblase, Gallenwege, des Pankreas, d. h. Karzinome aus dem Einzugsgebiet der V. porta metastasieren verhältnismäßig selten in das Skelett. Dies ist wohl in erster Linie hämodynamisch bedingt. Die Geschwulstemboli haben zwei Filter zu passieren (Kapillarkreislauf der Leber und der Lungen), bevor sie die Endstation Knochenmark erreichen. Nach den Berechnungen von LOUYOT, GAUCHER und AMEREIN beträgt die Häufigkeit der Skelettmetastasen bei Magenkarzinom, bezogen auf die Gesamtzahl der Knochenmetastasen, 2–4% und bezogen auf die Magenkarzinome 4–5%. Nach WALTHER beträgt die Frequenz der Knochenmetastasen beim Magenkarzinom 5,1%, nach KERRAT 2,4%.

Die ersten klinischen Erscheinungen der Skelettmetastasen sind in der Hälfte der Fälle rheumatoide Knochenschmerzen, im besonderen Rückenschmerzen. Ebenso häufig sind *Blutveränderungen:* anfänglich leichte, terminal schwere hämolytische Anämie, Thrombozytopenie mit hämorrhagischer Diathese (LAWRENCE u. MARCOVICS) und Erythroleukämien.

Die *Erythroleukämien* werden vor allem durch stark schleimbildende Adenokarzinome des Magens, gelegentlich aber auch des Kolons und der Gallenblase ausgelöst, die, ganz entgegen dem hämodynamischen Auswahlprinzip, ungemein ausgedehnt in das gesamte Skelett metastasieren. Sie verursachen eine kleinfleckige Sklerose sowohl des Stammskelettes als auch der langen Röhrenknochen (Abb. 51). Die Knochenform selbst bleibt erhalten. Histologisch zeigt das Knochenmark eine fleckige Osteosklerose und Myelofibrose. Die in das fibröse Markgewebe eingestreuten Siegelringzellen sind im Schnittbild (Beckenkammbiopsie) oft nur schwer zu erkennen. Nach KISSELER u. SCHUMACHER sind 2 Typen der reaktiven Osteosklerose zu unterscheiden:

– die polyostische knotige Form und
– die oligostische diffuse Form.

Die Markfibrose überschreitet dabei die Areale der Osteosklerose, d. h. die Markveränderungen sind wesentlich umfassender, als das Röntgenbild vermuten läßt. Die Knochenneubildung im Rahmen der Osteomyelofibrose ist ein Spätprozeß, so daß die frühesten Röntgenbilder in der Regel noch keine Osteosklerose erkennen lassen.

Die Erythroleukämien beobachtet man vorwiegend bei jüngeren Karzinompatienten vor dem 40. Lebensjahr. Die Blutveränderungen sind gekennzeichnet durch eine Leukozytose, eine Linksverschiebung der Leukopoese mit Ausschwemmung von Myelozyten, gelegentlich auch Myeloblasten, wobei zwischen segmentkernigen Leukozyten und Myeloblasten kein Hiatus eingeschaltet ist (NAEGELI). Die Erythrozyten zeigen

Poikilozytose, Polychromasie, Normoblastose. Die Symptome von seiten des Magens sind in der Regel diskret, da es sich meist um nur kleine Ulkus-Karzinome handelt, die nur gastroskopisch, nicht aber röntgenologisch erfaßt werden können. Die Lungenmetastasen zeigen das Bild der Lymphangiosis carcinomatosa, begleitet von Atemnot. Leber und Milz sind durch die vikariierende Blutbildung stark vergrößert. Die alkalische Phosphatase ist stark erhöht.
Diagnostisch entscheidend ist die Auswertung der Beckenkammbiopsie.

Dünndarm

Skelettmetastasen von intestinalen und bronchialen Karzinoiden sind in der Regel osteoplastisch (TOOMAY u. FELSON).

Kolon und Rektum

Skelettmetastasen sind bei Kolon- und Rektumkarzinom überraschend häufig. Dies steht wohl in Zusammenhang mit dem Reichtum an venösen Abflußwegen, wie sie sowohl dem Zäkum und Colon ascendens, als auch den Rektumkarzinomen zur Verfügung stehen (BAKER u. Mitarb.). Ich führe an:

– Abflußweg von Zäkum und Colon ascendens, zur V. mesenterica superior – V. porta.
– Abflußweg von Sigmoid und Rektum über die Plexus haemorrhoidales zur V. hypogastrica und V. cava inferior oder zu den Plexus spinales.

Die Frequenzen über Skelettmetastasen bei Kolon- und Rektumkarzinom schwanken zwischen 5% (PAK u. ARIEL, DIONNE) und 10,9% (BAKER u. Mitarb.). Osteolytische Metastasen herrschen vor. Im Beobachtungsgut von BAKER u. Mitarb., das 22 Fälle erfaßt, sind 12mal die Metastasen monostisch, 10mal polyostisch. Häufigste Lokalisationen sind die thorakale Wirbelsäule, Becken und Femur. Es folgen an zweiter Stelle eine Auswahl von Knochen aus dem Schultergürtel (Klavikula, Skapula) und Rippen (DELAMOY u. MARTINET). In der Regel entwickeln sich die Skelettmetastasen in den ersten zwei Jahren nach Resektion des Primärtumors. UEHLINGER beobachtete bei einem 56jährigen Mann eine gut faustgroße Metastase in der linken Brustwand 12 Jahre nach Resektion eines schleimbildenden Adenokarzinoms der Sigmaschlinge. Die mittlere Überlebenszeit nach Resektion der Primärgeschwulst beträgt 30 Monate.
Ungewöhnliche Skelettmetastasen sowohl in bezug auf Lokalisation, Form und Manifestation

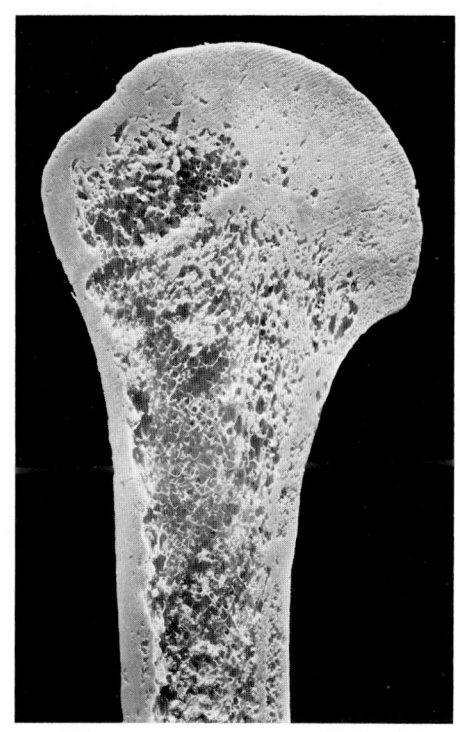

Abb. 51 Osteoplastische Metastase im Humeruskopf bei einem Ulkuskarzinom mit Siegelringzellen des Magens. 55jähr. Mann.

sind in jedem größeren Beobachtungsgut vertreten.

PRAGER u. TAUBER beschreiben die Krankengeschichte eines 70jährigen Patienten, der wegen Schmerzen im Kniegelenk hospitalisiert werden mußte. Die Untersuchung ergibt eine starke Bewegungshemmung, Weichteilschwellung und lokale Überwärmung. Das Röntgenbild zeigt eine große osteolytische Kaverne im Bereich der distalen Femurmeta-/-epiphyse und des medialen Kondylus, begleitet von periostalen Spikula, gesamthaft das Bild eines primären Osteosarkoms vortäuschend. 13 Monate später führt eine Darmblutung zur Entdeckung des primären Rektumkarzinoms.
Bei einem 67jährigen Patienten von CREEDON ist eine *solitäre* osteolytische Metastase in der distalen Metaphyse der rechten Tibia mit tiefer Exkavation der Kortikalis auf beiden Seiten und periostalen Spikula das erste Karzinomsymptom. Der Röntgenbefund entspricht dem Bild eines Osteosarkoms. Die Biopsie ergibt eine Metastase eines zylindrozellulären Adenokarzinoms. Streuquelle ist ein Rektumkarzinom. Ein halbes Jahr nach Resektion der Primärgeschwulst zwingt eine ungemein schmerzhafte Spontanfraktur der rechten Tibia zur Amputation des rechten Beines. Neue Metastasen sind in der Zwischenzeit nicht aufgetreten.
IHLE u. McBEATH beschreiben bei einem 64jährigen Mann eine bioptisch gesicherte osteolytische Metastase in Metatarsus IV, 1 Jahr nach Resektion des Kolons wegen eines zylindrozellulären Adenokarzinoms.

SCARFF beschreibt eine periostale Rippenmetastase bei einem primären Dickdarmkarzinom mit Maskierung der Rippe durch einen dichten Kranz von senkrecht abzweigenden Spikula.

Leber

Die Angaben über die Häufigkeit von Skelettmetastasen bei Hepatomen liegen zwischen 1,25% (CALAHAN), 12% (BOLCKER) und 13% (WALTHER). Außerhalb Zentralafrika sind Hepatome selten.

Das *klinische Bild* wird ganz durch die *Metastasen* beherrscht (PAYET u. Mitarb.). Die Primärgeschwulst bleibt oft bis zum Tode unerkannt. Der Krankheitsverlauf kann sich über Jahre hinziehen (CASTLEMAN). BYRNE u. Mitarb. weisen darauf hin, daß bei osteolytischen Skelettkarzinosen ohne klinisch nachweisbare Primärgeschwulst differentialdiagnostisch auch ein primäres Hepatom in Erwägung zu ziehen sei: „Attention is called to the liver as a focus for metastatic bone neoplasms in obscures cases" (BOLCKER u. Mitarb.). Das Blutbild zeigt geleentlich Veränderungen im Sinne einer Erythroleukämie (New Engl. J. Med. 262 [1960] 1182).

Das *ossäre Metastasenbild* der Hepatome ist ungemein bunt (PAYET u. Mitarb.). Vorherrschend sind zentral-osteolytische Wirbelmetastasen, die häufig ein radikuläres Schmerzsyndrom auslösen, das durch ein spinales Kompressionssyndrom abgelöst wird.

MALLORY beschreibt eine solitäre Skelettmetastase im 3. Lendenwirbel (New Engl. J. Med. 273 [1947] 673). HEDRICK beschreibt die vollständige Zerstörung des rechten Sakroiliakalgelenkes durch eine solitäre Hepatommetastase bei einem 58jährigen Mann. CALAHAN beobachtete eine polyzystische Metastase in der proximalen Humerusmetaphyse mit Spontanfraktur. Auch Metastasen in den platten Knochen und kurzen Röhrenknochen (Schädelkalotte, Schulterblatt, Darmbein, Schlüsselbein) nehmen oft die Form gekammerter Zysten an und können mit zystischen Hypernephrom-Metastasen verwechselt werden. Selten sind Schädelmetastasen unter dem Bild der Ostitis deformans Paget (MOON u. BOLCKER, PAYET u. Mitarb.).

Metastasierende Hepatome bei Leberzirrhose haben eine schlechtere Prognose als Hepatome ohne Leberzirrhose.

Hoden

Knochenmetastasen bei *malignen Hodengeschwülsten* sind selten. WALTHER verzeichnet auf 14 maligne Hodentumoren 3 mit Knochenmetastasen. SUM u. Mitarb. fanden auf 167 Patienten mit malignen Hodengeschwülsten 10 mit Skelettmetastasen: 5 Seminome, 4 embryonale Karzinome und 1 Teratokarzinom. 5mal waren die Metastasen osteolytisch, 2mal osteoblastisch und 3mal im Röntgenbild nicht darstellbar (neutral). Die Hauptlokalisation der Metastasen ist das Stammskelett (Wirbel und Rippen). Es folgen vereinzelte Lokalisationen im Schultergürtel, in der Schädelkalotte, im Femur und im Tibiakopf. Die klinischen Symptome werden durch den Sitz der Metastasen bestimmt. Lungenmetastasen waren röntgenologisch nur bei 3 Patienten und in der Regel erst nach den Skelettmetastasen nachweisbar. Dies weist darauf hin, daß die hämatogene Metastasierung z. T. über die Plexus spinales unter Umgehung des Lungenkreislaufes erfolgen dürfte.

Metastasenbestrahlung wirkt schmerzlindernd. FRIEDMANN u. PURKAYANASTA verzeichnen nach der Bestrahlung Überlebenszeiten von bis 11 Jahren.

Prostata

Skelettmetastasen sind bei Prostatakarzinomen ungemein häufig. WALTHER verzeichnet auf 68 Patienten mit Prostatakarzinom 27 = 40% mit Knochenmetastasen. Die Prostatakarzinome metastasieren vorwiegend in das Becken und in die lumbosakrale Wirbelsäule, d. h. in Knochen im Einzugsgebiet des Plexus haemorrhoidalis und Plexus spinalis. Die Knochenmetastasen bei Prostatakarzinomen sind eine Späterscheinung. Zwischen der Exstirpation des Primärtumors und den ersten Zeichen der Skelettmetastasierung liegt oft ein Intervall von mehreren Jahren. Hinweise auf die Knochenmetastasen sind Knochenschmerzen und eine sekundäre Anämie.

Die Skelettmetastasen sind ausgesprochen osteoplastisch. Innerhalb der fleckig verdichteten Spongiosa erkennt man immer wieder Lichtungsbezirke. Periphere osteoplastische wie osteolytische Metastasen in die distale Femurmetaphyse und proximale Tibiametaphyse können das erste Krankheitssymptom sein und eine akute Gichtarthritis vortäuschen (New Engl. J. Med. 262 [1960] 195). Pathognomonisch, wenn auch relativ selten, sind *periostale osteoplastische Metastasen*. Rippen und Becken werden in einen ganzen Mantel aus radiär abstehenden Spikula eingehüllt (Stachelbecken Abb. 32). Bestrahlung wirkt schmerzlindernd, aber kaum lebensverlängernd. Wirksamer ist die Behandlung mit Geschlechtshormonen.

Nach TURNER u. JAFFE sollen, im Gegensatz zu den Metastasen im Stammskelett, Fernmetastasen im Gliedmaßenskelett osteolytisch wirken, insbesondere dann, wenn gleichzeitig Lungenmetastasen nachgewiesen werden können. Über die Auswirkungen der Hormonbehandlung auf den Röntgenbefund s. S. 751.

Zervix

Hämatogene Skelettmetastasen sind bei Zervixkarzinomen selten. Die Häufigkeitsangaben liegen zwischen 1,2, 3,8 und 4,6% und ausnahmsweise bei 12,3% (TATRA u. KRATOCHIL; TURNER u. JAFFE). Die Auswertung eines Beobachtungsgutes von 55 Patienten mit Zervixkarzinom und Knochenmetastasen der Jahre 1961–1973 durch BLYTHE u. Mitarb. ergibt folgendes: Am häufigsten ist die unmittelbare Arrosion des Beckens, insbesondere der Beckenschaufel durch den Primärtumor und die regionalen prävertebralen Lymphknotenmetastasen (Abb. 1). Charakteristisch ist die Aufsplitterung der Linea ileo-pectinea in der Beckenübersichtsaufnahme und die Arrosion der Seiten- und Vorderfront der Kreuzbeine und der Lendenwirbel. Die Arrosion des Beckens und eine hämatogene Fernmetastasierung bedeuten eine richtungswendende Verschlimmerung. Von den Patienten mit direkter Arrosion des Beckens durch das Karzinom starben 96% während einer Beobachtungszeit von 18 Monaten.

Hämatogene Fernmetastasen verursachen unregelmäßige fleckige Osteolysen und innere kortikale Arrosionen. Sie bevorzugen das Stammskelett, die distale Tibiametaphyse, Kalkaneus, Talus und Mittelfußknochen (ULERY u. Mitarb.).

Chemodektome
(nicht chromaffine Paragangliome)

Histologisch sind zu unterscheiden der organoide und der peritheliomatöse Typus. Beide neigen zur späten, selektiven osteolytischen Metastasierung in das Skelett. Die Metastasenmuster neigen zu Extremen: zur monostischen Solitärmetastase einerseits, zur ausgesprochen polyostischen Metastasierung andererseits. Das biologische Verhältnis entspricht einem „low grade of malignancy". Zwischen Feststellung der Primärgeschwulst und hämatogener Ausbreitung schiebt sich ein Intervall von Jahren bis Jahrzehnten. GUSTILLO u. Mitarb. beobachteten bei einer 47jährigen Hausfrau eine solitäre osteolytische Ileummetastase 13 Jahre nach Exstirpation eines Chemodektoms und 35 Jahre nach der initialen Diagnosestellung. Mehrfache Bestrahlungen können die Entwicklung von wiederholten Rezidiven nicht verhindern. COULSON beobachtete eine polyostische Metastasierung in Schädelkalotte, Becken, rechten Humerus und beide Femora 14 Jahre nach Feststellung eines kleinapfelgroßen Chemodektoms im rechten Kieferwinkel bei einem 43jährigen Kohlenbergwerkarbeiter.

Hautkarzinome

Charakteristisch ist die Zerstörung der Nagelphalanx durch verhornende Pflasterzellkarzinome des Nagelfalzes. Basalzellkarzinome können nach jahrelangem Bestand kurz vor dem Tode noch auf dem Blutwege in das Skelett metastasieren. ASSOR berichtet über drei einschlägige Beobachtungen.

Sarkome

Die Metastasierung der Knochen- und Knochenmarkssarkome unterscheidet sich von der Metastasierung der Karzinome durch die fast ausschließliche Ausbreitung auf dem Blutwege, die Neigung zur frühzeitigen Aussaat und die Tendenz zur Rückansiedlung in das Stamm-(Mutter-)Gewebe, das offensichtlich den Geschwulstemboli die besten Siedlungsbedingungen anbietet. SCHINZ hat diese Form der Metastasierung, die schlußendlich eine Systemaffektion vortäuschen kann, als selektive Metastasierung bezeichnet.

Osteosarkome: Die osteogenen Sarkome neigen zur frühzeitigen Metastasierung in die Lungen. Metastasen über das erste Filter hinaus sind eher selten. Zur Zeit der Entdeckung der Primärgeschwulst sind die Lungen in der Regel noch metastasenfrei. Trotzdem entwickeln sich nach der Geschwulstresektion schon in den ersten zwei Kontrolljahren in $\frac{2}{3}$ der Fälle Lungenmetastasen. Die Rückmetastasierung in das Skelett ist eine Besonderheit der osteoplastischen Osteosarkome. Sie erfolgt selektiv in die Wirbel und in die Metaphysen der langen Röhrenknochen. Die Wirbelmetastasen haben Kugelform. Die Metastasen in die langen Röhrenknochen zeigen eine Verdichtung der Spongiosa und gleichzeitig periostal rechtwinklig abzweigende Spikula. Das Röntgenbild der Metastasen gleicht sich rasch dem Röntgenbild der Primärgeschwulst an. Primärgeschwulst und Metastasen sind nicht mehr voneinander zu unterscheiden. Erfolgt die Metastasierung gleichzeitig in mehrere Metaphysen, so ist man versucht, den Befund als Beispiel einer primär polyostischen Sarkombildung zu deuten. Die Beweisführung einer selektiven metaphysären Frühmetastasierung gegenüber der Annahme primär multipler Geschwulstbildung ist nur bei Vorliegen entsprechender Röntgenbildserie möglich. In bezug auf Einzelheiten sei auf den Abschnitt Osteosarkome verwiesen (S. 578).

Ewing-Sarkom: Zu den Kennzeichen des Ewing-Sarkoms gehört die Metastasierung in die Lungen und die Rückmetastasierung in das Skelett (TURNER u. JAFFE). Die Skelettmetastasen bieten röntgenologisch genau das gleiche Bild wie die Primärgeschwulst. Auch für die Metastasen gilt die Feststellung, daß es ein für das Ewing-Sarkom charakteristisches Röntgenbild *nicht* gibt. Die von Ewing beschriebene zwiebelartige Aufblätterung der Kompakta ist selten. In bezug auf Einzelheiten sei auf den Abschnitt Ewing-Sarkom, S. 606, verwiesen.

Plasmozytom (Myelom): Es ist wahrscheinlich, daß das multiple Plasmozytom der Generalisationsphase eines monostischen Plasmozytoms entspricht mit selektiver Rückmetastasierung in das Stammskelett. Eine Metastasierung in das Gliedmaßenskelett außerhalb der roten Markareale und jenseits der Ellbogen- und Kniegelenke ist sehr selten (MIEHLKE und UEHLINGER). Kennzeichnend für das Plasmozytom ist die ungemein große Zahl von Einzelherden, die reine Osteolyse mit Perforation der Kortikalis, die Neigung zu Spontanfrakturen insbesondere der Rippen und Wirbel. Gelegentlich können osteolytische Skelettmetastasen eines Schilddrüsenkarzinoms das durchlöcherte Skelettbild eines Plasmozytoms bis in alle Einzelheiten nachahmen. Erhöhte Bluteiweißwerte (Paraproteine) und stark beschleunigte Sedimentation der Erythrozyten sprechen für Plasmozytom (BASSÖE). In bezug auf Einzelheiten sei auf den Abschnitt Plasmozytom, S. 603, verwiesen.

Hämangioendotheliome, Hämangiosarkome: Skelettale und extraskelettale Hämangioendotheliome metastasieren mit Vorliebe in das Gliedmaßenskelett und in die regionalen Lymphknoten. Bevorzugter Sitz sind die langen Röhrenknochen, im besonderen Tibia und Femur. Die blutigen Geschwulstknoten sind in der Regel der Innenfläche der Kortikalis angelagert, von wo sie rasch die Kortikalis arrodieren und perforieren. Das Metastasenbild wird geprägt durch die ungemein rasche Entwicklung multipler bis bohnengroßer, scharf begrenzter Kortikalis-Spongiosa-Defekte. Die Knochenmetastasen sind ungemein schmerzhaft. In bezug auf Einzelheiten sei auf den Abschnitt Hämangioendotheliome des Skelettes, S. 655, verwiesen.

Medulloblastome: 1957 haben KINCAID u. Mitarb. 32 Fälle von kindlichem Medulloblastom, die während der Jahre 1945 – 1952 an der Mayo-Klinik beobachtet worden waren, statistisch verarbeitet. 4mal handelt es sich um zerebellare Medulloblastome mit Skelettmetastasen. 4 weitere einschlägige Beobachtungen hat BANNA veröffentlicht und 3 Fälle BLANK u. Mitarb. Die Verarbeitung dieser 11 Beobachtungen durch KINCAID u. Mitarb. ergibt folgendes: Das Geschwulstwachstum beginnt im mittleren Kindesalter mit einem zerebellaren Syndrom (Gehstörungen, Schwindel, Kopfschmerzen), begleitet von den Erscheinungen eines Hydrocephalus anterior. Bei der ersten Untersuchung werden in der Regel Fernmetastasen noch vermißt. Nach mehr oder weniger vollständiger Exzision der zerebellaren Primärgeschwulst kommt es in einem Intervall von 1 – 11 Jahren zu einem Lokalrezidiv und schließlich zu polyostischen Fernmetastasen in das Stammskelett.

Die Mehrzahl der ossären Metastasen ist osteoplastisch. Die Spongiosa der Wirbel wird grobsträhnig umgebaut. Die Beckenknochen zeigen entlang dem Kamm der Darmbeinschaufel eine fleckige, am Eingang zum kleinen Becken eine mehr bandförmige Sklerose. Die Metastasen in die Metaphysen der langen Röhrenknochen führen zur Aufsplitterung der Kompakta, häufig verbunden mit rechtwinklig abzweigenden Spikula. Das gleiche Bild bieten die Schädeldachmetastasen. Medulloblastome sprechen auf Bestrahlung kombiniert mit Vincristin in der Regel gut an und bilden sich weitgehend zurück, was aber spätere Rezidive nicht verhindert. Fleckige Osteolysen können wieder ossifizieren. Rezidive mit Metastasen führen schließlich zum Tode.

Nach KINCAID u. Mitarb. ist die Kombination eines Hydrozephalus mit einer osteolytischen oder osteosklerotischen Geschwulstmetastasierung in das Stammskelett pathognomonisch für das metastasierende zerebellare Medulloblastom.

Differentialdiagnostisch sind die Skelettmetastasen des Medulloblastoms gegen das Ewing-Sarkom und das Retikulosarkom des Knochens abzugrenzen.

Diagnose und Differentialdiagnose

Die Diagnose einer Skelettkarzinose ergibt sich aus der *Koordination* von röntgenologisch festgestellten *Strukturstörungen*, der Prozeßlokalisation (Stammskelett, Gliedmaßenskelett, monostisch, polyostisch) und dem Lebensalter des Patienten.

Eine entscheidende *Diagnosesicherung* ergibt sich aus der Berücksichtigung des *Lebensalters*. Skelettmetastasen sind vor dem 40. Lebensjahr ausgesprochen selten und an bestimmte Geschwulsttypen gebunden (z. B. Medulloblastom). Nach dem 40. Lebensjahr stellen Skelettmetastasen die häufigste ossäre Geschwulstform dar. Sie sind um ein Vielfaches häufiger als primäre Knochengeschwülste (Abb. 52).

Ein weiteres Merkmal ist der *polyostische Skelettbefall*. Monostische Skelettmetastasen finden sich nur in ⅕ der Fälle. Monostische Wirbelmetastasen sind oft nur vorgetäuscht, indem neutrale Wirbelmetastasen sich dem röntgenologischen Nachweis entziehen.

Die Metastasierung in das Skelett erfolgt überwiegend in die *roten Markgebiete des Stammskelettes*, im besonderen in die Wirbel.

Metastasen in das *Gliedmaßenskelett* jenseits der Ellbogen- und Kniegelenke sind selten, meist solitär oder sporadisch und begünstigen Spontanfrakturen. Typische periphere Lokalisationen sind die distalen Metaphysen von Humerus, Radius, Ulna, Femur und die proximale und distale Metaphyse der Tibia. Bei Metastasierung in die proximale Humerusmetaphyse und distale Femurmetaphyse kann die Kombination von Knochenzerstörung und reaktiver Spikulabildung zu Strukturstörungen führen, die von einem primären Osteosarkom nicht zu unterscheiden sind (LEGIER und TAUBER, F. W. O'BRIEN und Fr. W. O'BRIEN). Nur die Berücksichtigung des Lebensalters verhindert diese Fehldiagnose.

Metastasen in das Hand- und Fußskelett sind gelegentlich das erste Karzinomzeichen. Bevorzugte Lokalisationen sind die Nagelphalangen der Finger. Die karzinomatöse Osteolyse zerstört das Phalangenmittelstück, während die Phalangenbasis erhalten bleibt (Abb. 47). Nur selten kommt es zur totalen Osteolyse. Streuquelle ist meist ein Lungen-Bronchial-Karzinom (Pflasterzellkarzinom, kleinzelliges Karzinom).

Metastasen in das Fußskelett lokalisieren sich vorwiegend in Talus und Kalkaneus. Zehenmetastasen sind im Gegensatz zu Fingermetastasen sehr selten, ebenso Metastasen in die Patella.

Die wichtigsten Streuquellen peripherer Solitärmetastasen sind bei beiden Geschlechtern Hypernephrome, Nierenkarzinome, Karzinome der ableitenden Harnwege und der Schilddrüse, beim Manne das Prostatakarzinom und Lungenkarzinom, bei der Frau das Brustdrüsen- und Zervixkarzinom.

Manchmal können *Laboratoriumsbefunde* auf karzinomatöse Skelettmetastasen hinweisen. Ich führe an: eine mäßige Anämie, eine erythroleukämische Blutreaktion (besonders bei osteoblastischen Metastasen schleimbildender Adenokarzinome des Magens und des Dickdarms), eine beschleunigte BSR, eine Hyper- oder Hypokalzämie, eine erhöhte renale Hydroxyprolinausscheidung, eine erhöhte alkalische Phosphatase.

Die Differentialdiagnose Skelettkarzinose/*Ostitis deformans Paget* wird auf S. 732, die Differentialdiagnose Wirbelkarzinose/tuberkulöse Spondylitis auf S. 728, die Differentialdiagnose Spontanfraktur auf S. 714 ff. abgehandelt.

Bei Unsicherheit in der Diagnosestellung sind *komplementäre Untersuchungen* einzusetzen. Ich führe an: Szintigraphie, Arteriographie, Beckenkammbiopsie, Wirbelnadelbiopsie und Sternalpunktion.

Die *Szintigraphie* vermittelt nur Aufschlüsse über Zahl, Lokalisation und Größe *osteoplastischer Karzinommetastasen* mit starkem Kalziumeinbau. Osteolytische Metastasen ohne reaktive Kno-

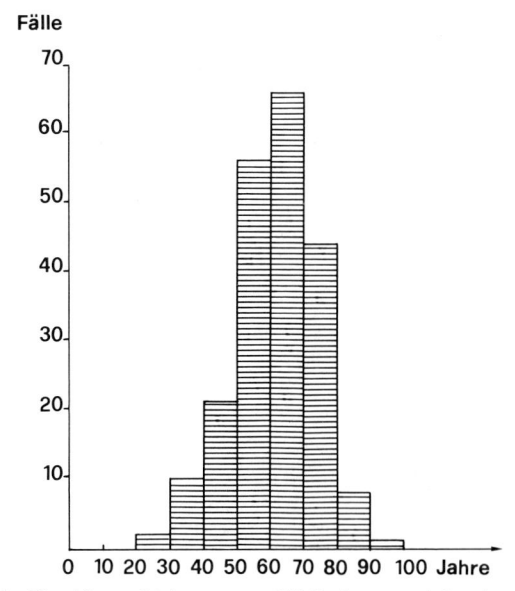

Abb. 52 Altersschichtung von 208 Patienten mit karzinomatösen Skelettmetastasen.

chenneubildung kommen szintigraphisch nicht zur Darstellung. Die Szintigraphie eignet sich besonders zum Nachweis kleiner osteoplastischer Frühmetastasen, zur Bestimmung der Anzahl osteoplastischer Metastasen und zur Überprüfung allfälliger Behandlungserfolge (CITTRIN). Die Szintigraphie ist daher angezeigt unmittelbar nach der hämatogenen Geschwulstaussaat und vor Beginn der medikamentösen und Strahlenbehandlung. Zur Markierung werden zur Zeit noch verwendet SR 587MSR 85 mit einer Halbwertszeit von 64 Tagen und 1355 Diphosphonat mit einer Halbwertszeit von 3 ½ Stunden.

Über die Frequenz von Knochenmetastasen mit Hilfe der [1355]Diphosphonat-Knochenszintigraphie macht TOFE folgende Angaben: Skelettmetastasen fanden sich beim Mammakarzinom in 67%, bei Bronchialkarzinom in 64%, bei Prostatakarzinom in 62%. Die szintigraphische Untersuchung bestätigt ferner die hohe Frequenz von Metastasen im Stammskelett. Die *Indikationen* zur Vornahme einer Skelettszintigraphie habe ich in Tab. 12 zusammengestellt.

Tabelle 12 Indikationen zur Skelettszintigraphie

- Bestätigung des Röntgenbefundes
- Früherfassung von Skelettmetastasen
- Bestimmung der Zahl und Lokalisation der Skelettmetastasen
- Abgrenzung der Skelettmetastasen gegenüber anderen Skelettkrankheiten
- Kontrolle der therapeutischen Maßnahmen

Der Skelettszintigraphie kommt zusätzlich ein hoher *prognostischer Aussagewert* zu, wie aus einer Überprüfung von GALASKO hervorgeht. Bei 50 Patientinnen mit einem Frühkarzinom der Brustdrüse wird bei der erstmaligen Konsultation eine Skelettszintigraphie durchgeführt. Bei 12 Patientinnen ist schon das erste Szintigramm *positiv*. Bei allen entwickeln sich, trotz radikaler Mastektomie, in den nachfolgenden Kontrolljahren klinisch manifeste Skelettmetastasen. 10 dieser Patientinnen sterben. Nur 2 Patientinnen sind nach 5 Kontrolljahren noch am Leben mit Metastasen. Von den 38 *szintigraphisch negativen* Patientinnen entwickeln sich in den nachfolgenden 5 Kontrolljahren bei 10 Krebsmetastasen, 8mal mit tödlichem Ausgang. 3 Patientinnen erliegen interkurrenten Krankheiten. 27 Patientinnen sind nach den 5 Kontrolljahren noch am Leben, davon 25 rezidiv- und metastasenfrei!

Dem gleichen Ziel einer präzisen Erfassung der Zahl, Lokalisation und Ausdehnung der Skelettmetastasen dient die Arteriographie. Ein *abnormes Angiogramm* zeigen nur die *osteolytischen Skelettmetastasen*, nicht aber die osteoplastischen (SCHOBINGER). Für osteolytische Metastasen sind nach SCHOBINGER kennzeichnend: Darstellung von Arterien und Venen in Arealen, die normalerweise gefäßlos sind, Vergrößerung der arteriellen Gefäße, Retention von Teilen des Kontrastmittels (besonders bei Metastasen einer Struma maligna), Nachweis von arteriovenösen Kurzschlüssen und Nachweis von Venen in normalerweise venenfreien Arealen.

Über die Leistungsfähigkeit der *Knochenbiopsie* machen CONTRERAS u. Mitarb. folgende Angaben: Bei 100 Patienten mit Skelettmetastasen wird eine Knochenbiopsie entnommen. In 94 Fällen kann die Diagnose bestätigt werden, darunter in 9 Fällen mit röntgen-negativem neutralem Skelettbefund.

Die *Diagnose* einer Skelettkarzinose ist einfach, wenn das Primärkarzinom bekannt ist und die Metastasierung dem klassischen Stammskelettmuster entspricht. Verdächtig auf Skelettmetastasen sind insbesondere umschriebene diskrete Strukturstörungen der Spongiosa und die Mischung fokaler Osteoporose mit fokaler Osteosklerose.

Endostale und periostale osteoplastische Karzinosen jenseits des 60. Lebensjahres sind beim männlichen Geschlecht charakteristisch für metastasierende Prostatakarzinose. Ausschließlich osteolytische Metastasen in der 4., 5. und 6. Dekade weisen auf Hypernephrome und Schilddrüsenkarzinome.

Viel schwieriger zu beurteilen sind *solitäre Metastasen im Gliedmaßenskelett*. Die Befunde werden initial oft im Sinne einer ossären Primärgeschwulst (Osteosarkom, Fibrosarkom, Chondrosarkom, Ewing-Sarkom, Retikulosarkom) oder chronischen Osteomyelitis fehlgedeutet. Trotzdem sollte die Diagnose bei Berücksichtigung des Patientenalters nicht allzu schwierig sein. Kann man sich zur Diagnose einer Skelettmetastase nicht entschließen, so ist die Beckenkammbiopsie angezeigt. Sie ist der Sternalpunktion im Tumornachweis überlegen.

Gelenknahe Metastasen imitieren im Frühstadium oft das Bild einer monoartikulären Arthritis. Erst im Laufe der Zeit verschiebt sich der Gelenkschmerz in Richtung Knochenschmerz.

Ist die Diagnose einer karzinomatösen Knochenmetastase gesichert, so stellt sich die Frage nach dem *Sitz des Primärkarzinoms* (Streuquelle). Dabei sei an die Virchowsche Feststellung erinnert, daß besonders kleine Karzinome zur hämatogenen Metastasierung neigen. Nach den Angaben von GESCHICKTER u. MASERITZ konnte auf 356 Patienten mit Skelettmetastasen der Primärtumor (die Streuquelle) in 60 Fällen = 16,8% nicht gefunden werden!

Bei *unbekannter Streuquelle* hat die Abklärung in 2 Stufen zu erfolgen: In einer ersten Stufe sind diejenigen Organe nochmals zu kontrollieren, die erfahrungsgemäß häufig Sitz von ossiphilen Karzinomen sind. Es sind dies bei der Frau Brustdrüse, Schilddrüse und Nieren; beim Mann Prostata, Nieren und Schilddrüse. Bei beiden Geschlechtern kommen in zunehmend verstärktem Maße hinzu: die Lungen.

Vielfach entziehen sich die Primärkarzinome infolge ihres geringen Umfanges der Frühdiagnose. MÖBIUS hat auf solche Kleinkarzinome in der Brustdrüse hingewiesen. In diesem Zusammenhang sei auch auf die Beobachtung von PATCHEFSKY u. Mitarb. eines nur 0,85 mm messenden Schilddrüsenkarzinoms hingewiesen, das erst in Stufenschnitten der Schilddrüse nachgewiesen werden konnte.

Führt die Untersuchung der Organe mit ossiphilen Karzinomen nicht zum Ziel, so sind in einer zweiten Stufe nochmals diejenigen Organe zu überprüfen, deren Geschwülste sich dem Nachweis mit einfachen Untersuchungsmethoden entziehen. Dahin gehören: Karzinome der Leber, des Pankreas, der Gallenblase, der Nieren, der Nebennieren und der Schilddrüse.

Als letztes kann die Lokalisation der Metastasen Hinweise auf die Lokalisation des Primärtumors vermitteln. Die vorwiegende Metastasierung in das Stammskelett findet sich besonders beim Brustdrüsenkarzinom und Lungenkarzinom. Metastasen in das Gliedmaßenskelett sind charakteristisch für Nierenkarzinome und Hypernephrome. Metastasen in das Handskelett finden sich fast ausschließlich bei Lungenkarzinomen, Metastasen in das Fußskelett bei Karzinomen der ableitenden Harnwege und der Zervix, Metastasen in die Lendenwirbelsäule bei Prostatakarzinomen.

In seltenen Fällen führt die Berücksichtigung des Blutbildes zur korrekten Diagnosestellung. Ich verweise insbesondere auf erythroleukämische Reaktion bei schleimbildenden Adenokarzinomen des Magens und des Dickdarms.

Prognose und Therapie

Die prognostische Bedeutung der Skelettmetastasen liegt darin, daß die Metastase ein sicheres Merkmal dafür ist, daß die Geschwulst den Organbereich überschritten hat und in die Phase der hämatogenen Dissemination eingetreten ist. Bei der Lokalisation der Primärgeschwulst im Einzugsgebiet der V. cava ist ferner daran zu denken, daß allfällige Geschwulstemboli zunächst im Lungenfilter zurückgehalten werden und erst von der Lunge aus in die Großkreislauforgane weitergegeben werden.

Bei Nachweis von Skelettmetastasen ist mit einer Lebenserwartung von 1 bis maximal 2 Jahren zu rechnen. Eine Ausnahme machen hormonabhängige Karzinome, im besonderen Brustdrüsen- und Prostatakarzinome. Hier gelingt es der kombinierten Zytostatika-, Strahlen- und Hormonbehandlung Lebensverlängerungen von mehreren Jahren zu erzielen. Die medikamentöse Drosselung der Geschwulstaktivität zeigt sich röntgenologisch in der Reossifikation osteolytischer Areale (BÖNI). Manchmal aber persistieren die karzinomatösen Knochendefekte, obgleich subjektiv der Behandlungserfolg ein guter ist. In diesen Fällen ist anzunehmen, daß unter der medikamentösen Behandlung das Karzinomgewebe vernichtet und durch nicht ossifizierendes fibröses Narbengewebe ersetzt worden ist. Die Wirkung der Zytostatika ist in wiederholten Beckenkammbiopsien präziser zu erfassen als mit dem Röntgenbild. In Abb. 53 ist die Skelettmetastase eines Mammakarzinoms wiedergegeben, das erfolgreich hormonal behandelt worden ist. Von der ursprünglichen Metastase haben nur wenige Geschwulstzellnester überlebt, die ihrerseits von vielkernigen Makrophagen aufgezehrt werden. Ähnliche Befunde einer totalen Geschwulstvernichtung durch Makrophagen hat BÖNI bei Skelettmetastasen eines Prostatakarzinoms nachgewiesen.

Zum Schluß sei darauf hingewiesen, daß in den kommenden Jahren mit einer *Zunahme* der Patienten mit Skelettmetastasen zu rechnen ist. Die-

752 Sekundäre Knochengeschwülste

a b

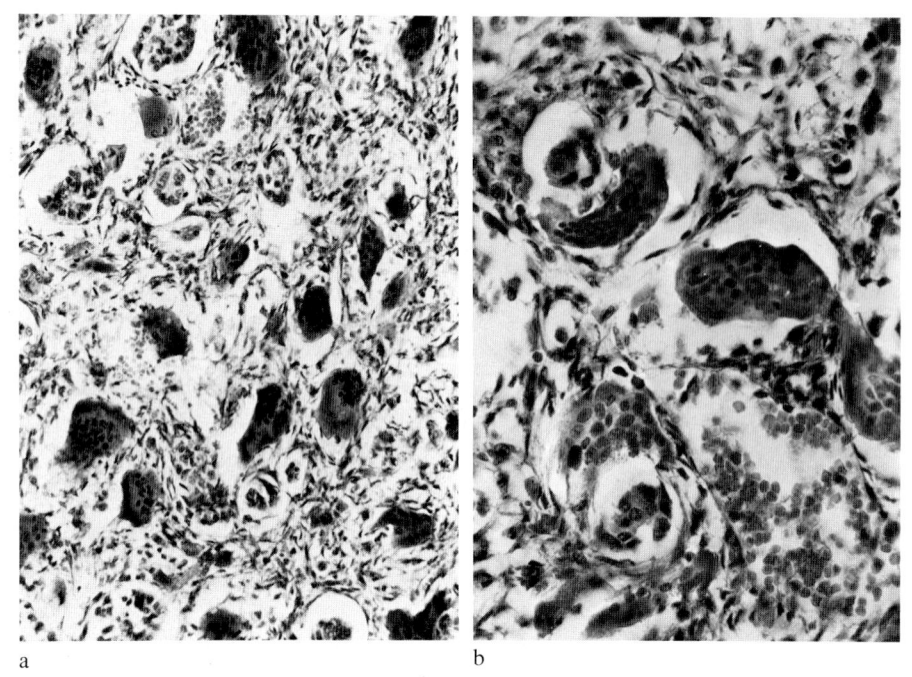

Abb. 53 Polyostische vorwiegend osteolytische Skelettmetastasen bei einem soliden Brustdrüsenkarzinom. Präterminale paraneoplastische Hyperkalzämie von 19 mg%. a) Knochenmetastase mit soliden Karzinomsträngen und zahlreichen mehrkernigen Riesenzellen vom Epulistypus. Vergr. 150 : 1. b) Phagozytose der Geschwulststränge durch die mehrkernigen Riesenzellen. Vergr. 300 : 1. 66jähr. Frau.

se Zunahme geht teils zu Lasten der Lungen-Bronchial-Karzinome, teils zu Lasten der fortschreitenden Überalterung der Bevölkerung und, nicht zuletzt, zu Lasten der dank einer wirksamen Strahlen-Hormon-Zytostatika-Behandlung verlängerten Überlebenszeit.

Literatur

Albrecht, P. 1905: Beiträge zur Klinik und pathologischen Anatomie der malignen Hypernephrom. Arch. klin. Chir. 77, 1073 – 1170
Albright, F., Reiffenstein 1941: Bemerkungen über paraneoplastische Hypercalcaemie. New Engl. J. Med. 225, 789 – 791
Alessandri, R. 1926: Sui tumori pulsante delle ossa et in modo speciale sulle metastasi d'ipernefromi nello scheletro. Policlinico 33, 273 – 314
Anderson, E. E., W. A. Leitner, S. Boyarsky, M. P. Small, D. E. McCollum 1968: Renal cell carcinoma. Metastatic to great toe. J. Bone Jt Surg. 50 A, 997 – 998
Arnemann, W., C. Fiegler 1962: Über Frakturen in Metastasen. Med. Mschr. 257 – 262
Assmann, H. 1907: Zum Verständnis der Knochenneubildung bei der osteoplastischen Karzinose. Virchows Arch. path. Anat. 188, 32 – 44
Assmann, H. 1924: Die klinische Diagnose der multiplen Knochengeschwülste. Med. Klin. 1924/I, 108 – 111 und 141 – 144
Assor, D. 1967: Basal cell carcinoma with metastasis to bone. Cancer. (Philad.) 20, 2125 – 2132
Axhausen, G. 1909: Histologische Studien über die Ursachen und den Ablauf des Knochenumbaues im osteoplastischen Karzinom. Virchows Arch. path. Anat. 195, 358 – 462

Bachmann, A. L., E. E. Sproul 1955: Correlation of radiographic and autopsy findings in suspected metastasis in the spine. Bull. N. Y. Acad. Med. 31, 146 – 148
Baker, L. H., V. K. Vaitkevicius, S. J. Figiel 1974: Bone metastasis from adenocarcinoma of the colon. Amer. J. Gastroent. 62, 139 – 144
Baker, W. H. 1956: Abnormalities in calcium metabolism in malignancy; Effects of hormone therapy. Amer. J. Med. 21, 714 – 720
Baker, W. H. 1957: Calcium metabolism in relation to metastatic malignancy. Clin. orthopedics 10, 190 – 208
Bankl, H., G. Geyer, H. Jesserer, E. Keibl, L. Kucsko, R. Kotzaurek 1966: Hyperkalzämische Krise und hypokalzämische Tetanie während der Sexualhormonbehandlung bei einem Fall von Carcinoma mammae mit Metastasierung in Skelett und Nebenschilddrüse. Wien. klin. Wschr. 78, 697 – 703
Banna, M., L. P. Lassmann, G. W. Pierce 1970: Radiological study of skeletal metastases from cerebellar medulloblastoma. Brit. J. Radiol. 43, 173 – 179
Barnett, L. S., J. M. Morris 1969: Metastases of renal-cell carcinoma simultaneously in a finger and a toe. J. Bone Jt Surg. 51 A, 773 – 774

Bassöe, H. H. 1956: Roentgenographically demonstrated myelomatous aereas of the skeleton proving to be due to metastases from Epithelioma. Amer. J. Roentgenol. 76, 1146–1148

Beer, D. T., J. Bubuwy, F. A. Jimenez 1964: Osteoblastic metastases from bronchogenic carcinoms. Amer. J. Roentgenol. 91, 161–166

Bell, F. G. 1924: Structural variations in thyroid metastases in bone. Brit. J. Surg. 12, 331–341

Bender, R. A., H. Hansen 1974: Hypercalcemia in bronchogenic carcinoma. Ann. intern. Med. 80, 205–208

Bendick, A. J., A. W. Jacobs 1925: Report of a case of extensive generalized skeletal metastases, following primary carcinoma of the breast. Amer. J. Roentgenol. 14, 35–38

Benedek, G. Thomas 1965: Lysis of the patella due to metastatic carcinoma. Arth. and Rheum. 8, 560–567

Beneke 1908: Über osteoplastische Karzinome nach Prostatakarzinom. Münch. med. Wschr. 1908/I, 1105

Bessler, W. 1967 a: Szintigraphie mit Strontium 85 bei Knochenmetastasen. Fortschr. Röntgenstr. 106, 43–51

Bessler, W. 1967 b: Resultate mit ^{85}Sr-Skelettszintigraphie. Sonderdruck aus Radioisotope in der Lokalisationsdiagnostik. Schattauer, Stuttgart (S. 431–440)

Bessler, W. 1968: Skeletal scintigraphy as an aid in practical roentgenographic diagnosis. Amer. J. Roentgenol. 102, 899–907

Bessler, W. 1975: Die Skelettszintigraphie (ihre diagnostischen Möglichkeiten und Indikationen im Vergleich zur Röntgenuntersuchung.) Schweiz. med. Wschr. 105, 175–180

Betow, K. 1965: Tumormetastase im Schläfenbein. Mschr. Ohrenheilk. 99, 366–373

Biedermann, F., E. Winiker-Blanck 1968: Unterkieferköpfchenmetastase als erstes Symptom eines Bronchialkarzinoms. Fortschr. Röntgenstr. 110, 417–418

Birke, W. P. 1968: Metastasen bösartiger Tumoren im Mund- und Kieferbereich bei anderer Lokalisation des Primärtumors. Dtsch. Gesundh.-Wes. 23, 1377–1380

Birkead, B. M., R. M. Scott 1973: Spontaneous regression of metastatic testicular cancer. Cancer (Philad.) 32, 125–129

Birla, R. K., L. Bowden 1975: Solitary bony metastasis as the first sign of malignant gastric tumor of its recurrence. Ann. Surg. 182, 45–49

Black, S. P. W., Th. E. Keats 1964: Generalized osteosclerosis secondary to metastatic medulloblastoma of the cerebellum. Radiology 82, 395–400

Blumer, H., A. Aronoff, J. Charteier, L. Shapiro 1961: Carcinoma of the stomach with myelosclerosis: presentation of a case and review of literature. Canad. med. Ass. J. 84, 1254–1258

Blythe, J. G., J. J. Ptacek, H. J. Buchsbaum, H. B. Latourette 1975: Bony metastases from carcinoma of cervix. Cancer (Philad.) 36, 475–484

Böhni, H. P. 1956: Heilungsvorgänge in osteoplastischen Knochenmetastasen eines mit Oestrogenen behandelten Prostatakarzinoms. Z. Urol. 49, 30–47

Bolker, H., M. Jacobi, M. T. Koven 1937: Primary carcinoma of the liver with bone metastases. Ann. intern. Med. 10, 1212–1221

Borak, J. 1926: Röntgenbehandlung metastatischer Knochengeschwülste. Arch. klin. Chir. 143, 185–199

Borgia, Ch. A. 1960: A rare subperiostale metastasis eroding the femoral cortex eight years after radical mastectomy for adenocarcinoma. J. Bone Jt Surg. 42 A, 1084–1086

Bowman, D. M., E. J. Dubé, M. Levitt 1975: Hypercalcemia in small cell (oat cell) carcinoma ot the lung. Coincident parathyroid adenoma in one case. Cancer 36, 1067–1071

Brason, F. W., E. G. Eschner, S. Sanes, G. Milkey 1951: Secondary carcinoma of phalanges. Radiology 57, 864–867

Brewer, H. Br. 1975: Osteoclastic bone resorption and the hypercalcemia of cancer. New Engl. J. Med. 291, 1081–1082

Briggs, R. C. 1967: Detection of osseous metastases: Evaluation of bone scanning with Strontium-85. Cancer (Philad.) 20, 392–395

Bright, M., J. R. Wilkie 1969: Carcinoma metastases to talus and metatarsals. J. Amer. med. Ass. 210, 1592

Broster, L. R. 1923: A case of secondary hypernephroma in the femur with spontaneous fracture. Brit. J. Surg. 11, 287–294

Brown, J. W., R. C. Burton, C. D. Dahlin 1967: Chemodectoma with skeletal metastasis. Mayo Clinic, Proc. 42, 551–555

Brunschwig, A. 1936: Reaction of bone to invasion by carcinoma. Surg. Gynec. Obstet. 63, 273–282

Burkhardt, H., R. Wepler, K. Rommel 1976: Indikationen zur Hydroxyprolinbestimmung im Harn. Dtsch. med. Wschr. 101, 1394–1397

Burkhardt, H., R. Wepler, F. Burkhardt, K. Rommel 1975: Diagnostik von Knochenmetastasen unter besonderer Berücksichtigung klinisch-chemischer Untersuchungsmethoden. Med. Welt 26, 1411–1415

Byrne, M. J., A. Scheinberg, G. Mavligit, R. L. Dawkins 1972: Hepatocellular carcinoma: Presentation with vertebral metastases and radicular compression. Cancer (Philad.) 30, 202–205

Caffey, J., D. H. Andersen 1958: Metastatic embryonal rhabdomyosarcoma in the growing skeleton: clinical, radiographic and microscopic features. A. M. A. J. Dis. Child. 95, 581–600

Calvin, P., B. Wells 1964: Two mediaevel cases of malignant disease. Brit. med. J. 1964/I, 1611–1612

Campbell, Cr. J., T. Kenkarn 1966: Squamous cell carcinoma of the nail bed in epidermal dysplasia. J. Bone Jt Surg. 48 A, 92–99

Canigiani, Th. 1933: Zur Differentialdiagnose der multiplen osteoplastischen Karzinommetastasen und der Ostitis deformans Paget. Röntgenpraxis 5, 85–91

Carnahan, D. S. 1950: Primary hepatoma with metastasis to long bone. Radiology 55, 844–847

Case record 1947: Mallorry, T. B.: Solitäre Wirbelmetastase eines Hepatoms im 3. LW. New Engl. J. Med. 237, 673–676

Case record 42, 202, 1956 b: Blasenca. mit Skelettmetastasen. New Engl. Med. J. 254, 957–960

Case record 1956 a: Fall 42 112: Lungenca. mit Handknochenmetastasen. New Engl. J. Med. 254, 528–531

Case record 46, 231, 1960 a: Malignes Leberhepatom mit ausgedehnten Skelettmetastasen. New Engl. med. J. 262, 1182–1188

Case record 46042, 1960 b: Osteoplastische Tibiametastase eines Adenoca. der Prostata. Gichtarthritis. New Engl. J. Med. 262, 195–200

Case record 63, 1961: Magen-(Colloid) Carcinom mit Skelettmetastasen. New Engl. J. Med. 265, 488–495

Case record 57, 1962: Magen-Ca. mit Lungen- und Skelettmetastasen (Lymphangiosis carcinomatosa), hämolytischer Anämie und zahlreichen kernhaltigen Erythrozyten im peripheren Blut. Morbus Weil-Clerc. New Engl. J. Med. 267, 452–460

Case record 21, 1963: Magen-Ca. mit osteosklerotischen Knochenmetastasen. Siegelring-Karzinom. New Engl. J. Med. 268, 672–678

Case record CPC 36, 1967: Adenoca. der Prostata und Mb Hodgkin mit Skelettbeteiligung. New Engl. J. Med. 277, 477–484

Case record CPC 45, 1968: Hepatom mit osteosklerotischen Knochenmetastasen. New Engl. J. Med. 279, 1046–1052

Case record, 23, 1971: Osteoblastic lesion without evidence source in a 40-year women. New Engl. J. Med. 284, 1314–1322

Case record 4, 1972: Embryonales Rhabdomyosarkom mit Skelettmetastasen. New Engl. J. Med. 286, 205–212

Cash, C. D., R. Q. Royer, C. D. Dahlin 1961: Metastatic tumors of the jaws. Oral Surg. 14, 897–905

Castigliano, S. G., C. J. Rominger 1954: Metastatic malignancy of the jaws. Amer. J. Surg. 87, 496–507

Cave, P. 1932: Osteoplastic metastases in prostatic carcinoma. Roy. Berkshire Hosp. Rep. 15–33

Cayla, J., M. Arthaud, F. Coste 1963: Métastases osseuses du cancer du rein chez l'adulte. Sem. Hôp. Paris 39, 45/7, 2081–2098

Cayla, J., J. Rondier, M. Forest, A. Heisbourg, R. T. Meary 1975: Les métastases osseuses des cancers du côlon et du rectum. Sem. Hôp. Paris 51, 8, 507–518

Charkes, N. D., u. Mitarb. 1964: Detection of Metastatic cancer to bone by scintiscanning with strontium 87m. Amer. J. Roentgenol. 91, 5, 1121–1127

Charkes, N. D., I. Young, D. M. Sklaroff, 1968: Pathologic basis of strontium bone scan. J. Amer. med. Ass. 206, 2482–2488

Citrin, D. L., R. G. Bessent, J. B. Tuohy, W. R. Greig, L. H. Blumgart 1974: Quantitativ bone scanning: A method for assessing response of bone metastases to treatment. Lancet 1974/I, 7867, 1132–1133

Clausen, F., H. Poulsen 1963: Metastatic carcinoma to the jaws. Acta pathol. microbiol. scand. 57, 4 B

Colson, G. M., A. Willcox 1948: Phalangeal metastases in Bronchogenic carcinoma. Lancet 1948/I, 100–102

Contreras, E., L. D. Ellis, R. E. Lee 1972: Value of bone marrow biopsy in the diagnosis of metastatic carcinoma. Cancer (Philad.) 29, 778–783

Copeland, M. M. 1931 a: Bone metastases: A study of 334 cases. Radiology 16, 198–210

Copeland, M. M. 1931 b: Skeletal metastases arising from carcinoma and from sarcoma. Arch. Surg. 23, 581–654

Corrin, B., J. C. Meadows 1967: Skeletal metastases from cerebellar medulloblastoma. Brit. med. J. 1967/II, 485–486

Cosin, L. 1935/36: Pseudo-myelomatous carcinomatosis. Brit. J. Surg. 23, 110–114

Coulson, W. F. 1970: A metastasizing carotid-body tumor. J. Bone Jt Surg., 52 A, 355–360

Creedon, Fr. 1966: Solitary peripheral bone metastasis from carcinoma of the rectum. Brit. J. Surg. 53, 999–1001

Czitober, H. 1968: Zur klinischen Pathologie der diffusen Karzinome im Knochenmark und Skelett. Wien. Z. inn. Med. 49, 7–17

Dee, R. 1968: Signal metastasis in the radius. Treated by excision and bone graft. Proc. royal Soc. Med. 61, 662–663

Delannoy, E., M. Martinot 1959: Les métastases osseuses des cancers du colon et du rectum. Presse méd. 55, 2049–2052

Debnam, J. W., T. W. Staple 1973: Osseous metastases from cerebellar medulloblastoma. Radiology 107, 363–365

De Pass, S. W., B. Roswit, S. M. Unger 1958: Metastatic carcinoma in the bones of the hand. A report of two cases. Amer. J. Roentgenol. 79, 643–644

Dick, A., St. G. Mead, M. Mensh, W. E. Schatten 1957: Primary hepatoma with metastasis to the mandible. Amer. J. Surg. 94, 846–850

Donald, R. A., G. Crile jun. 1948: Tumors of the carotid body. Amer. J. Surg. 75, 435–440

Dresser, R. 1925: Metastatic manifestation of hypernephroma in bone. Amer. J. Roentgenol. 13, 342–353

Drury, R. A. B., P. H. Palmer, W. J. Highman 1964: Carcinomatous metastasis to the vertebral bodies. J. clin. Path. 17, 448–457

Eckhard, B. 1970: Schilddrüsenadenom mit diffusen Knochenmetastasen. Zbl. Chir. 95, 208–212

Edeiken, J., Ph. J. Hodes, L. H. Caplan 1966: New bone production and periostal reaction. Amer. J. Roentgenol. 97, 708–718

Ehrlich, M., M. Goldstein, H. O. Heinemann 1963: Hypocalcemia, Hypoparathyroidism and osteoblastic metastases. Metabolism 12, 516–526

Eiselsberg, v. 1893: Über Knochenmetastasen des Schilddrüsenkrebses. Arch. klin. Chir. 46, 430–443

Emerson, K., A. G. Jessiman 1956: Hormonal influences on the growth and progression of cancer: tests for hormon dependency in mammary and prostatic cancer. New Engl. J. Med. 254, 252–258

Emile-Weil, P., A. Clerc 1902: La splénomégalie chronique avec anémie et réaction myeloïde du sang. Sem. méd. (Paris) 22, 373–375

Engfeldt, B. 1944: De la forme kystique des métastases osseuses. Acta radiol. 25, 317–324

Erbslöh, W. 1901: Fünf Fälle von osteoplastischem Carcinom. Virchows Arch. path. Anat. 163, 20–75

Erdheim, J. 1929: Über Heilungsvorgänge in Knochenmetastasen. Virchows Arch. path. Anat. 275, 383–396

Farrow, J. H. 1944: The effect of sex hormones on skeletal metastases from breast cancer. Surgery 16, 141–151

Feld, H., R. G. Olivetti 1956: Occurrence of metastasis of bronchogenic carcinoma to bone; Report of a case with osteoblastic metastasis. Amer. J. Roentgenol. 76, 81–87

Fletcher, D. E. 1954: Skeletal involvement in carcinoma of the urinary bladder. J. Fac. Radiol. (Lond.) 6, 109–119

Fletcher, J. W., E. Solaric-George, R. E. Henry, R. M. Donati 1975: Radioisotopic detection of osseous metastases. Arch. intern. Med. 136, 553–557

Fornasier, V. L., J. G. Horne 1975: Metastases to the vertebral column. Cancer (Philad.) 36, 590–594

Foster, G. V., G. F. Joplin, I. McIntyre, K. E. Melvin, E. Slack 1966: Effect of Thyrocalcitonin in man. Lancet 1966/I, 107–109

Franklin, R. H., J. J. Shipman 1952: Carcinoma of the oesophagus: Diagnosis and surgical treatment of 159 cases. Brit. med. J. 1952/I, 947–951

Franks, L. M. 1956: The spread of prostatic cancer. J. Path. Bact. 72, 603–611

Fritsch 1930: Mitteilung eines Falles von osteoplastischen Wirbelmetastasen bei Mammacarcinom. Fortschr. Röntgenstr. 41, 802

Galasko, C. S. B. 1975: The significance of occult skeletal metastases, detected by skeletal scintigraphy, in patients with otherwise apparently „early" mammary carcinoma. Brit. J. Surg. 62, 694–696

Gall, R. J., F. H. Sim, D. J. Pritchard 1976: Metastatic tumors to the bones of the foot. Cancer (Philad.) 37, 1492–1495

Garland, L. H., M. Baker, W. H. Picard jr., M. A. Sisson 1950: The comparative effectivness of „roentgen and steroid hormonetherapy in mammary cancer metastatic to bone": Report to the council on pharmacy and chemistry. J. Amer. med. Ass. 144, 997–1004

Geschickter, Ch. F. 1931: Metastatic carcinoma. Radiology 16, 172–180

Geschickter, C. F., I. H. Maseritz 1939: Skeletal metastasis in cancer. J. Bone Jt Surg. 21, 314–322

Geyman, M. J., A. J. Present 1947: Carcinoma of the pancreas with generalized bone metastases. Amer. J. roentgenol. 57, 220–223

Ghomette, G., M. Auriol, Y. Pinaudeau, C. Brocheriou 1964: Les métastases osseuses des tumeurs malignes. Dénombrement, répartition topographique, réaction du mésenchyme ostéomédullaire. Bull. Cancer 51, 181–202

Ghormley, R. K., J. E. Valls 1939: Metastasis to bone from carcinoma of the gastro-intestinal tract. J. Bone Jt Surg. 21, 74–78

Ginsburg 1926: Pain in cancer of the breast; its clinical significance with special reference to bone metastases. Amer. J. med. Sci. 171, 520–535

Goetsch, W. 1906: Über den Einfluß von Karzinommetastasen auf Knochengewebe. Beitr. path. Ant. 39, 218–251

Gold, G. L., W. E. Reefe 1963: Carcinoma and metastases to the bones of the hand. J. Amer. med. Ass. 184, 237–239

Goodner, J. T., A. D. M. Turnbull 1971: Bone metastases in cancer of the esophagus. Amer. J. Roentgenol. 111, 365–367

Greenspan, E. B. 1934: Carcinomatous endarteritis of the pulmonary vessels resulting in failure of the right ventricle. Arch. intern. Med. 54, 625–644

Grumbrecht, C., F. Täger 1972: Kalkaneusmetastase bei Zervixkarzinom. Zbl. Gynäk. 94, 702–703

Grunow, O. H. 1955: Radiating spicules, a non-specific sign of bone disease. Radiology 65, 200 – 205
Guérin, R. A., M.-Th. Guérin 1959: Métastases osseuses des cancers bronchiques. Atlas de Radiologie clinique. Presse Méd. Supp. Sept. 1959
Guérin, R. A., M.-Th. Guérin 1965: Métastases osseuses des cancers thyroïdiens. Atlas de Radiologie Clinique de la Presse Médicale, Supp. Janvier 1965
Guichard, A., J. Viallier 1954: Le cancer rachidien. Lyon méd. 469
Guichard, A., Naudin, Féroldi, Chreyssel 1947: Cancer de la prostate avec pagétmarmoréose généralisée à tout le squelette et adénomatose parathyroïdienne. Lyon méd. 508
Gustilo, R. B., P. H. Lober, E. L. Salovich 1965: Chemodectoma (Carotid body tumor) metastazing to bone. J. Bone Jt Surg. 47 A, 155 – 160
Guttmann, G., I. Stein 1968: Metastatic tumor of the thumb from adenocarcinoma of the colon. Philadelphia, Pa. Int. Surgery 49, 217 – 221
De Haasen, G., J. H. J. Ruijs 1975: Skeletscintigrafie bij carcinoompatienten. Ned. T. Geneesk. 119, 39, 1489 – 1494
Häckel, H. 1957: Zur Diagnostik des malignen Femurschafttumors. Münch. med. Wschr. 99, 1939 – 1940
Hall, T. C., T. C. Griffith, J. R. Petranek 1966: Hypocalcemia – an unusual complication of breast cancer. New Engl. J. Med. 275, 1474 – 1477
Hamburger, E. 1929: Metastase eines Hypernephroms im Schädeldach. Fortschr. Röntgenstr. 40, 856
Harrington, S. W., O. T. Clagett, M. B. Dockerty 1941: Tumors of the carotid body. Clinical and pathologic considerations of twenty tumors affection 19 patients (one bilateral). Ann. Surg. 114, 820 – 833
Hashimoto, N. 1972: Patho-histological investigation on the mandibular bone marrow in autopsy cases. J. of Kyu. hem. Soc., 22, 49 – 65
Hedrick, D. W. 1937: Primary Carcinoma of the liver with metastasis to bone. J. Bone Jt Surg. 19-A, 817 – 820
Hellner, H. 1935: Knochenmetastasen bösartiger Geschwülste. Ergebn. Chir. Orthop. 28, 72 – 196
Hertz, R. S., W. H. Cesario 1962: Metastatic carcinoma of the mandible secondary to adenocarcinoma of the lung. Oral Surg. 15, 658 – 664
Hills, A. A., K. A. Woeber 1961: Syndrome of intrathoracic neoplasia with bilateral hyperfunction of adrenal cortex. Ann. intern. Med. 54, 1295 – 1300
Hirsch, E. F., E. W. Ryerson 1928: Metastases of the bone in primary carcinoma of the lung: A review of so called endotheliomas of the bones. Arch. Surg. 16, 1 – 30
Holland, D. J. 1953: Metastatic carcinoma of the mandible. Oral Surg. 6, 567 – 571
Howes, W. E., M. N. Foote 1949: Carcinoma of the thyroid gland. Radiology 52, 541 – 556
Ihle, P. M., A. A. McBeath 1973: Bone metastasis from colonic carcinoma. A case report. J. Bone Jt Surg. 55 A, 398 – 400
Iliás, L. 1976: Akute hyperkalzämische Krise bei einem Tumor mit Knochenmetastasen. Orv. Hetil. 117, 1043 – 1045
Jacobson, H. G., St. T. Siegelman 1966: Some miscellanous solitary bone lesions. Semin. in Roentgenology 1, 314 – 335
Jenkinson, E. L. 1924: Primary carcinoma of the gastro-intestinal tract accompanied by bone metastasis. Amer. J. Roentgenol. 11, 411 – 420
Jessiman, A. G., F. D. Moore 1956: Carcinoma of the breast. The study and treatment of the patient. New Engl. med. J. 254, 947 – 952
Joll, C. A. 1923/24: Metastatic tumours of bone. Brit. J. Surg. 11, 38 – 72
Kahn, L. B., Fr. W. Wood, L. Ackerman 1969: Fractur callus associated with benign and malign bone lesions and mimicking osteosarcoma. Amer. J. clin. Path. 52, 14 – 24

Karten, I., H. Bartfield 1962: Bronchogenic carcinoma simulating early rheumatoid arthritis. J. Amer. med. J. 179, 162 – 164
Kaufman, R. J., E. O. Rotschild, G. C. Escher, W. P. L. Myers 1964: Hypercalcemia in mammary carcinoma following the administration of a progestational agent. J. clin. Endocr. 24, 1235 – 1243
Kerin, R. 1958: Metastatic tumors of the hand. J. Bone Jt Surg. 40 A, 263 – 278
Kerr, H. D., R. A. Berger 1935: Bone metastasis in carcinoma of stomach. Amer. J. Cancer 25, 518 – 529
Kienböck, R. 1933: Differentialdiagnose der geschwulstigen Knochenerkrankungen. Urban & Schwarzenberg Wien
Kincaid, O. W., J. R. Hodgson, M. B. Dockerty 1957: Neuroblastoma: A roentgenologic and pathologic study. Amer. J. Roentgenol. 78, 420 – 436
Kisseler, B., K. Schuhmacher 1961: Generalisierte osteoblastische Knochenmetastasierung bei einem Magenkarzinom. Fortschr. Röntgenstr. 95, 712 – 713
Klemperer, P. 1923: Parathyroid hyperplasia and bone destruction in generalized carcinomatosis. Surg. Gynec. Obstet. 36, 11 – 15
Knahr, K., M. Salzer 1974: Die Endoprothesenversorgung von Metastasen und primär malignen Knochentumoren des proximalen Femurendes. Z. Orthop. 112, 1044 – 1052
Kolář, J., I. Huda 1959: Späte Knochenmetastasen eines Schilddrüsenkarzinoms mit Spiculae. Fortschr. Röntgenstr. 91, 807 – 808
Kolář, J., J. Jakoubková J. Kácl, J. Vančura 1960: Symmetrische Knochenmetastasen in den Fingern beim Lungenkrebs. Fortschr. Röntgenstr. 92, 588 – 590
Kossyk, W., J. Kuzmany 1974: Palliativmaßnahmen bei Knochenmetastasen der langen Röhrenknochen aus orthopädischer Sicht. Akt. Gerontol. 4, 255 – 260
Lamy, P., D. Anthoine, G. Rebeix 1965: Ostéose et myélose cancéreuse d'origine bronchique. Rev. Tuberc. (Paris) 29, 401 – 420
Lausberg, G. 1968: Zur Pathophysiologie der Querschnittslähmung bei malignen Wirbeltumoren. Dtsch. med. Wschr. 93, 2424 – 2427
Lawrence, J. S., E. B. Mahoney 1934: Thrombopenic purpura associated with carcinoma of the stomach with extensivemetastases. Amer. J. Path. 10, 383 – 390
Legier, J. F., L. N. Tauber 1968 a: Solitary metastasis of occult prostatic carcinoma simulating osteogenic sarcoma. Cancer (Philad.) 21, 1414 – 1418
Legier, J. F., L. N. Tauber 1968 b: Solitary metastasis of occult prostatic carcinoma simulating osteogenic sarcoma. Cancer (Philad.) 22, 168 – 172
Lehmann, W. 1932: Hypernephrommetastasen des Skelettsystems. Archiv. klin. Chir. 170, 331 – 380
Lehrer, H. Z., W. S. Maxfield, Ch. M. Nice 1970: The periosteal "sunburst" pattern in metastatic bone tumors. Amer. J. Roentgenol. 108, 154 – 161
Lenormant, Ch., P. Wilmoth, J. Pergola 1934: L'intérêt de la biopsie dans le diagnostique „Des lésions multiples du squelette". Presse méd. 1934/I, 449 – 453
Lewin, H. 1928: Knochenmarkscarcinose unter dem Bilde einer dystrophischen Skeletterkrankung (ein Beitrag zur Differentialdiagnose der Osteodystrophia fibrosa). Z. Krebsforsch. 26, 494 – 518
Lièvre, J. A. 1952: Le diagnostic des métastases osseuses du cancer de la prostate et de l'ostéite fibreuse. Presse méd. 85 – 89
Lièvre, J. A., G. Milhaud, M. Tubiana, R. Gérard-Marchant, J.-P. Camus, J.-A. Lièvre 1968: Cancer thyroïdien à stroma amyloide, métastases condensantes multiples du squelette, hypersécretion de thyrocalcitonine. Bull. Soc. méd. Hôp. Paris 119, 623 – 636
Livingston, S. K. 1936: Osteoplastic metastasis in papillary carcinoma of the bladder. Amer. J. Roentgenol. 36, 312 – 313

Louyot, P., A. Baucher, E. Amerein 1966: Les métastases osseuses du cancer de l'estomac. Rev. Rhum. 33, 181 – 193

von Lüdinghausen, M. H. 1968: Die Venen des menschlichen Wirbelkanals und ihre Funktion. Münch. med. Wschr. 110, 20 – 28

Ludwig, M. D. 1962: Hypocalcemia and hypophosphatemia accompanying osteoblastic osseous metastases: Studies of calcium and phosphate metabolism and parathyroid function. Ann. intern. Med. 56, 676 – 677

MacCarty, W. C. 1947: Effects of estrogenic therapy on osseous metastases from carcinoma of prostate. Radiology 49, 54 – 60

McCormack, K. R. 1966: Bone metastases from thyroid carcinoma. Cancer (Philad.) 19, 181 – 184

McDermott, F. T., J. A. L. Hart 1970: Medullary carcinoma of the thyroid with hypocalcemia. Brit. J. Surg. 57, 657 – 661

Marmor, L., R. L. Horner 1959: Metastasis to a phalanx simulatin infection in a finger. Amer. J. Surg. 97, 236 – 237

Martin, E., R. Sarasin 1932: Trois types de maladies osseuses généralisées. Rev. méd. Suisse rom. 52, 705 – 730

Maurer, R., G. Weber 1972: Medulloblastom im 4. Ventrikel mit Metastasierung in das Skelett. Schweiz. Arch. Neurol., Neurochir. Psychiat. 111, 353 – 361

Messmer, B., W. Sinner 1966: Der vertebrale Metastasierungstypus. Dtsch. med. Wschr. 91, 2061 – 2066

Meyer, I., G. Shklar 1965: Malignant tumors metastatic to mouth and yaws. Oral Surg. 20, 350 – 362

Meyer, P.-C. 1957: A statistical and histological survey of metastasic carcinoma in the skeleton. Brit. J. Cancer (Philad.) 11, 509 – 518

Meyer-Borstel, H. 1930: Die zystische Knochenmarkskarzinose und verschiedene andere Typen von generalisierter Skelettkarzinose im Röntgenbild. Röntgenpraxis 2, 604 – 613

Milch, R. A., G. W. Changus 1956: Response of bone to tumor invasion. Cancer (Philad.) 9, 340 – 351

Möbius, G. 1965: Versteckte Mammacarcinome. Dtsch. med. Wschr. 90, 1707 – 1711

Moon, V. H. 1929: Primary carcinoma of liver with metastasis to bone. Arch. Path. 8, 938 – 943

Moss, M., D. N. Shapiro 1969: Mandibular metastasis of breast cancer. J. Amer. dent. Ass. 78, 756 – 757

Muggia, F. M., H. O. Heinemann 1970: Hypercalcemia associated with neoplastic disease. Ann. intern. Med. 73, 281 – 290

Muggia, F. M., H. H. Hansen 1972: Osteoblastic metastases in small cell (oat cell) carcinoma of the lung. Cancer (Philad.) 30, 801 – 805

Mulvey, R. B. 1964: Peripheral bone metastases. Amer. J. Roentgenol. 91, 155 – 160

Myhre, J., E. B. Flink 1949: Myelofibrosis and generalized osteosclerosis secondary to carcinoma of the prostate. J. Urol. 62, 178 – 184

Napoli, L. D., H. H. Hansen, Fr. M. Muggia, H. L. Twigg 1973: The incidence of osseous involvement in lung cancer, with special reference the development of osteoblastic changes. Radiology 108, 17 – 21 (1973)

Nathan, W. 1931: Hypernephrommetastase unter dem Bilde eines Elfenbeinwirbels. Röntgenpraxis 3, 994 – 997

Nathanson, L., T. C. Hall, H. Watts, R. E. Wilson 1966: Hypocalcaemia in breast cancer with osteoblastic metastases. Clin. Res. 14, 359 – 399

Neugebauer, F. 1929: Adenokarzinom der Schilddrüse mit Knochenmetastase an ehemaliger Bruchstelle. Bruns' Beitr. klin. Chir. 147, 247 – 248

Nicholls, M. F. 1933/34: A case of vesical papilloma with widespread metastases. Brit. J. Surg. 21, 108 – 112

Norman, A., R. Ulin 1969: Comparative study of periosteal new-bone response in metastatic bone tumors (solitary) and primary bone sarcomas. Radiology 92, 705 – 708

O'Brien, F. W., Fr. W. O'Brien 1957: Metastatic adenocarcinoma simulating a primary bone tumor. A case presentation. Amer. J. Roentgenol. 77, 452 – 554

Oeser, H., H. Kunze 1964: Die Beckenkamm-Metastase. Fortschr. Röntgenstr. 100, 391 – 394

Omenn, G. S., S. I. Roth, W.H. Baker 1969: Hyperparathyroidism associated with malignant tumors of nonparathyroid origin. Cancer (Philad.) 24, 1004 – 1012

Ozarda, A. T. 1965: Bilateral symmetric metastatic osseous lesions. Amer. Surg. 31, 56 – 57

Panebianco, A. G., H. A. Kaupp 1968: Bilateral thumb metastasis from breast carcinoma. Arch. Surg. 96, 216 – 218

Parrish, Fr. F. J. A. Murray 1970: Surgical treatment for secondary neoplastic fractures. A retrospective study of ninety-six patients. J. Bone Jt Surg. 52 A, 665 – 686

Patchefsky, A. S., I. B. Keller, C. M. Mansfield 1970: Solitary vertebral column metastasis from occult sclerosing carcinoma of the Thyroid gland: Report of a case. Amer. J. clin. Pathol. 53, 596 – 601

Paul, G. R., R. E. Leach, W. P. Beetham 1969: Pulmonary carcinoma metastasis to the great toe. J. Amer. med. Ass. 208, 2163 – 2164

Payet, M., M. Sankalé, L. Cave, M. Moulanier, P. Pène, A. Bourgeade, G. Lecadre 1965: Les métastases osseuses au cours du carcinome primitif du foie. Presse méd. 115 – 118

Peavy, P. W., J. V. Rogers jr., J. L. Clements, J. B. Burns 1973: Unusual osteoblastic metastases from carcinoid tumor. Radiology 107, 327 – 330

Pendergrass, E. P., D. Kirsh 1947: Roentgen manifestations in the skull of metastatic carotid body tumor (Paraganglioma), of meningeoma and of mucocele. Amer. J. Roentgenol. 57, 417 – 428

Pendergrass, E. P., A. de Lorimer 1936: Osteolytic lesions involving the calvarium. Amer. J. Roentgenol. 35, 9 – 29

Perez, C. A., J. S. Bradfield, H. C. Morgan 1972: Management of pathologic fractures. Cancer (Philad.) 29, 684 – 693

Phelan, J. T. 1968: Treatment of pathological fractures of long bones from metastatic and primary cancer. Cancer (Philad.) 21, 1233 – 1238

Pickren, J. W. 1961: Significance of occult metastases. (A study of breast cancer) Cancer (Philad.) 14, 1266 – 1271

Pistenma, D. A., R. McDougall, J. P. Kriss 1975: Screening for bone metastases. Are only scans necessary? J. Amer. med. Ass. 231, 46 – 50

Platt, W. D., L. H. Doolittle, J. W. S. Hartshorn 1964: Urinary hydroxyprolin excretion in metastatic cancer of bone. New Engl. J. Med. 271, 287 – 290

Powell, R. C., W. C. Deiss 1961: Symptomatic osteomalacia secondary to clinically occult causes. Ann. intern. Med. 54, 1280 – 1289

Prager, W., W. Taubert 1967: Ungewöhnliche Metastase eines Rectumkarzinoms. Fortschr. Röntgenstr. 107, 428 – 430

Rahner 1907: Ein Fall von rapid verlaufendem Magenkarzinom mit Metastasen in den Femur. Münch. med. Wschr. 54, 1826

Ravault, P.-D., u. Mitarb. 1964: Considérations sur le cancer secondaire des os. Rev. Rhum. 31, 486 – 493

Recklinghausen, v. 1891: Osteoplastische Karzinome. Festschrift zu Rudolf Virchows 71. Geburtstag. Berlin

Rendich, R. A., A. H. Levy 1941: Unusual metastatic bone lesions. Amer. J. Roentgenol. 46, 343 – 350

Rösner 1927: Allgemeine Knochenkarzinose und Kalkablagerungen bei jugendlichem Magencarcinom. Klin. Wschr. 6, 1449 – 1450

Rundles, R. W., U. Jonsson 1949: Metastases in bone marrow and myelophthisic anemia from carcinoma of the prostate. Amer. J. med. Sciences 218, 241 – 250

Ryckewaert, A., S. de Sèze, C. Lanham, D. Hioco, B. Moniglia 1966: Troubles du métabolisme phosphocalcique aux cours des cancers secondaires des os à forme condensante d'origine prostatique. Sem. Hôp. Paris 42, 1051 – 1056

Sackner, M. A., A. P. Spivack, L. Balian 1960: Hypocalcemia in the presence of osteoblastic metastases. New. Engl. J. Med. 262, 173 – 176

Sage, R. H., G. S. Hoggins 1961: Metastatic carcinoma of the mandible. Oral Surg. 14, 589 – 595

Scariff, R. W. 1936/37: Discussion on malignant tumours of bone. Proc. royal Soc. Med. 30, 796 – 800

Schinz, H. R., Ch. Botsztejn 1949: Der elektive Metastasierungstypus bei Malignomen. Oncologia (Basel) 11, 65 – 80

Schinz, H. R., E. Uehlinger 1931: Zur Diagnose, DD, Prognose und Therapie der primären Geschwülste und Zysten des Knochensystems. Ergebn. med. Strahlenforsch. 5, 387 – 506

Schinz, H. R., E. Uehlinger 1932: Skapulageschwülste. Röntgenpraxis 4, 273 – 287

Schleicher, E. M., D. J. Kane, H. W. Heupel 1972: Metastatic intestinal Kultschitzky-cell carcinoma (carcinoid). Diagnosis of by sternal bone marrow biopsy. Minn. Med. 55, 425 – 426

Schmidt, W. 1937: Über die Ursachen der Knochenneubildung bei der osteoplastischen Karzinose des Skeletts. Beitr. path. Anat. 99, 233 – 241

Schmorl, G. 1908: Über Krebsmetastasen im Knochensystem. Verh. dtsch. Ges. Path. 19, 89 – 94

Schneider, R., M. Nuić 1965: Beitrag zur Knochenlokalisation von Hämoblastosen. Dtsch. med. Wschr. 90, 2051 – 2056

Schobinger, R. 1958: The arteriographic picture of metastatic bone disease. Cancer (Philad.) 11, 1264 – 1268

Schopper, W. 1939: Metastatische Knochengeschwülste. In F. Henke, O. Lubarsch: Handbuch der speziellen pathologischen Anatomie und Histologie, Bd. IX/4. Springer, Berlin (S. 81 – 189)

Schwarz, G., J. Meiser 1962: Veränderungen des Calcium-Phosphatstoffwechsels bei einem Fall von osteoplastischen Metastasen mit Hypocalcämie. Schweiz. med. Wschr. 92, 1004 – 1006

Scudder, Ch. L. 1906: The bone metastases of hypernephroma. Ann. Surg. 44, 851 – 863

Selberg, W. 1943: Über Sternummetastasen und ihre Bedeutung für die Diagnose maligner Tumoren. Dtsch. Arch. Klin. Med. 190, 380 – 390

Selka, A. 1928: Bronchuskarzinommetastase im Os naviculare usw. Fortschr. Röntgenstr. 37, 483 – 486

Seward, G. R., S. J. Beales, N. W. Johnson, E. Lumsden, G. Sita 1975: A metastasising ameloblastoma associates with renal calculi and hypercalcaemia. Cancer (Philad.) 36, 2277 – 2285

Shackman, R., C. V. Harrison 1948: Occult bone metastases. Brit. J. Surg. 35, 385 – 389

Shapiro, L., Ch. S. Baraf 1970: Subungual epidermoid carcinoma and keratoxanthoma. Cancer (Philad.) 25, 141 – 152

Sherman, R. S., T. A. Pearson 1948: Roentgenographic appearance of renal cancer metastasis in bone. Cancer (Philad.) 1, 276 – 285

Sicard, J.-A., Coste, J. Belot, Gastaud 1925: Aspects radiographiques du cancer vertébral. J. Radiol. Electrol. 9, 353 – 382

Simpson, W. M. 1926: Diffuse vertebral metastasis of prostatic carcinoma without bony changes. Amer. J. Roentgenol. 15, 534 – 541

Skelton, M. O. 1959: The incidence found at necropsy of metastases to the sternum and iliac crest, with special reference to carcinoma of the lung. J. clin. Path. 12, 70 – 72

Sklaroff, D. M., N. D. Charkes 1964: Diagnosis of bone metastasis by photoscanning. J. Amer. med. Ass. 188, 1 – 4

Sklaroff, D. M., N. D. Charkes 1968: Bone metastases from breast cancer at the time of radical mastectomy. Surg. Gynec. Obstet. 127, 763 – 768

Sklaroff, R. B., D. M. Sklaroff 1976: Bone metastases from breast cancer at the time of radical mastectomy as detected by bone scan. Cancer (Philad.) 38, 107 – 111

Smith, R. J. 1963: Involvement of the carpal bones with metastatic tumor. Amer. J. Roentgenol. 89, 1253 – 1255

Snell, W., R. K. Beals 1964: Femoral metastases and fractures from breast cancer. Surg. Gynec. Obstet. 119, 22 – 24

Stankovic, P., E. Sander 1969: Über Knochenmetastasen bei Magencarcinom. Chirurg 40, 468 – 470

Stein, J. J. 1939: Bone metastasis from primary carcinoma of lung: report of unusual case. J. bone Jt Surg. 21, 992 – 996

Stein, R. J. 1943: "Silent" skeletal metastases in cancer. Amer. J. clin. Path. 13, 34 – 41

Stiasny, H. 1933: Schulterblattmetastase bei einem Magenkarzinom. Zbl. Chir. 60, 2016 – 2018

Stoler, B., T. W. Staple 1969: Metastases to the patella. Radiology 93, 853 – 856

Strang, R. 1951/52: Phalangeal metastasis as a first clinical sign of bronchogenic carcinoma. Brit. J. Surg. 39, 372 – 373

Sträuli, P. 1965: Die Bösartigkeit von Tumoren in klinischer, pathologisch-anatomischer und experimenteller Sicht. Schweiz. med. Wschr. 95, 113 – 118

Sum, P. W., B. Roswit, S. M. Unger 1960: Skeletal metastases from malignant testicular tumors. A report of 10 cases with osteolytic and osteoblastic changes. Amer. J. Roentgenol. 83, 705 – 708

Sutherland, C. G. 1928: Differentiation of osteitis deformans and osteoplastic metastatic carcinoma. Radiology 10, 150 – 152

Sutherland, C. G., F. H. Decker, E. I. L. Cilley 1932: Metastatic malignant lesions in bone. Amer. J. Cancer 16, 1457 – 1488

Sutherland, Ch. G. 1936: The roentgenographic image of neoplasms of bone. Radiology 26, 391 – 398

Taddei, L., Fr. Pistocchi 1965: Metastasi carcinomatose falangee. Radiol. med. (Torino) 51, 145 – 150

Tatra, G., A. Kratochwil 1970: Skelettmetastasen des Zervixkarzinoms. Wien. klin. Wschr. 39, 676 – 679

Taubert, G. 1958: Zur Differentialdiagnose Skelettuberkulose und Knochenmetastasen maligner Geschwülste. Z. Tuberk. 111, 288 – 298

Taylor, D. M., A. W. Siemsen 1965: Bronchogenic carcinoma simulating hyperparathyreoidism. Arch. intern. Med. 115, 67 – 73

Thomas, B. M. 1968: Three unusual carcinoid tumours with particular reference to osteoblastic bone metastasis. Clin. Radiol. 19, 221 – 225

Tofe, A. J., M. D. Francis, W. J. Harvey 1975: Correlation of neoplasms with incidence and localization of skeletal metastases: An analysis of 1355 Diphosphonate bone scans. J. nucl. Med. 16, 986 – 989

Tomeno, B., M. Forest 1975: Fréquence et nature des tumeurs osseuses. 25 ans d'expérience en service orthopédique. Nouv. Presse méd. 31, 2243 – 2244

Toomey, Fr. B., B. Felson 1960: Osteoblastic bone metastasis in gastrointestinal and bronchials carcinoids. Amer. J. Roentgenol. 83, 709 – 715

Toubiana, C.-G., Ch. Proux 1965: Les métastases osseuses distales. Ann. Radiol. 8, 217 – 228

Trachtenberg, A. S., B. Roswit 1961: Bronchogenic carcinoma metastatic to the hand. Amer. J. Roentgenol. 85, 886 – 890

Troell, A. 1919: Über die knochenbildende Fähigkeit des Cancers mit besonderer Rücksicht auf die Möglichkeit von Knochenheilung bei karzinomatöser Spontanfraktur. Arch. klin. Chir. 111, 565 – 577

Turner, J. W., H. L. Jaffe 1940: Metastatic neoplasm. Amer. J. Roentgenol. 43, 479 – 492

Uehlinger, E. 1971: Das Lungenkarzinom: Probleme der histologischen Klassifikation und der Metastasierung. Thoraxchirurgie 19, 237 – 244

Ulery, R. M., J. C. Ivins, J. S. Hunter 1954: Carcinoma of cervix with metastasis to tibia and fibula. Proc. Mayo Clin. 29, 9 – 12

Vancura, J., J. Jakoubkova, J. Kolar 1960: Die Metastasen in den kleinen Handknochen beim Lungenkrebs. Zbl. Chir. 85, 1554 – 1557

Vittali, H. P. 1970: Knochenerkrankungen. Histologie und Klinik. Sandoz, Basel

Vrebos, J. E. R., J. K. Masson, E. G. Harrison 1961: Metastatic carcinoma of the mandible with primary tumor in the lung. Amer. J. Surg. 102, 52 – 57

Wade, J. S. H. 1965: Secondary deposit in occipital bone twenty-eight years after removal of thyroid carcinoma. Proc. royal Soc. Med. 58, 508 – 509

Walther, H. E. 1939: Untersuchungen über Krebsmetastasen; die Streufähigkeit als Maß der Bösartigkeit einer Geschwulst. Z. Krebsforsch. 48, 468–494

Warren, Sh. 1932: Studies on tumor metastasis: Metastases of cancer of the stomach. New Engl. J. Med. 209, 825–827

Waugh, Th. R. 1936: Hemolytic anemia in carcinomatosis of the bone marrow. Amer. J. med. Sci. 191, 1960–1969

Weese, K. 1956: Zur Genese der Knochenbildung in den Knochenmetastasen der Karzinome. Virchows Arch. path. Anat. 329, 1–12

Werthemann, A., A. Müller 1932: Unter dem Bilde der sog. Leukanämie verlaufende Karzinose des Knochenmarks bei kleinem verstecktem Mammakarzinom. Fol. haemat. (Lpz.) 46, 429–439

Wheelock, M. C., W. J. Frable, P. D. Urnes 1962: Bizarre metastases from malignant neoplasms. Amer. J. clin. Path. 37, 475–490

Wohl, G. T., B. H. Pastor, S. L. Karr 1955: Unusual manifestations of carcinoma of the esophagus. New Engl. med. J. 252, 702–705

Woodard, H. Q. 1953: Changes in blood chemistry associated with carcinoma metastases. Cancer (Philad.) 6, 1219–1277

Woodruff, C. E., R. J. Barrett, P. T. Champan, W. L. Howard, W. J. Steininger 1966: Carcinoma of the chest with bone destruction: Peripheral intrathoracic squamous cell carcinoma. Amer. Rev. resp. Dis. 93, 442–451

Weight 1951: Amer. J. Surg. 39, 372

Wütschke, J. 1959: Kasuistischer Beitrag zur Hormonbehandlung generalisierter Skelettmetastasen nach Mammacarcinom. Arch. Geschwulstforsch. 14, 174–183

Zadek, I., A. Sonnenfeld 1930: Das klinische und hämatologische Krankheitsbild der metastatischen Knochengeschwülste. Klin. Wschr. 1930/II, 2245–2248

Zemgulys, J. 1931: Krebsmetastasen im Knochensystem mit besonderer Berücksichtigung der Wirbelsäule und der Osteophytosis carcinomatosa. Z. Krebsforsch. 34, 266–284

XII. Erkrankungen des peripheren und abdominellen Blutgefäßsystems

Aorta und periphere Gefäße

Von H. Frommhold und E. Bücheler

Aortenbogen

Akute Verschlüsse

Akute Verschlüsse und Durchblutungsstörungen im Bereiche des Aortenbogens und seiner Äste sind seltener als an der abdominalen Aorta und den unteren Extremitäten.

Thromboembolie der Hirngefäße

Jede akut einsetzende neurologische Symptomatik kann durch eine Hirnembolie infolge eines verschleppten Thrombus hervorgerufen werden. Nach Angaben von Bernsmeier u. Gottstein (1963) gehen Thromboembolien der Hirngefäße zu 59% von Mitralendokarditidien, in 22% von Herzmuskelinfarkten und in 8% von floriden Endokarditiden aus. In 18% wurden akute Hirnarterienokklusionen bei Patienten mit arterieller Sklerose gefunden.
Auch angeborene Vitien, insbesondere solche mit Mischungszyanose können Hirnembolien hervorrufen. Dabei führt ein vorliegender Rechts-links-Shunt zur Verschleppung von thrombotischem Material aus dem Venensystem in den großen Kreislauf (paradoxe Hirnembolie).
Hirnembolien werden auch beim Herzmuskelinfarkt beobachtet. Die Häufigkeit liegt hier zwischen 4,9 und 13,5% (Wright u. Mitarb. 1954; Hochrein 1945).
Intra- und extrazerebrale Arterienstenosen oder Arterienverschlüsse sind für die Entstehung von Hirninfarkten oder ischämischen Funktionsstörungen bedeutungsvoll (Kishore u. Mitarb. 1971; Mathias 1976). Dabei verdienen besonders die extrakraniellen Gefäßveränderungen Beachtung. Sie liegen in 10–40% dem Krankheitsbild ursächlich zugrunde (De Bakey u. Mitarb. 1962; Vollmar 1967). Dabei sind der Anfangsteil der A. carotis interna nach der Bifurkation sowie der Ursprung der A. vertebralis aus der A. subclavia aber auch die Abgänge der großen Gefäßstämme aus der Aorta wie Truncus brachiocephalicus, linke A. carotis communis und A. subclavia Prädilektionsstellen (Abb. 1 u. 2). Flüchtige neurologische Störungen können auch von Mikroembolien, welche von arteriosklerotischen Beeten der Aorta oder der Karotiden ausgehen, hervorgerufen werden.

Akute Durchblutungsstörungen beim Aneurysma dissecans

Bei der spontanen Aortendissektion können durch Einschluß der Arkusarterien akute Durchblutungsstörungen im Bereich des Gehirns und des Schultergürtels auftreten. Sie äußern sich ne-

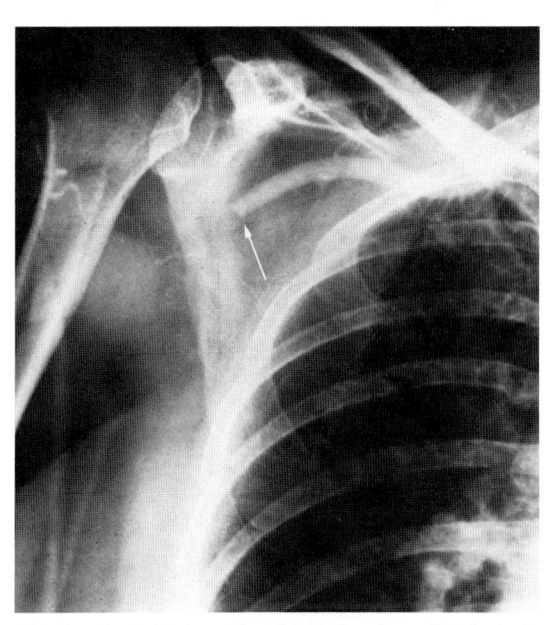

Abb. 1 Embolischer Verschluß der A. axillaris (→). Kein Kollateralkreislauf.

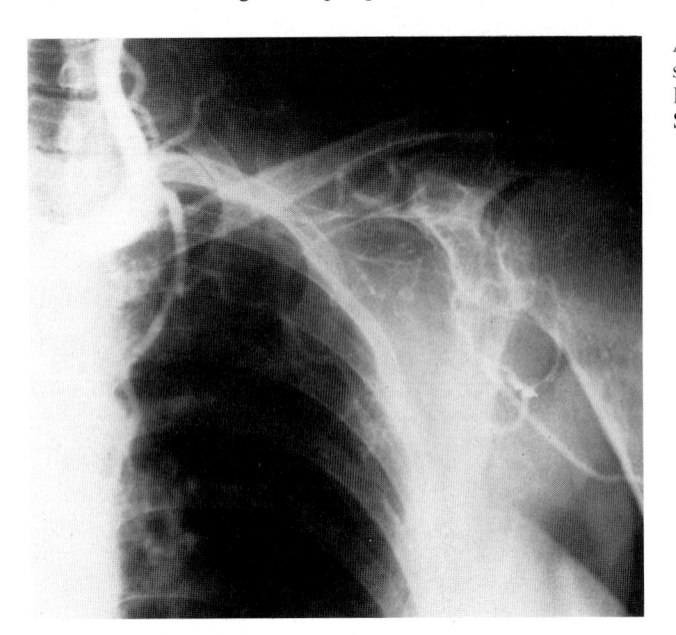

Abb. 2 Thrombotischer Verschluß der A. subclavia und axillaris. Wenig ausgeprägter Kollateralkreislauf über die Arterien des Schultergürtels.

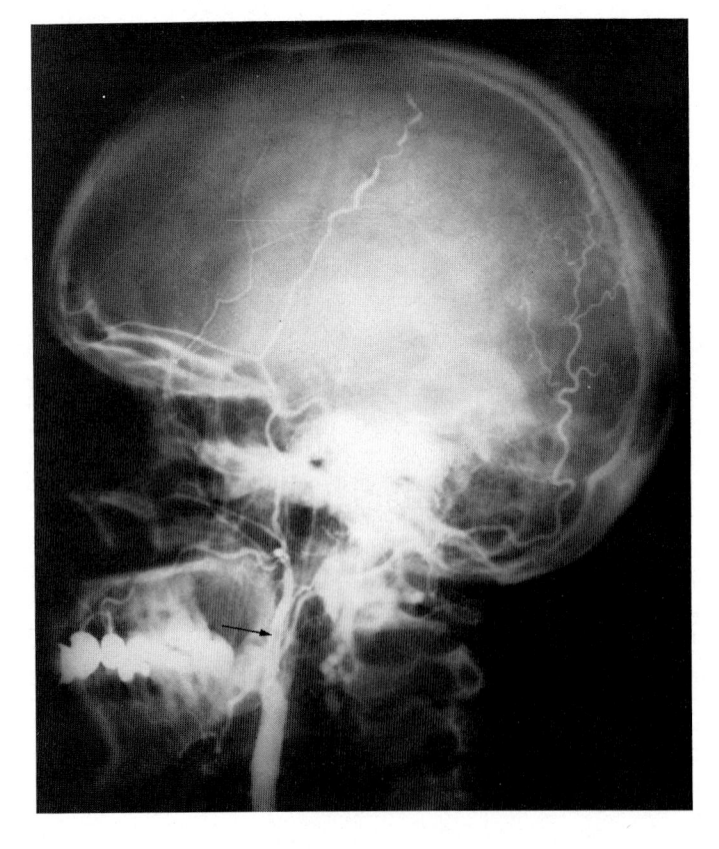

Abb. 3 Zustand nach Schleudertrauma. Akuter Verschluß der A. carotis interna im Bereiche der Karotisgabel. Aussparungsfigur im proximalen Anteil der A. carotis externa durch frische Thromben (→).

ben dem thorakalen Schmerz in Pulsunregelmäßigkeiten und -differenzen sowie neurologischen Symptomen (SCHMITT u. BECK 1977). Die Röntgenuntersuchung einschließlich Angiographie nimmt diagnostisch eine Schlüsselstellung ein (s. auch S. 767).

Akute Gefäßverschlüsse bei traumatischen Verletzungen der thorakalen Aorta und der intrathorakalen Äste

Die traumatische Aortenruptur, meist im Isthmusbereich der thorakalen Aorta lokalisiert, nimmt mit steigender Frequenz der schweren Verkehrsunfälle zu. Die Prognose hängt im Einzelfall davon ab, welche Wandschichten der Aorta einreißen und wie weit die periaortalen Strukturen das Hämatom temporär begrenzen (PUIJLAERT 1976; FARACI u. WESTCOTT 1977). Je nach Unfallmechanismus werden auch traumatische Läsionen der intrathorakalen Arkusarterien mit Verschluß oder Abriß zentral am Aortenbogen beobachtet (HERMANUTZ u. BÜCHELER 1974; ROSENBUSCH u. Mitarb. 1976). Für ca. 10–20% der Patienten ist bei frühzeitiger, meist angiographischer Diagnostik die Chance einer chirurgischen Therapie gegeben (HEBERER u. Mitarb. 1966).

Akute Gefäßverschlüsse der Halsarterien entstehen entweder durch direkten Schlag oder indirekte Gewalteinwirkung bei Schleuderbewegungen des Kopfes aufgrund einer Intimaläsion mit Thrombosebildung (BRENNER u. Mitarb. 1963). Scharfe Verletzungen durch Schnitt-, Stich- oder Schußverletzungen sind seltener.

Klinisch entwickelt sich schnell ein ernstes Krankheitsbild mit Bewußtseinstrübung und Lähmungserscheinungen. Das Angiogramm zeigt bei frischer traumatischer Karotisthrombose meist einen Verschluß der A. carotis interna kranial der Karotisgabel (Abb. 3) mit typischem oft spitzen Kontrastmittelabbruch (STAMPFEL 1977; ZEITLER 1978).

Chronische Verschlüsse

Stenosen und Verschlüsse der großen Aortenbogenäste können verschiedene Ursachen haben. Im Vordergrund stehen arteriosklerotische Wandprozesse, welche allerdings selten zum vollständigen „Aortenbogensyndrom" führen. Im allgemeinen werden nur ein Ast oder 2 Äste des Bogens befallen. Dabei ist die linke A. subclavia bevorzugt (43%). Es folgen Truncus brachiocephalicus (22%) (s. Abb. 5 a, b), A. carotis communis (21%), A. subclavia (13%). Nur selten erkrankt die rechte A. carotis communis (1%) (VOLLMAR 1967).

Je nach Beteiligung und Zahl der chronischen Verschlüsse wird eine Mangeldurchblutung in den zugehörigen Versorgungsbereichen Gehirn, Schädel und obere Gliedmaßen hervorgerufen. Durchblutungsstörungen des Gehirns (besonders bei aufrechter Körperhaltung, provoziert durch Stellungsfixation der HWS) führen zu Schwindel, Bewußtseinsstörungen, Ohnmacht und epileptischen Krampfanfällen. Häufig werden auch Sehstörungen beobachtet. Die fortgeschrittenen Krankheitsstadien führen mit zunehmendem Verlust geistiger Fähigkeiten zu einem Zustand ausgeprägter Demenz mit organischem Psychosyndrom. Zusätzliche Nekrosen im Gesicht und am knöchernen Schädel (Septum- oder Gaumenperforation) und irreversible Sehstörungen kennzeichnen die Schwere des Krankheitsbildes.

Die pathologischen Veränderungen lokalisieren sich bevorzugt an den Abgangsstellen der Arkusarterien und an der Aufteilungsstelle der A. carotis communis. Beschränken sich Stenosen und Verschlüsse am Aortenbogen auf einen Ast oder 2 Äste (inkomplettes Aortenbogensyndrom), so lassen sich trotz verschiedenartiger und veränderlicher Symptomatik folgende Teilsyndrome abgrenzen:

1. Karotistyp (Verlegung einer A. carotis communis oder des Truncus brachiocephalicus) mit einseitigen kontralateralen brachiozephalen Paresen, passageren homolateralen Sehstörungen und passagerer Aphasie;
2. brachiobasilärer Typ (Verschluß der A. subclavia vor dem Vertebralisabgang, KERSTEN u. Mitarb. 1964) mit Kombination von vertebrobasilärer Insuffizienz und gleichseitigen Armdurchblutungsstörungen (Subclavian-Steal-Syndrom u. a., MÜLLER u. NEUGEBAUER 1974; AREVALO u. KATZEN 1976).

Spezielle Röntgenmorphologie und Kollateralen:
Je nach Anzahl der Verschlußprozesse resultieren zahlreiche Verschlußkombinationen, welche durch eine Vielzahl von Kollateralbahnen gekennzeichnet sind. In Anlehnung an RAU (1970) sind dabei 3 Schaltstellen von Bedeutung:
Subklaviaschaltstelle, Hals-Nacken-Schaltstelle und Thyreoidalschaltstelle.

Subklaviaverschlüsse oder -stenosen

Vor dem Abgang der A. vertebralis gelegene Prozesse verursachen aufgrund des Druckabfalles distal des Gefäßprozesses eine Strömungsumkehr in der A. vertebralis auf der betroffenen Seite.

a b

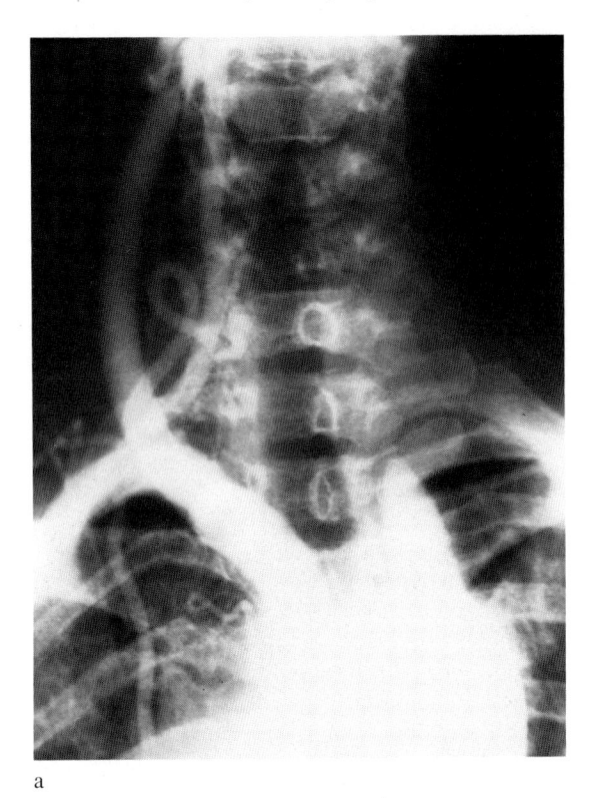

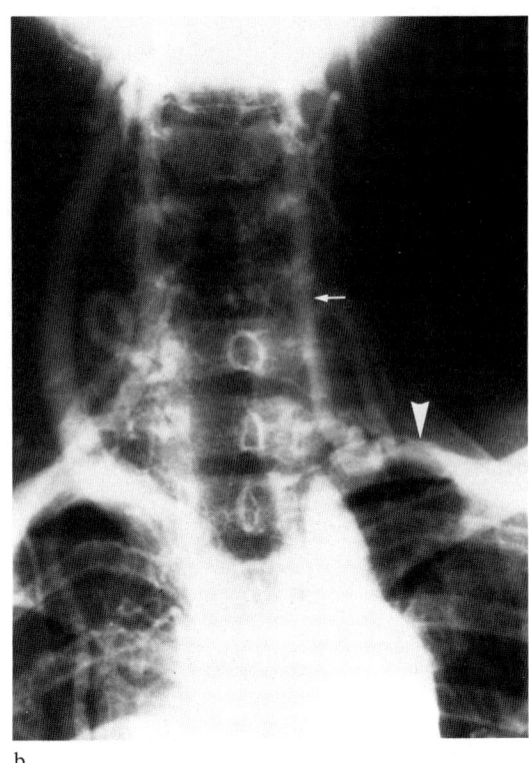

Abb. 4 a u. b   Subclavian-Steal-Syndrom.
a) Frühphase des Serienangiogramms. Stenose der linken A. carotis und linken A. subclavia.
b) Spätphase des Serienangiogramms. Retrograde Darstellung der A. vertebralis sinistra (→) und der A. subclavia sinistra (◄) distal ihres Verschlusses.

Die Kollateralzirkulation erfolgt von der gegenseitigen A. vertebralis über die A. basilaris. Dabei kommt es zu einem Entzug von Blut aus dem Hirnkreislauf mit entsprechender klinischer Symptomatik (Subclavian-Steal-Syndrom, Abb. 4 a, b) (DOHRN 1966; HEIDRICH 1968; HACH u. GEBAUER 1968; BELAN u. Mitarb. 1973). Die A. vertebralis der gesunden Seite kann sich dabei auf das doppelte ihres normalen Kalibers erweitern. Durch zusätzlich erweiterte Kollateralbahnen am Hals kann ein zentraler Subklaviaverschluß weitgehend kompensiert werden. Hierbei handelt es sich um Umgehungsbahnen aus den Ästen der A. carotis externa zum Truncus thyreocervicalis über Verbindungen der Schilddrüsenarterien mit Füllung von der Gegenseite sowie um Verbindungen zur Arteria mammaria interna. Peripher des Abganges der A. vertebralis gelegene Prozesse beeinträchtigen die Strömung nach kranial nicht. Es findet in Abhängigkeit von der Verschlußlokalisation eine Kollateralzirkulation über Arterien des Halses und der seitlichen Thoraxwand statt.

Karotisverschlüsse oder -stenosen

Größte Bedeutung unter den extrakraniellen Gefäßveränderungen haben die Karotisstenosen oder -verschlüsse (Abb. 5 a, b). Sie treten an den Abgängen der Karotiden aus der Aorta, häufiger aber an dem Anfangsteil der A. carotis interna nach der Bifurkation auf. Kollateralzirkulationen laufen in Abhängigkeit von der Lokalisation des Gefäßprozesses hier über die A. vertebralis und die A. carotis der Gegenseite sowie über Äste der A. carotis externa, über die A. maxillaris, A. angularis und A. ophthalmica.

Der einseitige Verschluß der A. vertebralis gilt als gefahrlos, weil eine Durchblutung der Versorgungsgebiete über die andere Seite erfolgen kann.

Beim kompletten Aortenbogensyndrom sind die Kompensationsmöglichkeiten erheblich eingeschränkt. Der Blutstrom fließt in kaudo-kranialer Richtung über die Aa. intercostales und über die A. thoracica interna zu den Ästen der A. subclavia und A. axillaris, weiterhin über die Aa. epiga-

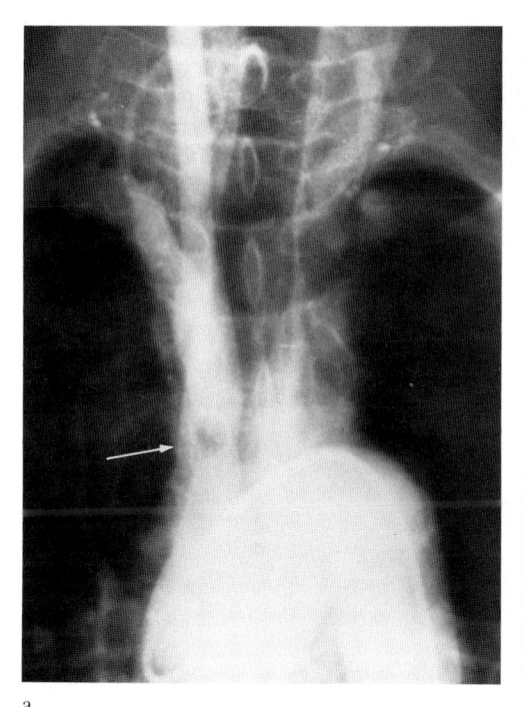

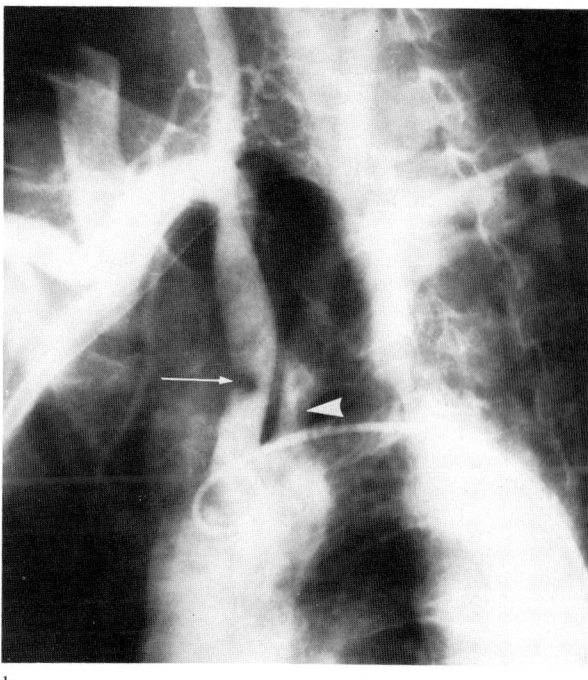

Abb. 5 a u. b   Umschriebene Stenose des Truncus brachiocephalicus. Thorakale Aortographie.
a) a.-p. Aortogramm. Glatt begrenzte rundliche Kontrastaussparung im Truncus brachiocephalicus (→). Zentral ist der Abgang der linken Karotis und Subklavia nicht beurteilbar. Kaliberstarke A. vertebralis links.
b) Schräge Aufnahmeposition. Exzentrische glatte Stenose des Truncus brachiocephalicus gut erkennbar (→). Geringe Einengung des Abganges der linken Karotis (◀). Abgang der linken Subklavia nicht erkennbar.

stricae inferiores zu den Ästen der A. thoracica interna.

Fehlbildungen des Aortenbogens und seiner Äste

Doppelter Aortenbogen

Bleiben bei der Embryonalentwicklung aus den Kiemenbogenarterien beide Aortenbögen ohne jede Unterbrechung bestehen, resultiert der doppelte Aortenbogen; ein Gefäßring, der Trachea und Ösophagus umschlingt und durch Kompression dieser Strukturen schon im frühen Lebensalter bedrohliche Symptome und Komplikationen auslösen kann (Stridor, Schluckstörungen, Sekretstau im Bronchialsystem). Meist ist einer der beiden Bögen kaliberstärker als der andere ausgebildet. Der größere Bogen liegt dabei gewöhnlich am meisten kranialwärts. Im Ösophagogramm resultiert im sagittalen Strahlengang eine bilaterale Kompression des Ösophagus (s. auch Bd. IV/1, S. 290).

Rechtsseitiger Aortenbogen

Der rechtsseitige Aortenbogen ist eine isolierte, harmlose Variante, die sich seitenverkehrt spiegelbildlich zur Normalanatomie verhält. In der Regel liegen der Ductus arteriosus und die deszendierende Aorta dann auf der linken Seite. Oft ist aber der rechts-persistierende Aortenbogen mit komplexen kardialen Mißbildungen kombiniert. Die zunächst im rechten Hemithorax verlaufende Aorta kreuzt knapp oberhalb des Zwerchfelles in der Regel in die normale linke Lage über. Vaskuläre Ringbildungen bei rechtsseitigem Aortenbogen um Ösophagus und Trachea sind keine Seltenheit (s. auch Bd. IV/1, S. 285).

Arteria subclavia lusoria dextra

Die rechte A. lusoria ist mit 0,5–2% die häufigste Mißbildung am Aortenbogen. Dabei entspringt die Arterie als 4. Ast des Aortenbogens und verläuft retroösophageal zum rechten Arm (KLINK-

HAMER 1966). Sie umschlingt dabei Ösophagus und Trachea teilweise. Der Nachweis gelingt durch das in 4 Ebenen angefertigte Ösophagogramm. Hier zeigt sich die A. lusoria durch eine dorsale, schräg von links unten nach rechts oben verlaufende Impression (s. auch Band IV/1, S. 295).

Kongenitale Aortenbogenelongation (Pseudocoarctatio, Kinking, Arcus aortae bicurvatus)

Man versteht darunter eine extreme Verlängerung des distalen Aortenbogens, der sich oberhalb und unterhalb des durch die Insertion des Lig. arteriosum gegebenen Fixpunktes in der Thoraxkuppe aufwirft. Seitenlage des Aortenbogens und Astabgänge sind gewöhnlich regelrecht, zusätzliche Fehlbildungen am Herzen die Ausnahme.

Das Übersichtsbild des Thorax zeigt eine Verbreiterung des oberen Mediastinums nach links. Aufnahmen oder Tomogramme im 2. schrägen Durchmesser lassen die Elongation oder die Knickung der Aorta gut erkennen (s. auch Bd. IV/1, S. 119, 528).

Fehlverlauf von Aortenbogenästen

Entspringt bei normaler Ausbildung des Aortenbogens der Truncus brachiocephalicus weit distal oder die linke A. carotis weit proximal vom Aortenbogen, so müssen die Gefäße in ihrem Verlauf zunächst die Trachea kreuzen. Durch eine ventrale Kompression der Trachea resultiert in Einzelfällen eine Dyspnoe. Das Ösophagogramm ist hierbei unauffällig.

Stenosen der Aorta

Die typische Isthmusstenose der Aorta und die supravalvuläre Aortenstenose werden an anderer Stelle beschrieben (Bd. IV/1, S. 98, 113).

Stenosen des Aortenbogens

Zwischen dem Abgang des Truncus brachiocephalicus und der A. carotis communis sinistra oder zwischen dieser und der linken A. subclavia gelegene Einengungen führen ebenso wie angeborene Stenosen der Aortenbogenäste zu Seitendifferenzen des Pulsbefundes und des Blutdruckes. Auch im Bereiche der gesamten deszendierenden thorakalen Aorta können atypische Steno-

a b

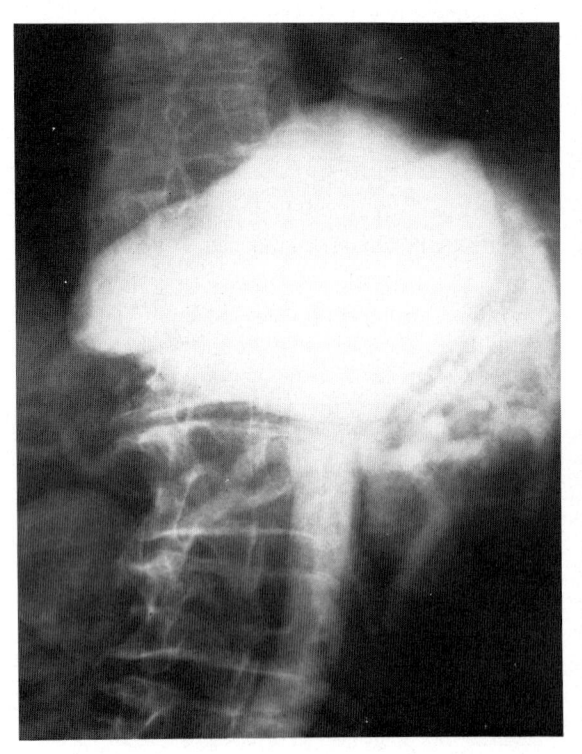

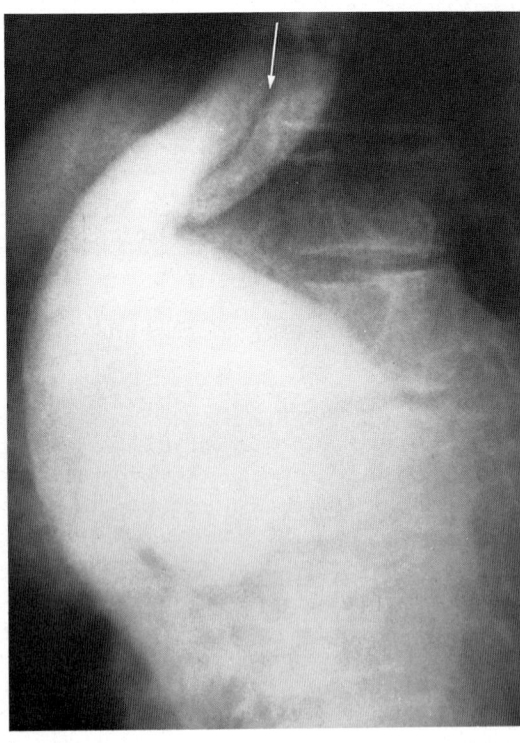

Abb. 6 a u. b   Luetisches thorakolumbales Aortenaneurysma.
a) Indirektes a.-p. Aortogramm. Großes Aneurysma am thorakolumbalen Übergang.
b) Seitliches indirektes Aortogramm. Dorsale Ausdehnung des Aneurysmas mit Arrosion der Wirbelkörper. Bandförmige Kontrastaussparung oberhalb des Aneurysma (→) infolge Dissektion.

sen lokalisiert sein. Sie treten vorwiegend oberhalb des Zwerchfells auf. Arterieller Hypertonus ist auch hier das klinische Leitsymptom. In allen den genannten Fällen ist eine angiographische Klärung notwendig, die durch eine transseptale Lävokardiographie oder rechtsseitige transaxilläre Katheterangiographie erfolgen kann.

Aneurysmen und Elongationen des Aortenbogens und der thorakalen Aorta

Konzentrische oder exzentrische Erweiterungen der Aorta, welche durch pathologische oder traumatische Veränderungen der Aortenwand verursacht werden, mit dem Aortenlumen in Verbindung stehen und mit Blut oder Thrombenmassen ausgefüllt sind, werden als *Aneurysma* bezeichnet. Morphologisch lassen sich dabei Aneurysma verum, Aneurysma spurium und Aneurysma dissecans unterscheiden.

Das *Aneurysma verum* besteht in einer umschriebenen Ausweitung der vorgeschädigten Aortenwand [Aneurysma sacciforme (Abb. 6 a, b), Aneurysma fusiforme (Abb. 7)]. Dabei bleiben alle oder ein Großteil der Schichten der Aortenwand erhalten.

Beim *Aneurysma spurium*, hervorgerufen durch einen meist traumatischen Defekt aller Gefäßwandschichten, liegt ein pulsierendes Hämatom vor, dessen Begrenzung von komprimierten umgebenden Geweben, von organisierten Thromben und von Verkalkungen gebildet wird.

Ein *Aneurysma dissecans* entsteht bei Mediaschwäche durch einen Intimaeinriß, wobei sich der Blutstrom in die Gefäßwandschicht der Media einwühlt (Abb. 6 b).

Hinsichtlich der Lokalisation lassen sich die Aneurysmata an der Aorta ascendens, dem Aortenbogen und an der Aorta descendens in drei Abschnitte unterteilen:

Abschnitt I: von der Aortenklappe bis vor den Truncus brachiocephalicus;
Abschnitt II: vom Truncus brachiocephalicus bis vor den Abgang der A. subclavia sinistra;
Abschnitt III: von der A. subclavia sinistra bis knapp oberhalb des Zwerchfelles.

Nach DE BAKEY (1965) werden beim dissezierenden Aortenaneurysma ein Typ I (Dissektion beginnt in der aszendierenden Aorta und reicht beliebig weit in die deszendierende Aorta), ein Typ II (Dissektion erstreckt sich ausschließlich auf die aszendierende Aorta) und ein Typ III (Dissektion beginnt in der deszendierenden Aorta nach dem Abgang der linken A. subclavia) unterschieden.

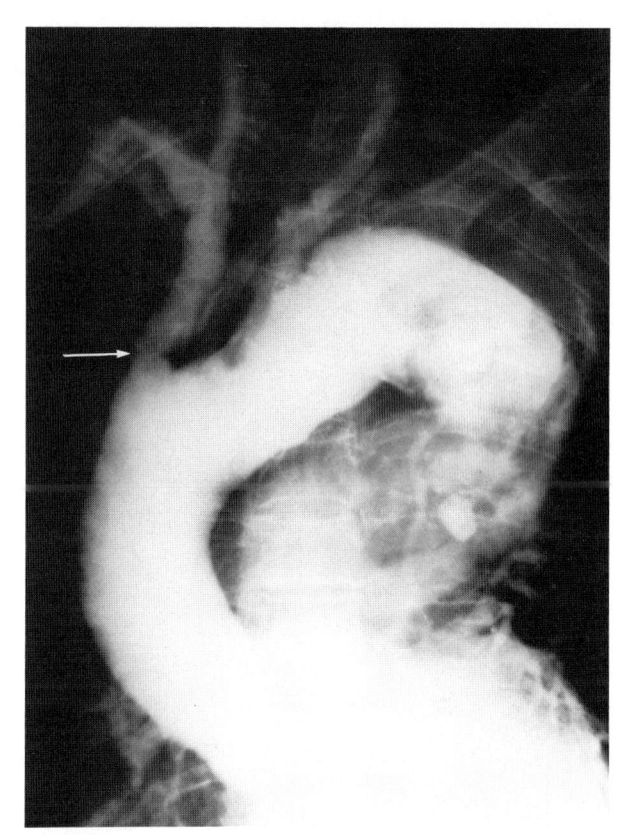

Abb. 7 Aneurysma der Aorta descendens. Generalisierte Aortensklerose. Atheromatose der Arkusarterien, insbesondere an ihrem Abgang (→).

Ätiologisch kommen bei den thorakalen Aortenaneurysmata degenerative Gefäßwandveränderungen bei Medianekrose und bei Arteriosklerose, entzündliche Veränderungen bei Syphilis, Mykosen, Tuberkulose oder septischer Streuung sowie kongenitale Veränderungen in Betracht (BOLDT u. BÜCHELER 1971; SCHIRMER u. Mitarb. 1973; JAFFE u. CONDON 1975).

Nicht-dissezierende Aneurysmen

Aneurysmen der Aorta ascendens

Führendes Symptom ist hier der retrosternale Schmerz. Auch eine hochgradige Dyspnoe, hervorgerufen durch Trachealkompression oder durch Kompression großer Bronchien kann vorliegen. Der oft gleichzeitig bestehende chronische Hustenreiz wird entweder durch die Irritation des N. recurrens oder durch Bronchialkompression verursacht.

Röntgenmorphologisch findet sich bei der Röntgenübersichtsaufnahme des Thorax die typische

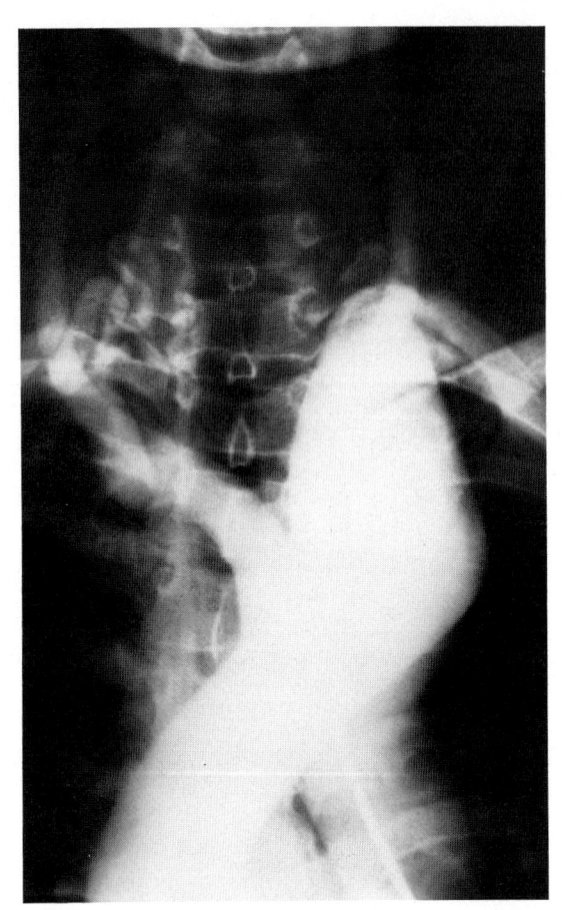

Abb. 8 Großes Aneurysma der linken A. subclavia. Elongation der Subklavia.

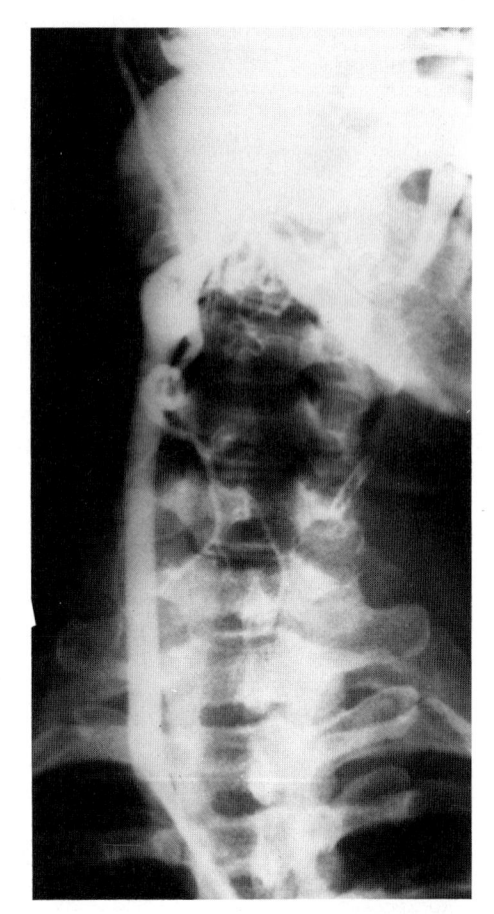

Abb. 9 Kleines Aneurysma an der Aufteilungsstelle der A. carotis communis.

rechtsseitige Verbreiterung des oberen Mediastinums. Bei herznahen Aneurysmen des Abschnittes I wird häufig eine relative Aortenklappeninsuffizienz diagnostiziert (COOLEY u. Mitarb. 1967; LITWAK 1969).
Operativ erfolgt die Resektion des Aneurysmas mit oft gleichzeitigem künstlichen Ersatz der insuffizienten Aortenklappe bei einer Letalität von 10 – 15% (COOLEY u. Mitarb. 1967).

Aneurysmen des Aortenbogens

Symptomatologisch besteht bei Aneurysmen des Aortenbogens häufig Heiserkeit durch Schädigung des N. reccurens. Auch Schluckbeschwerden, hervorgerufen durch Ösophaguskompression, können vorliegen. Weitere Symptome sind Schmerzen, Dyspnoe, Husten, Hämoptysen und Hämatemesis.
Diagnostisch ist das Zeichen von Oliver-Cardarelli von Bedeutung. Es besteht in pulssynchronen Auf- und Abwärtsbewegungen des Kehlkopfes, verursacht durch eine Verdrängung des linken Hauptbronchus nach kaudal. Sind Abgänge der Hirnarterien in einen aneurysmatischen Prozeß einbezogen, findet sich nicht selten eine Mangeldurchblutung mit zerebrovaskulärer Insuffizienz.
Röntgenmorphologisch fällt auf der Übersichtsaufnahme des Thorax eine Verbreiterung des oberen Mediastinums nach rechts, links oder nach beiden Seiten auf.

Aneurysmen der Aorta descendens

Die Patienten sind meist beschwerdefrei, Schmerzen sind relativ selten (ALBERTSON 1975). Kompressionserscheinungen treten gewöhnlich erst im Spätstadium eines traumatischen Aneurysmas auf. Wird bei der akuten Ruptur der Aorta descendens direkt unterhalb der A. subclavia sinistra die Aortenwand eingerollt, so entsteht das sog. „Koarktationssyndrom" (HEBERER u. Mitarb. 1969).

Röntgenmorphologisch findet man im akuten Stadium der Aortenruptur auf der Thoraxübersichtsaufnahme die typische Verbreiterung des mittleren Mediastinums nach links. Im Aneurysmastadium kann diese Verbreiterung meist als Zufallsbefund bei einer Routineuntersuchung erhoben werden. Im Abschnitt III liegt die Operationsletalität bei 10–15%, dabei sind die Ergebnisse der Resektion von traumatischen Aneurysmen der deszendierenden Aorta mit Hilfe des arteriofemoralen Umgehungskreislaufes besonders gut (Letalität bei 7%, HEBERER u. REIDEMEISTER 1974).

Aneurysmen des Truncus brachiocephalicus, der Arteria subclavia, der extrakranialen Arteria carotis und der Arteria vertebralis

Die häufigste Ursache dieser Aneurysmen (Abb. 8, 9) ist die Arteriosklerose, aber auch luische Aortenbogenaneurysmen können auf die intrathorakalen Aortenbogenäste übergreifen.

Symptomatologisch finden sich je nach Lokalisation der Läsion mehr oder weniger typische Beschwerden. Sie reichen von Schmerzen retrosternal, in der linken oder rechten Schulter oder im Halsbereich über Schwellungen, Schluckstörungen, Reizhusten, Dyspnoe bis zu Nervenschädigungen (N. reccurens, Plexus brachialis, N. hypoglossus, N. glossopharyngeus, N. vagus). Auch eine obere Einflußstauung kann vorhanden sein.

Röntgenmorphologisch zeigt sich die schon beschriebene Verbreiterung des oberen Mediastinums nach der Seite der Lokalisation.

Operativ erfolgt meist die Resektion des Aneurysmas mit Kontinuitätswiederherstellung, evtl. mit Verwendung eines Venentransplantates, seltener einer Dacronprothese. Das Operationsrisiko ist gering.

Dissezierende Aneurysmen der Aorta

Der primäre Intimaeinriß dissezierender Aneurysmen findet sich zu 64% an der Aorta ascendens, zu 22% an der proximalen Aorta descendens und zu 10% am Aortenbogen. Nach Beobachtungen von HEBERER u. REIDEMEISTER (1974) schreitet die Dissektion in 65% der Fälle von der Aorta ascendens bis zur Aortenbifurkation fort (Typ I). Sie bleibt in 15% auf die aszendierende Aorta beschränkt (Typ II). Beim Typ III (20% der Fälle) reicht die Dissektion von der deszendierenden Aorta ausgehend bis zur Bifurkation (Abb. 6 b, Abb. 10 a, b). Ähnliche Befunde werden auch von ROTH u. Mitarb. (1974) sowie von HAYASHI u. Mitarb. (1974) mitgeteilt.

Spontanheilungen sind möglich, wenn das dissezierende Aneurysma an seinem distalen Ende in das echte Aortenlumen oder in das Lumen eines Seitenastes perforiert.

Ätiologisch liegt der Mehrzahl dissezierender Aneurysmen eine Mediamalacia vasculativa aortae mit nachfolgendem degenerativen Veränderungen der Aortenwand zugrunde (RAHN u. Mitarb. 1968; HANLEY 1967). Die Kombination dissezierender Aneurysmen mit kongenitalen Fehlbildungen ist häufig (Marfan-Syndrom, Turner-Syndrom).

Führendes *Krankheitssymptom* ist der mit der Dissektion auftretende lokalisierte Vernichtungsschmerz, meist gefolgt von einem Kreislaufkollaps. Seltener beobachtet man Zyanose, Hämoptysen, Hämoptoe, Meläna, zerebrale Symptome und nervale Störungen. Die Ruptur des Aneurysmas erfolgt zu 70% in den Herzbeutel.

Röntgenmorphologisch ist die Mediastinalverbreiterung, oft von der Aortenwurzel bis zum Zwerchfell auf der Thoraxübersicht typisch. Auch eine Doppelkonturierung der Aorta bedingt durch das echte und falsche Lumen ist mitunter nachweisbar (DINSMORE u. Mitarb. 1972; STEIN u. STEINBERG 1968). Die chirurgische Behandlung weist eine Operationsletalität von ca. 20% auf (DE BAKEY 1965).

Spezielle Diagnostik der thorakalen Aortenaneurysmen

Die konventionelle Röntgendiagnostik kann auf ein Aneurysma hinweisen. Mit der Computertomographie steht heute eine Methode zur Verfügung, die auf einfache Weise und ohne wesentliche Belastung für den Patienten die Diagnose eines Aneurysmas sichert. Vor allem durch die Gabe von Kontrastmittel kann eine Dissektion und deren Ausmaß schnell objektiviert werden. Durch die Computertomographie wurde die Indikation zur Angiographie wesentlich eingeengt. Wird eine Operation angestrebt, so sollte zur Wahl des Operationsverfahrens die Angiographie jedoch eingesetzt werden. Dabei empfiehlt sich immer die Durchführung der Angiographie in 2 Ebenen, um die Größe und Ausdehnung eines Aneurysmas exakt zu bestimmen. Das Aneurysma verum charakterisiert sich durch eine sackförmige oder fusiforme Wandausstülpung, innerhalb deren Kontrastaussparungen auf Thromben verdächtig sind. Beim Aneurysma spurium ist das pulsierende Hämatom an der geschädigten Aortenwand gleichfalls leicht zu diagnostizieren. Probleme können beim Nachweis einer Dissektion auftreten. Zunächst bleibt festzustellen, daß sich die Dissektionen der thorakalen Aorta gewöhn-

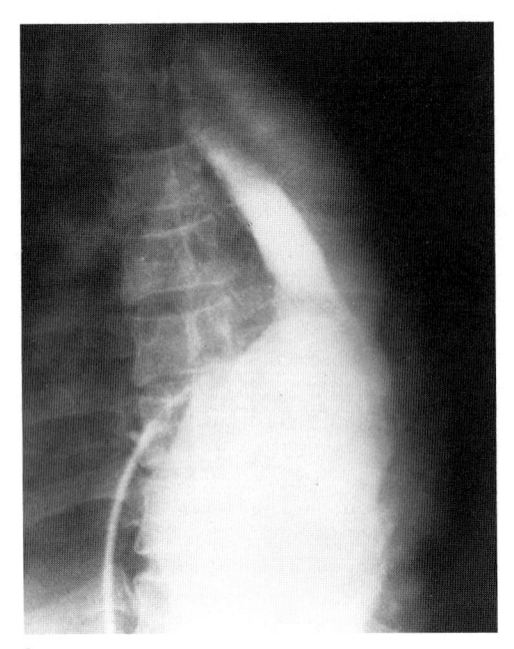

768 Erkrankungen des peripheren und abdominellen Blutgefäßsystems

Abb. 10 a u. b Dissezierendes thorakales Aortenaneurysma. Indirektes Aortogramm.
a) Spätphase in a.-p. Position. Großes thorakales Aortenaneurysma mit Dissektion. Darstellung eines zweiten Lumens.
b) Schrägposition. Doppeltes Lumen oberhalb der aneurysmatisch erweiterten deszendierenden Aorta infolge Dissektion (→).

lich bis in die abdominelle Aorta ausdehnen, wodurch oft mehrere Injektionen in verschiedenen Aufnahmepositionen notwendig sind, um das ganze Ausmaß des dissezierenden Aneurysmas zu erfassen. Beim Aneurysma dissecans zeigt sich eine breite Aussparung in einem Gefäßlumen oder in manchen Fällen zwei parallel verlaufende Gefäßlumina (BEACHLEY u. Mitarb. 1974).
Ein wichtiger Hinweis kann auch die fehlende Darstellung einer oder mehrerer Interkostalarterien sein.
Zur Methodik der Angiographie beim thorakalen Aortenaneurysma bestehen unterschiedliche Vorstellungen. Grundsätzlich sollte die Kontrastmittelinjektion vor Beginn des Aneurysmas und nicht in sein Lumen erfolgen. In Abhängigkeit von der Lokalisation des Aneurysmas wird die angiographische Untersuchungsmethode bestimmt. Beim Aszendensaneurysma sollte die Angiographie nach Kontrastmittelinjektion in den linken Ventrikel erfolgen. Bei einer Lokalisation des Aneurysma im Aortenbogen oder Deszendensbereich gibt man der transaxillären Katheterangiographie den Vorzug (ZEITLER 1974; GLENN 1975).
Wegen der Gefahr von Thrombenablösungen oder einer Aneurysmaperforation wird immer wieder vor einer Katheterpassage durch das Aneurysma bei transfemoralem Vorgehen gewarnt. Die Erfahrungen haben jedoch gezeigt, daß bei behutsamen Vorgehen Komplikationen praktisch kaum vorkommen. Vor allem bei Verwendung von flexiblen Führungsdrähten, die als Gleitschiene für den Katheter im Aneurysmabereich dienen, sind Wandläsionen oder Thrombenablösungen weitgehend ausgeschlossen. Die sorgfältige Überprüfung der Katheterposition durch Probeinjektionen ist eine Selbstverständlichkeit. Gerade beim dissezierenden Aneurysma kann es vorkommen, daß der Katheter in das falsche Lumen gelangt. Hier kann die Druckinjektion sehr schnell zu weiteren Wandläsionen führen.

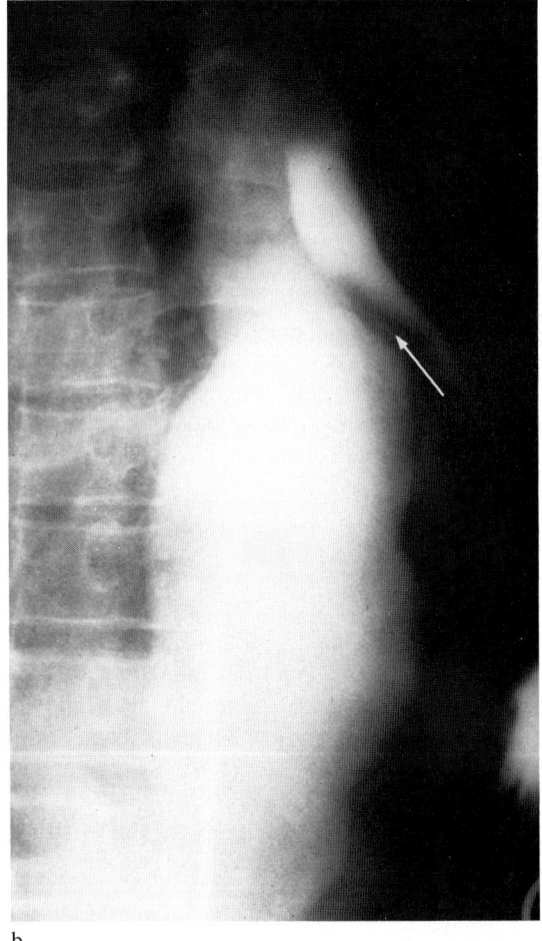

Aneurysmen der Arkusarterien werden durch die transfemorale oder transaxilläre Übersichtsaortographie dargestellt. Dabei sind in manchen Fällen zusätzliche Aufnahmepositionen zur Objektivierung unklarer Befunde von wesentlicher Hilfe. Peripher gelegene Aneurysmen werden dagegen durch selektive Darstellung der thorakalen Aortenäste am deutlichsten erfaßt.

Ist eine Katheterangiographie undurchführbar, kann man durch eine Gegenstrominjektion von der A. brachialis aus versuchen, die Aneurysmen der Arkusarterien und der Aorta darzustellen. Die indirekte Darstellung des Aortenbogens wird heute wegen ihres unzureichenden Informationsgehaltes nur noch selten durchgeführt.

Kurzschlußverbindungen

Erworbene arteriovenöse Kurzschlußverbindungen sind an den Arterien des Halses wegen der oberflächlichen Lage häufig, an den Körperstammgefäßen, besonders im Thorakalraum jedoch selten. Sie entstehen durch eine perforierende Verletzung (HYMAN u. FINBY 1974), weniger durch die spontane Ruptur eines Aneurysmas, durch entzündliche oder karzinomatöse Arrosion der Gefäßwand (KITTREDGE u. Mitarb. 1967). Die veränderten Strömungsverhältnisse haben Rückwirkungen auf die beteiligten Arterien und Venen sowie auf das Herz. Besonders an den Arterien kommt es durch den wachstumsinduzierenden und gefäßwandschädigenden Effekt der gesteigerten Strömungsgeschwindigkeit zu Gefäßschlängelungen und zu frühzeitigen arteriosklerotischen Gefäßwandveränderungen mit Ausbildung von Aneurysmen.

Die gesteigerte Druckbelastung im fistelnahen Venensystem führt zu ausgeprägten Venektasien, Insuffizienz der Venenklappen mit Strömungsumkehr und zur venösen Stauung. Der arteriovenöse Kurzschluß des großen Kreislaufs hat eine Volumenbelastung aller Herzhöhlen zur Folge. Es resultiert regulative Dilatation, regulative Herzvergrößerung, Wachstumsdilatation und physiologische Herzhypertrophie gefolgt von Hyperplasie und myogener Dilatation sowie relativer Koronarinsuffizienz.

Die Angiographie lokalisiert den Shunt durch den Übertritt kontrastierten Blutes aus dem arteriellen in das venöse System und klärt die lokalen hämodynamischen Folgeerscheinungen. Neben der thorakalen Übersichtsaortographie sind in manchen Fällen Angiographien in schrägen Aufnahmepositionen oder selektive Darstellungen der Arkusarterien notwendig, um den Shunt exakt lokalisieren zu können. Mit Hilfe der Serienaufnahmen kann durch die zeitliche Beurteilung des Kontrastmittelübertrittes aus der Arterie in die Vene sowie der Anfärbung in den distal der Kurzschlußverbindung gelegenen Arterienabschnitte eine grob-qualitative Abschätzung des Shunts erfolgen.

Angeborene arteriovenöse Kurzschlußverbindungen, wie Ductus arteriosus Botalli, aortopulmonales Fenster, arteriokardiale und arteriovenöse Kurzschlüsse der Koronararterien und arteriovenöse Fisteln der Lunge sind an anderer Stelle ausführlich beschrieben. Der Vollständigkeit halber seien hier die intrakraniellen arteriovenösen Fisteln, das von F. P. WEBER beschriebene Syndrom von arteriovenösen Fisteln, proportioniertem Riesenwuchs, Varikose und Nävus sowie das von KLIPPEL und TRENAUNAY beschriebene Syndrom des umschriebenen Riesenwuchses mit Varikose und Pigmentnävus erwähnt. Die letzteren beiden Krankheitsbilder stellen hämodynamisch wahrscheinlich eine Einheit dar. Es handelt sich in der Regel um multiple Kurzschlußverbindungen, welche in jeder Körperregion vorkommen können, jedoch Schädel und die Extremitäten bevorzugt befallen.

Hyperergische Arterienerkrankungen

Im Rahmen des vielseitigen Aortenbogensyndroms spielt ätiologisch neben Arteriosklerose, Lues, Tuberkulose, Mißbildungen und Kompressionen durch Raumforderungen wie Tumoren, Lymphome und Aneurysmen auch das Takayasu-Syndrom eine Rolle (LANDE u. ROSSI 1975). Dieses Syndrom ist auch unter dem Namen Arteriitis segmentalis obliterans, brachiozephale Arteriitis, Truncoarteriitis productiva granulomatosa oder Aortenbogensyndrom der jungen Frauen bekannt geworden. Während Gefäßveränderungen bei uns in über 90% auf dem Boden arteriosklerotischer Wandprozesse entstehen, verteilt sich die genannte Erkrankungsform bevorzugt auf den asiatischen Raum (Japan, China, Korea, Thailand und Indien). Das Erkrankungsalter liegt zwischen dem 15. und 30. Lebensjahr. 80–90% der Kranken sind weiblichen Geschlechts.

Mikroskopisch sind Alterationen der gesamten Gefäßwand, besonders der Media und der Vasa-Vasorum mit erheblicher Intimaverdickung, hervorgerufen durch hochgradige Vermehrung saurer Mukopolysaccharide nachweisbar. Das Spätbild der Erkrankung wird von reparativen Bindegewebswucherungen und sekundär von den Zeichen der Arteriosklerose bestimmt. Die Abgren-

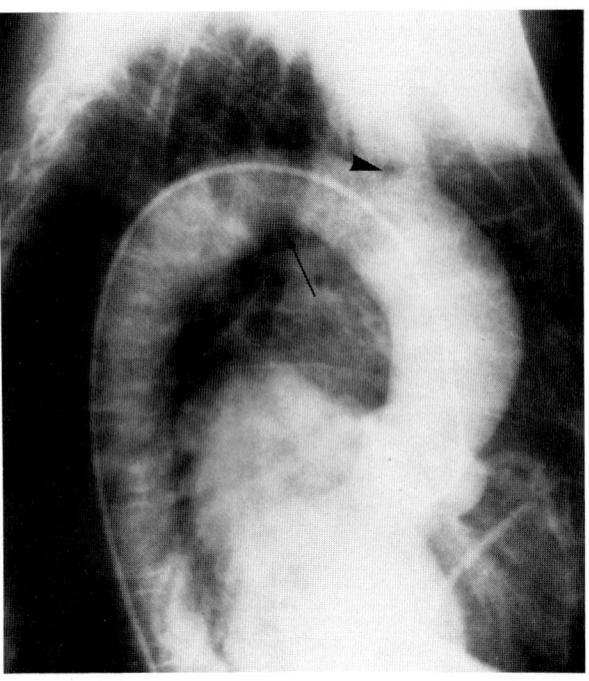

770 Erkrankungen des peripheren und abdominellen Blutgefäßsystems

zung zur luischen Aortitis, zur Riesenzellarteriitis und zur rheumatischen Arteriitis kann schwierig sein. In der Regel sind alle Aortenbogenäste befallen, jedoch kann die Erkrankung auf die thorakale und abdominale Aorta sowie deren Äste übergreifen („middle aortic arc-Syndrom", INADA 1965; BÖTTGER u. Mitarb. 1971).

Klinisch sind fehlende Arterienpulsationen im Bereiche der Arme oder der gesamten oberen Körperhälfte bei hohem Blutdruck an den unteren Extremitäten charakteristisch. Auch orthostatische Synkopen sind geklagte Hauptbeschwerden. Laborchemisch findet sich eine Senkungsbeschleunigung bei Leukozytose und leichtem Fieber.

Röntgenmorphologisch zeigt die Arteriographie je nach Ausdehnung des Prozesses Gefäßstenosen und Kaliberschwankungen (Abb. 11 a, b). Eine akrale Symptomatik an Händen und Füßen fehlt.

Die **Arteriitis temporalis (cranialis)** (Riesenzellarteriitis) ist eine endangitisch thrombosierende durch Riesenzellbildung charakterisierte Arterienerkrankung, welche bevorzugt die kranialen Arterien des Schädels befällt, grundsätzlich aber als generalisierte Arterienerkrankung angesehen werden muß. Sie verläuft mit Fieber, Anämie, hoher Blutsenkungsgeschwindigkeit und Leukozytose.

Klinisch weisen ca. 50% der Arteriitiskranken Augensymptome auf, die bis zur Erblindung führen. Auch können die Veränderungen zur Hirnblutung, zum Herzmuskelinfarkt oder zur Aortenruptur führen (BERNSMEIER u. GOTTSTEIN 1963).

Röntgenmorphologisch findet man Gefäßengstellungen, vermehrte Schlängelungen, Kaliberschwankungen der Gefäße und Gefäßverschlüsse.

Die Therapie besteht in Resektion des Arterienstückes und langfristiger Gabe von Kortikosteroiden.

Die zerebrale Form der **Thrombangitis obliterans** (v. Winiwarter-Bürger) ist eine sehr seltene Manifestation dieser Gefäßerkrankung, welche mit thrombotischen und endangitischen Veränderungen einhergeht. Dabei können sowohl im extrakranialen Verlauf der Hirnarterien als auch im intrakranialen Verlauf derselben ausgeprägte Stenosen gefunden werden.

Klinisch bestehen Kopfschmerzen migräneartigen Charakters, Augenflimmern, anfallsartige Sehstörungen, Schwindelzustände und flüchtige Paresen.

Ausgeprägte extrakranielle Gefäßstenosen sollten möglichst bald chirurgisch beseitigt werden. Zur

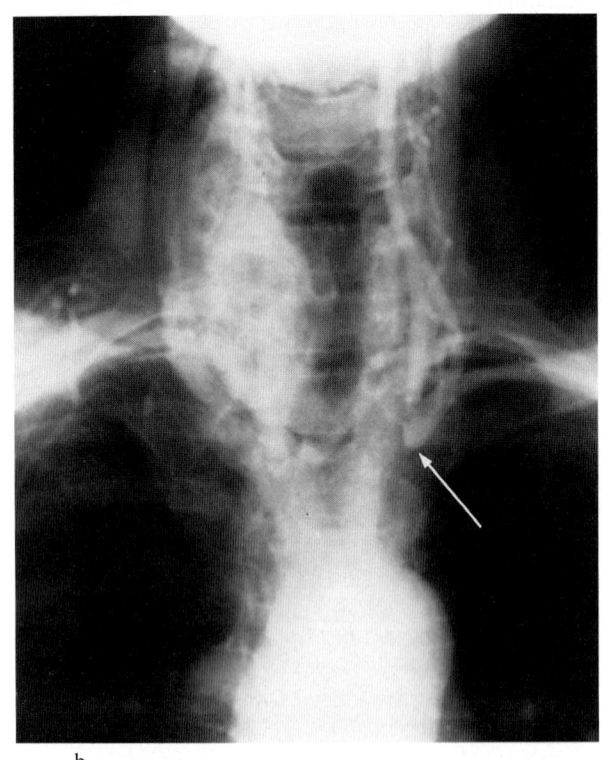

Abb. 11 a u. b Takayasu-Syndrom.
a) Kaliberschwankungen der thorakalen Aorta (→), Abgangsstenose des Truncus brachiocephalicus (◄).
b) Subclavian-Steal-Syndrom bei zentralem Verschluß der linken A. subclavia (→).

Vermeidung von Thrombosen ist eine Antikoagulantienbehandlung sinnvoll.
Eine Beteiligung der Zerebralarterien bei fibromuskulärer Dysplasie beschreiben HOUSER u. Mitarb. (1971) sowie SEYFEDDINIPUR u. DITZEN (1976). Klinisch besteht meist eine uncharakteristische neurologische Symptomatik aufgrund flüchtiger zerebraler Ischämien. Im Angiogramm finden sich typische irreguläre perlschnurartige Verengungen und Erweiterungen des Gefäßlumens.

Bei der **Periarteriitis nodosa** kann das Zentralorgan bei sonst generalisierter Erkrankung völlig frei bleiben.

Angioneuropathien

Sie spielen im Bereiche des Aortenbogens und seiner Äste keine entscheidende Rolle. Die angioneuropathischen Veränderungen an der oberen Extremität sind bei den peripheren Gefäßen abgehandelt.

Abdominale Aorta

Akute Verschlüsse

Aortenverschluß

Der akute Verschluß der abdominalen Aorta ist fast immer Folge einer Embolie. Die akute Thrombose (Abb. 12) bei generalisierten Gefäßerkrankungen oder bei lokalem Gefäßschaden tritt demgegenüber in den Hintergrund. Die akute Embolie der Aorta abdominalis führt zu einem lebensbedrohlichen Bild mit schwerer Ischämie und Lähmung der Beine. Differentialdiagnostisch kommt beim akuten Ischämiesyndrom in seltenen Fällen das Aneurysma dissecans in Frage, besonders wenn anamnestisch Brust- oder Leibschmerzen bestehen (s. auch S. 767).

Nach der Diagnosesicherung muß die Lokalisation des Verschlußes geklärt werden, welcher häufig zu weit peripher gesucht wird. In den meisten Fällen bleibt der Embolus an der Aortenbifurkation hängen, wobei er oft als „reitender" Embolus die Gefäßgabelung verschließt. Da bei der arteriellen Embolie der Zeitfaktor eine außerordentlich wichtige Rolle spielt, ist schnelles Handeln notwendig. Während der suprarenale Verschluß bei nicht genügendem Kollateralkreislauf zu den Nierenarterien deletäre Folgen hat, wird bei infrarenaler Unterbrechung der aortalen Strombahn im allgemeinen meist eine genügende Kollateralzirkulation über die Riolansche Anastomose und lumbale Äste sowie Bauchwandarterien nach distal aufrecht erhalten. Daher sind bei einem Verschluß der Aortengabel und der Bekkengefäße auch zu einem späteren Zeitpunkt noch gute operative Resultate zu erzielen. Im übrigen verlangt aber der akute Verschluß eine direkte operative Intervention mit Embolektomie oder Thrombektomie.

Aortenverletzungen nach stumpfen Abdominaltraumen sind selten (HAERTEL 1976). Die komplette Wandruptur führt im allgemeinen zum unmittelbaren Verblutungstod. Partielle Wandrupturen führen durch Innenschichtschäden und periaortale Hämatome zu umschriebenen Dilatationen der Aortenwand mit Konturdeformitäten und zu Extravasationen (Abb. 13). Oft entsteht

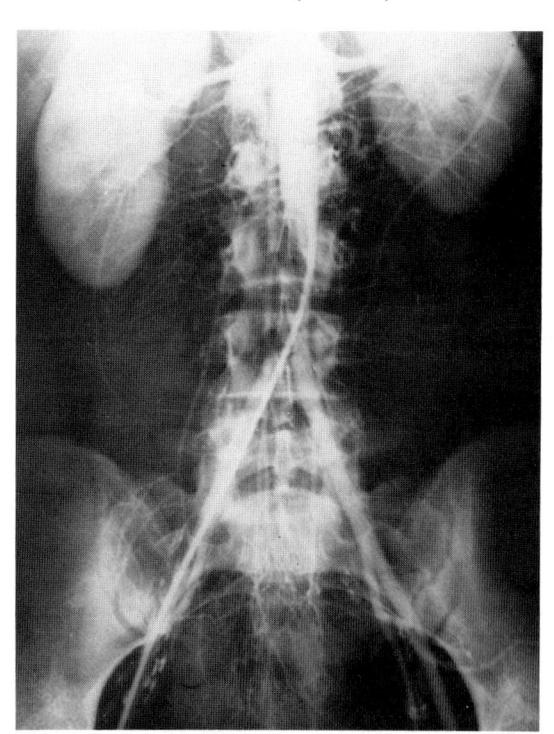

Abb. 12 Aortenthrombose. Unregelmäßige Kontrastaussparung unmittelbar oberhalb der Aortenbifurkation.

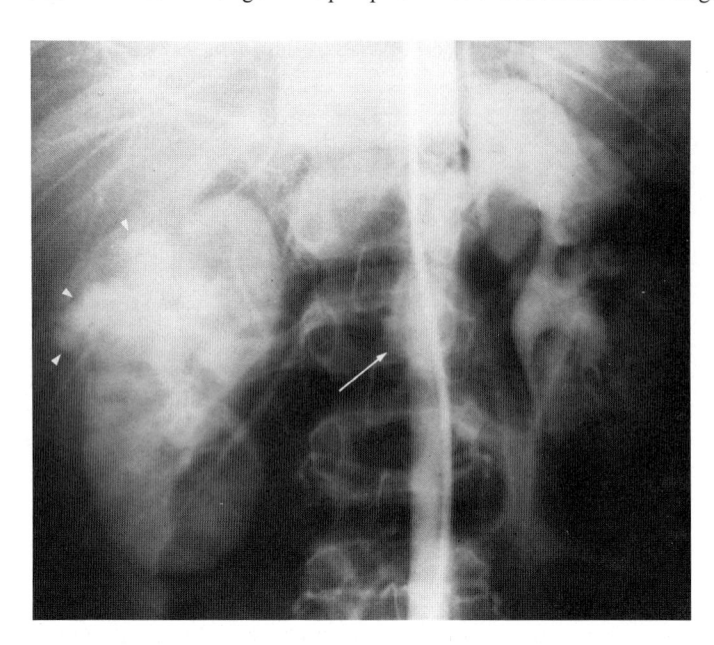

772 Erkrankungen des peripheren und abdominellen Blutgefäßsystems

Abb. 13 Ruptur der abdominellen Aorta und der rechten Niere. Extraluminale Kontrastmittelausdehnung in Höhe von L 2 (→) sowie im Bereich der rechten Niere (▶).

durch eine rasch eintretende appositionelle Aortenthrombose ein akutes Ischämiesyndrom der kaudalen Körperpartie.

Akuter Eingeweidearterienverschluß

Arterielle Embolie, arterielle Thrombose, Aneurysma der Aorta abdominalis und der Mesenterialgefäße sowie Kompressionserscheinungen von außen und traumatische Veränderungen (VOLLMAR 1967) können zur akuten Verlegung einer oder mehrerer Viszeralarterien führen. Ätiologisch sind dabei Embolie und Thrombose etwa zu gleichen Teilen hauptsächlich anzuführen.

Der akute *Verschluß des Truncus coeliacus* ist selten und wird kaum überlebt.

Klinisch treten Vernichtungsschmerz im Oberbauch, Übelkeit, Erbrechen und schwerer Schockzustand auf. Die akute Verlegung führt zu Nekrosen oder Infarkten in den Oberbauchorganen. Die Prognose ist immer ernst, vor allem bei Beteiligung von Leber oder Pankreas.

Die Embolie der *Arteria mesenterica superior* und ihrer Verzweigungen ist mit 90% (GOERTLER 1968) häufigste Manifestation des akuten Eingeweidearterienverschlußes (Abb. 14). Die komplette Verlegung des Gefäßstammes endet meist letal, da das Versorgungsgebiet den gesamten Dünndarm, das Zäkum, Colon ascendens und transversum erfaßt. Bei peripherer Lokalisation des Verschlusses in einem Ast der A. mesenterica superior kann eine teilweise oder vollständige Kompensation über primäre Anastomosen erfolgen.

Klinisch besteht ein akutes Abdomen mit typischen Röntgenzeichen (SCOTT u. Mitarb. 1971; FISCHER u. RINGK 1975), welches dem Verlauf nach in 3 Stadien eingeteilt werden kann:

I. Stadium: plötzlicher anhaltender Abdominalschmerz, durch Hypoxie bedingte Hyperperistaltik, Brechreiz, Schock.

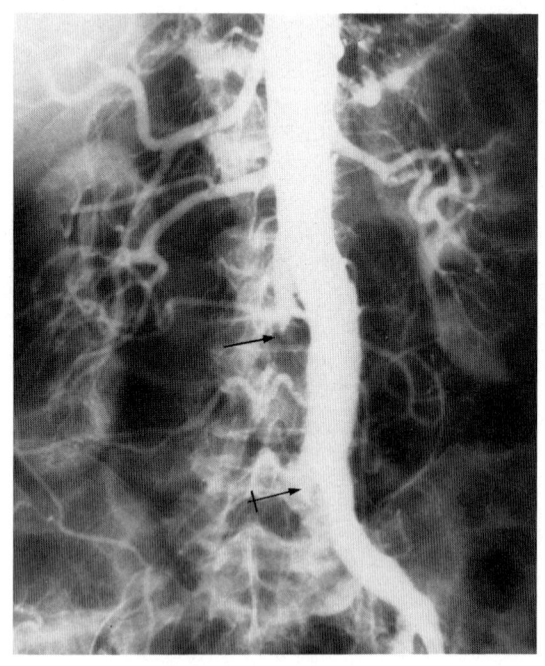

Abb. 14 Embolischer Verschluß der A. mesenterica superior (→) und der A. iliaca communis dextra (↔).

II. Stadium: „Stilles Intervall" gekennzeichnet durch einen paralytischen Ileus mit hämorrhagischer Infarzierung der Darmwand;

III. Stadium: Durchwanderungsperitonitis mit schwerster allgemeiner Intoxikation.

Eine klinische Symptomatik im Gefolge eines akuten *Verschlußes der A. mesenterica inferior* ist nur dann zu erwarten, wenn zusätzliche Verschlüsse im Gebiet der A. mesenterica superior, der inneren Beckenarterien links oder konnataler Anomalien der präformierten Gefäßbrücken vorliegen (McCort 1960).

Auch *Verschlüsse der Nierenarterien oder ihrer Äste* (Abb. 15) sind im allgemeinen embolisch bedingt. Gelegentlich kann aber auch eine akute arterielle Thrombose oder die Thrombosierung eines Aneurysmas der A. renalis die akute Ischämie hervorrufen. Die Kompression der Gefäßostien durch ein Aneurysma dissecans aortae ist selten und prognostisch ungünstig. Tritt die akute Ischämie der Niere im Anschluß an ein Trauma auf, so muß an eine Verletzung oder einen Abriß der Nierenarterie oder eines akzessorischen Nierengefäßes gedacht werden. Der seltene Totalverschluß des Hauptstammes führt zur Infarzierung des gesamten Organes. Bei Verschluß kleinerer Arterienäste resultiert ein ischämischer Infarkt, der von einem hämorrhagischen Randbezirk umgeben ist.

Klinisch bestehen starke kolikartige Schmerzen mit peritonealen Reizerscheinungen. Die häufigeren kleinen Infarkte verlaufen oft subklinisch.

Röntgenmorphologie: Beim akuten, unklaren Abdomen sollte zunächst die freie Perforation eines Hohlorganes, ein Hindernis im Magen-Darm-Kanal, die akute Pankreatitis und der frische Herzinfarkt oder die akute Leberstauung ausgeschlossen werden. Die *Abdomenleeraufnahme* zeigt bei sorgfältiger Analyse nicht selten Zeichen, welche für die Indikation zur Angiographie wichtig sind (Voegeli u. Binswanger 1975). So sollte auf Verkalkungen im Abdominalraum und deren Lokalisation geachtet werden (z. B. Aneurysmen). Nicht selten finden sich im Intervallstadium des akuten Mesenterialverschlusses auf der Abdomenleeraufnahme einige wenige Dünndarmschlingen übereinander liegend als Ausdruck der bereits eingetretenen Darmwandschädigung (Wenz 1972).

Die *Angiographie* klärt die anatomische Lokalisation des Gefäßverschlusses und dessen Ausdehnung (Abb. 16). Die selektive Angiographie nach transfemoraler oder transaxillärer Kathetereinführung liefert dabei bessere Ergebnisse als das

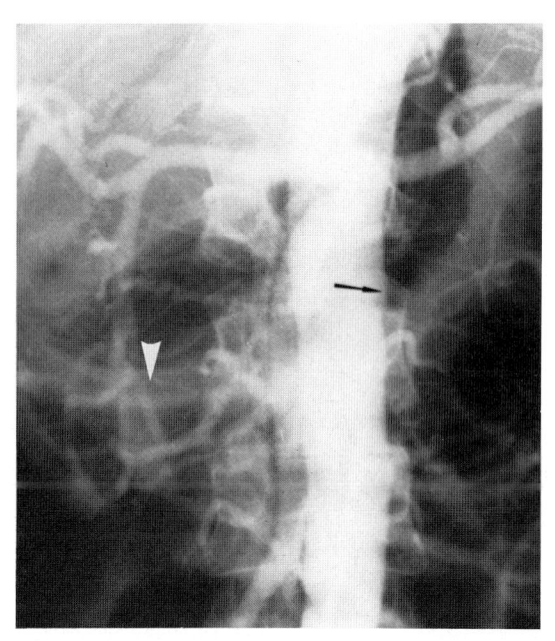

Abb. 15 Embolischer Verschluß der linken Nierenarterie (→) und thrombotische Aussparungen in der rechten Nierenarterie (◄).

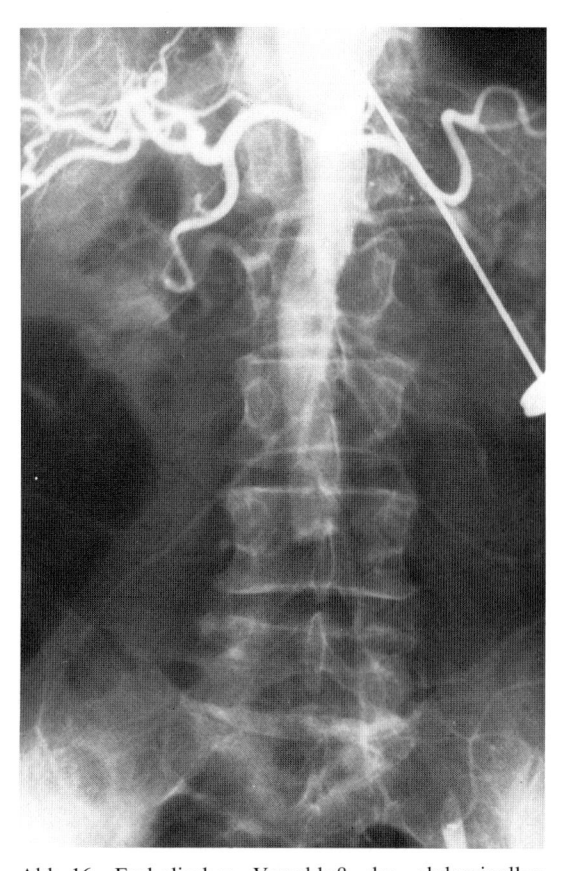

Abb. 16 Embolischer Verschluß der abdominellen Aorta und der Beckenarterien beidseits.

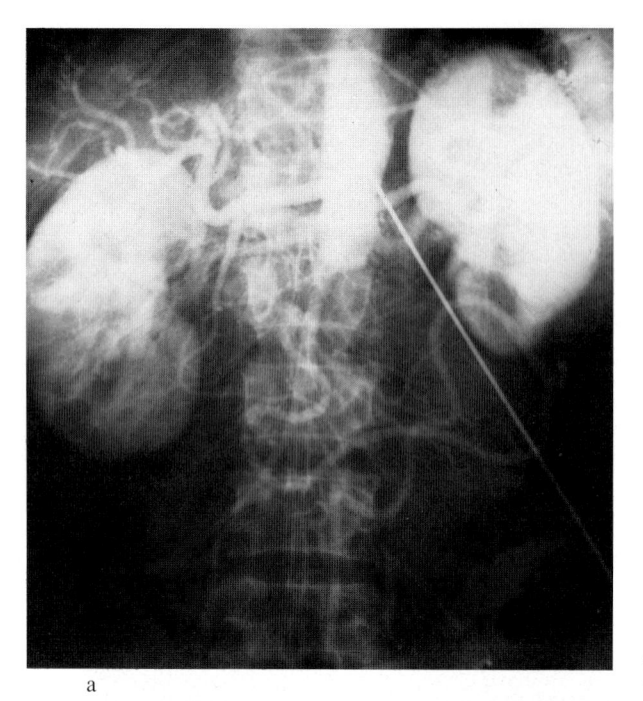

Übersichtsaortogramm (WENZ 1972; BINSWANGER u. VOEGELI 1976). Lediglich im höheren Lebensalter mit fortgeschrittener Arteriosklerose der Gefäße sollte die Übersichtsaortographie, möglichst in 2 Ebenen, primär durchgeführt werden.

Die Therapie akuter Verschlüsse an den Eingeweidearterien besteht in sofortiger Laparotomie mit Embolektomie, Thrombarteriektomie und Rekonstruktion der Gefäßbahn. Infarzierte Darmabschnitte werden mit genügender Grenze zum Gesunden reseziert. Die Ergebnisse der chirurgischen Behandlung entsprechen bisher nicht den Erwartungen (SCHRÖDER 1966; LAUBACH 1971). Verbesserungen sind nur durch den frühzeitigen Nachweis des akuten arteriellen Verschlußes und sofortiger operativer Intervention zu erzielen.

Chronische Verschlüsse

Aortenverschluß

Die chronischen Arterienverschlüsse im Bereiche der abdominalen Aorta entstehen in ca. 90% auf dem Boden einer Arteriosklerose. Andere Ursachen, wie Endangitis obliterans, thrombotische Verschlüsse durch Trauma, Aneurysmen oder kongenitale Fehlbildungen treten dagegen in den Hintergrund. Der totale Verschluß der Bauchaorta ist keine Seltenheit. Er schließt fast immer die Obliteration beider A. iliacae communes ein. Reicht der Thrombus oder sein Ausläufer bis in die Nähe der Nierenarterienabgänge oder darüber hinaus, liegt ein *hoher Aortenverschluß* vor. Diese Form mit Verschluß der Bauchaorta unter Einschluß der A. renalis und viszeralen Arterien wird jedoch nur vereinzelt beschrieben (LIPSCHIK u. Mitarb. 1964; SCHMIDT 1970). Die Mehrzahl der Okklusionen beginnen knapp oberhalb des Ansatzes der A. mesenterica inferior oder unterhalb davon (Abb. 17 a, b u. 18 a, b) (BRON 1966). Der isolierte Aortenverschluß ist in Ruhe gewöhnlich ausreichend kompensiert. *Klinisch* typisch sind Claudicatio intermittens im Bereiche der Oberschenkel, der Gesäßmuskulatur und Wade sowie Potenzstörungen. Bei schlechter Kompensation bestehen Ruheschmerzen im Fuß oder Unterschenkel.

Chronische Eingeweidearterienverschlüsse

Unter den chronisch stenosierenden Vaskulopathien der Eingeweidearterien führt die Arteriosklerose auf degenerativer oder gemischt degenerativer entzündlicher Basis mit ca. 90% vor den Arteriitiden mit ca. 10%. Dabei stehen Verkal-

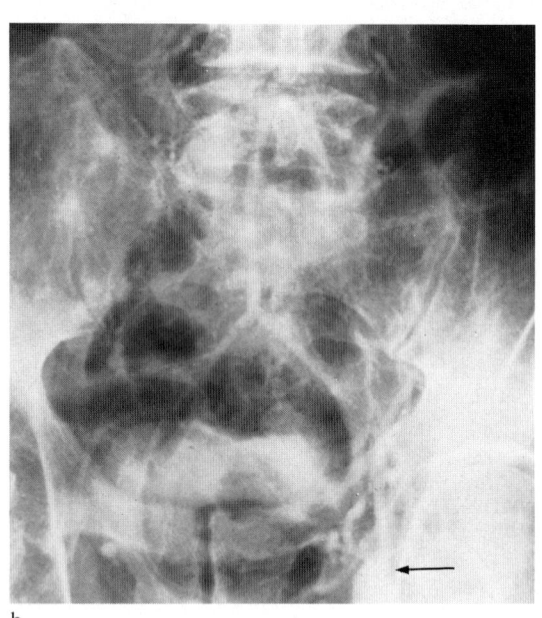

Abb. 17
a) Aortenverschluß unterhalb des Abganges der Nierenarterien. Hohe translumbale Aortographie. Verschluß der abdominellen Aorta unterhalb der Nierenarterien. Deutlicher Kollateralkreislauf über die A. mesenterica superior zur Mesenterica inferior (Rilan-Anastomose I).
b) Spätphase. Distaler Anschluß an die A. rectalis mit weiterer Versorgung der A. iliaca interna. Kleines Aneurysma an der A. femoralis (→).

kungen und Parietalthromben im Vordergrund. Chronische Eingeweidearterienverschlüsse durch Aneurysmata und arteriovenöse Kurzschlußverbindungen sind seltener (GOERTTLER u. Mitarb. 1969). Anzeichen der chronischen Darmischämie gehen in über 50% der Fälle dem akuten Mesenterialverschluß voraus. Meist sind die Abgänge der großen Eingeweidearterien (A. coeliaca, A. mesenterica superior und inferior) stenosiert (Abb. 19) oder obliteriert (Abb. 20). Da diese Obliterationen gewöhnlich langsam erfolgen, findet eine ausreichende Kollateralzirkulation über die präformierten Brückengefäße statt.

Leitsymptom ist der nahrungsabhängige, Schmerz im Ober- und Mittelbauch mit deutlicher Exazerbation nach reichhaltigen Mahlzeiten und einer Dauer von ca. 1–2 Stunden (Dysphagia intermittens angiosklerotica intestinalis, Angina intestinalis oder viszeralis, Orthner-Syndrom). Ungenügende Kalorienzufuhr und/oder Verdauungsinsuffizienz führt zu progressiver Gewichtsabnahme (Small-meal-Syndrom; ROB 1966). Wird ein noch weitgehend kompensierter intestinaler Kreislauf durch eine zusätzliche Belastung der Beine angezapft, können bestimmte Bauchbeschwerden infolge intestinaler Durchblutungsstörungen auftreten (Mesenteric-steal-Syndrom).

Die *Aortoarteriographie* trägt als entscheidende Maßnahme zur Diagnosesicherung, zur Klärung der Operationsindikation und zur Wahl des technischen Vorgehens bei.

Die in 3 Etagen übereinander angeordneten Viszeralarterien stehen durch natürlich präformierte Brückengefäße miteinander in Verbindung. Die bedeutendsten interviszeralen Verbindungsgefäße sind:

a) Die pankreatikoduodenalen Arkaden zur Verbindung der A. coeliaca und A. mesenterica superior (Abb. 20). Bei einem Verschluß des Truncus coeliacus erfolgt eine kaudokraniale Kollateralzirkulation über die pankreatikoduodenalen Arkaden in Richtung A. hepatica communis, A. lienalis und A. hepatica propria.

b) Kollateralgefäße zwischen Arteria colica media und A. colica sinistra zur A. mesenterica superior [Riolansche Anastomose (s. Abb. 17 a), DIEMEL u. Mitarb. 1964]. Bei einem Verschluß der A. mesenterica superior erfolgt eine Kollateralzirkulation in kaudokranialer Stromrichtung (Typ II). Liegt ein A.-mesenterica-inferior-Verschluß vor, so erfolgt die Ersatzzirkulation in kraniokaudaler

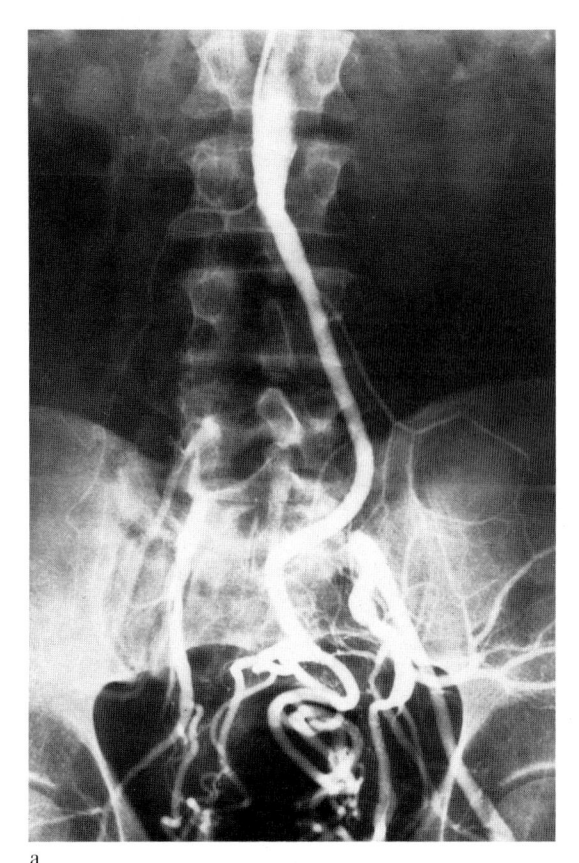

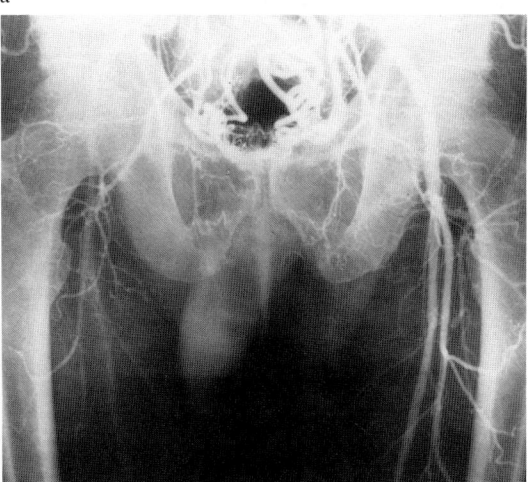

Abb. 18
a) Verschluß der unteren Aorta. Transaxilläre Aortographie. Verschluß der Aorta unterhalb des Abganges der erweiterten A. mesenterica inferior. Kollateralkreislauf über die A. mesenterica inferior und A. rectalis mit Anschluß an die Äste der A. iliaca interna beidseits. Retrograde Füllung der A. iliaca interna beidseits sowie der A. iliaca externa beidseits, links ausgeprägter als rechts.
b) Distaler Anschluß an die Femoralarterien, wobei links eine bessere Versorgung erfolgt.

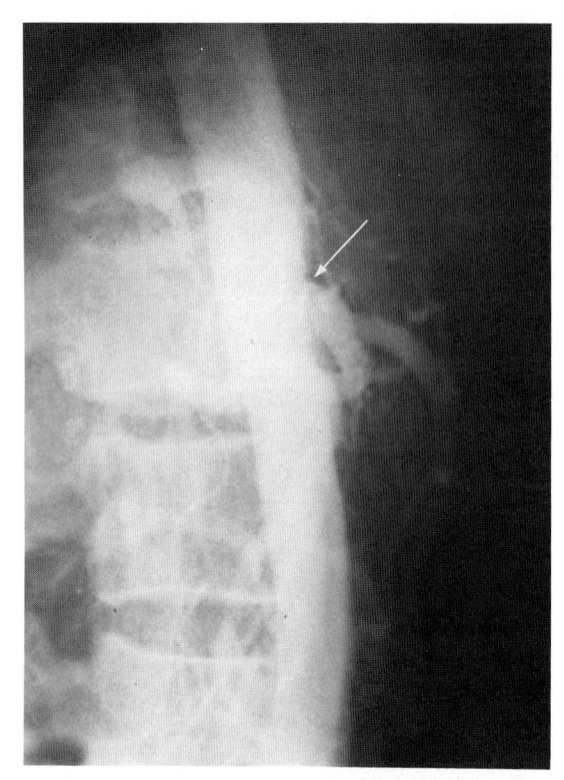

Abb. 19 Trunkusstenose. Seitliches Aortogramm. Einengung des Trunkus am Abgang (→) mit geringer poststenotischer Dilatation.

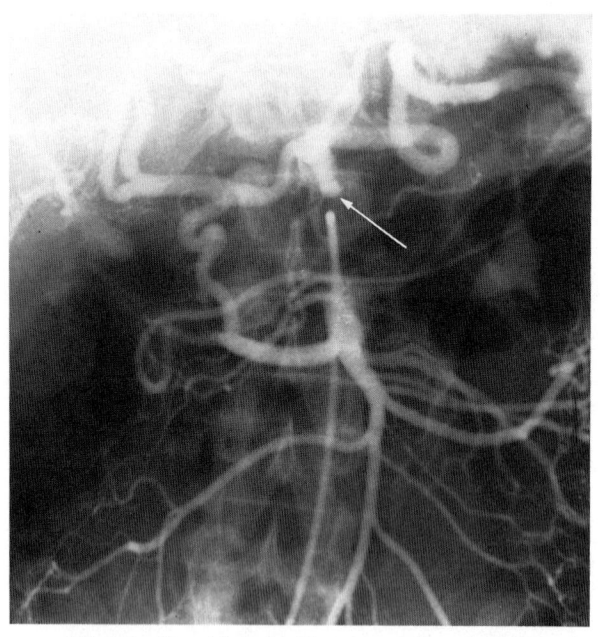

Abb. 20 Verschluß des Truncus coeliacus. Mesenterikographie. Kollateralzirkulation über die pankreatikoduodenalen Arkaden und A. gastroduodenalis mit retrograder Füllung der Trunkusäste. Markierung des Verschlusses (→).

Stromrichtung (Typ I). Diese Strombahn versorgt auch die untere Körperhälfte bei einem infrarenalen Aortenverschluß unter Einschluß der A. mesenterica inferior.

c) Die Verbindungen zwischen der A. mesenterica inferior und der linken A. iliaca interna über die Aa. rectales (Abb. 18 a) (RHEINHARDT 1978; BENNET u. Mitarb. 1974).

Weitere Kollateralen bestehen zwischen A. hepatica communis und A. gastrica sinistra sowie zwischen A. gastrica dextra und A. pankreatica dorsalis, zwischen den Aa. gastroepiploicae und der A. lienalis (DÜX u. Mitarb. 1966). Andere funktionell hochwertige Kollateralen, die nicht zum Viszeralkreislauf zählen, sind die Aa. intercostales, Aa. diaphragmaticae, Aa. epigastricae, Aa. lumbales und Aa. ileolumbales mit Verbindung über die A. iliaca interna zur A. mesenterica inferior (GÖBBELER u. LÖHR 1968; ROSENBUSCH u. Mitarb. 1975). Eine inkonstant vorkommende Anastomose zwischen A. mesenterica superior und Truncus coeliacus (Bühler-Anastomose, BÜHLER 1904) kann in eine Kollateralzirkulation eingeschaltet werden (Abb. 21). Das Lumen der Kollaterale erreicht einen Durchmesser bis zu 5 mm. Die Funktionstüchtigkeit der Kollateralbrücken nimmt nach VOLLMAR (1968) zwischen den drei Viszeralgefäßetagen in kaudokranialer Richtung ab.

Es empfiehlt sich, zur Darstellung dieser Kollateralkreisläufe und besonders zur Beurteilung der Abgänge der unteren Eingeweidearterien eine Übersichtsaortographie entweder im Katheterverfahren (transfemoral, transaxillär) oder als hohe translumbale Aortographie anzufertigen. Die Serienangiogramme sollten in sagittaler und seitlicher Strahlenrichtung erfolgen. Während im a.-p. Angiogramm der Kollateralkreislauf gut beurteilbar ist, kommen die ventral gelegenen Stenosen oder Verschlüsse wegen der Kontrastüberlagerung nicht immer einwandfrei zur Darstellung. Die seitliche Angiographie läßt die Lokalisation und das Ausmaß des pathologischen Gefäßprozesses gut erkennen. Die wesentlich selteneren peripher gelegenen Stenosen oder auch Verschlüsse können im a.-p. Angiogramm diagnostiziert werden. Zur besseren Identifikation der peripher gelegenen Veränderungen wird die selektive Angiographie empfohlen. Eine eindeutige Klärung der Flußrichtung innerhalb der Kollateralbahnen erhält man jedoch erst durch die selektive Arteriographie (WENZ 1972). Typische Bilder zeigen eine fehlende Kontrastierung des Gefäßabschnittes distal einer stärkeren Stenose oder eines totalen Verschlußes mit mehr oder weniger deutlicher phasenverschobener Auffüllung dieses Gefäßbezirkes über Kollateralen.

Die seltene Form der Winslowischen Kollateralzirkulation von der A. mammaria interna über die A. epigastrica superior und inferior zur A. femoralis communis oder zur A. profunda femoris kann nur durch eine Kontrastmittelinjektion in die thorakale Aorta, in die A. subclavia oder mammaria interna sichtbar gemacht werden.

Die *chirurgische Behandlung* von chronischen Verschlüssen der Darmarterien besteht in der Revaskularisation des intestinalen Gefäßnetzes (FRY u. Mitarb. 1963; HEBERER u. Mitarb. 1972; VOLLMAR 1967). Methodisch erfolgt entweder eine direkte Desobliteration des Gefäßes, eine Reimplantation oder ein Bypass. Damit gewinnt auch in zunehmendem Maße die postoperative angiographische Dokumentation eine Bedeutung.

Chronische Prozesse der Nierenarterien kommen im Rahmen der Arteriosklerose relativ häufig vor. Die Stenosen oder Verschlüsse manifestieren sich vorwiegend an den Abgangsstellen der Nierenarterien aus der Aorta (Abb. 22 a, b) (HEINZE u. Mitarb. 1972). Zur besseren Beurteilung sind neben der abdominellen Aortographie schräge

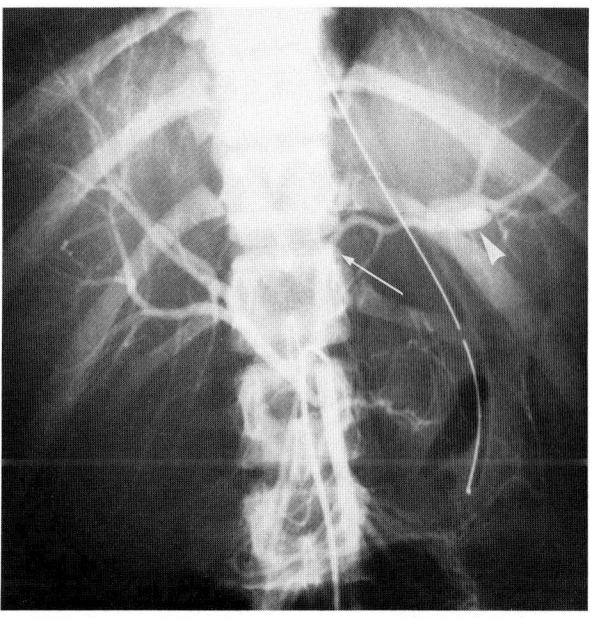

Abb. 21 Stumpfes Abdominaltrauma. Blutung aus der Milzarterie. Mesenterikographie. Atypische Verbindung aus der Mesenterika superior zur A. lienalis (→) (Bühler-Anastomose). Extraluminaler Kontrastmittelaustritt aus der Milzarterie (▶).

a b

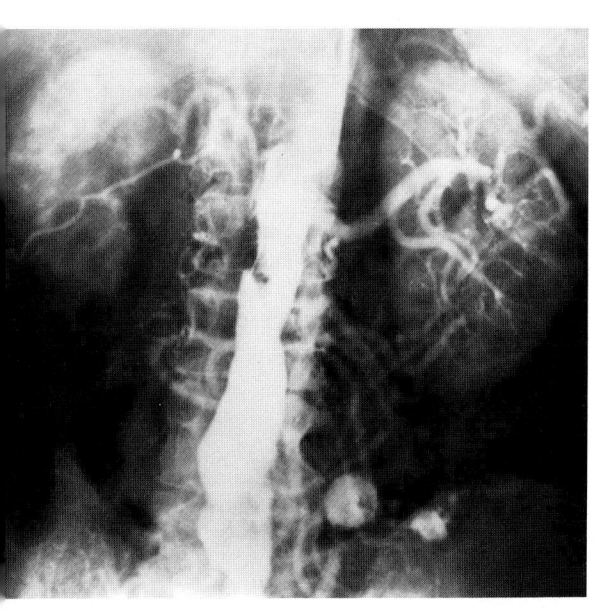

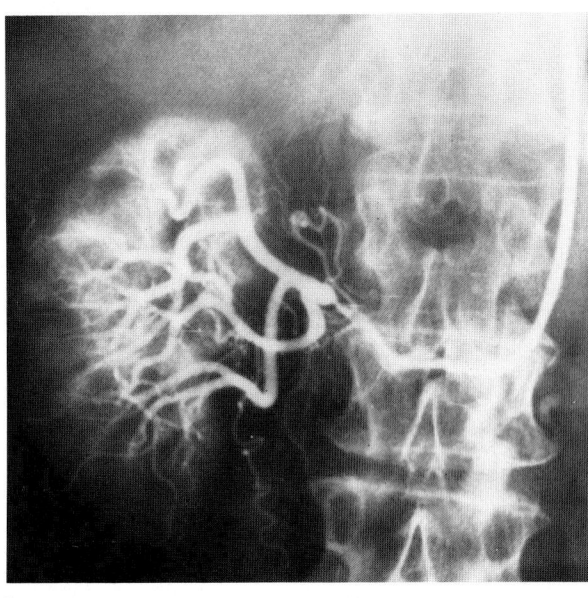

Abb. 22 a u. b Generalisierte Aortensklerose und Arteriosklerose.
a) Transaxilläre Aortographie. Ausgeprägte Aortensklerose mit unregelmäßigen Plaques und exzentrischer verruköser Stenose rechts unterhalb des Abganges der Nierenarterie. Verschluß der rechten A. iliaca communis. Rechte Nierenarterie nur peripher kontrastiert.
b) Selektive transaxilläre Nierenarteriographie rechts. Längliche unregelmäßige Stenose der Nierenhauptarterie rechts. Poststenotische Dilatation. Mäßiger Kollateralkreislauf über Nebennieren- und Ureterarterien. Sklerose der intrarenalen Nierenarterien.

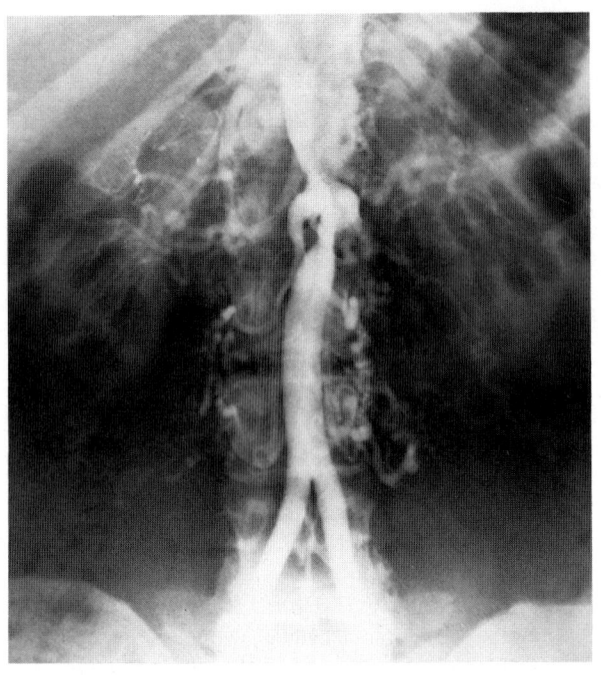

Aufnahmepositionen notwendig. Demgegenüber kann bei selektivem Vorgehen eine zentrale Stenose leicht übersehen werden.

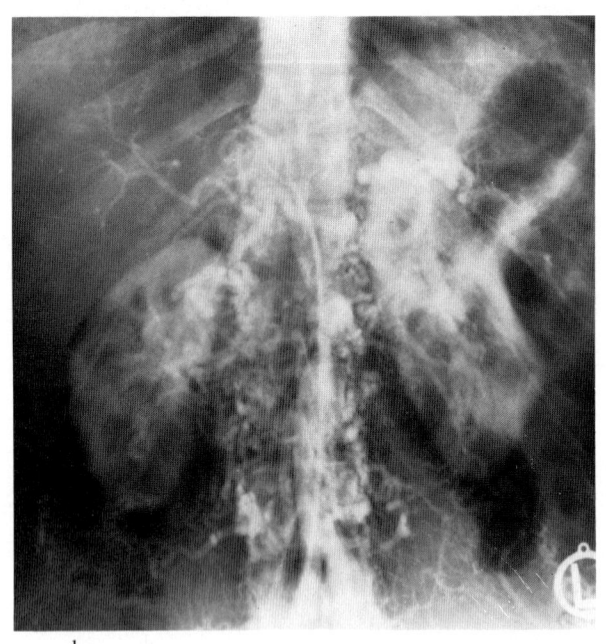

Angeborene Arterienerkrankungen

Atypische Stenosen der Bauchaorta können in deren gesamtem Verlauf lokalisiert sein. Sie treten jedoch vorwiegend knapp oberhalb des Zwerchfelles und knapp oberhalb der Nierenarterienabgänge auf. Hier sind auch Atresien der Aorta möglich.

Die *Coarctatio aortae abdominalis* ist eine angeborene Aortenstenose, welche nach ihrer Lokalisation in eine supra-, inter- und infrarenale Form (Abb. 23 a, b), nach der Morphologie in segmentäre und hypoplastische Formen eingeteilt werden kann. In ca. ⅕ der Fälle liegt eine langstreckig-hypoplastische Enge vor, die übrigen Stenosen sind kurzstreckig.

Viele Aortenanomalien werden als Zufallsbefund entdeckt. Das Krankheitsbild wird jedoch wesentlich von der Lokalisation und der Stenose geprägt. Oft ist ein arterieller Hypertonus das Leitsymptom. Er ist in den meisten Fällen auf eine renale Mangeldurchblutung zurückzuführen. Wird der Truncus coeliacus oder die A. mesenterica superior in die Coarctatio einbezogen (JANSON u. BELTZ 1973), können Ermüdungserscheinungen von seiten der unteren Extremitäten und/ oder postbrandiale Leibschmerzen auftreten.

Röntgenmorphologisch bestehen Lage- und Formveränderungen der Aorta. Die Stenosen sind segmentär, glatt begrenzt und ohne Nachweis arteriosklerotischer Veränderungen. Vereinzelt werden umschriebene aneurysmatische Aussackungen gefunden. Je nach Verschlußlokalisation ergeben sich die angiographisch zu erfassenden Kollateralkreisläufe, welche zumeist aus Interkostalarterien und dem Truncus coeliacus gespeist werden. In kaudaler Richtung erfolgt die Kollateralisation meist über die A. mesenterica superior und inferior, über lumbale Äste und Beckenarterien. Auch systemfremde Kollateralen können in die Zirkulation einbezogen sein.

An den Nierenarterien sind angeborene Stenosen bekannt. Diese kommen an den Eingeweidearterien dagegen selten vor. Betroffen ist der unmittelbare Abgangsbereich des Truncus coeliacus. Diese Abgangsstenose ist in ihrer klinischen Relevanz umstritten. Oft handelt es sich um Zufallsbefunde bei der Angiographie. Die Trunkusstenose wird durch eine Kompression von außen durch das Crus mediale des Zwerchfells hervorgerufen. Im Angiogramm sieht man eine exzen-

Abb. 23 a u. b Abdominelle Aortenkoarktation mit Einbeziehung der Aortenäste.
a) Frühe Phase: Lange Stenose der Aorta in Höhe des Abganges der A. mesenterica superior und der Nierenarterien. Zahlreiche Kollateralen im Retroperitonealraum über Interkostal- und Lumbalarterien.
b) Späte Phase: Ausgedehntes Kollateralsystem im Retroperitonealraum. Relativ gute Parenchymanfärbung der Nieren.

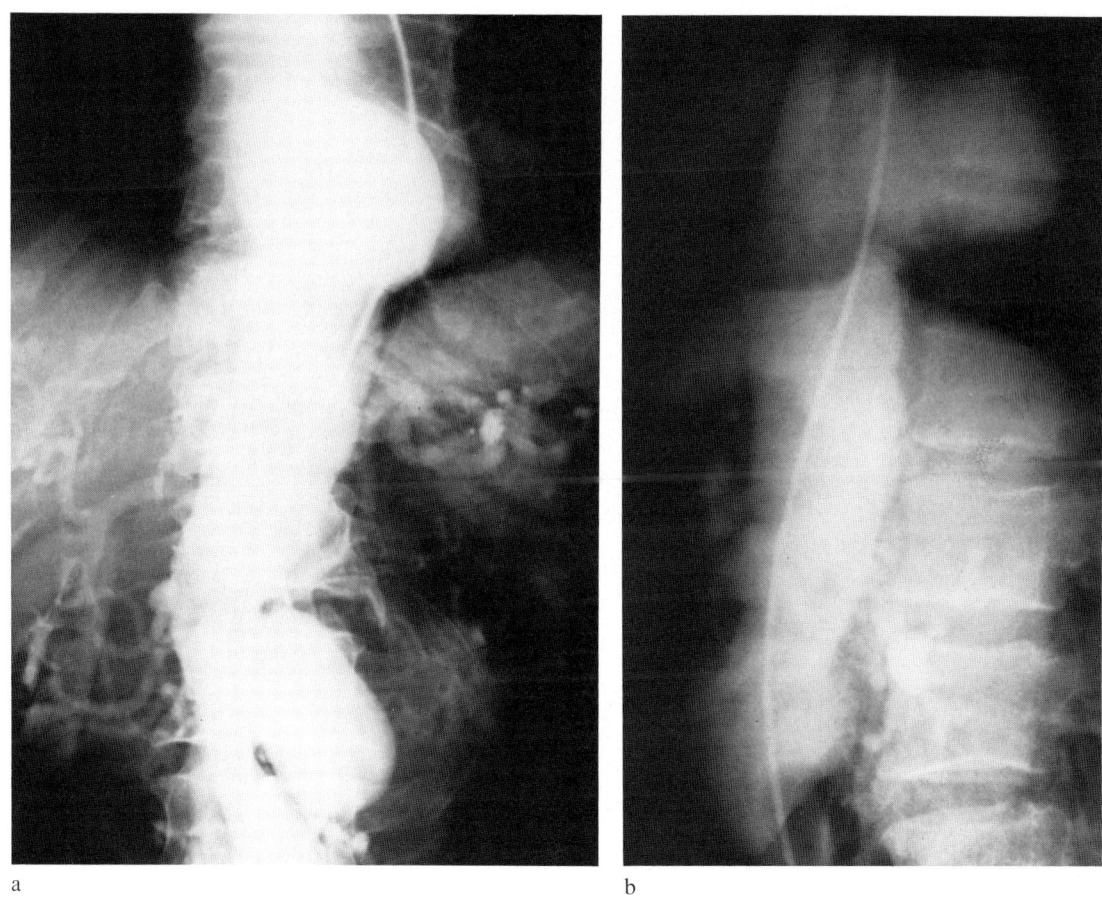

Abb. 24 a u. b Partiell verkalktes Aneurysma der thorakalen und der abdominellen Aorta. Generalisierte Arterio- und Aortensklerose.
a) a.-p. Aortogramm. Sackförmige Ausstülpung im unteren Abschnitt der thorakalen Aorta. Deutliche Wandverdickungen im Bereich des Aneurysmas. Sackförmige Ausstülpung der abdominellen Aorta bei L 2. Außerdem neben der kontrastierten Ausstülpung schalenförmig verkalkter Bezirk, bei dem es sich um eine Thrombosierung handelt.
b) Seitliches Aortogramm. Dorsale Position des thorakalen Aneurysma.

trische Stenose von glatter Begrenzung. Angiographisch ist die Stenose in seitlicher oder leicht schräger Position am besten zu beurteilen.

Aneurysmen der Bauchaorta und ihrer Äste

Aorta

Aneurysmen der Bauchaorta sind in der Mehrzahl arteriosklerotischen Ursprungs. Aufgrund der geringen Zahl der Vasa vasorum im Bereiche der Aorta abdominalis und des Fehlens von Anastomosen zwischen den rechten und linken Vasa vasorum entsteht hier eine Prädilektionsstelle für frühzeitige arteriosklerotische Wandveränderungen (BENJAMIN u. BECKER 1967). Von diesen arteriosklerotisch bedingten Aneurysmen sind ca. 95% an der infrarenalen Aorta lokalisiert (Abb. 22 a, b; 24 a, b; 25; 26). Demgegenüber sind 76% der luischen Bauchaortenaneurysmen oberhalb der Nierenarterienabgänge nachweisbar. Bakterielle, tuberkulöse, traumatische und kongenitale Aneurysmen der Aorta abdominalis treten demgegenüber in den Hintergrund. Nach HEBERER u. Mitarb. 1972 wird die Symptomatologie durch die Stadieneinteilung der Bauchaortenaneurysmen bestimmt:

a) keine Symptomatologie bei kleinen ruhenden Aneurysmata;
b) Schmerzen (uncharakteristische Leibschmerzen, Flankenschmerzen, Koliken) sowie Par-

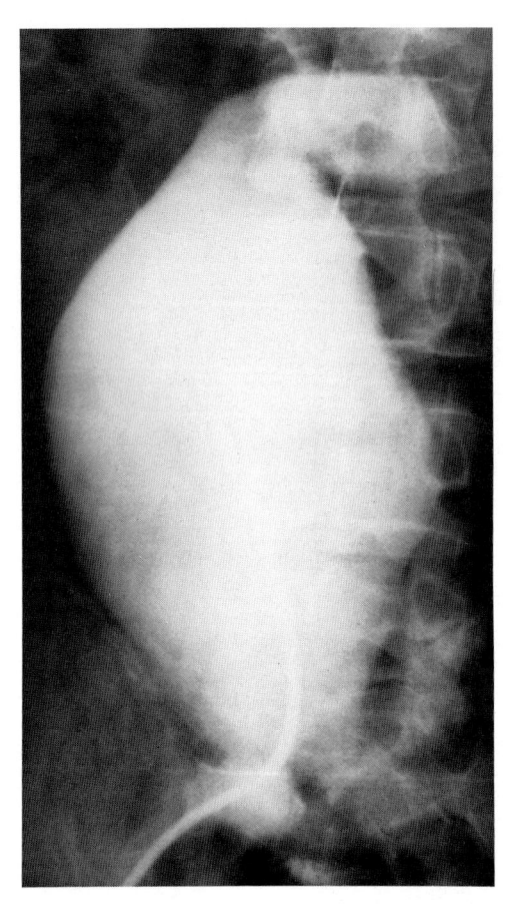

Abb. 25 Ausgedehntes spindelförmiges abdominelles Aortenaneurysma.

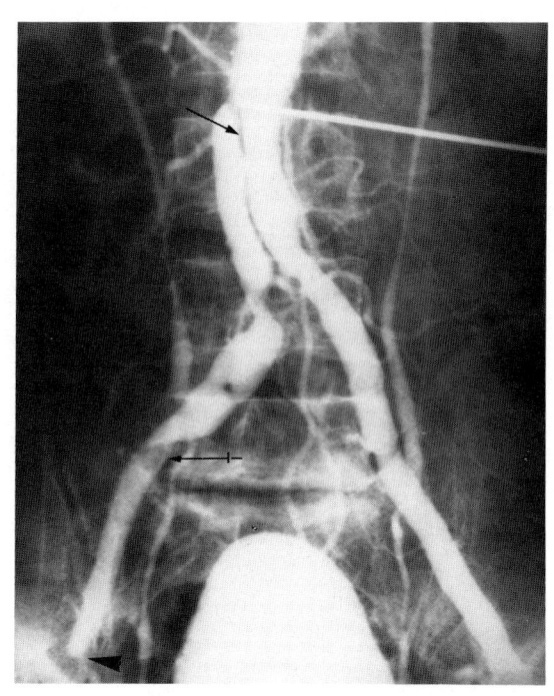

Abb. 26 Aortendissektion nach Ringdesobliteration. Tiefe translumbale Aortographie. Feine bandförmige Kontrastaussparungen in der kaudalen Aorta als Hinweis auf die Dissektion (→). Stenose und aneurysmatische Erweiterung der A. iliaca communis rechts. Ovale Kontrastaussparung in der A. iliaca externa rechts (←→). Verschluß der A. iliaca interna beidseits sowie der A. iliaca externa rechts (▶).

ästhesien und gastrointestinale Symptome bei wachsenden, penetrierenden, gedeckt rupturierenden Aneurysmata;
c) Zeichen der inneren Blutung verbunden mit plötzlichem unerträglichen Leibschmerz, Darmparalyse, Hämatemesis oder Meläna, Hämaturie, Dyspnoe beim rupturierten Aneurysma.

Die Diagnose eines Aneurysmas der Bauchaorta läßt sich in der überwiegenden Mehrzahl der Fälle allein durch Palpation eines pulsierenden Tumors und Auskultation eines systolischen Geräusches über den Tumor stellen.

Röntgenmorphologisch kann häufig auf der frontalen und seitlichen Abdomenleeraufnahme ein weichteildichter Schatten mit schalenförmigen Kalkeinlagerungen diagnostiziert werden. Vielfach wird dadurch die *Angiographie* überflüssig (HEBERER u. Mitarb. 1966, 1969), wenn sie nicht zur exakten Bestimmung der Ausdehnung des Aneurysmas unter präoperativen Gesichtspunkten gefordert wird. Von chirurgischer Seite wird darauf verwiesen, daß in den letzteren Fällen nach Möglichkeit ein angiographisches Verfahren zu wählen ist, bei dem der Katheter den aneurysmaverdächtigen Bereich nicht passieren sollte. Nach Angaben von ZEITLER (1972), HART (1963), KAHN u. CALLOW (1966), LÖHR u. HALLER (1969) sowie BREWSTER u. Mitarb. (1975) sind jedoch Embolien durch den Vorgang einer Gefäßkatheterisation im Rahmen der Angiographie bei arteriellen Aneurysmen kaum bekannt. ZEITLER (1972) empfiehlt bei Verdacht auf ein abdominales Aortenaneurysma die hohe translumbale Aortographie und bei Verdacht auf thorakale oder thorako-abdominale Aneurysmen die Katheterangiographie von der A. axillaris. Die Serienangiographie sollte immer in 2 Ebenen ausgeführt werden, da häufig erst dadurch die exakte Größe und Ausdehnung des Aneurysmas dargestellt wird. Der Nachweis des Aneurysma verum und spurium gelingt meist ohne Schwierigkeiten (s. Abb. 25), schwieriger ist die Diagnose des Aneurysma dissecans (HEBERER 1966). Hier können sich zwei getrennte Gefäßkanäle im Verlaufe der Aorta abdominalis mit unterschiedlichen Strömungsgeschwindigkeiten und Durchmessern darstellen (s. Abb. 26). Auf fehlende Lumbalarterien bei der Übersichtsaortographie sollte geachtet werden. Angiographisch stellt sich praktisch immer nur ein bestimmter Teil des Aneurysmalumens dar, da thrombotische Massen in unterschiedlicher Ausdehnung die Lichtung ausfüllen. Neuere Untersuchungsmethoden wie Ultraschall oder Computertomographie geben hier wichtige Zusatzinformationen. Im Rupturstadium sollte die Aortographie vermieden werden.

Die *Indikation* zum operativen Eingriff ergibt sich durch Anamnese, klinische Untersuchung und Röntgenmorphologie. Therapeutisch erfolgt je nach Lage und Ausdehnung des Aneurysmas entweder eine thorako-abdominale Prothesenimplantation mit Anschluß der entsprechenden Organarterien oder die Implantation einer Dacronprothese, meist als Bifurkationsprothese. Die Operationssterblichkeiten liegen bei den Resektionsverfahren zwischen 8 und 15%, im Rupturstadium zwischen 30 und 50% (HEBERER u. REIDEMEISTER 1974; CRAWFORD u. Mitarb. 1966).

Aneurysmen der abdominalen Organarterien

Innerhalb der Gesamtlokalisation von Aneurysmen sind solche an den Baucharterien selten. Nach HEBERER u. Mitarb. (1966) stehen dabei der Häufigkeitsverteilung nach die Aneurysmen der A. lienalis mit 45% an der Spitze, gefolgt von den Aneurysmen der A. renalis und A. hepatica (20%), der A. mesenterica superior (8%) und dem Truncus coeliacus (4,6%).

Aneurysmen der Arteria lienalis

Diese Aneurysmen sind ätiologisch in ca. 75% der Fälle arteriosklerotischen Ursprungs. Mykotische, traumatische oder kongenitale Aneurysmen werden nur selten gefunden.

Klinisch wird über uncharakteristische Abdominalbeschwerden geklagt, je nach Größe des Aneurysmas kann aber auch ein pulsierender linksseitiger Oberbauchtumor vorhanden sein. BILYEA (1969) beschreibt die Ruptur eines Milzarterienaneurysmas während der Schwangerschaft in die freie Bauchhöhle, ROHNER (1967) eine Hämorrhagie in den Digestionstrakt, hervorgerufen durch eine Milzarterienaneurysmaruptur in das Pankreas. Viele Lienalisaneurysmen werden zufällig bei einer Angiographie, die aus einer anderen Indikation erfolgt, entdeckt (Abb. 27 a, b).

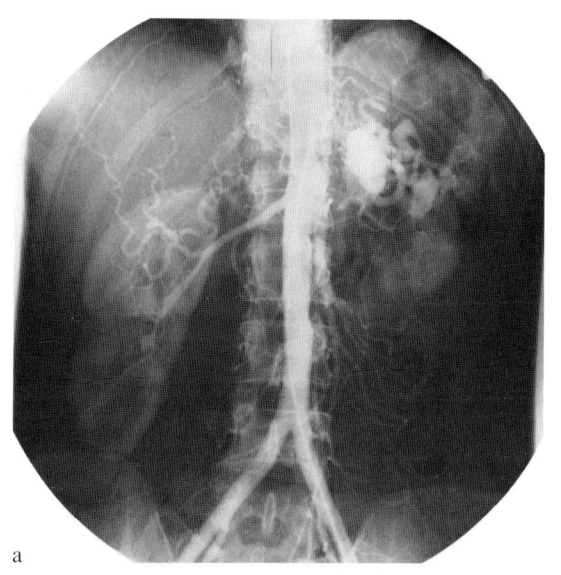

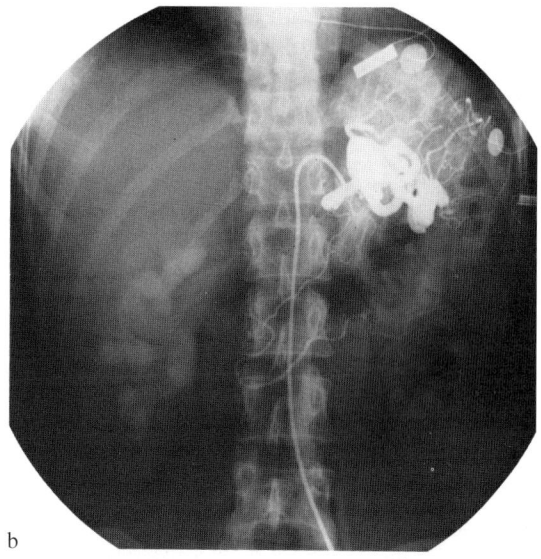

Abb. 27 a u. b   Winiwarter-Bürger-Erkrankung. Aneurysmen der A. lienalis und renalis dextra.
a) Aortographie: Wandunregelmäßigkeiten an der Aorta und der A. mesenterica superior. Aneurysmen der A. lienalis. Intrarenales Aneurysma rechts.
b) Lienalisangiographie: Mehrere, unterschiedlich große Aneurysmen der A. lienalis.

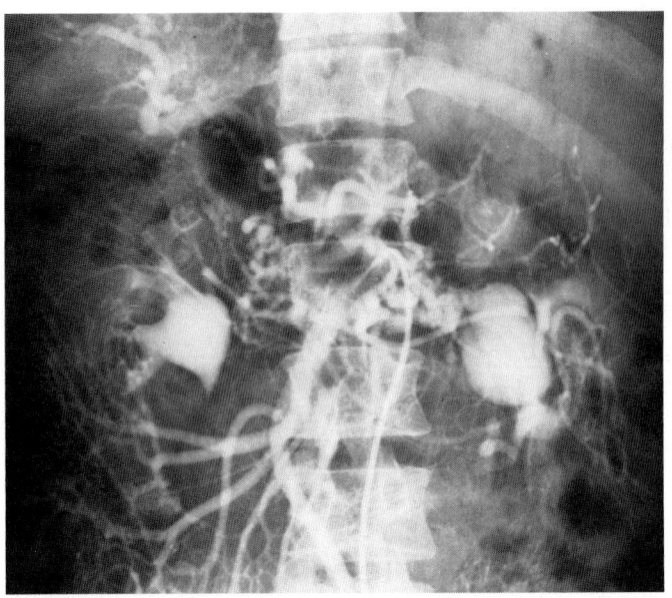

Abb. 28 a u. b Aneurysma und a.-v. Fisteln einer Jejunalarterie nach Eingriff im Oberbauch.
a) Mesenterikographie. Starke Schlängelung der zuführenden Jejunalarterie sowie sackförmige Wandausstülpung.
b) Spätphase. Sackförmige Ausstülpung in der Jejunalarterie sowie frühzeitige Darstellung einer stark erweiterten Mesenterialvene.

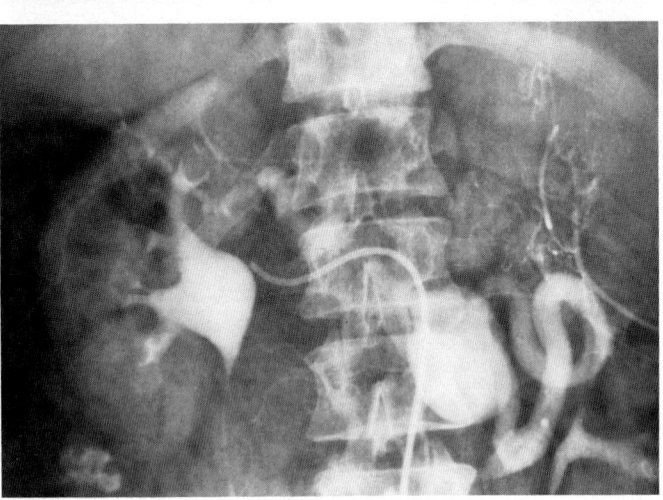

Aneurysmen der Arteria renalis

Auch hier überwiegt ätiologisch die Arteriosklerose vor Infektionen oder Traumen.
Die meisten dieser Aneurysmen bleiben zeitlebens symptomlos (Abb. 27 a). Schmerzen, Hämaturie und Hypertonie werden beschrieben (WESTCOTT u. ZITER 1973).

Aneurysmen der Arteria hepatica

Hier steht das mykotische Aneurysma vor denen arteriosklerotischen oder traumatischen Ursprungs. Typische Symptome sind konstante oder kolikartige Abdominalschmerzen, Hämobilie oder Verschlußikterus.

Aneurysmen des Truncus coeliacus

Hauptsächlich werden Syphilis, Trauma und Arteriosklerose angegeben. Die Symptome sind meist uncharakteristisch mit Schmerzen, Übelkeit und gelegentlichem Ikterus.

Aneurysmen der Arteria mesenterica superior

Diese Aneurysmata (Abb. 28 a, b) stellen die Mehrzahl der Aneurysmen der Darmarterien dar. Ätiologisch steht die Mykose vor der Arteriosklerose, bei letzterer treten die Aneurysmata meist im Rahmen einer allgemeinen Aneurysmatose auf. In der Regel bleiben die Aneurysmen der Magen-Darm-Arterien symptomlos. Die Ruptur erfolgt in Bauchhöhle oder Intestinaltrakt.

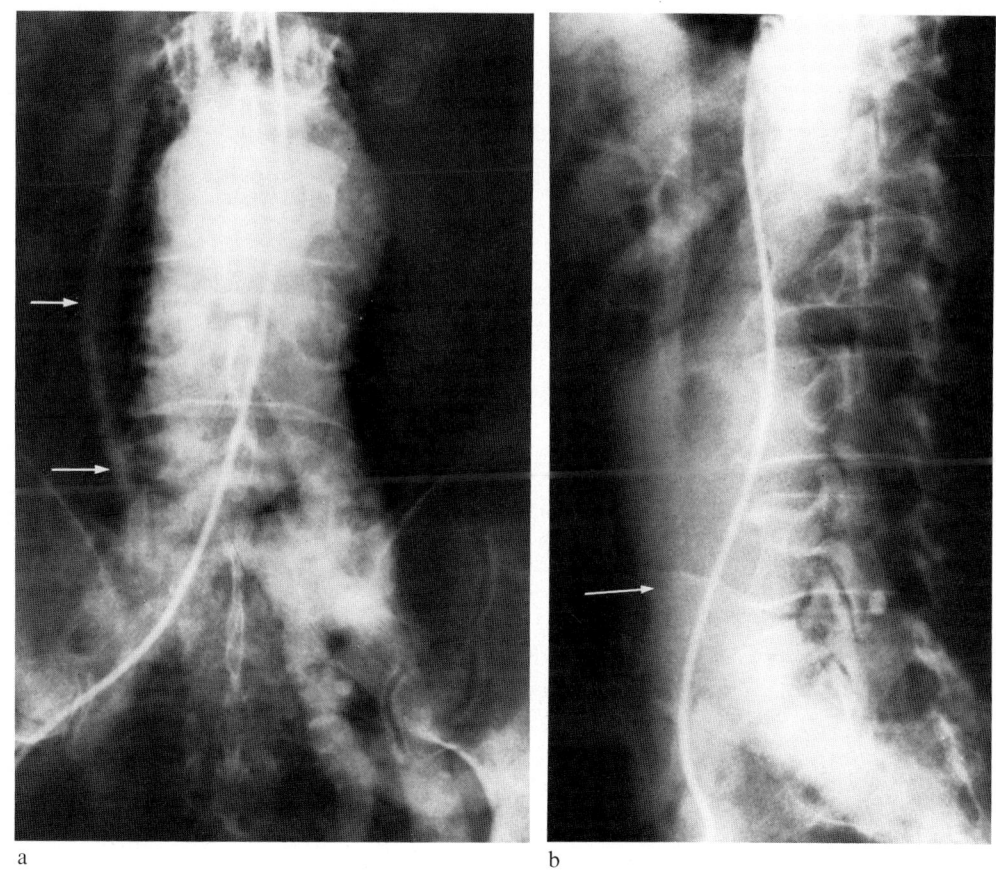

Abb. 29 a u. b   Aortokavale Fistel.
a) a.-p. Aortographie. Aneurysmatische Erweiterung der abdominellen Aorta und der Beckenarterien. Darstellung der V. iliaca interna links sowie Kontrastierung der nach rechts verdrängten und komprimierten unteren Hohlvene (→).
b) Links-schräge Aortographie. Direkter Kontrastmittelübertritt aus dem unteren Abschnitt der aneurysmatisch erweiterten Aorta in die untere Hohlvene (→).

Röntgenmorphologisch deckt die Abdomenübersichtsaufnahme in wenigen Fällen Verkalkungsbezirke im Aneurysma auf. Meist führen uncharakteristische Blutungen zum Einsatz angiographischer Verfahren. Dabei sollte möglichst eine superselektive Darstellung der Eingeweidearterien erfolgen. Sie informiert über den Sitz und die Ausdehnung des Aneurysmas und liefert die entscheidenden Hinweise für das chirurgische Vorgehen.
Operativ werden in zunehmendem Maße organerhaltende Eingriffe mit Herstellung der Gefäßkontinuität durchgeführt. Das gilt besonders für die Aneurysmen der A. renalis, wo meist ein renovaskulärer Hochdruck zur Operation zwingt. Es erfolgt im allgemeinen eine Aneurysmaresektion mit End-zu-End-Naht der Arterie. Aber auch Venentransplantate (Vena saphena magna, HIVET 1969) werden beschrieben. Insbesondere an der A. mesenterica superior muß kontinuitätserhaltend operiert werden.
Postoperative angiographische Kontrollen werden in zunehmendem Maße zur Dokumentation des Operationserfolges eingesetzt.

Kurzschlußverbindungen

Aortokavale Fisteln entstehen als seltene Komplikationen des abdominalen Aortenaneurysmas (BEALL u. Mitarb. 1963) infolge eines Kavaeinbruchs (Abb. 29 a, b). In der Mehrzahl entstehen

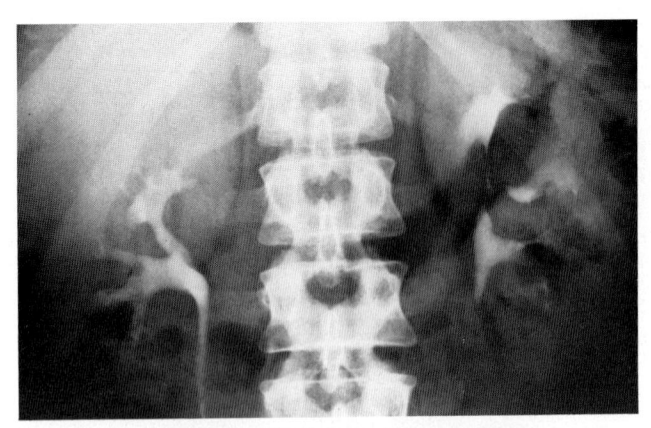

Abb. 30 a – c A.-v. Fistel in der linken Niere.
a) i.-v. Urogramm. Bogenförmige Impression und Verlagerung der oberen und mittleren Kelchgruppe links.
b und c Selektive Nierenarteriographie links.
b) Frühphase. Erweiterung und Riffelung der extrarenalen Nierenarterienabschnitte sowie Darstellung einer erweiterten Arterie intrarenal. Kontrastmittelübertritt in ein erweitertes Venensystem.
c) Spätphase. Darstellung eines großen Venenkonvolutes mit frühzeitigem venösen Abfluß über die linke Nierenvene.

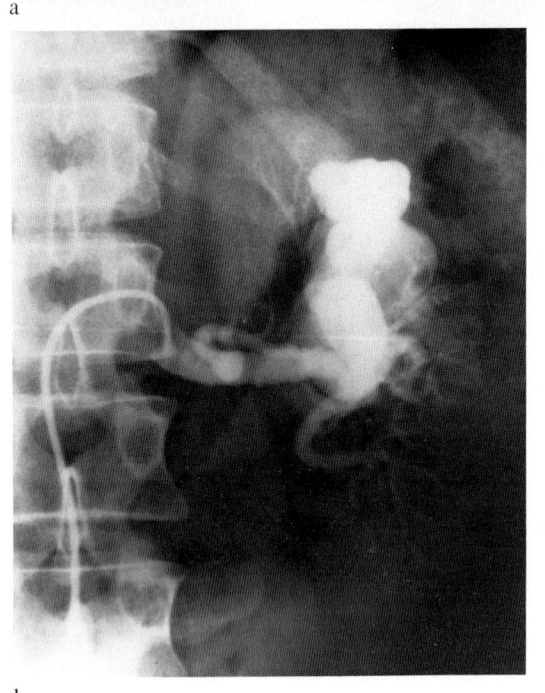

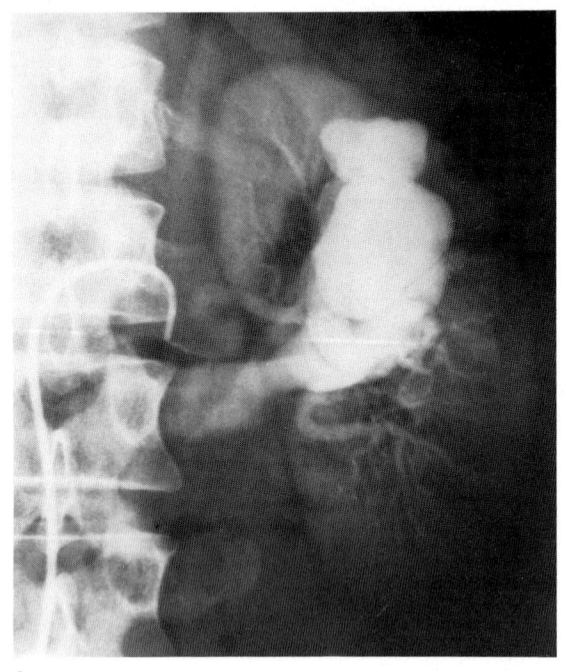

sie jedoch traumatisch durch Geschoß- und Splitterverletzungen oder artifiziell nach abdominalen Operationen (WENZ 1972; HEINZE u. Mitarb. 1972).
Die *klinischen Symptome* bestehen in heftigen Bauch- und Rückenschmerzen sowie in einer zunehmenden venösen Stauung der unteren Körperhälfte mit rasch einsetzender Herzinsuffizienz. Auch zerebrale Ausfallserscheinungen werden beobachtet. Der Nachweis der Kurzschlußverbindungen erfolgt durch die Katheteraortographie in verschiedenen Aufnahmepositionen. Nach der Lokalisation kann der Kurzschluß unter Umständen selektiv sondiert werden.

Im Bereich der Eingeweidearterien sind lediglich die arteriovenösen Fisteln der Niere und die Kurzschlußverbindungen in das Portalsystem bedeutsam.
Bei arteriovenösen Fisteln der Niere (Abb. 30 a – c) ist der Anteil angeborener arteriovenöser Shunts mit 50% groß. Erworbene Kurzschlüsse entstehen nach Traumen, nach operativen oder diagnostischen Eingriffen (ROSSI u. Mitarb. 1974; KELLER u. WILL 1974), bisweilen auch als Folge einer Aneurysmaruptur oder einer Tumorarrosion.
Einziges Symptom ist meist der renovaskuläre Hochdruck, welcher zusammen mit der gleichzei-

tig bestehenden Volumenbelastung früh zur kardialen Dekompensation führt. Arterioportale Kurzschlüsse, entweder angeboren oder erworben sind im Bereiche des gesamten lienoportalen Systems möglich. Dabei sind aber lediglich splenoportale und hepatoportale Fistelbildungen hämodynamisch bedeutungsvoll. Hier bestehen *klinisch* häufig Ösophagusvarizenblutungen, Aszites und eine Hepatosplenomegalie.

Die klinische Vermutungsdiagnose kann nur durch die *Angiographie* gesichert werden. Der angiographische Befund ist zudem auch für die Wahl des Operationsverfahrens von großer Bedeutung. Angeborene Kurzschlüsse im Bereiche der Nieren liegen fast ausnahmslos im Parenchym, erworbene vorwiegend im Gefäßstiel. Zur Diagnostik von Kurzschlußverbindungen im Portalsystem ist die indirekte arterielle Splenoportographie oder die Mesenterikoportographie von Bedeutung. Mit diesen Untersuchungsverfahren gelingt sowohl der Fistelnachweis als auch die Klärung der hämodynamischen Situation.

Hyperergische Arterienerkrankungen

Fibromuskuläre Dysplasie

Die fibromuskuläre Dysplasie oder Hypertrophie, eine Erkrankung vorwiegend mittelgroßer Arterien ist ätiologisch noch weitgehend unklar. Hypothetisch werden ursächlich unklare Gefäßaffektionen, narbig abgeheilte unspezifische Arteriitiden (McCormack u. Mitarb. 1967) oder dysontogenetische Störungen angenommen. Auch hormonelle und mechanische Faktoren werden diskutiert (Heberer 1967).

Es besteht eine breite unspezifische Symptomatik je nach Ausmaß und Lokalisation der vaskulären Veränderungen. Sie reichen beim Befall abdominaler Gefäße über Kreislaufregulationsstörungen, unbestimmte Leibschmerzen, Durchblutungsstörungen der unteren Körperhälfte bis zum renovaskulären Hochdruck.

Während die fibromuskuläre Dysplasie der Nierenarterien (Abb. 31) meist im mittleren oder distalen Drittel lokalisiert ist und damit schnell zu klinischen Symptomen führt, sind gleiche Veränderungen an den übrigen Abdominalgefäßen meist Zufallsbefunde. Sie können in unterschiedlicher Ausdehnung an den viszeralen Arterien (z. B. Milzarterie, Palupinskas u. Ripley 1964) und an den Aa. iliacae auftreten.

Röntgenmorphologisch fallen im Angiogramm perlschnurartige Lichtungsverengungen und Erweiterungen auf. Nach Houser (1968) kann ein

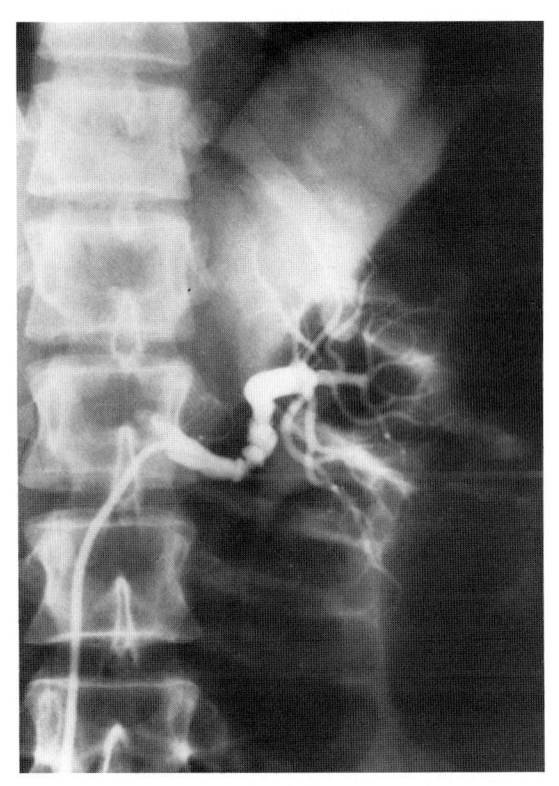

Abb. 31 Fibromuskuläre Dysplasie, Befall der linken A. renalis mit perlschnurartigen Lichtungsverengungen und Erweiterungen.

scharf abgrenzbares lokalisiertes Vorkommen von diffusen Veränderungen abgetrennt werden. Meist besteht jedoch eine Kombination beider Arten. Häufig finden sich auch aneurysmatische Erweiterungen im befallenen Arteriensegment. Das therapeutische Vorgehen ist entsprechend der unklaren Ätiologie uneinheitlich. Neben konservativen durchblutungsfördernden Maßnahmen sind angioplastische Operationen bei eng lokalisiertem Vorkommen und Gefäßbougierungen eingesetzt worden.

Periarteriitis nodosa

Diese Erkrankung wird in den Formenkreis generalisierter Arteriitiden eingeordnet, bei denen sich entzündliche und proliferative Veränderungen in der Arterienwand finden. Ätiologisch werden neben der allergischen Genese hormonelle Störungen, toxisch infektiöse Agenzien und schließlich hyperergische Reaktionen auf Medikamente angenommen.

Neben einem Befall der Nierenarterien (85%), der Lebergefäße (30 – 70%), der Arterien des Pankreas (20 – 50%) und der Arterien der Gallenblase werden auch entzündliche Verschlüsse der Mesenterialgefäße beschrieben (FRICKE 1964; HERMANUTZ u. Mitarb. 1975). Bleiben in den ersteren Fällen die klinischen Beschwerden uncharakteristisch, so sind beim mesenterialen Befall anämische und hämorrhagische Infarzierungen des Darmes mit terminaler Darmperforation und Peritonitis die Folge.

Röntgenmorphologisch zeigen sich Gefäßabgangsstenosen, langstreckige und kurzstreckige Stenosen mit großen und kleinen Aneurysmen (ROBINS u. BOOKSTEIN 1972).

Auch über das Substrat der *Thrombangitis obliterans* und deren Abgrenzung gegenüber anderen Arterienerkrankungen herrscht noch keine volle Klarheit. Über eine Beteiligung von viszeralen Arterien (s. Abb. 27 a, b) berichten ALLEN u. Mitarb. (1962), ASANG u. MITTELMAIER (1957) und MAEDER (1955).

Angioneuropathien

Gefäßbeteiligungen bei der *Neurofibromatose* (Recklinghausen) sind selten. Im Abdomen sind Affektionen an der Aorta und an den Nierenarterien beschrieben (ROSENBUSCH u. Mitarb. 1977).

Angiographisch finden sich Stenosen und kleinere Aneurysmen. Gelegentlich wird ein gleichzeitiges Vorkommen von Coarctatio aortae und Nierenarterienstenosen beobachtet.

Periphere Gefäße

Akute Verschlüsse

Beim akuten peripheren Arterienverschluß führen schwerste lokale Störungen der Blutzirkulation häufig zum Untergang des minder-durchbluteten Gewebes und damit zu schwerwiegenden Folgezuständen, wenn nicht rechtzeitig interveniert wird. Plötzlich einsetzende Schmerzen, Motilitätsstörungen, Blässe und Kälte der betroffenen Extremität und vor allem ein fehlender Arterienpuls sichern die Diagnose der akuten arteriellen Durchblutungsstörung.

Verschiedene Erkrankungen müssen für die akute Ischämie kausal verantwortlich gemacht werden. Daher kann auch die klinische Symptomatologie in unterschiedlicher Stärke ausgeprägt sein, wobei vor allem die Schnelligkeit des Verschlusses von Bedeutung ist.

Die Diagnose wird gesichert durch die Angiographie. Ihre vordringliche Aufgabe ist die Lokalisation der akuten singulären oder multilokulären Gefäßverschlüsse. Wegen der Schnelligkeit der Verschlüsse spielen Kollateralzirkulationen keine wesentliche Rolle. Anhand der angiographischen Gefäßveränderungen können nicht immer Aussagen über die zugrunde liegende Erkrankung gemacht werden.

Embolie

Sie ist die weitaus häufigste Ursache der akuten peripheren Ischämie. Man versteht darunter die Verschleppung körperfremden (Luft, Fett, Fremdkörper) oder körpereigenen Materials durch den Blutstrom mit vollständiger oder teilweiser Verlegung der Strombahn. Am häufigsten ist das verschleppte Material ein Thrombus (Thromboembolie). Voraussetzung für eine Thromboembolie im großen Kreislauf ist eine Thrombose eines proximalen Gefäßgebietes. So kann das Embolisationsmaterial wie bereits erwähnt aus dem linken Herzen, der Aorta, den proximalen Abschnitten der großen Arterien und bei Herzvitien aus dem rechten Vorhof oder den

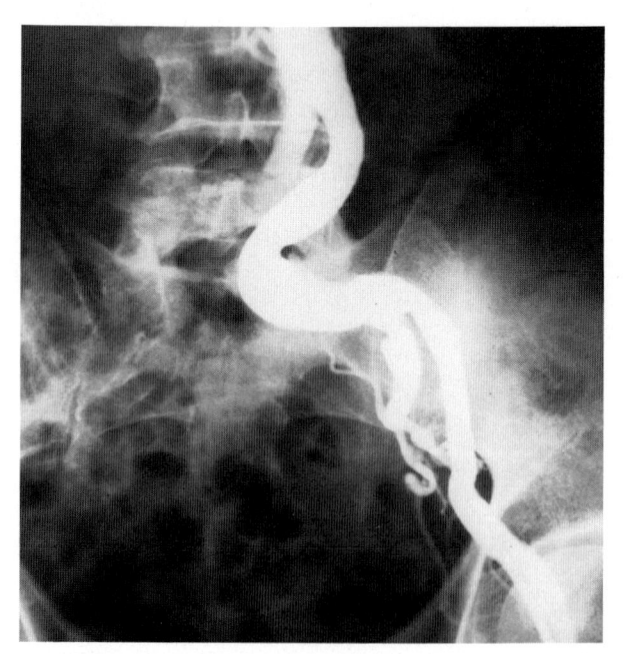

Abb. 32 Embolie der rechten A. iliaca communis. Glatt begrenzter Kontrastmittelabbruch. Kein Kollateralkreislauf.

Abb. 33 Embolischer Verschluß der A. iliaca externa rechts. Unregelmäßig begrenzter Abbruch der Kontrastmittelsäule. Kein Kollateralkreislauf.

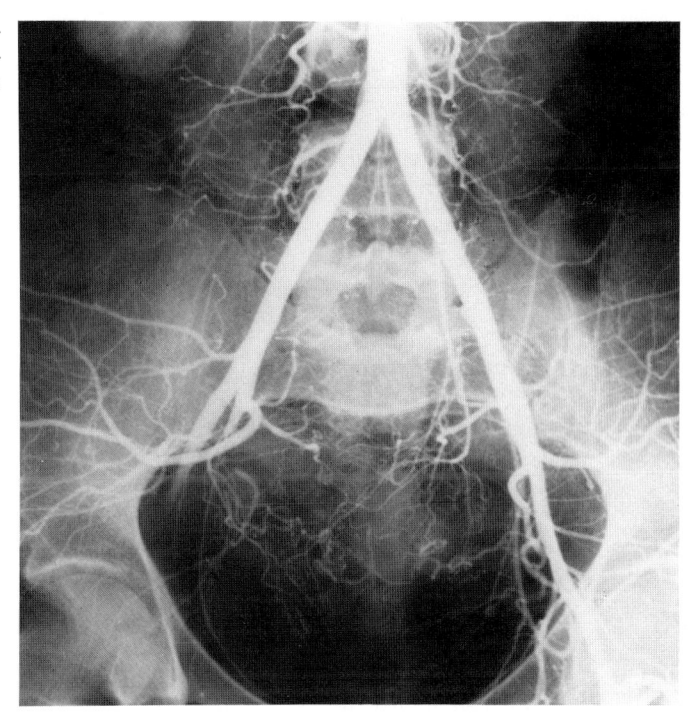

Venen des großen Kreislaufes bei offenem Foramen ovale stammen.

Initialsymptom ist der heftige peitschenhiebartige Schmerz am Ort der Embolie (DICK 1956). Nach einem kurzen Intervall können sich weitere Störungen wie Taubheits- und Kältegefühl der Haut, Parästhesien und dumpfe quälende Schmerzen einstellen. Bei differentialdiagnostischen Erwägungen sprechen für die Embolie:

a) das Vorliegen eines Herzfehlers (Mitralklappenfehler) oder einer absoluten Arrhythmie;
b) bereits stattgehabte frühere Embolien;
c) multilokuläre, gleichzeitig oder in kurzen Intervallen auftretende akute Durchblutungsstörungen;
d) Lokalisation an Prädilektionsstellen der Embolie, wobei es sich vor allem um die Aufteilungsstellen größerer Arterien handelt;
e) perakuter Beginn der Symptome.

Spezielle Röntgenmorphologie: Das arteriographische Bild der kompletten embolischen Okklusion ist typisch (Abb. 1, 14, 32, 33, 34). Am proximalen Ende des Embolus entsteht ein scharf begrenzter, konvexer und nach kranial gerichteter Bogen, welcher in das kontrastierte Gefäßlumen hineinragt. Der Gefäßverschluß markiert sich im Angiogramm jedoch nicht immer als glatte Begrenzung. Durch Appositionsthrombose auf dem Embolus können auch unregelmäßige Begren-

Abb. 34 Embolie der A. femoralis superficialis. Verschluß der A. femoralis in Oberschenkelmitte. Unregelmäßige Kontrastaussparung oberhalb des Verschlusses infolge thrombotischer Auflagerung.

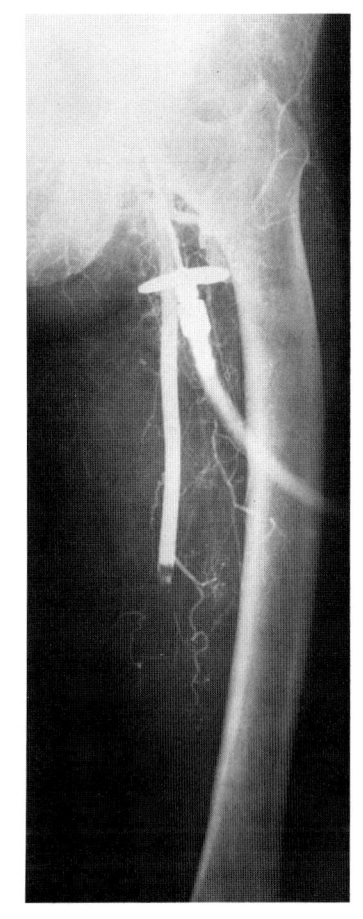

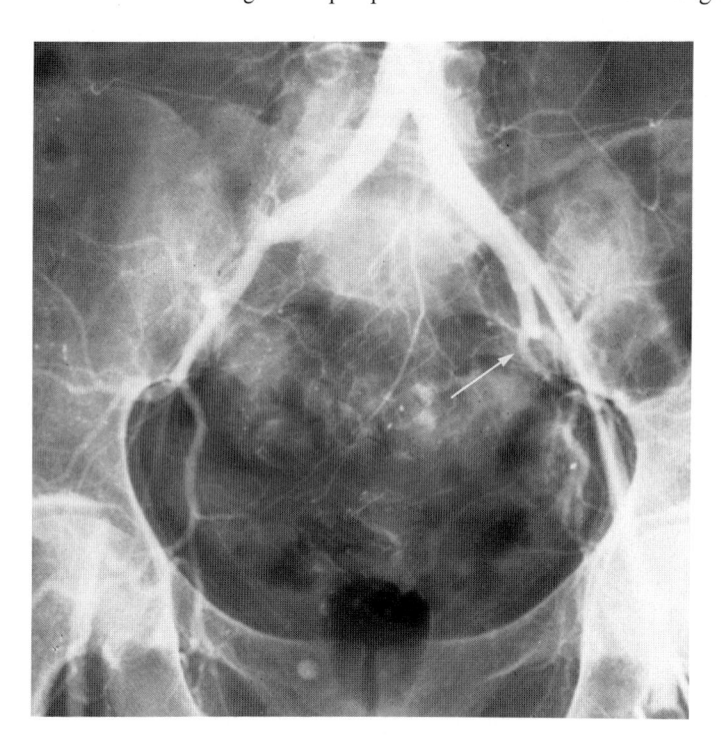

788 Erkrankungen des peripheren und abdominellen Blutgefäßsystems

Abb. 35 Akute Thrombose der A. iliaca externa rechts. Keine Darstellung der A. iliaca externa. Kollateralkreislauf über die A. iliaca interna mit Anschluß an die A. femoralis. Partieller Verschluß der A. iliaca interna links (→)

zungen des Verschlusses nachweisbar sein. Liegt ein akuter embolischer Verschluß vor, wird entweder keine oder nur eine geringe Kollateralzirkulation beobachtet. Das hängt von verschiedenen Faktoren ab. Das Ausmaß der Kollateralzirkulation wird im wesentlichen vom Zeitintervall zwischen dem embolischen Ereignis und der arteriographischen Untersuchung beeinflußt. Mit zunehmendem Intervall verbessert sich die Situation zur Ausbildung eines Kollateralkreislaufes. Bei ungünstiger Verschlußlokalisation, z. B. proximal einer Gefäßaufteilung oder bei deren Einbeziehung in das embolische Geschehen ist eine Umgehungszirkulation ausgeschlossen oder nur in sehr geringem Umfang möglich. Ereignet sich die Embolie auf dem Boden einer Gefäßerkrankung, so kann ein Umgehungskreislauf schon entwickelt sein. Bei einer partiellen embolischen Okklusion umfließt das Kontrastmittel den Embolus, welcher dann als ein Füllungsdefekt im Gefäß nachweisbar wird.

Kontrolle nach Operation: Bei ausreichendem Allgemeinzustand des Patienten, Verschlußlokalisation an einem großen Gefäß (Größenordnung A. poplitea oder A. brachialis) und erhaltener Vitalität des Gewebes ist eine direkte oder indirekte Embolektomie angezeigt.

Das postoperative Angiogramm zeigt die freie Durchgängigkeit des Gefäßlumens.

Arterielle Thrombose

Die arterielle Thrombose ist nach der Embolie die häufigste Ursache akuter arterieller Durchblutungsstörungen. Sie entsteht in der Mehrzahl der Fälle auf dem Boden eines generalisierten Gefäßleidens. Aber auch lokale Gefäßschäden (Trauma, Katheterangiographie, Gefäßoperationen, Tumoren, Entzündungen, Narben) oder Erkrankungen, bei denen eine Reduzierung des arteriellen Flow auftreten kann, z. B. Venenerkrankungen, Vorhofflimmern, Kreislaufdepression u. a., können zur arteriellen Thrombose führen.

Die Initialsymptome sind gewöhnlich nicht so ausgeprägt wie beim embolischen Verschluß, da durch die bei einem Gefäßleiden existenten Kollateralbahnen meist eine Minimaldurchblutung der distalen Gefäßabschnitte aufrecht erhalten wird.

Spezielle Röntgenmorphologie: Die Arteriographie zeigt ähnlich wie beim akuten embolischen Verschluß einen Gefäßabbruch. Kennzeichnend ist die unscharfe oder unregelmäßige Begrenzung des Verschlusses (Abb. 2, 35, 36, 37, 38). Ein wichtiger angiographischer Hinweis auf eine akute Thrombose ist ein mehr oder weniger ausgeprägter Kollateralkreislauf. Entsprechend der Ätiologie findet man an den dargestellten Gefäßen zusätzlich multiple arteriosklerotische Wand-

Periphere Gefäße 789

Abb. 36 Akute Thrombose der rechten A. iliaca communis und interna nach operativem Eingriff im Becken. Unregelmäßig begrenzter Kontrastmittelabbruch in der A. iliaca communis. Kollateralzirkulation über Lumbalarterie rechts mit Anschluß an die A. iliaca interna.

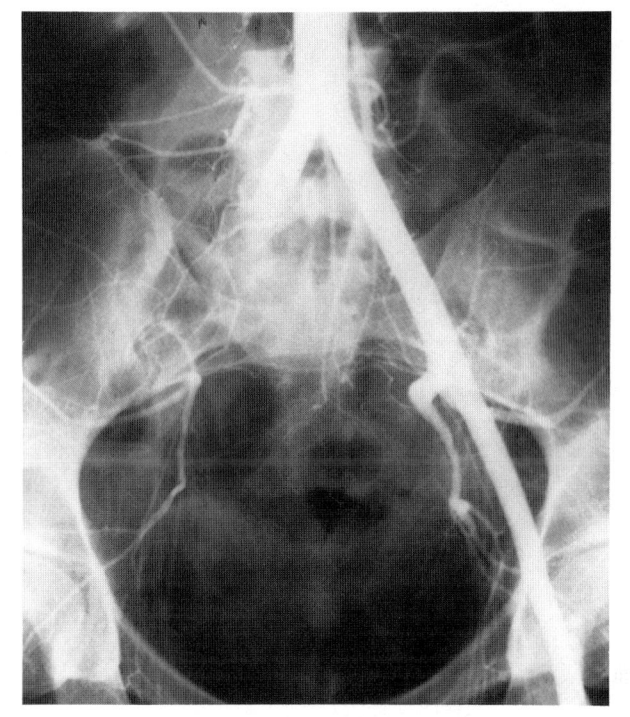

Abb. 36

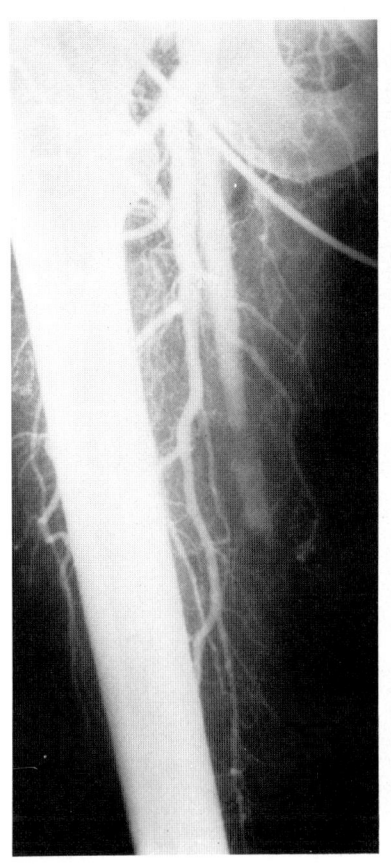

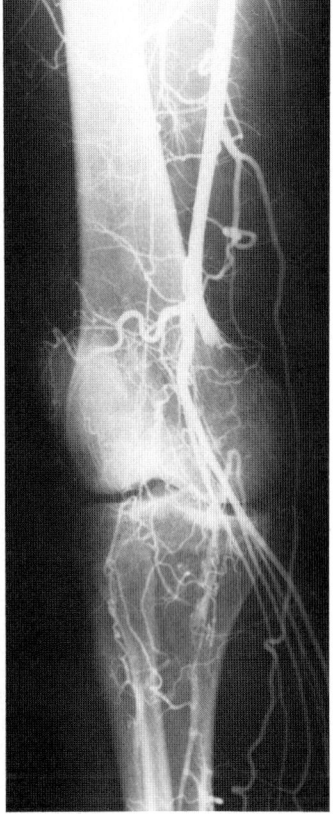

Abb. 37 Akute Thrombose der A. femoralis superficialis rechts. Unregelmäßig begrenzter Kontrastmittelabbruch in der A. femoralis superficialis. Mäßiger Kollateralkreislauf über die A. profunda femoris.

Abb. 38 Kollateralbildung bei thrombotischem Popliteaverschluß.

Abb. 37   Abb. 38

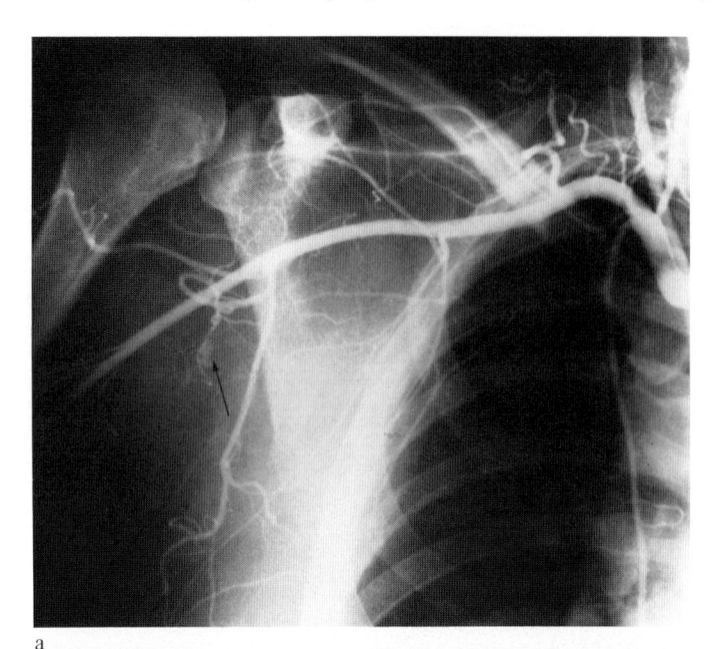

790 Erkrankungen des peripheren und abdominellen Blutgefäßsystems

Abb. 39 a u. b Ruptur eines Astes der A. axillaris.
a) Frühe arterielle Phase. Kontrastmittelextravasat (←).
b) Spätphase. Kontrastmitteldepot in den Weichteilen (←).

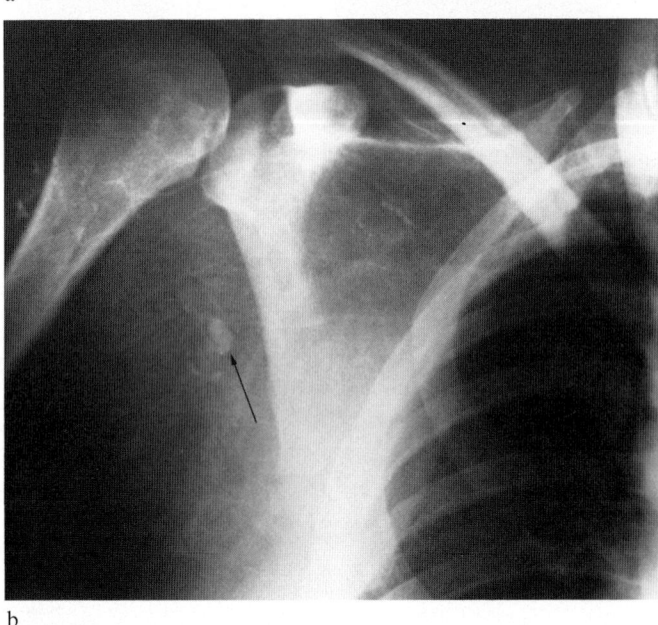

veränderungen, die sich als Kaliberschwankungen, Konturunregelmäßigkeiten und Stenosen der kontrastierten Arterien und Arterienäste dokumentieren. Die Arteriographie erlaubt also zusätzlich eine Aussage über das Ausmaß eines vorbestehenden Gefäßleidens und ist vor einem operativen Eingriff grundsätzlich notwendig.
Kontrolle nach Operation: Da bei der arteriellen Thrombose die Primärerkrankung das therapeutische Vorgehen bestimmt, lassen sich keine verbindlichen Behandlungsrichtlinien aufstellen. Die Indikation zur Operation wird enger gestellt als bei der akuten Embolie. Der operative Eingriff besteht in Thrombendarteriektomie oder Gefäßtransplantation. Die postoperative Angiographie dient dem Nachweis der wieder hergestellten Strömungsdynamik bzw. der Kontrolle des Gefäßtransplantats (VANCURA u. BARTOS 1973).

Traumatische arterielle Gefäßveränderungen

Nach Gewalteinwirkungen kann es am Ort der Läsion zu Gefäßveränderungen kommen. Ein

traumatisch bedingter segmentärer Gefäßkrampf tritt sehr selten auf (Pseudoembolie). Man beobachtet ihn auch gelegentlich nach intraarterieller Injektion oder auch nach Katheterangiographien. Demgegenüber findet man häufiger eine unvollständige oder totale Zerreißung der Arterie (Abb. 39 a, b), evtl. mit einer Thrombosenbildung, einer Intimaaufrollung (Abb. 40) sowie Blutungen, pulsierende Hämatome oder auch Kompressionen durch Hämatome, Knochen- oder Fremdpartikel. Außerdem können sich arteriovenöse Fisteln oder Aneurysmen (Abb. 41 a – d; 42 a, b) entwickeln sowie periphere Embolien bei Thrombenbildungen eintreten.
Die klinische Symptomatologie entspricht dem des akuten embolischen oder thrombotischen Verschlusses.
Spezielle Röntgenmorphologie: Die Angiographie deckt das Ausmaß der Gefäßläsion auf und informiert über den Zustand der Kollateralen und der peripheren Gefäßversorgung (McDonald 1975; Probst u. Haertel 1976). Die angiographischen Befunde sind sehr variabel entsprechend der Mannigfaltigkeit der traumatischen Gefäßveränderungen. Der traumatisch bedingte Gefäßspasmus kennzeichnet sich durch eine glattwandige Einengung ohne Nachweis einer Wandläsion. Eine Wandruptur wird durch den Nachweis eines Kontrastmittelaustrittes aus der Arterie diagnostiziert (s. Abb. 39 a, b). Während ein echtes Aneurysma an der Wandaussackung erkannt wird, zeigt das Aneurysma spurium eine unregelmäßige extraluminale Kontrastmittelverteilung in den Weichteilen. Gelegentlich beobachtet man arteriovenöse Fisteln (Eugenidis u. Mitarb. 1976). Die komplette Querruptur charakterisiert sich durch einen vollständigen Kontrastabbruch, wobei die Begrenzung der Kontrastmittelsäule glatt oder zumeist unregelmäßig ist. Bei jüngeren Patienten mit reaktionsfähigeren Arterien zeigt das Ende der Kontrastmittelsäule eine Verjüngung infolge eines zusätzlichen Spasmus. Intimaläsionen sind angiographisch nicht immer mit Sicherheit feststellbar. Sie erfordern oft eine sorgfältige Angiographie der verdächtigen Region in mehreren Ebenen. Das gilt im wesentlichen für kleine Intimaeinrisse, die oft nicht erkennbar sind. Eine Wanddissektion zeichnet sich durch eine Doppelkonturierung aus, die Intimaruptur durch einen glatten konvexbogigen Abbruch der Kontrastmittelsäule infolge der Intimaaufrollung (Abb. 40).
Angiographisch leicht nachweisbar sind die Kompressionen oder der Verschluß einer Arterie durch Knochenfragmente, Metallsplitter oder ein

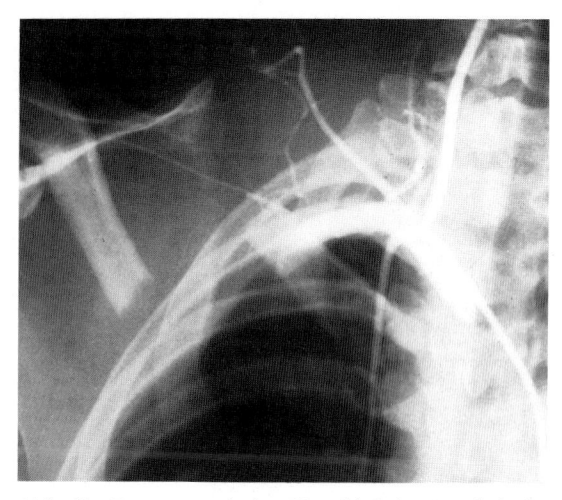

Abb. 40 Posttraumatischer Verschluß der A. subclavia dextra infolge Intimaaufrollung. Kein Kollateralkreislauf.

Hämatom (Abb. 43). Sekundäre Thrombosen verursachen wie nicht-traumatische arterielle Thrombosen gewöhnlich eine unscharfe Begrenzung der Kontrastmittelsäule.
Um Verwechslungen mit einer Thrombose auf nicht-traumatischer Basis auszuschließen, sollte sicherheitshalber zu Vergleichszwecken eine Arteriographie der Gegenseite durchgeführt werden.
Iatrogene Läsionen bei intraarterieller Injektion oder Katheterangiographie zeigen angiographisch gleichartige Befunde wie die oben beschriebenen Veränderungen.
Iatrogene Gefäßverschlüsse durch operative Unterbindung größerer Arterien weisen glatt begrenzte Kontrastmittelabbrüche mit einer entsprechenden Kollateralzirkulation auf (Abb. 44).

Tumoröser Gefäßverschluß

Gut- und bösartige Tumoren können zu Gefäßverlagerungen, -kompressionen oder -verschlüssen führen, wobei die Klinik vom Schweregrad der Gefäßveränderungen bestimmt wird. Im Angiogramm sieht man eine kurz- oder langstreckige Stenose, eine Verlagerung, einen Verschluß oder die Zeichen einer Thrombose (Abb. 45). Vor allem gutartige Tumoren führen lediglich zu Verlagerungen und Lumeneinengungen (Abb. 46 a, b). Darauf kann sich sekundär eine Thrombose mit entsprechender angiographischer Symptomatologie aufpfropfen.
Bei bösartigen Tumoren zeigen sich abgesehen von den tumorspezifischen Arterien Verände-

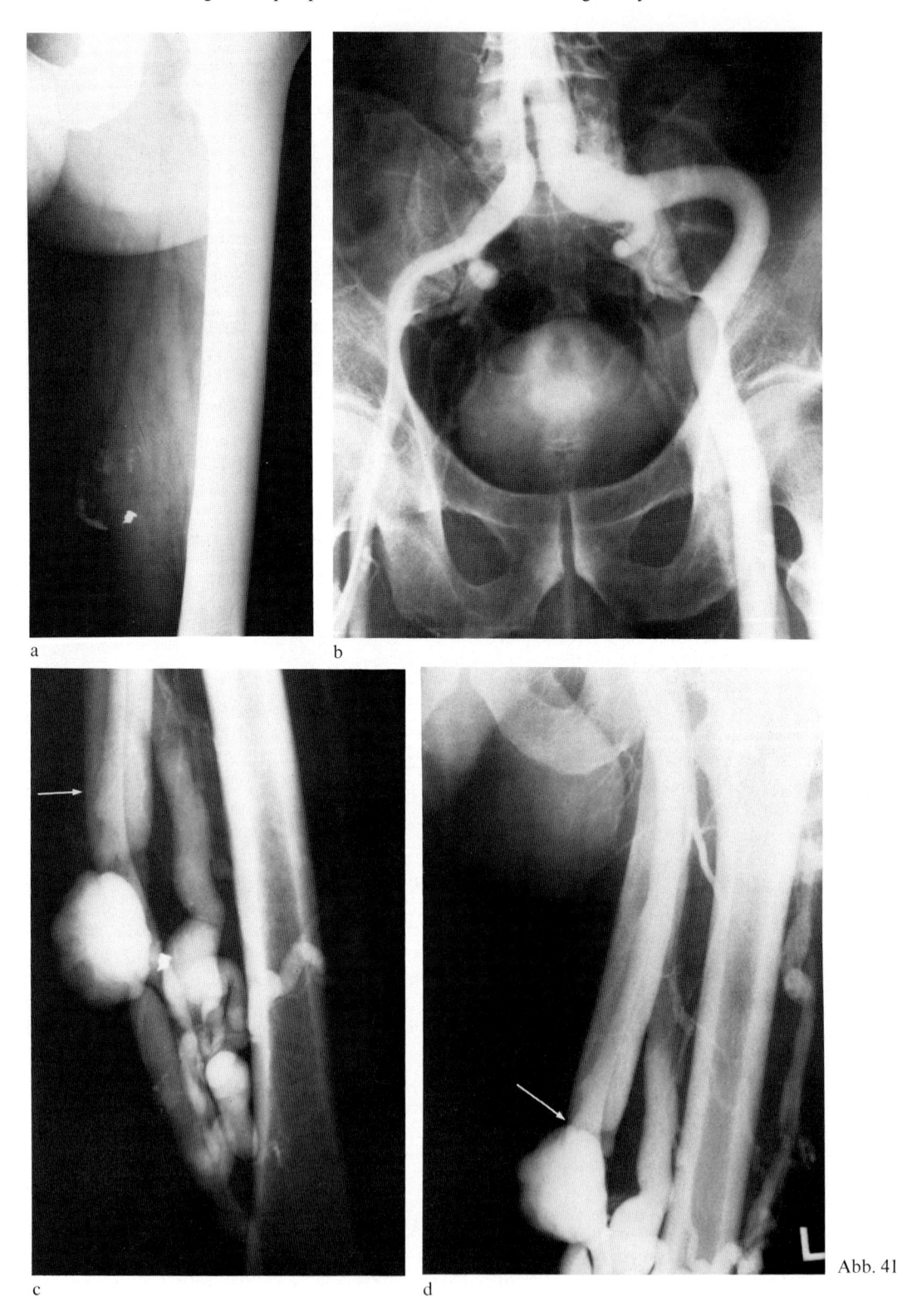

792 Erkrankungen des peripheren und abdominellen Blutgefäßsystems

a

b

c

d

Abb. 41

Periphere Gefäße   793

a   b

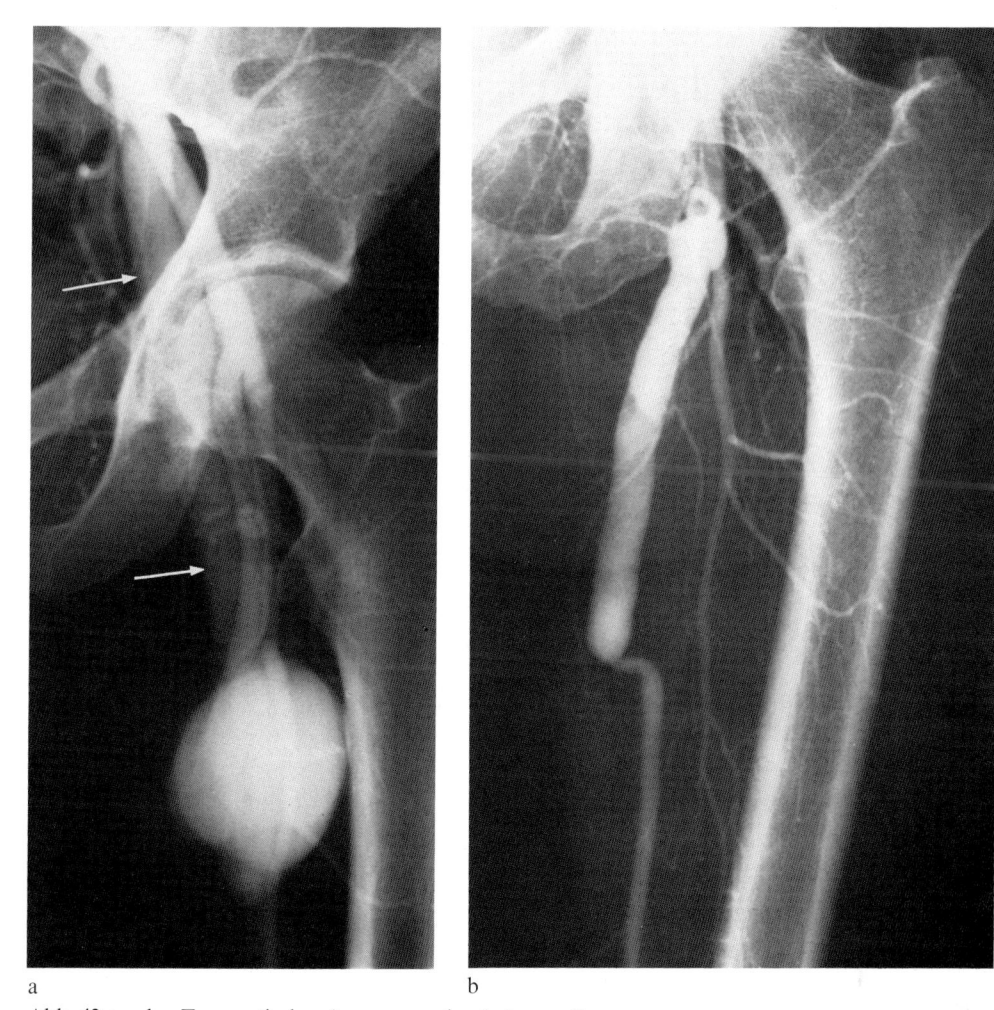

Abb. 42 a u. b   Traumatisches Aneurysma der A. femoralis.
a) Sackförmige Erweiterungen der A. femoralis. Frühzeitige Anfärbung der V. femoralis (→).
b) Entfernung des Aneurysma. Implantation eines Venenpatch mit guter Anastomosenfunktion.

◄ Abb. 41 a – d   Traumatische a.-v. Fistel.
a) Linker Oberschenkel. Metallener Fremdkörper und atypische Verkalkungen in den Weichteilen des Oberschenkels.
b – d Aorto- und Arteriographie.
b) Beckenarterien. Erweiterung und Schlängelung der Beckenarterien links und der A. femoralis.
c) Umschriebene sackförmige Erweiterung im Bereich der dilatierten A. femoralis. Frühzeitige Füllung der erweiterten V. femoralis (→).
d) Darstellung der a.-v. Fistel zwischen A. und V. femoralis (→).

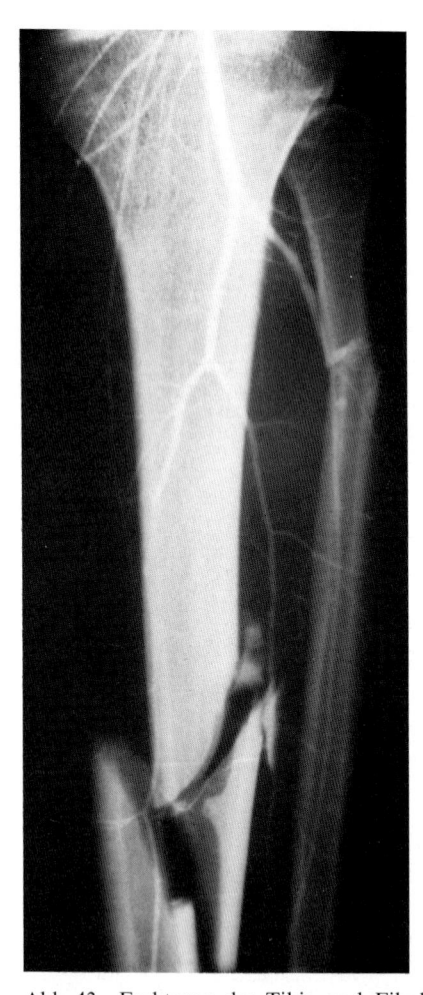

794 Erkrankungen des peripheren und abdominellen Blutgefäßsystems

Abb. 43 Frakturen der Tibia und Fibula. Kompression der A. tibialis anterior. Verdrängung der übrigen Unterschenkelarterien durch Hämatom.

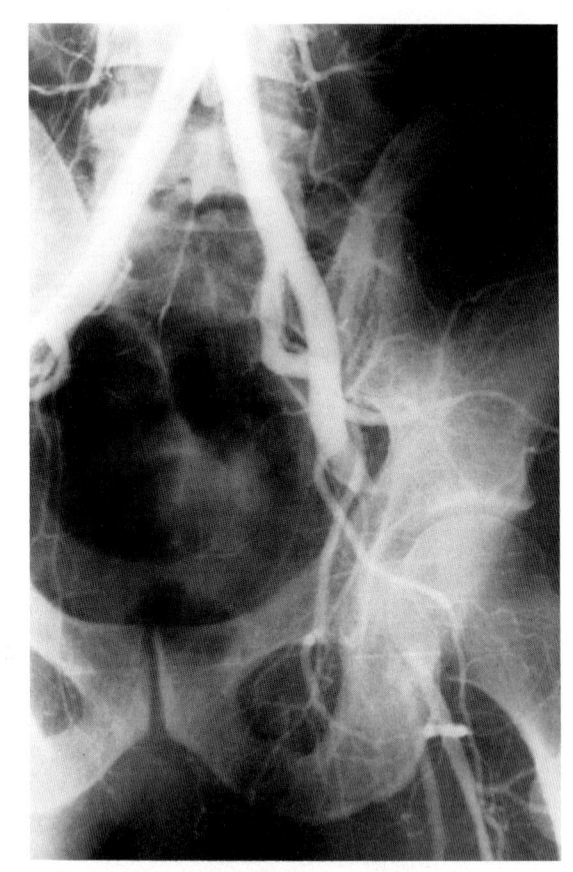

Abb. 44 Operative Unterbindung der A. iliaca externa. Glatt begrenzter Kontrastmittelabbruch in der linken externen Iliakalarterie. Kollateralzirkulation über Äste der A. iliaca interna mit retrograder Füllung der A. femoralis und der A. profunda femoris.

rungen als Zeichen der Tumorinvasion oder -arrosion, Gefäßdefekte oder Verschlüsse oder lediglich Gefäßverdrängungen. Im Gegensatz zu den arteriellen Verschlußkrankheiten sollte in diesen Fällen immer eine gezielte Angiographie der verdächtigen Region evtl. in mehreren Ebenen durchgeführt werden. Auch die Pharmakoangiographie kann in manchen Fällen hilfreich sein.

Chronische Verschlüsse

Chronische arterielle Verschlußkrankheiten entstehen entweder durch degenerative oder durch entzündliche Gefäßwanderkrankungen, wobei im Einzelfall eine Differentialdiagnose zwischen diesen beiden Formen sowohl für den Kliniker als auch für den Pathologen schwierig sein kann.

Pathologische Veränderungen bei chronischen arteriellen Verschlußkrankheiten werden aus klinischen Gründen entsprechend der Lokalisation der Veränderungen in verschiedene Typen eingeteilt, wie es auch im folgenden geschehen soll. Es sollte jedoch betont werden, daß diese strenge Gliederung auch klinisch nicht immer durchführbar ist, da es eine große Anzahl von Kombinationsformen gibt. Das erweisen die praktischen Erfahrungen der Angiologie. Denn systematische Untersuchungen haben gezeigt, daß zwischen klinischer Typisierung und angiologischem Befund Diskrepanzen bestehen können (KAPPERT 1976). Häufig deckt die Angiographie pathologische Gefäßprozesse auf, die klinisch von keiner oder nur untergeordneter Relevanz sind. Ferner sollte darauf hingewiesen werden, daß die pathologischen Befunde häufig symmetrisch an den ent-

Abb. 45 Osteogenes Sarkom im medialen proximalen Tibiaanteil rechts. Verlagerung der A. poplitea und der Trifurkatio nach lateral. Tumorgefäße (→).

sprechenden Arterien auftreten können. Daraus ergeben sich für den Radiologen folgende Konsequenzen:

- Einmal ist es unbedingt notwendig, durch geeignete angiographische Verfahren eine komplette Darstellung der Verschlußsituation anzustreben und sich damit einen vollständigen Überblick über die Gefäßverhältnisse zu verschaffen. Das gilt insbesondere für den Beckenbereich und die unteren Extremitäten. Nur in Ausnahmefällen kann sich die angiographische Untersuchung nur auf eine Seite beschränken.
- Zum anderen genügt es radiologischerseits, die pathologischen Veränderungen exakt zu lokalisieren, ihre Morphologie zu beschreiben und die hämodynamische Signifikanz von möglichen Kollateralbahnen zu beurteilen.

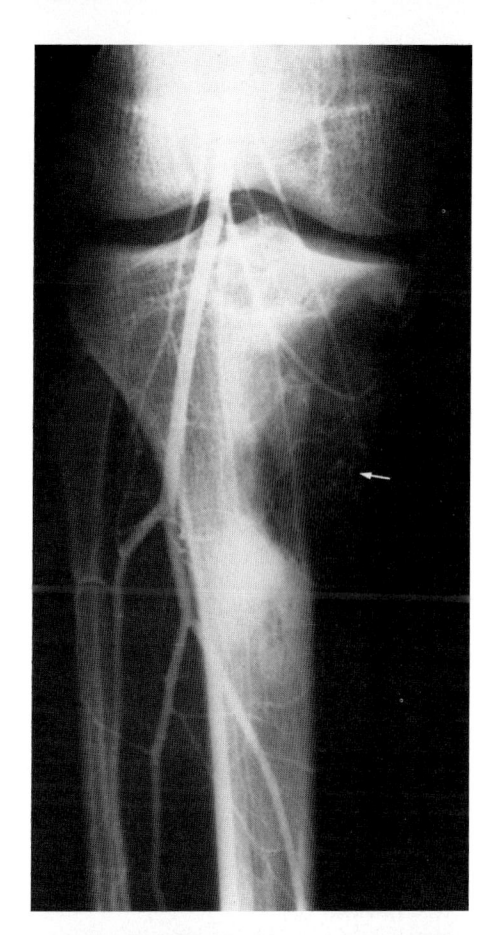

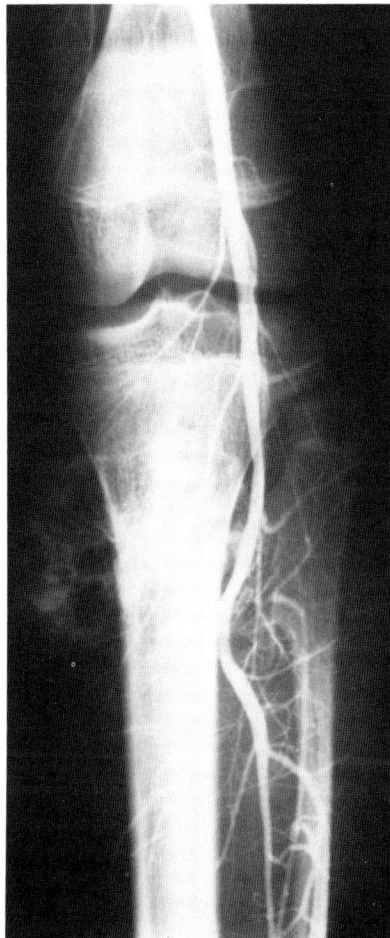

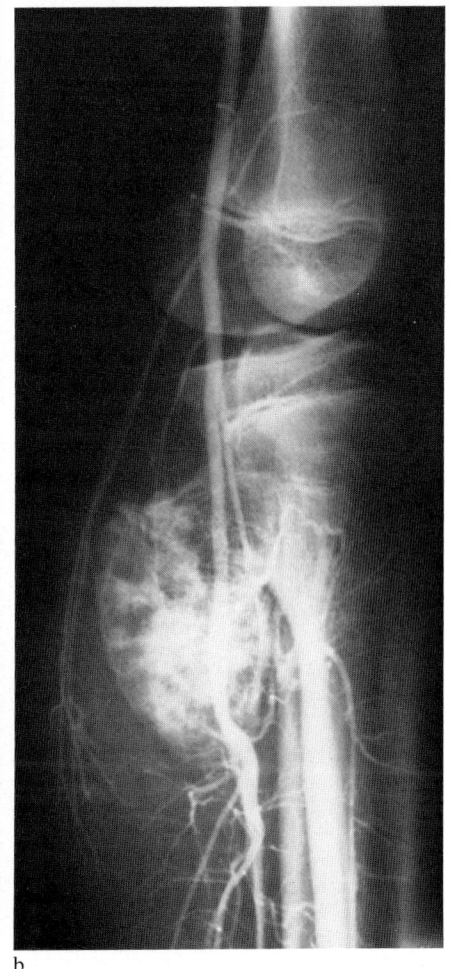

Abb. 46 a u. b Exostose im Bereiche des proximalen Tibiaanteils.
a) a.-p. Projektion. Abdrängung und Einengung der A. tibialis posterior nach medial.
b) Seitliche Projektion. Verlagerungen und Einengungen der Gefäße im Bereiche der Trifurkatio und der Aa. surales.

a

b

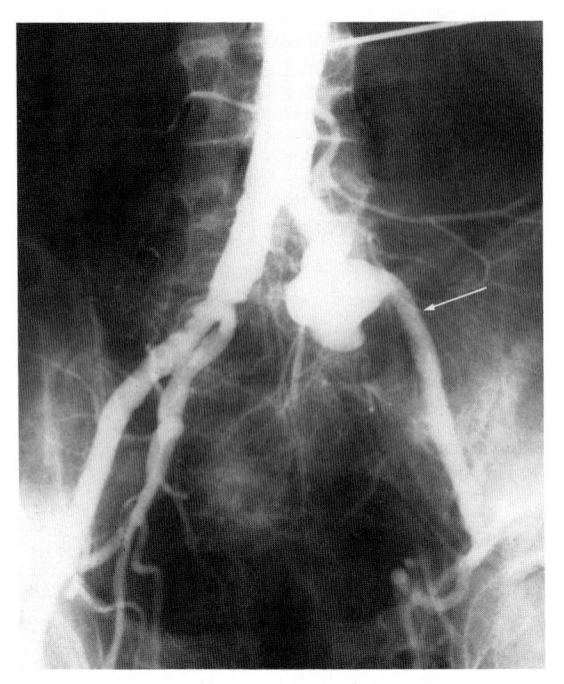

796 Erkrankungen des peripheren und abdominellen Blutgefäßsystems

Abb. 47 Zustand nach Anlage eines Venenpatch links im Becken (→). Aneurysma an der oberen Anastomose an der A. iliaca communis. Distal Verschluß der A. iliaca externa und femoralis links. Arteriosklerose mit asymmetrischen Stenosen.

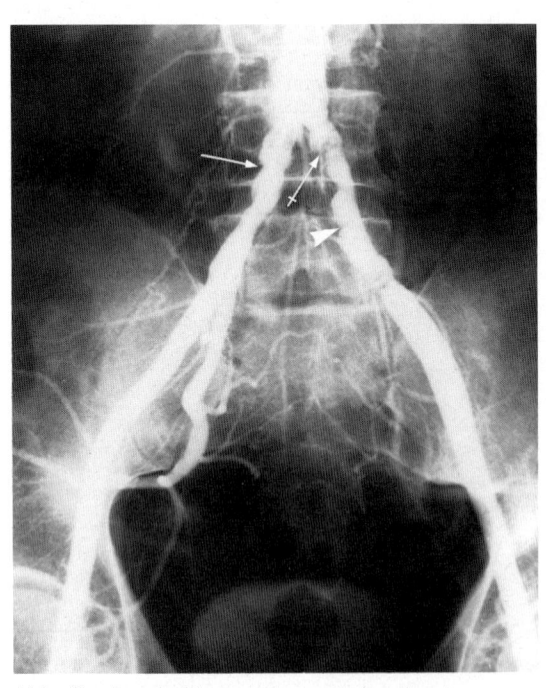

Abb. 48 Arteriosklerose. Exzentrische glatt begrenzte (→) und unregelmäßig begrenzte (←→) Stenosen der A. iliaca communis beidseits. Zirkuläre unregelmäßige Stenosen der A. iliaca communis links und externa links. Verschluß der A. iliaca interna links.

Zur Interpretation eines Kollateralkreislaufes hinsichtlich der Hämodynamik sind Serienaufnahmen Voraussetzung. Ein Einzelangiogramm ist unzureichend. Es müssen die morphologische Situation der Kollateralbahnen, die Lumenweite und die Anzahl der hämodynamisch beanspruchten Kollateralarterien sowie der Zeitpunkt der Anfärbung der distal einer Stenose oder eines Verschlusses lokalisierten Arterienabschnitte beurteilt werden. Dabei kommt dem Seitenvergleich entscheidende Bedeutung zu.

Der chronische Gefäßverschluß ist Folge einer Stenose (SCHMITT u. Mitarb. 1971). Im Gegensatz zur akuten Okklusion kann die chronische Gefäßobliteration nur mit einer geringen Symptomatologie einhergehen. In solchen Fällen macht sich klinisch der Verschluß nicht bemerkbar. Umgehungskreisläufe sind dafür verantwortlich. Mit zunehmender Gefäßverlegung entwickelt sich progredient ein hämodynamisch wirksamer Kollateralkreislauf, der entscheidend die klinische Symptomatologie mitbestimmt. Bei einem insuffizienten Kollateralkreislauf dagegen, z. B. bei Beteiligung der Kollateralen an der Grunderkrankung, werden die klinische Symptome entsprechend ausgeprägter sein.

Die Angiographie ist vor allem unter präoperativen Aspekten die entscheidende Untersuchungsmethode. Nur sie liefert wichtige Informationen über die Operationsindikation und die Wahl des einzuschlagenden Therapieverfahrens. Die Angiographie hat folgende Aufgaben:

a) Dokumentation eines pathologischen Gefäßprozesses und Feststellung von Art und Ausmaß der Stenose bzw. des Verschlußes;
b) Objektivierung der Hämodynamik eines Kollateralkreislaufes besonders bei den chronischen Durchblutungsstörungen.

Verschlüsse der Arterien zeigen ein relativ uniformes Bild und prägen sich an den verschiedenen Arterienabschnitten gleichartig aus. Der Verschluß zeigt gewöhnlich unregelmäßige Konturen mit glatter Begrenzung, wobei das Ausmaß der Obliteration unterschiedlich sein kann. Die Längenbestimmung eines Verschlusses ist angiographisch problematisch. Die im Angiogramm nachweisbare Verschlußlänge muß nicht mit der wirklichen übereinstimmen. Verantwortlich dafür kann eine Stase des Blutes vor der Okklusion sein, wodurch die Kontrastierung bis zum Verschluß verhindert wird. Es wird also eine zu hohe Lokalisation des Strombahnhindernisses vorgetäuscht. Die distal einer Okklusion gelegenen Arterienabschnitte werden nicht immer kontrastiert,

Abb. 49a–c Multiple Verschlüsse der Becken-, Ober- und Unterschenkelarterien.
a) Verschluß der A. iliaca interna (→). Zirkuläre Stenose der A. iliaca externa (▶). Verschluß der A. femoralis.
b) Ausgeprägter Kollateralkreislauf aus den Ästen der A. profunda femoris. Multiple Stenosen der Äste der A. profunda femoris (→). Schlängelung der Kollateralen (▶).
c) Distaler Anschluß an die A. poplitea. Schlängelung der Kollateralen. Glatt begrenzte flache Einengungen der A. poplitea.

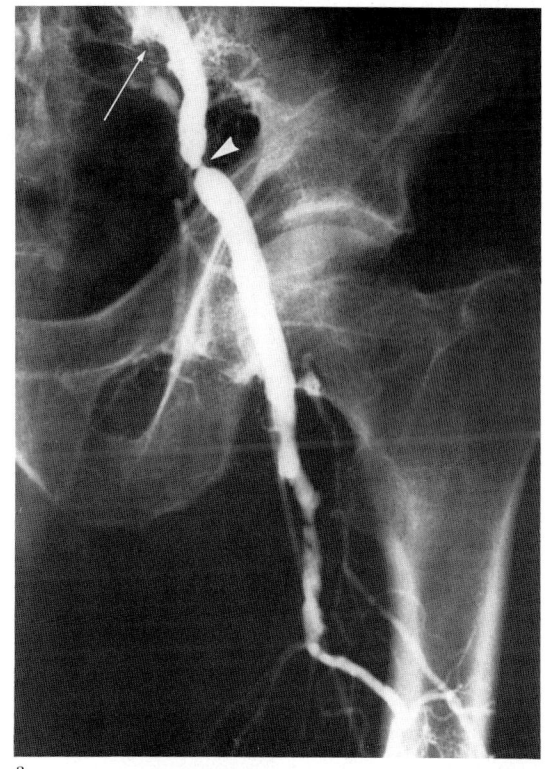

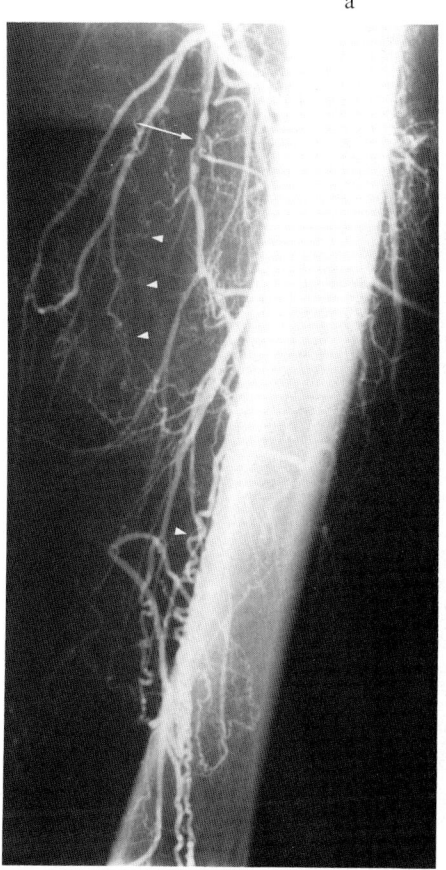

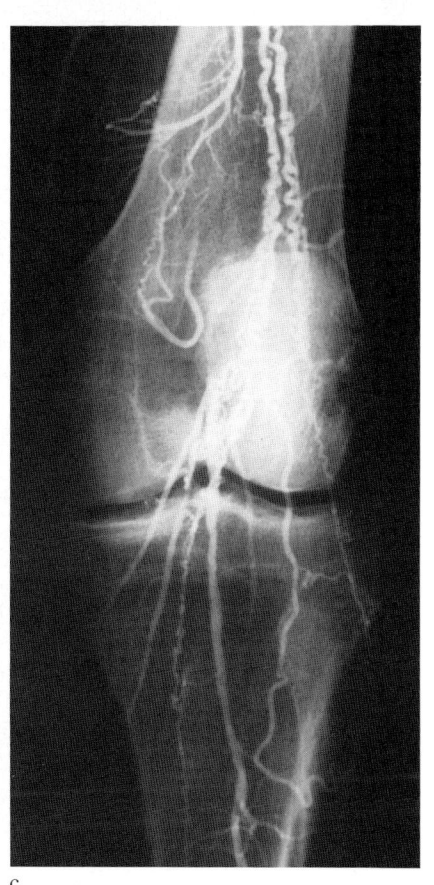

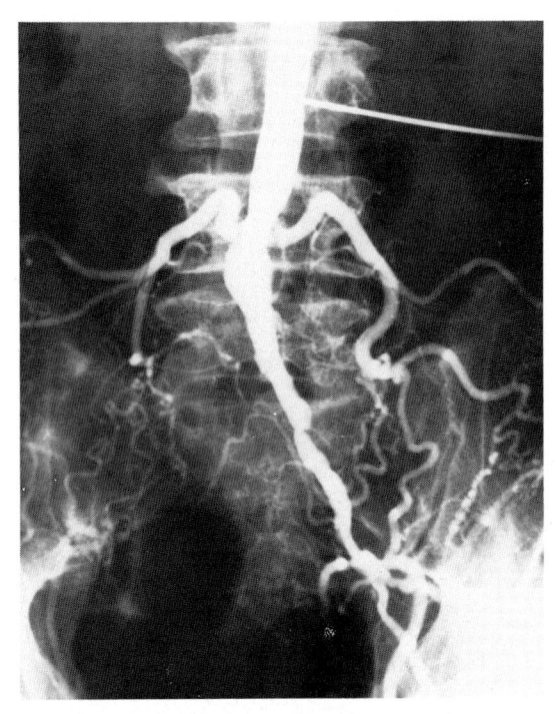

Abb. 50 Verschluß der A. iliaca communis externa und interna rechts sowie diffuse Stenosen der Iliakalarterien links. Rechts mäßig ausgeprägter Kollateralkreislauf über die 4. Lumbalarterie. Links deutlich ausgeprägter Kollateralkreislauf von der 4. Lumbalarterie nach kaudal. Schlängelung der Kollateralen.

wenn die Kollateralen weiter distal in die betroffene Arterie einmünden. Dadurch kann eine zu weit peripher gehende Okklusion vorgetäuscht werden, vor allem wenn nur Einzelaufnahmen angefertigt worden sind. Diese proximal einer einmündenden Kollateralarterie gelegenen Abschnitte füllen sich gewöhnlich erst zu einem späteren Zeitpunkt, wodurch die Bedeutung von Serienaufnahmen zur exakten Längenbeurteilung der Verschlußlokalisation unterstrichen wird.

Neben Gefäßverschlüssen lassen sich bei den chronischen arteriellen Durchblutungsstörungen angiographisch zahlreiche Stenosen in unterschiedlicher Form und Ausprägung nachweisen. Da diese Stenosen Vorstufen eines Gefäßverschlusses sein können, erscheint neben der direkten Darstellung dieser Veränderung die Klassifikation dieser Stenosen und die Beurteilung ihrer hämodynamischen Signifikanz von Bedeutung. Das ist wichtig für die klinische Bewertung einer Stenose und damit für die Wahl des Therapieverfahrens wie z. B. Fibrinolyse, Operation, Dotterung (ZEITLER u. SCHOOP 1970; SCHMIDTKE u. Mitarb. 1976). Von ZEITLER (1974) wurde eine Einteilung vorgeschlagen, die den klinischen Aspekten weitgehend gerecht wird. Er differenziert in symmetrische und asymmetrische Stenosen mit glatter oder unregelmäßiger Oberfläche, ferner in langstreckig zylindrische, sanduhrförmige und ringförmige Stenosen sowie in besondere Stenoseformen.

Asymmetrische Stenosen mit glatter Oberfläche, die singulär oder multilokulär auftreten können, manifestieren sich vorwiegend an den Abgangsstellen der großen Arterien aus der Aorta sowie an den Aufteilungsstellen größerer Arterien. Angiographisch zeigen sie eine glatte Gefäßeinengung, manchmal in arkadenartiger Anordnung, die gewöhnlich noch keine wesentliche hämodynamische Signifikanz hat (Abb. 47, 48, 49 a).

Bei den asymmetrischen Stenosen mit verruköser Oberfläche beobachtet man angiographisch eine Gefäßeinengung mit unregelmäßig begrenzter Oberfläche, die durch Thrombenauflagerung verursacht ist (Abb. 48, 50, 51, 52). Im Gegensatz zu den asymmetrischen Stenosen mit glatter Oberfläche eignet sich diese Stenoseform für eine fibrinolytische Therapie. Durch diese kann die verruköse Oberfläche beseitigt werden, so daß bei den angiographischen Kontrollen eine glatte asymmetrische Stenose nachweisbar wird.

Der angiographische Nachweis der asymmetrischen Stenosen mit glatter oder verruköser Oberfläche stößt gelegentlich auf Schwierigkeiten, da diese Stenosen auf Angiogrammen in nur einer Ebene nicht sichtbar werden. In a.-p. Position kommen sie nur dann zur Darstellung, wenn sie an den Seitenwänden der Gefäße lokalisiert sind. Glatte Einengungen an der Vorder- oder Hinterwand der Arterien kommen in dieser Position überhaupt nicht oder allenfalls angedeutet als eine Zone von verminderter Kontrastdichte zur Darstellung (Abb. 5 a). Es ist daher notwendig, durch eine Angiographie in einer 2. Ebene die Stenose zu objektivieren, oder zu versuchen, mit Hilfe der Subtraktionstechnik diese Befunde zu sichern (Abb. 5 b).

Symmetrische Stenosen mit verruköser Oberfläche, die sich gleichfalls für eine Antikoagulantientherapie eignen, charakterisieren sich angiographisch durch eine konzentrische Einengung bei unregelmäßiger Begrenzung ihrer Oberfläche (Abb. 48, 50, 53). Infolge der thrombotischen Auflagerungen wird angiographisch eine Aufhellung der Kontrastmittelsäule im Stenosebereich erkennbar.

Abb. 51 Zirkuläre Stenose der A. femoralis in Höhe des Adduktorenkanales. Mäßiggradige Einengung und Erweiterung der A. poplitea. Glatt begrenzte Stenose der A. tibialis anterior (→).

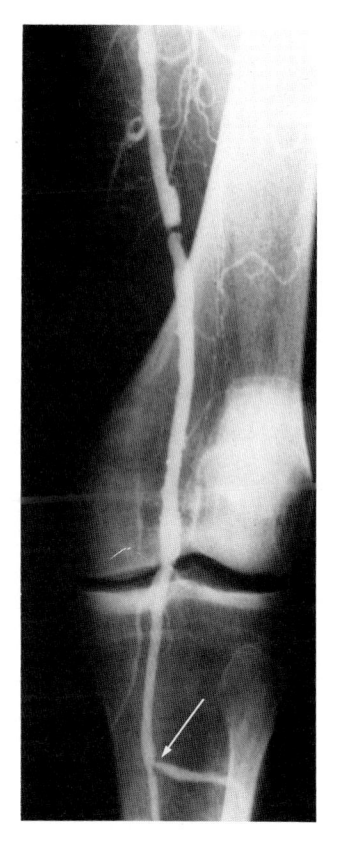

Abb. 52 Unregelmäßig begrenzte und z. T. glatt begrenzte exzentrische Einengungen der A. femoralis und poplitea. Zirkuläre Einengung der A. femoralis in Höhe des Adduktorenkanales (→).

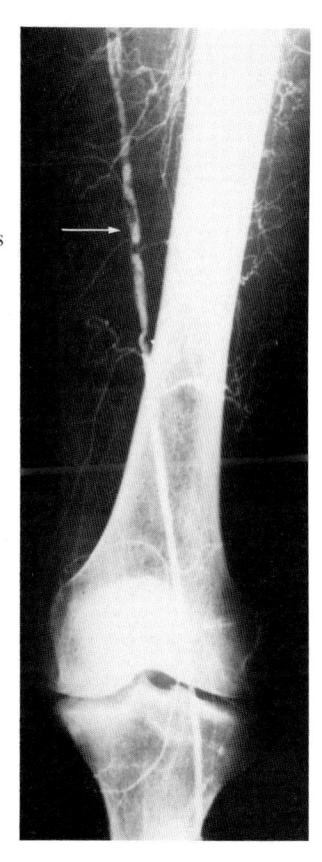

Die langstreckige zylindrische Stenoseform entsteht durch Intimaproliferationen oder Arteriosklerose (Abb. 53, 54, 55, 56, 57). Im Angiogramm zeigt sie glatt begrenzte Einengungen über eine längere Strecke, wobei die Stenose durchaus nicht gleichförmig konzentrisch sein muß. Langstreckige Einengungen als Folge einer verminderten arteriellen Perfusion zeigen angiographisch eine uniforme Gefäßeinengung. Bei chronischen Durchblutungsstörungen dagegen kommen neben den Stenosen auch Unterbrechungen dieser Gefäßveränderungen durch umschriebene Gefäßektasien zur Darstellung.

Sanduhrförmige Stenosen sind eine Prädisposition zum arteriellen Verschluß. Diese Gefäßeinengungen sind im Angiogramm durch eine spiegelbildlich glatt begrenzte Einengung von unterschiedlicher Länge charakterisiert (Abb. 48).

Die ringförmige Stenose kennzeichnet sich angiographisch durch eine glatt begrenzte ringförmige Einengung mit einer maximalen Länge bis zu 5 mm (Abb. 49 a, 56, 58). Sie kommt sowohl angeboren als auch bei degenerativen Gefäßerkrankungen vor.

Die skizzierten Stenoseformen im Angiogramm

Abb. 53 Multiple, unterschiedlich ausgeprägte Einengungen der A. poplitea sowie der Unterschenkelarterien.

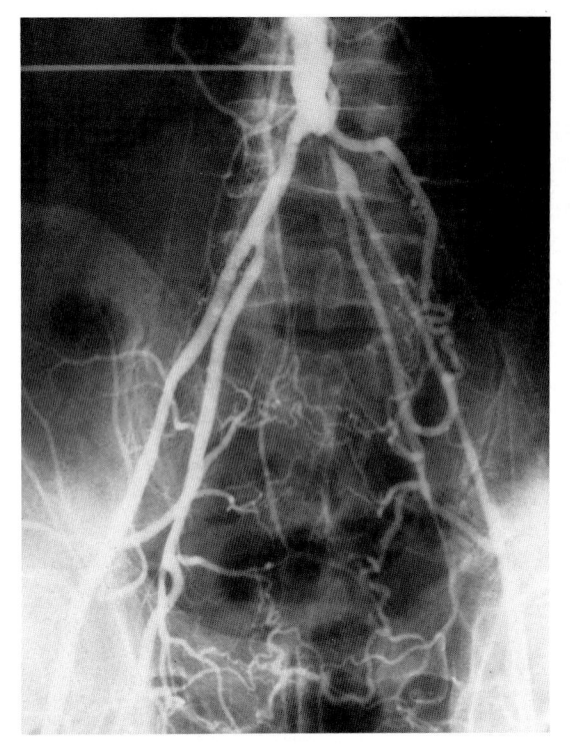

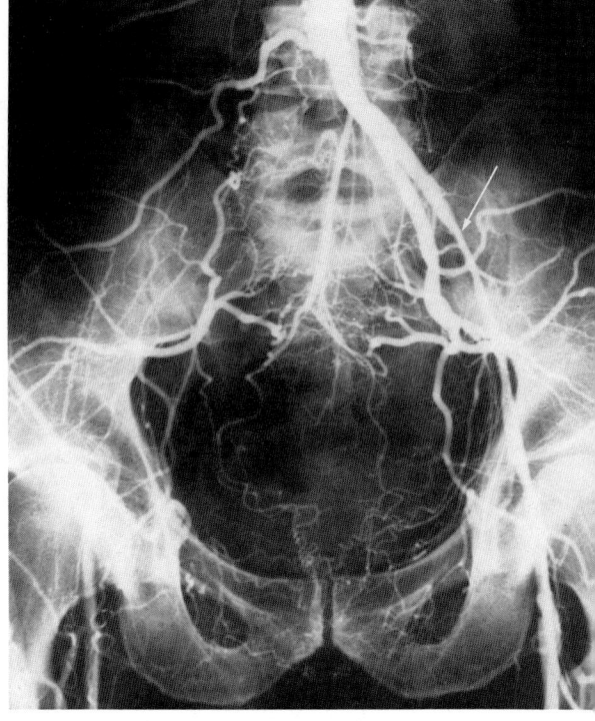

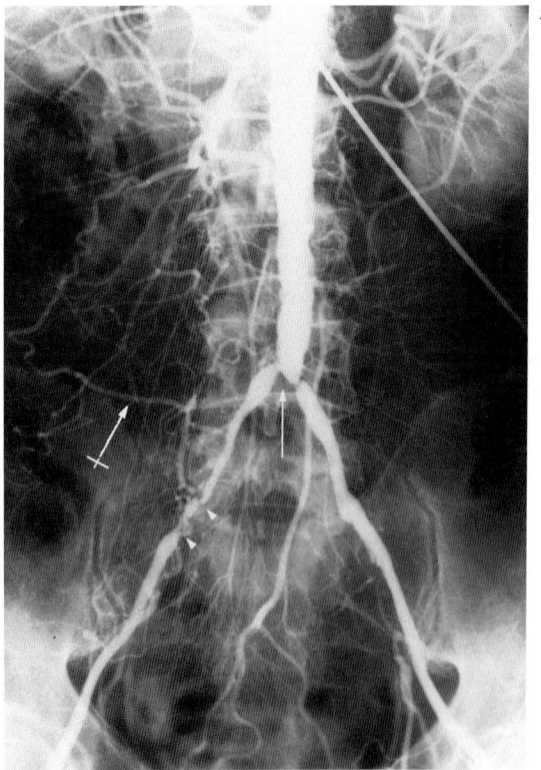

800 Erkrankungen des peripheren und abdominellen Blutgefäßsystems

Abb. 54

Abb. 55

▲ Abb. 54 Umschriebener Verschluß der A. iliaca communis links mit deutlicher Kollateralzirkulation über die Lumbalarterie L 4 links und retrograder Füllung der A. iliaca interna und externa. Dilatation der Kollateralbahn. Längliche Stenosen an der A. iliaca communis externa und interna rechts.

▲ Abb. 55 Verschluß der A. iliaca communis und externa rechts. Etagenkollateralzirkulation über Lumbalarterien rechts mit Anschluß an die A. iliaca interna und weiterer Drainage über deren Äste zur A. femoralis rechts. Längliche Stenose der A. iliaca externa links (→).

◀ Abb. 56 Aorten- und Arteriosklerose. Unregelmäßige Begrenzung der abdominellen Aorta. Zirkuläre Einengung der A. iliaca communis beidseits unmittelbar nach ihrem Abgang (→). Längliche Stenose der A. iliaca communis rechts. Unregelmäßige exzentrische und zirkuläre Stenosen der A. iliaca externa rechts (▶). Deutlicher Kollateralkreislauf über Lumbalarterien rechts (↔). Verschluß der Aa. iliaca internae beidseits. Kollateralzirkulation über die A. rectalis.

kommen isoliert oder multilokulär, nur in einer Form oder in unterschiedlichen Kombinationen vor. Angiographisch muß neben der Typisierung der verschiedenen Formen auch eine Abschätzung ihrer hämodynamischen Signifikanz vorgenommen werden. Die Gefäßeinengung über 50% des Durchmessers auf dem Angiogramm in 2 Ebenen mit einem umschriebenen Kollateralkreislauf, eine poststenotische Dilatation und die unterschiedliche Ausbreitungsgeschwindigkeit des Kontrastmittels können als Hinweise auf die hämodynamische Wirksamkeit einer Stenose betrachtet werden.

Neben relativ häufigen Gefäßeinengungen, die sich bei chronischen arteriellen Durchblutungsstörungen finden, können spezielle Stenoseformen, die sich durch eine spezielle Lokalisation oder topographische Anomalie charakterisieren oder denen ein bestimmtes pathologisch-anatomisches Substrat zugrunde liegt, vorkommen. Bekannte Beispiele sind Stenosen durch Hämatome oder Tumoren. Dazu zählt auch die Subklaviastenose durch eine Halsrippe oder einen atypischen Ansatz der Mm. scaleni oder die Trunkusstenose durch das Crus mediale des Zwerchfelles. Bei einem atypischen Verlauf der A. poplitea um den Ansatz des Gastroknemiuskopfes kann es zu einer Einengung des Gefäßes kommen.

Die zystische Degeneration der Adventitia führt zu einer isolierten asymmetrischen Stenose von glatter Begrenzung, die sich fast ausschließlich an der A. iliaca communis und poplitea manifestiert. Man unterscheidet direkte und indirekte Kollateralverbindungen (ZEITLER 1974). *Direkte Kollateralen* gehen proximal des okkludierten Gefäßes ab. Unter *indirekten Umgehungsbahnen* versteht man Arterien, die nicht aus dem erkrankten Gefäß, sondern aus anderen, parallel geschalteten Arterien ausgehen. Bei langstreckigen Verschlüssen kann der pathologische Gefäßprozeß nicht wie üblich auf kürzestem Weg durch eine Kollateralzirkulation überbrückt werden, sondern der Umgehungskreislauf findet Anschluß an ein weites, kollaterales Netzwerk (s. Abb. 49 b, 50, 55).

Kollateralbahnen können in einen generalisierten pathologischen Gefäßprozeß einbezogen werden. Dadurch finden sich gleichartige Veränderungen wie an den Hauptarterien. Vom Ausmaß und der Lokalisation der pathologischen Veränderungen an den Kollateralen hängt ihre hämodynamische Wirksamkeit ab. In manchen Fällen lassen sich jedoch noch besondere Phänomene des Kollateralkreislaufes feststellen (ZEITLER 1974). Bei kleinen, in eine Kollateralzirkulation eingeschalteten Arterien kann es unmittelbar am Abgang dieser

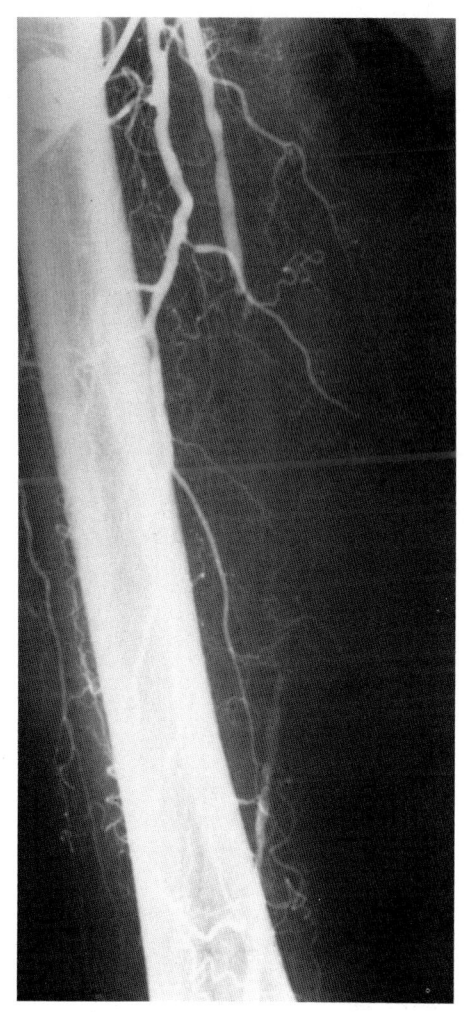

Abb. 57 Verschluß der A. femoralis superficialis bei generalisierter Arteriosklerose. Mäßiger Kollateralkreislauf über die Äste der A. profunda femoris mit Anschluß an die A. femoralis in Höhe des Adduktorenkanales.

Arterien zu einer *relativen Stenose* kommen (Abb. 51, 59). Eine gleichartige Veränderung beobachtet man bei Einmündung dieser Kollaterale in das Hauptgefäß. Diese relativen, durch besondere gefäßanatomische Situation bedingten Stenosen dürfen nicht mit organischen Einengungen verwechselt werden. Ein weiteres Zeichen ist eine starke *Schlängelung* der Kollateralbahn, die sich besonders bei langstreckigen Umgehungskreisläufen nachweisen läßt (Abb. 49 b, c, 50, 60). Eine wesentliche Bedeutung kommt dieser Veränderung nicht zu. Unter einem *Sinusphänomen* versteht man eine lokale Erweiterung der Haupt-

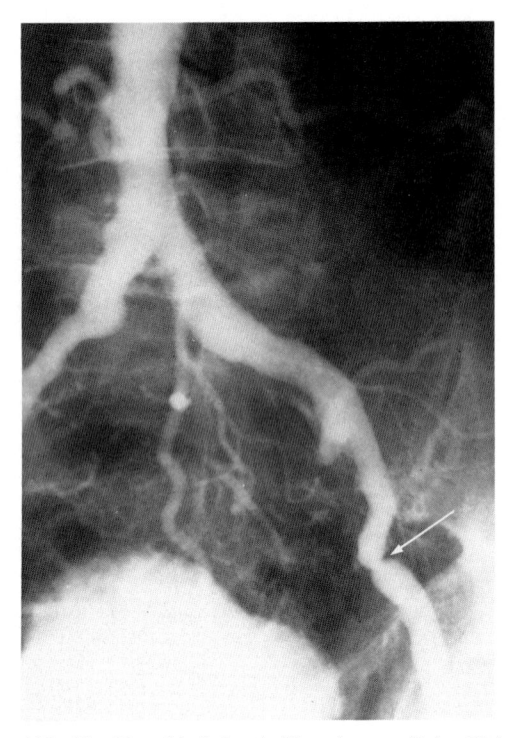

802 Erkrankungen des peripheren und abdominellen Blutgefäßsystems

Abb. 58 Verschluß der A. iliaca interna links. Zirkuläre Stenose der A. iliacae externa links (→). Multiple geringfügige Einengungen der Beckenarterien rechts. Kollateralzirkulation über erweiterte Lumbalarterien bei L 4 und über die A. rectalis.

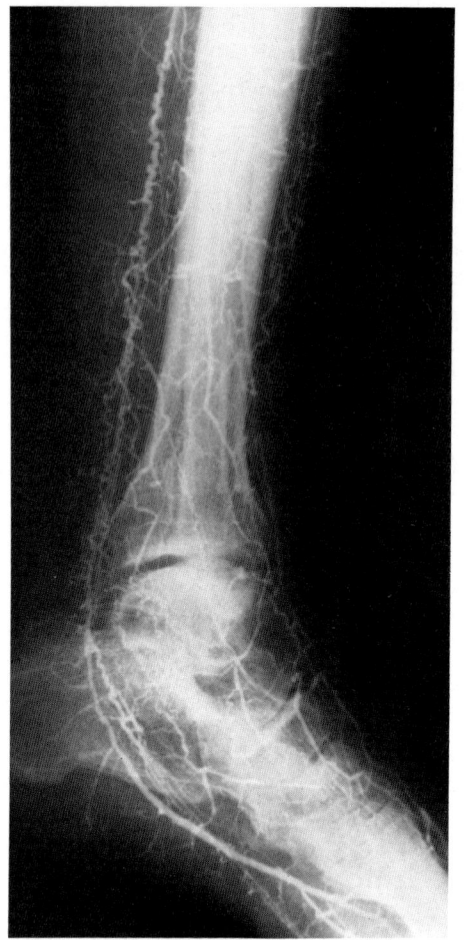

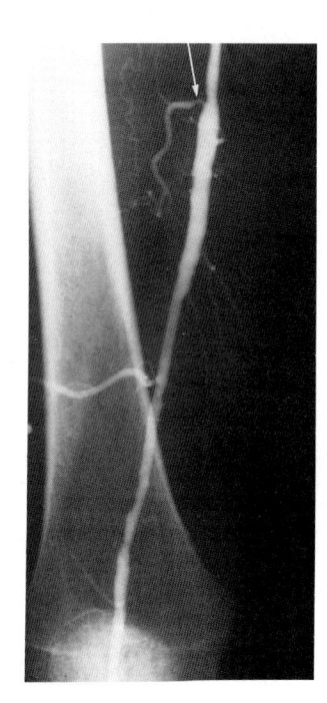

Abb. 60 Spiralkollateralen bei Obliteration sämtlicher Unterschenkelarterien. ▶

Abb. 59 Arteriosklerose. Einengung der Kollaterale aus der A. femoralis superficialis (relative Stenose) (→). Unregelmäßige Einengungen und unregelmäßige Erweiterungen der A. femoralis superficialis oberhalb des Adduktorenkanales sowie der A. poplitea.

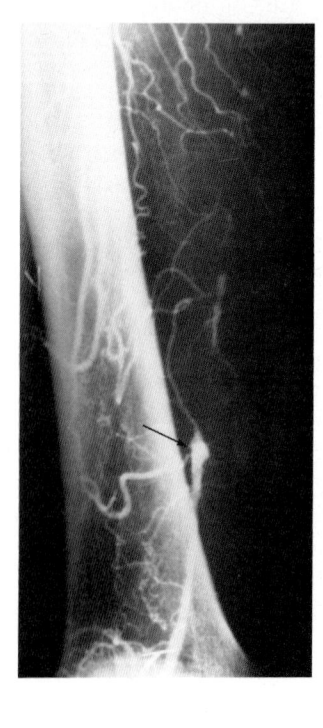

Abb. 61 Verschluß der A. femoralis superficialis. Kollateralkreislauf über die Äste der A. profunda femoris. Anschluß an die A. femoralis in Höhe des Adduktorenkanales. Sinusphänomen der A. femoralis in Höhe der Einmündungsstelle der Kollaterale (→).

a b

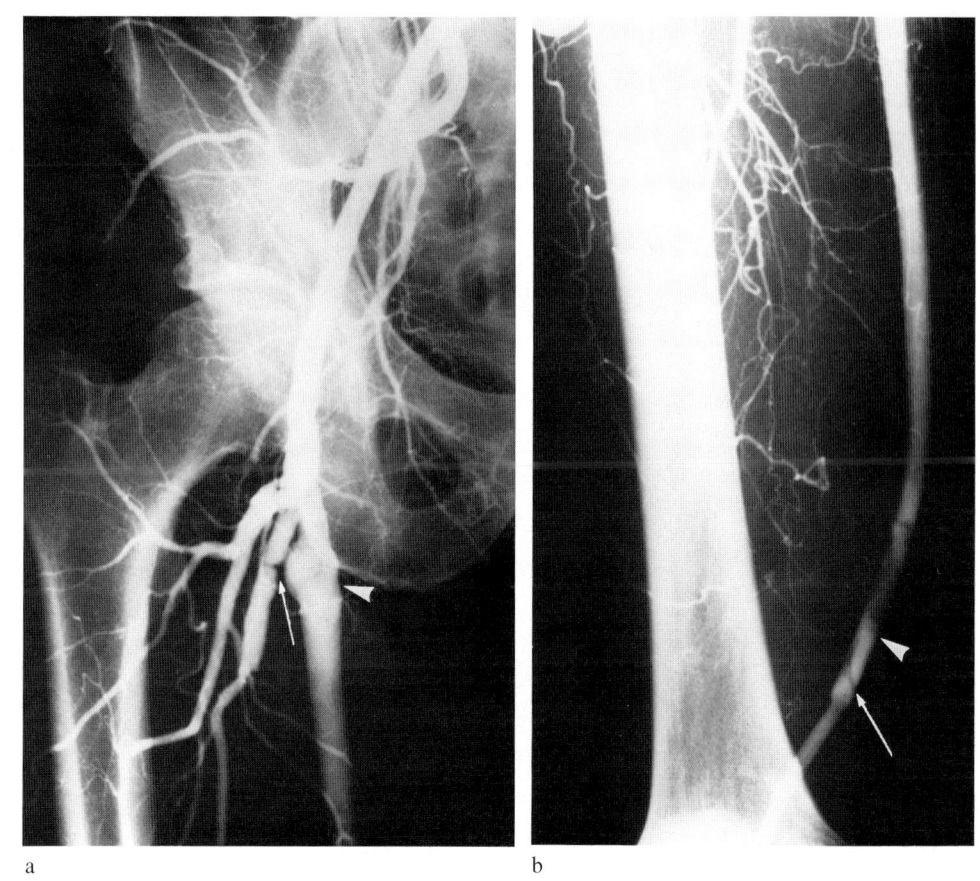

Abb. 62 a u. b   Zustand nach V.-saphena-Bypass. Rechter Oberschenkel.
a) Durchgängigkeit der proximalen Anastomose mit geringer poststenotischer Dilatation (◄). Wandunregelmäßigkeiten an der A. femoralis und profunda femoris (→).
b) Distaler Abschnitt. Im Bereich der distalen Anastomose geringe Wandunregelmäßigkeiten (◄). Proximal davon bandförmige Kontrastaussparung. Klappe der V. saphena (→).

arterie in Höhe der Einmündungsstelle einer Kollaterale, infolge von Wirbelbildungen im Blutstrom (Abb. 61) (VOLLMAR 1967).
Zur Darstellung pathologischer Veränderungen an den Beckenarterien und den unteren Extremitätenarterien wird das methodische Vorgehen vom Palpationsbefund der Femoralarterien bestimmt. Wegen geringerer Komplikationen ist die transfemorale Kathetereinführung anzustreben. Je nach Erfahrung des Untersuchers wird auch die translumbale hohe oder die tiefe Aortographie durchgeführt. Sie wird unbedingt dann erforderlich, wenn aufgrund des Palpationsbefundes eine transfemorale Katheterangiographie undurchführbar ist. Eine Alternative zur translumbalen Aortographie bietet sich in Form der transaxillären Kathetereinführung am besten auf der linken Seite mit Vorführen des Katheters in die abdominelle Aorta an. Die Gegenstrominjektion nach perkutaner Punktion einer Femoralarterie, evtl. unter Valsalvabedingungen, führt zu einer verwertbaren Darstellung der Arterien auf der punktierten Seite, jedoch meistens mit nur unzureichender Information über die Gefäßsituation der Gegenseite.

Probleme entstehen immer wieder beim Nachweis peripher gelegener Gefäßprozesse. Vorgeschaltete Arterienerkrankungen und ein erhöhter peripherer Tonus der Arterien erschweren die periphere Darstellung. Hier kann die präangiographische Injektion eines Vasodilatators die diagnostischen Möglichkeiten verbessern.

Die moderne Gefäßchirurgie hat neue Umgehungsbahnen operativ geschaffen (z. B. Bypass-Operationen, Implantation von Kunststoffprothesen oder Venentransplantate). Diese Operationen

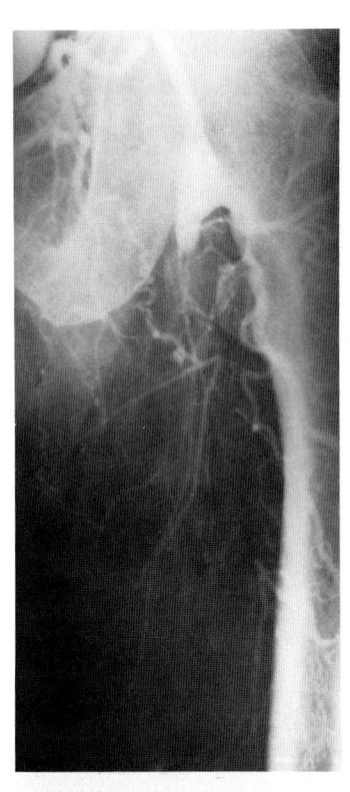

804 Erkrankungen des peripheren und abdominellen Blutgefäßsystems

Abb. 63 Zustand nach Profundaplastik. Aneurysmatische Erweiterung der A. femoralis communis sowie der A. profunda femoris im Abgangsbereich. Mäßig ausgeprägte Kollateralzirkulation bei Verschluß der A. femoralis.

können in allen Gefäßbereichen durchgeführt werden, bevorzugt sind jedoch die Aorta, der Becken- und Oberschenkelbereich. Hier fällt der Angiographie die Aufgabe zu, den Operationserfolg postoperativ zu objektivieren und die Funktionstüchtigkeit der künstlich geschaffenen Umgehungsbahnen zu kontrollieren (Abb. 47, 62 a, b, 63, 64 a, b, 68 b, 70 b, 73). Es ist natürlich selbstverständlich, daß auch nach rekonstruktiven Gefäßeingriffen das Operationsergebnis durch eine Angiographie dokumentiert werden sollte (s. Abb. 71 a, b, 72 a, b), um mögliche postoperative Komplikationen (z. B. Wiederverschluß, falsches Aneurysma) aufzudecken (ZEITLER u. SCHOOP 1970).

Abb. 64 a u. b
a) Zustand nach Profundaplastik. Verschluß der A. femoralis superficialis. Umschriebene aneurysmatische Erweiterung der A. femoralis communis. Erweiterung der A. femoralis profunda bei Zustand nach Plastik.
b) Periphere Darstellung. Erweiterung der A. profunda femoris nach Plastik. Mäßig ausgeprägter Kollateralkreislauf in den distalen Abschnitten.
▼

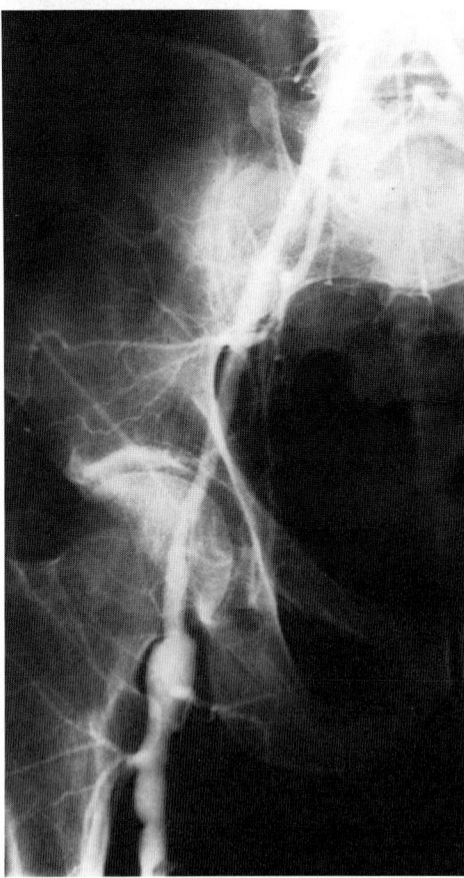

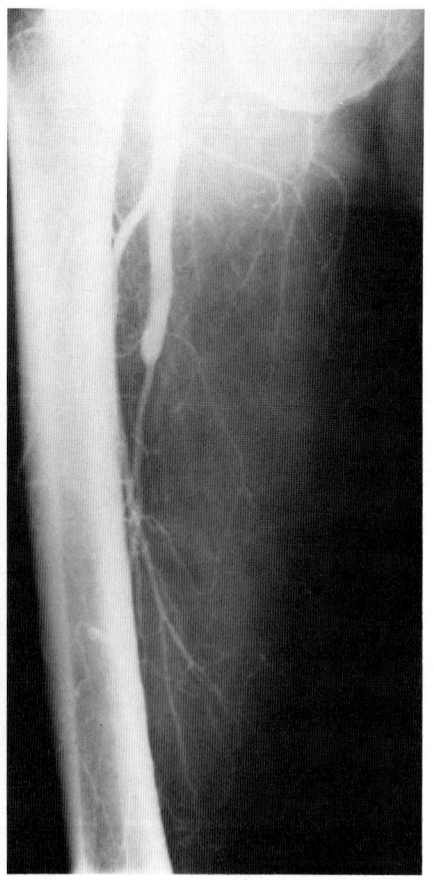

a   b

Abb. 65 a u. b
a) Verschluß der A. brachialis mit deutlich ausgeprägtem Kollateralkreislauf.
b) Verschluß der A. brachialis, radialis und ulnaris mit deutlich ausgeprägtem Kollateralkreislauf.

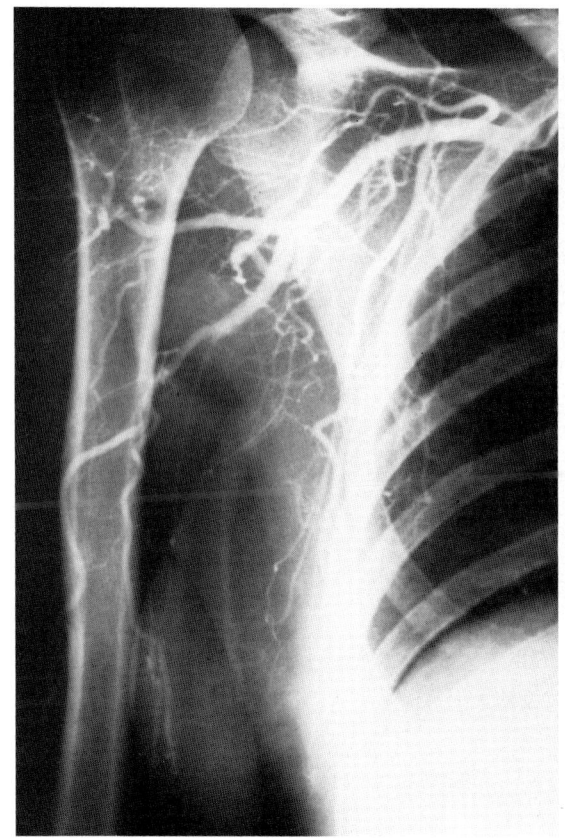

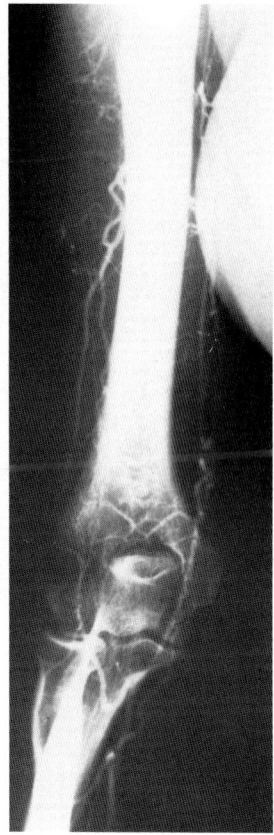

a

b

Armarterien

Chronische Arterienerkrankungen der oberen Gliedmaßen können nach RATSCHOW (1959) in einen Schultergürteltyp, Oberarmtyp und peripheren Typ unterteilt werden. HASSE (1974) findet eine Häufigkeit der Verteilung für den Schultergürteltyp mit 27%, den Oberarmtyp mit 2,4% und den peripheren Typ mit 70,6%.

Die Symptomatologie reicht vom asymptomatischen bzw. symptomenarmen Stadium (meist bei solitären Verschlüssen) über Ermüdungserscheinungen des ganzen Armes, Hautblässe bis zur Taubheit und bläulichen Verfärbung. Schwere Durchblutungsstörungen bei multiplen Verschlüssen führen zu brennenden Schmerzen, Entzündungen und Nekrosen der Akren.

Spezielle Röntgenmorphologie: Die zentralen Verschlußprozesse der *A. subclavia* und deren Umgehungskreisläufe sind in Kapitel Aortenbogen (s. S. 761) beschrieben. Der Abgangsverschluß stellt für die Ausbildung von Kollateralbahnen die günstigste Lokalisation dar. Hier können alle präformierten Kollateralbahnen wirksam werden. Je größer die Zahl der am Abgang verschlossenen Subklaviaäste wird und je weiter sich ein Verschluß in die A. axillaris hinein erstreckt, um so mehr werden die Kollateralmöglichkeiten eingeschränkt (SCHMITZ-DRÄGER 1963). Die klinische Symptomatik ist dann stärker ausgeprägt. Die Kollateralzirkulation verläuft über die A. thoracica interna, die Aa. intercostales sowie über die A. subskapularis und A. thoracica lateralis.

Arteria axillaris

Das häufigste Ereignis ist hier die akute Blockierung der Strombahn bei Embolie (s. Abb. 2). Eine Verschlußsymptomatik durch degenerative Wandveränderungen ist selten. Die Kollateralzirkulation erfolgt über die Gefäße der Schulter und der lateralen Thoraxwand.

Arteria brachialis

Arterielle Verschlüsse in dieser Region (s. Abb. 65 a) sind äußerst selten. Nach Angaben von HASSE (1974) beträgt ihr Anteil 2–3% der Verschlußlokalisationen an den oberen Gliedmaßen.

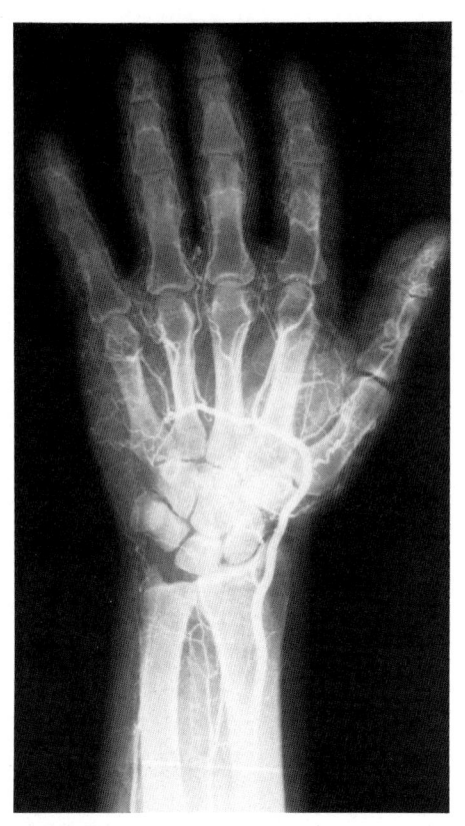

806 Erkrankungen des peripheren und abdominellen Blutgefäßsystems

Abb. 66 Arterielle Verschlußkrankheit. Verschluß der distalen A. ulnaris links und unvollständiger Hohlhandbogenschluß. Stenosen und Verschlüsse an den Digitalarterien.

Die meisten Arterienverschlüsse der oberen Gliedmaßen werden distal der Ellenbeuge beobachtet.

Arteria radialis, Arteria ulnaris

Die Arterienverschlüsse des Unterarmes finden sich gehäuft im Handgelenksbereich. Dabei überwiegen die Verschlüsse der A. ulnaris (Abb. 65 b, 66). Die Verschlußhäufigkeit der Unterarmarterien nimmt von proximal nach distal zu. Hier überwiegen die Verschlüsse des rechten Armes für beide Arterien. Eine mögliche Kollateralzirkulation erfolgt über die Äste der übrigen Unterarmarterien.

Digitalarterienverschlüsse

Verschlüsse der Digitalarterien (Abb. 67 a, b) sind fast ausschließlich eine Teilmanifestation bei Verschlußkrankheiten des peripheren Typs (CALENOFF 1972; HIGGINS u. HAYDEN 1976). Sie treten also in Kombination mit anderen Armarterienverschlüssen auf. Dabei sind besonders zwei Verschlußkombinationen häufig: die Kombination von Digital-Hohlhandbogen-Unterarm-Arterienverschlüssen bei Männern und die Kombination von Digital-Hohlhandbogen-Arterienverschlüssen bei Frauen.

Am häufigsten ist die radiale Digitalarterie des Zeigefingers obliteriert, danach folgt die ulnare Arterie des 5. Fingers. Insbesondere werden das mittlere und distale Drittel der Digitalarterien bevorzugt befallen (Abb. 66).

Becken- und Beinarterien

Die chronisch-arteriellen Verschlußkrankheiten im Bereiche der unteren Gliedmaßen können in Anlehnung an das lokalisatorische Einteilungsprinzip von RATSCHOW (1959) in einen Beckentyp, Oberschenkeltyp und peripheren Typ unterteilt werden.

Untere Aorta abdominalis und große Beckenarterien

Chronische Arterienverschlüsse im aortoiliakalen Bereich (s. Abb. 22 a, 50) sind zu etwa 90% arteriosklerotischer Natur. Je nach Sitz des Verschlusses findet sich eine unterschiedliche Symptomatik. Der gleichzeitig auftretende doppelte Wadenschmerz ist ein wichtiges klinisches Zeichen der *Aortenthrombose*. Schmerzen im Bereiche der Gesäßregion und der Kreuzbeingegend sind hier seltener. Liegt ein singulärer Verschluß der A. iliaca communis vor, so bestehen häufig krampfartige Schmerzen im Hüft- und Oberschenkelbereich, welche oft mit einer Claudicatio intermittens der Wadenmuskulatur einhergehen. Potenzstörungen finden sich ausnahmslos bei doppelseitigem Verschluß der großen Beckenarterien, insbesondere der A. iliaca interna (s. Abb. 58). Thrombosen der A. iliaca externa (s. Abb. 68 a) führen zur Claudicatio intermittens der Wade. Sie können schwere Ernährungsstörungen des Fußes mit Nekrosen hervorrufen. Isolierte Thrombosen der A. iliaca interna sind selten.

Spezielle Röntgenmorphologie und Kollateralen:
Nach LERICHE (1946) können zwei verschiedene Typen von distalen Aortenverschlüssen unterhalb des Abganges der Nierenarterien unterschieden werden:

a) eine primär oberhalb der Bifurkation entstehende Thrombose mit Ausbreitungsneigung auf die Beckenarterien;
b) eine aszendierende Thrombose einer A. iliaca communis über die Aortenbifurkation hinaus (s. Abb. 18 a).

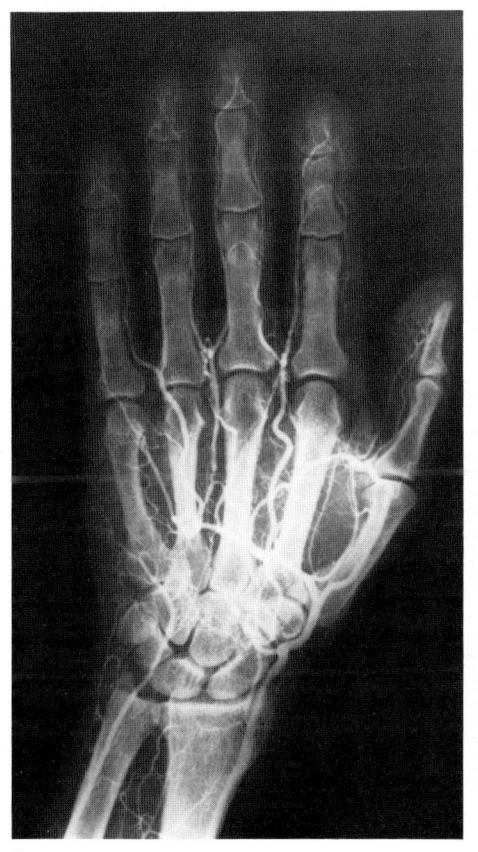

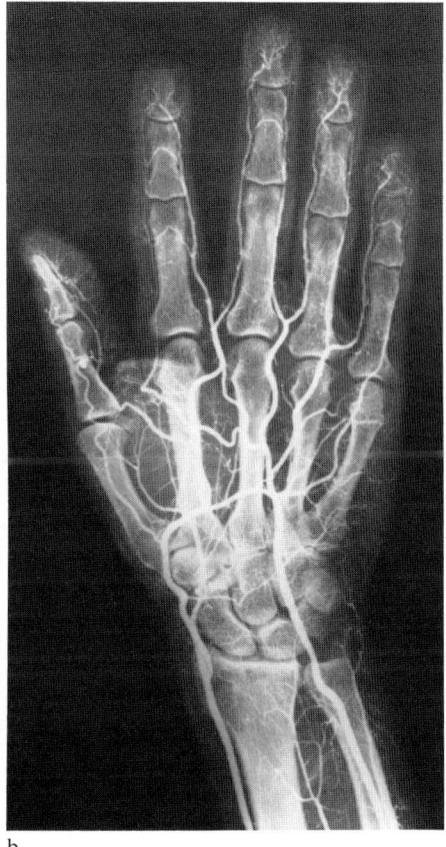

Abb. 67 a u. b   Arterielle Verschlußkrankheit, digitaler Typ.
a) Teilobliterationen der radialen Digitalarterien der linken Hand bei unvollständigem Hohlhandbogenschluß.
b) Stenose der radialen Digitalarterie des 2. Fingers rechts.

Jede Stenose und jeder Verschluß einer A. iliaca communis kann als Vorstadium einer Aortenthrombose angesehen werden (Abb. 54, 69, 70 a, 71 a). Andererseits gehen iliakale Verschlußprozesse in über 80% der Fälle mit Okklusionen der peripheren Gliedmaßenarterien einher (WELLAUER 1970). Je nach Höhe des Verschlußes findet sich eine unterschiedliche Kollateralzirkulation. Die infrarenale Unterbrechung der aortalen Strombahn führt so je nach Verschlußlokalisation zu den bereits erwähnten Kollateralkreisläufen über:

a) die Riolansche Anastomose aus der A. mesenterica superior zur A. mesenterica inferior;
b) die A. mesenterica inferior und A. rectalis zu den Nebenästen beider Aa. iliacae internae;
c) über lumbale Aortenäste und Bauchwandarterien zu den Becken- und Beinarterien.

Bei Obliteration der A. iliaca communis sind Kollateralzirkulationen über die unteren Lumbalarterien (s. Abb. 54), bei Obliteration der A. iliaca externa (s. Abb. 69) Kollateralkreisläufe über die Äste der A. iliaca interna zu den tiefergelegenen Abschnitten nachweisbar.

Chronische Arterienverschlüsse des Oberschenkels

Chronische Arterienverschlüsse des Oberschenkels bilden den Hauptanteil der Gliedmaßenarterienverschlüsse. Den Gefäßveränderungen liegt auch hier die Arteriosklerose mit ca. 80% (VOLLMAR 1967) zugrunde. Die Claudicatio intermittens der Wadenmuskulatur ist ein typisches Kennzeichen der femoropoplitealen Verschlußkrankheiten. Der Wadenschmerz kann fehlen, wenn bei manifesten Obliterationen der Profun-

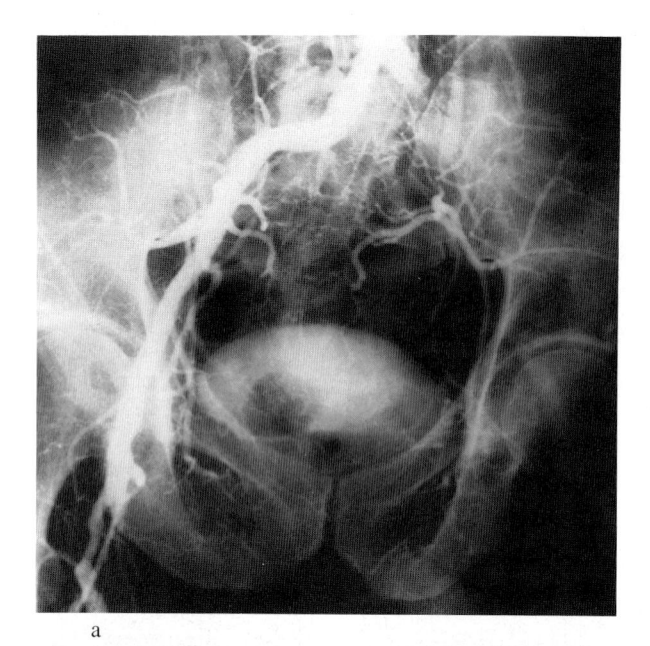

808 Erkrankungen des peripheren und abdominellen Blutgefäßsystems

dakollateralkreislauf sehr gut entwickelt ist, oder wenn kurzstreckige Segmentverschlüsse durch Umgehungsbahnen ausreichend überbrückt werden. Bei Kombinationsverschlüssen der A. femoralis superficialis und der A. profunda femoris kann zusätzlich ein quälender Ruheschmerz resultieren. Nekrosen an den Fersen, am Fußrükken oder an den Zehen komplettieren das Krankheitsbild.

Spezielle Röntgenmorphologie und Kollateralen: Chronische Arterienverschlüsse im Bereich der *A. femoralis communis* sind selten. Eine Strombahnverlegung in diesem Gefäßanteil führt zu schwerwiegenden Folgen, da eine Kollateralzirkulation über die A. profunda femoris ausfällt. Obliterationen im unteren Drittel der *A. femoralis superficialis* bilden 60 – 70% der femoropoplitealen Verschlüsse (s. Abb. 49 b, 57, 61) (LINHARDT u. Mitarb. 1968). Sie nehmen ihren Ausgang vom Arteriensegment im Adduktorenkanal. Der Kollateralkreislauf führt hier vom proximalen Gefäßabschnitt der Oberschenkelschlagader oder von den Ästen der A. profunda femoris über Brückenanastomosen zum Gefäßstumpf der A. femoralis superficialis oder zur A. poplitea (MÜLLER 1968).

Der Verschluß der A. profunda femoris ist selten. Er beträgt nach Angaben von SCHOOP (1964) ca.

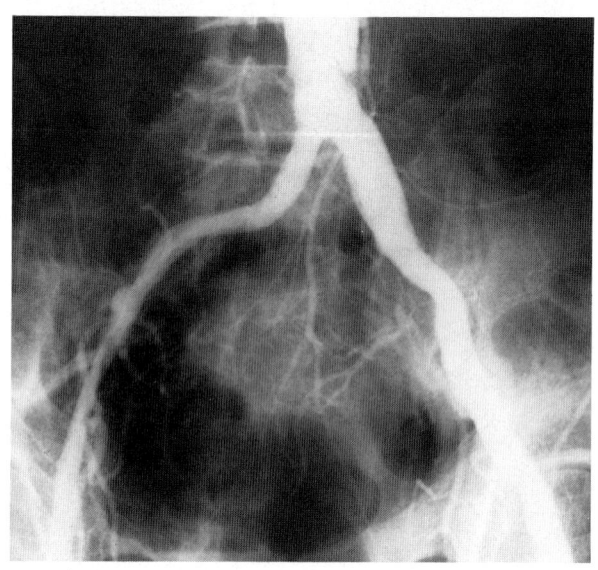

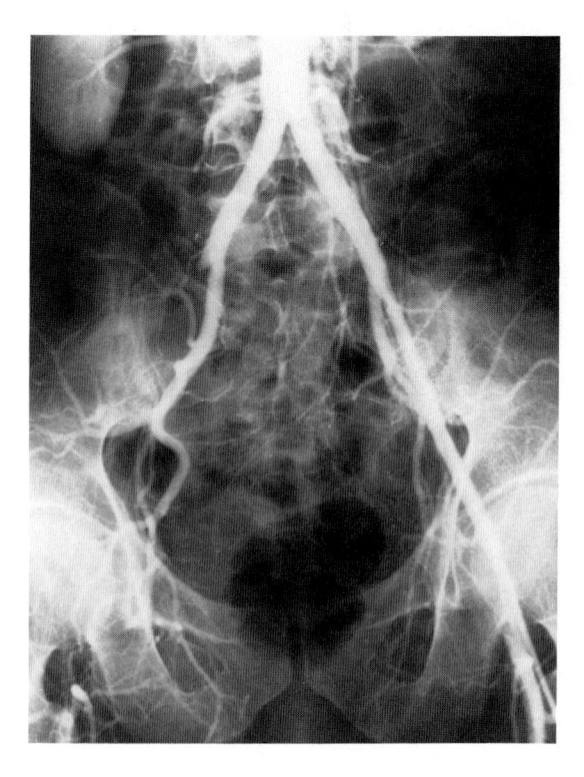

Abb. 68 a u. b
a) Verschluß der A. iliaca communis und externa links mit mäßigem Kollateralkreislauf aus den Lumbalarterien und Anschluß an die A. iliaca communis. Generalisierte Arteriosklerose. Unregelmäßige Stenosen an der A. profunda femoris rechts. Verschluß der A. femoralis rechts.
b) Zustand nach Anlage eines Patch. Gute Durchgängigkeit des Venenpatch links.

Abb. 69 Verschluß der A. iliaca externa rechts. Deutlicher Kollateralkreislauf über die A. iliaca interna rechts mit Anschluß an die A. femoralis. ▶

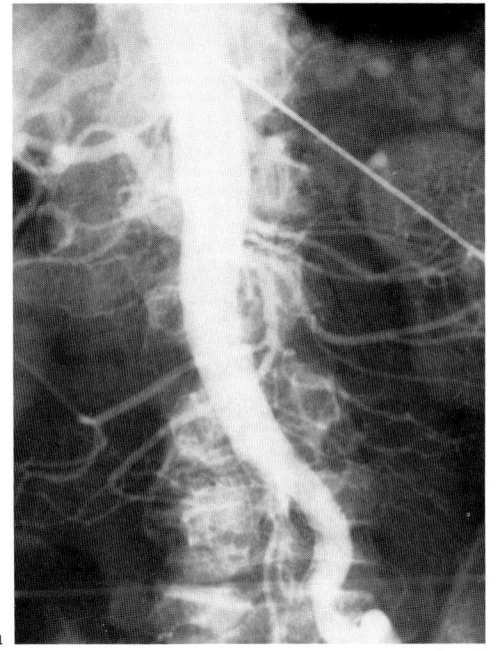

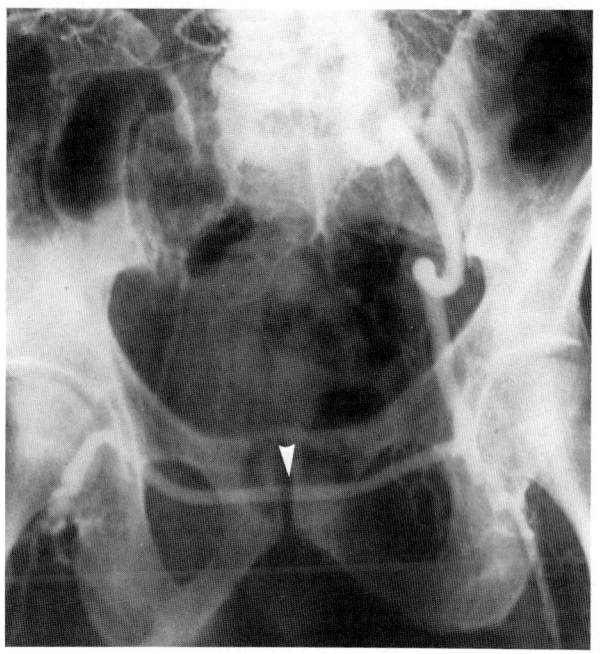

Abb. 70 a u. b   Verschluß der rechten Beckenarterien. Zustand nach Bypass-Operation von der linken zur rechten A. femoralis communis.
a) Hohe translumbale Aortographie. Verschluß der rechten A. iliaca communis. Schlängelung der linken A. iliaca communis. Kein Kollateralkreislauf rechts.
b) Tiefe Einstellung. Schlängelung der linksseitigen Beckenarterien bei Verschluß der A. iliaca interna links. Venen-Bypass von der linken A. femoralis communis zur rechten A. femoralis communis (▶). Weitere Zirkulation über die A. profunda femoris beidseits bei Verschluß der oberflächlichen Femoralarterien.

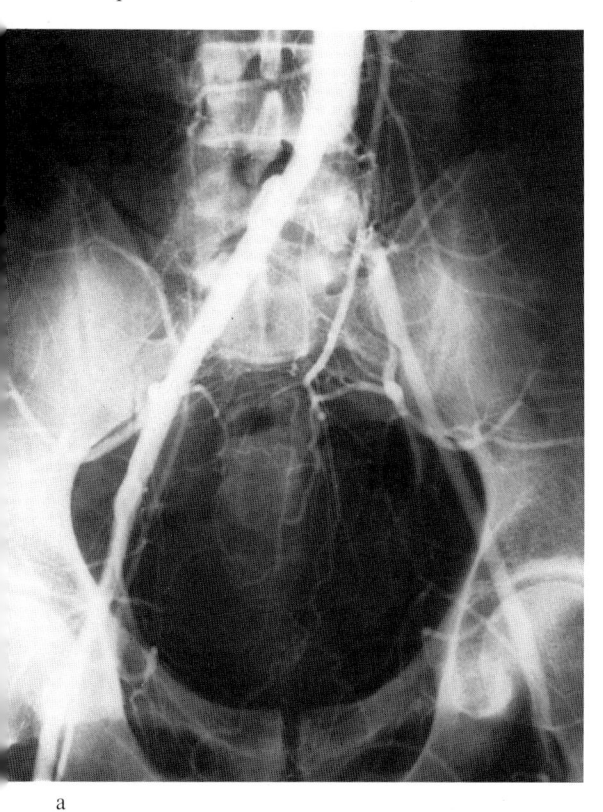

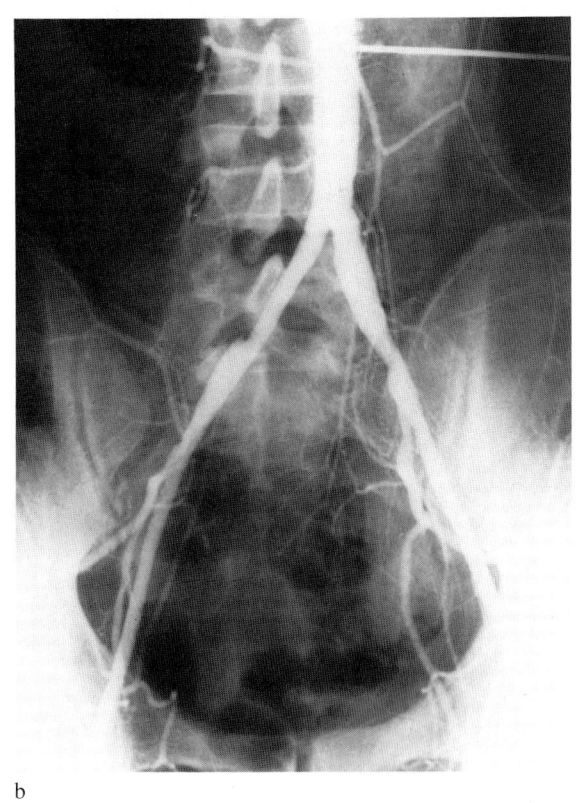

Abb. 71 a u. b
a) Umschriebener Verschluß der A. iliaca communis links. Mäßige Kollateralzirkulation über die A. rectalis und über Lumbalarterien mit Anschluß an die A. iliaca interna und retrograder Auffüllung der A. iliaca externa.
b) Zustand nach Desobliteration. Durchgängigkeit des frühen Verschlusses. Geringe aneurysmatische Erweiterung der A. iliaca communis links.

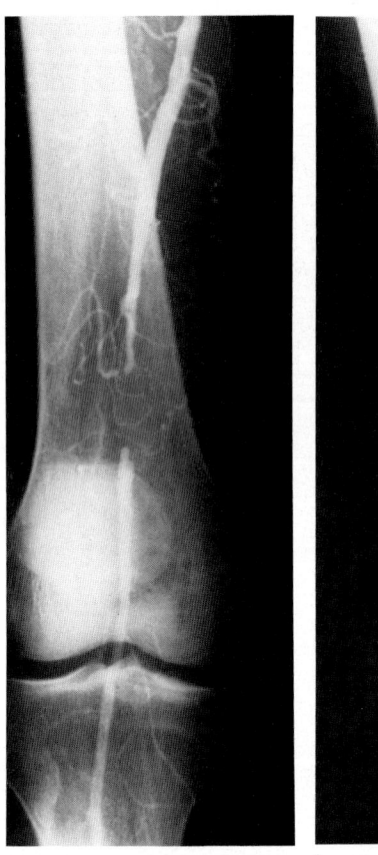

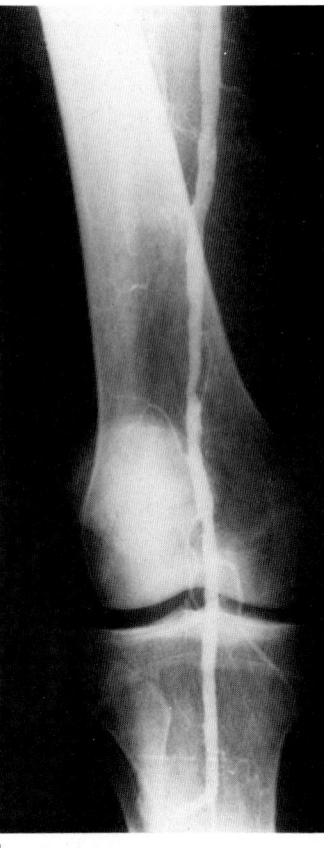

Abb. 72 a u. b
a) Umschriebener Verschluß der A. femoralis superficialis in Höhe des Adduktorenkanales. Gering ausgeprägter Kollateralkreislauf.
b) Zustand nach intraluminaler Gefäßplastik. Durchgängigkeit der A. femoralis superficialis. Wandunregelmäßigkeiten infolge Arteriosklerose.

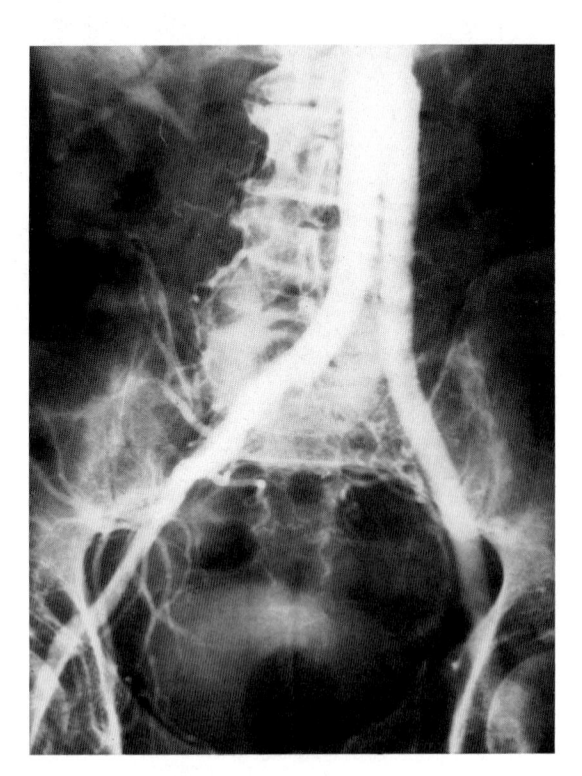

Abb. 73 Kontrolle nach Venenpatch links. Hohe latero-laterale Anastomose des Venenpatch mit der kaudalen Aorta. Durchgängigkeit des Patch.

Abb. 74 Tibialis-anterior-Syndrom links. Verschluß der A. tibialis anterior links (→).

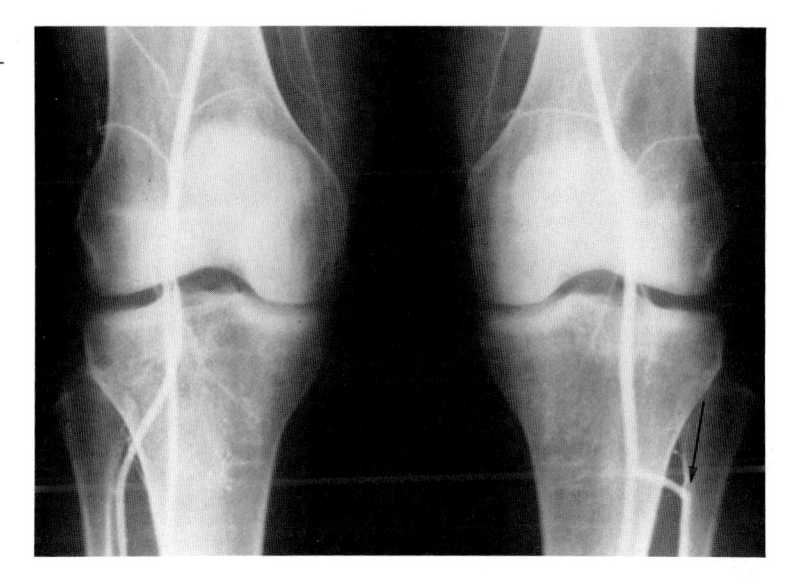

4–5%. Die Kollateralzirkulation läuft über Äste der A. iliaca interna und den Aa. circumflexae femoris mediales und laterales sowie zwischen Muskelästen der A. femoralis superficialis und den distalen Profundaästen.

Arteriosklerotische Gefäßveränderungen, Stenosen und Verschlüsse im Bereiche der *A. poplitea* (s. Abb. 49 b, c) finden sich in deren proximalen Anteilen kurz oberhalb des Kniegelenkspaltes und an der Aufzweigung der Arterie in die Unterschenkelgefäße. Eine Kollateralbildung erfolgt bei Obliteration der A. poplitea meist über die Arteriae surales.

Chronische Arterienverschlüsse des Unterschenkels und des Fußes

Auch beim peripheren Verschlußtyp der unteren Gliedmaßen überwiegt ätiologisch die Arteriosklerose. Untersuchungen von MÜNSTER u. Mitarb. (1966) sowie RATSCHOW (1959) ergaben einen Anteil der isolierten peripheren Verschlüsse von 17–19%. Bei kombinierten Verschlußtypen steigen diese Zahlen auf 38–52% an. Klinische Beschwerden entstehen meist erst bei ungenügenden Kompensationsmöglichkeiten infolge kombinierter Obliteration von 2–3 Unterschenkelarterien. Sie reichen von einer gesteigerten Kälteempfindlichkeit des Fußes, Belastungsschmerz im Bereiche der Fußgelenke oder Fußsohlen, Sensibilitätsstörungen bis zu schweren akralen Nekrosen.

Spezielle Röntgenmorphologie und Kollateralen: Ordnet man die Verschlüsse der drei großen Unterschenkelarterien nach der Häufigkeit, so ergibt sich ein Anteil der A. tibialis anterior mit 34,2%, der A. tibialis posterior mit 27,1%, der A. fibularis mit 17,5% (MÜNSTER u. Mitarb. 1966). Die Verschlüsse der *A. tibialis anterior* entstehen meistens 1–5 cm am Abgang aus der A. poplitea („Tibialis-anterior-Syndrom") (Abb. 74). Ein isolierter Verschluß dieses Gefäßes wird durch eine Kollateralzirkulation aus der A. tibialis posterior kompensiert. Bei einer Obliteration der A. tibialis posterior entstehen Kollateralbahnen über den R. circumflexus fibulae, die Aa. surales und über die A. fibularis (Abb. 60, 75).

Angeborene Arterienerkrankungen – Fehlbildungen peripherer Arterien

Elongation und Knickung

Angeborene Formen des „King-King" sind neben den häufigeren und bekannten Formen der degenerativen Arterienelongation mit Schleifen- und Knickbildung selten (Abb. 76). Im allgemeinen bleiben diese Veränderungen asymptomatisch. Komplikationen treten nur dann ein, wenn es bei anhaltender Abknickung zum Stillstand des Blutstromes und zur sekundären Thrombose kommt (LÜTGEMEIER 1974).

Stenosen, Dysplasie und Agenesie

Angeborene Stenosen, Dysplasien und Agenesien an Beckenarterien (Abb. 77) und peripheren Arterien werden beschrieben (ROB u. OWEN 1965; KUNST u. ZIMMERMANN 1970; MAY u. NISSL 1970; BLIZNAK u. STAPLE 1974). Sie werden mit der hämodynamischen Belastung dieser Gefäße

812 Erkrankungen des peripheren und abdominellen Blutgefäßsystems

oder neuralgiforme Beschwerden durch Druck auf den begleitenden Nerv entstehen. Bei Aneurysmen der Beckenarterien können durch Kompression Obstipation, Hydronephrose, Nierenkoliken und Harnverhaltung entstehen. Aneurysmen der Extremitäten sind oft auch als pulsierende Anschwellungen tastbar.

Spezielle Röntgenmorphologie: Das Ziel der angiographischen Untersuchung besteht in der Lokalisation und Größenbestimmung der aneurysmatischen Erweiterung und in der Beurteilung des Zustandes der zu- und abführenden Gefäßanteile. Die Mehrzahl der Aneurysmen zeigt amorphe oder schalenförmige Kalkeinlagerungen in der Gefäßwand, die bereits auf der Leeraufnahme als charakteristisches Substrat sichtbar werden. Durch den verlangsamten Blutfluß im Aneurysma entstehen wandständige Thromben, welche durch embolische Verschleppung distal des Aneurysmas alle Stadien einer arteriellen Mangeldurchblutung hervorrufen können. Wegen der Thrombosenbildung zeigt die Angiographie meist nicht die reale Ausdehnung des Aneurysmas auf. Verdächtig auf eine sekundäre

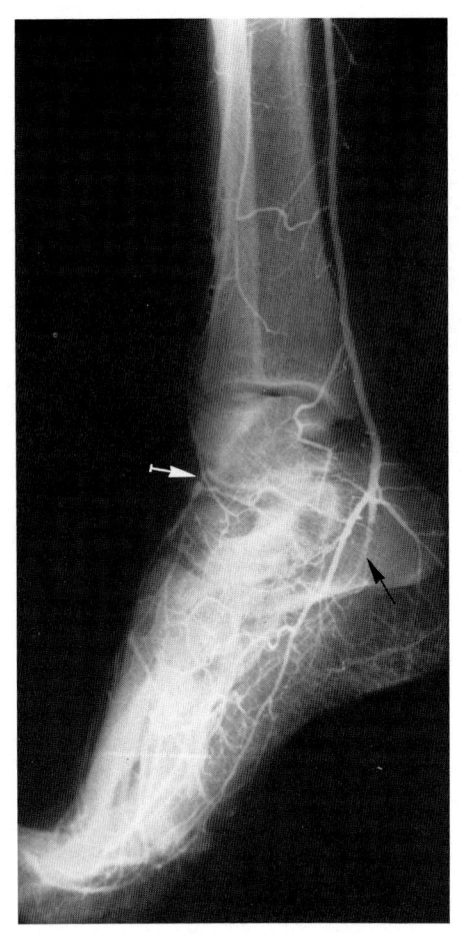

Abb. 75 Teilobliteration der A. dorsalis pedis (⟵⟶) und der A. plantaris fibularis (⟶).

durch den Embryonalkreislauf in Zusammenhang gebracht. Die Übergänge zu den multiplen anatomischen Varianten des peripheren Gefäßsystems sind fließend.

Aneurysmen der Arterien

Aneurysmen der peripheren Gefäße finden sich bevorzugt im Bereiche der Becken- und Beinarterien. Die weitaus häufigste Ursache ist hier die Arteriosklerose. Weniger häufiger führen mykotische Infektionen, Trauma oder kongenitale Gefäßveränderungen zu Aneurysmen. Prädilektionsstellen der Aneurysmen sklerotischer Genese sind nach der Häufigkeit geordnet: die A. poplitea (Abb. 78), die A. femoralis superficialis (Abb. 79 a, b) und die Aa. iliacae.

Die Beschwerden resultieren aus der Kompression benachbarter Strukturen. So können Ödembildungen durch Druck auf die begleitende Vene

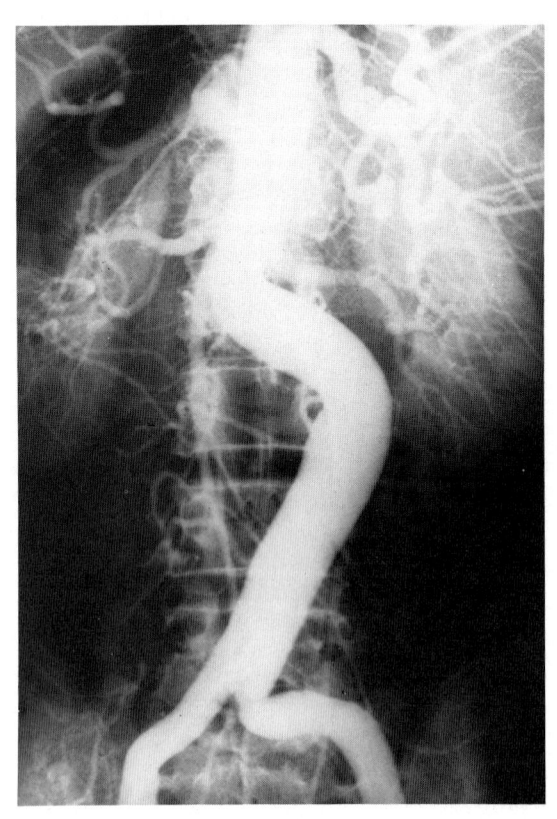

Abb. 76 Kingking der abdominellen Aorta mit atypischer Knickbildung in Höhe von L 3.

Thrombosierung sind unregelmäßige Kontrastaussparungen in dem sonst glatt begrenzten Aneurysma. Computertomographie und Ultraschalluntersuchungen liefern hier wichtige Zusatzinformationen.

Im Gegensatz zu den meist unilateralen Aneurysmen der A. femoralis superficialis und A. poplitea treten Aneurysmen der A. femoralis meist bilateral auf. Aneurysmen der A. iliaca externa sind seltener. Diffuse Aneurysmatosen werden an A. femoralis und A. poplitea beobachtet. Sie gehen mit Gefäßelongation, Stenose und verlangsamter Strömung einher.

Kontrolle nach Operation: Die Operation peripherer Aneurysmata besteht in Resektion und Strombahnwiederherstellung (Abb. 79 b). Dies gelingt für die A. femoralis und A. poplitea in 60% bei präoperativ fehlenden Pulsen und in 95% bei präoperativ tastbaren Pulsen. Die Operationsergebnisse von Aneurysmata der A. iliaca sind denen an der distalen Bauchaorta vergleichbar. Zur Wiederherstellung der Gefäßkontinuität dienen an der A. iliaca Dakronprothesen und an der A. femoralis und A. poplitea Vena-Saphena-Transplantate.

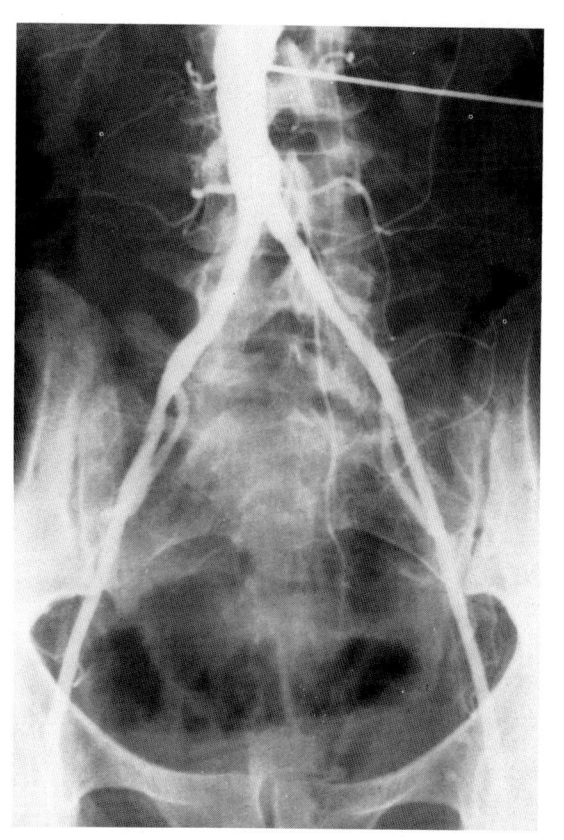

Abb. 77 Tiefe lumbale Aortographie. Dysplasie der Beckenarterien.

Das postoperative Angiogramm dient der Befundkontrolle und dem Ausschluß eines Aneurysmas im Anastomosenbereich zwischen prothetischem Graft und Gefäß.

Kurzschlußverbindungen

Erworbene arteriovenöse Kurzschlußverbindungen

Nach ELKIN u. SHUMACKER (1955) verteilen sich traumatische arteriovenöse Fisteln in 67,3% auf die Beine, in 16,7% auf die Arme, in 12,9% auf Kopf und Hals und in 3,1% auf den Körperstamm. Sie entstehen meistens durch eine perforierende Verletzung (Geschoß-, Schnitt-, Stich-, Splitterverletzungen, Gefäßpunktionen) (BÖTTGER u. Mitarb. 1977). Kurzschlußverbindungen durch Ruptur eines Aneurysmas oder durch infektiöse Arrosion der Gefäßwand sind selten. Auch durch diagnostische und chirurgische Eingriffe können arteriovenöse Fisteln entstehen.

Im Bereich der Fistel kann eine lokalisierte pulsierende Weichteilschwellung auftreten, welche

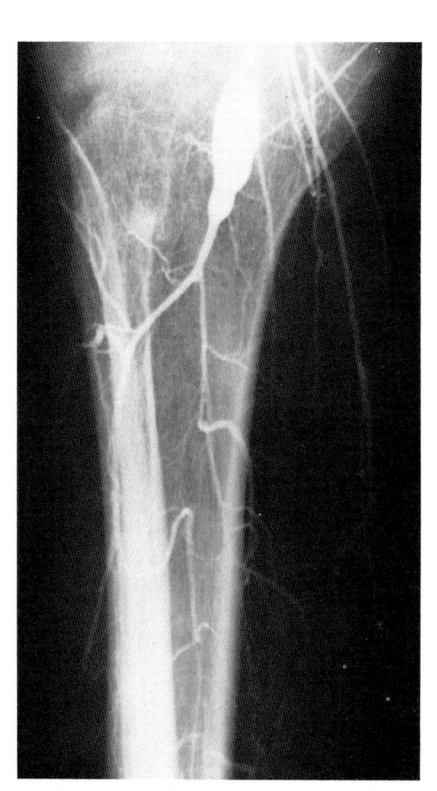

Abb. 78 Aneurysmatische Erweiterung der A. poplitea distal des Kniegelenkspaltes.

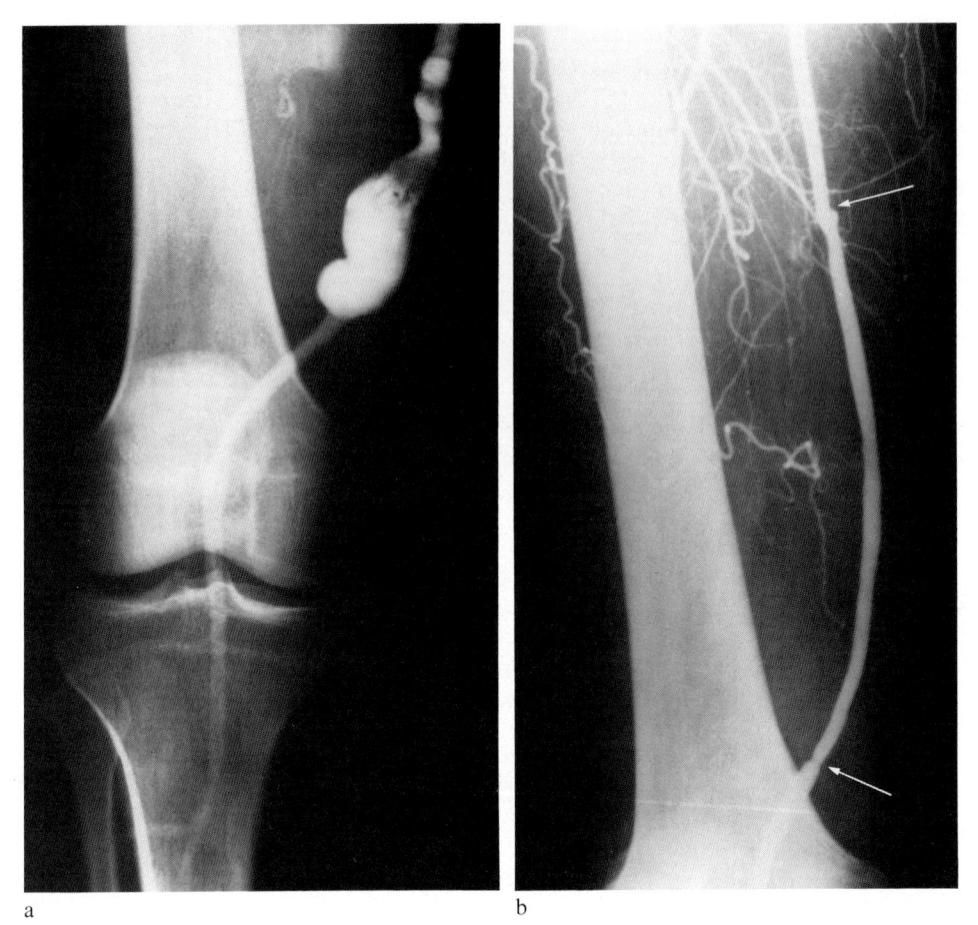

Abb. 79 a u. b
a) Aneurysma der A. femoralis in Höhe des Adduktorenkanales.
b) Zustand nach Resektion des Aneurysma und Implantation eines Saphena-Bypasses. Gute Durchgängigkeit der Arterien und des Bypasses. Geringe zirkuläre Einengungen im Bereich der Anastomose (→).

von einem palpablen Schwirren und einem auskultatorisch feststellbaren Geräuschbefund begleitet ist. Oft besteht im venösen Abflußgebiet eine oberflächliche Varikosis oder ein nachweisbarer Venenstau. Distal der Fistel können sich an den Extremitäten als Folge der venösen Abflußbehinderung die Zeichen eines postthrombotischen Syndroms entwickeln.

Spezielle Röntgenmorphologie: Die Angiographie mit Anfertigung von Serienaufnahmen ist vor dem operativen Eingriff unerläßlich. Sie gibt Auskunft über Lokalisation und Anzahl der arterio-venösen Kurzschlußverbindungen sowie über den Zustand der zuführenden und abführenden Gefäße (s. Abb. 41 a–d). Zur exakten lokalisatorischen Dokumentation der Shunt-Verbindung muß gelegentlich eine 2. Aufnahmeserie in einer anderen Projektion angeschlossen werden.

Meist wird die Fistel von einem erweiterten arteriellen Gefäß gespeist. Bei großen chronischen Fisteln kann aber auch eine extensive arterielle Kollateralzirkulation vorhanden sein. Das mit hoher Geschwindigkeit zirkulierende große Blutvolumen erweitert nicht nur die abführende Vene proximal der Kurzschlußverbindung, sondern führt in vielen Fällen auch aufgrund einer eintretenden Klappeninsuffizienz zu einem reversen venösen Kontrastmittelabstrom nach distal. Selbstverständlich sind bei der Durchführung der Angiographie die hämodynamischen Eigenheiten des Fistelkreislaufes zu beachten.

Angeborene arteriovenöse Kurzschlußverbindungen

Angeborene arteriovenöse Fisteln können in jeder Körperregion vorkommen (BRUNETON u.

Mitarb. 1978), sie sind jedoch am häufigsten an den Extremitäten lokalisiert. Dabei sind die Beine 2- bis 3mal häufiger beteiligt als die Arme. Klinisch fällt häufig eine einseitig verstärkte Venenfüllung oder Varikose, verbunden mit einer Umfangsvermehrung oder einer Längendifferenz der Extremitäten auf. Ausgeprägte Stadien zeigen eine venöse Stauung mit typischen Hautveränderungen bis zur venösen Ulzeration.

Spezielle Röntgenmorphologie: Unter pathologisch-anatomischen Gesichtspunkten lassen sich nach RIENHOF (1924) 2 Typen von Kurzschlußverbindungen unterscheiden:

a) arteriovenöse Fisteln proximal der zugehörigen Endstrombahn der Arterie und
b) arteriovenöse Fisteln im Endstrombahnbereich.

Beide genannten Formen können als Querverbindungen vorliegen oder in Kombination mit einem ausgedehnten schwammartigen Gefäßraum (Hämangioma simplex, Angioma kavernosum, razemöses Angiom) vorkommen (OCHSENSCHLÄGER u. Mitarb. 1970; LEVIN u. Mitarb. 1976). Während die kapillären Hämangiome sich angiographisch kaum erfassen lassen, sind die kavernösen Hämangiome angiographisch gewöhnlich leicht darzustellen. Röntgenmorphologisch erkennt man im Angiogramm in allen Fällen eine frühe venöse Füllung. Dabei ist der zuführende arterielle Schenkel nicht immer dilatiert, es findet sich jedoch ein komplexes venöses Netzwerk mit einzelnen Kontrastmittelseen. Allerdings reicht die frühzeitige Venenfüllung ohne Nachweis von Fistelarterien und ohne raschen Abtransport des Kontrastmittels aus den Venen nicht für die Diagnose arteriovenöser Fisteln aus. Durch Anpassung der Bildfolge an die hämodynamische Situation läßt sich jedoch zuführender und abführender Schenkel ausreichend darstellen und somit die Diagnose sichern.

Hyperergische Arterienerkrankungen

Nach BOCK (1974) können vier Arten von hyperergischen Gefäßwandschädigungen unterschieden werden:

a) die abnorm starke Beantwortung einer abnorm empfindlichen Gefäßwand auf Noxen von der Intimaseite als Hypersensibilitätsangiitis;
b) Gefäßveränderungen beim Arthusphänomen, wobei Antigen und Antikörper sich in einer aufgelockerten abnorm durchlässigen Gefäßwand nach Art einer Immundiffusion begegnen;
c) den Typ der Serumkrankheitsangiitis;
d) im Histion ablaufende immunisatorische Entzündungsprozesse, welche von außen auf die Gefäßwände übergreifen.

Nach der Ätiologie kann in infektionsallergische, nutritivallergische, pharmakoallergische, gewerbeallergische und autoallergische Vorgänge systematisiert werden.

Exsudative, proliferative und nekrotisierende Vorgänge charakterisieren die hyperergischen Gefäßaffektionen. Manifestationen an den peripheren Gefäßen finden sich vor allem bei folgenden Erkrankungen: Purpura Moschcowitz (thrombotisch-thrombopenische Mikroangiopathie), Hypersensibilitätsangiitis, rheumatische Gefäßveränderungen, Dermatomyositis, Sklerodermia universalis, Lupus erythematodes disseminatus und Periarteriitis nodosa. Besonders bei der Sklerodermie und dem Lupus erythematodes und der Periarteriitis nodosa kommen akrale Verschlußsyndrome vor, das heißt die distale akroarteriolare Gefäßstrecke ist befallen.

Sklerodermia universalis

Bei arteriellen Durchblutungsstörungen vom Sklerodermietyp werden vorwiegend akrale, durch eine Störung im mesenchymalen Gewebe hervorgerufene Durchblutungsstörungen angetroffen. Bedingt durch die Kollagenose führen die organischen Gefäßveränderungen, besonders in Form von Muskularisverdickungen und Intimaverbreiterungen der Arterien (RATSCHOW 1959) langsam zu Stenosen und Verschlüssen. Sie bedingen bei einem Teil der Patienten in späteren Stadien das Bild der typischen „Akrosklerose". Daneben bestehen abortive Verlaufsformen, bei denen angiographisch nachweisbare Obliterationen an den kleinen Gefäßen von Händen und Füßen den charakteristischen klinischen Zeichen der Sklerodermie um Jahre vorausgehen.

Spezielle Röntgenmorphologie: Angiographisch zeigen sich im Hand- und Fußbereich schlecht kollateralisierte, segmentale oder komplette Verschlüsse der größtenteils engkalibrig kontrastierten Arterien (HENNINGES u. ZEITLER 1973; GÖBBELER u. Mitarb. 1974). Stenosen sind häufig. Die digitale Weichteilregion in der Umgebung der Obliterationen ist verschmächtigt („Spitzendürre"), das arterielle Finger- und Zehenkuppennetz zeigt häufig diffuse oder feinfleckige Gefäßrarifizierungen. Nach HENNINGES u. ZEITLER (1973) ähneln die arteriellen Obliterationen, welche meist gleichzeitig und in ähnlicher Form sowohl an Füßen und Händen beim gleichen Patienten angetroffen werden, häufig den Befund bei der Endangiitis obliterans. Bei der Sklerodermie sind jedoch die arteriellen Verschlüsse weniger langstreckig und weniger proximal lokalisiert. Die für die Endangiitis typischen, stark geschlängelten, in großer Zahl anzutreffenden Kollateralgefäße fehlen. Nach VOGLER u. GOLLMANN (1953) zeigen kleinere Gefäße eine Rarifizierung, Kalibereinengung und eine vorzeitige konische Endigung. Außerdem bestehen länger anhaltende Kontrastmittelstasen.

Lupus erythematodes disseminatus

An den peripheren Gefäßen betrifft die Lupus-erythematodes-Vaskulitis vorwiegend die mittelgroßen Arterien wohl als Folge einer Ablagerung größerer zirkulierender Antigen-Antikörper-Komplexe. 20 – 30% der Lupus-erythematodes-Fälle sind kombiniert mit dem Raynaud-Phänomen. Eine Endangiitis von Digitalgefäßen kann zu ischämischen Fingernekrosen führen.

Periarteriitis nodosa

Die Periarteriitis nodosa bietet je nach Befall des Gefäßgebietes eine wechselnde Symptomatik und bereitet daher erhebliche differentialdiagnostische Schwierigkeiten. Fibrinoide Nekrosen der Media mit Ödem und fibrinösem Exsudat im Bereich der Elastica interna, Knötchenbildungen und Infiltrate von Adventitia und Media, Granulationswucherungen im Bereiche der Adventitia und Media sowie Bildung von Narbengewebe, Intimahyperplasie, Lichtungseinengungen und periarterielle Fibrose werden angetroffen.
Der Befall der Gliedmaßen ist symptomatologisch wie differentialdiagnostisch von großer Bedeutung. Raynaud-Bilder kommen vor. Periphere Nekrosen und Gangrän werden von BOCK (1974) beschrieben.
Als *spezielles röntgenmorphologisches Substrat* findet man multiple größere und kleinere aneurysmatische Erweiterungen der Gefäße im Wechsel mit Stenosen und Verschlüssen.
Die *Endangiitis obliterans* der peripheren Gefäße ist gekennzeichnet durch multiple Stenosen und Verschlüsse an den kleinen und mittelgroßen Arterien. Arteriosklerotische Plaques fehlen. Oft besteht eine ausgeprägte Kollateralzirkulation besonders an der unteren Extremität (LAMBETH u. YONG 1970).

Angioneuropathien

Unter Angioneuropathien werden Krankheitsbilder zusammengefaßt, bei denen Änderungen des Blutdurchflußes der Gefäßperipherie unter dem Einfluß nervaler Faktoren eintreten. Geht man primär von diesen Einflüssen des Nervensystems auf die Durchströmung aus (RICHTER 1974) und trennt sekundäre mögliche neurogene Änderungen der Gefäßwandeigenschaften ab, so lassen sich

a) funktionelle Durchblutungsstörungen im engeren Sinne bei einer Vasokonstriktion als Dauerzustand und
b) intermittierende funktionelle Akrosyndrome

unterscheiden.

Dystone Durchblutungsstörungen bei geänderter Vasomotorik

Hier lassen sich folgende Krankheitsbilder einordnen: Konstitutionelle Akrosyndrome mit und ohne Farbänderungen der Haut, Fehlregulation der peripheren Durchblutung ohne nachweisbare organische Veränderungen, Wärmeregulationsstörungen, Begleiterscheinungen bei neurologischen Krankheitsbildern und Vasomotorismus im Zusammenhang mit direkter Reizung gemischter Nervenfasern.
Klinisch findet sich in nahezu allen Fällen eine verstärkte Vasokonstriktion mit minderdurchbluteten Arealen der Akralgefäße. Es resultieren Akroparästhesien, Schmerzen und Kältegefühl. In Einzelfällen können auch spontane Diapedeseblutungen mit Hämatombildung nachweisbar sein.

Intermittierende funktionelle Akrosyndrome (Raynaudscher Formenkreis)

Diese Krankheitsbilder sind charakterisiert durch intermittierende, kurz dauernde Perioden der Konstriktion akraler Gefäße, oft ausgelöst durch Kältereizung, Trauma oder emotionelle Aktionen (BENEDICT u. Mitarb. 1974) (Abb. 80). Das primäre Raynaud-Syndrom (rezidivierende digitale Ischämie auf der Basis einer funktionellen Vasokonstriktion) umfaßt also funktionelle Ischämieattacken, welche vom einzelnen Digitus mortuus bis zum ausgeprägten symmetrischen Befall der meisten Finger und mitunter auch der Zehen reichen (SCHOOP 1967).
Als sekundäres Raynaud-Syndrom bezeichnet man das Krankheitsbild einer akral lokalisierten Gefäßsymptomatik mit anfallsartigen Ischämiezuständen bei lokalen, regionalen und generali-

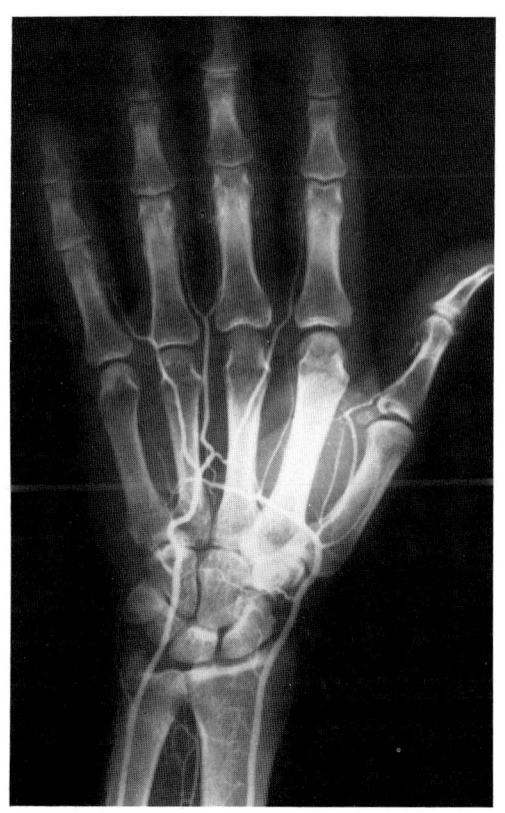

Abb. 80 Digitalarterienverschluß bei Kältehämagglutination.

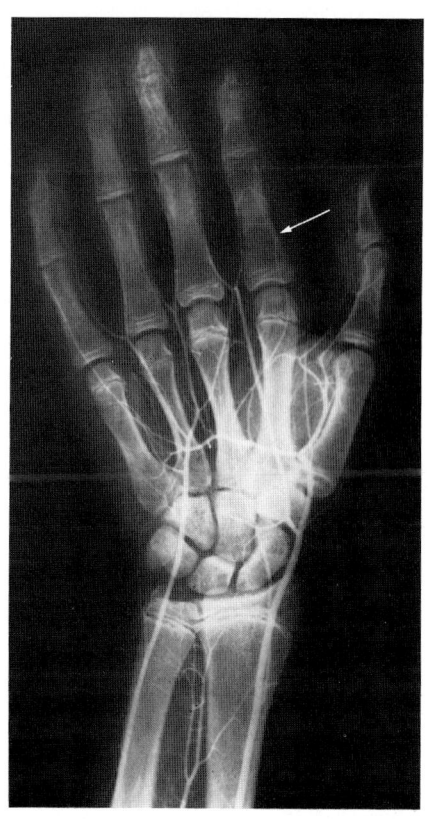

Abb. 81 Verschluß der radialen Digitalarterie des Zeigefingers links (→) bei funktionellem Akrosyndrom.

sierten organischen Gefäßläsionen oder sonstigen Organerkrankungen. Die intravasale Reduktion des Druckes in Folge von Stenosen und Verschlüssen, die Erhöhung eines perivaskulären Gewebsdruckes und eine krankhafte Steigerung des Vasokonstriktorentonus prädestinieren zum sekundären Raynaud-Syndrom (arterielle Verschlußkrankheit, Angioorganopathien, Kollagenkrankheiten).
Röntgenmorphologisch erkennt man akrale Arterienverschlüsse unterschiedlicher Ausdehnung (Abb. 81).

Literatur

Abrams, H. L. 1971: Angiography, Second Ed., Vol. II. Little, Brown and Comp. Boston

Allen, E. V., N. W. Barker, E. A. Hines 1962: Peripheral vascular diseases. Saunders, Philadelphia

Arevalo, F., B. T. Katzen 1976: Bilateral sublavian steal syndrome. Amer. J. Roentgenol. 127, 668

Asang, E., H. Mittelmeier 1957: Die systematisierte Endangiitis obliterans. Arch. Kreisl. Forsch. 26, 143

Beachley, M. C., K. Ranninger 1973: Abdominal aortography from the axillary approach. Amer. J. Roentgenol. 119, 508

Beachley, M. C., K. Ranninger, F. J. Roth 1974: Roentgenographic evaluation of dissecting aneurysms of the aorta. Amer. J. Roentgenol. 121, 617

Beall, A. C., D. A. Cooley, G. C. Morris, M. E. Debakey 1963: Perforation of arteriosclerotic aneursysms into the vena cava. Arch. Surg. 86, 809

Belan, A., K. Weiss, J. Pospichal, I. Beranek, M. Haco 1973: Arteriographisches und klinisches Bild des Steal-Phänomens im Gebiete der Aortenbogenäste. Fortschr. Röntgenstr. 119, 301

Benedict K. T., W. Chang, F. J. McCready 1974: The hypothenar hammer Syndrome. Radiology 111, 57

Benjamin, H. B., A. B. Becker 1967: Etiologic incidence of thoracic and abdominal aneurysms. Surg. Gynec. Obstet. 125, 1307

Bennet, J. M., J. M. Bigot, J. P. Monnier 1974: Etude topographique des anastomoses des arteres digestives. Ann. Radiol. (Paris) 17, 507

Bernsmeier, A., U. Gottstein 1963: Der Schlaganfall, kardiale und haemodynamische Faktoren als Ursache der intermittierenden cerebralen Ischaemie. Internist 4, 55

Bilyea, D. C. 1969: Aneurysm of splenic artery, second commenest abdominal aneurysm: case report. J. Amer. Osteopath. Ass. 68, 1141

Binswanger, R. O., E. Voegeli 1976: Die Angiographie bei akuter mesenterialer Ischämie. Schweiz. Rdsch. Med. 65, 1232

Bliznak, J., T. W. Staple 1974: Radiology of angiodysplasias of the limb. Radiology 110, 35

Bock, H. E. 1974: Hyperergische Arterienerkrankungen. In: Angiologie – Grundlagen, Klinik und Praxis, hrsg. von G. Heberer, G. Rau, W. Schoop. Thieme Stuttgart, S. 530

Boldt, I., E. Bücheler 1971: Ein luisches, thorako-lumbales Aortenaneurysma mit Wirbelkörperarrosion. Fortschr. Röntgenstr. 114, 846

Böttger, E., A. Burghard, L. Schlicht 1971: Ein Beitrag zum Takayasu und Middle Aortic Syndrom. Fortschr. Röntgenstr. 115, 156

Böttger, E., A. Hummel, W. Brands, A. Ochsenschläger 1977: Das angiographische Bild der arteriovenösen Fisteln. Fortschr. Röntgenstr. 126, 319

Brenner, H., H. Wasl, W. Zaunbauer 1963: Klinische und experimentelle Untersuchungen im Hinblick auf Karotisrschlüsse. Radiologia Austria XIV/3, 197

Brewster, D. C., A. Retana, A. C. Waltman, R. C. Darling 1975: Angiography in the management of aneurysms of the abdominal aorta, its value and safety. New. Engl. J. Med. 292, 822

Bron, K. M. 1966: Thrombotic occlusion of the abdominal aorta. Amer. J. Roentgenol. 96, 887

Bruneton, J. N., J. Druillard, M. Delmas, M. Longy, G. Delorme 1978: Multiple kongenitale arteriovenöse Fisteln. Fallbericht über eine Spätmanifestation. Fortschr. Röntgenstr. 129, 785

Bücheler, E., A. Düx, P. Thurn 1966: Die Stenose der abdominellen Aorta. Fortschr. Röntgenstr. 104, 22

Bühler, A. 1904: Über eine Anastomose zwischen den Stämmen der A. coeliaca und der A. mesenterica superior. In: Gebauers morphologisches Jahrbuch, hrsg. von G. Ruge. 32, 185

Calenoff, L. 1972: Angiography of the hand: guidelines for interpretation. Radiology 102, 331

Cooley, D. A., R. D. Bloodwell, G. L. Haumann, J. A. Jakobey 1967: Aneurysm of the ascending aorta complicated by aortic value incompetence. Surgical treatment. J. cardiovasc. Surg. (Torino) 8, 1

Crawford, E. S., M. E. De Bakey, G. C. Morris, H. E. Garrett, J. F. Howell 1966: Aneurysm of the abdominal aorta. Surg. Clin. N. Amer. 46, 963

De Bakey, M. E., E. S. Crawford, G. C. Morris, D. A. Cooley 1962: Arterial reconstructive operations for cerebrovascular insufficiency due to extracranial arterial occlusive disease. J. cardiovasc. Surg. (Torino) 3, 12

De Bakey, M. E., W. S. Henly, D. A. Cooley, G. C. Morris, E. S. Crawford, A. C. Beall 1965: Surgical management of dissecting aneurysms of the aorta. J. thorac. cardiovasc. Surg. 49, 130

Dick, W. 1956: Embolie der Extremitätenarterien. Med. Wochenschrift. 22, 1167

Diemel, H., G. Rau, H. G. Schmitz-Dräger 1964: Die Riolansche Kollaterale. Fortschr. Röntgenstr. 101, 253

Dinsmore, R. E., J. T. Willerson, M. J. Buckley 1972: Dissecting aneurysm of the aorta. Radiology 105, 567

Dohrn, P. 1966: Verschlußkrankheiten der Gefäße des Aortenbogens. Münch. med. Wschr. 40, 1994

Düx, A., E. Bücheler, P. Thurn 1966: Der arterielle Kollateralkreislauf der Leber. Fortschr. Röntgenstr. 105, 1

Elkin, D. C., H. B. Shumaker 1955: Arterial aneurysms and arteriovenous fistulas. In: Vascular surgery in world war II, hrsg. von D. Elkin, M. E. De Bakey. Office of the Surgeon General Department of the Army, Washington D. C.

Eugenidis, N., F. Kink, M. Anabitarte 1976: False traumatic aneurysms of the radial and palmar arteries. Radiology 121, 331

Faraci, R. M., J. L. Westcott 1977: Dissecting hematoma of the aorta secondary to blunt chest trauma. Radiology 123, 569

Fricke, M. 1974: Diagnose der Periarteriitis nodosa aus dem angiographischen Bild. Fortschr. Röntgenstr. 120, 494

Fry, W. I., R. O. Kraft 1963: Visceral Angina. Surg. Gynec. Obstet. 117, 417

Glenn, J. H. 1975: Abdominal aorta catheterization via left axillary artery. Radiology 115, 227

Göbbeler, T., E. Löhr 1968: Abdominelle Aortenverschlüsse und deren Umgehungskreisläufe unter besonderer Berücksichtigung angiographischer Untersuchungstechnik. Fortschr. Röntgenstr. 109, 471

Göbbeler, T., E. Löhr, O. Fiebach 1974: Das pathologische Gefäßbild der Handarterien. Fortschr. Röntgenstr. 120, 440

Goerttler, K. 1968: Das Gefäßsystem im Bauchraum aus der Sicht des Pathologen. In: Aktuelle Gastroenterologie, hrsg. von H. Barthelheimer, N. Heisig. Thieme, Stuttgart

Goerttler, K., H. Pflieger, D. G. H. Zahn 1969: Lokalisation arteriosklerotischer Schäden an den großen Eingeweideschlagadern und begünstigende Wandfaktoren. Verh. Dtsch. Ges. Path. 53, 441

Gore, I., A. E. Hirst 1973: Arteriosclerotic aneurysms of the abdominal aorta: a review. Progr. cardiovasc. Dis. 16, 113

Hach, W., A. Gebauer 1968: Das Subclavian-Steal-Syndrom. Fortschr. Röntgenstr. 108, 783

Haertel, M. 1976: Aortenverletzungen nach stumpfem Abdominaltrauma. Fortschr. Röntgenstr. 125, 50

Hanley, W. B. 1967: Familial dissecting aortic aneurysm. Brit. Heart. J. 29, 852

Hart, W. L. 1963: Hazarde of retrograde aortography in dissecting aneurysm. Circulation 27, 1140

Hasse, H. M. 1974: Chronische arterielle Verschlußkrankheiten der Extremitätenarterien. In: Angiologie – Grundlagen, Klinik und Praxis, hrsg. von G. Heberer, G. Rau, W. Schoop. Thieme, Stuttgart, S. 397

Hayashi, K., T. F. Meaney, J. V. Zelch, R. Tarar 1974: Aortographic analysis of aortic dissection. Amer. J. Roentgenol. 122, 769

Heberer, G., G. Rau, H. H. Löhr 1966: Aorta und große Arterien. Springer, Berlin

Heberer, G., R. Giessler, H. Marquart 1969: Zur Erkennung und Behandlung von Bauchaortenaneurysmen. Dtsch. med. Wschr. 94, 699

Heberer, G., G. Dostal, K. Hofmann 1972: Zur Erkennung und operativen Behandlung der chronischen Mesenterialinsuffizienz. Dtsch. med. Wschr. 97, 750

Heberer, G., J. C. Reidemeister 1974: Aneurysmen und Elongationen der Arterien. In: Angiologie – Grundlagen, Klinik und Praxis, hrsg. von G. Heberer, R. Rau, W. Schoop. Thieme, Stuttgart, S. 555

Heidenblut, A., F. Fischer, H. Ringk 1975: Synopsis der Röntgendiagnostik des akuten Verschlußsyndroms der Mesenterialgefäße. Radiol. diagn. (Berl.) 16, 649

Heidrich, H. 1968: Subclavian-steal-Syndrom. Arch. Kreisl. forsch. 57, 190

Heinze, H. G., U. Klein, H. M. Becker, R. Bedacht, F. L. Rueff 1972: Angiographie bei abdominalen Strömungsgeräuschen. Fortschr. Röntgenstr. 116, 306

Henninges, D., E. Zeitler 1973: Angiographie der Füße. Fortschr. Röntgenstr. 118, 663

Hermanutz, K. D., E. Bücheler 1974: Traumatische, nichtperforierende Verletzungen der thorakalen Aorta und der intrathorakalen Aortenbogenäste. Fortschr. Röntgenstr. 120, 156

Hermanutz, K. D., A. Wahlen, A. Sobbe 1975: Die klinische Bedeutung der Angiographie bei der Diagnose der Periarteritis nodosa. Röntgenblätter 28, 339

Hess, H., J. Kunlin, H. Mittelmaier, L. Schlicht 1959: Die obliterierenden Gefäßerkrankungen unter besonderer Berücksichtigung der arteriellen Durchblutungsstörungen der Extremitäten. Urban & Schwarzenberg, München

Higgins, C. B., N. R. Silverman, R. D. Marris 1975: Localised aneurysms of the descending thoracic aorta. Clin. Radiol. (Edinb.) 26, 475

Higgins, C. B., W. G. Hayden 1976: Palmar arteriography in acronecrosis. Radiology 199, 85

Hivet, M. 1969: Aneurysm of the hepatic artery. Presse med. 77, 209

Hochrein, M. 1945: Der Myocardinfarkt: Erkennung, Behandlung und Verhütung. Steinkopff, Dresden

Horsch, S., H. M. Becker 1974: Spontan entstandene arteriovenöse Fisteln bei generalisierter Arteriosklerose. Herz Kreisl. 6, 258

Houser, D. W., H. L. Baker 1968: Fibromuscular dysplasia and other uncommon diseases of the cervical carotid artery: angiographic aspects. Amer. J. Roentgenol. 104, 201

Houser, W., H. L. Baker, B. A. Sandok, K. E. Holley 1971: Cephalic arterial fibromuscular dysplasia. Radiology 101, 605

Hyman, R. A., N. Finby 1974: Varicose aneurysm of the thoracic aorta with aorto-azygos system fistula. Amer. J. Roentgenol. 122, 788

Inada, K. 1965: Atypical coarctation of the aorta with a special reference to its genesis. Angiology 16, 608

Jaffe, R. B., V. R. Condon 1975: Mycotic aneurysms of the pulmonary artery and aorta. Radiology 116, 291

Janson, R., L. Beltz 1973: Abdominelle Aortenkoarktation, kombiniert mit Abgangsstenosen des Truncus coeliacus, der Arteria mesenterica superior und der Arteria renalis bds. Fortschr. Röntgenstr. 120, 690

Kahn, P. C., A. D. Callow 1966: Catheter arteriography in the evaluation of abdominal aortic aneurysms. Amer. J. Roentgenol. 98, 879

Kappert, A. 1976: Lehrbuch und Atlas der Angiologie. Erkrankungen der Arterien, Venen, Kapillaren und Lymphgefäße, 8. Aufl. Huber, Bern

Keller, H., C. Will 1974: Arteriovenöse Nierenfistel nach perkutaner Nierenbiopsie. Fortschr. Röntgenstr. 121, 525

Kersten, H. G., G. Rau, W. Höffken, G. Heberer 1964: Das Anzapf-Syndrom der Arteria vertebralis bei Obliteration der Arteria subclavia im Abschnitt I (Subclavian Steal Syndrome). Med. Welt 29, 1526

Kishore, P. R. S., N. E. Chase, I. I. Kricheff 1971: Carotid stenosis and intracranial emboli. Radiology 100, 351

Kittredge, R. D., V. Kanick, N. Finby 1967: Arteriovenous fistulas. Amer. J. Roentgenol. 100, 431

Klinkhamer, A. 1966: Aberrant right subclavian artery, clinical and roentgenologic aspects. Amer. J. Roentgenol. 97, 438

Klippel, M., P. Trenaunay 1900: Du naevus variqueux osteohypertrophique. Arch. gén. Med. 3, 641

Kunst, A. B., A. E. Zimmerman 1970: Congenital hypoplasia of the iliofemoral artery. J. cardiovasc. 11, 393

Lambeth, J. T., N. K. Yong 1970: Arteriographic findings in thrombangiitis obliterans. Amer. J. Roentgenol. 109, 553

Lande, A., P. Rossi 1975: The value of total aortography in the diagnosis of Takayasús arteriitis. Radiology 114, 287

Laubach, K. 1971: Noteingriff beim akuten Visceralarterienverschluß. Therapiewoche 21, 3277

Lechner, G., P. Riedl, P. Brücke, F. Piza 1973: Gemeinsames Vorkommen von multiplen Eingeweidearterienaneurysmen und Stenose der A. coeliaca. Wien. klin. Wschr. 85, 149

Leriche, R., I. Bertrand 1946: Thromboses arterielles. Masson, Paris

Levin, D. C., D. H. Gordon, J. Mc Sweeny 1976: Arteriography of peripheral hemangiomas. Radiology 121, 625

Linhart, J., R. Dejdar, I. Prerovsky, A. Hlavova 1968: Location of occlusive arterial disease of lower extremity. Investigative Radiol. 3, 188

Linzbach, C., L. Beltz, H. Hünerbein 1971: Atypische Kollateralversorgung bei Verschluß des Truncus coeliacus. Fortschr. Röntgenstr. 114, 849

Lipchik, E. O., C. G. Rob, S. Schwartzberg 1964: Obstruction of the abdominal aorta above the level of the renal arteries. Radiology 82, 443

Litwak, R. S. 1969: Idiopathic medical ascending aortopathy with associated valvular insufficiency. Surgical correction. N. Y. med. J. 69, 2219

Löhr, E., J. Haller 1969: Angiographische Darstellung von Aortenaneurysmen. Fortschr. Röntgenstr. 110, 71

Löhr, E., G. Schulte-Herbrüggen 1970: Angiographische Befunde der Arteriosklerose unter Berücksichtigung der Frühsklerose. Fortschr. Röntgenstr. 112, 39

Lütgemeier, J. 1974: Doppelseitige Verlaufsvariante der A. poplitea. Fortschr. Röntgenstr. 120, 235

Maeder, K.-H. 1955: Partielle Glomerulusschlingennekrosen bei Endangiitis obliterans (v. Winiwarter-Buerger). Zbl. Path. 92, 149

Mathias, K. 1976: Ursachen der vertebrobasilären Insuffizienz und mögliche Fehlbeurteilungen im Angiogramm. Radiologe 16, 193

Mavor, G. E. 1955: Thromboangiitis obliterans, clinical and arteriographic findings with a discussion on clinical diagnosis. Quart. J. Med. 24, 299

May, R., R. Nissl 1970: Beitrag zur Klassifizierung der „gemischten kongenitalen Angiodysplasien". Fortschr. Röntgenstr. 113, 170

McCormack, L. J., T. J. Noto, T. F. Meaney, E. F. Poutasse, H. P. Dustan 1967: Subadventitial fibroplasia of the renal artery, a disease of young women. Amer. Heart, J. 73, 602

McCort, J. J. 1960: Infarction of the descending Colon due to vascular occlusion. New Engl. J. Med. 262, 168

McDonald, E. J., P. C. Goodman, D. P. Winestock 1975: The clinical indications for arteriography in trauma to the extremity. Radiology 116, 45

Müller, H. A., J. Neugebauer 1974: Typische und atypische Hämodynamik beim Subclavian-Steal-Syndrom als Sonderform des Aortenbogensyndroms. Z. ges. inn. Med. 29, 786

Müller, J. H. A. 1968: Das Fortschreiten von Gefäßobliterationen im Bereich der A. femoralis superficialis. Fortschr. Röntgenstr. 108, 624

Münster, W., L. Wierny, W. Porstmann 1966: Lokalisation und Häufigkeit arterieller Durchblutungsstörungen der unteren Extremitäten. Dtsch. med. Wschr. 91, 2073

Ochsenschläger, A., F. Täger, C. Grumbrecht 1970: Angioma racemosum der visceralen Äste der Arteria und Vena iliaca interna. Fortschr. Röntgenstr. 112, 754

Palubinskas, A. J., H. R. Ripley 1964: Fibromuscular hyperplasia in extrarenal arteries. Radiology 82, 451

Probst, P., M. Haertel 1976: Die angiographische Morphologie der Arterienverletzungen. Fortschr. Röntgenstr. 124, 471

Puijlaert, C. B. A. J. 1976: Roentgen diagnosis of traumatic rupture of the aorta. Radiol. clin. (Basel) 45, 217

Rahn, J., M. Schieche, G. Radestock 1968: Mediomalacia vasculasiva aortae. Ursachen, Folgen und Formen. Dtsch. Gesundh.-Wes. 23, 2240

Ratschow, M. 1959: Angiologie – Pathologie, Klinik und Therapie der peripheren Durchblutungsstörungen. Thieme, Stuttgart

Rau, G. 1970: Verschlußsyndrom der Aortenbogenäste oder Aortenbogensyndrom. In: Ergebnisse der inneren Medizin und Kinderheilkunde, hrsg. von L. Heilmeyer, A. F. Müller, A. Prader, R. Schoen, Bd. 29. Springer, Berlin

Reinhardt, K. 1978: Verschluß der drei unpaaren, visceralen Aortenäste mit Ausbildung eines erweiterten Riolanschen Kollateralkreislaufs. Fortschr. Röntgenstr. 129, 699

Richter, H. 1974: Angioneuropathien. In: Angiologie – Grundlagen, Klinik und Praxis, hrsg. von G. Heberer, G. Rau, W. Schoop. Thieme, Stuttgart, S. 372

Riedl, P., P. Brücke, G. Lechner, F. Piza, W. Simma 1974: Die prognostische Bedeutung der Kontrollangiographie nach Rekonstruktion chronischer Verschlüsse im femoro-poplitealen Abschnitt. Fortschr. Röntgenstr. 120, 151

Rienhoff, W. F. 1924: Congenital arteriovenous fistula. Bull. Johns Hopk. Hosp. 35, 271

Rob, G. G., K. Owen 1965: zit. bei Malan, E., A. Puglionisis: Congenital angiodysplasia of the extremities. J. cardiovasc. Surg. (Torino) 6, 255

Rob, Ch. 1966: Surgical diseases of the celiac and mesenteric arteries. Arch. Surg. 93, 21

Robins, J. M., J. Bookstein 1972: Regressing aneurysms in periarteriitis nodosa. Radiology 104, 39

Rohner, A. 1967: Hémorragies digestives graves par rupture d'un anévrisme de l'artère splénique dans les canaux pancréatiques. Gastroenterologia (Basel) 108, 31

Rosenbusch, G., V. Schoolmeesters, S. H. Skotnicki 1975: Kollaterale Blutversorgung für die drei verschlossenen unpaaren Abdominalarterien. Fortschr. Röntgenstr. 123, 49

Rosenbusch, G., W. H. L. Hoefnagels, R. A. P. Koehne, W. Penn, H. O. M. Thijssen 1977: Renovaskuläre Hypertension bei Neurofibromatose. Fortschr. Röntgenstr. 126, 218

Rossi, P., F. J. Carillo, R. J. Alfidi, F. F. Ruzicka 1974: Iatrogenic arteriovenous fistulas. Radiology 111, 47

Roth, F. J., M. C. Beachley, K. Ranninger 1974: Die Angiographie beim Aneurysma dissecans der Aorta. Fortschr. Röntgenstr. 121, 721

Scott, J. R., W. T. Miller, M. Urso, R. C. Stadalnik 1971: Acute mesenteric infarction. Amer. J. Roentgenol. 113, 269

Schirmer, G., T. Brecht, U. Aulepp, F. Sadr 1973: Aneurysma dissecans aortae – Fehldiagnose nach kardialer venöser Aortographie bei Mesaortitis luica. Fortschr. Röntgenstr. 119, 366

Schmidt, K. H. 1970: Kompletter suprarenaler Aortenverschluß mit Stromumkehr in der distalen Bauchaorta. Fortschr. Röntgenstr. 112, 621

Schmitt, H. E., M. Beck 1977: Die spontane Aortendissektion. Fortschr. Röntgenstr. 126, 185

Schmitt, W., H. O. Wack, G. Benecke 1971: Das Substrat chronischer arterieller Stenosen und Okklusionen. Dtsch. med. Wschr. 96, 1522

Schmitz-Dräger, H. G. 1963: Zur Angiographie der Arteria subclavia. Fortschr. Röntgenstr. 98, 521

Schoop, W., H. Weissleder, H. E. Schmitt 1964: Angiographische Beobachtungen beim Verschluß der A. profunda femoris. Z. Kreislauf-Forsch. 53, 54

Schoop, W. 1975: Raynaud-Syndrom. Dtsch. med. Wschr. 43, 1975

Schröder, K. 1966: Das akute und chronische Verschlußsyndrom der Eingeweideschlagadern. Med. Diss. Heidelberg

Seyfeddinipur, N., G. Ditzen 1976: Fibromuskuläre Dysplasie (FMD)-Vorkommen und klinische Befunde. Fortschr. Röntgenstr. 124, 256

Stampfel, G. 1977: Traumatisch bedingte Durchblutungsstörungen der Karotiden und ihre Differentialdiagnose. Fortschr. Röntgenstr. 126, 134

Stein, H. L., I. Steinberg 1968: Selective aortography, the definitive technique, for diagnosis of dissecting aneurysm of the aorta. Amer. J. Roentgenol. 102, 333

Takayasu, M. 1908: A case with peculiar changes of the central retinal vessels. Acta soc. Ophth. Jap. 72, 554

Vančura, J., J. Bartoš 1973: Die Bedeutung der postoperativen Angiographie für die Bewertung der Rekonstruktionsergebnisse an den Gefäßen der unteren Gliedmaßen. Fortschr. Röntgenstr. 118, 674

Voegeli, E., R. Binswanger 1975: Angiographie bei akuten Dünndarmischämien. Schweiz. med. Wschr. 105, 1258

Vogler, E., G. Gollmann 1953: Über angiographisch nachweisbare Gefäßveränderungen bei Sklerodermia diffusa. Fortschr. Röntgenstr. 78, 329

Vollmar, J. 1975: Rekonstruktive Chirurgie der Arterien, 2. Aufl. Thieme, Stuttgart

Weber, F. P. 1907: Angioma formation in connection with hypertrophy of limbs and hemi-hypertrophy. Brit. J. Derm. 19, 231

Weber, F. P. 1918: Hemiangiectatic hypertrophy of limbs, congenital phlebarteriektasis and so-called congenital varicose veins. Brit. J. Child. Dis. 15, 13

Wellauer, J. 1970: Angiographische Diagnostik peripherer Durchblutungsstörungen. Schweiz. med. Wschr. 100, 767

Wenz, W. 1972: Abdominale Angiographie. Springer, Berlin

Westcott, J. L., F. M. H. Ziter 1973: Aneurysms of the splenic artery. Surg. Gynec. Obstet. 136, 541

Wright, J. S., C. D. Marple, D. F. Beck 1954: Myocardial infarction – a study of 1931 cases. Grune & Stratton, New York

Zeitler, E., W. Schoop 1970: Der Wandel in der Indikation zur Angiographie bei der arteriellen Verschlußkrankheit. Fortschr. Röntgenstr. 112, 291

Zeitler, E. 1974: Aortoarteriographie. In: Angiologie – Grundlagen, Klinik und Praxis, hrsg. von G. Heberer, G. Rau, W. Schoop. Thieme, Stuttgart, S. 243

Zeitler, E., I. Schmidtke, W. Schoop, R. Giessler, J. Dembski, H. Mansjoer 1976: Ergebnisse nach perkutaner transluminaler Angioplastik bei über 700 Behandlungen. Röntgenpraxis 29, 78

Zeitler, E., H. Holik, D. Raithel 1978: Posttraumatische Befunde an Hirnarterien im Halsbereich. Fortschr. Röntgenstr. 129, 571

Periphere Venen

Von R. MAY und R. NISSL

Ganz allgemein ist die Phlebographie notwendig für eine genaue Aussage über den pathologisch-anatomischen Zustand und die Kreislaufverhältnisse des Venensystems, zur Feststellung der akuten Thrombose, insbesondere der Festlegung des Schadens beim postthrombotischen Syndrom, sowie der Unterteilung der Varizen in primäre und sekundäre und der Festlegung des Ausmaßes der varikösen Veränderungen, des Zustandes der Vv. perforantes, sowie der Aufschlüsselung aller venösen Mißbildungen. Technik der Phlebographie und Normalbild siehe Band I, S. 343. Im allgemeinen gelten die diagnostischen Richtlinien sowohl für die obere als auch für die untere Extremität, wobei aus naturgegebenen Gründen die obere Extremität eine untergeordnete Rolle spielt.

Obere Extremität

Bei der Darstellung der Oberarm- und Achselvenen verdämmert das Kontrastmittel in Höhe der Kreuzung der 1. Rippe mit der V. subclavia; man nennt diese Stelle den „kritischen Punkt", der physiologisch ist und nicht zu Fehldeutungen Anlaß geben darf. Hier sei differentialdiagnostisch auf das Paget-v. Schroetter-Syndrom hingewiesen.

Das Phlebogramm bei speziellen Krankheitsbildern

Paget-v. Schroetter-Syndrom

Eine Sonderstellung unter den Thrombosen nimmt ätiologisch die Thrombose der V. axillaris ein, das Paget-v. Schroetter-Syndrom. Es stellt eine im allgemeinen akut auftretende Abflußhinderung im Bereich der Vv. subclavia und axillaris dar. Das Röntgenbild weicht von der Darstellung der frischen Thrombose nicht ab. Füllungsdefekt, häufig direkte Darstellung des Thrombus in konstanter Konfiguration bei Sichtbarwerden pathologischer Kollateralen (Abb. 82).

Postthrombotisches Zustandsbild

Das postthrombotische Zustandsbild ist klinisch wie röntgenologisch eintönig und bedarf keiner Unterteilungen wie an den Beinvenen (Abb. 83).

Armstau durch perivenöse Schwielen

Es ist das Verdienst von GUMRICH (1955), in eingehenden Arbeiten aufgezeigt zu haben, daß der Armstau nach Mammaoperationen in einem Teil der Fälle nicht nur durch Lymphstauung, sondern auch durch perivenöse Schwielen, die die Venen einengen, verursacht ist (Abb. 84).

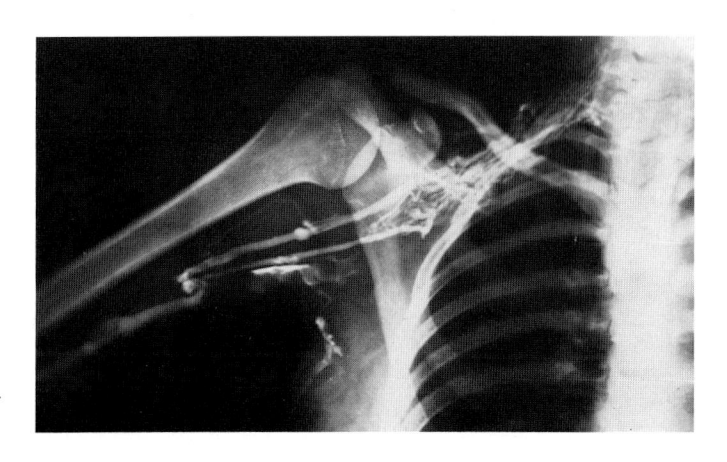

Abb. 82 Frische Thrombose der V. axillaris.

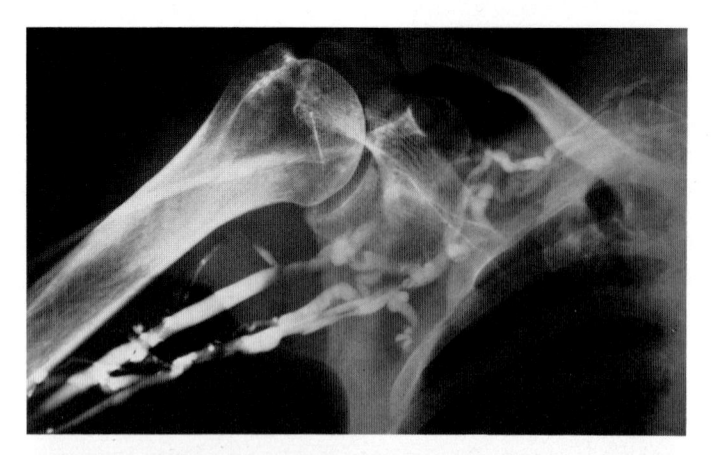

822 Erkrankungen des peripheren und abdominellen Blutgefäßsystems

Abb. 83 Postthrombotisches Zustandsbild. Ausfall der V. axillaris. Der Defekt ist durch stark erweiterte Kollateralen überbrückt.

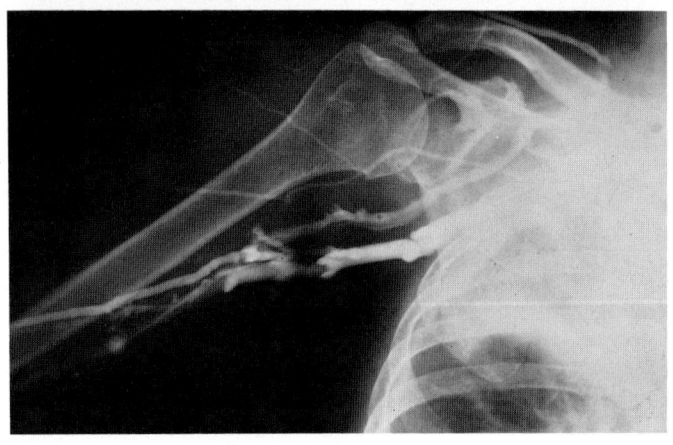

Abb. 84 Leichte Venenstauung im Bereich des Oberarmes durch perivenöse Schwielen nach Mammaoperation; kein thrombotischer Schaden. Klappenapparat intakt.

Untere Extremität

Das Phlebogramm bei speziellen Krankheitsbildern

Akute Thrombose der tiefen Beinvenen

Die klinische Frühdiagnose der akuten Thrombose der tiefen Beinvenen ist mit einer hohen Fehlerquelle belastet, da alle klinischen Tests unexakt sind und insbesondere der so häufige und wichtige Thrombosebeginn in den Wadenvenen klinisch kaum erfaßt werden kann, wenn der Thrombus noch die Größe von 5 – 10 mm hat. Zur Sicherstellung der Diagnose „frische Thrombose" muß daher bei allen klinisch unklaren Fällen eine Phlebographie durchgeführt werden.

Vor der Röntgenuntersuchung werden 5000 IE Heparin i. v. verabfolgt. Bei positivem Untersuchungsbefund wird die nötige Therapie mit Antikoagulantien bzw. Fibrinolytika fortgesetzt. Mit dieser Technik sind uns Zwischenfälle nicht bekannt geworden.

Als *frühestes Syndrom* sieht man nach MAY u. NISSL (1973) das „*Konturzeichen*" (Abb. 85 a, b). Auf mehr oder wenigen weiten Abschnitten ist das Lumen der Venen durch einen Thrombus ausgefüllt, der noch nicht adhärent ist und daher von einem feinen Kontrastmittelsaum umflossen wird. Der an sich zum sicheren Nachweis einer Thrombose vorhandene überbrückende Kollateralkreislauf kann noch sehr spärlich sein. Das „*Kuppelzeichen*", bedingt durch den frischen Thrombus, der in das Gefäßlumen fingerartig hineinragt, tritt erst bei größerer Ausdehnung des Thrombus zu einem späteren Zeitpunkt auf. Wird dann der Thrombus auf größere Strecken adhärent und ist der Rückfluß des venösen Blutes nur durch den Kollateralkreislauf möglich, tritt das *Radiergummiphänomen* auf. Auf weite Strecken der tiefen Venen ist das Kontrastbild wie mit einem Radiergummi ausgelöscht (Abb. 86). Al-

Abb. 85 a u. b
a) Frische Thrombose. Konturzeichen: Die Kontur der Venen und der Klappen wie mit einem Bleistift nachgezeichnet. Spärlicher Kollateralkreislauf.
b) Ausschnitt aus a in natürlicher Größe.

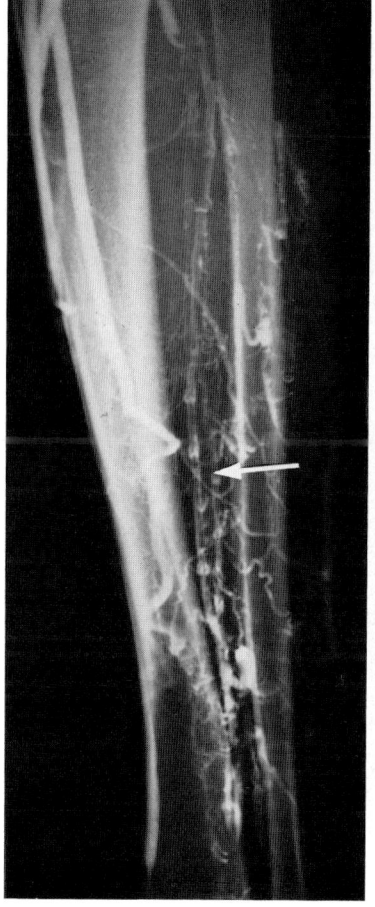

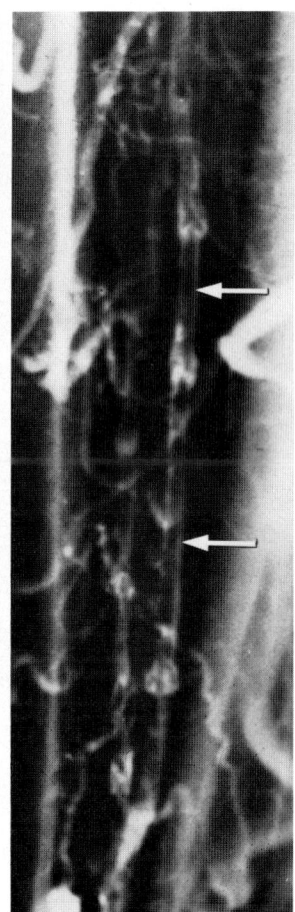

a   b

lein aus dem Radiergummiphänomen darf allerdings die Diagnose „Thrombose" nicht gestellt werden. Dazu bedarf es des Nachweises des überbrückenden Kollateralkreislaufes oder zusätzlich des Kuppelzeichens. Außerdem stelle man – um Fehldeutungen zu vermeiden – die Diagnose „frischer Thrombus" erst dann, wenn mindestens zwei Bilder den Füllungsdefekt identisch darstellen. Die Fehlerquelle, wie sie in Form einer zentralen Aufhellung infolge größerer Strömungsgeschwindigkeit des Blutes im Zentrum des Gefäßes auftritt, läßt sich meist leicht durch ein zweites Bild desselben Abschnittes ausschließen. Schwieriger kann die Bilddeutung durch das „Einflußphänomen" werden, wenn sich eine nicht-kontrastführende in eine kontrastführende Vene entleert.

An Einmündungsstellen erfährt der dichte Schatten des Hauptgefäßes eine Aufhellung, die fingerartig in die zentrale Richtung des Hauptgefäßes zeigt, manchmal schräg über das Lumen zur entgegengesetzten Wand herüberreicht. Dann erst biegt sie zentralwärts ab und löst sich langsam in einer zentralen Verdünnungszone auf. Entscheidend ist die Begrenzung: Ein Thrombus hat stets klare Konturen, ein Einflußphänomen verdämmert. Auch hier schafft ein zweites Bild des gleichen Abschnittes immer Klarheit. Füllungsdefekte, wie sie an Klappengrenzen entstehen, machen fast nie Schwierigkeiten in der Bilddeutung.

Das postthrombotische Zustandsbild

Wie G. BAUER (1942) in seiner Monographie aufzeigte, verschließt die Thrombose fortschreitend die tiefen Venen, die oberflächlichen Venen übernehmen als Kollateralkreislauf den Rücktransport. Nach wechselnder Zeit werden die tiefen Venen durchgängig. Nur in einem sehr gerin-

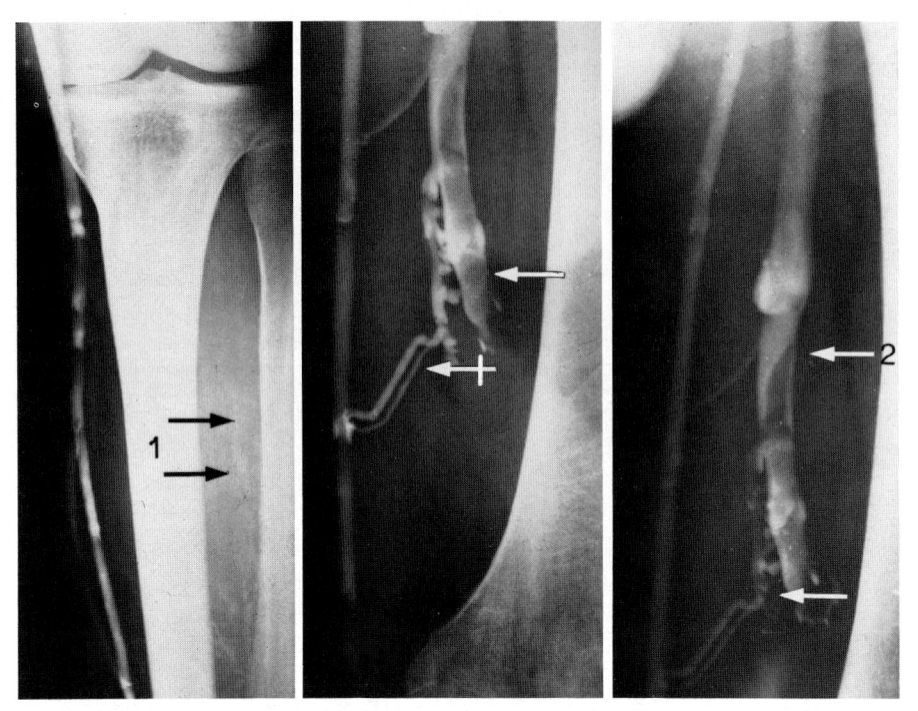

824　Erkrankungen des peripheren und abdominellen Blutgefäßsystems

Abb. 86 3 Wochen alte Thrombose. Radiergummiphänomen (1) im Unterschenkel und V.-poplitea-Bereich. Kuppelzeichen (2) in der V. femoralis, Kollateralkreislauf. Klinisch hatte dieser Patient bis zu diesem Zeitpunkt nur ganz unklare, leichte Beschwerden.
◄—Kuppelzeichen 2
　Radiergummiphänomen 1
◄—►Umgehungskreislauf

gen Prozentsatz bleiben sie verschlossen. Es resultieren jedoch Dauerschäden an den tiefen Venen, den Vv. perforantes und den überlasteten oberflächlichen Venen, die in ihrer Gesamtheit das postthrombotische Zustandsbild bedingen.

Der Zustand der oberflächlichen Venen (Abb. 87): Sind die tiefen Venen verschlossen, kommt es zur Ausbildung des Kollateralkreislaufes, der, wenn ein vollständiger Verschluß des tiefen Venensystems durch die Thrombose eintritt, den gesamten venösen Abfluß übernehmen muß. Wenn die V. saphena magna den Abfluß des venösen Blutes übernimmt, spricht man von einem Kollateralkreislauf I. Ordnung. Geschieht der Abfluß über die V. saphena parva – V. femoropoplitea in die Venen des Gesäßes, dann ist von einem Kollateralkreislauf II. Ordnung die Rede. Geht er über die V. saphena parva mit Fortsetzung über oberflächliche Venen der medialen Oberschenkelseite, die in den Plexus pudendus münden, so handelt es sich um einen Kollateralkreislauf III. Ordnung. Diese Venen sind nun zu Beginn des postthrombotischen Syndroms, wenn nicht schon vorher eine primäre Varikose vorlag, suffizient, d. h.

ihre Klappen sind noch schlußfähig, werden aber mit der Dauer des Schadens zu verschiedenen Zeitpunkten insuffizient bzw. die Venen entarten varikös. Es handelt sich dann um sekundäre Varizen.

Die Schäden an den tiefen Venen: Die Veränderungen des tiefen Venensystems beim postthrombotischen Zustandsbild werden von May und Nissl (1959) in vier Schweregrade eingeteilt, wobei es wie bei jeder Stadieneinteilung Zwischenstufen gibt.

Stadium I (Abb. 88): Leichte Schädigung der Venenwand bei fehlenden Klappen. Das Venensystem ist gut rekanalisiert. Der Verlauf und die Anordnung des tiefen Venensystems entspricht normalen anatomischen Verhältnissen. Die Venenwandungen sind leicht unregelmäßig konturiert. Die Klappen sind zerstört.

Stadium II (Abb. 89): Erhebliche Wandveränderungen, wobei aber der Abfluß im tiefen Venensystem den normal topographischen Verhältnissen der Venenanordnung entspricht. Die Kontur der Venen ist stark unregelmäßig.

Stadium III (Abb. 90): Schwerste Zerstörung der

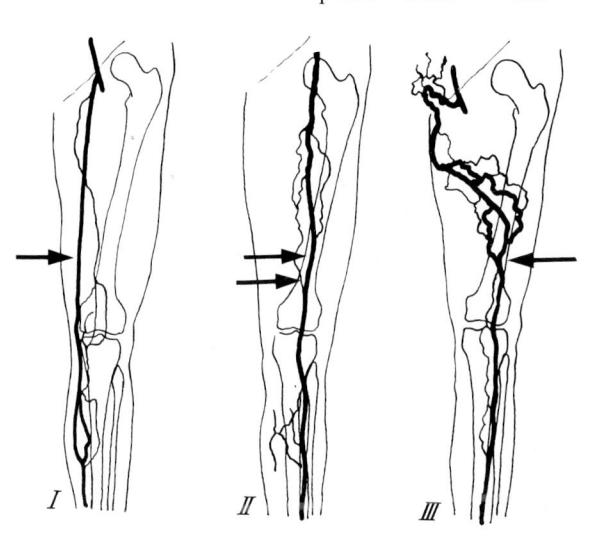

Abb. 87 Oberflächlicher Kollateralkreislauf.
⟶ = I. Ordnung (V. saphena magna),
⟹ = II. Ordnung (V. saphena parva-femoropoplitea),
⟶ = III. Ordnung (V. saphena parva, V. femoropoplitea vom Typ II in den Plexus pudendus einmündend).

tiefen Venen, die durch ein Gewirr von Kollateralen in der Tiefe ersetzt sind.
Stadium IV (Abb. 91): Seit wir allerdings nach Abschluß der Standardaufnahmen die V. femoralis nochmals nachschießen – Spätaufnahme – stellt sich die sog. ausgebliebene Rekanalisation meist als eine verspätete Füllung heraus und wir registrieren ein echtes Stadium IV nur mehr selten. Die Rekanalisation ist ausgeblieben. Dazu ist bei jedem Stadium die Beurteilung des oberflächlichen Kollateralkreislaufes anzugeben, ob dieser suffizient oder bereits insuffizient, varikös entartet ist.
Mindestens ebenso wichtig wie die Darstellung des *Schädigungsgrades* ist dem Kliniker die Aussage über die *Funktion* (Abb. 92) des geschädigten Venensystems und die Frage, ob das Blut hauptsächlich durch die tiefen oder durch die oberflächlichen Venen rücktransportiert wird. Man sieht in der Durchleuchtung sehr eindrucksvoll, ob sich die tiefen Venen nur als schwache Schatten füllen und das Kontrastmittel hauptsächlich

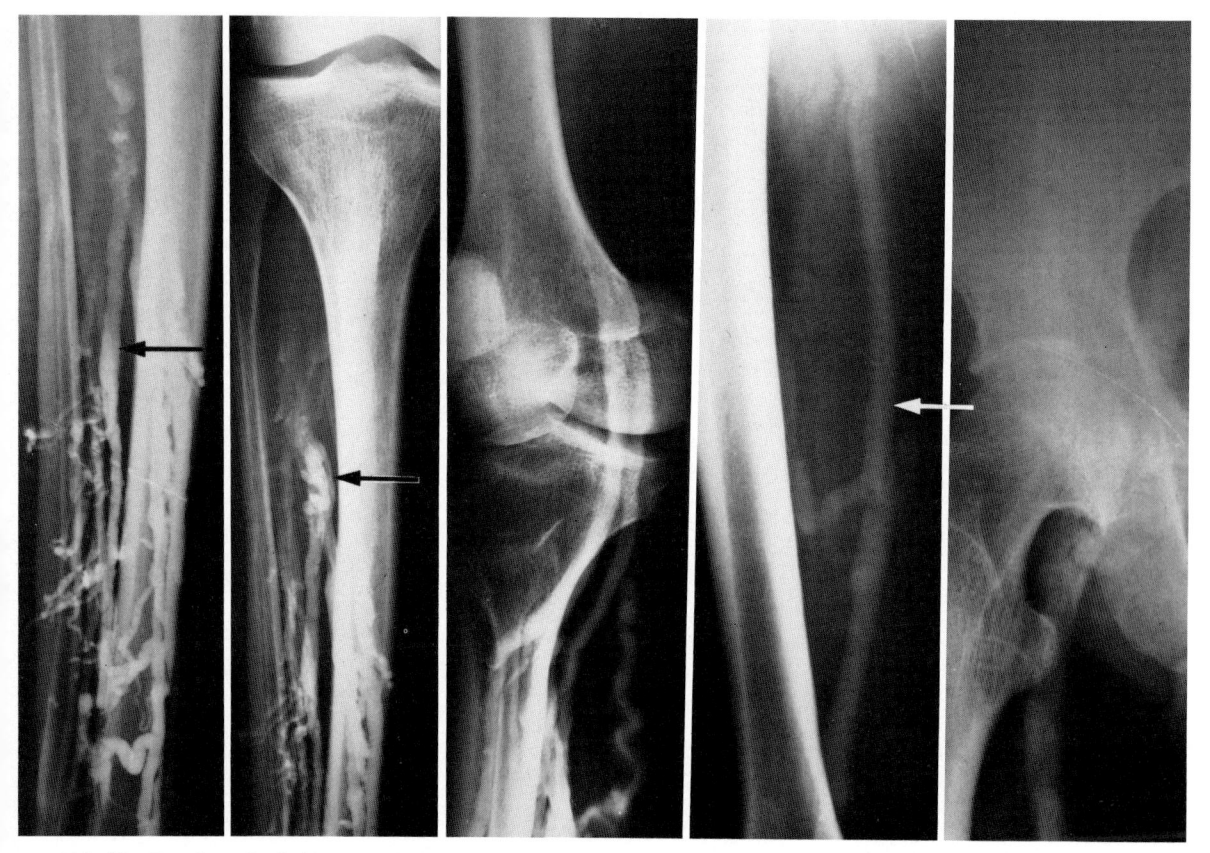

Abb. 88 Postthrombotischer Schaden des tiefen Venensystems (↑) vom Stadium I. Die Klappen sind zerstört. Sonst ist das Venenrohr annähernd normal. Oberflächlicher Kreislauf suffizient.

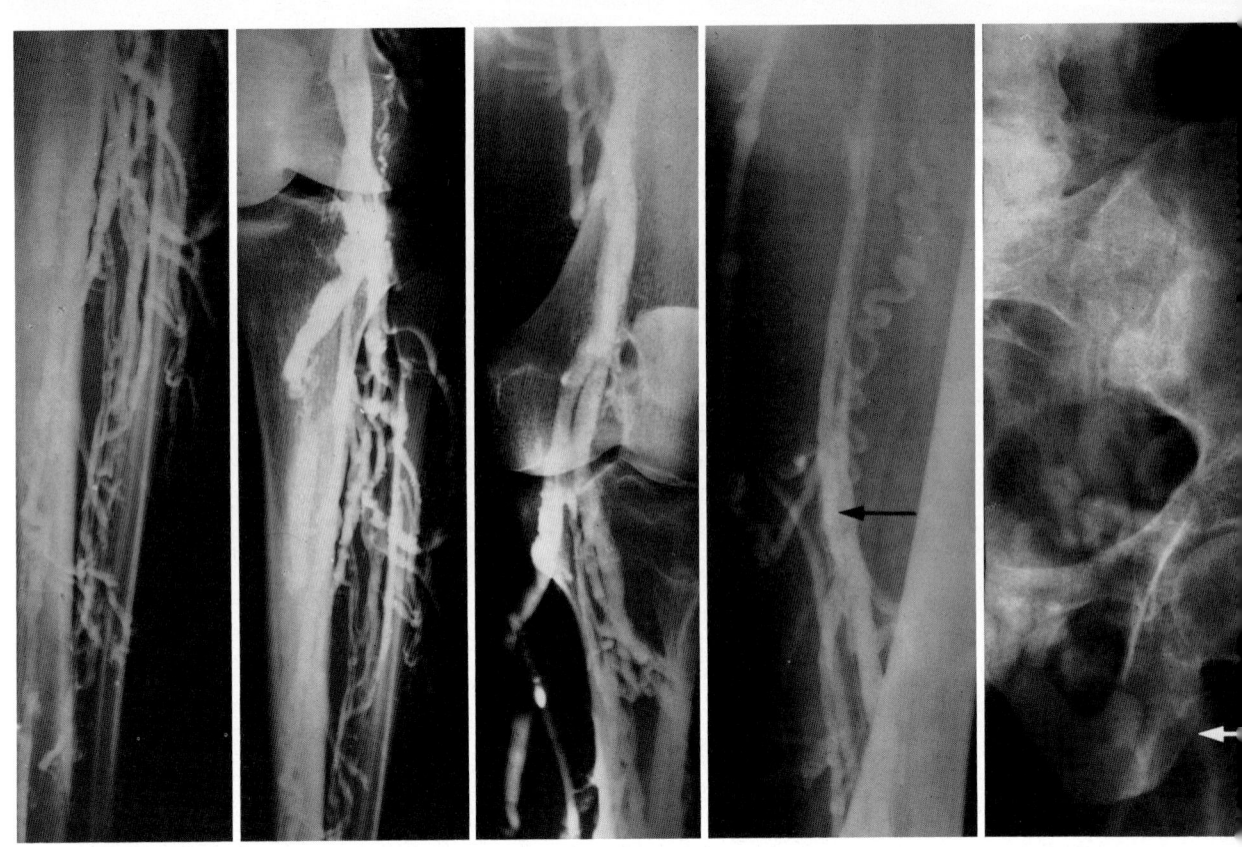

Abb. 89 Postthrombotischer Schaden der tiefen Beinvenen (↑) vom Stadium II. Erhebliche Wandveränderungen in den tiefen Beinvenen. Schwerer Beckenvenenschaden mit wirrem Kollateralkreislauf auf die rechte Beckenseite. Kollateralkreislauf I. Ordnung über die V. saphena magna ist teilinsuffizient.

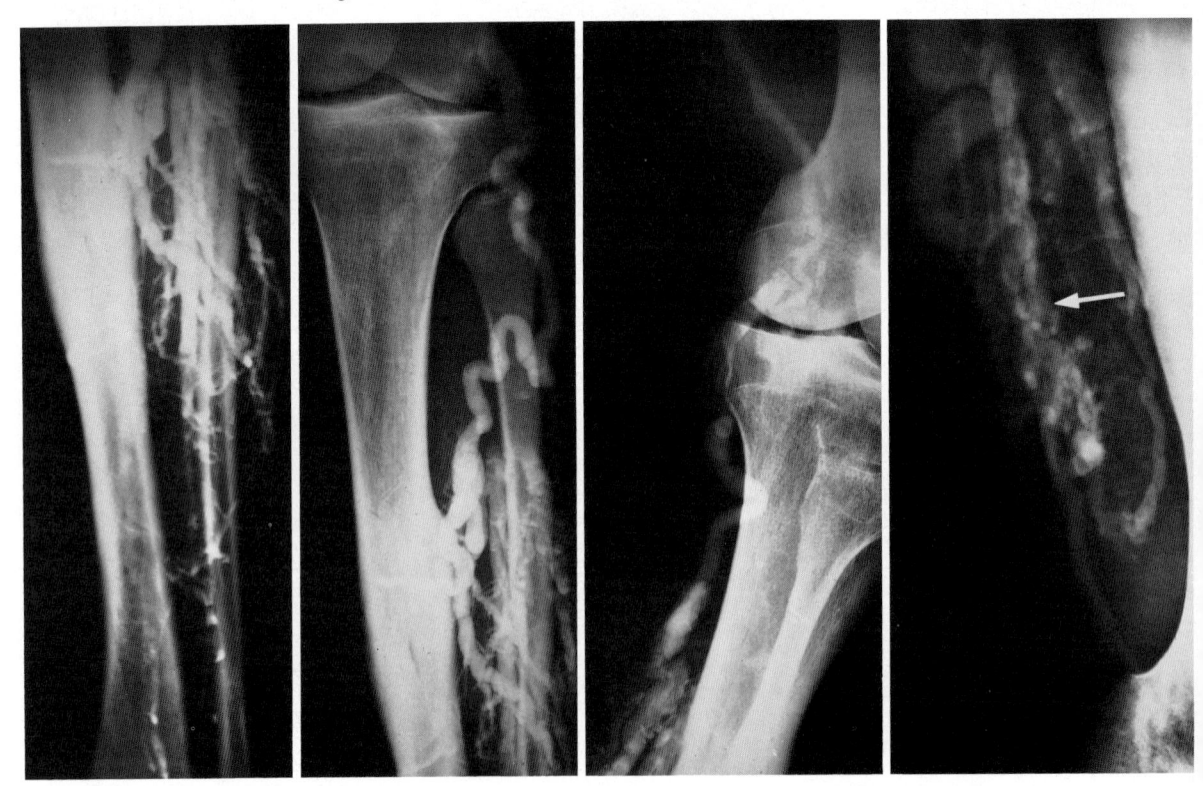

Abb. 90 Postthrombotischer Schaden des tiefen Venensystems (↑) vom Stadium III. Wirre Rekanalisation. Frische Rethrombose in Höhe des Kniegelenks.

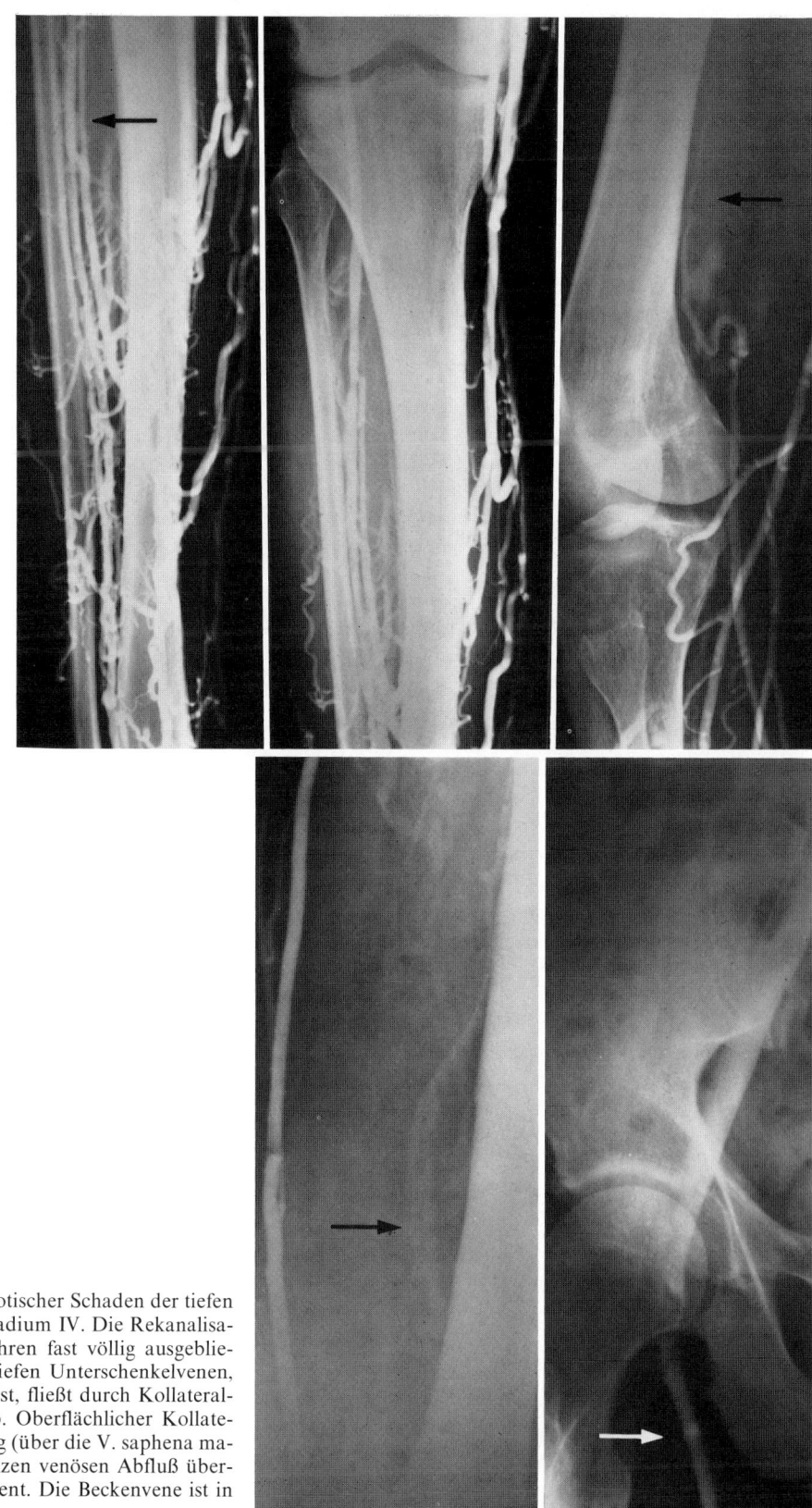

Abb. 91 Postthrombotischer Schaden der tiefen Beinvenen (↑) vom Stadium IV. Die Rekanalisation ist nach zwei Jahren fast völlig ausgeblieben. Der Anteil der tiefen Unterschenkelvenen, welcher rekanalisiert ist, fließt durch Kollateralvenen in die Tiefe ab. Oberflächlicher Kollateralkreislauf I. Ordnung (über die V. saphena magna), der fast den ganzen venösen Abfluß übernimmt, ist teilinsuffizient. Die Beckenvene ist in Ordnung.

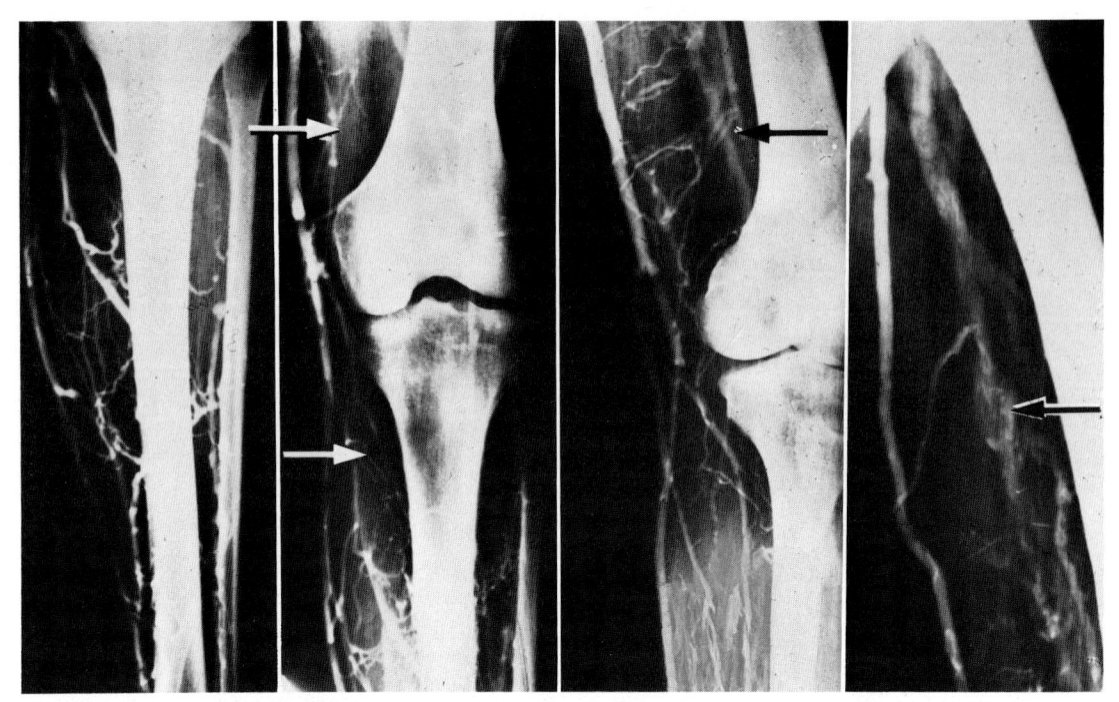

Abb. 92 Die Abbildung bringt die funktionellen Abflußverhältnisse gut zur Darstellung. Postthrombotischer Schaden der tiefen Beinvenen vom Stadium III. Nur schwache Kontrastdarstellung der tiefen Beinvenen. (↑) Starke Kontrastdarstellung des oberflächlichen Kollateralkreislaufs I. Ordnung über die V. saphena magna, die den Hauptabfluß übernimmt. Hier darf die V. saphena magna nicht ausgeschaltet werden.

durch die jetzt besonders kräftig sich abzeichnenden oberflächlichen Venen fließt.

Varizen und Ulcus cruris: Therapeutische Maßnahmen an Varizen, gestützt auf phlebographische Unterlagen, gewinnen erhebliche Genauigkeit; die Frage, ob perkutane Verödung (Abb. 93) oder Operation, kann so entschieden werden. Die Phlebographie gibt Aussage über die Ausdehnung der varikösen Veränderungen, über ihre Hauptabflußwege, und ob insuffiziente Vv. perforantes vorliegen. Die operativen Maßnahmen werden dadurch erleichtert. Bei einer Rezidivvarikose kann das Röntgenbild ausschlaggebend für die weitere Behandlung sein.

Wenn eine V. perforans insuffizient geworden ist, kann das Blut auch von der Tiefe in das oberflächliche Venensystem fließen und eine Druckübertragung von den tiefen Venen zu den oberflächlichen vorliegen. Die oberflächliche Vene erfährt an der Stelle der Einmündung der V. perforans durch den sie dort treffenden Blutstrom häufig eine Ausbauchung: Dowsches Zeichen (1952) (Abb. 94).

Die für den Chirurgen wichtigste Frage lautet: Ist die V. perforans suffizient oder nicht? Die Unterscheidung ist phlebographisch einfach: Die haarfeine V. perforans mit sichtbarer Klappe ist suffizient. Jede dickere V. perforans ohne Klappe ist als insuffizient anzusprechen (Abb. 95). Chirurgisch wichtig ist, daß sie die V. perforans nach ihrem Durchtritt durch die Faszie häufig in zwei Äste teilt, die dann beide ausgeschaltet werden müssen.

Hier sind es vor allem die Vv. perforantes der medialen Gruppe die hervorzuheben sind: am Oberschenkel die Doddschen Venen (1959), knapp unterhalb des Kniegelenks die Boydsche Vene (1950) und am Unterschenkel die drei Cokkettschen Venen (1955). Außerdem ist es für den Operateur wichtig zu wissen, ob ein insuffizienter Gastroknemiuspunkt (Abb. 96) oder ein „Soleus blow out" (Abb. 97) (GULLMO 1964) vorliegt.

Die Insuffizienz der Cockettschen Vv. perforantes ist bei der Ulcus-cruris-Bildung einer der bedeutendsten Faktoren. Es werden *primäre Ulcera* cruris mit normalem tiefem Venensystem (Abb. 98) oder mit kongenitaler Klappeninsuffizienz und *sekundäre, d. h. postthrombotische Ulce-*

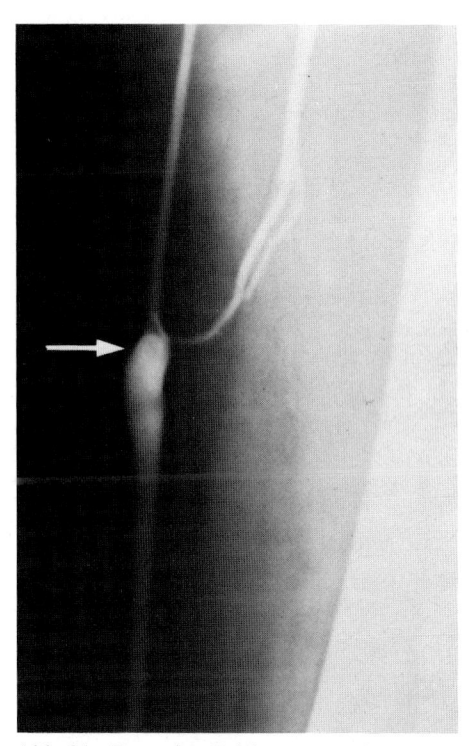

Abb. 94 Dowsches Zeichen. Ausweitung der V. saphena magna an der Einmündungsstelle der V. perforans. Zeichen, daß die V. perforans insuffizient ist.

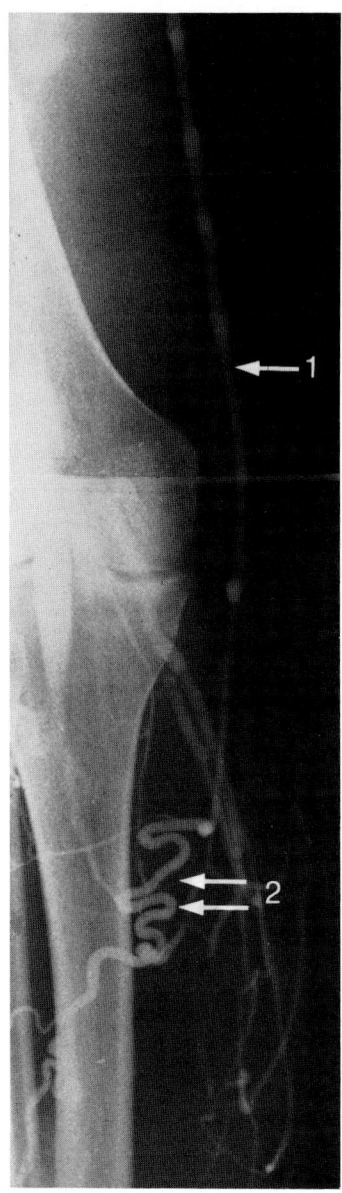

Abb. 93 Lokale Varikositäten eines Nebenastes der V. saphena magna. An der V. saphena magna sind in den Klappenbereichen kleine Ausbuchtungen (1). Zur Verödung geeignet. 2 = Variköser Nebenast.

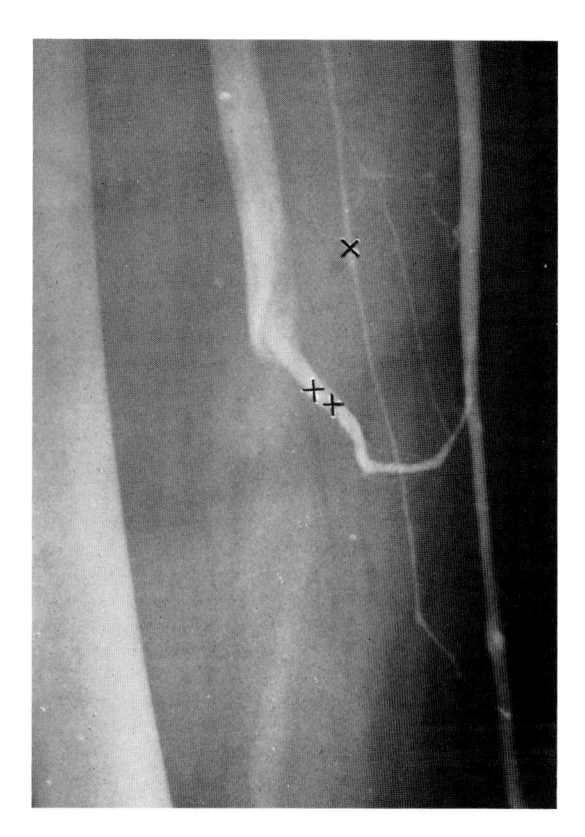

Abb. 95 Fadenförmige suffiziente V. perforans (x) und breite, insuffiziente V. perforans (xx).

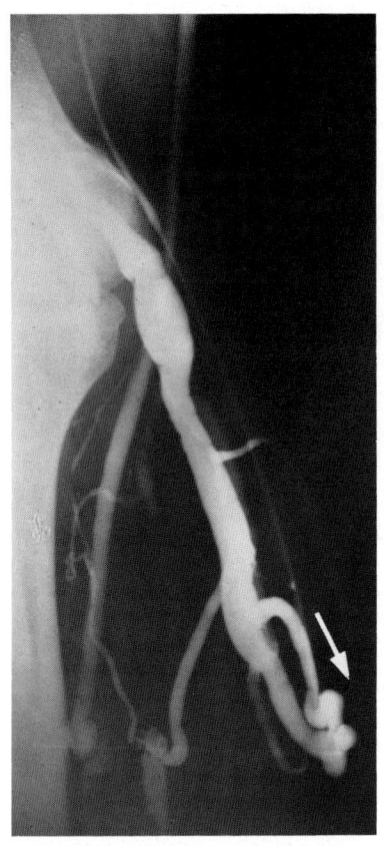

Abb. 96 Insuffizienter Gastroknemiuspunkt (↑). V. saphena parva suffizient. V. saphena magna insuffizient.

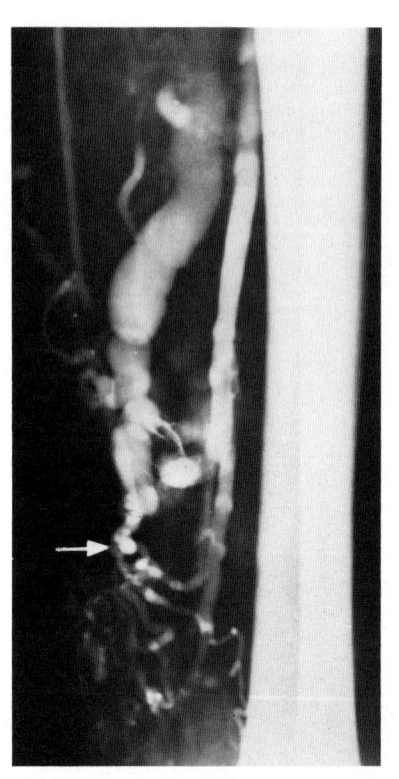

Abb. 97 Soleus blow out (↑) mit besenartig verzweigten Varizen.

ra cruris bei geschädigtem tiefen Venensystem, unterschieden (Abb. 99). Die exakte Unterteilung wird durch die Darstellung des tiefen Venensystems getroffen. Allen Ulzera gemeinsam ist ein am Ulkusgrund liegendes Varizennest, das sog. „Ulkuspolster", von dem insuffiziente Vv. perforantes in die tiefen Venen ziehen.

Angeborene venöse Mißbildungen und Anomalien

Je nach Art der vorherrschenden klinischen Symptome werden die kongenitalen Gefäßmißbildungen entsprechend der verschiedenen vaskulären Systeme in der heutigen Literatur in folgende Gruppen eingeteilt:

1. Venöse Dysplasien:
   a) Phlebangiome,
   b) Aplasien oder Hypoplasien der tiefen Venenstämme,
   c) Aplasie der Venenklappen,
   d) Doppelungen, Verlaufs- und Mündungsanomalien der Venen.

2. Arterielle Dysplasien:
   a) Lageanomalien der Arterienstämme,
   b) Aplasien oder Hypoplasien einzelner Arterien.

3. Lymphatische Dysplasien:
   a) Aplasien oder Hypoplasien der Lymphgefäße (primäre Lymphödeme),
   b) Ektasien der Lymphgefäße mit Lymphangiomen.

4. Gemischte Angiodysplasien:
   a) Multiple arteriovenöse Fisteln,
   b) Kombinationen venöser, arterieller oder lymphatischer Dysplasien mit und ohne arteriovenösen Fisteln.

Die Klärung angeborener venöser Mißbildungen und ihre Abgrenzung von erworbenen Venenveränderungen und die Entscheidung, ob eine Behandlung möglich ist, hängt vom Phlebogramm ab. Die ergänzende Untersuchung der arteriellen Seite darf jedoch nie fehlen.

Periphere Venen 831

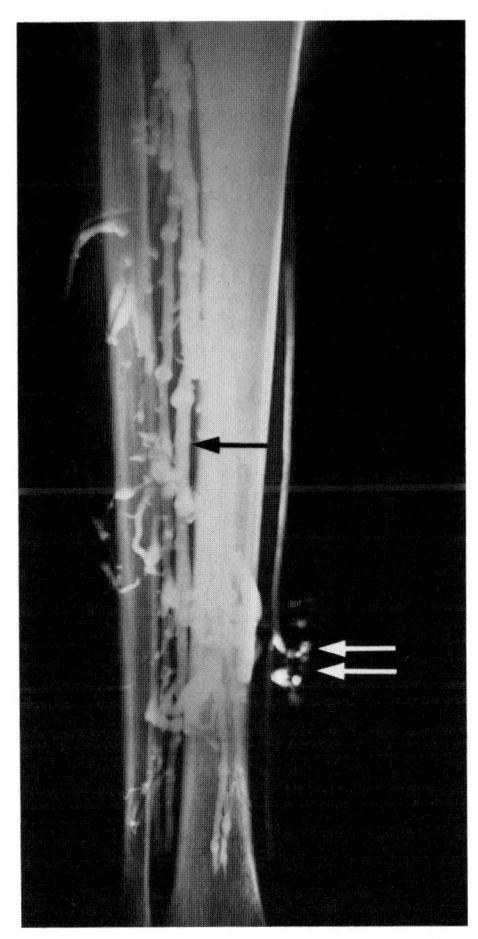

Abb. 98 Ulkuspolster bei normalen tiefen Venen.

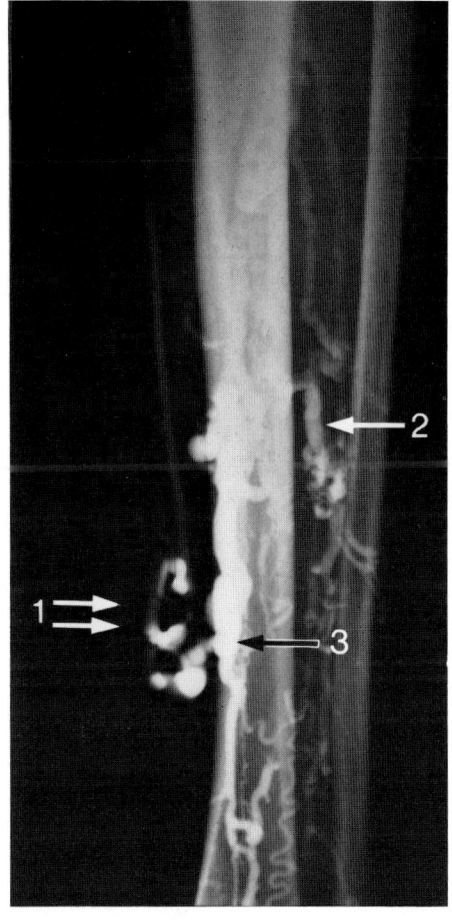

Abb. 99 Ulkuspolster (1) beim postthrombotischen Zustandsbild. 2 = Geschädigte tiefe Venen. 3 = Insuffiziente V. perforans.

Venöse Dysplasien

Phlebangiome: Da es sich bei Phlebangiomen um oberflächlich liegende Venenveränderungen handelt, sind diese für die Phlebographie ziemlich bedeutungslos.
Aplasie oder Hypoplasie der tiefen Venenstämme: Um kurzstreckige, seltener langstreckige Defekte oder um hypoplastische Stenosen der tiefen Abflußvenen, vorwiegend im Bereich der V. poplitea, V. femoralis, V. iliaca externa und V. iliaca communis handelt es sich bei Asplasien oder Hypoplasien der tiefen Venenstämme. Die reine Aplasie oder Hypoplasie ohne Begleitmißbildungen ist äußerst selten, meist ist sie mit einem umschriebenen Riesenwuchs vergesellschaftet.
Aplasie der Venenklappen: Eine kongenitale Avalvulie der Venen stellt in einer kompletten oder inkompletten Form ein seltenes Vorkommnis dar.
Doppelungs-, Verlaufs- und Mündungsanomalien der Beinvenen: Numerische Anomalien, besonders in Form der Doppelung, finden sich häufig. Sie sind eigentlich nicht als Anomalien aufzufassen, sondern als normale anatomische Varianten.
Gemischte kongenitale Angiodysplasien: Die auf einen einzelnen Zweig des Gefäßsystems lokalisierten Mißbildungen sind sehr selten. Meist liegen gemischte Angiodysplasien vor, wobei bei der Vielfalt der angiomatösen Mißbildungen jede Variante möglich ist. Da beim äußeren Aspekt und klinisch die venösen Veränderungen im Vordergrund stehen, werden die Angiodysplasien in diesem Kapitel behandelt. 1858 wurde von CHASSIGNAC und 1869 von TRELAT u. MONDO festgestellt, daß Hypertrophien einzelner Extremitäten

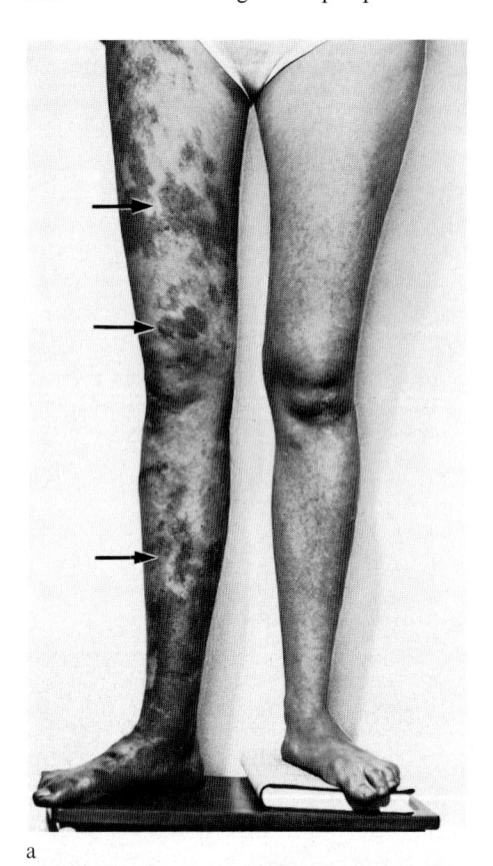

832 Erkrankungen des peripheren und abdominellen Blutgefäßsystems

mit Varizen und Hämangiomen vergesellschaftet waren. Weitere Veröffentlichungen dieses Symptomenkomplexes folgten von einer Reihe französischer, deutscher und englischer Autoren bis KLIPPEL u. TRÉNAUNAY 1900 in ihrer klassischen Arbeit „Naevus variqueux ostehypertrophique" folgende Symptomentrias beschrieben (Abb. 100 a u. b):

1. Naevi angiomatosi,
2. Venenmißbildungen, die sich von Klappenarmut bis zum Fehlen der tiefen Venen und von kongenitalen Varizen bis zum Riesenhämangiom zeigen können,
3. verlängertes, d. h. gestörtes Knochenwachstum.

Unabhängig davon publizierte 1907 F. P. WEBER ein ähnliches Syndrom mit der Bezeichnung „haemangiectatic hypertrophies of limbs", wobei er besonders auf das Vorhandensein von arteriovenösen Fisteln aufmerksam macht (Abb. 101). VOLLMAR (1959, 1974) und andere Autoren unterscheiden daher zwei Formen der angeborenen gemischten Angiodysplasien (Tab. 1).
Zahlreiche Diskussionen der letzten Zeit über die Abgrenzung der Angiodysplasien haben ihren Abschluß in dem von VOLLMAR 1974 in Ulm geleiteten Angiologischen Kongreß gefunden:

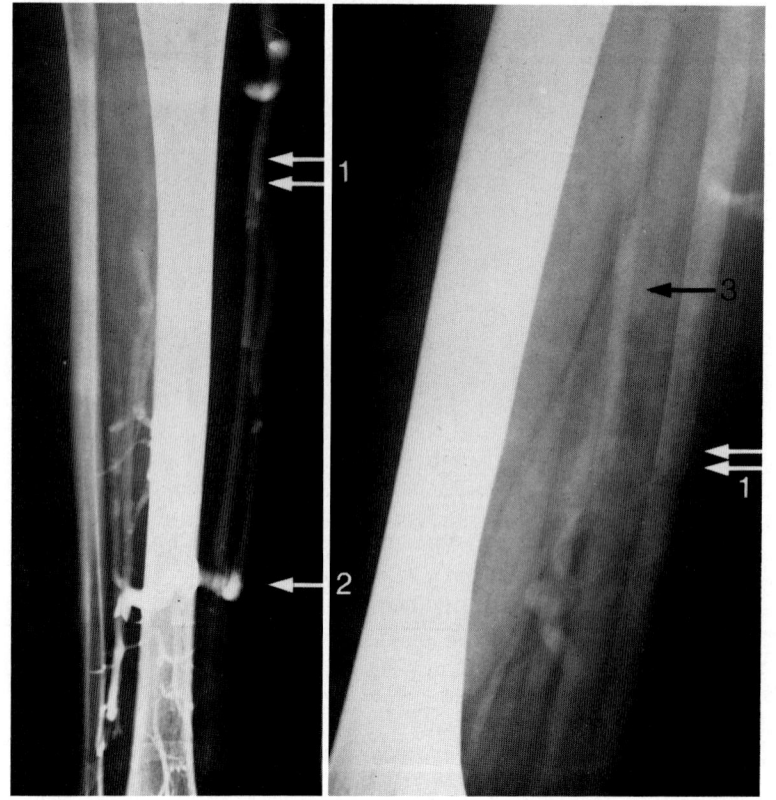

Abb. 100 a) 24jähr. Frau. Naevi teleangiectatici am rechten Bein. Unterschenkel rechts um 4 cm länger. Varizen.
b) Phlebogramm. Kongenitaler tiefer Venenschaden. Insuffiziente V. saphena magna (1) mit insuffizienter Cockettscher Vene. Struktur des Skeletts verdichtet.

Tabelle 1. Einteilung der angeborenen gemischten Dysplasien (nach VOLLMAR)

	Klippel-Trénaunay-Syndrom (1900)	Weber-Syndrom (1907/18)
Riesenwuchs	dysproportioniert-elephantiastisch	proportioniert
Gefäßnävi bzw. Hämangiome, Lymphangiome	fast regelmäßig	nur selten
arteriovenöse Fisteln	fehlen	vorhanden (meist epiphysennah-intraossär)
Anomalien der tiefen Venen (Aplasien, Stenosen)	gelegentlich	fehlen
Prognose	günstig, weitgehend stationär	zweifelhaft, Neigung zur fortschreitenden Verschlimmerung

Das Syndrom nach F. P. WEBER bedeutet: Riesenwuchs und klinisch das Bild beherrschende meist multiple a.-v. Fisteln.

F. P. WEBER heißt FREDERIK PARKES WEBER. Die Erstpublikation 1907 war gezeichnet gewesen mit F. PARKES WEBER. In der Folge war der sehr seltene englische Vorname PARKES mißdeutet worden. In der Literatur findet sich daher meist PARKES-WEBER. Einen zweiten Autor PARKES gibt es nicht.

Das *Klippel-Trenaunay-Syndrom* (dis bisher übliche Schreibweise mit Akzent: Trénaunay ist historisch nicht korrekt) umfaßt: Riesenwuchs + Naevus flammeus + Varizen. Zusätzliche Mißbildungen der tiefen Venen sind möglich, aber keineswegs die Regel.

BOLLINGER konnte mit verfeinerten Methoden zur Durchflußmessung und Shunt-Bestimmung auch bei diesem Syndrom in Einzelfällen arteriovenöse Fisteln nachweisen. Sie können sogar hämodynamisch wirksam werden und damit chirurgische Ausschaltung erfordern. Neben der Doppler-Ultraschalluntersuchung, der Venenverschlußplethysmographie, der Serienangiographie als Suchmethoden läßt sich das Shunt-Volumen am exaktesten mit radioaktiv markierten Partikeln nach PARTSCH in jedem Isotopenlabor bestimmen. Diese ergänzende Untersuchung ist in jedem Fall angebracht. Trotzdem ist die strenge Trennung der Syndrome nach F. P. WEBER und KLIPPEL-TRENAUNAY weiterhin zweckmäßig.

Abb. 101 28jähr. Frau. Mächtige Venenkonvolute umhüllen die Radialseite der Hand. Der Daumen wurde früher abgesetzt. Das Arteriophlebogramm zeigt ausgedehnte arteriovenöse Fisteln mit dem typischen Röntgenzeichen. Die zuführende Arterie ist erweitert. Distal der Fistel füllen sich die Arterien kaum. Das Kontrastmittel bildet „Lachen". Die stark erweiterten Venen füllen sich fast augenblicklich.

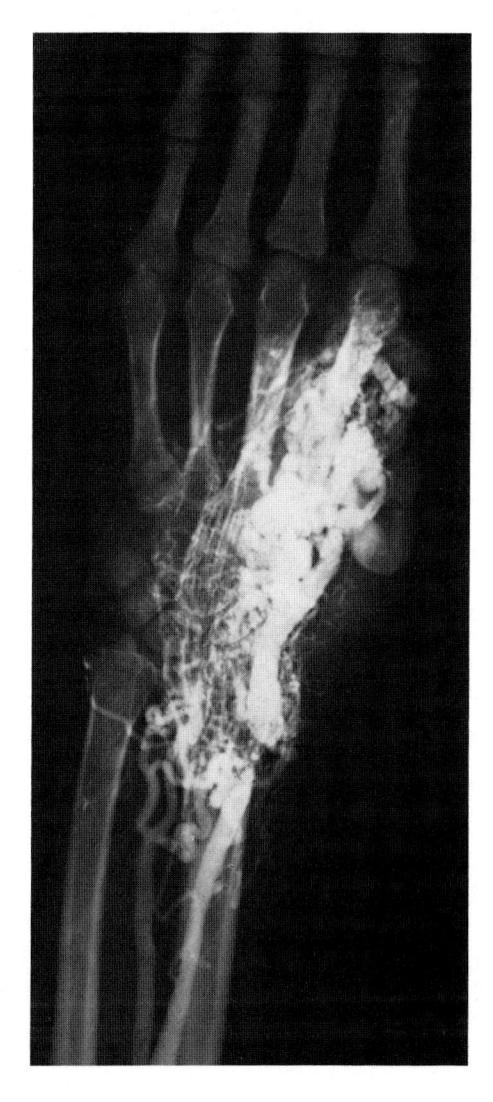

834　Erkrankungen des peripheren und abdominellen Blutgefäßsystems

Aus prognostischen Gründen ist es gut, zu wissen, daß das Klippel-Trénaunay-Syndrom nach Abschluß des Wachstums weitgehend stationär bleibt, während das F. P. Weber-Syndrom eine Neigung zur fortschreitenden Verschlimmerung hat.

Außer den aufgezählten Symptomen kommt es bei den kongenitalen Venenmißbildungen auch zu *ossalen Strukturveränderungen*, die nach BEYER, STECKEN (1962) sowie NIL (1965, 1971) röntgenologisch ein polymorphes Bild zeigen können. Sie können vom diskret erweiterten Foramen nutritium, einer strähnigen, pagetoiden Struktur, einer verstärkten Sklerosierung des Knochens bis zu kavernösen Hohlräumen in Erscheinung treten (Abb. 102 a – c).

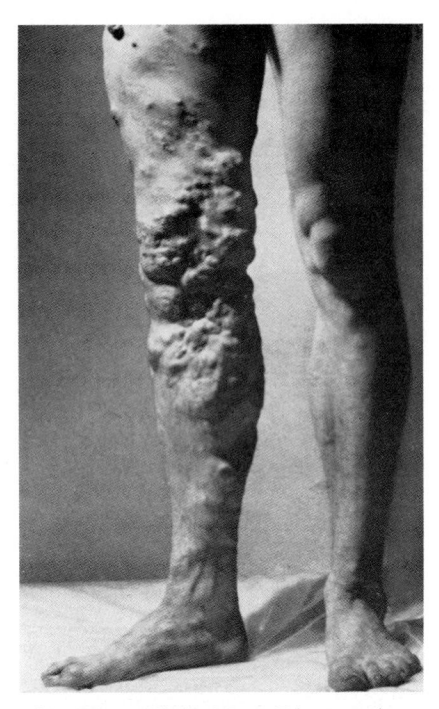

Abb. 102 a　53jähr. Mann. Riesenangiom am rechten Bein. Vermehrtes Längenwachstum des Beins.

Phlebosklerose

Nach LEU (1971) wird der Begriff „Phlebosklerose" unterschiedlich verwendet. Die morphologischen sowie die histopathologischen Beschreibungen, die diesem Krankheitsbild zugeordnet werden, seien nicht übereinstimmend. MAY u. NISSL (1972, 1973) gehen mit dieser Auffassung völlig konform, da auch die röntgenologischen

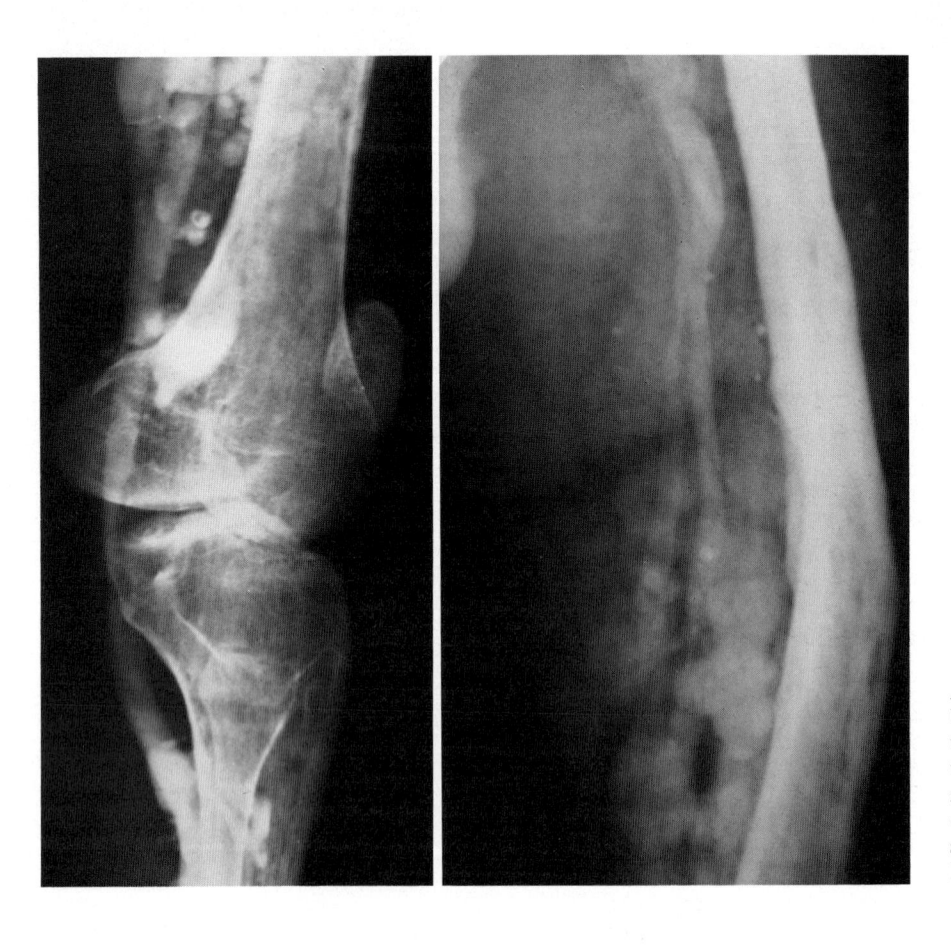

Abb. 102 b　Phlebogramm des Patienten von a. Die tiefen Beinvenen zum Teil sackartig erweitert, zum Teil starke Engstellen. Klappenaplasie.

Zeichen der unter der Diagnose „Phlebosklerose" laufenden Fälle sich in drei verschiedenen Ausdrucksformen äußern. Die Diskrepanz bei der Diagnose „Phlebosklerose" hat nach MAY u. NISSL (1972, 1973) ihre Ursache darin, daß die bisher veröffentlichten Fälle, die unter der Benennung „Phlebosklerose" laufen, röntgenologisch drei völlig voneinander abweichende Bilder ergeben und daß diesen Fällen entsprechende pathologische Prozesse verschiedener Ätiologie zugrunde liegen. MAY u. NISSL (1972, 1973) schlagen daher eine Unterteilung in drei Gruppen vor, die ihre Abgrenzungen nicht nur durch ihr röntgenologisches Erscheinungsbild haben, sondern auch unsere derzeitigen Ansichten über die Ätiologie rechtfertigen.

1. *Primäre essentielle Phlebosklerose* für die zarten wolkigen Verkalkungen von variköen Venenstämmen der unteren Extremität, wobei die Verkalkungen in der Venenwand liegen

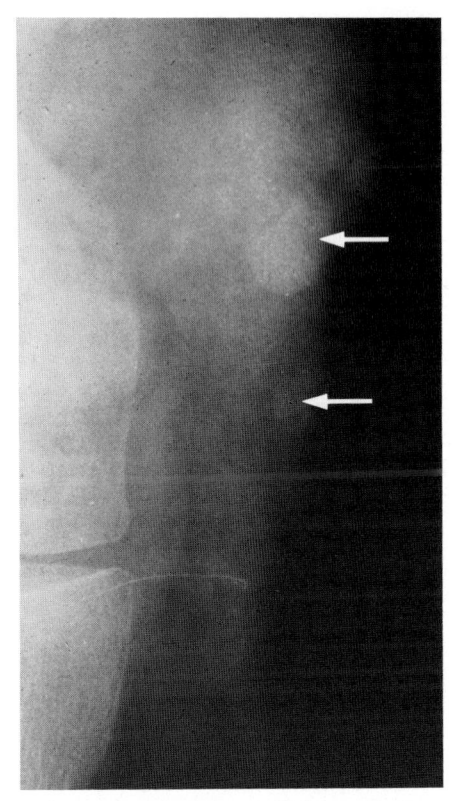

Abb. 102 c Oberschenkelschaft-Detailbild von Patienten aus a. Polymorphe Strukturveränderungen.

(Abb. 103). Mit der Ätiologie dieser Verkalkungen befassen sich zwei grundlegende Arbeiten (THURNER u. MAY 1967; LEU 1971).

2. *Perivenöse Kalzinose* für die grobschollingen Verkalkungen, die bandartig den großen Venenstämmen folgen (Abb. 104). Vor allem sieht man die in perivenösen Fett- und Bindegewebe auftretenden Kalkeinlagerung im Verlauf der V. saphena magna und V. saphena parva sowie der V. femoralis bis ins Becken hinaufziehen. Die Erkrankung ist außerordentlich selten. Männer wie Frauen zeigen einheitliche Befunde.

3. *Manschettenförmige venöse Stauungsossifikation* für die manschettenförmigen, flächig-netzartigen Verkalkungen (Abb. 105), die nur am Unterschenkel zu sehen sind und die Verknöcherungen im subkutanen Fettgewebe entsprechen, wobei die Venenwand nicht betroffen ist. Detaillierte Beschreibungen dieses Krankheitsbildes verdanken wir vor allem LIPPMANN (1957) sowie GRÜNTZIG u. ALBRECHT (1971). Es handelt sich um Verknöcherungen im subkutanen Fettgewebe des mittleren und distalen

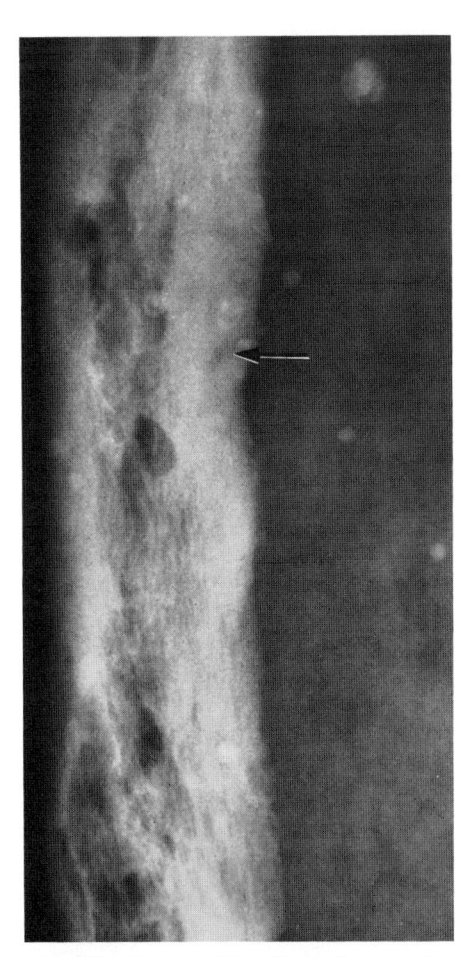

Abb. 103 Zarte wolkige Verkalkungen der variköen V. saphena magna. Primäre essentielle Phlebosklerose.

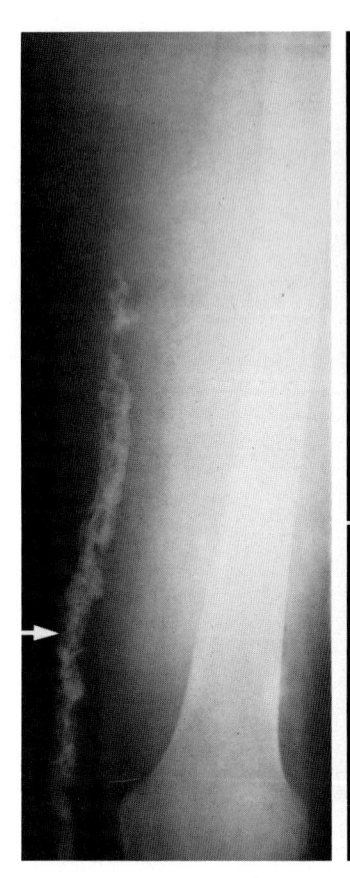

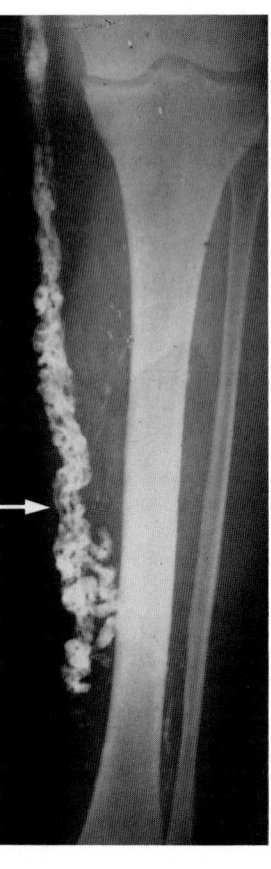

836 Erkrankungen des peripheren und abdominellen Blutgefäßsystems

Abb. 104 Schollige bandartige Verkalkungen im Verlauf des V.-saphena-magna-Stranges. Perivenöse Kalzinose.

Unterschenkels als Folge jahrelang bestehender venöser Stauungszustände, die fast nur bei Frauen nach der Menopause auftreten.

Phlebographie der Beckenvenen

Vorausgeschickt sei, daß vom Standpunkt des Gefäßchirurgen aus vorwiegend die Parietalvenen von Interesse sind. Die Venen, die die Eingeweide versorgen, sind so eng verknüpft mit der Pathologie dieser Organe, daß ihre Behandlung in den Wirkungsbereich der Abdominalchirurgen, Gynäkologen und Urologen fällt. Wir verzichten daher weitgehend auf ihre Darstellung.

Bilddeutung: GUILHEM u. BAUX (1954) weisen besonders auf die anatomisch bedingte Seitendifferenz des venösen Abflußes hin.

Der Abfluß der rechten Seite erfolgt in direkter Linie von der V. obturatoria und der V. iliaca interna zur Va. iliaca communis und V. cava inferior, ohne jede Darstellung von Kollateralen, wogegen er auf der linken Seite stets komplizierter ist. Schon physiologischerweise hat man den Eindruck, daß die auf der V. iliaca communis liegende A. iliaca dextra den Abfluß behindert und so den Abfluß über Kollateralen erforderlich macht.

Abb. 105 Manschettenförmige, flächig-netzartige Verkalkung des subkutanen Fettgewebes am Unterschenkel, die spongiösen Knochen entspricht. Manschettenförmige venöse Stauungsossifikation.

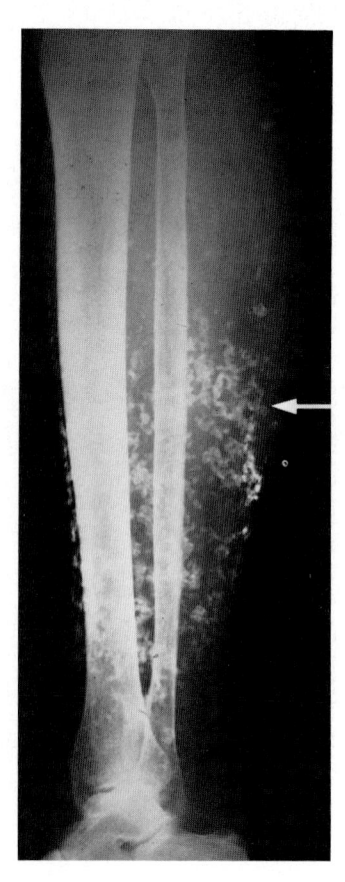

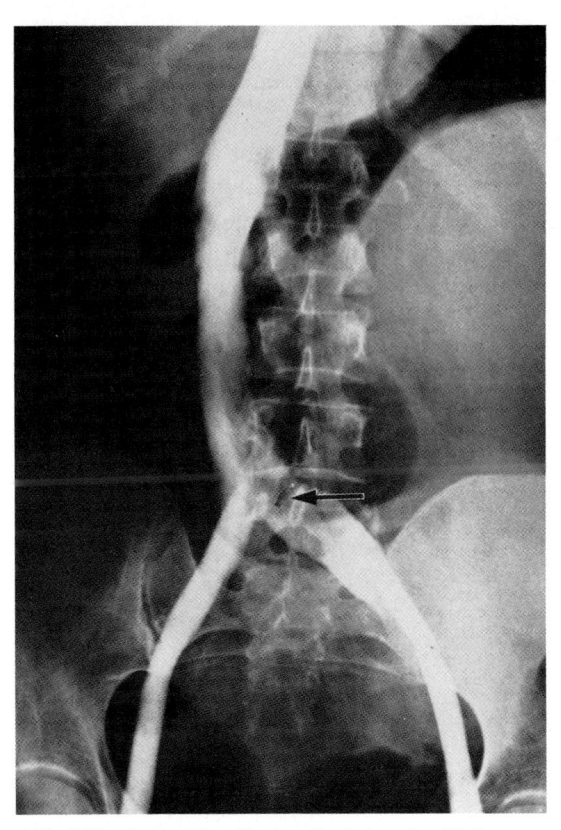

Abb. 106 Beidseitige direkte Punktion der V. femoralis. Normalbild. Vv. iliacae externae et communes und V. cava inferior. Zone normalerweise unsichtbar. (↑).

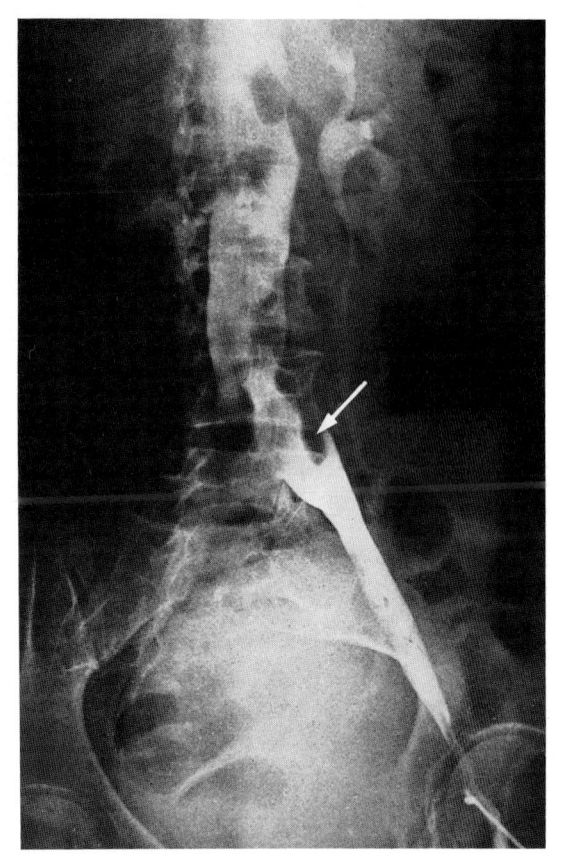

Abb. 107 Beckenvenensporndarstellung bei Beckenvenenphlebographie. Direkte Punktion, V. femoralis sinistra-Sporn (↑).

Zum Unterschied von der rechten Seite ist die Einmündung der linken V. iliaca communis meist unsichtbar. GUILHEM u. BAUX (1954) sprechen von der „normalerweise unsichtbaren Zone" (Abb. 106). Offenbar infolge des in dieser Gegend erschwerten Abflußes zeichnen sich häufig schon physiologischerweise links die V. iliolumbalis und die Vv. praesacrales ab. Letztere anastomisieren mit den Venen der Gegenseite.

Das Normalbild der Beckenvenen weist folgende Besonderheiten auf: In der Höhe des Leistenbandes kann sich, wenn der Patient preßt, eine mediale Delle darstellen, ja das Gefäß kann vorübergehend ganz abgedrückt werden. Dieses Kompressionsphänomen wurde von GULLMO (1957) beschrieben.

Beckenvenensporn an der Einmündung der V. iliaca communis sinistra

MAY u. THURNER (1956) untersuchten an 430 Leichen die Bauverhältnisse der Beckenvenen an ihrem Zusammenfluß und fanden Veränderungen an der V. iliaca communis sinistra, die sie „Beckenvenensporn" benannten (Abb. 107). MAY u. THURNER fanden diesen „Beckenvenensporn" in verschiedenen Variationen in 80 Fällen. Eine leichte linksseitige Stase ist noch normal; eine starke Stase mit verstärkter Anastomosenbildung ist sicher schon pathologisch; fließt aber der Großteil des Kontrastmittels bereits zur Gegenseite ab, so ist wohl eine Spornbildung anzunehmen.

Akute Thrombose

Abgehandelt von CHAMBRAUD (1951), MAY u. NISSL (1959, 1973) und COURTY (1962). Die Diagnose unterliegt den gleichen Richtlinien die bei der Beinthrombose bereits behandelt wurden.

Entweder kann der Thrombus direkt dargestellt werden, oder man bedient sich dabei, wenn nötig, der Einkreisungstechnik (WIRTH u. WEBER 1971; MAY u. NISSL 1973). Man sieht den für die Dia-

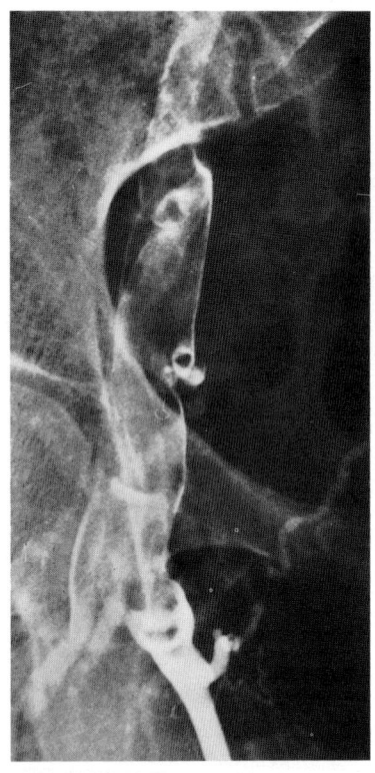

838 Erkrankungen des peripheren und abdominellen Blutgefäßsystems

Abb. 108 Frische Thrombose der V. iliaca dextra. Konturzeichen →.

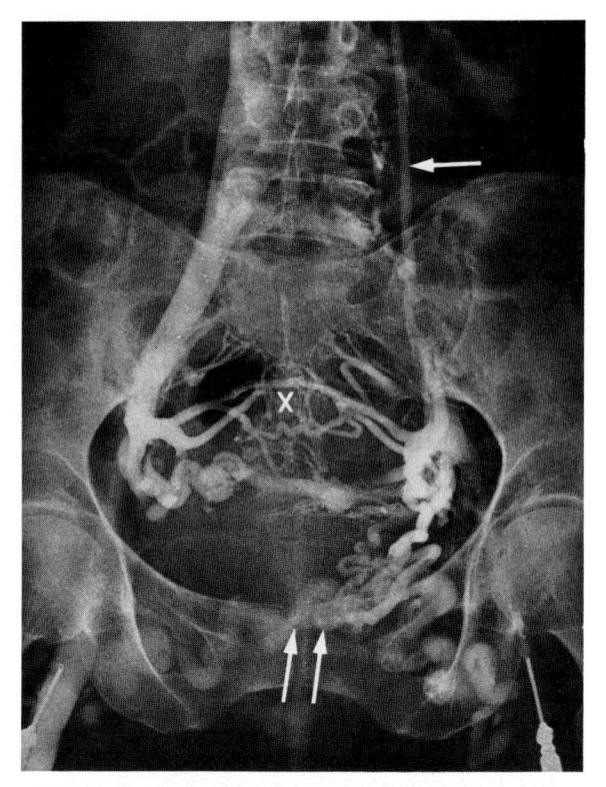

Abb. 109 Alte Beckenvenenthrombose links. V. ovarica (↑). Suprapubische Varizen (↑↑). Präsakrale Kollateralen (x).

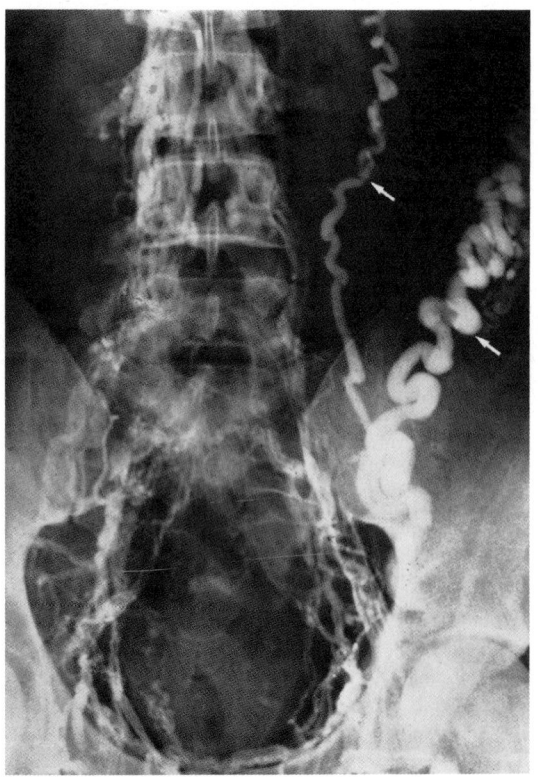

gnose nötigen pathologischen Kollateralkreislauf bei gleichzeitigem, in allen Bildern konstanten Ausfall des Hauptgefäßes (Abb. 108).
Postthrombotisches Zustandsbild der Beckenvenen und der Vena cava inferior. Rein klinisch besteht der erhebliche und nie trügende Verdacht auf eine alte Beckenvenenthrombose, wenn sich varizenähnliche Kollateralen am Mons pubis finden, die von einer Leiste zur anderen ziehen. Die Objektivierung eines postthrombotischen Schadens ist aus prognostischen, therapeutischen und gutachterlichen Gründen wichtig (Abb. 109). Der Venenschaden ist meist einseitig, er kann von guter Rekanalisation der Beckenvenen mit vereinzelten pathologischen Anastomosen bis zum Ersatz der großen Gefäße durch wirre Kollateralvenen reichen.

◀ Abb. 110 3 Jahre alte Kavathrombose. Kollateralvenen entlang der Wirbelsäule. Vv. iliacae nur angedeutet rekanalisiert. Kollateralen an der Bauchdecke (↑).

Beckenvenensperre: WANKE u. GUMRICH (1950) haben festgestellt, daß Einengungen, Verschmälerungen der V. iliaca communis und externa, wie wir sie nicht selten nach Thrombosen sehen, nur zum Teil von mangelhafter Rekanalisation herrühren. Die Thrombose hatte zu einer ausgedehnten Periphlebitis geführt, diese wiederum hat die der Arterie und Vene gemeinsame Gefäßscheide in eine derbe Schwiele umgewandelt, die die Vene von außen komprimiert. Schält man die Venen aus, entfaltet sie sich wieder. Diese Gedanken und die Operationstechnik hat WANKE (1956) eingehend beschrieben. Das Bild der Bekkenvenensperre hat weitgehend an Bedeutung verloren, da die Operation bis auf Fälle mit ganz kurzen Stenosen enttäuschende Ergebnisse zeitigt.

Ein besonderes Kapitel stellt die frische bzw. alte Kavathrombose dar. Wir unterscheiden einen tiefen, mittleren und hohen Verschluß. Die frische Kavathrombose kann in seltenen, aber gesicherten Fällen sogar eine primäre Kavathrombose sein. Meist handelt es sich aber um ein Übergreifen von den Beckenvenen aus. Die klinischen Spätfolgen einer Kavathrombose sind erheblich schwerer, als die einer Beckenthrombose (Abb. 110).

Literatur

Bauer, G. 1942: A roentgenologic and clinical study of the sequels of thrombosis. Acta chir. scand. 86, 74 – 104
Beyer, A., A. Stecken 1962: Ossale Strukturveränderungen bei Klippel-Trénaunay-Weber-Syndrom. Fortschr. Röntgenstr. 97, 45 – 51
Bollinger, A., B. Vogt, M. Cadalbert, E. Lüthy, W. Siegenthaler 1966: Gemischte kongenitale Angiodysplasien der Extremitäten (Klippel-Trénaunay-Weber-Syndrom). Praxis 55, 534 – 542
Boyd, A. M. 1950: Swollen legs. Proc. May. Soc. Med. 43, 1045 – 1047
Chambraud, R. 1951: La phlebographie pelvienne par voie transosseuse. Gynéc. et Obstét. 50, 477 – 481
Chassaignac 1858: zit. nach R. Cousin
Cockett, F. B. 1955: The pathology and treatment of venous ulcers of the leg. Brit. J. Surg. 179, 260 – 272
Courty, L. 1962: Les phlébites iliaques et iliocaves. Am. Chir. 25/26, 1 – 15
Cousin, R. 1947: Les dystrophics osseuses en rapport avec les malformations vasculaires congénitales des membres. These, Lille
Dodd, H. 1959: The varicose tributaries of the superficial femoral vein posing into Hunter's canal. Portgrad. med. J. 35, 18 – 22
Dow, J. D. 1952: The venographic diagnosis of the method of recurrence of varicose veins. Brit. J. Radiol. 25, 382 – 387
Edwards, E. A. 1947: Aplied anatomy of the femoral veins and its tributaries. Surg. Gynec. Obstet. 85, 547 – 553
Fuchs, W. A. 1964: Vena cava inferior. In: Handbuch der medizinischen Radiologie, hrsg. von L. Diethelm, F. Heuck u. a., Bd. X, Teil 3. Springer, Berlin
Gilhem, P., R. Baux 1954: La phlébographic pelvienne. Masson, Paris
Grüntzig, A. H. Albrecht 1971: Subcutane Knochenmetaplasie bei chronischer venöser Insuffizienz. 4. Internat. Kongreß f. Phlebologie, Luzern 1971
Grünwald, P. 1938: Die Entwicklung der Vena cava caudalis beim Menschen. Z. mikr. anat. Forsch. 43, 275 – 287
Gullmo, A. L. 1957: The strain obstruction syndrome of the femoral vein. Acta radiol. 47, 603 – 606
Gullmo, A. L. 1964: Periphere Venen. In: Handbuch der medizinischen Radiologie, hrsg. von F. Diethelm, F. Heuck u. a., Bd. X, Teil 3. Springer, Berlin
Gumrich, H. 1955: Zur Diagnostik der Venensperre. Langenbecks Arch. klin. Chir. 282, 743 – 749
Klippel, M., P. Trénaunay 1900: Du naevus variqueux ostéohypertrophique. Arch. Gén. Méd. Paris 3, 641 – 643
Leu, H. J. 1971: Histologie der peripheren Venenerkrankungen. Huber, Bern (S. 138)
Lippmann, H. J. 1957: Subcutaneous ossification in chronic venous insufficiency. Angiology 8, 378 – 384
May, R., R. Nissl 1959: Die Phlebographie der unteren Extremität. Thieme, Stuttgart
May, R., R. Nissl 1970: Beitrag zur Klassifizierung der „gemischten kongenitalen Angiodysplasien". Fortschr. Röntgenstr. 113, 170
May, R., R. Nissl 1972: Primäre essentielle Phlebosklerose. Perivenöse Calcinose. Manschettenförmige Stauungsossifikation. Fortschr. Röntgenstrahlen 116, 8 – 84
May, R., R. Nissl 1973: Die Phlebographie der unteren Extremität, 2. Aufl. Thieme, Stuttgart
May, R., J. Thurner 1956: Ein Gefäßsporn in der V. iliaca com. sin. als wahrscheinliche Ursache der überwiegenden linksseitigen Beckenvenenthrombose. Z. Kreislauf-Forsch. 45, 912 – 921
Nil, R. 1965: Zum Röntgenbild der Osteodystrophia angiektasia congenitalis. Fortschr. Röntgenstr. 102, 441 – 446.
Nil, R. 1971: Skelettveränderungen bei Erkrankungen des venösen Systems. Röntgenblätter 24, 200 – 206.
Partsch, H., O. Lofferer, A. Mostbeck 1975: Zur Diagnostik von arteriovenösen Fisteln bei Angiodysplasie der Extremitäten. Vasa 4, 288
Thurner, J., R. May 1967: Probleme der Phlebopathologie mit besonderer Berücksichtigung der Phlebosklerose. Zbl. Phlebol. 6, 404 – 460
Trélat, U., A. Moneed 1969: De l'hypertrophe unilateral. Arch. gén. Méd. 536 – 538
Vollmar, J. 1959: Sonderformen des umschriebenen Riesenwuchses. Ergebn. Chir. Orthop. 42, 245 – 266
Vollmar, J. 1974: Zur Geschichte und Terminologie der Syndrome nach F. P. Weber und Klippel-Trénaunay. Vasa 3, 229 – 241
Wanke, R., A. Gumrich 1950: Chronische Beckenvenensperre. Zbl. Chirurg 75, 1302 – 1312
Weber, F. P. 1907: Angioma formation in connection with hypertrophy of limbs and hemi-hypertrophy. Brit. J. Derm. 19, 231 – 235
Wirth, W., J. Weber 1971: Die frische Iliofemoralthrombose. Fortschr. Röntgenstr. 115, 788 – 799

XIII. Lymphgefäße
Von L. Beltz

Anatomie des Lymphgefäßsystems an den Extremitäten

Den Anfang der Lymphgefäße bilden die Lymphkapillaren. Sie liegen als Netz im subepithelialen Bindegewebe der äußeren und inneren Körperoberfläche, in den Bindegewebsstraßen und im Stützgerüst der Organe. In manchen Organen finden sich mehrere übereinanderliegende, jedoch miteinander in Verbindung stehende Netze (Grau 1972).

Die Lymphe wird in den Lymphkapillaren der Kutis und Subkutis gesammelt und den präfaszialen Lymphgefäßen zugeführt.

Die Lymphkapillaren sind sehr erweiterungsfähig, dadurch können die Kapillaren eines bestimmten Gebietes sich auch zu umfangreichen Speicherräumen für die Lymphe, die nicht sofort abtransportiert werden kann, entwickeln. Ihr Gesamtlumen übertrifft das Lumen der verhältnismäßig wenigen aus ihnen abführenden Lymphgefäße (Magari 1962). Die Lymphkapillaren sind jedoch örtlich und zeitlich nicht immer völlig gefüllt. Aus diesen Speichern, deren Wände nicht kontraktil sind, wird die Lymphe meist durch Kontraktion benachbarter Muskulatur in die Lymphgefäße transportiert.

Die Kapillaren selbst bestehen aus einem Schlauch von Endothelzellen und einer lockeren Gitterfaserhülle. Lymphkapillarnetze passen sich den örtlichen Erfordernissen sehr rasch an und können sich z. B. in kurzer Zeit in ein entzündliches oder ödematöses Gewebe verbreitern (Bartels 1909, Jossifow 1930, Rouviere 1932, Grau 1972).

Zur Bezeichnung des Kalibers und der Lokalisation unterscheidet man die Lymphgefäße erster Ordnung, die sogenannten Kollektoren oder Sammelrohre; die Lymphgefäße zweiter Ordnung, die Präkollektoren, Gefäße, die bereits mit Klappen versehen sind; und schließlich die Lymphgefäße dritter Ordnung, die Lymphkapillaren. Die Lymphgefäße erster Ordnung oder Kollektoren bzw. Sammelrohre verlaufen entweder prä- oder subfaszial (Ottaviani 1940, Rüttimann 1964, Kaindl u. Mitarb. 1966). Die subkutanen Hauptstämme oder Sammelrohre verlaufen einzeln oder in Bündeln mit nur wenigen Querverbindungen proximalwärts. Ihre Zahl ist im allgemeinen kleiner als die der Venen.

An den Extremitäten muß man zwischen den oberflächlichen, präfaszialen und den tiefen, subfaszialen Lymphbahnen unterscheiden. Das vordere oder auch innere präfasziale Längsbündel der unteren Extremität nimmt seinen Ursprung von den Lymphkapillaren der Haut und des subkutanen Fettgewebes und folgt mit seinen Hauptästen im allgemeinen dem Verlauf der V. saphena magna. Die Lymphbahnen zeigen dabei im Verlauf einige Varianten (Jacobsson u. Johannsson 1959, Kaindl u. Mitarb. 1960, Rüttimann 1964, Gerteis 1966, Brunner 1969, Pflug u. Calnan 1971, Kimmonth 1972, Kappert 1976).

Bei dem häufigsten Typ verlaufen die Lymphbahnen gestreckt und parallel an der Medialseite des Unter- und Oberschenkels, die Verzweigung erfolgt im distalen bzw. im mittleren Drittel des Unterschenkels (Abb. 1). Bei einer anderen Variante stellt sich im distalen Unterschenkel zunächst nur ein einziges Gefäß dar, von dem erst im proximalen Unterschenkeldrittel mehrere Gefäße abzweigen. Schließlich zeigt eine weitere Variante die Gefäße zunächst an der Außenseite des Unterschenkels, wobei diese dann erst im mittleren bis proximalen Drittel nach medial hin umbiegen.

Die Anzahl der Lymphgefäße ist unterschiedlich, sie schwankt zwischen 2 – 10 Bahnen am Unterschenkel und ca. 4 – 15 Bahnen am Oberschenkel. Schon diese Zahlen zeigen, daß der Übergang zu einer Lymphgefäßhypoplasie ein fließender ist.

Das dorsolaterale oder hintere präfasziale Gefäßbündel stellt sich bei der üblichen lymphographischen Technik (Punktion des Gefäßes am Fußrücken) nicht dar. Nur bei Punktion und Farbstoffinjektion lateral des Ansatzes der Achillessehne können diese Gefäße auch erfaßt werden.

842 Lymphgefäße

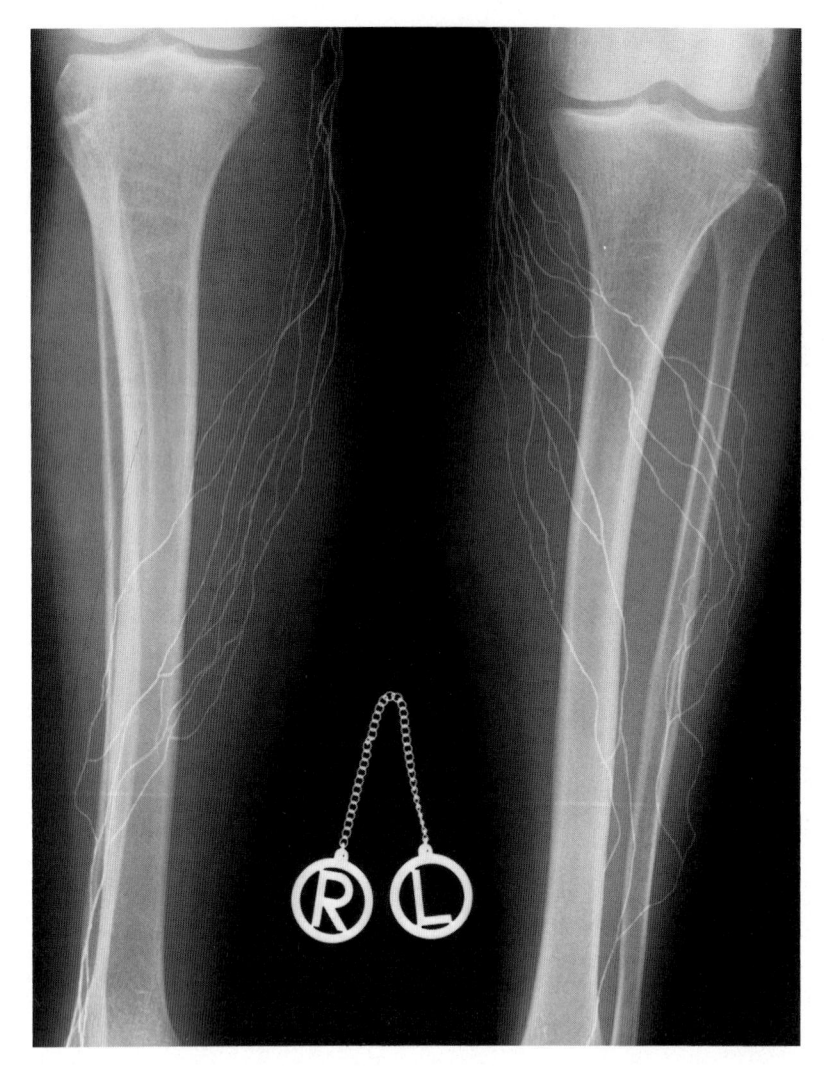

Abb. 1 Oberflächliche, präfasziale Lymphbahnen der unteren Extremität, ventromediales Gefäßbündel. Aufzweigung der Gefäße bereits im distalen und mittleren Drittel des Unterschenkels. Auf der linken Seite verlaufen die Gefäße zunächst zur Außenseite. Die Gefäßklappen sind erkennbar.

Die Weite der Lymphgefäße sind deutlichen Kaliberschwankungen unterworfen; die normale Weite beträgt etwa 0,5 – 1 mm. Da die Gefäße – wie bereits vorne erwähnt – dehnbar sind, hängt die Weite vom Injektionsdruck und von der Injektionsgeschwindigkeit sowie auch von der Kontrastmittelmenge ab, weiterhin von der Anzahl der Gefäße, von einem nicht behinderten oder aber gestörten Lymphabfluß, d. h. vor allem von der bestehenden Grunderkrankung und einer zusätzlichen Begleiterkrankung (z. B. venöse Insuffizienz). Auch das Alter der Patienten bestimmt die Weite der Gefäßlichtung.

Die Lymphgefäße besitzen Klappen, die bei einem gesunden Gefäß im Lymphogramm gut zu erkennen sind. Die Klappen gestatten nur einen zentripedalen Lymphstrom; es ist nicht möglich, retrograd ein intaktes Lymphgefäß mit Kontrastmittel zu füllen. Der Abstand der Klappen beträgt etwa 1 cm und ein wenig mehr, die Distanz der Lymphgefäßklappen wird am Oberschenkel bzw. auch am Oberarm größer.

Das tiefe oder subfasziale Lymphgefäßsystem drainiert die Gewebe einschließlich des Kapillarnetzes des Knochenmarkes innerhalb des Faszienmantels, seine Sammelrohre liegen entlang der großen Blutgefäße, also vorwiegend dorsal. Sie errreichen in der Kniekehle die poplitealen Lymphknoten, die sich auf diese Weise mit darstellen (MALEK u. Mitarb. 1959, LARSON u. LEWIS 1967, VITEK u. KASPAR 1973).

Für die lymphographische Beurteilung von Lymphangiopathien an den Extremitäten wird das tiefe Lymphsystem nicht dargestellt, es wäre jedoch möglich, durch eine Kanülierung eines Sammelrohres des dorsolateralen Bündels hinter der Knöchelregion auch diese tiefen Lymphbahnen zu erfassen. Stellt sich das tiefe Lymphsystem bei der üblichen lymphographischen Technik dar, so liegt immer eine Lymphangiopathie der Lymphgefäße vor. Tiefe und oberflächliche Lymphbahnen besitzen zwar Anastomosen, der Abfluß erfolgt aber nur von den tiefen zu den oberflächlichen Gefäßen, da ein umgekehrter Abfluß durch die Lymphgefäßklappen verhindert wird.

Der Abfluß der Lymphe aus dem medialen Gefäßbündel des Oberschenkels erfolgt in der überwiegenden Anzahl in 1–2 subinguinale Lymphknoten. Für das Entstehen vor allem sekundärer Lymphödeme an den unteren Extremitäten sind pathologische Prozesse an dieser Lymphknotengruppe daher außerordentlich wichtig.

Nur einzelne Lymphgefäße überspringen die subinguinalen Lymphknoten und münden direkt in die oberen inguinalen Lymphknoten, können sogar teilweise direkt in pelvine Lymphknoten – meist in die äußeren iliakalen Lymphknoten – einmünden (RÜTTIMANN 1964, WIRTH 1966).

An der oberen Extremität sind ebenfalls oberflächliches und tiefes Lymphsystem zu unterscheiden. Ein inneres, ulnares, präfasziales Gefäßbündel verläuft an der Ulnarseite des Unterarms zur Medialseite des Oberarmes hin zu den axillären Lymphknoten. Ein äußeres radiales, präfasziales Gefäßbündel nimmt seinen Ursprung an der Radialseite des Handrückens, verläuft parallel an der Radialseite des Unterarms und biegt erst im mittleren Oberarmdrittel nach medial, um die oberflächlichen axillären Lymphknoten zu erreichen (KAINDL u. Mitarb. 1960, JUNGBLUT 1971).

Die radiale Gefäßgruppe begleitet teilweise die V. cephalica, erreicht so neben den axillären auch in Einzelfällen supraklavikuläre Lymphknoten.

Pathophysiologie

Von den Lymphgefäßen wird die Gewebsflüssigkeit abtransportiert, welche nicht mehr durch die Kapillarwände rückresorbiert werden kann. Lymphgefäße können also größere Proteinmoleküle aufnehmen und über die filtrierenden Lymphknotenstationen und den Ductus thoracicus dem Venensystem wieder zuführen.

Zirkulatorische, humorale und lokal interstitielle Faktoren nehmen auf die Lymphbildung ebenso Einfluß wie der Funktionszustand des umgebenden Gewebes (HUTH 1972).

Die Vorgänge bei der Bildung der Lymphe können morphologisch nicht ausreichend erfaßt werden und müssen pathophysiologischen Darstellungen vorbehalten bleiben (STARLING 1883, 1894, FÖLDI 1972).

Jede Änderung des Lymphstromes ist unter anderem von der Permeabilität der Endothelzellen abhängig. Partikel, die nicht über den venösen Schenkel abtransportiert werden, befinden sich schon nach wenigen Sekunden in den Lymphgefäßen.

Aus den Körperhöhlen absorbieren die Lymphgefäße um so mehr Lymphe, je eiweißreicher der Erguß ist. Bei einer Insuffizienz der Lymphströmung werden nach FÖLDI die mechanische und die dynamische Insuffizienz als die beiden wichtigsten Hauptformen unterschieden.

Die Entstehung eines Lymphödems beruht auf einer Dysfunktion des Blut- und des Lymphkreislaufes, wobei die venöse Kapillarfiltration die Möglichkeit des lymphatischen Rückflusses übersteigt. Das Ödem entsteht also bei erhöhter Blutkapillarpermeabilität oder Filtration und/oder einem verringerten oder insuffizienten lymphatischen Rückfluß.

Allen Ödemen liegt eines Insuffizienz des Lymphgefäßsystems zugrunde. Örtliche Lymphblockaden mit Lymphostase sind zumindest phasenweise Komplikationen bei Entzündungen und tumorösen Prozessen. Die Ausbreitung von Tumoren kann die Folge einer Blockade der Lymphdrainage sein, wobei atypische Metastasenwege auf eine unterschiedliche Form und Ausdehnung der Lymphostase zurückzuführen sind.

Technik der Lymphographie beim Lymphödem

In Ergänzung zu der von RÜTTIMANN in Bd. I dieses Lehrbuches mitgeteilten Technik sei für die lymphographische Untersuchung der Ödeme noch folgendes mitgeteilt.

Eine Störung in der Transportfunktion des Lymphgefäßsystems läßt sich oft schon durch die subkutane Injektion lymphotropher Farbstoffe, wie z. B. Patentblau, feststellen. Diese 11%ige wässerige Lösung wird nach subkutaner Injektion ziemlich elektiv von den Lymphkapillaren absorbiert und über die präfaszialen Lymphgefäße abtransportiert. Beim Gesunden entsteht nur ein blaugrüner, umschriebener und scharf begrenzter Farbfleck, die Lymphgefäße nehmen den Farbstoff sofort auf und sind einige Minuten später auch durch die Haut hin sichtbar. Bei einem Lymphödem verteilt sich der Farbstoff entweder flächenhaft oder kleinfleckig über dem Fußrükken oder auch subkutan und intrakutan in der Haut des Unterschenkels. Dieser *Farbstofftest* bzw. die *Chromolymphographie* gehören zwar immer mit zur Technik der Lymphographie bei Ödemen, eignen sich aber nicht, das Lymphödem zu klassifizieren.

Die *Isotopenlymphographie* stellt heute ebenfalls eine brauchbare Methodik dar, Aussagen über die Funktion des prä- und subfaszialen Lymphtransportes zu machen (HOLLANDER u. Mitarb. 1961, LANGGARD 1963, BATTEZZATTI u. DONINI 1964, SAGE u. Mitarb. 1964, HOPPE u. ALEXANDER 1970, ZUM WINKEL 1972, LOFFERER u. Mitarb. 1972).

Die Autoren beurteilen und differenzieren die verschiedenen Ödemformen, insbesondere die Funktion von prä- und subfaszialem Lymphtransport durch subkutane oder aber intramuskuläre Injektion von radioaktiven Kolloiden mittels Impulsregistrierung über den regionären Lymphknoten. Störungen des präfaszialen Lymphtransportes findet man bei allen Formen des Lymphödems mit Ausnahme der sekundären Lymphödeme infolge Venendrucksteigerung und hierbei vermehrtem Lymphvolumen. Bei der Lymphangitis besteht fast immer eine deutlich erhöhte Permeabilität; bei der Isotopenlymphographie beobachtet man daher ein rasches Austreten der Aktivität durch die Lymphgefäßwände.

Der subfasziale Lymphtransport ist bei der tiefen Beinvenenthrombose, beim postthrombotischen Syndrom und bei den meisten Formen des primären Lymphödems mit großer Regelmäßigkeit beeinträchtigt, dagegen ist der präfasziale Lymphtransport beim postthrombotischen Syndrom unbehindert oder sogar gesteigert.

Klinik des Lymphödems

Das Lymphödem ist in seiner äußeren Form weitgehend unabhängig von der Ätiologie und somit ein einheitliches Krankheitsbild. Es kommt in verschiedenen Schweregraden vor, beginnend bei geringen reversiblen Schwellungen in der Knöchelregion oder am Fußrücken bis zur irreversiblen hyperplastischen Form, der Elephantiasis.

Nach Kinmonth, Servelle und Brunner werden folgende Stadien unterschieden:

Stadium I: Latentes Lymphödem

Es besteht zwar eine Lymphgefäßerkrankung, vor allem eine Hypoplasie der Lymphgefäße, diese Erkrankung hat aber noch nicht zu einem Ödem geführt. Erst bei übermäßiger Beanspruchung – längeres Stehen oder auch Bagatelltraumen – zeigt sich ein leichtes und am Anfang immer reversibles Ödem des Beins, vorwiegend in Höhe der Knöchelregion und des Fußrückens. In der Mehrzahl der Fälle beginnt das Ödem ohne erkennbare Ursache. Patienten mit einem klinisch latenten Lymphödem können aber nach einem Trauma oder nach einer Infektion ein irreversibles Lymphödem bekommen, in der Begutachtung von Lymphödemen ein sehr wichtiger Umstand.

Frühzeichen für das Lymphödem im Stadium I sind ein leichtes abendliches Ödem des Fußrückens und der Knöchelregion; eine solche Schwellung wird leicht als statisches Ödem verkannt. Zwischen initialer Schwellung und irreversiblem Lymphödem können Wochen oder Jahrzehnte liegen.

Stadium II: Reversibles Lymphödem

Das Ödem ist durch eine weiche Schwellung charakterisiert, die sich im Laufe des Tages einstellt, abends am stärksten ausgeprägt ist und über Nacht wieder abklingt. Auch dieses Ödem wird vielfach fehlgedeutet und so z. B. mit Diuretika behandelt. Es fehlt bei diesem Lymphödem die Induration, die bindegewebige Umwandlung des subkutanen Gewebes. Temperatur (heiße Jahreszeit) und hormonelle Faktoren (prämenstruell bei Frauen) haben auf den Schweregrad dieses reversiblen Ödems einen deutlichen Einfluß.

Stadium III: Irreversibles Lymphödem

Das Ödem geht während der Nacht nicht mehr oder nur unwesentlich zurück, es ist hart, beschränkt sich nicht nur auf die Knöchelregion und auf den Fußrücken, sondern reicht meist bis zum Kniegelenk. Das Ödem ist schmerzlos. Im Vordergrund steht jetzt die Fibrosklerose der Haut und des subkutanen Gewebes, welche die technische Durchführung der Lymphographie – z. B. die Präparation der Lymphgefäße – deutlich erschwert.

Stadium IV: Elephantiasis

Sie ist gekennzeichnet durch die unförmige Verdickung des Beins mit Wulst- und Furchenbildungen vor allem an den Gelenken, es besteht eine Bewegungseinschränkung der befallenen Extremität. Dies ist oft ein guter differentialdiagnostischer Hinweis zum Lipödem, bei dem die Knöchelregion frei bleibt. Das Vorkommen dieses Stadiums IV ist selten; häufigste Ursache ist das parasitäre Lymphödem bei der Filariose.

Abgesehen vom primären kongenitalen Lymphödem liegt die Häufigkeitsspitze der anfänglichen Schwellungen mit ca. 40% zwischen dem 15. und 20. Lebensjahr. Frauen sind etwa viermal häufiger betroffen als Männer (80% KINMONTH, 87% ALLEN). Das Lymphoedema praecox (Beginn vor dem 35. Lebensjahr) ist mit ca. 80–85% bei den primären Lymphödemen häufiger als das Lymphoedema tardum. Es beginnt in der Regel einseitig, Monate und Jahre nach Beginn sind aber dann bei jedem zweiten Ödemträger bilaterale Schwellungen anzutreffen. Das Lymphoedema praecox ist durch eine erhebliche Progressivität ausgezeichnet, während das Lymphoedema tardum sich mit einer geringeren Progredienz abgrenzt (ALLEN 1934, KINMONTH 1954, 1957, 1972, SCHIRGER u. Mitarb. 1962, BRUNNER 1969).

Komplikationen des Lymphödems

Erysipel. Rezidivierende Erysipele sind die bekannteste und häufigste Komplikation des primären Ödems. Ein proteinreicher Nährboden disponiert beim Lymphödem zu dieser Streptokokkeninfektion. Am häufigsten ist das Erysipel bei den irreversiblen Ödemen zu finden, ein Fünftel aller Patienten erleben nach BRUNNER (1969) ein sporadisches, häufiger aber das rezidivierende Erysipel.

In ca. 6% löst das Erysipel als initiale Erkrankung die erste Schwellung bei den primären Lymphödemen aus. Somit kann ein Lymphödem durch ein initiales Erysipel eingeleitet und damit erst klinisch manifest werden. Da während eines Erysipels die Lymphgefäße eine Lymphangitis aufweisen, sollte zu diesem Zeitpunkt möglichst keine Lymphographie durchgeführt werden. Jedes Erysipel verschlechtert die Lymphdrainage durch eine progressive Veröden der Lymphgefäße sowie auch der Kollateralgefäße.

Fibrose. Eine chronische, ödematöse Durchtränkung der Gewebe mit proteinreicher Flüssigkeit führt zu einer Verdichtung der Grundsubstanz, die zur Matrix neu einsprossenden Bindegewebes wird (HUTH 1972). So ist beim chronischen Lymphödem mit einer zunehmenden Fibrosierung des lymphödematösen Gewebes zu rechnen. Dieser Befund ist fast regelmäßig bei den Lymphödemen im Stadium III und IV anzutreffen. Differentialdiagnostisch ist dagegen eine hämodynamische Schwellung nicht durch eine derartige Fibrose gekennzeichnet. Ulzerationen sind beim Lymphödem eher selten, sie kommen dafür mehr bei arteriellen und venösen Erkrankungen vor.

Weitere Komplikationen des chronischen Lymphödems sind hystrixartige Hyperkeratosen, wobei die Haut zu einem warzigen Pannus verdickt, die Warzenflächen selbst borkig zerfallen, nässen und mit kleinen Lymphbläschen durchsetzt sind. Papillomatöse hyperkeratotische Hautexkreszenzen sind charakteristisch für das primäre Lymphödem.

Andere seltenere Komplikationen sind nässende Lymphfisteln, der chylöse Reflux, die Knochenlymphangiomatose und schließlich die seltene bösartige Umwandlung in das angioplastische Sarkom (Stewart-Treves-Syndrom 1948).

Einteilung der peripheren Lymphödeme

Tabelle 1   Einteilung der peripheren Lymphödeme

I A. Primäre Lymphödeme
  a) Hereditäres, kongenitales Lymphödem (NONNE 1891, MILROY 1892)
  b) Hereditäres, nichtkongenitales Lymphödem (MEIGE 1898)
  c) Kongenitales, nichthereditäres Lymphödem
  d) Erworbene Lymphödeme
     Hypoplasie, Aplasie und Lymphangiektasie
     Lymphoedema praecox und Lymphoedema tardum (ALLEN 1934, KINMONTH 1954)

  B. Primäre Lymphödeme bei gemischtförmigen kongenitalen Angiodysplasien

  C. Primäre Lymphödeme in Kombination mit anderen Erkrankungen (Turner-Syndrom, hereditäre rezidivierende intrahepatische Cholostase, Yellow-Nail-Syndrom)

II. Sekundäre Lymphödeme
  a) Tumoröses Lymphödem
  b) Entzündliches Lymphödem
  c) Parasitäres Lymphödem
  d) Traumatisches Lymphödem
  e) Postoperatives Lymphödem

III. Kombinierte Lymphphlebödeme
  a) Tumoröses Lymphphlebeödem
  b) Lymphödem bei primären Venenerkrankungen
     – Varikose
     – Postthrombotisches Syndrom und Thrombose
     – Thrombophlebitis
     – Ulcus cruris
  c) Lymphödem bei venöser Insuffizienz

Andere Einteilungen sind durchaus möglich. Einmal nach morphologischen Kriterien im Lymphangiogramm. So unterscheidet man Ödeme auf dem Boden einer Lymphgefäßhypoplasie oder -hyperplasie, womit die angiomatösen oder lymphangiektatischen Lymphgefäßdysplasien gemeint sind. Zu den morphologischen Kriterien gehören schließlich die histologischen Befunde der Lymphgefäßveränderungen (KAINDL u. Mitarb. 1960, SCHIRGER u. Mitarb. 1962, SMITH u. Mitarb. 1962, PFLEGER u. Mitarb. 1967).

Eine weitere Einteilung wäre schließlich durch das klinische Stadium möglich, beginnend beim klinischen latenten Lymphödem bis zum irreversiblen Ödem der Elephantiasis. Auch der Zeitpunkt der ersten Manifestation der Erkrankung wurde vor allem bei den erworbenen Lymphödemen berücksichtigt. So bezeichnen ALLEN (1934) und KINMONTH (1954) das Lymphödem, welches vor dem 35. Lebensjahr auftritt, als Lymphoedema praecox, dasjenige mit Beginn nach dem 35. Lebensjahr als Lymphoedema tardum. Letzteres ist wesentlich seltener. Verhältnis etwa 4 : 1. KAINDL (1960) vertritt zu Recht die Ansicht, daß die Einteilung etwas willkürlich ist, da sich weder das klinische Bild noch die radiologischen Befunde bei den beiden Formen unterscheiden. Die Unterscheidung kann aber eine differentialdiagnostische Bedeutung haben, da Lymphödeme nach dem 35.–40. Lebensjahr häufiger sekundär sind. Eine besondere Beachtung verdient dabei das posttraumatische dekompensierte Lymphödem. Unter diesem Begriff versteht BRUNNER (1969) ein primär latentes Lymphödem, das im Anschluß an einen Unfall dekompensiert. Diese ätiologische Sonderform des posttraumatischen Lymphödems spielt bei der Begutachtung eine wichtige Rolle.

Primäre Lymphödeme

Hereditäres, kongenitales Lymphödem

Familiär kongenitale Lymphödeme sind selten, und in der Literatur sind bisher erst ca. 150 Fälle bekannt. Erstbeschreiber dieser Erkrankung war 1891 NONNE, der unter 13 Familienangehörigen von 3 Generationen 7 Patienten mit einem kongenitalen Lymphödem der Beine beobachtete. Es handelt sich um eine dominant-autosomale Erkrankung; Männer und Frauen sind etwa gleich häufig betroffen.

Eine ähnliche Beobachtung wurde 1892 von MILROY mitgeteilt, der bei einer Familie (6 Generationen mit 97 Personen) 22 Fälle mit einem primären hereditären Lymphödem beschrieb. Es waren auch beide Geschlechter befallen, Frauen gering häufiger; das Ödem wurde einseitig, aber auch beidseitig festgestellt. Ein so großes Krankengut wurde in den folgenden Jahren nicht mehr mitgeteilt. Die bisher beobachteten Fälle haben ERSCH u. Mitarb. 1966, GODART 1966 und BRUNNER 1969 zusammengestellt. Klinisch be-

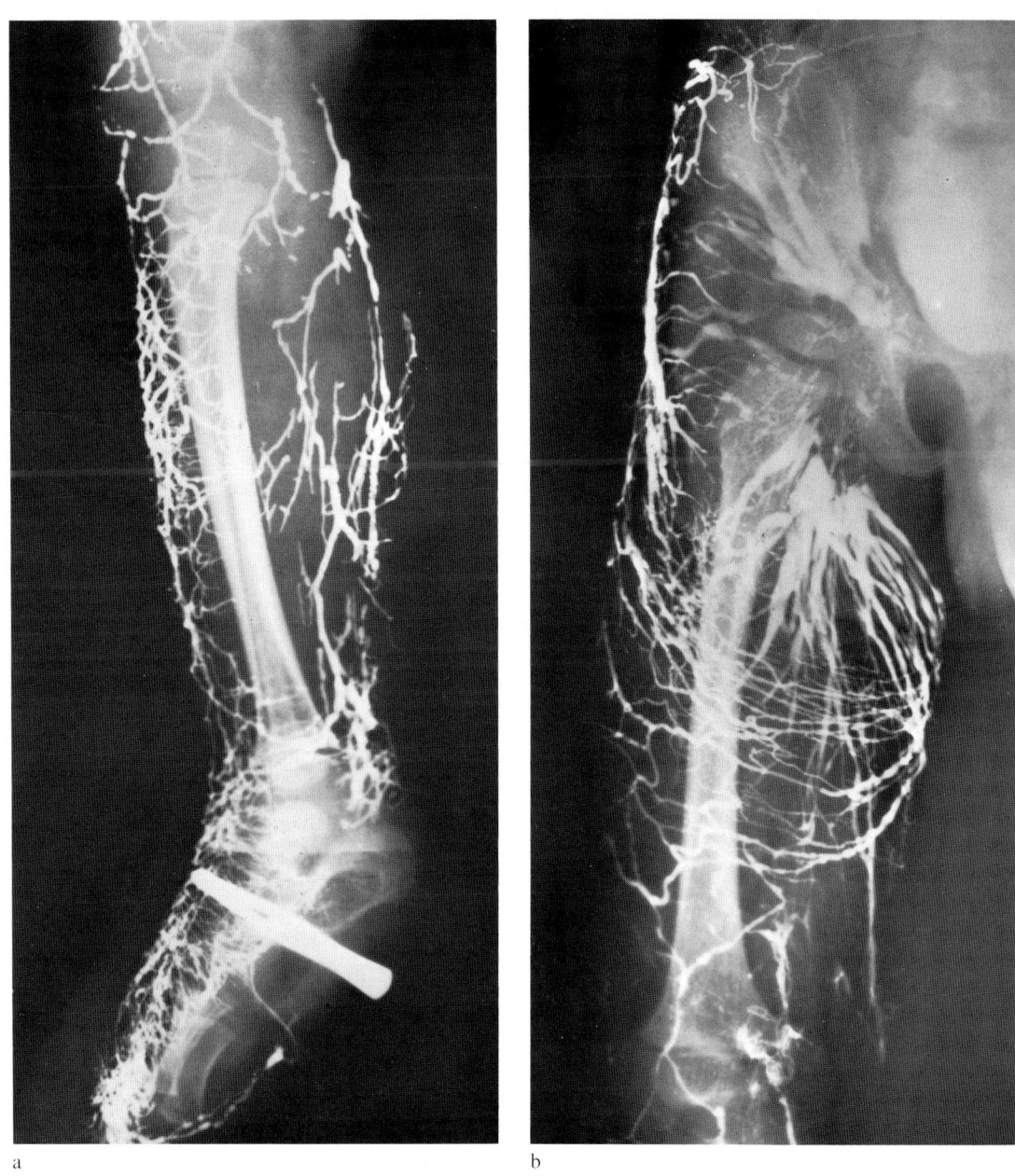

Abb. 2 a u. b Hereditäres, kongenitales Lymphödem (Nonne-Milroy). 2jähriger Junge, Lymphödem beider Beine. Das Lymphangiogramm mit wasserlöslichem Kontrastmittel zeigt lymphangiektatische, deutlich varikös erweiterte und dysplastische Lymphgefäße. Gefäßklappen sind nicht erkennbar, Reflux des Kontrastmittels in die Lymphgefäße des Fußes. Gleichzeitig besteht eine Dysplasie der retroperitonealen Lymphbahnen. (Die Aufnahmen verdanke ich Herrn Prof. PICARD, Paris.)

steht von Geburt an ein weiches ein- oder beidseitiges Ödem, die Schwellung nimmt vor allem während der Pubertät zu. Röntgenologisch bzw. lymphographisch wurden sowohl Hypoplasien der Lymphgefäße als auch die lymphangiektatische Form nachgewiesen (Abb. 2). In der Gesamtzahl sind bei den wenigen untersuchten Fällen beim hereditären Lymphödem die Lymphgefäße vermindert. Mit der Dauer des Lymphödems nimmt eine Sklerosierung des lymphödematösen Gewebes der Subkutis zu (ESTERLY 1959, MOYSON u. Mitarb. 1963, ERSEK u. Mitarb.

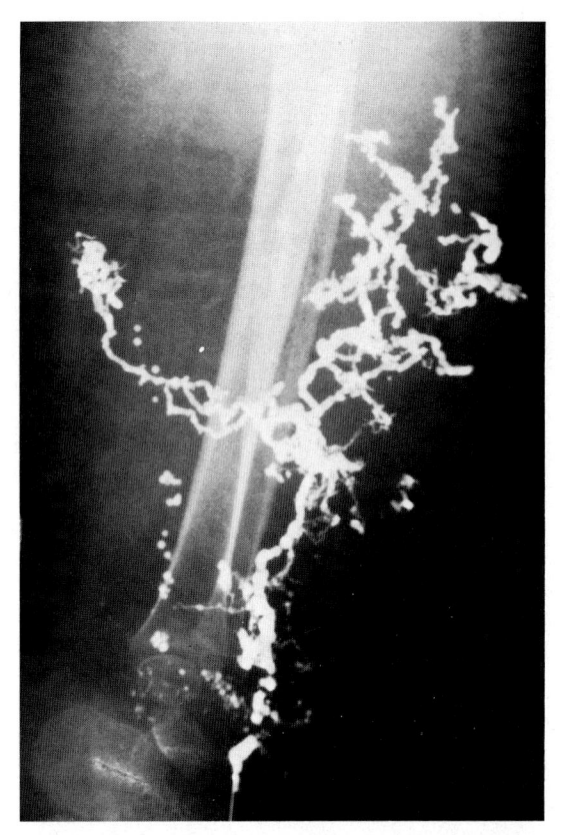

Abb. 3 Kongenitales, nichthereditäres primäres Lymphödem. 1jähriges Mädchen. Ödem der linken unteren Extremität, bei gleichzeitiger Dysplasie des retroperitonealen Lymphsystems und Chylothorax (s. Abb. 57). Lymphangiektatisches, hyperplastisches Lymphödem mit verzögertem Kontrastmittelabfluß. Rechts Hypoplasie der Lymphgefäße. Knochenlymphangiomatose: wabige Osteolysen in Tibia und Fibula.

1966, KINMONTH 1967). SCHIRGER u. Mitarb. stellten beim kongenitalen Lymphödem neben einer reaktiven subepidermalen Fibrose auch erweiterte Lymphgefäße fest mit perivasalen Infiltraten von Lymphozyten und Plasmazellen.

Familiäres, nichtkongenitales Lymphödem

Das familiäre, nichtkongenitale Lymphödem beschrieb MEIGE 1898 bei 8 Mitgliedern der gleichen Familie innerhalb von 4 Generationen, Entwicklung des Ödems in der Jugendzeit. MEIGE glaubte an eine angeborene Schädigung trophischer Zentren im Rückenmark und prägte den Begriff des hereditären Trophödems. Dieses familiäre, nichtkongenitale Lymphödem ist etwas häufiger als das kongenitale. Beobachtungen stammen weiterhin von VAN DER MOLEN (1959) und von KINMONTH (1967). SCHRÖDER u. HEL-

WEG-LARSEN (1950) haben die Literatur zusammengestellt; die Geschlechtsverteilung Frauen – Männer beträgt 1,58 : 1, lymphographisch wurde vorwiegend die Hypoplasie und die Aplasie der Lymphgefäße von den genannten Autoren beobachtet.

Kongenitales, nichthereditäres Lymphödem

Dieses Lymphödem ist selten, es kommt sowohl einseitig als auch doppelseitig vor. Bei den einseitigen Ödemen überwiegen die lymphangiektatischen Formen, die später noch eingehend besprochen werden sollen. Kennzeichnend sind die weiten, geschlängelten, hyperplastischen Lymphgefäße, wobei die Lymphgefäßklappen infolge der Weite der Lymphgefäße insuffizient sind. Gerade bei den lymphangiektatischen Lymphödemen fehlt die Tendenz zu familiärem Vorkommen. Der Abfluß aus den Lymphgefäßen ist gestört und oft erheblich verlangsamt. Aus diesem Grunde ist es schwierig, lymphographisch auch das retroperitoneale Lymphsystem und den Ductus thoracicus zu untersuchen. Es ist die Lymphgefäßdysplasie bei den einseitig primären angeborenen Lymphödemen sehr häufig mit Lymphangiektasien im Retroperitoneum vergesellschaftet, eine vaskuläre Insuffizienz mit chylösen Ergüssen eine häufige Komplikation dieser Erkrankung (Abb. 3, 57 a u. b). Die Geschlechter werden zu gleichen Teilen befallen. Bilaterale angeborene Lymphödeme sind noch seltener. Bei einem zweijährigen Jungen unseres Krankengutes bestand seit Geburt ein fast symmetrisches Lymphödem beider Füße, besonders der Fußrükken, der Zehen und auch der Fußsohle. Die Haut und die Subkutis zeigten bereits eine Fibrosierung des lymphödematösen Gewebes (Abb. 4). Bei der Lymphographie konnte infolge einer Aplasie des ventromedialen Gefäßbündels ein Lymphgefäß für die Lymphographie nicht gefunden werden. Die Weichteilaufnahme beider Füße zeigt die strähnige Fibrosierung der Subkutis. Das Venensystem war bei dem zweijährigen Jungen intakt.

Erworbenes primäres Lymphödem bei Hypoplasie

Diese Erkrankung ist durch zwei Veränderungen der Lymphgefäße charakterisiert:
1. Die Anzahl der lymphographisch nachweisbaren Lymphgefäße ist verringert.
2. Sehr häufig, aber nicht immer zeigen die Lymphgefäße morphologische Veränderun-

a   b

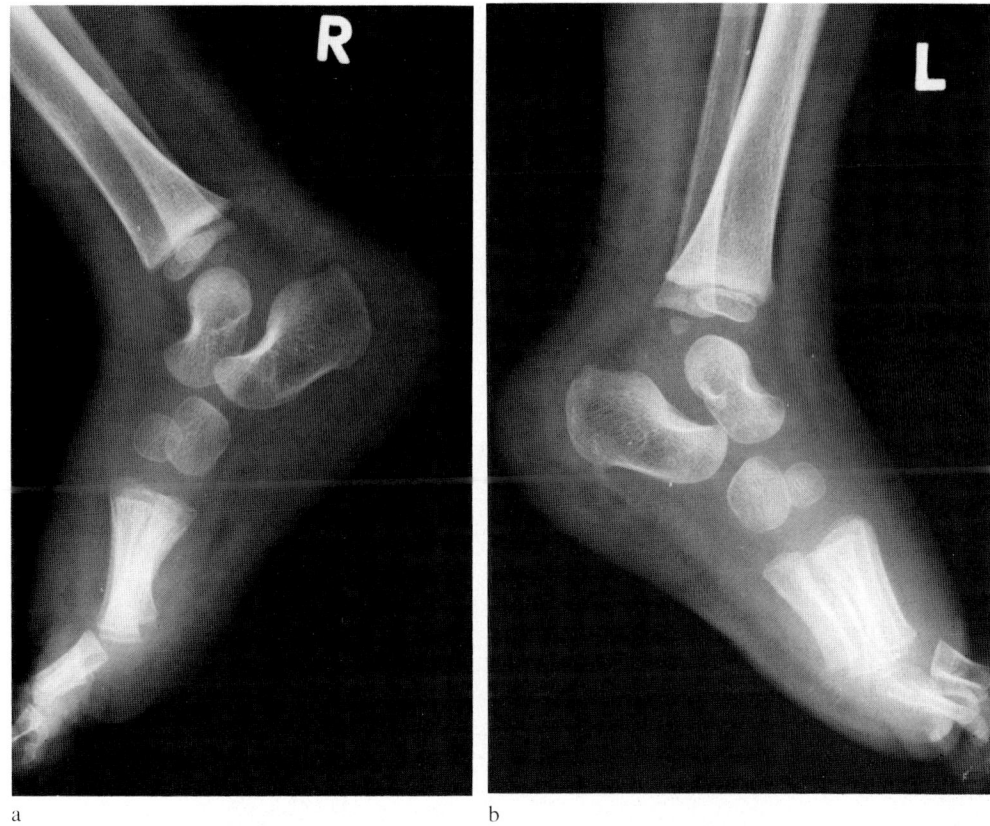

Abb. 4 a u. b Kongenitales, nichthereditäres primäres Lymphödem. 2jähriger Junge. Angeborenes Lymphödem beider Füße, strähnige Induration der Subkutis (Fibrose). Aplasie der Lymphgefäße im Bereich des ventromedialen Gefäßbündels.

gen, insbesondere eine Obliteration der Lymphgefäßlichtung.

Hauptcharakteristikum ist die Verringerung der Zahl der Lymphgefäße. Am Unterschenkel findet man im Bereich des ventromedialen Gefäßbündels nur 1 oder 2 Gefäße, am Oberschenkel sind es 2 – 4 Gefäße. Dabei erstreckt sich die Hypoplasie manchmal nur bis zum Knie, häufiger aber bis zum Oberschenkel, und zwar bis zur Einmündung in die inguinalen Lymphknoten (Abb. 5). Der Verlauf der Gefäße ist meistens normal, Verlaufsanomalien bei den Hypoplasien kommen aber vor. So können die Gefäße am Unterschenkel auch lateral nachweisbar sein (Abb. 6). Liegt keine Wandschädigung vor, dilatieren die Gefäße kompensatorisch, das Lymphogramm zeigt die Hypoplasie mit varikös erweiterten Gefäßen, die Gefäßklappen sind deutlich zu erkennen (Abb. 7). Die Reduzierung ist symmetrisch oder asymmetrisch, das Ödem ein- oder beidseitig.

KAINDL u. Mitarb. (1960) haben als erste die hypoplastischen Lymphgefäße histologisch untersucht und dabei folgenden Befund erhoben:

Das Endothel dieser Lymphgefäße war ohne Besonderheit, die Intima beträchtlich verdickt, so daß das Volumen der Gefäße hochgradig eingeengt war. Da die Autoren entzündliche Veränderungen nicht nachweisen konnten, gaben sie dem Krankheitsbild die Bezeichnung *Lymphangiopathia obliterans*. Makroskopisch kann bei der Hypoplasie eine verdickte Gefäßwand auffallen. Nach KAINDL dürfte es sich um einen primär generalisiert erfassenden obliterierenden Krankheitsprozeß handeln. In den Jahren 1965 bis 1968 hat dann die gleiche Arbeitsgruppe fünf verschiedene pathologisch-anatomische Krankheitsbilder herausgestellt: die einfache Lymphangitis, die Endolymphangitis proliferans, die Thrombolymphangitis productiva, die Lymphangitis fibrosa und schließlich die bereits erwähnte Lymphangiopathia obliterans, bei der das Lymphgefäß obliteriert und seine Elastizität einbüßt. So kann

850 Lymphgefäße

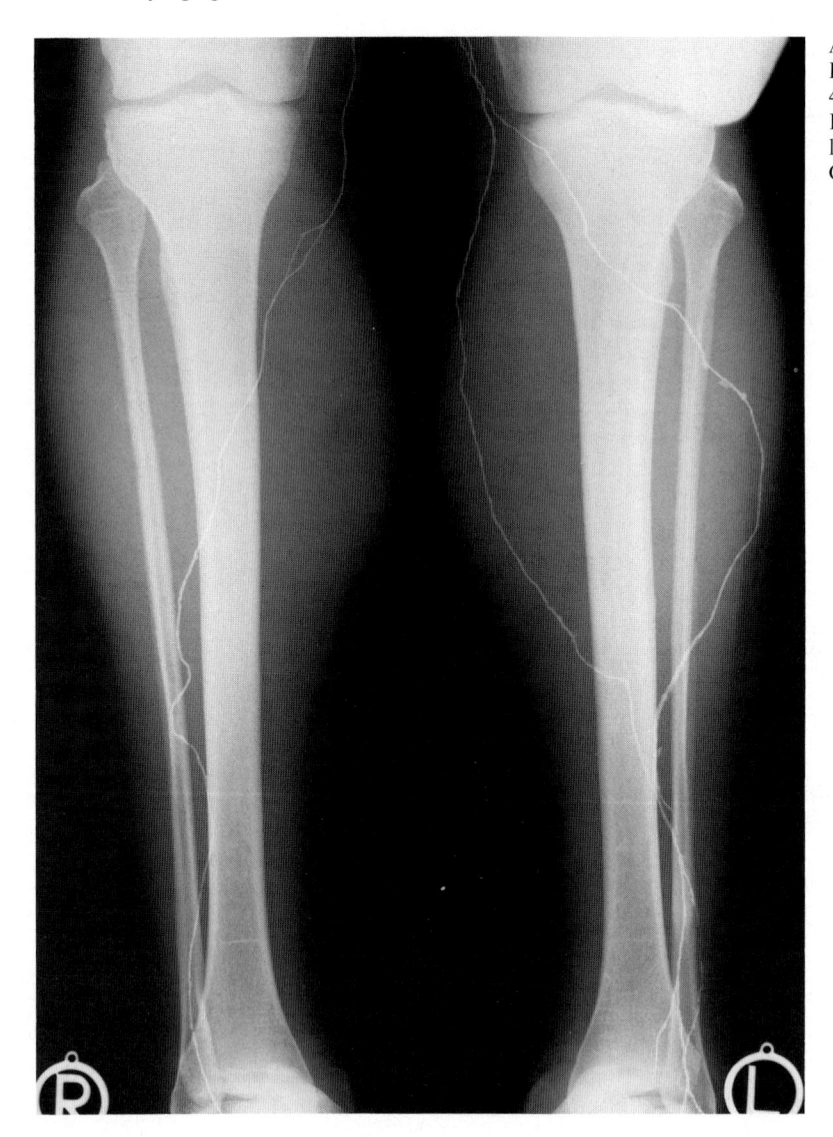

Abb. 5 Primäres erworbenes Lymphödem (Stadium II). 45jährige Patientin mit einer Hypoplasie des ventromedialen Gefäßbündels, normale Gefäßweite.

nach PFLEGER (1968) die Lymphangiopathia obliterans heute nicht mehr als ein einziges Korrelat beibehalten werden, es verbergen sich vielmehr unter diesen radiologischen Phänomenen auch Endolymphangitis und Thrombolymphangitis. Von den Autoren wird das primäre Lymphödem auf dem Boden einer Hypoplasie als Folge einer erworbenen Erkrankung aufgefaßt, es ist daher nur selten hereditär.

Über die Pathogenese der von KAINDL u. Mitarb. beschriebenen histologischen Veränderungen ist bisher wenig bekannt. Es muß hier betont werden, daß Hypoplasie und histologische Angiopathie nicht identisch sind, aber die primäre Hypoplasie der Lymphgefäße ohne obliterierende Veränderungen eher selten ist. Dennoch gelingt es in Einzelfällen sowohl lymphographisch als auch histologisch Bilder nebeneinander zu sehen, die bei einer Extremität nur die Hypoplasie, bei der anderen aber Hypoplasie und obliterierende Veränderungen erkennen lassen. So müssen die obliterierenden Veränderungen vermutlich sekundär sein. Auch die Beobachtungen von JACKSON (1964) und BATTEZZATI (1967) sprechen dafür, daß die obliterierenden Veränderungen erst später zu einer Hypoplasie hinzukommen.

Zur lymphographischen Technik. Liegt nur eine Hypoplasie vor, so findet man an typischer Stelle ein sonst unauffälliges, normal weites Lymphgefäß, welches ohne Schwierigkeiten punktiert werden kann. Lymphgefäße mit einer obliterierenden Angiopathie sind dagegen dünn, ihre Wand

Abb. 6 a u. b Primäres erworbenes Lymphödem (Stadium II). 48jährige Patientin. Verlaufsanomalie der Lymphgefäße bei Hypoplasie.

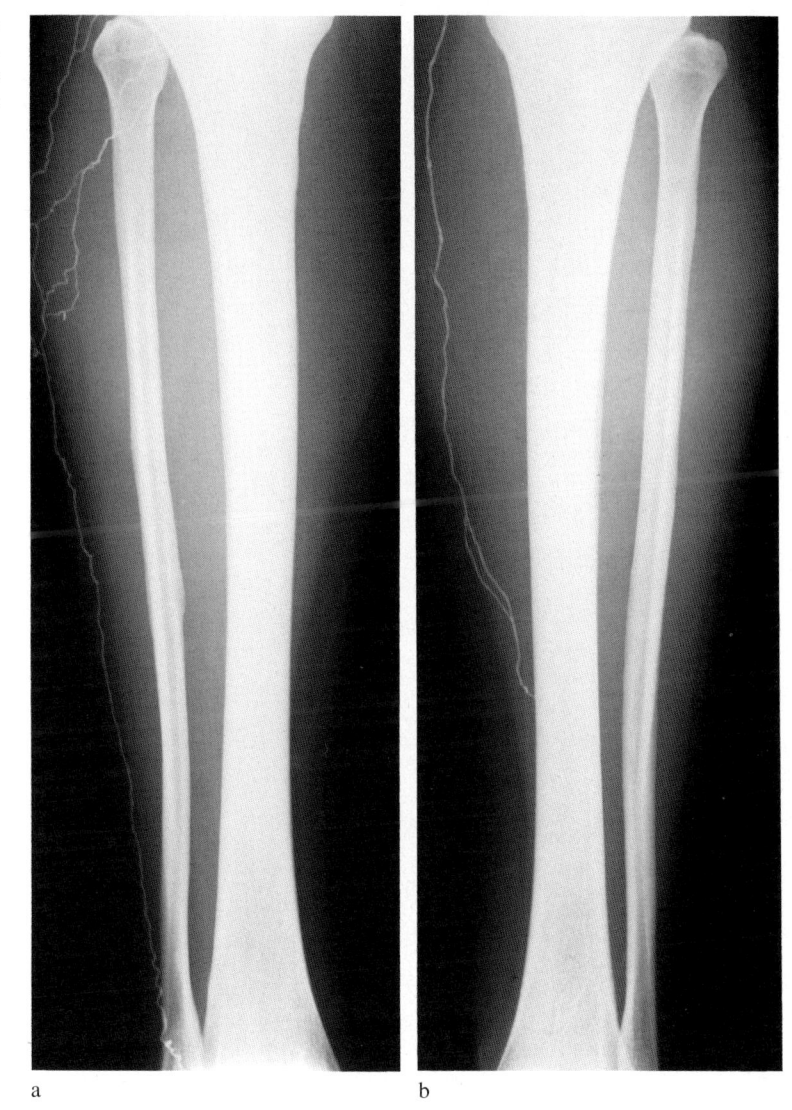

ist in der Regel verdickt, sie sehen weißlich aus und lassen sich beim Ausstreichen der Gefäße am Fuß nur wenig oder gar nicht mit Lymphe auffüllen und damit dilatieren. Die Punktion gestaltet sich aus diesem Grunde schwierig, da sich die Punktionsnadel nur mit Mühe in das verengte Gefäßlumen vorschieben läßt. Es hat sich als sehr hilfreich erwiesen, die Lymphographie unter Durchleuchtungskontrolle durchzuführen.
Beim fortgeschrittenen Lymphödem ist das subkutane Gewebe fibrös umgewandelt, die verringerten Lymphgefäße in die Fibrose eingebettet. Hinzu kommt, daß die obliterierten Lymphgefäße nur wenig Farbstoff aufnehmen, sich von der allgemeinen Fibrose kaum absetzen und die kleinen subkutanen Venen stärker angefärbt sind als das Lymphgefäß.

Beim Farbstofftest breitet sich daher der subkutan injizierte Farbstoff subkutan und auch kutan rasch aus, da er über die obliterierten Lymphgefäße nicht abtransportiert werden kann. Diese Farbstoffdiffusion in die Areale von Lymphkapillaren der Haut gestattet daher schon die Diagnose, daß der physiologische Lymphtransport erheblich gestört ist. Die geeignete Stelle für die Hautinzision ist daher nur schwer auszumachen; punktiert wird an typischer Stelle an der medialen Seite des Fußrückens. Charakteristisch ist die weißlich verdickte Lymphgefäßwand.
Der injizierte Farbstoff entleert sich in Höhe der Inzision aus kleinsten Hautkapillaren, man drückt ihn bei der Massage in Form einer blaugrün gefärbten Flüssigkeit in die Subkutis aus.

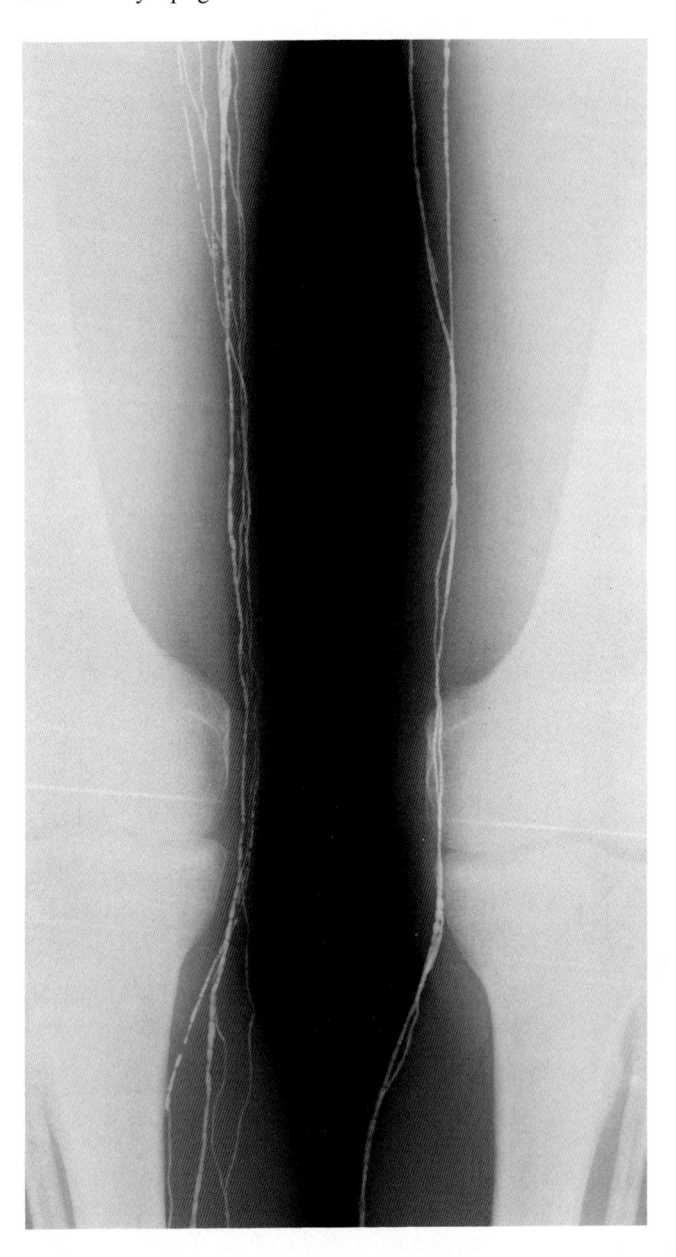

Abb. 7 Hypoplasie der Lymphgefäße mit kompensatorischer Dilatation. 57jähriger Patient. Das Lymphödem wurde erst durch ein Lymphosarkom der retroperitonealen Lymphknoten klinisch manifest.

Vorkommen und Klinik. Das Lymphödem auf dem Boden einer Hypoplasie mit oder ohne obliterierenden Gefäßveränderungen ist die häufigste Form aller primären Lymphödeme. Sie machen etwa 90–95% aller lymphographisch untersuchten Ödeme aus. Dabei ist das Lymphödem nur selten hereditär.
Erkrankt sind vorwiegend Frauen, das Verhältnis männlich zu weiblichem Geschlecht beträgt 1 : 4 oder sogar 1 : 5, ALLEN (1934) berichtet von 87% Frauen, KINMONTH (1972) von 76%. Das Ödem ist vor dem 35. Lebensjahr (Lymphoedema praecox) weitaus häufiger, etwa 75–80%, wobei der Gipfel in der zweiten Lebensdekade liegt. Das Ödem tritt fast immer spontan auf, auslösende Momente wie Infektionen, Erysipele oder Bagatelltraumen lassen sich eruieren.
Klinisch steht das blasse, oft harte Ödem im Vordergrund. In der Mehrzahl zunächst einseitig, greift das Ödem dann aber nach Jahren auf die andere Extremität über. Ein symmetrischer Beginn ist möglich.
Zahlreiche Lymphographien, die z. B. bei primären und sekundären malignen Lymphomen durchgeführt wurden, haben gezeigt, daß die Hypoplasie an sich auch bei Männern sehr häufig

Abb. 8 a u. b Hypoplasie der Lymphgefäße mit Lymphangiopathia obliterans.
a) 26jährige Patientin. Seit einigen Monaten reversible Schwellung am Fußrücken und in der Knöchelregion (Stadium I). Deutliche Einengung des Gefäßlumens, die Gefäßklappen sind nur im oberen Drittel erkennbar.
b) 48jähriger Patient. Seit einigen Jahren besteht ein primäres Lymphödem beider Beine (Stadium II). Die Lymphgefäße verlaufen gestreckt, sie sind eng, zeigen dabei aber eine unterschiedliche Weite, Klappenarmut.

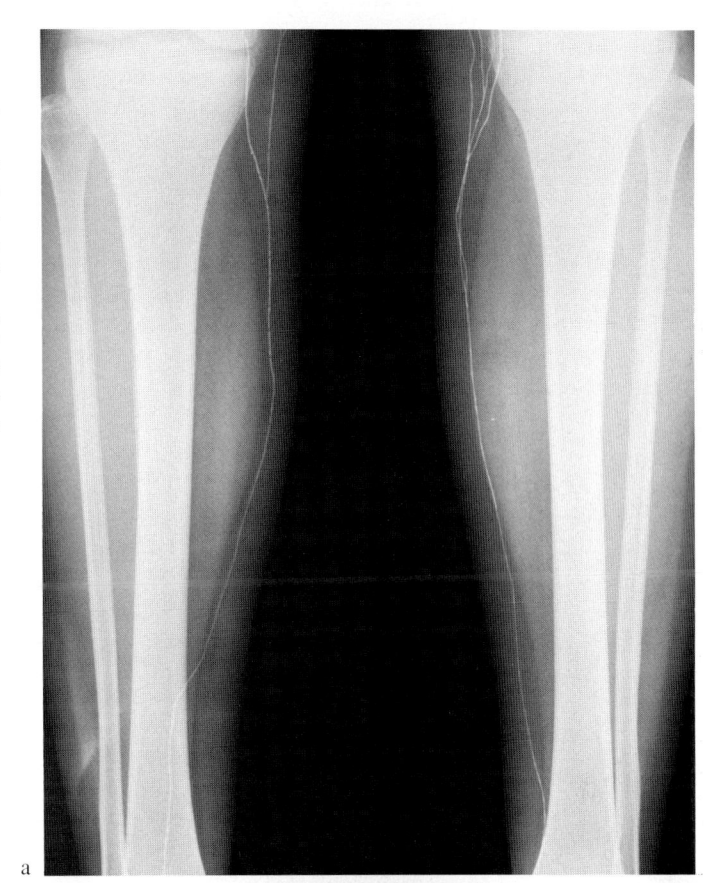

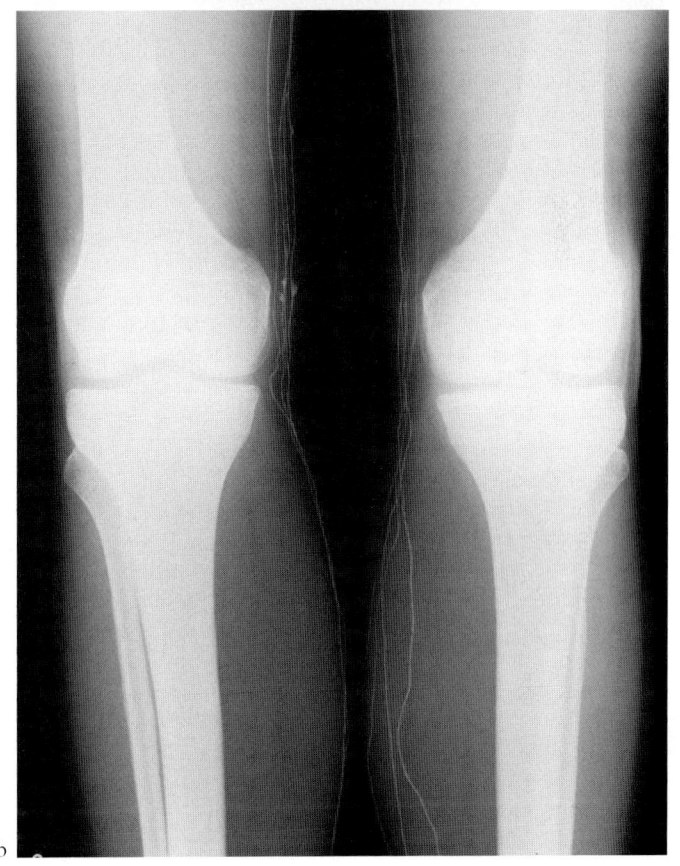

854 Lymphgefäße

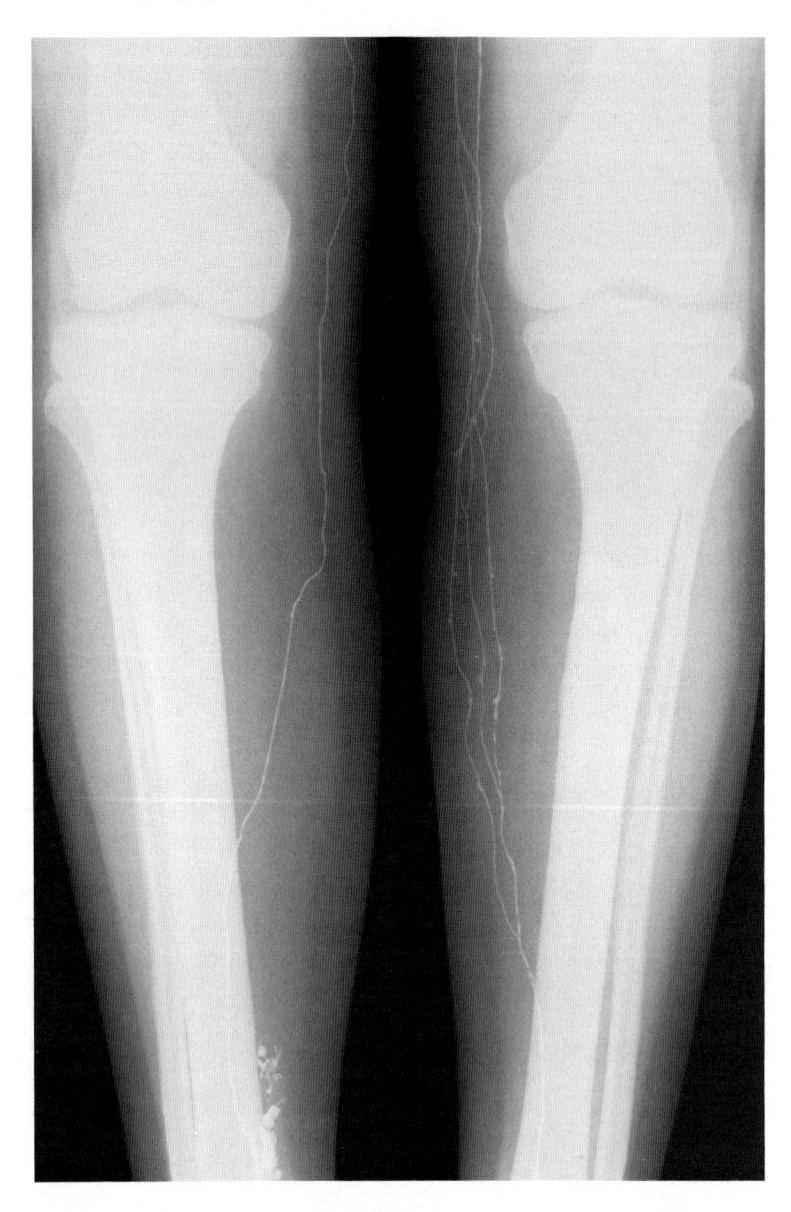

Abb. 9 Primäres erworbenes Lymphödem (Stadium II – III). Asymmetrische Hypoplasie und Lymphangiopathia obliterans. Klappenarme enge Gefäße; kleinere Extravasate; rechts im Unterschenkel Reflux ("dermal backflow").

gesehen wird, aber nicht die obliterierenden Gefäßveränderungen.

Lymphographisch können daher folgende Befunde erhoben werden: Liegt nur eine Hypoplasie vor, so sieht man eine Reduzierung der Lymphgefäße; sie liegen dabei an typischer Stelle im Verlauf des ventromedialen Gefäßbündels (s. Abb. 5), oder sie zeigen eine Verlaufsanomalie (s. Abb. 6), ein Beweis dafür, daß die Hypoplasie an sich kongenital sein dürfte. Kompensationsmöglichkeiten für die bei einer Hypoplasie eingeschränkte Lymphdrainage ist die Erweiterung, natürlich vorausgesetzt, daß keine obliterierende Angiopathie vorliegt (s. Abb. 7).

Bei einer Hypoplasie mit obliterierenden Veränderungen sind die Lymphgefäße erheblich lumenverschmälert, sie verlaufen gestreckt, halten sich in der Regel an die Verlaufsrichtung des ventromedialen Gefäßbündels und weisen sich durch eine Klappenarmut aus. Man unterscheidet dabei symmetrische und asymmetrische Formen (Abb. 8–10). Das gilt einmal für die Anzahl der Gefäße sowie auch für das Ausmaß des obliterierenden Prozesses, der auch einmal einseitig vorkommen kann.

Hypoplasie und obliterierende Gefäßerkrankungen erstrecken sich entweder bis zum Knie, häufiger aber auch über den Oberschenkel, und

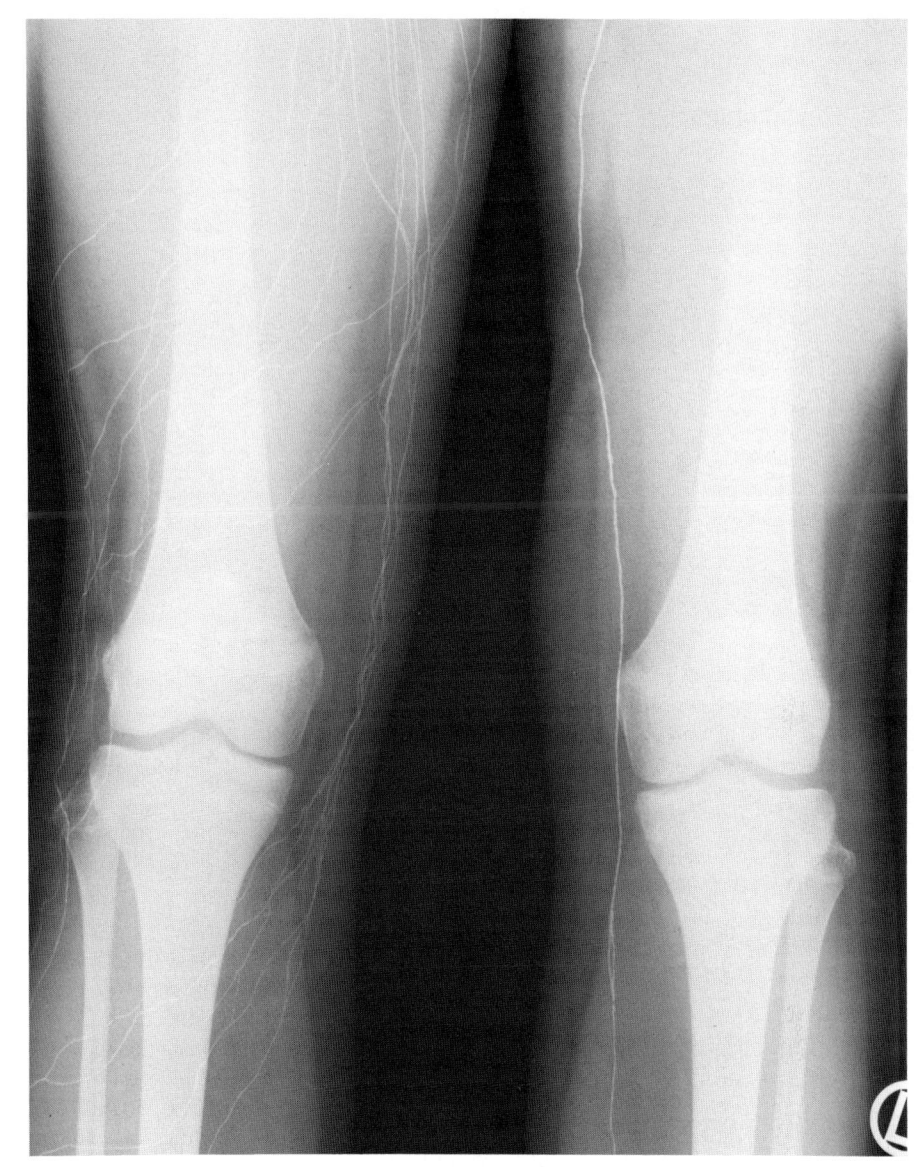

Abb. 10 Primäres angeborenes Lymphödem des linken Beines. Das Gefäß ist weit; auf der rechten Seite atypischer Verlauf der Gefäße, aber regelrechte Gefäßanzahl.

zwar bis zur Einmündung in die inguinalen Lymphknoten (Abb. 10 u. 11).
Die Unterscheidung zwischen einem primären und einem sekundären Lymphödem kann gerade bei der Hypoplasie äußerst schwierig sein, besonders dann, wenn das Lymphödem bei dieser Lymphgefäßerkrankung im Zusammenhang mit einem Trauma klinisch manifest wird. Auf diese Schwierigkeit wird bei der Besprechung der sekundären Lymphödeme noch eingegangen.
Die Lymphangiopathia obliterans wird nicht nur an der unteren Extremität, in seltenen Fällen auch bei dem Ödem des Arms nachgewiesen (POSER 1971).

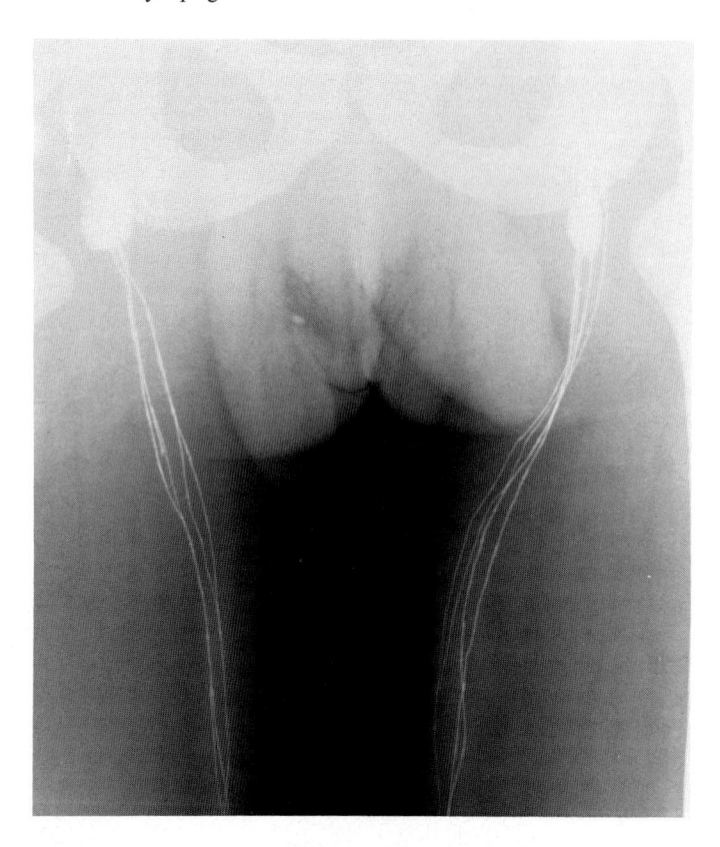

Abb. 11 Hypoplasie der Lymphgefäße an Unter- und Oberschenkel. 19jähriger Patient mit einer Lymphogranulomatose, kein Ödem. Hypoplasie und obliterierende Lymphangiopathie.

Extravasate und kutaner Reflux beim primären Lymphödem

Auch bei schweren Formen obliterierender Gefäßveränderungen bei hypoplastischen Lymphgefäßen gelingt zwar die Kontrastmittelinjektion, der Lymphabfluß stößt aber auf ein organisches Hindernis. Folge der gestörten Drainage ist einmal eine Diffusion des Kontrastmittels und die Ausbildung von Extravasaten entlang den Lymphgefäßen (Abb. 12 u. 13). Bei zu hohem Injektionsdruck sind Rupturen der Lymphgefäße an umschriebenen Stellen nicht auszuschließen. Das Kontrastmittel sammelt sich dann extravasal in Form kleiner unregelmäßig begrenzter, teilweise fächerförmiger Depots entlang den Gefäßen an (Abb. 12). Ausgeprägte Extravasate sind durch breite Kontrastmittelübertritte in das umliegende paravasale Gewebe gekennzeichnet, indem das Kontrastmittel auch nach Abfluß aus den Lymphgefäßen über Tage und Wochen nachweisbar bleibt (Abb. 13). Zu starke Extravasate beruhen manchmal auf einem zu hohen Injektionsdruck, auch neigen ältere Patienten eher zu einer Extravasatbildung.

In anderen Fällen weicht die Lymphe und somit auch das Kontrastmittel bei der Lymphographie in die Lymphgefäße niedriger Ordnung aus, also in die Präkollektoren und in die Kapillaren. Voraussetzung hierfür ist nicht nur eine Lymphostase mit Obstruktion, sondern auch insuffiziente Lymphgefäßklappen, da die Auffüllung der Gefäße retrograd erfolgt. Dieses Phänomen nennt man kutanen Reflux oder „dermal backflow", der übrigens auch beim Farbstofftest an der Blaufärbung der feinen Hautkapillaren an Unter- und Oberschenkel zu erkennen ist.

Der kutane Reflux wird beim primären Lymphödem am häufigsten im distalen Unterschenkeldrittel gesehen, also unmittelbar in Höhe und oberhalb der Injektionsstelle, seltener im Bereich des gesamten Unterschenkels bis zur Knieregion oder auch noch am Oberschenkel (Abb. 14). Der Reflux eröffnet zwar Kollateralen, eine bessere Drainage wird aber im allgemeinen dadurch nicht erreicht. Das wird besonders dann erkennbar, wenn sich der Reflux nach distal ausbreitet und z. B. die Lymphgefäße des Fußes sichtbar werden, so bei einem 21jährigen Patienten mit einem angeborenen beidseitigen Lymphödem bei

Abb. 12 Primäres erworbenes Lymphödem, asymmetrische Hypoplasie. Extravasate: Diffusion des Kontrastmittels entlang den Lymphgefäßen.

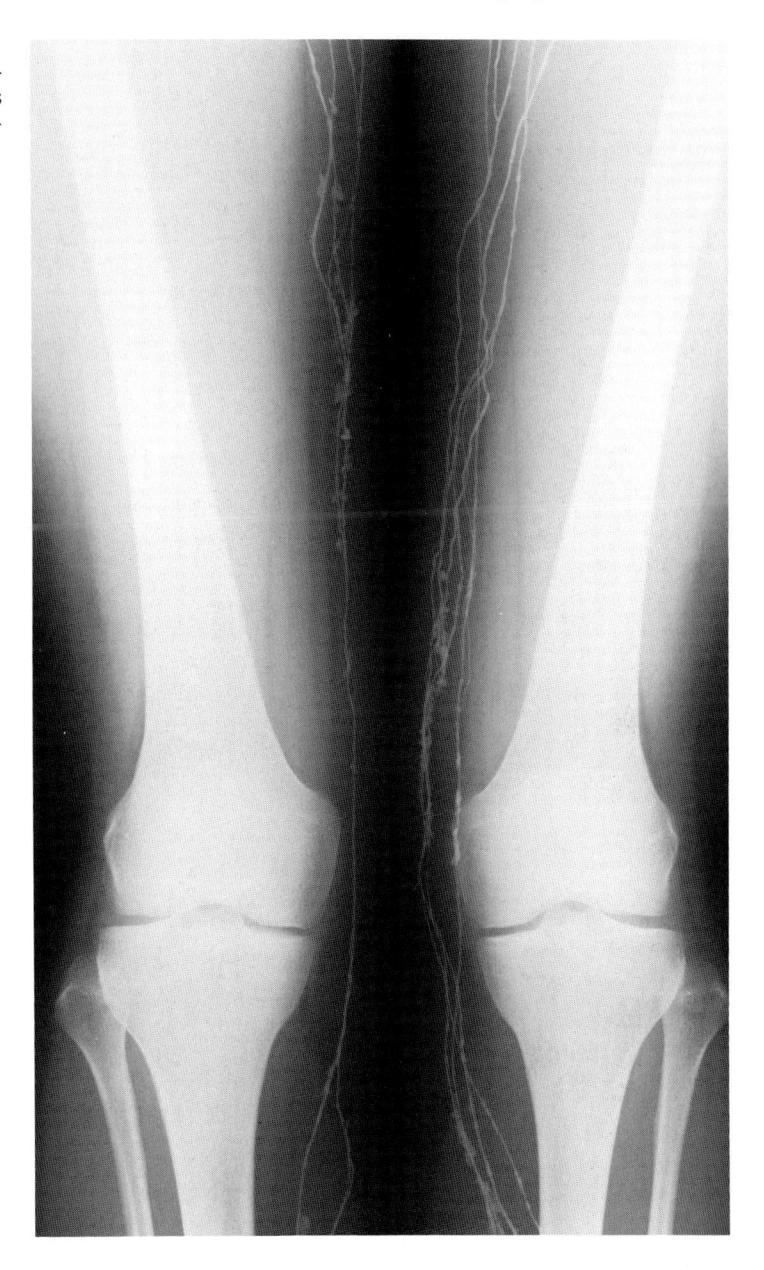

ausgeprägter Hypoplasie am Unterschenkel (Abb. 15).
Lymphographisch sieht man ein dichtes Netz feinster Lymphkapillaren, die wiederum Anschluß an andere Sammelrohre finden und diese segmentär auffüllen. Aus den feinsten Hautkapillaren kann schließlich die Lymphe austreten und zu nässenden Lymphfisteln führen. Das chylöse Lymphödem ist daher durch das Auftreten weißer Bläschen oder kutaner Lymphzysten an Ober- und Unterschenkel charakterisiert, die sich sporadisch entleeren können. Das Auftreten eines chylösen Ödems an den Extremitäten ist aber selten und differentialdiagnostisch von einem zirkumskripten Lymphangiom abzugrenzen (s. Abb. 70). Patienten mit chylösen Komplikationen haben häufiger eine rezidivierende Lymphangitis oder eine Erysipel.
Es ist bisher nicht geklärt, warum bei etwa gleicher Form einer obliterierenden Lymphgefäßerkrankung der kutane Reflux in einem so unterschiedlichen Ausmaß auftritt und keine Korrelation zum Schweregrad des Lymphödems besteht. Auch während der Lymphographie ist zunächst

858 Lymphgefäße

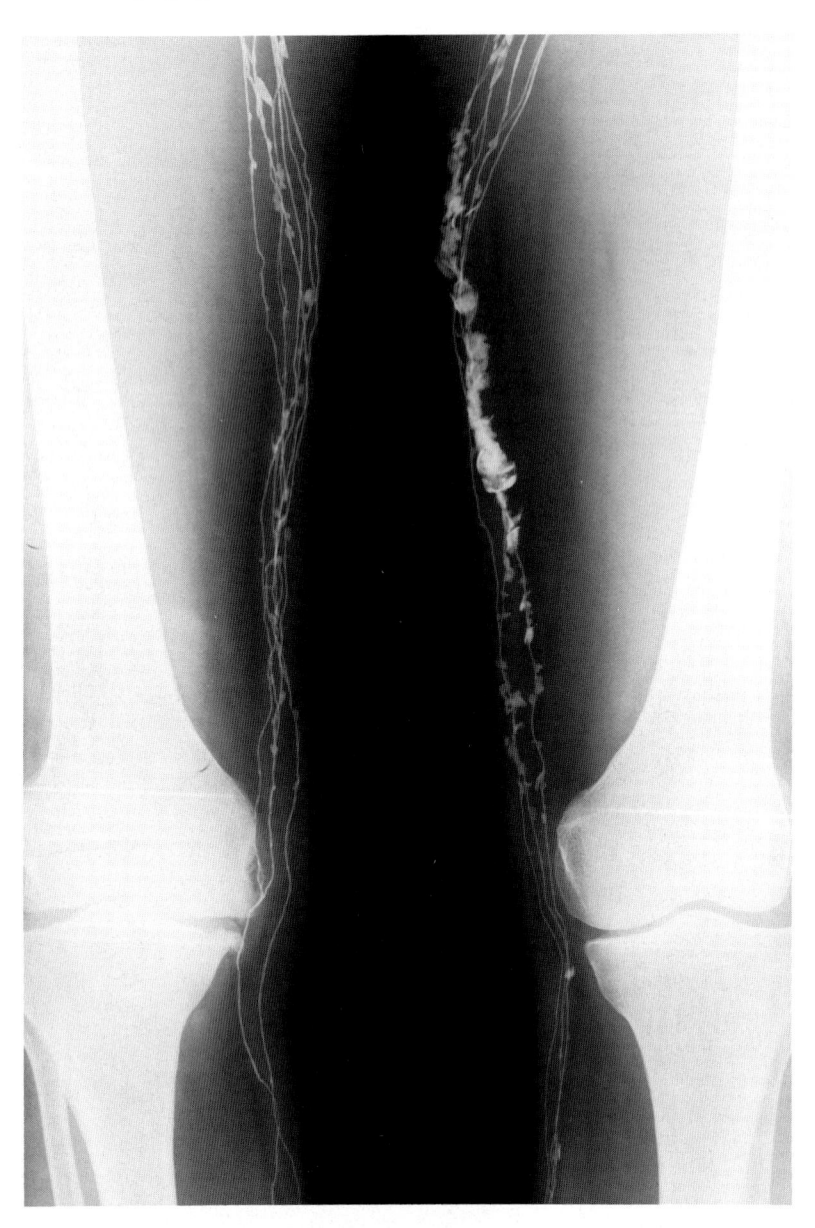

Abb. 13 Hypoplasie mit Extravasaten. Ruptur einzelner Lymphgefäßabschnitte mit Kontrastmittelübertritt in das paravasale Gewebe.

die Klappeninsuffizienz nicht zu diagnostizieren, um so festzustellen, ob ein kutaner Reflux zu erwarten ist.

Aplasie des Lymphgefäßsystems an den unteren Extremitäten

Der Begriff Aplasie ist keine ganz genaue und scharf umrissene radiologische Diagnose. Er besagt, daß man bei der üblichen lymphographischen Technik kein Lymphgefäß im Bereich des ventromedialen Gefäßbündels finden oder punktieren kann. Es handelt sich also auch hier um ein Defizit an Lymphgefäßen, beschränkt auf das ventromediale Gefäßbündel. Die übrigen Lymphgefäße können dabei intakt sein. Es ist selbstverständlich, daß der geübte Untersucher weniger Aplasien diagnostiziert, da es ihm gelingt, auch kleinere hypoplastische Lymphgefäße einmal zu erkennen und dann auch zu punktieren. Der Anteil der Aplasien bei primären Lymphödemen wird etwas unterschiedlich mit 3 bis etwa 10% angegeben; TAYLOR (1967) diagnostiziert sie sogar in 13% bei einer Gesamtzahl von 228 untersuchten primären Lymphödemen, nach KINMONTH (1972) besteht eine Aplasie in etwa 5%. Es kann

Primäre Lymphödeme 859

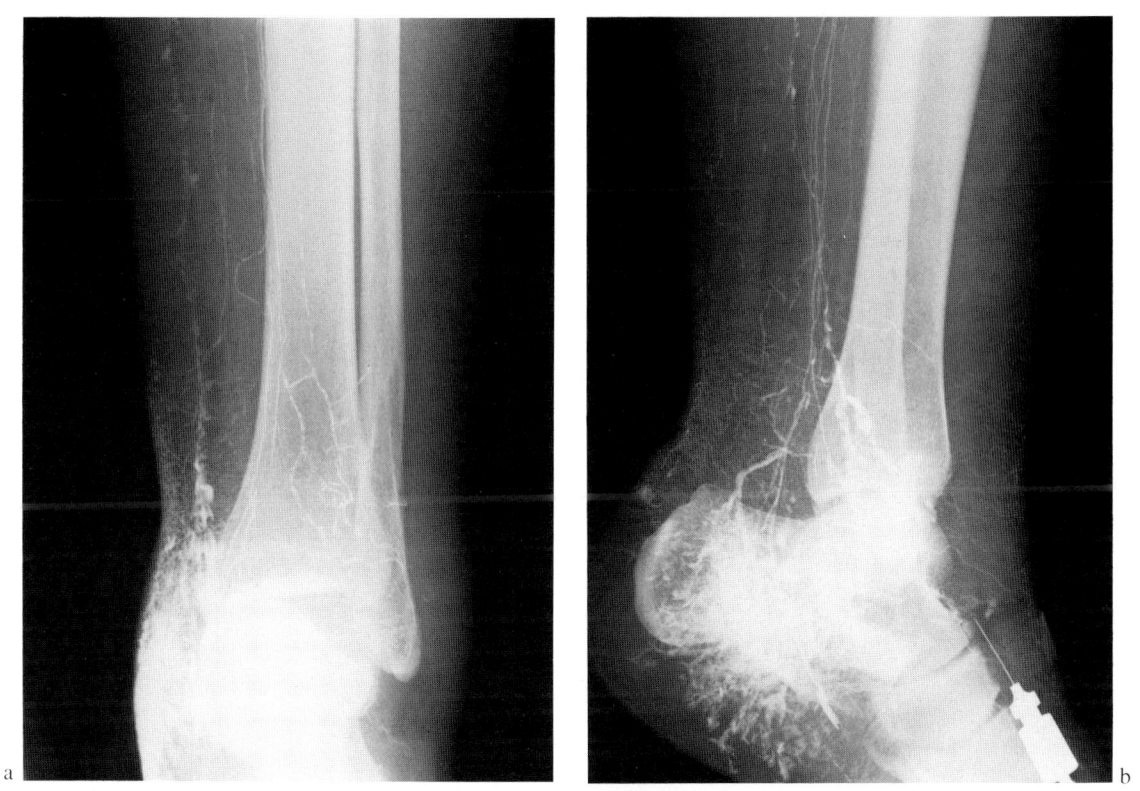

Abb. 14 a u. b   Kutaner Reflux ("dermal backflow"). 49jährige Patientin. Kollumkarzinom Stadium III. Hypoplasie, sekundäres dekompensiertes Lymphödem bei tumorösem Lymphblock. Reflux von Kontrastmittel in die Präkollektoren und Lymphkapillaren in Höhe der Punktionsstelle sowie retrograd. Extravasate.

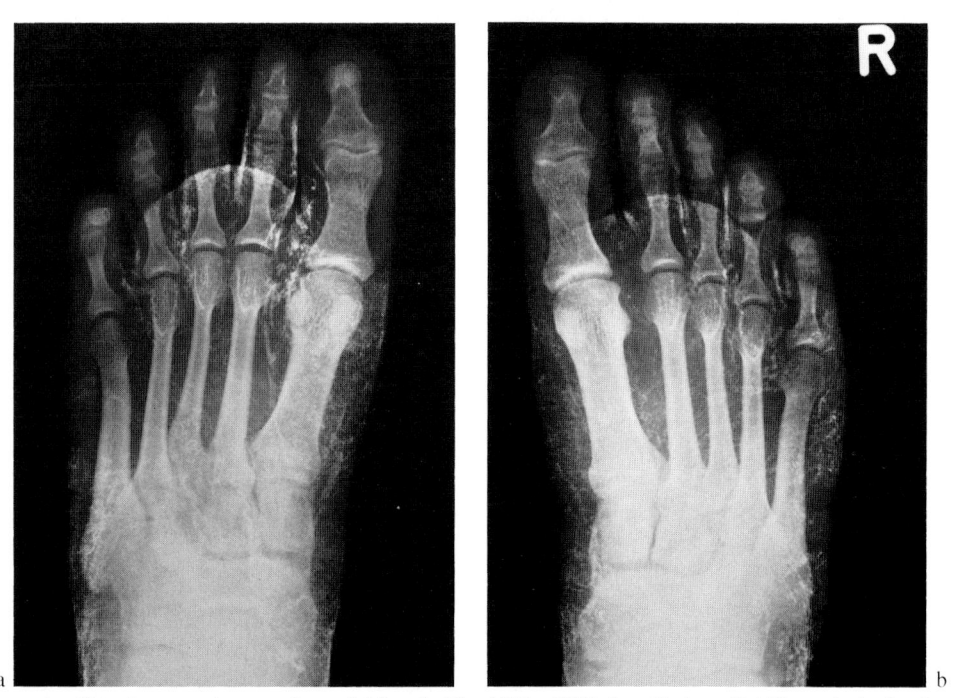

Abb. 15 a u. b   Primäres angeborenes Lymphödem beider Füße. 21jähriger Patient. Bei Hypoplasie der Lymphgefäße symmetrischer Reflux des Kontrastmittels in die Lymphkapillaren der Füße, dichtes Netz feinster Lymphkapillaren bis zu den Zehen.

860 Lymphgefäße

beschriebene Fibrose der Kutis und der Subkutis aus. Weichteilaufnahmen zeigen keine scharfe Trennung mehr von Muskulatur, subkutanem Fettgewebe und Korium. Da alle Gewebsschichten beim Lymphödem mit einer eiweißreichen Flüssigkeit durchtränkt werden, werden die einzelnen Schichten durch eine Bindegewebsproliferation miteinander verbunden, die interstitielle Fibrose umfaßt dann das Korium, die Septen des subkutanen Fettgewebes und auch die Muskelfaszie. Die Fibrose (Fibrosklerose oder Ödemsklerose) dokumentiert sich im Röntgenbild an der einheitlichen Dichte der Strukturen, es fehlt der Aufhellungssaum des subkutanen Fettgewebes, man sieht nur noch einzelne Inseln von Fettgewebe, die von fibrotischen Septen ummauert werden. Diese Septen zeigen dabei einen fächer- oder gitterartigen Aufbau. Die Muskelfaszie ist wie die Haut verdickt und ödematös (Abb. 16; s. auch Abb. 4).

Erworbenes primäres Lymphödem bei Lymphangiektasien

Bei dieser Form des primären Lymphödems sind die Lymphgefäße erweitert und zahlenmäßig ver-

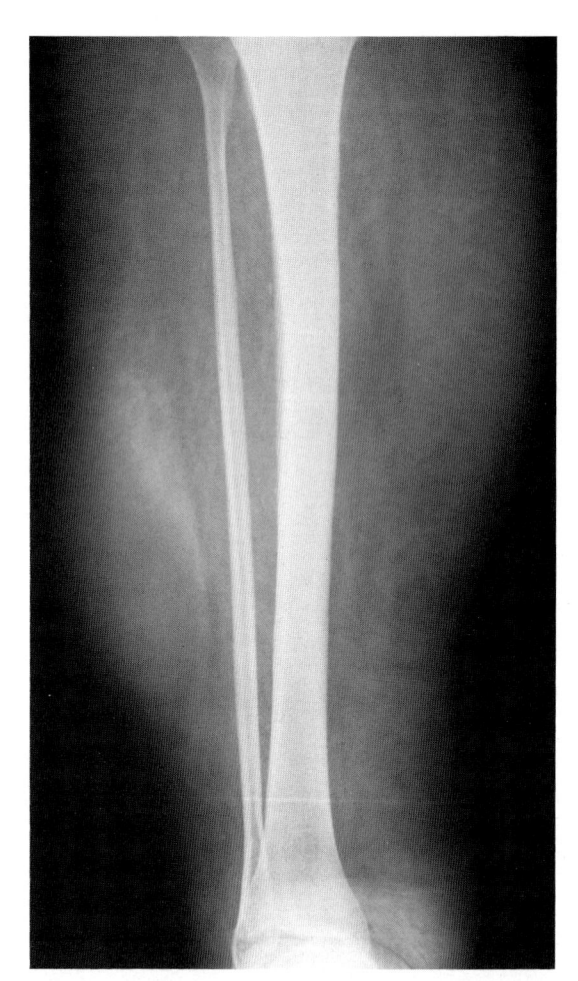

Abb. 16 Lymphödem Stadium III – IV (Elephantiasis). Nativaufnahme des rechten Unterschenkels. Ödembedingte Fibrose der Kutis und Subkutis. Innerhalb der fibrösen Septen Fettgewebe. Medial ein Hämatom.

durchaus vorkommen, daß auf der einen Seite eine Aplasie, auf der anderen Seite eine Hypoplasie diagnostiziert wird. Es ist nicht ausgeschlossen, daß bei einem länger bestehenden Lymphödem und einer Hypoplasie später eine Aplasie festgestellt wird, da die wenigen vorhandenen Lymphgefäße infolge der obliterierenden Lymphgefäßerkrankung veröden und somit geeignete Lymphgefäße für die Kontrastmittelinjektion nicht mehr gefunden werden. Dies ist ein Grund, bei den primären Lymphödemen die Lymphographie möglichst frühzeitig vorzunehmen.
Ein wertvolles diagnostisches Hilfsmittel kann bei aplastischen Lymphgefäßen eine Nativ- bzw. Weichteilaufnahme der ödematösen Extremität sein. Chronische Lymphödeme, vor allem die Stadien III und IV, zeichnen sich durch die vorne

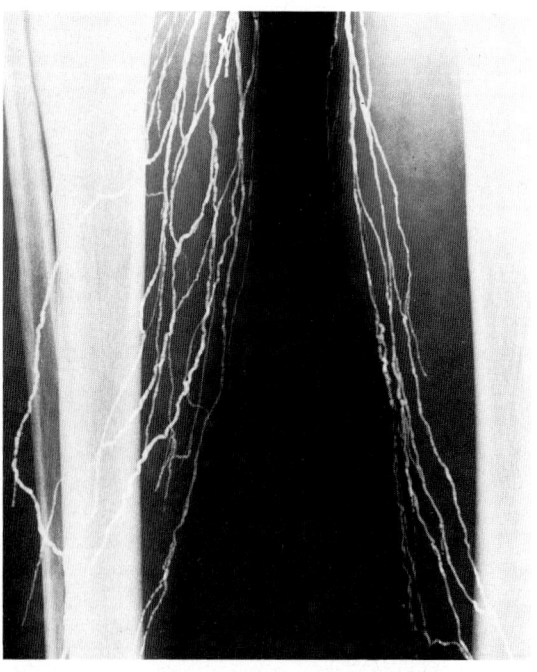

Abb. 17 Primäres erworbenes Lymphödem. 14jähriger Junge. Leichtes lymphangiektatisches Lymphödem. Die Lymphgefäße verlaufen entsprechend dem ventromedialen Gefäßbündel. Die Lymphgefäßklappen sind gut erkennbar.

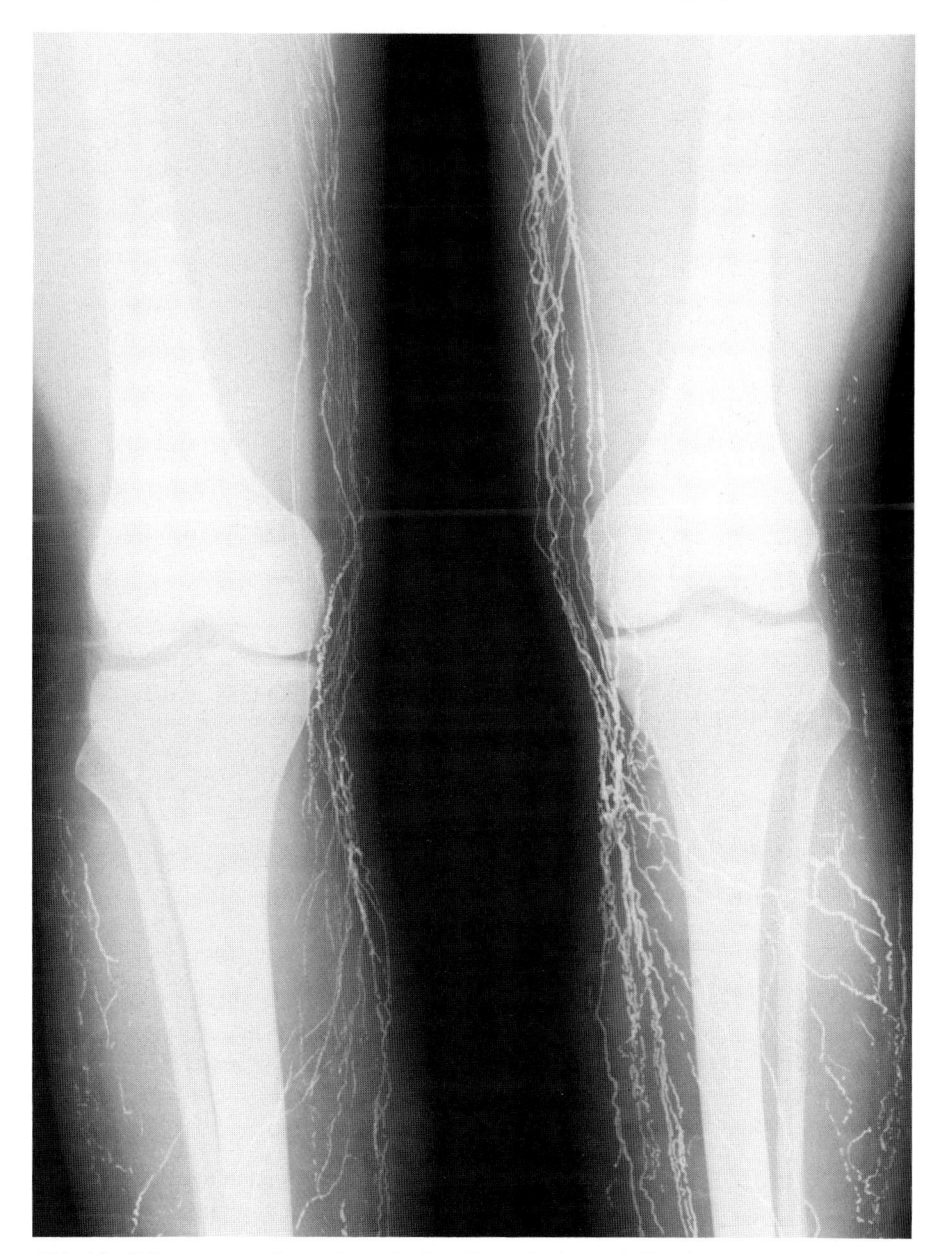

Abb. 18 Primäres erworbenes Lymphödem. Lymphödem seit 10 Jahren bekannt, jetzt irreversibles Stadium (II). 24jährige Patientin. Zahlreiche geschlängelte und erweiterte Lymphgefäße, vorwiegend noch in der Verlaufsrichtung des medialen Gefäßbündels, dann aber auch irreguläre Gefäßverläufe mit Gefäßabbrüchen bei unvollständiger Kontrastmittelfüllung. Klappenarmut der Gefäße.

mehrt. Lymphangiektatische Ödeme machen etwa 10–15% aller primären Lymphödeme aus; sie verursachen in der Regel die schwereren Formen der primären Lymphödeme. Lymphangiektatische Gefäßveränderungen werden häufiger bei Kindern, meistens einseitig und sehr häufig in Verbindung mit Lymphgefäßerkrankungen an anderen Stellen lymphographisch diagnostiziert. Von KINMONTH (1972) werden sie als kongenitale Dysplasie aufgefaßt; dabei kommen sie seltener familiär gehäuft vor, die Geschlechter werden zu gleichen Teilen befallen. Klinisch herrschen Stadium II und III vor, das Stadium I ist nahezu ausgeschlossen.

862 Lymphgefäße

a b

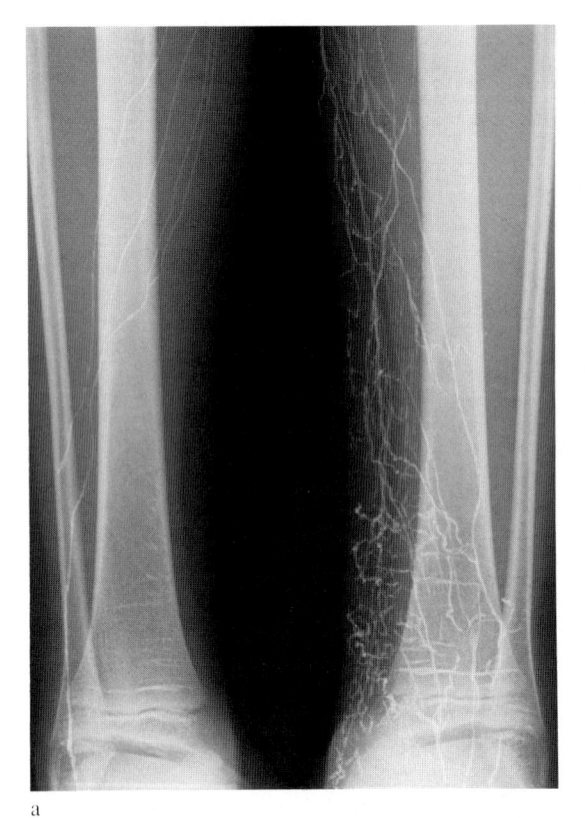

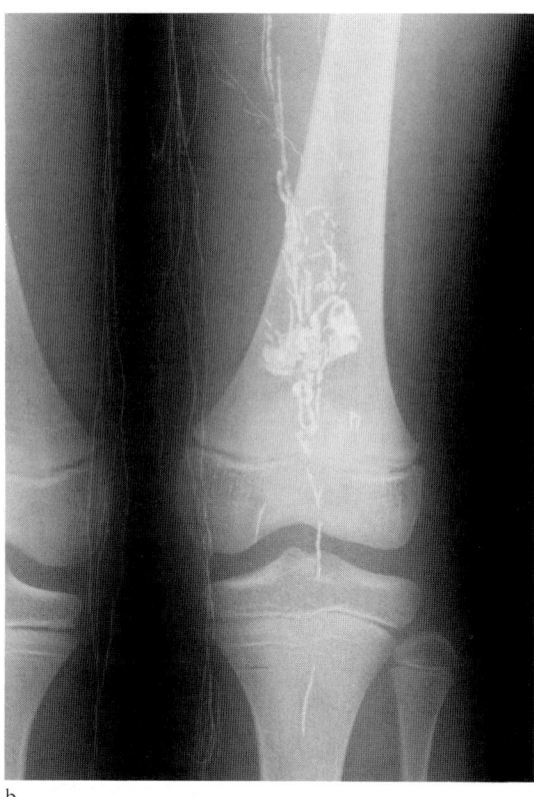

Abb. 19 a u. b Beidseitiges primäres erworbenes Lymphödem. 10jähriges Mädchen. Rechts Hypoplasie, links vor allem distal leichte Form eines hyperplastischen, angiomatösen Ödems mit irregulären Gefäßverläufen. Anschluß an das tiefe Lymphgefäßsystem mit Kontrastierung popletealer Lymphknoten.

Histologisch ist die Gefäßwand verdünnt, die einzelnen Schichten atrophisch, die Klappen sind schlußunfähig; im histologischen Aufbau zeigen die Lymphgefäße sonst keinen Unterschied zu sekundären Lymphgefäßerweiterungen infolge einer Lymphstauung.
Im Lymphogramm erkennt man zylindrische oder sackförmige Ektasien, die Gefäße verlaufen entweder an typischer Stelle in der Verlaufsrichtung des ventromedialen Gefäßbündels (Abb. 17 – 19) oder sie bilden – auch hier vorwiegend im distalen Abschnitt des Unterschenkels – umschriebene Gefäßkonvolute. Die weiten geschlängelten hyperplastischen Lymphgefäße haben zu verschiedenen Synomyma geführt: So spricht man vom angiomatösen, lymphangiektatischen, hyperplastischen oder varikösen Lymphödem, in der englischen Literatur auch von „megalymphatics".
Infolge ihrer Weite können die Gefäße sehr viel Kontrastmittel aufnehmen, zur Abklärung des Lymphödems an den Extremitäten ist daher wasserlösliches Kontrastmittel besser geeignet. Es läßt sich aber nur mit öligem Kontrastmittel das vollständige Ausmaß der angiomatösen Veränderungen feststellen, insbesondere die Beteiligung der retroperitonealen Lymphgefäße bei dieser Lymphgefäßdysplasie.
Da aber gerade bei den lymphangiektatischen Lymphödemen die Lymphgefäßdysplasie nicht auf die Extremitäten beschränkt ist, sondern auch das Lymphgefäßsystem im Retroperitoneum derartige lymphangiektatische Veränderungen aufweist, gelingt es nur mit öligem Kontrastmittel, die Gefäßmißbildung vollständig abzuklären.
Beim varikösen Lymphödem sind die Klappen schlußunfähig, die Lymphgefäße zeigen Weiten bis 5 mm, wobei die Klappen selbst im Lymphogramm erkannt werden können. Infolge der Insuffizienz kommt es auch beim varikösen Lymphödem zu einem retrograden Lymphabfluß und somit zum chylösen Reflux.
In geringer Ausprägung verlaufen die angiomatösen Lymphgefäße entsprechend dem ventromedialen Gefäßbündel (s. Abb. 17), während bei schweren Formen der angiomatöse Charakter

Abb. 20 Primäres erworbenes linksseitiges Lymphödem (Elephantiasis, Stadium IV). 30jähriger Patient. Seit 16 Jahren Lymphödem, bereits dreimalige operative Behandlung, zuletzt vor 10 Jahren, Operationsmethode nach Pratt und Servello. In den letzten Jahren Befundverschlechterung. Angiomatöses Lymphödem, es fehlen die Gefäße des ventromedialen Gefäßbündels, vermutlich operativ bedingt. Kontrastierung eines dichten Lymphgefäßnetzes.

vorherrscht mit Nachweis irregulärer Lymphgefäße, die fast immer Anschluß an das tiefe Lymphgefäßsystem finden (Abb. 19–21). Die Gefäßarchitektur läßt bereits erkennen, daß diese Mißbildung kongenital sein muß, der irreguläre angiomatöse Aufbau mit Gefäßabbrüchen und umschriebenen, stärker varikös erweiterten Abschnitten ist bei den erworbenen sekundären Lymphödemen nie zu beobachten. Je nach Lokalisation und Ausbreitung der Gefäßveränderungen unterscheidet KAINDL zwei verschiedene Typen, wobei entweder die Gefäßveränderungen im gesamten Gefäßverlauf an der Extremität nachzuweisen sind oder aber der Oberschenkel sowie das proximale und mittlere Drittel des Unterschenkels ödemfrei sind. In letzteren Fällen

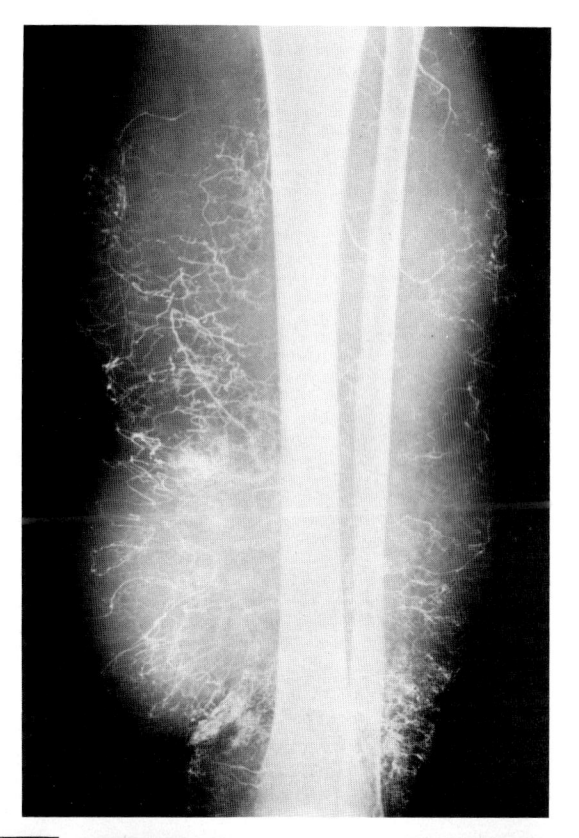

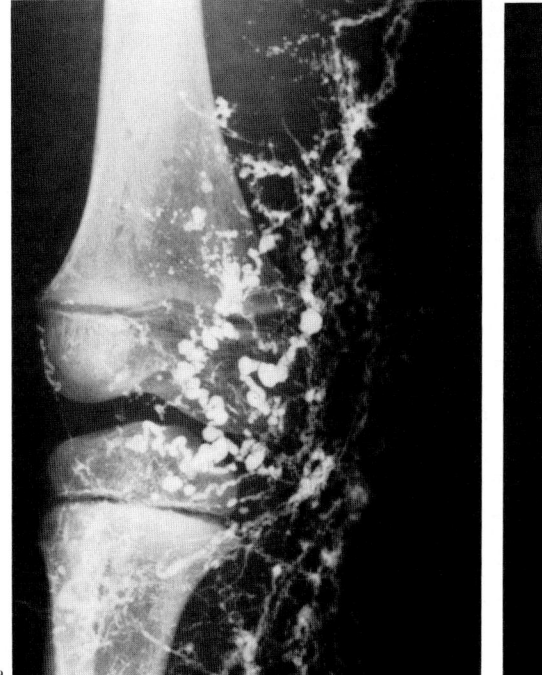

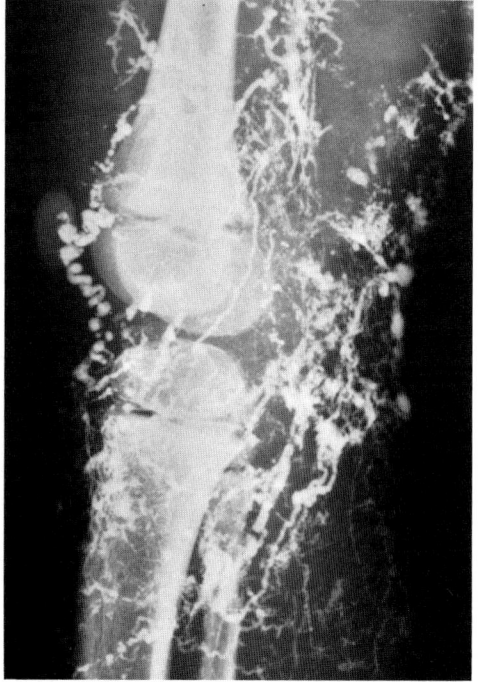

Abb. 21 a u. b Primäres angeborenes Lymphödem des rechten Beins. 6jähriger Junge. Hyperplastisches, lymphangiektatisches Lymphödem mit varikös erweiterten Lymphgefäßen. Aus diesem Grunde war eine Kontrastierung der Lymphgefäße am Oberschenkel nicht mehr möglich. Gleichzeitig besteht eine retroperitoneale Lymphgefäßdysplasie, ein Skrotalödem und eine Knochenlymphangiomatose (s. Abb. 49).

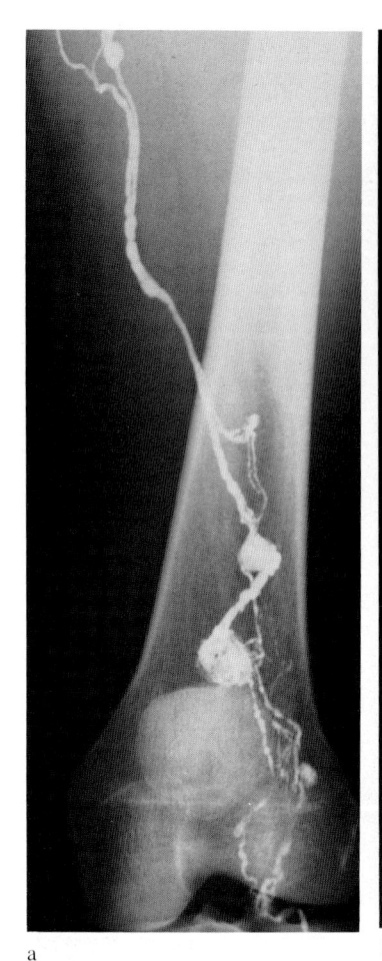

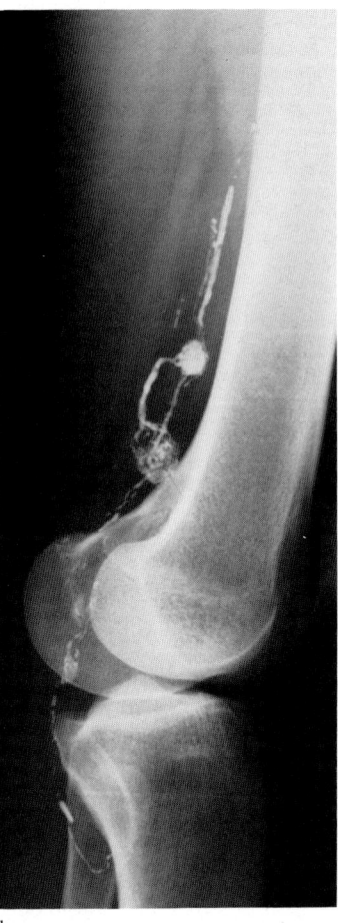

Abb. 22 a u. b Primäres Lymphödem (reversibles Ödem, Stadium I). 43jährige Patientin. Die Lymphdrainage erfolgt ausschließlich über das tiefe Lymphgefäßsystem mit kompensatorischer Erweiterung des Gefäßes, Kontrastierung der poplitealen Lymphknoten.

a b

sind die Gefäßektasien nur im distalen Unterschenkeldrittel bzw. in der Knöchelregion radiologisch nachweisbar (Abb. 19). Bei vielen Patienten finden sich papillomatöse Hautveränderungen.

Lymphangiektatische Lymphödeme sind meistens einseitig, können sehr bald nach der Geburt auftreten, das Lymphogramm der Gegenseite ist normal, eine Hypoplasie wurde in einzelnen Fällen beobachtet. Weiterhin erstreckt sich die Lymphgefäßdysplasie vielfach bis ins Retroperitoneum, die Veränderungen werden auf S. 892 besprochen. Bei den primären angiomatösen Lymphödemen ist die bilaterale Form sehr selten. KINMONTH (1972) beobachtete nur bei 10 Patienten ein solches bilaterales Lymphödem, die Patienten hatten zusätzlich fast immer weitere kongenitale Mißbildungen, sie werden daher noch einmal auf S. 867 erwähnt. Bei den bilateralen Formen ist ursächlich immer wieder eine Anomalie des Ductus thoracicus als Ursache des beidseitigen Lymphödems vermutet worden; die Bestätigung dieser Annahme ist jedoch selten, da es lymphographisch nur schwer gelingt, bei den angiomatösen Lymphödemen den Ductus thoracicus zu kontrastieren. Gefäßarchitektur und die recht unterschiedliche Verteilung der angiomatösen Lymphgefäßveränderungen sprechen aber eindeutig für die kongentiale Lymphgefäßdysplasie.

Lymphödem und tiefes Lymphsystem

Zur lymphographischen Klärung von primären Lymphödemen wird im allgemeinen das hintere präfasziale Lymphgefäßbündel nicht dargestellt, ebenfalls nicht die tiefen subfaszialen Gefäße.
In einzelnen Fällen stellt sich aber bei einer Dysplasie der präfaszialen Bahnen das tiefe Lymphgefäßsystem dar, besonders dann, wenn die Injektion des Kontrastmittels in ein Lymphgefäß in der Nachbarschaft des dorsolateralen Gefäßbündels erfolgte.
Das tiefe Lymphsystem an der unteren Extremi-

tät zeigt Gefäße größeren Kalibers. Erfolgt die Drainage infolge einer Hypoplasie oder Aplasie der präfaszialen Bahnen ausschließlich über das tiefe Lymphsystem, erkennt man im Lymphogramm in Höhe des Unterschenkels ein oder mehrere deutlich dilatierte Gefäße zwischen Tibia und Fibula; die Gefäße begleiten die A. tibialis posterior und die Vv. tibiales posteriores.

Sie münden in die poplitealen Lymphknoten und verlaufen dann entlang der A. femoralis entweder in der inguinalen Region zu den tiefen inguinalen Lymphknoten oder direkt in den Beckenraum zu den iliakalen Lymphgefäßen (Abb. 22) (MALEK u. Mitarb. 1959, LARSON u. Mitarb. 1967, VITEK u. KASPAR 1972).

Primäre Lymphödeme bei gemischtförmigen, kongenitalen Angiodysplasien

Beim Lymphödem findet man nicht selten gemischtförmige Angiodysplasien, welche sich durch Atresien, Hypoplasien, Fisteln oder Angiome der arteriellen, venösen oder lymphatischen Strombahn auszeichnen. Die verschiedenen Kombinationen dieser Mißbildung prägen den Einzelfall (MALAN u. PUGLIONISI 1965, BOLLINGER 1968, BRUNNER 1969, 1972, MAY u. NISSL 1970, MÜLLER u. SCHMIDT 1970).
Am bekanntesten ist das Klippel-Trenaunay-Syndrom (1900) und das (Parkes-)Weber-Syndrom (1907).
Das Klippel-Trenaunay-Syndrom ist gekennzeichnet durch einen dysproportionierten Riesenwuchs (einseitige Extremitätenhypertrophie), Gefäßnävi bzw. Hämangiome, Anomalien der Venen, insbesondere Varikose, Aplasien oder Hypoplasie der tiefen Venen. Hinzukommen können Lymphangiome und Lymphödeme, es fehlen arteriovenöse Fisteln.
Das Vollbild der klinischen Symptomatik umfaßt Pigment- und Gefäßmißbildungen, Varizen sowie den einseitigen oder gekreuzten Riesenwuchs mit Knochen- und Weichteilhypertrophien; es kommen aber diese Mißbildungen nicht immer alle gleichzeitig vor.
Beim (Parkes-)Weber-Syndrom besteht ein proportionierter Riesenwuchs, meist epiphysennahe arteriovenöse Fisteln, während Gefäßnävi sehr selten sind und Anomalien der tiefen Venen fehlen.
Das spärliche Auftreten von arteriovenösen Fisteln bei Klippel-Trenaunay-Syndrom rechtfertigt ebenso wie die unterschiedliche Prognose (Prognose beim Klippel-Trenaunay-Syndrom günstig) das Festhalten an der klassischen Differenzierung der beiden verschiedenen Erkrankungen.
Die gemischtförmigen kongenitalen Angiodysplasien der Extremitäten werden häufiger an der oberen als an der unteren Extremität gesehen.

Fehlbildungen des Lymphgefäßsystems wurden bisher nur in Einzelfällen mitgeteilt.
Die Pathogenese der gemischtförmigen Angiodysplasien ist unklar, vermutlich handelt es sich aber bei diesen Angiodysplasien um eine polyzentrisch auftretende Fehlbildung verschiedener Keimblätter. So zählt der größte Teil der Autoren heute sowohl das Klippel-Trenaunay-Syndrom wie auch das (Parkes-)Weber-Syndrom zu der Gruppe der Phakomatosen mit Neuroektomesoderm-Dysplasien. Auf die genetische Ursache lymphangiektatischer Veränderungen weisen besonders die Fälle hin, bei denen die Veränderungen der Lymphgefäße im Rahmen dieser syndromhaften Entwicklungsstörungen anderer Gefäßsysteme oder Organe auftreten.
Eine genaue Klassifikation der gemischtförmigen Angiodysplasien ist nur möglich, wenn die Darstellung des arteriellen, venösen und lymphatischen Gefäßsystems durchgeführt wurde. Inwieweit vorhandene Dysplasien des venösen, arteriellen und lymphatischen Systems bei den bisher veröffentlichten Fällen vorliegen, ist problematisch, da fast immer nur eine angiographische Teiluntersuchung durchgeführt wurde (MAY 1970).
Die lymphatischen Dysplasien umfassen bei Klippel-Trenaunay-Syndrom sowohl Hypoplasien als auch Aplasien und in seltenen Fällen Lymphangiektasien mit Lymphangiomen (FELDMÜLLER u. BECKER 1976). Die Abb. 23 zeigt einen dysproportionierten Riesenwuchs und eine Hypoplasie der Lymphgefäße der befallenen Extremität bei einem Klippel-Trenaunay-Syndrom. ELKE u. FERSTL (1973) sahen klappenlose Lymphbahnen mit Kollateralzirkulationen, DEIMER u. Mitarb. (1972) teils hyperplastische, teil hypoplastische Lymphgefäßveränderungen und Lymphangiektasien, außerdem bestanden erkrankte Lymphknoten.
Nach SERVELLE (1957) dürften die Lymphangiek-

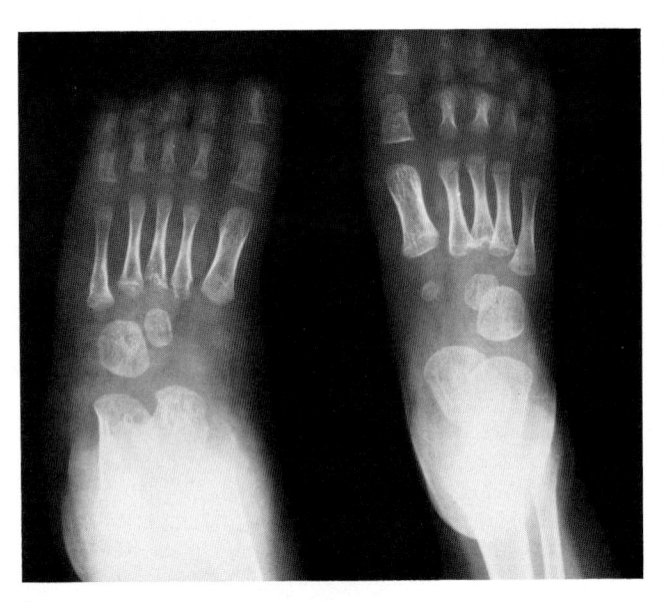

Abb. 23 a u. b Klippel-Trenaunay-Syndrom. 3jähriger Junge. Umschriebener Riesenwuchs des linken Unterschenkels mit Lymphödem, Lymphangiom am Fuß. Lymphographisch Hypoplasie, im Arteriogramm kein Nachweis arteriovenöser Fisteln.

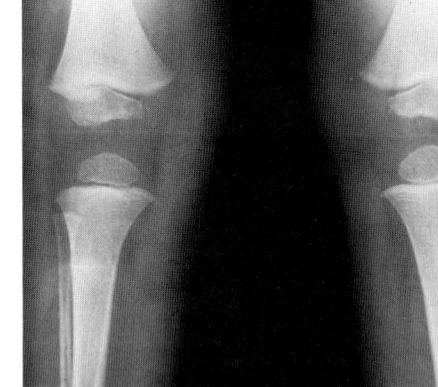

tasien bei diesem Syndrom durch Hypoplasien oder Aplasien abführender Sammelgefäße bedingt sein.

Beim (Parkes-F.-)Weber-Syndrom wurden von ROBERTSEN (1956) in einigen Fällen Lymphgefäßerweiterungen beschrieben. Nach PARTSCH u. Mitarb. (1975) ist bei diesen Angiodysplasien der Extremitäten vor allem mit Hilfe der quantitativen Shuntvolumenbestimmung mit radioaktiv markierten Partikeln das Vorliegen von a.-v. Fisteln beurteilbar.

KINMONTH u. TAYLOR (1964) beobachteten unter 8 von 14 Fällen mit Lymphoedema praecox bei primärer Lymphgefäßhyperplasie und chylösem Reflux kapilläre Hämangiome an der geschwollenen Extremität oder auch an der homolateralen Stammseite. Nach KINMONTH ist gerade das chylöse Lymphödem häufig von kongenitalen kapillären Hämangiomen begleitet.

Gemischtförmig auftretende oder kombinierte Angiodysplasien sind u. a. das Mafucci-Syndrom (Hämangiome mit Dyschondrodysplasien), kongenitale arteriovenöse Fisteln und schließlich die diffuse Hämolymphangiomatose der Extremitäten (MALAN u. PUGLIONISI 1965, MARTORELL 1967).

Manchmal sind Lymphödeme mit Venenerkrankungen kombiniert. Eine Abnormität zeigt vor allem die linke V. iliaca infolge einer Kompression durch die rechte A. iliaca; es ist bisher aber nicht sicher bewiesen, daß das Lymphödem ätiologisch damit zu erklären ist. Andererseits wird vor allem von SCHLICHT u. POHLMEYER (1963) die venöse Abflußstörung als Ursache des Lymphödems stark betont, die Untersucher konnten gleichzei-

tig obliterierte und dilatierte Lymphgefäße lymphographisch nachweisen.
SERVELLE (1962) hat kombinierte lymphatische und venöse Veränderungen beim Kind überprüft; in einer Serie von 116 Erkrankungen mit kongenitalen Mißbildungen des tiefen venösen Systems hat er mehrmals eine zusätzliche Elephantiasis nachweisen können, die venösen Veränderungen gehörten dabei aber vorwiegend zur Gruppe des Klippel-Trenaunay-Syndroms. SERVELLE beschrieb in einzelnen Fällen eine Kompression der V. poplitea oder V. femoralis durch fibrovaskuläre Verengung bzw. durch fibröse Stränge. Auch JACOBSSON u. JOHANNSSON (1959) erwähnen zwei Fälle mit bilateraler primärer Varikose der V. saphena, Hypoplasie der Beckenvenen und Lymphödem.

Primäre Lymphödeme in Kombination mit anderen Erkrankungen

Vielfach beobachtet wird das primäre Lymphödem mit dem Turner-Syndrom, der gonadalen Agenesie (BISHOP u. Mitarb. 1960, BENSON u. Mitarb. 1965, ALVIN u. Mitarb. 1967, ABBES u. Mitarb. 1969). Klassische Befunde beim Turner-Syndrom sind die Ovarialdysgenesie, der Kleinwuchs und das Pterygium colli; weitere Fehlbildungen sind kongenitale arteriovenöse Fisteln und in ca. 35% der Fälle auch kongenitale Lymphödeme an den Händen und an den Füßen. Das Ödem ist fast immer angeboren. Die Lymphographie zeigt das Bild der Hypoplasie oder Aplasie. Merkwürdigerweise kann das Ödem einige Jahre nach Geburt verschwinden, es ist daher gering. Gleichzeitige Lymphgefäßhypoplasien im Retroperitoneum kommen vor. Im Rahmen einer Lymphographie bei Kindern, insbesondere bei der Feststellung eines bilateralen Lymphödems bei hypoplastischen Lymphgefäßen sollte daher vor allem auch klinisch an das Turner-Syndrom gedacht werden. Die Lymphographie ist wertvoll hinsichtlich der Prognose der Erkrankung. Das Ödem kann bei dieser sicher chromosomal bedingten Krankheit klinisch latent bleiben. Ungeklärt ist bis heute, warum das Turner-Lymphödem sich vor allem zum Zeitpunkt der Pubertät zurückbilden kann.

Viele Patienten mit Lymphödem haben andere kongenitale Mißbildungen, man beobachtet eine familiäre Belastung, ein Argument für die These, daß ein genetischer Faktor hier eine wichtige Rolle spielt. Zu den kongenitalen Mißbildungen gehören neben den bereits erwähnten Angiomen der Haut u. a. Herzfehler und der Pes cavus. Auch Entwicklungsstörungen des mittleren Keimblattes an den Extremitäten mit Enchondromatosen, kartilaginären Exostosen werden gleichzeitig mit Entwicklungsstörungen des Lymphgefäßsystems gesehen.

Die Lymphödeme mit einer bilateralen Hyperplasie sind selten, werden aber nach KINMONTH (1972) häufig mit nichtlymphatischen Dysplasien oder Deformitäten zusammen angetroffen. Dazu gehören u. a. auch die Distichiasis, Gaumenspalten und Herzfehler. Bei allen diesen Fällen fand KINMONTH die hyperplastische Form des Lymphödems und auch der Lymphknoten. Die Lymphgefäße waren dabei nicht ganz so weit wie bei dem unilateralen hyperplastischen Lymph-

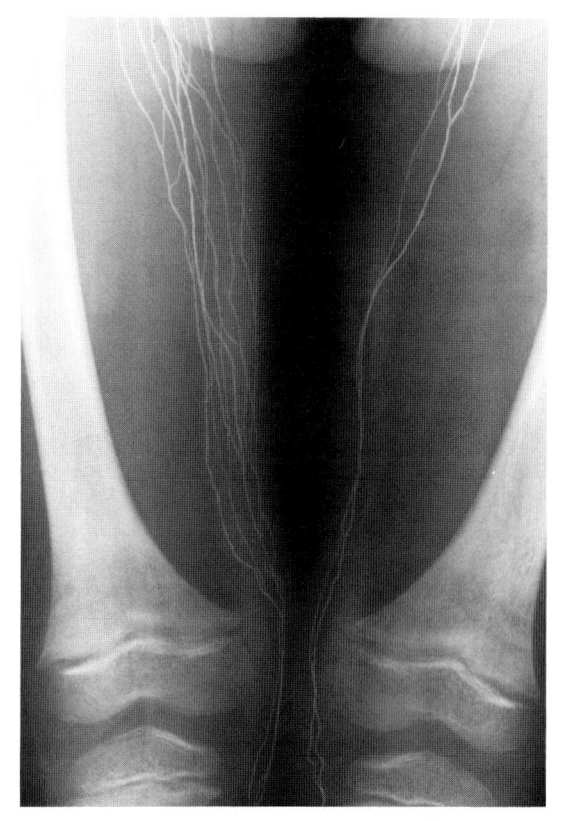

Abb. 24 Hereditäre rezidivierende Cholestase. 7jähriges Kind mit rezidivierendem Ikterus. Klinisch kein Ödem, lymphographisch linksseitige Lymphgefäßhypoplasie.

ödem. Natürlich spielt hier ursächlich der Ductus thoracicus eine Rolle; die große Schwierigkeit besteht darin, den Ductus thoracicus überhaupt darzustellen. Bilaterale angiomatöse Lymphödeme können aber sicher am ehesten auf eine Anomalie des Ductus thoracicus zurückgeführt werden.

Selten ist das Lymphödem bei Kindern in Kombination mit einer hereditären rezidivierenden Cholostase, ein Krankheitsbild, welches zuerst von AAGENAES (1968) beschrieben wurde. Bei den Kindern tritt bereits kurze Zeit nach der Geburt eine Gelbsucht auf, die im Laufe des Lebens immer wieder rezidiviert. Das Lymphödem wird meist erst in der Schulzeit klinisch manifest und ist lymphographisch nach den bisher vorliegenden Mitteilungen immer durch eine Hypoplasie der Lymphgefäße an den unteren Extremitäten gekennzeichnet (Abb. 24). Die Ursache der rezidivierenden Cholostase ist noch nicht ganz erforscht. Histologisch zeigt die Leber eine großzellige Transformation, in anderen Fällen eine Fibrose, im späteren Kindesalter eine Zirrhose. Es ist eine autosomal-rezessiv hereditäre Erkrankung (AAGENAES u. Mitarb. 1968, 1970 u. 1974, SHARP u. KRIVIT 1971).

Das sogenannte Yellow-Nail-Syndrom ist ein Krankheitsbild unbekannter Ätiologie, bestehend aus Lymphödem, Atemwegsinfektionen und einer Skleronychie, zuerst beschrieben von SAMMAN u. WHITE (1964). Die Veränderungen an den Nägeln gehen den übrigen Symptomen häufig voraus.

Sekundäre Lymphödeme

Sekundäre Lymphödeme werden durch eine Schädigung primär gesunder Lymphgefäße oder durch eine Verletzung dysplastischer Lymphgefäße verursacht, bei letzteren hat das auslösende Ereignis – z. B. Tumor, Trauma, Operation oder Infektion – erst zu einem Lymphödem geführt.

Bevor auf die einzelnen Formen des sekundären Lymphödems und die lymphographischen Befunde eingegangen wird, sollen einige disponierende Fraktoren erwähnt werden. Sie haben bei den verschiedenen Ursachen der sekundären Lymphödeme eine wichtige, wenn nicht ausschlaggebende Bedeutung.

1. Sekundäre Lymphödeme treten dann besonders häufig auf, wenn das Lymphgefäßsystem an bestimmten Stellen, den sogenannten Engpässen des Lymphabflusses, geschädigt oder verletzt wird (BRUNNER 1969). Unter Engpässen werden solche Stellen verstanden, die aufgrund ihrer Topographie leicht verletzbar sind und nach ihrer Verletzung keinen oder nur einen ungenügenden Kollateralkreislauf erwarten lassen. Es gehören hierzu die mediale Kniegelenksregion, die Leiste und die Axilla. An diesen Stellen führt auch eine einmalige und geringe Gewebsläsion zu einem Lymphödem. Der Entwicklung eines Kollateralkreislaufes sind an diesen Stellen Grenzen gesetzt. Demgegenüber unterscheidet BRUNNER Freizonen des Lymphabflusses mit besserer Kompensationsmöglichkeit. Sekundäre Lymphödeme entstehen hier nur nach ausgedehnteren Verletzungen, insbesondere bei vollständiger Durchtrennung der Kollektoren oder Sammelrohre.

2. Viele sekundäre Lymphödeme entstehen bei einem bereits vor dem Ereignis erkrankten oder dysplastischen Gefäßsystem, wozu vor allem die vorne beschriebene Lymphgefäßhypoplasie zählt. Dies ist verständlich, da eine Verletzung oder Entzündung weniger Lymphgefäße eher zur Dekompensation der Lymphdrainage führt und damit der Entwicklung eines suffizienten Kollateralkreislaufes eher Grenzen gesetzt sind.

BRUNNER prägte den Begriff des posttraumatisch oder postoperativ dekompensierten Lymphödems; er versteht darunter ein primär latentes Lymphödem, das erst im Anschluß an einen Unfall, an eine Operation oder an eine Infektion dekompensiert. Mit Recht macht BRUNNER auf diese Sonderform des posttraumatisch dekompensierten Lymphödems aufmerksam, weil der Unfall eine richtungsgebende Verschlimmerung auslöst.

Wenn man aber davon ausgeht, daß ein Patient mit einer Lymphgefäßhypoplasie ohne Trauma oder Operation in seinem Leben möglicherweise nie ein Ödem bekommen hätte, somit also kein Leiden, sondern nur eine Lymphgefäßhypoplasie vorliegt, so ist der Begriff *sekundäres Lymphödem* auf dem Boden einer *primären Lymphgefäßdysplasie* vorzuziehen.

3. Bei einigen Formen sekundärer Lymphödeme ist nicht nur die Lymphdrainage, sondern auch die Lymphbildung gestört. Bei der venösen Insuffizienz wird z. B. mehr Lymphe gebildet, viele sekundäre Lymphgefäßerkrankungen sind daher gleichzeitig durch eine Beeinträchtigung des venösen Schenkels gekennzeichnet. Es liegt somit eine mechanische und dynamische Insuffizienz der Lymphzirkulation vor (FÖLDI u. Mitarb. 1969, HUTH 1972). Derartige Lymphödeme werden auf S. 887 besonders erwähnt.

4. Nach dem auslösenden Ereignis – vor allem Trauma oder Operation – kann man zwei zeitlich unterschiedlich auftretende Ödemformen unterscheiden. Einmal ein unmittelbar nach dem Ereignis auftretendes Lymphödem, welches sich häufig innerhalb weniger Wochen wieder zurückbildet. So werden z. B. nach rekonstruktiven Gefäßoperationen im femoropoplitealen Gefäßabschnitt Lymphödeme in der postoperativen Phase beobachtet, die meist passager sind und innerhalb weniger Wochen wieder verschwinden (LINTON u. DARLING 1962, ROTH u. Mitarb. 1972, OLSZEWSKI 1973, SPILLNER u. Mitarb. 1973, STOREN u. Mitarb. 1974).
Bei der zweiten Verlaufsform tritt das Ödem allmählich auf, verschlechtert sich aber progredient. Diese beiden Verlaufsformen erklären sich zwangsläufig durch die Kompensationsfähigkeit der erhaltenen und der Regenerationsmöglichkeit der neu zu bildenden Lymphgefäße (VAUGHAN 1966, LUDVIK u. Mitarb. 1969, WOLF 1973). Erhaltene und intakte Lymphgefäße des verletzten Gefäßbündels oder aber die Lymphgefäße anderer Gefäßbündel können kompensatorisch eine ausreichende Lymphdrainage bewirken. Dies geht in der Regel mit einer Gefäßdilatation einher. Der Gefäßdilatation sind aber Grenzen gesetzt; führt sie zur Schlußunfähigkeit der Klappen, entwickelt sich ebenfalls eine Transportstörung. Bei anderen sich allmählich entwickelnden sekundären Lymphödemen zeigen die Lymphgefäße eine Fibrose, die Gefäßlichtung ist eng, die Fibrose führt ebenfalls zur Dekompensation.
Besonders beim posttraumatischen und postoperativen Lymphödem interessiert daher die Regenerationsfähigkeit des Lymphgefäßsystems (VAUGHAN 1966, OLSZEWSKI 1973). Im allgemeinen ist die Regenerationsfähigkeit bei einem gesunden Lymphgefäßsystem groß. Diese Tatsache wird schon dadurch belegt, daß man bei operativen Eingriffen nur selten auf den Verlauf und auf die Erhaltung von Lymphgefäßen achtet. Betrifft die Schädigung aber die Lymphgefäße an Engstellen, bleiben zu wenig Kollateralen erhalten oder entwickelt sich eine Lymphgefäßfibrose, so entsteht das sekundäre Lymphödem.
Lassen daher bereits andere klinische Symptome ein sekundäres tumoröses Lymphödem vermuten, so sollte vor einer Lymphknotenexstirpation unbedingt die Lymphographie durchgeführt werden. Immerhin ist mit einer zusätzlich operativ bedingten Lymphdrainagestörung nach Lymphadenektomien in der Leiste oder in der Axilla zu rechnen.

5. Im Krankengut des Radiologen spielen weniger einmalige Krankheitsereignisse, sondern vielmehr persistierende und damit vielfach auch progrediente Erkrankungen des Lymph- und Venensystems eine Rolle. Das gilt besonders für die kombinierten Lymphphlebödeme (S. 879). Es ist daher erforderlich, in der Mehrzahl der sekundären Ödeme durch eine Lymphographie und Venographie das kombinierte Lymphphlebödem zu beweisen oder auszuschließen (VAUGHAN 1970, BELTZ u. PICARD 1980).

Klinik. Im Gegensatz zum primären Lymphödem trifft man das sekundäre Lymphödem vorwiegend jenseits des 40. Lebensjahres, bei Entzündung, nach Trauma oder nach Operation im Anschluß an das auslösende Ereignis. Bei den tumorösen Lymphödemen liegt der Gipfel zwischen dem 50. und 70. Lebensjahr.

Das primäre Lymphödem ist in 50% beidseitig, das sekundäre Lymphödem ist fast immer einseitig anzutreffen. Frauen werden häufiger betroffen als Männer, das Verhältnis beträgt 3 : 1 bzw. 2 : 1. Bei Frauen sieht man das sekundäre Lymphödem deshalb häufiger, weil sie auch beim primären Lymphödem vorwiegend erkrankt sind, das sekundäre Lymphödem auf dem Boden einer primären Lymphgefäßdysplasie somit einen großen Anteil ausmacht.

Für die richtige Interpretation der Lymphangiogramme ist eine genaue Kenntnis aller vorausgegangenen Ereignisse und therapeutischen Maßnahmen wichtig, insbesonders bei Tumorpatienten die genaue Kenntnis aller operativen Eingriffe und einer Bestrahlungsbehandlung, beim traumatischen Ödem der Zeitpunkt und die Lokalisation der Gewebsverletzung.

Die *lymphographischen Kriterien* beim sekundären Lymphödem wurden ausführlicher beschrieben von COLLETTE 1958, FUCHS u. Mitarb. 1960, 1962, 1964, 1969, KAINDL u. Mitarb. 1960, SMITH u. Mitarb. 1963, GREGL u. KIENLE 1966, BRUNNER 1969, LÜNING u. Mitarb. 1970, 1976, KINMOTH 1972, KAPPERT 1976, CLODIUS 1977, BELTZ u. PICARD 1980.

Farbstofftest oder *Chromolymphographie* gewinnen beim sekundären Lymphödem eine gewisse Bedeutung: Bei intakten Sammelrohren kann der Farbstofftest den Funktionszustand der Lymphgefäße 2. und 3. Ordnung überprüfen. Vor allem beim lokalen postoperativen oder posttraumatischen Lymphödem diffundieren die Farbstoffpartikel und werden als umschriebene Depots wieder sichtbar, nachdem sie zuvor in die Strombahn 2. und 3. Ordnung gelangt waren. Im Einzelfall kann in der Lokalisation und Objektivierung der Farbstofftest der Lymphographie mit Kontrastmittel überlegen sein (BRUNNER u. WIRTH 1971).

Zur funktionellen Beurteilung des epi- und subfaszialen Lymphgefäßsystems eignet sich die Isotopenlymphographie. Radiogold ^{198}Au wird nur durch die Lymphbahnen abtransportiert. Je nach Injektionsstelle kann so das vordere präfasziale bzw. das hintere laterale Gefäßbündel dargestellt werden. Bei Störungen des Lymphtransportes werden die nachgeschalteten Lymphknotenstationen nicht erreicht. Markiert man Isotopen mit Albumin, so läßt sich mit dieser lymphokinetischen Untersuchung die Transportgeschwindigkeit der Lymphe nachweisen (SMITH 1962, LOFFERER u. MOSTBECK 1968, 1969). Weitere Funktionelle Beurteilungen stellen die Messung der Lymphströmungsgeschwindigkeit und die intralymphatische Druckmessung dar (BLOCKER u. Mitarb. 1959).

Lymphographische Kriterien für das sekundäre Lymphödem sind folgende:

1. die lokale Unterbrechung der Lymphzirkulation (Trauma oder Operation) zeigt unmittelbar distal davon den Aufstau der Lymphe und den Reflux des Kontrastmittels aus den Sammelrohren in die Lymphgefäße 2. und 3. Ordnung, während weiter in der Peripherie die Lymphgefäße lymphographisch unauffällig sein können. Irreguläre Gefäßverläufe, atypische Kollateralwege und segmentäre Gefäßunterbrechungen sind weitere Kriterien. In Einzelfällen sieht man auch den Anschluß bzw. den Kollateralkreislauf über das tiefe Lymphsystem. Stase und verzögerter Abfluß des Kontrastmittels sind identisch wie beim primären Lymphödem. Auch das sekundäre Lymphödem bei primärer Lymphgefäßdysplasie ist lymphographisch vom primären Lymphödem kaum zu unterscheiden.

2. Der Kollateralkreislauf ist auf einen bestimmten Gefäßabschnitt beschränkt. So kommen häufig Kollateralwege zur Darstellung, die man sonst – insbesondere beim primären Lymphödem – nicht sieht. In Einzelfällen ist man erstaunt über die Reserven des Lymphgefäßsystems.

3. Trotz der Stase und des verzögerten Abflusses sind die Lymphgefäße nicht dilatiert. Eine Ausnahme machen hier das parasitäre Lymphödem und die Ödeme, die mit einer vermehrten Lymphbildung einhergehen (Lymphödem bei konstriktiver Perikardschwiele oder Leberzirrhose).

4. Das Lymphödem ist einseitig, natürlich kann beidseitig eine Dysplasie lymphographisch nachgewiesen werden.

5. Vielen sekundären Lymphödemen liegt ein Kombinationsschaden zugrunde, vor allem den Lymphödemen der Tumorpatienten, bei denen zusätzlich eine Lymphadenektomie und eine Bestrahlung durchgeführt wurde. So kann die Lymphographie manchmal nur schwer entscheiden, ob mehr die therapeutischen Maßnahmen oder aber ein Tumorrezidiv das sekundäre Lymphödem ausgelöst haben.

Tumoröses Lymphödem

Das sekundäre Lymphödem infolge eines tumorösen Prozesses ist in unserem Krankengut am häufigsten vertreten. In Übereinstimmung mit ALLEN (1934), SMITH u. Mitarb. (1963) liegt der tumoröse Lymphblock vorwiegend inguinal oder subinguinal, seltener iliakal, dann axillär. Wegen der Besonderheit des Lymphödems nach Mastektomie wird dieses in einem eigenen Abschnitt abgehandelt.

Klinik. Zum Zeitpunkt der Lymphographie besteht das Ödem meist einige Monate, nur selten Jahre, wenn man von den sekundären Lymphödemen bei Rezidivtumoren absieht. Es handelt sich vorwiegend um das Stadium I oder II, nur selten um fortgeschrittenere Stadien. Das Ödem kann am Oberschenkel stärker ausgeprägt sein als distal, manchmal ist es schmerzhaft.

Das Verhältnis Frauen zu Männer beträgt etwa 3 : 1, bei SMITH (1963) überwiegen jedoch die Männer. Das Alter der Patienten liegt nicht nur jenseits des 40. Lebensjahres, meistens sogar im 5.–7. Lebensjahrzehnt.

Die Einteilung der Ödeme von KINMONTH (1954) in Lymphoedema praecox und Lymphoedema tardum kann differentialdiagnostisch Bedeutung haben, da das Lymphödem jenseits des 35. Lebensjahres solange tumorsuspekt bleibt, bis der Tumor ausgeschlossen ist und auch lymphographisch eindeutige Kriterien eines primären Lymphödems vorliegen.

Lymphödeme auf dem Boden von Karzinommetastasen sind viel häufiger als Ödeme bei den primären Systemerkrankungen. Bei den Männern sind es die Tumoren, die in die inguinalen und iliakalen Lymphknoten metastasieren, das sind vor allem das Prostatakarzinom, das Blasenkarzinom, dann die nach distal hin metastasierten Hodentumoren.

Bei Frauen besteht meistens ein Kollumkarzinom einschließlich der Rezidive, dann ein Vaginalkarzinom, seltener ein Korpus- oder ein Ovarialkarzinom.

Bei den primären Lymphknotenneoplasien werden besonders die Tumoren angetroffen, die sich inguinal und iliakal manifestieren, also mehr als Lympho- und Retikulosarkom, seltener die Lymphogranulomatose.

Natürlich kommen alle anderen malignen Tumoren vor, nicht zu vergessen die Tumoren, die von den Extremitäten selbst ausgehen, die Sarkome und die metastasierenden Melanome. Bestehen bereits tastbar vergrößerte inguinale Lymphknoten, so ist das tumoröse Lymphödem fast bewiesen. Eine Ausnahme machen hier Lymphknotenvergrößerungen bei einer Lymphadenitis und Lymphknotenvergrößerungen bei einer gleichzeitig bestehenden retroperitonealen Lymphgefäßdysplasie. Hier sind gelegentlich die inguinalen Lymphknoten vergrößert, da sich infolge eines höhergelegenen Lymphblocks die Lymphe in den subinguinalen und inguinalen Lymphknoten aufstaut. In unserem Krankengut sind mehrere Patienten, bei denen man in solchen Fällen in der Annahme eines tumorösen Prozesses Lymphknoten exstirpiert hat.

Die *Lymphographie* dokumentiert einmal das Ödem mit oder ohne chylösem Reflux und zeigt das Abflußhindernis in Höhe oder unmittelbar distal der tumorös befallenen Lymphknoten (Abb. 25). Die lymphographische Diagnose ist dann einfach, wenn die tumoröse Lymphgefäßblockade nur partiell und somit mit Lymphadenogramm die Lymphknotenmetastasen erkennbar sind (BELTZ u. THURN 1967). Bei unbehandelten Tumoren ist das meistens der Fall; somit stellt die inguinale Tumormetastasierung mit Lymphknotenvergrößerung und Lymphödem keine Kontraindikation für die Lymphographie dar.

Während im frühen Stadium des Ödems und der Lymphabflußbehinderung die Lymphgefäße zunächst noch weit sind, zeigt das Angiogramm bei

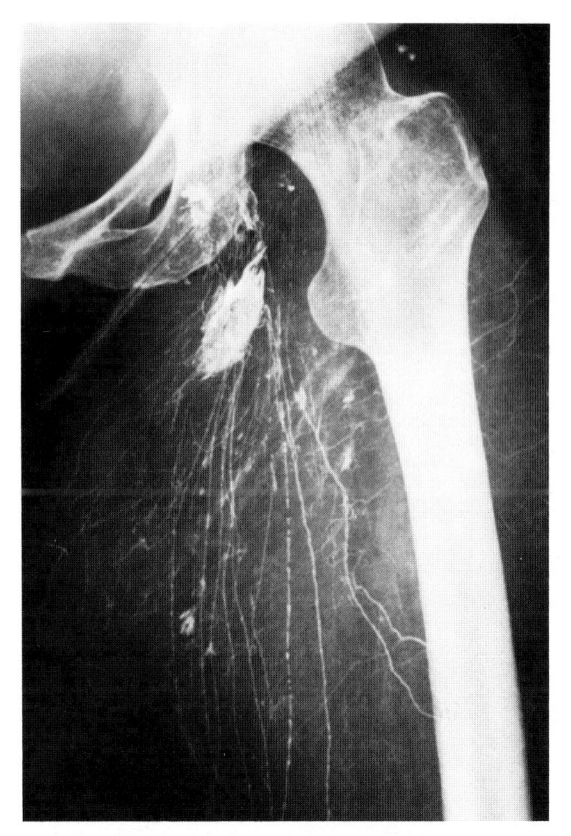

Abb. 25 Sekundäres tumoröses Lymphödem. 47jährige Patientin mit Rezidiv eines Kollumkarzinoms. Totaler Lymphblock in der Leiste bei Lymphknotenmetastasen, englumige Lymphgefäße mit Reflux in die Lymphgefäße 2. und 3. Ordnung, kleinere Paravasate.

der mehr chronischen Verlaufsform lumenverschmälerte Gefäße mit einer Fibrose, Klappenarmut und fehlendem Kollateralkreislauf. Diese Lumenverschmälerung beruht entweder auf einer begleitenden Endolymphangitis, häufiger auf einer Thrombolymphangitis bei gleichzeitiger Venensperre (S. 879).

Man kann drei Stadien des tumorösen Lymphödems unterscheiden: das Stadium der kompensatorischen Lymphgefäßerweiterung mit nur partiell ausgebildetem Lymphblock (Abb. 26), das Stadium der Gefäßverengung mit Fibrose bzw. Lymphangitis und schließlich das Stadium des totalen tumorösen Lymphblocks (Abb. 25).

Tumoröse Lymphödeme werden dann häufiger klinisch manifest, wenn die tumorbedingte Lymphabflußbehinderung auf ein bereits vorgeschädigtes Lymphgefäßsystem trifft, insbesondere auf die Lymphgefäßhypoplasie. Im eigenen Krankengut haben etwa 30% der untersuchten Patien-

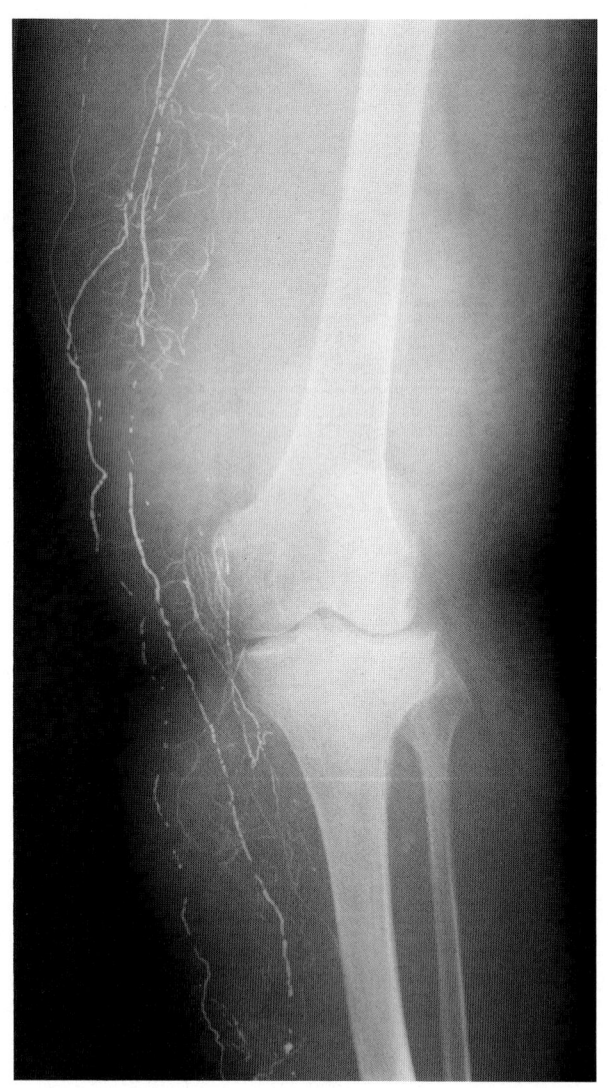

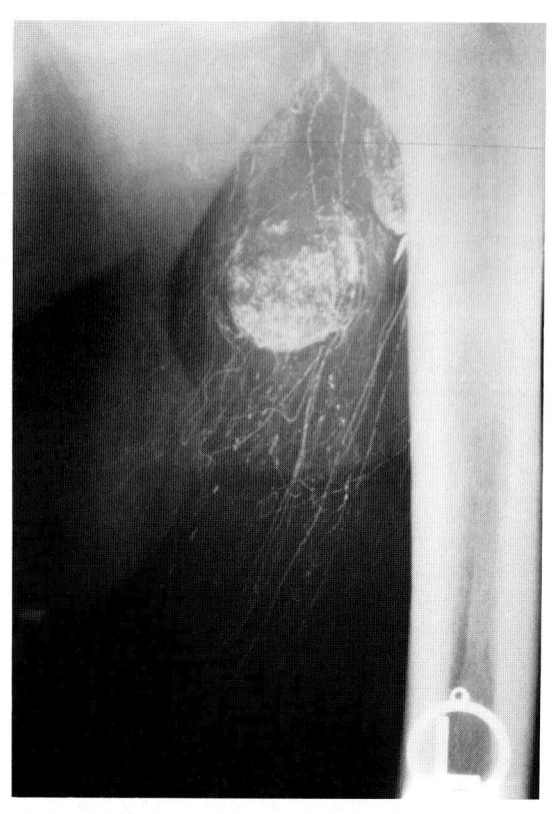

Abb. 27 Sekundäres tumoröses Lymphödem. 77jähriger Patient. Lymphosarkom mit tumoröser Beteiligung der inguinalen und subinguinalen Lymphknoten.

◂ Abb. 26 Sekundäres tumoröses Lymphödem. 82jährige Patientin mit metastasierendem Vaginalkarzinom. Die präfaszialen Sammelrohre des ventromedialen Gefäßbündels sind vermindert (Hypoplasie), aber kompensatorisch erweitert („hypoplastische Varikose"). Segmentärer Reflux des Kontrastmittels, Fibrose der Kutis und der Subkutis.

ten zusätzlich eine Hypoplasie. Bei der Hypoplasie können sich die Lymphgefäße zunächst erweitern; BATTEZZATI u. Mitarb. (1964, 1967) sprechen von der hypoplastischen Varikose (Abb. 26). Das lymphographische Bild ist in diesen Fällen vielfach identisch mit den Befunden beim primären Lymphödem, der kutane Reflux besteht nicht in Höhe der tumorös veränderten inguinalen oder iliakalen Lymphknoten, sondern distal im Bereich des Unterschenkels. Die Anamnese, vor allem ein relativ rasches Auftreten dieses Ödems und das Alter der Patienten sind wichtige Hinweise für die Annahme eines sekundären Lymphödems, ausschlaggebend ist der Nachweis von Metastasen im Lymphadenogramm.

Zeigt das ventromediale Gefäßbündel in Oberschenkelhöhe enggestellte und rarifizierte Gefäße, so besteht nach eigenen Untersuchungen (BELTZ u. THURN 1965, 1967) häufiger ein kombiniertes Lymphphlebödem (S. 879).
Primäre Lymphknotenneoplasien verursachen dann ein sekundäres Lymphödem, wenn der tumoröse Prozeß entweder zu einem totalen Lymphblock geführt hat – ein relativ seltenes Ereignis – oder die Einmündungsstelle der Sammelgefäße in die subinguinalen Lymphknoten blockiert ist (Abb. 27). Eine Ausnahme machen auch hier die Patienten mit Rezidivtumoren.
In der Literatur sind die Mitteilungen über lymphographische Befunde beim sekundären tumorösen Lymphödem gering.

Entzündliches Lymphödem

Eine Lymphangitis ist entweder eine akute oder rezidivierende Entzündung der Lymphgefäße und des perilymphatischen Gewebes, eine allergisch-hyperergische Gefäßerkrankung scheint es kaum zu geben (HUTH 1972). Das Vorkommen einer Lymphangitis ist selten, wenn man vom entzündlichen Lymphödem beim Erysipel absieht. Als Streptokokkeninfektion befällt das Erysipel in etwa 90% die untere Extremität. Da diese Infektion häufig rezidivierend verläuft, ist die Streptokokkenlymphangitis somit die häufigste Ursache des entzündlichen Lymphödems. Im Einzelfall ist es klinisch schwierig zu entscheiden, ob das Erysipel primär oder aber im Rahmen eines Lymphödems sekundär auftritt und damit nicht als Ursache aufzufassen ist.

Eine andere Ursache einer Lymphangitis ist das Übergreifen einer Entzündung auf die Lymphgefäße bei einer Thrombophlebitis oder anderen oberflächlichen oder tiefen Entzündungen der Haut und der Subkutis, so bei infizierten Gewebsverletzungen oder infektiösen Allgemeinerkrankungen. Neben der Tuberkulose sind die Mykosen (Trichophytose bzw. Dermatophytose) als Ursache am bekanntesten (YOUNG u. DE WOLFE 1960, SMITH 1963). Patienten mit primärem Lymphödem und Fußmykosen sind nahezu doppelt so häufig anfällig für ein Erysipel wie solche mit primärem Lymphödem ohne Mykose. Weitere Ursachen sind die abszedierende oder nekrotisierende Lymphadenitis mit Übergreifen des entzündlichen Prozesses auf die Lymphgefäße. Die akute oder chronische Entzündung führt als kanalikuläre oder später mehr flächenhafte Entzündung zur Lumenverschmälerung und schließlich zum Verschluß der Lymphgefäße.

Klinik. Das akut entzündliche Lymphödem ist schmerzhaft, meist auf einen bestimmten Abschnitt einer Extremität beschränkt, die Haut ist gerötet, es bestehen Allgemeinsymptome einer Infektion wie Schüttelfrost und Fieber. In diesem Stadium besteht eine absolute Kontraindikation für eine Lymphographie.

Von der akuten ist die chronisch rezidivierende Lymphangitis abzugrenzen. Man sieht sie häufig gemeinsam mit einem posttraumatischen oder postoperativen Ödem im Rahmen einer Thrombophlebitis. Es ist klinisch nicht immer möglich, eine Lymphangitis bei diesen Patienten zu diagnostizieren, zumal das Ödem durchaus gering sein kann. Ist das Lymphgefäß allein erkrankt, können klinisch Zeichen eines entzündlichen Prozesses fehlen, so bei der Lymphangitis prolife-

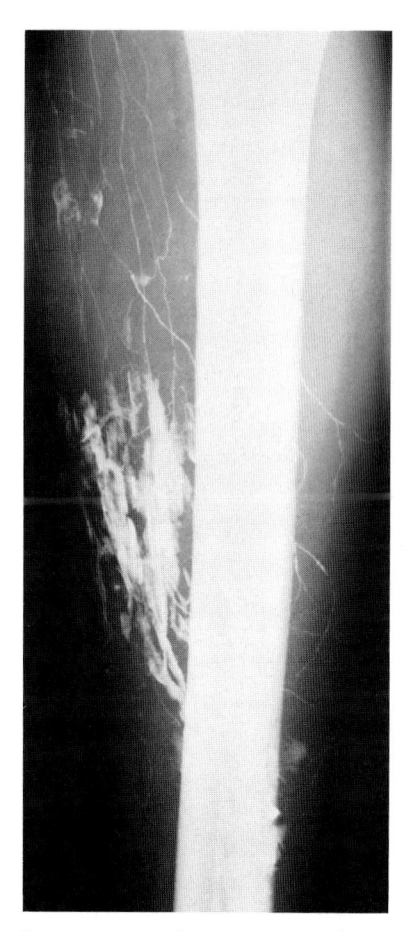

Abb. 28 Sekundäres entzündliches Lymphödem. 25jähriger Patient. Umschriebenes Ödem des linken Unterschenkels, Fuß- und Knöchelregion unauffällig. Kein Trauma, unauffälliges Venensystem. Bei Lymphangitis englumige Lymphgefäße mit segmentären Extravasaten und kutanem Reflux. Rückbildung des Lymphödems nach antibiotischer Behandlung.

rans, wie sie 1968 von PFLEGER beschrieben wurde.

Lymphographische Befunde. Bei der chronisch rezidivierenden Lymphangitis finden sich an den Sammelrohren engkalibrige Gefäße mit abrupten Gefäßabbrüchen, die bei lokalen Prozessen segmentär sein können. Auffallend ist die starke Extravasatbildung und der Reflux in die Lymphkapillaren (Abb. 28). Eine Überbrückung des entzündlichen Prozesses über Kollateralen kann fehlen. Aus diesem Grunde sollte die Lymphographie dann abgebrochen werden, wenn bei der Durchleuchtung während der Kontrastmittelinjektion eine abnorme Extravasatbildung erkennbar wird. Diese verstärkte Extravasatbildung ist auf eine entzündlich bedingte verstärkte Per-

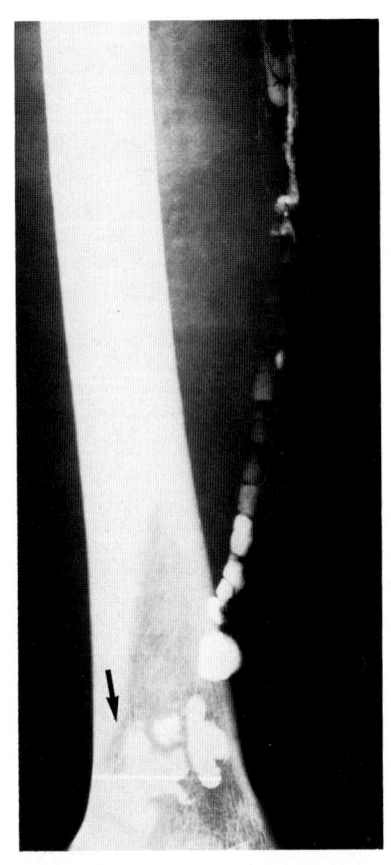

Abb. 29 Sekundäres parasitäres Lymphödem. Filariose. Lymphgefäßverschluß unterhalb vergrößerter inguinaler Lymphknoten; Lymphgefäßdilatation, Lymphgefäßklappen deutlich erkennbar. (Untersuchung: Prof. C. Rajaram, Madras/Indien.)

meabilität der Lymphgefäßwand zurückzuführen, Rupturen sind ebenfalls zu beobachten, eine zu starke Akkumulation von öligem Kontrastmittel bei einer Lymphangitis kann das Krankheitsbild verschlimmern. Eine nekrotisierende oder abszedierende Lymphadenitis führt zu großtropfigen Kontrastmitteleinlagerungen in den Lymphknoten, manchmal beobachtet man entzündlichbedingte lymphovenöse Anastomosen.

Lymphographische Untersuchungen beim rezidivierenden Erysipel haben ergeben, daß dieser Erkrankung eine Passagestörung schon vor der Infektion zugrunde liegt (Thury u. Schneider 1972). Von Malek u. Mitarb. (1960) werden entzündliche Lymphgefäßveränderungen bei der Polyarthritis progressiva beschrieben. Bei der Isotopenlymphographie besteht eine schnelle Diffusion der radioaktiven Substanz; dieser Umstand erklärt die Beobachtung der verstärkten Extravasatbildung. Lymphographische Untersuchungsergebnisse bei der Lymphangitis liegen vor von Kaindl 1960, Fuchs u. Mitarb. 1960, Rüttimann 1964 und 1965, Buonocore u. Young 1965, Battezzati u. Mitarb. 1967, Brunner 1969. Das Endstadium eines chronisch entzündlichen Lymphödems ist die totale Verödung der Lymphgefäße, histologisch die Lymphangitis fibrosa.

Parasitäres Lymphödem

Parasitäre Lymphgefäßobstruktionen werden durch die Filariose hervorgerufen (Elephantiasis tropicum). Es sind vor allem zwei Filarien: Wuchereria bancrofti und Brugia malayi. Die Filarien werden durch Stechmücken übertragen und gelangen durch die Haut in die Lymphgefäße und Lymphknoten. Im allgemeinen ist die wiederholte Infektion des Lymphgefäßsystems erforderlich.

Die erwachsenen Würmer (Makrofilarien) leben und vermehren sich besonders in den Lymphknoten, die Embryonen gelangen in großer Zahl aus den Lymphgefäßen ins Blut, wobei sowohl lebende als auch abgestorbene Filarien Lymphknoten und Lymphgefäße verstopfen. Der parasitäre Verschluß verursacht eine Insuffizienz der Lymphgefäße, damit einen chylösen Reflux. Neben einem Lymphödem an den Extremitäten ist die Erkrankung durch skrotale Lymphödeme, durch einen Chylascites und durch eine Chylurie gekennzeichnet.

Nach einer Zusammenstellung von Bertswistle u. Gregg (1928) manifestierte sich das Lymphödem bei 4712 Patienten in 57% an den unteren Extremitäten, in 38% am Skrotum und nur in wenigen Fällen an den Armen.

Lymphographisch ist das Bild durch hochgradig dilatierte Lymphgefäße gekennzeichnet, Gefäßerweiterungen, die stellenweise an ein primäres variköses Lymphödem erinnern (Abb. 29). Proximal der Lymphgefäßdilatationen bestehen Gefäßabbrüche und ein chylöser Reflux. Dieser chylöse Reflux wird durch eine valvuläre Insuffizienz verursacht; die Lymphgefäße können retrograd durchströmt werden, Ursache der klinisch neben dem Lymphödem am häufigsten beobachteten Chylurie. Kanetkar u. Mitarb. (1966), Lamotte u. Mitarb. (1967) sowie Montangerand u. Mitarb. (1969) zeichneten folgende Korrelation zwischen Klinik und Lymphogramm auf:

I. Stadium. Rezidivierende Fieberschübe, noch kein Lymphödem. Die Lymphgefäße sind gering

Abb. 30 Sekundäres traumatisches Lymphödem. 60jährige Patientin. Vor einigen Jahren bei landwirtschaftlicher Tätigkeit Weichteilverletzung an der Innenseite des linken Kniegelenkes, seitdem zunehmendes Ödem. In Höhe der Weichteilverletzung partieller Füllungsabbruch (←). Ausgiebiger Reflux, es besteht eine Hypoplasie.

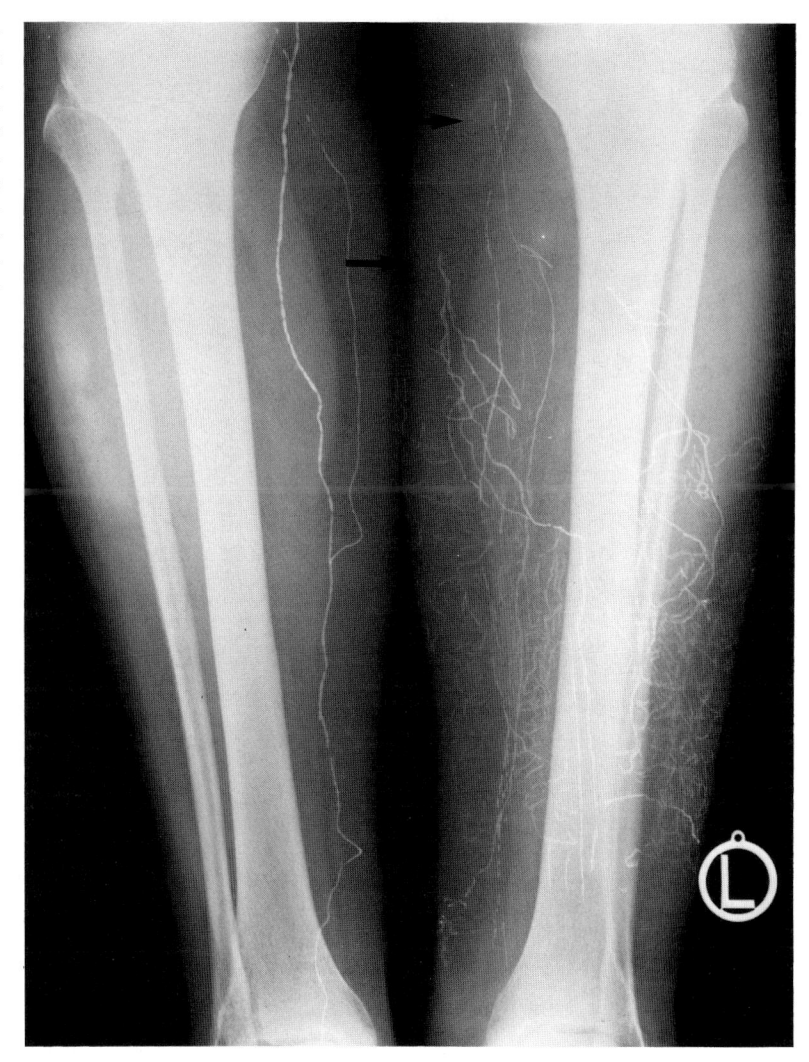

dilatiert, die inguinalen Lymphknoten bereits vergrößert.

II. Stadium. Reversibles Lymphödem, Lymphgefäße dilatiert, kein kutaner Reflux. Inguinale Lymphknoten vergrößert (s. Abb. 29).

III. Stadium. Irreversibles Lymphödem, Obliteration der Sammelrohre mit Lymphgefäßblockaden, distale Lymphgefäßdilatation mit valvulärer Insuffizienz, kutaner Reflux.

IV. Stadium. Induriertes Lymphödem, es bestehen jetzt auch Hautveränderungen mit Ulzerationen; die Entstehungsdauer beträgt 2–10 Jahre.

Auch tierexperimentelle Untersuchungen zeigten im Lymphangiogramm folgende Veränderungen: Gefäßerweiterungen mit vermehrter Schlängelung, Stase des Kontrastmittels, Kontrastmittelaustritte mit chylösem Reflux, Kollateralkreislauf mit lymphatischen Anastomosen, vergrößerte Lymphknoten (GOONERATNE 1973).

Traumatisches Lymphödem

Posttraumatische Lymphödeme sind nicht häufig; eine genaue lymphographische Klärung ist aber nicht nur aus diagnostischen und therapeutischen, sondern vielfach auch aus versicherungsmedizinischen Gründen wichtig. Selbst bei ausgedehnten Weichteilverletzungen an den Extremitäten sieht man nach dem Trauma im allgemeinen kein Lymphödem, weil ein ausreichender Kollateralkreislauf oder aber eine ausreichende Regeneration von Lymphgefäßen stattgefunden hat.

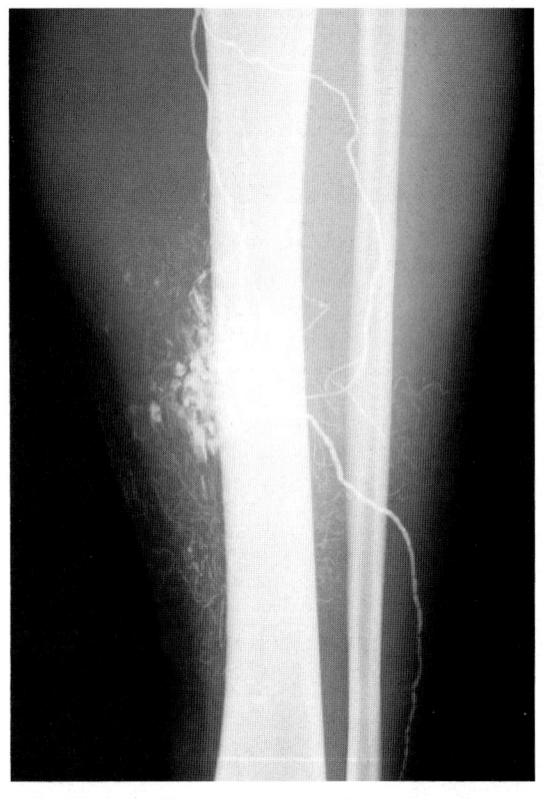

Abb. 31 Sekundäres traumatisches Lymphödem. 41jähriger Patient. Nach einer Weichteilverletzung des Unterschenkels passager auftretendes Ödem. Knöchelregion frei. Bei einer Hypoplasie besteht ein durchgängiges Sammelrohr, in Höhe des Traumas Reflux des Kontrastmittels mit Extravasaten.

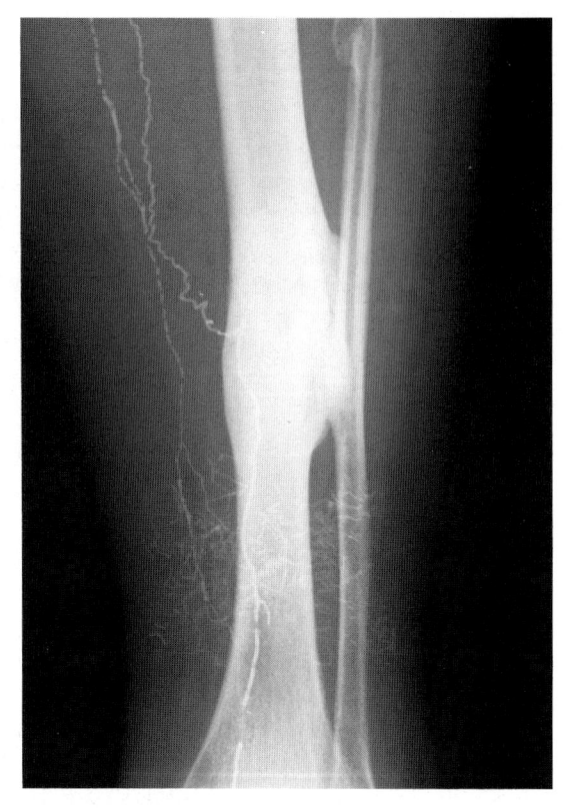

Abb. 32 Sekundäres traumatisches Lymphödem. 40jährige Patientin. Vor 5 Jahren Autounfall mit kompletter Unterschenkelfraktur; im Anschluß an das Trauma Entwicklung eines Ödems. Unterhalb der Fraktur lokalisierter Reflux. Sekundäres Lymphödem bei primärer Lymphgefäßdysplasie.

Werden aber – wie vorne schon beschrieben – infolge eines Traumas die Lymphgefäße an bestimmten Stellen, den sogenannten Engpässen, verletzt, dann tritt ein postttaumatisches Lymphödem auf. Beim Trauma scheint der Engpaß im medialen Abschnitt des Kniegelenkes der wichtigste (Abb. 30). Werden hier die Lymphgefäße durch eine Weichteilverletzung getroffen und durchtrennt, so ist mit einem Lymphödem zu rechnen. Es gelten ähnliche Voraussetzungen wie beim postoperativen Lymphödem, die Zahl der erhaltenen Gefäße ist ausschlaggebend. Da die Gefäße an der medialen Seite der Knieregion gebündelt liegen, entfällt sehr schnell eine Kompensation über Kollateralen. Die weiteren Engpässe in der Leiste und in der Axilla werden im allgemeinen bei einem Trauma nicht so entscheidend getroffen, daß ein Lymphödem auftritt.

Man unterscheidet nach BRUNNER u. WIRTH (1971) bei den echten posttraumatischen Lymphödemen

1. die Schädigung der Lymphgefäße 1. Ordnung, d. h. die Schädigung der Sammelrohre,
2. die Schädigung der Lymphgefäße 2. und 3. Ordnung bei intakten Sammelrohren und
3. die Schädigung der Sammelrohre und der Lymphgefäße 1., 2. und 3. Ordnung.

Die zweite Gruppe sieht man bei frischen umschriebenen Weichteilverletzungen, z. B. am Unterschenkel oder am Fußrücken (Abb. 31). Wenn die Sammelrohre intakt sind, kann die Lymphographie dann wenig aussagen, wenn kein kutaner Reflux das lokalisierte Ödem markiert. Infolge einer besseren Farbstoffdiffusion bei der Chromolymphographie kann der Farbstofftest daher der Lymphographie überlegen sein. Es ist darum bei der Lymphographie auf eine Anfärbung des ödematösen Gebietes in Höhe oder distal der Verletzung oder der Narbe besonders zu achten.

Eine Sonderstellung nimmt das posttraumatisch dekompensierte primäre Lymphödem oder – wie vorne erwähnt – das sekundäre Lymphödem bei primärer Lymphgefäßdysplasie ein. Es ist erstaunlich, daß oft relativ harmlose Verletzungen bei Patienten zu einem Lymphödem führen, z. B. im Anschluß an geschlossene Frakturen (Abb. 32). Diese Ödeme brauchen nicht unbedingt unmittelbar nach dem Trauma aufzutreten, sondern erst dann, wenn eine Extremität nach einer Fraktur und damit einer Ruhigstellung wieder belastet wird. Ein ursächlicher Zusammenhang wird in derartigen Situationen vielfach nicht gesehen, bagatellisiert und versicherungsmäßig abgelehnt, weil „dieses Ödem ja erst so spät nach dem Unfall aufgetreten ist".

Beim posttraumatischen Lymphödem und gleichzeitiger Hypoplasie bestehen Schwierigkeiten in der Bemessung der Kausalität. BRUNNER empfiehlt eine Aufteilung der Kausalität zu gleichen Teilen als eine angemessene Lösung. Hat vor dem Unfall aber kein Lymphödem bestanden, so löst der Unfall oder das Trauma nicht nur das Lymphödem, sondern auch die Erkrankung aus, die den Patienten möglicherweise das ganze Leben beeinträchtigt und behandlungsbedürftig macht. Das Lymphödem ist somit reine Unfallfolge, wenn auch die Hypoplasie des Lymphgefäßes primär vorhanden war. Für die Begutachtung ist es wichtig, daß ohne Unfall, besonders bei Patienten jenseits des 35. Lebensjahres, vermutlich kein manifestes Lymphödem aufgetreten wäre. Es sollte bei der Begutachtung daher auf den zeitlichen Zusammenhang geachtet werden, auch wenn ein größeres Zeitintervall verstrichen ist.

Die Lymphgefäßanomalie ist bei der Begutachtung nach unserer Ansicht zweitrangig, wenn auch die Schwere des Traumas vielfach in keinem Verhältnis zu dem posttraumatisch auftretenden oft irreversiblen Lymphödem steht. Wird nach einem Unfall die lymphographische Klärung erst nach vielen Jahren gewünscht, genügt schon eine Weichteilaufnahme der betreffenden Extremität, um das Lymphödem zu beweisen (Abb. 33).

Eine Besonderheit stellt das Sekretan-Syndrom dar, das Fußrücken- oder Handrückenödem nach Kontusion oder Trauma. Da sich dieses Ödem in der Regel von allein zurückbildet, stellt es keine Indikation zur Lymphographie dar, wenn auch bei dieser Erkrankung lymphangioplastische Operationen bereits durchgeführt worden sind (GROBMYER 1968).

Postoperatives Ödem

Am bekanntesten sind sekundäre Lymphödeme nach operativen Eingriffen in der Leiste und in der Beckenregion, dies besonders dann, wenn krankhafte Veränderungen an den Lymphknoten Anlaß für eine Lymphknotenexstirpation waren oder eine Lymphadenektomie durchgeführt wurde.

Obwohl die oberflächlichen inguinalen Lymphknoten durch zahlreiche interganglionäre Lymphgefäße miteinander verbunden sind, ebenfalls die tiefen inguinalen Lymphknoten sich durch interganglionäre Anastomosen zu einer Gruppe

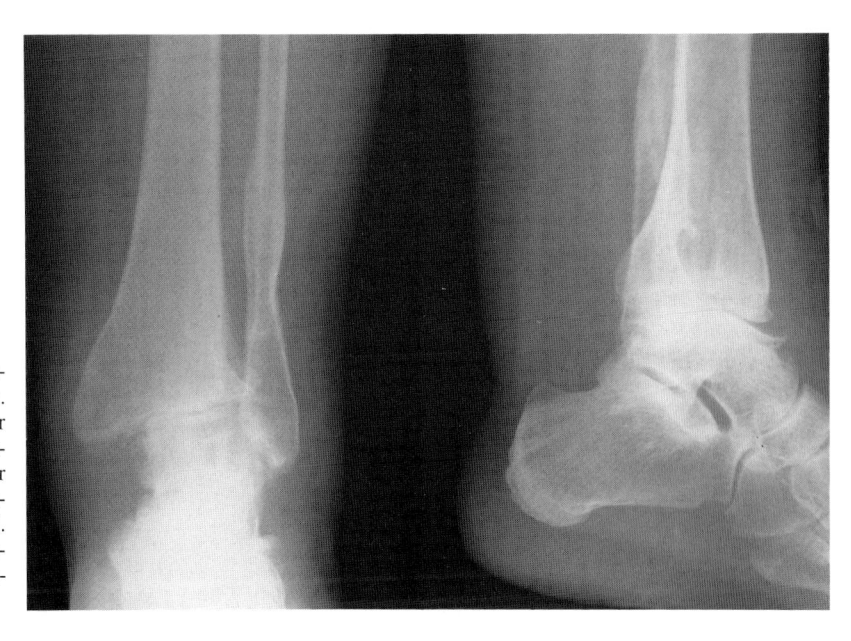

Abb. 33 Sekundäres traumatisches Lymphödem. 70jährige Patientin. Vor 30 Jahren Sprunggelenkluxationsfraktur. Seit dieser Zeit einseitiges Lymphödem, jetzt Stadium III. Weichteilaufnahme: fortgeschrittene kutane und subkutane Fibrose.

878 Lymphgefäße

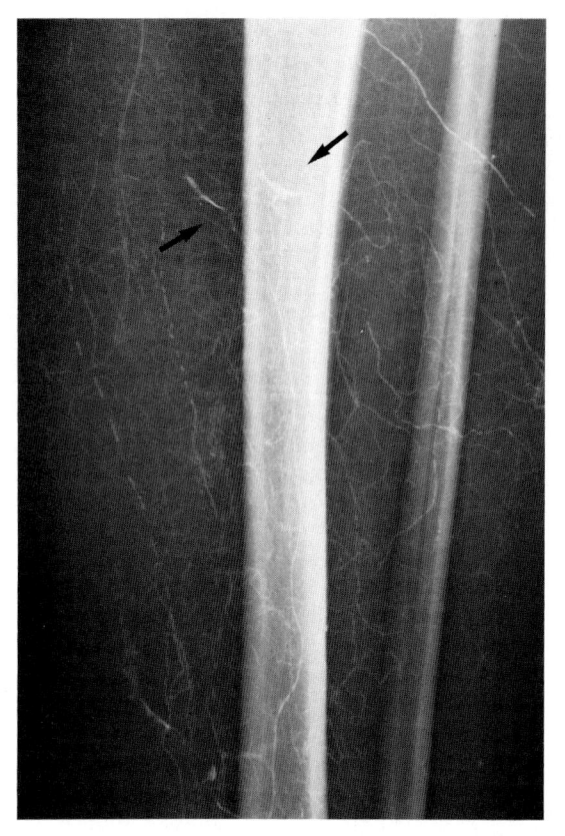

Abb. 34 Sekundäres postoperatives Lymphödem. 36jährige Patientin. Nach Varizenoperation Verschlimmerung eines vorher reversiblen Ödems. Ausschnittsaufnahme: Füllungsabbruch von zwei Sammelrohren mit Extravasaten, ausgiebiger kutaner Reflux.

vereinen und zusätzlich direkte Gefäßverbindungen zwischen den tiefen Lymphknoten zu den iliakalen Lymphgefäßen sowie auch direkte Gefäßverbindungen zwischen oberflächlichen subinguinalen Lymphknoten zu den iliakalen Lymphgefäßen bestehen (GERTEIS 1966), stellt die Leiste einen Engpaß im Lymphabfluß dar. Lokalisation und Ausdehnung eines operativen Eingriffes, insbesondere einer Lymphadenektomie, sind somit ausschlaggebend für die Entwicklung eines sekundären postoperativen Lymphödems. Je radikaler die Lymphadenektomie, um so eher ist mit einem Lymphödem zu rechnen.

Sekundäre postoperative Lymphödeme treten besonders dann auf, wenn die afferenten Lymphgefäße zu den subinguinalen Lymphknoten durchtrennt werden und die Sammelrohre des ventromedialen Gefäßbündels keinen Anschluß mehr an ihre erste Lymphknotenstation finden, weiterhin dann, wenn die inguinalen und die subinguinalen Lymphknoten vermindert und die verbleibenden Lymphknoten tumorös verändert sind. In derartigen Situationen liegt dann ein Kombinationsschaden vor: Tumor und Operation.

Klinik. Wie vorne schon erwähnt, kann man beim postoperativen Lymphödem zwei zeitlich verschiedene Formen unterscheiden. Einmal das unmittelbar postoperativ auftretende Ödem, das in der Regel passager und in 4–6 Wochen verschwunden ist, da sich in dieser Zeit ein suffizienter Kollateralkreislauf entwickelt hat. Tritt dagegen das Lymphödem erst nach einigen Wochen auf, ist die Prognose ungünstiger. Ein kombiniertes Lymphphlebödem sollte durch eine ergänzende Venographie ausgeschlossen werden.

Das unmittelbar postoperativ angefertigte Lymphangiogramm zeigt beim Lymphödem die operativ gesetzten Lymphgefäßabbrüche und damit den freien Kontrastmittelaustritt. Bei diesen Lymphozelen oder Pseudozysten sammelt sich die Lymphe und damit das auch bei der Lymphographie verwandte Kontrastmittel im Operationsbereich an (s. Abb. 68 u. 69). Lymphozelen können vor allem im Beckenbereich beträchtliche Größe annehmen.

In anderen Fällen sieht man erhaltene Lymphgefäße oder Kollateralen, die aber noch keine suffiziente Lymphdrainage gewährleisten. Aus diesem Grunde sollte man in der unmittelbar postoperativen Phase beim Auftreten von Ödemen mit einer Lymphographie zurückhaltend sein und erst abwarten, ob sich das Lymphödem nicht zurückbildet. Ähnlich wie beim posttraumatischen Lymphödem zeigen oder eröffnen sich Kollateralen, die inguinal oder iliakal zur kontralateralen Seite hin drainieren. Neben den Kollateralen zeigt das Lymphangiogramm unmittelbar postoperativ nicht selten operativ gesetzte lymphovenöse Anastomosen. Auch sie gewährleisten für eine unterschiedlich lange Zeit eine Lymphdrainage. Sie sind klinisch bedeutungslos, können aber bei der Lymphographie eher zu einer pulmonalen Komplikation führen.

Bei der zweiten Verlaufsform zeigt das Lymphogramm ebenfalls die operativ bedingte Störung der Lymphzirkulation mit Unterbrechung der Lymphgefäße. Die Lymphgefäße sind meistens enggestellt, klappenarm, der Abfluß ist verzögert, charakteristisch ist die Stase des Kontrastmittels in den Sammelgefäßen und der kutane Reflux (Abb. 34). Manchmal sind im Lymphangiogramm auch Lymphgefäßregenerate zu erkennen. Regenerate dokumentieren sich durch netz- oder fächerartig angeordnete Lymphkapillaren, die keine Lymphgefäßklappen erkennen lassen.

Im eigenen Krankengut wurden meist leichte postoperative Lymphödeme nach Lymphadenektomien bei Patienten mit Prostatakarzinomen, Blasen- und Peniskarzinomen sowie bei metastasierenden Melanomen gesehen.

ROTH u. Mitarb. (1972) sind den lymphogenen Ursachen der Beinschwellung nach rekonstruktiven Gefäßoperationen an den unteren Extremitäten nachgegangen. Irreversible Lymphödeme treten dann auf, wenn intraoperativ Lymphbahnen durchtrennt wurden oder wenn durch eine Wundinfektion eine Lymphangitis hervorgerufen wurde. Auch VAUGHAN u. Mitarb. (1970), SPILLNER u. Mitarb. (1972) sowie SCHMIDT u. Mitarb. (1978) sahen nach femoropoplitealen Eingriffen an der unteren Extremität eine eindeutige Abhängigkeit zwischen Ausmaß des Ödems und der Anzahl der operativ durchtrennten Lymphgefäße in der Knie- und Leistenhöhe. Blieben in Höhe des ventromedialen Gefäßbündels drei Lymphgefäße intakt, wurde nur ein geringes passageres Lymphödem beobachtet.

Die genannten Autoren kommen zu dem Ergebnis, daß unmittelbar postoperativ auftretende Ödeme lymphogen sind, wenn die Lymphographie die Durchtrennung der Lymphgefäße im Knie- oder Oberschenkelbereich dokumentiert.

Länger anhaltende Ödeme haben weitere ursächliche Komponenten, vor allem eine Fibrose, seltener eine Gefäßdilatation mit Klappeninsuffizienz. Experimentelle Untersuchungen von OLSZEWSKI (1973) bestätigen diese lymphographischen Untersuchungsergebnisse.

Auch bei den postoperativen Lymphödemen muß man echte postoperative Ödeme nach Schädigung eines ursprünglich gesunden Lymphgefäßsystems und einer Schädigung eines bereits vorher veränderten Lymphgefäßsystems unterscheiden. Auch hier sind es vor allem die Lymphgefäßhypoplasien, die das sekundäre Lymphödem bei primärer Lymphgefäßdysplasie entstehen lassen. Es genügt in derartiger Situation bereits die Schädigung von einzelnen Lymphgefäßen, um ein irreversibles Lymphödem zu verursachen.

Die radiologische Beurteilung der Lymphadenogramme bei postoperativen Lymphödemen kann schwierig werden, wenn infolge des operativ gesetzten Lymphblocks die interessierenden Lymphknotenregionen nicht mehr erreicht werden. Das gilt z. B. bei Lymphadenektomien bei vorher nicht erkannten Melanomen. Die lymphographische Untersuchung sollte daher immer dem operativen Eingriff vorausgehen.

Kombinierte Lymphphlebödeme

In den Abschnitten primäre und sekundäre Lymphödeme wurden bisher Schwellungszustände an den Extremitäten beschrieben, die allein durch eine Erkrankung des Lymphgefäßsystems verursacht werden. Da aber zwischen Venen und Lymphgefäßen enge funktionelle Beziehungen bestehen, die sich vor allem ontogenetisch erklären, ist für die richtige Analyse akuter oder chronischer Ödeme an den Extremitäten eine Untersuchung der Lymphgefäße und der Venen erforderlich.

Während phlebographisch sowohl oberflächliches als auch tiefes Venensystem einschließlich der Vv. communicantes dargestellt werden können, beschränkt sich die Lymphographie mit Kontrastmittel im allgemeinen auf das präfasziale System. Mittels der Isotopenlymphographie kann jedoch auch das tiefe Lymphsystem untersucht werden. Über die Verbindungen zwischen oberflächlichem und tiefem System können aber nur ungenügende Aussagen gemacht werden. Dieser Umstand schränkt die Aussagekraft der Lymphographie bei den kombinierten Lymphphlebödemen deutlich ein.

Nahezu alle Venenerkrankungen verursachen gleichzeitig Veränderungen in der Lymphdynamik. Es ist dabei gleichgültig, ob die Erkrankung mit oder ohne Ödem einhergeht. Zu unterscheiden sind tumoröse oder entzündliche Prozesse, die Venen und Lymphgefäße gleichermaßen erfassen, dann primäre Venenerkrankungen, die erst sekundär auf die Lymphgefäße übergreifen.

Tumoröses Lymphphlebödem

Es wurde in den Abschnitten der sekundären tumorösen Lymphödeme schon darauf hingewiesen, daß bestimmte lymphographische Befunde auf ein kombiniertes Lymphphlebödem hindeuten. Es sind vor allem die enggestellten oder fibrotischen Lymphgefäße bei Patienten mit Rezidivtumoren.

Klinik. Die Patienten leiden in der Regel schon länger an einem Ödem, welches sich progredient

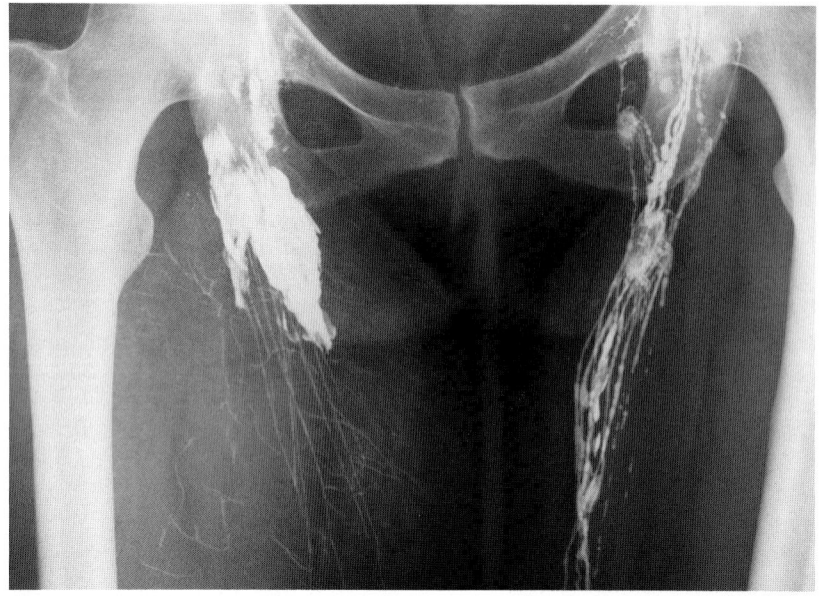

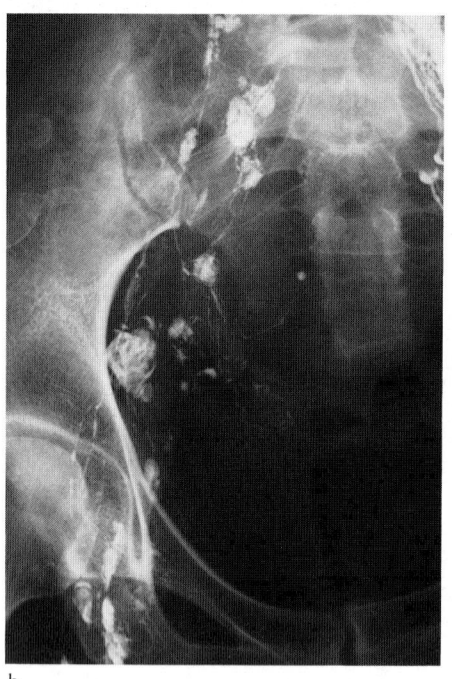

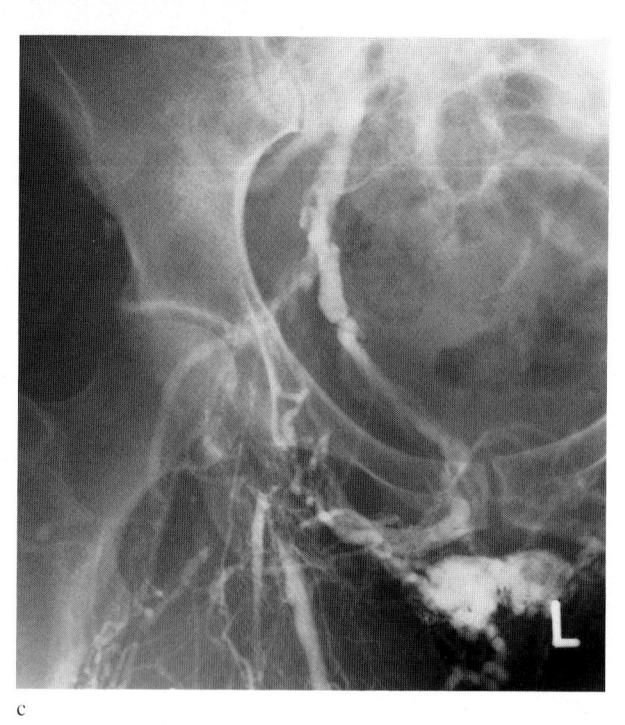

Abb. 35a – c Tumoröses Lymphphlebödem. 41jährige Patientin. Zustand nach vaginaler Radikaloperation wegen eines Portiokarzinoms (Stadium II) vor zwei Jahren. Vor einem Jahr Bestrahlung eines rechtsseitigen Beckenwandrezidivs. Jetzt Ödem des rechten Beines.
a) Lymphangiogramm: Lymphödem des rechten Oberschenkels; englumige Lymphgefäße mit geringem Rückstau in die Lymphgefäße der Kutis, inguinal Extravasate, einzelne Kollateralgefäße zur Gegenseite. b) Irreguläre iliakale Lymphgefäße mit Füllungsabbrüchen bei Tumorrezidiv; subtotaler Lymphblock. c) Venogramm: Verschluß der V. femoralis, der V. saphena magna und der V. iliaca externa. Kollateralkreislauf zur kontralateralen Seite.

Abb. 36 a – c Tumoröses Lymphphlebödem. 60jährige Patientin. Seit 3 Monaten zunehmendes Ödem der linken unteren Extremität, stark vergrößerte inguinale Lymphknoten. Malignes Lymphom: Lymphosarkom.
a) Sekundäres Lymphödem links bei primärer Dysplasie beiderseits (Hypoplasie); links kutane Fibrose.

Abb. 36 b u. c. s. S. 882

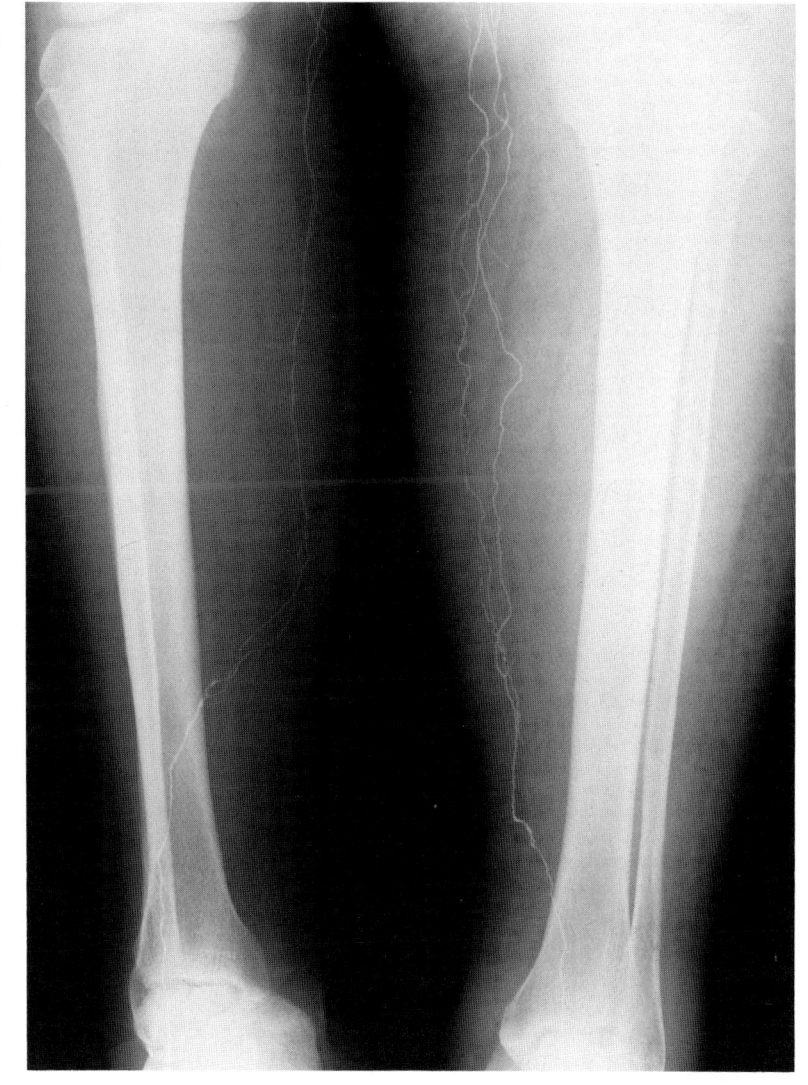

verschlechtert. Neben den klinischen Zeichen eines Lymphödems weisen erweiterte oberflächliche Venen auf ein zusätzliches venöses Abflußhindernis hin. Das Ödem ist meist schmerzhaft, beide unteren Extremitäten können befallen sein, das Ödem am Oberschenkel ist häufig stärker ausgeprägt als das am Unterschenkel.

Unter diesen Ödempatienten sind viele, bei denen das Tumorleiden bekannt ist. Sie werden dem Radiologen überwiesen zur Abklärung des Ödems und zum Ausschluß eines Rezidivtumors (Abb. 35 u. 37). Operative Maßnahmen und eine Bestrahlung sind somit in der Regel vorausgegangen. Unbehandelte Tumorpatienten kommen vor, sie sind aber insgesamt selten (Abb. 36).

Im *Lymphangiogramm* wird das sekundäre Lymphödem mit Lymphgefäßblockaden in Höhe der inguinalen, seltener der iliakalen Lymphknoten nachgewiesen. Die Lymphgefäße sind englumig und klappenarm, sie zeigen Füllungsabbrüche und Extravasate, besonders in Höhe der inguinalen Lymphknotengruppen. Spärlich ist der Reflux des Kontrastmittels in die Lymphgefäße 2. oder 3. Ordnung. Ein subtotaler oder totaler Lymphblock liegt entweder in Höhe vergrößerter oder nicht vergrößerter inguinaler oder subinguinaler, seltener im Bereich der iliakalen Lymphknoten (Abb. 35 – 37).

Im *Lymphadenogramm* ist die Kontrastierung der Lymphknotenmetastasen gering. Die englumigen Lymphgefäße mit einer Lymphgefäßfibrose verhindern eine verwertbare Kontrastierung der Lymphknoten (Abb. 35 b). Diese Lymphgefäßfibrose ist sicherlich bei bestrahlten Patienten als

b
c

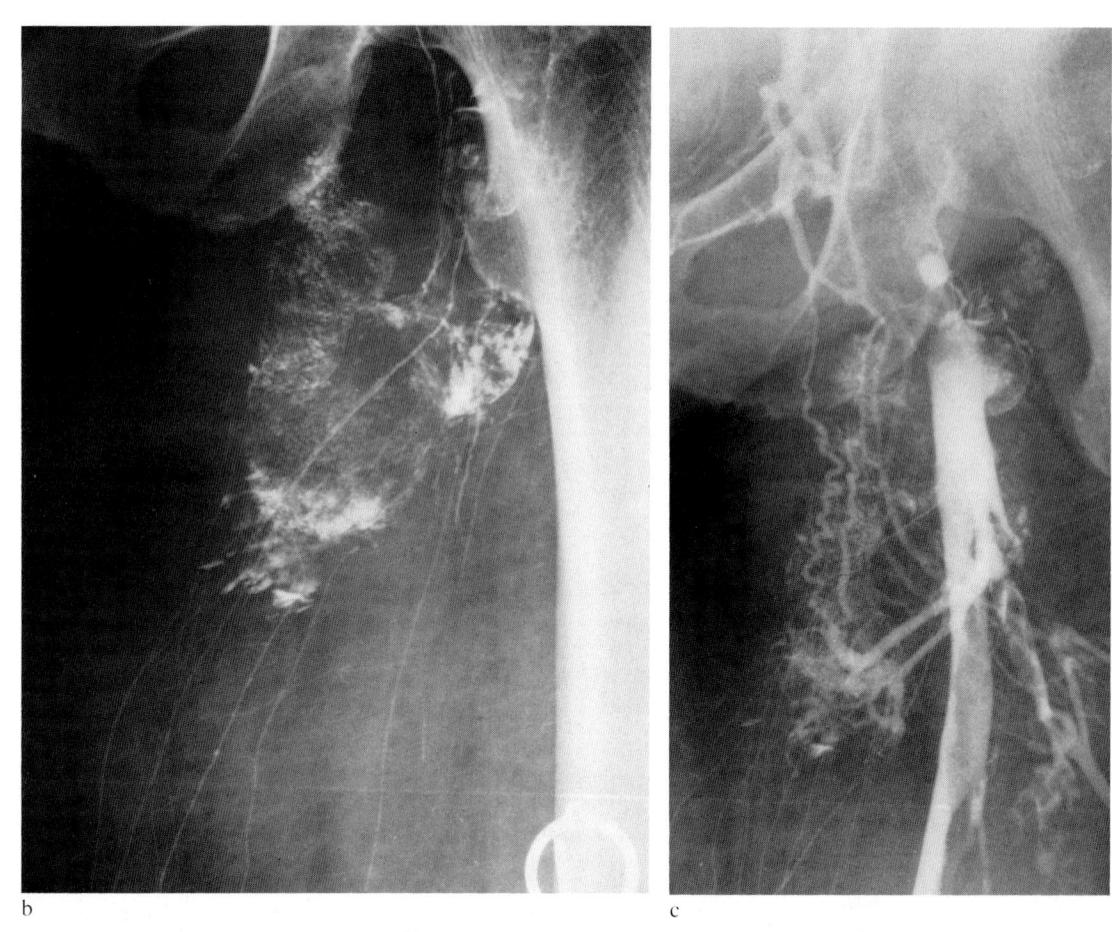

Abb. 36 b) Im Bereich tumorös vergrößerter inguinaler und subinguinaler Lymphknoten subtotaler Lymphblock; die Lymphgefäße englumig, nur geringer Reflux. c) Tumoröser subtotaler Verschluß der V. femoralis, Kollateralgefäße (kombiniertes Lymphphlebogramm).

eine Strahlenfibrose zu deuten, sie kommt aber auch bei unbestrahlten Patienten vor und ist nach unseren Untersuchungen ein direkter Hinweis auf die gleichzeitig bestehende Venenblockade.
Phlebographisch zeigt sich entweder ein frischer thrombotischer oder tumoröser Verschluß (Abb. 36 c) oder eine bereits ältere tumorbedingte Beckenvenensperre (Abb. 35 c u. 37). Lymphgefäß- und Venenblockade liegen in der gleichen Höhe, Kollateralgefäße nehmen denselben Verlauf, häufig zur kontralateralen Seite. Will man auf eine zweizeitige vasographische Untersuchung verzichten, kann man auch durch eine kombinierte Lymphphlebographie das Lymphödem und den tumorösen Lymphblock nachweisen (Abb. 37).
Bis auf wenige Ausnahmen verursachen unbehandelte Lymphknotentumoren keine Ödeme. Im allgemeinen bleiben immer so viele Lymphgefäße erhalten, daß die durch die Metastasierung beeinträchtigte Lymphdrainage kompensiert bleibt. Eine besondere Bedeutung kommt daher der vasographischen Klärung der sekundären Ödeme bei Rezidivtumoren zu.
Aus diesem Grund soll das Ergebnis von lymphographischen und venographischen Untersuchungen bei 110 Frauen mit einem Rezidiv eines Kollumkarzinoms hier näher analysiert werden:
Totale Lymphgefäßblockaden sahen wir in 30% der untersuchten Patientinnen, etwa gleich häufig inguinal und iliakal. Betroffen waren vor allem Frauen mit Rezidivtumoren eines Kollumkarzinoms (Stadium III) nach vorausgegangener Bestrahlung, dann Patientinnen mit einem Kollumkarzinom (Stadium II) nach vorausgegangener Operation und Bestrahlung. Zu zwei Drittel war der totale Lymphblock einseitig, zu einem Drittel beidseitig. In der ersten Patientengruppe mit einem totalem Lymphgefäßblock sind auch die Frauen vertreten, die ein Ödem zeigten. Die lym-

phographische und phlebographische Untersuchung ergab zu 70% das kombinierte Lymphphlebödem. Das Ausmaß des Extremitätenödems bei Patienten mit Rezidivtumoren wird von folgenden Faktoren bestimmt:

1. von der Lokalisation der vorwiegend totalen und im allgemeinen inguinal oder iliakal lokalisierten Lymphgefäßblockade;
2. von der Lokalisation der Venenblockade;
3. vom Nachweis einer zusätzlich bestehenden Lymphgefäßfibrose, insbesondere nach vorausgegangener Bestrahlung;
4. von der Existenz ödemverhindernder oder ödemmindernder lymphovenöser Anastomosen.

Die Ergebnisse von Lymphographie und Venographie sind nicht nur für die Abklärung des Ödems wichtig. Bei etwa 25% der untersuchten Patienten mit einem Rezidiv eines Kollumkarzinoms war klinisch das Rezidiv fraglich, der Palpationsbefund negativ. Durch die vasographische Untersuchung konnte das Rezidiv bestätigt und lokalisiert werden (Abb. 37).

Kombinierte Lymphphlebödeme bei Venenerkrankungen

Nicht nur bei der generalisierten Venendrucksteigerung (Rechtsherzinsuffizienz, konstriktive Perikardschwiele oder portale Hypertension), sondern auch schon bei lokalisierten Störungen wird das Gleichgewicht im Flüssigkeitshaushalt der Gewebe gestört, und es werden im Lymphogramm Veränderungen nachweisbar. Zwischen Venendruck, Filtrationsmenge und Lymphströmung besteht eine direkte Korrelation.

Bei der engen Nachbarschaft von Venen und Lymphgefäßen greifen pathologische Prozesse an den Venen schnell auf die benachbarten Lymphgefäße über und rufen an ihnen zunächst funktionelle, dann organische Veränderungen hervor. Ein pathologisches Lymphangiogramm ist daher bereits bei der einfachen Varikose, bei der Thrombose und dem postthrombotischen Syndrom, bei der akuten und rezidivierenden Thrombophlebitis und beim Ulcus cruris festzustellen.

Variköser Symptomenkomplex

Bei varikösem Symptomenkomplex oder Varizen sieht man im Lymphangiogramm Lymphangiektasien, die an eine gemeinsame ätiologische Ursache im Sinne einer Gefäßwandschwäche denken lassen (Abb. 38). Bei primären Varizen mit ortho-

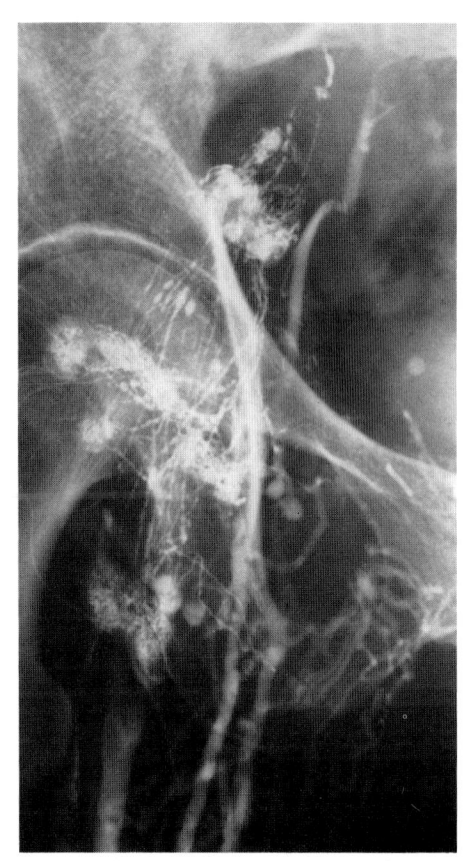

Abb. 37 Tumoröses Lymphphlebödem. 59jährige Patientin. Geringes Ödem des rechten Beines. Zustand nach Bestrahlung eines Kollumkarzinoms, klinisch kein Anhalt für ein Tumorrezidiv. Im kombinierten Lymphphlebogramm Nachweis eines beckenwandnahen Tumorrezidivs mit Knochendestruktion und tumoröser Lymph- und Venenblockade.

statischen Schwellungen sind die Lymphgefäße im Sinne einer mehr oder weniger ausgeprägten Lymphangiektasie verändert. Histologisch wird eine Verschmälerung bzw. Atrophie sämtlicher Gefäßwandschichten beschrieben, insbesondere eine Rarefizierung der Muscularis media, eine Klappeninsuffizienz infolge einer Überdehnung der Lymphgefäße (JAKOBSSON u. JOHANNSSON 1959, KAINDL u. Mitarb. 1960, VITTORIA u. Mitarb. 1967). Die Lymphgefäßveränderungen werden von KAINDL als idiopathisch aufgefaßt, vermutlich infolge einer konstitutionellen Gefäßwanddysplasie.

Postthrombotisches Syndrom und Thrombose

Das postthrombotische Syndrom ist klinisch durch das Auftreten von Ödemen und Bildung sekundärer venöser Varizen gekennzeichnet. Pa-

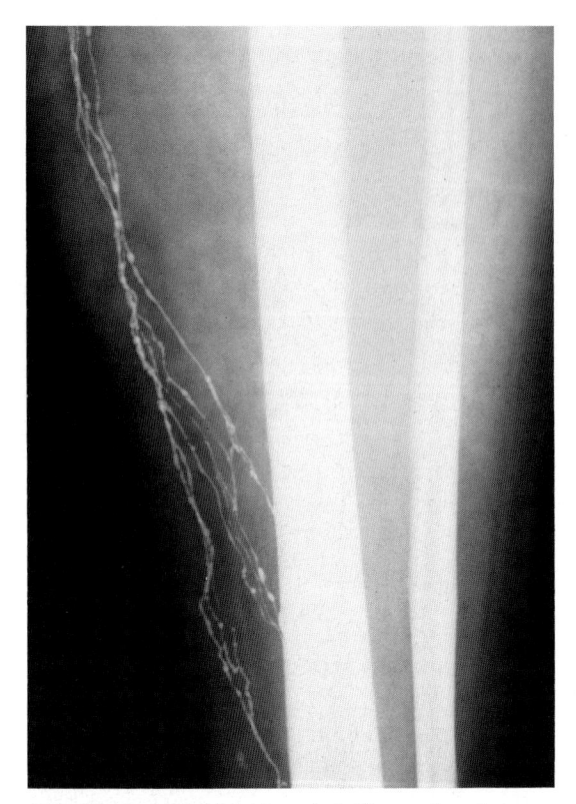

Abb. 38 Lymphphlebödem bei Venenerkrankung – Varikose. 58jährige Patientin. Varikose der oberflächlichen Venen, keine Thrombose, tiefe Venen intakt. Im Lymphangiogramm Nachweis lymphangiektatischer Gefäße mit vermehrter Schlängelung.

thologisch-anatomisch unterscheidet man nach MAY u. NISSL (1973) vier Stadien: beginnend bei einer leichten Schädigung der Venenwand über stärkere Venenwandveränderungen, Zerstörung der tiefen Venen und Ausbildung von Kollateralen bis zum vollständigen Verschluß infolge einer ausgebliebenen Rekanalisierung. Klinisch steht die chronische Insuffizienz der Venen an den unteren Extremitäten im Vordergrund. Diese chronische venöse Insuffizienz führt zu einer vermehrten Lymphbildung.

Während der Lymphtransport über die subfaszialen Lymphbahnen regelmäßig gestört ist, erfahren beim postthrombotischen Syndrom die präfaszialen Lymphgefäße eine Erweiterung, um die vermehrte Flüssigkeit im Interstitium zu drainieren.

Im Lymphogramm zeigen die präfaszialen Lymphgefäße eine Dilatation; es kontrastiert sich eine vermehrte Anzahl von Gefäßen, die geschlängelt, manchmal verlängert sind; es findet sich eine verstärkte Durchlässigkeit (Abb. 39).

Auch im akuten Stadium der tiefen Beinvenenthrombose sind die präfaszialen Bahnen erweitert (JACOBSSON u. JOHANNSSON 1959, BOWER 1964, ASKAR u. KASSEM 1969).

Die beschriebenen Veränderungen gelten jedoch nur für das typische postthrombotische Syndrom, nicht für die oberflächliche Thrombophlebitis.

Der Lymphtransport über die tiefen Lymphgefäße ist wegen der engen Nachbarschaft zu den postthrombotisch verschlossenen oder geschädigten Venen behindert oder gestört. Da die Lymphgefäßveränderungen der tiefen Lymphgefäße nicht mit der üblichen Lymphographie zu erfassen sind, kann man beim postthrombotischen Syndrom die Beeinträchtigung des subfaszialen Lymphtransportes mit der Isotopenlymphographie beurteilen (HAID u. Mitarb. 1968, LOFFERER u. Mitarb. 1972). So konnten HAID u. Mitarb. (1968) nach Injektion von kolloidalem Gold in die Wadenmuskulatur nachweisen, daß der tiefe Lymphtransport behindert ist, die präfaszialen Bahnen als Folge einer venösen Stase und dadurch bedingter Mehrbelastung dagegen erweitert sind. An den subfaszialen Lymphgefäßen spielen sich gleiche Veränderungen ab wie an den tiefen Venen. Man findet fließende Übergänge von umschriebenen Stenosen bis zu einer totalen Veröduung. Lymphovenöse Anastomosen werden von GERGELY u. MALEK beschrieben, sind aber nach unseren Beobachtungen beim reinen postthrombotischen Syndrom selten.

Nach experimenteller Venenobstruktion (CALNAN u. KOUNTZ 1965) steigt nach der Starling-Hypothese der Kapillardruck an, es wird mehr Lymphe gebildet, die über Kollateralen abtransportiert wird. Dagegen konnten im Experiment nach ileofemoraler Venenobstruktion (HARJELA u. Mitarb. 1970) keine nennenswerten Veränderungen an den Lymphgefäßen festgestellt werden. BRADHAN (1965) fand im Experiment nach Venenthrombose zwar einen erhöhten Venendruck, aber nur einen geringen Effekt auf die Stimulation des Lymphflusses. Die Hauptaufgabe der Lymphgefäße sieht der Autor nicht so sehr im Flüssigkeitstransport, sondern vielmehr in der Drainage der Proteine und anderer makromolekularer Partikel.

Der gestörte subfasziale Lymphtransport wird beim postthrombotischen Syndrom von manchen Autoren als ein wesentlich obligater pathogenetischer Mechanismus angesehen.

Bei allen Komplikationen des postthrombotischen Syndroms, insbesondere bei einer begleitenden Thrombophlebitis, bei einer oberflächlichen Lymphangitis und beim rezidivierenden

Abb. 39 Lymphphlebödem bei Venenerkrankung – postthrombotisches Syndrom mit Ulcus cruris. 61jähriger Patient. Auf der linken Seite deutlich dilatierte und geschlängelte Lymphgefäße, Lymphgefäßklappen deutlich zu erkennen. In Höhe des Ulkus (→) sternförmiger Verlauf eines dichten Netzes erweiterter Lymphgefäße mit Gefäßabbrüchen und Extravasaten. Rechts unauffälliger Befund.

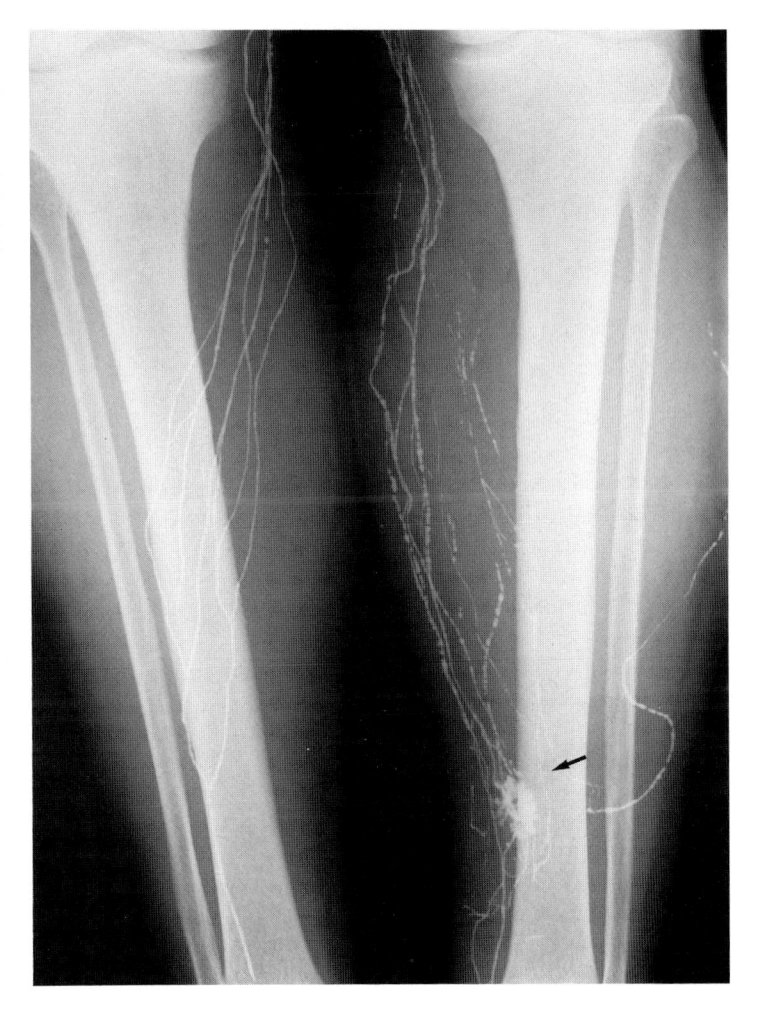

Erysipel tritt zusätzlich auch eine Störung des präfaszialen Lymphtransportes auf.

Thrombophlebitis

Bei einer Thrombophlebitis greift der entzündliche Prozeß auf die präfaszialen Lymphgefäße über. Das lymphographische Bild entspricht daher dem einer Lymphangitis: Enggestellte Lymphgefäße zeigen Kaliberschwankungen, irreguläre Gefäßverläufe, Paravasate mit fleckförmigen Kontrastdepots (Abb. 40). Der entzündliche Prozeß führt schließlich zur Obliteration der Lymphgefäße. BATTEZZATTI u. Mitarb. (1963) beschreiben Verbindungen zwischen dem oberflächlichen und dem tiefen Lymphsystem, wir selbst konnten in Einzelfällen lymphovenöse Anastomosen beobachten (Abb. 41).
Die erwähnten lymphographischen Veränderungen sind auf den Bezirk beschränkt, in dem sich auch an den Venen der entzündliche Prozeß ausdehnt. Obwohl eine Entzündung vorliegt und Gefäßspasmen diskutiert werden, läßt sich das Kontrastmittel bei der Injektion leicht injizieren, da ein größerer Teil entlang den großen Gefäßbahnen in die einmündenden Lymphkapillaren und schließlich auch in das paravasale Gewebe übertritt (s. Abb. 40). In der Peripherie des entzündlichen Prozesses können Zeichen einer Überbelastung des Gefäßsystems mit Erweiterung der Lymphbahnen feststellbar sein.
COLLETTE (1958) beschrieb zuerst die verstärkte Durchlässigkeit der Lymphgefäßwände für Kontrastmittel bei der Thrombophlebitis. Im Experiment wurde von DANESE u. Mitarb. (1963) eine Verschmälerung der Gefäßlichtung gesehen, aber keine Thromben. Nach ihren Untersuchungen erfüllen auch bei ausgedehnten entzündlichen Prozessen die Lymphgefäße ihre Funktion. Dagegen vertreten SZABO u. Mitarb. (1967) die Ansicht,

886 Lymphgefäße

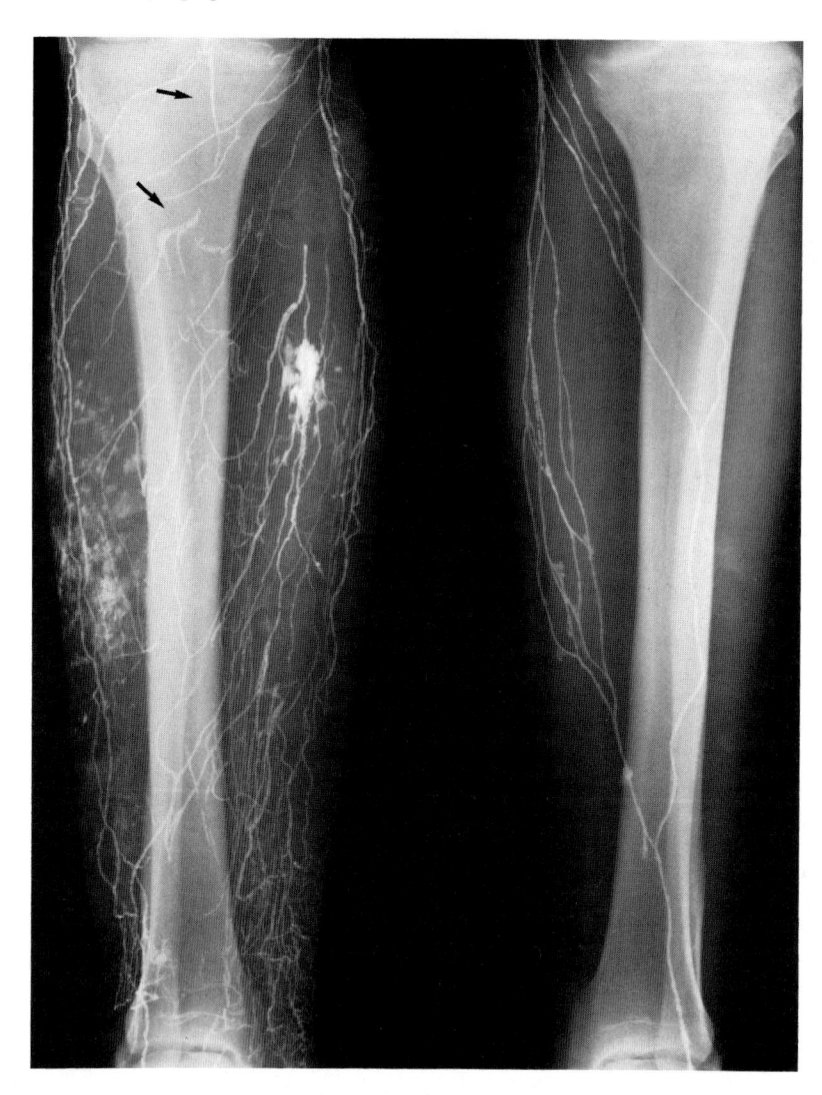

Abb. 40 Lymphphlebödem bei Venenerkrankung – Thrombophlebitis. 68jähriger Patient. Rezidivierende Thrombophlebitis des rechten Unterschenkels, schmerzhaftes Ödem. Lymphographischer Befund wie bei einer Lymphangitis: Füllungsabbrüche der Lymphgefäße, ausgiebiger kutaner Reflux, flächenhafte Extravasate, Drainage zu tiefen Lymphgefäßen (→).

daß bei einer akuten Thrombophlebitis immer mit einer Insuffizienz der Lymphströmung zu rechnen ist, insbesondere infolge einer Kontraktion der Lymphgefäße. Auch KAINDL (1960) erwähnt die Lymphgefäßspasmen; funktionelle Veränderungen an den Lymphgefäßen gehen den organischen voraus, ein Übergreifen des entzündlichen Prozesses von den Venen auf die Lymphgefäße mit lymphatischer Obstruktion ist nach HOMANS u. ZOLLINGER (1929) obligat.

Ulcus cruris

Führt das chronische Phlebödem zu trophischen Störungen, so werden beim Ulcus cruris auch die Sammelrohre der Lymphgefäße erfaßt. Die trophischen Störungen führen zu einer direkten Schädigung der Sammelrohre. In der Nachbarschaft des Ulkus sind die Lymphgefäße zunächst sternförmig um das Ulkus herum dilatiert, zum Ulkusgrund brechen die Gefäße ab oder zeigen Stenosen, in Ulkusmitte Gefäßarrosionen mit freiem Kontrastmittelaustritt (Abb. 42). Ein auf diese Art und Weise frei ausgetretenes Kontrastmittel kann sehr lange liegen und über Monate und Jahre nachweisbar bleiben. Es verteilt sich häufig entlang der Gefäßscheiden, in seltenen Fällen wird es über perivaskuläre Lymphgefäße drainiert (MOYER u. BUTCHER 1955, BLOCKER 1959, BALTAXE u. Mitarb. 1968).

BALTAXE hält die Lymphgefäßveränderungen für die Entwicklung des chronischen Ulkus mit für ausschlaggebend. Auch er beschreibt die Erweiterung und Schlängelung der Lymphgefäße in der Umgebung des Ulkus, die Lymphgefäßoblitera-

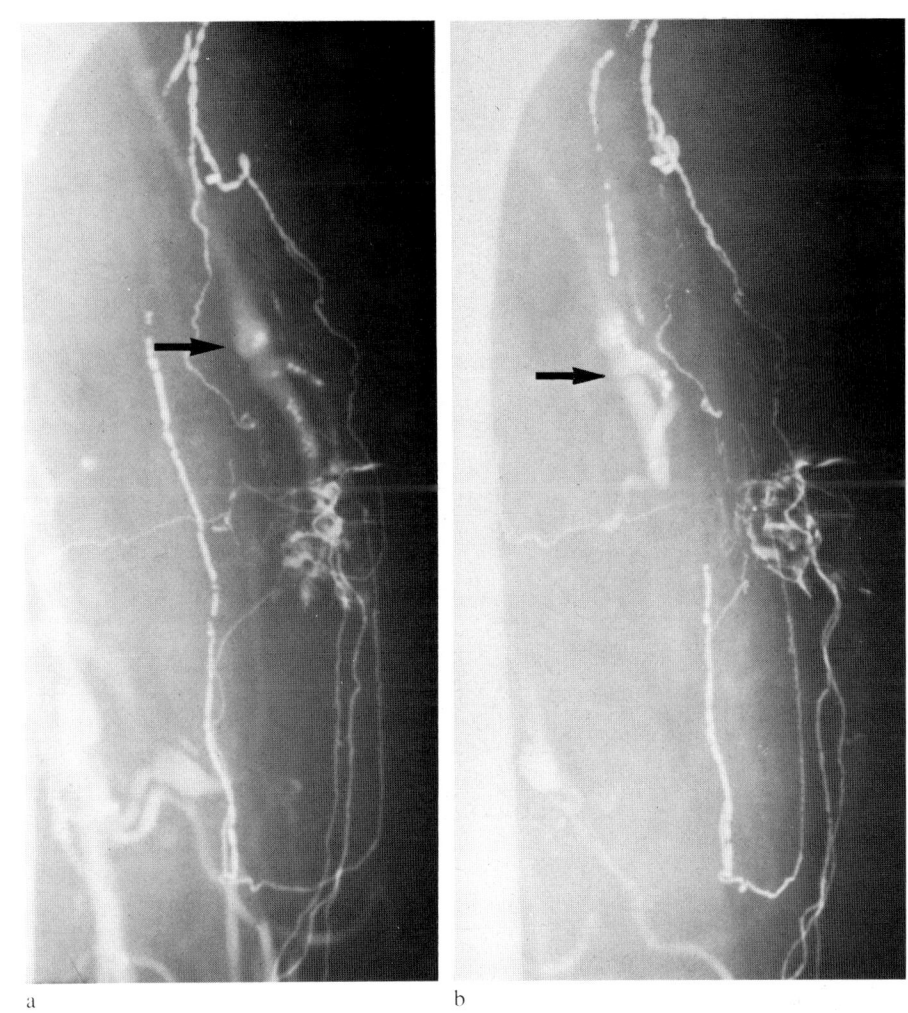

Abb. 41 a u. b Lymphödem bei Venenerkrankung – Thrombophlebitis bei postthrombotischem Syndrom und Ulcus cruris. 56jährige Patientin. Bei Thrombophlebitis Nachweis irregulärer Lymphgefäße mit Gefäßabbrüchen, Extravasaten und Nachweis einer lymphovenösen Anastomose. Die simultan durchgeführte Phlebographie läßt das ölige Kontrastmittel in den Venen erkennen (→).

tion mit Extravasation im Bereich des Ulkus, histologisch eine vollständige Obstruktion der Lymphgefäße.

Kombinierte Lymphphlebödeme bei venöser Insuffizienz

Abschließend sei auf einige seltene Formen des sekundären Lymphödems hingewiesen, die bei einer generalisierten venösen Druckerhöhung oder venösen Insuffizienz beobachtet werden.
In den pathophysiologischen Vorbemerkungen wurde bereits auf die Starlingsche These hingewiesen, nach der sich unter normalen Verhältnissen, insbesondere im Ruhezustand, Filtrationskräfte (Kapillardruck) und Resorptionskräfte (kolloidosmotischer Druck) in einem dynamischen Gleichgewicht befinden. Das Gleichgewicht kann sowohl durch eine Erhöhung des Filtrationsdruckes (venöse Stauung) als auch durch eine Senkung des kolloidosmotischen Druckes (z. B. Hypoproteinämie) gestört werden. Da das Lymphsystem dem venösen Schenkel des Kreislaufes ontogenetisch und auch funktionell zugeordnet ist, üben zirkulatorische Störungen der Venen Rückwirkungen auf das Lymphgefäßsystem aus.
Bei einer venösen Druckerhöhung (z. B. Rechts-

888 Lymphgefäße

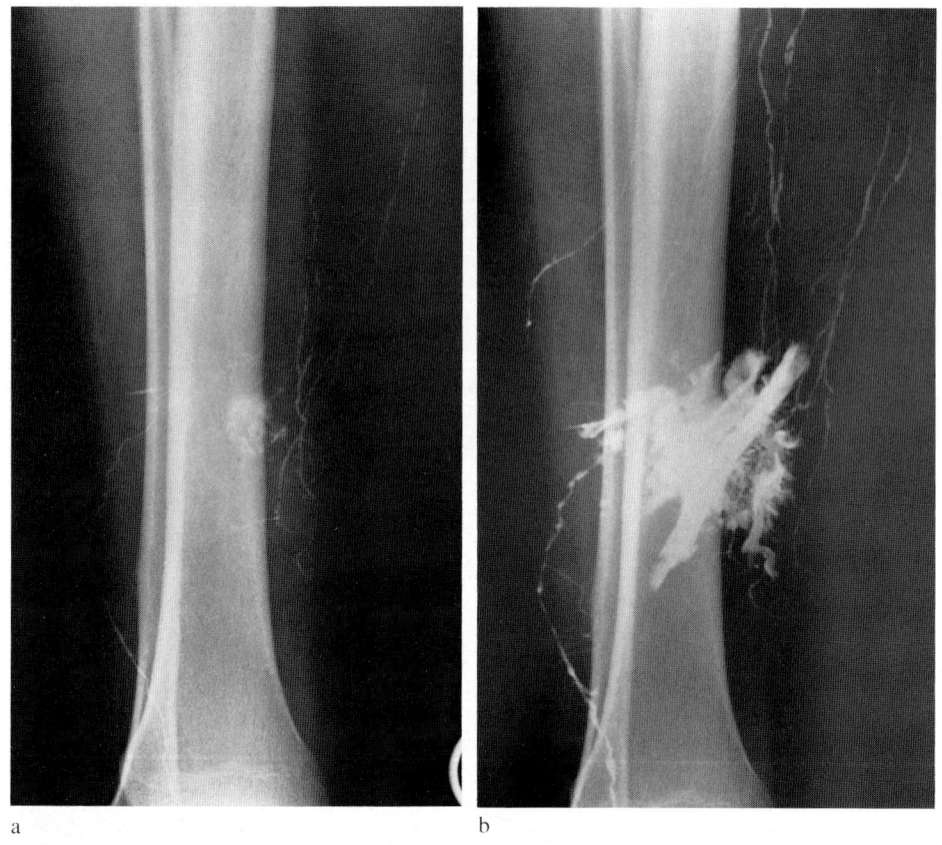

Abb. 42 a u. b Lymphphlebödem bei Venenerkrankung – Ulcus cruris. 39jährige Patientin. Grundleiden Kollumkarzinom. Füllungsabbruch der Lymphgefäße im Ulkus mit unregelmäßig begrenztem Kontrastmittelaustritt, Ansammlung des Kontrastmittels entlang der Gefäßscheiden.

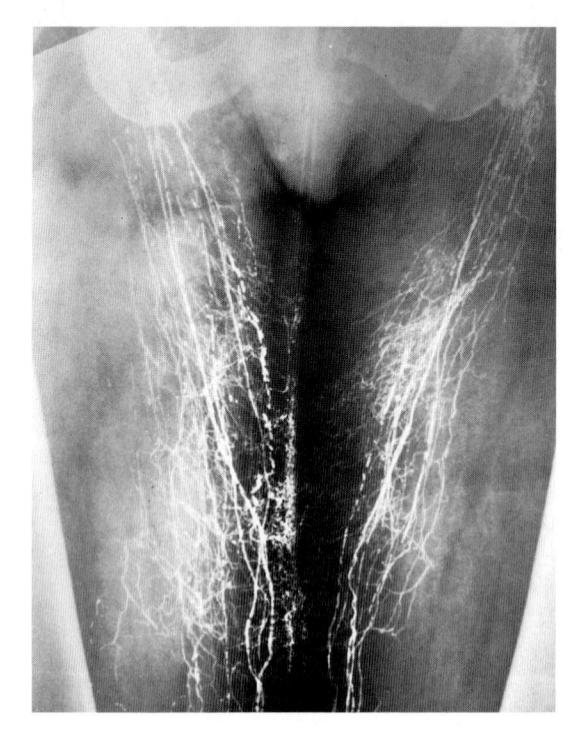

herzinsuffizienz oder konstriktive Perikardschwiele) ist die Lymphmenge vermehrt und der Lymphfluß beschleunigt. Die Lymphographie registriert zunächst ein vermehrtes Lymphvolumen mit beschleunigtem Abfluß. Wird die Kapazität des Lymphgefäßsystems überschritten, so resultiert ein Lymphödem. Die Lymphographie entdeckt die Insuffizienz des Lymphgefäßsystems, von RUSNYAK u. Mitarb. (1957) als dynamische Insuffizienz bezeichnet.

Eine Erweiterung der Lymphgefäße kann zu einer Schlußunfähigkeit der Klappen führen, die dynamische Insuffizienz geht in eine valvuläre, d. h. funktionelle Insuffizienz über. Lymphographisch ist dieser Zustand durch erweiterte

Abb. 43 Lymphödem bei konstriktiver Perikardschwiele. 52jährige Patientin. Leichte Beinödeme bei verkalkter Perikardschwiele (s. Bd. IV/1, S. 479, Abb. 19 d). Lymphödem mit deutlich vermehrtem Lymphvolumen; bei beschleunigtem Abfluß aus den Sammelgefäßen besteht nur eine unvollständige Kontrastierung, ausgiebiger Reflux.

Abb. 44 Lymphödem bei portaler Hypertension. 44jähriger Patient mit Leberzirrhose. Deutlich erweiterte und vermehrt geschlängelte Lymphgefäße (dynamische Insuffizienz). Klappenfunktion erhalten.

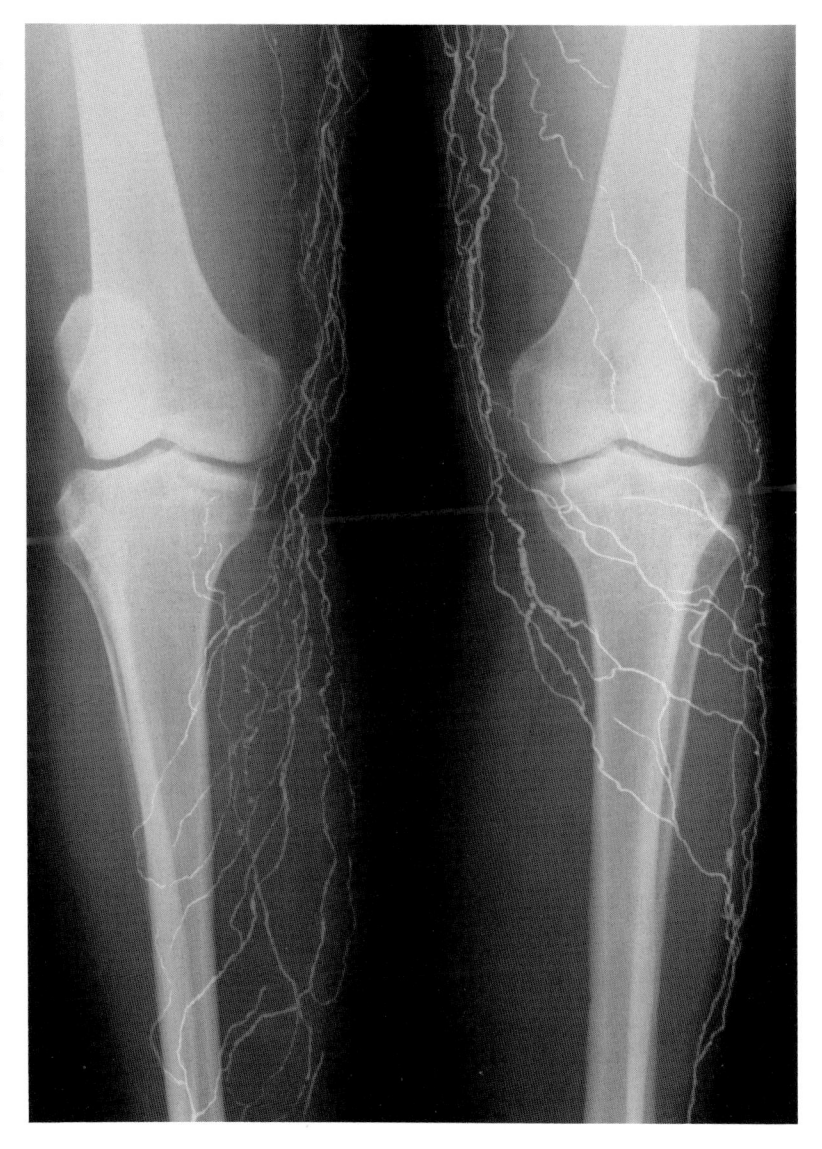

Lymphgefäße mit einem verzögerten Kontrastmittelabfluß gekennzeichnet.
Patienten mit einer chronischen *Rechtsherzinsuffizienz* zeigen bereits eine stärkere Belastung des Lymphgefäßsystems. Infolge einer vermehrten kapillären Filtration sind die Lymphmenge vermehrt, der Lymphfluß beschleunigt, die Lymphgefäße dilatiert. DUMONT u. Mitarb. (1960, 1962, 1965) sowie WITTE u. COLE (1967) stellten durch eine Kanülierung des Ductus thoracicus Lymphtagesmengen von 3 – 5 l fest.
Eindrucksvoll sind auch die dynamischen Veränderungen des Lymphgefäßsystems bei der *konstriktiven Perikardschwiele*. Adaptative Vorgänge des Lymphsystems entlasten den venösen Schenkel, die Veränderungen in der Lymphdynamik wird lymphographisch durch ein Lymphödem nachweisbar (Abb. 43). Bei der üblichen Untersuchungstechnik reicht häufig die injizierte Kontrastmittelmenge wegen des beschleunigten Lymphabflusses zu einer kontinuierlichen Kontrastierung der Lymphgefäße nicht aus. Aus diesem Grunde erscheint das Kontrastmittel teilweise nur strich- oder punktförmig in den Lymphgefäßen, ein lymphographisches Charakteristikum für den beschleunigten Lymphfluß.
Ganz ähnlich verhält sich das Lymphsystem bei einer *portalen Hypertension*. Patienten mit Leberzirrhosen setzen in einem ungewöhnlich hohen Maß Plasma in Lymphe um. Jeder Druckanstieg in den Leberkapillaren bewirkt eine Erhöhung des Lymphflusses, der proportional dem Druck-

890 Lymphgefäße

anstieg in den Lebervenen ist. Untersuchungen von DUMONT u. MULHOLLAND (1960, 1962), BLOMSTRAND u. Mitarb. (1960), DUMONT u. WITTE (1966), ORLOFF u. Mitarb. (1966), BELTZ u. Mitarb. (1967, 1969) haben gezeigt, daß zirkulatorische Störungen im portalen Kreislauf vor allem mit Veränderungen im Lymphstrom des Ductus thoracicus verknüpft sind. Das Lymphsystem leistet einen entscheidenden Beitrag der Kompensation, die Lymphmengen sind erheblich vermehrt, der Lymphfluß meistens beschleunigt. Bei einem Teil der Patienten mit einer portalen Hypertension wird lymphographisch ersichtlich, daß die Kapazität des Lymphsystems, massive Plasmafiltrate zu drainieren, begrenzt ist. Die Patienten zeigen dann im Lymphangiogramm erweiterte Lymphgefäße und manchmal ein Lymphödem (Abb. 44).

Lymphographie an der oberen Extremität (Armödem)

Wie bei der Erläuterung der Anatomie der Lymphgefäße dargelegt, kann man an der oberen Extremität zwischen einer inneren (ulnaren) und einer äußeren (radialen) Gefäßgruppe unterscheiden. Zur Anfärbung dieser Lymphgefäße wird der Farbstoff entweder in die Interdigitalfalte II/III, gelegentlich auch in Höhe der Interdigitalfalte IV/V subkutan appliziert, die Lympfgefäße daher entweder mehr an der ulnaren oder an der radialen Seite des Handrückens aufgesucht.
Die Kontrastmittelinjektion soll wegen stärkerer Extravasatneigung bei den Lympfgefäßen der oberen Extremität langsam erfolgen; die Injektion wird bei Erreichen der axillären oder supraklavikulären Lymphknoten bzw. bei Übertritt des Kontrastmittels ins Venensystem beendet. Die Kontrastmittelmenge beträgt durchschnittlich 3 – 4 cm³.
Durch die Armlymphographie gelingt es, mehr axilläre Lymphknoten zu erfassen, als dies durch die Palpation möglich ist. Trotzdem können

a   b

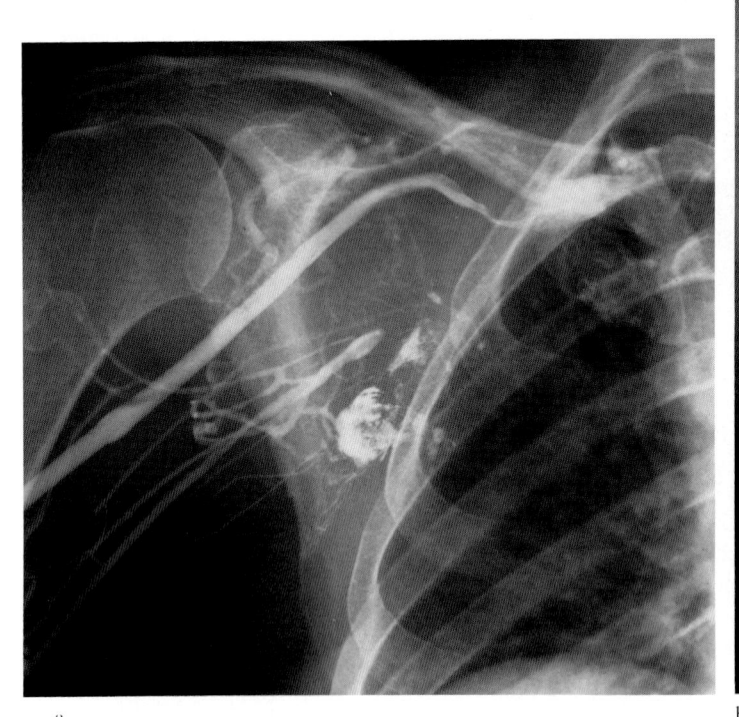

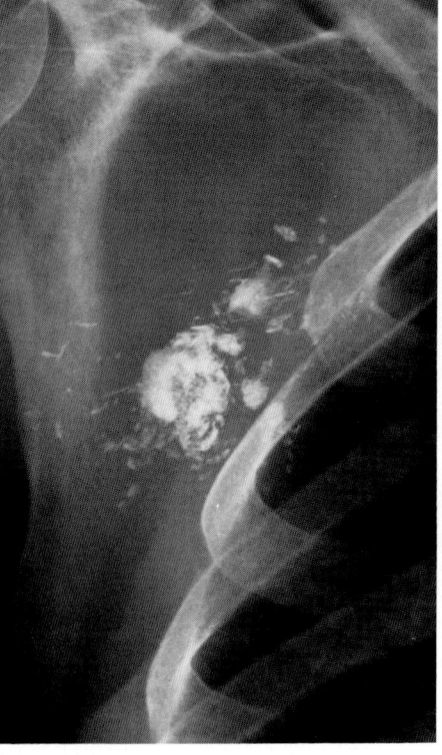

Abb. 45 a u. b   Sekundäres Lymphödem der oberen Extremität. 61jährige Patientin, vor 5 Jahren Radikaloperation wegen eines Mammakarzinoms mit Lymphknotenmetastasen.
a) Das kombinierte Lymphphlebogramm zeigt eine Stenose und Verlagerung der V. axillaris, Füllungsabbrüche an Lymphgefäßen und Venen. b) Lymphadenogramm: axilläre Lymphknotenmetastasen.

durch die Armlymphographie nicht grundsätzlich alle axillären Lymphknoten dargestellt werden.
Indikation. Präoperativ ist die Lymphographie für alle Tumoren an der oberen Extremität indiziert, die eine Metastasierung in die axillären Lymphknoten erwarten lassen. Hauptindikation der Lymphographie ist aber das Armödem beim Mammakarzinom, vor allem das Ödem nach Operation und Bestrahlung eines Mammakarzinoms. Die Häufigkeit dieses Armödems wird zwischen 5 bis maximal 60% angegeben, die mittlere Häufigkeit liegt bei etwa 30%.
Die Lymphographie soll die Genese dieses Armödems klären. Meistens sind die Armödeme nach Operation und Bestrahlung eines Mammakarzinoms reine Lymphödeme, eine venöse Komponente ist aber nach eigenen Erfahrungen doch sehr häufig. Es sollte daher immer eine Lymphographie und eine Venographie oder ein kombiniertes Lymphphlebogramm durchgeführt werden (Abb. 45 a). Ob die vasographischen Untersuchungen notwendig sind, ist auch heute noch stark umstritten. Es kann hier nicht auf die immer noch anhaltende Diskussion über die Ursachen des Armödems nach Mastektomie eingegangen werden.
Dem Radiologen werden vorwiegend Patienten überwiesen mit der Frage, ob es sich um ein übliches tumorfreies Postmastektomieödem handelt oder ob ein persistierender Tumor oder ein Tumorrezidiv vorliegt.
Lymphographische Ergebnisse. Die bisher gemachten Erfahrungen haben gezeigt, daß mit der Armlymphographie nicht alle axillären Lymphknoten sichtbar gemacht werden können und daß bei lymphographisch nachgewiesener „Radikalität" nach Lymphadenektomie der Lymphknoten, dies nicht den Tatsachen zu entsprechen braucht (GREGL u. Mitarb. 1966 – 1968, JUNGBLUTH 1971, LÜNING u. Mitarb. 1976).
Über den Wert der Armlymphographie bei Ödemen des Mammakarzinoms sind daher ebenfalls die Ansichten sehr geteilt und einige wichtige Fragen konnten nicht eindeutig geklärt werden. So bleibt nach unseren Erfahrungen folgendes festzustellen:

– Das Armödem nach Mastektomie (meistens nach Operation und Bestrahlung) ist immer ein Lymphödem, häufig aber auch ein kombiniertes Lymphphlebödem.
– In Einzelfällen gelingt es, axilläre oder supraklavikuläre Lymphknotenmetastasen nachzuweisen (Abb. 45 a u. b). Hier kann die Lymphographie für die weitere Therapie wertvolle Aussagen machen.

Säulen- oder Fettbein, sog. Lipödem

Für die Differentialdiagnose des Ödems an den unteren Extremitäten soll die pathologische Vermehrung des Unterhautfettgewebes bestimmter Körperzonen erwähnt werden. Gemeint ist das gelegentlich vorkommende Lipödem oder Fettbein. Es besteht vor allem eine Fettvermehrung an den Unterschenkeln, ausgespart bleiben fast immer Fuß- und Knöchelregion, in der Regel auch die Oberschenkel. Man sieht die Erkrankung schon bei jungen Frauen. Eine Verwechslung mit einem postthrombotischen Syndrom oder einem Lymphödem ist leicht möglich.
Eine Weichteilaufnahme der Unterschenkel kann die Diagnose stellen. Man sieht eine Vermehrung des Unterhautfettgewebes, der Befund ist an beiden Beinen symmetrisch. Es fehlt die für das Lymphödem charakteristische Fibrose des subkutanen Gewebes (Abb. 46). Im Zweifelsfall sollte die Lymphographie ergänzend vorgenommen werden.

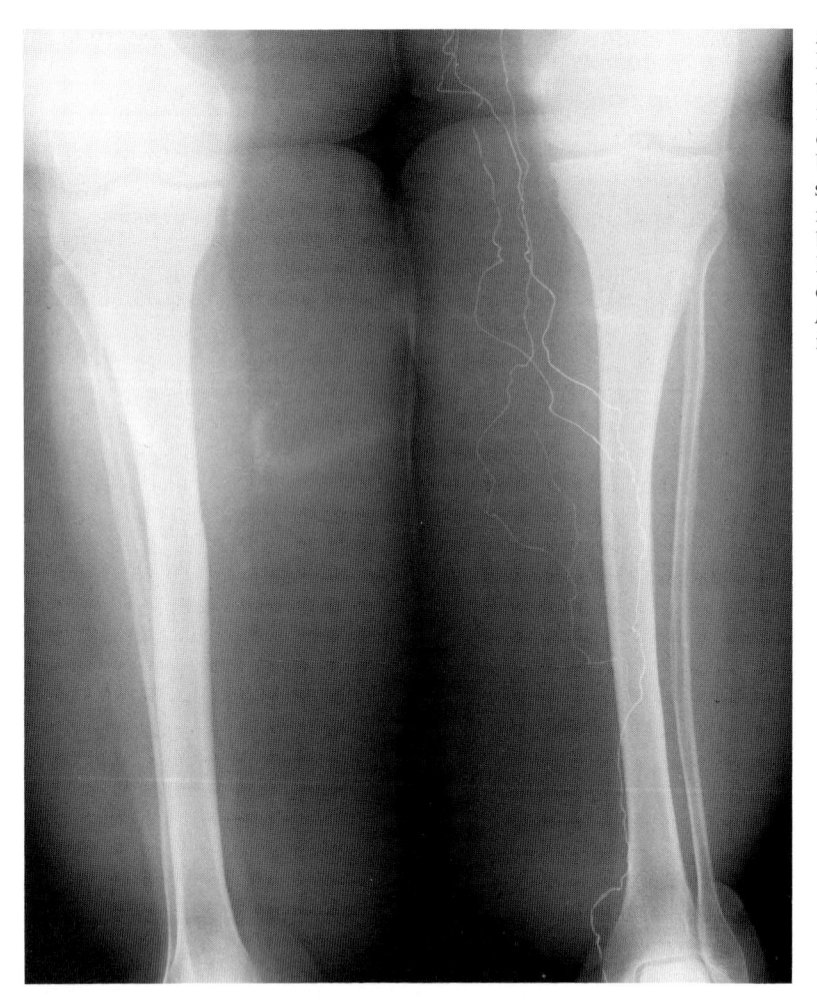

Abb. 46 Sog. Fettbein oder Lipödem. Jetzt 66jährige Patientin mit säulenartiger Umfangzunahme beider Beine ab dem 3. Lebensjahrzehnt. Die Umfangzunahme beruht ausschließlich auf einer Vermehrung des Unterhautfettgewebes; homogene Struktur im Röntgenbild, keine kutane oder subkutane Fibrose (vgl. Abb. 16). Lymphgefäße unauffällig.

Zentrale Lymphangiopathien

Lymphblock – Obstruktive Lymphopathie – Kollateralkreislauf
Chylöser Reflux, Fisteln und die chylösen Ergüsse
In den folgenden Abschnitten wird das pathologische Lymphangiogramm des Retroperitoneums und des Ductus thoracicus besprochen. Hier ist einmal zu unterscheiden, ob die Lymphgefäßveränderungen primär sind, also z. B. eine Lymphgefäßdysplasie vorliegt, oder aber das pathologische Lymphangiogramm durch eine Erkrankung der Lymphknoten bzw. durch einen Nachbarschaftsprozeß verursacht wird.
Weiterhin soll das pathologische Lymphangiogramm in zwei weitere Formen unterteilt werden:

– zentrale Lymphangiopathien mit Lymphblock und chylösem Reflux, keine chylösen Ergüsse;
– zentrale Lymphangiopathien mit chylösen Ergüssen oder Fisteln.

Zentrale Lymphangiopathien mit Lymphblock und chylösem Reflux

Technische Vorbemerkungen. Bei der lymphographischen Untersuchung von Ödemen an den Extremitäten stellt sich immer wieder die Frage, ob man die Untersuchung auf das retroperitoneale Lymphgefäßsystem und auf den Ductus thoracicus ausdehnen soll oder nicht. Wir stehen auf dem Standpunkt, bei einer Lymphographie grundsätzlich das gesamte, bei der üblichen Lymphographie vom Fußrücken her zu erfassende Lymphgefäßsystem darzustellen. Dies aus zwei Gründen:

1. Sollte ein Lymphödem einmal operativ behandelt werden, so ist die Kenntnis des Ausmaßes der Dysplasie außerordentlich wichtig. Die Topographie der Anschlußgefäße im Retroperitoneum ist für einzelne operative Behandlungsmethoden beim Lymphödem von ausschlaggebender Bedeutung.

2. Bei der Unterscheidung zwischen einem primären und einem sekundären Lymphödem ist oft die Analyse des Lymphadenogramms (z. B. Lymphknotenmetastasen) der einzige Beweis für das sekundäre Lymphödem. Auf die Schwierigkeiten der Interpretation des Lymphangiogramms beim sekundären Lymphödem auf dem Boden einer primären Lymphgefäßdysplasie wurde mehrfach hingewiesen.

Analog den Veränderungen des Lymphangiogramms bei der lymphographischen Untersuchung an den Extremitäten gibt es auch im Retroperitoneum Gefäßanomalien, die man grob in Hypoplasien, Aplasien und Hyperplasien einteilen kann. Hinzu kommen Lymphgefäßveränderungen, die als Kompensationsmechanismen bei gestörter Lymphdrainage anzusehen sind, atypische Kollateralkreisläufe und Verbindungen zum Venensystem (lympholymphatische und lymphovenöse Anastomosen).

Zentrale Angiopathien bei primären Lymphgefäßerkrankungen

Hypoplasie

Eine Hypoplasie der retroperitonealen Lymphgefäße ist ein seltenes Vorkommen. Ähnlich wie an den unteren Extremitäten sind die Lymphgefäße rarefiziert. Man sieht im Lymphangiogramm iliakal und lumbal anstatt der üblichen Lymphgefäßkette nur ein oder zwei Lymphgefäße mit einer kompensatorischen Dilatation. Hier gibt es selbstverständlich fließende Übergänge zu der von GERTEIS (1966) herausgestellten großen Variabilität der Lymphbahnen. Es wurden von ihm bereits zwei Typen unterschieden: ein gefäßarmer, gekennzeichnet durch relativ wenige, dafür aber dickkalibrige Gefäße und ein gefäßreicher, bei dem zahlreiche dünnkalibrige Gefäße ein dichtes Geflecht entlang der großen Gefäße bilden. Besteht auch an den unteren Extremitäten eine Lymphgefäßanomalie im Sinne einer Hypoplasie und kein Ödem, so ist die Hypoplasie im Retroperitoneum klinisch ebenfalls bedeutungslos.

Liegt aber an den unteren Extremitäten ein Ödem vor, so kann die Fortsetzung der hypoplastischen Lymphbahnen im Retroperitoneum eine zusätzliche Drainagestörung an den Beinen verursachen bzw. das Ödem verschlechtern. Eine obliterierende Lymphgefäßerkrankung (Lymphangiopathia obliterans) haben wir bisher im Retroperitoneum nicht beobachten und auch nicht histologisch verifizieren können. Meistens sind die Gefäße sogar kompensatorisch erweitert, es kontrastieren sich deutlich weniger Lymphknoten, entsprechend dem gefäßarmen Typ (GERTEIS 1966, BELTZ u. PICARD 1980). Der Ductus thoracicus kann dabei unauffällig sein.

Aplasie

Eine Aplasie des retroperitonealen Lymphsystems ist ebenfalls eine seltene Anomalie. Klinisch steht das angeborene, meist beidseitige Lymphödem der unteren Extremitäten im Vordergrund, da die Lymphgefäße der unteren Extremitäten im Retroperitoneum keine Anschlußbahnen mehr finden. Bei zwei eigenen Beobachtungen führte die Lymphdrainage über atypisch lokalisierte lymphovenöse Anastomosen in Leistenhöhe, wobei die inguinalen Lymphgefäße unmittelbaren Anschluß fanden an die Venen des Beckenraumes (Abb. 47). Existieren solche lymphovenösen Anastomosen nicht, ergießt sich der Chylus in die Bauchhöhle. Der lymphographische Nachweis einer Aplasie setzt also bei der Untersuchung voraus, daß man an den Extremitäten Lymphgefäße für die Kontrastmittelinjektion punktieren und der weitere Abfluß im retroperitonealen Bereich bei der lymphographischen Untersuchung verfolgt werden kann. Unter Durchleuchtung sind die lymphovenösen Anastomosen im allgemeinen gut zu erkennen, sie entziehen sich dann dem Nachweis, wenn das in den Venen relativ rasch abfließende ölige Kontrastmittel auf den Röntgenaufnahmen nicht mehr erkannt wird. Bei den zwei von uns untersuchten Patienten bestanden beidseitige angeborene Lymphödeme, die lymphovenösen Anastomosen waren symmetrisch ausgebildet, eine relativ gut wirksame Lymphdrainage über diese Anastomosen gewährleistet (Abb. 47).

Eine retroperitoneale Lymphgefäßaplasie ist so selten, daß bisher nur wenige Bobachtungen hierüber vorliegen. KINMONTH (1964) sah bei 650 Patienten mit einem primären Lymphödem dreimal eine Aplasie, alle Patienten hatten einen Chylaszites (s. Abschnitt Chylaszites).

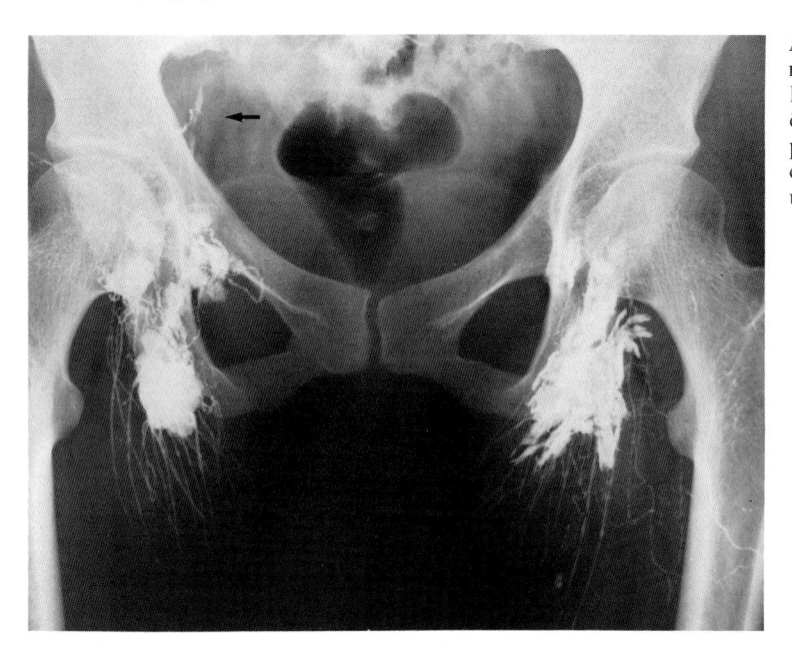

Abb. 47 Aplasie des retroperitonealen Lymphsystems. 25jährige Patientin, beidseitiges Lymphödem. Es bestehen beiderseits lymphovenöse Anastomosen zwischen den inguinalen Lymphgefäßen und der V. iliaca externa (←).

Variköse bzw. angiomatöse Lymphgefäßmißbildung

Diese Form der Lymphgefäßerkrankung wird im Retroperitoneum am häufigsten gesehen, manchmal als Zufallsbefund, häufig aber im Rahmen einer lymphangiographischen Untersuchung eines Lymphödems.
Analysiert man die Formen des Lymphödems, so sind es fast immer ebenfalls hyperplastische oder angiomatöse Formen.
Klinik. Mädchen oder Jungen leiden unter einem meist einseitigen, aber sehr frühzeitig auftretenden und oft auch angeborenen Lymphödem. Das Lymphangiogramm zeigt die bereits erwähnte hyperplastische oder angiomatöse Form. Da sich die retroperitonealen Lymphgefäße über die ödematöse Extremität nicht genügend oder gar nicht darstellen lassen, gelingt dies häufig nur von der gesunden Extremität her.
Das *Lymphangiogramm* dokumentiert entweder eine umschriebene Form einer angiomatösen Dysplasie (Abb. 48) oder eine generalisierte (Abb. 49). Bei beiden Varianten sieht man deutlich erweiterte, zahlenmäßig vermehrte Lymphgefäße, die irregulär verlaufen, zylindrische oder sackförmige Ektasien aufweisen und manchmal umschriebene Gefäßkonvolute ausbilden. Bleibt die Drainagefähigkeit erhalten, so ist für den Patienten diese umschriebene variköse retroperitoneale Dysplasie klinisch belanglos.
Da die variköse Gefäßmißbildung aber meistens mit einer Klappeninsuffizienz vergesellschaftet ist, ist die Störung der Lymphdrainage und damit der chylöse Reflux eine sehr häufige Komplikation. Die Abb. 49 zeigt die angiomatöse oder variköse Mißbildung im Retroperitoneum bei einem 6jährigen Jungen mit einem primären angeborenen Lymphödem des rechten Beins (s. auch Abb. 21 a u. b). Im Retroperitoneum – nur von links her lymphographisch dargestellt – Nachweis irregulärer, deutlich ektatischer Lymphgefäße, die eine suffiziente Lymphdrainage nicht mehr gewährleisten. Aus diesem Grunde kommt es zu einem Reflux des Kontrastmittels in die Lymphgefäße des Skrotums (Skrotalödem). Dieses Beispiel beweist eindeutig, wie wichtig es ist, bei ödematösen Extremitäten auch die Lymphgefäße im Retroperitoneum mit zu untersuchen. Das Hauptabflußhindernis der Lymphe liegt im Retroperitoneum. Etwa 1/3 der von untersuchten Patienten mit einem primären, meist angeborenen, einseitigen und zudem angiomatösen Lymphödem der unteren Extremität zeigt auch im Retroperitoneum eine Dysplasie, beginnend bei umschriebenen Läsionen bis zu einem totalen Lymphblock. Die einzelnen Lymphgefäßverläufe, die Höhe der Lymphgefäßobstruktion und das Ausmaß des lymphographisch erfaßbaren Refluxes ist vielgestaltig und hängt sicherlich auch mit der Menge des applizierten Kontrastmittels ab. Über das größte Krankengut verfügt Kinmonth, über Einzelfälle ist immer wieder berichtet worden (Burn 1968, Heimpel u. Mitarb. 1979).
Es ist erklärlich, daß eine derartige ausgedehnte

retroperitoneale Lymphgefäßdysplasie nicht nur zu einem Ödem, häufiger zu einem chylösen Reflux und zu einer Lymphfistel führt (MARTORELL 1965, GREINER u. SCHMID 1971, KIRFELD 1967, KETTERINGS 1968, JUNKER u. Mitarb. 1979).

Zwei wichtige *lymphographische Befunde* sollen bei den primären Lymphgefäßdysplasien noch erwähnt werden, um nicht als sekundäre, möglicherweise tumoröse Prozesse fehlinterpretiert zu werden.

1. Das retroperitoneale Lymphgefäßsystem ist von der Höhe der inguinalen Lymphgefäße an zumindest inkomplett paarig angelegt. Liegt nur auf einer Seite ein Lymphblock vor oder ist dieser im Retroperitoneum unterschiedlich stark ausgeprägt, beobachtet man eine Fülle von Möglichkeiten der *Kollateralzirkulation*, wobei die zur weniger befallenen kontralateralen Seite die häufigste und wirkungsvollste ist (Abb. 50). Vor allem in der pubischen Region, an der Innenseite der Oberschenkel, präsakral und entlang der Beckenorgane kann sich eine sehr suffiziente Lymphdrainage über Kollateralen zur kontralateralen Seite hin entwickeln, wobei durchaus Lymphgefäße von Organen in den Kollateralkreislauf mit einbezogen werden können.

2. Ein anderes, manchmal trügerisches Phänomen ist die nicht selten zu beobachtende *Vergrößerung der Lymphknoten* in der Leiste und im Retroperitoneum. Es handelt sich um Patienten mit einem ein- oder beidseitigen Lymphödem, die oft über langanhaltende schmerzhafte Lymphknotenschwellungen in der Inguinalregion klagen. Die Beschwerden werden nach Belastung größer.

Das Lymphadenogramm zeigt eine gute Speicherung des Kontrastmittels in den Randpartien der Lymphknoten, zentral bestehen Füllungsdefekte. Neben einer Fibrolipomatose erinnert das Bild an eine reaktive oder entzündliche Hyperplasie (Abb. 51). In unserem Krankengut sind mehrfach

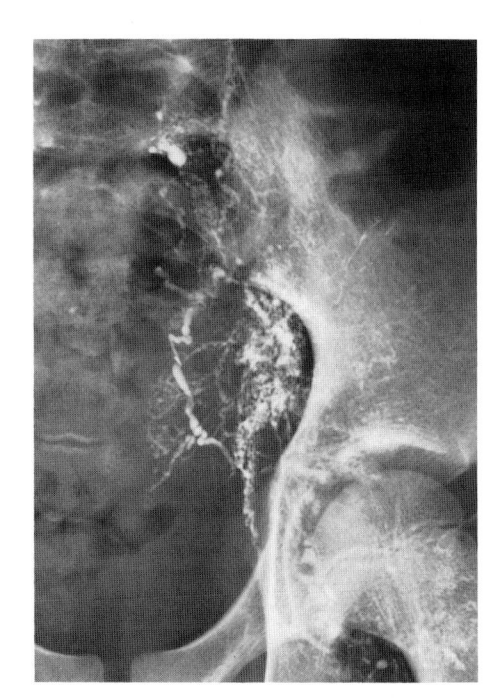

Abb. 48 Umschriebene retroperitoneale Lymphgefäßdysplasie. 10jähriges Mädchen, gleiche Patientin wie in Abb. 19. Umschriebene angiomatöse Dysplasie links iliakal, Nachweis eines dichten Gefäßkonvolutes mit umschriebenen Lymphgefäßektasien. Keine Fistel.

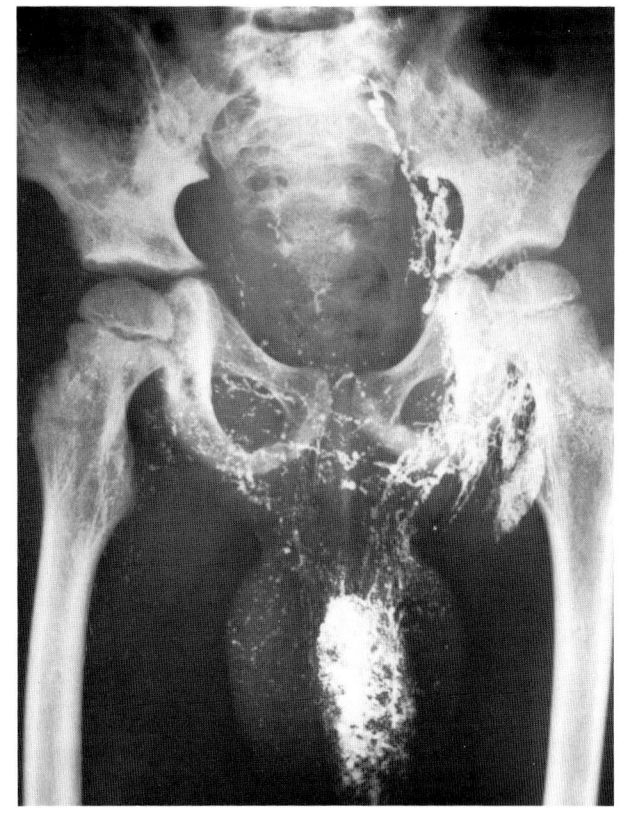

Abb. 49 Retroperitoneale Lymphgefäßdysplasie. 6jähriger Junge (s. auch Abb. 21 a u. b). Variköse retroperitoneale Lymphgefäßdysplasie mit ektatischen Lymphgefäßen, valvuläre Insuffizienz, Reflux in pubische und skrotale Lymphgefäße. Lymphödem des Skrotums. Knochenlymphangiomatose.

896 Lymphgefäße

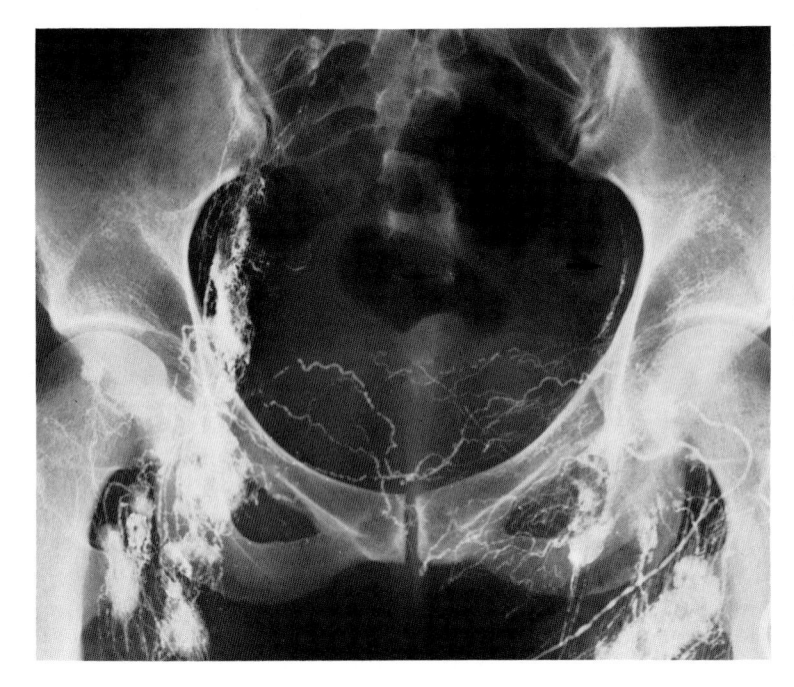

Abb. 50 Retroperitoneale Lymphgefäßdysplasie bei linksseitigem Lymphödem. 27jährige Patientin, seit der Kindheit unterschiedlich starkes Lymphödem des linken Beines, vorwiegend des Oberschenkels. Kleine Chyluszysten in der Haut. Kollateralzirkulation über pubische und pelvine Lymphgefäße zur rechten Seite. Zusätzlich besteht links iliakal eine lymphovenöse Anastomose (→).

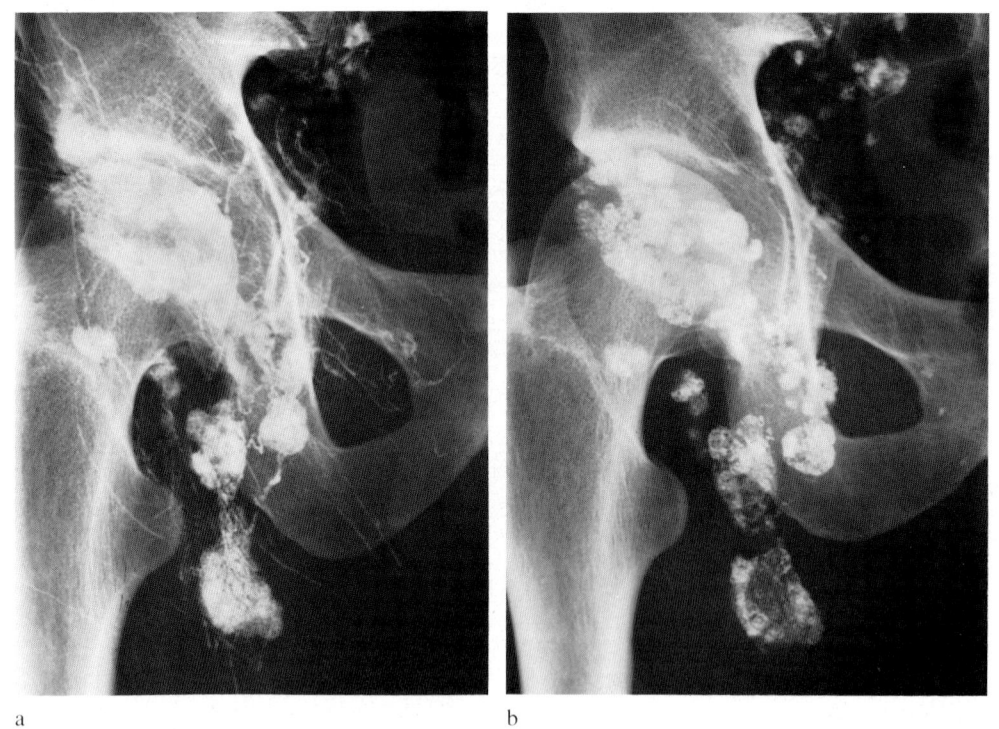

a b
Abb. 51 a u. b Retroperitoneale Lymphgefäßdysplasie mit vergrößerten Lymphknoten. 32jähriger Mann, seit 10 Jahren Schmerzen in der rechten Leiste und Lymphödem des rechten Beines. Vergrößerte inguinale Lymphknoten.
a) Füllungsbild: subtotaler iliakaler Lymphblock rechts mit Kollateralgefäßen an der Beckenschaufel sowie auch zur kontralateralen Seite. b) Deutlich vergrößerte inguinale und subinguinale Lymphknoten, lymphographisches Bild einer follikulären Hyperplasie.
Histologie: chronische und unspezifische Lymphadenitis mit deutlicher Bindegewebsneubildung.

histologische Untersuchungen derart vergrößerter Lymphknoten durchgeführt worden. Die *Histologie* zeigt zunächst eine verdickte Kapsel des Lymphknotens bei sonst regelrechtem Aufbau, in den Randpartien Follikel mit aktivierten Zentren, einen erweiterten Sinus, im medullären Gewebe eine deutliche Bindegewebsneubildung und reichlich Fibroblasten. Der histologische Befund entspricht somit einer mehr chronischen und unspezifischen Lymphknotenentzündung. Liegt nicht gleichzeitig auch eine Lymphknotenanomalie vor, so werden diese Lymphknotenveränderungen durch den chronischen Aufstau der Lymphe in den Lymphknoten verursacht. Das histologische Unterschungsergebnis ist für den Kliniker häufig unbefriedigend, da er mehr an den floriden entzündlichen oder gar an einen tumorösen Prozeß glaubt, nicht selten Anlaß für weitere unnötige und im Einzelfall das Ödem verschlimmernde Lymphadenektomien. In diesem Zusammenhang soll darauf hingewiesen werden, daß manchmal zu einer Lymphgefäßdysplasie auch der vergrößerte Lymphknoten gehört. KINMONTH (1972) geht in seiner Monographie eingehend auf die unterschiedliche Größe der Lymphknoten bei der Lymphgefäßhypoplasie und bei der Lymphgefäßhyperplasie ein. Hauptursache ist auch nach seiner Ansicht die Lymphostase.

Zentrale Lymphgefäßanomalien bei primären und sekundären Lymphknotenerkrankungen

Je ausgedehnter ein tumoröser Befall der Lymphknoten im Retroperitoneum bei primären oder sekundären Lymphknotentumoren ist, um so eher ist mit einem tumorösen Lymphblock und mit einer Kollateralzirkulation zu rechnen. Die Leiste als Engpaß bei tumorösen Prozessen wurde bereits erwähnt. Im Retroperitoneum bleibt aufgrund des relativ dichten Geflechtes von Lymphgefäßen entlang der Beckengefäße, der Aorta und der V. cava eine suffiziente Lymphdrainage lange erhalten. Erst der totale tumoröse Lymphblock führt zur obstruktiven Lymphopathie (BELTZ 1970).

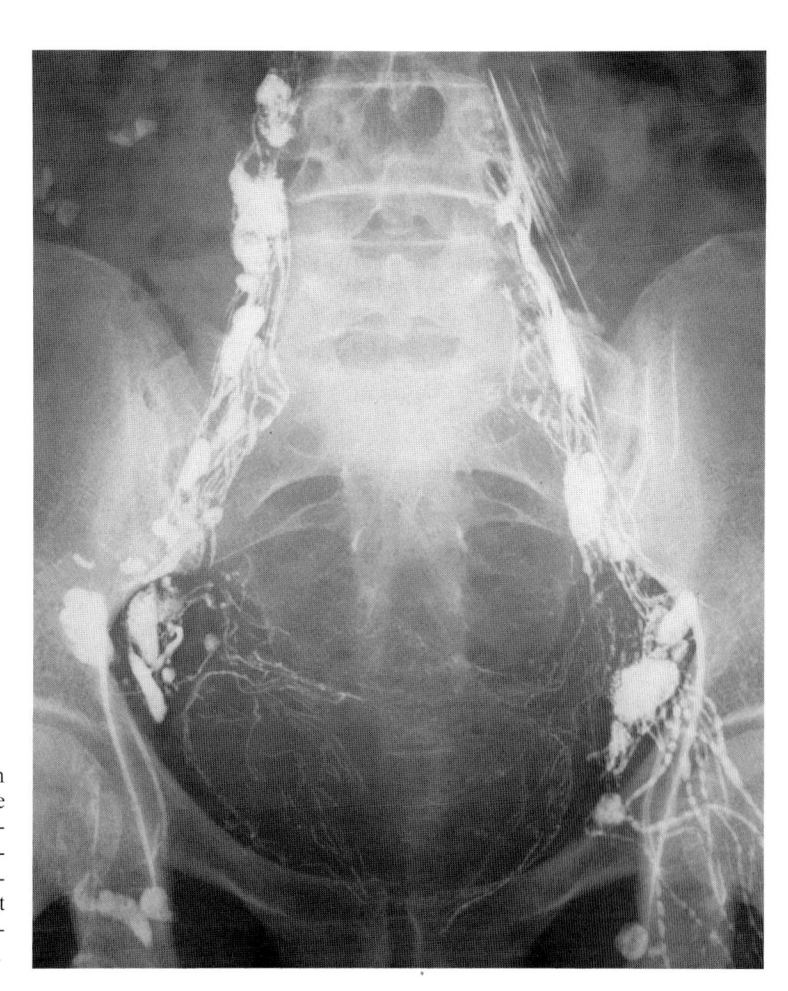

Abb. 52 Kollateralgefäße beim tumorösen Lymphblock. 54jährige Patientin, Kollumkarzinom, Stadium IV. Totaler linksseitiger lumbaler Lymphblock mit Extravasaten. Die Lymphdrainage erfolgt über innere iliakale und perivesikale Lymphgefäße zur Gegenseite.

898 Lymphgefäße

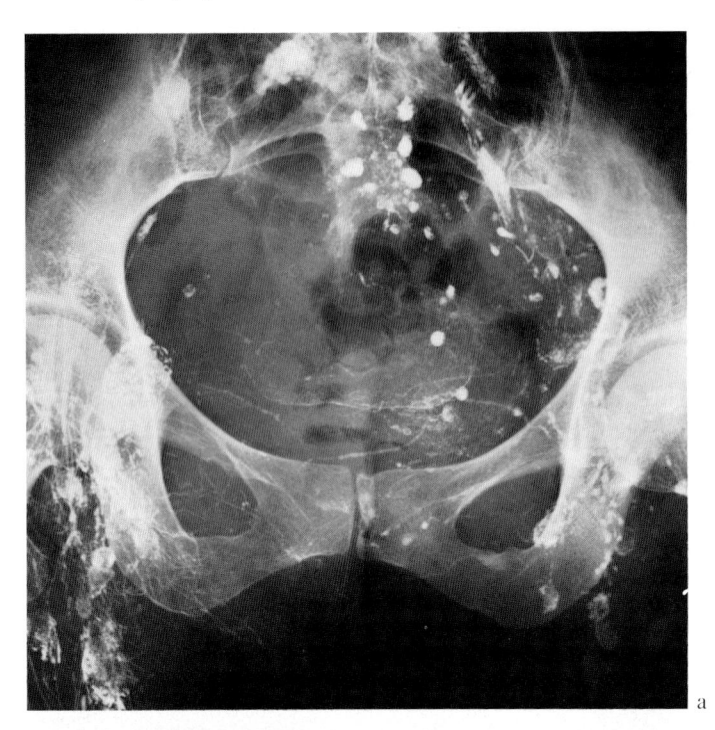

Abb. 53 a u. b Kollateralzirkulation bei einem tumorösen Lymphblock. 57jährige Patientin, Rezidiv eines Kollumkarzinoms. Totaler rechtsseitiger iliakaler Lymphblock bei reichtsseitigem Rezidiv mit Ureterstenose. Kollateralzirkulation über prä- und retropubische Lymphgefäße sowie über perirektale Lymphgefäße zur linken Seite.

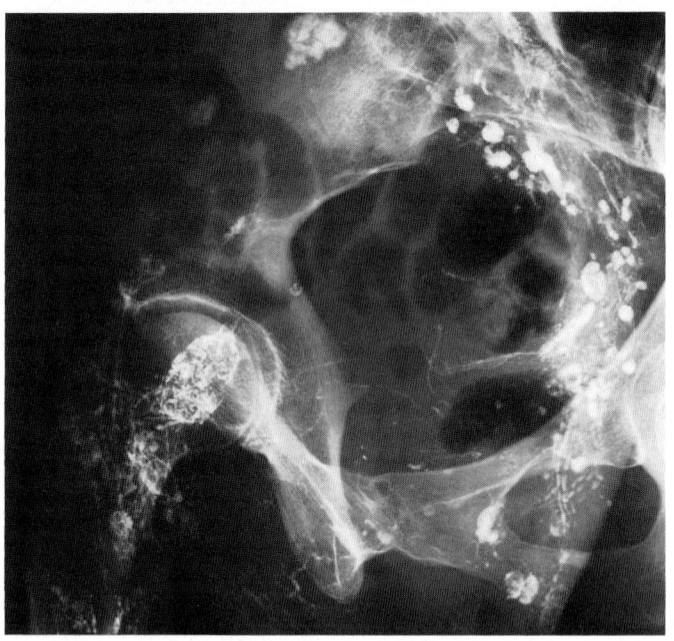

Im folgenden sei mit einigen Beispielen auf typische Kollateralwege hingewiesen, deren Kenntnis die Interpretation des Lymphadenogramms erleichtert. Besprochen werden totale Lymphgefäßblockaden, die eine größere Störung der Lymphdynamik darstellen.

a) Bei einem *einseitigen totalen tumorösen Lymphblock* im Beckenraum oder auch unmittelbar oberhalb der inguinalen Lymphknoten ist im allgemeinen die Tendenz festzustellen, als Kollateralweg die Gegenseite zu erreichen. Bedeutung haben in dieser Hinsicht die prä- und retropubischen, die perivesikalen und die perirektalen sowie die präsakralen Lymphgefäße, die im Idealfall eine suffiziente Lymphdrainage zur Gegenseite ermöglichen (Abb. 52). Obere und untere

Abb. 54 Beidseitiger tumoröser Lymphblock. 55jährige Patientin, Kollumkarzinom, Stadium III. Totaler Lymphblock beiderseits iliakal, Entwicklung von Kollateralgefäßen beiderseits an der lateralen Bauchwand und rechts im Retroperitoneum.

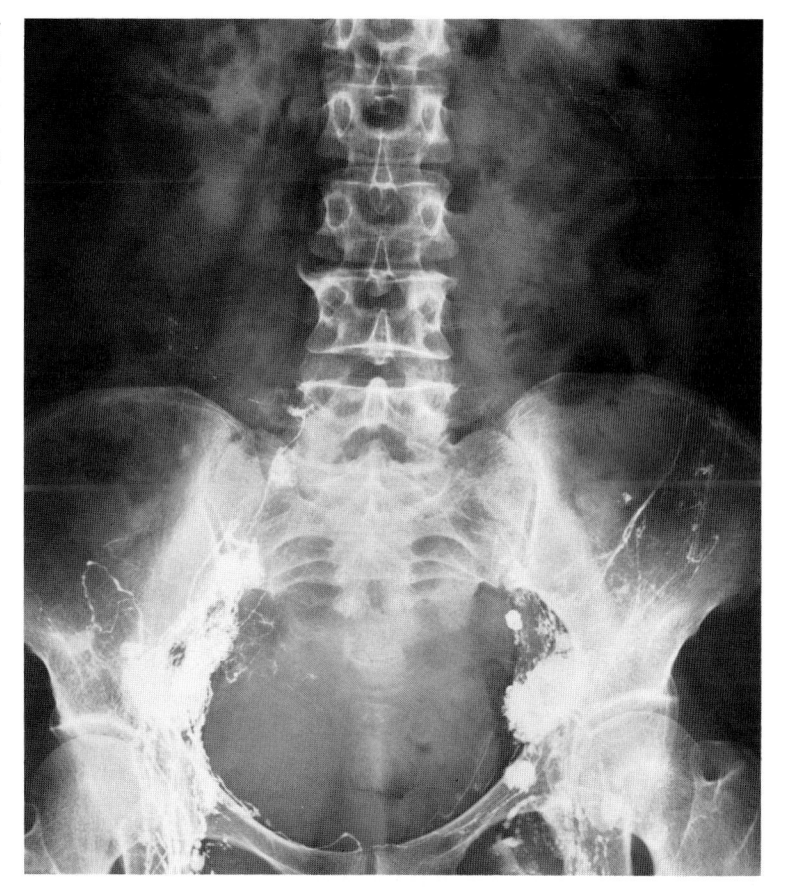

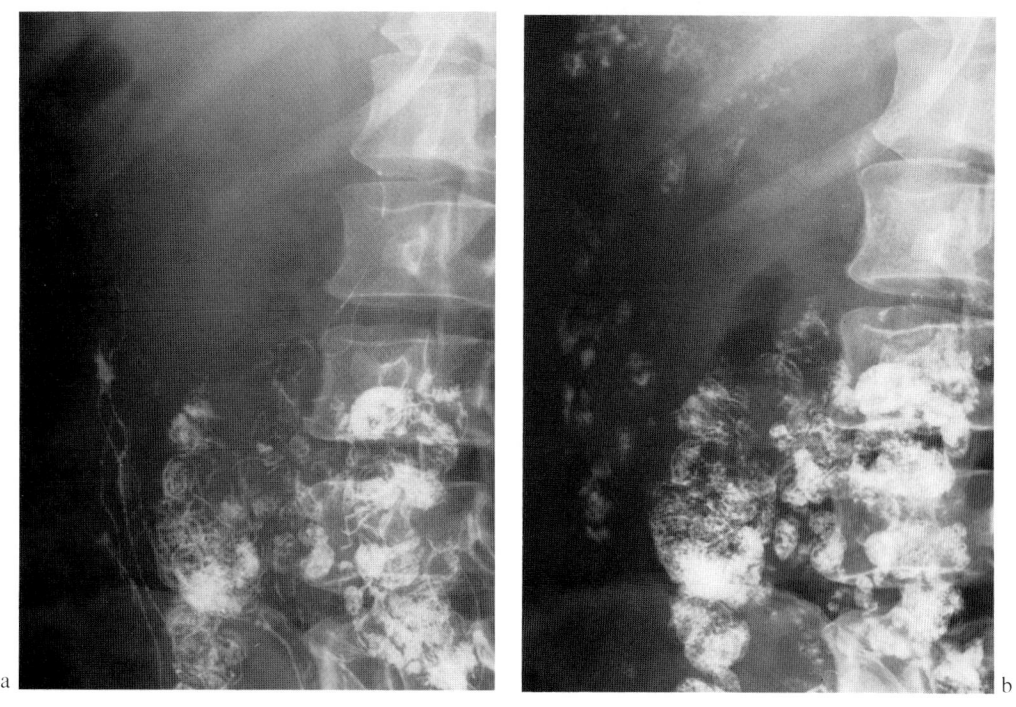

Abb. 55 a u. b Lumbaler tumoröser Lymphblock. 45jährige Patientin, Lymphogranulomatose, Stadium IV b, Histologisch: epitheloidzellige Form (Prof. LENNERT, Kiel). Totaler lumbaler Lymphblock beiderseits, Drainage über mesenteriale Lymphgefäße, die im Lymphadenogramm ebenfalls tumorös befallene Lymphknoten kontrastieren.

900 Lymphgefäße

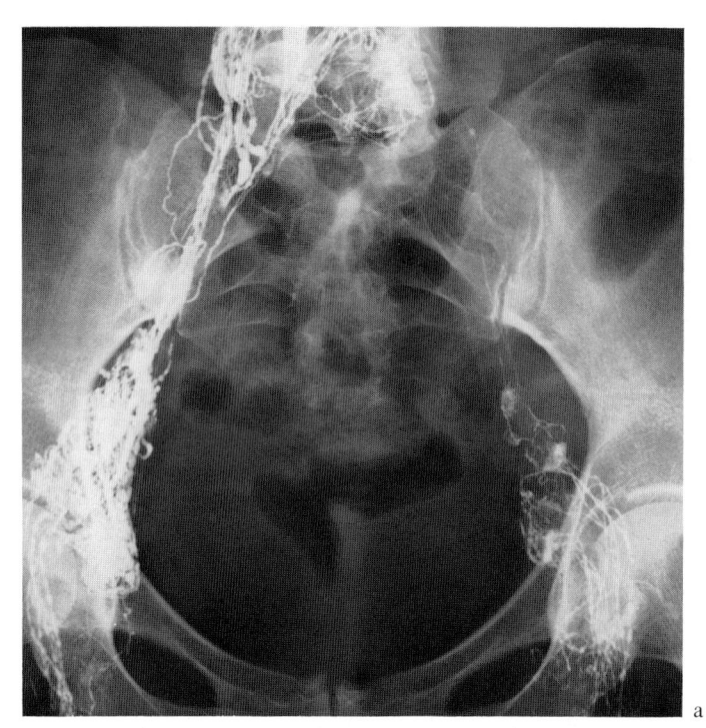

Abb. 56 a u. b Kombinierte tumoröse Lymphgefäß- und Venenblockade. 54jährige Patientin, Kollumkarzinom Stadium III. Bisher keine Behandlung, insbesondere keine Bestrahlung. Linksseitiges parametranes Tumorinfiltrat.
a) Lymphangiogramm: englumige iliakale Lymphgefäße mit Füllungsabbrüchen, keine Kollateralgefäße. b) Venogramm: tumoröse Stenose der V. iliaca communis, einzelne pelvine und pubische Kollateralgefäße zur kontralateralen Seite.

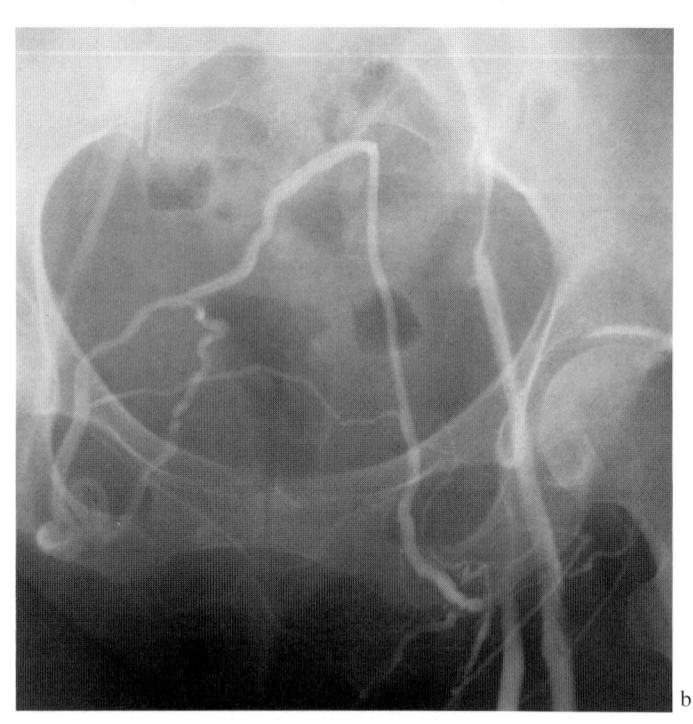

glutäale sowie die präsakralen Lymphgefäße kann man als natürliche Kollateralen auffassen, da sie sich häufiger bei einem sonst intakten Lymphgefäßsystem bei der Lymphographie vom Fußrücken her mitkontrastieren, sie liegen lediglich zur Hauptkette im Nebenschluß. Auch die Lymphgefäße entlang dem Dickdarm können im Einzelfall eine Lymphdrainage zur Gegenseite gewährleisten (Abb. 53).

b) Ist die *obstruktive Lymphopathie beidseitig*, entfällt die Drainage zur Gegenseite. In derartigen Situationen sieht man Kollateralgefäße lateral an den Beckenschaufeln oder lateral im Retroperitoneum (Abb. 54). Eine Einbeziehung der Lymphgefäße des Abdomens und der abdominellen Organe entfällt praktisch ganz. Eine Ausnahme machen manchmal die Lymphgefäße an der Mesenterialwurzel, insbesondere bei einem hohen lumbalen Lymphblock (Abb. 55).

c) Werden die erwähnten Kollateralwege über Lymphgefäße nicht begangen, so kann nur noch ein atypischer Anschluß ans Venensystem (lymphovenöse Anastomosen) das irreversible tumoröse Lymphödem an den unteren Extremitäten verhindern. Die Lymphdrainage entlang den Gefäßscheiden über das perivaskuläre Lymphsystem ist extrem selten.

d) Besonders bei *Rezidivtumoren* bleibt vielfach die Bildung eines Kollateralkreislaufes aus. Das Lymphangiogramm zeigt vielmehr englumige, teilweise etwas atypisch verlaufende Lymphgefäße mit Füllungsabbrüchen, die Lymphpassage ist verlangsamt. Im Abschnitt kombinierte Lymphphlebödeme wurde bereits auf die Lymphgefäßfibrose hingewiesen. In Übereinstimmung mit den Untersuchungsergebnissen von WALLACE u. Mitarb. (1964) sind derartige Lymphgefäßobstruktionen auch im Beckenraum bzw. im oberen Retroperitoneum mit einer gleichzeitigen Venenblockade verbunden. Diese lymphovenöse Beziehung resultiert aus einem Kombinationsschaden, wobei Venenobstruktionen mit einer Lymphangitis und Perilymphangitis gekoppelt sind, Bestrahlungen vielfach vorausgegangen, aber nicht obligat sind (Abb. 56). Es sind wahrscheinlich mehrere Faktoren für diese erschwerte Lymphpassage verantwortlich zu machen. Derartige englumige Lymphgefäße gewährleisten nie einen suffizienten Kollateralkreislauf, das Ödem ist somit obligat, der Primärtumor sowie auch die Lymphknotenmetastasen sind inoperabel.

Hingewiesen sei auf die ergänzenden Arbeiten von KITTREDGE u. FINTY (1964), WALLACE u. Mitarb. (1964), LURA u. Mitarb. (1964), BELTZ u. THURN (1965, 1967), MOULOPOLOS u. Mitarb. (1965), ABBES (1966), ARIEL u. RESNICK (1967), BURN (1968), YUNE u. KLATTE (1969), MOLNAR u. KELLER (1969), BELTZ (1970), LÜNING u. Mitarb. (1970, 1976), ESCOBAR-PRIETO (1971), BRUNA (1974).

Chylöse Ergüsse

Der chylöse Erguß ist ein pathologischer Zustand des Lymphgefäßsystems, bei dem Chylus in einer serösen Körperhöhle (Chylothorax, Chylaszites oder Chyloperikard), in einem Organ (Chylurie) oder in der Haut in Form kleinerer Chylusbläschen erscheint.

Pathophysiologie. Die Pathophysiologie der chylösen Ergüsse ist fast immer sehr ähnlich oder gleich. Häufigste Ursache ist der chylöse Reflux mit Chylusaustritt bei insuffizienten Lymphgefäßen einschließlich des Ductus thoracicus, entweder auf dem Boden einer primären Lymphgefäßdysplasie oder primärer Lymphgefäßtumoren, dann sekundär bei Tumoren, nach Traumen oder Operationen, seltener bei einer Entzündung oder einer parasitären Erkrankung.

Stase der Lymphe allein – z. B. bei einem tumorösen Lymphblock – genügt im allgemeinen noch nicht zur Ausbildung eines chylösen Ergusses. Beim tumorösen Lymphblock würden chylöse Ergüsse sonst sehr viel häufiger angetroffen.

Einen Überblick über die Ursachen der chylösen Ergüsse unabhängig von der Häufigkeit des Auftretens der einzelnen Formen zeigt Tab. 2.

Der chylöse Erguß mit freiem Chylusaustritt kann sich mannigfaltig äußern, am häufigsten sind
– Chylothorax,
– Chylaszites oder Chyloperitoneum,
– Chylurie.

Tabelle 2 Ursachen der chylösen Ergüsse

1. Kongenitale Mißbildung oder Dysplasie des Lymphgefäßsystems mit
   a) kongenitalem chylösen Erguß
   b) erworbenem chylösen Erguß
2. Chylöse Ergüsse bei primären Tumoren des Lymphgefäßsystems (Lymphangiome und Lymphangiomyome) und bei Lymphzysten
3. Chylöse Ergüsse bei malignen und benignen Tumoren
4. Posttraumatischer chylöser Erguß
5. Postoperativer oder iatrogener chylöser Erguß
6. Entzündlicher und parasitärer chylöser Erguß
7. Chylöser Erguß bei Venenerkrankung (Thrombose bzw. erhöhter Venendruck)

Weitere seltene Stellen einer Chylusansammlung oder eines Chylusverlustes sind
- Chyloperikard,
- exsudative Enteropathie,
- Chylometrorrhoe und
- Chylocele testis.

Bei der Besprechung der Lymphödeme wurde bereits auf die Ansammlung von Chylus in kleinen Hautbläschen als schwerwiegende Komplikation des chylösen Refluxes hingewiesen. Diese chylöse Komplikation des Ödems sieht man besonders beim primären varikösen Lymphödem, seltener beim sekundären Lymphödem (SERVELLE 1963, KINMONTH u. Mitarb. 1964, KETTERINGS 1967). Da der gastrointestinale Trunkus ebenfalls in die Cisterna chyli oder in den linken Truncus lumbalis einmündet, kann eine Drainagestörung des Ductus thoracicus zu einer lymphointestinalen Fistel und damit zur exsudativen Enteropathie führen.

Man unterscheidet zwischen lokalen Fisteln, die zu einem chylösen Erguß führen und generalisierten Formen der chylösen Erkrankungen.

Einen lokalen Chylusaustritt beobachtet man vor allem nach einem Trauma, postoperativ oder bei einem tumorösen Prozeß. Mehr generalisierte chylöse Erkrankungen sieht man bei einer Dysplasie des Lymphgefäßsystems, sehr häufig vergesellschaftet mit Lymphödemen. Auch die seltenen primären Tumoren der Lymphgefäße (Lymphangiom bzw. Lymphangiomyom) sowie der parasitäre Befall des Lymphsystems bei der Filariose sind durch Chylusaustritte an mehreren Stellen gekennzeichnet.

Lymphographische Technik. Im allgemeinen ist bereits vor der Lymphographie der chylöse Charakter des Ergusses festgestellt worden. Der Lymphographie kommt also nicht so sehr die Aufgabe zu, die chylöse Genese zu bestätigen, sondern vielmehr die Ursache des chylösen Ergusses zu klären und dabei möglichst im Hinblick auf therapeutische Maßnahmen die Lymphfistel zu lokalisieren.

Da bei chylösen Ergüssen fast immer eine Lymphdrainagestörung vorliegt, kann häufig nur mit Spätaufnahmen der freie Kontrastmittelaustritt in eine Körperhöhle lymphographisch nachgewiesen werden. Es sind so lange Röntgenaufnahmen anzufertigen, bis sich die dargestellten bzw. darstellbaren Lymphgefäße bei einem chylösen Erguß vollständig entleert haben. Spätaufnahmen nach mehreren Tagen sind dabei keine Seltenheit. Weiterhin sollten die Aufnahmen, insbesondere beim Chylothorax und beim Chylaszites im Stehen und im Liegen angefertigt werden. Nur so ist es möglich, daß ein freier Kontrastmittelaustritt nicht übersehen wird. Eine Komplikation durch das in eine Körperhöhle übergetretene ölige Kontrastmittel ist nicht zu befürchten, es braucht also nach der Untersuchung auch nicht punktiert zu werden. Nur in seltenen Fällen tritt schon während der Injektion das Kontrastmittel in eine Körperhöhle über.

Mittels der Lymphographie kann die chylöse Ätiologie des Ergusses bestätigt werden; viel schwieriger ist die Lokalisation der Fistel. Sie gelingt bei lokaler Schädigung (z. B. nach Trauma oder nach einer Operation) besser als bei einem tumorösen Prozeß und bei den Lymphgefäßdysplasien. Bei letzterer liegt meist eine erhebliche Lymphdrainagestörung infolge dysplastischer Lymphgefäße vor, die eine lymphographische Darstellung der Fistel erschwert oder unmöglich macht.

Chylothorax

In der Literatur ist bisher über 900 Patienten mit ein- oder beidseitigem Chylothorax berichtet worden. Es liegen bei etwa 120 Patienten lymphographische Untersuchungsergebnisse vor. Größere Zusammenstellungen bringen NIX u. Mitarb. (1957) über 479 Fälle einschließlich Chylaszites, WELLMER u. SCHMITZ-DRÄGER (1963) über 563 Patienten, darunter 445 Beobachtungen mit genaueren Angaben, KUNTZ (1966) über 297 Fälle und schließlich ROY (1967) über 52 Patienten mit einem Chylothorax.

Die Ätiologie des Chylothorax hat sich in den letzten beiden Jahrzehnten etwas geändert. Während früher mehr über den Chylothorax bei entzündlichen und tumorösen Prozessen berichtet wurde, überwiegen heute mehr die Mitteilungen über den postoperativen oder posttraumatischen Chylothorax, weiterhin – vermutlich im Zusammenhang mit zunehmenden lymphographischen Untersuchungen – Berichte über den Chylothorax bei Lymphgefäßdysplasien.

Die Entwicklung der Thorax- und Herzchirurgie, verschiedene invasive Untersuchungsmethoden, wie die translumbale Aortographie, sowie schließlich der Chylothorax auf dem Boden einer Thrombose der V. subclavia nach Subklaviakatheter haben weiterhin dazu beigetragen, daß sich heute Mitteilungen über einen postoperativen oder iatrogenen Chylothorax häufen. (WELLMER u. SCHMITZ-DRÄGER 1963, GREWE 1966, GRUWEZ 1966, 1967).

Tabelle 3 Ätiologie des Chylothorax

1. Kongenitaler oder idiopathischer Chylothorax im Säuglings- oder frühen Kindesalter
2. Posttraumatischer und postoperativer Chylothorax
3. Spontaner Chylothorax
   a) bei Lymphgefäßanomalien, insbesondere des Ductus thoracicus, Lymphgefäßtumoren (Lymphangiome und Lymphangiomyome)
   b) tumoröser Chylothorax (maligne und benigne Tumoren im Mediastinum)
   c) entzündlicher und parasitärer Chylothorax (Lymphangitis, Filariose)
   d) Chylothorax bei Thrombose der V. subclavia

Eine Übersicht über die Ätiologie des Chylothorax zeigt Tab. 3.

Im allgemeinen ist der Chylothorax einseitig, der linksseitige etwas häufiger als der rechtsseitige, entsprechend der Tatsache, daß der Hauptstamm des Ductus thoracicus zunächst basal mehr rechts, dann aber größtenteils – vor allem apikal – mehr im linken Mediastinum verläuft.

Insbesondere liegt die Einmündung des Ductus thoracicus in die V. subclavia zu 95% auf der linken Seite. Somit verursachen Verletzungen oder Abflußbehinderungen, die im oberen und mittleren Mediastinum lokalisiert sind, vorwiegend einen linksseitigen Chylothorax, Lecks im unteren Mediastinum mehr einen rechtsseitigen Chylothorax.

Der bilaterale Chylothorax kommt in etwa 5% vor (DYCKNER u. Mitarb. 1975, KIRKPATRICK 1977). Es überwiegen hier eindeutig die chylösen Ergüsse bei tumorösen Prozessen. Die Kombination eines Chylothorax mit einem Chylaszites ist in etwa 3% anzutreffen; Ursache sind vorwiegend generalisierte Lymphgefäßanomalien, seltener tumoröse Erkrankungen.

Ohne Punktion bzw. Lymphographie kann auf Thoraxübersichtsaufnahmen der Chylothorax nicht von einem Pleuraerguß oder Pleuraempyem unterschieden werden. Sammelt sich jedoch der Chylus zunächst retropleural an, so kann man als Folge dieses Chylusaustrittes einen raumfordernden Prozeß im Mediastinum (Chylomediastinum oder mediastinales Chylom) und erst nach Ruptur der Pleura den freien chylösen Erguß erkennen.

Es wird im allgemeinen angenommen, daß ein Chylothorax nur nach Verletzung des Ductus thoracicus auftritt. Läsionen an mediastinalen, pulmonalen, pleuralen und auch interkostalen Lymphgefäßen reichen in der Regel zur Entwicklung eines Chylothorax nicht aus.

Klinisch steht die respiratorische Insuffizienz mit Dyspnoe ganz im Vordergrund. Es bestehen nur selten lokale Symptome mit Thoraxwandschmerzen. Bei einem traumatischen oder postoperativen Chylothorax findet man nicht selten ein zeitliches Intervall. Dies wird teilweise dadurch erklärbar, daß sich zunächst das retropleurale oder mediastinale „Chylom" und dann erst der chylöse Erguß entwickelt. Kann der Chylothorax nicht zum Verschwinden gebracht werden, führt er zu einem zunehmenden Fett- und Eiweißverlust.

Von vielen Autoren wird der Wert der Lymphographie betont (ARVAY u. PICARD 1963, SERVELLE 1963, GODART u. Mitarb. 1964, KINMONTH u. Mitarb. 1964, GRUWEZ u. Mitarb. 1967, 1969, RÜTTIMANN 1967, FREUNDLICH 1975, BELTZ u. PICARD 1980).

Beim postoperativen und traumatischen Chylothorax sollte die Lymphographie nicht nur die chylöse Genese des Ergusses, sondern auch die Fistel nachweisen. Das gilt auch für die seltenen Chylothoraxformen auf dem Boden eines Lymphangioms oder Lymphangiomyoms. Bei den kongenitalen Mißbildungen ist der Nachweis der Fistel sehr schwierig, bei den tumorösen Ergüssen meist ohne therapeutische Konsequenz. Die Lymphographie sollte hier vor allem das maligne Lymphom bzw. den benignen Mediastinaltumor erkennen lassen. Häufig sind Spätaufnahmen erforderlich. Als Fistel kommen nicht nur der Ductus thoracicus, in seltenen Fällen auch Kollateralgefäße in Frage. Der Verlauf mediastinaler, retrosternaler, interkostaler und auch pulmonaler Gefäße muß daher möglicherweise durch Verlaufskontrollen genau beobachtet werden, um die Fistel zu lokalisieren (HEILMANN u. COLLINS 1963, LAMEER 1966, FREUNDLICH 1975).

Kongenitaler und der idiopatischer Chylothorax im Säuglings- oder frühen Kindesalter

Über diese besondere Form des kongenitalen oder idiopatischen Chylothorax im Säuglings- oder frühen Kindesalter ist bisher bei etwa 70 Kindern berichtet worden, eine größere umfassende Zusammenstellung stammt von KUNDERT u. WILLICH (1969). Der Chylothorax wird entweder beim Neugeborenen oder in den ersten Lebenswochen oder -monaten meist einseitig, nur selten beidseitig nachgewiesen. Als Folge des Chylusaustrittes kommt es gerade bei diesem frühkindlichen Chylothorax zunächst zu einem Chylomediastinum und dann erst zu einem freien chylösen Erguß.

Ursächlich kommen in aller erster Linie geburtstraumatische Läsionen in Betracht, besonders in Höhe der Einmündungsstelle des Ductus thoracicus in den Venenwinkel. Diese Auffassung wird dadurch untermauert, daß bei vielen Kindern zusätzlich Rippen- und Klavikulafrakturen beobachtet wurden. Es gelingt meistens, durch eine wiederholte Punktionsbehandlung oder durch eine Saugdrainage den kongenitaen Chylothorax zu heilen. Aus diesem Grunde sollte beim kongenitalen Chylothorax zur weiteren Klärung zunächst keine Lymphographie durchgeführt werden, sondern erst nach wiederholten vergeblichen Punktionen oder erfolgloser Saugdrainage. Nimmt dann der Chylothorax nicht ab, so ist die geburtstraumatische Läsion eher unwahrscheinlich, es ist vielmehr mit Duktusanomalien, generalisierten Lymphgefäßdysplasien oder Lymphangiomen zu rechnen und die Lymphographie im Hinblick auf ein operatives Vorgehen indiziert. Die Abb. 57 zeigt einen linksseitigen Chylothorax bei einer generalisierten Lymphgefäßdysplasie und einem linksseitigen angiomatösen Lymphödem der unteren Extremität (s. Abb. 3). Es gelingt infolge dieser vor allem retroperitoneal lokalisierten Lymphgefäßdysplasie nicht, den Ductus thoracicus zu kontrastieren. SERVELLE (1963) berichtet über 17 Beobachtungen mit einer Drainagestörung des Ductus thoracicus: 14 Patienten litten an einer Chylorrhoe durch Ruptur variköser Lymphgefäße der Haut; je 1 Patient zeigte Chyluszysten des Mediastinums bzw. des Mesenteriums, 2 Patienten einen Chylothorax und einen Chylaszites und 5 Patienten litten an einer Chylurie. Bei den von KUNDERT u. WILLICH (1969) berichteten Chylothoraxfällen hatten vermutlich 12 Kinder eine Mißbildung des Lymphsystems, über weitere, z. T. auch lymphographisch untersuchte Duktusanomalien berichten CHERNICK u. REED (1970) sowie GATES u. Mitarb. (1972).

Traumatischer und postoperativer Chylothorax

Ein Chylothorax kann durch eine direkte Verletzung des Ductus thoracicus aber auch nach

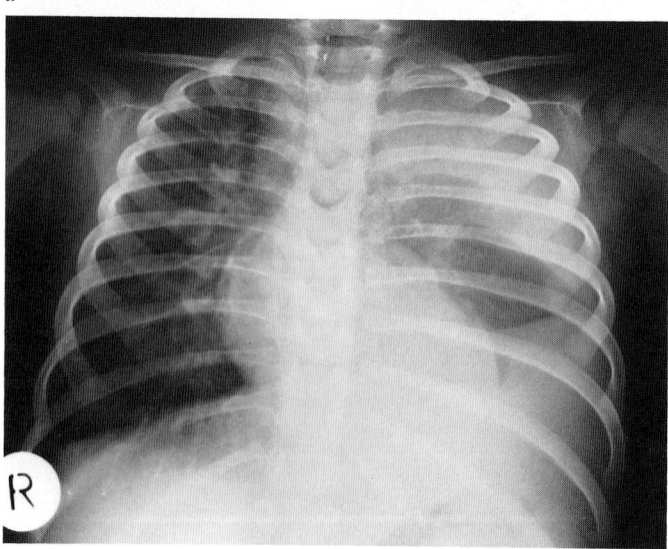

Abb. 57 a u. b Chylothorax bei generalisierter Lymphogefäßdysplasie. 1jähriges Mädchen, kongenitales, nichthereditäres Lymphödem der linken unteren Extremität (s. auch Abb. 3).
a) Variköse retroperitoneale Lymphgefäßdysplasie, wegen des linksseitigen varikösen Lymphödems nur von der rechten Seite her dargestellt. Chylöser Reflux bei Klappeninsuffizienz. b) Linksseitiger Chylothorax.
Der Ductus thoracicus konnte nicht kontrastiert werden.

stumpfen Thoraxprellungen oder Thoraxkontusionen auftreten. Bei stumpfen Thoraxtraumen soll vor allem eine Hyperextension der Wirbelsäule eine Verletzung des unteren Abschnittes des Ductus thoracicus verursachen. Nach WELLMER u. SCHMITZ-DRÄGER (1963) waren bis 1961 über 100 derartige Beobachtungen gemacht worden. Die Lokalisation wird von der Höhe der Verletzung bestimmt. Der rechtsseitige Chylothorax ist doppelt so häufig wie der linksseitige (GREWE 1966). Dieser Umstand belegt die Annahme, daß die Verletzung vorwiegend im unteren Abschnitt des Ductus thoracicus zu suchen ist. Bei Stich-, Hieb- oder Schußverletzung ist die Lokalisation durch die Art des Traumas bekannt. Auf das freie Intervall nach dem Trauma wurde bereits hingewiesen. Weitere Ursachen eines traumatischen Chylothorax sind Verletzungen der Wirbelkörper selbst (GREMMEL u. LÖHR 1972, HIERHOLZER u. Mitarb. 1972). WHITE u. URQUARTH (1966) beobachteten bei einem traumatischen Chylothorax lymphographisch den Lymphabfluß über pulmonale Lymphgefäße. Die Autoren sehen neben den mediastinalen Lymphgefäßen auch die pulmonalen Lymphgefäße als eine Drainagemöglichkeit an.

Der *postoperative* oder iatrogene Chylothorax hat an Häufigkeit deutlich zugenommen. Die operativen Eingriffe, die einen Chylothorax verursachen können, sind vor allem kardiovaskuläre Eingriffe (Herzoperationen z. B. nach Blalock-Taussig, Ligatur oder Durchtrennung des Ductus Botalli, Anastomose zwischen A. subclavia und A. pulmonalis), Operationen an der Aorta (Aortenaneurysmen und Aortenkoarktationen), dann Sympathektomien, Ösophagus- und Schilddrüsenoperationen und die translumbale Aortographie.

Der Chylothorax nach kardiovaskulären Eingriffen ist links doppelt so häufig wie rechts (BLALOCK u. Mitarb. 1936, BOWER 1964, ALTHAUS u. FUCHS 1972, ALTHAUS 1973). Bei Herzoperationen wurden nach MALONEY u. SPENCER (1956) in 0,5% ein Chylothorax beobachtet, STEIGER u. Mitarb. (1960) berichten bei 1000 kardiovaskulären Eingriffen über 6 Chylothoraxpatienten. Ein weiterer häufig auslösender Eingriff ist die translumbale Aortographie. In einer umfassenden Arbeit teilen WELLMER u. SCHMITZ-DRÄGER (1963) den Chylothorax als Komplikation nach translumbaler Aortographie bei 6 Patienten mit. Weitere Mitteilungen stammen von HEILMANN u. COLLINS (1963) sowie CHARVAT u. Mitarb. (1967). Vermutlich ist heute jeder zweite Chylothorax auf ein Trauma oder auf eine Operation zurückzuführen. ALTHAUS (1973) hat darauf hingewiesen, daß die Entwicklung eines chylösen Ergusses (chylöses Refluxsyndrom) auch ohne Durchtrennung des Ductus thoracicus erfolgen kann. Er vermutet bei zwei Chylothoraxpatienten als Ursache die während des extrakorporalen Kreislaufes aufgetretene venöse Drucksteigerung, die eine Behinderung des Lympheinstromes in die V. subclavia bedingt.

Die Prognose ist sowohl beim posttraumatischen als auch beim postoperativen Chylothorax gut. Es gelten ähnliche therapeutische Prinzipien wie beim kongenitalen Chylothorax. Mehrfache Punktionen des Ergusses oder eine Saugdrainage führen im allgemeinen zur Heilung. Ansonsten muß die Lymphographie die Fistel lokalisieren und operativ eine Ligatur durchgeführt werden.

Spontaner Chylothorax

Chylothorax bei Lymphgefäßdysplasien und primären Lymphgefäßtumoren. Der Chylothorax auf dem Boden einer Lymphgefäßanomalie tritt meist kongenital oder aber in den beiden ersten Lebensjahren auf. Eine Ausnahme machen nur die Patienten, bei denen angeborene Lymphgefäßanomalien erst später einen freien chylösen Erguß verursachen. Dies kann der Fall sein bei zunehmender Insuffizienz dysplastischer Lymphgefäße und sich dabei entwickelnden Lymphfisteln, bei Ruptur von Lymphzysten und schließlich bei Lymphangiomen bzw. Lymphangiomyomen. Die generalisierte oder lokalisierte Lymphangiomyomatose ist charakterisiert durch Lymphgefäßtumoren im Mediastinum oder auch im Retroperitoneum und einem sehr häufig sich dabei entwickelnden ein- oder beidseitigen Chylothorax (Abb. 58) (CAMIEL u. BENNINGHOFF 1971, MILLER u. Mitarb. 1971, TAKAMOTO u. Mitarb. 1971, FREUNDLICH 1975, STAMBOLIS u. Mitarb. 1975, POULIADIS u. Mitarb. 1976, BELTZ u. PICARD 1980).

b) Chylothorax bei Tumoren. Die von uns untersuchten Patienten zeigten meistens einen bilateralen tumorösen Prozeß im Mediastinum. Die Tumoren gehen dabei entweder von den Lymphknoten selbst aus (Systemerkrankungen, vor allem Sarkome), seltener sind es gutartige Tumoren im Mediastinum, vor allem im oberen Mediastinum (Abb. 59). Vielfach ist eine lymphographische Untersuchung wegen zu großen, oft beidseitigen Ergüssen oder wegen einer gleichzeitig bestehenden Lungenmetastasierung nicht möglich. Die Fistel ist beim tumorösen Prozeß lymphographisch schwierig nachzuweisen, da beim tumorö-

906 Lymphgefäße

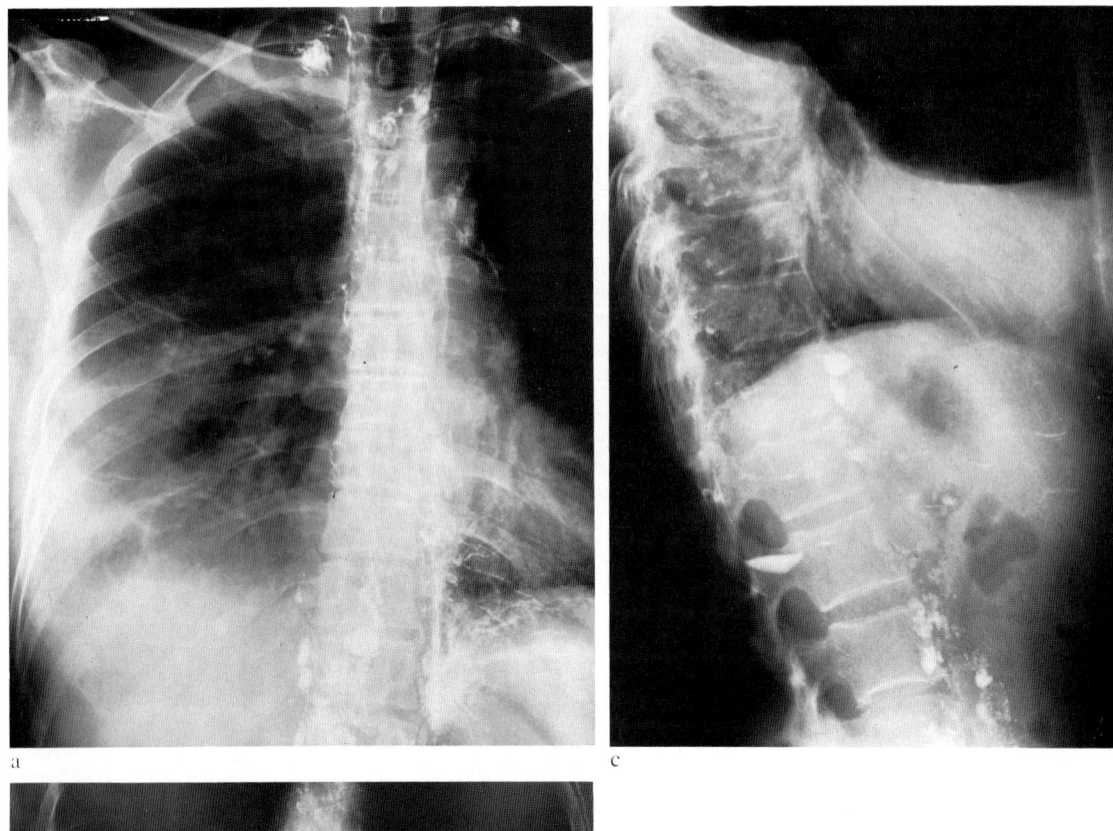

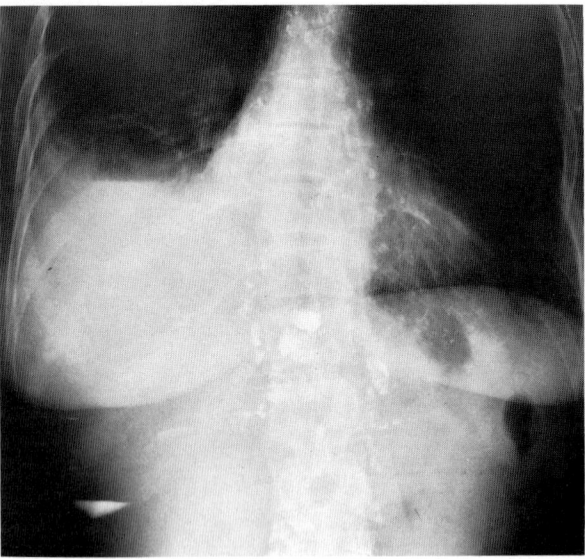

Abb. 58 a–c Chylothorax bei retroperitonealem und mediastinalem Lymphangiomyom. 54jährige Patientin.
a) Lymphangiomyom im Retroperitoneum und im Mediastinum; der Lymphgefäßtumor breitet sich beiderseits im hinteren Mediastinum aus und verursacht einen rechtsseitigen Chylothorax. b) u. c) Thoraxaufnahme in 2 Ebenen.
Bei rechtsseitigem Chylothorax sammelt sich das Kontrastmittel im Sinus an.

sen Chylothorax eine Unzahl mediastinaler, retrosternaler, paravertebraler und interkostaler Lymphgefäße sichtbar werden, die mehr oder weniger alle als Fistel für den Chylothorax in Frage kommen (Abb. 59). Auch die Kontrastierung axillärer und supraklavikulärer Lymphknoten ist beim tumorösen Chylothorax keine Seltenheit. Die in der Literatur am häufigsten erwähnten Tumoren sind vor allem Sarkome (SWENSSON u. Mitarb. 1965, ROUSSAU u. Mitarb. 1970). Ein seltenes Vorkommen ist der Chylothorax beim Meigs-Syndrom (HODARI u. HODGKINSON 1967). Nach einer Statistik von ROY (1967) waren in seinem Untersuchungsgut von 52 Patienten in 67% tumoröse Prozesse Ursache des Chylothorax.
Eine zusätzliche Phlebographie sollte bei allen

Chylöse Ergüsse 907

Abb. 59 a u. b Chylothorax bei Mediastinaltumor. 57jähriger Patient.
a) Durch eine große, beidseitige Struma retrosternalis wird der Ductus thoracicus verlegt; Drainage über mediastinale und pleurale Kollateralgefäße, die einen rechtsseitigen Chylothorax verursachen.
b) Über Kollateralgefäße werden auf beiden Seiten supraklavikuläre axilläre und mediastinale Lymphknoten kontrastiert.

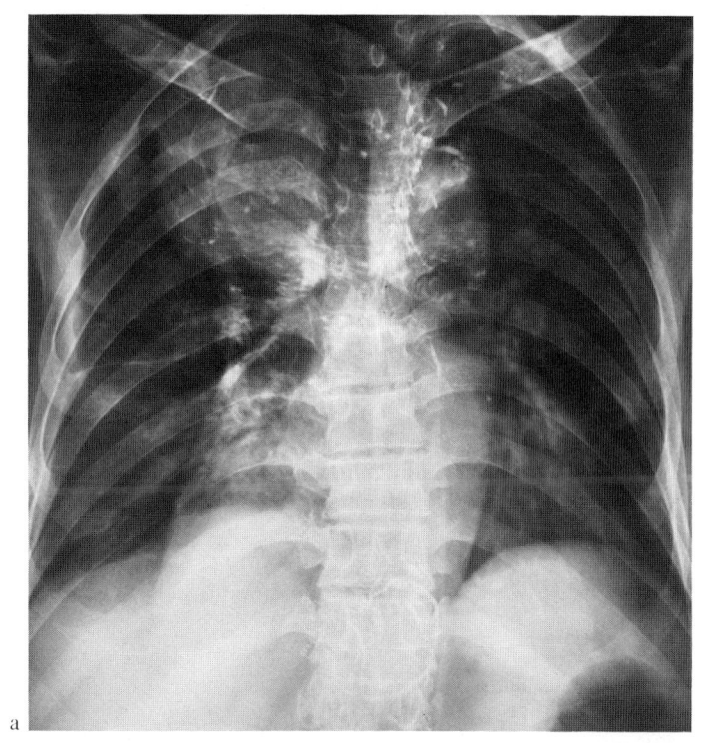

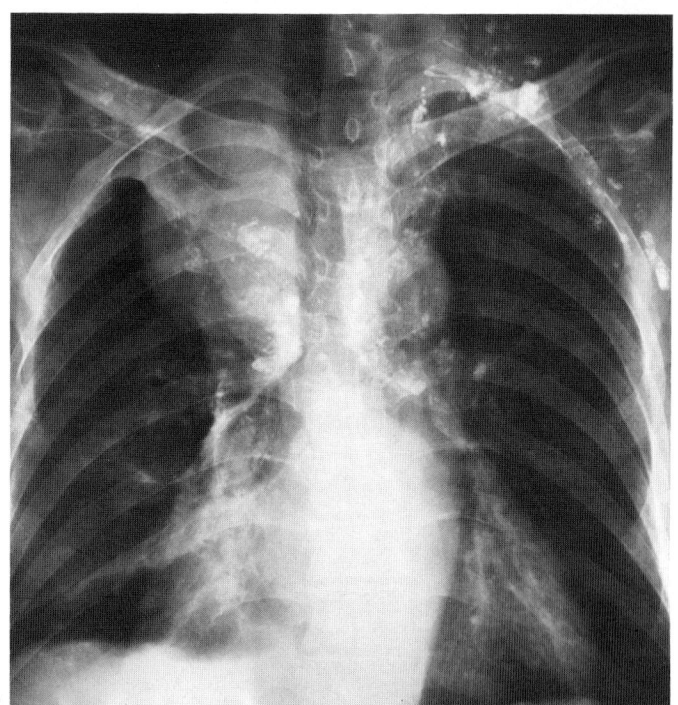

mediastinalen Tumoren klären, ob nicht eine Verlegung, ein Verschluß oder eine Thrombose der V. subclavia die eigentliche Ursache des Chylothorax ist. Da viele tumoröse Prozesse im Mediastinum auf eine Bestrahlung gut ansprechen, kann sich der Chylothorax unter der Bestrahlungsbehandlung ebenfalls zurückbilden.

c) *Chylothorax bei entzündlichen oder parasitären Erkrankungen.* Über einen Chylothorax bei entzündlichen Erkrankungen, insbesondere bei der Tuberkulose, ist früher in Einzelfällen berichtet worden (KUNTZ 1966). Etwas häufiger ist der parasitär bedingte Chylothorax auf dem Boden einer Filariose, wenn auch nicht in unseren Breiten (ARVAY u. PICARD 1963, GODART u. Mitarb. 1964, GRUWEZ 1967).

Ein seltenes Ereignis ist sicherlich der Chylothorax beim Gorham-Syndrom, der kryptogenetischen progressiven Osteolyse, die häufig an der Klavikula und an den oberen Rippen auftreten kann (GRUWEZ 1967, TRURAINE 1971).

Für das Auftreten eines spontanen Chylothorax gibt es schließlich viele Theorien, bei denen entzündliche bzw. ulzeröse Wandveränderungen des Ductus thoracicus als Ursache eines Chylothorax angenommen werden (GODART u. Mitarb. 1964).

d) *Chylothorax bei Thrombose der V. subclavia.* In der letzten Zeit mehren sich die Berichte über das Auftreten eines Chylothorax bei Venenthrombose, insbesondere der V. subclavia links. Ursache ist fast immer ein länger liegender Subklaviakatheter, der in diesem Venenabschnitt zu einer Thrombose geführt hat. Da die Thrombose klinisch nicht immer manifest zu werden braucht, gelingt es nur mit einer ergänzenden Phlebographie, das Abflußhindernis des Ductus thoracicus in Höhe des Venenwinkels zu objektivieren (ARVAY u. PICARD 1963, HINCKLEY 1969, DIACONIS u. Mitarb. 1976, BELTZ u. PICARD 1980).

Chylaszites

Chylaszites wird durch eine Blockade der retroperitonalen, manchmal der intraabdominellen, insbesondere der mesenterialen Lymphbahnen oder durch eine Drainagestörung des Ductus thoracicus verursacht.

Analog zur Ätiologie des Chylothorax kommt auch der Chylaszites kongenital vor, wesentlich häufiger aber als erworbene Erkrankung.

Nach den bereits vor längerer Zeit erschienenen Publikationen von WALLIS u. Mitarb. (1910) über 173 Fälle, NIX u. Mitarb. (1957) sowie KELLEY u. BUTT (1960) ist eine umfassende Arbeit in den letzten Jahren nicht mehr publiziert worden.

Veröffentlichungen über lymphographische Befunde beim Chylaszites stammen von ARVAY u. PICARD (1963, 1969), BISMUTH u. Mitarb. (1963), GODART u. Mitarb. (1964), GRUWEZ (1967, 1969), SERVELLE (1968) sowie von KINMONTH (1972). Die Mitteilungen der letzten Jahre betreffen vorwiegend den Chylaszites bei Lymphgefäßdysplasien (z. B. in Kombination mit Lymphödemen), dann Chylusfisteln im Abdomen bei tumorösen Prozessen.

GRUWEZ (1969) stellt die lymphographischen Befunde bei 9 Patienten zusammen, die an einem Chylaszites litten. Es hatten 3 Patienten einen Tumor, 2 Patienten Lymphgefäßdysplasien, 2 Patienten einen Chylaszites nach einer Contusio abdominalis und 1 Patient ein kavernöses Lymphangiom.

Man kann die verschiedenen Formen des Chylaszites wie folgt einteilen (Tab. 4):

Tabelle 4. Ätiologie des Chylaszites

1. *Kongenitaler* Chylaszites im Säuglings- oder frühen Kindesalter oder *erworbener* Chylaszites bei Lymphgefäßdysplasie, Lymphangiomen und Lymphzysten;
2. Tumoröser Chylaszites;
3. Postoperativer und posttraumatischer Chylaszites;
4. Chylaszites bei Leberzirrhose und bei chronischer Pankreatitis;
5. Chylaszites bei parasitärer Erkrankung (Filariose).

Chylaszites und Chylothorax können zusammen vorkommen; ARVAY u. PICARD (1969) sahen dies bei 13 untersuchten Patienten dreimal. Bei gemeinsamen Vorkommen liegt häufiger eine Dysplasie des Lymphgefäßsystems zugrunde.

Kongenitaler Chylaszites oder erworbener Chylaszites bei primärer Lymphgefäßdysplasie

Die im Abschnitt über die zentralen Lymphgefäßerkrankungen erwähnten 3 verschiedenen Krankheitsformen – Aplasie, Hypoplasie und die angiomatöse Variante – können einen *angeborenen* Chylaszites verursachen. Klinisch besteht bereits beim Neugeborenen eine deutliche Umfangzunahme des Bauches. Ähnlich wie beim kongenitalen Chylothorax wurden in der Literatur bisher etwa 80 Fälle eines angeborenen oder eines erworbenen Chylaszites im frühen Kindesalter mitgeteilt. Bei den meisten Kindern konnte durch eine konservative Therapie der Chylaszites erfolgreich behandelt werden.

Einen typischen lymphographischen Befund für den angeborenen Chylaszites zeigt die Abb. 60. Die Lymphographie wurde bei dem Säugling erst

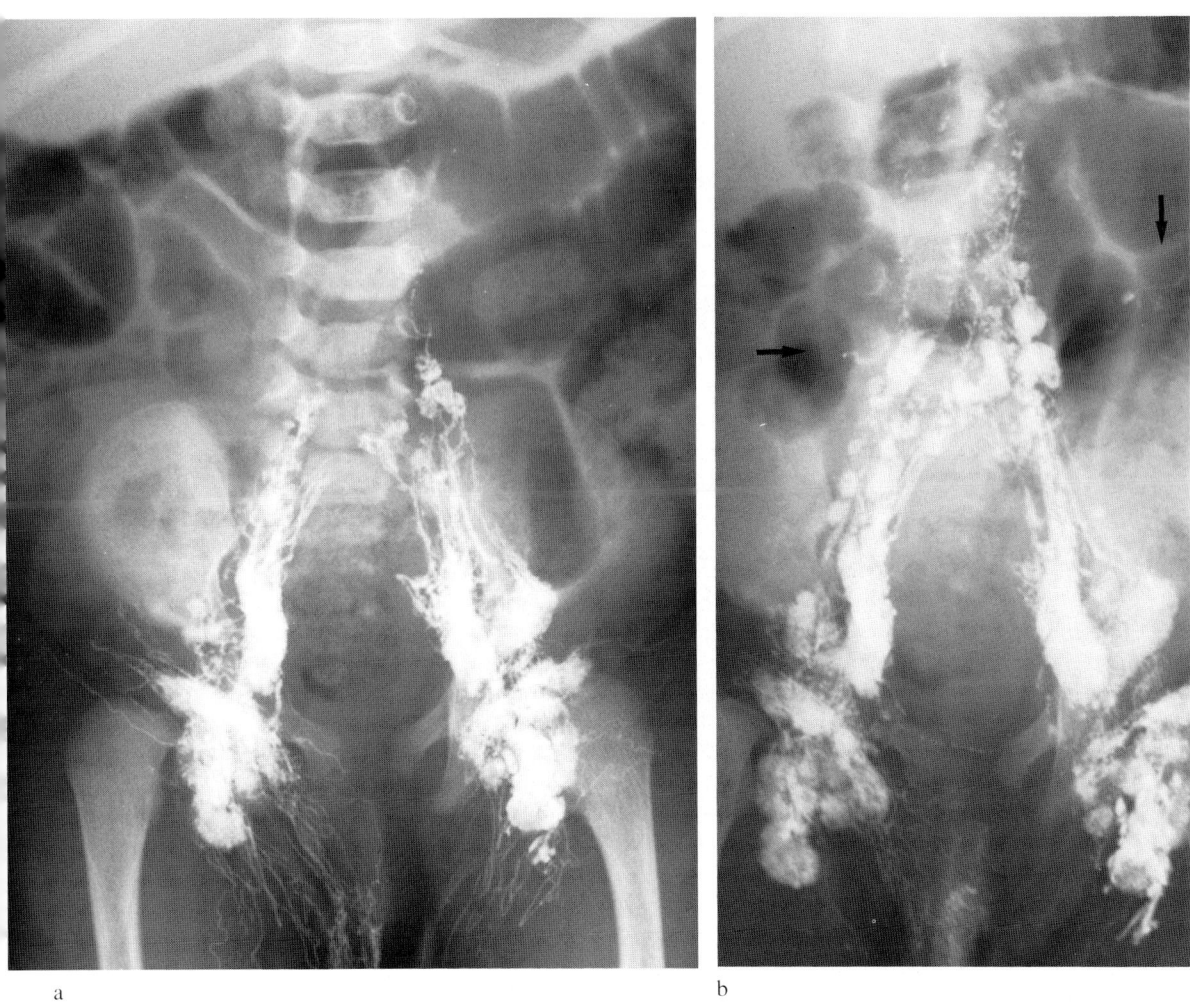

Abb. 60 a u. b   Kongenitaler Chylaszites. 3 Monate altes Mädchen. Zustand nach mehrfacher Punktion des Chylaszites (insgesamt 1150 ml).
a) Subtotaler lumbaler Lymphblock beiderseits, beidseitiges Lymphödem der unteren Extremitäten und Reflux in die Lymphgefäße der Vulva. b) Nachweis von 2 rechts paravertebral lokalisierten Lymphfisteln (→).

im Alter von 3 Monaten durchgeführt, nachdem sich der Chylaszites nach insgesamt 6 Punktionen (insgesamt 1150 ml) weitgehend zurückgebildet hatte. Das Angiogramm zeigt einen partiellen Lymphblock beiderseits lumbal, es besteht ein deutlicher Aufstau der Lymphe mit Ausbildung eines beidseitigen Ödems und Reflux von Kontrastmittel in die Lymphgefäße der Vulva. Bei Spätaufnahmen lassen sich beidseits kleine retroperitoneale Lymphfisteln erkennen. Der Ductus thoracicus ist intakt, konnte aber infolge des verzögerten Abflusses aus den oberen lumbalen Lymphgefäßen nur unvollständig kontrastiert werden.

KINMONTH (1972) schildert einen ganz ähnlich gelagerten Fall, auch hier Rückbildung des Chylaszites nach wiederholten Punktionen und Nachweis einer in etwa gleicher Höhe lokalisierten Fistel. Andere klinische Untersuchungsergebnisse oder lymphographische Untersuchungen stammen von MCKENDRY u. Mitarb. (1956), LEVINE (1961), CRAVEN u. Mitarb. (1967).

KINMONTH (1972) unterscheidet zwei verschiedene Formen: solche mit einer intraperitonealen Fistel und solche mit einer Exsudation von Chylus in das Peritoneum. Während bei der ersten Gruppe meist variköse Lymphgefäße oder „mega-lymphatics" lymphographisch gesehen wurden, lagen bei der zweiten Gruppe Hypoplasien oder Aplasien des Lymphgefäßsystems vor.

910 Lymphgefäße

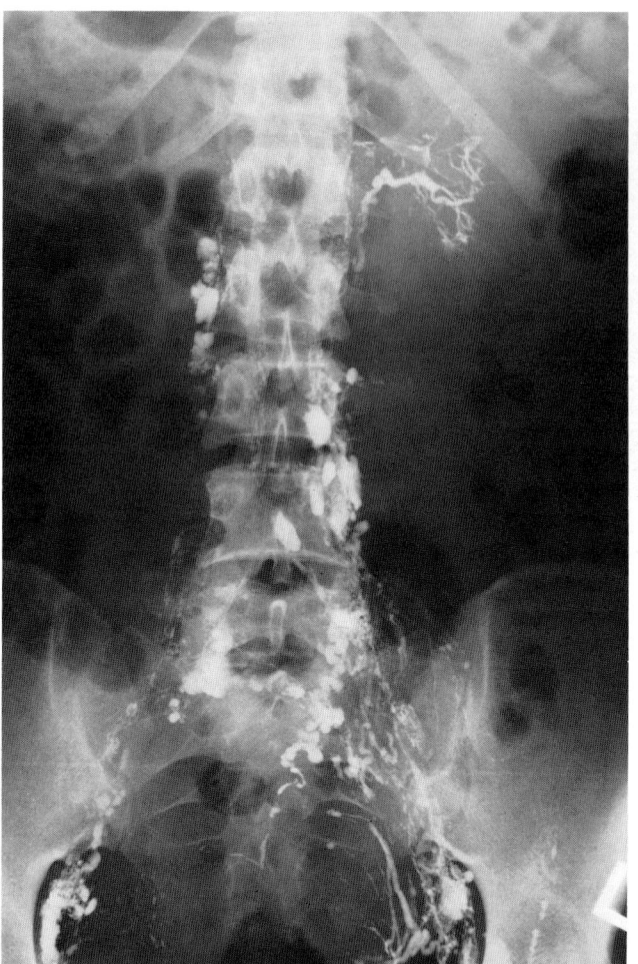

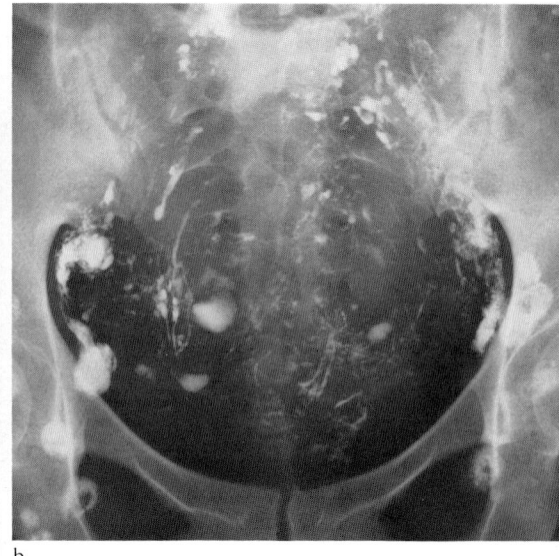

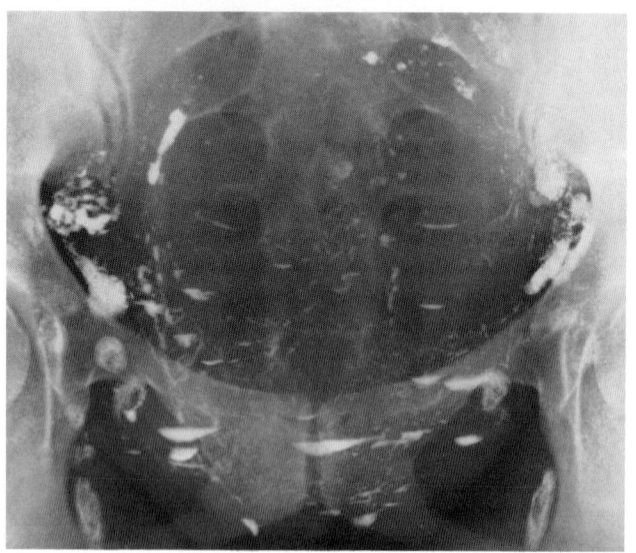

Abb. 61 a–c Chylaszites bei retroperitonealer Lymphgefäßdysplasie. 26jährige Patientin.
a) Im Retroperitoneum dysplastische, teils varikös erweiterte, teils hypoplastische Lymphgefäße mit zahlreichen Fisteln. Lumbal einzelne Zysten, links Reflux in renale Lymphgefäße. b) u. c) Spätaufnahmen der Beckenregion (nach 3 Tagen). Freier Kontrastmittelaustritt in die Bauchhöhle bei Chylaszites.

Auf dem Boden einer Aplasie des retroperitonealen Lymphgefäßsystems wurden von KINMONTH drei Kinder lymphographisch untersucht.

Als Ursache des kongenitalen, aber rückbildungsfähigen Chylaszites muß eine passagere Drainagestörung des Lymphsystems angenommen werden. CRAVEN u. Mitarb. (1967) vermuten eine Obstruktion in Höhe der Cisterna chyli. Es ist bisher unbekannt, ob vielleicht auch geburtstraumatische Schäden diesen kongenitalen Chylaszites verursachen können, wie dies beim kongenitalen Chylothorax sicherlich der Fall ist.

Aus diesem Grunde sollte auch beim kongenitalen Chylaszites die Lymphographie nicht zu früh durchgeführt werden.

Der *erworbene* Chylaszites bei primärer Lymphgefäßdysplasie ist demgegenüber sehr viel seltener. Da eine Aplasie sofort zum Chylaszites führt, kommen ursächlich nur die Hypo- oder Hyperplasie bzw. Mischformen in Frage. Wir haben 1967 ausführlich über den Chylaszites bei einer 26jährigen Patientin berichtet. Lymphographisch zeigten sich an den unteren Extremitäten zunächst eine Hypoplasie, im Retroperitoneum dysplastische Lymphgefäße, dabei z. T. varikös erweiterte Gefäße mit zahlreichen Lymphfisteln im Beckenraum (Abb. 61 a – c). Neben den Fisteln bestanden Lymphzysten, auf der linken Seite ein chylöser Reflux in renale Lymphgefäße. Die Patientin hatte aber keine Chylurie. Ganz ähnliche lymphographische Befunde wurden von POMERANTZ u. WALDMANN (1963), WALLACE (1964) und SERVELLE (1968) mitgeteilt. Die beiden von SERVELLE publizierten Fälle zeigten das Lymphabflußhindernis mehr im oberen lumbalen Abschnitt.

Auch beim kavernösen Lymphangiom und bei Lymphzysten im Retroperitoneum kann ein Chylaszites als Komplikation auftreten (GRUWEZ 1967, HERMANUTZ u. Mitarb. 1975).

Tumoröser Chylaszites

Beim Erwachsenen ist der tumoröse Chylaszites am häufigsten. Der maligne Tumor wird als Ursache des Chylaszites mit zwischen 36 und 78% angegeben (NIX u. Mitarb. 1957, KELLEY u. BUTT 1960, BOURDON u. Mitarb. 1967, SCHÖN 1969).

Das Lymphabflußhindernis oder die Kompression der Lymphgefäße durch einen tumorösen Prozeß kann an jeder Stelle im Retroperitoneum oder im Abdomen lokalisiert sein. Zunächst liegt ein Aufstau der Lymphe vor; Tumorinfiltration und Tumornekrosen verursachen dann ein Übertreten von Chylus aus dem Retroperitoneum in die Bauchhöhle. Natürlich kann auch ein primär intraperitonealer tumoröser Prozeß Ursache der Chylaszites sein (Abb. 62).

Nach eigenen Untersuchungen (6 Patienten mit einem tumorösen Chylaszites) sowie den Angaben in der Literatur überwiegen dabei metastasierende Beckentumoren, insbesondere das Kollumkarzinom (ARVAY u. PICARD 1963, ISHIDA u. Mitarb. 1965, KIYAN 1967, BUCHELT 1967), dann Lympho- und Retikulosarkome (KELLEY u. BUTT 1960, COHEN u. Mitarb. 1963, CAMIEL u. BENNINGHOFF 1964, TAKAHASHI u. Mitarb. 1968). MÜLLER u. SPAICH (1968) berichten über einen Chylaszites bei einem bestrahlten und zytostatisch behandelten Morbus Hodgkin.

Es kommen grundsätzlich alle Tumoren im Retroperitoneum und auch im Abdomen als Ursache in Betracht. Meistens ist der Chylusaustritt bei der Lymphographie gering; Aufnahmen im Stehen können den freien Kontrastmittelaustritt und damit den Chylaszites am besten beweisen. Der Lymphographie kommen bei Tumorpatienten zwei Aufgaben zu: den tumorösen Prozeß zu diagnostizieren und möglichst auch die Fistel zu lokalisieren.

Postoperativer und posttraumatischer Chylaszites

Sowohl der postoperative als auch der posttraumatische Chylaszites sind im Gegensatz zu den Mitteilungen über den Chylothorax äußerst selten. Wir selbst haben bei 2 Patienten einen passageren postoperativen Chylaszites nach Lymphadenektomien beobachtet; beide Patienten litten an einem metastasierenden Hodentumor. In der unmittelbar postoperativen Phase zeigten sich im Lymphangiogramm auch retroperitoneale Pseudozysten (Abb. 63).

Über einen postoperativen Chylaszites wird nach Pankreatikoduodenostomie (WALKER 1967) sowie nach Vagotomie (MUSGROVE 1972) berichtet. Auch über den traumatischen Chylaszites gibt es nur wenige Mitteilungen, so nach Ruptur des Ductus thoracicus (DUBOIS u. Mitarb. 1967) oder nach Bauchkontusionen (VOLLMAN u. Mitarb. 1966, GRUWEZ 1967).

Chylaszites bei chronischer Pankreatitis und bei Leberzirrhose

Bei beiden Krankheitsbildern kann als Komplikation ein Chylaszites auftreten. Bei der chronischen Pankreatitis und auch beim Pankreaskarzinom wird ursächlich vor allem eine Kompression oder aber eine Tumorinfiltration des unteren Abschnittes des Ductus thoracicus angenommen; das Krankheitsbild kann weiterhin durch eine exsudative Enteropathie oder Steatorrhoe gekenn-

912 Lymphgefäße

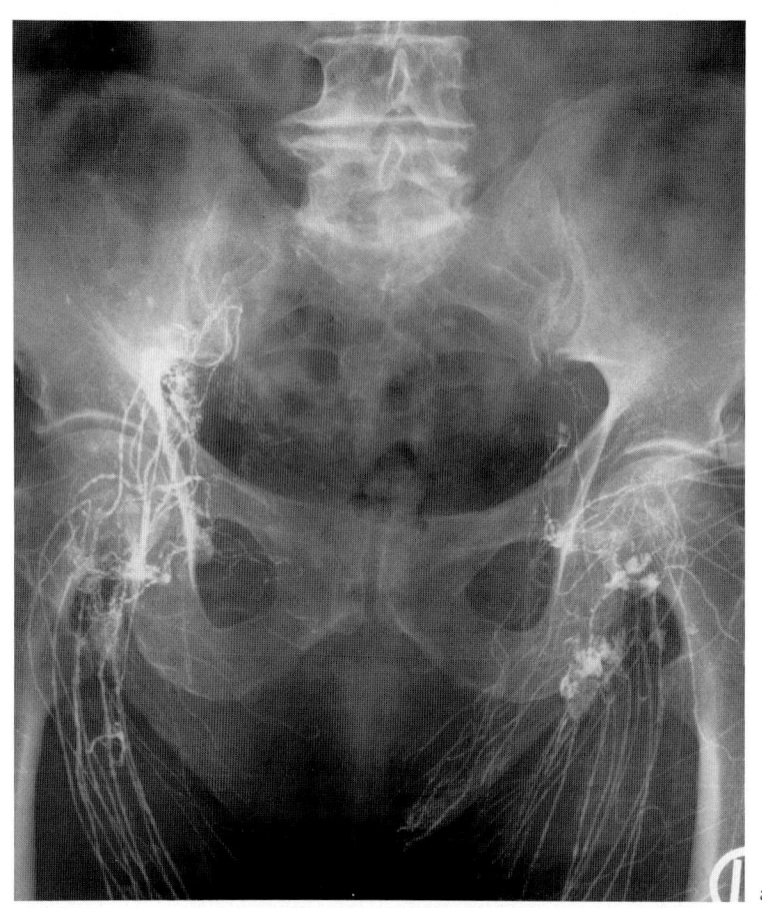

Abb. 62 a u. b Chylaszites bei tumorösem Lymphblock. 64jährige Patientin, Kollumkarzinom, Stadium III.
a) Lymphangiogramm: totaler beidseitiger iliakaler Lymphblock, Reflux in die Lymphgefäße des kleinen Beckenraumes, beidseitiges sekundäres Lymphödem.
b) Reflux von Kontrastmittel in die Lymphgefäße des kleinen Beckenraumes, freier Kontrastmittelaustritt bei Chylaszites.

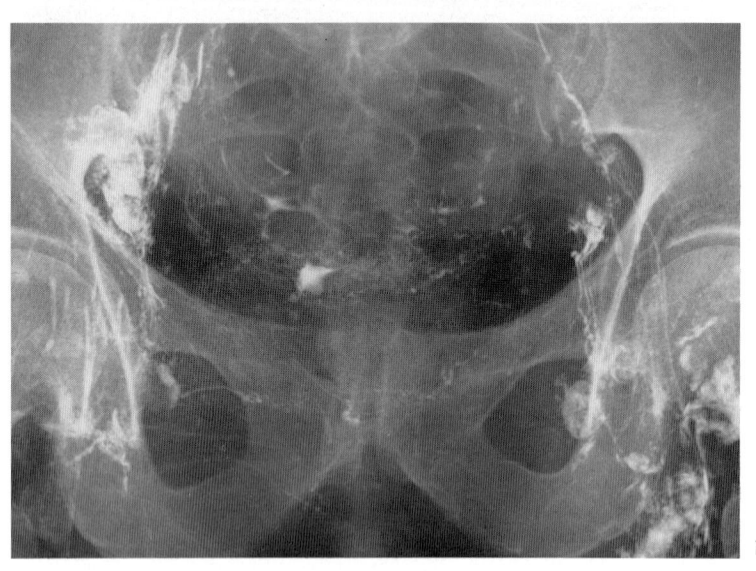

Chylöse Ergüsse   913

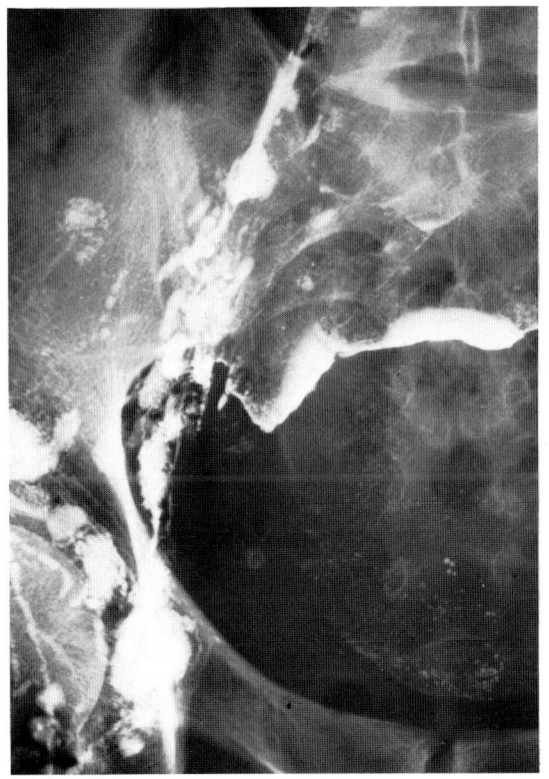

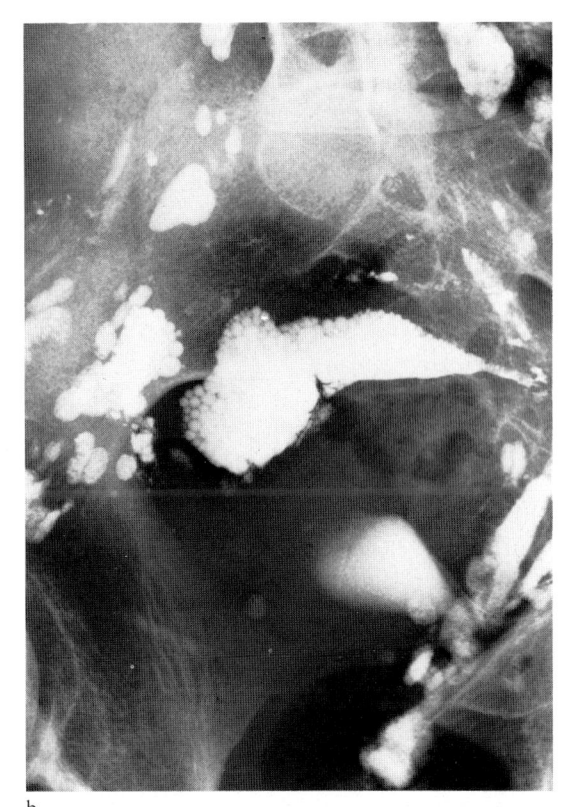

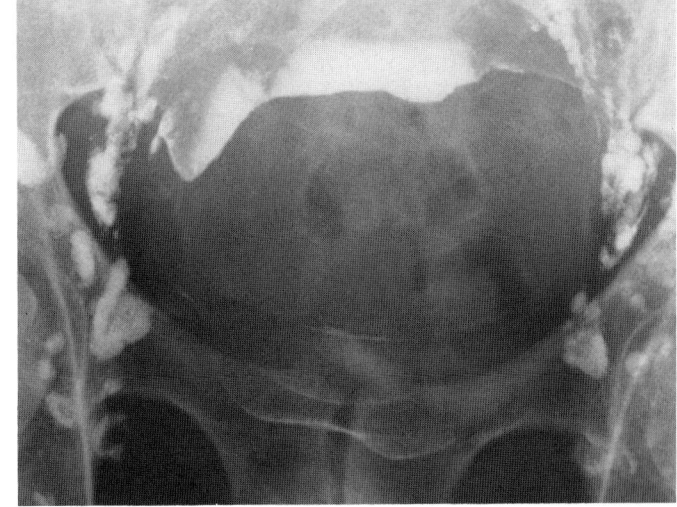

Abb. 63 a – c Postoperativer Chylaszites. 33jähriger Mann, Teratokarzinom des rechten Hodens, Zustand nach partieller Lymphadenektomie.
a) u. b) Freier Kontrastmittelaustritt in die Bauchhöhle, daneben auf der rechten Seite retroperitoneale Pseudozysten. c) Im Stehen Ansammlung des Kontrastmittels am Beckenboden.

zeichnet sein (GRANDELL u. Mitarb. 1953, BOURDON u. Mitarb. 1964, BLANCHON u. Mitarb. 1972). BISMUTH u. Mitarb. (1963) berichten ausführlich über den Chylaszites bei der Pankreatitis und bei der Leberzirrhose.

Bei der Leberzirrhose erfahren die Leberlymphgefäße und der Ductus thoracicus parallel zu der Steigerung des portalen Druckes einen vermehrten Durchfluß, der zunächst eine Erweiterung des Ductus thoracicus mit einer Druckerhöhung verursacht. Solange die Lymphgefäße in der Lage sind, die vermehrt gebildete Leberlymphe abzutransportieren, liegt eine erhöhte, aber kompensierte Lymphströmung vor. Bei einer zu starken Produktion tritt dann aber eine Insuffizienz des Lymphgefäßsystems ein, die zu einem Abtropfen von Lymphe von der Leberoberfläche und damit zu einem Chylaszites führt (BELTZ u. Mitarb. 1969, CAROLI 1969). Ein Chylaszites ist aber bei der Leberzirrhose eine äußerst seltene Komplikation.

Lymphzysten

Man unterscheidet primäre und sekundäre Lymph- oder Chyluszysten. Die sekundären erworbenen Lymphzysten werden auch Lymphozelen genannt.

Primäre Lymphzysten

Die primären Lymphzysten entwickeln sich auf dem Boden eines dysplastischen Lymphgefäßsystems. Im allgemeinen bilden sie sich allmählich infolge einer Lymphdrainagestörung aus, sie kommen daher nur selten angeboren vor. Eine Wandschwäche der dysplastischen Lymphgefäße ist nach den bisherigen Erkenntnissen die Voraussetzung für eine Zystenbildung. Ein Aufstau der Lymphe allein führt nicht zu einer Zyste, sondern zu einem Lymphödem oder zu einer Lymphfistel. Nicht zu verwechseln, aber klinisch und auch lymphographisch schwer abzugrenzen sind die reinen Lymphzysten von den zystischen Lymphangiomen; am bekanntesten ist das Lymphangiom des Halses (Hygroma colli cysticum).

Histologisch sind die primären Lymphzysten mit endothelialen Zellen ausgekleidet, die Wandstruktur ist ähnlich aufgebaut wie die der Lymphgefäße.

Die Größe der Lymphzysten schwankt außerordentlich. Von einem Durchmesser von ca. 1 cm erreichen sie Größen bis zu 10 – 15 cm im Durchmesser. Die Zysten enthalten entweder klare seröse Flüssigkeit oder Chylus, sie können einkammerig aber auch mehrkammerig sein. Chyluszysten kommen überall dort vor, wo es Lymphgefäße gibt. So beobachtet man Chyluszysten im Retroperitoneum und Mediastinum, im Mesenterium und Omentum, seltener in der Axilla- und der Inguinalregion.

Lymphographisch kann man die Lymphzysten darstellen, die im Verlauf der bei der Fuß- oder Armlymphographie erreichbaren Gefäße lokalisiert sind, von ihnen ausgehen oder zumindest mit ihnen in Verbindung stehen. So gelingt der lymphographische Nachweis der Lymphzysten im Retroperitoneum und im hinteren Mediastinum, auch die der seltenen Zysten in der Inguinalregion und in der Axilla. Bei einer Lokalisation im Mesenterium ist die Lymphographie nur dann erfolgreich, wenn sich die Dysplasie auch auf die retroperitonealen Lymphgefäße erstreckt und ein Reflux ins Mesenterium besteht. Während kleinere Zysten nicht selten zufällig lymphographisch nachgewiesen werden und klinisch in der Regel keine Bedeutung haben, ist bei größeren Zysten die Raumforderung und auch der zystische Charakter durch vorausgegangene Untersuchungen – wie Ultraschall – bereits bekannt.

Das *Lymphogramm* zeigt in der Regel mehrkammerige und multiple Zysten, solitäre einkammerige Zysten sind selten. Aufnahmen im Stehen mit dem Nachweis einzelner oder multipler Spiegel beweisen die zystische Form der Lymphgefäßdysplasie (Abb. 64 u. 65 b). Große Zysten können sehr viel Kontrastmittel aufnehmen. Da das Kontrastmittel die Zystenwand markiert, ist es nicht erforderlich, die Zysten vollständig aufzufüllen. Um unnötige Komplikationen zu vermeiden, sollten auch bei größeren Zysten Kontrastmittelmengen von 8 – 10 cm^3 pro Extremität nicht überschritten werden. Eine gleichzeitig bestehende Dysplasie der Lymphgefäße in der Nachbarschaft, besonders ein Lymphödem, kann die lymphographische Darstellung behindern. Schwierigkeiten bereitet manchmal die Unterscheidung zwischen reinen Lymphzysten und zystischen Lymphangiomen oder Lymphangiomy-

Abb. 64 a u. b
Retroperitoneale
Lymphzysten. 26jährige Patientin mit
einem Chylaszites
bei retroperionealer
Lymphgefäßdysplasie
und zahlreichen
kleinen Lymphzysten. Gleiche Patientin wie in Abb. 61
a – c.

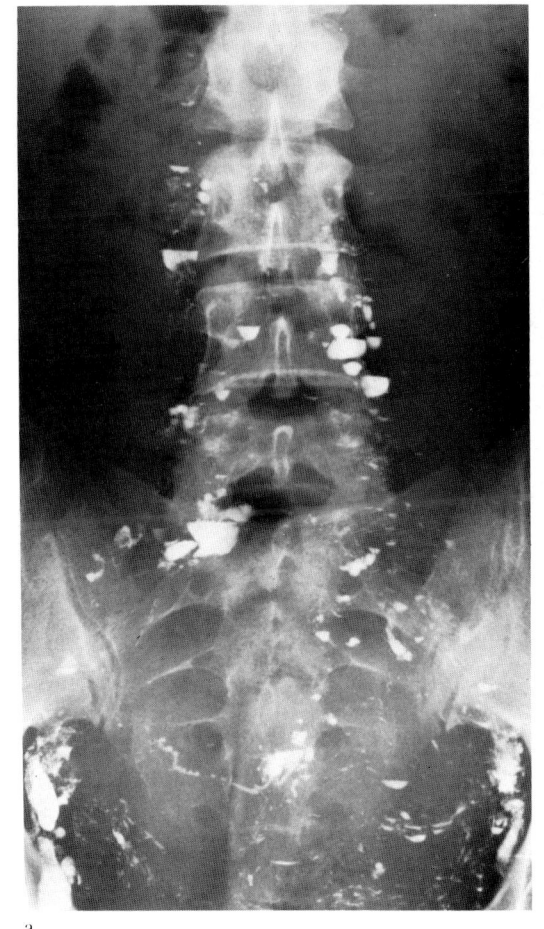

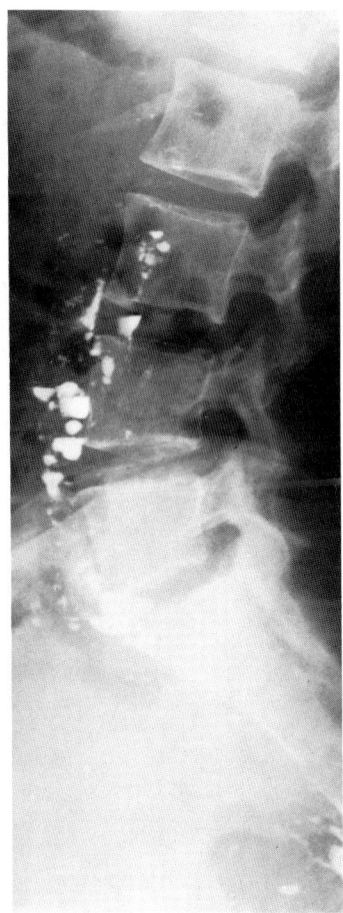

omen. Das gilt besonders für das Spätstadium der zuletzt genannten Erkrankungen. Es ist daher auf nachbarliche angiomatöse Gefäßveränderung zu achten. Im *Retroperitoneum* ist die häufigste Lokalisation der Lymphzysten lumbal, dann iliakal. Man sieht im Lymphogramm meist mehrere, oft etwa gleich große Zysten beiderseits lumbal, asymmetrische Formen kommen vor (Abb. 64 u. 65).

Mediastinale Chyluszysten sind seltener. Ursache ist auch hier eine Dysplasie des Lymphgefäßsystems. Ist der Ductus thoracicus in die Dysplasie mit einbezogen, können die Zysten eine erhebliche Größe annehmen. Eine lymphographische Darstellung gelingt aber auch dann, wenn die Zysten im mittleren Mediastinum lokalisiert sind. Retroperitoneale und mediastinale Lymphzysten können gleichzeitig vorkommen (Abb. 66).

Bei der etwas häufigeren Lokalisation der Lymphzysten im *Mesenterium* ist uns der lymphographische Nachweis bisher nicht gelungen. Sie können als raumfordernde Prozesse durch die Magen-Darm-Passage erkannt werden, besonders wenn bei größeren Zysten eine Passagebehinderung vorliegt. Weitere diagnostische Möglichkeiten stellen die Ultraschalluntersuchung, die Computertomographie und die Angiographie dar (OH u. Mitarb. 1967, GORDON u. Mitarb. 1968).

Bei den wenigen bisher beobachteten und auch lymphographisch nachgewiesenen *inguinalen oder axillären* Lymphzysten liegt meist gleichzeitig ein Lymphödem vor. Die Lymphgefäße der befallenen Extremität drainieren ihre Lymphe in die Zyste (Abb. 67). Ein zu hohes Kontrastmittelangebot sollte vermieden werden.

Komplikationen der Lymphzysten sind Fisteln und der chylöse Erguß. Besonders retroperitoneale Lymphzysten sind häufig durch einen gleichzeitig bestehenden Chylaszites gekennzeichnet.

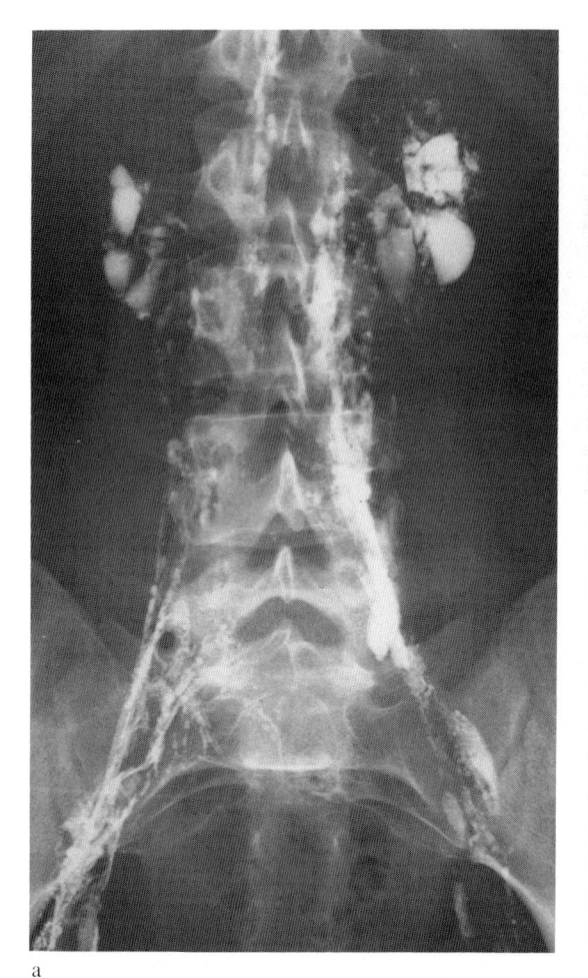

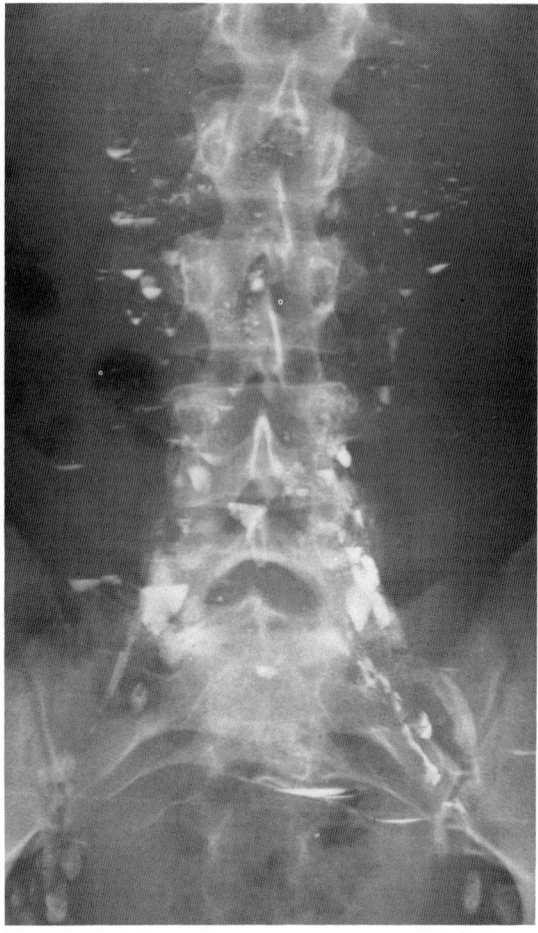

Abb. 65 a u. b   Retroperitoneale Lymphzysten, 23jährige Patientin.
a) Lymphangiogramm: beiderseits lumbal symmetrisch angeordnete Lymphzysten. b) Aufnahme im Stehen: Kontrastmittelspiegel in den Lymphzysten, Chylaszites.

Sekundäre Lymphzysten

Die sekundären Lymphzysten oder Lymphozelen sind fast ausschließlich auf operative Eingriffe zurückzuführen, insbesondere auf operative Maßnahmen am Lymphsystem; das gilt besonders für die therapeutische radikale Lymphadenektomie, nur in Einzelfällen für diagnostische Lymphknotenexstirpationen. Andere Ursachen – wie Trauma oder Entzündung – sind selten. Bei therapeutischen Lymphadenektomien werden afferente und efferente Lymphgefäße durchtrennt. Unmittelbar anschließend an diese Operation ergießt sich in Höhe der Exzisionsstelle Lymphe ins Gewebe und führt zu einer freien Chylusansammlung. Das Ausmaß des freien Chylusaustrittes und damit die Entwicklung von Lymphzysten ist aber von mehreren Faktoren abhängig. Folgende Möglichkeiten sind zu diskutieren:

- Die Lymphadenektomie ist zwar weitgehend radikal, es sind aber so viele Lymphgefäße intakt, daß die Lymphdrainage erhalten bleibt.
- Kollateralgefäße überbrücken den Bereich der Lymhadenektomie, der Ausfall der chirurgisch entfernten Lymphgefäße wird damit voll kompensiert.
- Es bleiben keine Lymphgefäße erhalten, und es finden sich keine Kollateralen, die den Operationsbereich überbrücken. Lymphe tritt in den Randgebieten der Lymphadenektomie aus und führt zu einer Lymphansammlung. Es entstehen mit Lymphe gefüllte Räume, die Lymphozelen oder Pseudozysten.

Lymphzysten 917

Abb. 66 a u. b Mediastinale Lymphzysten. Gleiche Patientin wie bei Abb. 65. Unterschiedlich große Lymphzysten im rechten vorderen und mittleren Mediastinum, kleinere Zysten auch links supraklavikulär.

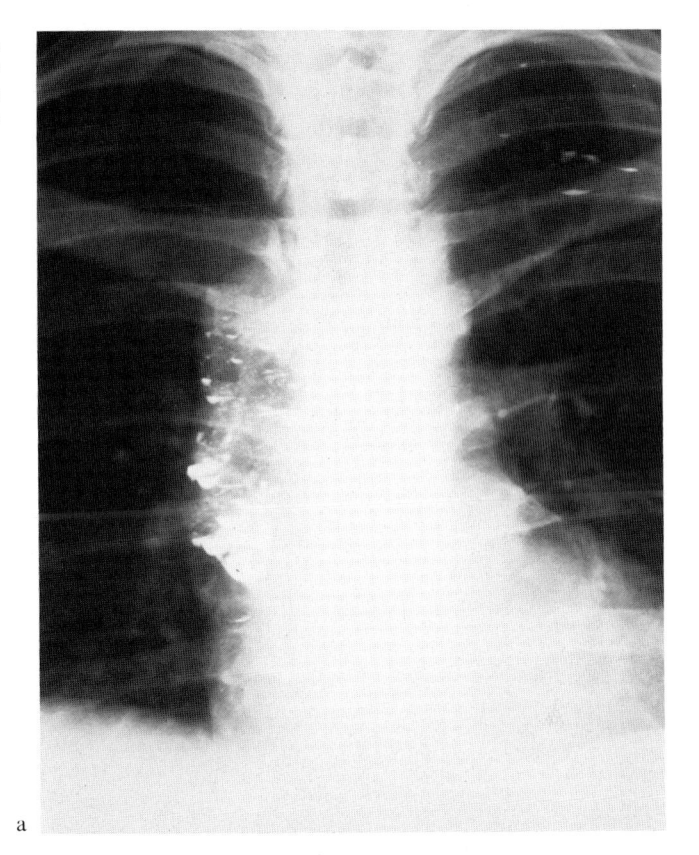

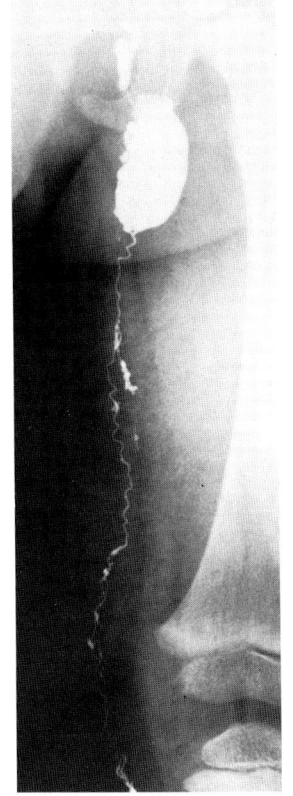

Abb. 67 Inguinale Lymphzyste bei einem kongenitalen Lymphödem der linken unteren Extremität. 2 Tage alter Säugling. Hypoplastische Lymphgefäße münden in eine inguinale Lymphzyste. (Untersuchung von Prof. *Picard*, Paris.)

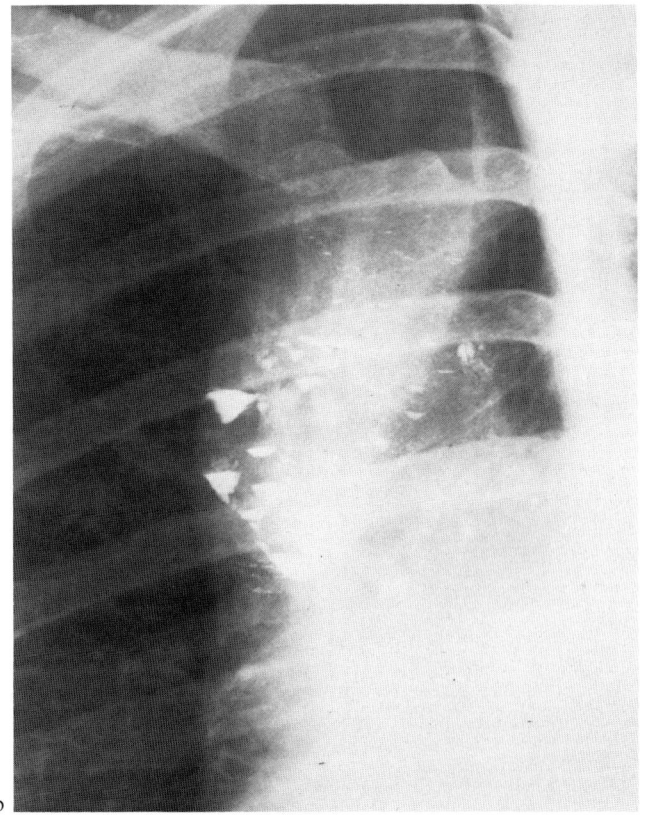

918 Lymphgefäße

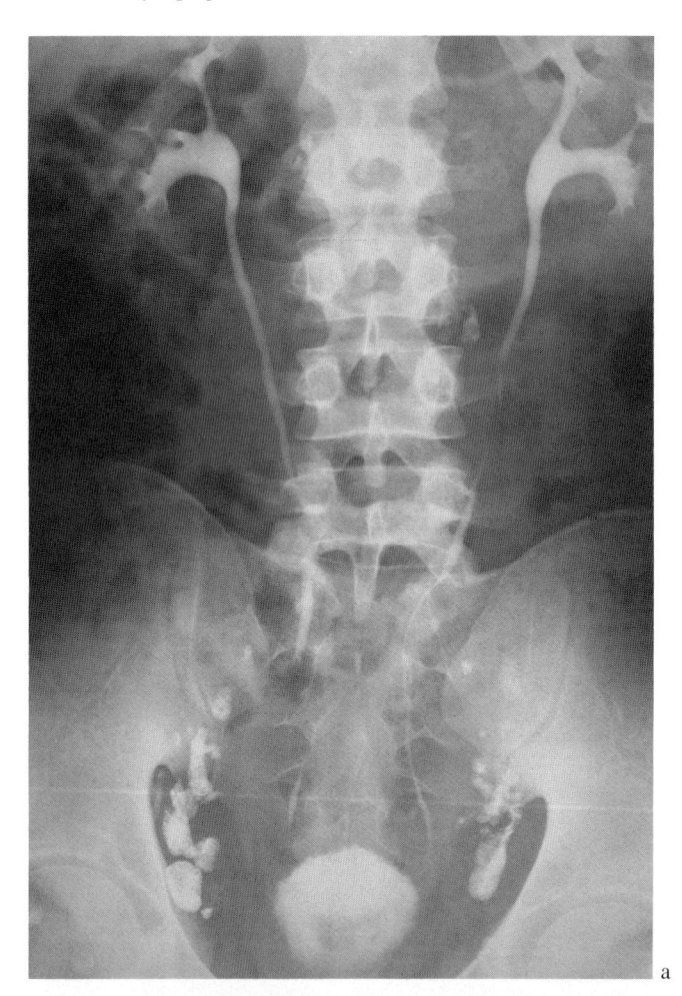

Abb. 68 a – d Sekundäre retroperitoneale Lymphzysten. Zustand nach Lymphadenektomie wegen eines Terakarzinoms des Hodens. 22jähriger Patient.
a) J. v. Urogramm: Verlagerung beider Ureteren nach medial. b) Lymphographie 4 Monate später. Die Zysten markieren sich zunächst nur undeutlich.

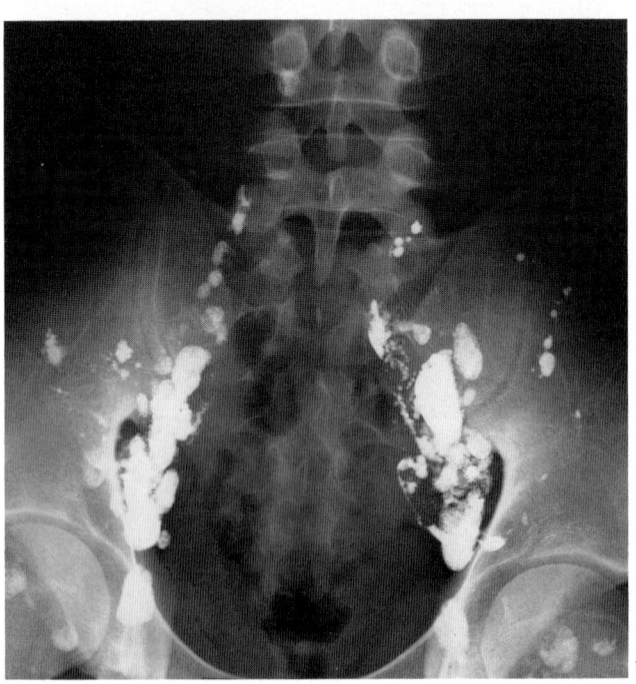

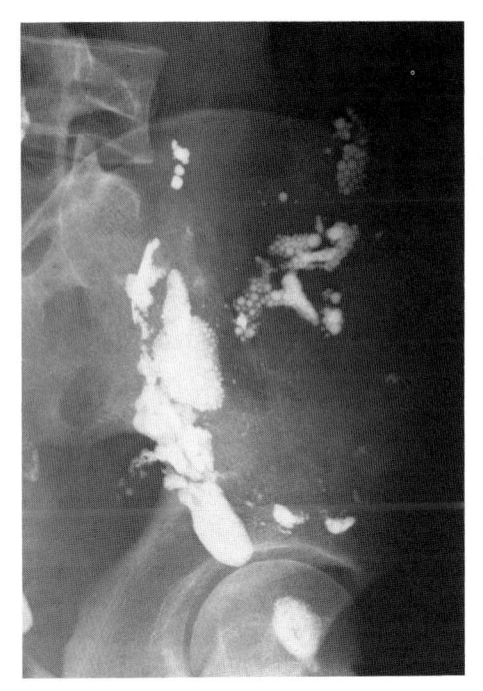

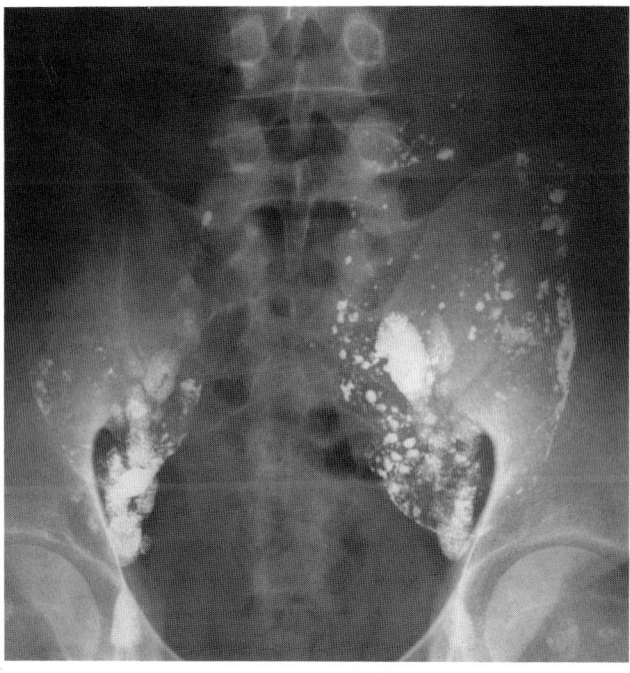

c) Schrägaufnahme der linken Seite: Großtropfige Kontrastmitteleinlagerungen in einer Zyste. d) 3 Monate später: beiderseits große retroperitoneale Zysten, die sich jetzt gut abgrenzen lassen.

– Sammelt sich die Lymphe nicht in den erwähnten Zysten an, kann sie auch über Fisteln in die Körperhöhlen abfließen und einen chylösen Erguß verursachen. Ein gleichzeitiges Vorkommen von Lymphzysten und chylösen Ergüssen ist möglich.

Lymphozelen können grundsätzlich nach jeder Lymphadenektomie auftreten, sie sind aber selten bei diagnostischen und bei palliativen Lymphadenektomien. Klinische Bedeutung haben sie daher vor allem bei der operativen Behandlung gynäkologischer Tumoren und bei Lymphadenektomien der Hodentumoren.

Über ihre *Häufigkeit* werden unterschiedliche Zahlenangaben gemacht. Während WEINGOLD u. Mitarb. (1967) mit 1,6%, VISKNEOKAYA (1967) mit 5%, FRIEDMANN u. Mitarb. (1977) mit 4–5%, FERGUSON u. MACLURE (1961) mit 12%, schließlich GRAY u. Mitarb. (1958) mit 16,4% eine relativ niedrige Frequenz angeben, berichten RUTLEDGE (1963) von 24%, DODD u. Mitarb. (1970) von 28,9%, PILLERON u. DURAND (1967) von 48% und MORI (1955) von 49%. Bei diesen Zahlenangaben handelt es sich fast ausschließlich um pelvine Lymphzysten nach operativer Behandlung gynäkologischer Tumoren, wobei der Nachweis dieser Zysten vorwiegend mit indirekten Methoden (z. B. i. v. Urogramm), nur in seltenen Fällen mit der Lymphographie oder der Ultraschalluntersuchung geführt wurde. Der Zeitpunkt des Auftretens ist unterschiedlich. Frühester Zeitpunkt ist nach eigenen Untersuchungen das Ende der 1. Woche bzw. die 2. Woche nach der Operation. Die Zysten bleiben meistens über mehrere Monate nachweisbar, Lymphzysten 6–9 Monate nach der Operation sind keine Seltenheit.

Bei den Lymphozelen handelt es sich um künstlich geschaffene Hohlräume, eine Epithelauskleidung fehlt. Die Zystenwand wird vom Retroperitoneum, vom Wundbett und den anliegenden Organen gebildet. Die Zystenwand ist aus diesem Grund unregelmäßig begrenzt, der operative Eingriff bestimmt Ausmaß und Lokalisation.

Die *klinische* Bedeutung hängt vor allem von der Lokalisation und von der Größe ab. Da die meisten Zysten nicht größer als 3–5 cm im Durchmesser werden, bleiben sie klinisch symptomlos und werden manchmal nur zufällig entdeckt. Größere Zysten können ein passageres Lymphödem auslösen, andere Symptome sind eine von der Größe der Lymphzyste abhängige palpable Resistenz. Weitere Komplikationen größerer Zysten sind eine Impression der Harnblase, eine

920 Lymphgefäße

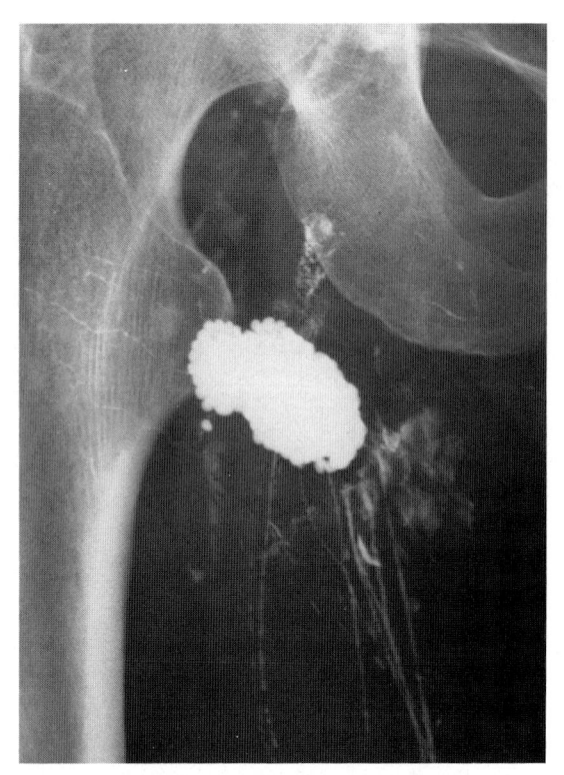

Abb. 69 Sekundäre inguinale Lymphzyste. 65jähriger Patient. Zustand nach Exstirpation eines rechtsseitigen subinguinalen Lymphknotens bei primärem malignem Lymphom.

Verlagerung oder Stenose der Ureteren, selten eine Einengung des Rektums oder des Sigmas.
Als Nachweismethode postoperativer Lymphzysten steht heute an erster Stelle die Ultraschalluntersuchung. Sie läßt Zysten von einer Größe ab 2–3 cm im Durchmesser sicher erkennen. Kleinere Zysten haben keine klinische Bedeutung, gezielte Punktionen sind möglich. Röntgenologisch kann vor allem das i. v. Urogramm bei größeren Zysten eine Ureterverlagerung oder eine Blasenimpression erkennen lassen (Abb. 68 a). Läßt sich mit den erwähnten Methoden eine Zyste nicht erkennen und gilt es, neben einer Lymphzyste einen retroperitonealen Abszess, ein Hämatom, ein Urinom oder nach einem längeren Intervall eine zwischenzeitlich erfolgte Lymphknotenmetastasierung nachzuweisen oder auszuschließen, ist die Lymphographie angezeigt. Sie sollte aber nur in Ausnahmefällen und nicht vor Ablauf von 3–4 Wochen nach der Lymphadenektomie durchgeführt werden. Hat sich eine Lymphzyste gebildet, so tritt das Kontrastmittel bei der Lymphographie in den Hohlraum über, es sammelt sich hier zunächst tropfenförmig an und vermischt sich nur allmählich mit dem Zysteninhalt. Das genaue Ausmaß der Zyste ist oft erst auf Spätaufnahmen nach Tagen oder Wochen erkennbar, sobald das ölige Kontrastmittel die Zystenwand besser markiert hat (Abb. 68 b – d).
Wie im Abschnitt Chylaszites erwähnt, ist der Übertritt von Chylus in die Bauchhöhle und damit ein Chylaszites eine häufiger anzutreffende Komplikation (s. Abb. 63). Es ist sogar anzunehmen, daß bei transperitonealen Lymphadenektomien häufiger ein Teil der Lymphe in die Bauchhöhle abfließt, ohne daß hierdurch Beschwerden ausgelöst werden.
Es ist bisher nicht eindeutig geklärt, warum bei etwa gleicher Radikalität einer Lymphadenektomie Lymphozelen auftreten oder ausbleiben. Neben Kollateralgefäßen verhindern ab der 3. Woche Lymphgefäßregenerate größere Lymphzysten. Auch der Abfluß entlang den Gefäßscheiden über das perivaskuläre Lymphgefäßsystem oder operativ gesetzte lymphovenöse Anastomosen stellen eine zusätzliche Drainagemöglichkeit dar.
Über Lymphozelen nach *Nierentransplantationen* wird in Einzelfällen berichtet. Die Häufigkeit derartiger Zysten wird mit 2% bis maximal 18,5% angegeben. Größere Zysten können das Transplantat verlagern. Lymphozelen können auch noch nach 5–7 Jahren zu einer Komplikation des Transplantates führen, in dem diese den Ureter oder die Arterie verlegen (Lerut u. Mitarb. 1978, Koehler 1972 und Koehler u. Kyaw 1972, Lorimer u. Mitarb. 1975, Mac Laughlin u. Williams 1975, Friedmann u. Mitarb. 1977).
Neben einer Lymphzyste gilt es andere Komplikationen auszuschließen, insbesondere Abszesse, Hämatome und Urinome. Die geeignetste Untersuchungsmethode ist auch hier der Ultraschall oder die Computertomographie. Die Therapie besteht in der Regel in einer perkutanen Punktion.
In der Leiste wird im allgemeinen keine therapeutische Lymphadenektomie durchgeführt. Lymphzysten können hier aber dann auftreten, wenn Lymphknotenexstirpationen aus diagnostischen Gründen im Bereich der subinguinalen Lymphknoten vorgenommen werden (Abb. 69). Posttraumatische Lymphzysten sind außerordentlich selten, Einzelfälle an den Extremitäten sind mitgeteilt worden (Pirschel u. Hagemann 1977).

Lymphangiome, Lymphangiomyome und Lymphangiosarkom

Lymphangiome

Lymphangiome sind benigne Tumoren des Lymphgefäßsystems, die im Gegensatz zu den Zysten und den Lymphangiektasien ein autonomes Wachstum besitzen.

Lymphangiome beruhen auf einem Arrest in der embryonalen und fetalen Entwicklung der Lymphgefäße (HUTH 1972).

Je nach der Größe der mit Lymphe gefüllten Angiome werden

- das Lymphangioma simplex – meist ein kapilläres und oberflächliches Lymphangiom –,
- das Lymphangioma cavernosum oder kleinzystische Lymphangiom und
- das großzystische Lymphangiom (Hygroma cysticum) unterschieden.

Die kapillären und kavernösen Lymphangiome gehen zumeist vom distalen Lymphgefäßplexus aus, es liegt eine lokale Sequestration von mesenchymalen Spalten vor. Dagegen bilden sich die zystischen Hygrome auf dem Boden der primären embryonalen Lymphsäcke (GODART 1966, HUTH 1972). Diese morphologischen Unterschiede zeigen sich auch in der Lokalisation. So finden sich kleinzystische Formen stets dort, wo der Gewebsdruck hoch ist, z. B. in der Zunge, in der Wange und auch an den Extremitäten. Großzystische Lymphangiome dagegen vorwiegend am Hals, in der Axilla und im oberen Mediastinum (GOTTSCHALK 1968, CAUVELAERT u. GRUWEZ 1978).

Der Zysteninhalt besteht aus Lymphe mit einem Eiweißgehalt von 1,6 – 6 g%. Manchmal ist der Lymphe Blut beigemengt, sog. Hämo- oder Hämatolymphangiome. Beim echten Lymphangiohämangiom besteht dagegen eine Kombination zwischen hämangiomatösen und lymphangiomatösen Tumorbestandteilen.

Die zystischen Lymphangiome sind mit einem flachen Endothelbelag ausgekleidet, die Wand besteht aus elastischem Bindegewebe und glatten Muskelfasern.

Häufigkeit und Vorkommen. Lymphangiome machen etwa 4 – 6% aller Tumoren im Kindesalter aus. 50 – 65% der Lymphangiome sind schon bei der Geburt vorhanden und etwa 70 – 90% aller Lymphangiome werden bis zum Ende des 4. Lebensjahres klinisch manifest (REGENBRECHT 1959, GOTTSCHALK 1968).

Prinzipiell können Lymphangiome an jeder Körperstelle vorkommen, an der auch Lymphgefäße vorhanden sind. Der häufigste Sitz ist die Halsregion, es handelt sich hier immer um ein großzystisches Lymphangiom (Hygroma colli cysticum). 40 – 50% aller Lymphangiome sind hier lokalisiert, sie breiten sich dabei gerne in die Weichteile des Oberarms, in die Axilla und ins obere Mediastinum aus.

Eine weitere Lokalisation zystischer Lymphangiome sind die Axillarregion, der Kopf (Wange, Zunge und Lippe), das Genitale, obere und untere Extremität, seltener das Mediastinum und das Retroperitoneum. Dann sieht man Lymphangiome im Skelettsystem, im Magen-Darm-Trakt, im Mesenterium und Omentum, in der Milz und in der Bauchspeicheldrüse, selten in Leber und Niere.

Auch das Lymphangiom in der Axilla, im oberen Mediastinum und in der Leistenbeuge ist wie im Halsbereich ein vielkammeriger Tumor mit großzystischen Hohlräumen. Durch den Gewebsdruck in der Muskulatur findet man dagegen in der Wange, in der Zunge und in der Lippe Lymphangiome mit kleineren und multiplen Zysten, die dabei das ganze Organ durchsetzen können.

Das großzystische Lymphangiom am Hals, in der Axilla und auch im oberen Mediastinum stellt keine Indikation zur Lymphographie dar. Die Klinik dieser Lymphangiome ist durch eine manchmal monströse Vorwölbung charakterisiert, die Geschwulst ist weich und elastisch, unter der Haut fühlt man eine glatte, mitunter auch gebuckelte Oberfläche. Die Abgrenzung zur Tiefe hin gelingt dagegen schwer.

Das *Lymphangioma simplex* oder auch Lymphangioma superficiale oder circumscriptum cutis wird gewöhnlich in der Haut an den *Extremitäten* gesehen. Der meist kapilläre Tumor durchsetzt die Epidermis, er erscheint an der Oberfläche in Form kleiner Bläschen. Das Lymphangioma superficiale entwickelt sich aber fast immer aus einem Lymphangioma profundum. Lymphographisch sieht man ein dichtes Netz oft radiär angeordneter, einfach strukturierter Lymphgefäße, die Lymphangiome sind häufig mit einem Lymphödem kombiniert, im Lymphogramm sieht man häufiger Extravasate (Abb. 70). Ähnlich wie bei den Blutgefäßen können auch die adventitiellen Zellen der Lymphgefäße proliferieren, dies führt zum Bild der seltenen Lymphangioperizytome.

Die zystischen Lymphangiome im *Mediastinum* und *Retroperitoneum* können lymphographisch am besten diagnostiziert werden. Im Lymphan-

922 Lymphgefäße

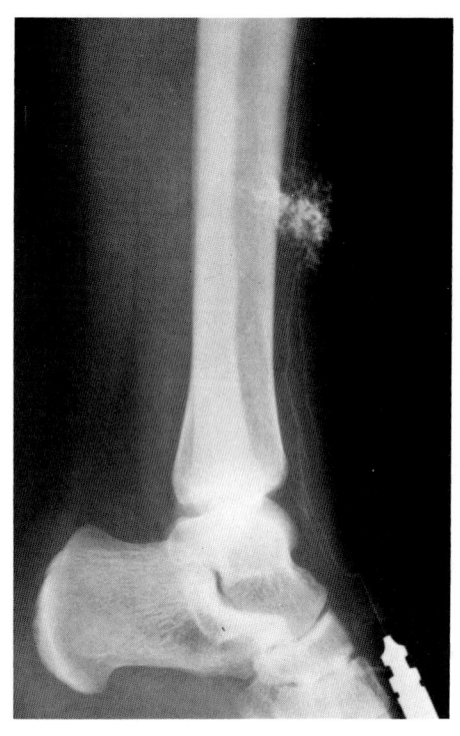

Abb. 70 Lymphangioma simplex. 32jährige Patientin mit einer umschriebenen Schwellung im distalen Unterschenkeldrittel (aus *M. Viamonte jr., A. Rüttimann:* Atlas of Lymphography. Thieme, Stuttgart 1980).

giogramm erkennt man 2 Komponenten: einmal unterschiedlich große zystische Gebilde, die meist nur teilweise mit Kontrastmittel aufgefüllt werden können. Aufnahmen im Stehen dokumentieren die zystischen oder kavernösen Hohlräume (Abb. 71 a u. b). Dann sieht man angiomatöse Gefäßwucherungen mit unterschiedlich weiten, teilweise netzartig oder radiär angeordneten Gefäßen, die von umschriebenen Dilatationen fließende Übergänge zu kleineren Zysten erkennen lassen.

Bei Spätstadien zystischer Lymphangiome stehen die Zysten ganz im Vordergrund. Eine Unterscheidung von reinen retroperitonealen oder mediastinalen Zysten kann dann schwierig sein. Das gilt auch für das Spätstadium der Lymphangiomyomatose.

Im Anschluß an die Lymphographie sollten Aufnahmen im Stehen feststellen, ob die Erkrankung bereits zu einem freien Chylusaustritt geführt hat. Chylöse Ergüsse dürften durch die zunehmende Drainageinsuffizienz der fehlgebildeten Lymphgefäße bedingt sein. Aber auch eine Ruptur von Zysten verursacht einen Chylothorax oder einen Chylaszites.

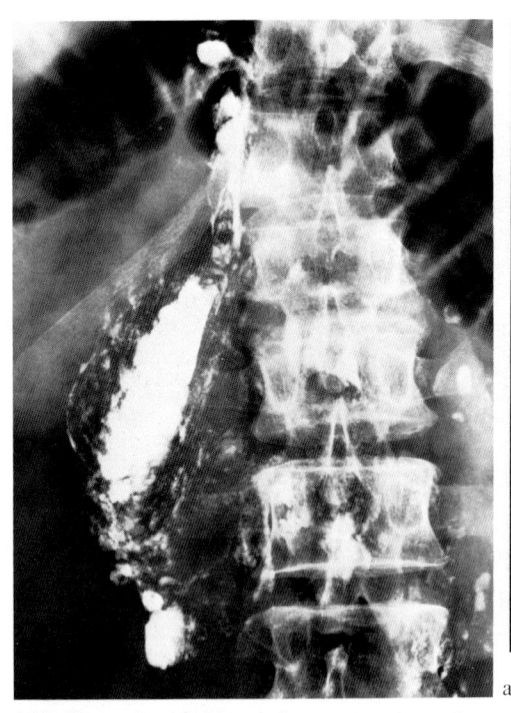

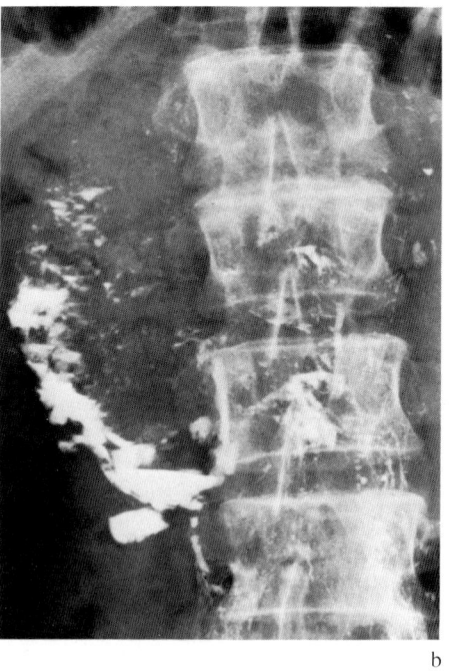

Abb. 71 a u. b Multizystisches retroperitoneales und mesenteriales Lymphangiom mit Chylaszites. 59jähriger Patient. a) Im Retroperitoneum unterschiedlich große Zysten bei einem Lymphangiom. b) Aufnahme im Stehen.

Im Mediastinum gelingt der lymphographische Nachweis vor allem dann, wenn das zystische Lymphangiom im hinteren Mediastinum lokalisiert ist. Ins obere Mediastinum wachsen häufig die großzystischen Angiome des Halsbereiches hinein, sie brauchen nicht lymphographisch untersucht zu werden.

Lymphangiome werden weiterhin überall dort gesehen, wo Lymphgefäße verlaufen. Bekannt sind Lymphangiome in der Milz, im Pankreas, im Gastrointestinaltrakt (vor allem Duodenum und Kolon), in den Nieren und in den Ovarien (DAVIS u. Mitarb. 1959, KITTREDGE u. FINBY 1965, FIEVEZ u. Mitarb. 1967, MÜLLER u. FREITAG 1972, GRUND u. Mitarb. 1974, KAIP u. Mitarb. 1976, ARISTIZABAL u. Mitarb. 1977).

Lymphangiomyome

Die Lymphangiomyomatose ist eine allein das weibliche Geschlecht befallende Erkrankung, die in der Regel um das 20. Lebensjahr klinisch manifest wird. Histologisch ist sie durch eine knotenförmige oder aber diffuse Proliferation von glatten Muskelzellen charakterisiert, die endothelial ausgekleidete Falten, Hohlräume oder die Lymphgefäße umschließen.

Man kann 2 Tumorformen unterscheiden, die lokalisierte Form im Mediastinum und Retroperitoneum und eine generalisierte, diffuse Form unter Mitbeteiligung der Lungen (COLLARD u. Mitarb. 1968, MILLER u. Mitarb. 1971, STAMBOLIS u. Mitarb. 1975, KRUGLIK u. Mitarb. 1976, POULADIS u. Mitarb. 1976).

Die Tumoren nehmen ihren Ausgangspunkt vom Ductus thoracicus und von den retroperitonealen Lymphgefäßen. Durch die Verlegung des Lymphabflusses bildet sich fast immer ein Chylothorax, er ist in 80% der Erkrankung anzutreffen (Abb. 72).

Bei der diffusen Lymphangiomyomatose liegt gleichzeitig ein Lungenbefall vor. Klinisch steht die Dyspnoe im Vordergrund. Es entwickelt sich eine Lungenfibrose mit dem Bild der Honigwabenlunge (PAMUKCOGLU 1968, SILVERSTEIN u. Mitarb. 1974).

Lymphangiosarkom

Das Lymphangiosarkom oder angioplastische Sarkom wurde 1948 zuerst von STEWART u. TREVES an lymphödematösen Armen bei Frauen nach radikaler Mastektomie beschrieben. Es ist ein seltenes Krankheitsbild, eine maligne Angiomatose bei Kranken, die seit vielen Jahren an einem primären oder sekundären Lymphödem leiden. Seit der Erstbeschreibung sind in der Literatur über 180 Fälle mitgeteilt worden, die vorwiegend das sekundäre Lymphödem am Arm nach radikaler Mastektomie betreffen. Das Sarkom wurde zwischen 2 und 25 Jahren nach der Amputation und dem nachfolgendem Ödem beobachtet, die mittlere Latenzzeit beträgt etwa 9 Jahre (BRUNNER 1969). Es gibt nur wenige analoge Fälle auf der Basis primärer oder sekundärer Lymphödeme der unteren Extremität.

Der angiomatöse maligne Tumor tritt multizentrisch auf und ist durch eine infiltrative Ausbreitung gekennzeichnet. Klinisch zeigen sich knotenförmige hämorrhagische Herde.

Die wenigen lymphographisch untersuchten Patienten lassen im Lymphangiogramm angiomatöse Lymphgefäßveränderungen erkennen, das Lymphogramm kann aber nicht die maligne Entartung des Ödems beweisen (RÜTTIMANN 1964, VIAMONATE u. RÜTTIMANN 1980).

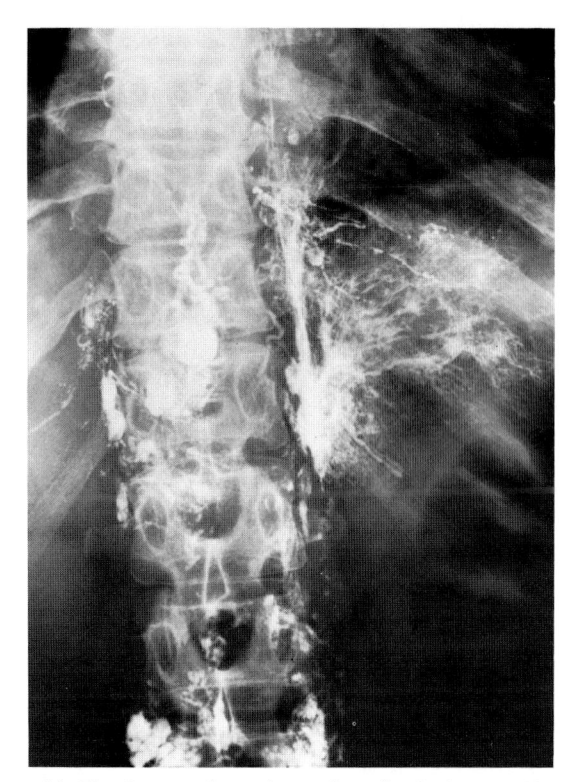

Abb. 72 Retroperitoneales und mediastinales Lymphangiomyom. 54jährige Patientin (gleiche Patientin wie in Abb. 58 a – c).

Literatur

Monographien und Übersichtsarbeiten

Allen, E. W., N. W. Barker, E. A. Hines 1946: Peripheral Vascular Diseases. Saunders, Philadelphia
Arvay, N., J. D. Picard 1963: La lymphographie. Masson, Paris
Bartheles, P. 1909: Das Lymphgefäßsystem. In: Handbuch der Anatomie des Menschen, hrsg. von Bardeleben. Fischer, Jena
Beltz, L. 1970: Lymphblock und Kollateralkreislauf. Habil., Bonn
Beltz, L., J. Picard 1980: Lymphangiopathies. In: Atlas of Lymphography, hrsg. von V. Viamonate, A. Rüttimann. Thieme, Stuttgart
Brunner, U. 1969: Das Lymphödem der unteren Extremitäten. Aktuelle Probleme in der Angiologie, Bd. 5. Huber, Bern
Brunner, U., A. Kappert, R. May, W. Schoop, E. Witzleb 1970: Das dicke Bein. Aktuelle Probleme in der Angiologie, Bd. 9. Huber, Bern
Clodius, L. 1977: Lymphedema. Supplement to "Lymphology". Thieme, Stuttgart
Földi, M. 1969: Disease of Lymphatics and Lymph Circulation. Adademiai Kiado, Budapest
Földi, M. 1971: Erkrankungen des Lymphsystems. Witzstrock, Baden-Baden
Fuchs, W. A. 1965: Lymphographie und Tumordiagnostik. Springer, Berlin
Fuchs, W. A., J. W. Davidson, H. W. Fischer 1969: Lymphangiography in Cancer. Springer, Berlin
Gerteis, W. 1966: Lymphographie und topographische Anatomie des Beckenlymphsystems. Enke, Stuttgart
Gerteis, W. 1972: Darstellungsmethoden des Lymphgefäßsystems und praktische Lymphographie. In: Lymphgefäß-System. Handbuch der allgemeinen Pathologie, Bd. III/6. Springer, Berlin
Godart, S., J. Collette, J. Dalem 1964: Pathologie chirurgicale des vaisseaux lymphatiques. Acta chir. belg., Suppl. 1, 1
Grau, H. 1972: Vergleichende Anatomie des Lymphgefäßsystems. In: Lymphgefäß-System. Handbuch der allgemeinen Pathologie, Bd. III/6. Springer, Berlin
Gruwez, J., M. Goldstein 1968: Les methodes d'exploration en pathologie vasculaire peripherique. Acta chir. belg., Suppl. 2, 1
Gruwez, J. A., G. Cardoen, C. Dive, A. Baert 1967: Chylothorax. In: Progress in Lymphology I, hrsg. von A. Rüttimann. Thieme, Stuttgart
Haeger, K. 1966: Venous and Lymphatic Disorders of the Leg. Scandinavian University Books. Bokförlaget Universitet och Skola, Lund/Schweden
Huth, F. 1972: Allgemeine Pathologie des Lymphgefäßsystems. In: Lymphgefäß-System. Handbuch der allgemeinen Pathologie, Bd. III/6. Springer, Berlin
Jossifow, G. M. 1930: Das Lymphgefäßsystem des Menschen. Fischer, Jena
Jungblut, R. 1971: Klinisch-experimentelle Studie zur Armlymphographie unter besonderer Berücksichtigung des Mamma-Karzinoms. De Gruyter, Berlin
Kaindl, F., E. Mannheimer, L. Pfleger-Schwarz, B. Thurnher 1960: Lymphangiographie und Lymphadenographie der Extremitäten. Thieme, Stuttgart
Kappert, A. 1976: Lehrbuch und Atlas der Angiologie. Erkrankungen der Arterien, Venen, Kapillaren und Lymphgefäße, 8. Aufl. Huber, Bern
Kinmonth, J. B. 1967: The primary lymphoedemas and chylous reflux. In: Progress in Lymphology I, hrsg. von A. Rüttimann. Thieme, Stuttgart
Kinmonth, J. B. 1972: The Lymphatics. Diseases, Lymphography and Surgery. Arnold, London
Kubik, St. 1969: Klinische Anatomie, Bd. III: Thorax. Thieme, Stuttgart
Lüning, M., M. Wiljasalo, H. Weissleder 1976: Lymphographie bei malignen Tumoren. Thieme, Stuttgart

Malan, E., A. Publionisi 1964 u. 1965: Congenital angiodysplasias of the extremities. J. cardiovasc. Surg. (Torino) 5, 87 u. 6, 255
Malek, P. 1972: Lymphatiocovenenous anastomoses. In: Lymphgefäß-System. Handbuch der allgemeinen Pathologie, Bd. III/6. Springer, Berlin
May, R., R. Nissl 1973: Die Phlebographie der unteren Extremität, 2. Aufl. Thieme, Stuttgart
De Roo, T. 1975: Atlas of Lymphography. Stenfert Kroese, Leiden
Rouviere, H. 1932: Anatomie des lymphatiques de l'homme. Masson, Paris
Rüttimann, A. 1967: Progress in Lymphology I. Thieme, Stuttgart
Rüttimann, A., M. S. del Buono 1964: Die Lymphographie. In: Ergebnisse der medizinischen Strahlenforschung, Bd. I, hrsg. von H. R. Schinz, R. Glauner, A. Rüttimann. Thieme, Stuttgart
Rusznyak, I., M. Földi, G. Szabo 1969: Lymphologie. Physiologie und Pathologie der Lymphgefäße und des Lymphkreislaufes. Fischer, Stuttgart
Schürger, A. E. G. Harrison 1962: Lymphatic disorders. In: Blood Vessels and Lymphatics. Academic Press, London
Servelle, M. 1962: Oedemes chroniques des membres. Masson, Paris
Viamonate, V., A. Rüttimann 1980: Atals of Lymphography. Thieme, Stuttgart
Viamonate, M. P., Köhler, M. Witte, Ch. Witte 1970: Progress in Lymphology II. Thieme, Stuttgart
Welin, S., S. Johansson 1968: Lymphography. In: Handbuch der Medizinischen Radiologie, Bd. VIII, hrsg. von L. Diethelm, O. Olsson, F. Strnad, H. Vieten, A. Zuppinger. Springer, Berlin
Wenzel, J. 1972: Normale Anatomie des Lymphgefäßsystems. In: Lymphgefäß-System. Handbuch der allgemeinen Pathologie, Bd. III/6. Springer, Berlin
Zum Winkel, K. 1972: Lymphologie mit Radionukliden. Hoffmann, Berlin

Anatomie und Pathophysiologie des Lymphgefäßsystems, Technik der Lymphographie beim Lymphödem

Battezzati, M., I. Donini 1964: The use of radioisotopes in the study of the physiopathology of the lymphatic system. J. cardiovasc. Surg. (Torino) 5, 691
Hollander, W., P. Reilly, B. A. Burrows 1961: Lymphatic flow in human subjects as indicated by the disappearance of J^{131} labelled albumin from the subcutaneous tissue. J. clin. Invest. 40, 222
Hoppe, H., K. Alexander 1970: Lymphokinetische Untersuchungen mit Au-198-Mikropatikeln bei Arterio-, Phlebo- und Lymphangiopathien der unteren Extremität. Mitt. Ges. Nucl. Med. 11
Jacobsson, S. S. Johansson 1959: Normal roentgen anatomy of the lymph vessels of upper and lower extremitics. Acta radiol. (Stockh.) 51, 321
Jdanov, D. A. 1965: Basi funzionali e anatomiche della patologia dei capillari e dei vasi linfatici. Minerva chir. 20, 283
Larson, D. L., S. R. Lewis 1967: Deep lymphatic system of the lower extremity. Amer. J. Surg. 113, 217
Lofferer, O., A. Mostbeck, H. Partsch 1972: Nuklearmedizinische Diagnostik von Lymphtransportstörungen der unteren Extremität. VASA 1, 94
Magari, S. 1962/63: Grundlagen und neue Ergebnisse der Erforschung des Lymphgefäßsystems, insbesondere in der Frage seines Ursprungs sowie seiner Beziehungen zum Venensystem. Z. Grundlagenforschung 3, 1
Malek, P., J. Kolc, A. Belan 1959: Lymphography of the deep lymphatic system of the thigh. Acta radiol. (Stockh.) 51, 422

Mostbeck, A., O. Lofferer 1969: Untersuchungen zur Pathologie und Physiologie des Lymphsystems der unteren Extremitäten. Radiobiol. Radiother. (Berl.) 10, 39

Ottaviani, G. 1930: Indagini radiografiche del sistema linfatico. Arch. ital. Anat. Embriol. 28, 38

Pflug, J. J., J. S. Calnan, 1971: The normal anatomy of the lymphatic system in the human leg. Brit. J. Surg. 58, 925

Sage, H. S., B. K. Sinha, D. Kizilay, R. Toulon 1964: Radioactive colloidal gold measurements of lymph flow and functional patterns of lymphatics and lymph nodes in the extremities. J. nucl. med. 5, 626

Szabo, G., Z. Magyar 1967: Effect of increased systemic venous pressure on lymph pressure and flow. Amer. J. Physiol. 210, 1469

Starling, E. H. 1894: The influence of mechanical factors on lymph production. J. Physiol. (Lond.) 16, 224

Stewart, F. W., N. Treves 1948: Lymphangiosarcoma in postmastectomy lymphedema. Cancer (Philad.) 64, 1

Vitek, J., Z. Kaspar 1973: The radiology of the deep lymphatic system of the leg. Brit. J. Raiol. 46, 120

Wirth, W. 1966: Zur Röntgenanatomie des Lymphsystems der inguinalen, pelvinen und aortalen Region. Fortschr. Röntgenstr. 105, 441 u. 636

Primäre Lymphödeme

Aagenes, Ø. 1974: Hereditary recurrent cholestasis with lymphoedema – Two new families. Acta paediat. (Uppsala) 63, 465

Aagenes, Ø., H. Sigstad, R. Bjørn-Hansen 1970: Lymphoedema in hereditary recurrent cholestasis form birth. Arch. Dis. Childh. 45, 690

Aagenes, Ø., R. Bjørn Hansen, K. Rootwelt 1970: Primary lymphoedema combined with hereditary recurrent intrahepatic cholestasis. Acta med. scand. 188, 213

Abbes, M. 1966: Eléphantiasis du membre inférieur droit avec reflux de chyle. Presse méd. 74, 2013

Abbes, M., N. Ayraud, G. Juillars 1969: Lymphatic and mosaic anomalies. Nicar. Med. 7, 139

Abe, R. 1978: Lymphatico-osseous communication and primary lymphoedema. Radiology 129, 375

Akisada, M. 1979: Lymphography of the edematous extremities. Lymphology 12, 29

Allen, E. V. 1934: Lymphoedema of the extremities: classification, etiology and differential diagnosis. Study of 300 cases. Arch. intern. Med. 54, 606

Alvin, A., J. Diehl, J. Lindsten, A. Lodin 1967: Lymph vessel hypoplasia and chromosome aberrations in six patients with Turner' syndrome. Acta derm.-venereol. (Stockh.) 47, 25

Battezzati, M., I. Donini, E. Marsili 1967: The morphologic and physiologic basis for a new classification of lymphoedema. J. Cardiovasc. Surg. (Torino) 8, 52

Belovic, B., J. Nethercott, H. J. Donsky 1974: An unusual variant of Klippel-Trenaunay-Weber syndrome. Canad. med. Ass. J. 111, 439

Benda, K., R. Kodousek 1974: Röntgenologische Bilder der primär ablitierenden Lymphangiopathie. Radiol. clin. (Basel) 43, 494

Beninson, J., H. S. Jacobson, W. R. Eyler, L. A. Dusult 1967: Additional observations on genetic lymphedema as studied by venography, lymphangiography and radioisotopic Tracers Na[22] and risa. Vaxc. Surg. 43, 1

Benson, P. F., M. H. Gough, P. E. Polani 1965: Lymphangiography and chromosome studies in females with lymphoedema and possible ovarian dysgenesis. Arch. Dis. Childh. 40, 27

Benson, P. F., A. Taylor, M. H. Gough 1967: Chromosome anomalies in primary lymphoedema. Lancet I, 961

Bishop, P. M., M. H. Lessof, P. E. Polani 1960: Turner's syndrome and allied conditions. Mem. Soc. Endocr. 7, 1962

Blaudow, K., W. Porstmann 1967: Chylusreflux am Oberschenkel bei unilateralem Lymphödem und zystischem Lymphgiom in der Leistenbeuge. Fortschr. Röntgenstr. 106, 711

Bollinger, A., B. Vogt, M. Cadelbert, E. Lüthy 1966: Kongenitale Angiodysplasien der Extremitäten. Dtsch. med. Wschr. 91, 1968

Bollinger, A., B. Vogt, M. Cadelbert, E. Lüthy, W. Siegenthaler 1966: Gemischte kongenitale Angiodysplasien der Extremitäten. Praxis 55, 435

Borou, Z., T. Mielecki, J. Czernik, K. Wronecki 1975: Klippel-Trenaunaysches Syndrom. Fortschr. Röntgenstr. 123, 355

Bower, R., C. Danese, J. Debbas, J. M. Howard 1962: Advances in diagnosis of diseases of the lymphatics. J. Amer. med. Ass. 181, 687

Brunner, U. 1972: Zur Frühdiagnose des primären Lymphödems der Beine. VASA 1, 293

Brunner, U., J. Knüsel 1978: Epidemiologie des Erysipels im Zusammenhang mit primären Lymphödemen der Beine. VASA 7, 420

Brunner, U., W. Wirth 1971: Wert des Farbstofftests und der Lymphographie zur Beurteilung von Kausalität und Therapie des posttraumatischen Lymphödems der Beine. Schweiz. med. Wschr. 101, 1354

Bujar, H., L. Schioiu, L. Bratan 1977: La lymphographie des membres inférieurs en l'absence de troubles de la circulation lymphatique. J. Radiol. Electrol. 58, 635

Buonocore, E., J. R. Young 1965: Lymphangiographic evaluation of lymphedema and lymphatic flow. Amer. J. Roentgenol. 95, 751

Calnan, J. 1968: Lymphoedema: the case for doubt. Brit. J. plast. Surg. 21, 32

Calnan, J., S. Kountz, B. L. Pentecost, J. P. Shillingford, R. E. Steiner: Venous obstruction in the aetiology of lymphoedema praecox. Brit. med. J. (1964), 2, 221.

Collard, M., M. Fievez 1968: Correlations radiologiques et anatomiques dans la pathologie, trouculaire du lymphoedema. Phlebologie 21, 155

Collard, M., M. Fievez 1969: Etude critique de la séméiologie lymphographique du lymphoedeme. J. Belge Radiol. 52, 9

Dahl, E., I. Tollefsen 1980: Congenital angiodysplasia with skeletal affection. VASA 9, 67

Deimer, E., M. Götz, F. Rosenmayr, G. Wolf 1973: Seltener lymphographischer Befund bei einer gemischten Angiodysplasie. Fortschr. Röntgenstr. 116, 233

Emmett, A. J., J. N. Barron, N. Veall 1967: The use of J[131] albumin tissue clearance measurements and other physiological tests for the clinical assessment of patients with lymphoedema. Brit. J. plast. Surg. 20, 1

Ersek, R. A., C. A. Danese, J. M. Howard 1966: Hereditary congenital lymphedema (Milroy's disease). Surgery 60, 1098

Esterly, J. R., V. A. Mc. Kusick 1959: Genetic and physiologic studies on Milroy's disease. Clin. Res. 7, 263

Feldmüller, M., G. Becker 1976: Angiographische Befunde einer mit Choanalatresie kombinierten gemischten Angiodysplasie (Klippel-Trenaunay-Weber-Syndrom). Fortschr. Röntgenstr. 124, 176

Gates, G. F., E. K. Dore 1971: Primary congenital lymphedema in infancy evaluated by isotope lymphangiography. J. nucl. Med. 12, 315

Godart, S. 1966: Affections congénitales du système lymphatique. Acta paediat. belg. 20, 101

Goetz, M., E. Deimer, F. Rosenmayr, F. Wolf 1972: Seltener lymphographischer Befund bei einer gemischten Angiodysplasie. Fortschr. Röntgenstr. 116, 233

Gormann, J. F., J. R. Navarre 1965: Observations of lymphedema praecox and its management with lymphangioplasty. Vasc. Dis. 2, 1

Gough, M. H. 1966: Primary lymphoedema: clinical lymphangiographie studies. Brit. J. Surg. 53, 917

Graul, E. H. 1952: Der angeborene umschriebene Riesenwuchs als Teilsymptom einer Reihe von Syndromen mit angioplastischem Riesenwuchs. Ärztl. Wschr. 7, 725

Gregl, A., J. Kienle 1966: Lymphangiographie beim peripheren Lymphödem. Fortschr. Röntgenstr. 105, 622

Gros, Ch., S. Schraub, J. P. Burger, J. Grunenwald 1969: Images particulieres, en lymphographie, des membres inférieurs. J. Radiol. Electrol. 50, 937

Gruwez, J. A. 1968: Les méthodes d'exploration en pathologie vasculaire périphérique. La lymphographie. Acta chir. belg. 2, 167

Hollander, W., P. Reilly, B. A. Burrows 1961: Lymphatic flow in human subjects as indicated by the disappearance of J^{131} labelled albumin from the subcutaneous tissue. J. Clin. Invest. 40, 222

Huguet, J. F., P. Jouve, J. Ranque 1967: Les anomalies canaliculaires des lymphatiques des membres. J. Radtiol. Electrol. 48, 215

Hunter, J. A., W. N. Morley, G. A. Peterkin 1970: Xanthomatosis secondary to lymphoedema. Trans. St John's Hosp. derm. Soc. (London) 56, 143

Jackson, B. T., J. B. Kinmonth 1970: Pes cavus and Lymphoedema. J. Bone Jt Surg. 52 B, 518

Jakobsson, S., S. Johansson 1962: Lymphangiography in lymphedema. Acta radiol. (Stockh.) 57, 81

Juchems, R. 1963: Das hereditäre Lymphödem, Typ Meige. Klin. Wschr. 41, 328

Juchems, R. 1964: Zur Differentialdiagnose des Lymphödems. Münch. med. Wschr. 106, 665

Kaindl, F., E. Mannheimer, B. Thurnher, L. Pfleger-Schwarz 1963: Zur Frage der Gefäßelongation im peripheren Lymphgefäßsystem. Radiol. aust. 14, 313

Ketterins, C. 1967: Chylous edema of the leg. Ann. Surg. 165, 647

Kinmonth, J. B. 1965: Primary lymphoedema of the lower limb. Proc. roy. Soc. Med. 58, 1021

Kinmonth, J. B., G. W. Taylor 1954: Lymphatic circulation in lymphoedema. Ann. Surg. 139, 129

Kinmonth, J. B., G. W. Taylor, G. H. Jantet 1964: Chylous complications of primary lymphoedema. J. cardiovasc. Surg. (Torino) 5, 327

Kinmonth, J. B., G. W. Taylor, G. D. Tracy, J. D. Marsh 1957: Primary lymphoedema clinical and lymphangiographic studies of a series of 107 patients in which the lower limbs were affected. Brit. J. Surg. 45, 1

Klippel, M., P. Trenaunay 1900: Du naevus variqueux ostéohypertrophique. Arch. gen. Med. 3, 641

Klüken, N. 1973: Kongenitale Hypoplasie von Lymphgefäßen. Folia angiol. (Berl.) 21, 314

Kupper, J. P., A. J. M. Brakkee 1975: Arterial and venous functions in the lower leg in patients with primary lymphoedema. VASA 4, 388

Laval-Jeantet, M., G. Lagrue, B. Weill, M. C. Plainfosse, P. Milliez 1971: Lymphography in idiopathic cyclical edematous syndrome. Ann. Radiol. 14, 89

Lindeauer, M. S. 1969: The Klippel-Trenaunay-syndrome: Varicosity, hypertrophy and haemangioma with no arteriovenous fistula. Ann Surg. 162, 303

Lindemayr, W., O. Lofferer, A. Mostbeck, H. Partsch 1968: Das Lymphgefäßsystem bei der Klippel-Trenaunay-Werberschen Phakomatose. Z. Haut- u. Geschl.-Kr. 43, 183

Lofferer, O., A. Mostbeck, H. Partsch 1972: Nuklearmedizinische Diagnostik von Lymphtransportstörungen der unteren Extremität. VASA 1, 94

Lüning, M. 1971: Möglichkeiten der lymphographischen Diagnostik, das chronische Lymphödem. Zbl. Chir. 96, 1476

Lüning, M., F. H. Wiedemann, J. Richter, E. Henze 1970: Lymphographische Zeichen der kompensierten mechanisch bedingten Lymphdrainagestörung. Raiol. Diagn. (Berl.) 11, 725

Malan, E., A. Publionisi 1964 u. 1965: Congenital angiodysplasias of the extremities. J. cardiovasc. Surg. (Torino) 5, 87 u. 6, 255

May, R., R. Nissl 1970: Beitrag zur Klassifizierung der „gemischten kongenitalen Angiodysplasien". Fortschr. Röntgenstr. 113, 170

Meige, H. 1868: Dystrophie oedemateuse héréditaire. Presse méd. 6, 341

Miller, M., A. C. Motulsky 1978: Noonan syndrome in an adult family presenting with chronic lymphedema. Amer. J. Med. 65, 379

Milroy, W. F. 1892: Undescribed variety of hereditary oedema. N. Y. Med. 56, 505

Mostbeck A., O. Lofferer 1969: Untersuchungen zur Pathologie und Physiologie des Lymphsystems der unteren Extremitäten. Radiobiol. Radiother. (Berl.) 10, 39

Moyson, F. 1963: Lymphoedema congénital. Acta chir. belg. 62, 896

Müller, J. H. A., K. H. Schmidt 1969: Angiographische Befunde beim Klippel-Trenaunay-Weber-Syndrom. Fortschr. Röntgenstr. 110, 540

Müller, R. P., P. E. Peters, K. Echternacht-Happle, R. Happle 1979: Roentgenographic and clinical signs in yellow nail syndrome. Lymphology 12, 257

Müller, R. P., P. E. Peters, W. Kastrup, S. Nolting 1978: Lymphographische Befunde beim Yellow-Nail-Syndrom. Fortschr. Röntgenstr. 129, 501

Nonne, M. 1891: Vier Fälle von Elephantiasis congenita hereditaria. Arch. path. Anat. 125, 189

Olszewski, W., Z. Machowsky, J. Sokolowski, J. Nielubowicz 1968: Experimental lymphedema in dogs. J. cardiovasc. Surg. (Torino) 9, 178

Partsch, H., O. Lofferer, A. Mostbeck 1975: Zur Diagnostik von arteriovenösen Fisteln bei Angiodysplasien der Extremitäten. VASA 4, 288

Pfleger, L. 1964: Histologie und Histopathologie kutaner Lymphgefäße der unteren Extremitäten. II. Mitteilung: Pathologie der kutanen Lymphgefäße. Arch. klin. exp. Derm. 221, 23

Picard, J. D., J. P. Gallet 1966: Etude radioclinique des lymphoedemes de l'enfant. Presse méd. 74, 29

Poser, H. 1971: Lymphangiopathia obliterans der unteren und oberen Extremität. Fortschr. Röntgenstr. 115, 639

Robertson, D. J. 1956: Congenital arterio-venous fistulae of the extremities. Ann. roy. Coll. Surg. Engl. 18, 73

De Roo, T. 1966: Lymfografie bij lymfoedeem van de extremiteiten. Ned. T. Geneesk. 110, 523

De Roo, T. 1967: The value of lymphography in lymphedema. Surg. Gynec. Obstet. 124, 755

Rüttimann, A. 1964: Das Lymphödem. Schweiz. med. Wschr. 94, 846

Rüttimann, A. 1965: Periphere Zirkulationsstörungen des Lymphgefäßsystems. Das Lymphödem. Internist (Berl.) 6, 262

Saliba, N. S., K. C. Sawyer, R. B. Sawyer, K. C. Sawyer 1963: Lymphedema praecox. Arch. Surg. 86, 918

Samman, P. D., W. F. White 1964: The „yellow nail"-syndrome. Brit. J. Derm. 76, 153

Schinas, P., S. Ellades 1977: Dysplasia of the lymphatic system. Radiology 122, 357

Schirger, A., E. G. Harrion jr., J. M. Janes 1962: Idiopathic Lymphedema. J. amer. med. Ass. 182, 14

Schroeder, E., H. F. Helweg-Larsen 1950: Chronic hereditary lymphoedema (Nonne-Milroy-Meige's disease). Acta med. scand. 137, 198

Servelle, M. 1960: Diagnosis and treatment of chronic edema of a limb. J. cardiovasc. Surg. (Torino) 1, 260

Servelle, M., H. Turpin, J. Leducq, P. Blazy, J. Anderieux 1966: Malformation du canal thoracique associée a un syndrome de Klippel et Trenaunay. Coeur Med. inter. 5, 519

Sharp, H. L., W. Krivit 1971: Hereditary lymphedema and obstructive jaundice. J. Pediat. 78, 491

Smith, C. A. 1962: Studies on lymphedema of the extremities. Ann. Surg. 156, 1010

Stemmer, R. 1976: Ein klinisches Zeichen zur Früh- und Differentialdiagnose des Lymphödems. VASA 5, 261

Taenzer, V., K. Vessal 1968: Das primäre Lymphödem. Fortschr. Röntgenstr. 108, 749

Taylor, G. W. 1967: Chronic lymphoedema. Brit. J. Surg. 54, 898

Thompson, H. I., W. G. Anlyan 1964: An angiographic evaluation of swollen limbs. Surg. Gynec. Obstet. 119, 743

Tismer, R., L. Beltz 1977: Die radiologische Diagnostik der Erkrankungen des Lymphgefäßsystems im Kindesalter. Mschr. Kinderheilk. 125, 519

Tismer, R., L. Beltz, U. Mödder 1977: Die lymphographische Diagnose der Lymphgefäßerkrankungen. Röntgen-Bl. 30, 215

Vollmar, J. 1959: Sonderformen des umschriebenen Riesenwuchses. Ergebn. Chir. Orthop. 52, 242

Vollmar, J. 1970: Massenzunahmen der Beine beim sogenannten Säulen- bzw. Fettbein, beim umschriebenen Riesenwuchs und bei Tumoren. In: Das dicke Bein, hrsg. von U. Brunner, A. Kappert, R. May, W. Schoop, E. Witzleb. Huber, Bern

Watson, J. 1955: Lymphoedema praecox and some experience in its treatment. Brit. J. plast. Surg. 8, 224

Weber, F. P. 1907: Angioma formation in connection with hypertrophy of limbs and hemihypertrophy. Brit. J. Derm. 19, 231

Weber, J. 1970: Der umschriebene Riesenwuchs. Typ Parkes-Weber. Fortschr. Röntgenstr. 113, 734

Wickenhauser, J., M. Raff, G. Canigiani, G. Wolf 1973: Seltene Entwicklungsstörungen des mittleren Keimblattes an den Extremitäten. Fortschr. Röntgenstr. 118, 52

Wolf, G., E. Diem, R. Oppolzer 1975: Lymphologische Untersuchungen am Beispiel eines Falles mit primär ektatischem Lymphödem. Röntgen-Bl. 28, 124

Zwicker, M. 1959: Elephantiasis der unteren Gliedmaßen. Chir. Praxis 59, 321

Sekundäre Lymphödeme und kombinierte Lymphphlebödeme

Abbes, M., G. Jullard 1967: Considerations about the lymphatic neo-circulation after lymphadenectomy. In: Progress in Lymphology I, hrsg. von A. Rüttimann. Thieme, Stuttgart

Allen, E. V. 1934: Lymphoedema of the extremities. Arch. intern. Med. 54, 606

Askar, O. M. 1969: „Communicating lymphatics" and lymphovenous communications in relation to deep venous occlusion of the leg. Lymphology 2, 56

Askar, O. M., K. A. Kassem 1969: The lymphatics of the leg in deep venous thrombosis. Brit. J. Radiol. 42, 122

Baltaxe, H. A., J. W. Meade, G. D. Temes, J. Saunders, C. B. Mueller 1968: Lymphatic and venous examination of the postphlebitic extremity. Radiology 91, 478

Battezzati, M., I. Donini, E. Marsili 1967: The morphologic and physiologic basis for a new classification of lymphoedema. J. cardiovasc. Surg. (Torino) 8, 52

Beltz, L. 1968: Lymphdynamics in portal hypertension before and after portocaval shunt operation. 2nd International Congress of Lymphology, Miami/Fla. USA

Beltz, L., G. Esser, M. Grenzmann 1969: Zur Lymphdynamik bei der portalen Hypertension. Fortschr. Röntgenstr. 111, 1

Betzner, J., H.-J. Teske, E. Heissen 1973: Lymphographische Untersuchungen beim primären und sekundären Lymphödem. Folia angiol. (Berl.) 21, 72

Bestwistle, A. P., A. L. Gregg 1928: Elephantiasis. Brit. J. Surg. 16, 267

Blocker, T. G., J. R. Smith, E. F. Dunton, J. M. Protas, R. M. Cooley, S. R. Lewis, E. J. Kirby 1959: Studies of ulceration and edema of the lower extremity by lymphatic canulation. Ann. Surg. 149, 884

Blomstrand, R., O. Dahlbäck, S. Radner 1960: Observations on the thoracic duct lymph in patients with cirrhosis of the liver. Acta hepato-splenol. 7, 1

Bower, R., C. Danese, J. Debbas, J. M. Howard 1962: Advances in diagnosis of diseases of the lymphatics. J. Amer. med. Ass., 181, 687

Bradham, R. R. 1965: Relationship of the hind-limb lymphatic system to experimental femoral vein thrombosis. Surgery 58, 682

Brunner, U., W. Wirth 1971: Wert des Farbstofftests und der Lymphangiographie zur Beurteilung von Kausalität und Therapie des posttraumatischen Lymphödems der Beine. Schweiz. med. Wschr. 101, 1354

Brunner, U., W. Wirth 1976: Spätfolgen nach Verletzungen der Lymphgefäße. In: Chirurgie der Gegenwart, Bd. IV. Urban & Schwarzenberg, München

Buonocore, E., J. N. Young 1965: Lymphangiographic evaluation of lymphedema and lymphatic flow. Amer. J. Roentgenol. 95, 751

Burn, J. I., O. R. Rivero, B. L. Pentecost, J. S. Calman 1966: Lymphographic appearances following lymphatic obstruction in the dog. Brit. J. Surg. 53, 634

Butcher, H. R., A. L. Hoover 1955: Abnormalities of humans superficial cutaneous lymphatics associated with stasis ulcers, lymphedema, scars and cutaneous autografts. Ann. Surg. 142, 633

Callum, K. G., J. B. Kimmonth 1973: The effect of arteriovenous fistula on the lymphatics. Lymphology 6, 121

Calnan, J., S. L. Kountz 1965: Effect of venous obstruction of lymphatics. Brit. J. Surg. 52, 800

Calnan, J., S. L. Kountz, B. L. Pentecost, J. P. Shillingford, R. E. Steiner 1964: Venous obstruction in the aetiology of lymphoedema praecox. Brit. med. J. 25, 221

Carayon, A., L. J. Courbil, R. Colomar, G. Fillaudeau 1966: La lymphographie dans la filariose lymphatique. Bull. Soc. méd. Afr. 11, 644

Collette, J. M.: La lymphographie dans les lymphostases acquises. Ann. Radiol. 1, 211

Danese, C. A. 1967: Experimental and clinical studies on secondary lymphoedema and lymphatic regeneration. In: Progress in Lymphology I, hrsg. von A. Rüttimann. Thieme, Stuttgart

Danese, C. A., R. Diaz, J. M. Howard 1963: Changes in lymphatics with experimental acute thrombophlebitis. Arch. Surg. 86, 5

Drinker, C. K., M. E. Field, J. Homans 1934: The experimental production of edema and elephantiasis as a result of lymphatic abstruction. Amer. J. Physiol. 108, 509

Dumont, A. E., J. H. Mulholland 1960: Flow rate and composition of thoracic duct lymph in patients with cirrhosis. New Engl. J. Med. 263, 471

— 1962: Alterations in thoracic duct lymph flow in hepatic cirrhosis. Ann. Surg. 156, 668

Dumont, A. E., M. H. Witte 1966: Significance of excess lymph in the thoracic duct in patients with hepatic cirrhosis. Amer. J. Surg. 112, 401

Edwards, E. A. 1963: Recurrent febrile episodes and lymphedema. J. Amer. med. Ass. 184, 858

Fuchs, W. A., A. Rüttimann, M. S. del Buono 1960: Zur Lymphographie bei chronischen sekundären Lymphödemen. Fortschr. Röntgenstr. 92, 608

Gergely, R. 1968: The roentgen examination of the lymphatics in man. Radiology 71, 59

Gooneratne, B. W. M. 1973: A chronological lymphographic study of cats experimentally infected with brugia filariasis. Lymphology 6, 127

Gregl, A., J. Kienle 1966: Lymphangiographie beim peripheren Lymphödem. Fortschr. Röntgenstr. 105, 622

Grobmyer, A. J., J. M. Brunner, L. R. Dragstedt 1968: Closed lymphangioplasty in Secretan's disease. Arch Surg. 97, 81

Haid, H., O. Lofferer, A. Mostbeck, H. Partsch 1968: Die Lymphkinetik beim postthrombotischen Syndrom unter Kompressionsverbänden. Med. Klin. 63, 754

Harjola, P. T., T. M. Scheinin, M. Wiljasalo 1970: Lymphographic and venographic observations after iliofemoral venous obstructions in the dog. Lymphology 2, 71

Homans, J., R. Zollinger 1929: Experimental thrombophlebitis and lymphatic obstruction of the lower limb. Arch. Surg. 18, 992

Hryniuk, S. 1972: Lymphatic vessels of lower extremities in patients with primary varicosity. Pol. Prezegl. chir. 44, 511

Irisawa, A., R. F. Rushmer 1959: Relationship between lymphatic and venous pressure in leg of dog. Amer. J. Physiol. 196 (1959) 415

Jackson, J. A. 1966: A study of the lymphatics of the lower limb in the normal state and after inguinal lymphadenectomy. J. Obstet. Gynaec. Brit. Cwlth 73, 71

Jacobsson, S., S. Johansson 1959: Lymphographic changes in lower limbs with varikose veins. Acta chir. scand 117, 334

Jacobsson, S., S. Johansson 1962: Lymphangiography in lymphedema. Acta radiol. (Stockh.) 57, 81

Kaindl, F., E. Mannheimer, H. Spraengler 1970: Lymphgefäßveränderungen nach lokaler Schädigung. Langenbecks Arch. Chir. 327, 162

Kanetkar, A. V., S. M. Desmukh, R. S. Pradhan, M. D. Kelkar, P. K. Sen 1966: Lymphangiographic patterns in filarial oedema of lower limbs. Clin. Radiol. 17, 3

Kinmonth, J. B., G. W. Taylor 1954: Lymphatic circulation in lymphedema. Ann. Surg. 139, 129

Lamotte, M., M. Servelle, J. M. Segrestaa, J. F. Langumier, F. C. Hugues 1967: La lymphographie dans la filariose lymphatique. Presse méd. 75, 1309

Lofferer, O., A. Mostbeck 1967: Das Lymphgefäßsystem beim postthrombotischen Syndrom. Eine isotopenlymphographische Untersuchung. Hautarzt 18, 361

Lofferer, O., A. Mostbeck, H. Partsch 1972: Nuklearmedizinische Diagnostik von Lymphtransportstörungen der unteren Extremität. VASA 1, 94

Ludvik, W., F. Wachtler, W. Zaunbauer 1969: Veränderungen am Lymphogramm durch Operation und ionisierende Strahlen. Fortschr. Röntgenstr. 110, 307

Lüning, M. F., H. Wiedemann, J. Richter, E. Henze 1970: Lymphographische Zeichen der kompensierten mechanisch bedingten Lymphdrainagestörung. Radiol. diagn. (Berl.) 11, 725

Malek, P., A. Belan, F. Krieger, J. Kolc 1960: Lymphangio- und Lymphadenographie der unteren Extremität bei der Polyarthritis progressiva. Fortschr. Röntgenstr. 92, 620

Mayall, R. C. 1960: Lymphography in postphlebitic syndrome. J. cardiovasc. Surg. (Torino) 15, 176

Montangerand, Y., D. Atlan, P. Laluque, G. Fillaudeau 1969: Les aspect lymphographique des adénopathies filariènnes. J. Radiol. Electrol. 50, 135

Moyer, C. A., H. R. Butcher 1955: Stasis ulcers. Ann. Surg. 141, 577

Ollivier, Ch., C. L. Ollivier, R. Rettore 1969: The consequences of lymphatic interruption and denervation after total homotransplantation of the small bowel in man. J. Chir. (Paris) 98, 341

Olszewski, W. 1973: On the pathomechanism of development of postsurgical lymphedema. Lymphology 6, 35

Olszewski, W., Z. Maxhowsky, J. Sokolowski, J. Nielubowicz 1968: Experimental lymphedema in dogs. J. cardiovasc. Surg. (Torino) 9, 178

Orloff, M. J., P. W. Wright, M. J. De Benedetti, N. A. Halasz, D. L. Annetts, M. E. Musicant, B. Goodhead 1966: Experimental ascites. Arch. Surg. 93, 119

Pflug, J. J., J. S. Calnan 1971: Changes in the venous circulation occurring in lymphoedema of the leg. Clinical and experimental study. Brit. J. Surg. 58, 307

Price, E. W. 1972: The pathology of non-filarial elephantiasis of the lower legs. Trans. roy. Soc. trop. Med. Hyg. 66, 547

Porter, J. M., T. D. Lindell, P. C. Lakin 1972: Leg edema following femoropopliteal autogenous vein bypass. Arch. Surg. 105, 883

Rigas, A., A. Vomvoyannis, K. Giannoulis, S. Antipas, E. Tsardakas 1971: Measurement of the femoral vein pressure in oedema of the lower extremities. Report of 50 cases. J. cardiovasac. Surg. (Torino) 12, 411

Rizzi, B., A. Terni, M. Albertella, A. Ripamonti, M. L. Farina 1972: Lymphatic system of the lower extremities in postthrombophlebitic syndromes before and after treatment with combination of vasoactive drugs. Minerva cardioangiol. 20, 117

Da Rocha, R. M., A. De Souza, C. E. Da Costa, M. Leitao 1965: Quelques aspects lymphographiques dans la pathologic tropicale. J. belge Radiol. 48, 275

De Roo, T. 1976: Analysis of lymphedema as first symptom of a neoplasm in a series of 650 patients with limb involvement. Radiol. clin. (Basel) 45, 236

Roth, F. J., K. Laubach, M. Trede 1972: Lymphogene Ursachen der Beinschwellung nach rekonstruktiven Gęfäßoperationen. Fortschr. Röntgenstr. 117, 135

Rüttimann, A. 1964: Das Lymphödem. Schweiz. med. Wschr. 94, 846

Schmidt, K. R., H. Welter, K. J. Pfeifer, H. M. Becker 1978: Lymphangiographische Untersuchungen zum Extremitätenödem nach rekonstruktiven Gefäßeingriffen im Femoropoplitealbereich. Fortschr. Röntgenstr. 128, 194

Servelle, M., M. Albeaux-Fernet, S. Laborde, J. Chabot, J. Rougeulle 1957: Lesions des vaisseaux lymphatiques dans les malformations congénitales des veines profundes. Presse méd. 65, 531

Shieber, W. 1967: Lymphographic detection of undiagnosed neoplasms cusing edema of lower extremity. Arch. Surg. 94, 380

Shishido, H., H. Taketani, K. Yoneda, K. Nakajima, H. Manabe, Y. Takeda 1966: Lymphangiographic studies on swollen limbs. Med. J. Osaka Univ. 16, 399

Smith, R. D., J. A. Spitell, A. Schirger 1963: Secondary lymphedema of the leg: its characteristics and diagnostic implications. J. amer. med. Ass. 185, 80

Sokolowski, J. 1972: Lymphatic circulation in limb with arteriovenous fistula. Pol. med. J. 11, 946

Spillmer, G., H. Wilms, U. Goerttler, I. Schreer, E. Bertram, V. Schlosser 1973: Untersuchungen über die Schwellneigung der unteren Extremitäten nach Wiederherstellungseingriffen an den Arterien. VASA 2, 215

Storen, E. J., H. G. Myhre, G. Stiris 1972: Lymphangiographic findings in patients with leg oedema after arterial reconstructions. Acta chir. scand. 140, 385

Szabo, G. 1967: Wechselbeziehungen zwischen den Venen und Lymphgefäßen. Die Lymphgefäße bei akuter Thrombophlebitis. Zbl. Phlebot. 6, 291

Thompsons, L. K., W. G. Anlyan 1964: An angiographic evaluation of swollen limbs. Surg. Gynec. Obstet. 119, 743

Thury, G., I. Schneider 1972: Lymphographische Untersuchungen beim Erysipelas recidivans. Fortschr. Röntgenstr. 116, 238

Vaughan, B. F. 1966: Observations on the surgical interruption of lymphatic pathways. Brit. J. Radiol. 39, 513

Vaughan, B. F., A. H. Slavotinek, R. P. Jepson 1970: Edema of the lower limb after vascular operations. Surg. Gynec Obstet. 131, 282

Vigoni, M., M. J. Collette 1962: Importance respective de la participation veineuse et lymphatique dans les sequelles de phlébite profonde des membres inférieurs. Phlebologie 15, 147

Vittoria, G., B. Buonomo la Rossa, G. Chiariello 1967: La linfografia nelle insufficienze venose degli arti inferiori. Ann. Radiol. diagn. (Bologna) 41, 42

Witte, M. H., W. R. Cole 1967: Feilure of lymph flow in man and experimental animals. Reversal by surgially constructed lymphatic-venous shunts. In: Progress in Lymphology I, hrsg. von A. Rüttimann. Thieme, Stuttgart

Wolf, G. 1973: Lymphographische Befunde nach Lymphadenektomien. Fortschr. Röntgenstr. 119, 35

Youny, J. R., V. G. de Wolfe 1960: Recurrent lymphangitis of leg associated with dermatophytosis. Cleveland Clin. Quart. 27, 19

Zentrale Lymphangiopathien:
Lymphblock – Obstruktive Lymphopathie – Kollateralkreislauf

Abbes, M. 1966: Les altérations de la circulation lymphatique. Ann. Chir. 20, 660
Abbes, M. 1966: Elephantiasis du membre inférieur droit avec reflux de chyle. A propos d'une observation. Presse méd. 21, 74
Alberti, G. P. 1964: Le alterazioni dei dotti linfatici concomitanti alle adenopatie neoplastiche e sistemiche. Ann. Radiol. diagn. (Bologna) 36, 468
Ariel, I. M., M. I. Resnick 1967: Altered lymphatic dynamics caused by cancer metastases. Arch. Surg. 94, 117
Arvay, N., J. P. Picard, J. Babinet, F. Bomsell 1963: Circulation lymphatique normale et pathologique. Angéiologie 15, 35
Beltz, L., P. Thurn 1965: Das Lymphogramm beim tumorösen retroperitonealen Lymphblock. Fortschr. Röntgenstr. 102, 278
Beltz, L., P. Thurn 1967: Diagnose und Differentialdiagnose des Lymphangiogramms bei retroperitonealen Tumormetastasen. Fortschr. Röntgenstr. 107, 1
Blaudow, K., W. Porstmann 1967: Chylusreflux am Oberschenkel bei unilateralem Lymphödem und zystischen Lymphangiom in der Leistenbeuge. Fortschr. Röntgenstr. 106, 711
Bruna, J. 1974: Types of collateral lymphatic circulation. Lymphology 7, 61
Bujar, H., T. Roxin 1970: Modalités d'interpretation des aspects vasculaires en lymphographie. J. Radiol. Electrol. 51, 247
Burn, J. I. 1968: Obstructive lymphopathy. Ann. roy. Coll. Surg. Engl. 42, 93
Cariati, E., L. Botta, G. Accarpio 1969: Gravitational chylolymphatic reflux – an experimental and clinical study. J. cardiovasc. Surg. (Torino) 10, 246
Escobar-Prieto, A., G. Gonzalez, A. W. Templeton, B. R. Cooper, E. Palacios 1971: Lymphatic channel obstruction. Amer. J. Roentgenol. 113, 366
Goldrick, R. B., E. H. Ahrens 1964: Unilateral chylous lymphedema and xanthomatosis. Amer. J. Med. 37, 610
Greiner, R., G. H. Schmid 1971: Lymphography of the skin, of the scrotum and of the penis in a case of lymphangioma circumscriptum csysticum. Lymphology 4, 140
Gruwez, J. A., C. Dive, G. Vyncke, A. Baert, A. Lacquet, J. Vandenbroucke, W. Allegaert 1969: Les effusions chyleuses. In: Actas de congreso international de angiologia, Barcelona
Heimpel, H., J. R. Bierich, J. M. Herrmann, H. Meister, J. Vollmar 1979: Dysplasia of the lymphatics with lymphoedema, generalized lymphangiectasis, chylothorax and „pseudo-storage-disease". Lymphology 12, 228
Hreshchyshyn, M. M. F. R. Cheehan 1965: Collateral lymphatics in patients with gynecologic cancer. Amer. J. Obstet. Gynec. 91, 118
Ketterings, C. 1967: Chylous edema of the leg. Ann. Surg. 165, 647
Ketterings, C. 1968: Lymphoedema of penis and scrotum. Brit. J. plast. Surg. 21, 381
Kierfeld, G. 1967: Das Lymphödem des äußeren männlichen Genitale. Z. Urol. 60, 705
Juncker, P. J., C. Hoeffel, J. Remy, J. C. Etzel 1979: Dysplasie des lymphatischen Systems beim Noonan-Syndrom. Ann. Radiol. 22, 53
Kinmonth, J. B. 1972: Management of some abnormalities of the chylous return. Proc. roy. Soc. med. 65, 721
Kinmonth, J. B., G. W. Taylor 1964: Chylous reflux. Brit. med. J. I, 529
Kinmonth, J. B., G. W. Taylor, G. H. Jantet 1964: Chylous complications of primary lymphoedema. J. cardiovasc. Surg. (Torino) 5, 327
Kittredge, R. D., N. Finby 1964: Lymphangiography in obstruction. Amer. J. Roentgenol. 91, 444
Larson, D. L., T. P. Bond, A. E. Rodin, C. R. Coers, S. R. Lewis 1966: Clinical and experimental obstruction of the thoracic duct. Surgery 60, 35

Lüning, M., F. H. Wiedemann, J. Richter, E. Henze 1970: Lymphographische Zeichen der kompensierten mechanisch bedingten Lymphdrainagestörung. Radiol. diagn. (Berl.) 11, 725
Lura, A., G. P. Alberti, R. Motta, A. Moratti 1964: Les altérations des vaisseaux lymphatiques concomitantes aux lesions ganglionnaires. J. belge Radiol. 47, 253
Molnar, Z., G. Keller 1969: Kollaterale Lymphbahnen der Thoraxwand bei tumoröser Blockade im kleinen Becken. Fortschr. Röntgenstr. 111, 854
Moulopoulos, S. D., L. P. Anthopoulos 1965: Collateral lymphatic circulation. Angiology 10, 580
Servelle, M. 1963: Pathology of the thoracic duct. J. cardiovasc. Surg. (Torino) 4, 702
Servelle, M., L. Deysson 1955: Dix cas d'éléphantiasis avec reflux du chyle. Arch. franç. Pédiat. 12, 891
Servelle, M., H. Thrpyn, J. Leducq, P. Plazy, J. Andrieux 1966: Malformation du canal thoracique associée a un syndrome de Klippel et Trenaunay. Cœur Méd. inter. 5, 519
Vaugham, B. F. 1960: Observation on the surgical interruption of lymphatic pathways. Brit. J. Radiol. 39, 513
Wallace, S., L. Jackson, G. D. Dodd, R. R. Greening 1964: Lymphatic dynamics in certain abnormal states. Amer. J. Roentgenol. 91, 1187
Weissleder, H. 1964: Das pathologische Lymphangiogramm des Ductus thoracicus. Fortschr. Röntgenstr. 101, 573
Yune, H. Y., E. C. Klatte 1969: Lymphography in lymphatic obstruction. Radiology 92, 824

Chylothorax

Althaus, U. 1973: Chylus-Refluxsyndrom nach chirurgischen Eingriffen unter Verwendung des extrakorporalen Kreislaufes. VASA 2, 58
Althaus, U., W. A. Fuchs 1972: Chylothorax nach kardiovaskulären Eingriffen. Schweiz. med. Wschr. 102, 44
Alther, E. 1955: Diagnose und Beurteilung der chylösen Ergüsse. Thoraxchirurgie 3, 1
Blalock, A., R. S. Cunningham, C. S. Robinson 1936: Experimental production of chylothorax by occlusion of the superior vena cava. Ann. Surg. 104, 359
Bouwer, G. C. 1964: Chylothorax. Dis. Chest 46, 464
Brewer, L. A. 1955: Surgical management of lesions of the thoracic duct. Amer. J. Surg. 90, 210
Camiel, M., D. Benninghoff, L. Alexander 1971: Chylous effusions, extravasation of lymphographic contrast material, hypoplasia of lymph nodes and lymphocy-topenia. Dis. Chest 59, 107
Charvat, P., R. Metys, R. Dejdar 1967: Chylothorax als Komplikation der translumbalen Aortographie. Röntgen-Bl. 20, 312
Chavez, C. M., J. H. Conn 1966: Thoracic duct laceration. J. thorac. cardiovasc. Surg. 51, 724
Chernick, V., M. H. Reed 1970: Pneumothorax and chylothorax in the neonatal period. J. Pediat. 76, 624
Collard, M., F. de Pourbaix 1969: Description d'un chylothorax traumatique de d'étiqlogie rare. J. belge Radiol. 52, 152
Courouclis, S., O. Dahlbäck, L. Ekelund, K. Jonsson, H. Schüller: Aetiological and therapeutical problems in chylothorax. Scand. J. thorac. cardiovasc. Surg. 8, 146
Diaconis, J. N., C. I. Weiner, D. W. White 1976: Primary subclavian vein thrombosis and bilateral chylothorax documented by lymphography and venography. Radiology 119, 557
Diemel, H., H.-G. Schmitz-Dräger 1968: Komplikationen der abdominellen Aortographie. Radiologe 8, 54
Dyckner, T., S. I. Jacobsson, B. Schildt, B. Werner, P. O. Wester 1975: Bilateral chylothorax, complication in malignancy. Lymphology 8, 90
Freundlich, I. M. 1975: The role of lymphangiography in chylothorax: a report of six nontraumatic cases. Amer. J. Roentgenol. 125, 617

Gates, G. F., E. K. Dore, V. Kanchanapoom 1972: Thoracic duct leakage in neonatal chylothorax, visualized by 198 Au.-lymphangiography. Radiology 105, 619
Gremel, H., H. H. Löhr 1972: Thoraxtrauma. Radiologe 12, 269
Grewe, H. E. 1966: Der Chylothorax. Chir. Praxis 10, 103
Gruwez, J. A., G. Cardoen, C. Dive, A. Baert 1967: Chylothorax. In: Progress in Lymphology I, hrsg. von A. Rüttimann. Thieme, Stuttgart
Gruwez, J. A., A. Lacquet, G. Cardoen, C. Dive, A. Baert 1967: Considerations sur le chylothorax. Acta chir. belg. 66, 64
Hansler, H. 1964: Chylus-Aszites und Chylothorax im Säuglingsalter. Arch. Kinderheilk. 171, 66
Heilmann, R. W., V. P. Collins 1963: Identification of laceration of the thoracic duct by lymphangiography. Radiology 81, 470
Heimpel, H., J. R. Bierich, J. M. Herrmann, H. Meister, J. Vollmar 1979: Dysplasia of the lymphatic with lymphoedema, generalized lymphangiectasis, chylothorax and „pseudo-storage-disease". Lymphology 12, 228
Henze, E., H. Mau, I. Neymeyer 1972: Intrathorakale Lymphgefäßkolateralen nach operativer Versorgung eines Chylothorax beim Säugling. Fortschr. Röntgenstr. 117, 216
Hierholzer, E., H. G. Weber, M. Eydt 1972: Ductus-thoracicus-Verletzung mit Chylothorax nach stumpfen Bauch- und Thoraxtraumen. Zbl. Chir. 97, 508
Hinckley, M. E. 1969: Thoracic-duct thrombosis with fatal chylothorax caused by a long venous catheter. New Engl. J. Med. 280, 95
Hodari, A. A., C. P. Hodginson 1968: Lymphangiogram of Meigs' syndrome. Obstet. and Gynec. 32, 477
Humber, P., S. Zakarian 1967: Les chylo-thorax (apropos de 5 cas). Ann. Chir. 6, 386
Kirkpatrick, A. E. 1977: The lymphangiographic findings in a case of lymphocytic lymphoma presenting as recurrent chylothorax. Lymphology 10, 10
Kundert, J. G., E. Willich 1969: Der idiopathische Chylothorax im Säuglings- und frühen Kindesalter. Dtsch. med. Wschr. 94, 1221
Kuntz, E. 1966: Der Chylothorax. Eine Übersicht über die Schriften von 1945 bis 1965 mit 297 Fällen und Bericht über 3 eigene Beobachtungen. Beitr. Klin. Tuberk. 133, 98
Lameer, C. 1966: Het onstaan von chylothorax bij afsluiting van de ductus thoracicus. Ned. T. Geneesk. 110, 1493
Maloney, J. V., F. C. Spencer 1956: The nonoperative treatment of traumatic chylothorax. Surgery 40, 121
Miller, W. T., J. L. Cornog, M. A. Sullivan 1971: Lymphangiomyomatosis: clinical-roentgenologic-pathologic syndrome. Amer. J. Roentgenol. 111, 565
Morphis, L. G., E. L. Arcinue, J. R. Krause 1970: Generalized lymphangioma in infancy with chylothorax. Pediatrics 46, 566
Nix, J. T., M. Albert, J. E. Dugas, D. L. Wendt 1957: Chylothorax and chylous ascites. Amer. J. Gastroent. 28, 40
Pierach, C. A., C. Fernandez, R. W. Fulks 1970: Traumatischer Chylothorax. Fortschr. Röntgenstr. 113, 240
Pouliadis, G. P., J. Wellauer, W. Wirth 1976: Diffuse Lymphangiomatosis. Lymphology 9, 28
Pouliot, P., M. Levesque, M. Blery, R. Rymer, C. Marsault, O. Nussaume 1974: Les chylothorax compliquant les aortographies directes. Ann. Radiol. 17, 543
Randolph, J. G. R. E. Gross 1957: Congenital chylothorax. Arch. Surg. 74, 405
Rousseau, J., J. P. Dupuy, B. Buy, B. Comite, J. P. Oliver 1970: Absence d'opafication du canal thoracique au cours d'un sarcome médiastinal gauche. J. Radiol. Electrol. 51, 823
Roy, P., D. Carr, W. Pyne 1967: Problem of chylothorax. Mayo Clin. Proc. 42, 457
Schmidt, A. 1959: Chylothorax. Acta chir. scand. 118, 5
Schoen, H. R. 1969: Chylöse Ergüsse in der Brust- und Bauchhöhle. Langenbecks. Arch. Chir. 325, 118

Stambolis, Chr., E.-W. Schwarze, H.-M. Reinold 1975: Zur Pathologie und Klinik der generalisierten Lymphangiomyomatose. Dtsch. med. Wschr. 100, 2277
Steiger, Z., M. Weinberg, E. H. Fell 1960: Postoperative chylothorax. Amer. J. Surg. 100, 8
Swensson, N. L., S. S. Kurohara, F. W. George 1966: Complete regression, following abdominal irradiation alone, of chylothorax complication lymphosarcoma with ascites. Radiology 87, 635
Takamoto, R. M., R. G. Amstrong, W. Stanford, L. J. Fontenelle, G. Troxler 1971: Chylothorax with multiple lymphangiomata of the bone. Dis. Chest 59, 687
Touraine, R., J. P. Bernard, J. P. Troullier, A. M. Balandreau 1971: Chylothorax and Gorham's disease. J. franç. Med. Chir. thor. 25, 315
Weidner, W. A., R. M. Steiner 1971: Roentgenographic demonstration of intrapulmonary and pleural lymphatics during lymphangiography. Radiology 100, 533
Wellmer, K. H., H. G. Schmitz-Dräger 1963: Chylothorax als Komplikation nach translumbaler Aortographie. Thoraxchirurgie 10, 393
Whithe, W. F., W. Urquhart 1966: The demonstration of pulmonary lymphatics bei lymphography in a patient with chylothorax. Clin. Radiol. 17, 92

Chylaszites

Andersen, P. E. 1971: Intraperitoneal contrast extravasation in lymphography. Acta radiol (Stockh.) 11, 17
Arway, N., J. B. Picard 1969: Etude lymphographique des ascites chyleuses et du chylothorax. Arch. Mal. Appar. dig. 53, 739
Beltz, L.: Dysplasie des retroperitonealen Lymphsystems und Chylaszites. Fortschr. Röntgenstr. 106, 533
Beltz, L., G. Esser, M. Grenzmann 1969: Zur Lymphdynamik bei der portalen Hypertension. Fortschr. Röntgenstr. 111, 1
Bismuth, V., J. P. Desprez-Curely, R. Borudon, A. Lambling 1963: Ascites chyleuses non tumorales intérêt de la lymphographie. Ann. Radiol. 6, 817
Blanchon, P., M. Hivet, G. Naudin, A. Holler 1972: Pancréatite chronique et ascite chyleuse. Discussion d'une observation. Ann. Méd. 123, 491
Bourdon, R., V. Bismuth, J. P. Desprez-Curely 1964: Les ascites chyleuses de l'adulte. Apport de la lymphographie. J. Radiol. Elektrol. 45, 413
Buchelt, L., R. Schneider 1967: Lymphogramm mit massivem Kontrastmittelübertritt in den Dickdarm bei metastasenbedingtem, retroperitonealem Block. Fortschr. Röntgenstr. 106, 891
Camiel, M. R., D. L. Benninghoff, P. G. Herman 1964: Chylous ascites with lymphographic demonstration of lymph leakage into the peritoneal cavity. Gastroenterology 47, 188
Caroli, J., M. Ouahnich 1969: Chylous ascites in cirrhosis of the liver. Rev. méd.-chir. Mal. Foie 44, 99
Cohen, R., M. Viamonte, E. Cypress, M. H. Kalser 1963: Lymphangiography in a patient with chylous ascites. Radiology 81, 219
Craven, C. E., A. S. Goldman, D. L. Larson, M. Patterson, C. K. Hendrick 1967: Congenital chylous ascites: lymphangiographic demonstration of obstruction of the cisterna chyli and chylous reflux into the peritoneal space and small intestine. J. Pediat. 70, 340
Dubois, F., M. Raynal, F. Grosdemange, J. Testart, E. Pelissier 1967: Chylopéritoine par rupture traumatique du canal thoracique. Intérêt de la lymphographie. Arch. Mal. Appar. dig. 56, 89
Feldmann, G. B. 1975: Lymphatic obstruction in carcinomatous ascites. Cancer Res. 35, 325
Friedrich, P., H. Reichelt 1970: Lymphographischer Nachweis einer Lymphfistel aus dem retroperitonealen Lymphsystem des Beckens in die freie Bauchhöhle. Fortschr. Röntgenstr. 113, 533

Grandell, W., G. Streeck, G. D. Mc Evoy 1953: Chylous ascites due to a pancreatic pseudocyst. Surgery 34, 111
Groves, L. K., D. B. Effler 1954: Primary chyloperitoneum. New Engl. J. Med. 250, 520
Hermanutz, K. D., I. Boldt, U. Frotscher 1975: Chylöser Reflux bei Dysplasie des Lymphsystems mit Chylaszites und lymphographischer Darstellung von mediastinalen und retroperitonealen Lymphcysten. Fortschr. Röntgenstr. 122, 14
Ikard, R. W. 1972: Iatrogenic chylous ascites. Amer. Surg. 38, 436
Ishida, O., H. Uchida, Y. Taji, S. Mori 1965: Lymphography in malignant tumors, chyluria and chyloperitoneum. Med. J. Osaka Univ. 15, 417
Kelley, M. L., H. R. Butt 1960: Chylous ascites: an analysis of its etiology. Gastroenterology 39, 161
Kiyan, S. 1967: Lymphographie bei einer Dickdarmfistel. Fortschr. Röntgenstr. 106, 466
Levine, M. K. 1961: Idiopathic chylous ascites of infancy. Tufts Folia med. 7, 95
McKendry, J. B. J., W. K. Lindsay, M. C. Gerstein 1956: Congenital defects of the lymphatics in infancy. Pediatrics 32, 21
Müller, K. H., I. Spaich 1972: Kontrastmittelaustritte in die freie Bauchhöhle bei bestrahltem und zytostatisch behandeltem Morbus Hodgkin Stadium IV während der retroperitonealen Lymphographie. Fortschr. Röntgenstr. 122, 79
Musgrove, J. E. 1972: Post-vagotomy abdominal chylous fistula. Ann. Surg. 175, 67
Nix, J. T., M. Albert, J. E. Dugas, D. L. Wendt 1957: Chylothorax and chylous ascites: a study of 302 selected cases. Amer. J. Gastroent. 28, 40
Pomerancz, M., T. A. Waldmann 1963: Systemic lymphatic abnormalities associated with gastrointestinal protein loss secondary to intestinal lymphangiectasia. Gastroenterology 45, 703
Schoen, H. R. 1969: Chylöse Ergüsse in der Brust- und Bauchhöhle. Langenbecks. Arch. Chir. 325, 118
Servelle, M. 1963: Pathology of the thoracic duct. J. cardiovasc. Surg. (Torino) 4, 702
Servelle, M., J. Soulie, D. Dumas, J. Dupuy, J. Poncey 1968: Chylous ascites and elephantiasis. Sem. Hôp. Paris 44, 1216
Servelle, M., J. Soulie, J. Andrieux, D. de Leersnyder, J. Leducq, J. L. le Bris 1968: Chyloperitoine et éléphantiasis bilateral. Gaz. méd. Fr. 75, 6379
Takahashi, M., K. Takeda, T. Ishibashi, H. Kawanami 1968: Peritoneal extravasation of oily contrast medium following lymphography. Amer. J. Roentgenol. 104, 652
Vollman, R. W., W. J. Keenan, A. J. Eraklis 1966: Posttraumatic chylous ascites in infancy. New Engl. J. Med. 275, 875
Walker, W. M. 1967: Chylous ascites following pancreatoduodenectomy. Arch. Surg. 95, 640
Wallis, R. J. M., H. A. Schölberg 1910: On chylous and pseudochylous ascites. J. Med. 4, 153
Wyatt, G. M., R. E. Gross 1961: Chylous ascites. Amer. J. Roentgenol. 45, 848

Lymphzysten

Alan, J., S. Amos 1969: Multiple lymphatic cyst of the mesentery. Brit. J. Surg. 46, 588
Averette, H. E., R. C. Hudson, J. H. Ferguson 1964: Lymphangioadenography: Applications in the study and management of gynecologic cancer. Cancer (Philad.) 17, 1093
Biggs, J. S. G., E. V. Mackay 1966: Pelvic lymphocysts displayed by lymphography. J. Obstet. Gynaec. Brit. Cwlth. 73, 264
Dodd, G. D., F. Rutledge, S. Wallace 1970: Postoperative pelvic lymphocysts. Amer. J. Roentgenol. 108, 312
Engel, S., O. T. Clagett, E. G. Harrison 1961: Chylus cysts of the abdomen. Surgery 50, 593
Ferguson, J. H., I. G. Maclure 1961: Lymphocele following lymphadenectomy. Amer J. Obstet. Gynec. 82, 783
Friedmann, G., U. Mödder, R. Tismer, M. Vlaho 1977: Lymphocele nach Nierentransplantation. Radiologe 17, 393

Gordon, R. B., A. Capetillo, D. J. Principato 1968: Angiographic demonstration of a lymphatic cyst of the mesentery. Amer. J. Roentgenol. 104, 870
Gray, M. J., A. A. Plentl, H. C. Taylor 1958: Lymphocyst: complication of pelvic lymph node dissections. Amer J. Obstet. Gynec. 75, 1059
Hermanutz, K. D., I. Boldt, U. Frotscher 1975: Chylöser Reflux bei Dysplasie des Lymphsystems mit Chyaszites und lymphographischer Darstellung von mediastinalen und retro-peritonealen Lymphzysten. Fortschr. Röntgenstr. 122, 14
Jackson, R. J. A. 1968: Observations on changes in the lymphatic circulation which develop after pelvic lymphadenectomy. J. Obstet. Gynaec. Brit. Cwlth. 75, 521
Koehler, P. R. 1972: Injuries and complications of the lymphatic-system following renal transplantation. Lymphology 5, 61
Koehler, P. R., M. M. Kyaw 1972: Lymphatic complications following renal transplantation. Radiology 102, 539
Leonidas, J. C., F. B. Kopel, C. A. Danese 1971: Mesenteric cyst associated with protein loss in the gastrointestinal tract. Radiology 112, 150
Lerut, J., T. Lerut, J. A. Gruwez, P. Michielsen 1978: An unusual case of lymphocele after renal transplantation. Lymphology 11, 89
Lorimer, W. S., D. M. Glassford, H. E. Sarles, A. R. Remmers, J. C. Fish 1975: Lymphocele: A significant complication following renal transplantation. Lymphology 8, 20
Mac Donald, J. S. 1967: Lymphocyst formation following lymphadenectomy In: Progress in Lymphology, ed. by A. Rüttimann. Thieme, Stuttgart
Mac Laughlin, M. G., G. M. Williams 1975: Late perirenal lymphocele causing ureteral and arterial obstruction in renal transplant patcents. J. Urol. (Baltimore) 114, 527
Mori, N. 1955: Clinical and experimental studies on so-called lymphocyst which develops after radical hysterektomy in cancer of uterine cervix. J. jap. obstet. gynaec. Soc. 2, 178
Mott, C., M. H. Schreiber 1974: Lymphoceles following renal transplantation. Amer. J. Roentgenol. 122, 821
Nelson jr., J. H., J. W. Huston 1959: Lymphocyst formation following pelvic lymphadenectomy. Amer. J. Obstet. Gynec. 78, 1228
OH, C., C. A. Danese, D. A. Dreiling, M. D. Elmhurst 1967: Chylous cysts of mesentery. Arch. Surg. 94, 790
Parker, J. J., K. J. Schmutzler 1971: Chylous lymphocyst. Radiology 98, 569
Pilleron, J., J. C. Durand 1967: Lymphcoceles pelviennes. Mém. Acad. Chir. 93, 281
Pirschel, J., H. Hagemann 1977: Posttraumatische Lymphangiektasie. Fortschr. Röntgenstr. 127, 592
Rutledge, F., G. D. Dodd, F. F. Kasilag jr. 1959: Lymphocyst: A complication of radical pelvic surgery. Amer. J. Obstet. Gynec. 77, 1165
Vahlensieck, W., L. Beltz, L. Weissbach 1974: Retro- und intraperitoneale Lymphfisteln nach Semikastration und transperitonealer Lymphadenektomie bei Hodentumoren. Urol. int. (Basel) 29, 453
Viskneoskaya, E. E. 1967: The influence of retroperitoneal postoperative lymphocysts on urinary organs. Akush. i Ginek. 43 38
Weingold, A. B., E. Olivo, J. Marino 1967: Pelvic lymphocyst: diagnosis and management. Arch. Surg. 95, 304

Lymphangiome, Lymphangiomyome und Lymphangiosarkome

Aristizabal, S. A., J. H. Galindo, J. R. Davis, M. L. M. Boone 1977: Lymphangiomas involving the ovary. Lymphology 10, 219
Blaudow, K., W. Porstmann 1967: Chylusreflux am Oberschenkel bei unilateralem Lymphödem und zystischem Lymphangiom in der Leiste. Fortschr. Röntgenstr. 106, 711

Castellino, R. A., S. Finkelstein 1975: Lymphographic demonstration of a retroperitoneal lymphangioma. Radiology 115, 115

Cauwelaert, P., J. A. Gruwez 1978: Experience with lymphangioma. Lymphology 11, 43

Collard, M., M. Fievez, S. Godart, J. P. Toussaint 1968: The contribution of lymphangiography in the study od diffuse lymphangiomyomatosis. Amer. J. Roentgenol. 102, 466

Davis, J. G., H. Peck, B. L. Gray 1959: Lymphangioma of the duodenum. Amer. J. Roentgenol. 81, 613

Fievez, M., M. Collard, S. Godart, J. P. Toussaint 1967: A propos d'un cas de lymphangiomyomatose diffuse. Ann. Anat. path. 12, 431

Gill, W. M., R. J. Alfidi 1970: Roentgenographic manifestations of lymphangiectasis. Amer. J. Roentgenol. 109, 185

Godart, S. 1966: Embryological significance of lymphangioma. Arch. Dis. Childh. 41, 204

Gottschalk, M. 1968: Zur Ätiologie, Klinik und Therapie der Lymphangiome Bruns' Beitr. klin. Chir. 216, 673

Grund, W., R. Herzer, H. Wehner 1974: Lymphangiom des Duodenums. Fortschr. Röntgenstr. 121, 252

Jacobsson, F. 1947: Two cases of cystic lymphangioma of the neck with mediastinal involvement. Acta Radiol. (Stockh.) 28, 705

Kaip, E., B. Eyssel, A. Sobbe 1976: Zystisches Lymphangiom der Milz bei einem 15jährigen Jungen. Fortschr. Röntgenstr. 125, 83

Kittredge, R. D., N. Finby 1965: The many facets of lymphangioma. Amer. J. Roentgenol. 95, 56

Kruglik, G. D., C. R. Reed, M. P. J. Daroca 1976: Lymphangiomyomatosis. Radiology 120, 583

Leonidas, J. C. 1978: Cystic retroperitoneal lymphangioma in infants and children. Radiology 127, 203

Maurer, H. J., W. Koch 1965: Lymphographie bei einem Chylothorax auf dem Boden eines Angiomyoms. Fortschr. Röntgenstr. 103, 384

Miller, W. T., J. I. Cornog, M. A. Sullivan 1971: Lymphangiomyomatosis. Amer. J. Roentgenol. 111, 565

Müller, U., J. Freitag 1972: Zystische Lymphangiomatosis der Milz. Fortschr. Röntgenstr. 116, 826

Pamukcoglu, T. 1968: Lymphangiomyoma of the thoracic duct with honeycomb lungs. Amer. Rev. resp. Dis. 97, 295

Pouliadis, G. P., J. Wellauer, W. Wirth 1976: Diffuse Lymphangiomyomatosis. Lymphology 9, 28

Regenbrecht, J. 1959: Das Lymphangiom. Münch. med. Wschr. 101, 2197

Silverstein, E. F., K. Ellis, M. Wolff, A. Jaretzki 1974: Pulmonary lymphangiomyomatosis. Amer. J. Roentgenol. 120, 832

Stambolis, Chr., E. W. Schwarze, H. M. Reinold 1975: Zur Pathologie und Klinik der generalisierten Lymphangiomyomatose. Dtsch. med. Wschr. 100, 2277

Stewart, F. W., N. Treves 1948: Lymphangiosarcoma in postmastectomy lymphedema. Cancer (Philad.) 1, 64

Viamonte jr., M., A. Rüttimann: Atlas of Lymphography. Thieme, Stuttgart 1980

XIV. Erkrankungen der Weichteile

Muskeln, Sehnen, Unterhautzellgewebe

Von E. MARANTA

Die normalen und die pathologischen Weichteilstrukturen sind nur dann röntgenologisch erfaßbar, wenn ihr Kontrast größer oder kleiner als derjenige ihrer unmittelbaren Umgebung ist. Die normalen Weichteilstrukturen sind innen von Fettgewebe (subkutan, subfaszial, intermuskulär), außen (über der Haut) von Luft umgeben. Fettgewebe und Luft weisen im Verhältnis zu den übrigen Weichteilkomponenten eine geringere Röntgenstrahlenabsorption auf. Deswegen lassen sich im Röntgenbild Haut, Pannikulusstrukturen, Faszien, Muskeln und sogar einzelne Muskelbündel als solche erkennen. Das Fettgewebe verhält sich aufnahmetechnisch wie ein körpereigenes, negatives Kontrastmittel.

Pathologische Aufhellungen in den Weichteilen

Sie entstehen entweder durch abnorme Fettansammlungen, durch Luftinfiltration von außen oder Gasbildung im Gewebe.

Abnorme, durch Fettgewebe bedingte Aufhellungen

Eine Zunahme des Fettgewebes mit entsprechenden Aufhellungszonen findet man bei der Adipositas, sowohl subkutan als auch subfaszial und intermuskulär. Intramuskuläre Fettinfiltrationen sind beim Gesunden unter 30 Jahren selten. Häufigste Ursache ist die Muskelatrophie bei Immobilisation. Die intramuskuläre Fettgewebsinfiltration ist an parallel verlaufenden intramuskulär gelegenen Aufhellungsbändern erkennbar (Abb. 1).

Intramuskuläre Fettgewebsinfiltrationen infolge *neuromuskulärer Erkrankungen* (progressive Muskeldystrophie, Dystrophia myotonica, gutartige, kongenitale Muskelhypotonie und Werdnig-Hoffmann-Syndrom) sind besonders ausgedehnt. Die Aufhellungsbänder der Fettinfiltration verleihen den befallenen Muskeln ein typisches, gefiedertes oder „fischfleischartiges" Aussehen. Die befallenen Muskeln sind zudem infolge des verminderten Eisengehaltes (Myoglobinverarmung) vermehrt transparent. Dieser Zustand ist besonders bei der *progressiven Muskeldystrophie* anzutreffen (Abb. 2).

Wabige Aufhellungen in der Subkutis mit dichten, breiten Gefäßschatten, vorwiegend an der Vorderseite der Unterschenkel lokalisiert, beob-

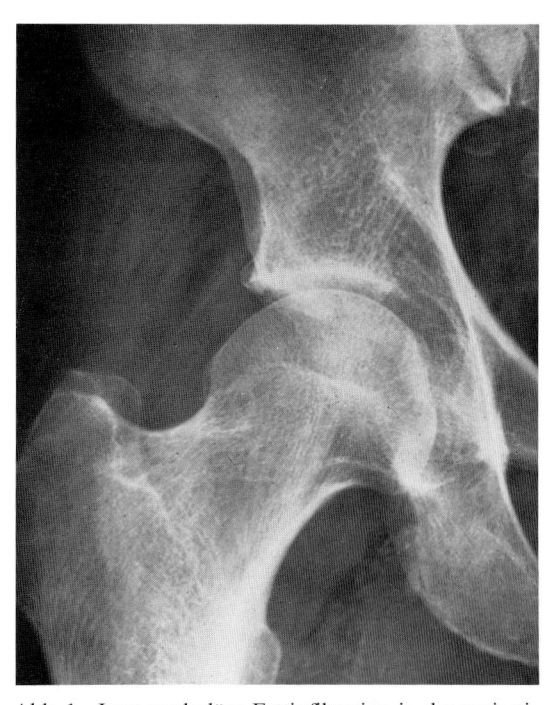

Abb. 1 Intramuskuläre Fettinfiltration in der periartikulären und glutaealen Muskulatur. Adipositas und Arteriosklerose. 55jähr. Mann.

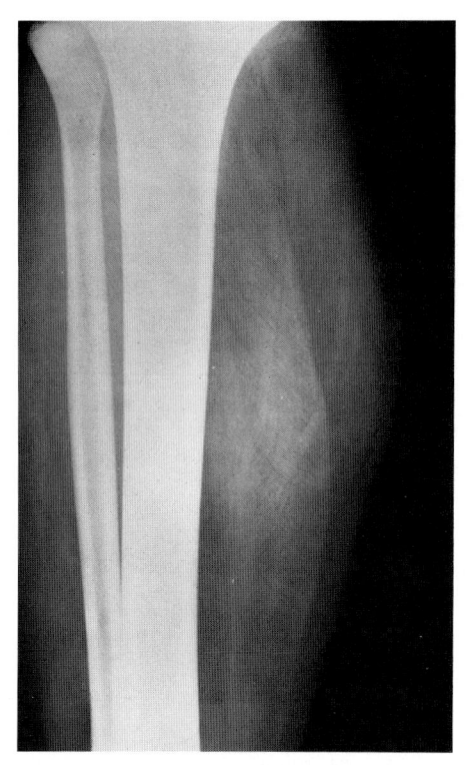

Abb. 2 Progressive Muskeldystrophie. Ausgedehnte, intramuskuläre Fettinfiltration bei schwerer Muskeldegeneration am rechten Oberschenkel. Typisches, fischfleischartiges Aussehen. 10jähr. Knabe.

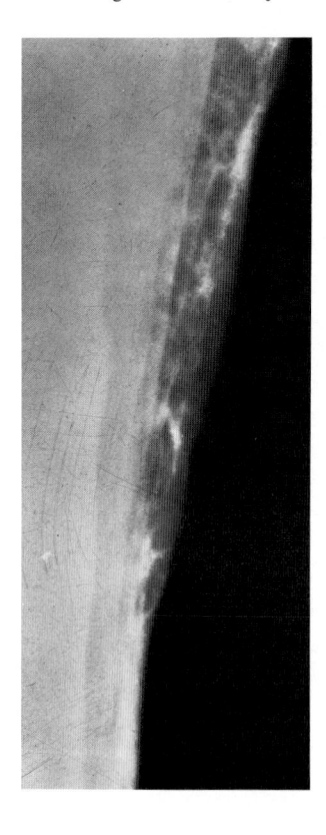

Abb. 3 Necrobiosis lipoidica diabeticorum. Wabige Aufhellungen in der Subkutis mit verbreiterten Gefäßen (aus BOHNDORF, W.: Radiologe 5 [1965] 39–43).

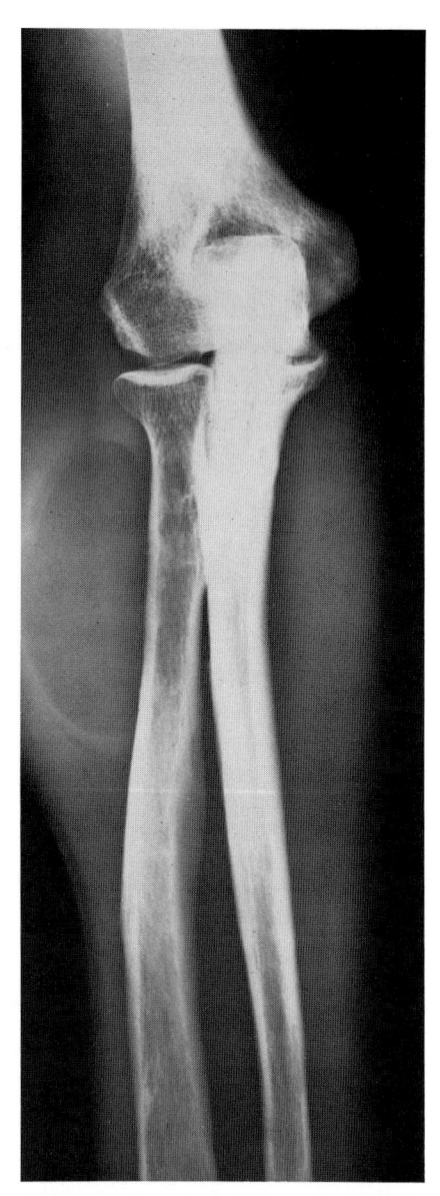

Abb. 4 Lipom am Vorderarm. Oväläre Aufhellung mit scharfen Konturen. Septierung. Verdrängung der Muskulatur. 66jähr. Mann.

achtet man bei der *Necrobiosis lipoidica diabeticorum* (Abb. 3).

Lipome und Fibrolipome sind relativ leicht nachzuweisen, da sie, entsprechend ihrem Fettgehalt, scharf abgesetzte, rundliche oder ovaläre, oft septierte Weichteilaufhellungen bewirken. Gelegentlich führen sie zu Verdrängungserscheinungen der anliegenden Muskeln. Lipome können multipel auftreten (Abb. 4).

Cholesterinhaltige Dermoidzysten verhalten sich ähnlich den Lipomen.

Fettbedingte Aufhellungen traumatischer Natur findet man gelegentlich bei intraartikulären Frakturen. Dieses nach HOLMGREN benannte radiologische Symptom beruht auf einem Übertritt von flüssigem Fett aus dem Knochenmark in die Gelenkhöhle. Über dem traumatischen Gelenkerguß bildet sich ein Fettspiegel, der als Aufhellungszone in seitlichen Aufnahmen mit horizontalem Strahlengang besonders im Recessus suprapatellaris des Kniegelenkes beobachtet wird. Das Holmgrensche Zeichen ist ein indirekter Hinweis auf eine intraartikuläre Fraktur (Abb. 5).

Luft- oder gasbedingte Aufhellungen

Luft- oder Gasinfiltrationen in den Weichteilen haben eine geringere Röntgenstrahlenabsorption und eine entsprechend größere, negative Kontrastwirkung. Deswegen sind sie leicht nachweisbar. Die Frage, ob die Luft- oder Gasansammlungen von außen her in die Weichteile eingedrungen oder ob sie im Gewebe selbst entstanden sind, ist diagnostisch und prognostisch wichtig. Wir unterscheiden somit traumatische Luft- und entzündliche Gasaufhellungen.

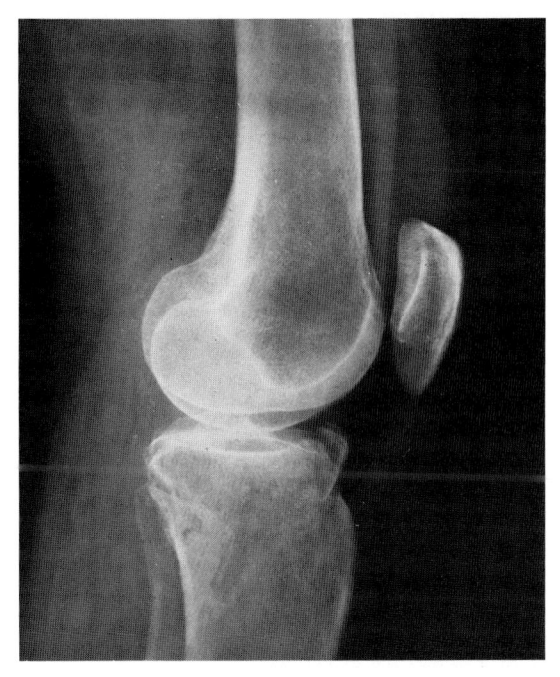

Abb. 5 Holmgrensches Zeichen nach Impressionsfraktur des rechten Tibiakopfes. Spiegelbildung im Recessus suprapatellaris: ausgetretenes Knochenmarkfett hat sich mit dem Blut überschichtet. 57jähr. Mann.

Traumatisches Weichteilemphysem

Bei Rißwunden kann Luft von außen her in die Lücken der zerfetzten Gewebspartien eindringen. Sie ist, im Gegensatz zu entzündlichen Gasbildungen, unmittelbar nach dem traumatischen Ereignis feststellbar (Abb. 6). Das traumatische Weichteilemphysem ist ein rein lokales Geschehen und nicht ausgedehnter als die Wunde selbst. Die Luftresorption erfolgt rasch (1–2 Tage), während beim infektiösen Weichteilemphysem eine raschere Zunahme besteht. Ein ausgedehntes Haut- und Muskelemphysem kann im Anschluß an schwere Thoraxtraumen mit Lungenverletzung, als Folge von operativen Thoraxeingriffen, nach Ösophagusperforationen sowie schweren Hustenanfällen (besonders bei Kindern) und nach Pneumoperitoneum entstehen (Abb. 7). Typisch für diese Arten des Weichteilemphysems ist die gleichmäßige, scharf abgesetzte Luftinfiltration der einzelnen Muskelzüge der Thoraxwand, insbesondere des Pectoralis major.

Luftansammlungen ohne entzündliche Begleitveränderungen sind nach chirurgischen Eingriffen im Gebiete der Operationsnaht für 1–2 Tage sichtbar (zum Beispiel nach Mastektomie und Laparotomien).

Bei Schädelfrakturen achte man auf die Möglichkeit eines Eindringens von Luft in das Schädelin-

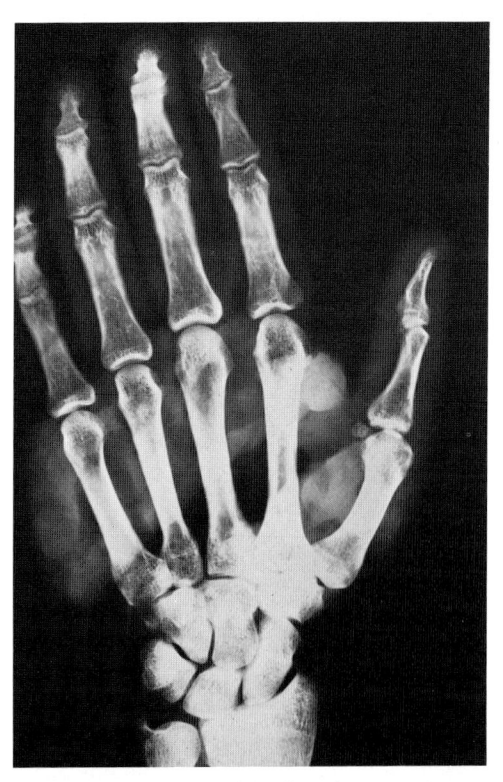

Abb. 6 Traumatisches Weichteilemphysem. Ausgedehnte Rißquetschwunden der linken Hand. Luftblasen im zerfetzten Gewebe. 21jähr. Mann.

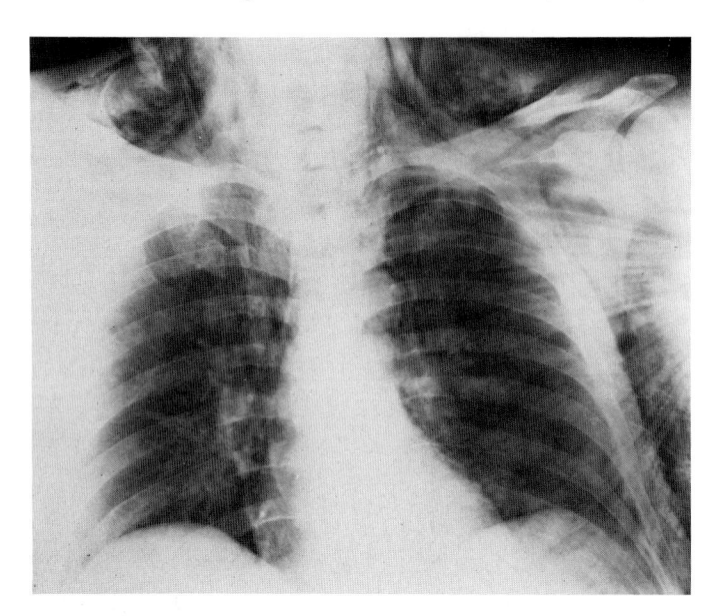

936 Erkrankungen der Weichteile: Muskeln, Sehnen, Unterhautzellgewebe

Abb. 7 Traumatisches Weichteilemphysem nach stumpfem Thoraxtrauma. Diffuse, scharf abgesetzte Luftinfiltration der Subkutis und der Muskulatur. 42jähr. Mann.

nere subdural, im Ventrikelsystem und unterhalb von Galea und Periost (spontane Luftenzephalographie, Abb. 8).

Gas in Hernien
Gashaltige Darmschlingen in Bruchsäcken sind radiologisch durch tangentiale Aufnahmen leicht nachzuweisen. Über begleitende Ileuserscheinungen und Darmnekrose s. Band V, S. 72.

Gasabszeß, Gasphlegmone, Gasbrand
Gasbildung in Weichteilabszessen tritt in Form einer größeren, blasigen Aufhellung mit umgebender Verwischung der Weichteilstrukturen durch entzündliches Ödem auf. Die Blasen des *Gasabszesses* sind an ihren Entstehungsort gebunden und zeigen keine Tendenz zur Infiltration der Umgebung (Abb. 9). Multiple Gasabszesse können bei *Sepsis* auftreten. Die Gasblasen sind hier

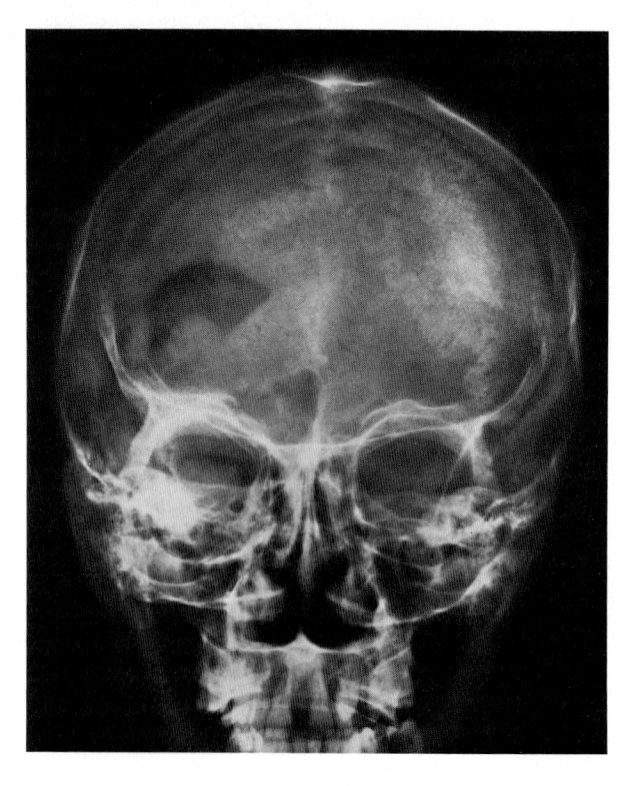

Abb. 8 Spontane Luftenzephalographie rechts nach Fraktur der vorderen Schädelgrube. 32jähr. Mann.

Abb. 9 Gasabszeß am Vorderarm. Weichteilödem. Lokalisierte Gasbildung mit Weichteilverdrängung. Keine intramuskuläre Gasansammlungen. 22jähr. Frau.

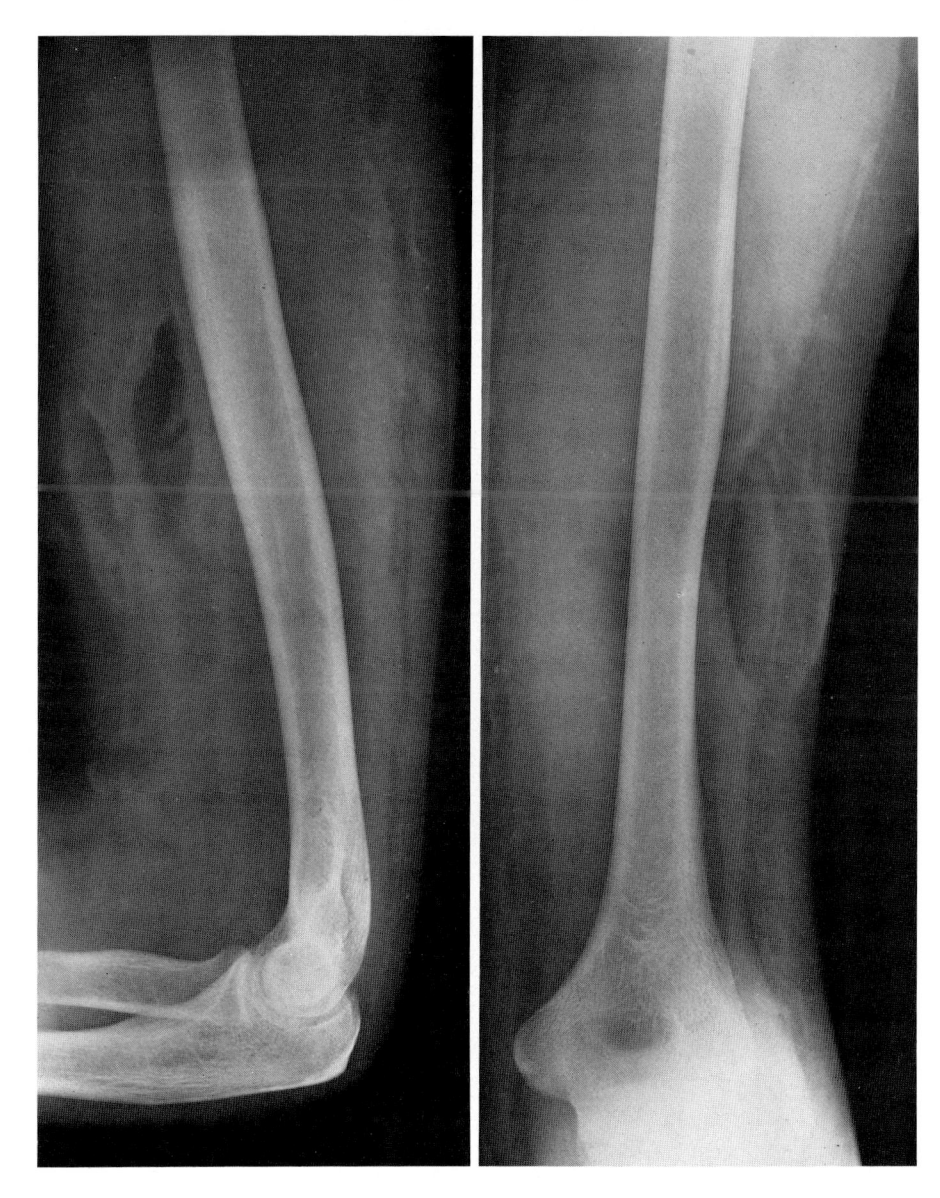

weit verstreut. Bei der *Gasphlegmone* infiltriert die Gasbildung nur das subkutane Fettgewebe. Die Bindegewebssepten der Subkutis sind ödematös verdickt und unscharf durch die Gase verdrängt (Abb. 10).

Beim *Gasbrand* folgt, nach anfänglichem Ödem, eine diffuse Gasinfiltration sämtlicher Weichteilschichten. Typisch sind inter- und intramuskuläre Gasblasen. Im Gegensatz zum posttraumatischen Emphysem läßt sich durch kurzfristige Kontrollaufnahmen eine rasche Zunahme der Gasinfiltration nachweisen. Die Gasblasen, die unter erhöhtem Druck stehen, sind rundlich-ovalär und verdrängen die befallenen Gewebsschichten. Die Gasbildungen können manchmal schon vor dem Auftreten typischer klinischer Symptome radiologisch nachgewiesen werden (Abb. 11).

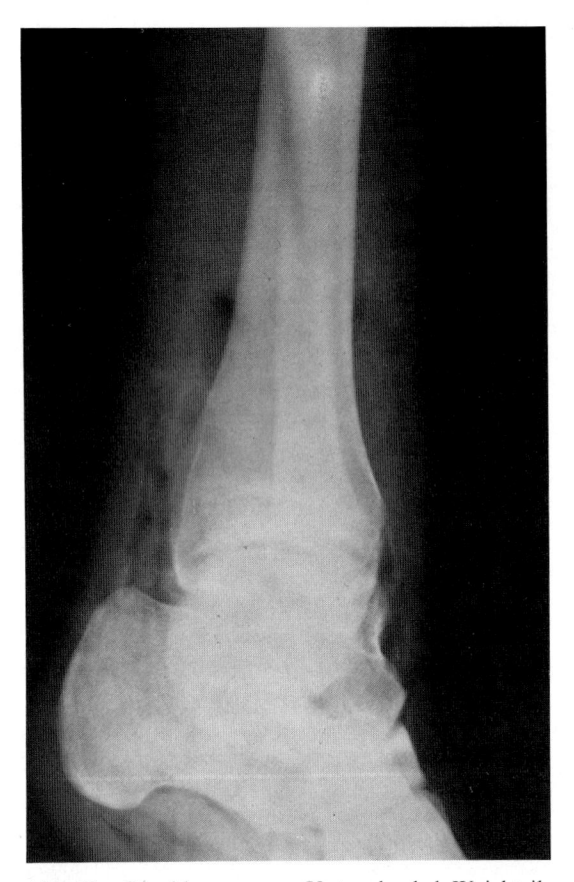

Abb. 10 Gasphlegmone am Unterschenkel. Weichteilödem. Diffuse Gasinfiltration subkutan, teilweise subfaszial. Keine intramuskuläre Gasbildung. 28jähr. Mann.

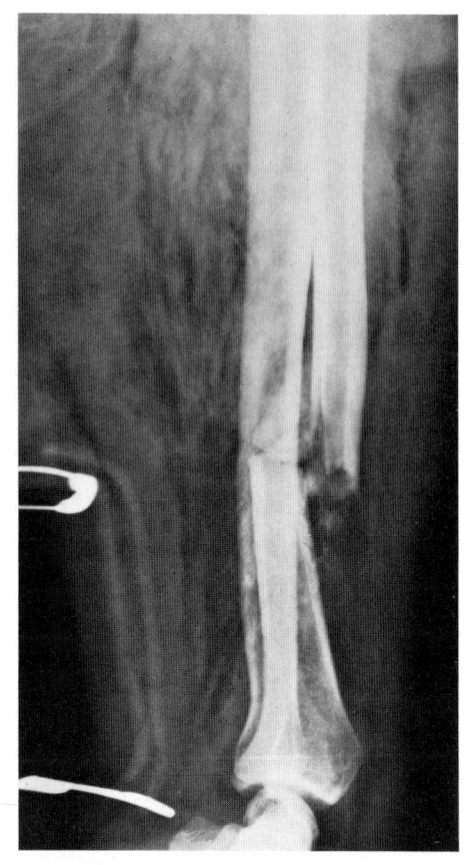

Abb. 11 Gasbrand nach offenen Vorderarmfrakturen. Schweres Weichteilödem. Diffuse inter- und intramuskuläre, perlschnurartige Gasbildungen mit Verdrängung der einzelnen Muskelfasern. Bakteriologisch: Fränkelsche Bazillen, Kolibakterien und Streptokokken. 42jähr. Mann.

Verdichtungen in den Weichteilen

Verdichtungen in den Weichteilen sind röntgenologisch einerseits an der Zunahme der Dicke oder Dichte der befallenen Gewebsstrukturen, andererseits an der Störung der normalen, durch den Fettgehalt bedingten Weichteilstruktur erkennbar. Zunahme der normalen Gewebsdichte, Kompression und Infiltration des Fettgewebes sind die röntgenologischen Grundsymptome der Weichteilverdichtungen. Das Ödem ist eine der wichtigsten Begleiterscheinungen verschiedenster Weichteilprozesse.

Das Ödem

Das Ödem (traumatisch, entzündlich, kardial, renal, metabolisch, venös, lymphatisch) führt zu einer Verquellung des Bindegewebsstroma im Fettgewebe. Das normalerweise röntgenologisch sichtbare, zarte Stromawerk wird grobmaschig, unscharf und plump. Das Fettgewebe verliert durch die Flüssigkeitsansammlung seine normale Strahlendurchlässigkeit und wird progressiv dichter. Die begleitende Hautschwellung ist an einer deutlichen Verdickung der Kutislinie erkennbar. Normalerweise ist die Kutislinie ca. 1 mm breit. Auf dem Röntgenbild erscheint sie als feine, scharf begrenzte Verdichtung, welche nach außen durch die Luft, nach innen durch die strahlendurchlässige Subkutis begrenzt wird. Die Kutislinie wird beim Ödem nach innen unscharf (Abb. 12).

Der frühzeitige Nachweis eines entzündlichen Ödems ist bei Osteomyelitisverdacht besonders wichtig. Das entzündliche Ödem ist bereits erkennbar, wenn noch keine röntgenologischen Symptome am befallenen Knochen vorliegen (das Intervall beträgt 10 – 14 Tage). Das entzündliche Ödem der Osteomyelitis breitet sich rasch vom Periost auf die umgebenden Weichteile aus. Das intermuskuläre und das subfasziale Fettgewebe werden imbibiert. Die normale Abgrenzung der einzelnen Muskelgruppen wird verwischt. Die normalen, periartikulären Fetträume (am Kniegelenk das vordere oder hintere Femurfettpolster, das Corpus adiposum genus) werden unscharf. Schließlich kommt es von innen nach außen zum subkutanen Ödem mit seinen typischen radiär-streifigen Verdichtungen (Abb. 13).

Hauterkrankungen

Die radiologische Untersuchung der Haut und des subkutanen Gewebes ergibt nur bei wenigen Hautkrankheiten typische Befunde. In vielen Fällen bedeutet eine Röntgenaufnahme lediglich eine Ergänzung der klinischen Untersuchung, wenn das Röntgenbild die effektive Ausdehnung des Prozesses genauer erfassen kann oder wenn es eine bessere Überwachung der Erkrankung (Progredienz oder Regression) mit Hilfe von Kontrollbildern ermöglicht.

Das *Erythema chronicum migrans* weist entlang des erythematösen Randwalles eine verdickte Kutislinie auf. Das darunter liegende Stromawerk ist betont, die subkutanen Gefäßschatten sind unscharf verbreitert.

Lupus vulgaris und *lymphonodales Skrofuloderm* führen zu Verdichtungen in der Kutis und Subkutis und zu einer unscharfen Vergrößerung der subkutanen Lymphknoten.

Beim *Morbus Boeck* erscheinen kutane Herde als Verdichtungen unterschiedlicher Größe, die Subkutis bleibt intakt. Die befallenen Lymphknoten sind vergrößert und scharf abgesetzt, eine perifokale Lymphknoteninfiltration besteht nicht.

Das *Erythema induratum Bazin* zeigt kleinfleckige Verdichtungen sowie unscharfe Infiltrate.

Beim *Erythema nodosum* findet man eine ödembedingte Verdichtung des subkutanen Maschenwerkes sowie eine vermehrte Gefäßzeichnung infolge begleitender Phlebitis und Periphlebitis. Im Bereiche der Effloreszenzen ist die Kutislinie stark verdickt und unscharf. Bevorzugte Lokalisation der Erkrankung ist die Streckseite der Unterschenkel.

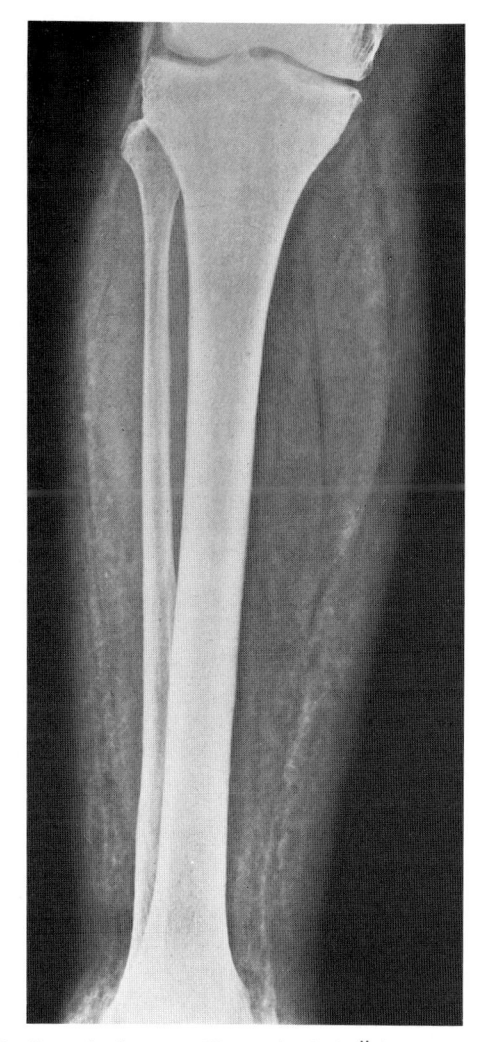

Abb. 12 Lymphödem am Unterschenkel. Ödematöse Verquellung des Bindegewebsstroma im subkutanen Fettgewebe mit entsprechend unscharfer, maschiger Verdichtung. Intermuskuläre Fettspalten verdichtet, teilweise nicht mehr abgrenzbar. Kutislinie plump und nach innen unscharf. 42jähr. Frau.

Die *Panarteriitis nodosa* im Stadium der Knotenbildung führt zu röntgenologisch nachweisbaren, homogendichten, unregelmäßig begrenzten periarteriellen Infiltraten.

Nodi rheumatici ergeben im Röntgenbild schattendichte Herde unterschiedlicher Größe und Begrenzung.

Bindegewebswucherung mit Ödem der Subkutisstrukturen sind bei der *Akrodermatitis chronica atrophicans* erkennbar (Abb. 14).

Bei der *Neurofibromatosis Recklinghausen* sieht man rundliche, relativ scharf abgegrenzte, gelegentlich sich summierende Verdichtungen (Abb. 15).

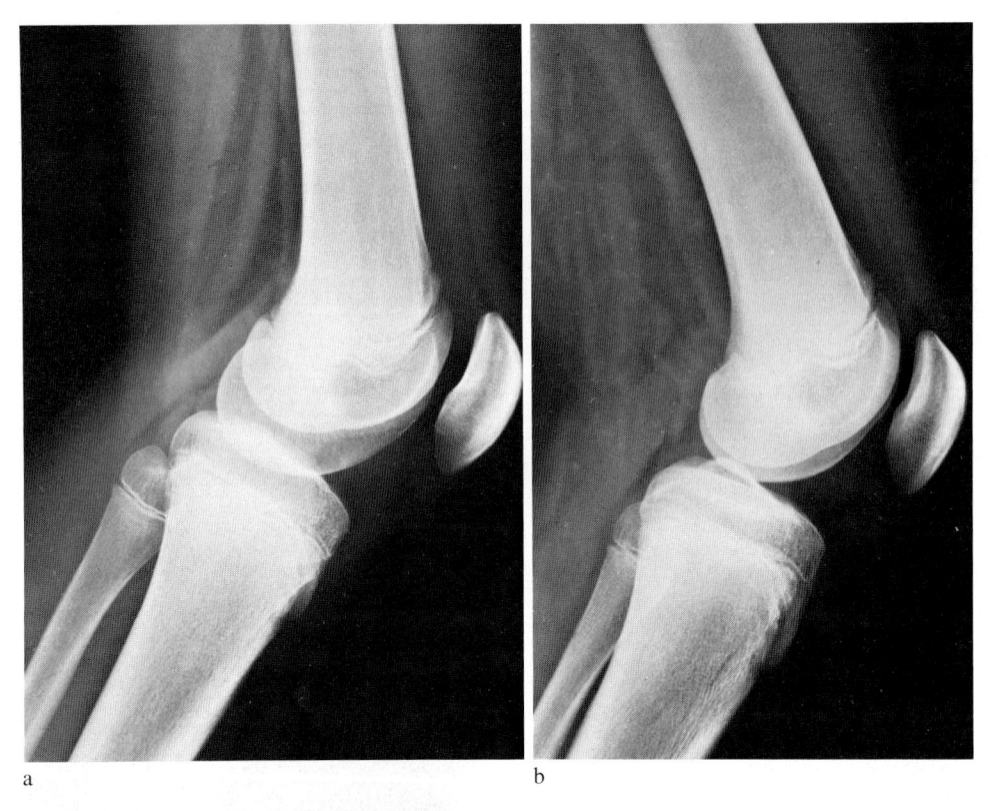

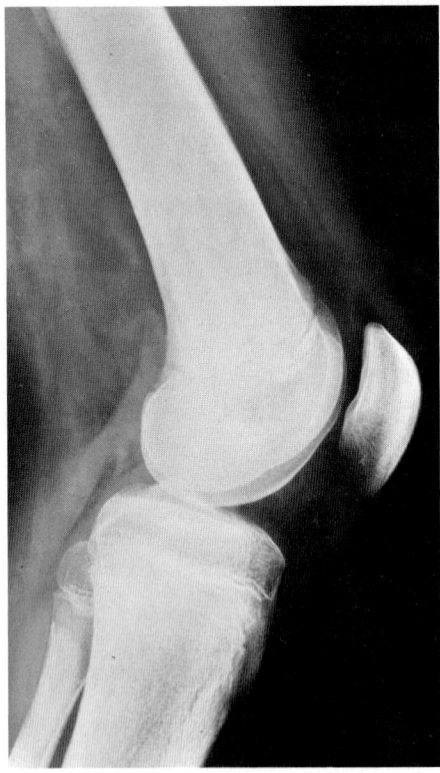

Abb. 13 Akute Osteomyelitis. a) Gesundes Knie. b) Kranke Seite: ödematöse Obliteration des dorsalen Fettraumes mit radiär-streifiger Zeichnung bei ödematöser Verquellung der Fettsepten. c) 6 Wochen später: Weichteilveränderungen wie bei b), erst jetzt periostale Reaktion an der Diaphyse (aus GIEDION, A.: Pädiatrische Praxis 1 [1962] 101 – 106).

Verdichtungen in den Weichteilen   941

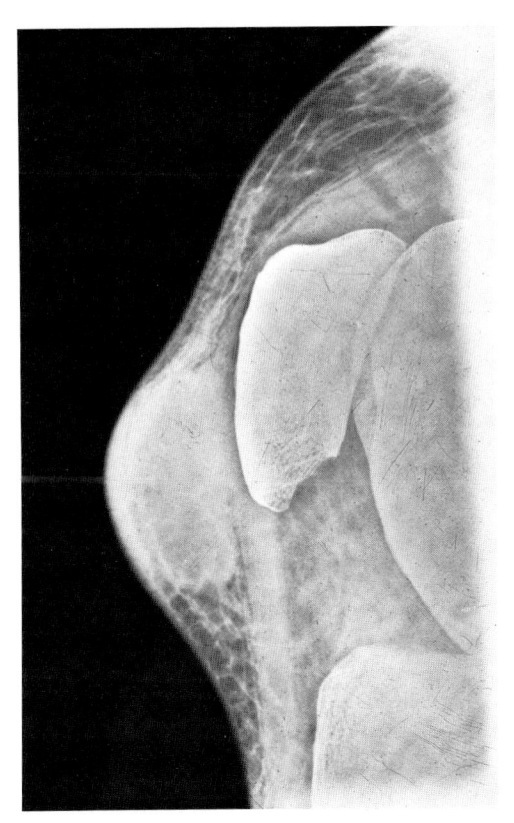

Abb. 14 Acrodermatitis chronica atrophicans. Fibroider Knoten präpatellar. Ödem in der Subkutis mit grob-trabekulärer Zeichnung (aus BOHNDORF, W.: Radiologe 5 [1965] 39 – 43).

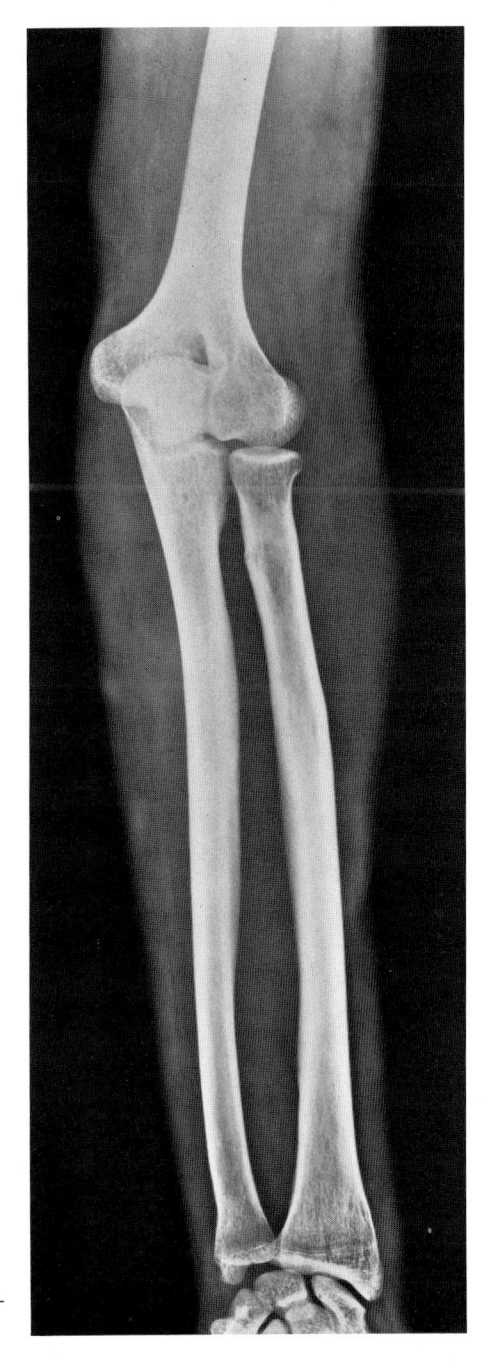

Abb. 15 Neufibromatosis Recklinghausen am Vorderarm. Multiple, rundliche Weichteilverdichtungen. 23jähr. Mann.

Pseudoverdichtungen durch Faltenbildungen in der Haut kommen beim *Ehlers-Danlos-Syndrom* vor, bei welchem eine Hauthyperelastizität vorliegt. Gleichzeitig erkennbare, dichtere, rundliche Verkalkungen beruhen auf kleinen, verkalkten Hämatomen, welche die Folge der begleitenden hämorrhagischen Diathese sind (Abb. 16).
Die gestauten Lymphgefäße der *Lymphangiosis carcinomatosa* erscheinen als strichförmige, relativ scharf begrenzte Verdichtungen, welche in den oberen Subkutisschichten senkrecht zur Hautebene, in den tieferen Zonen der Subkutis hingegen parallel zur Muskelschicht verlaufen (Abb. 17).
Verdichtungen können auch bei kachektischen Patienten entstehen, bei denen sich die nicht mehr straff anliegende Haut durch Subkutisschwund in Falten legt (Abb. 18).

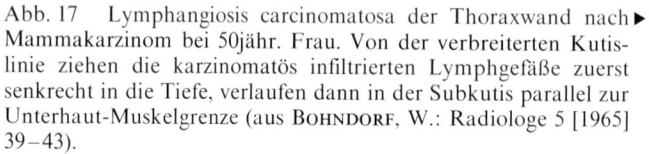

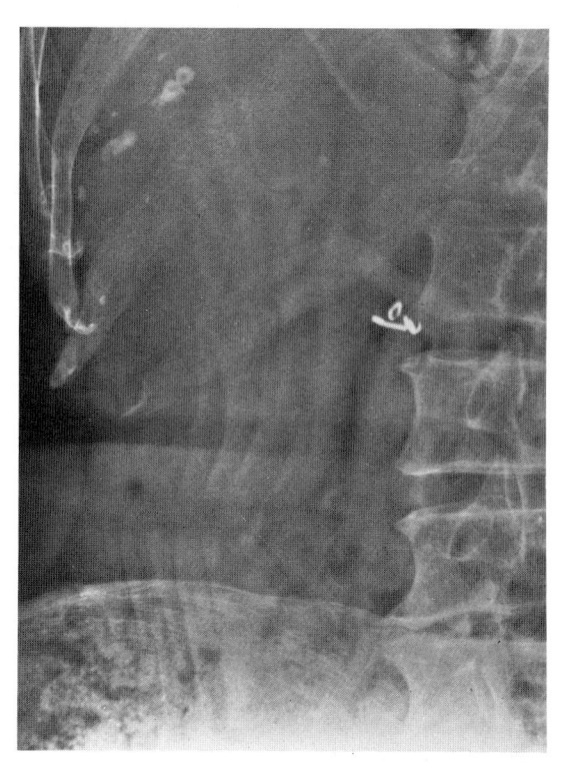

942 Erkrankungen der Weichteile: Muskeln, Sehnen, Unterhautzellgewebe

Abb. 18 Hautfalten. Streifige, parallel verlaufende Verdichtungen paravertebral rechts. Kachexie bei metastasierendem Magenkarzinom. 72jähr. Frau.

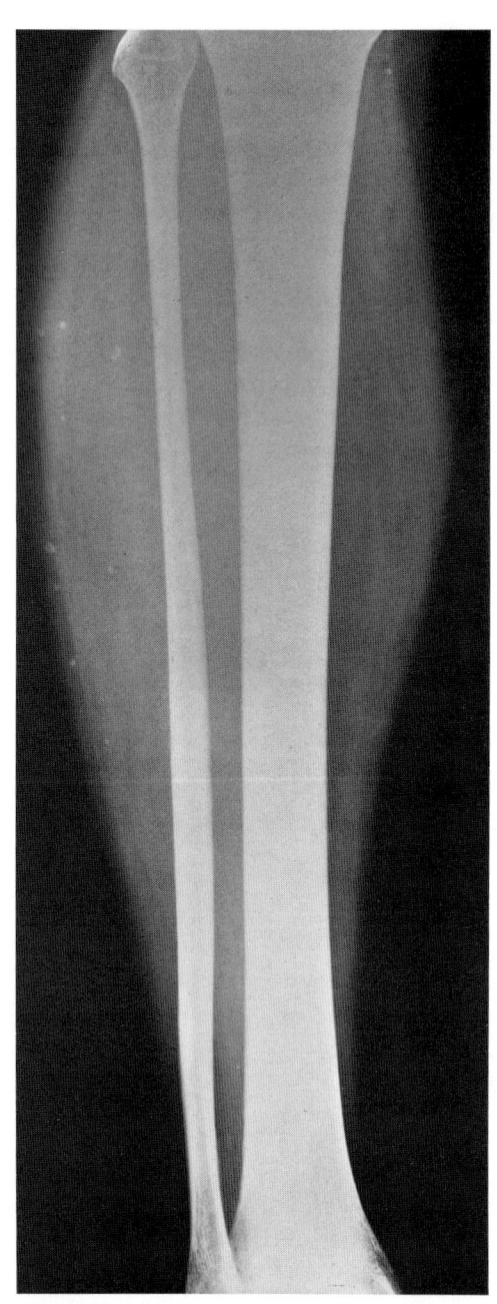

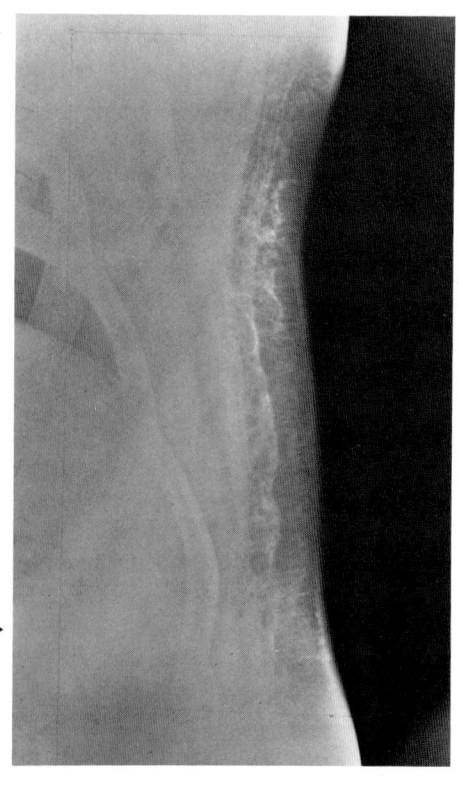

Abb. 16 Ehlers-Danlos-Syndrom. Multiple, rundliche, verkalkte Hämatome in der Subkutis des Unterschenkels. 24jähr. Frau.

Abb. 17 Lymphangiosis carcinomatosa der Thoraxwand nach ▶ Mammakarzinom bei 50jähr. Frau. Von der verbreiterten Kutislinie ziehen die karzinomatös infiltrierten Lymphgefäße zuerst senkrecht in die Tiefe, verlaufen dann in der Subkutis parallel zur Unterhaut-Muskelgrenze (aus BOHNDORF, W.: Radiologe 5 [1965] 39–43).

Bei ausgedehnten, destruktiven Knochenprozessen (zum Beispiel primär chronische Polyarthritis, diabetische Gangrän) kann die entsprechende Verkürzung der Phalangen oder Metakarpalia eine monströse Faltung der periartikulären Weichteile bewirken. Diese Faltung wird treffend mit „main", respektive „pied en lorgnette" bezeichnet (Abb. 19).

Faszie, Sehnen, Muskulatur

Die *Fasciitis nodularis*, eine knotige Spindelzellwucherung, ist eine Erkrankung des mittleren Alters. In 80% der Fälle erkennt man in der Subkutis der Extremitäten mehrere rundliche oder ovaläre, homogene, dichtere, von der Faszie ausgehende Knoten. Die Knoten sind selten größer als 3 cm im Durchmesser. Gelegentlich können die Knoten infolge metaplastischer Knorpel- oder Knochenbildung verkalken.

Die *paraosteale Fasziitis* ist mit der nodulären Fasziitis der Subkutis identisch. Einziger Unterschied ist der Befall der tieferen Schichten bei der paraostealen Form. Eine sichere Differentialdiagnose ist nur histologisch möglich.

Die *proliferative Myositis* ist eine gutartige Erkrankung und tritt in der Regel erst nach dem 45. Lebensjahr auf. Die meist indolenten, derben, 1–6 cm großen Knoten sind frei verschieblich. Sie wachsen außerordentlich schnell. Die Verdoppelungszeit beträgt nur wenige Tage. Diese Erkrankung täuscht oft einen malignen Tumor vor. Die Erkrankung ist möglicherweise ein Bindeglied zur Fasciitis nodularis. Die grau-weißlichen, narbenähnlich indurierten Knoten ergeben im Röntgenbild nur eine fleckige Verschattung. Die Ursache des Prozesses ist unbekannt. Die sichere Diagnose ist nur histologisch möglich.

Die *Tendovaginitis* zeigt im Röntgenbild, eine günstige Projektion vorausgesetzt, längliche Verdichtungen mit Weichteilödem.

Bei der *Dupuytrenschen Kontraktur* sind röntgenologisch längliche, scharf abgesetzte Stränge bei intakter Kutis und Subkutis erkennbar.

Das *Ganglion* ergibt rundliche oder ovaläre, scharf konturierte, strukturlose Verschattungen.
Bei der Beurteilung von Thoraxaufnahmen achte man stets auf die Muskelschatten, welche durch entzündliche oder maligne Lymphome verdrängt oder verdichtet sein können (Abb. 20). Auf Übersichtsaufnahmen ist ein Ödem der Muskelfettspalten in der seitlichen Abdomenwand (M. obliquus internus, obliquus externus und transversalis) ein Hinweis für das Vorliegen einer lokalen Peritonitis. Die Fettspalten sind entweder unscharf verdickt oder ausgelöscht. Verdichtungen in der Muskulatur sind auch nach traumatischen Muskelhämatomen zu sehen (Abb. 21). Ein Ödem der Muskulatur ist auf Kontrollbildern nach chirurgischen Eingriffen regelmäßig zu erkennen.

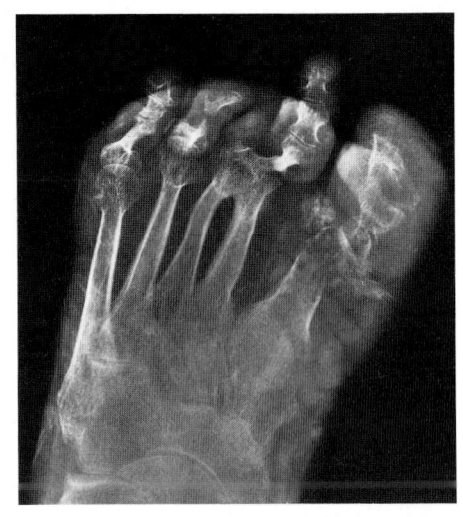

Abb. 19 Neuropathia diabetica. Faltung der periartikulären Weichteile des linken Fußes bei ausgedehnten Knochendestruktionen. Pied en lorgnette. 79jähr. Frau.

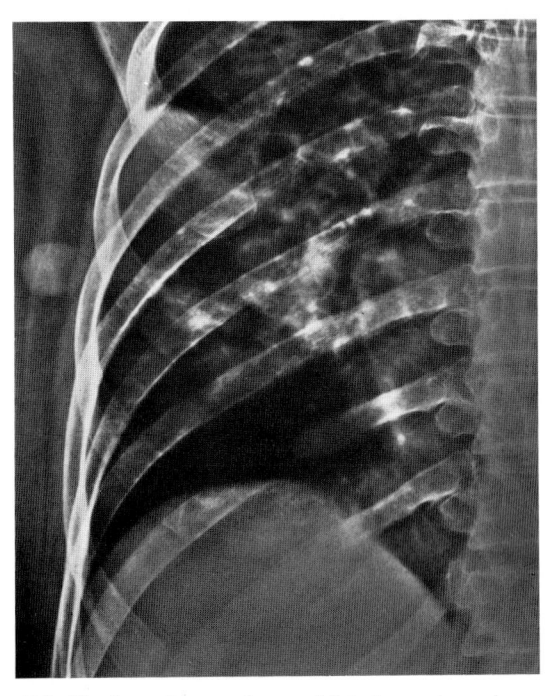

Abb. 20 Lymphogranulom. Metastase in einem Lymphknoten der lateralen Thoraxwand. 49jähr. Frau.

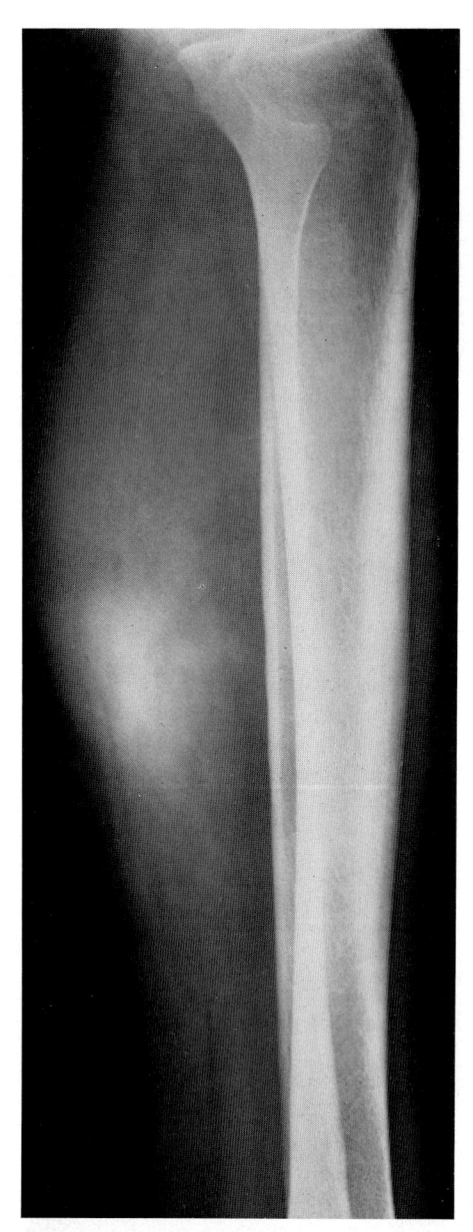

944 Erkrankungen der Weichteile: Muskeln, Sehnen, Unterhautzellgewebe

Abb. 21 Traumatisches Hämatom nach Kontusion. Unscharfe Verdichtung in der dorsalen Unterschenkelmuskulatur. 35jähr. Frau.

Gelenkkapsel und Bursae

Die Gelenkkapsel selbst ist auf Übersichtsaufnahmen in der Regel nicht sichtbar. Gelenkergüsse sind vor allem an der Kompression der periartikulären Fettkörper erkennbar. Die artikuläre Zone ist verdichtet (Abb. 22). Am Ellenbogengelenk wird der sonst nicht sichtbare hintere Fettkörper (in der Fossa olecrani) durch den Erguß nach dorsal komprimiert und ist dann auf seitlichen Aufnahmen als sichelförmige, schmale

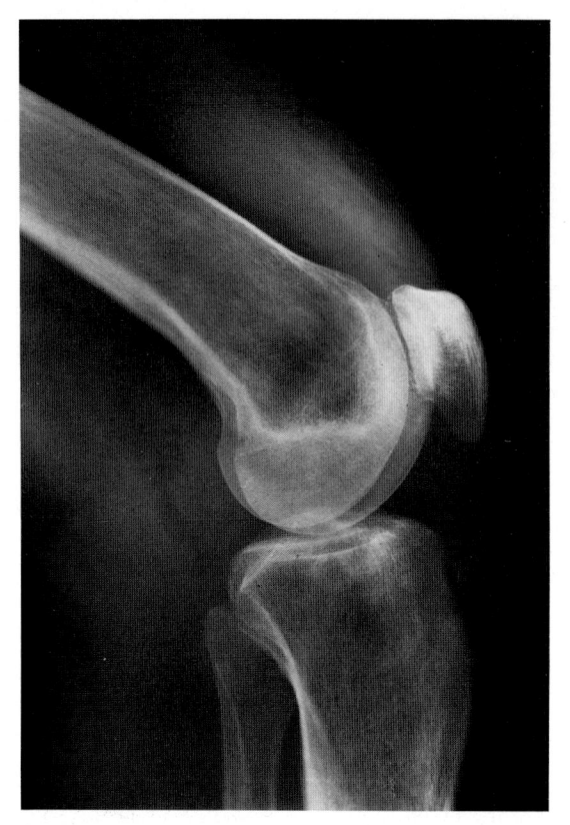

Abb. 22 Gonitis staphylococcica. Kapselerguß mit Verdichtung und Vorwölbung des oberen Kapselrezessus. 57jähr. Mann.

Aufhellung erkennbar. Der vordere Fettkörper, der normalerweise im Seitenbild immer zur Darstellung kommt, wird durch einen Erguß nach ventral und kranial verlagert und komprimiert. Dieses Phänomen tritt bereits nach kleineren Ergußmengen auf.
Bei der *Arthritis tuberculosa* (Tumor albus) ist die artikuläre Verdichtung besonders eindrücklich, da eine Schattensummation durch Erguß und Kapselverdickung vorliegt (Abb. 23).
Ein Ödem in den Fettspalten der periartikulären Muskulatur ist auf Vorliegen einer entzündlichen Gelenksveränderung verdächtig. Dieses Symptom ist besonders am Hüftgelenk feststellbar (Abb. 24).
Die *Synovitis villosa* führt zu einer Verdichtung und Unregelmäßigkeit der hinteren Kontur des Hoffaschen Fettkörpers, zu einem Ödem und Knotenbildung im Recessus suprapatellaris des Kniegelenkes. Das *Synovialom* weist ein ähnliches Bild auf, die Knoten sind jedoch außerhalb des Kapselbereiches lokalisiert. Bei Übergreifen auf den Knochen entstehen im Haftgebiet der Gelenkkapsel tiefe Usuren.

Die *Bursitis* praepatellaris, poplitea und olecrani ergeben typische Röntgenbilder im Sinne einer scharf begrenzten, dichteren, rundlichen, marginalen Verschattung in den seitlichen Aufnahmen (Abb. 25).

Tumoren

Bei *Hämangiomen* und *Lymphangiomen* kann die Weichteilröntgendiagnostik nur Hinweise auf ihre mögliche Ausdehnung vermitteln. Die dichten, unregelmäßig verlaufenden Gefäßknäuel ergeben zwar ein recht typisches Bild, die definitive radiologische Diagnose ist nur angiographisch möglich. Sind auch Venen an diesen Tumorbildungen beteiligt, dann sind Phlebolithen häufig (Abb. 26).
Beim *Kast-Maffucci-Syndrom* (Dyschondroplasie mit multipler Angiomatose) sind Phlebolithen obligat.
Die *Angiomatosis Kaposi* (Sarcoma idiopaticum haemorrhagicum multiplex) ist röntgenologisch durch eine Durchsetzung der Subkutis und der tieferen Gewebsschichten mit traubenartig angelegten, diffusen Knotenbildungen charakterisiert. Phlebolithen sind hier selten, hingegen beobachtet man gelegentlich Arterienverkalkungen in der Nähe des Tumors. Der Wert der Röntgenaufnahme liegt lediglich in der Erfassung nichtpalpabler Neubildungen.
Ähnliche Bilder ergibt das *Stewart-Treves-Syndrom*, bei welchem auf dem Boden eines chronischen Lymphödems eine Sarkomatose auftritt.
Fibrome und *Myome* ergeben eine scharf begrenzte Weichteilverdichtung. Eine Abgrenzung gegenüber bösartigen Geschwülsten ist nicht möglich. Mit Ausnahme der *Liposarkome*, die nebst Kompression und Invasion der Weichteile auch Aufhellungsbezirke aufweisen, und dadurch als solche erkennbar sind, zeigen die bösartigen Geschwülste das gleiche Bild. Für Bösartigkeit sprechen die Muskelinfiltration, die Durchsetzung des subfaszialen und intermuskulären Fettgewebes, die unscharf begrenzte Weichteilverdichtung, die größere Ausdehnung der Verschattung sowie die rasche Progredienz des Befundes (Abb. 27). Besteht gleichzeitig ein Befall der anliegenden Knochen, dann ist eine Aussage über den Ursprung des Malignoms nicht immer möglich.
Metastasen in der Muskulatur sind oft nur an einer Verbreiterung des entsprechenden Muskels mit Kompression des intermuskulären Fettgewebes, selten an Kalkeinlagerungen erkennbar (Abb. 28).

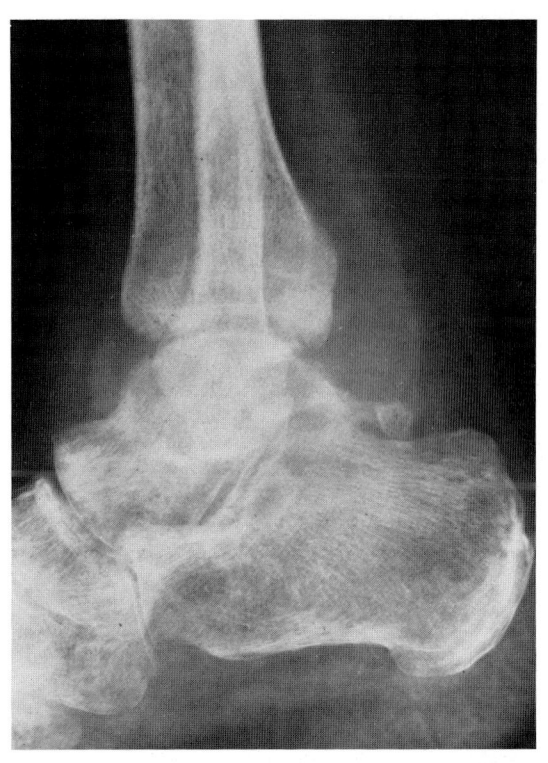

Abb. 23 Arthritis tuberculosa am oberen Sprunggelenk. Massive artikuläre Verdichtung (s. Text). 36jähr. Mann (Originalbild Dr. P. BRAUN, Zürcher Hochgebirgsklinik Clavadel).

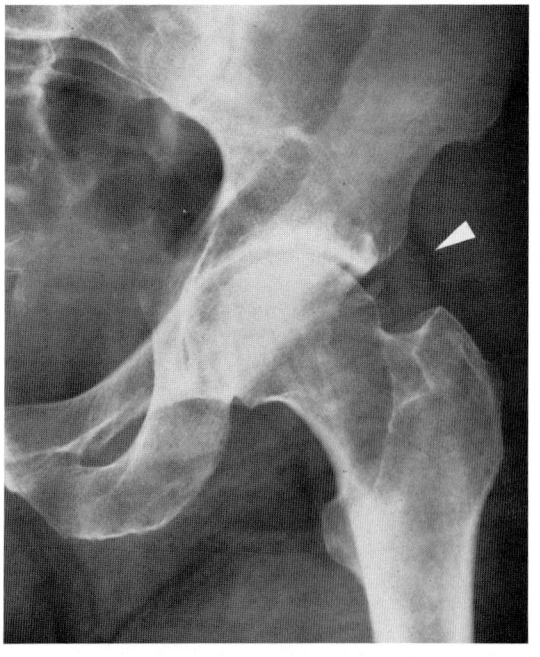

Abb. 24 Koxarthrose beidseits. Entzündlicher Schub links. Verwischung und Verdichtung der periartikulären Muskelfettspalten durch Ödem (Pfeil). 62jähr. Mann.

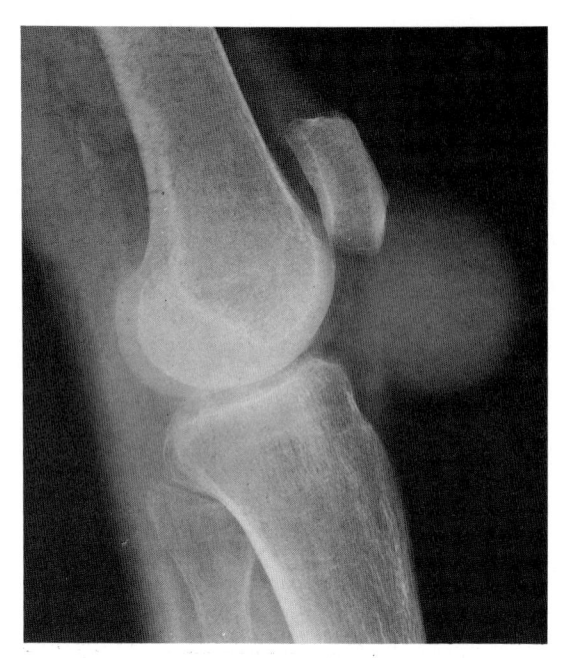

946 Erkrankungen der Weichteile: Muskeln, Sehnen, Unterhautzellgewebe

Abb. 25 Bursitis praepatellaris. 78jähr. Frau.

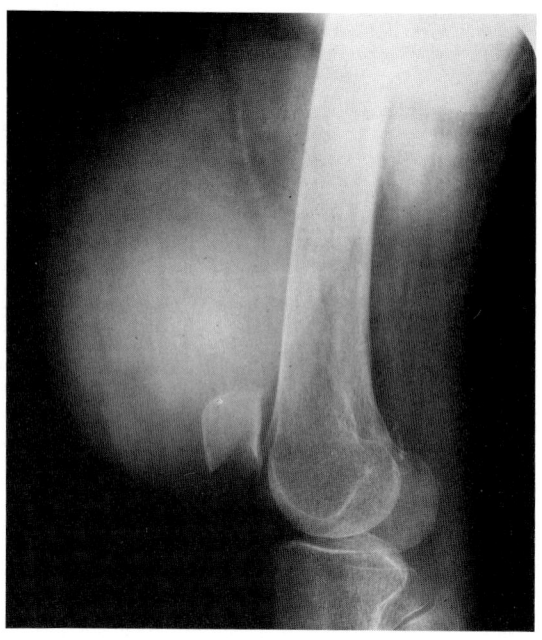

Abb. 27 Retikulosarkom am Oberschenkel. Ausgedehnte, zum Teil unscharfe Weichteilverdichtung. Kompression der gesunden Weichteile nach dorsal. 30jähr. Frau.

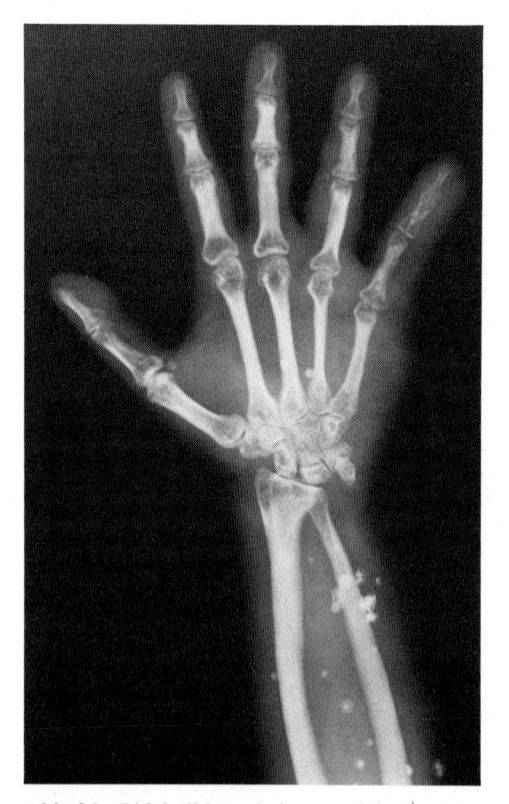

Abb. 26 Phlebolithen bei ausgedehnten, zum Teil auch intraossären, arteriovenösen Fisteln. Gewundene Weichteilverdichtungen durch erweiterte Venen. 23jähr. Mann.

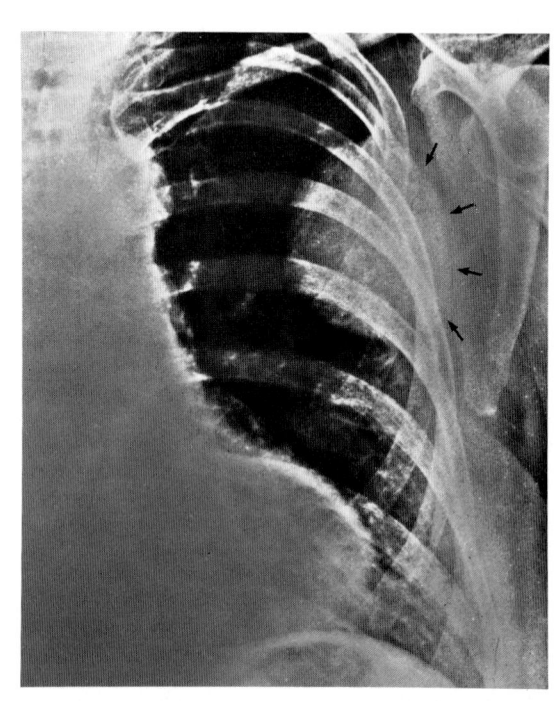

Abb. 28 Rundschatten durch eine Rippenmetastase eines Uteruskazinoms, nach außen die Weichteile infiltrierend. 55jähr. Frau.

Verkalkungen in den Weichteilen

Eine Verkalkung in den Weichteilen entsteht durch die Ablagerung von Kalziumverbindungen in radiologisch nachweisbaren Mengen. Die Weichteilverkalkungen können in drei Hauptgruppen unterteilt werden:
1. Dystrophische Verkalkungen,
2. Verkalkungen bei Kollagenosen,
3. Verkalkungen bei Störungen des Kalzium- oder Phosphorstoffwechsels.

Dystrophische Verkalkungen

Darunter verstehen wir Kalkablagerungen bei lokalisierten Gewebsläsionen. Die Verkalkung ist somit Ausdruck eines rein lokalen pathologischen Geschehens. Dies im Gegensatz zu Verkalkungen bei Kollagenosen und Kalkstoffwechselstörungen. Die dystrophische Verkalkung tritt in degenerativ veränderten, devitalisierten Gewebspartien auf. Als Ursache kommen folgende Gewebsnoxen in Frage:

a) Gewebstraumata physikalischer oder chemischer Art

Hämatomverkalkungen führen im Röntgenbild zu wolkigen, strukturlosen kalkdichten Verschattungen. Nach 4–6 Wochen kann spongiöse Knochenstruktur erkennbar sein.

Chemische Einwirkung: Die Verkalkung ist durch die lokale, chemische Einwirkung mit Gewebsnekrose, die vielfach durch Abszesse kompliziert wird, bedingt.

Chronisches Trauma: Verkalkungen als Folge einer chronischen, insbesondere mechanischen Gewebstraumatisierung finden wir bei der Peritendinitis und bei der Bursitis calcarea. Die Verkalkungen entstehen als Endresultat entzündlicher oder degenerativer Prozesse im Bereiche der periartikulären Muskelsehnenanteile und Bursae. Die häufigste Lokalisation ist das Schultergelenk. Die Erkrankung wurde von DUPLAY (1872) beschrieben und wird heute allgemein als *Periarthritis humero-scapularis* bezeichnet. Die Periarthritis humero-scapularis kann auch die Folge einer Bursitis, einer Tendovaginitis bicipitalis oder einer rheumatischen Erkrankung sein. Die entzündlichen Proliferationen führen zu fibrösen Adhäsionen im Bereiche der osteofibrösen Hülle des Schultergelenkes. Rein röntgenologisch können aber beide Entstehungsmechanismen (entzündlich oder traumatisch) nicht voneinander getrennt werden. Aus diesem Grunde hat sich der Sammelbegriff Periarthritis humero-scapularis allgemein durchgesetzt. Lieblingslokalisation der Verkalkungen sind die ossären Ansatzabschnitte der Supraspinatus- und Infraspinatus-Sehnenplatte (Abb. 29) sowie die Bursa subacromialis und subdeltoidea (Abb. 30, 31). Die Bursaverkalkungen sind meist sekundär. Primär entstehen die Verkalkungen in den Muskelsehnenkomplexen, brechen aber in einer zweiten Phase in die Bursae durch. Periartikuläre Verkalkungen sind amorph, Knochenausrisse zeigen Spongiosastruktur und entsprechende ossäre Defekte. Am Hüftgelenk findet man die Verkalkung insbesondere in der Bursa trochanterica am Trochanter major, wo die Verkalkung an der Sehnenansatzstelle entsteht (Abb. 32). Solange die Verkalkungen rein ligamentär sind (Tendinitis calcarea), ist der Patient meist beschwerdefrei. Die Verkalkungen können auch spontan resorbiert werden. Bricht dagegen ein Verkalkungsherd in die Bursa trochanterica ein, dann entsteht das klinische Bild einer akuten Bursitis. Durchbrüche in die Hüftgelenkskapsel haben eine akute Hüftgelenksynovitis zur Folge. Bei Verkalkungen im Bereiche der Bursa trochanterica denke man differentialdiagnostisch auch an die Möglichkeit einer *Bursitis tuberculosa*. Für eine mögliche tuberkulöse Affektion sprechen ein Senkungsabszeß mit entsprechenden Verkalkungen am Oberschenkel, sowie eine begleitende ossäre Läsion, insbesondere Kortikaliserosionen am Trochanter major. Tuberkulöse Bursitiden treten auch im Bereich des Tuber ossis ischii und in der Bursa olecrani auf. Bursaverkalkungen sind im Bereiche des Kniegelenkes relativ häufig, besonders bei Patienten, die eine kniende Arbeit verrichten (Hausmädchenknie). Es können verkalken: die Bursa praepatellaris, die Bursa infrapatellaris (zwischen Tibia und Lig. patellae) sowie die Bursa praetibialis (über der Insertion des Lig. patellae an der Tuberositas tibiae) (Abb. 33). Bursaverkalkungen im Ellenbogengelenk finden wir im Olekranonbereich dorsal der Ansatzstelle der Trizepssehne. Sie sind vom sogenannten Olekranonsporn zu trennen (Abb. 34). Letztere Veränderung zeigt eine typische Knochenstruktur, dreieckförmige Konfiguration und scharfe Konturen.

Eine *Tendinitis calcarea*, das heißt eine Sehnenverkalkung ohne Mitbeteiligung der Bursae, kommt in verschiedenen Sehnen vor. Unter Berücksichtigung der anatomischen Lokalisation der Verkalkung ist ihre Diagnose leicht. Paraos-

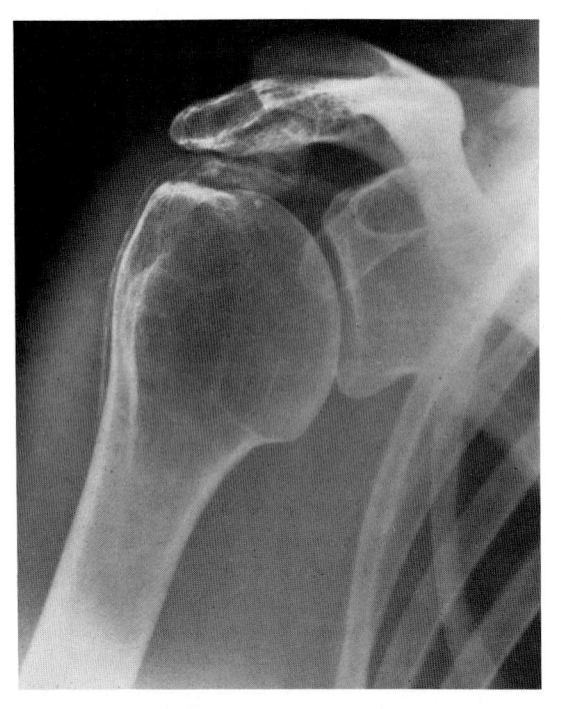

948 Erkrankungen der Weichteile: Muskeln, Sehnen, Unterhautzellgewebe

Abb. 29 Längliche subakromiale Verkalkung in der Supraspinatus-Sehne. Lineäre Verkalkung entlang des Tuberkulummassives durch Verkalkung in der Vagina mucosa intertubercularis. 48jähr. Frau.

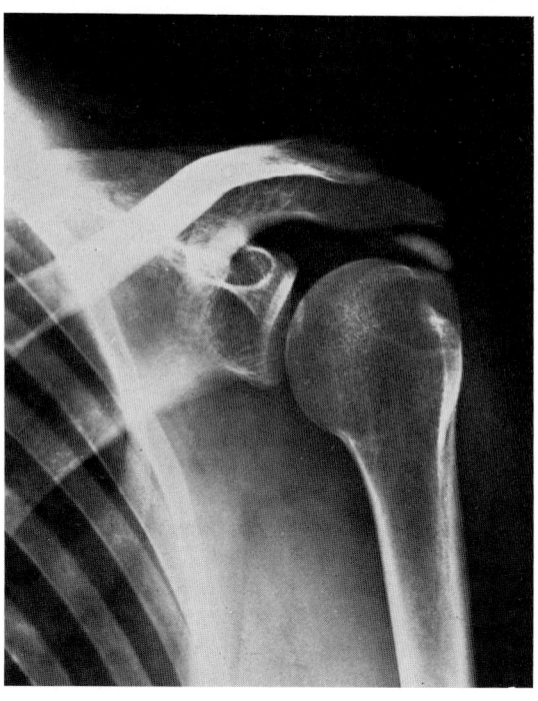

Abb. 30 Scharf abgesetzte Verkalkung in der Bursa subacromialis. 36jähr. Frau.

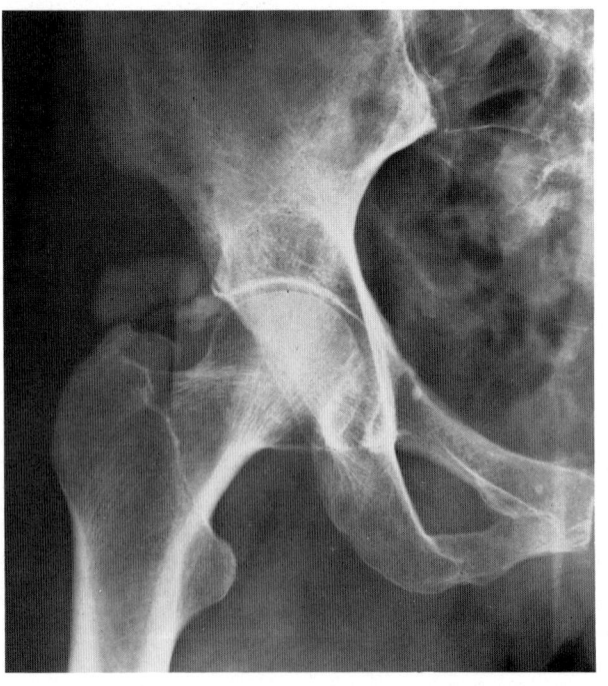

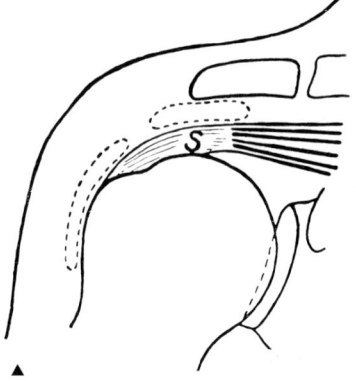

Abb. 31 Topographie der Supraspinatus-Sehne (S) und der Bursa subacromialis und subdeltoidea (punktiert) (aus A. Zuppinger in: Schinz u. Mitarb.: Lehrbuch der Röntgendiagnostik, Bd. II, 5. Aufl. Thieme, Stuttgart 1952 [S. 1777]).

◀ Abb. 32 Verkalkungen in der Bursa trochanterica. 63jähr. Frau.

sale Verkalkungen mit und ohne Periostverdikkung können sowohl am Epicondylus radialis als auch am Epicondylus ulnaris humeri vorkommen. Diese als *Epikondylitis* bekannte Erkrankung ist vielfach beruflich bedingt, tritt aber auch bei Sportlern auf (*Tennisellenbogen*). *Blutungen in artikulären Fettkörpern* haben gelegentlich Verkalkungen verschiedener Größe und Ausdehnung zur Folge. Eine der häufigsten Fettkörperverkalkungen tritt bei der *Hoffaschen Krankheit* auf. Blutungen im Hoffaschen Fettkörper des Kniegelenkes entstehen auf dem Boden einer chronischen Traumatisierung durch Einklemmung hypertrophischer Fettkörperzotten zwischen den Gelenkknorren (Abb. 35).

b) Infektiöse Gewebsprozesse

Narbenverkalkungen, zum Beispiel nach Laparotomien, sind meist die Folge einer sekundären Wundheilung. Die häufigste Ursache der *Abszeßverkalkungen* ist die Tuberkulose (verkalkte Senkungsabszesse, verkalkte Fistelgänge). Weichteilverkalkungen finden wir ferner bei der Histoplasmose (Histoplasma capsulatum) und bei der Kokzidioidomykose (Coccidioides capsulatum).

c) Parasitosen

Bei vielen Parasitosen ist röntgenologisch sowohl eine Lokalisation der Erkrankung als auch eine Artdiagnose möglich. Häufig ist die parasitäre Verkalkung ein genaues Abbild des lebenden Parasiten. Der Parasit verhält sich zudem wie ein Fremdkörper. Dadurch entsteht eine zusätzliche, reaktive Verkalkung in den anliegenden Weichteilen. Diese weist bei einigen Erregern typische Merkmale auf.

Zystizerkose: Die häufigste parasitäre Verkalkung in unseren Breitengraden ist durch den Cysticercus cellulosae, das Finnenstadium der Taenia solium (Schweinebandwurm) bedingt. Die Zystizerken können alle Organe befallen, insbesondere die Subkutis, die Muskulatur und das Gehirn. Die Zystizerken können jahrelang vital bleiben. Sie verkalken erst nach ihrem Absterben. Die Anzahl der verkalkten Zystizerken ist großen Schwankungen unterworfen. In der Subkutis und im Gehirn sind die Verkalkungen rundlich, mit einem Durchmesser von 1–3 mm. Intramuskuläre Verkalkungen sind, entsprechend dem ständigen Muskeldruck, länglich ovalär, bis 20 mm lang und 1–5 mm breit (Abb. 36).

Echinokokkus: In den Weichteilen kommen gelegentlich verkalkte Echinokokkuszysten (Echinococcus cysticus) in den Muskeln vor. Die Verkal-

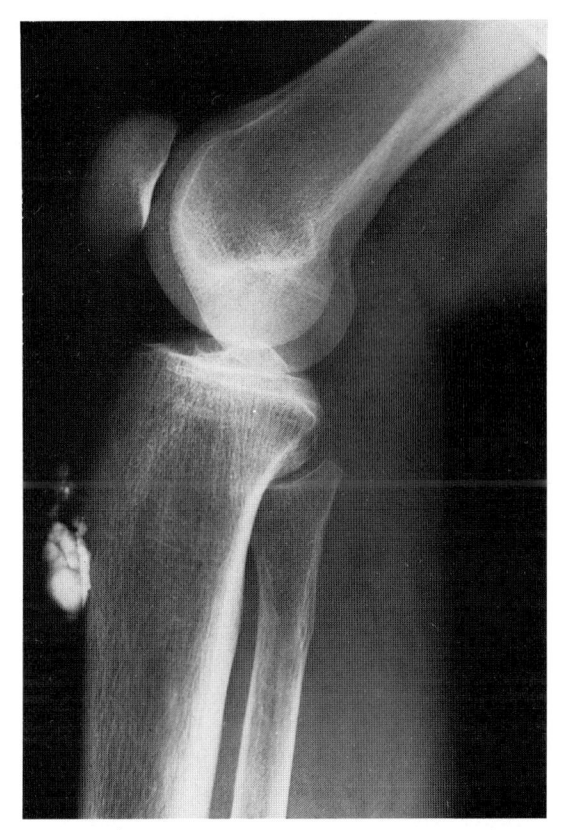

Abb. 33 Verkalkungen in der Bursa praetibialis. 52jähr. Frau.

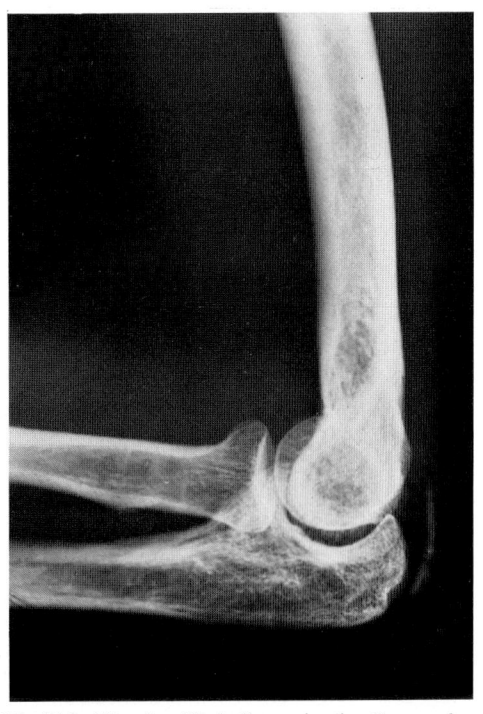

Abb. 34 Sichelförmige Verkalkung in der Bursa olecrani. 42jähr. Mann.

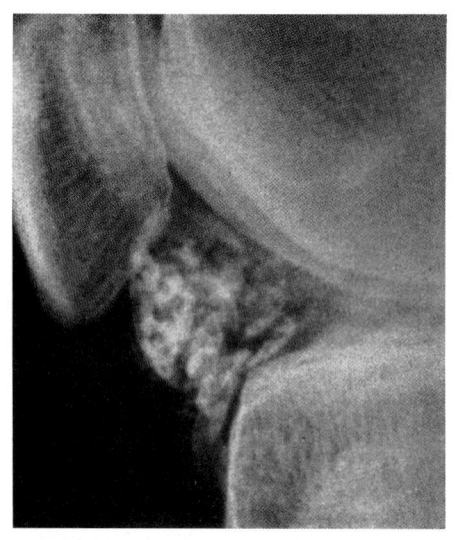

Abb. 35 Ausgedehnte Verkalkungen des infrapatellaren Fettkörpers (aus RICKLIN, P. RÜTTIMANN, A., DEL BUONO, M. S.: Die Meniscuslaesion. Thieme, Stuttgart 1964).

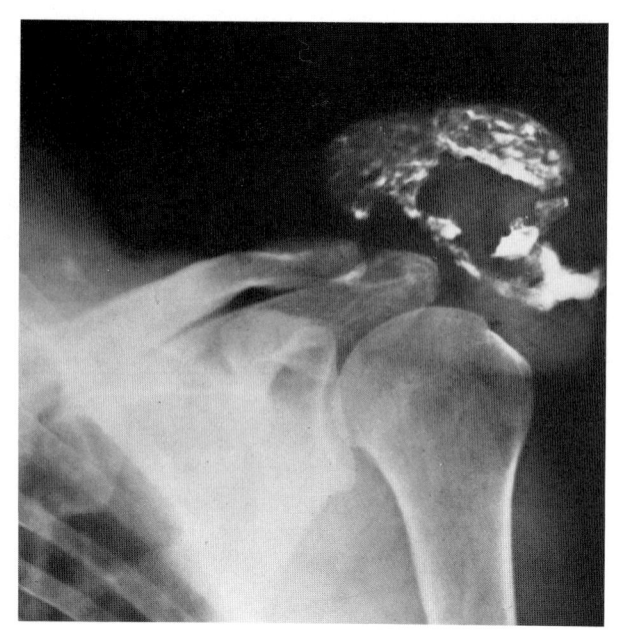

Abb. 37 Ausgedehnt verkalktes Lipom der linken Schulter. 57jähr. Mann.

kung tritt erst nach dem Tod des Parasiten auf. Der flüssige Zysteninhalt wird resorbiert. Die verkalkte Zystenwand zeigt unregelmäßige, eingekerbte Konturen. Die Verkalkung erstreckt sich auch auf das umgebende, reaktiv veränderte Gewebe.

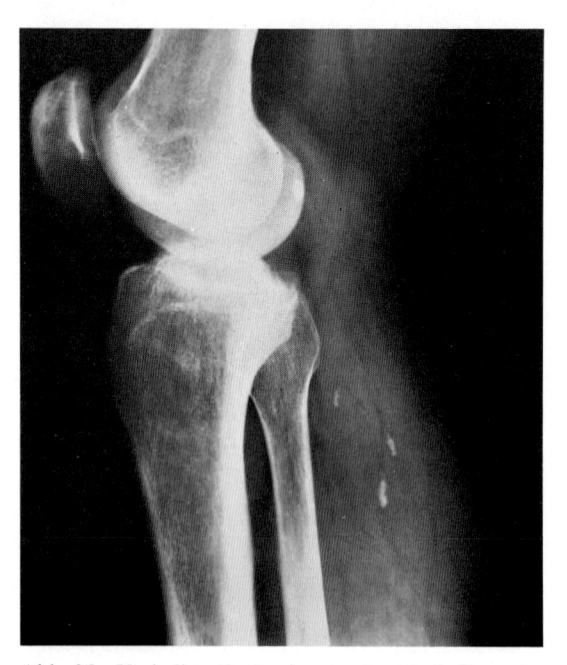

Abb. 36 Verkalkte Zystizerken in der Muskulatur des Unterschenkels. 39jähr. Mann.

Tropische Parasitosen: Darüber sei auf das entsprechende Kapitel im Band III verwiesen.

d) Verkalkungen bei Geschwülsten

Tumorverkalkungen können sowohl bei benignen als auch bei malignen Neubildungen, seien sie primär oder metastatisch, auftreten. Der Nachweis einer Tumorverkalkung ist kein verwertbares Kriterium für oder gegen Malignität. Tumornekrose, Entzündung, Blutung im Tumor, Fettdegeneration, vaskuläre Störungen sind die häufigsten Ursachen der Verkalkungen. Von den gutartigen Tumoren neigen insbesondere die Fibrome und die Lipome (Abb. 37) sowie die paraartikulären Chondrome, von den bösartigen (Abb. 38) das Fibrosarkom, das Synovialom und das Myxolipofibrosarkom und Metastasen von Hepatomen zur Kalzifikation.

Verkalkungen bei Kollagenerkrankungen

Man bezeichnet sie vielfach als *Calcinosis circumsripta* und *Calcinosis generalisata* (*universalis*). Diese Terminologie bezieht sich lediglich auf die Ausdehnung der Verkalkungen. Die Calcinosis generalisata (universalis) befällt den ganzen Körper. Die Calcinosis circumscripta ist hingegen örtlich begrenzt. Die frühere Bezeichnung „Kalkgicht" ist unzutreffend und sollte vermieden werden, da die Kalzinose nichts mit der Harnsäuregicht zu tun hat. Sucht man beim Vorliegen einer Kalzinose nach einer Ursache, dann findet man meistens eine Basiserkrankung, welche für die Kalzinose verantwortlich ist, zum Beispiel Sklerodermie mit Calcinosis circumscripta oder Dermatomyositis mit Calcinosis universalis. Der unverbindliche Ausdruck „idiopathische Kalzinose" sollte nur für die selteneren Fälle angewendet werden, für welche keine Grundkrankheit vorliegt.

Kalzinose und Sklerodermie

In 40% der Fälle mit Sklerodermie tritt eine Calcinosis circumscripta, in 32% der Fälle eine Calcinosis generalisata (universalis) auf. Die Calcinosis circumscripta befällt Patienten im mittleren Alter (zwischen 35 und 55 Jahren). In 82% der Fälle handelt es sich um weibliche, in 18% der Fälle um männliche Patienten. Die krümeligen, maulbeerförmigen Verkalkungen der Calcinosis circumscripta sind vorwiegend periartikulär lokalisiert. Bevorzugt werden die Flexorensehnen der Fingergelenke (Abb. 39), seltener findet man Verkalkungen an der Ellenbeuge und noch seltener am Kniegelenk. Die Calcinosis generalisata bei Sklerodermie, auch als *Thibierge-Weissenbachsches Syndrom* bekannt, befällt vorwiegend Jugendliche (vor dem 20. Lebensjahr) und Kinder. Die Calcinosis generalisata beginnt im subkutanen Fettgewebe, greift später auch auf die tieferen Bindegewebssepten und auf die oberflächliche Muskulatur über. Tritt sie periartikulär auf, dann sind, im Gegensatz zur Calcinosis circumscripta, auch die größeren Gelenke befallen. Die Zugehörigkeit der Kalkablagerungen zu den verschiedenen Gewebsschichten ist anhand von Aufnahmen in verschiedenen Ebenen leicht zu ersehen. Die röntgenologische Untersuchung deckt meistens ausgedehntere Verkalkungen auf, als man sie klinisch vermuten würde (Abb. 40).

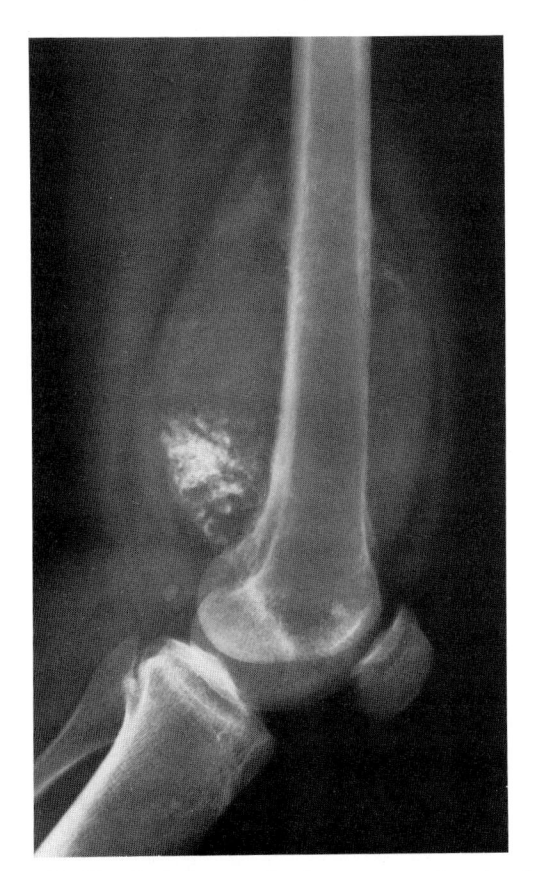

Abb. 38 Verkalkungen in einem extraperiostalen Sarkom des linken Oberschenkels. Der Weichteiltumor ist durch Kompression des Fettgewebes und durch die Weichteilverdichtung sehr gut abgrenzbar. Plumpe Tumorverkalkungen mit Satellitengruppen. 28jähr. Frau.

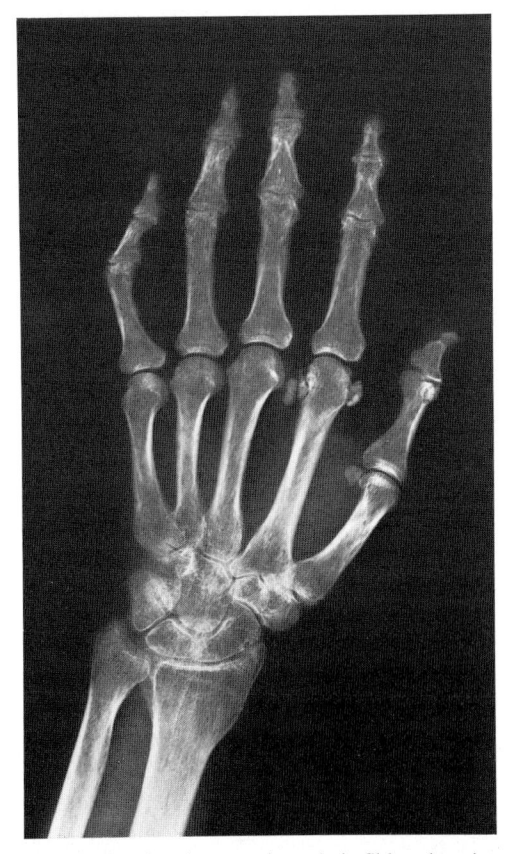

Abb. 39 Calcinosis circumscripta bei Sklerodermie. Krümelige periartikuläre Verkalkungen. Beugekontrakturen. Osteolysen an den terminalen Phalangen. 60jähr. Frau.

952 Erkrankungen der Weichteile: Muskeln, Sehnen, Unterhautzellgewebe

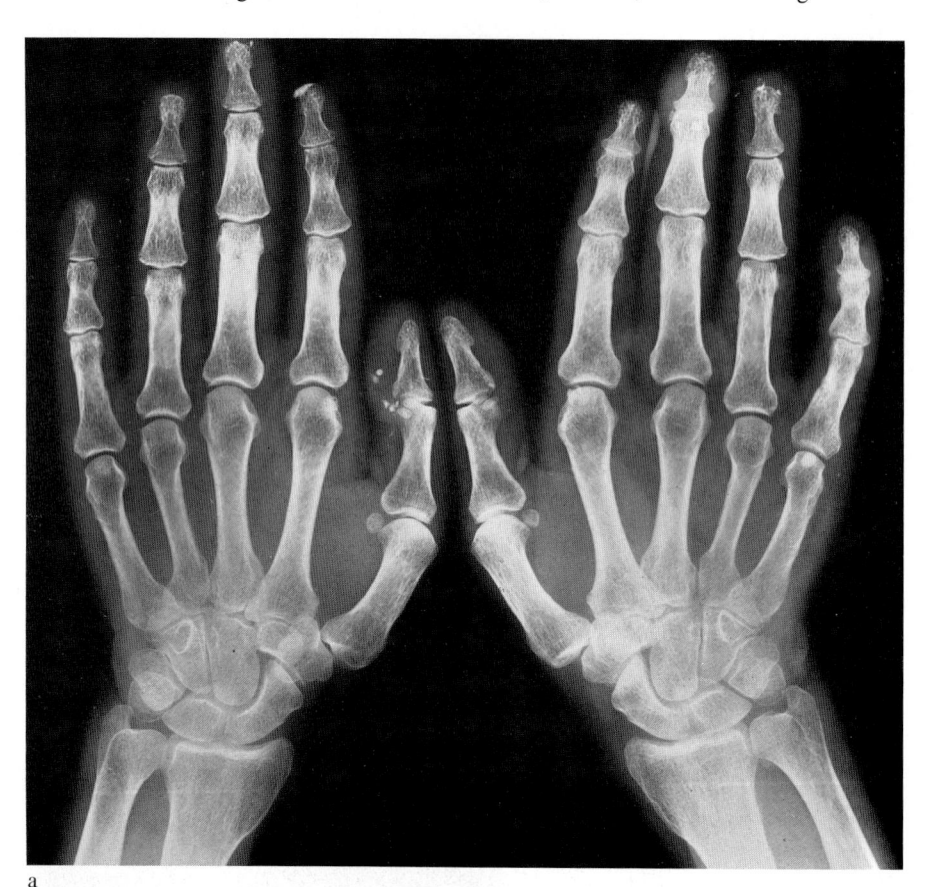

Abb. 40 Calcinosis generalisata bei Sklerodermie. 39jähr. Frau.
a) Vorwiegend periartikuläre Verkalkungen und Osteolysen der terminalen Phalangen.
b) Maulbeerartige Verkalkungen am Ellenbogengelenk.
c) Subkutane Verkalkungen an den Unterschenkeln.

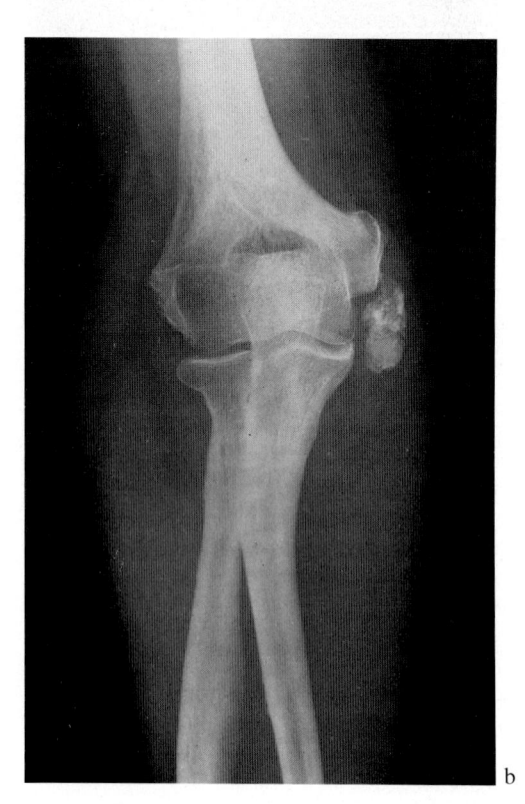

Kalzinose und Raynaud-Syndrom

Beim Raynaud-Syndrom sind die Verkalkungen in der Kutis oder Subkutis der Akra lokalisiert (Abb. 41). Das Raynaud-Syndrom kann bekanntlich primär oder in Kombination mit einer Sklerodermie, Dermatomyositis oder Lupus erythematodes disseminatus auftreten.

Kalzinose und Dermatomyositis

Die Verkalkungen können unter Umständen sehr ausgedehnt sein und sind denjenigen der Sklerodermie sehr ähnlich. Die röntgenologische Differentialdiagnose gegenüber der sklerodermischen Kalzinose beruht auf dem Nachweis von intramuskulären Verkalkungen bei der Dermatomyositis (Abb. 42).

Kalzinose bei Lupus erythematodes

Auch bei dieser Erkrankung sind nicht selten Verkalkungen in der Subkutis beschrieben worden (Abb. 43).

Kalzinose bei rheumatischen Arthritiden

Die Verkalkungen sind meist knotenförmig, wenig dicht und paraartikulär lokalisiert. Häufigster Sitz sind die Finger- oder die Zehengelenke.

Abb. 40c

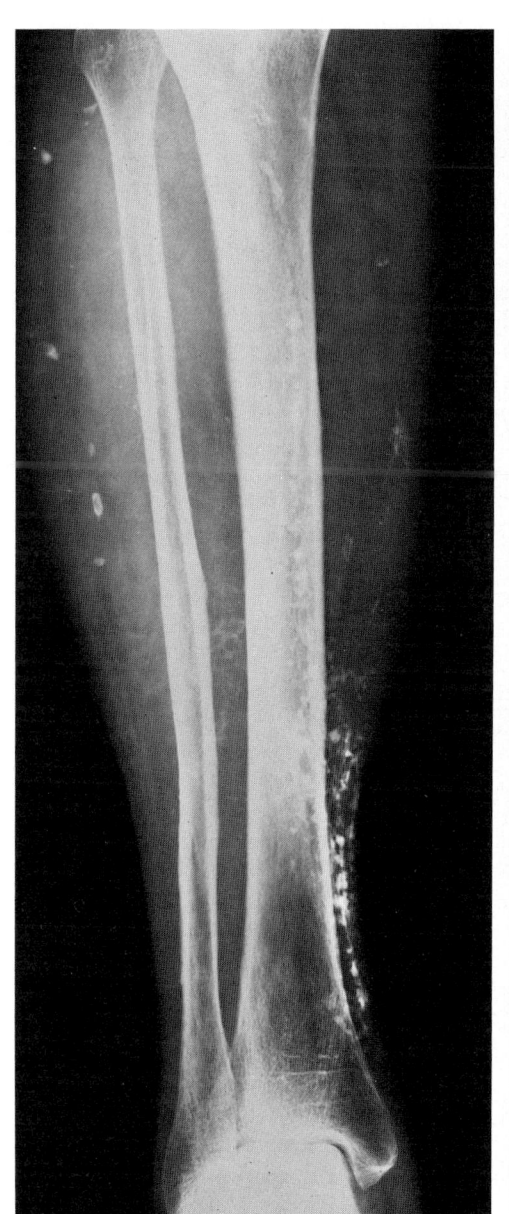

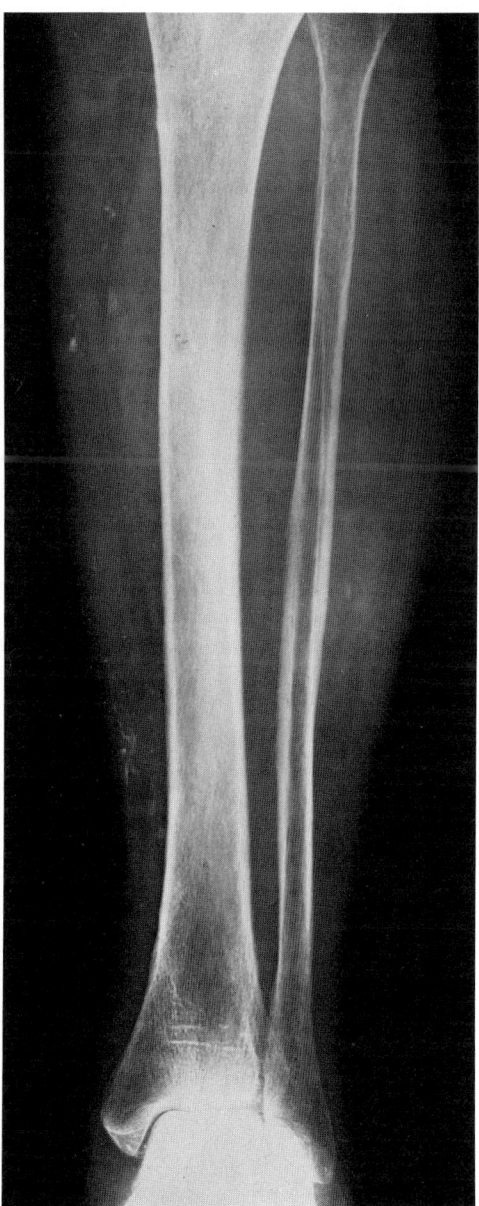

Verkalkungen bei Störungen des Kalzium- oder Phosphorstoffwechsels

In dieser Gruppe lassen sich abnorme Kalzium- oder Phosphorwerte im Serum nachweisen. Die Verkalkungen sind in bezug auf Form, Größe und Ausdehnung sehr unterschiedlich. Einzig die Lokalisation zeigt eine gewisse Regelmäßigkeit, indem die Verkalkungen vorwiegend paraartikulär auftreten. Sie sind aber bei den verschiedenen Krankheitsgruppen nicht obligat und, wenn vorhanden, nicht pathognomonisch. Eine diagnostische Auswertung ist somit nur in Zusammenhang mit anderen röntgenologischen, und vor allem klinischen Symptomen möglich. Diffuse Weichteilverkalkungen treten besonders bei *Vitamin-D-Intoxikationen* und beim *Milch-Alkali-Syndrom* von Burnett auf.

Weichteilverkalkungen von beschränkter Ausdehnung und geringer Dichte sieht man gelegentlich beim *sekundären Hyperparathyreoidismus* bei *renaler Insuffizienz*. Weichteil- und Parenchymverkalkungen bei niereninsuffizienten Patienten sind bekannt. Die subkutanen und periartikulä-

954　Erkrankungen der Weichteile: Muskeln, Sehnen, Unterhautzellgewebe

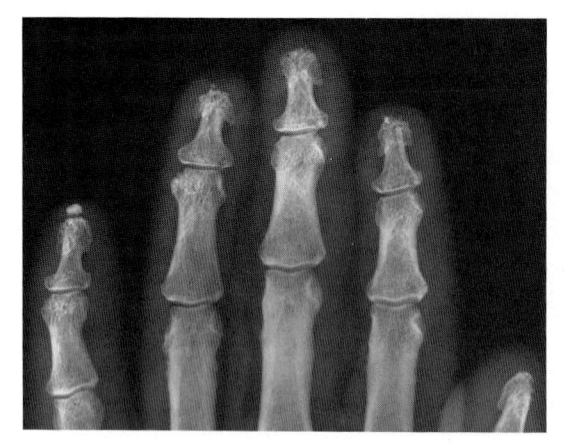

Abb. 41　Morbus Raynaud. 57jähr. Mann. Verkalkungen in der Nähe der osteolytischen Tuberositas unguicularis der linken Hand.

ren Verkalkungen können sich nach erfolgreicher Nierentransplantation zurückbilden (Abb. 44). Beim *Fanconi-Schlesinger-Hyperkalzämie-Syndrom* sind die Verkalkungen meistens in der Dura mater zu suchen. Beim *Pseudohypoparathyreoidismus* (Albright-Syndrom) findet man in seltenen

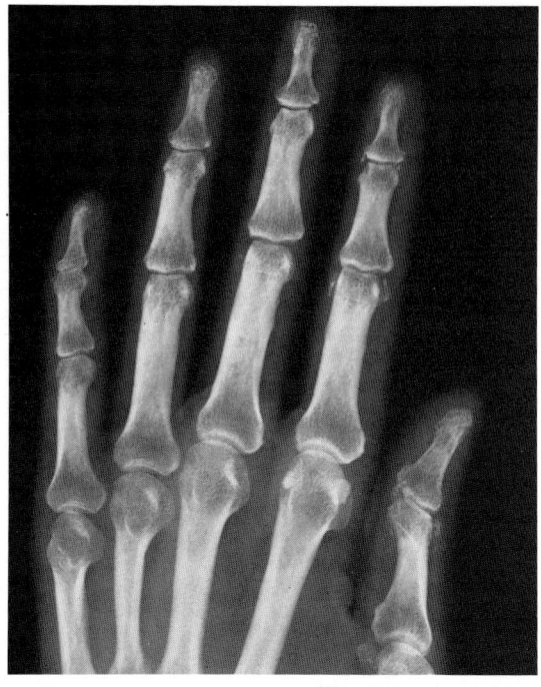

Abb. 43　Lupus erythematodes mit stippchenförmigen Verkalkungen in Gelenknähe. 32jähr. Frau.

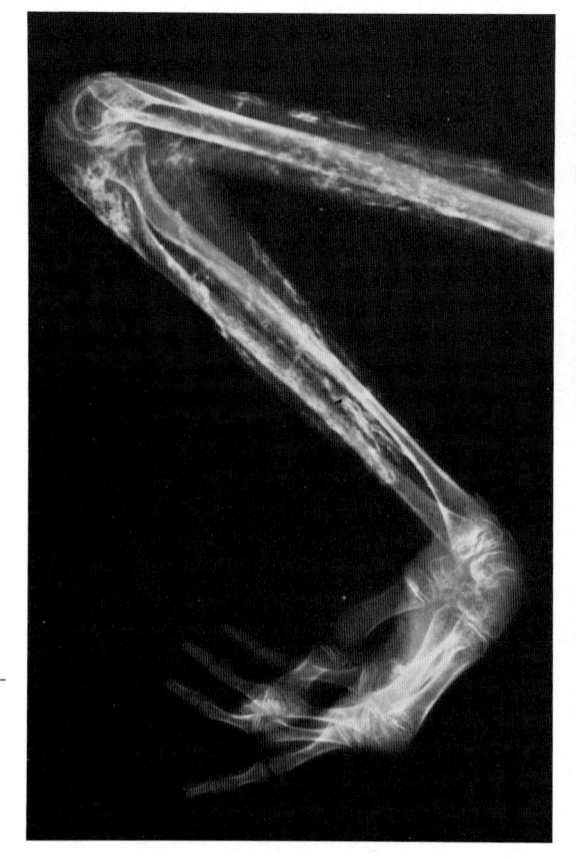

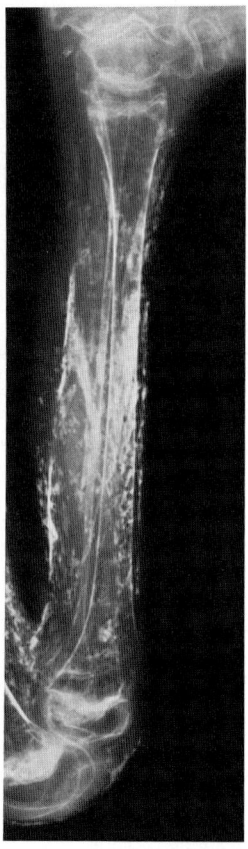

Abb. 42　Dermatomyositis. Ausgedehnte Verkalkungen der Subkutis und der Muskulatur am Arm (a) und am Unterschenkel (b). 12jähr. Mädchen (Originalbild Prof. Dr. G. Candardjis, Röntgenabteilung Universität Lausanne).

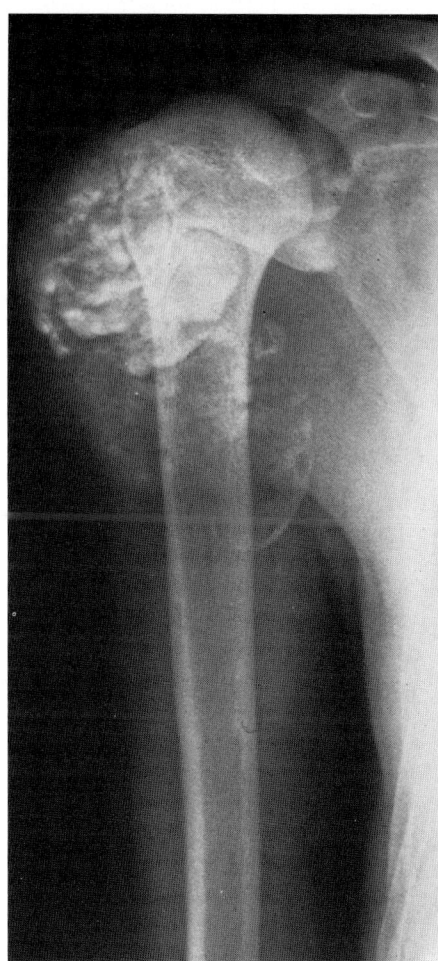

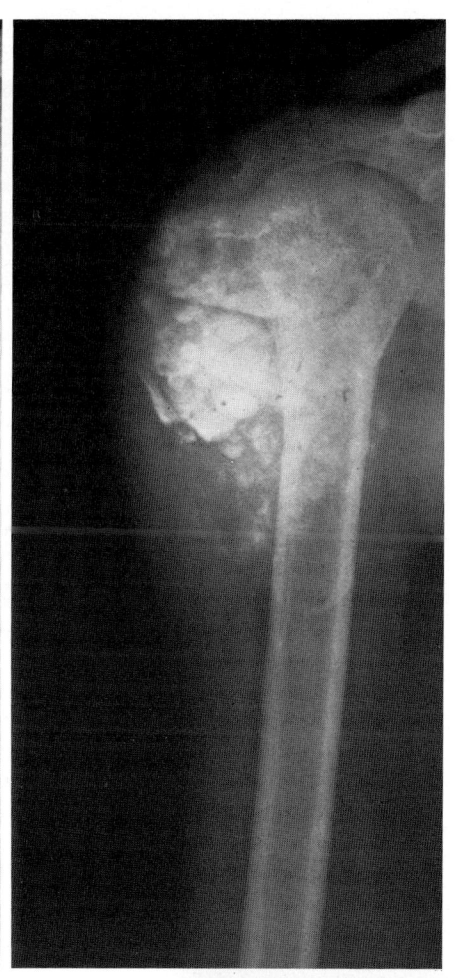

Abb. 44 Ausgedehnte paraartikuläre Verkalkungen am Schultergelenk (a) und am rechten Kniegelenk bei Niereninsuffizienz. 45jähr. Mann.

Fällen vereinzelte Verkalkungen paraartikulär und in den Stammganglien.

Die *Lipokalzinogranulomatose* Teutschländer ist eine cholesterinige Lipoidose. Es handelt sich um eine Systemerkrankung des Schleimbeutelapparates, wahrscheinlich auf dem Boden einer Störung des Kalziumstoffwechsels (Hyperkalzämie), deren Ursache ungeklärt ist. Der Speicherung von Cholesterin in den Schleimbeuteln folgt eine Einlagerung von Kalziumkarbonat und Kalziumphosphat (Abb. 45).

Beim *hypercholesterinämischen Xanthom* können Sehnenverkalkungen, besonders an der Achillessehne, beobachtet werden.

Bei *paraneoplastischen Hyperkalzämien* sind Weichteilverkalkungen selten, ebenso bei ausgedehnten, destruktiven Knochenerkrankungen. Es sind dies: *Knochenmetastasen, Leukämie, Osteomyelitis, multiples Myelom* und *Morbus Paget*.

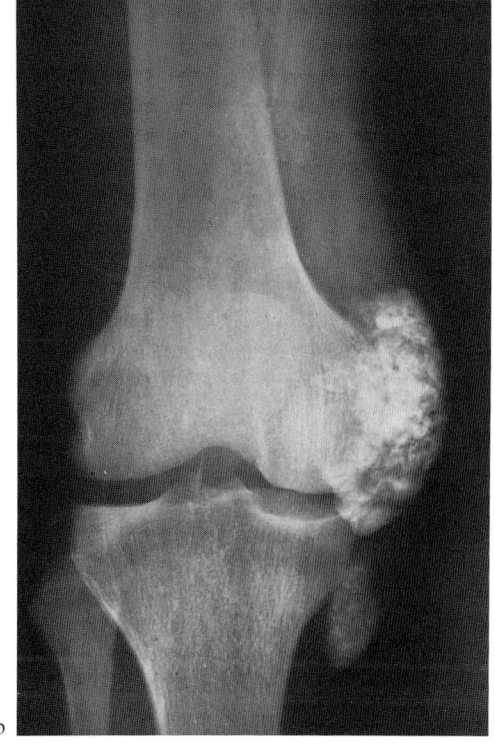

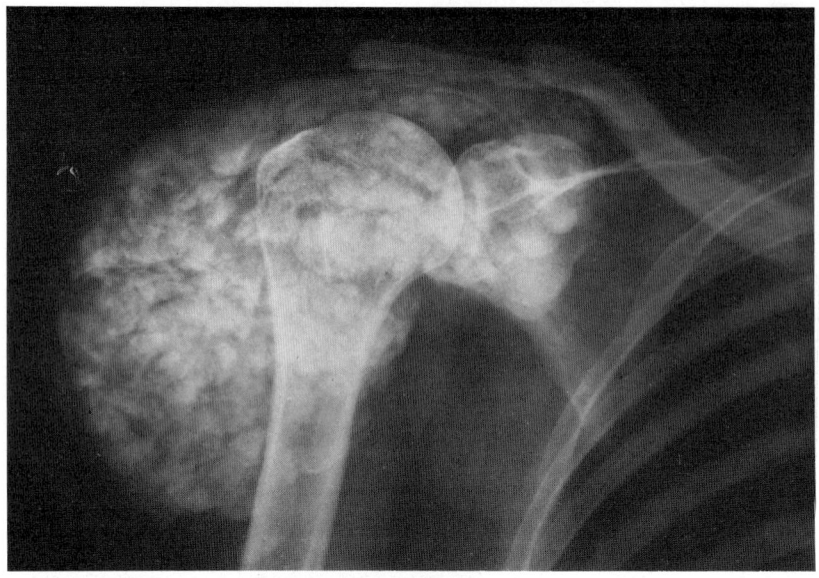

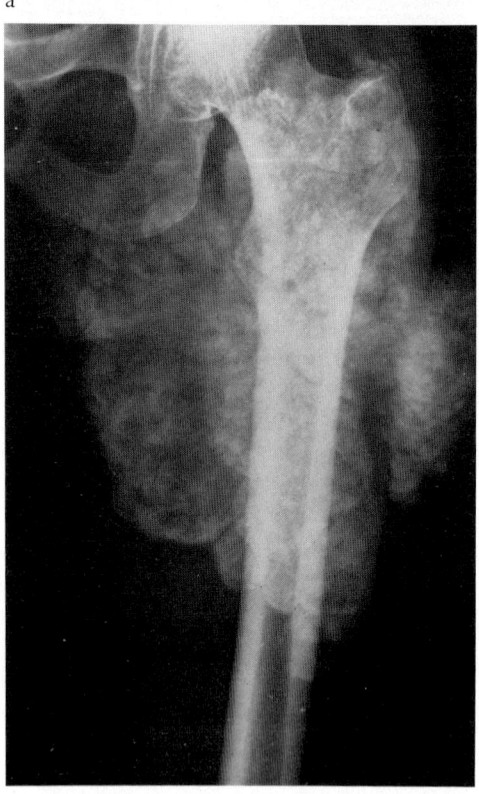

956 Erkrankungen der Weichteile: Muskeln, Sehnen, Unterhautzellgewebe

Abb. 45 Ausgedehnte Lipokalzinogranulomatose bei 60jähr. Frau. a) am Schultergelenk, b) am Hüftgelenk (aus LAUCHENAUER, C.: Radiol. clin. [Basel] 30 [1961] 250–260).

Verknöcherungen im Weichteilschatten

Die röntgenologische Diagnose einer Weichteilverknöcherung beruht auf dem Nachweis einer Knochenstruktur.

Myositis ossificans

Die Myositis ossificans kann folgendermaßen eingeteilt werden:
1. *Myositis ossificans progressiva,* die generalisierte Form (s. S. 175)
2. *Myositis ossificans localisata,* die lokalisierte Form
   a) Myositis ossificans traumatica,
   b) Myositis ossificans non traumatica,
   c) Myositis ossificans neurotica,
   d) Myositis ossificans nach Verbrennungen,
   e) Myositis ossificans nach Erfrierungen,
   f) Myositis ossificans nach Infektionskrankheiten,
   g) Myositis ossificans nach toxischen Schädigungen,
   h) Karzinom-induzierte Myositis ossificans.

Die Myositis ossificans traumatica ist die häufigste Form der Myositis ossificans localisata. In 60–75% aller Myositiden besteht ein Trauma in der Anamnese. Es kommen sowohl eine einmalige, akute Traumatisierung der Muskulatur als auch chronische, wiederholte Gewalteinwirkungen in Frage. Letztere können beruflich bedingt auftreten (Reiterknochen in den Adduktoren des Oberschenkels, Ossa praepubica der Sattler und Schuhmacher) oder die Folge einer sportlichen Betätigung sein (Verknöcherung im M. brachialis und biceps bei Baseball-Spielern, Fechtern und Boxern). Die Myositis ossificans traumatica befällt vorwiegend das männliche Geschlecht im jugendlichen Alter.

Die Myositis ossificans localisata non traumatica ist ein wohldefiniertes Krankheitsbild, charakterisiert durch eine spontan auftretende, geschwulstähnliche, umschriebene intramuskuläre Knochenbildung, die nach Wochen und Monaten zum Stillstand und zur Rückbildung kommt. Das histologische Bild kann im Beginn durch Zellreichtum und metaplastische Knochenbildung ein parossales osteogenes Sarkom vortäuschen. Wichtigstes Unterscheidungsmerkmal der Myositis ossificans localisata non traumatica gegenüber dem osteogenen Sarkom sind die lappige Struktur und die zonale Gliederung im Äquatorialschnitt.

L. JOHNSON (1948) hat diese *zonale Gliederung* als erster als diagnostisch ausschlaggebend erkannt. Sie wurde von ACKERMANN (1958) ebenfalls beschrieben und *Zonenphänomen* genannt. Das Zonenphänomen ist ein hervorstechendes Merkmal der Myositis ossificans und, falls abgrenzbar, der Schlüssel zur richtigen histologischen Diagnose und zur Differenzierung gegenüber malignen Tumoren.

Die traumatische und die nicht-traumatische Myositis ossificans entwickeln sich grundsätzlich nach einem bestimmten Zeitplan, die verschiedenen Etappen folgen sich in relativ konstanten zeitlichen Intervallen. Die Evolutionsstufen sind im Röntgenbild verfolgbar.

Für die Myositis ossificans localisata gilt folgende Zeittabelle:

– Entwickelt sich die Myositis ossificans im Anschluß an ein Trauma, so zeigt das Röntgenbild bestenfalls eine umschriebene, hämatombedingte, unscharfe paraossale Weichteilverdickung
– 2–4 Wochen nach dem Trauma sind darin flockenförmige oder wolkige Flecken größerer Dichte sichtbar.
– Eine in Form einer subperiostalen Aufsplitterung auftretende periostale Begleitreaktion ist im Röntgenbild frühestens 3 Wochen nach dem Trauma zu erwarten.
– 4–6 Wochen, gelegentlich erst 8 Wochen nach dem Trauma sind am Rande der bis anhin strukturlosen Weichteilverdichtungen erstmals Knochenstrukturen in Form zarter Spongiosagitter erkennbar (Abb. 46 a).
– 6–12 Wochen nach dem Trauma erreicht der paraossale Ossifikationsprozeß in der Regel seine maximale Größe. Der innere Umbau dauert noch Wochen oder Monate. Die endgültige Form ist gekennzeichnet durch ein System sich zum Teil überschneidender Spongiosaringe sowie durch die Bildung einer kortikalisähnlichen Schicht. Das Röntgenbild wird pathognomonisch (Abb. 46 b).

Diese „Marschtabelle" der Ossifikation gilt auch für die Myositis ossificans non traumatica (Abb. 47 a–c).

Gemeinsame Aspekte und die Besonderheiten im Röntgenbild der traumatischen und nicht-traumatischen Myositis ossificans sind in Tab. 1 zusammengestellt.

Die radiologische Strukturanalyse eines reiferen Herdes zeigt, entsprechend der histologisch nachweisbaren zonalen Gliederung des Prozesses, folgende diagnostischen Merkmale:

– Die *Mantelzone* weist eine scharf begrenzte, meist schmale Verdichtungslinie auf, die histologisch reiferem Knochen entspricht (Abb. 47 c, 48 a).
– Die *Mittelzone* setzt sich aus arkadenartig geordneten Verdichtungslinien zusammen, die von radiär an-

958 Erkrankungen der Weichteile: Muskeln, Sehnen, Unterhautzellgewebe

a
b

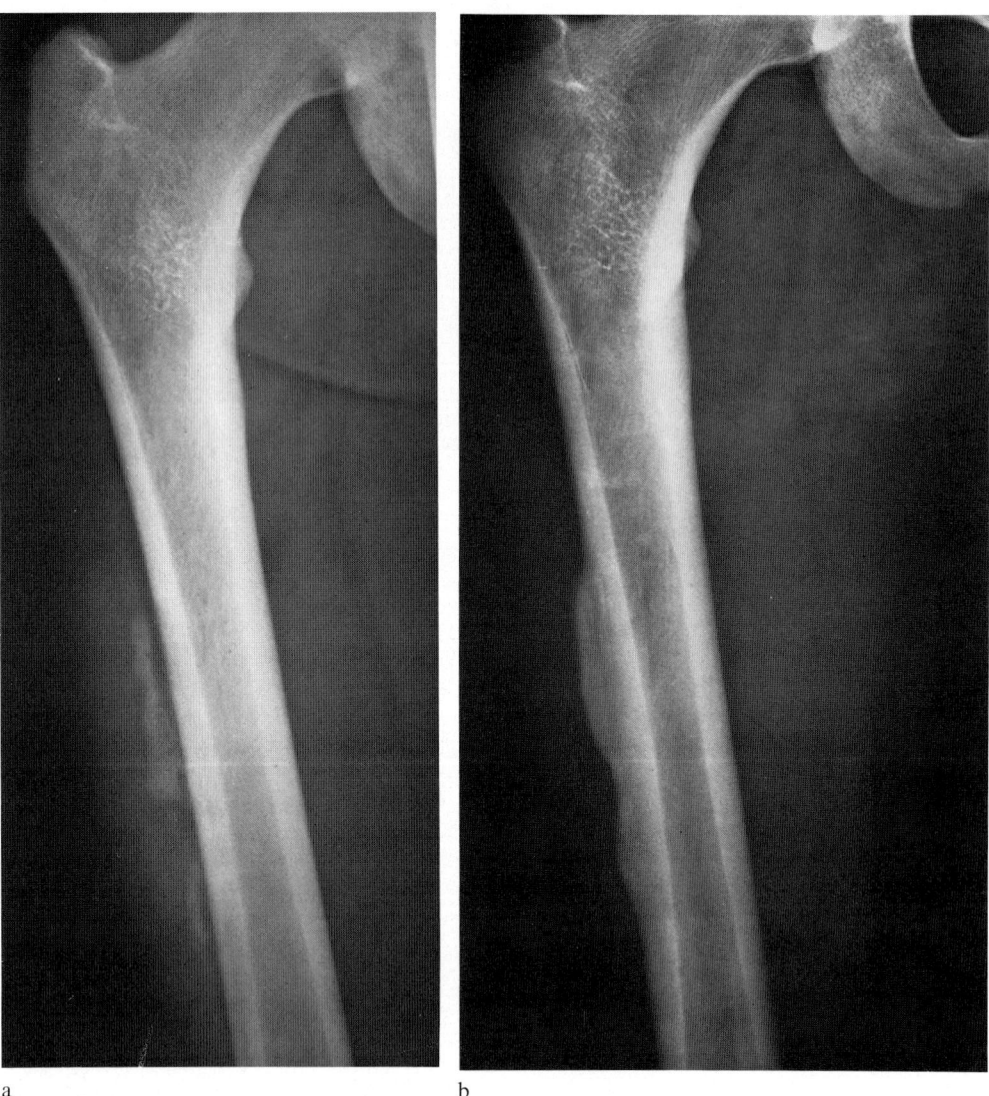

Abb. 46 a) Muskuloperiostale Myositis ossificans traumatica. 18jähr. Mann. Röntgenaufnahme a.-p. des rechten Oberschenkels 5 Wochen nach Kontusion der Außenseite. Zwei längliche Herde über der intakten lateralen Diaphysenkortikalis zeigen eine feinretikuläre Struktur durch regelmäßige Knochenbälkchen. b) Gleicher Fall wie Abb. 46 a. Aufnahme a.-p. des rechten Oberschenkels 6 Monate nach Trauma. Die Herde haben fusioniert und eine exostosenähnliche Knochenapposition mit Spongiosastruktur gebildet.

Tabelle 1

	Myositis ossificans traumatica	Myositis ossificans non traumatica
Zeitplan der Ossifikation	gleichsinnige Evolution	
Lokalisation	vorwiegend muskulo-periostal	vorwiegend paraossal
Ossifikationsherd	Größe variabel oft mehrere Herde ausgeprägter Formenreichtum	Größenlimite bei 6 cm im größten Durchmesser solitärer Herd rundliche bis ovale Form
Herdstruktur	gleiche Struktur	

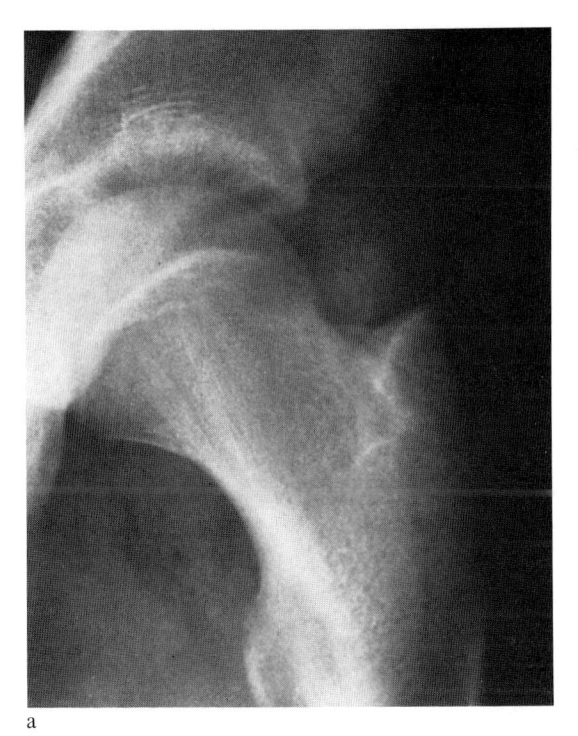

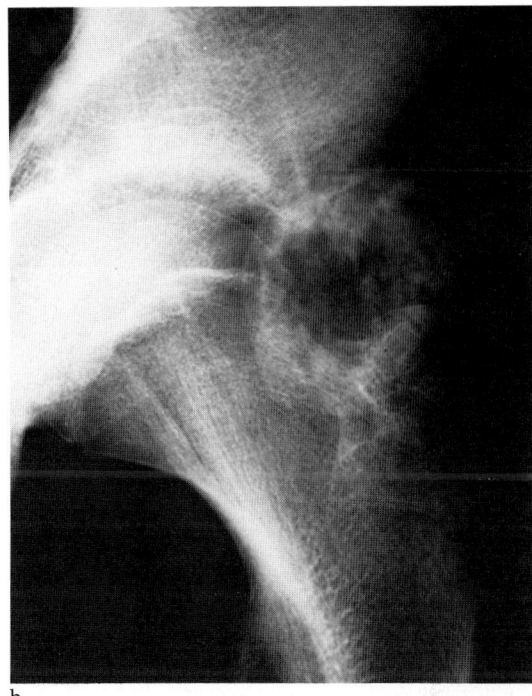

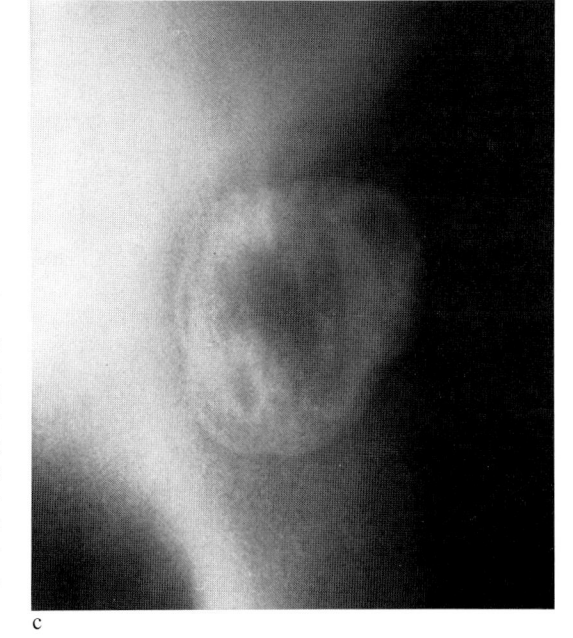

Abb. 47 15jähr. Jüngling. Paraossale Myositis ossificans localisata non traumatica am linken Hüftgelenk.
a) Vier Wochen nach Beginn des Krankheitsbildes mit Schmerzen bei Belastung, nicht jedoch in Ruhe: unscharfe, wolkige umschriebene Verdichtung im Winkel zwischen Schenkelhals und Pfannendach links. b) Vier Wochen danach Ausbildung des typischen ovoiden Ringschattens mit Knochenstruktur. c) Schichtbild des gleichen Falles: typischer Aufbau mit glatter Begrenzung, uneinheitlicher Mittelzone und strukturlosem Zentrum. Histologische Sicherung nach operativer Entfernung des Tumors (Originalbild Prof. FROMMHOLD, Tübingen).

geordneten Pfeilern getragen werden (Abb. 47 b). Röntgenbilder von Schnittpräparaten zeigen, daß sowohl die Arkaden als auch die Pfeiler, die an romanische Bogen und Säulen erinnern, in der Tat aus einer Unzahl entsprechend geordneter, außerordentlich zarter und regelmäßiger Knochenbälkchen gebildet werden (Abb. 48 b).

– Die *zentrale Zone* ist struktur- bzw. knochenarm (Abb. 47 c, 49). Sie entspricht histologisch gefäßreichem Bindegewebe.

Die besonders wichtigen röntgenologischen Kriterien zur Differentialdiagnose sind in der Tab. 2 aufgestellt.

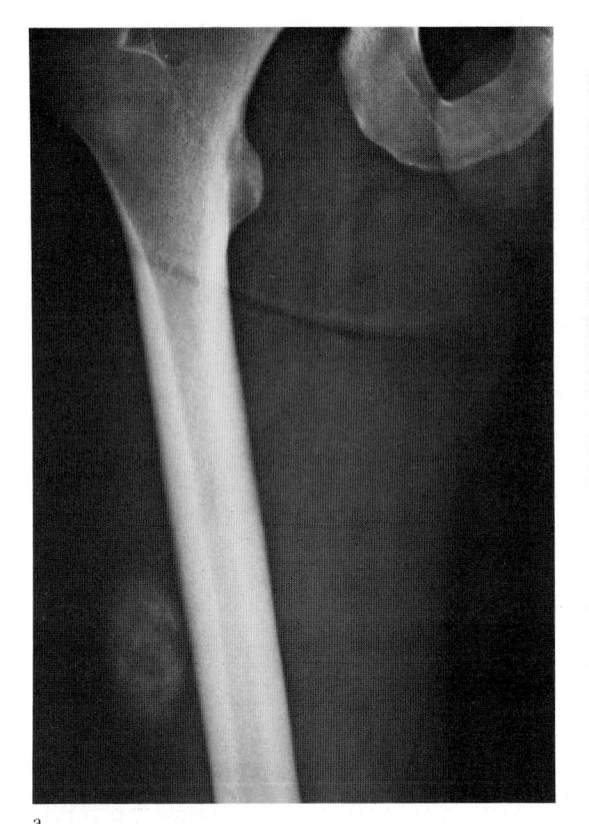

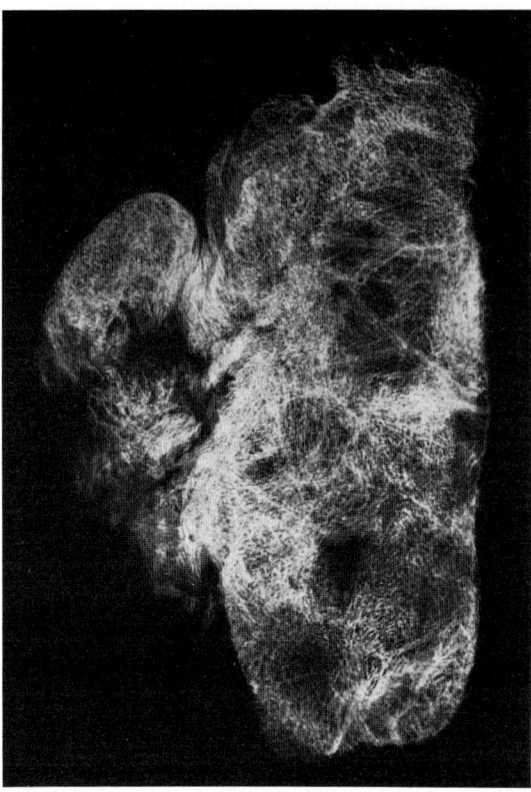

960 Erkrankungen der Weichteile: Muskeln, Sehnen, Unterhautzellgewebe

Abb. 48 a) 30jähr. Mann. Paraossale Myositis ossificans localisata non traumatica des rechten Oberschenkels, 8 Wochen nach Krankheitsbeginn. Ovaler 5 × 3 cm großer Knoten, der Schaftdiaphyse anliegend. Vorwiegend marginale Spongiosastruktur. Zentrum mit rundlichen Aufhellungen. b) Röntgenaufnahme eines 5 mm dicken Äquatorialschnittes aus dem Operationspräparat. Gleicher Fall wie in Abb. 48 a. Verkalkte Bälkchen zu Arkaden und Pfeilern gebündelt und sich wie „Olympia-Ringe" überschneidend.

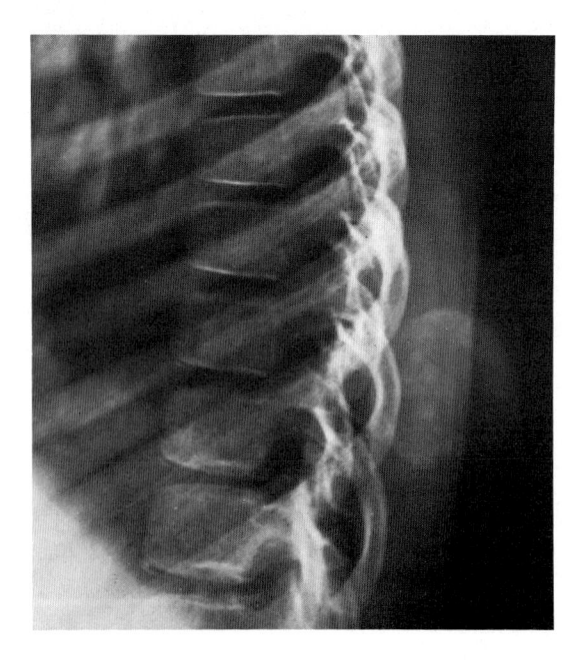

Abb. 49 12jähr. Mädchen. Myositis ossificans localisata non traumatica der Rückenmuskulatur, 4 Wochen nach Krankheitsbeginn. Ovoider Ringschatten von 3 cm Durchmesser auf Höhe vom 9. BWK (Originalbild Prof. Dr. A. GIEDION, Kinderspital Zürich).

Tabelle 2

	Myositis ossificans non traumatica	Maligner Tumor
Ossifikationsherd	*Geordneter Aufbau:* Vorwiegend periphere spongiöse Strukturierung mit Anordnung von sich überschneidenden Ringen	*Strukturelle Desorganisation:* Vorwiegend zentrale Ossifikation mit wirrer Anordnung der Knochenbälkchen Satellitengruppen Plumpe Knorpelverkalkungen
Periost	Unilaterale, vorwiegend solitäre Periostlamellen ohne Kontinuitätsunterbrüche Periostale Knochenbildung engmaschig Periostsporn bei intakter Kortikalis	Meist bilaterale Periostlamellen, häufig Kontinuitätsunterbrüche Spikula, senkrecht oder fächerförmig vom Periost abzweigend Periostsporn bei destruierter Kortikalis
Kortikalis	Kortikalis und Spongiosa intakt	Kortikalis und/oder Spongiosa zerfressen oder sklerosiert

Die histologische Untersuchung kann dem Pathologen dann erhebliche Schwierigkeiten bereiten, wenn die Biopsie
- zu früh, d. h. in den ersten 3 – 4 Wochen nach Krankheitsbeginn erfolgte oder
- nur aus dem Zentrum oder aus den proliferierenden Arealen entnommen wurde.

Beste histologische Untersuchungsbedingungen werden erreicht, wenn bei einer Myositis ossificans non traumatica der „Tumor" gesamthaft exzidiert wird. Der Eingriff ist damit gleichzeitig kurativ. Für die Myositis ossificans posttraumatica gelten diese Grundsätze in gleichem Maße. Liegen muskuloperiostale Lokalisationsformen vor, muß die Biopsie unbedingt auch das Periost und die Kortikalis enthalten.

Myositis ossificans neurotica

Heterotope Knochenbildungen können gelegentlich in Muskeln, Sehnen, Bändern, Gelenkkapseln und Bursae sowie im Periost nach Verletzungen und Erkrankungen des Gehirnes, des Rückenmarkes oder der peripheren Nerven auftreten. Die Verknöcherungen sind vorwiegend paraartikulär oder paravertebral gelegen. Bevorzugte Lokalisationen sind das Becken, das Hüft- und das Kniegelenk. Über einen gleichzeitigen Befall beider Ellenbogengelenke nach Querschnittsläsion hat LÄMMLI (1970) berichtet (Abb. 50).
Die Verknöcherungen der Muskelansätze am Beckenkamm sind meist dornartig. Knochenbrücken bilden sich zwischen Tuber ossis ischii

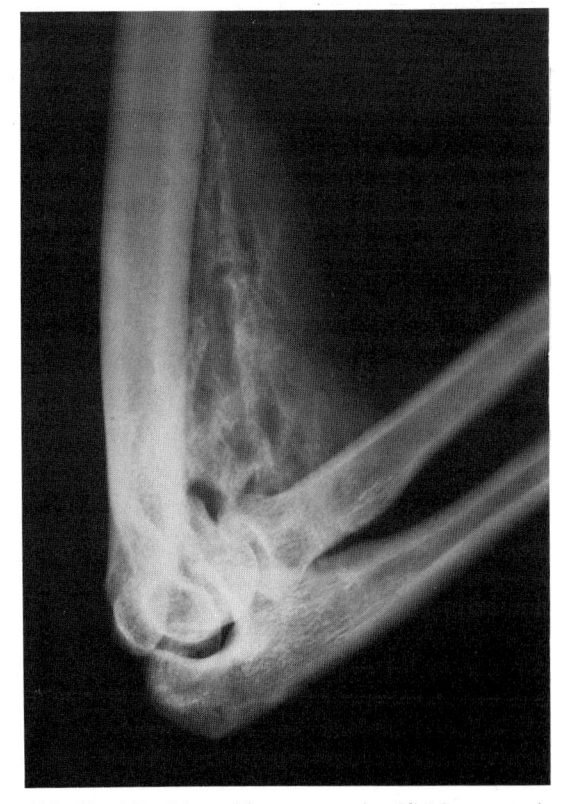

Abb. 50 Myositis ossificans neurotica 3½ Monate nach Contusio cerebri mit Spastizität der Gliedmaßen. Ausgedehnte, das linke Ellenbogengelenk überbrückende paraartikuläre Verknöcherungen. 70jähr. Mann (aus LÄMMLI, J.: Myositis ossificans progressiva und Myositis ossificans circumscripta neurotica. Inaugural-Dissertation, Zürich 1970).

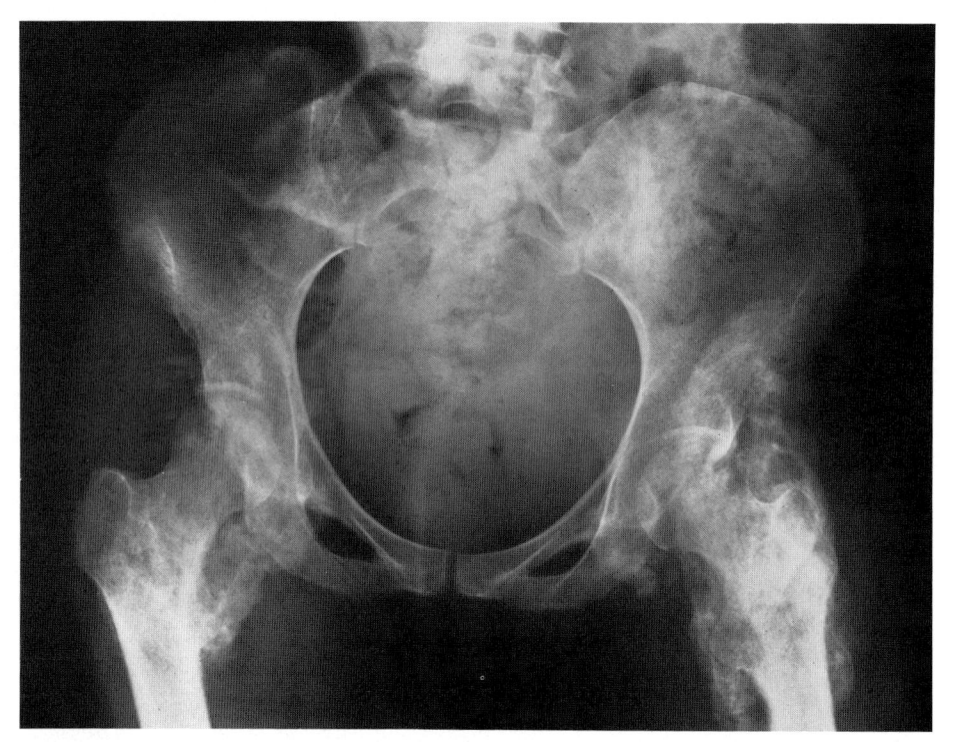

962　Erkrankungen der Weichteile: Muskeln, Sehnen, Unterhautzellgewebe

Abb. 51　Neuropathische Verknöcherungen in der paraartikulären Muskulatur bei 29jähr. Frau, 6 Monate nach Querschnittsläsion durch Fraktur des 4. Thorakalwirbels.

und Trochanter major sowie minor. Knochenspangen sind außerdem in den Bindegewebssepten der Außenrotatoren und Adduktoren sichtbar (Abb. 51). Besonders häufig sind Verknöcherungen am Condylus medialis femoris und am medialen Seitenband. Von den seltenen Verknöcherungen unterhalb des Kniegelenkes sei die Möglichkeit einer Verknöcherung der Achillessehne am Fersenbeinansatz erwähnt.

Die Ossifikationen sind immer distal der neurologischen Erkrankung lokalisiert, jedoch seltener distal des Kniegelenkes. Im Durchschnitt treten die metaplastischen Vorgänge erst einen Monat nach Krankheitsbeginn auf, gelegentlich erst nach Jahren, erreichen aber binnen weniger Monate ihre endgültige Größe. Sie sind dann meist irreversibel. Für das Auftreten der Myositis ossificans neurotica ist die Art des neuralen Leidens nicht maßgebend, ebensowenig deren Lokalisation oder die Art der Lähmung. Ob die Lähmung spastisch oder schlaff ist, hat nur insofern eine Bedeutung, als beide Möglichkeiten auf eine Störung der Reflexaktivität hinweisen. Die Verknöcherungen sind nicht Folge einer unzureichenden Mobilisation der Patienten. Sie können selbst bei früh einsetzender Mobilisation der befallenen Partien auftreten. Die Häufigkeit der Myositis ossificans neurotica ist in der einschlägigen Literatur recht verschieden. So finden sie CEILLIER und DÉJERINE in 48,7% der Querschnittgelähmten, nach HARDY und DICKSON jedoch nur in 16%, nach ROSSIER in 30%.

Myositis ossificans nach Verbrennungen und Erfrierungen

Es handelt sich um vorwiegend paraartikuläre, meist ankylosierende Ossifikationen, die besonders nach Verbrennungen schweren Grades auftreten. Sie sind hinsichtlich Lokalisation und Ausdehnung den Ossifikationen der Myositis ossificans neurotica sehr ähnlich. Kinder neigen eher zu solchen Knochenneubildungen als die Erwachsenen.

Myositis ossificans nach Infektionskrankheiten

Vereinzelte Muskelverknöcherungen sind nach *Typhus* und bei chronischen *Brucellosen* beschrieben worden. Die nach *Tetanus* auftretende Myositis ossificans ist die Folge einer Muskeltraumatisierung durch die Krampfanfälle.

Myositis ossificans nach toxischen Schädigungen

Nach schweren *CO-Vergiftungen* können herdförmige, aber auch ausgedehnte Verknöche-

rungen innerhalb der Skelettmuskulatur auftreten.
Die *Fluorose* kann neben den typischen Osteosklerosen auch Verknöcherungen der Muskeln, der Sehnen und der Bänder aufweisen, besonders im Bereiche der ossären Insertionsstellen. KLAGES hat metaplastische Knochenbildungen im Verlaufe einer chronischen *Thalliumvergiftung* beschrieben.

Karzinom-induzierte Myositis ossificans

RÜTTNER und KOLLER berichteten über eine 63jährige Frau, bei welcher die Myositis ossificans in der Adduktorenmuskulatur beider Oberschenkel durch Muskelmetastasen eines Magenkarzinoms induziert wurde. Einen ähnlichen Fall hat KAUFMANN beschrieben. Bei einer 43jährigen Frau führte eine Magenkarzinommetastase zu einer ungewöhnlichen Verknöcherung in der Muskulatur des rechten Oberschenkels.

Sehnen- und Bänderverknöcherungen, Tendinitis ossificans, Ossidesmose

Die Knochenbildung in den Sehnen kann topographisch verschieden sein:

a) Knochenbildung an der ossären Ansatzstelle der Sehnen, sogenannte Spornbildungen oder Tendoperiostosen

Solche Spornbildungen finden wir am Kalkaneus. Daselbst unterscheidet man einen hinteren Kalkaneussporn an der Ansatzstelle der Achillessehne und einen unteren oder plantaren Kalkaneussporn am Ansatz der Plantaraponeurose oder des Lig. plantare longum. Weitere Spornbildungen findet man am Olekranon (Ansatzstelle der Trizepssehne), an der Patella (Ansatz des M. quadriceps am oberen Patellarand), am Occiput (Ansatzstelle des Lig. nuchae).
Bei den Spornbildungen handelt es sich meistens um bedeutungslose Befunde, die vorwiegend bei Schwerarbeitern und in höherem Alter angetroffen werden. Schmerzhafte Zustände können besonders beim Kalzaneussporn auftreten.

b) Knochenbildungen am muskulären Ende der Sehne

Diese Form der Sehnenverknöcherung ist meistens Ausdruck einer Myositis ossificans localisata, die auf die Sehne übergreift.

c) Knochenbildungen innerhalb der Sehne (Tendinitis ossificans)

Sehnenverknöcherungen findet man an der oberen Extremität in der Trizepssehene (häufig nach

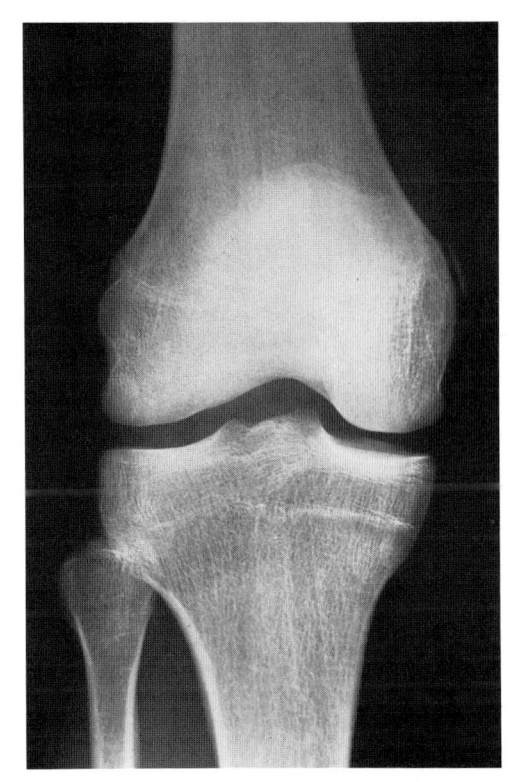

Abb. 52 Stieda-II-Schatten. 34jähr. Mann.

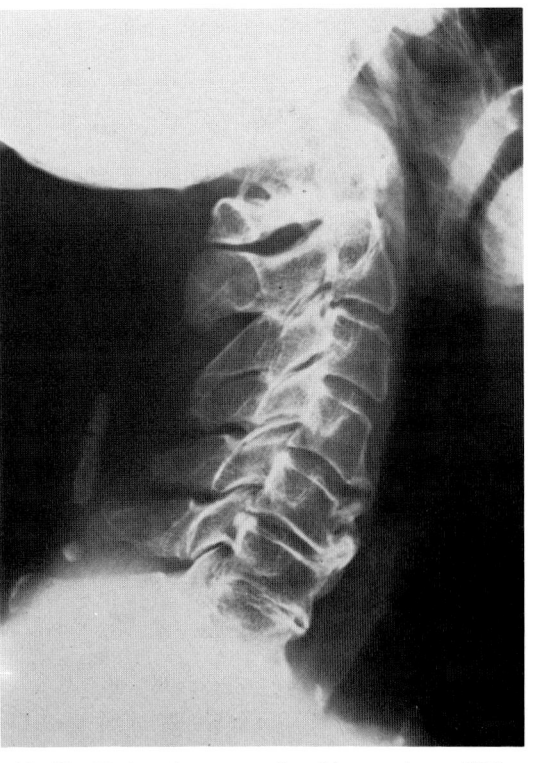

Abb. 53 Verknöcherungen im Lig. nuchae. 66jähr. Mann mit schwerer Spondylose.

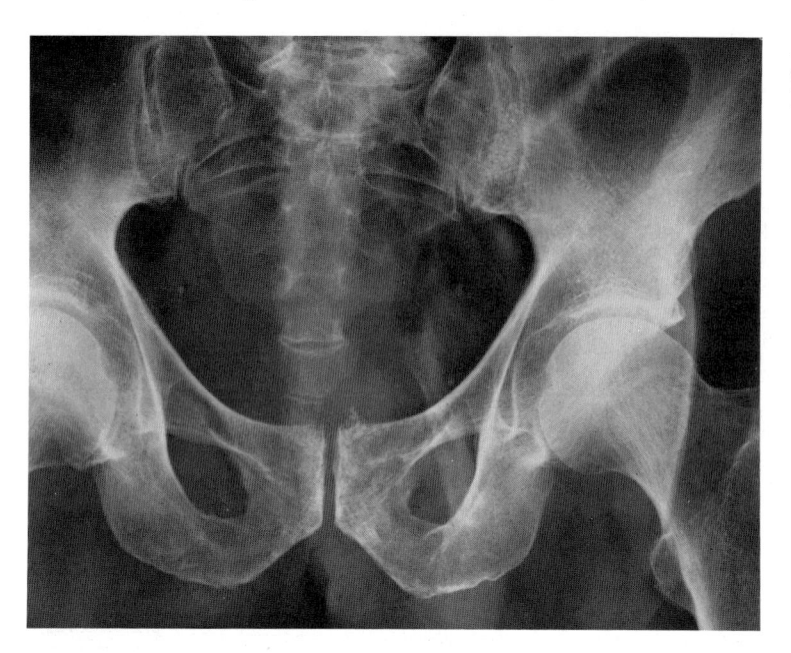

964 Erkrankungen der Weichteile: Muskeln, Sehnen, Unterhautzellgewebe

Abb. 54 Verknöcherung im Lig. sacrotuberosum links bei 83jähr. Mann.

Olekranon-Osteomyelitis) sowie in der Sehne des M. brachialis, besonders bei Tennisspielern und Fechtern. An der unteren Extremität kann die Sehne des M. adductor magnus im Bereiche des Epicondylus medialis femoris verknöchern. Das Röntgenbild zeigt schalenförmige Ossifikationen am Epicondylus medialis femoris (Abb. 52). Diese metaplastischen Veränderungen werden allgemein als Stieda-II-Schatten bezeichnet. Im Gegensatz zum Stieda-I-Schatten, der einem ossären Abbruch entspricht, sind Stieda-II-Schatten nicht unmittelbar nach dem Trauma erkennbar. Verknöcherungen können auch an der Achillessehne vorkommen. Vielfach sind sie posttraumatisch bedingt. Die physiologisch auftretenden, intratendinösen Verknöcherungen, die Sesambeine, bieten kaum Anlaß zu Verwechslungen mit der Tendinitis ossificans.

d) Bänderverknöcherungen

Sie sind besonders im Zusammenhang mit einer Arthrose, Spondylose oder mit der Spondylarthritis ankylopoetica anzutreffen. Es können folgende Bänder verknöchern: Das Lig. nuchae (Abb. 53), das Lig. ileolumbale, das Lig. sacrotuberosum (Abb. 54), das Lig. sacrospinosum, das Lig. ileofemurale und andere mehr. Die bandförmigen Verknöcherungen, die stets an typischer Stelle auftreten, bieten kaum diagnostische Schwierigkeiten.

e) Ossidesmose

Es handelt sich um eine generalisierte, hypertrophische Verknöcherung des Bandapparates der Wirbelsäule, der Beckenschaufel und der großen Gelenke. Die Erkrankung befällt vorwiegend Frauen. In diesem Zusammenhang seien auch die sehr häufig auftretenden fibrösen Exostosen (auch Tendoperiostosen genannt), die man im Becken besonders bei adipösen Patienten mit Arthrose des Hüftgelenkes und Spondylosis deformans findet, erwähnt. Die vorwiegend entlang

Abb. 55 Fibröse Exostosen am Beckenkamm und an der Spina iliaca. 63jähr. Frau. Adipositas.

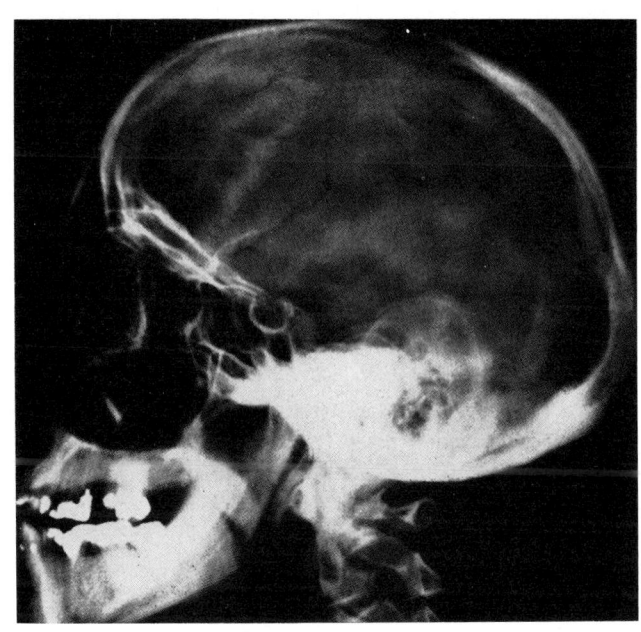

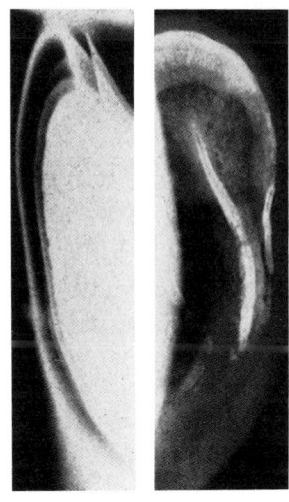

Abb. 56 Verkalkung der Ohrknorpel bei tuberkulösem Morbus Addison. a) Schädelseitenaufnahme. Die verkalkten Ohrknorpel erscheinen als feingezogene Ringschatten um die pneumatisierte Felsenbeinpyramide. b) Spezialaufnahme des Ohrläppchens. Der verkalkte Ohrknorpel erscheint als doppelkonturierte Randlinie mit radiären Spitzen. 47jähr. Mann.
(Aus J. HEIN, H. KLEINSCHMIDT, E. UEHLINGER: Handbuch der Tuberkulose, Bd. IV. Thieme, Stuttgart 1964 [S. 869–884].)

des Beckenkammes und im Bereiche der Spinae iliacae lokalisierten, dornartigen Verknöcherungen ergeben ein typisches Bild, das man dem Aussehen nach auch als *Stachelbecken* bezeichnet (Abb. 55).

Übrige Verknöcherungen im Weichteilschatten

Verknöcherungen in Laparotomienarben sind weit seltener als die Verkalkungen. Im Gegensatz zur Myositis ossificans rezidivieren die Narbenverknöcherungen nach Exstirpation nicht.

Der *Penisknochen* kommt im Endstadium der Induratio penis plastica vor. Es handelt sich um entzündlich bedingte Verkalkungen oder Verknöcherungen im Bindegewebe.

Verknöcherungen der Ohrmuscheln können sowohl durch ossifizierende Hämatome als auch durch Erfrierungen hervorgerufen werden. Kalkeinlagerungen in den knorpeligen Ohranteilen kommen ferner bei der Gicht und der Sarkoidose vor. Eigenartig und vielleicht Folge einer Hyperkalzämie infolge Cortisonmangels sind Ohrverkalkungen bei *Morbus Addison* (Abb. 56).

Fremdkörper in den Weichteilen

Fremdkörpernachweis

Der radiologische Nachweis eines Fremdkörpers ist von seiner atomaren Zusammensetzung, von seiner Größe und seiner Lokalisation abhängig. In Anlehnung an ZUPPINGER gruppiert man die möglichen Fremdkörper in drei großen Klassen:
1. Röntgenologisch nicht sichtbar: Stoffteile, Holzsplitter und andere Pflanzenteile, Verbandteile in Wunden, kleine Glassplitter in dicken Körperteilen, kleine Sand- und Granitkörner in dicken Körperteilen, Porzellansplitter in dicken Körperteilen.
2. Geringe Schatten geben: Sandstein, Granit, Knochensplitter, Glassplitter (Tafelglas, Brillenglas, chemische Gerätegläser), Heftpflaster an der Körperoberfläche, Kautschuk, Polyäthylen- und Teflon-Katheter, je nach Durch-

messer, Salben, je nach Metallgehalt, Eisen und manganhaltige Gläser.
3. *Dichten Schatten geben:* Gummidrains (wenn menninghaltig), Flintglas, metallische Körper, Medikamente, sofern sie Jod, Brom, Barium, Bismut, Zink, Silber, Gold (Abb. 57) in genügender Konzentration enthalten, bleihaltige Farbe (Abb. 58).

Diese Klasseneinteilung ist selbstverständlich nur mit gewissen Einschränkungen gültig. Röntgenaufnahmen, die dem Fremdkörper plattennahe sind, verbessern, durch Vermeidung der geometrischen Unschärfe, die Bildqualität oft entscheidend. Maskierungen eines Fremdkörpers durch Knochenüberlagerungen lassen sich durch skelettfreie Aufnahmen vermeiden. Häufig sind Aufnahmen in verschiedenen Ebenen notwendig. Ein flacher Fremdkörper wird in der Profildarstellung mehr Röntgenstrahlen absorbieren und somit dichtere Schatten ergeben, als wenn die Röntgenstrahlen frontal einfallen. Die Größe des Fremdkörpers ist ebenfalls ein wichtiger Faktor. Wenn der Fremdkörper in seiner kleinsten Dimension größer ist als der Brennfleckdurchmesser der Röntgenröhre, kann er, unter Berücksichtigung seiner atomaren Zusammensetzung, immer abgebildet werden. Die Grenze der Nachweisbarkeit eines Fremdkörpers kann anhand folgender Dreisatzrechnung ermittelt werden: $D = \frac{f \cdot b}{e}$, wobei D dem kleinsten Durchmesser des Fremdkörpers, f dem Brennfleckdurchmesser, e dem Fokus-Film-Abstand und b dem Film-Objekt-Abstand entsprechen.

Über Lokalisationsverfahren sei auf S. 166–182 in Band I verwiesen.

Fremdkörperentfernung

Obwohl im allgemeinen Weichteilfremdkörper anstandslos ertragen werden, können sie zu folgenden Hauptkomplikationen führen: Infektion, Fremdkörpergranulom und funktionelle Behinderung. Letztere Komplikation ist besonders bei intraartikulärer, paraneuraler und paravaskulärer Fremdkörperlokalisation häufig. Eine weitere Komplikation ist die Bleivergiftung bei Bleigeschossen. Die Extraktion eines Fremdkörpers ist oft eine mühselige und gefährliche Operation. Der erfahrene Operateur wird sich erst dann zu

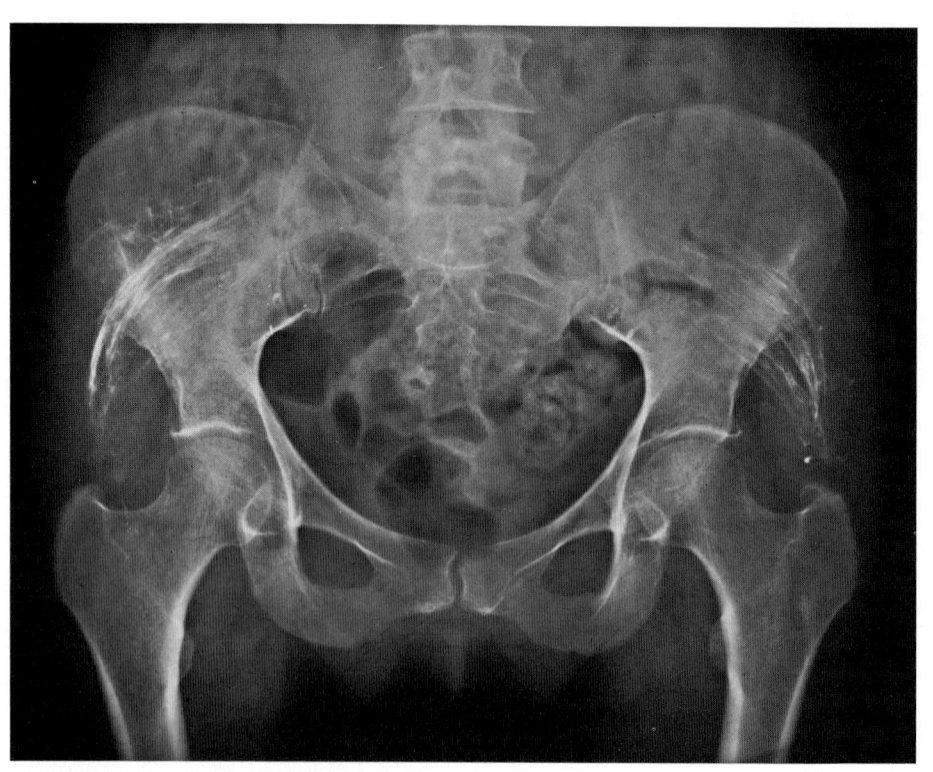

Abb. 57 Strichförmige Verdichtungen gluteal beidseits nach intramuskulärer Injektion eines goldhaltigen Präparates. 60jähr. Frau.

einer Entfernung entschließen, wenn ernsthafte Komplikationen bestehen oder wenn solche zu erwarten sind. Dem Eingriff soll eine möglichst genaue Fremdkörperlokalisation vorangehen. Trotz sorgfältiger radiologischer Vorarbeit ist zu einer gezielten Fremdkörperentfernung eine Fernsehdurchleuchtung während des Eingriffes häufig nötig. Die „Röntgenoperation" ist in vielen Variationen ausgearbeitet worden.

Die Harpunierung

Unter Durchleuchtung werden Fremdkörper und Hautnahpunkt zur Deckung gebracht. In dieser Richtung wird eine Nadel in die Weichteile eingeführt, bis die Nadelspitze den Fremdkörper erreicht. Ist der Fremdkörper durch die Nadelharpunierung in seiner Lage fixiert, oder (zum Beispiel bei Metallfremdkörpern) durch die Nadelspitze markiert, dann kann der Chirurg der Nadel entlang zum Fremdkörper gelangen. Diese Methode ist nur dort anwendbar, wo kein Risiko einer Organverletzung oder einer Läsion von Gefäßen und Nerven vorliegt.

Intermittierende Durchleuchtung

Sie wird in den Fällen angewandt, in welchen trotz vorheriger, genauer Lokalisation der Fremdkörper in der berechneten Tiefe nicht auffindbar ist. Während der Durchleuchtung werden die Wundränder durch den Chirurgen bewegt. Bewegt sich der Fremdkörper nicht, so liegt er tiefer oder seitlich, was durch Einführung eines röntgendichten Operationsinstrumentes am tiefsten Punkt der Operationswunde verifiziert wird. Durch parallaktische Verschiebung kann der Ge-

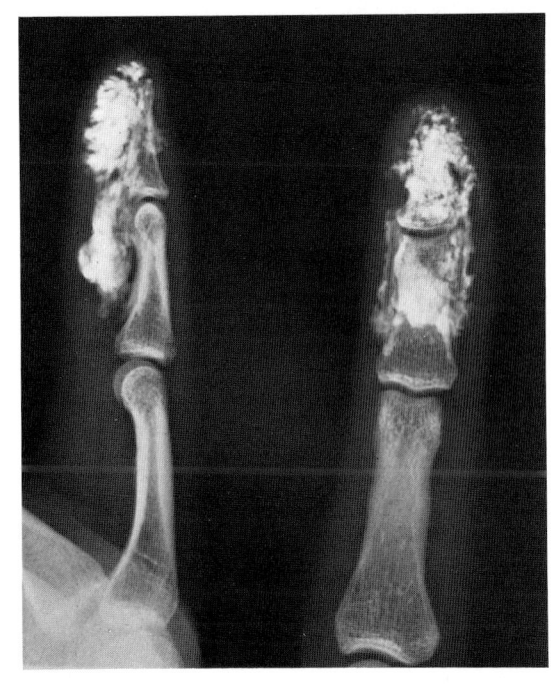

Abb. 58 Unfall mit Hochdruckspritzpistole, bleihaltige Farbe am linken Zeigefinger. 26jähr. Mann.

übte die Fremdkörperlage gut feststellen und den Fremdkörper nötigenfalls harpunieren.
Die simultane Bildverstärker-Televisionsdurchleuchtung in 2 Ebenen bietet die besten Voraussetzungen für eine rasche Lokalisation und Entfernung eines röntgenologisch erfaßbaren Fremdkörpers.

Literatur

Ackerman, L. V. 1958: Extra-osseous localized non neoplastic bone and cartilage formation (so called myositis ossificans). J. Bone Jt. Surg. 40 A, 279 – 298

Amory, H., P. Sieber 1953: The supraclavicular shadow in chest film interpretation. Radiology 61, 8 – 12

Angervall, L., B. Stener, I. Stener, C. Ahren 1969: Pseudomalignant osseous tumor of soft tissue. J. Bone Jt. Surg. 51 B, 654 – 663

Bloch J., F. K. Fischer 1958: Probleme der Schultersteife. Docum. rheum. 15, Geigy, Basel

Blomqvist, G. 1962: Hanthoma of the tendo Achilles. Acta radiol. (Stockh.) 57, 45 – 48

Bohndorf, W. 1965: Über die Röntgendiagnostik der Hautkrankheiten. Radiologe 5, 39 – 43

Bonse, G. 1965: Röntgenweichstrahlendiagnostik. Radiologe 5, 35 – 38

Brunner, U. 1963: Über das angioplastische Sarkom bei chronischem Lymphödem (Stewart-Treves-Syndrom). Schweiz. med. Wschr. 93, 949 – 957

Buchwald, W., G. Severin 1968: Röntgendiagnostik der Muskeln, Sehnen und Bänder. In: Handbuch der medizinischen Radiologie, Bd. VIII. Springer, Berlin (S. 20 – 123)

Caffey, J. 1973: Pediatric X-ray diagnosis. Year Book Medical Publishers, Chicago

Dejerine, M., A. Ceillier, Y. Dejerine 1919: Para-ostéo-arthropathie des paraplégiques par lésions médullaires. Rev. neurol. 34, 399 – 407

di Chiro, G., K. B. Nelson 1965: Radiography of extremities in neuromuscular disease. Acta radiol. (Stockh.) 3, 65 – 87

Enzinger, F. M. 1965: Tumors of bone and soft tissue. Year Book medical Publishers. Chicago

Enzinger, F. M., F. Dulcey 1967: Proliferative myositis. Report of 33 cases. Cancer (Philad.) 20, 2213 – 2223

Evans, E. B., J. R. Smith 1959: Bone and joint changes following burns. J. Bone Jt. Surg. 45 A, 785 – 799

Faure, C., C. Vital, J.-C. Guerriot 1972: Calcifications des parties molles paraarticulaires chez les enfants brûlés. Ann. Radiol. 15, 733 – 738

Frank, N., J. Nakano, C. Baldini 1957: The milk-alakli (Burnett's) syndrome; two case reports. Amer. J. Gastroent. 28, 640–652
Frantzell, A. 1951: Soft tissue radiography. Acta radiol. (Stockh.) Suppl. 85, 1–103
Gegesi, J. 1961: Doppelseitige Myositis ossificans localisata. Magy. Radiol. 13, 362–365
Giedion, A. 1960: Weichteilveränderungen und radiologische Frühdiagnose der akuten Osteomyelitis im Kindesalter. Fortschr. Röntgenstr. 93, 455–466
Giedion, A. 1962: Die akute Osteomyelitis im Kindesalter. Pädiat. Prax. 1, 101–106
Hedinger, Ch. 1948: Zur Pathologie der Skelettmuskulatur. Schweiz. med. Wschr. 7, 145–151
Hein, J., H. Kleinschmidt, E. Uehlinger 1964: Handbuch der Tuberkulose, Bd. IV. Thieme, Stuttgart (S. 869–884)
Hilbish, T. F., F. C. Bartter 1962: Roentgen findings in abnormal deposition of calcium in tissues. Amer. J. Roentgenol. 87, 1128–1139
Holmgren, B. S. 1942: Flüssiges Fett im Kniegelenk nach Trauma. Acta radiol. (Stockh.) 23, 131–137
Hutter, R. V. P., F. W. Foote, C. F. Kenneth, N. L. Higinbotham 1962: Paraosteal fasciitis. Amer. J. Surg. 104, 800–807
Ingram, M. D. 1952: Calcinosis in skleroderma. Amer. J. Roentgenol. 68, 918–921
Johnson, L. C. 1948: Histogenesis of myositis ossificans. Amer. J. Path. 24, 681–682
Jonasch, E. 1956: Calcinosis interstitialis localisata. Fortschr. Röntgenstr. 85, 597–600
Koehler, A., E. A. Zimmer 1967: Grenzen des Normalen und Anfänge des Pathologischen im Röntgenbild des Skeletts. Thieme, Stuttgart
Kohn, A. M. 1959: Soft tissue alternations in elbow trauma. Amer. J. Roentgenol. 82, 867–874
Kolar, J., R. Vrabec 1957: Der röntgenologische Nachweis von Verkalkungen und Knochenbildungen in den gelenknahen Weichteilen nach Verbrennungen. Fortschr. Röntgenstr. 87, 761–765
McKusik, V. A. 1972: Heritables disorders of connective tissue. Mosby, St. Louis
Lämmli, J. 1970: Myositis ossificans progressiva una Myositis ossificans neurotica. Diss., Zürich
Lauchenauer, C. 1961: Über einen Fall von tumorförmiger Lipocalcinogranulomatose. Radiol. clin. (Basel) 30, 250–260
Leczinsky, C. G., O. Mattson 1958: Roentgenographic studies of cutaneus infiltrates in erythema induratum and erythema nodosum. Acta radiol. (Stockh.) 49, 193–204
Lemke, G. 1968: Röntgendiagnostik der Hauterkrankungen. Handbuch der medizinischen Radiologie. Bd. VIII. Springer, Berlin (S. 124–1978)
Liebig, F. 1929: Die Myositis ossificans circumscripta. II. Bearbeitung. Ergebn. Chir. Orthop. 22, 501–584
Mehlhop, C. 1955: Beitrag zum Krankheitsbild der Lipocalcinogranulomatose. Fortschr. Röntgenstr. 83, 706–710

Melot, G. J. 1951: Demonstration radiologique des altérations intra- et periarticulaires. J. Radiol. Électrol. 32, 198–209
Nägele, E. 1957: Röntgenbefunde bei progressiver Sklerodermie. Radiol. clin. (Basel) 26, 1–12
Norell, H. G. 1954: Roentgenologic visualisation of extracapsular fat; its importance in diagnosis of traumatic injuries to elbow. Acta radiol. (Stockh.) 42, 205–210
Palmer, P. E. S. 1963: The radiological changes of Kaposis-Sarcoma. In: Symposium on Kaposis-Sarcoma, Karger, Basel (S. 87–99)
Piekarski, G. 1954: Lehrbuch der Parasitologie. Springer, Berlin
Reichmann, S. 1967: Roentgenologic soft tissue appearances in hip joint disease. Acta radiol. (Stockh.) 6, 167–176
Ricklin, P., A. Rüttimann, M. S. del Buono 1964: Die Meniscusläsion. Thieme, Stuttgart
Robbins, L. L., J. Hanelin 1964: Soft tissue roentgenography. In: Golden's Diagnostic Roentgenology. Bd. III. Williams & Wilkins, Baltimore (S. 16.1–16.95)
Rossier, A. 1961: Les para-ostéo-arthropathies des paraplégiques. Schweiz. med. Wschr. 91, 59
Samuel, E. 1950: Roentgenology of parasitic calcification. Amer. J. Roentgenol. 63, 512–522
Schön, D. 1953: Der Achillessehnenriß im Röntgenbild. Fortschr. Röntgenstr. 78, 604–606
Schwinger, A. 1952: Calcinosis universalis. Radiology 59, 415–418
Sobbe, A., M. Siedek, C. P. Sodomann, A. Düx 1969: Metastatische Verkalkungen bei chronischer Hämolyse. Fortschr. Röntgenstr. 110, 851–860
Uehlinger, E. 1936: Myositis ossificans progressiva. Ergebn. med. Strahlenforsch. 7, 175–220
Uehlinger, E. 1952. In: Lehrbuch der Röntgendiagnostik, Bd. I, hrsg. von H. R. Schinz, W. E. Baensch, W. Frommhold, R. Glauner, E. Uehlinger, J. Wellauer. Thieme, Stuttgart (S. 724–727)
Uehlinger, E. 1957. In: Röntgendiagnostik, Ergebnisse 1952–1956, hrsg. von H. R. Schinz, R. Glauner, E. Uehlinger. Thieme, Stuttgart (S. 73–103)
Uehlinger, E. 1959: Die pathologische Anatomie der Knochengeschwülste. Helv. chir. Acta 26, 597–620
Weismann, S. L. 1917: Les bursites calcaires de la hanche. J. Radiol. Electrol. 38, 13–17
Wheeler, C. E., A. C. Curtis, E. P. Cawley, R. H. Grekin, B. Zeutlin 1952: Soft tissue calcification with special reference to its occurence in „collagen disease". Ann. int. Med. 36, 1050–1075
Zuppinger, A. 1952 a: Fremdkörper und ihre Lokalisation. In: Lehrbuch der Röntgendiagnostik, Bd. II, hrsg. von H. R. Schinz, W. E. Baensch, W. Frommhold, R. Glauner, E. Uehlinger, J. Wellauer. Thieme, Stuttgart (S. 1839–1854)
Zuppinger, A. 1952 b: Muskeln, Sehnen, Unterhautzellgewebe. In: Lehrbuch der Röntgendiagnostik, Bd. II, hrsg. von H. R. Schinz, W. E. Baensch, W. Frommhold, R. Glauner, E. Uehlinger, J. Wellauer. Thieme, Stuttgart (S. 1767–1796)

Erkrankungen der Brustdrüse

Von W. Hoeffken und M. Lanyi

Einleitung

Die Mammographie ist derzeit die beste Methode zur Frühdiagnose des Mammakarzinoms. Die Karzinomdiagnose läßt sich durch den Einsatz der Mammographie oft um 1–2 Jahre früher stellen, als dies mit der Palpation und Inspektion möglich ist. Trotzdem darf nicht verkannt werden, daß mit der Mammographie keine absolute Diagnosesicherung erzielt wird, sondern nur eine Treffsicherheit von 80–95% je nach Tumorgröße, Lebensalter und Mammastruktur und Erfahrung des Untersuchers. Dies beinhaltet, daß es in einem geringen Prozentsatz auch „mammographisch okkulte" Karzinome gibt, die sich der Erkennbarkeit entziehen, weil sie weder Mikrokalk noch infiltrative Vorgänge erkennen lassen. Deshalb müssen klinische Befunde, Thermographie, Punktionszytologie und Biopsie mit histologischer Untersuchung immer dann zur Diagnosesicherung herangezogen werden, wenn ein Palpationsbefund durch die Mammographie nicht verbindlich erklärbar ist oder wenn aus anderen Gründen diagnostische Zweifel bestehen. Sowohl der Zytologiebefund nach Feinnadelpunktion als auch das Ergebnis der histologischen Untersuchung des Biopsiematerials sind nur dann zur Diagnosestellung geeignet, wenn repräsentatives Material gewonnen wurde. Insofern kann auch das Ergebnis einer ungezielten Biopsie wertlos sein, wenn kein exakt definierter Tastbefund oder Mammographiebefund die richtige Gewebsentnahme ermöglicht.

Andererseits wird ein definierter Tastbefund nicht durch eine „negative" Mammographie unerheblich, er bedarf vielmehr unabdingbar der mikroskopischen Abklärung durch Punktionszytologie oder Biopsie und histologische Untersuchung, um eine tragische Diagnoseverschleppung zu vermeiden.

Findet sich jedoch bei der Punktion eine „unkomplizierte" Zyste, so ist eine operative Intervention überflüssig, wenn die Zyste sich nach der Pneumozystographie komplett zurückbildet. Infolgedessen lassen sich zahlreiche früher notwendige Biopsien ohne Eingehen eines Risikos vermeiden, da alle intrazystischen wie auch perizystischen Prozesse bei der Pneumozystographie mit Sicherheit erkannt werden.

Die Indikation zu einer Biopsie hat sich deshalb verlagert auf die Abklärung mammographisch und zytologisch nicht geklärter Palpationsbefunde sowie auf die Abklärung nonpalpabler mammographischer Problembefunde.

Mammographietechnik

Die Mammographie ist eine Röntgenuntersuchung der Brust mit Weichstrahltechnik in einem Spannungsbereich von 28–32 kV mit einer Filterung von nicht mehr als 0,6–0,8 mm Al-Gleichwert zur Vermeidung einer übermäßigen Strahlenaufhärtung. Erforderlich ist eine spezielle Mammographie-Apparatur.

Heute wird allgemein eine Molybdänanodenröhre zur Röntgenstrahlenerzeugung benutzt, da die charakteristische Eigenstrahlung des Molybdäns zusammen mit einem Molybdänfilter die Homogenisierung der weichen Röntgenstrahlung wesentlich verbessert, verglichen mit der Bremsstrahlung einer Wolframröhre.

Die derzeit optimale Detailwiedergabe der Mammastrukturen wird erreicht durch Anwendung eines speziellen Weichstrahlraster mit einem Fokus-Film-Abstand von 60 cm (Long-cone-Technik) und einer geeigneten Film-/Folien-Kombination (Friedrich 1975, Friedrich u. Weskamp 1976). Hierdurch ist eine wesentliche Verbesserung der Bildqualität gegenüber der bisher üblichen Materialprüffilm-Technik zu erzielen und trotzdem eine Reduktion der Röntgenstrahlendosis auf 50% der bisher erforderlichen Werte zu erreichen. Damit sind Sorgen wegen des statistisch kalkulierten Risikos einer strahlenbedingten Karzinominduktion durch Untersuchungen

970 Erkrankungen der Brustdrüse

ab dem 40. Lebensjahr in 1- bis 2jährlichen Intervallen praktisch gegenstandslos. Alle Bemühungen um eine weitergehende Strahlenreduktion durch Lo-dose-Systeme ohne Raster-Abstand-Technik sind nur mit einer verminderten Detailerkennbarkeit im Mammogramm zu erreichen und deshalb nicht akzeptabel, weil sie die Frühdiagnose verhindern.

Röntgenanatomie

Drüsenparenchym

Die einzelnen Drüsenläppchen sind im umgebenden Fettgewebe als vielgestaltige, teilweise konfluierende Fleckschatten sichtbar. Ihre Zahl im Röntgenbild entspricht nicht der anatomischen Wirklichkeit, da durch Summation und Superposition mehrerer, in unterschiedlicher Entfernung voneinander gelegener Drüsenläppchen sich in den einebigen Röntgendarstellungen neue, unreale Überlagerungseffekte bilden (Abb. 1 u. 2).

Mit der Galaktographie läßt sich jeweils ein Lobus mit seinen Lobuli separiert zur Darstellung bringen (Abb. 3).

Milchgänge

Die Sinus lactiferi im retromamillären Gebiet sind in der fettreichen Involutionsmamma der älteren Frau als radiäre, von der Mamillenrückseite in den Mammakörper einstrahlende, 2–3 mm breite Streifenschatten im Mammogramm er-

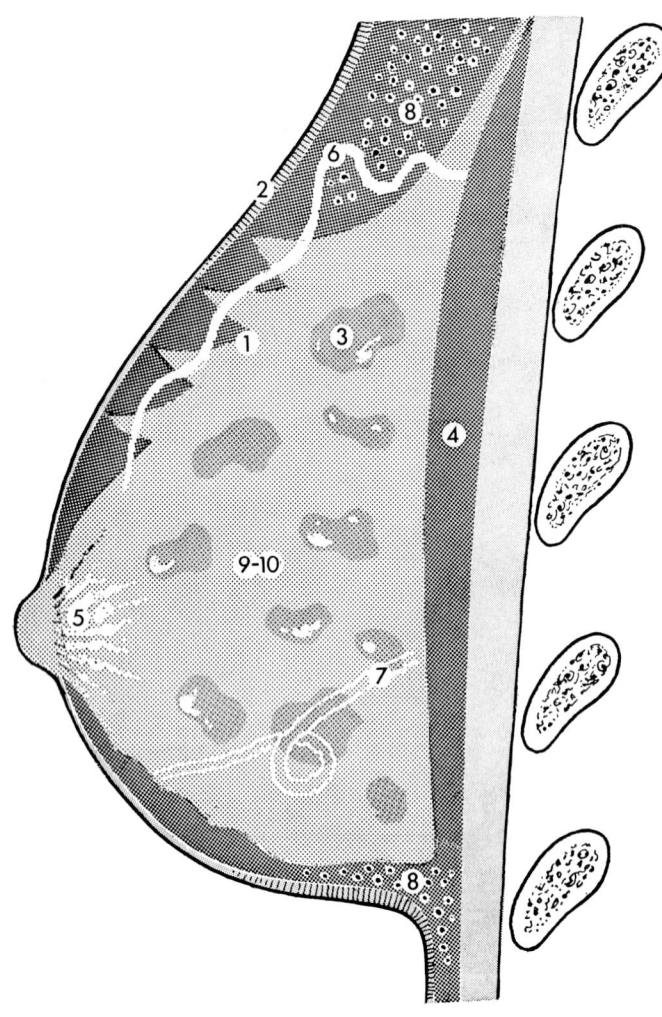

Abb. 1 Schematische Darstellung der normalen Brust im Mammogramm.
1 = Coopersche Ligamente
2 = Kutis und Subkutis mit Hautdrüsenausführungsgängen
3 = Fettinsel
4 = retromammäre Fettschicht
5 = erweiterte retromamilläre Hauptmilchgänge
6 = Vene
7 = verkalkte Arterie
8 = Hautporen
9–10 = Drüsenparenchym

Abb. 2 Normales Drüsenparenchym, teilweise durch Fettgewebe ersetzt. Die Cooperschen Ligamente verlaufen als Stützgewebe innerhalb des Drüsenkörpers rundbogig und schließen hier die Drüsenläppchen und Fettgewebe ein, im subkutanen Bereich laufen sie zipflig oder dreieckig bis zum vorderen Faszienblatt.

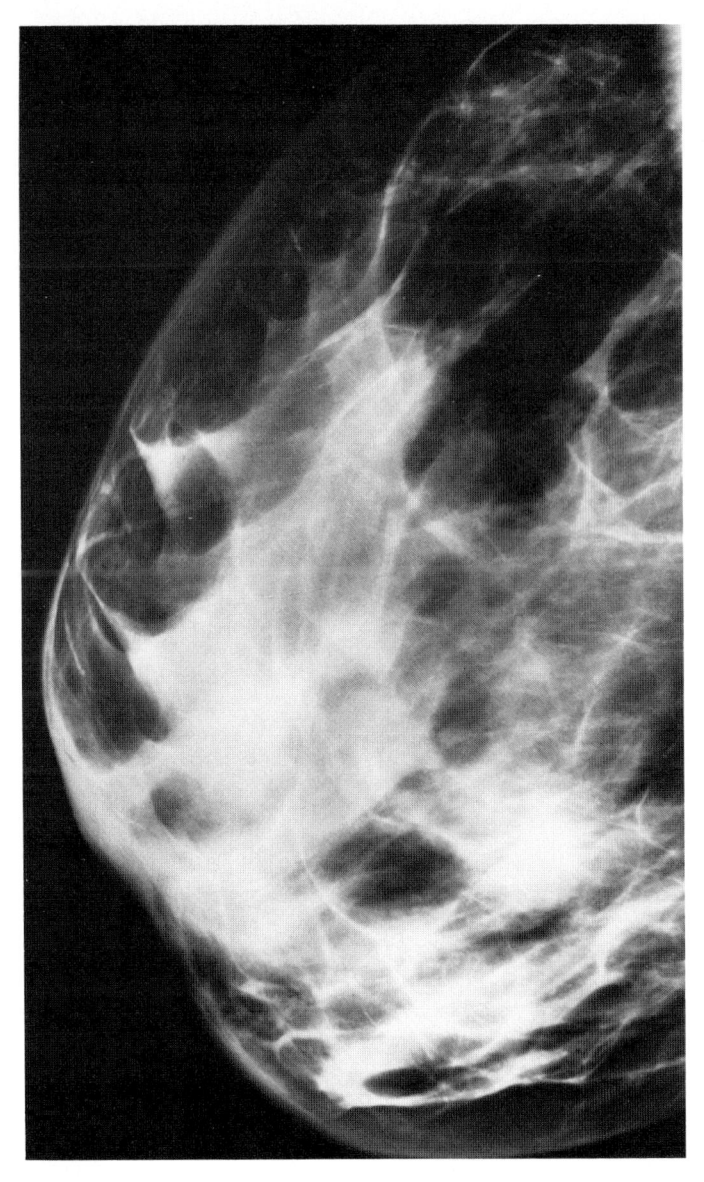

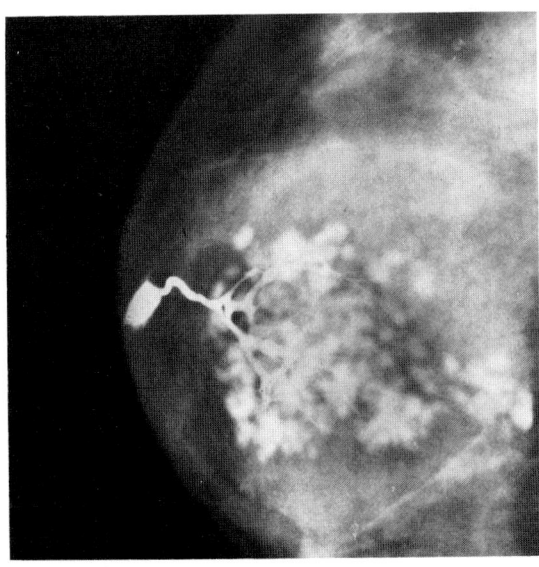

Abb. 3 Ein einzelner Lobus ist durch intraduktale Kontrastmittelinjektion sichtbar gemacht.

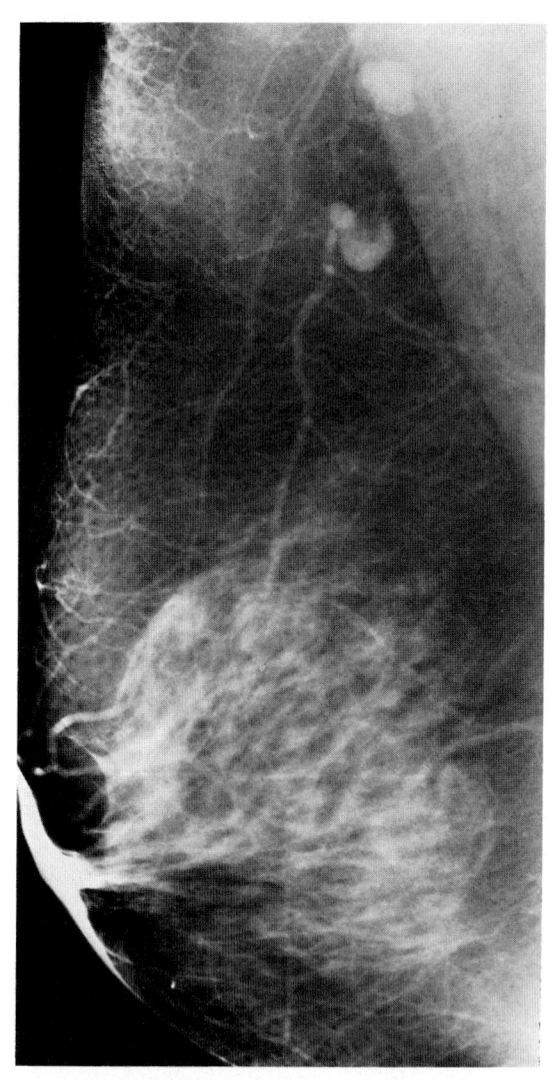

Abb. 4 Das Milchgangsystem ist infolge der Parenchyminvolution sichtbar. Das Kaliber der Milchgänge entspricht nicht dem Lumen, sondern wird durch die periduktale Fibrose bestimmt.
Venenverläufe vom retromamillären Gebiet zur Axilla.
In der Axilla mehrere normale Lymphknoten, teilweise mit Fetteinschlüssen (fettige Degeneration).

kennbar (Abb. 4). Sie können auch als einheitliches, dichtes Schattenband von der Mamille in den Drüsenkörper ziehen.
Die kleinen peripheren Milchgänge (Ductuli lactiferi) sind im nativen Röntgenbild nicht sichtbar, lassen sich aber durch die Galaktographie bis in ihre feinsten Verästelungen mit der Kontrastmittelinjektion sichtbar machen (Abb. 8).

Mamille

Sie ist auf dem Mammogramm im Profil zu sehen, wenn die Röntgenaufnahme durch geeignete Belichtung ausreichend hell ist. Man sieht dann die Randkontur und die zerklüfteten Strukturen der Brustwarze, sofern diese über das Niveau des Warzenhofes hervorragt. Ist die Mamille plan, so hebt sie sich von der Haut des Warzenhofes nicht ab; ist die Mamille retrahiert, so ist ihr rundlicher Schatten hinter dem Warzenhof wie ein „Knoten" sichtbar.
Die Dicke des Warzenhofes beträgt etwa 2 bis 4 mm und ist demnach um ein geringes dicker als die übrige Haut (Abb. 4).

Kutis

Die Oberhaut der Brust ist im Röntgenbild als 0,5 – 2 mm dicker Schattensaum bei geeigneter Filmbelichtung sichtbar. Am unteren Brustansatz (auf dem seitlichen Mammogramm) und medial sowie lateral am Übergang zur Achselfalte (auf der kraniokaudalen Röntgenaufnahme) kann die normale Brusthaut 2 – 4 mm dick sein.
Die Poren der Haut sind im Röntgenbild bei orthograder Darstellung als feine Grübchen sichtbar (Abb. 4). Bei seitlichem Strahlengang sind die Ausführungsgänge der Hautdrüsen besonders am unteren Brustansatz als kleine streifenförmige Aufhellungen in der Kutis zu sehen.

Bindegewebe

Es ist in der dichten, parenchymreichen oder mastopathisch veränderten Mamma innerhalb des Drüsenkörpers nur spärlich erkennbar, während es im subkutanen Fettgewebe in Form von feinen Septen vom Drüsenkörper zur Haut zieht. Hier sind besonders die Cooperschen Ligamente (Abb. 2) durch ihren halbbogigen Verlauf, mit breitbasigem Abgang vom Drüsenkörper und feinem Einstrahlen in die Kutishinterseite als Besonderheit des bindegewebigen Halteapparates differenzierbar.
In der Involutionsmamma dominieren die Bindegewebsstrukturen und durchziehen in linearer oder bogenförmiger, manchmal auch netzartiger Anordnung den fettreichen Mammakörper.

Fettgewebe

Das subkutane Fettgewebe ist als hellere Zone zwischen Kutis und Drüsenparenchym angeordnet, die retromammäre Fettschicht trennt den Drüsenkörper von den Weichteilen der Thoraxwand, und das intramammäre Fettgewebe durchsetzt den Drüsenkörper in unterschiedlicher Ausprägung.

Arterien

Sie sind im Röntgenbild nicht von dünnkalibrigen Venen zu unterscheiden. Bei geschlängeltem Verlauf und besonders bei arteriosklerotischen Kalkablagerungen in der Arterienwand können die Arterien auch im Röntgenbild erkannt werden (Abb. 5). Die Darstellung der Arterien der weiblichen Brust ist durch eine Arteriographie möglich. Dadurch stellt sich das gesamte arterielle Gefäßnetz der Brust, mit Ausnahme einiger medialer und tiefer Partien, die durch Äste der A. mammaria interna versorgt werden, dar.

Venen

Sie durchziehen als Schattenbänder von 2 bis 4 mm Breite in weitbogigem Verlauf das subkutane Fettgewebe und den Drüsenkörper, sind hier aber nur bei fettreicher Mamma sichtbar (Abb. 4).
Der Venenverlauf ist im Röntgenbild vielgestaltig, hält sich nicht an ein bestimmtes System, sondern ist individuell unterschiedlich.

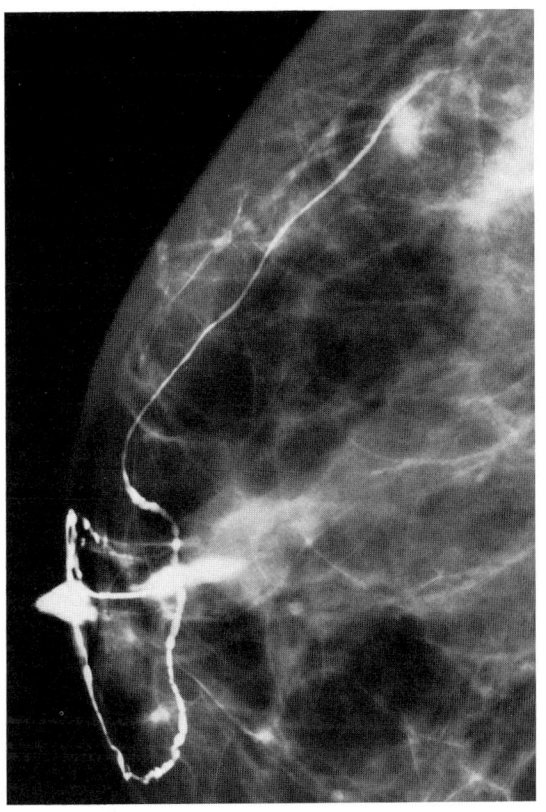

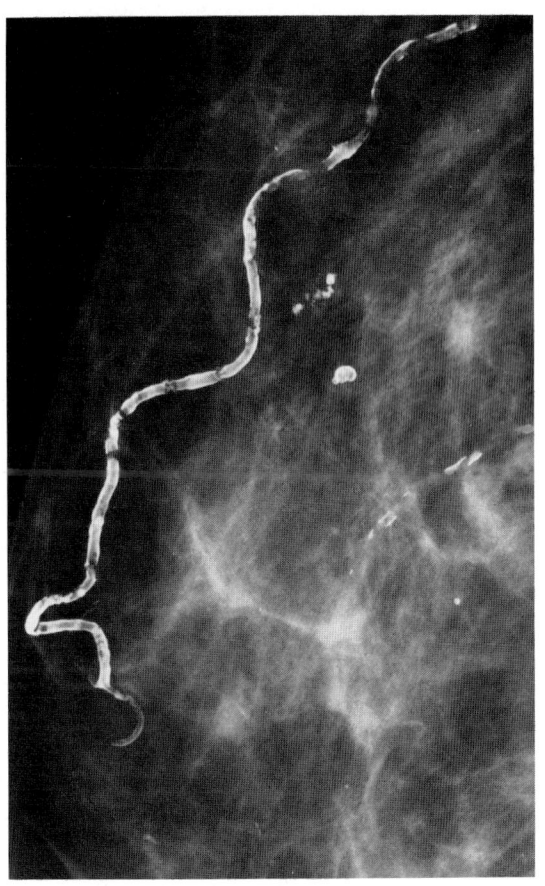

Abb. 5 Arterien sind nur durch arteriosklerotische Wandverkalkungen erkennbar und von Venen zu differenzieren.
Verkalkte Mikrozysten und schollige Kalkablagerungen in einem kleinen Fibroadenom im oberen Brustbereich.

Durch die Kompressionstechnik bei der Mammographie erfolgt oft eine Stauung der Venen, die seitendifferente Bilder ergibt.

Lymphbahnen

Im nativen Röntgenbild sind sie nicht sichtbar.
Die Kontrastdarstellung einzelner Lymphbahnen kommt gelegentlich bei der Galaktographie zustande, wenn ein größeres Kontrastmittelextravasat durch Perforation des sondierten Milchganges retromamillär entsteht (Abb. 6). Diese Lymph-

◀ Abb. 6 Lymphgefäßdarstellung auf indirektem Wege infolge extraduktaler Kontrastmittelinjektion bei einer Galaktographie. Das Lymphgefäß ist an seiner typischen segmentierten Kontur und dem Verlauf im submamillären und subkutanen Bereich einwandfrei von einem Milchgang zu unterscheiden.

bahnen sind daran zu erkennen, daß sie ein sehr zartes Kaliber, eine perlschnurartig wechselnde Enge und Weite haben und sich auch in der Peripherie nicht aufgabeln.

Die Darstellung der Lymphabflußwege der Mamma durch die übliche Lymphographietechnik ist möglich, aber ohne klinische Evidenz (direkte Lymphographie nach KETT u. Mitarb. 1970, JACOBS 1972; indirekte Lymphographie nach KVASNICKA u. Mitarb. 1971). Eine praktische Bedeutung kommt der Lymphgangsdarstellung in der Klinik der Mammaerkrankungen nicht zu.

Abnorme Brustentwicklung

Amastie, das Fehlen der Brustanlage, ist eine relativ seltene Mißbildung. Sie kommt einseitig vor.
Polythelie ist die Entwicklung von mehreren Brustwarzen entlang der pränatalen Milchleiste ohne Vorhandensein einer Parenchymanlage. Durch das Röntgenbild läßt sich erkennen, ob hinter einer zusätzlichen Brustwarze ein Gangsystem oder eine Drüsenanlage vorhanden ist.
Polymastie. Hierbei ist sowohl eine zusätzliche Brustwarze als auch retromamilläres Parenchym vorhanden. Die zusätzlichen Milchdrüsenanlagen können sich entweder voll entwickeln oder an der Entwicklung während der Geschlechtsreife nur unvollständig teilnehmen.

Ektopische Parenchymanlagen. Sie finden sich ohne gleichzeitiges Bestehen einer Mamille und ohne Anschluß an das Gangsystem der Hauptmilchdrüse besonders in der Gegend der vorderen Achselfalte oder in der Achselhöhle selbst (DE CHOLNOKY 1951). Im „akzessorischen" Drüsengewebe kann sich sowohl eine Mastopathie als auch ein Karzinom entwickeln.
Hypertrophie. Während der Pubertät kann eine einseitige Brusthypertrophie auftreten, ohne daß irgendeine hormonelle Ursache zu finden ist. Die doppelseitige Brusthypertrophie tritt in der Gravidität auf und kann groteske Ausmaße erreichen.

Mastopathie

Synonyme. Mastopathia cystica fibrosa (chronica), Mastitis fibrosa cystica, Morbus Schimmelbusch, Morbus Reclus (französische Lit.), Fibroadenomatosis (skandinavische Lit.), Cystic disease (anglo-amerikanische Lit.), Mazoplasie (schmerzhafte, umschriebene Induration nach Cutler).
Pathologie. Unter dem Einfluß zyklusabhängiger, hormoneller Dysregulationen entstehen Umbauvorgänge am Brustdrüsengewebe, die als Mastopathie bezeichnet werden. Es handelt sich um ein komplexes Geschehen, an dem fast alle Gewebsbestandteile der weiblichen Brust beteiligt sind, wobei diese Gewebsbeteiligungen jedoch in erheblicher Weise graduell und quantitativ differieren.
Umbauvorgänge am Milchgangsepithel. Epithelhyperplasien variieren zwischen geringgradiger bis zu mittelgradig gesteigerter Proliferation. Diesen Formen kommt keine besondere Bedeutung zu, solange die Proliferationen regelrecht sind. Auch die Entwicklung einzelner Papillome oder einer Papillomatose sind graduelle Unterschiede dieses Geschehens. Wenn allerdings atypische duktale Epithelproliferationen gehäuft vorkommen, so handelt es sich um eine „komplizierte" Mastopathie mit erhöhtem Entartungsrisiko. Vermehrte Sekretproduktion führt zur Duktuserweiterung. Im Bereich der Drüsenendstücke entstehen Mikrozysten. Durch den intraduktalen und intrazystischen Sekretdruck vergrößern sich diese Zysten. Durch Atrophie und Zerreißen der Zwischenwände entstehen aus mehreren kleinen Zysten größere Solitärzysten, die auch gekammert sein können.
Umbauvorgänge am Bindegewebe. Durch Vermehrung des intralobulären und interlobulären Stützgewebes sowie des periäzinären und periduktalen Bindegewebes entsteht eine mastopathische Fibrose. Diese kann partiell oder lokalisiert sein und kommt in dieser Form auch bei jüngeren Frauen vor. Die ausgeprägte diffuse Fibrose mit ganz einheitlicher bindegewebiger Umwandlung des Drüsenkörpers in derbes fibrotisches Gewebe ist vorwiegend in der postmenopausalen Brust älterer Frauen zu finden.
Umbauvorgänge am Drüsenepithel. Die Hypertrophie und Hyperplasie der Drüsenendstücke (Acini) führt zur Adenose oder Adenomatose.
Häufigkeit. Der Großteil der Frauen im mittleren

Lebensalter hat mastopathische Umbauvorgänge unterschiedlicher Ausprägung. Die Häufigkeitsangaben aufgrund von histologischen Untersuchungen reichen bis zu 90% aller Frauen, weichen jedoch erheblich voneinander ab. Der Beginn einer Mastopathie setzt etwa mit dem 25. Lebensjahr ein, jedoch gibt es auch Mitteilungen über ausgeprägte mastopathische Veränderungen in früheren Lebensjahren. Die Häufigkeitskurve der Mastopathie fällt nach dem 50. Lebensjahr steil ab, jedoch sind in Einzelfällen auch noch in der 6. und 7. Lebensdekade ausgeprägte zystische Mastopathien oder Fibroadenosen zu finden.

Viele Frauen mit Mastopathie haben zyklusabhängige prämenstruelle Schmerzen oder ein Spannungsgefühl in der Brust. Mit dem Einsetzen der Menstruation verschwinden diese Brustbeschwerden wieder.

Bei der Palpation ist die Struktur der Brustdrüse körnig oder kleinknotig. Es gibt auch umschriebene Verdickungen des Drüsenparenchyms, vorwiegend in den oberen äußeren Quadranten. Wenn sie nicht seitengleich sind, so ist dies für eine Mastopathie unüblich und bedarf der Abklärung!

Zahlreiche kleine Zysten – aber auch eine Fibroadenose – imponieren als „Schrotkornbrust".

Größere Zysten und Fibroadenome lassen sich als solitäre, rundliche Gebilde tasten, wobei die Konsistenz keine Differenzierung zwischen Zysten und Fibroadenomen zuläßt.

Sekretabsonderung kommt bei der Mastopathie sowohl einseitig als auch beidseitig vor. Das Sekret kann wäßrig oder gelblich-milchig-grünlich sein. Die einseitige Sekretion und jede blutige Sekretion muß durch Sekretzytologie und Galaktographie abgeklärt werden. Die beidseitige Sekretion bedarf keiner weiteren röntgenologischen Diagnostik.

Das *Röntgenbild* der Mastopathie entspricht weitgehend dem makroskopisch-submakroskopischen pathologischen Befund.

Die **Duktektasie** kann im *nativen* Mammogramm retromamillär mit 3–4 mm breiten Streifen in fächerförmiger Anordnung zur Darstellung kommen (Abb. 4). Zur „spontanen" Darstellung (Abb. 7) der erweiterten Milchgänge kommt es, wenn diese mit öligem Sekret gefüllt sind (HOEFFKEN 1977, WOLFE 1974).

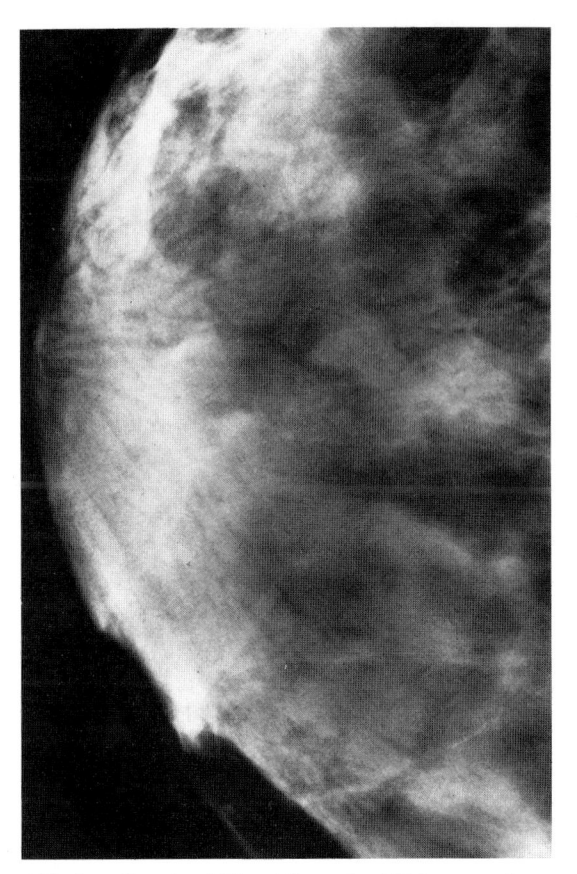

Abb. 7 „Spontane" Darstellung des Milchgangsystems durch fetthaltiges Sekret als „negative Kontrastierung".

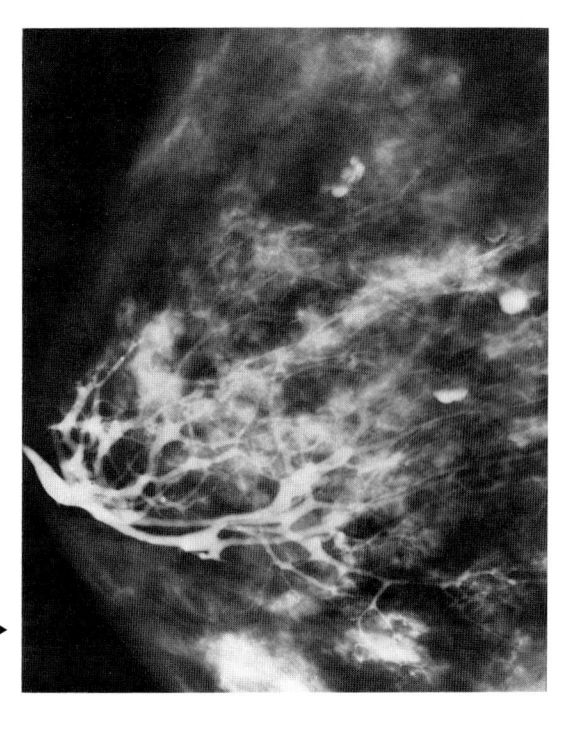

Abb. 8 Kleinzystische Mastopathie im Galaktogramm ▶ mit Spiegelbildung des Kontrastmittels in einzelnen Mikrozysten. Deutliche Duktektasie retromammillär.

976 Erkrankungen der Brustdrüse

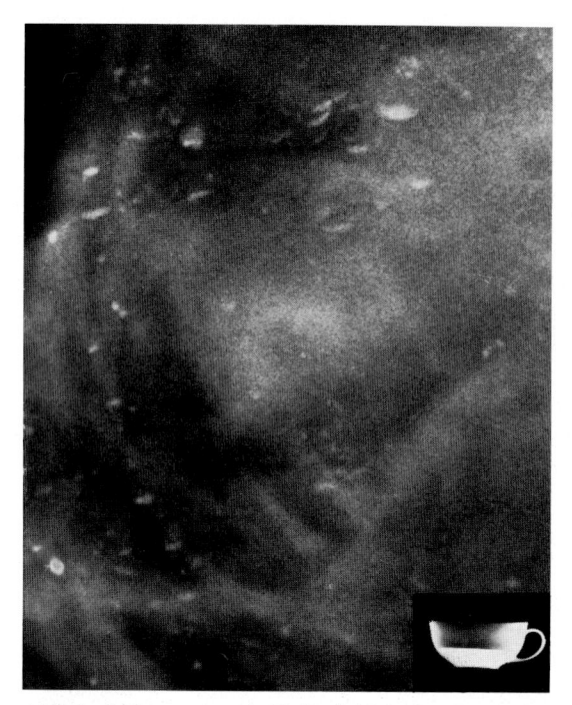

Abb. 9 Mikrozysten mit Kalkmilchinhalt („Teetassen-Phänomen").
a) Mediolaterale Aufnahme: zahlreiche Mikrozysten mit Spiegelbildung bzw. halbmondförmiger oder schräger Anordnung der dickflüssigen Kalkmilch in den Mikrozysten. Zur exakten horizontalen Spiegeleinstellung kommt es erst nach längerem Verharren in dieser Aufnahmeposition.

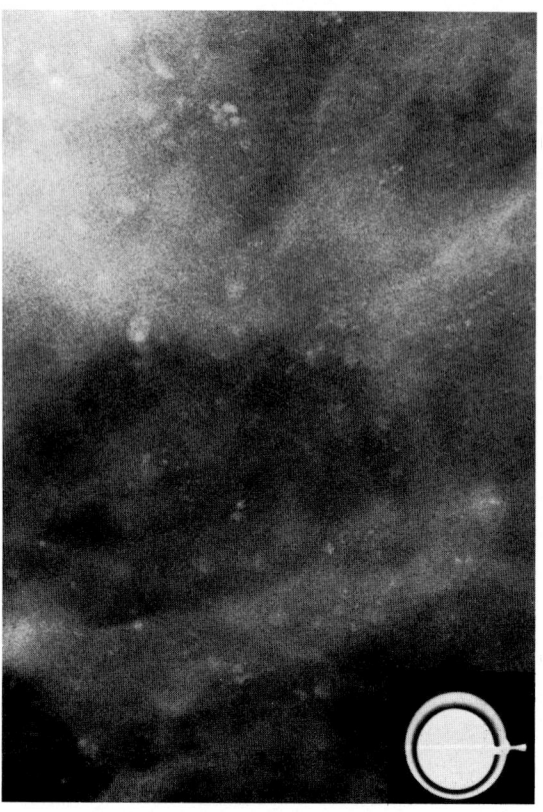

b) Kraniokaudale Aufnahme: rundliche, verwaschen konturierte Kalkmilchabbildungen in den Mikrozysten bei senkrechtem Strahlengang in der Aufsicht von oben.

Die direkte Darstellung der Duktektasie erfolgt durch die Galaktographie mit positivem Kontrastmittel (Abb. 8).
Die **Mikrozyste** ist im Mammogramm nur dann von einem adenotischen Knötchen zu unterscheiden, wenn sie Kalkmilch enthält. Auf der kraniokaudalen Aufnahme wird die mit Kalkmilch gefüllte Mikrozyste als rundlicher Kalkschatten von 2–5 mm Durchmesser abgebildet, während auf der mediolateralen Aufnahme bei horizontalem Strahlengang ein halbmondförmiger Kalkschatten mit Niveaubildung zu sehen ist (Abb. 9a u. b).
Daß dieses sog. „*Teetassenphänomen*" (LANYI 1977) durch flüssige Kalkmilch hervorgerufen wird, läßt sich durch eine seitliche Aufnahme nach 10minütiger Hängehaltung beweisen.
Auf dem mediolateralen Mammographiebild sind die halbmondförmigen Kalkschatten manchmal schräg angeordnet, da sich die eingedickte Kalkmilch bei der Routineaufnahmetechnik noch nicht horizontal sedimentiert hat.

Kalkmilch enthaltende Mikrozysten können vereinzelt, in umschriebenem Areal oder diffus in der ganzen Brust verstreut sein. Diese Verkalkungsform wurde früher als pathognomonisch für die fibrosierende Adenose betrachtet, hat aber nach Untersuchungen von LANYI (1977, 1980) mit diesem Krankheitsbild nichts zu tun. Es handelt sich lediglich um ein zufälliges Zusammentreffen beider Mastopathieelemente.
Differentialdiagnostische Probleme ergeben sich bei gruppenartiger Anordnung der Kalkmilchzysten, oder aber bei zusätzlich punktförmigen, aber nicht polymorphen Verkalkungen.
Bei Unklarheiten muß in solchen Fällen eine histologische Klärung erfolgen.
Eine *Kontrastdarstellung* der Mikrozysten ist durch die Galaktographie zu erreichen (Abb. 8).
Die **Makrozyste** kann solitär oder multipel (großzystische Mastopathie) vorkommen.
Die Makrozyste kommt im Mammogramm als Rundschatten zur Darstellung (Abb. 10), der bei mehrkammrigen Zysten polyzyklisch sein kann.

Eine unscharfe Kontur der Zyste spricht nicht immer für einen infiltrativen (malignen oder entzündlichen) Prozeß, da dies durch Superposition von dichtem Gewebe bedingt sein kann. Deshalb ist eine genaue Konturanalyse von außerordentlicher Wichtigkeit.

Die häufig vorhandene schmale Aufhellungszone von verdrängtem Fettgewebe um den Rundschatten („*Halosymptom*", GROS 1963) kann für die Gutartigkeit des Prozesses sprechen (sog. „*Sicherheitssaum*"). Die gelegentliche Beobachtung solcher Aufhellungszonen bei langsam wachsenden malignen Prozessen reduziert den Wert dieses Symptomes.

Makrozysten sind nicht tastbar, wenn sie nicht prall gefüllt sind. Sie haben dann keinen Krankheitswert.

Eine spontane Rückbildung der Zysten kommt vor.

Die Punktion mit Pneumozystographie und anschließender zytologischer Untersuchung (GROS u. Mitarb. 1954, HAAGE u. FISCHEDICK 1964, HOEFFKEN u. HINTZEN 1970, HOEFFKEN u. LANYI 1973) ist eine der größten Errungenschaften der Mammadiagnostik, weil dieses nahezu komplikationslose und vollkommen gefahrlose Verfahren nicht nur eine exakte Diagnostik ermöglicht, sondern in der überwiegenden Mehrzahl der Fälle die Operation unkomplizierter Zysten erspart.

Pneumozystographie. Steriles Arbeiten ist obligat. Punktion mit Kanüle Kaliber Nr. 1 oder 2 bei liegender Patientin mit horizontaler Einstichrichtung, damit bei Kompression der Zyste die Kanülenlage unverändert intrazystisch bleibt. Nach kompletter Entleerung Auffüllung mit Luft im Verhältnis ~ 1 : 2 des aspirierten Zysteninhaltes. Anschließend Pneumozystographie mit Aufnahmen in 2 Ebenen und zytologische Untersuchung des Aspirates.

Die Rückbildung der abgesaugten und mit Luft gefüllten Zyste soll nach 3 Monaten durch Palpation oder Mammographie kontrolliert werden.

Bei makroskopischem Verdacht auf eine infizierte Zyste ist anschließende Luftauffüllung nicht prinzipiell kontraindiziert, wohl aber bei Aspiration von eindeutigem Eiter aus einem Abszeß. Über die Indikation eines prophylaktischen Antibiotikaschutzes muß individuell entschieden werden.

Die von KROKOWSKI (1977, 1979) verbreitete Angst vor iatrogener Fernmetastasierung durch Punktion (und Biopsie) ist irrelevant (GRUNDMANN 1979, LANYI 1979, ROBBINS u. Mitarb. 1954).

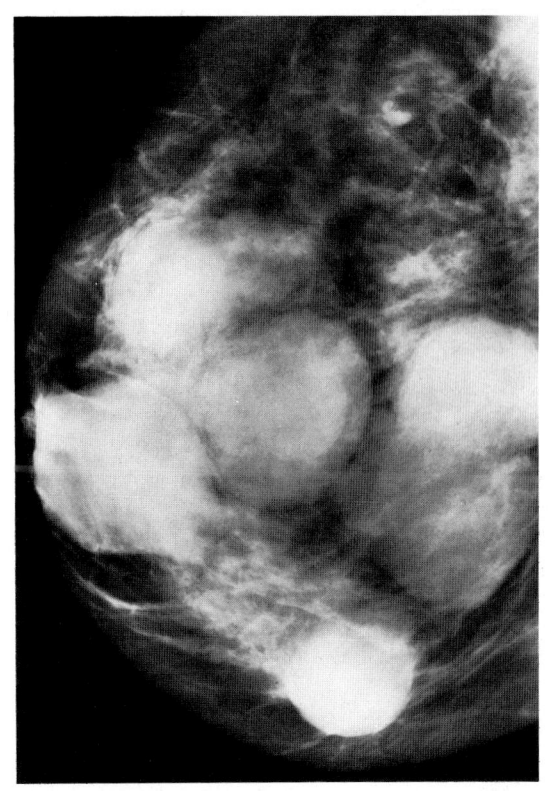

Abb. 10 Großzystische Mastopathie mit mehreren solitären Zysten, die von „Sicherheitssäumen" aus verdrängtem Fettgewebe umgeben werden. Eine Unterscheidung solcher Zysten von Fibroadenomen ist auf dem Nativmammogramm nicht möglich.

Die „unkomplizierte" Zyste (Abb. 11 a u. b) hat im Pneumozystogramm folgende Kriterien:

– glatte innere und äußere Wandkontur,
– keine Wandverdickung,
– keine intrazystischen Gebilde.

Hinweise auf eine „komplizierte" Zyste sind:
– partielle Wandverdickungen (entzündliches Infiltrat, Karzinom, s. Abb. 63),
– intrazystische Vorwölbungen an der Zystenwand (Papillom, s. Abb. 35; papilläres Karzinom, s. Abb. 64),
– intrazystisch liegendes Gebilde (organisiertes Hämatom),
– parazystische Fremdstrukturen (Gewebsverdichtung, Mikrokalk; Abb. 12) als Hinweis auf Neoplasie oder anderweitiges pathologisches Geschehen.

978   Erkrankungen der Brustdrüse

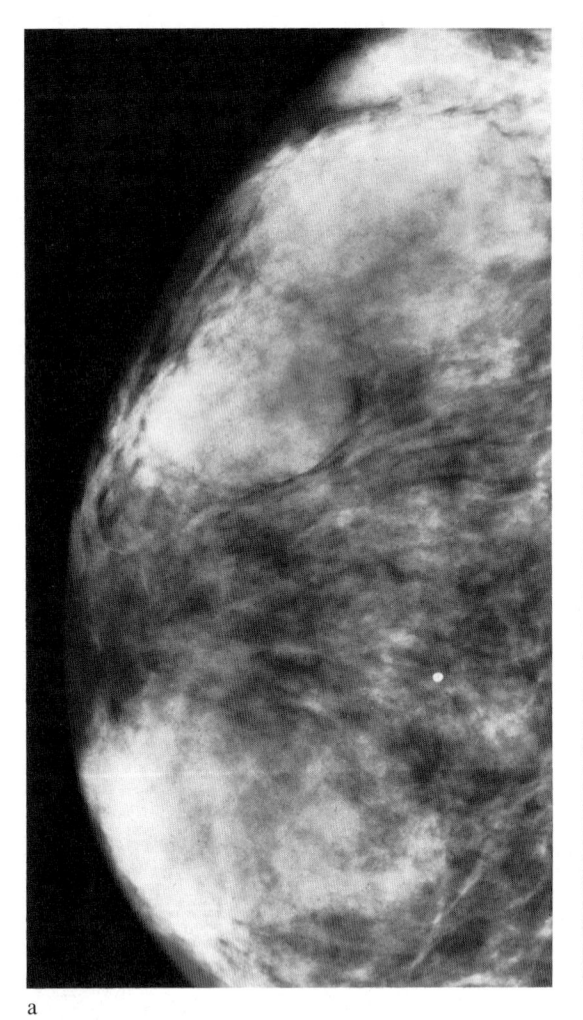

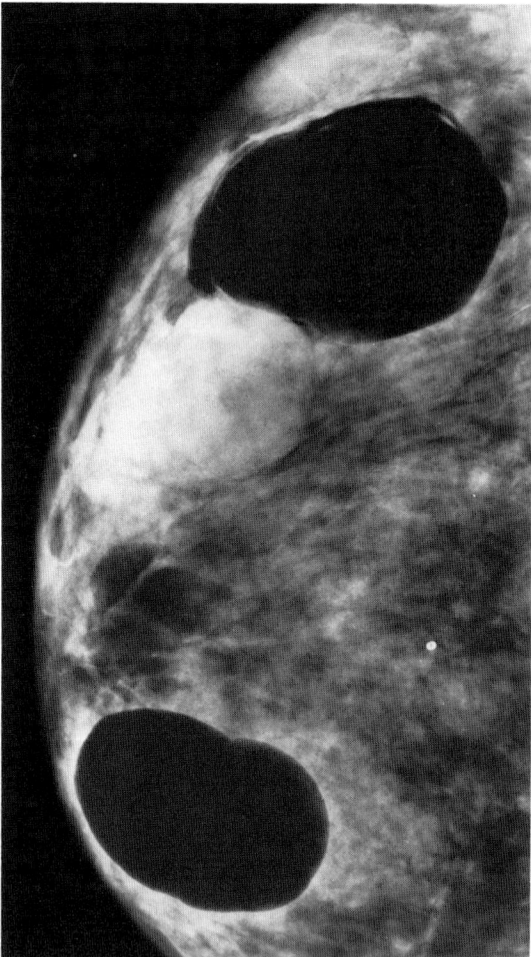

Abb. 11   a) Mastopathie mit mehreren großen rundlichen Gebilden. Punktion: trübgelber Zysteninhalt.
b) Pneumozystographie: zwei unkomplizierte Zysten (glatte Innenkonturen, kein pathologischer extrazystischer Prozeß, unauffällige Zytologie des Zysteninhaltes). Zwei kleinere Zysten sind nicht entleert.

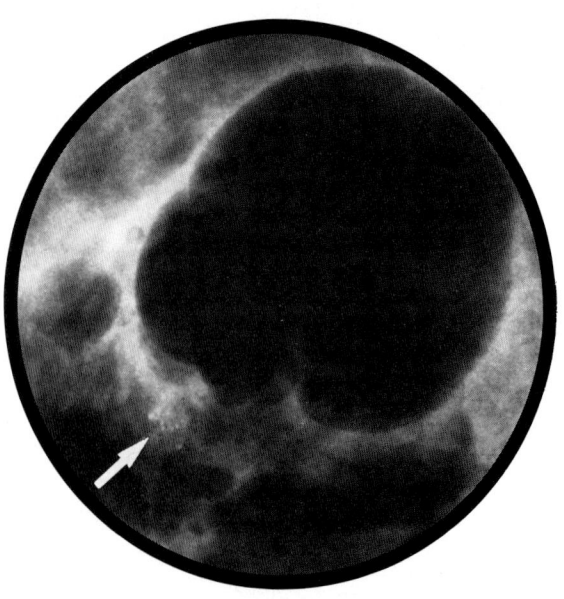

Abb. 12   Pneumozystographie einer gekammerten Zyste, die eine Gruppe von ganz feinen Mikroverkalkungen am Zystenrand aufweist. Es handelt sich um eine „komplizierte Zyste" (symptomatische Zyste am Rand eines Milchgangskarzinoms) (Vergr. 3fach).

Parazystische Veränderungen durch Adenomatose, Fibroadenome oder Zysten können bei Projektion auf die Zyste einen intrazystischen Prozeß vortäuschen. Die sorgfältige Bildanalyse in 2 Ebenen kann vor einer Fehldiagnose und damit vor einer überflüssigen Operation bewahren.
Sollte bei röntgenologisch unauffälliger Zyste die zytologische Untersuchung einen Problembefund ergeben, so muß eine histologische Klärung folgen.
Die **Fibrose** als Teilerscheinung der Mastopathie ist durch Vermehrung und Verdichtung aller Bindegewebskomponenten (*intralobuläres*, sog. Mantelgewebe sowie *interlobuläres* kollagenes Stützgewebe) gekennzeichnet.
Die sog. Fibrosis mammae der alten Frau ist charakterisiert durch das Fehlen von Zysten und das Dominieren des homogenen, weißlichen Bindegewebes in Form einer Fibrose und Hyalinose. Die Elastose (HAMPERL 1975) ist wegen ihrer strahligen Konfiguration als besondere Form zu erwähnen. Diese elastisch-hyalinen Veränderungen sind um teilweise oder vollständig obliterierte, fibrös umgewandelte Milchgänge angeordnet, die vorwiegend bei jüngeren Patientinnen starke epitheliale Proliferationen oder aber papilläre Wucherungen aufweisen.
Röntgenologie. Die Fibrose kommt entweder in Form feiner, periduktaler und perizystischer Bindegewebszüge (Abb. 13) oder aber bei Fibrosis mammae in Form eines dichten, homogenen Schattens zur Darstellung.
Die sog. „strahlige Narbe" (EGGER u. Mitarb. 1976) manifestiert sich röntgenologisch als Sternfigur (Abb. 14).
Differentialdiagnostische Probleme tauchen bei sternförmigen Strukturen (Fibrose, Hyalinose, Elastose, Kollagenose) gegenüber dem Szirrhuskarzinom auf. Sie können oft nur durch histologische Untersuchung gelöst werden.

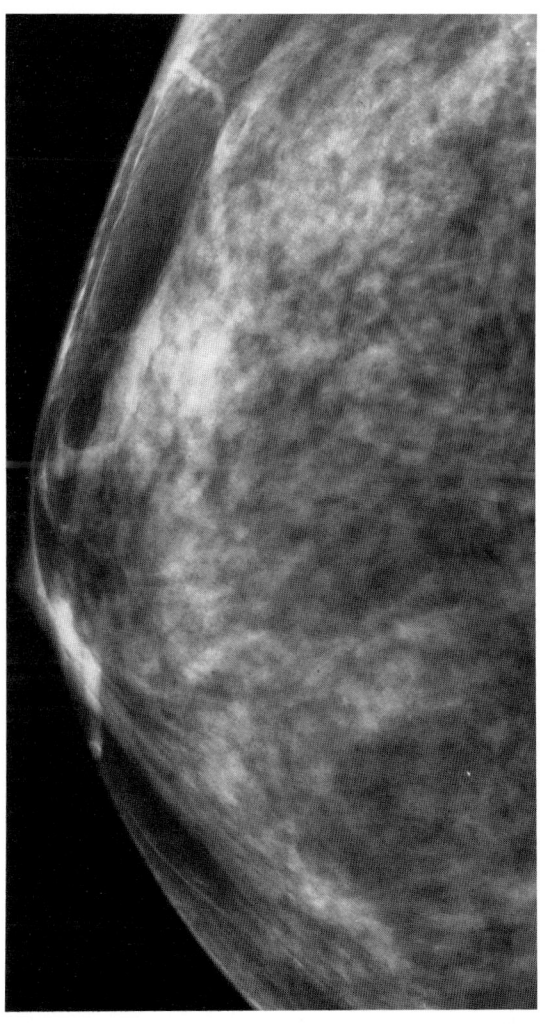

Abb. 13 Fibrosis mammae der alten Frau mit kleinknotiger Struktur.

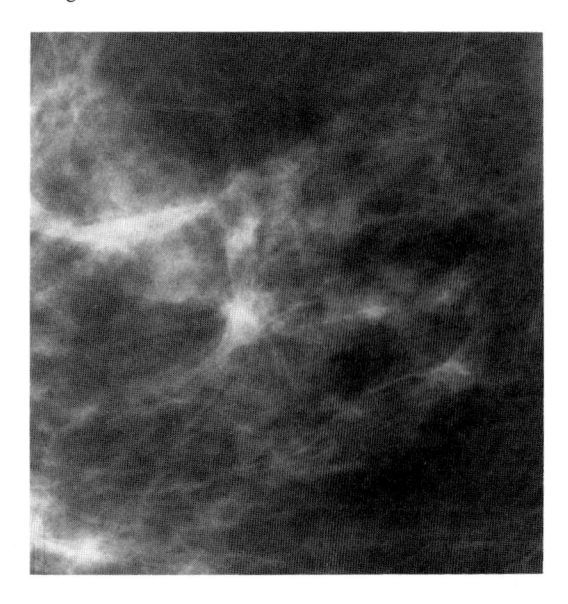

Abb. 14 Kleiner unregelmäßiger Knoten mit strahligen Randstrukturen und fibrotischer Reaktion der Umgebung. Differenzierung zwischen szirrhösem Karzinom und mastopathischer Fibrose von der Morphologie her nicht möglich. Prinzipielle Indikation zur Biopsie.
Histologie: mastopathische Fibrose.
Postoperative Mammographiekontrolle: Der Befund ist komplett entfernt, die histologische Untersuchung demnach repräsentativ.

980 Erkrankungen der Brustdrüse

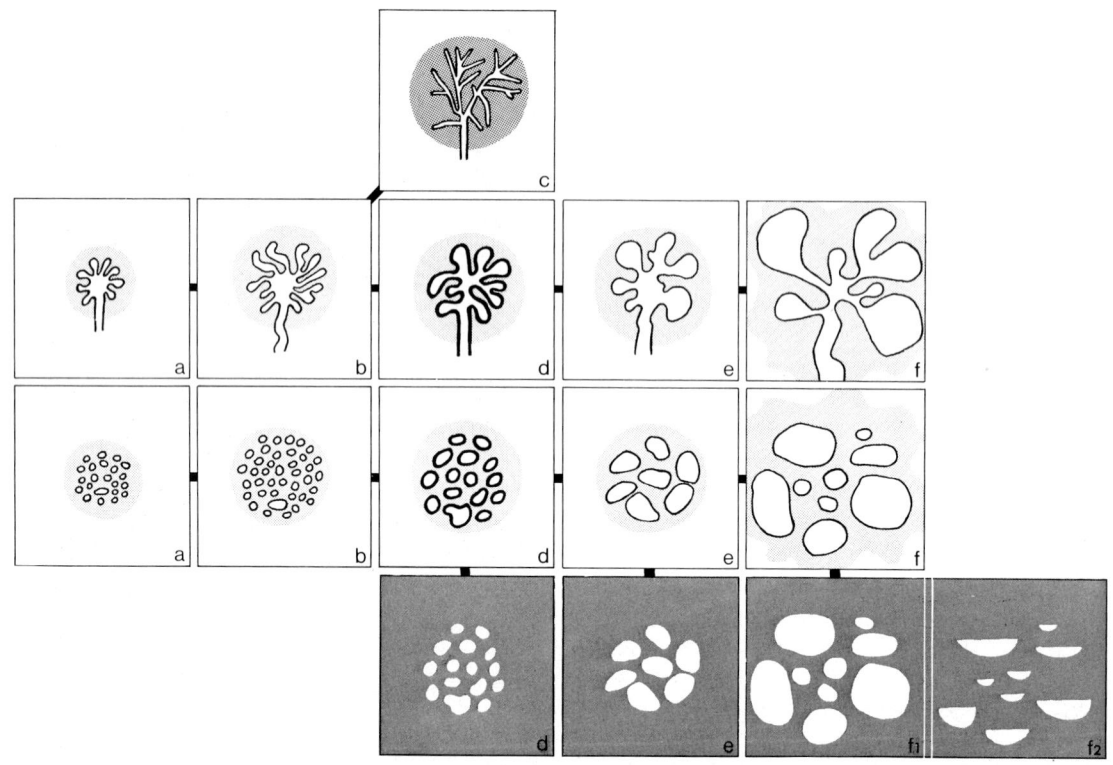

Abb. 15 Schematische Darstellung der Entwicklung der kleinzystischen Mastopathie.
Obere Reihe, Längsschnitte: a) normales Drüsenläppchen, b) einfache lobuläre Hypertrophie, c) sklerosierende (fibrosierende) Adenose, d) blunt duct adenosis, e) kleinzystische Adenose, f) kleinzystische Mastopathie.

Mittlere Reihe, dieselben Entwicklungsstadien wie obere Reihe, jedoch im Querschnitt (ohne sklerosierende Adenose).
Untere Reihe: Mikroverkalkungen bei der blunt duct adenosis (d), der kleinzystischen Adenose (e), der kleinzystischen Mastopathie (Kalkmilchzysten) auf der kraniokaudalen (f1) und der seitlichen (f2) Aufnahme (letztere zeigen das sog. „Teetassenphänomen") (nach LANYI u. CITOLER 1981).

Adenose

Pathologie. Durch proliferative Vorgänge der Mastopathie im Bereich eines Lobulus entwickelt sich die Adenose. Je nach Ausprägungen der proliferativen Prozesse unterscheidet man verschiedene morphologische Formen (Abb. 15):
Einfache lobuläre Hypertrophie. Die Zahl der terminalen Gänge ist um das 4fache erhöht, ihre Lichtungen und ihre Epithelauskleidung sind aber noch normal. Der hypertrophierte Lobulus ist etwa 1 mm groß.
Blunt duct adenosis (FOOTE u. STEWART 1945). Die terminalen Gänge haben an Zahl zugenommen, weisen Epithelproliferationen und eine plump endigende Erweiterung der Lichtungen auf (s. Abb. 15). Der Lobulus ist im histologischen Bild bei einer reinen blunt duct adenosis etwa 1–2 mm groß.
Kleinzystische Adenose. Die terminalen Drüsenschläuche sind zystisch erweitert, die Läppchengrenzen aber nicht überschritten (s. Abb. 15). Das Epithel der kleinen Zysten wird durch den Druck des Zysteninhaltes abgeflacht. Der Lobulus kann bis 3–5 mm groß sein. Wenn die Mikrozysten die normale Läppchengröße überschreiten, wird von kleinzystischer Mastopathie gesprochen.
Klinik. Die dicht nebeneinander liegenden, adenotischen Knötchen ergeben genauso wie kleine Zysten den Palpationsbefund der kleinkörnigen „Schrotkornbrust". Manchmal ist ein Knötchenkonglomerat als umschriebener Knoten zu tasten (MENGES u. Mitarb. 1976).
Röntgenologie. Charakteristisch für die kleinzystische Adenose sind im nativen Mammographiebild die etwa 3–5 mm großen, teils scharf, teils verschwommen konturierten, diffus verteilten Fleckschatten (Abb. 16). Die Mikrozysten sind nur durch Kalkinhalt von den adenotischen Knötchen zu unterscheiden.

Wenn bei der blunt duct adenosis oder der kleinzystischen Adenose in den erweiterten Drüsenschläuchen Kalk abgelagert ist, sieht man im Mammogramm eine kleine Gruppe von 2 – 5 mm Durchmesser mit eng beieinander liegenden, rundlichen, an den Berührungsstellen manchmal abgeflachten Mikroverkalkungen (Morulaform) (LANYI u. CITOLER 1981; Abb. 17a u. b).
Dieses charakteristische Bild ist unschwer vom gruppierten polymorphen Mikrokalk bei intraduktalem Karzinom zu unterscheiden (Abb. 18a u. b).

Sklerosierende Adenose

Synonyme. Fibrosierende Adenose, Fibrosing adenosis, Adenosis sclerotisans.

Unter dieser Mastopathieform versteht man eine lobulär orientierte Proliferation des Epi- und Myothels bzw. des Bindegewebes (HAMPERL 1939, 1970). Sie kommt histologisch oft als Teil- bzw. Nebenbefund bei allgemeiner Mastopathie, bei Fibroadenomen, Papillomen und bei Karzinomen vor (BÄSSLER 1978). Selten führt die sklerosierende Adenose zu echten Knotenbildungen. In manchen Fällen besteht die Möglichkeit der histologischen Fehldiagnose, weil das mikroskopische Bild – vor allem im Schnellschnitt – ein Karzinom vortäuschen kann. Die sklerosierende Adenose stellt insofern also ein diagnostisches Risiko dar, zählt aber nicht zu den echten Risikomastopathien mit erhöhter Entartungsquote.
Im *Röntgenbild* ist die sklerosierende Adenose – im Gegensatz zu unserer früheren Ansicht – *nicht*

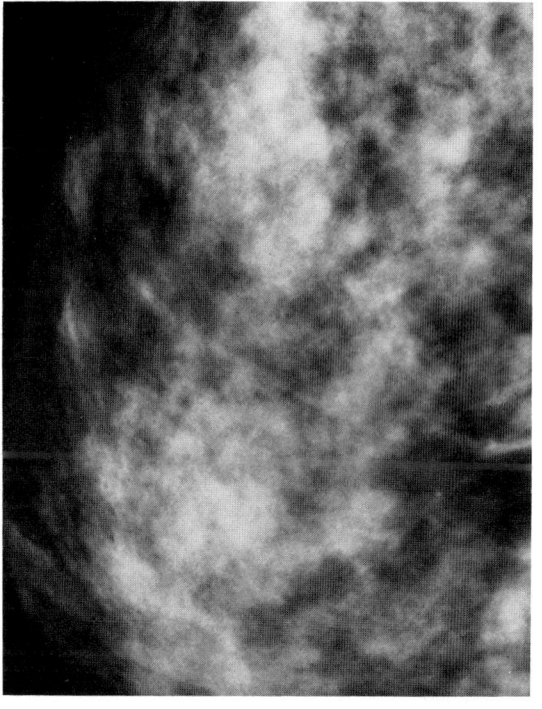

Abb. 16 Kleinzystisch-adenotische Mastopathie mit multiplen grobkörnigen bis kleinknotigen Strukturveränderungen, die sich durch Summation überlagern.

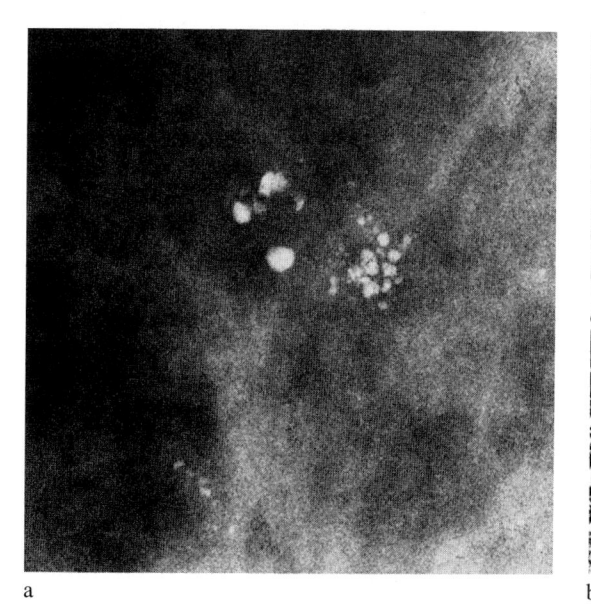

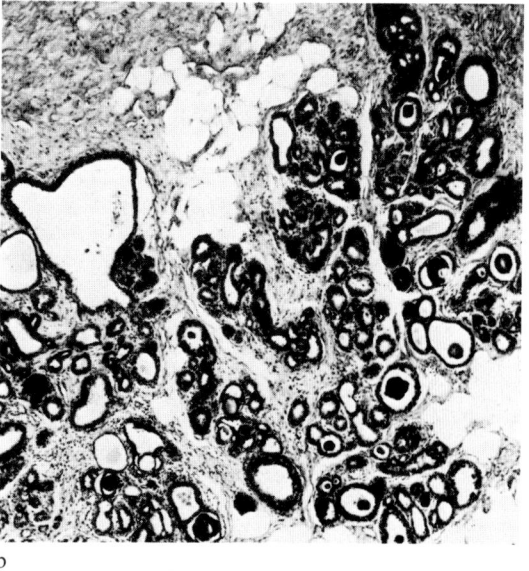

a   b
Abb. 17 a) Charakteristisches Bild einer kleinzystischen blunt duct adenosis mit dicht nebeneinander liegenden größeren Mikrozysten (Vergr. 15fach). b) Histologisches Bild einer kleinzystischen blunt duct adenosis.

982 Erkrankungen der Brustdrüse

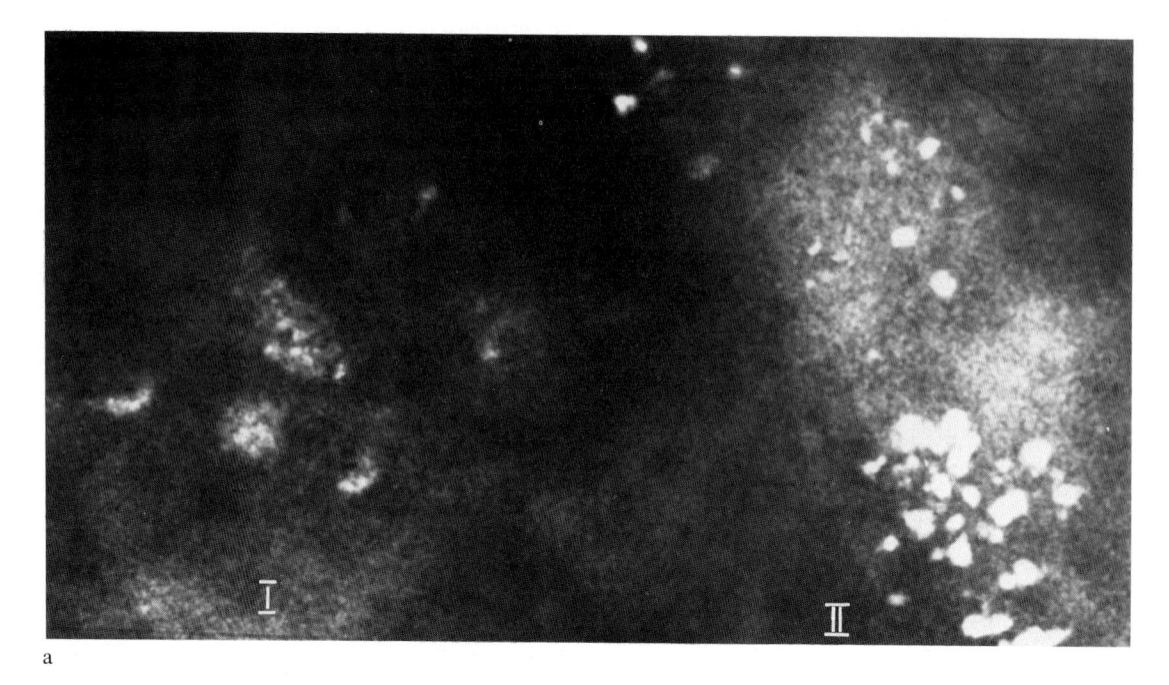

Abb. 18 a) Mammographie mit mehreren Herden einer kleinzystischen blunt duct adenosis (I) in der linken Bildhälfte. Die Gruppe besteht aus dicht beeinander liegenden kalkmilchgefüllten Mikrozysten. Der Durchmesser der Gruppe beträgt wenige Millimeter.
Im rechten Bildabschnitt (II) unregelmäßige, polymorphe dichte Mikrokalzifikationen in einer Gruppe von 2 cm Durchmesser als Hinweis auf ein intraduktales Karzinom (Vergr. 13fach).
b) Histologisches Bild: Dem Röntgenbefund entsprechend findet sich in der linken Bildhälfte eine kleinzystische blunt duct adenosis, in der rechten Bildhälfte ein Ausläufer des intraduktalen Karzinoms.

diagnostizierbar. Die früher als typisch für diese Krankheit beschriebenen rundlichen Verkalkungen haben sich aufgrund neuerer Untersuchungen als mastopathische Mikrozysten mit Kalkinhalt erwiesen (LANYI 1977). Diese sind folglich keine Röntgenzeichen der sklerosierenden Adenose, sondern gehören zu dem Bild der einfachen mikrozystischen Mastopathie.

Auch die knotige Form der sklerosierenden Adenose hat keine charakteristischen Röntgenzeichen, jedoch sollte bei röntgenologisch umschriebenen Mastopathien und bei strahligen Strukturen auch die sklerosierende Adenose in die differentialdiagnostischen Erwägungen einbezogen werden.

Das Biopsiematerial sollte bei solchen Problemfällen nie mit Schnellverfahren untersucht werden.

Risikomastopathie

(Epithelproliferationen verschiedenen Grades, fakultative Präkanzerosen, lobuläres Carcinoma in situ)

Neben harmlosen, sich zurückbildenden Epithelproliferationen können persistierende, evtl. papilläre oder atypische Proliferationen entstehen, die dann als fakultative Präkanzerosen anzusehen sind. Das Problem ist die Beurteilung der Größe des Entartungsrisikos, da dieses von entscheidender therapeutischer Bedeutung ist.

Von mehreren Klassifizierungsvorschlägen ist das Schema von PRECHTEL 1972, PRECHTEL u. GEHM 1975 praktikabel, da er versucht hat, verschiedene Stufen der Epithelproliferationen mit ihrem Entartungsrisiko in Beziehung zu setzen (Tab. 1).

Die Bewertung der Epithelproliferationen ist im Einzelfall noch immer problematisch. Es gibt keine strengen Trennlinien zwischen den Gruppen, die Übergänge sind fließend. Eine Differenzierung zwischen schwerer Atypie und intraduktalem Karzinom kann histologisch äußerst schwierig sein, besonders im Bereich der Mastopathie III, wo die gesteigerten, atypischen Epithelproliferationen schon Transformationen in ein duktales In-situ-Karzinom aufweisen können.

Carcinoma lobulare in situ (CLIS)

Pathologie: Der Terminus „lobular carcinoma in situ" stammt von FOOTE u. STEWART (1941). Zytomorphologisch handelt es sich hier um eine Proliferation kleiner heller Epithelzellen, die die Lichtung eines oder mehrerer Lobuli und evtl. auch der zugehörenden terminalen Ductuli vollständig ausfüllen. HAAGENSEN (1962, 1971; HAAGENSEN u. Mitarb. 1972) verwendet für diese Veränderung den Begriff „lobuläre Neoplasie" und unterscheidet 2 Formen:

Beim Typ A besteht die Neoplasie aus Zellen mit gleichförmigen, runden oder ovalen Kernen ohne Mitosen. Beim Typ B finden sich Zellen mit ungleichmäßiger Kerngröße und Kernform sowie gröberem Chromatingerüst und vereinzelten Mitosen. Beide Typen kommen auch nebeneinander vor. Die DNA-Bestimmungen zeigen bei Typ A ein Muster, das Ausdruck einer gesteigerten Proliferation sein kann, dagegen wurde bei Typ B DNA-Verteilung wie bei Mammakarzinom gefunden (SACHS u. Mitarb. 1976, ZIPPEL u. KUNZE 1977). Die Gefahr einer Malignisierung ist um so größer, je atypischer der Prozeß qualitativ und quantitativ ist.

Die langjährige Beobachtung von Patientinnen mit Carcinomata lobularia in situ zeigt, daß man bis zu etwa 30% mit einer malignen Entartung rechnen muß (ANDERSEN 1974, HAAGENSEN u. Mitarb. 1972, HUTTER u. FOOTE 1971, ZIPPEL u. Mitarb. 1979). Diese Umwandlung kann viele Jahre dauern! In der Umgebung von Mamma-

Tabelle 1 Vorschlag zur Klassifizierung des Entartungsrisikos bei Mastopathie (nach PRECHTEL)

		Entartungs-risikofaktor	Verteilung
Mastopathie I	keine Epithelproliferation	0,86	70%
Mastopathie II	reguläre Epithelproliferation ohne Atypien	2,43	21%
Mastopathie III	Epithelproliferation mit mäßiggradigen Atypien	wahrscheinlich höher als Mastopathie II	5%
	Epithelproliferation mit gesteigerten Atypien	31,4	4%

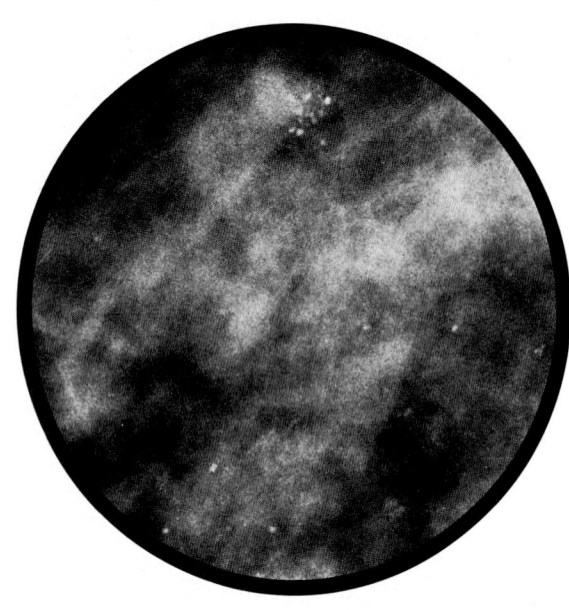

Abb. 19 Gruppierte Mikroverkalkungen – teils rundlich, teils polymorph – in einem pfefferkorngroßen Areal. Außerdem vereinzelte granuläre Kalkablagerungen in der Umgebung (Vergr. 2fach).
Abklärung durch Biopsie: Mastopathie mit Kalkmilchzysten und atypischen intraduktalen Epithelproliferationen.

karzinomen wird das lobuläre Karzinom in situ öfters gefunden (nach SACHS u. Mitarb. 1976 8% der Fälle).
BÄSSLER (1978) spricht bei den einfachen Formen des lobulären Carcinoma in situ von „lobulärer Präkanzerose" und erst bei gesteigert atypischem Epithel vom „lobulären Carcinoma in situ".
Der Stellenwert des sog. lobulären Carcinoma in situ in der Wertskala prämaligner, epithelialer Veränderungen der Brust ist noch keineswegs endgültig bestimmt.
Es gibt weder einen Beweis für die Behauptung, daß der Typ A fakultativ reversibler ist, noch gibt es irgendeine Bestätigung für die Annahme, daß aus dem Typ B „sich ein Karzinom entwickeln kann". Unsere bisherigen Kenntnisse beruhen überwiegend auf Indizien, denn man kann das Schicksal des für die Diagnose entnommenen Gewebes mit CLIS nicht weiter verfolgen und ist deshalb auf Spekulationen oder auf Analogieschlüsse von In-situ-Karzinomen an anderen Organen (insbesondere an der Cervix uteri) angewiesen.
Röntgenologie. Es besteht keine gesicherte Korrelation zwischen den mammographischen Befunden und dem histologischen Substrat des lobulären Carcinoma in situ (HOEFFKEN u. LANYI 1973).

Diese Meinung hat in ihrer Gültigkeit in den vergangenen Jahren nichts eingebüßt. Wie schon 1972 von LANYI u. Mitarb. berichtet, erfolgten die Biopsien, bei denen ein CLIS gefunden wurde, vorwiegend wegen gruppierter Mikroverkalkungen mit mammographischem Verdacht auf einen intraduktalen Prozeß unklarer Dignität. Die Tatsache, daß sowohl bei wenigen nebeneinanderliegenden wie auch bei diffus verstreuten Mikroverkalkungen ein CLIS gefunden wurde, setzt differentialdiagnostischen Überlegungen jeder Art eine Grenze.
Klinik. Eine spezifische Symptomatik der Risikomastopathie gibt es nicht. Probatorische Exzisionen werden bei fehlendem mammographischem Befund meist wegen Knotenbildungen durchgeführt.
Obwohl die Epithelproliferationen oft mit vermehrter Sekretionsbildung einhergehen, werden Präkanzerosen nur selten aufgrund eines pathologischen sekretzytologischen Befundes entdeckt. Auch bei einem sekretzytologischen Verdacht kann die Lokalisation des fraglichen Prozesses bei fehlendem Tastbefund trotz Galaktographie äußerst schwierig sein, wenn mehrere Milchgänge Sekret absondern. Auch das Carcinoma lobulare in situ verursacht keine eigenständige klinische Symptomatik. Es wird als Zufallsbefund histologisch diagnostiziert. Nach FARROW (1968) steht die Häufigkeit in Abhängigkeit von der Probeexzisionsfreudigkeit des Klinikers und des Röntgenologen sowie der Ausgiebigkeit der histologischen Aufarbeitung des entnommenen Materials.
Risikomastopathie im Mammogramm. Wenn man die histologischen Schwierigkeiten in der Beurteilung der Epithelproliferationen kennt, wird man nicht erwarten können, daß die Mammographie mit ihrer *makroskopisch-submakroskopischen* Darstellung der morphologischen Substrate eine exakte Diagnose ermöglicht.
Im gesamten Spektrum der Epithelproliferationen von einfacher Mehrschichtigkeit bis zum intraduktalen Karzinom können Kalkablagerungen vorkommen. Diese Mikroverkalkungen liegen meist umschrieben innerhalb eines in 2 Ebenen gut definierbaren Bezirkes. Sie sind punktförmig und isomorph, gelegentlich aber auch polymorph. Sie können zahlreich sein, dicht nebeneinander liegen, aber auch Gruppen bilden (Abb. 19).
Der Nachweis solcher Mikroverkalkungen im Mammogramm ist zwar ein Verdachtsmoment auf das Bestehen einer Risikomastopathie, aber kein Beweis. Die Beidseitigkeit von vereinzelten Mikroverkalkungen hat nur geringes diagnosti-

Abb. 20 Diffus verstreute rundliche, wenig schattenintensive Kalkablagerungen in Mikrozysten und im Milchgangsekret bei Mastopathie.
Im linken unteren Bildbereich (Kreis) sind die Mikroverkalkungen polymorph und schattendicht als Hinweis auf intraduktales Karzinomwachstum.
Histologie: 4×5 mm großes solides intraduktales Karzinom.

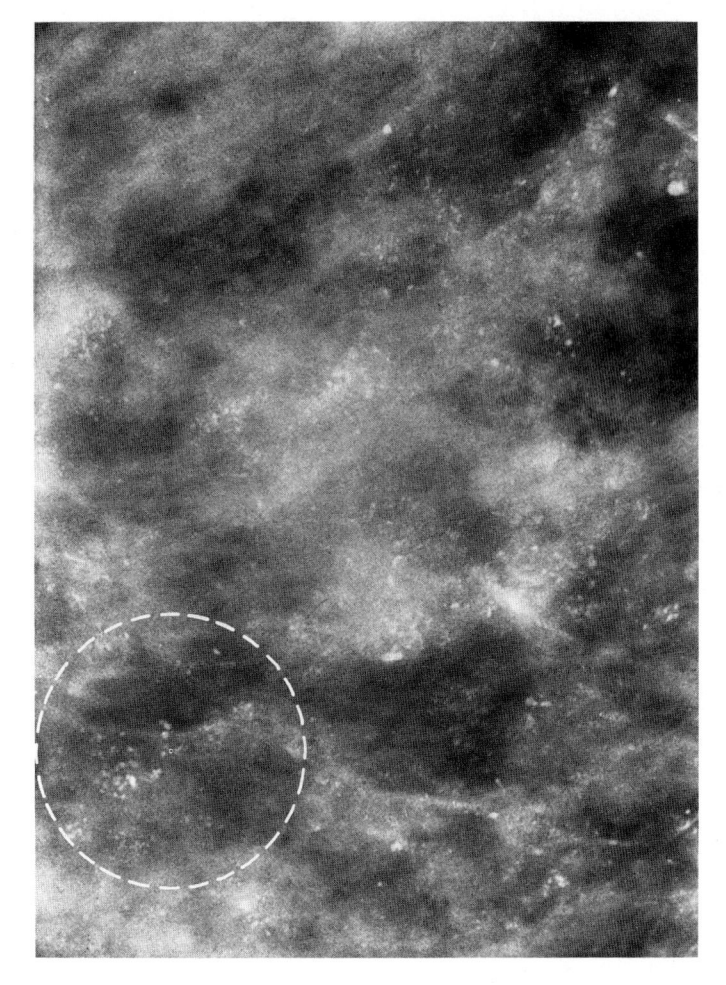

sches Gewicht. Einseitigkeit und „Gruppierungstendenz", Ansammlung von zahlreichen Mikrokalzifikationen in einem isolierten Areal haben dagegen schwerwiegendere diagnostische Bedeutung.

Die neueren Erkenntnisse über die Bedeutung der „mastopathischen" Mikroverkalkungen im Mammogramm lassen sich nach dem heutigen Wissenstand folgendermaßen zusammenfassen:

- Wenn Mikroverkalkungen in einer pfefferkorn- oder streichholzkopfgroßen Gruppe beieinanderliegen und rundlich isomorph konfiguriert sind, entsprechen sie Mikrozysten mit Kalkablagerungen im Sekret bei kleinzystischer blunt duct adenosis. Sie sind nicht karzinomverdächtig, müssen aber 1- bis 2mal durch Mammographie kontrolliert werden.
- Wenn einzelne rundliche Mikroverkalkungen verstreut im Parenchym der Brust einseitig oder beidseitig vorkommen, handelt es sich um harmlose Mikrozysten mit Kalkinhalt.
- Wenn zahlreiche punktförmige oder rundliche oder sichelförmige (im mediolateralen Bild) Mikroverkalkungen quadrantenförmig einseitig oder beidseitig vorkommen oder überall verstreut liegen, so handelt es sich um Kalk in Mikrozysten oder im Gangsekret.
- Wenn dagegen wenige oder multiple punktförmige Mikroverkalkungen in einer Gruppe liegen, die der dendritischen Verzweigung des Milchgangsystems entspricht (mehreckige geometrische Formationen, z. B. dreiecks-, trapez- oder rhombusförmig o. ä.), dann ist dies ein Hinweis auf ihre intraduktale Lage. Sie bedürfen der gezielten Exstirpation zur histologischen Untersuchung.
- Wenn zudem einzelne oder zahlreiche Mikroverkalkungen bizarre, polymorphe Form haben, dann ist der Prozeß suspekt auf eine Präkanzerose oder ein intraduktales Karzinom.

Die Entscheidung über die Bedeutung problematischer Mikroverkalkungen kann verbindlich nur

986 Erkrankungen der Brustdrüse

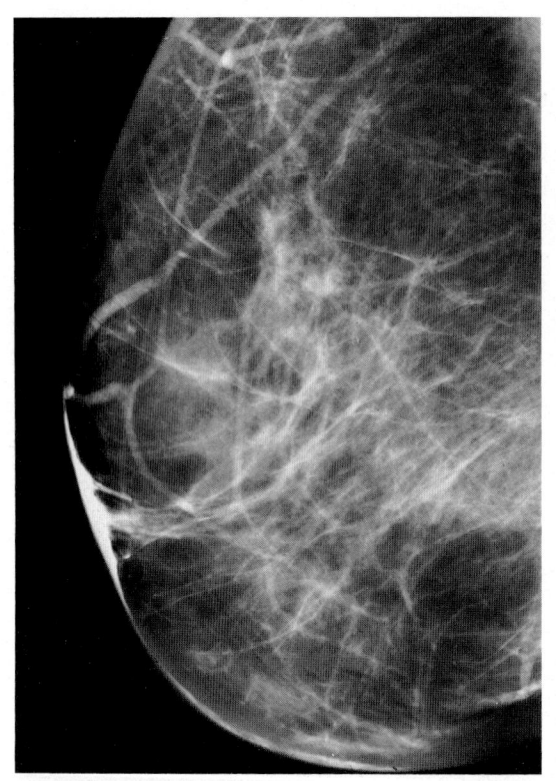

Abb. 21 Parenchymstruktur Typ N$_1$: niedrigstes Entartungsrisiko.

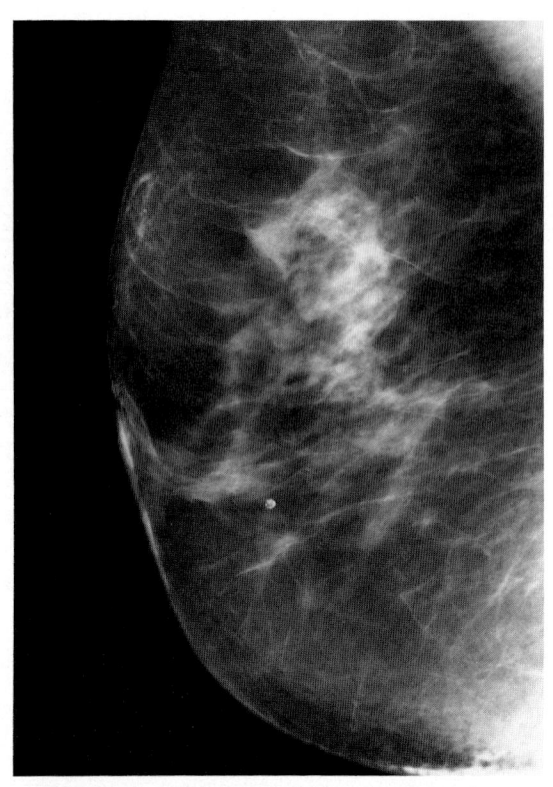

Abb. 22 Parenchymstruktur Typ P$_1$: niedriges Entartungsrisiko.

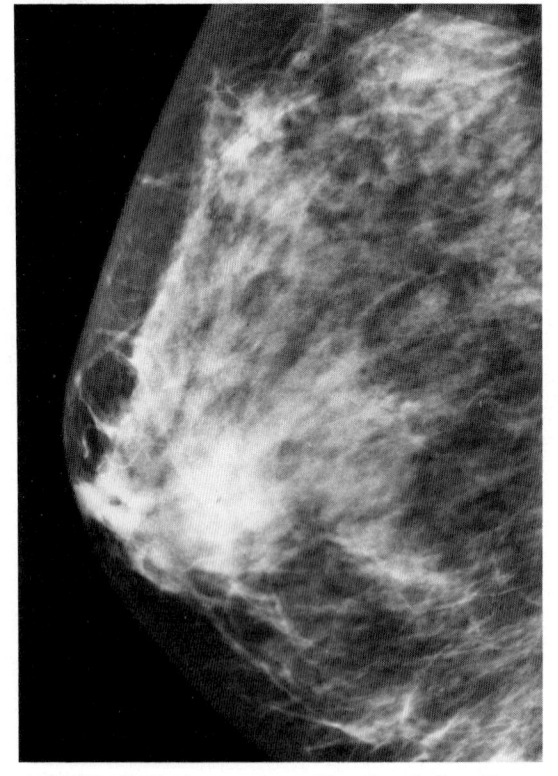

Abb. 23 Parenchymstruktur Typ P$_2$: hohes Entartungsrisiko.

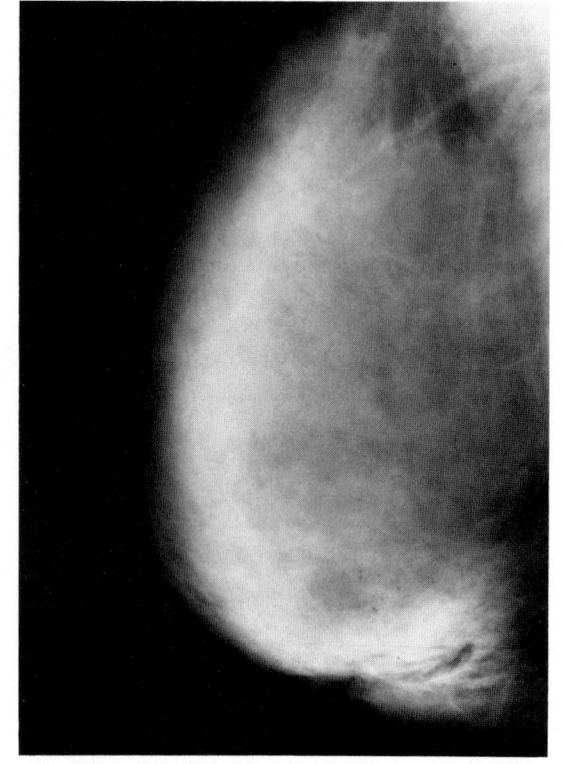

Abb. 24 Parenchymstruktur DY: höchstes Entartungsrisiko. (Abb. 21–24: Risikoparenchymmuster nach J. Wolfe.)

durch eine Biopsie und histologische Untersuchung erfolgen.
Während bei gruppierten Verkalkungen die Lokalisation zur Biopsie einfach ist, kann dies bei verstreut liegenden Verkalkungen äußerst schwierig sein (Abb. 20). Der Vorschlag, in solchen Fällen bei fehlendem Tastbefund zur Bestimmung des mutmaßlichen Epithelproliferationsgrades eine Biopsie aus dem oberen äußeren Quadranten zu veranlassen, ist eine Notlösung und stützt sich nur auf die statistisch größere Wahrscheinlichkeit der Mammakarzinomlokalisation in diesem Quadranten.
Wenn bei einer Biopsie aufgrund von karzinomverdächtigen Mikroverkalkungen im Mammogramm ein sog. CLIS und nicht das vermutete Karzinom gefunden wurde, sollte etwa 1–2 Monate nach der Operation eine röntgenologische Kontrolle erfolgen, um zu überprüfen, ob der verdächtige Befund komplett entfernt und die Histologie repräsentativ ist.
Ein erhöhtes Brustkrebsrisiko besteht nach WOLFE (1976) auch bei einem besonderen Parenchymmuster der Brust im Mammogramm. WOLFE unterscheidet 4 verschiedene „breast patterns" als Index für das Risiko einer Brustkrebsentwicklung:

N_1 Niedrigstes Risiko: überwiegend Fettgewebsstruktur mit geringer Dysplasie. Keine sichtbaren Milchgänge (Abb. 21).
P_1 Niedriges Risiko: hauptsächlich Fettgewebsstruktur mit „prominent ducts" in der retromamillären Region von weniger als einem Viertel des Brustvolumens oder auch einem schmalen Strang von Milchgängen in einem Quadranten (Abb. 22).
P_2 Hohes Risiko: starke Entwicklung von prominentem Milchgangsmuster in mehr als einem Viertel des Brustvolumens (Abb. 23).
Dy Höchstes Risiko: starke „Dysplasie" des Drüsengewebes mit diffuser oder homogener Verdichtung des ganzen Parenchyms (Abb. 24).

WOLFE fand bei seinen Untersuchungen, daß 80% der von ihm beobachteten Mammakarzinome im Brustparenchym-Muster P_2 und Dy vorkamen. EGAN u. MOSTELLER (1977), MENZELL u. Mitarb. (1977) sowie KESSLER u. FISCHEDIK (1980) stellten dies in Frage, während V. JOHN u. Mitarb. (1978) und J. HÜPPE (1980) die Bedeutung des dichten mammographischen Brustdrüsenmusters als Hinweis auf ein erhöhtes Brustkrebsrisiko bedingt bestätigten.
Diagnostische und therapeutische Konsequenzen.
Ein erhöhtes Entartungsrisiko ist anzunehmen, wenn mindestens eines der nachfolgenden Kriterien vorliegt:

– Im histologischen Bild: verstärkte Proliferation, atypische Proliferation, lobuläres Carcinoma in situ, intraduktale Papillomatose.
– Im Mammogramm: zahlreiche Mikroverkalkungen beidseits vom granulären oder vereinzelt polymorphen Typ in dichten, fibrotischen Mammae bei Frauen in der Prämenopause oder Postmenopause (zumindest diagnostisches Risiko).
– Bei der klinischen Untersuchung: ungewöhnlich grobes, knotiges Drüsenparenchym beidseits (diagnostisches Risiko).
– In der Anamnese: familiäre Belastung mit Brustkrebs in der unmittelbaren Verwandtschaft oder eigene Krebserkrankung der anderen Brust.

Je mehr solcher Risikofaktoren sich summieren, um so größer ist die Wahrscheinlichkeit, daß tatsächlich mit einer Brustkrebsentstehung zu rechnen ist. Die sich daraus ergebenden Konsequenzen müssen individuell getroffen werden unter Berücksichtigung des Lebensalters, der Persönlichkeitsstruktur, der kosmetischen Ansprüche, des Sicherheitsbedürfnisses, der familiären Situation, der Größe und Beschaffenheit der Brüste.
Mindestanforderungen der Überwachung bei Risikofällen sind monatliche Selbstuntersuchung, halbjährliche ärztliche Untersuchung und jährliche Mammographie. Die Thermographie kann hier Entscheidungshilfe geben, ist aber kein Ersatz der Mammographie. Beim Auftreten von Problembefunden muß Abklärung durch Punktionszytologie oder Biopsie und histologische Klärung erfolgen. Die höchste Stufe der diagnostischen und gleichzeitig therapeutischen Konsequenzen ist die subkutane Mastektomie (mit oder ohne Augmentation). Nach dem heutigen Stand der plastischen Chirurgie und unter Berücksichtigung der kosmetisch nicht immer befriedigenden Spätergebnisse wird man eine subkutane Mastektomie nur dann empfehlen, wenn mehrere Risikofaktoren gleichzeitig vorliegen.
Auch für das lobuläre Carcinoma in situ gibt es keine einheitliche Therapie. Die Meinungen schwanken zwischen operativer Behandlung (Mastektomie, subkutaner Mastektomie, Segmentresektion) und Beobachtung (FISHER u. FISHER 1977, HOEFFKEN 1976, KAUFMANN 1974). Wegen der Bilateralität, die in etwa 15% der Fälle vorliegt (WARNER 1969), wird bei Feststellung eines Carcinoma lobulare in situ die orientieren-

de Probeexzision aus dem oberen äußeren Quadranten der kontralateralen Brust empfohlen.
Die Schwierigkeit der Therapiestrategie besteht hier – wie auch bei anderen fakultativen Präkanzerosen – darin, daß ein diagnostisch repräsentatives Material eigentlich nur durch Entfernung beider Drüsenkörper zu gewinnen wäre. Wir selbst sind vorläufig zurückhaltend in der Indikationsstellung zur subkutanen Mastektomie bei lobulärem Carcinoma in situ und teilen den Vorschlag von KAUFMANN (1974):
– beim Typ A keine Therapie, aber jährliche Mammographieüberwachung,
– beim Typ B nur dann Mastektomie bzw. subkutane Mastektomie, wenn zusätzlich weitere Risikofaktoren vorliegen.

Gutartige Geschwülste

Fibroadenom

Nach *Pathologie*statistiken stellt das Fibroadenom die dritthäufigste Brusterkrankung dar. Das Fibroadenom kommt in jedem Lebensalter vor. Es tritt vorwiegend solitär, aber auch multipel und bilateral auf.
Die Fibroadenome sind der hormonellen Stimulierung durch Zyklus, Gravidität und Laktation unterworfen.
Es handelt sich um eine fibröse und epitheliale Knotenbildung, die je nach dem Überwiegen der adenomatösen oder der fibrösen Anteile als Adenom, Fibroadenom oder Fibrom bezeichnet wird. Aufgrund ihrer feingeweblichen Strukturen werden intra- und/oder perikanalikuläre Fibroadenome unterschieden. Eine klinische Bedeutung kommt diesem histologischen Unterschied nicht zu.

Wichtig ist die Neigung der Fibroadenome zur Hyalinisierung und Verkalkung, da dies typische mammographische Phänomene hervorruft.
Die epithelialen Anteile des Fibroadenoms können karzinomatös, die bindegewebigen dagegen sarkomatös entarten. Eine maligne Umwandlung kommt jedoch äußerst selten vor (BÄSSLER 1978), so daß wir die Empfehlung von EGGER u. MÜLLER (1977), nach der *alle* Fibroadenome wegen Entartungsgefahr operativ entfernt werden sollen, für unnötig halten.
Klinik. Fibroadenome sind als glatte, verschiebliche Knoten tastbar, wenn sie viel Bindegewebe enthalten, entsprechende Größe haben und oberflächlich liegen. Schmerzhaftigkeit und vorübergehende Schwellung des Knotens sind hormonellbedingte Erscheinungen.
Das *hyalinisierte Fibroadenom* kann alle klinischen Zeichen eines mit produktiver Fibrose einhergehenden Karzinoms produzieren.
Im *Röntgenbild* imponiert das Fibroadenom als rundliches oder oväläres oft gelapptes Gebilde mit glatten Konturen. Oft ist es von einem „Sicherheitssaum" umgeben (Abb. 25).
Als Folgezustand regressiver Veränderungen kommen typische grobschollige oder korallenartige Verkalkungen (Abb. 26) sehr oft vor.
Eine Zunahme der Kalzifikation ist nicht selten zu beobachten.
Das hyalinisierte Fibroadenom kann durch „spikulaartige", fibrotische Randreaktionen ein Karzinom vortäuschen (Abb. 27 a u. b).
Mit der sog. Adenographie (WAHLERS u. Mitarb. 1977) kann man die Beschaffenheit des Fibroadenoms eingehender studieren (Abb. 28), jedoch spielt dieses Verfahren für die Diagnosefindung keine Rolle.
Differentialdiagnostische Probleme gibt es nicht, wenn das Fibroadenom die charakteristischen Verkalkungen aufweist. Ein vollkommen glatt konturiertes Fibroadenom ohne Verkalkungen kann von einem gleichfalls glatt konturierten me-

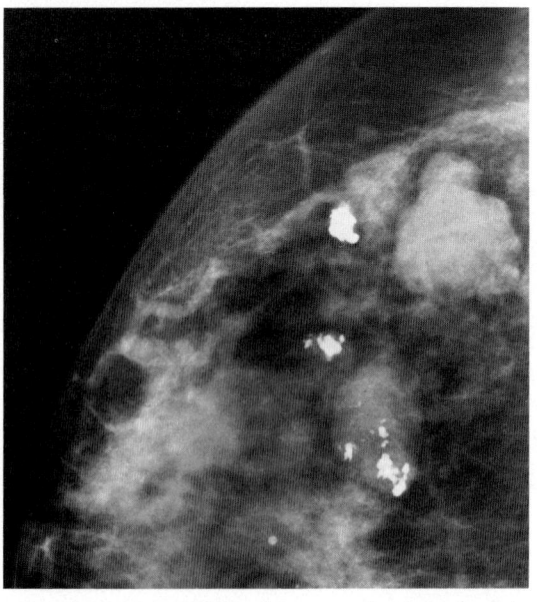

Abb. 25 Mehrere Fibroadenome, teilweise mit grobscholligen, unterschiedlich großen Verkalkungsformen.

Gutartige Geschwülste 989

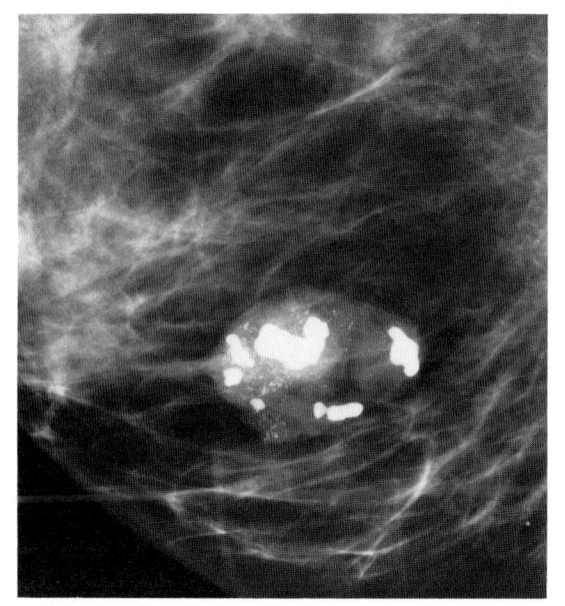

Abb. 26 Fibroadenom mit typischen groben Verkalkungen und zahllosen Mikroverkalkungen, die differentialdiagnostisch Abgrenzungsschwierigkeiten gegenüber einer malignen Entartung bereiten.
Histologie: benignes Fibroadenom mit Kalkablagerungen.

Abb. 27 ▶
a) Gewebsverdichtung am oberen Parenchymrand.
b) Kontrolluntersuchung nach 2 Jahren: Am oberen Parenchymrand ist aus der ursprünglich diffusen Gewebsverdichtung ein umschriebener sternförmiger Prozeß entstanden.
Histologie: hyalinisiertes Fibroadenom.

a

b

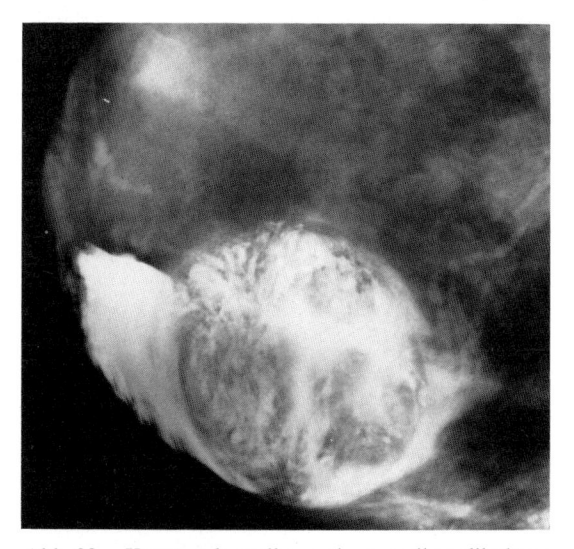

Abb. 28 Kontrastdarstellung eines perikanalikulären Fibroadenoms durch intratumorale Kontrastmittelinjektion.

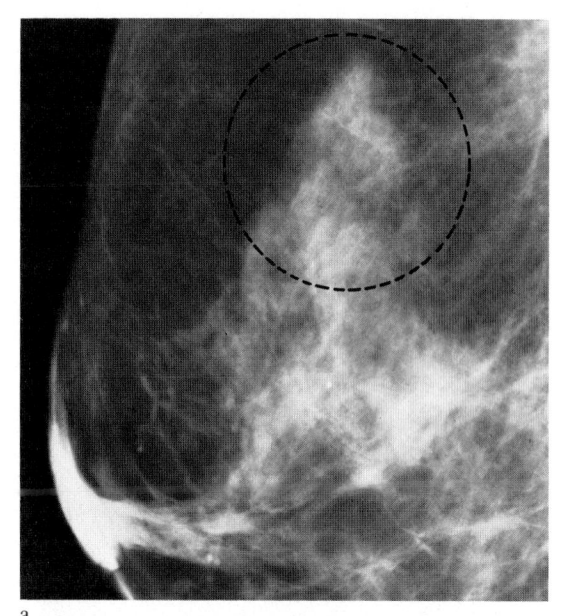

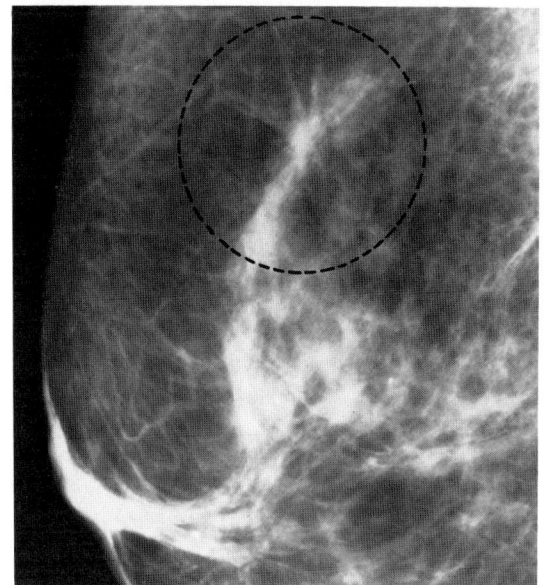

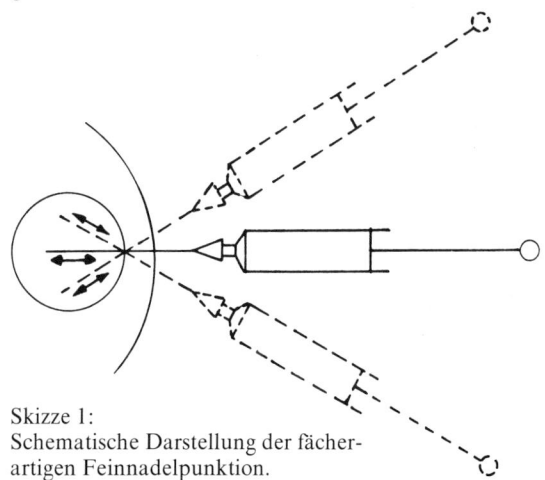

Skizze 1:
Schematische Darstellung der fächerartigen Feinnadelpunktion.

990 Erkrankungen der Brustdrüse

bezogen werden. Im übrigen gilt das gesamte Spektrum der Rundschattendifferentialdiagnostik (S. 1017).

Cystosarcoma phyllodes

Synonyme. Riesenfibroadenom, Giant fibroadenoma (amerikanische Lit.), Adenoma pseudosarcomatodes.

Pathogenetisch ist das Cystosarcoma phyllodes mit dem Fibroadenom verwandt, und in seiner Umgebung sind manchmal auch Fibroadenome zu finden.

Von Bedeutung ist die Abgrenzung der unterschiedlich zellreichen Formen: innerhalb des Oberbegriffes dieser mesenchymalen Tumoren reicht das Spektrum von dem zellarmen, blattartig formierten (phylloid = blattartig) Riesenfibroadenom über das benigne Zystosarkom (mit wenig Mitosen) bis hin zu der seltenen, primär malignen, sarkomatösen Form.

Selten wird die karzinomatöse Umwandlung der epithelialen Komponente beobachtet. Knorpel-

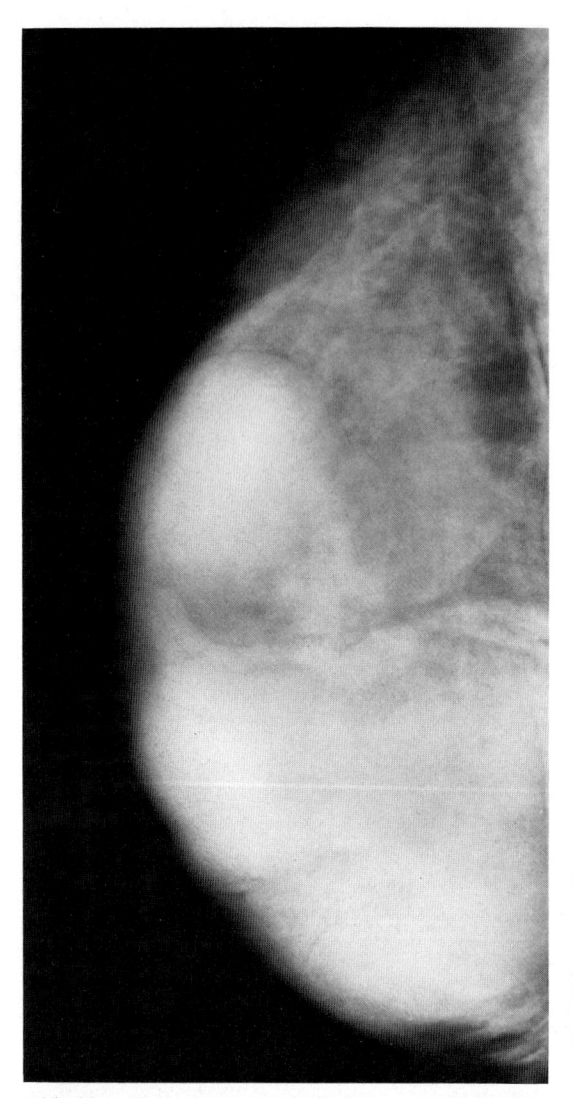

Abb. 29 Cystosarcoma phyllodes, aus zahlreichen Einzelknoten zusammengesetzt. Die Kutis ist über dem Tumor verschieblich. Die andere Brust des 17jährigen Mädchens ist völlig normal.

dullären Karzinom oder einer Zyste nur durch fächerartige Feinnadelpunktion (Skizze 1, S. 989) und zytologische Untersuchung des aspirierten Materials unterschieden werden. Ein polyzyklisches Fibroadenom kann aber gegenüber einem polyzyklischen medullären Karzinom dadurch differenziert werden, daß die bogenförmigen Außenkonturen des Fibroadenoms weit gezogen sind, während das Karzinom eine unregelmäßige, eingekerbte Oberfläche aufweist.

Bei einem größeren Rundschatten müssen das Cystosarcoma phyllodes und das echte Sarkom in die differentialdiagnostischen Überlegungen einbezogen werden.

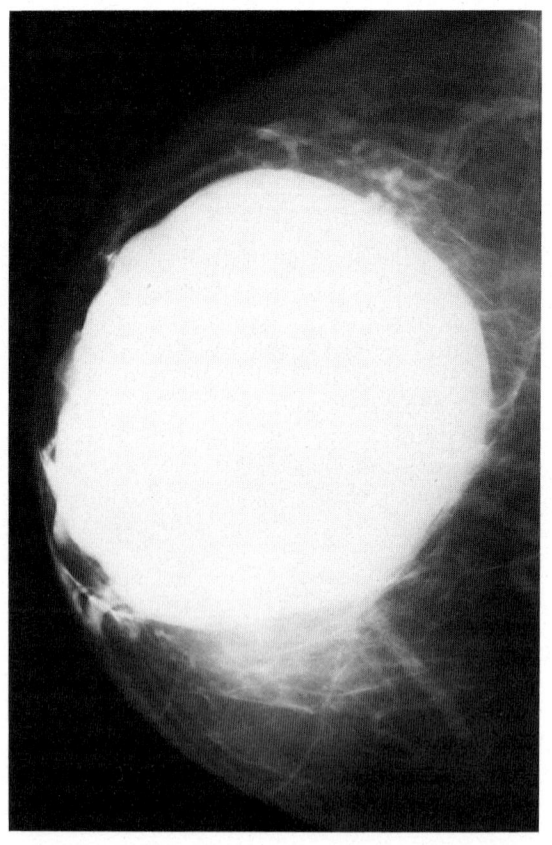

Abb. 30 Großes Cystosarcoma phyllodes mit glatten Randkonturen und Verdrängung der umliegenden Gewebsstrukturen als Zeichen des expansiven Wachstums.

und Knochenbildung im Zystosarkom sind Raritäten.
Rezidive treten nach Operationen auf, wenn die Exstirpation nicht weit genug im Gesunden durchgeführt wurde. Hämatogene Metastasen soll es auch bei gutartigen Zystosarkomen geben (BÄSSLER 1978).
Klinik. Typisch ist die einseitige (nur in 1% der Fälle beiderseits!) derbe, höckrige Riesengeschwulst mit atrophischer, über dem Tumor verschieblicher, dünner (manchmal rotviolett verfärbter, selten exulzerierter) Haut. Anamnestisch ist die schnelle Entwicklung charakteristisch.
Das notwendige Ausmaß der Operation (Tumorexstirpation oder Mastektomie) hängt von der Tumorgröße ab. Eine Bestrahlung ist kontraindiziert.
Röntgenologie. Man findet entweder ein Konglomerat vieler Einzelknoten (Abb. 29) oder einen extrem großen einheitlichen Tumor (Abb. 30). Glatte Konturen, Schattenhomogenität ohne Verkalkungen (GERSHON-COHEN u. MOORE 1960), Venenerweiterung und dünne, gespannte Haut bestimmen das mammographische Bild.
Differentialdiagnostik. Im Falle eines typischen klinischen und röntgenologischen Bildes sowie charakteristischer Anamnese gibt es kaum differentialdiagnostische Probleme. Im Zweifelsfall muß man den Tumor gegenüber einem übergroßen Fibroadenom, einer Riesenzyste, einem außergewöhnlich großen medullären Karzinom oder Sarkom abgrenzen. Während die Differenzierung gegenüber Zyste und medullärem Karzinom durch Punktion und Zytologie einfach erreichbar ist, können umschriebene sarkomatöse Umwandlungen durch Punktionszytologie nicht sicher erfaßt werden (MC DIVITT u. Mitarb. 1968). Da nichtzystische Tumoren dieser Größe ohnehin der histologischen Klärung zugeführt werden müssen, ist eine exakte Differentialdiagnostik lediglich von akademischem Interesse.

Gutartige papilläre Veränderungen

Pathologie. Die rundlichen oder gelappt konfigurierten, manchmal breitbasigen, manchmal gestielten Papillome gehen aus der Milchgangswand hervor. Die intraduktalen und intrazystischen Papillome werden gemeinsam betrachtet, da ein Unterschied zwischen ektatischem Milchgang und Zyste lediglich in der Größenordnung besteht. Die Papillome sind durch ein feingliedriges Astwerk fibroepithelialer Proliferationen gekennzeichnet, wobei die Zunahme des bindegewebigen Anteils zu einer fibroadenomatösen Form (sog. sklerotisches Papillom) führen kann.

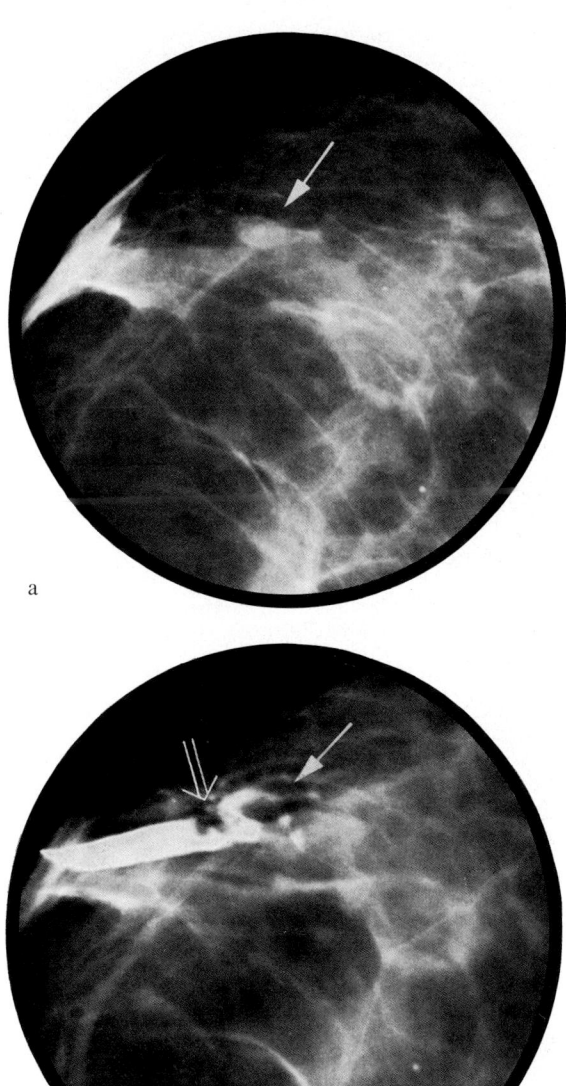

Abb. 31
a) Ausschnittsvergrößerung (1,5fach) einer Nativaufnahme: ovales glattrandiges Gebilde mit stielartigem Fortsatz (Pfeil).
b) Galaktographie: intraduktale Aussparung durch ein Milchgangspapillom (Pfeil). Ein weiteres Milchgangspapillom (Doppelpfeil), das sich auf der Nativaufnahme nicht erkennen ließ.

Papillome können solitär, multipel oder – selten – diffus entstehen (BÄSSLER 1966).
Die reale Morbidität (1,5 – 3,9% aller Mammatumoren) ist sehr schwer einschätzbar, da nicht alle Papillome oder Papillomatosen klinische Symptome zeigen und histologisch untersucht werden.

992 Erkrankungen der Brustdrüse

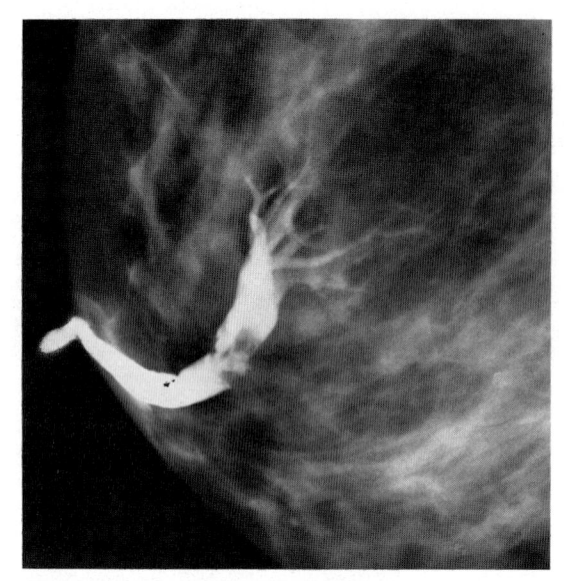

Abb. 32 Galaktographie mit Duktektasie und intraduktaler Kontrastmittelaussparung durch ein solitäres Papillom.

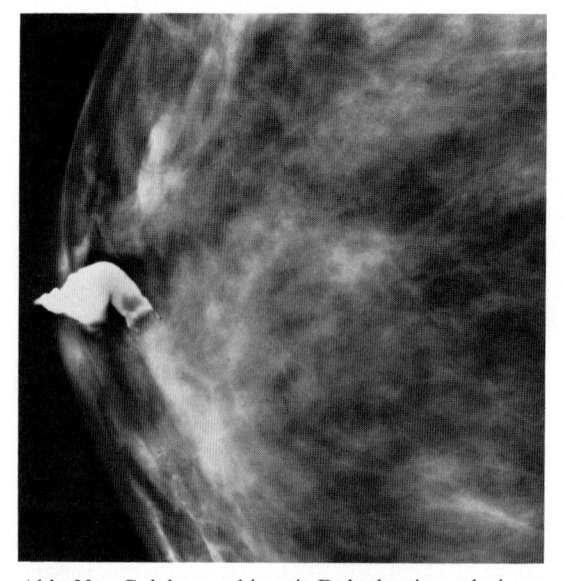

Abb. 33 Galaktographie mit Duktektasie und einem kleinen intraduktalen Papillom als Aussparung sowie komplettem Verschluß des Milchganges durch ein größeres Papillom.

Abb. 34 Pneumozystographie einer „komplizierten ▶ Zyste" mit intrazystischem Gebilde. Histologie: Papillom.

Die Meinung von HAAGENSEN (1971) kann man nicht ohne Vorbehalt hinnehmen, nach der lediglich die Papillomatose und nicht das Papillom als Präkanzerose zu bezeichnen ist. Mit der häufigeren Durchführung der Galaktographie werden wir künftig über Häufigkeit und Entartungsrisiko der Papillome mehr erfahren.

Klinik. Das typische Symptom des Papilloms ist die einseitige Sekretion aus einem Milchgang. Sie kann serös, blutig oder milchig sein. Nur ganz selten wird das Papillom wegen Knotenbildung entdeckt. Schrumpfende, narbige Reaktion um ein Papillom kann ausnahmsweise zu einer Hauteinziehung führen. Die Papillomatose zeigt keine eigenständigen klinischen Symptome.

Röntgenologie. Im *nativen* Mammogramm ist ein *Milchgangspapillom* nur äußerst selten als glatt konturierter, ovalärer Schatten mit „schnabelförmigem" Fortsatz zu sehen, dessen Längsachse zur Mamille gerichtet ist (Abb. 31a u. b) (HOEFFKEN u. LANYI 1973).

Ein szirrhusähnliches Bild kann entstehen, wenn ein benignes Papillom mit spikulaartigen, bindegewebigen Umgebungsreaktionen einhergeht (FENOGLIO u. LATTES 1974).

Die *intraduktale Papillomatose* wird oft bei Probeexzisionen wegen gruppierter, „nichtkarzinomtypischer" intraduktaler Mikroverkalkungen entdeckt (bei 43 Biopsien wegen dieser Indikation fand LANYI (1979) 7 intraduktale Papillomatosen).

Das *intrazystische Papillom* läßt sich im Mammogramm von einer unkomplizierten Zyste nur durch die Pneumozystographie unterscheiden.

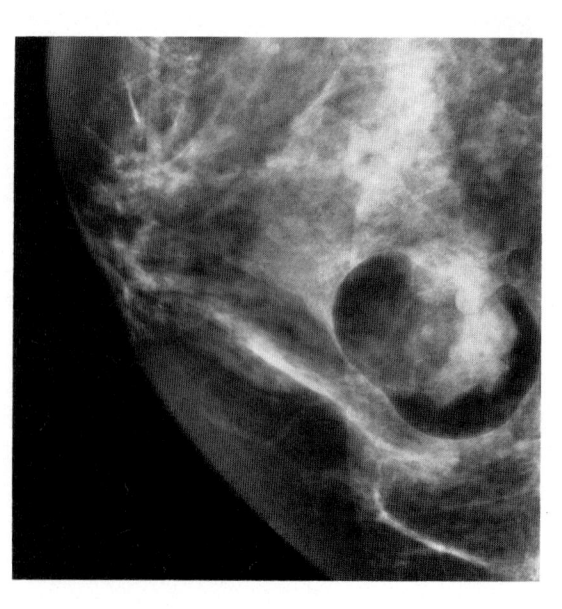

Gutartige Geschwülste 993

EGANS Behauptung (1964), daß Zysten mit Papillomen intensivere Schatten zeigen, ist umstritten.
Die *direkten* Methoden der Papillomdiagnostik sind die Galaktographie und die Pneumozystographie.
Das intraduktale Papillom kommt im *Galaktogramm* entweder

- als „Kontrastmittelaussparung" innerhalb eines ektatischen Milchganges zur Darstellung (Abb. 32) oder
- in Form einer halbbogig begrenzten „Milchgangsamputation" (Abb. 33) bei kompletter Duktusobturation.

Intrazystische Papillome werden im allgemeinen durch *Pneumozystographie* festgestellt.
Im Pneumozystogramm zeigen sie ein naturgetreues, gelapptes Gebilde (Abb. 34) oder einen wandständigen Zapfen (Abb. 35).
Differentialdiagnostik. Das spindelförmige, ovaläre, zur Mamille gerichtete Gebilde im Mammogramm erlaubt keine exakte Diagnose.
Galaktographisch oder pneumozystographisch dargestellte papillomatöse Gebilde geben keine röntgenologische Differenzierungsmöglichkeit zwischen Gut- und Bösartigkeit. Auch die Sekret- oder Punktionszytologie garantiert keine differenzierte Diagnose. Blutbeimengung im Sekret oder Zysteninhalt spricht nicht unbedingt für Malignität!
Aufgabe des Röntgenologen ist es, die präoperative Lokalisation des Papilloms vorzunehmen,

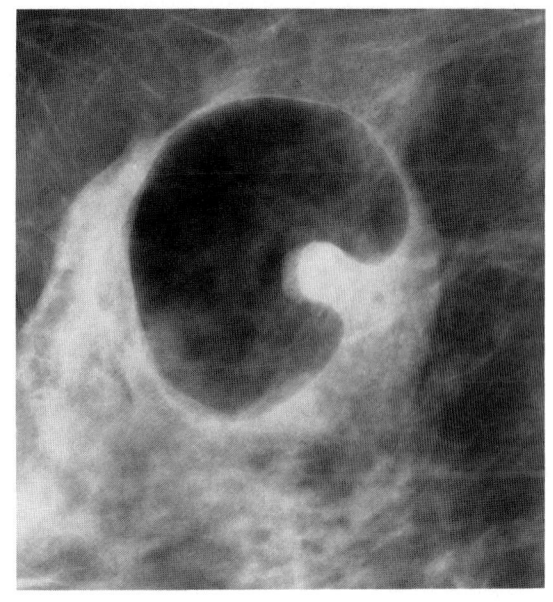

Abb. 35 Pneumozystographie einer „komplizierten Zyste" mit einseitig verdickter Zystenwand und einem papillomatösen Wandvorsprung. Histologie: Papillom.

a b

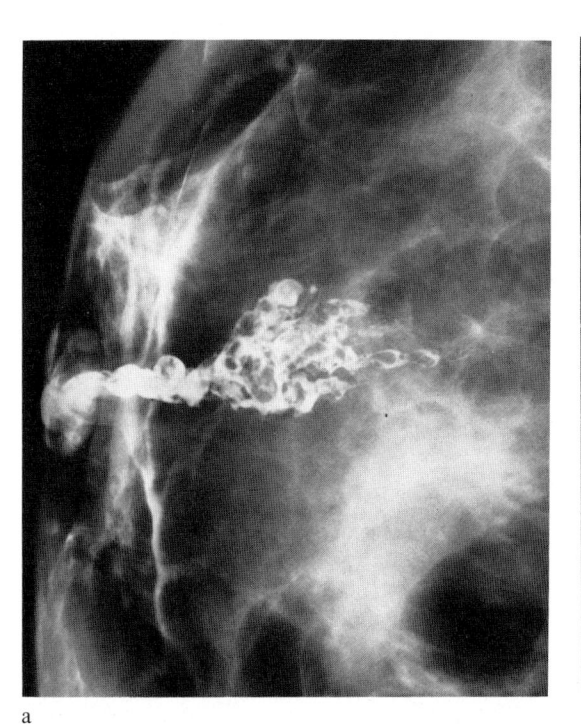

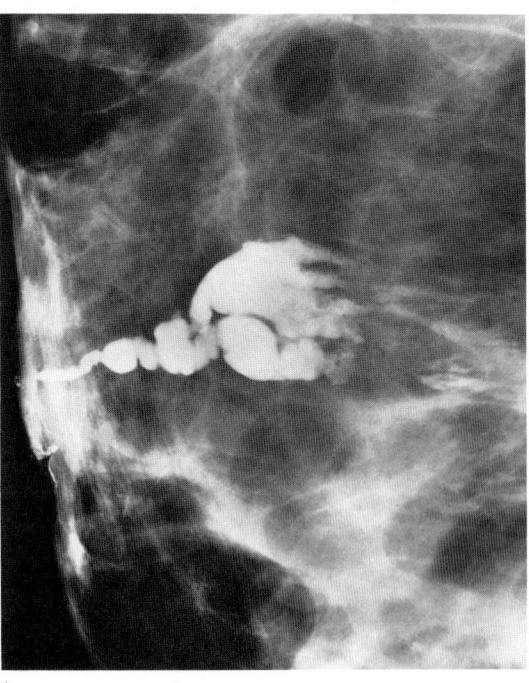

Abb. 36 a) Galaktogramm mit Füllungsdefekten durch eingedicktes Sekret. b) Nach Auspressen des Milchganginhaltes komplette Kontrastfüllung: Duktektasie ohne pathologischen intraduktalen Prozeß.

994 Erkrankungen der Brustdrüse

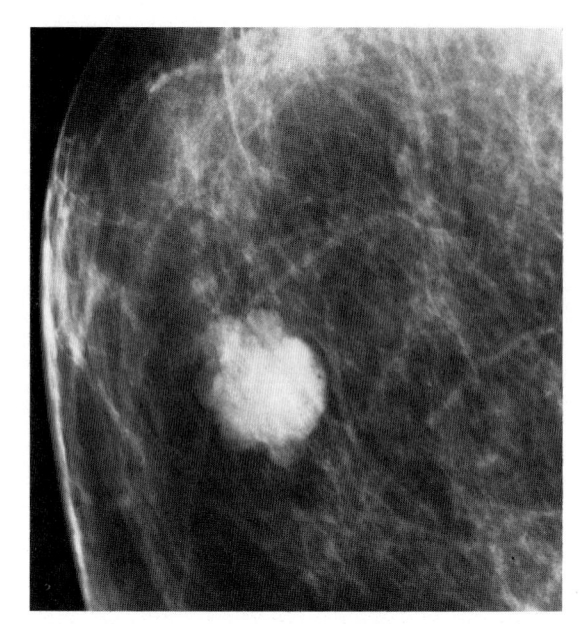

Abb. 37 Intramammäres Hämangiom mit knotenförmiger Konfiguration und gelappten Konturen. Kein Tastbefund. Thermographie unauffällig.

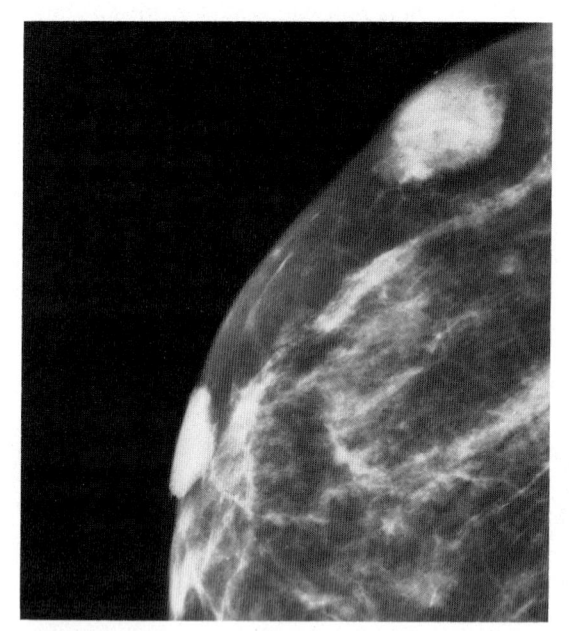

Abb. 38 Schweißdrüsenzyste: ovales, subkutan liegendes glatt konturiertes Gebilde.

Abb. 39 Ovales, glatt begrenztes Gebilde direkt subkutan.
Punktion: Blutaspiration.
Histologie: subkutanes Neurofibrom.

nicht jedoch die Dignität zu bestimmen. Die präoperative Lokalisation mit Kontrastmittel-Methylenblau-Füllung (HOEFFKEN u. LANYI 1973) ist unerläßlich für eine erfolgreiche operative Entfernung.

Papillome können bei der Galaktographie durch andere Füllungsdefekte (Kontrastmittelschaum, Luftbläschen) oder eingedicktes Sekret (Abb. 36 a u. b) vorgetäuscht werden.

Seltene gutartige Geschwülste

Die Kenntnis der seltenen Tumoren ist überwiegend aus differentialdiagnostischen Gründen notwendig.

Hämangiome (DAHL-IVERSEN 1933, DE CHOLNOKY 1939, GOZZETTI u. VIO 1963, HAMPERL 1973) imponieren klinisch als Tumoren, wenn sie tastbare Größe erreichen und durch die Haut bläulichrot schimmern. Ein zuverlässiges klinisches Symptom soll das druckabhängige Blaßwerden des Tumors bei manueller Kompression sein.

Röntgenologie. Mammographisch findet man einen Rundschatten mit glatten oder gelappten Konturen (Abb. 37). Wenn das Hämangiom mit der Haut nicht fixiert ist, muß das gesamte Spektrum der intramammären Rundschatten-Differentialdiagnostik miteinbezogen werden. Bei einer Hautfixierung kommen differentialdiagnostisch zusätzlich in Frage:

– Schweißdrüsenzyste (Abb. 38),
– subkutanes Neurofibrom (Abb. 39).

Eine Artdiagnose wird auch durch Blutaspiration bei Punktion nicht unbedingt erreicht, da man

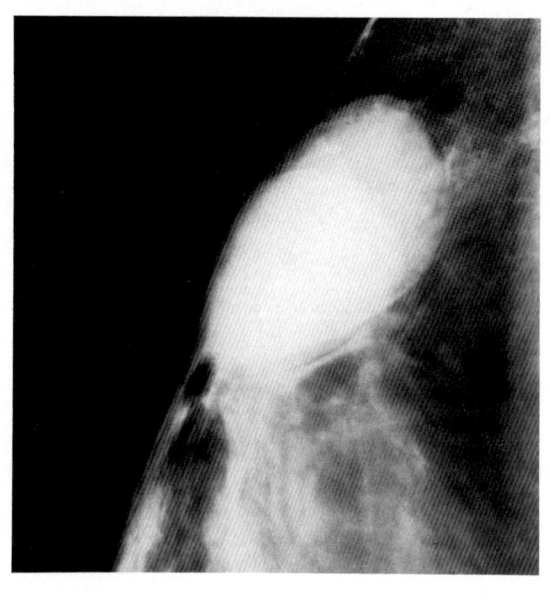

Blut auch bei anderen in Frage kommenden gutartigen rundlichen Knoten (intrazystisches Papillom, subkutanes Neurofibrom) und auch artefiziell aspirieren kann.

Lymphangiom. Das Röntgenbild der sehr seltenen knotigen Erkrankungsform wurde von HESSLER (1967) beschrieben.

Neurofibrome der Mammakutis können beim Morbus Recklinghausen gelegentlich beobachtet werden (OTTOW 1939, CHEATLE u. CUTLER 1931). Ohne klinische Untersuchung können sie auf einem Mammogramm als intramammärer Rundschatten fehlinterpretiert werden. Das *subkutane Neurofibrom* kann im Röntgenbild als ovalärer, unmittelbar subkutan liegender und mit der Haut fixierter, glatt konturierter, homogener Schatten imponieren (Abb. 39). Es ist weder klinisch noch röntgenologisch von einem Hämangiom zu unterscheiden. Bei dieser Tumorart könen auch histologisch differentialdiagnostische Schwierigkeiten auftauchen.

Leiomyome entstehen aus der glatten Muskulatur, die im Areolabereich, in der Wand von Blutgefäßen und in den Myoepithelzellen der Acini und Milchgänge lokalisiert ist.

Röntgenologisch kann das „tiefe Leiomyom" als glatt konturierter Rundschatten imponieren, während die „areolare Form" röntgenologisch nicht zur Darstellung kommt. MISGELD u. Mitarb. (1970) haben von einer diffusen Leiomyomatose berichtet, die der Lymphangiosis carcinomatosa röntgenologisch zum Verwechseln ähnlich war.

Das **Granularzellmyoblastom**, dessen Ausgangsort die Schwann-Zellen peripherer Nerven sind, kann makroskopisch, aber auch histologisch im Gefrierschnitt wie ein Szirrhus aussehen (BÄSSLER 1978). Röntgenologisch sieht diese ausgesprochen seltene Tumorart wie ein scirrhöses Karzinom aus (KALBFLEISCH u. Mitarb. 1978).

Fettgewebsgeschwülste

Lipom. Unter Lipom versteht man eine Geschwulst aus Fettgewebe, die von ihrer Umgebung durch eine Bindegewebskapsel getrennt ist. Diese langsam wachsenden und lange Zeit unveränderten Lipome sind klinisch als gut abgrenzbare Knoten zu tasten. Sie sind meist weich, können aber bei manchmal fester Konsistenz den Verdacht auf einen malignen Tumor erwecken. Der mit Punktionszytologie komplettierte Röntgenbefund kann diesen Verdacht widerlegen. Eine Probeentnahme ist in der Mehrzahl der Fälle vermeidbar.

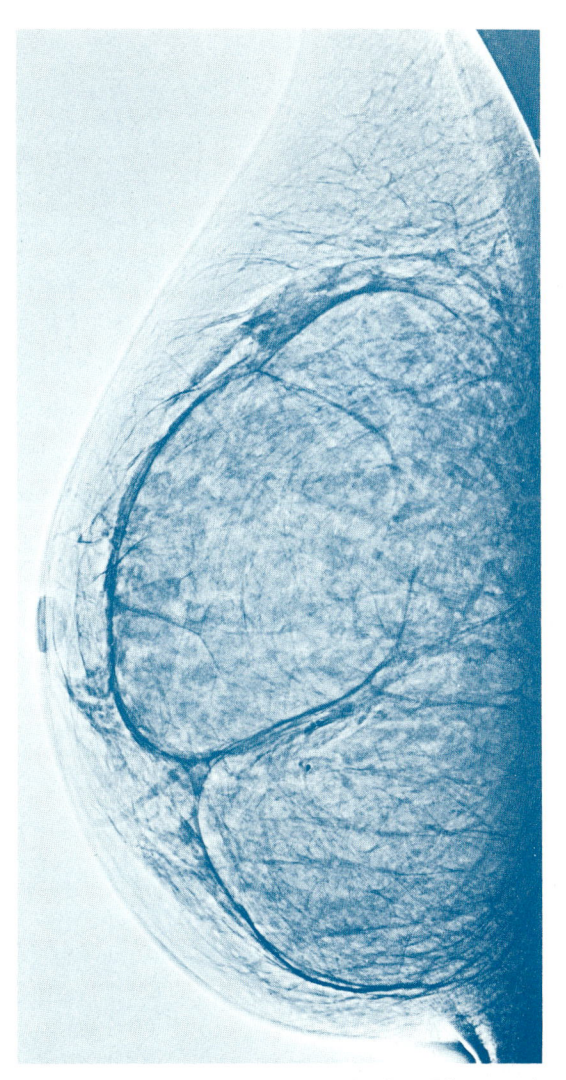

Abb. 40 Xeromammogramm: Großes Lipom mit mehreren transluzenten Fettknoten in einer Bindegewebskapsel.

Im *Mammogramm* kommt das Lipom als ein dem Tastbefund entsprechender rundlicher, öfters auch gelappter, mit feiner Kapsel umgebener Fettgewebsbezirk zur Darstellung. In der Mehrzahl der Fälle ist es gleichfalls von Fettgewebe umgeben (Abb. 40), seltener sieht man ein Lipom innerhalb von adenotischem Drüsenparenchym (Abb. 41). Differentialdiagnostische Probleme gibt es nicht.

Das **Fibroadenolipom** (Synonyme: Lipoadenofibrom, Adenolipom, Brusthamartom) ist eine ausgesprochene Rarität. HESSLER u. Mitarb. (1978) fanden bei der Auswertung von 10 000 Mammographien 16 Fibroadenolipome.

Pathologisch handelt es sich um ein von einer bindegewebigen Kapsel umgebenes Lipom mit

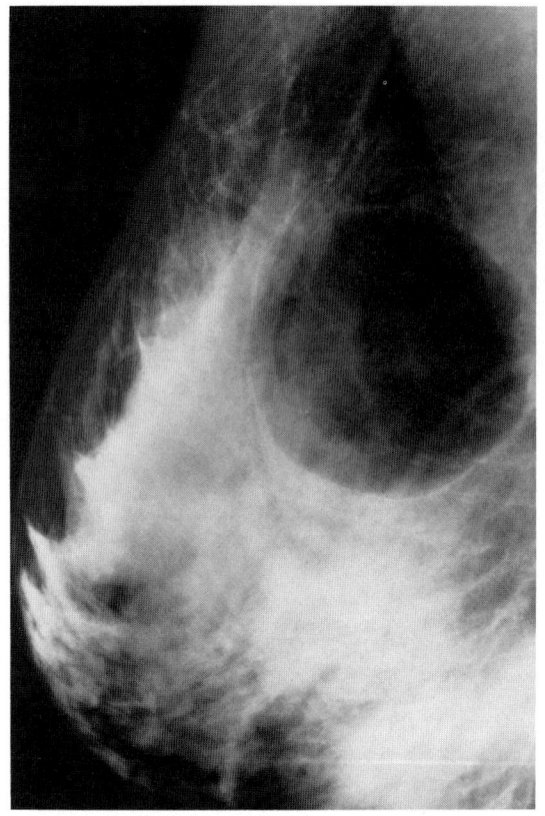

Abb. 41 Größeres Lipom mit deutlicher Bindegewebskapsel und Verdrängung des umliegenden Parenchyms.

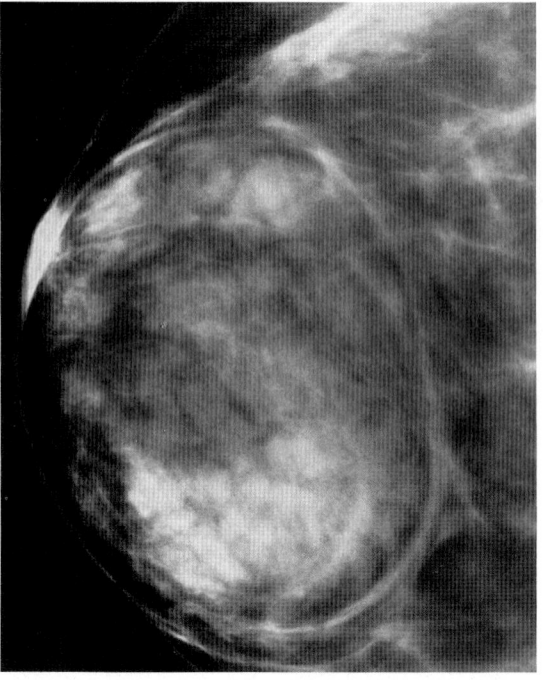

Abb. 42 Charakteristisches Röntgenbild eines Fibroadenolipoms, das von einer Bindegewebskapsel umgeben ist und zahlreiche dichte Adenomknoten sowie Fettgewebe enthält.

herdförmigen, fibrösen und adenomatösen Anteilen (BOLDT u. HERMANUTZ 1975, CUTLER 1961, HAAGENSEN 1971, HOEFFKEN u. LANYI 1973, PUENTE DUANY 1951, 1961, SPALDING 1945).

Klinisch ist manchmal trotz der Größe des Gebildes kaum eine Resistenz zu tasten.
Röntgenologie. Von einer Kapsel umgebenes, fetthaltiges Gebilde mit fleckigen Einlagerungen (wie eine „aufgeschnittene Bauernwurst" aussehend) (Abb. 42). Eine maligne Entartung ist selten, aber von LANYI einmal beobachtet worden.

Fettgewebsnekrosen

Die Fettgewebsnekrosen bzw. ihre Folgezustände sind zurückzuführen auf Traumatisation, operative Eingriffe sowie bakterielle und abakterielle Entzündungen.
Pathologie. Nach Läsion der Fettzellmembran tritt das Neutralfett aus seiner Hülle heraus. Auf seine Reizwirkung antwortet das Mesenchym mit Lipophagenproduktion. Hierdurch entstehen Fettvakuolen, die entweder durch bindegewebige oder kalkhaltige Kapselbildung abgegrenzt werden oder aber mit Bindegewebsfibrose ausheilen. Hierauf beruhen folgende Veränderungen:

– *Liponekrotische Makrozyste oder Ölzyste:* Sie kommt vorwiegend in einem Narbenbereich vor, ist 1 – 2 cm groß, weist eine – evtl. verkalkte – Bindegewebskapsel und ein einreihiges Epithel auf.
– *Liponekrotische Mikrozyste:* Sie kommt öfter ohne bekannte Traumatisation vor. Ihr erster Beschreiber LEBORGNE (1967) vermutete einen bisher nicht bewiesenen Zusammenhang zwischen diesen Mikrozysten und Karzinomentstehung.
– *Nichteitrige Pannikulitis der Brust (Morbus Pfeifer-Weber-Christian):* Bei dieser zum „rheumatischen Formenkreis" gehörenden Krankheit werden schubweise subkutan auftre-

tende Knoten als Reaktion auf akute, febrile, entzündliche Zustände verstanden. Der fettige Inhalt kann sich verflüssigen, die Kapsel kann verkalken.
- *Mit Fibrose ausgeheilte Fettgewebsnekrose:* nach stärkerem Trauma (z. B. Autounfall), nach Operation oder aber nach langjährigen Mikrotraumatisationen (z. B. „Büstenhalterdrucksyndrom") entstehen fibröse Narben mit umschriebener Gewebsverdichtung oder strahliger Struktur.

Klinik. Die Ölzyste ist als perlenartiger Knoten in einem Narbenbereich zu tasten. Der Knoten kann punktiert werden.
Die *liponekrotische Mikrozyste* hat keine klinischen Symptome.
Bei der *nichteitrigen Pannikulitis* der Brust tastet man mehrere harte, bis zu 1 cm große Knoten in der subkutanen Fettschicht. Sie sind gut beweglich und glatt.
Wenn eine *Fettgewebsnekrose mit Fibrosierung* ausheilt, sieht man als Ergebnis der sekundären Verkürzung der Cooperschen Bänder ein sog. *Plateausymptom* bzw. Retraktionsphänomen, das einer karzinombedingten, umschriebenen Hauteinziehung zum Verwechseln ähnlich sein kann. Auch bei dem *„Büstenhalterdrucksyndrom"* kann klinisch die reaktive Fibrose nicht von anderen mit produktiver Fibrose einhergehenden Prozessen (Szirrhus, Tuberkulose, sklerosierende Adenosis) abgegrenzt werden.
Röntgenologie. Die Ölzyste imponiert als bindegewebiger Ringschatten mit transluzentem Inhalt (Abb. 43). Die Kapsel kann teilweise oder vollständig verkalkt sein (Abb. 44).
Die *liponekrotischen Mikrozysten* sind 2 – 3 mm groß und treten oft multipel auf (Abb. 43). Gelegentlich ist das Verschwinden und Wiederauftreten dieser Verkalkungen im Verlaufe mehrjähriger Mammographiekontrollen zu beobachten.
Die *nichteitrige Pannikulitis der Mamma (Morbus Pfeifer-Weber-Christian)* zeigt im Röntgenbild zahlreiche 2 – 10 mm große, rundliche oder ovaläre Verkalkungen direkt unterhalb der Haut (Abb. 45) im subkutanen Fettgewebe.
Die *traumabedingten Fettgewebsnekrosen* und auch das *Büstenhalterdrucksyndrom* lassen eine umschriebene, strahlige Fibrose entstehen.
Differentialdiagnose. Von den verschiedenen Verkalkungsformen dieser Krankheitsgruppe mit ihrer unverwechselbaren, charakteristischen Form sind die verkalkten Talgdrüsen der Haut abzugrenzen. Diese haben eine rundliche, manchmal auch ovale, „nierenförmige" Konfiguration. Sie

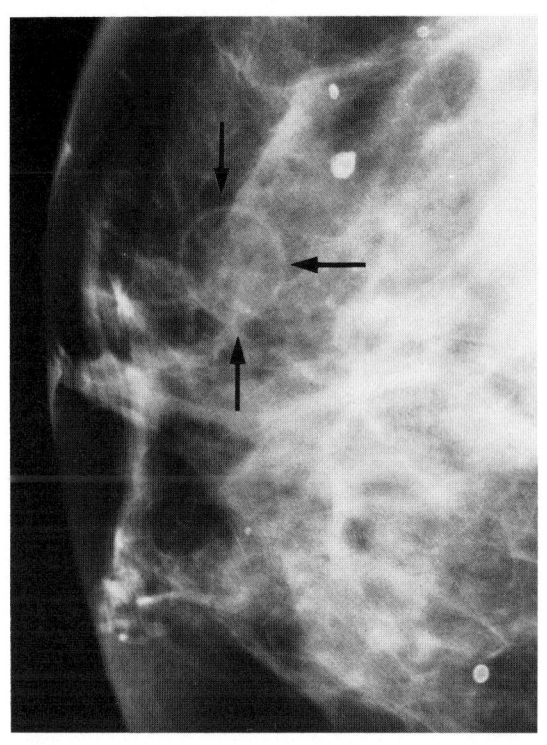

Abb. 43 Ölzyste mit 12 mm Durchmesser nach einer Probeexzision (Pfeile). Das Zentrum der Ölzyste ist transluzent, die bindegewebige Zystenwand glatt konturiert. Verkalkte liponekrotische Mikrozysten in der Umgebung.

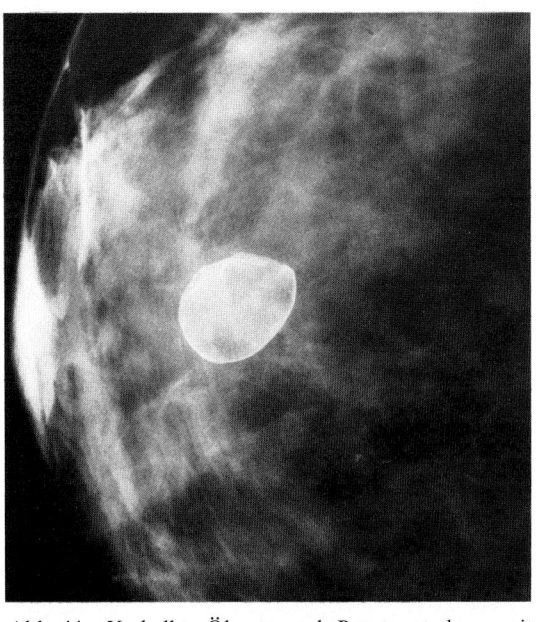

Abb. 44 Verkalkte Ölzyste nach Brustquetschung mit transluzentem Zentrum und verkalkter Kapsel.

998 Erkrankungen der Brustdrüse

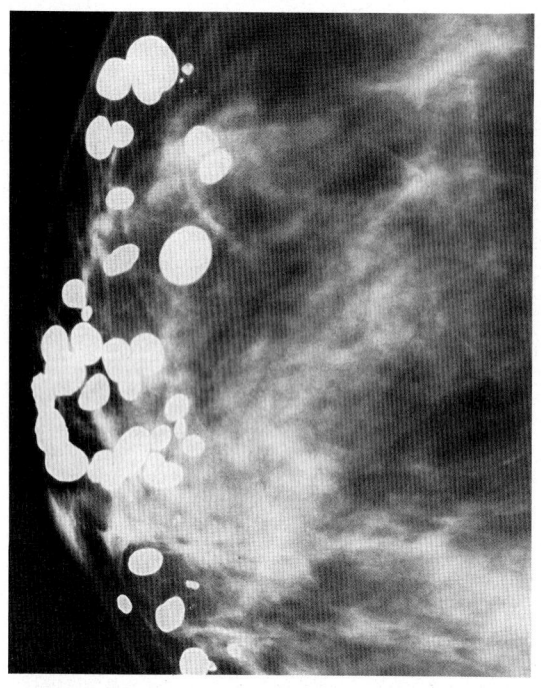

Abb. 45 Zahlreiche blasenförmige Verkalkungen im subkutanen Fettgewebe: verkalkte multiple Fettgewebsnekrosen.
Derselbe Befund in der anderen Brust.
Diagnose: Zustand nach Panniculitis nodularis non suppurativa febrilis.

sind sehr klein. Der Nachweis einer intrakutanen Lokalisation der einen oder anderen dieser Verkalkungen sichert die Diagnose dieser häufigen Verkalkungen, die nicht als intramammärer Mikrokalk fehlinterpretiert werden dürfen.
Schwierige differentialdiagnostische Probleme können bei den mit *schrumpfender Fibrose* einhergehenden *Fettgewebsnekrosen* auftauchen, wenn sie strahlige Strukturen und Mikroverkalkungen aufweisen. Diese Fälle sind gegenüber einem Szirrhus nur schwer oder überhaupt nicht abgrenzbar. Die Anamnese (Biopsie- oder Inzisionsnarben oder lokale Gewalteinwirkung), kurzfristige Kontrolle sowie die Punktionszytologie und die Thermographie können bei der Diagnosefindung behilflich sein.
Man beachte aber, daß eine negative Punktionszytologie das Vorhandensein eines Karzinoms in einem Narbengebiet keineswegs ausschließt. Die differentialdiagnostische Problematik erfordert letztlich oft eine erneute Biopsie zur histologischen Klärung.
Fettgewebsnekrosen mit granulomatösen Veränderungen, reaktiver Fibrose und Kalkablagerungen können nach Injektion von Paraffin (Paraffinome) oder Silicon (Silikonome) entstehen (Abb. 46 u. Abb. 105).

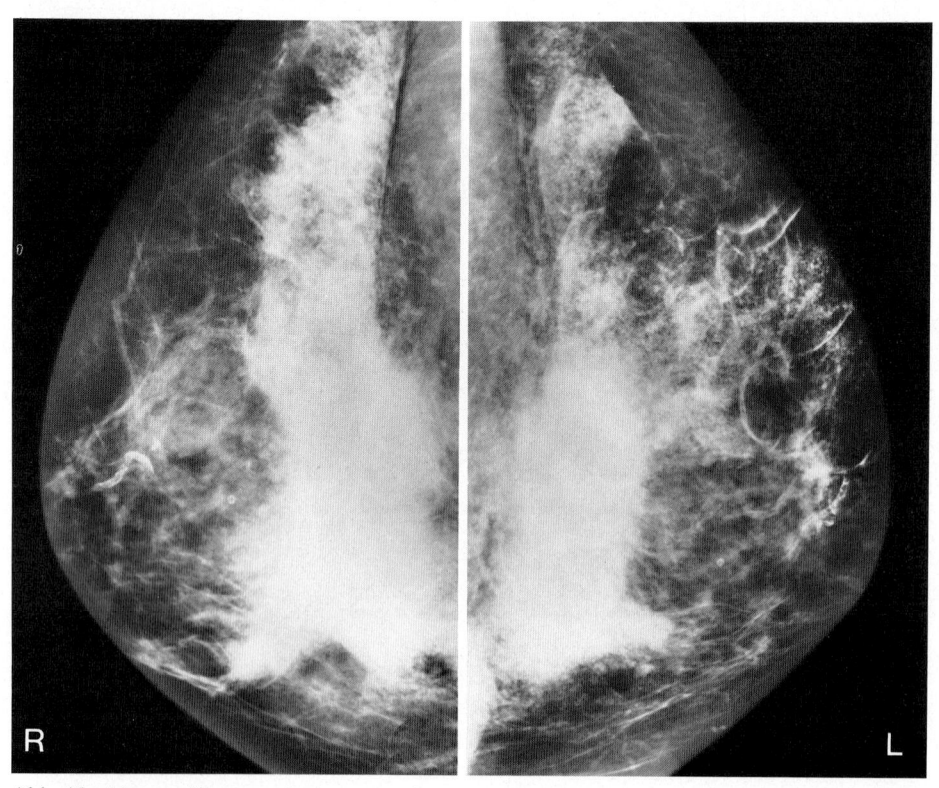

Abb. 46 Mammafibrose nach Augmentation vor etwa 20 Jahren mit intramammärer Injektion (vermutlich Paraffin). Differentialdiagnostische Probleme bei der Abgrenzung gegenüber einem szirrhösen Karzinom.

Die *postpartalen* und *postoperativen Mamillennekrosen* durch Kreislaufstörungen (Ischämie, Venenthrombose, Arterienwandruptur) oder medikamentöse Behandlung (Antikoagulantien, Antibiotika oder Sulfonamide) sowie *Mammainfarkte, Teil-* oder *Totalnekrosen* der Brust stellen sehr seltene klinische Probleme dar, die heute auch als seltene Komplikationen nach subkutaner Mastektomie und nach Reduktionsplastik auftreten können.

Entzündungen

Akute Mastitis

Die häufigste Form ist die überwiegend durch Staphylococcus aureus ausgelöste, akute Mastitis

Abb. 47 Akute diffuse Mastitis mit infiltrativer Verdickung der Mamille, der benachbarten Kutis und des retromamillären Gewebes. Das subkutane Fettgewebe ist ebenfalls infiltriert (netzige Strukturen und Sichtbarkeit des vorderen Faszienblattes infolge Ödem).
Klinik: inflammatorische Rötung und Verdickung der Mamille und der perimamillären Haut mit hochschmerzhafter akuter Symptomatik.

a b

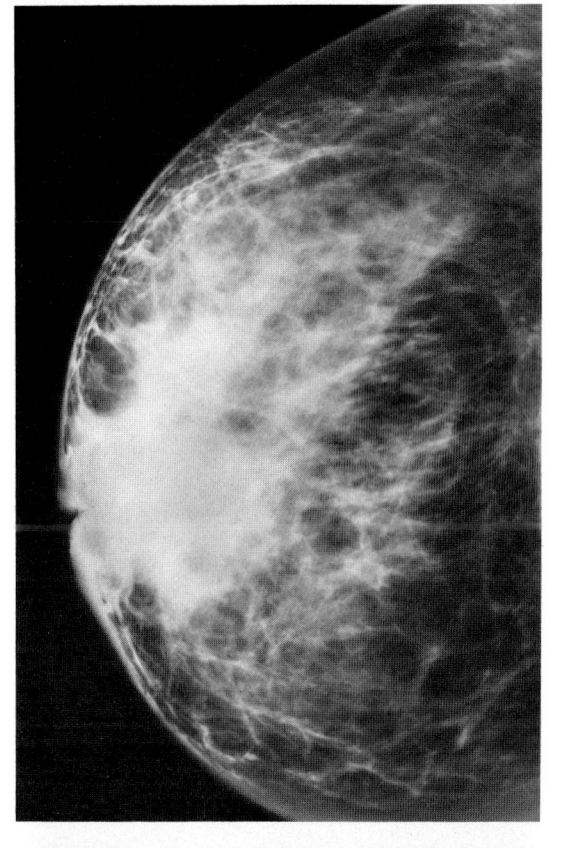

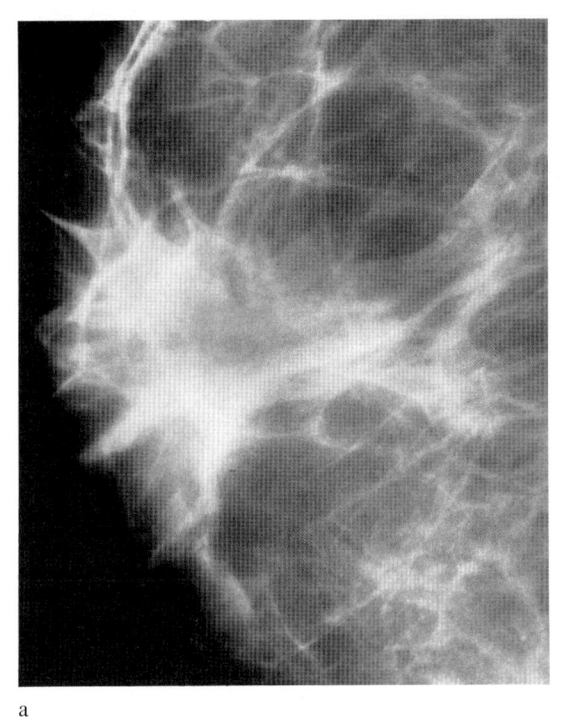

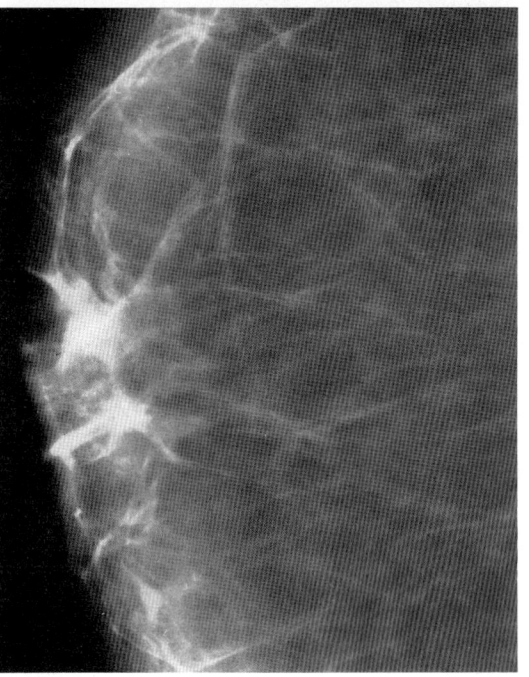

Abb. 48 Verlaufsbeobachtung einer retromamillären akuten Mastitis.
a) Bizarre retromamilläre Verdichtung mit dysharmonischer strahliger Ausbreitung ohne eindeutige Begrenzung. Keine Zeichen eines Malignoms.
Klinik: Entzündung.
b) Kontrolle nach einem Monat: Rückbildung des Prozesses mit residualer retromamillärer Fibrose.

1000 Erkrankungen der Brustdrüse

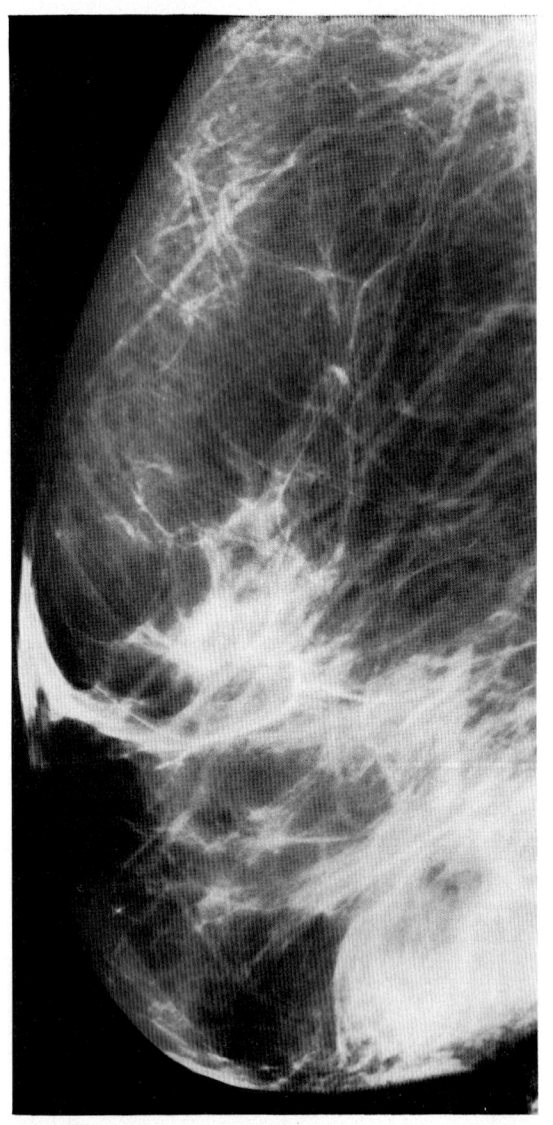

Abb. 49 Klinik: apfelgroßer, kaum beweglicher Knoten unten in der Nähe der Thoraxwand. Mehrere feine Hauteinziehungen: „eindeutiges Karzinom".
Mammogramm: dem Tastbefund entsprechender großer fibrotischer Prozeß. Haut verdickt, Subkutis infiltriert. Keine Mikroverkalkungen.
Thermogramm: eindeutiger „hot spot".
Radiologisch-thermographische Beurteilung: maligne Veränderung.
Histologie: Verdacht auf Tuberkulose.
Tierversuch: Bestätigung der Diagnose einer Tuberkulose.

puerperalis. Sie stellt ein vorwiegend klinisches Problem dar und bedarf kaum der röntgenologischen Untersuchung.
Besondere diagnostische Bedeutung kommt aber den Mastitiden außerhalb des Puerperium zu, da diese – besonders im „Krebsalter" – von einem inflammatorischen Karzinom auch röntgenologisch manchmal schwer differenzierbar sind.
Das *klinische* Bild kann ein breites Spektrum zeigen mit oberflächlicher Hautrötung, schmerzhaftem, evtl. fluktuierendem Knoten, eitrigem Mamillensekret, Fistelbildung. Die regionalen Lymphknoten sind meist vergrößert und dolent.
Röntgenologie. Eine entzündliche Infiltration hat eine dem Karzinom zum Verwechseln ähnliche Röntgensymptomatik mit Hautverdickung (Abb. 47), ödematöser Durchsetzung des subkutanen Fettgewebes, umschriebenem, unscharf konturiertem Abszeßschatten oder sternförmigem Schatten (Abb. 48 a u. b).
Differentialdiagnose. Zwischen einem Karzinom und akuter Mastitis ist aufgrund der Erstuntersuchung nur dann eine Unterscheidung möglich, wenn ein Karzinom mit charakteristischen Mikroverkalkungen oder ein typischer Szirrhus im Mammogramm nachweisbar ist. Ansonsten sind klinische Untersuchung und klinisch-röntgenologische Kontrollen in wenigen Wochen nach antibiotischer und antiphlogistischer Therapie (Abb. 48) unerläßliche Mittel der Diagnosefindung.
Bei einem kleinen fluktuierenden Abszeß kann Entleerung mittels Punktion erfolgen, bei einem großen Abszeß ist eine chirurgische Behandlung nötig.

Mastitis tuberculosa

Die Mammatuberkulose ist äußerst selten. BÄSSLER (1978) schätzt den Anteil der Mammatuberkulose an allen operativ entfernten pathologischen Brustbefunden unter 0,5%. In der Literatur wird die Mammatuberkulosehäufigkeit unter den entzündlichen Brusterkrankungen mit 0,3 – 1,6% angegeben (KELLER 1977).
Pathogenetisch werden eine Primärform und eine sekundäre Form unterschieden, wobei die Existenz ersterer fraglich ist, da latente, primäre Lungenherde nicht mit Sicherheit ausgeschlossen werden können. Der Infektionsweg ist bei der sekundären Form a) lymphogen-retrograd, b) kontinuierlich fortgeleitet (Rippenkaries, spezifische Pleuritis), c) hämatogen.
Pathologie. Am häufigsten kommt die knotige Form vor, die durch einen verkäsenden Herd entsteht. Durch Einschmelzen solcher Herde entstehen *Kavernen* und *kalte Abszesse*, die zur *Fistelbildung* und *Exulzeration* führen können. Bei der *sklerosierenden Form* steht die Neubildung kollagenen Bindegewebes als Antwort auf die Infek-

tion im Vordergrund. Die *diffuse miliare* Mammatuberkulose ist äußerst selten.
Klinisch werden sowohl langsam sich entwickelnde (meist indolente) *Knoten* als auch stürmisch beginnende, akute allgemeine Entzündungen beobachtet. Gelegentlich tritt eine *eitrige Sekretion* auf, wenn die „lobuläre Tuberkulose" in das duktale System als Galaktophoritis einbricht. Die *sklerosierende Form* kann alle klinischen Zeichen eines szirrhösen Karzinoms haben. Die *Anamnese* kann auf eine Tuberkulose hinweisen, hat jedoch kaum Beweiskraft, da auch Brustkrebspatientinnen an Lungentuberkulose vorerkrankt sein können.
Röntgenologie. Eine verbindliche Artdiagnose ist unmöglich (Abb. 49). Die *noduläre Tuberkulose* wird in der Regel als *solides Karzinom*, die *szirrhöse Form* als *Szirrhus* und die *diffuse Tuberkulose* als *Lymphangiosis carcinomatosa* fehlgedeutet (LEBORGNE 1953). Bei einer Fistelbildung ist die tuberkulöse Ätiologie nur durch eine bakteriologische oder histologische Verifizierung zu klären.

Mondor-Krankheit

Unter Mondor-Syndrom versteht man die Thrombophlebitis obliterans superficialis der V. thoracoepigastrica und ihrer Äste (MONDOR 1939). Sie kommt im Bereich der weiblichen Brust, aber auch beim Manne an der seitlichen Thoraxwand vor.
Klinik. Schmerzhafter, stricknadeldicker, oberflächlicher, erhabener Strang lateral in der Brust im Verlauf der V. thoracoepigastrica (Abb. 50). Wenn die obliterierende Phlebitis zur Fixierung von oberflächlichem Faszienblatt und Cooperschen Ligamenten führt, können rinnenartige Hauteinziehungen (Abb. 51) entstehen, die dem Unerfahrenen karzinomverdächtig erscheinen können. Sie verschwinden nach wenigen Tagen bis Wochen ohne Therapie.
Röntgenologie. Hauptaufgabe der Mammographie ist es, ein Karzinom oder einen anderweitigen Prozeß auszuschließen.

Abakterielle chronische sog. Plasmazell-Mastitis

Synonyme. Komedomastitis, Mastitis (oder Galactophoritis) obliterans, periduktale Mastitis, Retentionssyndrom, Gangektasie und chronische Galaktophoritis (BÄSSLER), Mammary duct ectasia (HAAGENSEN), Secretory disease (GERSHON-

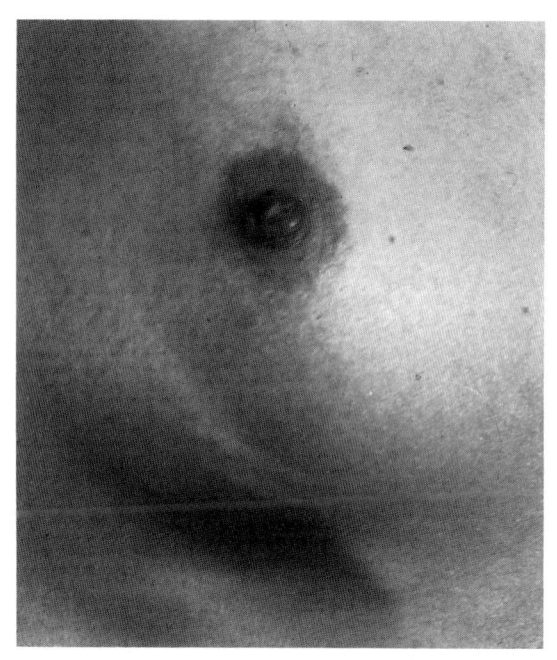

Abb. 50 Mondor-Syndrom mit oberflächlichen, thrombophlebitischen Venen. Im Mammabereich schräg verlaufende, strichförmige Hauteinziehung, deren Verlängerung im Bereich der Umschlagfalte als prominenter Strang imponiert.

COHEN), Varikozeletumor der Brust (BLOODGOOD).
Pathogenetisch wird diese Krankheit als Ergebnis zweier nebeneinander oder nacheinander laufen-

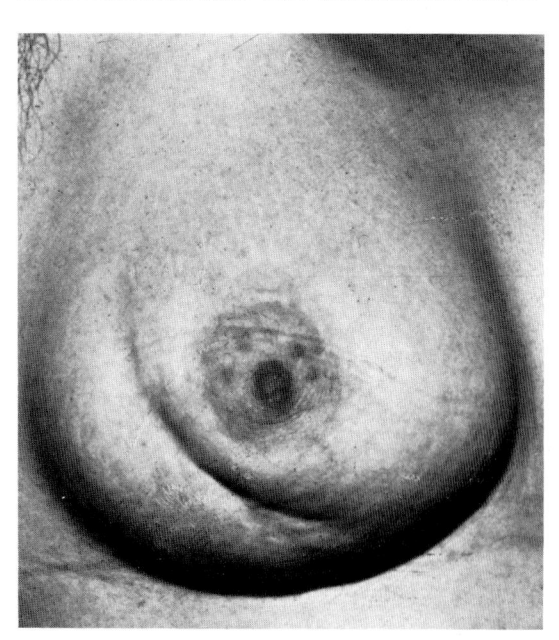

Abb. 51 Mondor-Syndrom mit tiefer, bogenförmiger Hauteinziehung im lateralen Mammabereich (plötzlich aufgetreten und nach 3 Wochen wieder verschwunden).

1002 Erkrankungen der Brustdrüse

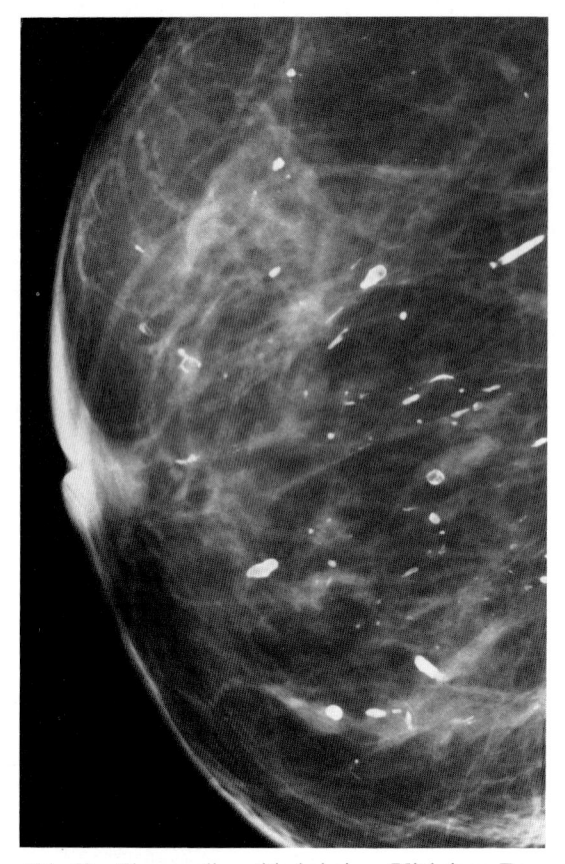

Abb. 52 Plasmazellmastitis bei einer 75jährigen Frau mit Involutionsmamma: typische ovaläre oder rundliche periduktale Verkalkungen sowie strichförmige intraduktale Sekretverkalkungen. Wenig Bindegewebsvermehrung im retromamillären Bereich.

der Prozesse verstanden: sezernierende Mastopathie (sog. sekretorische Krankheit) und Fettgewebsnekrose. Die verschiedenen Synonyme sind eigentlich Bezeichnungen für einzelne Etappen des langsam fortschreitenden Prozesses:
Durch Sekretretention (secretory disease; INGLEBY u. GERSHON-COHEN 1960) entsteht eine Duktektasie (mammary duct ektasia; HAAGENSEN 1971). Wenn sie retromamillär als wurmartiger Tumor zu tasten ist, spricht man von Varikozeletumor (BLOODGOOD 1923). Das retinierte eingedickte Sekret läßt sich wie ein Mitesser (Komedo) aus der Mamille ausdrücken. Durch eine reak-

tive, intraduktale, abakterielle Entzündung entsteht das Bild einer „Komedomastitis".
Im Falle einer Gangobliteration spricht man von Mastitis oder Galactophoritis obliterans.
Wenn die Milchgangswände rupturieren und das Sekret in das periduktale Gewebe austritt, entsteht eine Fettgewebsnekrose. Dabei kommt es zu einer gemischtzelligen, lymphozytären, histiozytären und plasmazellulären Infiltration. Man spricht dann von Plasmazellmastitis, obwohl das Auftreten der Plasmazellen nicht obligat ist.
In der letzten Phase des Prozesses entsteht aufgrund der chronischen, abakteriellen, manchmal granulierenden Entzündung eine schrumpfende Fibrose.
Klinik. Pastenartig ausdrückbares Sekret und wurmartig, retromamillär tastbare Milchgänge bilden die klinische Vorstufe dieses Krankheitsbildes. Beides kann fehlen.
Typisch für Plasmazellmastitis sind die langsame Mamillenretraktion und die retromamilläre Verhärtung.
Röntgenologie. Die *linien-* oder *lanzettenförmigen* Verkalkungen sind meistens „fischzug"-artig angeordnet und auf die Mamille gerichtet. Sie entsprechen verkalktem, eingedicktem Sekret, wobei die lanzettenförmigen Verkalkungen innerhalb spindelartig erweiterten Milchgängen liegen (Abb. 52). Letztere wurden früher fälschlicher-

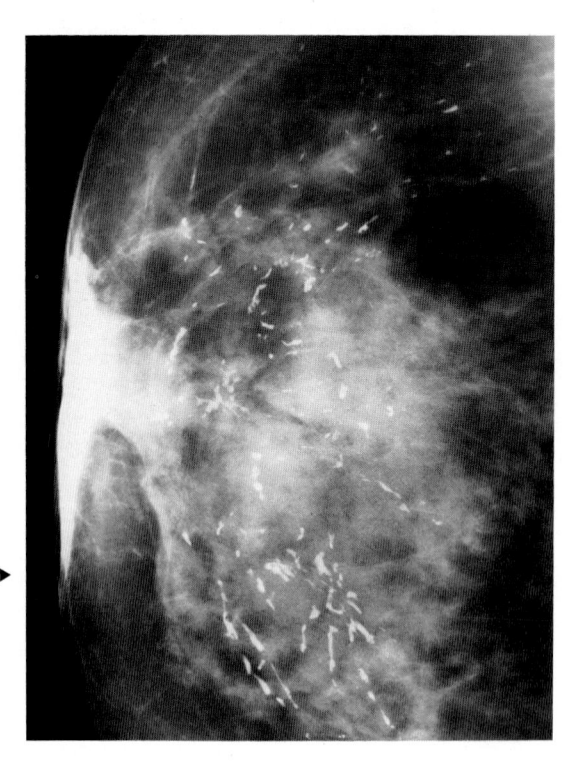

Abb. 53 Plasmazellmastitis mit typischer retromamillärer „flammenartiger" Gewebsverdichtung, aber ganz atypischen polymorphen intraduktalen Kalkablagerungen im duktalen Ausbreitungsbereich (den Verkalkungen eines intraduktalen Komedokarzinoms sehr ähnlich).
Histologie: Plasmazellmastitis

weise als Wandverkalkungen der Milchgänge angesehen.

Häufig finden sich auch bläschenförmige Verkalkungen. Sie entsprechen verkalkten, liponekrotischen Mikrozysten und sind Zeichen der begleitenden Fettgewebsnekrose.

Die Fibrose ist besonders retromamillär angeordnet und kann eine Dreieckform aufweisen, deren Spitze auf die Mamille zeigt.

Die Mamille kann eingezogen sein (Abb. 53).

Im Galaktogramm kommt das pastenartig eingedickte Sekret der Komedomastitis als Kontrastmittelaussparung zur Darstellung. Ohne „Milchgangslavage" oder Auspressen des Milchganginhaltes kann man es mit einem intraduktalen, papillären Prozeß verwechseln (s. Abb. 36). Auch eine Gangobliteration aufgrund der Galactophoritis obliterans kann fälschlicherweise als Papillom angesehen werden.

Differentialdiagnostisch muß ein Karzinom ausgeschlossen werden.

Bösartige Erkrankungen der Brust

Einteilungsschema

Bei den bösartigen Mammatumoren handelt es sich überwiegend um Karzinome epithelialen Ursprungs und nur selten um vom Bindegewebe ausgehende Sarkome. Außerdem gibt es Organmanifestationen der Systemerkrankungen (Leukämie, Lymphogranulomatose) in der weiblichen Brust. Selten sind Metastasen anderweitiger Primärtumoren.

Das Mammakarzinom entsteht durch maligne Entartung des Epithels der Milchgänge (duktales Karzinom) oder der Brustdrüsenläppchen (lobuläres Karzinom). Das duktale Karzinom ist die weitaus häufigste Form.

Das Milchgangskarzinom weist anfangs ein nichtinfiltrierendes, später ein infiltrierendes Wachstum auf. Nicht selten sind beide Wachstumsarten nebeneinander zu finden. Meist breitet sich das atypische Epithel intraduktal in Form solider Zapfen aus (solides intraduktales Karzinom = „Komedokarzinom"). Seltener sind papilläre bzw. kribriforme Karzinomstrukturen oder Mischformen.

Sonderformen duktaler Ausbreitung sind das Paget-Karzinom der Mamille mit einer intraepidermalen Ausbreitung in der Mamillenregion und das sog. inflammatorische oder diffus wachsende Karzinom.

Der intraduktalen Tumorausbreitung steht das knotige infiltrative Karzinomwachstum gegenüber.

Das Carcinoma scirrhosum und das Carcinoma solidum simplex gehen mit mehr oder weniger ausgeprägter produktiver Fibrose einher, während das Carcinoma medullare fast ausschließlich karzinomatöses Epithel entwickelt und das Kolloidkarzinom durch Schleimbildung charakterisiert ist.

Diese knotig wachsenden Milchgangskarzinome sind die häufigsten Formen des Brustkrebses (80%).

Demgegenüber sind die vom Drüsenläppchen ausgehenden lobulären Karzinome selten. Sie behalten im weiteren Wachstum den Aufbau der Läppchenstruktur des Drüsengewebes bei.

Die Differenzierung der verschiedenen Mammakarzinome hat deshalb eine klinische und mammographische Bedeutung, weil ihnen unterschiedliche Wachstumsformen zukommen, die spezielle differentialdiagnostische Probleme aufwerfen. Deshalb wird in diesem Zusammenhang auf die Klassifikation von Mc Divitt u. Stewart (1968) zurückgegriffen, da diese Klassifikation nicht nur die histologischen Strukturen, sondern auch das dynamische Geschehen und die äußere Form der Karzinomentwicklung berücksichtigt.

Intraduktale und intrazystische Karzinome

Pathologie. Im präinvasiven Anfangsstadium haben diese epithelialen Karzinome zwar alle zytomorphologischen Kriterien der Malignität, jedoch keine Zeichen des invasiven Wachstums. Es handelt sich um ein noninvasives, intraduktales Karzinom. Im weiteren Verlauf breitet sich das intraduktale Karzinom innerhalb der Gänge immer weiter in Richtung zu den Drüsenendstücken einerseits und zur Mamille andererseits aus, befällt benachbarte Milchgänge und durchbricht zuerst an umschriebenen Stellen, dann auf breiter Front die Milchgangswand: Es wird zum invasiven, intraduktalen Karzinom.

Man unterscheidet bei diesem intraduktalen Karzinomwachstum die Form des soliden, intraduktalen Karzinoms (Komedokarzinom) von der Form papillärer und kribriformer Karzinome. Obwohl manchmal beide Formen nebeneinander innerhalb eines Milchganges oder Segmentes vorkommen, bestehen feingewebliche Unterschiede: Während bei dem „soliden Typ" die Ausführungsgänge mit atypischen, soliden, epithelialen Zellverbänden ausgefüllt sind und die Zell- und Kernpolymorphie deutlich ausgeprägt ist, haben die papillären Karzinome eine siebartige (daher „kribriforme") Struktur mit nur geringer Zellpolymorphie. Das intrazystische Karzinom stellt eine lokalisatorische Sonderform dar, bei der papilläres Karzinomwachstum in der Wand einer Zyste auftritt. Dies ist ein extrem seltenes Geschehen.

Klinik. Das noninvasive intraduktale Karzinom vom soliden Typ ist klinisch symptomlos.

Das noninvasive intraduktale Karzinom vom papillären Typ weist oft (aber nicht obligat) eine blutige (manchmal nur seröse oder milchige) Sekretion auf. Ein länglicher, wurmartiger Tastbefund ist nur bei oberflächlicher Lage vorhanden.

Das intrazystische papilläre Karzinom hat keine spezifische klinische Symptomatik. Der Tastbefund entspricht einer Zyste. Sekretion oder umschriebene Schmerzen kommen vor.

Wenn das intraduktale Karzinom die Milchgangswand durchbricht und in die Umgebung in-

Abb. 54 Intraduktales solide wachsendes Karzinom („Komedokarzinom") mit zahlreichen polymorphen, dicht gruppiert liegenden Mikroverkalkungen (verkalkte Tumornekrosen) (Vergr. 2fach).

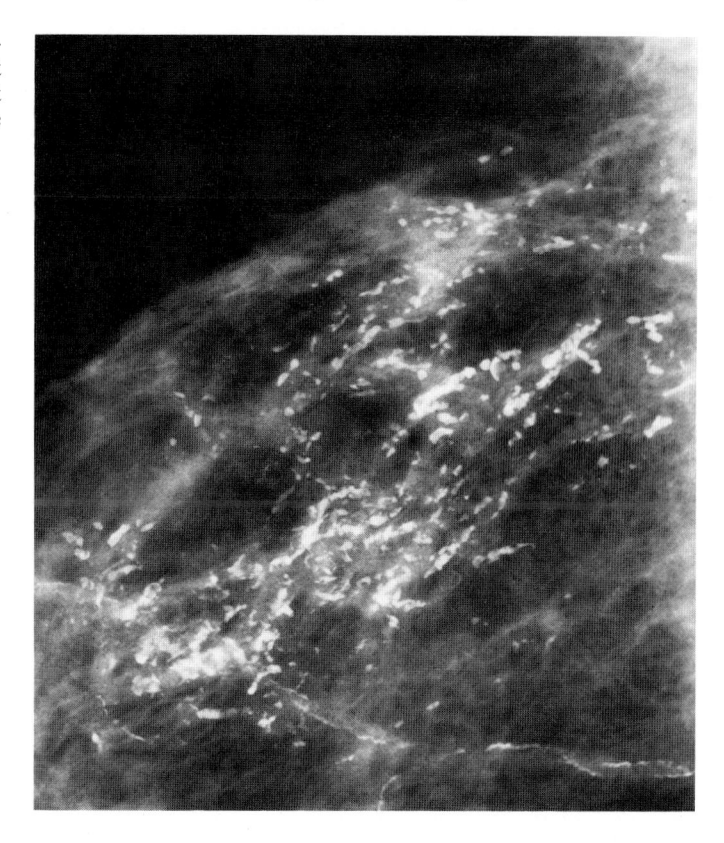

filtrierend einwächst, wird es als Resistenz tastbar.

Röntgenologie. Die Diagnose des klinisch symptomlosen, noninvasiven intraduktalen soliden Karzinoms (Komedokarzinom) ist aufgrund der charakteristischen Mikroverkalkungen möglich. Obwohl die Mikroverkalkungen beim Brustkrebs schon im Jahre 1913 von SALOMON beschrieben wurden und ihre diagnostische Bedeutung seit LEBORGNE (1951) allgemein bekannt ist, gibt es noch immer keine differenzierte Wertung dieses Röntgenbefundes (BACLESS u. WILLEMIN 1967, EGAN 1964, GERSHON-COHEN u. Mitarb. 1966, HOEFFKEN u. LANYI 1973).

Diese diagnostische Unsicherheit bei problematischen Befunden ist Anlaß zu zahlreichen Probeexzisionen. In 70–87% der wegen Mikroverkalkungen operierten Fälle wird kein Karzinom gefunden (CITOLER 1980, LANYI u. CITOLER 1981), wobei andererseits feszustellen ist, daß die Übergänge zwischen präkanzerösen und malignen Epithelproliferationen auch für erfahrene Histologen nicht immer zuverlässig abgrenzbar sind.

Um die Zahl überflüssiger Probeexzisionen zu reduzieren, wurde versucht, die wichtigsten Merk-

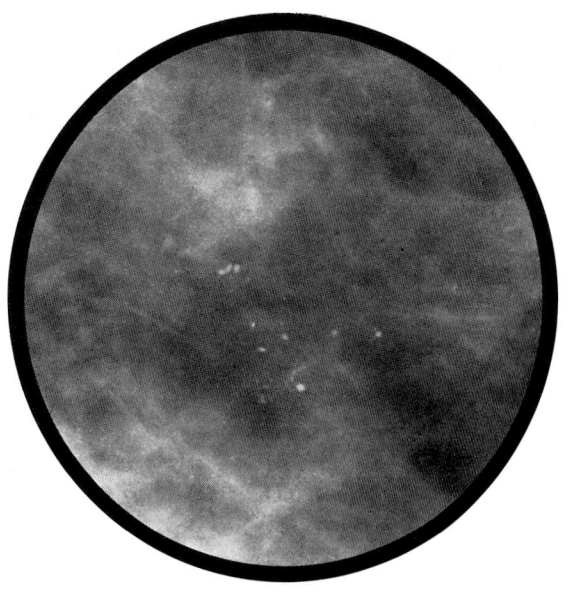

Abb. 55 Intraduktales Karzinom mit überwiegend punktförmigen, aber auch vereinzelt polymorphen Mikroverkalkungen in einer dreieckförmigen Gruppe (Vergr. 2fach).

1006 Erkrankungen der Brustdrüse

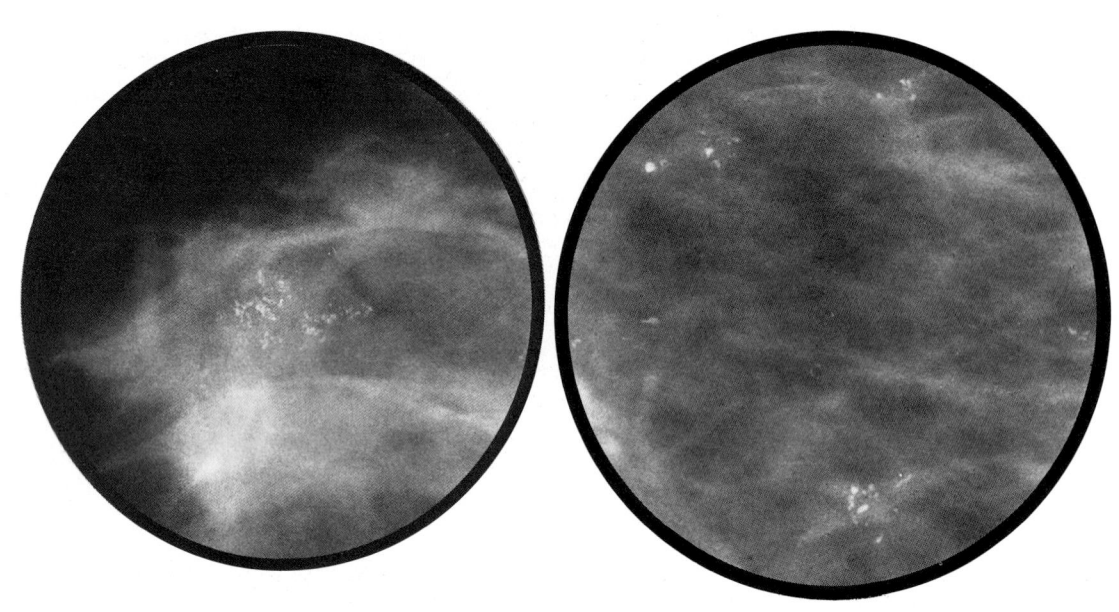

Abb. 56 Rhomboidförmige Gruppe dicht nebeneinander liegender Mikroverkalkungen innerhalb terminaler Milchgänge: 10 mm großes (klinisch okkultes) intraduktales Karzinom (Vergr. 2fach).

Abb. 57 Vereinzelte Gruppen von 4 bis 15 Mikroverkalkungen innerhalb eines größeren Areals.
Histologie: überwiegend papillär wachsendes intraduktales Karzinom, das nur an vereinzelten Stellen nekrotische Tumorzapfen mit Verkalkungen aufweist (Vergr. 1,5fach).

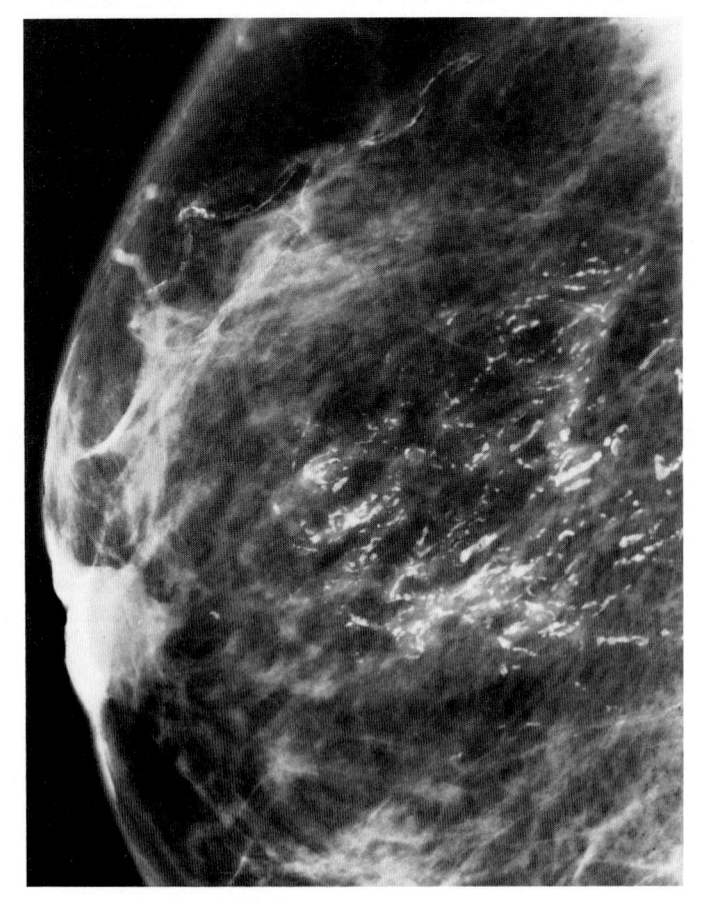

Abb. 58 Intraduktales Karzinom mit trapezförmiger Formation der gruppierten polymorphen Mikroverkalkungen als Ausdruck der Karzinomausbreitung in den Milchgängen eines Lobus.

male der bei Karzinomen gefundenen Mikroverkalkungen zu ermitteln (LANYI 1977).
Drei Phänomene scheinen von Wichtigkeit zu sein:

- *Polymorphie:* Das Nebeneinander von bizarren, bröckligen, punkt-, linien- und tropfenförmigen Verkalkungen bestimmt das Bild des Karzinoms (Abb. 54). Nur etwa 10% der Karzinome zeigen ausschließlich punktförmige Verkalkungen (Abb. 55).
- *Dichte Besiedlung:* „Gruppierung" von mindestens 10 Mikroverkalkungen ist ein typisches Merkmal aller soliden intraduktalen Karzinome (Abb. 56). Die seltenen papillären Karzinome zeigen dagegen eine spärliche Einlagerung von Mikrokalk (Abb. 57).
- Prinzip der *räumlichen, lobären Anordnung:* Die Mikroverkalkungen beim Komedokarzinom sind intraduktale Karzinom-Nekrose-Verkalkungen, die räumlich einem Lobus oder dem Teil eines Lobus zugehören. Der Lobus hat als Segment einer Halbkugel (Brust) mit Ausrichtung auf die Mamille oder den zugehörigen Hauptmilchgang eine Pyramidenform mit mehreckiger Basis (Abb. 58), wenn alle Milchgänge eines Lobus komplett mit Tumorkalk ausgefüllt sind.

Die Projektion auf den Röntgenfilm ergibt im einebigen Bild verschiedene geometrische Figuren, die durch die Lage des befallenen Bezirkes bzw. durch den Strahlengang bestimmt werden. So bilden sich auf dem Röntgenfilm dreieckige, viereckige, trapezförmige oder ähnlich angeordnete Mikroverkalkungsgruppen ab. Die Überprüfung zahlreicher Mammogramme mit intraduktalen Karzinomen hat ergeben, daß zumindest in *einer* Aufnahmeebene die Mikroverkalkungen sich sehr häufig in einer dreieckförmigen Anordnung (Abb. 59 a–e) abbildeten („Dreiecksprinzip", LANYI 1977, 1981). Voraussetzung ist die komplette Ausfüllung des Milchgangssystems eines Lobus – bei Teilfüllung entstehen unregelmäßige Mikrokalkgruppen (Abb. 60).
Dieses Phänomen gibt einen wichtigen Hinweis auf die intraduktale Lage der Mikroverkalkung, kommt aber nicht nur beim Karzinom, sondern auch bei intraduktalen Verkalkungen benigner Genese vor (allerdings dann meist bei proliferierenden Formen!).
Die mikroanalytischen und mikroradiographischen Untersuchungen (GALKIN u. Mitarb. 1977, HASSLER 1969, HOEFFKEN u. LANYI 1973) haben bisher keinen Aufschluß über die Pathogenese der „gut-" oder „bösartigen" Mikroverkalkungen gegeben. Das Problem der Mikrokalzifikation wird noch komplizierter, wenn man unter der Strahlentherapie die Rückbildung bzw. das Verschwinden der karzinompathognomonischen Mikroverkalkungen beobachtet (s. Abb. 108).
Die Tatsache, daß man aufgrund der oben beschriebenen Trias mit ziemlich großer Sicherheit ein intraduktales Karzinom diagnostizieren kann, bedeutet nicht, daß gruppierte Mikroverkalkungen, die den besagten Kriterien nicht oder nicht ganz entsprechen, ohne weiteres belassen werden dürfen. Man muß aber versuchen, die Mikroverkalkungen bei malignen Prozessen von den „sicher gutartigen" gruppierten Verkalkungen zu differenzieren, um unnötige Biopsien zu vermeiden.

Differentialdiagnose der Verkalkungen im Mammogramm:

Grobschollig:
- Fibroadenom (s. Abb. 25 u. Abb. 26),
- Karzinom mit zentraler Nekrose.
- Knochenbildendes Sarkom (s. Abb. 91).

Ring- und halbkreisförmig:
- Zyste,
- Fibroadenom,
- Liponecrosis microcystica calcificata (s. Abb. 43),
- Panniculitis nodularis nonsuppurativa febrilis (Pfeiffer-Weber-Christian) (s. Abb. 45),
- Ölzyste (s. Abb. 44),
- Plasmazellmastitis (s. Abb. 52),
- verkalkte Talgdrüse.

Linienförmig:
- Arteriosklerose (s. Abb. 5),
- Plasmazellmastitis (s. Abb. 52 u. Abb. 53),
- Milchgangskarzinom (s. Abb. 54 u. Abb. 58).

In Gruppen angeordnete Mikroverkalkungen:
- Milchgangskarzinom (s. Abb. 56 u. Abb. 60),
- proliferierende Mastopathie – (Epithelhyperplasie, intraduktale Papillomatose) (s. Abb. 19),
- kleinzystische blunt duct adenosis (s. Abb. 17 u. 18),
- fibrosierende Adenose,
- lobuläres In-situ-Karzinom,
- Narbenverkalkung,
- beginnende Verkalkung in Fibroadenom und Zyste,
- beginnende Verkalkung in Arterien.

Diffus verstreute Mikroverkalkungen:
- Milchgangskarzinom (s. Abb. 54),

1008 Erkrankungen der Brustdrüse

Abb. 59
a) Dreieckförmige ausgedehnte Gruppe von dicht nebeneinanderliegenden, polymorphen Mikroverkalkungen.
b) Histologisches Bild desselben Falles. Die dreieckige Konfiguration kommt auch hier zur Darstellung. Intraduktales Karzinom.
c) Das ganze Karzinom wurde stufenweise aufgeschnitten, maßstabgerecht vergrößert und zum Modell gebaut. Es zeigt die keilförmige Anordnung des Karzinoms (nach LANYI u. CITOLER 1981).
d) Summationsbild der Außenkonturen von 153 Mikroverkalkungsgruppen bei intraduktalen Karzinomen. Der Kern zeigt eine Dreiecksform.
e) Prozentuales Vorkommen der verschiedenen Gruppenkonfigurationen beim intraduktalen Karzinom (LANYI 1981).

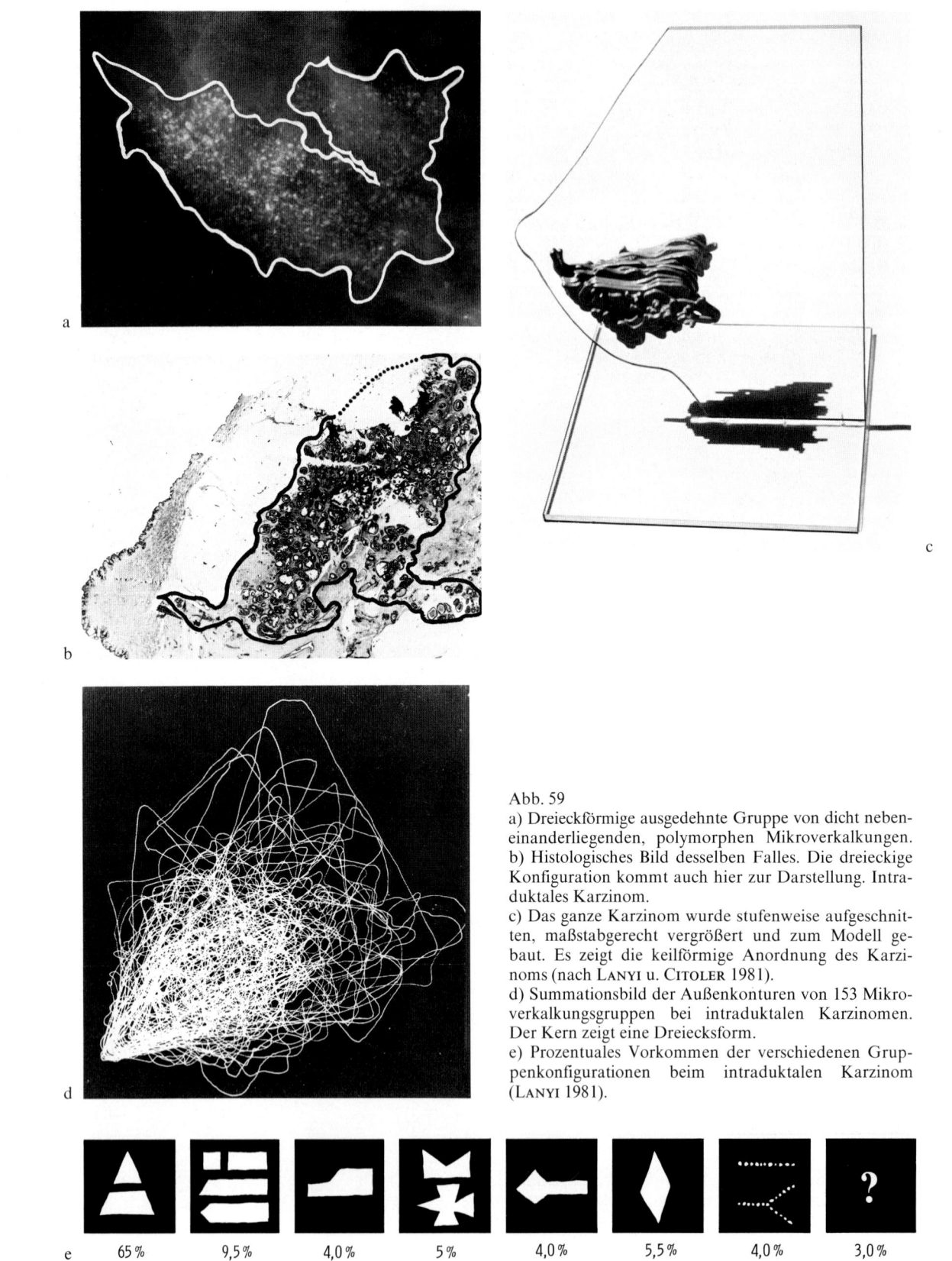

| 65% | 9,5% | 4,0% | 5% | 4,0% | 5,5% | 4,0% | 3,0% |

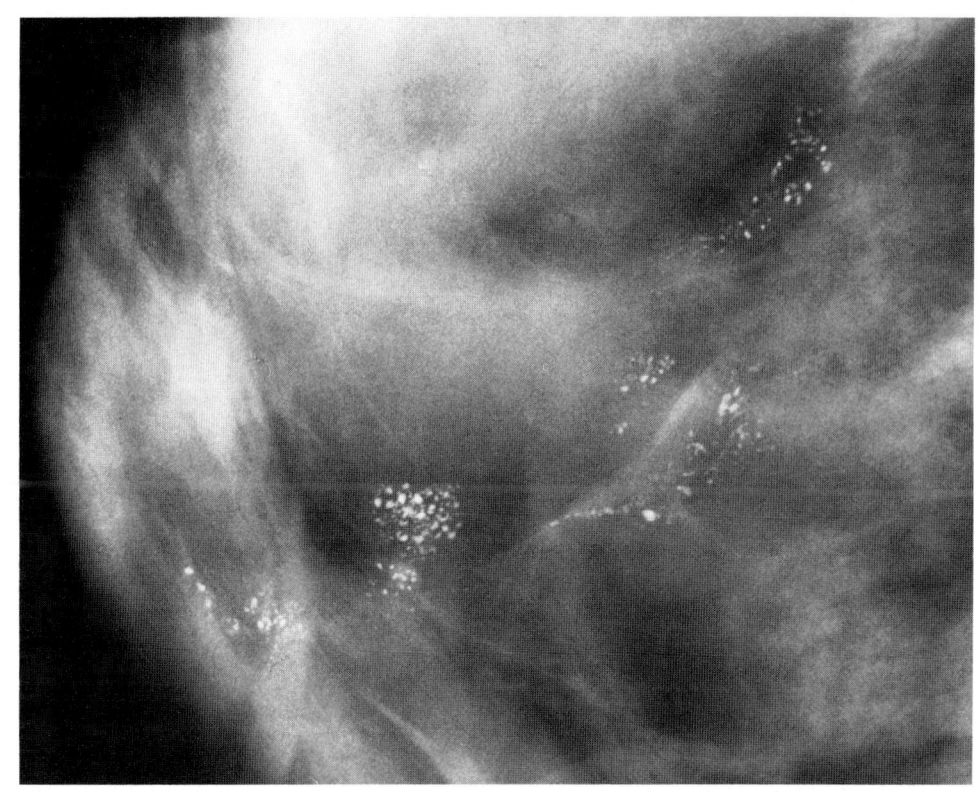

Abb. 60. Intraduktales Karzinom mit mehreren dreieckförmigen Mikroverkalkungsgruppen. Die polymorphen Verkalkungen markieren in ihrer Lage die dendritischen Aufzweigungen der terminalen Milchgänge (Vergr. 2fach).

– multizentrisches lobuläres in-situ-Karzinom,
– Kalkmilchzysten bei Mastopathie (s. Abb. 9a u. b).
– fibröse Mastopathie.
Außerdem muß man bei allen Verkalkungsformen auch mit Kunstprodukten rechnen.

Die jahrelange Konstanz der Zahl der Mikroverkalkungen spricht nicht gegen eine maligne Entartung, andererseits kann eine zahlenmäßige Zunahme von Mikroverkalkungen erster Hinweis maligner Entartung sein (MENGES u. Mitarb. 1976) (s. Abb. 83a u. b). Das intraduktale papilläre Karzinom kommt im Galaktogramm zur Darstellung (Abb. 61a u. b) oder aber gelegentlich als naturgetreue Abbildung des Prozesses, wenn ein erweiterter Milchgang mit papillärem Tumorgewebe und Mikrokalk ausgefüllt ist (WOLFE 1976) (Abb. 62).
Das *intrazystische papilläre Karzinom* kann nur im Pneumozystogramm röntgenologisch dargestellt werden. Man sieht nach Aspiration des blutigen oder bräunlichen Zysteninhaltes im Pneumozystogramm entweder eine umschriebene Unebenheit und Verdickung der Zystenwand (Abb. 63a u. b) oder einen papillären Prozeß (Abb. 64).
Die Beurteilung der Dignität ist Aufgabe der histologischen Untersuchung! Die Aussagekraft der Zytologie ist bei allen papillären Prozessen beschränkt.
Überlegungen zur Therapie des noninvasiven Karzinoms. Aus Untersuchungen zur Ultrastruktur von Carcinomata in situ der Mamma ist bekannt, daß die Hälfte der lichtmikroskopisch noch nicht infiltrierenden Karzinome elektronenmikroskopisch schon Basalmembrandurchbrüche aufweisen. In 30% der Fälle kann man darüber hinaus mit dem Karzinombefall des retromamillären Gebietes (CITOLER u. ZIPPEL 1974) bzw. in 33% mit einem multizentrischen Wachstum rechnen (BROWN u. Mitarb. 1976, ZIPPEL u. CITOLER 1976).

Auch wenn keine Lymphknotenmetastasen nachweisbar sind, kann die Hoffnung trügerisch sein, daß ein nonivasives Karzinom noch ein intraduktales Frühkarzinom mit guter Prognose ist. Des-

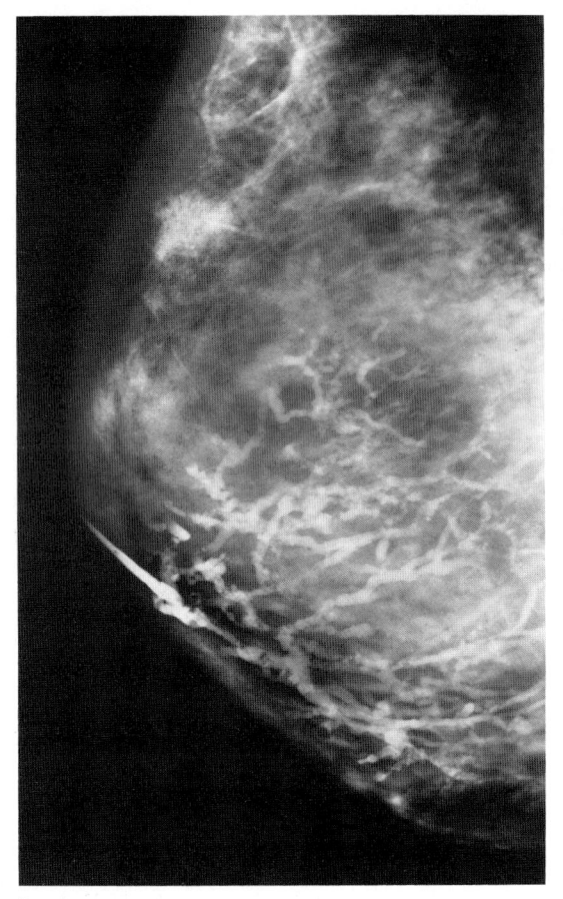

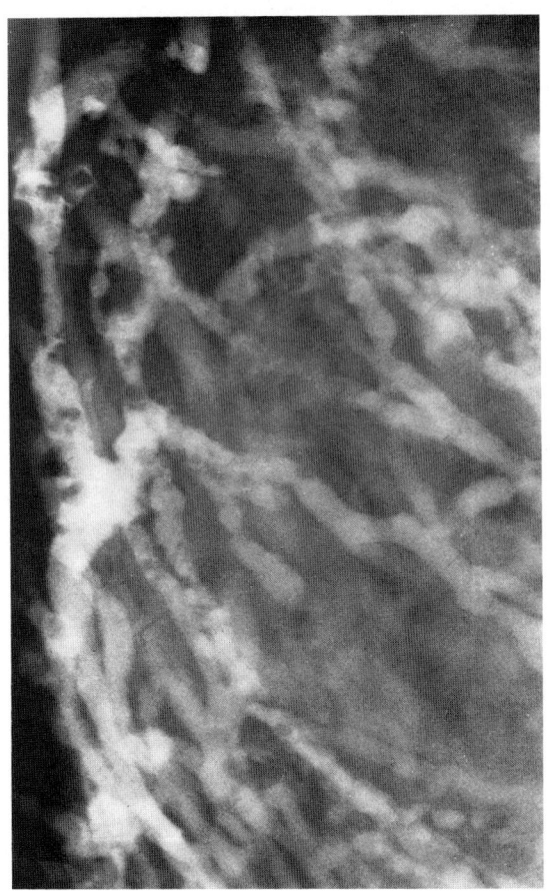

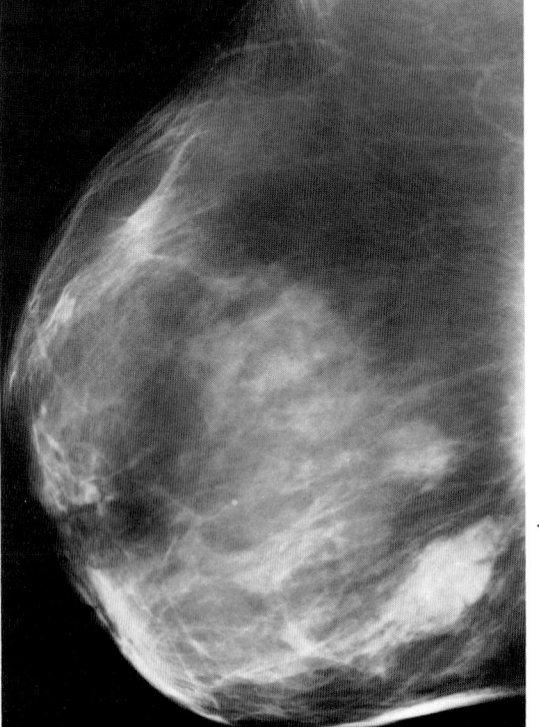

Abb. 61 Galaktographie: Milchgangskarzinom mit intraduktalen Kontrastmittelaussparungen durch papilläre Karzinomanteile.
a) Übersichtsbild.   b) 3fache Detailvergrößerung.

◀ Abb. 62 Längliche Verdichtung mit feinen Einkerbungen an der Randkontur und einigen grobkörnigen Verkalkungen innerhalb der Veränderung. Cutisverdikkung.
Klinik: strangförmige, gut bewegliche Verhärtung. Kutis frei.
Sekretzystologie: nicht repräsentativ.
Röntgendiagnose: intraduktale Neubildung.
Histologie: überwiegend papilläres Karzinom.

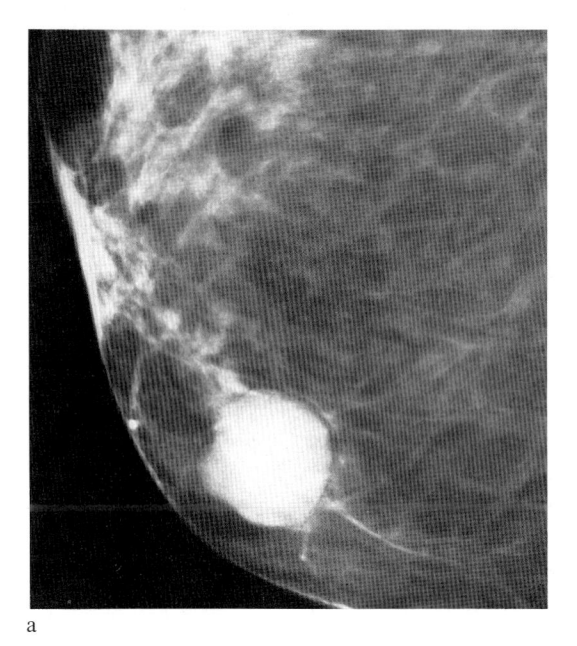

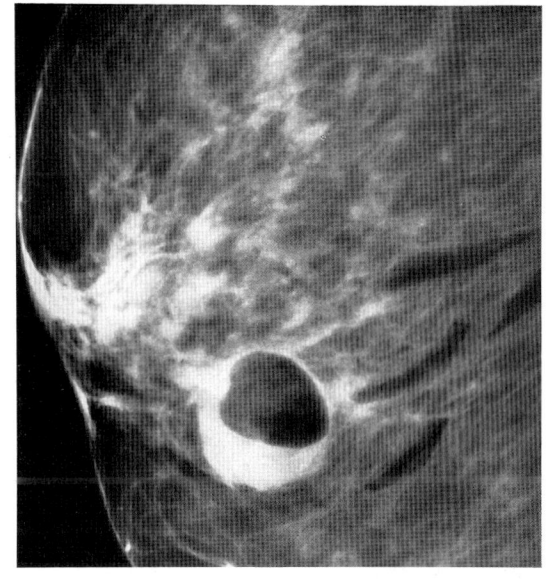

a   b

Abb. 63
a) Gelapptes, rundliches Gebilde, das fast überall glatt begrenzt ist und einem tastbaren Knoten entspricht. Keine Hautbeteiligung. Keine Gewebsreaktion in der Umgebung. Punktion: 4 ml blutige Flüssigkeit.
b) Pneumozystographie: komplette Entleerung der Zyste. Erhebliche Zystenwandverdickung.
Histologie: Intrazystisches papilläres Karzinom.

wegen ist eine brusterhaltende, operative Therapie (subkutane Mastektomie) mit höherem Risiko verbunden.
Trotzdem halten wir die nichtverstümmelnde Operationstechnik für diskutabel, wenn ein invasives Wachstum aufgrund sorgfältiger histologischer Untersuchung ausschließbar erscheint. Die reduzierte operative Radikalität muß dann aber durch Strahlen- bzw. Chemotherapie ergänzt werden.

Karzinome mit knotiger Form

(Carcinoma scirrhosum, Carcinoma solidum simplex, Carcinoma medullare, Carcinoma adenomatosum, Carcinoma gelatinosum)
Pathologie. Wenn die entarteten Zellen des duktalen Karzinoms die Basalmembran durchbrechen und die Umgebung infiltrieren, antwortet der Wirtsorganismus auf diese Invasion mit reaktiver produktiver Fibrose oder mit lymphoider Rundzellinfiltration. In der Mehrzahl der Fälle sind Anteile beider Abwehrreaktionen in der Umgebung des Karzinoms zu finden, so daß der histologische Typ des Karzinoms nach der dominierenden Reaktionsform bestimmt wird. Beim Dominieren der produktiven Fibrose spricht man von Szirrhus. Wenn der zelluläre und der bindegewebige Anteil annähernd gleich groß sind, so wird von einem „einfachen" Karzinom (Carcinoma solidum simplex) gesprochen. Beide Formen des duktalen Karzinoms mit produktiver Fibrose können adenoide Strukturen entwickeln, so daß sie auch als Adenokarzinome bezeichnet werden können.

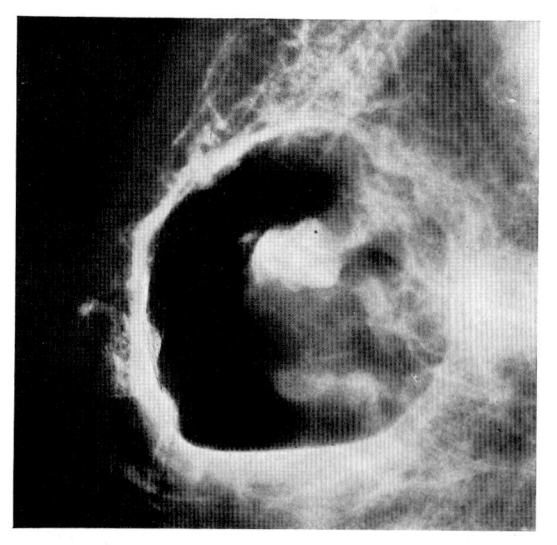

Abb. 64 Pneumozystographie mit großgelapptem, papillärem Gebilde und unregelmäßig konturierter Wandverdickung: komplizierte Zyste.
Histologie: intrazystisches papilläres Karzinom.

Bei überwiegend zellulärem Tumoraufbau und weitgehendem Fehlen von Zwischensubstanz spricht man von einem medullären Karzinom und bei überwiegender intratumoraler Schleimbildung von Gallertkrebs (muzinöses Karzinom oder Carcinoma gelatinosum).

Klinik. Das klinische Bild des invasiven knotigen Karzinoms ist abhängig von

- Ausdehnung,
- Tumorlokalisation,
- Tumorgröße im Verhältnis zur Brustgröße,
- Wachstumsform des Tumors.

Das infiltrierende Karzinom kann klinisch okkult sein, wenn es die klinische Tastschwelle (1,5 – 2 cm) noch nicht erreicht hat oder aber, wenn es im Verhältnis zur Brustgröße klein ist bzw. in der Tiefe der Brust liegt. Ein vorwiegend medulläres (also weiches) Karzinom kann klinisch okkult sein, obwohl es schon die Schwelle der „tastbaren Größe" überschritten hat und hautnah lokalisiert ist.

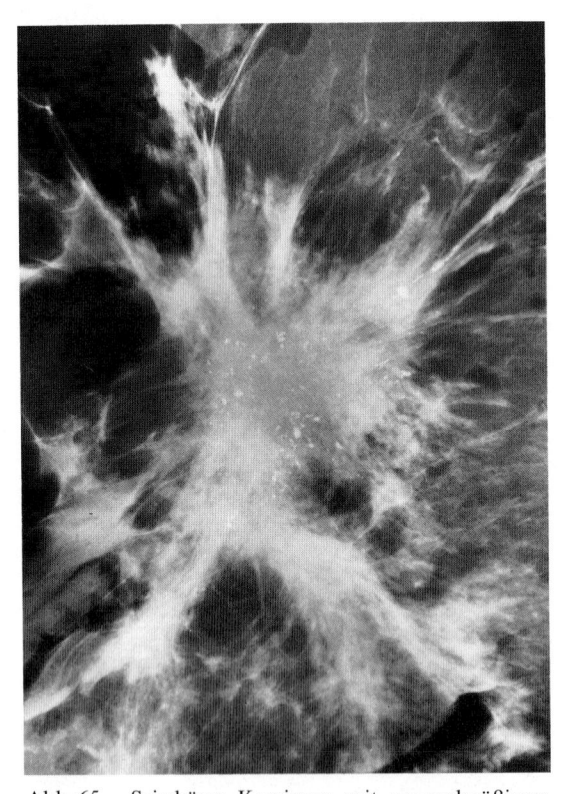

Abb. 65 Szirrhöses Karzinom mit unregelmäßigem zentralen Knoten und typischen Karzinomausläufern („Krebsfüße"). Zahlreiche polymorphe intraduktale Mikroverkalkungen (Präparatradiographie, Vergr. 1,5fach).

Ein harter, üblicherweise tastbarer Geschwulstknoten kann klinisch okkult bleiben, wenn die Brust fibrotisch, adenotisch oder großzystisch verändert und schwer durchtastbar ist (GROS 1960, LANYI u. LITTMANN 1970, LANYI 1974).

Das klassische klinische Bild des Mammakarzinoms mit hartem, auf der Unterlage fixiertem, großen Knoten und retrahierter Mamille, Apfelsinenhaut oder mit Exulzeration und Lymphknotenpaket in der Axilla sieht man heute selten. Dies ist ein Erfolg der Vorsorgeuntersuchungen. Oft tastet man nur eine minimale Verhärtung ohne sonstige wahrnehmbare Veränderungen und muß sämtliche diagnostische Möglichkeiten (Mammographie, Thermographie, Punktionszytologie, Biopsie) aufwenden, um die Diagnose zu stellen.

Bei Karzinomformen mit produktiver Fibrose (Szirrhus, Carcinoma solidum simplex) imponiert der tastbare Knoten deutlich größer, als es der realen Tumorgröße im Mammogramm entspricht. Dieses diagnostisch wertvolle Phänomen entsteht infolge der Fixierung des peritumoralen Fettgewebes durch die fibrotischen „Krebsfüße". Man tastet in diesem Fall nicht den Krebsknoten selbst, sondern zusätzlich das ihn umgebende „Pseudolipom" (SHUCKSMITH u. DOSSET 1965). Dies erklärt auch die seltenen Fälle, bei denen ein Szirrhus mammographisch kaum erkennbar ist, weil im Mammogramm lediglich das tumorfixierte Fettgewebe mit diskreten, irregulären Bindegewebsstrukturen ohne einen eigentlichen Tumorknoten dominiert.

Das sog. „Plateauphänomen" (d. h. umschriebene mehr oder weniger ausgedehnte Hautfixierung) sowie die Mamillenretraktion sind keine karzinomspezifischen Zeichen, sondern sprechen für einen schrumpfenden Prozeß in der Brust (DEGRELL 1969, 1976). Außer bei einem Szirrhus können Retraktionsphänomene auch durch Plasmazellmastitis, mit Fibrose ausgeheilte Fettgewebsnekrose, durch hyalinisiertes Fibroadenom und beim intraduktalen, sklerosierten Papillom entstehen.

In seltenen Fällen kann als erstes und einziges Symptom eines Karzinoms die punktförmige Hauteinziehung auch bei einwandfrei beurteilbaren, mammographisch unauffälligen Verhältnissen der röntgenologischen Tumorerkennbarkeit lange Zeit (1 – 2 Jahre) vorausgehen.

Röntgenologie. Beschaffenheit, Ausdehnung und Lokalisation sowie die umgebende Struktur bestimmen das mammographische Bild des invasiven Karzinoms.

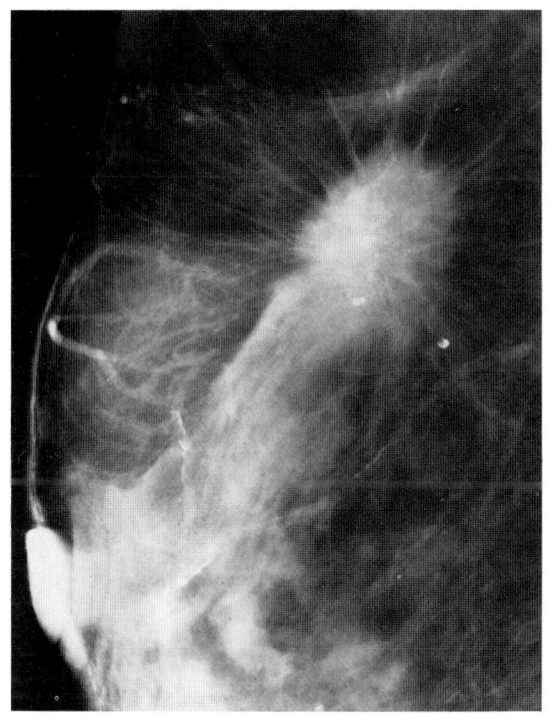

Abb. 66 Typisches szirrhöses Karzinom im Mammogramm: zentraler Tumorknoten mit eingekerbten Rändern und klassischen „Krebsfüßen", „kometschweifartigem" Ausläufer in Richtung auf die Mamille und Hypervaskularisation in der Tumorumgebung.
Einige verkalkte Mikrozysten am Tumorrand. Arterielle Gefäßwandverkalkungen in der Umgebung.

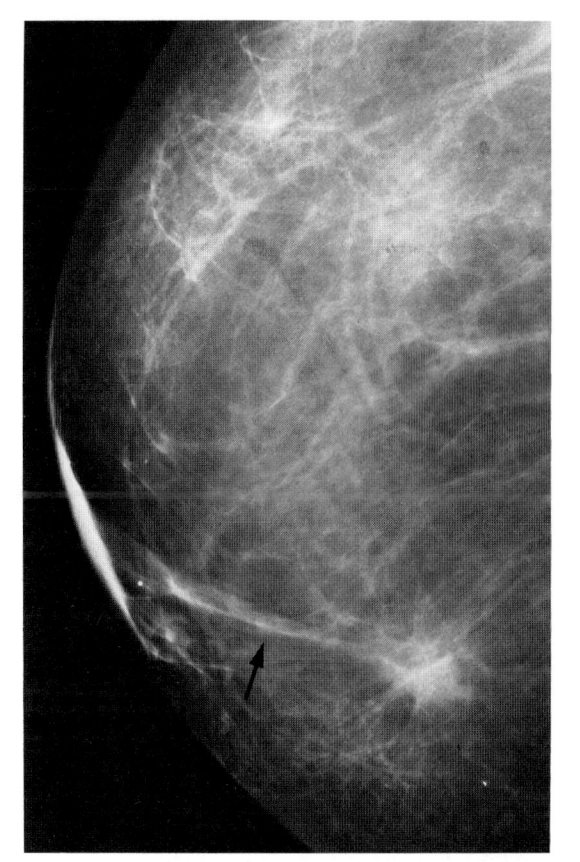

Abb. 67 Szirrhöses Karzinom mit strangartiger Verbindung zur Mamille: „Warnungsstreifen".

Je mehr produktive Fibrose, desto mehr „Spiculae", „strahlige", „sternförmige" Struktur.
Je weniger Fibrose vorhanden ist, desto rundlicher ist der maligne Prozeß. Man kann die histologische Artdiagnose (Szirrhus, Carcinoma solidum simplex, Carcinoma medullare) aufgrund der röntgenologischen Erscheinungsform oft korrekt voraussagen.
Die häufigste Form des Brustkarzinoms ist der *Szirrhus*. Er besteht aus einem unregelmäßigen Knoten mit strahlenartig angeordneten „Krebsfüßen". Diese als „Spiculae" bezeichneten Ausläufer sind für die Diagnose bestimmend. Sie sind bei 50–60% aller Karzinome zu sehen und damit die häufigsten Malignitätszeichen (v. FOURNIER u. Mitarb. 1975; Abb. 65).
Weitere Röntgensymptome des Szirrhus sind der „Kometschweif" (Abb. 66), der „Warnungsstreifen" (Abb. 67), Mikroverkalkungen und eine helle Fettgewebszone (Zone A; nach NORDENSTRÖM 1981) in der unmittelbaren Umgebung der Karzinome mit ausgeprägter, produktiver Fibrose (Abb. 68).

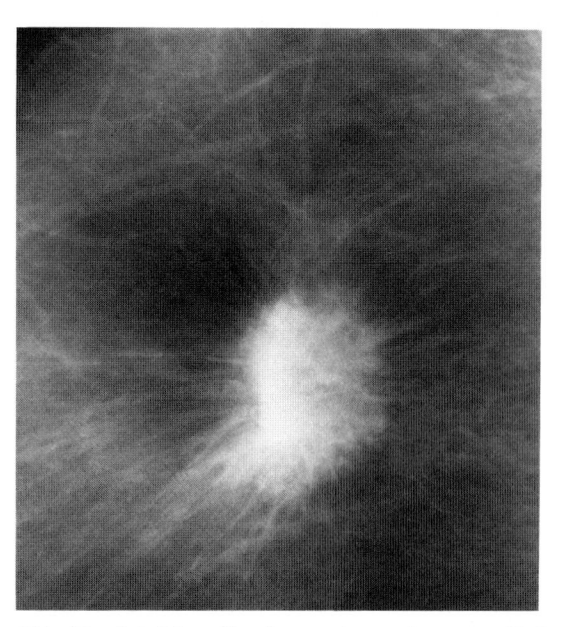

Abb. 68 Szirrhöses Karcinom mit transluzentem Hof durch peritumorales dehydriertes Fettgewebe (Zone A nach Nordenström).

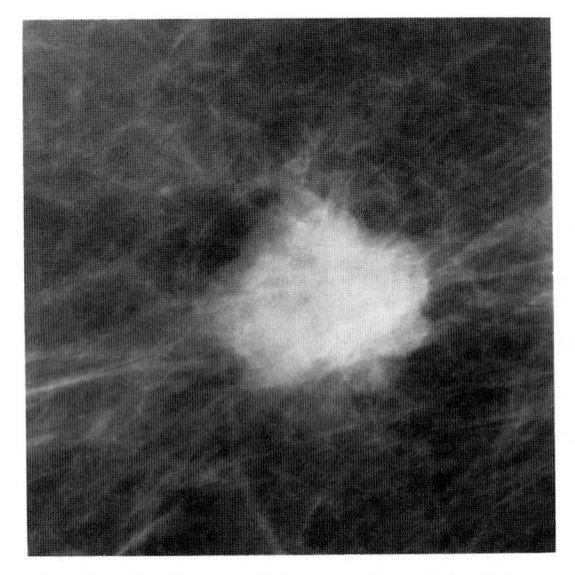

Abb. 69 Carcinoma solidum simplex mit höckrigem Tumorknoten, der an der Oberfläche mehrfach eingekerbt ist und plumpe, zapfenförmige Tumorausläufer aufweist.

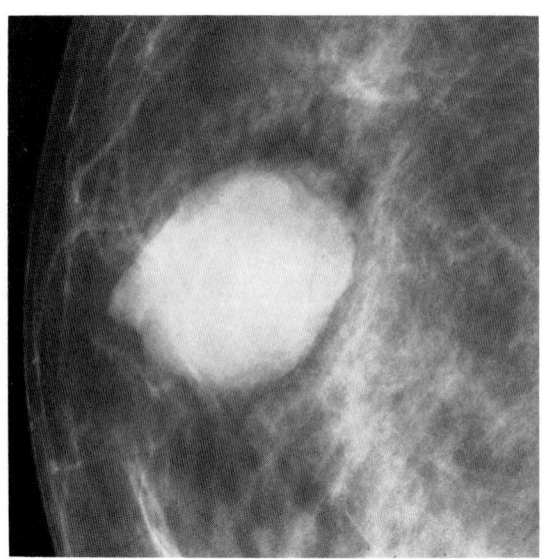

Abb. 71 Gallertkrebs mit rundlichem, glatt begrenztem Tumorknoten.

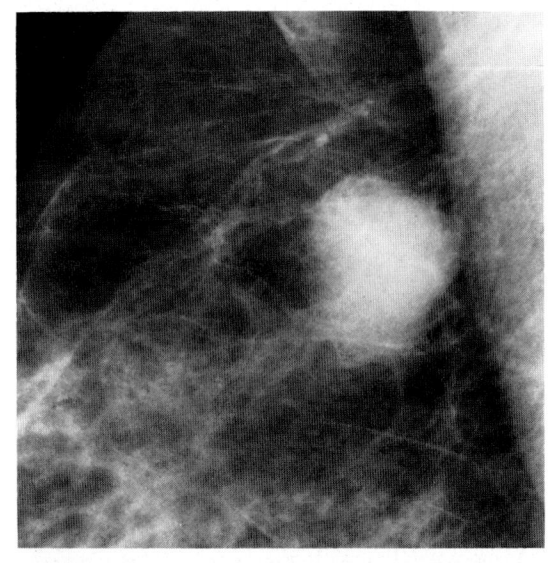

Abb. 70 Medulläres Karzinom mit rundlichem Tumorknoten, der weitgehend glatt begrenzt ist und nur an einer Stelle feine Ausläufer aufweist.

Auf diese Zone ist von verschiedenen Autoren (SHUCKSMITH u. DOSSET 1965, WILLEMIN 1972) aufmerksam gemacht worden. Auch den Pathologen war schon aufgefallen, daß der Szirrhus manchmal von einer Zone besonders gelben Fettgewebes umgeben ist. Das Phänomen ist jetzt von NORDENSTRÖM (1981) erklärt worden: Es handelt sich um dehydriertes Fettgewebe, das infolge der Wirkung eines elektrischen Feldes zwischen Tumor und Umgebung wasserarm geworden ist. Dieses Phänomen kommt aber nicht ausschließlich beim szirrhösen Karzinom, sondern auch bei einer sternförmigen mastopathischen Fibrose vor, wodurch sich sein diagnostischer Wert vermindert.

Das *Carcinoma solidum simplex* hat weniger produktive Fibrose als der Szirrhus, deswegen eine Knotenform mit höckriger Oberfläche und kürzeren plumpen Ausläufern (Abb. 69).

Die rundliche Knotenform der Karzinome mit mehr oder weniger glatten Konturen wird in 25 – 28% der Fälle gefunden (v. FOURNIER u. Mitarb. 1975). Diese Form entspricht histologisch vorwiegend dem *medullären Karzinom* (Abb. 70) oder dem seltenen schleimbildenden *Gallertkrebs* (Abb. 71).

Die weitere Konturanalyse des medullären Karzinoms zeigt manchmal feinzackige Konturen.

Aber auch ein Rundschatten mit einer Abflachung der Kontur an einer oder mehreren Stellen kommt beim medullären Karzinom vor. Dieses Zeichen ist bei Zysten nie, manchmal aber beim Fibroadenom zu finden.

Die *sekundären Röntgenzeichen* des knotigen Karzinoms sind:

– *Mikroverkalkungen.* Sie sind beim knotigen Karzinom ein Hinweis dafür, daß das invasive Karzinom aus einem Milchgangskarzinom entstanden ist (s. Abb. 65). Die Mikroverkalkungen sind in 30–35–40% aller Karzinome nachweisbar (CHAVANNE u. GREGOIRE 1956, v. FOURNIER u. Mitarb. 1975, GERSHON-COHEN u. Mitarb. 1966, LEBORGNE 1953). Sie können innerhalb und außerhalb des Karzinomknotens liegen.

– *Retraktionsphänomene* und *Kutisverdickungen.* Sie sind sowohl vom Tumor-Haut-Abstand, vom Ausmaß der produktiven Fibrose als auch von der Tumorgröße abhängig. So fanden v. FOURNIER u. Mitarb. (1975) bei Karzinomen unter 1 cm lediglich in 3,7% der Fälle eine Hautverdickung, während bei großen Karzinomen die Zahl auf 44,5% anstieg. Eine Haut- bzw. Mamilleneinziehung konnte dagegen von diesen Autoren bei 7,7% der Frühkarzinome und bei 89% der ausgedehnten Karzinome festgestellt werden. Die umschriebene Kutisverdickung und retikuläre Zeichnung des subkutanen Fettgewebes ist mammographisch feststellbar, bevor die Hautfixierung klinisch auftritt.

– die *„weite, korkzieherartig geschlängelte"* Vene HOEFFKEN u. MOCK 1970). Sie ist nur bedeutungsvoll, wenn sie zwischen dem pathologischen Prozeß und der Subkutis verläuft, andere verdickte Venenverläufe sind durch Kompression bei der Mammographie zu erklären.

– *Lymphknotenvergrößerung.* Sie ist ein uncharakteristisches Phänomen und verhältnismäßig selten im Mammogramm zu finden. Dies beweist jedoch nicht das Fehlen von Metastasen.

Ursachen für ein „mammographisch okkultes" Karzinom sind:

– kein Densitätsunterschied zwischen dem Karzinomgewebe und dem umgebenden dichten, mastopathischen Gewebe oder bei dichtem Parenchym der jungen Frau;
– rein intraduktales Wachstum eines papillären Karzinoms ohne Mikroverkalkungen und ohne Sekretion;
– periphere Tumorlokalisation, die eine mammographische Abbildung nicht ermöglicht;
– fehlerhafte Technik: falsche Einstelltechnik, mangelhafte Aufnahmequalität durch apparative Unzulänglichkeit, unbrauchbare Filmqualität, Entwicklungsfehler u. ä.

Differentialdiagnose der strahligen Strukturen im Mammogramm:

– szirrhöses Karzinom (Abb. 72), Carcinoma solidum simplex (s. Abb. 69),
– „strahlige Fibrose" (Abb. 73),

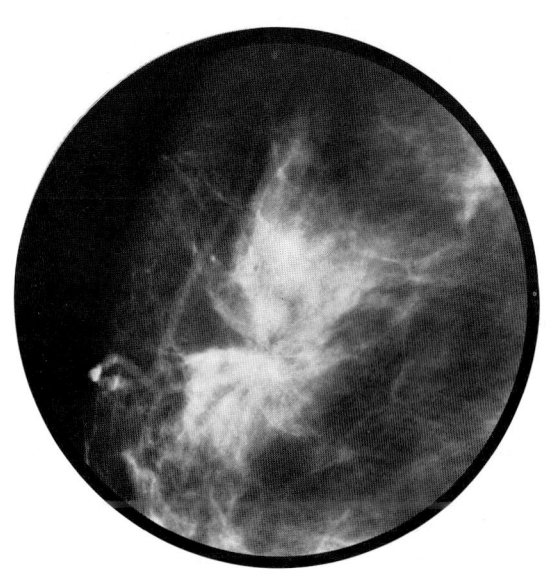

Abb. 72 Strahlige Strukturverdichtung hinter dem oberen Mamillenrand ohne zentrale Knotenbildung. Kutis nicht infiltriert oder retrahiert. Normale Mamille, Diskrete Resistenz bei der Palpation.
Thermographie: atypisches Gefäß.
Diagnose: Verdacht auf ein szirrhös wachsendes Karzinom.
Im Mammogramm keine differentialdiagnostische Unterscheidungsmöglichkeit gegenüber einer ausgedehnten mastopathischen Fibrose (s. Abb. 73–75).
Histologie: szirrhöses Karzinom.

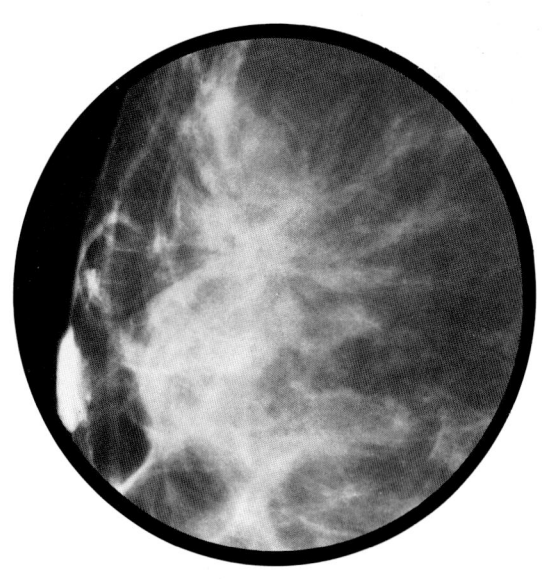

Abb. 73 Großer, strahliger, fibröser Prozeß ohne zentralen Knoten. Keine Kutisverdickung oder -retraktion. Normaler Tastbefund. Normale Thermographie.
Diagnose: nur durch Biopsie möglich!
Histologie: lokalisierte mastopathische Fibrose.

1016 Erkrankungen der Brustdrüse

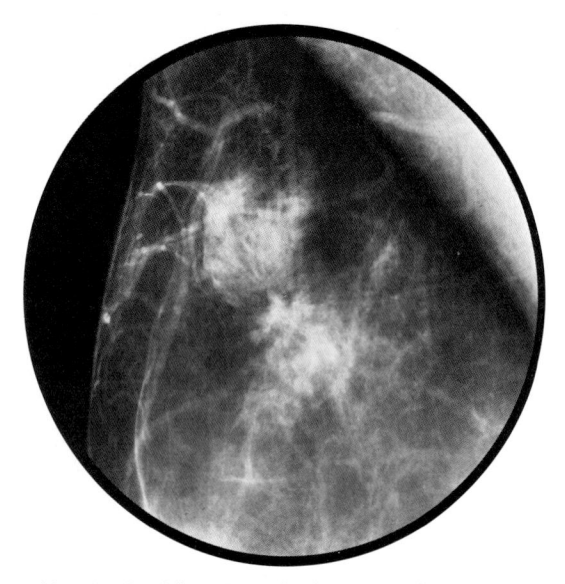

Abb. 74 Strahliger Prozeß ohne zentrale Knotenbildung. Das bipolare Ausstrahlen der sternförmigen Strukturen sowie der fehlende Tastbefund, die normale Kutis und das normale Thermogramm sprechen gegen ein szirrhöses Karzinom. Trotzdem ist Biopsie zur Diagnosesicherung erforderlich!
Histologie: Fibrosierende Adenose

- knotige, strahlige Form der fibrosierenden Adenose,
- reaktive Fibrose in der Umgebung von Papillomen und Papillomatosen,
- sklerosierende Form der Tuberkulose (s. Abb. 49),
- hyalinisiertes Fibroadenom (s. Abb. 27a u. b),
- Granularzellmyoblastom,
- umschriebene, fibrotische Mastopathie (s. Abb. 73 u. 74),
- akute Mastitis (s. Abb. 48a u. b),
- mit Fibrose ausgeheilte Fettgewebsnekrosen,
- subareoläre Fibrose bei der Plasmazellmastitis (s. Abb. 53),
- postoperative Narben (Abb. 75).

Anamnestische Angaben und der Vergleich mit früheren Mammogrammen können sehr aufschlußreich sein. Bereits eine minimale, strahlige Struktur kann ein Hinweis auf Szirrhus sein, wenn sie auf den Voraufnahmen nicht zu sehen war (s. Abb. 86a u. b).

Klinische Zeichen einer Entzündung sprechen eher für eine Mastitis als für ein Karzinom. In solchen Fällen sollte man vor der voreiligen Diagnose eines Szirrhus eine Kontrolle nach massiver antibiotischer und antiphlogistischer Behandlung vornehmen (s. Abb. 48a u. b). Auch das *Fehlen von Tastbefund* und *Hautbeteiligung* können richtungsweisend sein, wenn eine ausgedehnte, strahlige Struktur subkutan vorliegt (Abb. 73 u. 74), denn ein größeres szirrhöses Karzinom ist nicht ohne klinische Symptomatik.

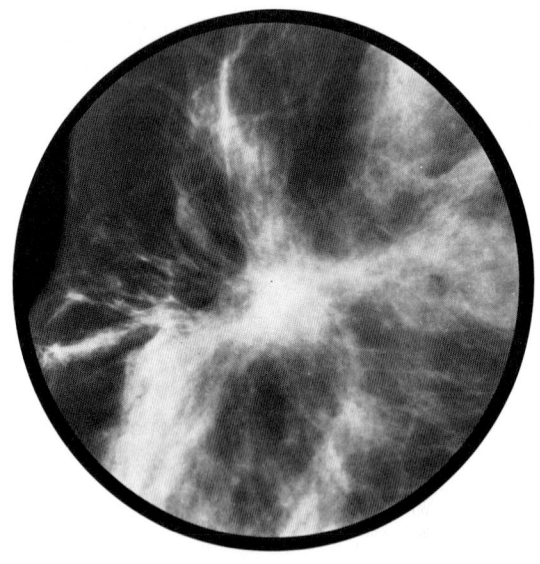

Abb. 75 Strahlige Struktur: Zustand nach viermaliger Probeexzision mit ausgedehnten narbigen Veränderungen.
Statt erneuter Operation: konsequente Überwachung! Seit 2 Jahren unveränderter Befund.

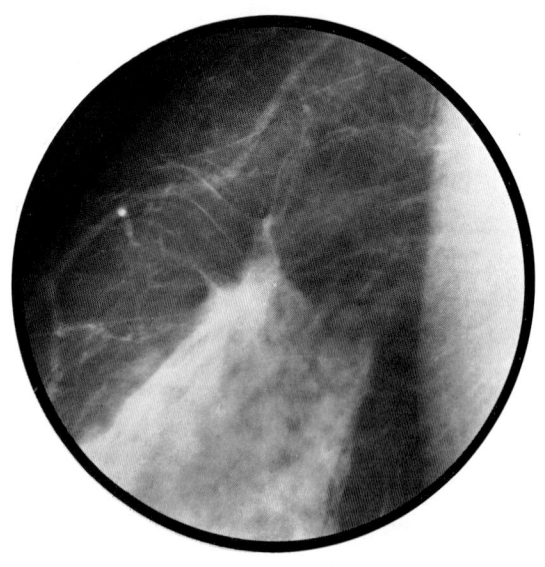

Abb. 76 Strahlige Struktur am oberen Parenchymrand: Kleiner Szirrhus (nur an den ausstrahlenden Krebsfüßen erkennbar).

Mit *sorgfältiger Bildanalyse* sollte nach *Konturunregelmäßigkeiten des Drüsenkörpers* (Abb. 76) und *Sekundärzeichen* des Malignoms gesucht werden, wobei besonders das Vorhandensein von Mikroverkalkungen (s. Abb. 65) als wichtiges, differentialdiagnostisches Zeichen gilt (das Fehlen von Sekundärzeichen allein bedeutet noch nicht, daß es sich um einen gutartigen Prozeß handelt).

Die für Plasmazellmastitis typischen Verkalkungen helfen die richtige Diagnose einer subareolaren, benignen Fibrose zu stellen (s. Abb. 52).

Die Bildanalyse muß immer in 2 Ebenen erfolgen. Das Fehlen eines Befundes in der zweiten Ebene kann den Verdacht auf einen karzinomatösen Prozeß nur bedingt entkräften.

Das Ergebnis einer Punktionszytologie muß stets in Übereinstimmung mit der Wertigkeit der übrigen Symptome gebracht werden, und bei Zweifeln muß die Punktionszytologie wiederholt oder die Indikation zu einer Biopsie gestellt werden.

Differentialdiagnose der Rundschatten im Mammogramm:
- medulläres Karzinom (s. Abb. 70),
- Gallertkrebs (s. Abb. 71),
- Zyste (s. Abb. 11 a u. b),
- Fibroadenom (s. Abb. 25),
- Cystosarcoma phyllodes (s. Abb. 30),
- intrazystisches oder intraduktales Papillom (s. Abb. 31 u. 34 u. 35),
- Hämangiom und subkutanes Neurofibrom (s. Abb. 37 u. 39),
- Schweißdrüsenzyste (s. Abb. 38),
- normaler oder pathologischer Lymphknoten (s. Abb. 4 u. Abb. 96),
- Abszeß und infizierte Zyste,
- Metastase,
- Sarkom (s. Abb. 90),
- knotige Form der Lymphogranulomatose (s. Abb. 93),
- noduläre Form der Tuberkulose,
- umschriebenes, rundlich konfiguriertes Drüsenparenchyminsel,
- eingezogene oder nicht tangential eingestellte Mamille,
- verschiedene Hautveränderungen (Nävus, Hautfurunkel, Atherom, Neurofibromatosis Recklinghausen).

Neben sorgfältiger Anamnese, klinischer Untersuchung, Bildanalyse und Kontrolle ist die Punktion mit anschließender Zytologie unser bewährtestes Mittel, eine klare Diagnose zu erreichen. Weder Intensität noch Größe eines glatt konturierten Rundschattens erlauben eine Differenzierung zwischen medullärem Karzinom, Zyste, Cystosarcoma phyllodes oder Sarkom bzw. einer Metastase. Man kann in diesen Fällen genauso wie bei den kleinere Rundschatten gebenden Veränderungen allein mit Hilfe der Punktion und Zytologie eine Differentialdiagnose erreichen.

Die nicht tastbaren, infolgedessen nur stereotaktisch punktierbaren, rundlichen, glatt konturierten Verschattungen müssen röntgenologisch individuell in 3- bis 6monatigen Abständen kontrolliert werden (evtl. in 1 Ebene) oder exstirpiert werden. Die Ultraschalluntersuchung ist oft zur Differenzierung größerer Gebilde geeignet.

Zur stereotaktischen Punktion ist das TRC-Mammotest-Gerät nach NORDENSTRÖM erforderlich. Eine gezielte Punktion kann mit Lochtubus (BREZINA 1975, 1980), Rastertubus und fokussierter Kanülenführung (KRAMANN u. Mitarb. 1975, KRAMANN 1980) durchgeführt werden.

Milchgangskarzinom mit Mamillenbeteiligung – Morbus Paget

Unter Morbus Paget versteht man ein Milchgangskarzinom mit klinischer Manifestation in der Epidermis der Brustwarze. Während ein nur histologisch nachweisbarer, krebsiger Befall der Mamille in etwa 30% aller Mammakarzinome vorkommt (CITOLER u. ZIPPEL 1974), ist eine klinische Manifestation in Form eines Morbus Paget selten (1 – 3%, nach BÄSSLER 1978).

Histologisch sind verhältnismäßig große Karzinomzellen mit reichlichem hellem Zytoplasma und einem großen, rundlichen oder auch polymorphen Kern mit unterschiedlichem Chromatingehalt (sog. Paget-Zellen) zu sehen.

Außer der Karzinommanifestation in der Mamille ist ein intraduktales oder knotiges Karzinomwachstum entweder retromamillär oder in der Tiefe der Brust obligat vorhanden.

Klinik. Krustenbildung (Abb. 77), Bläschenbildung, Dyskeratose, nässendes Ekzem, Erosion und Ulzeration (Abb. 78) sind die einzelnen Phasen der Mamillenveränderung. Sie können mit Hyperästhesie, Schmerzen und Juckreiz verbunden sein. Ein Knoten ist nur in etwa der Hälfte der Fälle tastbar. In der klinischen Differentialdiagnostik ist neben einem Kontaktekzem auch an einen Morbus Bowen zu denken. Diese Präkanzerose ist auch histologisch von einem Morbus Paget manchmal nur schwer zu unterscheiden.

Die Kontaktzytologie kann die typischen, sog. Pagetzellen zeigen. Durch dermatologische

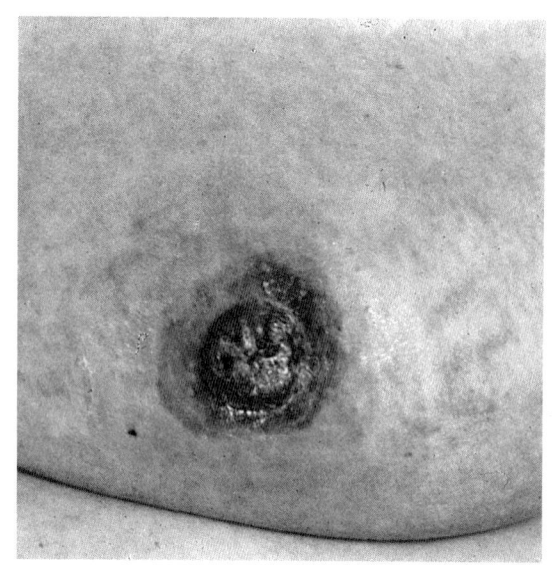

Abb. 77 Diskrete ekzemartige Mamillenveränderung bei Morbus Paget.

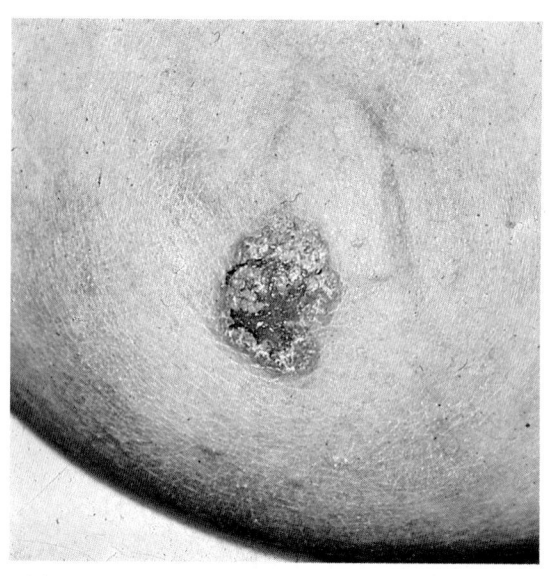

Abb. 78 Klassischer Morbus Paget mit Ulzeration der Mamille.

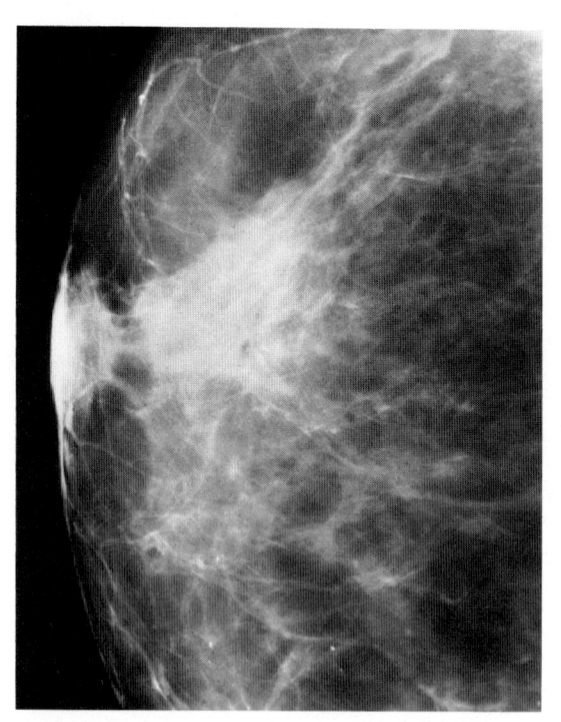

Abb. 79 Klinik: Morbus Paget mit therapieresistenter Rötung und Ulzeration der Mamille.
Mammographie: geringe Verdickung der Mamille und uncharakteristische Strukturvermehrung retromamillär.

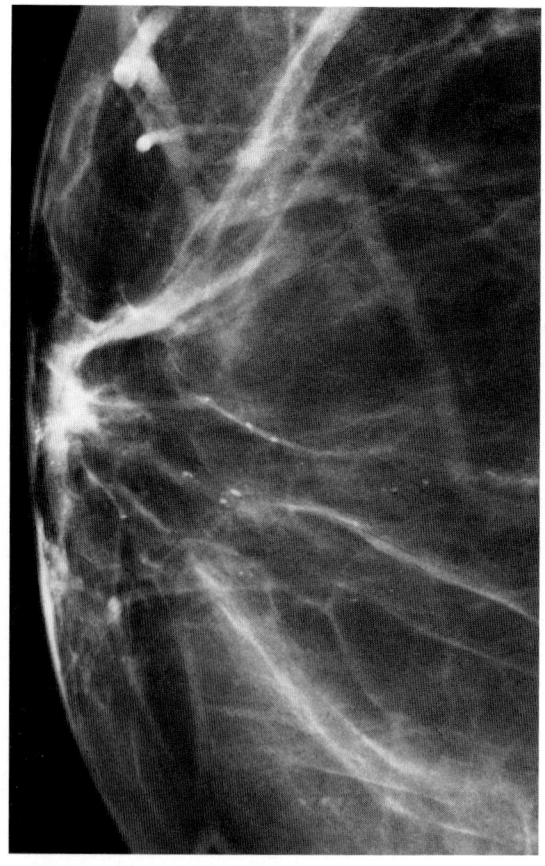

Abb. 80 Klinik: diskrete ekzemartige Mamillenveränderung.
Mammogramm: retromamilläre intraduktale (in Linien hintereinander liegende) Mikrokalzifikationen (Vergr. 1,5fach).
Diagnose: Morbus Paget.

Untersuchung kann ein Kontaktekzem ausgeschlossen werden. Die therapieresistente Mamillen„entzündung" ist verdächtig auf Morbus Paget!

Röntgenologie. Die Diagnose eines Morbus Paget setzt sich aus klinischen und röntgenologischen Bausteinen zusammen. Im Mammogramm muß man nach einer Mamillenverdickung (Abb. 79) und erweiterten, retromamillären Milchgängen sowie den typischen Zeichen des intraduktalen (Abb. 80) oder knotigen Karzinoms retromamillär oder in der Tiefe der Brust suchen. Wenn keine eindeutige Röntgendiagnose zu stellen ist, so ist eine kurzfristige Mammographiekontrolle in 1 Monat notwendig. Ein negatives Mammogramm schließt einen Morbus Paget nicht aus! Bei weiterhin unklarer Situation ist eine Biopsie zwingend nötig.

Diffuses Karzinom und sog. inflammatorisches Karzinom

Wenn Karzinomzellen in die subepidermalen Lymphspalten und Blutgefäßkapillaren disseminieren und die Lumina verlegen, so entsteht das Bild des diffusen Karzinoms. Es handelt sich hierbei meist um undifferenzierte Karzinome hohen Malignitätsgrades.

Klinisch findet man die Symptome der Lymphstauung und der fleckigen passiven Hyperämie. Die Haut ist geschwollen, orangenschalenähnlich und kann landkartenartige, rötliche Areale wie bei einer Entzündung aufweisen.
Die erkrankte Brust ist größer, derber und schwerer als die andere Brust.
Anfangsstadien imponieren oft wie eine Mastitis. Deshalb bedürfen solche Erscheinungen außerhalb des Puerperiums besonderer diagnostischer Skepsis.

Röntgenologisch wird das Bild bestimmt durch *Zeichen des Ödems* und der Infiltration mit Hautverdickung, Verdickung der Subkutis, Verdickung des vorderen Faszienblattes und der subkutanen Trabekel (Abb. 81). Der Nachweis eines intraduktalen oder invasiven Karzinoms (Abb. 82) kann zwar wegen des Ödems sehr schwer sein, ist jedoch für die Diagnosefindung unabdingbar, da die Röntgenzeichen des Ödems unspezifisch sind und auch bei axillärer Lymphblockade (wie z. B. bei der Lymphogranulomatose), kardialem Anasarka (beiderseits), Leukämie (beiderseits) sowie chronischer Lymphangiose und bei Venacava-superior-Thrombose vorkommen können.

Differentialdiagnostische Probleme tauchen nur

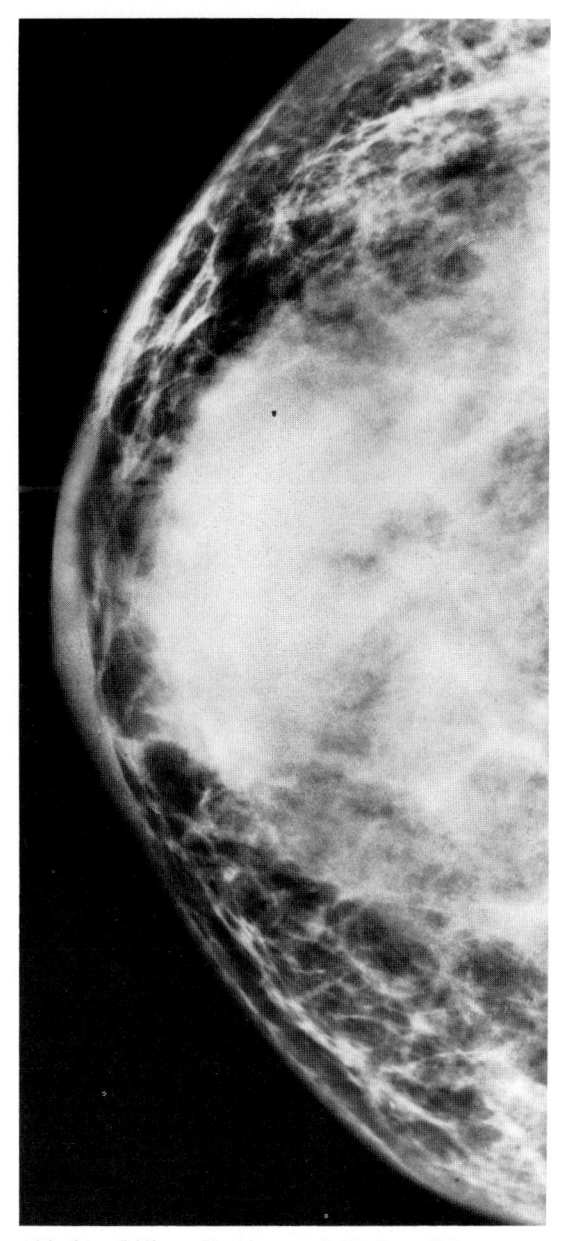

Abb. 81 Diffuses Karzinom mit Kutisverdickung, trabekulärer und netziger Infiltration des subkutanen Fettgewebes sowie Verdichtung des ganzen Drüsenkörpers. Im unteren Bildbereich ist das vordere Faszienblatt sichtbar.

bei fehlenden röntgenologischen Malignitätskriterien (Karzinomknoten oder Mikrokalk) auf. Anamnese und klinische Untersuchung sowie die Laborwerte sind oft richtungsweisend. Kurzfristige Kontrollen (1 Monat) nach entsprechender Behandlung müssen zur Diagnosefindung führen. Als letzte diagnostische Maßnahme bleibt die Punktionszytologie oder die Biopsie.

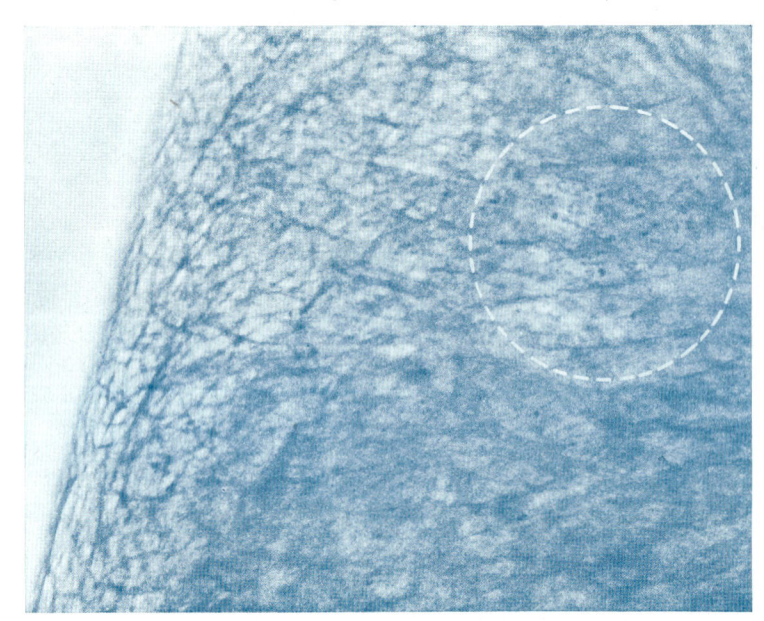

Abb. 82 Klinik: Hautrötung seit etwa 4 Wochen. „Peau d'orange". Diskrete tastbare Resistenz. Differentialdiagnose: Mastitis oder inflammatorisches Karzinom? Xeromammogramm: Hautverdikkung und netzig-trabekuläre Durchsetzung des subkutanen Fettgewebes sind vieldeutig. Diagnosefindung durch den Nachweis von gruppierten polymorphen Mikrokalzifikationen: diffuses Karzinom mit intraduktalem Karzinomwachstum.

Diese absolut infauste Form des Mammakarzinoms wird primär strahlentherapeutisch und chemotherapeutisch behandelt. Die operative Mastektomie ist zwecklos und oft schädlich. Die Mehrzahl der Patientinnen stirbt innerhalb der ersten 2 Jahre nach Erkrankungsbeginn.

Differentialdiagnose diffuser Mammaveränderungen:

- diffuses Karzinom (s. Abb. 94),
- Morbus Hodgkin (s. Abb. 81 u. Abb. 82),
- Lymphstauung wegen Blockade,
- kardiales Ödem,
- Leukämie (s. Abb. 95),
- ausgedehnte akute Mastitis (s. Abb. 47),
- diffuse Form der Tuberkulose,
- Zustand nach mehrfacher Probeexzision,
- Zustand nach Bestrahlung,
- ungewöhnlich großes Hämatom,
- Riesenfibroadenom,
- Fibroliposarkom (s. Abb. 92),
- Siliconprothese, Siliconinjektion,
- ausgedehnte Mastopathie,
- Leiomyomatosis,
- Paraffininjektion.

Seltene Mammakarzinomformen

Die *infiltrierende Form* des *lobulären Karzinoms*, das *apokrine Karzinom*, das *Plattenepithelkarzinom* und das *tubuläre Karzinom* kommen äußerst selten vor.

Das infiltrierende, lobuläre Karzinom kann eine rundliche, knotige Form oder ebenso wie das tubuläre Karzinom eine strahlige Form aufweisen.

Das apokrine Karzinom kann wie ein Papillom aussehen. Das Plattenepithelkarzinom innerhalb eines Cystosarcoma phyllodes bleibt röntgenologisch „maskiert" und wird lediglich durch Biopsie und histologische Untersuchung gefunden. Die genannten Karzinomformen weisen keine charakteristischen röntgenologischen oder klinischen Zeichen auf, die es erlauben würden, sie von anderen Karzinomarten zu differenzieren.

Karzinomwachstum

Erste Kenntnisse über die Wachstumsgeschwindigkeit und die Art der Formveränderungen während der Tumorvergrößerung des Mammakarzinoms haben wir durch die Mammographie gewonnen.

Infolge von Mehrfachuntersuchungen über eine längere Zeit ist es möglich geworden, die jeweils gemessene Tumorgröße mit dem Zeitintervall in Beziehung zu bringen und dadurch eine Tumorverdopplungszeit zu berechnen. Dieses Verfahren geht auf COLLINS u. Mitarb. (1956) zurück. Die Berechnung erfolgt nach folgender Formel:

$$T_D = \frac{\ln 2 \, (t_2 - t_1)}{\ln V_2 - \ln V_1}$$

T_D = Verdopplungszeit,
$\ln$ = natürlicher Logarithmus,
$t_2 - t_1$ = Zeitspanne zwischen den beiden Mammographien,
V_2, V_1 = errechnete Tumorvolumina.

Unter den Voraussetzungen, daß ein Tumor aus einer einzelnen Mutterzelle entsteht, der Tumor *ausschließlich* aus Tumorzellen besteht, keine Zwischensubstanz entwickelt wird und *sämtliche* Zellen an der *regelmäßigen* Teilung teilnehmen, gilt nachfolgendes Denkmodell eines Tumorwachstums:

Während einer Tumorverdopplungszeit (T) verdoppelt sich das Tumorvolumen durch Verdopplung der Tumorzellzahl.

Eine Karzinomerkennung im Mammogramm ist erst bei einer Tumorgröße von etwa 3–5 mm Durchmesser möglich. Zur Erreichung dieser Tumorgröße müssen etwa 24 Verdopplungen in der „prämammographischen" Tumorwachstumszeit erfolgen. Über die Wachstumsdynamik in dieser Vorphase haben wir keinerlei Kenntnisse.

1 ml Tumorvolumen enthält bei einer Tumorzellgröße von 10 µm die Zahl von 1 Milliarde (10^9) maligner Zellen. Zur Entstehung dieser Tumorzellzahl aus einer Tumor-Urzelle sind 30 Verdopplungen nötig.

Unsere Berechnungsmöglichkeiten einer Tumorverdopplungszeit beschränken sich also auf die Endphase der Tumorentwicklung. In dieser „klinischen Tumorzeit" ist das Tumorwachstum weitgehend exponentiell, wie Mehrfachbeobachtungen ergaben (v. FOURNIER u. Mitarb. 1980). In der Endphase des Tumorwachstums wächst der Tumor oft langsamer (zentrale Nekrose u. ä. Gründe). Die Tumorverdopplungszeit wird länger, und die Wachstumskurve flacht sich ab (Gompard-Funktion).

Ob in den frühen Wachstumsphasen das Mammakarzinom rascher oder langsamer oder wechselnd wächst, bleibt vorläufig unbekannt. Immunologische Abwehrfaktoren des Wirts einerseits und Gefäßversorgung des Tumors andererseits spielen wohl neben der spezifischen Dynamik der Tumorzellteilung eine entscheidende Rolle.

Die Berechnung der Tumorverdopplungszeit setzt eine Volumenbestimmung des Karzinoms voraus. Diese ist nur bei gut definierten Knoten mit einiger Genauigkeit möglich. Erhebliche Meßfehler bei unregelmäßiger Tumorform beeinträchtigen die Genauigkeit der Berechnungen der Tumorverdopplungszeit.

Alle bisherigen Publikationen (COLLINS u. Mitarb. 1956, v. FOURNIER u. Mitarb. 1976, 1977, GERSHON-COHEN u. Mitarb. 1963, GREMMEL u. Mitarb. 1977, HEBER u. Mitarb. 1976, HERMANUTZ u. Mitarb. 1975, HEUSER u. Mitarb. 1978, HOEFFKEN u. HEUSS 1977, KUSAMA u. Mitarb. 1972, LUNDGREN 1977, OESER 1974, PEARLMAN 1976) stützen sich auf die Beobachtung der Wachstumsgeschwindigkeit bei soliden, ausmeßbaren Tumorknoten, eliminieren also zwangsläufig die intraduktalen Karzinomwachstumsformen (Mikrokalk) und die diffus wachsenden Karzinome. Außerdem entziehen sich der Erfassung alle sehr schnell wachsenden „Intervallkarzinome", die im Intervall nach einer Vorsorgeuntersuchung bemerkt werden und umgehend ohne Mammographiekontrolle zur Operation kommen. Infolgedessen stützen sich unsere bisherigen Kenntnisse über die Wachstumsgeschwindigkeit des Mammakarzinoms auf ein selektiertes Krankengut, bei dem die rasch wachsenden Karzinomformen sicher unterrepräsentiert sind. Trotzdem zeichnen sich wertvolle Erkenntnisse für unser klinisches Verhalten, die Vorsorgeintervalle und die prognostischen Aussagen ab (v. FOURNIER u. Mitarb. 1980):

1. Mittlere Tumorverdopplungszeit 248 Tage (Einzelwerte bei 200 Beobachtungsfällen zwischen 38 Tagen und 10 Jahren).

2. Verteilung der Wachstumsgeschwindigkeiten:
sehr schnell $T_D < 100$ Tage: 29 Fälle = 14,5%,
mittel T_D 101–300 Tage: 104 Fälle = 52,0%,
langsam $T_D > 300$ Tage: 67 Fälle = 33,5%.

3. Bei jungen Frauen ist die Wachstumsgeschwindigkeit etwas schneller als in der Postmenopause.

4. Die Wachstumsgeschwindigkeit der Metastasen ist etwas schneller als die des Primärtumors.

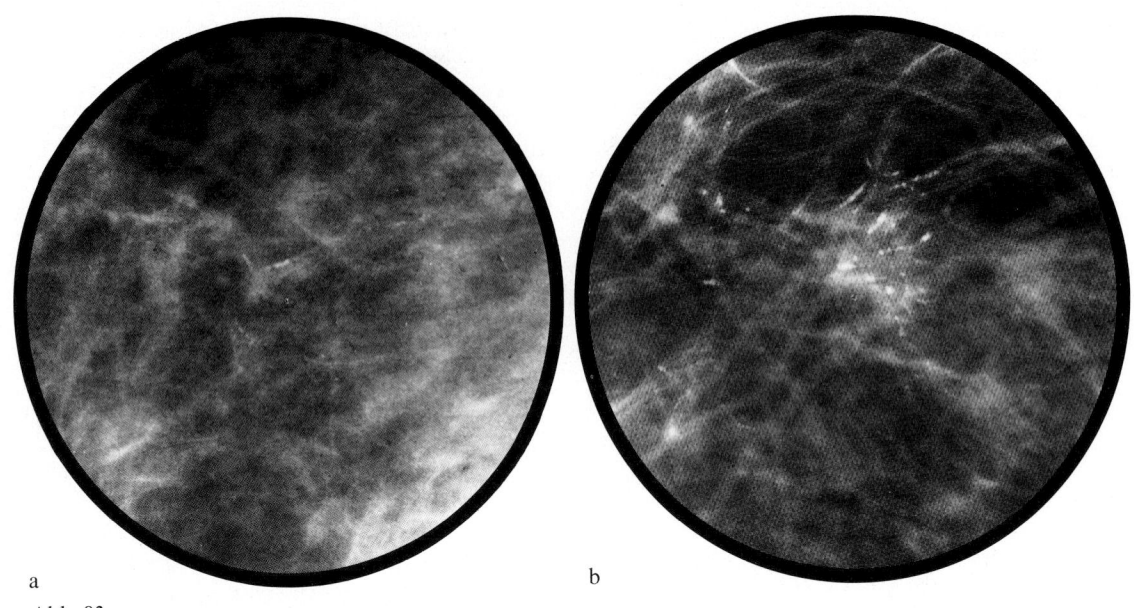

Abb. 83
a) Vereinzelte, polymorphe Mikroverkalkungen bei einer 59jährigen Frau.
b) Nach 3½ Jahren: Zunahme der Mikroverkalkungen und Entstehung einer größeren Mikroverkalkungsgruppe: intraduktales Karzinomwachstum (Vergr. 2fach)

5. Die Thermographie zeigt bei rasch wachsenden Mammakarzinomen häufiger tumorpositive Zeichen als bei langsam wachsenden Fällen.

Wenn man die sehr rasch wachsenden „Intervallkarzinome" (14,5%) außer Betracht läßt, so ergeben sich für die Vorsorge folgende Empfehlungen:

- Mammographie-Kontrolluntersuchungen bei unklaren Problembefunden nicht vor Ablauf von einer mittleren T_D-Zeit (100 Tage) = 3 Monate (in dieser Zeit wird eine Tumorvolumenverdopplung im Mammogramm eben erkennbar (Tumordurchmesser von z. B. 10 mm auf 12,4 mm vergrößert).
- Routineüberwachung mit Mammographie nach 6 T_D-Zeiten (Tumorwachstum zwischen 5 mm und 20 mm Durchmesser) = 2 Jahre
- Risikogruppenüberwachung nach 3 T_D-Zeiten = 1 Jahr.
- Klinische Vorsorgeüberwachung mit Palpation = jährlich.
- Selbstuntersuchung der Frauen aus Risikogruppen zur Früherfassung rasch wachsender Karzinome = monatlich.

Wachstumsformen des Minimal-Cancer

Das intraduktale Karzinomwachstum wird mammographisch in seinen Frühformen erst erkennbar, wenn Mikrokalkablagerungen innerhalb der Tumornekrosen auftreten. Dies hat zwar keinen Bezug zur Karzinomgröße und -ausbreitung, ist jedoch das frühestmöglich erkennbare Kriterium der intraduktalen malignen Entartung. Deshalb müssen jegliche Mikrokalzifikationen – auch eine einzelne oder wenige –, wenn sie polymorph konfiguriert sind, kontrolliert werden (Abb. 83 a). Die Zahl der Mikroverkalkungen nimmt erfahrungsgemäß meist nur langsam zu im Verlauf von mehreren Jahren. Deshalb ist bei solchen Problemfällen die Mammographiekontrolle erstmals nach 6 Monaten, später in jährlichen Intervallen indiziert. Wenn 10 oder mehr polymorphe Mikroverkalkungen in einer Gruppe zusammenliegen, ist die Abklärung durch Biopsie obligat indiziert (Abb. 83 b). Das infiltrative Karzinomwachstum führt nach Durchbrechen der duktalen Basalmembran zu einer periduktalen Gewebsverdichtung oder Knotenbildung. In einigen Fällen bildet eine solche initiale Karzinominfiltration anfänglich einen kleinen strukturlosen Verdichtungsbezirk (Abb. 84 a) und wird erst nach einigen Monaten zu einem strahlig konfigurierten Szirrhus (Abb. 84 b) oder einem rundlichen medullären Karzinom. In anderen Fällen

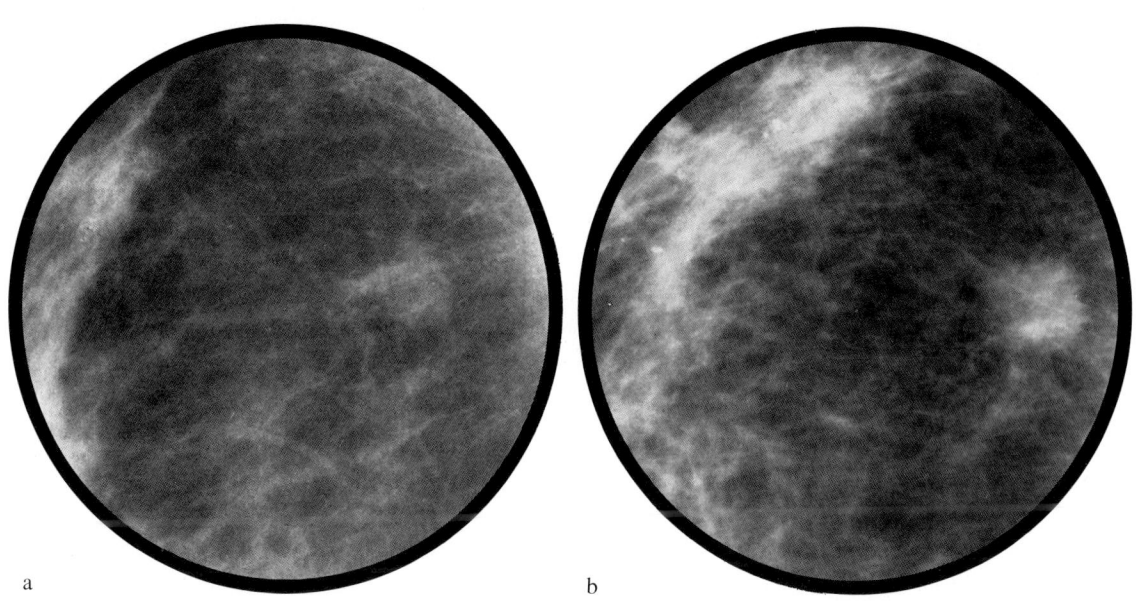

Karzinomwachstum 1023

Abb. 84
a) 64jährige Frau mit einem kleinen diskreten fleckigen Gebilde in den dorsalen Parenchymschichten mit einer Ausdehnung von 7 × 8 mm.
b) Kontrolle 5 Monate später: Entwicklung eines deutlichen szirrhösen Karzinoms mit einem Durchmesser von 13 mm.
Verdoppelungszeit: 91 Tage.

ist die strahlige szirrhöse Karzinomformation schon initial vorhanden und vergrößert sich lediglich mit der Wachstumszeit (Abb. 85 a u. b). Trotz Kenntnis der Morphologie solcher Frühformen des Karzinoms ist die Diagnose häufig erst durch Mammographiekontrollen nach 3–6 Monaten (danach jährlich) zu erreichen (Abb. 86 a u. b). Besonders problematisch ist die Frühdiagnose bei einem Karzinomwachstum in dichtem mastopathischem Parenchym und in der parenchymdichten Brust der jungen Frau.

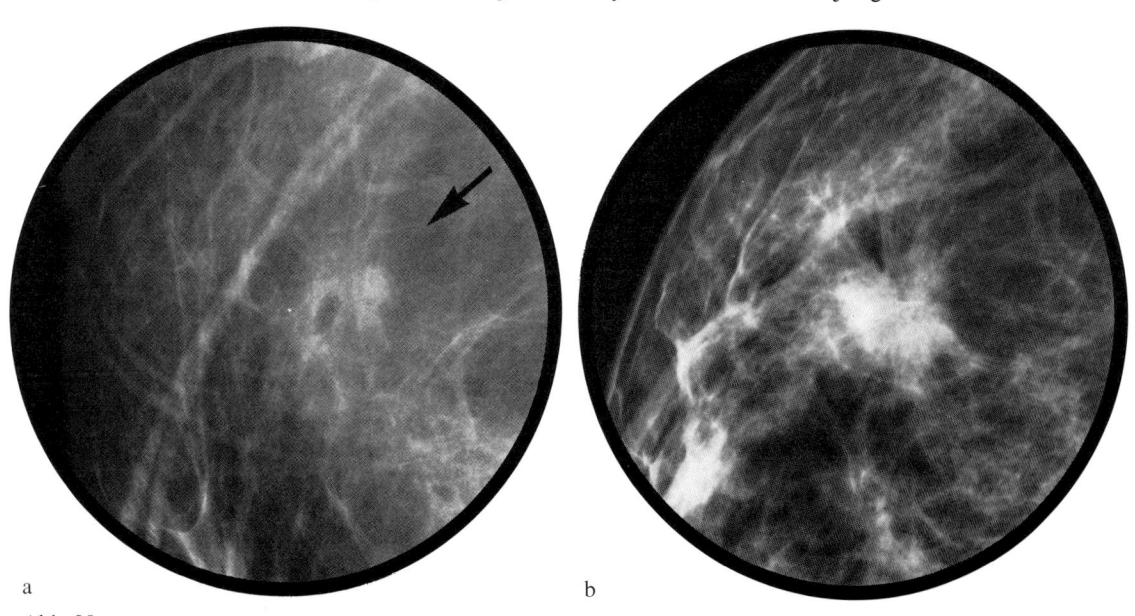

Abb. 85
a) Diskrete sternförmige Gewebsverdichtung bei einer 58jährigen Frau.
b) Kontrolluntersuchung nach 2 Jahren: szirrhöses Karzinom (Volumenzunahme von 0,11 zu 1,12 cm^3).
Verdoppelungszeit: 226 Tage.

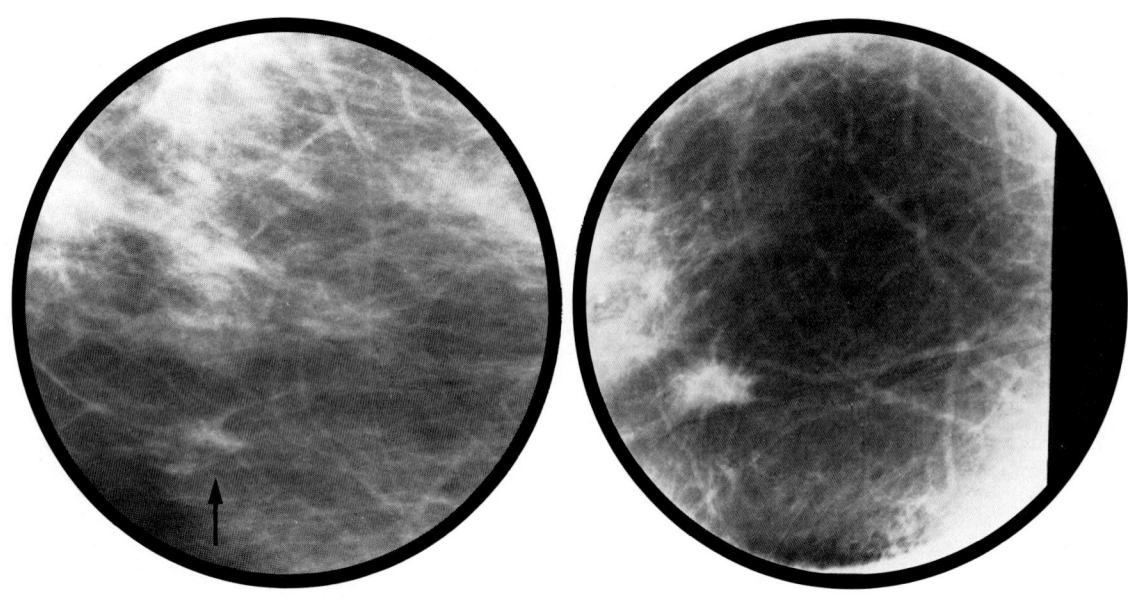

Abb. 86 68jährige Frau mit Ablatio der anderen Brust vor 5 Jahren.
a) Mammographie: ganz diskrete Strukturverdichtung im unteren vorderen Brustbereich, aus der sich später ein Karzinom entwickelt.
b) Nach 2,1 Jahren ist ein szirrhöses Karzinom herangewachsen mit einer Größe von 6 × 11 mm. Verdoppelungszeit: 317 Tage.

Eine Vorverlegung der Diagnose wäre nur durch großzügige Indikationsstellung zu einer Biopsie möglich mit einem entsprechenden Anstieg von – im Nachhinein – überflüssigen operativen Gewebsentnahmen. Hier ergibt sich ein Ausweg in Form der fächerförmigen Feinnadelpunktion (s. Skizze 1, S. 989) zur Zytologie, der gezielten Punktion (BREZINA 1975, KRAMANN 1975, 1980) sowie der stereotaktischen Punktion (NORDENSTRÖM 1977). Fundierte Erfahrungen über Zuverlässigkeit und Treffsicherheit dieser Methoden bleiben abzuwarten.

Präoperative Lokalisation nonpalpabler Prozesse

Die gezielte Exstirpation mammographisch suspekter Prozesse, die nicht palpabel sind, erfordern eine gut funktionierende Zusammenarbeit zwischen Radiologen, Operateur und Pathologen. Es gibt mehrere Möglichkeiten:

– *Geometrische Lokalisation.* Sie erfolgt durch Ausmessen der Mammographiebilder und Markierung der vermuteten Lokalisation auf der Haut mit Angabe der Tiefenlage (Abb. 87 a u. b). Diese Methode ist sehr ungenau, da die Gewebsverschiebungen durch die Kompression der Brust bei der Mammographie in der mediolateralen und der kraniokaudalen Aufnahme eine divergente Lage des Prozesses hervorruft. Die Biopsie muß deshalb sehr großzügig gemacht werden. Die hierdurch bedingte Narbenbildung ist für die spätere Überwachung unvorteilhaft.
– *Kanülenlokalisation.* Nach vorausgegangener geometrischer Lokalisation wird durch Einstechen einer Kanüle die vermutete Lokalisation markiert. Durch Röntgenaufnahmen in 2 Ebenen wird die Kanülenlage überprüft. Die Einstichstelle der Kanüle muß so gewählt werden, daß sie die Anfertigung dieser Röntgenaufnahmen zuläßt. Mehrfaches Korrigieren der Kanülenlage und jeweils erneute Mammographiekontrolle kann erforderlich werden, um eine exakte Lokalisation zu erreichen. Die präoperative Umlagerung der Patientin und der operative Vorgang selbst können eine Verschiebung der Kanülenlage hervorrufen. Deshalb eignet sich diese Methode fast nur bei Radiär-

Präoperative Lokalisation nonpalpabler Prozesse 1025

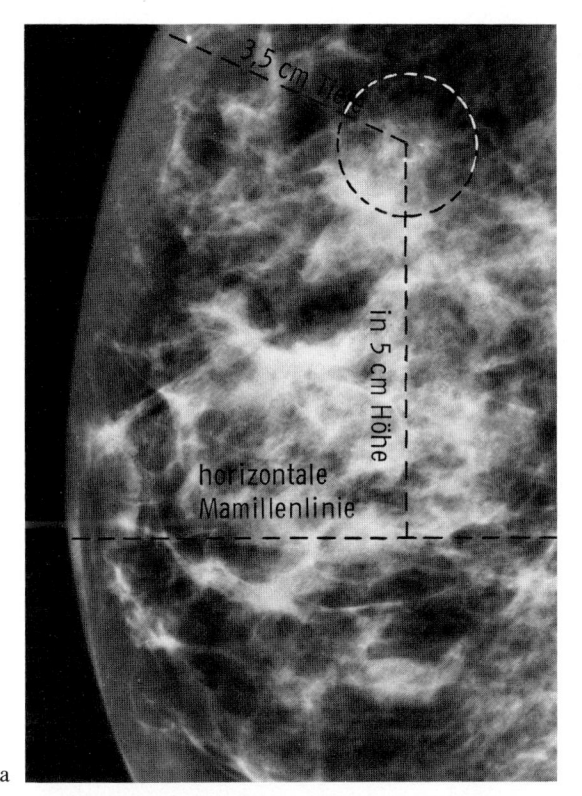

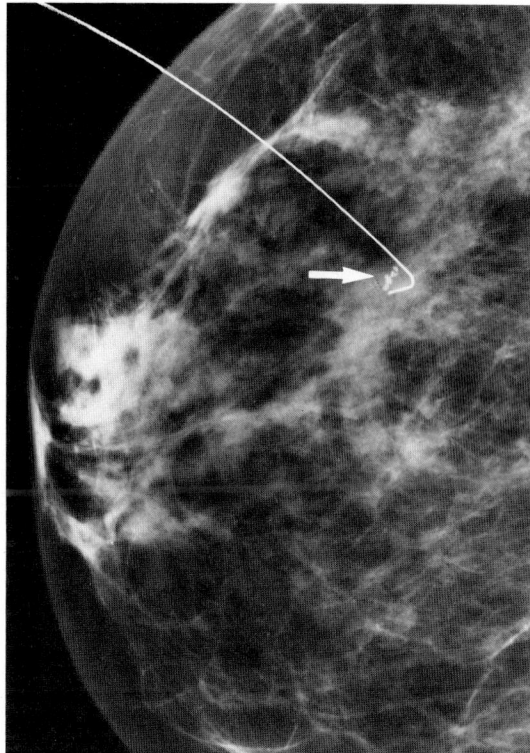

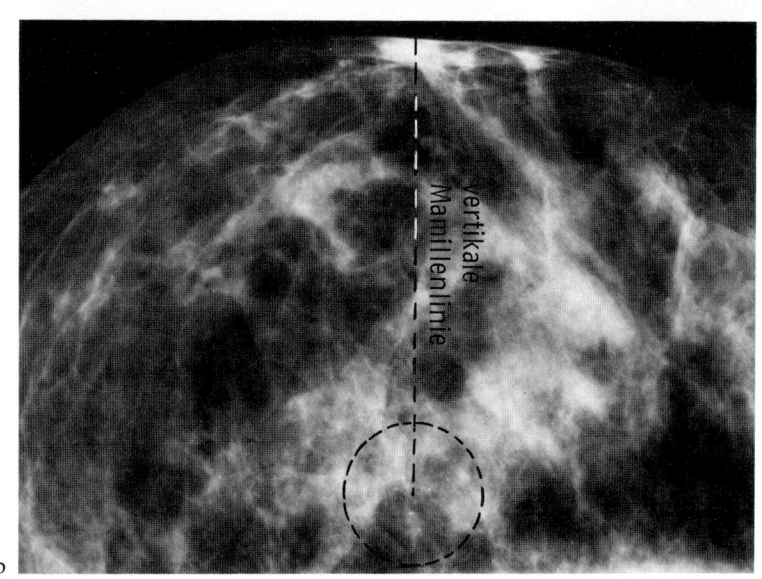

▲
Abb. 88 „Angelhaken"-Markierung einer nonpalpablen Mikrokalkgruppe zur gezielten Biopsie (intraduktales Karzinom).
Mediolaterales Bild.

◄ Abb. 87 Geometrische Lokalisation eines nonpalpablen Befundes. Der Mikrokalk liegt 5 cm höher als die Mamille, exakt in der Mittellinie, in 3,5 cm Tiefe unter der Cutis. Die Markierung liegt knapp caudal und etwas oberflächennäher als der Mikrokalk.
a) Mediolaterales Bild.
b) Kraniokaudales Bild.

schnitten, die jedoch aus kosmetischen Gründen heute zugunsten der perimamillären Schnittführung weitgehend aufgegeben worden sind.

- Die *„Angelhaken"-Drahtmarkierung* ist eine Modifikation der einfachen Kanülenmarkierung. Das hierzu konstruierte Instrument besteht aus einer Kanüle mit 90 mm Länge und 0,7 mm Kaliber, die einen Metalldraht mit ha-

kenförmiger Biegung der Spitze enthält*. Die Kanüle mit Draht wird in die Gegend der Läsion eingestochen und die erreichte Lage durch Mammographieaufnahmen in 2 Ebenen überprüft (Abb. 88). Bei zufriedenstellender Lage wird die Kanüle herausgezogen und der mit seinem Haken in der Läsion fixierte Metalldraht belassen. Er ragt an der Einstichstelle aus der Haut heraus als Wegweiser für eine „direk-

---
* Frank Breast Biopsy Guide, Randall Faichney Corp., Avon Industrial Park, Avon, Mass. 02322, USA.

1026 Erkrankungen der Brustdrüse

te" Inzision wie auch zum subkutanen Aufsuchen der Läsion vom Mamillenrandschnitt aus. Diese Markierung erlaubt eine Biopsie zu einem geplanten Zeitpunkt, unabhängig vom Lokalisationsvorgang.
- *Gezielte oder stereotaktische Punktion.* Mit einer Spezialeinrichtung (BREZINA 1975) oder mit der stereotaktischen Punktionsapparatur TRC (NORDENSTRÖM 1977) wird der problematische Prozeß präoperativ punktiert und entweder durch eine Farbstoffinjektion (Patentblau) oder durch Einschieben von metallischem Nahtmaterial durch die Kanüle bzw. einem Metallkügelchen markiert.
Diese Lokalisation ist an das Vorhandensein einer entsprechenden Apparatur gebunden.
- *Kontrastmittel-Farbstoff-Markierung.* Diese Methode ergibt bei einem eingearbeiteten Team die besten Resultate. Nach vorheriger geometrischer Lokalisation wird an der vermuteten Stelle in der gemessenen Tiefenlage ein Depot einer Mischung aus 0,1 ml Patentblau und 0,4 ml wasserlöslichem Röntgenkontrastmittel injiziert. Durch Mammographieaufnahmen in 2 Ebenen erfolgt die Überprüfung der Lage des Kontrastmitteldepots (Abb. 89a u. b). Bei geringer Divergenz zwischen der Markierung und dem Problembefund genügt eine entsprechende Zielangabe für den Operateur. Bei einem größeren Abweichen der Markierung kann eine Korrektur durch eine 2. Injektion mit einem andersfarbigen Farbstoff-Kontrastmittel-Depot vorgenommen werden. Hierzu eignet sich eine Mischung aus 0,1 ml unverdünntem Indocyanin-Grün-Testfarbstoff (Viher-Test*) mit 0,4 ml wasserlöslichem Röntgenkontrastmittel.
Die anschließende Biopsie sollte baldmöglichst vorgenommen werden, um die Diffusion des Farbstoffdepots gering zu halten (möglichst innerhalb von 30 Minuten).
(Hinweis: Präoperative Sedierung erst im Anschluß an die Lokalisation verabreichen, da die Patientin anderenfalls bei den Mammographiekontrollen kollabiert.)

* Chemo-Pharm-Dorsch, Bremen.

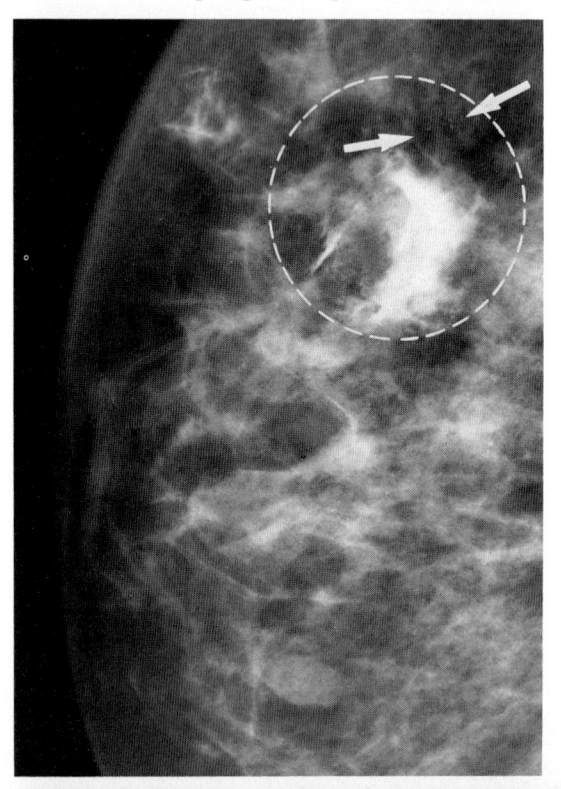

Abb. 89 Kontrastmittel-Patentblau-Markierung eines nonpalpablen Problembefundes zur gezielten Biopsie.
a) Mediolaterales Bild.
b) Kraniokaudales Bild.

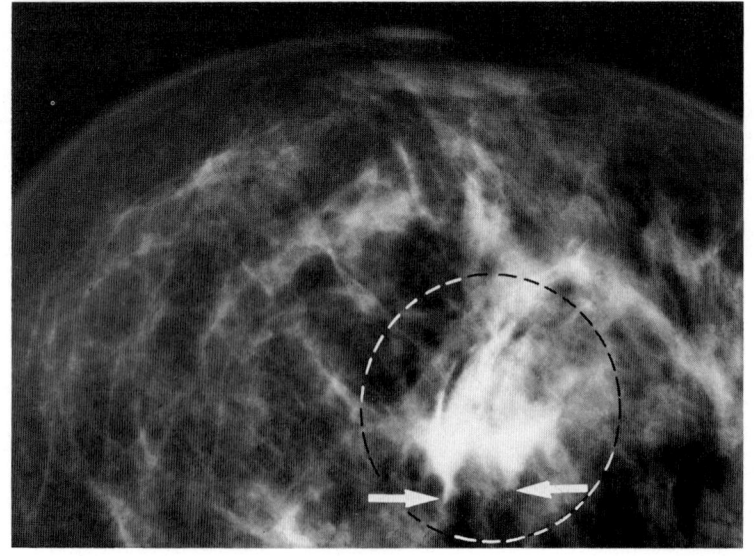

Präparatradiographie. Die Überprüfung der erfolgreichen Gewebsentnahme muß in allen Fällen durch intraoperative Präparatradiographie erfolgen. Ein Aufnahmesystem mit Kurzzeitentwicklung (Film-/Folien-Kombination) verkürzt die intraoperative Wartezeit. Die Präparatradiographie erfordert ein Mammographiegerät oder eine andere Weichteil-Spezialröntgenapparatur (nicht möglich mit Röntgen-Kugel o. ä.).

Präparatmarkierung. Für den Pathologen wird die Auffindung des mammographischen Problembefundes im Biopsiematerial erleichtert durch eine Markierung der suspekten Stelle mittels einer eingestochenen Kanüle. Die richtige Lage muß durch eine Wiederholung der Präparatradiographie überprüft werden.
Die histologische Untersuchung wird durch das Kontrastmittel-/Farbstoff-Depot nicht beeinträchtigt.

Sarkom

Pathologie. Maligne mesenchymale Geschwülste der Mamma sind selten. Sie werden unter den bösartigen Brusttumoren in einer Häufigkeit von weniger als 1% gefunden. Bei Männern ist das Sarkom unter den malignen Brusttumoren mit 5,5% relativ häufiger vertreten als bei den Frauen (PETRACIC u. Mitarb. 1970). Die Sarkome müssen von der seltenen malignen Variante des Cystosarcoma phyllodes abgegrenzt werden, weil letzteres auch epitheliale Gewebsstrukturen enthält.
Histologie. Histologisch unterscheidet man die *ausdifferenzierten Formen* (Fibro-, Angio-, Osteo-, Rhabdomyo-, Leiomyo- und Myxoidsarkome) von den *unreifzelligen Stromasarkomen* (Spindelzell-, Rundzell- und Polymorphzellsarkome). Außerdem gibt es Lympho- und Retikulosarkome in der Mamma.
Klinik. Die Sarkome wachsen meist besonders schnell, entweder als gut umschriebene Knoten (z. B. Fibrosarkome) oder unscharf abgegrenzt und diffus (z. B. Stromasarkome). Eine Metastasierung erfolgt vorwiegend auf dem Blutwege (häufig in der Lunge). Die axilläre Lymphknotenmetastasierung gilt prognostisch als ungünstig (SINNER 1961, OTT u. Mitarb. 1961). Das Angiosarkom hat eine besonders schlechte Prognose.
Eine besondere Sarkomform ist das Lymphangiosarkom der Schulter und des Armes (Stewart-Treves-Syndrom 1948), das auf dem Boden eines chronischen Armödems nach Operation oder Strahlentherapie des Mammakarzinoms entstehen kann.

Abb. 90 Spindelzellensarkom mit raschem Tumorwachstum. ▶
Mammographie: glatt begrenzter, mehrknotiger Tumor. An einzelnen Stellen Mikrokalk. Verdrängung des normalen Parenchyms durch expansives Wachstum (HÜPPE, München).

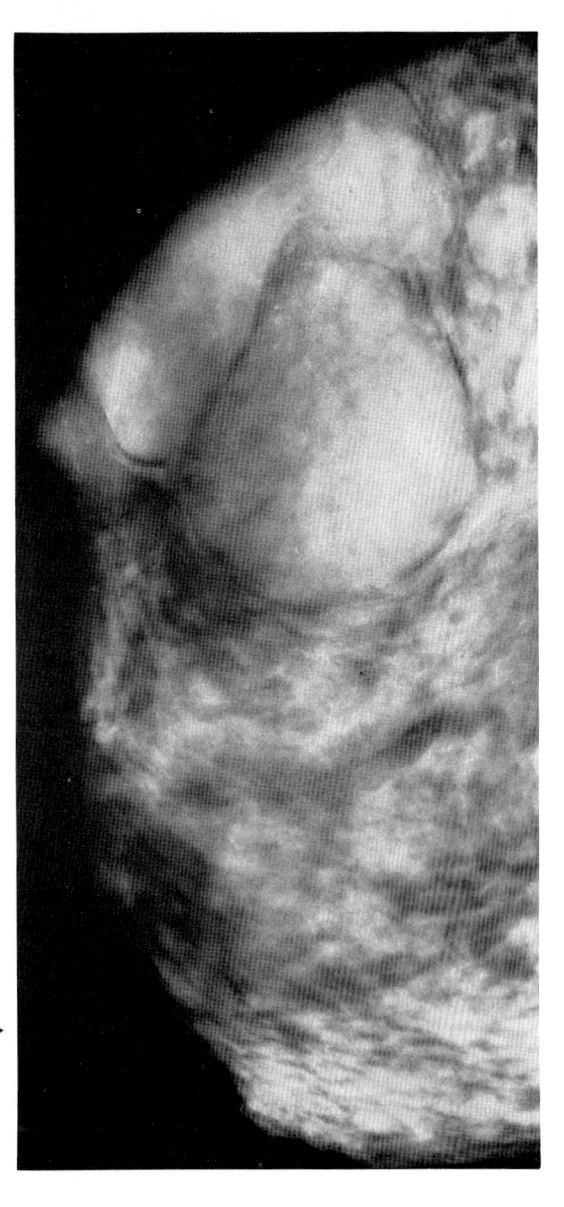

1028 Erkrankungen der Brustdrüse

von großen gutartigen Fibroadenomen oder von großen Zysten ist nur durch Punktion und zytologische Untersuchung möglich.

Die undifferenzierten Stromasarkome (Abb. 92) können diffus wachsend alle Bruststrukturen durchsetzen und sind dann morphologisch vom infiltrierend wachsenden Karzinom und von der diffusen Ausbreitung maligner Lymphome oder einer Leukämie nicht zu unterscheiden. Differenzierungshilfe geben bei solchen diffusen Prozessen nur das klinische Bild, die Punktionszytologie und die Histologie.

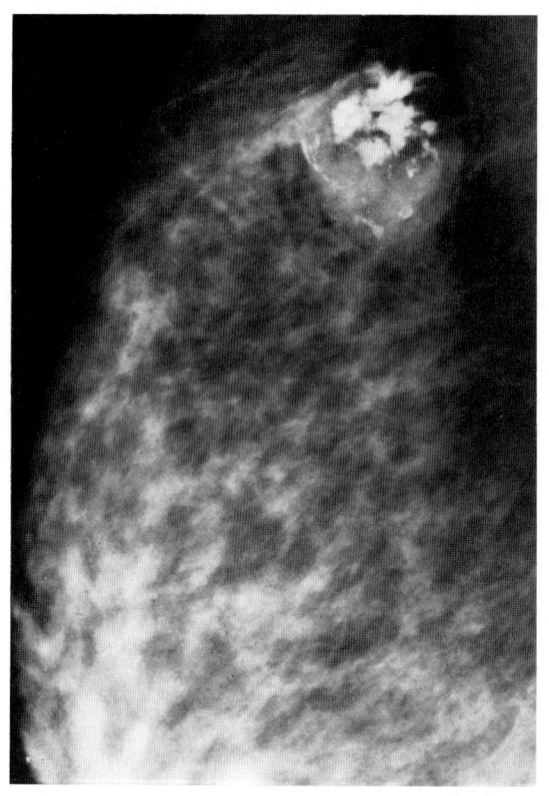

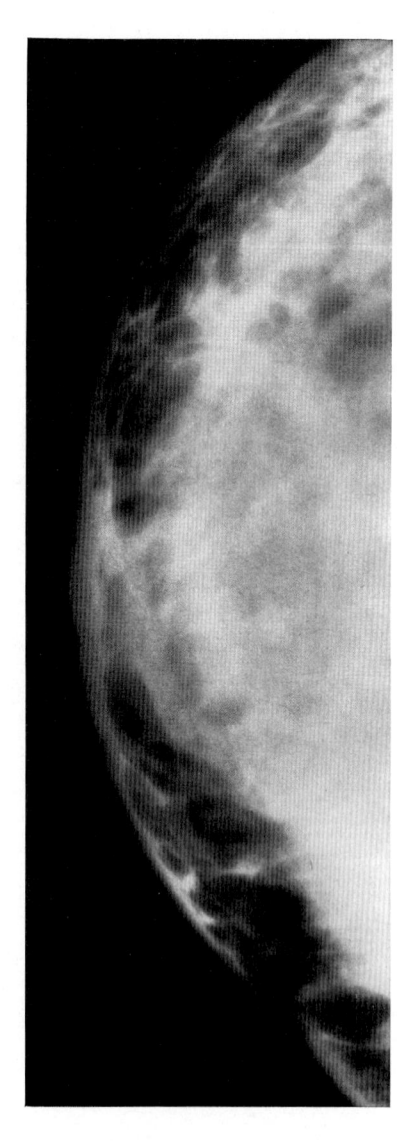

Abb. 91 Osteoplastisches Sarkom der Mamma (SCHÖNER u. KRÜGER, Lichtenfels).

Röntgenologie. Die ausdifferenzierten Sarkome bilden große, glattbegrenzte solitäre oder gelappte Knoten (Abb. 90). Sie sind von einer „Pseudokapsel" aus verdrängtem Fett- und Bindegewebe umgeben. Osteosarkome enthalten knöcherne Strukturen (Abb. 91) oder bizarre Kalkeinlagerungen. Eine Unterscheidung von medullären Karzinomen, vom Cystosarcoma phyllodes und

Abb. 92 Fibroliposarkom. Rasches Wachstum innerhalb von Wochen, zuerst in der linken, dann in der rechten Mamma bei einer 35jährigen Frau. Massive Vergrößerung und Verhärtung der Mammae mit verdickter und geröteter Haut. 4 Wochen vorher Probeexzision: Fibrose.
Mammographie: diffuse Durchsetzung des gesamten Drüsenkörpers. Netzige und streifige Infiltration des subkutanen Fettgewebes. Infiltrative Verdickung der Kutis (ALBRING, Gelsenkirchen).

Primäres malignes Lymphom und Lymphogranulomatose

Definition und Klinik. Die Mamma ist nur äußerst selten die Primärmanifestation des Morbus Hodgkin und des malignen Non-Hodgkin-Lymphomes. Es gibt eine knotige und eine diffuse Form. Häufiger ist der sekundäre Brustbefall im Spätstadium der Lymphomerkrankung.

Röntgenologie. Bei der knotigen Form der Lymphogranulomatose und beim malignen Lymphom finden sich im Mammogramm rundliche oder mehrknotig zusammengesetzte relativ glattrandige Knoten (Abb. 93). Es fehlen Mikrokalk und strahlige Ausläufer. Eine röntgenologische Differenzierung zwischen knotiger Brustlymphogranulomatose, Fibroadenom und medullärem Karzinom ist nur sehr bedingt und nur bei bereits bekannter Grundkrankheit möglich.

Die infiltrativen Formen ergeben dichte, inhomogene und unregelmäßig begrenzte Infiltrationen oder eine diffuse Durchsetzung des Brustgewebes (Abb. 94).

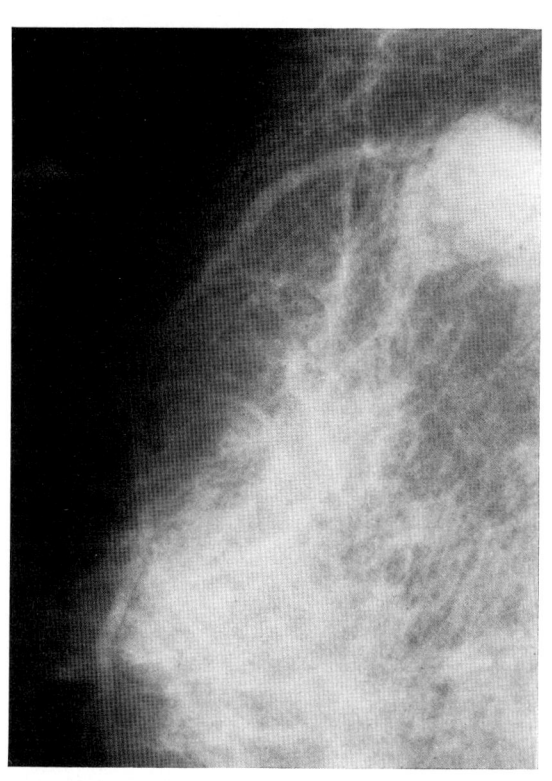

Abb. 93 Knotige Form der Mammalymphogranulomatose. Im oberen Mammabereich ein relativ scharf abgegrenzter mehrhöckriger Knoten u. „weite Vene" (ZWICKER u. THELEN, Radiologische Universitätsklinik Bonn).

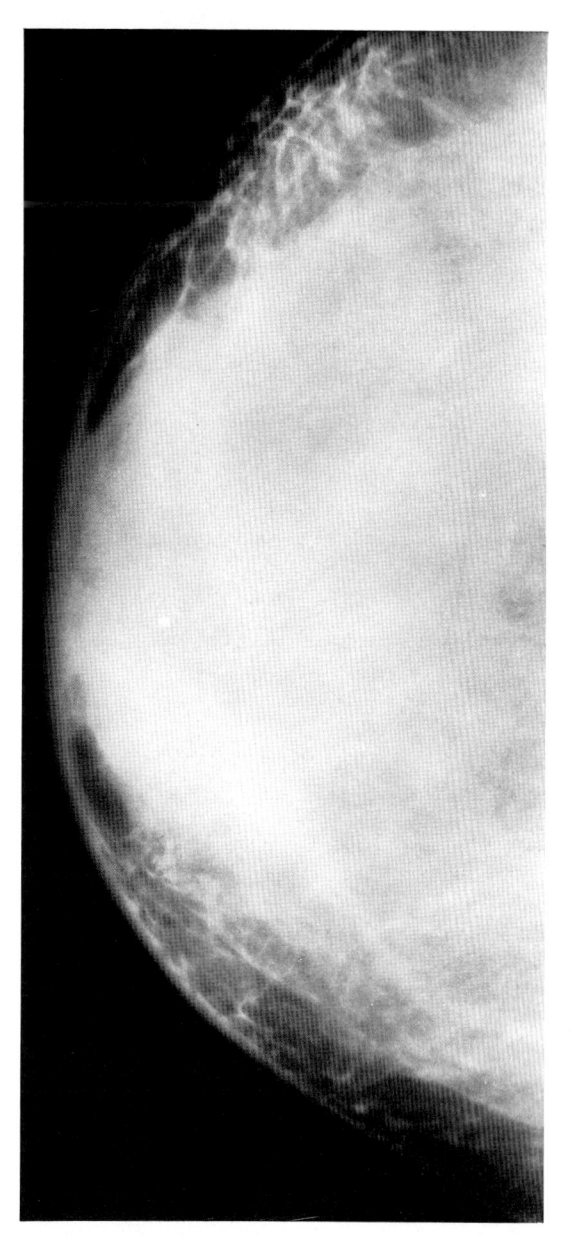

Abb. 94 Diffuse Form der Mammalymphogranulomatose. Verdichtung des Drüsenkörpers, netzige Durchsetzung des subkutanen Fettgewebes. Infiltration der Kutis.

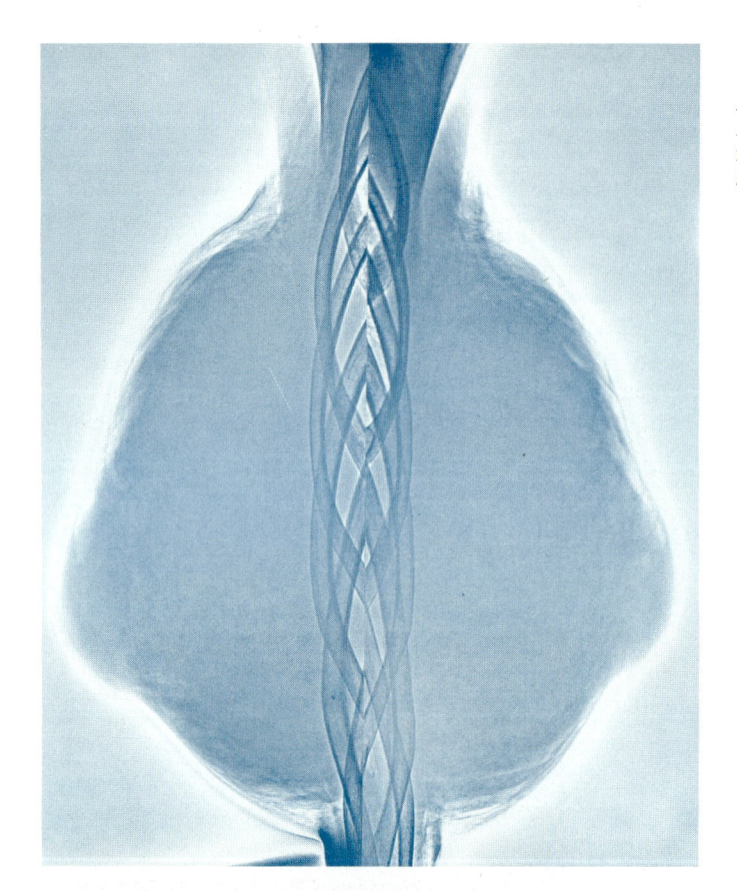

Abb. 95 Xeromammogramme, seitliche Aufnahme: Diffuse beiderseitige Brustinfiltration bei akuter lymphatischer Leukämie.

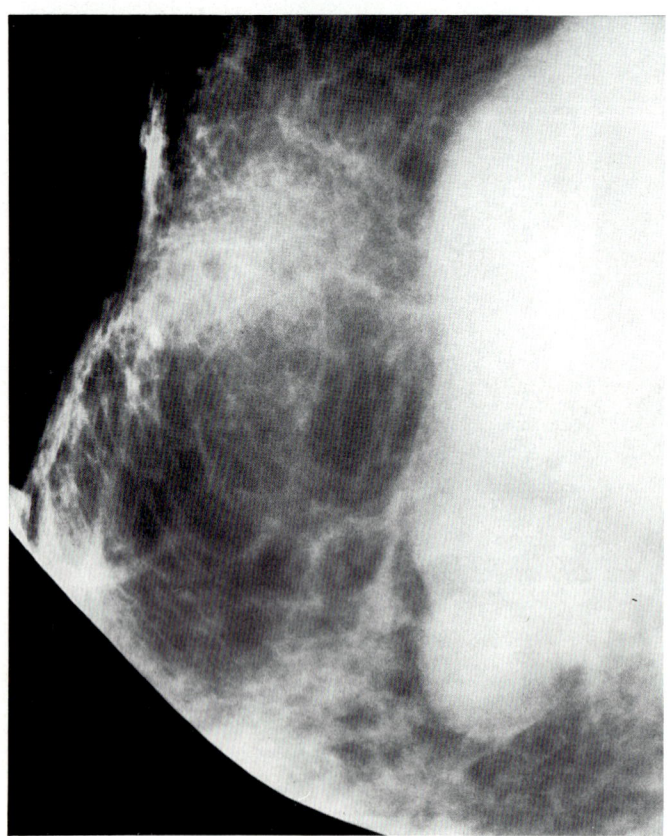

Abb. 96 Lymphknotenpaket in der Gegend der vorderen Achselfalte bei lymphatischer Leukämie. Verdickung der Kutis und subkutane Narbenfibrose nach Probeexzision.

Leukämie

Die akute Leukämie kann zu einem diffusen Befall beider Mammae führen.
Bei einer chronischen Myelose können die Mammae von knotigen leukämischen Infiltraten durchsetzt sein.
Bei der chronisch lymphatischen Leukämie können intramammäre Lymphknoten befallen sein.
Klinik. Eine diffuse Hautrötung und Infiltrationen beider Mammae ist typisch für die akute Leukämie. Knotige leukämische Brustinfiltrate kommen besonders bei einer chronischen Leukämie vor.

Röntgenologie. Bei der diffusen Form sind beide Mammae von einem dichten Fremdgewebe durchsetzt (Abb. 95). Das subkutane Fettgewebe ist von netzigen und streifigen Strukturen durchzogen und die Kutis ist homogen oder lamellär verdickt.
Die knotigen leukämischen Infiltrate sind von anderen benignen und malignen Knotenbildungen mammographisch nicht zu unterscheiden (Abb. 96). Nähere Differenzierung ist nur durch Punktionszytologie oder Histologie möglich.

Metastasen

Metastatische Absiedelungen in der weiblichen Brust sind nicht häufig. Sie stammen am ehesten von einem Mammakarzinom der anderen Brust, von einem malignen Melanom oder von einem Bronchialkarzinom. Andere Primärkarzinome sind als Metastasenquelle selten.

Röntgenologie. Die Metastasen sind im Mammogramm glatt, rund und oft multipel. Häufig sind mehrere Knoten gleich groß.
Die Punktionszytologie gibt weitere Differenzierungsmöglichkeiten, wenn keine Primärerkrankung bekannt ist.

Brusterkrankungen beim Mann

Gynäkomastie

Die Gynäkomastie ist eine gutartige Vergrößerung der männlichen Brust mit Aussprossung der Milchgänge und Vermehrung des Bindegewebes. Drüsenläppchen entwickeln sich hierbei nur ausnahmsweise.
Die Gynäkomastie des Jugendlichen entsteht meist beiderseits durch hormonelle Störungen vor oder während der Pubertät („Pubertätsgynäkomastie"). Diese bildet sich spontan in Jahresfrist zurück. Hormonelle Behandlungsversuche sind oft ineffektiv oder symptomverstärkend. Bei jedem Jugendlichen mit Gynäkomastie muß durch sorgfältige klinische Untersuchung eine Genitalanomalie und ein Hodentumor ausgeschlossen werden. Röntgenausscheidungsurogramm, Röntgenaufnahme des Schädels zum Ausschluß eines Hypophysentumors und Computertomographie (Nieren und Nebennieren) können zum Ausschluß eines hormonproduzierenden Tumors erforderlich werden. Ein Hormonstatus ist nur bei Feststellung von Abnormitäten im Urogenitalsystem notwendig.

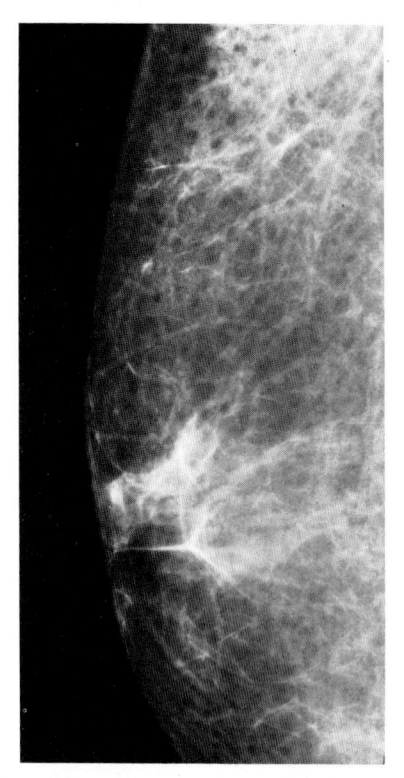

Abb. 97 Diskrete Gynäkomastie mit geringer Aussprossung der retromamillären Milchgänge und konzentrischer Gewebsverdichtung im Mammogramm. Kein Tastbefund.

1032 Erkrankungen der Brustdrüse

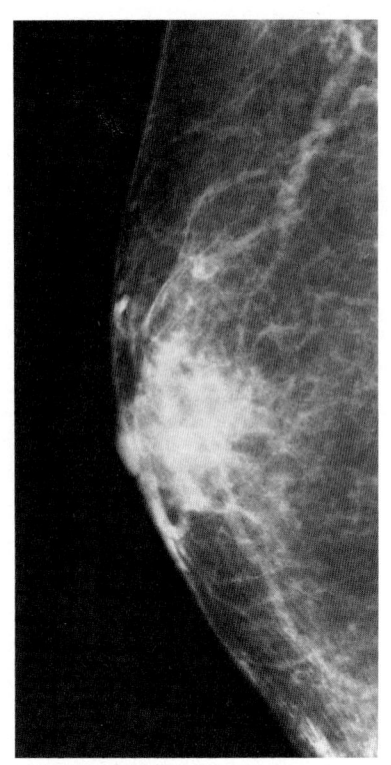

Abb. 98 Geringe Gynäkomastie mit rundlicher Gewebsverdichtung im Mammogramm und entsprechendem knotigen Tastbefund.

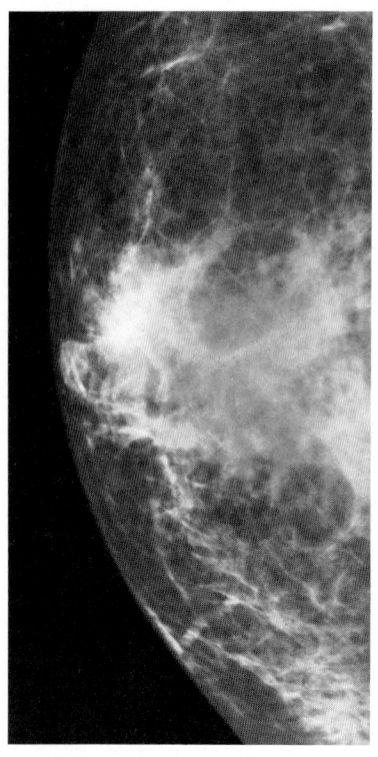

Abb. 99 Ausgeprägte Gynäkomastie mit streifig-fleckiger retromamillär-konzentrischer Gewebsverdichtung im Mammogramm und tastbarer schmerzhafter Resistenz.

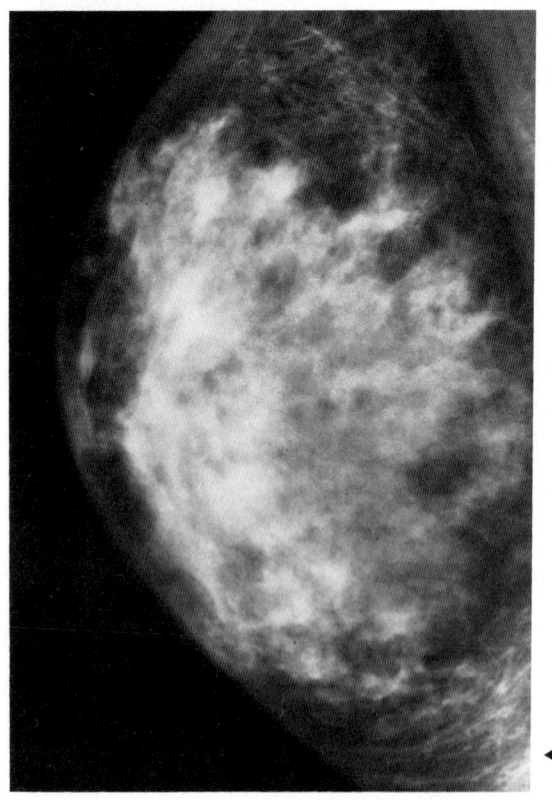

Die Gynäkomastie des Mannes in den mittleren Jahren ist oft medikamentös bedingt (Psychopharmaka, Antihypertensiva, Spirololacton, Digitalis, Hormonmedikation). Des weiteren müssen hormonproduzierende Tumoren im Urogenitalsystem ausgeschlossen werden sowie ein Leberschaden. Manchmal ist eine unbemerkte alimentäre Hormonzufuhr durch Fleischgenuß von östrogengemästeten Tieren als Ursache einer sonst nicht erklärlichen Gynäkomastie zu vermuten. Die Gynäkomastie im Greisenalter wird oft abgetan mit dem Hinweis auf das „Climacterium virile". Stets müssen aber alle anderen medikamentösen und hormonellen Faktoren sowie hormonproduzierende Tumoren und ein Leberschaden ausgeschlossen werden.
Bei der Gynäkomastie ist die Mammographie stets indiziert, da nur durch diese Untersuchung die verschiedenen Formen der Gynäkomastie zu

◄ Abb. 100 Extreme Gynäkomastie nach langdauernder Östrogentherapie.

unterscheiden sind und ein Karzinom ausgeschlossen werden kann:

Man unterscheidet folgende Gynäkomastieformen:

- Echte Milchgangshyperplasie in Form der „Gynaecomastia vera". Bei dieser Form der Gynäkomastie findet man im Röntgenbild streifige, fleckige oder ganz gleichmäßig dichte Strukturen (Abb. 97 – 101). Die Gynäkomastie ist immer zentral hinter der Mamille lokalisiert. Bei den streifigen Formen ist eine radiäre Ausrichtung zur Mamillenrückseite vorhanden.
- Vergrößerung der Brust durch vermehrte Fettansammlung „Lipomastie" (Adiposomastie).

Sekretion aus der Mamille ist oft durch Hormonzufuhr hervorgerufen. Zytologische Untersuchung und Galaktographie sind erforderlich.

Solide Knoten und Zysten lassen sich nur durch die Punktion zuverlässig unterscheiden und durch zytologische Untersuchungen näher differenzieren (Fibrome, Adenofibrome, Epithelzysten).

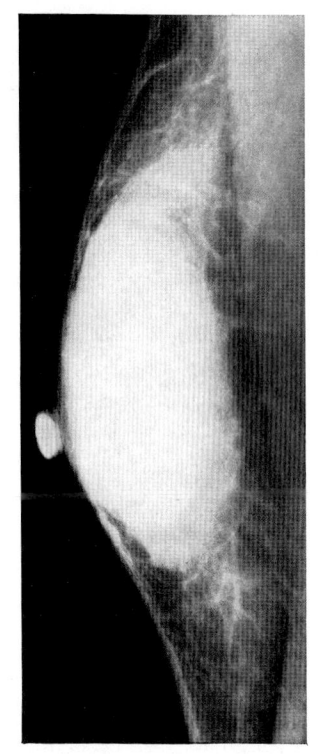

Abb. 101 Gynäkomastie mit großer knotiger Gewebsverdichtung retromamillär bei einem 46jährigen Mann.

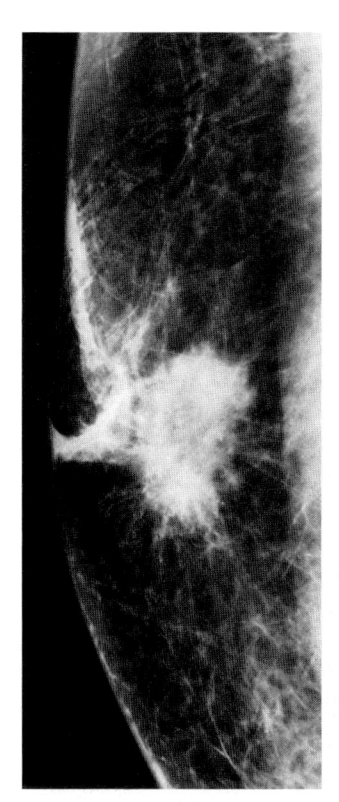

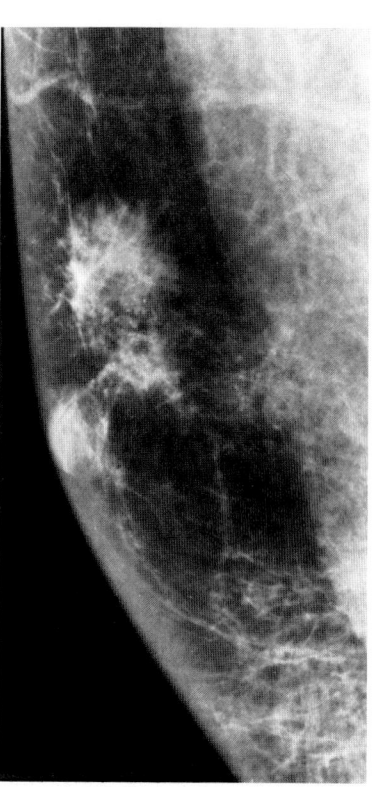

Abb. 102 Szirrhöses Karzinom beim Mann.
a) Unregelmäßiger Tumorknoten mit „Krebsfüßen" und Kutisbeteiligung (kraniokaudales Mammogramm).
b) Das mediolaterale Bild zeigt die charakteristische mamillen-exzentrische Lokalisation.

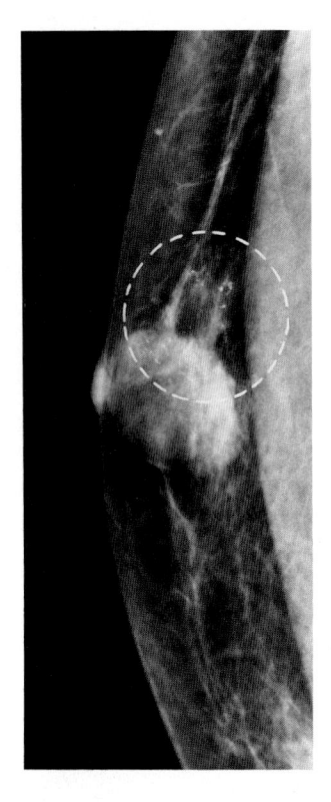

Abb. 103 Intraduktaler Brustkrebs beim Mann mit karzinomtypischen polymorphen Mikrokalzifikationen (KÄFER, Köln).

Karzinom

Das Karzinom beim Mann ist eine seltene Erkrankung (ungefähr 1% aller Mammakarzinome), (HAAGENSEN 1971, HOEFFKEN u. LANYI 1973). Es gibt beim Manne die gleichen Karzinomformen wie bei der Frau: Carcinoma scirrhosum, Carcinoma solidum simplex, Adenokarzinom, medulläres Karzinom und Gallertkrebs. Auch das Paget-Karzinom der Mamille kommt vor.

Selten sind rein intraduktale Wachstumsformen.

Röntgensymptomatik des Mammakarzinoms. Das szirrhöse Karzinom ist an dem zentralen unregelmäßigen Knoten und den strahligen Ausläufern zu erkennen (Abb. 102a u. b). Der Szirrhus liegt immer exzentrisch zur Mamillenregion. Dies läßt eine Unterscheidung gegenüber der strahligen Form der Gynäkomastie zu, die konzentrisch hinter der Mamille angeordnete Strukturen aufweist.

Das Carcinoma solidum simplex ist mehr knotig, und die strahligen Ausläufer sind plumper und spärlicher. Es liegt ebenfalls exzentrisch zur Mamillenrückseite.

Das medulläre Karzinom und der Gallertkrebs wachsen als rundliche, oft relativ glatt begrenzte Knoten, so daß sie von Fibroadenomen oder Zysten nicht immer zu unterscheiden sind. Eine Artdiagnose ist ohne Punktion und Zytologie unmöglich.

Ähnliches gilt auch für das diffuse Karzinomwachstum.

Das seltene intraduktale Karzinomwachstum ist auch beim Manne an den gruppierten polymorphen Mikrokalzifikationen zu erkennen (Abb. 103).

Plastische Operationen der Brust

Reduktionsplastik

Die Korrektur der ein- oder doppelseitig hypertrophischen Brust wird kaum noch durch ausgiebige Exzisionen oder durch Teilamputationen des oberen Brustsektors vorgenommen, sondern erfolgt als klassische volumenverkleinernde Operation nach Strömbeck (1960, 1964) mit einer halbbogigen Schnittführung in der unteren Brustfalte mit einer senkrecht zur Mamille verlaufenden und einer perimamillären Naht (oder modifiziert).

Die Mammographie nach Reduktionsplastik zeigt Parenchymdefekte und Verlagerung der Parenchymreste in atypische Regionen sowie fibröse Narbenzüge. Innerhalb der intramammären Narbenbereiche können Mikrokalkablagerungen auftreten, die differentialdiagnostische Schwierigkeiten bei der Abgrenzung gegenüber einem intraduktalen Karzinom entstehen lassen. Wenn infiltrative Vorgänge fehlen, so spricht dies bei den differentialdiagnostischen Erwägungen gegen ein Karzinom (Palpationsbefund und Thermographie!).

Augmentationsplastik

Bei ein- oder doppelseitigen Brusthypoplasien werden zur Augmentation des Brustkörpers körpereigenes Füllmaterial oder Kunststoffe benutzt. Körpereigenes Material wurde früher als Derma-

Fett-Faszien-Lappen aus dem Gesäß entnommen. Kapselfibrose, Kapselverkalkungen und Verflüssigung oder Nekrotisierung des Fettgewebes führten zu kosmetischen Spätstörungen, aber auch infolge leichter Vulnerabilität des Implantats zu manchmal erheblichen chronisch-entzündlichen und fibrotischen Komplikationen.
Im Mammogramm lassen sich Derma-Fett-Plastiken an der Strahlendurchlässigkeit des Implantates und am Kapselsaum erkennen. Die Kapsel kann in erheblichem Umfang verkalken (Abb. 104). Röntgenologisch ist es oft schwierig zu unterscheiden, ob Kalkablagerungen oder Gewebsverdichtungen zum Transplantat gehören oder zu einem daneben entstandenen Karzinom. Auch die klinische Erkennung eines Karzinoms ist in einem solchen Falle besonders schwierig, denn die Transplantate können durch die umgebende Kapselfibrose einen höckrigen Palpationseindruck hervorrufen.
Früher wurde zur Augmentation Siliconöl oder Paraffinöl frei in das Brustgewebe injiziert. Im Mammogramm findet man danach das tropfenförmig verteilte Material als transluzente rundliche Areale mit Umgebungsfibrose (s. Abb. 46) oder kleinen kugelförmigen Verkalkungen (Abb. 105).
Zur Augmentation werden heute ausschließlich Silicon-Inlays benutzt, bei denen die Außenhaut aus Silicon und die Füllung aus Silicon-Gel oder aus physiologischer Kochsalzlösung besteht. Es gibt einkammrige Inlays und doppelwandige Inlays, deren Vorderkammern mit physiologischer Kochsalzlösung oder Cortisonlösung gefüllt werden können, um die Kapselfibrose zu verhindern (Cortisonfüllungen werden wegen Komplikationen wieder weitgehend verlassen).
Nach Einbringung solcher Inlays durch axillare oder perimamilläre oder in der unteren Brustfalte gelegte Schnittführung entfallen später erkennbare Narben.
Die Augmentation nach subkutaner Mastektomie kann bei genügender Brustgröße auch mit körpereigenem Gewebe nach Vornahme einer Reduktionsplastik und Benutzung des desepithelisierten unteren Brusthaut-Subkutan-Gewebes zur Auffüllung der Wundhöhle gemacht werden. Im Mammogramm sieht man dann einen mit Fettgewebe ausgefüllten und auch von Blutgefäßen und Bindegewebssepten durchzogenen Brustkörper, so daß ohne Kenntnis der Operationstechnik Zweifel an einer kompletten subkutanen Mastektomie auftreten können.
Eine Rekonstruktion der Brust nach Mamma-

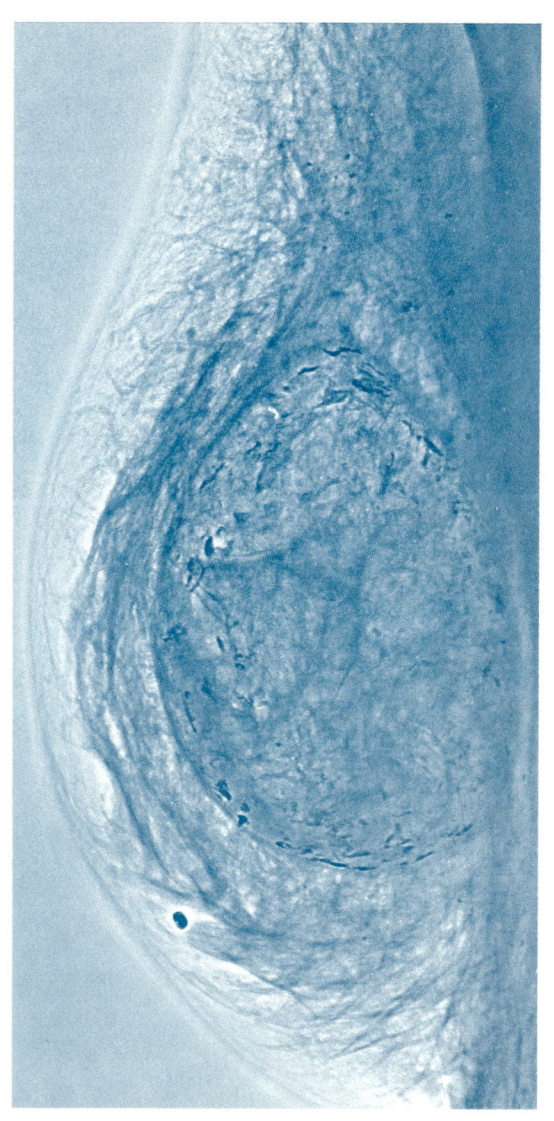

Abb. 104 Xeromammogramm: Zustand nach Augmentation mit einem Implantat aus Dermafettlappen, das teilweise verkalkt ist. Am oberen Rande ist es zu einem infiltrativen Prozeß durch Austritt von nekrotischem Inhalt aus dem Dermafettlappen in das umliegende Gewebe gekommen.
(Differentialdiagnostische Probleme zwischen entzündlicher reaktiver Infiltration und Karzinomentstehung.)

1036 Erkrankungen der Brustdrüse

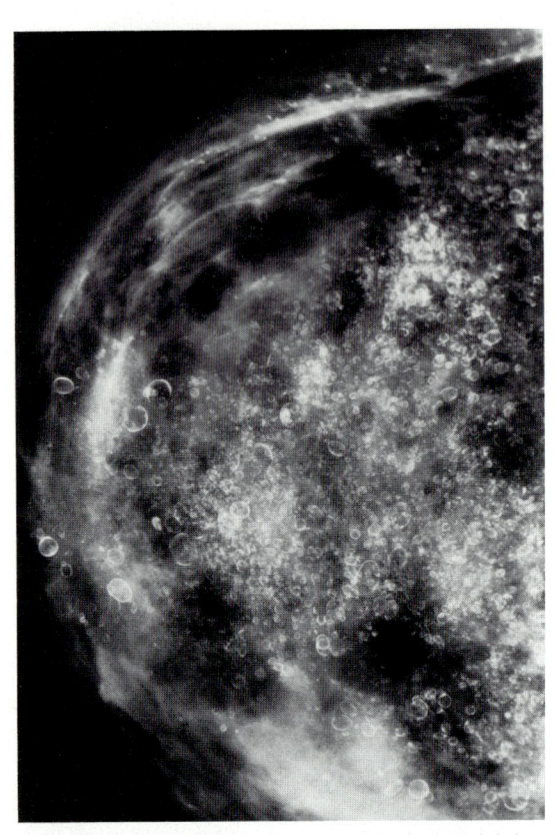

Abb. 105   Zustand nach Augmentation mit Injektion von Silikon in das Brustgewebe (Rado, Bergheim).

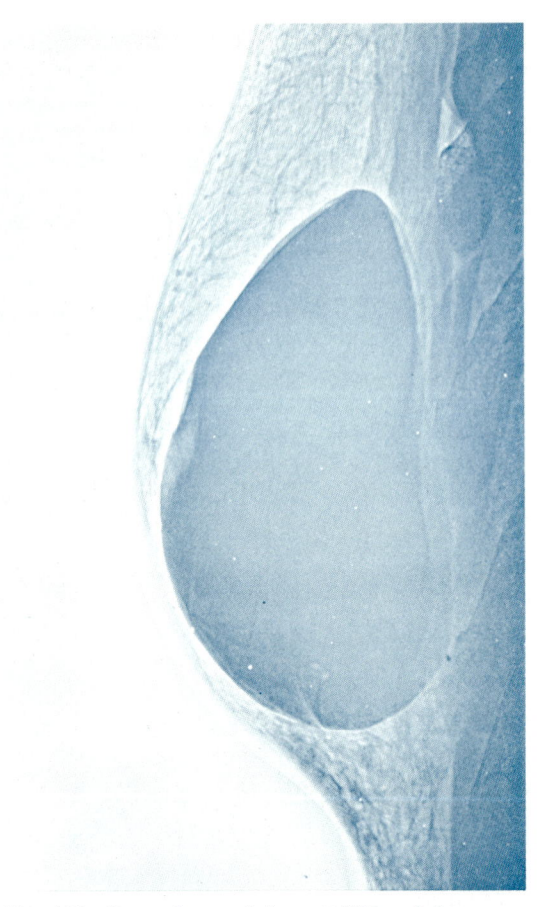

Abb. 106   Brustrekonstruktion mit Silikon-Inlay.

ablatio wird üblicherweise mit einem Silicon-Inlay vorgenommen (Abb. 106).
Wenn genügend Thoraxweichteilverschieblichkeit besteht, erfolgt die Augmentation durch einfaches Einführen des Inlays in eine subkutan oder retromuskulär operativ geschaffene Tasche. Sind die Thoraxwandweichteile zu straff, so erfolgt Mobilisierung der Brustweichteile durch einen Latissimus-dorsi-Schwenklappen oder durch Verschiebelappenplastik aus der Flanke bzw. der Bauchregion zur anschließenden Augmentation mit einem Inlay.

Im Mammogramm sind diese Silastic-Inlays sehr schattendicht. Wassergefüllte Inlays sind etwas besser strahlendurchlässig. Die Xeromammographie (high-filtration-technic mit 40 kV und 1,5-mm-Al-Filterung) ist zur Untersuchung besser geeignet als die normale Weichstrahlmammographie mit Film.

Die Brust nach Strahlentherapie

Die mammographische Kontrolle nach primärer Strahlentherapie des Brustkrebses gibt Auskunft über Tumorregression, Auflösung der Tumorverkalkungen, Reaktion des Bindegewebes durch die Bestrahlung sowie Tumorrezidiventstehung.

Der Tumorknoten wird entweder nach Erreichen einer tumorwirksamen Herddosis immer kleiner und kann vollständig verschwinden oder es entsteht an der Stelle des Karzinomknotens eine anfangs ungeordnete strahlig-streifige Gewebsverdichtung, die sich durch Schrumpfung verkleinert.

Beim Szirrhus kann auch nach vollständiger Rückbildung des zentralen Tumorknotens der fibrotische Anteil in Form der strahligen Ausläufer bestehen bleiben (Abb. 107a u. b).

Die Mikroverkalkungen können teilweise oder vollständig verschwinden (Abb. 108a u. b). Dies ist aber trotz Tumorrückbildung nicht immer der Fall.

Die Strahlenveränderungen des Bindegewebes der Mamma und der Haut bestehen in einer primär exsudativen Reaktion und einer nachfolgenden indurativen Fibrose. Dementsprechend ist die Kutis nach Bestrahlung – je nach dem Grad der Strahlenveränderung – verdickt, das subkutane Fettgewebe netzig-trabekulär durchsetzt, und die Bindegewebssepten sind vergröbert.

Die Karzinome bilden sich nur bei ausreichender Strahlensensibilität zurück. Das Mammogramm gibt lediglich einen makroskopischen Aufschluß über die erreichte Tumorrückbildung.

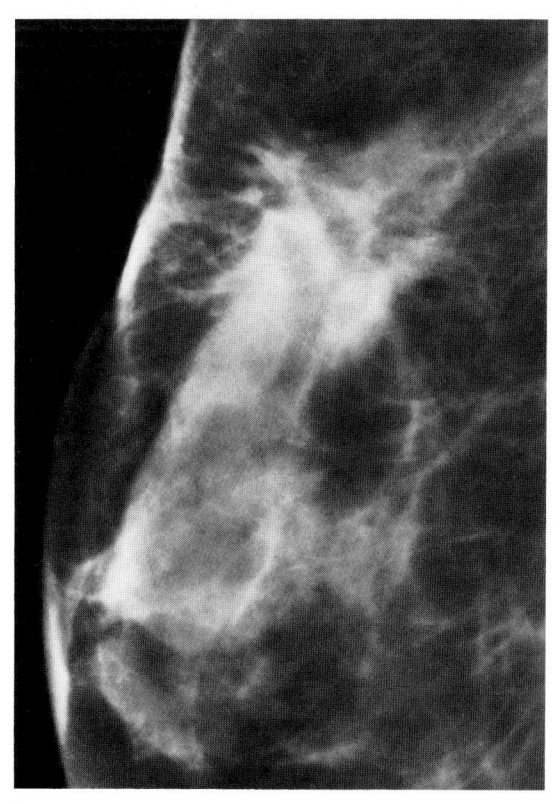

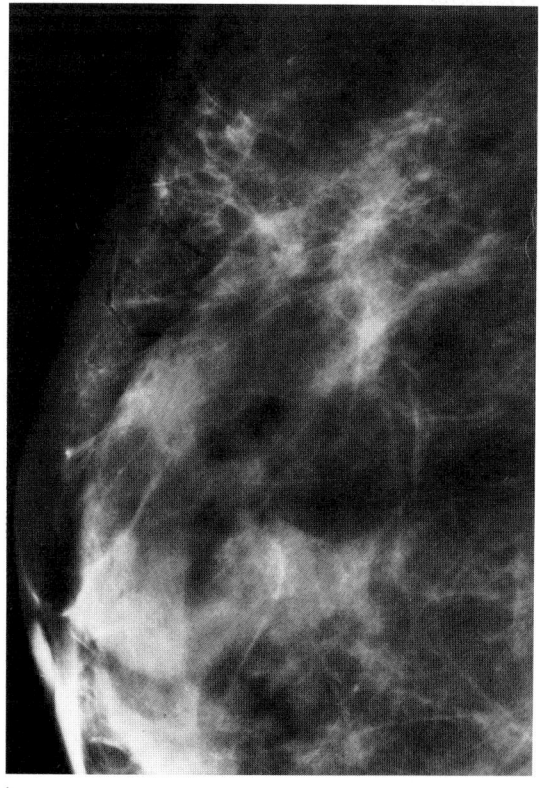

a b

Abb. 107
a) Szirrhöses Mammakarzinom bei einer 76jährigen Frau mit axillären Lymphknotenmetastasen und Skelettmetastasen (T_2N+M+).
b) Nach palliativer Strahlentherapie mit 45 Gy Telekobalt vollständige Rückbildung des Tumorknotens. Strahlige Restfibrose.
Punktionszytologie und Mammographie bis 15 Monate nach Radiatio: kein lokales Tumorrezidiv.

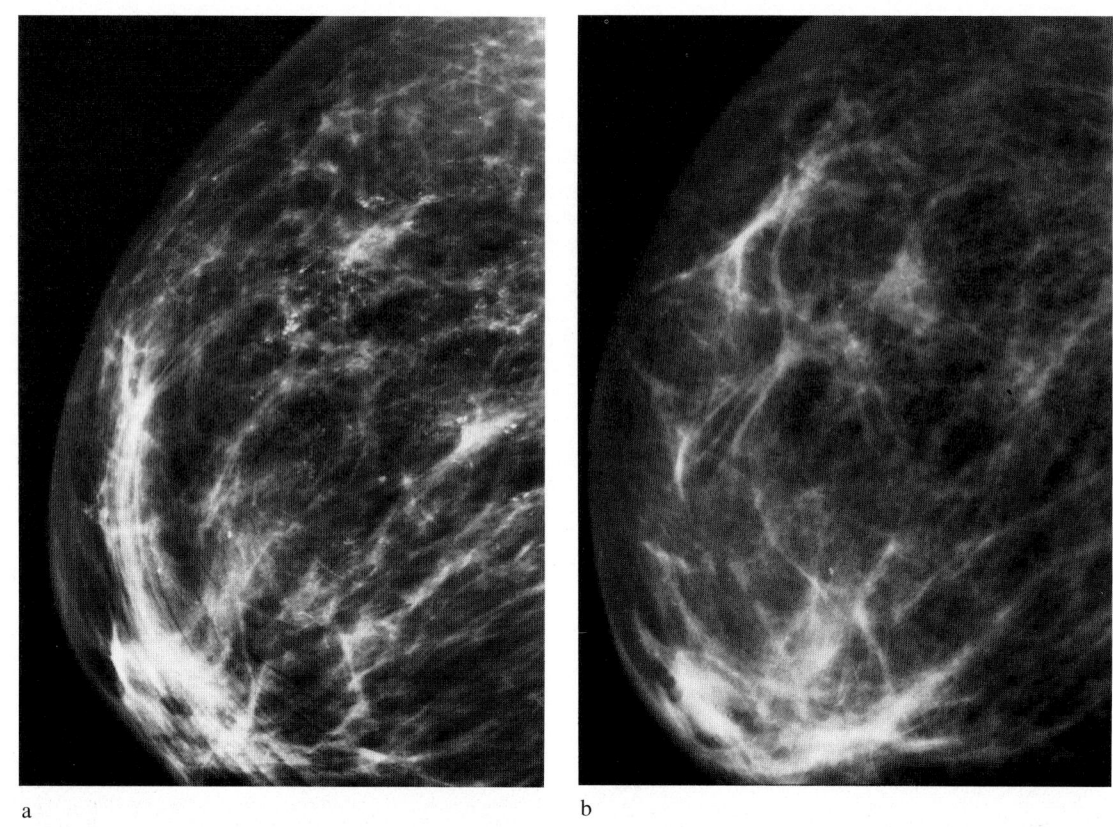

Abb. 108
a) Intraduktales Mammakarzinom bei einer 57jährigen Frau mit zahlreichen Mikroverkalkungen.
b) Weitgehendes Verschwinden der Mikroverkalkungen nach Strahlentherapie mit 15 MeV-Elektronen – Einzeldosis 3 Gy – Gesamtdosis 69 Gy in 10 Wochen.

Über das Vorhandensein von vitalen Tumoranteilen oder eines Tumorrezidivs ist nur durch Punktionszytologie oder Stanzbiopsie und Histologie zuverlässige Information möglich. Die Verlaufskontrolle mit Thermographie ist bei der Überwachung primär strahlenbehandelter Mammakarzinome wichtig.

Literatur

Andersen, J. A. 1974: Lobular carcinoma in situ: a long-term follow up in 52 cases. Acta path. microbiol. scand. 82, 519
Baclesse, F., A. Willemin 1967: Atlas of Mammography. Literaire des Facultes, Paris
Bässler, R. 1966: Formen der Makromastie. Beitr. path. Anat. 133, 430
Bässler, R. 1978: Pathologie der Brustdrüse. Springer, Berlin
Bloodgood, J. C. 1923: The clinical picture of dilated ducts beneath the nipple frequently to be palpated as a doughy worm-like mass, the varicocele tumor of the breast. Surg. Gynec. Obstet. 36, 486
Boldt, I., D. Hermanutz 1975: Fibro-Adeno-Lipom der Mamma. Fortschr. Röntgenstr. 123, 92
Bolmgren, J., B. Jacobson, B. Nordenström 1977: Stereotaxic instrument for needle biopsy of the mamma. Amer. J. Roentgenol 129, 121
Brezina, K. 1975 a: Ergebnisse der Mammographie mit gezielter Nadelbiopsie. Wien. klin. Wschr. 87, 666
Brezina, K. 1975 b: Röntgenologisch gezielte Mammabiopsie. Fortschr. Röntgenstr. 122, 330
Brezina, K. 1980: Über die Verwendung der Mammographie zur gezielten Feinnadelbiopsie. Röntgenpraxis 33, 235–242
Brown, P. W., J. Silverman, E. Owens, D. C. Tator, J. J. Terz, W. Lawrence 1976: Intraductal, „noninfiltrating" carcinoma of the breast. Arch. Surg. 111, 1063
Chavanne, G., A. Gregoire 1956: Diagnostique radiologique des tumeurs de la glande mammaire. Publication des Etudiants de la Faculté de Médicine, Louvain
Cheatle, G. L., M. Cutler 1931: Tumors of the Breast. Arnold, London
De Cholnoky, T. 1939: Benigne tumors of the breast. Arch. Surg. 38, 79
De Cholnoky, T. 1951: Accessory breast tissue in the axilla, N. Y. ST. J. Med. 51, 2245
Citoler, P. 1980: Pathologie der Mikroverkalkungen. Vortr. International Congress on Senology, Hamburg 27.–31. Mai
Citoler, P., H. H. Zippel 1974: Karzinombefall der Mamille bei Mammacarcinomen. Gynäkologe 7, 186
Collins, V. P., R. Loeffler, H. Tivey 1956: Observations on growth rates of human tumors. Amer. J. Roentgenol. 76, 988
Cooper, A. P. 1845: The Anatomy and Diseases of the Breast. Lea & Blanchard, Philadelphia
Cutler, M. 1961: Tumors of the Breast. Pitman, London; Lippincott, Philadelphia
Dahl-Iversen, E. 1933: Intramammary angioma. Hospitalstidende 76, 653
Degrell, I. 1969: Die Bedeutung des Retraktionsphänomens für die Frühdiagnose des Mammakarzinoms. Strahlentherapie 217, 252
Degrell, I 1976: Atlas der Brustdrüsenerkrankungen. Karger, Basel
Egan, R. L. 1964: Mammography. Thomas, Springfield/Ill.
Egan, R. L., R. C. Mosteller 1977: Breast Cancer Mammography Patterns. Cancer (Philad.) 40, 2087
Egger, H., S. MÜller 1977: Das Fibroadenom der Mamma. Kann der Kliniker auf die Exzision verzichten? Dtsch. med. Wchschr. 102, 1495
Egger, H., J. Weishaar, H. Hamperl 1976: „Sterne" im Mammogramm – Karzinome und „strahlige Narben". Geburtsh. u. Frauenheilk. 36, 547
Farrow, J. H. 1968: Clinical considerations and treatment of in situ lobular breast cancer. Amer. J. Roentgenol. 102, 652
Fenoglio, C., R. Lattes 1974: Sclerosing papillary proliferation in the female breast. A benign lesion often mistaken for carcinoma. Cancer (Philad.) 33, 691
Fisher, E. R., B. Fisher 1977: Lobular carcinoma of the breast: An overview. Ann. Surg. 185, 377
Foote, F. W., F. W. Stewart 1941: Lobular carcinoma in situ: A rare form of mammary cancer. Amer. J. Path. 17, 491
Foote, F. W., F. W. Stewart 1945: Comparative studies of cancerous versus noncancerous breasts. Amer. Surg. 121, 6
V. Fournier, D., F. Kubli, H. Kuttig, C. Curland, J. Hüter 1975: Häufigkeitsverteilung der Malignitätszeichen bei der Mammographie. Med. Welt (Stuttg.) 26, 2211
Fournier, D., E. Weber, W. Hoeffeken, M. Bauer, F. Kubli, V. Barth 1980: Growth rate of 147 mammary carcinomas. Cancer (Philad.) 45, 2198
Fournier, D., H. Kuttig, F. Kubli, P. Prager, H. Stolpe, A. Maier, J. Hutter 1976: Wachstumsgeschwindigkeit des Mammacarcinoms und röntgenologische „Frühdiagnosen". Strahlentherapie 151, 318
Fournier, D., H. Kuttig, A. A. Müller, J. Klapp, E. Otto, H. Stolpe, F. Kubli, U. Haller 1977: Brustkrebsfrüherkennung: Kontrolle von Risikogruppen oder Massenscreening – Wer soll geröntgt werden? (Klinische, röntgenologische und thermographische Risikogruppen bei 14 000 Patientinnen mit 582 Mammakarzinomen). Med. Welt (Stuttg.) 28, 359
Friedrich, M. 1975: Der Einfluß der Streustrahlung auf die Abbildungsqualität bei der Mammographie. Fortschr. Röntgenstr. 123, 556
Friedrich, M., P. Weskamp 1976 a: Bildgütefaktoren bei der Film-Mammographie. I. Mitteilung. Fortschr. Röntgenstr. 125, 269
Friedrich, M., P. Weskamp 1976 b: Bildgütefaktoren bei der Film-Mammographie. II. Mitteilung. Fortschr. Röntgenstr. 125, 461
Galkin, B. M., S. A. Feig, A. S. Patchefsky, I. W. Rue, W. J. Gamblin jr., D. G. Gomez, L. M. Marchant 1977: Ultrastructure and microanalysis of „benign" and „malignant" breast calcifications. Radiology 124, 245
Gershon-Cohen, J., L. Moore 1960: Roentgenography of giant fibroadenoma of breast (cystosarcoma phylloides). Radiology 74, 619
Gershon-Cohen, J., S. M. Berger, B. M. Curcio 1966: Breast cancer with microcalcifications: diagnostic difficulties. Radiology 87, 613
Gershon-Cohen, J., S. M. Berger, H. S. Hickstein 1963: Roentgenography of breast cancer moderating concept of "biologic predeterminism". Cancer (Philad.) 16, 961
Gozzetti, G., A. Vio 1963: Contributo allo studio degli emangiomi intramammari. Ateneo parmense 34, 205
Gremmel, H., H. Wendhausen 1977: Die Bedeutung der Tumorverdopplungszeit für die klinische Strahlentherapie. Strahlentherapie 153, 620
Gros, Ch. M. 1960: Radio-klinische Diagnose des Mammakarzinoms. Röntgen-Bl. 13, 373
Gros, Ch. M. 1963: Les maladies du sein. Masson, Paris
Gros, Ch. M., R. Sigrist, S. Burg 1954: La pneumomastographie (Technique radiodiagnostic de kystes du sein). J. Radiol. Electrol. 35, 882
Grundmann, E. 1979: Keine Metastasenförderung durch Biopsien. Dtsch. Ärztebl. 76, 699
Haage, H., O. Fischedick 1964: Die Solitärcyste der weiblichen Brust im Röntgenbild. Fortschr. Röntgenstr. 100, 639
Haagensen, C. D. 1951: Mammary duct ectasia. A disease that may simulate carcinoma. Cancer (Philad.) 4, 749
Haagensen, C. D. 1962: Lobular carcinoma of the breast. Clin. Obstet. Gynec. 5, 1093
Haagensen, C. D., N. Lane, R. Lattes 1972: Neoplastic proliferation of the epithelium of the mammary lobules. Adenosis, lobular neoplasie, and small cell carcinoma. Surg. Clin. N. Amer. 52, 497
Hamperl, H 1939: Über die Myothelien (myo-epithelialen Elemente) der Brustdrüse. Virchows Arch. path. Anat. 305, 171
Hamperl, H. 1970: The myothelia (myoepithelial cells).) Normal state; regressive changes; hyperplasia, tumors. Curr. Top. Path. 53, 161

Hamperl, H. 1973: Hämangiome der menschlichen Mamma. Geburtsh. u. Frauenheilk. 33, 13

Hamperl, H. 1975: Strahlige Narben und obliterierende Mastopathie. Beiträge zur pathologischen Histologie der Mamma. XI. Virchows Arch. path. Anat. Hist. 369, 55

Hassler, O. 1969: Microradiographic investigations of calcifications of the female breast. Cancer (Philad.) 23, 1103

Heber, R., S. Edward 1976: Mammographische Beobachtungen über den Verlauf des unbehandelten Mammakarzinoms. Röntgen-Bl. 29, 76

Hermnutz, K. D., M. Thelen, P. Thurn 1975: Die Diagnose des Mammacarcinoms unter dem Aspekt der Wachstumsrate. Fortschr. Röntgenstr. 123, 162

Hessler, C. 1967: Cystic lymphangioma of the breast. First roentgendescription. Radiology 88, 135

Hessler Ch., P. Schnyder, L. Ozzello 1978: Hamartoma of the breast: diagnostic observations of 16 cases. Radiology 126, 95

Heuser, L. B. S., J. S. Spratt, H. Polk 1978: Growth rates of primary breast cancers. Cancer (Philad.) 43, 1888

Hoeffken, W. 1976: Mammographie der Frühveränderungen. Vortrag: International Symposium on Non-cancerous Breast Diseases, Strasbourg 30. 6. – 3. 7.

Hoeffken, W. 1977: Spontane Milchgangsdarstellung bei der Mammographie. Radiologe 17, 203

Hoeffken, W., K. Heuss 1977: Beobachtungen zur Wachstumsgeschwindigkeit beim Mammacarcinom. Vortrag: Deutscher Röntgenkongreß, Münster 19. – 21. Mai

Hoeffken, W., C. Hintzen 1970: Die Diagnostik der Mammacysten durch Mammographie und Pneumocystographie. Fortschr. Röntgenstr. 112, 9

Hoeffken, W., M. Lanyi 1973: Röntgenuntersuchung der Brust. Thieme, Stuttgart

Hoeffken, W., K. Mock 1970: Die „weite Vene" als indirektes mammographisches Zeichen für Malignität von pathologischen Mammaveränderungen. Radiologe 10, 136

Hüppe, J. R. 1980: Risikoabschätzung für Brustkrebsentwicklung mit Hilfe des mammographischen Parenchymmusters. Vortrag: Deutscher Röntgenkongreß Köln 15. – 17. Mai

Hutter, R. V. P., F. W. R. Foote 1971: Lobular carcinoma in situ. Long term follow-up. Cancer (Philad.) 28, 1527

Ingleby, H., J. Gershon-Cohen 1960: Comparative Anatomy, Pathology and Roentgenology of the Breast. University of Pennsylvenia Press, Philadelphia

Jacobs, H. 1972: Möglichkeiten der direkten Mammalymphographie. Fortschr. Röntgenstr. 116, 781

John, V., W. Herting, E. Kurz, R. Callies 1978: Veränderungen des Milchgangsmusters der weiblichen Brust als Kriterium zur Früherfassung von Patienten mit erhöhtem Brustkrebsrisiko? Vergleichende histologisch-mammographische Studie bei 160 Carcinomfällen. Radiologe 18, 108 – 111

Kalbfleisch, H., G. Lauth, G. Mühlberger, S. Nitschke 1978: Das Granulocellmyoblastom der weiblichen Brust und seine differentialdiagnostische Abgrenzung gegen das Mammacarcinom. Radiologe 18, 143

Kaufmann, C. 1974: Die Bedeutung der Erkrankungen der Mamma in der frauenärztlichen Praxis. Gynäkologe 7, 180

Keller, L. 1977: Genital- und Peritonealtuberkulose der Frau – Mammatuberkulose. Prax. Pneumol. 31, 757

Keßler, M., O. Fischedik 1980: Mammaparenchymmuster nach Wolfe und Carcinomrisiko. Fortschr. Röntgenstr. 132, 428

Kett, K., L. Lukacs 1970: Direct lymphography of the breast. Lymphology 3, 2

Kett, K., L. Lukacs, G. Varga 1970: Über den Wert der indirekten Lymphographie beim Mammacarcinom. Bruns Beitr. klin. Chir. 218, 27

Kramann, B. 1980: Controlled puncture of the breast for preoperative marking. In: Percutaneous Biopsy and Therapeutic Vascular Occlusion, ed. by H. Anacker, U. Gullotta, N. Rupp. Thieme, Stuttgart, p. 87

Kramann, B., J. Feser 1975: Eine neue Methode zur Lokalisierung nicht tastbarer Läsionen der weiblichen Brust. Fortschr. Röntgenstr. 123, 369

Krokowski, E. 1977: Muß die heutige Krebstherapie verändert werden? Mitteilungsdienst GBK 18, 6

Krokowski, E. 1979: Biopsien von Melanomen Kunstfehler – Biopsien anderer Malignome zwingende Notwendigkeit? Gynäk. Prax. 3, 439

Kusama, S., J. S. Spratt jr., W. L. Donegan, F. R. Watson 1972: The gross rate of growth of human mammary carcinoma. Cancer (Philad.) 2, 594

Kvasnicka, I., J. Dvorak, B. Stara 1971: Indirekte Mammalymphographie mit Verographin. Erste Ergebnisse. Fortschr. Röntgenstr. 115, 619

Lanyi, M. 1974: Das klinisch okkulte Mammakarzinom. Dtsch. Ärztebl. 71, 1087

Lanyi, M. 1977a: Differentialdiagnose der Mikroverkalkungen. Röntgenbildanalyse von 60 intraductalen Carcinomen, das „Dreieckprinzip". Radiologe 17, 213

Lanyi, M. 1977b: Differentialdiagnose der Mikroverkalkungen: Die verkalkte mastopathische Mikrocyste. Radiologe 17, 217

Lanyi, M. 1977c: Die spezifischen Mikroverkalkungsmuster der gutartigen Mammaveränderungen. Senologia 2, 31

Lanyi, M. 1979: Nutzen und vermeintliche Risiken von Mammapunktionen. Zugleich eine Erwiderung auf Krokowskis Ausführungen. Gynäk. Prax. 3, 451

Lanyi, M. 1980: Möglichkeiten und Grenzen der Mikrokalkdifferentialdiagnostik. Vortrag am 61. Deutschen Röntgenkongress

Lanyi, M. 1981: Formanalyse von 153 Mikroverkalkungsgruppen maligner Genese: Das „Dreieckprinzip". In Vorbereitung.

Lanyi, M., P. Citoler 1981: Differentialdiagnose der Mikroverkalkungen: Die kleincystische (blunt duct) Adenose. Fortschr. Röntgenstr. 134, 225

Lanyi, M., P. Citoler 1981: Räumliche Darstellung eines vorwiegend intraductalen Carcinoms. Röntgen-Bl. 34.

Lanyi, M., I. Littmann 1970: Die Entdeckung des klinisch occulten Brustdrüsenkarzinoms mit der Mammographie. Chirurg 41, 169

Lanyi, M., P. Citoler, H. H. Zippel 1972: Das lobuläre Carcinoma in situ der Mamma. Vortrag: Symposium international therapeutiques non mutilantes des cancéreuses du sein. Strasbourg, 27. – 30. Juni

Leborgne, R. 1951: Diagnosis of tumors of the breast by simple röntgenography. Calcifications in carcinomas. Amer. J. Roentgenol. 65, 1

Leborgne, R. A. 1953: The breast in Roentgendiagnosis. Impressora Uruguaya S. A., Montevideo

Leborgne, R. A. 1967: Esteatonecrosis quistica calcificata de la mama. Torax 16, 172

Lundgren, B. 1977: Observations on growth rate of breast carcinomas and its possible implications for lead time. Cancer (Philad.) 40, 1722

Mc Divitt, R. W., F. W. Stewart, J. W. Berg 1968: Tumors of the Breast. Armed Forces Institut of Pathology, Washington

Mc Keown, K. C., K. W. Wilkinson 1952: Tuberculous disease of the breast. Brit. J. Surg. 39, 420

Menges, V. 1974: Die umschriebene kleincystische Mastopathie unter dem klinischen Aspekt eines malignen Tumors. Fortschr. Röntgenstr. 121, 238

Menges, V., P. Frank, P. P. Rager 1976: Zahlenmäßige Zunahme von Mikroverkalkungen, ein wichtiges röntgendiagnostisches Kriterium für das occulte Mammakarzinom. Fortschr. Röntgenstr. 124, 372

Menzell, L., M. Rosenbloom, A. Naimark 1977: Are breast patterns a risk index for breast cancer? A reappraisal. Amer. J. Roentgenol. 128, 547

Misgeld, V., A. Albrecht, W. Höfer 1970: Mammäre Leiomyomatose unter dem Bild einer Lymphangiosis carcinomatosa. Fortschr. Röntgenstr. 112, 649

Mondor, H. 1939: Tronculite sous-cutanée subaige de la paroi thoracique antérolatérale. Mén. Acad. Chir. 65, 1271

Nordenström, B. 1977: Stereotaxic Screw Needle Biopsy of Nonpalpable Breast Lesions: Breast Carcinoma. The Radiologist's Expanded Role. Wiley, New York

Nordenström, B., J. Zajicek 1977: Stereotaxic needle biopsy and preoperative indication of nonpalpable mammary Lesions. Acta cytol. (Philad.) 21, 350

Nordenström, B. 1981: Biological closed electric circuit (in Vorbereitung)

Oeser, H. 1974: Krebsbekämpfung, Hoffnung und Realität. Thieme, Stuttgart

Ottow, B 1939: Über solitäre gestielte Fibrome der Brustwarzen. Zbl. Gynäk. 63, 503

Pearlman, A. W. 1976: Breast cancer influence of growth rate on prognosis and treatment evaluation. Cancer (Philad.) 38, 1826

Petracic, B., F. K. Mörl, R. Bähr, R. Wenzel 1970: Mammasarkome. Langenbecks Arch. klin. Chir. 326, 239

Prechtel, K. 1972: Beziehungen der Mastopathie zum Mammakarzinom. Fortschr. Med. 90, 43

Prechtel, K., O. Gehm 1975: Morphologisch faßbare Vorstadien des Mammakarzinoms. Verh. dtsch. Ges. Path. 59, 498

Puente Duany, M. 1951: Lipofibroadenosis de aspecto tumoral de las mammas. Arch. cuba. Cancer 10, 326

Puente Duany, M. 1961: Hiperplasia adenofibrolipomatosa o fibrolipomatosis periglandular de aspecto tumoral de la mama. Arch. cuba. Cancer 18, 361

Robbins, G. F., et al. 1954: Is aspiration biopsy of breast cancer dangerous to the patient? Cancer (Philad.) 7, 774

Sachs, H., B. Mayer, J. Bahnsen 1976: Carcinoma lobulare insitu der Mamma. Klinische, morphologische und cytofotometrische Aspekte. Med. Welt 27, 1819

Shucksmith, H. S., J. A. Dossett 1965: Pseudolipoma of the breast. Brit. med. J. II, 1459

Sinner, W. 1961: Zur Frage der männlichen Mammasarkome. Strahlentherapie 114, 595

Spalding, J. E. 1945: Adenolipoma and lipoma of the breast. Guy's Hosp. Rep. 94, 80

Stewart, F. W., N. Treves 1968: Lymphangiosarcoma in postmastectomy lymphedema; a report of six cases in elephantiasis chirurgica. Cancer (Philad.) 21, 64

Strömbeck, J. O. 1960: Mammaplasty: Report of a new technique based on the two pedicle principle. Brit. J. plast. Surg. 13, 79

Strömbeck, J. O. 1964: Transactions of the Third International Congress of Plastic Surgery. Washington, Oct. 1963. – International Congress Series No. 66. Excerpta Medica, Amsterdam, p. 87

Strömbeck, J. O. 1964: Reduction mammaplasty. In: Plastic Surgery, ed. by T. Gibson. Butterworth, London

Tabár, L., K. Kett, A. Németh 1976: Tuberculosis of the breast. Radiology 118, 587

Wahlers, B., R. Plum, O. Fischedick 1977: Die perkutane Darstellung von Milchgängen in gutartigen Mammatumoren. Fortschr. Röntgenstr. 126, 345

Warner, N. E. 1969: Lobular carcinoma of the breast. Cancer (Philad.) 23, 840

Willemin, A. 1972: Les images mammographiques. Karger, Basel

Wolfe, J. N. 1967: Mammography: Ducts as a sole indicator of breast carcinoma. Radiology 89, 206

Wolfe, J. N. 1976: Breast patterns as an index of risk for developing breast cancer. Amer. J. Roentgenol. 126, 1130

Zippel, H. H., P. Citoler: Häufigkeit des lokal begrenzten Wachstums von Mammakarzinomen. Dtsch. med. Wschr. 101, 484

Zippel, H. H., P. Citoler, B. Koszak 1979: Prognose des lobulären Carcinoma in situ der Mamma. Verh. Dt. Ges. für Pathologie, 63, 507

Zippel, H. H., W. P. Kunze 1977: The nuclear DNA content of lobular neoplasia of the mammary gland. Arch. Gynäk. 222, 265

Sachverzeichnis

A

Aarskog-Syndrom, Brachydaktylie A₃ 273
- autosomal-dominanter Typ 274
- X-gekoppelt rezessiver Typ 273

Abdomen, akutes, Differentialdiagnose 773
- – Eingeweidearterienverschluß 772
- aufgetriebenes, Hurler-Krankheit 199
- – Leprechaunismus 196

Abdominalschmerz, nahrungsabhängiger 775
- plötzlicher, anhaltender 772

Abdominaltrauma, stumpfes, Aortenverletzung 771
- – Milzarterienblutung 777

Abduzenslähmung 320
Abrachie 325
Abszeßverkalkung 949
Acheirie 334
- mit Fingerknospen 336, 338
Acheiropodie 335
Achillessehnenansatz, schmerzhafter 462
Achillessehnenverlängerung, zu ausgiebige 420
Achondrogenesis 7 f., 18 f.
- Brachydaktylie 271
- Brasilianischer Typ 327
- Differentialdiagnose 8
Achondroplasia congenita s. Achondroplasie
Achondroplasie 33 ff., 92, 358 f.; s. auch Chondrodystrophie
- Beckenbefund 38
- Brachydaktylie 271
- Differentialdiagnose zur Hypochondroplasie 71
- Extremitätenbefund 38
- homozygote 23
- Knochenalter 38
- neurologische Komplikationen 34, 38
- Röntgenbefunde 33 ff.
- Schädelbasiswinkel 38
- Schädelbefund 38
- Verlauf 34
- Wirbelsäulenbefund 36 f.
Achsenskelettdysostosen, Pariser Nomenklatur 4
Acropathie ulcéro-mutilante familiale s. Akropathie, ulzerierende, neurogene

Adamantinom der Röhrenknochen s. Röhrenknochenadamantinom
Adenokarzinom 1011
- schleimbildendes, gastrointestinales, Erythroleukämie 744
- – – Femurmetastase 738
Adenoma pseudosarcomatodes s. Cystosarcoma phyllodes
Adenosindeaminase-Mangel 77
Adenosis scleroticans mammae s. Mammaadenose, sklerosierende
Adipositas s. Fettsucht
Adiposomastie 1033
Adolescent sacroiliacal joint syndrom 443
Adoleszentenkyphose s. Scheuermann-Krankheit
Adrenogenitales Syndrom 364
- – angeborenes 364
- – erworbenes 364
Aglossie-Adaktylie-Syndrom 336 f.
Aglossie-Syndrom, atypische Spalthand 330
Agonadismus 365
Ahlbäck-Krankheit s. Osteonekrose, spontane, am Kniegelenk
Akrendurchblutungsstörung 815
Akrobrachyzephalus 285
Akrodermatitis chronica atrophicans 939, 941
Akrodysostose 99, 101
- autosomal-rezessive 272
- Brachydaktylie 272
Akrodysplasie 98 ff.
- epiphyso-metaphysäre s. Dysostose, periphere
- mit Exostosen s. Exostosen, kartilaginäre, multiple, mit peripherer Dysostose
- mesomeler Minderwuchs 55
Akrofaziales Syndrom s. Weyers-Syndrom
Akromikrie 21 f.
Akromionnekrose, aseptische 439
Akroosteolyse 179 ff.
- Ätiologie 276
- autosomal-dominante 179
- autosomal-rezessive 179
- Erbgang 179
- Hajdu-Cheney 140
- karpotarsale 179

- neurogene s. Akropathie, ulzerierende neurogene
- Pathogenese 179
- phalangeale 179
- – Schädelbefund 180
- Pyknodysostose 67, 139
- Röntgenbefunde 179 ff.
- Symptome 179, 276
- Telebrachyphalangie 276
Akroparästhesie 816
Akropathie, ulzerierende, neurogene 179
- – – Ätiologie 183
- – – Differentialdiagnose 183
- – – Röntgenbefunde 182
Akrosklerose 815
Akrosyndrom, funktionelles intermittierendes 816
- konstitutionelles 816
Akrozephalie 313
Akrozephalopolysyndaktylie s. Carpenter-Syndrom
Akrozephalosyndaktylie, Typ I s. Apert-Syndrom
- Typ II s. Pfeiffer-Syndrom
Akustikusneurinom, bilaterales 123
Akzeleration, Körperwachstum 352
Albers-Schönbergsche Krankheit s. Osteopetrose
Albright-Syndrom, sexuelle Frühreife 368
Alder-Reillysche Lenkozytentüpfelung 226, 362
Akaptonurie 257 ff.
- vererbte 258 f.
Alkohol-Embryopathie 191 ff.
- Ätiologie 193
- Brachydaktylie A₃ 274
- Genitalfehlbildung 192
- Häufigkeit 191
- Nierenfehlbildung 192
- Röntgenbefunde 193
- Schädigungsgrade 192
- Symptome 192
Alopezie 29
Abström-Hallgren-Syndrom, Differentialdiagnose zum Bardet-Biedl-Syndrom 311
Alveolarkammkerbe 289, 313
Amastie 974
Amazonen-Syndrom 288

Amelie 325
- Thalidomidembryopathie 321
Ameloblastom s. Röhrenknochenadamantinom
Amyloid 469
Amyloidarthropathie, chronische 469
- Diagnose 470
- Differentialdiagnose 470
Amyloidgeschwulst, ossäre 474
- solitäre 474 f.
Amyloid-Karpaltunnelsyndrom 470
Amyloidmakroglossie 472
Amyloidose der Gelenke s. Gelenkamyloidose
- osteoartikuläre 469 ff.
- - destruierende 471 f.
- - Diagnose 470
- - Differentialdiagnose 470
- - Erkrankungsalter 470
- - histologischer Befund 472
- - mit multiplem Plasmozytom 472 f.
- - bei Polyarthritis chronica rheumatica 473 f.
- - postrheumatische, Differentialdiagnose 474
- - Röntgenbefunde 470 ff.
- primäre 469
- sekundäre 469
- viszerale 469
Analatresie bei präaxialer Hexadaktylie 314
- bei Radiusdefekt mit Wirbelsäulenanomalie 324
- Thalidomidembryopathie 321
Analpapillom 291
Anämie des Erwachsenen 515
- erythroplastische, langdauernde 515
- hämolytische, bei Knochenmetastasen 717
- hypoplastische, kongenitale 515
- Knochenveränderungen 505 ff.
- normochrome 135
- Osteomyelosklerose 499
- Osteopetrose 135
- sphärozytäre s. Ikterus, hämolytischer, familiärer
Anastomosen, arteriovenöse, in aneurysmatischer Knochenzyste 660
- lymphovenöse, entzündlichbedingte 874
Androgenbildung, abnorme, angeborene 364
Anenzephalie mit Radiusdefekt und Spina bifida 325
Anetoderma 159
Aneurysma 765
- angeborenes 812 f.
- dissecans 765, 767 f.

- - aortae s. Aortenaneurysma, dissezierendes
- mykotisches 782
- nicht-dissezierendes 765
- spurium 765
- traumatisches 791, 793
- verum 765
Aneurysmatose, diffuse 813
Angelhaken-Drahtmarkierung, nonpalpabler Mammaprozeß 1025
Angina intestinalis 775
Angioblastom s. Hämangioendotheliom
- malignes s. Röhrenknochenadamantinom
Angiodysplasie, gemischte, kongenitale 831 f., 865 ff.
- - - Einteilung 833
- - - Pathogenese 865
Angioendothelioma s. Hämangioendotheliom
Angiohamartom s. Hämangiom
Angiokeratoma 244
- corporis, Mukolipidose 232
Angiomatosis Kaposi 945
- regionale s. Hämangiomatose
Angioneuropathie, abdominelle 786
- Aortenbogenbereich 771
- periphere 816 f.
Angiosarkom s. Hämangioendotheliom
Angulus mandibulae, abgeflachter 154
Ankyloblepharon 284, 292 f.
- - filiforme adnatum 292
Ankyloglossum superius 336 f.
Anomalien, multiple, angeborene, C-Syndrom 312
Anonychie 173
Anophthalmie, fokale dermale Hypoplasie 291
Anosmie 665
Anteversio tibiae 413 f.
Antigen-Antikörper-Reaktion, Gefäßveränderungen 815
Aorta, abdominelle, Kingking 812
Aorta-ascendens-Aneurysma 765
Aorta-descendens-Aneurysma 766 f.
Aorta-descendens-Stenose, atypische 764 f.
Aortenaneurysma 184, 765 ff.
- abdominelles 779 ff.
- - Operationsindikation 781
- - Röntgenbefund 780
- - Stadien 779 f.
- - Symptomatologie 779
- Angiographie 767 f.
- - Indikation 767
- - Methodik 768
- - Computertomographie 767
- - dissezierendes 767 f.

- - akute Durchblutungsstörung 759, 761
- hernahes 766
- lokalisierter Vernichtungsschmerz 767
- partiell verkalktes 779
- thorakales 765
- - Diagnostik 767
Aortenastverletzung, thorakale 761
Aortenbogen, doppelter 763
- rechtsseitiger 763
Aortenbogenaneurysma 765 f.
- luisches 767
Aortenbogenast, Aneurysma, Angiographie 769
- Fehlverlauf 764
- Verschluß, akuter 759 ff.
- - chronischer 761 ff.
- - - brachiobasilärer Typ 761
- - - Karotistyp 761
- - - Hals-Nacken-Schaltstelle 761
- - - Kollateralbahnen 761
- - - Subklaviaschaltstelle 761
- - - Thyreoidalschaltstelle 761
Aortenbogenelongation 765
- kongenitale 764
Aortenbogenfehlbildung 763
Aortenbogenstenose 764 f.
Aortenbogensyndrom 761 f.
- Ätiologie 769
- inkomplettes 761
- der jungen Frauen s. Takayasu-Syndrom
- Kollateralbahn 762
Aortendissektion nach Ringdesobliteration 780
- spontane 759
Aorteninsuffizienz 218
Aortenisthmusstenose 764
Aortenkaliberschwankung 770
Aortenkoarktation, abdominelle 778
Aortenruptur, traumatische 761
Aortensklerose 800
- generalisierte 777, 779
Aortenthrombose 771, 806
- Vorstadium 807
Aortenverletzung, stumpfe 771
Aortenverschluß, abdomineller, akuter 771 ff.
- - - Lokalisation 771
- - - Angiogramm 773 f.
- - - embolischer 771
- - - Kollateralkreislauf 774
- - - thrombotischer 771
- - chronischer 774
- - distaler 775, 806 f.
- - - Kollateralzirkulation 807
- - - Typen 806
- - hoher 774
Aortenvitium 205
Aortenwandhämatom, pulsierendes 767

Aortenwandruptur, komplette 771
- partielle 771 f.
Aortogramm, Interkostalarteriendarstellung, teilweise fehlende 768
Aortographie bei Aortenaneurysma 768 f.
- tiefe 803
- transfemorale 768
- translumbale 803
- - Chylothorax 905
Apert-Syndrom 285
- Ätiologie 285
- Metakarpalsynostose 345
- Röntgenbefunde 286
- Symphalangie 345
- Syndaktylie 284
Aphasie, passagere 761
Aplasie des 4. und 5. Strahls 325
- des 5. Strahls 328
- - dominante 328
Apophysennekrose, aseptische 429
- Massa lateralis des Kreuzbeins 443
Apophysitis calcanei 462
- olecrani 434
Arachnodaktylie s. Marfan-Syndrom
Arachnoidalzyste 219
- juxtaselläre 200
Arhinenzephalie 11
Arias-Syndrom 320
Arkaden, pankreatikoduodenale 775
Armarterienerkrankung, chronische 805 f.
Armarterienpulse, fehlende, bei hohem Beinblutdruck 770
Armlymphödem 890 f.
Armlymphographie 890 f.
- Ergebnisse 891
- Indikation 891
- Kontrastmittelinjektion 890
Armlymphphlebogramm 890 f.
Armlymphsystem 843
Armödem, chronisches, nach Mammakarzinomtherapie 1027
Armphlebogramm 821 f.
Armpseudoarthrosen, multiple 123
Armpterygien 327
Armstau, perivenöse Schwielen 821 f.
Armvenen, postthrombotisches Zustandsbild 821 f.
Arteria axillaris, Astruptur 790
- carotis communis, Verschluß s. Karotisverschluß
- dorsalis pedis, Teilobliteration 812
- femoralis, Sinusphänomen 802
- - superficialis, akute Thrombose 789

- - - Aneurysma 812, 814
- - - Verschluß, chronischer 801, 808, 810
- - - - embolischer 787
- - - - Kollateralen 801
- iliaca communis, Embolie 786
- - - Verschluß 806 f.
- - - - chronischer 808 f.
- - - - Kollateralkreislauf 800, 807
- - - - singulärer 806
- - externa, Thrombose 806
- - - - akute 788
- - - Verschluß, chronischer 808
- - - - embolischer 787
- - - - Kollateralzirkulation 807
- - interna, Verschluß 806
- - - chronischer 797, 802
- - mesenterica inferior, Verschluß 773
- - - superior, Aneurysma 782 f.
- - - - Operation 783
- - - - Röntgenbefund 783
- - - - Embolie 772
- - - - Stadien 772 f.
- - - - stilles Intervall 773
- - profunda femoris, Verschluß, chronischer 808
- - renalis s. Nierenarterie
- - subclavia lusoria dextra 763 f.
- - vertebralis, Strömungsumkehr s. Subclavian-Steal-Syndrom
Arteria-axillaris-Embolie 805
- Kollateralkreislauf 805
Arteria-axillaris-Verschluß, embolischer 759
Arteria-brachialis-Verschluß 805
- Kollateralkreislauf 805
Arteria-carotis-Aneurysma, extrakraniales 767
Arteria-femoralis-Anerysma 813 f.
- traumatisches 793
Arteria-femoralis-Stenose 799
Arteria-femoralis-Verschluß, Kollateralen 802
Arteria-hepatica-Aneurysma 782
Arteria-lienalis-Aneurysma 781
Arteria-poplitea-Aneurysma 812 f.
Arteria-poplitea-Stenose 799
Arteria-poplitea-Thrombose, akute, Kollateralenbildung 789
Arteria-poplitea-Verschluß 811
- distaler 797
Arteria-radialis-Verschluß 806
- Angiogramm 805
- Kollateralkreislauf 805 f.
Arteria-subclavia-Aneurysma 766 f.
Arteria-subclavia-Elongation 766
Arteria-subclavia-Stenose, Halsrippe 801
Arteria-subclavia-Verschluß s. Subklaviaverschluß

Arteria-tibilis-Kompression, exostosenbedingte 795
Arteria-ulnaris-Verschluß 806
- Angiogramm 805
- Kollateralkreislauf 805
Arteria-vertebralis-Aneurysma 767
Arterienadventitiadegeneration 801
Arterienagenesie, periphere 811
Arterienaneurysma, angeborenes 812 f.
- - postoperative Kontrolle 813
Arteriendysplasie 811
Arterienelongation 811
Arterienerkrankung, angeborene 778
- - periphere 811 f.
- hyperergische, abdominelle 785
- - Aortenbogenbereich 769
- - periphere 815 f.
- - - Grundkrankheiten 815
Arterienfehlbildung, periphere 811 ff.
Arterienintimaruptur 791
Arterienkompression 791
Arterienruptur, komplette, periphere 791
Arterienstenose 796 ff.
- angeborene 811
- asymmetrische, Oberfläche, glatte 798
- - - verruköse 798
- extrakranielle 759, 770
- hämatombedingte 801
- hämodynamische Signifikanz 798
- intrazerebrale 759
- Klassifikation 798 f.
- bei Kollagenose 815
- postoperatives Angiogramm 803 f.
- ringförmige 799
- sanduhrförmige 799
- symmetrische, mit verruköser Oberfläche 798
- Therapieverfahren, Wahl 798
- tumorbedingte 801
- zylindrische langstreckige 799
Arterienverletzung, iatrogene 791
- periphere 790 f.
Arterienverschluß, aortoiliakaler Bereich 806
- extrakranieller 759
- iatrogener 791, 794
- intrazerebraler 759
- peripherer, akuter 786 ff.
- - - Kollateralzirkulation 788
- - - postoperative Erfolgskontrolle 788
- - chronischer s. Verschlußkrankheit, arterielle
- - embolischer s. Thromboembolie, periphere

– – Symptome 786
– – thrombotischer s. Thrombose, arterielle, periphere
– tumoröser 791, 794 f.
Arterienverschlüsse, multiple 797
Arterienwanddissektion 791
Arterienwandruptur, periphere 791
Arteriitis, brachiozephale s. Takayasu-Syndrom
– segmentalis obliterans s. Takayasu-Syndrom
– temporalis 770
Arteriographie bei Karzinommetastasendiagnostik 750
Arteriosklerose, chronische abdominelle Gefäßverschlüsse 774
Arthritis, destruierende 698
– exsudative, unspezifische, akute, metastasenbedingte 699 f.
– rheumatische, degenerative Knochenzyste 532
– – Kalzinose 952
– tuberculosa 944 f.
– vorgetäuschte, bei Gliedmaßenknochenmetastase 714
Arthro-Onycho-Dysplasie s. Osteo-Onycho-Dysostose
Arthro-Ophthalmopathie 89
Arthro-Osteo-Onycho-Dysplasie s. Osteo-Onycho-Dysostose
Arthrogrypose 43, 69, 145, 425
– Radiusköpfchenluxation 380
Arthrogryposis congenita, Hüftgelenkluxation 404
Arthroonychodysplasie, Radiusköpfchenluxation 380
Arthropathia ochronotica 257 ff.
– – Beginn 257
– – Differentialdiagnose 258
Arthropathie 89
– hämophile, chronische 520 ff.
Arthrosis deformans coxae s. Coxarthrosis deformans
Arthusphänomen 815
Articulatio sacro-iliaca, Ossifikation 258
Arylsulfatase-Defekt 199, 231
Assimilationshypophalangie 262
Aszites 785; s. auch Chylaszites
Ataxie 232 f.
Atemnot, Chondrodysplasia punctata, dominante 29
– Chylothorax 903
– neonatale, thorakal bedingte 48
– Pyknodysostose 139
Athyreose, kongenitale 363
Atlasdislokation 218
Atlassubluxation 241
Atresia ani 290
Aufhellungsband, metaphysäres 235, 516 ff.
– – kleine Knochen 518
– – Kniegelenksbereich 516 f.
Augenabstand, weiter 196, 289

Augenfehlbildung bei Radiusdefekt mit Wirbelsäulenanomalie 324
Augenhintergrund, schollige Pigmentation 188
Augenhöhle s. Orbita
Augenlidadhäsionen, fadenförmige 293
Augenlider, zusammengekniffene 97
Augenmuskellähmung 339
Augenstellung, mongoloide, Chondrodysplasia punctata, dominante 29
Augensymptome, Arteriitis temporalis 770
Ausscheidungsurogramm, Nierenversagen 605
Autostopper-Daumen s. Hitch-Hiker-Daumen
Azetabulardach, horizontales 17, 189
– – Achondroplasie 36 f.
– – Dysplasie, metatropische 44
– – – spondyloepiphysäre, kongenitale 48
– – – spondylometaphysäre 83
– – gezacktes 7
– – Mongolismus 357
– steiles, Kniestsche Dysplasie 51
Azetabulum, hypoplastisches 216 f., 237
– abgeflachtes, Maroteaux-Lamy-Krankheit 223 ff.
– – Mukolipidose II 237
Azetabulumwinkel 401
Azidose, renale tubuläre 135

B
Bajonetthand, ulnar-volare 107
Ballenhohlfuß 423
Bänderschwäche 274
Bandscheiben s. Zwischenwirbelscheiben
Bandverknöcherung 178
Bardet-Biedl-Syndrom, Ätiologie 311
– – Brachydaktylie 273 f.
– Differentialdiagnose 311
– Häufigkeit 311
– postaxiale Polydaktylie 311
– Symptome 311
Basalzellkarzinom, Knochenmetastase 747
Basalzellnävus-Syndrom 172
– Brachydaktylie E 275
Basodysphalangie mit Syndaktylie und Metakarpalsynostosen 347
Battered Child Syndrome 76, 133
Baty-Vogt-Linien 516 ff.
Baucharterien, perlschnurartige Lichtungsverengungen 785
Baucharterienaneurysma 781 ff.

Bauchaortenaneurysma s. Aortenaneurysma, abdominelles
Bauchschmerz s. Abdominalschmerz
Baumgarten-Assmann-Osteomyelosklerose 500
Bechterew-Krankheit s. Spondylitis ankylotica
Becken, Achondroplasie 38
– Dysostosis cleidocranialis 66
– fleckig-wolkige Kalkeinlagerungen 97
– hohes, schmales 93, 95
– querverengtes 207
– schräg verengtes 383
– Sockelbildung 140
Becken-Ewing-Sarkom 612, 616
Beckenarrosion, Zervixkarzinom 747
Beckenarterienagenesie 811
Beckenarteriendarstellung 803
Beckenarteriendysplasie 811, 813
Beckenarteriensklerose 800
Beckenarterienstenose, angeborene 811
Beckenarterienverschluß 806 f.
– beidseitiger 773
– chronischer 806 ff.
– – Zustand nach Bypass-Operation 809
Beckenarterienverschlüsse, multiple, Kollateralkreislauf 797 f.
Beckenchondrosarkom, exzentrisches 569
– zentrales 564
Beckendeformität 382 ff.
– Skeletterbkrankheit 383
– Skelettsystemkrankheit 383
Beckendesmoid, periostales 624
Beckendysplasie 189
Beckeneingang, Dessertschalen-Form 51
Beckengranulom, eosinophiles 485, 487
Beckenhämangioendotheliom 658
Beckenhämangioperizytom 659
Beckenhörner 383
– Röntgenbefund 173 f.
Beckenhörner-Nagel-Patella-Syndrom s. Osteo-Onycho-Dysostose
Beckenhypoplasie, halbseitige 382 f.
Beckeninaktivitätsatrophie 383
Beckenkarzinose, Differentialdiagnose zur Ostitis deformans 732
Beckenkonfiguration, Mongolismus 357
Beckenlordose 38
Beckenmetastase 731 f.
– Beckenkammbiopsie 731
– periostale, osteoplastische 746
– – bei papillärem Harnblasenkarzinom 744

Sachverzeichnis 1045

Beckenosteochondrom 551
Beckenosteochondronekrose, juvenile aseptische 443
Beckenosteolyse, zystische 485, 487
Beckenosteolyseherde 485
Beckenphlebogramm, Deutung 836 f.
– normales 837
Beckenphlebographie 836 f.
Beckenplasmozytom 607
Beckenringdeformität 382
– sekundäre 382
Beckenschaufel s. Darmbeinschaufel
Beckenspongiosklerose, karzinomatöse 732
Beckentumor, metastasierender, Chylaszites 911
Beckenvenensperre 839
Beckenvenensporn 837
Beckenvenenthrombose, alte 838
Beckenverengung, supraazetabuläre 237
Beckenwandeindellung 383
Beinabduktoreninsuffizienz, Coxa valga 388
Beinachse 406 f.
Beinachsenabweichung 406
Beinangiodysplasie, gemischte, kongenitale 831 f.
Beinbelastungslinie s. Beintraglinie
Beindirektionslinie s. Beintraglinie
Beingefäßoperation, rekonstruktive, Lymphödem 879
Beinhaltegerät 388
Beinlymphgefäße, Anzahl 842
– – verringerte 849
– Verlaufsvarianten 841
Beinlymphgefäßsystem, Aplasie 858, 860
Beinlymphödem, beidseitiges 847
Beinphlebogramm 822 ff.
– Einflußphänomen 823
– Konturzeichen 822 f.
– Kuppelzeichen 822
– Radiergummiphänomen 822 ff.
Beinphlebographie, Durchführung 822
Beinpseudoarthrose, kongenitale 122
Beinriesenangiom 834
Beinruheschmerz 808
Beinschwellung, harte 845
– weiche 844 f.
Beinstreckapparat, verkürzter 409
Beintraglinie 406 ff.
Beinvenen, Mündungsanomalien 831
– postthrombotisches Zustandsbild 823 ff.
– Verlaufsanomalie 831

Beinvenendoppelung 831
Beinvenenklappenaplasie 831
Beinvenenstamm, tiefer, Aplasie 831
– Hypoplasie 831
Beinvenenthrombose, oberflächlicher Kollateralkreislauf 825 ff.
– Rekanalisation 826 f.
– tiefe, akute 822 f.
– – – Frühdiagnose, klinische 822
– – – – phlebographische 822
– – – – phlebographische Zeichen 822
– – Lymphtransportstörung 844
Beinvenenzustand, postthrombotischer, Funktionskontrolle 825, 828
– – oberflächlicher 824
– – tiefer 824 ff.
– Ulkuspolster 831
Belastungsschmerz 611
– Röhrenknochenadamantinom 647
Bence-Jones-Eiweißkörper 469, 605
Bence-Jones-Paraproteinämie 520
Beratung, genetische, Skelettdysplasie 6
Beta-Galaktosidasemangel 93
Betasynthetase-Mangel s. Homozystinurie
Betathalassämie 511
Beugekontraktur, Hurler-Krankheit 199
Bewegungsschmerz, Röhrenknochenadamantinom 647
Biemond-Syndrom II 311
Bindegewebsaufbaustörung 128
Bindegewebsdysplasie 89
Bindegewebshyperplasie 313
Bindegewebsschlaffheit, Hüftgelenkluxation 404
Bindegewebstumor, bösartiger 625 f.
– gutartiger 623 f.
Bird headed dwarfism s. Seckel-Syndrom
Birnennase 100
Blepharophimose 97, 192
– Trisomie 18: 196
Blindheit, Mukolipidose 232
Blockwirbel 25 f.
– Radiusdefekt 324
– Robinow-Syndrom 61
Bloom-Syndrom 190
Blountsche Krankheit 456 f.
Blunt duct adenosis 980 ff.
– – – histologisches Bild 981
– – – Mammogramm 981 f.
– – – Mikrokalk 980 ff.
Blutbildung, extramedulläre 500
Blutdruck, seitendifferenter 764

Blutgefäßtumor, bösartiger 655 ff.
– gutartiger 650 ff.
Blutkörperchensedimentation, beschleunigte, bei Knochenmetastasen 717
Blutkrise, hämolytische 514
Blutstromumkehr, venöse 769
Blutstuhl beim Neugeborenen 322
Blutung, innere, Symptome 780
– periostale 517 f.
– in präformiertem Knochendefekt 659
– subperiostale 252
– – bei Neurofibromatose 123
Blutungsneigung 251
Blutzellerkrankung, Knochenumbau 498
Boeck-Krankheit, kutane Herde 939
Bone Islands 575 ff.
– – Altersprädilektion 577
– – Differentialdiagnose 577
– – Geschlechtsprädilektion 577
Boomerang-Knochen-Krankheit 55
Bowen-Krankheit 1017
Boydsche Vene 828
Brachialgia nocturna paraesthetica 378
Brachmann-de-Lange-Syndrom s. C.-de-Lange-Syndrom
Brachydaktylie 261 ff.
Brachydaktylie A_1 262 f.
– – Erbgang 263
– – Symphalangie 340, 345
– A_2 263 f.
– – mit Brachymesophalangie V 264
– – Erbgang 264
– A_3 265, 273
– – als Teil von Syndromen 273
– A_4 265
– – mit Anonychie II – V 266 f.
– B 266 f.
– – Aspekt 267
– – Röntgenbefund 267
– – Symphalangie 345
– C 266, 268
– – Erbgang 268
– D 269
– – Geschlechtsverteilung 269
– – als Teil von Syndromen 274
– E 269 f.
– – Erbgang 270
– – Symphalangie 345
– – als Teil von Syndromen 275
– extreme 271
– familiäre, Typ A_2 und A_3 273
– bei generalisierten Dysostosen 271 ff.
– mit Hyperphalangie s. Brachydaktylie C
– mäßige 71
– mit multiplen Fehlbildungen 273

– Symphalangie 340
– als Teil vom Syndromen 271
– mit verkürztem Metakarpale I und Hyperphalangie II – III s. Brachydaktylie B
Brachydaktylietypen 262
Brachymegalodaktylie s. Brachydaktylie D
Brachymesophalangie 61
– II – V s. Brachydaktylie A_1
– II u. V s. Brachydaktylie A_2
– s. Brachydaktylie A_3
Brachymetakarpie 107
– II 271
– Achondroplasie 40
– mit Polydaktylie IV 271
Brachymetapodie s. Brachydaktylie E
Brachymetatarsie, familiäre 270
Brachymikrozephalus 197
Brachyphalangie 15
– Achondroplasie 38, 40
– Dysplasie, chondro-ektodermale 16 f.
– Zapfenepiphysen 98
Brachytelephalangie 322
– I s. Brachydaktylie D
– bei Brachydaktylie E 270
Brachyzephalus 286
– Mukolipidose II 235
Brailsford-Krankheit s. Morquio-Krankheit
Brandsche Probe 255
Bronchialkarzinoid, Skelettkarzinose 741
Bronchialkarzinom, Mammametastase 1031
– Metastasierungstendenz 702
– Metastasierungstypus 703
– Schädelkalottenmetastasen 733
– Tibiakopfmetastase, osteolytische 734
Bronchuskarzinom, verhornendes, osteolytische Femurmetastase 724
– zystisch-osteolytische Humeruskopfmetastase 735
Bronzediabetes s. Hämochromatose
Brugia malayi 874
Brustbeinamyloidtumor 474, 476
Brustbeinmetastase 728, 730
– Hauptstreuquelle 730
Brustbeinprotrusion 95
– progressive 218
Brustbeinverdickung, progressive 218
Brustdrüse s. auch Mamma
Brustdrüsenarterien im Mammogramm 973
Brustdrüsenbindegewebe, interlobuläres 979
– intralobuläres 979
– im Mammogramm 972

– Mastopathie 974
Brustentwicklung, abnorme 974
Brustdrüsenentzündung s. Mastitis
Brustdrüsenerkrankung 969 ff.
– bösartige 1004 ff.
– beim Mann 1031 ff.
Brustdrüsenfettgewebe im Mammogramm 972
Brustdrüsenhistologie, Kriterien für erhöhtes Karzinomrisiko 987
Brustdrüsenkutis im Mammogramm 972
Brustdrüsenlobus, Darstellung 970 f.
Brustdrüsenlymphbahnen im Mammogramm 973 f.
Brustdrüsennarbe, strahlige 979
Brustdrüsenpalpation 975
Brustdrüsenparenchym im Mammogramm 970 f.
Brustdrüsenparenchymanlage, ektopische 974
Brustdrüsenparenchymmuster, Karzinomrisiko 987
Brustdrüsenparenchymverdickung, umschriebene 975
Brustdrüsenparenchymverdrängung, lipombedingte 995 f.
Brustdrüsensekretion 975
– blutige 975, 992, 1004
– einseitige 975
– eitrige, tuberkulöse 1000
– beim Mann 1033
– Mastopathie 975
– pastenartige 1002
– Risikomastopathie 984
Brustdrüsenstruktur, kleinknotige 975, 979 f.
Brustdrüsenvenen im Mammogramm 973
– retromamilläre 972
– weite, korkzieherartig geschlängelte 1015
Brustschmerz, prämenstrueller 975
Brustwandarrosion, Lungenkarzinom 741
Brustwirbelfraktur, pathologische, Plasmozytom 608
van-Buchem-Hyperostose s. Hyperostose, endostale rezessive
Buckelbildung nach karzinomatöser Wirbelkörperspontanfraktur 716
Buckelwirbel 93 f.
– Dyggve-Melchior-Clausen-Syndrom 95
– Dysplasie, spondylo-epiphysäre 93 f.
Bühler-Anastomose 776 f.
– im Angiogramm 777
Burns-Müller-Syndrom 435

Bursa trochanterica, akute Entzündung 947
– – Verkalkungen 947 f.
Bursaverkalkungen 947 ff.
Bursitis 945
– patellaris 946
– tuberculosa 947
Bürstenschädel 505
– Thalassämie 510
Büstenhalterdrücksyndrom 997

C
C-Hb 511
C.-de-Lange-Syndrom 193 f.
– begleitende Fehlbildungen 194
– Röntgenbefunde 194
– Symptomatik 194
– Syndaktylie 284
– Ulnadefekt 327
C-Syndrom multipler angeborener Anomalien 312
Café-au-lait-Flecken 187, 190
Calcaneus s. auch Kalkaneus
– secundarius 424
Calcinosis s. auch Kalzinose
– circumscripta 950
– generalisata 950
Calvé-Krankheit s. Plattwirbelerkrankung
Calvé-Legg-Perthes-Krankheit s. Femurkopfnekrose, aseptische
– s. Osteochondrosis deformans juvenilis
Calvé-Syndrom 430
Camurati-Engelmannsche Krankheit s. Dysplasie, kraniotubuläre
Capitulum-radii-Osteonekrose, aseptische 434
Caput membranaceum 131 f.
– – Knocheninseln 132
Carcinoma s. auch Karzinom
– gelatinosum 1012
– in situ mammae, lobuläres 983
– – – bilaterales 987
– – – Entartungsrisiko 983
– – – kontralaterale Probeexzision 987
– – – Röntgenbefund 984
– – – Therapie 987
– solidum simplex mammae 1004, 1011
– – – Mammogramm 1014
Carpenter-Syndrom 313
CCA-Syndrom s. Congenital Contractural Arachnodactyly
CCD-Winkel s. Schenkelhalsneigungswinkel
Cenani-Syndaktylie 283
– Röntgenbefund 283 f.
Centrum-Collum-Diaphysis-Winkel s. Schenkelhalsneigungswinkel
Charcot-Leyden-Kristalle 484

Chemodektom, Knochenmetastase 747
Cherubismus 118
Chlorome 517
Cholestase, rezidivierende hereditäre, Lymphödem 868
Chondroblastom 545 ff.
– Altersprädilektion 540 f., 546
– apophysäres 546
– Differentialdiagnose zum Chondrosarkom 570 f.
– Differentialdiagnostik 546
– epiphysäres, benignes 529
– Geschlechtsprädilektion 546
– Klinik 546
– Prädilektionsort 529
– Prognose 546 f.
– prozentuale Skelettverteilung 545
– Röntgenbild 532, 542, 546
– Therapie 546 f.
– Vorkommen 545
– Vorzugssitz 542
Chondrodysplasia calcificans, metaphysäre 76
– punctata 27 ff.
– – Brachydaktylie 271
– – dominante 27, 29 ff.
– – rhizomele 9, 27
– – – Differentialdiagnose 29
Chondrodysplasia-punctata-Formen, Differentialdiagnose 29
Chondrodysplasie, Jansensche Form 74, 76
– metaphysäre 74 ff.
– – Formen 74 ff.
– – – Differentialdiagnose 76 f.
– – Maroteauxsche Form 76
– – Multisystemdefekte 77, 79
– – partielle 76
– – rezessive 76
– – Schmidsche Form 75 f.
– – – – Röntgenbefund 76, 79
– – Spahrsche Form 76
– – Typ McKusick 80 f.
– myotone 97
Chondrodystrophia calcificans congenita 106, 360
– foetalis 358 f.
Chondrodystrophie s. auch Achondroplasie
– Coxa vara 398
– Crura vara 413
Chondrohypoplasie s. Hypochondroplasie
Chondroid-Sarkom s. Chondrosarkom
Chondroitin-6-sulfat, renale Ausscheidung 199
Chondrom s. auch Enchondrom
– epiexostotisches s. Osteochondrom
– juxtaktortikales 560 f.

– – Altersprädilektion 560
– – Differentialdiagnose 561
– – Geschlechtsprädilektion 560
– – Röntgenbild 561
– Symptome 561
– – Vorkommen 560
– subperiostales s. Chondrom, juxtakortikales
Chondromatosis Ollier, Crura vara 413
Chondromverkalkung 694
Chondromyxoidfibrom 547 ff.
– Abstammung 547
– Altersprädilektion 540 f., 548
– Differentialdiagnose 549
– – zum Chondrosarkom 571
– Geschlechtsprädilektion 548
– Klinik 548
– – Lokalisation 548
– Osteosarkom-ähnliches 587
– Prognose 550
– prozentuale Skelettverteilung 548
– Röntgenbild 542, 549
– Therapie 550
– Vorkommen 547
– Vorzugssitz 542
Chondromyxo-Sarkom s. Chondrosarkom
Chondropathia patellae 410
Chondrosarkom 561 ff., 571
– Abstammung 561
– Altersprädilektion 540 f., 562
– diaphysäres 565
– Differentialdiagnose 570 f.
– Differenzierungsgrade 561 f.
– diffus wachsendes 565
– exzentrisches 563, 567 ff.
– Geschlechtsprädilektion 562
– histologisches Bild 561
– juxtakortikales s. Chondrosarkom, subperiostales
– Klinik 563
– Lokalisation 562 f.
– Osteosarkom-ähnliches 586
– Pathologie 561
– platter Knochen 565
– primäres 561
– Prognose 571
– prozentuale Skelettverteilung 563
– Röntgenbild 543
– röntgenologische Destruktionstypen 563, 565
– scharf begrenztes 263 f.
– sekundäres 561
– – bei hereditärer Exostosenkrankheit 556 f.
– subperiostales 569 f.
– Vorkommen 562
– Vorzugssitz 543
– wasserklarzelliges 561, 571
– Xeroradiogramm 566
– zentrales 563
– – Röntgenbild 563 f.

Chondrozyten, große, Lochbildungen 52
Chondrozyten-Nester 111
Chopart-Gelenk, Aufbiegung 422
Chopartsche Gelenklinie 416
Chorda dorsalis 665
Chordo-Chondrosarkom 561
Chordom 665 ff.
– Abstammung 665
– Altersprädilektion 665
– artikuläres s. Gelenkchondrom
– Differentialdiagnose 666 f.
– Geschlechtsprädilektion 665
– Histologie 692
– Knochendestruktion 666
– kraniales 665 f.
– Metastasierungsrate 668
– nasopharyngeales 665
– Prognose 667 f.
– Röntgenbild 666 ff.
– sakrokokzygeales 665 f.
– sarkomatöse Entartung 694
– Skelettverteilung 665
– Symptome 665 f.
– Therapie 667 f.
– vertebrales 665 f.
– – lumbales 667
– – thorakales 667
– – Wachstumsrichtung 666
– – zervikales 666
– Vorkommen 665
Chordomausbreitung, antesakrale 666, 668
Chorioideakolobom, Thalidomidembryopathie 321
Chromolymphographie 844
– beim sekundären Lymphödem 870
Chromosom 4, Partialtrisomie des langen Armes 321
Chromosomen, doppelte Aneuploidien 196
– Mosaizismus 196
– Nondisjunction 196
– Triploidie, Syndaktylie 293
Chromosomenaberration, Defekte des 1. Strahls 321
– radioulnäre Synostose 348
– Syndaktylie 293
Chromosomenanomalie, autosomale 195
Chromosomenbrüchigkeit 190
– Bloom-Syndrom 190, 195
– Fanconi-Anämie 194
Chronic idiopathic hyperphosphatasemia congenita s. Osteoektasie mit Hyperphosphatasie
Chylaszites 874, 901, 908 ff.
– Ätiologie 908
– chronische Pankreatitis 911, 914
– erworbener 911
– kongenitaler 908 f.
– Lebercirrhose 911, 914
– Lymphgefäßdysplasie 908 ff.

– Pankreaskarzinom 911
– postoperativer 911, 913
– posttraumatischer 911
– retroperitoneale Lymphgefäß-
 aplasie 893
– – Lymphzyste 915
– tumoröser 911
– Ursachen 901
Chylocele testis 902
Chylom, mediastinales 903
Chylomediastinum 903
Chylometorrhoe 902
Chyloperikard 902
Chyloperitoneum s. Chylaszites
Chylothorax 901 ff.
– entzündlich bedingter 908
– Fistelnachweis 903
– Gorham-Syndrom 908
– idiopathischer, beim Kind 903
– mit intraperitonealer Fistel 909
– kongenitaler 903 f.
– Lymphographie 904
– linksseitiger 903, 905
– bei Lymphangiomyom 903, 906, 923
– Lymphgefäßdysplasie 905
– parasitäre Erkrankung 908
– postoperativer 902, 904 f.
– posttraumatischer 902, 904 f.
– – zeitliches Intervall 903
– rechtsseitiger 903, 905
– spontaner 905
– tumorbedingter 905 ff.
– Ursachen 901 ff.
– Vena-subclavia-Thrombose 908
Chylurie 874, 901
Chylus s. auch Lymphe
Chylusansammlung 901 f.
– freie 916
Chylusexsudation in das Peritoneum 909
Chylusverlust 901
 – generalisierte chylöse Erkran-
  kung 902
 – lokaler 902
Chyluszyste s. Lymphzyste
Cysticercus cellulosae 949
Claudicatio intermittens,
 Oberschenkelbereich 774
– – Wadenmuskulatur 806 f.
Claviculae, gestreckte 90
Clear cell chondrosarcoma 561, 571
Coalitio calcaneo-navicularis 424
Coarctatio aortae abdominalis 778
Cockayne-Syndrom 186
Cockettsche Venae perforantes 828
– – – insuffiziente 828
Codman-Dreieck 536 ff.
– Entstehung 538
– Ewing-Sarkom 612, 614
– Liposarkom 621 f.

– Osteomyelitis 538, 540
– Osteosarkom 581 f.
Codman-Tumor s. Chondro-
 blastom
Collum-femoris-Zyste, aneurys-
 matische 662
Computertomographie bei
 Aortenaneurysma 767
Condylus mandibulae, abgeflach-
 ter 200 f., 221
Congenital Contractural Arachno-
 dactyly 184
– Osteosclerosis s. Osteopetrose
Conradi-Hünermannsche Chon-
 drodysplasie s. Chondro-
 dysplasia punctata, dominante
Cooley-Anämie s. Thalassaemia
 major
Coopersche Bänder, fibrosebe-
 dingte Verkürzung 997
– – im Mammogramm 970 ff.
Cornua iliaca s. Beckenhörner
Cortisolüberproduktion, tumor-
 bedingte 364
Coxa valga 388
– – Entstehung 388, 390 f.
– – kongenitale 388
– – Mongolismus 357
– – Morquio-Krankheit 216
– – Niemann-Picksche Krank-
  heit 254
– – Osteodystrophie 151
– – paralytica 390 f.
– – Progerie 356
– – Röntgenbefunde 390 f.
– – Schenkelhalsneigungswinkel 388
– vara 189, 375, 388, 392 ff.
– – adolescenticum 394
– – Chondrodysplasie, meta-
  physäre 75
– – Dysplasie, spondyloepi-
  physäre, kongenitale 48
– – Dysplasien, epiphysäre,
  multiple 86
– – entzündlich bedingte 398
– – Epiphysarea 394
– – Epiphyseolysis capitis femoris
  394, 396 ff.
– – nach Femurkopfepiphyseo-
  lyse 452
– – Femurkopfnekrose 445 f.
– – geburtstraumatische 398
– – idiopathica 446, 449 ff.
– – kongenitale 392 ff.
– – – Ablauf 392 f.
– – – Diagnose 394
– – – bei Femurhypoplasie 394 f.
– – – Femurkopfkern 394
– – – Spontanaufrichtung 394
– – – Protrusio acetabuli 384
– – rachitica 398
– – – Differentialdiagnose 398

– – Schenkelhalsneigungs-
  winkel 388
– – symptomatica 394, 396 ff.
– – traumatische 398
Coxarthrose encerlante 384
– deformans, Epiphyseolysis
 capitis femoris 394, 398
– – bei Protrusio acetabuli 384
– ochronotica 257 f.
– – Röntgenbefund 258
Crâne à rebord 132
Crooked little fingers s. Brachydaktylie A_3
Crouzon-Krankheit 287
Crura vara, kongenital bedingte
 413 ff.
– – et pronata 414
– – rachitica 413
Crus curvatum congenitum 414
– recurvatum congenitum 414
– varum et antecurvatum
 congenitum 414
CSB-Mukopolysaccharidose s.
 Maroteaux-Lamy-Krankheit
Cubitis rectus 378
– valgus 378
– – Nervus-ulnaris-Schädigung
  379
– – Radiusköpfchenluxation,
  angeborene 380
– varus 378
Cushing-Symphalangie 343
Cutis laxa, de Barsy-Syndrom 197
– marmorata 194
– verticis gyrata 150
Cyanid-Nitroprussid-Reaktion
 255
Cystathion s. Homozystinurie
Cystosarcoma phyllodes 990 f.
– – Differentialdiagnose 991
– – hämatogene Metastasierung
  990
– – malignes 990, 1027
– – mit Plattenepithelkarzinom
  1020
– – postoperatives Rezidiv 990

D
α-D-Mannosidase-Defekt 231
Darmbein, quadratisches 38
Darmbeinkamm, Osteolyse mit
 Osteosklerose 731
Darmbeinschaufel, zungenartige 7
Darmbeinschaufelmetastase 710
– polyzystische 743
– – bei Nebennierenrinden-
  karzinom 730
Darmbeinschaufeln, ausladende
 158 f.
– – Maroteaux-Lamy-Krankheit
  223 ff.
– – Mongolismus 357
– – Morquio-Krankheit 216 f.
– – Mukolipidose II 237

Darmbeinschaufeln, ausladende
– – Osteo-Onycho-Dysostose 173 f.
– – Sanfilippo-Krankheit 214 f.
– helle bardenförmige 44 f.
– spitzensaumartige Kontur 95, 97
– vertikale 25
Darmischämie, chronische 775
Dauerbruch s. Looser-Zone
Daumen, dreigliedriger 302, 319 ff.
– – bei Großzehenpolydaktylie und Tibiadefekt 308 f.
– – präaxiale Polydaktylie mit Patellaluxation 309
– – Syndaktylie bei Polydaktylie 306
– – überzähliger 302
– – – Genetik 304
– – Verdoppelung der Endphalanx 304
– kurzer, oto-palato-digitales Syndrom 70
– tief angesetzter 194
– triphalangiger 195
Daumen-Zeigefinger-Syndaktylie 264
Daumenaplasie 319 ff.
Daumendysplasie 300 f.
Daumenendphalangen, verdoppelte, bei Genitalhypoplasie und fetalem Gesicht 314
Daumenendphalangenmetastasen, symmetrische, bei Mammakarzinom 709
Daumenendphalanxbifurkation 266
Daumengrundphalanx, dreieckige 286
– trapezoide 286
Daumengrundphalanxhypoplasie 285
Daumenhypoplasie 196, 314, 319 ff.
Daumenmißbildung, Myositis ossificans 178
Daumennagelspalt 173
Daumenpolydaktylie 299
– Genetik 301
Daumenverkürzung, hereditäre s. Brachydaktylie D
Daumenzeichen von Steinberg 184
De-Barsy-Syndrom 197
Defäkationsstörung 666
Defekt, amniogener 330
– fibröser metaphysärer s. Fibrom, nicht-ossifizierendes
– des 5. Strahls 328
Defekte, ektodermale 292
Defektzustand, zerebraler 196
Deltaphalanx 264

Demenz, fortschreitende 232
– Mukosulfatidose 232, 246
Dens-epistrophei-Hypoplasie 48, 92, 95, 218, 241
Dentinogenesis imperfecta 132
Dentitionsstörung 66
– Cherubismus 118
Dermatansulfaturie s. Maroteaux-Lamy-Krankheit
Dermatodysostose, kraniomandibuläre 67, 140
– – Symptome 276
– – Telebrachyphalangie 276
Dermatomyositis, Kalzinose 952
Dermoid, epibulbäres 324
Dermoidzyste, cholesterinhaltige 934
Desmoid, periostales 623 f.
– – Differentialdiagnose 624
– – Lokalisation 624
– – Röntgenbild 624
Desmoidfibrom s. Fibrom, desmoplastisches
Destruktionsluxation, Hämophilie 522
Dezerebration 232, 244
– progrediente 232
Diabetes insipidus 491
– mellitus 519
– – frühkindlicher 87
– – Leprechaunismus 197
Diamant-Wirbelkörper 9, 45
Diapedeseblutung, spontane 816
Diaphyseal aclasis s. Exostosen, kartilaginäre, multiple
Diaphysen, spindelförmige 163
Dickdarmadenokarzinom, osteolytische Wirbelmetastase 727
Dickdarmpolypen 151 f.
– maligne Entartung 152
Dickdarmpolyposis 151
Dietrichsche Krankheit s. Metakarpalianekrose, aseptische
Digital-Hohlhandbogen-Arterienverschlüsse 806
Digital-Hohlhandbogen-Unterarm-Arterienverschlüsse 806
Digitalarterienverschluß 806 f.
– Kältehämagglutination 817
Diphosphonat-Knochenszintigraphie 750
Diplocheirie 306, 310
Diplopie 665
Diplopodie 307, 310
Diploeraum, obliterierter 166
Diploeraumverbreiterung 505
Discus intervertebralis s. Zwischenwirbelscheibe
Disodiumethan-1-Hydroxy-1,1-Diphosphonat 178
DMC-Syndrom s. Dyggve-Melchior-Clausen-Syndrom
Doddsche Venen 828

Dolichostenomelie s. Marfan-Syndrom
Dolichozephalie 8
– Hunter-Krankheit 208
– Sensenbrenner-Syndrom 274
Donohue-Syndrom s. Leprechaunismus
Doppelniere 192
Doppelureter, Fanconi-Anämie 195
Dorsum sellae, Dekalzifizierung 666
Dorsum-sellae-Chordom 666
Down-Syndrom s. Mongolismus
Dowsches Zeichen 828 f.
Dreizackhand 38, 40
Drepanocythaemia magna s. Sichelzellenanämie, homozygote
– minor 511
Drepanozytose s. Sichelzellenanämie
Drey-Symphalangie 343
Drinkwater-Brachydaktylie s. Brachydaktylie A_1
Druck, kolloidosmotischer 887
Druckschmerz, lokaler 647
Dubois-Zeichen s. Brachydaktylie A_3
Dubowitz-Syndrom 191
Ductuli lactiferi s. Milchgänge, periphere
Ductus arteriosus Botalli, offener 769
– thoracicus, Einmündungsverletzung 904
– – Tumorinfiltration 911
– – Verlauf 903
Ductus-thoracicus-Anomalie 868
Ductus-thoracicus-Darstellung 868
Ductus-thoracicus-Kompression 911
Ductus-thoracicus-Lymphstrom bei portaler Hypertension 890
Ductus-thoracicus-Verletzung 904 f.
Dünndarmkarzinom, Knochenmetastase 745
Duodenalstenose 321
Dupuytren-Kontraktur, Röntgenbefund 943
Durchblutungsstörung, arterielle akrale 815
– periphere, dystone 816
– – funktionelle 816
– zerebrale 761
Durchwanderungsperitonitis bei Eingeweidearterienverschluß 772

Dyggve-Melchior-Clausen-Syndrom 95 f.
– Differentialdiagnose 96
– Röntgenbefunde 95 f.

Dyschondrodysplasie,
  Hämangiome 866
Dyschondroplasie s. Achondro-
  plasie; s. Enchondromatose
Dyschondrosteose 53 ff.
– Differentialdiagnose 55 f.
– Erbgang 55
– Röntgenbefunde 55
– Symptome 55
Dysencephalia splanchnocystica
  s. Meckel-Syndrom
Dysmesobrachyphalangie 155
Dysodontie 64
Dysosteosklerose 159
– Röntgenbefunde 155, 159
Dysostose 172 ff.
– akrofaziale, Typ Nager 320
– Diagnosestellung 2
– Differentialdiagnose zur letalen
  Skelettdysplasie 6, 10
– enchondrale, Coxa vara 398
– – Tibia vara 413
– Forschungsstand 1 f.
– kraniofaziale 4, 172 f.
– mandibulofaziale, mit auto-
  somal-rezessiver Kleinfingeraplasie und Kleinzehen-
  aplasie 328
– metaphysäre s. Chondro-
  dysplasie, metaphysäre
– oro-digito-faziale s. Oro-fazio-
  digitales Syndrom
– periphere 98 ff.
– – mit multiplen kartilaginären
  Exostosen 100
– – PHZEH-Typ 98 ff.
– – – Syndrome 101
– – Stammbaum 98
– spondylokostale 25 f.
– spondylothorakale 9
– vorwiegend des Achsen-
  skeletts 173 ff.
Dysostosen, Pariser Nomenklatur 4
Dysostosis cleidocranialis s.
  Dysplasie, kleidokraniale
– cranio-cleido-facialis, Coxa vara
  398
– multiplex, Mukolipidose 231
– – Mukopolysaccharidose s.
  Hurler-Krankheit
Dysphagia intermittens angio-
  sclerotica intestinalis 775
Dysphalangie 166
Dysplasia epiphysealis capitis
  femoris 88
– – hemimelica 104 ff.
– – – Differentialdiagnose 106
– – – Röntgenbefunde 104 ff.
– – luxans coxae 398 ff; s. auch
  Hüftgelenkluxation, angeborene
– – – Arthrographie 402
– – – Azetabulumwinkel 401
– – – Behandlungsbeginn 400

– – – bilaterale 398
– – – Click-Phänomen 401
– – – Häufigkeit 398
– – – hormonale Faktoren 399 f.
– – – klinische Untersuchung
  401
– – – Ménardsche Linie 400 f.
– – – Ombrédannsche Linie
  401
– – – Zentrum-Ecken-Winkel
  402
Dysplasie, akromesomele 61 ff.
– mesomele Extremitäten-
  abschnitte 54
– akrozephalopolydaktyle 313
– chondrale s. Knochen-
  chondromatose
– chondro-ektodermale 7, 15 ff.,
  38
– – Differentialdiagnose 15
– – Erbgang 15
– – mesomele Extremitätenabschnitte 54
– diaphysäre 162 f.
– – Differentialdiagnose 163
– – Erbgang 162
– – Prednisonbehandlung 163
– – Röntgenbefunde 163 ff.
– – Symptomentrias 162
– ektodermale, mit Spalthand-
  Spaltfuß und Lippen-Kiefer-
  Gaumen-Spalte 333
– – mit tetramelen peripheren
  Gliedmaßendefekten 335
– entodermale 119
– exostotische s. Exostosen,
  kartilaginäre, multiple
– fibromuskuläre, Baucharterienbeteiligung 785
– – Zerebralarterienbeteili-
  gung 771
– fibröse 125
– – monostische, Alters-
  prädilektion 540
– frontometaphysäre, Röntgenbefunde 155, 158 f.
– kampomele 7, 23 f.
– – Differentialdiagnose 9, 25
– kleidokraniale 64 ff., 140
– – Beckenbefund 66 f.
– – Brachydaktylie A_3 273, 275
– – Differentialdiagnose 67
– – Erbgang 64
– – Handskelettbefund 66
– – Schädelbefund 65 f.
– – Symptome 64
– – Wirbelsäulenmißbildungen 66
– kostovertebrale s. Dysostose,
  spondylokostale
– kraniodiaphysäre 157
– – progressive 163
– – Röntgenbefunde 155
– kraniometaphysäre, dominante
  154 ff.

– – rezessive 157
– – Röntgenbefunde 154 ff.
– mesodermale 119, 124
– metaphysäre 154
– – Röntgenbefunde 154 f.
– – Typ Peña 101
– metatorpische 7
– – Differentialdiagnose 9
– neuroektodermale 119
– okulo-dento-ossäre 159
– – Röntgenbefunde 155, 160
– osteodentale s. Dysplasie,
  kleidokraniale
– parastremmatische 97 f.
– periostale s. Osteogenesis
  imperfecta congenita
– polyepiphysäre 41
– spondylo-epi-metaphysäre 27,
  44, 83, 95
– – mit Myotonie s. Chondrodysplasie, myotone
– spondyloepiphysäre 38, 89 ff.
– – kongenitale 47 ff.
– – – Differentialdiagnose 50
– – – Röntgenbefunde 48 f.
– – Tarda-Form 93
– spondylometaphysäre 83 f.
– – Röntgenbefund 83 f.
– – Typ Kozlowski 84
– spondyloperiphere 272
– thanatophore 7, 21 ff.
– – Differentialdiagnose 9
– – mit Kleeblattschädel 23
– tricho-rhino-phalangeale II
  s. Exostosen, kartilaginäre,
  multiple, mit peripherer
  Dysostose
Dysplasien, epiphysäre, multiple
  85 ff.
– – Differentialdiagnose 88
– – Fairbanksche Form 86 ff.
– – Mißwuchs 360
– – Ribbingsche Form 85
– – Röntgenbefunde 88
– kraniotubuläre 154 f.
– – Differentialdiagnose 159
Dyspnoe s. Atemnot
Dysregulation, hormonelle, zyklus-
  abhängige 974
Dystelephalangie, Kleinfinger s.
  Brachydaktylie A_4
Dystrophia adiposogenitalis 370 f.
– – Epiphyseolysis capitis
  femoris 396
– mesodermalis congenita Typus
  Marfan s. Marfan-Syndrom
Dystrophie, dermo-chondro-
  korneale 179

E
Echinokokkuszyste, verkalkte 949
Edwards-Syndrom s. Trisomie 18
EHDP s. Disodiumethan-1-
  Hydroxy-1,1-Diphosphonat

Ehlers-Danlos-Syndrom 69
– röntgenologische Hautpseudoverdichtungen 941
Eingeweidearterien, Brückengefäße 775 f.
Eingeweidearterienverschluß, akuter 772 ff.
– – Abdomenleeraufnahme 773
– – Angiographie 773
– – Ätiologie 772
– – Differentialdiagnose 773
– – Röntgenmorphologie 773
– – Therapie 774
– chronischer 774 ff.
– – Aortographie 775
– – chirurgische Behandlung 777
– – Kollateralbahnen 775 f.
– – Übersichtsaortographie 776
Eisenmangelanämie 515
Eisenresorptionsstörung, intestinale 519
Eisenspeicherkrankheit s. Hämochromatose
Ekchondrom s. Osteochondrom
Ekchondrosis ossificans s. Exostosen, kartilaginäre, multiple
Elastose 979
Elephantiasis 844 f.
– bei Erkrankung des tiefen Venensystems 867
– Fibrose 860
– Lymphangiektasie 863
– Lymphgefäßaplasie 860
– bei Neurofibromatose 122
– tropicum 874
– bei Wachstumsstörung 122
Elfenbeinknochen, karzinomatöser 714
Elfenbeinwirbel, nicht karzinomatöse 727
– durch osteosklerotische Metastase 727
Elle s. Ulna
Ellenbogengelenk, Beteiligung an karpotarsaler Akroosteolyse 181
– Osteochondrosis dissecans 465
– – – Erkrankungsalter 463
– Supinationshemmung 192
Ellenbogengelenkaplasie 379
Ellenbogengelenkbereich, aseptische Osteonekrosen 433 f.
Ellenbogengelenkdysplasie 173, 379
– Nievergelt-Syndrom 58
Ellenbogenhypoplasie 173
Ellenbogenstreckhemmung 194, 433
Ellis-van-Creveld-Syndrom s. Dysplasie, chondro-ektodermale
Enamelogenesis imperfecta 155
Enchondrom 111 ff., 553 ff.; s. auch Chondrom

– Abstammung 554
– Altersprädilektion 554
– Auswirkungen, direkte 113
– – indirekte 113 f.
– Definition 553
– Differentialdiagnose 559
– Geschlechtsprädilektion 555
– Klinik 555
– Lokalisation 555
– maligne Entartung 111, 114
– Prognose 559
– prozentuale Skelettverteilung 559
– Röntgenbild 113, 559
– Therapie 559
– Vorkommen 554
– Wachstumsgeschwindigkeit 534
Enchondromatose 111 ff., 655; s. auch Knochenchondromatose
– autosomal-dominant vererbte 114
– Differentialdiagnose 114
– Entartungsrate 562
– Weichteilschwellung 114
Enchondrose s. Enchondromatose
Endangiitis obliterans, periphere 816
Endoknochen 135 f.
Endolymphangitis proliferans 849
Endophlebitis carcinomatosa bei Lungenkarzinom 741
Endostose 154
Endphalangen, fehlende 266
Endphalangenauftreibung 205
Endphalangenknochenbogen 285
Endphalangensynostose aller Finger 281
Engelmannsche Krankheit s. Dysplasie, kraniotubuläre
Enteropathie, exsudative, Chylaszites 911
– – Chylusverlust 902
Entwicklungsstörung, geistige 95, 192, 194
– – Mannosidose 245
– – Mukolipidose 232
– – Mukolipidose I 233
– – psychomotorische 197, 231
– – β-Galaktosidase-Defekt Typ I 241
– – Mukolipidose 235
– – statomotorische 192, 194
– – Smith-Lemli-Opitz-Syndrom 292
Entzündung, Lymphostase 843
Enzephalozele, okzipitale 312
Enzymdefekt 1
Enzyme, lysosomale, multiple Defekte 231, 233
Eosinophilie bei Knochenmetastasen 718
Epikanthus 191 f., 273, 314
– Sensenbrenner-Syndrom 274
– Smith-Lemli-Opitz-Syndrom 292

Epikondylitis 949
Epiphyse, dachförmige s. Zapfenepiphyse
Epiphysenausziehung, schnauzartige 102
Epiphysendurchblutungsinsuffizienz 429
Epiphysenfragmentierung 102
Epiphysenfugen, im Erwachsenenalter offene 362
Epiphysenfugenschluß, Hormoneinfluß 394, 396
– vorzeitiger, Zapfenepiphyse 98
Epiphysenfugenschlußphase, aseptische Knochennekrosen 430
Epiphysenhemihypertrophie 106
Epiphysennekrose, aseptische 429
– – Durchblutungsinsuffizienz 429
– – dysostotische 429
– – Entstehungsfaktoren 429
– – Fingermittelphalangen 103
Epiphysenossifikation, erbliche multiple Störungen s. Dysplasien, epiphysäre, multiple
– gestörte 44
– prämature 11
Epiphysenosteochondrom s. Dysplasia epiphysealis hemimelica
Epiphysenstörfeld, fibröses, metaphysenexzentrische Auswanderung 632
– – – – Röntgenbild 635
Epiphysenstörungen, multiple, hereditäre 85
Epiphyseolysis, Amyloidose 470
– capitis femoris acuta 396, 451 f.
– – – completa 452
– – – Coxa vara 394, 396 ff., 452
– – – Differentialdiagnose 452
– – – endokrin bedingte 394, 451
– – – Erkrankungsalter 396
– – – geburtstraumatische 398
– – – Häufigkeit 394
– – – Hüftgelenkarthropathie 452
– – – imminens 396 f., 452
– – – incipiens 452
– – – incompleta 452
– – – inveterata 452
– – – juvenilis 450 ff.
– – – – endokrine Störungen 451
– – – – Erkrankungsalter 450
– – – – lenta 396, 451 f.
– – – – praecox 452
– – – – progrediens 452
– – – – Röntgensymptomatik 451 f.
– Leukämie 518

Equino-varus-Fußstellung 23
Equinus-Fußdeformität,
  Dysplasia epiphysealis
  hemimelica 104
Erblindung 89
Ergonovin-Maleat 288
Erguß, chylöser 848, 901 ff.
– – Lymphographie 902
– – mit Lymphzyste 919
– – Pathophysiologie 901
– – Ursachen 901
Ermüdungsfraktur 591
– Osteogenesis imperfecta 132
Erysipel 845
– bei Lymphödem 873
– rezidivierendes 845
– – Lymphographie 874
Erythem 191
– teleangiektatisches 190
Erythema chronicum migrans 939
– induratum 939
– nodosum 939
Erythrodermie, ichthyosiforme,
  mit Hemidysplasie 338
Erythroleukämie, Blutbild 744
– bei Knochenmetastasen 718
– bei Leberkarzinom 746
– bei Magenkarzinom 744
Erythropenie, metaphysäre
  Chondrodysplasie 79
Erythrozyten in der Gelenk-
  flüssigkeit 691
– kernhaltige 499
Ewing-Sarkom 606, 609 ff.
– Abstammung 606
– Altersprädilektion 540 f., 610
– Biopsie 617
– Codman-Dreieck 612, 614
– Differentialdiagnose 615
– eburnisierendes 615
– Geschlechtsprädilektion 610
– Häufigkeit 609
– Klinik 611 f.
– Lokalisation 611
– Metastasierung 748
– Osteosarkom-ähnliches 586, 588
– parossaler Geschwulstausbruch
  612 f.
– pathologische Fraktur 544
– Periostreaktion 537 f.
– – Gutartigkeit vortäuschende
  538
– an platten Knochen 611
– Prognose 617
– Röntgenbild 543
– röntgenologische Symptomatik
  612 ff.
– Schmerzen 611
– Skelettverteilung, prozentuale
  612
– Spikulabildung 536
– Strahlentherapie 617
– Therapie 617
– Tumor-Dubling-Time 612

– Tumorzerfall 611
– Vorzugssitz 543
Exenzephalozele 11, 19
Exomphalos-Makroglossie-
  Gigantismus-Syndrom 184
Exophthalmus, Hand-Schüller-
  Christiansche Krankheit
  481, 491
– Osteodysplasie 151
– Osteopetrose 135
– Pfeiffer-Syndrom 286
– progressiver 122
Exostose, Arterienkompression
  795
– breitbasige 110
– Differentialdiagnose 110
– kartilaginäre, Dysplasia
  epiphysealis hemimelica 104
– – Entartung 110
– – plötzliches starkes Wachs-
  tum 110
– – Prädilektionsort 529
Exostosen, kartilaginäre, multiple
  107 ff., 553
– – – Entartungsrate 562
– – – Erbgang 107
– – – Funktionsstörung 554 f.
– – – Lokalisation 553
– – – mit peripherer Dysostose
  100, 275
– – – sekundäres Chondro-
  sarkom 556 f.
– – – Skelettverteilung 106 f.
– als Teilsymptom von Syndromen 110
Extremitäten s. auch Gliedmaßen
– Achondroplasie 38
– Dysostosen, Pariser Nomenklatur 4
– verkürzte, Chondrodystrophie
  359
Extremitäten-Rumpf-Miß-
  verhältnis 21
– Achondroplasie 33 f.
– Wechsel 44
Extremitätenabschnitte, mesomele,
  bei mesomelen Minderwuchsformen 54
Extremitätenasymmetrie 29
Extremitätenentwicklung 374
Extremitätenfehlbildung 261 ff.
– amniogene 335 f., 345
– gehäuft zusammen auftretende
  261
– Hauptgruppen 261
– Klassifikation 261
– – ätiologische 261
– – morphologische 261
– obere, Fanconi-Anämie 195
– periphere 261
– – dominante, mit Kopfhautdefekt 338
– – unregelmäßig dominanter,
  Stammbaum 341

– tetramele, periphere, mit
  ektodermaler Dysplasie 335
Extremitätenhämolymphangio-
  matose, diffuse 866
Extremitätenhypertrophie, einseitige 865 ff.
Extremitätenhypoplasie, apikale,
  unregelmäßig dominante 340
Extremitätenischämie, akute 786
Extremitätenknochenkerne, zeitliches Auftreten 369
Extremitätenknochenmetastasen
  708 f.
– Diagnose 749
– Streuquellen 749
– symmetrische 709
Extremitätenknospen 374
Extremitätenknospenfehlent-
  wicklung 145
Extremitätenminderwuchs,
  anthropometrischer 85
– mesomeler 13
– – Dysplasie, chondro-
  ektodermale 15
– multiple kartilaginäre Exostosen
  107
Extremitätenreduktionsfehl-
  bildung 194
– des radialen Strahls 195
Extremitätenstrahlendefekt 261,
  328
Extremitätenverdoppelung
  306 ff.
Extremitätenverkürzung, asymmetrische 29
Extremitätenzwergwuchs, Wechsel
  zum Rumpfzwergwuchs 44

F

Fabellaosteonekrose, aseptische
  456
Faciogenitopoplitealsyndrome s.
  Kniepterygium-Syndrom
Fadenspulen-Wirbelkörper 135
Fahrradstangen-Claviculae 14
Fairbanksche Krankheit s.
  Dysplasien, epiphysäre, mul-
  tiple
Falx-cerebri-Verkalkung, lamel-
  läre 172
Familial osseous atrophy s. Akro-
  pathie, ulzerierende neurogene
– osteoectasia s. Osteoektasie mit
  Hyperphosphatasie
Fanconi-Anämie 194 f.
– Ätiologie 195
– Malignomrisiko 195
– Pränataldiagnose 195
– Röntgenbefunde 195
– Symptome 194 f., 321 f.
Fanconi-Panzytopenie s. Fanconi-
  Anämie
Farabee-Brachydaktylie s. Brachy-
  daktylie A_1

Fasciitis nodularis 943
Fasergewebsentwicklung, anarchische 104 ff.
– – Pariser Nomenklatur 3
Fasern, elastische, Degeneration 197
Faszienfibrose, Melorheostose 145
Fasziitis, paraosteale 943
Fazialisatrophie, Sklerosteose 166
Fazialislähmung 339
– anfallsweise 166
– Hyperostose, endostale 169 f.
– Osteopetrose 135
– Sklerosteose 289
Fehlbildung, amniogene 280, 284, 373
Felsenbeinsklerose 133
– Dysplasie, kraniometaphysäre 154
Femur, Erlenmeyer-Kolben-Form 136 f., 155 f., 158, 252
– Ewing-Sarkom 613
– – Osteosarkom-ähnliches 588
– Telefonhörer-förmiger 9, 21
– torpedoförmige 11
– Varusdeformität 155, 408
– zylindrischer 155
Femur-Fibula-Ulna-Komplex 284, 325 f.
– humeroradiale Synostose 347
– Peromelie 334
– Röntgenbefund 325
Femurachse 406 ff.
Femurantetorsion 23, 25
– abnorm starke 399
– coxa vara congenita 394
Femurantetorsionswinkel 387
Femuraplasie, partielle 375
– – hochgradige 375
– subtotale 375
Femurchondrosarkom 566
– subperiostales 570
Femurdefekt, gegenseitige Fehlbildungen 261
– kongenitaler 393 f.
– proximaler, mit Fibulaaplasie 325
– – Thalidomidembryopathie 321
Femurdorsalluxation, beidseitige, angeborene 69
Femurepiphyse, Knochenkerne, zusätzliche 104
Femurepiphysenfugen-Perthes 448
Femurfibrom, nicht-ossifizierendes 634 f.
Femurfibromyxom 636
Femurfibrosarkom 626 f.
Femurgranulom, eosinophiles, Knochenschalenbildung 538
Femurhals s. auch Schenkelhals
– Anlagestörung 392
– Entwicklungsstörung 394

– – Coxa vara congenita 392
– hammerförmiger 44
– kurzer 95, 244
– Varusdeformität 41, 83
Femurhals-Diaphysen-Winkel, Femurkopfnekrose 445
– rechtwinkliger 449
Femurhalsaufhellung, bandförmige 34 f., 38
Femurhalsbruch, Femurkopfnekrose 466
– geburtstraumatischer 398
Femurhalsmetastase, osteoplastische, bei Harnblasenkarzinom 712
Femurhalsresektion bei Riesenzelltumor der Gelenkpfanne 643
Femurhalsspontanfraktur, Mammakarzinommetastase 742
Femurhämangioendotheliom 658
Femurhämangiom 652
Femurhypoplasie 392
– Coxa vara congenita 394 f.
Femurkondylenosteonekrose, aseptische, Szintigramm 432
Femurkopf, ossifizierter 7
– Osteochondrosis dissecans 355 f.
– – – Röntgenbefund 356
– von Pfannenosteophyten ummauerter 384
– phrygische Mütze 85
– pilzförmiger 445 f.
– schlachtbeilförmiger 51
– Umbaustörung 398
– versplitterter 241
Femurkopfabrutsch 189
Femurkopfchondroblastom 547
Femurkopfdeformierung 244
Femurkopfdestruktion, zystische, Synovitis villonodularis pigmentosa 697 f.
Femurkopfepiphysenfuge, Steilstellung 392 ff.
Femurkopfepiphysenlösung s. Epiphyseolysis capitis femoris
Femurkopfkern, Diagnose der Coxa vara congenita 394
– fragmentierter 445
– verspätetes Auftreten 399
Femurkopfluxation s. Hüftgelenkluxation
Femurkopfnekrose 430
– aseptische 355, 445 ff.
– – beidseitige 508
– – Coxa vara 398, 445 f.
– – Differentialdiagnose 449
– – – zur epiphysären Dysplasie 88
– – Endzustand 446
– – Erkrankungsalter 445
– – Femurhals-Diaphysen-Winkel 445

– – Frühsymptom 445
– – Gaucher-Krankheit 252
– – Hüftgelenkdysplasie 449
– – Krankheitsdauer 445
– – Prognose 449
– – Röntgensymptomatik 445 ff.
– – Sichelzellenanämie 508
– – Stadien 445
– – Verlaufsbeobachtung 445 ff.
– bei Epiphyseolyse 452
– Knochenszintigramm 431
– posttraumatische 432
– nach Schenkelhalsbruch 466
Femurkopfossifikation, gestörte 44, 51
Femurkopfresektion bei Riesenzelltumor der Gelenkpfanne 643
Femurkopfsklerose 445
Femurkopfzersplitterung, progrediente 216 f., 219
Femurkopfzusammenbruch, Gaucher-Krankheit 479
Femurkortikalis, fehlende 154
Femurlateralisation 401
Femurlaterokurvation 25
Femurmetaphyse, aufgetriebene 479
– trompetenförmige 44 f.
Femurmetaphysenmetastase, distale 734
Femurmetaphysennekrose, aseptische 446
Femurmetastase bei Hypernephrom, Entwicklung 737
– osteolytische, bei Mammakarzinom 742
– – bei verhornendem Bronchuskarzinom 724
– periostale, bei Schilddrüsenkarzinom 710
– polyzystische, bei Schilddrüsenhämangioendotheliom 713
– Streuquellen 736
Femurosteochondrom 553
Femurosteoidosteom 600, 602
– Angiogramm 600 f.
Femurosteolyse, meta-diaphysäre 654
Femurosteosarkom 580
Femurplasmozytom 609
Femurpseudotumor, zystischer 521
Femurreduktionstendenz 375
Femurriesenzelltumor 640
Femurschaftgranulom, eosinophiles 486
Femurschaftosteolyse, endostale 486
Femurspontanfraktur, metastasenbedingte 714, 738
– – hyperplastische periostale Kallusbildung 716
– subtrochantäre, bei osteoplastischer Metastase 712

Femurtorsion 387
Femurzyste, aneurysmatische 662
– solitäre 646
Fenster, aortopulmonales 769
Fersenschmerz 462
Fetal alcohol syndrome s. Alkohol-Embryopathie
Fetalgesicht-Minderwuchs-Syndrom s. Robinow-Syndrom
Fetographie 131
Fettbein 891 f.
– Röntgenbefund 892
Fettgewebsinfiltration, intramuskuläre 933
Fettgewebsnekrose der Mamma s. Mammafettgewebsnekrose
Fettsucht 274
– Bardet-Biedl-Syndrom 311
– Carpenter-Syndrom 313
Fibrinolyse, therapeutische, Indikation 798
Fibroadenolipom der Mamma 995
Fibroadenom, Entartung 988
– der Mamma s. Mammafibroadenom
Fibroadenomatosis mammae s. Mastopathie
Fibroblastenkultur, Metachromasie 89
Fibrodysplasia ossificans progressiva s. Myositis ossificans progressiva
Fibrom 945
– desmoplastisches 623
– – Lokalisation 623
– nicht-ossifizierendes 632 f.
– – Abstammung 632
– – Altersprädilektion 540 f.
– – Differentialdiagnose 633
– – Geschlechtsprädilektion 633
– – Prädilektionsort 529, 542
– – Röntgenbild 542, 633 ff.
– – Vorkommen 632
– – Wachstumsgeschwindigkeit 534
– – Vorzugslokalisation 626
Fibrome, hyaline, multiple 276
Fibromyxoidchondrom s. Chondromyxoidfibrom
Fibromyxom 633, 636 f.
– Röntgenbild 636 f.
– Therapie 637
Fibrosarkom 625 ff., 1027
– Abstammung 625
– Altersprädilektion 540 f., 625
– Amputationsindikation 628
– Anamnesendauer 626
– Differentialdiagnose 627
– epi-metaphysär-exzentrisches 626
– 5-Jahres-Überlebensrate 628
– Knochenschalenentwicklung 537

– Malignitätsgrade 625
– metaphysär-exzentrisches 626
– periostales 625
– Prognose 628
– Röntgenbild 543, 626 f.
– Sequester 627
– Skelettverteilung 625
– strahleninduziertes 644
– Symptomatologie 626
– Therapie 628
– Vorkommen 625
– Vorzugssitz 543
– Wachstumsrichtung 627
– zentrales 625
Fibrosarkomrezidiv 628
Fibrose bei Lymphödem 845, 847 ff., 851
Fibrosis mammae s. Mammafibrose
Fibula, deformierte, bei Tibiaaplasie 310
– Ewing-Sarkom 614
– fadenförmige 132
– rudimentäre 327
Fibulaaplasie 411 f.
Fibulachondrosarkom, zentrales 564
Fibulafibrosarkom 628
Fibulafraktur, Arterienkompression 794
Fibulahämangiom 652
Fibulahypoplasie 411
– bei Tibiaaplasie 325
Fibulametastase, Streuquellen 736
Fibulaosteosarkom, subperiostales 584
Fibulapseudoarthrose bei Neurofibromatose 126
Fibulaverbiegung, angeborene 122
Fibulaverdoppelung 307
Fieberschübe, rezidivierende 874
– undulierende 605, 611
Filariose 874
– Chylothorax 908
– Chylusverlust 902
Finger, erbliches Fehlen s. Brachydaktylie B
– sich kreuzende 196
– Spaltbildung 61
– überzählige s. Polydaktylie
– verkürzte s. Brachydaktylie
1-Finger-Phokomelie 321
3-Finger-Phokomelie 319
– Thalidomidembryopathie 320
Fingerbeugekontraktur s. Fingerkontraktur
Fingerendphalangenmetastase bei Lungenkarzinom 739
– Röntgenbild 740
Fingerendphalanx V, doppelte 298
– mit Mittelphalanx verschmolzene 262

Fingerepiphysennekrose, aseptische 438
Fingerkontraktur 199
– Hunter-Krankheit 211
– Maroteaux-Lanny-Krankheit 226
– progrediente 204
– – Scheie-Krankheit 205, 207
Fingerkuppengefäßrarefizierung 815
Fingermißbildung, oto-palato-digitales Syndrom 70
Fingermittelphalangen, aseptische Epiphysennekrose 103
Fingernagelfalz, Pflasterzellkarzinom 747
Fingerphalangenmetastase, Röntgenbild 740
Fingerphalangenmetastasen, symmetrische, bei Lungenkarzinom 709
Fingerverdoppelung bei Syndaktylie 282
Fischwirbel, Gauchersche Krankheit 252
– Sichelzellenanämie 508
Fistel s. auch Kurzschlußverbindung
– aortokavale 783 f.
– arteriovenöse, im Endstrombahnbereich 815
– – intrakranielle 769
– – bei Lymphödem 865 f.
– – periphere, angeborene 814
– – – Angiographie 814
– – proximal des Endstrombahnbereichs 815
– – renale 784
– – traumatische 791 ff.
– – – periphere 813
– chylöse 902
– – intraperitoneale 909
– – bei Lymphzyste 915
– – nässende 845
– – retroperitoneale 909
– – – Lymphgefäßdysplasie 895
– hepatoportale 785
– lymphointestinale 902
– splenoportale 785
Fisteln, arteriovenöse, multiple, mit Riesenwuchs 833
Flachschädel 132
Flachwirbel, Osteogenesis imperfecta 132
Fledermausohren 100
Flowing Hyperostosis s. Melorheostose
Flughautbildung 173
Fongsches Syndrom s. Osteo-Onycho-Dysostose
Fontanelle, große, lange offene 197

Fontanellen, persistierende 64
– – Pyknodysostose 139
Fontanellenschluß, später 38
– – Progerie 356
Foramina intervertebralia, Erweiterung 120
– nervi optici, vergrößerte 121
Fossa pituitaria, Ausweitung 208
– – – progrediente 221
Fraccaro-Langer-Saldino-Achondrogenese 19
Fragile bones and macrocranium 168
Fragilitas ossium hereditaria s. Osteogenesis imperfecta
Fraktur, intraartikuläre, fettbedingte Aufhellungen 935
– pathologische s. auch Spontanfraktur
– – Enchondromatose 111
– – Ewing-Sarkom 544
– – Gauchersche Krankheit 251 f.
– – Leukämie 518
– – Osteoblastom 577
– – Plasmozytom 608
Frakturanfälligkeit s. Knochenbrüchigkeit, abnorme
Frakturen, multiple 133
– – angeborene 128 f.
François-Krankheit s. Dystrophie, dermo-chondro-korneale
Fraser-Syndrom s. Kryptophthalmus-Syndrom
Freiberg-Köhler-Krankheit s. Metatarsalköpfchennekrose, aseptische
Freiberg-Köhler-II-Syndrom 430
Fremdkörperriesenzellen 630
Frenula, hyperplastische 289, 313
Friederichsche Krankheit 430
Frontodigitales Syndrom 314
Frühossifikationszeit, aseptische Knochennekrosen 430
Frührachitis bei Osteopetrose 136
Frühreife, sexuelle s. Pubertas praecox
Fukosidase 243 ff.
Fukosidose, Enzymdefekt 231
– Röntgenbefunde 244 f.
– Symptome 232, 243 f.
Fuß s. auch Pes
– Knickbereitschaft 420
– Mikrodaktylie I 178
– spiegelbildlich verdoppelter 307
Fußarterienverschluß, chronischer 811
Fußdeformität 416 ff.
Fußgelenklinien 416 f.
Fußheberlähmung 420
Fußhyperhidrosis 150
Fußmittelphalangen, fehlende 161

Fußnekrose 806
Fußrückenlymphödem, posttraumatisches 877
Fußrückenödem, abendliches 844
Fußruheschmerz 774
Fußskelettelemente, akzessorische 423
Fußskelettmetastase 736, 738 f.
– Diagnose 749
– Streuquellen 738
Fußskelettmetastasenkollektiv 736
Fußverstümmelung, pferdefußähnliche 182
Fußwurzelknochensynostose 411
Fußwurzelossifikationszentren, zusätzliche 105
Fußwurzelosteosarkom 580
Fußwurzelretikulumzellsarkom 620

G
Gabelrippen 172
Galactophoritis obliterans s. Plasmazellmastitis, abakterielle, chronische
Galaktogramm, Duktektasie 992 f.
– intraduktale Kontrastmittelaussparung 992
– Kontrastmittelaussparung 1003
– Mikrozysten 975 f.
– Milchgangsamputation 993
– Milchgangspapillom 991
Galaktographie 970 f.
– Lymphgefäßdarstellung 973 f.
Galaktophoritis, tuberkulöse 1000
β-D-Galaktosidase-Defekt 231
– Typ I 231, 241 f.
– – Röntgenbefunde 242 f.
– – Symptome 232, 241
– Typ II 231, 242 f.
– Typ III 231, 242 f.
Gallenblasenaplasie 321
Gallenblasenkarzinom, Humerusmetastase 736
– Metastasierungstypus 704
Gallertkrebs 1012
Gammopathie, benigne 604
Ganglion, Röntgenbefund 943
Gangliosidspeicherung, zerebrale 198
Gangrän 816
Gangstörung, Dysplasie, diaphysäre 62
Gänsslensches Erbsyndrom s. Ikterus, hämolytischer, familiärer
Gardner-Syndrom 151 ff.
Gardner-Tumor s. Röhrenknochenadamantinom
Gargoylismus s. Hurler-Krankheit
Gasabszeß 936 f.

Gasabszesse, multiple 936
Gasbrand 937 f.
Gasphlegmone 937 f.
Gastroknemiuspunkt, insuffizienter 828, 830
Gaucher-Krankheit 478 ff.
– chronisch adulte 251
– – – Laboratoriumsbefunde 251
– Differentialdiagnose 252
– Handskelettosteoporose 480
– infantile 251
– juvenile 251
– Lungenbefall 479
– ossäre 251, 478
– – Phasen 252
– – Verteilungsmuster 478 f.
– viszerale 251
Gaucher-Zellen 251, 479
Gaumen, hoher 285 f.
Gaumenfigur, Y-förmige 289
Gaumenspalte 19, 285, 289, 292
– Arthro-Ophthalmopathie 89
– diastrophischer Zwergwuchs 359
– Dysplasie, diastrophische 41
– – kampomele 23
– Kniestsche Dysplasie 52
– Larsen-Syndrom 69
– oto-palato-digitales Syndrom 70
– paramediane 289
Geburtsgröße, abnorm geringe, 352
Geburtsgewicht, niedriges 186 ff., 292
Gefäßkrampf, segmentärer, traumatisch bedingter 791
Gefäßoperation, rekonstruktive, Lymphödem 879
Gefäßring, Trachea und Ösophagus umschlingender 763
Gehbeginn, verspäteter 162
Gehirn, Durchblutungsstörung 761
Geig-Temtamy-Syndrom 313
Gelenkamyloidose 469
– mit multiplem Plasmozytom 473
– bei Polyarthritis chronica rheumatica 473 f.
– – – – Differentialdiagnose 474
– Verteilungsmuster 469
Gelenkaplasie, humeroradiale 379
– humeroulnare 379
Gelenkblockade, Chondrombedingte 692 f.
Gelenkblutung, rezidivierende 691
Gelenkchondrom 691 ff.
– Geschlechtsprädilektion 692
– Manifestationsalter 692
– monoartikuläres, Lokalisationen 691

- Operationsindikation 694
- ossifizierendes 694
- Röntgenbild 693 f.
- sarkomatöse Entartung 694
- verkalktes 694
Gelenkchondromatose 691 ff.
- makronoduläre 692 f.
- mikronoduläre 692 f.
- Röntgenbild 693 ff.
Gelenke, große, aufgetriebene 52
- - subchondrale Spongiosasklerose 258
- überstreckbare 197
Gelenkerguß, Röntgenzeichen 944
Gelenkfettkörper, Einblutung 949
Gelenkfettkörperverkalkungen 949
Gelenkflüssigkeit, blutige 698 f.
- zähflüssige 470
Gelenkgeschwulst, primäre benigne 691 ff.
- - maligne 699
- sekundäre 699
Gelenkkapselhämangiom 691
Gelenkkapselhämosiderose 695
Gelenkkapselmetastase 699
Gelenkkapselproliferation, zottenbildende 695, 697
Gelenkknorpeldegeneration, Hämochromatose 519
Gelenkkontraktur, angeborene 97, 184
- Mukolipidose III 238
- zunehmende 235
Gelenkkontrakturneigung, generalisierte 41
Gelenkkopfosteolyse, polyzystische 698
Gelenkkörper, freier 463 f.
- - chondromatöser 692
- - Entstehung 464
- - losgelöste Exostose 106
Gelenkkrisen, schmerzhafte 693
Gelenkmaus s. Gelenkkörper, freier
Gelenkosteochondrom 695 f.
Gelenkosteom 695
- Differentialdiagnose 695
- Histologie 695
- Röntgenbild 695 f.
Gelenkosteophyten 693
Gelenkpfannenosteolyse, polyzystische 698
Gelenkpunktat, xanthochromes 698
Gelenkschmerz, projizierter, Gliedmaßenknochenmetastase 714
- rheumatoider, Chondroblastom 546
- Riesenzelltumor 642

Gelenkschwellung, rezidivierende 691
Gelenküberstreckbarkeit 89
Gelenkversteifung, generalisierte s. Arthrogrypose
Genitale, äußeres, intersexuelles 19
Genitalfehlbildung, Alkohol-Embryopathie 192
- Silver-Russell-Syndrom 187
Genitalhypoplasie 290
- Robinow-Syndrom 60
Genu recurvatum 409
- valgum 83, 406 ff.
- - Ätiologie 407 f.
- - Dysplasia epiphysealis hemimelica 104
- - Gonarthrosis 408
- - Hämophilie 521
- - idiopathicum 407
- - kindliches 407
- - Knietraglinienverlauf 406 ff.
- - kompensatorisches 408
- - paralytisches 408
- varum 408
- - aseptische Nekrose des medialen Tibiakondylus 457
- - Dysplasia epiphysealis hemimelica 104
- - Gonarthrosis 409
- - idiopathicum 408
- - Knietraglinienverlauf 406, 409
Genua antecurvata, Progerie 356
- valga, Dysplasien, epiphysäre, multiple 87
Gerodermia osteodysplastica 133
Geröllzyste 258
Geschlechtsmerkmale, sekundäre, fehlende 365
Geschlechtsreife, Eintritt 367
Geschwulst s. auch Tumor
Geschwulst-Geschwulstträger-Beziehung, immunologische 703
Geschwulstalter 703
Geschwulstemboli, pulmonale, aus Hepatom 702
Geschwulstfieber 717
Geschwulstmetastasierung, Cava-Typus 703 f.
- frühe hämatogene 702
- hämatogene, Einflußfaktoren 702 f.
- Porta-Typus 704
- pulmonale 703
- spinaler Typus 703, 705
- Zeitpunkt, Einflußfaktoren 702
Geschwulstvaskularisation 702
Gesicht, dreieckförmiges 187 f.
- fetales 314
- flaches 89
Gesichtsausdruck, Chipmunkähnlicher 27
- gargoylartiger 199

- - Maroteaux-Lamy-Krankheit 219
- - Mukolipidose II 235
Gesichtsfeldeinschränkung 665
Gesichtsschädel, kleiner, Pyknodysostose 139
Gesichtsschädel-Hirnschädel-Mißverhältnis 358
Gesichtsschädelhyperplasie 511
Gesichtsschädelhypoplasie 66, 89
- phalangeale Akroosteolyse 180
Gesichtsschädelosteome, multiple 152 f.
Gestaltwandel 359
Gewebe, lymphödematöses, Fibrose 845, 847 f., 851
Gewebsmastzellen 493
Gewebstrauma, chemisches 947
- chronisches 947
- Weichteilverkalkung 947
Giant osteoid osteoma s. Osteoblastom
Gigantismus, fokaler 122
- zerebraler 184
Gingivafibrom 289
Gingivahyperplasie 314
Gliederschmerzen 162
Gliedmaßen s. Extremitäten
Glomerulosklerose, asphyxierende Thoraxdysplasie 13
Glomustumor 656 ff.
- metastasierender, karzinomatöse Osteolyse 713
Glukosamin-6-sulfat-sulfatase-Defekt 199
α-Glukosaminidase-Defekt 199
Glukosetoleranztest, pathologischer 197
Glukozerebrosidaseaktivität, verminderte 251
Glukozerebrosidasemangel, pränataler Nachweis 251
β-Glukuronidase-Mangel 199, 225
- Röntgenbefunde 226, 228
Glykolipidspeicherung 231
GM_1-Gangliosidose 93
- Typ I s. β-Galaktosidase-Defekt Typ I
- Typ II s. β-Galaktosidase-Defekt Typ II
Goldenhar-Syndrom s. Okulovertebrales Syndrom
Goltz-Gorlin-Syndrom s. Hypoplasie, dermale, fokale
Goltz-Syndrom s. Hypoplasie, dermale, fokale
Gonadendysgenesie, Pubertas tarda 370
- Kleinwuchs 364
Gonadotropinmangel bei Hypersomatotropinismus 366
Gonarthralgie, Ochronose 259
Gonarthritis, metastasenbedingte 700
Gonarthrose, Chondromatose 693

Gonarthrose, hämophile 521
– sekundäre 693
– Genu valgum 408
– – varum 409
Gonarthrosis ochronotica 259
Gorham-Krankheit s. Hämangiomatose
Gorham-Osteolyse 183
Gorham-Syndrom, Chylothorax 908
Gracilis-Syndrom 444
Granularzellmyoblastom der Mamma 995
Granulom, eosinophiles, Altersprädilektion 540 f.
– – Plattwirbelerkrankung 440
– – Transformation zum Lipoidgranulom 481
Granulomatose, Knochenumbau 498
Granulozytose, neutrophile, mit Linksverschiebung 718
– – mit Rechtsverschiebung 718
Grebe-Chondrodysplasie 19, 312, 327
– Brachydaktylie 271
Grimassieren 197
Grob-Syndrom s. Oro-fazio-digitales Syndrom
Großwuchs, primordialer 184 f.
Großzehe, verkürzte, dorsalflektierte 196
Großzehenendphalanx, trapezförmige Deformierung 285
Großzehengrundgelenk, Arthrosis deformans 423
Großzehenpolydaktylie 299 ff.
– Hootnick-Holmes-Syndrom 314
– Thalidomidembryopathie 321
– mit Tibiadefekt und dreigliedrigem Daumen 308 f.
Großzehenpolysyndaktylie, einseitige 289
Growing bone Islands s. Bone Islands
Grundphalangenpseudoepiphysen 52
Grundphalanx I, verkürzte 262
Guérin-Stern-Syndrom s. Arthrogryposis congenita
Gynaecomastia vera 1033
Gynäkomastie 1031
– durch Fettgewebsvermehrung 1033
– im Greisenalter 1032
– des Jugendlichen 1031
– medikamentös bedingte 1032
– bei Östrogentherapie 1032
– Ursachendiagnostik 1031
Gynäkomastieformen 1033

H

Haarwuchsstörung, periphere Dysostose 100

Hackenfuß s. Pes calcaneus
Haglund-Krankheit des Kalkaneus 462
Haglund-Syndrom I 429
Hakenfuß, Marfan-Syndrom 185
Halbwirbel 25, 61, 314, 324 f.
– Radiusdefekt 324
Hallermann-Steiff-Syndrom 186
Hallux valgus 273, 422 f.
– – Myositis ossificans 176
Hals, kurzer 93, 376
Halsarterienverschluß, traumatisch bedingter 761
Halskyphose 42 f.
Halsrippe, Arteria-subclavia-Stenose 801
– rudimentäre 172
Halswirbelsäulen-Ewing-Sarkom, Lokalrezidiv 725
Halswirbelsäulenkyphose 41
Halswirbelsäulenlymphogranulomatose, Verlaufsserie 524
Halswirbelzyste, aneurysmatische 663 f.
Hämangioendotheliom 655 f., 1027
– Abstammung 655
– Altersprädilektion 655 f.
– Differentialdiagnose 656
– Knochenmetastase 748
– – polyzystische 713
– Lokalisation 656
– Prognose 656
– Röntgenbild 656 f.
– Schmerzcharakter 656
– Vorkommen 655
Hämangiom 111, 650 ff.
– Abstammung 650
– Diagnose 653
– Differentialdiagnose 653
– bei Dyschondrodysplasie 866
– extraossales 653
– Gelenkkapsel 691
– intramammäres 994
– kapilläres 650
– kavernöses 650
– Melorheostose 145
– Prädilektionsort 650
– Röntgenbild 651 ff.
– Skelettverteilung 650
– Strahlentherapie 653
– Therapie 653
– Vorkommen 650
– Wachstum 650
– Weichteilröntgendiagnostik 945
– Zusammenhang mit aneurysmatischer Knochenzyste 660
– zystisches 650, 653
Hämangiomatose 183, 653
– Abstammung 653
– Differentialdiagnose 655
– reaktive Fibrose 654
– Röntgenbild 654
– vielherdige 654

Hämangiome, kutane 691
Hämangioperizytom 656 ff.
– Differentialdiagnose 658
– Vorkommen 657
Hämangiosarkom s. Hämangioendotheliom
Hämarthros, Hämophilie 520
Hamartom 603, 650
Hamartomtypen 650
Hämatom, Arterienkompression 791
– periaortales 771
– verkalktes 941 f., 947
Hamatum, großes 256
Hämaturie, Osteo-Onycho-Dysostose 173
Hammerzehen 185, 422
Hämobilie 782
Hämoblastose, paraproteinämische, Knochenveränderungen 519 f.
Hämochromatose, Knochenveränderungen 519
Hämoglobinwert, erniedrigter, Knochenmetastasen 717
Hämolymphangiomatose, diffuse 866
Hämolytische Konstitution 514
Hämophilie 520 ff.
– Gelenkbeteiligung 520 ff.
– Synovektomie, prophylaktische 520
Hämosiderose 695
Hand and foot syndrome 506
Hand, Dysostosis cleidocranialis 66
– Interphalangealgelenk, spindelförmige 52
– spiegelbildlich verdoppelte 306
– Zapfenepiphysen der Phalangen 98 ff.
Hand-Schüller-Christiansche Krankheit 481, 490 ff.
– – Definition 490
– – Diagnose 493
– – Felsenbeinbeteiligung 493
– Trias 481
Handbewegungsmuster, athetoide 197
Hände, kleine 76
– – mit kurzen Fingern 139
Handfurchenanomalien 192
Handhyperhidrosis 150
Handphalangen, schachtelhalmartige 166 f.
Handrückenlymphödem, posttraumatisches 877
Handskelett, Akroosteolyse, karpotarsale 181
– – phalangeale 180
– Apert-Syndrom 286
– diastrophische Dystrophie 41 f.
– Dysostosis multiplex 362

- β-Galaktosidase-Defekt Typ I 242
- Gaucher-Krankheit 480
- großfleckige Ossifikationsstörungen 76
- Hunter-Krankheit 211 f.
- Hurler-Krankheit 204 f.
- Kniestsche Dysplasie 52
- Knochenalterrückstand 83, 86
- Lenz-Majewski-Syndrom 346
- Maroteaux-Lamy-Krankheit 223 f.
- Mikroglossiesyndrom 337
- Möbius-Syndrom 339
- Morquio-Krankheit 219 f.
- Mukolipidose I 234
- Mukolipidose II 236 ff.
- Mukolipidose III 240 f.
- Ossifikationsverzögerung 88
- Osteoektasie mit Hyperphosphatasie 167
- Osteopetrose 136, 138
- oto-palato-digitales Syndrom
- polyostisches Plasmozytom 606
- Pyknodysostose 139 f.
- Scheie-Krankheit 207
- Sklerosteose 166
- Symphalangien 342 ff.
- Zwergwuchs, heredodegenerativer 354
- – infantilistischer 355
Handskelettdefekte, amniogene 335
Handskelettmetastase 738 ff.
- Differentialdiagnose 749
- Röntgenbild 740 f.
- Streuquellen 739
Handskelettosteoporose 234, 248
Handsubluxation, volare 381
Handwurzel, Osteochondrosis dissecans 465
Handwurzelknochen, kleine 90, 96
- Sudeck-Umbau, postnekrotischer 436
- zusätzliche 69
Handwurzelknochennekrose, aseptische 435 ff.
Handwurzelknochenreifung, dissoziierte 255
Handwurzelossifikation, gestörte 44
Handwurzelosteoidosteom 599
Handwurzelosteolyse 181
Hanhat-Syndrom 336
Hard palate sign 118
Harnblasendivertikel 192
Harnblasenimpression durch Lymphzyste 919
Harnblasenkarzinom, Knochenmetastase 743 f.
- – Lokalisationen 743
- – papilläres, Fußskelettmetastasenkollektiv 738

- – osteoplastische Femurhalsmetastase 712
- – periostale Tibiametastase 711 f.
- – Skelettkarzinosenhäufigkeit 743
Harnmukopolysaccharide bei Mukopolysaccharidosen 199
Haßsche Epiphysennekrose s. Humeruskopfnekrose, aseptische
Haupthaar, schütteres 191
Haut, ungewöhnlich dicke 235
Hautatrophie 322
- makulöse 159
Hautchyluszysten 896, 901 f.
Hautentzündung, Lymphangitis 873
Hautexkreszenzen, hyperkeratotische, papillomatöse 845
Hautfalten, tiefe 150
Hautfibrosklerose 845
Hauthyperpigmentation 291
- diffuse 194
- Thomson-Syndrom 322
Hauthypopigmentation 291
- Thomson-Syndrom 322
Hautkarzinom, Knochenkarzinom 747
Hautmastozytom 493
Hautpapeln, Schultergürtelbereich 209
Hautpigmentflecken 119
Hautpigmentation, Hämochromatose 519
- Addison-ähnliche 251
Hautpseudoverdichtungen 941
Hauttumor 119
Hautuntersuchung, radiologische 939
Heiserkeit, Aortenbogenaneurysma 766
Hemidysplasie mit Psoriasis 338
Hemiplegie, spastische, Hüftgelenkluxation 405
Hemivertebra s. Halbwirbel
Heparansulfat-sulfamidase-Defekt 199
Heparinbildung 493
Heparitinurie s. Sanfilippo-Krankheit
Hepatom s. Leberkarzinom
Hepatomegalie, Hämochromatose 519
- Mannosidose 245
- Mukolipidose 232
- Mukolipidose II 235
- Mulibrey-Syndrom 188
- Sanfilippo-Krankheit 214
- Scheie-Krankheit 205
Hepatosplenomegalie 314
- Gaucher-Krankheit 251, 478 f.
- Hunter-Krankheit 209
- Hurler-Krankheit 199

- Mukolipidose I 231 f.
- Osteopetrose 135
Hereditary osteochondrodystrophia deformans s. Dysplasie, spongdyloepiphysäre, Tarda-Form
- sensory radicular neuropathy s. Akropathie, ulzerierende neurogene
Hernie, gashaltige 936
- Mukolipidose I 231 f.
Hernien, multiple 291
Herz-Hand-Ohr-Syndrom 274
Herz-Hand-Syndrom III s. Tabatznik-Syndrom
Herzfehler, angeborener, Alkohol-Embryopathie 192
- – Dysplasie, chondro-ektodermale 15
- C.-de-Lange-Syndrom 194
- Hirngefäßembolie 759
- Holt-Oram-Syndrom 320
- primäres Lymphödem 867
Herzinsuffizienz, arteriovenöse Fistel der Niere 785
- Mulibrey-Syndrom 188
- progressive 219
Herzklappenanomalie 184
Herzmißbildung, Short-rib-polydactyly-Syndrom 11
Herzmuskelinfarkt, Hirngefäßembolie 759
Herzoperation, Chylothorax 905
Heteroglykanosen 231
Heterozygotie s. Thalassaemia minor
Heuck-Assmann-Osteomyelosklerose 500
Hexadaktylie, postaxiale 297 f.
- – rudimentäre 312
- präaxiale 299 ff.
- – mit Analatresie 314
- ulnare 297
- – autosomal-dominante 297 f.
- – autosomal-rezessive 298
- – Genetik 297 f.
- – Heterogenie 298
- – Röntgenbefund 298
- mit Vaginalatresie und Hydrometrokolpos 312 f.
2-Hexadecanoylamino-4-Nitrophenyl-Phosphocholin 254
Hinken, Enchondromatose 111
- schmerzreflektorisches, Chondromyxoidfibrom 548
Hinterhaupt, abgeplattetes 285
- ausladendes 188, 196
Hinterhauptshöcker 180
Hirnarterienaneurysma 766
Hirndruck, chronisch erhöhter 166
- erhöhter, Apert-Syndrom 285
Hirngefäßthromboembolie 759
Hirninfarkt 759

Hirnnerventumor, Knochen-
  arrosion 123
Hirnschädel, abnorm hoher 285
– großer, Achondrogenesie I 18
– – Dysplasie, kampomele 23
Hirnschädel-Gesichtsschädel-
  Mißverhältnis 358
Hirntumor, Pubertas praecox 368
Hirnventrikel, erweiterte 197
– – Achondroplasie 39
– – Mulibrey-Syndrom 188
Hirschsprung-Krankheit,
  metaphysäre Chondrodysplasie
  79
Hirsutismus 194
– genereller 196
Histiozyten 481, 483 f.
Histiozytenwucherung 481
Histiozytom, fibröses malignes
  629 ff.
– – – Altersprädilektion 630
– – – Differentialdiagnose 631
– – – Histologie 629 f.
– – – Klinik 630
– – – Lokalisation 630
– – – Metastasierung 630
– – – Rezidiv 630
– – – Röntgenbild 543, 631
– – – Skelettvorschaden 631
– – – Vorzugssitz 543
Histiozytosis X 482
– Altersprädilektion 540
Hitchhiker-Daumen 941 ff.
HNP s. 2-Hexadecanoylamino-4-
  Nitrophenyl-Phosphocholin
Hochdruck, renovaskulärer 784
Hochwuchs 366 f.
– mit akromegalen Zügen 367
– Definition 352
– eunuchoider 367
– hypogonadaler 367
– hypophysärer 366
– – Röntgenbefund 367
– Ursachen 366
Hodenkarzinom, Knochen-
  metastase 746
– postoperativer Chylaszites
  911, 913
Hodentumor 1031
Hodgkin-Krankheit s. Lympho-
  granulomatose
Van-der-Hoeve-Syndrom 128
Hohlfuß s. Pes excavatus
Hohlhandbogen, arterieller,
  Verschluß 806
Holmgrensches Zeichen 935
Holt-Oram-Syndrom 319 f.
– Brachydaktylie A_3 273
– radioulnäre Synostose 348
Homogentisinsäure 257
Homogentisinsäurespeicherung
  257
Homozystinurie 255 f.
– Differentialdiagnose 256

– – zum Marfan-Syndrom 185
– Röntgenbefunde 255
Hootnick-Holmes-Syndrom 314
Hormon, gonadotropes 396
– somatotropes 394
Hornhauttrübung 179, 225 f., 241
– De-Barsy-Syndrom 197
– Hurler-Krankheit 199
– Mukolipidose 232
– Mukolipidose II 235
– Mukopolysaccharidose 361
– Scheie-Krankheit 205
HS-Mukopolysaccharidose s.
  Sanfilippo-Krankheit
Hufeisenniere 195
Hüftbeugekontraktur,
  Melorheostose 146
Hüftgelenk, Luxationsbereitschaft
  398
– – angeborene 398 f.
– – Osteochondrosis dissecans 465
– – Erkrankungsalter 463
– für Rotation blockiertes 385
– Zentrum-Ecken-Winkel 402
Hüftgelenkadduktionsfraktur 408
Hüftgelenkankylosierung,
  Beckendeformität 383
Hüftgelenkarthropathie s.
  Koxarthrose
Hüftgelenkchondromatose,
  makronoduläre 694
Hüftgelenkdysplasie, Femur-
  kopfnekrose 449
Hüftgelenkentwicklungsstörung,
  angeborene 398
Hüftgelenkfrüharthrose 85
Hüftgelenkluxation 23, 398 ff.
– angeborene 382, 399; s. auch
  Dysplasia luxans coxae
– – reponierte, Coxa vara 398
– Arthrogrypose 404, 425
– Bindegewebsschlaffheit 404
– De-Barsy-Syndrom 197
– Häufigkeit 398
– hochdiaphysäre Osteotomie 403
– Mukolipidose II 237
– myelodysplastische 404
– paralytische 404
– teratologische 403 ff.
– Thalidomidembryopathie 321
– Trisomie 18: 196
– veraltete 403
Hüftgelenkosteoarthropathie nach
  Femurkopfnekrose 446
Hüftgelenkpfanne, Riesenzell-
  tumor 643
Hüftgelenkpfannendestruktion,
  zystische, Synovitis villonodu-
  laris pigmentosa 697 f.
Hüftgelenkpfannen-Perthes 445
Hüftgelenkpfannenprominenz,
  physiologische 386
Hüftgelenkpfannenprotrusion s.
  Protrusio acetabuli

Hüftgelenkspalt, verbreiterter 445
– verschmälerter 257 f.
Hüftgelenksubluxation 398
– angeborene 400
Hüftgelenksynovitis, villonoduläre
  pigmentierte 697 f.
– – – Röntgenbefund 698
Hüftgelenkuntersuchung, rönt-
  genologische 386 ff.
– – Beinhaltegerät 388
– – Patientenlagerung 387
– – Strahlengang 386
Hühnerbrust s. Pectus carinatum
Humerus, Ewing-Sarkom 613
– – Osteosarkom-ähnliches 586
– Kopf-Hals-Schaft-Winkel,
  verkleinerter 376
– varus 376 f., 433
– – geburtstraumatisch bedingter
  377
– – idiopathischer 376
– – symptomaticus 376
Humeruschondrosarkom, exzen-
  trisches 568
– zentrales 465
Humerusdefekt, proximaler 319
Humerusdysplasie, periphere 327
Humerusende, proximales,
  handbeilförmiges 202 f.
Humerusepiphysennekrose,
  distale 435
Humerusfehlstellung 327
Humerusfibrosarkom 627
Humerusgranulom, eosinophiles
  486
Humeruskopf, Varusstellung 55
Humeruskopfmetastase bei
  Magenulkuskarzinom 745
– zystisch-osteolytische 735
Humeruskopfnekrose, aseptische
  433
– – Differentialdiagnose 433
– – posttraumatische 433
– – sekundäre 433
– – Sichelzellenanämie 508
Humerusmetastase, osteoplasti-
  sche osteolytische 763
Humerusosteoblastom 577
Humerusosteolyse, diaphysäre
  486
Humerusosteosarkom,
  osteosklerotisches 583
Humerusretikulumzellsarkom 619
Humerusriesenzelltumor 641
Humerusrudiment, proximales
  325
Humerusspontanfraktur,
  metastasenbedingte, hyper-
  plastische Kallusbildung 716
Humeruszyste, solitäre 646
Hunter-Krankheit 207 ff.
– Beckenbefund 210, 212
– Enzymdefekt 199
– Erbgang 198

- Handskelettbefunde 211 f.
- lange Röhrenknochen 211 f.
- Röntgenbefunde 208 ff.
- Symptome 207, 209
- Verlaufsform, leichte 207 ff.
- – schwere 207 f., 210 f.
Hurler-Krankheit 198 ff., 361
- Beckenbefunde 202 f.
- Enzymdefekt 199
- Handskelettbefunde 204 f., 362
- Röntgensymptome 199
- Schädelbefunde 199 ff.
- Schulterblatthochstand, angeborener 376
- Sellaveränderungen 200
- Symptome 199
- Thoraxbefunde 200 f.
- Wirbelkörperbefunde 200
Hurler-Pseudopolydystrophie s. Mukolipidose III
Hurler-Scheie-Krankheit 207
- Enzymdefekt 199
Hyalinose 979
Hydantoin-Syndrom, fetales, Symptome 276
Hydramnion 21
Hydrocephalus internus e vacuo 192
Hydrometrokolpos 312 f.
Hydronephrose 192, 314
- Fanconi-Anämie 195
Hydroxyprolin-Ausscheidung, renale, bei Knochenmetastasen 723
Hydrozephalus, kommunizierender 34
Hygroma colli cysticum 921
- cysticum s. Lyphangiom, großzystisches
Hyperaktivität, körperliche 191
Hyperchondrogenese s. Skelettdysplasie, metatropische
Hypercortisonismus, Humeruskopfnekrose 433
Hyperglobulinämie 605
Hyperhidrosis 150
- Silver-Russell-Syndrom 187
Hyperkalzämie, Calcitoninempfindliche 720
- bei karzinominduzierter Osteolyse 720
- paraneoplastische 719 f.
- – bei Lungenkarzinom 740 f.
Hyperkalzämieformen bei Karzinom 719 ff.
Hyperkeratose bei Lymphödem 845
Hyperkortizismus 364
Hyperlordose, lumbale 93
Hypernephrom, Femurmetastase, Entwicklung 737
- Frühmetastasenlokalisation 743
- Geschwulstfieber 717
- karzinomatöse Osteolyse 713

- Knochenmetastase 743
- – Röntgenbild 743
- Metastasierungstendenz 702
- osteolytische Metastasen in langen Röhrenknochen 736
- Polyglobulie 718
- polyzystische Schulterblattmetastasen 709, 712
- Schädelkalottenmetastase 732
- Schulterblattmetastase, großzystische 730
- solitäre periphere Skelettkarzinose 709
Hyperostose, diaphysäre, progressive 162
- endostale 167
- – rezessive 167, 169 ff.
- fronto-okzipitale 155
- generalisierte Mastozytose 494
- Hypoparathyreose 364
- karzinom-reaktive 714
- kortikale, generalisierte, autosomal-dominante 171
- – infantile 163
- kraniotubuläre 154, 162 f.
- bei Osteomyelosklerose, Vorzugslokalisationen 504
Hyperostosis corticalis deformans juvenilis s. Osteoektasie mit Hyperphosphatasie
- generalisata mit Pachydermie s. Pachydermoperiostose
- – mit Streifung 150
Hyperparathyreoidismus 76
- hyperkalzämischer, Karzinom 721
Hyperperistaltik, hypoxiebedingte 772
Hyperphosphatasaemia, Tarda-Form s. Hyperostose, endostale, rezessive
Hyperphosphatasie, chronische, idiopathische s. Osteoektasie mit Hyperphosphatasie
Hyperproteinämie 605
Hyperreflexie 194
Hypersensibilitätsangiitis 815
Hypersomatotropinismus 366 f.
Hypertelorismus 64, 197, 273
- Dysplasie, kraniometaphysäre 154
- Hootnick-Holmes-Syndrom 314
- Larsen-Syndrom 69
- oto-palato-digitales Syndrom 70
- Pfeiffer-Syndrom 286
- Sklerosteose 166
Hypertension, portale, Lymphödem 889 f.
Hypertonus, arterieller 765
Hypochondroplasie 38, 70 ff.
Hypogenitalismus 195
- heredodegenerativer Zwergwuchs 353

- präpuberaler 367
- Pubertas tarda 370
Hypoglykämieneigung, Silver-Russell-Syndrom 187
Hypognathie 26
- Osteodysplasie 151
Hypogonadismus s. Hypogenitalismus
Hypokalzämie durch Calcitonin produzierendes Schilddrüsenkarzinom 722
- bei karzinominduzierter Osteosklerose 720
- bei Nebenschilddrüsenmetastase 721
- bei Parathormonresistenz des Knochengewebes 722
Hypokalzämieformen bei Karzinom 719 ff.
Hypoparathyreoidismus, Minderwuchs 363 f.
- primärer, bei Karzinom 721
Hypophosphatasie 75
- letale 8
- neonatale, letale 20 f.
- – – pränatale Diagnose 21
Hypophysenausfall 367
Hypophysentumor 1031
Hypophysenzellen, eosinophile, diffus-hyperplastische Wucherung 367
Hypopituitarismus, präpuberaler, Pubertas tarda 370
Hypoplasie, dermale fokale 145, 284, 290 ff.
- – – Ätiologie 291 f.
- – – atypische Spalthand 330
- – – Augenmißbildungen 291
- – – mit Osteopathia striata 145
- – – Spalthand-Spaltfuß 331
- – – Symptome 291
- mesenchymale, generelle 130
Hypoproteinämie 887
Hypospadie 273, 290
- Alkohol-Embryopathie 192
- perineoskrotale 292
- Silver-Russell-Syndrom 187
- Smith-Lemli-Opitz-Syndrom 292

I
I-cell disease s. Mukolipidose II
Ichthyosis, Mukosulfatidose 232
- vulgaris 232, 246
Idiotie, dysostotische s. Hurler-Krankheit
- Hurler-Krankheit 199
Ikterus, hämolytischer, familiärer 514 f.
- – – Mißbildungen 515
Iliakalhörner s. Osteo-Onycho-Dysostose
Imbezillität, Seckel-Syndrom 189

Impression, basiläre, Osteogenesis imperfecta 132
– – phalangeale Akroosteolyse 180
Incisura ischiadica major, extrem kleiner Radius 38
Infantilismus, Definition 352
– sexueller 363
– Ursachen 370
Inman-Symphalangie 343
Innenohrschwerhörigkeit, Keipert-Syndrom 274
Insertionstendopathie 444
Interphalangealgelenkaplasie 340
Interphalangealgelenkchondromatose 696
Interphalangealgelenkkontrakturen 271
Intrauterine growth retardation 186
Involutionsmamma, Bindegewebsstrukturen 972
– Mammogramm 970
– Plasmazellmastitis 1002
Inzuchtsippe, heredodegenerativer Zwergwuchs 353
Iriskolobom 291
– Thalidomidembryopathie 321
Ischämie, digitale, rezidivierende 816
Ischämiesyndrom, kaudales, akutes 772
Iselin-Krankheit 461 f.
Isotopenlymphographie 844
– bei Lymphphlebödem 879
– beim sekundären Lymphödem 870
IUGR s. Intrauterine growth retardation

J
Jansensche metaphysäre Chondrodysplasie 74, 76
– – – Differentialdiagnose 76
Jejunalarterienaneurysma 782
Jejunalarterienfisteln, arteriovenöse 782

K
Kachexie, röntgenologische Hautverdichtungen 941
Kahler-Krankheit s. Plasmozytom
Kahnbein der Hand, Osteochondrosis dissecans 465
– des Fußes, zusammengesintertes 460
Kahnbeinersatz, osteoplastischer, an der Hand 437
Kahnbeinnekrose, aseptische, des Fußes 430, 460
– – der Hand 436
Kalkaneus s. auch Calcaneus
– Pronationsstellung 420, 422
– Spitzfußstellung 419

– verdoppelter 308
– zweikerniger, Kalkspritzer 32
Kalkaneus-Mittelfuß-Verschmelzung 60
Kalkaneusapophyse, Ossifikationsstörung 429
Kalkaneusmetastase, osteolytische 738 f.
Kalkaneussteilstand 419 f.
Kalkeinlagerung, fleckig-wolkige, epiphysäre 97
– – metaphysäre 97
Kalkspritzer, Differentialdiagnose 27 f.
– paravertebrale 31 ff.
– pelvine 33
Kallusbildung, periostale, hyperplastische, nach karzinomatöser Spontanfraktur 716
– verstärkte, Osteogenesis imperfecta 132
Kälteagglutin-Krankheit 520
Kältegefühl 816
Kältehämagglutination, Digitalarterienverschluß 817
Kalzinose 950 ff.; s. auch Calcinosis
– Basiserkrankung 951
– perivenöse 835 f.
– Raynaud-Syndrom 952
Kalzitonin 168
Kalzium-Phosphor-Stoffwechsel-Störung, neonatale, letale 20
Kalziumspeicherung, ossäre, bei karzinominduzierter Osteosklerose 720
Kampomelie 23 ff.
– mesomeler Minderwuchs 55
Kamptobrachydaktylie 271
Kamptodaktylie 196
Kapillardruck 887
Kapillarwandschädigung, paraproteinämische 519
Kapitatum, abnorm großes 256
Karotissstenose 761 f.
– Kollateralzirkulation 762
Karotisverschluß 761 f.
– Kollateralzirkulation 762
Karpaliaentwicklungsrückstand 226
Karpalsynostose 283, 343
– Röntgenbefunde 284 f.
Karpaltunnelsyndrom, Amyloidose 470
– Scheie-Krankheit 205
Kartenherzbecken, Osteogenesis imperfecta 132
Karzinom s. auch Carcinoma
– hormonempfindliches, Lebenserwartung nach Knochenmarkmetastasierung 723
– Hyperkalzämieformen 719 ff.
– hyperkalzämischer Hyperparathyreoidismus 721

– Hypokalzämieformen 719 ff.
– primärer Hypoparathyreoidismus 721
– Skelettmetastasen, Häufigkeit 702
Karzinommetastase, Lymphödem 871
Karzinomwachstum 1021 ff.; s. auch Tumorwachstum
– Denkmodell 1021
– Endphase 1021
– Gompard-Funktion 1021
Kashin-Becksche Krankheit 98
Kast-Mafucci-Syndrom 945
Katarakt, Arthro-Ophthalmopathie 89
– Chondrodysplasia punctata, rhizomele 27, 29
Katheterangiographie, transaxilläre 803
– transfemorale 803
Kavathrombose, alte 838 f.
– frische 839
Kehlkopfbewegungen, pulssynchrone 766
Keilbeinkörpermetastase 732
Keilwirbel 25 f., 376
– Achondroplasie 38
– Dysostosis cleidocranialis 66
– eosinophiles Knochengranulom 487
– Leukämie 517
– Osteogenesis imperfecta 132
– nach Wirbelkörperspontanfraktur 716
Keimdrüsenhormonmangel, Minderwuchs 362
Keipert-Syndrom 274
Kerasinspeicherung s. Gaucher-Krankheit
Keratansulfaturie s. Morquio-Krankheit
Keratozyste, odontogene 172
Keutel-Syndrom, Ätiologie 276
– Symptome 276
Kieferdysplasie, fibröse 118
Kieferknochenriesenzellgranulom 118
Kiefersperre, intermittierende 734
Kienböck-Krankheit s. Lumatumnekrose, aseptische
Kinderlähmung, zerebrale s. Little-Krankheit
Kingking der abdominellen Aorta 812
Klavikula, kurze, plumpe 200 f., 213, 219
Klavikulahistiozytom, fibröses malignes 630
Klavikulahypoplasie, Progerie 356
– Pyknodysostose 140
Klavikulametastase 730
Klavikulanekrose, aseptische 439

Klavikulaosteoporose, hyperparathyreoide 730
Klavikulo-sternal-Gelenk, Entzündung 439
Kleeblattschädel 9
– mit thanatophorem Zwergwuchs 23
Kleinfinger, verkürzter 187
– – Ring-Kleinfinger-Syndaktylie 282
Kleinfingeraplasie, autosomalrezessive 328
Kleinfingerklinodaktylie 264
– Radiusaplasie-Thrombozytopenie-Syndrom 322 f.
Kleinfingerkrümmung s. Brachydaktylie A_3
Kleinkarzinom, Diagnoseprobleme 751
Kleinwuchs 352 ff.
– A_1-Brachydaktylie 262
– adrenogenitaler 364
– Definition 352
– dysproportionierter 232
– dyszerebraler 365
– bei Gonadendysgenesie 364
– hormonell bedingter 362
– hypophysärer 362
– Mukulipidose 232
– parathyreogener 363 f.
– primordialer 352 f.
– – Kennzeichen 352 f.
– proportionierter 355
– thyreogener 363
– Turner-Syndrom 365, 867
– unproportionierter, thyreogener 363
Kleinwuchssyndrom, chondroektodermales s. Dysplasie, chondroektodermale
Kleinzehenaplasie, autosomalrezessive 328
Klinodaktylie 61, 189
Klippel-Trenaunay-Syndrom 769, 833, 865 ff.
– Angiodysplasien, gemischtförmige 865
– Diagnostik 833
– Prognose 834, 865
Klitorishypertrophie 292
– Alkohol-Embryopathie 192
– Leprechaunismus 196
Klumpfuß 42
– amniogener 336
– Arthrygrypose 425
– diastrophischer Zwergwuchs 359
– Dysplasie, diastrophische 41
– kongenitaler 416 f.
– Larsen-Syndrom 69
– Marfan-Syndrom 185
– Nievergelt-Syndrom 58
– reduzierte Unterschenkelaußentorsion 414

Klumphand 374
– kongenitale 381
– Larsen-Syndrom 68 f.
Knickfuß s. Pes valgus
Knie, Weichteilauftreibung 52
Kniebasis 406
Kniebeugekontraktur, Melorheostose 146
Kniegelenk, Knorpel-KnochenStückabsprengung 258
– Osteochondrosis dissecans 464
– – – Erkrankungsalter 463
Kniegelenkarthropathie s. Gonarthrose
Kniegelenkbereich, aseptische Osteonekrosen 452
– metaphysäre Aufhellungsbänder 516 f.
Kniegelenkchondromatose, mikronoduläre 692 f.
Kniegelenkdeformität 406 ff.
– präarthrotische 406
Kniegelenkerguß, Ochronose 259
– Tibiakopfmetastase 736
Kniegelenkluxation, kongenitale 409
Kniegelenkosteochondrom 696
Kniegelenkpseudotumor 521
Kniegelenkschmerz, Tibiakopfmetastase 736
Kniegelenksubluxation 409
Kniekondylentangente 406
Kniemitte 406
Kniepterygium-Syndrom 284
– autosomal-dominantes 292 f.
– autosomal-rezessives 293
– Symptome 292 f.
Kniescheibe s. Patella
Kniestsche Dysplasie 45, 50 ff.
– – Brachydaktylie 271
– – Differentialdiagnose 52 f.
– – Handröntgenbild 52
– – lange Röhrenknochen 52
– – Röntgenbefunde 50 ff.
– – Wirbelsäulenbefund 52
Knöchelödem, abendliches 844
Knochen, wachsender, Gewebsdifferenzierungen 529
Knochenabbau, erhöhter, Leukämie 517
– osteoklastischer 517
– – Lymphogranulomatose 523
Knochenabbau-KnochenanbauGleichgewichtsstörung 130
Knochenalter, Achondroplasie 38
– Dysplasie, diastrophische 42
– karpales retardiertes 83, 86, 187
– vorauseilendes 42
Knochenanbau, erhöhter, Leukämie 517
Knochenaneurysma 743
Knochenangiom s. Hämangiom
Knochenapposition 351

Knochenarrosion, Nerventumor 123
Knochenatrophie, hypertrophe 504
– sklerosierende 150
Knochenaufhellungen, zystenartige, kleine 207
Knochenauflagerung, periostale, Melorheostose 148
Knochenauftreibung, Enchondrom 534 f.
– geschwulstähnliche, mit Kammerung 473
– spindelförmige, Chondromyxoidfibrom 549
– – Enchondrom 534, 555
Knochenauswüchse, Osteochondrom 551
Knochenbildung 351
Knochenbrüchigkeit, abnorme 128
– – Differentialdiagnose 133
– – Dysosteosklerose 159
– – Osteoektasie mit Hyperphosphatasie 168
– – Osteogenesis imperfecta tarda 132
– – Osteopetrose 136
– – Pyknodysostose 67
Knochenchondromatose 559 f.; s. auch Enchondromatose
– Akroform 560
– Halbseitenform 560
– oligotope 560
– Strahlform 560
– Vollform 560
– Vorkommen 560
Knochendefekt, ausgestanzter 473
– – Hämangiom 655
– – Plasmozytom 605
– Einblutung 659
– osteolytischer, Chondrosarkom 563
Knochendefekte, scharf begrenzte, multiple 605
Knochendestruktion, Chordombedingte 666
– Histiozytom 631
– mottenfraßähnliche 631
– periartikuläre Weichteilfaltungen 943
Knochendestruktionsherde 517 f.
Knochendichteanomalien 128 ff.
– Pariser Nomenklatur 4
Knochendickenwachstum, periostales, enthemmtes 168
Knochendislokationen, multiple, kongenitale, s. Larsen-Syndrom
Knochendysplasie, fibröse, sexuelle Frühreife 368
– sklerosierende 134
Knochendystrophie, apikale, Symphalangie 345

Knochenendotheliom, diffuses s. Ewing-Sarkom
Knochenentwicklungsstörung, Osteopetrose 134
Knochenfibrom, osteogenes s. Osteoblastom
Knochenfragment, Arterienkompression 791, 794
Knochengewebe, Parathormonresistenz, Hypokalzämie 722
Knochengranulom, eosinophiles 481 ff.
– – Behandlung 489
– – Computertomographie 489
– – Definition 481
– – Diagnose 488
– – Frühherde 485
– – Geschlechtsverhältnis 484
– – Häufigkeit 484
– – Histologie 483 f.
– – Klinik 486, 488
– – Knochenschalenbildung 538
– – Lokalisationen 483
– – – bevorzugte 484
– – monostotisches 486
– – multiple Herde 486
– – Prognose 489
– – Röntgenbefund 484 f.
– – Rückbildung 486
– – Transformation zum Lipoidgranulom 481
– – Verlauf 489
Knocheninfarkt 507 ff.
– Differentialdiagnose zum Chondrosarkom 571
– Frühzeichen 507
– der kurzen Röhrenknochen 506 f.
– an langem Röhrenknochen 508
Knocheninfiltrate 251
Knochenkarzinose 706
– Differentialdiagnose zur Ostitis deformans 749
– Grundtypen 714
– Körpertemperatur 717
– osteolytisch-osteosklerotische 714
– osteolytische, mit Knochenschwund 714
– osteoplastische generalisierte 706
– osteosklerotische 714
– periostale 709
– – mit Osteophytose 714
– – Plattenosteophyten 710 f.
– – Spikula 710
– Periostose 714
– polyzystische 714
– Röntgenbefunde, Systematik 726
– Skelettverteilung 708 ff.
– solitäre periphere, Streuquellen 709

Knochenläsion mit Periostbeteiligung 611
Knochenläsionen, geschwulstähnliche s. Tumor-like-lesions
Knochenlochdefekt 484 f.
Knochenlymphangiomatose 845, 848, 895
Knochenlymphom, primär malignes s. Retikulumzellsarkom
Knochenmark, pathologische Zellen 498
– Schaumzellen 254
– Speicherzellen 231
Knochenmark-Knochengewebe-Funktionskopplung 498
Knochenmarkfibrose 162, 188, 499 f.
– bei Magenkarzinommetastase 744
Knochenmarkhyperplasie 500
– Diploeraumverbreiterung 505
– erythropoetische 515
– kompensatorische 505
– leukämische 517
– Schädelveränderungen 505
– Skelettveränderungen 505
Knochenmarkinsuffizienz 195, 500
– transitorische 163
Knochenmarkkarzinose, neutrale 714
Knochenmarkmetastase, endostale Osteoplasie 714
– erythroleukämische Reaktion 718
– Knochenabbau 713 f.
– Knochengewebe-Markgewebe-Koexistenz, erhaltene 713
– – gestörte 713 f.
– Lebenserwartung 723
– selektive, aus Prostatakarzinom 703
Knochenmarkraum, ausgefüllter, Osteopetrose 134 f.
– eingeengter, Dysplasie, metaphysäre 154
Knochenmarksarkom, Metastasierung 747
Knochenmarktumor, bösartiger 603 ff.
– gutartiger 603
Knochenmarkumwandlung, fettige 162
– fibröse s. Knochenmarkfibrose
Knochenmarkverdrängung durch Gaucher-Zellen 251
Knochenmetastase, Anämie 717
– Angiogramm, abnormes 750
– Blutbefunde 717 f.
– Blutkörperchensedimentation 717
– bei Brustdrüsenkarzinom 741 f.
– bei Chemodektomen 747

– Definition 702
– Diagnose 749 ff.
– Diagnosesicherung 749
– Differentialdiagnose 749 ff.
– Dunkelziffer 707
– bei Dünndarmkarzinom 745
– eosinophile Reaktion 718
– erythroleukämische Reaktion 718
– bei Ewing-Sarkom 748
– gelenknahe 750
– Granulozytose, neutrophile, mit Linksverschiebung 718
– – – mit Rechtsverschiebung 718
– bei Hämangioendotheliom 748
– bei Hämangiosarkom 748
– Hämoglobinwert 717
– bei Harnblasenkarzinom 743 f.
– bei Hautkarzinom 747
– bei Hodenkarzinom 746
– bei Hypernephrom 743
– Klinik 714 ff.
– bei Kolonkarzinom 745
– Kombinationstherapie 751
– Krankheitsverlauf 723 ff.
– Laboratoriumsbefunde 749
– Lebenserwartung 751
– bei Leberkarzinom 746
– bei Lungenkarzinom 740 f.
– bei Magenkarzinom 744
– bei Medulloblastom 748
– bei Nierenkarzinom 743
– bei Ösophaguskarzinom 744
– osteolytische 741
– – bei verhornendem Bronchuskarzinom 724
– osteoplastische 741
– bei osteoplastischem Osteosarkom 747
– periostale, Korallentypus 710 ff.
– – osteoplastische 746
– Phosphatase, alkalische 723
– – saure 723
– bei Plasmozytom 748
– Prognose 751
– bei Prostatakarzinom 746 f.
– Reaktion des myelopoetischen Systems 718
– bei Rektumkarzinom 745
– renale Hydroxyprolin-Ausscheidung 723
– röntgenologische Darstellbarkeit 711
– bei Schilddrüsenkarzinom 742 f.
– schleimbildende 713
– Schmerzlokalisation 714
– Serumkalziumspiegel 718
– Skelettdeformität 716
– solitäre 708, 750
– Spontanfraktur 714
– – Häufigkeit 714
– Streuquellen 740 ff.

- Streuquellensuche 750 f.
- Symptomatologie 714 ff.
- Szintigraphie 749
- - Indikationen 750
- - prognostischer Aussagewert 750
- bei Zervixkarzinom 747
- Zytostatikabehandlung 751
Knochenmetastasen, generalisierte 708
- Häufigkeit 702 f., 707
- - aufgeschlüsselt nach Primärtumor 707
- multiple 708
- Skelettverteilung 708 ff.
- spezielle Röntgenologie 726 ff.
- sporadische 708
Knochenmetastasenanzahl 708
Knochennekrose s. auch Osteonecrosis
- aseptische 429 ff.
- - Epiphysenfugenschlußphase 430
- - beim Erwachsenen 430
- - Frühossifikationszeit 430
- - Gauchersche Krankheit 251
- - Kniegelenkbereich 452
- - Lokalisationen 430
- - Prädilektionsalter 430
- - Szintigraphie 431 f.
- - Thermographie 432 f.
- - Untersuchungsgang 431
- - beruflich bedingte 465 f.
- - nach Fraktur 466
- - posttraumatische, Lokalisationen 466
- - spontane, am Kniegelenk 453 ff.
- - - Röntgenbefunde 453 ff.
- - thorakale 439
Knochenneubildung, endostale, bei Knochenmarkkarzinose 714
- periostale, fehlende 130
- - Leukämie 517
- - Osteosarkom 578 ff.
- - verstärkte 235
Knochenprotuberanzen s. Exostosen
Knochenprozeß, pathologischer, Gewebsreaktionsweisen 533
Knochenrarefizierung 517 f.
Knochenresorption 351
- subperiostale 235
Knochensarkom, Metastasierung 747
Knochenschale 536
- mehrfache 536 f.
Knochenschmerz, Gauchersche Krankheit 251
- gelenkprojizierter 611
- Histiozytom 630
- lokaler 611
- Riesenzelltumor 642

Knochensolitärmetastase, periphere, Streuquellen 749
Knochenspangen, intramuskuläre 177
Knochenstruktur, grobsträhnigfleckige 150
Knochenstrukturverdichtung 134
- bandförmige 145 f.
- breit-streifige 145
- diffuse 134
- fleckförmige 142 f.
- generalisierte 134, 170
- herdförmige, disseminierte 134
- streifige 144
Knochensynovialom s. Röhrenknochenadamantinom
Knochensystem, Entwicklungsetappen 351
Knochenszintigramm, hot spots 533
Knochenszintigraphie, Knochentumor 533
Knochentumor, Altersprädilektion 540
- Angiographie 531
- Artdiagnose, Problematik 530 f.
- axiale Computertomographie 531
- bösartiger 577 ff.
- Destruktionstyp 540
- gutartiger 572 f.
- mit herdförmigen Blutungen 636
- Kalkablagerungen 538, 540
- Kernpleomorphie 636
- klinische Symptomatik 544
- knochenbildender 538, 572, 578
- Knochengewebsreaktion 533
- mit langer Schmerzanamnese 546, 548
- Lokalisation 541 f.
- nuklearmedizinische Diagnostik 533
- osteoidbildender 572
- Periostreaktion 535 f.
- Prädilektionsstellen 529, 542 f.
- primärer 529 ff.
- Randsklerose 535
- reaktives Dreieck 536, 538
- Röntgendiagnostik 531
- scharf begrenzter 534 f.
- Schmerzen 544
- Screening-Verfahren 533
- sekundärer 702 ff.
- spindelzelliger 629
- Tomographie 531
- Übersichtsröntgenaufnahme 531
- unbekannter Herkunft 638 ff.
- Untersuchungs-Methodik 533
- Wachstumsgeschwindigkeit 534 f.
- zentrale Lage 534 f.
Knochentumoren, Klassifikation 530

- Uniformität im Röntgenbild 532
Knochentumorwachstum, expansives 533, 535,
- infiltratives 533, 535
- langsames 534 f.
- schnelles 534 f.
Knochenumbauzone s. Looser-Zone
Knochenusur, neurogener Tumor 123
Knochenveränderungen, Neurofibromatose 119, 123
Knochenverbiegung, angeborene 122
- Osteogenesis imperfecta tarda 132
Knochenwachstum 351
Knochenwachstum, epiphysäres 394
- gestörtes 832
Knochenzyste, aneurysmatische 659 ff.
- - Abstammung 659
- - Altersprädilektion 660
- - blutiger Inhalt 660
- - Definition 659
- - Differentialdiagnose 661
- - epi-metaphysäre 660
- - Exkochleation, unvollständige 662
- - Häufigkeit 660
- - metaphysäre 660
- - Prädilektionsort 529, 542
- - reaktives Dreieck 539
- - Riesenzellvariante 642
- - Röntgenbild 542, 660 ff.
- - Skelettverteilung 661
- - Strahlentherapie 662
- - Symptomatologie 660
- - Therapie 661 f.
- - Vorkommen 660
- - Wachstumsgeschwindigkeit 534
- - Wirbellokalisation 661
- blutgefüllte 659
- degenerative, Röntgenbild 532
- Osteopoikilie 142
- solitäre 644 ff.
- - aktive 645
- - Altersprädilektion 540 f.
- - Definition 644
- - Differentialdiagnose 645
- - meta-diaphysäre 645 f.
- - metaphysär-exzentrische 645
- - Prädilektionsort 529, 542
- - Röntgenbild 542, 645
- - Skelettverteilung 645
- - Spontanheilung 645
- - Symptome 645
- - Vorkommen 644 f.
- - Wachstumsmuster 533
- - Wandinfraktion 645
- - - Röntgenbefund 646

Knorpel-Haar-Hypoplasie 76
Knorpel-Haar-Zwergwuchs,
 Brachydaktylie 272
Knorpelentwicklung, anarchische
 104 ff.
– – Pariser Nomenklatur 3
Knorpelhyperplasie 9
Knorpeltumor, bösartiger 561 ff.
– – scharf begrenzter 563 f.
– gutartiger 545 ff.
– röntgenologische Destruktions-
 typen 563, 565
– Verkalkungen 565, 568 f.
Knorpelzellen, lysosomale Ein-
 schlüsse 87
Köhler-I-Krankheit s. Kahn-
 beinnekrose des Fußes
Köhler-II-Krankheit s. Metatarsal-
 köpfchennekrose, aseptische
Köhler-Freiberg-Krankheit s.
 Metatarsalköpfchennekrose
Kolbendaumen s. Brachydak-
 tylie D
Kollagenose, Verkalkungen 950 f.
Kollagensynthesestörung 129
Kollateralen, arterielle, direkte
 801
– – indirekte 80
– – relative Stenose 801 f.
– – im Lymphsystem 870
– venöse, präsakrale 838
– – untere Extremität 824 ff.
Kollumkarzinom, beidseitiger
 Lymphblock im Beckenraum
 899
– Chylaszites 912
Kollumkarzinomrezidiv, Lymph-
 ödem 871
Kolonkarzinom, karzinomatöse
 Osteolyse 713
– Knochenmetastase 745
– Metastasierungstypus 704
Kompaktaaufsplitterung,
 Leukämie 518
Kompakta-Inseln s. Bone Islands
Komedomastitis s. Plasmazell-
 mastitis, abakterielle chronische
Kompaktasklerose, eosinophiles
 Granulom 538
Konduktionsschwerhörigkeit 238
Konorenales Syndrom 101 f.
– asphyxierende Thoraxdystro-
 phie 13
Konstitution, hämolytische 514
Kontraktur, Dysplasie, fronto-
 metaphysäre 159
– Hämophilie 522
– Melorheostose 145 f.
Kopfhautdefekt mit dominantem
 Gliedmaßenenddefekt 338
Kopfschmerz, Chordom 665
– erhöhter intrakranieller Druck
 289

Kopfumfang, vergrößerter
 168, 172
Koronararterienkurzschluß,
 arteriokardialer 769
– arteriovenöser 769
Koronarnahtsynostose, prämature
 285
Körperasymmetrie 187
Körperbau, schmaler 89
Körpergröße, Beurteilung 352
– individuelle, Einflußfaktoren,
 konditionelle 352
– – – konstitutionelle 352
Körperhöhlenerguß, eiweißreicher 843
Körperwachstum, Akzeleration
 352
– Füllephasen 352
– Streckphase 352
Kortikalis, fehlende 154
Kortikalisaufblätterung, lamelläre,
 bei Knochenmetastasen 710
Kortikalisdestruktion, desmo-
 plastisches Fibrom 623
Kortikaliserosionen 235
Kortikalisimpressionen, dellen-
 artige, Röhrenknochen 123
Kortikalisverdickung 162 f., 188
– – endostale Apposition 170
Koxarthrose 945
– atypische 521
– bei Chondromatose 694
– bei Femurkopfepiphyseolyse
 452
– hämophile 520 f.
– sekundäre 694
Koxitisbecken 383
Krallenhand 361
– Röntgenbefund 362
Krampfleiden, C.-de-Lange-Syn-
 drom 194
Kraniosynostose 313
Krankheit des verschwindenden
 Knochens 183
Krebsfüße 1012 f., 1033
Kretinismus 363
Kreuzbein, Apophyseonekrose der
 Massa lateralis 443
– schwanzartiger Fortsatz 44
Kreuzbeindestruktion, Chordom-
 bedingte 666, 668
Kreuzbeinriesenzelltumor 642
Kreuzschmerzen, Apophyseone-
 krose der Massa lateralis des
 Kreuzbeins 443
Kryptodontie-Brachymetakarpie
 275
Kryptophthalmus-Syndrom 290 f.
– Syndaktylie 284
Kryptorchismus 292
– Alkohol-Embryopathie 192
– Fanconi-Anämie 195
– Seckel-Syndrom 189
– Silver-Russell-Syndrom 187

Kugelzellanämie s. Ikterus,
 hämolytischer, familiärer
Kümmel-Verneuil-Krankheit 430
Kurzfingrigkeit 139
Kurzgliedrigkeit, mesomele 314
Kurzrippen-Polydaktylie-
 Syndrom, Typ Saldino-Noonan
 312
Kurzschlußverbindung s. auch
 Fistel
– arterioportale 785
– arteriovenöse, abdominelle
 783 ff.
– – – Angiographie 784 f.
– – angeborene 769
– – Aortenbogenbereich 769
– – periphere 813 f.
– – – angeborene 814 f.
– – – Angiographie 814
Kutislinie, verbreiterte 938
Kyphose, dorsale 93
– – β-Glukuronidase-Defekt 228
– dorsolumbale 241
– – Achondroplasie 38
– – anguläre 361
– – – Aspekt 362
– fixierte 442
– lumbale 223
– zervikale 69
Kyphoskoliose, Basalzellnävus-
 Syndrom 172
– Dysplasie, spondyloepiphysäre,
 kongenitale 50
– Marfan-Syndrom 184
– Mukolipidose III 238 f.
– Neurofibromatose 119 f.

L
α-L-Fukosidase-Defekt 231
α-L-Iduronidase-Defekt 199
Labia-majora-Hypoplasie 292
Ladd-Syndrom s. Lakrimo-
 aurikulo-dentodigitales
 Syndrom
Lakrimo-aurikulo-dentodigitales
 Syndrom 320
Lambdanaht, klaffende, beim
 Erwachsenen 139 f.
Lamina dura, fehlende 241
Landkarten-Schädel 8, 490 f.
Längenwachstum, epiphysäres
 394
Langer-Giedion-Syndrom s.
 Exostosen, kartilaginäre,
 multiple, mit peripherer
 Dysostose
Langerhanssche Inseln, Hyper-
 plasie 197
Langzeitcortisonoidmedikation
 im Kindesalter 364
Larsen-Syndrom 68 f.
– Differentialdiagnose 69
– Erbgang 68
– Symptome 69

– mit Zwergwuchs 69
Laurence-Moon-Bardet-Biedl-Syndrom s. Bardet-Biedl-Syndrom
Leberinsuffizienz 519
Leberkarzinom, karzinomatöse Osteolyse 713
– Knochenmetastase 746
– metastasierendes, bei Leberzirrhose 746
– Metastasierungstendenz 702
– pulmonale Geschwulstemboli 702
Lebermetastase 706
Leberpigmentzirrhose s. Hämochromatose
Leberzirrhose, Chylaszites 911, 914
– Lymphströmungsdynamik 889
– Osteomyelosklerose 500
Leiomyom der Mamma 995
Leiomyosarkom 668, 1027
Leistenhernie 196
Leistenschmerzen bei Jugendlichen 444
Leitungsschwerhörigkeit 320
– proximale Symphalangien 343
Lendenkyphose 199
Lenz-Majewski-Syndrom, Brachydaktylie 272
– Handskelettbefund 346
– Symphalangie 345
– Zwergwuchs 157
Leontiasis ossea 157
Leprechaunismus 196 f.
– Ätiologie 197
– endokrinologische Störungen 196 f.
– Gesamtaspekt 196
Léri-Weillsche Krankheit s. Dyschondrosteose
Letterer-Siwesche Retikulose 482
Leukämie 1030 f.
– akute, bei Fanconi-Anämie 195
– des Erwachsenen 518
– Knochenveränderungen 516 ff.
– – Differentialdiagnose 518
– lymphatische, akute, Mammainfiltration 1030
– myeloische, bei Osteomyelosklerose 503 f.
– Wirbelsäulenbefund 517
Leukopenie 251
– Knochenveränderungen 516
Leukose, Knochenveränderungen 498, 516 ff.
Leukozytose, hochgradige, beim Neugeborenen 322
– Knochenmetastasen 718
Lidachsenstellung, antimongoide 313
Lidspalte, fehlende 290
Lidwinkelabstand, vergrößerter 273

Ligamentum apicis dentis 665
– patellae, verkürztes 410
Liliputaner 354
Linsenektopie 184, 255
Linsenschlottern 255
Linsentrübung 232
Lipidose 251 ff.
– neuroviszerale s. β-Galaktosidase-Defekt Typ I
Lipochondrodystrophie s. Hurler-Krankheit
Lipödem 891 f.
– Röntgenbefund 892
Lipofibrosarkom s. Liposarkom
Lipödem, Differentialdiagnose zum Lymphödem 845
Lipoidgranulom, Entwicklung aus eosinophilem Granulom 481
Lipoidgranulomatose 481
Lipoidspeicherung 490
Lipom 603, 934
– der Mamma s. Mammalipom
– medulläres 603
– parossales 603
– Symptomatologie 603
– verkalktes 950
Lipomastie 1033
Lipomukopolysaccharidose s. Mukolipidose I
Lipomyxosarkom s. Liposarkom
Lipophagen 630
Liposarkom 620
– Abstammung 620
– Altersprädilektion 621
– Differentialdiagnose 622
– Geschlechtsprädilektion 621
– Klinik 621
– Kortikalisdurchbruch 621
– periostale Reaktion 621
– primäres 621
– Prognose 622
– röntgenologische Symptomatik 621
– Skelettverteilung 621
– Vorkommen 620
– Weichteilröntgendiagnostik 945
Lippen, zusammengekniffene 97
Lippen-Kiefer-Gaumen-Spalte 292
– doppelseitige 333
– mit Spalthand-Spaltfuß und ektodermaler Dysplasie 334
– mit Tetraphokomelie 324
– Trisomie 13: 312
– Trisomie 18: 196
Lippenpapillom 291
Lippenrot, schmales 192 f., 197
Liquoreiweiß, erhöhtes 248
Lisfrancsche Gelenklinie
Little-Krankheit, Coxa valga 389, 391
– Hüftgelenkluxation 404 f.

– Patelladystopie 410
Lobstein-Krankheit s. Osteogenesis imperfecta tarda
Löffelhand 332
Looser-Zone 124, 429
Lückenschädel 492
Lueken-Syndaktylie 281
Luftenzephalographie, spontane 935 f.
Lumbalwirbel, zweiter, Angelhakendeformierung 237
Lumbalwirbelkörper bei thanatophorer Dysplasie 21 f.
Lumbalwirbelsäule, Buckelwirbel 94
Lumbalwirbelsäulensegmentation, mangelhafte 124
Lunatummalazie s. Lunatumnekrose, aseptische
Lumatumnekrose, aseptische 430, 435 ff.
Lundholm-Syndrom 429
Lunge, Honigwaben-Muster 254
– Lymphangiosis carcinomatosa 706
– Synovialommetastasen 699
– Veränderungen bei Niemann-Pickscher Krankheit 254
Lungenadenokarzinom, osteolytische Patellametastase 740
Lungenagenesie mit Radiusaplasie 325
Lungenarterienaplasie 192
Lungenfibrose, interstitielle, eosinophiles Granulom 482 f.
Lungenhypoplasie, sekundäre 6
Lungenkarzinom, Brustwandarrosion 741
– Knochenmetastase, Häufigkeit 740
– – osteolytische 741
– – osteoplastische 741
– Knochenmetastasenfrequenz 741
– Knochenmetastasenlokalisationen 741
– Metastasierungstypus 703
– paraneoplastische Hyperkalzämie 741
– symmetrische Fingerphalangenmetastasen 709
– Wirbelmetastase 741
Lungenmetastase 706
– bei Ewing-Sarkom 748
– bei Osteosarkom 747
Lungenpflasterzellkarzinom, metastasenbedingte Tibiaspontanfraktur 715
– Nagelphalanxmetastase 739
– Ulnametastase, osteolytische 735
Lungenspitzenkarzinom 741
Lupus erythematodes disseminatus, Arteriitis 816

Lupus erythematodes
- - Kalzinose 952
- - Osteonekrose am Kniegelenk 453
- vulgaris 939
Luxatio capituli radii congenita s. Radiusköpfchenluxation, angeborene
- coxae s. Hüftgelenkluxation
- genus s. Kniegelenkluxation
- patellae s. Patellarluxation
Luxation anthropologique 399
Luxationen, multiple, kongenitale s. Larsen-Syndrom
Luxations-Perthes 449
Luxationsbecken 382
Luxationsneigung 41
Lymphadenektomie, Lymphzyste 916
Lymphadenitis, abszedierende 874
- Lymphknotenvergrößerungen 871
- nekrotisierende 874
Lymphadenogramm 893
Lymphangiektasie 847 f., 865
- erworbenes primäres Lymphödem 860 ff.
- hochgradige 874
- kompensatorische 871
- präfasziale 884
- bei Rechtsherzinsuffizienz 888 f.
- retroperitoneale 848
- variköser Symptomenkomplex 883 f.
Lymphangioaplasie, Klippel-Trenaunay-Syndrom 865
- retroperitoneale 893 f.
- zentrale, Chylaszites 908 f.
Lymphangiodysplasie 847
- angiomatöse 909
- Chylaszites 908 ff.
- Chylothorax 902, 905
- - frühkindlicher 904
- kongenitale 865 ff.
- Lymphödem, sekundäres 868
- retroperitoneale 862
- - generalisierte 894 f.
- - Kollateralzirkulation 895 f.
- - Lymphknotenvergrößerungen 871
- - lymphographische Befunde 895
- - umschriebene 894 f.
Lymphangiographie s. Lymphographie
Lymphangiohyperplasie, beidseitige 867
Lymphangiohypoplasie 844
- erworbenes primäres Lymphödem 848 ff.
- histologischer Befund 849

- Klippel-Trenaunay-Syndrom 865
- Lymphangiogramm 852 ff.
- mit Lymphgefäßobliteration 854
- lymphographische Technik 850
- retroperitoneale 893
- - Turner-Syndrom 867
- tumorbedingte Lymphabflußbehinderung 871
- zentrale, Chylaszites 908
Lymphangiom 865, 921 ff.
- Chylothorax 903
- großzystisches 921
- Häufigkeit 921
- kleinzystisches s. Lymphangioma cavernosum
- Lokalisation 921
- der Mamma 994
- mediastinales 921 f.
- multizystisches 922
- retroperitoneales 921 f.
- Vorkommen 921
- Weichteilröntgendiagnostik 945
- Zysteninhalt 921
Lymphangioma cavernosum 921
- simplex 921 f.
- - Lymphogramm 922
Lymphangiomyom 923
- Chylothorax 903, 906, 923
- mediastinales 906
Lymphangiomyomatose 923
Lymphangiopathia obliterans 849
Lymphangiopathie, zentrale 892 ff.
- - chylöser Reflux 892
- - Lymphblock 892 f.
- - bei primärer Lymphgefäßerkrankung 893 ff.
Lymphangiosarkom 923
Lymphangiosis carcinomatosa cutis 941
- - pulmonis 706, 745
Lymphangitis 844, 849, 873
- akute 873
- chronisch rezidivierende 873
- bei Erysipel 845
- fibrosa 849
- lymphangiographische Zeichen 885
- proliferans 873
- bei Thrombophlebitis 873, 885 f.
- tumoröse 871
Lymphaufstau 870
Lymphbildung, Einflußfaktoren 843
- vermehrte, Venendruck 888
Lymphbildungsstörung 869
Lymphblock, inguinaler 881
- lumbaler 899
- - subtotaler, kongenitaler 909
- totaler 882
- tumoröser 859, 870

- - beidseitiger, im Beckenraum 899
- - einseitiger, totaler, im Beckenraum 898
- - lumbaler 899
- - partieller 871
- - retroperitonealer 897 f.
- - - Kollateralzirkulation 898
- - totaler 871
Lymphe 841; s. auch Chylus
Lymphfistel s. Fistel, chylöse
Lymphgefäß-Venen-Blockade, tumoröse 900
Lymphgefäßanomalien, retroperitoneale 893
- zentrale, bei Lymphknotenerkrankung 897
Lymphgefäße, Anzahl, verringerte 849
- englumige 873
- irreguläre 863
- präfasziale 841 f.
- retroperitoneale, lymphographische Darstellung 893
- subfasziale 841
- variköse 847
Lymphgefäßfibrose 869, 871
Lymphgefäßklappen 842
Lymphgefäßklappeninsuffizienz, Filariose 874
Lymphgefäßmißbildung, angiomatöse, retroperitoneale 894
Lymphgefäßobliteration 849
- bei Lymphangiohypoplasie 854
Lymphgefäßspasmen 886
Lymphgefäßstrahlenfibrose 881 f.
Lymphgefäßsystem, Anatomie 841 ff.
Engpässe 868
- - Gewebsläsion 868, 876
- Pathophysiologie 843
- Regenerationsfähigkeit 869
- retroperitoneales, Kollateralzirkulation 895 f.
- tiefes, Darstellung 879
- - Lymphödem 864
Lymphgefäßtumor, Chylothorax 905
Lymphgefäßverengung, tumoröse 871
Lymphgefäßverschluß, parasitärer 874
Lymphgefäßwände, vermehrte Durchlässigkeit für Kontrastmittel 885
Lymphgefäßweite 842
Lymphkapillaren 841
Lymphknoten, subinguinale 843
Lymphknotendegeneration, fettige 972
Lymphknotenexstirpation, Lymphödem 877
Lymphknotenneoplasie, primäre 871

Sachverzeichnis 1069

– – sekundäres Lymphödem 872
– retroperitoneale 897
Lymphknotenpaket, axilläres 1012
Lymphknotenvergrößerung 871
– bei Lymphödem 895 ff.
– – Histologie 897
– tumoröse, inguinale 882
Lymphkollektoren 841
Lymphödem s. auch Ödem
– chronisch entzündliches, Endstadium 874
– chronisches 845
– einseitiges, angeborenes 894
– Entstehung 843
– entzündliches 873 f.
– familiäres, nichtkongenitales 848
– gestörte Lymphbildung 869 f.
– Häufigkeitsspitze 845
– mit hereditärer rezidivierender Cholestase 868
– irreversibles 845
– Klinik 844
– durch Kombinationsschaden 870
– Komplikationen 845
– kongenitales, hereditäres 846 ff.
– – nichthereditäres 848
– kutaner Reflux 856, 859
– latentes 844
– lymphangiektatisches 847 f., 861
– Lymphknotenvergrößerung, inguinale 895 f.
– – retroperitoneale 895
– Lymphographietechnik 844
– Lymphzyste 915
– Melorheostose 145
– metastasenbedingtes 871
– parasitäres 870, 874 f.
– – induriertes 875
– – irreversibles 875
– – reversibles 875
– – Stadien 874 f.
– passageres, durch Lymphzyste 919
– postoperatives 869, 877
– – Klinik 878
– – maligne Entartung 923
– – passageres 878
– – Ursachen 879
– – posttraumatisches 869, 875 ff.
– – versicherungsrechtliche Problematik 877
– primäres 846 ff.
– – erworbenes, bei Lymphangiektasie 860 ff.
– – – bei Lymphangiohypoplasie 848 ff.
– – – – Chromolymphographie 851
– – – – Klinik 852, 854 f.

– – – – lymphographischer Befund 854
– – – Pathogenese 850
– – Extravasate 856
– – gemischtförmige kongenitale Angiodysplasien 865 ff.
– – posttraumatisch dekompensiertes 876
– – bei Turner-Syndrom 867
– – reversibles 844 f.
– sarkomatöse Umwandlung 845
– sekundäres 843, 868 ff.
– – Chromolymphographie 870
– – disponierende Faktoren 868 f.
– – Isotopenlymphographie 870
– – bei Lymphangiodysplasie 876 f.
– – lymphographische Kriterien 869 f.
– skrotales 874, 895
– tiefes Lymphgefäßsystem 864 f.
– tumoröses 869 ff.
– – Häufigkeitsgipfel 869
– – lymphographischer Befund 871
– – Stadien 871 f.
– bei Tumorrezidiv 882
– – Ausmaß, Einflußfaktoren 883
– mit Venenerkrankung 866
– Venographie 878
– bei venöser Insuffizienz 869
– Yellow-Nail-Syndrom 868
Lymphödeme, periphere, Einteilung 846
Lymphödemstadien 844 f.
Lymphoedema praecox 845, 870
– tarda 845, 870
Lymphogranulom, Röntgenbefund 943
Lymphogranulomatose 523 ff.
– Differentialdiagnose 525
– Geschlechtsverhältnis 523
– Häufigkeit 523
– Knochenbeteiligung 523 ff.
– – per continuitatem 523
– – hämatogene 523
– – Häufigkeit 523
– lumbaler Lymphblock 899
– der Mamma s. Mammalymphogranulomatose
– Mortalitätsrate 523
– osteolytische 524
– osteoplastisch-osteolytische 523 f.
– osteoplastisch sklerosierende 524
– Querschnittssyndrom 525
– Therapie 526
– Wirbeleburnisation 524, 526
Lymphographie bei chylösem Erguß 902
– Darstellung des gesamten Lymphsystems 893

– Extravasate 856 f.
– bei kongenitalem Chylothorax 904
– Kontraindikation, absolute 873
– Kontrastmittel, öliges 862
– – wasserlösliches 862
– kutaner Reflux 856, 859, 873
– bei Lymphangitis 873 f.
– bei Lymphödem 844
– bei Lymphzyste 914, 920
– postoperative 878
– bei rezidivierendem Erysipel 874
– bei varikösem Symptomenkomplex 883
Lymphom, Knochenumbau 498
Lymphopathie, lymphographische Beurteilung 842
– obstruktive, retroperitoneale 897
– – – beidseitige 900 f.
– – – einseitige 898 ff.
Lymphopenie, metaphysäre Chondrodysplasie 79
Lymphosarkom 1027
– Lymphphlebödem 881
– tumoröses Lymphödem 872
Lymphozele s. Lymphzyste, sekundäre
Lymphozytenvakuolen 231, 254
Lymphphlebödem 869, 879 ff.
– bei erhöhtem Venendruck 887 f.
– bei konstriktiver Perikardschwiele 889
– nach Mastektomie 891
– bei portaler Hypertension 889
– bei postthrombotischem Syndrom 883 f.
– bei Thrombophlebitis 885
– bei Thrombose 883 f.
– tumoröses 879 ff.
– bei varikösem Symptomenkomplex 883
– bei Venenerkrankung 883
– bei venöser Insuffizienz 887
Lymphpräkollektoren 841 f.
Lymphstauung bei Mammakarzinom 1019
Lymphströmungsinsuffizienz, dynamische 843, 869, 888
– Kollateralkreislauf 870
– mechanische 843, 869, 888
Lymphsystemtyp, gefäßarmer 893
– gefäßreicher 893
Lymphtransportstörung, subfasziale 844
Lymphvarikose, hypoplastische 872
Lymphzyste 914 ff.
– axilläre 915
– inguinale 915, 917
– Komplikationen 915

Lymphzyste, bei Lymphödem 915
– Lymphographie 914
– mediastinale 915, 917
– nach Nierentransplantation 920
– postoperative 916
– – Lymphographie 920
– – Nachweis 920
– – posttraumatische 920
– primäre 914 f.
– – Histologie 914
– retroperitoneale 915 f.
– – bei Chylaszites 915
– sekundäre 878, 916 ff.
– – Entwicklung, Einflußfaktoren 916
– – Häufigkeit 919
– – Histologie 919
– Ultraschalluntersuchung 920

M
3-M-Syndrom 187 f.
– Erbgang 188
Madelungsche Deformität 55, 110, 381 f.
– – Abortivformen 381
– – Aspekt 382
– – Röntgenbefund 57, 382
Madonnenhand 184
Mafucci-Syndrom 111, 114, 655
– gemischtförmige Angiodysplasie 866
Magenadenokarzinom, osteoplastische Wirbelmetastase 727
– Schädelkalottenmetastasen bei Otitis deformans 734
– schleimbildendes 744
Magenkarzinom, Knochenmetastase 744 f.
– – oligostische diffuse 744
– – polyostische knotige 744
– Metastasierungstypus 704
Magenulkuskarzinom mit Siegelringzellen, Humeruskopfmetastase 745
Majewski-Syndrom s. Short-ribpolydactyly-Syndrom II
Makrofilarien 874
Makroglobulinämie 519 f.
– osteoartikuläre Amyloidose 473
Makroglossie 314
– kongenitale Athyreose 363
Makrokranie, Neurofibromatose 120
– Pyknodysostose 139
Makrozephalie 8
– Hypochondroplasie 71
– Neurofibromatose 120
– relative 61, 186 f.
– – 3-M-Syndrom 187
– – Silver-Russell-Syndrom 187
Makulafleck, kirschroter 232 f., 241

Malabsorption, metaphysäre Chondrodysplasie 79
Maladie de Mouchet 379
– de Porak et Durante s. Osteogenesis imperfecta congenita
Mamille, eingezogene, Karzinom 1012
– – Plasmazellmastitis 1002
– im Mammogramm 972
– strangartige Verbindung mit szirrhösem Karzinom 1013
Mamillenekzem 1017 f.
Mamillenentzündung, therapieresistente 1019
Mamillenkarzinom 1004
Mamillennekrose, postoperative 998
– postpartale 998
Mamillenulzeration 1017 f.
Mamillenverdickung 1018 f.
Mamma s. auch Brustdrüse
– Apfelsinenhaut 1012
– Carcinoma solidum simplex 1004, 1011
– – – Mammogramm 1014
– Cystic disease s. Mastopathie
Drüsenendstückhypertrophie 974
– Duktektasie s. Milchgangsektasie
– Hyperämie, passive, fleckige 1019
– Kutisverdickung 1015
– Plateausymptom 997, 1012
– postmenopausale s. Involutionsmamma
– Retraktionsphänomen 1015; s. auch Mammahauteinziehung
– – Differentialdiagnose 1012
– Röntgenanatomie 970 ff.
– Sekretretentionssyndrom s. Plasmazellmastitis, abakterielle, chronische
– nach Strahlentherapie 1037 f.
– Varikozeletumor s. Plasmazellmastitis, abakterielle chronische
Mamma-Minimal-Cancer, Wachstumsformen 1022 ff.
Mamma-Silikon-Inlay 1035 f.
– Einbringung 1036
– wassergefülltes 1036
Mammaablatio, Rekonstruktion 1035 f.
Mammaabszeß, kalter 1000
– Therapie 1000
Mammaadenokarzinom 1011
– osteolytische Wirbelmetastase 727
Mammaadenose 974, 980 ff.
– kleinzystische 980
– – Röntgenbefund 980 f.
– Mikrokalk 980
– Palpationsbefund 980
– sklerosierende 981

– – knotige 981
– Verkalkungen 980
Mammaangiosarkom 1027
Mammaaugmentationsplastik 1034 ff.
– Füllmaterial, körpereigenes 1034 f.
– – körperfremdes 1035
– – Silicon-Inlay 1035 f.
– Siliconölinjektion 1035 f.
– – Mammogramm 1036
Mammabiopsie 969
– Indikation 969
– – obligate 1022
– bei Mikroverkalkungen 985, 987
– Präparatradiographie 1027
Mammaelastose 979
Mammafeinnadelpunktion 969
Mammafettgewebsgeschwulst 995
Mammafettgewebsnekrose 996 ff.
– Differentialdiagnose 997 f.
– mit Fibrose ausgeheilte 996
– Klinik 997
– Plasmazellmastitis, abakterielle chronische 1001
Mammafibroadenolipom 995
Mammafibroadenom 988 f.
– Differentialdiagnose 988
– Entartung, karzinomatöse 988
– – sarkomatöse 988
– glatt konturiertes 988
– hyalinisiertes 988 f.
– – fibrotische, spikulaartige Randreaktion 988
– intrakanalikuläres 988
– intratumorale Kontrastmittelinjektion 989
– Mammogramm 988 f.
– perikanalikuläres 988 f.
– Kontrastdarstellung 989
– polyzyklisches 988
– verkalktes 988 f.
Mammafibroadenomatosis s. Mastopathie
Mammafibroliposarkom 1028
Mammafibrose 979
– der alten Frau 979
– nach Augmentation 998
– Differentialdiagnose 979
– nach Fettgewebsnekrose 996
– – Differentialdiagnose zum Szirrhus 998
– reaktive, produktive bei Karzinom 1011
– Plasmazellmastitis 1002
– retromamilläre 1002
– – postmastitische 999
– Röntgenbefund 979
– schrumpfende 997
– nach Strahlentherapie 1037
– strahlige 1015 f.
– – umschriebene 997
Mammafistel, tuberkulöse 1000

Mammagranularzellmyoblastom 995
Mammahämangiom 994
- Differentialdiagnose 994
Mammahamartom s. Mammafibroadenolipom
Mammahauteinziehung s. auch Mamma, Retraktionsphänomen
- Papillom 992
- punktförmige 1012
- rinnenartige 1001
Mammahyalinose 979
Mammahypertrophie, beidseitige 974
- einfache lobuläre 980
- einseitige 974
- Operation nach Strömbeck 1034
Mammahypoplasie 288
- Augmentationsplastik 1034 ff.
Mammainfarkt 998
Mammainfiltrat, leukämisches 1030 f.
Mammakalkmilchzyste 976, 982
- Differentialdiagnose 976
Mammakarzinom 1004 ff.
- apokrines 1020
- Diagnosesicherung 969
- - Differentialdiagnose 1019
- - zum Fibroadenom 988
- diffuses 1019 f.
- - Mammogramm 1019
- - Prognose 1020
- - Xeroxmammogramm 1020
- duktales s. Milchgangskarzinom
- durch Fibroadenom vorgetäuschtes 988
- Frühdiagnose 969, 1032 f.
- Frühformen 1022 f.
- inflammatorisches 999, 1019
- intraduktales 1004 ff; s. auch Milchgangskarzinom
- - Mammogramm nach Strahlentherapie 1038
- - beim Mann 1034
- - Mikroverkalkungen 980, 982, 1005
- - Nachweisbarkeit 1022
- - papilläres 1004
- - - Galaktogramm 1009
- - retromamilläres 1018
- - solides 1004 f.
- intrazystisches 1004
- - papilläres 1009
- - - Mammogramm 1011
- - - Pneumozystogramm 1011
- - Klassifikation 1004
- - klassisches klinisches Bild 1012
- - klinische Vorsorgeüberwachung 1022
- - Knochenmarkmetastase, Lebenserwartung 723
- - Knochenmetastasen 741 f.

- - Häufigkeit 707, 741
- - Lokalisationen 742
- - knotiges 1004, 1011 ff.
- - invasives 1012
- - - Differentialdiagnose 1015 ff.
- - - Röntgenologie 1012
- - - sekundäre Röntgenzeichen 1014 f.
- - retromamilläres 1019
- - lobuläres 1004
- - infiltrierendes 1020
- - Lymphstauung 1019
- - Mamillenbeteiligung, Häufigkeit 1017
- - mammographisch okkultes 1015
- - beim Mann 1034
- - medulläres 1004, 1012, 1014
- - - glatt konturiertes 988
- - - Mammogramm 1014
- - - polyzyklisches 988 f.
- - metastasenbedingte Femurspontanfraktur 716
- - Metastasierungstypus 704, 742
- - Mikroverkalkungen 1014
- - - Merkmale 1007
- - muzinöses 1012
- - noninvasives, Therapie 1009
- - primär strahlenbehandeltes, thermographische Verlaufskontrolle 1038
- - produktive Fibrose 1011 f.
- - Risikogruppenüberwachung 1022
- - Schädelkalottengroßmetastasen 733
- - Spiculae 1012 f.
- - symmetrische Daumenendphalangenmetastasen 709
- - szirrhöses 1004, 1011
- - - Differentialdiagnose zur Mammafibrose
- - - helle Fettgewebszone 1013 f.
- - - Mammogramm nach Strahlentherapie 1037
- - - beim Mann 1033
- - - Palpationsbefund 1012
- - - strangartige Verbindung zur Mamille 1013
- - - Verdoppelungszeit 1023
- - tubuläres 1020
- - Tumorverdoppelungszeit 1021
- - Tumorvolumen 1021
- - Tumorvolumenbestimmung 1021
- - Tumorzellgröße 1021
- - Tumorzellzahl 1021
- - Vorsorgeempfehlungen 1022
- - weiches 1012
Mammakarzinominfiltration, initiale 1022
Mammakarzinom-Nekrose-Verkalkungen, intraduktale 1007

Mammakarzinomresektion, Armlymphödem 890 f.
- freies Intervall zur Metastasenmanifestation 741 f.
Mammakarzinomrezidiv, Diagnostik 1038
Mammakarzinomrisiko, Beurteilung nach dem Parenchymmuster 986 f.
- erhöhtes 987
- - Selbstuntersuchung 1022
- - Überwachung 1022
- - Kriterien, anamnestische 987
- - histologische 987
- - klinische 987
- - mammographische 987
Mammakarzinomwachstum 1021 ff.
- infiltratives 1004
Mammakaverne 1000
Mammaknoten beim Mann 1033
Mammakolloidkarzinom 1004
Mammakomedokarzinom s. Mammakarzinom, intraduktales, solides
Mammaleiomyom 995
Mammalipom 995 f.
- Mammogramm 995 f.
Mammalymphangiom 994
Mammalymphogranulomatose 129
- diffuse 1029
- knotige 1029
- Mammogramm 1029
Mammalymphographie, direkte 974
Mammalymphom, primäres malignes 1029
Mammamakrozyste s. Mammazyste
Mammametastase 1031
Mammamikrotraumatisierung, langzeitige 996 f.
Mammamikroverkalkungen, Biopsie
- Blunt duct adenosis 980 ff.
- diagnostische Bedeutung 985
- dichte Besiedlung 1007
- Differentialdiagnose 1007
- diffuse 985, 1007
- Dreiecksprinzip 1007
- in geometrischen Figuren 1007
- grobschollige 988 f., 1007
- in Gruppen angeordnete 1007
- halbkreisförmige 1007
- intraduktale 985, 1022
- intraduktales Karzinom 980, 982
- Karzinom 1005, 1007, 1014
- kleinzystische Adenose 980
- linienförmige 1007
- beim Mann 1034
- in mehreckigen geometrischen Formationen 985

Mammamikroverkalkungen
- Morulaform 980 ff.
- Polymorphie 1007
- Probeexzision 1005
- räumliche, lobäre Anordnung 1007
- ringförmige 1007
- Risikomastopathie 984 ff.
- zahlenmäßige Zunahme 1022
Mammamikrozyste 974 ff., 980
- Kontrastdarstellung 975 f.
- liponekrotische 996
- - Plasmazellmastitis 1002
- - Röntgenbefund 997
- Mammogramm 976
Mammamikrozysten, multiple, Mikroverkalkungsformen 985
Mammaneurofibrom, subkutanes 994 f.
Mammaödem 1019
Mammaölzyste 996 f.
- Mammogramm 997
Mammaoperation, plastische 1034 ff.
Mammaosteosarkom 1028
Mammapannikulitis, nichteitrige 996
- - Palpationsbefund 997
- - Verkalkungen 998
Mammapapillom 991 ff.
- bindegewebige Umgebungsreaktion 992
- Entartungsrisiko 991
- intraduktales s. Milchgangspapillom
- intrazystisches 991 ff.
- - Pneumozystographie 992
- - Pneumozystogramm 993
- - Nachweismethoden 992
- narbige Reaktion 992
Mammapapillomatose 974
- intraduktale 992
Mammaparaffinom 998
Mammaplattenepithelkarzinom 1020
Mammapneumozystogramm 977 f.
- intrazystisches papilläres Karzinom 1009
Mammapneumozystographie 969, 977 f., 993
- Durchführung 977
Mammapräkanzerose 991
- fakultative 983
- - Therapiestrategie 987
- lobuläre 983
- Mikroverkalkungsform 985
Mammaprozeß, nonpalpabler, Angelhaken-Markierung 1025
- - Kanülenlokalisation 1024
- - Kontrastmittel-Patentblau-Markierung 1026
- - Lokalisation, geometrische 1024 f.

- - - präoperative 1024 ff.
- - - Punktion, gezielte 1026
- - - stereotaktische 1026
Mammapseudolipom 1012
Mammapunktion, gezielte 1017, 1026
- stereotaktische 1017, 1026
Mammareduktionsplastik 1034
- Komplikationen 998
Mammaresektion, Armstau durch perivenöse Schwielen 82
Mammariesentumor, höckriger, einseitiger 990 f.
Mammasarkom 1027 f.
- ausdifferenziertes 1027
- Röntgenologie 1028
- unreifzelliges 1027
Mammasekret, verkalktes 1002
Mammasilikonom 998
Mammaspindelzellsarkom 1027
Mammastromasarkom 1027 f.
- Röntgenologie 1028
Mammateilnekrose 998
Mammathermographie 969
Mammatotalnekrose 998
Mammatraumatisierung 996 f.
Mammatuberkulose 1000 f.
- diffuse miliare 1000
- Infektionswege 1000
- röntgenologische Fehldeutungen 1001
Mammatumor, bösartiger 1004 ff.
- fibrotische spikulaartige Randreaktion 988, 992
- gutartiger 988 ff.
- schnell wachsender 991, 1027
Mammaveränderungen, diffuse, Differentialdiagnose 1020
Mammaverkalkungen, linienförmige 1002
Mammazyste 969
- einseitige Wandverdickung 993
- Entwicklung 974
- geklammerte 978
- Halosymptom 977
- infizierte 977
- intrazystischer Wandvorsprung 977, 998
- intrazystisches Gebilde 977, 992
- - Fehldiagnose 379
- komplizierte 977, 992 f.
- liponekrotische s. Mammaölzyste
- beim Mann 1033
- bei Milchgangskarzinom 978
- parazystische Fremdstruktur 977
- partielle Wandverdickung 977
- pneumozystographische Kriterien 977
- Rückbildung 977
- - nach Entleerung 978

- Sicherheitssaum 977
- unkomplizierte 977 f.
Mammazysten, multiple, Palpationsbefund 975
Mammogramm, Arterien 973
- nach Augmentation mit Silikon 1036
- Bindegewebe 972
- Carcinoma solidum simplex 1014
- Drüsenparenchym 970 f.
- Duktektasie 975
- Fettgewebe 972
- Fibroadenom 988 f.
- Fibroliposarkom 1028
- Gallertkrebs 1014
- Gynäkomastie 1031 ff.
- Hämangiom 994
- Involutionsmamma 970
- Karzinom, diffuses 1019
- - medulläres 1014
- - szirrhöses 1013, 1023, 1037 f.
- - - beim Mann 1033
- Karzinomerkennung, Grenze 1021
- kleinzystische Adenose 980 f.
- Kometschweif 1013
- Kriterien für erhöhtes Karzinomrisiko 987
- Kutis 972
- Lipom 995
- Lobusdarstellung 970 f.
- Lymphogranulomatose 1029
- Makrozyste 977
- Mastitis 999 f.
- - tuberculosa 1000
- Mastopathie 975
- Mikroverkalkungen 984 ff.
- - Differentialdiagnose 1007
- - Karzinom 1005 ff.
- Mikrozysten 976
- Milchgänge 970, 972
- normales 970 ff.
- Ödemzeichen, Differentialdiagnose 1019
- Ölzyste 997
- Osteosarkom 1028
- Paget-Krankheit 1018
- Problembefund, Kontrolluntersuchung 1022
- - Routineüberwachung 1022
- nach Reduktionsplastik 1034
- Risikomastopathie 984 ff.
- Rundschatten 977
- - Differentialdiagnose 1017
- - größerer, Differentialdiagnose 990
- - Halosymptom 977
- - Hämangiom 994
- - Sicherheitssaum 977, 988
- - Schweißdrüsenzyste 994
- - Silikon-Inlay 1036
- - Spiculae 1012 f., 1033
- - hyalinisiertes Fibroadenom 988

– – Szirrhus 1012 f.
– Spindelzellsarkom 1027
– Sternfigur 979
– – Differentialdiagnose 979
– – strahlige Strukturen, Differentialdiagnose 1015 f.
– Teetassenphänomen 976
– Venen 972 f.
– Warnungsstreifen 1013
Mammographie 969 ff.
– Fokus-Film-Abstand 969
– Kompressionstechnik 973
– Long-cone-Technik 969
– beim Mann 1032 f.
– Röntgenstrahlenerzeugung 969
– spontane Milchgangsdarstellung 975
– Strahlendosisreduktion 970
– Treffsicherheit bei Karzinomdiagnostik 969
– Weichstrahlraster 969
Mammographietechnik 969 f.
Mandibula, akromegale 367
Mandibulahypoplasie 76, 151
– Arthrophthalmopathie 89
Mandibulaneurilemmom 668
Mandibulaosteomyelitis 136
Mandibulaverdickung 170
Mandibulazysten 151
Mannosidose 245 f.
– Enzymdefekt 231
Manubrio-sternal-Synchondrose s. Lundholm-Syndrom
Manus flexae, Arthrogrypose 425
Marble Bones s. Osteopetrose
– brain disease 135
Marfan-Syndrom 184 f.
– Augenbeteiligung 184
– begleitende Skelettveränderungen 184 f.
– Differentialdiagnose 185
– Erbgang 184
– Fußdeformitäten 185
– Hüftgelenkluxation 404
– Thoraxdeformität 185
Marie-Bamberger-Krankheit s. Osteopathia hypertrophicans toxica
Marie-Saintonsche Krankheit s. Dysplasie, kleidokraniale
Marmorknochenkrankheit s. Osteopetrose
Maroteaux-Lamy-Krankheit 219, 221 ff.
– Armknochenbefunde 223, 226
– Beckenbefunde 223 ff.
– Enzymdefekt 199
– Handskelettbefunde 223 f., 226 f.
– Röntgenbefunde 219 ff.
– Schädelbefunde 219, 221
– Verlaufsform, milde 219, 221 f.
– – schwere 219, 221 ff.

Maroteauxsche metaphysäre Chondrodysplasie 76
Marshall-Syndrom 184
Mastektomie, Lymphangiosarkom 923
– subkutane 987
– – Augmentation 1035
– – Indikationsstellung 988
– – Komplikationen 998
– – bei noninvasivem Karzinom 1011
Mastitis 999 ff.
– akute 999 f.
– – Klinik 999 f.
– – retromamilläre, Verlaufsbeobachtung 999
– fibrosa cystica s. Mastopathie
– obliterans s. Plasmazellmastitis, abakterielle, chronische
– periduktale s. Plasmazellmastitis, abakterielle, chronische
– puerperalis 999
– tuberculosa 1000 f.
– – Infektionswege 1000
– – knotige 1000
– – Mammogramm 1000
– – Röntgenologie 1001
– – sklerosierende 1000
Mastoid, kompaktes 200, 247
Mastoidhypoplasie 122
Mastopathia cystica fibrosa s. Masthopathie
Mastopathie 974 ff.
– Bindegewebe im Mammogramm 972
– Bindegewebsumbau 974
– Drüsenepithelumbau 974
– Entartungsrisiko, Klassifizierung 983
– großzystische 976 f.
– Häufigkeit 974 f.
– kleinknotige 979
– kleinzystische 975
– – histologisches Bild 982
– komplizierte 974
– Mammogramm 975 ff.
– Milchgangsepithelumbau 974
– Palpationsbefund 975
– Sekretabsonderung 975
– sezernierende 1001
– Systementwicklung 980
Mastozytenleukämie 493
Mastozytose 493
– gutartige 493
– bei Urticaria pigmentosa 494 ff.
– – – Histologie 493 f.
Mastzellen 493
– Lokalisation 493
Mastzellenhyperplasie 493
Mastzellenretikulose 493
Mastzellenvermehrung 493
Mastzellgranula 493
Mastzellengranulom 493
Mastzellhyperostose 494

Maxillahyperplasie 511
Maxillahypoplasie 285
Mazoplazie s. Mastopathie
MCE-PD-Syndrom s. Exostosen, kartilaginäre, multiple, mit peripherer Dysostose
McKusick-Kaufmann-Syndrom 312 f.
McKusicksche metaphysäre Chondrodysplasie 80 f.
Meatus acusticus externus, Erweiterung 123
Meckel-Syndrom 19, 312
– Ätiologie 312
– Differentialdiagnose 11
Mediastinaltumor, Chylothorax 905 ff.
Mediastinalverbreiterung, obere 766
Medulla-oblongata-Veränderung, degenerative 183
Medulloblastom, Knochenmetastasen 748
Megalia cutis et ossium s. Pachydermoperiostose
Megaureter 192
Meigs-Syndrom, Chylothorax 906
Melanineinlagerung, vermehrte 195
Melanom, malignes, Mammametastase 1031
Melnick-Needles-Syndrom s. Osteodysplasie
Melorheostose 145 ff.
– Differentialdiagnose 148
– Gelenkbeteiligung 145 ff.
– Röntgenbefunde 145 ff.
Ménardsche Linie 401
– unterbrochene 400
Meningoenzephalozele 290
Meningozele, intrathorakale, bei Neurofibromatose 123
Meniskusverkalkung 258
Mesenchym, gelenkbildendes, ossäre Metaplasie 695
Mesenchymom, malignes 621
Mesenteric-steal-Syndrom 775
Mesobrachyphalangie II – V 273
Mesomelie 53 ff., 62
– radiologische Objektivierung 53
Metachondromatose 106, 110, 116 ff.
– Differentialdiagnose 116
– Röntgenbefunde 116 ff.
Metakarpale-I-Verkürzung 194
Metakarpalemetastase bei Lungenkarzinom 739
Metakarpaleverbreiterung 511 f.
Metakarpalia, aufgetriebene 254
– deformierte 227
– diaphysär verschmälerte 219
– schachtelhalmartige 166 f.
– verkürzte 68, 220, 269

Metakarpalianekrose, aseptische 430, 438
Metakarpaliapseudoepiphysen 52
Metakarpalindex 184
Metakarpalsynostose 283
– IV + V 345
– – autosomal-dominante 346
– – mit multiplen Mißbildungen 346
– – X-gekoppelte-rezessive 346
– Apert-Syndrom 285
– Röntgenbefund 284
– mit Syndaktylie und Basodysphalangie 347
Metakarpidysplasie 271
Metakarpophalangealsynostose 345
Metaphyse, Erlenmeyer-Kolben-Form 251 f.
– – metaphysäre Dysplasie 154
– – Osteopetrose 135 ff.
– – trompetenförmige 9
Metaphysenauftreibung 135 ff.
Metaphysenfunnelisation 33
Metaphysenkonkavität 53
Metaphysenkonstriktion 33
Metaphysenlängsstreifung 144
Metaphysenossifikationsstörung, großfleckige 76
Metaphysenpseudozyste 132
Metaphysenquerstreifung 135
Metastasierung s. Geschwulstmetastasierung
Metatarsale-V-Basis, Apophysitis 461 f.
Metatarsaleosteoidosteom 599
Metatarsalia, verkürzte 269
Metatarsalköpfchennekrose, aseptische 460 f.
– – Differentialdiagnose 461
– – Stadien 461
Metatarsalsynostose 283, 344, 347
Metatarsus varus congenitus s. Pes adductus congenitus
Metatarsus-I-Dysplasie 271
Metopika, klaffende, beim Erwachsenen 66
Mikrobrachyzephalus 194
Mikrodaktylie 327
– am Fuß 178
Mikrodontie 155
Mikroglossiesyndrom 336 f.
– atypische Spalthand 330
Mikrognathie 9, 289
– Dysplasie, kampomele 23
– Mikroglossiesyndrom 336 f.
– Progerie 356
– zerebro-kosto-mandibuläres Syndrom 26
Mikrokornea 159
Mikromelie, Chondrodystrophie 359
– Enchondromatose 115

– mesomele 327
– rhizomele 36 f.
Mikrophthalmie 11, 160, 196
– mit fehlender Lidspalte s. Kryptophthalmus
– fokale dermale Hypoplasie 291
– Trisomie 13: 311
Mikroverkalkungen der Mamma s. Mammamikroverkalkungen
Mikrozephalie 11, 273
– Alkohol-Embryopathie 191 f.
– C.-de-Lange-Syndrom 193
– Chondrodysplasia punctata 27
– Dubowitz-Syndrom 191
– Dyggve-Melchior-Clausen-Syndrom 95
– Knieperygium-Syndrom 293
– MCE-PD-Syndrom 100
– Meckel-Syndrom 19, 312
– Seckel-Syndrom 189
– Smith-Lemli-Opitz-Syndrom 292
– Trisomie 13: 311
Miktionsstörung 666
Milchgänge im Mammogramm 970, 972
– periphere, im Galaktogramm 972, 975
– – vermehrte 980
– retromamillär wurmartig tastbare 1002
– spontane Darstellung im Mammogramm 975
Milchgangsamputation, galaktographische 993
Milchgangsektasie 975
– Galaktogramm 993
– galaktographische Kontrastmittelaussparung 993
– Plasmazellmastitis 1001
– retromamilläre 1018 f.
Milchgangsepithelhyperplasie 974
Milchgangsepithelproliferation 974, 980
– atypische 983
– Entartungsrisiko, Klassifizierung 983
– papilläre 983
Milchgangsepithelproliferationen verschiedenen Grades 983
Milchgangshyperplasie beim Mann 1033
Milchgangskarzinom 1004; s. auch Mammakarzinom, intraduktales
– Galaktogramm 1010
– mit Mamillenbeteiligung s. Paget-Krankheit
– papilläres 1004
– solides 1004
– symptomatische Zyste 978
– Szirrhus 1011

Milchgangsobliteration, fibrosebedingte 979
– papillombedingte 992
– Plasmazellmastitis 1002
Milchgangspapillom 991 ff.
– Galaktogramm 991
– Mammogramm 992
Milchgangssekretion, einseitige 992
Milztumor 499
– Computertomogramm 503
Milzvergrößerung s. Splenomegalie
Minderwuchs 352 ff.
– Alkohol-Embryopathie 191
– brachymeler primordialer 190
– C.-de-Lange-Syndrom 193 f.
– Chondrodysplasie, metaphysäre 75
– – myotone 97
– De Barsy-Syndrom 197
– Definition 352
– Dysosteosklerose 159
– Dysplasie, kleidokraniale 64
– Dysplasien, epiphysäre, multiple 85, 87
– Fanconi-Anämie 194
– hypophysärer 355
– intrauteriner 186 ff.
– – mesomeler Typ mit epimetaphysärer Dysplasie 190
– – Mikrozephalie 186
– – Normozephalie 186
– – relative Makrozephalie 186
– mesomeler 53 ff.
– – mit Akrodysplasie 55
– – mit Kampomelie 55
– – mit Madelungscher Deformität 55
– – mesomele Extremitätenabschnitte 54
– – mit Phokomelie 55
– – radiologisch unterscheidbare Typen 55
– mikromeler, Dysplasie, diastrophische 41
– – Hypochondroplasie 70
– Mongolismus 357
– proportionierter 187
– Pyknodysostose 139
– rhizomeler 33 f.
– – Kniestsche Dysplasie 52
– Sensenbrenner-Syndrom 274
– spondylogener 52
– mit teleangiektatischem Erythem 190
Minkowski-Chauffard-Krankheit s. Ikterus, hämolytischer, familiärer
Mirror foot s. Fibulaverdoppelung 307
– hand s. Diplocheirie

Mißbildung, Aminopterin-induzierte 67
– kardiovaskuläre 11
Mißbildungsbecken 382
Mißwuchs, dyschondroplastischer 358
– – Aspekt 360
– dyszerebraler 365
– unproportionierter 358
Mitralinsuffizienz, kongenitale 100
Mittelfuß-Kalkaneus-Verschmelzung 60
Mittelfußschmerz, belastungsabhängiger 461
Mittelgesichtshypoplasie 187
Mittelhandknochen s. Metakarpalia
Mittellinien-Ossifikation, gestörte 66
Mittelohrschwerhörigkeit 70
Mittelphalangenaplasie 262, 266 f. 273
Mittelphalanx, mit Endphalanx verschmolzene 262
Möbius-Syndrom 288, 336, 338 f.
– Röntgenbefunde 338 f.
Möbius-Zeichen 287
Modellierungsdefekte, metaphysäre, Pariser Nomenklatur 4
Mohr-Claussen-Syndrom 313 f.
Mohr-Syndrom 290
Mohr-Wriedt-Brachydaktylie s. Brachydaktylie A$_2$
Molybdänanodenröhre 969
Mondor-Krankheit 1001
Mongolismus 357 f.
– Beckenkonfiguration 357
– Brachydaktylie A$_3$ 273
– intrauterine Wachstumsretardierung 195
– Röntgenbefunde 357
Monodaktylie 327
– mit Spaltfüßen und Ulnaaplasie 334
Monosomie 10q, Syndaktylie 293
Monosomie 13, Syndaktylie 293
Monozyten 135
Monozytenvakuolen 254
Morquio-Krankheit 198 f.
– Beckenbefunde 216 ff.
– Brachydaktylie 272
– Differentialdiagnose zur DMC-Dysplasie 96
– Enzymdefekt 199
– Handskelett 219 f.
– lange Röhrenknochen 218 f.
– neurologische Komplikationen 218
– Röntgenbefunde 216 ff.
– unproportionierter Mißwuchs 361
– Wirbelsäulenbefund 215, 218

Mosaikschädel 132
Mosaik-Trisomie-8 175
Mukolipidose 231 ff.
– Enzymdefekt 231
– – Röntgenbefunde 233 ff.
– – Symptome 231 ff.
– II 233 ff.
– – Beckenbefunde 237
– – Enzymdefekt 231
– – Handskelettbefunde 236 ff.
– Röntgenbefunde 235
– Symptome 232, 235
– III 238 ff.
– Beckenbefund 240 f.
– – Enzymdefekt 231
– Handskelettbefund 240 f.
– Röntgenbefunde 238 ff.
– Symptome 232
– IV 241
– Enzymdefekt 231
– Beginn 232
– Brachydaktylie 272
– Dysostosis multiplex 232
– Enzymdefekte 231
– Erbgang 231
– geistige Entwicklung 232
– Handskelettbefunde 234
– Physiognomieveränderung 232
– Progredienz 232
– Symptome 232
Mukopolysaccharidose 198 ff.
– Brachydaktylie 272
– Erbgang 198
– Grundsymptome 198
– ohne Korneatrübung 207, 214
– unproportionierter Mißwuchs 361
– X-chromosomal-rezessive 198, 207
Mukopolysaccharidspeicherung 198, 231
Mukosulfatidose 246 ff.
– Enzymdefekt 231
– Symptome 232, 246, 248
Mulibrey-Minderwuchs 188
Multiple nevoid basal cell carcinoma syndrome s. Basalzellnävus-Syndrom
Münchmeyersche Krankheit s. Myositis ossificans progressiva
Mundbodenkarzinom, Unterkieferarrosion 702
Murray-Puretic-Drescher-Syndrom, Ätiologie 276
– Symptome 276
Musculus tibialis anterior, geschwächter 419
Musculus-pectoralis-major-Aplasie, partielle 287, 325
Muskelaplasie 376
Muskelatrophie, Melorheostose 145
Muskeldystrophie, progressive 164

– – Röntgenbefund 933 f.
Muskelhämatom, traumatisches, Röntgenbefund 943 f.
Muskelhypoplasie 162
Muskelhypotonie 188
– de Barsy-Syndrom 197
– Mukolipidose I 233
– Smith-Lemli-Opitz-Syndrom 292
Muskelmetastase 945
Muskelschwund, myotone Chondrodysplasie 97
Muskelspasmen, eosinophiles Wirbelgranulom 485
Muskelverkalkungen 176
Myelofibrose-Osteomyelosklerose-Syndrom s. Osteomyelosklerose
Myelom s. Plasmozytom
Myelopoese, extraossale 500
Myeloproliferation, Knochenumbau 498
Myeloproliferatives Syndrom 503 f.
Myelose, chronische, leukämische Mammainfiltrate 1031
Myoklonien 232
Myom 945
Myopie 47, 93, 184
– Arthro-Ophthalmopathie 89
Myositis ossificans progressiva 175 ff.
– – – Differentialdiagnose 178
– – – Frühstadium 178
– – – Röntgenbefunde 176 f.
– – – Symptome 176
– proliferative 943
Myotonie 97
Myxödem, kongenitales 363
Myxoidsarkom 1027
Myxom 636

N
N-Acetyl-α-D-glukosaminidase-Defekt 199
N-Azetylgalaktosamin-4-sulfatsulfatase-Defekt 199
N-Azetylgalaktosamin-6-sulfatsulfatase-Defekt 199
α-N-Acetylneuraminidase-Defekt 231
Nabelhernie 196, 290, 363
Nachtschmerz, Osteoidosteom 599
Nackenflughaut s. Pterygium colli
Naevi angiomatosi 832
– flammei, Extremitäten 188
– teleangiectatici 832
Naevomatose baso-cellulaire s. Basalzellnävus-Syndrom
Naevus comedonicus mit Aplasie des 5. Strahls 328
– flammeus 192
– – mit Varizen bei Riesenwuchs 833
Nageldysplasie 173

Nageldystrophie 15
Nagelhypoplasie 173
Nagelphalangenzerstörung bei Nagelfalzkarzinom 747
Nail-Patella-Syndrome s. Osteo-Onychy-Dysostose
Nanosomia primordialis 352
Narbenverkalkung 949
Nasenhypoplasie 272
Nasenknorpelverkalkung 276
Nasennebenhöhlen, Unterpneumatisation 66, 76, 155, 168
Nasennebenhöhlenkarzinom 702
Nasennebenhöhlenobliteration 156
Nasennebenhöhlenosteom 572 f.
Nasenspitze, zusammengekniffene, beim Säugling 29
Nasenwurzel, breite 154, 166, 273
– – hohe 274
– eingesunkene 23
– – Alkohol-Embryopathie 192
– – Kniestsche Dysplasie 52
– – Larsen-Syndrom 69
Nebennierenrindenfunktionsstörung, Einfluß auf Skelettreifung 364
Nebennierenrindenkarzinom, polyzystische Beckenschaufelmetastase 730
Nebennierenrindentumor 364
– Pubertas praecox 368
Nebennierenrindenunterfunktion mit Nebenschilddrüseninsuffizienz 364
Nebenschilddrüsenmetastase, Hypokalzämie 721
Necrobiosis lipoidica diabeticorum 934
Nekrose, periphere 816
Nephritis, interstitielle, asphyxierende Thoraxdysplasie 14
Nephropathie, Akrodysplasie 101
Nerv, peripherer, Tumor 123
Nervenforaminaeinengung, Osteopetrose 135
Nervenleitgeschwindigkeit, verringerte 248
Nervus-medianus-Kompression 205
Nervus-opticus-Ausfall, Dysplasie, kraniometaphysäre 157
Nervus-peronaeus-Schädigung 420
Nervus-recurrens-Schädigung, Aortenbogenaneurysma 766
Nervus-statoacusticus-Tumor 123
Netzhautablösung 47, 89, 93
– Marfan-Syndrom 184
Neugeborenenkopf, relativ zu großer 70
Neugeborenes, hypotrophes 186, 194
– – de Barsy-Syndrom 197

– – Bloom-Syndrom 190
– – Leprechaunismus 196
– Leukozytose, hochgradige 322
Neuraminidase-Mangel s. Mukolipidose I
Neurilemmom 668
Neurofibrom der Mammakutis 994 f.
Neurofibromatose, Crus varum congenitum 414
– Diagnose 125
– Elephantiasis 122
– Gefäßbeteiligung, abdominelle 786
– Häufigkeit 119
– intramedulläre zystische Knochenveränderungen 123
– intrathorakale Meningozele 123
– Knochenusuren 123
– Knochenveränderungen 119
– massive subperiostale Blutung 123
– röntgenologische Hautverdichtungen 939, 941
– Schädelveränderungen 120 ff.
– – typische 122
– Skelettmißbildungen, kongenitale 124
– Skelettveränderungen 119 ff.
– – Differentialdiagnose 125
– Wachstumsstörungen 122
– Wirbelkörperdysplasie 119 f.
– Wirbelsäulenveränderungen 119 f.
Neutropenie, metaphysäre Chondrodysplasie 76, 79
– zyklische 76 f.
Niemann-Picksche Krankheit 254
– – chronische 254
– – klassische 254
– – nova scotica 254
Niere, arteriovenöse Fistel 784
– polyzystische 19, 290
– – Meckel-Syndrom 312
Nierenaplasie, einseitige 290, 314, 321
Nierenarterie, Periarteriitis nodosa 785
Nierenarterienaneurysma 782
Nierenarteriendysplasie, fibromuskuläre 785
Nierenarterienstenose 777
– angeborene 778
Nierenarterienverschluß, chronischer 777 f.
– embolischer 773
Nierenerkrankung, asphyxierende Thoraxdysplasie 13
Nierenfehlbildung, Alkohol-Embryopathie 192
– Fanconi-Anämie 195
Nierenhypoplasie 192
Niereninfarkt, ischämischer 773

Niereninfarzierung, komplette 773
Niereninsuffizienz, tubuläre 124
Nierenkarzinom, Frühmetastasenlokalisation 743
– hypernephroides s. Hypernephrom
– Knochenmetastase 743
– – Lokalisationen 743
– – Vorzugslokalisationen 743
Nierentransplantation, Lymphzyste 920
Nierentubuliatrophie 13
Nierenversagen, akutes, bei Ausscheidungsurogramm 605
Nierenzysten 313
Nievergelt-Syndrom 56 ff.
– – altersbedingter morphologischer Wandel 57 f.
– mesomele Extremitätenabschnitte 54
– Röntgenbefunde 58
– Stammbaum 59
Nodi rheumatici 939
Non-Hodgkin-Lymphom, High-Grade-Typ 618
– des Knochens s. Retikulumzellsarkom
– Low-Grade-Typ 618
– der Mamma s. Mammalymphom, primäres malignes
Noonan-Syndrom, Brachydaktylie A_3 274
Nucleus pulposus 665
Nylander-Polydaktylie 304
Nystagmus 274
– Osteopetrose 135

O

O-Bein s. Genu varum
Oberarmkopf s. Humeruskopf
Oberarmperomelie 325, 334
Oberarmphlebographie, kritischer Punkt 821
Oberkiefer-Unterkiefer-Weichteilsynechien 292 f.
Oberkiefermetastase 732
Oberkieferzerstörung, Hand-Schüller-Christiansche Krankheit 492
– Nasennebenhöhlenkarzinom 702
Oberlippenkerbe, mediane 313
Oberschenkeladduktionsschmerz 636
Oberschenkelantekurvation 23
Oberschenkelarterienverschlüsse, chronische 807 ff.
Oberschenkelinnenrotationsschmerz 636
Oberschenkelkopf s. Femurkopf
Oberschenkelschmerz, krampfartiger 806
Ochronose 257
– erste klinische Zeichen 259

Ödem 938 f; s. auch Lymphödem
- entzündliches 939
- schmerzhaftes 881
OFD-Syndrom s. Oro-fazio-
   digitales Syndrom
Ohren, dysplastische 191, 196
- - tiefsitzende 312
- gemuschelte 273, 320
- nach laterokaudal gerichtete
   132
- rudimentäre 313
Ohrknorpel, Pigmentablagerung
   259
Ohrmuscheldefekt bei Radius-
   defekt mit Wirbelsäulen-
   anomalie 324
Ohrmuschelentzündung 41
Ohrmuschelmißbildung, diastro-
   phischer Zwergwuchs 359
Ohrmuschelverkalkungen 41, 276
Okulo-dento-digitales Syndrom
   159
- - Brachydaktylie A₃ 274
- - Syndaktylie 284
Okulovertebrales Syndrom 324
Okzipitalwulst, mächtiger 158
Olekranonosteonekrose, aseptische
   434
Oligodaktylie 193, 261
Oligodaktylie bei Symbrachy-
   daktylie 284
Oligophrenie 273 f.
- Carpenter-Syndrom 313
- Homozystinurie 255
- Kniepterygium-Syndrom 293
- Mukolipidose I 233
- polydystrophe s. Sanfilippo-
   Krankheit
Oliver-Cardarelli-Zeichen 766
Olliersche Krankheit s. Enchon-
   dromatose; s. Knochenchon-
   dromatose
Ölzyste der Mamma s. Mammaöl-
   zyste
Ombredannsche Linie 401
Onionskin phenomenon s. Kno-
   chenschale, mehrfache
Onycharthrose s. Osteo-Onycho-
   Dysostose
Optikusatrophie 285
- Osteopetrose 135
- Sklerosteose 166
Optikusgliom 121 f.
Orbita, radiologisch leere 122
Orbitadysplasie 122
Orbitaldach, verdicktes 200
Orbitalwulst, prominenter 70
Oro-fazio-digitales Syndrom
   289 f.
- - Ätiologie 290
- - Faziesbefunde 289
- - Gliedmaßenbefunde 289
- - Mundhöhlenbefunde 289
- Skelettbefund 290

Orthner-Syndrom 775
Ortolani-Phänomen 401
Os frontale, Höckerbildung 505
- multangulum minus,
   Osteoidosteom 599
- naviculare manus s. Kahnbein
   der Hand
- - pedis s. Kahnbein des Fußes
- scaphoideum s. Kahnbein der
   Hand
- tibiale 423
- trigonum tarsi 423 f.
Os-frontale-Hämangiom 651
Os-lunatum-Osteonekrose s.
   Lunatumnekrose
Os-pubis-Chondromyxoidfibrom
   549
Os-trapezium-Osteosarkom 580
Osgood-Schlatter-Krankheit
   429, 457 f.
- Ätiologie 458
- Erkrankungsalter 457 f.
- Röntgenbefunde 458 f.
- Thermographie 458
Ösophaguskarzinom, Knochenmetastase 744
Ösophaguskompression, Aorten-
   bogenaneurysma 766
- bilaterale 763
Ösophagusvarizenblutung 785
Ossifikation, metaplastische 714
- retardierte 196
Ossifikationsrückstand, Säuglings-
   alter 48
Ossifikationsstörung 198
- enchondrale 75
Ossifikationszentrum 352
Osteoarthropathia hypertro-
   phicans toxica 526
Osteoarthropathie, dysproteinämi-
   sche, s. Amyloidose, osteo-
   artikuläre
- hypertrophische, idiopathische
   s. Pachydermoperiostose
- paraneoplastische, bei Lungen-
   karzinom 740
Osteoblastenaktivierung 533
Osteoblastom 572 ff.
- Altersprädilektion 540, 574
- biologische Dignität 575
- Differentialdiagnose 574 f.
- - zum Osteoidosteom 572 f.
- Geschlechtsprädilektion 574
- Klinik 574
- Lokalisation 574
- maligne Entartung 575
- Röntgenbild 542, 574 f.
- Skelettverteilung 574
- Vorkommen 574
- Vorzugssitz 542
Osteochalasia desmalis familiaris
   s. Osteoektasie mit Hyper-
   phosphatasie

Osteochondritis calcanei 462
- ischio-pubica van Neck s.
   Synchondrosis ischio-pubica
Osteochondrodysplasie 6 ff., 44
Osteochondrodysplasien, Pariser
   Nomenklatur 3
Osteochondrodystrophia de-
   formans s. Morquio-Krankheit
Osteochondrom 550 ff., 695 f.
- Abstammung 550
- Altersprädilektion 550
- Differentialdiagnose 552
- Entartungsrate 553
- Entwicklungsschema 549
- epiphysäres s. Dysplasia epi-
   physealis hemimelica
- Geschlechtsprädilektion 550
- gestieltes 551 f.
- - Abriß 551
- Knorpelkappe 551
- Lokalisation 550
- Operationsindikation 552
- Prädilektionsort 529
- Prognose 552
- Röntgenbild 551 f.
- sessiles 551 f.
- Skelettverteilung 551
- Symptomatologie 550 f.
- Therapie 552
- Vorkommen 550
Osteochondronekrose, aseptische,
   Lokalisationen 430
- beruflich bedingte 465 f.
- juvenile aseptische, Becken-
   bereich 443
Osteochondropathie der Apophyse
   des Tuber calcanei 462
Osteo-Chondrosarkom s. Chon-
   drosarkom
Osteochondrosis coxae juvenilis s.
   Femurkopfnekrose, aseptische
- dissecans 453, 463 ff.
- - Erkrankungsalter 463
- - Femurkopf 355 f.
- - - Röntgenbefund 356
Osteodysplasia praecox, Brachy-
   daktylie 273
Osteodysplasie 151
- Röntgenbefunde 151 f.
Osteodystrophia cystica juvenilis
   s. Knochenzyste, solitäre
Osteoektasie mit Hyperphos-
   phatasie 167 f.
- - Differentialdiagnose 168
- - Röntgenbefunde 167 f.
Osteogenesis imperfecta 8, 67,
   128 ff.
- - Ätiologie 129
- - Beckenbefunde 132
- - congenita 128, 131
- - - Babygramm 128 f.
- - - Schädelbefund 129, 132
- - Coxa vara 398
- - Crura vara 413

Osteogenesis imperfecta
– – Diagnose 133
– – Differentialdiagnose 133
– – Genetik 130
– – Häufigkeit 130
– – Klinik 131
– – letalis Vrolik s. Osteogenesis imperfecta congenita
– – Röhrenknochenbefunde 132
– – Röntgenbefunde 132 f.
– – tarda 128, 131 ff.
– – – pränatale Röntgendiagnose 131
– – – Röntgenbefund 130 f.
– – – Zahnveränderungen 132
– – Verlauf 131
– – Wirbelkörperbefunde 132
Osteoid 561
Osteoidosteom 591, 598 ff.
– Abstammung 598
– Altersprädilektion 540, 598
– Angiogramm 600
– Definition 598
– Differentialdiagnose 601
– – zum Osteoblastom 572 f.
– Klinik 601
– Röntgenbild 542, 599 ff.
– Skelettverteilung 598
– Symptomatologie 599
– Vorkommen 598
– Vorzugssitz 542
Osteoklasie 498
– gesteigerte, bei Knochenmarkkarzinose 713
Osteoklastenaktivierung 533
– Tumorhormon 720
Osteoklastenfunktionsstörung, Osteopetrose 135
Osteoklastom s. Riesenzelltumor
Osteolyse, Chordom 666
– Differentialdiagnose 183
– exzentrische 546
– hereditäre 179 ff.
– karzinomatöse 713
– – Hyperkalzämie 720
– – Primärtumoren 713
– – Serumkalziumspiegel 719
– Lymphogranulomatose 523 f.
– massive s. Hämangiomatose
– – progressive 660
– – unizentrische 183
– metaphysäre großfeldrige 631
– progressive, kryptogenetische s. Gorham-Syndrom
Osteolyseherd, einkammeriger 645 f.
– epi-metaphysärer 643
– metaphysärer, unscharf begrenzter 621
Osteolysen, idiopathische, Pariser Nomenklatur 5
– multiple, Leiomyosarkom 668
– – Plasmozytom 605

Osteom 572 f.
– artikuläres s. Gelenkosteom
– Differentialdiagnose 572
– Symptome 572
– Vorkommen 572
Osteomalacia carcinomatosa 719
Osteomalazie, Coxa vara 398
– bei Neurofibromatose 124
Osteomalaziebecken 383
Osteomatose, multiple s. Exostosen, kartilaginäre, multiple
Osteome, chondrale s. Exostosen, kartilaginäre multiple
– multiple 151
Osteomyelitis, chronische, spindelförmige Schaftverbreiterung 590
– Codman-Dreieck 538, 540
– Knochenschalenentwicklung 536 f.
– bei neurogener ulzerierender Akropathie 182
– Ödemnachweis, frühzeitiger 939
– Osteopetrose 135
– bei Sichelzellenanämie 509
– unilamelläre Periostose 536
– Weichteilveränderungen 939 f.
Osteomyelofibrose s. Osteomyelosklerose
Osteomyeloretikulose mit Osteosklerose 500 f.
Osteomyelosklerose 499 ff.
– Abdomen-Computertomogramm 503
– Baumgarten-Assmann 500
– Beckenkammbiopsie 503
– Differentialdiagnose 504
– Heuck-Assmann 500
– Histologie 504
– histologische Stadien 504
– Milzpunktat 500
– Röntgenbefund 501 ff.
– Vaughan 500
Osteonecrosis s. auch Knochennekrose
– capituli humeri 430, 433 f.
– pubis posttraumatica 444
Osteo-Omycho-Dysostose 173 ff.
– Differentialdiagnose 174
– Häufigkeit 173
– – der Einzelsymptome 173
– Nierenbeteiligung 173
Osteo-Onychodysplasie hereditaria s. Turner-Syndrom
Osteopathia condensans disseminata s. Osteopoikilie
– disseminata familiaris s. Osteopoikilie
– hyperostotica s. Dysplasie, kraniotubuläre; s. Melorheostose
– hypertrophica toxica, Differentialdiagnose zur Pachydermoperiostose 150

– patellae, juvenile 429, 453, 456
– striata 144 f.
– – Differentialdiagnose 145
– – Erbgang 145
– – mit Osteopoikilie 142, 145
Osteopathie, medulläre 441, 519
– ossipenische 452
Osteopecilia s. Osteopoikilie
Osteopetrose 134 ff.
– Erbgang 135
– frühmanifeste 135
– – Differentialdiagnose 136
– – hämatologische Störungen 135
– – neurologische Störungen 135
– – Röhrenknochenbefunde 135 ff.
– – Röntgenbefunde 135 ff.
– – Schädelbefunde 136
– – Wirbelkörperbefund 135
– Häufigkeit 135
– Knochenentwicklungsstörung 134
– maligne s. Osteopetrose, frühmanifeste
– spätmanifeste 135 ff.
– – Röntgenbefunde 137 f.
– – Symptome 135
– und Syndaktylie s. Sklerosteose
Osteophytose, periostale 710 f.
– – Entstehung 710
Osteopoikilie 142 f.
– Differentialdiagnose 142
– Erbgang 142
– häufigste Herdlokalisationen 142 f.
– Hautveränderung 142
– Röntgenbefunde 142 ff.
Osteoporose, adrenogenitales Syndrom 364
– Akroosteolyse 179
– bei Anämie 514 f.
– Chondrodysplasie, myotone 97
– generalisierte 235, 255
– – β-Galaktosidase-Defekt Typ I 242
– Hämophilie 521
– Homozystinurie 185, 255
– Kniestsche Dysplasie 50, 52
– kongenitale 124
– Larsen-Syndrom 69
– Leukämie 518
– Mukolipidose II 235
– Niemann-Picksche Krankheit 254
– Osteogenesis imperfecta 130, 132
– Plasmozytom 605
Osteopsathyrose s. Osteogenesis imperfecta tarda
Osteorhabdotosis s. Osteopathia striata
Osteosarkom 577 ff., 1027
– Abstammung 577 f.

- Altersprädilektion 540 f., 578
- Arterienverlagerung 795
- atypisches 585
- Brustwandmetastasen 719
- chondromyxoidfibrom-ähnliches 587
- chondrosarkomähnliches 585
- Codman-Dreieck 536 f.
- Differentialdiagnose 585 ff.
- – zum Chondrosarkom 568, 571
- – zum malignen fibrösen Histiozytom 631
- Frühstadium 580
- juxtakortikales 591 ff.
- – Abstammung 591
- – Differentialdiagnose 594
- – Frühstadien 595
- – Klinik 592
- – Lokalisation 592
- – Prognose 597
- – Röntgenbild 543, 592 ff.
- – Skelettverteilung 592
- – Therapie 597
- – Vorkommen 592
- – Vorzugssitz 543
- klassisches 581 f.
- Klinik 579
- Lokalisation 578 f.
- der Mamma s. Mammaosteosarkom
- metaphysär-exzentrisches 582
- Metastasierung 747
- multilamelläre Periostose 536 f.
- multizentrisches 582
- osteoplastisches, Skelettmetastasen 747
- osteosklerotisches 581
- Pathologie 577 f.
- periostale Neubildung 578, 580 ff.
- platter Knochen 585
- Prädilektionsort 529, 542
- Prognose 590
- Röntgenbild 542, 579
- röntgenologische Typen 581 ff.
- Skelettverteilung 579
- Spätstadien 580
- Spikula, feine 539
- – grobe 539
- spindelförmige Schaftverbreiterung 589
- subperiostales 582, 584
- – Differentialdiagnose zum juxtakortikalen Osteosarkom 587, 597
- Therapie 590
- uncharakteristisches 585
- Vorkommen 578
- Wachstumsmuster 533
- zystoides 581 ff.
Osteosarkommetastase, Röntgenbild 532

Osteosclerosis congenita diffusa s. Osteopetrose
- generalisata s. Osteopetrose
Osteosis eburnisans monomelica s. Melorheostose
Osteosklerose 498
- diffus-fleckige 741
- Gauchersche Krankheit 251 f.
- generalisierte, Osteopetrose 135
- – Pyknodysostose 139
- – Sklerostease 166
- herdförmige 741
- karzinomatöse, Hypokalzämie 720
- Leukämie 517 f.
- bei Lungenkarzinommetastase 741
- Lymphogranulomatose 524 f.
- bei Neurofibromatose 124
- Plasmozytom 605
- Pyknodysostose 67
Osteozytenerkrankung 168
Ostitis condensans disseminata s. Osteopoikilie
- deformans, Differentialdiagnose zur Knochenkarzinose 749
- – – zum Wirbelhämangiom 653
- – mit Schädelkalottenmetastasen 733
- – osteomähnliche 573
- – pubis s. Symphysenosteochondronekrose
Ostitis-deformans-Becken 384
- Differentialdiagnose zur Beckenkarzinose 732
Östrogentherapie beim Mann, Gynäkomastie 1032
Oto-palato-digitales Syndrom 69 f., 274
- – Handskelettbefund 69
Ovarialdysgenesie 867

P
Pachydermoperiostose 149 f.
- Differentialdiagnose 150
- Röntgenbefunde 149 f.
Pachyperiostiodermia s. Pachydermoperiostose
Paget-Becken s. Ostitis-deformans-Becken
Paget-Karzinom 1004, 1017 ff.
- Differentialdiagnostik 1017
- Häufigkeit 1017
- Kontaktzytologie 1017
- Mamillenveränderungsphasen 1017
- – Mammogramm 1018
- Röntgenologie 1019
Paget-Krankheit s. Ostitis deformans
- juvenile s. Osteoektasie mit Hyperphosphatasie

Paget-v.-Schroetter-Syndrom s. Vena-axillaris-Thrombose
Paget-Zellen 1017
Panarteriitis nodosa s. Periarteriitis nodosa
Pancoast-Tumor s. Lungenspitzentumor
Panhypopituitarismus, früh einsetzender 355
Pankreasfibrose 519
Pankreasinsuffizienz, exokrine 75 ff.
Pankreaskarzinom, Chylaszites 911
- Metastasierungstypus 704
Pankreatitis, chronische, Chylaszites 911, 914
Panner-Krankheit s. Osteonecrosis capituli humeri
Pannikulitis, nichteitrige, der Brust 996
Panzytopenie 195
Papillom 991
- sklerotisches 991
Papillon-Léage-Psaume-Syndrom s. Oro-fazio-digitales Syndrom
Paraffinom 998
Paragangliom, nichtchromaffines s. Chemodektom
Paramyloidablagerung 605
Paranasalsinus s. Nasennebenhöhlen
Paraneoplastisches Syndrom bei Lungenkarzinom 740
Paraplegie, exostosenbedingte 107
Paraproteinämie 519
Paraproteine 605
Parasitose, Lymphödem s. Lymphödem, parasitäres
- Weichteilverkalkung 949 f.
Parenti-Houston-Harris-Achondrogenese 19
Pariser Nomenklatur, Knochenkrankheiten, konstitutionelle 3
Parkes-Weber-Syndrom s. Weber-Syndrom
Patau-Syndrom s. Trisomie 13
Patella alta congenita 410
- bipartita 458
- cubitae 435
- Gelenkfläche 410
- geschwänzte 453
- nichtossifizierte 174
- profunda congenita 410
Patellaaplasie 173
Patelladysplasie, Radiusköpfchenluxation 380
Patelladystopie 410 f.
Patellahypoplasie 173
Patellalateralluxation 173
Patellaluxation 410 f.
- Einflußfaktoren 411
- habituelle 406, 411

Patellaluxation
– bei präaxialer Polydaktylie und dreigliedrigem Daumen 309
Patellametastase 740
– osteolytische, bei Lungenadenokarzinom 740
– Streuquellen 740
Patellamißbildung 173
Patellanekrose, bilaterale 456
Patellaossifikationsstörung 453
Patellarsynchondrose s. Sinding-Larson-Johansson-Syndrom
Patellatypen nach Wiberg 410
Peau d'orange 209
Pectus carinatum 97
– – Marfan-Syndrom 185
– – Morquio-Krankheit 361
– excavatum 64, 197, 320
– – Marfan-Syndrom 185
Pedunculated postminimus s. Hexadaktylie, ulnare
Pektoralis-Hand-Syndrom 287 f.
– Acheirie 334
– mit Aplasie des 5. Strahls 328
– Ätiologie 288
– atypische Spalthand 330
– Häufigkeit 288
– Symphalangie 345
– Symptome 287
– Syndaktylie 284
Peñas metaphysäre Dysplasie 101
Pergament-Schädel 8
Periarteriitis nodosa 771, 939
– – Baucharterienbeteiligung 785
– – periphere 816
Periarthritis humero-scapularis 947
Perikardschwiele, konstriktive, Lymphödem 888 f.
– – Lymphströmungsdynamik 889
Perikardverdickung 188
Perikardverkalkung 188
Perikardverklebung 188
Periost, Beteiligung bei Knochenläsion 611
Periostdehnungsschmerz 548
– Plasmozytom 605
Periostose, karzinomatöse 714
– multilamelläre 536 f., 574
– unilamelläre, bei Osteomyelitis 536
Periostverdickung 162
Periostwucherung, desmoidähnliche 623
Periphlebitis 839
Peritonealmetastasen, Chylaszites 911
Peritonitis, Abdomenübersichtsaufnahme 943
Perodaktylie 334
– II – V s. Brachydaktylie B

Peromelie 261, 334
– in Höhe des Ellenbogens 325
– als Teil von Syndromen 334
Perthes-Krankheit s. Femurkopfnekrose, aseptische
Pes s. auch Fuß
– adductus congenitus 418 f.
– calcaneus 420
– – excavatus 419
– – paralyticus 421
– cavus, primäres Lymphödem 867
– equino-varo-adductus 416
– equinovarus congenitus 416 ff.
– – – genuiner 416
– – – teratogenetischer 416
– – – Röntgenaufnahmetechnik 416 ff.
– – – Weichteilanomalien 416
– equinus 416, 420
– – neurogene ulzerierende Akropathie 182
– – paralyticus 421
– – excavatus 419 f.
– – plano-valgus congenitus 419
– – – Talus-Kalkaneus-Winkel 419
– planus 419 f.
– postice pronatus et antice supinatus 419, 422
– transversus 423
– valgo-planus 420, 422
– valgus 420
Petechien beim Neugeborenen 322
Pfannen-Perthes 445
Pfaundler-Hurler-Krankheit s. Hurler-Krankheit
Pfeifer-Weber-Christian-Krankheit s. Pannikulitis, nichteitrige
Pfeiffer-Syndrom 285
– Ätiologie 286
– Syndaktylie 284
Pferdefuß s. Pes equinus
Pflasterzellkarzinom, verhornendes, osteolytische Femurmetastase 724
Phagozyten in der Gelenkflüssigkeit 691
– hämosiderinhaltige 696
Phakomatose 119
– fünfte s. Basalzellnävus-Syndrom
Phalangen der Hände, Zapfenepiphysen 98 ff.
Phalangendysplasie 271
Phalanx, zweiteilige 264
Phänokopie 373
Phantom Bone s. Hämangiomatose
Phänotyp, Skeletterkrankung, genetische 1
Phenylalaninstoffwechselstörung 257

Philtrum, flaches 192
– langes 193
Phlebangiom 831
Phlebödem, chronisches 886
Phlebographie 821 ff.
Phlebolithen 114, 946
Phlebosklerose 834 ff.
– primäre essentielle 835
Phokomelie 19
– mesomeler Minderwuchs 55
– Trisomie 18: 196
Phosphatase, alkalische, erhöhte 167 f., 612
– – endostale Hyperostose 170
– – bei Ewing-Sarkom 612
– – bei Knochenmetastasen 723
– stark verminderte, bei Neugeborenen 21
– saure, bei Knochenmetastasen 723
Phosphatdiabetes 124
Phrygische Mütze 85
Pilzschädel 132
Pinguecula 251
Plasmazellmastitis, abakterielle chronische 1001 ff.
– – – Differentialdiagnose 1003
– – – Galaktogramm 1003
Plasmozytom 519, 603 ff.
– Abstammung 603
– Achsenskelettmetastasen 604
– Altersprädilektion 604
– Angiogramm 609
– Frühstadien 604
– generalisiertes 604
– Geschlechtsprädilektion 604
– Gliedmaßenskelettmetastasen 604
– Häufigkeit 604
– Klinik 605
– Knochendestruktionstypen 605
– Knochenumbau 498
– Lokalisation 604
– Metastasierung 604, 748
– multiples, mit osteoartikulärer Amyloidose 472 f.
– – Skelettveränderungen 473
– polyostisches 604
– – Handskelett 603
– – Skelettverteilung 605
– Prognose 606
– prozentuale Skelettverteilung 604
– röntgenologische Symptomatik 605 f.
– solitäres 604
– – lokale Therapie 604, 606
– Therapie 606
Plasmozytomnephrose 605
Plasmozytomwachstum, Einfluß von Immunvorgängen 604
Plattenepithelkarzinom der Mamma 1020
Plattfuß s. Pes planus

Plattknochenauftreibung, polyzystische 710
Plattknochenmetastase 710
– polyzystische 743
Plattwirbel s. Platyspondylie
Plattwirbelerkrankung 440 ff.
– Ätiologie 440
– Differentialdiagnose 440 f.
– Erkrankungsalter 440
– Prädilektionsstellen 440
Platyspondylie 9, 21, 23, 93
– Dyggve-Melchior-Clausen-Syndrom 95
– Dysosteosklerose 155
– Dysplasie, diastrophische 42 f.
– – spondylometaphysäre 83 f.
– extreme 130
– Kniestsche Dysplasie 52
– Morquio-Krankheit 215, 218
– Osteogenesis imperfecta 130
– nach Wirbelkörperspontanfraktur 716
Pleuritis, tuberkulöse 1000
Plexus spinalis anterior, Tumormetastasierung 705 f.
Pneumozystographie der Mamma s. Mammapneumozystographie
Poikilodermie bei Radiusaplasie 322
Poland-Syndrom s. Pektoralis-Hand-Syndrom
Poliomyelitis, Pes calcaneus 420 f.
Polstar 197
Polyarthritis rheumatica, osteoartikuläre Amyloidose 473 f.
Polyarthrose, symmetrische, große Gelenke 257
Polydaktylie 261, 282 f., 297 ff.
– Differentialdiagnosen 10 f.
– Dysplasie, chondro-ektodermale 15 f.
– Häufigkeit 297
– Meckel-Syndrom 19
– postaxiale 297 f.
– – als Teil von Syndromen 311 ff.
– präaxiale 299 ff.
– – als Teil von Syndromen 313
– – Typ Nylander 304
– Short-rib-polydactyly-Syndrom 8, 11
– mit Syndaktylie und dreigliedrigem Daumen 306
– mit Tibiaaplasie 309 f.
Polydipsie 481
Polyglobulie bei Hypernephrom 718
Polykaryozyten, retikulohistiozytäre 500
Polymastie 974
Polymorphzellsarkom 1027
Polyposis, kolorektale 151
Polysyndaktylie 313 f.

– mit großem Schädel s. Geig-Temtamy-Syndrom
– Mohr-Claussen-Syndrom 313 f.
– Typ I 304 f.
– – Genetik 305
Polythelie 974
Polyzythämie, Knochenveränderungen 515 ff.
Popkorn-Verkalkungen 132
Portiokarzinom, Lymphphlebödem 880
Postmastektomieödem 891
– maligne Entartung 923
Postthrombotisches Syndrom, Lymphphlebödem 883 ff.
– – pathologisch-anatomische Stadien 883
Potenzstörung 806
Potters thumbs s. Brachydaktylie D
Präepiphyseolyse 452
Präkoxarthrose, Epiphyseolysis capitis femoris lenta 396
– Subluxatio coxae 398
Prednison bei diaphysärer Dysplasie 163
Processus odontoideus, fehlender 83
– styloideus ulnae, fehlender 262
– supracondylicus humeri 378
Profundaplastik, Angiogramm 804
Progenie 241
– relative 285
Progerie 186, 356 f.
– Röntgenbefunde 356 f.
Prognathie 219
Promontorium, eingesunkenes 383
Prostatakarzinom, Beckenmetastasen 731
– Knochenmarkmetastasen 703
– – Lebenserwartung 723
– Knochenmetastase 746 f.
– Lungenmetastasen 706
– Metastasierung, Cava-Typus 704
– – spinaler Typus 706
– osteolytische Kalkaneusmetastase 739
– Schädelkalottenmetastase 732
– Skelettkarzinose 706
– Skelettmetastasen, Häufigkeit 707
– Wirbelsäulenkarzinose 729
Proteinurie 470
– Osteo-Onycho-Dysostose 173
Protrusio acetabuli 132, 383 ff.
– – Ätiologie 384
– – bilaterale 385
– – primäre 384
– – sekundäre 385 f.
Pseudarthrose, angeborene 414 f.
Pseudo-Madelung 381

Pseudo-Schlatter 458
Pseudoachondroplasie 38, 89 ff.
– Differentialdiagnose 92
– Röntgenbefunde 90 ff.
– Typ III, Brachydaktylie 271
Pseudoameloblastom s. Röhrenknochenadamantinom
Pseudoarthrosis 122
Pseudoembolie 791
Pseudoepiphysen 52
Pseudohermaphroditismus femininus, Alkohol-Embryopathie 192
– masculinus, Silver-Russell-Syndrom 187
Pseudohypoparathyreoidismus 269, 364
– Brachydaktylie E 275
– Zapfenepiphysen der Handphalangen 101
Pseudoleprechaunismus 196
Pseudopseudohypoparathyreoidismus 269, 364
– Brachydaktylie E 275
– Zapfenepiphysen der Handphalangen 101
Pseudopubertas praecox 368
– – Ursachen 368
Pseudothalidomidsyndrom 323
– Metakarpalsynostose 345
Pseudotumor, zystischer 521
Pseudozyste 878
– retroperitoneale 911, 913
– vielkammerige, gelenknahe 643
Psoriasis bei Hemidysplasie 338
Pterygium colli 365, 867
Ptosis 191 f., 273
– Smith-Lemli-Opitz-Syndrom 292
Pubertas praecox 352, 367 f.
– – idiopathische 368
– – Knochenkernerfassung 368
– – wahre 367
– tarda 352, 370 f.
Pubertätseunuchoidismus, Epiphyseolysis capitis femoris 396
Pubertätsgynäkomastie 1031
Pulmonalstenose, periphere 276
Pulsbefund, seitendifferenter 764
Purpura macroglobulinaemica 519
Pyknodysostose 67, 139 ff.
– Ätiologie 276
– Brachydaktylie 272
– Brachydaktylie E 275
– Differentialdiagnose 140
– Erbgang 139
– Handskelettbefunde 139 f.
– Häufigkeit 139
– Röntgenbefunde 139 ff.
– Schädelbefunde 139 f.
– Skelettbefunde 140
– Symptome 139, 276
– Telebrachyphalangie 276
– Wirbelsäulenbefunde 140 f.

Pyle-Syndrom s. Dysplasie, metaphysäre
Pyridoxin 255

Q
Quadrizepsverkürzung 409
Querschnittssyndrom, Lymphogranulomatose 525

R
Rachitis, Coxa vara 398
– Genu valgum 408
– tumorbedingte 124
– Vitamin-D-resistente 398
Rachitisbecken, ausgeheiltes 383
Radius curvus 382
Radiusaplasie 319 ff., 381
– doppelseitige 322
– mit Lungenagenesie 325
– partielle 374
– – leichte 374
– – schwere 374
– mit Poikilodermie 322
– subtotale 374
– totale 374
– Ulnaverdoppelung 306
Radiusaplasie-Thrombozytopenie-Syndrom 322
Radiusdefekt mit Anenzephalie und Spina bifida 325
– mit Wirbelsäulenanomalien 324
Radiusendendysplasie, distale 220, 226, 262
Radiusfehlstellung 327
Radiushypoplasie 320, 374
Radiusköpfchendislokation 194
Radiusköpfchenluxation, angeborene 380
– – mit Deformität 380
– Osteo-Onycho-Dysostose 173
Radiusköpfchensubluxation, angeborene 380
– Nievergelt-Syndrom 58
Radiusluxation 343
Radiusosteosarkom 588
Radiusplasmozytom 606
Radiusreduktionstendenz 374
Radiusverkürzungsosteotomie bei Lunatummalazie 437
Radiuszyste, solitäre 646
Rahmenwirbel 135
Rankenneurom 122
Raynaud-Phänomen 816
Raynaud-Syndrom, Kalzinose 952
– primäres 816
– sekundäres 816 f.
Raynaudscher Formenkreis 816 f.
Rechtsherzinsuffizienz, Lymphphlebödem 887 ff.
Recklinghausen-Krankheit s. Neurofibromatose
Reclus-Krankheit s. Mastopathie

REEDS-Syndrom s. Spalthand-Spaltfuß mit Lippen-Kiefer-Gaumen-Spalte und ektodermaler Dysplasie
Reflux, chylöser 845, 874, 905
– – bei retroperitonealer Lymphgefäßdysplasie 894 f.
– – zentrale Lymphangiopathie 892
Reizlenkozytose bei Knochenmetastasen 718
Rektumkarzinom, Knochenmetastase 745
Rektusdiastase 187
Retikulohistiozytäres System, Hyperplasie 490
Retikulosarkom 1027
Retikulosarkomatose 517
Retikulose Letterer-Siwe 482
– lymphoid-plasmazelluläre 519
Retikulumzellsarkom 617 ff.
– Abstammung 617 f.
– Altersprädilektion 618
– Geschlechtsverteilung 618
– Häufigkeit 618
– 5-Jahres-Überlebensrate 620
– Klinik 618
– Lokalisation 618
– Prognose 620
– Röntgenbild 542
– röntgenologische Symptomatik 620, 946
– Skelettverteilung 618
– Therapie 620
Retinadegeneration 89
Retinitis pigmentosa 274
– – Akrodysplasie 101 f.
– – Bardet-Biedl-Syndrom 311
Retrogenie 189, 191, 292
– Alkohol-Embryopathie 192
Retroversio tibiae 413
Rezidivtumor, Lymphödem 882
– – Ausmaß, Einflußfaktoren 883
– – zentrale Lymphangiopathie 901
Rezidivvarikose 828
Rhabdomyosarkom 1027
Rhinolalie 665
Rhizomelie, symmetrische 27
Rhizomonomelorheostose s. Melorheostose
Ribbingsche Krankheit s. Dysplasien, epiphysäre, multiple
Riesenangiom 834
Riesenfibroadenom s. Cystosarcoma phyllodes
Riesenwuchs 166, 313, 366 f.
– Definition 352
– Epiphyseolysis capitis femoris 396
– hypophysärer 366
– – Röntgenbefund 367

– mit multiplen arteriovenösen Fisteln 833
– mit Naevus flammeus und Varizen 833
– Ursachen 366
Riesenzellarteriitis s. Arteriitis temporalis
Riesenzellen 481, 484
– Amyloidose 476
– Chondroblastom 545
– Osteomyelosklerose 500
Riesenzellgranulom 118
– reparatives zentrales 640
Riesenzelltumor 638 ff.
– Altersprädilektion 540 f.
– Altersverteilung 639
– Angiogramm 640 f.
– Definition 638
– Differentialdiagnose 644
– – zum Fibrosarkom 627
– Dignitätsgradunterscheidung 644
– Exkochleation, Rezidivhäufigkeit 644
– Geschlechtsprädilektion 640
– Lokalisation 640, 642
– Prädilektionsort 529, 543
– primär bösartiger 638
– – gutartiger 638
– Prognose 644
– Rezidivneigung 638
– Rezidivquote 644
– Röntgenbild 532, 543, 640 ff., 643
– Schmerzlokalisation 642
– sekundär bösartiger 638
– Skelettverteilung 639
– Strahlentherapie 644
– Symptomatologie 642
– Therapie 644
– Vorkommen 639
– Wachstumsgeschwindigkeit 535
– Wachstumsrichtung 627
– Xanthom-artiger s. Fibrom, nicht-ossifizierendes
Ring-Chromosom 3, Syndaktylie 293
Ring-Chromosom 13, Metakarpalsynostose 345
Ring-Chromosom 22, Syndaktylie 293
Ringfinger, längster Finger 266 f.
Ringfinger-Kleinfinger-Syndaktylie 282
Riolansche Anastomose 775, 807
Rip-gab-Defekt s. Zerebro-kostomandibuläres Syndrom
Rippen, Ewing-Sarkom, Computertomogramm 615
– – Röntgenbild 612, 615
– fehlende 25 f.
– horizontal verlaufende 200 f.
– – – Sanfilippo-Krankheit 213
– überzählige 314

– verbreitete, horizontal verlaufende 200 f.
Rippenabschnitte, dorsale, angeschwollene 511
Rippenanomalie, Radiusdefekt 324
Rippenaplasie 376
Rippenchondrosarkom 564, 568
Rippenenden, vordere, Auftreibung 80
– – Becherung 80
Rippenentwicklung, mangelhafte 6
Rippenexostosen, multiple 109 f.
Rippenfrakturen, Achondrogenese I 19
Rippenfusion 25 f., 124
Rippengranulom, eosinophiles 488
Rippenhämangiom 652
Rippenkaries 1000
Rippenkarzinose, Röntgenbild 728
– Spontanfraktur 715, 728
Rippenknorpelverkalkung 276
Rippenmetastase 728, 946
– periostale, osteoplastische 746
Rippenmißbildung 25
Rippenmodellierungsstörung 151
Rippenspongiolyse, mottenfraßähnliche 728
Rippenspontanfraktur 488
– karzinomatöse 715, 728
Rippensynostose 172, 376
Rippenunterbrüche 26
Rippenusur 123
Rippenverdrehung 120
Risikomastopathie 983 ff.
– diagnostische Konsequenzen 987
– Klinik 984
– Mammogramm 984 ff.
– Röntgenologie 984
– Sekretzytologie 984
– therapeutische Konsequenzen 987
– Überwachung, Mindestanforderungen 987
Roberts-Syndrom 324
Robinow-Syndrom 60 f., 314
– Differentialdiagnose 61
– mesomele Extremitätenabschnitte 54
– Röntgenbefunde 60 f.
Röhrenknochen, Entwicklungsstörungen, Pariser Nomenklatur 3
– extrem grazile 132
– fleckig-wolkige Kalkeinlagerungen 97
– grazile, 3-M-Syndrom 187
– – Marfan-Syndrom 184
– Kortikalisimpressionen 123
– kurze, extrem verkürzte 62 f.
– lange, Doppelkonturen 235 f.

– – Gauchersche Krankheit 253
– – gebogene, obere Extremität 211 f.
– – hantelförmige 51 f.
– – Harnblasenkarzinommetastase, periostale 744
– – Hunter-Krankheit 211 f.
– – Hurler-Krankheit 202 f.
– – Hypernephrommetastasen 736
– – Kortikalisarrosion 743
– – massiv verkürzte 97
– – – – Enchondromatose 112
– – Mesomelie 56
– – Metastasen 734 ff.
– – – Kortikalisarrosion 734
– – – Streuquellen 736
– – Modellierungsstörungen 151
– – Osteosklerose mit Schichtung 159
– – plumpe, Mukolipidose II 238
– – – obere Extremität 219, 223, 226
– – Wachstum, gesteigertes 184
– mäßig verkürzte 70 f.
– quadratförmige 19
– Wachstumsstörungen, Pariser Nomenklatur 3
Röhrenknochenadamantinom 647 ff.
– Angiogramm 648
– Definition 647
– Differentialdiagnose 648 f.
– Histogenese-Theorien 647
– Metastasierung 649
– Prognose 648
– Röntgenbild 648 f.
– Schmerzcharakter 647
– Skelettverteilung 647
– Symptomatologie 647 f.
Röhrenknochenauftreibung, diametaphysäre 167
Röhrenknochenenchondrom 113
Röhrenknochengranulom, eosinophiles 486, 488
– – Spontanfraktur 488
Röhrenknochenhämangiom 651 f.
Röhrenknochenkortikalis, lamellenartige Aufsplitterung 167
Röhrenknochenmetastase, periostale 709
Röhrenknochenosteolyseherd, scharf begrenzter, mit Sklerosesaum 651
Röhrenknochenosteoporose bei Knochenmarkhyperplasie 505
Röhrenknochenverbiegung, parastremmatische Dysplasie 97
Röhrenknochenverlängerung, relative 162
Röhrenknochenverkürzung, Osteogenesis imperfecta congenita 132

Röhrenknochenverplumpung 150
Röhrenknochenwachstum, einseitig beschleunigtes 691
Rolland-Langer-Dinno-Syndrom 53
Röntgenuntersuchung, Weichstrahltechnik 969
Rötelnembryopathie 186
Rückenmarkdegeneration 183
Rückenmarkkompression, Chordom 666
– Morquio-Krankheit 218
– Osteophyten bei periostaler Wirbelkarzinose 710
Rückenschmerzen, eosinophiles Wirbelgranulom 485
Rückfuß, Pronationsstellung 422
– Supinationsstellung 416, 419
– Valgusstellung 419
Rumpf-Extremitäten-Mißverhältnis 21
– Achondroplasie 33 f.
Rumpfminderwuchs 93
Rumpfriese-Wirbelsäulenzwerg-Gestaltwandel 359
Rumpfverkürzung 25
Rumpfzwergwuchs 47, 132
– Dyggve-Melchior-Clausen-Syndrom 95
Rundzellsarkom 1027
– Prädilektionsort 529
Russell-Zwergwuchs s. Silver-Russell-Syndrom

S
S-Hb 511
Sagittalnaht, klaffende, beim Erwachsenen 139 f.
Sagittalnahtschluß, vorzeitiger 199
Sakrallordose 36
Sakrum s. Kreuzbein
Saldino-Mainzer-Syndrome s. Konorenale Syndrome
Saldino-Noonan-Syndrom s. Short-rib-polydactyly-Syndrom I
Salmonella-Osteomyelitis bei Sichelzellenanämie 509
Sandwich-Wirbelkörper 135, 137 f.
Sanfilippo-Krankheit 212 ff.
– Beckenbefund 214 f.
– Enzymdefekt 199
– Röntgenbefunde 212 ff.
– Schädelbefund 212, 215
– Symptome 212, 214
– Wirbelsäulenbefund 213, 215
Sarcoma idiopathicum haemorrhagicum multiplex 945
Sarkom, angioplastisches 845
– chondroblastisches s. Chondrosarkom
– Knochenmetastase 747
– – Häufigkeit 702

Sarkom
- lipoblastisches s. Liposarkom
- der Mamma s. Mammasarkom
- osteogenes s. Osteosarkom
- strahleninduziertes 644
- teleangiektatisches s. Hämangioendotheliom

Sarkomverkalkung 950 f.
Saskatoon-Achondrogenese 19
Sattelnase, Chondrodysplasia punctata, dominante 29
- Chondrodystrophie 359
Säuglingskoxitis, Coxa vara 398
Säulenbein 891 f.
- Röntgenbefund 892
SC-Syndrom s. Pseudothalidomidsyndrom
Scapulae s. auch Schulterblatt
- alatae 187
Schachtelhalm-Phalangen 166
Schädel, Achondroplasie 38
- Hunter-Krankheit 208
- Hurler-Krankheit 199 ff.
- Maroteaux-Lamy-Krankheit 219, 221
- Pfeiffer-Syndrom 286
- phalangeale Akroosteolyse 180
- Pyknodysostose 139
- Robinow-Syndrom 61
- Sanfilippo-Krankheit 212, 215
- Scheie-Krankheit 205
- Skelettdystrophie, diastrophische 41
- Wehrmachtshelm-Konfiguration 158
- weicher 131
- Zwergwuchs, infantilistischer 355
Schädelasymmetrie 287
Schädelbasis, steilgestellte 285
- - Chondrodystrophie 358
- verdickte 76, 200
Schädelbasis-Kalotten-Mißverhältnis 34, 38
Schädelbasismetastase 732
Schädelbasissklerose 76, 163 f.
Schädelbasiswinkel, Achondroplasie 38
- verkleinerter 38 f.
Schädeldachwucherungen, leukämische s. Chlorome
Schädelfraktur, spontane Luftenzephalographie 935 f.
Schädelinnendruck, erhöhter, Sklerostose 289
Schädelkalotten-Schädelbasis-Mißverhältnis 34, 38
Schädelkalottendefekt, münzgroßer 484 f., 488
Schädelkalottendefekte, landkartenartige 491
- mottenfraßähnliche 518
Schädelkalottenhämangiom 651
Schädelkalottenhyperostose 154

Schädelkalottenmetastase 732 f.
- osteolytische, Differentialdiagnose 732
- - bei Mammakarzinom 742
- Streuquellen 732
Schädelkalottenmetastasen, osteolytische, multiple 733
- bei Ostitis deformans 733
Schädelkalottenosteolyse mit Sklerosesaum 651
Schädelkalottenosteolysen, fleckige 732 f.
- mit Osteosklerose 732
Schädelkalottenplasmozytom 607
Schädelkalottenretikulumzellsarkom 619
Schädelkalottenspikula, periostale 732
Schädelkalottenverdickung 168
- Hyperostose, endostale 169 f.
- nach innen 166
- Sanfilippo-Krankheit 212
- Scheie-Krankheit 205
Schädelknochenpneumatisation, verminderte 212, 219, 221
Schädelnähte, offenbleibende 139 f., 197
Schädelnahtverschluß, verzögerter, Progerie 356
- vorzeitiger 199
Schädelossifikation, mangelhafte, kongenitale 132
Schädelosteosklerose mit Osteopathia striata 145
- unregelmäßige 151
Schädelschaltknochen, Mongolismus 358
Schädelsuren 518
Schädelveränderungen, Neurofibromatose 120 ff.
Schaftchondrosarkom 565
Schaftverbreiterung, spindelförmige, chronische Osteomyelitis 590
- - Osteosarkom 589
Schaltknochen 65
Schambein-Adduktoren-Syndrom 444
Schambeinossifikation, fehlende 67
Schaufelrippen 172
Schaukelfuß 419
Schaumzellen 254, 481
Scheie-Krankheit 205 ff.
- Beckenbefund 206 f.
- Enzymdefekt 199
- Handskelettbefund 207
- Röntgenbefunde 205 ff.
- Schädelbefund 205
- Symptome 205
- Wirbelsäulenbefund 206 f.
Scheitelbeinamyloidtumor 474 f.
Scheitelbeingranulom, eosinophiles 484

Schenkelhals s. auch Femurhals
Schenkelhals-Perthes 446
Schenkelhalsexostose, kartilaginäre, Coxa valga 390
Schenkelhalsneigungswinkel 386 ff.
Schenkelhalssteilstellung 388
Schenkelhalswinkel s. Schenkelhalsneigungswinkel
Scheuermann-Krankheit 430, 442
- Differentialdiagnose zur Osteogenesis imperfecta 133
- - zur Spondylosis ochronotica 258
- lumbale 443
Schilddrüsenadenokarzinom, osteolytische Beckenzerstörung 731
Schilddrüsenhämangioendotheliom, polyzystische Femurmetastase 713
Schilddrüsenkarzinom, anaplastisches 742
- Calcitonin-produzierendes, Hypokalzämie 722
- hochdifferenziertes follikuläres 742
- karzinomatöse Osteolyse 713
- Knochenmetastasen 742 f.
- - Häufigkeit 742
- periostale Femurschaftmetastase 710
- Schädelkalottenmetastase 732
Schilddrüsenpapillom, malignes 742
Schilddrüsenunterfunktion 363
Schimmelbusch-Krankheit s. Mastopathie
Schleimbildung, intratumorale 1012
Schleudertrauma, Karotisangiogramm 760
Schlüsselbein s. Klavikula
Schmerz, akraler 816
- lokaler, langzeitiger 621
- Osteoidosteom 599
- peitschenhiebartiger, peripherer 787
- radikulärer, aneurysmatische Wirbelzyste 660
- - Osteoidosteom 599
- retrosternaler 767
- - Aortenaneurysma 765
- rheumatoider, bei Kindern 516
- tumorbedingter 544
Schmetterlingswirbel 25
Schmidtsche metaphysäre Chondrodysplasie 75 f.
- - - Differentialdiagnose 76
Röntgenbefund 76, 79
Schrotkornbrust 975, 980
Schulter-Arm-Lymphangiosarkom 845, 945, 1027
Schulterbeweglichkeit, abnorme 64

Schulterblatt s. auch Scapulae
- Ewing-Sarkom 612
- hypoplastisches 9, 24 f.
- plumpes 200
Schulterblatthochstand, angeborener 375 f.
- - Bewegungseinschränkungen 376
- - Stammskelettdeformierungen 376
- - Ursache 376
Schulterblattmetastase 710, 730
- osteolytische, großzystische 730
- polyzystische, osteolytische 712, 743
Schulterblattmetastasen, beidseitige, bei Hypernephrom 709
Schulterhochstand, erworbener 376
Schultergelenkamyloidtumor 474, 476
Schwangerschaftstoxikose, Humeruskopfnekrose 433
Schwann-Zellen, metachromatische Substanzen 248
Schwartz-Jampel-Syndrom s. Chondrodysplasie, myotone
Schwarz-Lélek-Syndrom, Röntgenbefunde 155
Schwarz-Rivellini-Symphalangie 343
Schweißdrüsenzyste der Mamma 994
Schweißelektrolyte, erhöhte 244
Schwellung, parossale 611
Schwere-Ketten-Krankheit 520
Schwerhörigkeit 320
- Dyggve-Melchior-Clausen-Syndrom 96
- Dysplasie, kraniometaphysäre dominante 154, 157
- Mannosidose 245
- Osteopathia striata mit Schädelosteosklerose 145
- Osteopetrose 135
- otosklerotische 132, 166, 289
Schwesterchromatidaustauschrate, erhöhte 190
Schwielen, perivenöse, Armstau 821 f.
Schwimmhaut 280
Scrotum bifidum 292
Seckel-Syndrom 188 f.
- Erbgang 190
Sehnenreflexe, gesteigerte 197
Sehstörung, passagere 761
Sekretan-Syndrom 877
Sella turcica, ballonierte 367
- - Hurler-Krankheit 200
- - J-förmige s. Tuberculum sellae, abgeflachtes
Sellaexkavation, Neurofibromatose 121 f.
Sensenbrenner-Syndrom 274

Sensibilitätsausfall, zirkulärstrumpfartiger 179, 182
Serumkalziumspiegel, Knochenmetastasen 718 f.
Serumkrankheitsangiitis 815
Serumphosphatase s. Phosphatase
Short-rib-polydactyly-Syndrom 10 f.
- I 8, 10 f., 312
- II 8, 11, 13
- III 8, 11 f.
- Differentialdiagnose 8, 11
Shunt, arteriovenöser s. Kurzschlußverbindung, arteriovenöse
Sialidose s. Mukolipidose I
Siamesische Zwillinge 310
Sichelzellenanämie, Femurkopfnekrose 508
- homozygote 505, 507
- Humeruskopfnekrose 433
- Knocheninfarkte 506 ff.
- Osteomyelitis 509
- Skelettveränderungen 505 ff.
- Wirbelkörperverformung 508
Sichelzellvarianten 511
Silicon-Inlay 1035 f.
Silikonom 998
Silver-Russell-Syndrom 186 f.
- Brachydaktylie A_3 273
- Röntgenbefunde 187
- Symptome 187
Silver-Syndrom s. Silver-Russell-Syndrom
Sinus frontalis, fehlender 158, 200
- lactiferi s. Milchgänge
Sinus-frontalis-Osteom 573
Sinusphänomen 801
Skaphozephalie 199, 314
- Maroteaux-Lamy-Krankheit 221
Skapula s. Schulterblatt
Skelettdeformität 373 ff.
- angeborene 373
- metastasenbedingte 716
Skelettdysplasie, Diagnosestellung 2
- diastrophische 41 ff.
- - Babygramm 42
- - Differentialdiagnose 9, 43
- - Extremitätenbefund 41 ff.
- - Handröntgenbild 41 f.
- - Knochenalter 42
- - Röntgenbefunde 41 ff.
- - Schädelbefund 41
- - Symptome 41
- - Wirbelsäulenbefund 41
- Forschungsstand 1 f.
- genetische Beratung 6
- Klassifizierung 2
- Kniest-ähnliche 52 f.
- letale 6
- - Beckentyp 6 f.
- - Diagnose, pränatale 6

- - Differentialdiagnose zur Dystose 6, 10
- - - radiologische 6 ff.
- - Flow-chart 6, 10
- - perinatale Mortalität 11
- longitudinales Verhalten 2
- metatropische 6, 44, 359
- - Babygramm 45
- - Differentialdiagnose 44 f.
- Röntgenbefund 1 f.
Skelettentwicklungsretardierung, allgemeine 362
Skeletterbkrankheit, Beckendeformität 383
Skeletterkrankung, Enzymdefekt 1
- Phänotyp 1
- genetisch bedingte 1 ff.
- - - mit bekannter Pathogenese 5
- - - Erbmodus 1
- - - Pariser Nomenklatur 3
Skelettkarzinose s. Knochenkarzinose
Skelettmastozytose 493 ff.
Skelettmetastase s. Knochenmetastase
Skelettmißbildung, kongenitale, bei Neurofibromatose 124
Skelettreifestörung 351 ff.
Skelettreifung 352, 394
- nicht zeitgerecht einsetzende 352
- verzögerte 66, 366
- - Pubertas tarda 370
Skelettsystemkrankheit, Beckendeformität 383
Skeletttraumata, multiple, beim Kind 133
Skelettveränderungen bei Neurofibromatose 119 ff.
- - Differentialdiagnose 125
Skelettverkalkungen, spritzerähnliche 27
Skelettwachstumsstimulation, exzessive 366
- - mit Reifungshemmung 366
Skelettwachstumsstörung 351 ff.
- Endokrinopathie 366
- primär chondrale 358
- Stoffwechselstörung 366
Skip-Lesions 531
Skleren, blaue 130, 132
- Pyknodysostose 139
- Pigmentablagerung, Ochronose 259
Sklerodermia universalis, arterielle Durchblutungsstörung 815 f.
Sklerodermie, Kalzinose 951
Sklerose, diaphysäre, multiple, hereditäre 163
- kortikale, tubuläre mit Osteopathia striata 144

Sklerosteose 166 f.
- Röntgenbefunde 166
- Syndaktylie 288 f.
Skoliose, anguläre 119
- kongenitale 124
- Neurofibromatose 119 f.
- Silver-Russell-Syndrom 187
- thorakolumbale 23, 239
- zunehmende 97
Skrofuloderm, lymphonodales 939
Slant-Sign 88
Sly-Quinton-Krankheit, Enzymdefekt 199
Small-meal-Syndrom 775
Smith-Lemby-Opitz-Syndrom 186, 292
- Syndaktylie 284
Smith-McCort-Zwergwuchs 96
Soleus blow out 828, 830
Somatotropin 394
Somatotropinmangel, Minderwuchs s. Kleinwuchs, hypophysärer
Spahrsche metaphysäre Chondrodysplasie 76
Spaltfuß 284, 328 ff.
- atypischer 328
- typischer 328 f.
Spaltfüße, familiäre, mit Ulnaaplasie und Monodaktylie 334
Spalthand 284, 328 ff.
- atypische 328 ff.
- mit Tibiadefekt 333 f.
- typische 328 f.
Spalthand-Spaltfuß 328 f.
- mit Lippen-Kiefer-Gaumen-Spalte 333 f.
- - und ektodermaler Dysplasie 334
- Peromelie 334
- - regelmäßig dominante Fälle 332 f.
- typische Fälle, Genetik 332 f.
- unregelmäßig dominante 332
Spaltnierenbecken 195
Spastizität 233
Spät-Hurler-Krankheit s. Scheie-Krankheit
Speicherkrankheit, lysosomale 83
Speicherzellen im Knochenmark 231
Sphingolipidspeicherung 231
Sphingomyelinspeicherkrankheit s. Niemann-Picksche Krankheit
Sphynxgesicht 365
Spiegelfuß 307
- beidseitiger 307 f.
Spiegelhand 306
- beidseitige 307 f.
Spikula 536 f., 736
- feine 539
- grobe 539
- periostale Karzinose 709
- Rippenchondrosarkom 568

Spina bifida, Hüftgelenkluxation 404
- - occulta 124, 172
- - mit Radiusdefekt und Anenzephalie 325
Spinae-iliacae-Osteonekrose, aseptische 445
Spinalgangliendegeneration 183
Spinalkanaleinengung 34
- lumbale 35
Spindelzellen 484
- fibroblastische 629
- histiozytäre 629
- Leiomyosarkom 668
- Neurolemmom 668
Spindelzelltransformation in Speicherzellen 630
Spindelzellsarkom 1027
Spindelzelltypen 629
Spiralkollateralen 802
Spitzendürre 815
Spitzfuß s. Pes equinus
Splenomegalie, familiärer hämolytischer Ikterus 514
- Osteomyelosklerose 499 f.
Spondylitis 440
- ankylotica, Differentialdiagnose zur Spondylosis ochronotica 258
Spondyloenchondrodysplasie 114
Spondylolisthesis 124
- Hurler-Krankheit 202
- Pyknodysostose 140
- Scheie-Krankheit 207
Spondylolyse, Pyknodysostose 140
Spondylose, thorakolumbale, Arthropathia ochronotica 257
Spondylosis ochronotica 257
- - Differentialdiagnose 258
Spongiosa, grobmaschige 234 f., 248
Spongiosainfarkt, anämischer 429
Spongiosalöcher, scharfrandige 714
Spongiosametastase, schleimbildende 713
Spongiosasklerose, endostale 500
- fokale s. Bone Islands
- generalisierte Mastozytose 494 ff.
- subchondrale, große Gelenke 258
Spontanfraktur s. auch Fraktur, pathologische
- desmoplastisches Fibrom 623
- eosinophiles Knochengranulom 488
- malignes fibröses Histiozytom 630
- metastasenbedingte 709, 714 ff.
- - Behandlungsindikationen 716
- - hyperplastische Kallusbildung 716

- Plasmazytom 605
- Riesenzelltumor 643
- Tumor-Kallus-Brücke 620
Spotted bones s. Osteopoikilie
Spreizfuß s. Pes transversus
Sprengelsche Deformität s. Schulterblatthochstand, angeborener
Sprunggelenk, oberes, aseptische Osteonekrosen 458
- - Osteochondrosis dissecans 465
- - - Erkrankungsalter 463
- - Synovitis villonodularis pigmentosa 697 ff.
Sprunggelenkluxationsfraktur, Lymphödem 877
SRP-Syndrom s. Short-rib-polydactyly-Syndrom
Stachelbecken 731, 746
Stammskelettkarzinose 726
Stammskelettmetastasen 708 f., 728
Stammskelettosteoporose, Makroglobulinämie 519
Stammzellenleukämie, Röntgenbefund 516
- Übergang in Retikulosarkomatose 517
- Wirbelsäulenbefund 517
Staphylococcus aureus, Mastitis 999
Stauungsossifikation, venöse, manschettenförmige 835 f.
Stauungspapille 285
Steatorrhoe 911
Steinberg-Daumenzeichen 184
Steinberg-Reynold-Symphalangie 343
Sternum s. Brustbein
Sternzellen 484
Steroidhormone, Einfluß auf epiphysäres Wachstum 394, 396
Stewart-Treves-Syndrom 845, 945, 1027
STH s. Somatotropin
Stickler-Syndrom s. Arthro-Ophthalmopathie
Stiedasche Kompaktainseln, isolierte 142
Stigmata, mongoloide 357
Stimme, rauhe hohe 188
Stirn, Hirsutismus 196
- hohe, steile 289
- prominente 21, 172, 314
- - Achondroplasie 33
- - breite 197
- - Chondrodysplasia punctata, dominante 29
- - Hurler-Krankheit 200
- - Larsen-Syndrom 69
- - Pyknodysostose 139
- - Robinow-Syndrom 61
- schmale 196
Stoffwechselerkrankung 198 ff.

Stoffwechsellage, diabetische 197
Stoffwechselstörung, Wachstumsstörung 366
Strabismus divergens 273
– Osteopetrose 135
– Poland-Syndrom 287
Strahldefekt, radialer 319 ff.
– – autosomal-dominanter 319 ff.
– – – Phänokopie bei Thalidomidembryopathie 320
– – autosomal-rezessiver 321 ff.
– ulnarer 319, 325 ff.
Strahlenfibrose 882
Streptokokkeninfektion 873
– bei Lymphödem 845
Streptokokkenlymphangitis 873
Stridor, kampomele Dysplasie 24
Stromasarkom 1027 f.
Struma Langhans, Metastasierungstypus 704
Subclavian-Steal-Syndrom 762
– Takayasu-Syndrom 770
Subklaviastenose 761 f.
Subklaviaverschluß 761 f.
– posttraumatischer 791
– thrombotischer 760
Subkutisaufhellungen, wabige 933 f.
Subluxans-Koxarthrose 398
Subluxatio coxae s. Hüftgelenksubluxation
– genus s. Kniegelenksubluxation
Sulcus chiasmaticus, Exkavation 200 f.
– – – Maroteaux-Lamy-Krankheit 221
Sulfatasemangel, multipler 231, 246 ff.
Sulfatasendefekte 231
Sulfatidose, juvenile, Typ Austin s. Mukosulfatidose
Sulfoiduronat-sulfatase-Defekt 199
Sunburst-Hämangiom 651
Supraorbitalwulst, mächtiger 158
Supraspinatus-Sehne, Verkalkungen 948
Symbrachydaktylie, einseitige 287
– mit Oligodaktylie 284
Symphalangie 340
– distale 343
– proximale 343
– als Symptom anderer Fehlbildungen 345
– Vorkommen 345
Symphysenosteochondronekrose 443 f.
Symphysenüberlastungsschaden 444
Symphysenveränderung post partum 444
Sympolydaktylie 281 f., 304
– Genetik 282
– Stammbaum 282

Synchondrose 429
Synchondrosis ischiopubica 429, 444
– – Differentialdiagnose 445
– – Ossifikation, verspätete 399
Syndaktylie 261, 280 ff., 290
– III + IV mit Metakarpalsynostose 283
– III – IV 266
– alle Finger 281
– – – komplette, mit Polydaktylie 282 f.
– amniogene 280
– Apert-Syndrom 285
– Basalzellnävus-Syndrom 172
– Chromosomenaberration 293
– mit dominanter Aplasie des 5. Strahls 328
– kutane 155, 160, 280, 287
– – Carpenter-Syndrom 313
– – der Füße 194
– – inkomplette 289
– – Knieptergium-Syndrom 292
– – Sklerosteose 166
– mit Metakarpalsynostosen und Basodysphalangie 347
– periphere, amniogene 336
– – bei proximalen Lücken 280
– des 4. und 5. Strahls 325
– als Teil von Syndromen 284
– totale, mit radioulnarer Synostose 283
– Typ Cenani 283
– – Röntgenbefund 283 f.
– – Lueken 281
– bei ulnarem Defekt 325
Syndaktylie-Typen 280
Synkopen, orthostatische 770
Synophris 193 f.
Synostose 261, 340 ff.
– humeroradiale 323, 325, 327, 343 f.
– autosomal-rezessive 347 f.
– radioulnare 22, 58, 319 f., 347 f., 379 f.
– – Röntgenbefund 347, 380
– – bei totaler Syndaktylie 283
Synostosis radioulnaris congenita intermedia 380
– – – proximalis 380
Synovektomie, prophylaktische, bei Hämophilie 520
Synovialom 699, 944
– Lungenmetastasen 699
Synovialsarkom 698
Synoviozyten 699
Synovitis haemorrhagica 520
– villonodularis pigmentosa 695 ff.
– – – Diagnose 698
– – – Differentialdiagnose 698
– – – Gelenkpunktat 698
– – – Gelenkverteilung 697

– – – Hauptmanifestationsalter 697
– – – klinischer Verlauf 698
– – – Röntgenbild 698
– – – Therapie 698 f.
– villosa 944
Szintigraphie, Indikationen 750
– bei Karzinommetastasendiagnostik 749 f.
Szirrhus 1011
– der Mamma s. Mammakarzinom, szirrhöses

T
Tabatznik-Syndrom 274
Takayasu-Syndrom 769
– Röntgenbefund 770
Talgdrüse, verkalkte 997
Talokruralgelenk 421
Talus-Kalkaneus-Winkel 617
– bei Pes plano-valgus 419
Talusdefekt, osteolytischer 181
Talusretikulumzellsarkom 620
Talussporn 274
Talussteilstand 419
Taluszyste, aneurysmatische 662
Tarsalsynostosen 274, 343
Tarso-epiphyseal aclasis s. Dysplasia epiphysealis hemimelica
Tarsomegalie s. Dysplasia epiphysealis hemimelica
Tarzantyp 93
Taubheit 89
– Hand-Schüller-Christiansche Krankheit 493
Taybi-Rubinstein-Syndrom 274
Teetassenphänomen im Mammogramm 976
Tela-ossea-Auflösung 490
Teleangiektasien 322
Telebrachyphalangie, als Teil von Syndromen 276
Telekanthus 191
Tendinitis calcarea 947, 949
Tendovaginitis 943
Tennisellenbogen 949
Tetramonodaktylie 332
Tetraphokomelie 324
Thalassaemia major 511
– minor 513
Thalassämie 510 ff.
– Röntgenbefunde 510 ff.
Thalidomidembryopathie 261, 320 f., 374
– radioulnäre Synostose 348
– Röntgenbefunde 320 f.
– Syndaktylie 284
Thenarhypoplasie 319
Thermographie bei Osgood-Schlatter-Krankheit 433, 458
de-Thévenard-Krankheit s. Akropathie, ulzerierende, neurogene

Thibierge-Weissenbachsches Syndrom 951
Thick bone type 131 f.
Thiemannsche Krankheit 102 f., 438
Thomson-Syndrom 322
Thorax, enger, angeborener 13
– faßförmiger 95
– glockenförmiger 24, 248
– zylindrischer 194
Thoraxdeformität 95
– Dysplasie, parastremmatische 97
Thoraxdysplasie, asphyxierende 7 f., 13 ff.
– – Brachydaktylie 271
– – Differentialdiagnose 8, 11, 15
– – Erbgang 13
– – Zapfenepiphysen der Handphalangen 101
Thoraxentwicklung, mangelhafte 6
Thoraxstarre bei Brustwandmetastasen eines osteogenen Sarkoms 719
Thoraxtrauma, Ductus-thoracicus-Verletzung 905
Thrombangiitis obliterans, zerebrale 770
Thromboembolie, periphere 786 ff.
– – Initialsymptom 787
– – Kriterien 787
– – Röntgensymptome 787 f.
– – Thrombenursprünge 786
Thrombolymphangitis productiva 849
Thrombopenie 324
– metaphysäre Chondrodysplasie 79
– beim Neugeborenen 322
– Osteopetrose 135
Thrombophlebitis, Lymphgefäßspasmen 886
– Lymphphlebödem 885 f.
– obliterans superficialis der Vena thoracoepigastrica s. Mondor-Krankheit
– Übergreifen auf Lymphgefäße 873, 885
Thrombose, arterielle, periphere 788 ff.
– – – Initialsymptome 788
– – – postoperative Erfolgskontrolle 790
– – – Röntgenbefund 788 ff.
– Lymphphlebödem 883
– posttraumatische 791
– venöse akute 837 ff.
Thrombozytopenie s. Thrombopenie
Thrombozytopenie-Radiusaplasie-Syndrom, Metakarpalsynostose 345

Thumbsing 184
Thyreocalcitoninüberproduktion bei solidem anaplastischen extrafollikulärem Schilddrüsenkarzinom 722
Tibia, Ewing-Sarkom 614
– Giebelung 16
– recurvata s. Anteversio tibiae
– vara Blount 412 f.
– – infantum 456
– – posttraumatische 413
Tibiaachse 406 ff.
Tibiaadamantinom 648 f.
Tibiaanteversion s. Anteversio tibiae
Tibiaaplasie, autosomal rezessive 325
– doppelseitige 325
– Fibulaverdoppelung 307
– mit Polydaktylie 309
– Thalidomidembryopathie 321
Tibiaapophyse, Ossifikationsstörung 429
Tibiachondromyxoidfibrom 548
Tibiachondrosarkom, exzentrisches 568
– zentrales 564 f.
Tibiadeformität, Dyschondrosteose 55 f.
Tibiadysplasie 58
Tibiaendenabschrägung, distale 262
Tibiaepiphysenmetastase 736
Tibiaexostose, Arteria-tibialis-Kompression 795
Tibiafibrom, nicht-ossifizierendes 634
Tibiafraktur, Arterienkompression 794
Tibiahämangiom 652
Tibiahistiozytom, fibröses, malignes 629
Tibiahypoplasie mit Polydaktylie 309
Tibiakondylus, medialer, aseptische Nekrose 456 f.
Tibiakopfimpressionsfraktur, Holmgrensches Zeichen 935
Tibiakopfmetastase 736
– osteolytische 734
Tibialiposarkom 622
Tibialis-anterior-Syndrom 811
Tibiametaphysenmetastase 736
Tibiametaphysenzyste 167
Tibiametastase, periostale, bei Harnblasenkarzinom 711 f.
– splitternde Spontanfraktur 715
– Streuquellen 736
Tibiaosteosarkom 580
– osteosklerotisches 583
– zystoides 582
Tibiaperiostmetastase 736, 738
Tibiaplateau, nach hinten geneigtes 413

Tibiapseudoarthrose bei Neurofibromatose 126
Tibiaretroversion s. Retroversio tibiae
Tibiaverbiegung, angeborene 122
Tibiazysten, multiple 188
Tibiotalargelenk 421
– Horizontierung der Gelenkfläche 421
Tietze-Syndrom 429, 439 f.
Totgeburt, knochenlose 20
– Osteogenesis imperfecta congenita 131
Tourain-Solente-Golé-Syndrom s. Pachydermoperiostose
Touraine-Syndrom s. Osteo-Onycho-Dysostose
Touton-Zellen 630
Trachea, abnorm schmale 24 f.
Tracheakompression, Aortenaneurysma 765
– fehlverlaufender Aortenbogenast 764
– ventrale 764
Trachealknorpelhyperplasie 44
Tracheaverkalkung 276
Tränengangsverlegung 320
Translokationstrisomie 196
Trevorsche Krankheit s. Dysplasia epiphysealis hemimelica
Tricho-rhino-phalangeales Syndrom 100, 275
Trichterbrust s. Pectus excavatum
Trisomie-8-Mosaik, Syndaktylie 293
Trisomie 9 p, Ätiologie 276
– Symptome 276
– Syndaktylie 293
Trisomie 10 q, Syndaktylie 293
Trisomie 13, Differentialdiagnose 11
– Häufigkeit 312
– postaxiale Polydaktylie 311 f.
– Symptome 311 f.
Trisomie 18: 195 f.
– Ätiologie 196
– Defekte des 1. Strahls 321
– Häufigkeit 195
– Röntgenbefunde 196
– Symptomatik 196
– Syndaktylie 293
Trisomie 21 s. Mongolismus
Trochanter-major-Granulom, eosinophiles 485
Trochanterapophysenchondroblastom 546
Trochlea-humeri-Osteonekrose, aseptische 434
Trommelschlegelfinger, Lungenkarzinom 740
– Pachydermoperiostose 150
Truncoarteriitis productiva granulomatosa s. Takayasu-Syndrom

Sachverzeichnis 1089

Truncus brachiocephalicus, Abgangsstenose 770
Truncus-brachiocephalicus-Aneurysma 767
Truncus-brachiocephalicus-Verschluß, chronischer 761
– thorakale Aortographie 763
Truncus-coeliacus-Aneurysma 782
Truncus-coeliacus-Stenose 778
Truncus-coeliacus-Verschluß, akuter 772
– chronischer 776
– – Kollateralzirkulation 776
Tuber-calcanei-Apophyse, Osteochondropathie 462
Tuber-ischiadicum-Osteonekrose, aseptische 444 f.
Tuberositas tibia, Apophyseonekrose s. Osgood-Schlatter-Krankheit
– – regionäre Schwellung 458
– – unterentwickelte 413
Tuberculum sellae, abgeflachtes, Hunter-Krankheit 209
– – – Hurler-Krankheit 200 f.
– – – Maroteaux-Lamy-Krankheit 221
– – – Scheie-Krankheit 205
Tulpen-Becken 11
Tumor s. auch Geschwulst
– albus 944
– antesakraler 666, 668
– bösartiger, Gefäßveränderungen 791, 794
– – Hauptmerkmale 702
– – notochordaler Herkunft 665 ff.
– – Einordnung in das Herz-Kreislauf-System 703
– endokriner Organe 702
– extraossärer, Übergreifen auf den Knochen 702
– Gefäßverschluß 791, 794 f.
– hormonproduzierender, Gynäkomastie 1031 f.
– kartilaginärer s. Knorpeltumor
– Lymphödem 870 ff.
– neurogener, Knochenusur 123
– periostaler, mit Zähnelung in die Kompaktalamelle eingegrabener 623
Tumor-Dubling-Time ¿
Tumor-like-lesions der Blutgefäße 659 ff.
– des fibrösen Gewebes 632 ff.
– der Knochen 529 ff., 598 ff.
– – Altersprädilektion 540
– – Klassifikation 530
– – Prädilektionsorte 529
– unbekannter Herkunft 644 ff.
Tumorausbruch, parossaler 612 f.
– – Riesenzelltumor 641, 643

Tumorhormon, Parathormonähnliches 720
Tumorosteolyse 523 f.
Tumorschatten, tüpfeliger 593
Tumorverdopplungszeit 1021
Tumorverkalkung 950
Tumorvolumen 1021
Tumorwachstum s. auch Karzinomwachstum
– destruktives 702
– invasives 702
Tumorwachstumskurve 1021
Tumorzellgröße 1021
Tumorzellzahl 1021
Tn femiliärer hämolytischer Ikterus 514
Turner-Kieser-Syndrom s. Osteo-Onychy-Dysostose
Turner-Syndrom 56, 365
– Beckenhörner 383
– Brachydaktylie E 275
– intrauterine Wachstumsretardierung 195
– primäres Lymphödem 867
– – – Rückbildung 867
Twisted ribbon 120, 124
Typus degenerativus Amstelodamensis s. C.-de-Lange-Syndrom
Tyrosinstoffwechselstörung 257

U
Uhrglasnägel, Pachydermoperiostose 150
Ulcero-multilating acropathy s. Akropathie, ulzerierende, neurogene
Ulcus cruris, Lymphphlebödem 886 f.
– – postthrombotisches 828, 830
– – primäres 828
– – sekundäres 828, 830
– – Therapieplanung, Phlebogramm 828
Ulcus-cruris-Bildung 828
Ulcus-cruris-Polster 830 f.
Ullrich-Scheie-Krankheit s. Scheie-Krankheit
Ulna, federnde 382
Ulnaaplasie mit Spaltfüßen und Monodaktylie 334
Ulnadefekt, Cornelia-de-Lange-Syndrom 327
– distaler 327
Ulnaendendysplasie, distale 220, 226
Ulnametastase, osteolytische, bei Lungenkarzinom 735
Ulnaosteochondrom, sessiles 552
Ulnaplusvariante 381
Ulnarisparese bei Cubitus valgus 379
Ulnarudiment, proximales 327
Ulnaverdoppelung 306 f.
– Ätiologie 307

– Häufigkeit 307
Ulnaverkürzung 62 f., 90
Unterarme, extrem verkürzte 312
Unterfunktions-Coxa-valga 388
Unterkiefer, massiver 166
Unterkieferhypoplasie, Pyknodysostose 139
Unterkiefermetastase 732, 734
– Streuquellen 734
Unterkieferzerstörung, Hand-Schüller-Christiansche Krankheit 492
Unterschenkel verkürzter, Tibiaaplasie 310
Unterschenkelantekurvation 23
Unterschenkelaplasie 412
Unterschenkelarterienverschluß, chronischer 811
– Spiralkollateralen 802
Unterschenkeldeformität 411 ff.
Unterschenkeldysplasie 58
Unterschenkelelephantiasis bei Neurofibromatose 122
Unterschenkelperomelie 411
Unterschenkelpseudarthrose, angeborene 414 f.
Unterschenkeltorsionsdeformität 414
Unterschenkelverkrümmung 413
Upingtonsche Krankheit 114
Ureter duplex 192
Urticaria pigmentosa 493

V
Vaginalatresie 312
Vaginalkarzinom, metastasierendes, tumoröses Lymphödem 872
Vagusneurofibrom, Wirbelkörperexkavation 123
Valgus-Fußdeformität, Dysplasia epiphysealis hemimelica 104
Van-Neck-Odelberg-Krankheit s. Synchondrosis ischiopubica
Variköser Symptomenkomplex
– – Lymphphlebödem 883
Varikosis 814
Varizen mit Naevus flammeus bei Riesenwuchs 833
– primäre, Lymphangiogramm 883
– sekundäre 883
– suprapubische 838
– Therapieplanung, Phlebogramm 828
Vasomotorismus 816
Vater-Syndrom 324
Vaughan-Osteomyelosklerose 500
Vena cava superior, Tumormetastasierung 704
– perforans, breite 828 f.
– – haarfeine 828 f.
– – insuffiziente 828

Vena
– portae, Tumormetastasierung 704
– saphena magna, insuffiziente 830
– – – variköse, Verkalkungen 835
– thoracoepigastrica, Thrombophlebitis obliterans superficialis s. Mondor-Krankheit
Vena-axillaris-Thrombose, Phlebogramm 821
Vena-femoralis-sinistra-Sporn 837
Vena-femoralis-Verschluß, tumoröser 882
Vena-iliaca-Thrombose, Konturzeichen 838
Vena-poplitea-Thrombose 824
Vena-saphena-Bypass, postoperatives Angiogramm 803
Vena-subclavia-Thrombose, Chylothorax 902, 908
Venae perforantes, mediale Gruppe 828
Venektasie 769
Venen-Lymphgefäß-Blockade, tumoröse 900
Venenanomalie, angeborene 830
Venenaplasie 831
Venendoppelung 831
Venendruckerhöhung 887
Venendysplasie 831 ff.
Venenerkrankung mit Lymphödem 866
– Lymphphlebödem 883
Venenhypoplasie 831
Veneninsuffizienz, chronische 884
– Lymphphlebödem 887 ff.
Venenklappenaplasie 831
Venenklappeninsuffizienz, kongenitale 828
Venenmißbildung 830 ff.
Venensystem, spinales, Tumormetastasierung 705 f.
Venenthrombose, akute 837 ff.
Ventrikelseptumdefekt 194
Verdichtungsbänder, metaphysäre 235
Verfall, neurologischer 232, 244
– psychomotorischer 244
Verkalkung, endotumorale 565, 568 f.
– – Chordom 666
– intramuskuläre 952
– paraartikuläre 952
– paravertebrale 27, 31 f.
– zerebrale, Osteopetrose 135
Verma-Naumoff-Syndrom s. Short-rib-polydactyly-Syndrom III
Verschlußikterus 782
Verschlußkrankheit, arterielle, chronische 794 ff.
– – – Angiographie 796 ff.

– – – Aufgaben 796
– – – Aorta abdominalis 806 f.
– – – Beckengefäße 806 f.
– – – degenerativ bedingte 794
– – – entzündlich bedingte 794
– – – Extremität, obere 805 f.
– – – – untere 806 f.
– – – femoropopliteale 807
– – – Fuß 811
– – – Gefäßchirurgie 803 f.
– – – Hämodynamik, Objektivierung 796
– – – Kollateralen, direkte 801
– – – – indirekte 801
– – – insuffizienter 796
– – – Kollateralkreislauf, Beurteilung 796
– – – Kontrastmittelapplikation, transfemorale 803
– – – – translumbale 803
– – – Oberschenkel 807 ff.
– – – postoperatives Angiogramm 803 f.
– – – Röntgendiagnostik 803
– – – röntgendiagnostische Konsequenzen 795
– – – therapeutische Fibrinolyse, Indikation 798
– – – Unterschenkel 811
Vertebra plana s. Platyspondylie
– – osteonecrotica Calvé s. Plattwirbelerkrankung
Vertèbre en galette 485
Vidal-Brachydaktylie s. Brachydaktylie C
Viszeralarterien s. Eingeweidearterien
Vogelkopfzwergwuchs s. Seckel-Syndrom
Vogt's cephalodactyly 287
Vorderarm, in maximaler Pronation fixierter 379
Voderarmdeformität, Dyschondreostose 55
– Turner-Syndrom 56
Vorderarmknochen, plumpe 218 f.
– verkürzte 90
Vorfuß, aufgebogener 419
– Supinationsstellung, kompensatorische 422
Vorfußadduktion s. Pes adductus
Vorhofseptumdefekt, Holt-Oram-Syndrom 320
Vrolik-Syndrom s. Osteogenesis imperfecta congenita
Vulvapapillom 291

W
Wachstumsfugen, lebenslang unverschlossene 355
Wachstumshormon s. Hormon, somatotropes
Wachstumskurvenknick 93

Wachstumsphasen, physiologische 352
Wachstumsstörung mit Elephantiasis 122
– Neurofibromatose 122
– primäre 184 ff.
Wachstumsverzögerung, β-Galaktosidase-Defekt Typ I 241
– intrauterine 186
– – autosomale Chromosomenanomalie 195
Wadenmuskulaturlähmung 420
Wadenschmerz, beidseitiger, gleichzeitiger 806
Waldenström-Krankheit s. Makroglobulinämie
Waldenström-Zeichen 445
Wangenerythem 190 f.
– sonnenlichtabhängiges 190
– sonnenlichtunabhängiges 191
– teleangiektatisches 190
Wangenhirsutismus 196
Warfarin-Embryopathie 29
– Symptome 276
Wärmeregulationsstörung 816
Wasserspeier-Physiognomie 361
Watschelgang 162
Weaver-Syndrom 184
Webbed toes s. Zygodaktylie
Weber-Syndrom 833, 865 f.
– Angiodysplasien, gemischtförmige 865
– Prognose 834, 865
Weichteilaufhellung, durch Fettgewebe bedingte 933 ff.
– gasbedingte 935
– luftbedingte 935
– pathologische 933 ff.
Weichteilemphysem, traumatisches 935
Weichteilfaltung, periartikuläre, bei Knochendestruktion 943
Weichteilliposarkom, Differentialdiagnose zum ossalen Liposarkom 621
Weichteilschwellung, pulsierende, periphere 813
Weichteiltumor, Röntgenbefunde 945
Weichteilverdichtungen 938
Weichteilverhärtung, periartikuläre 361
Weichteilverkalkungen 947 ff.
– dystrophische 947 ff.
– infektiös bedingte 949
– bei Parasitose 949 f.
– posttraumatische 947 ff.
Weil-Marchesani-Syndrom, Brachydaktylie 272
Weißenbacher-Zwergmüller-Syndrom 45, 53
Weyers-Syndrom 312
Wimpern, fehlende 334
Winchester-Syndrom 179

Winiwarter-Buerger-Erkrankung, Arteria-lienalis-Aneurysma 781
Winslowische Kollateralzirkulation 777
Wirbel, Ewing-Sarkom 617
Wirbeleburnisation, Lymphogranulomatose 524, 526
Wirbelgranulom, eosinophiles 485, 487
Wirbelhämangiom, Komplikation 651
Wirbelkarzinose, Differentialdiagnose zur Wirbeltuberkulose 728
– Osteolyse 726
– Osteosklerose 726
– periostale 710
– polyostische 726
– bei Prostatakarzinom 729
Wirbelknochenspangen, thorakolumbale 257
Wirbelkollaps 485
Wirbelkompression, eosinophiles Granulom 487
– Gaucher-Krankheit 479
– Lymphogranulomatose 525
Wirbelkontur, aufgeblasen wirkende 661
Wirbelkörper, birnenförmige 48, 226, 228
– nach dorsal keilförmige 66
– fleckig-wolkige Kalkeinlagerungen 97
– halbovoide 246 f.
– höhenreduzierte 517
– kugelförmige 91 f.
– ovoide 200, 202
– – Fukosidose 243
– – Morquio-Krankheit 215, 218
– – Sanfilippo-Krankheit 213, 215
– Sandwich-förmige 135, 137 f.
– Spaltbildungen 52
– Wachstumslinien 132
– Zungenbildung 21, 92, 95 f.
Wirbelkörperbegrenzung, dorsale, konkave 38
Wirbelkörperchordom s. Chordom, vertebrales
Wirbelkörperdeckplatte, Knorpelkalklinienverdoppelung 257
Wirbelkörperexkavation, dorsale 120
– Vagusneurofibrom 123
Wirbelkörperhämangiom 651
– Differentialdiagnose zur Ostitis deformans 653
– Therapie 653
Wirbelkörperhypoplasie 215
– zervikale 69
Wirbelkörperkompressionsfraktur 252

Wirbelkörperossifikation, fehlende 19
– unregelmäßige 48
Wirbelkörperossifikationsdefekt, ventrokranialer 215, 218
Wirbelkörperosteoporose 257
Wirbelkörperskleroseherd, Differentialdiagnose 525
Wirbelkörperspongiosklerose, generalisierte Mastozytose 494
Wirbelkörperspontanfraktur, metastasenbedingte 716
Wirbelkörpertrabekelstruktur, vertikale 651
Wirbelkörperzweiteilung 27
Wirbelmetastase 726 ff.
– Knochenschmerz 714
– Osteolyse mit Ostesklerose 728
– osteolytische, bei Dickdarmadenokarzinom 727
– – bei Mammaadenokarzinom 727, 742
– osteoplastische 727
– zentral-osteolytische 746
Wirbelmißbildung, epiphysäre Dysplasien 85
Wirbelnekrose, aseptische 440 f.
Wirbelosteoblastom 576
Wirbelosteochondrom, gestieltes 552
Wirbelosteoidosteom, Röntgenbild 600
Wirbelosteoporose 257
– Hand-Schüller-Christiansche Krankheit 492
Wirbelsäule, Achondroplasie 36
– Bogenwurzelabstände, abnehmende 36, 46
– Dysostosis cleidocranialis 66
– Entwicklungshemmung, Hyperkortizismus 364
– Gaucher-Krankheit 479
– Hunter-Krankheit 209 f.
– Kniestsche Dysplasie 52
– Morquio-Krankheit, 215, 218
– Sanfilippo-Krankheit 213, 215
– Scheie-Krankhcit 206 f.
– Segmentierungsstörung, zervikothorakale 375
– Skelettdystrophie, diastrophische 41
– Wachstumsstörungen, Pariser Nomenklatur 3
Wirbelsäulenanomalie mit Radiusdefekt 324
Wirbelsäulenfehlhaltung, schmerzreflektorische 599
Wirbelsäulenhyperextension, Ductus-thoracicus-Verletzung 905
Wirbelsäulenkleinwuchs 238
Wirbelsäulenlängsband, Verknöcherung 178

Wirbelsäulenosteoidosteome, Verteilung 599
Wirbelsäulenosteoporose 256
Wirbelsäulenschmerz, Wirbelmetastase 714
Wirbelsäulensegmentationsstörung 25
Wirbelsäulenverbiegung, Osteogenesis imperfecta 132
– Zwergwuchs, diastrophischer 359
Wirbelsäulenverkürzung, Osteogenesis imperfecta 132
Wirbelsklerose, Dysosteosklerose 155
Wirbelsynostose 376
Wirbeltuberkulose, Differentialdiagnose zur Wirbelkarzinose 728
Wirbelzusammenbruch bei osteolytischer Wirbelmetastase 727
Wirbelzyste, aneurysmatische 660 f., 663 f.
WL-Symphalangie-Brachydaktylie-Syndrom 343
Wormsche Knochen 132
Wucheria bancrofti 874

X
X-Bein s. Genu valgum
Xanthomatose 481
Xanthome 179
Xeroxmammogramm 1020, 1036
XY-Gonadendysgenesie, Dysplasie, kampomele 23

Y
Yellow-Nail-Syndrom 868

Z
Zahnanomalien 89
Zahndurchbruch bei Geburt 15
Zahndystrophie 15
Zähne, abnorm durchschimmernde 132
– Ventralverschiebung 118
Zahnfollikelzyste 219
– Röntgenbild 222
Zahnlockerung 732
Zahnschmelzhypoplasie 159 f.
– Seckel-Syndrom 189
Zahnstellungsanomalie, Apert-Syndrom 285
Zahnüberzahl 66
Zahnverlust, Cherubismus 118
Zapfenepiphysen 13, 15, 98 ff.
– Dysostosis cleidocranialis 66
– Dysplasie, chondro-ektodermale 16 f.
– oto-palato-digitales Syndrom 70
– Phalangen 98
– Prädilektionsstellen 100
– primäre 98

Zapfenepiphysen
- Pyknodysostose 140
- sekundäre 98
Zapfenepiphysenformen 99
Zehen, Spaltbildung 61
- überzählige s. Polydaktylie
- verkürzte s. Brachydaktylie
Zehenepiphysennekrose, aseptische 438
Zehenkontraktur 205
Zehenkuppengefäßrarefizierung 815
Zeigefingeraplasie 319
Zeigefingerbrachyphalangie s. Brachydaktylie A_2
Zentralnervensystem, Fehlbildungen 290
Zerebro-kosto-mandibuläres Syndrom 9 f., 26
Zerebrosidspeicherkrankheit s. Gauchersche Krankheit
Zervixkarzinom, Knochenmetastase 747
Zangenamyloidose 470
Zangenfibrom, gestieltes 289
Zungenkerbe 313
Zungenlappung 289
Zungenspitze, gespaltene 289
Zungentumor, benigner 313
Zwergwuchs 276, 352 ff.
- Achondrogenesis 19
- akromesomeler, Brachydaktylie 272
- Akroosteolyse 179
- anisospondyler kampomikromeler, letaler 53
- Definition 352
- diastrophischer 359
- - Brachydaktylie 271
- - letaler 41
- - Symphalangie 345
- Dysplasie, parastremmatische 97
- dysproportionierter 189
- dyssegmentaler 53
- - letaler 25
- heredodegenerativer 353 f.
- - Stammbaum 354
- hochgradiger 97
- hyperostotischer 157
- hypogenitaler 353
- - Progerie 356
- hypophysärer, Differentialdiagnose zum heredodegenerativen Zwergwuchs 353 f.
- infantilistischer 354 ff., 362
- - Aspekt 354
- - Röntgenbefunde 355 f.
- kurzgliedriger 19
- letaler, mit metaphysärer Konkavität 53
- mesomeler, Ätiologie 276
- - Symptome 276
- metatropischer s. Skelettdysplasie, metatropische
- mikromeler 11
- - Dysplasie, diastrophische 41
- - Osteogenesis imperfecta congenita 128 f.
- osteoglophoner 101
- polydystropher s. Maroteaux-Lamy-Krankheit
- primordialer 352 f.
- - Kennzeichen 352 f.
- pseudo-diastrophischer 43
- pseudometatropischer 44
- Reihertyp 47
- rhizomeler 27
- Seckel-Syndrom 188
- thanatophorer 9, 19, 21 ff.
- - Brachydaktylie 271
- Winchester-Syndrom 179
Zwillinge, siamesische 310
Zwischenwirbelscheibe 665
- Aufhellungsstreifen 257
- Rißbildung 257
- Vakuumphänomen 93
Zwischenwirbelscheibenblähung 258
Zwischenwirbelscheibenmetastase 727
Zwischenwirbelscheibenverkalkung 93, 241, 243
Zygodaktylie 280 f.
- Häufigkeit 281
- Vererbung 281
Zystathionin 255
Zyste, odontogene 153, 172
- subkutane 151
Zystizerkenverkalkung 949 f.
Zystosarkom s. Cystosarcoma
Zytostatika 751